GERICHTLICHE MEDIZIN

AUSFÜHRLICH DA

DR. MED. BERTHO

PROFESSOR DER GERIC........... MEDIZIN
AN DER UNIVERSITÄT HEIDELBERG

MIT 178 ABBILDUNGEN

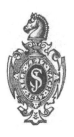

SPRINGER-VERLAG
BERLIN HEIDELBERG GMBH 1953

COPYRIGHT SPRINGER-VERLAG BERLIN HEIDELBERG 1953
URSPRÜNGLICH ERSCHIENEN BEI SPRINGER-VERLAG OHG. 1953
SOFTCOVER REPRINT OF THE HARDCOVER 1ST EDITION 1953

ISBN 978-3-662-27217-6   ISBN 978-3-662-28700-2 (eBook)
DOI 10.1007/978-3-662-28700-2

DRUCK DER UNIVERSITÄTSDRUCKEREI H. STÜRTZ AG., WÜRZBURG

Vorwort.

In einem Vorwort, das wohl bei jedem Buch als Nachwort geschrieben wird, pflegt man die Notwendigkeit des Werkes zu begründen. Das ausführliche handbuchähnliche Lehrbuch der gerichtlichen Medizin, das von HOFMANN begründet, von HABERDA fortgeführt wurde und mitunter nicht ganz zu Unrecht als die „Bibel der Gerichtsmedizin" bezeichnet wird, hat seit 1927 Neuauflagen nicht mehr erlebt. In der ersten Zeit des zweiten Weltkrieges ist im Springer-Verlag das von v. NEUREITER, PIETRUSKY und SCHÜTT herausgegebene Handwörterbuch der gerichtlichen Medizin und Kriminalistik erschienen, das sich zur Aufgabe stellte, den damaligen Stand der Wissenschaft demjenigen Leser zugängig zu machen, der sich über Einzelheiten informieren wollte. Auch dieses Buch ist vergriffen. Die damals erschienene Auflage entspricht nicht mehr dem gegenwärtigen Stand der Forschung. Auch sagte vielleicht manchen die Form eines Handwörterbuches nicht zu. Jedes Wörterbuch muß von einer Vielzahl von Autoren geschrieben werden. Hierbei ist es unvermeidlich, daß die einzelnen Abschnitte verschieden gründlich ausfallen, und daß die Auffassungen im einzelnen manchmal nicht übereinstimmen.

In der letzten Zeit des Krieges und nach dem Kriege sind erschienen: Das Lehrbuch der gerichtlichen Medizin von PIETRUSKY, der Leitfaden der gerichtlichen Medizin von WALCHER, die gerichtsärztliche Diagnostik und Technik von MERKEL und WALCHER, das von PONSOLD herausgegebene Lehrbuch der gerichtlichen Medizin, an dem gleichfalls eine Vielzahl von Wissenschaftlern mitgearbeitet hat, und schließlich das auf Schweizer Verhältnisse zugeschnittene Lehrbuch von DETTLING, SCHÖNBERG und SCHWARZ. Diese Bücher wenden sich an denjenigen, der gerichtliche Medizin lernen will, also an den Studenten oder auch den Arzt im öffentlichen Gesundheitsdienst, der sich auf das Amtsarztexamen vorbereitet oder sich sonst in diesem Fachgebiet mehr allgemein orientieren will. Ein ausführliches Buch, in dem man nach dem gegenwärtigen Stand der Kenntnisse Einzelheiten nachlesen kann, und in dem Literaturangaben die Möglichkeit bieten, sich weiterhin zu orientieren, aus dem auch bei der Vorbereitung von wissenschaftlichen Arbeiten schwebende Probleme und Literaturangaben entnommen werden können, ist in Deutschland nicht vorhanden. Von den ausländischen Lehrbüchern der gerichtlichen Medizin ist eines der ausführlichsten die von GLAISTER verfaßte Medical Jurisprudence and Toxicology. Dieses Werk bringt auch Literaturangaben, sie beschränken sich allerdings mehr auf Übersichten. Schwierigkeiten machte die Beschaffung von französischem Schrifttum, nicht aus der gegenwärtigen Zeit, aber aus der Zeit kurz nach dem zweiten Weltkrieg.

Das vorliegende Buch soll die vorhandene Lücke ausfüllen. Der Begriff gerichtliche Medizin ist eng gefaßt. Die forensische Psychiatrie wurde nicht abgehandelt, jedoch gelegentlich gestreift, so bei der Darstellung der Alkoholdelikte und der Sexualpathologie. Fragen der naturwissenschaftlichen Kriminalistik wurden nur insoweit behandelt, als sie in sehr engen Beziehungen zur gerichtlichen Medizin stehen, so Daktyloskopie und Geschoß- und Patronenhülsenuntersuchungen. Über den chemisch-toxikologischen Giftnachweis, soweit er spezialistischer Natur ist, finden sich nur Hinweise, wo der Leser sich im einzelnen genauer orientieren kann.

Der Bestimmung des Buches entsprechend mußte ich Wert darauf legen, auch *Probleme* anzuschneiden und mitunter ausführlich zu erörtern, selbst wenn sie für die gerichtsmedizinische Praxis noch keine Rolle spielen, jedoch geeignet sind, die Forschung zu bereichern. Dieser Umstand beeinträchtigt unvermeidlich die Lesbarkeit des Buches für denjenigen, dem es nur auf allgemein anerkannte Gesichtspunkte ankommt. Ich habe mich bemüht, im Text durch Zusammenfassungen deutlich zu machen, welche Erkenntnisse praktisch schon jetzt verwertbar sind und welche nicht. Der gerichtsmedizinische Gutachter ist bekanntlich nicht selten Angriffen ausgesetzt. Mitunter werden ihm Forschungsergebnisse vorgehalten, die forensisch noch nicht anwendbar sind. Es ist dann seine Aufgabe, auch zu diesen Problemen Stellung zu nehmen. Auch aus diesem Grunde war es erforderlich, ihre Erörterung in dieses Buch einzubeziehen.

Die Darstellung eines immerhin nicht ganz kleinen Gebietes durch einen einzigen Autor führt zu der Notwendigkeit, Gebiete abzuhandeln, auf denen man nicht persönlich wissenschaftlich gearbeitet hat. Hier muß man sich auf das Schrifttum stützen. Auf Fachgebieten, in denen ich persönlich wissenschaftlich gearbeitet habe und auch größere persönliche Erfahrungen besitze, habe ich jedoch versucht, der Darstellung unter möglichst vollständiger Berücksichtigung der Literatur eine persönliche Note zu geben. Es wird unvermeidlich sein, daß dieser oder jener den Einzelheiten der Darstellung nicht zustimmt. Die Notwendigkeit, sozusagen eine Flut von Literatur durchsehen und zitieren zu müssen, macht es fast unvermeidlich, daß bei den Literaturangaben dieser oder jener Fehler unterlaufen ist, obwohl wir uns bemüht haben, bei der Durchsicht der Reinschrift die einzelnen Angaben nochmals zu vergleichen; für Hinweise auf Fehler, die bei einer etwaigen Neuauflage zu berücksichtigen sind, wäre ich sehr dankbar. Um das Buch überhaupt fertigstellen zu können, war es notwendig, mit der regelmäßigen Hereinnahme neuer Literatur am 1. 8. 51 aufzuhören. Trotzdem wurden wichtige Ergebnisse bei der Durchsicht der Manuskripte, der Korrekturen und, wenn möglich, auch bei der Revision der Umbruchbögen im Text oder in Gestalt von Anmerkungen bis in die ersten Monate des Jahres 1953 hinein eingefügt.

Schließlich habe ich das Bedürfnis, dem Springer-Verlage meinen Dank dafür auszusprechen, daß er es unternommen hat, eine ausführliche Darstellung eines verhältnismäßig kleinen Fachgebietes zu ermöglichen. Weiterhin danke ich herzlich allen meinen Mitarbeitern, die mich in den $3^1/_2$ Jahren, die ich an diesem Buch gearbeitet habe, durch das mühsame Zusammensuchen und Beschaffen der Literatur, durch Beratung, Schreibarbeit, Durchsicht der Manuskripte und erneutes Vergleichen der Literatur mit Geschick und Geduld weitgehend unterstützt haben.

Heidelberg, Juni 1953.

Berthold Mueller.

Inhaltsverzeichnis.

A. **Organisations- und Abgrenzungsfragen** 1

B. **Der Arzt als Gutachter und Sachverständiger** 5

C. **Der Tod und die Leichenveränderungen vom gerichtsmedizinischen Standpunkt aus** 10
  I. Die Tätigkeit des Arztes am Tatort (Leichenfund) 10
    a) Allgemeine kriminalistische Bemerkungen 10
    b) Die speziellen Aufgaben des Arztes am Tatort 13
  II. Der Tod und seine Feststellung 19
    a) Physiologie und Klinik des Sterbens 19
    b) Überleben einzelner Organe und Gewebsarten 20
    c) Scheintod 22
    d) Lebensproben 23
    e) Leichenschau 26
  III. Die Leichenveränderungen 27
    a) Eintrocknung 27
    b) Abkühlung 30
    c) Hypostase nebst Totenflecken und Imbibition 31
    d) Leichenstarre (Rigor mortis) 39
    e) Leichenzersetzung und -zerstörung 46
      1. Autolytische Vorgänge 47
      2. Fäulnis und Verwesung 50
      3. Abarten der Fäulnis und Verwesung 58
        α) Fettwachsbildung 59
        β) Mumifikation 60
        γ) Erhaltenbleiben von Leichen durch konservierenden Einfluß der zu-
         fälligen Umgebung 61
      4. Veränderungen durch Tierfraß und Pflanzenwuchs (Fauna und Flora
        der Leiche) 63
    f) Todeszeitbestimmung 70

D. **Spurenuntersuchung und sonstige gerichtsmedizinische Technik** 74
  I. Blutuntersuchung 74
    a) Allgemeine Bemerkungen 74
    b) Makroskopische Beurteilung offensichtlicher Blutspuren am Tatort . . . 75
    c) Feststellung der Blutmenge 81
    d) Blutnachweis 81
      1. Allgemein orientierende Methoden 81
        H_2O_2-Methode S. 81. — Chemilumineszenz S. 81.
      2. Vorproben 82
        Benzidinprobe S. 82. — Leukomalachitgrünprobe S. 82.
      3. Spezifischer Blutnachweis 83
        α) Mikroskopischer Nachweis 83
        β) Kristallproben 84
        γ) Spektraluntersuchungen 84
    e) Nachweis der Blutart 85
    f) Nachweis der individuellen Bluteigenschaften (Blutgruppen) 88
      1. Allgemeines und kriminalistische Fragestellungen 88
      2. Technik der Bestimmung am flüssigen Blut 91
        α) ABO-System, einschließlich Untergruppen 91
        β) Faktoren M und N 94
        γ) Weitere Bluteigenschaften (P, E, Q, S, Rh) 95
      3. Bestimmung der Bluteigenschaften im eingetrockneten Blut, insbesondere
        am Blutfleck 96
    g) Untersuchung der Herkunft des Blutes 99
    h) Bestimmung des Alters des Blutes 101
  Literatur zu I 103

II. Untersuchung von Haaren (Textilfasern) 108
III. Untersuchung auf Vorhandensein von Sperma 116
IV. Untersuchung von Speichel und Speichelflecken 121
V. Untersuchung von Kot und Kotflecken 123
VI. Untersuchung von weiteren menschlichen Ausscheidungen 124
VII. Untersuchung von Fingernagelschmutz 124
VIII. Darstellung und Beurteilung von Gangbildern 125

E. Identifikation 128
I. Allgemeines 128
II. Gegenüberstellung und Lichtbild 128
III. Personenbeschreibung 129
    a) am Lebenden 129
    b) an der Leiche 129
IV. Daktyloskopie 133
    a) Historisches 133
    b) Die Mustertypen und die Frage der Konstanz der Muster 133
    c) Tatortfingerschau 137
    d) Personenregistrierung durch daktyloskopische Karteien 139
    e) Daktyloskopie an der Leiche 141
V. Untersuchungen über das Lebensalter eines Unbekannten 141
VI. Geschlechtsbestimmung 149
VII. Berufsmerkmale 151
VIII. Feststellung von besonderen individuellen Merkmalen 152
IX. Untersuchungen von Leichenteilen und zerstückelten Leichen 153

F. Durch äußere Einwirkung entstandene Körperschädigungen und Todesfälle 158
I. Allgemeine Gesichtspunkte 158
    a) Rechtliche Vorbemerkungen 158
       1. Überblick über die in Frage kommenden Bestimmungen 158
         α) Strafrecht 158
Voraussetzungen der Strafbarkeit S. 158. — Körperverletzungen,
einschließlich des Rechtes der ärztlichen Operation S. 159. — Tötungen
S. 162. — Haftfähigkeit S. 162. — Verhandlungs- und Terminfähigkeit
S. 163.
         β) Bürgerliches Recht 164
Haftung aus unerlaubter Handlung S. 164. — Schmerzensgeld S. 164.
Haftung aus Vertrag S. 166.
         γ) Versicherungs- und Sozialrecht 166
Invalidenversicherung S. 166. — Angestelltenversicherung S. 166. —
Unfallversicherung im Sinne der RVO. S. 167. — Versorgung der
Kriegsbeschädigten S. 168. — Private Unfallversicherung S. 168.
       2. Beurteilung der Fahrlässigkeit 169
       3. Beurteilung von Kausalzusammenhängen 171
    b) Begutachtung von Lebenden 176
Zweck einer Begutachtung S. 176. — Äußere Form des Gutachtens S. 176.
— Beobachtung in einer Heil- und Pflegeanstalt S. 177. — Duldungspflicht von
körperlichen Untersuchungen und einfachen diagnostischen Eingriffen des zu
Untersuchenden im Strafverfahren S. 177. — Duldungspflicht von ärztlichen
Eingriffen im Rahmen des Zivil- und Versicherungsrechtes S. 178.
    c) Die Sektion unter gerichtsmedizinischer Fragestellung 179
Sektionen im Privatauftrage S. 179. — Sektionen für private Versicherungs-
gesellschaften S. 180. — Die Frage der Sektion ohne Einwilligung S. 180. —
Sektionen für Berufsgenossenschaften S. 180. — Sektionen laut Feuerbestat-
tungsgesetz S. 181. — Seuchensektion S. 181. — Die Frage der Verwaltungssektion S. 181. — Die gerichtliche Leichenöffnung S. 182. — Bestimmungen
der StPO. über gerichtliche Leichenschau und Leichenöffnung S. 182. — Die
Sektionsvorschriften der Länder S. 183. — Hinweise auf Einzelheiten der
Sektionstechnik und Protokollierung S. 184. — Das vorläufige und ab-
schließende Gutachten S. 184.

d) Die Exhumierung 186

e) Der unerwartete Tod aus natürlicher Ursache 189

   1. Vorbemerkungen 189

   2. Statistik 192

   3. Die Ursachen des unerwarteten Todes nach Organveränderungen und
      Krankheitszuständen 192

      α) Organe der Kopfhöhle und des Wirbelkanals 192
          Hirnhäute S. 192. — Blutungen im Bereich der Hirnhäute S. 193.
          Tumoren im Schädelinneren S. 195. — Hirnblutungen S. 196. — Ent-
          zündungszustände des Gehirns S. 197. — Epilepsie und Paralyse S. 198.
          Hirnödem und Hirnschwellung S. 198. — Sonderverhältnisse S. 200. —
          Veränderungen des Rückenmarkes S. 200.

      β) Organe der Brusthöhle und des Halses 201
          Herz und große Gefäße der Brusthöhle und des Halses S. 201. —
          Störungen des Herzens S. 201. — Große Gefäße S. 207. — Andere Or-
          gane der Brusthöhle und des Halses S. 209.

      γ) Organe der Bauchhöhle 212
          Milz S. 212. — Leber S. 212. — Pankreas und Diabetes S. 212. —
          Magen und Duodenum S. 213. — Darm S. 214. — Nebennieren S. 215. —
          Nieren und Urämie, Blase S. 215. — Weibliche Genitalorgane und
          Schwangerschaft S. 216.

      δ) Allgemeininfektionen 216

      ε) Status thymico-lymphaticus 217

      ζ) Vegetatives Nervensystem und Schockzustände 218

   4. Sonderverhältnisse bei Säuglingen und Kleinkindern 220

   5. Unvermuteter Tod unter besonderen Umständen 223

f) Selbstmord, Selbstverletzungen und Selbstbeschädigungen 230

   1. Selbstmord 230
      Historisches S. 230. — Beziehungen des Selbstmordes zu Psychosen und
      Alkoholismus S. 231. — Einteilung der Selbstmordarten nach psychologi-
      schen Gesichtspunkten S. 232. — Statistik S. 234. — Einteilung der
      Selbstmordarten nach rechtlichen und kriminalistischen Gesichtspunkten
      S. 238. — Anstiftung zum Selbstmord S. 238. — Indirekter Selbstmord
      S. 238. — Familienmord und Familienselbstmord S. 239. — Tötung auf
      eigenes ausdrückliches Verlangen S. 339. — Kombinierter Selbstmord
      S. 239. — Dissimulierter Selbstmord und simulierter Mord S. 239. — Ver-
      sicherungsbetrug S. 241. — Selbstmord als Betriebsunfall S. 241. — Selbst-
      mord und Lebensversicherung S. 241. — Selbstmord und Kriegsdienst-
      beschädigung S. 242. — Selbstmord und Kirche S. 242.

   2. Selbstverletzungen und Selbstbeschädigungen 242

g) Vitale Reaktionen 247

h) Allgemeine Todesursachen 253

   1. Verblutung 254

   2. Luftembolie 257

II. Die einzelnen Verletzungs-, Beschädigungs- und Tötungsarten 266

a) Verletzungen und Tötungen durch *Stich* und *Schnitt* 266
      In Frage kommende Instrumente S. 267. — Gefahren der Verletzungen und
      Todesursachen S. 267. — Beurteilung der Handlungsfähigkeit S. 269. —
      Rekonstruktion des Tatherganges im einzelnen S. 272. — Rückschlüsse über
      die Art des Instrumentes S. 272. — Beurteilung der Richtung einer Stich-
      verletzung S. 276. — Beurteilung der Wucht einer Stichverletzung S. 276. —
      Fragliches Hineinlaufen in ein Stichinstrument S. 277. — Feststellungsmög-
      lichkeiten bei Schnittverletzungen S. 278. — Die Frage der Blutbenetzung
      des Instrumentes S. 278. — Die Frage der vitalen Reaktionen S. 279. —
      Möglichkeiten einer Unterscheidung von Unfall, Selbstmord und Tötung
      S. 279. — Stich- und Schnittverletzungen aus sexuellen Motiven S. 286. —
      Nichttödliche Selbstverletzungen S. 287. — Rechtliche Komplikationen
      nach ärztlichen Eingriffen durch Einschnitt, Punktion oder Injektion S. 288.

b) Verletzungen und Tötungen durch *stumpfe und halbscharfe Gewalt* 291

   1. Allgemeines 291

   2. Die Folgen der Einwirkung von stumpfen Gewalten auf die einzelnen
      Körperteile und Organe 293

     α) Haut und subcutanes Gewebe 294
        Excoriationen, einschließlich Dehnungsverletzungen S. 294. — Suf-
        fusionen S. 297. — Platz-, Quetsch- und Rißwunden, Ablederungen,
        Auffinden von Fremdkörpern in Wunden S. 299. — Sonderheiten
        S. 302, und zwar: Durchspießungs- und Pfählungsverletzungen S. 302. —
        Bißverletzungen S. 302. — Kindesmißhandlungen S. 304. — Steinwürfe
        S. 304. — Einwirkung von stumpfen Gewalten auf die Kleidung S. 305.

     β) Muskulatur und Bindegewebe, einschließlich CRUSH-Syndrom 306
     γ) Gliedmaßen 307
        Bindegewebe der Gliedmaßen S. 307. — Knochen S. 307. — Gefäße
        S. 308. — Peripherische Nerven S. 310.

     δ) Wirbelsäule und Rückenmark 310
        Wirbelsäule S. 310. — Rückenmark S. 311.
        Literatur für Abschnitt b, 1—2δ 312

     ε) Einwirkung von stumpfen Gewalten im Bereich des Kopfes 315
        Haut des Gesichtes und der Kopfschwarte S. 315. — Kopfskelet
        S. 316. — Beurteilung von Spuren von Hiebverletzungen am Schädel
        S. 321. — Hirnhäute S. 322. — Folgen mechanischer Einwirkung auf
        die Hirnhäute S. 322. — Traumatische Blutungen im Bereiche der
        Hirnhäute S. 322. — Extradurale Blutungen S. 322. — Intradurale
        Blutungen S. 324, und zwar: Subdurale Blutungen S. 324. — Pachy-
        meningitis haemorrhagica interna S. 326. — Arachnoidale Blutungen
        S. 328. — Traumatisch bedingte entzündliche Veränderungen der Hirn-
        häute S. 328. — Intracerebrale traumatische Schädigungen S. 329,
        und zwar: Beziehungen zwischen Massenblutungen im Gehirn und
        Trauma S. 329. — Akute Folgen von Einwirkung stumpfer Gewalt
        auf das Gehirn S. 331. — Offene Hirnverletzungen S. 333. — Hirn-
        kontusionen und ihre Folgen S. 333. — Veränderungen in den zentralen
        Hirngebieten S. 334. — Commotio S. 335. — Die Frage der Amnesie und
        der Bewußtlosigkeit nach Hirntrauma S. 335. — Subakute und Spät-
        folgen traumatischer Gehirnverletzungen S. 336.
        Literatur zu ε) 337

     ζ) Hals und Halsorgane 342
     η) Brust und Brustorgane 343
        Thoraxkompression S. 343. — Herzbeutel, Herz und große Gefäße
        S. 343. — Lungen S. 345. — Zwerchfell, Mammae S. 346.
        Literatur zu η) 346

     ϑ) Bauchhöhle und ihre Organe 347
        Bauchdecken S. 347. — Milz S. 347. — Leber und Gallenblase
        S. 348. — Pfortader S. 348. — Magen S. 349. — Duodenum S. 349. —
        Pankreas S. 349. — Dünndarm S. 350. — Dickdarm S. 350. — Bauch-
        aorta S. 350. — Nieren S. 350. — Nebennieren S. 351. — Blase und
        Urethra S. 351. — Weibliche Genitalien, einschließlich Coitusverlet-
        zungen S. 352. — Männliche Genitalien S. 352. — Mastdarm S. 352. —
        Pfählungsverletzungen im Bereiche des Beckens S. 352.
        Literatur zu ϑ) 353

   3. Todesursachen 355
     α) Allgemeine Gesichtspunkte 355
     β) Spezielles 355
        Blutaspiration als Todesursache S. 355. — Schock und Kollaps nach
        Einwirkung stumpfer Gewalt als Todesursache S. 357. — Fettembolie
        S. 358. — Infektion, einschließlich Tetanus S. 361. — Zusammenhänge
        zwischen Gewalteinwirkung und Entstehung von Tumoren S. 363.

        Literatur zu 3. 364

4. Überlebensfähigkeit und Handlungsfähigkeit 366
5. Rekonstruktion der Entstehung von Verletzungen durch stumpfe Gewalt 368
   α) Allgemeine Richtlinien für die Beurteilung 368
   β) Spezielles und Kasuistik 369
      Ungewöhnliche Selbstmorde S. 369. — Abstürze S. 369. — Eisen-
      bahnunfälle S. 371. — Kraftverkehrsunfälle S. 373. — Verletzungen
      durch Haustiere S. 378. — Sportverletzungen S. 379.
   Literatur zu 5. 380
c) *Erstickung* 381
  1. Allgemeines über Sauerstoffmangel 381
  2. Die Erstickung im engeren gerichtsmedizinischen Sinne und ihre Diagnose 384
   α) Begriffsbestimmung 384
   β) Der Ablauf des Erstickungsvorganges 385
   γ) Anatomische Befunde bei Erstickten 385
   δ) Richtlinien für die Diagnose 390
  3. Die einzelnen Erstickungsarten 391
   α) Erstickung durch Gase oder in einem engen Raum 391
   β) Erstickung durch aspirierte Fremdkörper (Bolustod) 392
   γ) Tod durch Glottisödem nach Verletzung 394
   δ) Erstickung infolge Thoraxkompression 394
   ε) Erstickung infolge Strangulation 395
      Erhängen S. 395. — Erdrosseln S. 406. — Erwürgen, einschließlich
      Carotistod S. 406.
  4. Unterscheidung zwischen Selbstmord, Unglücksfall und Mord 409
    Erwürgen S. 409. — Erdrosseln S. 410. — Erhängen S. 411.
  5. Ersticken unter weichen Bedeckungen 417
d) *Ertrinken* 422
  1. Postmortale Veränderungen beim Aufenthalt von Leichen im Wasser . 422
  2. Identifikation von Wasserleichen 429
  3. Physiologie des Ertrinkungstodes 429
   α) Der eigentliche Ertrinkungstod 433
   β) Der sog. Badetod 433
   γ) Überleben der Ertrinkungsgefahr und Wiederbelebung 436
  4. Diagnose des Ertrinkungstodes 437
   α) Anatomische Befunde 437
   β) Physikalische, chemische und mikroskopische diagnostische Unter-
      suchungen 441
   γ) Feststellung des Badetodes 445
  5. Rekonstruktion des Tatherganges 445
   α) Selbstmord 445
   β) Unglücksfall 447
   γ) Tötung 449
e) Schädigung und Tod durch *Veränderung des Atmosphärendruckes* 453
  1. Die Höhenkrankheit 453
  2. Wirkung des Überdruckes 455
  3. Plötzliche Veränderungen des Atmosphärendruckes 455
   α) Schnelles Ansteigen des Luftdruckes 455
   β) Schnelle Erniedrigung des Atmosphärendruckes, einschließlich Caisson-
      krankheit 456
   γ) Wirkungen von Explosionen 457
   δ) Die Taucherkrankheit 457
f) *Hungerzustände* 460
  1. Sog. trockener Hungerzustand 461
  2. Eiweißmangelödem und Avitaminose 464
  3. Gerichtsmedizinische Gesichtspunkte 465
g) *Kälteeinwirkung* 468
  1. Leichenveränderungen 468
  2. Vitale Erscheinungen der Erfrierung 468
   α) Lokale Erfrierung 468
   β) Allgemeine Auskühlung 470

h) Schäden durch *Hitze und Strahlen* 474
  1. Hitzschlag und Sonnenstich 474
    α) Hitzschlag 474
    β) Sonnenstich 476
  2. Schädigung durch Strahlen 476
    Literatur zu h) 1.—2. 476
  3. Verbrennung und Verbrühung 478
    α) Entstehungsweise von Verbrennungen und Verbrühungen 478
    β) Lokale Verbrennungen und Verbrühungen und ihre Folgen 480
      Morphologie der lokalen Verbrennungen und Verbrühungen S. 480. —
      Allgemeinfolgen S. 481. — Leichenbefunde an den inneren Organen
      S. 483. — Feststellung der Todesursache S. 484. — Spätfolgen am
      Überlebenden S. 485.
    γ) Hitzeeinwirkung auf den Gesamtkörper 485
      Postmortale Veränderungen S. 485. — Feststellung vitaler Reak-
      tionen bei verbrannten Leichen S. 489.
    δ) Anhaltspunkte für Unglücksfall, Selbstmord und Tötung bei allge-
      meinen und lokalen Verbrennungen 491
      Literatur zu h) 3. 493

i) Schäden und Tod durch *Elektrizität* 496
  1. Technische Elektrizität 496
    α) Allgemeines 496
    β) Die Einwirkung des Stromes auf die einzelnen Organe 498
      Haut und Schleimhaut S. 489. — Muskulatur S. 501. — Knochen
      und Gelenke S. 501. — Gefäße und Blut S. 502. — Herz S. 503. —
      Nervensystem S. 505. — Auge S. 507. — Lungen S. 507. — Verdauungs-
      organe S. 508. — Nieren S. 508. — Drüsen innerer Sekretion S. 508. —
      Schwangerschaft S. 508.
    γ) Todesursachen und anatomische Befunde 508
    δ) Rekonstruktion des Tatherganges 510
      Unfälle S. 510. — Selbstmord und Mord S. 514. — Elektrokution
      S. 515. — Elektroschock S. 515.
  2. Kosmische Elektrizität 515

k) *Schußverletzungen* 522
  1. Waffen und Munition 522
  2. Die Folgen der Schußverletzungen an den einzelnen Organen, einschließlich
    der Todesfolge 526
  3. Handlungsfähigkeit 528
  4. Unterscheidung zwischen Ein- und Ausschuß 530
    α) Größenverhältnisse der Schußöffnungen 530
    β) Verhalten von Textilfasern in der Schußöffnung und in den Kleidern 531
    γ) Schürfsaum und Dehnungssaum 532
    δ) Kontusionsblutung 533
    ε) Schmutzring 533
    ζ) Basophilie 534
    η) Verhalten des durchschossenen Knochens 534
    ϑ) Verhalten bei Schrägschüssen 534
    ι) Querschläge und Splitterverletzungen 535
    κ) Nahschußzeichen als Kennzeichen des Einschusses 536
  5. Bestimmung der Schußentfernung 536
    Durchschlagskraft des Geschosses S. 536. — Nahschußzeichen S. 536.
    Flammenwirkung S. 537. — Pulvereinsprengungen und Pulverschmauch
    S. 538. — Sonderheiten bei der Beurteilung des Pulverschmauches und
    der Einsprengungen S. 540. — Abfiltrierung durch Haare S. 540. — Be-
    einflussung durch Wind, Schnee und die Schußrichtung S. 541. — Schräg-
    schüsse S. 541. — Einfluß von Verschmutzung und Fäulnis S. 541. —
    Vortäuschung von Einsprengungen und Schmauch S. 542. — Nachweis
    von makroskopisch nicht sichtbaren Pulvereinsprengungen und Beschmau-
    chungen S. 542. — Metalleinsprengungen S. 546. — Erscheinungen des Gas-
    druckes S. 547. — Entfernungsbestimmung bei Schrotschüssen S. 547. —
    Absolute Nahschüsse S. 547.

6. Untersuchung des Schußkanales 550
7. Feststellung der benutzten Waffe und der benutzten Munition 551
   α) Untersuchungen am Geschoß 551
      Auffinden des Geschosses S. 551. — Geschoßverlagerung S. 551. —
      Splitterung der Geschosse S. 552. — Schlußfolgerungen aus der Art
      des Geschosses S. 552.
   β) Größe der Schußöffnungen und Geschoßkaliber 553
   γ) Beziehungen zwischen der Art der Einsprengungen und des Schmauches
      zur benutzten Munition 553
   δ) Kriminaltechnische Untersuchungen 554
8. Unterscheidung zwischen Beibringung eines Schusses von eigener Hand,
   fremder Hand oder Entstehung einer Schußverletzung durch Unfall . . 555
   α) Übersicht über die Merkmale 555
   β) Sonderheiten und Fehlerquellen 557

G. Forensische Toxikologie 567
  I. Vorbemerkungen und Übersicht über die einschlägigen rechtlichen Be-
    stimmungen 567
 II. Säuren und Laugen 578
    Schwefelsäure S. 578. — Methylsulfat und Dimethylsulfat S. 581. — Chlor-
    sulfonsäure S. 582. — Nebelsäure S. 582. — Schweflige Säure S. 582. —
    Schwefeldioxyd S. 582. — Salpetersäure und salpetrige Säure S. 583. — Salz-
    säure S. 584. — Phosphorsäure S. 586. — Osmiumsäure S. 586. — Borsäure
    S. 586. — Kieselsäure S. 587. — Silikosen S. 587. — Flußsäure, Kieselfluor-
    wasserstoffsäure S. 589. — Formaldehyd S. 589. — Ameisensäure S. 590.
    Essigsäure S. 590. — Bromessigsäureäthylester S. 591. — Amylacetat S. 591. —
    Oxalsäure S. 592. — Milchsäure, Weinsäure, Citronensäure S. 593. — Phenol
    und seine Abkömmlinge S. 593. — Orthotrikresylphosphat S. 595. — Salycil-
    säure und ihre Derivate S. 596. — Gerbsäure S. 597. — Natron- und Kalilauge
    S. 597. — Seifenvergiftung S. 600. — Ammoniak und seine Salze S. 601.
    Literatur zu II. 602
 III. Metalle, Metalloide, Halogene 607
    Blei und seine Verbindungen S. 607. — Quecksilber und seine Verbindungen
    S. 613. — Silber S. 618. — Nickel S. 618. — Kupfer S. 619. — Gold S. 620. —
    Eisenverbindungen S. 620. — Mangan S. 620. — Zink und seine Verbindungen
    S. 622. — Wismut S. 623. — Vanadium S. 623. — Zinn S. 623. — Kobalt S. 623.
    Chrom und seine Verbindungen S. 624. — Cadmium S. 625. — Bariumver-
    bindungen S. 625. — Magnesium S. 626. — Beryllium S. 623. — Aluminium
    und seine Verbindungen S. 627. — Antimon S. 628. — Thallium S. 629. —
    Arsen und seine Verbindungen S. 633. — Salvarsanschäden S. 645. — Arsen-
    wasserstoff S. 646. — Diphenylarsinsäure S. 648. — Selen S. 648. — Phosphor
    S. 649. — Phosphorwasserstoff S. 651. — Radioaktive Substanzen S. 652. —
    Thorotrast S. 652. — Kalium- und Natriumsalze S. 653. — Calciumverbin-
    dungen S. 654. — Chlor S. 655. — Phosgen S. 655. — Methylchlorid S. 655. —
    Jod und seine Verbindungen S. 656. — Brom S. 657. — Bromäthyl S. 657. —
    Fluor S. 657. — Schwefelpentachlorid S. 658.
    Literatur zu III. 658
 IV. Blut-, Atmungs- und Fermentgifte 682
    Kohlenoxyd S. 682. — Blausäure und ihre Salze S. 701. — Kohlendioxyd
    S. 707. — Schwefelwasserstoff S. 708. — Schwefelkohlenstoff S. 709. —
    Nitrosegase S. 710. — Nitrite S. 711. — Nitroverbindungen S. 712. — Nitro-
    benzol S. 712. — Dinitrobenzol S. 713. — Dinitrophenol S. 713. — Nitro-
    glycerin S. 713. — Nitroglykol S. 714. — Nitrochlorbenzol S. 714. — Nitro-
    dekalin S. 714. — Nitrotoluol S. 714. — Trinitrotoluol S. 714. — Dinitrokresol
    S. 714. — Resorcin S. 714. — Anilin S. 715. — Dulcin S. 716. — Pyrazolonderi-
    vate S. 717. — Pyridin S. 718. — Pyrogallol S. 718. — Hydrochinon S. 718. —
    Sulfonamide S. 718.
    Literatur zu IV. 719
  V. Lipoidlösliche Mittel der Fettreihe 732
    Petroleum S. 732. — Benzol und seine Derivate S. 733. — Chlorbenzol
    S. 734. — Benzin S. 734. — Xylol und Toluol S. 736. — Tetrachlorkohlenstoff
    S. 736. — Tetrachloräthan S. 736. — Dichlormethan S. 737. — Trichlor-
    äthylen S. 737. — Dichloräthan S. 738. — Äthylenchlorid S. 730. — Chloro-
    form S. 739.
    Literatur zu V. 740

VI. Alkohole und verwandte Körper 744
  a) Methylalkohol 744
  b) Äthylalkohol 746
    1. Die Alkoholbeeinflussung unter besonderer Berücksichtigung des
      Straßenverkehrs 747
      α) Statistisches 747
      β) Rechtliche Gesichtspunkte 747
      γ) Methodik der Feststellung der Beeinflussung 750
        Zeugenvernehmung S. 750. — Ärztliche Untersuchung S. 750. —
        Chemische und physikalische Untersuchungen, einschließlich des
        WIDMARKSchen Verfahrens S. 751.
      δ) Physiologie der Resorption und Elimination des Äthylalkohols . 754
      ε) Beziehungen zwischen der Alkoholkonzentration im Blut und der 757
        psychischen Wirkung . . . .
      ζ) Organisation der Durchführung der Blutalkoholuntersuchungen im
        praktischen Leben 759
      η) Auswertung der Blutalkoholbefunde in der Praxis 761
    2. Alkoholbeeinflussung und Zurechnungsunfähigkeit 769
      α) Sog. Vollrausch 769
      β) Alkoholintoleranz 770
      γ) Sog. pathologische Räusche 771
      δ) Beurteilung der Fahrlässigkeit beim Vollrausch 771
      ε) Das Alkoholexperiment zwecks Prüfung der Toleranz 772
    3. Tödliche Alkoholvergiftung 773
    4. Feststellung von chronischem Alkoholismus an der Leiche 774
    5. Verhalten von Urin, Liquor und Speichel nach Alkoholgenuß . . . 775
  c) Brennspiritus 775
  d) Äther 775
  e) Glykole 777
  Literatur zu VI. 777
VII. Schlaf-, Schmerz-, Betäubungs- und Suchtmittel 784
  a) Allgemeines 785
    1. Klinischer Verlauf dieser Vergiftungen 785
    2. Leichenbefunde 786
    3. Chemischer Nachweis 787
    4. Suchten und ihre Bekämpfung 787
    5. Genese dieser Vergiftungen 788
  b) Schlafmittel 790
    1. Aldehyde 790
      Paraldehyd S. 790. — Chloralhydrat S. 791. — Metaldehyd S. 791. —
      Chloralose S. 791.
    2. Barbitursäurepräparate (mit Ausnahme der Kurznarkotica) 791
      Veronal S. 791. — Luminal S. 792. — Dial S. 792. — Somnifen S. 792.
      Phanodorm S. 792. — Noctal S. 793. — Sandoptal S. 793. — Seconal
      S. 793.
    3. Ureide 793
      Bromural S. 793. — Adalin S. 793. — Sedormid S. 794. — Allipropan
      S. 794. — Urethan S. 794.
    4. Hydantoidinpräparate (Nirvanol) 794
  c) Schmerzmittel, einschließlich entsprechend wirkender Mischpräparate . . 794
    Sulfanol S. 794. — Trional S. 794. — Polamidon S. 794. — Atophan
    S. 795. — Mischpräparate S. 795. — Veramon S. 795. — Allional S. 795. —
    Cibalgin S. 795. — Somnin S. 795. — Nervophyll S. 796. — Optalidon
    S. 796.
  d) Kurznarkotica, einschließlich Narkoanalyse 796
  e) Betäubungs- und Suchtmittel, einschließlich Pervitin 797
    1. Opiumalkaloide und gleichartig wirkende Mittel 797
      α) Präparate 797
      β) Klinische Erscheinungen 797
      γ) Leichenbefunde 798
      δ) Chemische Untersuchung 799
      ε) Genese der Vergiftungen 799

2. Cocain und Heroin 800
   α) Cocain 800
   β) Heroin 802
3. Haschisch und Mescalin 802
4. Pervitin und Benzedrin 803
f) Zwischenfälle bei Anwendung von Lokalanaesthetica (außer Cocain). . 803
  1. Allgemeines 807
  2. Einzelpräparate (Auswahl) 807
     Novocain S. 807. — Pantocain S. 807. — Percain S. 807. — Anästhe-
     sin S. 808. — Anhang: Adrenalin und verwandte Mittel S. 808.
     Literatur zu VII. 808
VIII. Pflanzliche Gifte (Auswahl) 818
    Nicotin S. 818. — Strychnin S. 820. — Atropin und verwandte Gifte S. 822.
    Scopolamin S. 823. — Stechapfel S. 823. — Hyoscyamin S. 823. — Solanin
    S. 823. — Pilocarpin S. 823. — Physostigmin S. 823. — Prostigmin S. 824. —
    Colchicin S. 824. — Fingerhutpräparate S. 825. — Strophanthin S. 825. —
    Aconitin S. 826. — Meerzwiebel S. 826. — Coffein, Thein S. 826. — Mutter-
    korn S. 827. — Chinin S. 827. — Oleum Chenopodii S. 829. — Curare S. 829. —
    Schierling S. 829. — Platterbsen S. 830. — Pikrotoxin S. 830. — Pilzvergif-
    tungen S. 830.
    Literatur zu VIII. 831
IX. Tierische Gifte 837
    Insektenstiche S. 837. — Schlangenbißvergiftungen S. 837. — Fisch- und
    Fleischvergiftungen S. 838.
    Literatur zu IX. 838
X. Sonstiges 839
    Propan S. 839. — Stickoxydul S. 839. — Schädigung durch Kontaktgifte
    und einige andere bisher nicht besprochene Schädlingsbekämpfungsmittel
    S. 839. — Streptomycin und Penicillin S. 842. — Acrolein S. 842. — Tetra-
    methylendisulfotetramin S. 842. — Aminothiazol S. 842. — Diazomethan
    S. 842. — Mechanische Gifte S. 843. — Sog. Wasservergiftung S. 843.

H. Streitige geschlechtliche Verhältnisse 843
I. Begattungs- und Fortpflanzungsfähigkeit 843
  a) Rechtliche Vorbemerkungen 843
  b) Begattungs- und Fortpflanzungsfähigkeit des Mannes 844
    1. Begattungsunfähigkeit (Impotentia coeundi) 844
    2. Zeugungsunfähigkeit (Impotentia generandi) 848
  c) Beischlafs- und Empfängnisfähigkeit der Frau 852
    1. Beischlafsfähigkeit 852
    2. Empfängnisfähigkeit 853
    3. Bemerkungen über künstliche Befruchtung 853
    Literatur zu I. 854
II. Untersuchung auf Virginität 858
III. Zweifelhaftes Geschlecht 860

I. Die Beziehungen der Sexualpathologie zur gerichtlichen Medizin 865
I. Verbotene heterosexuelle Handlungen 865
  a) Verbotener normaler Geschlechtsverkehr 865
  b) Unzüchtige Handlungen an weiblichen Minderjährigen 866
  c) Verbotene unzüchtige Handlungen an erwachsenen Frauen 868
  d) Gerichtsmedizinische Untersuchung der Opfer dieser Delikte 869
  e) Notzuchtshandlungen 870
  f) Todesfolge von unzüchtigen Handlungen oder gewaltsamen Beischlaf . 873
II. Verbotene sexuelle Perversionen 873
  a) Homosexuelle Handlungen nebst Bemerkungen über die weibliche Homo- 873
    sexualität 879
  b) Exhibitionismus 880
  c) Zoophilie 880
  d) Nekrophilie 881

III. Beziehungen weiterer sexueller Perversionen zur gerichtlichen Medizin . . . 882

    a) Sadismus 882

    b) Masochismus und sexuelle Hörigkeit 883

    c) Fetischismus 885

    d) Transvestitismus 885

IV. Zur Frage der Glaubwürdigkeit von Zeugenaussagen in Sexualprozessen . . 886

    Literatur zu I. 890

K. Abtreibung und Kindestötung 894

  I. Geburtshilflich-gynäkologische Vorbemerkungen 894

    a) Diagnose der bestehenden Schwangerschaft und des Fruchttodes 894

    b) Feststellung einer vorangegangenen Geburt oder Fehlgeburt 895

    c) Spontanaborte 900

    d) Der plötzliche Tod der Mutter in Schwangerschaft und Geburt 900

    e) Natürlicher Tod des Kindes in der Zeit vor der Geburt, während der Geburt und kurz nach der Geburt, einschließlich geburtstraumatischer Schädigungen 902

    f) Medizinische Bemerkungen zu der Frage des Beginnes des Lebens . . . 907

    Literatur zu I. 909

  II. Abtreibung 913

    a) Gesetzliche Bestimmungen 913

    Allgemeine Bemerkungen S. 913. — Bestimmungen des deutschen Strafrechtes S. 913. — Erlaubte Schwangerschaftsunterbrechungen S. 915. — Bemerkungen über das einschlägige ausländische Recht S. 918.

    b) Methoden der Abtreibung 919

      1. Innerlich einzunehmende Mittel 919

      Allgemeines S. 919. — Die Mittel im einzelnen S. 919. — Auszug aus dem Inhalt: Mineralsäuren S. 920. — Metallsalze S. 920. — Gewürze S. 920. — Ätherische Öle S. 921. — Kräuterauszüge S. 921. — Apiol S. 922. — Coffein S. 922. — Belladonna S. 922. — Pikrotoxin S. 922. Strychnin S. 922. — Mutterkorn S. 923. — Chinin S. 923. — Prostigmin S. 925. — Nicotin S. 925. — Follikelhormon S. 926. — Hypophysenpräparate S. 927. — Dicumanpräparate S. 927.

      2. Abtreibung durch Einwirkung von außen 927

      Massagen S. 928. — Fußbäder S. 928. — Elektrizität S. 928. — Röntgenbestrahlung S. 928. — Ultraschall S. 928.

      3. Abtreibung durch Maßnahmen in der Vagina 929

      4. Abtreibung durch Maßnahmen an der Cervix uteri 929

      5. Abtreibung durch intrauterine Eingriffe 930

    c) Folgen der Abtreibung 933

      1. Verletzungen der Frucht 933

      2. Folgen bei der Frau 934

        α) Blutungen 934

        β) Luftembolie 934

        γ) Salbenembolien 935

        δ) Schock 935

        ε) Verätzungen und Intoxikationen 936

        ζ) Infektionen 937

        η) Verletzungen 937

    d) Kriminologie und Psychologie der Abtreibung 938

    e) Begutachtung von Abtreibungsfällen 945

    Feststellung der vorangegangenen Schwangerschaft S. 945. — Beurteilung der Eignung der Methode S. 945. — Beurteilung des Kausalzusammenhanges zwischen Manipulation und Fruchtabgang S. 949. — Begutachtung an Hand von Leichenbefunden S. 949. — Gasödem S. 950. — Tetanus S. 950. — Sepsis acutissima S. 951. — Die Frage der Selbstabtreibung S. 951. — Die Frage der fahrlässigen Tötung S. 952.

    Literatur zu II. 952

III. Kindestötung 958
  a) Gesetzliche Bestimmungen 958
  b) Kriminologie und Psychologie der Kindestötung 959
  c) Gerichtsmedizinische Untersuchung und Begutachtung 964
    1. Allgemeines und prozessuale Bestimmungen 964
    2. Feststellung der Lebensfähigkeit 964
    3. Feststellung vorangegangenen Lebens 971
    4. Die Zeitdauer des vorangegangenen Lebens und Feststellung des Neu-
      geborenseins 978
    5. Ermittlung einer gewaltsamen Todesursache 980
    6. Auseinandersetzung des Gutachters mit Einwänden der Kindesmutter
      oder der Verteidigung und Fehlerquellen bei der Feststellung der gewalt-
      samen Todesursache 982
        α) Ohnmacht, vorübergehende Geistesstörung oder Verwirrtheit am Ende
          und nach der Geburt 982
        β) Unwissenheit 984
        γ) Verblutung aus der Nabelschnur 984
        δ) Nabelschnurumschlingung 984
        ε) Abnorme Kindeslage 985
        ζ) Fehlerquellen bei Beurteilung von Veränderungen am Halse . . . 985
        η) Selbsthilfe 985
        ϑ) Beurteilung von Schädelverletzungen 986
        ι) Falsche Geständnisse 986
        $\varkappa$) Beurteilung bei Fehlen der Kindesleiche 987
    7. Zur Frage der fahrlässigen Tötung 987
    Literatur zu III. 989
L. Vaterschaftsfragen 991
  I. Rechtliche Vorbemerkungen 991
    a) Ermittlung der Vaterschaft des unehelichen Kindes 991
    b) Anfechtung der Ehelichkeit eines Kindes 993
    c) Der Rechtsbegriff „den Umständen nach offenbar unmöglich" 994
    d) Die Frage der Duldungspflicht einer körperlichen Untersuchung im Alimen-
      tations- und im Anfechtungsprozeß 996
    e) Kritik der Bestimmungen über die gesetzliche Empfängniszeit 997
    f) Hinweise auf Strafprozesse wegen uneidlicher oder eidlicher falscher Aussage
      vor Gericht als Folge von Vaterschaftsprozessen 997
    g) Hinweise auf ausländisches Recht in einigen Staaten 997
    Literatur zu I. 998
  II. Medizinisch-biologische Möglichkeiten eines Ausschlusses der Vaterschaft . . 998
    a) Abarten des Geschlechtsverkehrs 998
    b) Bereits bestehende Schwangerschaft 999
    Literatur zu II. a) und b) .1001
    c) Untrügliche rassenmäßige Abweichung 1001
    d) Zur Frage der Konzeptionswahrscheinlichkeit innerhalb der Ovulationscyclus 1002
    e) Vaterschaftsausschluß auf Grund der Bestimmung der Tragzeit 1003
    f) Vaterschaftsausschluß durch serologische Untersuchung 1020
      1. Die Blutgruppen des ABO-Systems 1020
        α) Die Vererbungsregeln und ihre Anwendung 1020
        β) Zur Frage der Sicherheit der Gültigkeit der Vererbungsregeln . . .1022
        γ) Ausschlußhäufigkeit und seltene weitere Ausschlußmöglichkeiten . .1024
        δ) Indirekte Blutgruppenbestimmung 1025
        ε) Gelegentlich auftretende positive Hinweise auf die Vaterschaft . . .1025
        ζ) Untergruppen 1025
      2. Die Blutfaktoren M und N 1028
      3. Der Faktor P 1030
      4. Die Eigenschaft S 1031

5. Der Faktor Rh 1032
  α) Die Vererbung des Rh-Faktors 1032
     System Rhrh S. 1032. — Untergliederungen des Faktors Rh S. 1033.
     Nomenklatur und Vererbung der Untergliederungen S. 1033. — Über-
     prüfung der Vererbung der Untergliederungen S. 1035. — Weitere
     Blutvarianten, die bei der Rh-Forschung aufgefunden wurden S. 1037.
  β) Bemerkungen über die klinische Bedeutung des Rh-Faktors, über die
     Technik des Nachweises und über die Herstellung von Seren 1038
     Klinische Bedeutung S. 1038. — Technik S. 1039.
6. Serologischer positiver Vaterschaftsnachweis nach Löns 1040
7. Die praktische Durchführung der forensischen Blutgruppenuntersuchungen 1041
  Literatur zu f) 1044
g) Erbbiologische Vaterschaftsuntersuchungen 1049
  1. Allgemeine Bemerkungen 1049
  2. Einzelmerkmale 1050
     α) Merkmale des Kopfes 1050
        Antlitz S. 1050. — Die Nase S. 1052. — Das äußere Ohr S. 1052. —
        Die Iris des Auges S. 1053. — Die Farbe und Form des Kopfhaares
        S. 1054. — Mundhöhle S. 1055. — Der Geschmackstest S. 1056.
     β) Rumpf, insbesondere genetischer Wirbelsäulenvergleich 1057
     γ) Gliedmaßen 1058
        Allgemeines S. 1058. — Das Relief der Fingerbeeren und der Hohl-
        hand S. 1058.
     δ) Pathologische Merkmale 1062
  3. Auswertung der Einzelergebnisse 1062
  4. Praktische Durchführung der Untersuchung 1064
  Literatur zu g) 1065
Sachverzeichnis 1068

A. Organisations- und Abgrenzungsfragen.

Die gerichtliche Medizin erhält ihre Fragestellungen vom *Rechtsleben*. Da das Recht in den einzelnen Staaten nicht gleich ist, wurzelt sie mehr als andere Disziplinen der Medizin im *Heimatlande*. Doch ist das Recht der einzelnen Staaten nicht so verschieden, daß es nicht zahlreiche, *überstaatliche* Gesichtspunkte gäbe. Nach den Rechtsverhältnissen eines jeden Staates ist es notwendig, den Tod und die Todeszeit festzustellen. Überall wird der gewaltsam herbeigeführte Tod unter Strafe gestellt. In jedem Lande muß der Tathergang rekonstruiert werden. Überall ist die Art und die Entstehungsweise eines gewaltsamen Todes festzustellen. In fast jedem Staate wird die Tötung eines Kindes gleich nach der Geburt nach besonderen Gesichtspunkten beurteilt. Fast überall ist die nichtindizierte Schwangerschaftsunterbrechung strafbar. In den meisten Staaten interessiert man sich übereinstimmend für die Feststellung der Vaterschaft. Dies alles sind Gebiete — und es handelt sich hier um die Hauptgebiete —, in denen die gerichtliche Medizin nach *überstaatlichen* Gesichtspunkten betrieben werden kann und betrieben werden muß.

Die Organisation dieses Wissenszweiges im einzelnen regelt sich allerdings nach *verwaltungsrechtlichen* Gesichtspunkten. Das Verwaltungsrecht ist jedoch in den einzelnen Staaten je nach der Mentalität des Volkes und je nach seiner Geschichte recht verschieden, und so erklärt es sich, daß Stellen, in denen gerichtliche Medizin wissenschaftlich oder praktisch betrieben wird, in den einzelnen Staaten aus verschiedenartigen Gesichtspunkten entstanden und in verschiedenen Formen organisiert worden sind. In den nachfolgenden Ausführungen möchte ich auf die Verhältnisse im ehemaligen Deutschen Reich eingehen.

Während unter dem Einfluß der italienischen Schule in Italien, in Frankreich und im ehemaligen Österreichisch-Ungarischen Staat an den Universitäten Lehrstühle für gerichtliche Medizin primär zwecks wissenschaftlicher Pflege dieses Faches schon im vorigen Jahrhundert bestanden, entwickelte sich im ehemaligen Deutschen Reich die Pflege der gerichtlichen Medizin an den Universitäten aus der praktischen gerichtsärztlichen Tätigkeit, wenn man von Zentren der Wissenschaft, wie Berlin, und Ansätzen in früherer Zeit an anderen Universitäten absieht. Der deutsche Amtsarzt, früher in Preußen Kreisarzt, in den anderen Ländern Bezirksarzt genannt, war der Gerichtsarzt seines Kreises und der bestellte ärztliche Sachverständige für die Gerichte. An den Universitäten wurde das Fach zunächst meist nebenamtlich durch Angehörige anderer Fächer vertreten, oft vom Pathologen oder einem älteren Angehörigen eines Pathologischen Institutes, manchmal aber auch vom Gynäkologen, der sich besonders für die gerichtsärztliche Geburtshilfe interessiert hatte, in anderen Fällen aber auch von befähigten Amtsärzten, die sich praktisch und wissenschaftlich mit gerichtlicher Medizin beschäftigt hatten. Erst um die Jahrhundertwende ging man daran, besondere Lehrstühle und Institute einzurichten; sie wurden verhältnismäßig häufig mit jenen Amtsärzten besetzt, die bis dahin das Fach nebenamtlich vertreten hatten. Sie wurden hauptamtlich Hochschullehrer und behielten nebenamtlich ihre praktische gerichtsärztliche Tätigkeit bei, um Material für Unterricht und Forschung zu gewinnen. Zu gleicher Zeit entstanden aus kleinen Anfängen die gerichtsmedizinischen Universitätsinstitute. Da diese Institute auch Assistentenstellen hatten, fanden Habilitationen für gerichtliche Medizin statt, und es war nunmehr das Bestreben der Fachvertreter, die entstandenen Lehrstühle mit Privatdozenten des Faches zu besetzen, wobei in Preußen häufig die Inhaber von Lehrstühlen aus der von FRITZ STRASSMANN gegründeten Berliner Schule stammten, während man in Süddeutschland, speziell in Bayern, auf Angehörige der alten und angesehenen Österreichischen Schule zurückgriff.

Die Durchführung der gerichtsmedizinischen Tätigkeit *außerhalb* der Universitätsstädte blieb in den Händen der Amtsärzte. Der Amtsarzt war gleichzeitig der Gerichtsarzt seines Kreises. In der Amtsarztprüfung war gerichtliche Medizin ein wichtiges Prüfungsfach. In Großstädten wurde neben dem Amtsarzt (Kreisarzt) ein besonderer Arzt eingesetzt, der die Bezeichnung *Gerichtsarzt* führte und unabhängig von dem Kreisarzt tätig war. Diese Stellen wurden mitunter auch mit habilitierten Assistenten der gerichtsmedizinischen Institute besetzt. Das Land Bayern hatte aus alter Tradition das besondere System der *Landgerichtsärzte* eingerichtet: Jedem Landgericht stand ein besonderer Landgerichtsarzt zur Verfügung, der in diesem Bereich gerichtliche Medizin trieb und meist seine Dienststelle im Gerichtsgebäude hatte. Der gerichtsärztliche Dienst unterstand dem Innenministerium; doch hatte auch das Justizministerium erheblichen Einfluß auf seine Ausgestaltung.

Das Reichsgesetz zur Vereinheitlichung des Gesundheitswesens vom 3. 7. 34, das an sich Gutes geschaffen hat, zerschlug bis zu einem gewissen Grade den Sonderdienst auf dem Gebiete der gerichtlichen Medizin. Die Person des Kreisarztes bzw. Bezirksarztes wurde durch das Gesundheitsamt ersetzt; der Leiter des Gesundheitsamtes führt die Bezeichnung Amtsarzt. Das Gesundheitsamt ist auch der Träger des gerichtsärztlichen Dienstes. Der Amtsarzt verteilt innerhalb des Gesundheitsamtes die Geschäfte. Er konnte den gerichtsärztlichen Dienst selbst übernehmen oder ihn einem der Ärzte dieses Amtes übertragen. Damit waren die Gerichtsärzte, die bisher eine selbständige Stellung hatten, auch die bayerischen Landgerichtsärzte, in das Gesundheitsamt eingegliedert. Dies hatte vielleicht gewisse Vorteile. Doch entstand insofern ein erheblicher Nachteil, als spezialistisch gerichtsmedizinisch ausgebildete Ärzte eine gewisse Scheu hatten, innerhalb des Rahmens eines Gesundheitsamtes unter der Leitung des Amtsarztes gerichtliche Medizin zu treiben, zumal sie vom Amtsarzt nebenbei noch mit anderen Aufgaben betraut werden konnten. Der Ruf nach der Schaffung eines besonderen spezialistisch gerichtsärztlichen Dienstes für das gesamte Reichsgebiet verstummte nicht, zumal als sich herausstellte, daß der durchschnittlich ausgebildete Amtsarzt die Spezialgebiete dieses Faches durch die Amtsarztprüfung allein nicht nachweisen kann. Das Reichsgesundheitsamt arbeitete auf Anordnung des damaligen Reichsinnenministeriums in der Zeit vor dem Kriege einen Gesetzentwurf aus, der das Reichsgebiet in Gerichtsarztbezirke aufteilte, die entweder einen oder auch mehrere Landgerichtsbezirke umfaßten, und in denen ein spezialistisch ausgebildeter, als gehobener Beamter bezahlter Gerichtsarzt den Dienst versehen sollte. Die rein organisatorische Frage, ob sich dieser Dienst im Rahmen eines Gesundheitsamtes abspielen sollte oder nicht, war noch offen. Der Ausbruch des Krieges verhinderte das Zustandekommen des Gesetzes, außerdem aber auch der Umstand, daß die Fachvertreter der gerichtlichen Medizin an den Universitäten damals erklären mußten, daß sie, wenigstens vorläufig, die nötige Anzahl von spezialistisch ausgebildeten Kräften gar nicht zur Verfügung stellen konnten. So blieben die Verhältnisse, wie sie waren, und so sind sie im großen und ganzen auch in der Zeit nach Beendigung des zweiten Weltkrieges geblieben. Sie wurden dadurch unübersichtlicher, daß die Gesetzgebung auf dem Gebiete des Gesundheitswesens den Ländern obliegt. Der Bund hat lediglich die konkurrierende Gesetzgebung auf dem Gebiete der Approbation der Medizinalpersonen und der Seuchenbekämpfung. Er wird sich im allgemeinen in organisatorische Fragen des amtsärztlichen Dienstes nicht einmischen können. Bayern ist zur Zeit dazu übergegangen, den spezialistischen landgerichtsärztlichen Dienst wieder aufzubauen. Auch dies geht nur langsam vorwärts[1]. In den anderen Ländern bleibt weiterhin das Gesundheitsamt der eigentliche Träger des gerichtsärztlichen Dienstes.

Da nun die gerichtsmedizinischen Universitätsinstitute Material für Forschung und Lehre brauchen, sind sie, von Ausnahmen abgesehen, in die Organisation des örtlichen Gesundheitsamtes durch Vertrag so eingebaut worden, daß sie im Rahmen des Amtes gerichtsmedizinische Tätigkeit übernehmen. Nach deutschem Recht *muß* an einer gerichtlichen Sektion ein Gerichtsarzt beteiligt sein. Es ist daher auch aus diesem formellen Grunde notwendig, daß die Leiter der gerichtsmedizinischen Universitätsinstitute und ihre Vertreter in geeigneter Form in den gerichtsärztlichen Dienst eingeordnet sind. Da die Ärzte des Gesundheitsamtes in sehr vielen Fällen nicht die spezialistischen Gebiete der gerichtsärztlichen Tätigkeit beherrschen können, ergibt es sich von selbst, daß die Institute von den Justizbehörden auch in weitem Umkreise zu diesen Untersuchungen herangezogen werden. Das frühere Reichsinnenministerium hat im Einvernehmen mit dem früheren Reichsjustizministerium diese Heranziehung empfohlen. Entsprechende Verordnungen sind vielfach auch in den gegenwärtigen deutschen Ländern ergangen. In Gegenden, in denen ein gerichtsmedizinisches Institut sich nicht in erreichbarer Nähe befindet, werden gerichtsmedizinische Sektionen und sich daraus ergebende Untersuchungen zwangsläufig vielfach auch von den Leitern der *Pathologischen* Institute der großstädtischen Krankenhäuser durchgeführt. Die Vertreter der pathologischen Anatomie arbeiten sich in diesen Fällen in gerichtsmedizinische Fragestellungen ein. Es bestehen ja sehr breite Berührungsflächen zwischen diesen beiden Fächern.

In der praktischen gerichtsärztlichen Tätigkeit spielt die *forensische Psychiatrie* quantitativ eine recht erhebliche Rolle. Nur in Gesundheitsämtern der Großstädte hat sich eine gewisse Scheidung in diesen beiden Disziplinen herausgebildet. Neben dem Gerichtsarzt, der vorzugsweise somatische Gebiete der gerichtlichen Medizin bearbeitet, gibt es mitunter noch einen besonderen Gerichtspsychiater, der Facharzt für Psychiatrie ist und die forensische Psychiatrie erledigt (z. B. im Lande Bremen, zum Teil auch im Bereich des Landes Baden). Doch stehen nicht jedem Gesundheitsamt einschlägig ausgebildete Ärzte zur Verfügung. So kommt es, daß praktisch diese beiden heterogenen Disziplinen vielfach von demselben Arzt, nämlich dem Gerichtsarzt, betrieben werden. Je nach seiner Einstellung und Vorbildung, je nachdem, ob er ursprünglich aus der pathologischen Anatomie und gerichtlichen Medizin, oder ob er ursprünglich aus der Psychiatrie hervorgegangen ist, wird er diesen oder jenen Zweig mehr spezialistisch und den anderen mehr in der Form betreiben, daß er sich der Grenzen seiner Tätigkeit bewußt ist und in geeigneten Fällen Spezialisten heranzieht.

Es gibt freilich auch unvermeidbare *Übergänge* zwischen gerichtlicher Medizin und forensischer Psychiatrie. Wenn der Gerichtsmediziner Tathergänge rekon-

---

[1] Gesetz über den gerichtsärztlichen Dienst vom 27. 7. 50 (Ges. u. VO.Bl. 1950, S. 110), Verordnungen vom 6. 10. 50 und 26. 9. 51 (Ges. u. VO.Bl. 1950, S. 213, 1951, S. 199), persönliche Erkundigungen in Bayern.

struieren soll, dann muß er sich zum mindesten in der *Kriminalpsychologie* auskennen. Praktische Erfahrungen in der Kriminalpsychologie kann man aber nur gewinnen, wenn man auch lebende Rechtsbrecher psychologisch kennenlernt, und dafür ist die sog. kleine forensische Psychiatrie eine hervorragende Schulung. Die Beurteilung von Rauschzuständen, die ja auch durch die Blutalkoholuntersuchungen von der somatischen gerichtlichen Medizin aus betrieben wird, ist gleichfalls ein Gebiet, das zwischen den Fächern liegt. Das gleiche gilt bis zu einem gewissen Grade für die Sexualdelikte. Ein Institut für gerichtliche Medizin, dessen Leiter daraufhin arbeitet, daß seine Mitarbeiter später Gerichtsärzte werden, muß darauf sehen, daß sie auch eine gewisse Schulung auf dem Gebiete der forensischen Psychiatrie erhalten, sonst sind sie praktisch als Gerichtsärzte nicht verwertbar. Doch wird man bestrebt sein müssen, in Zukunft zu einer vermehrten Spezialisierung und damit zu einer deutlicheren Abgrenzung der Fächer zu gelangen.

In diesem Buch soll die forensische Psychiatrie nicht behandelt werden; sie ist auch nicht Gegenstand der sog. klassischen gerichtlichen Medizin im österreichischen Sinne. Auf die Speziallehrbücher (LANGE-LÜDECKE) und auf die Darstellung dieses Gebietes durch GRUHLE und RAUCH im Lehrbuch für gerichtliche Medizin von PONSOLD wird verwiesen.

Die *soziale* und *Versicherungsmedizin* wird an den deutschen Universitäten lehrmäßig meist vom Gerichtsmediziner wahrgenommen. Praktisch kann sie von ihm nur insoweit bearbeitet werden, als die Untersuchung nicht auf ausgesprochen fachärztlichem Gebiet liegt. In diesem Lehrbuch werden die praktisch wichtigen Begriffe der sozialen und Versicherungsmedizin im Rahmen der Vorbemerkungen zum Abschnitt über den gewaltsamen Tod erörtert, weiterhin wird im Abschnitt „stumpfe Gewalt" auf die Versicherungsmedizin Bezug genommen, soweit eine Hervorrufung von inneren Krankheiten oder auch Tumoren durch Einwirkung einer stumpfen Gewalt in Frage kommt. Die Berufskrankheiten werden im Rahmen der Toxikologie dargestellt.

Zeitweilig ist in Deutschland diskutiert worden, das Gebiet der *naturwissenschaftlichen Kriminalistik* in die gerichtliche Medizin einzubeziehen. Eine Anzahl von deutschen Gerichtsmedizinern hat sich für Tätigkeit auf diesem Wissenszweig eingesetzt; sie haben hier auch persönlich mit großem Erfolg geforscht und sind einschlägig praktisch tätig gewesen. Es handelt sich um einen Zweig, der bisher wissenschaftlich nicht bearbeitet wurde und brach lag. Allerdings führt er immer mehr aus der Medizin heraus. Innerhalb der Universität ist er höchstens Gegenstand des juristischen Unterrichts, liegt jedoch nicht mehr im Bereich der Medizinischen Fakultät. In diesem Buch soll dieses Gebiet nur insofern berührt werden, als es sich um *medizinische* Kriminalistik, also um kriminalistische Technizismen biologisch-medizinischer Art und um kriminalistische Erwägungen bei der Rekonstruktion von Tathergängen handelt.

Das Rechtsleben stellt nicht nur Fragen aus dem Gebiet der eigentlichen gerichtlichen Medizin, es stellt auch Fragen an Ärzte anderer Fachgebiete, an den *Gynäkologen, Chirurgen, Internisten, Otologen* und *Okulisten.* Zur Beantwortung dieser Fragen gehören außer der Fähigkeit, allgemein gerichtsmedizinisch zu denken, Fachkenntnisse. Es wird daher nicht möglich sein, daß der Gerichtsmediziner diese Fragestellungen allein beantwortet; sie werden der Bearbeitung des jeweiligen Faches vorbehalten bleiben. Daher kann in diesem Buch die Frage der „Kunstfehler" nur allgemein, aber nicht für die Spezialfächer erörtert werden.

Allen gerichtsmedizinischen Fragestellungen ist gemeinsam, daß man mit der *Anamnese* nicht oder nur beschränkt operieren kann. Zweck der gerichtsmedizinischen Untersuchung ist vielmehr, auf Grund der Befunde die *Anamnese* zu ermitteln. Es handelt sich hier gewissermaßen um eine umgedrehte Gleichung, die dem therapeutisch tätigen Arzte nicht immer geläufig ist. Er wird aber im praktischen Leben vor derartige Aufgaben gestellt; jeder Arzt muß dann und wann gutachtlich tätig sein.

Einschlägiges, aber nicht immer im einzelnen ausgewertetes Schrifttum:

ARNDTS: Die Bedeutung der Institute für gerichtliche Medizin für die private Lebens- und Unfallversicherung. Dtsch. Z. gerichtl. Med. 18, 171 (1932).

GÜTT: Neuordnung des gerichtsärztlichen Dienstes. Dtsch. Z. gerichtl. Med. **32**, 191 (1939/40).

HABERDA: Geschichte der Wiener Lehrkanzel für gerichtliche Medizin. Beitr. gerichtl. Med. 1, 1 (1911).

NEUREITER, v.: Anfänge gerichtlicher Medizin nach den Stadtrechten des deutschen Mittelalters. Dtsch. Z. gerichtl. Med. **24**, 1 (1935).

SCHMIDT, O.: Sektionsberichte aus Danziger Physikatsakten der Jahre 1691—1769. Dtsch. Z. gerichtl. Med. 37, 203 (1943). — STÜBLER: Geschichte der medizinischen Fakultät der Universität Heidelberg. Heidelberg 1926.

VORKASTNER: Die Stellung und Aufgaben der gerichtlichen Medizin. Dtsch. Z. gerichtl. Med. 5, 89 (1925). — Ein Nachwort zu ALBIN HABERDAS Vorwort. Dtsch. Z. gerichtl. Med. 14, 605 (1930).

Widmungen zu Jubiläen und Nachrufe bei Todesfällen von Vertretern der gerichtlichen Medizin in Dtsch. Z. gerichtl. Med.

B. Der Arzt als Gutachter und Sachverständiger.

Jeder Arzt, auch der therapeutisch tätige, kommt in die Lage, Gutachten zu erstatten und vor Gericht als Sachverständiger aufzutreten. Es handelt sich hier um eine Tätigkeit, bei der nicht das Wohl eines einzelnen Menschen im Vordergrund steht, sondern bei der es notwendig ist, die Ansprüche und Rechte des Einzelnen gegenüber der Gesamtheit abzugrenzen. Diese Tätigkeit erfordert für den vorwiegend therapeutisch tätigen Arzt, der daran gewöhnt ist, dem Einzelnen zu helfen, eine gewisse Umstellung. Es bedarf kaum einer besonderen Erwähnung, daß jedes Gutachten unparteiisch abgegeben werden muß. Der Gutachter ist auch nicht dazu da, etwa in der Sozialversicherung oder in einem Strafprozeß ausgleichende Gerechtigkeit zu üben. Muß er durch seine wissenschaftliche Überzeugung jemand belasten oder ihm sonst schaden, glaubt er aber subjektiv, daß dies den Betreffenden unverdient trifft, so darf dies kein Grund sein, das Ergebnis der Begutachtung abzuändern. Wenn der Arzt in einem Zusatz zum Gutachten auf etwaige mildernde Umstände hinweist, soweit sie im Bereich des ärztlichen Denkens liegen, so wird ihm dies nicht übel genommen werden; diese Mitteilungen können sich günstig auf das Strafmaß oder auch bei der Erörterung einer Begnadigung auswirken.

Auftraggeber für die Begutachtung kann der Patient selbst sein. Es würde sich hier um ein sog. Privatgutachten handeln. Meist pflegt jedoch der Auftrag von einer öffentlichen Organisation, etwa von einem Träger der Sozialversicherung (Berufsgenossenschaft, Krankenkasse, Landesversicherungsanstalt) oder von einer Versicherungsgesellschaft, weiterhin von einer Behörde (Gericht oder sonstige Justizbehörde, Polizeibehörde, Arbeitsamt usw.) auszugehen. Hinsichtlich der *Schweigepflicht* des Arztes liegen die Verhältnisse so, daß in solchen Fällen Geheimnisherr der Auftraggeber ist; er und nicht der Untersuchte hat in solchen Fällen darüber zu entscheiden, ob der Arzt das Untersuchungsergebnis weitergeben darf; gegenüber dem Auftraggeber besteht seitens des Arztes selbstverständlich keine Berechtigung, sich auf das Berufsgeheimnis zu berufen, sonst wäre ja die Begutachtung sinnlos. Dadurch, daß der Untersuchte in die Untersuchung eingewilligt hat, hat er stillschweigend auch seine Einwilligung gegeben, daß das Ergebnis dem Auftraggeber mitgeteilt wird. Erhebt der Arzt beim Untersuchten Befunde, die mit dem Begutachtungsauftrag nichts zu tun haben, so fallen *diese* Befunde unter das Berufsgeheimnis; hierfür bleibt der Unter- suchte Geheimnisherr.

Wird der Auftrag zur Begutachtung von einem Gericht oder, wenn es sich um die Sozialversicherung handelt, von einem Oberversicherungsamt erteilt, so wird der Gutachter *Sachverständiger* im Rahmen der gesetzlichen Bestim- mungen. Wenn er späterhin zur Verhandlung vor das Gericht geladen wird, pflegt auf der Ladung ausdrücklich vermerkt zu werden, er sei zum *Sachver- ständigen* ernannt worden. Mit dieser Ernennung hat er gewisse besondere Pflichten, aber auch gewisse Rechte.

Wer von einem Gericht als *Sachverständiger* berufen wird, ist grundsätzlich verpflichtet, dieser Ernennung Folge zu leisten, wenn er zur Erstattung von Gutachten der erforderten Art öffentlich bestellt oder wenn er die Wissenschaft, die Kunst oder das Gewerbe, deren Kenntnis Voraussetzung der Begutachtung ist, öffentlich zum Erwerb ausübt, oder wenn er zu ihrer Ausübung öffentlich bestellt oder ermächtigt ist (§ 75 StPO.). Diese Bestimmung ist nicht so aus- zulegen, daß der Arzt, der um ein Gutachten in einer Sache angegangen wird, die er nicht beherrscht oder die ihm nicht liegt, dieses Gutachten auch unbedingt erstatten muß. Teilt er mit, daß er auf dem jeweiligen Spezialgebiet nicht die nötige Erfahrung hat, so wird die Justizbehörde die Aufforderung der Erstattung des Gutachtens ohne weiteres zurücknehmen. Verlangt man vom Arzt aber kein Gutachten, sondern nur die Darstellung von Befunden, die er erhoben hat, so ist dies kein eigentliches Gutachten; dies gilt vielmehr als Vernehmung als sog. *sachverständiger Zeuge*, bei der der Arzt nicht verpflichtet ist, aus seinen Befunden Schlußfolgerungen zu ziehen (§§ 85 StPO., 414 ZPO.). Handelt es sich beim Gutachten oder bei der Aussage als sachverständiger Zeuge oder auch nur als Zeuge um die Offenbarung eines Wissens, das dem Arzt bei der Ausübung des ärztlichen Berufes offenbar geworden ist, so steht ihm das *Zeugnis- verweigerungsrecht* zu (§§ 53 StPO., 383, Nr. 5, 408 ZPO.), sofern er von seinem Berufsgeheimnis nicht durch den Kranken entbunden worden ist. Damit ist nicht gesagt, daß er unter diesen Umständen unbedingt das Zeugnis verweigern *muß*. Die in § 13 der Reichsärzteordnung (RÄO.) niedergelegten Bestimmungen geben ihm vielmehr in besonderen Fällen die Möglichkeit, von seinem Berufs- geheimnis abzusehen, wenn es „einer höheren sittlichen Pflicht entspricht und wenn das bedrohte Rechtsgut überwiegt". Ob der Arzt sich im Einzelfalle ent- schließt, auszusagen oder nicht, entscheidet er ganz allein nach pflichtgemäßem Ermessen. Niemand darf ihm hereinreden; auch kann der Richter, geschweige denn eine andere Justizbehörde, ihn nicht von der Schweigepflicht entbinden, was manche zu Unrecht annehmen. Der Richter im Strafprozeß hat nicht einmal die Pflicht, den Arzt darüber zu belehren, wie er sich in diesem Falle zu verhalten hat. Man will eben in keiner Weise einen Druck auf ihn ausüben. In ganz besonderen Fällen kann die Justizbehörde eine Offenbarung der Kennt- nisse des Arztes bis zu einem gewissen Grade dadurch *erzwingen*, daß sie die Krankenpapiere (Karteikarte, Krankenblatt, Krankengeschichte) *beschlagnahmt*. Daß dies zulässig ist, wird auch von juristischer Seite mitunter energisch bestritten, so auch von dem Heidelberger Strafrechtler EB. SCHMIDT. Doch lehrt die Erfahrung, daß dies hier und da doch geschieht, und daß die Meinungen geteilt sind. Nach unseren Erfahrungen pflegt von der Justizbehörde eine Beschlagnahme nur dann veranlaßt zu werden, wenn der Arzt selbst beschuldigt ist, und in anderen Fällen nur, wenn es sich um sehr schwere Delikte handelt, bei

denen eine Klärung (unter Umständen Entlastung eines Unschuldigen) überschläglich nur durch Kenntnis der Beobachtungen des Arztes möglich ist. Nach unserer
Auffassung, die jedoch von manchen nicht geteilt wird, sollte der Arzt von sich
aus in besonderen Fällen nicht hartnäckig auf die Innehaltung des Berufsgeheimnisses bestehen, sondern von der ihm durch das Gesetz gegebenen Möglichkeit
einer Außerachtlassung des Berufsgeheimnisses in kritisch ausgesuchten Sonderfällen Gebrauch machen; dies wird speziell dann in Frage kommen, wenn etwa
Unschuldige verdächtigt worden sind, die durch die Aussage des Arztes und
Feststellung der wirklichen Befunde entlastet werden können. Betrifft das
Gutachten oder die sachverständige Zeugenaussage nahe Verwandte oder befürchtet der Arzt, sich durch die Aussage selbst einer strafrechtlichen Verfolgung auszusetzen, so ist er ebenso wie jeder andere Staatsbürger, zur Zeugnisverweigerung berechtigt.

Ein zum Sachverständigen ernannter Arzt kann, ebenso wie ein Richter,
wegen der Besorgnis der Befangenheit von den Prozeßbeteiligten abgelehnt
werden (§§ 24, 74 StPO.). Doch muß die Besorgnis der Befangenheit von dem
Antragsteller durch Angabe von Einzelheiten begründet werden, über deren
Stichhaltigkeit das Gericht entscheidet. Stellt sich heraus, daß der Gegenstand
der Begutachtung einen guten Freund oder auch nur einen näheren Bekannten
betrifft, so kann der Arzt nach seinem pflichtgemäßen Ermessen unter Hinweis
auf diesen Umstand das Gericht bitten, ihn von der Verpflichtung zur Erstattung
des Gutachtens zu befreien, weil er sich innerlich mehr oder weniger befangen
fühlt.

Der Sachverständige kann vor Gericht *uneidlich* vernommen werden, doch
kann das Gericht aus eigener Initiative seine *Beeidigung* beschließen. Wird
dieses von einem der Prozeßbeteiligten, also vom Staatsanwalt oder vom Angeklagten bzw. seinem Anwalt, beantragt, so *muß* die Vereidigung durchgeführt
werden. Der Eid geht dahin, daß der Sachverständige das Gutachten unparteiisch
und nach bestem Wissen und Gewissen erstattet habe (§ 79 StPO.).

Der Sachverständige hat auch gewisse *Rechte*: Es kann ihm im Vorverfahren
gestattet werden, die Akten einzusehen, der Vernehmung von Zeugen oder des
Beschuldigten beizuwohnen und an sie unmittelbar Fragen zu stellen. Es kann
ihm auch zur Vorbereitung seines Gutachtens durch bisher nicht erfolgte Vernehmung von Zeugen oder des Beschuldigten weitere Aufklärung verschafft
werden (§ 80 StPO.). Ob die Begutachtung zunächst schriftlich erfolgt oder
nur mündlich in der Hauptverhandlung, entscheidet das Gericht (§ 82 StPO.).

Ein Arzt, der als Sachverständiger an einer Hauptverhandlung teilnimmt,
der aber noch keine einschlägigen Erfahrungen hat, wird gut tun, sich vorher
mit dem äußeren Hergang dieser Verhandlung vertraut zu machen:

Beim Erscheinen des Gerichtes erheben sich die Anwesenden. Der Vorsitzende ruft
den Angeklagten, der auf der sog. Anklagebank Platz genommen hat, auf und stellt seine
Personalien fest. Alsdann werden die Zeugen und Sachverständigen aufgerufen und belehrt.
Die Zeugen und auch ein etwaiger sachverständiger Zeuge müssen anschließend den Raum
verlassen und warten, bis sie hereingerufen werden. Der Sachverständige bleibt im Saale
und muß grundsätzlich bei der ganzen Verhandlung zugegen sein. In Sonderfällen kann er
allerdings mit Zustimmung des Angeklagten bzw. des Verteidigers und des Staatsanwaltes
durch den Vorsitzenden auch vorher entlassen werden, nachdem er sein Gutachten erstattet
hat. Die Verhandlung beginnt mit der Vernehmung des Angeklagten. Dann werden die
Zeugen vernommen. Nach Abschluß einer jeder Vernehmung, die nach deutschem Prozeßrecht durch den Vorsitzenden erfolgt, können zuerst die beisitzenden Richter, dann der
Vertreter der Staatsanwaltschaft, dann die Verteidigung bzw. der Angeklagte und schließlich auch der Sachverständige unmittelbare Fragen stellen, soweit in Ausnahmefällen nicht
der Vorsitzende anordnet, daß er selbst die gewünschten Fragen formuliert. Sind die Zeugen
vernommen, so kommt als Letzter der Sachverständige heran. Es ist ein Grundsatz des
deutschen Strafprozesses (im Zivilprozeß liegen die Verhältnisse etwas anders), daß nur das

gilt, was in der mündlichen Verhandlung vorgebracht worden ist. Der Sachverständige darf sich daher nicht auf ein etwa vorher erstattetes schriftliches Gutachten berufen; er muß vielmehr den Inhalt des Gutachtens in freier Rede vortragen. Ein Ablesen ist nicht gestattet. Sagten der Angeklagte oder die Zeugen in der Verhandlung anders aus, als dies in den Akten niedergelegt war, so sind diese Umstände geeignet, das Ergebnis des Gutachtens abzuändern; dies nimmt dem Sachverständigen nicht nur niemand übel, es ist vielmehr seine Pflicht, derartiges in seinem Gutachten zu berücksichtigen, auch wenn er im Einzelfall vielleicht in seinem mündlichen Gutachten nunmehr zu einem gegenteiligen Ergebnis kommt. Hat der Sachverständige seinen Vortrag beendet, so steht wiederum, wie nach der Zeugenvernehmung, dem Vorsitzenden, den Richtern, dem Staatsanwalt, dem Verteidiger und dem Angeklagten das Recht zu, von sich aus Fragen zu stellen. Es ist nicht ganz selten, daß diese Fragen schlagartig abwechseln und vom Staatsanwalt und vom Verteidiger unter durchaus entgegengesetzten Gesichtspunkten gestellt werden. Man bezeichnet ein derartiges Vorgehen als *Kreuzverhör* (§ 239 StPO.), und es gehört schon eine gewisse Prozeßerfahrung dazu, dieses Kreuzverhör so zu bestehen, daß man seine Ansicht maßgeblich durchsetzen kann. Der Sachverständige hat die Pflicht, durch seinen Vortrag das Gericht von der Richtigkeit seiner Auffassung zu überzeugen. Gelingt ihm dies nicht, oder gelingt es etwa der Verteidigung, den Sachverständigen durch geschickte Fragestellung unsicher zu machen, so kommt es vor, daß das Gericht sich seiner Auffassung nicht anschließt, so daß es entweder das Ergebnis seines Gutachtens nicht berücksichtigt, oder einen weiteren Sachverständigen heranzieht. Das Gutachten muß *vor* der Verhandlung gut vorbereitet werden. Nach unseren Erfahrungen ist es gut, wenn man sich vorher überlegt, welche Einwendungen gemacht werden können und in welcher Form man ihnen begegnen kann. Eine gewisse Übung in der Dialektik ist hierbei durchaus von Vorteil.

Mit der Vernehmung des Sachverständigen ist die Beweisaufnahme abgeschlossen. Es folgen die Reden des Staatsanwaltes und des Verteidigers. Man bezeichnet sie als *Plädoyer*. Bei diesen Reden setzt sich der Staatsanwalt bzw. der Verteidiger auch mit dem Gutachter auseinander. Es kommt durchaus vor, daß er Bedenken äußert, ihm zu folgen, daß er einzelne Punkte angreift und daß er mitunter die Eignung des Sachverständigen anzweifelt. Es wird Aufgabe des Vorsitzenden sein, darauf zu achten, daß dies nicht in beleidigender Form geschieht. Der Sachverständige hat aber, wenigstens im Strafprozeß, keine Möglichkeit, sich nachher noch einmal zu etwaigen Angriffen in den Plädoyers zu äußern. Soweit er zu dieser Zeit noch nicht aus der Hauptverhandlung entlassen ist, muß er sich vor Augen halten, daß es die Pflicht des Verteidigers ist, alles zu tun, um seinen Klienten zu nützen. Es ist nicht zweckmäßig, sich in solchen Fällen persönlich beleidigt zu fühlen. Nach der Rede des Verteidigers hat der Angeklagte das letzte Wort. Anschließend zieht sich das Gericht zur Beratung zurück; sie ist manchmal in Minuten beendet, sie kann sich manchmal stunden- ja tagelang hinziehen. Wenn das Gericht wieder den Saal betritt, verkündet der Vorsitzende das Urteil, das in Deutschland im Namen des Volkes gesprochen wird; es wird von den Anwesenden stehend angehört. Anschließend setzen sich die Anwesenden nieder. Der Vorsitzende gibt eine mündliche Begründung, belehrt den Angeklagten über etwaige Rechtsmittel (Berufung, Revision) und schließt die Verhandlung.

Wird man im *Zivilprozeß* als Sachverständiger vernommen, so gelten ähnliche Bestimmungen, die in der Zivilprozeßordnung enthalten sind (§§ 144, 272b, 402—413 ZPO.). Doch hat die Verhandlung keine derart geschlossene Form, wie man sie aus Strafverhandlungen kennt. Es geht viel formloser zu. Die beiden Anwälte der Parteien stehen an ihren Pulten, man unterhält sich in mitunter ziemlich zwangloser Form, denn im Zivilprozeß haben die beiden Parteien, also der Kläger und der Beklagte, einen viel größeren Einfluß auf den Rechtsstreit als im Strafprozeß. Der Richter ermittelt hier nicht von sich aus, wie im Strafprozeß, sondern reagiert im großen und ganzen nur auf die Anträge der beiden Parteien.

Für das Gebiet der *Sozialversicherung* gibt es in Deutschland besondere Gerichte, bei denen die Prozeßführung kostenlos erfolgt. Es handelt sich hier um die Spruchkammern der *Oberversicherungsämter*, die mit einem Juristen als Vorsitzenden und zwei Beisitzern, einem Vertreter der Arbeitnehmer und einem solchen der Arbeitgeber besetzt sind (§ 77 RVO.). Sie haben die gleichen Rechte wie die anderen Gerichte und können ebenso wie die ordentlichen Gerichte Ärzte zu Sachverständigen ernennen (§ 1652 RVO.). Der Arzt ist in gleicher Weise verpflichtet, dem Ersuchen dieser Spruchkammern um Erstattung eines

Gutachtens Folge zu leisten. Daß der Arzt zur Erstattung eines mündlichen Gutachtens persönlich vor der Spruchkammer auftritt, ist verhältnismäßig selten. Die Verhandlung wickelt sich ähnlich wie vor einem Zivilgericht ab. Im allgemeinen begnügt man sich mit einer schriftlichen Begutachtung.

In der Nachkriegszeit hat der deutsche Arzt vielfach auch Gelegenheit, den Strafprozeß der *Besatzungsmächte* als Zeuge oder Sachverständiger (Experte) kennenzulernen. Hierbei ist wichtig zu wissen, daß der Strafprozeß vor *Britischen* und den Gerichten der USA. in gänzlich anderer Form abläuft. Er wickelt sich ähnlich ab, wie in Deutschland der Zivilprozeß. Die beiden Parteien, nämlich der Staatsanwalt und der Verteidiger des Angeklagten, ringen gewissermaßen vor Gericht. Der Staatsanwalt vernimmt die von ihm geladenen Zeugen; danach tut der Verteidiger das gleiche. Auch der Angeklagte kann als Zeuge in eigener Sache vernommen werden. Der Sachverständige ist bei der Verhandlung oft nicht zugegen. Er wird hereingerufen, wenn seine Vernehmung ansteht. Je nachdem, ob er auf Veranlassung des Staatsanwaltes oder der Verteidigung geladen wurde, wird er zuerst vom Staatsanwalt bzw. vom Verteidiger vernommen. Der Vorsitzende greift manchmal gar nicht ein, mitunter pflegt er sich auch nachträglich einzuschalten. Ein besonderes Fragerecht an die Zeugen hat der Sachverständige hier nicht; gewöhnlich beginnt die Vernehmung damit, daß er zunächst darüber gefragt wird, welchen Ausbildungsgang er hinter sich hat. Danach beschließt das Gericht, ob und inwieweit man ihn als Experten, also als eigentlichen Sachverständigen (expert witness), zuläßt. Das Kreuzverhör, also das Fragespiel zwischen Staatsanwalt und Verteidiger, ist mitunter recht intensiv. Es ist gut, wenn der vor ein solches Gericht geladene Arzt diese andere Art der Prozeßführung kennt und sich darauf einstellt.

Im *französischen* Strafprozeß ist nach dem Dekret vom 21. 11. 93 eine besondere Liste geeigneter Gerichtssachverständiger vorgesehen, an die besondere Anforderungen gestellt werden. Der Sachverständige wird meist schon im Vorverfahren mit seiner Aufgabe betraut; die Ermittlungsergebnisse stehen ihm zur Verfügung; das Gutachten wird schriftlich erstattet; in der Hauptverhandlung ist der Sachverständige nur Zeuge. Eine mündliche Vernehmung in seiner Eigenschaft als Sachverständiger findet nur statt, wenn er vom erkennenden Gericht in der Hauptverhandlung als solcher bestellt wurde (persönliche Mitteilungen von Prof. SCHÖNKE-Freiburg).

Ein Arzt oder eine andere approbierte Medizinalperson, die ein unrichtiges Zeugnis über den Gesundheitszustand eines Menschen zum Gebrauche bei einer Behörde oder Versicherungsgesellschaft wider besseres Wissen ausstellt, wird mit einer Gefängnisstrafe belegt (§ 278 StGB.). Daß die Ausstellung des Zeugnisses wider besseres Wissen geschehen ist, läßt sich allerdings nur sehr selten nachweisen. Als unrichtig gilt das Zeugnis auch, wenn er ohne Untersuchung einen Befund beschreibt (KOHLRAUSCH-LANGE). So ist einmal ein Arzt bestraft worden, der Dirnen die Gesundheit bescheinigt hatte, ohne sie überhaupt zu untersuchen. Meist werden ärztliche Zeugnisse und Gutachten nur fahrlässig falsch ausgestellt. Hierüber wird auch in gegenwärtiger Zeit in weiten Kreisen geklagt (sog. Gefälligkeitsatteste). Eine fahrlässig falsche Begutachtung liegt auch vor, wenn der Arzt, ohne selbst untersucht und einschlägige Befunde erhoben zu haben, subjektiv vorgebrachte Beschwerden des Patienten als Ursache bescheinigt und damit den Eindruck erweckt, daß sich seine Schlußfolgerungen auf objektive Feststellungen stützen. Soweit in den einzelnen Teilen Deutschlands noch die Berufsgerichtsbarkeit besteht und funktioniert, kommt ein disziplinarisches Einschreiten in Frage.

Ist der Arzt als Sachverständiger vor Gericht vernommen worden, so macht er sich bei vorsätzlich falscher Aussage auch dann strafbar, wenn er nicht vereidigt worden ist (§ 153 StGB.). Ist er vereidigt worden, so sind die Voraussetzungen für die Feststellung eines Meineides erfüllt (§ 154 StGB.). Hat er unter Eid fahrlässig falsch ausgesagt, kann man ihm also nachweisen, daß er bei zumutbarer gründlicher Überlegung zu einem anderen Resultat hätte kommen müssen, so kommt eine Verurteilung wegen fahrlässigen Falscheides in Betracht (§ 163 StGB.). Ebenso wie bei seiner sonstigen Tätigkeit ist der Arzt auch als Sachverständiger und Gutachter *zivilrechtlich* für vorsätzliche oder fahrlässige unrichtige Begutachtung haftbar.

Die *Vergütung* des Gutachters, auf die er Anspruch hat, regelt sich nach den zuständigen Gebührenordnungen (Preugo, allgemeine deutsche Gebührenordnung, soweit sie als verbindlich anerkannt wird). Die Vergütung als gerichtlicher Sachverständiger erfolgt grundsätzlich nach der Gebührenordnung für Zeugen und Sachverständige. Danach erhält der Sachverständige für seine Leistung eine Vergütung nach Maßgabe der erforderlichen Zeitversäumnis im Betrage von bis zu DM 5.— für jede angefangene Stunde. Ist die Leistung besonders schwierig, so darf der Betrag bis zu DM 8.— für jede angefangene Stunde erhöht werden. Die Vergütung ist unter Berücksichtigung der Erwerbsverhältnisse des Sachverständigen festzustellen. Außerdem sind dem Sachverständigen die auf die Vorbereitung des Gutachtens verwendeten Kosten, sowie die zur Untersuchung verbrauchten Stoffe und Werkzeuge zu vergüten (§ 3). Haben sich im Zivilprozeß die Parteien auf eine bestimmte Vergütung geeinigt, und ist dieser Betrag vorher hinterlegt worden, so wird diese Vergütung gezahlt (§ 5). Als versäumt gilt für den Sachverständigen (für den Zeugen) auch die Zeit, während welcher er seine gewöhnliche Beschäftigung nicht wieder aufnehmen kann (§ 6), also auch die Zeit für den Weg bzw. die Fahrt zum Orte des Gerichtes. Bestehen für gewisse Arten von Sachverständigen besondere Taxvorschriften, so kommen diese Vorschriften zur Anwendung. Sofern der Sachverständige nicht öffentlicher Beamter ist, kann er an Stelle der Taxvorschrift die Berechnung der Gesamtvergütung nach den Vorschriften des Gesetzes beanspruchen (§ 16). Öffentliche Beamte, die als Sachverständige herangezogen werden, erhalten nur Tagegelder und Reisekosten, wenn die Begutachtung zu den Pflichten des von ihnen versehenen Amtes gehört (§ 17). Diese Bestimmung gibt gelegentlich zu Schwierigkeiten Anlaß. Der Sachverständige wird sich gegenüber den Kostenbeamten gegebenenfalls besonders darauf berufen müssen, daß die Begutachtung nicht zu seinen laufenden Amtspflichten gehört. Bezüglich der Taxvorschriften ist noch zu erwähnen, daß für Ärzte der Gesundheitsämter die Gebührenordnung für die Gesundheitsämter gilt. Manchmal bestehen auch besondere landesrechtliche Taxvorschriften, manchmal auch für die Ärzte der Universitätskliniken und Universitätsinstitute; dies ist landesrechtlich überall recht verschieden. Derjenige, der nicht regelmäßig Sachverständiger ist, fährt im großen und ganzen am besten, wenn er sich nach der Zeitversäumnis entschädigen läßt, wobei allerdings insofern eine nicht unbeträchtliche Ungerechtigkeit eintreten kann, als der schnelle und präzise Arbeiter schlechter wegkommt als der langsame. Es ist nicht unwichtig zu wissen, daß Sachverständigengebühren nur auf *Verlangen* gewährt werden. Der Anspruch erlischt, wenn das Verlangen nicht innerhalb von 3 Monaten nach der Zuziehung bei dem zuständigen Gericht angebracht wurde (§ 19). Ist der Sachverständige mit der Einsetzung der Gebühren nicht einverstanden, so kann er auf Gerichtsbeschluß bestehen und nach Entscheid des Gerichtes bei der nächsten Instanz Beschwerde einlegen (§ 24).

Literatur.

KOHLRAUSCH-LANGE: Strafgesetzbuch. Berlin 1950.

MUELLER, B.: Ärztliches Strafrecht. In MUELLER-WALCHER, Gerichtliche und soziale Medizin, S. 118ff. München u. Berlin 1944. — Der ärztliche Kunstfehler und seine Folgen. Med. Welt **1950**, Nr 35/38 (in Fortsetzungen).

REYAN: Doctor and patient and the law. St. Louis 1949.

SCHMIDT, EBERHARD: Ärztliches Strafrecht. In PONSOLDS Lehrbuch der gerichtlichen Medizin, S. 1ff. Stuttgart 1950. Hier weiteres Schrifttum. — Krankengeschichten und ärztliche Schweigepflicht. Med. Welt **1951**, 435. — STRASSMANN, G.: Lehrbuch der gerichtlichen Medizin. S. 12ff., S. 20ff. Stuttgart 1931.

VORKASTNER: Die Stellung des Sachverständigen im Straf- und Zivilprozeß. Im Rahmen des Abschnittes „Forensische Beurteilung". In BUMKES Handbuch der Geisteskrankheiten. Berlin 1929.

WALCHER: Leitfaden der gerichtlichen Medizin, S. 1ff. München u. Berlin 1950.

C. Der Tod und die Leichenveränderungen vom gerichtsmedizinischen Standpunkt aus.

I. Die Tätigkeit des Arztes am Tatort (Leichenfund).

a) Allgemeine kriminalistische Bemerkungen.

Wenn eine Leiche vorgefunden wird oder wenn jemand unter ungewöhnlichen Umständen stirbt, pflegt die Todesursache in allen Kulturländern amtlich ermittelt zu werden. Gleichzeitig wird festgestellt, ob mit dem Todesfall eine strafbare Handlung verbunden sein kann; aber auch wenn eine solche tatsächlich nicht in Frage kommt, der Tod jedoch sonst geeignet ist, rechtliche Verwicklungen auszulösen, so z. B. bei fraglichem Selbstmord oder Unglücksfall Zivilprozesse oder Versicherungsstreitigkeiten, pflegt die Staatsanwaltschaft im Interesse einer späteren einfacheren Rechtsfindung ein *Todesermittlungsverfahren* einzuleiten. Hilfsorgane der Staatsanwaltschaft sind die örtlichen Polizeibehörden und die spezialistisch geschulte Kriminalpolizei. Wann die örtliche Polizei tätig ist, und wann die Arbeit auf die Kriminalpolizei übergeht, regelt sich nach der örtlichen Organisation. Das zuständige Organ der Kriminalpolizei pflegt *Mordkommission* genannt zu werden. Dem Leiter dieser Kommission sind Beamte des sog. *Erkennungsdienstes* beigegeben. Ihnen liegt insbesondere die photographische und zeichnerische Darstellung der Verhältnisse am Tatort, ferner die Spurensicherung ob. Die Mordkommission pflegt motorisiert zu sein. Sie kann daher ohne Schwierigkeiten auch unter ländlichen Verhältnissen eingesetzt werden. Vielfach steht ihr ein sog. „Mordauto" zur Verfügung. Es handelt sich hier um einen kleinen Omnibus. In ihm ist ein Vernehmungsraum, ein kleines Laboratorium und eine Dunkelkammer eingerichtet. Der Wagen enthält alle für die Untersuchung des Tatortes notwendigen Instrumente.

Von wem die ersten Ermittlungen auch vorgenommen werden mögen, ob von der örtlichen Polizei oder von der Kriminalpolizei, auf die Hilfe eines *Arztes* wird man dabei nicht verzichten können. In Großstädten mit gut organisierter Kriminalpolizei ist der Mordkommission vielfach ein Gerichtsarzt beigegeben. In anderen Städten übernimmt diese Aufgabe der gleichfalls gerichtmedizinisch geschulte Amtsarzt. Sehr häufig, insbesondere dann, wenn die örtliche Polizei tätig ist, aber auch, wenn der Tatort sich in ländlicher Gegend befindet, wird der nächstwohnende praktische Arzt hinzugezogen. Es kommt auch vor, daß er nach Auffinden der Leiche als erster geholt wird und nicht die Polizei. Es ist dann seine Aufgabe, sich allein ein Bild zu machen und die Polizei zu verständigen.

Die Aufgabe der Kriminalpolizei bzw. der örtlichen Polizeibehörde am Tatort besteht in folgendem:

1. zu verhindern, daß am Tatort Veränderungen vorgenommen werden;

2. die Verhältnisse am Tatort so genau, wie möglich unter Zuhilfenahme moderner Hilfsmittel festzulegen;

3. vorhandene Spuren aufzufinden und sie für spätere Untersuchungen zu sichern;

4. den Tathergang, soweit dies schon möglich ist, zu rekonstruieren und gegebenenfalls die ersten Maßnahmen für die Fahndung nach dem Täter zu treffen und mit besonders wichtigen weiteren Ermittlungen (Vernehmung von Zeugen) zu beginnen.

Die erste Aufgabe ist zwar eine negative, aber eine sehr wichtige. Es kommt leider immer wieder vor, daß die Spuren am Tatort durch das Dazwischenkommen Unbefugter zerstört oder in irreführender Weise abgeändert werden. Trotz sofort angeordneter Absperrungsmaßregeln gelingt es Neugierigen mitunter doch, an den Tatort zu kommen. Um so schlimmer ist es, wenn auf diese Weise zustande gekommene Veränderungen unbemerkt bleiben. Es besteht dann die Gefahr, daß unrichtige Schlußfolgerungen gezogen werden. Wie allgemein bekannt, sind Fingerabdruckspuren am Tatort von größter Wichtigkeit, weil sie zur Ermittlung des Täters führen können. Die Beteiligten müssen sich daher hüten, blanke Gegenstände am Tatort mit ihren Händen zu berühren; am besten wird mit Handschuhen gearbeitet.

Die Festlegung der Verhältnisse am Tatort kann erfolgen durch Beschreibung des Ortes, durch Zeichnung und durch das Lichtbild. Diese drei Feststellungsarten müssen ineinandergreifen und sich gegenseitig kontrollieren. Die *Beschreibung* muß sehr genau gestaltet werden. Es ist aber praktisch nicht möglich, auch bei noch so genauer Beschreibung alles festzulegen, und die Erfahrung lehrt, daß späterhin gerade das nicht beschrieben ist, was man wissen muß. Man kann nicht immer voraussehen, in welcher Art sich die Verhältnisse später entwickeln. Es wird daher in wichtigen Fällen immer notwendig sein, daß man von verschiedenen Standorten aus den Tatort im *Lichtbild* wiedergibt. Wenn es auf metrische Verhältnisse ankommt, ist es notwendig, einen *Maßstab* mitzuphotographieren. Auf diese Weise lassen sich z. B. späterhin die Größenverhältnisse vom Bilde ablesen. Es gibt auch besondere Konstruktionen von photographischen Stereoapparaten, bei denen ein Raster mitphotographiert wird, das späterhin eine metrische Überprüfung der Verhältnisse am Tatort gestattet (Photogrammetrie). In neuester Zeit wird zunehmend auch in der Kriminalistik mit der Kleinbildkamera gearbeitet. Dies ist zweckmäßig wegen der Billigkeit. Man braucht mit der Zahl der Aufnahmen nicht zu sparen. Die moderne Kleinbildtechnik gestattet auch, namentlich bei Verwendung von Teleobjektiven, eine Wiedergabe von Wundverhältnissen in natürlicher Größe. Derartige Aufnahmen erfordern eine ganz besonders sichere photographische Technik, weil man die Wirkung des Bildes nicht in allen Einzelheiten auf der Mattscheibe kontrollieren kann. Mißlingt das Bild, so ist eine spätere Wiederholung nicht mehr möglich. Es ist daher zu überlegen — und der hinzugezogene Arzt wird gut tun, darauf aufmerksam zu machen — ob man für die Darstellung von Einzelheiten und insbesondere für eine genaue Darstellung von Wunden nicht eine gewöhnliche Kamera mit doppeltem Auszug verwenden soll. Ich gebe aber zu, daß auch die Kleinbildtechnik ganz einwandfreie Resultate ergeben kann; es ist jedoch notwendig, daß der Photograph gut ausgebildet und eingeübt ist. Als Lichtquelle kommt bei ungenügenden Beleuchtungsverhältnissen das Blitzlicht in Frage. Die Einstellung der Apparatur geschieht am besten mit Hilfe einer auf das Objekt zu legenden Zeitung. Vielfach führt die Kriminalpolizei auch besondere Lichtquellen mit, die an das örtliche Netz angeschlossen werden können. Die Zeichnung, *Tatortskizze* genannt, dient insbesondere dazu, die Verhältnisse anschaulich zu machen. Sie wird zweckmäßig auf Millimeterpapier metrisch angefertigt. Es genügt zunächst, wenn die einschlägigen Verhältnisse grob markiert werden. Die feinere Ausarbeitung kann später durch den Erkennungsdienst durchgeführt werden. Hat die Tat in einem Gebäude stattgefunden, so wird für die spätere Hauptverhandlung mitunter auch ein sog. *Tatortmodell* hergerichtet, das ist eine Wiedergabe der örtlichen Verhältnisse in einem kleinen Hausmodell. Die in Frage kommenden Möbel werden angedeutet, Blutspuren angemalt. Ein derartiges Modell dient insbesondere später dem erkennenden Gericht zur Veranschaulichung der örtlichen Verhältnisse. Es kommt auch vor, daß das erkennende Gericht später selbst eine *Tatortschau* vornimmt und sich durch den Augenschein überzeugt.

Das Auffinden und die Sicherung von *Spuren* im einzelnen erfordert besondere Übung und Erfahrung. Fußspuren in Gestalt von einzelnen *Fußabdrücken* werden nach besonderen, in der kriminalistischen Literatur besprochenen Methoden abgegipst. Ist dies nicht sofort möglich, so muß die Spur durch Bedeckung mit einer Kiste vor Regen und anderen Einflüssen gesichert werden. Auch Spuren im weichen Sand oder sogar im Schnee lassen sich bei Anwendung von Versteifungsmethoden am Rande der Eindrücke mitunter noch abgipsen (Claussen, Eberhart). Vor der Herstellung des Lichtbildes ist es notwendig, die

Spuren durch sorgfältiges Überstreuen mit hellem Sand, Gipspulver oder Talkum zu markieren, so daß sie gut hervortreten. Es wird manchmal gesagt, daß das Abnehmen eines Fußeindruckes jetzt wenig Wert hat, weil in der Zeit der fabrikmäßigen Schuhanfertigung die Schuhe alle verhältnismäßig gleichartig sind. Diese Meinung ist jedoch unbegründet. Auch wenn es sich um einen zunächst unauffälligen Schuhabdruck handelt, wird es allein durch Festlegung der Maße möglich sein, eine Anzahl der in Betracht kommenden Personen auszuschließen, so daß nur wenige oder gar nur eine übrig bleiben. Bei Verwertung der Maße des Abdruckes wird man in Betracht ziehen müssen, daß die Abmessungen beim Gehen etwas kleiner werden können, insbesondere im lockeren Boden. In der Zeit wirtschaftlicher Depression muß damit gerechnet werden, daß viele Menschen Flicke an den Sohlen haben oder daß Defekte vorhanden sind. Der eine trägt gemusterte Gummiabsätze, der andere gemusterte Gummisohlen, ein dritter Nagelschuhe, die bei wechselnder Anordnung der Schuhnägel besonders gute Feststellungsmöglichkeiten bieten (DVORAK, LÜDTKE und HEUSER). (Beurteilung von Gangspuren s. S. 125.)

Besondere Verhältnisse liegen bei der Sicherung von Spuren von *Verkehrsunfällen* vor. Hier müssen die Radspuren und vor allen Dingen auch die Bremsspuren durch Beschreibung, Messung, zeichnerisch und photographisch dargestellt werden. Auch wird man vielfach das Hilfsmittel der Markierung der Spuren mit Gipspulver oder Talkum anwenden (Einzelheiten bei GRASSBERGER, SCHNEIDER und LOSSAG, G. BUHTZ). Papierfetzen und Textilfasern, die am Tatort gefunden werden, können späterhin von großer Wichtigkeit sein. Sie müssen für spätere Untersuchungen asserviert werden. Die Auffindung und Sicherung von Spuren medizinischer Art geschieht unter Hinzuziehung des Arztes (Näheres s. unten).

Nach Durchführung der Arbeiten wird sich der leitende Beamte nach Möglichkeit ein Bild darüber machen müssen, worum es sich im einzelnen gehandelt hat. Für diese *Rekonstruktion* sind bereits in der kriminalistischen Literatur des 18. Jahrhunderts in Form eines lateinischen Hexameters 7 Leitfragen gestellt worden: "Quis, quid, ubi, quibus auxiliis, cur, quomodo, quando?" (Wer, was, wo, womit, warum, wie, wann?).

Auch wenn alles für das Vorliegen eines *natürlichen Todes* spricht, muß möglichst bald eine gerichtliche Leichenöffnung veranlaßt werden, damit diese Todesart bestätigt werden kann. Man wird dann von weiteren Maßnahmen absehen können. Das gleiche gilt, wenn ein *Selbstmord* vorzuliegen scheint. Bei einem *Unglücksfall* wäre zu prüfen, ob ein Verschulden eines noch Lebenden in Frage kommt. Ist dies der Fall, so werden die notwendigen Vernehmungen und Ermittlungen eingeleitet werden. Kommt eine *Tötung von fremder Hand* in Frage, so wird man sich darüber schlüssig werden müssen, ob bereits ein Verdacht gegen eine bestimmte Person besteht. Es wird auch notwendig sein, diese Person so schnell wie möglich abzuhören. Bei dieser Gelegenheit mag erwähnt werden, daß das Wort „Mord" im kriminalistischen Sinne allgemein im Sinne einer Tötung von fremder Hand aufgefaßt wird. Ob es sich hier um einen Mord im strafrechtlichen Sinne (§ 211 StGB.) oder nur um einen Totschlag (§212 StGB.) oder nur um eine Körperverletzung mit Todesfolge handelt, wird späterer Entscheidung überlassen.

b) Die speziellen Aufgaben des Arztes am Tatort.

Die Aufgabe des hinzugezogenen *Arztes* geht dahin, die ermittelnden Beamten bei der Erfüllung ihrer Aufgabe vom ärztlichen Standpunkt aus zu unterstützen und zu beraten. Im einzelnen wird man die Aufgabe des Arztes am Tatort wie folgt präzisieren können:

1. sich, ebenso wie die anderen Mitglieder der Kommission, aller Maßnahmen zu enthalten, die geeignet sind, den Tatort zu verändern;

2. den Tod festzustellen und die Befunde zu erheben, die für die Ermittlung der Todeszeit von Bedeutung sein können;

3. Erörterungen über die Todesursache anzustellen (soweit dies bei äußerer Besichtigung der Leiche möglich ist) und zusammen mit der Kommission bei Rekonstruktion des Tatherganges zu erwägen, ob eine natürliche Todesursache, ein Selbstmord, ein Unfall oder eine Tötung von fremder Hand am wahrscheinlichsten ist;

4. bei der Aufdeckung und vorläufigen Auswertung von medizinischen Tatortspuren mitzuhelfen, für ihre sachgemäße Sicherung zu sorgen und, falls das Untersuchungsmaterial der Gefahr des Verderbens ausgesetzt ist, eine sofortige Untersuchung zu veranlassen;

5. Verdächtige oder Zeugen zu untersuchen und bei ihrer Vernehmung die in Frage kommenden medizinischen Gesichtspunkte geltend zu machen.

Zu 1. Die Aufgabe, sich aller Maßnahmen zu enthalten, die den Tatort verändern, kann nicht ernst genug genommen werden. Betritt der Arzt zusammen mit der Kommission den Tatort, so werden die Kriminalbeamten darauf achten, daß er sich entsprechend verhält. Ist er zuerst am Tatort, so ist die Gefahr erheblich größer. Auch der Arzt wird vermeiden müssen, an blanken Gegenständen Fingerabdrücke von sich zu hinterlassen; wenn er eine Tür durch Anfassen an die blanke Klinke öffnen will, wird er in geeigneten Fällen gut tun, die Klinke vorher durch ein sauberes Taschentuch zu schützen. Das *Rauchverbot* gilt selbstverständlich auch für den Arzt. Der Tatort darf nicht mit brennenden Zigaretten oder Zigarren betreten werden.

Ich habe einmal erlebt, daß ein am Tatort vorgefundener Zigarettenstummel, der von einer sehr seltenen Marke stammte, die Ermittlungskommission auf eine falsche Spur führte, bei deren Verfolgung zunächst ein Unschuldiger verdächtigt wurde. Wie sich nachher herausstellte, stammte der Zigerettenstummel von dem Arzt, der zuerst an den Tatort gerufen worden war.

Es muß streng vermieden werden, in etwaige *Blutlachen* zu treten. Das hierbei weitergeschleppte Blut kann zu falschen Spuren führen.

Bei meiner praktischen Tätigkeit ist es einmal vorgekommen, daß der Arzt den Tatort mit einem Spazierstock betrat, den Spazierstock versehentlich in eine Blutlache tauchte und das am Spazierstock befindliche Blut an dem Stiefel des Verdächtigen abwischte, der ihm zwecks Untersuchung vorgestellt wurde. Die nachher durchgeführte Blutuntersuchung des Blutfleckes an den Schuhen des Verdächtigen belastete ihn zunächst schwer. Es war ein Glück, daß der Arzt unmittelbar von sich aus sein Mißgeschick berichtete.

Zu 2. Auch bei der rein ärztlichen Aufgabe der *Feststellung des Todes* dürfen kriminalistische Gesichtspunkte nicht außer acht gelassen werden. Wird z. B. ein Arzt zu einem Erhängten gerufen und stellt er durch vorsichtiges Betasten fest, daß der Hängende kalt und steif ist, so wird man auch ohne weitere Untersuchungen annehmen können, daß er tot ist. Es ist dann fehlerhaft, ihn sofort abschneiden zu lassen, um vielleicht noch Wiederbelebungsversuche vorzunehmen oder das Herz zu auskultieren. Dies darf erst geschehen, wenn die Verhältnisse am Tatort durch die Kommission festgelegt worden sind. Auch das an und für sich notwendige Entkleiden der Leiche hat bis dahin Zeit. Keinesfalls darf die Leiche gewaschen oder rasiert werden, auch nicht zur Verdeutlichung von Verletzungen. Derartige Maßnahmen kommen erst bei der Leichenöffnung oder in Ausnahmefällen vielleicht auch nach Abschluß der Tatortschau in Frage und zwar nur mit Einwilligung der Ermittlungskommission. Nur wenn der

Arzt den Eindruck gewinnt, daß das Leben vielleicht noch nicht völlig erloschen ist, gehen selbstverständlich ärztliche Gesichtspunkte den kriminalistischen vor. Nur unter diesen Umständen ist der Arzt berechtigt, von sich aus ärztliche Maßnahmen an dem Körper vorzunehmen. Bezüglich der Feststellung des Todes und der Ermittlung der Todeszeit wird auf S. 19, 70 verwiesen.

Zu 3. Bei Erörterungen über die *Todesursache* und bei der Frage, ob eine Tötung von *fremder Hand* vorliegen kann, muß sich der Arzt folgende Gesichtspunkte vor Augen halten: Im Strafrecht gilt an sich der Grundsatz in dubio pro reo. Alles was zweifelhaft ist, ist daher so zu deuten, daß es dem Beschuldigten zugute kommt. Es handelt sich hier um einen international gültigen Grundsatz. Dieses Prinzip gilt aber nur für den späteren Ablauf des Ermittlungsverfahrens, wenn bereits ein Beschuldigter vorhanden ist; es gilt nicht für die ersten Ermittlungen am Tatort, wo man überhaupt erst feststellen will, ob eine strafbare Handlung *in Frage kommt*, und ob es überhaupt notwendig ist, ein Ermittlungsverfahren einzuleiten. Stellt sich hier der Arzt auf den Standpunkt, das alles, was zweifelhaft ist, so zu deuten wäre, daß eine strafbare Handlung nicht vorliegt, so würde er weitere Ermittlungen verhindern. Wenn er z. B. bei Untersuchung eines Erschossenen ohne genaue und sorgsame Erwägungen dem örtlichen Polizeibeamten sagt, daß es sich um einen Selbstmord handelt, und wenn er dies vielleicht noch in apodiktischer Form auf dem Totenschein bescheinigt, so werden weitere Ermittlungen überhaupt nicht angestellt, die Leiche wird vielmehr ohne weiteres beerdigt. Ergeben sich späterhin Verdachtsmomente, so wird die Ermittlung der Wahrheit zum mindesten sehr erschwert. Dies kann dazu führen, daß der Täter nicht nur nicht ermittelt wird, sondern, was viel schlimmer ist, daß ein Tötungsverdacht von einem Unschuldigen nicht genommen werden kann. Gerade dies letztere muß sich der Arzt, der ja auch sonst daran gewöhnt ist, den Mitmenschen zu helfen, vor Augen halten. Alles *Zweifelhafte* wird man daher bei Untersuchungen am Tatort im Gegensatz zu der späteren Bewertung im Strafverfahren in dem Sinne verwerten müssen, daß eine *strafbare Handlung in Frage kommt*, nicht umgekehrt.

Zu 4. Als medizinische Tatortspuren kommen in Frage: der Fingernagelschmutz des Verstorbenen und des Verdächtigen, Haare an der Kleidung des Verstorbenen und des Verdächtigen, etwaige Blutspuren am Tatort oder in der Umgebung, fragliche Spermaflecken an den Kleidern; in seltenen Fällen könnten auch von Bedeutung sein am Tatort aufgefundene Kotspuren und etwaige als Knebel benutzte Zeugballen zur Untersuchung auf Benetzung durch Speichel. Auch kommt mitunter schon am Tatort eine photographische Wiedergabe der an der Leiche sichtbaren Verletzungen in Frage.

Bei der Entnahme des *Fingernagelschmutzes* muß darauf geachtet werden, daß sie, um Verletzungen zu vermeiden, mit einem stumpfen Gegenstand, einem Holzpflock oder einer stumpfen Nagelfeile vorgenommen wird. Die Verpackung erfolgt, nach Fingern getrennt, sorgfältig beschriftet, in sauberem Papier.

Die *Haare* sind mit einer sauberen Pinzette (keinesfalls Hakenpinzette) vorsichtig abzuheben und in einem sauberen mit Pfropfen zu verschließenden Reagensglas aufzubewahren. Man kann sie auch (dies ist aber weniger empfehlenswert) auf einen sauberen Pappdeckel legen und sie hier mit Papierstreifen festheften. Unter keinen Umständen darf vergessen werden, von dem Verstorbenen und dem Verdächtigen (falls er vorhanden ist) Vergleichshaare von verschiedenen Körperteilen zu entnehmen und sie gleichfalls unter genauer Bezeichnung in einem Reagensglas zu asservieren.

Blutspuren sind, soweit es irgend möglich ist, zusammen mit der Unterlage zu entnehmen (bezüglich ihrer Beurteilung wird auf S. 75 verwiesen). Befinden sie sich an Kleidung, so sind die Kleider mitzunehmen. Werden sie auf dem Fußboden oder an der Wand vorgefunden, so muß man versuchen, sie mit einem geeigneten Instrument in Form von Splittern mitsamt der Unterlage abzuheben. Nur wenn derartiges nicht möglich ist, ist es erlaubt, die fragliche Blutspur abzukratzen und das entstandene Blutpulver unter sorgfältiger Bezeichnung in einem Reagensglas aufzubewahren. Der Arzt wird die Kriminalbeamten auch darauf hinweisen müssen, daß die Blutspuren vor Sonnenlicht und Hitze (zwecks Vermeidung künstlicher Alterung des Blutes) zu schützen sind, und daß sie späterhin so versandt werden müssen, daß eine Beschädigung vermieden wird. (Festheften der Splitter auf einer Papierunterlage.) Mit Blut befleckte Instrumente sind im ganzen zu asservieren. Es ist selbstverständlich, daß die Asservierung der Blutspuren erst erfolgen darf, nachdem sie vorher beschrieben, durchgepaust oder abgezeichnet und, falls erforderlich, auch photographiert sind. Infolge ihrer roten Farbe heben sie sich im Lichtbild meist gut ab. Macht ihre Darstellung Schwierigkeiten, so wird ein geübter Untersucher sie durch Anwendung des Leuchtverfahrens gut zur Darstellung bringen können (s. S. 81). Es darf auch nie vergessen werden, der Leiche bei derartigen Todesfällen spätestens bei der Leichenöffnung Blut zwecks Feststellung der *Blutgruppe* zu entnehmen. Unterläßt man dies, so geht das wichtige Beweismittel einer Blutgruppenvergleichung zwischen dem Blut des Getöteten und etwaigen Blutspuren an den Kleidern des Verdächtigen oder an Instrumenten verloren. Die Blutgruppenuntersuchung am Leichenblut muß *sofort* erfolgen, unabhängig davon, ob sie nach der späteren Lage der Ermittlungen notwendig ist oder nicht; sonst geht das Beweismittel verloren. Kommt beim Toten eine *Alkoholbeeinflussung* in Frage, so muß sich die Blutuntersuchung auch auf den Blutalkoholgehalt erstrecken (s. S. 753). Noch wichtiger ist es, eine Blutentnahme zu diesem Zweck auch beim fraglichen Täter zu veranlassen, sofern bei ihm Alkoholeinwirkung in Frage kommt. Diese Blutalkoholbestimmung ist eine sehr wichtige Grundlage für die spätere Feststellung des Grades seiner Zurechnungsfähigkeit. Die Erfahrung lehrt, daß diese Blutentnahme zwar bei Verkehrsunfällen immer sehr pünktlich durchgeführt, bei anderen Delikten aber oft vergessen wird. Die Blutentnahme beim Lebenden wird am besten mit einer Venüle oder einer Spritze durchgeführt. Es mag auch an dieser Stelle darauf hingewiesen werden, daß bei dieser Blutentnahme eine Desinfektion mit Alkohol, Äther, Jodtinktur, auch mit Sagrotan oder Zephirol, nicht erfolgen darf, und daß man darauf achten muß, daß die zur Entnahme benützte Spritze oder Kanüle nicht mit gleichartigen Desinfektionsmitteln in Berührung gekommen ist.

Bei der Untersuchung von fraglichen *Spermaflecken* kommt nicht nur die Feststellung in Frage, daß es sich hier wirklich um Samenflüssigkeit handelt, sondern unter Umständen auch Ermittlung der Blutgruppe desjenigen Mannes, von dem das Sperma stammt.

Es ist eine merkwürdige kriminologische Erfahrung, daß der Täter manchmal am Ort der Tat *Kot* entleert. Die Untersuchung dieses Kotes kann mitunter Anhaltspunkte dafür ergeben, welche Nahrungsmittel er in der letzten Zeit zu sich genommen hat. Diese Feststellung hat gelegentlich auch zur Entdeckung des Täters geführt. Aus diesem Grunde ist die Asservierung des Kotes erforderlich.

Der Nachweis von *Speichel* an Gegenständen, die als Knebel in Frage kommen, kann den Beweis erbringen, daß dieser Gegenstand im vorangegangenen Kampf tatsächlich als Knebel benutzt worden ist.

Erweist es sich als notwendig, am Tatort oder bei der späteren Leichen-öffnung Wunden zu *photographieren*, die an stark verwesten Leichen vorhanden sind, so wird ihre Darstellung Schwierigkeiten machen, weil sich die Wunde infolge der eintönigen grauen Farbe der Haut und der Organe dieser Leiche nicht abhebt. Es ist dann zweckmäßig, die Umgebung dieser Wunde unter sorgfältiger Beachtung ihres Randes mit Talkum einzustreuen. Man erreicht dadurch, daß die Abgrenzung der Verletzung im Lichtbild gut sichtbar wird (PANNING). Bei der photographischen Darstellung von Verletzungen an frischen Leichen ist zu berücksichtigen, daß auch schwache blutige Verfärbungen der Haut im Lichtbild sehr intensiv wiedergegeben werden. Hierdurch werden mitunter nicht vorhandene Verletzungen vorgetäuscht; es ist daher besser, nach Herstellung von Übersichtsaufnahmen die photographische Darstellung von Einzelheiten der Verletzungen erst bei der Sektion durchzuführen, nach-dem die Haut der Umgebung der Wunden sorgfältig gereinigt worden ist.

Zu 5. Eine Hinzuziehung des Arztes zu den ersten Vernehmungen wird unter Umständen notwendig sein, um zunächst einmal festzustellen, ob der Betreffende *vernehmungsfähig* ist. Es könnte sein, daß ein Verletzter, oder auch der fragliche Täter, bei Durchführung der Tat eine Hirnerschütterung erlitten hat. Er wird manchmal auch darüber entscheiden müssen, ob eine des Kindes-mordes verdächtige Mutter, die gerade entbunden hat, abgehört werden kann. Bei derartigen Entscheidungen muß gerecht zwischen einer vielleicht noch erforderlichen Schonung des zu Vernehmenden und kriminalistischen Gesichts-punkten, die eine möglichst schnelle Abhörung fordern, abgewogen werden. Wenn es ärztlich irgendwie vertretbar ist, sollte der Arzt sich für eine möglichst schnelle Vernehmung einsetzen, aber durch seine Gegenwart dafür sorgen, daß sie in schonender Form vor sich geht und allzu inquirierende Fragen vermieden werden. Sollten Verletzungen beim Opfer oder bei dem Verdächtigen zu erwarten sein, so wird der Arzt eine sofortige Untersuchung vornehmen müssen. Je früher sie geschieht, desto besser. Hierbei wird es vielfach notwendig sein, die zu Untersuchenden zu veranlassen, sich zu entkleiden. Der Arzt muß in solchen Fällen selbstverständlich darauf dringen, daß ihm zu diesem Zweck ein geeig-neter Raum zur Verfügung gestellt wird, in den er sich mit dem zu Unter-suchenden zurückziehen kann, besonders dann, wenn es sich um eine Frau handelt. Kommt eine Genitaluntersuchung in Frage (fragliches vorangegangenes Sittlichkeitsdelikt), so wird es notwendig sein, zu dieser Untersuchung eine weitere Frau hinzuzuziehen. Läßt sich diese Untersuchung an Ort und Stelle nicht durchführen oder glaubt der Arzt, nicht die nötigen Erfahrungen zu haben, so muß er darauf dringen, daß die zu untersuchende Frau möglichst umgehend einem Frauenarzt, einem Gerichtsmediziner oder einem einschlägig geschulten Amtsarzt zur Untersuchung zugeführt wird. Bei der Suche nach *Sperma* in den weiblichen Genitalien sind sowohl vom Scheidenschleim, als auch vom Cervicalschleim Abstriche zu machen. Bei der Untersuchung des Cervical-schleimes sind die Aussichten, Spermien vorzufinden, günstiger (s. S. 117).

Bezüglich der *Vernehmungstechnik* muß auf das einschlägige Schrifttum verwiesen werden. Ich möchte nur hervorheben, daß es gerade bei der ersten Vernehmung besonders wichtig ist, *Suggestivfragen zu vermeiden*. Man darf also z. B. nicht fragen „hatte der Täter einen blonden Bart"; man darf nicht einmal fragen „hatte er einen blonden oder dunklen Bart". Richtig muß viel-mehr gefragt werden „hatte der Täter einen Bart oder hatte er keinen". Dann erst wird man sich nach der Farbe erkundigen. Gerade die Landbevölkerung ist vielfach bei amtlichem Befragen sehr suggestibel. Läßt man dies außer acht, so kann eine völlig falsche Darstellung zustande kommen. Über das Verhalten des Verdächtigen bei den ersten Vernehmungen sind von juristischer und psychologischer Seite Untersuchungen vorgenommen worden; die allgemeinen Erfahrungen gehen dahin, daß ein Schuldiger beim Vorhalt von Spuren oder Tathinweisen keinerlei Neigung zeigt, bei der Deutung der Spur mitzuarbeiten. Er kommt nicht aus seiner Reserve heraus, sondern sagt so wenig wie möglich. Der Unschuldige pflegt dagegen bei der Deutung der ihm vorgehaltenen Spur willig mitzuhelfen. Es ist auch darüber diskutiert worden, ob der vernehmende Beamte den Verdächtigen nicht reizen soll, z. B. dadurch, daß er ihm im bestimmten Tone immer wieder sagt, daß er der Aussage keinen Glauben schenken kann. Der Unschuldige pflegt dann erregt zu werden. Er verbittet sich derartige Bemerkungen des Beamten und weigert sich schließlich, sich weiter vernehmen zu lassen. Der Schuldige pflegt dagegen höflich zu bleiben und nur zu versichern, daß seine Angaben dennoch richtig seien. Es handelt sich hier jedoch, wie betont werden muß, nur um ungefähre Hinweise, die man als ausschlaggebendes Beweismittel nicht verwerten darf, wenn man sich nicht mit Recht späterhin Vorwürfe zuziehen will. Die Rechtslage ist so, daß niemand verpflichtet ist, sich überhaupt von der Polizei vernehmen zu lassen. Der Staatsbürger ist nur verpflichtet, einem Richter Rede und Antwort zu stehen, jedoch nicht der Polizei. Es empfiehlt sich aber praktisch nicht, von diesem Recht Gebrauch zu machen, weil man die Ermittlungen erschweren und sich dadurch verdächtig machen würde. Ist bei einem Zeugen kurz vorher ein Kopftrauma vorangegangen und ist er danach gar ohnmächtig gewesen, so denke man an die Möglichkeit einer retroaktiven Amnesie (Näheres s. S. 335). Wird schon bei der ersten Abhörung von einem Verdächtigen ein *Geständnis* abgelegt, so ist es notwendig, sich dieses Geständnis in ausführlicher Vernehmung in ruhiger Form bestätigen zu lassen. Bei dieser Vernehmung muß jeder Anschein vermieden werden, als ob der Täter unter Druck gesetzt würde. Man muß ihm Pausen lassen, sich zu erholen. Gerade bei dieser Vernehmung müssen Suggestivfragen auf das strengste vermieden werden. Andernfalls setzt man sich der Gefahr aus, daß das Geständnis späterhin zurückgenommen wird.

Zurücknahmen von Geständnissen sind nicht selten. Die Gründe sind verschieden. Mitunter tut es dem Täter leid, daß er sich zu einem Geständnis überreden ließ, obwohl die tatsächlichen Beweise gegen ihn dürftig sind; er versucht nun doch, sich den Folgen der Tat zu entziehen. Es kommt aber auch vor, daß Geständnisse fälschlich abgelegt werden (DETTLING u. v. a.). Dies ist mitunter beobachtet worden bei willensschwachen oder schwachsinnigen Personen, die sich zu dem Geständnis gewissermaßen überreden lassen, ohne sich der Folgen bewußt zu sein. Ich habe im Kriege in meiner Eigenschaft als beratender Gerichtsmediziner in der Wehrmacht nicht ganz selten falsche Geständnisse dieser Art erlebt. Sie kamen vielfach durch zu beanstandende Ausnützung der militärischen Disziplin zustande. Aber auch bewußt werden gelegentlich falsche Geständnisse abgelegt, mitunter von Psychopathen, die sich wichtig machen wollen, oder auch in dem Bestreben, andere Personen aus Rache mit in die Tat hineinzuziehen, oder — was am gefährlichsten ist — von Personen, die eine schwere Straftat begangen haben und sich dadurch ein Alibi verschaffen, daß sie eine geringfügigere Straftat, die sich zur gleichen Zeit ereignet hat, fälschlich gestehen. Das Geständnis ist nach allgemein gültigen strafrechtlichen Grundsätzen lediglich *ein* Beweismittel. Auch die Richtigkeit des Geständnisses muß bei der Verurteilung bewiesen werden.

Unter Berücksichtigung dieser Umstände ist es gefährlich, wenn bei Ablegung des Geständnisses am Tatort die weiteren Ermittlungen und Untersuchungen abgebrochen werden. Sollte dieses von einem unerfahrenen Beamten beabsichtigt werden, so wird der hinzugezogene Arzt gut tun, auf die Möglichkeit der Rücknahme von Geständnissen hinzuweisen. Auf jeden Fall wird es auch unter solchen Umständen notwendig sein, die notwendigen Asservierungen vorzunehmen und diejenigen Untersuchungen durchzuführen, die nicht auf spätere Zeit verschoben werden dürfen.

Literatur.

BERG: Einführung in die gerichtliche Medizin und den gerichtlich-medizinischen Spurennachweis. München 1948. — BIRKELUNG: Nord. kriminaltekn. Tidskr. **9**, 117 (1939). Ref. Dtsch. Z. gerichtl. Med. **33**, 248 (1940). — BUHTZ: Der Verkehrsunfall. Stuttgart 1938. CATTABENI: Forze san. **41**, 789 (1942). Ref. Dtsch. Z. gerichtl. Med. **37**, 191 (1943). — CLAUSSEN: Kriminalistik **13**, 132 (1939).

DETTLING: Medizinische Gesichtspunkte für gerichtliche Geständnisse. In DETTLING, SCHÖNBERG u. SCHWARZ Lehrbuch der gerichtlichen Medizin, S. 9. Basel 1951. — DIETRICH, W.: Kriminalistik **16**, 109, 119 (1942). — DVORAK: Kriminalistik **18**, 76 (1944).

EBERHART: Kriminal. Rdsch. **1**, 5 (1947). — ELBEL: Fußspuren. In Handbuch der gerichtlichen Medizin, S. 250. Berlin 1940. Hier älteres Schrifttum. — ELO: Nord. kriminaltekn. Tidskr. **11**, 29 (1941). Ref. Dtsch. Z. gerichtl. Med. **35**, 512 (1942). — ESCHENBACH: Kriminalistik **5**, 112 (1951).

GRASSBERGER: Kriminalistik **17**, 15 (1943). — GROSS-SEELIG: Handbuch der Kriminalistik, Bd. 1. Berlin u. München 1942. — GRUHLE: Zeugenaussagen. In Handwörterbuch der Kriminologie, Bd. II, S. 1133. Berlin u. Leipzig 1936. — Kriminalbiologische Untersuchung, Antlitz, Gestalt, Haltung und Gebaren des Verbrechers. Mschr. Kriminalbiol. **30**, 215 (1939).

HAFNER: Tatort. In Handwörterbuch der Kriminologie, Bd. II, S. 711. Berlin u. Leipzig 1936. — HELLWIG: Psychologie und Vernehmungstechnik bei Tatbestandsermittlungen. Berlin 1943. — HOEPLER: Tatbestandsfeststellung. In Handwörterbuch der Kriminologie, Bd. II, S. 764. Berlin u. Leipzig 1936.

JUNG: Die psychologische Diagnose des Tatbestandes. Zürich u. Leipzig 1942.

KARLMARK u. TORNBERG: Kriminalistik **13**, 49 (1939). — KENYERES: Sachliche Beweise bei der Klärung von Todesfällen. Berlin u. Leipzig 1935. — Lokalaugenschein. In Handwörterbuch der gerichtlichen Medizin, S. 458. Berlin 1940. — KJAERSGAARDS: Mschr. Kriminalbiol. **1942**, 125. (Falsche Geständnisse.)

LEONARDT: Z. angew. Psychol. **50**, 3 (1936). — LÜDTKE u. HEUSER: Kriminalistik **16**, 66 (1942).

MATZKE: Kriminalistik **1943**, H. 2, 18. — MERKEL-WALCHER: Gerichtsärztliche Diagnostik und Technik. Leipzig 1951.

PANNING: Kriminalistik **15**, 138 (1941).

SCHNEICKERT: Kriminaltaktik **1940**. — SCHNEIDER u. LOSSAGK: Verkehrsunfälle. Berlin 1935. — SCHOBER: Vernehmungstechnik. Kriminalistik **1950**, 104. — SCHÖNE u. ESPEY: Suchen und Sichern von Tatortspuren. Berlin 1943. Ref. Arch. Kriminol. **114**, 150 (1944). — SCHRANZ: Abformverfahren. In Handwörterbuch der gerichtlichen Medizin, S. 1. Berlin 1940. — SJÖVALL, EINAR: Über die Mitwirkung des Gerichtsarztes bei den polizeilichen Untersuchungen von Todesfällen [Schwedisch]. Nord. kriminaltekn. Tidskr. **16**, 13 (1940). Ref. Dtsch. Z. gerichtl. Med. **33**, 504 (1940). — SPECHT: Dtsch. Z. gerichtl. Med. **34**, 213 (1941).

TOKKO: Nord. kriminaltekn. Tidskr. **11**, 8 (1941). Ref. Dtsch. Z. gerichtl. Med. **35**, 409 (1942).

UNGERSHOFF: Photogrammetrie. In Handwörterbuch der Kriminologie, Bd. II, S. 283. Berlin u. Leipzig 1936.

WEINIG, E.: Dtsch. Z. gerichtl. Med. **32**, 494 (1939/40).

II. Der Tod und seine Feststellung.

a) Physiologie und Klinik des Sterbens.

Hört die Atmung auf und kommt der Kreislauf zum Stillstand, so tritt infolge Sauerstoffmangels der Tod ein.

Nach Aufhören der regelmäßigen Atemzüge kommt es meist zu einer apnoischen Pause und dann wieder zur sog. *Schnappatmung* (terminale Atembewegungen). Bei diesen terminalen Atembewegungen wird der Unterkiefer vorgestreckt, so daß der Eindruck des Schnappens entsteht. Bei Kindern beobachtet man mitunter auch eine leichte Beugung des Oberkörpers. Diese Schnappatmung ist nicht nur das Endstadium des Erstickungstodes, sie kann vielmehr bei jeder Todesart beobachtet werden (JELLINEK, PEIPER, B. MUELLER). Sie wird noch überdauert von Schluckbewegungen, wie dies von PEIPER kymographisch aufgezeichnet worden ist.

Das Erliegen des Kreislaufes kann unter plötzlichem Herzstillstand sehr schnell vor sich gehen, und zwar vielfach unter dem Bilde des Kammerflimmerns. Man hört dann bei der Auskultation recht auffällige, besonders rauhe, etwas polternde Herztöne (eigene Beobachtung). In anderen Fällen kommt die Herztätigkeit nur allmählich zum Stillstand; sie kann noch längere Zeit (bis zu $^1/_2$ Std, bei Neugeborenen bis zu 2 Std) das Sistieren der Atmung überdauern. Auch wenn auskultatorisch Herztöne nicht mehr wahrnehmbar sind, kann man elektrokardiographisch noch Herztätigkeit nachweisen, und zwar bis zu 9 min 38 sec (zit. nach MERKEL); das Herz pflegt in Diastole stehen zu bleiben. Ein streng gesetzmäßiges Verhalten des Herzens während der Agone konnte jedoch nicht festgestellt werden. Bei plötzlichem Herztod scheint der Aktionsstrom fast sofort aufzuhören (FRANKE).

Wer häufiger Gelegenheit hat, einen Sterbenden zu betreuen, erkennt auch äußerlich den Zeitpunkt des Eintrittes des Todes an den Veränderungen des Gesichtes. Infolge Aufhörens des Kreislaufes läßt der Turgor der Gesichtshaut etwas nach, die Haut legt sich mehr dem Knochen an, das Gesicht wird blaß. Die vorher doch bis zu einem gewissen Grade bewegte Gesichtsmuskulatur wird ausdruckslos, jegliche Mimik hört auf. Die in Laienkreisen vielfach geäußerte Auffassung, daß der Anblick des Verstorbenen die Vorgänge der Seele vor dem Tode widerspiegele, daß etwa besonders friedliche Gesichtszüge auf einen natürlichen Tod und verzerrte Gesichtszüge auf vorangegangene Schmerzen oder auf einen Schreck hinweisen, ist irrig. Die Gesichtszüge eines Toten sagen nichts über seine Empfindungen vor dem Tode aus (NEVES). Sind die Gesichtszüge verzerrt, so beruht dies fast immer darauf, daß ein Teil des Gesichtes nach dem Tode oder während des Todes durch zufällige äußere Einwirkungen künstlich verzerrt und daß diese Verzerrung späterhin durch die eintretende Totenstarre festgehalten wurde.

In einem Gehölz wurde ein Mann erhängt vorgefunden; er hing an einem Fichtenstamm. Vorübergehende hatten ihn abgeschnitten und die Polizei benachrichtigt. Dem Polizeibeamten fiel auf, daß die linke Gesichtshälfte hochgezogen war, so daß der Mund schief stand. Das Gesicht des Verstorbenen gewann dadurch den Eindruck, als sei es von Wut verzerrt. Die genauere Untersuchung förderte zutage, daß an der geschürften Haut der Wange Fichtennadeln und Holzsplitterchen klebten. Die Rekonstruktion ergab, daß der Verstorbene beim Herablassen von dem Aufhängepunkt eine Wange am Stamm des Fichtenstammes gestreift und daß kleine vorstehende Aststümpfe die Gesichtshaut hochgezogen hatten. In diesem Zustande war der Verstorbene geblieben, bis die Totenstarre eingetreten war. Hierdurch wurde die Verzerrung des Gesichtes erklärt.

b) Überleben einzelner Organe und Gewebsarten.

Obwohl man im allgemeinen in der Lage ist, den Eintritt des Todes auf eine gewisse Uhrzeit festzustellen, muß man sich darüber im klaren sein, daß das Aufhören der Lebenserscheinungen allmählich und stufenförmig erfolgt. Beim Erwachsenen pflegt mit Eintritt der Agone Bewußtlosigkeit einherzugehen. Noch vor Eintritt des Todes erlöschen nach und nach die Reflexe. Beim plötzlichen Tode pflegen die Reflexe den Zeitpunkt des Todes zu überdauern. Nach Hinrichtungen durch Dekapitation pflegt der abgeschlagene Kopf die Augen zu öffnen. Die Pupillen reagieren noch sekundenlang auf Lichteinfall, die Augen werden spontan geöffnet. Mit den Augäpfeln werden ataktische Bewegungen gemacht. Der Mund führt schnappende Atembewegungen durch. Als Zeitdauer dieser Erscheinungen werden $1^{1}/_{2}$, ja sogar 10 min angegeben (HABERDA). Das Herz arbeitet weiter. Aus den Carotiden entleert sich stoßweise mit wahrnehmbaren Geräusch Blut. Am Rumpf treten tonische und klonische Krämpfe auf. Das Bewußtsein ist natürlich infolge Ischämie des Gehirns sofort erloschen.

Bei plötzlichen natürlichen oder gewaltsamen Todesarten ist ein bereits eingetretener Herzstillstand nicht immer irreversibel, besonders dann nicht, wenn es sich um einen Herzschock ohne vorangegangenes Kammerflimmern handelt. Dies gilt insbesondere vom Herzstillstand nach Einwirkung von Elektrizität, so daß gerade hier Wiederbelebungsversuche durch Herzmassage und intrakardiale Injektion besonders wichtig werden. Seziert man ausnahmsweise gleich nach Eintritt des Todes, so kann man nach Eröffnung des Brustkorbes beobachten, daß das Herz wieder zu schlagen beginnt. Es handelt sich hier um wellenförmige, etwas schleppende Kontraktionen (eigene Beobachtung). Offenbar werden die Herzmuskulatur und der Sinusknoten durch die kühle Außenluft gereizt (F. REUTER).

Im einzelnen ist über das Überleben von tierischem Gewebe nach Eintritt des Todes Folgendes bekannt geworden: Die Flimmerbewegungen des respiratorischen Epithels sind noch 13, in einzelnen Fällen 30 Std nach dem Tode nachgewiesen worden. Die Phagocytose im Bereiche der Nasenhöhle soll bis zu 68 Std post mortem nachzuweisen sein (SIEMENS, zit. nach MERKEL). Beweglichkeit der Spermien in den Samenblasen ist noch 34—36, in einzelnen Fällen 72—82 Std, einmal sogar 127 Std post mortem festgestellt worden (O. SCHMIDT). Gleich nach dem Tode können Urin und Stuhl entleert werden, ebenso Sperma. Die Verdauungsvorgänge im Magen gehen zunächst weiter. Die Darmperistaltik hört nach dem Tode nicht auf. Die Contractilität der Gefäßmuskulatur, auch die Wirksamkeit pharmakologischer Reize (Adrenalin) sollen noch 2—3 Tage erhalten bleiben können. Die elektrische Reizbarkeit der Muskulatur kann noch 2—6 Std post mortem anhalten (F. REUTER). Die Pupille reagiert auf Atropin noch in den ersten 4 Std, auf Eserin noch in den ersten 2 Std nach dem Tode (RITTER). In der Agone und kurz nach dem Tode pflegen sich die Pupillen in der Regel etwas zu erweitern, um dann wieder langsam enger zu werden; diese Verengerung beginnt 1—2 Std post mortem, doch ist sie nach den Ergebnissen neuerer Forschung (WILLER) nicht durch vitale Vorgänge, sondern durch die Totenstarre der Irismuskulatur und wohl auch durch postmortale Abnahme des intraoculären Druckes bedingt. Das häufig besprochene angebliche Wachsen der Haare und auch der Fingernägel nach dem Tode hängt gleichfalls wahrscheinlich nicht mit einer postmortalen Zellvermehrung, sondern mit einem Nachlassen des Turgors der Halshaut und der Haut der Fingerbeere zusammen (MERKEL).

Daß die Haare nach dem Tode länger erscheinen können, ergibt sich aus wiederholten, von mir gemachten Erfahrungen; wenn ein frisch rasierter Mann morgens z. B. durch einen Verkehrsunfall ums Leben kommt, so erscheint er gleich nach der Einlieferung der Leiche gut rasiert; seziert man ihn am Tage darauf, so gewinnt man den Eindruck, als seien ihm in der Zwischenzeit Bartstoppeln gewachsen.

Auch sonst gibt es nach Eintritt des Todes eine Art Absterbeordnung der einzelnen Gewebsarten, wobei das Nervengewebe am empfindlichsten ist. Vielleicht tragen in neuester Zeit gefundene Farbreaktionen, mit denen man wahrscheinlich den Zeitpunkt des Zelltodes feststellen kann, dazu bei, nach dieser Richtung hin genauere Aufschlüsse zu geben. (Färbung mit Acridinorange und Beobachtung der Art der Fluorescenz nach STRUGGER und SCHÜMMELFELDER.) Auch scheint es, daß die Phasenkontrastmikroskopie auf diesem Gebiet weitere Ergebnisse vermitteln kann (ZOLLINGER).

Nach den vorliegenden Erkenntnissen bleibt die *Leber* beim schnellen Tod glykogenhaltig, während sie beim langsamen Todeskampf glykogenarm wird. Französische Forscher haben diesen Umstand benutzt, um bei der Leichenöffnung festzustellen, ob es sich um einen schnellen oder um einen langsamen Tod gehandelt hat. Diese Fragestellung kann z. B. dann wichtig werden, wenn man eine durch äußere Gewalt hochgradig zerstörte Leiche vorfindet und es darauf ankommt zu entscheiden, ob sie durch diese Gewalt getötet wurde, oder vorher aus anderen Gründen langsam gestorben und nachträglich zufällig Gewalt-einwirkungen ausgesetzt wurde (z. B. Überfahren). Die französischen Forscher haben aus diesen Erwägungen heraus die *Docimasie hépatique* entwickelt (MARTIN), deren Technik wie folgt angegeben wird:

Ein Stück der Leber von etwa 100 g wird fein zerkleinert, mit der doppelten Menge Wasser kurz gekocht, mit einer reichlichen Menge Tierkohle versetzt und filtriert. Je nachdem, ob das Filtrat opalisiert oder nicht, wird auf die Gegenwart oder das Fehlen von Glykogen geschlossen. Auf Zucker wird die Flüssigkeit mit FEHLINGscher Lösung nach der bekannten Technik geprüft. Findet sich sowohl Zucker als auch Glykogen, so spricht dies für einen plötzlichen Tod, findet sich weder Zucker noch Glykogen, so weist dies darauf hin, daß eine länger dauernde Agone vorangegangen ist. Findet sich Zucker, aber kein Glykogen, so soll man daraus ablesen können, daß zwar eine Krankheit vorangegangen, daß es aber innerhalb dieser Krankheit doch ziemlich plötzlich zum Tode gekommen ist. Nachprüfungen haben ergeben, daß es nicht ganz selten Ausnahmen gibt, so daß diese Probe nur mit großer Vorsicht anzuwenden ist und zweckmäßig durch die histologische Untersuchung der Leber (Färbung mit BESTschem Carmin) ergänzt wird, wobei das Vorhandensein von Glykogen-schollen in den Lymphspalten und Gefäßen für vorangegangenen Glykogenabbau spricht (MEIXNER). Andere Untersucher (SJÖVALL) halten diese Probe für völlig unbrauchbar, so daß sie in moderne deutsche Lehrbücher nicht übernommen wurde, während sie von russischer Seite erneut aufgegriffen worden ist (RUSSAKOW).

Bezüglich des Verhaltens der Leber gleich nach dem Tode ist noch bemerkenswert, daß die pericapillären Spalträume bei sehr schnellem Tode geschlossen bleiben (82%), während sie bei etwas längerer Agone, so auch beim Erstickungstode, entfaltet sein können; das Bild der serösen Hepatitis kann demnach recht schnell zustande kommen (POPPER); auch bei plötzlichem gewaltsamem Tode von gesunden Menschen kann die Leber mehr oder weniger fetthaltig vorgefunden werden; das Fett liegt unregelmäßig in den Läppchen verteilt. Liegt zwischen Gewalteinwirkung und Tod längere Zeit, so scheint sich der Fettgehalt zu vermehren. Auch an die Möglichkeit periodischer Schwankungen im 24-Std-Rhythmus wird gedacht (STOTZ).

c) Scheintod.

Im Volke ist vielfach Angst verbreitet, es könne jemand lebendig begraben werden, und es fehlt auch in der älteren Literatur nicht an entsprechenden Darstellungen.

So wird von AMBROSE PARÈ, dem Neubegründer der Chirurgie und Geburts-hilfe, der um das Jahr 1560 in Paris wirkte, berichtet, daß man wiederholt zu Beginn einer Leichenöffnung wahrgenommen habe, daß der scheinbar Tote noch lebte. Er ist auch am Leben geblieben (ROLFFS). Auch aus neuester Zeit liegen exakte Beobachtungen über eine sog. Vita minima vor, also über echte Scheintodfälle, in denen trotz ärztlicher Untersuchung und Feststellung des Todes noch Leben vorhanden war:

Ich vermag aus eigener Erfahrung darüber zu berichten, daß aus einem Treck der zurück-flutenden Bevölkerung am Ende des zweiten Weltkrieges in Ostdeutschland ein abgemagerter Mann mit ärztlichem Totenschein in das Leichenschauhaus in Königsberg als Leiche ein-geliefert wurde. Als ein Assistent des Instituts für gerichtliche Medizin $1/_2$ Std nach Ein-lieferung die Leichenschau vornehmen wollte, bemerkte er ganz leise Atembewegungen, so daß der scheinbar Verstorbene sofort in die medizinische Klinik eingeliefert werden mußte. Wiederbelebungsversuche hatten zunächst Erfolg; er litt an einer schweren Tuberkulose und starb 2 Tage später. Noch frappierender ist ein vielfach besprochenes Ereignis aus dem Jahr 1919: eine Krankenschwester hatte größere Mengen Veronal und Morphium zu sich genommen und wurde leblos im Oktober im Berliner Tiergarten vorgefunden. Der dienst-habende Arzt des nächsten Krankenhauses glaubte eine Leichenstarre festzustellen, Lebens-erscheinungen vermochte er klinisch nicht wahrzunehmen. Die Siegellackprobe (s. unten) fiel negativ aus. Er erklärte die Betreffende für tot; sie kam in die Leichenhalle. Erst bei der Einsargung am nächsten Morgen bemerkten Kriminalbeamte, die die Leiche zwecks Identifizierung besichtigten, daß sie noch lebte. Wiederbelebungsversuche führten zum Erfolg. Die bereits für tot Erklärte ist am Leben geblieben. Recht bemerkenswert ist der Umstand, daß bei der Wiederkehr des Lebens zunächst Schluckbewegungen, dann Schnappatmung und dann gewöhnliche Atmung beobachtet wurde, daß also die Erscheinungen der Agone in umgekehrter Reihenfolge wiederkehrten (RAUTENBERG, MOEVES). Häufiger sind derartige Vorkommnisse bei Kindern berichtet worden. So hatte ein Arzt ein Kind, das von der Mutter heimlich auf der Straße geboren worden war, nach Anstellung von Wiederbelebungsversuchen von 20 min Dauer für tot erklärt, danach lebte es noch 8 Std (G. STRASSMANN). Noch größer scheint die Gefahr bei unreifen Neugeborenen zu sein. So wurde ein für tot gehaltenes Kind beiseite gelegt und dann in einen Eimer geworfen, obwohl es, wie sich später herausstellte, noch lebte (WALCHER). Bei einem anderen Vorfall hatte ein Arzt eine Frühgeburt für tot erklärt und den Totenschein ausgestellt. Nach Ausstellung des Totenscheines bemerkte die Mutter noch Lebenszeichen. Sie brachte das Kind in eine Klinik, hier erholte es sich zunächst wieder, bewegte sich und schrie, starb aber später (PEIPER). Weitere Mitteilungen mehr abenteuerlicher Art in der Tagespresse über ein scheinbares Überleben der Feststellung des Todes oder gar von Bewegungen im Sarge beruhen auf Mißdeutungen von Leichenerscheinungen oder sind die Folge kritikloser Weitergabe von Gerüchten (JUNGMICHEL und MUSICK, ROSSOW).

d) Lebensproben.

Derartige Vorfälle haben dazu geführt, daß man sich in der Medizin recht eifrig mit sog. *Lebensproben* beschäftigt hat. So hat man empfohlen, nach klinischer Feststellung des Todes noch mit dem Augenspiegel zu kontrollieren, ob die Gefäße der Retina noch Zirkulation aufweisen. Doch kommt diese Untersuchung nur für den Geübten in Frage. Schnürt man einen Finger zirkulär ab, so tritt distal von der Abschnürung eine deutliche Blaufärbung ein. Ob diese Probe aber auch bei darniederliegender Zirkulation noch funktioniert, erscheint fraglich. Bei Einträufelung einer 5%igen Dioninlösung in das Auge soll bei vorhandenem Leben noch eine Rötung des Augapfels eintreten. Aber auch hier ist wohl eine Nachprüfung erforderlich. Feine Atembewegungen versucht man dadurch nachzuweisen, daß man einen Spiegel unter die Nase hält und sieht, ob er „beschlägt". Doch ist auch dies nicht zuverlässig. Sicherer ist es wohl, wenn man Mund- und Nasenöffnungen mit Seifenschaum ausfüllt und beobachtet, ob feine Atembewegungen den Seifenschaum noch bewegen (zit. nach F. REUTER). Es ist auch empfohlen worden (ICARD, zit. nach B. MUELLER), in Mund und Nase Filtrierpapierstreifen oder Wattebäusche zu stecken, die mit einer 2%igen Lösung von Bleiacetat getränkt werden. Schwärzt sich das Bleiacetat infolge Bildung von H_2S, so weiß man, daß Fäulniserscheinungen auftraten und der Betreffende tot ist. Doch dauert es lange, bis eine derartige Schwärzung eintritt. Bei Nachprüfungen wurde die Schwärzung auch 7 Std nach dem Tode noch nicht festgestellt, obwohl Kontrolluntersuchungen an gleichartig behandelten Wattebäuschen positiv ausfielen (B. MUELLER). Weit verbreitet ist die sog. *Siegellackprobe*. Man träufelt Siegellack auf die Haut und beobachtet ein etwaiges Auftreten von Abwehrbewegungen und anderen Reflexen und achtet auf Blasenbildungen oder sonstige reaktive Entzündungserscheinungen. Absolut zuverlässig ist aber auch diese Methode nicht, wie der oben zitierte Fall aus Berlin beweist. Man kann auch daran denken, die elektrische Erregbarkeit der Muskulatur zu prüfen. Doch bleibt diese Erregbarkeit, wie schon erwähnt, bis zu 6 Std nach dem Tode erhalten. Besonders von französischer Seite ist in der letzten Zeit die Prüfung der Zirkulation durch Injektion einer von ICARD angegebenen *Fluorescinlösung* empfohlen worden (PIÉDELIÈVRE). Bei intravenöser Injektion einer Lösung von 5 g Fluorescin-Natrium in 20 cm³ destilliertem Wasser werden die Conjunctiven und die Schleimhäute binnen $1/_2$ Std gelb. Sie leuchten unter der Quarzlampe intensiv grün auf. Nach Eintritt des Todes tritt diese Reaktion begreiflicherweise nicht auf. Bei Tierversuchen ist diese Reaktion äußerst prompt, wie Nachprüfungen ergeben haben, und zwar auch dann, wenn man die Lösung subcutan spritzt (2 cm³). Schon

Sekunden nach der Injektion kann man die Gelbfärbung beobachten. Nun ist es aber beim Scheintoten sehr schwer, ja praktisch unmöglich, die Lösung intravenös zu spritzen. Es ist daher der Versuch unternommen worden, das Mittel subcutan oder intramuskulär zu injizieren (Selbstversuche). Doch ist die Injektion sehr schmerzhaft und führt zu Entzündungserscheinungen. Es war praktisch nicht möglich, so viel zu injizieren, daß eine Verfärbung der Conjunctiven oder gar der Haut wahrzunehmen war, höchstens bei Untersuchungen mit der Quarzlampe andeutungsweise. Nach Injektion bei Toten war selbstverständlich eine Reaktion niemals wahrzunehmen. Wir versuchten weiterhin, durch Einträuflung einer 1%igen Lösung von Fluorescin-Natrium in den Conjunctivalsack weiterzukommen. Unangenehme subjektive Erscheinungen traten dabei nicht auf, die Conjunctiven und Skleren färben sich sofort intensiv gelb. Die Gelbfärbung verschwindet (wohl infolge Tränenflusses und Resorption) nach 2—5 min. An der Leiche bleibt die Gelbfärbung bestehen, wie wir durch 24stündige Beobachtung der Leiche festgestellt haben. Ausgesprochene Mischreaktionen traten jedoch bei frisch Justifizierten auf. Hier wurde die Gelbfärbung, wahrscheinlich infolge postmortalen Tränenflusses sofort erheblich geringer, war aber auch lange Zeit nach dem Tode noch zu erkennen. Bei tief Narkotisierten, deren Tränenfluß vorher durch therapeutisch injizierte sekretionshemmende Injektionen eingedämmt war, blieb die Gelbfärbung bis zu $^1/_2$ Std bestehen, verschwand aber dann auch schließlich (B. Mueller). Man kann nach diesen Erfahrungen die Fluorescinprobe durch Einträuflung in den Conjunctivalsack als Lebensprobe empfehlen, jedoch nur unter der Voraussetzung, daß der Ausfall der Reaktion längere Zeit nach ihrer Anstellung hindurch beobachtet wird. Als Schnellprobe zwecks Verwertung bei Massenkatastrophen oder unter Kriegsverhältnissen eignet sich auch diese Probe nicht. Nimmt ein Arzt die Feststellung des Todes vor, so wird nichts dagegen einzuwenden sein, daß er in zweifelhaften Fällen eine intrakardiale Injektion vornimmt (Adrenalin oder Strophanthin). Ist hierbei bei genauer Beobachtung der Nadel keinerlei Pulsation zu bemerken, so spricht dies gleichfalls für den Eintritt des Todes. Ob freilich hierdurch minimale Herzbewegungen aufgezeigt werden, muß dahingestellt bleiben (B. Mueller). Drückt man bei der Leiche auf den Bulbus, so läßt sich die Pupille leicht deformieren. Beim Lebenden ist dies nicht der Fall. Diese Deformierungsfähigkeit beruht offenbar auf einem Nachlassen der intraocularen Druckes nach dem Tode. Dieses Zeichen soll schon Minuten nach Eintritt des Todes zu beobachten sein (Silberstern, zit. nach Haberda, Tonelli). Nach eigenen Beobachtungen und mündlichen Mitteilungen eines viel erfahrenen Arztes, der als Leichenschauer tätig ist, bleibt jedoch beim Erhängten die Pupille noch längere Zeit nicht deformationsfähig, wahrscheinlich infolge Stauung im Bereiche des Kopfes. Nachprüfungen an großem Material wären wünschenswert. Die Reaktionsfähigkeit des Gewebes wird durch die sog. Ätherprobe untersucht. Injiziert man einmal oder mehrere Male 1 cm³ leichtangefärbten Äthers unter die Haut, so fließt nach den Feststellungen von Rebouillat die Flüssigkeit beim Scheintoten aus der Injektionsöffnung wieder heraus, während sie nach Eintritt des Todes unter der Haut bleibt. Bei Nachuntersuchungen im Heidelberger Institut konnten wir uns jedoch *nicht* von der Regelmäßigkeit dieses Verhaltens überzeugen. Einleuchtend erscheint eine Lebensprobe, die darauf abzielt, von einem scheinbar Toten ein *EKG* aufzunehmen. Zu diesem Zweck ist sogar ein transportables, aus einer Batterie gespeistes, leicht zu bewegendes Gerät unter der Bezeichnung „Elektrobioskop" von Gildemeister und Schindler konstruiert worden (Rauh); praktische Erfahrungen im größeren Umfange sind jedoch nicht bekannt geworden. Am sichersten von allen Todesproben ist wohl die *Arteriotomie*, also ein Aufschneiden der Arteria radialis nach Freipräparierung. Sollte es hierbei wider Erwarten zu einer pulsierenden Blutung kommen, so ist ein Abklemmen und eine Unterbindung der Arterie praktisch nicht schwierig und bedeutet auch keine wesentliche Schädigung des Scheintoten. Auch diese Methode ist natürlich nur dem Arzt vorbehalten. Nach meinen Beobachtungen ist es in Großstädten nicht vereinzelt, daß ältere Personen testamentarisch oder auch mündlich gegenüber den Angehörigen um Durchführung der Arteriotomie bitten, und es bestehen sicherlich für den Arzt nicht die geringsten Hinderungsgründe, diesem Wunsche zu willfahren.

Aus allen diesen Erfahrungen ergibt sich, daß der Arzt bei der Feststellung des Todes sorgfältig und vorsichtig vorgehen muß. Genaue klinische Untersuchung muß durchgeführt werden. Auch ist bei unerwarteten Todesfällen die Anwendung einer möglichst geeigneten Lebensprobe ratsam. Nach meiner Auffassung sind neben der Arteriotomie, die man nur mit dem Einverständnis der Angehörigen durchführen wird, die Feststellung der Deformierbarkeit der Pupille und vielleicht auch die Einträuflung von einer 1%igen Fluorescinlösung in den Conjunctivalsack mit nachfolgender längerer Beobachtung am zweckmäßigsten. Selbst das Erkalten und ein beginnendes Starrwerden der Gliedmaßen sind noch keine völlig sicheren Todeszeichen, da sie auch bei der Vita minima vorkommen. Erst das Auftreten der ersten Leichenflecke (s. unten) kann bei sorgfältiger und gewissenhafter Beobachtung als völlig sicheres Todeszeichen gelten. Es wird daher mit Recht in den Leichenschauordnungen vieler Staaten gefordert, daß die Leiche vom Leichenschauer zweimal besehen wird, und zwar das zweite Mal nach Ablauf mehrerer Stunden.

Der Leser dieser Darstellung kann zu dem Eindruck kommen, daß unter diesen Umständen die Feststellung des Todes zu den allerschwierigsten ärztlichen Aufgaben gehört. Dies ist praktisch natürlich nicht so. Bei einem in der Klinik unter den Augen des Pflegepersonals verstorbenen Patienten genügt im großen und ganzen eine sorgfältige Auskultation und Beobachtung des Pulses und der Atmung. Wird aber von den Angehörigen ein scheinbar noch lebender, bewußtloser Mensch in ein Krankenhaus eingeliefert und stellt der Arzt vor den Augen der Angehörigen den Tod fest, so kann er nicht sorgfältig genug vorgehen, um sich vor späteren Vorwürfen zu schützen. Zum mindesten wird er die üblichen klinischen Methoden vor den Augen der Angehörigen anwenden müssen. Er darf auch nicht versäumen, die Reflexe und die Pupillen zu prüfen. Daß hier Mißhelligkeiten entstehen können, zeigt folgender Vorfall:

Eine Mutter, die Krankenschwester war, fand zu Hause ihr Kind bewußtlos vor: es war Leuchtgas ausgeströmt. Sie brachte das Kind in dem Sanitätswagen in die innere Abteilung eines Krankenhauses. Der diensthabende Arzt untersuchte etwas flüchtig und erklärte das Kind für tot. Als die Mutter auf die rosige Gesichtsfarbe hinwies (CO-Einwirkung), wurde der Arzt unfreundlich und erklärte kurz, daß therapeutische Maßnahmen keinen Sinn hätten. Die Mutter gab sich nicht zufrieden, sondern fuhr mit dem Kinde in die Kinderabteilung des Krankenhauses. Der diensthabende Arzt dieser Abteilung konnte gleichfalls kein Leben feststellen, verabfolgte jedoch zur Beruhigung der Mutter Injektionen. Die Mutter erstattete Anzeige gegen den Arzt der inneren Abteilung. Der Arzt der Kinderabteilung, der von den Vorgängen in der inneren Abteilung nichts wußte, berichtete auf Anfrage der Staatsanwaltschaft, die Augen des Kindes seien noch klar gewesen, daher habe er Injektionen verabfolgt. Der Staatsanwalt schloß aus dieser Äußerung, daß der Pädiater damit gemeint habe, das Kind habe noch gelebt, und leitete Maßnahmen gegen den Arzt der inneren Abteilung ein. Erst die Orientierung beim Gutachter klärte, daß der Arzt der Kinderabteilung mit dem Ausdruck „die Augen waren noch klar" gemeint habe, die postmortale Trübung der Cornea (s. S. 29) sei noch nicht eingetreten gewesen. Das Verfahren gegen den Arzt der inneren Abteilung wurde auf Grund des Gutachtens eingestellt.

e) Leichenschau.

Die Leichenschau ist wohl in fast allen Kulturstaaten durch Gesetz oder Verordnung geregelt. Durch sie soll nicht nur der Tod festgestellt werden, sie soll auch möglichst sicher Auskunft über die Todesursache erteilen, und zwar so sicher, daß eine statistische Auswertung erfolgen kann; sie soll vor allen Dingen auch über die Frage natürlicher Tod oder nicht natürlicher Tod Aufschluß geben und verhindern, daß beachtliche straf- oder zivilrechtliche Tatbestände unbeachtet bleiben. Eine spätere Exhumierung mindert bekanntlich die Sicherheit der Ergebnisse. Ist eine Feuerbestattung vorangegangen, so ist eine spätere Untersuchung der Leiche unmöglich.

Man wird verlangen müssen, daß der Leichenschauer — er sei Arzt oder nicht Arzt — bei *unklaren* Todesfällen die Leiche im *unbekleideten* Zustand besieht, und auch nicht unterläßt, die *Rückseite* der Leiche einer Untersuchung zu unterziehen.

In *Großbritannien* ist im Totenschein zum Ausdruck zu bringen, daß der Testant ein qualifizierter und eingetragener Arzt ist (SIMPSON). Auch in *Frankreich* wird auf die Richtigkeit und Sorgfalt der Ausstellung des Totenscheines durch den Arzt großer Wert gelegt. Der Amtsarzt hat ein gewisses Aufsichtsrecht. Doch werden dem Arzt bezüglich der Angaben von Einzelheiten in Richtung des Berufsgeheimnisses gewisse Konzessionen gemacht (MARTIN). In *Deutschland* ist das Leichenschaurecht wenig einheitlich. Erst in letzter Zeit ist es für die DDR. durch Anordnung vom 9. 3. 49 (Zentralverordnungsblatt Nr. 34 vom 6. 5. 49) vereinheitlicht worden. Die Leichenschau ist hiernach dem Arzt vorbehalten, und zwar dem behandelnden Arzt und beim unerwarteten Tode dem nächstwohnenden Arzt. Falls eine *Feuerbestattung* beabsichtigt ist, muß der Amtsarzt die Leichenschau vornehmen. Ist die Todesursache unklar, so kann das Gesundheitsamt die Leichenöffnung anordnen (sog. *Verwaltungssektion*). Kommt ein nicht natürlicher Tod in Frage, so muß dies von dem bescheinigenden Arzte sorgfältig angegeben werden. In *Westdeutschland* wird in den norddeutschen Ländern die Leichenschau gleichfalls vom behandelnden Arzt oder einem sonst zugezogenen Arzt vorgenommen. Auch hier sind etwaige Verdachtsmomente auf einen nicht natürlichen Tod anzugeben. Nur in Einzelfällen in ländlichen Gegenden tritt noch der Laienleichenschauer in Funktion. In *Süddeutschland* haben wir einheitlich das Prinzip der sog. *Bezirksleichenschau*. Für bestimmte Bezirke werden Leichenschauer bestellt, wobei es sich in den meisten Fällen um Ärzte handelt. Der behandelnde Arzt nimmt hier also meist nicht die Leichenschau vor. Dieses Prinzip hat den Vorteil, daß die Feststellung der Wahrheit nicht durch Rücksichten auf die Mentalität der Angehörigen getrübt wird. Außerdem kann der Bezirksleichenschauer viel leichter beaufsichtigt werden, als ein zufällig hinzugerufener Arzt, der den Totenschein ausstellt. Im Lande Baden war auf Grund einer alten Bestimmung die ärztliche Leichenschau grundsätzlich ausgeschaltet. Es gibt an sich nur Laienleichenschauer, die aber verpflichtet sind, beim behandelnden Arzt genaue Erkundigungen einzuziehen. Da diese Laienleichenschauer straff beaufsichtigt werden können, sind die Erfahrungen mit diesem System gute, so abartig sich die Bestimmungen auch anhören mögen. In letzter Zeit geht man aber auch hier dazu über, Ärzte als Leichenschauer zu bestellen. Bei *Feuerbestattung* ist auch in Westdeutschland immer ein amts- oder gerichtsärztliches Zeugnis erforderlich. Kommt ein nicht natürlicher Tod in Frage, oder handelt es sich um einen unbekannten Toten, so ist eine Beerdigung der Leiche nur nach Freigabe durch die Staatsanwaltschaft oder das Amtsgericht zugelassen (§ 159 StPO.).

Literatur.

BLIEDUNG: Dtsch. Z. gerichtl. Med. **6**, 32 (1926).
DANIEL: Ann. Hyg. publ. **18**, 100 (1940). Ref. Dtsch. Z. gerichtl. Med. **33**, 336 (1940).
FRANKE: Arch. Kreislaufforsch. **11**, 136 (1942).
HABERDA: Lehrbuch der gerichtlichen Medizin, S. 1022. Berlin u. Wien 1927. Hier genaue Literatur.
JELLINEK: Med. Welt **1929**, 528. — JUNGMICHEL u. MUSICK: Dtsch. Z. gerichtl. Med. **34**, 236 (1940).
MARTIN, ÉTIENNE: Précis de Médicine légale, S. 148. Paris 1938. — MEIXNER: Beitr. gerichtl. Med. **1**, 221 (1911). — Dtsch. Z. gerichtl. Med. **32**, 267 (1939/40). — MERKEL: Erg. Path. **33**, 1 (1933). — MOEVES: Arch. Kriminol. **72**, 311 (1920). — MUELLER, B.: Med. Welt **1942**, 468; **1943**, 34. — Dtsch. Z. gerichtl. Med. **37**, 218 (1943). — MUROLS: Ref. Dtsch. Z. gerichtl. Med. **31**, 73 (1939).
NEVES: Le masque du cadavre. Lissabon 1931. Ref. Dtsch. Z. gerichtl. Med. **22**, 57 (1933).
PEIPER: Jb. Kinderheilk. **127**, 157 (1930). — PIÉDELIÈVRE: Bull. Acad. Nat. Méd. **132**, 565 (1948). — POPPER: Arch. of Path. **46**, 132 (1948). Ref. Ber. allg. u. spez. Path. **4**, 207 (1949).
RAUH: Münch. med. Wschr. **1941** I, 351. — RAUTENBERG: Dtsch. med. Wschr. **1919**, 1217. — REBOUILLAT: Ann. Méd. lég. etc. **28**, 196 (1948). — REUTER, F.: Lehrbuch der gerichtlichen Medizin, S. 273. Berlin u. Wien 1933. — RITTER: Dtsch. Z. gerichtl. Med. **20**, 144 (1933). — ROLFFS: Praktisches Handbuch zu gerichtlich-medizinischen Untersuchungen. 1840. Zit. nach B. MUELLER. — ROSSOW: Beitr. gerichtl. Med. **17**, 121 (1943). — RUSSAKOW: Russ. Arch. Path. **8**, 39 (1946). Ref. Zbl. Path. **83**, 266 (1945/48).
SCHELLONG: Z. exper. Med. **36**, 297 (1923). — SCHMIDT, O.: Dtsch. Z. gerichtl. Med. **12**, 210 (1928). — SCHÜMMELFELDER: Naturwiss. **1948**, 346. — Verh. dtsch. Ges. Path. (33. Tagg.) **1950**, 65. — SIMPSON: Forensic Medicine, S. 3. London 1946. — SJÖVALL: Vjschr. gerichtl. Med. **43**, 28, 289 (1912). — SPECHT: Dtsch. Z. gerichtl. Med. **34**, 213 (1941). — STOTZ: Zur Beurteilung des Fettgehaltes der Leber. Med. Diss. Heidelberg 1951. — STRASSMANN, G.: Lehrbuch der gerichtlichen Medizin, S. 147. Stuttgart 1931. — STRUGGER: Naturwiss. **34**, 267 (1947).
TONELLI: Arch. Kriminol. **92**, 161 (1933).
WALCHER: Scheintod. In Handwörterbuch der gerichtlichen Medizin, S. 634. Berlin 1940. — WILLER: Dtsch. Z. gerichtl. Med. **6**, 22 (1926).
ZOLLINGER: Schweiz. med. Wschr. **1949**, 45.

III. Die Leichenveränderungen.

Von den Leichenveränderungen mögen der Reihe nach beschrieben werden: Die *Eintrocknung*, die *Abkühlung*, die *Hypostase* nebst *Totenflecken* und *Imbibitionen*, die *Leichenstarre* und die einzelnen Arten der *Leichenzersetzung*, nebst Einwirkungen des *Tierfraßes*.

a) Eintrocknung.

Nach dem Tode sinken mit Aufhören der Zirkulation Blut und Gewebeflüssigkeit an der Leiche nach unten ab, wie des Näheren bei der Besprechung der Hypostase noch zu schildern sein wird. Durch dieses Absacken von Flüssigkeit werden die höher gelegenen Hautpartien und Körperorgane flüssigkeitsärmer, durch physikalische Einwirkung von außen her (erwärmte Luft, Wind, allgemeine Verdunstungserscheinungen) wird ihre Flüssigkeitsarmut noch vermehrt. Hautpartien mit physiologisch dünnem Epithel, fernerhin Hautpartien, in deren Bereich das Stratum corneum infolge irgendwelcher vorangegangener Gewalteinwirkungen fehlt oder besonders dünn geworden ist, trocknen daher ein. Es entstehen recht auffällige Verfärbungen, die zunächst gelblich, später braungelb und zuletzt braun sind. Bei histologischer Untersuchung erkennt man im Bereiche dieser Hautpartien, daß das Stratum corneum fehlt; das Stratum germinativum ist mitunter verklumpt, mitunter auch mehr hyalin. Recht auffällig ist, daß vielfach sämtliche Schichten des geschichteten Plattenepithels, auch die Zylinderzellen der Basalschicht, quergestellt sind. Es handelt sich hier offenbar um Eintrocknungserscheinungen. Wir finden derartige Befunde sowohl bei postmortalen Hautvertrocknungen als auch bei vital entstandenen (Abb. 1). Eine besondere gerichtsmedizinische Bedeutung in Hinsicht der

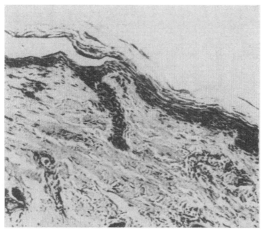

Rekonstruktion des Tatherganges kommt diesen Befunden nicht zu (B. MUELLER). Auch während des Lebens kann man an der Haut an Schrammen, die nicht sezernieren, gleichartige Eintrocknungserscheinungen beobachten.

Da bei Kinderleichen, insbesondere bei Neugeborenen, die Oberhaut dünn ist, kommt es hier leicht zu Hautvertrocknungen, besonders an Stellen, die ekzematös verändert waren. Hatte das Kind während des Lebens am Halse ein intertriginöses Ekzem, in dessen Bereich das Stratum corneum abgegangen war, so können an diesen

Abb. 1. Abgeflachtes Epithel mit Längsstellung der Basalzellen im Bereiche einer postmortalen Hautvertrocknung.

Stellen auffällige Vertrocknungserscheinungen auftreten, die unter Umständen Würgemale vortäuschen. Bei Erwachsenen pflegen nach dem Tode auch ohne vorangegangene Läsionen das Lippenrot und Teile des Scrotums bräunlich zu

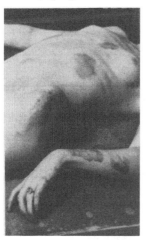

vertrocknen. Am Scrotum können diese Vertrocknungserscheinungen im Verlaufe von 24—48 Std, auch bis zur Tunica albuginea der Hoden übergehen (MERKEL). Auch die vorderen Partien des Praeputiums und bei weiblichen Leichen Teile der kleinen Labien können eintrocknen; läuft säurehaltiger Mageninhalt aus dem Munde des Toten, so wird im Bereiche dieser Partien das Stratum corneum aufgelockert oder abgehoben. Auch diese Partien trocknen späterhin bräunlich ein und können dann Ätzstreifen vortäuschen, wie wir sie nach Säurevergiftungen beobachten. Auch eine etwas heftig durchgeführte künstliche Atmung kann zu Oberhautabschürfungen an beiden Brustseiten führen, die später bräunlich eintrocknen (Abb. 2). Wird jemand nach dem Tode rasiert, und werden dabei kleine Epithelverletzungen verursacht, so ist mitunter am nächsten Tage der Hals von bräunlich

Abb. 2. Postmortale Hautvertrocknung an beiden Brustseiten nach künstlicher Atmung (Verkehrsunfall).

aussehenden Kratzern geradezu übersät, ein Befund, den der Unkundige sich zunächst nicht erklären kann. Lädieren Insekten (Ameisen, Käfer, Schaben usw.) die

Haut, so erkennt man gleichfalls späterhin an diesen Stellen bräunliche Hautvertrocknungen, die im ersten Augenblick schwer zu deuten sind. Über die zeitlichen Verhältnisse der Entstehung der Hautvertrocknungen ist nichts Näheres bekannt. Die Zeit, die bis zu ihrer Entstehung vergeht, ist offenbar sehr verschieden, wie ich bei einem Versuch, hierüber genauer Aufschluß zu bekommen, feststellen mußte.

Auch das *Auge* bleibt von den Eintrocknungen nicht verschont, auch dann nicht, wenn die Augenlider geschlossen sind. Die dreieckigen gelblichbraunen Flecken auf der Sklera zu beiden Seiten der Cornea sind die Folge der

Eintrocknung. Die Cornea trocknet im Laufe der Zeit auch bei geschlossenen Augen ein; sie beginnt sich 24 Std nach dem Tode zu trüben und wird schließlich undurchsichtig, so daß eine Beobachtung der Pupillen nicht mehr möglich ist. Der Bulbus wird weicher und flacher. Der *intraoculare Druck* nimmt nach dem Tode progressiv ab. Die Art der Abnahme ist am Heidelberger Institut in neuerer Zeit von STAHL untersucht worden. Er wurde nach ihren Ergebnissen nach höchstens 7—8 Std nach dem Tode so gering, daß er nicht mehr meßbar war. Lagen perforierende Verletzungen des Schädels vor, so sank er noch schneller. Der Modus des Absinkens in dieser Zeit, der kurvenmäßig dargestellt wurde, war nicht so regelmäßig, daß man hinsichtlich der Todeszeit bestimmte Schlüsse ziehen könnte.

Bleiben die Augen nach dem Tode offen, so sind Trübungen der Hornhaut schon $1^3/_4$ Std nach dem Tode beobachtet worden (Abb. 3). Wir wissen auch, daß bei langanhaltenden tiefen Narkosen schon intra vitam eine Trübung der Hornhaut beginnen kann, sofern der Narkotiseur nicht für eine gute Befeuchtung sorgt. Bei frisch Gestorbenen kann mitunter eine Schicht von Schleim und abgeschilfertem Epithel zu Unrecht eine bereits begonnene Hornhauttrübung vortäuschen. Bei ekantropionierten Augen von Greisen sind die durch Vertrocknung an der Leiche bedingten Entstellungen mitunter recht erheblich (MERKEL, WALCHER).

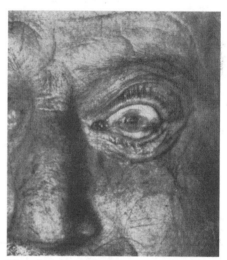

Abb. 3. Postmortale streifenförmige Eintrocknung der Cornea und Sklera nach spaltförmigem Offenbleiben der Augen.

Auch in den *inneren Organen* kann die Eintrocknung gewisse Veränderungen hervorrufen. So kleben die Lungen mitunter am Zwerchfell und am parietalen Herzbeutel infolge Trockenheit an, ohne daß entzündliche Veränderungen vorangegangen sind. Man erkennt dann nach dem Loslösen der Verklebungen an der Zwerchfelloberfläche eine flächenhafte Eintrocknung mit bräunlich-gelblicher Verfärbung. Die Retraktion der Lungen bei ausgetrockneten Leichen wird gleichfalls auf Eintrocknungserscheinungen und auf Diffusion der Alveolarluft in dem Pleuraspalt zurückgeführt (MERKEL). Nach meinen Beobachtungen kleben bei flüssigkeitsarmen Leichen gelegentlich auch die Darmschlingen so aneinander, daß man im ersten Augenblick an die Möglichkeit einer beginnenden Peritonitis denkt.

Der postmortale Wasserverlust führt zu einer Minderung des *Gewichtes* des Gesamtkörpers und der einzelnen Organe. Der Gewichtsverlust ist um so größer, je kleiner das Volumen der Leiche ist. Früchte verlieren an Gewicht, je unreifer sie sind, und zwar Früchte vom 6. Schwangerschaftsmonat durchschnittlich täglich 48 g, im 7. Schwangerschaftsmonat durchschnittlich täglich 21 g. Bei Regenwetter kann das Gewicht wieder zunehmen. Bei Kindern, die schon 1—2 Tage gelebt haben, ist der postmortale Gewichtsverlust geringer als bei Totgeburten (IPSEN und GREGORI, zit. nach MERKEL).

Literatur.

HABERDA: Lehrbuch der gerichtlichen Medizin, S. 1034. Berlin u. Wien 1927.
MERKEL: Erg. Path. **33**, 44 (1937). — MUELLER, B.: Dtsch. Z. gerichtl. Med. **23**, 334 (1934). — Münch. med. Wschr. **1937** I, 1021.

STAHL: Der intraoculare Druck nach dem Tode. Med. Diss. Heidelberg 1950.
VEIGA DE CARVALHO: Arch. Soc. Med. leg. e Criminol. S. Paulo **7**, 9 (1936). Ref. Dtsch. Z. gerichtl. Med. **27**, 346 (1937).
WALCHER: Leichenerscheinungen. In Handwörterbuch der gerichtlichen Medizin, S. 435. Berlin 1940.

b) Abkühlung.

Die Temperatur des menschlichen Körpers wird durch Oxydation auf einer Temperatur von 37° C gehalten. Nach Aufhören des Stoffwechsels kühlt der Körper nach dem Tode ab. Die Schnelligkeit des Abkühlens hängt von einer größeren Anzahl von schwer zu erfassenden Faktoren ab, so von der Außentemperatur, vom Fettpolster, vom Volumen der Leiche, von der Kleidung; weiterhin sind von Einfluß die Körperoberfläche und der Feuchtigkeitsgehalt der Umgebung, auch spielen die Größe der Auflagefläche und die Art der Unterlage (Erde, Stein, Marmor des Leichentisches usw.) eine Rolle; die Größe der Auffliegefläche beträgt bei Erwachsenen im Mittel etwa 5%, bei Kindern etwa 10% der Gesamtoberfläche des Körpers.

Man gibt als *Faustregel* an, daß die Temperatur des Körpers nach dem Tode in 1 Std etwa um 1° C absinkt. Ich war früher bemüht, mit dem elektrischen Widerstandsthermometer an Leichen die Abnahme der Mastdarmtemperatur kymographisch aufzuschreiben, und zwar konnte mit den Messungen zum Teil schon nach 10 min bis 1¹/₂ Std nach Eintritt des Todes begonnen werden. Dabei ergaben sich ziemlich regelmäßige, gemäßigt exponentielle Kurven; die Temperatur sinkt anfangs schneller, später langsamer. Die Abnahme betrug in den ersten 4 Std tatsächlich ungefähr 1° C je Stunde, später aber viel weniger. Durch Darstellung von extremen Kurven mit langsamer Abkühlung (Leiche mit gutem Fettpolster) und schneller Abkühlung (magere Leiche) und kalter und warmer Jahreszeit habe ich versucht, für die Abkühlung gewisse Normen aufzustellen (s. Abb. 4). Bei der Feststellung der Todeszeit können sie jedoch nur mit größter Kritik und Vorsicht unter Berücksichtigung der gesamten Umstände mitverwertet werden, und zwar auch nur, wenn es sich um die Leichen von Erwachsenen handelt, und wenn die Temperatur während der Lagerung nicht sonderlich gewechselt hat.

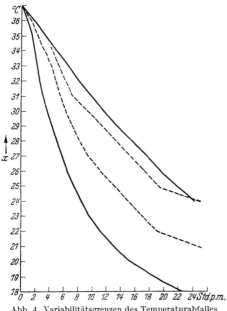

Abb. 4. Variabilitätsgrenzen des Temperaturabfalles von in Sommermonaten (gestrichelte Kurven) und in Wintermonaten (ausgezogene Kurven) rektal gemessenen Leichen [nach B. MUELLER: Dtsch. Z. gerichtl. Med. **29**, 160 (1938)].

Nachprüfungen an einem größeren Material (SCHWARKE) mahnen gleichfalls zu erheblicher Vorsicht. Hier und da gibt es postmortale Temperatursteigerungen, nicht nur, was bei der gerichtlichen Medizin keine große Rolle spielen dürfte, bei Personen, die an fieberhaften Krankheiten gestorben sind, sondern auch nach plötzlichen Todesfällen aus der Gesundheit heraus, und zwar wurden diese Temperatursteigerungen bei 244 Leichen in 16,4% beobachtet. Eine bestimmte Ursache für diese postmortale Temperatursteigerungen war nicht ersichtlich; sie fielen fast alle in die Sommermonate, so daß ein klimatischer

Einfluß in Frage kommt. Zusammenhänge mit dem Erstickungstode wurden nicht vorgefunden. Neben den postmortalen Temperatursteigerungen gab es vereinzelt auch überraschend starke Abkühlungen in der Art, daß die Temperatur schon in $^1/_2$ Std auf 30^0 C abgesunken war, obwohl die Leiche nicht in der Winterkälte gelegen hat. SCHOURUP maß neuerdings die Temperatur der Achselhöhle und mittels einer Sondervorrichtung (eines Thermoelementes) die Temperatur des Liquors in der Cisterne in den ersten 15 Std nach dem Tode, der Abfall war ungefähr linear; doch waren die Variationsgrenzen der Achseltemperatur recht erheblich; sie schwankten nach 3 Std zwischen 33 und 35^0 und nach 9 Std zwischen 18 und 33^0 C.

Bei erheblich in Fäulnis übergegangenen Leichen beobachtet man manchmal erhebliche postmortale Temperatursteigerungen; sie fühlen sich ausgesprochen warm an. Wahrscheinlich handelt es sich um bakteriell bedingte Zersetzungserscheinungen. Diese Art von Temperatursteigerungen stellen kaum eine Fehlerquelle dar. Es wird niemanden einfallen, bei einer hochgradig verfaulten Leiche die Todeszeit durch Temperaturmessung bestimmen zu wollen.

Aber auch wenn man die rectale Temperatur, zu deren Messung am Tatort das Fieberthermometer meist nicht ausreichen wird, nicht berücksichtigt, so hat doch die *praktische* Erfahrung zu gewissen Regelmäßigkeiten geführt. Die Abkühlung der Füße, der Hände und des Gesichtes ist in der Regel schon nach 1—2 Std merkbar, während die übrigen bekleideten Körperteile noch lauwarm erscheinen, nach 4—5 Std wird auch hier die Abkühlung merkbar. Die Magengrube, die Achselgruben und die Oberschenkelspalte (Geschlechtsteile) erkalten aus begreiflichen Gründen am spätesten, was für die Todeszeitbestimmung von Wichtigkeit ist (MERKEL).

Durch die Abkühlung nimmt das *Fett* des Körpers eine vermehrte Konsistenz an; sei es durch postmortalen Flüssigkeitsverlust, sei es durch Veränderungen der Konsistenz des Fettes, sei es durch autolytische Vorgänge, ändert sich post mortem auch die Konsistenz der Leber, was durch exakte Messungen festgestellt worden ist (WEGELIN). Die Konsistenz nimmt post mortem zunächst zu, erreicht im allgemeinen in 10 Std ihr Maximum und fällt dann wieder ab. Neugeborenen- und Säuglingsleichen mit gutem Fettpolster werden im Laufe der Abkühlung dadurch etwas starr, daß sich die Konsistenz der Stearin- und Palmitinsäure vermehrt (sog. Fettstarre). Hierdurch kann beginnende Todesstarre vorgetäuscht werden. Die sich bei dieser Erstarrung des Fettpolsters bildenden Falten von ziemlich starrer Konsistenz im Bereich des Halses können dem Unkundigen Strangulationsfurchen vortäuschen. Da die Oberhaut der Leiche immer etwas feucht ist, wird sie sich infolge Verdunstung der Oberflächenfeuchtigkeit etwas naßkalt anfühlen. Der daran nicht Gewöhnte schauert unwillkürlich zusammen, man spricht in solchen Fällen von *Marmorkälte* der Leiche. Kommen Leichen aus dem Kühlraum in einen Raum höherer Außentemperatur, so kommt es zu vermehrter Verdunstung. Die Oberfläche ist besonders feucht, so daß man den Eindruck eines „Schwitzens" der Leiche erhält. Hier handelt es sich jedoch um rein physikalische Vorgänge, die mit vitalen Erscheinungen nichts zu tun haben.

Literatur.

LAVES: Das postmortale Verhalten der Körpertemperaturen. In PONSOLDS Lehrbuch der gerichtlichen Medizin, S. 120. Stuttgart 1950.

MERKEL: Erg. Path. **33**, 9 (1937). — MUELLER, B.: Dtsch. Z. gerichtl. Med. **28**, 172 (1937); **29**, 158 (1938).

SCHOURUP: Todeszeitbestimmung (dänisch). Kopenhagen 1950. — SCHWARKE: Dtsch. Z. gerichtl. Med. **31**, 256 (1939).

WALCHER: Stichwort Leichenerscheinungen. In Handwörterbuch der gerichtlichen Medizin, S. 435. Berlin 1940. — WEGELIN: Verh. dtsch. Ges. Path. (25. Tagg.) **1930**, 230.

c) Hypostase nebst Leichenflecken und Imbibition.

Unter Hypostase verstehen wir eine Senkung des Blutes und der Gewebsflüssigkeit nach Aufhören der vis a tergo entsprechend der Schwerkraft nach unten zu. Das Auftreten von Totenflecken ist die Folge der Hypostase. Das

Eintreten der Durchtränkung des Gewebes mit dem Blutfarbstoff *(Imbibition)* hat zur Voraussetzung die *Hämolyse.* Die Hämolyse ist ein autolytischer Vorgang und gehört eigentlich zum Abschnitt „Leichenzersetzung". Da Hämolyse und Imbibition aber zeitlich mit dem Vorgang der Hypostase verknüpft sind, wird es notwendig sein, beide Vorgänge, obwohl sie eine verschiedene Genese haben, im Zusammenhang zu besprechen.

Hypostase und Hämolyse sind in ihrem Auftreten und in ihren Beziehungen zueinander zum Teil auch abhängig von dem physikalisch-chemischen Verhalten des Blutes in den ersten Stunden nach dem Tode. Wenn das Blut nach dem Tode flüssig bleibt oder bald wieder flüssig wird, so sedimentiert es sich nach den Gesetzen der Schwerkraft. In jedem vom Blut ausgefüllten Hohlraum des Körpers, also den Herzventrikeln und den großen Gefäßen, sowie in den anderen Buträumen, sinken die Erythrocyten nach unten, so daß die darüber gelegenen Bezirke plasmareicher werden. Außerdem spielen *Gerinnungsvorgänge* eine Rolle. Sogar die Frage der vitalen Blutgerinnung ist noch immer in Fluß. Die Vorgänge werden mit Zunahme unserer Kenntnisse eher komplizierter als einfacher (Zusammenstellung unseres gegenwärtigen Wissens aus dem Jahre 1949 s. LENGGENHAGEN, ferner RIEBEN). Noch unklarer ist die Frage der postmortalen Blutgerinnung. Wir wissen aus allgemeinen Erfahrungen, daß man bei der Sektion von Leichen neben flüssigem Blut Cruor- und Speckhautgerinnsel vorfindet. Es entspricht weiterhin der geläufigen Auffassung, daß bei der Sektion von Personen, die einem Erstickungstode erlegen sind, aber auch bei solchen, bei denen ein anderer schneller Tod eingetreten ist (sog. zentrale Tode), das Blut im allgemeinen flüssig vorgefunden wird, wenn man nicht ausnahmsweise sehr schnell nach dem Tode seziert. Die Entstehung der Cruor- und Speckhautgerinnsel erfolgt nach der jetzt herrschenden Ansicht postmortal. Wenn man Querschnitte durch das Leichenherz makroskopisch betrachtet, erkennt man, daß die Speckhautgerinnsel sich in den hoch gelegenen Partien gebildet haben (MERKEL). Man wird also annehmen müssen, daß die Entstehung der Speckhautgerinnsel dadurch zustande kommt, daß das Blut nach Eintritt der Segmentierung gerinnt; denn das Speckhautgerinnsel ist ja im großen und ganzen geronnenes Blutplasma. Es enthält allerdings recht zahlreiche Leukocyten, so daß sich die Frage ergibt, ob dieser Leukocytenreichtum des Speckhautgerinnsels nicht mit einer agonalen Leukocytenausschwemmung zusammenhängt. Insofern könnten noch gewisse Beziehungen zwischen der Entstehung des Speckhautgerinnsels und vitalen bzw. agonalen Vorgängen bestehen.

Das mehr oder minder vollständige Ausbleiben der postmortalen Blutgerinnung beim Erstickungstode und beim zentralen Tode, wie es in den Lehrbüchern beschrieben wird, hat man landläufig mit dem Bestehen einer größeren CO_2-Spannung in der Zeit vor dem Tode in Zusammenhang gebracht. Daß das Blut auch beim Erstickungstode schnell gerinnt, aber schon in den ersten 24 Std verflüssigt wird, ergibt sich schon aus Mitteilungen älterer Zeit (CORIN und BROUARDEL, ROLL u. a., ausführliches Schrifttum siehe bei BERG und SCHLEYER). Sie waren zum Teil in Vergessenheit geraten. Untersuchungen und Experimente der neuesten Zeit unter Anwendung moderner physiologisch-chemischer Verfahren hat dieses Verhalten wieder in den Vordergrund des Interesses gerückt.

Daß das Blut zunächst auch postmortal gerinnen kann ist sicher. Die Verhältnisse scheinen sogar so zu liegen, daß das Blut nicht selten nach dem Tode gerinnt und späterhin (z. B. beim Erstickungstode) völlig verflüssigt wird. Diese Wiederverflüssigung wird im Schrifttum als Dekoagulation oder auch als Fibrinolyse bezeichnet (BERG, SCHLEYER). Sie war in der letzten Zeit Gegenstand eingehender Studien. Sie scheint um so vollständiger zu sein, je länger die Herztätigkeit die Atmung überdauert (LAVES). Die Erhöhung des Blutzuckergehaltes in den Gefäßen der Peripherie bei plötzlichen Todesfällen, wie sie THORSEN nachgewiesen hat, läßt an die Möglichkeit denken, daß bei dieser Fibrinolyse auch der Blutzuckergehalt eine Rolle spielen könnte. In der Tat stieg er auch bei experimentellen Erstickungen von Tieren in den peripheren Gefäßen an, wie in noch nicht veröffentlichten Untersuchungen von H. KLEIN nachgewiesen wurde. Auch denkt man an die Mitwirkung des Trypsins (LENGGENHAGER). Die experimentellen Ergebnisse von HALSE wiesen auf eine Beteiligung der Serumphosphatide beim Fibrinabbau hin. Die Lösung des Fibrins bei der Dekoagulation des Blutes, sei es während des Lebens, sei es nach dem Tode, wird zurückgeführt auf die proteolytische Aktivität des Blutes, deren Zustandekommen durch das Vorhandensein einer größeren Reihe von proteolytischen Fermenten zurückgeführt wird (Einzelheiten s. Spezialschrifttum). MARGARETE JAKZST untersuchte am Heidelberger

Institut unter Leitung von H. KLEIN die proteolytische Aktivität des Leichenblutes nach der Methode von UTKIN-LJUBOWZOW; es zeigte eine 4—9fache größere Aktivität als Frischblut. Besonders groß war sie im Leichenserum bei Personen, die unter den Erscheinungen der Kachexie verstorben waren. Sie nahm von der 5. Std nach dem Tode an laufend zu, erreichte zwischen 24 und 48 Std nach dem Tode ihren Höhepunkt und blieb bis zu 70 Std nach dem Tode hoch. Bakteriologische Kontrolluntersuchungen zeigten keinen Zusammenhang zwischen der proteolytischen Aktivität und dem Bakteriengehalt. Bei plötzlichen Todesfällen gewaltsamer Art schien ebenfalls ein Unterschied hinsichtlich der proteolytischen Aktivität gegenüber anderen Todesursachen zu bestehen. Doch war das einschlägige Material nicht groß genug, um ein einwandfreies Resultat zu gewährleisten.

In umfassender Weise nahm sich weiterhin BERG des Problems der Dekoagulation an. Danach kommt es zu einer postmortalen Fibrinolysesteigerung bei Verblutung und bei Erstickung, wobei unter Erstickung ein schneller Sauerstoffentzug, gleich welcher Art, verstanden wird. Auch ein zentraler Tod würde bei dieser Definition zu den Todesfällen durch Erstickung gehören. Das Zustandekommen der postmortalen Dekoagulation wird in erster Linie auf agonale Vorgänge mit ihren Folgen für das Phosphatid-Fibrinolysesystem verantwortlich gemacht. Es handelt sich im einzelnen um das Auftreten von Adrenalin bzw. Arterinol, Histamin, Adenylsäure und um die von v. EULER angegebene Substanz P. Ferner wirken auch postmortale Verhältnisse ein. Der Phosphatidgehalt des Pfortader- und Milzvenenblutes war bei den Untersuchungen von BERG höher als der des übrigen Serumblutes. Nach Elektroschock zeigte sich eine Vermehrung des Serumphosphatids. Milzexstirpation im Tierversuch führte eine Senkung des Phosphatidspiegels herbei, ebenso die Behandlung der Serumproben mit Ultraschall. Der Phosphatidspiegel im Leichenserum zeigte innerhalb der ersten 48 Std nur eine geringfügige Änderung. Die fibrinolytische Aktivität im Leichenserum, die BERG nach einer eigenen Methode untersuchte, sank nach anfänglich geringer Zunahme in 1—2 Tagen langsam auf Null ab. Sie war stärker ausgebildet in der Pfortader und in der Milzvene und geringer im Blut der Hohlvene. Im Reagensglas ließ sich durch Harnstoffzusatz eine Steigerung der Fibrinolyse erzeugen. Ultraschallbehandlung führte zunächst zu einer Aktivisierung, später zu einer Verringerung der Fibrinolyse.

Unabhängig von BERG untersuchte SCHLEYER das Verhalten des Leichenblutes bezüglich seiner Gerinnungsfähigkeit. Nach seinen Feststellungen ist in der Konserve die Gerinnbarkeit des Vollblutes und des Plasmas bei 4° C nach 15—18 Tagen geschwunden, das Fibrinogen im Plasma am 21. Tag, bei höheren Temperaturen früher. Nach plötzlichem Tod ist flüssiges Venenblut in vitro gerinnbar, verliert aber allmählich diese Fähigkeit. In späteren Stadien enthält es kein reaktionsfähiges Fibrinogen, kein präformiertes Thrombin und keine Thrombokinase. Das p_H schwankt im Laufe des Alterns des Blutes mehr nach dem Alkalischen zu, doch gibt es hier viele Ausnahmen. Peripherisches Blut bewahrt verschieden lange Zeit die Möglichkeit, zu gerinnen, doch geht diese Fähigkeit später verloren, *ohne* daß das Blut vorher im Gefäßsystem gerinnt und etwa danach dekoaguliert. Bei langsamem Tod kommt es nach der Auffassung von SCHLEYER zu einem Zerfall der Gefäßwand, zu einem Freiwerden und einem Transport gerinnungsaktiver Substanzen. Das Blut gerinnt daher, wenn auch nicht vollständig. Bei plötzlichem Tod besteht zunächst Gleichgewicht der Gerinnungsfaktoren und der Gerinnungshemmung, wie beim Lebenden. Das Blut bleibt flüssig aber gerinnbar. Dann erst kommt es zu einer Zerstörung des Fibrinogens und des Prothrombins, das Blut wird ungerinnbar. Im Gegensatz zu BERG scheint SCHLEYER der Ansicht zuzuneigen, daß das Blut nach dem Tode trotz bestehender Gerinnbarkeit innerhalb der ersten Stunde nach dem Tode tatsächlich nicht gerinnt.

Diese nicht in allen Punkten einheitlichen Ergebnisse der Forschung zeigen, daß in der Frage des postmortalen Verhaltens des Blutes noch vieles im Fluß ist. Bei tierexperimentellen Studien durch H. KLEIN, die aber noch nicht veröffentlicht werden konnten, zeigte es sich, daß wenigstens beim Tier beim Erstickungstod tatsächlich zunächst eine Gerinnung und eine spätere Dekoagulation eintritt. Da man aber das Ergebnis von Tierexperimenten nicht ohne weiteres auf den Menschen übertragen kann, wird man das Ergebnis weiterer Untersuchungen abwarten müssen.

Über die *postmortale Blutverteilung* an der Leiche wissen wir, daß man in der Aorta in einem Drittel der Todesfälle kein Blut oder weniger als 10 cm³ findet, in mehr als der Hälfte der Todesfälle 10—40 cm³ und nur in 10% der Fälle 41—80 cm³. War der linke Ventrikel weit und mit Blut gefüllt, so ist auch in der Aorta Blut im vermehrten Maße vorhanden. Von dem Grade der Blutfülle der Aorta scheint auch der Blutgehalt der Aa. femorales abhängig zu sein. Beziehungen zwischen der Totenstarre der Skeletmuskulatur und der Blutfülle der Aorta und der größeren Arterien konnten nicht aufgefunden werden (Untersuchungen an 97 Leichen; SCHUBAD).

Bald nach dem Tode wird die lipoide Hülle der Erythrocyten undurchlässig. Es tritt Hämoglobin aus den Erythrocyten in das Serum über. Diese Hämolyse des Leichenblutes beginnt schon 2—3 Std nach dem Tode (WENSCH). Sie nimmt mehr und mehr zu. Schließlich bleiben von den Erythrocyten, wie man auch im mikroskopischen Schnittpräparat verfolgen kann, nur noch die lipoiden Hüllen in Gestalt nicht färbbarer Stromata zurück.

Das aus den Erythrocyten in das Serum übergetretene Hämoglobin färbt einige Zeit nach dem Tode auch die Intima der arteriellen Gefäße und die Herzklappen diffus rot (Gefäßimbibition). Der Zeitpunkt, zu welchem eine Imbibition erkennbar ist, ist bisher nicht fixiert worden. Da die Hämolyse bei hoher Außentemperatur, aber auch bei prämortaler bakterieller Infektion sehr schnell einsetzen kann, kommt es vor, daß sie schon nach 24 Std eingetreten ist. Doch ist dies keineswegs geläufig. Bestimmtere Zeitangaben können nicht gemacht werden.

Von dem Zustand des Blutes hängt zeitlich wesentlich das Auftreten der Hypostase ab. Wird das Blut einige Zeit nach dem Tode wieder flüssig (z. B. beim Erstickungstod), so tritt die Hypostase schneller und intensiver auf. Sie ist im übrigen keine völlig postmortale Erscheinung. Bei Personen, die langsam infolge Kreislaufinsuffizienz sterben, sind hypostatische Erscheinungen an den Lungen schon agonal in Gestalt von Anschoppung und Lungenödem nachweisbar. Ist vor dem Tode viel Flüssigkeit verloren worden (intensive Durchfälle, starke und langandauernde Blutverluste), so sind die hypostatischen Erscheinungen weniger intensiv. Sie treten immer an den tiefliegenden Partien des Körpers auf, also bei normaler Körperlage in den hinten gelegenen Körperpartien.

Zieht man bei der Leichenöffnung die *Kopfschwarte* ab, so fällt in der Gegend des Hinterhauptes bei normaler Lage der Leiche eine beträchtliche Blutfülle auf. Aus den durchschnittenen Gefäßen entleert sich dunkelrotes Blut, das sich in dem Gewebe der Kopfschwarte verteilt, so daß man auf den Gedanken kommen kann, daß es sich hier um Blutungen infolge Gewalteinwirkungen handelt. Beweisend für das Vorhandensein einer Blutung sind jedoch nur Blutaustritte in der Kopfschwarte im Bereiche der Hypostase, die sofort nach Abziehen vorhanden sind. Später auftretende Blutaustritte sind nicht mehr beweisend. Es ist daher notwendig, daß der Obduzent, sofern er nicht selbst die Kopfschwarte abzieht, beim Abziehen dabei steht. Nach Eröffnung des Schädels fällt im Bereiche des Hinterhauptes vielfach eine erhebliche lokale Hyperämie der *Pia* auf. Bei eingetretener Hämolyse ist sogar mitunter das Gewebe in der Umgebung der Gefäße blutig durchtränkt, ebenso die *Dura* in der Umgebung der prall gefüllten Sinus. Sowohl in der Kopfschwarte, als auch in der Pia kann es im Bereiche der Hypostase zur Ansammlung von Leichentranssudaten kommen, die nicht mit vitalen Exsudationen verwechselt werden dürfen. Auch bei der Herausnahme des *Rückenmarks* stößt man im Bereich der Hypostase bei nicht einmal besonders alten Leichen auf eine sehr erhebliche Blutfülle der Pia und auf ein durch Hypostase entstandenes Leichentranssudat zwischen den Meningen. Es hört gewöhnlich in den höher gelegenen Partien der Lenden- und Halswirbelsäule auf. Die vielfach angetroffene Hyperämie der *Trachea* ist gleichfalls die Folge einer Hypostase. Im Zweifel entscheidet die Anwesenheit von Schleim und Leukocyten, ob es sich um einen postmortalen oder vitalen Vorgang handelt. Die abhängigen Partien der *Lunge* sind fast immer hyperämisch und flüssigkeitsreich. In etwas späterer Zeit nach dem Tode geht Leichentranssudat in den Pleuraraum über, und zwar mitunter in einer Menge, daß die Frage eines vitalen Hydrothorax erwogen werden muß. Schon nach 24—36 Std kann diese Flüssigkeit infolge Hämolyse und Diffusion aus den Lungen hämoglobinhaltig werden. In dieser Zeit macht sich meist auch schon infolge des Einsetzens von Fäulnisvorgängen das Auftreten von Sulfhämoglobin bemerkbar, das in der Bauchhöhle in hämolytischem Transsudat des kleinen Beckens schon früher, und zwar nach 24 Std, nachweisbar ist (LAVES). Methämoglobin scheint normalerweise zu so früher Zeit im Leichentranssudat nicht zu entstehen. Tiefliegende *Darmschlingen* können infolge der Hypostase so hyperämisch werden, daß sie düsterrot aussehen. Auch kann sich in das Lumen des Darmes so stark hämoglobinhaltiges Leichentranssudat ergießen, daß der Eindruck einer Darmblutung infolge Thrombose der Mesenterialgefäße oder infolge eines Strangulationsileus oder eines Volvulus, der sich inzwischen gelöst hat, entstehen kann. Fehlen von Fibrinausschwitzungen wird zur richtigen Auffassung führen.

Infolge der Hypostase werden auch die *Hautgefäße* hochgradig hyperämisch. Die dadurch entstehende Rotfärbung der Haut an den abhängigen Partien bezeichnet man als *Leichenflecke* (Livores). Drückt man mit der Fingerkuppe auf den Totenfleck, so wird das Blut aus den Capillaren herausgepreßt, der Fleck blaßt ab (Abb. 6, S. 37). Dreht man die Leiche um, so sinkt das Blut der Schwere nach auf die andere Körperseite, die Totenflecke blassen im Verlaufe einiger Minuten ab und erscheinen an den nunmehr tiefliegenden Partien aufs neue (sog. Wandern der Totenflecke). Mikroskopisch erkennt man in diesem Stadium eine starke Hyperämie und Schlängelung der Capillaren unterhalb des Epithels und auch in den tieferen Partien der Lederhaut, insbesondere auch in den Gefäßen in der Umgebung der Haarwurzeln und der Talgdrüsen. Einige Zeit nach dem Tode erkennt man mikroskopisch eine mehr oder minder starke Hämolyse des Blutes in den Gefäßen. Der Gefäßinhalt ist im Hämatoxylin-Eosinpräparat homogen scharlachartig gefärbt (MERKEL). Man wird annehmen müssen, daß in diesem Stadium, in dem die Hämolyse eingetreten ist, allmählich auch hämoglobinhaltiges Serum durch die undicht gewordenen Gefäßwände in das Gewebe der Umgebung eintritt und dieses färbt. Aus dem hypostatischen Totenfleck wird der *Diffusionsleichenfleck*. Diese Hämoglobininfiltration ist im allgemeinen (von seltenen Ausnahmen abgesehen) im Hämatoxylin-Eosinschnitt nicht darstellbar.

In neuester Zeit habe ich Versuche unternommen, die Hämoglobininfiltration im Gewebe durch *Benzidinfärbung* darzustellen. Das Hämoglobin im Gewebe läßt sich durch eine alkoholische, neutrale Benzidinlösung nach Zusatz von H_2O_2 färben (LEPEHNE). Es färbt sich braun. Färbt man in saurer Lösung, wie es in der gerichtlichen Medizin üblich ist, so kommt eine Blaufärbung zustande. Diese Färbetechnik weist allerdings insofern gewisse Fehlerquellen auf, als die Schnitte nicht hinreichend haltbar sind und, was bedenklicher ist, dadurch, daß namentlich bei der blauen Benzidinfärbung aus den strotzend gefüllten Gefäßen blaue Hämoglobinwolken nach längerem Abwarten aufsteigen können, die sekundär die Kerne des Gewebes in der Umgebung anfärben. Hierdurch können Kunstprodukte zustande kommen (GDYNIA). Es ist daher notwendig, daß man unter dem Mikroskop unter Kontrolle des Auges färbt und das entstehende färberische Bild sofort nach Zusatz der Reagentien in sich aufnimmt (Technik im einzelnen s. Spezialliteratur).

Wendet man diese Technik an, so erkennt man einige Zeit nach dem Tode nicht nur im Bereiche der Hauthypostase, sondern auch in anderen Organen in der Umgebung der Gefäße braun- bzw. blaugefärbte Hämoglobinhöfe. Sie werden mit fortschreitender Hämolyse nach dem Tode größer und konfluieren schließlich (Abb. 5), späterhin lagert eine kontinuierliche Hämoglobinwolke unter dem Epithel. Die basalen Kerne des Epithels werden mehr oder minder kontinuierlich gefärbt. Aus dem früheren, hypostatischen Leichenfleck ist ein Diffusionsleichenfleck geworden, und es ist einleuchtend, daß sich dieser Totenfleck infolge der Hämoglobinimbibition des Gewebes nicht mehr fortdrücken läßt (B. MUELLER).

Berücksichtigt man diese mikroskopisch erkennbaren Vorgänge, so kann man sich gut erklären, daß die Wegdrückbarkeit des Totenfleckes allmählich eine geringere wird. Er verschwindet zunächst auf Fingerdruck völlig, späterhin blaßt er nur ab, da die Capillaren immer noch bluthaltig sind und das Blut aus ihnen trotz bestehender Imbibition des Gewebes mit Hämoglobin noch wegdrückbar ist (Abb. 6). Schließlich ist ein Abblassen auf Fingerdruck nicht mehr feststellbar. Drückt man aber mit harten und kantigen Gegenständen, z. B. mit dem Pinzettengriff oder mit dem Messerrücken, so ist ein gewisses Abblassen nach meinen Beobachtungen noch nach mehreren Tagen post mortem zu beobachten. Wir wissen weiterhin, daß es im Bereiche der Totenflecke in vielen Fällen zu *postmortalen Blutungen* kommen kann. Die Gefäße bersten infolge der Hyperämie, hervorgerufen durch den Druck der Blutsäule (WERNE-BURG). Es mag auch sein, daß die Blutung zum Teil per diapedesin zustande

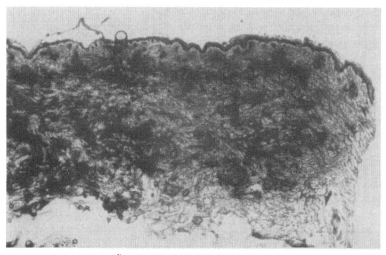

Abb. 5. Leichenfleck zur Zeit des Überganges vom hypostatischen Leichenfleck zum Diffusionsleichenfleck; um die Gefäße haben sich mit Benzidin gefärbte Hämoglobinhöfe gebildet, die zu konfluieren beginnen.

kommt (MERKEL, WALCHER). Die Blutungen liegen unter dem Epithel, vielfach aber auch in der Umgebung und in den Scheiden der Haarwurzeln und Talgdrüsen. Sie sind auch makroskopisch im Bereiche der Totenflecke als punktförmige und größere, scharf umschriebene, blaurote Verfärbungen erkennbar, die in der Regel in der Umgebung des Ausführungsganges einer Talgdrüse sitzen, oder auch um einen Haarbalg herum (Abb. 7). Beim Einschneiden sieht man auch Blutpunkte unter der Haut, die sich allerdings leicht herauswischen lassen.

Bezüglich der *zeitlichen* Verhältnisse, der Entstehung und Weiterentwicklung der hypostatischen und der Diffusionsleichenflecke wurden bei systematischen Untersuchungen folgende Erfahrungen gemacht: Bei gewöhnlicher Temperatur von 10—17° C verschwinden die Totenflecke zunächst auf Fingerdruck vollständig; sie blassen beim Hochkanten der Leiche schon nach einigen Minuten ab. Mikroskopisch fanden sich hier Hämoglobinwolken um die Gefäße. Auch waren die in der Nähe der Haarbälge gelegenen Mm. arrectores pilorum gelegentlich mit Hämoglobin infiltriert. Dieses Stadium entsprach einer Zeit von 1 bis 5 Std nach dem Tode. In der Zeit von 6—10 Std nach dem Tode (Ausnahmen kamen vor) verschwanden die Totenflecke bei Fingerdruck gleichfalls, doch waren mikroskopisch die Hämoglobinhöfe größer geworden. Sie reichten gelegentlich bis zum Epithel heran und begannen auch dieses an vereinzelten Stellen zu imbibieren. Der nächste Zeitabschnitt umfaßte den Raum von 10—30 Std nach dem Tode. Die Totenflecke verschwanden auf Fingerdruck

nicht mehr. Sie blaßten zwar noch etwas ab, änderten sich aber beim Umdrehen der Leiche nicht mehr. Bei mikroskopischer Untersuchung konfluierten
die Hämoglobinwolken. Unter dem Epithel hatte sich eine kontinuierliche
Hämoglobinschicht angesammelt und auch das Epithel diffus oder fast diffus
imbibiert. Postmortale Blutungen unter dem Epithel und in der Umgebung
der Talgdrüsen und Haarbälge waren erkennbar. In der Zeit danach wurde ein
Abblassen der Leichenflecke auf Fingerdruck nicht mehr erzielt, wohl aber ein
Abblassen durch Druck mit einem harten Gegenstand. Mikroskopisch waren
die beschriebenen Veränderungen intensiver ausgebildet. Eine deutliche Abgrenzung zu dem vorher beschriebenen Stadium war nicht möglich (MEIXNER,
G. STRASSMANN, B. MUELLER).

Über die *Farbe* der Leichenflecke ist im einzelnen folgendes bekannt: Bei
älteren Leichen, die aus der Kühlanlage kommen, ist der Rand der Totenflecke

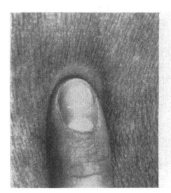
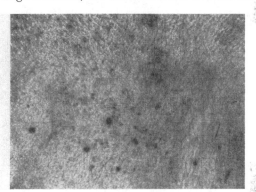

Abb. 6. Abblassen eines Leichenfleckes auf
Fingerdruck.

Abb. 7. Postmortale Hautblutungen im Bereich
der Leichenflecke.

mitunter intensiver hellrot verfärbt. Wahrscheinlich liegt dies an vermehrter
Oxydation; sie wird darauf zurückgeführt, daß die feuchte, in der Kühlanlage
schwitzende Haut den Sauerstoff leichter durchläßt als die trockene Haut.
Wir wissen auch sonst, daß die Totenflecke in der Kälte hellrot werden, auch
wenn keine CO-Vergiftung vorliegt. Schon durch die Untersuchungen von
BARCROFT und seiner Schule ist erwiesen worden, daß die Affinität des Hämoglobins zum Sauerstoff bei kühler Temperatur größer wird. Von gerichtsmedizinischer Seite ist das Hellwerden der Totenflecke in der Kälte schon im Jahre
1887 von FALK in gleicher Weise erklärt worden. Einzelheiten wurden von
HOLZER studiert. In neuerer Zeit sind im Heidelberger Institut als Grenzwert,
bei dem ein auffälliges Hellrotwerden der Totenflecke unter dem Einfluß der
kühlen Temperatur zustande kommen kann, eine Temperatur von 10—15°C
ermittelt worden (KESSLER, s. auch CO-Vergiftung S. 691).

Die Leichenflecke werden mitunter schon 20—45 min nach dem Tode sichtbar, und zwar meist zuerst an beiden Seiten des Halses; nach 1—1³/₄ Std
werden sie auffällig und beginnen zu konfluieren. Im Anfangsstadium werden
sie bei Betrachtung der Leichen durch Laien manchmal für „Druckstellen" im
Sinne eines vorangegangenen Würgens gehalten (Abb. 8); ihre Wegdrückbarkeit unterscheidet sie jedoch deutlich von traumatisch entstandenen Blutungen.
Liegt der Kopf der Leiche auf einer Seite, so sind die Totenflecke hier vermehrt
ausgebildet und intensiver. Sind Fettfalten am Halse vorhanden, so tritt die
Hyperämie infolge Kompression dieser Hautstellen im Bereich der Falten nicht
auf. Die Stellen erscheinen weißlich ausgespart und werden manchmal mit

Strangulationsfurchen verwechselt. Zusammentreffen zwischen dieser Aussparung und einer beim Anheben des Kopfes der Leiche entstehenden Hautfalte spricht gegen das Vorliegen einer Drosselfurche. Aussparungen entstehen gleichfalls dadurch, daß der Körper an einzelnen Stellen, z. B. an den Schulterblättern und an den Gesäßhälften, an der Unterlage fest aufliegt.

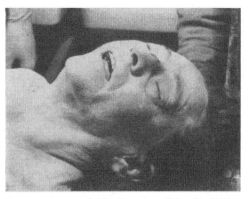

Abb. 8. Beginnende Leichenflecke am Halse der Leiche, die mitunter zu Unrecht für „Druckstellen" gehalten werden (Sekt.-Nr. 48/51).

Liegt die Leiche auf einer faltigen, unebenen Unterlage, so bildet sich das Relief dieser Unterlage in den Leichenflecken deutlich ab. Das gleiche kommt zustande, wenn die Leiche in nacktem Zustand auf Blättern oder Fichtennadeln liegt (Abb. 9). Auf diese Weise können recht eigenartige, zunächst schwer deutbare Zeichnungen zustande kommen. Stirbt jemand beim Erhängen, so bilden sich die Totenflecke an den unteren Extremitäten, sie werden einheitlich blaurot. Hängt bei einer Leiche zufällig der Kopf nach unten, so wird er infolge Eintreten der Hypostase blaurot. Weiß man nicht, daß sich die Leiche ursprünglich in dieser Lage befunden hat, so ist man mitunter geneigt, diese blaurote Verfärbung der Kopfhaut und die Hyperämie des Schädelinneren zu Unrecht diagnostisch auszunutzen. Ist der Verstorbene langsam ausgeblutet oder aus anderen Gründen ischämisch, so bilden sich die Totenflecke nur schwach, mitunter überhaupt nicht nachweisbar aus. Blutungen, die schon während des Lebens unter der Haut entstanden sind, können sich postmortal infolge Hypostase noch vergrößern und in die Muskelspalten hinein fortsetzen. Leichenflecke, selbst subcutane Blutungen werden mitunter dadurch vorgetäuscht, daß bei nicht ausgebildetem Fettpolster nach

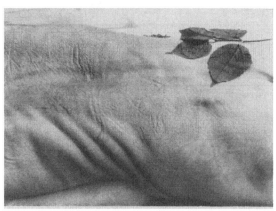

Abb. 9. Leichenflecke an einer Leiche, die im unbekleideten Zustande auf Blättern und Reisig gelegen hatte.

dem Tode die Haut, wahrscheinlich infolge Blutleere außerhalb der Hypostase, so dünn und durchsichtig wird, daß die Muskulatur bräunlich durchscheint. Bei Einschneiden erkennt man ohne Schwierigkeiten, daß es sich hier weder um eine Blutung noch um eine durch Hypostase entstandene postmortale Hautveränderung handelt.

Wird kurz vor dem Tode oder auch postmortal die Haut eingeschnitten, und liegt diese Schnittwunde im Bereich der Hypostase, so kann sich mitunter in erstaunlichen Mengen postmortal Blut aus der Wunde entleeren, das mitunter sogar lockeres Cruorgerinnsel enthält (eigene Beobachtungen). Die Blutmenge füllt die Tiefe der Leichenmulde aus. Nach Durchschneidung der Vena jugularis post mortem und Bauchlagerung der Leiche entleerten sich bei einem von MEIXNER durchgeführten Versuch über Nacht 1100 cm³ Blut, das noch reichlich sulzige Speckhautgerinnsel abschied.

Literatur.

ADAMO: Arch. di Antrop. crimin. **58**, 895 (1938). Ref. Dtsch. Z. gerichtl. Med. **31**, 443 (1939).

BERG: Dtsch. Z. gerichtl. Med. **40**, 1 (1950). Ausführliches Schrifttum. — BROUARDEL: Cours de Médicine légale. Paris 1897.

CORIN: Vjschr. gerichtl. Med. **5**, 234 (1893).

FALK: Vjschr. gerichtl. Med. **47**, 76 (1887).

GDYNIA: Die Benzidinreaktion im Schnitt. Med. Diss. Heidelberg 1949.

HALSE: Fibrinolyse. Freiburg i. Br. u. Aulendorf 1948. — HOLZER: Z. Med.beamte **1934**, 65.

JAKZST, M.: Die proteolytische Aktivität des Leichenblutes. Med. Diss. Heidelberg 1950.

KESSLER: Zur Differentialdiagnose der Einwirkung von Kälte oder Kohlenoxyd auf die Färbung der Hypostase. Med. Diss. Heidelberg 1951. — KLEIN, H.: Beobachtungen über Blutgerinnung und Erstickungsblutungen beim Atemstillstand, experimenteller Beitrag zur Analyse des Erstickungstodes. Erscheint in Dtsch. Z. gerichtl. Med.

LAVES: Dtsch. Z. gerichtl. Med. **12**, 549 (1928). — Die Totenflecke und Hypostase. In PONSOLDS Lehrbuch der gerichtlichen Medizin, S. 118. Stuttgart 1950. — LENGGENHAGER: Med. Welt **1838**, 719. — Fortschritte in der Blutgerinnungslehre. Stuttgart 1949. — LEPEHNE: Beitr. path. Anat. **65**, 183 (1919).

MERKEL: Erg. Path. **33**, 1 (1937). — MEIXNER: Anatomische Erfahrungen aus dem Felde. Wien. med. Wschr. **1919**, Nr 4. — MUELLER, B.: Dtsch. Z. gerichtl. Med. **40**, 499 (1950).

PONSOLD: Dtsch. Z. gerichtl. Med. **29**, 163 (1938).

RIEBEN: Beiträge zur Kenntnis der Blutgerinnung. Basel 1947. — ROLL: Vjschr. gerichtl. Med. **14**, 1, 247 (1913).

SCHLEYER: Gerinnungsfaktoren im Leichenblut. Hannover 1950. Hier ausführliches Schrifttum. — Arch. exper. Path. u. Pharmakol. **211**, 242 (1950). — SCHUBAD: Virchows Arch. **264**, 2 (1927). — STRASSMANN, G.: Beitr. gerichtl. Med. **5**, 157 (1922). — Dtsch. Z. gerichtl. Med. **3**, 359 (1924).

THORSEN: Dtsch. Z. gerichtl. Med. **38**, 358 (1943).

WALCHER: Erg. Path. **33**, 1 (1937). — WENSCH: Die frühzeitig nach dem Tode in der Leiche einsetzende Haemolyse. Med. Diss. Halle 1937. — WERNEBURG: Über die Entstehung der postmortalen Blutungen in Totenflecken. Med. Diss. Würzburg 1938. Ref. Dtsch. Z. gerichtl. Med. **33**, 54 (1940).

d) Leichenstarre (Rigor mortis).

Einige Zeit nach dem Tode tritt bekanntermaßen, und zwar an den verschiedenen Muskelgruppen verschieden schnell, die Leichenstarre ein. Sie beruht auf einer postmortalen Kontraktion der Muskelgruppen, und zwar sowohl der Herzmuskulatur als auch der quergestreiften und glatten Muskulatur. Man beobachtet sie bei Menschen wie bei Tieren, auch bei Leichen von Neugeborenen läßt sie sich feststellen, nicht aber bei macerierten Früchten.

Die *Physiologie* ihrer Entstehung gibt uns bis in die gegenwärtige Zeit hinein Rätsel auf. Forscher vergangener Zeit (NYSTEN 1811, ORFILA nach einer Übersetzung aus dem Jahre 1828, ROLFFS 1840) waren geneigt, hier an Reste von vitalen Reaktionen zu denken. Davon kann allerdings keine Rede sein. Die neuere physiologisch-chemische Schule brachte die Entstehung der Totenstarre mit der *Milchsäurebildung* in Verbindung, die durch die mit dem Tode zusammenhängende Anoxämie der Muskulatur unter Glykogenschwund verursacht wird. Sie erzeugt durch Quellung eine Spannungszunahme, Versteifung und Verkürzung der Muskulatur, die der Leichenstarre zugrunde liegt, und zwar um so schneller, je mehr Milchsäure im Zeitpunkt des Todes bereits im Muskel vorhanden war. Erreicht die Quellung allmählich einen solchen Grad, daß sie durch Verflüssigung zu einer Zerquellung der Struktur führt, so erfolgt eine Lösung der Totenstarre (WINTERSTEIN, Referat von MERKEL). Eine einfachere Erklärung der Entstehung der Totenstarre wird von französischer Seite versucht (ÉTIENNE MARTIN): nach dieser Auffassung ist die Totenstarre die Folge der *Entwässerung* der Muskulatur. Die Entwässerung ist die Folge der Hypostase. Nach den Untersuchungen von MARTIN unterbleibt bzw. verzögert sich das Auftreten der Totenstarre in allen Muskelpartien, die ödematös sind, oder bald nach dem Tode ödematös werden (Hypostase und

Leichenödem); dies ist auch der Fall, wenn man ein Glied gleich nach dem Tod künstlich ödematös macht. Entwässert man umgekehrt eine Gliedmaße postmortal durch Injektionen von hygroskopischen Chemikalien, z. B. einer Lösung von Calciumchlorür, Chloroform, Äther und Alkohol, so tritt im Tierversuch die Leichenstarre sehr schnell auf.

Während sich die physiologisch-chemische Forschung neuester Zeit mit den Ergebnissen der Untersuchungen von MARTIN kaum beschäftigt hat, war die *Milchsäurehypothese* ein Gegenstand eingehender Untersuchungen. Es gelang nämlich durch Injektion von Monojodessigsäure in den Lymphsack des Frosches und auch durch elektrische Reizung von Muskulatur, die in Stickstoffatmosphäre aufbewahrt wurde, Starre zu erzeugen, ohne daß sich Milchsäure bildete. Auch glykogenarme Muskeln, die nur wenig Milchsäure zu bilden vermögen, gehen besonders leicht und schnell in Starre über (Schrifttum im einzelnen s. LAVES). — Man ließ aus diesen Gründen die Milchsäurehypothese fallen und macht gegenwärtig für die Entstehung der Totenstarre das Nucleotid *Adenosintriphosphorsäure* (ATP) verantwortlich, die sich durch Abgabe eines Moleküls Phosphorsäure in die Adenosindiphosphorsäure (ADP) umsetzt. Der Mangel an ATP scheint eine Zunahme der Viscosität des Myosins zur Folge zu haben, während eine Vermehrung der ATP nicht nur eine Verflüssigung des Myosins, sondern auch eine Erschlaffung von Myosinfäden zur Folge hat. Sowohl die Kontraktion als auch die Erschlaffung der Muskelfasern geht einher mit einem Abbau bzw. einer Resynthese des ATP. Auf die komplizierten, damit verbundenen organisch-chemischen Vorgänge mag hier nicht eingegangen werden. Bestimmt man, wie es BATE-SMITH und BENDALL getan haben, in der Muskulatur postmortal den Elastizitätsmodul und den Abbau der ATP, so erkennt man, daß die Elastizität um so erheblicher wird, je mehr die ATP abgebaut wird. Während dieser Zeit steigt auch das p_H infolge von zunehmender Bildung von Milchsäure und Glykogenschwund an, die Reaktionen laufen aber genau so ab, wenn man durch vorangegangene Insulingaben dafür sorgt, daß sich infolge vitalen Glykogenschwundes überhaupt keine Milchsäure bilden kann. Dies alles spricht dafür, daß der Glykogenschwund und die Milchsäurebildung mit der Entstehung der Totenstarre *nicht* im Zusammenhang stehen. Daß bei vorangegangener Ermüdung die Totenstarre schneller eintritt, wird neuerdings auf die sog. Ermüdungserschöpfung der Nebennierenrinde zurückgeführt. Sie vermindert anscheinend die ATP-Resynthese. Die Lösung der Totenstarre beruht wohl nicht allein auf der Resynthese der ADP zu ATP, sondern auch auf zunehmender Ammoniakbildung in der Muskulatur (SCHWARZFISCHER). Anstrengungen vor dem Tode, ebenso künstlich herbeigeführte Glykogenarmut, ferner Erhöhung der Temperatur beschleunigen den Eintritt und vermehren die Intensität der Totenstarre; auch das p_H hat einen Einfluß. Das Optimum liegt unterhalb p_H 0,5 (BATE-SMITH und BENDALL).

Daneben ist die Entstehung der Leichenstarre auch vom *Nervensystem* abhängig. Nach vorangegangener vitaler Nervenreizung, so mitunter nach Hirnverletzungen, scheint sie unter Umständen schneller auftreten zu können (vgl. die Darstellung der kataleptischen Totenstarre, S. 44 f.). Man nimmt an, daß beim Absterben des Zentralnervensystems noch Impulse in die Muskulatur fortgeleitet werden. Durchschneidet man die zuführenden motorischen Nerven gleich nach dem Tode, so verzögert sich der Eintritt der Starre. Wir wissen jetzt, daß bei nervöser Innervation der Muskulatur der Stoff Acetylcholin über das vegetative Nervensystem an den Nervenendplatten freigesetzt wird, und daß auf diese Weise der Reiz auf den Muskel übergeht. Die Erregung scheint nach Ablauf der Reizung durch einen fermentähnlichen Stoff, die Cholinesterase, nach Art einer Wechselwirkung herbeigeführt zu werden. Vor Entwicklung der Leichenstarre werden auch geringe Mengen von Acetylcholin freigesetzt, die Cholinesterase ist nach dem Tode noch längere Zeit fast vollkommen wirksam. Durch experimentell erzeugte Hemmung der Cholinesterase, sowie durch Zufuhr von Acetylcholin, aber auch durch thermische zentrale Reizung der motorischen Zentren läßt sich der Eintritt der Starre beschleunigen (BERG). Man wird unter diesen Umständen die Frage anschneiden, ob eine postmortale Freisetzung von Acetylcholin nicht zu einer Beschleunigung des Abbaues von ATP in ADP und damit zu einem sehr schnellen Eintritt der Totenstarre nach vorangegangener nervöser Reizung führen kann (LAVES, hier weiteres Schrifttum).

Während die Entstehung der Starre noch als supravitaler Vorgang aufgefaßt werden kann, handelt es sich bei der Lösung um rein postmortale Vorgänge; die elektrische Erregbarkeit ist zu dieser Zeit erloschen. Die optische Struktur der Muskelfasern bei mikroskopischer Untersuchung hat sich geändert (LAVES).

Wie sich durch Kriegsbeobachtungen und spätere experimentelle Untersuchungen, z. B. durch Einstechen von Nadeln in die Herzmuskulatur, ergeben hat, manifestiert sich die Totenstarre zuerst in der *Herzmuskulatur*, und zwar sowohl beim Menschen als auch beim Tier. Der Ablauf der Starresystole entspricht im großen und ganzen einer vitalen Kontraktion des Herzens, nur daß sie langsamer verläuft. Durch den Eintritt der Starre wird das Blut mehr oder minder vollkommen aus dem linken Ventrikel ausgetrieben; da es sich postmortal entsprechend der Schwere mehr oder minder stark sedimentiert hat, und sich zuerst das leichtere Plasma aus dem Ventrikel entleert, wird das restierende Herzblut plasmaärmer, also reicher an Erythrocyten (PONSOLD). Diese zunehmende Konzentration des Erythrocytengehaltes ist kurvenmäßig 10 Std post mortem hindurch verfolgt worden. Am Herzmuskel breitet sich die Totenstarre, von der Basis zur Spitze langsam fortschreitend, aus oder auch von der linken Kammer über die rechte Kammer auf den Vorhof übergehend. Da bei Neugeborenen beide Ventrikel ungefähr gleich stark entwickelt sind, ist mitunter hier praktisch eine Lichtung nicht mehr vorhanden. Nach Ablauf der Totenstarre wird das Herz schlaff. Ist das Blut in dieser Zeit nicht geronnen, so fließt es wieder in die Ventrikel zurück, die dann hochgradig blutüberfüllt erscheinen. Ein Ausbleiben der Totenstarre beim Herzen wird nur selten beobachtet, z. B. bei frischen ausgedehnten Myomalacien, bei diffuser kleintropfiger Verfettung, eine schwielige Myokarditis mäßigen Grades bedingt jedoch meist kein Ausbleiben der Totenstarre (SCHNEIDER).

Anläßlich der Besprechung der Totenstarre des Herzens mag die immer noch im Fluß befindliche Frage der *Fragmentatio myocardii* gestreift werden. Sind bei derartigen Bildern die Muskelfasern im Bereiche der sog. Kittlinien gesprungen, so pflegt man von einer Segmentation zu sprechen. Eine eigentliche Fragmentatio liegt nur vor, wenn die Herzmuskelfasern außerhalb der Kittlinien durchbrochen sind. Von der eigentlichen Fragmentatio wird noch die sog. *Undatio cordis* abgegrenzt; sie wird dadurch erklärt, daß bei agonalen Bewegungen des Herzens einige Fasern gewellt bleiben, während die anderen sich in gestrecktem Zustande befinden, und daß dieser Spannungszustand beim späteren Manipulieren mit der Herzmuskulatur beim Einbetten und Schneiden zu Zerreißungen führt, die eine Fragmentatio vortäuschen (WILLER). Die Undatio pflegt mit fettiger Degeneration einherzugehen. Während von französischer Seite die Fragmentatio als intravitaler Vorgang gedeutet wurde (MARTIN), hat man sich im deutschen Schrifttum angesichts des Fehlens jeglicher vitaler Reaktion an den zerbrochenen Muskelfasern im ganzen dahin entschieden, daß es sich um agonale und postmortale Vorgänge handelt, die jedoch vorzugsweise an krankhaft geschädigten Herzen zustande kommen. Wieweit an diesen Vorgängen auch das Einsetzen der Totenstarre gelegentlich beteiligt sein kann, muß dahingestellt bleiben. Eine Fortsetzung der Untersuchungen ist wünschenswert.

Mit der Leichenstarre des Herzens geht die des *Zwerchfelles* einher. Es flacht sich infolge der Muskelkontraktionen ab. Der Pleuraraum wird größer und daher auch das Lungenvolumen. Durch Einbau eines Manometers in die abgeschlossene Trachea läßt sich feststellen, daß die Abflachung des Zwerchfelles einen langandauernden Inspirationszug verursacht, der etwa 30 min nach dem Tode beginnt. Auch der negative Druck des Pleuraspaltes scheint ein erheblicher zu werden; wenn man nach der für Feststellung eines Pneumothorax üblichen Technik bei frischen Leichen die Pleura unter Wasser ansticht, so strömt vielfach unter einem schlürfenden Geräusch eine erhebliche Wassermenge in die Pleurahöhle ein, sofern nicht pleuritische Verwachsungen bestehen (MERKEL). Wie man durch manometrische Messungen im Rectum festgestellt hat, erhöht die durch Totenstarre bedingte Abflachung des Zwerchfelles auch den intraabdominalen Druck.

Mit der Totenstarre des Zwerchfelles hängt vielleicht auch der sog. *Totenlaut* der Leiche zusammen. Wenn man eine frische Leiche umdreht, so daß dabei der Thorax komprimiert wird, oder wenn man zwecks Eröffnung des Brustkorbes auf den Thorax einer solchen Leiche drückt, so vernimmt man mitunter ein seufzerähnliches Geräusch, das gelegentlich zu abenteuerlichen Vorstellungen Anlaß gibt. Man kann vermuten, daß es sich hier um Stimmritzenschwingungen handelt, die durch intensive Exspiration infolge Drucks auf den Thorax und die infolge der Zwerchfellstarre künstlich geblähten Lungen zustande kommen.

Am augenfälligsten und bei der äußeren Besichtigung der Leiche ohne weiteres feststellbar ist die Leichenstarre der *Skeletmuskulatur*. Die Kontraktionen dieser Muskeln können sehr kräftig sein, sie sind um so kräftiger, je besser ausgebildet die Muskulatur des Verstorbenen war. Bei muskelstarken Menschen ist es oft nicht leicht, den durch die Totenstarre geschlossenen Mund gewaltsam zu öffnen, was man tun muß, wenn man den Mund der Leiche untersuchen will. Da bei der Gliedmaßenmuskulatur die Beuger meist stärker entwickelt sind als die Strecker, wird es verständlich, wenn der Leichnam postmortal gewisse Bewegungen ausführt. So ist es geläufig, daß die Unterarme leicht angewinkelt werden, die Finger werden leicht gekrümmt, die Fingernägel krallen sich mitunter dabei in die Bauchhaut so ein, daß an dieser Stelle eingetrocknete Hautkratzer zu erkennen sind. Bricht man die Totenstarre der Oberarmmuskulatur mit Gewalt dadurch, daß man den Unterarm beugt, so reißt mitunter der Biceps durch. Bei Leichen von Personen, die an Cholera gestorben waren, sind besonders intensive postmortale Bewegungen dieser Art beschrieben worden. Die Intensität der Leichenstarre der Skeletmuskulatur ist unter Anwendung einer besonderen Technik (OPPENHEIM) auch physikalisch exakt gemessen worden, und zwar nach Herauspräparierung einzelner Muskeln. So betrug sie bei einem Muskel von 214 g Gewicht 19,4 kg. Die Totenstarre ist aber andererseits auch nicht immer so intensiv, daß selbst bei vorsichtigem Transport einer völlig starren Leiche Veränderungen in Gestalt von Lösung der Starre einzelner Muskelgruppen vermieden werden.

Wenn man die Totenstarre der Muskulatur mit Gewalt bricht, so bildet sie sich im Stadium zunehmender Intensität wieder, im späteren Stadium nicht mehr.

Die Totenstarre befällt auch die quergestreifte *Augenmuskulatur*. Die meisten Menschen scheinen mit offenen Augen zu sterben. Das Pflegepersonal pflegt sie meist künstlich zu schließen und durch Beschwerung mit einem mit Wasser getränkten Tupfer so lange in dieser Stellung zu lassen, bis sie durch die Totenstarre in dieser Weise fixiert werden. Aber auch wenn dies unterbleibt, schließen sich die Augen von Leichen im Laufe der nächsten 2 Tage etwa in der Hälfte der Beobachtungen spontan (VALUDE, zit. nach LOCHTE, MAJOROS). Die Starre verursacht postmortal mitunter eine *Schielstellung* des Auges.

Die Totenstarre der Skeletmuskulatur tritt bekanntlich nicht schlagartig auf einmal ein, sondern die einzelnen Muskelgruppen werden nacheinander befallen. Bereits im Jahre 1811 hat NYSTEN das Gesetz aufgestellt, daß die Leichenstarre im allgemeinen in der Kiefermuskulatur beginnt, daß danach der Hals und die Arme totenstarr werden und zum Schluß die Muskulatur der unteren Extremitäten, zuletzt die Sprunggelenke. Die Totenstarre löst sich in der gleichen Reihenfolge. Freilich gibt es von diesem Gesetz *Ausnahmen*. Es kommt auch vor, daß die Starre an den unteren Gliedmaßen beginnt, sog. Typus inversus. Eine scheinbare Abweichung von dieser Reihenfolge kann leicht dadurch zustande kommen, daß die Leichenstarre der oberen Gliedmaßen beim Entkleiden der Leiche gebrochen wird. Wissenschaftliche Untersuchungen über die Reihenfolge des Auftretens der Leichenstarre sind nur dann verwertbar, wenn es möglich ist, dafür Sorge zu tragen, daß künstliche Bewegungen mit der Leiche nach Beginn der Beobachtung nicht mehr vorgenommen werden, was nach den vorliegenden praktischen Erfahrungen nicht immer leicht ist. Wenn man am *Tatort* die Ausdehnung der Leichenstarre und ihre Intensität zu praktischen Zwecken feststellt, so muß man sich immer darüber informieren, ob nicht vor der Untersuchung Bewegungen mit der Leiche vorgenommen worden sind.

Die Frage der *Ursache* der Reihenfolge des Auftretens der Totenstarre ist eigenartigerweise im Schrifttum nicht übermäßig viel besprochen worden. Sie steht in engem Zusammenhang mit der Frage der Genese der Totenstarre. MARTIN, der, wie oben erwähnt, die Leichenstarre auf eine Entwässerung des Körpers durch die Hypostase zurückführt, macht geltend. daß die Reihenfolge durch die Lagerung der Leiche bedingt ist. Da die Leiche im allgemeinen auf den Rücken liegt, wird die Gegend des Kinns, die Vorderseite des Halses, die Brust und die Vorderseite der Beine zuerst flüssigkeitsarm. So soll es kommen, daß sich die Totenstarre hier zuerst ausbildet. Bei abnormer Lagerung der Leiche soll die Reihenfolge eine andere sein. Liegen die unteren Extremitäten höher, so sollen diese regelmäßig zuerst totenstarr werden. LAVES und seine Schüler führen dagegen die Reihenfolge des Eintritts der Totenstarre auf die prämortale Beanspruchung der Muskulatur zurück. Es entspricht der allgemeinen Erfahrung, die von LAVES auch physiologisch-chemisch begründet wird. daß intensiv bewegte Muskelgruppen schneller totenstarr werden. Da die Muskulatur des Mundes, auch die des Halses vor Eintritt des Todes mehr bewegt werden, als die stilliegende Rumpf- und Gliedmaßenmuskulatur, kann man es sich vorstellen, daß an ihnen allgemeinen die Totenstarre hier zuerst eintritt; da der Schwerkranke im allgemeinen die Arme mehr zu bewegen pflegt als die Beine, könnte man es sich auch erklären, daß die Leichenstarre hier früher eintritt. Ganz eindeutig geklärt sind diese Verhältnisse wohl noch nicht, man wird versuchen müssen, die vorhandenen Lücken durch weitere Untersuchungen auszufüllen. Wenn die oben zitierten Beobachtungen der französischen Schule MARTINS richtig sein sollten, nach denen die Entstehung der Totenstarre wesentlich von der Durchwässerung der Muskulatur abhängig ist, so müßte sich das NYSTENsche Gesetz umkehren, wenn man eine Leiche mit dem Kopf tief lagert. Auf Veranlassung des Heidelberger Instituts sind von SCHAFFER einschlägige Untersuchungen angestellt worden. Tatsächlich erstarrten höher gelagerte Teile früher als tief gelagerte. Je größer der Höhenunterschied war, desto deutlicher wurden die Differenzen. Auch ließ sich durch Kopftieflagerung der Leiche tatsächlich eine Umkehrung des NYSTENschen Gesetzes erreichen. Versucht man diese Erkenntnis in unsere gegenwärtige Vorstellung über das Zustandekommen der Totenstarre einzubauen, so könnte man die Frage aufwerfen, wieweit der Gehalt der Muskulatur an ATP oder bei nervösen Impulsen ihre Erregungsfähigkeit und die Überleitungsbedingungen an den motorischen Endplatten vom Flüssigkeitsgehalt abhängig sind. Einschlägige Untersuchungen stehen noch aus.

Für die gerichtsmedizinische Praxis wird man jedoch in Rechnung ziehen müssen, daß bei *abnormer* Lagerung der Leiche in der Reihenfolge des Auftretens der Starre in den meisten Fällen *Unregelmäßigkeiten* auftreten. Dies wäre besonders bei der Todeszeitfeststellung zu berücksichtigen.

Daß bei gehetzten Personen, insbesondere auch bei gehetzten Tieren (Wild), die Leichenstarre sehr schnell eintreten kann, wird allgemein berichtet. Umgekehrt kann sie bei schwächlichen Personen, die sich bei oder vor dem Tode nur wenig bewegt haben, ebenso bei Ausgebluteten, verzögert und geringfügig auftreten, mitunter vielleicht auch nicht nachweisbar sein.

Für die später zu besprechende Todeszeitbestimmung ist der *zeitliche Ablauf* der Totenstarre besonders wichtig: $1/2$—2 Std nach dem Tode ist das Herz zuweilen schon vollkommen totenstarr. Die Starre ist gelöst nach 12 bis 15 Std, zuweilen auch erst nach 48—72 Std. In Einzelfällen wurde ein Herz bei plötzlichen Todesfällen noch nach 3 Tagen totenstarr vorgefunden. Die Totenstarre des Zwerchfells beginnt gleichfalls schon 30 min nach dem Tode. Über ihre Lösung wissen wir bisher nichts Genaues. Die Totenstarre der Skeletmuskulatur ist im Kiefergelenk in der Regel erst 2—4 Std nach dem Tode nachweisbar. Nach 6—8 Std hat die Totenstarre die Skeletmuskulatur den gesamten Körper ergriffen. Wird sie künstlich gelöst, so tritt sie vor Ablauf von 7—8 Std wieder ein, später nicht mehr (MEIXNER). Die spontane Lösung der Totenstarre beginnt im allgemeinen nicht vor Ablauf von 48 Std, sie ist in der Regel nach Ablauf des 3. oder 4. Tages beendet. Einen deutlichen Einfluß auf den Ablauf der Totenstarre hat die Außentemperatur. Bei hoher Außentemperatur von 30—40° C begann sie nach den Untersuchungen von MORGENSTERN schon nach

30 min und war schon nach 2 Std vollkommen ausgebildet, was experimentell auch von BATE-SHMITH und Mitarbeiter bestätigt wurde (s. S. 40). Sie war nach 27 Std bereits gelöst. Bei kühler Außentemperatur von 2—6° C war ihr Eintritt verzögert, allerdings nicht sehr wesentlich; sie hielt sich bis zu 12 Tagen.

Gelegentliche Mitteilungen im Schrifttum, daß sich die Leichenstarre noch monatelang gehalten habe, sind wohl nicht immer stichhaltig. Es dürfte eine gewisse Starrheit der Muskulatur vorgelegen haben, wie sie durch Eintrocknungserscheinungen zustande kommt, wie ja auch die sog. *Wärmestarre* bei verkohlten Leichen (s. S. 485f.) nichts mit dem eigentlichen Rigor mortis zu tun hat. Wenn man Untersuchungen hinsichtlich der Todeszeit durchführt, und dabei auf den Beginn des Eintritts der Leichenstarre achtet, wird man sich davor hüten müssen, daß man die in der *Kälte* mitunter auftretende Starre der Gliedmaßen beim Scheintod (Vita minima) nicht mit dem Beginn des Rigors mortis verwechselt. Ebenso könnte es auch vorkommen, daß die sog. *Fettstarre*, wie sie bei Säuglingen und Kleinkindern infolge der Änderung der Konsistenz des Unterhautfettpolsters in der Kälte zu beobachten ist (s. S. 31), mit dem Beginn des Auftretens der Leichenstarre verwechselt wird.

Wie schon erwähnt, beteiligt sich auch die *glatte* Muskulatur an der Totenstarre. Man beobachtet hier und da einen postmortal entstandenen Kontraktionszustand der glatten Muskulatur des Scrotum (Tunica dartos). Auch die bei manchen Leichen in Erscheinung tretende Erektion der Härchen der Gliedmaßen, wie sie beim Lebenden in der Kälte auftritt und laienmäßig als *Gänsehaut* bezeichnet wird, wird man auf eine durch Leichenstarre bedingte Kontraktion der Mm. arrectores pilorum zurückführen müssen. Diese Gänsehautbildung ist nie früher als 1—1^1/$_2$ Std nach dem Tode beobachtet worden. Sie kann aber auch anscheinend viel später beginnen; sie kann lange anhalten und sogar die Lösung der Starre der Skeletmuskulatur überdauern. Im Bereiche des Magen-Darmkanales kann die Totenstarre den *Pylorusring* so kontrahieren, daß er bei der Sektion selbst durch Wasserüberdruck nicht oder nur schwer gesprengt werden kann. Daß Teile des Darmes durch die Totenstarre erheblich kontrahiert werden können, so daß der Unkundige fast den Eindruck von Spasmen gewinnt, ist allgemein bekannt. Postmortale Bewegungen des Kotes durch die Totenstarre im Dickdarm kommen wahrscheinlich vor. Doch liegen genaue Untersuchungen hierüber nach dem mir zur Verfügung stehenden Schrifttum nicht vor. Der *postmortale Kotabgang* ist wohl eher auf eine Erschlaffung der Muskulatur des Anus zurückzuführen. Die bei der Leichenöffnung nicht selten vorgefundenen *Invaginationen* des Dünndarmes bei Säuglingen und Kleinkindern bei Fehlen von peritonitischen Erscheinungen werden als die Folge einer zu verschiedenen Zeiten eintretenden Totenstarre der Darmmuskulatur aufgefaßt.

Auch die *Blase* beteiligt sich an der Totenstarre, doch ist der postmortale Harnabgang wohl mehr auf eine Erschlaffung der Harnblasenmuskulatur zurückzuführen. Daneben scheint die Totenstarre auch hier mit eine Rolle zu spielen (RÖSSLE). Ähnlich sind wohl die Bedingungen, unter denen sich postmortal Sperma entleert. Bei der Eröffnung der *Trachea* findet man hier und da die ganze Schleimhaut der Luftröhre mit kleinsten, weißlichen, abwischbaren Schleimköpfchen besetzt; es ist anzunehmen, daß der Schleim durch die Totenstarre der glatten Muskulatur ausgepreßt wird (MERKEL). Über die durch Totenstarre bedingte postmortale Erweiterung der Pupille ist schon oben berichtet worden (s. S. 21).

Einer besonderen Besprechung bedarf noch die *kataleptische Totenstarre*. Man versteht darunter ein plötzliches Starrwerden der gesamten Körpermuskulatur im Augenblick des Eintrittes des Todes. Der Begriff der kataleptischen Totenstarre darf nicht verwechselt werden mit jenem schnellen Eintritt der Totenstarre, wie er bei Lebewesen beobachtet wird, deren Muskulatur vor dem Tode übermüdet war (sog. Rigor praecox). Von einer kataleptischen Totenstarre kann man nur dann sprechen, wenn der Körper im Augenblick des Todes in der Haltung, die zu dieser Zeit bestand, fixiert wird, z. B. wenn jemand tot aufrecht sitzend vorgefunden wird, während er im Begriff ist, ein Trinkgefäß zum Munde zu führen. Eine derartige Beobachtung aus alter Zeit ist von MARTIN aufgegriffen und abgebildet worden.

Es bestanden längere Zeit Zweifel darüber, ob es eine derartige kataleptische Totenstarre überhaupt gibt. Beobachtungen aus dem ersten Weltkrieg erwiesen sich oft nicht als stichhaltig. Wenn aus dieser Zeit berichtet wird, daß ein Soldat liegend vorgefunden wurde, als er das Gewehr im Anschlag hatte, so erklärt sich bei kritischer Überprüfung eine derartige Beobachtung mitunter wie folgt: Der Soldat mag in den damals gut ausgebauten Schützengräben mit angeschlagenem Gewehr gestanden haben und mag hierbei durch ein Geschoß tödlich getroffen worden sein. Da der Körper durch Anlehnung und Aufstützung der Hände auf die Brustwehr überall gut gestützt war, mag er in dieser Stellung verblieben sein, bis die Totenstarre eintrat. Danach mag eine Granate in der Gegend eingeschlagen haben, so daß der Tote durch den Luftdruck umgeworfen wurde. Da nunmehr die Totenstarre überall eingetreten war, erklärt es sich, daß er liegend aufgefunden wurde, als er das Gewehr im Anschlag hatte.

Das Vorhandensein einer kataleptischen Totenstarre wird nur dann mit Sicherheit diagnostiziert werden können, wenn der Verstorbene von einwandfreien Zeugen während des Eintritts des Todes und einige Zeit danach beobachtet wurde, oder wenn man aus anderen Gründen feststellen kann, daß eine Gliedmaße in freischwebender Stellung gehalten wird, ohne daß sie vorher durch irgendwelche Zufälle unterstützt wurde. Sieht man unter diesen Gesichtspunkten das vorhandene Schrifttum durch, wie es BAUMANN auf Veranlassung von LOCHTE getan hat, so bleibt von dem vorliegenden Material als zuverlässig nur wenig übrig. Damit ist nicht gesagt, daß es sich nicht doch hier und da um eine kataleptische Totenstarre handelte, doch ist die Beschreibung in vielen Fällen so ungenau, daß ein völlig stichhaltiger Beweis nicht möglich ist. Es gibt aber einzelne Beschreibungen, bei denen auch kritische Beurteilung zu einem positiven Eindruck führt; so z. B. jener Fall von ROSSBACH, zit. nach BAUMANN, nach dem ein Soldat vorgefunden wurde, als er halb auf der Seite auf dem Tornister lag und in der vor die Augen erhobenen erstarrten Hand die Photographie einer Frau hielt, oder auch die Beobachtung von FÉRÉ über die augenblicklich nach dem Tode eingetretene völlig Starre einer Katze, deren Gehirn durch einen Schuß zertrümmert worden war (BAUMANN). Auch eine Mitteilung von HILDEBRAND gehört hierher, bei der ein Toter die zum Schlage ausgeholte Axt emporhielt, sowie eine weitere von W. H. SCHULTZE, nach der ein in der Hand des Toten befindlicher Federhalter nicht anders als durch Auswirkung der kataleptischen Totenstarre erklärt werden konnte und zur Aufklärung eines Mordes durch Erschießen führte. Nach dem Bericht von LAVES wurde eine Frau in kniender Stellung über einem Waschfaß gebeugt vorgefunden. Sie hatte 10 min vorher noch gelebt; ein herbeigerufener Arzt hatte den inzwischen eingetretenen Tod bei gleichzeitiger Starre der Muskulatur des Rumpfes und der Extremitäten in der erwähnten Stellung festgestellt. Ich selbst habe niemals einen einwandfreien Fall von kataleptischer Totenstarre beobachtet, auch nicht im Kriege, obwohl ich durch Befragen der Truppenärzte danach geforscht habe. Wohl haben mir meine Hörer gelegentlich über einschlägige Beobachtungen aus dem zweiten Weltkrieg berichtet. Doch war die Schilderung bei kritischem Befragen niemals so, daß eine kataleptische Totenstarre als erwiesen angesehen werden konnte.

Unter Berücksichtigung des zur Zeit vorliegenden Materials wird man unterstellen können, daß es eine kataleptische Totenstarre gibt, daß sie aber so selten ist, daß man als praktisch tätiger Gerichtsarzt niemals von vornherein mit ihrem Vorliegen rechnen soll. Es wird notwendig sein, daß man zunächst immer Erwägungen nach der Richtung hin anstellt, daß eigenartige Haltungen von Toten durch Veränderungen der Leiche nach dem Tode zustande gekommen sind. Dies gilt auch für jene Vorfälle, bei denen in der Hand eines Toten eine Pistole vorgefunden wird. Sie entfällt normalerweise nach Eintritt des Todes der erschlafften Hand. Wenn sie in der Hand des Toten vorgefunden wird, dann geht mit Recht die erste Erwägung dahin, daß sie von fremder Hand dem

Toten in die Hand gedrückt und nachträglich durch die mit der Totenstarre einhergehende Krümmung der Finger in der Hand fixiert worden ist (LOCHTE). Ausnahmen kommen vor (Näheres s. Kapitel Schußverletzungen, S. 559).

Bezüglich der Theorie der Entstehung der kataleptischen Totenstarre werden mit Recht Parallelen zur sog. *Enthirnungsstarre* gezogen. Nach Durchtrennung des Hirnstammes zwischen den Colliculi anteriores und den Vestibulariskernen oder auch nach Unterbindung der Carotiden und der A. basalis über der Mitte der Brücke kommt es zu einer kontinuierlichen Tonussteigerung eines großen Teiles der Streckmuskulatur (Katzenversuch). Der Tonus der Muskulatur ist so stark, daß das Tier auch nach dem Tode auf den Füßen stehen bleibt. Die Zentren, die die Enthirnungsstarre verursachen, liegen wahrscheinlich im Hirnstamm, und zwar in der Gegend des Nucleus ruber (zit. nach LAVES, hier Schrifttum).

Literatur.

ASCHOFF: Beitr. path. Anat. **63**, 1 (1916).

BATE-SMITH and BENDALL: J. of Physiol. **106**, 177 (1947), **110**, 471 (1949); hier ausführliche Literatur. — BAUMANN: Dtsch. Z. gerichtl. Med. **2**, 647 (1923). — BERG: Dtsch. Z. gerichtl. Med. **39**, 429 (1949). — BERNER: Dtsch. Z. gerichtl. Med. **23**, 137 (1934).

FIANDACA: Zacchia **5**, 210 (1941). Ref. Dtsch. Z. gerichtl. Med. **36**, 150 (1942).

HILDEBRAND: Gerichtliche Medizin (Leitfaden). Berlin 1927.

KIRULL: Dtsch. Z. gerichtl. Med. **3**, 357 (1924).

LAVES: Dtsch. Z. gerichtl. Med. **39**, 186 (1948). — Totenstarre. In PONSOLDs Lehrbuch der gerichtlichen Medizin, S. 121 u. S. 123. Stuttgart 1950. — LOCHTE: Dtsch. Z. gerichtl. Med. **1**, 103 (1922); **2**, 169 (1923).

MAJOROS: Graefes Arch. **134**, 112 (1935). — Orv. Hetil. (ung.) **1935**, 532. Ref. Dtsch. Z. gerichtl. Med. **26**, 71 (1936). — MARTIN: De la Rigidité Cadavérique, Précis de Médecine légale, S. 182. Paris 1938. — MEIXNER: Dtsch. Z. gerichtl. Med. **2**, 398 (1923). — MERKEL: Erg. Path. **33**, 22 (1937). Hier eingehendes weiteres Schrifttum. — MORGENSTERN: Dtsch. Z. gerichtl. Med. **9**, 718 (1927).

NAUMANN: Pflügers Arch. **169**, 317 (1917). — NYSTEN: Ref. Rech. Physiol. et Chem. path. Paris **1811**. Zit. nach MERKEL.

OPPENHEIM u. WACKER: Berl. klin. Wschr. **1919**. — ORFILA: Vorlesungen über gerichtliche Medizin, Bd. 2, S. 196. Leipzig 1829.

PONSOLD: Dtsch. Z. gerichtl. Med. **29**, 169 (1938).

RÖSSLE, KLINGE u. WERTHMANN: Das Überleben menschlicher Organe. In ABDERHALDENS Handbuch der biologischen Arbeitsmethoden, Abt. VIII, 2. Hälfte, S. 1247. Berlin u. Wien 1935. — ROLFFS: Praktisches Handbuch zu gerichtlich-medizinischen Untersuchungen, Teil II, S. 88. Berlin 1840.

SCHAFFER: Ein Beitrag zur Kenntnis der Totenstarre. Med. Diss. Heidelberg 1951. — SCHNEIDER: Dtsch. Z. gerichtl. Med. **29**, 168 (1938). — SCHULTZE, W. H.: Dtsch. Z. gerichtl. Med. **13**, 13 (1924). — SCHWARZFISCHER: Dtsch. gerichtl. Med. **39**, 421 (1949). — STRASSMANN, F.: Vjschr. gerichtl. Med. **51**, 300 (1889). — STRASSMANN, G.: Lehrbuch der gerichtlichen Medizin. Stuttgart 1931.

WALZ: Dtsch. Z. gerichtl. Med. **1**, 115 (1922). — WARD: J. of Neurophysiol. **10**, 89 (1947). Ref. Ber. Path. Bd. 1, S. 247 (1949). — WILLER: Virchows Arch. **261**, 586 (1926). — WINTERSTEIN: Dtsch. Z. gerichtl. Med. **2**, 1 (1923).

ZÄNGERLE: Dtsch. Z. gerichtl. Med. **14**, 273 (1930). — ZIMMERMANN: Zbl. Path. **84**, 76 (1948).

e) Leichenzersetzung und -zerstörung.

An der Leichenzersetzung haben Anteil fermentative Veränderungen, die wir unter dem Namen *Autolyse* zusammenfassen wollen, weiterhin Fäulnis und Verwesungsvorgänge. Die *Fäulnis* ist nach der üblichen, schulmäßigen Definition chemisch eine unter Bakterieneinwirkung zustande kommende Reduktion, die mit Verflüssigung der Organe und mehr oder minder intensivem Fäulnisgeruch einhergeht; die *Verwesung* ist chemisch ein Oxydationsprozeß, der zu zundrigem Zerfall der Organe führt. Außerdem hat an der Leichenzerstörung noch der *Tierfraß* einen erheblichen Anteil.

Diese Vorgänge gehen zeitlich ineinander erheblich über; im großen und ganzen liegt die Sache so, daß in der ersten Zeit nach dem Tode autolytische Vorgänge vorherrschen, nach einigen Tagen stehen Fäulnisvorgänge im Vordergrund, während nach Ablauf von Wochen Verwesungsvorgänge vorherrschen. Der Tierfraß kann zu allen Zeiten der Leichenzersetzung eine mehr oder minder erhebliche Rolle spielen.

Diese einzelnen Vorgänge mögen der Reihe nach besprochen werden.

1. Autolytische Vorgänge.

Einer der ersten autolytischen Vorgänge ist die *Hämolyse*, die bereits besprochen wurde, und die schon nach recht kurzer Zeit zu einer blutigen Imbibition der Gefäßwände und etwaiger Thromben führen kann; ebenso ist die Entstehung der nicht wegdrückbaren Diffusionsleichenflecke eine Folge der Hämolyse und Imbibition (s. S. 31 f.). Neben der blutigen Imbibition fallen an der Leiche auch die Erscheinungen der postmortalen *galligen* Imbibition auf. Wir erkennen sie fast bei jeder Leiche an der Gallenblasenschleimhaut, die die bekannte grünliche oder gelbliche Verfärbung annimmt, ebenso an der Schleimhaut des oberen Dünndarmes und auch des Magens und der Speiseröhre, wenn Galle rückläufig in den Magen eingetreten war. Auch das Bauchfell in der Umgebung der Gallenblase und das darunterliegende Bindegewebe sind vielfach gallig verfärbt, mitunter sogar matschig und weich. Während des Lebens verfärbt die Galle nur nekrotisches Gewebe, nicht lebendes. Der Chemismus der Gallenflüssigkeit nach dem Tode war in neuester Zeit Gegenstand physiologischchemischer Untersuchungen (THOMAS).

Von den drüsigen Organen ist insbesondere das *Pankreas* autolytischen Veränderungen ausgesetzt. Es wird weich und später matschig rötlich, da gleichzeitig eine Hämolyse eintritt. Mitunter findet man im Organ selbst und in seiner Umgebung kleine grauweiße Herdchen, die wie Salzausstreuungen aussehen. Sie sind scharf zu trennen von den während des Lebens entstandenen scharf abgegrenzten Stippchen der Fettgewebsnekrose, die mit mehr oder weniger ausgeprägter blutig seröser Bauchfellentzündung einhergeht. Die Aufquellung im Mark der *Nebenniere* und die Lösung des Markes von der Rindenschicht ist gleichfalls ein autolytischer Vorgang. Er kann mit einer erheblichen Durchblutung des Markes einhergehen. Auch an der *Niere* verursacht die Autolyse Veränderungen, die die Beurteilung von mikroskopischen Befunden erschweren. Diese Autolyse bevorzugt zuerst die sezernierenden Epithelien, während die Glomeruli und die Sammelröhren noch intakt bleiben. Die Kerne können schwinden, das Protoplasma zerfällt feinkörnig, auch fettähnliche Substanzen können auftreten; sie verfärben sich allerdings mit Sudanfarbstoff oder Scharlachrot nur bräunlich und lassen sich daher in den meisten Fällen von einer vital entstandenen Verfettung abgrenzen. Auch scheinen in physikalischchemischer Beziehung gewisse Unterschiede zu bestehen (MÖNNIGHOFF). Rascher Kernschwund und Gerinnung des Protoplasmas sollen, soweit eine morphologische Abgrenzung nach dieser Richtung hin möglich ist, eher für eine vitale Beeinträchtigung als für eine postmortale Autolyse sprechen. Für die *Leber* ist nachgewiesen, daß bei einer akuten gelben Leberatrophie die autolytischen Veränderungen noch viele Stunden hindurch (etwa 18 Std) nach dem Tode fortschreiten können (v. BEEK und HAEX). Die *Thymusdrüse* des Neugeborenen verfällt gleichfalls ziemlich schnell einer autolytischen Erweichung; es können sich in ihr unscharf begrenzte weiche Herde bilden, die schmutziggraue Flüssigkeit entleeren. Das Fehlen einer epithelialen Abgrenzung ermöglicht eine Unterscheidung von den vital entstandenen, mit vorangegangener Syphilis in Zusammenhang gebrachten DUBOISSCHEN Höhlen. Auch die ersten Veränderungen des zentralen *Nervensystems* nach dem Tode sind wahrscheinlich auf die Autolyse zurückzuführen. Das Gehirn, insbesondere das der Neugeborenen und

Säuglinge, kann recht schnell weich und matschig werden. Es verflüssigt schließ-
lich, ohne daß hierbei immer bakterielle Einflüsse eine Rolle spielen müssen.
Systematische mikroskopische Untersuchungen ergaben schon 18 Std nach dem
Tode Veränderungen an den Markscheiden. Es bilden sich (Markscheiden-
färbung nach WEIGERT und nach SPIELMEYER) unregelmäßige spindlige Anschwellungen und Verengerungen, und im weiteren Verlaufe zersetzen sich die
Markscheiden in rosenkranzartige zusammengeballte Markballenreihen, das
Myelin verringert sich, die Färbung wird immer blasser (KREINER), doch ist
des bisher nur im Tierversuch (Katzen) studiert worden. Die mit Weichwerden
einhergehende Maceration der im Uterus abgestorbenen *Früchte* im nichtinfi-
zierten Fruchtwasser wird gleichfalls auf Autolyse zurückgeführt.

Der p_H-Gehalt der Zellen nach dem Absterben verändert sich nach der
sauren Seite hin (Untersuchung von Leberzellen durch LAVES).

Das Verhalten des *Liquor cerebrospinalis* ist in den ersten Stunden nach dem
Tode in physiologisch-chemischer Beziehung verhältnismäßig gesetzmäßig. Der
Gehalt an Milchsäure, an Ameisensäure, an Zucker, sowie der Reststickstoff
steigen in den ersten 10 Std ziemlich regelmäßig an, sofern nicht eine vorherige
krankhafte Beeinflussung des Organismus vorlag (SCHOURUP).

Wegen der praktischen Wichtigkeit muß die Einwirkung der Fermente des
Magens nach dem Tode genauer besprochen werden. Der Chemismus der Magen-
verdauung geht nach dem Tode noch eine Zeitlang weiter. Kartoffelstückchen,
Brot, zum Teil auch lockere Fleischbröckel, können nach dem Tode im Magen
durch Einwirkung des Verdauungsfermentes noch erweicht werden, aber auch
die Magenschleimhaut selbst wird durch den Magensaft postmortal angedaut.
Der Magenfundus pflegt weich zu werden, die Schleimhaut ist zum größten
Teile abgelöst, die Farbe wird schmutziggrau. Infolge gleichzeitig auftretender
Hämolyse und Imbibition sind die venösen Magengefäße in unscharf begrenzte,
schmutzigrote Streifen umgewandelt. Wenn der Mageninhalt infolge agonalen
Erbrechens oder auch postmortal durch den Transport in die Speiseröhre gelangt,
so finden wir die gleichen Veränderungen in der Speiseröhre (saure Erweichung
des Magens bzw. der Speiseröhre, Gastromalacie bzw. Oesophagomalacie).
Deskriptiv unterscheidet man zwischen einer *braunen Erweichung*, die bei gleichzeitiger Anwesenheit von Blut in Erscheinung tritt, und einer *weißen Erweichung*,
die bei Abwesenheit von Blut zustande kommt. Doch gibt es fließende Übergänge. Die Erweichung der Magenwand kann so weit fortschreiten, daß sie in
eine gallertige, leicht zerfallende, graubraune Masse umgewandelt wird, die beim
Herausheben des Magens oder beim Zerren an den Organen einreißt. In diesem
Stadium ist vielfach schon aktiver Mageninhalt durch die Magenwand durchgetreten
und hat die Organe der Umgebung (Dünndarmschlingen, Milz) bräunlich angedaut.
Die Braunfärbung kommt durch die Bildung von saurem Hämatin zustande.

Die verdauende Tätigkeit des Magensaftes hört unter normalen Umständen
ziemlich schnell nach dem Tode auf, sei es, daß die fermentative Aktivität
erschöpft ist, sei es, daß der p_H-Wert ungünstig ist; nach den Feststellungen
von HORST MERKEL liegt er nach 15—25 Std p. m. zwischen 6 und 7; der Mageninhalt ist kaum noch sauer, er ist auch nicht mehr bactericid.

Unter besonderen Umständen kann jedoch die saure Erweichung kurze Zeit
nach dem Tode zu einer völligen Zerstörung von Teilen der Magenwand führen.
Unter welchen Umständen und unter welchen Vorbedingungen der Magensaft
nach dem Tode derart aktiv ist, ist noch nicht völlig geklärt. Kausal ist an eine
prämortale oder agonale Hyperacidität zu denken. Tatsächlich besteht bei
der Entstehung dieser Veränderungen ein erheblicher Säuregrad des ausgelaufenen Mageninhaltes. Schon bei Öffnung der Leiche fällt dem Obduzenten der

saure Geruch des Mageninhaltes auf. Doch scheint dies nicht die alleinige Ursache zu sein. Gewisse Beziehungen zu Hirnverletzungen oder akuten Hirnerkrankungen werden behauptet. Eine einwandfreie Klärung liegt aber nicht vor.

Morphologisch findet man in solchen Fällen einen größeren oder kleineren Defekt in der Magenwand mit weichem matschigem Rand, der meist bräunlich oder schwärzlich verfärbt ist. Die in der Nähe liegenden Darmschlingen und Teile der Milz sind gleichfalls bräunlich erweicht. Unter Umständen ist die linke Zwerchfellhälfte nicht nur angedaut, sondern infolge der Erweichung perforiert. Der Mageninhalt ist in die Pleurahöhle hineingelaufen, die kollabierte Lunge liegt zum Teil in der Pleuraflüssigkeit, die Oberfläche ist in diesem Bereich bräunlich verfärbt; das Organ ist hier weich und matschig geworden. Am Rande dieser Veränderung können unter der Pleura Blutungen entstanden sein. Wenn dieser aktive Mageninhalt in den Oesophagus gelangt, kann seine Wand durchgedaut werden, das hintere Mediastinum erweicht bräunlich; die Aktivität des Magensaftes kann soweit gehen, daß von hier aus die parietale Pleura durchgedaut wird, so daß auf diese Weise Mageninhalt in die Pleurahöhle eindringt. Es kommt vor, daß der aktive Mageninhalt bis zum Rachen gelangt und hier ein sog. falsches, postmortal entstandenes Ödem hervorruft, daß er, sei es von selbst, sei es beim Transport der Leiche, durch die Trachea in die Hauptbronchien gelangt, ihre Wände durchdaut und zu postmortal entstandenen Verdauungshöhlen in den Lungen führt. Ihre Wand ist matschig und unscharf begrenzt, ihr Inhalt riecht sauer und gibt mit Lackmuspapier eine intensiv saure Reaktion. Mit zunehmender Fäulnis wird der Säuregehalt geringer.

Derartige ausgedehnte Magenerweichungen mit postmortalen Verdauungen können differentialdiagnostisch insofern gewisse Schwierigkeiten bereiten, als auch vital entstandene Säurevergiftungen zu ähnlichen Bildern Veranlassung geben können. Das Fehlen jeder vitalen Reaktion, insbesondere das Fehlen von Entzündungserscheinungen wird zur richtigen Diagnose führen. Immerhin ist bei der Abgrenzung derartiger Veränderungen von vital entstandenen eine gewisse Vorsicht erforderlich, insbesondere beim Vorliegen einer Oesophagomalacie. Aktiver Mageninhalt kann kurz vor dem Tode durch Brechvorgänge in den Oesophagus gelangen und auch in die Bronchien aspiriert werden; mitunter kann er hier vital durch Ätzung entstandene Entzündungserscheinungen mit Erosionen und kleinen Blutungen veranlassen, die sofort nach Eintritt des Todes oder vielleicht auch schon agonal in umfangreichere nur fermentativ bedingte Veränderungen übergehen; man spricht in solchen Fällen von peptischer Oesophagitis (HAMPERL, NEUBÜRGER, W. FISCHER).

Färbt man die Epidermis mit Methylenblau im mikroskopischen Schnitt, so schwankt ihre Färbungsintensität von basal nach apikal. Die oberen Schichten sind stärker gefärbt als die unteren. Diese verschiedenartige Färbung beruht nicht auf der Farbstoffwirkung, sondern wird von den einen auf das elektrostatische Potential der Haut, von anderen auf den verschiedenen Gehalt der einzelnen Hautstücke an Ribo-Nucleinsäure zurückgeführt (PISCHINGER, ZEIGER, BRACHET, CASPERSSON, NOLTE). Untersucht man das einschlägige Verhalten der Leichenhaut in gewissen Abständen nach dem Tode in verschiedenen Zeiträumen, so ergeben sich zum Verhalten der lebensfrisch entnommenen Haut gewisse Unterschiede bezüglich des Auftretens und der Intensität der Basophilie nach verschieden langer Einwirkung der Ribonucleinsäure. Doch betreffen diese Unterschiede nur die erste Zeit nach dem Absterben und sind nicht so regelmäßig, daß eine praktische Anwendung in der gerichtlichen Medizin in Frage käme.

Das Verhalten der einzelnen *Wirkstoffe* nach dem Tode ist in allen Einzelheiten noch nicht geklärt. Die inaktiven Vorstufen der Fermente können beim Zellzerfall gelöst und aktiviert werden, so daß schließlich alle Fermentreserven in die Abbauvorgänge eingreifen. Die Amylasen, Lipasen, Esterasen, sowie die meisten eiweißspaltenden Fermente (Trypsin, Pepsin u. a.) weisen eine beträchtliche Resistenz gegenüber der Autolyse auf, während die Fäulnis- und Verwesungsvorgänge ihre Aktivität mehr oder minder rasch hemmen. Von den Hormonen wird das Insulin rasch nach dem Tode zerstört. Widerstandsfähiger sind das Schilddrüsenhormon und die gonadotropen Hormone. Unter den Vitaminen ist die Ascorbinsäure am wenigsten beständig (s. S. 72). Haltbarer sind die Vitamine des B-Komplexes (LAVES).

Literatur.

ARNOLD: Virchows Arch. **299**, 710 (1937). — ASCHOFF: Ref. Dtsch. Z. gerichtl. Med. **34**, 187 (1941).

BEEK, VAN u. HAEX: Ref. Zbl. Path. **84**, 254 (1948). — BRACHET: Archives de Biol. **207** (1942). Zit. nach HILL.

CASPERSSON: Z. Mikrosk. **53** (1936). — Naturwiss. **29** (1941). Zit. nach HILL.

FISCHER, W.: Leichenveränderungen und Malacie der Speiseröhre. In Handbuch der Pathologie, herausg. von HENKE u. LUBARSCH, Bd. 4, Teil 1, S. 83. 1926.

HAMPERL: Verh. dtsch. path. Ges. **1934**, 208. — HILL: Über den Ribonucleinsäuregehalt in der Epidermis der Leichenhaut und seine Abhängigkeit vom Zeitpunkt des Todes. Med. Diss. Heidelberg 1950.

KREINER: Beitr. path. Anat. **103**, 169 (1939).

LAVES: Virchows Arch. **279**, 618 (1931). — PONSOLDs Lehrbuch der gerichtlichen Medizin, S. 134. Stuttgart 1950.

MERKEL, HERMANN: Postmortale Veränderungen des Mageninhaltes und der Magenwand. In Handbuch der Pathologie, herausg. von HENKE u. LUBARSCH, Bd. 4, Teil 1, S. 219. 1926. — Erg. Path. **33**, 47 (1937). — MERKEL, HORST: Zbl. Path. **86**, 297 (1950). — MÖNNIGHOFF: Beitr. path. Anat. **102**, 87 (1939). — MÜLLER, R.: Frankf. Z. Path. **52**, 433 (1938).

NEUBÜRGER: Frankf. Z. Path. **48**, 105 (1935). — NOLTE: Z. Naturforsch. **1947**. Zit. nach HILL.

PETERS: Die Gastro-Oesophagolamacie im Sektionsmaterial. Med. Diss. München 1942. — PISCHINGER: Z. Zellforsch. **3** (1926). Zit. nach HILL.

SCHOURUP: Todeszeitbestimmung auf der Grundlage postmortaler Cisternenflüssigkeitsveränderungen und des postmortalen Achselhöhlentemperaturabfalles. Kopenhagen 1950.

THOMAS: Dtsch. Z. gerichtl. Med. **39**, 108 (1948).

WALCHER: Leichenerscheinungen. In Handwörterbuch der gerichtlichen Medizin, S. 435. Berlin 1940.

ZEIGER: Z. Zellforsch. **10** (1930); **20** (1935).

2. Fäulnis und Verwesung.

Das Wesen der Fäulnis und der Verwesung wurde oben kurz skizziert. Beide Vorgänge gehen aber so ineinander über, daß eine gemeinsame Besprechung am Platze ist. Aber der Übergang zwischen Autolyse und Fäulnis ist flüssig. Die Fäulnis wird vielfach durch autolytische Vorgänge eingeleitet.

Die *Chemie* der Fäulnis und Verwesung ist recht kompliziert. Regeln, nach denen sich die chemischen Zersetzungen in allen Fällen jeweils vollziehen müssen, können nicht aufgestellt werden, denn die Abbaufolgen laufen nicht in einheitlicher Weise ab (SPECHT, LAVES). Reduktions- und Oxydationsvorgänge finden nebeneinander statt; potentiometrische Untersuchungen über die Reduktionsvorgänge an der Leiche gleich nach dem Tode führten nicht zu regelmäßigen Resultaten; immerhin konnte eine ziemlich gleichmäßige, wenn auch von der Temperatur und der Möglichkeit des Sauerstoffzutrittes abhängige Veränderung des Reduktionspotentials durch Untersuchung mit Farbstoffindicatoren ermittelt werden (O. SCHMIDT); zusätzlich spielen auch in diesem Stadium Fermente (Dehydrasen) eine Rolle (LAVES). Die Fermente sind, wie im vorigen Abschnitt ausgeführt, noch tätig und können ihre spezifische Wirkung auf die Zellen, durch die sie reproduziert werden, ausdehnen. Das *Eiweiß* zerfällt im Laufe der Leichenzersetzung in seine Bausteine. Das Endprodukt sind Aminosäuren. Die Tätigkeit der Bakterien bei der Fäulnis zielt darauf ab, die Eiweißstoffe und ihre Abbauprodukte als Material zum eigenen Zellaufbau zu benutzen, bzw. aus der Umwandlung der Stoffe Energie für ihre Lebenstätigkeit zu gewinnen. Bei Abwesenheit von Sauerstoff dienen zur Lieferung der Aufbauenergie der Bakterien Verflüssigungsprozesse und intramolekulare Umlagerungen. Bei Sauerstoffzutritt treten echte Verbrennungsprozesse auf, die zur Bildung von Ammoniak, Kohlensäure und Wasser führen. Die Zersetzung der Proteine wird durch Fermente eingeleitet; sie stammen zum Teil aus dem Körper selbst, zum Teil von den Bakterien. Der Abbau führt zu Peptonen, späterhin zu den Aminosäuren Leucin und Thyrosin. Ammoniak wird frühzeitig abgespalten. Auf wohl noch nicht völlig geklärtem chemischem Wege entstehen beim Abbau des Eiweißes auch Produkte, die chemisch eine gewisse Ähnlichkeit mit den Pflanzenalkaloiden haben und die Ermittlung von Pflanzengiften in faulenden Leichenteilen stören können. Es handelt sich hier um alkalische stickstoffhaltige Körper, die man als *Ptomaine* zu bezeichnen pflegt und die chemisch eine recht verschiedene Struktur besitzen. Man hat die Ptomaine auch als das sog. „Leichengift" bezeichnet, wobei aber zu bemerken ist, daß eine das Leben gefährdende Giftwirkung von den chemischen Produkten der Leichenfäulnis und -verwesung im allgemeinen nicht ausgeht, wenn man von bakteriellen Einflüssen absieht, über die später zu sprechen sein wird. Ein spezifisches Leichengift, wie es der Volksmund meist annimmt, gibt es tatsächlich nicht. Als Zwischenprodukt beim Eiweißabbau spielt auch der Eiweißschwefel eine gewisse Rolle, dessen Menge nach den Feststellungen von SPECHT in den ersten Tagen zunimmt, um sich dann wieder zu vermindern. Feste Regeln lassen sich aber auch hier nicht aufstellen. Die *Kohlenhydrate* des Körpers zerfallen im Laufe der Leichenzersetzung unter Bildung von komplizierten Zwischenprodukten zu CO_2 und H_2O. Unter dem Einfluß von Gärungsvorgängen kommt es als Zwischenprodukt zur Bildung von Milchsäure und auch zur Entstehung von geringen Mengen Äthylalkohol. Die Lipoide und Neutralfette des Körpers werden zu Glycerin, Phosphorsäure und Cholin abgebaut. Fermente und Bakterien spielen hierbei eine wesentliche Rolle. Als Zwischenprodukte entstehen komplizierte organische Fettsäuren (Einzelheiten s. Referat von SPECHT und kurze Darstellung von LAVES).

Bei den bei der Fäulnis auftretenden *Bakterien* handelt es sich in erster Linie um Fäulniskeime (Mesentericus vulgaris, Mesentericus fuscus, Mesentericus ruber, Bacillus subtilis, Micrococcus albus liquifaciens), weiterhin um Sporenbildner; auch Colibacillen können das Gewebe durchsetzen. Als weitere Fäulnisbakterien sind Proteusstämme gefunden worden und von den Anaerobiern insbesondere der Bacillus putrificus. Bei Wasserleichen siedelt sich frühestens nach 1—2 Wochen auf der bloß liegenden Lederhaut das Bacterium prodigiosum an, das carminrote Fleckchen bildet, und das Bacterium violaceum, das zur Entstehung tintenstiftartiger violetter Flecken führt. Der Bacillus citrius cadaveris führt mitunter an der Haut zu gelblich aussehenden kleinen Zerstörungen, die wie Eiterbläschen aussehen können (WALCHER). Bezüglich der *pathogenen* Bakterien wissen wir, daß Staphylokokken noch nach 28 Tagen aus Leichen gezüchtet werden konnten, aber nicht mehr nach 6 Wochen. Tuberkelbacillen verlieren schon nach kurzer Zeit ihre Lebens- und Infektionsfähigkeit. Die Gefahr einer schweren bakteriologischen Infektion durch Leichen wird demnach entgegen der Volksmeinung um so geringer, je älter die Leiche ist. Gefährlich sind meist nur *frische* Leichen von Personen, die an Infektionskrankheiten verstorben sind. Eine gewisse Ausnahme scheinen die Bacillen der Typhus-Paratyphusgruppe darzustellen; sie können sich noch längere Zeit, bis zu 18 Tagen, an Leichen halten. Die Bakterien vermehren sich in der Leiche im großen und ganzen entlang der Gefäße. Sie können sie vollständig ausfüllen, so daß man von *postmortalen Bakterienembolien* zu sprechen pflegt. Sie wuchern in die Gefäßspalten hinein, wobei elastische Fasern und Zellmembrane ihrer Ausdehnung Widerstand zu leisten scheinen. Bei einer Fragmentatio myocardii siedeln sich die Bakterien gerne in den Bruchstellen der Herzmuskelfasern an. An der Niere bildet die Glomeruluskapsel ein Hindernis für die Ausbreitung. Die Bakterien pflegen in das Vas efferens und afferens hineinzuwuchern. Die Knorpel bleiben frei von Bakterien. Bei der Vermehrung der Bakterien an der Leiche kann es zu erheblicher Wärmebildung kommen (bis 40^0 C); es ist möglich, daß Verwesungsoxydationserscheinungen bei beginnender Verwesung hier mit eine Rolle spielen. Bei der im großen und ganzen später einsetzenden *Verwesung* entstehen an der Oberfläche der Leiche meist ausgedehnte Rasen von Schimmelpilzen. Sie überwuchern auch vertrocknete und halbvertrocknete Hautstellen. Sie können in den Luftwegen der Leiche, insbesondere in der Bronchialschleimhaut, mißfarbene Beläge bilden, so daß man fälschlich an Pseudomembranen denken kann. Auch vital entstandener Soor ist in Betracht zu ziehen. Bezüglich der zeitlichen Verhältnisse ist mitzuteilen, daß diese Pilzrasen im Erdgrabe noch sehr lange Zeit nach dem Tode vorgefunden werden können, und zwar noch nach 2—4 Jahren (HUNZIKER). Die auftretenden Pilzarten sind ihrer Häufigkeit nach untersucht worden, doch war eine chronologische Reihenfolge nicht festzustellen. Vereinzelt sind sie auch noch 20 Jahre nach dem Tode aufgefallen. Der Beginn der stärkeren Entwicklung der Pilzrasen fällt im allgemeinen mit der Beendigung der stinkenden ammoniakalischen Fäulnis zusammen. Im 2. und 3. Jahre nach der Beerdigung bilden sich diese Rasen meist zurück. Zuviel Feuchtigkeit im Erdgrab hemmt ihre Entwicklung (weitere Einzelheiten s. Referat von WALCHER).

Es möge nun versucht werden, den Ablauf der Fäulnis- und Verwesungsvorgänge nach geläufigen Erfahrungen darzustellen: Die Haut wird mißfarben grau, die subcutanen Venen schlagen durch die Haut infolge der Diffusion als schmutzig graublaue Stränge durch. Auch die Totenflecke werden mißfarben. Die Haut der Seitenteile des Bauches, mitunter auch der seitlichen Brustpartien, färbt sich grünlich. Die Grünfärbung beruht auf der Bildung von Sulfmethämoglobin, das unter Einwirkung des im Darmkanal entstehenden H_2S entsteht. Dieser Zustand kann bei warmer Außentemperatur oder wenn die Leiche zugedeckt im Bett liegen bleibt, nach 1—2 Tagen eingetreten sein. Unter anderen Verhältnissen kann es eine oder mehrere Wochen dauern, bis dieser Zustand erreicht wird. Die entstehende Fäulnisflüssigkeit transsudiert der Schwere nach nach unten und führt zur Entstehung von Fäulnisblasen, die bei liegender Leiche zuerst an beiden Seiten des Rumpfes, besonders des Bauches, auftreten. Die Blasen werden größer und platzen bei Manipulationen an der Leiche oder auch spontan, so daß die Oberhaut in Fetzen neben den eröffneten Blasen liegt und die durch Hämoglobindiffusion sich rot färbende Lederhaut frei liegt. Schon geringfügige Berührung der Leiche kann unter diesen Umständen weitere Partien der Oberhaut zum Abgehen bringen, so daß auch hier die rotgefärbte Lederhaut frei liegt. Unter der Leiche sammelt sich in diesem Stadium eine nicht unbeträchtliche Menge von Fäulnisflüssigkeit an; sie durchnäßt unter Umständen die Unterlage und die Kleidung in großer Ausdehnung. Auch aus den *Mammae* kann man schmierige Fäulnisflüssigkeit ausdrücken, was nicht mit Colostrum und den Erscheinungen der Lactation verwechselt werden darf. Die von der Oberhaut entblößten Partien in den hochgelegenen Bezirken der Leiche können späterhin lederartig eintrocknen, und zwar auch dann, wenn in den übrigen Körperpartien die Fäulnistranssudation noch anhält. Im Inneren des Körpers bilden sich Fäulnisgase. Der Bauch treibt auf, ebenso bei Männern Scrotum und Penis. Das Scrotum kann ballonartig so gigantisch aufgetrieben werden, daß der Penis zum Teil eingezogen wird, mitunter erscheint er auch durch die Fäulnis erigiert. Die Fäulnisgase enthalten brennbares Methan. Wenn man ein derartig aufgeblähtes Scrotum ansticht und ein Streichholz an die so entstandene Öffnung hält, so entsteht für kurze Zeit eine zischende Stichflamme. Auch unter der Haut bilden sich allenthalben Fäulnisgase, so daß die Leiche im ganzen gigantisch aufgetrieben erscheint. Die Beine sind in diesem Stadium vielfach leicht angewinkelt, sogar die Arme können unter Umständen frei schwebend gehalten werden. Schneidet man in die Haut ein, so löst sich ihre Spannung und die Glieder sinken herunter. Aus den Hautschnitten entweicht unter knisterndem Geräusch grobblasige Flüssigkeit. Als Folge des Druckes der im Körperinneren entstehenden Gase kann Harn ausgetrieben werden, besonders bei Frauen. Der Gasdruck kann weiterhin zu einer Inversion des schwangeren Uterus und schließlich zu einer *Sarggeburt* führen. Die Zunge wird, wahrscheinlich durch den Druck der Fäulnisgase, vorgeschoben. Aus Mund und Nase entleert sich stinkende, bräunliche Flüssigkeit. Beim Umdrehen der Leiche fließt in erheblichen Mengen meist noch mehr Flüssigkeit aus Mund und Nase ab. Im Inneren des *Hirns* entstehen gleichfalls Fäulnisgase, deren Druck bei Jugendlichen und Kindern in seltenen Fällen so groß werden kann, daß die Schädelnähte auseinandergetrieben werden. Es kommt gelegentlich, wenn auch ziemlich selten vor, daß die Bauchhöhle infolge des Fäulnisdruckes aufplatzt. Seziert man in diesem Stadium, so stellt sich häufig heraus, daß das Gehirn in eine langsam zerfließende breiige Masse umgewandelt ist, deren Strukturen, wenn überhaupt, dann nur bei sofortiger Zerlegung, noch bevor das Gehirn vollständig herausgenommen ist, erkannt werden können. Das Organ ist häufig von Fäulnisblasen durchsetzt, aus den Sinus und aus den Piavenen ist blutige Flüssigkeit diffundiert, die sich zwischen den Hirnhäuten an den abhängigen Partien sammelt und nicht mit einem vital entstandenen Hämatom verwechselt werden darf. Auch beim Abziehen der *Kopfschwarte* findet sich an den tief liegenden Stellen eine Ansammlung von hämoglobinhaltiger Fäulnisflüssigkeit, die auch das Bindegewebe durchsetzt. Nach Eröffnung der Brusthöhle wird man in den Pleurahöhlen erhebliche Mengen von Fäulnistranssudat vorfinden, das Hämoglobin und später Sulfhämoglobin zu enthalten pflegt. Die Herzbeutelflüssigkeit ist meist nicht wesentlich vermehrt, später eher vermindert. Die Innenfläche der Gefäße und die Trachea ist infolge blutiger Imbibition düsterrot geworden, ebenso die Herzklappen. Das *Herz* ist schlaff, die Muskulatur schmutzig-grau, die Ventrikel enthalten vielfach Fäulnisgas, kaum noch flüssiges Blut, wohl aber bei langsamen Tode noch Cruor- und Speckhautgerinnsel, die eine glasige Beschaffenheit annehmen können; sie verschwinden später völlig, wohl infolge Verflüssigung unter Einwirkung proteolytischer Fermente (s. S. 32). Die *Lungen* weisen an den abhängigen Partien eine Durchtränkung mit Fäulnisflüssigkeit auf. Sie sind hier weniger lufthaltig; auf ihrer Schnittfläche erkennt man mitunter hellrote Herde, die wohl durch Oxydation aus O_2-haltigen Hohlräumen innerhalb der Lunge (Bronchien, Septumspalten) zustande kommen. Die *Milz* ist schmutziggrün oder grauschwarz geworden, die Konsistenz ist zerfließlich, ohne daß eine Sepsis vorangegangen wäre. Tüpfelartige grüne Flecke in der Milz, die sich von der gewöhnlichen Grünfärbung absetzen, sollen auf vorangegangene degenerative Prozesse des Organs hindeuten. Das gleiche gilt auch für die Leber (VENZONI). Die *Leber* ist mißfarben, schmutziggrau oder lehmgrau. Die Ränder sind im großen Umfange grünlich verfärbt. Infolge der zunehmenden Entwässerung wird das Organ immer blutleerer. Die Ausbildung von kleinen Fäulnisbläschen oder auch die Anhäufung und Auswirkung von gasbildenden Anaerobiern kann gelegentlich dem Unkundigen das Vorhandensein kleiner Abscesse vortäuschen. Das Mark der *Nebennieren* ist völlig erweicht. Die *Nieren* sind mißfarben. Auch hier können kleinste Gasbläschen stecknadelkopfgroße Abscesse vortäuschen; die Grenze ist zwischen Rinde und Mark unscharf geworden, jedoch ohne daß die Rinde verbreitert ist. Die Schleimhaut des Nierenbeckens und der großen Nierengefäße kann rot imbibiert sein. Die Gasbildung im *Magen* und in den verschiedenen Teilen des Darmkanals ist häufig eine sehr erhebliche. Der Mageninhalt ist jedoch in seinen Bestandteilen recht lange erkennbar. In weiter vorgeschrittenen Fäulnisstadien kommt es vor, daß die ausgedehnte und stark verdünnte *Darmwand* an vielen Stellen rupturiert ist. Die Darmwand ist im ganzen zundrig und reißt beim Zufassen mit der Pinzette oder sogar mit den Fingern ein. Dieser Umstand bewahrt den Obduzenten davor, an eine vitale Ruptur zu denken. Die Innenfläche der *Blase* ist mißfarben, die Gegend des Trigonum, vielfach aber auch weitere Partien, sind schmutzigrot imbibiert. Im kleinen Becken hat sich gleichfalls Fäulnisflüssigkeit angesammelt. Unter dem Einfluß von gasbildenden Bakterien kann die Ansammlung von Gasbläschen in den kompakten Organen eine so hochgradige werden, daß sie sich wie ein Schwamm anfühlen. Besonders in der Leber sind diese Befunde auffällig *(Schaumleber)*. Aber auch in der Herzmuskulatur und in den Nieren kann die Ansammlung von Gasbläschen einen solchen Umfang annehmen, daß man allgemein von *Schaumorganen* sprechen muß; sie sind schwimmfähig. Fäulnisbläschen finden sich auch in Gestalt von unregelmäßigen Abhebungen unter der Pleura, unter dem Pleuraüberzug des Mediastinum. unter dem Bauchfellüberzug des Mesenteriums, sowie in der Darmwand. Mitunter sind diese Fäulnisbläschen in den Gefäßen perlschnurartig angeordnet. Infolge der Fäulnisvorgänge verflüssigt sich das *Fett* des Körpers unter Umwandlung in Fettsäuren mehr oder weniger. Die verflüssigten Fettsäuren sinken der Schwere zu nach unten ab. Im Bereiche der Mammae wird das verflüssigte Fett durch den Druck der Fäulnisgase gelegentlich nach außen gepreßt, so daß diese Organe keine Wölbung, sondern geradezu eine Grube darstellen können. Die verflüssigten Fettsäuren durchsetzen die Organe in der Richtung der Hypostase. Diese *Fettwanderung* kann schon 2—3 Tage nach dem Tode beginnen, allerdings ohne besondere Erscheinungen zu machen. Später, frühestens nach 15 Tagen, können sich auf der Leber, an anderen Stellen des Bauchfelles und auch in den Herzhöhlen graue, festweiche Fettsäureknötchen ablagern (NIPPE); die Muskulatur der abhängigen Partien wird von fettähnlichen Massen durchsetzt. In vereinzelten Fällen sind sogar in der Pleurahöhle und auch in anderen Körperhöhlen fettartige Massen in Gestalt von Fettklumpen vorgefunden worden, einmal auch in den Herzventrikeln (NIPPE).

Der Leiche und ihren Organen entweicht in diesen Stadien der Fäulnis ein erheblicher, ammoniakalischer, unangenehmer Fäulnisgeruch.

Über den *zeitlichen* Ablauf dieser Vorgänge kann nichts Genaues gesagt werden. Die Verhältnisse sind allzu verschieden. Vitale oder agonale Infektionen mit gasbildenden Anaerobiern, auch mit Gasbrandbacillen führen gelegentlich zu einem sehr schnellen Auftreten von Fäulniserscheinungen und zu Schaumorganen. Die Schaumorgane selbst kommen aber postmortal zustande (WALCHER).

Wenn die Fäulnisflüssigkeit abgelaufen und die inneren Organe flüssigkeitsarm geworden sind, pflegt der Fäulnisgestank nachzulassen, um einem mehr modrigen Verwesungsgeruch Platz zu machen, der nicht ganz so unangenehm wirkt. Es beginnt nun im großen und ganzen das Stadium der *Verwesung*, in dessen Verlauf die Organe zusammensintern und nach und nach zundrig zerfallen. Die Haut schrumpft. Dabei entstehende Hautdefekte werden größer; schließlich liegt im Bereiche des Schädels hier und da der Knochen frei. Die Augen sind völlig retrahiert, mitunter überhaupt nicht mehr zu erkennen. Die Lippen werden schmal. Das Gehirn ist zu einer klebrigen grauen Masse zusammengefallen, die nur einen Teil des Schädels ausfüllt und in Einzelheiten höchstens noch andeutungsweise zu erkennen ist. Die Trommelfelle bleiben auch im Wasser recht lange erhalten (nach SCHRADER bis zu 128 Tagen). Die Gehörknöchelchen sollen mitunter durch Zersetzungseinflüsse zur Luxation gebracht werden können (LOEBELL). Die Lungen sind klein geworden. Das Herz stellt einen schlaffen Sack dar. Die Klappen sind noch erkennbar, auch die großen Gefäße bleiben lange erhalten. Das gleiche gilt auch für die Knorpelteile der Trachea und der großen Bronchien. Mitunter sind auseinandergefallene Knorpelringe sichtbar. Das Zwerchfell ist ein dünner, leicht zerreißender Lappen. Die Milz schrumpft zusammen. Auch die Leber ist vielfach sehr klein und lappenartig geworden. Beide Organe zerreißen bei der geringsten Berührung. Der Magen- und der Darmkanal sind völlig zusammengefallen und sind von den

Resten des Mesenteriums vielfach nicht mehr abzugrenzen. Die Nebennieren sind mitunter noch kenntlich, manchmal aber nicht mehr auffindbar. Die Reste der Nieren sind meist noch aufzufinden; sie bilden eine einheitliche grauschwarze Masse, in der man Einzelheiten vielfach nicht mehr erkennt. Auch das Pankreas ist nicht mehr zu differenzieren. Die Blase kann zundrig zerfallen sein, jedoch pflegt die *Prostata* noch kenntlich zu sein. Auch der *Uterus* pflegt sich sehr lange zu halten, was für die Geschlechtsdiagnose wichtig ist. Scrotum und Penis können so geschrumpft sein, daß eine einwandfreie Erkennung Schwierigkeiten macht; es kommt hinzu, daß diese Organe vielfach auch durch den später zu besprechenden Tierfraß zerstört worden sind. Die Haut der verwesenden Leichen ist, wie schon erwähnt, in großem Umfange mit Schimmelrasen bedeckt. Die Muskeln sind einförmig schmutziggrau und schmierig. Ihre Struktur ist nicht mehr recht zu erkennen.

Die Zerstörung der Leiche geht an freier Luft viel schneller vor sich als im Erdgrab, in der Mitte liegen die einschlägigen Verhältnisse bei Wasserleichen (s. Ertrinkungstod S. 424). Für die Zerstörung an der Luft können zeitliche Angaben nicht gemacht werden, zumal auch der Tierfraß hier eine größere Rolle spielt als bei Grableichen. Bei Leichen Erwachsener genügt durchschnittlich eine Lagerung von 3—4 Jahren in der Erde, um die Weichteile verschwinden zu machen. Dichte Bekleidung hemmt den Zerfall bis zu einem gewissen Grade (HUNZIKER). Die Bänder und Knorpel halten sich länger und werden erst nach 5 und mehr Jahren vollkommen zerstört. Die Veränderungen im Knochen gehen nur äußerst langsam vor sich; ihre Entfettung und Austrocknung beansprucht durchschnittlich 10 Jahre. Doch kommt es hier auf die Art des Bodens an. In feuchtem Boden dauert es länger, bis Leichen skeletiert sind. Auch scheint die Verwesung in Gemeinschaftsgräbern langsamer fortzuschreiten. So wurde in einem Gemeinschaftsgrab von 3 Erwachsenen in Lößboden 10 Jahre nach dem Begräbnis an den Leichen noch stinkende Fäulnis festgestellt (ANTON). In noch späterer Zeit werden die Knochen morsch und brüchig; sie können aber noch Hunderte von Jahren erhalten bleiben (HABERDA). Die Kleider bleiben fast gleich lang erhalten. Die Farbe verblaßt, die Struktur ist aber noch kenntlich. Die Haare werden brüchig, bleiben aber erhalten (HOLZER), sie nehmen eine fuchsigrote Farbe an. Gruftleichen scheinen sich, auch ohne daß Mumifikation eintritt, länger zu halten als Erdleichen. Näheres über Todeszeitbestimmung aus aufgefundenen Knochen s. S. 73.

Über die *histologischen* Veränderungen im Verlaufe der Fäulnis (einschließlich etwa vorangegangener autolytischer Vorgänge) und Verwesung sind sowohl im Fäulnisversuch als auch an Organen in Fäulnis und Verwesung übergegangener Leichen systematische Untersuchungen, insbesondere von WALCHER angestellt worden, dessen Darstellung ich im allgemeinen folge:

Die Wand der *Zellkerne* wird hyperchromatisch, gelegentlich auch die Wand der Zelle (z. B. der Leberzellen). Die Kern- und Zellmembran bleibt zunächst erhalten. Später zerfällt das Protoplasma körnig unter Verlust der Zellmembran. Gleichzeitig löst sich das Chromatin der Zellkerne auf. Die Zellmembran bleibt aber noch lange Zeit als solche erhalten, was besonders bei Abblendung gut hervortritt. Auch eine Karyorrhexis wurde beobachtet, derart, daß die Kerne in mehrere noch chromatinhaltige Stücke zerbröckelten. Bei langsamem Absterben der Zelle steht eine diffuse, chromatolytische Kernwandhyperchromatie im Vordergrund, bei raschem Zell- und Kerntod (z. B. bei septischen Prozessen und frühzeitiger Gasfäulnis) ist die aryorrhexis häufiger. Der Umriß eines etwaigen Nucleolus kann mitunter noch lange erkannt werden. Die Widerstandsfähigkeit der einzelnen Zellarten gegenüber den Leichenveränderungen ist verschieden. Die Leukocyten und die Gliazellen des Großhirns bleiben recht lang erhalten. Ihnen nahe kommen Gefäßwandzellen, insbesondere die Zellen der Glomeruluskapseln und Gefäßwandzellen aus der Lederhaut. Unter den Epithelien bleiben die verhornten längere Zeit widerstandsfähig. Im Zelleib bleiben Fetttröpfchen oft noch lange erhalten und sind noch spezifisch mit Sudan färbbar, während lipoide Substanzen, die schon im Laufe der Autolyse auftreten, bei der Fettfärbung nur bräunlich, aber nicht leuchtend gelbrot werden. Die sudanophile Substanz in den Knorpelzellen kann auch in den Spättagen der Fäulnis oft noch deutlich nachgewiesen werden. Die Oxydasereaktion fiel an den myoloischen Zellen noch Tage und Wochen lang nach dem Tode positiv aus, allerdings in abnehmender Deutlichkeit. Einzelne Leukocyten scheinen sich besser zu halten, als gehäuft angeordnete, z. B. in Pneumonien. Kalk und Einlagerungen von Fremdkörpern, z. B. Ruß, halten sich natürlich äußerst lange. Auch intravital entstandene Pigmente (Gallepigment, Lipofuscin, Hämosiderin) sind gleichfalls sehr lange nachweisbar. Das Eisen im Hämosiderin oder sonst in Organen wird allerdings bald ausgewaschen. Eine Unterscheidung des Hämosiderin von etwa postmortal entstandenem Hämatoidin ist daher schwierig. Die Entscheidung wird mitunter dadurch ermöglicht, daß vital entstandenes Blutpigment sich vielfach der nur in bestimmten Herden ansammelt, während postmortal entstandenes Pigment diffus vorhanden ist. Glykogen im Scheidenepithel konnte in einzelnen Fällen noch 4 Monate nach dem Tode nachgewiesen werden; doch werden derartige Befunde wahrscheinlich selten sein. Das fibrilläre Bindegewebe, dessen Fasern durch Gasblasen auseinandergedrängt und zerrissen werden können, bleibt lange erhalten. Auch seine Rotfärbung nach v. GIESON bleibt sehr lange darstellbar. Die elastischen Fasern verfallen jedoch früh der Zerstörung. Immerhin findet man erst nach Wochen oder Monaten des Liegens an der Luft und bedeutend später im Erdgrabe Untergangserscheinungen. Die oben erwähnten Kalkseifenknötchen sind mikroskopisch kristallinische Gebilde, die aus garbenartig angeordneten Nadelbüscheln bestehen. Chemisch sind in ihnen fettsaurer Kalk, freie Fettsäuren und Spuren von Calciumcarbonaten nachweisbar (WALCHER, NIPPE).

Über die Fäulnishistologie der einzelnen Organe wissen wir folgendes: Die *Skeletmuskulatur* ist ziemlich widerstandsfähig. Die Querstreifung ist in Resten sogar noch nach 15 Monaten nachweisbar gewesen. Die Fasern sind mitunter von Leucin- und Tyrosinkristallen durchsetzt, ebenso von Fadenbacillen und sporentragenden Stäbchen. Selten waren die Muskelfasern homogenisiert. Bei Luftfäulnis gehen die Muskelfasern jedoch schneller zugrunde (6 Wochen). Die Struktur des *Herzmuskels* ist mitunter noch lange nach dem Tode erkannt worden (bis zu 2 Jahren). Die Anordnung des braunen Pigmentes war nur wenig verändert. Bei Luftfäulnis geht einleuchtenderweise die Zerstörung schneller vor sich. Wie schon erwähnt, geht der Zerfall häufig von den Bruchstellen des fragmentierten Muskels aus, in denen sich die Fäulnisbakterien ansammeln. Unter Hitzeeinwirkung kann nach Entstehung von Gasfäulnis die Herzmuskulatur sehr schnell zerfallen. Einmal waren zwischen den Herzmuskelfasern deutliche Fetttropfen zu erkennen. Das Fett war offenbar durch den Gasdruck zwischen die Fasern eingetrieben worden. Die *glatte Muskulatur* der großen Gefäße verändert sich nur langsam. Wenn später die Herzmuskeln verflüssigt werden, bleibt nur ein von Bakterien und Leucin- und Tyrosinkristallen durchsetztes Zwischengewebe übrig. Die gröbere Struktur der *Lunge* ist gleichfalls noch lange erkennbar. Die nach dem Tode abgeschilferten Bronchialepithelien können durch Pressen des Organs bei der Sektion und Herausschneiden bei der mikroskopischen Untersuchung postmortal in die Alveolen gepreßt werden. Bei erheblich in Fäulnis übergegangenen Lungen erkennt man mitunter wie Zellen aussehende bräunliche Konglomerate; sie haben keinen Kern, sie sind anscheinend mit Hämoglobin bräunlich imbibiert (G. STRASSMANN). Wahrscheinlich handelt es sich hier um Zellreste; wie die Versuche von BOYÉ zeigten, können beim Faulen von gesunden Lungen auf diese Weise manchmal Bilder entstehen, die eine gewisse Ähnlichkeit mit einer katarrhalischen Pneumonie haben (s. Abb. 10). Im späteren Fäulnisstadium erscheint die Lunge im Schnitt atelektatisch. Die elastischen Fasern gehen in dieser Zeit auch zugrunde, während das Bindegewebegerüst und die Knorpel noch viel länger erhalten bleiben. Trotz des Kollapses war nach 15 Monaten die alveoläre Struktur noch erhalten. Nach 4 Monaten konnten gelegentlich noch brauchbare histologische Ergebnisse gewonnen werden. Bei der Fettwanderung können

durch den Fäulnisdruck fetthaltige Substanzen nach dem Tode in die Lungencapillaren hineingepreßt werden, die *Fettembolien* vortäuschen, doch ist ihre
Anzahl nach den vorliegenden Erfahrungen nicht so groß, daß sie fälschlich
als Todesursache angesehen werden können (HABERDA). An den *Nieren* kann
man die Konturen der Kerne und die Zellmembranen noch lange erkennen,
besonders im Mark. Auch die Glomeruli halten sich noch lange, insbesondere
etwa in ihnen befindliche Leukocyten. Verfettete Nierenepithelien sind widerstandsfähiger als nichtverfettete. Hyaline Zylinder und hyaline Glomeruli
konnten noch mehrere Jahre nach dem Tode gelegentlich erkannt werden.
Eine nach 3 Jahren aus dem Erdgrab entnommene Niere zeigte bei v. GIESON-
Färbung die Faserkapsel und das Bindegewebe der Marksubstanz rot, während

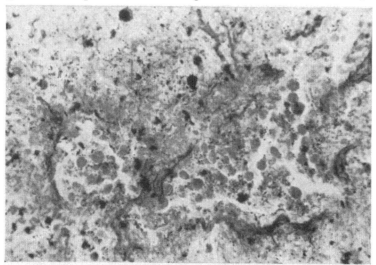

Abb. 10. In Fäulnis übergegangene, an sich gesunde Lunge (Elastica-Färbung); in den Alveolen Zellreste, die
zu einer unberechtigten Annahme einer pneumonischen Veränderung führen könnten (nach BOYÉ).

die Rinde sich gelb färbte. Hyaline Glomeruli waren noch erkennbar. Die
charakteristische Struktur des bindegewebigen Gerüstes des *Hodens* konnte
noch nach 60tägigem Wasseraufenthalt der Leiche erkannt werden. Es fanden
sich auch Spermaköpfe im Hoden. Der schwangere oder puerperale *Uterus*
hält sich nicht so lange wie der nichtschwangere. Der straffe Bau des nichtschwangeren Organs gewährleistet seine lange Widerstandsfähigkeit. Die *Nebennieren* bleiben verhältnismäßig lange erhalten. Mikroskopisch kann man die
doppelbrechende lipoide Substanz der Rinde noch lange erkennen (nach 40 Tagen
bei Lagerung im Erdgrab). Aber auch nach einem Aufenthalt von 4 Monaten
im Erdgrab war die lipoide Substanz darstellbar. Die Struktur des Markes geht
meist schon durch Autolyse zugrunde. Die grobe Struktur der *Leber* bleibt
nach dem Tode noch längere Zeit erkennbar. Die Epithelien sind meist nicht
mehr abgrenzbar, sondern zusammengesintert, doch hält sich das Bindegewebegerüst. Die Epithelien der Gallengänge halten sich länger als die Leberepithelien.
Die *Milz* fault rasch, doch sind mikroskopisch das Reticulum und die Lympho-
cytenkerne noch länger erkennbar (bis zu 6 Wochen). Die Oxydasereaktion
kann mit Erfolg versucht werden. Die mikroskopische Struktur des *Pankreas*
wird schneller unkenntlich. Nach 4 Wochen war eine Organdiagnose nur mit
Mühe möglich. Die Drüsenschläuche waren noch angedeutet, die LANGER-
HANNSschen Inseln konnten angeblich noch erkannt werden. Bei der *Vorsteherdrüse*

ist die Organdiagnose noch lange zu stellen (4 Wochen nach dem Tode). Die Drüsenepithelien der *Mamma* konnten noch nach einem Aufenthalt von 114 Tagen der Leiche im Wasser nachgewiesen werden; die Struktur der *Schild-drüse* wurde noch 4 Wochen nach dem Tode (Erdgrab) als gut erkennbar fest-gestellt. Ausführlicher sind die Erfahrungen, die über die Fäulnishistologie des *Gehirns* vorliegen. Es dauert geraume Zeit, bis die Ganglienzellen völlig zer-stört sind. Noch länger halten sich die Gliazellen. Das Organ ist häufig be-sonders reich an Fäulnisbakterien. Wenn die Ganglienzellen zerfallen sind, markieren Haufen von Lipoid- und Pigmentkörnern manchmal noch lange die ursprüngliche Lage der Ganglienzellen (einmal nach einem Aufenthalt von 114 Tagen der Leiche im Wasser). Bei der *Haut* gelingt es auch in späteren Fäulnisstadien noch vielfach, die Intercellularbrücken von Epidermisfetzen nachzuweisen, insbesondere bei Wasserleichen. Legt man Haut in Wasser, so sind an Stellen mit dicker Verhornung schon nach 4 Std die Zellgrenzen des Stratum corneum nicht mehr sichtbar. Nach 48 Std zeigten sich an der Fuß-sohlenhaut Vacuolen im Stratum germinativum. Die Keratohyalinschollen der Fußsohlenhaut waren schon nach 12 Std geschwollen und weniger scharf begrenzt. Nach 5 Tagen war an dünnen Hautstellen die Epidermis abgelöst (weitere Einzel-heiten von Wasserleichen s. Ertrinkungstod S. 423). Das Pulpagewebe der *Zähne* ergibt histologisch knollige Anschwellungen und Vacuolenbildung in den Markscheiden. Bei Sudanfärbung konnte noch nach 4 Monaten körniges Fett in der ganzen Pulpa festgestellt werden, besonders stark in der Odontoblasten-schicht und in den Nervenfasern.

Das *Knochenmark* unterliegt schnellen Veränderungen. Die Zahl der neutro-philen Leukocyten ist schon nach 10—28 Std auf 1—3,5% abgesunken, nach 4—8 Std sind die meisten Kerne rund geworden, sie färben sich homogen. Die Kernwand reißt, es treten Vacuolen auf. Die Zellen der myeloischen Reihe gehen schneller in Autolyse über als die anderen (proteolytisches Ferment). Auch die Kerne der Normoblasten zerfallen schon nach 3 Std (Rohr u. Hefter).

Auch der *Blutstatus* unterliegt nach dem Tode einer schnellen Veränderung. Die Leukocytenzahlen sind in den einzelnen Gefäßgebieten aus einleuchtenden Gründen verschieden. Von der 3. Std nach dem Tode an ist es meistens nicht mehr möglich, ein genaues Differentialblutbild zu bestimmen. Die Lympho-cyten sind im großen und ganzen widerstandsfähiger als die Leukocyten. Meta-chromatische Substanzen können noch längere Zeit nach dem Tode an den Leuko-cyten nachgewiesen werden. Im Kern treten nach dem Tode mitunter sudan-positive Substanzen auf. Wie schon oben ausgeführt, läßt sich die Oxydase-reaktion auch an den weißen Blutzellen des Leichenblutes durchführen (Schnei-der). Man kann nekrobiotische Vorgänge an den Leukocyten auch so studieren, daß man beim Lebenden vorübergehend das Ohrläppchen abklemmt und aus den nicht mit Frischblut versorgten Teilen laufend Blut entnimmt (Jaeger und Remy).

Die histologisch manchmal recht auffälligen hydropischen Schwellungen des Angio-endothels der Nierenglomeruli können postmortal zustande kommen und haben, wenn nicht ganz frisches Material zur Untersuchung vorgelegen hat (unter 12 Std), nicht ohne weiteres pathognomonische Bedeutung (Burkart: Über die postmortale Reaktion des Angioendothels des Glomerulus. Med. Diss. Heidelberg 1952).

3. Abarten der Fäulnis und Verwesung.

Als Abart der Leichenzersetzung sind gerichtsmedizinisch am wichtigsten die *Fettwachsbildung* (Adipocire); als besondere Abart der Verwesung kennen wir die *Mumifikation*. Beide Abarten sind deshalb praktisch wichtig, weil die äußere Form der Leiche ganz oder zum Teil sehr lange, unter Umständen unbegrenzt lange erhalten bleibt, so daß auch nach großen Zeiträumen bemerkenswerte Feststellungen möglich sind.

α) Fettwachsbildung.

Bei der Fettwachsbildung wandelt sich, nachdem die Haut abgegangen ist, das Unterhautfettgewebe in graue körnige Massen um, die sich späterhin nicht mehr verändern. Die Körnelung entspricht im großen und ganzen der Oberfläche des subcutanen Fettgewebes. Die Konsistenz dieses Gewebes ist zunächst noch schmierig, wird aber bei Austrocknung immer fester und kann schließlich so fest werden, daß die Leiche von einem harten Panzer umgeben ist. Nicht die ganze Oberfläche der Leiche ist gleichmäßig in Fettwachs umgewandelt. Die meisten Teile des Schädels und der Gliedmaßen sind skeletiert, während in anderen Partien die äußeren Konturen der Haut ungefähr erhalten sind. Es kommt vor, daß die Schädelkalotte frei liegt, während die Wangen, das Kinn und die Umgebung des Mundes in Fettwachs umgewandelt sind. Seziert man eine derartige Leiche, so besteht das Innere manchmal nur aus Fettklumpen, in denen Einzelheiten nicht zu erkennen sind. Mitunter erkennt man aber auch lachsrote Partien, die der quergestreiften Muskulatur entsprechen. Die inneren Organe bestehen manchmal nur aus Fettklumpen, manchmal sind sie aber noch ganz gut zu identifizieren. Die Lippen fehlen meist. Fettreiche Mammae wandeln sich gleichfalls mitunter in Fettwachs um. Die Muskulatur erscheint von Fettmassen durchsetzt. Von den inneren Organen wird die Leber häufig von Fettwachs durchsetzt, besonders dann, wenn es sich um eine Fettleber handelte. Allgemeine Fettleibigkeit scheint die Entstehung von Fettwachs zu begünstigen. Auch das Herz wurde einmal bei einer Leiche, die $^3/_4$ Jahre in einem Brunnen gelegen hatte, als von Fettwachs durchsetzt vorgefunden. Die mikroskopische Untersuchung von Fettwachsorganen war nicht sonderlich ergiebig. Man muß es mit zahlreichen Färbemethoden versuchen (Hämatoxylin-Eosin, Fettfärbung, Lipoidfärbung nach Ciacchio oder mit Viktoriablau). Einmal konnte 6 Jahre nach dem Tode im Gehirn unter Berücksichtigung der Struktur trotz Fettwachsdurchsetzung andeutungsweise noch die Grenze zwischen Rinde und Mark erkannt werden, obwohl die Zellstrukturen nicht mehr sichtbar waren. Auch war teilweise die quergestreifte Muskulatur an ihrer Anordnung noch kenntlich, ebenso die Schichtung der Darmwand (HAUSBRANDT).

Bezüglich der Entstehung des Fettwachses besteht zweifellos eine Beziehung zur *Feuchtigkeit*. Fettwachs bildet sich mit Vorliebe bei Wasserleichen oder bei Leichen, die im feuchten Boden liegen, bei denen infolge einer wasserunlöslichen Schicht die Feuchtigkeit nicht absickern kann (Lehmboden). In Einzelfällen ist Fettwachsbildung, wenn auch nicht in so ausgedehntem Maße, auch an Leichen beobachtet worden, die im Freien lagen. Es handelte sich hier jedoch um feuchte, nicht sonnenbeschienene Gebirgshänge (KRAULAND). Fettwachs läßt sich auch experimentell erzeugen, sofern man Organe oder Organteile in hier und da gewechseltem oder fließendem Wasser aufbewahrt (KRATTER, zit. nach WALCHER). Für solche Versuche eignen sich insbesondere Lebern von Säufern und von Phosphorvergifteten. Die Fettwachsbildung tritt nach vorliegenden Erfahrungen frühestens nach 3—4 Monaten auf. Zur Umwandlung einer ganzen Leiche in Fettwachs bedarf es einiger Jahre (F. REUTER). Im einzelnen ist durch KRATTER (zit. nach WALCHER) gefunden worden, daß bei der Fettwachsbildung die Umbildung des Unterhautfettgewebes nach 1—2 Monaten beginnen kann. Beendet ist diese Umbildung jedoch erst nach 2—4 Monaten. Die Muskeln werden nie vor Ende des 3. Monates in die Fettwachsbildung einbezogen. Zur Umwandlung der oberflächlichen Gesichtsmuskeln bedarf es $^1/_2$ Jahr. Die tiefen Muskeln waren nach einem Jahre noch nicht völlig umgewandelt. Einmal ist jedoch das Auftreten einer beginnenden Fettwachsbildung bereits 14 Tage nach dem Tode behauptet worden. Die Leiche hatte anscheinend an der Öffnung eines Ausflußrohres gelegen, dem warmes Wasser entströmte. Es lagen hier also besondere Verhältnisse vor (BOHNE, zit. nach WALCHER). Der Chemismus der Entstehung des Fettwachses ist bis zu einem gewissen Grade umstritten. Es ist wohl sicher, daß sie zum großen Teil dadurch zustande kommt, daß die bei der Fettwanderung frei gewordenen Fettsäuren sich zu seifenartigen Calcium-, Magnesium-, Kalium-, Natrium- und Ammoniumsalzen umsetzen. Nachweisbar sind weiterhin erhebliche Mengen von unverseifbaren Bestandteilen, insbesondere Cholesterin. Strittig ist, ob nicht auch aus dem zersetzten Eiweiß Fettwachs gebildet werden kann, worauf einige Untersuchungen hinweisen (genauere Darstellung des Chemismus s. SPECHT, außerdem WIENERS).

Da, wie schon erwähnt, die äußeren Konturen bei der Fettwachsbildung zum Teil erhalten bleiben, ist es manchmal möglich, äußere Verletzungen und sonstige wichtige Veränderungen an der Fettwachsleiche noch nach Jahren festzustellen. So fand NIPPE (zit. nach WALCHER) eine deutlich erhaltene Strangfurche bei einer Exhumierung $5^1/_2$ Jahre nach dem Tode. Man muß sich aber hüten, daß man nicht Furchen, die von eng anliegenden Kleidern, z. B. vom Hemdensaum, vom Kragen, von Strumpfbändern, falsch deutet und etwa Drosselfurchen, bzw. Spuren einer Fesselung zu Unrecht diagnostiziert.

β) Mumifikation.

Es kommt gelegentlich vor, daß infolge besonderer Umstände die Fäulnis ausbleibt, so daß sofort Verwesungsvorgänge einsetzen. Die Leichen trocknen dann schnell aus, sie werden zu grauschwarzen, mehr oder minder festen Gebilden, die vielfach die äußeren Konturen des Körpers wiedergeben. Diese Leichen sehen wie die ägyptischen Mumien aus, und man spricht in solchen Fällen von Mumifikation. Selbstverständlich läßt sich der frühere Ernährungszustand aus der Gestalt der Mumien nicht ablesen. Das Unterhautfettgewebe ist geschwunden, die bräunliche Haut legt sich meist fest an das Skelet an. Die Wangen sind eingesunken, die Backenknochen treten vor, die Lippen erscheinen unnatürlich schmal. Nicht immer mumifiziert der ganze Körper (Abb. 11); es kommt auch vor, daß nur ein Teil, z. B. ein Bein, mumifiziert, während bei dem übrigen Körper Fäulnisvorgänge auftreten. Je trockener ein Körperteil liegt, desto weniger fault er, desto eher treten Verwesungsvorgänge mit Mumifizierung auf. Wir beobachten Mumifizierung insbesondere dann, wenn Leichen bei warmer Temperatur trocken lagern und wenn womöglich noch Zugluft für schnelle Austrocknung sorgt. So mumifizieren mitunter Leichen von Personen, die sich auf zugigen Hausböden aufgehängt haben. Einmal ist auch eine Leiche in einem Kleiderschrank $4^1/_2$ Monate nach dem Tode mumifiziert aufgefunden worden (HOLZER). Die Verstorbene war sehr mager gewesen; die Wohnung war trocken, es herrschte viel Zugluft. Zeitliche Angaben über den Eintritt der Mumifizierung lassen sich mit verwertbarer Sicherheit nicht machen. Als kürzester Zeitraum sind bisher wohl 17 Tage angegeben worden. Diese Leiche, die von einer 50jährigen Frau stammte, wurde bei heißem Wetter und trockener Luft in Italien im Freien vorgefunden; sie hatte dicke Wollsachen an (FRANCHINI). Eigenartig ist, daß in bestimmten *Grüften* Leichen nicht faulen, sondern mumifizieren. STRAUCH beschreibt ein derartiges Gewölbe in der Mark, und es ist bemerkenswert, daß hier auch jetzt aufgehängte Tierleichen mumifizieren (VOGEL). Die Ursachen dieser Erscheinung sind noch nicht eindeutig geklärt. Es handelt sich wohl immer um trockene Grüfte. Man vermutet in der Umgebung hygroskopische Stoffe, z. B. Salpeter. Auch ist die Frage einer Radioaktivität der Umgebung erörtert worden. Exakte Untersuchungen hierüber stehen aber noch aus. Vermutungen darüber, daß nach bestimmten Vergiftungen die Leichen nicht faulen, sondern mumifizieren (z. B. bei Arsenvergiftung), haben sich nicht bewahrheitet. Einmal ist auch ein Zusammenhang zwischen der Entstehung einer Mumifizierung und einer 30tägigen Lagerung einer Leiche in einer CO-Atmosphäre diskutiert worden (SCHRETZMANN). Doch müßte ein solcher Zusammenhang wohl noch durch experimentelle Untersuchungen und weitere Beobachtungen bestätigt werden.

Bei der Sektion und bei der mikroskopischen Untersuchung vollständig mumifizierter Leichen sind aufschlußreiche Befunde an den inneren Organen bisher nicht beobachtet worden. Das Gewebe ist im allgemeinen gleichmäßig blaugrau zundrig umgewandelt. Histologische Einzelheiten waren bei der Untersuchung von Gewebsteilen von Mumien aus dem Gräberfeld bei Theben in Ägypten nicht nachweisbar (GÜRTLER und LANGENEGGER).

Wie bei der Fettwachsbildung liegt die kriminalistische Bedeutung der Mumifikation daran, daß man wegen des Erhaltenbleibens der äußeren Hautkonturen unter Umständen noch Verletzungen nach langer Zeit erkennen kann,

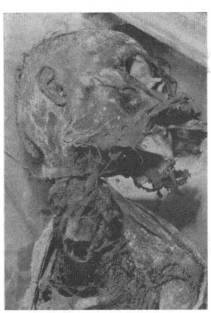

Abb. 11.   Teilmumifikation des Kopfes eines im Walde aufgefundenen Erhängten.

z. B. auch Strangfurchen. Einmal ist auch am Handgelenk einer mumifizierten Leiche ein querovaler Spalt beobachtet worden. Ein daneben liegendes Rasiermesser wies darauf hin, daß es sich hier um einen Selbstmord durch Aufschneiden der Pulsader gehandelt hatte.

γ) Erhaltenbleiben von Leichen durch konservierenden Einfluß der zufälligen Umgebung.

Es kommt gelegentlich vor, daß Leichen zufällig in *konservierende Flüssigkeit* hineingeraten. So wurde die Leiche eines Mannes, der in einer Teergrube umkam, erhalten vorgefunden (RAESTRUP, zit. nach WALCHER). Eine Wasserleiche zeigte nach $1^1/_2$ Monaten nur sehr geringe Grade von Fäulnis. Dies erklärte sich dadurch, daß sie in einer Flußpartie festgehalten wurde, in die sich alkalische Fabrikabwässer ergossen (POPP, zit. nach WALCHER). Auch Leichen, die im salzreichen Schachtwasser gelegen hatten, hielten sich auffällig lange (zit. nach WALCHER).

Eine gewisse Konservierung beobachtet man auch bei den sog. *Moorleichen.* Obwohl sie, wenn sie aufgefunden werden, schon 100 Jahre und länger gelegen sein können, sind die äußeren Formen infolge Konservierung durch die Moorgerbung mitunter noch erhalten. Manchmal sind sie aber dadurch sehr verunstaltet, daß sie platt gedrückt sind, so daß der Rumpf nur wenige Zentimeter dick ist. Die Haut ist dunkelbraun und feucht. Manchmal erkennt man an ihnen postmortale Verletzungen, die durch Spatenstiche beim Torfstechen entstanden sind. Die Knochen sind dunkel verfärbt, biegsam und elastisch, offenbar durch die Moorsäure entkalkt. Auch die Zähne sind weich. Haare, Nägel und Knorpel sind erhalten. Muskulatur und Fett sind völlig verschwunden. Der Zustand der inneren Organe ist verschieden. Manchmal sind sie erhalten, manchmal fehlen sie völlig. Im plattgedrückten Darm waren bei durchscheinendem Licht einmal die Gefäße erkennbar. Statt des Gehirns wurde eine dunkle Masse vorgefunden, in der chemisch Cholesterin und Cerebroside nachgewiesen wurden. Die histologischen Befunde waren zum Teil ergebnislos. Manchmal konnten noch Reste von der Muskulatur in Gestalt von Sarkolemmschläuchen und Reste von Gefäßen und Nerven erkannt werden. Zellen wurden nicht mehr nachgewiesen (GABRIEL, DIECK, HOCHHOLZER).

Erhebliche *Kälte* konserviert die Leichen gleichfalls. Unter Schneemassen Verschüttete oder im Gletschergebiet Erfrorene werden gelegentlich noch nach Jahren konserviert aufgefunden. Gefrorene Leichen verlieren unter Verdunstung an Gewicht. Die Haut wird gelblich und bekommt eine pergamentartige Beschaffenheit. Das Blut wird bräunlich, es ist hämolytisch. Gelegentlich kann der Schädel infolge Einfrieren seines Inhaltes gesprengt werden; manchmal führt das Gefrieren des Gehirns auch nur zu Sprüngen am Dach der Nasenhöhle und am Sinus frontalis und sphenoidalis (K. REUTER).

In diesem Zusammenhang wird auch die *künstliche Konservierung* der Leiche zu erwähnen sein. Es handelt sich hier um eine Kunst, die nicht immer von Ärzten, sondern — wie z. B. in Amerika — von besonderen Gilden ausgeübt wird. In Europa wird die Konservierung vielfach dann gewünscht, wenn die Leiche nach Übersee überführt werden soll. Eine nichtsezierte Leiche ist leichter zu konservieren als eine sezierte; doch ist dies auch bei sezierten Leichen keineswegs unmöglich.

Zum Konservieren benutzt man im großen und ganzen 5%ige Formalinlösungen, zum Konservieren des Kopfes stärkere Konzentrationen. Als Lösungsmittel werden Wasser oder 70%iger Alkohol mit Glycerinzusatz ($^1/_2$%) empfohlen. Ein Zusatz von 10% Kochsalz soll die Konservierung begünstigen. Früher benutzte Konservierungsmittel wie Chlorzink, Sublimat oder Arsenik sind jetzt nicht mehr üblich. Die Konservierungsflüssigkeit läßt man meist in eine größere Arterie unter einem gewissen Druck (Hochstellen des Irrigators in 1—2 m Höhe) einfließen. Es ist zweckmäßig, gleichzeitig eine Vene zu eröffnen, damit das in den Gefäßen enthaltene Blut ablaufen kann. Man muß darauf achten, daß das Gewebe nicht aufquillt, insbesondere die Augenlider; es ist möglich, die Infusion des Konservierungsmittels von *einem* Gefäß aus vorzunehmen, doch konserviert man meist den Kopf und die einzelnen Gliedmaßen besonders durch Einbinden der Kanüle in die zuführende Arterie. Man läßt die Flüssigkeit nach beiden Richtungen einlaufen. Es ist auch zweckmäßig, zusätzlich in die Körperhöhlen konservierende Flüssigkeit einzufüllen. Vom After aus wird der Darm ausgespült; danach infundiert man Konservierungsflüssigkeit. Den Magen sucht man mit der Schlundsonde vom Munde her zu erreichen. Einem Schminken des Gesichtes der Leiche wird widerraten, da dies eher lächerlich zu wirken pflegt. Es ist auch eine Methode angegeben worden, nach der es möglich sein soll, durch lange Injektionskanülen die Flüssigkeit in das Gewebe zu bringen; eingestochen wird in die großen Arterien der Gliedmaßen, in die Nasenöffnungen, um durch die Siebbeinplatte das Gehirn zu erreichen, und in die Harnröhre, um die Blase zu erreichen. Wird die Leiche in einem fest geschlossenen Glassarg aufbewahrt, so gelingt es unter Umständen, auch ohne die besprochenen Prozeduren eine Konservierung dadurch zu erreichen, daß die Unterlage der Leiche, die meist aus Sägespänen besteht, mit Holzkohle, Pottasche, Campher, Naphthalin gemischt und mit einer Lösung aus Thymol, Formol, Alkohol und Benzoesäure übergossen wird (PIETRI). Diese Methode wird vorzugsweise in Spanien angewendet (weitere Einzelheiten und Schrifttum s. MEIXNER, ferner PIÉDELIÈVRE und DÉROBERT).

Literatur.

ANTON: Arch. Hyg. u. Bakter. **123**, 81 (1939).

BOYÉ: Histologische Untersuchungen bei der Fäulnis von Lungen. Med. Diss. Heidelberg 1950.

DIECK: Ref. Dtsch. Z. gerichtl. Med. **36**, 150 (1942).

FRANCHINI: Zacchia 2, 419 (1939). Ref. Dtsch. Z. gerichtl. Med. **33**, 53 (1940).

GABRIEL: Dtsch. Z. gerichtl. Med. **15**, 226 (1930). — GÜRTLER u. LANGENEGGER: Anat. Anz. **93**, 185 (1942).

HABERDA: Lehrbuch der gerichtlichen Medizin, S. 421 (postmortale Fettembolie) und S. 1049 (Skelettierung im Erdgrab). Berlin u. Wien 1927. — HAUSBRANDT: Dtsch. Z. gerichtl. Med. **36**, 217 (1942). — HOCHHOLZER: Z. Rassenkde 7, 189 (1938). — HOLZER: Dtsch. Z. gerichtl. Med. **30**, 259 (1939). — Arch. Kriminol. 114, 22 (1944). — HUNZIKER: Frankf. Z. Path. **22**, 147 (1919/20). Genaues Schrifttum über Schimmelpilze.

JAEGER u. REMY: Klin. Wschr. **1948**, 698.

KRAULAND: Dtsch. Z. gerichtl. Med. **37**, 179 (1943). — KREINER: Beitr. path. Anat. **103**, 169 (1939).

LAVES: Diskussionsbemerkung zum Vortrag O. SCHMIDT. Verh. Dtsch. Ges. gerichtl. u. soz. Med. Berlin 1951. — Die wichtigsten postmortalen chemischen Abbauvorgänge. In PONSOLDS Lehrbuch der gerichtlichen Medizin, S. 131. Stuttgart 1950. — LOEBELL: Halsusw. Arzt **32**, 147 (1941). Ref. Dtsch. Z. gerichtl. Med. **36**, 346 (1942).

MEIXNER: Einbalsamieren von Leichen. In Handwörterbuch der gerichtlichen Medizin, S. 163. Berlin 1940. — MERKEL: Referat über Leichenerscheinungen, s. Abschnitt Autolyse.

NIPPE: Verh.ber. 1. internat. Kongr. gerichtl. u. soz. Med. Bonn 1938, S. 284.

PIÉDELIÈVRE u. DÉROBERT: Paris méd. **1942** II, 333. — PIETRI: Ann. Méd. lég. etc. **19**, 77 (1939).

REUTER, F.: Später auftretende Leichenerscheinungen. In Lehrbuch der gerichtlichen Medizin, S. 281. Berlin u. Wien 1933. — REUTER, K.: Dtsch. Z. gerichtl. Med. **1**, 330 (1922). — ROHR u. HEFTER: Fol. haemat. (Lpz.) **58**, 38 (1937). Ref. Dtsch. Z. gerichtl. Med. **30**, 77 (1938).

SCHMIDT, O.: Dtsch. Z. gerichtl. Med. **37**, 20 (1943). — Zbl. Path. 87, 257 (1951). — Darstellung des Redoxpotentials in der Leiche. Verh. Dtsch. Ges. gerichtl. u. soz. Med., Berlin 1951. Erschien in Dtsch. Z. gerichtl. Med. **41** (1952). — Fäulnis und Verwesung im Experiment. Verh. Dtsch. Ges. gerichtl. Med. Berlin 1951. Erschien in Dtsch. Z. gerichtl. Med. **41** (1952). — SCHNEIDER, E. F.: Untersuchungen über postmortale Veränderungen der Leukocyten in verschiedenen Gefäßgebieten der Leiche. Med. Diss. Heidelberg 1950. — SCHRADER: Dtsch. Z. gerichtl. Med. **35**, 1 (1942). — SCHRETZMANN: Dtsch. Z. gerichtl. Med. **36**, 45 (1942). — SPECHT: Erg. Path. **33**, 138 (1937). — STRASSMANN, G.: Dtsch. Z. gerichtl. Med. **62**, 131 (1921). — STRAUCH: Dtsch. Z. gerichtl. Med. **12**, 259 (1928).

TARSITANO: Arch. di Antrop. crimin. **60**, 1025 (1940). Ref. Dtsch. Z. gerichtl. Med. **34**, 62 (1941).

VENZONI: Pathologica (Genova) **29**, 101 (1937). Ref. Zbl. Path. 68, 270 (1937). — VOGEL: Über Mumifizierung als spätere Leichenerscheinung. Unter besonderer Berücksichtigung des niedersächsischen Raumes. Inaug.-Diss. Göttingen 1942. Ref. Dtsch. Z. gerichtl. Med. **38**, 50 (1944).

WALCHER: Die späteren Leichenveränderungen. Erg. Path. **33**, 55 (1937). — Leichenerscheinungen. In Handwörterbuch der gerichtlichen Medizin, S. 435. Berlin 1940. — WIENERS: Ansichten über die Fettwachsbildung unter besonderer Berücksichtigung der modernen Anschauungen. Inaug.-Diss. Münster i. W. 1938. Ref. Dtsch. Z. gerichtl. Med. **33**, 54 (1940).

4. Veränderungen durch Tierfraß und Pflanzenwuchs (Fauna und Flora der Leiche).

Der Tierfraß trägt erheblich zur Zersetzung der Leiche mit nachfolgender Skeletierung bei. Es ist daher wichtig, ein möglichst vollständiges Bild von der Leichenfauna zu gewinnen.

Am geläufigsten ist das Vorhandensein von *Fliegenmaden* an der Leiche. Sofort nach dem Tode können Fliegen unter äußeren günstigen Verhältnissen Eier an der Leiche ablegen. Es gibt hierfür gewisse Prädilektionsstellen, so die Augenwinkel, die Nasenöffnungen, die Mundwinkel, etwa vorhandene Wunden. Es ist bekannt, daß die Fliegen die Eier auch in den Wunden Lebender absetzen und daß die Verbände von Verwundeten unter Umständen von Fliegenmaden wimmeln. Die Fliegenmade frißt bekanntlich nur nekrotisches Gewebe; es hat sich herausgestellt, daß der Madenfraß an den Wunden Lebender keineswegs schädlich ist, sondern eher infolge Wegfressens der nekrotischen Stellen die

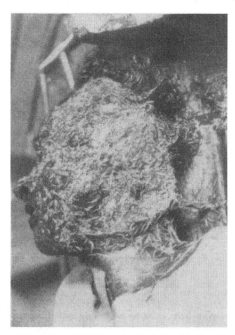

Heilung der Wunden begünstigt. Die Fliegeneier können an den Körperöffnungen der Leichen unter Umständen in solchen Massen auftreten, daß die Öffnungen durch Ballen von Eiern geradezu verstopft erscheinen. Nach 10 bis 24 Std sind die Maden ausgekrochen, und es kommt vor, daß die durcheinander wimmelnden ausgekrochenen Maden den Mund der Leiche, die Nasenhöhlen und die Augen völlig verdecken (Abb. 12). Bis zu 10 Generationen Fliegen sollen sich an einer Leiche entwickeln können. Bei feuchter und schwüler Waldluft kann eine Leiche in 2—3 Tagen von Maden derart wimmeln, daß man nur noch einen quirlenden Madenhaufen erkennt, der ein eigenartig rauschendes Geräusch von sich gibt. Erst durch kräftiges, immer wiederholtes Abspülen der Leiche wird es möglich. Einzelheiten zu Gesicht zu bekommen, Die Augäpfel der Leiche können vollkommen zerstört sein. In späteren Stadien sind sogar im Knochenmark

Abb. 12. Unzählige Fliegenmaden verdecken das Gesicht der Leiche (Sekt. Nr. 57/51).

Maden vorgefunden worden. Sie sind offenbar durch die Foramina nutritiva in die Markhöhle hineingelangt. Wo Maden über die Haut einer Leiche laufen, können dunkelbraune Hautverfärbungen entstehen; es handelt sich hier wahrscheinlich um eine Aufweichung und anschließende Vertrocknung der Haut, vielleicht unter Einwirkung eines proteolytischen Fermentes, das die Fliegenmaden in ihrem Speichel absondern sollen (MEIXNER). Daß die Fliegenmaden unmittelbar Verletzungen der Haut verursachen, scheint nicht richtig zu sein. Nach den Beobachtungen von KERN verzehren sie zunächst mit Vorliebe die Muskulatur, dann das Unterhautfettgewebe (Abb. 13). Sie haben das Bestreben, zunächst durch die natürlichen Öffnungen, unter Umständen unter Durchbohrung einer Schleimhaut, an die Muskulatur zu kommen. Die Haut wird danach von innen her angefressen. Ist irgendwo eine künstliche Öffnung der Haut entstanden, so pflegen sich die Maden gerade an diesen Stellen anzusammeln und Gänge in das Gewebe unter der Haut zu bohren. Schneidet man die auf diese Weise entstandene Hautbrücken auf, so erkennt man, daß das Unterhautgewebe von Maden wimmelt. Erst im späten Stadium des Madenfraßes kann die Haut siebartig durchlöchert sein (Abb. 14), wobei es so scheint, daß sie meist von innen her angefressen wird. Es wird immer wieder berichtet, daß in Sonderfällen Leichen schon in kurzer Zeit durch Madenfraß mehr oder minder skeletiert werden können. So wurde, wenn man nur das Schrifttum der letzten Jahre berücksichtigt, ein 6 Monate alter Fetus durch Madenfraß bei einer Tagestemperatur von 30⁰ in 3 Tagen skeletiert (CATTABINI). Die Leiche einer Erwachsenen war infolge Madenfraß schon nach 10 Tagen im großen und ganzen skeletiert, während die besser geschützten Beine fast unversehrt geblieben waren (SCHNEIDER). Auch die Sehnen, ja die Zwischenwirbelscheiben können unter besonderen Umständen durch Maden schnell angefressen werden, so daß der Kopf sich bald von der Leiche ablöst. Derartiges ist einmal schon nach 13 Tagen beobachtet worden (LUTZ). Weitere kasuistische Mitteilungen dieser Art sind von WEIMANN zusammengestellt worden. Die Maden verpuppen sich im allgemeinen nach 10—14 Tagen. Wenn durch irgendwelche Zufälle Fliegen nicht mehr neue Eier an die Leiche legen können, hört — wie man es experimentell beobachten kann — schlagartig das Wimmeln der Maden an der Leiche auf (eigene Beobachtung); sie ist mit Puppen bedeckt, und 12—14 Tage später findet man nur noch Puppenhülsen vor, da die jungen Fliegen in dieser Zeit auszuschlüpfen pflegen. Ganz kleine Fliegen (2—4 mm lang) mit verstümmelten Flügeln (Phoraarten) finden sich mitunter noch jahrelang an Leichen im Erdgrab. Sie bewegen sich bei Wiederausgrabungen mehr springend als fliegend von der Leiche weg. Nur ausnahmsweise findet man auch im Erdgrab zahlreiche Fliegenmaden (MEIXNER). Man kann daran denken, daß die Fliegen ihre Eier an die Leiche vor der Beerdigung gelegt haben, und daß die Metamorphose sich unter den

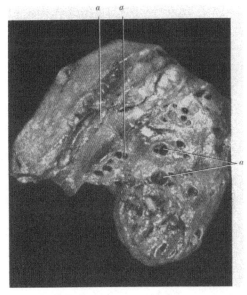

Abb. 13. Gewebe einer von Fliegenmaden teilweise zerstörten Leiche mit Hautresten; zerstört werden zunächst die Muskelstränge, Haut und Fettgewebe bleiben anfangs erhalten. [Die Striche (a)zeigen die Madengänge.]

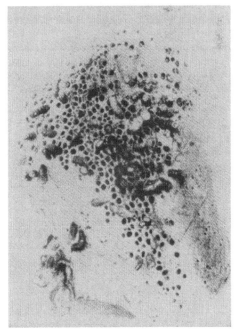

Abb. 14. Siebartige Durchlöcherung der weich gewordenen Haut in späteren Stadien des Madenfraßes (nach KENYERES).

Einflüssen des Erdgrabes verzögert. Es wird auch behauptet, daß Fliegenmaden nachträglich unter Benützung der Gänge von Regenwürmern und anderer Erdbewohner an die Leichen herangelangen (MÉGNIN).

Die einzelnen Insektentypen fallen nicht etwa regellos über die Leichen her; es ist vielmehr eine gewisse Periodizität zu beobachten (MÉGNIN). MÉGNIN versucht eine Einteilung in Perioden, wobei auch das Vorhandensein anderer Insekten an der Leiche berücksichtigt wird. Es nimmt 8 Stufen an. Frische Leichen werden von Fliegengattungen bevorzugt, die der Stubenfliege nahestehen. Wenn einige Tage später die Fäulnis bereits eingetreten ist, gehen Schmeißfliegen an die Leiche. Im Stadium der Fettsäuregärung, etwa nach 3 bis 6 Monaten, soll man vorzugsweise Käfer der Gattung Dermentes und Fliegen der Gattung Aglossa an der Leiche vorfinden. Durch das nun folgende Stadium der Käsegärung, in etwa 8—10 Monaten, werden vorzugsweise Fliegen der Gattungen Anthomys und Pyophilia und Käfer der Gattung Necrobia angelockt. Wenn nach 1—1½ Jahren die Weichteile nur noch aus einem schwärzlichen Brei bestehen, so finden sich vorwiegend die schon beschriebenen Phoraarten an der Leiche, deren Flügel verstümmelt sind. Im 2. Jahr werden die Leichen bevorzugt von Milben befallen. Sie saugen die Feuchtigkeit auf und sollen beim Austrocknen der Leiche mithelfen. Im 3. Jahr werden die trockenen Reste, wie Haare, Sehnen und Bänder, von gewissen Käfergattungen (Anthrenus, Attagenus und Dermestes) aufgefressen. Von den allerletzten Leichenresten und den Exkrementen ihrer Vorgänger sowie von Puppenhüllen leben die Käferarten Tenebrio und Ptinus (neuere Literatur s. LÉCLERQ und QUINET).

Spätere Untersuchungen haben jedoch gezeigt, daß diese Gesetzmäßigkeiten keineswegs so sicher sind, daß man darauf eine Todeszeitbestimmung aufbauen kann. Es ist auch daran zu denken, daß im kalten Winter bei durchfrorenem Boden eine monatelange Ruhepause der Fauna zustande kommen kann, so daß die Entwicklungszeiten verschoben werden (STRAUCH, PIETRUSKY und LEO, ENGELMANN u. a.). Man wird aber soviel sagen können, daß gleich nach dem Tode an die Leichen die Stubenfliegen (insbesondere Musca domestica) und die Brummer (Calliphora) herangehen. Erst wenn die Fäulnis herangetreten ist — das kann aber bei heißer Temperatur sehr schnell gehen —, wird die Leiche von der grünschillernden Goldfliege (Lucilia Caesar) befallen. Wie schon erwähnt, kriechen diese Fliegenmaden nach 12—24 Std aus. In Ausnahmefällen kann man aber auch schon einige Stunden nach dem Tode lebende Fliegenmaden an der Leiche vorfinden (NEUMANN). Es dürfte sich hier um die graue Fleischfliege (Sarcophaga carnaria) gehandelt haben, die lebende Junge zur Welt bringt. Mit Rücksicht auf die Todeszeitbestimmung hat man versucht, für die einzelnen Fliegenarten und die einzelnen Tage ihres Lebens das durchschnittliche Längenwachstum zu ermitteln, außerdem die Zeit der Verpuppung und die Zeit des Ausschlüpfens. Die Ergebnisse sind von SCHRANZ in der nachfolgenden Tabelle 1 niedergelegt worden.

Tabelle 1. *Zeitliches Verhalten der Metamorphose der einzelnen Fliegenarten.* (Nach SCHRANZ.)

Tag	Musca domestica	Calliphora vomitoria	Lucilia Caesar	Sarcophaga carnaria	Pyophilia nigriceps
	Made kriecht aus nach				
	10—12 Std	12—16 Std	12—16 Std[1]	vivipara	10—12 Std
	Länge der Maden in mm				
2.	2	3—4	2	3—4	1
3.	2—3	5—6	2—3	5—6	2—3
4.	4—5	7—8	3—4	7—9	4—5
5.	6—7	10—12	5—6	10—12	5—6
6.	7—8	13—14	7—8	13—14	Puppen
7.	8	Puppen	8—9	15—16	Puppe 3—4
8.	Puppen	Puppe 9—10	Puppen	16—18	Puppe 3—4
9.	Puppe 5—6	Puppe 9—10	Puppe 6—7	19—20	Puppe 3—4
10.	Puppe 5—6	Puppe 9—10	Puppe 6—7	Puppen	Puppe 3—4
12.	Puppe 5—6	Puppe 9—10	Puppe 6—7	Puppe 10—12	Fliege 4—5
14.	Fliege 7—8	Fliege 12—13	Fliege 7—9	Puppe 10—12	—
16.	—	—	—	Puppe 10—12	—
18.	—	—	—	Fliege 16—18	—

[1] Nach LÖWE 20—24 Std.

Aus dieser Tabelle ergeben sich recht erhebliche Unterschiede im Längenwachstum in der Zeit der Verpuppung und der Zeit des Ausschlüpfens für die einzelnen Fliegenarten. Will man diese Tabelle zur Todeszeitbestimmung verwerten, so ist Voraussetzung, daß die einzelnen Madentypen morphologisch voneinander so sicher zu differenzieren sind, daß eine einwandfreie Diagnose möglich ist. Es fehlt hier aber noch an so genauen morphologischen Beschreibungen und Abbildungen, daß eine Diagnose möglich ist, wobei noch nicht einmal feststeht, daß die einzelnen Madenarten sich morphologisch einwandfrei in jedem Larvenstadium voneinander abgrenzen lassen. Systematische Untersuchungen nach dieser Richtung hin mit Hilfe von zoologischer Seite wären erwünscht.

Neuere am Heidelberger Institut vorgenommene Untersuchungen über den zeitlichen Ablauf der Metamorphose der Fliegenlarven ergaben beachtliche Differenzen, die von der Witterung, insbesondere von der Temperatur, abhängig waren. Bei Temperaturen von 23—30⁰ C vergingen vom Schlüpfen der Made aus dem Ei bis zur Verpuppung nur 6—7 Tage. Nach 8 Tagen krochen aus den Puppen die neuen Fliegen aus. Das Längenwachstum betrug in der Zeit vom Schlüpfen bis zur Verpuppung etwa 7 mm, entsprechend einer Längenzunahme von 1—3 mm je Tag. Blieb die Temperatur auf einer Höhe von etwa 10⁰ C, so dauerte das Stadium vom Schlüpfen bis zur Verpuppung 9—10 Tage. Das Längenwachstum betrug je Tag nur $^1/_2$—2 mm. Im dunklen Trockenraum dauerte es 2 Tage, bis die Maden aus den Eiern schlüpften. Die tägliche Größenzunahme betrug auch hier 1—2 mm (ANDRÉ). Diese Unsicherheiten müssen bei Benutzung der von SCHRANZ aufgestellten Tabellen einkalkuliert werden.

An Veränderungen von Wasserleichen spielt gelegentlich die Larve der mottenähnlichen *Köcherfliege* eine beachtliche Rolle. 1—2 cm lange Larven haften im Wasser an Steinen. Die Larven können den Kopf in einen Köcher einziehen. Nach dem Ergebnis experimenteller Untersuchungen können sie in der ersten Zeit ihres Lebens unaufhörlich ungeheuer viel fressen. Wenn sie an Leichen kommen, fressen sie kanalähnliche tiefe Löcher in die Haut. Besonders gern gehen sie an schon verletzte Körperteile. Bekleidete Körperteile von Wasserleichen pflegen meist unverändert zu bleiben (HOLZER).

Unter den *Käfern*, die an der Zerstörung der Leiche teilnehmen, findet man hauptsächlich Aaskäfer, von denen zoologisch viele Arten unterschieden werden. Dies gilt insbesondere auch für die verschiedenen Arten der Totengräberkäfer. Tausendfüßler und Asseln nehmen gleichfalls an der Leichenzerstörung teil, ebenso Regenwürmer und gelegentlich auch Schnecken. Benagung von *Ameisen* kann gleichfalls in sehr kurzer Zeit zu weitgehenden Zerstörungen der Leiche führen. Oberflächliche Ameisenbenagungen sind einmal fälschlich für Säureverätzungen gehalten worden. Ameisen und Küchenschaben verursachen gelegentlich an der Haut von frischen Leichen eigenartige Vertrocknungen (Abb. 15a), deren Deutung zunächst schwer sein kann (HABERDA). Nach den Feststellungen von KERN, die auf Grund experimenteller Untersuchungen gewonnen wurden, ist es überhaupt nicht recht möglich, aus der Art der Hautveränderung die Species des Wurmes oder der Insekten zu diagnostizieren, die die Hautveränderungen hervorgerufen hat. Am ehesten geht dies noch beim Ohrwurm, der allerdings nur selten an Leichen herangeht und keineswegs besonders häufig ist. Die Spuren seiner zangenartigen Greifer können sich gut auf der Haut abheben (Abb. 15b).

Von den *Vögeln* sind in erster Linie die Geier in exotischen Gegenden an der Leichenzerstörung beteiligt. Von europäischen Vögeln sollen gelegentlich die Eulen und der Mäusebussard bei Nahrungsmangel auch an Aas gehen, auch gelegentlich Leichenteile nicht verschmähen. Raben und Krähen sollen mitunter durch Einhacken mit den Schnäbeln der Leiche dicht beieinander liegende, messerstichartige Verletzungen versetzen können. Auch Möven können mit ihren kräftigen Schnäbeln bei Leichen Verletzungen erzeugen. Von den *Nagern* beteiligen sich die Wanderratte, seltener die Hausratte und weniger ausgedehnt die Haus- und Feldmäuse an der Leichenzerstörung. Am Rande der von ihnen hervorgerufenen Wunden erkennt man mitunter unregelmäßige, wie zernagt aussehende Partien, die durch die Nagezähne dieser Tiere hervorgerufen wurden. Aber nicht immer brauchen die Wunden wie zernagt auszusehen. Es sind auch glattrandige Hautdefekte beschrieben

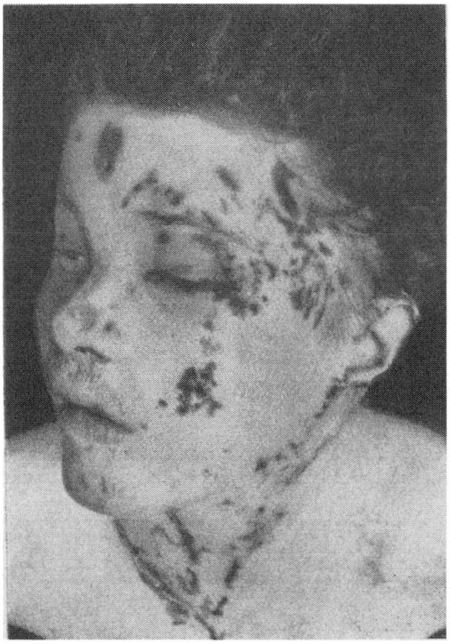

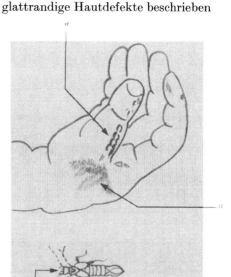

Abb. 15a. Hautdefekte, entstanden durch Ameisenbenagung. [Nach NEUGEBAUER: Handwörterbuch der gerichtlichen Medizin, S. 903, Abb. 2.]

Abb. 15b. Charakteristische Hautverletzungen (*a*), entstanden durch Benagen durch Ohrwürmer (*b*) (nach KERN).

worden, in deren Mitte mitunter Hautinseln stehen bleiben. Ratten gehen gelegentlich auch an Lebende heran, kränkliche Kleinkinder können von ihnen zu Tode gebissen werden (MILOSLAVICH). Man beobachtete in einem solchen Fall paarweise angeordnete, stichähnliche Wunden, die vom Zubeißen mit den Nagezähnen der jungen Ratten herrühren, und schlitzförmige, strichähnliche Bißwunden, die von den Nagezähnen der älteren Ratten herzurühren scheinen. Sind diese Wunden während des Lebens entstanden, so beobachtet man unter Umständen an ihnen Bildung von kleinen Läppchen, deren Entstehung auf Abwehrbewegungen des lebenden Menschen zurückgeführt wird, und schließlich können die Krallen dieser Tiere kurze und lange haarfeine Abschürfungen an der Haut erzeugen. Im *Kriege* sind Rattenbißverletzungen, wenn sie in der Gegend der Augen der Leiche entstanden waren, gelegentlich falsch gedeutet worden. Man hat zu Unrecht dem Gegner vorgeworfen, er habe Gefallenen womöglich noch während des Lebens die Augen ausgestochen. Oberflächliche Beobachtungen von Ärzten haben diese Behauptungen manchmal bestätigt, während sich bei späterer genauerer Untersuchung durch Fachleute herausstellte, daß die Verletzungen postmortal durch Rattenbisse zustande gekommen waren (eigene Erfahrung). Von Haustieren gehen gelegentlich Hunde,

Schweine und Katzen an Leichen. Für Verletzungen durch *Katzen* sind stichkanalartige Wunden in der Nähe der Verletzungen charakteristisch, die durch die spitzen Eckzähne der Katze verursacht werden (STRAUCH). Katzen sollen erst an Leichen gehen, wenn sie großen Hunger haben. Wildernde Katzen sind im Kriege gelegentlich beim Anfressen von Leichen gesehen worden (MÜLLER-HESS, zit. nach ENGELMANN). Ich selbst habe in zwei Instituten für gerichtliche Medizin Katzen erlebt, die mit Vorliebe an Leichen gingen und die man, um Leichenverletzungen zu vermeiden, besonders sorgfältig einsperren mußte. *Hunde* fressen Aas wohl nur, wenn sie großen Hunger haben. *Hausschweine* scheinen insbesondere dann an Leichen zu gehen, wenn sie aus Kreuzungen mit Wildschweinen stammen. Diese Kreuzungen haben sich gelegentlich auch an Lebende (Schwerbetrunkene) herangemacht (mündliche Mitteilungen von MILOSLAVICH). Von den Waldtieren fressen der Fuchs, der Dachs und das Wildschwein an menschlichen Leichnamen. *Füchse* stehen im Ruf, Leichenteile und Knochen zu verschleppen, so daß man sich nicht wundern darf, wenn gelegentlich von alten Leichen nur Teile aufgefunden werden. Findet man andere Teile in erheblicher Entfernung, so ist es deshalb nicht ausgeschlossen, daß diese Teile von der gleichen Leiche stammen. Hamster, Eichhörnchen und Hasen sollen gleichfalls gelegentlich an Skeletteilen nagen (ENGELMANN).

Bei der *Flora* der Leiche spielen die Schimmelpilze eine erhebliche Rolle. Sie wurden bei der Darstellung der Bakteriologie der Leiche besprochen. Pflanzen und Wurzeln können in Leichen, die längere Zeit im Freien liegen, hineinwachsen. Auch in die Knochenhöhlen können Wurzeln hineinwachsen, z.B. in den Wirbelkanal (WEIMANN). Liegt eine Leiche auf einem Grasboden, so wachsen die unter ihr befindlichen Pflanzen langsamer; andere Gräser weisen wegen des Chlorophyllmangels ein beschleunigtes Wachstum auf, so daß sie schon nach 8 Tagen unter der Leiche hervorkommen (etoilieren s. auch S. 73). Wasserleichen werden im Sommer wie im Winter gelegentlich von einer dicken schlammähnlichen Algenschicht überzogen. Die Algen setzen sich auch in der Kleidung fest und wuchern hier. Werden diese Leichen aus dem Wasser gezogen, so kollabieren diese Algenrasen, sehen wie nasse Watte aus und täuschen eine Schlammschicht vor. Schon nach 14 Tagen kann die Leiche eines Neugeborenen von einem Algenrasen umhüllt sein. Nach 2—3 Wochen war dies bei Erwachsenen, die bei Wien aus der Donau gezogen wurden, keine Seltenheit (HABERDA).

Literatur.

ANDRÉ: Beziehungen zwischen der Entwicklung der Fliegenlarven und der Todeszeit des Menschen. Med. Diss. Heidelberg 1951.

BALOTTO: Atti Ist. Med. legàle (Padova). Ref. Dtsch. Z. gerichtl. Med. **37**, 45 (1943).

CATTABINI: Arch. di Antrop. crimin. **60**, 118 (1940). Ref. Dtsch. Z. gerichtl. Med. **34**, 62 (1941).

ENGELMANN: Die Fauna unbeerdigt liegender Menschenleichen. Inaug.-Diss. Heidelberg 1937.

HABERDA: Lehrbuch der gerichtlichen Medizin. 1927. — HOLZER: Dtsch. Z. gerichtl. Med. **31**, 223 (1939).

KERN: Untersuchungen über den Tierfraß an der Leiche. Med. Diss. Heidelberg 1951.

LOWNE: The anatomy, morphology and development of the blow fly. 2 Bde. London 1890—1892. — LUTZ: Arch. Kriminol. **114**, 127 (1944). Nachtrag: LÉCLERQ u. QUINET: Ann. Med. lég. **29**, 324 (1949).

MÉGNIN: Virchows Jber. 1 (1883). Zit. nach WALCHER. — Ann. Hyg. publ. **19**, 160 (1880). — MEIXNER: Z. Med.beamte **1922**, 407. — MILOSLAVICH: Verh.ber. 1. internat. Kongr. gerichtl. u. soz. Med. Bonn 1938, S. 521.

NEUMANN: Z. Med.beamte **1920**, 373.

PIETRUSKY u. LEO: Z. Desinf. **1929**. Zit. nach WEIMANN. — POHL: Leichenveränderungen durch Tier-, speziell Insektenbenagung und deren praktische kriminalistische Bedeutung. Inaug.-Diss. Würzburg 1939.

SCHNEIDER, PH.: Arch. Kriminol. **98**, 216 (1936). — SCHRANZ: Orv. Hetil. (ung.) **1934**, 716. Ref. Dtsch. Z. gerichtl. Med. **24**, 477 (1935). — STRAUCH: Vjschr. gerichtl. Med. **44**, 2 (1912). — Dtsch. Z. gerichtl. Med. **10**, 457 (1927).
WALCHER: Erg. Path. **33**, 55 (1937). Hier weiteres Schrifttum. — WEIMANN: Leichenfauna und Leichenflora. In Handwörterbuch der gerichtlichen Medizin, S. 441. Berlin 1940. Hier weiteres Schrifttum.

f) Todeszeitbestimmung.

Eine Bestimmung der Todeszeit ist kriminalistisch wichtig. Von ihrem Ergebnis hängt vielfach der weitere Fortlauf der Ermittlungen, sowie die Feststellung des Alibi eines als Täter in Frage Kommenden ab, unter Umständen führt diese Bestimmung aber auch zur Widerlegung des Alibi eines Verdächtigen, vielleicht auch zu einer sofortigen Verhaftung. Diese Untersuchung ist daher besonders verantwortlich. Das der Polizei oder der Justizbehörde mitgeteilte Ergebnis muß sorgfältig abgewogen werden. Erschwert werden diese Untersuchungen dadurch, daß der Arzt vielfach genötigt wird, im Anschluß an die erste Untersuchung der Leiche am Tatort ein Ergebnis mitzuteilen. Es muß immer wieder darauf hingewiesen werden, daß zu solchen Untersuchungen nur erfahrene Gerichtsärzte hinzugezogen werden sollen. Steht ein solcher nicht zur Verfügung, und muß ausnahmsweise ein Arzt der Praxis diese Untersuchung vornehmen (z. B. bei ländlichen Verhältnissen), so kann man nicht von ihm verlangen, daß er den zeitlichen Ablauf der Leichenerscheinungen, soweit man darüber etwas Genaues sagen kann, im Gedächtnis hat. Er hat meist auch nicht die Möglichkeit, nachzuschlagen. In solchen Fällen wird es genügen, wenn dieser Arzt die bestehenden Leichenerscheinungen beschreibt und protokollieren läßt, daß er sich z. B. um den Grad der Abkühlung kümmert, daß er feststellt, wo Totenflecke vorhanden sind, ob sie sich noch wegdrücken lassen, und ob sie durch Umkehren der Leiche zum Verschwinden gebracht werden können, daß er die Ausdehnung und den Grad der Leichenstarre bestimmt und schließlich feststellt, ob an der Leiche Fliegeneier oder gar lebende Maden oder etwa schon Puppen vorhanden sind. Diese Beschreibung wäre dann so schnell wie möglich einem erfahrenen Gerichtsarzt oder einem Institut für gerichtliche Medizin zur Auswertung zu übermitteln.

Die Feststellung der Todeszeit beruht auf unseren Kenntnissen über die Zeit des Eintretens und den zeitlichen Ablauf der Leichenerscheinungen. Weite Spielräume sind hier zu berücksichtigen, ebenso Fehlerquellen, die sich aus abartigen äußeren Umständen ergeben können (z. B. kühle oder hohe Außentemperatur u. ä.). Bald nach dem Tode sind die Verhältnisse viel eindeutiger als später. Es ist daher wichtig, daß die einschlägigen Untersuchungen sobald wie möglich vorgenommen werden. Im allgemeinen wird es nur möglich sein, zunächst diejenigen Befunde zu erheben, die die äußere Untersuchung der Leiche vermittelt.

Über die Zeit des Eintretens und den zeitlichen Ablauf der Leichenerscheinungen wurde in den vorangegangenen Kapiteln ausführlich berichtet. In nachfolgender Tabelle 2 möge alles zusammengestellt werden, was für die Todeszeitbestimmung überhaupt in Frage kommt. Es muß jedoch besonders darauf hingewiesen werden, daß eine kritische Auswertung erforderlich ist.

Zur Frage der Eindickung des *Plasma* nach dem Tode infolge Vertreibung des durch Hypostase verdünnten Blutes der oberflächlichen Schichten aus dem Herzen muß erwähnt werden, daß vor praktischer Verwertung wohl noch Überprüfungen erforderlich sind. Zu den Einzelheiten der von PONSOLD ermittelten Zahlen ist zu bemerken, daß die Normalwerte des Verhältnisses zwischen Blutkörperchen und Plasma zwischen 37 und 53% liegen. Ein Plasmagehalt unter 40% bedeutet eine Eindickung des Blutes, ein solcher über 60%

Tabelle 2. *Tabellarische Darstellung der für die Todeszeitbestimmung in Frage kommenden Leichenerscheinungen.*

Überleben von Geweben und Organteilen

Pupille: Reaktion auf Eserin	2 Std p. m.
Reaktion auf Atropin	4 Std p. m.
Flimmerbewegung des Flimmerepithels	13—30 Std p. m.
Beweglichkeit der Spermien in den Samenblasen	34—82 Std p. m.

Vertrocknungserscheinungen

Trübung der Cornea bei offenem Auge	$^3/_4$ Std p. m.
Trübung der Cornea bei geschlossenem Auge	24 Std p. m.

Abkühlung

Abnahme der Rectumtemperatur ungefähr 1° C je Stunde
in den ersten . . . .   4 Std p. m.
In den nächsten Stunden weniger; Temperatur durch Messung im
Rectum feststellen!
Postmortale Temperatursteigerungen kommen vor.
Fühlbare Abkühlung der Füße, Hände, des Gesichts . . . . . .   1—2 Std p. m.
Deutliche Abkühlung der bekleideten Leichenhaut nach . . . .   4—5 Std p. m.

Hypostase und Totenflecke

Entstehen der Totenflecke am Hals frühestens nach	20—45 min p. m.
Sie beginnen zu konfluieren nach.	$1^3/_4$ S.d p. m.
Verschwinden der Totenflecke auf Fingerdruck bis zu	10 Std[1]
Verschwinden der Totenflecke beim Umlagern der Leiche bis zu	10 Std
Hämoglobingehalt des Transsudates des kleinen Beckens nach .	24 Std
Hämoglobingehalt des Pleuratranssudates nach	24—36 Std

Totenstarre

Beginn der Totenstarre des Herzens und Zwerchfells . . . . . .   30 min p. m.
Zunehmende Eindickung des Herzblutes durch Konzentration der
Erythrocyten infolge Austreibung des plasmareicheren höher ge-
legenen Blutes durch zunehmende Starre des Herzens in den ersten 18—24 Std p. m.
Lösung der Totenstarre des Herzens nach . . . .   12—15 Std p. m,
zuweilen nach . . . .   48—72 Std p. m.

Totenstarre der Skeletmuskulatur

Beginn am Kiefergelenk nach	2—4 Std p. m.
Ausdehnung über den ganzen Körper nach	6— 8 Std p. m.
Wiedereintritt der gewaltsam gelösten Totenstarre bis zu	7— 8 Std p. m.
Beginn der spontanen Lösung der Totenstarre	48 Std p. m.
Beendigung nach	3— 4 Tagen p. m.

(Schnellerer Ablauf der Totenstarre bei hohen Außentemperaturen)

Leichenzersetzung

Kernzerfall der Normocyten im Knochenmark	3 Std p. m.
Absinken der neutrophilen Leukocyten im Knochenmark	10—28 Std p. m.
Eintritt von ausgesprochenen Fäulniserscheinungen (grüne Färbung der Haut, Durchschlagen der Venen) auch unter für die Fäulnis günstigen Bedingungen frühestens nach	2 Tagen p. m.
Fettwachsbildung des Unterhautfettgewebes, Beginn nicht vor .	1— 2 Monaten p. m.
Beendigung der Umbildung nach	2— 4 Monaten p. m.
Fettwachsbildung im Muskel nicht vor	3 Monaten p. m.
Umbildung der oberflächlichen Gesichtsmuskeln nach	$^1/_2$ Jahr p. m.
Umbildung der tiefen Muskeln nach mehr als	1 Jahr p. m.
Entstehen von Pilzrasen im Erdgrab nach	2— 4 Jahren p. m.
danach wieder Zurückbildung	
Verschwinden der Weichteile im Erdgrab nach	3— 4 Jahren p. m.
Verschwinden der Bänder und Knorpel im Erdgrab nach . . .	5 und mehr Jahren

---

[1] Kann in der *Kälte* erheblich verlängert sein, nach eigenen Beobachtungen in Ausnahmefällen bis zu 48 Std.

Tabelle 2. (Fortsetzung.)

Schwund des Fettes aus den Knochen nach . . . .   5—10 Jahren
Beginnende Verwitterung der Knochen nach . . . .   10—15 Jahren
Brüchige Beschaffenheit, poröse Oberfläche nach etwa . . . . .   50 Jahren
Mumifikation: kürzester Zeitraum bisher . . . .   17 Tage p. m.

Tierfraß

Vorhandensein von lebenden Fliegenmaden frühestens nach . . .   10 Std p. m.
Vorhandensein von Puppen meist nach . . . .   10—14 Tagen p. m.
Vorhandensein von Puppen frühestens nach . . . .   6 Tagen p. m.
In Ausnahmefällen nach . . . .   3— 4 Tagen p. m.
Vorhandensein von Puppenhülsen frühestens nach . . . .   7— 8 Tagen p. m.
    Die Metamorphose der Fliegenlarven ist nicht unerheblich von der Außentemperatur abhängig. Einzelheiten s. S. 67.

eine Verdünnung des Blutes. PONSOLD fand bei seinen Untersuchungen einen Plasmagehalt von 40% 6 Std nach dem Tode, einen solchen von 30% 12 Std nach dem Tode und einen Plasmagehalt von 20% 18 Std nach dem Tode. Voraussetzung für die Anwendung der Methode ist, daß die von PONSOLD eingehend beschriebene Technik vorher gut eingeübt ist. Am Tatort wird sich diese Untersuchung meist nicht durchführen lassen.

Das postmortale Verhalten des *Liquor cerebrospinalis* scheint nach dem Tode verhältnismäßig regelmäßig zu sein; der Milchsäuregehalt nimmt zu, der Reststickstoff steigt an, ebenso der Gehalt an Aminosäuren und an Proteinen, ferner der Zuckerspiegel (SCHOURUP); doch bestehen diese Regelmäßigkeiten nur in den ersten 18—24 Std. Um sich vor fehlerhaften Auswertungen zu schützen, ist es auch notwendig, an vorangegangene pathologische Liquorveränderungen zu denken. Die von SJÖVALL angestellten Nachprüfungen der von SCHOURUP aufgedeckten Gesetzmäßigkeiten ergaben nur für die ersten Stunden nach dem Tode ein befriedigendes Resultat.

In der Zeit nach dem Tode verändert sich auch die feinere Struktur der Haut des Menschen, insbesondere auch die Art ihrer Fältelung. Diese feinere Struktur wird durch sog. *Dermatogramme* festgestellt (BETTMANN, SCHÖNFELD u. a.). Die Haut wird ähnlich wie bei der Herstellung von daktyloskopischen Abdrücken mit Druckerschwärze eingeschwärzt und auf geeignetem Papier abgeklatscht. Von dem auf diese Weise entstandenen Negativ kann man auch nach geeigneten Methoden eine Art Positiv herstellen. Man hat untersucht, ob die Gestaltung der in verschiedenen Abständen nach dem Tode aufgenommenen Dermatogramme Rückschlüsse auf die Todeszeit zulassen. Doch waren die Ergebnisse negativ (BLOCK, SCHRADER).

Versuche, Beziehungen zwischen der Todeszeit und dem Auftreten und Verhalten der in den Nebennieren entstehenden Ascorbinsäure nach dem Tode herzustellen, führten gleichfalls zu keinem brauchbaren Resultat (CAVALLAZZI). Eine physikalisch-chemische Untersuchung der Leichenflüssigkeiten hat hinsichtlich der Feststellung der Todeszeit nicht zu brauchbaren Resultaten geführt (MERKEL).

Neben der Feststellung an den Leichenerscheinungen kommen für die Todeszeitbestimmung im Einzelfall auch andere physiologische und pathologische Lebensvorgänge in Frage. Der Füllungszustand des *Magens* und des *Darmes* kann Anhaltspunkte für die Zeit der letzten Mahlzeit geben, wobei allerdings zu berücksichtigen ist, daß die Verdauung noch einige Zeit nach dem Tode anhalten kann. An die Möglichkeit einer pathologischen Magenreaktion, aber auch nur an ein schlechtes Kauen ist zu denken, auch daran, daß psychische Momente die Magenverdauung beeinflussen können, sie sind meist hemmender Natur, während die Motilität des Dünn- und Dickdarmes bei psychischer Aufregung beschleunigt zu werden pflegt. Erweisen sich die *Chylusgefäße* der Darmschleimhaut als gut gefüllt und weisen auch die Lymphdrüsen des Mesenteriums beim Einschneiden Chylus in Gestalt von milchiger Substanz auf, so wird man annehmen müssen, daß der Verstorbene sich zur Zeit des Todes im Höhezustand der Verdauung befand.

Der Füllungszustand der *Blase* kann unter Berücksichtigung der Gewohnheiten des Verstorbenen auf eine dem Tode vorangegangene mehr oder minder hochgradige Flüssigkeitsaufnahme schließen lassen. Unter normalen Verhältnissen kann man damit rechnen, daß in der ersten Hälfte der Nacht ein Hochstand der Blase noch nicht besteht, während dies in der zweiten Hälfte der Nacht der Fall zu sein pflegt. Zu beachten ist freilich die Möglichkeit eines postmortalen Urinabganges. Aus dem Zustand der *Barthaare* kann man mit Vorsicht schließen, ob der Verstorbene sich vor dem Tode rasiert hat, da sie einige Zeit nach dem Tode durch Zurückgehen des Turgors scheinbar länger werden können, wie oben berichtet wurde (S. 21). Sind Wunden vorhanden, so kann die makroskopische und mikroskopische Untersuchung der Wunden Schlüsse darüber erlauben, wieviel Zeit ungefähr zwischen der Entstehung der Verletzung und dem Tode vergangen ist (s. Abschnitt „Vitale Reaktion" S. 247 f.).

Bezüglich der Altersbestimmung von *Knochen* hinsichtlich der Todeszeit ist in der alten Literatur empfohlen worden, durch Abfeilen von Knochenteilen Knochenmehl herzustellen, wobei es nicht so sehr wichtig sein soll, ob man mehr oder minder poröse Knochenteile zerfeilt. Mit dem Knochenmehl wird die UHLENHUTHsche Reaktion angestellt (s. S. 85 f.); je mehr der Knochen ausgetrocknet ist, je länger also der Tod zurückliegt, desto mehr Mehl muß man extrahieren, um einen positiven Ausgang der UHLENHUTHschen Reaktion zu erzielen. Bei Knochen, die über 40 Jahre an der Luft gelegen hatten, mußten hierzu 20 g Feilmehl verwendet werden. Bei einem Knochen, der 9 Jahre auf dem Fensterbrett zum Teil in der Sonne gelegen hatte, wurden 8 g Mehl benötigt. Bei einem Schädel,

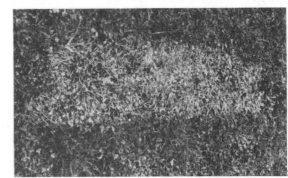

Abb. 16. „Etoilieren" (Bleichwerden) des Grases an einer Stelle, an der 1 Woche hindurch eine Leiche gelegen hatte.

der über 100 Jahre im Erdgrab gelegen hatte, ließ sich auch bei Verwendung von 15—25 g Knochenmehl keine positive Reaktion erzielen. An einem Knochen, der — von sämtlichen Weichteilen befreit — 7 Monate in fließendem und stehendem Wasser gelegen hatte, ergab eine Verwendung von 0,25 g Feilmehl noch ein positives Resultat. Für diese Untersuchungen wurde ein Menschen-Antiserum benutzt, bei dem man sorgfältig darauf geachtet hatte, daß der Titer 1:20000 erhalten geblieben war (BEUMER). Eine Nachprüfung dieser Verhältnisse wird erforderlich sein.

Es bestehen keine Zweifel darüber, daß diese Untersuchungsergebnisse nicht ohne weiteres in der Praxis in einem Gutachten zugrunde gelegt werden dürfen. Immerhin sollte man gelegentlich daran denken, sie durch weitere Untersuchungen zu überprüfen. Sollte bei aufgefundenen Skeletteilen auch mit größeren Mengen Feilmehl eine positive Präcipitinreaktion nicht zu erzielen sein, so ist dies immerhin auch nach dem gegenwärtig vorliegenden Material ein gewisses Indiz dafür, daß der Knochen sehr alt ist.

OEKROES hat Muskulatur extrahiert und die Eiweißmenge in der Extraktflüssigkeit bestimmt. Die Eiweißabgabe der Muskulatur ist während der Totenstarre gering; sie nimmt in der ersten Phase der Fäulnis zu. Später vermindert sich die Eiweißabgabe wieder. Ob die Verhältnisse so regelmäßig sind, daß diese Erscheinung für die Bestimmung der Todeszeit in Frage kommt, sei dahingestellt. Wie später auszuführen sein wird, treten im Blute von Leichen, auch ohne daß während des Lebens Alkohol genossen worden ist, reduzierende Substanzen auf (s. S. 753), die in einem gewissen Verhältnis zum Grade der Leichenzersetzung stehen (DOMENICI). Doch ist es auch hier fraglich, ob dieses Verhalten zur Bestimmung der Todeszeit ausgenutzt werden kann.

Auch die *Flora* in der Umgebung der Leichen kann Aufschlüsse geben. Liegt eine Leiche längere Zeit auf dem Grasboden, so dringt das Tageslicht nicht zu den Gräsern unter der Leiche. Sie verlieren nach einiger Zeit das Chlorophyll und zeigen vermehrtes Längenwachstum. Man spricht in der Botanik in solchen Fällen von einem Etoilieren der Gräser. In der Zeit eines erheblichen Pflanzenwachstums im Sommer ist diese Erscheinung schon nach 8 Tagen sichtbar (MERKEL und eigene Erfahrungen, s. Abb. 16).

Wird eine Leiche in einem reifen Getreidefeld vorgefunden und weisen die unter der Leiche liegenden Halme dieselbe Reife auf, wie die unverletzten Halme, so ergibt sich daraus, daß die Leiche erst vor kurzer Zeit in das Getreidefeld gelegt worden ist (WERKGARTNER). Ist die Kleidung einer Leiche von Pflanzen und Gräsern vollkommen durchwachsen, so wird man feststellen müssen, daß die Leiche hier schon lange gelegen hat. Die Hilfe des Botanikers kann in solchen Fällen mit Erfolg in Anspruch genommen werden (MERKEL). Wenn Wurzeln eine Leiche durchwachsen haben oder sogar in Röhrenknochen hineingewachsen sind (WEIMANN), so spricht dies selbstverständlich dafür, daß die Leiche schon sehr lange am Ort lag.

Bis eine im Freien liegende Leiche *durchfriert*, vergeht gewisse Zeit. Derartiges ist bei einem 15jährigen Mädchen bei einer Temperatur nicht allzu weit unter 0^0 nach 36 Std beobachtet worden (WALCHER). Zur experimentellen Durchfrierung einer Leiche wurden $2^1/_2$ Tage benötigt (MERKEL).

Literatur.

Auf das bei der Besprechung der Leichenerscheinungen mitgeteilte Schrifttum wird verwiesen. Zusätzlich sind folgende Schrifttumsangaben berücksichtigt worden:

BETTMANN: Arch. f. Dermat. **153**, 637 (1927); **155**, 171; **161**, 144 (1930). — Dtsch. Z. gerichtl. Med. **15**, 1 (1930). — BEUMER: In LOCHTE, Gerichtsärztliche und polizeiärztliche Technik, S. 287. Wiesbaden 1914. — BLOCK: Ergebnisse aus Dermatogrammen an Leichen. Inaug.-Diss. Düsseldorf 1938.

CAVALLAZZI: Arch. di Antrop. crimin. **58**, 711 (1938). Ref. Dtsch. Z. gerichtl. Med. **31**, 333 (1939).

DOMENICI: Arch. di Antrop. crimin. **58**, 517 (1938). Ref. Dtsch. Z. gerichtl. Med. **31**, 211 (1939).

FRACHE: Arch. di Antrop. crimin. **62**, 153 (1942). Ref. Dtsch. Z. gerichtl. Med. **37**, 150 (1943).

KARLMARK: Dtsch. Z. gerichtl. Med. **27**, 326 (1937).

MERKEL: Dtsch. Z. gerichtl. Med. **15**, 285 (1930). — Arch. Kriminol. **112**, 90 (1943). — MUELLER, B.: Münch. med. Wschr. **1937** I, 1021.

OEKROES: Ungar. Ges. Path. 1941. Ref. Z. Path. **79**, 176 (1942).

PONSOLD: Dtsch. Z. gerichtl. Med. **26**, 225 (1936); **29**, 163 (1938).

SCHÖNFELD: Arch. f. Dermat. **179**, 339 (1939). — SCHOURUP: Todeszeitbestimmung auf der Grundlage postmortaler Cisterneflüssigkeitsveränderungen und des postmortalen Achselhöhlentemperaturabfalles (Dänisch). Kopenhagen 1950. — SCHRADER: Dtsch. Z. gerichtl. Med. **16**, 256 (1931). — SJÖVALL, H.: Nord. kriminaltekn. Tidskr. **21**, 1 (1951).

WALCHER: Todeszeitbestimmung. In Handwörterbuch der gerichtlichen Medizin, S. 794. Berlin 1940. — WEIMANN: Leichenflora. In Handwörterbuch der gerichtlichen Medizin, S. 444. Berlin 1940. — WERKGARTNER: Beitr. gerichtl. Med. **9**, 47 (1929).

D. Spurenuntersuchung und sonstige gerichtsmedizinische Technik.

I. Blutuntersuchung.

a) Allgemeine Bemerkungen.

Der an den Tatort geholte Arzt wird in vielen Fällen Spuren vorfinden, die auch ohne besondere Untersuchung als Blutspuren kenntlich sind. Sind solche Spuren vorhanden, so ist es seine Aufgabe, zusammen mit der Kriminalpolizei diese Spuren sofort zu deuten. Er wird etwas darüber aussagen müssen, ob es sich um Tropfspuren oder Schleuderspuren handelt, wie die Richtung der Schleuderbewegung war und ob die Gesamtheit der Gestalt der Blutspuren Rückschlüsse über den Tathergang erlauben.

Ist reichlich Blut am Tatort vorhanden oder werden durchblutete Wäsche oder durchblutete Kleider vorgelegt, dann muß gelegentlich geschätzt oder, soweit dies möglich ist, objektiv festgestellt werden, wieviel Blut in ihnen enthalten ist.

Ist zur Tat ein Instrument benutzt worden oder besteht der Verdacht, daß Gegenstände gereinigt worden sind, so gilt es, feinste Blutspuren aufzufinden und bei verdächtigen Verfärbungen festzustellen, ob es sich überhaupt um Blut handelt. Wenn Blut nachgewiesen worden ist, kann der fragliche Täter den Einwand machen, es handle sich nicht um Menschenblut, sondern um Tierblut. Es besteht dann die Notwendigkeit, die *Blutart* zu bestimmen. Die Bestimmung der Blutart spielt nicht nur bei etwa vorangegangener Körperverletzung und Tötung eine Rolle, sondern auch beim Diebstahl oder Raub von Haustieren, z. B. Geflügel oder Kaninchen, bei angeblichen Wilddiebereien und in Zeiten der Zwangswirtschaft auch recht häufig bei angeblichen Schwarzschlachtungen. Ist beim Verdacht auf Tötung oder Verletzung eines Menschen Menschenblut festgestellt worden, so wird sich die weitere Frage ergeben, ob dieses Blut von einem bestimmten Menschen stammen kann oder nicht. Es wird notwendig sein, die *Blutgruppe* der festgestellten Blutspur zu bestimmen, was allerdings nur Zweck haben wird, wenn es möglich ist, die Blutgruppe der Beteiligten oder des Verstorbenen zu untersuchen. Ist der Verstorbene bereits bestattet worden oder ist die Leiche in Fäulnis übergegangen, so wird die Blutgruppenbestimmung im allgemeinen nicht mehr möglich sein. Es ist daher die Pflicht des gerichtsmedizinisch tätigen Arztes, in allen in Frage kommenden Fällen der Leiche so früh wie möglich Blut zu entnehmen und die Bestimmung der Blutgruppe zu veranlassen. Es ist wichtig, daß der *Arzt* dabei die Initiative ergreift und nicht etwa die Aufforderung der Polizei oder der Justizbehörde abwartet. Die Erfahrung lehrt, daß vielfach nicht an die Notwendigkeit dieser Untersuchung gedacht wird.

Bevor durchblutete Kleider zur Untersuchung eingesandt werden, ist es erforderlich, daß man sie *lufttrocken* werden läßt, sonst bildet sich Schimmel, der die Blutuntersuchung stören kann. Ist ein blutig Verletzter in ein Krankenhaus eingeliefert worden und ist das Zustandekommen der Verletzung ungeklärt, so ist es notwendig, daß der Arzt des Krankenhauses ausdrücklich Weisung gibt, daß die Kleider des Verletzten *ungewaschen* unter Verschluß aufbewahrt werden. Da jedes Krankenhaus an sich mit Recht auf Reinlichkeit Wert legt, besteht in solchen Fällen die Gefahr, daß die Kleider von den Schwestern zur Wäsche gegeben werden.

Weitere Fragen gehen nach dem *Alter* des Blutes und etwaigen *Blutbeimischungen* (z. B. Nasenschleim, Gehirnbrei), sowie dahin, ob aufgefundenes Blut von einer Menstruation oder von einem Abort herrührt. Es wird also gelegentlich auch die Frage der *Herkunft* des Blutes erörtert werden müssen.

b) Makroskopische Beurteilung offensichtlicher Blutspuren am Tatort.

Die Abgrenzung der am Tatort vorgefundenen Blutspuren wird, wenn sie auf fester Unterlage sind, ohne weiteres erkennbar sein. Spritzt dagegen Blut auf die Erde, so sind die Konturen unscharf, das gleiche gilt, wenn Blut auf poröse Gegenstände, z. B. weiches Textilgewebe, Schwämme, Laub usw. spritzt.

Das Verhalten der Blutspuren im *Schnee* ist in neuerer Zeit einer eingehenden Untersuchung unterzogen worden (SCHWARZACHER). Bei Temperaturen unter 0^0 bleiben Blutspuren auf der Schneedecke praktisch unverändert. Infolge des Kälteeinflusses werden sie hellrot, das Oxyhämoglobin bleibt erhalten. Derartige Spuren blieben bis zu 39 Tage sichtbar. Bei Tauwetter sickert das Blut in die Tiefe. Die Blutspuren sickern aber auch in

die Umgebung ein, der Rand wird unscharf, sie vergrößern sich. Eine münzengroße Blutspur war unter diesen Umständen nach 24 Std handflächengroß geworden. Beim Einsickern in die Tiefe wird das Blut je nach der Beschaffenheit der Schneedecke von fester
gefrorenen Schneeschichten aufgehalten, so daß sich Horizonte bilden. Dieses Einsickern
in die Tiefe, das man an Schneeprofilen studieren kann, gibt mitunter Anhaltspunkte für
Zeitschätzungen bezüglich des Alters der Blutspur. Gegebenenfalls muß man versuchen.
Modellversuche anzustellen. Allgemeingültige Regeln für den zeitlichen Ablauf des Ein-
sickerns des Blutes lassen sich nicht geben. Blutspuren im Schnee können durch Reif unsichtbar gemacht werden. Daß eine Blutspur im Schnee bei Tauwetter nach oben zu durch-
schlägt, wird nur in Ausnahmefällen beobachtet. Wenn man also Blutspuren im Schnee
sucht, und wenn die Möglichkeit besteht, daß sie durch Reif oder neuen Schneefall bedeckt
sind, muß man die obersten Schichten in den in Frage kommenden Partien des Schnee-
feldes vorsichtig entfernen.

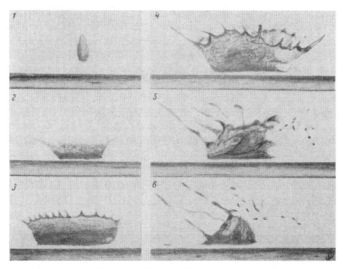

Abb. 17. Filmaufnahmen eines auf Karton auffallenden Blutstropfen; man erkennt die „Kronenform", die
beginnende Facettenbildung und die Entstehung von Sekundärtropfen. [Nach LOCHTE: Dtsch. Z. gerichtl.
Med. 22, 387 (1933).]

Die Beblutungen können sich am Tatort oder an der Leiche in Gestalt von
Blutstropfen, von Blutspritzern, von Blutstraßen oder von Wisch- und Streif-
spuren darstellen.

Die Entstehung von *Blutstropfen* und *Blutspritzern* ist in neuerer Zeit experimentell untersucht worden (LOCHTE, BALTHAZARD und Mitarbeiter):

Wenn ein Tropfen auf eine Unterlage fällt, so spritzt das Blut, wie durch Zeitlupen-
aufnahme anschaulich gemacht wurde, in *Kronenform* kreisförmig wieder in die Höhe. Aus
der Krone wachsen Zacken heraus. Diese Zacken sind am eingetrockneten Blutstropfen
unter Umständen als Facetten zu erkennen. Einzelne dieser Zacken machen sich selbständig
und fallen in der Umgebung des Haupttropfens als kleine Sekundärtropfen nieder (Abb. 17
und 18). Man beobachtet im Grunde die gleichen Vorgänge im Lichtspielhaus, wenn man
Zeitlupenaufnahmen von Schwimmern sieht, die ins Wasser springen. Die Größe des
angetrockneten Blutstropfens ist außer von der Tropfgröße abhängig von der Fallhöhe. Der
Durchmesser des Blutstropfens wird mit zunehmender Fallhöhe größer. Facetten treten erst
bei größerer Fallhöhe auf, etwa ab einer Fallhöhe von 1 m; sie nehmen mit zunehmender
Fallhöhe an Zahl ziemlich regelmäßig zu (GÖHRINGER). Sekundärtropfen beobachtet man
von einer Fallhöhe etwa von 2 m an. Bei einer Fallhöhe von 2—3 m sind sie so häufig, daß
man sie nicht mehr recht zählen kann. Das sind aber Feststellungen, die nur mit sehr großer
Vorsicht praktisch zu verwerten sind; denn diese Verhältnisse sind auch abhängig von der
schwer beurteilbaren Größe des Tropfens. Manchmal haben die Tropfen einen sektoren-
artigen Ausschnitt, dessen Genese noch nicht ganz geklärt ist. In anderen Fällen können
die Tropfen sehr breite Ausschnitte haben, mitunter nehmen sie auch Halbmond- oder
Siegelringformen an. Man kann in solchen Fällen die Vermutung hegen, daß sie mit Fett

oder mit anderen Gewebsteilen, z. B. Gehirn, durchmischt waren. Wird Blut aus dem Munde unter Schaumbildung ausgehustet, so beobachtet man bei Lupenvergrößerung vielfach ein Konglomerat von ringförmigen Gebilden (Abb. 19).

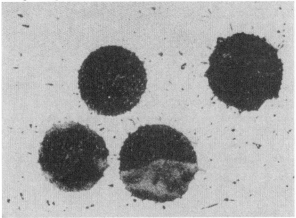

Abb. 18. Blutstropfen aus einer Fallhöhe von 3 m; Facettierung des Randes des Tropfens, Sekundärtropfen.

Fällt ein Tropfen auf eine *unebene* oder *poröse* Unterlage, so verändert dieser Umstand manchmal seine Gestalt. Sekundärtropfen treten dann auch bei geringerer Fallhöhe auf. Fallen zwei Blutstropfen aufeinander, so können wagenradähnliche Gebilde entstehen.

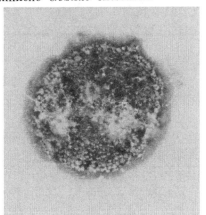

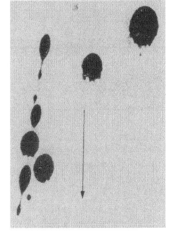

Abb. 19. Eingetrocknetes, schaumiges Blut bei Lupenvergrößerung. Man erkennt ein Konglomerat von kreisförmigen, oft innen hohlen Tropfen.

Abb. 20. Schräg aufgetroffene Blutstropfen, Uhrzeigerfiguren.

Auftropfen von Blut oder anderer ähnlicher Flüssigkeit auf eine *schräge* Fläche bewirkt ovale Tropfen, die in der Fallrichtung ausgezogen sind und hier eine oder mehrere Zacken aufweisen können. Ist die Auftreffgeschwindigkeit größer, z. B. bei spritzendem Blut, so entstehen sog. *Uhrzeigerfiguren.* Der Zeiger zeigt die Richtung des spritzenden Blutes an (Abb. 20). Man kann derartige Formen im täglichen Leben gut an den Schmutzspritzern an Kraftwagen studieren, ebenso an Regentropfen, die gegen die Fensterscheibe des fahrenden Zuges fallen. Wenn ein Tropfen schräg auf eine *lotrechte* Ebene fällt, so pflegt ein Teil der Flüssigkeit nach unten zu abzulaufen und dann erst einzutrocknen.

Auch auf diese Weise entstehen charakteristische Bilder. Nach den Ergebnissen der oben erwähnten französischen Forscher beobachtet man bei einem Einfallwinkel von 50⁰ und bei einer Fallhöhe von mindestens 50 cm das Auftreten von Zacken. Doch wird sich auch diese Feststellung nur mit großer Vorsicht verwerten lassen[1].

Das Vorkommen von Blutspritzern kann mitunter dadurch erklärt werden, daß *Arterien* verletzt wurden. Die pulsierende Arterie verursacht beim Gehen Spritzspuren, die vielfach in Form einer Parabel angeordnet sind. Da bei jeder Herzsystole eine derartige Parabel entstehen kann, eignen sich solche Beobachtungen unter Umständen zu Zeitschätzungen (LACROIX). Sind Blutspritzer nicht durch Verletzungen von arteriellen Gefäßen entstanden, so ist der Verdacht naheliegend, daß sie durch Schlagen mit einem Instrument in *Blutlachen* zustande gekommen sind. Schlägt man mit einem Instrument, etwa einem Beil oder einem Hammer, auf den Kopf eines Menschen oder eines Versuchstieres (PIOTROWSKI), so wird beim ersten Schlag keine oder nur eine ganz unwesentliche Blutbespritzung der Umgebung entstehen, denn anfangs ist ja eine Blutlache noch nicht vorhanden. Schlägt der Betreffende aber mehrere Male zu, so wird der Schlag in die inzwischen entstandene

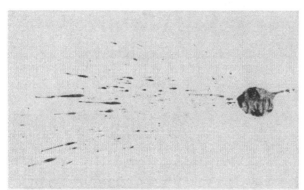

Abb. 21. Einschlagen in eine Blutlache bei schräger Auftrefffläche verursacht Blutspritzer, die der Stellung des Schlagenden entgegengerichtet sind.

größere oder kleinere Blutlache in der Umgebung der Wunde treffen und Blutspritzer veranlassen. Trifft die Fläche des Instruments, z. B. eines Hammers, waagerecht in die Blutlache, was praktisch nicht sehr häufig der Fall sein wird, so gruppieren sich die Spritzer ziemlich gleichmäßig um die Blutlache, die Zeiger weisen strahlenförmig nach außen. Ist das Instrument, z. B. die Hammerfläche, eckig, so sind die Ecken mitunter daran zu erkennen, daß das Blut an diesen Stellen besonders intensiv und weit spritzt. Findet man Spritzspuren in der Umgebung von Leichen, die durch stumpfe Gewalt entstandene Kopfwunden aufweisen, so kann man mit einer gewissen Vorsicht daraus den Schluß ziehen, daß mindestens zweimal zugeschlagen wurde. Nicht immer werden die Blutspritzer gleichmäßig oder ziemlich gleichmäßig nach allen Seiten zu verteilt sein, denn nur in Ausnahmefällen wird die Fläche des Instruments die Blutlache waagerecht treffen. Meist wird eine Kante der Schlagfläche zuerst auftreffen; dann spritzt das Blut vorwiegend nach derjenigen Seite, die der auftreffenden Kante entgegengesetzt liegt (Abb. 21). Trifft, was häufig der Fall sein wird, die dem Schlagenden zugekehrte Kante zuerst auf, so wird das Blut vorwiegend nach der dem Standpunkt des Schlagenden entgegengesetzten Seite spritzen, und der Täter wird gar nicht oder nur wenig mit Blut bespritzt werden (Abb. 22a). Trifft aber die dem Schlagenden abgewandte Kante des Instruments zuerst in die Blutlache, dann wird das Blut auf den Schlagenden zuspritzen, er wird sich wahrscheinlich selbst erheblich mit Blut beschmutzen (Abb. 22b). Die Spritzer weisen dann auf den Ort hin, an dem

[1] Neuerdings ROMANESE u. FERRERO: Min. Leg. 72, 175 (1952).

der Täter gestanden hat, während sie bei dem häufigeren, zuerst dargestellten Modus des Aufsetzens des Instruments der Stellung des Täters entgegengesetzt gerichtet sind.

Blutspritzer können aber auch als *Schleuderspuren* entstehen, und zwar zunächst dadurch, daß der Schlagende das mit Blut bedeckte Instrument aufs neue hochhebt und wieder zuschlägt. Dann werden die an ihm haftenden Blutbeschmierungen weggeschleudert werden. Schleuderspuren können außerdem zustande kommen, wenn der Verletzte sich heftig bewegt, z. B. ruckartig den Kopf wegnimmt, oder wenn er

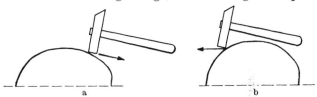

davonläuft und dabei das Blut abschleudert. Unter diesen Umständen können die Spritzer die Richtung des Davoneilenden anzeigen (die Zeiger sind dann der Richtung des Laufenden entgegengesetzt). Be-

Abb. 22 a u. b. Spritzrichtung des Blutes bei Hammerschlägen auf den Kopf.

findet sich die blutende Stelle an den oberen Gliedmaßen, die beim Laufen heftig hin- und herbewegt werden, so werden die Zeiger der Blutspritzer abwechselnd der Laufrichtung entgegengestellt sein und der Laufrichtung entsprechen.

Blutstraßen entstehen meist dadurch, daß Blut aus Wunden oder aus Mund und Nase des Verletzten herausläuft und dann antrocknet. Hat der Betreffende im Stehen geblutet, so werden die Blutstraßen nach unten zu ziehen. Hat er im Liegen geblutet, so werden sie eine horizontale Laufrichtung haben. Man hat dann Anhaltspunkte dafür, ob der Betreffende im Stehen oder im Liegen begonnen hat zu bluten. Manchmal werden die Verhältnisse so sein, daß die Blutstraßen zuerst nach unten verlaufen, daß der Betreffende später zu Boden fiel, und daß die Blutstraßen dann einen horizontalen Verlauf nehmen. Kreuzen sich zwei frische Blutstraßen, so laufen sie ineinander. Besondere Beobachtungen an der Kreuzungsstelle

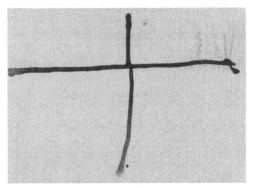

Abb. 23. Die senkrechte Blutstraße kreuzte eine waagerechte, als die letztere bereits angetrocknet war (Verbreiterung der später entstandenen Straße vor der Kreuzug, Engpaß nach der Kreuzung, Seitenverschiebung).

kann man dann nicht machen. War aber eine Blutstraße bereits angetrocknet, was schon nach 10 min der Fall sein kann, und wird diese Blutstraße von einer zweiten frischen Blutstraße gekreuzt, so entstehen an der Kreuzungsstelle Unregelmäßigkeiten. Die zweite Blutstraße ist an der Kreuzungsstelle ausgespart und manchmal oberhalb der Kreuzung verbreitert (Abb. 23). Bei einer derartigen Beobachtung kann man vermuten, daß der Verletzte in mehreren Schüben, also längere Zeit geblutet hat (RÖSCH).

Blutwischer und Blutabstreifungen sind von Blutstropfen und Blutspritzern ohne weiteres zu unterscheiden. Es kommt vor, daß der Verletzte in die eigene Wunde faßt und sich dabei Blut an der Hand abwischt. Benutzt er späterhin zur Säuberung Textilgewebe, z. B. ein Taschentuch, so werden hier Wischspuren oder Abstreifspuren zu erkennen sein. Behauptet jemand, er sei verletzt worden und habe nachher Blut in ein Taschentuch gehustet, findet man aber an diesem Taschentuch, das zur Untersuchung vorgelegt wird, nur Wischspuren, so werden gewisse Zweifel an der Richtigkeit dieser Angaben geäußert werden müssen.

Es wird, wie schon früher erwähnt, wichtig sein, daß der am Tatort tätige Arzt darauf dringt, daß Blutspuren am Tatort in richtiger Form festgehalten werden. Bei Herstellung von Durchpausungen oder von Zeichnungen pflegt man Blutspritzer und Blutstropfen dunkel zu färben, verwischtes Blut aber nur zu schraffieren. Es kommt auch vor, daß man an blutbefleckten Stellen am Tatort oder an der Leiche Papillarlinienmuster erkennt. Man muß sich dann sehr hüten, dieses Blut vor Darstellung des Musters abzuwischen. Ist die Darstellung des Abdruckes nicht sofort möglich, so müssen strikte Weisungen gegeben werden, daß das Abwischen des Blutes verboten wird. Die Erfahrung zeigt immer wieder, daß Personen, die später an die Leiche kommen, Leichenfrauen, mitunter aber auch Schwestern oder Heilgehilfen, die Neigung haben, beblutete Stellen zu säubern aus dem an sich verständlichen Bestreben heraus, den Angehörigen diesen Anblick zu ersparen. Die *photographische* Darstellung von Blutspuren erfordert mitunter gewisse Überlegungen. Haben sie ihre natürliche Farbe, so kommen sie am besten heraus auf Schwarzweißplatten ohne Anwendung von Filtern; findet man sie aber auf rotem oder sonst farbigem Untergrund, so muß man orthochromatisches oder panchromatisches Plattenmaterial verwenden und, falls zutreffend, die farbige Unterlage durch ein geeignetes Filter unterdrücken. Andernfalls setzt man sich der Gefahr aus, daß die Blutspur nicht richtig wiedergegeben wird.

Ältere Blutspuren werden bekanntlich braun. Späterhin geht diese bräunliche Farbe ins Grünliche oder Gelbliche über. Man kommt gar nicht mehr auf den Gedanken, daß es sich um Blut handeln könnte. Man muß dann die Kriminalpolizei oder den leitenden Juristen darauf hinweisen, daß ältere Blutspuren sich derart verändern und darauf dringen, daß diese Spuren dennoch für die Untersuchung entnommen werden.

In meiner praktischen Tätigkeit ist es mir einmal unterlaufen, daß die Besichtigungskommission mehrere Jahre nach der Tat (ein auf dem Sofa sitzender Mann war mit dem Beil erschlagen worden, die Ehefrau des Täters hatte nachher die Tapete abgewaschen) grünlich verwaschene Stellen fand und daß der anwesende Beamte diese Stelle als ehemalige Blutspur ausschließen wollte. Bei der dennoch durchgeführten Untersuchung konnte jedoch Menschenblut festgestellt werden. Dieser Befund gab den Anlaß zur energischen Aufnahme des Verfahrens und zur Überführung des Täters.

In weiten Kreisen besteht die Ansicht, daß das Vorhandensein von umfangreichen Blutspuren am Tatort auf eine Tötung von fremder Hand hinweist. Dazu verführt schon der vielfach in den Zeitungen gebrauchte Ausdruck „Bluttat". Die Erfahrung lehrt jedoch, daß gerade bei Tötungen von fremder Hand nicht sehr viel Blut vergossen wird. Der Täter hat ein unwillkürliches Interesse daran, daß das Opfer schnell stirbt. Ist sehr viel Blut vorhanden, so spricht dies eher für einen nicht planmäßig gelungenen Selbstmord oder womöglich für einen natürlichen Tod mit Blutung nach außen.

Einmal wurde eine Frau in ihrem Zimmer, auf dem Boden liegend, tot aufgefunden. Ihr Gesicht war mit Blut überströmt, sie lag in einer Blutlache. Im ganzen Zimmer befanden sich Blutspritzer und Wischstellen in unregelmäßiger Anordnung. Unter diesen Umständen mußte die Mordkommission alarmiert werden. Es stellte sich aber heraus, daß die Frau an einer Lebercirrhose litt und an Oesophagusvaricen verblutet war. Sie war in ihrer Aufregung zu Beginn der Blutung im Zimmer umhergelaufen, hatte die Wände und die Möbel mit Blut behustet und besudelt, war dann schließlich zusammengebrochen und allmählich verblutet.

Selbstverständlich ist die eben angegebene Richtlinie nur eine allgemeine Regel, von der es viele Ausnahmen gibt. Zu ausgedehnten Blutbespritzungen kommt es bei Tötung von fremder Hand z. B. dann, wenn das Opfer nicht gleich tot ist, sondern sich im verletzten Zustande noch eine ganze Weile wehrt.

c) Feststellung der Blutmenge.

Mitunter ist man genötigt, die *Menge* des am Tatort vergossenen Blutes zu bestimmen. Sie kann Anhaltspunkte ergeben für die Länge des Kampfes sowie dafür, ob die vergossene Blutmenge hinreicht, einen Verblutungstod des Opfers zu erklären. Die Erfahrung lehrt, daß die vergossene Blutmenge eher überschätzt als unterschätzt wird. Überschläglich kann man diese Blutmenge so feststellen, daß man sich Blut besorgt, die fraglichen Gegenstände damit benetzt und nachprüft, wieviel Blut man braucht, um ungefähr gleichartige Benetzungen herzustellen. Außerdem sind exakte Bestimmungsmethoden ausgearbeitet worden, die allerdings nach meinen Erfahrungen nur sehr selten angewendet werden.

Eine dieser Methoden beruht darauf, daß man Teile des durchbluteten sorgfältig zu isolierenden Textilgewebes bis zur Gewichtskonstanz an dem Trockenofen trocknet und die gleiche Menge des nicht durchbluteten Substrates der gleichen Prozedur unterzieht; aus der Gewichtsdifferenz kann man nach einer Formel die Blutmenge berechnen. Man kann auch so vorgehen, daß man den Blutfarbstoff entweder als Hämoglobin oder auch in chemisch veränderter Form extrahiert, den Farbstoffgehalt des Extraktes colorimetrisch bestimmt und danach die vorhandene Blutmenge berechnet; in ähnlicher Weise ist auch durch Bestimmung des spezifischen Gewichts und des Rest-N-Gehalts des Extrakts vorgegangen worden. Ist das Blut in Erde oder Sägespuren versickert gewesen, so wird eine quantitative Eiweißbestimmung des Extrakts mit Hilfe der Präcipitinreaktion empfohlen. Eine genauere Darstellung dieser Methoden, so daß sie nachgearbeitet werden können, findet sich bei ZIEMKE. Besonders zuverlässig sind alle diese Methoden nicht; die Fehlergebnisse betragen schon nach 3 Tagen bis zu 20%, nach 4 Wochen bis zu 40% (WALCHER, KRAFT). Am besten eignet sich noch die hämometrische Methode und die Rest-N-Bestimmung. Je eher man eine derartige Bestimmung vornimmt, um so geringer wird die Gefahr der Fehlbestimmung. Bezüglich der Rest-N-Bestimmung möchte ich allerdings geltend machen, daß nach vorliegenden Erfahrungen der Rest-N-Gehalt des Leichenbluts schon an sich nicht konstant ist; es ist also fraglich, ob der Rest-N-Gehalt einer versickerten, eingetrockneten Blutmasse unter diesen Umständen als Maßstab für die Menge des Blutes angesehen werden kann; hier könnte demnach eine weitere Fehlerquelle vorliegen.

d) Blutnachweis.

Für den Nachweis von Blut gibt es allgemein orientierende Methoden, denen eine besondere Spezifität nicht zukommt, sog. Vorproben, die zwar sehr empfindlich, aber nicht streng spezifisch sind, und schließlich Methoden, die einen einwandfreien Nachweis gewährleisten.

1. Allgemein orientierende Methoden.

Soll man in einem Raum feststellen, wo sich überhaupt Blut befinden kann, oder will man sich bei einem dunklen, allgemein verschmutzten Kleidungsstück orientieren, wo man mit der Blutuntersuchung anfangen soll, so kommen die *Wasserstoffsuperoxydmethode* und die *Luminescenzmethode* in Frage.

Wasserstoffsuperoxyd wird unter Einwirkung von Blut, das als Katalysator wirkt, aber auch unter der Einwirkung anderer organischer Substanzen (Schleim, Speichel, unter Umständen auch Rost, sowie einige Schuhputzmittel) in Wasser und Sauerstoff zerlegt. Die Lösung von H_2O_2 schäumt mehr oder minder intensiv auf. Betupft man die fraglichen Stellen mit einer etwa 3%igen Lösung von H_2O_2 oder setzt man diese Partien mit Hilfe eines Zerstäubers unter einen Spray dieser Flüssigkeit, so schäumen die Blutflecken, aber auch etwaige Schleim-, Milch- oder Speichelflecken usw. auf. Um diese Partien für die späteren Untersuchungen nicht zu schädigen, tupft man den Schaum sofort ab, bezeichnet die Stellen und sieht sie für die spätere Untersuchung vor. Spezifisch ist diese orientierende Probe, wie schon erwähnt, nicht, kann aber bei ausgedehnten Verschmutzungen insofern gute Dienste leisten, als man weiß, welche Partien man bei der Untersuchung bevorzugen soll.

Ein wenig umständlicher ist die Luminescenzprobe, die bei Anwesenheit von Hämin positiv ausfällt. Das Reagens setzt sich wie folgt zusammen: Leuchtsubstanz (3-Aminophtalsäurehydrazid) 0,1, Soda calc. 5,0, 15 cm³ 30%iges Wasserstoffsuperoxyd auf 100 cm³ destilliertes Wasser. Eine gleichwertige Lösung, die auch benutzt werden kann, setzt sich wie folgt zusammen: 0,1 g Leuchtsubstanz gelöst in 100 cm³ 0,5%iger wäßriger Natriumperoxydlösung. Das destillierte Wasser muß frei von Oxydationsmitteln sein; sofern die Lösung von sich aus schwach leuchtet, muß sie mit einer Spur von Indazolon 4/Carbonsäure versetzt werden. Auch diese Lösung wird als Spray auf die verdächtigen Stellen gebracht, frisches Blut leuchtet schwach auf, eingetrocknetes, offenbar schon häminhaltiges Blut zeigt eine deutliche lang anhaltende Chemiluminescenz in bläulicher Farbe. Die Untersuchung muß natürlich im Dunkeln durchgeführt werden. Nach den bisher vorliegenden Erfahrungen schädigt die Anwendung dieser Probe die Substanz nicht für die spätere Untersuchung, auch nicht für die Anstellung der Präcipitinreaktion; sie ist daher der Wasserstoffsuperoxydprobe überlegen, insbesondere ist der Effekt viel eindrucksvoller. Aber auch diese Probe ist nicht spezifisch, starke Oxydationsmittel wie Hypochlorit, Ferricyanid, Braunstein, kolloidales Platin, Osmiumtetraoxyd, Goldchlorid führen infolge Zersetzung des H_2O_2 zu einer schwachen Luminescenz, die aber von der des Blutes deutlich abweicht; Bleiweiß erzeugt allerdings ein Leuchten, das dem durch Blut erzeugten fast gleicht (SPECHT, WALCHER, KRAUL und MEYER). Im Zweifel wird man die Luminescenzprobe vorziehen.

2. Vorproben.

Kommen für die Blutuntersuchung schon dem Aussehen des Asservats nach nur bestimmte Stellen in Frage, so kann man auf die orientierenden Proben verzichten und sofort an die Vorproben herangehen. Sie sind einfach durchzuführen, erfordern nur sehr wenig Material und sind erheblich spezifisch, wenn auch noch nicht völlig beweiskräftig. Praktisch eingebürgert haben sich die *Benzidin*probe und die *Leukomalachitgrün*probe[1].

Die Benzidinlösung stellt man am einfachsten so her, daß man eine Benzidintablette, wie sie Merck, Darmstadt, in den Handel bringt, in einem peinlich sauberen Gefäß zerreibt und mit 10 cm³ 50%iger Essigsäure löst. Man nimmt nunmehr Partikelchen der fraglichen Spur oder kleinste Teilchen des zu untersuchenden Textilgewebes auf Filtrierpapier und tropft auf diese Stelle mit einer Capillare etwas Benzidinlösung. Bei positivem Ausfall tritt eine Blaufärbung der Umgebung des Partikelchens ein. Diese Blaufärbung muß sofort eintreten, spätere Bläuungen sind nicht beweisend. Die Probe ist hochgradig empfindlich, fast zu empfindlich (bis zu 1:500000); bei manchen Filtrierpapieren treten schon blaue Punkte bei bloßem Betupfen mit der Lösung auf. Man muß daher vorher Kontrollproben anstellen. Auch bei gewaschenem Textilgewebe fällt die Reaktion bei vorangegangener Blutbefleckung meist noch positiv aus (COZZARI). Blutverdächtige Flüssigkeiten kann man so prüfen, daß man zuerst die fragliche Flüssigkeit mit einer Capillare ansaugt und dann Benzidinlösung nachsaugt. Bei positiver Reaktion beobachtet man bei der Durchsicht gegen weißes Papier an der Berührungsstelle eine Blaufärbung. Außer bei Blut ist die Reaktion positiv bei einzelnen Chemikalien wie Jodsalzen, Formalin, Cuprum sulfuricum, Kalium permanganicum und den Blutlaugensalzen, doch ist die Gefahr eines Irrtums hier nicht groß, da diese Stoffe praktisch an Asservaten kaum vorhanden sein werden; eine Ausnahme hiervon hat allerdings HIERL beschrieben. In einem medizinischen Laboratorium wird man auch im Auge haben müssen, daß eine zufällige Formalinverunreinigung einen positiven Befund vortäuschen kann. Praktisch erheblich ins Gewicht fällt weiterhin die Fehlerquelle, daß die Reaktion vielfach auch bei *Fliegenschmutz* positiv ausfällt. Der negative Ausfall der Reaktion gilt angesichts ihrer Empfindlichkeit als beweisend für die Abwesenheit von Blut, weitere Untersuchungen wären dann überflüssig. Doch müssen wir jetzt nach dieser Richtung hin eine gewisse Einschränkung machen. Es hat sich herausgestellt, daß die Anwesenheit von schwefliger Säure die Benzidinreaktion hemmt (DENCKS und eigene Erfahrungen). Man wird also, wenn man auf diese Weise die Abwesenheit von Blut feststellen will, das Vorhandensein von schwefliger Säure an der untersuchten Stelle praktisch ausschließen müssen.

Die *Leukomalachitgrünprobe* stützt sich auf den Nachweis der Peroxydasen des Blutfarbstoffes. Das Reagens, das im Gegensatz zur Benzidinlösung lange Zeit haltbar ist, besteht aus Leukomalachitgrün 1,0, Eisessig 100,0, destilliertem Wasser 150,0; es ist leicht grün gefärbt; 8 cm³ dieses Reagens werden zur Durchführung dieser Reaktion mit 2 cm³ 1%igem H_2O_2 gemischt. Diese Mischung ist etwa 8 Tage haltbar. Die Reaktion wird ebenso ausgeführt, wie die Benzidinreaktion. Bei positivem Ausfall entsteht innerhalb von 10 min ein grüner Fleck, der innerhalb 1 min blaugrün wird. Diese Reaktion ist spezifischer als die Benzidinreaktion. Sie fällt zweifelhaft aus beim Vorhandensein von Hypochloriden, Braunstein, Bleisuperoxyd, Mennige, bei Permanganaten, Bichromaten und Chromaten, dagegen negativ beim Vorhandensein von frischen Obstsäften (MEDINGER). Nach unseren

---

[1] BRÜNING empfiehlt als Vorprobe auch die Untersuchung mit Phenolphthalein. (PONSOLDS Lehrbuch der gerichtlichen Medizin, S. 477. Stuttgart 1950.)

Erfahrungen ist sie auch bei *Fliegenschmutz* negativ. Im Gegensatz zur Benzidinprobe tritt auch beim Vorhandensein von schwefliger Säure keine Hemmung ein. Auch durch Formalinzusatz wurde die Reaktion nicht positiv. Nach unseren Erfahrungen ist sie nicht so empfindlich wie die Benzidinreaktion. Wir benutzen beide Reaktionen nebeneinander. Da sie auf minimale Spuren ansprechen, ist der vermehrte Materialverschleiß tragbar (Schrifttum über die Vorproben s. WALCHER). Kommt eine Verunreinigung durch die oben erwähnten Salze in Frage, so kann man zusätzlich die H_2O_2-Probe anstellen, die bei Anwesenheit von Blut (aber auch bei anderen tierischen Stoffen) positiv, bei Anwesenheit der erwähnten Salze aber negativ ausfällt (WALCHER).

Bei positivem Ausfall einer dieser Vorproben muß man den exakten spezifischen Nachweis von Blut durchführen. Bevor man dies jedoch tut, wird man sich im Einzelfalle überlegen müssen, ob das vorhandene Material noch für die weiteren Untersuchungen ausreicht. Mit dem Nachweis des Bluts allein ist es meist nicht getan. Man wird fast immer auch die Blutart bestimmen müssen. Hat man Menschenblut nachgewiesen, so wird man nach Möglichkeit auch die Blutgruppe feststellen wollen. Unter diesen Umständen wird man vor Inangriffnahme weitere Untersuchungsmethoden erwägen müssen, ob man sich nicht mit einer dieser Vorproben unter Berücksichtigung der Eigenart des Falles begnügen und gleich den Nachweis der Blutart anschließen kann. Weist man hierbei unter Anstellung sorgfältiger Kontrollen z. B. Menschenblut nach, so wird der Nachweis, ob es sich überhaupt um Blut gehandelt hat, entbehrlich sein. Tatsächlich ist unter diesen Umständen der streng spezifische Blutnachweis in den meisten Fällen entbehrlich. Wir pflegen ihn nur dann durchzuführen, wenn so viel Material vorhanden ist, daß wir auch bei wiederholten späteren Untersuchungen nicht in Verlegenheit kommen können.

3. Spezifischer Blutnachweis.

Der Blutnachweis ist möglich durch Mikroskopie, Epimikroskopie, Transmikroskopie (freilich nur in verhältnismäßig seltenen Fällen), durch die Darstellung von Blutfarbstoffkristallen und schließlich durch spektroskopische Untersuchungsmethoden.

α) Mikroskopischer Nachweis.

Die mikroskopischen Methoden haben zum Ziele, Erythrocyten als sichere Bestandteile des Blutes nachzuweisen. Dies ist allerdings nicht immer möglich. Bei der üblichen Untersuchung im durchfallenden Licht versucht man eine Lösung der Erythrocyten aus den Konglomeraten durch Zusatz von Kalilauge oder von Pepsin-Glycerin oder anderer Gemische (WALCHER und ZIEMKE) zu erreichen. Diese Methode wird zu einem sicheren Erfolge nicht immer führen. Man wird sie nur dann anwenden, wenn viel Material zur Verfügung steht oder wenn man hofft, wichtige Beimischungen nachzuweisen, z. B. Epithelzellen aus der Nase oder Gehirnbrei oder, wenn man versucht, durch Zusatz von Essigsäure kernhaltige rote Blutkörperchen nachzuweisen, um somit Menschenblut und Säugetierblut auszuschließen (s. Blutart).

Die Anwendung der *Epimikroskopie* hat den Vorteil, daß das Untersuchungsobjekt völlig unverändert bleibt. Es wird in der Aufsicht mikroskopiert, die Beleuchtung geschieht mittels besonderer Vorrichtung von oben her (Opakilluminator, Ultropak von Leitz, Verikalilluminator von Zeiß, Metallmikroskop von Reichert, Metaphot von Busch). Die Erfolge sind gut bei feinverschmiertem Blut auf glatten Unterlagen, z. B. Messerklingen. In vielen Fällen verläuft die Untersuchung allerdings gegenstandslos, doch kann durch ihre Anwendung, wie schon erwähnt, das Untersuchungsobjekt niemals beschädigt oder verdorben werden, ebensowenig wird das Material vermindert. Die Anwendung dieser Methode bedeutet also niemals ein Risiko.

Bei der *Transmikroskopie* wird die zu untersuchende Blutspur durch Überziehen mit einer geeigneten Schicht als Folie abgezogen und dann im durchfallenden Licht mikroskopiert. Beimengungen wie z. B. Rost kann man nach Härtung der Folie in Formalin durch Zusatz einer gesättigten Lösung von Oxalsäure nach einer geringen Menge von wäßriger Lösung von Urannitrat auflösen und den Überrest mikroskopieren, mikrospektroskopieren oder auch auf Blutkristalle untersuchen *(Romanese)*. Als Abziehfolien sind Lackfilme verschiedener Firmen und Herstellungsarten empfohlen worden. Auch kann man die der Folie anhaftenden Bestandteile wie auf einem Deckglas oder Objektträger nach geläufigen Methoden färben (s. Monographie von WALCHER). In weiteren Kreisen eingebürgert hat sich diese Methode bisher nicht.

β) Kristallproben.

Zum Blutnachweis durch Kristalle dienen die Blutderivate, salzsaures Hämatin (TEICHMANNsche Häminkristalle) und das Derivat Hämochromogen. Die Darstellung der Häminkristalle gelingt nach unseren Erfahrungen gut durch Anwendung der von NIPPE angegebenen Modifikation. Das Reagens besteht aus Bromkali 0,1, Jodkali 0,1, Chlorkali 0,1 und Eisessig ad 100,0. Man kratzt Teilchen ab oder entfernt eine anscheinend mit Blut durchtränkte Textilfaser, legt sie auf einen Objektträger, versetzt sie mit der angegebenen Lösung, erwärmt unter sorgfältiger Vermeidung des Aufkochens über der Sparflamme des Bunsenbrenners, läßt das Präparat erkalten und sucht dann mikroskopisch nach Häminkristallen. Empfindlicher ist die Darstellung von *Acetonhämatinkristallen* nach WAGENAAR. Das Blutpartikelchen wird auf den Objektträger gebracht und so mit dem Deckglas bedeckt, daß durch das Zwischenlegen von Haarstückchen Deckglas und Objektträger nicht in Berührung kommen. Dann läßt man einige Tropfen Aceton zufließen und einen Tropfen 5—10%iger Salzsäure. Die Kristalle bilden sich, ohne daß es notwendig ist, eine Erwärmung vorzunehmen. Die Probe wird als so sicher und empfindlich geschildert, daß sie noch bei auf 90⁰ erhitztem Blut und an durchbluteten Kleidungsstücken, die 30 Jahre aufbewahrt waren, einwandfrei positiv ausfiel. Auch störten Metallverunreinigungen nicht (KLINGERT, MELONI). Die Darstellung von *Hämochromogenkristallen* gelingt am besten durch Zusatz des von TAKAYAMA angegebenen Reagenses (10%ige Natronlauge, Pyridin, 10%ige wäßrige Traubenzuckerlösung je 3 cm³ und 7 Teile destilliertes Wasser) ohne Erwärmung. Das Hämochromogen entsteht durch Reduktion aus dem alkalischen Hämatin, die Kristalle zeichnen sich durch große Haltbarkeit aus, sie sind allerdings viel kleiner und unansehnlicher als die Häminkristalle. Die Probe gelingt nicht immer (s. WALCHER).

Weitere Modifikationen der Kristallproben, die es in größerer Anzahl gibt, die aber nach unseren Erfahrungen kaum praktische Bedeutung haben, müssen im Bedarfsfalle in den einschlägigen Spezialdarstellungen nachgelesen werden (ZIEMKE, WALCHER, O. SCHMIDT, DÉROBERT und HAUSER).

Von einigen Gerichtsmedizinern (DALLA VOLTA) werden die Kristallproben grundsätzlich abgelehnt; wir können dem nicht beipflichten; im Gegenteil, eine kritische Überprüfung der Kristallproben durch SCHLEYER erwies eine so große Empfindlichkeit (bei 2—8 γ Hämoglobin), Spezifität und Hitzebeständigkeit der Acetonhäminprobe, daß sie auch nach unserer Auffassung die Methode der Wahl darstellt.

γ) Spektraluntersuchungen.

Der spektroskopische Blutnachweis, der völlig sicher ist, erfolgt durch Darstellung der typischen Absorptionsstreifen des Hämoglobins und seiner Derivate im Spektrum mit Hilfe eines kleinen Handspektroskopes, eines größeren Spektralapparates oder eines Spektrographen, der auf der photographischen Platte auch die einschlägigen Verhältnisse im nicht sichtbaren Spektrum zur Darstellung bringt. Praktische Bedeutung hat weiterhin die *Mikrospektroskopie*, weil sie im Anschluß an die mikroskopische Untersuchung durchgeführt werden kann und weil man bei ihr mit einem Minimum von Material auskommt. Das Mikrospektroskop läßt sich an Stelle des Okulars auf das Mikroskop aufsetzen. Auch ein Vergleichsspektrum kann durch eine geeignete Vorrichtung mit zur Darstellung gebracht werden. Zum Blutnachweis ist die Darstellung des *Hämochromogens* geläufig (Lösung der Spur in Alkali, danach Reduktion, am besten mit Natriumhydrosulfit in wäßriger Lösung oder Substanz). Dieses Blutfarbstoffderivat zeichnet sich in alkalischer Lösung durch einen besonders leicht sichtbaren distinkten Absorbtionsstreifen zwischen rot und gelb etwa bei $\lambda = 620$ aus.

Ist das Blut sehr alt oder durch Beimengungen oder durch Hitze verdorben, so wird als letztes Mittel die Darstellung von saurem *Hämatoporphyrin* durch Einwirkung von konzentrierter Schwefelsäure empfohlen. Das Spektrum des sauren Hämatoporphyrins, das eine weinrote Farbe hat, weist 2 Absorptionsstreifen zwischen den Linien D und E auf, ähnelt also dem des Oxyhämoglobins, doch ist der rechte Schatten etwas verschoben. Umwandlung in alkalisches Hämatoporphyrin mit 4 charakteristischen Schatten ist möglich (Näheres s. Monographien). Die Methode ist nach unseren Erfahrungen, die mit denen anderer übereinstimmen (O. SCHMIDT, TARSITANO) auch zum Nachweis von frischerem Blut brauchbar und eignet sich dazu, die spektroskopische Darstellung des Hämochromogens abzulösen.

Gleichgültig welche Methoden man anwendet, der Nachweis des Hämoglobin und seiner Derivate wird gestört durch *Chlorophyll* und *Rost*. Blutbefleckungen von Eisenteilen fördern die Rostbildung (R. M. MAYER, BUHTZ, DADLEZ). Es ist daher wichtig, daß derartige Asservate so schnell wie möglich zur Untersuchung kommen; die Störungen sind anscheinend am geringsten bei Darstellung des Hämatoporphyrins.

e) Nachweis der Blutart.

Nur die Erythrocyten der Menschen und Säugetiere sind kernlos, die der anderen Tiergruppen kernhaltig. Weist man kernhaltige rote Blutkörperchen nach, so kann man Menschenblut und Säugetierblut ausschließen. Manchmal gelingt der Nachweis von kernhaltigen Erythrocyten schon durch die Epimikroskopie, manchmal auch durch die Transmikroskopie. In anderen Fällen wird man aber auch das Vorhandensein von kernhaltigen roten Blutkörperchen dadurch feststellen können, daß man Blutklümpchen mit 3%iger Essigsäure versetzt. Bei Beobachtung unter dem Mikroskop erkennt man, wie das Hämoglobin herausgelöst wird. Übrigbleibt, zusammengehalten durch ein kaum sichtbares Netzwerk, ein Mosaik von ovalen, stark lichtbrechenden Kernen. Mitunter ist es notwendig, die Blutspur zunächst durch Zusatz von physiologischer Kochsalzlösung aufzulockern und dann Essigsäure mit Hilfe von Filtrierpapier nachzusaugen. Das mikroskopische Bild der Erythrocytenkerne ist für den Geübten charakteristisch. Notwendig ist aber in jedem Falle, daß man seine Technik durch Kontrollproben mit eingetrocknetem Vogelblut oder eingetrocknetem Säugetierblut oder Menschenblut kontrolliert.

Vor einigen Jahren gelang uns auf diese Weise eine schnelle Entlastung von 2 Hochzeitsreisenden, an deren Auto in einem Hotel Blutspuren gesichtet wurden und die deshalb wegen des Verdachts der fahrlässigen Tötung und der Verkehrsflucht der Polizei angezeigt worden waren. Es handelte sich nicht um Menschen- oder Säugetierblut, sondern offenbar um Vogelblut. Das Paar konnte seine Reise sofort fortsetzen.

Im allgemeinen wird man jedoch zum Nachweis der Blutart die von UHLENHUTH angegebene *Präcipitinreaktion* durchführen müssen.

UHLENHUTH, zuerst Mitarbeiter von ROBERT KOCH und später Mitarbeiter von LÖFFLER in Greifswald, fand sie im Jahre 1900, als er sich damit beschäftigte, ob man die Eiweißarten von Eiern verschiedener Vögel voneinander unterscheiden kann. Wie vielfach wurde auch hier ein praktisch bedeutendes Ergebnis durch voraussetzungslose Forschung und nicht durch von vornherein auf einen bestimmten Zweck ausgerichtete Untersuchungsreihen gewonnen. Wenn man einem Versuchstier (Kaninchen) zu wiederholten Malen das Eiweiß einer anderen Tierart in geeigneter Form injiziert, so bildet dieses Tier in seinem Serum Abwehrstoffe gegen dieses fremde Eiweiß, die man in der Serologie als Präcipitine zu bezeichnen pflegt. Bringt man zum Serum des so vorbereiteten Kaninchens eine Blut- oder Eiweißlösung derjenigen Tierart, mit dessen Eiweiß es vorbehandelt wurde, so entsteht an der Berührungsstelle ein weißlicher Ring. Dieser Ring entsteht aber *nur* bei Zusatz einer von dieser *einen* Tierart stammenden Eiweißlösung, nicht bei Zusatz von Eiweiß anderer Tierarten. Diese Reaktion ist hochempfindlich, sie ist mit Verdünnung bis zu 1:20000 vielfach noch positiv und sehr spezifisch. Man gewinnt auf die beschriebene Weise Antiseren gegen bestimmte Tierarten, z. B. ein Menschenantiserum, Rinderantiserum, Hammelantiserum, Schweineantiserum, Rehantiserum usw. Will man ein Kaninchenantiserum herstellen, so verwendet man zum Immunisieren zweckmäßig ein Huhn. Die Herstellung derartiger Antiseren war früher nur bestimmten Instituten gestattet, z. B. dem Reichsgesundheitsamt, dem Institut für Infektionskrankheiten Robert Koch in Berlin, dem Hygieneinstitut in Greifswald und einigen anderen. Die hergestellten Antiseren wurden amtlich geprüft, und man konnte bei Beachtung der Gebrauchsvorschriften mit zuverlässigen Ergebnissen rechnen. Diese einschränkenden Bestimmungen, die vielfach auch außerhalb Deutschlands bestehen, wurden notwendig angesichts der großen Verantwortung, die der Gutachter mit der Feststellung der Blutart auf sich nimmt. Leider sind zur Zeit in Deutschland diese Vorschriften nicht mehr in Kraft; es ist aber im Interesse der Rechtssicherheit wünschenswert, daß bald wieder eine gewisse Kontrolle Platz greift. Zur Zeit können die

Antiseren in Deutschland von beliebigen Instituten hergestellt werden; um so wichtiger ist es jetzt aber, daß der Gutachter vor Anwendung durch genaueste Kontrollen *ihre Spezifität und ihren Titer überprüft.* Bezüglich der Technik der Herstellung der Antiseren wird auf das Spezialschrifttum verwiesen, insbesondere auf die in letzter Zeit angestellten eingehenden Untersuchungen von Dérobert und Mitarbeitern; unter anderem wird hier darauf hingewiesen, daß man die Empfindlichkeit der präzipitierenden Seren durch Ultrazentrifugation steigern kann, man gewinnt auf diese Weise die schweren Globuline, an die die präzipitierenden Faktoren vermehrt gebunden zu sein scheinen.

Bei Durchführung einer derartigen Untersuchung muß der Gutachter das zu benutzende Antiserum durch Zusatz einer verdünnten Eiweißlösung der in Frage kommenden Tierart, durch Zusatz von Eiweißlösung einiger anderer Tierarten, durch Zusatz eines Extraktes des *Substrates,* auf dem das Blut eingetrocknet ist (z. B. Regenmantelstoff oder anderes Textilgewebe, Baumrinde usw.) und durch Zusatz von physiologischer Kochsalzlösung überprüfen. Erst wenn alle Kontrollen entsprechend der Erwartung ausgefallen sind, kann das Serum als brauchbar angesehen werden. Die Reaktion selbst wird so durchgeführt, daß man das auf die Blutart zu untersuchende blutbedeckte Substrat (etwa 0,5 cm²) durch Zusatz von möglichst wenig physiologischer Kochsalzlösung 24 Std bei kühler Temperatur (zwecks Vermeidung des Bakterienwachstums) extrahiert und daß man danach die überstehende Flüssigkeit, in der sich das extrahierte Bluteiweiß befindet, abhebert und in ein geeignetes Reagensglas überführt. Diese Flüssigkeit unterschichtet man vorsichtig mit dem Antiserum und beobachtet vor einem dunklen Hintergrund die Berührungsstelle. Heben die Schichten sich nicht deutlich voneinander ab, so muß die Reaktion wiederholt werden. Sie ist positiv, wenn an der Berührungsstelle nach kürzerer Zeit (nach etwa 5 min) ein weißlicher Ring entsteht. Spätere Reaktionen sind nicht mehr beweiskräftig. Ebenso verfährt man bei Anstellung der Kontrollen und bei Untersuchung des Substrates. Sehr wichtig ist die Klärung des Extraktes. Bei trüben Extrakten ist das Ablesen der Reaktion zum mindesten erschwert, wenn nicht unmöglich. Die Klärung geschieht am einfachsten durch Zentrifugieren mit hoher Umdrehungszahl. Wenn die Klärung auf diese Weise nicht gelingt, kommt eine Filtration in Frage, die aber meist nur bei größeren Extraktmengen durchgeführt werden kann. Hier empfehlen sich Mikrofiltrierungsmethoden, z. B. Filtrierung in einem lang ausgezogenen, unten geöffneten kleinen Reagensglas, dessen Lichtung mit einer geringen Menge Filtrierpapiers ausgestopft wird. Es muß darauf geachtet werden, daß der Extrakt neutral, höchstens schwach alkalisch reagiert. Bei saurer Lösung empfiehlt sich eine Neutralisierung. Am günstigsten ist nach neueren Forschungsergebnissen ein p_H von 6,4 bis 7,6; auch wird neuerdings empfohlen, die Flüssigkeiten für die Reaktion auf eine Temperatur von 37° C zu bringen (Dérobert und Mitarbeiter).

Die Bewertung der Reaktion erfordert aus zwei Gründen eine gewisse Vorsicht. Es kommt zunächst in seltenen Fällen vor, daß die Untersuchung des nicht blutbefleckten Substrates geringe *unspezifische* Trübungen ergibt. Die Imprägnationsmasse von *Gummimänteln* hat einen derartigen Ruf (Fritz). Die Substratkontrolle wird in solchen Fällen ausschlaggebend wichtig. Sollte sie positiv ausfallen, so muß der Versuch gemacht werden, durch Neutralisierung der Flüssigkeit diese Fehlerquelle zu vermeiden, was in den meisten Fällen auch gelingt. Weiterhin ist zu beachten, daß es *Verwandtschaftsreaktionen* gibt. Ein Hühnerantiserum reagiert z. B. bei Gans und Ente, ein Kaninchenantiserum beim Hasen, ein Rehantiserum beim Hirsch, Pferd und Esel sind serologisch verwandt, ebenso Ziege, Reh und Hammel. Auch das Rinderantiserum spricht schwach auf Hammel, Ziege und Reh an. Man muß in solchen Fällen mit hinreichend großen Verdünnungen arbeiten. Zwischen den Menschen und den anthropoiden Affen besteht eine Verwandtschaftsreaktion, die aber praktisch nur in Ausnahmefällen eine Rolle spielen wird. Der Untersucher muß sich mit diesen Fehlerquellen vertraut machen, andernfalls entstehen Fehlresultate, die das Vertrauen in diese Reaktion beeinträchtigen.

Von japanischer Seite ist der Versuch gemacht worden, durch einen serologischen Kunstgriff die Unterscheidung zwischen Menschenblut und dem der anthropoiden *Affen* trotz der Verwandtschaftsreaktion zu ermöglichen. Das Menschenantiserum wird mit $^1/_{10}$ Volumen Affenserum absorbiert, das dabei in 24 Std ausfallende Präcipitat wird entfernt, das übrigbleibende Serum, das allerdings nicht mehr so empfindlich ist, soll dann nur noch für Menschenblut spezifisch sein (FUIJAWARA). Weitere Möglichkeiten einer Unterscheidung ergeben sich vielleicht auf dem Umwege über die Blutgruppenbestimmung bei Menschen und Affen (LANDSTEINER und MILLER). Doch ist dieses Verfahren noch nicht in Einzelheiten ausgearbeitet.

Es sind verschiedene Abarten und Verfeinerungen der Reaktion angegeben worden. Wir haben es als sehr zweckmäßig empfunden, daß sie in kleinen *gequetschten Reagensgläschen* ausgeführt wird. Dies spart Flüssigkeit und erleichtert das Ablesen. Noch mehr Flüssigkeit sparend ist die *Capillarmethode* (HAUSER). Die Flüssigkeiten (Extrakt und Antiserum) werden unter Zwischenschaltung einer kleinen Luftblase in einer Capillare aufgesogen, die Capillare wird unten verschlossen, die Luftblase wird durch vorsichtiges Klopfen entfernt; danach wird die Reaktion an der Berührungsstelle der Flüssigkeit abgelesen. Auch wird erörtert, daß man auf die Herstellung des Luftbläschens zwecks Vereinfachung der Technik verzichten kann: Das Antiserum wird in Capillaren aufgezogen. Die Röhrchen werden durch Schmelzen verschlossen. Die Untersuchungsflüssigkeit wird mit einer zweiten feinausgezogenen Capillare überschichtet, indem die Serum enthaltende Capillare schräg gehalten und mit der fein ausgezogenen Capillare der Extrakt vorsichtig und ohne Schütteln an den Rand der Serum enthaltenden Röhrchen gebracht wird, nachdem die Schmelzverschlüsse abgefeilt sind. Zu prüfen wäre allerdings noch, ob die Durchführung dieser Technik bei jedem Extrakt möglich ist. Die Capillarmethoden haben den großen Vorteil, daß man mit einem Minimum von Material auskommt. Doch erfordert ihre Anwendung eine vorherige gute Einübung der Technik. Ist diese Einübung nicht möglich, so sollte man sich nicht ohne weiteres an sie herantrauen. KAYSSI empfahl neuerdings die photochemische Darstellung des Berührungsringes durch Belichtung eines Röntgenfilmes unter Zwischenschaltung der Capillare in den Strahlengang. Vorherige Einübung der Technik ist auch erforderlich bei Anwendung der *Objektträgermethode*. Die Flüssigkeiten werden getrennt als Tropfen auf einen Objektträger gegeben, dann bringt man durch Auflegen eines Deckglases die Schichten in Berührung (HUBER), die Ablesung erfolgt mikroskopisch im Dunkelfeld.

Merkwürdigerweise läßt sich bei Vögeln das im Ei enthaltene Eiweiß vom Bluteiweiß des Vogels differenzieren und eigenartigerweise sprechen auch zur *Hämolyse* gebrachte Erythrocyten des Menschen auf ein Antiserum nicht an, das durch Injektion von menschlichen Blutseren gewonnen wurde. Hierin liegt eine mögliche Fehlerquelle. Wenn man z. B. von einem massiv durchbluteten Tuch frische Blutcoagula abhebt, sie kurze Zeit extrahiert und mit dem deutlich verfärbten Extrakt die Reaktion durchführt, so fällt sie negativ aus (B. MUELLER). Man muß trotz der schnellen Hämoglobinlösung genau so lange extrahieren wie sonst, damit die im Coagulum vorhandenen Serumeiweißreste auch in Lösung übergehen. Es ist allerdings auch möglich, durch Behandlung von Kaninchen mit serumfreiem Hämoglobin ein für die Tierart spezifisches Hämoglobinpräcipitin zu schaffen, dessen Verwendung bezüglich Spezifität Vorteile haben soll (FUJIWARA)[1]. Doch hat sich die Verwendung derartiger Präcipitine in der Praxis nicht eingebürgert. Auch bei *faulendem* Blut ist der Nachweis der Blutart bis zu 5 Monaten möglich; langsames Erhitzen von Vollblut und Serum bei 100^0 hebt die Möglichkeit eines Nachweises der Blutart nicht auf. Doch muß in solchen Fällen die Extraktion länger hingezogen werden. Als Extraktionsmittel ist hier die Natronlauge geeigneter als eine physiologiche Kochsalzlösung (SCHLEYER). Bei unter normalen Verhältnissen lagernden Blutspuren ist die Präcipitinreaktion noch nach 30 und mehr Jahren anwendbar (ZIMMERMANN). Sind Blutflecke ausgewaschen worden, so ist zwar noch ein Nachweis von Blut mit Hilfe der Benzidinreaktion möglich, die Präcipitinreaktion ist aber im allgemeinen negativ. Die präcipitable Substanz wird bei *Verunreinigung* mit Chemikalien (Eisessig, H_2O_2, Formalin, Chloroform, Alkohol, Benzol, Tetrachlorkohlenstoff, Xylol, Terpentin, Kleesalz 1:10, Citronensäure 10%ig, Lysol, Sublimat, Parmethol 5%ig) mitunter mehr oder weniger abgeschwächt, sie tritt jedoch noch auf. Ein Nachweis ist demnach noch möglich. Besonders wichtig ist in solchen Fällen die Substratkontrolle, schon um unspezifischen

---

[1] Neuerdings GREINER: Z. Immun.forsch. **109**, 134 (1952).

Eiweißfällungen durch konzentrierte Säuren vorzubeugen. Verunreinigung von
Blutflecken mit Staub, Tinte, Ölfarbe, Tischlerbeize, Rotstift, Kiefernharz,
Kuhjauche, Steinkohlenteer, Vaselinöl machen zwar die Klärung der Extrakte
etwas schwieriger, verzögern auch hier und da das Eintreten der Reaktion,
machen aber den Nachweis nicht unmöglich. Das gleiche gilt für Verschmutzungen mit Kohlengranula, Bolus alba, Talkum, Aluminiumhydroxyd und
anderen Substanzen, die absorbierende Eigenschaften haben. Gelöschter Kalk
beeinflußt allerdings die Reaktion in negativem Sinne (VOLLMER).

f) Nachweis der individuellen Bluteigenschaften (Blutgruppen).

1. Allgemeines und kriminalistische Fragestellungen.

Der Nachweis der Blutgruppe spielt nicht nur bei der kriminalistischen Untersuchung von Blutspuren eine Rolle, weit größer ist vielmehr der Anwendungsbereich beim gerichtlichen Ausschluß der Vaterschaft und innerhalb der klinischen Fächer bei der Durchführung der Bluttransfusion. Das Schrifttum über
dieses Gebiet ist außerordentlich umfangreich. Es wird nicht möglich sein, im
Rahmen dieser Darstellung auf alle Einzelheiten einzugehen. Auch ist die Technik
des Nachweises so subtil, daß wir uns hier begnügen müssen, auf die Grundzüge
einzugehen. Die in diesem Buche gegebene Darstellung reicht nicht aus, um den
Leser in die Lage zu versetzen, die Untersuchung wirklich durchzuführen. Man
kann die Technik nur lernen durch praktische Arbeit und Einsicht in das Spezialschrifttum.

Wir verdanken die Kenntnis der Blutgruppen im wesentlichen dem Nobel-
preisträger KARL LANDSTEINER, jetzt New York, und seinen Mitarbeitern. Nach
dem heutigen Stande unserer Kenntnisse unterscheiden wir die sog. klassischen
Blutgruppen 0, A, B und AB. In Europa gehören etwa 42% der Menschen zur
Gruppe 0, etwa 40% zur Gruppe A, 12% zur Gruppe B und nur etwa 6% zur
Gruppe AB. In Osteuropa und weiterhin in Ostasien wird der Anteil der Gruppe B
höher, er steigt bis zu 40, 50% und verschiedentlich noch höher an, bei den Ur-
einwohnern Amerikas ist dagegen der Anteil der Gruppe 0 sehr hoch (80 und
mehr Prozent). Auch genauere mathematisch-statistische Aufstellungen be-
stätigen einen gewissen Zusammenhang zwischen den *Rassen* und der Blut-
gruppenverteilung (STEFFAN, WELLISCH, BERNHART). Bezüglich der *Körperbautypen* scheint eine gewisse Vermehrung der Gruppe B bei Asthenischen und
Athletischen erkennbar zu sein; doch haben sich früher gelegentlich auch in der
Tagespresse verbreitete Nachrichten, der Anteil der Gruppe B sei bei Verbrechern
(Gefängnisinsassen) erhöht, bei kritischer Nachprüfung nicht halten lassen
(BÖHMER, A. FÖRSTER). Durch Differenzierung der Gruppe A in ein A_1 und A_2
hat sich die Zahl der Gruppen durch Hinzukommen der Blutgruppen A_2 und
A_2B vermehrt (Untergruppen). Die Untergruppe A_2 ist selten. Etwa 80%
der Menschen der Gruppe A gehören zur Untergruppe A_1, die restlichen 20%
zur Gruppe A_2; neuerdings sind auch Eigenschaften A_3 und sogar A_4 differenziert worden (HIRCZFELD, GAMELGAARD und MARKUSSEN). A_3 ist überaus selten,
dieser Typus trifft bei mehreren tausend Beobachtungen nur einmal zu. In
Japan und Skandinavien ist auch eine Eigenschaft B_2 entwickelt worden, die
jedoch wegen des seltenen Vorkommens der Gruppe B noch nicht hinreichend
einwandfrei studiert werden konnte (HONDA, FRIEDENREICH, MARBERG). Die Bluteigenschaften A und B sind schon im fetalen Leben nachweisbar. Sie sind *konstant*.

Die Auffassungen über das Wesen der Gruppe 0 befinden sich noch erheblich in der
Entwicklung. Sie stehen zum Teil im Brennpunkt der gegenwärtigen Forschung. Wahrscheinlich stellt die Blutgruppe 0 nicht etwas Negatives dar, in der Art, daß sie nur dadurch
charakterisiert wird, daß A und B fehlen. Es bestehen gewisse Anhaltspunkte dafür, daß

es sich hier um eine spezifische Substanz handelt, die der Blutgruppe A näherstehen soll als der Blutgruppe B (FREUDENBERG, MORGAN, RASCH, PIETRUSKI u. a.). HIRCZFELD hat auf Grund seiner serologischen Studien die keineswegs unbegründete Hypothese aufgestellt, daß sich die Gruppe A durch Mutation aus der Gruppe 0 entwickelt, in der Form, daß jedes Blut der Gruppe A Anteile der Gruppe 0 enthält und von der Gruppe 0, je nach dem Anteil an 0-Substanz mehr oder weniger entfernt ist (sog. Plejadentheorie). Es werden flüssige Übergänge zwischen 0 und A herausgearbeitet, genannt A_1—A_5, wobei A_1 noch 3mal unterteilt wird. Diese Auffassung von HIRCZFELD ist von MORGAN und WATKINS dahin modifiziert worden, daß für die ursprüngliche Substanz, aus der 0 und A durch Mutation entstehen, aber wohl auch B entsteht, die Bezeichnung H eingeführt wird. Die Anti-0-Seren, die sich gewinnen lassen, und die hier und da auch als sog. irreguläre Agglutinine auftauchen, wären demnach eigentlich Anti-H-Seren (DOERR)[1].

Doch handelt es sich hier um Forschungsergebnisse, die für die praktische Anwendung in der gerichtlichen Medizin noch nicht reif sind. Sie sollen bei der nun folgenden Darstellung auch nicht berücksichtigt werden.

Bei der Blutgruppe 0 scheint nach neueren Forschungsergebnissen das Agglutinin β (Anti-B) in ein stärkeres Anti-B_1-Agglutinin und ein schwächeres Anti-B_2-Agglutinin aufgegliedert werden zu können. Dies ist durch Absorptionsversuche festgestellt worden. Dieselbe Einteilung ist auch für das Anti-B-Agglutinin der Blutgruppe A möglich. Doch befindet sich auch hier die Forschung noch in den Anfängen. Immerhin zeigen sich für die Zukunft gewisse Möglichkeiten einer Unterteilung der Blutgruppe 0 ab (KRAH und PUCK); dies würde auch für eine Untersuchung des Agglutinins α (Anti-A) in α_1 und α_2 gelten. Für praktische Anwendung sind diese Ergebnisse jedoch auch hier nicht reif.

Praktisch sind die beim Menschen bestehenden Blutgruppen *konstant*. Vereinzelte Nachrichten, nach denen sich unter dem Einfluß von Medikamenten die Blutgruppen der Nachweisbarkeit entziehen (PAPILIAN und PREDA u. a.), haben sich bei Nachprüfung als nicht stichhaltig erwiesen (ILKOW). Andere Nachrichten über angebliche Inkonstanz der Blutgruppen beruhen auf mangelhafter Diagnose. Bekanntlich sind die Agglutinine im Serum bei Säuglingen nicht immer ausgebildet und entziehen sich dadurch mitunter dem Nachweis. Bei Verwendung nicht einwandfreier Antiseren sind hier manchmal Fehler entstanden, so daß die Blutgruppe falsch bestimmt wurde. Bei einer späteren zufälligen Nachuntersuchung wurde dann eine andere Blutgruppe festgestellt. Hinzu kommt noch, daß die Untergruppen, insbesondere die Untergruppe A_2B beim Auftreten sog. irregulärer Agglutinine manchmal auch für den geübten Serologen recht schwierig zu diagnostizieren ist. Es kommt in besonderen Ausnahmefällen vor, daß sich die Eigenschaft erst später manifestiert, so daß unter Umständen einmal der Eindruck entstehen konnte, die Blutgruppe habe sich verändert. Die Verhältnisse sind an Hand eines praktischen Falles in letzter Zeit noch einmal von BOLTZ dargestellt worden (hier weiteres Schrifttum); auch ergeben sich manchmal Übergangsbefunde bei unreifem Blut von Neugeborenen (WITEBSKY und ENGASSER), mitunter auch ganz vereinzelt bei etwas älteren Kindern (HUMMEL). Einmal ist allerdings eine Störung einwandfrei beobachtet worden, jedoch unter ganz besonderen, in der gerichtsmedizinischen Praxis sonst nicht vorkommenden Umständen. Zwei Schwestern mit den differenten Blutgruppen 0 und A wurden zum Zwecke einer Homoioplastik unter Einlegung einer Hautpartie der einen in einen Hautdefekt der anderen Schwester nach Art einer Symbiose aneinandergelegt; es kam bei der einen zu schweren Krankheitserscheinungen mit Ikterus; die Bluteigenschaft A und der Faktor N waren nicht mehr nachzuweisen, die Symbiose mußte getrennt werden, die Kranke genas, nach einiger Zeit stellten sich wieder normale Blutgruppenverhältnisse her (LAUER). Diese Beobachtungen sind daher keineswegs geeignet, die These von der Konstanz der Blutgruppen zu durchbrechen.

Unabhängig von diesen klassischen Blutgruppen lassen sich im Blut die sog. *Faktoren* nachweisen. Am besten erforscht sind die Blutfaktoren M und N,

---

[1] Weitere Einzelheiten siehe ELBEL: Dtsch. Z. gerichtl. Med. **41**, 186 (1952).

wobei wir die Faktorentypen MN, M und N unterscheiden. Etwa 50% der Menschen gehören zum Typus MN, 30% zum Typus M und 20% zum Typus N; besondere Unterschiede nach Rassen scheinen nicht zu bestehen. Der Faktor N hat als schwach ausgebildete Abart, ähnlich wie die Eigenschaft A, ein schwaches N, das als Ns bezeichnet wird; schließlich sind einige Fälle bekannt geworden, nach denen man das Vorkommen eines entsprechenden Faktors Ms zur Debatte stellen muß (PIETRUSKY, FRIEDENREICH, HAUSBRANDT, LAUER, KRAH). Auch die Faktorentypen sind individuell konstant. Sie sind auch beim Neugeborenen nachweisbar. Störungen in der Nachweisbarkeit können nach *Bluttransfusionen* auftreten. Da die Transfusion faktorenfremden Blutes nach dem Stand unserer bisherigen Kenntnisse keine Störungen verursacht, werden vor Transfusionen die Faktoren M und N im allgemeinen nicht bestimmt. Die Gabe faktorenfremden Bluts kann für einige Zeit nach der Transfusion Schwierigkeiten bei der Faktorenbestimmung veranlassen und zu Fehldiagnosen führen. Man wird sich daher im Zweifel bei forensischen Untersuchungen vergewissern müssen, ob nicht Transfusionen vorangegangen sind. Auch ist bekannt geworden, daß bei Blutgruppenbestimmungen unmittelbar nach Transfusion gruppenverträglichen Blutes unverständliche Einzelreaktionen entstanden (SPEISER).

Außerdem sind die Faktoren P und Q erforscht worden. Während der Faktor P gut durchgearbeitet ist, befinden sich unsere Kenntnisse über den Faktor Q noch in den Anfängen. Eine große klinische und erbbiologische Bedeutung hat neuerdings der vielbesprochene Faktor Rh gewonnen, der für die Entstehung der Erythroblastose des Neugeborenen und für den Hydrops universalis congenitus eine ausschlaggebende Rolle spielt. Dieser zuletzt genannte Faktor Rh gliedert sich nach dem Ergebnis der neueren Forschung wieder in zahlreiche Untergruppen auf, und zwar mindestens in 8. In der Voraussetzung, daß alle diese Eigenschaften gut durchforscht werden, und daß ihr Bestehen und ihre Diagnose sicher gestellt ist, könnte man späterhin eine sehr große Anzahl von individuellen Eigenschaften des Bluts unterscheiden, da alle diese Merkmale unabhängig voneinander oder nur wenig aneinander gekoppelt vorkommen. Wir könnten dann theoretisch unter Einbeziehung aller Untergruppen und Faktoren mit ihren Unterabteilungen mindestens $29^2 = 841$ Blutarten unterscheiden, die in letzter Zeit durch neue Untergruppierungen in viele Tausende hinein anwachsen. Rechnet man die in neuester Zeit gefundenen Bluteigenschaften LUTHERAN, KELL und CELLANO, LEVIS, JOBBINS und LEVAY und DUFFY dazu, von denen wir im ganzen aber noch sehr wenig wissen, so käme man sogar auf 10368 verschiedene Blutarten (ORTH). In Wirklichkeit sind wir aber noch lange nicht so weit. Für die *kriminalistische* Untersuchung des Blutes kommen nach dem heutigen Stand unserer Kenntnisse praktisch nur in Frage die 4 klassischen Blutgruppen und die Faktoren M und N, wobei bemerkt werden muß, daß die Feststellung der Untergruppen A_1 und A_2 und die der Faktoren M und N meist schon so große Schwierigkeiten macht, daß eine praktische Verwertung der Ergebnisse in Anbetracht der schwerwiegenden rechtlichen Folgen nur in Ausnahmefällen möglich ist. Wir werden unter diesen Umständen unsere Erwartungen für die Praxis vorläufig nicht allzuhoch spannen dürfen, und ich halte es für einen Fehler, durch unkritisches Vortragen von frischen medizinischen Forschungsergebnissen vor Juristen den Eindruck zu erwecken, als ob ein vor kurzer Zeit erzieltes Laboratoriumergebnis schon für die praktische gerichtsmedizinische Anwendung reif sei. Die Sache liegt in der Praxis so, daß man die Einzelergebnisse im Mikroskop oder Reagensglas nicht nur einmal sehen will, man hat angesichts der schwerwiegenden Folgen, die sich aus den Resultaten ergeben, das Bedürfnis, sich die Resultate mindestens zweimal anzusehen und auch die Ansicht seiner Mitarbeiter darüber einzuholen. Wenn z. B. durch Laboratoriumsversuche festgestellt wird, daß man unter Anwendung einer verfeinerten Capillartechnik gelegentlich schon bei der Bestimmung der Blutgruppe im Blutfleck mit minimalsten Blutmengen (Bruchteilen von Milligramm) auskommt (HAUSBRANDT), so kann man daraus noch nicht schließen, daß dies auch in der Praxis ohne weiteres möglich ist. Man braucht hier eben doch größere Blutmengen, etwa einen Blutfleck von der Größe eines halben Pfennigstückes.

Wenn ich somit glaube, vor Überspannung unserer Erwartungen warnen zu müssen, kann doch nicht ausdrücklich genug betont werden, daß der *Versuch*, durch die Bestimmung der Blutgruppe weiterzukommen, immer gemacht werden muß und daß er in einer Anzahl von Fällen zu bedeutsamen praktischen Ergebnissen geführt hat. Wenn z. B. im Leichenblut eines Getöteten die Blutgruppe B festgestellt worden ist, und auch an den Kleidern des Verdächtigen Blut der Gruppe B nachgewiesen wird, wird man nachsehen müssen, zu welcher Gruppe das Blut des verdächtigen Menschen gehört. Gehört es zu einer anderen Gruppe, z. B. 0, so ist damit ein wesentliches Indiz für die Täterschaft gegeben. Er wird darüber Auskunft geben müssen, wie er zu diesem fremden Blut kommt und kann nunmehr die Behauptung aufstellen, er habe ungefähr zu gleicher Zeit eine Schlägerei mit einem anderen Menschen gehabt und sei hierbei bespritzt worden. Dann muß aber auch dieser andere Mensch die Blutgruppe B haben. Ist dies nicht der Fall, so ist die Einrede widerlegt. Bei einer derartigen Sachlage ist es ausschlaggebend, daß nicht vergessen worden ist, die Blutgruppe des Verstorbenen zu bestimmen. Dies kann späterhin bei der Wiederausgrabung der Leiche praktisch meist nicht mehr nachgeholt werden und die weiteren Untersuchungen haben keinen Sinn. Der gerichtsmedizinisch tätige Arzt muß sich daher grundsätzlich daran gewöhnen, bei allen blutigen Tötungen der Leiche Blut zur Blutgruppenbestimmung zu entnehmen und dafür zu sorgen, daß die Bestimmung auch durchgeführt wird, unabhängig davon, ob man das Ergebnis späterhin braucht oder nicht.

2. Technik der Bestimmung am flüssigen Blut.

α) ABO-System, einschließlich Untergruppen.

Es sei zunächst auf die Bestimmung der Blutgruppen an flüssigem Blut eingegangen. Zur Nomenklatur sei bemerkt, daß man die an die Blutkörperchen gebundenen Eigenschaften A und B als Agglutinogene und die Blutkörperchen selbst als Receptoren bezeichnet. Die Agglutinogene A und B sind auch auf chemischem Wege dargestellt worden. Es handelt sich um Polysaccharide (FREUDENBERG, KOSSJAKOW, WITEBSKY u. a.). Ferner hat man die Blutgruppensubstanz aus dem Magen-Darmkanal von Schweinen dargestellt (FOLAN, ZITTLE, SCHLEYER u. a.).

Die im Serum enthaltenen agglutinierenden Stoffe bezeichnet man als Agglutinine. Man unterscheidet das Agglutinin Anti-A und Anti-B, früher hatte man dafür die nach meiner Auffassung didaktisch besseren Bezeichnungen α und β. Das Serum α agglutiniert Blutkörperchen A, das Serum β Blutkörperchen B. Das Blut der Gruppe A wäre also exakt als Blut Aβ, das Blut der Gruppe B als Blut Bα, das Blut der Gruppe 0 als Blut 0αβ und das Blut der Gruppe AB als Blut AB0 zu bezeichnen. Die Bestimmung der Blutgruppen wird so vorgenommen, daß man das Serum von den Blutkörperchen trennt und zu den zu untersuchenden Blutkörperchenaufschwemmungen Testseren α und β und zur Kontrolle möglichst auch Testseren αβ und 0 gibt. Das Serum untersucht man so, daß man zu ihm Testblutkörperchen A und Testblutkörperchen B gibt. Nach Mischung der jeweiligen Blutkörperchen mit dem Serum liest man nach einiger Zeit ab, ob eine Reaktion in Gestalt von flockigen Agglutinationen eingetreten ist. Durch Kombination der Einzelergebnisse wird die Blutgruppe festgestellt. Als Beispiel mag folgendes Schema dienen:

Tabelle 3. *Schema der Reaktionen einer Blutgruppenbestimmung.*

Bl (Blutkörperchen) x + S (Serum) α = +, also A
Bl x + Serum β = 0, also kein B
Bl x + Serum αβ = +, also A oder B
Bl x + Serum 0 (wenn vorhanden) = 0
Bl x + Kochsalzlösung = 0
Serum x + Bl A = 0, also kein α
Serum x + Bl B = +, also β
Serum x + Bl 0 = 0

Blutgruppe Aβ.

Bei der Blutgruppenbestimmung für gerichtliche Zwecke ist es stets notwendig, sowohl das Serum als auch die Blutkörperchen zu untersuchen. Durch Richtlinien, die früher vom Reichsgesundheitsamt für Deutschland aufgestellt waren und zur Zeit neu bearbeitet werden, ist mit Recht bestimmt worden, daß die Reaktionen nach 2 Methoden angestellt werden müssen, und zwar einmal auf dem Objektträger und dann nach Zentrifugieren im Reagensglas. Es ist erforderlich, daß der Untersucher vorher die Spezifität und den Titer der verwendeten Seren überprüft. Geringtitrige Seren sind von der Benutzung auszuschließen, es müssen auch mehrere Seren in Benutzung genommen werden. Der Gutachter wird mit Recht verpflichtet, alles zu tun, um Fehlbestimmungen zu vermeiden, die geeignet sind, die Rechtssicherheit zu gefährden und die gerichtliche Anwendung der bisherigen Forschungsergebnisse in Mißkredit zu bringen[1].

Es kommt hin und wieder vor, daß ein zu Untersuchender oder sein Anwalt darauf hinweisen, die Blutgruppenbestimmung sei nicht mehr notwendig, da die Blutgruppe früher bei einer Massenuntersuchung, etwa bei der Wehrmacht, bestimmt worden sei. Als Beleg wird mitunter das Soldbuch vorgelegt. Es herrscht Einigkeit darüber, daß derartige Massenbestimmungen bei forensischer Verwendung nicht ausschlaggebend sein können. Die Blutgruppenbestimmung muß wiederholt werden. Man rechnet bei Massenbestimmungen mindestens mit 1—2% Fehlbestimmungen.

Zur Bestimmung der *Untergruppen* bei A_1 und A_2 kann man besonders hergestellte durch Immunisierung oder Absorption gewonnene Anti-A_1- und Anti-A_2-Seren benutzen, doch dient diese Methode, die nicht hinreichend sicher ist, nur zur Orientierung. Ist die Feststellung der Untergruppe im Einzelfall rechtlich wichtig, so muß sie nach der sichersten Methode, die wir kennen, die aber verhältnismäßig umständlich ist, erfolgen, nämlich durch die sog. *quantitative Absorption.*

Die Methode beruht auf der Erfahrung, daß das Agglutininbindungsvermögen von A_1-Blutkörperchen 10—20mal größer ist als das von A_2-Blutkörperchen. Man geht im Prinzip so vor, daß man die zu untersuchenden A-Blutkörperchen in verschiedenen Konzentrationen mit einem hochtitrigen α-Serum versetzt und diese Mischung bestimmte Zeit stehen läßt. Das α-Serum wird die A-Blutkörperchen mehr oder minder stark agglutinieren und dabei an agglutinierender Kraft mehr oder minder stark einbüßen, d. h. das im α-Serum enthaltene Agglutinin wird durch die A-Erythrocyten mehr oder minder stark *absorbiert.* Nach Abschluß dieser Absorption gießt man das überstehende Serum ab, es wird nach der üblichen Nomenklatur als *Abguß* bezeichnet. Anschließend untersucht man diesen Abguß in steigender Verdünnung in getrennten Versuchsreihen durch Zusatz von Testblutkörperchen A_1 und A_2, ob und inwieweit in ihm Agglutinine zurückgeblieben sind. Man erhält auf diese Weise einen Einblick in die Stärke der in den zu untersuchenden Blutkörperchen enthaltenen Agglutinogene und kann so zwischen starken und schwachen A-Blutkörperchen unterscheiden. Handelte es sich z. B. um ein A_1-Blut, so wird der Abguß A_1-Testblutkörperchen überhaupt nicht mehr oder nur bei geringgradigen Verdünnungen agglutinieren; lag A_2-Blut vor, so wird der Abguß auch in Verdünnungen zwar noch A_1-Blutkörperchen agglutinieren, aber nicht mehr oder nur bei geringen Verdünnungen A_2-Blutkörperchen. Gleichzeitig stellt man unter den gleichartigen äußeren Umständen Absorptionen von bekannten

---

[1] Arbeitsanweisung für die Ausführung gerichtlicher Blutgruppenuntersuchungen. Berlin 1940.

A_1- und A_2-Blutkörperchen an und sieht, wie sich hier die Abgüsse verhalten. Durch Vergleich der Ergebnisse gelingt es, die zu untersuchenden Blutkörperchen in die Gruppe A_1 oder A_2 einzureihen. Auch kann man einschlägige Absorptionskurven anlegen und feststellen, zu welcher Kurvenart die vom fraglichen Blut erhaltene Kurve paßt. Bezüglich der Einzelheiten der Technik muß auf die klaren Ausführungen in der Arbeitsanweisung für die Ausführung gerichtlicher Blutuntersuchungen (1940), auf die einschlägigen Monographien von DAHR und PIETRUSKY und auf das Einzelschrifttum verwiesen werden. Handelt es sich um die Untergruppierung von AB-Erythrocyten in A_1B und A_2B, so muß man nach Möglichkeit auch bei den Kontrollabsorptionen von A_1B und A_2B-Blut ausgehen. Die quantitative Absorption kann dadurch nicht nur recht umständlich und teuer, sondern manchmal auch schwer durchführbar werden, wenn man die geeigneten Kontrollblute nicht zur Hand hat. Mit Recht wird gewarnt, der Gutachter solle sich im Zweifel angesichts der mit der Untersuchung verbundenen Verantwortung nicht verführen lassen, ein sicheres Ergebnis mitzuteilen, wenn die nötigen Voraussetzungen für die Durchführung der Untersuchung nicht vorliegen. Hinzu kommt, daß es hier und da auch schwer oder überhaupt nicht einwandfrei bestimmbare Blute, sog. *irreguläre Typen*, gibt; so sind in seltenen Fällen Blute von der Struktur $A_1\alpha_2$ gefunden worden. Wie schon erwähnt, sind Forschungen über die Gruppe A_3 und weitere Unterarten im Fluß. Aber auch, wenn es sich nicht um ein A_3-Blut handelt, kann die A_2-Eigenschaft, wenn sie zusammen mit B als Blutgruppe A_2B vorkommt, leicht übersehen werden, wenn man nicht sehr aufmerksam ist.

Die Technik der A_1-A_2-Dfiferenzierung ist verschiedentlich modifiziert worden. Eine nicht unwesentlich vom Üblichen abweichende Methodik (PONSOLD) geht dahin, daß man bei der Absorption so viel von den zu untersuchenden Blutkörperchen zugibt, daß das Absorptionsserum α in seiner agglutinierenden Kraft erschöpft wird (daher *Erschöpfungsmethode* genannt). Während man sonst bei der quantitativen Absorption etwa mit $\frac{1}{4}$ bis höchstens dem gleichen Volumen der zuzusetzenden Erythrocyten zu arbeiten pflegt, gibt PONSOLD das gleiche bis zum 4fachen Volumen der zu untersuchenden Blutkörperchen zum Absorptionsserum. Das nachher durchzuführende Titrieren des Abgusses wird durch Messung der Zeit ersetzt, die zwischen dem Zusetzen der Testblutkörperchen und dem Eintreten der Agglutination liegt *(Agglutinationszeitbestimmung)*. Die Absorption selbst erfolgt nach einer eleganten Technik in Capillaren *(Capillarmethode)*. Der Vorteil der Methode liegt unbestritten in der Materialersparnis. Wieweit sie diagnostisch mehr leistet als die übliche Technik, ist umstritten (BERNDT, DAHR, MANZ); PONSOLD selbst stellt sich auf den Standpunkt, daß in allen Fällen eine klare Unterscheidung möglich sei.

Auch die Bestimmung der klassischen Blutgruppen, die zu Unrecht als besonders einfach gilt, kann Schwierigkeiten machen. Notwendig ist, daß sowohl die Blutkörperchen, als auch das Serum untersucht wird. Geschieht dies nicht, z. B. bei Massenuntersuchungen von Soldaten, so muß man mit erheblichen Fehlbestimmungen rechnen (1—2%). Bei einer Massenbestimmung sind sogar 50% Fehlbestimmungen bekannt geworden, doch lag dies an besonderen Umständen, nämlich daran, daß die Untersuchungen in einem ungeheizten Raum stattfanden (WEIHE).

Es ist erforderlich, daß der Untersucher die Fehlerquellen kennt und lernt, sie zu beherrschen. Zu erwähnen ist zunächst die sog. *Pseudoagglutination*, die der Geldrollenbildung entspricht. Sie entsteht bei Personen mit erhöhter Blutkörperchensenkungsgeschwindigkeit. Die Pseudoagglutination läßt sich durch Klopfen und Rühren leicht beseitigen. Unter Umständen muß der mikroskopische Befund den Ausschlag geben. In Geldrollen aneinanderliegende Blutkörperchen sind in ihrer Form erhalten. Agglutinierte Erythrocyten sind fest miteinander verbacken und in ihrer Struktur nicht mehr voneinander zu trennen. Die schon erwähnten irregulären Agglutinine, die insbesondere bei den Untergruppen vorkommen, können gleichfalls gewisse Schwierigkeiten machen. Ein schwaches A, also ein A_2, kann unter Umständen übersehen werden, insbesondere in der Kombination A_2B, so daß fälschlich die Blutgruppe als B bestimmt wird. Man darf in solchen Fällen nicht vergessen, das Serum des Bluts auch mit Testblutkörperchen A_2 zu prüfen und nachzusehen, ob das Agglutinin auch bei einer Temperatur von 37^0 wirksam bleibt. Man darf auch nicht übersehen, daß in der Kälte Erythrocyten und Serum unspezifisch zu agglutinieren pflegen, was man als *Kälteagglutination* bezeichnet (NOGALSKI, LIPPELT u. a.). Kälte-agglutinine werden bei einer Temperatur von 37⁰ C nicht mehr wirksam. Es soll auch eine gewisse Beziehung zu diesem Auftreten von Kälteagglutininen und atypischen Pneumonien bestehen (TURNER, HENNEMANN). Es kommt weiterhin vor, daß einzelne Seren die Testblutkörperchen nicht agglutinieren, nicht etwa weil die Agglutinine zu schwach ausgebildet sind, sondern weil eine sog. *Überschußhemmung* entsteht. Die Agglutination tritt hier erst bei Ver-dünnungen oder bei Zusatz größerer Blutkörperchenmengen auf (sog. Zonen-phänomen). Schließlich wird man berücksichtigen müssen, daß bei Säuglingen während des ersten Lebensjahres die Agglutinine manchmal so schwach ent-wickelt sind, daß sie sich dem Nachweis entziehen. In solchen Fällen empfiehlt sich, die von PONSOLD angegebene Capillarmethode insofern anzuwenden, als man in der Capillare nur eine Spur von Testblutkörperchen zusetzt, die Öff-nung der Capillarröhrchen zuschmilzt und den Inhalt hin- und herzentrifugiert. Das Serum wird auf diese Weise von den Testblutkörperchen gewissermaßen „durchgekämmt". Vielfach empfiehlt es sich auch sonst, namentlich bei der Bestimmung von Untergruppen, Testblutkörperchen nicht in Aufschwemmung, sondern in konzentrierter Form aus dem Blutkuchen dem Serum zuzusetzen (Konzentratmethode im Sinne von PONSOLD). Bei *hämolytischem* Blut erhält man mitunter fälschlich negative Agglutinationsresultate. Dies ist auch manch-mal dann der Fall, wenn die Hämolyse so gering ausgebildet ist, daß sie makro-skopisch nicht auffällt. Hier ist es notwendig, das zu untersuchende Serum vorher durch Erwärmen auf 56⁰ C zu inaktivieren. Eine weitere Fehlerquelle kann im Auftreten einer *Panagglutination* liegen. Das Blut agglutiniert bei Anstellung aller Reaktionen; sie ist meist bakteriell bedingt und kommt unter Umständen bei der Untersuchung von Leichenblut vor. Ihr Auftreten kann manchmal eine einwandfreie Bestimmung der Blutgruppe unmöglich machen.

Neuerdings berichtete KRAH über das Auftreten eines inkompletten Kälte-Autoantikörpers im Blute eines Mannes, der vorher einige gruppengleiche Bluttransfusionen erhalten hatte; bei Aufschwemmung in physiologischer Kochsalzlösung traten die Agglutinationen allerdings nur bei einer Temperatur von 5⁰ C auf (Klin. Wschr. **1951**, 647). KRAH und WILDHAGEN beobachteten unspezifische Agglutinationen im *Fetalblut*, die vielleicht auf eine nicht hinrei-chend exakte Trennung zwischen Blutkörperchen und Serum des fetalen Blutes und auch durch störende Einwirkung des Erwachseneneiweißes im Testserum verursacht wird. Ver-mutlich ist die mitunter behauptete Vermehrung des Anteils der Gruppe AB im fetalen Blut auf derartige Fehldiagnosen zurückzuführen (Klin. Wschr. **1952**, 510).

β) Faktoren M und N.

Die Faktoren M und N werden mit Anti-M- und Anti-N-Seren nachgewiesen. Die Seren werden gewonnen durch Immunisierung von Kaninchen mit M- und N-Blutkörperchen. Nach Gewinnung der Anti-Seren ist es notwendig, daß zunächst die im Tierserum vorhandenen, gegen die Erythrocyten jedes Men-schen wirksamen, unspezifischen Heteroagglutinine durch Absorption entfernt werden. Erst dann werden die Seren brauchbar. Soweit die Anti-M- und Anti-N-Seren nicht selbst von den jeweiligen Untersuchern hergestellt werden, ist es möglich, sie käuflich als Rohseren zu erwerben. Sie müssen aber vom Untersucher selbst durch Zusatz von OM- bzw. ON-Blutkörperchen oder auch AM- oder AN-Blutkörperchen absorbiert werden. Die Seren müssen vor Ge-brauch jedesmal besonders auf Spezifität und auf die Höhe des Titers geprüft werden. Seren mit einem zu niedrigen Titer sind unbrauchbar, als Mindesttiter pflegt ein solcher von 1:16 verlangt zu werden. Es ist leichter, hochtitrige Anti-M-Seren herzustellen (1:128 und höher), als hochtitrige Anti-N-Seren. Die Untersuchung selbst muß wiederum nach 2 Methoden durchgeführt werden (Untersuchung auf dem Objektträger und Zentrifugiermethode im Reagens-glas). Die hierbei gewonnenen Ergebnisse sind jedoch nicht hinreichend gesichert, sie müssen vielmehr bei Verwertung in der gerichtlichen Medizin bei reinerbigen Faktoren durch den *Absorptionsversuch* bestätigt werden. Er wird im Prinzip ähnlich vorgenommen wie die Differenzierung der Untergruppen A₁ und A₂. Zu den gebrauchsfertigen Immunseren Anti-M und Anti-N werden die zu untersuchenden Blutkörperchen gegeben. Nach einstündiger Absorption wird nach Zentrifugieren die überstehende Flüssigkeit abgegossen. Dieser Abguß wird in verschiedenen Verdünnungen mit zugesetzten M- und N-Blutkörperchen geprüft. Der Titer des zum Versuch benutzten Anti-M- und Anti-N-Serums muß gleichzeitig durch Zusatz der gleichen Testblutkörperchen M und N geprüft werden. Stellt sich heraus, daß bei der Untersuchung des Abgusses die agglutinierende Kraft gegenüber M-Blutkörperchen aufgehoben oder erheblich vermindert ist, so ist dies ein Beweis dafür, daß in dem zu untersuchenden Blut der Faktor M vorhanden war. Das gleiche gilt entsprechend für den Faktor N. Diese Untersuchungsmethode liefert recht exakte Ergebnisse.

Bezüglich der Erkennung des Faktors Ns ist besondere Sorgfalt am Platze, um Fehlbestimmungen zu vermeiden, insbesondere bei der Anwendung der Blutgruppen im Vaterschaftsprozeß (s. S. 1029). Nach der herrschenden gegenwärtigen Anschauung kommt es wesentlich darauf an, daß man eine ganze Anzahl hochtitriger Antiseren zur Verfügung hat, mit denen man die in Betracht kommenden Blutkörperchen überprüft. Dies ist wichtiger als der Absorptionsversuch. Manchmal wird das Ns nicht durch ein besonders hochtitriges Serum angezeigt, sondern sogar durch ein schwächeres Serum, das aber nach dieser Richtung hin spezifisch ist. Besonders wichtig ist es in zweifelhaften Fällen, daß man Ns-Blutkörperchen als Test zur Verfügung hat; dies wird jedoch bei der Seltenheit dieser Bluteigenschaft nicht immer der Fall sein können (KRAH, PIETRUSKY u. a.).

Eine *Isoimmunisierung* von Schwangeren soll ganz vereinzelt auch in bezug auf den Faktor N vorkommen (DE KROMME und Mitarbeiter).

γ) Weitere Bluteigenschaften (P, E, Q, S, Rh).

Der von LANDSTEINER gefundene *Faktor P* wird gleichfalls durch Zusatz eines vorher auf Spezifität und Empfindlichkeit zu überprüfenden Antiserums festgestellt. Es gelingt gelegentlich durch systematische Untersuchung von Schweinebluten, Anti-P-Seren ohne Immunisierung zu gewinnen. Sie müssen vorher natürlich absorbiert werden. KRAH und HARTER berichten neuerdings über gute Erfolge bei der Immunisierung von Kaninchen mit P-Blut. Am besten wird zur Immunisierung Blut der Eigenschaft OMP benutzt, weil die Kaninchen ziemlich selten auf den Faktor M ansprechen. Die späteren Absorptionsschwierigkeiten sollen nicht sonderlich groß sein. Die Abgüsse sind nur in Verdünnungen brauchbar; unter Umständen kommt zur Sicherung der Diagnose auch noch ein Absorptionsversuch in Frage (rationelle Technik der P-Bestimmung s. KRAH)[1].

Bei etwa 75% der Menschen ist der Faktor P vorhanden (Typus P), bei den übrigen fehlt er (Typus p), (DAHR, JUNGMICHEL u. a.). Die Stärke differiert erheblich (ANDRESEN). Wieweit die Verwendung des Faktors P für den Ausschluß der Vaterschaft benutzt werden kann, wird später besprochen werden. Für eine kriminalistische Anwendung im Sinne der Blutfleckdiagnose kommt er noch nicht in Frage[2].

Bei Schwangeren soll eine Isoimmunisierung möglich sein, allerdings ohne schädliche Folgen für das Kind zu veranlassen (DUMSFORD).

---

[1] Verfeinerung der Technik durch Fermentbehandlung der Blutkörperchen. Siehe KRAH: Klin. Wschr. **1952**, 935.

[2] Eine Methode zur Bestimmung von P im Blutfleck beschrieb neuerdings SCHNUG [Dtsch. Z. gerichtl. Med. **41**, 451 (1952).]

Die *Eigenschaft E* der menschlichen Blutkörperchen soll mit dem Serum japanischer Aale nachweisbar sein. Das Anti-E-Agglutinin soll nur bei bestimmten Aalen vorkommen (SUGISHITA, zit. nach JONSSON). Nachprüfung von schwedischer Seite (JONSSON) führten nicht zur Bestätigung. Versuche von KLEIN, GEORGIEFF und EHM, den Faktor E an Mosel-, Rhein- und Neckaraalen in Deutschland nachzuweisen, führten nicht zum Erfolge, wohl aber ließ sich aus einem Teil der Aale ein Serum mit einem hohen Titer gegen Blutkörperchen 0 und A_2 gewinnen. Ob es sich hier vielleicht auch um die H-Substanz im Sinne von HIRSZFELD handelt, wird diskutiert.

Die Forschungen über den Faktor Q sind im großen und ganzen noch nicht so weit vorangetrieben worden, daß eine praktische Anwendung in Frage kommt. Das Q-Agglutinin scheint verhältnismäßig häufig im Schweineserum vorzukommen. Es ist mitunter nicht ganz leicht vom P-Agglutinin zu trennen (CAZAL, MATHIEU, KRAH, DAHR).

Mit der Bezeichnung S werden 2 Merkmale belegt. Einmal die Eigenschaft, die Substanzen der klassischen Blutgruppe in den Körperflüssigkeiten, also im Speichel, aber auch im Sperma, auszuscheiden und weiterhin eine besondere Blutkörpercheneigenschaft, deren Vorhandensein bis zu einem gewissen Grade an den Faktor M gekoppelt ist.

Über die Ausscheidereigenschaft wird bei Besprechung der Untersuchung des *Speichels* berichtet werden (s. S. 121). Die Entdeckung der *Blutkörperchen*eigenschaft S verdanken wir den australischen Forschern WALSH und MONT-GOMERY. Sie ist nach den Feststellungen dieser Untersucher bei 77—72% aller Menschen vom Faktorentypus M vorhanden und nur bei 38—33% bei den Menschen des Faktorentypus N. Man kann versuchen, Immunseren beim Menschen durch Immunisierung mit geeigneten Blutkörperchen zu gewinnen, die die Eigenschaft S enthalten (MANZ und ORBACH, hier weitere Literatur). Für praktische Anwendung sind die vorliegenden Ergebnisse noch nicht reif.

Im Brennpunkt der wissenschaftlichen Forschung steht zur Zeit der *Faktor Rh*. Die Technik der Feststellung seiner Untergruppen ist so fest mit erbbiologischen Gesichtspunkten und wichtigen klinischen Belangen verbunden, daß es zweckmäßig erscheint, den gegenwärtigen Stand unseres Wissens in einem gemeinsamen Abschnitt niederzulegen, in dem nicht nur die Technik, sondern alle Gesichtspunkte erörtert werden. Dies soll im Rahmen der Besprechung von Vaterschaftsfragen geschehen (s. S. 1032).

3. Bestimmung der Bluteigenschaften im eingetrockneten Blut, insbesondere am Blutfleck.

Bei der Bestimmung der klassischen Blutgruppen im eingetrockneten Blut und am Blutfleck kommen nebeneinander in Frage die Bestimmung der im eingetrockneten Serum enthaltenen Agglutinine (Serumeigenschaften α und β) und die Feststellung der an die eingetrockneten Blutkörperchen gebundenen Agglutinogene A und B.

Die Bestimmung der im Serum enthaltenen Agglutinine kann durch den sog. LATTES-schen Deckglasversuch durchgeführt werden. Man bringt eingetrocknete Krüstchen von dem zu untersuchenden Blut in 2 Portionen auf einen Objektträger und fügt Blutkörper-chenaufschwemmungen A und B zu. Das aus dem eingetrockneten Blut langsam herausgelöste Serum wird nunmehr bei positiver Reaktion in der Nähe des Blutklümpchens agglutiniert. Tritt die Agglutination ein beim Zusatz von A-Blutkörperchen, so muß in dem zu untersuchenden Blut die Eigenschaft α enthalten sein, wird die Reaktion positiv nach Zusatz von B-Blutkörperchen, so muß es sich um die Eigenschaft β handeln, also um die Blutgruppen B oder A. Tritt sowohl bei Zusatz von A-Blutkörperchen als auch bei B-Blutkörperchen die Reaktion ein, so handelt es sich um die Gruppe $0\alpha\beta$; tritt keine Reaktion auf, so müßte theoretisch die Blutgruppe AB vorliegen. Stehen Blutklümpchen nicht zur Verfügung, so kann man auch mit einem aus dem Blutfleck gewonnenen möglichst konzentrierten Extrakt arbeiten. Die Verwertbarkeit der aus dem Deckglasversuch zu ziehenden

Schlüsse leidet jedoch in vielen Fällen daran, daß der *negative Ausfall* der Reaktion *nichts* aussagt, denn man weiß nicht, ob in dem vorhandenen Blutklümpchen oder in dem Extrakt so re:chlich Agglutinine enthalten waren, falls es sich um A-, B- oder 0-Blut handelte, daß die Reaktion positiv werden mußte. Tritt z. B. die Reaktion weder bei Zusatz von A-Blutkörperchen noch bei Zusatz von B-Blutkörperchen auf, so ist man aus diesem Grunde trotzdem nicht sicher, daß wirklich die Blutgruppe AB vorliegt.

Man wird daher den Deckglasversuch nur anstellen, wenn reichlich Blut vorhanden ist und sein Ergebnis nur bewerten im Zusammenhang mit der Feststellung der Blutkörpercheneigenschaften. Da die Blutkörperchen zusammengeklumpt sind, ist die direkte Untersuchung ihrer Agglutinogene durch Zusatz von α- und β-Seren nicht möglich. Man muß durch Anstellung des *Absorptionsversuches* den indirekten Weg einschlagen. Dieser Absorptionsversuch wird nach demselben Prinzip durchgeführt, wie es bei der Differenzierung des A_1- und A_2-Bluts und bei der Bestimmung der Faktoren M und N geschildert wurde. Bevor man mit dieser Untersuchung beginnt, muß man selbstverständlich sicher sein, daß es sich auch wirklich um Menschenblut handelt, andernfalls erhält man schwerwiegende Fehlresultate.

Man geht so vor, daß ein Teil des zu untersuchenden Materials mit einem Serum α von bekanntem Titer und ein anderer mengenmäßig gleicher Teil mit einem Serum β versetzt wird. Ist das Material knapp, so kann man auch ein Mischserum αβ zusetzen; doch scheint dies die Empfindlichkeit und Sicherheit der Untersuchung zu beeinträchtigen (MOUREAU und LAMBERT). Die Absorption wird unter mehrmaligem Aufschütteln einige Stunden hindurch bei Zimmertemperatur durchgeführt, anschließend wird der Abguß mit bekannten A- und B-Blutkörperchen in verschiedenen Verdünnungen austitriert. Da das Substrat, auf dem das Blut sich befindet (Textilgewebe usw.), gelegentlich Stoffe enthält, die die Wirkung der Agglutinine abschwächen, ist es unerläßlich, daß möglichst die gleiche Menge *Substrat* nach der gleichen Technik mituntersucht wird. Stellt sich bei der Untersuchung des Abgusses heraus, daß das Agglutinin α verbraucht oder sehr erheblich abgeschwächt wurde, so ist in dem zu untersuchenden Blut die Eigenschaft A enthalten, ist das Serum β bei der Absorption verbraucht oder abgeschwächt worden, so handelt es sich um die Eigenschaft B. Wurden beide Agglutinine α und β abgeschwächt oder verbraucht, so würde die Blutgruppe AB vorliegen, und ist eine Abschwächung nicht eingetreten, so würde theoretisch die Blutgruppe 0 vorliegen. Allerdings weiß man hier wieder nicht, ob das zu untersuchende Blut nur sehr wenig Agglutinogene enthielt, so daß die Reaktion fälschlich negativ wurde, oder ob sie wirklich negativ ausgefallen war. Die Blutgruppe 0 kann daher auf Grund dieses Ergebnisses nur mit Vorsicht diagnostiziert werden. Doch ist diese Zurückhaltung nicht mehr geboten, wenn das Ergebnis des LATTESschen Deckglasversuches die Anwesenheit der Agglutinine α und β im Serum ergeben hat und auf diese Weise das Ergebnis des Absorptionsversuches ergänzt wird. Bedeutsam sind nur Abschwächungen erheblichen Grades gegenüber der Substratkontrolle (mehr als 2 Stufen). Bezüglich der Einzelheiten eines zweckmäßigen Vorgehens bestehen gewisse Differenzen (THERKELSEN)[1]. Beim Vorhandensein von geringen Blutmengen wird mit Erfolg die Capillarmethode angewendet (HAUSBRANDT). Direkte Sonnenbestrahlung, Quarzlicht und Kälte hemmten die Nachweisbarkeit der Eigenschaften A und B nicht (B. MUELLER), dagegen scheint es nach eigenen Erfahrungen so, daß Säurereste im Substrat die Untersuchungen

---

[1] Es wird auch empfohlen, die Absorption 24 Std im Kühlschrank vorzunehmen. Die Titration erfolgt der Materialersparnis wegen zweckmäßig in ausgehöhlten Objektträgern oder in Glas- oder Porzellanplatten, die Mulden aufweisen (HOLZER); wir haben mit dieser Technik gute Erfahrungen gemacht.

empfindlich stören können. Das gleiche gilt für höherkonzentriertes Formalin (MOHARREM). Auch ein aus Schmutz und Staub sich bildendes Antigen soll gelegentlich Störungen verursachen (REMINGTON). Die einen glauben, derartige Störungen durch Verwendung von Extrakten des zu untersuchenden eingetrockneten Bluts vermeiden zu können, wobei sie eine Abschwächung der Reaktion in Kauf nehmen, andere empfehlen zur Ausschaltung derartiger Störungen eine Erhitzung der Blutflecke auf 70—80⁰ (FARAONE). Eine Klärung dieser Zweifelsfrage wäre wünschenswert. Die Bestimmung von Flecken von Menstruations- und anderem genitalem Blut macht keine vermehrten Schwierigkeiten (KÜHLBACHER).

Die Feststellung der Blutgruppe 0 an Blutflecken würde dadurch sehr erleichtert werden, wenn ein zum Nachweis geeignetes spezifisches Anti-0-Serum zur Verfügung stände. Man kann versuchen, es aus sog. irregulären Agglutininen oder aus einigen Tierseren nach vorangegangenen Absorptionen mit geeigneten Blutkörperchen zu gewinnen. DAHR hat hierfür eine besondere Technik empfohlen. Die Gewinnung gelingt jedoch nur selten. GOSSE gewann Anti-0-Serum aus Pferdeseren nach Vornahme geeigneter Absorptionen. Auch durch die Immunisierung von Ziegen mit durch Formol abgetöteten SHIGA-Dysenteriebacillen kann man Seren erhalten, die 0-Erythrocyten und meist auch Blutkörperchen der Gruppe A_2 agglutinieren (v. EISLER, zit. nach DOERR, weiterhin GRUBB). Schließlich wurde schon oben erwähnt, daß es H. KLEIN und seinen Mitarbeitern gelungen ist, aus dem Aalserum ein Anti-0-Serum herzustellen. Soweit uns solche Seren zur Verfügung standen (Aalseren und Ziegenimmunseren), waren sie jedoch für die bei der Untersuchung von Blutflecken notwendige Absorption nicht brauchbar. Nun ist es neuerdings MANZ gelungen, durch die Immunisierung von Kaninchen mit menschlichem Speichel der Gruppe 0 ein Anti-0-Serum zu erhalten, das er zu den Anti-H-Seren im Sinne von MORGAN und WATKIN˙ rechnet (s. S. 89). Ob es gelingen wird, dieses Serum in einer Art herzustellen, daß es zu einer Blutfleckuntersuchung zu gebrauchen ist, bleibt abzuwarten (s. S. 122, Speichel)[1].

Die Unterscheidung der *Untergruppen* A_1 und A_2 bei Untersuchung von eingetrocknetem Blut oder Blutflecken ist schwierig und in Fällen, in denen man Verantwortung trägt, oft nicht einwandfrei durchzuführen. Wenn man glaubt, festgestellt zu haben, daß ein Blutfleck zur Blutgruppe 0 gehört, wenn aber die LATTESsche Reaktion kein einwandfreies Ergebnis zeitigt, ist man sogar genötigt darauf hinzuweisen, daß der Blutfleck nicht nur von einem Träger der Gruppe 0, sondern vielleicht auch von einem Träger der Blutgruppe A_2 herstammen könnte[1].

Beim Versuch einer Unterscheidung der Untergruppe A_1 und A_2 im angetrockneten Blut geht man in ähnlicher Weise vor wie bei der quantitativen Absorption von frischem Blut (s. S. 92). Man stellt Vergleichsabsorptionen mit dem zu untersuchenden Blut und eingetrocknetem Testblut A_1 und A_2 an oder am besten von A_1-B-Blut und A_2-B-Blut (BODY, DAHR, THERKELSEN u. a.). Gegen Ende des Krieges haben HAUSBRANDT und Mitarbeiter den Versuch gemacht, die Technik zu rationalisieren und möglichst genaue Einzelanweisungen zu geben. Von der zu untersuchenden Trockenblutsubstanz wurde eine sog. Grundaufschwemmung hergestellt, indem 50 mg fein zerriebenes Blutpulver in einem spitz zulaufendem Zentrifugierröhrchen mit 0,2 cm³ eines besonders ausgesuchtem α-Serums gemischt wurden, so daß unter Schütteln eine konzentrierte, homogene, dickflüssige braune Masse entstand. Von dieser Grundaufschwemmung wurden in der Capillare unter Benutzung der von PONSOLD angegebenen Technik mit dem ausgesuchten α-Serum Verdünnungen 1:3 und 1:7 hergestellt. Die Absorption erfolgte in der Capillare 15—20 Std im Eisschrank.

---

[1] Es ist auch nicht anzunehmen, daß die neuerdings von GUTHOF bei Schwangeren gefundenen Anti-0-Agglutinine hierzu geeignet sind, da sie wahrscheinlich auch auf den 0-Anteil von heterocygoten A- und B-Blutkörperchen ansprechen. [Z. Immun.forsch. **109**, 210 (1952).]

Nach Zentrifugieren wurden durch Abfeilen der Capillare an der Grenze zwischen Blut und Serum die Abgüsse entnommen und anschließend in ausgehöhlten Glasplatten in den üblichen Verdünnungen mit A_1- und A_2-Testblutkörperchen titriert. Die Ablesung erfolgt in der gleichen Art wie bei der Untergruppenbestimmung von Frischblut auf Grund eines Schemas oder auf Grund der hergestellten Testkurve. Eine *praktische* Anwendung wird allerdings nur in Frage kommen, wenn genügend Blut zur Verfügung steht und wenn der Untersucher sich vorher eingehend mit der Technik vertraut gemacht und an zahlreichen Kontrollproben von der Zuverlässigkeit überzeugt hat.

Die Feststellung der *Faktoren M* und *N* wird nach denselben Grundsätzen durchgeführt wie der Absorptionsversuch zur Bestimmung der klassischen Blutgruppen im Blutfleck. Über Einzelheiten der Technik (Länge und Art des Absorbierens, günstiges Mengenverhältnis) muß in den Spezialmonographien nachgelesen werden (weiterhin THERKELSEN und LAUER). Die Auffassungen sind zum Teil noch nicht einheitlich. Übereinstimmung herrscht insofern, als man bei Bewertung des Ergebnisses viel vorsichtiger sein muß, als bei der Bestimmung der klassischen Blutgruppe. Substratkontrollen, Kontrollen mit bekannten vorrätig gehaltenen Trockenbluten müssen dem Hauptversuch parallel laufen. Der Faktor N ist, wie die erneuten eingehenden Untersuchungen von KRAH gezeigt haben, ganz besonders labil und schwächt sich im eingetrockneten Blut schnell ab. In den meisten Fällen wird man nur zu einem Wahrscheinlichkeitsergebnis kommen, das praktisch in Fällen, in denen Menschenschicksale von der Untersuchung abhängen, nicht brauchbar sein wird. BALGAIRES und CHRISTIAENS sind Bestimmungen an bis zu 4 Tage altem Blut nur in 20—30% der Versuche gelungen. Nach unseren Erfahrungen sind die Erfolge wahrscheinlich noch geringer.

Der Gerichtsmediziner wird ziemlich häufig in die Lage kommen, die Blutgruppen und Faktoren am *Leichenblut* feststellen zu müssen. Bei frischem Leichenblut (1—2 Tage bei kühler Lagerung) ergeben sich im allgemeinen keine Schwierigkeiten. Ist das Blut älter, so schwinden allmählich sowohl die Agglutinine als auch die Agglutinogene. Unter dem Einfluß der Fäulnis tritt häufig Panagglutination ein, was zu Fehlbestimmungen führen kann. Ein negativer Befund hat keinen Beweiswert, ein positiver Nachweis *eines* Agglutinogens schließt nicht aus, daß ursprünglich auch das andere vorhanden war. Zweckmäßig kann u. U. Mitverwendung eines sorgfältig überprüften Anti-0-Serums sein. Manchmal kommt man auch weiter, wenn man das faul gewordene Leichenblut eintrocknen läßt und es als Trockenblut untersucht.

An *Knochen*, die nicht zu alt sind, soll an Knochenmehl die Feststellung der Blutgruppensubstanz nach der Absorptionsmethode keine besonderen Schwierigkeiten machen (CANDELA). Auch in dieser Beziehung wäre eine Nachuntersuchung unter gerichtsmedizinischer Fragestellung erwünscht.

g) Untersuchung der Herkunft des Blutes.

Bei Einwirkung von schweren, stumpfen Gewalten wird mitunter der Schädel eröffnet, so daß das fortspritzende Blut mit Hirnbrei durchmischt ist (G. STRASSMANN, WEIMANN u. a.).

Untersucht man Blutspuren auf Beimischung von Hirnbrei, so ist es zweckmäßig, die Blutspur durch Zusatz von physiologischer Kochsalzlösung vorsichtig aufzulösen und den gewonnenen Brei auf dem Objektträger auszustreichen. Für die Färbung bevorzugen wir in solchen Fällen die NISSL-Technik in abgeänderter Form. Bei der NISSL-Färbung bleiben die Erythrocyten farblos, so daß die deutlich gefärbten Ganglienzellen mit ihren Kernstrukturen gut hervortreten. Technik: Fixierung des Ausstriches mit 96%igem Alkohol, Färbung mit 1%igem Kresylechtviolett $^1/_2$ Std, differenzieren mit 80%igem, dann mit 96%igem Alkohol, Xylol, Canadabalsam, Deckglas. Auch haben wir gute Erfolge gesehen bei Anwendung der Modifikation der Einschlußfärbung von FEYRTER, wie sie KLEIN und

KRUTINA angaben: Färbung durch Auftropfen einer verdünnten Thioninlösung (Thionin 1,0 g, Weinsteinsäure 0,5 g, Aqua dest. ad 1000,0 g; von dieser Lösung wird zum Färben eine 1%ige Verdünnung hergestellt). Nach Auftropfen der Lösung wird der Ausstrich nach 5 sec mit einem Deckglas abgedeckt, dann kann sofort mikroskopiert werden. Das Präparat ist allerdings nur beschränkte Zeit haltbar.

Hat man sich zu der Frage zu äußern, ob die Blutspur mit *Nasenschleim* vermischt ist (z. B. bei der Behauptung, das Blut rühre vom Nasenbluten her), so verfährt man in gleicher Weise und versucht, die Darstellung von Nasenepithelien (Zylinderepithelien), deren Flimmerhaare oft, allerdings nicht immer, sichtbar gemacht werden können.

Ausschnitte aus dem durchbluteten Textilgewebe in einer Größe von etwa 4 mm² werden in Kochsalzlösung, die am besten mit Essigsäure etwas angesäuert wird, einige Stunden in der feuchten Kammer maceriert. Man kann die Maceration auch eine Nacht über fortsetzen. Anschließend wird das Textilgewebe vorsichtig mit einer breiten Pinzette ausgepreßt. Man läßt die Macerationsflüssigkeit auf einem Objektträger antrocknen. Färbung mit Hämatoxylin oder Giemsa-Farbstoff. Es ist notwendig, die Färbetechnik vorher an geeigneten Testpräparaten einzuüben. Unter diesen Umständen gelingt es mitunter, beim Herrühren des Bluts aus der Nasenhöhle Flimmerepithelien darzustellen (Abb. 24). Man muß eine größere Anzahl von Präparaten untersuchen. Der negative Ausfall beweist allerdings nicht das Gegenteil. Bei den systematischen Untersuchungen von W. NEUMANN konnten bei einem derartigen Vorgehen in 20% seines Materials typische Zellelemente aus der Nasenhöhle nachgewiesen werden. Die Erfolgsaussichten sind demnach nicht sehr groß. Die Aussichten, das Herstammen einer Blutung aus der *Mundhöhle* dadurch nachzuweisen, daß man glykogenhaltige Zellen darstellt, sind nach den Ergebnissen von W. NEUMANN (im Gegensatz zu der Nachweismöglichkeit von aus der Scheide stammenden Blut) schlecht. Nur in Ausnahmefällen wird ein positiver Befund zu erwarten sein.

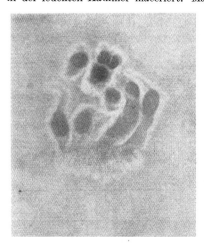

Abb. 24. An den Flimmerhaaren kenntliche Nasenepithelien, dargestellt nach Maceration des durchbluteten Textilgewebes in dünner Essigsäure und Färbung des Macerates mit Hämoglobin-Eosin (nach W. NEUMANN); die Flimmerhaare liegen im Bilde unten.

Eine Unterscheidung von *mütterlichem* und *fetalem* Blut kann versucht werden durch den Nachweis einer Vermehrung des Fett- und Lipoidgehalts des Bluts der Schwangeren (VOLLHARDT, zit. nach WALCHER). Bei Herstellung eines Extraktes des zu untersuchenden Blutflecks mit 95%igem Alkohol soll bei Zugabe von destilliertem Wasser oder konzentrierter Salzsäure im mütterlichen Blut eine deutliche Trübung auftreten, im kindlichen Blut jedoch nicht. Diese Methode bedarf noch der Nachprüfung und Ausarbeitung. ST. P. BERG hat in neuerer Zeit den Versuch gemacht, die Bestimmung des Wertes des Fermentes Diaminooxydase zur Unterscheidung heranzuziehen. Er bediente sich dabei der von ZELLER angegebenen Methode. Das Ferment ist nur im mütterlichen Kreislauf vermehrt (WERLE und EFFKEMANN, zit. nach BERG), im Fetalblut jedoch nicht, auch nicht im Menstruationsblut. Auch hier sind weitere Untersuchungen wünschenswert.

Menstruationsblut zeigt in der Regel zerfallene Erythrocyten und einen ausgesprochenen Mangel von Fibrin. Doch kommen hier auch Ausnahmen vor. Ein entsprechender Nachweis ist daher zu unsicher. Praktisch sichere Anhaltspunkte dafür, daß Menstruationsblut vorliegt, gewinnt man, wenn es gelingt, Scheidenepithelien nachzuweisen, die im Gegensatz zu den Epithelien der Haut glykogenhaltig sind (MERKEL). Man zerzupft kleinste Teilchen des befleckten Stoffes in einer gesättigten Lösung von Natrium bicarbonicum und bringt möglichst schnell (um eine Herauslösung des Glykogens zu verhindern) 1 Tropfen einer dünnen Jodjodkalilösung dazu (Jod 0,2, Calium jodatum 0,3, Aqua destillata 45,0). In nicht seltenen Fällen findet man ziemlich schnell mahagonibraune Epithelzellen, deren Kern mitunter ausgespart ist, die praktisch nur aus der Scheide stammen können (Abb. 25). Zwar enthalten auch die Epithelien der Mundhöhle Glykogen; doch wird es durch den Speichel abgebaut und ist daher nicht nachweisbar; höchstens könnten Epithelpartien der Mundhöhle, die durch eine Zahnprothese vor der Einwirkung des Speichels geschützt sind, Glykogenreaktion geben (MERKEL), eine Fehlerquelle, die man wissen muß, die praktisch aber kaum eine Rolle spielen dürfte. Der negative Befund beweist allerdings nicht die Abwesenheit von Menstruationsblut. Immerhin sind die Erfolgsaussichten verhältnismäßig günstig. Bei 248 Blutflecken, die von Menstruationsblut herrührten, konnte W. NEUMANN nur in 23 Fällen keine Vaginalepithelien nachweisen. Eine Abhängigkeit des Nachweises der Vaginalepithelien vom Menstruationsstadium konnte nicht ermittelt werden.

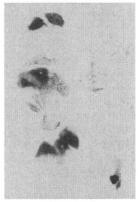

Abb. 25. Glykogenhaltige Scheidenepithelien in Menstruationsblutfleck nach Zusatz einer dünnen Jodjodkalilösung.

Die Volksmeinung, nach welcher Menstruationsblut die *Hefegärung* beeinträchtigt, hat sich bei experimentellen Untersuchungen nur zum Teil bestätigt. Die gefundenen Gesetzmäßigkeiten sind nicht so sicher, daß eine praktische Anwendung in der gerichtlichen Medizin verantwortet werden kann (BOEHMER, SIGAL, FREEMANN, ZELLER, SCHILLING-SIENGELEWICZ).

Handelt es sich um die Prüfung der Frage, ob ein Blutfleck von einer Menstruation oder von einer Blutung infolge Schwangerschaft, z. B. von einem Blut infolge Abortus herrührt, so kann auch am eingetrockneten Blut die Schwangerschaftsreaktion nach ASCHHEIM-ZONDEK oder noch besser nach FRIEDMANN durchgeführt werden (BERG). Die Blutflecke, die verhältnismäßig umfangreich sein müssen, werden mit 10 cm³ Tyrodelösung 1 Std bei 20⁰ ausgezogen, der Extrakt wird dann den Versuchstieren injiziert (Einzelheiten der Technik s. bei BERG). In einem praktischen Fall, den wir zusammen mit der Heidelberger Universitäts-Frauenklinik bearbeiteten, haben wir allerdings mit diesen Untersuchungen keine guten Erfahrungen gemacht.

Findet sich irgendwo eine frische Blutlache und will man wissen, ob dieses Blut von einem *Erwachsenen* oder von einem *Fet* oder einem *Säugling* bis zu 6 Monaten herrührt so mögen die interessanten, auf früheren Ergebnissen basierenden Feststellungen von HELPERN und G. STRASSMANN von Wichtigkeit sein: Das Blut von Feten und Säuglingen bis zu 6 Monaten ist gegenüber Alkali resistenter als das Blut von Erwachsenen. Gibt man zu 5 cm³ einer ungefähr 1%igen Blutlösung eine 1%ige Lösung von Natronlauge, wie man dies bei der Durchführung der Probe von HOPPE-SEYLER auf CO zu tun pflegt, so dauert es bei Erwachsenen und bei Kindern, die älter sind als 6 Monate, 1 bis höchstens 5 min, bis sich die Lösung infolge Bildung von alkalischem Hämatin braun färbt. Bei fetalem Blut und bei Blut von Kindern unter 6 Monaten dauert dies oft 2—3 Std oder länger. Wendet man diese Reaktion zur Untersuchung auf CO bei Feten und Säuglingen an, so kann man zu einem falschen Resultat kommen; auch wenn man zur Reaktion konzentriertes Blut und konzentrierte Natronlauge verwendet, entstehen unter Umständen Unterschiede. Benutzt man statt Natronlauge Kalilauge in den oben angeführten Verdünnungen, so werden die Unterschiede noch deutlicher. Auch am Blutfleck, der zu diesem Zweck in Kalilauge gelöst werden muß, läßt sich der Unterschied darstellen, allerdings nach dem Ergebnis von Untersuchungen von RAUSCHKE höchstens bis zu 4 Monaten nach seiner Entstehung. Späterhin werden die Unterschiede zu undeutlich.

h) Bestimmung des Alters des Bluts.

Die Bestimmung des Alters einer Blutspur ist in letzter Zeit nach unseren Erfahrungen deshalb zunehmend wichtig geworden, weil der Täter vielfach einwendet, die Blutspur rühre von einer früheren Gelegenheit, z. B. von einer früheren Schwarzschlachtung her. Die Altersbestimmung von Blutspuren ist deshalb besonders undankbar, weil das Altern des Bluts zu einem sehr erheblichen Grade von *äußeren Faktoren* abhängig ist. Sie geht schnell vor sich bei Sonnenlicht, langsamer bei Tageslicht und weiterhin viel langsamer unter Lichtabschluß und bei tiefen Temperaturen. Alle angegebenen Methoden sind daher ziemlich unsicher und lassen sich nur unter Anwendung größter Kritik bewerten. Nach unseren Erfahrungen ist es gelegentlich möglich festzustellen, unter welchen Verhältnissen die zu untersuchende Blutspur aufbewahrt worden ist. Die Kenntnis dieser Umstände vermehrt die Sicherheit der Ergebnisse.

Zur Durchführung der Untersuchung kommt folgendes Vorgehen in Frage:

1. Bestrahlung mit ultraviolettem Licht eines Teils der Blutspur (künstliche Alterung) und Feststellung, ob nach Bestrahlung Farbdifferenzen zwischen der bestrahlten und nichtbestrahlten Blutpartie auftreten (SCHWARZACHER).

2. Spektroskopische Untersuchung des gelösten Blutflecks mit der Feststellung, ob sich bereits Methämoglobin gebildet hat.

3. Feststellung des Grades der Löslichkeit des Blutflecks in Wasser und anderen Medien.

4. Bestimmung des Katalase- und des Peroxydasewertes im Blutfleck (SCHWARZ).

Die Methode der *künstlichen Alterung* eignet sich noch am besten für ziemlich frische Blutspuren. Man deckt etwa ²/₃ des Blutflecks mit Papier oder mit einer Münze ab und bestrahlt ¹/₂ Std lang mit dem Licht einer Quarzquecksilberlampe. Dann vermindert man die Abdeckung auf ¹/₃ und bestrahlt wiederum ¹/₂ Std. Man stellt dann durch Betrachtung mit dem bloßen Auge fest, ob zwischen den 3 Bestrahlungszonen (Feld I 1 Std, Feld II ¹/₂ Std, Feld III keine Bestrahlung) ein Farbunterschied besteht. Nach unseren Erfahrungen erkennt man mit bloßem Auge den Unterschied zwischen Feld II und III sehr schlecht, dagegen tritt er viel deutlicher bei Untersuchung unter der Quarzlampe hervor. Außer von SCHWARZACHER, dem Urheber dieser Methode, sind auch von Nachuntersuchern Tabellen über die Bewertung der Ergebnisse aufgestellt worden. Die Einzelergebnisse differieren recht erheblich, doch möchte ich nicht so nihilistisch sein, daß ich die Methode für praktische Anwendung grundsätzlich ablehne.

Tabelle 4. *Ergebnisse der Blutaltersbestimmung nach* SCHWARZACHER (Bestrahlung mit ultraviolettem Licht in verschiedenen Portionen) nach verschiedenen Autoren. Partie I wurde ¹/₂ Std, Partie II 1 Std, Partie III gar nicht bestrahlt. Abstand zwischen Lampe und Blutflecken 15 cm. (Nach RAUSCHKE.)

Blut gealtert in	I	II	III	I	II	III	I	II	III
	S	R	Rk	S	R	Rk	S	R	Rk
1. Sonnenlicht .	20 Std u. m.	11 Std bis ∞	29 Tage bis ∞	10 bis 20 Std	9 bis 11 Std	11 bis 29 Tage	1 bis 20 Std	1 bis 9 Std	
2. Tageslicht bei trockenem Wetter . . .	3 Tage bis ∞	86 Std bis ∞		1 bis 2 Tage	37 bis 86 Std		1 Std bis 2 Tage	1 Std bis 37 Std	
3. Tageslicht bei feuchtem Wetter . . .		10¹/₂ Tage bis ∞	111 bis ∞ Tage		80 bis bis 10¹/₂ Tage	43 bis 111 Tage		1 bis 80 Std	
4. gedämpftem Zimmerlicht	2—3 Wochen u. m.	128 bis ∞ Tage	134 bis ∞ Tage	1—2 Wochen	23—128 Tage	29—134 Tage	höchstens 2 Wochen	1 bis 23 Tage	1 bis 29 Tage
5. Lichtabschluß	Jahre			Monate			Wochen		
6. Eisschrank .						1—141 Tage			

S = SCHWARZACHER, R = RABE, Rk = RAUSCHKE.

Ich bin vielmehr der Auffassung, daß man bei *kritischer* Wertung der Ergebnisse und erheblicher Vorsicht im Einzelfalle durchaus zu verwertbaren Ergebnissen kommen kann. Aus diesem Grund ist der Inhalt der 3 Tabellen (SCHWARZACHER, RABE, RAUSCHKE) hier abgedruckt worden (Tabelle 4).

Eine Feststellung des Zeitpunktes des Auftretens des charakteristischen Methämoglobinstreifens (Hämiglobin), in der vom Blutfleck gewonnenen Lösung, hat sich nach unseren Erfahrungen nicht bewährt, er tritt mitunter schon bei einem Alter des Blutflecks von einem Tage auf (BRANDTNER).

Bei der Feststellung der Löslichkeit des Blutflecks benutzt man bei frischerem Blut destilliertes Wasser, bei altem Blut 15—20%ige Kalilauge. Wir pflegen bei Blutflecken, die einige Wochen oder Monate alt sind, wie folgt vorzugehen:

Wir bewahren im Institut fortlaufend Blutflecke sowohl bei Tageslicht als auch im Dunkeln bei Stubentemperatur auf. In regelmäßigen Abständen (2mal in der Woche) werden frisch hergestellte Blutflecke in Verwahrung genommen. Von diesen Blutflecken stellen wir für jede Untersuchung in einer bestimmten Menge destillierten Wassers Testlösungen her und lösen die gleiche Menge des zu untersuchenden Bluts oder die gleiche Menge des Blutflecks in der gleichen Menge destillierten Wassers und beobachten im Reagensglas unter gleichen Lichtverhältnissen den Grad der Löslichkeit. Das Testblut, das dem zu untersuchenden Blut in der Intensität der Lösung am besten gleicht, gibt ungefähr das Alter des zu untersuchenden Blutflecks an (RAUSCHKE). Diese Methode mag etwas primitiv sein, wir haben aber mit ihr praktisch gute Erfahrungen gemacht; natürlich ist die Notwendigkeit, laufend Blutflecke anlegen und aufbewahren zu müssen, für den Institutsbetrieb etwas unbequem.

Die Bestimmung des *Katalase- und Peroxydasewertes* im Blutfleck beruht darauf, daß mit zunehmendem Alter die Peroxydase- und Katalaseeigenschaften des Blutflecks nachlassen. Die Technik im einzelnen muß in der Originalarbeit von SCHWARZ nachgelesen werden. Die Art der Unterlage ist für den Wert, den man erhält, nicht gleichgültig. Dringt das Serum des Bluts in poröses Textilgewebe ein, so ändert sich der Wert. Immerhin glaubt SCHWARZ auf Grund von sorgfältigen systematischen Untersuchungen die praktische Verwertung der Resultate unter vorsichtiger Berücksichtigung der erheblichen Streuungen empfehlen zu können, namentlich wenn es sich um altes Blut handelt. So meint er, daß bei der Feststellung von tiefen Werten (0—10) ausnahmslos ein Alter von mehreren Jahren angenommen werden kann.

Wir besitzen noch keine hinreichenden Erfahrungen mit dieser letzten Methode. Ich möchte allgemein zum Ausdruck bringen, daß man bei der Feststellung des Alters von Blutspuren nicht allzu pessimistisch sein darf. Bei geschickter Kombination der jeweils in Frage kommenden Methode ist es nicht selten möglich, verwertbare Resultate zu erzielen[1].

Literatur.

Allgemeines über Blutuntersuchungen.

DÉROBERT et HAUSSER: La Pratique Médico-Légale. Paris 1938.

SCHMIDT, OTTO: Forensische Blutuntersuchung. In Handwörterbuch der gerichtlichen Medizin, S. 220. 1940. — STRASSMANN: Lehrbuch der gerichtlichen Medizin. Stuttgart 1931.

WALCHER: Gerichtlichmedizinische und kriminalistische Blutuntersuchungen. Berlin 1939.

ZIEMKE: Chemische, mikroskopische und physikalische Blutuntersuchung. In ABDERHALDENS Handbuch der biologischen Arbeitsmethoden, Abt. IV, Teil 12, 1. Hälfte, S. 177.

Beurteilung von Blutspuren am Tatort, Feststellung der Blutmenge.

BALTHAZARD und Mitarbeiter: Ann. Méd. lég. etc. **19**, 265 (1939).

GÖHRINGER: Kann aus dem Blutbild auf verschiedenen Unterlagen die Fallhöhe und die Richtung des fallenden Tropfen ermittelt werden? Med. Diss. Heidelberg 1941.

---

[1] Wird Blut auf einem Substrat eingesogen, so gehen die in ihm enthaltenen Chloride und Sulfate im Laufe der Zeit auf die Umgebung über und können hier nachgewiesen werden. Hieraus ergibt sich eine weitere Möglichkeit der Bestimmung des Alters von Blutflecken [WEINIG: Verh. Dtsch. Ges. gerichtl. u. soz. Med. 1952 in München, erscheint in Dtsch. Z. gerichtl. Med.; Technik des Nachweises des Chlorid- und Sulfatbildes s. KÜNKELE: Handwörterbuch der gerichtlichen Medizin, S. 748, Berlin 1940, ferner HEESS: Arch. Kriminol. **96**, 13 (1935); Dtsch. Z. gerichtl. Med. **28**, 269 (1937); Arch. Kriminol. **101**, 7 (1937)].

KRAFT: Blutmengenbestimmung im Boden unter verschiedenen Verhältnissen. Med. Diss. Würzburg 1939.

LACROIX: Zacchia **6**, 214 (1942). Ref. Arch. Kriminol. **114**, 149 (1944). — LOCHTE: Dtsch. Z. gerichtl. Med. **22**, 387 (1933).

PIOTROWSKI: Über Entstehung, Form, Richtung und Ausbreitung der Blutspuren. Wien 1895. Zit. nach WALCHER.

RÖSCH: Kreuzungen von Blutstraßen. Med. Diss. München 1933. — Arch. Kriminol. **110**, 144 (1942).

SCHMIDT, O.: Forensische Blutuntersuchungen. In Handwörterbuch der gerichtlichen Medizin, S. 220. Berlin 1940. — SCHMIDT, TH.: Dtsch. Z. gerichtl. Med. **26**, 519 (1936). — SCHWARZACHER: Dtsch. Z. gerichtl. Med. **31**, 213 (1939).

WALCHER: Gerichtlich-medizinische und kriminalistische Blutuntersuchungen. Berlin 1939. Hier eingehendes Schrifttum.

ZIEMKE: Untersuchungen von Blutspuren. In LOCHTES Gerichtsärztliche und polizeiärztliche Technik. Wiesbaden 1914. — Methoden der Blutuntersuchung; Nachweis der Blutmenge. In ABDERHALDENS Handbuch der biologischen Arbeitsmethoden, Abt. IV, Teil 12. 1. Hälfte, S. 266. Berlin u. Wien 1938.

Blutnachweis allgemein.

BUHTZ: Dtsch. Z. gerichtl. Med. **20**, 570 (1933).

COZZARI: Arch. di Antrop. crimin. **58**, 329 (1938). Ref. Dtsch. Z. gerichtl. Med. **31**, 86 (1939).

DADLEZ: Dtsch. Z. gerichtl. Med. **28**, 384 (1937). — DALLA VOLTA: Arch. di Antrop. crimin. **52**, 164 (1932). Ref. Dtsch. Z. gerichtl. Med. **21**, 41 (1933). — DENCKS: Med. Welt **1944**, 124.

GRASSO-BIONDI: Zacchia **5**, 135 (1941). Ref. Dtsch. gerichtl. Med. **35**, 409 (1942).

HARTMANN: Die Vorproben mittels Benzidin und Leukomalachitgrün und ihre Brauchbarkeit für die gerichtliche Medizin. Inaug.-Diss. Würzburg 1939. — HIERL: Arch. Kriminol. **112**, 23 (1943). — HILF: Untersuchungen über die Möglichkeit einer Empfindlichkeitssteigerung bei Blutuntersuchungen. Inaug.-Diss. Würzburg 1939. Ref. Dtsch. Z. gerichtl. Med. **36**, 213 (1942).

KLINGERT: Qualitative Blutnachweismethoden nach TEICHMANN. Inaug.-Diss. Würzburg 1939. Ref. Dtsch. Z. gerichtl. Med. **36**, 213 (1942). — KRAUL u. MEYER: Angew. Chem. **1941**, 213.

LINGENER u. WAGENAAR: Über den Nachweis alter Blutspuren. Inaug.-Diss. Berlin 1939.

MAYER, R. M.: Dtsch. Z. gerichtl. Med. **20**, 577 (1933). — MEDINGER: Dtsch. Z. gerichtl. Med. **20**, 74 (1933). — MELONI: Arch. Kriminol. **114**, 105 (1944). — MICHAELIS: Untersuchungen zur Beurteilung der praktischen forensischen Brauchbarkeit des Blutnachweises der Hämin- und Hämochromogenkrystallisierung. Inaug.-Diss. Würzburg 1940. Ref. Dtsch. Z. gerichtl. Med. **36**, 258 (1942).

ROMANESE: Arch. di Antrop. crimin. **50**, 1620 (1930). Ref. Dtsch. Z. gerichtl. Med. **18**, 111 (1932).

SCHELLER: Dtsch. Z. gerichtl. Med. **28**, 217 (1937). — SCHLEYER, F. L.: Dtsch. Z. gerichtl. Med. **39**, 495 (1949). — SCHMIDT, OTTO: Dtsch. Z. gerichtl. Med. **24**, 419 (1935). — SCHRADER u. LOHEL: Dtsch. Z. gerichtl. Med. **36**, 151 (1942). — SPECHT: Dtsch. Z. gerichtl. Med. **28**, 225 (1937).

TARSITANO: Fol. med. (Napoli) **24**, 654 (1938). Ref. Dtsch. Z. gerichtl. Med. **31**, 87 (1939).

WAGENAAR: Arch. Kriminol. **100**, 276 (1937).

Nachweis der Blutart.

BESSEMANS u. BAERT: Arch. Kriminol. **109**, 1 (1941).

DÉROBERT, Lf BRETON u. PONY: Ann. Méd. lég. etc. **32**, 3 und 83 (1952).

FRACHE: Zacchia **5**, 269 (1941). Ref. Dtsch. Z. gerichtl. Med. **38**, 62 (1943). — FRITZ: Arch. Kriminol. **106**, 145 (1940). — FUJIWARA: Dtsch. Z. gerichtl. Med. **1**, 754 (1922). — **11**, 253 (1928).

HAUSER: Festschr. für ROSENTHAL 1906. Zit. nach WALCHER. — HEINDL: Arch. Kriminol. **106**, 46 (1940). — HUBER: Dtsch. Z. gerichtl. Med. **31**, 229 (1939).

KAYSSI: J. Crimin. Law **40**, 4 (1949).

LANDSTEINER u. MILLER: J. of Exper. Med. **42**, 841 (1925). Ref. Dtsch. Z. gerichtl. Med. **8**, 341 (1926).

MUELLER, B.: Dtsch. Z. gerichtl. Med. **23**, 178 (1934).

PFEIFFER: Der biologische Blutnachweis. In ABDERHALDENS Handbuch der biologischen Arbeitsmethoden, Abtl. IV, Teil 12, 1. Hälfte, S. 105. Berlin u. Wien 1938.

SCHLEYER: Dtsch. Z. gerichtl. Med. **39**, 167 (1948).

UHLENHUTH: Arch. Kriminol. **110**, 53 (1942). — Dtsch. Z. gerichtl. Med. **39**, 309 (1948).

VOLLMER: Dtsch. Z. gerichtl. Med. **39**, 628 (1949).

ZIMMERMANN: Dtsch. med. Wschr. **1931** I, 236.

Allgemeine Darstellungen über Blutgruppenbestimmungen.

DAHR: Die Technik der Blutgruppen und Faktorenbestimmung. Stuttgart 1948. — Blutgruppen-Untersuchungen. Homo (Stuttgart) **1**, 46 (1949). — DÉROBERT et HAUSSER: La pratique médico-légale. Paris 1938. — DOERR: Antikörper. 2. Teil. Wien 1940. — DOMENICI: Haematol. Arch. **23**, 197 (1941). Ref. Dtsch. Z. gerichtl. Med. **35**, 245 (1942). — MAYSER: Blutgruppen und Blutfaktoren. In Handwörterbuch der gerichtlichen Medizin, S. 99. Berlin 1940.
ORTH: Z. Immun.forsch. **108**, 410 (1951). Literaturbericht über neue Bluteigenschaften mit Angabe moderner Literatur.
PIETRUSKY: Technik der Blutgruppenbestimmung. Berlin 1940. — PONSOLD: Lehrbuch der gerichtlichen Medizin, S. 524. Stuttgart 1950.
STEFFAN: Handbuch der Blutgruppenkunde. München 1932.

A-B-0-System.

BARNES and LOUTIT: Quart. J. Exper. Physiol. **34**, 69 (1947). Ref. Ber. allg. u. spez. Path. **1**, 353 (1949). — BERNDT: Ärztl. Wschr. **1949**, 175. — BERNHART: Z. Hyg. **123**, 675 (1942). — BLINOV: Sang. **14**, 15 (1940). — BOCK, FINCK u. EILERS: Klin. Wschr. **1949**, 240. — BOEHMER: Dtsch. Z. gerichtl. Med. **9**, 426 (1927). — BOLTZ: Beitr. gerichtl. Med. **18**, 109 (1949). — BREAZEALE, GREENE and KANTOR: J. of Immun. **40**, 161 (1941). Ref. Dtsch. Z. gerichtl. Med. **35**, 343 (1942).
CAMACHO: Med. españ. **4**, 367 (1940). Ref. Dtsch. Z. gerichtl. Med. **36**, 403 (1942). — CANDELA: Amer. J. Physic. Anthrop. **25**, 187 (1939).
DAHR: Z. Immun.forsch. **102**, 13, 98 (1942). — Homo (Stuttgart) **1**, 46 (1949). — Ref. Ber. allg. u. spez. Path. **3**, 403 (1949). — DAHR u. MANZ: Ärztl. Wschr. **1947**, 71, 1132; **1949**, 177. — DAHR u. STOECKLEIN: Klin. Wschr. **1948**, 540. — DARANYI: Z. Immun.forsch. **99**, 77 (1940). — DUJARRIC DE LA RIVIERE: J. Méd. Bordeaux etc. **119**, 313 (1942). Ref. Dtsch. Z. gerichtl. Med. **38**, 96 (1943).
FARAONE: Zacchia **6**, 166 (1942). Ref. Dtsch. Z. gerichtl. Med. **38**, 192 (1944). — FOERSTER: Dtsch. Z. gerichtl. Med. **11**, 487 (1928). — FOLAN: Natur (Lond.) **160**, 790 (1947). — FRANK, PUNIN u. TISCHENDORF: Klin. Wschr. **1948**, 403. — FRIEDENREICH u. WIETH: Z. Immun.forsch. **78**, 152 (1933). — FREUDENBERG u. a.: Sitzgsber. Heidelberg. Akad. Wiss. Math.-naturwiss. Kl. **1938**, B I, 1.
GAMMELGAARD u. MARCUSSEN: Z. Immun.forsch. **98**, 411 (1940). — GRUBB: Some aspects of the complexity of the human AB0 blood groups. Copenhagen 1949.
HALDANE: Human Biol. **12**, 457 (1940). Ref. Dtsch. Z. gerichtl. Med. **36**, 26 (1942). — HARTMANN, HADLAND u. BJERKELUND: Avh. Norske Vidensk. Akad. Oslo **5**, 1 (1941). Ref. Dtsch. Z. gerichtl. Med. **36**, 305 (1942). — HARTMANN, HADLAND u. LUNDEVALL: Nord. Med. **1941**, 1136. Ref. Dtsch. Z. gerichtl. Med. **35**, 464 (1942). — HAUSBRANDT: Dtsch. Z. gerichtl. Med. **29**, 501 (1938). — HENNEMANN: Ärztl. Wschr. **1951**, 413. — HENNINGSEN: Acta path. scand. (København) **26**, 339 (1949). Ref. Zbl. inn. Med. **124**, 342 (1950). — HIRSZFELD: J. of Immun. **55**, 141 (1947). — HIRSZFELD et AMSEL: Revue d'Immunol. **6**, 31 (1940). Ref. Dtsch. Z. gerichtl. Med. **34**, 35 (1941). — HONDA: Mitt. med. Ges. Chiba (jap.) **14**, 39 (1936). Ref. Dtsch. Z. gerichtl. Med. **28**, 41 (1937). — HUBICENT: Nature (Lond.) **1949**, 218. — HUMMEL: Z. Immun.forsch. **106**, 531 (1949).
ILKOW: Dtsch. Z. gerichtl. Med. **38**, 351 (1943).
KOSJAKOW: Z. Immun.forsch. **99**, 221 (1941). — KRAH: Z. Immun.forsch. **101**, 133 (1942). — KRAH u. PUCK: Klin. Wschr. **1949**, 213. — KUEHLBACHER: Dtsch. Z. gerichtl. Med. **29**, 511 (1938).
LAFFONT et ASSUS: Gynéc. et Obstétr. **46**, 251 (1947). — LAUER: Z. Immun.forsch. **99**, 433 (1941). — LIPPELT u. NOGALSKI: Klin. Wschr. **1949**, 196.
MANZ u. BUSE: Z. Immun.forsch. **106**, 263 (1949). — MARBERG: Z. Immun.forsch. **80**, 340 (1940). — MARDU: Schweiz. med. Wschr. **1948**, 588. — MATSON: Amer. J. Physic. Anthrop. **27**, 263 (1940). — MOHARREM: Dtsch. Z. gerichtl. Med. **23**, 197 (1934). — MOLNAR: Magy. orv. Arch. **42**, 273 (1941). Ref. Dtsch. Z. gerichtl. Med. **36**, 26 (1942). — MORAWIECKY: Schweiz. med. Wschr. **1941** I, 110. — MORGAN: Experientia (Basel) **3**, 257 (1947).
NOGALSKI u. Mitarb.: Klin. Wschr. **1949**, 203.
OLBRICH: Arb. Staatsinst. exper. Ther. Frankf. **41**, 14 (1941). Ref. Dtsch. Z. gerichtl. Med. **35**, 465 (1942). — OLBRICH u. WALTHER: Z. Immun.forsch. **94**, 194 (1941).
PAPILIAN u. PREDA: Fol. haemat. (Lpz.) **64**, 146 (1940). — Ardealul med. **2**, 89 (1942). Ref. Dtsch. Z. gerichtl. Med. **36**, 403 (1942). — PAPILIAN u. VELLUDA: Z. Rassenkde **12**, 66 (1941). — PIETRUSKY: Mschr. Kriminalbiol. **31**, 255 (1940). — POLAYES and McNALLY: Amer. J. Clin. Path. **18**, 375 (1948). — PONSOLD: Dtsch. Z. gerichtl. Med. **28**, 24 (1937). — Z. Immun.forsch. **100**, 256 (1941). — Dtsch. med. Wschr. **1948**, 409. — Dtsch. Z. gerichtl. Med. **39**, 139 (1948/49).

RASCH: Z. Immun.forsch. **106**, 313 (1949).

SANDER: Dtsch. Gesundheitswesen **6**, 406 (1951). — SCHAER: Schweiz. Z. Psychol. **1**, 75 (1942). — Charakter, Blutgruppe und Konstitution. Zürich u. Leipzig 1941. —SCHLEYER: Dtsch. Gesundheitswesen **6**, 550 (1951). — SCHULTZ u. EHRHARDT: Arch. Kriminol. **95**, 220 (1934). — SPEISER: Dtsch. Z. gerichtl. Med. **40**, 363 (1951). — STEFFAN u. WELLISCH: Statistische Ergebnisse der Blutgruppenuntersuchungen. In STEFFANS Handbuch der Blutgruppenkunde, S. 396. München 1932.

TURNER u. a.: Lancet **1943**, 765. Ref. Zbl. Path. **84**, 161 (1948).

WEIHE: Über Blutgruppenbestimmungen bei Massenuntersuchungen durch den Truppenarzt. Med. Diss. Halle 1940. — Dtsch. Z. gerichtl. Med. **35**, 461 (1942). — WIENER and SILVERMANN: Amer. J. Clin. Path. **11**, 45 (1941). — WITEBSKY and ENGASSER: J. of Immun. **61**, 171 (1949). — WITEBSKY and KLENDSHOJ: J. of Exper. Med. **72**, 663 (1940). — WITEBSKY and NIELS: J. of Exper. Med. **72**, 663 (1940).

ZITTLE: Arch. of Biochem. **17**, 195 (1948).

Anti-0-Seren und H-Substanz.

DAHR: Klin. Wschr. **1946/47**, 971. — DAHR u. STÖCKBEIN: Klin. Wschr. **1948**, 540. — DOERR: Antikörper. II. Teil. Wien 1949.

FREUDENBERG: Akad. Wiss. Heidelberg, naturwiss. Kl. **1939**. — FRIEDENREICH: Z. Immun.forsch. **89**, 409 (1936).

GAMMELGAARD u. MARCUSSEN: Z. Immun.forsch. **1949**, 411. — GOSSE: Dtsch. Z. gerichtl. Med. **40**, 585 (1951). — GRUBB: Acta Path. scand. (Københ.) Suppl. **84** (1949).

HIRSZFELD u. AMZEL: Schweiz. med. Wschr. **1949**, 801. — HIRSZFELD u. KOSTOCH: Schweiz. Z. allg. Path. **1**, 23, 407 (1938). — Klin. Wschr. **1938**, 1047.

MANZ: Dtsch. Z. gerichtl. Med. **40**, 270 (1951). — MANZ u. BUSE: Z. Immun.forsch. **106**, 263 (1949). — MORGAN: Experientia (Basel) **3**, 257 (1947). — MORGAN and WATKINS: Brit. J. Exper. Path. **29**, 159 (1948).

RASCH: Z. Immun.forsch. **106**, 313 (1949).

SCHELB: Untersuchungen über die Verwendbarkeit von Anti-0-(A₂)-Seren, die aus dem Blut deutscher Aale gewonnen wurden. Med. Diss. Heidelberg 1950.

Faktoren M und N.

ANDRESEN: Acta path. scand. (Københ.) **24**, 539 (1947). Ref. Ber. allg. u. spez. Path **2**, 445 (1949).

BADER: Untersuchungen über die Titerhöhe und Spezifität von Faktorenseren (M- und N-Faktoren). Diss. Würzburg 1939. Ref. Dtsch. Z. gerichtl. Med. **36**, 208 (1942). — BURSCHMANN: Untersuchungen über das Vorkommen von natürlichem Isoagglutinin Anti-M und Anti-N beim Menschen. Diss. Köln 1939.

CLAUBERG: Zbl. Bacter. I Orig. **140** (Beih.) 269 (1937). — Klin. Wschr. **1937 II**, 1749.

DAHR: Klin. Wschr. **1941 II**, 1273. — Dtsch. Z. gerichtl. Med. **38**, 297 (1943).

HERING: Z. exper. Med. **99**, 547.

KRAH: Naturwiss. **35**, 346 (1948). — Dtsch. Z. gerichtl. Med. **39**, 222, 213 (1948/49). — Z. Immun.forsch. **106**, 534 (1949). — KROMME, DE u. VAN DER SPEK: Nederl. Tijdschr. Geneesk. **1947**, 2202. Ref. Zbl. inn. Med. **122**, 273 (1949).

LAUER: Dtsch. Z. gerichtl. Med. **22**, 86 (1932). — Z. Immun.forsch. **99**, 232 (1941).

MOUREAU et LAMBERT: Ann. Méd. lég. etc. **20**, 163 (1940).

PALMIERI: Dtsch. Z. gerichtl. Med. **18**, 446 (1932). — PIETRUSKY: Dtsch. Z. gerichtl. Med. **37**, 277 (1947); **38**, 299 (1943). — PIETRUSKY u. HAUSBRANDT: Dtsch. Z. gerichtl. Med. **38**, 191 (1943).

ROUTIL: Z. Rassenphysiol. **10**, 24 (1938).

SCHMIDT: Z. Rassenphysiol. **11**, 48 (1941). — SCHWER-KÖRNER u. KIM: Dtsch. Z. gerichtl. Med. **39**, 262 (1948/49). — SEKIYA: Mitt. med. Ges. Chiba (jap.) **1937**, H. 15, 4. Ref. Dtsch. Z. gerichtl. Med. **29**, 403 (1938). — STEFFAN: Handbuch der Blutgruppenkunde. München 1932.

Faktor P.

ANDRESEN: Z. Immun.forsch. **100**, 429 (1941).

DUMSFORD: Brit. Med. J. **1949**, 15.

JUGNMICHEL: Dtsch. Z. gerichtl. Med. **36**, 252 (1942).

KRAH: Z. Immun.forsch. **108**, 370, 434 (1951); **109**, 80 (1951). — KRAH u. HARTER: Klin. Wschr. **1951**, 229.

Eigenschaft E.

EHM: Zur Frage einer Blutkörpercheneigenschaft E nach Untersuchungen mit dem Serum deutscher Aale. Med. Diss. Heidelberg 1950.

JONSSON: Acta biol. scand. (Københ.) Suppl. **1944**.
KLEIN u. GEORGIEFF: Z. Immun.forsch. **108**, 397 (1951).

Faktor Q.

CAZAL et MATHIEU: Sang **21**, 717 (1950). Zit. nach KRAH.
DAHR: Die Technik der Blutgruppen- und Faktorenbestimmung. Stuttgart 1948.

Eigenschaft S.

MANZ u. ORBACH: Dtsch. Z. gerichtl. Med. **40**, 160 (1951).
SANGER and RACE: Nature (Lond.) **160**, 505 (1947).
WALSCH u. MONTGOMERY: Nature (Lond.) **160**, 504 (1947).

Gruppenbestimmung an Flecken.

BALGAINES u. CHRISTIAENS: Verh. 1. internat. Kongr. gerichtl. Med. 1938, S. 568. —
BOYD: J. of Immun. **33**, 159 (1937). Zit. nach PIETRUSKY.
CANDELA: Amer. J. Physic. Anthrop. **27**, 365 (1940).
DAHR: Die Technik der Blutgruppenbestimmung Stuttgart 1948. S. 155.
FARAONE: Zacchia **5**, 1 (1941). Ref. Dtsch. Z. gerichtl. Med. **36**, 28 (1942).
HAUSBRANDT: Dtsch. Z. gerichtl. Med. **29**, 501 (1938). — HAUSBRANDT u. JURKUWEIT:
Untersuchungen zur Blutgruppenbestimmung (A$_1$ und A$_2$) an Trockenblut. Erscheint in
Dtsch. Z. gerichtl. Med. — HOLZER: Dtsch. Z. gerichtl. Med. **16**, 445 (1931).
KRAH: Habil.-Schr. Heidelberg 1951, nicht veröffentlicht. (Studien über das Verhalten
der Faktoren M und N.) — KÜHLBACHER: Dtsch. Z. gerichtl. Med. **29**, 511 (1938).
LAUER: Dtsch. Z. gerichtl. Med. **22**, 86 (1933). — LEWINSKI: Dtsch. Z. gerichtl. Med.
27, 194 (1937). — LUND: Arch. of Path. **31**, 458 (1941).
MOUREAU et LAMBERT: Ann. Méd. lég. etc. **20**, 167 (1940). — MUELLER, B.: Dtsch. Z.
gerichtl. Med. **23**, 40 (1934).
PIETRUSKY: Die Technik der Blutgruppenbestimmung, S. 51. Berlin 1940. — POPIELSKI:
Dtsch. Z. gerichtl. Med. **33**, 250 (1940).
REMINGTON u. a.: Brit. J. Exper. Path. **28**, 309 (1947). Ref. Ber. allg. u. spez. Path.
2, 35 (1949).
THERKELSEN: Z. Rassenphysiol. **8**, 98 (1936); **9**, 1 (1937).

Feststellung der Herkunft des Blutes.

BERG, ST. P.: Dtsch. Z. gerichtl. Med. **39**, 89, 199 (1948). — BÖHMER: Dtsch. Z. gerichtl.
Med. **10**, 430, 447 (1927).
FREEMANN u. Mitarb.: J. of Pharmacol. **52**, 179 (1934). Ref. Dtsch. Z. gerichtl. Med.
25, 206 (1935).
HELPERN and STRASSMANN: Arch. of Path. **35**, 767 (1943).
KLEIN u. KRUTINA: Zbl. Path. **79**, 353 (1942).
MERKEL: Dtsch. Z. gerichtl. Med. **4**, 1 (1924).
NEUMANN, W.: Gerichtsmedizinische Untersuchungen über die Herkunft von Blutungen.
Med. Diss. Heidelberg 1949.
RAUSCHKE: Zur Unterscheidung des kindlichen vom Erwachsenenblut. Erscheint in
Dtsch. Z. gerichtl. Med. — REUTER, C.: ABDERHALDENS Handbuch der biologischen Arbeits-
methoden Abt. IV, Teil 12, 2. Hälfte S. 398. Berlin u. Wien 1934.
SCHILLING-SIENGALEWICZ: Zacchia **3**, 51 (1939). Ref. Dtsch. Z. gerichtl. Med. **32**, 192
(1939/40). — SIGAL [Russisch]. Ref. Dtsch. Z. gerichtl. Med. **35**, 246 (1942). — STRASS-
MANN: Lehrbuch der gerichtlichen Medizin, S. 120. Stuttgart 1931.
WEIMANN: Vjschr. gerichtl. Med. **62**, 84 (1921). — Dtsch. Z. gerichtl. Med. **17**, 92 (1931).
ZEILER: Kritische Betrachtung zur Frage des Menstruationsgiftes. Inaug.-Diss. Erlangen
1938. Ref. Dtsch. Z. gerichtl. Med. **32**, 133 (1939/40).

Blutalter.

BRANDTNER: Beitrag zur Altersbestimmung des Blutes. Med. Diss. Heidelberg 1949.
GENISANS: Rev. Méd. lég. **2**, 512 (1936).
HAMMERL: Vjschr. gerichtl. Med. **4**, 44 (1892). — HELLER: Vjschr. gerichtl. Med. **51**,
219 (1916).
LEERS: Die forensische Blutuntersuchung. Berlin 1910.
MEIXNER: Dtsch. Z. gerichtl. Med. **10**, 253 (1927).
RABE: Altersbestimmung von Blutflecken. Med. Diss. Würzburg 1940. — RAUSCHKE:
Dtsch. Z. gerichtl. Med. **40**, 578 (1951).
SCHECH: Dtsch. Z. gerichtl. Med. **15**, 343 (1930). — SCHELLER: Dtsch. Z. gerichtl. Med.
28, 217 (1937). — SCHWARZ: Dtsch. Z. gerichtl. Med. **27**, 1 (1937). — SCHWARZACHER: Dtsch.
Z. gerichtl. Med. **15**, 219 (1930). — SIBUYA: Ref. Dtsch. Z. gerichtl. Med. **29**, 162 (1938).

II. Untersuchung von Haaren (Textilfasern).

Zu untersuchende Haare werden mit Alkohol und Äther gereinigt und nach Eindecken im Canadabalsam mikroskopiert. Zur mikroskopischen Untersuchung längerer Haare empfiehlt sich die Benutzung von besonders geschnittenen, langen Objektträgern (SCHWARZACHER). Man fixiert die Haare an den beiden Enden mit Tropfen von Canadabalsam. Will man bei der Untersuchung Haare von Textilfasern unterscheiden, so empfiehlt sich nach G. STRASSMANN eine kombinierte Färbung mit VAN GIESONscher Lösung, Carbolfuchsin und LÖFFLERschem Methylenblau. Haare und Federn werden gelb. Seide und Hanf violettrot, andere Pflanzenfasern bläulich bis blau, Leinwandfasern blau. Soll die *Cuticulazeichnung* der Haare deutlich gemacht werden, so wird die GRAMsche Färbung empfohlen (Einzelheiten der Färbemethoden s. SCHWARZACHER). Sehr schöne Abbildungen der Cuticulazeichnung erhält man auch durch einen Abklatsch des Haares auf photographischen Platten (A. SCHRÖDER). Eine photographische Platte (am besten die photomechanischen Graphosplatten) werden unbelichtet ausfixiert und getrocknet. Diese Platten werden in Streifen geschnitten, durch kurzes Eintauchen in Wasser wird die Gelatine der Platten zum Quellen gebracht und das vorher mit Äther und Alkohol gereinigte Haar möglichst glatt aufgelegt. Dann bedeckt man das Haar mit einem Zellophanstreifen, legt eine Glasplatte darüber und beschwert sie mit einem Gewicht. Nach etwa $^1/_4$ Std wird das Gewicht entfernt und die Folie abgezogen. Wenn die Platte getrocknet ist, gelingt es leicht, das Haar unversehrt zu entfernen. Man kann dann den Abdruck des Haares in der Gelatinefläche bei enger Blende mikroskopieren und erhält ein schönes Bild der Oberflächenzeichnung, das man auch mikrophotographisch aufnehmen kann. Will man *Querschnitte* von Haaren untersuchen (BOLLER), so werden Haarbüschel zwischen Celluloidplatten gelegt und im Schraubstock 12—24 Std zusammengeklebt; die entstandenen Blöcke werden mit dem Paraffinmikrotom geschnitten, die Schnitte kommen auf einen Objektträger, das Celluloid wird mit Aceton gelöst, die Haarquerschnitte werden in Canadabalsam eingedeckt. Man muß Schnitte von 20—30 μ herstellen (Einzelheiten s. SCHWARZACHER). Steht eine UV-Einrichtung zur Verfügung, so empfiehlt es sich, auch die Fluorescenz der Haare im Mikroskop zu untersuchen (BOLLER).

Bezüglich der *anatomischen* Verhältnisse des Haares muß auf die einschlägigen Lehrbücher verwiesen werden. Zusätzlich sei noch erwähnt, daß die Oberfläche der Haare zwischen den Cuticulaschüppchen feinste Poren aufweist, die nur mit dem Übermikroskop erkennbar sind. Durch diese Poren kann Feuchtigkeit in das Innere des Haares eindringen (LOCHTE und BRAUCKHOFF). Daß die Länge des Haares durch den Feuchtigkeitsgrad beeinflußt wird, ist allgemein bekannt. Bei dem *Haarpigment* handelt es sich um Eiweißstoffe. Der farblose Stoff wird als Leukokeratin bezeichnet, das dunkle Pigment als Melanokeratid, der rote Farbstoff als Rhodokeratid. Die einzelnen Farbstoffe ergeben spektralanalytisch spezifische Absorptionen (STARY). Die Haarfarbe scheint außer von den Pigmenten auch noch von den physikalisch-optischen Verhältnissen abhängig zu sein (JANKOWSKY). Die mikroskopische und makroskopische Haarfarbe stimmt häufig nicht überein. In der *Haarasche* ist physiologisch Natrium, Magnesium, Aluminium, Silicium, Kalium, Calcium, Mangan, Eisen, Nickel, Kupfer, Zink und Barium enthalten. Blei fand sich jedoch nur ganz selten und in so geringen Mengen, daß auch der spektrographische Nachweis nur schlecht geführt werden konnte (HENSEL, MEILLIERE).

Während das Haar des Erwachsenen und des Kleinkindes gezähnt verlaufende Cuticulasäume aufweist, verlaufen die Cuticulasäume des Neugeborenen glatt. Die Zähnelung erfolgt unter dem Einfluß des Badens und anderer äußerer Verhältnisse erst in den ersten Lebenswochen. Das Kopfhaar der Neugeborenen ist bis zu 7 cm lang, die Schaftbreite erreichte beim $^1/_2$jährigen Kinde 0,051, bei einem $^3/_4$jährigen 0,065 und bei einem 1jährigen Kinde 0,08 mm. Das Mark ist bei Neugeborenen meist gar nicht, vereinzelt in einigen langgestreckten Markzellen ausgebildet. Die Cilien erreichen im Alter von 3—5 Jahren dieselbe Länge wie beim Erwachsenen. Haare mit einer größeren Breite als 0,08 mm sind wahrscheinlich keine Kopfhaare und solche unter 0,08 mm (an der breitesten Stelle gemessen) wahrscheinlich keine Bart- und Schamhaare. Die Haare in Ohr- und Nasenöffnungen im höheren Alter können die Dicke von Barthaaren erreichen. Die Wachstumsgeschwindigkeit der Haare ist nicht überall die gleiche. Das Wachstum erfolgt schubweise. Die Wachstumsgeschwindigkeit beträgt beim Kopfhaar in der Woche 2,5—3,5 mm, beim Achselhaar 2,4—3,6 mm. Dickere Haare wachsen im allgemeinen schneller als dünnere. Die Lebensdauer der Haare wird bei Wimpern und Augenbrauen auf 112—150 Tage geschätzt, beim weiblichen Kopfhaar auf 2—4 Jahre (LOCHTE). Das ungeschnittene Kopfhaar der Frau erreicht eine durchschnittliche Länge von 58—74 cm, die Sexualbehaarung entwickelt sich beim Mädchen vom 10., beim Knaben vom 12. bis 15. Jahre an. *Wimperhaare* sind ohne weiteres an ihrer leichtgebogenen Gestalt zu erkennen.

Nach dem Ableben bleiben die Haare sehr lange erhalten. Vor einiger Zeit wurden in Thüringen einige Wohnhöhlen aus der Bronzezeit vorgefunden. Unter den Knochen fanden sich Haarreste, die schätzungsweise 3000 Jahre alt waren. Während die Pigmente nicht mehr zu erkennen waren, war die Cuticula erhalten, stellenweise war der Markstrang zu erkennen (schriftliche Mitteilung von VOIGT, Jena).

Recht häufig tritt an den Gerichtsmediziner die Frage heran, ob einzelne an Asservaten aufgefundene Haare mit anderen vorgelegten Haaren von verdächtigen Personen identisch sind. Es herrscht im Schrifttum Übereinstimmung darüber,. daß man bei der Feststellung der *Identität* im höchsten Maße zurückhaltend sein muß. Darstellungen in Kriminalromanen, die nicht den naturwissenschaftlichen Kenntnissen entsprechen, verführen leider die Polizei- und Justizbehörden dazu, die Erwartungen, die sich an derartige Untersuchungen knüpfen, bei weitem zu überspannen. Man wird beim Vergleich von Haaren auf die *Dicke* des Haarschaftes achten; sie muß aber an verschiedenen Stellen gemessen werden und ist nur verwertbar, wenn viele Haare vorliegen, oder wenn das Mißverhältnis ein sehr erhebliches ist (Einzelheiten s. LOCHTE 1951). Wichtig kann auch das Vorhandensein und das Verhalten des *Markes* werden. Doch ist zu bemerken, daß auch bei den gleichen Personen sowohl mark-

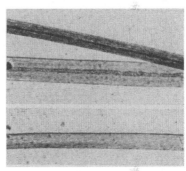

Abb. 26. Markhaltige, marklose, heller und dunkler getönte Haare im Kopfhaar der gleichen Person.

haltige als auch nichtmarkhaltige Haare nebeneinander vorkommen (Abb. 26). Bei der Beurteilung des Pigments ist nicht nur der allgemeine Helligkeitsgrad zu berücksichtigen, sondern auch die Anordnung der Pigmentschollen, die bei starker Vergrößerung festzustellen ist. Auch wird man die Gestalt der Cuticulasäume zur Darstellung bringen. Die Untersuchung findet zweckmäßig im Vergleichsmikroskop oder unter Benutzung einer Vergleichsbrücke statt. Sind diese Apparaturen nicht vorhanden, so wird man die zu vergleichenden Haare bei gleicher Vergrößerung in zwei gleichartigen Mikroskopen nebeneinander aufstellen und rasch hintereinander in die beiden Oculare schauen. Nach unseren Erfahrungen kommt man damit manchmal weiter, als wenn man im Vergleichsmikroskop jede Einzelheit genau betrachtet und miteinander abwägt. Ein *schnell gewonnener* Eindruck ist manchmal entscheidender als ein allzu gründliches Mikroskopieren von Einzelheiten. Selbstverständlich darf ein schnelles Vergleichen nicht zur Flüchtigkeit führen. Wir halten es für zweckmäßig, die Untersuchung von einer größeren Anzahl von Personen vornehmen zu lassen und ihre Meinungen miteinander zu vergleichen.

Mitunter wird man insofern zu einem eindeutigen Resultat kommen können, als die zu vergleichenden Haarproben so verschieden sind, daß sie nicht von der gleichen Person stammen können. Dabei wird man jedoch im Auge haben müssen, daß bei der gleichen Person nebeneinander im Kopfhaar nicht selten markhaltige und marklose Haare auftreten und daß auch die Tönung der Haare innerhalb der einzelnen Partien des Kopfhaares etwas different sein kann (Abb. 26). Ein positiver Beweis, nach der Richtung hin, daß die Haare von der gleichen Person stammen müssen, ist aber fast niemals zu erbringen. Man wird sich mit dem Ergebnis bescheiden müssen, daß die Haare von der gleichen Person stammen *können*.

Nur in ganz besonderen Ausnahmefällen wird eine sichere Identifizierung auf Grund der Haarproben möglich sein, nämlich dann, wenn man bei den zu untersuchenden Haaren sehr selten vorkommende Eigenheiten vorfindet. So ist von JUNGMICHEL ein Haar beschrieben worden, das an Stelle des Marks unscharf begrenzte Pigmentanhäufungen enthielt. Die Genese dieser Eigenart konnte nicht ermittelt werden. Vor Versuchen, Haare dadurch zu identifizieren, daß man im Querschnitt eine extreme Lage des Markstranges darstellt, muß gewarnt werden; eine exzentrische Lage des Markstranges ist bisher noch nicht bekannt geworden. Einschlägige Bilder im Querschnitt eines Haares können dadurch vorgetäuscht werden, daß der Markstrang bei der Untersuchung eines gewellten oder in sich gedrehten Haares infolge der Dicke des Schnittes scheinbar mehr an die Peripherie rücken kann (LOCHTE und MARTIN). Das *Elektronenmikroskop* läßt weitere Einzelheiten des Haares

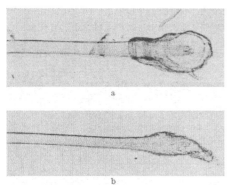

a

b

Abb. 27a u. b. a Ausgerissenes Haar mit Teilen der Wurzelscheide; b ausgefallenes Haar mit atrophischer Wurzel.

hervortreten (REINMUTH, KREFFT, KIRK), auch kann man im Phasenkontrastmikroskop gewisse Einzelheiten der Cuticula ohne Anwendung einer besonderen Technik erkennen (VOIGT). Neuerdings gelang es mit Hilfe dieser Methoden eine über den Cuticulaschüppchen liegende Schicht, die *Epicuticula* und innerhalb der Cuticula eine weitere Schicht, die sog. *Zwischenmembran* nachzuweisen (ZAHN und HASELMANN). Ob sich allerdings aus diesen Untersuchungsmethoden und Befunden weitere Identifikationsmöglichkeiten für die gerichtliche Medizin ergeben, wird man abwarten müssen.

Beim Haarvergleich ist noch zu berücksichtigen, daß die Wimperhaare, die Achselhaare und die Schamhaare mitunter eine deutliche Schattierung anders pigmentiert sein können als die Kopfhaare. Dies gilt auch für die Barthaare. So wiesen nach den Feststellungen von HÖFER 359 Menschen mit dunkelblonder Haarfarbe 10,3% blonde und 0,2% braune Augenbrauen, 27% rote, 18% hellblonde, und 0,8% schwarze Barthaare auf. Bezüglich der Achselhaare waren die Unterschiede noch größer. In 45% hatten sie einen roten Farbton, der mit den Kopfhaaren nicht in Übereinstimmung stand, und in 19% einen braunen Farbton. Auch bezüglich der Schamhaare gab es insofern Unterschiede, als sie bei diesem Material nur in 60% genau in ihrer Farbe mit den Kopfhaaren übereinstimmten.

Zu berücksichtigen ist weiterhin, daß sich die Haarfarbe durch äußere Einflüsse (ganz abgesehen von kosmetischen Mitteln) ändern kann (Bleichung der Haare bei Arbeitern in Chlorfabriken, Gelb- und Bronzefärbung durch Einwirkung von Pikrinsäure bei Munitionsarbeitern, Grünfärbung bei Kupferarbeitern, Blaufärbung bei Arbeitern von Kobaltminen). Daß Haare, die im Sommer häufiger Sonnenbestrahlung ausgesetzt werden, heller werden und später wieder nachdunkeln, ist gleichfalls bekannt. Fremdkörperimprägnationen der Haare werden zweckmäßig in UV-Licht zur Darstellung gebracht.

Ein *ausgefallenes* Haar erkennt man an der zwiebelartigen atrophischen Haarwurzel, an der keine Gewebsteile der Wurzelscheide haften. Am ausgerissenen Haar haften Teile der Wurzelscheide. Manchmal löst sich auch die Wurzel von der Papille (Abb. 27a und b). Bemerkenswert ist, daß die Wurzelfestigkeit der Haare bei Frauen wechselt. Sie scheint zur Zeit der Menstruation eine erheblichere zu sein. Man führt dies auf den größeren Wasserreichtum der Gewebe zur Zeit der Menstruation zurück (BASLER).

Ein Haar, das noch nie abgeschnitten wurde, weist eine Spitze auf. Haare, die gekämmt und im allgemeinen nicht geschnitten werden, sind ausgefasert, doch kann man bei der heutigen Haartracht nicht jedes ausgefaserte Haar als Frauenhaar erklären (Abb. 28a—c). Ist ein Haar vor kurzer Zeit abgeschnitten worden, so ist die Oberfläche stumpf und scharfkantig. Nach etwa 2 Tagen runden sich die scharfen Kanten an der durchschnittenen Stelle etwas. Nach 8 Tagen ist dies noch deutlicher, nach 20 Tagen ist die Rundung voll ausgebildet (BALTHAZARD und LAMBERT, zit. nach DÉROBERT und HAUSER). Werden geschnittene Haare gebürstet, so fasern im Laufe der Zeit die stumpfen Haarenden aus, das Haarende gleicht dann einem stumpfen Malerpinsel.

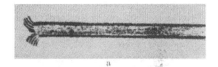

Die Arten dieser Aufpinselung sind an einem Material von 1134 Haaren von LENHARD systematisch untersucht worden; nach ihm unterscheidet man zwischen einem aufgesplitterten Haarende, einem aufgepinselten Ende, einem aufgespaltenen Ende, einem aufgefaserten Ende, einem abgerundeten Ende und einem schräg durchtrennten Ende. Aufgesplitterte Haarenden kamen häufig vor bei halblang getragenen Dauerwellen, halblang getragenem Bubikopf, männlichen „Künstlerhaaren" und langem Barthaar. Aufgepinselte Haarenden beobachtete der Untersucher häufig bei Haaren, die bis auf die Schultern herabhingen, und bei langen Barthaaren, die bei der Bewegung des Kopfes unten an die Kleidung anstießen. Aufgespaltene Haarenden kamen vorzugsweise zur Beobachtung bei Zopfhaaren, bei Knotenhaaren, bei langgetragenen Dauerwellen und auch beim halblang getragenen Bubikopf. Aufgefaserte Haarenden wiesen gleichfalls Zopfhaare auf, langgetragene Dauerwellen und langgetragener Bubikopf. Abgerundete Haarenden kamen bei allen Haartrachten vor, niemals bei Brusthaaren. Schräg durchtrennte Haarenden kamen zur Beobachtung bei Schnurrbarthaaren und beim kurz getragenen Bubikopf, außerdem bei frischgeschnittenem männlichem Haar. Spitzenbildungen wurden nur beobachtet an Stellen, an denen das Haar noch niemals geschnitten worden war.

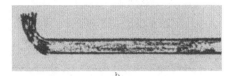

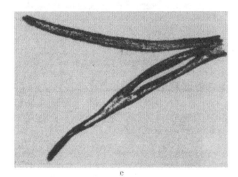

Abb. 28a—c. a Geschnittenes, dann oft gebürstetes Haar; b geschnittenes, dann oft gebürstetes und auf die Schulter fallendes Bubikopfhaar (Hakenform); c häufig gekämmtes, am Ende aufgesplittertes Dauerwellenhaar. (Nach LENHARD.)

Das *Ergrauen* der Haare ist eine physiologische Alterserscheinung. Sie beginnt meist jenseits des 45. Lebensjahres. Im allgemeinen ergrauen die Kopfhaare früher als die Haare des übrigen Körpers. Am Kopfhaar beginnt das Ergrauen meist bei den Haaren der Schläfengegend. Mit dem Ergrauen geht ein vermehrter Luftgehalt und eine Verminderung des Pigments parallel. Das Ergrauen kann durch Krankheiten beschleunigt werden (Typhus abdominalis, Neuralgien). Seelische Depressionen sollen das Ergrauen unter Umständen beschleunigen. Vielfach besprochen wird die Frage der Möglichkeit eines *plötzlichen Ergrauens* der Kopfhaare nach besonderen Ereignissen. Systematische Nachprüfungen haben ergeben, daß diese Nachrichten vielfach entweder völlig falsch sind oder einer Kritik nicht standhalten. Die Nachrichten entstanden mitunter so, daß die betreffende Persönlichkeit längere Zeit verhaftet gewesen war und erst nach Ablauf von Monaten wieder vor der Öffentlichkeit erschien, manchmal auch dadurch, daß die Haare früher gefärbt waren und in der Zwischenzeit das Färben unterlassen wurde. Allerdings liegen auch besser belegte

Nachrichten aus dem ersten Weltkrieg vor, nach denen es bei schweren seelischen Erschütterungen, z. B. beim Aushalten von Trommelfeuern, zu einem recht schnellen Ergrauen der Haare gekommen ist (Literatur s. Atlas von LOCHTE). Aus dem zweiten Weltkrieg sind in neuerer Zeit einschlägige Vorfälle berichtet worden, so nach besonders schreckhaften Erlebnissen in Luftschutzbunkern (MENNINGER-LERCHENTHAL). Die *Möglichkeit* eines plötzlichen Ergrauens nach Schreck wird heutzutage, wenn auch mit einer gewissen Zurückhaltung, zugegeben (MONCORPS).

Haare, auf die eine stumpfe Gewalt trifft, werden entweder breit gepreßt, können aber auch ohne Quetschung durchbrechen. Man erkennt dann im Mikroskop, daß die durchbrochenen Haarstellen abgesplittert sind (Abb. 29).

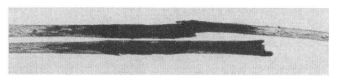

Abb. 29. Gequetschte und durch Trauma aufgesplitterte Haare: im Bereiche der geschädigten Partien entsteht bei Anstellung der Diazoreaktion Rotfärbung (hier Dunkelfärbung).

Ein Haar, das *durchgerissen* wird, dehnt sich wie ein Gummiband, wird zusehends dünner und zerreißt dann plötzlich. Die Rißenden zeigen meist an einem Haarende, bisweilen auch an beiden eine deutliche Wellung. Im Gelatineabzug kann man erkennen, daß die Entfernung der Cuticulasäume voneinander an den Rißenden größer wird. In das Innere des Haares dringen mitunter kleinste Luftbläschen ein. Der Markstrang wird in der Gegend des Rißendes auffallend schmal, das Mark erscheint manchmal granuliert. Untersucht man das durchrissene Haarende in Wasser, so kann man in einer Dauer von 40—70 sec eine ziemlich schnell verlaufende Verkürzung des Haarstumpfes erkennen (von LOCHTE Gleitphänomen genannt).

Bei *Erhitzung* von Haaren nimmt die an sich vorhandene Doppelbrechung der Cuticula und der Rinde bei steigender Temperatur ab, bei etwa 140° C werden weiße Haare gelblich, etwa bei 180° C werden die Haare nach 10—15 min rot, bei etwa 190° C beginnt die Gasbildung im Haar (Abb. 30). Das dunkle

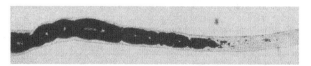

Abb. 30. Kräuselung und Gasbildung im Haar infolge Erhitzung.

Pigment ist noch bis zu einer Temperatur von 220° C zu erkennen. Eine Kräuselung setzt bei 240—250° C ein. Zur Verkohlung kommt es bei 300—400° C (LOCHTE, PIÉDELIÈVRE und Mitarbeiter).

Bei Haaren, die sehr lange im Wasser oder in Jauche *maceriert* werden oder lange in Lehmboden oder in Kalkerde liegen, löst sich stellenweise die Rinde, besonders schnell, wenn sie längere Zeit im fließenden Wasser gelegen haben. Haare, die jahrzehntelang sich im *Erdgrab* befanden, werden *fuchsigrot*.

Kosmetische Prozeduren können die Beschaffenheit der Haare nicht unerheblich verändern. Vielfaches Ondulieren führt in seltenen Fällen zu einer auffälligen Torsion der Haare, die für die Feststellung der Identität wichtig werden kann. Beim Anlegen von Dauerwellen entstehen mitunter örtlich begrenzte Verfärbungen; sie kommen vielleicht dadurch zustande, daß sich künstlicher Farbstoff, der sich an den Haaren befand, an diesen Stellen anhäuft (ERBSTÖSSER). Bei Heißluftbehandlung, aber auch beim Ondulieren splittern die

Oberflächenzellen des Haares auf. Nach Bleichung mit hochkonzentriertem (30%igem) H_2O_2 wird die Elastizität erheblich geringer (CAJKOVAC). Als Färbemittel kommen in Frage Henna, grüne Nußschalen, Kamillenblüten, Blauholz, von anorganischen Verbindungen Silber-, Wismut-, Nickel-, Kobalt-, Eisen- und Mangansalze. Blei- und Kupferverbindungen sind in Deutschland als Haarfärbemittel verboten. Durch Zinn- und Cadmiumverbindungen erzielt man blonde Färbung, als organische Verbindungen werden zum Färben benutzt Pyrogallol, Paraphenylendiamin, Sulfoparaphenylendiamin, Verbindungen, die in den Färbemitteln Eugathol und Aureol enthalten sind. Es gibt aber auch teilweise Färbemittel, die vielerlei Stoffe gemischt enthalten (BOLLER). Die Färbemittel fluorescieren vielfach im UV-Licht. Die chemische Analyse kann spektrographisch durchgeführt werden. Ebenso kann man sich anderer geläufiger mikrochemischer Methoden bedienen (s. einschlägige Lehrbücher). Bei Schädigungen durch Haarfärbemittel kommt unter Umständen eine Haftpflicht des Friseurs in Frage, doch wird diese Haftpflicht in Zweifel gezogen werden müssen, wenn der schädigende Erfolg normalerweise nicht vorauszusehen war, z. B. beim Vorliegen einer Allergie (DUVOIR).

In der *modernen* Kosmetik sind die obengenannten anorganischen, metallhaltigen Farbstoffe allerdings nicht mehr üblich. Man bevorzugt jetzt sog. *Oxydationsfarbstoffe*, die in den Farbtönen mittelblond bis schwarz von der Industrie geliefert werden. Die Anwendung von Metallreaktionen wäre bei der

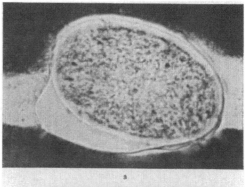

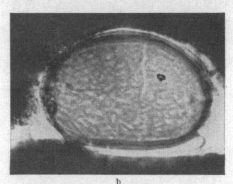

Abb. 31a u. b. Querschnitt durch ein natürlich dunkel pigmentiertes Haar (a) und durch ein ursprünglich helles, künstlich dunkel gefärbtes Haar (b). Bei (a) befindet sich das Pigment im Zentrum, während die Cuticula hell ist; bei (b) ist nur die Cuticula dunkel, das Zentrum deutlich heller.

Feststellung, ob aufgefundene Haare gefärbt waren, nicht am Platze. Am leichtesten zum Ziel führt hier die mikroskopische Untersuchung des Querschnitts. Natürlich dunkel pigmentierte Haare enthalten Pigment im Zentrum, und zwar meist im Bereiche des Markstranges, wenigstens nicht im Bereiche der Cuticula, die pigmentfrei bleibt. Bei künstlich gefärbten Haaren liegt das Pigment, das zudem noch viel feinkörniger ist, in der Peripherie dicht unter der Oberfläche (s. Abb. 31a und b). Man muß in der Praxis damit rechnen, daß auch graumelierte Haare gefärbt werden. Schneidet man sie an einer Stelle quer, an der das natürliche Pigment noch erhalten war, so kann hier eine gewisse Fehlerquelle entstehen, die aber bei Kritik und sorgfältiger Untersuchung zu beherrschen ist (LOCHTE, B. MUELLER und BARTH).

Für den Nachweis der modernen Oxydationsfarbstoffe ist auch eine Reaktion angegeben worden, deren positiver Ausfall das Vorliegen gefärbter Haare beweist, während der negative Ausfall keine Schlußfolgerung zuläßt (unter

200 Reaktionen 16 Versager). Die Reaktion läßt sich jedoch nur ausführen, wenn reichlich Haare vom Tatort zur Verfügung stehen (Büschel von etwa 40 Haaren). Die Technik sei weniger für eine praktische Anwendung als zunächst für eine wissenschaftliche Weiterbearbeitung kurz angegeben:

Die Haare werden in 10%iger Natronlauge im Reagensglas gekocht. Sie lösen sich nach 1 min auf. Man muß vorsichtig erhitzen, um Aufschäumen zu verhindern. Nach Abkühlen wird die Flüssigkeit zu genau gleichen Teilen in 2 Reagensgläser gleichen Kalibers umgefüllt. Man hat zweckmäßig in jedem Reagensglas 1 cm³. Dann wird reduziert, und zwar empfiehlt sich zwecks Durchführung der Reaktion zu einem der beiden Reagensgläser 0,4 cm³ 30%iges Formalin zu geben, zum anderen die gleiche Menge destilliertes Wasser. Bei gefärbten Haaren tritt eine Aufhellung ein, manchmal sofort, manchmal erst nach 12—24 Std, bei ungefärbten nicht. Es ist zweckmäßig, die Reaktion grundsätzlich erst nach 24 Std abzulesen (B. MUELLER und BARTH).

Als *Bleichungsmittel* (Blondieren) dient auch jetzt noch in der Hauptsache das Wasserstoffsuperoxyd. Benutzt man dazu eine 30%ige Lösung, so kommt es zu einer deutlichen Verminderung der Reißfestigkeit (CAJKOVAC). Doch wird

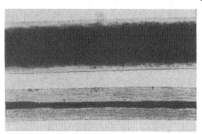

Abb. 32. Tierhaar (Hund) mit breitem Mark und markhaltiges Menschenhaar.

diese Konzentration praktisch nicht angewandt, da sie zu Hautätzungen führen würde. Nach Auskunft der Friseure wird eine 3%ige H_2O_2-Lösung mit einem Wattebausch, der an einem Glasstab armiert ist, auf die Haarsträhnen aufgetragen. Nach 20 min wird das Haar mit schwach sauren Flüssigkeiten ausgewaschen. Die Prozedur muß 3—4mal wiederholt werden, um eine starke Bleichung zu erreichen.

Eine in dieser Form vorgenommene künstliche Bleichung kann durch die *Dia-*
zoreaktion nachgewiesen werden. Die Technik ist nach KRONACHER und LODEMANN folgende:

Zur Anstellung der Reaktion braucht man das PAULYsche Reagens: 20 g Sulfanilsäure werden in 30 cm³ H_2O_2 + 20 cm³ konzentrierter HCl aufgeschwemmt und dann unter Eiskühlung eine Lösung von 10 g $NaNO_2$ + 20 cm³ H_2O_2 unter ständigem Umschütteln schubweise hinzugegeben. Die hierbei entstehende Diazobenzolsulfosäure wird unter wenigem Waschen im Filter gesammelt und an der Luft getrocknet. Das so entstandene Pulver löst man bei Anstellung der Reaktion in 5%iger Sodalösung und beläßt die zu untersuchenden Haare 10—15 min in dieser Flüssigkeit. Die Haare werden vorsichtig mit einer Pinzette entnommen, mit Wasser abgespült und zwischen Fließpapier getrocknet und danach in Canadabalsam eingebettet. Bei positivem Ausfall der Reaktion ist das Haar oder die betreffende Haarstelle rot gefärbt; man erkennt dies meist schon makroskopisch.

Eine Überprüfung dieser Reaktion auf ihre Brauchbarkeit ergab ein gutes Resultat. Wenn Haare mit anderen Mitteln gebleicht worden waren, war sie allerdings auch positiv. Pflege des Haares mit handelsüblichen Haarwässern, auch eine intensive Pflege, führte keine positive Reaktion herbei; sie wird aber dann positiv, wenn das Haar grob mechanisch geschädigt wird, wenn es z. B. gequetscht wurde (s. Abb. 29); eine positive Diazoreaktion fiel uns einmal in der ganzen Länge des Haares auf, obwohl keinerlei Anhaltspunkte dafür bestanden, daß es gebleicht worden war; es stellte sich nachher heraus, daß es der Länge nach auf einer Straßenbahnschiene gelegen und von der Bahn überfahren worden war. Werden Haare vielfach gekämmt, so wird die Reaktion in der Umgebung der aufgefaserten Spitzen positiv. Dagegen wurde sie nicht positiv bei Haaren, die ein Vierteljahr bei Sonne, Wind und Wetter im Freien gelegen hatten (B. MUELLER und BARTH).

Bei Männern ist der Schwefelgehalt der Haare im allgemeinen höher als bei Frauen. Dieser Unterschied ist jedoch nicht eindeutig. Ähnlich wie Männerhaare verhalten sich in dieser Beziehung auch Haare von Kindern, Greisinnen, Schwangeren und Erkrankten, deren Krankheit mit starker Gewebseinschmelzung einhergeht (PIEPENBORN). Die immerhin bestehenden Unterschiede sind bei der Ausarbeitung einer *Geschlechtsreaktion* von vorgefundenen Haaren verwertet worden (KOSJAKOFF). Die hier erwähnten Fehlerquellen müssen nach Möglichkeit ausgeschaltet werden, aber auch dann ergibt die Reaktion nur Wahrscheinlichkeitsresultate, und zwar beträgt der Grad der Wahrscheinlichkeit ihrer Richtigkeit 70—90%, während die kritische Überprüfung durch KRESIMENT nur ein Zutreffen der Ergebnisse von noch nicht 70% ergab. Unter diesen Umständen dürfte die Reaktion praktisch nicht verwertbar sein. Bezüglich der Technik muß auf das Schrifttum verwiesen werden.

Die Unterscheidung von *Menschen-* und *Tierhaaren* ist manchmal sehr leicht, sie kann aber auch Schwierigkeiten machen. Das Mark des Tierhaares ist im allgemeinen kontinuierlich und sehr breit; die Breite des Marks beträgt vielfach die Hälfte der Gesamtbreite des Haares; beim Menschen ist das Mark immer schmäler (Abb. 32). Die Cuticula des Tierhaares kann sehr auffällig sein. Bekannt ist die schuppenartige, gezähnte Cuticula des Schafhaares, an der man die Wollfaser deutlich erkennt. Wildhaare weisen häufig ein sehr breites, querstreifiges Mark auf. Es muß aber darauf hingewiesen wer-

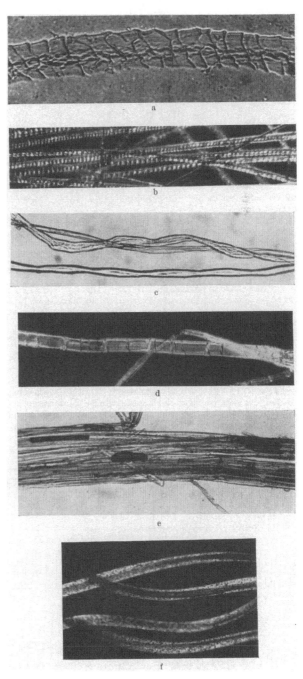

Abb. 33a—f. Einzelne Tierhaare und Textilfasern; a Schaf (Wolle); b Hase und Kaninchen (polarisiertes Licht); c Baumwolle; d Leinen (Hanf) (polarisiertes Licht); e Jute; f Kunstseide (polarisiertes Licht).

den, daß die Tierhaare an den verschiedenen Körperstellen nicht unerheblich verschieden sein können. Dies gilt auch für Sommer- und Winterhaare.

Einzelheiten müssen von Fall zu Fall in der Literatur nachgesehen werden (Haaratlas von LOCHTE)[1].

Obwohl die Untersuchung von *Textilfasern* strenggenommen nicht zur gerichtlichen Medizin gehört, wird der Gerichtsmediziner in einfachen Fällen die Art der Textilfaser leicht identifizieren können. Auf das Wollhaar wurde schon hingewiesen. Die Baumwollfaser ist daran leicht zu erkennen, daß sie flach und vielfach in sich gedreht ist. Die Leinenfaser hat eine bambusartige Gestalt, Seide und Kunstseide und andere Kunstfasern sind rund und ohne auffällige Struktur (Abb. 33). Einzelheiten müssen den Lehrbüchern der Textilkunde entnommen werden.

Literatur.

Haare und Textilfasern.

ANLIONG: Experimentelle Untersuchungen über die Möglichkeit einer Individualdiagnose auf Grund forensischer Haaruntersuchung. Inaug.-Diss. Würzburg 1938. Ref. Dtsch. Z. gerichtl. Med. **33**, 72 (1940).

BASLER: Med. Klin. **1939** II, 1111. — BOLLER: Arch. Kriminol. **100**, 8 (1937).

CAJKOVAC: Dermat. Z. **77**, 305 (1938).

DÉROBERT et HAUSSER: Prat. Méd. lég. Paris **1938**, 113. — DESOILLE et GRINFEDER: Ann. Méd. lég. etc. 18, 306 (1938). — DUVOIR: Ann. Méd. lég. etc. 19, 357 (1939).

ERBSTÖSSER: Beiträge zur Frage der Haarschädigung durch Dauerwellen. Med. Diss. Jena 1938.

HEINDL: Arch. Kriminol. **113**, 25 (1943). — HELM: Z. mikrosk.anat. Forsch. **49**, 491 (1941). — HENSEL: Funkenspektrographische Untersuchungen über den Mineralbestand der Haare. Inaug.Diss. Jena 1940. — HÖFER: Die Farbe des menschlichen Haares in forensischer Beziehung. Med. Diss. Göttingen 1916.

JANKOVSKY: Z. Rassenphysiol. **12**, 51 (1941). — JUNGMICHEL: Arch. Kriminol. **97**, 111 (1935).

KIRK: Kriminalistik **1950**, 21. — KOCKEL: Dtsch. Z. gerichtl. Med. **6**, 381 (1926). — KOSJAKOFF: Dtsch. Z. gerichtl. Med. **15**, 88 (1930). — KREFFT: Z. ärztl. Fortbildg **1951**, 102. — KRONACHER u. LODEMANN: Technik der Haar- und Wolluntersuchungen. Berlin u. Wien 1930. — KRESIMENT: Dtsch. Z. gerichtl. Med. **15**, 257 (1930).

LENHARD: Über die Aufpinselung, Spaltung, Auffaserung, Spitzenbildung und Wachstumszeit der menschlichen Haare und ihre Bedeutung für die Kriminalistik. Inaug.-Diss. Heidelberg 1942. — LOCHTE: Verh. 1. internat. Kongr. gerichtl. u. soz. Med. 1938, S. 7. — Zbl. Kleintierkde u. Pelztierkde **14**, H. 7 (1938). — Atlas der menschlichen und tierischen Haare. Leipzig 1938. — Beitr. Haut-, Haar- u. Fellkde **3** (1940); **5**, (Frankfurt a. M. 1951). — Z. gerichtl. Med. **33**, 204 (1940). — Stichwort: Haare. In Handwörterbuch der gerichtlichen Medizin, S. 327. Berlin 1940. — LOCHTE u. BRAUCKHOFF: Dtsch. Z. gerichtl. Med. **39**, 365 (1949). — LOCHTE u. MARTIN: Beitr. gerichtl. Med. **18**, 37 (1949).

MEILLIERE: C. r. Soc. Biol. Paris **55**, 517 (1903). — MENNINGER-LERCHENTHAL: Wien. klin. Wschr. **1948**, 295. — MONCORPS: Med. Klin. **1949** II, 1298. — MUELLER, B., u. BARTH: Dtsch. Z. gerichtl. Med. **40**, 553 (1951).

OBIGLIO: Arch. Med. leg. **7**, 388 (1937).

PALMGREEN: Nord. kriminaltekn. Tidskr. **19**, 1 (1949). — PIÉDELIVÈRE u. Mitarbeiter: Ann. Méd. lég. etc. **13**, 297 (1933). — PIEPENBORN: Z. exper. Med. **76**, 587 (1931).

REINMUTH: Dtsch. Z. gerichtl. Med. **34**, 426 (1941). — Mellands Textilindustr. **23**, 343 (1942).

SCHILLING: Z. Abstammgslehre **76**, 535 (1939). — SCHRÖDER: Dtsch. Z. gerichtl. Med. **15**, 127 (1930). — SCHWARZACHER: ABDERHALDENS Handbuch der biologischen'Arbeitsmethoden, Abt. IV, Teil 12, 2. Hälfte, S. 157. 1934. — Arch. Kriminol. **113**, 11 (1943). — SERGEI: Arch. di Antrop. crimin. **60**, 113 (1940). — STARY: Forschgn u. Fortschr. **14**, 201 (1938). — STRASSMANN, G.: Zit. nach SCHWARZACHER.

ZAHN u. HASELMANN: Mellands Textilber. **31**, 225 (1950).

III. Untersuchung auf Vorhandensein von Sperma.

Das Auffinden und die nähere Untersuchung von Spermaflecken ist ein wichtiges Beweismittel bei der Erforschung vorangegangener Sittlichkeitsdelikte. Wenn man schnell zum Tatort kommt, ist es von Vorteil, wenn man feuchte

---

[1] Die Bestimmung der klassischen *Blutgruppe* aus aufgefundenen Menschenhaaren ist möglich, wenn man die Haare sehr fein zerkleinert und aus ihnen einen Extrakt herstellt. (KREFFT: Verh. Dtsch. Ges. gerichtl. u. soz. Med. 1952 in München. Erscheint in Dtsch. Z. gerichtl. Med.)

Spuren, die auf Sperma verdächtig sind, noch in frischem Zustand asservieren kann. Man klatscht sie, soweit dies möglich ist, auf einen Objektträger ab, deckt mit einem zweiten Objektträger zu und transportiert das Präparat in einer gut verschlossenen feuchten Kammer (MUNCK). Will man die *Scheide* einer Leiche oder einer Lebenden auf Sperma untersuchen, so wischt man sie mit Gazebündeln aus und streicht den Inhalt auf Objektträgern aus. Da Sperma sich in der Scheide nicht lange hält, darf man auch nicht versäumen, Abstriche vom *Cervicalkanal* zu machen. Die Erfolgsaussichten sollen hier besser sein. Andererseits gibt es auch Beobachtungen, nach denen sich Spermien auch in der Scheide der Leiche längere Zeit (bis zu 16 Std) halten können (SCHWAR-ZACHER). In Kleidungsstücken und Wäsche stellen sich trockne *Spermaflecke* als kontinuierte graue, manchmal leicht bräunliche, sich fest anfühlende Flecke dar. Es kommt aber auch, namentlich bei Wischspuren, vor, daß der Fleck sich bei der Besichtigung und beim Nachfühlen kaum abhebt. Ist das Kleidungs-stück gewaschen, so ist eine mikroskopische Untersuchung trotzdem nicht ganz aussichtslos, sofern man weiß, wo der fragliche Fleck sich befunden haben soll. Insbesondere dann sind die Aussichten nicht schlecht, wenn das Kleidungs-stück nur in kaltem Wasser gewaschen wurde, wie es für manche Zellwollstoffe empfohlen wird. Uns ist in solchen Fällen mitunter noch der mikroskopische Spermanachweis gelungen.

Spermaflecke leuchten bei Untersuchung im UV-Licht unter der Analysen-*Quarzlampe* bläulich auf. Das Fluorescenzlicht liegt konstant zwischen 4200 und 4900 Å. Doch ist dieses Aufleuchten für das Vorhandensein von Sperma *nicht* beweisend, es kommt auch bei anderen Stoffen, z. B. einzelnen Stärke-arten, vor. Ebenso schließt ein Nichtaufleuchten die Anwesenheit von Sperma nicht aus (KOOPMANN). Trotz dieser Unsicherheit ist eine Vorprüfung des zu untersuchenden Textilgewebes im Quarzlicht sehr empfehlenswert. Das Unter-suchungsergebnis gibt wenigstens Hinweise darauf, wo man mit der Unter-suchung beginnen soll.

Man beginnt die Untersuchung gewöhnlich mit einigen *Vorproben*. Die geläufigste ist die von FLORENCE. Sie gibt in 70% der Fälle positive Resultate, ist aber für die Anwesenheit von Sperma noch nicht beweisend.

Die FLORENCEsche Probe wird so durchgeführt, daß man Partien aus dem fraglichen Fleck herausschneidet, sie in physiologischer Kochsalzlösung aufweicht, einen Tropfen von FLORENCE-Reagens auf den Objektträger in die Gegend des Extraktes tut, die Flüssigkeit zusammenlaufen läßt und die Berührungsstelle im Mikroskop beobachtet. Schon bei schwacher Vergrößerung erkennt man bei positiver Reaktion doppelbrechende, hellbraune bis dunkelbraune rhombische Kristalle mit aufgespaltenen Enden von sehr verschiedener Größe (Jodkristalle). Man kann auch Teilchen des Spermaflecks in der Lösung zerzupfen. Das Reagens setzt sich wie folgt zusammen: Kalium jodatum 1,65, Jod krist. 2,54 g, Aqua destillata 30,0. Da es sich um eine Reaktion des im Sperma enthaltenen Eiweißes handelt, behindert eine Azoospermie den positiven Ausfall der Probe nicht. Bemerkenswert ist, daß diese Reaktion bei Hühnereiweiß, besonders bei Eiweiß von faulen Eiern deutlich positiv ausfällt (STIEVE).

Die beste Kristallprobe ist die Darstellung von Kristallen von Spermindi-flavianat nach PURANEN. Als Reagens dient eine 5%ige wäßrige Lösung von Naphtholgelb S, die gegebenenfalls durch Zusatz von NaOH (nicht KOH) neu-tralisiert werden muß. Naphtholgelb S ist das Natriumsalz der Dinitro-naphthol-sulfonsäure; es ist als gelbliches Pulver im Handel bei der Firma *Merck*-Darm-stadt zu haben. Von dem zu untersuchenden Fleck wird ein Extrakt hergestellt. Nach Zusatz eines Tropfens des Reagenses zum Extrakt entstehen, sofern es sich um Sperma handelte, charakteristische Kristalle in Gestalt schräger Kreuze mit kurzen Querbalken oder Kristalle mit schwalbenschwanzförmigen Ein-schnitten an den Schmalseiten. Nach dem Ergebnis von Nachprüfungen, die

BERG angestellt hat, ist die Reaktion empfindlich, völlig spezifisch, aber merkwürdigerweise nicht bei Tiersperma positiv. BERG hält ihren positiven Ausfall
für beweisend, und zwar wahrscheinlich auch beweisend für Menschensperma.
Auch bei gewaschenem Textilgewebe kann sie noch positiv ausfallen. Längere
Lagerung der Spermaflecken (über 6 Monate) hemmt allerdings mitunter die

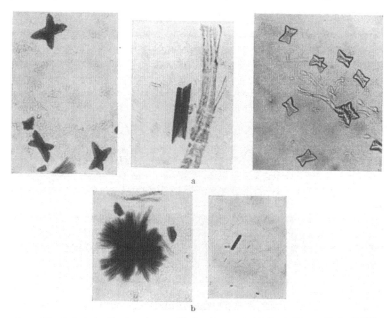

Abb. 34a u. b. a Morphologische Abarten der spezifischen Puranenkristalle; b Unspezifische Gebilde, die bei
der Anstellung der Puranenreaktion auftreten können.

Reaktion. Hitzeeinwirkung, z. B. Versengung mit dem Plätteisen, beeinflußt die
Reaktion kaum. Die in der Frauenhygiene üblichen Desinfektionsmittel heben
die Reaktion nicht auf, schwächen sie jedoch ab. Doch muß damit gerechnet
werden, daß die Reaktion gelegentlich *versagt*, wenn das Sperma längere Zeit in
bestimmten (nicht allen) Kondomsorten aufbewahrt worden war. Dies sind aber
Fehlerquellen, die in der Praxis keine sehr große Rolle spielen (TRUCHLY).

Als Technik wird von BERG folgendes Vorgehen empfohlen:

Aus der verdächtigen Stelle wird ein Stück von 1—2 cm² ausgeschnitten und möglichst
klein zugeschnitten. Die Schnitte werden über Nacht, mindestens aber 4—6 Std, in einem
serologischen Reagensglas mit 0,5 cm³ physiologischer Kochsalzlösung im Eisschrank aufgehoben. Danach werden die Stoffasern herausgenommen, die in ihnen haftende Flüssigkeit wird in das Reagensglas ausgepreßt, das feuchte Textilgewebe wird mit einem Tropfen
Kochsalzlösung wieder angefeuchtet und abermals ausgedrückt. Der auf diese Weise gewonnene Extrakt wird mit einem Tropfen des PURANENschen Reagenses versetzt, geschüttelt
und 4 Std stehen gelassen. Die überstehende klare Lösung wird vorsichtig abgegossen, das
Sediment auf einen Objektträger getropft und auf einem Deckglas nach Abblendung bei
300facher Vergrößerung mikroskopiert. Man muß sich hüten, drusenförmige Kristalle des
Reagenses mit den charakteristischen Kristallen von Spermindiflavianat zu verwechseln, die
die Form eines schiefen Kreuzes haben. Bei älterem Sperma werden die Kristalle kleiner und
auch morphologisch andersartig; sie haben die Gestalt eines Stäbchens, das an beiden Enden
eine deutliche Einkerbung aufweist. Bei noch älterem Sperma werden die Kristalle schmetter-
lingsförmig (P_1-, P_2- und P_3-Kristalle). Nicht beweisend ist jedoch das Auftreten von stäb-
chenartigen Kristallen, die die Einkerbungen nicht aufweisen (TRUCHLY, s. Abb. 34a und b).

Sobald die Ergebnisse von BERG auch sonst bestätigt worden sind (so von
TRUCHLY und RAUSCHKE am Heidelberger Institut), wird man vielleicht beim

positiven Ausfall dieser Reaktion auf weitere Untersuchungen verzichten können. Vorläufig wird man jedoch noch eine mikroskopische Untersuchung auf Spermien anschließen müssen, denn nach bisheriger Auffassung galt nur der Nachweis eines erhaltenen Samenfadens (mit Schwanz) als beweisend für das Vorliegen von Sperma. Fällt die PURANEN-Reaktion negativ aus, so muß nach unserer Auffassung trotzdem eine Untersuchung auf Spermien angeschlossen werden. Nach unserer Beobachtung fiel die PURANEN-Reaktion an einer gewaschenen Hose, die vorher mit Sperma betropft gewesen sein sollte, trotz sorgfältiger Beachtung aller Kautelen negativ aus, während sich mikroskopisch noch vereinzelte Spermien nachweisen ließen.

Zum Nachweis der *Samenfäden* benutzt man am besten Partien aus dem Zentrum des Flecks, da hier die Spermien am reichlichsten vorhanden sind (B. MUELLER). Man kann hier herausgeschnittene Partien macerieren, am besten unter Zusatz eines Desinfektionsmittels, um die Bakterienbildung zu verhindern (Sublimat oder schwache Salpetersäure), das Macerat abstehen lassen und das Sediment im Nativpräparat mikroskopieren. So geht man zweckmäßig vor, wenn größere Partien von dickem, gefärbtem, flauschigem Textilgewebe zu untersuchen sind, bei denen die Grenzen der Befleckung nur undeutlich zutage treten. Handelt es sich um dünnes Textilgewebe, so benutzt man ein Färbeverfahren. Praktisch am besten erprobt ist die Färbung mit *Erythrosin* und das Färbeverfahren nach BAECCHI.

Zur Färbung mit Erythrosin (CORIN und STOCKIS) werden nach mündlichen Angaben von KOCKEL eine Anzahl von Fäden aus dem fraglichen Fleck herausgelöst, auf einen Objektträger gebracht, mit reichlich Farblösung bedeckt und über der Flamme verdampft. Das Verdampfen muß unter Zusatz neuer Farblösung einige Male wiederholt werden. Dann überführt man die trocken gewordenen Fäden auf einen weiteren Objektträger und mikroskopiert unter dem Deckglas in destilliertem Wasser. Die Spermien sind intensiv rot gefärbt und meist wohl erhalten. Die Farblösung wird so bereitet, daß man 0,5 g Erythrosin in 100 cm³ einer 25%igen wäßrigen Ammoniaklösung löst; sie ist nicht haltbar. Wir haben mit dieser Technik gute Erfahrungen gemacht und benutzen sie gerne. Die Präparate sind allerdings nicht haltbar.

Nach der Originalvorschrift von CORIN und STOCKIS geschieht die Färbung ohne Erwärmung, die Farblösung wird abgetupft, dann mikroskopiert man nach Wasserzusatz. Man kann die gefärbten Fasern auch trocknen und nach Einschluß in Canadabalsam Dauerpräparate herstellen. Die Textilfasern bleiben bei jeder dieser Modifikationen ungefärbt. Es sind noch zahlreiche andere Variationen der Technik angegeben worden (s. SCHWARZACHER, DÉROBERT und HAUSSER).

Sehr geläufig und dankbar ist auch die Färbemethode nach BAECCHI.

Die Farblösungen sind folgende:
1. 1 Teil 1%ige Säurefuchsinlösung auf 40 Teile 1%ige HCl.
2. 1 Teil 1%ige Methylenblaulösung auf 40 Teile 1%ige HCl.
3. 1%ige Säurefuchsinlösung, 1%ige Methylblaulösung, je 1 Teil auf 40 Teile 1%ige HCl.

Jede Lösung kann für sich allein verwendet werden oder die unter 3 angegebene Doppelfärbung. Die Lösungen 1 und 2 halten sich gut, die unter 3 angegebene Mischung von 1 und 2 ist leicht zersetzlich und muß oft erneuert werden. Das Verfahren ist praktisch folgendes:

Ausschneiden eines ¹/₂—1 cm² großen Stückes oder Entfernen einzelner Fasern aus dem befleckten Stoffteil, Auflegen auf Objektträger und bedecken mit Deckglas. Dann wird die Farblösung auf der einen Seite an das Deckglas herangebracht und mit Filtrierpapier unter dem Deckglas durchgezogen. Eventuell folgt Nachsaugen von 1%iger Salzsäure, danach Glycerin. Das Stück kann nach Färbung auch entwässert, in Xylol aufgehellt und in Canadabalsam eingeschlossen werden. Bei gelungener Doppelfärbung erscheinen die Köpfe der Samenfäden rot, die Schwanzteile blau, bei einfacher Färbung, mit der man praktisch auskommt, sind die Spermien einfarbig tingiert (Abb. 35)[1].

---

[1] Der in der *Phasenkontrastmikroskopie* Geübte erkennt vielfach die Spermien auch im von zerzupftem Textilgewebe angefertigten Stativpräparat *ohne* Anwendung eines Färbeverfahrens.

Bestehen Zweifel, ob nachgewiesenes Sperma vom Menschen stammt, so kommt außer der Reaktion nach PURANEN auch die Anwendung der Präcipitinreaktion von UHLENHUTH in Frage.

Auch die Bestimmung der *Blutgruppe* kann bei Spermaflecken in genau der gleichen Form wie bei Blutflecken mit den gleichen Erfolgsaussichten durchgeführt werden. Angewendet wird die Technik zum Nachweis der Receptoren A und B auf dem Wege des Absorptionsversuches (S. 97). Sorgfältige Substratkontrollen sind auch hier erforderlich. Das Sperma enthält nur Receptoren bei einer Anzahl von Menschen, aber immer dann, wenn diese Menschen die Recep-

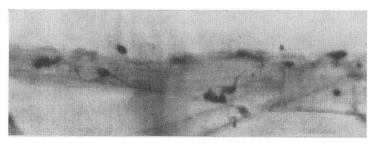

Abb. 35. Spermien an einer Textilfaser (Färbung nach BAECHI).

toren auch im Speichel ausscheiden. Stellt man bei der Spermauntersuchung die Anwesenheit der Receptoren A oder B oder von beiden fest, so kann man das Resultat verwerten. Wird durch die Absorption kein Receptor ermittelt, so kann es sich um das Sperma eines Nichtausscheiders handeln. Es muß bei der verdächtigen Person in jedem Falle im Blut die Gruppe festgestellt werden und durch Untersuchung des Speichels (s. S. 122) ermittelt werden, ob sie diese Gruppeneigenschaften ausscheidet oder nicht. Es muß auch berücksichtigt werden, daß die Stärke der Receptoren in den Ausscheidungen schwankt. Die Diagnose Gruppe 0 wird aus diesem Grunde kaum gestellt werden können. Auch ist daran zu denken, daß es sich um einen Ausscheider der Gruppe A_2 handeln kann, ebenso natürlich um einen Nichtausscheider. Wird B gefunden, so ist es auch möglich, daß es sich bei der betreffenden Person um A_2B handelt (PIETRUSKY). Die Eigenschaften M und N sind bisher im Sperma nicht gefunden worden. Bevor man an die Untersuchung der Blutgruppe des Spermaflecks herangeht, muß selbstverständlich sichergestellt sein, daß es sich tatsächlich um Sperma handelt.

An einem Schulmädchen war eine unsittliche Handlung verübt worden. Im Schlüpfer des Mädchens wurde Sperma nachgewiesen. Das Mädchen glaubte, wenn auch etwas unsicher, einen ihr vorgestellten Studenten als Täter wiederzuerkennen. Am Spermafleck der Wäsche des Mädchens ließen sich deutlich die Eigenheiten der Blutgruppe A nachweisen, während der Student Nichtausscheider war. Auf diese Weise konnte er als Täter ausgeschlossen werden. Der wirkliche Täter wurde später gefaßt.

Für den Fall, daß es einmal notwendig werden sollte, die *Menge* des Sperma durch Untersuchung des Flecks zu bestimmen, wird der quantitative Nachweis des im Fleck enthaltenen Calciums empfohlen. 100 cm³ Sperma enthalten 0,025 g Calcium. Substratkontrollen sind hier selbstverständlich von besonderer Wichtigkeit (Einzelheiten der Technik s. BASTERO).

Wohl häufiger wird die Frage aufgeworfen werden, wie *alt* eine aufgefundene Spermaspur ist. Hierüber kann man allerdings nur etwas aussagen, solange die Spuren noch etwas feucht sind. KOOPMANN hat nach dieser Richtung hin systematische Untersuchungen angestellt. Liegt über einem noch bei warmer Temperatur von etwa 37⁰ aufgefundenem Spermafleck noch ein feuchter Glanz

(Befühlen), so beweist dies, daß das Sperma nicht länger als vor $2^1/_2$ Std abgesondert wurde (KOOPMANN)[1].

Literatur.

BASTERO: Clin. y Labor. **32**, 116 (1941). Ref. Dtsch. Z. gerichtl. Med. **37**, 62 (1943). — BERG, ST. P.: Dtsch. Z. gerichtl. Med. **39**, 89, 283 (1948/49).

CORIN u. STOCKIS: Zit. nach SCHWARZACHER.

DÉROBERT, HARDENGUE u. a.: Ann. Méd. lég. etc. **28**, 215 (1948). — DÉROBERT et HAUSSER: Prat. Méd. lég. Paris **1938**.

HOLZER: Sperma und Spermaflecken. In Handwörterbuch der gerichtlichen Medizin, S. 707. Berlin 1940.

INFANTINO: Arch. di Antrop. crimin. **62**, 311 (1942).

KOOPMANN: Arch. Kriminol. **106**, 47 (1940); **109**, 48 (1941).

MUELLER, B.: Dtsch. Z. gerichtl. Med. **6**, 384 (1925). — MUNCK: Dtsch. Z. gerichtl. Med. **32**, 189 (1939/40).

NAKAI: Jap. J. Med. Sci., Trans. Soc. Med. **2**, 46 (1938). Ref. Dtsch. Z. gerichtl. Med. **31**, 231 (1939).

PALMIERI: Ann. Méd. lég. etc. **29**, 328 (1949). — PIETRUSKY: Die Technik der Blutgruppenbestimmung. Berlin 1940. — POLLACK: Arch. of Path. **35**, 140 (1935). Umfassender Überblick mit eigenen Versuchen, viel Literatur. — PURANEN: Dtsch. Z. gerichtl. Med. **26**, 366 (1936).

SCHMIDT, O.: Dtsch. Z. gerichtl. Med. **12**, 211 (1928). — SCHWARZACHER: Die Methoden der forensischen Spermauntersuchungen. In ABDERHALDENS Handbuch der biologischen Arbeitsmethoden, Abt. IV, Teil 12, 2. Hälfte, S. 177. Berlin u. Wien 1934. — STIEVE: Männliche Genitalorgane. In v. MÖLLENDORFFS Handbuch der mikroskopischen Anatomie des Menschen, Bd. 7, Teil 2, S. 117. Berlin 1930.

TRUCHLY: Die Frage der praktischen Verwertbarkeit des Spermanachweises nach PURANAN. Med. Diss. Heidelberg 1950.

IV. Untersuchung von Speichel und Speichelflecken.

Die Untersuchung von Speichelspuren kann bedeutungsvoll werden bei Untersuchung von Knebeln mit der Fragestellung, ob sie tatsächlich in den Mund gesteckt wurden, als Abrinnspuren bei Erwürgten und Erhängten und bei der Untersuchung von Zigarettenstummeln, Klebemitteln an Briefumschlägen und an Briefmarken zwecks Feststellung der Gruppe desjenigen, der sie mit Speichel befeuchtet hat.

Ein Speichelfleck im Textilgewebe leuchtet ganz schwach auf, wenn man ihn im ultravioletten Licht untersucht. Als Vorprobe zur Feststellung, ob es sich hier um Speichel handelt, genügt eine Tupfreaktion (Ansäuern mit Salzsäure, Zusatz einer 1:3 verdünnten offizinellen Eisenchloridlösung). Es entsteht eine Rotfärbung, sofern der Speichel Rhodankali enthält. Weder der positive noch der negative Ausfall ist beweisend. Ein sicherer Nachweis ist möglich durch Feststellung des im Speichel enthaltenen Ptyalins. Textilstückchen von $^1/_4$—1 cm^2 werden in eine Stärkelösung getan. Zusatz von Toluol zwecks Verhütung einer Bakterienwucherung. Stehenlassen dieser Mischung 8 Std im Brutschrank bei 37° C. Dann wird die Flüssigkeit mit LUGOLscher Lösung auf den noch vorhandenen Stärkegehalt und mit FEHLINGscher Lösung auf Traubenzucker untersucht. Kontrolluntersuchungen sind erforderlich. Einzelheiten s. B. MUELLER, REUTER und HOLZER.

Zwecks Feststellung von *Menschenspeichel* oder der etwaigen Tierart kann die UHLENHUTHsche Reaktion herangezogen werden. Jedoch muß man möglichst umfangreiche Textilgewebspartien macerieren (B. MUELLER, REX-KISS).

Auch die *Blutgruppenbestimmung* ist möglich, sofern man weiß, daß die in Frage kommende Persönlichkeit die agglutinogenen Substanzen ausscheidet. Etwa $^1/_4$ der Menschen sind Nichtausscheider. Wenn die Eigenschaft A ausgeschieden wird, wird nach herrschender Auffassung auch B ausgeschieden, doch sind auch ganz seltene Ausnahmen beobachtet worden (GALLORO). Auch bei Bewertung von Blutgruppenbestimmungen in Spermaflecken ist, wie schon erwähnt, die Prüfung der Frage notwendig, ob der Betreffende Ausscheider ist. Andernfalls besteht erhöhte Gefahr einer Fehlbestimmung.

---

[1] Für Feststellung des Alters eines Spermafleckes kommt nach den neuesten Forschungsergebnissen auch die Darstellung des Chlorid- und Sulfatbildes in der Umgebung des Spermafleckes in Betracht (s. S. 103, Anmerkung).

Der Agglutinogengehalt im Speichel ist im allgemeinen recht hoch, daher macht die Bestimmung der Blutgruppe am Speichelfleck keine allzugroße Schwierigkeiten und gelingt in der Mehrzahl der Fälle auch bei der Untersuchung von Zigarettenstummeln und ursprünglich mit Speichel benetzten Briefumschlägen und Briefmarken (GALLORO, KÜNKELE). Nach Meinung anderer Untersucher gelingt die Bestimmung ziemlich häufig nicht, und zwar in etwa 20% der Fälle (LAGUNA und MAKOWIEC). Die Technik ist die gleiche wie bei der Bestimmung der Blutgruppen im Blutfleck. Sorgfältige Substratkontrollen sind erforderlich. Bei manchen japanischen Papiersorten entstehen unspezifische Hemmungen (NAKAI).

Die Bestimmung der agglutinablen Substanzen geschieht nach Art des Absorptionsversuches entsprechend der Bestimmung der Blutgruppen im Blutflecken (S. 97). Es ist empfehlenswert, den Speichel in den verschiedensten Verdünnungen (1:10, 1:100, 1:1000) zu untersuchen. Arbeitet man mit allzu konzentriertem Speichel, so können unspezifische Hemmungen auftreten. Als Absorptionsserum benutzen wir ein Mischserum der Blutgruppe 0 mit den Agglutininen α und β; um Unsicherheiten durch Titerschwankungen zu umgehen, sorgen wir dafür, daß sowohl gegenüber dem benutzten A-Testblutkörperchen als auch den benutzten B-Testblutkörperchen ein Titer von 1:64 besteht. Wir absorbieren in einem Mengenverhältnis 0,1 cm³ Speichelverdünnung + 0,1 cm³ Mischserum in einem Reagensgläschen dünnen Kalibers 1 Std lang bei Zimmertemperatur von 20° C. Zur Austitrierung der Serum-Speichelmischung pflegen wir die Objektträgermethode zu benutzen. Die Hemmung pflegt meist sehr deutlich in allen Verdünnungen in Erscheinung zu treten (BERNDT). Die Ausscheidung des Speichels unterliegt nach den Untersuchungen von PUTKONEN, HOLZER, BERNDT und NAUMANN gewissen Schwankungen, so daß in besonderen Ausnahmefällen auch einmal die Ausscheidereigenschaft übersehen werden könnte.

Bevor man versucht, an einem Speichelfleck die Blutgruppe zu bestimmen, wird es notwendig sein, den Speichel der in Frage kommenden Personen daraufhin zu untersuchen, ob sie überhaupt Ausscheider sind, was, wie schon erwähnt, auf etwa ³/₄ der Menschen zutrifft.

Die Entnahme des Speichels kann durch Ausspeien vor sich gehen. Für die Entnahme von Speichel bei Säuglingen und Kleinkindern hat HOLZER eine leicht anzufertigende Vorrichtung angegeben. Die Luft in einem mit einem Korken verschlossenen Reagensglas wird durch Ansaugen an einem mit einem Schlauch armierten Mundstück verdünnt. Ein weiterer in den Mund des Kindes eingeführter Schlauch saugt den Speichel in das Reagensglas. Man braucht 1—2 cm³. Vorherige Nahrungsaufnahme hat nach HOLZER keinen Einfluß, während BERNDT Entnahme nach Nahrungsaufnahme und vorheriges Ausspülen des Mundes nach ihren Erfahrungen für besser hält. Der entnommene Speichel wird zentrifugiert. Die überstehende Flüssigkeit wird durch Einstellen eines verkorkten Röhrchens in einem Wasserbad für 10 min erhitzt, um die sog. thermolabilen „Blutgruppenfermente" zu zerstören, die die Blutgruppensubstanz zerstören können. Wahrscheinlich handelt es sich hier um bakterielle Einflüsse (Schrifttum hierüber s. DAHR und BERNDT). In diesen Fällen empfiehlt NAUMANN Untersuchung in Verdünnungen von 1:2—1:64, wobei allerdings die Gefahr unspezifischer Hemmungen nicht ganz unbeachtlich ist. Bei Anstellung der nötigen Kontrollen und gegebenenfalls bei wiederholten Bestimmungen an der gleichen Person, gelingt es nach unseren Erfahrungen, das Vorhandensein oder Fehlen der Ausscheidereigenschaft zu bestimmen. Eine Übung in diesen Bestimmungen ist jedoch unerläßlich.

Die Bestimmung der Ausscheidereigenschaft ist dadurch nicht unerheblich eingeschränkt, daß sie bei Personen der Blutgruppe 0 normalerweise nicht möglich ist. Sie würde gelingen, wenn uns ein geeignetes Anti-0-Serum zur Verfügung stände. Die üblichen tierischen Anti-0-Seren (s. S. 98) sind nicht hinreichend spezifisch und lassen sich praktisch nicht absorbieren (SCHELB, KLEIN und GEORGIEFF). Nun gelang es MANZ durch Immunisierung von Kaninchen mit menschlichem Ausscheiderspeichel ein Anti-0-Serum herzustellen, dessen Wirksamkeit durch Absättigung der 0-Blutkörperchen herabgesetzt wird und das sich, wie O. SCHMIDT, MANZ und Mitarbeiter nachwiesen, auch zur Feststellung der Ausscheidereigenschaft bei Personen der Gruppe 0 eignet. Die Herstellung ist schwierig und gelingt durchaus nicht immer. Wieweit die Bestimmung spezifisch ist (sog. Anti-H-Serum; s. S. 89), ist noch nicht hinreichend gesichert, so daß man in der gerichtsmedizinischen Praxis die Bestimmung der Ausscheidereigenschaft von Personen der Gruppe 0 noch nicht sicher durchführen kann. Doch ist ein Weitertreiben der Forschung auf diesem Gebiet erforderlich.

Die Feststellung der Ausscheidereigenschaft ist nicht nur von Belang bei der kriminalistischen Untersuchung von Speichelflecken oder anderen Flecken von Exkreten, z. B. Spermaflecken, sondern auch zur Bestimmung der Ausscheidereigenschaft zwecks Ausschluß der Vaterschaft, da hier erbliche Gesetzmäßigkeiten vorzuliegen scheinen. Aber auch auf diesem Gebiet findet sich noch vieles im Fluß (s. S. 1031).

Literatur.

BERNDT: Bestehen Schwankungen in der Ausscheidung von Blutgruppensubstanzen im Speichel? Med. Diss. Heidelberg 1949. — BRÄUNINGER: Vereinfachtes Verfahren des Nachweises von Blutgruppensubstanzen im Speichel. Inaug.-Diss. Halle 1939.

DAHR: Die Technik der Blutgruppen und Blutfaktorenbestimmung. Stuttgart 1948. — DÉROBERT u. HAUSSER: Siehe Literatur, Abschn. Blutnachweis.

FOG-MÖLLER: Z. Immun.forsch. **84**, 359 (1935).

GALLORO: Arch. di Antrop. crimin. **60**, 853 (1940). — Zacchia **4**, 332 (1940). Ref. Dtsch. Z. gerichtl. Med. **38**, 193 (1944).

HANSON: Nord. kriminaltekn. Tidskr. **1949**, Nr 1. Ref. Kriminalistik **1949**, 2, 4. — HOLZER: Dtsch. Z. gerichtl. Med. **28**, 234 (1937). — Speichel und Speichelflecken. In Handwörterbuch der gerichtlichen Medizin, S. 706. Berlin 1940.

KLEIN u. GEORGIEFF: Z. Immun.forsch. **108**, 397 (1951). — KÜNKELE: Verh. 1. internat. Kongr. gerichtl. u. soz. Med. 1938, S. 132.

LAGUNA u. MAKOWIEC: Arch. Kriminol. **105**, 143 (1939).

MANZ: Dtsch. Z. gerichtl. Med. **40**, 270 (1951). — MOHR: Arch. Kriminol. **97**, 100 (1935). — MUELLER, B.: Dtsch. Z. gerichtl. Med. **11**, 211 (1928).

NAKAI: Arch. Kriminol. **107**, 43 (1940). — NAUMANN: Studien über die Intensität der Ausscheidung von Blutgruppensubstanzen im Speichel. Med. Diss. Heidelberg 1950.

PUTKONEN: Zit. nach SCHMIDT, MANZ u. Mitarb.

REUTER, K.: Naturwissenschaftlich-kriminalistische Untersuchungen menschlicher Ausscheidungen. In ABDERHALDENS Handbuch der biologischen Arbeitsmethoden, Abt. IV, Teil 12, 2. Hälfte, S. 305. Berlin u. Wien 1934. — REX-KISS: Z. Immun.forsch. **101**, 405 (1942); **102**, 1, 112 (1942).

SCHELB: Untersuchungen über die Verwendbarkeit von Anti-0-Seren, die aus dem Blut deutscher Aale gewonnen wurde. Med. Diss. Heidelberg 1950. — SCHMIDT, MANZ u. TRAENCKNER: Dtsch. Z. gerichtl. Med. **40**, 197 (1951).

V. Untersuchung von Kot und Kotflecken.

Nicht ganz selten findet man am Tatort Kot. Er wird entleert vom Sterbenden, insbesondere beim Vorliegen des Erstickungstodes. Eigenartigerweise beobachtet man es aber auch hin und wieder, daß der Täter am Tatort einen Kothaufen hinterläßt. Die Deutung dieser merkwürdigen Erscheinung geht dahin, daß der Täter bei der Tat erheblich psychisch erregt wird und daher plötzlich seine Notdurft verrichten muß. Es wird aber auch behauptet, daß es sich in manchen Gegenden um einen Volksaberglauben handelt; solange der Kot noch warm ist, kann, nach dem Inhalt des Aberglaubens, die Tat nicht entdeckt werden. So wäre es zu erklären, daß manche Täter den Kothaufen warm zudecken (VAN LEDDEN-HULSEBOSCH, REUTER, HOLZER).

Bei fraglichen Flecken wird man zunächst unter Umständen vor die Frage gestellt werden, ob sie überhaupt von Kot herrühren. Zum Nachweis dient die *Stercobilinreaktion*; man preßt den fraglichen Fleck auf ein mit destilliertem Wasser befeuchtetes Filtrierpapier ab, läßt einen Tropfen gesättigter Sublimatlösung darauf fallen und beobachtet, ob die Farbe des Filtrierpapiers infolge Oxydation des Stercobilins in Ziegelrot umschlägt. Die Ergebnisse sind allerdings nicht immer zuverlässig (REUTER).

Eine Untersuchung der *Herkunft* des Kotes mit Hilfe der UHLENHUTHschen Reaktion ist meist nicht möglich (PRZYBYLKIEWICZ).

Auch die *Blutgruppenbestimmung* gelingt meist nicht. Man hat versucht so vorzugehen, daß man 10—20 g Kot in destilliertem Wasser löst, die Lösung eintrocknen läßt und das

Pulver mit der Absorptionsmethode untersucht, doch stören hier unspezifische Bindungen allzusehr. Gelegentlich kommt man aber zu einer Vermutungsdiagnose (HODYO). Andere Untersucher behaupten, etwas bessere Erfolge gehabt zu haben (MOHARREM). Ein Unterschied zwischen Ausscheidern und Nichtausscheidern war nicht festzustellen. In praktischen Fällen wird aber immer allergrößte Vorsicht notwendig sein, zumal man die sich aus den unspezifischen Bindungen ergebenden Fehlerquellen gerade bei der Untersuchung von Kot durch Kontrollen meist nicht ausschließen kann. Es ist weiterhin vorgeschlagen worden (HOEN), Kotspuren dadurch zu identifizieren, daß man mit den in ihm enthaltenen Colibakterien Kaninchen immunisiert und mit dem gewonnenen Immunserum die auf Nährböden aus dem Kothaufen gezüchteten Colibakterien auf Agglutination nach Art der VIDALschen Reaktion untersucht. Handelt es sich darum festzustellen, ob 2 Kotproben von derselben Entleerung herstammen, so kann es zweckmäßig sein, den Chlorophyllgehalt der beiden Portionen zu vergleichen. Man untersucht einen Ätherauszug im UV-Licht auf Fluorescenz und vergleicht den Grad der Fluorescenz, der vom Chlorophyllgehalt abhängig sein soll (KRAFT).

Wichtige Anhaltspunkte in kriminalistischer Beziehung (Beispiel hierfür s. HOLZER und REUTER) kann die Feststellung liefern, was der Urheber der Kotportion in der letzten Zeit *gegessen* hat. Man spült durch besondere Apparaturen, die von VAN LEDDEN-HULSEBOSCH und von REUTER beschrieben wurden, die Kotmassen durch ein Siebsystem, sondert auf diese Weise die einzelnen Bestandteile der Größe nach ab und untersucht mikroskopisch. Das Auffinden von Pflanzenbestandteilen definierbarer Art (in einem praktischen Fall des Schrifttums war es Rotkohl), Schalen von Erbsen und Bohnen, Obstschalen, Fischschuppen von verschiedenen Fischarten, etwaige Fremdkörper können wichtige Anhaltspunkte bieten. Auch wird auf Unterschiede im Parasitengehalt der Kotbestandteile hingewiesen. Inwieweit diese Unterscheidungsmöglichkeit sich praktisch auswirkt, müßte allerdings noch erforscht werden (VANNI).

VI. Untersuchung von weiteren menschlichen Ausscheidungen.

Bei der Untersuchung von *Eiterflecken* ist gelegentlich auch der Nachweis von Bakterien gelungen, insbesondere auch der Nachweis von Gonokokken, ebenso von Spirochäten. Man maceriert die Flecken, trocknet das Macerat auf einem Objektträger ein und untersucht es unter Anwendung der einschlägigen Färbemethoden. Bei der Untersuchung von *erbrochenen* Massen kommt einmal die Feststellung der genossenen Nahrung in Frage, mitunter aber auch die Feststellung von Giftspuren in Gestalt von typischen Kristallbildungen (Oxalatkristalle, Kristalle von Schweinfurter Grün). Ebenso ist es möglich, die Schalenhaut der zerquetschten Kerne der Tollkirsche nachzuweisen. Bei *Urinflecken* ist unter Umständen der Nachweis der Schwangerschaft mit Hilfe der bekannten Schwangerschaftsreaktionen möglich (Näheres s. S. 898). Die Blutgruppenbestimmung aus Urinflecken ist praktisch nicht möglich, weil der Harn nur sehr wenig Gruppensubstanz enthält (DAHR).

Literatur.
Kot und weitere Ausscheidungen.

DAHR: Die Technik der Blutgruppenbestimmung. Stuttgart 1948.
HODYO: Dtsch. Z. gerichtl. Med. **22**, 95 (1933). — HOEN: Dtsch. Z. gerichtl. Med. **13**, 448 (1929). — HOLZER: Faeces. In Handwörterbuch der gerichtlichen Medizin, S. 191. Berlin 1940.
KRAFT: Arch. Kriminol. **84**, 212 (1929).
LEDDEN-HULSEBOSCH, VAN: Arch. Kriminol. **74**, 273 (1922).
MOHARREM: Z. Immunforsch. **83**, 312 (1934).
PRZYBYLKIEWICZ: Arch. Kriminol. **99**, 78 (1936).
REUTER, C.: ABDERHALDENS Handbuch der biologischen Arbeitsmethoden, Abt. IV, Teil 12, 2. Hälfte, S. 348. Berlin u. Wien 1934.
VANNI: Kriminalistik **1950**, 43.

VII. Untersuchung von Fingernagelschmutz.

Wie schon früher erwähnt, wird Fingernagelschmutz, um Verletzungen zu vermeiden, am besten mit einem Holzstück entnommen. Der entnommene Schmutz wird in verschiedenen Lösungsmitteln (Kochsalzlösung, empfohlen wird auch Chloralhydrat) mikroskopiert. Man sieht Hornschüppchen von der Haut, kann Textilfasern vorfinden (vielleicht von einem vorangegangenen Kampf), Haare, Stärkebestandteile (insbesondere bei Bäckern und Konditoren), Holzsplitter und Sägemehl (bei Bauarbeitern); bei Tabakschnupfern findet man fast immer Tabakbestandteile.

Blut in geringer Menge findet man nicht selten auch dann, wenn der Betreffende nicht mit Blut in Berührung gekommen ist. Hantieren mit bluthaltigen Nahrungsmitteln, z. B. Wurst, Säuberung der Fingernägel verursacht mitunter Blutbeimengungen. Bei 606 untersuchten Personen fiel bei 195 Personen die Benzidinreaktion im Fingernagelschmutz positiv aus. Bei künstlicher Blutbeschmutzung der Fingernägel blieb trotz gründlichen Waschens und Bürstens die Benzidinreaktion positiv. Erst nach längerem Bürsten wurde sie negativ, um wieder positiv zu werden, als man das Bürsten lange Zeit hindurch (15 min und mehr) fortsetzte. Die Feststellung von geringen Blutmengen im Fingernagelschmutz ist daher in kriminalistischer Beziehung nicht von besonderer Bedeutung (TERÖRDE). Die Blutgruppenbestimmung gelang nach dem gleichen Untersucher niemals einwandfrei; doch wird sie bei sehr intensiver Beschmutzung der Fingernägel mit Blut hier und da doch möglich sein. Wie MOHR berichtet, ist einmal auf diese Weise die Überführung eines Täters möglich gewesen.

Literatur.

DAHR: Siehe Literatur, Untersuchung von Kot und weiteren Ausscheidungen.

GISTL: Fingernagelschmutz. In Handwörterbuch der gerichtlichen Medizin, S. 212. Berlin 1940.

LOCHTE: Gerichtsärztliche und polizeiärztliche Technik. Wiesbaden 1914.

MOHR: Arch. Kriminol. **97**, 100 (1935).

REUTER, C.: Siehe Literatur, Untersuchungen von Kot und weiteren Ausscheidungen.

TERÖRDE: Arch. Kriminol. **105**, 105 (1939).

VIII. Darstellung und Beurteilung von Gangbildern.

Während die Beurteilung von einzelnen Fußabdrücken in das Gebiet der naturwissenschaftlichen Kriminalistik fällt, werden bei der Beurteilung von Gangbildern gelegentlich medizinische Gesichtspunkte geltend gemacht werden müssen; denn der Gang des Menschen gehört zu seinen physiologischen Funktionen.

Wie schon früher ausgeführt, paust man eine Gangspur am besten durch und klebt nachher das Pauspapier zu langen Streifen zusammen. Die photographische Darstellung geschieht am besten, nachdem man die Fußeindrücke mit weißem Sand, Gipspulver oder Talkum unter sorgfältiger Beachtung der Abdrücke ausgestreut hat.

Für die Ausmessung der Gangbilder kommen in Betracht: Die sog. *Richtungslinie*; sie entspricht der Richtung des Ganges und ist bei Kurven schwierig festzulegen. Sie ist in dem Schema (Abb. 36) durch Linie *b* dargestellt und liegt, schematisch gesehen, in der Mitte zwischen den tangentialen Verbindungslinien der Eindrücke der Absätze (Linie *a* und *a'* des Schemas, Abb. 36). Es wird empfohlen, diese Linie an der Spur selbst so darzustellen, daß man an den entsprechenden Stellen Pflöcke in die Erde steckt und sie durch weiße Bindfäden markiert. Gewisse Unregelmäßigkeiten bei dieser Markierung müssen in Kauf genommen werden. Für die weitere Ausmessung des Ganges spielen eine Rolle die *Schrittlänge* der *Schrittwinkel*, das ist der Winkel zwischen der Achse des Fußabdrucks und der Richtungslinie, und die *Schrittbreite*, das ist der Abstand der Fußeindrücke von der *Richtungslinie* nach beiden Seiten. Diese Größen sind in der schematischen Zeichnung (Abb. 37) dargestellt worden. Die Ausmessung kann einmal erfolgen auf der Pause, wobei man sich in Ruhe die notwendigen Hilfslinien konstruieren kann, oder mit Hilfe von einfach herzustellenden Meßapparaten, wie sie von J. MÜLLER und G. WAGNER angegeben wurden. Die WAGNERsche Meßapparat ist mir aus eigener Anschauung als praktisch brauchbar bekannt. Eine etwas andere Technik wendet SCHRIKKEMA an.

Versuche, für die Klassifizierung eines Gangbildes eine Formel nach Art der daktyloskopischen Registrierformel zu finden (J. MÜLLER), haben bisher noch nicht zu einem brauchbaren Abschluß geführt; die Gangbilder sind aus naheliegenden Gründen nicht unerheblich variabel, so daß ein Einpressen in Formeln auf Schwierigkeiten stoßen dürfte. Bei *Beschleunigung* des Ganges wird die Schrittlänge kleiner, die Gangbreite geringer, der Schrittwinkel meist, aber nicht immer, größer, bei sehr eiligem Gehen scheint er wieder kleiner zu werden. Bei Belastung verringert sich die Schrittlänge, der Schrittwinkel wird kleiner, die Schrittbreite größer. Die Variationsbreite kann auf diese Weise so groß werden, daß die Maße von verschiedenen Personen, die bei gleicher Gangart deutlich unterschiedlich sind, ineinander geraten und nicht mehr zu

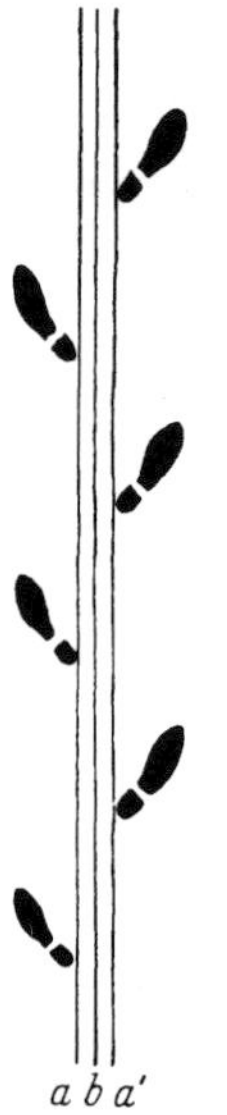

Abb. 36. 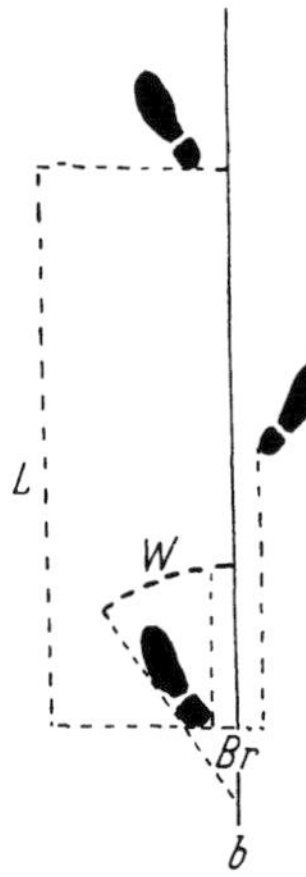   Abb. 37. 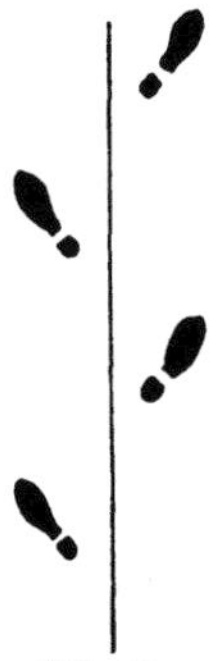   Abb. 38 a.   Abb. 38 b.

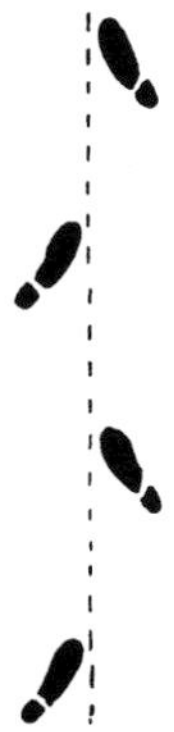

Abb. 36. Gangschema. Linie *a* und *a'*: Tangentiale Verbindungslinien der Eindrücke der Absätze. Linie *b*: Richtungslinie. (In Anlehnung an G. WAGNER.)

Abb. 37. Messungsschema. *b* Richtungslinie; *Br* Gangbreite; *W* Schrittwinkel; *L* Schrittlänge. (In Anlehnung an G. WAGNER.)

Abb. 38a. Breiter Gang.   Abb. 38b. Überkreuzgang (Tänzerinnengang). (In Anlehnung an GROSS-HÖPLER.)

trennen sind. Wenn man daher in der Praxis von in Frage kommenden Personen Vergleichsgangbilder herstellen läßt, so wird es notwendig sein, diese Personen diejenige Gangart einschlagen zu lassen, die überschläglich am Tatort vorgelegen hat. Eine schnellere Gangart zeichnet sich unter anderem dadurch aus, daß die Eindrücke nach vorne zu und an den Absätzen tiefer werden. Immerhin wird es bei Beachtung dieser Richtlinien möglich sein, zum mindesten eine oder mehrere der in Frage kommenden Personen auszuschließen und auf diese Weise zu einem brauchbaren Resultat zu gelangen. Bezüglich der *Schrittbreite* bestehen gleichfalls individuelle Eigenheiten. Es gibt Personen mit breitem etwas schwerfälligem Gang, den man z. B. Seeleuten nachsagt (Abb. 38a). Im Gegensatz dazu steht der Überkreuzgang, auch „graziöser" Gang genannt, der z. B. den Tänzerinnen eigen sein soll. Er besteht darin, daß beim Gehen die Füße übereinander gesetzt werden, so daß die Schrittweite negativ wird (Abb. 38a). Dieser Tänzerinnengang, mit dem auch ein gewisses Wiegen in den Hüften verbunden ist, scheint für gewisse Personen charakteristisch zu sein; er ist aber wahrscheinlich ziemlich selten (WAGNER).

Bei Beurteilung von Gangbildern ist auch daran zu denken, daß der Täter zu *Täuschungsmitteln* gegriffen haben könnte. So ist es einmal vorgekommen, daß er sich zur Verschleierung der Gangspur eine Gummisohle mit Muster unter die Schuhe heftete (LINKE), auch daß er am Tatort rückwärts ging (GROSS.)

Der *Rückwärtsgang* ist am Gangbild daran zu erkennen, daß die Fußspitze mehr oder weniger locker in das Erdreich eingehauen wird, daß aber die Tiefstelle des Abdrucks an der hinteren Stelle des Absatzes liegt.

Auch von *orthopädischer Seite* hat man sich des Gangbildes angenommen und Gangstörungen bei Hüftlähmungen beschrieben (STORCK, THOMSON). Es ist weiterhin unter gewissen Umständen möglich, aus Eigenheiten der Fußspur auf pathologische Eigenheiten des betreffenden Menschen zu schließen. So erkennt man eine *Coxa vara* an dem ausgeprägten Schrittwinkel, den *einseitigen Prothesenträger* an Ungleichheiten der Schrittlänge, an einem breitspurigen

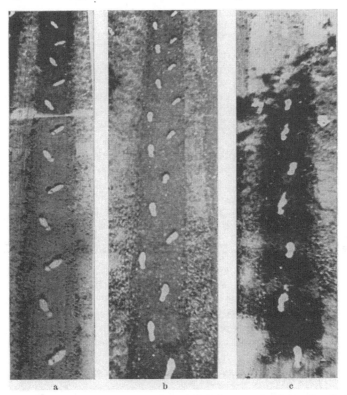

Abb. 39a—c. a Gangspur bei Coxa vara (großer Schrittwinkel); b Gangspur eines linksseitigen Prothesenträgers (geringer Schrittwinkel links); c Gangspur bei Peronaeus-Lähmung (Schleifspur bei herabhängender Fußspitze im Erdreich).

Gang und daran, daß das gesunde Bein tiefer eingedrückt wird als das Prothesenbein; der Fußabdruck des Prothesenträgers zeigt einen geringeren Schrittwinkel. Für das Bestehen einer *Peronäuslähmung* ist charakteristisch, daß die Außenkante sehr eingedrückt ist, daß der kranke Fuß nach innen gestellt ist und daß die herabhängende Fußspitze eine Schleifspur vor dem Aufsetzen des Fußes im Erdreich hinterlassen kann (s. Abb. 39) (weitere Einzelheiten s. SPIEGEL, RAUSCHKE).

Literatur.
Gangbilder.

DVORAK: Kriminalistik **1944**, 76.

EBERHART: Kriminal. Rdsch. **1947**, H. 5, 5. — ELBEL: Fußspuren. In Handwörterbuch der gerichtlichen Medizin, S. 250. Berlin 1940. Hier weiteres Schrifttum.

GROSS-HÖPLER: Handbuch für Untersuchungsrichter, Teil 2, S. 656. München-Berlin-Leipzig 1922.

KLEN: Kriminalistika (Prag) **1949**, H. 6/7. Ref. Kriminalistik **1950**, 45.
LINKE: Kriminal. Mh. **7**, 88 (1933).
MÜLLER, J.: Kriminal. Mh. **6**, 4 (1932).
RAUSCHKE: Gangspuren medizinisch gesehen. Erscheint in Dtsch. Z. gerichtl. Med.
SCHRIKKEMA: Alg. Politieblad **1950**, 336. — SPIEGEL: Untersuchungen über die Erkennung von Gehstörungen aus dem Spurenbild. Med. Diss. Heidelberg 1950. — STORCK: Arch. orthop. Chir. **32**. Zit. nach WAGNER.
THOMSON: Z. orthop. Chir. **62**, 21 (1931).
WAGNER: Dtsch. Z. gerichtl. Med. **26**, 331 (1936).

E. Identifikation.

I. Allgemeines.

Der Rechtsbrecher, aber auch derjenige, der aus anderen Gründen unbekannt bleiben will, verschleiert mitunter seine Personalien, wechselt seinen Namen und beschafft sich falsche Ausweise. Unter diesen Umständen besteht für die Allgemeinheit ein dringendes Interesse daran, den Menschen, dessen Personalien fraglich sind, zu identifizieren. Dies ist im allgemeinen Aufgabe der Polizeiorgane; von Polizeibeamten und Kriminalisten sind die einschlägigen Methoden ausgebildet worden. Da sie aber auch bei medizinischen Fragen eine Rolle spielen, wird es notwendig sein, kurz auf sie einzugehen. Diese Notwendigkeit besteht um so mehr, als bei der Identifizierung von *Leichen* Unbekannter die Hilfe des Gerichtsmediziners nicht entbehrt werden kann. Gelegentlich werden auch *Leichenteile* oder gar nur Skeletteile aufgefunden. Für den Gerichtsmediziner entsteht dann die Aufgabe, diese Teile nach Möglichkeit zu identifizieren und den Tathergang zu rekonstruieren; das gleiche gilt beim Auffinden von Opfern durch Bombenangriffe aus dem zweiten Weltkriege, deren Reste auch jetzt noch ab und zu bei der Trümmerbeseitigung vorgefunden werden (BECK). Da es vorgekommen ist, daß in Gebärkliniken Neugeborene vertauscht wurden (KOLB u. a.), und da ein derartiger Vorwurf auch einmal unberechtigt gegen das Pflegepersonal erhoben werden kann, kann an den Gerichtsmediziner die Frage herantreten, bei der Identifizierung von Lebenden mitzuhelfen; das gleiche kommt in Frage bei der Auffindung von *Findelkindern*, die in unruhigen Zeiten, also nach Abschluß des zweiten Weltkrieges, nicht ganz selten waren.

II. Gegenüberstellung und Lichtbild.

Eine Identifikation von Lebenden oder Leichen kann durch bloße Gegenüberstellung mit Personen erfolgen, denen der Betreffende bekannt ist. Oft liegen aber die Verhältnisse so, daß die Bekanntschaft nur eine flüchtige war; der unbekannte Mensch ist von den Zeugen nur unter ungünstigen Lichtverhältnissen gesehen worden, so daß das Wiedererkennen Schwierigkeiten macht. Handelt es sich um ältere oder verstümmelte Leichen, so kann das Wiedererkennen gleichfalls recht schwierig sein. Im Zweifelsfalle können die *Kleider* des Toten oder Gegenstände, die er bei sich trug (sog. Effekten der Leiche), den Ausschlag geben. Unter diesen Umständen ist es wichtig, daß die Kleider in gerichtsmedizinischen oder pathologischen Instituten bei unbekannten Leichen besonders sorgfältig aufbewahrt werden. Es ist Sitte, Proben von Textilgewebe unter genauer Bezeichnung aufzuheben, soweit dies noch nicht durch Beamte der Kriminalpolizei vorgenommen wurde. Daß das *Lichtbild* kein sicheres Erkennungsmittel ist, wird allgemein anerkannt; dies gilt auch dann, wenn die Aufnahmen von vorne, im Profil und im Halbprofil erfolgten, wie dies manchmal vorgeschrieben ist. Änderungen der Frisur bei Frauen, Veränderungen der

Haar- und Barttracht bei Männern, die Verschiedenartigkeit der Kopfbedeckung und der Kleidung lassen nicht selten Irrtümer entstehen.

Auf unsere Veranlassung wurden Untersuchungen so durchgeführt, daß 2 Untersucher Personengruppen von 10—15 Männern im Alter von 16—36 Jahren den mit Lichtbild versehenen Personalausweis abnahmen und danach versuchten, die Personen nach den Lichtbildern zu identifizieren. Trotz sorgfältiger Durchführung dieses Identifizierungsversuches und obwohl die Untersucher sich reichlich Zeit ließen, kam es bei 202 Personen zu 28 Fehlidentifizierungen (HUELKE).

Daß einmal nach falscher Identifizierung einer Leiche an Hand eines Lichtbildes die angeblich Verstorbene beim Leichenbegängnis erschien und gegen ihre „Beerdigung" protestierte, ist eine exakt beobachtete Tatsache (SCHACKWITZ).

Unter den gegebenen Umständen wurde es notwendig, möglichst sichere Identifikationsverfahren auszuarbeiten, und zwar handelt es sich hier im einzelnen um die *Personenbeschreibung* und *Messung*, bei der das Lichtbild nur ein Hilfsmittel ist, und um die *Daktyloskopie*.

III. Personenbeschreibung.

a) Am Lebenden.

Ein genaues System der Personenbeschreibung ist von dem bekannten französischen Kriminalisten BERTILLON um 1880 ausgearbeitet worden. Man nannte nach ihm die entsprechende erkennungsdienstliche Behandlung *Bertillonage*. Die Bertillonage ist im großen und ganzen jetzt durch die Daktyloskopie überholt worden. Es bleibt jedoch das Verdienst von BERTILLON, uns die Augen für eine Betrachtung und Erfassung der Körpermerkmale geöffnet zu haben. Wenn die Bedeutung der von ihm eingeführten Anthropometrie für die Kriminalistik jetzt auch gering geworden ist, so haben seine Methoden die anthropologische Wissenschaft in sehr erheblichem Maße befruchtet.

BERTILLON machte es sich zur Aufgabe, die Personenbeschreibung nach einem auf Fragebogen aufgezeichnetem System so genau zu machen, daß man von einem besprochenen Bild, einem Portrait parlé, reden konnte. BERTILLON maß die Körpergröße, die Sitzhöhe, die Armspannweite, die Kopflänge, die Kopfbreite, die Jochbeinbreite, die Länge des rechten Ohres, des linken Unterarmes, des linken Mittelfingers, des linken Kleinfingers, des linken Fußes. Er stellte nach anthropologischen Methoden die Augenfarbe fest. Hinzu kam eine ausführliche Beschreibung der Person, insbesondere der Farbe von Bart und Haar, des Aussehens der Gesichtshaut, der Stirn, der Nase, des Ohres, der Beschaffenheit der Haare, der Augenbrauen, der Stellung der Furchen und Falten im Gesicht, die Aufzählung und Beschreibung der Narben, Tätowierungen und sonstigen Eigenheiten. Vielfach wurden auch eine Anzahl von Indices bestimmt (VOGEL). Es liegt auf der Hand, daß diese Methode ihre Fehlerquellen hat. Die Maße verändern sich bei Jugendlichen, Narben können neu entstehen, ältere können verändert werden, Haar- und Bartfarbe unterliegt gleichfalls Veränderungen.

b) An der Leiche.

Wird eine unbekannte Leiche vorgefunden, so ist es die Aufgabe des Gerichtsmediziners, bei der gerichtlichen Leichenschau oder bei der gerichtlichen Leichenöffnung eine möglichst genaue Beschreibung zu geben; dies wird ihm auch in den amtlichen Vorschriften über die Durchführung der gerichtlichen Leichenuntersuchungen ausdrücklich zur Pflicht gemacht. Daß eine Messung in allen Einzelheiten nach dem System von BERTILLON vorgenommen wird, erübrigt sich, weil in gegenwärtiger Zeit Meßblätter nach dem System BERTILLON von Erkennungsdienststellen nicht mehr angelegt werden. Immerhin ist es erforderlich, die hauptsächlichsten Maße zu nehmen und anschließend Einzelheiten der Personenbeschreibung im Protokoll niederzulegen. Die Haarfarbe, die Haarform und die Haartracht müssen geschildert werden, ferner die Gestalt der Augenbrauen und der Wimpern, wobei kosmetische Einflüsse, soweit sie erkennbar sind, darzustellen sind. Die Augenfarbe muß nach Möglichkeit festgestellt werden, die Gestalt der Nase, die Form der Nasenöffnung und die Gestalt der Lippen, soweit dies möglich ist. Da in Fäulnis übergegangene Leichen vielfach unförmig aufgetrieben sind, ist in solchen Fällen das allgemeine Merkmal des *Ernährungszustandes* und des Körperbautypus nicht recht zu ermitteln; Zurückhaltung ist in solchen Fällen erforderlich. Manchmal bekommt man einen besseren Eindruck von dem Körperbau des Verstorbenen, wenn man die Leiche nach durchgeführter Sektion nochmals ansieht; alsdann sind die Fäulnisgase entwichen, auch ist die Leichenflüssigkeit zum Teil abgelaufen, so daß die ursprünglichen Körperformen besser zum Ausdruck kommen. Es wird auch notwendig sein, unbekannte Leichen zu photographieren, doch darf man sich, wenn die Leiche älter ist, nicht viel von dem Lichtbild versprechen; zum mindesten wird es erforderlich sein, daß die zur Identifizierung photographierte Leiche vorher zurechtgemacht wird. Man wird die Haartracht ungefähr so herstellen, wie sie beim Verstorbenen ursprünglich gewesen ist, man wird die Kleidung nach Möglichkeit in Ordnung bringen, und man kann auch durch vorherige Einschnitte in den Hals und Wässerung des unter Umständen zu asservierenden Kopfes der Leiche dafür sorgen, daß die Leichenflüssigkeit abgeht. Durch 12stündiges Einlegen in konzentrierter alkoholischer Sublimatlösung und unter Umständen auch durch Anwendung von Schminke gelingt es, dem Gesicht ein etwas belebteres Aussehen zu geben, bevor man das Lichtbild anfertigt (*Leichentoilette* nach MINOVICI, zit. nach LOCHTE, GEORGIADES).

Bei Wasserleichen gehen mit der Oberhaut auch die *Haare* sehr leicht ab. Man muß sich hüten, aus dem Fehlen der Achselbehaarung bei älteren Wasserleichen etwa darauf zu schließen, sie seien aus kosmetischen Gründen entfernt worden.

Bei Wasserleichen verwandelt sich gelegentlich postmortal die graue bzw. blaue *Augenfarbe* in ein mehr oder weniger ausgesprochenes Braun. Diese Veränderung kann schon einsetzen, bevor die Hornhaut infolge postmortaler Trübung undurchsichtig wird; sie ist wahrscheinlich auf postmortale Blut- und Pigmentdiffusion zurückzuführen.

Tätowierungen sind ein besonders wichtiges Identifikationsmerkmal. Sie müssen genau beschrieben und nötigenfalls photographiert werden. Die Tätowierung wird in der Weise durchgeführt, daß die Zeichnung mit einfachen oder zusammengebundenen Nadeln durch direktes Einstechen oder durch Klopfen auf die Nadeln ausgestochen wird. Auch werden Schablonen benutzt. Sogar von einer elektrischen Tätowiermaschine wird berichtet (CATTANI). In die frischen Stichöffnungen werden unlösliche Farbstoffe wie Zinnober, Tusche, Asche, Ruß usw. eingerieben. Die Farbstoffpartikelchen heilen zum Teil in die Epidermis selbst, zum Teil im Bindegewebe unterhalb der Haut ein. Durch den Lymphstrom werden Farbteilchen in die umliegenden Lymphdrüsen verschleppt und hier angehäuft. Doch gelangt der Farbstoff nicht bis in die inneren Organe (RIECKE u. a., zit. nach HABERDA, CATTANI).

Die Art der Tätowierung, die man am häufigsten an der Innen- und Außenfläche der Arme, an der Brust, am Handrücken, gelegentlich aber auch an anderen Stellen vorfindet, gestattet gewisse Rückschlüsse auf die Persönlichkeit. Manchmal handelt es sich um die Anfangsbuchstaben des Namens, manchmal um Hinweise auf den Beruf (z. B. ein Leuchtturm oder ein Anker bei Seeleuten, Waffen bei aktiven Soldaten usw.). Auch kann die Darstellung von obszönen Szenen auf das Milieu hinweisen, in dem der Betreffende sich aufgehalten hat. Hier und da findet man auch Tätowierungen bei Geistesarbeitern. Daß bei der Schutz-Staffel (SS) des ehemaligen nationalsozialistischen Staates die Blutgruppe in der Gegend der Achselhöhle eintätowiert wurde, ist in weiten Kreisen bekannt geworden.

Bei Aufquellung der Oberflächenschichten der Epidermis kann eine Tätowierung bei der Leiche unsichtbar werden. Nach Entfernung der Oberhaut pflegt sie jedoch wieder hervorzukommen. An vertrockneten Hautstücken sind Tätowierungen mitunter nicht mehr zu erkennen. Es muß aber immer der Versuch gemacht werden, sie durch Abziehen der Oberhaut darzustellen, wenn Verdacht auf das Vorhandensein einer Tätowierung besteht (HABERDA).

Wenn bei Besichtigung einer in Fäulnis übergegangenen Leiche eine Tätowierung nicht notiert wurde, und wenn die Ärzte, die die Leiche besichtigten, nicht wußten, daß sie auf eine solche achten mußten, so spricht der fehlende Hinweis auf die Tätowierung nicht ohne weiteres gegen Identität.

Es sind zahlreiche Methoden empfohlen worden, um Tätowierungen zu *entfernen*. Wenn sie nicht allzu ausgedehnt sind, kann man sie excidieren. Narbenbildung ist dann unvermeidlich. Mußte man die Haut nach Excision erheblich zusammenziehen, so ist die Narbenbildung sehr auffällig. Durch Scarifikation der Haut und Einreiben von reizenden Substanzen, z. B. Kochsalz, Kalium hypermanganicum, Essigsäure und anderen Mitteln verursacht man aseptische Eiterungen, durch die die Farbstoffpartikelchen nach außen entleert werden. Durch zweckmäßige Nachbehandlung kann die Narbenbildung auf ein Minimum reduziert werden (JANSON, KLÖVERKORN, BELLOT, MONCORPS u. a.). Gewisse Narbenreste sind aber wohl immer unvermeidlich. Es gelingt mitunter, aus der Gestalt der Narben die frühere Zeichnung zu rekonstruieren. Diese Rekonstruktion wird dadurch erleichtert, wenn man die betreffenden Hautstellen mit einem Färbemittel einreibt oder auf ein Dermatogramm abklatscht (s. S. 72). Auf diese Weise treten die erhabenen narbigen Partien, die der Zeichnung entsprechen, hervor. Es kann auch versucht werden, durch Photographie unter Anwendung geeigneter Filter

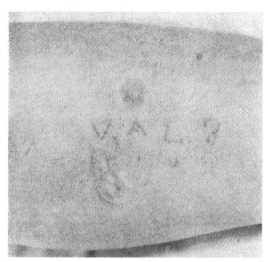

Abb. 40. Narbe nach vorsichtiger Entfernung einer Tätowierung. (Nach SCHÖNFELD.)

oder durch Infrarotaufnahmen weiterzukommen (SCHÖNFELD). Entsteht bei der Besichtigung einer Leiche oder bei der Untersuchung eines Lebenden der Verdacht, daß Tätowierungen entfernt worden sind, so ist auf feine flächenhafte Narbenbildung besonders zu achten (s. Abb. 40). Bestehen Zweifel, so muß histologisch der Nachweis von Farbstoffteilchen in den benachbarten Lymphknoten geführt werden.

Etwa sonst vorhandene *Narben* sind genau zu messen und zu beschreiben. Auch hier liegt die Sache so, daß bei vorgeschrittener Fäulnis mit Entfernung der Oberhaut Narben immer schwerer sichtbar werden. Es ist mitunter nicht leicht, an einer solchen Leiche eine vorhandene Leistenbruch- der Appendektomienarbe mit hinreichender Sicherheit zu erkennen. Die betreffende Hautstelle muß bei guter Beleuchtung in Aufsicht und Schräglicht genau betrachtet werden. Auch hier kann die Untersuchung im UV-Licht bei entsprechender Möglichkeit günstige Resultate liefern (KÖGEL). Narben nach früher durchgeführter Sterilisierungsoperation bei Männern sind manchmal so schlecht sichtbar, daß man sie auch beim Lebenden nur nach genauester Besichtigung und unter Umständen nach Rasur der Schamhaare zur Darstellung bringen kann.

Ausschlaggebend wichtig ist die Feststellung von *krankhaften Veränderungen*, deren Vorhandensein bei der vermißten Person bekannt war, z. B. Fehlen des Wurmfortsatzes oder Fehlen der Gallenblase nach Herausnahme, Vorhandensein einer Tuberkulose oder eines Pneumothorax, Vorhandensein von Atrophien oder von Gelenkversteifungen. Ein besonders wertvolles Erkennungsmerkmal ist in den Einzelheiten des *Gebisses* gegeben. Der Gerichtsmediziner wird daher bei der Untersuchung unbekannter Leichen einen genauen Zahnstatus erheben müssen unter besonderer Berücksichtigung von Zahnersatz und anderen Zahnarbeiten. Etwa vorhandene Zahnprothesen sind zu entfernen und zu asservieren. Sind Brücken oder sonstige Zahnarbeiten vorhanden, und ist die Identifizierung der Leiche von besonderer Wichtigkeit, so muß das Gebiß mit diesen Eigenheiten möglichst im Zusammenhang durch Absägen der jeweiligen Alveolarfortsätze entfernt werden, die Verunstaltung muß man in solchen Fällen in Kauf nehmen. Fast jeder Zahnarzt oder Dentist führt Buch über die vorangegangenen Zahnarbeiten seiner Patienten oder über sonstige Eigenheiten des Gebisses; er ist vielfach in der Lage, wenn alle anderen Merkmale versagt haben, wichtige Hinweise für die Identität zu geben. Unter Verweisung auf das einschlägige Schrifttum sei im Rahmen dieses Buches auf die Darstellung von Einzelheiten verzichtet (EULER, SILVA, STRÖM, SCHRÖDER, MORGEN, HOPSTEIN, VAN LEEUWEN u. a.). Man wird einen einschlägig versierten Zahnmediziner zuziehen müssen. Besonders nach Brandkatastrophen, bei denen bei großer Hitzeentwicklung von den Getöteten unter Umständen nur wenig übrig bleibt, hat sich die Hilfe des Zahnarztes als sehr segensreich erwiesen. Eine sorgfältige Registrierung von Zahnarbeiten durch den Zahnarzt oder den Dentisten wird daher im Schrifttum mit Recht für notwendig gehalten. Mitunter wird auch gefordert, daß dies zur gesetzlichen Pflicht gemacht werden möge (HOPSTEIN).

Ist die Leiche noch gut erhalten und will man bestimmte Eigenheiten plastisch möglichst vollkommen zur Darstellung bringen, oder will man die Gesichtszüge in ihren Einzelheiten gut erhalten, so empfiehlt sich die Anwendung des POLLERschen *Abformverfahrens.* Hier ist zu unterscheiden zwischen Herstellung der Negativform, die nicht haltbar ist, und zwischen der Anfertigung der haltbaren Positivform (Moulage). Die Elastizität und Schmiegsamkeit der Abgußmasse ist so groß, daß auch die feinsten Einzelheiten zur Darstellung gelangen. Die Negativmasse (Negocoll genannt) kommt in grobbreiigem Zustand in den Verkehr. Bereits gebrauchte Negativmasse kann nach Zerkleinerung im Fleischwolf für neue Anwendung bereit gemacht werden. Die Masse wird in heißem Wasser zu einem Brei gelöst und bei einer Temperatur von 35—45⁰ C aufgetragen. Um keine Brandwirkungen zu erzeugen, wird man beim Lebenden diese Temperatur besonders sorgfältig innehalten müssen. Die so entstehende Negativform ist recht elastisch und läßt sich gut ablösen. Die Ablösung muß unter Umständen in Stücken erfolgen. Die nunmehr herzustellende Masse für die Moulage wird aus 2 Substanzen zusammengesetzt (Positivmasse I und Positivmasse II). Die Positivmasse wird in festem Zustande geliefert und muß vorsichtig eingeschmolzen werden. Wiederholte Benutzung ist möglich. Die fertiggestellte Positivmasse wird im geschmolzenen Zustand auf die Negativform aufgestrichen ohne sie vorher einzufetten oder sonst vorzubehandeln. Das Aufstreichen geschieht am besten mit einem Pinsel und schichtenweise. Zur Herstellung der ersten Schicht wird die Positivmasse I benutzt. Der benutzte Pinsel muß hitzebeständig sein. Die dann aufzustreichende Masse II stellt die Verstärkung der Form dar. Bei Darstellung des Haares und des Bartes läßt sich ein späteres Nachmodellieren nicht immer vermeiden. Das Verfahren ist einfacher als die Darstellung von Gipsabgüssen, erfordert aber immerhin eine gewisse Übung und Geschicklichkeit. Es ist aber nach unseren Erfahrungen praktisch recht gut brauchbar. Sind nur kleinere Partien abzuformen, so ist die Technik keineswegs schwer. Die technischen Einzelheiten müssen im Spezialschrifttum nachgelesen werden (Schrifttum s. SCHRANZ). Es ist anzunehmen, daß mit der zunehmenden Konsolidierung die Abformmasse bald wieder im Handel zu haben ist (Firma Apotela, Zürich). Neuerdings wird von der Firma „Plastikopie", Ludwig Kretzschmar, Bonn, Argelanderstr. 68 III, die Abformmasse Plastica angeboten, über deren Zweckmäßigkeit wir bisher noch nicht zu einem eindeutigen Ergebnis kamen.

Ist eine Leiche skeletiert und ist der Schädel vollständig erhalten, so ist vereinzelt, nicht ohne Erfolg, auch der Versuch gemacht worden, am Schädel die *Gesichtszüge zu rekonstruieren.* Durch mühsame Untersuchungen von anatomischer Seite ist die durchschnittliche Dicke der Weichteile über den einzelnen Partien des Schädels für die einzelnen Rassen bestimmt worden; man hat versucht so vorzugehen, daß man auf diesen Schädel entsprechend dieser Maße, die tabellarisch niedergelegt wurden, eine geeignete plastische Substanz auftrug. Die Einzelheiten des Verfahrens müssen im Spezialschrifttum nachgelesen werden (STADTMÜLLER).

IV. Daktyloskopie.

Das sicherste Identifizierungsmittel ist unumstritten die Daktyloskopie.

a) Historisches.

Die Kenntnis von der Verschiedenartigkeit der Gestalt der Papillarlinienmuster an den Fingerbeeren war schon seit Jahrhunderten bei den Chinesen bekannt. Eigenartigerweise wurden diese Kenntnisse strafrechtlich nicht verwertet, wohl aber war es Sitte, Stempelungen und Unterschriften durch Beifügung eines Fingerabdruckes zu beglaubigen, ein Verfahren, das von französischer Seite auch für die gegenwärtige Zeit diskutiert wurde (CHAVIGNY). Von den Chinesen kam die Kenntnis von den Papillarlinienmustern nach Indien, und hier benutzte sie zuerst Sir WILLIAM HERSCHEL, der von 1853—1878 im Dienst der englischen Zivilverwaltung stand, zur Identifizierung und Registrierung von pensionsberechtigten Indern, die unter Umständen dazu neigten, sich die Pension mehrmals abzuholen. Schließlich führte HERSCHEL die Daktyloskopie auch im Gefängnis seines Distriktes ein und machte Vorschläge über ihre allgemeine Verwendung in der Kriminalistik (HEINDL). Inzwischen hatte sich auch die Medizin der Papillarlinienmuster als Forschungsaufgabe bemächtigt (SCHLAGINTHAUFEN, WHIPPLE, WILDER, POLL, SCHWALBE, zit. nach B. MUELLER). Man beschrieb die Morphologie der Mustertypen, doch wurde eine praktische Verwendung in der Kriminalistik nicht empfohlen. Sie wurde durch BERTILLON verzögert, dessen Meßsystem zunächst bei der Polizei der Kulturstaaten eingeführt wurde. Es war ein Verdienst des britischen Anthropologen Sir FRANCIS GALTON, die Lehre von den Fingerabdrücken ausgebaut und für polizeiliche Anwendung reif gemacht zu haben. Leicht hat er es nicht gehabt, seine Forschungsergebnisse in die Praxis umzusetzen. Die Methode von BERTILLON beherrschte die Welt, und nur zögernd überzeugten sich die britischen Behörden von den Vorzügen der von GALTON angeregten Daktyloskopie. Nach und nach trat aber die Daktyloskopie ihren Siegeszug an; am längsten sträubte sich Frankreich, das unter dem Einfluß von BERTILLON stand und der begreiflicherweise an seiner Methode festhielt (HEINDL, VENTER).

In *Deutschland* war die Daktyloskopie zuerst durch einen Tierarzt namens EBER empfohlen worden, der einschlägige Beobachtungen auf dem Schlachthof gemacht hatte. Die von ihm verfaßte Eingabe an den Berliner Polizeipräsidenten fand aber nicht gehörige Berücksichtigung (HEINDL). Deutschland schloß sich zunächst der in Frankreich gepflegten Anthropometrie an. Erst vom Jahre 1903 ab fand die Daktyloskopie nach und nach in den Polizeistellen der damaligen deutschen Staaten Eingang. Seitdem ist sie eine nicht mehr wegzudenkende, sichere Methode der Kriminalistik geworden.

b) Die Mustertypen und die Frage der Konstanz der Muster.

Die Papillarlinienmuster leiten sich *phylogenetisch* von den Tastballen der Beuteltiere ab; sie scheinen ursprünglich Gleitschutzorgane darzustellen. Außerdem vermehren sie wohl die Sensibilitätsqualitäten der Hautoberfläche im Bereiche der Fingerbeeren. Ontogenetisch sind die Papillarlinienmuster in ihren Anfängen bei 4 cm langen Embryonen (also im 2. Schwangerschaftsmonat) erkannt worden. Ihre Gestaltung steht im Zusammenhang mit der embryonalen Polsterbildung im Bereiche der Fingerbeeren. Hier scheinen gewisse Beziehungen zu der Entwicklung der Nn. papillares (BONNEVIE) zu bestehen. Man erkennt in einem etwas späteren Stadium histologisch leistenartige Vorbuckelungen der Keimschicht der Haut. Die Entwicklung der Muster scheint im 6. Schwangerschaftsmonat abgeschlossen zu sein.

Morphologisch unterscheidet man bei dem Papillarlinienmuster den *Mustertypus*, den *Index* (Verhältnis zwischen Höhe und Breite), den Grad der *Symmetrie* des Musters und schließlich die Einzelheiten oder *Minutien*.

Bei einer Anzahl von Mustern gehen die Papillarlinien mehr oder minder gebogen von der einen Fingerseite zur anderen über; es handelt sich hier um ein *Bogenmuster*. Mitunter beobachtet man auch, wie von der Grundlinie des Musters aus eine oder einige Papillarlinien zapfenförmig nach oben zu gehen, während die anderen Linien bogenförmig um diesen Zapfen herumgehen. Man spricht dann von einem Zapfen- oder *Tannenmuster*. In anderen Fällen erkennt man, wie nach einer Seite des Fingers zu Linien auslaufen, die zentralen Linien sind wieder von anderen umgeben, die nach der gleichen Seite zu auslaufen. Man spricht in diesem Falle von einer Schleife oder *Schlinge*. Die Schlinge kann nach der ulnaren oder radialen Seite zu geöffnet sein (Ulnar- bzw. Radialschlinge). An einer Seite dieser Schlinge erkennt man eine Stelle, an der 3 Linien auseinanderlaufen, man bezeichnet diesen Punkt als das *Delta* dieses Musters, auch Triradius genannt. Es kommt vor, daß sich im Zentrum der Schlinge einige wenige mehr oder minder konzentrische Kreise gebildet haben, diese Abart der Schlinge wird als *Zentraltasche* bezeichnet. Erkennt man bei einer Schlinge seitlich eingeschobene, nach der gleichen Richtung auslaufende Papillarliniensysteme, so

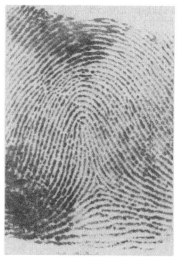

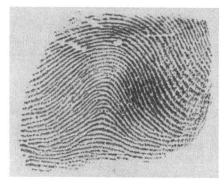

Abb. 41 a.

Abb. 41 b.

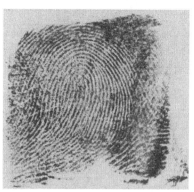

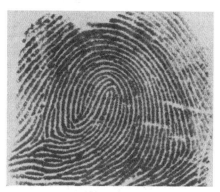

Abb. 41 c.

Abb. 41 d.

spricht man als einer weiteren Abart des Schlingenmusters von einer *Seitentasche*. Der 3. Mustertypus ist der *Wirbel*. Er besteht aus mehr oder minder kreisförmigen oder ovalen Papillarlinien. Dieses konzentrische Liniensystem weist an beiden Seiten je einen Punkt auf, an dem wiederum nach 3 Seiten hin Linien auseinandergehen (Delta). Ein Wirbel hat also 2 Deltas (Abb. 41). Auch beim Wirbel gibt es Untergruppen. Wenn es sich nicht um ein konzentrisches Liniensystem, sondern um eine doppelte Verschlingung von 2 Liniensystemen handelt, so spricht man von einer *Doppelschlinge* oder Zwillingsschlinge. Ist das Zentrum eines Wirbels spiralig angeordnet, so nennt man das Muster *Spirale*; diese Abarten zählen einteilungsgemäß zu den Wirbeln.

Schließlich gibt es noch *unregelmäßig* gestaltete Muster, die man nicht genauer eingliedern kann. Sie haben vielfach 3 Deltas, man zählt auch sie kriminalistisch zu den Wirbeln.

Bezüglich des *Index* der Muster unterscheidet man kreisförmige oder C-Muster, oder langgezogene ovale Muster, auch elliptische oder E-Muster genannt, und Zwischentypen, die man als intermediäre oder M-Muster bezeichnet.

Der Grad der *Symmetrie* der Muster läßt sich im großen und ganzen nur bei den Wirbeln feststellen. Man zählt hierzu die Anzahl der Papillarlinien aus, die zwischen dem Kern des Musters und dem Delta liegen. Da bei der Feststellung der Werte Einheitlichkeit des Vorgehens erforderlich ist, hat man ins Einzelne gehende Vorschriften entwickelt, nach denen man den Kern des Musters annimmt und die genaue Lage des Deltas bestimmt (HEINDL). Liegen auf beiden Seiten des Wirbelmusters zwischen Kern und Delta ungefähr die gleiche Anzahl von Papillarlinien, so ist das Muster symmetrisch. Ist das nicht der Fall, so ist der Kern nach der ulnaren oder nach der radialen Seite hin verschoben.

Bei den *Minutien* handelt es sich um Einzelheiten in den Linien. Mitunter gabelt sich eine Papillarlinie (Gabelung), oder sie gabelt sich an einer anderen Stelle nach der anderen Seite (Kontragabelung), oder sie bildet eine Insel, oder es entsteht, wenn sich innerhalb der Insel noch ein Punkt befindet, eine Bildung, die man als Auge bezeichnet. In den Papillar-

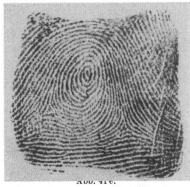

Abb. 41a—e. Typen von Papillarlinienmustern.
a Bogen; b Tannenmuster; c Schlinge;
d Seitentasche; e asymmetrischer Wirbel.

linien münden die Ausführungsgänge der Schweißdrüsen; sie verursachen eine Aussparung. Alle diese unzähligen Eigenheiten, die an den verschiedensten Stellen und in den verschiedensten Kombinationen auftreten können, bezeichnet man als Minutien.

Die hier möglichen Kombinationen sind so zahlreich, daß mit Recht die These aufgestellt wird, daß gleichartige Fingermuster (natürlich bis in alle Einzelheiten gleich) noch niemals beobachtet worden sind. Hierauf beruht die praktische Bedeutung der Daktyloskopie; es hat allerdings nicht an Behauptungen gefehlt, durch die diese These erschüttert werden sollte.

Die *Einwände*, die dagegen erhoben wurden, beruhten zunächst auf Nomenklaturschwierigkeiten. Die Kriminalisten bezeichnen Fingerabdrücke, die von dem gleichen Finger der gleichen Person stammen, als identische Fingerabdrücke. Die *Erbbiologen* beschäftigen sich zwecks Erforschung des Erbganges vielfach mit dem Vergleich der Körpereigenheiten von eineiigen Zwillingen. Da eineiige Zwillinge erbgleich sind und ihre Erbmasse identisch ist, werden eineiige Zwillinge in der Erbbiologie auch manchmal als identische Zwillinge bezeichnet. Die Papillarlinienmuster von eineiigen Zwillingen sind bei grober Betrachtung oft recht ähnlich. Der Mustertypus pflegt bei den entsprechenden Fingern vielfach der gleiche zu sein (Ausnahmen und Umwechslungen von Einzelheiten kommen vor). Auch der Index und der Grad der Symmetrie pflegt im großen und ganzen (jedoch nicht in allen Einzelheiten) übereinzustimmen. *Niemals* stimmen aber bei eineiigen Zwillingen die Minutien überein. Da eineiige Zwillinge, wie erwähnt, manchmal auch als identische Zwillinge bezeichnet werden, so ist im erbbiologischen Schrifttum bei der Besprechung von Papillarlinienmustern solcher eineiiger Zwillinge hier und da die Bezeichnung identische Fingerbeerenmuster gebraucht worden. Bei dieser Bezeichnung denkt der Erbbiologe nur an die Ähnlichkeit im Typus und in der groben Gestaltung des Musters. Es fällt ihm nicht ein, zu behaupten, daß diese Muster auch in den Minutien übereinstimmen. Nun ist mitunter dieser erbbiologische Ausdruck kritiklos in die Kriminalistik übertragen worden. Man hat

versucht, die Behauptung aufzustellen, daß die Muster eineiiger Zwillinge auch vom kriminaͤ-
listischen Standpunkt aus identisch sind, was jedoch nicht den Tatsachen entspricht. Man
hat diese Inkorrektheit in der Nomenklatur benutzt, um den Beweiswert der Daktyloskopie
anzuzweifeln (eigene Erfahrung). Tatsächlich bestehen aber nach dieser Richtung hin nicht
die geringsten Bedenken.

Eine weitere Voraussetzung für die praktische Verwertbarkeit der Daktyloskopie ist die These von der *Konstanz* des Musters. Tatsächlich ändert sich
das Papillarlinienbild während des Lebens spontan nicht mehr, auch dann nicht,
wenn z. B. bei einem Jugendlichen infolge neurologisch bedingter Atrophie eine
Hand im Wachstum zurückbleibt. Allerdings kann das Papillarlinienbild durch
künstliche Veränderungen oder durch Krankheiten verunstaltet werden. Schnitt-
wunden an den Fingerbeeren und häufige oberflächliche Verletzungen, wie sie

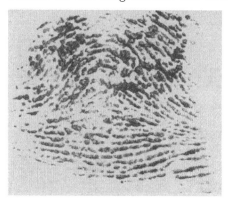

beim Kartoffelschälen zustande kommen, können vorübergehend das Papillarlinienbild soweit unkenntlich machen,
daß es nicht ausgewertet werden kann.
Werden späterhin die Hände wieder
gepflegt und hat sich die Oberhaut
neu gebildet, so ist das ursprüngliche
Muster wieder sichtbar (eigene Erfahrung, HOOVER, LOCARD, UPDEGRAFF,
HEINDL). Es ist weiterhin geltend gemacht worden, daß die Aussparungen,
die im Papillarlinienbild an den Stellen
sichtbar werden, an denen die Schweißdrüsen einmünden, mitunter nicht er-

Abb. 42. Durch zahlreiche Unterbrechungen verun-
staltetes Papillarlinienbild bei DARIERscher Krankheit
(Material der Universitätshautklinik Heidelberg).

kennbar sind. Auch dies kommt vor;
doch liegt dies daran, daß die Einmündungsstelle der Schweißdrüse durch
Schmutz oder andere Einlagerungen verklebt ist, so daß sie sich im Abdruck
nicht abbildet; besonders bei der Leichendaktyloskopie ist derartiges beobachtet
worden (HOCHGRÄBE). Sorgfältige Reinigung der Fingerbeeren vor der Daktyloskopie ist daher notwendig. Von Krankheiten, die das Papillarlinienbild
verunstalten, ist insbesondere die *Lepra* zu nennen. Aber auch *Verbrennungen*
der Finger können die gleichen Folgen haben (LOCARD, HEINDL u. a.). Auch zur
Verhornung führende Hautkrankheiten, insbesondere die DARIERsche Krankheit
(Psorospermosis follicularis vegetans), können das Papillarlinienbild insofern
verunstalten, als infolge Vergrößerung der Schweißdrüsenmündungen in den
Papillarlinien vermehrte Unterbrechungen entstehen (Abb. 42); dies gilt
auch von der mit Blasenbildung einhergehenden, später zu malignen Veränderungen führenden Epidermolysis bullosa (SCHÖNFELD). Diese Krankheiten
sind jedoch selten.

Schließlich wird geltend gemacht, daß 2 Abdrücke, wenn man sie im photographischen Film zur Deckung bringt, vielfach nicht kongruent sind, sondern
daß ein Abdruck gegenüber dem andern etwas verzerrt erscheint. Solche Verzerrungen kommen durchaus vor. Sie entstehen dadurch, daß bei der Herstellung des Abdruckes mehr oder weniger fest aufgedrückt wird, so daß sich
die Fingerbeere abplattet. Verzerrungen können auch dadurch zustande kommen,
daß eine Fingerbeere im Laufe der Zeit durch Fetteinlagerung dicker wird oder
durch Flüssigkeitsverlust schrumpft. Solche Verzerrungen beeinträchtigen aber
in keiner Weise den Wert der Daktyloskopie. Die Mustertypen, die Minutien
und die topographische Lage dieser Einzelheiten zueinander bleiben trotz dieser
Verzerrung unverändert (O. SCHMIDT, HENTSCHEL, KOCKEL).

c) Tatortfingerschau.

Hat ein Rechtsbrecher am Tatort Fingerabdrücke hinterlassen, so wird der Fingerabdruck von dem Beamten des Erkennungsdienstes abgenommen. Man geht so vor, daß man die entsprechende Stelle unter Anwendung eines feinen Pinsels vorsichtig mit einem geeigneten Pulver betupft (Kohle oder Aluminiumpulver); die Pulverpartikelchen haften mehr oder minder fest an den etwas klebrigen Stellen der Papillarlinien (infolge Benetzung mit dem an der Fingerbeere in Spuren immer vorhandenen Schweiß), während sie in den anderen Partien durch vorsichtiges Abstäuben wieder entfernt werden können. Das so entstandene Bild wird dann durch eine Folie, die mit einer klebenden Masse überzogen wurde, vorsichtig abgezogen. Das auf der Folie entstandene Bild wird durch Abdecken mit einem Zellophanplättchen gesichert. Das so gewonnene Bild kann nunmehr zum Vergleich benutzt werden.

Für das Sichern der Fingerabdrücke gibt es verschiedene Methoden, verschiedene Sorten von Einstäubepulvern und verschiedene Folien. Auf die Einzelheiten braucht hier nicht eingegangen zu werden. Das Sichern von Fingerabdrücken am Tatort ist aber bis zu einem gewissen Grade eine Kunst. Der Ungeübte bringt trotz Beachtung aller Vorschriften nichts Rechtes zustande, während der in dieser Richtung versierte Angehörige des Erkennungsdienstes der Kriminalpolizei auch unter ungünstigen Umständen doch noch zu einem brauchbaren Ergebnis kommt. Läßt sich ein auf einer gekrümmten Fläche sichtbarer Fingerabdruck durch eine Folie nicht abnehmen, so kommt eine Darstellung durch Epimikroskopie in Frage (BOHNE). Fingerabdrücke in Ton sind mit Erfolg mit Hilfe des oben geschilderten POLLERschen Abformverfahrens abgeformt worden (HAGEMANN).

Werden Fingerabdrücke auf *Papier* vermutet, so ist es möglich, sie durch Einwirkung von Joddämpfen zur Darstellung zu bringen. Hierfür sind besondere Jodverdampfungsapparate angegeben worden. Man kommt aber auch mit primitiveren Vorrichtungen aus. Die so entstandenen, durch Sublimation von Joddämpfen sichtbar gewordenen Abdrücke halten sich aber nur Minuten, sie müssen schnell photographiert werden. Neuerdings sind Methoden entwickelt worden, sie zu konservieren. Es gelingt, sie durch besonders präparierte, stärkehaltige Folien abzuziehen. Es entstehen dann infolge der auftretenden Stärkereaktion auf der Folie blaugefärbte Abdrücke, die sich weiter verwerten lassen (WAGENAAR, FRITZ, HEINDL). Auch ist versucht worden, die jodierten Abdrücke durch Einwirkung von Aluminiumselenid für die Dauer zur Darstellung zu bringen (Technik s. DATOW). Für die Darstellung durch Bildung von Selenwasserstoff von mit bloßem Auge nicht sichtbaren Fingerspuren auf fettigen Substanzen ist neuerdings ein verhältnismäßig einfaches photomechanisches Verfahren entwickelt worden, das aber wohl noch der Überprüfung bedarf (TALLA und WIEBE).

Von den gesicherten Tatortfingerabdrücken werden in geeigneten Vergrößerungen Lichtbilder hergestellt. Danach stellt man von den in Verdacht geratenen Personen Fingerabdrücke her (man daktyloskopiert sie, wie man sich auszudrücken pflegt); nach deutschem Strafprozeßrecht (§ 81 b StPO.) ist ein Beschuldigter zur Duldung der Abnahme von Fingerabdrücken verpflichtet; man geht dabei so vor, daß eine glatte Metallfläche mittels einer Rolle möglichst gleichmäßig mit Druckerschwärze eingeschwärzt wird; dann wird nacheinander jeder Finger von der einen Seite nach der andern Seite auf der geschwärzten Platte abgerollt und in gleicher Weise wiederum auf dem bereitliegenden, in geeigneter Form aufgespannten Papier abgerollt; auf diese Weise entsteht ein deutlicher Fingerabdruck; man muß insbesondere bei Wirbeln darauf achten, daß der Finger nach der Seite zu so weit abgerollt wird, daß beide Deltas mit zur Darstellung gelangen. Die Herstellung der Abdrücke erfordert gleichfalls eine gewisse Übung. Sie ist aber lange nicht so schwierig wie das Sichern der Tatortfingerabdrücke. Derjenige, der die Abdrücke herstellt, muß auch darauf achten, daß von dem Verdächtigen nicht etwa der gleiche Finger zweimal zum Abdrücken hingestreckt wird, sonst könnten Fehlresultate entstehen. Zwar nicht in der Kriminalistik, wohl aber bei erbbiologischen Untersuchungen kann es auch notwendig werden, von *Kleinkindern* Fingerabdrücke herzustellen. Dies erfordert besondere Übung und Geschicklichkeit. Man benutzt hierzu zweckmäßig keine geschwärzten Platten, sondern rollt die Finger auf eingeschwärzten kleinen Blechen ab und drückt sie später zwecks Herstellung des Abdruckes auf Papier ab, das in handliche gebogene Bleche eingespannt ist. Das Abrollen wird durch eine entsprechende Bewegung des Bleches ersetzt.

Handelt es sich darum, von *Säuglingen* Abdrücke herzustellen, um die Möglichkeit einer späteren sicheren Identifizierung zu gewährleisten, so nimmt man zweckmäßig Fußabdrücke ab, was ohne sonderliche Schwierigkeiten gelingt. An den Zehenballen des Mittelfußes bestehen gleichfalls Muster, deren Minutien zur sicheren Identifizierung herangezogen werden können. Ein derartiges Verfahren kommt in *Frauenkliniken* in Frage, in denen man glaubt, sich gegen

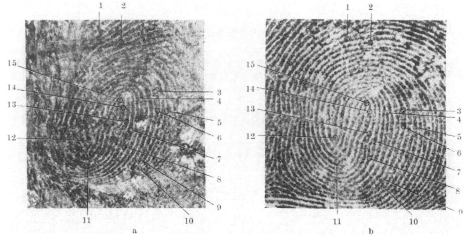

Abb. 43a u. b. Identifikation eines am Tatort aufgefundenen Fingerabdruckes (a) an Hand eines dem Verdächtigen abgenommenen Papillarlinienmusters (b) durch Feststellung von 15 „identischen Punkten" (Landesamt für Kriminal-Erkennungsdienst Karlsruhe).

Vorwürfe einer Verwechslung von Säuglingen von vornherein sichern zu müssen. Dieses Vorgehen ist auch dann zu empfehlen, wenn in *Alimentationsprozessen* oder in Strafprozessen wegen falscher eidlicher oder uneidlicher Aussage von Kindesmüttern die Blutgruppe eines Säuglings bestimmt werden soll und wenn die Herstellung des Fingerabdruckes zwecks Identifikation allzu große Schwierigkeiten bereitet.

Beim Vergleich der Tatortfingerabdrücke mit denen des zu Identifizierenden wird man zunächst mit bloßem Auge oder mit der Lupe eine oberflächliche Musterung vornehmen. Erkennt man, daß der Mustertypus verschieden ist, so kommt selbstverständlich eine Identität nicht in Frage. Entsprechen die Mustertypen der zu vergleichenden Abdrücke einander, so wird man zunächst mit der Lupe die Indexverhältnisse beobachten. Besteht hier eine ungefähre Übereinstimmung, so pflegt man, sofern dies möglich ist, die Anzahl der Papillarlinien zwischen Kern und Delta auszuzählen. Sollte hierin Übereinstimmung bestehen, so wird es notwendig, die eigentliche daktyloskopische Untersuchung vorzunehmen. Man stellt von diesem Abdruck gleichfalls eine photographische Vergrößerung her und untersucht nunmehr die Minutien. Man sucht sich bei beiden Abdrücken einen entsprechenden Punkt aus, etwa eine Gabelung, geht von dieser Gabelung bei beiden Abdrücken in entsprechender Richtung weiter und sieht nach, ob die Papillarlinie an gleicher Stelle von einem Punkt oder von einem Auge oder von einer anderen Minutie unterbrochen wird. Auf diese Weise tastet man sich durch verschiedene Stellen des Papillarlinienbildes. Hat man 8—12 sog. identische Punkte aufgenommen und bezeichnet, so ist nach landläufiger Auffassung der Schluß berechtigt, daß der am Tatort vorgefundene Fingerabdruck von der untersuchten Person stammt (Abb. 43). Eine Verurteilung allein auf Grund eines einschlägigen daktyloskopischen Gutachtens gilt als statthaft; so hoch wird die Sicherheit dieses Verfahrens eingeschätzt.

Schwierigkeiten ergeben sich mitunter, wenn nur *Teile* des Tatortfingerabdruckes zur Verfügung stehen, oder wenn die Tatortfingerabdrücke verwischt sind, oder wenn in der Zwischenzeit das Papillarlinienbild des Verdächtigten durch Erkrankungen oder durch Narben oder Verätzungen oder andere Manipulationen absichtlich oder unabsichtlich entstellt worden ist. Mit welchem Grade von Sicherheit oder Wahrscheinlichkeit man sich in diesen Ausnahmefällen äußern darf, unterliegt der Gewissenhaftigkeit und Kritik des daktyloskopischen Gutachters (KOCKEL). Man wird in solchen Fällen verlangen müssen, daß mehr als 12 identische Punkte nachzuweisen sind. Steht nur *ein* Tatortfingerabdruck zur Verfügung, so sind im neueren französischen Schrifttum auf Grund mathematischer Berechnungen Stimmen laut geworden, die es für richtiger halten, daß man in solchen Fällen die Zahl der identischen Punkte auf 21 oder 22 erhöht (AMY).

Ist der Tatortfingerabdruck verwischt und daher unbrauchbar, so kann die Frage aufgeworfen werden, ob es nicht möglich ist, aus den am Fingerabdruck haftenden Schweißspuren die *Blutgruppe* des Täters zu bestimmen. Es liegen vereinzelte Angaben darüber vor, daß dies möglich ist, und zwar mit Hilfe des Absorptionsversuches. Es wird vorgeschlagen, unmittelbar auf dem verwischten Fingerabdruck als Absorptionsserum ein α-β-Serum zu geben, die Stelle mit einem Uhrschälchen abzudecken und dann ebenso zu verfahren wie beim Absorptionsversuch (s. S. 97). Vorangegangene Einstäubung des Fingerabdruckes soll die Sicherheit der Untersuchung nicht beeinträchtigen (HEINDL, DEL CARPIO und GIORDANO). Für die Feststellung der Gruppe 0 gilt bei dieser Untersuchung die gleiche Voraussetzung wie bei der Feststellung der Blutgruppe von Spermaflecken. Das Resultat Blutgruppe 0 ist nur dann verwertbar, wenn man weiß, ob der Betreffende Ausscheider ist. Da aber bei der Tatortdaktyloskopie der Täter nicht bekannt ist, wird man praktisch die Blutgruppe 0 bei der Blutgruppenbestimmung dieser Abdrücke nicht diagnostizieren können. Es wird auch sonst notwendig sein, auf diesem Gebiet noch weitere Kontrolluntersuchungen anzustellen, bevor man das Verfahren praktisch anwendet.

In der Praxis kann auch die Frage des *Alters* von Fingerabdrücken eine Rolle spielen. Nach den Feststellungen von LOCARD halten sich Fingerabdrücke mehrere Jahre. Man kann den Fettgehalt der Abdrücke durch Färben mit Scharlachrot zur Darstellung bringen. Frische Abdrücke lassen sich schlecht färben, weil die Farbe zerfließt. Bei älteren Abdrücken gelingt eine exakte Färbung leichter. Hieraus können sich gewisse Möglichkeiten einer Altersbestimmung ergeben, jedoch sind systematische Untersuchungen nach dieser Richtung hin unter genauer Ausarbeitung der Technik noch erforderlich.

d) Personenregistrierung durch daktyloskopische Karteien.

Bald nach Einführung der Daktyloskopie in den einzelnen Staaten ging man dazu über, Rechtsbrecher in möglichst großem Umfange zu daktyloskopieren und die so entstandenen Fingerabdruckbögen zu registrieren. Man wandte dies Verfahren zuerst bei Einbrechern an, die am gleichen Ort schon mehrfach tätig gewesen waren; dann ging man dazu über, grundsätzlich alle Einbrecher zu daktyloskopieren; späterhin wurde der Personenkreis auf jeden Rechtsbrecher erweitert, es sei denn, daß es sich um Bagatelldelikte handelt. Seit Einführung der *Kennkarte* in Deutschland, auf die ja die Papillarlinienmuster aufgedruckt werden, ist es in vielen deutschen Ländern Vorschrift geworden, jeden einzelnen Staatsbürger zu daktyloskopieren, der sich eine Kennkarte ausstellen läßt. Sind aber die meisten Staatsbürger daktyloskopiert, so wird es theoretisch möglich, allein aus dem Vorhandensein von Fingerabdrücken am Tatort den

Rechtsbrecher bei Durchmusterung der Fingerabdruckkarteien festzustellen. Derartige Feststellungen werden allerdings praktisch nur dann in Frage kommen, wenn es gelingt, die Fingerabdrucksbögen so zu registrieren und so übersichtlich aufzubewahren, daß sie sich auffinden lassen. Sie müssen so unterteilt werden, daß in jedem Karteikasten nur wenige (vielleicht 20 oder 30) Fingerabdrucksbögen liegen, so daß es keine allzu große Mühe macht, sie sämtlich zu durchmustern und mit dem Tatortfingerabdruck zu vergleichen. So weit ist man aber praktisch noch nicht, denn man wird am Tatort nur einen oder wenige Abdrücke finden, und ein System, das jedes Papillarlinienmuster für sich so klassifiziert, daß in jedem Karteikasten nur wenige Abdrücke liegen, ist noch nicht gefunden worden. Bestrebungen sind jedoch im Gange *(Monodaktyloskopie)*.

Die gegenwärtig geläufigen Methoden befassen sich noch mit der Registrierung der Abdrücke von allen 10 Fingern einer Person. Die praktische Anwendung dieser Registrierung geht dahin, daß es bei der Daktyloskopie von Personen, die einen falschen Namen angegeben haben, mit verhältnismäßig leichter Mühe möglich ist, durch Heranziehen der Registraturkästen in den Polizeipräsidien die richtige Person festzustellen. Nach ausgeklügelten Regeln wird aus den Eigenheiten der Muster der 10 Finger eine *Registrierformel* gebildet. Diese Formel ist so eingerichtet, daß nur verhältnismäßig wenige Fingerabdruckbögen der gleichen Formelart in dem jeweiligen Karteikasten liegen. Die bei dem Verdächtigen festgestellte Registrierformel wird telegraphisch oder telephonisch an die in Frage kommenden Polizeiregistrierstellen durchgegeben. Nach kurzer Zeit werden dem untersuchenden Beamten die auf diese Formel passenden Registrierbögen vorliegen, und es wird ihm ein leichtes sein, unter diesen Bögen denjenigen herauszusuchen, der zu der zu untersuchenden Person paßt, so daß seine wahren Personalien mit Sicherheit festgestellt werden können.

Als Beispiel für die Bildung einer solchen Registrierformel seien hier die Grundzüge des kombinierten Systems nach HENRY-WINDT-KODICEK angegeben (zit. nach VOGEL). Die Muster bekommen hier folgende Bezeichnungen:

E-Muster: nach rechts verlaufende offene Schleifen [1],
J-Muster: nach links verlaufende offene Schleifen [1],
O-Muster: Kreise, Spiralen, Wirbel, Zwillingsschleifen, Taschenmuster und komplizierte Muster,
U-Muster: Bögen,
T-Muster: Tannenmuster.

Die einzelnen mit 1—10 zu numerierenden Finger erhalten eine empirisch festgelegte Bewertungszahl. Diese Zahlen sind in dem nachstehenden Schema (Tabelle 5) eingetragen. Auch wurden in dieses Schema die geläufigen Bezeichnungen für die Muster in willkürlicher Annahme eingetragen. Die *Formel* wird so gebildet, daß die Bezeichnung und Werte für die Finger der rechten Hand über den Bruchstrich und die gleichen Bezeichnungen für die Finger der linken Hand unter den Bruchstrich geschrieben werden. Man sucht sich zunächst die Wirbelmuster heraus und schreibt die Bewertungszahlen für diejenigen Finger, an denen sich ein Wirbel (O-Muster) befindet, über den Bruchstrich, bzw. wenn es sich um die Finger der linken Hand handelt, unter den Bruchstrich. Weist der zu Registrierende überhaupt keine Wirbel auf, so würde ein Bruch 0/0 entstehen. Dies ist für die Registrierung unbequem. Man zählt daher grundsätzlich sowohl im Zähler als auch im Nenner eine 1 hinzu. Es ent

steht somit hier folgender Bruch: $\dfrac{16+16+8+1}{4+2+1}=\dfrac{41}{7}$. Der Registrierbogen würde

nunmehr z. B. in der Abteilung 41 der Registratur, und zwar in der Unterabteilung 7 aufbewahrt werden. Als nächste Bezeichnungen werden die Abkürzungen der Mustertypen der beiden Zeigefinger und Mittelfinger in Zähler und Nenner hinzugeschrieben. Die Formel

gewinnt dann folgende Gestalt: $\dfrac{41\,O\,O}{7\,T\,O}$. Zur weiteren Ergänzung der Formel werden die

Zeige- und Mittelfinger nach der Zahl der Papillarlinien, die zwischen Kern und Delta liegen, in folgender Weise bewertet: Weisen die Zeigefinger E- und J-Muster auf, so werden sie bei 1—9 Papillarlinien mit a und bei 10 und mehr Papillarlinien mit b bezeichnet. Kommen im Mittelfinger E- und J-Muster vor, so wird das Vorkommen von 1—10 Papillarlinien mit a und von 11 une mehr Papillarlinien mit b bezeichnet. U- und T-Muster in den Zeige- und Mittelfingern werden immer mit a bezeichnet, während die Feststellung und Bewertung der O-Muster in folgender Weise geschieht: Verläuft die untere Linie des linken Deltas in Richtung oberhalb des rechten Deltas, so wird der Buchstabe a, und falls sie in Richtung

---

[1] Man sollte biologisch exakter zwischen Ulnar- und Radialschleifen unterscheiden.

unterhalb des rechten Deltas verläuft, der Buchstabe b als Wert eingesetzt. Geht aber die untere Linie des linken Deltas unmittelbar in die untere Linie des rechten Deltas über, so wird dies durch den Buchstaben c in der Formel zum Ausdruck gebracht. Zum Schluß werden die Papillarlinien des rechten Kleinfingers, sofern er ein E-, J- oder O-Muster hat, ausgezählt und ihre Zahl als absolute Zahl in den Zähler geschrieben. Die Formel würde dann lauten: $\dfrac{41\ O\ O\ a\ b\ 16}{7\ T\ O\ b\ a}$.

Tabelle 5. *Beispiel für die Aufstellung einer Registrierformel in einer daktyloskopischen Sammlung.*

Bewertungszahl.	16	16	8	8	4
Fingerzahl rechts	1	2	3	4	5
Angenommenes Muster .	O	O	O	E	J
Bewertungszahl.	4	2	2	1	1
Fingerzahl links	6	7	8	9	10
Angenommenes Muster .	O	T	O	E	J

Registrierformel $\dfrac{16+16+8+1}{4+2+1} = \dfrac{41\ O\ O\ a\ b\ 16}{7\ T\ O\ b\ a}$.

Die Erfahrung hat gelehrt, daß dieses System nicht mehr praktisch ist. In bestimmten Karteikästen häufen sich die Registrierbögen, während andere leer bleiben. Man hat daher neue und bessere Systeme ersonnen; doch ist es eben sehr schwierig, zeitraubend und kostspielig, eine große Sammlung von Registrierbögen, die nach einem früheren System eingeordnet wurden, auf ein neues System umzustellen, das vielleicht auf die Dauer auch nicht das richtige ist.

e) Daktyloskopie an der Leiche.

Bei der Identifizierung von unbekannten Leichen ist es notwendig, von der Leiche Fingerabdrücke zu entnehmen. Hierzu pflegt man kleine Bleche zu benutzen, ähnlich wie sie zur Daktyloskopie von Kleinkindern angegeben wurden. Schwierigkeiten macht die Daktyloskopie von Wasserleichen, wenn sich *Waschhaut* gebildet hat. Die Fingerbeere ist dann allzusehr gerunzelt. Es empfiehlt sich in solchen Fällen, die Fingerbeeren durch Injektion von Glycerin oder anderen Mitteln dicker zu machen, so daß die Waschhautfalten verschwinden (HEINDL u. a.). Ist die Oberhaut einer in Fäulnis übergegangenen Leiche von den Fingerbeeren abgegangen, so lassen sich auf der darunter liegenden Lederhaut gleichwohl die Papillarlinienmuster erkennen und abdrücken. Auch von den etwa in der Nähe der Leiche aufgefundenen, handschuhartig abgegangenen Epidermispartien der Fingerbeeren kann man nach vorsichtigem Aufweichen noch brauchbare Musterbilder herstellen (CHILDS). Sind die Fingerbeeren mumifiziert, so kann in Einzelfällen ein stundenlanges Aufweichen in Natriumsulfid und ein Abziehen der Haut noch zum Erfolg führen (LICHENBERG).

Auch von Hautpartien außerhalb der Fingerbeeren kann man durch Einschwärzen der Haut und Abklatschen auf geeignetem Papier Abdrücke herstellen, die als *Dermatogramme* bezeichnet werden (s. S. 131). Klatscht man Dermatogramme bei Leichen ab, so kommen Narben, insbesondere Schwangerschaftsnarben, gut heraus, ebenso die Falten und Poren der Haut (BETTMANN). Noch bessere Ergebnisse erhält man bei der Herstellung von Positiven (Technik s. SCHÖNFELD). Eine besondere Bedeutung für die Identifikation kommt diesen Dermatogrammen aber nur in Ausnahmefällen zu. Außer durch direkten Abklatsch kann man Dermatogramme auch durch Bepinselung der Haut mit einer Lösung von 1,5%igem H_2O_2 und Kontaktphotographie mit einem bei Rotlicht auf diese Stellen aufzulegenden Röntgenfilm hervorrufen (KRETSCHMER). Ob dieses Verfahren dem Abklatsch überlegen ist, sei dahingestellt.

V. Untersuchungen über das Lebensalter eines Unbekannten.

Die Feststellung des Lebensalters wird im allgemeinen nur bei der Untersuchung von Leichen und Leichen- oder Skeletteilen eine Rolle spielen. In Ausnahmefällen kann auch einmal eine objektive Feststellung des Lebensalters bei Lebenden erforderlich werden, wenn diese Personen genaue Angaben über ihr Lebensalter nicht machen können. Dies kommt nicht selten in Ländern vor, in denen eine Registrierung aller Geburten und aller Einwohner noch nicht stattfinden kann, z. B. in Brasilien (FAVERO).

Eine *Altersschätzung* kann nach dem äußeren Aussehen des Lebenden oder der Leiche erfolgen. Gerade bei Leichen muß man bei der gefühlsmäßigen Altersschätzung besonders vorsichtig sein. Das Aussehen kann sich durch Schwinden des Turgors der Haut mitunter so verändern, daß junge Mädchen nach dem

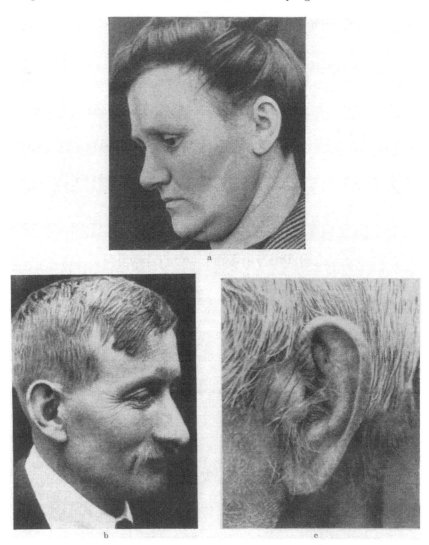

Abb. 44a—c. a Schwund des Fettpolsters unter dem Jochbogen, Neigung zum Doppelkinn um das 30. Lebensjahr herum; b Krähenfüße, um das 30. Lebensjahr entstehend; c Starke Haarentwicklung am äußeren Gehörgang um das 50.—60. Lebensjahr. (Nach L. R. MÜLLER.)

Tode viel älter aussehen, als sie wirklich sind. Es ist wichtig, daß man bei der Altersschätzung nach objektiven Befunden sucht, die hinreichend sicher verwertet werden können.

Zunächst wird das Gesicht gewisse Anhaltspunkte darbieten. Die rundlichen Wangen des jungen Menschen, namentlich des jungen Mädchens, sinken um das 30. Lebensjahr herum ein. Das Fettgewebe in der Gegend unterhalb des Jochbeines verlagert sich nach dem Unterkieferwinkel zu. Unterhalb des Jochbeines entsteht eine Höhlung, während sich am Halse ein gewisser Ansatz zum Doppelkinn bemerkbar macht. Um das 30. Lebensjahr herum entstehen auch die Falten an den Augenwinkeln, die man als *Krähenfüße* zu bezeichnen pflegt. Eine Vertiefung der Nasolabialfalten pflegt um das 35. Lebensjahr herum bemerkbar zu werden. Bei Magenkranken ist dies häufig früher der Fall. Tiefe *Nackenfurchen* beobachtet man vielfach erst im 60. Lebensjahr. Zu gleicher Zeit fällt oft noch eine starke Haarentwicklung am *äußeren Gehörgang* auf (L. R. Müller, Abb. 44), doch ist sie nicht selten auch um das 50. Lebensjahr herum ausgebildet.

Besonders sorgfältig ist das Verhalten der Wangen in der Gegend des Ohransatzes nach dieser Richtung hin beobachtet worden (sog. *Zona praetragica*). Diese Zone ist oben begrenzt von einer Horizontalen, die von der Insertionsstelle der Helix zum Orbitalbogen zieht. Das Gebiet zerfällt in einen oberen und unteren Quadranten. Eine Faltenbildung im unteren Quadranten beginnt bei etwa 15% der untersuchten Personen (rund 1000) mit 21 Jahren, Männer mit 25 Jahren haben sie zu 26%, Männer mit 30 Jahren zu etwa 82%. Bei schlechtem Ernährungszustand verdoppeln sich diese Falten frühzeitig. Bei der Frau spricht das Vorhandensein einer Doppelfurche im unteren Quadranten für ein Alter von nicht unter 35 Jahren; das Vorhandensein einer Einzelfalte zeigt ein Alter von nicht unter 25 Jahren an. Beim Mann erscheint die Einzelfalte nicht vor einem Alter von 20 Jahren. Sie ist in der Zeit vom 20.—25. Lebensjahre einfach, vom 25.—30. Lebensjahre kann sie doppelt sein. In dem Zeitraum vom 30.—40. Lebensjahr vertiefen sich die Furchen und werden länger, mit 40 Jahren entstehen vielfach im oberen Quadranten neue Furchen; sie

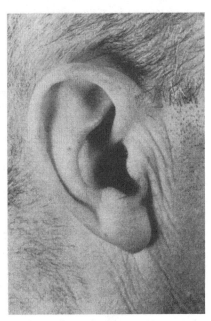

Abb. 45. Falten der Zona praetragica eines 50jährigen Mannes.

beginnen bei der Insertion der Helix und gehen schräge zum Tragus hin, ohne sich mit den unteren Falten zu vereinigen. Eine Person, die Falten im oberen Quadranten aufweist, ist im allgemeinen nicht jünger als 40 Jahre. Sind die Falten im oberen Quadranten einfach oder doppelt, so ist die betreffende Person meist nicht jünger als 50 (Abb. 45). Bei Frauen erscheinen die oberen Falten kaum vor dem 55. Lebensjahre. Mit 60 Jahren konfluieren die oberen und unteren Falten im allgemeinen bei Mann und Frau und gehen schließlich in die Hals- und Gesichtsfalten über (Nadeshdin, Corvini).

In den 20er Jahren beginnen am *Handrücken* die subcutanen Venen sichtbar zu werden. In der Menopause der Frau kommt es vielfach zu einer erheblichen Breitezunahme und einer Vermehrung der *Fettpolster*, insbesondere im Bereiche der Hüften. Die Schlängelung der *A. temporalis* kommt schon im früheren Alter vor. Dieser Befund ist für die Altersschätzung kaum maßgeblich verwertbar.

Das *Ergrauen* der Haare und der Haarverlust erfolgen so unregelmäßig, daß diese Merkmale für die Altersschätzung, wenn überhaupt, dann nur mit der größten Vorsicht zu verwenden sind. Dagegen ist die starke Haarentwicklung in der Gegend des äußeren Gehörganges ein halbwegs zuverlässiges Alterszeichen. Sie kann um das 50.—60. Lebensjahr herum eintreten. In der gleichen Zeit pflegen auch die Augenbrauen buschig zu werden. Eine Alterconjunctivitis mit Ectropium und ein Triefauge deuten gleichfalls auf höheres Alter hin. Mit den 60er Jahren kann am Auge der bekannte Arcus senilis auftreten. Die *Schambehaarung* beginnt vom 14. Lebensjahr an. Die Ausbildung des Mons pubis bzw. des Mons veneris erfolgt meist erst nach vollendeter Geschlechtsreife (L. R. MÜLLER).

Bei Lebenden unbekannten Alters ist auch daran gedacht worden, die Bestimmung des *Grundumsatzes* zu verwerten (LIMA). Die Größe des Grundumsatzes wird durch das Alter der betreffenden Person beeinflußt. Auf Grund eines großen Untersuchungsmaterials sind empirische Formeln aufgestellt worden; durch Tabellen, die von diesen Formeln abgeleitet werden, kann durch Addition von nur 2 Zahlen je nach Alter, Körperlänge, Gewicht und Geschlecht die normale Calorienproduktion eines Menschen nachgeschlagen werden. Die Schwankungsbreite liegt bei $\pm 15\%$ (BENEDICT und HARRIS, zit. nach GRAFE). Unter Beachtung dieser Fehlerquelle könnte man bei Berücksichtigung der festzustellenden Körperlängen, des Gewichts und des Geschlechts bei Benutzung des KROGschen Apparates durch Bestimmung des Grundumsatzes Rückschlüsse hinsichtlich des Alters ziehen.

Die Dermatologen haben das histologische Verhalten der *Haut* mit zunehmendem Alter studiert. Als charakteristische Altersveränderung wird neben der Atrophie der Epidermis die Degeneration und Atrophie der kollagenen Fasern des Bindegewebes der Lederhaut angesehen, während bei den elastischen Fasern Veränderungen von Belang nicht zu beobachten waren (STRÖBEL). Wieweit diese Befunde gerichtsmedizinisch verwertbar sind, müßte noch erforscht werden.

Der Zustand des *Gebisses* gibt unter Umständen brauchbare Anhaltspunkte für das Lebensalter.

Für das embryonale Stadium und für das Verhalten des Gebisses bis zum 12. Lebensjahr sind von EULER sehr genaue und kritisch abgefaßte Tabellen angegeben worden, auf die verwiesen wird. Hier sei nur kurz über folgende Verhältnisse berichtet. Beim Säugling pflegen die mittleren Schneidezähne im 7.—8., die seitlichen Schneidezähne im 8.—9., und die Eckzähne im 15.—20. Monat nach der Geburt herauszukommen. Die ersten Molaren brechen im 12.—16. Monat durch, die zweiten gegen Ende des 2. Jahres. In der Zeitfolge des Gebißwechsels ist verwertbar, daß die mittleren Schneidezähne im 7.—8., die seitlichen im 8.—9. und die Eckzähne im 11.—12. Jahre ersetzt werden. Die ersten Prämolaren brechen im 9.—11., die zweiten Prämolaren im 10.—12. Lebensjahr durch. Die ersten Molaren treten im 6.—7., die zweiten im 12.—13. Jahre auf. Die Weisheitszähne brechen gewöhnlich erst im Alter von 18—24 Jahren durch. Fehlen einem Gebiß noch die Weisheitszähne, so wird man ein Alter von weniger als 25 Jahre annehmen können. Doch gibt es Ausnahmen. Im späteren Lebensalter schleifen sich die Kauflächen ab. Der Grad der Abkauungen ist aber sehr verschieden. In der Zeit zwischen dem 30. und 50. Lebensjahr ist daher die Altersschätzung auf Grund des Zahnstatus besonders schwer (FEIST). Bei den Schneidezähnen beginnt die Abnutzung schon früh. Bis zum 30. Lebensjahr betrifft sie im allgemeinen nur den Schmelz, bis zum 40. erreicht sie das Dentin, bis zum 70. Lebensjahr nähert sich die Abkauung der Pulpa. Doch gibt es recht weitgehende Ausnahmen, so daß größte Vorsicht geboten ist (BOLZ). Beim zahnlosen Unterkiefer schwinden nicht nur die Alveolarfortsätze, auch der Knochen baut sich um, die Größe des Unterkieferwinkels verändert sich (SEIN und CARCAVALLO).

Es hat sich herausgestellt, daß der Kalkgehalt des Dentins mit zunehmendem Alter höher wird. Daher vermindert sich die Differenz zwischen dem Gewicht einer getrockneten Scheibe aus einem Zahn und dem Gewicht nach Veraschung dieser Scheibe entsprechend der Zunahme des Lebensalters. Dies kann nach den bisherigen Untersuchungen von MAY vielleicht zu einer Altersbestimmung benutzt werden.

Bei der Sektion von unbekannten Leichen kann der Zustand der *inneren Organe* gleichfalls ungefähre Anhaltspunkte für das Lebensalter geben. Eine weit vorgeschrittene Arteriosklerose, z. B. auch eine Milzfibrose oder atrophische Veränderungen des Gehirns, sprechen für höheres Alter.

Bei *histologischer* Untersuchung des Gehirns wird man sich davor hüten müssen, aus dem Vorhandensein von Lipofuscin in den Ganglienzellen auf ein höheres Alter zu schließen. Dieses Pigment kommt auch in den Ganglienzellen der Kinder vor (FELDHUS). Doch kann vielleicht die Menge des Pigments gewisse Anhaltspunkte bieten. Es ist bei Kindern fein pulverisiert, bei Erwachsenen sammelt es sich in Häufchen. Die Ansammlungen werden im allgemeinen bei zunehmendem Alter größer. Im Alter von 20—30 Jahren soll die Pigment-körnchengruppe etwa den 5. Teil der motorischen Ganglienzellen einnehmen, im Alter von 30—50 Jahren den 3.—4. Teil, im Alter von 50—60 Jahren den 3. Teil, im Alter von 80 Jahren pflegt nur noch ein kleiner Bruchteil der Ganglienzellen von den Körnchen frei zu bleiben. Nicht alle Ganglienzellen werden gleichmäßig von Pigment in ihrem Proto-plasma befallen. In der Substantia nigra sammelt sich das Pigment sehr frühzeitig an, aber auch in den großen Pyramidenzellen der Zentralwindungen ist es frühzeitig vorhanden. Ziemlich regelmäßig soll es auch in den Ganglienzellen des vegetativen Nervensystems mit zunehmendem Alter zur Anhäufung von fetthaltigem Pigment kommen (MÜHLMANN, zit. nach L. R. MÜLLER).

Das Auffinden von sog. *senilen Drusen* (auch senile Plaques genannt) wird gleichfalls für ein höheres Alter sprechen. Man findet sie bei der senilen Demenz und außerdem bei der ALZHEIMERschen Krankheit, aber auch sonst im senilen Gehirn. Eine exakte Abgrenzung, in welchem Lebensalter diese Drusen frühestens auftreten können, läßt sich nach dem gegen-wärtigen Schrifttum nicht geben. Die Drusen werden am besten durch Versilberung nach LEVADITI oder JAHNEL dargestellt. Sie liegen meist in der Rinde und nur selten in der weißen Substanz (GRÜNTHAL).

Wir wissen weiterhin, daß der Globus palli-dus, der reticuläre Teil der Substantia nigra, der Nucleus ruber und der Nucleus dentatus im Kleinhirn mit zunehmendem Alter eine sich ver-stärkende Eisenreaktion zeigen (OSTERTAG). Diese Eisenreaktion kann makroskopisch nach SPATZ durch Einlegen des Schnittes in gelbes Schwefelammonium ausgeführt werden (ebenso wie beim Nachweis der Paralyse).

Auch ein aufgefundenes *Skelet* oder Teile von ihm erlauben unter Umständen wichtige Rückschlüsse über das Alter.

Da die Altersveränderungen am Kno-chen unter Umständen sogar ziemlich sichere Schlüsse über das Lebensalter er-lauben, ist bei der Altersschätzung von Lebenden mit Recht auch die röntgenolo-

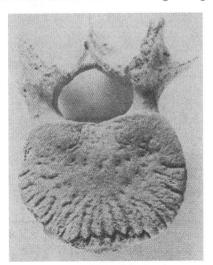

Abb. 46. Radiäre Riffelung der Wirbelkörper bei Jugendlichen.

gische Untersuchung empfohlen worden. Man wird sie gegebenenfalls auch bei Leichen durchführen, weil sie einen schnelleren Überblick über den Stand der Ossifikation erlaubt, als das Freipräparieren, unter Umständen auch das Macerieren einzelner Knochen.

Werden *fetale* Knochen aufgefunden, so ist es am zweckmäßigsten, wenn man sich für Diagnose und Altersschätzung der Knochen Feten besorgt, sie maceriert und die vorhan-denen Knochenkerne nach Fetalmonaten und Knochenarten in Kästchen sammelt und einordnet. Die aufgefundenen fetalen Knochen werden dann gleichfalls maceriert und mit den Knochenteilen der Sammlung verglichen. Näheres siehe unter Kindestötung S. 966 ff.

Werden *verbrannte* Knochenteile aufgefunden, so muß man berücksichtigen, daß der Knochen des Neugeborenen durch den Calcinationsprozeß sich bis zu 10% seiner Länge verkürzen kann (SCHRADER). Es können auf diese Weise Altersunterschätzungen von 1—2 Monaten erfolgen. Um festzustellen, ob der in einer Brandstätte aufgefundene Knochen wirklich vollständig calciniert ist, so daß man bei der Bestimmung seiner Länge 10% zu-rechnen muß, ist es notwendig, daß man ihn nach Messung nochmals glüht und nachprüft, ob er sich wiederum verkürzt hat. Erst bei diesem Endzustand der Calcination sind 10% der Länge zuzurechnen (WERKGARTNER). Die Verkürzung des Knochens ist wahrscheinlich darauf zurückzuführen, daß beim Glühen eine Vermehrung der als Hydroxylappatit bezeich-neten Substanz erfolgt. Hierdurch entsteht eine auch mikroskopisch nachweisbare Ver-dichtung der Knochenmasse mit Verkleinerung der HAVERSchen Kanälchen und eine Verkürzung (SCHRADER).

Über das Lebensalter späterer Zeit kann der Grad der Verschmelzung der Knochenkerne Aufschluß geben.

Die Knochenkerne der Wirbelkörper verwachsen völlig erst im 22.—25. Lebensjahr. In der Zeit vorher erkennt man bei Jugendlichen an den einander zugekehrten Flächen der Wirbelkörper radiäre Strukturen (Abb. 46). Es handelt sich um Rinnen, die mit Knorpelgewebe ausgefüllt waren und zur Verbindung der Knochenkerne dienten (MERKEL, WALCHER). Eine Verschmelzung des Zahnes des Epistropheus mit dem Körper erfolgt im allgemeinen im 5. Lebensjahr. Reste der Epiphysenlinie sind noch gelegentlich bis zum 7. und 8. Jahr zu erkennen. Die Epiphyse am oberen Darmbeinkamm verschmilzt mit dem Darmbein erst im 24.—25. Lebensjahr. In

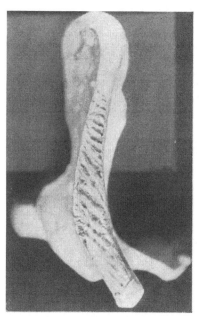

der Zeit vorher erkennt man am Darmbeinkamm eine ähnliche Riffelung wie an der Wirbelsäule (GRÜNER, Abb. 47). An den Röhrenknochen des Fußes beginnt die Verknöcherung am Metatarsus beim Manne mit 17 Jahren und endet mit 21 Jahren, beim Phalanx I mit 16 und endet mit 21 Jahren. Beim weiblichen Geschlecht beginnt die Verknöcherung am Metatarsus mit den Epiphysen im 14. Lebensjahr und endet im 19., an der Phalanx I beginnt sie im 14. und endet im 18. Lebensjahre. Es bestehen individuelle Schwankungen von mehreren Jahren. Am Calcaneus beginnt die Verschmelzung der schalenförmigen Epiphyse im Tuber calcanei beim Manne mit 20 Jahren, bei der Frau mit 16 Jahren. Auch hier gibt es Schwankungen (Näheres s. HASSELWANDER, zit. nach WALCHER). Das Verhalten der Knochenkerne an der distalen Epiphyse von Radius und Ulna gibt gleichfalls verwertbare Anhaltspunkte (FAVERO). Die Ossifikation ist hier beim Manne zwischen dem 19. und 21. Lebens-

Abb. 47. Riffelung der Kante des Darmbeinkammes bei Jugendlichen vor Verschmelzung mit der Epiphyse.

jahr, bei der Frau zwischen dem 18. und 19. Lebensjahr beendet. Das Erbsenbein ist bei beiden Geschlechtern nach dem 15. Lebensjahr voll ausgebildet. Die anderen Handwurzelknochen sind bei Knaben zwischen dem 12. und 15., bei Mädchen zwischen dem 11. und 14. Lebensjahre knöchern vorhanden. Bei den Mittelhandknochen und Fingern ist die Ossifikation bei Männern zwischen dem 19. und 21., bei Frauen zwischen dem 17. und 18. Lebensjahr abgeschlossen.

Das Verhalten des Oberarmknochens in den verschiedenen Lebensaltern ist an einem Material von 674 Knochen im Jahre 1933 einer genauen Untersuchung unterzogen worden (SCHRANZ). Die Ergebnisse wurden in Tabelle 6a niedergelegt, wobei zu bemerken ist, daß die Befunde stets an macerierten Knochen erhoben wurden.

An nichtmacerierten Knochen, die nach Aufsägen nur mit Wasser abgespült werden, sind die Verhältnisse nicht so deutlich erkennbar. Da aber in der Praxis nicht immer Zeit sein wird, auf die Vollendung der Maceration zu warten, und der Gerichtsmediziner vielfach genötigt ist, unmittelbar nach der Leichenuntersuchung über ein vorläufiges Ergebnis zu berichten, sei auch über die Verhältnisse am nichtmacerierten Knochen berichtet. Die Knorpelleiste zwischen Epiphyse und Diaphyse, die etwa 1—2 mm dick ist, verknöchert beim Knaben vom 16. Lebensjahre ab, beim Mädchen schon 1—2 Jahre früher. Sind am nicht-macerierten Präparat noch knorpelige Ränder an der Knorpelleiste erkennbar, so ist meist das 18. Lebensjahr noch nicht überschritten (WALCHER). Die Knochenleiste erhält sich noch bis zum 20. Lebensjahr, um dann völlig zu ver-schwinden. Wesentliche Divergenzen zu den Befunden am macerierten Knochen bestehen also insoweit nicht (Abb. 48).

Tabelle 6a. *Verhalten des Humerus in verschiedenen Altersstufen.*

Neugeborene	In den Gelenkenden kein Knochenkern.
1. Jahr	Knochenkern im Caput humeri.
2. Jahr	Knochenkern im Capitulum und auch im großen Höcker.
3. Jahr	Knochenkern auch im kleinen Höcker.
4.— 5. Jahr	Die Kerne der Höcker haben sich vereinigt.
5.— 6. Jahr	Die vereinigten Kerne verwachsen auch mit dem Caputkern.
7.— 8. Jahr	Der Kern des Epicondylus medialis erscheint.
9.—12. Jahr	Der Kern der Trochlea erscheint.
10.—14. Jahr	Der Kern des Epicondylus lateralis erscheint.
um das 12. Jahr	Der Kern des Capitulum beginnt zusammenzuwachsen mit dem Kern des Epicondylus lateralis.
14.—15. Jahr	Beim Weibe beginnt die proximale Epiphyse mit der Diaphyse zu ver-schmelzen.
um das 15. Jahr	Der Kern des Capitulum und des Epicondylus lateralis verwachsen.
15.—16. Jahr	Der mit der Trochlea vereinigte Kern des Capitulum verschmilzt mit der Diaphyse.
17.—18. Jahr	Beim Manne beginnt die proximale Epiphyse mit der Diaphyse zu ver-schmelzen. Dasselbe beim Weibe ist beendet.
um das 18. Jahr	Der Kern des Epicondylus medialis verschmilzt mit der Diaphyse.
19.—20. Jahr	Beim Manne die proximale Epiphyse mit der Diaphyse verschmolzen.
um 20 Jahre	Beim Weibe an der äußeren Fläche des macerierten Knochens unter dem kleinen Höcker die Stelle der Verschmelzung nicht mehr sichtbar.
um 22 Jahre	Dasselbe beim Manne.
um 30 Jahre	Die Markhöhle erreicht das Collum chirurgicum, und am frischen Knochen ist die Metaphysenlinie nicht mehr sichtbar.
um 40 Jahre	Beim Weibe beginnt die Markhöhle die Metaphysenlinie zu erreichen.
um 45 Jahre	Meistens schon erreicht.
um 50 Jahre	Beim Manne beginnt die Markhöhle die Metaphysenlinie zu erreichen.
um 60 Jahre	Meistens schon erreicht. In der proximalen Epiphyse des gut mace-rierten Knochens erscheinen kleine Markhöhlen.
65—70 Jahre	Die äußere Knochenschicht der proximalen Epiphyse und des Collum chirurgicum sehr dünn, an der Diaphysenmitte nur 1½—2 mm dick.
75—80 Jahre	Das proximale Ende des macerierten Knochens mit den Fingern zer-drückbar.
um 80 Jahre	Der große Höcker öfters verstrichen.

Unter *röntgenologischen* Gesichtspunkten ist das Verhalten des Humerus von BERNDT an 85 Menschen untersucht worden. Abgesehen vom Verhalten der Epiphysenlinie und der Knochenkerne ist hierbei auch auf das Verhalten der Struktur der Knochenbälkchen geachtet worden. In jugendlichem Alter sind die Knochenbälkchen zum Teil radiär, zum Teil spitzbogenartig angeordnet, in späterem Alter herrscht eine Säulenstruktur vor, die im weiteren Verlaufe des Lebens immer dürftiger wird (sog. unterbrochene Säulenstruktur). Im hohen Alter findet man eine weitgehende Rarefizierung des Knochengewebes mit dünner Compacta. Die Einzelheiten ergeben sich aus der Tabelle 6b.

Solange diese Ergebnisse nicht durch Nachprüfungen bestätigt worden sind, wird es notwendig sein, *bei praktischen Schlußfolgerungen Vorsicht und Zurück-haltung zu üben*; an die Möglichkeit von Ausnahmen muß gedacht werden.

Über die postfetale Differenzierung und Größenentwicklung der Knochenkerne der Extremitäten einschließlich der Handwurzeln haben neuerdings SCHMID und SCHMID und HALDEN ausgedehnte röntgenologische Untersuchungen angestellt, die Kinder und Jugend-liche im Alter von 1 Monat bis zu 14, manchmal 18 Jahren erfassen. In diesen Untersuchungen wurden die Durchschnittsmaße der Knochenkerne mit Variationsbreiten unter pädiatrischen Gesichtspunkten ermittelt. Sie können bei Auffinden von Leichenteilen wohl auch gelegentlich für die gerichtliche Medizin von Bedeutung sein.

Die *Verknöcherung* der Schädelnähte pflegt zu Beginn des 5. Lebensjahrzehntes zu erfolgen, insbesondere verknöchern Pfeilnaht, Kranznaht, Lambdanaht und Schläfenschuppennaht. Nicht nur die Außenfläche des Schädels nach sorgfältiger Entfernung des Periosts, sondern auch die Tabula interna müssen zur Untersuchung herangezogen werden. Die Verknöcherung der Tabula interna beginnt meist früher. Die Stirnnaht ist in der Regel schon im 1. oder 2. Lebensjahr verknöchert. Doch gibt es nach unseren Erfahrungen ziemlich zahlreiche Ausnahmen. Im 7., 8. und 9. Jahrzehnt verschwinden in zunehmendem Grade die Scheitelbeinhöcker, das Schädeldach ist hochgradig verdünnt, manchmal sogar durchscheinend. Der Schädel von alten Menschen verliert infolge der Osteoporose erheblich an Gewicht. Eine Altersbestimmung auf Grund des Zustandes des Schädels, insbesondere des Grades der Verknöcherung, ist jedoch besonders unsicher. Es sind bei statistischen Untersuchungen bis zu 30% Ausnahmen von den geläufigen Regeln beobachtet worden (CATTANEO).

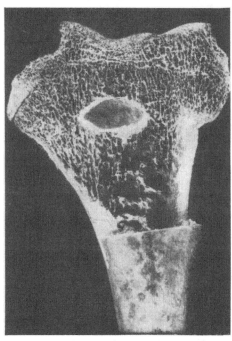

Abb. 48. Erhaltene Knochenleiste am frisch aufgesägten (nicht macerierten) Oberarmkopf.

Tabelle 6b. *Röntgenologische Struktur des proximalen Endes des Oberarmknochens in verschiedenen Lebensaltern, untersucht an 85 Menschen unter Zuhilfenahme der bisher bekannten Literatur.* (Nach BERNDT.)

Knochenkern im Caput	im 1. Lebensjahr.
Knochenkern im großen Höcker	im 2. Lebensjahr.
Knochenkern im kleinen Höcker	im 3. Lebensjahr.
Vereinigung der Höckerkerne	im 4.—5. Lebensjahr.
Vereinigung der verwachsenen Höckerkerne mit Caputkern	im 5.—6. Lebensjahr.
Epiphysenlinie noch vollkommen knorpelig	18. Jahr noch nicht erreicht.
Verknöcherungsbeginn der Epiphysenlinie	mit 18 Jahren.
Noch schmale Knorpelränder sichtbar	20.—22. Jahr.
Epiphysenlinie vollkommen verknöchert	22. Jahr überschritten.
Ausgesprochene radiäre Struktur	vom 17.—21. Jahr (s. Abb. 49).
Schwächere radiäre Struktur	vom 22.—26. Jahr (s. Abb. 49).
Spitzbogenstruktur der Diaphyse	vom 17.—26. Jahr (s. Abb. 49).
Säulenstruktur der Diaphyse	vom 30.—40. Jahr (s. Abb. 49).
Unterbrochene Säulenstruktur / Unruhige Diaphysenstruktur } . . . . Mangel an besonderen Merkmalen /	40.—60. Jahr.
Stärkere Transparenz / Unruhige Struktur bis Strukturlosigkeit, dünne Compacta }	65. Jahr erreicht bzw. überschritten
Stärkste Transparenz / Strukturlosigkeit } . . . . Sehr dünne Compacta /	75. Jahr erreicht bzw. überschritten.

Die Verknöcherung der *Rippenknorpel* beginnt im Durchschnitt im 5. Jahrzehnt, manchmal schon früher. Die erste Rippe wird sehr häufig schon in den 30er Jahren verknöchert vorgefunden. Im 5. Jahrzehnt beginnt bei Männern auch eine Verknöcherung des *Kehlkopfskelets* und der knorpligen Verbindung

zwischen Körper und Schwertfortsatz des Brustbeins. Bei Auffindung von Skeleten findet man manchmal 'die noch nicht verknöcherten Rippenknorpel als isolierte biegsame Stücke, die hakenförmig gekrümmt sind, wenn es sich um Knorpel der unteren Rippen handelt (WALCHER).

An Hand statistischer Ergebnisse hat man auch zu ermitteln versucht, wievielmal die Länge einzelner Knochen

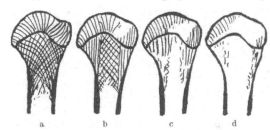

Abb .49a—d. Röntgenologische Altersmerkmale am Oberarmknochen, schematisch dargestellt nach BERNDT, s. Tabelle 6b. a Radiäre Struktur der Epiphyse, Spitzbogenstruktur der Diaphyse; b Säulenstruktur, beginnende Hohlraumbildung in der Epiphyse; c Unterbrochene Säulenstruktur; d Weitgehende Rarifizierung des Knochengewebes. Dünne Compacta.

in der Gesamtkörpergröße enthalten ist. Werden einzelne Knochen aufgefunden, so kann man durch Multiplikation mit den angegebenen Faktoren die vermutliche Körpergröße des Verstorbenen errechnen; doch ist bei der Bewertung dieses Ergebnisses eine erhebliche Vorsicht notwendig, da es überall Variationen gibt.

Tabelle 7. *Beziehungen zwischen der Länge einzelner Skeletteile und der Gesamtgröße.*
(Entnommen aus der Darstellung von WALCHER in ABDERHALDENS Handbuch.)

In der Gesamtkörpergröße ist enthalten					
	beim Neugeborenen	beim Manne		beim Neugeborenen	beim Manne
die Wirbelsäule	2,60mal	2,82mal	der Radius . .	8,34mal	7,06mal
der Femur . .	5,19mal	3,84mal	die Hand . . .	7,95mal	9,03mal
die Tibia . . .	6,20mal	4,65mal	der Fuß . . .	8,62mal	9,72mal
der Humerus .	6,12mal	5,00mal			

VI. Geschlechtsbestimmung.

Ist die Leiche noch halbwegs erhalten, so wird die Geschlechtsbestimmung keine sonderlichen Schwierigkeiten bereiten. Wenn die äußeren Genitalien nicht mehr erkennbar sind, wird die Haartracht meist (allerdings nicht immer) und die Art der Kleidung, soweit vorhanden, Aufschluß geben. Bei der Sektion wird man nach Resten des Uterus suchen, der erfahrungsgemäß der Leichenzersetzung sehr lange widersteht.

Sind nur Haare vorhanden, so kann der mikroskopische Nachweis von vorangegangenen kosmetischen Prozeduren und bis zu einem gewissen Grade gelegentlich auch der Nachweis einer Auffaserung an der Haarspitze Anhaltspunkte für das Geschlecht geben. Die von POLJAKOW angegebene Geschlechtsreaktion ist, wie schon erwähnt, so unsicher, daß man ihre Heranziehung nicht gut verantworten kann (s. Haaruntersuchung S. 115).

Bezüglich des histologischen Verhaltens der *Haut* soll zwischen Männern und Frauen ein feststellbarer Unterschied bestehen; bei Männern sind die Papillen breit und kurz, bei Frauen schmal und hoch. Dies soll in 70% der Menschen zutreffen (LUGER und SCHULHOF). Genaue Zählungen und Messungen sind aber noch erforderlich.

Sind nur Skeletteile vorhanden, so bietet die Gestalt des *Beckens* hinreichend sichere Anhaltspunkte für das Geschlecht. Der beim Manne vorhandene Schamwinkel mißt etwa 70⁰, der bei der Frau vorhandene Schambogen 85—90⁰. Meist ist eine Messung gar nicht erforderlich, weil der Unterschied zwischen dem Schamwinkel des Mannes und dem Schambogen der Frau ohne weiteres durch die Inspektion des rekonstruierten Beckens zu erkennen ist. Freilich gibt es gelegentlich auch Frauen mit virilem Becken.

Sind die Beckenknochen nicht vorhanden, so bestehen bei der Geschlechtsbestimmung ausgesprochene Schwierigkeiten. Am *Oberschenkelknochen* steht der Hals bei der Frau mehr waagrecht als beim Manne; der untere Teil des Femur ist bei der Frau mehr nach innen gedreht als beim Mann. Der Winkel zwischen Schaft und Halsstück des Femur beträgt beim Manne 127—135⁰, bei der Frau 112—125⁰ (SCHWARZACHER). Das Skelet der Frau ist im ganzen graziler als das des Mannes. Oberarmknochen von Erwachsenen, deren Gewicht in maceriertem Zustand 85 g nicht übersteigt, dürften weiblich sein. Das gleiche gilt auch für Oberarmknochen, deren Aschengewicht nicht mehr als 56 g beträgt. Humeri, die in frischem Zustande mehr wiegen als 275 g, in maceriertem Zustande mehr als 135 g und nach Veraschung mehr als 62 g, sind wahrscheinlich männlich (SCHRANZ). Es muß aber betont werden, daß es sich auch hier lediglich um Wahrscheinlichkeitsschlüsse handelt.

Mitunter steht dem Gutachter nur ein *Schädel* zur Verfügung. Der männliche Schädel ist nach landläufiger Auffassung größer. Das mittlere Gewicht beträgt beim Manne 650 g, bei der Frau 599 g. Die Rauhigkeiten für die Muskelansätze treten am männlichen Schädel deutlicher hervor. Auch die Stirnhöhlen sind beim Manne stärker entwickelt. Der Scheitel des weiblichen Schädels soll flacher sein; er fällt sowohl zur Stirn, als auch nach dem Hinterhaupt in rascher Biegung ab, während die Wölbung des Scheitels beim Manne eine stärkere ist und kaum merklich in die Krümmung der Stirne und des Hinterhauptes übergeht. Der Unterkiefer ist beim Manne immer stärker entwickelt als bei der Frau. Er ist höckriger; die Zähne sind größer. Das Gewicht des Unterkiefers beträgt beim Manne durchschnittlich 80 g, bei der Frau 63 g (LOCHTE). Beim Mann soll der obere Eckzahn ganz oder nahezu der vollen Breite des oberen Schneidezahns entsprechen. Der untere Eckzahn soll dagegen die Kronenlänge der oberen Schneidezähne um 1 mm überschreiten. Für das weibliche Gebiß soll die Kleinheit der unteren Eckzähne charakteristisch sein (RÜCK).

Es muß besonders betont werden, daß man sich auf die hier erwähnten Unterschiede, die zum Teil nicht einmal exakt feststellbar sind, nicht verlassen kann. Es wird im einzelnen auch auf die persönliche Erfahrung des Gutachters ankommen. Wir müssen gestehen, daß wir uns bei der Geschlechtsbestimmung des Schädels, obwohl wir uns dabei von sachverständiger anthropologischer Seite helfen ließen, des öfteren geirrt haben. Man muß in jedem Gutachten betonen, daß die Geschlechtsbestimmung beim Schädel unsicher ist. Dies wird besonders deshalb notwendig sein, weil der Laie vielfach der Auffassung ist, daß diese Bestimmung einfach und sicher sei.

Vorhandensein eines *Adamsapfels* am Kehlkopf spricht für männliches Geschlecht.

Findet man zwischen den Skeletteilen in Grabresten embryonale Knochen, so ist man praktisch sicher, daß es sich um das Skelet einer *schwangeren* Frau handelt. Auch hier muß man eine Einschränkung machen. In einigen Gegenden mit ausgesprochenem Mangel an Begräbnisplätzen besteht die durch Verordnung sanktionierte Sitte des Beilegens der Leichen von neugeborenen Kindern und Säuglingen zu den Leichen Erwachsener, auch dann, wenn keinerlei Verwandtschaftsverhältnisse bestehen (z. B. in Bremen). Besteht eine derartige Sitte, so sind solche Funde natürlich nicht beweisend.

VII. Berufsmerkmale.

Die Beschaffenheit der *Hände* eines Lebenden oder eines Toten gibt mitunter wichtige Anhaltspunkte für seinen Beruf. Wer frische Arbeitsschwielen hat, wird im großen und ganzen Handarbeiter sein. Weiche Hände deuten auf einen geistig Arbeitenden oder auf einen Beschäftigungslosen hin. Zahlreiche oberflächliche Schnitte in den Fingerbeeren, die aber nur das Stratum corneum betreffen, weisen auf intensive Beschäftigung mit Kartoffelschälen hin. Die rissigen, vielfach geplatzten Hände einer Hausfrau zeigen, daß die Betreffende in ihrem Haushalt rege tätig war. Zitterspieler haben vielfach nach Erfahrungen, die ich in Bayern machen konnte, Schwielen an den Fingerkuppen, meist mit Ausnahme des kleinen Fingers; Geigen- und Cellospieler haben Schwielen an den Fingerspitzen der linken Hand und an der Endphalange des linken Daumens. Lastträger zeigen Schwielen an der Schulter; Schuhmacher, die die Schuhe auf den Knien halten und auf ihnen hämmern, weisen mitunter Schwielen unter der Haut der Vorderseite der Oberschenkel dicht oberhalb der Kniescheibe auf. Schneider haben gelegentlich Schwielen an der Flachhand und zwar an den Fingern durch den Druck des Bügeleisens und am Daumenballen durch die Schere. Bei Näherinnen erkennt man zerstochene Schwielen an den Fingerspitzen, besonders am Zeigefinger. Bei Melkern bilden sich unter Umständen Schwielen an den Streckflächen der Daumen, unter Umständen, je nach Art des Melkens, aber auch an den andern Fingern (SCHERBER).

Der gepflegte, zugespitzte *Nagel* eines körperlich nicht Arbeitenden wird von dem runden, vielfach zerrissenen Nagel eines Arbeiters zu unterscheiden sein. Bei Zahnärzten und Dentisten soll das häufige Benetzen der Fingerkuppen mit Anästhetica zu subungualen Hyperkeratosen führen können, auch dauernde Beschäftigung mit Naphthalin kann gelegentlich gleiche Veränderungen veranlassen. Dies gilt auch für eine dauernde Reizung der Finger durch Eintauchen in reizende Flüssigkeiten, z. B. bei Silber- und Goldarbeitern. Hierdurch soll mitunter auch eine Verdünnung, ja eine konkave Aushöhlung des Nagels bei Abhebung des freien Nagelrandes zustande kommen können (Koilonychie). Sehr starke Nägel findet man, namentlich an den Daumen, bei Uhrmachern und Kapselarbeitern.

Körperfremde *Pigmente*, insbesondere die Argyrose, können auch bei Beschäftigung im Beruf entstehen. So kommt bei Silberarbeitern eine Teilargyrose der Fingerspitzen zustande; man erkennt eine blauschwarze Pigmentierung, die durch Einsprengung von Farbstoff in die Haut hervorgerufen wird. Mikroskopisch sind mitunter auch kleine Fremdkörpergranulome festzustellen (SCHERBER). Eine allgemeine Argyrose durch Aufnahme von Silber in die Blutbahn, wie sie z. B. bei Perleneinziehern vorkommen kann, ist schon am Gesicht kenntlich, das eine metallisch glänzende graphitgraue Färbung zeigt. Eindringen kleinster Eisenteilchen in die Haut (Siderosis) findet sich bei Schmieden und Messerschleifern; sie ist kenntlich durch eine ockergelbe bis bräunliche, selbst bläuliche Färbung.

Berufliche Verletzungen erzeugen unter Umständen *Narben* an charakteristischen Stellen. Bei Schmieden und Schlossern und überhaupt bei Metallarbeitern findet man Narben an den Händen und Fingern, aber auch an den bei der Arbeit meist entblößten Unterarmen. Wäscherinnen weisen nicht selten pigmentierte Verbrennungsnarben an den oberen Bauch- und unteren Brustpartien auf. Sie sind durch heiße Wasserspritzer entstanden, die beim Öffnen der Wäschetrommel zustande kommen. Metallgießer zeigen strahlige, aber auch runde und ovale, oft pigmentierte Narben am Fußrücken, die durch

geschmolzenes Metall entstehen, das beim Gießen unter Umständen an die Fußrücken spritzt. Eckig konturierte Verbrennungen am Handrücken und ihre Narben
findet man bei Schweißern (Autogengasschweißung). Lokomotivführer und
-heizer zeigen Narben über den Schienbeinen infolge von Verletzungen beim
Abrutschen von den hohen, im Winter oft vereisten Trittbrettern.

Von Brustdeformitäten ist auf die *Schusterbrust* hinzuweisen, die unter
Umständen durch dauerndes Anstemmen der Schuhe gegen die Brust begünstigt
werden kann.

Arbeiter, die mit *Säuren* zu tun haben, zeigen, wenn sie Salpetersäuredämpfen
ausgesetzt sind, oft eine Gelbfärbung der Handflächen. Bei häufiger Beschäftigung mit Salzsäure soll eine Schwarzfärbung entstehen. Dauernde Berührung
mit Pyrogallolsäure, wie sie bei Photographen vorkommt, bedingt mitunter
eine Gelb- oder Braunfärbung der Hände. Man wird auch auf das Vorhandensein
von Berufsekzemen an den Händen achten. Bezüglich der Einzelheiten muß auf
das dermatologische Schrifttum verwiesen werden (Einzelheiten s. bei SCHERBER).

Die *Zähne* können gleichfalls Anhaltspunkte für den Beruf ergeben. Der
Schuster bricht sich Scharten in die Zähne durch Anziehen des Pechdrahtes.
Der Ziegelarbeiter reibt durch den Ziegelstaub die Kronen aller Zähne bis zum
Zahnfleisch fort. Der Glasbläser stößt sich die Zähne am Gebläse. Der Bäcker
ist bekannt durch seine Zuckerbäckercaries, die speziell die Zahnhälse befällt.
Der Klarinettenbläser schleift sich seine vorderen Zähne ab. Den Bleiarbeiter
kann man gelegentlich am Bleisaum des Zahnfleisches erkennen. Getreide-
händler, die häufig die Angewohnheit haben, Getreidekörner zu zerkauen,
charakterisieren sich durch die abgekauten Schneidezähne. Arbeiter, die Säure-
dämpfe einatmen, haben mitunter braun verfärbte Zähne. Kupferarbeiter weisen
unter Umständen schmutziggrüne Beläge der labialen und buccalen Flächen der
Zähne auf (HOPSTEIN). Tapezierer, die daran gewöhnt sind, immer eine Nadel
oder einen Nagel im Munde zu halten, zeigen unter Umständen eine Diastase
zwischen den Schneidezähnen. Dies gilt auch für manchen Pfeifenraucher.

Es liegt auf der Hand, daß diese nach dem Schrifttum aufgezählten Berufsmerkmale
in Wirklichkeit bei den jeweiligen Berufstätigen nicht immer, sondern nur hier und da aufzufinden sind. Die zunehmende Berufshygiene, die Überwachung der Betriebe, die Krankheitsverhütungsvorschriften, die in Deutschland von den Trägern der Unfallversicherung,
den Berufsgenossenschaften, überwacht werden, und die Durchführung von Ausgleichs-
sport bei jugendlichen Berufsarbeitern wird die Entstehung der aufgeführten Berufsmerkmale zunehmend seltener machen. Zu Beginn des zweiten Weltkrieges habe ich als Soldat
ziemlich häufig mit Musterungen zu tun gehabt; ich habe die eintönige Tätigkeit dazu
benutzt, bei den zahlreichen an sich gesunden Menschen, deren Beruf ich erfuhr, auf das
Bestehen von Berufsmerkmalen zu achten. Die Aufzeichnungen, die ich mir damals machte,
sind leider durch Kriegseinflüsse verlorengegangen. Ich kann aber aus der Erinnerung
sagen, daß die im Schrifttum erwähnten Berufsmerkmale nur recht selten vorhanden waren,
obwohl es sich bei den zu Musternden schon um ältere Männer bis zum 40. Lebensjahre
handelte. Ich freute mich besonders, wenn ich einmal bei einem Schuhmacher ausnahmsweise eine Schwiele oberhalb der Kniescheiben entdecken konnte. Nur sehr selten hatten
Tapezierer eine Diastase im Bereiche der Schneidezähne. Häufiger allerdings sah ich bei
Geigern und Cellospielern die für sie charakteristischen Schwielen; auch bei Melkern habe
ich häufiger die für sie charakteristischen Schwielen beobachtet. Es liegt auf der Hand,
daß nur ein positiver Befund auf den Beruf hinweist, das Fehlen eines Berufsmerkmales
schließt die Zugehörigkeit zu dem jeweiligen Beruf selbstverständlich nicht aus.

VIII. Feststellung von besonderen individuellen Merkmalen.

Außer der schon besprochenen wichtigen Feststellung von *Narben* können
bei der Sektion einer unbekannten Leiche, wie schon erwähnt, krankhafte Veränderungen aufgedeckt werden, die Rückschlüsse auf die Identität erlauben
(BUGGE). Sind nur Skeletteile vorhanden, so ist auf krankhafte Veränderungen

der Knochenteile zu achten. Alte Brüche können erkannt werden; ebenso können Gelenkversteifungen, vorangegangene osteomyelitische Prozesse, sei es unspezifischer, sei es tuberkulöser Natur, wichtige Anhaltspunkte für die Identität liefern (SCHÖNBERG).

In Ländern, in denen Angehörige verschiedener Rassen nebeneinander leben, kann es für die Identifikation von Leichenteilen, insbesondere von Skeletteilen von Wichtigkeit sein, nach Möglichkeit die Zugehörigkeit zu einer der in diesem Raum lebenden Rassen festzustellen; aus diesen Gedankengängen heraus haben CLAVELIN und DÉROBERT die in der Anthrophologie bekannten Durchschnittsindices und sonstigen Merkmale der Knochen der unteren Extremitäten für die einzelnen Rassen zusammengestellt, und zwar für die europäischen Völker, soweit hier überhaupt deutliche Unterschiede bestehen, weiterhin für die außereuropäischen Rassen, so für eine Anzahl von asiatischen Völkern, Negervolksstämmen und negroiden Stämmen, sowie für eine Anzahl von in Amerika lebenden Rassegruppen.

IX. Untersuchung von Leichenteilen und zerstückelten Leichen.

Findet man im Trümmerschutt Skeletteile, so wird man in gegenwärtiger Zeit zunächst an die Möglichkeit denken, daß es sich um Reste von Personen handelt, die bei Luftangriffen ums Leben gekommen und durch die zusammenstürzenden Gebäude verschüttet worden waren. Auch hat sich gelegentlich herausgestellt, daß bei Massenbegräbnissen nach Luftangriffen Leichen falsch identifiziert oder auch verwechselt wurden, auch mögen gelegentlich Teile verschiedener Personen in einen Sarg gekommen sein; bei Umbettungen mußte mitunter festgestellt werden, daß es sich um die Leiche des Betreffenden gar nicht handeln konnte; so fanden wir einmal bei der Öffnung des Grabes eines Soldaten, der bei einem Luftangriff gefallen war, Skeletteile und Kleiderreste einer Frau.

Werden einzelne nichtskeletierte Gliedmaßen vorgelegt, so wird man die Möglichkeit ins Auge fassen müssen, daß Abfälle von *Operationen* vorliegen; das Vorhandensein von frischen Injektionsöffnungen kann darauf hinweisen (WERKGARTNER).

Werden in einer Universitätsstadt oder in ihrer Nähe Leichenteile aufgefunden, so wird beim untersuchenden Arzt zunächst der Verdacht entstehen, daß es sich um Abfälle vom *Präparierboden* der Anatomie handelt und nicht um die Spuren eines Mordes. Beim Abbruch von alten Häusern in der Altstadt einer Universitätsstadt wurden uns alte mumifizierte Skeletteile überbracht. Die Röntgenuntersuchung ergab, daß die Gelenkflächen der Knochen durch Drahtglieder aneinandergeheftet waren, wie dies bei anatomischen Präparaten zu geschehen pflegt. Bei Nachforschungen wurde festgestellt, daß in jener Gegend ursprünglich vor 2 Jahrhunderten das erste Anatomiegebäude gestanden hatte. Vor einiger Zeit wurde in der Nähe einer anderen Universitätsstadt die Hautmaske eines Mannes vorgefunden, die über einen runden Stein gezogen und oberflächlich verscharrt worden war. Spielende Kinder hatten sie gefunden. Bei der weiteren Untersuchung zeigte sich, daß die Haut mit Formalin fixiert worden war, auch wurden fixierte, noch gut erhaltene Gehirnteile vorgefunden. Auch außerhalb einer Universitätsstadt kann derartiges vorkommen. So erhielten wir einen völlig skeletierten Schädel zugeschickt, der in der Nähe einer Mittelstadt in einem Ameisenhaufen vorgefunden worden war. Der Schädel wies Verletzungen auf, die durch Spatenstiche nicht erklärt werden konnten. Bei Nachforschungen stellte sich heraus, daß eine Dentistin sich bei der Umlegung eines Friedhofes den Kopf einer Leiche besorgt und ihn zwecks schnellerer Skeletierung in einem Ameisenhaufen versenkt hatte.

Kommt das Vorliegen eines anatomischen Präparates nicht in Frage und erklärt sich der Fund von Leichenteilen auch nicht durch vorangegangene Luftangriffe und andere Katastrophen, bestehen auch keine Anhaltspunkte dafür, daß die Leichenteile durch *Tiere* verschleppt worden sind, so wird man an die Möglichkeit einer *Leichenzerstückelung* denken müssen.

Das Schrifttum über Leichenzerstückelung ist recht ausgedehnt. Man unterscheidet eine sog. *defensive* und eine *offensive* Leichenzerstückelung (ORSÓS). Die offensive Leichenzerstückelung ist recht selten. Ihre Motive liegen gewöhnlich in einer Entladung von Zorn, Haß, Rache, leidenschaftlicher Erregung oder sexueller Lust. Auch Geisteskranke haben mitunter die Leichen ihrer Opfer zerstückelt. Für eine offensive Leichenzerstückelung können 3 Hauptmerkmale aufgestellt werden, nämlich die völlig zwecklose und regellose Verstümmelung der einzelnen Körperteile, weiterhin die Verstreuung der Teile in der Nähe des Tatortes ohne die Tendenz, sie zu verbergen, und schließlich das Fortnehmen von Leichenteilen (ZIEMKE). In einem von mir mituntersuchten Falle hatte ein gemütskalter schizoider Mörder seinen Opfern, die er durch Erschlagen ums Leben gebracht hatte, Fleischstücke herausgeschnitten, ebenso Stücke von der Leber und sie gekocht oder gebraten verzehrt. Es lag also hier sogar einer der ganz seltenen Fälle von Kannibalismus vor. Die feineren Motive sind auch durch genaue psychiatrische Beobachtung nicht geklärt worden.

Viel häufiger ist eine *defensive* Leichenzerstückelung; sie entspringt mitunter, wenn auch selten, abergläubischen Motiven. So soll das Fortnehmen von Leichenteilen (gewissermaßen ein „Opfern") einen Vampyr fernhalten oder andere abergläubische Gefahren beseitigen (WEIMANN). Es ist sogar einmal beobachtet worden, daß von dem Täter ein Grab zu diesem Zwecke eröffnet wurde (LINDSTRÖM). Meist hat jedoch die Leichenzerstückelung den Zweck, die Leiche des Opfers zu beseitigen, um auf diese Weise die Spuren der Tat zu verwischen. An eine derartige Möglichkeit wird der Gerichtsmediziner in erster Linie denken müssen, wenn ihm aufgefundene Leichenteile zur Untersuchung vorgelegt werden.

Werden die Leichenteile in hochgradig verwestem Zustand vorgefunden, so erlaubt manchmal die mikroskopische Untersuchung die Diagnose des Organs auch dann noch, wenn es makroskopisch nicht mehr zu identifizieren ist. So gelingt sehr lange noch die Identifizierung und Feststellung der Niere, der Leber, des Darmes und des Hodens durch Darstellung des Reticularnetzes durch Versilberung nach der Methode von BIELSCHOWSKY nach der Modifikation von PERDRAU (BALLOTTA). Sind die Leichenteile ohne weiteres zu identifizieren, und werden sie aus Gewässern in kurzen Zeitabschnitten geborgen, so ist es Aufgabe des Gerichtsmediziners, durch Zusammensetzen nach und nach die Leiche zu rekonstruieren. Eine Formalinfixierung der aufgefundenen Leichenteile wird in solchen Fällen unvermeidlich sein. Doch empfiehlt es sich, vorher den ursprünglichen Zustand im Lichtbild unter Mitdarstellung eines Maßstabes festzuhalten und vorher exakte zweckdienliche Messungen vorzunehmen. Die Art der Durchtrennung der Gelenke erlaubt unter Umständen Rückschlüsse auf den Beruf dessen, der die Zerstückelung vorgenommen hat (Metzger, Angehöriger eines Heilberufes).

Die *Art der Zerstückelung* wird sich wesentlich nach den dem Täter zur Verfügung stehenden Möglichkeiten richten. Nach einer eigenen Beobachtung versuchte eine Mutter, ihrem getöteten unehelichen Kind mit dem Brotmesser den Kopf abzuschneiden, verlor dann aber den Mut, packte die Leiche ein und versenkte sie im Fluß. Das Fehlen jeglicher vitalen Reaktion an der noch ziemlich frischen Leiche wies auf das Vorliegen eines postmortalen Zerstückelungsversuches hin. Die Mutter hatte nach ihrem Geständnis ursprünglich daran gedacht, die Leiche im Spülklosett zu beseitigen, aber gefürchtet, daß sich die Leiche im ganzen nicht herunterspülen lasse. In einem anderen Falle war der Mutter eine weitgehende Zerstückelung mit Hilfe des Brotmessers gelungen. Die Leichenteile wurde in den Senkröhren der Spülklosettanlagen nach und nach aufgefunden. Sie hatten trotz der Zerstückelung eine Verstopfung der Klosettanlagen verursacht. Immer wieder vorhandene Scharten an den Teilen des kindlichen Skelets und schließlich auch zerbrochene Knochenteile hatten darauf hingewiesen, daß die Zerstückelung von ungeschickter und unkundiger Hand vorgenommen worden war. In anderen Fällen haben männliche Täter zur Zerstückelung der Leiche Erwachsener die Axt, die Holzsäge und die Baumsäge benutzt (PIETRUSKY, LEIM). Einem anderen Täter, der sein Opfer in der Druckerei umgebracht hat, stand eine Papierschneidemaschine zur Verfügung. Er benutzte sie, um die Extremitäten der Leiche in

Stücken abzuschneiden; nachher warf er sie in den Rhein (POLKE). Bei einem anderen Vorfall schleppte ein Täter die Leiche in die Küche, entfernte die Kleider, sägte mit einer Metallsäge die Beine ab, trennte das Kniegelenk durch, warf die Gliedmaßen ins Wasser, zerhackte die Wirbelsäule und warf auch diese Teile in den Fluß. Er hatte bemerkenswerterweise die Vorsicht gebraucht, vor Abtrennen eines Leichenteiles die jeweiligen Gliedmaßen abzubinden, um eine Blutbespritzung zu vermeiden (JACOBSEN). Eine Rechtsbrecherin hatte 3 Frauen durch Gift betäubt und danach erschlagen; sie zersägte die Leichen, verwertete das Blut beim Backen und kochte in ihrer Küche aus den Leichenteilen Seife (DOSI). Einmal sind auch in einem Fluß Leichenteile gefunden worden, bei denen der Thorax ebenso wie bei einer Sektion eröffnet worden war. Auch der Schädel war kunstgerecht aufgesägt worden (JÜNGST). Der Fall wurde nicht geklärt. Wir wissen also nicht, ob es sich um in unzulässiger Weise fortgeworfene pathologische oder anatomische Präparate oder doch um eine Leichenzerstückelung gehandelt hat. In letzterem Falle hätte man an einen Täter denken müssen, der es gelernt hatte, bei Leichenöffnungen Hilfe zu leisten. Bei Bearbeitung eines praktischen Falles erwies es sich einmal auch notwendig, experimentell zu untersuchen, in welcher Zeit eine Leiche in erheblichem Maße zerstückelt werden kann. Die Zerstückelung dauerte 18 min, die dabei abgehende Blutmenge betrug 500 g (OLBRYCHT).

Außer durch Zerstückelung und Beiseiteschaffen der einzelnen Teile, wird eine *Vernichtung* von Leichen auch auf andere Weise versucht. Am häufigsten ist der Versuch einer Verbrennung von Leichenteilen (s. S. 487). Daß eine völlige Zerstörung von Leichen durch gelöschten Kalk nicht möglich ist, zeigen die mißlungenen einschlägigen Versuche im sog. Falle Petiot, der in Paris großes Aufsehen erregte (ARNAL und MEHL). Bei einem anderen Kriminalfall hatten die Täterinnen 2 Leichen mit Kleidern, aber ohne Schuhe, in eine Badewanne gebracht und darüber aus großen Korbflaschen 25 Liter konzentrierte Schwefelsäure gegossen. Zum Schutz gegen die Dämpfe hatten sie sich Watte in die Nase gesteckt, ein Taschentuch vor den Mund gebunden und eine Schutzbrille aufgesetzt. In 3 Tagen waren beide Leichen in einen dunkelbraunen, gelatineartigen, dicken Brei verwandelt, der einen fürchterlichen Gestank verursachte. Die Täterinnen entleerten dann die Badewanne, indem sie die Breimasse nach und nach ausschöpften, stark mit Wasser verdünnten und diese Flüssigkeit in den Abort oder in den Garten gossen. Von den Leichen war tatsächlich nichts übriggeblieben als der widerliche Geruch. Eine auf gleiche Weise durchgeführte Art der Leichenvernichtung ist neuerdings (1944) aus England mitgeteilt worden (MOMMSEN). Diese Vorfälle scheinen Untersuchungen darüber angeregt zu haben, auf welche Weise man überhaupt Leichen oder Leichenteile völlig zerstören kann. Soda erwies sich als unbrauchbar. Schwefelsäure und Salzsäure bewirkten nur eine partielle Zerstörung; Salpetersäure und Königswasser vernichteten jedoch die Leichenteile vollständig (LOCARD). Nach dem Ergebnis anderer Untersuchungen (OBIGLIO, CATTANEO) scheint es aber auch möglich zu sein, mit Schwefelsäure allein Kaninchenleichen und ganze Gliedmaßen völlig zu vernichten, aber nur, wenn das Objekt vollkommen eingetaucht ist. Im Sediment fanden sich noch Kristalle und Öltröpfchen. Auch scheint praktisch die Vernichtung einer Leiche dadurch möglich zu sein, daß sie mit ungelöschtem Kalk bedeckt wird und die Knochenreste nachher zerschlagen werden (WEISS).

Sind die Leichenteile so unansehnlich, daß sie nicht mehr ohne weiteres als vom *Menschen* herrührend zu erkennen sind, so kann die UHLENHUTHsche Präcipitinreaktion (s. S. 85) zur weiteren Aufklärung mit Erfolg herangezogen werden. Handelt es sich um Knochen, so werden sie zweckmäßig zerstampft, 24 Std maceriert. Die hierzu benutzte Kochsalzlösung wird zu je 10 cm^3 mit 3 Tropfen 25%iger NaOH-Lösung versetzt. Das Filtrat wird vor Anstellung der Reaktion mit Essigsäure neutralisiert (SCHRANZ).

Zur Unterscheidung von *Menschen*- und *Tierknochen* kann auch die mikroanatomische Untersuchung an Querschliffen des Knochens herangezogen werden. Die durchschnittliche Breite der HAVERschen Kanälchen (man muß eine größere

Anzahl ausmessen und den Durchschnitt bestimmen) beträgt beim Menschen 80 μ. Ähnliche Abmessungen haben nur die HAVERschen Kanälchen im Pferdeknochen. Doch ist die Anordnung der Knochenlamellen beim Pferde anders als beim Menschen. Bei den anderen Tierarten, bei denen eine Verwechslung mit dem Menschen morphologisch in Frage kommt, ist die Breite der HAVERschen Kanäle geringer; sie beträgt beim Bär 65, beim Wildschwein 50, bei Rind und Hausschwein 40 μ (SCHRANZ).

Wird ein Extremitätenknochen vollständig oder halbwegs vollständig vorgefunden, so wird die Unterscheidung, ob er von einem Menschen oder von einem Tier stammt, an Hand von vorliegenden entsprechenden Menschenknochen im allgemeinen nicht schwierig sein. Auch wird man nach Hinzuziehung des Zoologen meist auch ungefähr sagen können, welche Tierart gegebenenfalls in Frage kommt. Ist der Skeletteil in einer Gegend vorgefunden, in der sich *Menschenaffen* befinden können, so ist die Unterscheidung allerdings schwieriger. In neuerer Zeit sind die für die Differentialdiagnose in Betracht kommenden Merkmale und auch die Ähnlichkeiten zwischen Menschen- und Tierknochen von DÉROBERT, CLAVELIN und HARIRI zusammengestellt und abgebildet worden.

Literatur.

AMY: Ann. Méd. lég. etc. 28, 96 (1948). — ARNAL u. MEHL: Kriminal. Rdsch. 1948, 2. BALLOTTA: Arch. di Antrop. crimin. 57, Suppl. H. 241 (1937). Ref. Dtsch. Z. gerichtl. Med. 29, 78 (1938). — BECK: Städtehygiene 1951, H. 3. — BELOT, CHOFFAT et FISCHFRUN: Bull. Soc. franç. Dermat. 46, Nr 3, 315. — Ref. Zbl. Dermat. 62, 479 (1939). — BERNDT, H.: Z. inn Med. 1947, 122. — BETTMANN: Dtsch. Z. gerichtl. Med. 15, 1 (1930). — BLOCK: Erkenntnisse aus Dermatogrammen an Leichen. Med. Diss. Düsseldorf 1938. Ref. Dtsch. Z. gerichtl. Med. 31, 332 (1939). — BOHNE: Arch. Kriminol. 102, 147 (1938). — BOLZ, W.: Med. Diss. Bonn 1933. Ref. Dtsch. Z. gerichtl. Med. 22, 266 (1933). — BONNEVIE: Arch. Entw.mechan. 117 (1929); 126 (1932). — BRACK: Arch. Kriminol. 93, 218 (1933). — BUGGE, J.: Kriminalistik 1940, 13.

CALICO, J.: Rev. internat. Criminalist. 6, 136 (1934). Ref. Dtsch. Z. gerichtl. Med. 24, 46 (1935). — CATTANEO: Arch. Med. leg. 6, 483 (1936). Ref. Dtsch. Z. gerichtl. Med. 28, 176 (1937). — CATTANI: Das Tatauieren. Basel 1922. — CHAVIGNY: Rev. internat. Criminalist. 8, 532 (1936). Ref. Dtsch. Z. gerichtl. Med. 29, 97 (1938). — CHERRILL: Rev. internat. Pol. Crim. 1951, 205. — CHILDS: Arch. Kriminol. 103, 42 (1928). — CLAVELIN et DÉROBERT: Ann. Méd. lég. etc. 29, 74 (1949). — Ostéométrie anthropo-médico-légale. Paris 1949. — CORVINI: Arch. di Antrop. crimin. 57, Suppl. H. 306 (1937). Ref. Dtsch. Z. gerichtl. Med. 29, 209 (1938). — CREW: Med.-leg. a. criminol. Rev. 4, 252 (1936). Ref. Dtsch. Z. gerichtl. Med. 28, 176 (1937).

DANKMEYER u. WALTMANN: Acta anat. (Basel) 4, 108 (1947). — DATOW: Arch. Kriminol. 110, 105 (1942). — DEL CARPIO e GIORDANO: Bull. Soc. med.-chir. Catania 1, 206 (1933). Ref. Dtsch. Z. gerichtl. Med. 22, 265 (1933). — DOSI: Rev. internat. Pol. Crim. 5, 113 (1950). — DÉROBERT, CLAVELIN et HARIRI: Ann. Méd. lég. etc. 29, 145 (1949) — DUTRA, F. R.: Arch. of Path. 38, 339 (1944).

EBERHART: Kriminal. Rdsch. 1948, 8. — EULER: Naturwissenschaftlich-kriminalistische Untersuchungen an Zähnen. In ABDERHALDENS Handbuch der biologischen Arbeitsmethoden, Abtl. IV, Teil 12, 2. Hälfte, S. 59. Berlin u. Wien 1934.

FAHLBUSCH u. HOLTZ: Münch. med. Wschr. 1936 II, 1598. — FAVERO: Arch. Med. leg. 5, 5 (1935). Ref. Dtsch. Z. gerichtl. Med. 26, 34 (1936). — FEIST: Dtsch. zahnärztl. Wschr. 1932, 342. — FELDHUS: Beziehungen zwischen Lebensalter und Histologie des Gehirns. Med. Diss. Heidelberg 1949. — FRANCHINI: Zacchia 4, 160 (1940). Ref. Dtsch. Z. gerichtl. Med. 34, 151 (1941). — FRITZ: Kriminalistik 1949, 159.

GEORGIADES: Rev. internat. Pol. Crim. 3, 18 (1948). — GERIN: Radiol. e Fisica med. N. S. 1, 78 (1934). Ref. Dtsch. Z. gerichtl. Med. 24, 47 (1935). — GODAY: Arch. Soc. Med. leg. e Criminol., S. Paulo 7, 170 (1936). Ref. Dtsch. Z. gerichtl. Med. 29, 337 (1938). — GRAFE: Die Krankheiten des Stoffwechsels und der Ernährung. In Lehrbuch der inneren Medizin, herausgeg. von ASSMANN u. a., S. 98. Berlin 1942. — GRÜNER: Altersbestimmung am Beckenknochen. Verh. Dtsch. Ges. gerichtl. u. soz. Med. Berlin 1951. Erscheint in Dtsch. Z. gerichtl. Med. — GRÜNTHAL, E., u. W. SPIELMEYER: Die Anatomie der Psychosen. In BUMKES Handbuch der Geisteskrankheiten, Bd. 11, Spez. Teil VII, S. 645 ff. Berlin 1930.

HABERDA: Lehrbuch der gerichtlichen Medizin, S. 1077. Berlin u. Wien 1927. — HAGEMANN: Kriminalistik 1941, 56. — HEINDL: Daktyloskopie. Berlin u. Leipzig 1927. — Arch. Kriminol. 101, 1 (1937); 106, 144 (1940). — Kriminalistik 1947, 1. — HENTSCHEL: Arch. Kriminol. 101, 163 (1937). — HOCHGRÄBE: Kriminalistik 13, 161 (1939). — HOOVER: Arch.

Kriminol. **103**, 84 (1938). — Hopstein: Z. Stomat. **31**, 936 (1933). — Huelke: Kriminalistik **11**, 110 (1937).

Izkovitch: Fortschr. Röntgenstr. **54**, 249 (1936). Ref. Dtsch. Z. gerichtl. Med. **27**, 377 (1937). Jacobsen: Arch. Kriminol. **98**, 93 (1936). — Janson: Dermat. Wschr. **1935**, 894. — Juengst, W.: Die Leichenzerstückelung. Med. Diss. Münster 1932. Ref. Dtsch. Z. gerichtl. Med. **21**, 250 (1933). — Jüttner: Kriminalistik **1950**, 91.

Karpelies, E.: Münch. med. Wschr. **1937** I, 529. — Klöverkorn, G. H.: Dermat. Wschr. **1935** II, 1271. — Kockel: Dtsch. Z. gerichtl. Med. **13**, 77 (1929). — Kockel, R.: Die gerichtliche Sektion. In Abderhaldens Handbuch der biologischen Arbeitsmethoden, Abt. IV, Teil 12, 1. Hälfte, S. 1. Berlin u. Wien 1938. — Kögel: Arch. Kriminol. **105**, 37 (1939). — Kolb, O.: Zbl. Gynäk. **1937**, 2153. Ref. Dtsch. Z. gerichtl. Med. **29**, 450 (1938). — Kretschmer: Med. Klin. **1946**, 381.

Laet, de: Rev. Droit pénal. **15**, 502 (1935). Ref. Dtsch. Z. gerichtl. Med. **26**, 34 (1936). — Leim: Kriminalistik **16**, 31 (1942). — Leeuwen, van: Arch. of Path. **46**, 119 (1943). Ref. Ber. allg. u. spez. Path. **4**, 199 (1949). — Lichenberg: Nongqa **40**, 870 (1949). — Lima, E.: Ref. Dtsch. Z. gerichtl. Med. **22**, 267 (1933). — Lindström: Rev. internat. Criminalist. **5**, 40 (1933). Ref. Dtsch. Z. gerichtl. Med. **21**, 250 (1933). — Locard, J.: Rev. internat. Criminalist. **4**, 582 (1932). Ref. Dtsch. Z. gerichtl. Med. **21**, 44 (1933). — Arch. Kriminol. **97**, 64 (1935); **101**, 2 (1937). — Lochte: Gerichtsärztliche und polizeiärztliche Technik, S. 58 u. 82. Wiesbaden 1914. — Luger u. Schulhof: Klin. Med. (Wien) **4**, 222 (1949). Ref. Ber. allg. u. spez. Path. **4**, 385 (1949).

May: Stoma, **1952**, 67. — Meixner: Dtsch. Z. gerichtl. Med. **32**, 267 (1939). — Merkel, H.: Dtsch. Z. gerichtl. Med. **10**, 256 (1927). — Meyer, H.: Dtsch. Z. gerichtl. Med. **22**, 362 (1933). — Mommsen: Kriminalistik **3**, 199 (1949). — Moncorps, C.: Münch. med. Wschr. **1942** I, 587. — Morgen: Zahnärztl. Welt **1**, 147 (1946). — Mühlmann: Das Altern und der physiologische Tod. Heft 11 der Sammlung anatomischer und physiologischer Vorträge, herausgeg. von Gaupp u. Nagel. 1910. — Mueller, B.: Z. Abstammgslehre **56**, 302 (1930). — Dtsch. Z. gerichtl. Med. **17**, 407 (1931). — Müller, L. R.: Über die Altersschätzung beim Menschen. Berlin 1922. — Müller, M.: Arch. Kriminol. **104**, 125 (1939).

Nadeshdin: Dtsch. Z. gerichtl. Med. **6**, 121 (1926).

Obiglio, Cattaneo u. Carboneschi: Arch. Med. leg. **4**, 407 (1934). Ref. Dtsch. Z. gerichtl. Med. **24**, 477 (1935). — Olbrycht: Beitr. gerichtl. Med. **12**, 17 (1932). — Orsós: Leichenzerstückelung. In Handwörterbuch der gerichtlichen Medizin, S. 446. Berlin 1940. Hier weiteres Schrifttum. — Ostertag: Die Sektionstechnik des Gehirns und seiner Hüllen. Berlin 1949.

Pietrusky: Dtsch. Z. gerichtl. Med. **8**, 703 (1926). — Poller: Das Pollersche Abformverfahren. Berlin u. Wien 1931. — Polke: Arch. Kriminol. **95**, 8 (1934). — Kriminalistik **13**, 14 (1939).

Rück, E.: Die Bedeutung der Zähne für die Identitätsbestimmung. Med. Diss. Erlangen 1932. Ref. Dtsch. Z. gerichtl. Med. **20**, 239 (1933).

Sannié et Guérin: Ann. Méd. lég. etc. **15**, 459 (1935). — Saucedo: Rev. internat. Pol. Crim. **1951**, Nr 48, 155. — Schackwitz: Dtsch. Z. gerichtl. Med. **10**, 41 (1927). — Scherber: Berufsmerkmale. In Handwörterbuch der gerichtlichen Medizin, S. 88. Berlin 1940. — Schmid: Z. Kinderheilk. **65**, 646 (1948). — Erg. inn. Med., N. F. **1**, 176 (1949). — Schmid u. Halden: Fortschr. Röntgenstr. u. Röntgenprax. **71**, 975 (1949). — Schmidt, O.: Arch. Kriminol. **84**, 49 (1929). — Schneickert: Daktyloskopie. In Handwörterbuch der gerichtlichen Medizin, S. 143. Berlin 1940. — Arch. Kriminol. **104**, 117, 122 (1939). — Schönberg: Schweiz. med. Wschr. **1941** II, 1318. — Schönfeld: Arch. f. Dermat. **179**, 339 (1939). — Lehrbuch der Haut- und Geschlechtskrankheiten, S. 217. (Dariersche Krankheit.) Leipzig 1943. — Körperbemalen, Brandmarken, Tätowieren in der Kultur- und Medizingeschichte Europas. Erscheint bei Georg Thieme Stuttgart. — Schrader, G.: Dtsch. Z. gerichtl. Med. **16**, 256 (1931); **27**, 105 (1937); **29**, 152 (1938). — Schranz: Arch. Kriminol. **91**, 216 (1932). — Dtsch. Z. gerichtl. Med. **22**, 332 (1933); **29**, 254 (1938). — Abformverfahren. In Handwörterbuch der gerichtlichen Medizin, S. 1. Berlin 1940. — Schröder: Identitätsbestimmung verwester Leichen auf Grund des Gebißbefundes. Med. Diss. München 1941. — Schwarzacher: Arch. Kriminol. **101**, 61 (137). — Sein y Carcavallo: Rev. Asoc. méd. argent. **50**, 148 (1937). Ref. Dtsch. Z. gerichtl. Med. **29**, 452 (1938). — Silva, L.: Arch. Soc. Med. leg. e Criminol., S. Paulo **6**, 32 (1935). Ref. D†sch. gerichtl. Med. **26**, 120 (1936). — Stadtmüller: Z. Morph. u. Anthrop. **22**, 343 (1922). Ref. Dtsch. Z. gerichtl. Med. **20**, 33 (1933). — Ströbel: Arch. f. Dermat. **186**, 636 (1948). — Ström u. Toverud: Dtsch. Zahnusw. Heilk. **7**, 720 (1940). Ref. Dtsch. Z. gerichtl. Med. **34**, 194 (1941).

Talla and Wiebe: J. of crimin. Law **39**, No 5 (1949). — Thurn, K.: Med. Klin. **1937** II, 1134. — Tillner: Z. Konstit.lehre **26**, H. 1 (1942). Ref. Zbl. Path. **84**, 151 (1948).

Updegraff: Amer. J. Surg., N. s. **25**, 533 (1934). Ref. Dtsch. Z. gerichtl. Med. **25**, 227 (1935).

VENTER: Nongqai 40, 733 (1949). — VOGEL: Erkennungsdienst. In Handwörterbuch der Kriminologie, herausgeg. von ELSTER u. LINGEMANN, Bd. I, S. 291. Berlin u. Leipzig 1933. WACHHOLZ: Friedreichs.Bl. gerichtl. Med. 1894. — WAGENAAR: Arch. Kriminol. 97, 45 (1935). — WALCHER: Arch. Kriminol. 103, 70 (1938). — WEIMANN: Arch. Kriminol. 96, 54 (1935). — WEISS: Arch. Kriminol. 39, 140 (1910). — WERKGARTNER: Wien. klin. Wschr. 1933 II, 1342. — Dtsch. Z. gerichtl. Med. 29, 158 (1938).
ZIEMKE: Vjschr. gerichtl. Med., III. F. 56, 270 (1918).
Ohne Verf.: Identifizierung Neugeborener. Arch. Kriminol. 97, 68 (1935). — Zur Geschichte des Erkennungsdienstes. Kriminal. Rdsch. 1947, H. 1, 2. — Ein Mann ohne Papillarlinien an den Fingern. Arch. Kriminol. 109, 149 (1941).

F. Durch äußere Einwirkung entstandene Körperschädigungen und Todesfälle.

I. Allgemeine Gesichtspunkte.

a) Rechtliche Vorbemerkungen.

1. Überblick über die in Frage kommenden Bestimmungen.

Bei der Untersuchung von Verletzungen und anderen durch Einwirkung von außen her entstandenen Schädigungen und Todesfällen ergeben sich die Fragestellungen im einzelnen aus den einschlägigen Bestimmungen des Strafrechts, des Zivilrechts und des Versicherungsrechts.

α) Strafrecht.

Das in Deutschland gültige Strafgesetzbuch für das Deutsche Reich, das in der ursprünglichen Fassung unter dem 15. 5. 1871 in Kraft gesetzt wurde, unterscheidet nach der Schwere der strafbaren Handlungen Verbrechen, Vergehen und Übertretungen (§ 1 StGB.). Strafbare Handlungen, die mit Zuchthaus geahndet werden können, werden *Verbrechen* genannt, strafbare Handlungen die mit Gefängnis oder mit Geldstrafe von mehr als 150,— DM geahndet werden können, sind *Vergehen*. Die übrigen Delikte, auf die eine Haftstrafe oder eine Geldstrafe bis zu 150,— DM steht, nennt man *Übertretungen*. Da die Juristen gewohnt sind, sich begrifflich möglichst scharf auszudrücken, sollte es auch der als Gutachter tätige Arzt vermeiden, die Worte Verbrechen, Vergehen und Übertretung beliebig durcheinander zu werfen. Die einzelnen strafbaren Handlungen werden im Strafgesetzbuch umschrieben und aufgeführt. Wenn ein Täter bestraft werden soll, muß der Jurist prüfen, ob die im Strafgesetzbuch verzeichnete Handlung oder Unterlassung tatsächlich vorliegt. Zusätzlich muß dem Täter der „Vorsatz", d. h. Wissen und Willen, nachgewiesen werden. Ist ein Vorsatz nicht nachzuweisen, so kommt eine Bestrafung noch in Frage, wenn die Tat *fahrlässig* begangen wurde. Doch ist eine Bestrafung wegen fahrlässiger Begehung der Handlung nur dann zulässig, wenn dies im Gesetz *besonders vermerkt* ist. Einen fahrlässigen Diebstahl gibt es nicht, aber eine fahrlässige Tötung oder eine fahrlässige Körperverletzung. Weiterhin ist eine Bestrafung nur möglich, wenn kein *Schuld-* oder *Strafausschließungsgrund oder Rechtfertigungsgrund* vorliegt. Als Schuldausschließungsgrund kennen wir fehlende *Zurechnungsfähigkeit* im Sinne des § 51, Abs. 1, StGB., die aber nicht Gegenstand einer Besprechung im Rahmen des Buches ist. Das Vorliegen einer *Notwehr* ist ein Rechtfertigungsgrund. Der Gesetzgeber definiert Notwehr als diejenige Verteidigung, welche erforderlich ist, um einen gegenwärtigen rechtswidrigen Angriff von sich oder einem anderen abzuwenden. Sogar eine Überschreitung der Notwehr (Schuldausschließungsgrund) ist nicht strafbar, wenn der Täter in Bestürzung, Furcht oder Schrecken über die Grenzen der Verteidigung hinausgegangen ist (§ 53 StGB.). Zur Frage der Überschreitung der Notwehr wird mitunter auch der ärztliche Sachverständige gehört, z. B. kommt dies in Frage, wenn jemand, der überfallen wird und eine Schußwaffe bei sich hat, den Täter nicht durch einen einzigen Schuß kampfunfähig macht, sondern das Magazin der Waffe leer schießt. Ist ein Täter durch unwiderstehliche Gewalt oder durch Drohungen mit einer gegenwärtigen auf andere Weise nicht abwendbaren Gefahr für Leib und Leben seiner Person oder eines anderen zu einer strafbaren Handlung genötigt worden, so spricht man von *Nötigungsstand*, der gleichfalls ein Schuldausschließungsgrund ist (§ 52 StGB.). Ein *Notstand* liegt vor, wenn die strafbare Handlung in einem unverschuldeten, auf andere Weise nicht zu beseitigenden Notstande zur Rettung aus einer gegenwärtigen Gefahr für Leib und Leben des Täters oder eines Angehörigen begangen worden ist (§ 54 StGB.). Das Vorliegen eines Notstandes schließt die Bestrafung aus, jedoch nicht immer eine spätere zivilrechtliche Haftung.

Für die Gutachtertätigkeit ist mitunter der Zeitpunkt der *Verjährung* einer strafbaren Handlung wichtig. Ist sie eingetreten, so ist die Strafverfolgung ausgeschlossen. Bei Verbrechen, also bei Delikten, die mit Zuchthaus geahndet werden können, beträgt die Verjährung je nach dem zulässigen Strafmaß 10—20 Jahre, bei Vergehen 3—5 Jahre, bei Übertretungen 3 Monate (§§ 66, 67, 68, 69 StGB.). Werden Leichenteile aufgefunden und vermag man als Sachverständiger festzustellen, daß der Tod vor längerer Zeit als 20 Jahren eingetreten sein muß, so pflegt die Staatsanwaltschaft daraufhin die Ermittlungen einzustellen.

Bei den für den als Sachverständiger tätigen Arzt am meisten in Betracht kommenden Tatbeständen handelt es sich um *Körperverletzungen* oder *Tötungen.* Beide Handlungen können vorsätzlich begangen werden. Sie sind aber nach den Bestimmungen des Gesetzes auch strafbar, wenn sie durch Fahrlässigkeit verschuldet werden.

Unter den *vorsätzlichen Körperverletzungen* unterscheidet das StGB. schwere, gefährliche und leichte Körperverletzungen. Die Begriffe „schwer, gefährlich und leicht" sind vom Gesetzgeber genau definiert worden und dürfen vom Arzt nicht nach medizinischen Gesichtspunkten beurteilt werden. Rechtsbegriffe decken sich nicht immer mit medizinisch-biologischen Anschauungen. Eine *schwere Körperverletzung* liegt vor, wenn sie ganz bestimmte Folgen hat, die im Gesetz im einzelnen aufgezählt sind, nämlich wenn der Verletzte ein wichtiges Glied des Körpers, das Sehvermögen auf einem oder beiden Augen, das Gehör, die Sprache oder die Zeugungsfähigkeit verliert oder in erheblicher Weise dauernd entstellt wird oder in Siechtum, Lähmung oder Geisteskrankheit verfällt (§ 224 StGB.). Die Strafe ist eine verhältnismäßig hohe, und zwar ist es hierbei, wenigstens theoretisch, gleichgültig, ob der Täter die Folgen voraussehen konnte oder nicht. Es handelt sich hier um ein sog. „durch den Erfolg qualifiziertes Delikt"; das Eintreten des Erfolges ist mehr oder minder von Zufällen abhängig. Derartige durch den Erfolg qualifizierte Delikte entsprechen einer mehr primitiven Strafrechtsauffassung und werden von einigen Volkskreisen abgelehnt, denn es ist nicht die Schuld des Täters, wenn unerwartete Folgen einer Körperverletzung eintreten. Selbstverständlich muß sich ein Gutachter nach den Bestimmungen des Gesetzes richten.

Die oben aufgeführten Folgen der Verletzung, die sich als *schwere* Körperverletzung qualifizieren, sind durch Kommentierung und Rechtssprechung wie folgt erläutert worden:

Ein *wichtiges Glied* ist jeder mit dem Rumpf durch ein Gelenk verbundener Körperteil, welcher im Verhältnis zum Gesamtdasein des Menschen von besonderem Wert ist, also nicht ein einzelner Finger, und besonders nicht einzelne Glieder eines Fingers, außer dem Daumen. Wieweit bei der Beurteilung auch die individuelle Wichtigkeit des Gliedes von Bedeutung ist, z. B. Verlust eines Fingergliedes an der linken Hand eines Geigers, ist umstritten. Es muß ein *Verlust*, also eine gänzliche Abtrennung, nicht nur die Gebrauchsunfähigkeit des Gliedes vorliegen. Der Verlust des *Sehvermögens* auf einem Auge genügt, um eine schwere Körperverletzung anzunehmen. Das *Gehör* muß aber auf *beiden* Ohren verlorengegangen sein. Auch wenn der Verletzte noch hell oder dunkel unterscheiden kann, so bedeutet dies bereits den Verlust des Sehvermögens. Ein Verlust des Gehörs liegt vor, wenn er Sprechlaute nicht mehr unterscheiden kann. Die *Sprache* ist verloren worden, wenn der Verletzte Sprechlaute nicht mehr hervorbringen kann. *Zeugungsfähigkeit* ist gleichbedeutend mit Fortpflanzungsfähigkeit. Ob der Betreffende noch coitieren kann, darauf kommt es bei der Auslegung dieser Gesetzesbestimmung nicht an. In erheblicher Weise dauernd *entstellt* ist der Verletzte, wenn seine äußere Gesamterscheinung in sofort auffallender Weise verändert worden ist. Bloßer Schönheitsverlust reicht nicht aus, auch nicht bloßer Verlust einer Singstimme. Eine Entstellung ist nicht ausgeschlossen, wenn der Verletzte in der Lage ist, sie durch kosmetische Prozeduren später zu verdecken, etwa durch ein künstliches Auge, oder — beim Verlust der Haare — durch Tragen einer Perücke. *Siechtum* ist ein chronischer Krankheitszustand, welcher eine erhebliche Beeinträchtigung des Allgemeinbefindens, eine Abnahme der Körperkräfte, also Hinfälligkeit zur Folge hat. Völlige Unheilbarkeit braucht nicht vorzuliegen. Unter *Lähmung* ist eine den ganzen Menschen ergreifende vollständige Bewegungsunmöglichkeit zu verstehen, die von längerer Dauer sein muß, aber nicht unheilbar zu sein braucht. Ob unter diesen Umständen eine auf Querschnittslähmung beruhende Bewegungslosigkeit der unteren Gliedmaßen als Siechtum oder als Lähmung aufzufassen ist, könnte dahingestellt bleiben. Auf jeden Fall würde eine schwere Körperverletzung vorliegen. Unter *Geisteskrankheit* im Sinne dieses Gesetzes wird eine länger andauernde, aber nicht unheilbare Krankheit des Geistes verstanden. Vorübergehende Bewußtlosigkeit und Ohnmachten scheiden aus (PETTERS).

Eine *gefährliche* Körperverletzung liegt vor, wenn sie mittels einer Waffe, insbesondere eines Messers oder eines anderen gefährlichen Werkzeuges, oder mittels eines hinterlistigen Überfalles oder von mehreren gemeinschaftlich oder mittels einer das Leben gefährdenden Behandlung begangen wurde (§ 223 a StGB.). Der Gutachter muß sich öfters darüber äußern, ob das benutzte Werkzeug ein gefährliches war, oder ob die Art der Behandlung des Verletzten sein Leben gefährden konnte. Alle übrigen Körperverletzungen oder Mißhandlungen gelten als *leichte* Körperverletzungen (§ 223 StGB.) Eine Verfolgung der leichten Körperverletzung tritt nur auf Antrag des Verletzten ein, doch kann in Ausnahmefällen die Staatsanwaltschaft wegen eines besonderen örtlichen Interesses auch von Amts wegen einschreiten (§ 232 StGB.). Hat eine vorsätzliche Körperverletzung (gleichgültig ob leicht, gefährlich oder schwer) den Tod des Verletzten verursacht, so liegt eine Körperverletzung *mit tödlichem Ausgang* vor, auf die eine verhältnismäßig hohe Gefängnisstrafe, ja sogar Zuchthaus steht (§ 226 StGB.).

Die Beurteilung der *ärztlichen Operation* im Rechtsleben hat früher gewisse Schwierigkeiten gemacht. Da sich der Arzt zum Eingriff eines Messers zu bedienen pflegt, handelt es sich eigentlich um gefährliche Körperverletzung. Um etwaigen rechtlichen Schwierigkeiten aus dem Wege zu gehen, bestimmt der später eingefügte § 226a StGB.: „Wer eine Körperverletzung mit Einwilligung des Verletzten vornimmt, handelt nur dann rechtswidrig, wenn die Tat trotz der Einwilligung gegen die guten Sitten verstößt." Eine ärztlich indizierte Operation, die mit Einwilligung des Patienten vorgenommen wird, ist demnach, was an sich selbstverständlich sein sollte, nicht rechtswidrig. Sie wird es aber, wenn die Einwilligung fehlt oder der Eingriff ärztlich nicht geboten war. Schwierigkeiten ergeben sich in Fällen, in denen die Einwilligung wegen Bewußtlosigkeit des Patienten nicht eingeholt werden kann. Dann wird man sich bemühen, die Einwilligung der Angehörigen zu erhalten. Ist auch dies nicht möglich, so kann der Arzt die Einwilligung des Bewußtlosen voraussetzen (mutmaßliche Einwilligung, RGSt. 25, 381 und 61, 256), jedoch nur nach genauer Überlegung der einschlägigen Verhältnisse und bei dringender Indikation. Bei Kindern ist für die Einwilligung der gesetzliche Vertreter zuständig; es kommt nicht ausschlaggebend darauf an, ob der Patient rechtlich mündig, also 21 Jahre alt ist, vielmehr auf seine „geistige und sittliche Reife" (ENGISCH, EB. SCHMIDT, SCHÖNKE); doch wird der Arzt gut tun, bei Minderjährigen immer die Erlaubnis des gesetzlichen Vertreters einzuholen, es sei denn, daß Eile geboten ist. Schwierig liegen die Verhältnisse, wenn die Operation nicht eilig ist, wenn jedoch der Vormund die Zustimmung ausdrücklich versagt, der Jugendliche aber die Operation wünscht, z. B. die Absetzung eines Gliedes bei noch nicht weit vorgeschrittenem bösartigen Tumor, das Leben und die Arbeitsfähigkeit des Betreffenden aber voraussichtlich nur auf diese Weise gerettet werden kann. Dem

Arzt muß in diesen Fällen empfohlen werden, sich an das zuständige Jugendamt zu wenden und ihm nahezulegen, beim Vormundschaftsgericht zu erreichen, daß dem Vormund für diesen Bereich seiner Zuständigkeit sein Recht entzogen wird. § 1666 BGB. gibt hierzu die Möglichkeit. Ein besonderes *Berufsrecht* für den Arzt, von sich aus einzugreifen, besteht *nicht*. Allerdings hat das Reichsgericht (RGSt. 74, 350) im Jahre 1940 gewisse Ansätze getroffen, für dringliche Fälle ein besonderes Berufsrecht zu schaffen, etwa in dem Sinne, der Arzt könne auch gegen den deutlich erkennbaren Willen der Eltern einem an Diphtherie erkrankten Kinde von sich aus Heilserum einspritzen. Diese Entscheidung ist zum mindesten umstritten; sie wird jetzt von weiten Kreisen abgelehnt (EB. SCHMIDT). Der Arzt muß unter den gegenwärtigen Verhältnissen dringend davor gewarnt werden, sich in seinen Maßnahmen hierauf zu stützen und gegen den ausgesprochenen Willen der Eltern entsprechende Maßnahmen zu treffen.

Bevor der Kranke bzw. bei Jugendlichen die Eltern ihre Zustimmung geben, sind sie über die Gefährlichkeit des Eingriffes und seine Folgen *aufzuklären*. Das Ausmaß dieser Aufklärungspflicht richtet sich nach den Umständen. Sind die Gefahren des Eingriffs nicht allzu groß, so ist der Arzt nicht unbedingt verpflichtet, jede nur erdenkliche Komplikationsmöglichkeit mit dem Kranken durchzusprechen. Er würde sonst nur den Kranken unnötig ängstlich machen. Je weniger dringlich die Operation, desto weiter geht jedoch die Aufklärungspflicht (Näheres s. EB. SCHMIDT, hier weiteres Schrifttum).

Sportkämpfe sind unter Anwendung des § 226a StGB. gleichfalls nicht rechtswidrig. Kommt es hierbei zu Todesfällen, so wird die Beurteilung davon abhängig sein, ob der andere Partner die Kampfregeln eingehalten hat. War dies nicht der Fall, so wird man unter Umständen sagen müssen, daß diese Körperverletzung gegen die guten Sitten verstößt.

Mißhandlung von Kindern und Wehrlosen wird vermehrt bestraft. Das Gesetz definiert diesen Tatbestand derart, daß mit Gefängnis nicht unter 3 Monaten und in besonders schweren Fällen mit Zuchthaus bis zu 5 Jahren bestraft wird, wer Kinder, Jugendliche oder wegen Gebrechlichkeit oder Krankheit Wehrlose, die seiner Fürsorge oder Obhut unterstehen oder seinem Hausstand angehören oder die von dem Fürsorgepflichtigen seiner Gewalt überlassen worden oder durch ein Dienst- oder Arbeitsverhältnis von ihm abhängig sind, quält oder roh mißhandelt, oder wer durch böswillige Vernachlässigung seiner Pflicht, für sie zu sorgen, sie an der Gesundheit schädigt (223b StGB.).

Sonderlich häufig pflegt der Gerichtsmediziner aus dieser Bestimmung heraus nicht gutachtlich tätig zu sein. Die Kenntnis einer besonderen, aus § 223b StGB. abgeleiteten Fragestellung verdanke ich der Mitteilung eines uns bekannten Gerichtsarztes (HERZOG, Mannheim). Eine Metzgerwitwe war in eine eheähnliche Gemeinschaft mit einem viel jüngeren Gesellen eingegangen; sie nahm ihn schließlich als Teilhaber in ihr Geschäft auf. Seit dieser Zeit vernachlässigte er sie und gab sich mit anderen Frauen ab. Die Witwe wurde trunksüchtig und schließlich auch wegen Trunksucht entmündigt. Der Teilhaber im Geschäft mißhandelte sie häufig. Die Staatsanwaltschaft fragte an, ob eine Alkoholintoxikation einer Wehrlosigkeit im Sinne von § 223b StGB. gleichzusetzen sei. Nach meiner Auffassung ist der leicht unter Alkohol stehende nicht wehrlos im Sinne dieser Bestimmung. Er wird es aber dann, wenn die Trunkenheitserscheinungen so ausgebildet sind, daß der von Alkohol Beeinflußte sich durch erhebliche Ataxie und durch Hemmungslosigkeit, auch für den Laien erkennbar, selbst gefährdet. Dann wird der von Alkohol Beeinflußte zum Kranken und Wehrlosen, dem zu helfen Menschenpflicht ist, auch wenn man die Trunkenheit an sich nicht billigen kann. Mißhandlungen in diesem Zustand können daher unseres Erachtens den Tatbestand des § 223b StGB. erfüllen.

Die durch *Fahrlässigkeit* verursachte Körperverletzung wird mit Geldstrafe oder mit Gefängnis bis zu 3 Jahren bestraft (§ 230 StGB.). Ebenso wie bei der leichten Körperverletzung handelt es sich hier um ein sog. Antragsdelikt, bei dem die Verfolgung nur auf Antrag des Verletzten eintritt. Nur in besonders wichtigen Fällen pflegt die Staatsanwaltschaft von sich aus die Verfolgung aufzunehmen. Es gibt kaum einen Arzt, der nicht gelegentlich einmal von einem Patienten wegen fahrlässiger Körperverletzung angezeigt wurde (Näheres s. S. 169 f.).

Auch bei den *Tötungen* unterscheidet man vorsätzliche und fahrlässige Tötungen.

Unter den *vorsätzlichen* Tötungen unterscheidet das deutsche Strafrecht *Mord* und *Totschlag*. Während man früher diese beiden Verbrechen dadurch unterschied, daß ein Mord vorlag, wenn die Tötung mit Überlegung vorgenommen wurde, hat man wegen gewisser Schwierigkeiten, die sich bei der Auslegung des Begriffs „Überlegung" ergaben, die Bestimmung über Mord neu gefaßt; und zwar hat man die Unterscheidung bei der Neufassung dieser Bestimmung im großen und ganzen nach den Motiven und nach der Art der Tötungshandlung vorgenommen. Nach der gegenwärtigen Fassung ist Mörder, „wer aus Mordlust, zur Befriedigung des Geschlechtstriebs, aus Habgier oder sonst niedrigen Beweggründen, heimtückisch oder grausam oder mit gemeingefährlichen Mitteln oder um eine andere Straftat zu ermöglichen oder zu verdecken, einen Menschen tötet" (§ 211 StGB.). Nachdem durch das Grundgesetz der Bundesrepublik Deutschland (Art. 102) die Todesstrafe aufgehoben worden ist, ist die auf Mord stehende Strafe lebenslanges Zuchthaus. Der Arzt wird sich bei Beschuldigungen wegen Mordes unter Umständen darüber äußern müssen, ob sich aus dem vorliegenden Material ergibt, daß die Tötung zur Befriedigung des Geschlechtstriebes vorgenommen wurde; auch wird er mitunter gefragt, ob man die Art der Tötung als *grausam* bezeichnen muß. Nach herrschender Rechtsauffassung ist grausame Tötung gleichzusetzen mit dem Begriff „martern". Der Täter muß also dem Opfer durch die Art der Tötung mehr Qualen zugefügt haben, als zur Herbeiführung des Tötungserfolgs erforderlich war (KOHLRAUSCH-LANGE). Dies läßt sich, soweit mir Erfahrungen vorliegen, allerdings kaum jemals nachweisen. Wer einen Menschen vorsätzlich tötet, ohne Mörder zu sein, wird wegen *Totschlages* bestraft (§ 212 StGB.). Das Strafmaß beim Totschlag schwankt in sehr weiten Grenzen zwischen lebenslangem Zuchthaus und zwischen einer Gefängnisstrafe von 6 Monaten, das letzte allerdings nur dann, wenn mildernde Umstände vorhanden sind (§§ 212, 213 StGB.). Wird jemand durch einen anderen auf sein ausdrückliches und ernstliches Verlangen getötet, so tritt gleichfalls eine Straferniedrigung ein (§ 216 StGB.). Bei allen vorsätzlichen Tötungsdelikten ist auch der Versuch strafbar.

Abtreibung und *Kindestötung* s. S. 913 ff. und 958 ff.

Wer durch *Fahrlässigkeit* den Tod eines Menschen verursacht, wird mit Gefängnis bestraft (§ 222 StGB.). Auch hier handelt es sich um ein Delikt, dessen nicht selten gerade der Arzt bezichtigt wird. Weiterhin schwebt die Gefahr, eine fahrlässige Tötung zu begehen, über jedem Kraftfahrer (Näheres über Fahrlässigkeit s. S. 169). Auch bei der strafrechtlichen Beurteilung von nichtärztlichen Heilbehandlungen dreht es sich vielfach um die Frage, ob ihnen eine fahrlässige Tötung bzw. Körperverletzung zur Last gelegt werden kann.

Nicht selten tritt an den Arzt die Frage der *Haftfähigkeit* heran. Mitunter behauptet ein Untersuchungsgefangener, haftunfähig zu sein; noch öfter wendet ein Verurteilter ein, der zur Abbüßung seiner Strafe geladen wurde, er sei nicht straferstehungsfähig. War der Betreffende vorher in ärztlicher Behandlung, so wird oft der behandelnde Arzt, manchmal vom Patienten selbst, manchmal von der Justizbehörde um eine Äußerung gebeten. Noch häufiger muß sich der Amtsarzt oder der Gefängnisarzt zu dieser Frage äußern. Für Untersuchungsgefangene gibt es keine bestimmten Vorschriften. Doch pflegt man sich hier an die Richtlinien zu halten, die für Strafgefangene gelten. Für Strafgefangene sind im Gesetz folgende Richtlinien enthalten:

§ 455 StPO.: Die Vollstreckung einer Freiheitsstrafe ist aufzuschieben, wenn der Verurteilte in Geisteskrankheit verfällt. Dasselbe gilt bei anderen Krankheiten, wenn von der Vollstreckung eine nahe Lebensgefahr zu besorgen ist.

Die Strafvollstreckung kann auch dann aufgeschoben werden, wenn sich der Verurteilte in einem körperlichen Zustand befindet, bei dem eine sofortige Vollstreckung mit der Einrichtung der Strafanstalt unverträglich ist.

Geisteskrankheiten, die Veranlassung zur Aufhebung der Haft geben, sind zum Fortschreiten neigende Psychosen, dagegen nicht abartige seelische Reaktionen auf die Haft, also auch nicht die sog. Haftpsychosen. Bei anderen Krankheiten ist eine Aufhebung der Vollstreckung nur vorgesehen, wenn eine *nahe* Lebensgefahr für den Verurteilten zu besorgen ist. Diese Bestimmung wird vielfach nicht beachtet. Man wird zwar nicht soweit gehen, daß man beim Vorliegen einer *akuten* Erkrankung, etwa einer Pneumonie oder eines akuten Gelenkrheumatismus, ärztlicherseits einer Inhaftierung zustimmt. Man wird vielmehr der Justizbehörde empfehlen, abzuwarten, bis die akute Erkrankung vorüber ist. Bei *chronischen* Krankheiten hat jedoch ein Abwarten keinen Sinn. So wird nicht selten vom Hypertoniker geltend gemacht, die Inhaftierung könne einen Schlaganfall herbeiführen. Wer sich etwas im Gefängnisleben auskennt, weiß, daß der Strafvollzug zwar nicht gerade angenehm, aber auch nicht mit besonderen Schrecken verbunden ist. Wenn der Hypertoniker sonst im Leben steht, Geschäfte macht und hierbei straffällig wird, so wird man ihm auch zumuten müssen, die Folgen seines Tuns in der Strafanstalt abzubüßen. Sonst würde man ihm einen Freibrief für weitere strafbare Handlungen ausstellen. Gewisse gesundheitliche Gefahren müssen in Kauf genommen werden. Ein Diabetes bessert sich in der Strafanstalt eher, als daß er schlechter wird, weil es hier keine Möglichkeit gibt, Diätfehler zu machen. Soll allerdings die Strafe in einem kleinen hygienisch dürftigen Gefängnis vollstreckt werden, in dem ausreichende ärztliche Behandlung nicht stattfinden kann, so wird die Justizbehörde vor die Frage gestellt, ob sie die Inhaftierung aufschiebt oder ob sie sie in einer Haftanstalt vornimmt, der besondere ärztliche Einrichtungen mit Lazarett, sogar Operationsgelegenheit zur Verfügung stehen. Fast jede Landesjustizverwaltung verfügt in Deutschland über eine solche Haftanstalt, in der sogar leichtere Tuberkulosen, weiterbehandelt werden können.

Wenn an den Arzt der Praxis die Frage herantritt, ob ein Patient haftfähig ist, so tut er am besten, den Krankheitszustand zu schildern und zu bescheinigen, daß dieses bei der Inhaftierung berücksichtigt werden muß. Das gleiche gilt auch für den Amtsarzt, sofern er nicht selbst Gefängnisarzt ist. Die vorgelegte Bescheinigung wird den Gefängnisarzt veranlassen, darüber zu entscheiden, ob die Behandlung der Krankheit möglich ist, oder ob er von sich aus der Justizbehörde empfiehlt, die Haft aufzuschieben oder die Haft in einer Spezialhaftanstalt zu vollstrecken, in der die notwendige Behandlung möglich ist. Sehr wenig sinnvoll ist es, einem Patienten zu bescheinigen, er sei infolge der drohenden Inhaftierung so nervös geworden, daß er sich zunächst in einem Sanatorium erholen müsse. Derartige Erholungskuren können nicht zum Erfolge führen, da dem Patienten das Gespenst der drohenden Inhaftierung vor Augen steht. Da ist es vielfach schon besser, mit dem Strafvollzug zu beginnen und das weitere dem Anstaltsarzt zu überlassen. Etwaige Selbstmorddrohungen wird man mit gütlichem Zureden behandeln müssen. Sie können kein Grund sein, von der Inhaftierung abzusehen. Der Arzt erleichtert dem Kranken die unangenehme Zeit der Inhaftierung, wenn er im Gespräch mit ihm nicht die Schrecken der Haftanstalt, sondern zweifellos bestehende humane Seiten in den Vordergrund stellt.

Ähnliche Probleme tauchen bei der Feststellung der *Verhandlungsfähigkeit* als Angeklagter und der *Vernehmungsfähigkeit* als Zeuge auf. Der Angeklagte muß in der Lage sein, sich verständlich und verständig zu verteidigen. Im Interesse der Rechtssicherheit darf diese Anforderung nicht allzuweit ausgedehnt werden, sonst ist es vielfach überhaupt nicht möglich, ein Strafverfahren zu beenden. Bei besonders aufgeregten Angeklagten, die vielleicht auch krank sind und bei denen mit der Möglichkeit einer Apoplexie während der Verhandlung gerechnet werden muß, tut man gut, dem Gericht die Stellung eines Offizialverteidigers zu raten. Auch pflegt es den Angeklagten und das Gericht zu beruhigen, wenn man empfiehlt, zur Verhandlung einen Arzt zuzuziehen, der mit den nötigen therapeutischen Mitteln, z. B. Injektionsspritze, ausgerüstet ist und der darauf sieht, daß der Angeklagte nicht zu lange Zeit hindurch angestrengt wird. Das Gericht ist jederzeit in der Lage, Pausen einzulegen.

β) Bürgerliches Recht.

Ein gewisses Analogon zur strafbaren Handlung des Strafrechts ist im Zivilrecht die *unerlaubte Handlung*. Eine strafbare Handlung ist auch eine unerlaubte Handlung; umgekehrt ist aber nicht jede unerlaubte Handlung strafbar. So ist die vorsätzliche Sachbeschädigung strafbar. Gleichzeitig ist sie eine unerlaubte Handlung. Eine Sachbeschädigung aus Versehen, also aus Fahrlässigkeit, ist jedoch nicht strafbar, weil das StGB. eine fahrlässige Sachbeschädigung nicht kennt; wohl aber ist sie eine unerlaubte Handlung. Man muß den entstandenen Schaden ersetzen. Die einschlägige Bestimmung lautet wie folgt:

§ 823 BGB.: Wer vorsätzlich oder fahrlässig das Leben, den Körper, die Gesundheit, die Freiheit, das Eigentum oder ein sonstiges Recht eines anderen widerrechtlich verletzt, ist dem anderen zum Ersatze des daraus entstehenden Schadens verpflichtet. Die gleiche Verpflichtung trifft denjenigen, welcher gegen ein dem Schutz eines anderen bezweckendes Gesetz verstößt. Ist nach dem Inhalte des Gesetzes ein Verstoß gegen dieses auch ohne Verschulden möglich, so tritt die Ersatzpflicht nur im Falle des Verschuldens ein.

Meist wird es sich im praktischen Leben um eine *fahrlässige* Schädigung handeln. Vergütet wird nur derjenige Schaden, der mit der Fahrlässigkeit im ursächlichen Zusammenhang steht, nicht etwa ein anderer auf andere Art zustande gekommener Schaden. Es ist vielfach Aufgabe des Arztes, die entstandenen Körperschäden ihrer Schwere nach zu beurteilen und dem Gericht zu helfen, eine angemessene Entschädigung festzusetzen. Meist wird nach dem Grade der Erwerbsminderung gefragt, die in Prozent ausgedrückt wird. Bei zurückgebliebenen Entstellungen bei Mädchen werden mitunter auch unter Einschaltung des Arztes Schadenersatzansprüche wegen verminderter Heiratswahrscheinlichkeit gestellt. Es kann eine laufende und eine einmalige Entschädigung festgesetzt werden. Darüber hinaus hat der Geschädigte auch Anspruch auf sog. *Schmerzensgeld*. Die entsprechende Bestimmung lautet:

§ 847 BGB.: Im Falle der Verletzung des Körpers oder der Gesundheit, sowie im Falle der Freiheitsentziehung kann der Verletzte auch wegen des Schadens, der nicht Vermögensschaden ist, eine billige Entschädigung in Geld verlangen. Ein gleicher Anspruch steht einer Frauensperson zu, gegen die ein Verbrechen oder Vergehen wider die Sittlichkeit begangen oder die durch Hinterlist, durch Drohung oder unter Mißbrauch eines Abhängigkeitsverhältnisses zur Gestattung der außerehelichen Beiwohnung bestimmt wird.

Es kommt gelegentlich vor, daß der Arzt bei Festsetzung der Höhe des *Schmerzensgeldes* um Rat gefragt wird. Es wird seine Aufgabe sein, dem Gericht die vorliegenden ärztlichen Erfahrungen für die mit der jeweiligen Verletzung verbundenen Schmerzen darzustellen. Meist setzt jedoch das Gericht die Höhe des Schmerzensgeldes von sich aus fest.

Um bei etwaiger Beurteilung durch den Arzt einen ungefähren Anhaltspunkt für die Höhe des Schmerzensgeldes zu geben, sind die bisher ergangenen Entscheidungen tabellenartig mitgeteilt worden (König, F. Strassmann).

Im einzelnen sind Richtlinien unter Einteilung nach ganz leichten, leichten, mittelschweren, schweren, sehr schweren und ganz ungewöhnlich schweren Fällen von dem Chirurgen A. W. Fischer gegeben worden (zit. nach König), die sich praktisch gut bewährt haben. Sie seien nachstehend wiedergegeben:

I. Ganz leichte Fälle (etwa Prellungen mit Blutergüssen).

II. Leichte Fälle (etwa Schnittverletzungen der Weichteile mit Naht, einfacher Radiusbruch ohne Verschiebung, einfache Knochenbrüche).

III. Mittelschwere Fälle (Knochenbrüche ohne Komplikationen, Gehirnerschütterungen, Rippenbrüche, glatt heilende Bauchverletzungen).

IV. Schwere Fälle (Oberschenkelbrüche, Brüche mit längerer Heilungsdauer, langdauernder Nachbehandlung, Bauchoperationen mit kompliziertem Ablauf).

V. Sehr schwere Fälle (Knochenbrüche und Weichteil- bzw. Gelenkverletzungen mit langwierigem Heilungsverlauf, schmerzhafter Behandlung und Nachbehandlung, mehrfachen Operationen, bei denen es aber schließlich nach Monaten doch zu einem gewissen Abschluß der schweren körperlich-seelischen Schäden kommt. Auch Amputationsfälle gehören hierher, der Zustand eines Bauchkunstafters, schwere Röntgenverbrennungen).

VI. Ganz ungewöhnlich schwere Fälle (etwa Wirbelbruch mit Markdurchtrennung, völliger Lähmung beider Beine, von Blase und Darm, andauernden Schmerzen als Dauerzustand).

Die Höhe des Schmerzensgeldes im einzelnen wird vom Gericht bestimmt. Doch kommt es auch vor, daß der Arzt nach gewissen Richtzahlen gefragt wird. Daher sei aus der früheren Rechtsprechung (zit. nach König) eine Anzahl von Entscheidungen wiedergegeben.

Zu I und II liegen keine Entscheidungen vor, da diese Fälle fast durchweg vor oder im Prozeß vergleichsweise erledigt worden sind.

III. Mittlere Fälle:

Rippen- und Beckenquetschung, leichteste Gehirnerschütterung — Postschaffner gegen Fabrikanten — RM 200.—. OLG. Frankfurt a. M. 5 U 366/30.

Leichte Gehirnerschütterung — Bekl. Kraftwagenbesitzer — RM 150.—. OLG. Breslau U 3 5/26.

Glatter Beinbruch — Hausbesitzer — RM 300.—. KG. 30 U 7668/26.

Schlüsselbein- und Rippenbruch, Zerreißung der linken Ohrmuschel, Gehirnerschütterung RM 200.—. LG. Frankfurt a. M. 2/30 372/30.

Geheilter Oberschenkelbruch — beide Parteien mittlere Verhältnisse — RM 200.—. LG. Mannheim 37 H. 51/33.

Oberschenkelbruch mit Ausbiegung nach hinten, Unterschenkelbruch mit X-Beinstellung, zahlreiche Blutergüsse im Gesicht und Brust — 9jähriges Arbeiterkind gegen Handwerker — RM 500.—. LG. Zweibrücken 13. 7. 34. — A 261/31.

IV. Schwere Fälle:

Bruch des Oberschenkelknochens, Quetschung, Drahtextension — normaler Verlauf — Angestellter gegen Speditionsfirma — RM 1000.—. OLG. Frankfurt a. M. 3 U 363/31.

Unterschenkelbruch, $2^1/_2$ cm Verkürzung und Verbiegung nach außen bei Frau in mittleren Jahren — RM 800.—. OLG. Karlsruhe 19. 11. 35 — 1 U 96/35.

Schenkelhalsbruch — Viehhändler gegen Viehhändler (kleine Verhältnisse) — RM 400.—. LG. Frankfurt a. M. 24 O 376/31.

Trigeminusneuralgie trotz Operation nicht behoben — RM 1500.—. RG. 9. 5. 32 — JRPV. 1932, S. 167.

Verlust eines Auges — Bekl. Fabrikant — RM 1000.—. OLG. Köln 9 U 192/21.

Verlust eines Auges— Bekl. Eisenbahnbeamter — RM 500.—. OLG. Köln 9 U 303/24.

OLG. Hamburg 2. 11. 37, JRPV, 1937, S. 362 — Augenverlust, Schrotschuß ins Bein und Leistengegend — RM 2000.—, starke Schmerzen, jedoch nicht entscheidend — Verlust der Sehkraft des Auges. Beide Parteien leben in guten wirtschaftlichen Verhältnissen.

LG. Mosbach 3. 12. 35, Z. H. 78/34 — Augenverlust — Kalkbrenner gegen Jagdpächter RM 2000.—.

OLG. Zweibrücken 15. 11. 32 — I 70/32. — Beide Parteien in mittleren Verhältnissen (Landleute); Augenverletzung und Verlust von $^3/_4$—$^4/_5$ der Sehkraft — RM 2000.—.

LG. Arnsberg 18. 12. 31 — 2 O 129/31. — Völliger Verlust eines Auges — Verletzter mittlere Verhältnisse, Bekl. Preuß. Staat — RM 600.—.

V. Sehr schwere Fälle:

Schädelbruch mit Hirnquetschung, Dauerschaden, Offizierssohn gegen Fabrikant — RM 3000.—. LG. Frankfurt a. M. 21 O 22/26.

Komplizierter Unterschenkelbruch — starke Verkürzung; muß an Krücken gehen — Kaufmann gegen Ingenieur und Arzt — RM 4000.—. LG. Frankfurt a. M. 2/12 O 251/31.

Beinamputation und Darmfistel — Krankenkassenbeamter gegen vermögenslosen Maler — RM 5000.—. LK. Karlsruhe 6. 4. 33 — 3 Z H 376/31.

Oberschenkelamputation — Kaufmann (RM 400.— monatlicher Verdienst) — RM 3500.- OLG. Karlsruhe 4. 11. 31 — I Z B R 131/31.

VI. Ungewöhnlich schwere Fälle:

Verletzung der Wirbelsäule mit dauernder Lähmung beider Beine — Gemüsehändlerin gegen begüterten Kaufmann — RM 10000.—. RG. VII 349/31 — Warneyers Rechtspr. 1932, 83.

Verlust beider Augen durch Einträufelung von 50% Höllensteinlösung (anstatt 10%) bei Geburt — Kaufmannstochter gegen Hebamme — RM 20000.—. Münch. med. Wschr. 1929, 1383.

Besteht zwischen 2 Personen ein *Vertrag*, und wird dieser Vertrag von einem der Kontrahenten nicht innegehalten, so ist er für den daraus entstandenen Schaden haftbar. Man spricht juristisch in solchen Fällen von *Haftung aus Vertrag* im Gegensatz zu *Haftung aus unerlaubter Handlung*; wird die Haftung aus einem Vertrage hergeleitet, so sieht das Gesetz eine Zahlung von Schmerzensgeld nicht vor.

Wenn ein Patient sich in Behandlung eines Arztes begibt, so schließt er mit ihm stillschweigend einen sog. *Dienstvertrag* ab. Er verpflichtet sich, den Patienten nach bestem Wissen und Gewissen zu behandeln. Erfüllt der Arzt oder ein anderer Vertragspartner den Vertrag nicht, indem er fahrlässig oder gar vorsätzlich seine Pflichten vernachlässigt, so kann er für den daraus entstandenen Schaden haftbar gemacht werden. Derjenige, der sich laut Vertrag zu einem Dienst verpflichtet, ist berechtigt, sich bei der Erfüllung des Vertrages durch Gehilfen vertreten zu lassen, wenigstens soweit es sich um untergeordnete Aufgaben handelt. So kann sich auch der Arzt bei der Durchführung seiner Tätigkeit helfen lassen von Schwestern, Sprechstundenhilfen, technischen Assistentinnen, ärztlichen Assistenten usw. Diese Hilfspersonen nennt man juristisch die *Erfüllungsgehilfen*. Der Dienstverpflichtete haftet jedoch für Vorsatz und Fahrlässigkeit seiner Erfüllungsgehilfen im gleichen Umfang wie für eigenes Verschulden (§ 278 BGB.). Dies gilt auch für den Arzt. Diese Haftung tritt auch dann ein, wenn er sich noch so gut seine Gehilfen ausgesucht und sie beaufsichtigt hat. Dies gilt jedoch nur für die zivilrechtliche Haftung. Strafrechtlich ist der Arzt für Fahrlässigkeit seiner Gehilfen nur dann verantwortlich, wenn ihm selbst ein Verschulden zur Last fällt.

Behaupten die Angehörigen eines Patienten, er sei durch Fahrlässigkeit eines Arztes getötet worden, so können sie zunächst den Arzt wegen fahrlässiger Tötung bei der Staatsanwaltschaft anzeigen. Dies tun sie meist nicht deshalb, weil ihnen wirklich an der Bestrafung des Arztes etwas liegt, sondern um sich Kosten für das kommenden Zivilprozeß zu ersparen; denn im Gegensatz zum Zivilprozeß übernimmt im Strafprozeß die Staatsanwaltschaft kostenlos die Ermittlungen. Anschließend können sie den Arzt zivilrechtlich wegen unerlaubter Handlung (sofern eben eine solche vorliegt) in Anspruch nehmen, allerdings nur, wenn der Verstorbene der Ernährer der Familie war (§§ 844, 845 BGB.).

Begibt sich ein Patient ins *Krankenhaus*, so wird der Vertrag zwischen dem Träger des Krankenhauses (Stadt, konfessioneller Verband, Staat) und dem Kranken abgeschlossen. Der Träger des Krankenhauses ist verpflichtet, den Kranken durch die Krankenhausärzte nach den Regeln der ärztlichen Kunst behandeln zu lassen. Wird hierbei etwas versäumt, so haftet aus Vertrag der Träger des Krankenhauses, aus unerlaubter Handlung der Arzt oder die betreffende Hilfsperson (Schwester usw.). Bei *Privatpatienten* von Krankenhausärzten haftet auch aus Vertrag der Arzt persönlich. Handelt es sich aber um eine Schädigung, die nicht Folge der eigentlichen ärztlichen Behandlung, sondern einer Krankenhauseinrichtung ist, so haftet aus Vertrag wiederum das Krankenhaus, z. B. bei Diätfehlern infolge eines Versehens der Diätassistentin.

γ) Versicherungs- und Sozialrecht.

Bei der gutachtlichen Tätigkeit des Arztes im Rahmen der *Krankenversicherung* (Feststellung des Vorliegens einer Krankheit, Feststellung der Arbeitsunfähigkeit) spielen spezielle gerichtsmedizinische Gesichtspunkte keine besondere Rolle. Dies gilt im großen und ganzen auch für die Invaliden- und Angestelltenversicherung. Bei der Feststellung der *Invalidität*, die nach den gegenwärtigen Bestimmungen einer Erwerbsminderung von 50% auf dem *allgemeinen Arbeitsmarkt* entspricht, und bei der Feststellung einer *Berufsunfähigkeit* bei der Angestelltenversicherung, für die eine Erwerbsminderung von mindestens 50% im jeweiligen *Beruf* erforderlich ist, sind gleichfalls gerichtsmedizinische Gesichtspunkte kaum maßgebend (§§ 1254, 1256 RVO., § 27 AVG.). Für die Knappschaftsversicherung wird der Begriff „Invalidität entsprechend der RVO. definiert (§ 5 der VO. über die Neuregelung der Rentenversicherung im Bergbau vom 4. 10. 42, RGBl. S. 569.).

Die *Invaliditätsgrenze* entsprach früher einer Erwerbsminderung von $66^2/_3\%$; die Herabsetzung auf 50% soll nur für solche Versicherungsfälle Geltung haben, die nach dem 31. 5. 49 eingetreten sind (Sozialversicherungsanpassungsgesetz in der Fassung vom 10. 8. 1949, WiGBl. 1949, S. 99 und 248). Diese Zeitbestimmung hat vielfach widersprechende Entscheidungen der zuständigen Oberversicherungsämter, erhebliche Schwierigkeiten bei der Begutachtung und bei der Bevölkerung auch Klagen über Ungerechtigkeit ausgelöst (Entscheidungen und Schrifttum im einzelnen s. TRÜB).

Bei Begutachtungen für die *Unfallversicherung* ist zu unterscheiden die Unfallversicherung im Rahmen der Reichsversicherungsordnung, deren Träger die Berufsgenossenschaften sind, und die private Unfallversicherung, die sich auf die zwischen der Versicherungsgesellschaft und dem Vertragspartner geschlossenen Einzelverträge stützt, die, wenn auch mit einem gewissen Spielraum, im Rahmen eines Schemas aufgesetzt werden (sog. allgemeine Versicherungsbedingungen).

Es entspricht den Gepflogenheiten, daß der Arzt sich bei Begutachtungen für die Unfallversicherungen im Rahmen der Sozialversicherung auch darüber auszulassen hat, ob es sich überhaupt um einen *Betriebsunfall* handelt. Der Unfallbegriff ist gesetzlich nicht festgelegt. Man pflegt ihn dahin zu definieren, daß es sich um *ein von außen kommendes, plötzliches, auf einen kurzen Zeitraum sich beschränkendes Ereignis* handelt, das geeignet ist, eine Gesundheitsbeschädigung herbeizuführen. Unter „kurzem" Zeitraum versteht man nach einer Entscheidung des Reichsversicherungsamtes eine Zeit, die die Dauer einer Arbeitsschicht nicht überschreitet. Unfälle auf dem Wege zur Arbeitsstätte und von der Arbeitsstätte gelten gleichfalls als Betriebsunfälle.

Mit der eben erwähnten Definition kommt man jedoch praktisch nicht aus. Danach würde ein Arbeiter in einer Gießerei, der infolge eines durch organisches Leiden bedingten Schwindelanfalls in die Gießflüssigkeit fällt und sich hierbei tödlich verbrennt, keinen Unfall erlitten haben. Denn der Schwindelanfall war durch eine innere Krankheit, etwa eine Hypertonie oder eine Cerebralsklerose, bedingt. Der Unfallbegriff ist daher durch die Rechtssprechung des Reichsversicherungsamtes dahin erweitert worden, daß auch dann ein Betriebsunfall vorliegt, wenn der Tod oder eine andere Schädigung zwar an sich aus einer inneren Krankheitsursache entstanden ist, aber trotzdem *ursächlich mit den Eigenheiten des Betriebes in Zusammenhang steht*. Hätte dieser Arbeiter seinen Schwindelanfall zu Hause oder wenigstens nicht gerade in der Nähe der Gießgrube erlitten, so wäre er nach menschlichem Ermessen am Leben geblieben. *Vorsätzlich* herbeigeführte Unfälle werden nicht entschädigt; wenn der Unfall mit *Trunkenheit* im Betriebe zusammenhängt, pflegt eine „Lösung vom Betriebe" angenommen zu werden, bei der die Entschädigungspflicht entfallen kann (UNTERHINNINGHOFEN). Über Berufskrankheiten s. S. 571 ff.

Ist der Verunglückte am Leben geblieben und, soweit es möglich war, wiederhergestellt, sind aber Dauerfolgen zurückgeblieben, so erhält er eine Unfallrente, deren Höhe sich nach dem in Prozenten abzuschätzenden Grade der Erwerbsminderung bemißt. Die Vollrente beträgt $^2/_3$ des Grundlohnes. Die Abschätzung der Erwerbsminderung ist Sache des ärztlichen Gutachters, sei es im Auftrage der Berufsgenossenschaft, sei es in Streitfällen im Auftrage des Oberversicherungsamtes. Als Richtlinien für die Abschätzung der Erwerbsminderung sind sog. *Rententabellen* aufgestellt, die geeignete Anhaltspunkte liefern (s. ROSTOCK). Die Abschätzung geschieht unter Berücksichtigung des *allgemeinen Arbeitsmarktes*, nicht unter Berücksichtigung des jeweiligen Berufes. Hierbei können mitunter gewisse Härten entstehen (s. im einzelnen Spezialliteratur). Die einschlägigen Untersuchungen werden meist durch den Allgemeinarzt und späterhin durch den jeweiligen zuständigen Facharzt vorgenommen *(Durchgangsarzt)*.

Als Unfallfolge kommt u. U. auch in Frage die Entstehung von inneren Erkrankungen oder auch eine *richtunggebende Verschlimmerung* einer schon bestehenden inneren Erkrankung. Entschädigt wird allerdings bei der Abschätzung der Erwerbsminderung nur der Grad der Verschlimmerung und nicht das bestehende Leiden in seiner Gesamtheit.

Über die einschlägigen Bestimmungen des *schweizerischen* Versicherungsrechtes gibt das Buch von DuBois und Zollinger Auskunft.

Die *Versorgung* der durch den Krieg körperlich Geschädigten war früher im Wehrmachtsfürsorge- und Versorgungsgesetz und den entsprechenden Nebengesetzen festgelegt worden. Nach der Aufhebung dieses Gesetzes in der Nachkriegszeit bewirkten Kriegsbeschädigtengesetze der Länder die notwendigste Versorgung der Kriegsopfer. Dies war meist den Landesversicherungsanstalten als Nebenaufgabe übertragen worden. Die Bestimmungen waren nicht überall gleich. Unter dem 20. 12. 50 wurde durch das Bundesversorgungsgesetz eine Vereinheitlichung für das Bundesgebiet herbeigeführt (BGBl. I S. 791). Das Gesetz gilt für alle, die durch Kriegseinwirkung körperlich beschädigt wurden, für Soldaten, militärisches Hilfspersonal, soweit es militärischen Dienst tat, Flüchtlinge, die sich beim Einrücken der Gegner zurückziehen mußten, und Zivilisten, die entweder durch direkte Kampfhandlungen oder Luftangriffe geschädigt wurden. Zur Anerkennung einer Gesundheitsstörung als Folge einer Schädigung genügt die *Wahrscheinlichkeit* eines ursächlichen Zusammenhanges; absichtliche Herbeiführung eines Schadens schließt jedoch Versorgung aus. Über den Anspruch auf Versorgung birgt das Gesetz folgende grundsätzliche Bestimmung:

§ 1, Abs. 1 BVG.: Wer durch eine militärische oder militärähnliche Dienstverrichtung oder durch einen Unfall während der Ausübung des militärischen oder militärähnlichen Dienstes oder durch die diesem Dienst eigentümlichen Verhältnisse eine gesundheitsähnliche Schädigung erlitten hat, erhält wegen der gesundheitlichen und wirtschaftlichen Folgen dieser Schädigung auf Antrag Versorgung.

Die Versorgung umfaßt Heilbehandlung, Krankengeld, Hausgeld, soziale Fürsorge, Arbeits- und Berufsförderung, Beschädigtenrente und Pflegezulage, Bestattungsgeld und Bezüge für das Sterbevierteljahr, Hinterbliebenenrente und Bestattungsgeld beim Tode von Hinterbliebenen (§ 9 BVG.). Die Bestimmungen sind im großen und ganzen denen der Unfallversicherung angepaßt. Bemerkenswert ist jedoch, daß zusätzlich zu der eigentlichen Beschädigtenrente, die nach Prozenten der Erwerbsminderung berechnet wird, bei einer Erwerbsminderung von mehr als 50% eine besondere Ausgleichsrente gezahlt wird, so daß sich die Gesamtrente mit der Zunahme der Erwerbsminderung progressiv steigert (§ 31, 32 BVG.). Die Begutachtung liegt im großen und ganzen bei den Ärzten der jetzt wieder eingerichteten Versorgungsämter.

In der *privaten* Unfallversicherung pflegt der Unfallbegriff wie folgt definiert zu werden:

Als Unfälle gelten alle ärztlicherseits sicher erkennbaren körperlichen Schädigungen, von welchen der Versicherte unfreiwillig durch ein plötzliches, von außen mechanisch auf ihn einwirkendes Ereignis betroffen wird. Dem Unfall gleichgestellt sind das unfreiwillige Ersticken durch ausströmende Gase und Dämpfe, Blutvergiftungen, die auf einen gleichzeitigen Unfall zurückzuführen sind, und Muskelzerrungen infolge eigener plötzlicher Kraftanstrengung.

Je nach den Einzelvereinbarungen gibt es jedoch Zusätze oder Fortlassungen in den Versicherungsbedingungen. So pflegen die Versicherungsgesellschaften nach Maßgabe der sog. allgemeinen Versicherungsbedingungen (AVB.) eine Anzahl von Krankheiten und sonstigen Schädigungen als Unfallfolge auszunehmen, so die Folge von Temperatureinflüssen, von Schlägereien, ferner Unfälle,

die infolge von Schlag-, Krampf-, Schwindel- und epileptischen Anfällen eingetreten sind, ebenso Unfälle infolge von Geistes- oder Bewußtseinsstörungen
(Bewußtseinsstörungen infolge Alkoholeinwirkung s. S. 749 ff.) und generell auch
Unterleibsbrüche und Erkrankungen des Blinddarms und seiner Anhänge mit
ihren Folgen, sowie Unterschenkelgeschwüre, und zwar auch dann, wenn es
sich um tatsächliche Folgen von Unfällen handelt. Manchmal werden auch
Kohlenoxydvergiftungen und andere Vergiftungen grundsätzlich von der Versicherungsleistung ausgenommen. Der Versicherte muß vor Eingehen der Versicherung den Vertrag genau *durchlesen*. Erscheint ihm diese oder jene Bestimmung nicht tragbar, so steht es ihm frei, mit der Versicherung, wenn auch meist
gegen Erhöhung der Prämie, ein Zusatzabkommen zu treffen. So wird bei
Unfallversicherungen von Ärzten vielfach die *Infektionsklausel* eingefügt. Danach
werden als entschädigungspflichtige Unfälle ,,allgemeine und lokale Infektionen
angesehen, bei welchen aus der Krankengeschichte, dem Befund und der Natur
der Erkrankung hervorgeht, daß die Krankheitserreger durch einen Defekt der
äußeren Haut eingedrungen sind. Dieser Defekt braucht jedoch nicht die Folge
eines Unfalles zu sein. Ferner gilt als Unfall das Einspritzen infektiöser Massen
in Auge, Mund und Nase, sofern die Infektion nach Lage des Falles ausschließlich als eine Berufsinfektion aufzufassen ist. Bei Infektionen an Armen und
Beinen soll die Vermutung dafür sprechen, daß eine Berufsinfektion vorliegt.''

Die *Leistungen* der privaten Unfallversicherungen sind gleichfalls durch den Vertrag
bestimmt. Kann der Verletzte nicht arbeiten, so erhält er eine Tagesentschädigung. Bei
Todesfall erhalten die Angehörigen entweder eine Rentenzahlung oder eine einmalige Auszahlung eines Kapitals. Bleibt der Verletzte am Leben, resultiert aber eine Erwerbsminderung,
so erhält er eine Rente oder eine prozentual abgemessene Kapitalabfindung. Während man
im Rahmen der Unfallversicherung gemäß RVO. in solchen Fällen von Erwerbsminderung
spricht, führt diese Erwerbsminderung im Rahmen der privaten Unfallversicherung die
Bezeichnung ,,Invalidität''. Man spricht von Voll- und Teilinvalidität und drückt den Grad
der Teilinvalidität in Prozenten aus. Diese Art der Invalidität entspricht also dem Begriff
der Erwerbsminderung im Rahmen der Unfallversicherung laut RVO. Er hat aber nichts mit
dem Begriff der Invalidität im Rahmen der Invalidenversicherung zu tun.

Bei Streitigkeiten über die Leistungen der privaten Unfallversicherung sind
die ordentlichen Gerichte zuständig (also nicht das Oberversicherungsamt und
die übergeordneten Instanzen). Um aber Prozesse nach Möglichkeit zu vermeiden, enthalten die Versicherungsbestimmungen einen Passus, in dem sich
beide Vertragspartner damit einverstanden erklären, daß Meinungsdifferenzen
über die Höhe der zu leistenden Entschädigungen nicht durch die Gerichte,
sondern durch eine sog. *Ärztekommission* unter Ausschluß des Rechtsweges
entschieden werden. Diese Ärztekommission besteht aus 3 Gliedern, einem
Vertreter der Versicherungsgesellschaft, einem Vertreter des Versicherten und
einem Obmann, über den sich beide einigen müssen (Näheres s. KÖSTLIN u. a.).

2. Beurteilung der Fahrlässigkeit vom ärztlichen Standpunkt aus.

Ist ein Arzt, ein Heilbehandler oder eine sonstige Medizinalperson einer
fahrlässigen Körperverletzung oder einer fahrlässigen Tötung bezichtigt, so wird
sich die gutachtliche Tätigkeit des Arztes auch darauf erstrecken müssen, ob
das Verhalten dieser Person fahrlässig war. Die gleiche Lage tritt ein, wenn
von diesen Personen, sei es infolge fahrlässiger Vertragsverletzung, sei es infolge
fahrlässiger Begehung einer unerlaubten Handlung (s. S. 164), eine Entschädigung verlangt wird. Darüber hinaus pflegt der Arzt gefragt zu werden, wenn
einer Mutter bei der Versorgung ihres Kindes Fahrlässigkeit vorgeworfen wird.

Der Begriff der Fahrlässigkeit wird im Strafrecht und im Zivilrecht nicht
ganz gleichartig ausgelegt. Im Strafrecht ist man milder, im Zivilrecht strenger.

Es kann vorkommen, daß im Rahmen eines Strafverfahrens Fahrlässigkeit nicht als bewiesen angesehen wird, während man sie im Rahmen des Haftungsprozesses nach den Bestimmungen des bürgerlichen Rechtes bejaht.

Im Strafrecht pflegt man als Fahrlässigkeit anzusehen, wenn der Täter diejenige Sorgfalt außer acht läßt, zu der er nach den Umständen und nach seinen persönlichen Verhältnissen verpflichtet und fähig ist (KOHLRAUSCH-LANGE).

Geht ein junger Mann unvorsichtig über eine belebte Straße, um ein Mädchen nicht aus den Augen zu verlieren, und verursacht er hierbei einen Verkehrsunfall, so wird man dies als fahrlässig ansehen müssen. Passiert das gleiche einer gebrechlichen alten Frau, die vom Lande kommt und den gegenwärtigen Straßenverkehr an den Brennpunkten nicht kennt und hierbei den Kopf verliert, so wird man dies nicht als fahrlässig im Sinne des Strafrechts ansehen können. Muß unter besonderen Umständen ein noch nicht fertig ausgebildeter Frauenarzt eine Tubargravidität operieren, ordnet er an, daß die nach der Operation kollabierte Patientin mit dem Lichtbügel erwärmt wird und entstehen hierbei Verbrennungen, so wird man in Anbetracht des fachlich noch nicht fertig ausgebildeten Arztes, der nicht hinreichend einschlägige Erfahrungen hatte, im Strafrecht vielleicht eine Fahrlässigkeit ablehnen, denn man muß hier die gesamten Umstände und die persönlichen Verhältnisse des Beschuldigten berücksichtigen.

Etwas anders liegen aber die Verhältnisse im Zivilrecht. ,,Fahrlässig handelt laut § 276 BGB., wer die im Verkehr erforderte Sorgfalt außer acht läßt.'' Hier wird auf die ganzen Umstände und auf die persönlichen Verhältnisse nicht im gleichen Maße Rücksicht genommen; man geht vielmehr vom *Durchschnitt* aus. Man stellt sich einen Durchschnittsarzt vom Lande, einen Durchschnittsarzt mit städtischer Praxis, einen Durchschnittschirurgen, einen Durchschnittsinternisten, einen Abteilungsarzt eines kleinen und einen Abteilungsarzt eines großen Krankenhauses vor und untersucht, ob sich der gleiche Vorfall bei den durchschnittlichen Leistungen der betreffenden Ärztekategorie ereignet hätte oder nicht. Besondere Umstände und unglückliche Konstellationen, die sich im Strafrecht im Sinne einer Entlastung auswirken, bleiben hier außer Betracht. So ist es durchaus möglich, daß das Gericht in jenem Falle, in dem der noch nicht fertig ausgebildete Arzt durch den Lichtbogen eine Verbrennung verursachte, bei der Stellung von zivilrechtlichen Entschädigungsansprüchen Fahrlässigkeit bejaht; denn derartiges darf in einem gut geleiteten Krankenhause nicht vorkommen. Trat durch diese Verbrennung der Tod ein, so müßte man eventuell den Angehörigen eine Entschädigung zubilligen. Wer sie im einzelnen tragen müßte, bleibt dahingestellt, in erster Linie wohl der Träger des Krankenhauses, also die Stadt.

Bei Beurteilung der Fahrlässigkeit von Ärzten wird vielfach auch der Ausdruck *Kunstfehler* gebraucht. Es handelt sich hier nicht um einen juristischen Begriff; er ist vielmehr von den Ärzten selbst geprägt worden; er wird verschiedenartig definiert. Meines Erachtens ist der Ausdruck überflüssig, man kommt aus, wenn man als Kunstfehler eine Fahrlässigkeit im ärztlichen Beruf bezeichnet. Am besten wäre, wenn man den Ausdruck überhaupt fallen ließe.

Es ist ein weit verbreiteter Irrtum des Mediziners, zu meinen, daß die Fahrlässigkeit an sich bestraft wird. Jeder Staatsbürger, also auch jeder Arzt kann an sich so unvorsichtig sein, wie er will. Handelt es sich um einen *Arzt*, so kann man ihn vielleicht disziplinarisch maßregeln. Läßt sich nicht nachweisen, daß die Fahrlässigkeit schädliche Folgen oder den Tod verursachte, so liegt weder eine fahrlässige Körperverletzung, noch eine fahrlässige Tötung, noch sonst irgendeine strafbare Handlung vor. Die gleichen Richtlinien gelten auch für das Zivilrecht. Man kann nicht haftbar gemacht werden für die Fahrlässigkeit an sich, sondern nur für die nachgewiesenen Folgen der Fahrlässigkeit (s. Abschnitt Kausalzusammenhang S. 171).

Für das Gebiet der Krankenbehandlung hat das Reichsgericht eingehende Grundsätze über die Fahrlässigkeit des Arztes entwickelt. Eine Fahrlässigkeit kann bereits bei fehlenden Voraussetzungen in der Übernahme der Heilbehandlung oder Operation liegen (RGSt. 64/271, 67/23); sie kann auch in der Weiterführung der Behandlung bestehen, obwohl es notwendig gewesen wäre, sie 'an einen fachlich mehr vorgebildeten Arzt abzugeben (RGSt. 50/40), ferner in ungenügender Unterrichtung über die Fortschritte der Heilkunde, in der Nichtbeachtung anerkannter Grundsätze, z. B. Unterlassung der Fiebermessung, in der ungenügenden Aufklärung des Kranken über sein Leiden oder über das Vorhandensein oder die Üblichkeit anderer Heilmethoden RGSt. 67/12, 74/61).

Wird in Ausnahmefällen die Fahrlässigkeit allein bestraft, so handelt es sich um Sondergesetze, so z. B. sieht die deutsche Straßenverkehrsordnung eine Strafe vor (§ 48 StVO.), wenn sich ein Teilnehmer am Verkehr unvorsichtig verhält, und zwar auch dann, wenn schädigende Folgen nicht eingetreten sind (§ 1 StVO., § 2 StVZO.)[1]. Doch handelt es sich hier um Sonderverhältnisse, die nicht auf das allgemeine Rechtsleben übertragen werden können.

3. Beurteilung von Kausalzusammenhängen.

Vor die Aufgabe, Kausalzusammenhänge zu beurteilen, wird der Arzt relativ häufig gestellt: so, wenn es zu beurteilen gilt, ob eine Körperverletzung wirklich die schweren Folgen hatte, die sie als schwere Körperverletzung qualifiziert (s. S. 159), so um festzustellen, ob eine vorsätzliche oder fahrlässige Körperverletzung den Tod zur Folge hatte, weiterhin um zu beurteilen, ob eine nachgewiesene Fahrlässigkeit eine Körperschädigung oder gar den Tod veranlaßt hatte. Ähnliche Fragestellungen treten im Zivilrecht auf. Im Versicherungsrecht geht es um die Beurteilung, ob ein Betriebsunfall eine Körperschädigung zur Folge hatte, welcher Art sie war oder ob gar infolge des Unfalles der Tod eingetreten ist. In der privaten Versicherung ergeben sich ähnliche Fragestellungen.

Es ist nicht gleichgültig, ob eine derartige Beurteilung stattfindet im Strafrecht, im Zivilrecht, im Versicherungsrecht der RVO. oder für die private Unfallversicherung. In jedem dieser Zweige kann die Frage der Kausalität verschieden beurteilt werden.

Bezüglich der Beurteilung des Kausalzusammenhanges stehen nebeneinander die sog. *Äquivalenz-* oder *Bedingungstheorie* und die *Adäquanztheorie.*

Im *Strafrecht* wird nach gleichgebliebener Ansicht des Reichsgerichts die Bedingungstheorie angewandt. Danach ist als Ursache jede Bedingung anzusehen, die nicht hinweggedacht werden kann, ohne daß der Erfolg entfiele, also jede sog. *Conditio sine qua non* (RGSt. 75/374, 69/47, 76/86). Dieser im Strafrecht herrschenden Bedingungstheorie tritt im *Zivilrecht* die Adäquanztheorie gegenüber. Hiernach ist eine Handlung nur dann als Ursache eines Erfolges anzusehen, wenn sie allgemein erfahrungsgemäß geeignet ist, einen solchen Erfolg herbeizuführen. Nur dann würde ein sog. *adäquater* Zusammenhang bestehen (RGZ. 152/401, 168/88, 169/91).

Wir wollen als Beispiel folgende Verhältnisse zugrunde legen: Ein Arbeiter hat sich bei seiner Arbeit eine Schramme am linken Handrücken zugezogen. Es hat etwas geblutet, er beobachtet sie nicht weiter, sondern geht nach Hause. Auf dem Heimweg gerät er trotz ordnungsgemäßen Verhaltens seiner Person beim Übergang über die Straße in Gefahr, von einem wilden Kraftfahrer angefahren zu werden. Er springt zur Seite, gleitet aus und fällt zu Boden. Dabei kommt die verletzte Hand zufällig in den Straßenkot. Der Arbeiter weiß, daß hier eine Infektionsmöglichkeit gegeben ist und läßt sich durch seine Umgebung davon überzeugen, es sei besser, den Arzt aufzusuchen. Der Arzt säubert die Wunde, desinfiziert und verbindet sie und schlägt dem Verletzten eine Injektion einer Schutzdosis von Tetanusantitoxin vor. Der Arbeiter ist aber ein Impfgegner und lehnt diese Injektion ab. Einige Zeit später erkrankt er an Tetanus und stirbt daran.

---

[1] Ebenso der neu eingefügte § 315a StGB.

Nunmehr ergibt sich im Rechtsleben die Frage, ob zwischen dem an sich bedeutungslosen Unfall bei der Arbeit, die zu einer Schramme führte, und dem Tode Kausalzusammenhang besteht, sodann die weitere Frage, ob man zwischen der Fahrlässigkeit des wilden Fahrers und dem Tode Kausalzusammenhang annehmen muß. Nimmt man im ersten Fall Kausalzusammenhang an, so hat dies praktisch zur Folge, daß die Familie die von der Berufsgenossenschaft zu zahlende Unfallrente erhält. Nimmt man im zweiten Falle Zusammenhänge an, so wird der Kraftfahrer haftbar gemacht und muß den Angehörigen oder der Berufsgenossenschaft Schadenersatz leisten, der aber von seiner Haftpflichtversicherung übernommen werden dürfte; er könnte ferner auch strafrechtlich verantwortlich gemacht werden (§ 222 StGB.).

Bei der Beurteilung solcher Zusammenhänge muß man grundsätzlich von der sog. Bedingungstheorie (Conditio sine qua non) ausgehen und sich überlegen, ob beim Wegdenken entweder des geringfügigen Betriebsunfalles, oder der Fahrlässigkeit des wilden Fahrers, die zu dem an sich harmlosen Sturze des Verstorbenen führte, der Tod vermieden worden wäre. Man wird dies in beiden Fällen bejahen müssen. Es handelt sich jedoch hier um einen Kausalzusammenhang, der nicht angeglichen, nicht adäquat ist. Denn normalerweise stirbt man nicht von einer Schramme an der Hand, und normalerweise stirbt man auch nicht infolge eines harmlosen Sturzes auf der Straße. Ein besonderes Unglück war es auch, daß der Verstorbene als grundsätzlicher Impfgegner die Injektion der Schutzdosis von Tetanusantitoxin ablehnte. Wäre dies nicht geschehen, so wäre auch dann noch der Tod wenigstens nach menschlichem Ermessen zu vermeiden gewesen.

Ein *adäquater* Zusammenhang würde vorliegen, wenn ein 15 m hohes Gerüst zusammenfällt und sich ein auf ihm befindlicher Mensch im Fallen einen Schädelbruch zuzieht und daran stirbt. Die Grenzen zwischen Adäquanz und Inadäquanz mögen bis zu einem gewissen Grade flüssig sein.

Trotz Bedenken einer Anzahl von Strafrechtlern gilt im Strafverfahren nach gleichbleibender Auffassung des Reichsgerichtes und nach seiner Auflösung der Oberlandesgerichte[1] die reine Bedingungstheorie, unabhängig vom Grade der Adäquanz. In dem Ablauf der Kausalkette ist es im Strafrecht auch gleichgültig, ob der Verletzte selbst oder ein Dritter sich fahrlässig verhalten hat. So unterbricht die Weigerung des Verletzten, sich das Schutzserum injizieren zu lassen, im Strafrecht nicht den Kausalzusammenhang. Sogar wenn ein harmlos Verletzter, der sich einen Hautkratzer zugezogen hat, diesen Hautkratzer von einem Heilbehandler oder, besser gesagt, von einem Kurpfuscher nach irgendwelchen abergläubischen Normen durch Auflegen von Kuhdung behandeln läßt und er deswegen an Tetanus erkrankt und stirbt, ist der Kausalzusammenhang zwischen Verletzung und Tod nicht unterbrochen. Zusätzlich würde allerdings die Staatsanwaltschaft auch ein Verfahren gegen den Kurpfuscher wegen fahrlässiger Tötung einleiten.

Wird ein Arzt beschuldigt, wegen falschen Rezeptierens den Tod eines Menschen verursacht zu haben, so lehrt die Erfahrung, daß er geltend macht, der Apotheker habe bei einer etwaigen Überschreitung der Maximaldosis die Pflicht gehabt, die Anfertigung des Rezeptes zu verweigern; hätte er seinen Weisungen entsprechend gehandelt, so wären Tod oder sonstige Schädigung vermieden worden. Bei der Einführung der Maximaldosen hat dem Gesetzgeber wohl vorgeschwebt, daß der Arzt durch die sonstigen Anforderungen bei Ausübung der Praxis, durch die Eile, die mitunter geboten sei, z. B. bei aufregenden Geburt, so abgelenkt werden könne, daß eine Nichtinnehaltung der Maximaldosen unterlaufen könne. Zum Schutze der Kranken hat man daher die Sicherung eingebaut, daß der Apotheker in solchen Fällen (nämlich bei Überschreitung der gesetzlichen Maximaldosen) das Rezept nicht anfertigen dürfe. Aus diesen Erwägungen heraus ist mitunter die Auffassung entstanden, daß der Arzt in solchen Fällen entlastet sei und nicht bestraft werden könne (KLEMPERER und ROST, persönliche Ausführungen von ROST). Auf der anderen Seite gilt aber der strafrechtliche Grundsatz, daß Fahrlässigkeit eines Dritten einen Kausalzusammenhang nicht unterbricht, also auch die Fahrlässigkeit des Apothekers nicht den Kausalzusammenhang zwischen dem Versehen des Arztes und dem etwaigen Tode des Kranken. Die Staatsanwaltschaft würde gegen beide ein Verfahren wegen fahrlässiger Tötung einleiten müssen. Nur wenn der Arzt für sich in Anspruch nehmen kann, daß er durch dringende ärztliche Anforderungen auf anderem Gebiet (z. B. eine schwierige Geburt, eilige Operation u. ä.) so abgelenkt gewesen sei, daß man ihm ein Nachschlagen der Maximal-

---

[1] Der Bundesgerichtshof hat sich bisher mit dieser Frage noch nicht beschäftigt.

dosis nicht zumuten konnte, dürfte nur der Apotheker verantwortlich sein. Darüber hinaus wird gelegentlich, wie mir bekannt, die Auffassung vertreten, daß dem Arzt der gegenwärtigen Zeit eine Kenntnis bzw. ein Nachschlagen der Maximaldosen grundsätzlich nicht mehr zugemutet werden könne, so daß der Apotheker in Schadensfällen immer, also auch dann, wenn der Arzt Zeit und Gelegenheit zum Nachschlagen hatte, die volle Verantwortung übernehmen müßte. Dem Verfasser erscheint es jedoch zweifelhaft, ob ein Gericht dieser Auffassung ohne weiteres beitreten würde. Es muß daher dem Arzt dringend geraten werden, trotzdem vorsichtig zu sein und sich über die Maximaldosen zu orientieren.

Bei den Vorfällen, die durch meine Hände gegangen sind, war allerdings das Rezept des Arztes immer so ungenau gewesen, daß der Apotheker keine Veranlassung hatte, die Anfertigung abzulehnen, der Arzt hatte keine genauen Dosen angegeben; hier wurde ein Verfahren lediglich gegen den Arzt eingeleitet.

Es gibt Menschen, die in der geltenden reinen Bedingungstheorie im Strafrecht eine Ungerechtigkeit sehen. Wenn ein Kraftfahrer auf vereister Straße zu schnell fährt, obwohl es seine Pflicht gewesen wäre, vorsichtiger zu fahren, ins Schleudern gerät, und wenn er beim Schleudern einen Fußgänger leicht verletzt, so wird er mit einer verhältnismäßig kleinen Geldstrafe davonkommen. Gerät aber der schleudernde Wagen durch Zufall in einen Haufen spielender Kinder und werden dabei 3 Kinder getötet, so hat sich der Fahrer wegen fahrlässiger Tötung zu verantworten. Es ist unausbleiblich, daß seine Strafe bedeutend höher sein wird, obwohl die subjektive Schuld, nämlich der Grad der Fahrlässigkeit, genau die gleiche war. Auf der anderen Seite muß man zugeben, daß die Einführung der Adäquanztheorie im Strafrecht zu einer gewissen Rechtsunsicherheit führen würde. Die Beurteilung der Kausalität wäre dann recht labil.

Der Arzt muß sich als Gutachter an die Gesetzesnormen halten. Es ist oben angeführt worden, daß er nicht dazu da ist, ausgleichende Gerechtigkeit zu üben. Er wird unabhängig von einer persönlichen Einstellung beim Vorliegen eines Kausalzusammenhanges im Sinne der Conditio sine qua non den Kausalzusammenhang bejahen müssen. Dies hindert aber nicht, daß er in einem Zweifelsfall in seinem Gutachten dringlich darauf hinweist, daß eine derartige schwere Folge nach der Art der Verletzung nicht zu erwarten war, und daß sie nur durch unglückselige, gar nicht zu erwartende Komplikationen herbeigeführt wurde. Dieser Hinweis wird sich in sehr erheblicher Weise auf das Strafmaß auswirken.

Immerhin machen sich jetzt hier und da Ansätze bemerkbar, das Gelten der reinen Bedingungstheorie bei den durch den Erfolg qualifizierten Delikten bis zu einem gewissen Grade aufzulockern, so bei der schweren Körperverletzung (§ 224, StBG., s. S. 159), der Körperverletzung mit Todesfolge (§ 226, StGB.), vielleicht auch bei der fahrlässigen Tötung. Es kommt vor, daß man hier der reinen Bedingungstheorie nicht mehr folgt (KOHLRAUSCH-LANGE, PETTERS).

Vor der Strafkammer des Landgerichts Heidelberg stand ein Vorfall zur Beurteilung, bei dem der Täter dem nachher Verstorbenen eine gewöhnliche Ohrfeige versetzt hatte. Einige Minuten später brach er tot zusammen. Die Sektion ergab keinerlei irgendwie ins Gewicht fallende Verletzungen, aber auch keinerlei natürliche Todesursache. Man wußte, daß der Verstorbene an Störungen des vegetativen Nervensystems litt. Außerdem bestand ein ausgesprochener Status thymico-lymphaticus mit Nebennierenveränderungen. An einen Kausalzusammenhang im Sinne der Conditio sine qua non konnte an sich von den Sachverständigen nicht gerüttelt werden. Doch nahm das Gericht in diesem Falle Kausalzusammenhang nicht an, weil der Täter in keiner Weise voraussehen konnte, daß eine gewöhnliche Ohrfeige zum Tode führen kann, und weil hier im höchsten Maße eine Inadäquanz bestand. Dieses Urteil ist seinerzeit im Schrifttum kommentiert worden (ENGISCH, Südwestdtsch. JZ. 1948, 207, Akten 2 K Ls 13/47, Staatsanwaltschaft Heidelberg). Auch nach ärztlichem und menschlichem Gefühl wird man diesem Urteil zustimmen können; das Oberlandesgericht hat es seinerzeit allerdings *nicht* bestätigt.

Die Auffassungen maßgebender Strafrechtler sind diesbezüglich nicht ganz einheitlich. Doch wird auch von maßgebender Seite die erwähnte Auflockerung der reinen Bedingungstheorie bei den durch den Erfolg qualifizierten Delikten (aber nur bei diesen) bereits als geltendes Recht betrachtet (SCHÖNKE). Die Begründung im einzelnen ist rechtlich verschiedenartig und braucht hier nicht näher erörtert zu werden.

Es muß besonders betont werden, daß es nicht Aufgabe des sachverständigen Arztes ist, zu diesem Rechtsproblem von sich aus Stellung zu nehmen. Er kann dem Gericht die Zusammenhänge nur im einzelnen darlegen. Hierbei wird es auch seine Pflicht sein, auf fehlende Adäquanz oder auf fehlende Voraussehbarkeit besonders hinzuweisen.

Bei der Durchführung der *Unfallversicherung* im Rahmen der RVO. gilt gleichfalls bei der Feststellung des Kausalzusammenhanges die reine Bedingungstheorie. Auch gänzlich inadäquate Kausalzusammenhänge werden anerkannt. So wird man in dem zuerst zitierten Beispiel (s. S. 171) einen Kausalzusammenhang zwischen der infolge eines geringfügigen Betriebsunfalles entstandenen Schramme und dem Tode infolge Tetanus annehmen. Dies wird auch niemand beanstanden, da diese Beurteilung den Angehörigen des Verstorbenen zugute kommt.

Anders als im Strafrecht und bei der Beurteilung von Betriebsunfällen liegen die Verhältnisse im *Zivilrecht*. Hier stellt man sich bei der Beurteilung von Kausalzusammenhängen auf den Boden der *Adäquanz* und erkennt die Folgen, die durch unvoraussehbare Zufälle entstanden sind, im allgemeinen nicht als entschädigungspflichtig an. Wird jemand durch einen Verkehrsunfall beschädigt, etwa durch einen Sturz, und verschlimmert der Sturz sein rheumatisches Leiden, so wird er Entschädigung nur für die nachgewiesene Verschlimmerung des Leidens erhalten können. Leidet jemand an einem schwer geschädigten Herzen mit bestehender Herzinsuffizienz, und bricht sich dieser Mann infolge eines fahrlässig herbeigeführten Verkehrsunfalles das Bein, kommt er in die Klinik, und stirbt hier infolge Kreislaufschwäche, so wird man vielleicht schon im Strafrecht Bedenken haben, hier Kausalzusammenhang anzunehmen. Im Zivilrecht dürfte er nicht bejaht werden. Im übrigen spielt hier bei der Feststellung der Entschädigung bei gewaltsamen Todesfällen auch die *Lebenserwartung* des Verstorbenen eine Rolle; hatte er voraussichtlich auch beim Fortdenken des Unfalles nicht mehr lange zu leben, so ermäßigt dieser Umstand die Höhe der Entschädigung entsprechend[1].

Bei Beurteilung im Rahmen der *privaten Unfallversicherung* ist nach den allgemeinen Versicherungsbedingungen (AVB.) eine Art Teilung für die Kausalität im Sinne der Adäquanz vorgesehen.

§ 7 AVB.: Haben zur Herbeiführung der vorübergehenden Arbeitsunfähigkeit, der Invalidität, des Todes neben dem Unfall Krankheiten oder Gebrechen mitgewirkt, so wird die Versicherungsleistung im Verhältnis des auf diese Mitwirkung entfallenden Anteils gekürzt. Dieser Anteil bleibt jedoch unberücksichtigt, wenn er weniger als 25% beträgt.

Erleidet z. B. ein Tuberkulöser, der mit frisch aufgefülltem Pneumothorax auf der Straße geht, als Folge eines Verkehrsunfalles einen Rippenbruch auf der anderen Seite mit Anspießung der Lungen und Entstehung eines Ventilpneumothorax und kommt er nunmehr infolge des doppelseitigen Pneumothorax ums Leben, so würde die Unfallsumme um 50% gekürzt werden.

Auch wenn man den Maßstab der reinen Bedingungstheorie bei der Beurteilung zugrunde legt, ist die *Sicherheit* der Feststellung des Kausalzusammenhanges nicht in jedem Falle gleich. Stirbt jemand an der unmittelbaren Folge einer Verletzung, so sind lange Erörterungen über den Kausalzusammenhang überflüssig. War jedoch jemand schwer krank, litt er etwa an einer erheblichen Hypertonie und außerdem an arteriosklerotischen Erweichungsherden, und starb er im zeitlichen Anschluß an einen an sich völlig bedeutungslosen Sturz, der die Folge eines Unfalles oder der Fahrlässigkeit eines anderen war, so kann

---

[1] Im Zivilprozeß werden an die Feststellung des Kausalzusammenhanges praktisch dann geringere Anforderungen gestellt, wenn das Gericht sich entschließt, mit dem sog. *prima facie*-Beweis zu arbeiten.

man bezüglich der Kausalität durchaus geteilter Meinung sein. Die Sicherheit der Feststellung bemißt sich dann nur nach Wahrscheinlichkeitsgraden.

Es wird praktisch nicht immer möglich sein, Wahrscheinlichkeitsgrade exakt in Prozenten auszudrücken. Dies ist naturwissenschaftlich meist nicht einwandfrei begründbar. Doch sollte sich der Gutachter daran gewöhnen, mit der Mitteilung von Wahrscheinlichkeitsgraden wenigstens kalkulmäßig gewisse Wahrscheinlichkeitsprozente zu verbinden. So liegt eine Wahrscheinlichkeit um 50% herum. Ist die Wahrscheinlichkeit noch geringer, so wird sie zur *Möglichkeit.* Eine Wahrscheinlichkeit, die höher ist als 50%, wird zu einer *überwiegenden Wahrscheinlichkeit.* Eine Wahrscheinlichkeit von 70% wird man mit höherer Wahrscheinlichkeit, eine solche von 80% mit hoher Wahrscheinlichkeit, eine von 90 oder 95% mit sehr hoher Wahrscheinlichkeit und eine von 99% mit an Sicherheit grenzender Wahrscheinlichkeit verdolmetschen. Selbstverständlich handelt es sich hier nur um ungefähre Richtlinien.

Die Anforderungen an die Sicherheit der Feststellung des Kausalzusammenhanges sind in den einzelnen Rechtsdisziplinen verschieden. Im Strafrecht und Zivilrecht braucht man nach gleichgebliebener Auffassung des Reichsgerichtes mindestens eine an *Sicherheit grenzende Wahrscheinlichkeit* (RGSt. 75, 374). Bei der Unfallversicherung im Rahmen der RVO. und bei der Feststellung der Kausalität im Rahmen des Versorgungsgesetzes (Kriegsbeschädigte) genügt *Wahrscheinlichkeit.*

Wenn in einem Fabrikhof von der Förderbahn ein Arbeiter angefahren und zu Boden geworfen wird, wenn er dann aufsteht, einige Schritte geht, alsdann bewußtlos zu Boden fällt und einige Zeit darauf stirbt, so wird sich für den Kausalzusammenhang der Staatsanwalt interessieren, weil er sich darüber schlüssig werden muß, ob er ein Verfahren wegen fahrlässiger Tötung gegen den Lokomotivführer einleiten muß, zum anderen die Berufsgenossenschaft, weil festgestellt werden muß, ob die Angehörigen eine Unfallrente erhalten. Wir wollen annehmen, daß die Sektion nur das Vorhandensein von leichten Hautabschürfungen, weiterhin aber eine Schrumpfniere, eine schwere Gefäßsklerose, ein hypertonisches Herz und als unmittelbare Todesursache eine Hirnblutung ergibt, und zwar an typischer Stelle ohne irgendeinen lokalen Zusammenhang mit dem Orte der Gewalteinwirkung. Das Ergebnis der Begutachtung würde unter diesen Umständen dahin lauten, daß der Kausalzusammenhang nicht mit Sicherheit, auch nicht mit an Sicherheit grenzender Wahrscheinlichkeit, wohl aber mit überwiegender Wahrscheinlichkeit zu bejahen ist. Dies hat praktisch zur Folge, daß die Staatsanwaltschaft das Verfahren einstellt (im Strafrecht braucht man eine an Sicherheit grenzende Wahrscheinlichkeit), daß aber die Familie die Unfallrente erhält; denn bei der Unfallversicherung genügt die Feststellung des Kausalzusammenhanges mit Wahrscheinlichkeit. Man wird zugeben müssen, daß diese Lösung eine befriedigende ist. Der Arzt hüte sich aber davor, in einem Gutachten für die Staatsanwaltschaft den Kausalzusammenhang völlig abzulehnen, um ihn in einem späteren Gutachten für die Berufsgenossenschaft voll zu bejahen. Dies könnte die Staatsanwaltschaft zu dem Schluß verleiten, er habe zum Gebrauch für eine Behörde oder eine Versicherungsgesellschaft wider besseres Wissen ein unrichtiges Zeugnis ausgestellt (§ 278 StGB.).

Literatur.

BRETZ: Handbuch der deutschen Sozialversicherung. Stuttgart u. Köln 1949.

DUBOIS u. ZOLLINGER: Einfühung in die Unfallmedizin. Bern 1945.

ENGISCH: Ärztlicher Eingriff zu Heilzwecken und Einwilligung. In Z St W 58, J. 1. — Die Kausalität als Merkmal der strafrechtlichen Tatbestände. 1931. — ERNST: Über Haft- und Verhandlungsfähigkeit. Vortrag in einer gerichtärztlichen Arbeitstagung der Amtsärzte in Heidelberg. Öff. Geshd.dienst **1951**, 497.

JUNGMICHEL u. MANZ: Betriebsunfall. In Handwörterbuch der gerichtlichen Medizin, S. 92. Berlin 1940.

KLEMPERER u. E. ROST: Handbuch der Arzneiverordnungslehre, S. 771. Berlin 1929. — KÖNIG: Haftpflichtrechtliche Fragen im ärztlichen Gutachten. In FISCHER-MOLINEUS, Das ärztliche Gutachten im Versicherungswesen, Bd. 2, S. 177. Leipzig 1939. — KÖNIG u. KÖSTLIN: Haftpflicht des Arztes. Leipzig 1937. — KÖSTLIN: Die Unfallversicherung der privaten Versicherungsgesellschaften. In FISCHER-MOLINEUS, Das ärztliche Gutachten im Versicherungswesen, Bd. 2, S. 1109. Leipzig 1939. — KOHLRAUSCH-LANGE: Strafgesetzbuch. Berlin 1950.

MUELLER, B.: Die medizinische Beurteilung der Haft- und Verhandlungsfähigkeit. In MUELLER-WALCHER, Gerichtliche und soziale Medizin, S. 121. München u. Berlin 1944. — Die Organisation der Unfallversicherung in Deutschland. Verh.ber. 1. internat. Kongr. gerichtl. u. soz. Med., S. 229. Bonn 1938, — Kausalzusammenhang. In Handwörterbuch der gerichtlichen Medizin, S. 390. Berlin 1940.

NEUMANN, M.: Über Haft-, Verhandlungs- und Terminfähigkeit. Med. Diss. Frankfurt a. M. 1930.

PETTERS: Strafgesetzbuch. Berlin u. München 1950. — PONSOLD: Beurteilung der Haft- und Terminfähigkeit. Im Lehrbuch der gerichtlichen Medizin, S. 437. Stuttgart 1950.

ROSTOCK: Unfallbegutachtung. Leipzig 1935.

SCHMIDT, EB.: Brennende Fragen des ärztlichen Berufsgeheimnisses. München 1951. Der Arzt im Strafrecht. 1939. — SCHÖNKE: Strafgesetzbuchkommentar, 5. Aufl. 1951. — SEIBERT: Tuberkulose und Haftfähigkeit, Münch. med. Wschr. 1950, 620. — STRASSMANN, F.: Dtsch. Z. gerichtl. Med. 20, 327 (1933). — STRASSMANN, G.: Lehrbuch der gerichtlichen Medizin, S. 24ff. Stuttgart 1931.

TRÜB: Veröffentlichungen der Akademie für Staatsmedizin, Düsseldorf, 1952, S. 9.

UNTERHINNINGHOFEN: Die berufsgenossenschaftliche Versicherung. In FISCHER-MOLINEUS, Das ärztliche Gutachten im Versicherungswesen, Bd. 2, S. 992ff. Leipzig 1939.

WALCHER: Leitfaden der gerichtlichen Medizin. München u. Berlin 1950. — WEICKSEL: Compendium der sozialen und Versicherungsmedizin. Leipzig 1938.

b) Begutachtung von Lebenden.

Wer ein Gutachten erstattet, muß sich dessen bewußt sein, daß die sonst sehr wichtige *Anamnese*, wenn überhaupt, dann nur mit Vorsicht mitzuverwerten ist. Vielfach ist es geradezu Zweck der Begutachtung, die Anamnese auf Grund der gegenwärtigen Befunde festzustellen, so z. B. wenn ein Zeuge einen wichtigen Termin nicht wahrnahm und späterhin geltend machte, er sei zu diesem Zeitpunkt leidend gewesen, habe z. B. eine schwere Bronchitis gehabt.

Für die *äußere Form* des Gutachtens haben sich gewisse Normen herausgebildet: Das Gutachten beginnt mit einer Wiederholung der vom Auftraggeber gestellten Frage. Anschließend wird der Akteninhalt wiedergegeben, soweit dies für das Verständnis der späteren Ausführungen erforderlich ist. Sodann berichtet man unter der Rubrik „eigene Untersuchung" über Ort und Zeit der Untersuchung, über die persönlichen Angaben des zu Untersuchenden und über den objektiven Befund. Alsdann wird eine Diagnose gestellt. Anschließend wird man sich bemühen müssen, die gestellte Frage möglichst eindeutig zu beantworten. Der Arzt sollte sich daran gewöhnen, in dieser Beziehung ein Herumreden zu vermeiden. Ist es nicht möglich, die gestellte Frage zu beantworten, so sollte er dies klar ausdrücken und diese Auffassung begründen.

Bei guter Kenntnis der Materie wird es in Fällen, in denen die gestellten Fragen nicht beantwortet werden können, zweckmäßig sein, eine andere Frage aufzuwerfen und diese zu beantworten, sofern man nach den ganzen Umständen annehmen kann, daß auch die Beantwortung dieser anderen Frage zweckdienlich sein kann. Wieweit man allerdings im Einzelfalle diesen Nebenweg gehen soll, richtet sich nach dem Grade der Zusammenarbeit zwischen dem Gutachter und der auftraggebenden Behörde.

Handelt es sich um eine psychiatrische Begutachtung für eine Justizbehörde, so muß der Arzt wissen, daß sie die Möglichkeit hat, eine Einweisung des Beschuldigten in eine Heil- und Pflegeanstalt zur Durchführung einer eingehenden fachlichen Begutachtung in die Wege zu leiten. Die Bestimmung lautet:

§ 81 StPO.: Zur Vorbereitung eines Gutachtens über den Geisteszustand des Beschuldigten kann das Gericht nach Anhören eines Sachverständigen und des Verteidigers anordnen, daß der Beschuldigte in eine öffentliche Heil- und Pflegeanstalt gebracht und dort beobachtet wird. Im vorbereitenden Verfahren entscheidet das Gericht, das für die Eröffnung des Hauptverfahrens zuständig wäre.

Dem Beschuldigten, der keinen Verteidiger hat, ist ein solcher zu bestellen.

Gegen den Beschluß ist sofortige Beschwerde zulässig. Sie hat aufschiebende Wirkung. Die Verwahrung in einer Anstalt darf die Dauer von 6 Wochen nicht überschreiten.

Von dieser Möglichkeit Gebrauch zu machen, sollte nicht versäumt werden, wenn eine Klärung durch ambulante Untersuchung nicht möglich ist, fernerhin besonders dann, wenn der untersuchende Arzt nicht die nötigen psychiatrischen Fachkenntnisse hat. Man muß sich aber darüber klar sein, daß eine derartige Einweisung erhebliche Schwierigkeiten machen kann. Mitunter will der Beschuldigte nicht; er hat das Beschwerderecht mit aufschiebender Wirkung. Das Gericht sagt sich vielfach, daß bei Bagatelldelikten der Eingriff in die persönliche Freiheit durch eine Einweisung in eine Heil- und Pflegeanstalt größer ist, als die zu erwartende Strafe. So kommt es manchmal, daß sich die Einweisung, obwohl sie medizinisch notwendig wäre, praktisch nicht durchführen läßt. In diesen Fällen ist es besser, dem Gericht vorzuschlagen, die Untersuchung ambulant durch einen Sachverständigen durchführen zu lassen, der die nötigen Erfahrungen hat. Man muß sich auch darüber klar sein, daß bei der Feststellung vorangegangener *vorübergehender* Beeinträchtigung, etwa von Trunkenheitszuständen, bei sonst psychisch intakten Personen die Anstaltsbeobachtung kaum einen größeren Erfolg zeigen kann als die ambulante Untersuchung. Bei solchen Feststellungen kommt es vielfach mehr auf die Zeugenaussagen an, als auf die Befunde am Untersuchten selbst.

Es mag gelegentlich vorkommen, daß ein Beschuldigter sich weigert, eine *körperliche Untersuchung* über sich ergehen zu lassen. Noch öfter trifft dies auf Zeugen zu, deren Untersuchung unter Umständen gleichfalls erforderlich ist. Um derartigen Schwierigkeiten zu begegnen, hat man sich entschlossen, die Duldung körperlicher Untersuchungen Beschuldigter und unter Umständen auch Zeugen zur *Pflicht* zu machen und sogar kleinere diagnostische Eingriffe auch *ohne* Einwilligung für zulässig zu erklären. Auch bei der Neufassung der Strafprozeßordnung hat man diese Bestimmungen, wenn auch mit gewissen Einschränkungen, beibehalten; sie lauten:

§ 81 a StPO.: I. Eine körperliche Untersuchung des Beschuldigten darf zur Feststellung von Tatsachen angeordnet werden, die für das Verfahren von Bedeutung sind. Zu diesem Zweck sind körperliche Eingriffe, die von einem Arzt nach den Regeln der ärztlichen Kunst zu Untersuchungszwecken vorgenommen werden, sowie die Entnahme von Blutproben ohne Einwilligung des Beschuldigten zulässig, wenn kein Nachteil für seine Gesundheit zu besorgen ist.

II. Die Anordnung steht dem Richter, bei Gefährdung des Untersuchungserfolges durch Verzögerung, auch der Staatsanwaltschaft und ihren Hilfsbeamten zu.

§ 81 c StPO.: I. Andere Personen als Beschuldigte dürfen, wenn sie als Zeugen in Betracht kommen, ohne ihre Einwilligung nur untersucht werden, soweit zur Erforschung der Wahrheit festgestellt werden muß, ob sich an ihrem Körper eine bestimmte Spur oder Folge einer strafbaren Handlung befindet. Die Untersuchung kann aus dem gleichen Grunde, wie das Zeugnis verweigert werden. Die Untersuchung ist unzulässig, wenn sie dem Betroffenen bei Würdigung aller Umstände nicht zugemutet werden kann.

II. Zu dem in Abs. I bezeichneten Zweck ist die Entnahme von Blutproben ohne Einwilligung des zu Untersuchenden zulässig, wenn kein Nachteil für seine Gesundheit zu besorgen und der Eingriff zur Erforschung der Wahrheit unerläßlich ist.

III. Die Anordnung steht dem Richter, bei Gefährdung des Untersuchungserfolges durch Verzögerung auch der Staatsanwaltschaft und ihren Hilfsbeamten zu.

IV. Bei Weigerung des Betroffenen gilt die Vorschrift des § 70 StPO. entsprechend (Verfügung einer Ordnungsstrafe, Anordnung einer Erzwingungshaft). Unmittelbarer Zwang darf nur auf besondere Anordnung des Richters angewandt werden. Die Anordnung setzt voraus, daß der Betroffene trotz Auferlegung einer Ordnungsstrafe bei der Weigerung beharrt, ohne daß Gefahr in Verzug ist.

§ 81d StPO.: I. Kann die körperliche Untersuchung einer Frau das Schamgefühl verletzen, so wird sie einer Frau oder einem Arzt übertragen. Auf Verlangen der zu untersuchenden Frau soll eine andere Frau oder ein Angehöriger zugegen sein.

II. Diese Vorschrift gilt auch dann, wenn die zu untersuchende Frau in die Untersuchung einwilligt.

§ 81b StPO.: Jeder Beschuldigte muß weiterhin eine erkennungsdienstliche Behandlung (Herstellung von Lichtbildern, Entnahme von Fingerabdrücken) dulden, soweit dies zur Durchführung des Strafverfahrens oder für die Zwecke des Erkennungsdienstes notwendig ist.

Es wird zunächst das Bestreben des untersuchenden Arztes sein, durch gütliches Zureden Zwangsmaßnahmen zu vermeiden. Auch bei Erstattung von Gutachten ist ein gewisser Konnex und ein gewisses Vertrauensverhältnis zwischen dem Arzt und dem Untersuchten erforderlich. Dieses Verhältnis wird empfindlich gestört, wenn der zu Untersuchende etwa durch die Polizei zur Untersuchung vorgeführt wird. Auch entstehen praktisch kaum Schwierigkeiten, wenn man an den zu Untersuchenden mit der *Bitte* herantritt, sich zu Untersuchungszwecken Blut entnehmen zu lassen.

Schwieriger liegen die Verhältnisse, wenn es aus diagnostischen Gründen notwendig ist, eine *Lumbalpunktion* oder *Suboccipitalpunktion* vorzunehmen. Ist der zu Untersuchende nicht einverstanden, hält man aber die Durchführung dieser Untersuchung bei Abwägung aller Umstände zur Durchführung einer einwandfreien Begutachtung für erforderlich, so wird man sich unter Darlegung dieser Verhältnisse an das zuständige Gericht wenden müssen. Mir sind Beschlüsse bekanntgeworden, in denen das Gericht diese Untersuchung angeordnet hat. Doch sind die Auffassungen durchaus nicht einheitlich. Während die einen die Duldung der Lumbal- und Suboccipitalpunktion wenigstens im Rahmen einer klinischen Untersuchung wegen ihrer geringen Gefährlichkeit und der bei einwandfreier Durchführung nicht sehr hochgradigen Beschwerden für zumutbar halten (LANGELÜDECKE), werden von anderer Seite Bedenken geltend gemacht (RENNERT). Bei einer Umfrage, die der Präsident des Reichsgesundheitsamtes im Jahre 1940 veranlaßt hatte, gingen im großen und ganzen Zustimmungen ein. Allerdings wurde auf die Gefahr hingewiesen, daß die Lumbalpunktion, wenn sie gegen den Willen des Kranken durchgeführt wird, die Gefahr neurotischer Fixation in sich bergen kann. Nach meiner Auffassung wird man mit der Durchführung dieses Eingriffes zurückhaltend sein müssen. Läßt er sich in ganz besonderen Fällen nicht umgehen, so muß das Gericht entscheiden, wobei auch die Schwere des Deliktes eine gewisse Rolle spielen dürfte. *Cystoskopie* und *Ureterenkatheterismus* werden im Rahmen eines Strafverfahrens als nicht erzwingbar angesehen.

Der Zivilprozeß kennt eine Duldungspflicht von Untersuchungen nur in Vaterschaftsprozessen (§ 372a ZPO.).

Doch spielt die Frage der *Duldungspflicht* von ärztlichen Eingriffen eine nicht unerhebliche Rolle bei der Festsetzung von Entschädigungsansprüchen nach körperlichen Schädigungen im Zivilrecht und Versicherungsrecht, hier insbesondere bei der Unfallversicherung. Es kommt vor, daß eine eingetretene Erwerbsminderung erheblich durch die Vornahme eines ärztlichen Eingriffes gebessert oder gar beseitigt werden kann; es ergibt sich die Frage, ob die Berechtigung besteht, die Rente zu kürzen, wenn der Verletzte in die Operation nicht einwilligt. Das Reichsgericht und das Reichsversicherungsamt sind nach und nach dazu übergegangen, unter besonderen Umständen eine Duldungspflicht derartiger Eingriffe zu bejahen. Voraussetzung hierfür sind die Gefahrlosigkeit, die Schmerzlosigkeit, die Erfolgsaussicht des Eingriffs, Kostenzahlung und Haftung für jeden weiteren durch den Eingriff entstandenen Schaden und schließlich auch eine Rücksichtnahme auf „den Persönlichkeitswert und ein individuelles Selbstwertgefühl" (GÖBBELS).

Bezüglich der Frage der *Gefahrlosigkeit* stellt man sich auf den Standpunkt, daß auch eine Narkose in möglichst gefahrloser Form zugemutet werden kann. Auch gewisse Wundschmerzen nach Durchführung des Eingriffes gelten als zumutbar, jedoch dürfen die Schmerzen dieses Maß im großen und ganzen nicht übersteigen. Die Erfolgsaussicht muß kritisch nach dem gegenwärtigen Stande der Wissenschaft beurteilt werden. Die Möglichkeit ganz seltener und ausgefallener Zwischenfälle braucht hier nicht einkalkuliert zu werden. Dem zu Operierenden dürfen durch den Eingriff auch keine Kosten erwachsen. Es darf ihm im einzelnen auch nicht zugemutet werden, etwa Kosten vorzuschießen. Sollten sich beim Eingriff wider Erwarten nicht vorauszusehende Schädigungen ergeben, so muß die Haftung hierfür von dem Auftraggeber übernommen werden. Während man früher das Absetzen kleiner Glieder, z. B. eines in Beugekontraktur befindlichen Fingers, der die Erwerbsfähigkeit erheblich minderte, für zumutbar erklärte, ist man jetzt in dieser Hinsicht zurückhaltender geworden. So hat das Oberversicherungsamt in Freiburg in einer Entscheidung im Jahre 1946 (s. GÖBBELS) unter Berücksichtigung des individuellen Selbstwertgefühls des Menschen diesen Eingriff nicht für zumutbar erklärt, obwohl sonst die Indikation hierfür vorlag. Es bleibt abzuwarten, wie sich die Rechtssprechung nach dieser Richtung hin gestalten wird.

Wichtige einschlägige Entscheidungen des Reichsgerichtes und des Reichsversicherungsamtes sind von UNTERHINNINGHOFEN und GÖBBELS sowie einzelner Oberversicherungsämter wiedergegeben worden.

Um keinen Zweifel aufkommen zu lassen, sei noch besonders hervorgehoben, daß diese Eingriffe im Rahmen des Zivilrechtes und Versicherungsrechtes selbstverständlich nicht *erzwungen* werden dürfen (im Gegensatz zum Strafrecht beim Beschuldigten). Doch hat der Verletzte pekuniäre Nachteile, wenn er zumutbare Eingriffe ablehnt.

Über die einschlägigen Auffassungen in Frankreich orientiert die Arbeit von COSTEDOAT und Mitarbeiter.

Literatur.

COSTEDOAT u. Mitarb.: Ann. Méd. lég. etc. **30**, 196 (1950).

GÖBBELS: Die Duldung ärztlicher Eingriffe als Pflicht. Stuttgart 1950.

LANGELÜDDECKE: Gerichtliche Psychiatrie. Berlin 1950.

NEUREITER, v.: Stichwort „Gutachten". In Handbuch der gerichtlichen Medizin, S. 325. Berlin 1940. — Die Besonderheiten der gerichtlich-medizinischen Untersuchungen. In ABDERHALDENS Handbuch der physiologischen Arbeitsmethoden, Abt. IV, Teil 12, 1. Hälfte, Bd. 1, S. 277. Berlin u. Wien 1938.

RENNERT: Das Deutsche Gesundheitswesen **1950**, 309.

UNTERHINNINGHOFEN: Die Pflicht zur Duldung von Operationen und anderen ärztlichen Maßnahmen. In FISCHER-MOLINEUS, Das ärztliche Gutachten im Versicherungswesen, Bd. 2, S. 1003. Leipzig 1939.

Entscheidung des Oberversicherungsamtes Freiburg v. 2. 11. 49 zur Frage der Operationsduldungspflicht. Med. Welt **1951**, 618.

c) Die Sektion unter gerichtsmedizinischer Fragestellung.

Nur selten wird eine Sektion unter gerichtsmedizinischer Fragestellung in einem *Privatauftrage* durchgeführt, z. B. dann, wenn die Angehörigen eines Verstorbenen von sich aus klären wollen, ob es sich bei einem fraglichen Tode um einen Selbstmord oder wahrscheinlicher um einen Unglücksfall handelt. Aus dem gleichen Grunde werden auch *private Unfallversicherungen* oder auch *Lebensversicherungen*, sofern sie bei Todesfällen infolge Unfall eine erhöhte Versicherungssumme oder in Selbstmordfällen keine Versicherungssumme auszahlen, von sich aus einschlägige Sektionen veranlassen. Der Hilfe der Staatsanwaltschaft kann man in solchen Fällen nicht immer sicher sein, da weder bei Selbstmord, noch bei selbstverschuldetem tödlichen Unglücksfall die Verfolgung einer strafbaren Handlung in Frage kommt. Doch stellen sich die Staatsanwaltschaften nach unseren Erfahrungen mitunter auch anders ein und veranlassen eine gerichtliche Sektion und eine einschlägige Untersuchung des Tatortes auch aus dem Gesichtspunkt heraus, daß schwierigen und kostspieligen Zivilprozessen für spätere Zeiten vorgebeugt werden möge.

Es ist gelegentlich vorgekommen, daß Leichenöffnungen auch ohne *Einwilligung* der Angehörigen durchgeführt wurden. Ein sich daran anschließendes Strafverfahren wegen *Sachbeschädigung* hat zu einer Entscheidung des Reichsgerichts geführt, nach welcher die Leiche nicht als Sache anzusehen ist, da in ihr die Pietät des Verstorbenen fortlebt (R.G.St. Bd. 64 S. 313 vom 25. 9. 30). Darüber hinaus wird nach deutschem Recht eine Bestrafung wegen Leichenöffnung ohne Einwilligung der Angehörigen nur in Frage kommen, wenn die Leiche unbefugt aus dem Gewahrsam der dazu berechtigten Person weggenommen ist (Leichendiebstahl im Sinne des § 168 StGB.). Hat sie sich aber bereits im Gewahrsam des Obduzenten befunden, etwa in einem pathologischen oder gerichtsmedizinischen Institut, so ist der Tatbestand dieser Bestimmung nicht erfüllt. Strafbar ist weiterhin, wenn auch nur als Übertretung, die unbefugte Wegnahme eines Teiles einer Leiche aus dem Gewahrsam der dazu berechtigten Person (§ 367, Ziff. I, StGB.). Man könnte in diesem Zusammenhang die Frage aufwerfen, ob das Aufbewahren von Organteilen in Formalin, wie es nach Sektionen laufend geschieht und aus wissenschaftlichen und praktischen Gründen geschehen muß, etwa strafbar ist. Doch hat das OLG. Hamburg entschieden, daß die pathologischen Institute „an aufbewahrten Leichenteilen Gewahrsam haben" (JW. Jg. 57, S. 2285, zit. nach KOHLRAUSCH-LANGE). Trotz dieser Entscheidungen, die den Arzt in Schutz nehmen, muß dringend widerraten werden, Leichenöffnungen gegen den offensichtlichen Willen der Angehörigen vorzunehmen (s. EB. SCHMIDT). Abgesehen von der Aufregung, die in der Öffentlichkeit dadurch entstehen würde, ist zu berücksichtigen, daß der Arzt für etwaige zivilrechtliche Folgen in Anspruch genommen werden könnte, da die unberechtigte Sektion, wenn auch nicht als strafbar, so doch als unerlaubte Handlung im Rahmen des BGB. aufgefaßt werden kann (BODE, GRÄFF); allerdings ist die Gefahr einer Haftung nicht allzu groß. Einmal ist jedoch unseres Wissens ein Arzt zum Schadenersatz verurteilt worden, als ein Angehöriger beim Anblick der sezierten, aber nicht sorgfältig zurechtgemachten Leiche in Ohnmacht fiel. Auf eine einwandfreie Klärung des Sektionsrechtes wird jedoch im Laufe der Zeit im Interesse der sezierenden Ärzte, im Interesse des Fortschreitens der Wissenschaft und damit auch im Interesse der Kranken hingewirkt werden müssen (W. FISCHER, BODE, PETERSEN u. a.); auch würde dies zur Beruhigung der öffentlichen Meinung mitwirken (HOFFMANN).

Recht häufig werden Sektionen auf Veranlassung der *Berufsgenossenschaften* durchgeführt, und zwar um zu klären, ob der Tod des Betreffenden mit einem Betriebsunfall zusammenhängt. Ein Zwang kann auch hier auf die Angehörigen nicht ausgeübt werden. Doch haben sie unter Umständen bei der Geltendmachung eines Rentenanspruches Nachteile, wenn sie nicht einwilligen. Unter denselben Gesichtspunkten kann die Berufsgenossenschaft auch eine Exhumierung veranlassen[1]. Als Körperschaft öffentlichen Rechts hat sie die Möglichkeit, die zur Klärung notwendigen Ermittlungen mit Hilfe der örtlichen Polizei durch-

---

[1] Das Gesundheitsamt muß zustimmen: § 74 der Dienstordnung für die Gesundheitsämter vom 30. März 1935 (RMBl. I, S. 327).

führen zu lassen, wie Vernehmung von Zeugen, Einholung der Befunde des behandelnden Arztes usw. Es steht der Berufsgenossenschaft frei, sich den Obduzenten auszusuchen. Handelt es sich um die Frage, ob eine Krankheit mit einem Betriebsunfall zusammenhängt, so pflegt ein Pathologe, handelt es sich um einen ausgesprochenen nicht-natürlichen Tod, etwa um einen Ertrinkungstod, so pflegt eher ein Gerichtsmediziner beauftragt zu werden. Für die Durchführung der Sektion selbst gibt es keine bestimmten Vorschriften. Es darf jedoch unter keinen Umständen versäumt werden, ein ausführliches Protokoll über den Befund aufzunehmen; es dient als Grundlage für die Abfassung des späteren Gutachtens und, falls es zum Berufungsverfahren vor einem Oberversicherungsamt kommt, für einen weiteren Gutachter. Daß in den meisten Fällen an diese Sektion auch histologische Untersuchungen angeschlossen werden müssen, braucht kaum erwähnt zu werden. Ebenso, wie bei der nachher zu besprechenden gerichtlichen Sektion, stützt sich das Gutachten nachher nicht nur auf die rein medizinischen Befunde, sondern auch auf das Ermittlungsergebnis.

Mitunter gibt das *Feuerbestattungsgesetz* (vom 15. 5. 34, RGBl. I, S. 380) Anlaß zur Durchführung einer behördlichen Obduktion. Nach § 3 dieses Gesetzes bedarf die Feuerbestattung der schriftlichen Genehmigung der Polizeibehörde des Feuerbestattungsortes, wenn die Leiche vorher beschlagnahmt war, der Staatsanwaltschaft. Weiterhin ist notwendig eine amts- oder gerichtsärztliche Bescheinigung nach der Richtung hin, daß sich ein Verdacht, der Verstorbene sei eines nicht-natürlichen Todes gestorben, nicht ergeben hat. Kann der Amtsarzt die Todesursache bei der Leichenschau nicht einwandfrei feststellen, so ist der Arzt, der den Verstorbenen während einer dem Tode unmittelbar vorangegangenen Erkrankung behandelt hat, zuzuziehen oder die Vorlage einer Bescheinigung dieses Arztes über die Art der Krankheit, Dauer der Behandlung und Todesursache zu verlangen. Lassen sich die bestehenden Zweifel auch hierdurch nicht beseitigen, so ist die Leichenöffnung vorzunehmen. War der zuständige beamtete Arzt zugleich der behandelnde Arzt, so ist die amtsärztliche Bescheinigung durch einen anderen beamteten Arzt auszustellen. Auch Leiter von pathologischen Instituten oder von großen Krankenhäusern können je nach Sachlage mit der Wahrnehmung dieser Verrichtung, also Ausstellung des Zeugnisses, betraut werden (Durchführungs-VO. vom 10. 8. 38, RGBl. I, S. 1000, s. auch WOLLENWEBER) [1].

Nach unseren Erfahrungen ist man in der Anordnung von Feuerbestattungssektionen allzu zurückhaltend. Es ist nicht ganz selten vorgekommen, daß nicht-natürliche Todesfälle erst auf diese Weise festgestellt wurden, z. B. CO-Vergiftungen, Todesfälle durch Erhängen, bei denen der Leichenbeschauer die frische Strangmarke noch nicht bemerkt hatte, u. a. m.

Die deutsche Gesetzgebung kennt ferner den Begriff der *Seuchensektion* (§ 7 Reichsseuchengesetz, § 6 Abs. 1, VO. zur Bekämpfung übertragbarer Krankheiten vom 1. 12. 38 RGBl. I, S. 1721). Sie wird von der örtlichen Polizeibehörde angeordnet (und zwar unabhängig vom Willen der Angehörigen), wenn die Diagnose der Seuche oder der übertragbaren Krankheit zweifelhaft war. Das zuständige Gesundheitsamt ist vorher gutachtlich zu hören. Gerichtsmedizinische Fragestellungen treten bei dieser Art der Leichenöffnung im allgemeinen nicht auf.

Die Öffentlichkeit hat mitunter Interesse daran, bei fraglichen Todesfällen die Todesursache beizeiten eindeutig zu klären, um später rechtliche Komplikationen (langwierige Zivilprozesse, Vorbeugung der Beunruhigung der Öffentlichkeit), aber auch um einer Verfälschung der für die Volksgesundheit wichtigen Todesursachenstatistik vorzubeugen. Man muß damit rechnen, daß in 2% aller Todesfälle die Todesursache nicht einwandfrei bestimmt ist (MERKEL). Aus diesem Grunde wird von vielen Seiten für Deutschland die sog. *Verwaltungssektion* gewünscht. Sie bestand von jeher in Mitteleuropa im Gebiet der ehemaligen österreichisch-ungarischen Monarchie, im ehemaligen Reichsdeutschland im Lande Hamburg, in Ansätzen auch in Thüringen (s. unten). Im Bereich der Bundesrepublik fehlen für die Durchführung derartiger Sektionen (von Hamburg abgesehen) die rechtlichen Grundlagen. Doch besteht die Verwaltungssektion mitunter als *übergesetzlicher* Gewohnheitszustand in der Art, daß

---

[1] Über den gegenwärtigen Stand der Bestimmungen über das Leichenwesen siehe FEDERHEN: Der Arzt des öffentlichen Gesundheitsdienstes, S. 608 ff., Stuttgart 1952.

die Staatsanwaltschaft auf die Durchführung einer gerichtlichen Sektion verzichtet, aber die Leiche unter der Voraussetzung freigibt, daß sie vor ihrer Bestattung seziert wird und daß der Obduzent den Befund mitteilt. Allerdings haben die Angehörigen dann das Einspruchsrecht, wovon sie aber erfahrungsgemäß wenig Gebrauch machen.

Im Lande *Thüringen* gelang die Einführung der Verwaltungssektionen im Jahre 1922 dank der persönlichen Initiative des damaligen Inhabers des Lehrstuhles für Pathologische Anatomie in Jena, R. Rössle. Die bestehenden gesetzlichen Bestimmungen über die Bekämpfung von Seuchen, ansteckenden Krankheiten und gewerblichen Lebensmittelvergiftungen wurden ausgeweitet und durch Anordnungen der zuständigen thüringischen Behörden ergänzt, ohne daß die Verwaltungssektion gesetzlich ausdrücklich kodifiziert wurde[1]. Im Rahmen der Bundesrepublik Deutschland sind in neuester Zeit, namentlich im Lande *Nordrhein-Westfalen*, Bestrebungen aufgetreten, ein Gesetz über die Verwaltungssektionen einzubringen. Man hat die Schaffung von *Bezirksprosekturen* im Auge. Bezüglich der Einzelheiten sind von G. Schmidt im Rahmen der Veröffentlichungen der Akademie für Staatsmedizin in Düsseldorf, Jahrbuch 1952, S. 116, recht weitgehende Vorschläge gemacht worden.

Im Bereiche der Deutschen Demokratischen Republik ist die Verwaltungssektion offiziell eingeführt worden. Die Initiative zu ihrer Herbeiführung geht vom Gesundheitsamt aus (Anordnung der deutschen Wirtschaftskommission über die ärztliche Leichenschau, Zentralverordnungsblatt Nr. 34 vom 6. 5. 49).

Die eigentliche Form der gerichtlich-medizinischen Sektion ist die *gerichtliche Leichenöffnung*. Sind Anhaltspunkte dafür vorhanden, daß jemand eines nicht-natürlichen Todes gestorben ist, oder wird der Leichnam eines Unbekannten gefunden, so sind die Polizei und Gemeindebehörden zur sofortigen Anzeige an die Staatsanwaltschaft oder an den Amtsrichter verpflichtet. Zur Bestattung ist die schriftliche Genehmigung der Staatsanwaltschaft oder des Amtsrichters erforderlich (§ 159 StPO.).

Die Staatsanwaltschaft entscheidet auf Grund des vorliegenden Materials, ob an der Klärung der Todesursache ein strafrechtliches Interesse besteht. Kommt dies nicht in Frage, wird die Leiche freigegeben (es bleibt der Ausweg einer gesetzlich allerdings nicht vorgesehenen Verwaltungssektion; s. oben); anderenfalls beantragt sie beim zuständigen Amtsgericht eine gerichtliche Leichenschau bzw. Leichenöffnung. Meist wird man mit der Leichenschau nicht auskommen. Die in Frage kommenden Bestimmungen lauten:

§ 87 StPO.: I. Die gerichtliche Leichenschau wird unter Zuziehung eines Arztes, die Leichenöffnung im Beisein des Richters von zwei Ärzten, unter denen sich ein Gerichtsarzt befinden muß, vorgenommen. Dem Arzt, welcher den Verstorbenen in der dem Tode unmittelbar vorausgegangenen Krankheit behandelt hat, ist die Leichenöffnung nicht zu übertragen. Er kann jedoch aufgefordert werden, der Leichenöffnung beizuwohnen, um aus der Krankengeschichte Aufschluß zu geben.

II. Die Zuziehung eines Arztes kann bei der Leichenschau unterbleiben, wenn sie nach dem Ermessen des Richters entbehrlich ist.

III. Zur Besichtigung oder Öffnung einer schon beerdigten Leiche ist ihre Ausgrabung statthaft.

§ 88 StPO.: Vor der Leichenöffnung ist, wenn nicht besondere Hindernisse entgegenstehen, die Persönlichkeit des Verstorbenen, insbesondere durch Befragen von Personen, die den Verstorbenen gekannt haben, festzustellen. Ist ein Beschuldigter vorhanden, so ist ihm die Leiche zur Anerkennung vorzuzeigen.

§ 89 StPO.: Die Leichenöffnung muß sich, soweit der Zustand der Leiche dies gestattet, stets auf die Öffnung der Kopf-, Brust- und Bauchhöhle erstrecken.

Unter Kriegs- und Nachkriegsverhältnissen war die Durchführung der gerichtlichen Sektion in Deutschland zeitweilig nur *einem* Arzt übertragen worden. Es ist eine gehörige Anstrengung, bei einer Leichenöffnung selbst zu sezieren, jede Einzelheit des Befundes zu Protokoll zu geben und darüber hinaus noch

---

[1] Rössle: Ver. Dtsch. Path. Ges. Gießen 1935, S. 209. — Virchows Arch. **296** (1936). — Berblinger: Disskusionsbemerkung, Dtsch. Z. gerichtl. Med. **28**, 21 (1937), ferner Merkel, Hübner.

dem Richter oder dem anwesenden behandelnden Arzt Aufklärungen zu geben. Oft sieht sogar derjenige Arzt, der nicht selbst durch die Sektionstechnik abgelenkt wird, mehr als derjenige, der seziert. Aus diesem Grunde hat man sich entschlossen, die Tätigkeit von *zwei* Ärzten bei Durchführung der gerichtlichen Sektion anzuordnen, wie das von früher auch von jeher im Gesetz verankert war. Es ist auch bestimmt worden, daß einer von diesen Ärzten ein *Gerichtsarzt* sein muß; er ist verantwortlich für die Innehaltung der einschlägigen Vorschriften; man erwartet von ihm, daß er kriminalistisches Denken besser beherrscht als andere Ärzte. Es muß grundsätzlich verlangt werden, daß beide Ärzte die Sektionstechnik beherrschen, zum mindesten muß aber ein Arzt mit ihr vertraut sein. Ist ein gerichtsmedizinisch spezialistisch nicht ausgebildeter Amtsarzt Gerichtsarzt, so muß wenigstens der andere Obduzent die Technik beherrschen und gerichtsmedizinische Erfahrungen haben. In den einzelnen Ländern Deutschlands sind dahingehend Regelungen getroffen worden, daß die gerichtsmedizinischen Institute zu den gerichtsmedizinischen Sektionen herangezogen werden. Nach den Vorschriften müssen sowohl der Richter als auch der Urkundsbeamte bei der ganzen Sektion zugegen sein. Der obduzierende Arzt ist sogar verpflichtet, dem Richter wichtige Befunde vorzuzeigen. Es mag Fälle geben, in denen der Richter gewissermaßen nur „Statist" ist, besonders dann, wenn die obduzierenden Ärzte eingehende fachliche Erfahrungen haben. Es spricht daher nichts dagegen, wenn in solchen Fällen auch ein Referendar als beauftragter Richter den Sektionstermin wahrnimmt. Haben aber die Ärzte nicht die nötige Erfahrung, oder handelt es sich um Todesfälle, bei denen die Rechtslage schon in dem gegenwärtigen Stand der Ermittlungen schwierig geworden ist, so wird die Anwesenheit des Richters von besonderer Bedeutung; es ist dann seine Aufgabe, die Obduzenten bereits jetzt auf später auftretende Fragestellungen aufmerksam zu machen, die bei der Sektion beachtet werden müssen. Man muß sich überhaupt vor Augen halten, daß die gerichtliche Leichenschau und Leichenöffnung nicht nur den Zweck hat, die *Todesursache* festzustellen, sondern den *Tathergang* nach Möglichkeit zu *rekonstruieren*. Die Obduzenten müssen zusammen mit dem Richter versuchen, vorauszuschauen, welche Fragestellungen noch späterhin auftreten können; Einzelheiten, die für die Klärung dieser Frage in Betracht kommen können, müssen sorgfältig protokolliert werden. Da man aber nicht weiß, was im späteren Verlauf des Verfahrens wichtig sein wird, schreibt das Gesetz mit Recht als bindend vor, daß alle 3 Körperhöhlen durchseziert werden, und auch der Richter hat nicht die Möglichkeit (etwa weil nach seiner Meinung der Befund hinreichend geklärt ist), die Obduzenten anzuweisen, auf die Öffnung einer der Höhlen zu verzichten.

Es ist mir auch vorgekommen, daß ein Richter bei der Sektion den Vorschlag machte, auf die weitere Untersuchung zu verzichten, nachdem die Sektion der Kopfhöhle eine weitgehende Zertrümmerung des Gehirns erwiesen hatte. Damit war allerdings die Todesursache geklärt. Man mußte aber an die Möglichkeit denken (es handelte sich um einen Verkehrsunfall), daß von dem Fahrer späterhin eingewendet wird, der Verstorbene sei wegen Trunkenheit oder wegen eines schweren Herzschadens in die Fahrbahn hineingelaufen, oder er habe infolge eines Ohrenleidens das Hupsignal nicht gehört usw. Tatsächlich wurde in dem Falle, der mir in Erinnerung ist, der Einwand einer Herzstörung späterhin seitens der Verteidigung gemacht; er konnte durch den vorliegenden makroskopischen und mikroskopischen Befund widerlegt werden. Ein Verzicht auf die Untersuchung der übrigen Körperhöhlen wäre hier, unabhängig davon, daß die Bestimmungen der StPO. verletzt worden wären, auch gerichtsmedizinisch ein schwerer Fehler gewesen.

Die deutschen Länder haben für die Durchführung der gerichtlichen Sektion ins einzelne gehende *Vorschriften* erlassen. Während des Krieges sind sie überarbeitet und nach modernen Gesichtspunkten neu gefaßt worden; sie sollten für das damalige Reichsgebiet in Kraft gesetzt werden (v. Neureiter). Tatsächlich sind sie probeweise nur für Gebiete in Kraft getreten, die jetzt nicht mehr zu Deutschland gehören. Unter diesen Umständen sind sie jetzt nicht mehr rechtsgültig. Maßgebend sind vielmehr die aus früherer Zeit stammenden Landesvorschriften. Die preußischen Vorschriften, die auch jetzt noch für diejenigen Länder gültig sind, die zum ehemaligen preußischen Staate gehörten, stammen vom 31. 5. 22. Sie entsprechen nicht mehr in allen Punkten den gegenwärtigen Anschauungen, sind aber nach neueren Gesichtspunkten kommentiert worden (B. MUELLER). Moderner sind die bayerischen Vorschriften; sie stammen vom 17. 7. 30 (Ges. u. VO.-Blatt für den Freistaat Bayern 1930, S. 207) und sind von WALCHER im Wortlaut wiedergegeben. Relativ modern sind auch die badischen Vorschriften vom 11. 12. 28 (Sammlung der Dienstvorschriften der Badischen Justizverwaltung, Bd. XXIV, Karlsruhe 1928). Eine Vereinheitlichung und Modernisierung der Vorschriften der Länder wäre erwünscht.

Die *Sektionstechnik* ist im einzelnen durch diese Vorschriften festgelegt worden. Sie stellen aber kein starres Schema dar, sondern sind eher für den weniger geübten Obduzenten als für den geübten geschaffen. Wenn es die Sachlage erfordert, haben die Obduzenten nicht nur die Möglichkeit, sondern die Pflicht, auch andere ihnen geläufige Technizismen anzuwenden. Sie werden sich daher auch über die Fortschritte der Sektionstechnik auf dem laufenden halten müssen. Kommt es z. B. darauf an, die feingeweblichen Strukturen des Gehirns maßgeblich zu verwerten, so wird es zweckmäßig sein, daß möglichst bald nach Einlieferung der Leiche in das Schädelinnere nach der Technik von OSTERTAG Formalin injiziert wird. Ist es besonders wichtig, die topographischen Verhältnisse an der Wirbelsäule nach Verletzungen anschaulich zu machen, so wird man die Wirbelsäule im ganzen herausnehmen und das Rückenmark später nach Fixierung in einem Gemisch von Karlsbader Salz und Formalin mit der Dura durch 2 paramediane Sägeschnittefreilegen (OSTERTAG). Der Nachweis von feinsten Knochenfissuren am Schädel gelingt, wie bekannt, leichter, wenn man Blut über die fragliche Partie streicht und es nachher abwischt; es zwängt sich in die Fissur hinein und bleibt nach Abwischen zurück. Noch besser gelingt es nach BENEKE, wenn man die Fissur in gleicher Art durch Bestreichen mit einer Methylenblaulösung zur Darstellung bringt. Ältere Blutungen in der Diploe des Schädels kann man gut so zur Darstellung bringen, daß man nach Freilegung dieser Schädelpartien durch Auftropfen von Schwefelammonium nach dem Hämosiderin von alten Blutungen forscht. Kommt es darauf an, verborgene Eiterherde im Bereiche des Mundes, insbesondere auch an den Zähnen, im Bereiche des Rachens und in den Nebenhöhlen vorzufinden, so empfiehlt sich die sog. *große Sektion der Halsorgane* nach GRÄFF, die neuerdings von VELTEN modifiziert worden ist. Wie bei jeder Sektion, können auch bei der gerichtlichen Sektion *bakteriologische* Untersuchungen zur Aufklärung des Sachverhaltes beitragen, insbesondere dann, wenn die Leiche kühl gelegen hat. Bei Kühllagerung der Leiche dauert es ziemlich lange, bis sich im Leichenblut nichtpathogene Bakterien in solchen Massen entwickeln, daß die Feststellung von pathogenen Bakterien erheblich beeinträchtigt wird (SPODE).

Bezüglich der Maßnahmen, die bei Vergiftungsverdacht notwendig sind, siehe Abschnitt Toxikologie (S. 567 ff.).

Nach Beendigung der Leichenöffnung fassen die Obduzenten ihre Meinung in einem kurz gehaltenen *vorläufigen Gutachten* zusammen, das insofern ein vorläufiges ist, als es nur den ersten Eindruck der Obduzenten darstellt; soweit schon ein Ermittlungsergebnis vorliegt, faßt man dieses im ersten Punkte des vorläufigen Gutachtens zusammen. In einem zweiten Punkt werden die hauptsächlichen Befunde kurz erwähnt, etwa nach der Art einer abgekürzten, für den Laien verständlich gehaltenen pathologisch-anatomischen Diagnose. Anschließend wird die Todesursache festgestellt, und schließlich müssen sich die Obduzenten darüber auslassen, ob Anhaltspunkte für die *Mitwirkung eines Dritten* gegeben sind. Ist der Vorfall bereits aus dem Akteninhalt bekannt, so wird es genügen, wenn sich die Obduzenten darüber auslassen, ob die Obduktionsbefunde den in den Akten niedergelegten Angaben widersprechen oder nicht. Bei der Erörterung der Frage einer Mitwirkung eines Dritten *müssen* auch *Verdachtsgründe* erörtert werden. Im Zweifel muß man auch die Möglichkeit fremden Verschuldens hervorheben (nicht umgekehrt); denn das vorläufige Gutachten bietet der Staatsanwaltschaft bzw. der Kriminalpolizei Anhaltspunkte dafür, ob und in welcher Form weitere Ermittlungen vorzunehmen sind. Sind bei diesen Ermittlungen medizinische Gesichtspunkte zu beachten, so ist es zweckmäßig, schon im vorläufigen Gutachten hierfür Richtlinien zu geben; z. B. wenn es darum geht, Anhaltspunkte für eine vorangegangene klinische Sepsis festzustellen (Frage nach Schüttelfrost und Fieber). Hält man es für richtig, daß bei diesen Ermittlungen ein Arzt hinzugezogen wird, so wäre auch dies im vorläufigen Gutachten zum Ausdruck zu bringen.

Es ist nicht ganz selten, daß Sektionen zunächst nur ein sehr mageres Ergebnis haben. In solchen Fällen muß man im vorläufigen Gutachten mitteilen, daß sich eine bestimmte Todesursache nicht ergeben habe und daß sie durch weitere mikroskopische, bakteriologische und eventuell chemische Untersuchungen geklärt werden müsse. In allen Fällen, in denen weitere Untersuchungen einen Erfolg versprechen oder bei denen man erwarten kann, daß ein Zusammenhalt der Sektionsbefunde mit dem Ermittlungsergebnis zur weiteren Klärung beiträgt, müssen sich die Obduzenten ein *endgültiges Gutachten* nach Abschluß der Ermittlungen und nach Abschluß der ergänzenden Untersuchungen vorbehalten. Wieweit diese ergänzenden Untersuchungen von den Obduzenten selbst vorgenommen werden und wieweit sie an andere Instituten abgegeben werden, richtet sich nach den jeweiligen Verhältnissen. Werden die Untersuchungen weitergegeben, so empfiehlt es sich, daß die Obduzenten sich vom Richter oder nach Anruf von der Staatsanwaltschaft Vollmacht geben lassen, dieses selbst zu tun, so daß sie dem weiteren Untersucher die nötigen sachdienlichen Informationen erteilen können. Wird eine Untersuchung vom Gericht selbst ohne Mitteilung der gesamten Sachlage und ohne Information über die bei der Sektion erhobenen Befunde weitergegeben, so erfüllt sie vielfach ihren Zweck nicht.

Literatur.

BENEKE: Zbl. Path. **83**, 81 (1945/48). — BODE: Zbl. Path. **86**, 269 (1950). — BUCHALY: Dtsch. Gesundheitswesen **1948**, 363.

FISCHER, W.: Zbl. Path. **78**, 284 (1942); **86**, 417 (1950).

GRÄFF: Zbl. Path. **87**, 194 (1951). — GRUBER: Zbl. Path. **86**, 421 (1950). — GÜTHERT: Zbl. Path. **85**, 16 (1949).

HOFFMANN: Öff. Gesdh.dienst **12**, 20 (1950). — HÜBNER: Öff. Gesdh.dienst **11**, 312 (1949).

KOCKEL: Die gerichtliche Sektion. In ABDERHALDENS Handbuch der biologischen Arbeitsmethoden, Abt. IV, Teil 12, 1. Hälfte, Bd. 1, S. 1. Berlin u. Wien 1938. — KOHLRAUSCH-LANGE: Strafgesetzbuch. Berlin 1950.

MEIXNER: Dtsch. Z. gerichtl. Med. **32**, 267 (1939/40). — MERKEL: Dtsch. Z. gerichtl. Med. **28**, 1 (1937). — MUELLER, B.: Gerichtsärztliche Tätigkeit. In WOLLENWEBER, Der Arzt des öffentlichen Gesundheitswesens, S. 779. Stuttgart 1950.

NEUREITER, v.: Dtsch. Z. gerichtl. Med. **35**, 49 (1942).

OSTERTAG: Sektion des Gehirns und des Rückenmarks. Berlin 1944. — Zbl. Path. **83**, 357 (1945/48).

PETERSSEN: Die Reform des Leichenschau- und Sektionsrechts. Bonn 1935.

RAESTRUP: Obduktion. In Handwörterbuch der gerichtlichen Medizin, S. 530. Berlin 1940.

SCHEIDEGGER: Schweiz. Z. Path. u. Bakter. **10**, 135 (1947). — SCHMIDT, EB.: Leichensektion. In PONSOLDS Lehrbuch der gerichtlichen Medizin, S. 57ff. Stuttgart 1950. Hier juristisches Schrifttum. — SCHDMIT, O.: Dtsch. Z. gerichtl. Med. **37**, 203 (1943). — SCHRADER: Öff. Gesdh.dienst **1939**, 793. — SPODE: Über den Bakteriengehalt des Blutes von Leichen mit gewaltsamer oder natürlicher Todesursache. Inaug.-Diss. Hamburg 1939. Ref. Dtsch. Z. gerichtl. Med. **34**, 62 (1941).

TRÜB: Seuchenbekämpfung. In WOLLENWEBER, Der Arzt des öffentlichen Gesundheitsdienstes, S. 317. Stuttgart 1950.

VELTEN: Zbl. Path. **84**, 97 (1948).

WALCHER: Dtsch. Z. gerichtl. Med. **35**, 295 (1942); **37**, 100 (1943). — Leitfaden der gerichtlichen Medizin, S. 209ff. München u. Berlin 1950. — WOLLENWEBER: Öff. Gesdh.dienst **13**, 67 (1950). — Der Arzt des öffentlichen Gesundheitsdienstes, S. 180. Stuttgart 1950.

---

[1] *Neufassung:* MUELLER, B.: In FEDERHEN, Der Arzt des öffentlichen Gesundheitsdienstes, S. 659ff., Stuttgart 1952.

d) Die Exhumierung.

Ist die Leiche bereits beerdigt worden, so kommt zwecks späterer Feststellung der Todesursache und zwecks Rekonstruktion des Tatherganges die Exhumierung in Frage; sie ist in der deutschen StPO. (§ 87 Abs. III) ausdrücklich vorgesehen. Sie ist aber genau so in zivilen Rechtsstreitigkeiten und für versicherungsrechtliche Zwecke indiziert, wird aber dann nur mit Einverständnis der Angehörigen vorgenommen.

Die praktischen Erfahrungen, die mit Exhumierungen gemacht werden, sind ausgesprochen gute. Wenn es vielfach auch nicht möglich ist, alle Einzelheiten zu klären, so sind die Ergebnisse, wenn sie von erfahrenen Untersuchern ausgewertet werden, in vielen Fällen praktisch doch recht brauchbar. Eine Exhumierung wird mitunter dadurch veranlaßt, daß sich nach kürzerer oder längerer Zeit Gerüchte bilden, es sei bei einem Todesfall nicht auf natürliche Weise zugegangen. Vielfach werden auch bestimmte Personen verdächtigt. Das Gerede ist oft nicht anders zum Stillstand zu bringen als dadurch, daß eine Exhumierung angeordnet wird. Wenn dann diese Exhumierung nach sorgfältiger Untersuchung, gegebenenfalls unter Zuhilfenahme mikroskopischer und chemischer Untersuchungsmethoden, keinerlei Anhaltspunkte für einen nicht natürlichen Tod oder im Zusammenhang mit den Ermittlungen doch Anhaltspunkte für eine natürliche Todesursache ergibt, und wenn dieses Ergebnis in geeigneter Form amtlich bekanntgegeben wird, so hört das Gerede erfahrungsgemäß auf, und die zu Unrecht Verdächtigten werden entlastet. Aber auch Aufklärungen von Verbrechen und anschließende Verurteilungen sind nicht selten die Folge von Exhumierungen gewesen. Mit Recht wurde in den amtlichen Vorschriften bestimmt, daß ein Arzt seine Mitwirkung an einer Exhumierung nicht mit der Begründung ablehnen darf, daß dabei doch nichts mehr herauskommen könne. Er wird sich im Gegenteil für die Durchführung der Exhumierung einsetzen müssen, da sie in den allermeisten Fällen nach irgendeiner Richtung hin zur Klärung des Falles beiträgt. Etwaigen Hemmnissen seitens untergeordneter Gerichtspersonen, die sich vor dem Geruch fürchten, wird zweckmäßig dadurch entgegengetreten, daß man darauf hinweist, daß gerade die vor langer Zeit beerdigten Leichen wegen der inzwischen eingetretenen Verwesung gar nicht so unerträglich riechen. Es mag richtig sein, daß eine Exhumierung nicht gerade ästhetisch ist; daß hierdurch aber ins Gewicht fallende Gesundheitsschädigungen zu befürchten sind, ist in keiner Weise zutreffend.

Da das Hilfspersonal in der *Technik* der Exhumierung meist keine Erfahrung hat, wird der Arzt auch hier Ratschläge geben müssen. Wenn reichlich Platz vorhanden ist, ist es zweckmäßig, durch Anlegung von Erdstufen bis zur Sohle des Grabes vorzudringen. Es ist dann nicht sonderlich schwer, den Sarg aus dem Grabe herauszutragen. In den meisten Fällen ist jedoch nicht soviel Platz verfügbar. Es bleibt dann nichts anderes übrig, als nach Freilegung der Sole des Grabes, mit Hilfe von starken, aber doch biegsamen Drähten Seile unter dem Sargboden durchzuziehen und den Sarg durch gleichmäßiges Ziehen an den Seilen nach oben zu befördern. Jede Gewaltanwendung ist möglichst zu vermeiden, da Gefahr besteht, daß der morsche Sarg auseinanderbricht und die Leiche in das Grab zurückfällt.

Bei *Vergiftungsverdacht* müssen auch noch Bodenbretter des Sarges und Teile vom Erdreich unterhalb des Sarges, zu beiden Seiten des Sarges und Teile vom Erdreich in größerer Entfernung vom Grabe entnommen werden (s. Abschnitt Toxikologie S. 568).

Es wird zweckmäßig sein, die eigentliche Leichenöffnung möglichst in der Nähe der Enterdungsstelle vorzunehmen. Ein allzu weiter Transport der Leiche kann weitere Veränderungen hervorrufen. Ist die Untersuchung des Gehirns irgendwie wichtig (dies wird häufig der Fall sein), so ist es meist nicht sinnvoll, den Schädel an Ort und Stelle zu öffnen. Das Gehirn fließt dann als grauer Brei ab, in dem Einzelheiten nicht zu erkennen sind. Es wird vielmehr notwendig sein, den Kopf der Leiche zu asservieren und das Gehirn im Institut, soweit es möglich ist, zu härten. Dies kann so versucht werden, daß man in den Schädel Fenster einsägt und das Gehirn in einer dünnen Formalinlösung langsam fixieren läßt; bessere Erfolge kann man gelegentlich erzielen, wenn man den Schädel vor Eröffnung in einem Kältegemisch etwa 24 Std durchfrieren läßt und ihn dann aufsägt. Das Gehirn ist dann relativ fest und kann mit dem Messer zerlegt werden. Auch mikroskopische Befunde sind noch mit Erfolg erhoben worden (PANNING).

Der Untersucher muß die Vorgänge bei der Leichenzersetzung genau kennen und sie im einzelnen berücksichtigen (s. Kapitel Leichenzersetzung S. 46 ff.). Wie er die Leiche vorfindet, wird sich im einzelnen nicht voraussagen lassen. Bei Sandböden sollen die Leichen wenigstens für die erste Zeit besser erhalten bleiben als in feuchten Lehmböden. Auch der Sarg spielt eine gewisse Rolle. Gute Eichensärge scheinen die Leichen besser zu konservieren als schnell verfallende Tannensärge (NORDMANN).

Im einzelnen sind an exhumierten Leichen noch nach längerer Zeit folgende pathologische Befunde diagnostiziert worden: Am *Schädelknochen* können Tumoren, Schädelbrüche, Schußverletzungen fast unbegrenzt lange nachgewiesen werden. Auch Hirntumoren können sich, namentlich wenn sie verkalkt sind, noch sehr lange halten. Apoplektische Herde sind noch nach 100 Tagen erkannt worden. Der Nachweis einer Paralyse mit Hilfe der Eisenreaktion nach SPATZ kann noch über 3 Wochen und länger nach dem Tode möglich sein. Auch eine schwere Hirnsklerose ist noch lange erkennbar. Sogar der Urämienachweis am Gehirn mit Hilfe der Xanthydrolreaktion ist bei enterdigten Leichen noch längere Zeit mit Erfolg möglich. Extradurale und intradurale Blutungen können gleichfalls der Fäulnis längere Zeit widerstehen, sie sind noch nach 12 Wochen erkannt worden; hypostatische Blutungen (flüssiges Blut) dürfen aber nicht mit ihnen verwechselt werden. Eine alte Hirnnarbe ist einmal noch nach 9 Wochen festgestellt worden. Im Bereiche des Felsenbeines wurden noch nach 6—7 Monaten, sei es makroskopisch, sei es mikroskopisch, alte Entzündungserscheinungen wahrgenommen (W. SCHMIDT).

Die Untersuchung des *Kehlkopfskeletes* und des *Zungenbeines* kann durch Feststellung von Verletzungen noch nach einem Jahr und länger Anhaltspunkte für einen vorangegangenen Strangulationstod ergeben. Auch ein Halsschnitt kann hierbei noch festgestellt werden. Hat dieser Halsschnitt Kerben auf der Wirbelsäule hinterlassen, so sind sie fast unbegrenzt lange sichtbar. Die *Herzklappen* widerstehen auffällig lange der Fäulnis; besonders lange halten sie sich natürlich, wenn sie mit Kalk imprägniert sind. Herzklappenfehler sind daher unter Umständen noch lange feststellbar. Daß auch die histologische Herzstruktur noch lange kenntlich bleibt, wurde im früheren Abschnitt erwähnt. Sogar die sudanophile Degeneration der Herzmuskulatur kann noch längere Zeit feststellbar bleiben, ebenso natürlich auch größere bindegewebige Schwielen, wobei zu berücksichtigen ist, daß infolge Schrumpfung der Muskelfasern zunächst immer der Eindruck entsteht, daß das Bindegewebe vermehrt ist. Größere Schwielen sind in Sonderfällen noch nach 24 Monaten erkannt worden. Pneumonisch infiltrierte *Lungen* können bis 4 oder 5 Wochen nach dem Tode erkannt werden. Mikroskopisch sind Leukocyten noch recht lange zu erkennen, während das Fibrin sich im Laufe der Fäulnis verflüssigt. Die im früheren Abschnitt beschriebenen zellähnlichen Elemente in den Alveolen, die mit Hämoglobin imprägniert sind, sind ein normales Fäulnisprodukt (s. S. 56). Bei gleichmäßiger Verteilung und nicht allzu dichter Anordnung sagt ihr Vorhandensein nichts aus. Treten sie aber gehäuft nur an einzelnen Bezirken auf, so können derartige Befunde doch mit einer gewissen Vorsicht im Sinne einer vorangegangenen herdförmigen Infiltration gedeutet werden. In *Verkäsung* übergegangene tuberkulöse Herde sind makroskopisch nach $1/2$ Jahr und auch noch längere Zeit zu diagnostizieren. Ein Nachweis von Tuberkelbacillen, die ziemlich schnell zugrunde gehen, ist jedoch nicht so aussichtsreich. *Staublungenerkrankungen*, insbesondere die Silikose, sind auch bei der Exhumierung noch nach langer Zeit zu erkennen. Bei mikroskopischer Untersuchung ergeben die geschichteten Knötchen auch bei hochgradiger Fäulnis noch charakteristische Bilder; Einschlüsse z. B. bei der Kieselgurlunge können fast unbegrenzt lange erkannt werden. Für die Untersuchung auf Staublungenerkrankung wird auch an den Lungen der exhumierten Leichen mit Erfolg die Röntgenuntersuchung herangezogen (NORDMANN). *Hypopleurale Blutungen* verschwinden schnell. *Fettembolien* waren noch nach 14 Tagen nachzuweisen. Ansammlung von blutiger Flüssigkeit in der Bauchhöhle sagt nicht viel. Es kann sich um Leichenflüssigkeit handeln. Findet man aber in der Bauchhöhle kompakte, schwärzlichrötliche, manchmal verseifte Massen in einer bestimmten Gegend und womöglich noch Verklebungen des Darmes in der Umgebung, so spricht dies für eine vorangegangene vitale *intraperitoneale Blutung*. Stellt man sie fest in der Gegend einer Tube oder eines Ovariums, so ist dies ein Hinweis auf Verblutung infolge Tubargravidität. Derartige Feststellungen sind noch nach 8 Monaten nach dem Tode gelungen. Tuberkulöse *Geschwüre* oder Typhusgeschwüre sowie Schwellungen des lymphatischen Apparates sind bis zu einer Dauer von $1^1/_2$ Monaten nach dem Tode beobachtet worden. *Tumoren* des Magens und Ulcera callosa bleiben gleichfalls ziemlich lange erhalten. Aber auch feinere Veränderungen der Magenschleimhaut, wie eine Ulcusnarbe, waren noch nach 2 Monaten kenntlich, eine Pylorusstenose unter günstigen Verhältnissen (Eichensarg) sogar nach 24 Monaten (NORDMANN). Bei Defekten der Magenwand, die nicht von einem umwallten Rand umgeben sind, ist auch an das Vorliegen einer postmortalen Gastromalacie zu denken. Eine appendicitische *Perforation* wurde noch nach 28 Tagen erkannt. *Schrumpfnieren* erheblicheren Grades wurden noch nach 103 Tagen diagnostiziert. Auch histologische Untersuchungen der in Fäulnis übergegangenen Niere sind nicht ganz aussichtslos; 30 Tage nach dem Tode waren hyaline Cylinder gut erhalten. Verfettung der Epithelien war noch nachzuweisen. Da sich der *Uterus* lange hält, kann die Feststellung einer Schwangerschaft noch längere Zeit nach dem Tode erfolgen, zumal von dem Fet auch knorpelige Reste oder sogar Knochenteile übrig bleiben. Bei der Feststellung von *Abtreibungsverletzungen* wird man vorsichtig sein müssen, da oberflächliche Defekte an der Scheide etwa durch Tierfraß auch postmortal zustande kommen können. Die mikroskopische Untersuchung durch Nachweis von Leukocytenansammlungen wird zur Hilfe genommen werden müssen. Nachweis der *Luftembolie* unter Heranziehung der gasanalytischen Untersuchung auf Sauerstoff oder einer N-Bestimmung wird nur aussichtsreich sein, wenn die Leiche nur wenige Tage alt ist und eben beerdigt wurde (s. S. 263). Eine *Lebercirrhose* hält sich auch bei vorgeschrittener Fäulnis noch ziemlich lange. Einzelbeobachtungen hierüber liegen noch nicht vor. Die mikroskopische Struktur der Leber war nach $13^1/_2$ Monaten noch zu erkennen. Auch die Feststellung wichtiger

Hautbefunde liegt bei der Exhumierung im Bereiche der Möglichkeit. So erkannte NORDMANN ein Erysipel noch nach 19 Tagen, eine Strangulationsfurche noch nach 11 Wochen nach dem Tode. Blutergüsse unter der Haut, sofern sie größer sind, können noch Wochen nach dem Tode erkannt werden, doch ist Kritik erforderlich. Derartige Befunde haben nur Bedeutung, wenn die betreffende Stelle mit Sicherheit außerhalb der Leichenhypostase lag. Zeigen sich Blutansammlungen unter der *Kopfschwarte*, so kann die Differentialdiagnose schwierig werden, ob es sich um ein vitales Hämatom oder um die Folge einer Hypostase handelt. Die Auffassung von NIPPE, nach der eine Imbibition des Knochens am exhumierten Schädel darauf hinweist, daß hier ein vital entstandener Erguß in der Kopfschwarte vorhanden war, hat sich nach den experimentellen Untersuchungen von SPRINGER nicht bestätigen lassen. *Schußverletzungen* in der Haut sind beim Vorhandensein zahlreicher sonstiger postmortaler Hautdefekte nicht leicht zu erkennen. Man muß genau untersuchen, ob und wie weit der Schußkanal in die Tiefe geht. Die Unversehrtheit des Hymen ist noch 6 bis 12 Wochen nach dem Tode erkennbar gewesen.

Besonderheiten bei Verdacht auf Vergiftungen siehe Abschnitt Toxikologie S. 567 ff.

Literatur.

Exhumierung.

FROBOESE: Mschr. Unfallheilk. **1943**, 65.
MUELLER, B.: Exhumation von Leichen. In Handwörterbuch der gerichtlichen Medizin, S. 186. Berlin 1940. Hier älteres Schrifttum.
NIPPE: Dtsch. Z. gerichtl. Med. **3**, 65 (1924). — NORDMANN: Zbl. Path. **73**, 81 (1939).
PANNING: Dtsch. Z. gerichtl. Med. **28**, 178 (1937).
SCHMIDT, W.: Dtsch. Z. gerichtl. Med. **40**, 440 (1951). — SPRINGER: Blutfarbstoffimbibitionen im Knochen. Med. Diss. Heidelberg 1951.
WALCHER: Erg. Path. **33**, 85 (1937).

e) Unvermuteter Tod aus natürlicher Ursache.

1. Vorbemerkungen.

Aus praktischen Gründen ergibt sich die Notwendigkeit, jene Vorfälle unter gerichtsmedizinischen Gesichtspunkten abzuhandeln, bei denen aus scheinbarer Gesundheit heraus der Tod plötzlich eintritt. Der Begriff des plötzlichen Todes pflegt insofern nicht sonderlich eng umschrieben zu werden, als man zu diesen Todesfällen auch diejenigen rechnet, bei denen der Tod nach kurzem Krankenlager unerwartet bei ungeklärter Diagnose nach einigen Stunden oder auch Tagen eintritt.

Bei der Untersuchung dieser Todesfälle werden mitunter so schwere organische Veränderungen aufgedeckt, daß die Befunde mit einer längeren Dauer des Lebens nicht mehr vereinbar waren. Bei dieser Feststellung hört man vielfach den Einwand, der Verstorbene habe vorher keinerlei Beschwerden gehabt. Wir wissen, daß die Menschen sich in dieser Beziehung verschieden verhalten. Die einen registrieren jedes Krankheitsgefühl, teilen dies der Umgebung mit und suchen den Arzt auf. Die anderen unterdrücken etwaige Beschwerden; sie wollen sie einfach nicht wahrhaben, entweder, weil sie sich vor dem Kranksein fürchten oder weil dringende Arbeit ihnen keine Zeit läßt, den Beschwerden nachzugehen. Trotz schwerster Krankheitsbefunde sterben sie mitunter inmitten verantwortungsvoller Arbeit.

Der Tod kann eintreten ohne äußeren *Anlaß*; es kommt auch vor, daß er bei einem an sich recht harmlosen Anlaß zustande kommt, etwa bei einer Anstrengung, selbst bei einer Stuhlentleerung, unter Umständen auch beim Coitus, im Anschluß an einen Ärger oder an eine Aufregung oder an eine harmlose Verletzung oder einen geringfügigen Unfall. Auch das *Klima* spielt eine nicht unerhebliche Rolle. Die rauhen Monate im Spätherbst, Winter oder Vorfrühling weisen gehäuftes Auftreten des unvermuteten Todes auf. Das gleiche gilt im Alpengebiet für die Föhnlage (Schrifttum im einzelnen s. MERKEL). Auch die Anhäufung von Volksmassen begünstigt das Auftreten plötzlicher Todesfälle. So ist dies bei der Ansammlung von Bevölkerungsmassen mohammedanischen Glaubens zu rituellen Gebetsübungen beobachtet worden (DIN). In Deutschland brachten die großen Aufmärsche und Kundgebungen des früheren Regimes Tausende von Menschen zu bestimmten Veranstaltungen auf die Beine. Auch hierbei kam es immer zu einigen plötzlichen Todesfällen aus natürlicher Ursache. Das gleiche beobachteten wir nach Luftangriffen im zweiten Weltkriege, besonders dann, wenn sonst die Zerstörung und die Verluste nicht besonders groß waren; diese Beobachtung erklärt sich allerdings wohl daraus, daß nach kleineren Angriffen Zeit vorhanden war, die Menschenopfer genauer zu untersuchen; dies war schon deshalb notwendig, weil die Körperschäden und Todesfälle infolge von Luftangriffen nach den damals bestehenden Gesetzen entschädigt wurden. Ergab aber die Sektion, daß es sich um einen plötzlichen Tod aus natürlicher Ursache gehandelt hatte, fehlten Verletzungen vollkommen und war der Betreffende auch sonst etwa durch Eingekeiltwerden in Volksmassen oder durch die Notwendigkeit schneller Flucht nicht besonders geschädigt worden, so konnte den Angehörigen die beanspruchte Rente nicht gegeben werden. Es handelte sich meist um Personen, die höchstwahrscheinlich sowieso in der nächsten Zeit verstorben wären, bei denen aber die mit dem Luftalarm verbundenen Aufregungen den Anlaß zu einem etwas früheren Ableben gegeben hatten.

Bei einer weiteren Kategorie von Untersuchungen handelt es sich um Schäden, die zwar den Tod nach den vorliegenden Erfahrungen gerade noch erklären, bei denen es aber nicht ohne weiteres ersichtlich ist, weshalb der Tod eben zu dieser Zeit eingetreten war. Sie hätten trotz dieser Befunde auch noch längere Zeit leben können. Als prädisponierende Momente innerer Art können in solchen Fällen bedeutsam sein eine vorübergehende Belastung durch einen starken Füllungszustand des Magens, insbesondere auch eine Blähung des Magens mit Zwerchfellhochstand, ein Verdauungszustand des Dünndarmes und bei Frauen ein Status menstruationis oder auch eine bestehende Gravidität. Besteht in solchen Fällen zusätzlich ein etwaiger äußerer Anlaß, so kann er, kausal betrachtet, bedeutsam werden. Addiert sich z. B. zu einem den Kreislauf belastenden Gefäßleiden noch eine vorübergehende Kreislaufbelastung, etwa entstanden durch Aufregung bei einem leichten oder schweren Unfall oder eine nicht geläufige, erhebliche Anstrengung oder ein ähnliches Moment, so wird man, je nach der Rechtslage unter Umständen Kausalzusammenhang zwischen diesem Anlaß und dem Tode annehmen müssen (s. Beurteilung von Kausalzusammenhängen S. 171). Dabei kann es durchaus vorkommen, daß für die eine Rechtsdisziplin, etwa für die Unfallversicherung im Sinne der RVO., Kausalzusammenhang angenommen wird, für eine andere Rechtsdisziplin, z. B. für das Strafrecht, jedoch nicht. Auch ein Zusammenhang mit den Eigenheiten des militärischen Dienstes im Sinne einer WDB. wird in solchen Fällen öfter angenommen werden müssen, wenn der Anlaß aus dem normalen Rahmen herausfiel, also im Zivilleben wahrscheinlich nicht vorgekommen wäre, z. B. ein plötzliches, etwas rauhes Wecken eines Schlafenden durch den Unteroffizier vom Dienst.

Nun gibt es nicht ganz selten Vorfälle, bei denen der anatomische Befund den plötzlichen Todesfall *nicht* klärt. Man wird nicht vergessen dürfen, eine gründliche mikroskopische Durchmusterung der inneren Organe vorzunehmen, man wird auch bei der Umgebung Erkundigungen über die psychische Reaktion des Verstorbenen einziehen müssen; dem Verhalten des vegetativen Nervensystems, das z. Zt. auch in histologischer Hinsicht eingehend bearbeitet wird, und den Befunden an den innersekretorischen Drüsen und dem lymphatischen System wird man gerade in solchen Fällen besondere Aufmerksamkeit schenken. Vielfach gelingt es dann, wenigstens eine Möglichkeit für die Erklärung dieses Todes zu finden. Die Beurteilung des Kausalzusammenhanges ist in solchen Fällen besonders schwierig und verantwortungsvoll; daß hier Gutachter zu verschiedenen Ergebnissen kommen können, liegt auf der Hand.

Veranlassung zu einer behördlichen Untersuchung eines solchen plötzlichen Todesfalles bietet nicht selten das *Strafrecht*. Manchmal will man mit dieser Untersuchung Gerüchten zuvorkommen, z. B. dann, wenn ein Mann von einflußreicher Stellung in seinem Dienstzimmer tot aufgefunden wird; manchmal führt eine kurz zuvor genossene Speise zum Verdacht, es habe sich um eine Vergiftung gehandelt. Ein vorangegangener Streit, der zu einer Körperverletzung führte, macht die Klärung der Frage erforderlich, ob etwa eine Körperverletzung mit tödlichem Ausgang vorliegt. Unerwartete Todesfälle im Krankenhaus oder in der ärztlichen oder zahnärztlichen Sprechstunde geben mitunter zu Beschuldigungen gegen die jeweiligen Ärzte oder Zahnärzte Anlaß. Der Arzt tut in solchen Fällen am besten, zu seiner eigenen Entlastung auf eine behördliche Untersuchung, also auf eine Leichenöffnung zu dringen, um solchen Beschuldigungen vorzubeugen; er hüte sich davor, das unerwartete Eintreten des Todesfalles aus irgendeiner begreiflichen Scheu heraus vertuschen zu wollen; dies leistet erfahrungsgemäß der Bildung von bösartigen Gerüchten Vorschub. Für plötzliche Todesfälle bei kosmetischen Prozeduren gelten die gleichen Richtlinien. Tritt der plötzliche Tod im Anschluß an einen Unglücksfall ein, so bestehen vielfach *zivilrechtliche*, oder wenn es sich um einen Betriebsunfall handelt, *versicherungsrechtliche* Interessen an der Klärung des Kausalzusammenhanges. Wieweit bei der Begutachtung dieser Unglücksfall als Conditio sine qua non angesehen werden kann, muß nach der Sachlage und nach den Anforderungen der jeweiligen Rechtsdisziplin an die Sicherheit des Nachweises entschieden werden (s. S. 171 ff). Die gleichen Richtlinien gelten für Begutachtungen für die private Unfall- bzw. Lebensversicherung.

Die Klärung von plötzlichen Todesfällen aus natürlicher Ursache erfordert eine gute Zusammenarbeit zwischen dem Pathologen und dem Gerichtsmediziner. Eine einwandfreie Abgrenzung dieses Gebietes wird nicht möglich sein, weil man vor Beginn der Untersuchung nicht wissen kann, worum es sich im einzelnen handelt. Es ist unvermeidlich, daß sich beide mit dieser Materie befassen. Man sollte sich nicht scheuen, in Fällen, bei denen die weitere Untersuchung mehr in das andere Fach hinübergeht, den Vertreter des jeweiligen Nachbarfaches heranzuziehen. Vielfach wird man auch auf die Hilfe eines neurologisch-spezialistisch geschulten Histologen nicht verzichten können.

Das Schrifttum über die plötzlichen Todesfälle aus natürlicher Ursache ist fast unübersehbar. Eine sehr ausführliche monographische Bearbeitung, die auch jetzt noch herangezogen wird, stammt von Alexander Kolisko aus dem Jahre 1913. In neuerer Zeit (1940) hat H. Merkel in gedrängter Kürze einen Überblick über dieses Gebiet im Rahmen des Handwörterbuches für gerichtliche Medizin verfaßt. Statistische Untersuchungen über diese Todesart im größeren Umfange verdanken wir Weyrich. Boemke untersuchte in einer eingehenden Darstellung den plötzlichen Tod von Soldaten während des Krieges unter besonderer Berücksichtigung militärischer Verhältnisse. In neuester Zeit sind kürzere Darstellungen im Rahmen von Lehrbüchern von Meessen, Mashoff, S. Schönberg und Walcher gegeben worden. Hallermann beschäftigte sich im Rahmen einer Darstellung der Tätigkeit des Arztes in einer Wehrmachtsstellung mit der Frage plötzlicher Tod und

Wehrdienstbeschädigung. Es wird im Laufe der nun folgenden Darstellungen, um den Umfang nicht allzusehr anschwellen zu lassen, nicht möglich sein, jede Einzelheit literarisch zu belegen. Im großen und ganzen kann nur das neuere Schrifttum berücksichtigt werden.

2. Statistik.

Die Angaben des In- und Auslandes sind darüber einig, daß der plötzliche natürliche Tod am häufigsten durch Erkrankungen des Herzens und der Kreislauforgane ausgelöst wird. Die Zahlen schwanken je nach dem Umfang des Materials und den örtlichen Verhältnissen. Der Anteil beträgt rund 40—45%, nach einer britischen Statistik vom Sommer 1944 sogar 76% (RICHARDS). Innerhalb der Erkrankungen der Kreislauforgane ist am häufigsten der Coronartod, während die Erkrankungen der großen Gefäße nur 10% ausmachten (insbesondere die Mesaortitis), und 6% der Todesursachen anderen Herzerkrankungen, die von den Coronargefäßen unabhängig sind, zuzuschreiben waren (D'ABUNDO, BLACKSTEIN). In zweiter Linie kommen die Erkrankungen der Atmungsorgane (rund 23%, MERKEL), dann die des Verdauungs- und Urogenitalapparates (etwa 12%); alsdann schließen sich die plötzlichen Todesfälle durch Erkrankungen des Gehirns und seiner Höhlen an, die auf ungefähr 8—10% zu bemessen sein dürften; es besteht hier also ein gewisser Gegensatz zur Volksmeinung; denn der Mann aus dem Volke pflegt im allgemeinen bei plötzlichen Todesfällen zuerst an einen „Schlaganfall" im Gehirn zu denken. Unter den Geschlechtern überwiegen die Männer mit 76—71% (WEYRICH). Während des ersten Weltkrieges zeigte sich aus erklärlichen Gründen eine relativ stärkere Beteiligung der Frau und auch in diesem Kriege mögen ähnliche Verhältnisse geherrscht haben. Exaktes Zahlenmaterial hierüber habe ich noch nicht erhalten können. Hinsichtlich der Beteiligung der einzelnen Altersstufen bestehen gleichfalls gewisse Geschlechtsunterschiede. Der Anteil der Männer nimmt vom 21. Lebensjahre an rasch zu und erreicht um das 60. Lebensjahr herum seinen Höhepunkt und sinkt dann rasch wieder ab. Zwischen dem 21.—30. Lebensjahr sind die plötzlichen Todesfälle bei der Frau etwa ebenso häufig wie bei den Männern. Im 5. und 6. Dezennium überwiegt jedoch das männliche Geschlecht, das weibliche ist in dieser Altersstufe nur mit etwa 35% vertreten. Es ergibt sich aus diesen statistischen Untersuchungen, daß die Frauen erst in einem relativ höheren Lebensalter zum plötzlichen Tode disponiert sind (WEYRICH, CUCCHI).

3. Die Ursachen des unerwarteten Todes nach Organveränderungen und Krankheitszuständen.

Wohl jedes Organ und Organsystem des menschlichen Körpers kann gelegentlich einen plötzlichen natürlichen Tod veranlassen.

α) Organe der Kopfhöhle und des Wirbelkanals.

Entzündliche Veränderungen der *Meningen* können infolge vermehrter Absonderung von Flüssigkeit mitunter einen so schnell zunehmenden Hirndruck veranlassen, daß der Tod in kurzer Zeit eintritt; das mit der Hirndruckzunahme einhergehende Erbrechen weist gelegentlich fälschlich auf eine vorangegangene Vergiftung hin. Unter den Arten der Meningitis kommt sowohl eine akute eitrige als auch eine chronische Meningitis in Frage. Die eitrige Meningitis kann unter Umständen von der Paukenhöhle oder von den Nebenhöhlen ausgehen, wobei zu bemerken ist, daß eine eitrige Sinuitis frontalis gelegentlich auch als Folge einer Schädelfissur nach Gewalteinwirkung zustande kommen kann. Auch die Pneumokokkenmeningitis und die epidemische Meningitis können gelegentlich schon binnen 24—48 Std zum Tode führen, wobei man bei der Autopsie mitunter sehr wenig Eiter vorfindet. Bakteriologische Untersuchungen sowohl im Schnittpräparat als auch in der Kultur ergeben gelegentlich noch wertvolle Aufschlüsse. Bei den tuberkulösen Meningitiden bewirkt die mehr exsudative Form eher einen schnellen Tod. So kam es nach eigener Erfahrung vor, daß Kinder, die vorher allerdings nach Auffassung der Mütter nicht „in Ordnung" waren, beim Spielen bewußtlos umsanken und bald danach starben. Auf die bekannten, mitunter nicht sonderlich auffälligen anatomischen Bilder am Hirngrunde muß verwiesen werden. Sehr selten kann auch die hämorrhagisch-seröse Milzbrandmeningitis zum Tode führen. Der Infektionsherd ist hierbei in der Schleimhaut der Nase gelegen. Für diese Art der Meningitis ist die Ausbreitung an der Konvexität charakteristisch, sie ist begleitet von einer geringen hämorrhagischen Milzschwellung; im Ausstrich aus den Meningen konnten massenhaft Milzbrandbacillen nachgewiesen werden (RISEL, zit. nach MERKEL). Im Zeitalter der Sulfonamide und der Antibiotica muß auch darauf hingewiesen werden, daß manche Formen der Meningitis (insbesondere die epidemische, durch Streptomycin auch die tuberkulöse) weitgehend zum Rückgang gebracht werden können. Man wird mit der Möglichkeit rechnen müssen, daß ein Kranker in Anschluß an eine durch diese Mittel abgeheilte oder vielfach auch nur scheinbar abgeheilte Meningitis infolge der Restzustände oder des Wiederaufflackerns unerwartet zugrunde gehen kann. Über die histologischen Bilder der mit Sulfonamiden behandelten Meningitiden hat im Jahre 1944 eingehend W. GIESE berichtet. Aus eigener Beobachtung stammt ein Vorfall aus der Kriegszeit, bei dem ein Soldat plötzlich starb, der nach einer durchgemachten epidemischen Meningitis scheinbar als geheilt aus dem Lazarett entlassen worden war. Er starb plötzlich auf der Bahnfahrt. Die Sektion ergab eine Hirnschwellung und ausgedehnte Verklebungen zwischen Dura und Arachnoidea. Eine histologische Untersuchung konnte damals wegen der ungeeigneten äußeren Umstände nicht erfolgen.

Blutungen im Bereiche der Hirnhäute können die Folge eines Traumas sein. Beim natürlichen Tod kommen sie als Folge eines Durchbruchs von Blutungen im Innern des Gehirns vor. Eine wohl nicht endgültig gelöste Frage ist die der Entstehung der *Pachymeningitis haemorrhagica interna*. Nach neueren Untersuchungen muß sie scharf abgetrennt werden vom subduralen Hämatom, das einwandfrei traumatischer Genese ist. Die Pachymeningitis haemorrhagica, die sich innerhalb der Schichten der Dura ausbildet, gilt als natürliche Erkrankung und kann nach neueren Anschauungen nicht durch einen Unfall ausgelöst, wohl aber durch einen Unfall verschlimmert werden (LINK). Die Differentialdiagnose zwischen Pachymeningitis und subduralem Hämatom dürfte praktisch nicht immer ganz einwandfrei zu stellen sein (Näheres s. S. 324ff.). Zerreißt die Kapsel des pachymeningitischen Hämatoms, so kann es auch in den Subduralraum hineinbluten.

Ein nicht ganz selten vorkommender Anlaß zur Entstehung eines plötzlichen Todes ist auch die Ruptur eines *Aneurysmas* einer Arterie am Schädelgrunde; es kommt zu einer Massenblutung zwischen die Hirnhäute an der Hirnbasis, die in kürzester Frist dem Leben ein Ende setzen kann. Die Blutung kann bis in die Ventrikel hinaufsteigen. Viel seltener liegt das Aneurysma im Bereiche des Plexus chorioideus, so daß bei einer Ruptur zuerst die Ventrikel vollbluten und weniger Blut zur Schädelbasis gelangt. Eigenartigerweise entstehen diese Blutungen gerade bei jungen Leuten, fast nie im Greisenalter. Das weibliche Geschlecht ist gegenüber dem männlichen bevorzugt. In einigen seltenen Fällen ist ein gewisser Zusammenhang zwischen der Entstehung eines Aneurysmas an der Hirnbasis und dem Vorhandensein einer Aortenstenose in der Gegend des Ligamentum arteriosum diskutiert worden. Die Notwendigkeit des Organismus, die Aortenstenose durch einen Kollateralkreislauf zu umgehen, kann abnorme Druckverhältnisse im Kreislauf des Gehirns verursachen und Anlaß zur Entstehung eines Aneurysmas und vielleicht auch zu einer Ruptur geben (FOERSTER). Die Entstehung der Aneurysmen wird hier und da mit anatomischen Eigenheiten des Baues der kleinen Arterien an der Schädelbasis in Zusammenhang gebracht. Die Erweiterungen entstehen vorzugsweise an der Teilungsstelle von Gefäßen; die Muskelschläuche des Gefäßstammes und die der Seitengefäße sind im anatomischen Bau selbständig, gehen an der Verzweigungsstelle nicht ineinander über, sondern stoßen hier nur aneinander; dadurch kommen kleine Lücken im Muskelschlauch zustande, die durch Aufspaltungen der Elastica externa gedeckt werden. Wird die elastische Haut im Bereich einer dieser Lücken unterbrochen, so mag an dieser Stelle ein Aneurysma zustande kommen können (KRAULAND). Weshalb im einzelnen die Elastica im Bereich der Muskellücke bis in das Alter hinein dem Arteriendruck standhält, manchmal aber schon bei Jugendlichen nachgibt, ist unklar; eine Beteiligung von Lues oder von traumatischen Einwirkungen wurde nicht festgestellt (L. SCHMIDT, KRAULAND). Mitunter läßt sich ein gewisser Zusammenhang zwischen der Entstehung eines solchen Aneurysmas mit Anomalien des Circulus arteriosus Willisii (HESS), mitunter auch ein Zusammenhang mit einer vorübergehenden Blutdrucksteigerung bei akuter Nierenaffektion aufdecken (BASAVARAJ). Die Aneurysmata können recht klein sein. Genaue Präparation der Gefäße ist in allen solchen Fällen erforderlich. Da man bei der Sektion selbst die Zeit hierfür meist nicht aufbringen kann, ist es unerläßlich, in allen solchen Fällen das Gehirn zu asservieren und nach Fixierung in Formalin die basalen Gefäße zu präparieren. Manchmal wird auch hierbei ein Aneurymsa nicht vorgefunden; es scheint vorzukommen, daß es bei der Ruptur mit fortgeschwemmt wird. Daneben kommen aber auch für die Entstehung von intrameningealen Massenblutungen *Medianekrosen* der arteriellen Gefäße in Betracht, insbesondere im Bereich der großen Basisarterie. Die Muscularis kann hier herdförmig zerfallen, so daß das Gefäß durchlässig wird. Freilich gehören ein gewisses Glück und eine erhebliche Geduld dazu, diese Stellen aufzufinden; da sie nur durch mikroskopische Untersuchung aufgedeckt werden können, muß man Stufenschnitte anfertigen (KRAULAND); auch in diesen Fällen war ein Zusammenhang mit Lues nicht aufzudecken; man denkt neuerdings ätiologisch an einen Status rheumaticus und Auftreten einer allergischen Überempfindlichkeit (MALLUCHE u. a.). Ein Zusammentragen von weiteren einschlägigen Erfahrungen ist dringend erwünscht.

Bei diesen Rupturen, sei es bei Aneurysma, sei es bei Medianekrose, handelt es sich fast immer um einen natürlichen Tod. Doch ist im Einzelfalle auch gelegentlich eine *traumatisch* bedingte Ruptur möglich. Hierbei sind zwei Mechanismen denkbar. Man kann sich vorstellen, daß das Aneurysma infolge eines sehr erheblichen Traumas unmittelbar rupturiert. Derartige Vorfälle sind aber sehr selten; auch gehört ein besonders heftiges Trauma dazu, um die Ruptur herbeizuführen. Sofort nach der Ruptur pflegen deutliche klinische Erscheinungen zu beginnen, so daß der Betreffende in Sekunden oder Minuten zu Boden stürzt. Besteht zwischen dem Trauma und dem Beginn der klinischen Erscheinungen ein Intervall, so spricht dies gegen eine primäre traumatische Ruptur. Der andere Mechanismus wäre der, daß das Aneurysma im Begriffe war, spontan durchzubrechen und daß die endgültige Ruptur im Anschluß an ein verhältnismäßig geringes Trauma erfolgt. Das Vorhandensein von organisierten Thromben und von bindegewebigen Membranen würde auf einen allmählichen Durchbruch hinweisen. Er kündigt sich auch vielfach in Prodromalerscheinungen, wie

Kopfschmerzen, Benommenheit, Erbrechen, ja sogar durch Krampfanfälle an. In solchen Fällen erfolgt die endgültige Ruptur vielfach ohne jeden Anlaß, mitunter auch bei einem äußeren, an sich unerheblichen Anlaß, wie Menstruation, unerlaubtes Aufstehen, körperliche Anstrengung (LÖBLICH); sie kann auch erfolgen im Anschluß an ein mehr oder minder erhebliches Trauma. In solchen Fällen ist die Beurteilung des Kausalzusammenhanges besonders schwierig und verantwortungsvoll, insbesondere muß die Frage der Adäquanz unter Berücksichtigung der Rechtslage kritisch erörtert werden (s. auch S. 325).

Ob eine krankhaft veränderte *Piavene* ohne Trauma rupturieren kann, sei dahingestellt. Anlaß für die Ruptur scheint in den beobachteten wenigen Fällen eine Erschütterung des Körpers gegeben zu haben; eine derartige Erschütterung kann außer durch eine Gewalt von außen her auch erfolgen durch einen Anfall von Angina pectoris oder durch einen Krampfanfall. Das durch die Sickerblutung zustande gekommene intradurale Hämatom führte infolge Hirndruckes einen unerwarteten Tod herbei (WEYRICH, hier weiteres Schrifttum).

Hirntumoren bedingen nicht ganz selten einen plötzlichen Tod aus natürlicher Ursache. Dies ist insbesondere dann der Fall, wenn diese Tumoren (meist sind es Gliome) von einem bestimmten Zeitpunkt ab die Liquorpassage behindern. Aber auch wenn nichts derartiges ersichtlich ist, können Hirntumoren in den Zentralhirnpartien, in der Hirnrinde, aber auch in den Hirnhäuten infolge Druckvermehrung einen plötzlichen Tod veranlassen. Die Erfahrungen lehren immer wieder, daß wesentliche klinische Erscheinungen nicht voranzugehen brauchen. Manchmal gibt der Beginn der klinischen Erscheinungen, z. B. ein Schwindelanfall oder ein Ohnmachtsanfall oder eine Ataxie, den Anlaß zu einem an sich bedeutungslosen Unfall, dem der plötzliche natürliche Tod infolge Hirntumors folgen kann. Mitunter geht dem Tode auch eine Blutung innerhalb des Tumors voran, so daß die Diagnose Tumor unter Umständen erst durch histologische Untersuchung gestellt werden kann. Man spricht in solchen Fällen vom „apoplektiformen Hirntumor". Auch bei entzündlichen Granulomen, z. B. bei *Solitärtuberkeln* oder *Gummiknoten* sind plötzliche Todesfälle beobachtet worden (SELBERG, IGNA, CURTZE). Vom Ependym im Bereiche der Tela chorioidea ausgehend, entstehen im Gehirn gelegentlich gestielte Cysten, die im Liquorstrom pendeln und sich mitunter losreißen. Sie führen manchmal durch Verlegung der Liquorpassage oder allzu starkes Anwachsen zu so starken Hirndruckerscheinungen, daß aus voller Gesundheit heraus oder nach kurzen Cerebralsymptomen der Tod eintritt (BÖHMER, MARCUS u. a.). *Echinococcuscysten* sind mitunter gleichfalls die Ursache eines plötzlichen Todes. Solitärcysten kommen tumorähnlich in fast allen Hirnteilen vor; sie verursachen Hirndrucksymptome. Unmittelbarer Anlaß zu plötzlichem Tod gibt mitunter eine Entleerung in einen Ventrikel. Eine Granulierung des Ependyms der Ventrikel nach Art einer *Ependymitis granularis* ist eine häufige Begleiterscheinung. Auch bei dem weit verzweigten, blasigen Cysticercus racemosus ist plötzlicher Tod beobachtet worden. *Hirnabscesse* (fortgeleitete oder metastatisch entstandene) führen gleichfalls unter Umständen zu plötzlichem Tod. Daß sie vorher keine besonderen klinischen Erscheinungen verursachen, kommt gelegentlich vor. Anlaß zum Tod gibt mitunter ein Durchbruch in einen Ventrikel oder in die Meningen.

Hypophysenveränderungen in Gestalt von Tumoren, von spezifischen Entzündungen oder auch von embolischen Nekrosen haben gleichfalls, wenn auch sehr selten, einen plötzlichen Tod verursacht. Die durch die Hypophysenveränderungen veranlaßte Kachexie wurde nicht erkannt. Die kachektischen Kranken starben unter unklaren Erscheinungen unerwartet. In einem Falle war dem Tode eine Erblindung vorangegangen. Man wird aus diesem Vorkommnissen die Lehre ziehen müssen, daß bei unklaren plötzlichen Todesfällen auch eine gründliche Untersuchung der Hypophyse nicht vernachlässigt werden darf. Auch größere Hypophysentumoren können klinisch symptomlos verlaufen (WEYRICH, genauere Schriftumsangaben bei WEYRICH).

Geläufig sind jedem Obduzenten als plötzliche Todesursache die zentralen *Hirnhämorrhagien*, die jenseits der 50er Jahre vorzugsweise in den Stammganglien auftreten und mitunter in den Ventrikel durchbrechen. Ätiologisch wird man zuerst an Arteriosklerose oder Schrumpfniere denken. Die Art der Entstehung dieser Massenblutungen wird jetzt wieder diskutiert; während man früher ätiologisch die Berstung eines kleinen Gefäßes infolge Blutdruckerhöhung vermutete, ist man jetzt geneigt, eine degenerative Wandveränderung der kleinsten Hirngefäße anzunehmen, die allerdings vielfach als Folge einer Hypertonie auftritt. Auf dieser krankhaften Grundlage kommt es durch allgemeine Kreislaufstörungen oder durch örtliche vasomotorische Einflüsse zu Stase, Diapedese und Zerreißung (ref. nach SCHMINCKE). Hier und da beobachtet man zentrale tödliche Massenblutungen im Gehirn auch bei *jungen Menschen*. Hier kommen ätiologisch vorzugsweise Schrumpfnieren oder eine chronische Nephritis als Scharlachfolge in Betracht. Doch gelingt manchmal die Aufklärung der Ursache der Blutung auch nicht (nach Lues forschen!). Gemeinsam mit zentralen Blutungen, aber auch einzeln als selbständige Todesursache, beobachtet man gelegentlich Blutungen in der Pons oder im Kleinhirn, manchmal als größere Herde, manchmal auch in Gestalt von Streifen. Sie können wegen des benachbarten Atemzentrums schnell zu einem plötzlichen Tod durch Atemlähmung führen. Als Folge eines Traumas kommen diese Blutungen im allgemeinen nur dann in Frage, wenn gleichzeitig noch andere Folgen einer Gewalteinwirkung zu erkennen sind, z. B. Kontusionsherde der Rinde. Die selten vorkommende, fortgeschrittene juvenile Sklerose kann gleichfalls zu einer tödlichen Hirnapoplexie führen (MERKEL). Mitunter findet man in solchen Fällen noch Tumoren in der Nebenniere (Erörterung der Frage der traumatischen Spätapoplexie s. Abschnitt stumpfe Gewalt, S. 329).

Vollkommen ungewöhnlich ist nachfolgender Fall eines spontanen unerwarteten Todes infolge *multipler Hirnblutungen*: Bei einem älteren Manne waren infolge einer ungleichmäßig ausgebildeten Sklerose der kleinen arteriellen Gefäße im Hirnstamm unregelmäßige Erweiterungen des Gefäßlumens entstanden, die multiplen Aneurysmen ähnlich waren. Die Gefäßwände waren überall hyalin. Im Hirnstamm fanden sich zahlreiche stecknadelkopf- bis erbsengroße ältere und frischere Blutungen. Man erkannte an Stufenschnitten, wie sich das Blut aus rupturierten kleinen Gefäßen in die Umgebung hineingewühlt hatte. Anlaß zur gerichtlichen Sektion gab der Umstand, daß der Betreffende nach Verlassen des Wirtshauses umgesunken und bald danach gestorben war. Er hatte schon in der Zeit vorher über cerebrale Symptome geklagt (Sekt.-Nr. 40/52).

Embolische Prozesse in den Hirnarterien führen nur sehr selten zu einem plötzlichen Tode. Der Kollateralkreislauf der A. cerebri media, in der Embolien häufiger eintreten, ist so ausgedehnt, daß der versorgte Hirnbezirk tödliche Funktionsstörungen nicht erleidet. Werden jedoch Arterien des Hirnstammes, des verlängerten Markes oder anderer lebenswichtiger Zentren plötzlich verschlossen, so kann der Tod gelegentlich auch rasch eintreten (WEYRICH, hier weiteres Schrifttum). *Thrombotische* Erweichungen oder Blutungen führen gleichfalls meist nicht zu so akuten Zirkulationsstörungen, daß der Tod ohne deutliche klinische Vorboten eintritt. Wohl aber können diese Störungen Verkehrsunfälle veranlassen, z. B. durch Krankheit bedingte Unsicherheit eines Kraftfahrers oder Fußgängers, oder zu anderen Unfällen führen, z. B. Abstürzen von der Leiter usw. (MERKEL). Wir haben einmal erlebt, daß ein Sklerotiker, der kleine Erweichungsherde im Hirnstamm hatte, an einem langsam wachsenden thrombotischen Gerinnsel der A. basilaris ziemlich akut in Stunden im An- schluß an einen Streit und eine leichte Körperverletzung zugrunde ging. Als ganz außergewöhnliches Vorkommnis ist einmal das Auftreten von ischämischen Nekroseherden beobachtet worden, die zum Teil sogar makroskopisch sichtbar waren, ohne daß die weitere Untersuchung ein anatomisches Substrat trotz sorgfältiger hirnhistologischer Durchmusterung hierfür erbringen konnte. Gewisse Aufregungen und Anstrengungen waren in diesem Falle vorangegangen (Ein- berufungsbefehl zur Wehrmacht mit anschließender anstrengender Reise). Die Entstehung der Herde wurde schließlich durch die Annahme von funktionell bedingten cerebralen Kreislaufstörungen erklärt (ALTMANN).

Findet man eine *Ventrikelblutung* vor, so kann sie aus dem Durchbruch eines zentralen Blutungsherdes in einen Ventrikel stammen. Liegt kein zentraler Blutungsherd vor, so kommt für den Ausgang der Blutung das Adergeflecht in Frage. Die mikroskopische Untersuchung ergibt hier gelegentlich Nekrose- herde in der Media, Quellung der Intima, Auflockerung und Hyalinisierung der Elastica. Über die Ätiologie dieser Veränderungen ist man sich noch nicht im klaren. Menstruelle Blutdruckschwankungen bei Frauen sollen als auslösendes Moment in Frage kommen (Schrifttum im einzelnen bei HALBERKANN, ferner ZALKA).

Vereinzelt mögen auch Thrombosen von Hirngefäßen zu massiven Blutungen führen können (LERER).

Mit dem Fortschreiten unserer Erkenntnisse über die Klinik und Morphologie der entzündlichen Veränderungen im Gehirn sind in den letzten Jahrzehnten nicht selten auch Vorfälle beobachtet worden, bei denen ein plötzlicher Tod aus natürlicher Ursache durch eine *Encephalitis* herbeigeführt wird. Es handelte sich hier in den meisten Fällen entweder um die Polioencephalitis im Verlaufe einer nicht erkannten epidemischen Kinderlähmung oder auch um die epidemische Encephalitis, wie sie als Grippefolge seit dem ersten Weltkriege beobachtet und beschrieben wurde. Soweit ich mich auf eigene Erfahrungen stützen kann, waren dem Tode (es handelte sich immer um Kinder oder Jugendliche) stets klinische Erscheinungen vorangegangen. Sie waren erkältet gewesen. Sie waren in den letzten Tagen müde und schläfrig und legten sich spontan zu Bett, schließlich erwachten sie aus dem Schlaf nicht mehr. Diese klinischen Erschei- nungen waren jedoch den Angehörigen als so wenig bedeutend erschienen, daß sie die Hinzuziehung des Arztes unterlassen hatten. Es war daher gutachtlich auch immer erforderlich, sich über die Frage der fahrlässigen Tötung der An- gehörigen auszulassen. Dieses Delikt kam aber schon immer deshalb nicht in Frage, weil man in solchen Fällen niemals mit hinreichender Sicherheit beweisen kann, daß ein früheres Eingreifen des Arztes das Leben gerettet hätte. Histo- logisch findet man bei der epidemischen Encephalitis Infiltrate aus Lympho- cyten und Plasmazellen um die Gefäße, unter Umständen auch Gliawucherungen und Zustände von echter Neuronophagie (SCHMINCKE). Bei der Influenza- Encephalitis kommt manchmal eine Purpura cerebri zustande. Entzündliche Veränderungen stehen hier nicht immer im Vordergrund, es sei denn, daß es sich um Mischinfektionen handelt. Bei der Polioencephalitis im Verlaufe der Kinderlähmung haben die entzündlichen Veränderungen insbesondere an der Grenze zwischen weißer und grauer Substanz ihren Sitz. Gerichtsmedizinisch ist die Differentialdiagnose der Ätiologie der Entzündung (zusammenfassende Darstellung der histologischen Befunde, s. PETERS) meist nicht von besonderer Wichtigkeit. Unmittelbarer Anlaß zum Tode war in den von uns beobachteten

Fällen seltener eine Hirnschwellung, häufiger, und zwar auch bei Kindern, Hyperämie und Ödem.

Nicht immer sind nach den Beobachtungen der letzten Zeit entzündliche Veränderungen in den Meningen oder um die Gefäße der Hirnsubstanz ein Zeichen für eine bestehende oder im Abklingen begriffene Encephalitis. Es scheint so, daß Umbauprozesse im Gehirn oder auch vorangegangene Infektionen irgendwelcher Art, auch Grippe, Zustände hervorrufen können, bei denen man mikroskopisch in der Pia eine dünne Infiltration mit Lymphocyten und Plasmazellen und um die Gefäße der Hirnsubstanz gleichfalls in schmalen Schichten eine Ablagerung von Lymphocyten und Plasmazellen vorfindet. In der Adventitia der Gefäße hat sich manchmal körniges, nichteisenhaltiges Pigment abgelagert. Man spricht in solchen Fällen von „encephalitisartigen Hirnbefunden". Vielleicht sind sie nicht einmal sonderlich selten; sie machen klinisch keinerlei Erscheinungen. Unter besonderen Umständen können sie aber wohl ein schnell auftretendes Hirnödem oder eine Hirnschwellung auslösen, die zu einem unerwarteten natürlichen Tode führen. Als prädisponierende Momente sind bei diesen Fällen vorangegangene geringe Belastungen, wie Anstrengungen mäßigen Grades oder Aufregungen festgestellt worden. Manchmal fehlten derartige Anlässe aber auch völlig (WELS, E. MÜLLER, BÖHMIG). Gemeinsam ist diesen Fällen, daß auch bei genauer Erhebung der nachträglichen Anamnese cerebrale Erscheinungen nicht nachgewiesen werden konnten. Es handelte sich hier in den meisten Fällen um junge Soldaten, die in der Zeit vor ihrem Tode ständig in der Umgebung ihrer Kameraden oder Vorgesetzten gewesen waren.

Aber auch ohne das Bestehen der eben besprochenen histologischen Veränderungen ist gelegentlich ein plötzlicher Tod unter den Erscheinungen einer akuten Hirnschwellung beobachtet worden. Der Anlaß dazu war in einem von W. MÜLLER sorgfältig durchuntersuchten Falle ein *psychisches Trauma* (vegetatives Nervensystem).

Im Anschluß an gehäufte *epileptische* Krampfanfälle (Status epilepticus), ebenso aber auch im Anschluß an gehäufte *paralytische* Anfälle (Status paralyticus) kann unter den Erscheinungen der Hirnschwellung oder des Hirnödems ein unerwarteter Tod eintreten. Dies erregt dann Aufsehen, wenn der Kranke sich nicht unter der Obhut einer Anstalt befand, sondern in der Einsamkeit, etwa allein in seiner Wohnung oder auf einer Wanderung von diesem Zustande gepackt wurde. Er wird dann tot aufgefunden werden. Der grobe anatomische Befund ist in solchen Fällen wenigstens bei der Epilepsie negativ. Kann eine Anamnese von den Angehörigen oder der sonstigen Umgebung erhoben werden, so wird man manchmal zu einem praktisch hinreichend gesicherten Resultat kommen. Ist es aber nicht möglich, eine Anamnese zu erheben, so wird es unerläßlich sein, daß man sich bemüht, im Ammonshorn, insbesondere im sog. SOMMERschen Sektor nach dem von SPIELMEYER beschriebenen neurohistologischen Veränderungen zu suchen; man kann sie auch im Kleinhirn finden (ineinanderfließende rundliche Erbleichungsherde, Ausfall von Purkinjezellen). Im Interesse der Sammlung von wissenschaftlichen Erfahrungen ist eine derartige Untersuchung auch dann erwünscht, wenn nach Art der Anamnese eine praktische Notwendigkeit hierfür nicht besteht.

Bei Hirntodesfällen (sog. zentralen Toden) findet man als unmittelbar symptomatische Todesursache nicht selten ein *Hirnödem* oder eine *Hirnschwellung*. Es wird notwendig sein, sich mit diesen beiden Veränderungen genauer auseinanderzusetzen:

Beim *Hirnödem* ist das Gehirngewebe von reichlich Flüssigkeit durchsetzt, die Schnittfläche ist feucht, die auftretenden Blutpunkte zerfließen sehr rasch, die Ventrikel sind etwas erweitert; sie enthalten reichlich Liquor, der schon bei Eröffnung der Dura in vermehrter Menge abfließt. Im späteren Stadium des Ödems werden einzelne Partien des Gehirns hochgradig anämisch (sog. herdförmige Erbleichung nach KOLISKO), die Windungen sind abgeflacht, das vergrößerte Gehirn drückt sich in das Hinterhauptsloch hinein, so daß am Kleinhirngrunde das Hinterhauptsloch abgedrückt ist. Zu beiden Seiten der Medulla

oblongata springen die in das Hinterhauptsloch eingepreßten Teile der Klein-
hirnlappen zapfenförmig vor. Mikroskopisch erkennt man die durch die Flüssig-
keitstränkung hervorgerufene Auflockerung des Hirngewebes und in den peri-
vasalen Räumen Flüssigkeitsansammlung unter Zurückweichen der Membrana
limitans gliomatosa. Man sieht auch, wie die Gliakerne in der weiteren Umgebung
der Gefäße seltener werden.

Bei der *Hirnschwellung* ist das Gehirn gleichfalls groß, es ist jedoch trocken.
Aus den Schnittflächen läuft keine Flüssigkeit ab. Die Hirnschnitte zeigen
eher die Tendenz, am Messer kleben zu bleiben. Die Blutpunkte zerfließen
nicht so schnell. Bei Aufschneiden der Dura entweicht kein Liquor, die Ventrikel
sind leer und verengt, die Hirnwindungen verstrichen, die Medulla oblongata
und die Grenzlinie des Kleinhirns sind in das Hinterhauptsloch hineingepreßt.
Histologisch ist das Bild der Hirnschwellung dadurch gekennzeichnet, daß das
an die Markscheiden gebundene Gewebe verquillt und die übrige Hirnsubstanz
auseinanderdrängt. Die plasmatische Glia geht zugrunde, die Fortsätze brechen
ab. Bei älterer Hirnschwellung kommen auch ödemartige Auflockerungen der
perivasculären Abschnitte vor (OSTERTAG). Man erklärt sich die Entstehung
dieser Erscheinung so, daß die aus den Gefäßen austretende Ödemflüssigkeit
nicht frei bleibt, sondern zusammen mit der Hirnsubstanz in einen festeren
kolloidalen Zustand übergeht. Es werden auch gewisse Beziehungen zur Harn-
stoffretention diskutiert (DE CRINIS, zit. nach W. MÜLLER). Wir verdanken
die erste genaue Darstellung dieser Erscheinung REICHARDT, der auch durch
ein besonderes Meßverfahren (DOHMEN) die Differenz zwischen der Kapazität
des Schädels und dem Volumen des Gehirns durch Serienuntersuchungen festgelegt hat. Diese Differenz beträgt beim Erwachsenen durchschnittlich 10%,
beim Kleinkind 5% und beim Säugling nur 2,5%. Der Tod tritt bei Hirnschwellung dadurch ein, daß das Gehirn keinen Platz mehr in der Schädelkapsel
hat. Dieser Gefahrenpunkt wird um so eher erreicht sein, je geringer die REICHARDT-
sche Differenzzahl ist. Der Säugling und das Kleinkind und wohl auch der Jugendliche sind daher durch das Auftreten einer Hirnschwellung mehr gefährdet
als der Erwachsene, insbesondere dann, wenn eine Ausdehnung des Schädels
auch nur geringen Grades durch eine *frühzeitige Verknöcherung* der Schädelnähte verhindert wird. Aus diesem Grunde ist mit Recht von den Bearbeitern
die Frage des plötzlichen Todes aus natürlicher Ursache auf eine etwaige frühzeitige Nahtsynostose des Schädels hingewiesen worden. Auch eine vorangegangene Rachitis des Schädels kann sich nach dieser Richtung hin auswirken.
Diese Personen sind bei Vermehrung des Volumens des Gehirns mehr gefährdet
(NEUGEBAUER, WEYRICH u. a.). Bei Personen, bei denen konstitutionell eine
Verkleinerung der REICHARDTschen Zahl besteht, finden sich manchmal die
Zeichen eines chronischen Hirndrucks. Es sind dies Verdünnungen des Schädels,
Abdrücke von Hirngefäßen, die unter Umständen sogar an der Tabula externa
sichtbar werden können, Impressiones digitatae, Aufrauhung und Hyperämie
der Außenfläche der Dura, Duralhernien (auch Duraldehiszenzen genannt) im
Bereiche der PACCHIONISchen Granulationen (NEUGEBAUER). Besteht ein solcher
chronischer Hirndruck, so genügt unter Umständen irgendeine Kreislaufstörung
des Gehirns aus geringfügigem äußeren Anlaß, z. B. auch Schreck oder sonstiges
psychisches Trauma, um durch Vermehrung des Hirnvolumens einen plötzlichen
Tod herbeizuführen. Diese Schlußfolgerungen dürfen aber nicht dazu führen, daß
man nunmehr dazu neigt, Kausalzusammenhänge zwischen geringen Traumen
oder psychischen Einwirkungen mit dem Tode allzu schnell oder kritiklos anzunehmen. Voraussetzung für die Feststellung derartiger Zusammenhänge ist
immer das Vorhandensein der hier geschilderten anatomisch nachweisbaren

Anhaltspunkte. Man wird sich darüber klar sein müssen, daß für die wissenschaftliche Forschung das letzte Wort auf diesem Gebiet noch nicht gesprochen ist. Auffassungen, die heute als gegeben betrachtet werden, können morgen überholt sein. Um so wichtiger ist die sorgfältige Untersuchung mit Aufzeichnung einschlägiger Vorfälle, und zwar auch dann, wenn im Einzelfall ein praktisches Interesse an der Klärung nicht vorzuliegen scheint.

Man wird sich auch darüber klar sein müssen, daß Hirnödem und Hirnschwellung praktisch ineinander übergehen können. Man kann nicht voraussagen, bei welchen Vorgängen es zu einer Hirnschwellung oder zu einem Hirnödem kommt. Erfahrungsgemäß kommt es zur Hirnschwellung eher bei jüngeren Personen. Man kann auch nicht sagen, daß das Auftreten eines Hirnödems und einer Hirnschwellung nur für ganz bestimmte Vorgänge spezifisch ist. Ein Hirnödem ist sehr häufig Folge zahlreicher pathologischer Zustände, eine Hirnschwellung finden wir außer bei plötzlichen Todesfällen, bei denen sich bei der Sektion keine recht einleuchtenden Ursachen nachweisen lassen, gelegentlich bei der Sepsis, bei der toxischen Diphtherie bei Jugendlichen, bei der Peritonitis, bei der Schwangerschaftseklampsie, bei Schlafmittelvergiftungen, bei Pseudourämien, bei Todesfällen nach Quecksilber- und Salvarsanbehandlung, bei Lysolvergiftung, bei Todesfällen bei luischen Erkrankungen des Gehirns, bei Herz- und Nierenerkrankungen, bei der akuten gelben Leberatrophie, beim Tod im Status epilepticus oder Status paralyticus oder beim Tod in katatonen Anfällen, gelegentlich bei der akuten Verblutung, bei der Strangulation, aber im allgemeinen nicht beim Ertrinkungstod, beim elektrischen Tod, nach ausgedehnten Hautverbrennungen, gelegentlich nach Hirnerschütterung oder Hirnquetschung, beim Hirntumor, beim Hirnabsceß, beim Tode von Schizophrenen und insbesondere auch nach operativen Eingriffen am Gehirn (Dohmen). Es kann also keine Rede davon sein, daß die Hirnschwellung nur für eine kleine Gruppe von Todesursachen pathognomonisch wäre.

Der Vollständigkeit halber sei noch registriert, daß aus den Erfahrungen des zweiten Weltkrieges heraus ein plötzlicher Tod von Fliegern im Flugzeug auch auf eine sehr plötzliche und energische Kopfdrehung zurückgeführt wurde. Hierbei soll das Gehirn im knöchernen Gehäuse zurückbleiben. Dieses Zurückbleiben wird durch die Gehirnsichel gehemmt, die eine gewisse Bremswirkung ausübt; diese Bremswirkung kann nach einer von Orsós aufgestellten Hypothese einen Zusammenstoß der Hirnhemisphären veranlassen und die Hirnnerven zerren oder zerreißen; dadurch kann der plötzliche Tod erklärt werden.

Eine Erkrankung des *Rückenmarkes* wird nur ganz ausnahmsweise einen plötzlichen Tod hervorrufen und zwar dann, wenn diese Erkrankung auch das Gehirn, insbesondere die Medulla oblongata ergriffen hat.

So starb ein 34 Jahre alter Soldat bei der Lichtkastenbehandlung. Die histologische Untersuchung ergab das überraschende Bild einer multiplen Sklerose von Gehirn und Rückenmark. Der Tod wurde schließlich auf einen epileptischen Anfall infolge der multiplen Sklerose zurückgeführt. Auch eine sog. *Stiftgliose* des Halsmarkes bei einem Soldaten wurde zur plötzlichen Todesursache im Anschluß an einen längeren Marsch. Bei der Leichenöffnung waren schon makroskopisch im Halsmark deutliche weiße Gliaherde in den Hintersträngen zu erkennen. Mikroskopisch entsprach diesen Herden eine Vermehrung der Glia mit Entmarkung. Der Verstorbene war 2 Wochen vor seinem Tode wegen Tonsillarabscesses in ärztlicher Behandlung gewesen (Einzelheiten dieser beiden Fälle s. Boemke).

In Ausnahmefällen mögen auch embolisch bedingte Ausfälle im Bereiche des Halsmarkes einen unerwarteten, ziemlich plötzlichen Tod herbeiführen können. So bewirkte einmal eine Embolie der A. spinalis anterior Sensibilitätsstörungen im rechten Arm mit Schmerzen, die auch im oberen Brustbereich verspürt wurden, und schließlich zum Tode führende Atemstörungen. Der Tod war so schnell eingetreten, daß histologische Veränderungen der Ganglienzellen im Versorgungsgebiet der Arterie nicht nachgewiesen werden konnten (Knüttgen).

Sehr schnell verlaufende *Poliomyelitiden*, die manchmal unter dem äußeren Bilde einer aufsteigenden Landryschen Paralyse verlaufen, führen nach unseren Erfahrungen zwar nicht zu einem plötzlichen Tode aus natürlicher Ursache, aber doch manchmal zu einem unerwarteten Tode, der den Verdacht einer vorangegangenen Vergiftung auslöst. Da einzelne Gifte tatsächlich zu ähnlichen Krankheitsbildern führen können, ist in solchen Fällen immer eine besonders sorgfältige toxikologische und neurohistologische Untersuchung erforderlich.

β) Organe der Brusthöhle und des Halses.

Herz und große Gefäße der Brusthöhle und des Halses.

Bei Erkrankungen der Brustorgane, die zum plötzlichen Tode führen können, steht, wie schon erwähnt, völlig im Vordergrund das Herz mit den großen Gefäßen. Noch deutlicher als in den oben erwähnten Statistiken über Friedensverhältnisse tritt dies bei Zusammenstellungen über plötzliche Todesfälle bei Soldaten im Kriege hervor. Unter den 1816 Sektionsprotokollen von Soldaten, die eines plötzlichen Todes während des zweiten Weltkrieges verstorben waren, befanden sich 1496 Todesfälle, die auf Grund von Erkrankungen des Herzens und der großen Gefäße erfolgt waren (BOEMKE). Bei statistischen Untersuchungen unter Friedensverhältnissen (HALLERMANN) ist ein stärkeres Befallenwerden der sog. geistigen Berufe nicht erkennbar gewesen. Unter diesen Todesfällen spielen die weitaus größte Rolle nach allen vorliegenden Statistiken diejenigen, bei denen der Tod auf Veränderungen der Coronargefäße zurückzuführen ist. Unter den erwähnten plötzlichen Herztoden nach der Statistik von BOEMKE (1496 Fälle) betrafen 1217 die Coronargefäße. Reine Coronartode, bei denen gröbere Muskelveränderungen noch nicht eingetreten waren, beobachtet man vorwiegend bei Männern zwischen 30 und 40 Jahren, während verständlicherweise Coronartodesfälle mit ausgebildeten Herzmuskelveränderungen im höheren Alter häufiger werden (genaue Zahlen bei HALLERMANN). In Südafrika an großem Material durchgeführte Untersuchungen hatten ein ungefähr gleichartiges Ergebnis (GREENSTEIN).

Daß die Skleratheromatose in ihren verschiedenen Formen manchmal relativ früh vorzugsweise die Coronararterien befällt, ist bekannt. Die Rolle des *Alkohols* und *Nicotins* ist vielfach erörtert worden, sowohl nach der negativen als auch nach der positiven Seite hin. Daß unter den skleratheromatösen Veränderungen die Atherombildung gefährlicher ist als eine sklerotische Veränderung, ist gleichfalls unbestritten. Das Atherom führt schneller zu einer Unregelmäßigkeit der Wandung und zu einer Lumenveränderung als die Sklerose. Die Gefahr eines thrombotischen Verschlusses ist bei der Atherombildung größer. Besondere Anstrengungen und Aufregungen, wie sie in der Kriegszeit vermehrt an die Menschen herankamen, sind nach allgemeiner Auffassung geeignet, das Fortschreiten der sklerotischen Veränderungen, insbesondere auch die der Kranzschlagadern zu begünstigen (HALLERMANN u. a.).

Wir wissen auch, daß die anatomischen Veränderungen der Coronarien, wie sie von uns am Sektionstisch festgestellt werden können, nur einen Teil der Schädigungen darstellen, die zur Hypoxyämie des Herzmuskels führen. Darüber hinaus wird der Herzmuskel während des Lebens durch spastische Kontraktionen der Kranzgefäße geschädigt, und diese spastischen Kontraktionen führen zu dem bekannten klinischen Bilde der *Angina pectoris*. Das Sauerstoffbedürfnis des Herzmuskels ist ein verschiedenes; bei Belastungen des Kreislaufs irgendwelcher Art ist es gesteigert, so daß dann unter Umständen die Durchblutung der Muskulatur nicht mehr ausreichend ist, während er bei ruhigem Verhalten des Kranken genügend versorgt ist. Das anatomische Substrat derartiger Coronarinsuffizienzen, gleich aus welcher Ursache sie zustande gekommen sein mögen, sind häufig die von BÜCHNER und seinen Schülern nachgewiesenen kleinsten disseminierten, ischämischen Nekrosen und Schwielen, die besonders in der Gegend unterhalb des Endokard festgestellt wurden. Ein Sauerstoffmangel des Herzmuskels kann plötzlich zum Kammerflimmern führen, das in den Tod übergeht. Daß in solchen Fällen ein etwa vorher aufgenommenes Elektrokardiogramm keine besonderen pathologischen Erscheinungen zeigt, kommt gelegentlich vor (FREY). Bei einem plötzlichen Todesfall, der bei der Aufnahme eines EKG auftrat, konnte der Übergang der normalen Herzschlagfolge in das Kammerflimmern verfolgt werden (THOMPSON).

Es kommt vor, daß beim Vorhandensein von skleratheromatösen Veränderungen an den Kranzgefäßen der Tod plötzlich eintritt, ohne daß nennenswerte Veränderungen der Herzmuskulatur in Gestalt von Schwielen vorgefunden werden. Derartige Vorfälle sind nicht einmal überaus selten. Unter 783 Fällen von Coronartoden, die HALLERMANN bearbeitet hat, waren es immerhin 51 Fälle. Es braucht kaum betont zu werden, daß hier eine besonders genaue makroskopische und mikroskopische Untersuchung der Herzmuskulatur erforderlich ist. Es ist mitunter zweckmäßig, das Myokard parallel zur Längsachse des Herzens in senkrechte Scheiben zu schneiden (ŠIKL). Auf diese Weise findet man auch am besten etwaige frische infarzierte Herde, die sonst leicht der Untersuchung entgehen können. Bei der mikroskopischen Untersuchung ist insbesondere auf kleine schollenförmige Degenerationsherde der Herzmuskulatur zu achten (M. STRAUB). Im übrigen wird es wichtig sein, Zeichen von allgemeiner Stauung makroskopisch oder mikroskopisch festzustellen. Man muß sich darüber klar sein, daß eine derartige Todesfeststellung für den Gutachter recht unbefriedigend ist. Wir wissen, daß man die einschlägigen sklerotischen Veränderungen auch als Zufallsbefunde bei Personen beobachten kann, die eines andersartigen Todes gestorben sind, und man wird in solchen Fällen eine andersartige Todesursache durch sehr genaue Untersuchung und sorgfältige Erwägung der Einzelheiten des Falles ausschließen müssen. Kommt z. B. eine Vergiftung in Betracht, die keine spezifischen anatomischen Veränderungen verursacht, so wird man eine chemische Untersuchung auf das in Frage kommende Gift herbeiführen müssen, andernfalls läuft man Gefahr, eine nicht natürliche Todesursache übersehen zu haben. Aber auch bei weitergehenden Herzveränderungen wird man eine extrakardiale Todesursache nicht ganz außer Betracht lassen dürfen, denn auch ein schwer Herzkranker kann vergiftet oder auf gewaltsame Weise ums Leben gebracht werden (FOSSEN). Ist es in solchen Fällen möglich, durch Befragung der Angehörigen oder der Umgebung eine Anamnese zu erheben, so wird es notwendig sein, derartige Angaben mitzuverwerten. Hatte der Verstorbene bereits Anfälle von Angina pectoris hinter sich, so wird man sie für die Annahme eines Herztodes in die Waagschale werfen. Hört man, daß der Verstorbene kurz vor seinem Tode Schmerzen in der Herzgegend hatte, die in den linken Arm ausstrahlten, daß er nach Luft rang, so wird dies gleichfalls im Sinne eines Herztodes zu bewerten sein. Wir wissen auch, daß die subjektiven Beschwerden bei Anfällen von Angina pectoris mitunter im Bereiche der Bauchhöhle lokalisiert sind. Die Kranken klagen vorher über heftige Schmerzen in der Magengegend. Es kommt zu Erbrechen, so daß die Leichenöffnung wegen Vergiftungsverdacht herbeigeführt wird. (Siehe auch REUTER, Wien. med. Wschr. 1951, 817.)

Die stenosierende Coronarsklerose entwickelt sich mitunter auffallend früh in der Intima, die sich polsterartig vorwölbt und das Lumen einengt; am frühesten und stärksten treten diese Veränderungen am oberen Ramus interventricularis der linken Kranzarterie auf, weiterhin im Stamm der rechten Kranzarterie und schließlich im proximalen Abschnitt des Ramus circumflexus der linken Kranzarterie, sodann im Stamm der rechten Kranzarterie und schließlich im proximalen Abschnitt des Ramus circumflexus der linken Kranzarterie auf. Prädisponiert sind Menschen jenseits des 50. Lebensjahres (BÜCHNER). Doch ist im letzten Jahrzehnt übereinstimmend beobachtet worden, daß der Beginn dieser Erkrankung auffallend früh einsetzen kann. Man spricht in solchen Fällen von *juveniler Sklerose* (Abb. 50). Es kommt vor, daß sich im Bereiche eines arteriosklerotischen Herdes in der Kranzarterie ein akutes Ödem entwickelt. Kommt es in dieser Phase zu einer akuten Herzbelastung, so gibt dieser Umstand mitunter Anlaß zu einem plötzlichen Tode (E. MÜLLER, MEESSEN). Die *Mesaortitis syphilitica* führt nicht selten zu einer Verengerung des Abganges der Kranzarterien, im späteren Verlauf ist das Lumen meist unverändert. Bei der Coronarsklerose des Hypertonikers finden sich die stenosierenden Veränderungen in dem gesamten Coronarsystem, besonders auch in den feinen peripherischen Verzweigungen (BÄURLE, zit. nach BÜCHNER). Auch die Coronargefäße können erkranken im Sinne einer Periarteriitis nodosa und einer Endarteriitis obliterans.

Haben arteriosklerotische Lichtungsverengerungen bereits zur Entstehung von makroskopisch oder mikroskopisch deutlich wahrnehmbaren *Schwielen* geführt (schwielige Entartung der Herzmuskulatur), so wird dem Obduzenten die Feststellung der Todesursache leichter fallen. Auch bei weitgehenden schwieligen Herzveränderungen kommt es immer wieder vor, daß der Betreffende vor seinem Tode entweder keinerlei Beschwerden hatte oder daß er diese Beschwerden der Umgebung verheimlichte. Man beobachtet auch, daß derartig schwer Herzkranke noch erstaunliche sportliche Leistungen vollbringen. So starb in einem von uns beobachteten Falle ein 45 Jahre alter Ingenieur mit sehr ausgedehnten Herzmuskelschwielen plötzlich beim Schwimmen, der über keinerlei Beschwerden geklagt und der sich kurz vorher mit Erfolg als Wassersportler betätigt hatte. Bei ausgedehnter schwieliger Degeneration der Herzmuskulatur kommt es gelegentlich vor, daß die geschwächten Muskulaturstellen vorgebuckelt werden, so daß es zur Entstehung eines *Herzaneurysma* kommt. Auch beim Vorliegen eines derartigen Herzaneurysma kann leicht ein

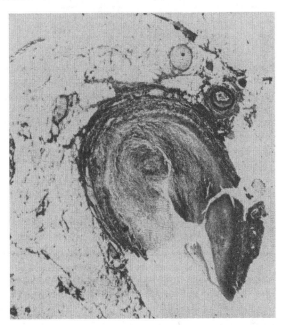

Abb. 50. Hochgradige Stenose einer bei der Sektion eröffneten Coronararterie bei juveniler Sklerose. Ödem der sklerotischen Gefäßwände, plötzlicher Herztod im Krankenhaus, in dem der Verstorbene wegen eines Knochenbruches behandelt wurde.

plötzlicher Herztod eintreten. Perforiert dieses Aneurysma in den Herzbeutel, so kommt es gleichfalls zu einem schnellen Tode unter Entstehung eines Hämatoperikardiums und einer Herzbeuteltamponade.

Nicht immer ist das Zustandekommen von ischämischen Bezirken in der Herzmuskulatur ein allmähliches, wie man es sich bei zunehmender Wandverdickung bei Arteriosklerose vorzustellen pflegt. Die Embolie einer Kranzarterie (insbesondere des vorderen absteigenden Astes) kann zu einem plötzlichen Verschluß führen, ebenso zu einem nicht ganz so plötzlichen Verschluß die Thrombose einer Coronararterie, die meist so zustande kommt, daß sich an einem Atherom ein Thrombus anlagert, schneller oder langsamer wächst und schließlich das Gefäß verschließt. Es kommt dann klinisch zum Bild des *Herzinfarktes*. Die betroffenen Muskelpartien werden nekrotisch und späterhin, wenn der Kranke diesen Zustand übersteht, durch Bindegewebe ersetzt. Der allmähliche Verschluß von Kranzarterien durch sklerotische Veränderungen und die plötzliche durch embolische oder thrombotische Vorgänge hervorgerufene Ischämie können sich in ihren Auswirkungen überlagern; wenn die Herzmuskulatur bei der Leichenöffnung von ausgedehnten bindegewebigen Partien durchsetzt ist, so kann es

sich hier nebeneinander um bindegewebige sklerotische Schwielen und Infarkt-
narben handeln. Sorgfältige Präparation bringt hier und da Klarheit.

Werden durch einen plötzlichen Coronarverschluß (Thrombose oder Embolie)
größere Muskelpartien ischämisch, so kann es zu plötzlichem Herztod infolge
frischen Infarktes kommen. Das Auffinden des embolischen oder thrombotischen
Verschlusses ist in solchen Fällen von besonderer Wichtigkeit. Mikroskopische
Untersuchung der Muskulatur fördert bei ganz schnellem Eintritt des Todes
anoxämische Veränderungen der Muskulatur nicht immer zutage. Übersteht
der Kranke zunächst diesen Herzinfarkt, so kann die nunmehr einsetzende
ischämische Nekrose der Muskulatur eine *Ruptur* der Herzwand in den Herzbeutel herbeiführen, die zum plötzlichen Tod infolge Herzbeuteltamponade
führt. Auch hier findet man nicht immer mikroskopisch eine Veränderung der
Muskulatur. Nach den Beobachtungen von WINKLER scheinen zur Entstehung
einer Herzmuskelnekrose mit nachfolgender Ruptur 5—6 Std erforderlich zu
sein. Die im Herzbeutel vorgefundene Blutmenge beträgt in solchen Fällen
300—400 cm³, als geringste Menge sind 50 cm³ festgestellt worden. Die perforierende Zerreißung der Muskulatur liegt meist im Bereiche der linken
Kammerwand vorne, seitlich oder hinten. Manchmal liegt die Rupturstelle in
der Mitte eines größeren myomalacischen Bezirkes. In Ausnahmefällen sind
im Bereiche eines Herdes auch zwei Durchbruchstellen beobachtet worden, in
seltenen Fällen waren auch zwei isolierte Infarktherde vorhanden (Schrifttum
bei MERKEL, ferner LANDE und Mitarbeiter). Das Auftreten von Infarkten oder
auch von anderen schweren Veränderungen der Muskulatur kann unter Umständen auch zur Spontanruptur eines *Papillarmuskels* führen. Am häufigsten
wird der hintere Papillarmuskel betroffen (bekannt sind etwa 25 Fälle; LOWRY
and BURN). Rechtsseitige myomalacische Rupturen sind ganz extreme Seltenheiten. Man kann auch die Frage aufwerfen, ob Gefäßspasmen im Rahmen von
Anfällen von Angina pectoris gelegentlich einmal zu so ausgedehnten akuten
ischämischen Herzveränderungen führen können, daß das Herz rupturiert, ohne
daß wesentliche Anzeichen von Coronarsklerose vorgefunden werden. Ein
derartiges Vorkommnis ist, soweit hier Schrifttum zur Verfügung steht, nur
einmal behauptet worden (JAFFE, zit. bei MERKEL). Sehr selten sind Rupturen
im Bereiche des Conus pulmonalis. Der plötzlich verstorbene 60jährige Mann
litt an einer beginnenden Nierensklerose mit Hochdruck und an einer ausgedehnten
Adipositas cordis. Als Ursache für die Entstehung der Ruptur an dieser Stelle
wurde eine hier bestehende Gewebslücke angenommen, die nur durch das subepikardiale Fettgewebe geschlossen war (DONAT).

Gelegentlich kann auch eine Kranzarterie rupturieren, so daß der Tod infolge
langsam zunehmenden Hämatoperikards eintritt. Das Intervall hat einmal
sogar 4 Tage betragen (MACKAY). In solchen Fällen haben arteriosklerotische
Veränderungen oder auch die später näher zu beschreibende Medionekrosis zu
aneurysmatischen Erweiterungen des Gefäßes und schließlich zur Ruptur
geführt.

Die *Mesaortitis syphilitica* führt nicht ganz selten zu einer Einengung der
Coronarostien oberhalb der Klappen. Diese Einengung kann eine so erhebliche
sein, daß sie die Entstehung eines plötzlichen Herztodes erklärt.

Unter den Veränderungen des *Myokards* stehen (wenn man von der schwieligen Degeneration auf arteriosklerotischer Grundlage absieht) beim plötzlichen
Tod wohl die Veränderungen des Myokards im Anschluß an eine *Diphtherie*
im Vordergrund, und zwar besonders im Kindesalter. Die Serumbehandlung
scheint auf die Entstehung der Herzveränderung weder einen guten noch einen
schlechten Einfluß zu haben. Soweit eine Anamnese zu erheben ist, wird sie

wichtige Hinweise geben. Bei einer Zusammenstellung von DONNERSTAG (zit. nach MERKEL) fand sich makroskopisch vielfach eine Dilatation des Herzens, bei Frühtodesfällen makroskopisch und mikroskopisch mitunter sehr wenig, bei Spättodesfällen sah man neben der Dilatation mitunter auch eine Hypertrophie und oft auch jene eigentümlich fleckige Beschaffenheit der Herzmuskulatur auf Quer- und Längsschnitten, die vom erfahrenen Obduzenten mitunter als Hinweis für ein Diphtherieherz gewertet wird. Mikroskopisch findet man in solchen Fällen einen hyalinscholligen Zerfall der Herzmuskulatur (Myolyse) oder eine schwere primäre oder sekundäre interstitielle Entzündung. Eine Verfettung der Herzmuskelfasern ist auch nach unseren Erfahrungen durchaus nicht immer vorzufinden. Wohl aber kommen hyaline und wachsartige Veränderungen nicht selten vor. Die Ausheilung geschieht in Form kleiner bindegewebiger Narben. Auch andere akute Infektionskrankheiten führen zu Veränderungen am Herzmuskel (z. B. Thyphus, Fleckfieber, Scharlach), doch ist in solchen Fällen über plötzliche Tode aus scheinbarer Gesundheit heraus im erreichbaren Schrifttum nichts bekannt geworden. Wohl aber hat die interstitielle rheumatische Myokarditis, die meist mit Bildung von ASCHOFFschen Knötchen einhergeht, gelegentlich zu plötzlichen Todesfällen geführt (ENTZ, KREBS), ebenso die sog. Riesenzellenmyokarditis (Entwicklung von Granulationsgewebe, das Riesenzellen vom LANGHANSschen Typus enthält), deren Ätiologie noch unklar ist (DOERR). Das gleiche gilt auch für gesicherte tuberkulöse Myokarditiden, die allerdings sehr selten sind (SCHILLING). Sogar die Acneerkrankung hat in vereinzelten Fällen zur Entstehung von so weitgehenden entzündlichen Myokardveränderungen Anlaß gegeben, daß es zum plötzlichen Tode kam. Nicht ganz selten sind plötzliche Todesfälle bei Ekzemkindern, bei denen die chronisch entzündlichen Veränderungen der Haut schließlich zu einer weitgehenden akuten Myokarditis führen können (MERKEL). Eine septische Myokarditis hat einmal eine Spontanruptur über der rechten Kammer ohne Coronarveränderung veranlaßt. Sogar die *Adipositas cordis*, die für sich allein sicherlich keine Todesursache ist, mag unter besonderen Umständen bei zusätzlichen Kreislaufstörungen anderer Art bei der Entstehung des plötzlichen Todes den Ausschlag geben können. Auch *Geschwülste* der Herzmuskulatur und syphilitische Veränderungen haben vereinzelt in früherer Zeit, aber auch in den letzten Jahren, zum plötzlichen Tode geführt. Von besonderer Wichtigkeit ist es bei der Untersuchung des Myokards, auf die Verhältnisse in der Gegend des *Reizleitungssystems* zu achten. Hier kann schon eine einzelne kleine Schwiele, eine örtliche Ischämie, eine örtlich begrenzte fettige Degeneration oder auch hyaline Umwandlung nach Diphtherie einen plötzlichen Tod herbeiführen.

Auch eine erhebliche *Herzhypertrophie* ohne besondere Schädigung des Myokards oder der Coronargefäße scheint gelegentlich zur Entstehung eines plötzlichen Herztodes auszureichen. Man wird hier besonders genau nach der Ätiologie der Hypertrophie fahnden müssen (Nieren, Gefäße). Besonders wichtig ist in solchen Fällen das Vorhandensein von Stauungs- oder auch Dekompensationserscheinungen. Auch darf man gerade in solchen Fällen, wie schon oben erwähnt, den plötzlichen Herztod nicht ohne weiteres als bewiesen ansehen, sondern muß bei Betrachtung unter kriminalistischen Gesichtspunkten daran denken, daß auch ein mehr oder minder schwer Herzkranker eines nicht natürlichen Todes sterben kann.

Nach besonderen Belastungen des Kreislaufes, sei es infolge Anstrengung, sei es infolge krankhafter Störungen, sei es bei Zusammenwirken beider Schädigungen, findet man bei plötzlichen Todesfällen mitunter ein auffällig starkes interstitielles Ödem der Herzmuskulatur, das wenig Zellen enthält (Abb. 51).

Bei den Erkrankungen des *Endokards* bilden die akuten und chronischen Klappenveränderungen nicht selten, aber keineswegs besonders häufig die Ursache eines plötzlichen Todes. Sowohl entzündliche als auch arteriosklerotische Klappenveränderungen kommen hier in Frage. Es wird jedoch immer verlangt werden müssen, daß diese Klappenveränderungen erhebliche sind und daß man auch sonst Zeichen einer schon bestehenden Kreislaufstörung vorfindet.

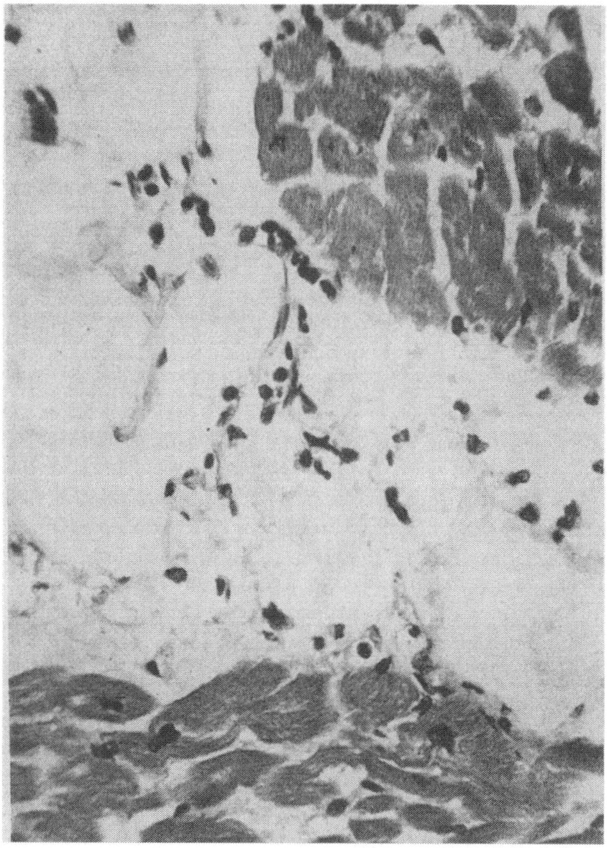

Während eine akute *Perikarditis*, gleich welcher Genese, kaum einen plötzlichen Herztod herbeiführt, belasten die Folgen der Perikarditis in Gestalt der Accretio und Concretio oder womöglich die Entstehung eines Panzerherzens den Kreislauf so, daß derartige Veränderungen einen unerwarteten Tod erklären können.

Ein spontan entstandenes *Hämatopericardium* als plötzliche Todesursache ist keineswegs geläufig. Es ist, soweit Literatur zur Verfügung steht, einmal bei einem Potator von ZRENNER beobachtet worden.

Die pathologische Anatomie der *Mißbildungen* ist in neuerer Zeit unter Berücksichtigung klinischer Gesichtspunkte von DOERR zusammengefaßt worden (hier Schrifttum); im einzelnen ist hervorzuheben, daß das Offenbleiben des *Foramen ovale* in der üblichen Form unter keinen Umständen weder beim Kinde noch beim Erwachsenen einen plötzlichen Herztod erklärt (LYSS, SCHWARZ). Anders liegen die Verhältnisse, wenn hier ein offenbarer Septumdefekt besteht oder dieser Septumdefekt auch noch die Ventrikel betrifft. Auch die *Pulmonalstenose* mit vorangegangenem Morbus caeruleus kann gelegentlich zu einem unerwarteten Tode führen. Ein Offenbleiben des Ductus Botalli bei den Erwachsenen hat wohl auch nur in Ausnahmefällen zum plötzlichen Tode geführt. Das Lumen des offenen Ductus maß hier immerhin 7:4 mm. Bei einer 56 Jahre alten plötzlich verstorbenen Frau war außerdem eine Grippe mit klinischer Behandlung vorangegangen (DIDION). Eine recht gefährliche Mißbildung ist der Abgang der linken Coronararterie von der Arteria pulmonalis. In solchen Fällen tritt der Tod in der Regel schon in den ersten Lebensmonaten ein. Nur ausnahmsweise bleibt das Leben länger erhalten. So ist bei einer derartigen

Abb. 51. Interstitielles, wenig Zellen enthaltendes Ödem der Herzmuskulatur bei plötzlichem Herztod infolge Atheromatose der Coronararterien mit geringfügiger Myokardfibrose, Mitralklappenfehler und Stauungsorganen.

Mißbildung ein zum Heeresdienst eingezogener 24jähriger Soldat beim Morgenlauf plötzlich zusammengebrochen und gestorben (Ponsold). In einem anderen Falle (Dietrich) ist ein Mann mit dieser Mißbildung infolge besonders guter Anpassung bis zu seinem 53. Jahre am Leben geblieben, er war sogar arbeitsfähig.

Eine außergewöhnliche plötzliche Todesursache stellt auch die Ruptur von *Echinococcusblasen* im Bereich des Herzens und der großen Gefäße dar. So erfolgte ein plötzlicher Todesfall infolge Einbruches einer Echinokokkenblase in die untere Hohlvene. Die Folge waren Krampfanfälle und schließlich ein Larynxödem. Die Mitwirkung einer Anaphylaxie wurde angenommen (Szabó). Gestielte Tumoren (mandelgroße, traubenartige gestielte Myxome) in den Ventrikeln haben gleichfalls einmal Anlaß zum Eintritt eines plötzlichen Todes gegeben (Philippi), einmal auch eine Sarkoidose des Herzens (Scotti und McKeown).

Von den *großen Gefäßen* kommen als Grund zum Eintritt eines plötzlichen Todes insbesondere krankhafte Veränderungen an der Aorta in Frage. Zunächst ist hier an eine konstitutionell bedingte Enge der Aorta (*Aorta angusta*) mit dem sog. Tropfenherz zu denken. Diese Veränderungen reichen an sich nicht zur Erklärung eines plötzlichen Todes aus, können jedoch unter Vorbehalt in Kombination mit anderen krankhaften Veränderungen (z. B. bei pathologischen Veränderungen von Drüsen mit innerer Sekretion, Schilddrüse, vielleicht auch Thymusdrüse) zur Erklärung eines plötzlichen Todes mit herangezogen werden. Eine Veränderung, die zu erheblichen Kreislaufbelastungen führt, stellt jedoch die sog. *Isthmusstenose* dar (auch Coarctatio aortae genannt). Es handelt sich um eine mitunter recht hochgradige Verengung, mitunter sogar Atresie beim Übergang in den Aortenbogen jenseits der Abgangsstelle der großen Gefäße an der oder dicht unterhalb der Stelle, an der früher der Ductus Botalli einmündete. Die Darstellung dieser Isthmusstenose bei der Leichenöffnung gelingt vielfach nur dann, wenn man die Aorta im Zusammenhang mit dem Herzen herausnimmt. Der Organismus versucht eine bestehende Isthmusstenose durch Ausbildung eines ausgedehnten Kollateralkreislaufes zu kompensieren (Aa. mammariae, bronchiales und intercostales); sie führt meist zu einer Herzhypertrophie. Der plötzliche Tod kann erfolgen durch Überbelastung des Kreislaufes oder auch durch Ruptur der Aorta im aufsteigenden Teil ohne oder nach vorheriger Ausbildung von arteriosklerotischen Veränderungen und mit oder ohne vorangegangene Aneurysmabildung. Manchmal kommt es in solchen Fällen zur Ausbildung eines Aneurysma dissecans; zunächst rupturiert die Intima, dann wühlt sich das Blut unter Ablösung des Intimarohres in die Media hinein (Schrifttum s. Merkel). Bestehen Kreislaufbelastungen anderer Art, so kann das Vorhandensein einer Isthmusstenose, ohne daß weitere Komplikationen vorhanden sind, zum plötzlichen Tode Anlaß geben (Ask-Upmark).

Sowohl eine hochgradig *arteriosklerotisch* veränderte Aorta als auch eine ausgedehnte *Mesaortitis syphilitica* mit diffuser Erweiterung und relativer Aorteninsuffizienz erklärt unter Umständen einen plötzlichen Tod aus natürlicher Ursache, ebenso ein Aneurysma, das sich auf Grund solcher Veränderungen gebildet hat. Rupturiert dieses Aneurysma in den Herzbeutel, so kommt es zum schnellen Tod infolge Herzbeuteltamponade. In seltenen Fällen perforiert dieses Aneurysma auch in die Trachea oder in einen Bronchus. Gelegentlich ist auch eine Perforation in die Pulmonalarterie beobachtet worden (Merkel, Barbera und Marinaccio), ebenso auch ein Durchbruch in den rechten Vorhof und in die obere Hohlvene. Hierbei kommt es dann zum Tode infolge Drucküberdehnung im Bereich der oberen Hohlvene und des rechten Herzens. Einmal ist sogar ein 2facher Durchbruch beobachtet worden (Neugebauer, zit. nach Merkel). Sei es durch Fortleitung von der Umgebung, sei es durch hämatogene Infektion auf dem Wege der Vasa vasorum, kommt es mitunter zu einer eitrigen

Entzündung der Aortenwand (eitrige Aortitis); diese Erkrankung verursachte einmal die Bildung eines falschen Aneurysma mit tödlicher Ruptur (HORST MERKEL).

Ausgedehnte lipoidsklerotische Veränderungen in der Aorta und in den Coronararterien treten in seltenen Fällen schon im *kindlichen* bzw. *jugendlichen* Alter auf. Sie sind oft mit xanthomatösen Hauttumoren verbunden, es handelt sich um den Formenkreis der *Lipoidosen*, die mitunter familiär vorkommen, z. B. die kardiovasculäre Xanthomatose (SIEGMUND: Münch. Med. Wschr. **1938**, ׳617). Wir beobachteten vor einigen Monaten den plötzlichen Tod eines 15jährigen Mädchens beim Radfahren. Sie hatte schon vorher über Ermüdungserscheinungen geklagt. Die Sektion ergab neben xanthomatösen, in Reihen angeordneten Hauttumoren, ausgedehnte lipoide Veränderungen der Aorta und der Coronargefäße mit Schwielen in der Herzmuskulatur, sowie eine allgemeine lymphatische Hypoplasie (Sekt.-Nr. 55/52).

Auch ohne daß man makroskopisch besondere Veränderungen an der Aorta erkennt, kommt es unter Umständen mit oder ohne äußeren Anlaß zu *Spontanrupturen* der Aorta. Ihr typischer Sitz ist die Aortenwurzel oberhalb der Klappen, weiterhin die Gegend der Narbe des Ductus Botalli, seltener die Gegend des Abganges der großen Arterien. Histologisch findet man manchmal die *Medionekrosis aortae* (ERDHEIM); im Vordergrund stehen hier reversible Veränderungen in wechselnder Stärke. Die Nekrosen sind herdförmig, manchmal auch diffus. Ob diese nekrotischen Herde wirklich die Ursache bilden und nicht die sekundäre Folge der Zerreißung sind, wird zur Zeit noch diskutiert (GÜNTHER). Von HOLLE wird neuerdings die Medionekrosis als ein exsudativer Prozeß angesehen, der ein zerstörendes Ödem hervorruft und die elastischen Fasern schädigt. Auch in dieser Beziehung sind die Erörterungen noch im Fluß. Eine mucoide Entartung der Media ist nicht immer vorhanden. Das Ereignis tritt am häufigsten vom 5. Lebensjahrzehnt an aufwärts ein, das Maximum liegt bei Männern zwischen dem 5. und 6. Jahrzehnt, bei den Frauen findet sich eine Häufung im 3. Jahrzehnt. Ein gewisser begünstigender Einfluß durch die Schwangerschaft scheint vorhanden zu sein (HOLLE). Traumatische Entstehung solcher Veränderungen wird abgelehnt (HOMMERICH).

Ganz außergewöhnliche Vorkommnisse sind Spontanrupturen der *A. subclavia*; sie traten im Anschluß an Anstrengungen auf (Übungen mit einem Expander, Heben einer schweren Kiste), ursächlich wird das Zusammentreffen der mechanischen Zerrung mit einer Anlage zu zerreißlichen Gefäßen angenommen (E. SCHROEDER, HANF-DRESSLER); einen plötzlichen Tod durch Ruptur eines Carotisaneurysmas beschrieben DÉROBERT und Mitarbeiter.

Auch Störungen des *kleinen Kreislaufs*, die besonders in den letzten Jahrzehnten studiert worden sind, können infolge Versagens des rechten Herzens zum plötzlichen Tode führen. In Frage kommen insbesondere ein Emphysem, eine chronische Bronchitis und die Ausbildung von Bronchiektasien. Im Kindesalter können sich nach Masern, Keuchhusten, Diphtherie, Grippe und Katarrhalpneumonie Zustände von rechtsseitiger Herzhypertrophie entwickeln, die zusammen mit anderen Schädlichkeiten gelegentlich einen plötzlichen Tod veranlassen können. Auch eine Adipositas cordis vermag die Reservekraft des rechten Herzens zu mindern. Asthma bronchiale hat infolge Belastung des kleinen Kreislaufes gleichfalls einen plötzlichen Herztod verursacht. Kyphoskoliose belastet den kleinen Kreislauf, weiterhin chronische Pneumonien mit Carnifikation, tuberkulöse Lungenschrumpfungen, Tumoren, Staubinhalationskrankheiten, selten Syphilis. Die neuerdings vielfach erörterte *Pulmonalsklerose* mit ihren ausgedehnten Intimaveränderungen im Sinne einer Thromboendarteriitis obliterans oder einer konzentrischen Verdickung der kleinsten Lungenvenen mit Lumenverengerung können gleichfalls einen plötzlichen Tod herbeiführen (MERKEL, JECKELN, SAAR, hier weiteres Schrifttum).

Eine *Embolie der Lungenarterie* durch losgerissene Thromben zieht bei Verlegung des Arterienstammes sofortigen Tod nach sich. Ein Verschluß größerer Äste kann durch die plötzliche Mehrbelastung des Herzens noch nach Stunden zum Tode führen. Embolien kleinerer Äste werden nur dann verhängnisvoll, wenn der Embolus durch appositionelle Thrombose bis in den Hauptast hineinwächst oder wenn die übrigen, durch die Embolie nicht in Mitleidenschaft gezogenen Lungenteile infolge entzündlicher oder anderweitiger Prozesse zur Atmung untauglich geworden sind. Diese Verhältnisse sind jedem Arzt fast schulmäßig bekannt. Die Diagnose wird hier keine sonderlichen Schwierigkeiten machen. Diese Todesart ist nach Geburten und nach Verletzungen dem Kliniker und pathologischen Anatom geläufig. In Form des plötzlichen Todes aus natürlicher Ursache tritt sie jedoch nur verhältnismäßig selten auf. Sie wird nur dann beobachtet werden, wenn die vorangegangene Thrombose keine oder nur unbedeutende klinische Erscheinungen gemacht hat, so daß ärztliche Behandlung nicht stattfand. Es kommt aber auch vor, daß mechanische Insulte oder auch Massagen den Anstoß zur Loslösung des Thrombus geben, so daß ein zunächst unerklärlicher plötzlicher Tod zustande kommt. In dem großen Material des Wiener Instituts für gerichtliche Medizin wurden in 7 Jahren nur 59 plötzliche Todesfälle infolge Embolie der A. pulmonalis beobachtet (KOLISKO). Eine ganz große Seltenheit ist eine Lungenembolie im Kindesalter. Der Tod tritt meist nicht momentan ein, ein längerer oder kürzerer Todeskampf mit Cyanose, Dyspnoe und Bewußtlosigkeit pflegt voranzugehen. Experimentelle Untersuchungen durch Einbringen von Glasperlen als embolisches Material in die A. pulmonalis bei Versuchstieren ergaben die Entstehung von disseminierten Nekrosen überwiegend in der Wand des rechten Ventrikels (MEESSEN). Diese Nekrosen werden durch akute Überbelastung des rechten Herzens erklärt. In den Tropen und Rußland scheint die Lungenembolie viel seltener zu sein als in Deutschland, England und den USA. Eine gewisse Abhängigkeit des Eintretens der Embolie von Jahreszeit und Wetter wird zum Teil verneint (WASMUTH), zum Teil aber auch behauptet. Sie soll bei Gewitterfronten und bei Wärmegewittern, ebenso bei Föhnlage und an Tagen mit magnetischen Störungen der Sonne häufiger sein (REIMANN-HUNZIKER und KAYSER). Nicht immer ergaben die Sektionen bei klinisch bestehender Embolie eine so weitgehende Verlegung der Lungenarterie, daß dadurch der Tod erklärt wurde. Man hat hier an die Möglichkeit eines reflektorischen Todes über das vegetative Nervensystem gedacht. Experimentelle Untersuchungen ergaben ein starkes Absinken des arteriellen Blutdruckes sofort nach der Embolie (HACHMEISTER). Auch klinische Beobachtungen und EKG-Untersuchungen deuten auf eine Beteiligung des vegetativen Nervensystems durch Entstehung von Gefäßspasmen hin (HOCHREIN und SCHREYER). Die Lungenembolie ist, wie bekannt, eine gefürchtete Folge von chirurgischen, gynäkologischen und geburtshilflichen Eingriffen.

Es entspricht allgemeiner Erfahrung, daß Menschen, bei denen eine erhebliche *Skoliose* oder *Kyphose* besteht, nicht allzulange leben; sie sterben mitunter auch unerwartet. Bei einem Vorkommnis unserer Beobachtung war infolge Deformierung des Thorax ein Teil eines Lungenunterlappens verschwielt und chronisch entzündet, die Brustaorta war infolge von Verschwielungen in der Gegend der Kyphose stenotisch geworden, der Betreffende erkrankte bei der Arbeit an den Zeichen einer akuten Kreislaufinsuffizienz und starb einige Stunden später unerwartet nach akuter Herzdilatation. Da er einige Zeit vorher ein junges Mädchen geheiratet hatte, war der Verdacht aufgekommen, daß die Ehefrau ihren Mann vergiftet habe.

Andere Organe der Brusthöhle und des Halses.

Von Erkrankungen der Atmungsorgane sind als Ursache des plötzlichen Todes bei Besprechung einer Belastung des kleinen Kreislaufes bereits die

Pneumonien erwähnt worden. Sowohl die Bronchopneumonien, die Lobärpneumonien, als auch die Grippepneumonien können Anlaß zum plötzlichen Tode geben. Es handelt sich meistens um Menschen, die unter besonderen äußeren Umständen nicht krank werden wollen oder können (MERKEL, BLACKSTEIN). Aus eigener Erfahrung ist mir ein Vorfall aus dem Kriege in Erinnerung, bei dem ein Kanonier bei einem Aufmarsch bewußtlos von der Geschützprotze fiel und später tot aufgefunden wurde. Die Sektion ergab eine ausgedehnte doppelseitige lobäre Pneumonie der Unterlappen im Stadium der roten Hepatisation. In neuerer Zeit ist namentlich im englischen Schrifttum die sog. *Lipoidpneumonie* erörtert worden. Es handelt sich hier um ausgedehnte Pneumonien mit Bindegewebsentwicklung und Riesenzellen, wie sie in der Umgebung von inhalierten oder aspirierten Fremdkörpern vorkommen. Ein früher wegen Zungenkrebs operierter 70jähriger Mann konnte schlecht schlucken; er nahm zur Abführung gewohnheitsgemäß flüssiges Paraffin und starb unerwartet bei der Arbeit. Die Leichenöffnung ergab als Todesursache eine ausgedehnte Lipoidpneumonie, offenbar als Folge einer häufigeren Aspiration von Paraffintröpfchen (RADCLIFF, hier Literaturverzeichnis). Die verschiedenen Formen von *Tuberkulose* können, wie schon erwähnt, gelegentlich infolge Belastung des rechten Herzens zum plötzlichen Tode führen. Entsteht auf tuberkulöser Grundlage ein doppelseitiger *Pneumothorax*, so kann dieser Umstand zum Erstickungstode führen (z. B. frisch angelegter Pneumothorax auf der einen Seite, Spontanpneumothorax auf der anderen Seite). Auch Tumoren und Mißbildungen der Lungen mögen in besonderen Fällen einen plötzlichen Tod auslösen können.

Ein ausgedehntes *Pleuraexsudat* oder -*transsudat*, das gelegentlich nicht bemerkt wird, stellt gleichfalls eine so erhebliche Kreislaufbelastung dar, daß ein plötzlicher Tod ausgelöst werden kann. Recht selten ist die Entstehung eines *Spontanhämatothorax*. ELBEL fand bei einem solchen links 500, rechts 250 cm³ Blut, Todesursache war jedoch in diesem Falle eine Gehirnverletzung. Die Entstehung der Blutergüsse wurde damals auf Kontraktion der Arteriolen durch Vasomotorenreizung zurückgeführt. Eine andere Entstehungsart eines Spontanpneumothorax ist in dem Zerreißen vasculärer Pleuraadhäsionen gegeben, wie sie sich bei tuberkulösen Verschwartungen bilden können. Nach der erreichbaren Literatur sind 8 Todesfälle durch Spontanhämatothorax bekannt geworden (PERRY).

Der plötzliche Einbruch eines tuberkulösen Herdes in die Trachea (*Epituberkulose*) hat mitunter zu einer unerwarteten Erstickung eines Kindes geführt (KRISTENSON), auch kann die Kompression der Trachea durch ausgedehnte tuberkulöse Herde in den Lymphdrüsen der Umgebung Erstickungserscheinungen mit nachfolgendem Tode herbeiführen. Eine Erstickung durch eine *luisch* entstandene Larynxstenose ist ein äußerst seltenes Vorkommnis (WEYRICH).

Das Vorhandensein einer ausgedehnten schleimigen *Bronchiolitis* genügt bei Säuglingen mitunter zur Entstehung eines Erstickungstodes. Im Bereiche der Trachea kann ein Bolus Anlaß zum plötzlichen Tode geben (Näheres s. S. 219). Zu einem mehr oder minder schnellen Erstickungstode führt gelegentlich auch ein *Glottisödem*. Es entsteht gelegentlich als kollaterales Ödem bei entzündlichen Veränderungen im Rachen, insbesondere bei Tonsillar- und Retropharyngealabscessen. Auch ist es in einzelnen Fällen nach Wespen- und Bienenstichen beobachtet worden (Schrifttum s. WEGELIN, S. 837). Zu berücksichtigen ist, daß das entzündliche Ödem an der Leiche sehr schnell zurückgehen kann. Auch bei subakuten und akuten Nephrosen, nicht aber bei Schrumpfnieren, und vielleicht seltener bei Herzinsuffizienz kann ein schnell auftretendes Glottis- oder Kehlkopfödem zum plötzlichen Tode führen. An die Möglichkeit eines auf allergischer Grundlage auftretenden Ödems ist gleichfalls zu denken (R. MEYER). Nichterkannte Diphtheriefälle mit Pseudocroup können unter Umständen einen als plötzlich empfundenen Tod veranlassen. Das postmortale Leichenödem des Kehlkopfes und der Epiglottis, wie es nach saurer Erweichung des Oesophagus und des Kehlkopfes vorkommt (s. Abschnitt Leichenerscheinungen), darf nicht mit einem vitalen Ödem verwechselt werden. Daß Larynxpapillome zu einer unerwarteten Erstickung bei einem Kinde führen, ist ausgefallen selten (SPELL-MANN).

In neuerer Zeit hat man auch Erstickungen infolge schleimiger Bronchiolitis bei kachektischen Erwachsenen gesehen[1]. Eine Erstickung infolge Larynxödem beobachteten wir bei einem Knaben im Anschluß an eine intramuskuläre Injektion einer Schutzdosis von *Tetanus-Antitoxin*; in der sorgfältig aufgenommenen Vorgeschichte ergaben sich keine Anhaltspunkte dafür, daß der Verstorbene früher einmal Pferdeserum erhalten hatte (Sekt.-Nr. 86/52). Nicht immer ist es möglich, den Anlaß zur Entstehung des Larynxödems einwandfrei auf zu klären. Ein älterer Arbeiter fiel auf dem Wege zur Arbeit plötzlich von seinem Fahrrade und starb bald danach unter deutlichem Stridor. Trotz sorgfältiger Präparation der Halsorgane und eingehender histologischer Untersuchung konnte ein Anlaß zur Entstehung des Ödems nicht festgestellt werden. Allergische Antecedentien fehlten. Es bestand eine Granularatrophie der Nieren mit Hochdruck; doch ließen sich diese Befunde mit dem Tode nicht in Zusammenhang bringen.

Blutungen aus der Lunge, insbesondere bei Tuberkulosen und Carcinom, oder auch aus dem Oesophagus (Varicen) oder die schon erwähnten Durchbrüche eines Aortenaneurysmas in die Trachea oder in den Oesophagus können einen schnellen Verblutungstod auf dem Wege über die Mundhöhle veranlassen, wobei allerdings zu bemerken ist, daß es vor Eintritt des Verblutungstodes meist zu einer Erstickung infolge Blutaspiration in der Bewußtlosigkeit kommt.

Ersticken im Brechakt bei Bewußtlosigkeit oder Krankheit s. S. 222.

Von den Drüsen mit innerer Sekretion im Bereiche der Brusthöhle gibt in seltenen Fällen die *Schilddrüse* Anlaß zu plötzlichem Tode. Dies kann einmal auf mechanischem Wege dadurch geschehen, daß eine erhebliche Kropfbildung zur *Säbelscheidentrachea* und zum Erstickungstod führt. Auch wird behauptet, daß eine Reizung des N. vagus durch die wachsende Drüsensubstanz einen plötzlichen Herztod auslösen kann. Bekanntlich belastet der Morbus Basedow den Kreislauf; es kommt vor, daß ein Basedowkranker bei zusätzlicher Belastung durch andere Einflüsse plötzlich stirbt. Daß eine Schwangerschaft unter Umständen mit einer schnellen Vergrößerung der Schilddrüse einhergehen kann, wird vielfach im Schrifttum erwähnt. In der französischen Literatur wird eine besondere Form des Kropfes abgegrenzt, der während der Geburt eine außerordentliche Vergrößerung erfährt, Goitre puerpéral genannt (MERKEL, HÜSSY). Gelegentliche Spontanrupturen der A. thyreoidea inf. führten wiederholt zu ausgedehnten Blutungen in die Halsgegend, Kompression der Trachea und Erstickung (FABER). Ein Tod infolge einer Spontanruptur eines Aneurysma einer Halsschlagader ist recht selten (DÉROBERT und Mitarbeiter).

Wie neuerdings bekannt wurde, hat einmal ein infolge eines Ulcus oesophagi entstandener gangränöser Prozeß in der Umgebung der Speiseröhre zu einer Arosion der Aorta und zu einer schnellen Verblutung geführt[2].

Kombinierte Todesursachen.

Sehr selten führt das Auftreten von mehreren, mit dem Leben nicht vereinbaren Vorgängen gleichzeitig zum Tode, z. B. die Kombination einer Hirnblutung mit einer gleichzeitigen Herzruptur bei bestehender Schwangerschaft, wie dies neuerdings von MACKINTOSH beschrieben wurde (hier Schrifttum).

---

[1] ENDE u. ZISKIND: Surg. etc. **94**, 57, 1952.
[2] SINANI: Wien. Med. Wschr. **1952**, 184.

γ) Organe der Bauchhöhle.

Es wird behauptet, daß die krankhaft veränderte *Milz* (Malaria, leukämische Erkrankungen, Infektionskrankheiten, amyloide Umwandlung, WERLHOFSCHE Krankheit, tuberkulöse oder luische Veränderungen) spontan rupturieren kann. Ob diese Ruptur wirklich spontan erfolgte oder ob nicht doch ein geringfügiges, nicht bemerktes Trauma den Anlaß dazu gab, sei dahingestellt. Auch in Fällen, in denen krankhafte Veränderungen der Milz nicht vorzuliegen schienen, sollen Spontanrupturen vorgekommen sein. Sie erfolgten in der Mehrzahl zwischen dem 20. und 40. Lebensjahr. Bei gründlichen histologischen Untersuchungen dieser Milzen hat man geglaubt, eine Armut des Organs an Reticulumfasern nachweisen zu können. Vorübergehende Vergrößerungen infolge Hyperämie, vielleicht nach Alkoholgenuß, unter Umständen auch frühzeitige hyaline Veränderungen der Gefäßwände sollen zu Druckspannungen im Innern des Organs führen, denen das bindegewebige Gerüst des Organs nicht gewachsen ist. Es kommt zu Einrissen und Blutungen, die vielfach dicht unter der Kapsel sitzen und bei Fortschreiten schließlich zu einer Verblutung führen können. Neigung zu Blutungen im Sinne einer mehr oder minder ausgebildeten Hämophilie fördern in solchen Fällen einen Tod durch Verblutung in die Bauchhöhle (MERKEL, ARONSON, VASILIU, SCHOMAKER und GATES, v. SOOS, SCHAFIR). Eine andere Blutungsquelle kann sich aus der Bildung von Aneurysmen in der A. lienalis ergeben, die spontan rupturieren können. Mitunter ist das Gefäß arteriosklerotisch verändert, mitunter wird auch das Vorliegen einer Medionekrosis mit mucoider Entartung behauptet (GOSGROVE, KOLB, WINKLER).

Bei der *Leber* hat der Durchbruch von Echinococcusblasen in die Bauchhöhle zum plötzlichen Tode Anlaß gegeben (zit. nach MERKEL). Hämangiome und bösartige Tumoren, die größere Gefäße arrodierten, führten zu Verblutungen in die Bauchhöhle oder in das retroperitoneale Gewebe (WINKLER, KÜHNEL). Cholecystiden mit und ohne Perforation in die Bauchhöhle werden ebenfalls unter die Ursachen des plötzlichen natürlichen Todes eingereiht. Die akute *Pankreatitis* führt unter den anatomischen Erscheinungen des Pankreaszerfalls und der Fettgewebenekrose im Pankreas selbst und seiner Umgebung und hämorrhagisch seröser Peritonitis zum Tode. Klinisch entstehen meist sehr akute, mit großen Schmerzen verbundene abdominelle Erscheinungen, die mitunter als Magenperforation gedeutet werden. Eine gerichtliche Untersuchung wird unter Umständen wegen Vergiftungsverdacht angeordnet. Auch ein nichterkanntes *Coma diabeticum* kann zu einem ziemlich plötzlichen Tode führen. Histologische Veränderungen (Schwund oder Verringerung der LANGERHANSSchen Inseln, Bindegewebsvermehrung) können darauf hinweisen, ebenso die häufig vorhandene Fettniere und die meist vorhandene Lipämie, sowie der Glykogengehalt der Nieren, doch sind diese Befunde alle nicht konstant. Es sollte nie versäumt werden, den Leichenurin, soweit vorhanden, auf Zucker zu untersuchen und eine Blutzuckerbestimmung des Leichenblutes vorzunehmen. Freilich muß man bei der Beurteilung dieser Befunde das Verhalten des *Blutzuckers* im Leichenblut und einige weitere Fehlerquellen berücksichtigen. Der Blutzuckergehalt nimmt zunächst so langsam ab, daß die Bestimmung auch noch einige Tage nach dem Tode verwertet werden kann. Die Blutentnahme erfolgt wegen der Lebernähe und der Möglichkeit einer Glykolyse am besten nicht aus dem Herzen, sondern aus den Vv. femorales. Der Blutzuckergehalt ist an der Leiche in den einzelnen Organen nicht konstant. Untersuchungen an Hingerichteten haben ergeben, daß er in den spritzenden Carotiden nach der Dekapitation erhöht ist. Er scheint auch beim plötzlichen gewaltsamen Tode im rechten Herzen erhöht zu sein. Es ist die Theorie aufgestellt worden, daß der Blutzuckergehalt auch beim Blute des Lebenden nicht konstant ist, sondern daß der Blutzucker in den Bluträumen des Splanchnicus mehr oder weniger gesteigert und bei plötzlichen Aufregungen (schneller Tod) aus diesen Räumen in die Blutbahn, und zwar durch das Herz in die mehr peripherisch gelegenen Teile der Blutbahn ausgepreßt wird (THORSEN). Freilich sind hier noch Nachprüfungen erforderlich. Bemerkenswert ist weiterhin, daß bei Gehirnerkrankungen und Pneumonien, bis zum gewissen Grade auch bei der Hypertonie eine nicht sehr erhebliche Erhöhung des Blutzuckergehaltes, gemessen am Blut der V. femoralis, beobachtet wurde (H. MERKEL und AUSBÜTTEL, hier ausgedehntes Schrifttum). Die Untersucher sind sich darin einig, daß ein Blutzuckergehalt von 100 mg-% einen Grenzwert darstellt, bei dessen Überschreitung eine Hyperglykämie vor dem Tode angenommen werden kann. Allerdings muß man sich darüber klar sein, daß es sich bei den ermittelten Zahlen um Durchschnittswerte handelt (H. KLEIN). Es empfiehlt sich, den Blutzuckergehalt an verschiedenen leberfernen Stellen des Körpers festzustellen (CAMERER, THORSEN, HILL, H. MERKEL und Mitarbeiter). Für den Liquor dürfte der Grenzwert bei 70 mg-% liegen (H. MERKEL und Mitarbeiter). Kritische Anwendung der Ergebnisse ist geboten, auf möglichst schnelle Blutentnahme ist Wert zu legen. Eine Hypoglykämie im Sinne eines hypoglykämischen Schockes ist an der Leiche schwierig zu diagnostizieren, da die Schnelligkeit des Zuckerabbaues schwer zu übersehen ist (HILL). THORSEN hat hierfür einen Grenzwert von 7 mg-% angegeben; ob die Verwertung dieser Grenzzahl in der Praxis verantwortet werden kann, steht dahin.

Bei der Verwertung der Blutzuckerwerte ist auch die Art der Methode zu berücksichtigen. Im allgemeinen haben die Untersucher die Methode nach HAGEDORN-JENSEN benutzt. THORSEN benutzte die Pikrinsäuremethode nach KAUFMANN, die wesentlich höhere Werte ergeben kann, neuerdings empfahl OSTEN eine Schnellmethode; ob sie am Leichenblut anwendbar ist, steht dahin. Zu berücksichtigen ist auch, daß der Blutzuckerspiegel nach Behandlung unter der Norm absinken kann. Eine Stickstoffretention kann mit einer Pseudohyperklykämie einhergehen, auch diese Fehlerquellen wird man bei der Verwertung der Blutzuckerwerte berücksichtigen müssen (JOOS). Eine Fortsetzung der Forschung auf diesem Gebiet ist auch jetzt noch erwünscht. Ebenso wird man ermitteln müssen, wieweit die von NAUMANN angegebene Schnellmethode zur Untersuchung des Liquors mit den Ergebnissen von anderen Methoden übereinstimmt.

In neuerer Zeit sind auch Todesfälle infolge *hypoglykämischen* Schockes bei versehentlicher Insulinüberdosierung beschrieben worden. Es ist möglich, daß manche dieser Todesfälle zu Unrecht als Folgen eines Coma diabeticum erklärt wurden. Einmal wurde über einen Selbstmord eines Diabetikers durch Injektion von 400 E Altinsulin berichtet (GÜLZOW). Klinisch entsteht beim hypoglykämischen Zustand Bewußtlosigkeit, als spätere Folge wurden Cerebralsymptome in Gestalt von flüchtigen Lähmungen und hemiplegischen Zuständen beobachtet. Bei Todesfällen und Tierversuchen fanden sich im Gehirn degenerative Veränderungen der Ganglienzellen und der Glia, weiterhin Gefäßwandschädigungen, Endothelwucherungen und Verfettung der Endothelzellen. In dem oben erwähnten Selbstmordfall fielen anatomisch am Gehirn außer einem mäßigen Ödem ziemlich ausgedehnte intrameningeale Blutungen über beiden Großhirnhälften auf, ohne daß trotz Suchens ein rupturiertes Gefäß aufgefunden werden konnte, außerdem kleine diapedetische Ringblutungen und kleine malacische Herde im Groß- und Kleinhirn (Literatur hierüber s. GÜLZOW).

Ulcera des *Magens* oder des *Duodenums*, die in die Bauchhöhle perforieren, geben unter Umständen gleichfalls Anlaß zum unerwarteten Tod. Es braucht hier anscheinend nicht immer zum Eintritt einer Peritonitis zu kommen. Gelegentlich scheint auch der Perforationsschock durch Vagusreizung einen so schnellen Tod veranlassen zu können, daß eine Peritonitis sich nicht mehr ausbildet (SILVERMAN).

Auch Blutungen aus dem Magen nach außen können zu einem schnellen Verblutungstod führen (meist Entleerung von angedautem, dunklem Blut). Das Blut stammt aus blutenden Ulcera, seltener aus blutenden Tumoren, aus Varicen des Oesophagus, aber auch des Magenmundes (ÖKRÖS). Es ist in seltenen Ausnahmefällen beobachtet worden, daß ein Aneurysma der Magengefäße oder auch der A. lienalis nicht in die Bauchhöhle, sondern in das Innere des Magens hinein rupturiert ist (MORPHY, STIGLIANI). Eine spontane Magenruptur ohne jedes nachweisbare Trauma ist nach der mir zugegangenen Literatur nur einmal beobachtet worden (TSCHERBAKOW). Die Ruptur erfolgte während des Auftretens eklamptischer Anfälle. Als Ursache wurde die Beteiligung der glatten Muskulatur des Magens an den Eklampsiekrämpfen angenommen. Das gleiche wäre auch bei epileptischen Krampfanfällen denkbar. Sehr starke Überdehnung des Magens kann zur Vagusreizung führen. Durch Hochdrängung des Zwerchfelles wird außerdem eine Verengerung der Brusthöhle und eine Erschwerung der Atemtätigkeit bewirkt. Bei einem Wettessen (7 gehäufte Suppenteller mit Hülsenfrüchten) und ausbleibender Magenentleerung ist in einem Falle ein Hautemphysem der oberen Körperhälfte, ein Emphysem des Mediastinums und eine sehr ausgiebige Hochdrängung des Zwerchfelles herbeigeführt worden. Unmittelbare Todesursache war ein interstitielles Lungenemphysem. Eine Luftembolie scheint nicht vorgelegen zu haben. Ein Schleimhautschaden im Magen konnte nicht nachgewiesen werden (WENIG).

Von den *Darmveränderungen* kann eine perakute Enteritis nach Art einer Cholera nostras nicht nur bei Säuglingen, sondern gelegentlich auch bei Erwachsenen zu einem unerwarteten Tode führen. Differentialdiagnostisch wichtig ist in solchen Fällen die Feststellung, daß der Verstorbene vor dem Tode gefiebert hat. Das Auftreten von Fieber ist bei Arsenvergiftungen, die insbesondere differentialdiagnostisch erwogen werden müssen, nicht geläufig. Der Typhus ambulatorius kann zur Perforation eines Typhusgeschwürs in die Bauchhöhle führen. Dies mag gelegentlich auch für tuberkulöse Ulcerationen gelten, die nicht erkannt wurden, und für die mit der Ruhr einhergehenden Veränderungen. Perforationen von nicht erkannten eingeklemmten inneren oder äußeren *Hernien* könnten gleichfalls einen unerwarteten Tod herbeiführen. Das gleiche gilt gelegentlich auch für Invaginationen und Erscheinungen von Strangulations- und Torsionsileus. Bei Neugeborenen sind spontane Darmrupturen beobachtet worden. Bei der Sektion erkennt man dann das typische Bild der diffusen Fremdkörperperitonitis (Einheilung der aseptischen Meconiumpartikelchen, Schrifttum bei MERKEL). Auch bei Erwachsenen kommen Spontanrupturen oberhalb von Stenosen (Tumor, Narbenbildungen, Strangulationsverwachsungen) vor; wenn es sich um Tumoren handelt, sitzen sie meist nicht im Bereiche des carcinomatösen Gewebes, sondern weiter oberhalb (KLEMM). Drucknekrosen von Kotballen, verbunden mit Entleerungsstörungen bei Tabes haben gleichfalls einmal zu einer Spontanruptur des Rectum geführt (GÜTTGES). Es ist sogar vorgekommen, daß nicht bekannte carcinomatöse Ulcera in die Bauchhöhle perforierten und der Kranke eines Tages tot aufgefunden wurde (GERINGER und KRITZ). Auch ohne daß eine Perforation zustande kommt, kann ein Ileus zum unerwarteten Tode führen. Mitunter veranlassen Tumoren, z. B. ein Lymphangiom, einen Volvulus (SEDLMEIER). Tödliche Darmblutungen können außer durch Ulcerationen auch durch hämorrhagische Infarzierungen bedingt sein; sie sind die Folge von Einklemmungen, aber auch von Embolien oder Thrombosen der Mesenterialgefäße. Die Jejunitis gangraenosa (*Darmbrand*), die fast epidemieartig in Norddeutschland in den Jahren 1946/47 auftrat, hat gleichfalls Anlaß zum unerwarteten Tode gegeben. Diese Todesfälle veranlaßten mitunter Vorwürfe gegen die behandelnden Ärzte oder gegen die Angehörigen, die durch Feststellung dieser schwer zu diagnostizierenden Erkrankung entkräftet werden konnten (ROER). Einmal haben auch die Divertikel im Duodenum, von denen eines in die Aorta eingebrochen war, Anlaß zu einer tödlichen Darmblutung gegeben (KUCHINKA). In Ausnahmefällen kann auch eine perforierte Appendix oder ein perforiertes entzündetes MECKELsches Divertikel bei nicht erkannter Peritonitis einen schnellen Tod herbeiführen.

Krankhafte Veränderungen an den *Nebennieren* veranlassen unter Umständen eine so schnelle Ausschüttung von Adrenalin oder eine Erschöpfung der Adrenalinausschüttung, daß nach unklaren Krankheitserscheinungen (Übelsein, Erbrechen, Unruhe, Kopf- und Rückenschmerzen, akute hypertonische Zustände, Herzklopfen, Herzinsuffizienz, Lungenödem) der Tod eintritt. Hinweise auf einen derartigen Tod geben Blutungen und Thrombosierungen, sowie hämorrhagische Infarzierungen dieser Organe. Man wird sich jedoch hüten müssen, die mit der autolytischen Erweichung des Markes dieses Organs einhergehenden Blutungen als vital bedingt und als Todesursache anzusehen. Auch hochgradige Atrophien, ferner auch Verkalkungen sind in solchen Fällen aufgedeckt worden, weiterhin Geschwülste (z. B. Phaeochromocytome) oder Tumormetastasen. Auch tuberkulöse Nebennierenverkäsungen gehören hierher (Literatur bei MERKEL, außerdem HOLTZ, EVEN und LEMONIER, LELONG und MEYER, FINGERLAND, SCHWANER). Gerade in solchen Fällen wird man vor Feststellung der Todesursache zu berücksichtigen haben, daß die beschriebenen Veränderungen der Nebennieren nicht gerade in diesem Moment zum Tode führen *mußten*, daß man also trotzdem eine nichtnatürliche Ursache, insbesondere eine Vergiftung, ausschließen muß.

Die Nebenniere reagiert überhaupt auf Belastungen des Kreislaufs mit einer Markhypertrophie (vermehrte Abgabe von Adrenalin); auch bestehen gewisse Beziehungen zur Thymusdrüse (s. S. 217); bei Kreislaufbelastung muß dieses Organ mehr und mehr Sekret in die Blutbahn abgeben, um den Kreislauf aufrecht zu erhalten; stirbt jemand bei Herzhypertrophie nach vorangegangener Herzinsuffizienz, so finden wir eine Entspeicherung der Rinde in Form einer Alipoidose (BÜCHNER, hier Literatur).

Chronische *Nephritis* und *Schrumpfnieren* können, worauf kaum besonders hingewiesen zu werden braucht, zur Hypertonie und zu den daraus resultierenden Gefährdungen führen. Auch akute Nierenerkrankungen (akute Nephritiden, Nephrosen, Pyelonephritiden) machen sich klinisch mitunter so wenig bemerkbar, daß sie nicht erkannt werden, so daß eine akute oder auch nicht diagnostizierte länger anhaltende *stille Urämie* zum unerwarteten Tode führt. Eine sorgfältige mikroskopische Untersuchung der Niere ist daher beim Suchen nach derartigen Todesursachen selbstverständlich. Abgesehen von dem typischen Geruch der Leichenorgane, ist der Nachweis der Urämie durch Anstellung der Xanthydrolreaktion möglich. Da gelegentlich auch Zustände von Hirnschwellung ohne nachweisbare Nierenveränderungen eine positive Xanthydrolreaktion ergeben können (DE CRINIS, zit. nach W. MÜLLER), wird es notwendig sein, diese Reaktion auch an der Leber und an der Niere durchzuführen (SCHRADER). Auch die Feststellung des Reststickstoffgehaltes im Leichenblut kann zur Klärung beitragen. Über das Verhalten des *Reststickstoffes* im Leichenblut wissen wir, daß er mit zunehmender Leichenzersetzung sehr hoch werden kann, obwohl während des Lebens eine Urämie nicht bestanden hat. Als nicht pathologisch wird man, wenn nicht abnorm hohe Werte vorliegen, einen Wert bis zu 80 mg-% ansehen müssen. Werte darüber hinaus, aber nicht extrem hohe Werte, gelten als pathologisch (HEBOLD und BURKHARDT, H. MERKEL, MEINECKE); einheitlich sind die Auffassungen hier jedoch nicht. So sieht RIVA nur Werte über 300 mg-% als beweisend an (Bestimmung mit Hilfe des Bromlaugenverfahrens von AMBARD-HOLLION); im ganzen ist große Vorsicht bei der Bewertung des Reststickstoffgehaltes des Leichenblutes geboten. In Frage kommt auch eine Untersuchung des Liquors (NAUMANN), über die man aber noch Erfahrungen sammeln muß; wichtig ist sowohl bei der Untersuchung des Blutes als auch des Liquors eine schnelle Entnahme nach dem Tode. Zur Diagnose der Urämie an der Leiche kann auch der *Ammoniakgehalt* der Magenschleimhaut herangezogen werden, der nach den vorliegenden literarischen Ausführungen am Sektionstisch aus einem fingernagelgroßen Stück der Schleimhaut in wenigen Minuten bestimmt werden kann (KONSCHEGG, FOSSEL). Freilich wird es noch nötig sein, den Anwendungsbereich dieser Technik an größerem Material zu erproben. Der geübte Obduzent *riecht* die Urämie nicht nur am Magen, sondern besonders auch an den Lungen. Über weitere einschlägige Erfahrungen haben neuerdings GÜTHERT und Mitarbeiter berichtet[1].

Blasenvaricen waren ganz selten die Ursache einer Verblutung (WEISE).

Im Bereiche der *weiblichen Genitalorgane* haben gelegentlich Hernien im Ligamentum latum zum unerwarteten Tode geführt. Als Merkwürdigkeit sei erwähnt, daß einmal auch die Berstung eines gewöhnlichen Menstruationsfollikels eine tödliche Blutung in die Bauchhöhle veranlaßt hat (MERKEL[2]). Die häufigste Ursache für eine tödliche abdominale Blutung aus den Genitalorganen ist bekanntlich die *Extrauteringravidität*. Eine andere gefürchtete Gefährdung während der Schwangerschaft und Geburt stellt die *Eklampsie* dar. Da sie gelegentlich krampflos verläuft, kann sie sich der klinischen Diagnose entziehen. Bei der Sektion wird die Feststellung der Blutungen und Nekrosen in der Leber zur richtigen Diagnose führen (ELBEL u. a.). Auch eine exzessive *Hyperemesis* kann unter Umständen einen schnellen Tod veranlassen. Weitere Todesursachen während der Schwangerschaft und Geburt können in eitrigen Pyelitiden, in der selten auftretenden akuten Leberatrophie, in der LANDRYSCHEN Paralyse, in der Uterusruptur, in der Placenta praevia, in Blutungen aus Blasenmole und Blutmole und in atonischen Blutungen gegeben sein. Auch ist im Verlaufe der Geburt gelegentlich einmal eine spontane Milzruptur beobachtet worden. Wendungen und Placentarlösungen haben gelegentlich zur Entstehung einer *Luftembolie* geführt (Schrifttum insbesondere bei HÜSSY, STÖCKEL, MOELL). Etwa vorhandene andere chronische Krankheiten (Herzerkrankungen, Tuberkulose usw.) bedeuten eine Zunahme der Gefährdung durch die Geburt. Ungeklärte Todesfälle bei der Geburt sollen gelegentlich durch einen Histaminschock zustandekommen können, da Histamin in großen Mengen in der Placenta nachgewiesen werden kann (WEIDINGER, zit. nach MERKEL). Neuerdings ist auch auf die Entstehung von *Embolien der Ammionflüssigkeit* in den Lungen hingewiesen worden. Der Tod trat in diesen Fällen unter unklaren Erscheinungen (Unruhe, Erbrechen, Blutdrucksenkung, Schüttelfrost, Dyspnoe) ein. Mikroskopisch fanden sich in den Capillaren und Präcapillaren, sowie in den Alveolen der Lunge in großer Ausdehnung Epithelschuppen mit detritischem Schleim. Diese Fruchtwasserbestandteile sollen bei der Geburt durch kleine Verletzungen der Eihaut oder der Placenta in den Kreislauf hineingepreßt werden (Beobachtung derartiger Fälle durch STEINER und LUSHBAUGH, JENNINGS und STOFER, WYATT und GOLDENBERG).

δ) Allgemeininfektionen.

Die Erfahrung der letzten Jahrzehnte hat gelehrt, daß eine zum Tode führende septische Erkrankung nicht immer stürmische Krankheitserscheinungen veranlassen muß. Es entsteht vielmehr das Bild, das als *Sepsis latens* beschrieben wurde, bei der Bakterienausstreuungen aus einem Focus nicht mehr zu sonderlich starken Reaktionen führen. Parenchymatöse und fettige Degeneration

---

[1] GÜTHERT u. Mitarb.: Virchows Arch. **321**, 163 (1952).
[2] Neuerdings FEGERL: Zbl. Gynäk. **74**, 390 (1952).

von Leber, Herz und Nieren kann bei irgendeiner Gelegenheit oder auch ohne eine solche einen plötzlichen Tod veranlassen. Mitunter sind diese Degenerationen auch nicht sonderlich deutlich nachweisbar. Bakteriologische Untersuchungen der Milz, des Leichenblutes, vielleicht auch, um einer Überwucherung durch Colibacillen vorzubeugen, des Markes eines Lendenwirbelkörpers können durch Aufdeckung von pathogenen Bakterien, insbesondere hämolytischen Streptokokken und Staphylokokken zu einer Erklärung des plötzlichen Todes führen, sofern eine andersartige Todesursache ausgeschlossen werden kann.

Von spezifischen Infektionskrankheiten führt die *Tuberkulose* in Form der tuberkulösen Sepsis und sehr selten eine nicht erkannte tropische Malaria infolge schnellen Versagens des Kreislaufes unerwartet zum Tode (v. MARCHTHALER, SCHUBACK). Im Kriege und in der Nachkriegszeit wird derartiges wohl auch bei anderen Infektionskrankheiten vorgekommen sein, z. B. bei Fleckfieber, ohne daß dieser Tod im einzelnen als unvermuteter Tod registriert wurde.

Der Kliniker beobachtet mitunter, daß eine Infektionskrankheit, die schon überstanden zu sein schien, wider Erwarten einen bösartigen tödlichen Verlauf nimmt. Unter dem Auftreten von Hauterythemen, Erbrechen, Unruhe, Krämpfen, Bewußtlosigkeit, fallender Temperatur kommt es unter Umständen zu schneller Herzinsuffizienz und anschließend zum Tode. Besonders in der pädiatrischen Literatur ist diese Erscheinung bekannt und speziell nach Diphtherie gefürchtet. Im französischen Schrifttum ist hierfür die Bezeichnung „Syndrome secondaire malin" gebräuchlich. Gerichtsmedizinische Bedeutung hat diese Erscheinung deswegen, weil ihr Auftreten mitunter Anlaß zum Verdacht von vorangegangenen Vergiftungen gibt (DUVOIR und Mitarbeiter). Ursächlich nimmt man allergische Einflüsse gegenüber Endotoxinen und eine dadurch hervorgerufene Alteration des Sympathicus an.

ε) Status thymico-lymphaticus.

Einen sehr großen Raum im Schrifttum der letzten Jahrzehnte nimmt die Beteiligung des *Status thymicolymphaticus* am plötzlichen Tode ein. Die Ansichten schwanken; während die einen in einem ausgeprägten Status thymico-lymphaticus bereits allein eine Todesursache ansehen, lehnen andere die Bedeutung dieses Zustandes vollkommen ab. Die herrschende Meinung ist die, daß praktisch Personen mit einem Status thymico-lymphaticus mehr gefährdet sind als andere, daß er zwar niemals die alleinige Todesursache darstellt, aber bei der Erklärung des Todes mehr oder minder maßgeblich mit zu berücksichtigen ist (Schrifttum ein einzelnen, s. MERKEL). Darüber hinaus ist zu sagen, daß es auch in neuerer Zeit nicht an Mitteilungen fehlt, bei denen Personen mit ausgeprägtem Status thymico-lymphaticus aus völligem Wohlbefinden heraus ohne einen äußeren Anlaß plötzlich starben und bei denen bei der Leichenöffnung ein krankhafter Befund nicht erhoben werden konnte. So hat STEFFENSEN 1942 einen derartigen Tod bei 3 Brüdern im Alter von 21, 16 und 23 Jahren im Laufe eines Jahres beobachtet. Wieweit die inneren Organe hierbei histologisch untersucht wurden, habe ich aus dem mir zur Verfügung stehenden Referat nicht ersehen können.

An die Feststellung des Status thymico-lymphaticus sind in jedem Falle *strenge* Anforderungen zu stellen. Die Thymusdrüse muß nach den Maßen, besonders aber nach dem Gewicht aus der in diesem Alter bestehenden Schwankungsbreite herausfallen, und es muß auch eine deutliche Hyperplasie des lymphatischen Systems nachzuweisen sein (Lymphdrüsen, Zungengrund, Darmschleimhaut usw.). Auch wird man wesentlich das Verhalten der Nebenniere (Markhypoplasie) beachten müssen (s. S. 215).

Die Angabe der Maße und Gewichte der Thymusdrüse für die einzelnen Altersklassen macht erhebliche Schwierigkeiten, da unser Material darüber noch immer ziemlich gering ist. Die am brauchbarsten Zahlenangaben stammen von Rössle und Roulet, deren Tabelle hier wiedergegeben wird.

Tabelle 8. *Gewichte der Thymusdrüse in verschiedenen Lebensaltern.*

Alter	Männlich			Weiblich		
	Thymus-gewicht g	Körper-gewicht kg	Zahl der Fälle	Thymus-gewicht g	Körper-gewicht kg	Zahl der Fälle
Neugeborene	12,57	3,25	68	10,93	3,0	54
0—³/₄ Jahr	9,16	3,55	15	13,84	3,7	7
³/₄— 2 Jahre	20,05	13,32	8	15,0	10,5	7
1— 5 Jahre	18,9	15,96	16	14,33	11,08	16
6—10 Jahre	24,18	22,1	8	19,0	22,77	5
11—15 Jahre	25,75	38,62	6	20,5	—	2
16—20 Jahre	15,37	53,65	27	18,78	52,02	7
21—25 Jahre	15,72	57,28	40	11,33	39,9	3
26—35 Jahre	14,08	60,07	34	9,0	—	1
36—45 Jahre	9,91	61,15	12	12,5	52,35	2
			234			104

Aus Rössle und Roulet: Maß und Zahl in der Pathologie, Berlin und Wien 1932, Tabelle 38.

Man hat versucht, einer etwaigen Schädigung durch das Thymussekret experimentell nachzugehen, indem man Versuchstiere mit dem Ätherauszug eines getrockneten Kalbsthymus spritzte und danach die Resistenz der Tiere gegenüber einer Chloroformnarkose prüfte. Die anfangs erzielten positiven Ergebnisse (Bomskov, Hölscher, Hartmann und Steffensen) haben Nachprüfungen nicht standgehalten (Güthert, Schürer und Rechenberger).

Nach dem Ergebnis neuerer Forschung besteht eine gewisse Abhängigkeit zwischen dem Zustand der Thymusdrüse, dem des lymphatischen Systems und der Nebenniere; die Beziehungen zwischen den Organen werden anscheinend durch die Hypophyse gesteuert (Hammet, Andreassen und Christensen, zit. nach H. Klein, fernerhin Selye). Daß eine Hypertrophie des Nebennierenmarkes als Zeichen einer erheblichen Kreislaufbelastung aufgefaßt werden kann, ist oben dargetan worden (S. 215). Das Mark muß in solchen Fällen vermehrt Adrenalin ausschütten (Liebegott, Büchner). Entsteht eine Kreislaufinsuffizienz, so erschöpft sich das Mark, es wird schmäler und pflegt mikroskopisch auch blasig entartete Zellen zu enthalten. Es ist zu einer zusätzlichen Abgabe von Adrenalin zwecks Stützung des Kreislaufs nicht mehr in der Lage. Kombiniert sich ein derartiger Befund mit einem echten Status thymico-lymphaticus, so mag dies einen unerwarteten Tod auslösen können. Doch bestehen auch gewisse Beziehungen zwischen dem Verhalten der Thymusdrüse und der Nebennierenrinde. Man findet unter Umständen eine lipoidarme schmale Rinde, die allerdings auch sonst bei Erschöpfungszuständen anderer Art, auch nach Infektionen zu beobachten ist. Auf jeden Fall ist es notwendig, beim Vorliegen eines Status thymico-lymphaticus auch dem Verhalten der Nebennierenrinde Beachtung zu schenken. Im einzelnen befindet sich die Forschung in dieser Beziehung noch im Fluß.

ζ) Vegetatives Nervensystem und Schockzustände.

Die Forschung der neueren Zeit hat dem Verhalten des *vegetativen Nervensystems* besondere Aufmerksamkeit gezollt. Nachdem schon früher blitzartige Todesfälle durch Auslösung eines Reflexes infolge Reizung der vegetativen

Zentren behauptet und beschrieben worden waren, geht man jetzt dazu über, nicht recht erklärbare Todesfälle mit oder ohne Anlaß auf eine plötzliche Störung der Korrelation des Zusammenwirkens sympathischer und parasympathischer Nervenfasern zurückzuführen. Die entsprechenden Zentren liegen in der Gegend der Teilungsstelle der A. carotis (Glomus caroticus), am Aortenbogen und in der Bauchhöhle. Auch direkte Reizung der Stränge des N. vagus am Halse hat einen plötzlichen Tod durch Herzhemmung ausgelöst. Auch das Zwischenhirn wird in die Reflexbahn eingeschaltet. Ein Status thymico-lymphaticus ist häufig bei solchen Todesfällen vorhanden. Der Tod pflegt in vielen Fällen so rasch zu erfolgen (Blitztod), daß hormonale Störungen (z. B. Ausschüttung oder Erschöpfung von Adrenalin) nicht gut für den Tod verantwortlich gemacht werden können. Der anatomische Befund in solchen Fällen ist negativ oder zum mindesten nicht sehr charakteristisch. Erwähnt werden insbesondere Blutungen unter dem Endokard (SHERHAN) und unter den serösen Häuten; mitunter wird ein Hirnödem, manchmal auch eine Hirnschwellung beschrieben, manchmal fehlen auch diese Befunde oder werden nicht erwähnt. Hierher gehört wohl der Reflextod beim GOLTZschen Klopfversuch. Erwähnenswert ist eine Mitteilung von WERNER, der nach Einatmung von Zigarettenrauch bei Kaninchen in kurzer Zeit eine tödliche Atemlähmung erzeugen kann. Sympathicuserregung durch Veratrin ruft bei Kaninchen bei suboccipitaler Injektion ein in wenigen Minuten zum Tode führendes Lungenödem hervor (JARISCH und RICHTER).

In neuester Zeit hat K. SIMPSON derartige Fälle gesammelt: So starb eine Frau im 3. Schwangerschaftsmonat ohne jeden Anlaß bei negativem Sektionsbefund. Ein Aufseher im College wurde zum Scherz von den Studenten zur Scheinhinrichtung geführt, an eine Guillotine angeschnallt, unter das Fallbeil geschoben, nach Verkündung des Todesurteils wurde ein nasser Lappen auf den Nacken gelegt, es trat sofortiger Tod ein. Ein junger Mann wurde wegen eines Pleuraexsudates wiederholt punktiert. Er hatte große Angst vor dem Punktieren und befürchtete, daran sterben zu müssen; bei der nächsten Punktion starb er wirklich, der Sektionsbefund war negativ. Der Großvater einer Familie aß zu Weihnachten in großer Hast ein Fleischstück, er verschluckte sich und starb dabei blitzartig, ohne daß bei der Sektion die Anzeichen des Erstickungstodes aufzufinden waren. Ein Soldat setzte sich bei einem Tanzvergnügen mit einem Mädchen in eine Ecke und legte ihr spielend die Hand an den Hals, sie brach tot zusammen. Ein Chirurg, der eine Struma vom N. vagus abpräparierte, erfaßte danach noch einmal den Nerven mit einer Pinzette, worauf der Patient blitzartig verschied. Ein 44jähriger Mann starb plötzlich. Bei der Leichenöffnung wurde ein alter Granatsplitter vorgefunden, der in einem Schwielengewebe in der Gegend des Sinus caroticus eingebettet war.

Exakte histologische Ergebnisse über Veränderungen im vegetativen Nervensystem bei derartigen Todesfällen liegen noch nicht vor. Den Anfang mit einschlägigen neurohistologischen Untersuchungen haben HAGEN und STÖHR gemacht; sie untersuchten operativ entfernte Ganglien des Sympathicus bei RAYNAUDscher Krankheit und sympathische Ganglienknoten von frisch Hingerichteten. An den Ganglienknoten, die von Personen mit RAYNAUDscher Krankheit stammten, wurden gewisse Veränderungen in Gestalt von Wucherungsprozessen im Bereiche des pericellulären Hüllplasmodium und außerordentliche Disharmonien der Zellfortsätze vorgefunden, weiterhin krankhafte Kernveränderungen und hier und da entzündliche Veränderungen in bindegewebigen Interstitien. Fortführung derartiger Untersuchungen bei plötzlichen Todesfällen unklarer Ursache wird dadurch besonders schwierig werden, weil es praktisch meist nicht möglich sein wird, das Material so früh zu entnehmen, daß postmortale Veränderungen mit hinreichender Sicherheit ausgeschlossen werden können. Etwaige trotzdem auftretende einschlägige Gelegenheiten sollten nicht versäumt werden. Über den gegenwärtigen Stand der Forschung der normalen und pathologischen Anatomie des vegetativen Nervensystems ist in Deutschland auf der Tagung der Deutsche Gesellschaft für Pathologie in Wiesbaden im Jahre 1950 berichtet worden (DE CASTRO, HERZOG, FEYRTER, SUNDER-PLASSMANN, SIEGMUND u. a.).

Diese Sammlung von Mitteilungen über Reflextodesfälle stehen wieder in einem fließenden Übergang zum *Schocktod*, bei dem es sich ja um eine Verblutung in die erweiterten Gefäße des Splanchicus und der großen Bauchdrüsen, insbesondere der Leber handelt. Auch hier liegt ein Versagen des vegetativen Nervensystems vor. Allerdings würde der Schocktod nicht so plötzlich auftreten, wie der reine zum akuten Herzstillstand führende Reflextod. Für die gerichtsmedizinische Praxis muß aber betont werden, daß derartige Todesfälle im ganzen doch recht selten sind und daß man bei allen Untersuchungen zunächst einmal bemüht sein muß, eine andere durch tatsächliche Veränderungen fundierte Todesursache aufzudecken. Wenn dies nicht gelingt, und wenn man außerdem noch einen nicht natürlichen Tod, insbesondere eine Vergiftung durch exakte Untersuchung ausgeschlossen hat, oder wenn sie im Einzelfalle gar nicht in Frage kommt, dann mag es angebracht sein, schließlich einen derartigen Reflextod oder Schocktod festzustellen. Schwierig werden die Verhältnisse insbesondere dann, wenn ein derartiger, anatomisch kaum zu fundierender Tod durch eine an sich eine strafbare Handlung darstellende gröbere oder geringere Gewalteinwirkung ausgelöst wurde. In solchen Fällen ist die Abschätzung der Kausalität für den Gutachter eine besonders schwierige und verantwortungsvolle Aufgabe. Mit Recht betont K. SIMPSON, daß man in solchen Fällen zugunsten eines etwaigen Beschuldigten dem Gericht über das Vorkommen dieser Reflextodesfälle Aufschluß geben muß (s. Kausalzusammenhang, S. 173). Dies darf aber nicht dazu führen, eine Kausalität zwischen Gewalteinwirkung und Tod ohne nähere Untersuchung nur deshalb abzulehnen, weil auch einmal zufällig zu gleicher Zeit ein schicksalsgemäß bedingter Reflextod auftreten könnte.

Über die tatsächlichen Einflüsse eines psychischen Traumas auf den Menschen wissen wir immer noch wenig. Genauere Forschungen liegen über die Wirkungen des Elektroschocks[1] vor (HOFF). Der Blutdruck steigt zunächst an und sinkt dann wieder. Ebenso verhält sich der Blutzucker (vgl. die oben mitgeteilten Ergebnisse von THORSEN, S. 213). Die Alkalireserve sinkt sofort ab, um dann wieder anzusteigen. DE CRINIS fand nach Verschüttungen im ersten Weltkrieg eine Herabsetzung der Adrenalinempfindlichkeit der Pupillen. Ähnliche Ergebnisse hatte H. HERZOG, der sich allerdings mehr auf allgemeine klinische Erfahrungen beruft. Er erwähnt als Folgen von psychischen Traumen Urticaria, Ohnmacht, Muskelstarre, Zittern, Mastdarm- und Blaseninkontinenz, Magenstörungen und Erbrechen, Durchfall, mitunter auch Obstipation, Schlafstörungen, Schweißausbruch, Menstruationsstörungen, Gänsehaut, Haarsträuben, Haarausfall. Ein plötzliches Ergrauen der Haare im Anschluß an ein psychisches Trauma ist inzwischen durch exakte Beobachtungen in vereinzelten Fällen glaubhaft gemacht worden (s. S. 112). Häufiger waren die Vorfälle so, daß Haarausfall eintrat und die sich regenerierenden Haare grau nachwuchsen (MONCORPS).

Das psychische Trauma — und dies wird wohl allgemein anerkannt — kann demnach unter Umständen eine nicht unwesentliche Belastung des Kreislaufes und des vegetativen Nervensystems darstellen. Die Empfindlichkeit ist bei den einzelnen Menschen eine sehr verschiedene (Schrifttum s. bei DAVID).

4. Sonderverhältnisse bei Säuglingen und Kleinkindern.

Für die Beurteilung dieser unerwarteten Todesfälle gelten die gleichen Richtlinien, wie sie oben dargetan wurden. Die erhobenen Befunde sind oft recht unerheblich, und es ist nicht ganz selten, daß eine völlig befriedigende Todesursache nicht zu ermitteln ist. Zusammenfassende Darstellungen stammen von MÜLLER-HESS und WIETHOLD (1928) und von WEYRICH (1933). In neuerer

---

[1] Es ist natürlich nicht beabsichtigt, zwischen einem Schock infolge eines psychischen Traumas und einem Elektroschock, bei dem eine direkte Reizung des Gehirns stattfindet, auch sonst Vergleiche anzustellen.

Zeit hat GARSCHE eine eingehende Darstellung gegeben. Bezüglich vieler Einzelheiten muß auf diese Darstellungen verwiesen werden. Für die Neugeborenen ist dieses Thema außerdem in diesem Buch in dem Abschnitt Kindestötung abgehandelt worden (s. S. 902).

Bezüglich der Verhältnisse an der *Kopfhöhle* sei hervorgehoben, daß bei Kindern die klinischen Zeichen einer tuberkulösen Meningitis unerwartet und plötzlich auftreten können. Unter den sonstigen Meningitiden ist in einem Sonderfalle auch eine Colimeningitis beobachtet worden; die Mutter hatte vor der Geburt an einer Coliperitonitis gelitten. Das Kind starb 3 Tage nach der Geburt

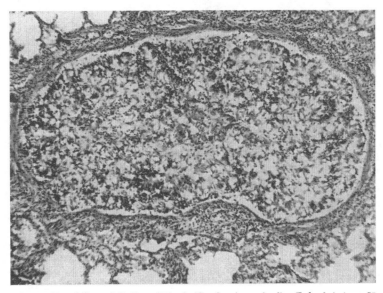

Abb. 52. Eitrige Bronchitis und Peribronchitis als Ursache eines schnellen Todes bei einem Säugling.

(DUVAL und BURROWES). Eine frühzeitige *Nahtsynostose* gefährdet einen Säugling oder ein Kleinkind insofern mehr, als bei einer Vermehrung des Hirnvolumens infolge irgendeiner Infektion schnell Hirndruckerscheinungen auftreten können (DOERR, s. auch S. 199). Kindliche Encephalitiden werden in ihren Vorboten mitunter nicht nur von den Müttern, sondern auch von den Ärzten übersehen.

Auf das Vorliegen von *Herzmißbildungen* als Todesursache und auf Einzelheiten bei der Beurteilung ist oben hingewiesen worden (s. S. 206). Als ausgefallener Befund, der mit einer Mißbildung zusammenhängt, ist eine Einmündung der Lungenvenen in den Ductus venosus Arantii beschrieben worden. Das Kind starb 12 Tage nach der Geburt (MEHN und HIRSCH). Sehr selten sind auch Aneurysmen der Aorta ascendens bei Säuglingen. Sie werden durch das Vorliegen eines angeborenen mesenchymalen Defektes in der Media erklärt (HOLLE). Auf die Rolle der idiopathischen Herzhypertrophie infolge unklarer embryonaler Vorgänge beim Zustandekommen des plötzlichen Todes von Kindern wies neuerdings GERCHOW hin.

Einen erheblichen Prozentsatz an Todesursachen stellen bei Säuglingen und Kleinkindern Bronchitiden und pneumonische Erkrankungen. Die *Bronchitis* bzw. *Bronchiolitis* in gefährlicher Form befällt die Kinder öfter im 2. oder 3. Lebenshalbjahr; sie kann in sehr kurzer Zeit zum Tode führen, wobei es im einzelnen dahingestellt bleiben mag, ob die eigentliche Todesursache in einer Erstickung

(Anfüllung der Bronchiolen mit zähem Schleim) oder auf ein schnelles Versagen des Kreislaufes bei Dilatation des rechten Ventrikels zurückzuführen ist, wie es MASSHOFF hervorhebt. Praktisch ist wichtig, daß die Bronchialepithelien postmortal sehr schnell abschilfern, so daß auf diese Weise bei mikroskopischer Untersuchung der Eindruck entstehen kann, es handle sich hier um eine vital entstandene Verstopfung. Die Diagnose wird darauf abgestellt werden müssen, ob man makroskopisch bei der Leichenöffnung das Austreten von Capillar-pfröpfen beobachtet hat und mikroskopisch darauf, ob in den Bronchiolen neben den abgeschilferten Epithelien auch Schleim und Leukocyten festzustellen sind.

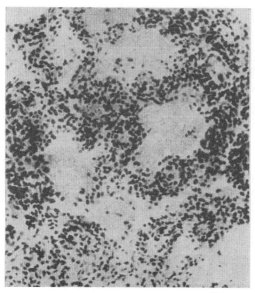

Ist zusätzlich eine Peribronchitis nachweisbar, so wird die Entscheidung (Abb. 52) erleichtert. Daß sich an eine kindliche Bronchitis obliterierende Prozesse anschließen, ist selten, kommt jedoch vor (H. SCHMIDT).

Bezüglich der pneumonischen Prozesse ist zu berücksichtigen, daß das *Interstitium* oft erheblich beteiligt ist. Neben mehr typischen Bronchopneumonien beobachtet man auch Herde, bei denen die Alveolen körnige fibrinnegative Ödemflüssigkeit enthalten, während das Interstitium von Lymphocyten und Plasmazellen durchsetzt ist (DONAT, KLEIN, STEIN, Abb. 53)[1]. Es wird die Frage erörtert, ob diese Form der Pneumonie damit zusammenhängen könnte, daß das Gehirn nicht ausgereift ist.

Abb. 53. Interstitielle Pneumonie mit alveolärem Ödem als Ursache eines schnellen Todes bei einem frühgeborenen Säugling.

Der Sektionsbefund ergibt gelegentlich, daß ein Säugling infolge *Aspiration von Mageninhalt* erstickt ist. Man wird darauf achten müssen, ob der fremde Inhalt auch tatsächlich bis in die feinen Bronchien eingedrungen ist. Andernfalls sind solche Befunde nicht beweisend. Das Hochkommen von Mageninhalt nach der Nahrungsaufnahme soll beim Säugling dadurch verhindert werden, daß die Mutter das Kind vor dem Niederlegen aufstoßen läßt. Wurde dies unterlassen, so kommt es vor, daß der Gerichtsmediziner zur Frage der fahrlässigen Tötung durch die Kindesmutter Stellung nehmen muß. GARSCHE macht neuerdings geltend, daß die Erstickung eines gesunden Säuglings im Brechakt nicht vorkommt; sie hätte sonst häufiger beobachtet werden müssen. Nur wenn das Kind irgendwie krank war, soll Erbrechen zum Tode führen können. Eine beginnende Krankheit äußert sich aber vielfach zuerst durch Auftreten von Erbrechen. Ob sie wirklich vorlag oder nicht, wird sich anatomisch oft nicht entscheiden lassen, weil sich der Beginn einer Krankheit meist noch nicht anatomisch manifestiert. Man wird daher praktisch kaum in die Lage kommen, eine Mutter unter solchen Umständen beschuldigen zu müssen. Daß unter

---

[1] Kürzlich beobachteten wir bei Vorliegen einer interstitiellen Ödempneumonie eines Säuglings bei Status thymicus, Hypoplasie des Nebennierenmarkes und Vorhandensein von hämolytischen Staphylokokken in der Trachea das Auftreten eines akuten Larynxödems mit schnellem Erstickungstod (S.-Nr. 18/53).

besonderen Ausnahmefällen auch einmal ein größeres Kind durch Aspiration von Erbrochenem ums Leben kommen kann, zeigt eine Mitteilung von B. MEYER (1920).

Eine häufige und gefürchtete Todesursache von Säuglingen ist der *Sommerkatarrh*, der anatomisch außer einer Leere des Darmes keine sonderlichen Veränderungen zu verursachen braucht. Man wird eine bakteriologische Untersuchung versuchen müssen, doch führt sie nur verhältnismäßig selten zu einem brauchbaren Ergebnis. Eine Vergiftung etwa mit Arsen muß man gegebenenfalls durch den chemischen Befund ausschließen. Vereinzelt hat ein geburtstraumatisch entstandenes *Hämatom an der Leber* sekundär zu einer Verblutung in die Bauchhöhle geführt (STINGL). Auch wurde neuerdings einmal eine marantische Thrombosierung von Ästen von Nierenvenen vorgefunden, wobei es dahingestellt blieb, ob es sich hierbei um die eigentliche Todesursache gehandelt hatte (SCHLEYER). Von Allgemeinkrankheiten kann die *Rachitis* einen wesentlichen Einfluß auf das Zustandekommen eines plötzlichen Todes haben. Ebenso wird man an eine Impfencephalitis denken müssen. Asthma im Kindesalter, die mit einer Tetanie der Bronchialmuskulatur bis zu einem gewissen Grade in Zusammenhang gebracht wurde, veranlaßte ausnahmsweise einen plötzlichen Tod (GARSCHE). *Ekzemkinder* sterben nach den vorliegenden Erfahrungen mitunter plötzlich. Es handelt sich hier wohl um die Folge der Wundinfektion. Manchmal finden sich im Myokard entzündliche oder degenerative Veränderungen (MERKEL, GARSCHE). Auf das Syndrome secondaire malin des französischen Schrifttums wurde schon oben hingewiesen (ROCHE).

Eine verhältnismäßig große Rolle spielt auch bei der Beurteilung von Säuglingstodesfällen die *Thymusdrüse*. Ist sie tatsächlich vergrößert, so wird man darauf achten müssen, ob die Vergrößerung geeignet ist, die Trachea zu komprimieren (Durchschnittsmaße s. S. 218). Tatsächlich kommen hierbei Erstickungstode vor (MINK). Stellt man einen sog. Status thymico-lymphaticus fest, so darf nicht vergessen werden, auf die Nebenniere zu achten (S. 215).

5. Unvermuteter Tod unter besonderen Umständen.

Plötzliche Todesfälle treten mitunter anläßlich einer ärztlichen Behandlung oder eines geringfügigen ärztlichen Eingriffes ein. Hier stellt die ärztliche Behandlung, bzw. der Eingriff, nur den Anlaß zum Tode dar, mitunter vielleicht auch eine mitbedingende Ursache. Ist der Eingriff jedoch nach den Regeln der ärztlichen Kunst durchgeführt und war er indiziert, so wird man dem Arzt keine Vorwürfe machen dürfen. Hat der Arzt jedoch in Ausnahmefällen kunstwidrig gehandelt, so ist die Frage der Kausalität besonders genau unter Berücksichtigung der im Strafrecht zu stellenden hohen Anforderungen zu prüfen. Solche Todesfälle sind, um Beispiele zu nennen, vorgekommen bei Zahnextraktionen (Vorhandensein von schweren, dem Patienten unbekannten Herzstörungen), bei Aufnahme eines EKG, bei der Herzfunktionsprüfung, bei der Pyelographie und bei anderen mehr oder minder geringfügigen Eingriffen. Gelegentlich sind auch nicht recht klärbare Todesfälle bei Eingriffen beobachtet worden, bei denen ein Reflextod in Frage kommt.

Auch *physikalische Therapie* in allen Spielarten stellt eine gewisse Belastung für den Patienten dar, so daß hierdurch gelegentlich, namentlich bei unvorsichtiger Indikation, plötzliche Todesfälle ausgelöst werden können. Aus eigener Erfahrung ist mir ein Fall bekannt geworden, bei dem die Anwendung von Diathermie in der Nierengegend bei Rückenschmerzen bei nicht erkannter Nephritis eine Urämie auslöste. Auch *kosmetische Prozeduren*, wie z. B. die Herstellung von Dauerwellen, können eine gewisse Belastung der betreffenden Frau darstellen. Ein von WILDHAGEN beobachteter plötzlicher Tod einige Zeit nach Herstellung von Dauerwellen infolge Hirnblutung konnte allerdings kausal mit dieser Prozedur in keiner Weise in Zusammenhang gebracht werden, da der Tod viel später eintrat.

Eine erhebliche Beanspruchung sowohl des Kreislaufes, als auch des vegetativen Nervensystems stellt auch der *Coitus* dar. Einschlägige Puls- und Blutdruckkurven sind veröffentlicht worden (G. SCHRADER). So ist es weiter nicht auffällig, wenn gelegentlich ein plötzlicher Tod anläßlich dieses Vorganges auftritt. Todesursache waren nach den Mitteilungen von G. SCHRADER 2mal syphilitische Veränderungen an der Aorta, eine Spätblutung aus einer rupturierten Hirnarterie, Coronarsklerose, Aortenstenose, Ponsblutung, Ruptur von Aortenaneurysmen, Blutungen in die Stammganglien, Herzklappenruptur und einmal eine Rückenmarksblutung bei Syphilis. Sicherlich liegen auf diesem Gebiet in gerichtsmedizinischen Instituten weitere nicht veröffentlichte Erfahrungen vor. Mir persönlich sind aus dem zweiten Weltkriege 3 derartige Vorfälle in Erinnerung. Die Todesursache war immer eine Coronarthrombose bei hochgradig veränderten atheromatösen Kranzgefäßen. In allen 3 Fällen stand der weibliche Partner in dem Verdacht, den deutschen Wehrmachtsangehörigen getötet zu haben. Durch die Leichenöffnung konnte dieser Verdacht entkräftet werden.

Literatur.
Allgemeindarstellungen und Vorbemerkungen.

ASCHOFF: Dtsch. med. Wschr. **1940** I, 537.

CATTABENI: Arch. di Antrop. crimin. **61** (1941). Ref. Dtsch. Z. gerichtl. Med. **35**, 499 (1942).

BÄURLE: Beitr. path. Anat. **111**, 108 (1950). — BÖHMIG: Med. Klin. **1940**, 209. — BOEMKE: Frankf. Z. Path. **59**, 104 (1947). — BREDT: Beitr. path. Anat. **110**, 295 (1949).

DIN: Ann. méd. lég. **20** (1940). — DOERR: Über den Myocardschaden. Therapiewoche, 1. F. **1950**. (Sonderdruck.)

HALLERMANN: In HEINEMANN-GRÜDER u. RÜHE, Der Arzt in der Wehrmachtsversorgung, S. 363. Dresden u. Leipzig 1943. — HAMPERL, H.: Dtsch. med. Wschr. **1943**, 169. — HARBITZ: Skr. Norske Vidensk. Akad. Oslo **1938**, Nr. 5, 1. Ref. Dtsch. Z. gerichtl. Med. **31**, 207 (1939).

KOLISKO, A.: Plötzlicher Tod aus natürlicher Ursache. In DITTRICHS Handbuch der ärztlichen Sachverständigentätigkeit, Bd. 2. 1913.

MASSHOFF: PONSOLDS Lehrbuch der gerichtlichen Medizin, 1950. 328. Stuttgart. — MEESSEN: Z. Kreislaufforsch. **36**, 181 (1944). Zit. nach BÜCHNER. — Plötzlicher natürlicher Tod beim Erwachsenen. In PONSOLDS Lehrbuch der gerichtlichen Medizin, S. 323. Stuttgart 1950. — MERKEL: Plötzlicher Tod aus natürlicher Ursache. In Handwörterbuch der gerichtlichen Medizin, S. 576. Berlin 1940. — MERKEL u. WALCHER: Gerichtsärztliche Diagnostik und Technik. Leipzig 1951. — MÜLLER-HESS u. HEY: Jkurse ärztl. Fortbildg **16**, 1 (1925).

NORRLIN: Sv. Läkartidn. **1942**. Ref. Dtsch. Z. gerichtl. Med. **37**, 306 (1943).

OERTZEN: Über die Abhängigkeit der Sterblichkeit vom Wetter. Med. Diss. Göttingen 1938. Ref. Dtsch. Z. gerichtl. Med. **33**, 335 (1940).

PILATI: Zacchia **2**, 282 (1940). Ref. Dtsch. Z. gerichtl. Med. **34**, 132 (1940).

SCHILLING: Neue med. Welt **1950**, 860. — SCHÖNBERG: Lehrbuch der gerichtlichen Medizin von DETTLING, SCHÖNBERG u. SCHWARZ, S. 74. Basel 1951. — SCHRADER, G.: Med. Klin. **1941** II, S. 1121.

WALCHER: Med. Welt **1944**, 283, 285. — Leitfaden der gerichtlichen Medizin, S. 30. München u. Berlin 1950. — WEYRICH: Beitr. gerichtl. Med. **12**, 146 (1932).

Statistik.

D'ABUNDO: Arch. Pat. e Clin. med. **19**, 219 (1939). Ref. Dtsch. Z. gerichtl. Med. **31**, 441 (1939).

BLACKSTEIN: Über den plötzlichen Tod aus natürlicher Ursache bei Erwachsenen. Med. Diss. Halle 1939. Ref. Dtsch. Z. gerichtl. Med. **33**, 333 (1940).

CUCCHI: Arch. di Antrop. crimin. **69**, 206 (1949).

RABSON and HELPERN: Amer. Heart J. **35**, 635 (1948). Ref. Ber. allg. u. spez. Path. **3**, 97 (1949). — RICHARDS: Brit. Med. J. **1947**, No 4514, 51. Ref. Zbl. inn. Med. **119**, 7 (1948).

SCHIER: Beitrag zur Frage des plötzlichen Todes infolge Coronarsklerose unter besonderer Berücksichtigung ihrer Bedutung für die gerichtliche und soziale Medizin. Med. Diss. Hamburg 1940. Ref. Dtsch. Z. gerichtl. Med. **35**, 77 (1942). — SCHRADER, G.: Med. Klin. **1941** II, 1121. — SCHÜPPERT: Die plötzlichen Todesfälle, bedingt durch Coronarsklerose aus dem Material des Münchner gerichtsmedizinischen Institutes. Speyer 1941. Ref. Arch. Kriminol. **111**, 151 (1942).

WENNEKES: Statistisches, Kasuistisches und Vergleichendes über „Plötzlicher Tod aus natürlicher Ursache". Med. Diss. Würzburg 1941. Ref. Dtsch. Z. gerichtl. Med. **36**, 329 (1941). — WEYRICH: Dtsch. Z. gerichtl. Med. **18**, 211 (1932). — Beitr. gerichtl. Med. **12**, 147 (1932).

Kein Verfasser: Sudden Death. J. Amer. Med. Assoc. **116**, 953 (1941). Ref. Dtsch. Z. gerichtl. Med. **35**, 386 (1942).

Organe der Kopfhöhle und des Wirbelkanals.

ALTMANN: Z. Neur. **177**, 293 (1944).

BÖHMER: Dtsch. Z. gerichtl. Med. **30**, 59 (1938). — BÖHMIG: Med. Klin. **1940**, 209. — BÜCHNER: Allgemeine Pathologie, S. 175ff. München u. Berlin 1950.

CHRISTENSEN: Ugeskr. Laeg. (dän.) **1941**, 446. Ref. Dtsch. Z. gerichtl. Med. **35**, 388 (1942). — CURTZE: Psychiatr.-neur. Wschr. **1941**, 385.

DOHMEN: Z. Neur. **172**, 667 (1941).

FÖRSTER: Dtsch. Z. gerichtl. Med. **33**, 115 (1940).

GIESE: Beitr. path. Anat. **109**, 229 (1944).

HALBERKANN: Über eine tödliche Blutung aus dem Plexus chorioides bei einer 25jährigen Frau. Med. Diss. Köln, 1940. Ref. Dtsch. Z. gerichtl. Med. **36**, 331 (1942). — HESS: Beitr. gerichtl. Med. **17**, 136 (1943). — HÜBNER: Mschr. Unfallheilk. **50**, 91 (1943). — HULST: Nederl. Tijdschr. Geneesk. **1941**, 1084. Ref. Dtsch. Z. gerichtl. Med. **35**, 388 (1942).

IGNA: Betrachtungen über einen plötzlichen Tod an Hirntumor. Rev. san. mil. (rum.) **37**, 265 (1938). Ref. Dtsch. Z. gerichtl. Med. **31**, 71 (1939).

KALBFLEISCH: Dtsch. Z. gerichtl. Med. **37**, 299 (1943). — KNÜTTGEN: Dtsch. Z. gerichtl. Med. **37**, 308 (1943). — KOLISKO: Plötzlicher Tod aus natürlicher Ursache. In DITTRICHS Handbuch der ärztlichen Sachverständigentätigkeit, Bd. 2. 1913. — KRAULAND: Dtsch. Z. gerichtl. Med. **35**, 243 (1942); **38**, 129 (1944). — Z. Nervenheilk. **161**, 202 (1949).

LERER: J. Obstetr. **54**, 659 (1947). — LINK: Hirnverletzungen, Blutungen im Bereich der harten Hirnhaut und Hirnvolumenvergrößerung. In PONSOLDS Lehrbuch der gerichtlichen Medizin, S. 152. Stuttgart 1950. — LÖBLICH: Zbl. Path. **87**, 396 (1951). — LOESCHKE: Dtsch. Z. gerichtl. Med. **39**, 480 (1948/49).

MALLUCHE: Dtsch. Gesundheitswesen **1946**, 516. — MARCUS: Acta psychiatr. (Københ.) **14** (1939). Ref. Dtsch. Z. gerichtl. Med. **33**, 52 (1940). — MERKEL: Plötzlicher Tod aus natürlicher Ursache. In Handwörterbuch gerichtliche Medizin, S. 576. Berlin 1940. — MOERSCH: J. Nerv. Diss. **1941**, 94. Ref. Dtsch. Z. gerichtl. Med. **36**, 434 (1942). — MÜLLER, E.: Virchows Arch. **303**, 588 (1939). — Beitr. path. Anat. **110**, 103 (1949). — MÜLLER, W.: Virchows Arch. **305**, 230 (1939).

NEUGEBAUER: Dtsch. Z. gerichtl. Med. **29**, 272 (1938).

ORSÓS: Orv. Hetil. (ung.) **1940**, 554. Ref. Dtsch. Z. gerichtl. Med. **34**, 132 (1941). — OSTERTAG: Pathologie der raumfordernden Prozesse des Schädelbinnenraumes. Stuttgart 1941.

PETERS: Spezielle Pathologie der Krankheiten des zentralen und peripheren Nervensystems. Stuttgart 1951. — PORTER: Lancet **1941** I, 634. Ref. Zbl. Path. **82**, 370 (1944/45).

REICHARDT: Allg. Z. Psychiatr. **75**, 34 (1919).

SCHMINCKE: In ASCHOFFS Lehrbuch der pathologischen Anatomie, Bd. 2, 298. 1936. — SCHMIDT, L.: Frankf. Z. Path. **51**, 539 (1938). — SELBERG: Zbl. Path. **84**, 495 (1949). — SPIELMEYER: Z. Neur. **148**, 285 (1933). — SWIFT u. MOERSCH: J. Nerv. Dis. **94** (1941). Ref. Dtsch. Z. gerichtl. Med. **36**, 434 (1942).

WELS: Virchows Arch. **302**, 657 (1938).

ZALKA: Virchows Arch. **301**, 220 (1938). — ZIMMERER: Über spontane tödliche Kleinhirndurchblutungen bei Jugendlichen (mit einer kasuistischen Beobachtung bei einem 16jährigen Mädchen). Med. Diss. München 1939. Ref. Dtsch. Z. gerichtl. Med. **34**, 60 (1941). — ZÜLCH: Zbl. Path. **85**, 276 (1949).

Organe der Brusthöhle und des Halses.

Herz und große Gefäße der Brusthöhle und des Halses.

ADAMO: Infortun. e Traumat. Lav. **5**, 61 (1939). Ref. Dtsch. Z. gerichtl. Med. **34**, 60 (1941). — ASCHOFF: Wien. klin. Wschr. **1938**, Nr 48. Ref. Zbl. Path. **72**, 268 (1939). — ASK-UPMARK: Acta med. scand. (Stockh.) **112** (1942). Ref. Dtsch. Z. gerichtl. Med. **37**, 138 (1943).

BARBERA e MARIN ACCIO: Arch. ital. Anat. e Istol. pat. **16**, 449 (1943). Ref. Dtsch. Z. gerichtl. Med. **38**, 162 (1943). — BASAVARAJ: Indian Med. Gaz. **82**, 475 (1947). Ref. Ber. allg. u. spez. Path. **1** (1949). — BELT: Lancet **1939**. Ref. Zbl. Path. **74**, 34 (1940). — BENEŠOVÁ: Gynaekologie (tschech.) **4** (1939). Ref. Dtsch. Z. gerichtl. Med. **33**, 405 (1940). — BOEMKE: Frankf. Z. Path. **59**, 104 (1947). — BÖRGER: Zbl. Path. Bd. **86**, 129 (1950). —

BREDT: Beitr. path. Anat. 110, 295 (1949). — BÜCHNER: Die Coronarinsuffizienz. Dresden u. Leipzig 1939. — BÜCHNER u. v. LUCADOU: Beitr. path. Anat. 93, 169 (1934).

CARDOSO: Arch. Méd. lég. (portug.) 8, 33 (1942). Ref. Dtsch. Z. gerichtl. Med. 38, 162 (1943). — CHIECHANOWSKY: Virchows Arch. 302, 784 (1938).

DÉROBERT et MICHON: Ann. Méd. lég. etc. 30, 385 (1950). — DIDION: Zbl. Path. 80, 55 (1943). — DIETRICH: Virchows Arch. 303, 436 (1939). — DOERR: Über den Myocardschaden. Therapiewoche, 1. F. 1950. (Sonderdruck.) — DONAT: Frankf. Z. Path. 53, 128 (1939). ENTZ: Orvosképzés (ung.) 31 (1941). Ref. Dtsch. Z. gerichtl. Med. 36, 330 (1942). — ERDHEIM: Virchows Arch. 273, 454 (1929).

FISCHER: Dtsch. Mil.arzt. 8, 275 (1943). Ref. Dtsch. Z. gerichtl. Med. 38, 162 (1943). — FONTAINE et KUKOVEC: J. de Chir. 56 (1940). Ref. Dtsch. Z. gerichtl. Med. 35, 324 (1942). — FOSSEL: Frankf. Z. Path. 54, 588 (1940). — FOSSEN: Arch. di Antrop. crimin. 58, 71 (1938). Ref. Dtsch. Z. gerichtl. Med. 31, 71 (1939). — FREY: Med. klin. 1938, II, 1227. — FRIEDRICH: Wien. klin. Wschr. 1943 I, 181.

GORDIN: Nord. Med. 1939, 3208. Ref. Dtsch. Z. gerichtl. Med. 33, 236 (1940). — GRAMSCH: Kriminalistik 1941, 32. — GREENSTEIN: S. Afric. Med. J. 21, 307 (1947). Ref. Beitr. allg. u. spez. Path. 4, 65 (1949). — GÜNTHER: Verh. dtsch. path. Ges. 1938.

HACHMEISTER: Arch. exper. Path. u. Pharmakol. 197, 130 (1941). — HALLERMANN: Der plötzliche Herztod bei Kranzgefäßerkrankungen. Stuttgart 1939. — HANF-DRESSLER: Arch. klin. Chir. 154, 785. — HOCHREIN u. SCHNEYER: Münch. med. Wschr. 1937 II, 1929. — HOLLE: Dtsch. Gesundheitswesen 1946, 440. — HOMMERICH: Verh. dtsch. Ges. gerichtl. u. soz. Med., Berlin 1951. Erscheint in Dtsch. Z. gerichtl. Med. — HULTKVIST: Nord. Med. 1942, 1895. Ref. Dtsch. Z. gerichtl. Med. 37, 137 (1943).

JECKELN: Med. Klin. 1941 I, 209. — Dtsch. med. Wschr. 1940 II, 1246. — JENNINGS and STOFER: Arch. of Path. 45, 616 (1948). Ref. Ber. allg. u. spez. Path. 4, 28 (1949). — JOKL and MACKINTOSH: Lancet 1950, No 6619, 54. Ref. Dtsch. Gesundheitswesen 5, 152 (1951).

KAYSER: Virchows Arch. 302, 210 (1938). — KOCOUREK: Wien. med. Wschr. 1949, 91. — KREBS: Dtsch. Gesundheitswesen 1949, 98.

LACHMANN: Dtsch. Gesundheitswesen 1947, 750. — LANDE u. Mitarb. Ann. Méd. lég. etc. 30, 161 (1950). — LOPES y JUNIOR: Arch. Méd. lég. (portug.) 7 (1938). Ref. Dtsch. Z. gerichtl. Med. 32, 138 (1939/40). — LOWRY and BURN: Arch. of Path. 31, 382 (1941). Ref. Dtsch. Z. gerichtl. Med. 36, 61 (1942). — LYSS: Dtsch. Z. gerichtl. Med. 31, 248 (1939).

MACKAY: Lancet 1942 I, 820. Ref. Dtsch. Z. gerichtl. Med. 37, 50 (1943). — MALLUCHE: Dtsch. Gesundheitswesen 1946, 516. — MEESSEN: Klin. Wschr. 1940, 238. — Beitr. path. Anat. 102, 191 (1939). — MERKEL: Plötzlicher Tod aus natürlicher Ursache. In Handwörterbuch der gerichtlichen Medizin, S. 576. Berlin 1940. — MERKEL, HORST: Zbl. Path. 86, 227 (1950). — MERTEL: Beitr. Path. 109, 437 (1947). — MEURER: Mitt. Grenzgeb. Med. u. Chir. 45, 175 (1942). Ref. Dtsch. Z. gerichtl. Med. 36, 434 (1942). — MEYENBURG: Schweiz. med. Wschr. 1939 II, 976. — MÜLLER, E.: Virchows Arch. 303, 588 (1939).

PHILIPPI: Tod durch Unfall oder natürlicher Tod? Zugleich ein Beitrag zur Kenntnis der sog. polypösen Vorhofmyxome. Med. Diss. München 1942. Ref. Dtsch. Z. gerichtl. Med. 36, 435 (1942). — PONSOLD: Dtsch. Mil.arzt 4, 137 (1939). Ref. Dtsch. Z. gerichtl. Med. 32, 57 (1939/40).

QUINLAN: Brit. Med. J. 1942, 695. Ref. Zbl. Path. 84, 200 (1948).

REIMANN-HUNZIKER: Zbl. Chir. 1942, 1141.

SAAR: Dtsch. Z. gerichtl. Med. 35, 7 (1942). — SCHILLING: Neue med. Welt 1950, 860. — SCHLICHTER: Beitrag zu den Aneurysmen und Rupturen des Herzens. Med. Diss. Lausanne 1940. Ref. Dtsch. Z. gerichtl. Med. 36, 149 (1942). — SCHMIDT: Dtsch. Mil.arzt 3, 351 (1938). Dtsch. Z. gerichtl. Med. 31, 71 (1939). — SCHROEDER: Acta chir. scand. (Stockh.) 95, 17 (1947). Ref. Ber. allg. u. spez. Path. 2, 56 (1949). — SCHWARZ: Dtsch. Z. gerichtl. Med. 36, 1 (1942). — SCOTTI and McKEOWN: Arch. of Path. 46, 289 (1948). Ref. Ber. allg. u. spez. Path. 4, 240 (1949). — ŠIKL: Zbl. Path. 80, 145 (1943). — STRAUB: Nederl. Tijdschr. Geneesk. 1941, Ref. Zbl. Path. 82, 13 (1944/45). — SZABÓ: Orv. Hetil. (ung.) 1942, 310. Ref. Dtsch. Z. gerichtl. Med. 37, 51 (1943). — SCHLENKER: Helvet. med. Acta 6 (1939). Ref. Dtsch. Z. gerichtl. Med. 32, 258 (1939/40).

TESAŘ: Čas. lék. česk. 1939, 756. Ref. Dtsch. Z. gerichtl. Med. 34, 59 (1941). — THOMPSON: J. Amer. Med. Assoc. 116, Ref. Dtsch. Z. gerichtl. Med. 35 500 (1949).

VIMTRUP: Nord. Med. 1941, 1839. Ref. Dtsch. Z. gerichtl. Med. 36 18 (1942).

WASMUTH: Virchows Arch. 303, 138 (1939). — WINKLER: Beitr. gerichtl. Med. 15, 146 (1939). — Wien. klin. Wschr. 1939, 518.

ZEITLHOFER: Klin. Med. (Wien) 4, 102 (1949). — ZETTEL: Münch. med. Wschr. 1942 I, 1. — ZIELIEZNIK: Embolie und Thrombose der Lungenschlagader (Polnisch). Ref. Dtsch. Z. gerichtl. Med. 33, 303 (1940). — ZRENNER: Ein Fall von plötzlichem Tod durch Haemoperikard aus ungeklärter Ursache. Med. Diss. München 1943. Ref. Dtsch. Z. gerichtl. Med. 37, 138 (1943).

Andere Organe der Brusthöhle und des Halses.

BLACKSTEIN: Über den plötzlichen Tod aus natürlicher Ursache bei Erwachsenen. Med. Diss. Halle 1939. Ref. Dtsch. Z. gerichtl. Med. **33**, 333 (1940). — BONCIU u. RADIAN: Verh. 1. Internat. Kongr. gerichtl. u. soz. Med. 1938, S. 623.

DÉROBERT et MICHON: Ann. Méd. lég. etc. **30**, 385 (1950).

ELBEL: Dtsch. Z. gerichtl. Med. **34**, 377 (1941).

FABER: Schweiz. med. Wschr. **1946**, 591. — FOURESTIER: Presse méd. **1943** I, 213. Ref. Dtsch. Z. gerichtl. Med. **38**, 163 (1943).

GIUA: Clin. pediatr. **20**, 326 (1938). Ref. Dtsch. Z. gerichtl. Med. **31**, 72 (1939).

HÜSSY: Schweiz. med. Wschr. **1941** II, 1283. Ref. Dtsch. Z. gerichtl. Med. **36**, 148 (1942).

KLEIN, H.: Pro Medico **1949**, H. 7, 227. — KRISTENSON: Nord. Med. **1940**. Ref. Dtsch. Z. gerichtl. Med. **34**, 133 (1941).

MEYER, B.: Vjschr. gerichtl. Med. **60**, 79 (1920).

PERRY: Lancet **1938** II, 829. Ref. Dtsch. Z. gerichtl. Med. **31**, 209 (1939).

RADCLIFF: Brit. Med. J. **1942**, 128. Ref. Zbl.. Path. **84**, 160 (1948).

SPELLMANN: J. of Chir. Path. **19**, 565 (1949).

TESAŘ: Čas. lék. česk. **1942**, 735. Ref. Dtsch. Z. gerichtl. Med. **38**, 257 (1943).

WEGELIN: Schweiz. med. Wschr. **1948**, 1253.

Kombination mehrerer Todesursachen.

MECKINTOSH: Lancet **1951**, 238.

Bauchorgane.
Milz.

ARONSON, FOX: Amer. J. Clin. Path. **10**, 868 (1939). Ref. Dtsch. Z. gerichtl. Med. **35**, 77 (1942).

COSGROVE u. Mitarb.: Amer. J. Clin. Path. **17**, 372 (1947). Ref. Ber. allg. u. spez. Path. **3**, 104 (1949).

KOLB: Dtsch. Z. gerichtl. Med. **33**, 254 (1940).

MERKEL: Plötzlicher Tod aus natürlicher Ursache. In Handwörterbuch der gerichtlichen Medizin, S. 576. Berlin 1940.

SCHAFIR: Vestn. Chir. **60**, 574 (1940). Ref. Dtsch. Z. gerichtl. Med. **35**, 389 (1942). — SCHOMAKER and GATES: Amer. J. Surg. **76**, 319 (1948). Ref. Ber. allg. u. spez. Path. **3**, 60 (1949). — SOÓS, v.: Dtsch. Z. gerichtl. Med. **31**, 12 (1939).

VASILIU DIACONITA: Spital (rum.) **62** (1942). Ref. Dtsch. Z. gerichtl. Med. **36**, 436 (1942).

WINKLER: Wien. klin. Wschr. **1940** I, 396. Ref. Dtsch. Z. gerichtl. Med. **33**, 334 (1940).

Leber.

KÜHNEL: Zur Pathologie des plötzlichen natürlichen Todes durch Einbruch einer Echinococcuscyste in die Blutbahn. Med. Diss. Halle 1943. Ref. Dtsch. Z. gerichtl. Med. **38**, 257 (1943).

WINKLER: Wien. klin. Wschr. **1940** I, 396. Ref. Dtsch. Z. gerichtl. Med. **33**, 334 (1940).

Diabetes.

CAMERER: Dtsch. Z. gerichtl. Med. **35**, 43 (1942).

HILL: Arch. of Path. **32**, Nr 3 (1941). Ref. Zbl. Path. **80**, 378 (1943).

JOOS: Dtsch. Z. gerichtl. Med. **39**, 490 (1940).

KLEIN, H:. Verh. dtsch. Ges. Path. (34. Tagg.) **1950**, 318.

MERKEL: Zbl. Path. **86**, 452 (1950). — MERKEL u. AUSBÜTTEL: Dtsch. Z. gerichtl. Med. **40**, 485 (1951).

NAUMANN: Arch. of Path. **47**, 70 (1949). Ref. Ber. allg. u. spez. Path. **3**, 471 (1949).

OSTEN: Dtsch. Gesundheitswesen **4**, 159 (1949).

THORSEN: Dtsch. Z. gerichtl. Med. **38**, 358 (1944).

Hypoglykämischer Schock.

GÜLZOW: Z. klin. Med. **148**, 479 (1951).

Magen und Duodenum.

GERINGER u. KRETZ: Krebsarzt **6**, 15 (1951).

MURPHY: Lancet **1942** I, 704. Ref. Dtsch. Z. gerichtl. Med. **38**, 258 (1943).

ÖKRÖS: Orv. Hetil. (ung.) 1940. Ref. Dtsch. Z. gerichtl. Med. **34**, 60 (1941).

SILVERMANN: Lancet **1947** I, 245. Ref. Zbl. inn. Med. **119**, 267 (1949). — STIGLIANI: Arch. „De Vecchi" Anat. pat. **4** (1941). Ref. Dtsch. Z. gerichtl. Med. **36**, 436 (1942).

TSCHERBAKOW: Akuš. i. Ginek. 1941. Ref. Dtsch. Z. gerichtl. Med. **36**, 61 (1942).
WENIG: Dtsch. Z. gerichtl. Med. **38**, 145 (1944).

Darm.

BARTSCH: Zbl. Chir. **1940**, 1714.
GERINGER u. KRETZ: Krebsarzt **6**, 15 (1951). — GÜTTGES: Spontanruptur des Rectums bei einer Tabes dorsalis. Med. Diss. Köln 1940. Ref. Dtsch. Z. gerichtl. Med. **36**, 332 (1942).
KLEMM: Zur Kenntnis der spontanen Dickdarmrupturen mit einer kasuistischen in strafrechtlicher Hinsicht bemerkenswerten Mitteilung. Med. Diss. München 1942. Ref. Dtsch. Z. gerichtl. Med. **36**, 436 (1942).
LECOUR e LOPES: Arqu. Re. Antrop. crimin. (portug.) **3**. Ref. Dtsch. Z. gerichtl. Med. **31**, 73 (1939).
SEDLMEIER: Über eine große Mesenterial-Chyluscyste als Ursache plötzlichen Todes bei einem 2¹/₂jährigen Mädchen. Med. Diss. München 1939. Ref. Dtsch. Z. gerichtl. Med. **35**, 388 (1942).

Darmbrand.

DORMANNS: Med. Klin. **1948**, 13.
FICK and WOLKEN: Lancet **1949** II, No 6552. Ref. Dtsch. Gesundheitswesen **4**, 1256 (1949).
HANSEN u. a.: Darmbrand, Enteritis necroticans. Stuttgart 1949.
KUCHINKA: Mitt. Grenzgeb. Med. u. Chir. **45**, 201 (1942).
ROER: Beitr. gerichtl. Med. **39**, 257 (1949).

Nebennieren.

BECKER u. Mitarb.: S. Afric. Med. J. **25**, 471 (1951). — BÜCHNER: Lehrbuch der allgemeinen Pathologie. München u. Berlin 1950.
EVEN et LE MONIET: Revue Tbc. **5**, 334 (1939). Ref. Dtsch. Z. gerichtl. Med. **32**, 56 (1939/40).
FINGERLAND: Čas. lék. česk. **1942**. Ref. Dtsch. Z. gerichtl. Med. **36**, 496 (1942).
HOLTZ: Dtsch. Z. gerichtl. Med. **32**, 94 (1939/40).
LELONG et MEYER: Revue Tbc. **5**, 335 (1939). Ref. Dtsch. Z. gerichtl. Med. **32**, 56 (1939/40).
PASSALACQUA: Monit. ostetr.-ginec. **12** (1940). Ref. Dtsch. Z. gerichtl. Med. **34**, 59 (1941).
SCHRADER: Frankf. Z. Path. **37**, 128 (1929). — SCHWANER: Dtsch. Z. gerichtl. Med. **40**, 56 (1951).
TRILLOT u. VALLATX: Ann. Méd. lég. etc. **30**, 168 (1950).
WICKENHÄUSER: Dtsch. Z. gerichtl. Med. **31**, 97 (1939).

Nieren, Blase.

FREY: Med. Klin. **1938** II, 1227. — FROMMOLT: Zbl. Gynäk. **1941**, 775.
HAMILTON: Arch. of Path. **26**, 1135 (1938). Ref. Dtsch. Z. gerichtl. Med. **31**, 332 (1939).
KUCSKO: Wien. Arch. inn. Med. **36**, 161 (1942). Ref. Dtsch. Z. gerichtl. Med. **36**, 497 (1942).
MERKEL, H.: Zbl. Path. **86**, 227 (1950). — MÜLLER, W.: Virchows Arch. **305**, 230 (1939).
RIVA, G.: Helvet. med. Acta. Suppl. **12**, Beil. z. 10, H. 6. Ref. Zbl. Path. **85**, 460 (1949).
STASSI: Cultura med. moderna **18**, 1 (1940). Ref. Dtsch. Z. gerichtl. Med. **36**, 332 (1942).
THOMPSON: J. Amer. Med. Assoc. **116** (1941). Ref. Dtsch. Z. gerichtl. Med. **35**, 500 (1942).
VINCENTIIS, DE: Ann. Igiene **53** (1943). Ref. Dtsch. Z. gerichtl. Med. **38**, 111 (1943).
WEISE: Zbl. Path. **86**, 266 (1950).

Urämie.

FOSSEL: Zbl. Path. **83**, 363 (1945/48). — FREY: Med. Klin. **1938** II, 1227.
HEBOLD u. BURKHARDT: Virchows Arch. **315**, 548 (1948).
JOOS: Dtsch. Z. gerichtl. Med. **39**, 490 (1949).
KONSCHEGG: Frankf. Z. Path. **51**, 504 (1938).
MEINECKE: Verh.ber. Dtsch. Ges. Path. 1950, S. 112. 32. Tagg Dortmund 1948.
NAUMANN: Arch. of Path. **47**, 70 (1949). Ref. Zbl. Path. **3**, 471 (1949).
OTTEN: Zur Diagnostik der Urämie an der Leiche. Med. Diss. Leipzig 1938.
SCHRADER: Untersuchungen zum histiochemischen Urämienachweis bei Leichenfäulnis. Sonderdruck aus dem Verh.ber. des 1. Internat. Kongr. für gerichtl. u. soz. Med., Bonn 1938.
THOMPSON: J. Amer. Med. Assoc. **116** (1941). Ref. Dtsch. Z. gerichtl. Med. **35**, 500 (1942).

Schwangerschaft und Geburt.

BALARD et MAHON: Rev. franç. Gynéc. **37**, 33 (1942). Ref. Dtsch. Z. gerichtl. Med. **37**, 138 (1943). — BĚLOHRADSKY: Zbl. Gynäk. **1938**, 2433.
ELBEL: Dtsch. Z. gerichtl. Med. **33**, 228 (1940).
GUÉNIOT et VIGUIÉ: Bull. Soc. Gynéc. **28**, 515 (1940). Ref. Dtsch. Z. gerichtl. Med. **35**, 174 (1942).
HARTEMANN: Gynécologie **37**, 400 (1938). Ref. Dtsch. Z. gerichtl. Med. **31**, 208 (1939). — HÜSSY: Plötzlicher Tod in Schwangerschaft, Geburt und Wochenbett. In Handwörterbuch gerichtliche Medizin, S. 589. Berlin 1940. — Schweiz. med. Wschr. **1941 II**, 1283.
JENNINGS and STOFER: Arch. of Path. **45**, 616 (1948). Ref. Ber. allg. u. spez. Path. **4**, 28 (1949).
MOELL, H. v.: Zbl. Gynäk. **1947**, H. 3, 266.
OTTOW: Zbl. Gynäk. **1939**, 710. Ref. Dtsch. Z. gerichtl. Med. **32**, 57 (1939/40).
ROSSELLI: Arch. Ostetr. **2**, 4 (1940). Ref. Dtsch. Z. gerichtl. Med. **35**, 173 (1942).
SALACZ: Geburtsh. u. Frauenheilk. **4**, 58 (1942). — SOMMER: Zbl. Gynäk. **1943**, 1048.
STEINER and LUSHBAUGH: J. Amer. Med. Assoc. **117**, 1245 (1941). Ref. Dtsch. Z. gerichtl. Med. **38**, 46 (1942). — STÖCKL, E.: Zbl. Gynäk. **1947**, 688.
WYATT and GOLDENBERG: Arch. of Path. **45**, 366 (1948). Ref. Ber. allg. u. spez. Path. **4**, 27 (1949).

Allgemeininfektionen.

DUVOIR, PIÉDELÈVRE, POLLET, DOUBROW et MÉNÉTRIER: Ann. Méd. lég. etc. **19**, 621 (1939).
ECK: Münch. med. Wschr. **1940 I**, 564. — Dtsch. Z. gerichtl. Med. **35**, 289 (1942).
MARCHTALER, v.: Tuberkulosearzt **2**, H. 5 (1948).
SCHUBACK: Zbl. Path. **85**, 145 (1949). — SPODE: Über den Bakteriengehalt des Blutes von Leichen mit gewaltsamer oder natürlicher Todesursache. Med. Diss. Hamburg 1939. Ref. Dtsch. Z. gerichtl. Med. **34**, 62 (1941).

Thymus, auch in Beziehung zur Nebenniere.

BOMSKOV, HÖLSCHER u. HARTMANN: Pflügers Arch. **245**, 483 (1942). — BÜCHNER: Allgemeine Pathologie. München u. Berlin 1950.
GÜTHERT, SCHÜRER u. RECHENBERGER: Pflügers Arch. **246**, 457 (1942).
HAMMAR: Vjschr. gerichtl. Med. **37**, 24 (1909).
KLEIN, H.: Virchows Arch. **320**, 93 (1951).
LIEBEGOTT: Klin. Wschr. **1944**, 346.
ROER: Ärztl. Wschr. **1949**, Nr 21/22. — RÖSSLE u. ROULET: Maß und Zahl in der Pathologie. Berlin u. Wien 1932.
SELYE: The Physiology and Pathology of Exposure to Stress. Montreal 1950. — STEFFENSEN: Tidskr. Norsk. Laegefor. **62** (1942). Ref. Dtsch. Z. gerichtl. Med. **38**, 46 (1943).

Autonomes Nervensystem und Schock.

BERNER: Skr. norske Vid.-Akad. **11** (1939). Ref. Dtsch. Z. gerichtl. Med. **33**, 51 (1940). — BIRK: Über Schrecktodesfälle bei Jugendlichen ohne den Tod erklärenden organischen Befund mit drei kasuistischen Beiträgen. Med. Diss. München 1940. Ref. Dtsch. Z. gerichtl. Med. **34**, 60 (1941).
CASTRO, DE: Zbl. Path. **86**, 437 (1950). — CRINIS, DE: Dtsch. med. Mschr. **1944**, 90.
DAVID: Beitrag zur Lehre des Schrecktodes. Med. Diss. Heidelberg 1948. — DOUMER: Bull. méd. **1938**, 951. Ref. Dtsch. Z. gerichtl. Med. **31**, 442 (1939).
FEYRTER: Zbl. Path. **86**, 439 (1950).
GIERKE, v.: Virchows Arch. **305**, 230 (1939). Ref. Dtsch. Z. gerichtl. Med. **33**, 237 (1940). GLOGGENGIESSER: Med. Klin. **1949**, 235.
HAGEN: Z. Zellforsch. **33**, 68 (1943). — HERING: Die Carotissinusreflexe auf Herz und Gefäße. Dresden u. Leipzig 1927. — HERZOG, E.: Zbl. Path. **86**, 438 (1950). — HERZOG, H.: Mschr. Psychiatr. **111**, 302 (1946). — HOFF: Dtsch. med. Wschr. **1944**, 297.
JARISCH u. RICHTER: Klin. Wschr. **1939 I**, 1440.
LIEBAU: Münch. med. Wschr. **1942 I**, 577.
MONCORPS: Med. Klin. **1949 II**, 1298. — MOON: Amer. J. Path. **24**, 235 (1948). Ref. Ber. allg. u. spez. Path. **2**, 412 (1949).
SAZAVSKY: Čas. lék. česk. **1941**. Ref. Dtsch. Z. gerichtl. Med. **35**, 272 (1942). — SHEEHAN: Lancet **1940 I**, 831. Ref. Dtsch. Z. gerichtl. Med. **35**, 273 (1942). — SHULACK: Psychiatr. Quart. **12**, 282 (1938). — SIEGMUND: Zbl. Path. **86**, 441 (1950). — SIMPSON: Lancet **1949 I**, 558. — STÖHR jr.: Z. Zellforsch. **33**, 109 (1943). — STÜRUP: Klin. Wschr. **1942 I**, 245. — SUNDER-PLASSMANN: Zbl. Path. **86**, 440 (1950).

Säuglinge und Kleinkinder.

Bowden: Med. J. Austral. **1950**, 65. — Ärztl. Wschr. **1950**, 934.
Decortis-Constant u. Mitarb.: Rev. méd. Liége **7**, 177 (1952). — Dergatchev: Pediatr. (russ.) **1** (1941). Ref. Dtsch. Z. gerichtl. Med. **35**, 499 (1942.) —Dérobert et Hadengue: Ann. Méd. lég. etc. **30**, 34 (1950). — Doerr: Z. Kinderheilk. **67**, 96 (1949). — Donat: Zbl. Path. **87**, 99 (1951). — Duval and Burrowes: Brit. Med. J. **1948**, No 4563, 1180. Ref. Ber. allg. u. spez. Path. **4**, 116 (1949).
Garsche: Erg. inn. Med., N. F. **1**, 139 (1949). — Gerchow: Herz- und Gefäßmißbildungen und plötzlicher Tod. Verh. Dtsch. Ges. gerichtl. u. soz. Med., Berlin 1951. Erscheint in Dtsch. Z. gerichtl. Med.
Hammar: Vjschr. gerichtl. Med., 3. F. **37**, 24 (1909). — Holle: Z. inn. Med. **2**, 502 (1947). Klein: Pro Medico **18**, 224 (1949). Lugo: Arch. „De Vecchi" Firenze **9**, 1193 (1947). Ref. Ber. allg. u. spez. Path. **4**, 215 (1949).
Martinez: Bol. Soc. Biol. Conception (Chile) **22**, 29 (1947). Ref. Ber. allg. u. spez. Path. **2**, 453 (1949). — Masshoff: Plötzlicher natürlicher Tod bei Säuglingen und Kleinkind. In Ponsolds Lehrbuch der gerichtlichen Medizin, S. 328. Stuttgart 1950. — Mehn and Hirsch: Amer. J. Path. **23**, 125 (1947). Ref. Zbl. Path. **85**, 441 (1949). — Meyer, B.: Vjschr. gerichtl. Med. **60**, 79 (1920). — Mink: Med. Klin. **1950**, 395. — Müller-Hess u. Wiethold: Jk. ärztl. Fortbildg **19**, H. 9, 10 (1928).
Roche: J. Méd. Lyon **1950**, Nr. 721, 81. — Roessle u. Roulet: Maß und Zahl in der Pathologie, S. 83, Tab. 39. Berlin u. Wien 1932.
Schettler: Zbl. Path. **84**, 322 (1948). — Schleyer: Med. Klin. **1951**, 166.— Schmidt, H.: Zbl. Path. **86**, 125 (1950). — Schönberg, S.: In Dettling, Schönberg u. Schwarz, Lehrbuch der gerichtlichen Medizin, S. 74. Basel 1951. — Simmermacher: Über die interstitielle plasmacelluläre Pneumonie (interalveoläre Plasmazellenpneumonie) der frühgeborenen und lebensschwachen Säuglinge, zugleich ein Beitrag zur Kenntnis der plötzlichen Todesfälle aus natürlicher Ursache. Med. Diss. München 1942. Ref. Dtsch. Z. gerichtl. Med. **36**, 433 (1942). — Spengler: Plötzlicher Tod infolge Organmißbildung beim Neugeborenen und Säuglingen und seine forensische Bedeutung. Med. Diss. Halle 1943. Ref. Dtsch. Z. gerichtl. Med. **38**, 257 (1943). — Stein: Die gerichtsmedizinische Beurteilung der interstitiellen lymphocytären Entzündung der Säuglings- und Kleinkindslunge. Med. Diss. Heidelberg 1950. — Stingl: Österr. Z. Kinderheilk. **2**, 300 (1949). Ref. Ber. allg. u. spez. Path. **7**, 233 (1950).
Thélin: Schweiz. med. Wschr. **1942** I, 309. Ref. Dtsch. Z. gerichtl. Med. **37**, 50 (1943). Vesterda-Jørgensen: Ugeskr. Laeg. (dän.) **1939**. Ref. Dtsch. Z. gerichtl. Med. **33**, 405 (1940).
Weyrich: Dtsch. Z. gerichtl. Med. **22**, 116 (1933). — Windorfer: Med. Welt **1939**, 1253.

Besondere Umstände.

Pilati: Zachia **4**, 282 (1940). Ref. Dtsch. Z. gerichtl. Med. **34**, 132 (1940).
Schrader: Dtsch. Z. gerichtl. Med. **18**, 223 (1932).
Wildhagen: Dtsch. Z. gerichtl. Med. **39**, 463 (1948/49).

f) Selbstmord, Selbstverletzungen und Selbstbeschädigungen.

1. Selbstmord.

Fast bei jeder Untersuchung muß sich der Gerichtsmediziner darüber auslassen, ob der Tod oder die zu beurteilende Verletzung durch einen Unglücksfall geschehen ist oder ob es sich um eine Tötung oder um eine Beibringung der Verletzung von fremder Hand oder um einen Selbstmord bzw. um eine Selbstverletzung handelt. Gerade mit Selbstmorden hat er praktisch recht viel zu tun. Unter diesen Umständen erscheint es erforderlich, auf das Selbstmordproblem im allgemeinen näher einzugehen.

Schon im Schrifttum des Altertums wird es erörtert. Greither berichtet uns über antike Literaturstellen, nach denen es bei asiatischen Volksstämmen als richtig und wünschenswert galt, daß sich alte, arbeitsunfähige Personen das Leben nahmen, um den anderen Angehörigen des Stammes nicht mehr zur Last zu fallen. Häufig erwähnt wird im Schrifttum die Selbstmordepidemie der Mädchen der Stadt Milet, die erst aufhörte, als man anordnete, daß die Leichen unbekleidet unter entehrenden Umständen beerdigt wurden (Plutarch,

zit. nach GREITHER). Griechische Philosophen betonten das moralische Recht zum Selbstmorde. In der römischen Kaiserzeit war der Selbstmord ein beliebtes Mittel, um von der
Familie eine Konfiszierung des Eigentums abzuwenden. Der starke Einfluß der Kirche
im Mittelalter, die den Selbstmord verdammt und im allgemeinen dem Selbstmörder das
kirchliche Begräbnis verweigert, drängte den Selbstmord wieder zurück. Aus der Zeit des
Beginns der Aufklärung sind Fälle berichtet worden, in denen Personen, die des Lebens
überdrüssig waren, eine mit dem Tode zu bestrafende Handlung begingen, um durch Hinrichtung dem Leben entfliehen zu können. In Betracht kamen im Sinne jener Selbstmörder
natürlich nur Delikte, auf die eine schnelle und schmerzlose Tötung stand, z. B. die Hinrichtung mit dem Schwert. Im Dänischen Recht, im allgemeinen Preußischen Landrecht,
auch in dem von Maria Theresia gegebenen Österreichischen Strafrecht hielt man es für
angebracht, Bestimmungen einzufügen, nach denen in derartigen Fällen die Todesstrafe
nicht vollstreckt, sondern in lebenslängliche Freiheitsberaubung unter erschwerenden Umständen umgewandelt wurde, z. B. mit Anketten und periodischen Züchtigungen. Die
zunehmende Aufklärung emanzipierte die Bürger mehr oder weniger von dem Einfluß der
Kirche, die Selbstmorde nahmen allmählich zu und wer sich in den folgenden Jahrzehnten
durchaus das Leben nehmen wollte, der zog die Selbsttötung dem Umwege der Tötung
eines anderen, um selbst zu sterben, vor (V. WEBER). Der Selbstmord ist im letzten Jahrhundert mehr und mehr angestiegen, das Schrifttum über das Selbstmordproblem ist unübersehbar. Es ist immer wieder vom theologischen, soziologischen, rechtlichen und medizinischen Standpunkt aus behandelt worden.

Selbstverständlich ist namentlich in der psychiatrischen Literatur der Zusammenhang zwischen Selbstmord und *Geisteskrankheit* eingehend erörtert
worden. Auch haben Stimmen nicht gefehlt, die schon aus der Tatsache des
Selbstmordes ein sicheres Symptom für eine geistige Störung ablesen wollten.
Diese Auffassung hat sich nicht durchgesetzt. Es entspricht allgemeiner Lebenserfahrung, daß auch der geistig vollkommen Gesunde nicht allzu selten seinem
Leben ein Ende macht. Die amtliche Motivstatistik, die von der Kriminalpolizei
auf Grund von Ermittlungen von Polizeibeamten aufgestellt wird, kommt zu
dem Ergebnis, daß in ungefähr 50% der Selbstmordfälle als Ursache Schwermut
und Nervenleiden anzusehen ist (SITKA). Doch muß man sich hier vor Augen
halten, daß das Motiv hier durch einen Kriminalbeamten ermittelt wird, der
schnell arbeiten muß und der das Motiv nur durch flüchtiges Lesen etwaiger
Abschiedsbriefe und Befragen der Angehörigen ermitteln kann. Die Angehörigen
aber werden vielfach dazu neigen, als Motiv eine geistige Störung anzugeben.
Eine exakte Unterscheidung zwischen Psychose und exogenen Depressionen
kann natürlich auf diese Weise nicht stattfinden. Sicherer sind Untersuchungen,
die in psychiatrischen Kliniken oder Heil- und Pflegeanstalten durchgeführt
werden. Das Verhältnis von geisteskranken Selbstmördern zu nichtgeistes-
kranken bei strenger Fassung des Psychosebegriffes betrug hier bei Männern
60:224, bei Frauen 112:327 (G. SCHMIDT). Doch entsprechen auch solche
Zahlenangaben sicherlich nicht realen Verhältnissen, denn es ist wahrscheinlich,
daß beim Material einer psychiatrischen Klinik sich mehr Geisteskranke befinden
als bei außerhalb von Kliniken gesammeltem Untersuchungsgut. Andere Berechnungen kommen zu einem viel geringeren Prozentsatz. Am wahrscheinlichsten
ist es, daß nur 10—20% aller Selbstmörder aus echter Psychose handeln (GRUHLE,
K. SCHNEIDER).

Eine Mitbeteiligung des *Alkoholismus* am Zustandekommen des Selbstmordes wird häufig in Erwägung gezogen. Die Alkoholintoxikation lockert die
Hemmungen und macht manchem den Entschluß leichter. Nicht selten beobachtet man bei der Untersuchung von Selbstmörderleichen einen positiven
Blutalkoholgehalt. Unter 100 Selbstmordfällen, die in der Frankfurter Psychiatrischen Klinik beobachtet wurden, kam 29mal dem Alkohol eine Bedeutung
zu (GRAUTE). Der Gedanke, daß Alkoholgenuß allein bei an sich psychisch
intakten Menschen zum Selbstmord führt, muß jedoch abgelehnt werden. Ist
nachgewiesenermaßen ein Selbstmord durch eine Psychose bedingt, etwa durch

psychotische Angst oder durch Sinnestäuschungen, so wird mitunter für diese Selbsttötung der Ausdruck *Pseudoselbstmord* gebraucht. Man müßte eigentlich diese Tötungsart in der Statistik absondern, doch wird dies noch nicht durchgeführt (MARCHAND). Selbstmorde von Geisteskranken zeichnen sich mitunter durch eine sonst unverständliche Grausamkeit aus, in anderen Fällen auch durch besondere Hartnäckigkeit.

In einem Falle unserer Beobachtung trug ein Schizophrener trockenes Reisig zusammen, legte sich in den Reisighaufen und zündete ihn an. Einige Zeit danach wurde er sterbend vorgefunden. Eine menstruierende depressive Frau, die sich schon früher oberflächliche Verletzungen mit einer Axt beigebracht hatte, versuchte, sich im Keller durch angestecktes Paraffin zu verbrennen, nachdem sie sich die Beine vorher umschnürt hatte (JENSEN). Ein schwachsinniger langjähriger Anstaltsinsasse sprang vorsätzlich in der Anstaltsküche, in dem Wunsche zu sterben, in den kochenden Wasserkessel (DONALIES). Ein schon lange Zeit deprimierter Alkoholiker brachte sich am Grabe seiner Frau 10 Stiche in den Hals bei, ging blutend fort und ertränkte sich (PROVENT und SIMONIN). Einem Schizophrenen gelang es, sich so das Leben zu nehmen, daß er dauernd seinen Schädel mit einem Stein von 250 g Gewicht bearbeitete. Er starb an Blutungen im Schädelinneren.

Nicht immer braucht die zum Selbstmord führende geistige Störung so intensiv zu sein, daß sie nach außen hin als Psychose erkennbar war. Der endogen leicht Depressive nimmt sich mitunter das Leben auf Grund der bestehenden Depression, unternimmt dies aber gern anläßlich eines äußeren Umstandes, der ihn tatsächlich nicht sonderlich beeindruckt hat.

So hatten wir einen Vorfall zu bearbeiten, bei dem eine Akademikerin sich durch Schlafmittelvergiftung das Leben nahm, als sie Gewißheit bekommen hatte, daß sie schwanger war. Bei eingehendem Studium der hinterlassenen Korrespondenz und bei Befragen von Bekannten stellte sich jedoch heraus, daß die eigentliche Ursache nicht die Schwangerschaft, sondern die auch von der Umgebung beobachtete endogene Depression war. Sie hatte schon früher Abschiedsbriefe an die Eltern und den Verlobten geschrieben, in denen sie mitteilte, daß ihr das Leben, aber auch ihre Berufstätigkeit zuwider seien. Sie schildert, wie schon lange sie mit dem Gedanken spielte (sie schreibt: „mit dem Gedanken kokettiere") aus dem Leben zu scheiden und daß sie bis jetzt im Gedanken an die Eltern daran gehindert worden sei. Irgendein äußerer Grund für die Lebensmüdigkeit war nicht zu erkennen. Die wirtschaftlichen Verhältnisse waren in Ordnung, im Dienst war nichts vorgefallen, das Verhältnis zum Verlobten war völlig intakt. Die nachher eintretende Schwangerschaft war nur ein geringfügiger Anlaß, den lange gehegten Selbstmordwunsch zu verwirklichen. Im endgültigen Abschiedsbrief an den Verlobten wird ausdrücklich betont, daß die Schwangerschaft nicht der alleinige Grund sei, sie wisse, daß er sie jederzeit heiraten würde. Es liegt auf der Hand, daß das Motiv dieser Tat bei oberflächlicher Beurteilung nicht in der latenten geistigen Störung, sondern in der Schwangerschaft gesehen werden würde. So erscheint dieser Selbstmord wahrscheinlich auch in der amtlichen Statistik.

Es hat nicht an Versuchen gefehlt, die Selbstmorde vom ·*psychologischen* Standpunkt aus einzuteilen. Auch von psychoanalytischer Seite hat man dies nach verschiedenen Gesichtspunkten versucht (gute Darstellung bei GREITHER). Allgemein durchgesetzt hat sich die auf KURT SCHNEIDER zurückgehende Einteilung, die einen Bilanzselbstmord oder Fluchtselbstmord, einen Kurzschlußselbstmord und einen theaterhaften Demonstrationsselbstmord unterscheidet (BROCKHAUS).

Ein *Bilanzselbstmord* würde vorliegen, wenn ein Mensch unverschuldet in eine Lage gerät, die ihm das Leben nicht mehr lebenswert erscheinen läßt, nachdem er lange Zeit versucht hat, sich mit dem neuen Zustand abzufinden und durch nüchternes Nachdenken die Bilanz gezogen hat.

So steht mir das Bild eines ehemaligen gutsituierten, arbeitsfrohen und erfolgreichen Gutsbesitzers aus Ostdeutschland vor Augen, dem es trotz langen Bemühens nach Verlassen der Heimat durch die Kriegsereignisse und nach Verlust jeglichen Eigentums nicht gelang, eine nur halbwegs zusagende Arbeit zu finden. Er nahm schließlich in reichlich vorgerückten Jahren eine Arbeitsstelle in einer Gärtnerei an, arbeitete hier auch fleißig, doch fiel es ihm auf die

Dauer nicht leicht, mit der Umgebung zurechtzukommen, mit der ihn geistig nichts verband. Nachdem er versucht hatte, sich 6 Monate mit seinem Los abzufinden und ein erneuter Versuch, etwas anderes zu finden, gescheitert war, zog er die Bilanz und nahm sich das Leben.

Beim *Fluchtselbstmord*, der nach der Ansicht der meisten mit dem Bilanzselbstmord identisch ist, den man aber nach unserer Auffassung vielfach von dieser Selbstmordform abtrennen kann, ist die Flucht aus dem Leben mehr durch eine selbstverschuldete Unannehmlichkeit bedingt, der der Betreffende entgehen will. Ein Kaufmann, der einen Betrug begangen hat und in Untersuchungshaft kommt, versucht erst mit Hilfe von Anwälten seine Lage zu ändern und nimmt sich schließlich im Gefängnis das Leben, nachdem dies nicht gelungen ist. Es mag hierzu bemerkt werden, daß der Einfluß der Haft auf die Selbstmordneigung wahrscheinlich kein sonderlich großer ist (EGGERT). Der Betreffende hätte sich wahrscheinlich auch das Leben genommen, wenn er nicht in Untersuchungshaft gekommen wäre.

Ein *Kurzschlußselbstmord* würde vorliegen, wenn ein Mensch nach Empfang einer schlechten Nachricht oder unter dem Eindruck eines Erlebnisses, das ihn vor eine schwierige Situation stellt, den Kopf verliert und seinem Leben ein Ende macht. Bei ruhigerer Überlegung oder bei Beratung durch einen guten Freund hätte er wahrscheinlich einen Ausweg aus dem Dilemma gewonnen. Solche Kurzschlußselbstmorde sollen bei Frauen häufiger sein als bei Männern, ebenso bei den subjektiv leichter zu beeindruckenden Jugendlichen.

Auch der *theatralisch* durchgeführte Demonstrativselbstmord ist affektbetont, doch ist hier die Selbstmordneigung keine sehr tiefgehende. Es ist dem Betreffenden innerlich recht, wenn er mit dem Leben davonkommt, mitunter will er tatsächlich nicht sterben. So sind Fälle nicht selten, in denen eine Ehefrau in der Hoffnung, die schwindende Liebe des Mannes erneut zu entfachen und bei ihm Mitleid zu erwecken, sich oberflächliche Schnitte in den Arm beibringt oder auch den Versuch macht, sich mit einem gänzlich ungeeigneten Strangwerkzeug aufzuhängen oder eine Weile den Gashahn aufmacht, so daß Gasgeruch bemerkbar ist. Bei dieser Selbstmordart werden wir daher besonders zahlreiche mißlungene Versuche antreffen. Mitunter führt ein derartiger Versuch natürlich auch zum Erfolg. Eine eindeutige Klassifizierung wird nicht immer möglich sein, Übergänge kommen vor. Nach den Untersuchungen von G. SCHMIDT betrug der Anteil an Kurzschlußselbstmorden 70%, an theaterhaften Selbstmorden etwa 12% (Material einer psychiatrischen Klinik).

Ein Zusammenhang zwischen Selbstmordneigung und den KRETSCHMERschen Körperbautypen besteht insofern, als bei den Selbstmördern der leptosome Typ dominiert, während er bei den Pyknikern sehr selten ist. Dies entspricht auch der diesen Körperbautypen zugeschriebenen Charaktereigenschaften (WEYRICH, EGGERT). Sicherlich besteht auch bei Frauen ein Zusammenhang zwischen der *Menstruation* und dem Selbstmord. Bei vielen Frauen fallen leichtere Verstimmungszustände mit der Menstruation zusammen, und der Entschluß zum Selbstmord wird in diesen Tagen eher gefaßt als sonst. Tatsächlich findet man bei der Obduktion von Selbstmörderinnen ziemlich häufig einen menstruierenden Uterus. Auch einen Zusammenhang zwischen Selbstmord und *Wetter* ist in der letzten Jahrzehnten Beachtung geschenkt worden. Die allgemeine Erfahrung aus Föhngegenden geht dahin, daß in diesen Zeiten die Selbstmorde häufiger werden, wie ja auch sonst in dieser Zeit die Kriminalität ansteigt (ODEWALD). Bei exakten Untersuchungen, die allerdings nicht in einer Föhngegend, sondern in Frankfurt a. M. angestellt worden sind, hat sich gezeigt, daß nur ein Zusammenhang zwischen Frontendurchzügen mit geringer Überlegenheit der Warmfronten

festzustellen war, während Luftdruck, Temperatur, Feuchtigkeit, Niederschlag, Sonnenschein und Mondtage keinen Einfluß auszuüben schienen
(THOLUCK).

Die Auswertung der amtlichen Statistiken der Kulturländer hat bezüglich
des Selbstmordes einige bemerkenswerte Gesetzmäßigkeiten ergeben, auf die
näher eingegangen werden soll. Die Höhe der *Selbstmordziffer* (Zahl der Selbstmorde auf 10000 oder 100000 oder 1 Million Einwohner) scheint im großen und
ganzen abhängig zu sein von der Zivilisation eines Gebietes und von seiner wirtschaftlichen Lage. Mit zunehmender Zivilisation pflegt die Selbstmordhäufigkeit
zu steigen, mit dem Niedergang eines Volkes pflegt sie eher zu fallen. Außerdem
spielt auch der Volkscharakter eine nicht zu unterschätzende Rolle. Länder mit
hoher Selbstmordfrequenz sind z. B. Deutschland (266 auf 1 Million Einwohner),
die Schweiz (251) und eigenartigerweise nach der Statistik der Jahre 1927—1931
auch die Baltischen Staaten Lettland und Estland. Auch Japan gehörte in
dieser Zeit zu den Ländern mit hoher Selbstmordfrequenz. Eine niedrigere
Selbstmordfrequenz bestand in Frankreich, Belgien, Schweden, Polen, Großbritannien usw. (zwischen 100 und 200). Eine geringe Selbstmordfrequenz wird
nach dem Stande von 1927—1931 verzeichnet in Italien, Rußland, Niederlande,
Norwegen und Spanien. Die niedrigste Selbstmordfrequenz (zwischen 10 und
20) besteht auf den Färöer-Inseln, Ägypten, Jamaika und San Salvador, als
frappanter Rassenunterschied ist in Amerika für Weiße eine Selbstmordfrequenz
von 165, für farbige Amerikaner 52 berechnet worden (ROESNER). Innerhalb
der deutschen Stämme ist für das Land Baden bei kritischer Würdigung des
vorhandenen Materials eine vermehrte Selbstmordneigung der schwerblütigen
Alemanen Südbadens und eine geringere Selbstmordneigung der leichtlebigeren
und mehr aufgeschlossenen Franken und Pfälzer Nordbadens ermittels worden
(REICHEL). Industrialisierung fördert die Selbstmordneigung. So beträgt die
Selbstmordziffer nach Untersuchungen von SITKA aus dem Jahre 1949 in den
Landkreisen Nordbadens 15—20 auf 10000. In den Stadtkreisen Heidelberg,
Mannheim und Karlsruhe liegt sie jedoch zwischen 20 und 30. Die *Katholiken*
nehmen sich entsprechend der strengen Auffassung der katholischen Kirche in
dieser Beziehung erheblich weniger häufig das Leben als die Evangelischen. Das
Verhältnis in Nordbaden betrug nach der Statistik der letzten Jahre 13:20.
Von allen diesen Faktoren ist auch die Höhe der Selbstmordziffer der Länder,
bzw. früheren Provinzen Preußens abhängig. Sie war verhältnismäßig niedrig
in Agrarbezirken wie Ostpreußen und Pommern (um 20 auf 100000), sie war
auffällig hoch in der Agrarprovinz Schleswig-Holstein (37—40), was man der
erhöhten Selbstmordneigung der nordischen Rasse zuschreibt. Sie war recht
hoch in den Großstädten Berlin und Hamburg (um 50), und sie war von jeher
auffällig hoch im Lande Sachsen (44), was man zum Teil der Industrialisierung,
zum Teil aber auch der den Sachsen in vermehrtem Maße eigenen Zivilisation
im Sinne einer vermehrten oberflächlichen Bildung zugeschrieben wird. Gerade
die oberflächliche Bildung soll die Selbstmordneigung fördern, doch steht ein
exakter statistischer Nachweis hierfür aus, er dürfte auch schwer zu erbringen
sein. Nach den Selbstmordkurven aller Staaten der nördlichen Halbkugel
besteht im *Frühjahr* und im *Sommer* erhöhte Selbstmordneigung. In Deutschland
liegt diese Zacke in den Monaten April bis Juni, meist im Mai. Diese Feststellung mag überraschen. MASARYK, der erste Präsident der tschechoslowakischen
Republik, der früher als Privatdozent in Wien eine Monographie über den Selbstmord veröffentlicht hat, führt in seinen psychologischen Betrachtungen diese
vermehrte Selbstmordneigung darauf zurück, daß der Lebensmüde gerade in
der schönen Frühlingszeit den Kontrast zwischen seiner eigenen inneren Öde

und den lebensfrohen anderen Menschen als besonders schmerzlich empfindet. Wenn diese Theorie richtig ist, so muß man ein umgekehrtes Verhalten auf der südlichen Erdhälfte erwarten. In Australien besteht tatsächlich im Dezember eine vermehrte Selbstmordneigung (Statistik aus den Jahren 1908—1910, zit. nach ROESNER). Innerhalb der *Wochentage* liegt zu Beginn der Woche, meist am Montag, ein Gipfel. Bei Berechnungen nach Monaten liegt der Gipfel meist in der Zeit des Monatswechsels. Es entspricht allgemeinen Erfahrungen, daß der Selbstmord während eines *Krieges* zurückgeht, und zwar bemerkenswerterweise auch in neutralen Ländern. Der Lebensmüde erwartet vom Kriege einschneidende Veränderungen und schiebt seine Absicht auf, oder er ist, wenn er Soldat ist, durch die einschneidende Veränderung seiner Lebensweise und durch die Kriegshandlungen abgelenkt. *Frauen* nehmen sich seltener das Leben als Männer, doch nimmt innerhalb der Selbstmordziffern der Anteil der Frauenselbstmorde zu, die Frau wird eben mit der fortschreitenden Zeit zunehmend vom Leben beansprucht. Frauen bevorzugen eher Selbstmordarten, zu deren Durchführung kein plötzlicher aktiver Entschluß gehört; sie vergiften sich häufiger als Männer, lassen sich häufiger überfahren und ertränken sich auch häufiger. Das *Erhängen* ist wenigstens in Deutschland bei beiden Geschlechtern die häufigste Todesart. Das *Erschießen* ist einleuchtenderweise bei den Männern häufiger als bei den Frauen. Bei

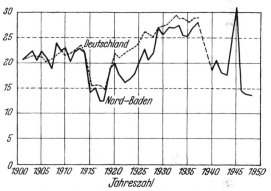

Abb. 54. Kurve der Selbstmordziffern in Nordbaden und Deutschland für die Jahre 1900—1948. (Nach B. MUELLER und SITKA.)

den mißlungenen Selbstmordversuchen überwiegt der weibliche Anteil, ebenso bei den jugendlichen Selbstmördern, die in der Zeit nach dem ersten Weltkrieg bedeutend zunahmen. Bezüglich des *Alters* liegt die Sache so, daß ein Gipfel in der Zeit zwischen 18 und 25 Jahren vorhanden ist. Es handelt sich hier um die Zeit des Abschlusses der Berufsausbildung, der Liebeserlebnisse und der Familiengründung. Ein weiterer Gipfel liegt in der Zeit zwischen dem 50. und 60. Lebensjahr, in dem ein Nachlassen der Arbeitskraft und der Elastizität und wirtschaftliche Schwierigkeiten einsetzen.

Die Selbstmordziffern haben in den letzten Jahrzehnten mit fortschreitender Zivilisation im ganzen zugenommen. Man rechnet auf Europa durchschnittlich 50000 Selbstmorde im Jahr, für Deutschland in früherer Ausdehnung etwa 18000. Zuverlässige statistische Angaben über das Verhalten des Selbstmordes in Deutschland unter dem Einfluß der eingreifenden Ereignisse des letzten Jahrzehntes in größerem Umfange liegen nicht vor. Für einen beschränkten Bezirk (Nordbaden) ist jedoch versucht worden, die einschlägigen Verhältnisse zu ermitteln (B. MUELLER und SITKA). Die nordbadische Selbstmordkurve (Abb. 54) stimmt im großen und ganzen mit der Selbstmordkurve von Deutschland überein. In den wirtschaftlich guten Verhältnissen der Wilhelminischen Vorkriegszeit lag die Selbstmordziffer zwischen 20 und 24 (berechnet auf 10000). Im Kriege 1914/18 setzte, wie überall, ein jähes Absinken ein. Nach Beendigung des ersten Weltkrieges steigt die Kurve wieder an, erreicht aber nicht ganz die Vorkriegswerte. Nachdem die Bevölkerung sich über den Verlust des Krieges und die daraus resultierenden ungünstigen Veränderungen beruhigt hatte, begann ein erheblicher Abfall, der bis zum Jahre 1922 anhielt. Offenbar im Zusammenhang mit der Inflation und mit den sich auch nach der Inflation auswirkenden einschneidenden Geldverlusten setzte bis zum Jahre 1926 ein erneuter Anstieg ein. Das Einströmen des amerikanischen Geldes und die dadurch hervorgerufene Scheinblüte bewirkte dann wieder einen Rückgang der Selbstmordziffer bis auf das Niveau der Vorkriegszeit. Mit den danach einsetzenden wirtschaftlichen Schwierigkeiten und der beängstigenden Zunahme der Erwerbslosigkeit stieg auch die Selbstmordziffer auf den Höchststand um die Zahl 29. Nach Übernahme der Regierungsgewalt durch die Nationalsozialisten ist bis zum Jahre 1935 eine geringe Abnahme des Selbstmordes erkennbar; die wirtschaftlichen Verhältnisse besserten sich zunächst, die Deutschen hofften auf bessere Zeiten, viele Erwerbslose wurden wieder in den Arbeitsprozeß eingereiht; doch hielt diese Tendenz nicht lange an. Vom Jahre 1935 ab steigt die Selbstmordziffer wieder an und klettert bis zu dem Höchstwert von 28. Wir haben seinerzeit von Heidelberg aus versucht (nicht veröffentlicht), die Gründe hierfür zu ermitteln. Wir gewannen damals den Eindruck, daß sich damals vielfach Menschen das Leben nahmen, die vor einiger Zeit wieder Arbeit bekommen hatten. Die Verhältnisse lagen so, daß die meisten Erwerbslosen etwas Land hatten, so daß es ihnen leichter war, mit der dürftigen Unterstützung auszukommen. Wenn sie nun im reduzierten Körperzustand wieder ziemlich schwer arbeiten mußten (es handelte sich meistens um Schipparbeiten) und dabei vielfach noch aus dem Kreise ihrer Familie und den sonstigen gewohnten Verhältnissen herausgerissen wurden, so bedeutete das für manche eine derartig ungünstige Abänderung ihrer bisherigen

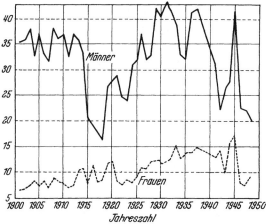

Abb. 55. Kurve der Selbstmordziffern der Jahre 1900—1948 in Nordbaden, nach Geschlechtern getrennt. (Nach B. MUELLER und SITKA.)

Gewohnheiten, daß sie dem Leben ein Ende machten. Für die Jahre 1937—1940 konnten wir zuverlässige Angaben nicht erhalten. Aus den Unterlagen für 1940 ergibt sich, daß die Selbstmordneigung ebenso, wie im ersten Weltkrieg auch im zweiten Weltkrieg zurückgegangen war, aber lange nicht so weit, wie im ersten Weltkrieg; sie steigt nach Abklingen der ersten Kampfhandlungen, in der Zeit des Wartens bis zu Beginn des Rußlandfeldzuges im Jahre 1941 wieder an, um dann bis zur Wende des Rußlandkrieges in Stalingrad wieder abzusinken. Dann beginnt ein progressives Ansteigen in einer steilen Zacke bis zum Jahre 1945, in dem der Wert 29 erreicht wird. Dem Verlust des Krieges folgten in Deutschland weitgehende Eingriffe in die wirtschaftlichen Verhältnisse (ausgedehnte Flüchtlingsbewegung,

soziale Umschichtungen, tiefgreifende politische Maßnahmen). Nach Abreagieren dieser Verhältnisse sank die Selbstmordziffer bis zum Wert 15, um dann weiterhin bis zum Jahre 1948 fast bis zum Werte 14 herunterzugehen. Diese Werte liegen weit unter dem Niveau der wirtschaftlichen Blütezeit Deutschlands vor dem ersten Weltkriege. Wir haben uns auch bemüht, den Einfluß der *Währungsreform* auf den Selbstmord zu erkunden, mußten uns hier allerdings auf das Ergebnis der polizeilichen Ermittlungen stützen. Im Monat der Währungsreform im Juni 1948 wurden 16,3% der Selbstmorde in Württemberg-Baden auf die Einflüsse der Währungsreform zurückgeführt. Im Juli waren es nur 5%, im August 4%, im September 2%, im Oktober wird kein einziger derartiger Fall mehr registriert. Im Verhältnis der Selbstmorde zwischen Einheimischen und Flüchtlingen war im Jahre 1946 noch ein Unterschied zu Ungunsten der Flüchtlinge statistisch zu ermitteln. Ab 1947 ist ein Unterschied in der Selbstmordneigung nach unseren Berechnungen nicht mehr zu erkennen, obwohl die soziale Lage der Flüchtlinge im Durchschnitt der der Einheimischen noch erheblich nachsteht. Ein Zunehmen der *Jugendselbstmorde* in der Nachkriegszeit war in Württemberg-Baden gleichfalls nicht zu erkennen. Wenn man sich Gedanken darüber macht, worauf dies überraschend günstige Ergebnis in der Selbstmordneigung trotz der sehr ungünstigen Zeitverhältnisse zurückzuführen ist, so erscheint es mir am wahrscheinlichsten, daß das Deutsche Volk durch die zahlreichen, immer wieder wechselnden und immer mehr sich ungünstig auswirkenden Ereignisse des letzten Jahrzehntes widrigen Verhältnissen gegenüber so tolerant geworden ist, daß es sich ziemlich elastisch in die veränderten Verhältnisse einfügt. Wie sich allerdings in Zukunft die Selbstmordneigung entwickeln wird, sofern es zu wirtschaftlichen Depressionen und einer erheblichen Zunahme der Erwerbslosigkeit kommen sollte, bleibt abzuwarten. Teilt man die in Abb. 54 dargestellte Selbstmordkurve Nordbadens nach *Geschlechtern* auf (Abb. 55), so wird die Zunahme des Anteils der Frauenselbstmorde deutlich. Im letzten Jahre 1948 zeigt sich nach dem jähen Abfall zwischen 1945 und 1946 wieder eine Zunahme mäßigen Grades. Sehr bemerkenswert ist, daß sich bei den Frauen in den Kriegsjahren 1914—1918 ein deutlicher Rückgang nicht bemerkbar macht, im zweiten Weltkriege zeigt sich nur ein mäßiger Rückgang im Jahre 1943, dies war die

Zeit, in der ein Zeichen des sog. „totalen Krieges" die Frauen im großen Umfange in den Kriegsdienst in irgendeiner Form eingegliedert wurden.

In der Zeit nach der Währungsreform ist die Selbstmordziffer wieder angestiegen; wirtschaftliche Schwierigkeiten und eine immerhin nicht geringe Erwerbslosigkeit, das langsame, aber stetige Ansteigen der Preise und die damit zusammenhängende Verschlechterung der Lebenshaltung mögen die Ursache dafür sein. In Hamburg betrug die Erhöhung der Selbstmordziffer im Jahre 1949 rund 50%. In Mannheim gab es nach 1948 einen ruckartigen Anstieg von 15 auf 30,5 je 100000 Einwohner. Ein weiteres Ansteigen erfolgte allerdings sehr langsam. Berechnet auf das Gebiet der Bundesrepublik ist die Selbstmordziffer seit 1948 allerdings nur von 15 auf 20 je 100000 angestiegen (HAUSMANN).

In *Frankreich* führten beide Weltkriege zu einer Abnahme der Selbstmorde; der Rückgang hielt im Anschluß an den zweiten Weltkrieg auch noch für das Jahr 1946 an (DÉROBERT und Mitarbeiter).

Bezüglich des *Alters* zeigt sich bei Männern ein angedeuteter Gipfel um das 30. Lebensjahr, also für eine Zeit, in der der Mann im allgemeinen mit seiner Berufsausbildung zum Abschluß gekommen ist und ein Familienleben begonnen hat. Ein zweiter Gipfel setzt mit dem 55. Lebensjahre ein; hier machen sich die ersten Alterserscheinungen bemerkbar, die Arbeitsleistung läßt nach, es können wirtschaftliche Schwierigkeiten auftreten. Jenseits des 65. Lebensjahres sinkt die Selbstmordhäufigkeit. Bei Frauen liegen die Verhältnisse etwas anders. Um das 20. Lebensjahr zeigt sich ein deutlicher Gipfel. Dieses Alter stellt für die Frau bezüglich des Liebeslebens eine gewisse Krise dar. Der nächste Gipfel tritt um das 35. Lebensjahr herum auf. Hier hat sich im allgemeinen entschieden,

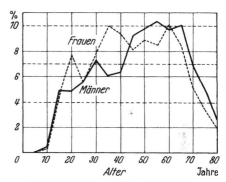

Abb. 56. Selbstmordziffern in Nordbaden, getrennt nach Geschlechtern in verschiedenen Lebensaltern. (Nach B. MUELLER und SITKA.)

ob die Frau zu einem Familienleben kommt, oder ob sie im Beruf aufgehen muß. Die Menopause der Frau zeichnet sich bei unserem nordbadischen Material nicht besonders ab (Abb. 56).

Die *Arten* des Selbstmordes sind für die Zeit vor dem zweiten Weltkriege, für die Kriegszeit und für die Zeit danach für Nordbaden nach Geschlechtern getrennt in Abb. 57 dargestellt. Bei den Männern wird die Zahl der Selbstmordfälle durch Erhängen in der Kriegszeit geringer, während der Selbstmord durch Erschießen aus naheliegenden Gründen ansteigt. Nach dem Kriege nimmt die Zahl der Erhängungsfälle wieder zu, während die Selbstmorde durch Erschießen infolge des Waffenverbotes sehr gering geworden sind. Bei dem Frauenanteil ergibt sich deutlich, daß das Vergiften und Ertrinken hier eine größere Rolle spielt. Im Jahre 1936 hielten sich die Selbstmordfälle durch Erhängen und Ertränken fast die Waage. In der Kriegszeit nahm bei Frauen die Leuchtgasvergiftung stark zu; in der Nachkriegszeit ging sie wieder zurück, während die Vergiftungen, insbesondere durch Schlafmittel, zunahmen; wegen der Lockerung der staatlichen Aufsicht in der Nachkriegszeit waren diese Mittel verhältnismäßig leicht ohne ärztliches Rezept zu haben. Als ausgefallene Selbstmordart ist neuerdings in einem Falle das Verschlucken eines Seegrasbolus durch einen geistesgesunden Häftling bekanntgeworden; es kam zum Reflextod (v. MARCHTALER).

Der Einfluß des *Berufes* zeigt sich am deutlichsten bei Ärzten und anderen Angehörigen der Gesundheitssparte. Hier ist das Vergiften mit Arzneimitteln häufiger. Bei unseren früheren Untersuchungen in Gesamtbaden (BEICHEL) fiel eine Häufung der Selbstmordfälle durch Cyankali in Pforzheim auf, einer Stadt, in der infolge der ausgedehnten Schmuckindustrie das zum Vergolden benutzte Cyankali leichter zu haben war. Es liegt auf der Hand, daß der Soldat und der Polizeibeamte sich häufiger das Leben durch Erschießen nehmen werden, als andere Berufszweige. Bei Jägern und Förstern soll eine gewisse Neigung zu erkennen sein, zum Selbstmord Jagdwaffen, und zwar auch Schrotgewehre, zu benutzen. Eine Ärztin öffnete sich nach meiner Beobachtung die A. radialis nicht im Querschnitt, wie es sonst üblich ist, sondern unter sorgfältiger Präparation im Längsschnitt. Ein Anatom,

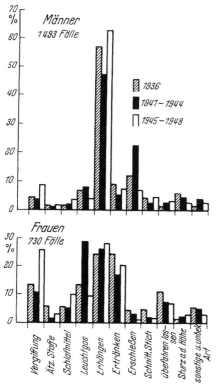

Abb. 57. Selbstmordarten in Nordbaden, getrennt nach Geschlechtern in verschiedenen Zeiten. (Nach B. MUELLER und SITKA.)

der geisteskrank geworden war und deshalb in der Klinik interniert werden mußte, nahm sich so das Leben, daß er sich mit einer Glasscherbe die V. jugularis aufschnitt. Er starb an einer Luftembolie. *Chronisch Kranke* benutzen mitunter als Selbstmordmittel ein ihnen zur Verfügung stehendes Medikament; so werden nicht selten ärztlich verschriebene Schlafmittel aufgesammelt bis die zur Verfügung stehende Menge überschlägig ausreicht. Ein Diabetiker führte bei sich in suicidaler Absicht durch Injektion von 400 Einh. Altinsulin einen hypoglykämischen Zustand herbei, dem er erlag [GÜLZOW: Z. klin. Med. **148**, 479 (1951)].

In *rechtlicher* und *kriminalistischer* Beziehung sei noch auf folgende Gesichtspunkte eingegangen: In Deutschland und in den meisten anderen Staaten Europas (nicht in England) ist der Selbstmord nicht strafbar, also auch nicht der Selbstmordversuch und die Anstiftung zum Selbstmord. Erfolgt aber diese Anstiftung unter Ausnutzung besonderer Verhältnisse, etwa durch hypnotische oder auch nur unzulässig suggestive Beeinflussung zu ethisch anfechtbaren Zwecken, so läßt sich juristisch durch geeignete strafrechtliche Konstruktionen eine Bestrafung der Tat erreichen.

Jene jetzt seltenen Selbstmordarten, die in der Einleitung dieses Abschnittes erwähnt wurden, bei denen ein Mord begangen wird, um für sich selbst die Todesstrafe zu erreichen, werden im Schrifttum auch als *indirekte* Selbstmorde bezeichnet. In neuerer Zeit (1942) ist noch ein Fall bekannt geworden, in dem ein gefühlskalter, unsteter jüngerer Mann anscheinend aus Lebensüberdruß und Haß gegen die gesamte Umwelt seine Wirtin bei einem ganz geringfügigen Anlaß umbrachte, um selbst sein Leben los zu werden (WARSTADT); er wurde auch hingerichtet. Ein weiterer indirekter Selbstmord wurde 1948 aus Paris bekannt; ein Geisteskranker beging einen Mord, um nachher hingerichtet zu werden (LERICH). Hier handelt es sich um einen Übergang zu dem Begriff des *erweiterten* Selbstmordes. Er liegt vor, wenn ein Mensch mit dem Leben abgeschlossen hat, in dieser Stimmung alle Menschen beneidet und haßt, die sich am Leben freuen, der bei der Ausführung der Tat zufällig von einem anderen Menschen, den er gar nicht kennt, gestört wird, diesen tötet und sich dann selbst das Leben nimmt. Um eine andere Art des *erweiterten* Selbstmordes handelt es sich, wenn ein *Familienvater* aus dem Leben scheidet und verhindern will, daß seine Familie ohne Schutz und Hilfe in Not zurückbleibt, zuerst den Familienmitgliedern das Leben nimmt (sei es mit, sei es ohne Zustimmung) und dann selbst aus dem Leben scheidet. Geschieht dies ohne Zustimmung der Familie, so spricht man vielfach auch von *Familienmord*. So tötete eine geisteskranke Mutter ihre Kinder durch Schüsse, zündete die mit Benzin übergossenen Leichen an und nahm sich dann selbst durch Erschießen das Leben (MERKEL). Liegt die Zustimmung der Familienmitglieder vor, so spricht man von *Familienselbstmord*. Es kommt mitunter vor, daß dem Familienvater, nachdem er seine Familie getötet hat, der Selbstmord mißlingt und daß er später wegen vorsätzlicher Tötung vor Gericht gestellt wird. Für das Strafmaß wird es dann wichtig sein (und hier ist das Urteil des Arztes maßgebend), ob der Selbstmordversuch nach der Beschaffenheit der Wunden wirklich ernst gemeint war, oder ob es sich hier etwa nur um eine theatralische Demonstration gehandelt hat. Bezüglich der Frage der Zurechnungsfähigkeit in Fällen, in denen der Selbstmordversuch ernst gemeint war, wird man von Fall zu Fall entscheiden müssen; die Anwendung des § 51, Abs. 2 StGB. kommt durchaus in Frage (ELSÄSSER;) unter besonderen Umständen wird auch von einigen die Anwendung des § 51 Abs. 1 StGB. diskutiert (DONALIES).

Dem Selbstmord nahe steht die Tötung auf *ausdrückliches Verlangen*, die im Strafrecht der meisten Staaten milder bestraft wird. Der Arzt wird im Einzelfall ermitteln müssen, ob die Sachdarstellung desjenigen, der die Tat ausgeführt hat, mit dem objektiven Befund übereinstimmt. Er wird insbesondere darauf achten müssen, ob etwaige Abwehrverletzungen nicht doch auf die Unrichtigkeit der Darstellung des Tötenden hinweisen. Als Tötungsarten sind in dieser Hinsicht bekannt geworden Erschießen, Erstechen, Vergiftung durch CO, Eröffnung der Speichenschlagader von fremder Hand, einmal sogar Ertränken auf ausdrücklichen Wunsch des kranken Kindes, das mit seiner Mutter durch Hineinspringen ins Wasser in den Tod gehen wollte, wobei aber die Mutter gerettet wurde (PONSOLD).

Ein *kombinierter* Selbstmord liegt vor, wenn der Selbstmörder, um sicher zu gehen, mehrere Todesarten nebeneinander wählt. Ein solcher Selbstmord würde z. B. vorliegen, wenn ein Lebensmüder sich auf einen über dem Wasser hängenden Baumast setzt, sich eine Schlinge um den Hals legt, sie am Ast befestigt und sich dann erschießt. Geht der Schuß fehl, so erleidet er wahrscheinlich den Erhängungstod. Sollte das Strangwerkzeug reißen, so ertrinkt er. Manchmal will es in solchen Fällen der Zufall, daß trotz dieser umsichtigen Vorbereitungen der Selbstmord dennoch mißlingt. Ziemlich häufig beobachtet man Kombinationen zwischen Tod durch Gasvergiftung und Vergiftung mit Schlafmitteln oder auch Gasvergiftung oder Schlafmittelvergiftung in Kombination mit Aufschneiden der Speichenschlagadern. Es kommt auch vor, daß der Selbstmörder zunächst die Absicht hat, sich zu vergiften, und daß er dann unter dem Eindruck der quälenden Vergiftungserscheinungen eine weitere sichere Selbstmordart vornimmt. So vergiftete sich ein 28jähriger junger Mann zunächst mit Salzsäure und brachte sich einige Zeit später 3 Stichverletzungen mit einer Schere bei, die für ihn erreichbar war. Von diesen 3 Stichverletzungen perforierte nur eine die Herzwand (SCHNITZLER; ältere Literatur hierüber s. G. STRASSMANN).

Mitunter wird auch der Selbstmord verschleiert. Man spricht dann von einem *dissimulierten* Selbstmord. Der Lebensmüde, der sich vergiftet hat, negiert auf dem Krankenlager die Einnahme von Gift und sieht zu, wie sich die Ärzte wegen der merkwürdigen Krankheitserscheinungen den Kopf zerbrechen. Ein anderer Lebensmüder stürzt sich durch Öffnen der Tür aus dem fahrenden Zuge in der Meinung, daß man einen Unfall annehmen wird. Ein Jäger bringt sich auf einem Jagdausflug einen Schuß bei in der Hoffnung, daß man späterhin einen Jagdunfall annehmen werde. Es kommt aber auch vor, daß der Selbstmord durch *aktive Maßnahmen* verschleiert wird.

So ist mir ein Fall bekannt, bei dem ein Kraftfahrer beim Erschießen ein Kalikoheftchen zwischen Schußwaffe und Kopfhaut hielt, um die Nahschußzeichen abzufiltrieren. Er hatte noch versucht, das Heft in einen in der Nähe gelegenen Fluß zu werfen. Dies war ihm jedoch nicht mehr gelungen. Andere geben sich die tödlichen Schußverletzungen in abnorme Stellen, z. B. den Hinterkopf oder in den Rücken (DONALIES u. a.). In raffinierter Weise ist wiederholt (eigene Beobachtung und LATTES) ein Selbstmord so verschleiert worden, daß ein Täter sich auf einer Brücke erschoß, nachdem er an der Waffe mit einer längeren Schnur einen schweren Gegenstand befestigt und diesen Gegenstand über das Brückengeländer gehängt hatte. Nach Abgabe des Schusses wurde die Waffe durch den Gegenstand über das Geländer in den Fluß gezogen. Auf diese Weise mußte Verdacht auf Mord entstehen. Das Vorhandensein von Nahschußzeichen erweckte jedoch den Verdacht auf einen verschleierten Selbstmord. Nachsuchen in dem flachen Flußbett förderte die mit einem Stein verbundene Waffe zutage. Eine besonders raffinierte Verschleierung des Selbstmordes ist aus Italien bekannt geworden (LATTES). Der Verstorbene hatte einen Halsschnitt, der zum Tode geführt hatte; ein Knebel befand sich im Mund. Das blutige Messer lag neben ihm. Er kam noch lebend auf den Operationstisch und murmelte vor der Narkose „4 Bösewichter". In seinem Anzug wurde ein Zettel mit der Inschrift vorgefunden „Mit Hilfe von 3 Genossen habe ich ihn getötet. Ich bitte um Verzeihung für mich und meine Genossen." Die Untersuchung des Halsschnittes selbst ergab keine eindeutige Entscheidung. Probierschnitte fehlten. Aber auch Abwehrverletzungen waren nicht vorhanden. An den Kleidern fehlten Knöpfe. Anscheinend sollten dadurch Kampfspuren vorgetäuscht werden. Bei genauerem Zusehen stellte sich aber heraus, daß die Knöpfe nicht abgerissen, sondern abgeschnitten waren. Es fiel weiter auf, daß das Blut einige Zeit nach der Verletzung nach unten zu gelaufen war, wie sich insbesondere an den Blutstraßen des Hemdes feststellen ließ. War dem Verstorbenen aber nach Knebelung von fremder Hand der Hals durchgeschnitten worden, so war es wahrscheinlicher, daß dies im Liegen geschehen war. Dies ließ sich aber durch den Verlauf der Blutstraßen ausschließen. Schließlich wurde noch festgestellt, daß der Betreffende den Knebel sich selbsttätig in den Mund geschoben haben konnte, so daß man nach Ermittlungen von 9 Monaten Dauer einen raffiniert vorbereiteten verschleierten Selbstmord feststellen mußte. Über einen weiteren als Mord getarnten Selbstmord berichtete BISCHOFF (1948).

Die Motive für die Verschleierung des Selbstmordes sind verschiedene. Sie können zunächst harmloser Art sein. Der Selbstmörder möchte der Familie die mit dem Selbstmord verbundenen Unannehmlichkeiten ersparen. Er möchte sich vielleicht auch ein kirchliches Begräbnis sichern. Unter diesen Umständen kommt es vor, daß die Angehörigen den von ihnen erkannten Selbstmord verschleiern.

Vor kürzerer Zeit wurde mir mitgeteilt, daß eine bereits auf den Friedhof zur Beerdigung gebrachte Leiche eine Strangfurche aufweise. Die von mir durchgeführte Untersuchung bestätigte dies. Die in meiner Gegenwart vernommene Ehefrau erklärte eine Zeitlang weinend und hartnäckig, daß ihr Mann wirklich an Herzschlag verstorben sei. Zwei Ärzte hätten dies bestätigt. Als man im Müllkasten des Hauses das Strangwerkzeug vorfand, gestand sie schließlich, sie habe ihren Mann aufgehängt im Flur vorgefunden. Ein Selbstmordmotiv war dadurch gegeben, daß er wegen Unregelmäßigkeiten aus seiner Dienststelle entlassen war und nun fürchtete, keine Arbeit mehr zu erhalten. Die genaue Untersuchung des Tatortes und der Leiche ergab keinerlei Anhaltspunkte für eine Tötung von fremder Hand. Die Ehefrau berichtete, sie habe den Selbstmord deshalb verschleiert, weil der Sohn die Höhere Schule besuchte und die Todesart des Vaters nicht erfahren sollte. Sie habe den Toten abgeschnitten, das Strangwerkzeug beseitigt, den Verstorbenen mit Hilfe einer Nachbarin auf einem Bett aufgebahrt und den Arzt gerufen. Als dieser nicht erschien, habe sie einen zweiten Arzt gerufen und beide Ärzte hatten, obwohl der Hals der Leiche nicht bedeckt war, die allerdings noch frische und daher nicht bräunlich verfärbte Strangmarke übersehen und einen Tod infolge Herzschlag bescheinigt. In einem anderen Falle hatte sich die Großmutter einer Familie in Abwesenheit der Familienmitglieder durch einen Halsschnitt das Leben genommen. Es waren deutliche Probierschnitte nachzuweisen. Den zurückkehrenden Angehörigen säuberten die Leiche, beseitigten die Blutspuren, überklebten die Schnittverletzung nit Leukoplast und holten den Arzt. Der Arzt ließ sich überreden, auf dem Totenschein einen plötzlichen Herztod zu bescheinigen. Als Nebenbefund erwähnte er auf dem Totenschein einen mit Heftpflaster verklebten Furunkel. Er hatte sich durch Lüften des Pflasters nicht überzeugt, ob es sich wirklich um einen Furunkel handelte und auf diese Weise den Halsschnitt übersehen.

Für das Rechtsleben viel schwerwiegender ist es, wenn der Selbstmord verschleiert wird, um die Angehörigen in den Besitz einer *Versicherungssumme* (Versicherungsbetrug) zu setzen. Vielfach liegt die Sache so, daß der Betreffende vor kurzer Zeit bei mehreren Versicherungen sich gegen Unfall versicherte und bald danach einen tödlichen Unfall erlitt. Die weiteren Ermittlungen ergeben mitunter, daß die Vermögensverhältnisse zerrüttet waren. Die Versicherungsgesellschaften verweigern meist die Bezahlung der Versicherungssumme, lassen sich von den Angehörigen verklagen und warten ab, ob den Angehörigen der ihnen zufallende Beweis gelingt, daß es sich hier um einen Unfall und nicht um einen Selbstmord handelt. Die Entscheidung kann für den Arzt recht schwierig sein, wenn ein Eisenbahnunfall, ein Jagdunfall oder ein Autounfall in geschickter Form vorgetäuscht wurde. Besonders wichtig ist in solchen Fällen, daß zur Sicherung von Beweisspuren eine *Sektion* stattfindet. Nicht immer wird in solchen Fällen die Staatsanwaltschaft eine gerichtliche Leichenöffnung ohne weiteres veranlassen, denn wenn nur ein Unfall durch eine Unvorsichtigkeit oder ein Selbstmord in Frage kommt, so scheidet eine strafbare Handlung aus, und die Staatsanwaltschaft hat eigentlich kein Interesse mehr an der Klärung der Todesursache. Doch habe ich es gerade in Süddeutschland ziemlich häufig erlebt, daß die Staatsanwaltschaft trotzdem auch bei derartig gelagerten Fällen eine gerichtliche Sektion veranlaßt, um das Beweismaterial für spätere etwaige Zivilprozesse zu sichern. Läßt sich in solchen Fällen die Staatsanwaltschaft auf eine gerichtliche Sektion unter dem Hinweis darauf, daß eine strafbare Handlung nicht in Frage kommt, nicht ein, so wird die private Versicherung ohne weiteres die Kosten für die Leichenöffnung übernehmen und genau so die Berufsgenossenschaft, wenn ein *Betriebsunfall* in Frage kommt. Die Kostenfrage ist im praktischen Leben eine wichtige Angelegenheit, und der Arzt oder Gerichtsarzt, der in einem solchen Falle hinzugezogen wird, wird gut tun, sich nicht nur auf die Forderung zu beschränken, daß eine Sektion vorgenommen wird. Es ist vielmehr besser, wenn er gleichzeitig Vorschläge macht, wie die Kosten für die Leichenöffnung am besten aufgebracht werden (Kasuistik neuerer Zeit s. NIPPE und PIETRUSKY).

In seltenen Fällen wird auch die Frage aufgeworfen, inwieweit ein Selbstmord Folge eines *Betriebsunfalles* sein kann. Das Reichsversicherungsamt erkennt einen Selbstmord nur dann als Unfallfolge an, wenn er in einem Zustand der Zurechnungsunfähigkeit begangen wurde und diese ihrerseits eine Unfallfolge darstellt (Entscheidung vom 30. 5. 33, zit. nach DEMME). Es müßte jemand durch einen Betriebsunfall geisteskrank werden und sich infolge dieser Geisteskrankheit das Leben nehmen. Vielleicht kommt derartiges nach schweren Hirnverletzungen in Frage oder auch bei einer traumatischen, durch einen Betriebsunfall erworbenen Epilepsie, ferner bei einer als Folge einer Verletzung im Betriebe entstandenen septischen Urämie (LIEBEGOTT). Differente Auffassungen im einzelnen bei Grenzfällen werden nicht vermeidbar sein (v. KEYSERLINGK).

Die *Lebensversicherungen* pflegen bei Selbstmord die Versicherungssumme nur nach einer Karenzzeit auszuzahlen. Nimmt der Betreffende sich eher das Leben, so erfolgt die Zahlung der Versicherungssumme nach den Versicherungsbedingungen im allgemeinen nur, wenn die Tat im Zustand krankhafter Störung der Geistestätigkeit begangen wurde. Nach einheitlicher Auffassung wird man an die Feststellung dieser Geistesstörung strenge Gesichtspunkte anlegen, und das Vorliegen von Zuständen verlangen müssen, die bei strafbaren Handlungen die

Anwendung des § 51, Abs. 1 StGB. bedingen würden (KAEWEL). Diese Bedingungen sind aber bei einem Psychopathen, der sich das Leben nimmt, unseres Erachtens *nicht* gegeben, doch gibt es auch weniger strenge Auffassungen (MORGENTHALER).

Auch im *Versorgungswesen* hat man sich gelegentlich mit der Frage des Zusammenhanges von Kriegsdienstbeschädigungen mit Selbstmorden beschäftigt. Eine Feststellung der WDB. ist nur dann möglich, wenn „sich infolge der im Kriegsdienst eigentümlichen Verhältnisse ein derartiger Gemütszustand entwickelt hat, daß hierdurch die natürlichen Hemmungsvorstellungen gegen die Selbsttötung zurückgedrängt worden sind (Entscheidung des Reichsversorgungsgerichts vom 13. 4. 20, zit. nach DEMME). Der Selbstmord eines Psychopathen wird aber niemals als Kriegsfolge aufgefaßt werden können, auch sonst wird man mit derartigen Schlußfolgerungen sehr zurückhaltend sein müssen, hat doch WEILER während des zweiten Weltkrieges festgestellt, daß die Neigung von Kriegsbeschädigten zum Selbstmord prozentual nicht größer ist als bei anderen Menschen auch. Doch könnte man die Annahme eines Kausalzusammenhanges zwischen Selbstmord und den Eigenheiten des Wehrdienstes dann diskutieren, wenn er im Anschluß an eine ungerechtfertigte Ehrenkränkung durch einen ungerechten und schlechten Vorgesetzten erfolgt. Derartiges wird aber überschläglich nur selten der Fall sein (BRONISCH, mündliche Ausführungen vor Studenten). Dem Selbstmörder wird gewöhnlich von der *Kirche* ein kirchliches Begräbnis verweigert. Es wird aber gewährt, wenn die Tat unter dem Einfluß einer geistigen Störung durchgeführt worden ist. In solchen Fällen wird mitunter der Arzt um Stellungnahme zur Vorlage beim Pfarramt gebeten. Ob er in solchen Fällen bis zu einem gewissen Grade entgegenkommen soll, ist eine Gewissensfrage, die er allein entscheidet. Die Mehrheit der Ärzte (auch ich neige dieser Auffassung zu) ist der Ansicht, daß man bei ärztlichen Zeugnissen für *diesen* Zweck den Begriff geistige Störung milder auslegen und auch exogene Depressionen oder psychopathische Störungen berücksichtigen darf. Voraussetzung ist aber, daß in diesem Zeugnis ausdrücklich erwähnt wird, daß es zur Vorlage bei der Kirchenbehörde ausgestellt wird (s. auch SCHNYDER).

2. Selbstverletzungen und Selbstbeschädigungen.

Selbstverletzungen und Selbstbeschädigungen sind nicht selten. Sie können verschiedene Motive haben. Wir beobachten sie zunächst recht häufig bei *Gefangenen.* So wurden im Gefängnis Berlin-Moabit innerhalb dreier Jahre 766 Fälle von Selbstbeschädigungen beobachtet (SCHLEGEL). Der Gefangene verfolgt dabei häufig den Zweck, aus der Haft herauszukommen, in der Hoffnung, auf dem Transport zum Krankenhaus entfliehen zu können. In anderen Fällen genügt es ihm, wenn er es eine Weile in der Lazarettabteilung des Gefängnisses etwas besser hat und wenn er einmal eine andere Umgebung sieht, als immer die gleiche Zelle. Es kommt auch vor, daß Gefangene sich ohne einen bestimmten Zweck beschädigen, um sich wichtig zu machen, oder auch als *Trotzreaktion* gegen ihre Umgebung. Ein anderes Motiv für eine Selbstbeschädigung, das von besonderem kriminalistischen Interesse ist, liegt darin, daß der Täter das Bestreben hat, eine von ihm begangene strafbare Handlung dadurch zu *verschleiern,* daß er sich selbst eine Verletzung beibringt und sich auf diese Weise als Opfer der angeblich durch einen anderen durchgeführten strafbaren Handlung hinstellt.

So haben wir es einmal erlebt, daß ein Kassenbeamter sich am offenen Geldschrank anschoß und nachher behauptete, unbekannte Täter hätten ihn überfallen, ihn durch Anschießen wehrlos gemacht, ihm den Kassenschlüssel abgenommen, den Geldschrank eröffnet und beraubt. Die Feststellung der Nahschußzeichen brachte die Wahrheit ans Licht. In einem anderen Falle erschlug ein Wanderbursche seinen Kameraden, beraubte ihn, brachte sich selbst einen Messerstich bei und meldete dann die angeblich von einem anderen durchgeführte Tat der Polizei mit dem Hinzufügen, daß er selbst überfallen und bei dem Überfall durch einen Messerstich verletzt worden sei. Der Umstand, daß der Erschlagene nur Verletzungen durch stumpfe Gewalt, aber keine Messerstiche aufwies, veranlaßte die Polizei seine Mitteilung mit Mißtrauen entgegenzunehmen und eine Untersuchung einzuleiten.

Wie es einen Selbstmord aus dem Wunsche heraus gibt, eine Versicherungsgesellschaft zu *betrügen* und wenigstens die Familie in den Genuß der Versicherungssumme zu bringen, kommt auch eine Selbstbeschädigung zu dem gleichen Zweck vor, nur mit dem Unterschied, daß der Täter sich selbst in den Besitz der Versicherungssumme setzen will. Besonderes Aufsehen hat ein Vorfall erregt, bei dem es einem derartigen Täter gelungen war, sich mit einem Zimmermannsbeil den Unterschenkel abzuhacken in der Hoffnung, nachher von der Versicherungssumme ein bequemes Leben zu haben. Häufiger sind natürlich harmlosere Verletzungen oder auch Erzeugen von Krankheiten in der Hoffnung, sich eine kleine Rente zu sichern oder auch nur verlängerten Krankenhausaufenthalt zu erreichen. Nicht ganz selten sind auch Selbstbeschädigungen aus reinem *Geltungstrieb*. Es gibt Patienten, denen nicht wohl ist, wenn sich nicht ein Arzt um sie bemüht, und die es besonders freut, wenn sie der Gegenstand einer eingehenden ärztlichen Untersuchung sind. Weiterhin sind gelegentlich Selbstbeschädigungen aus *sexuellen* Motiven, vielfach auf masochistischer Grundlage, beobachtet worden. Auch *Psychosen* führen ebenso, wie zu Selbstmorden, mitunter zu recht grausamen und sonst psychologisch nicht recht erklärbaren Beschädigungen (Verstümmelung der Genitalien, Beibringung zahlreicher tiefer Schnitte an allen möglichen Körperteilen; eingehende Kasuistik s. Handbuch von MAYR).

Auch unter dem Einfluß des *Militärdienstes* spielen Selbstbeschädigungen eine gewisse Rolle. Sie werden durchgeführt, um dem Militärdienst zu entgehen oder um vorzeitig vom Militärdienst freizukommen oder um besonders unbeliebte, unbequeme oder gefährliche militärische Betätigungen zu vermeiden. Derartige Beschädigungen sind nach den Gesetzen der meisten Staaten, soweit sie eine bewaffnete Macht halten, strafbar. Der Anreiz zu solchen Selbstbeschädigungen ist naturgemäß in besonders hohem Maße im Kriege gegeben. Sie wurden beobachtet bei Musterungen in der Hoffnung, für dienstunfähig erklärt zu werden, ferner bei Soldaten, die garnisonsdienstfähig waren und daraufhin nachuntersucht wurden, ob sie nicht ins Feld geschickt werden könnten. Sie kamen vor bei Lazarettinsassen, um eine Verlängerung des Lazarettaufenthaltes zu erreichen. Besonders schwerwiegend waren Selbstbeschädigungen oder Selbstverletzungen bei der Feldtruppe, weil als Strafmaß im Regelfalle die Todesstrafe vorgesehen war. Eine Beurteilung derartiger Vorfälle belastete den untersuchungsführenden Richter und das erkennende Kriegsgericht mit einer ganz besonderen Verantwortung, und ich möchte aus meiner, in dieser Beziehung ziemlich ausgedehnten Erfahrung sagen, daß wenigstens die Kriegsgerichte des Feldheeres sich des Maßes ihrer Verantwortung, soweit ich es beobachten konnte, bewußt waren und in dieser Beziehung den Grundsatz in dubio pro reo streng innehielten. Im Gegensatz zu den Verhältnissen in der Heimat und in der Etappe nahm die Fronttruppe in den meisten Fällen gefühlsmäßig gegen den Beschuldigten Stellung. Es war für den Frontsoldaten ärgerlich, wenn ein einzelner durch derartige Maßnahmen dem nun einmal über die Gesamtheit der Soldaten dieses Truppenteils verhängten Geschick der schweren Gefahr des Kampfes entfliehen wollte, während sie selbst zurückbleiben mußten.

Auf Grund eigener Erfahrungen haben wir versucht, die sog. Selbstverstümmler des Feldheeres, so gut es ging, nach 3 Kategorien einzuordnen. Bei den einen reifte der Entschluß zur Selbstverstümmelung langsam, sie bereiteten ihre Tat in Ruhe vor und bemühten sich durch sorgfältige Überlegung, die Tat so durchzuführen, daß nach menschlichem Ermessen eine Aufdeckung vermieden wurde. Sie leugneten sie fast immer hartnäckig, machten immer wieder Einwände und beriefen sich darauf (dies war allerdings ihr gutes Recht), daß ihnen ihre Einwände widerlegt werden müßten. Wenn man die Verhältnisse beim Selbstmord zugrunde legt, so würde es sich hier um eine Selbstverstümmelung auf Grund einer sorgfältig aufgestellten *Bilanz* handeln. Bei der anderen Gruppe von Selbstverstümmlern entstand der Entschluß zur Tat plötzlich, nachdem sie vorher mit dem Gedanken gespielt hatten, etwa im Anschluß an eine schlechte Nachricht aus der Heimat oder im Anschluß an einen vielleicht ungerechtfertigten Tadel eines Vorgesetzten. Trotzreaktionen mögen mitgespielt haben. Besonders charakteristisch für die Verhältnisse bei der Fronttruppe war die Selbstverstümmelung jener Soldaten, die zwar immer den guten Willen hatten, in dem nun einmal notwendigen Kampfe ihren Mann zu stehen, die vielleicht sogar einen gewissen Ehrgeiz hatten, sich auszuzeichnen und von Orden und schneller Beförderung träumten. Aus der Ersatztruppe unerwartet an die Ostfront geworfen, ernüchterten sie sehr schnell, wenn sie schon zu Beginn 1 oder 2 Nächte in einem Schneeloch verbringen mußten und danach unausgeruht in den Kampf geworfen wurden. Das Granatwerferfeuer schüchterte sie ein, Kameraden fielen, andere wurden verwundet; sie sahen mit Neid, wie sie nach hinten in Sicherheit und Wärme gebracht wurden. Der plötzliche Wunsch tauchte auf, man könne es ebenso gut haben. Der Gedanke an die Eltern, vielleicht auch an die in der Heimat zurückgelassene Freundin tauchte auf, der Soldat griff zum Gewehr und brachte sich, ohne besondere Vorbereitung und ohne das Bestreben, etwas zu verbergen, einen Nahschuß in die Hand, in den Arm oder in ein Bein bei. Bei Vorhalt der verdächtigen Befunde erfolgte früher oder später meist ein Geständnis. Ich kann aus meinen Erfahrungen auch berichten, daß die Urteile der Kriegsgerichte in solchen Fällen auf psychologische Gesichtspunkte Rücksicht nahmen; besonders geschah dies bei der Begnadigungspraxis der zuständigen Oberbefehlshaber, die sich auf ihre Armeerichter und auch auf die Sachverständigen stützten. Wenn jemals die Todesstrafe vollstreckt wurde, so geschah es, soweit es mir möglich war, die Sachlage zu überblicken, nur bei denen, die die Tat nach langer Vorbereitung in raffinierter Form durchgeführt hatten. Bis zu einem gewissen Grade betrüblich im Sinne der Gerechtigkeit war allerdings, daß gerade diese Selbstverstümmelungen vielfach nicht so geklärt wurden, daß eine Verurteilung verantwortet werden konnte, während gerade jene Soldaten, die in den ersten Gefechten die Nerven verloren und sich anschossen und infolge ihrer Ehrlichkeit auch zum Geständnis neigten, leicht überführt wurden. Ich habe es aber nicht erlebt, daß das Urteil in diesen Fällen vollstreckt wurde. Sie wurden immer zur Bewährung begnadigt, und zwar wurde diese Bewährung nicht etwa bei den sog. Bataillonen z. b. V. durchgeführt, die unter besonders schwierigen Umständen eingesetzt wurden, sondern nach meinen Erfahrungen vielfach bei der eigenen Truppe. Nachprüfungen haben ergeben, daß sie sich in den meisten Fällen nachher ausgezeichnet führten, so daß die Strafe zunächst erlassen und dann gelöscht werden konnte. Die Selbstverstümmelungen an der Front kamen auch bei völlig ruhiger Kampflage vor. Sie wurden häufiger bei lebhaften Kampfhandlungen begangen; sie hörten aber bei eiligen Rückzügen an der Ostfront schlagartig auf. Zur Charakterisierung der Sachverständigentätigkeit beim Feldheere sei noch erwähnt, daß der Verdacht einer Selbstverstümmelung nach meinen Erfahrungen in 80% der Fälle ungerechtfertigt ausgesprochen wurde, so daß diese Soldaten durch den Gerichtsmediziner sofort entlastet und rehabilitiert werden konnten. Nur in etwa 20% der Fälle war der Verdacht ein so schwerwiegender, daß eine kriegsgerichtliche Untersuchung eingeleitet werden mußte. Diese Zahlen beziehen sich aber, wie schon erwähnt, nur auf die Fronttruppe, bei der ja erfahrungsgemäß Entschlüsse und Maßnahmen immer etwas schnell durchgeführt werden müssen. In der Etappe gab es lange nicht so viele ungerechtfertigte Beschuldigungen.

Über die Arten der Beschädigungen im einzelnen wird bei der Besprechung der jeweiligen Verletzungsarten berichtet werden. Ich möchte hier nur kurz über jene Beschädigungen referieren, die sich in die Kapitel über die Arten der Verletzungen nicht eingruppieren lassen. Es handelt sich hier insbesondere um die Herbeiführung und Vortäuschung von inneren Krankheiten und um die Hervorbringung einzelner chirurgischer und Hautleiden. Über die Herbeiführung von Schädigungen an Ohr, Auge und auf venerologischem und gynäkologischem Gebiet muß in der Fachliteratur oder in Spezialzusammenstellungen nachgelesen werden (MAYR).

Jedes größere Gefängnis verfügt über eine Sammlung von Gegenständen, die Gefangene *verschluckt* haben. Es handelt sich um Nägel, Schrauben, Sicherheitsnadeln, Schuhnägel, Stecknadeln, Kragenknöpfe, Reißzwecken, Druckknöpfe, Glasscherben, Gabelzinken, Löffel- und Gabelstiele. Bei einer Magenoperation wurden aus dem Magen eines einzelnen Häftlings 210 Fremdkörper entfernt. Es ist erstaunlich, was diese Häftlinge, die mitunter hysterische Züge aufweisen, alles fertig bekommen. Die Gefängnisärzte pflegen bei der Meldung, ein Häftling behaupte, einen Fremdkörper verschluckt zu haben, nach Vornahme einer röntgenologischen Kontrolle möglichst konservativ vorzugehen, und solange dies vermieden werden kann, nicht gleich einen chirurgischen Eingriff herbeizuführen, denn dann tut man ja dem Häftling seinen Willen. Der Betreffende wird vielmehr beobachtet und auf Breidiät gesetzt. In vielen Fällen geht der Fremdkörper per vias naturales ab. Sowie sich allerdings Beschwerden einstellen oder sich womöglich örtliche Symptome geltend machen, gehen selbstverständlich ärztliche Gesichtspunkte den disziplinären voran. Mit der Operation wird dann nicht mehr gezögert werden dürfen, auch auf die Gefahr hin, daß der Häftling vor oder nach der Operation entweicht, sofern sie außerhalb der Anstalt vorgenommen werden muß. Auf chirurgischem Gebiet ist die künstliche Hervorrufung von *Leistenbrüchen* beobachtet worden, indem ein Werkzeug (in einem Falle war es ein Handschuhspanner) in den Leistenkanal eingeführt wurde. Das Fehlen eines übereinstimmenden Verhältnisses der Größe des künstlichen Bruches zur Weite des Leistenkanals, entzündliche Veränderungen an der Einmündung des Bruchkanals gelten als Anhaltspunkte für die künstliche Beibringung (BÜRKLE DE LA CHAMP und GROSS, s. MAYR). Künstliche *Mastdarmprolapse* sind dadurch hervorgerufen worden, daß Schwämme oder mit Erbsen gefüllte Säckchen, die mit einer Schnur armiert waren, in den Mastdarm eingeführt wurden. Nach Aufquellen der Erbsen, bzw. der Schwämme wird so lange an der Schnur gezogen und dazu gepreßt, bis der Mastdarm vorfällt. Wir haben dies einmal bei einem Soldaten beobachtet. Blutunterlaufungen unter der prolabierten Schleimhaut erregten Verdacht auf diese Entstehungsart. Der Soldat legte ein Geständnis ab, von einer kriegsgerichtlichen Verfolgung wurde jedoch abgesehen. Die Dermatologen haben über künstliche *Tripperinfektionen* von Kranken zu Kranken berichtet, auch ist gelegentlich die Vortäuschung einer Gonorrhoe durch Injektion einer reizenden Substanz in die Harnröhre beobachtet worden. Eine zur Verurteilung ausreichende Überführung habe ich selbst jedoch nicht erlebt. Ödeme von Gliedmaßen sind gelegentlich durch Abbinden vorgetäuscht worden. Das Vorhandensein von Resten der Abschnürungsfurche klärte die Angelegenheit auf. In anderen Fällen sind Ödeme der Hand durch ständiges Beklopfen, z. B. mit einem Sandsack hervorgerufen worden (REISCHAUER, s. auch S. 307). Auf internistischem Gebiet ist *Ikterus* gelegentlich durch Einnahme von hohen Dosen Atebrin und mitunter auch durch Zuführung von Pikrinsäure, Rivanol, Santonin oder auch Trypaflavin vorgetäuscht worden. Safrandämpfe färben gleichfalls die Haut gelb. Auch das Inhalieren des Rauches von Zigarren, die mit einer derartigen Lösung imprägniert waren, hat zu Ikterus geführt. Wiederholte Pinselungen des Rachens mit Ätzmitteln kann zu Diphtherie-ähnlichen Belägen führen. Auch ist es nach einer von mir gemachten Erfahrung gelungen, durch Einnahme von frischen Lebensbaumspitzen enteritische Beschwerden zu verursachen. Nach einem aufgefundenen Brief hatte die Absicht bestanden, eine Einlieferung in das Lazarett wegen Verdacht auf Blinddarmentzündung zu erreichen. In einem weiteren Falle verschrieb ein Arzt einem Schulfreund Pervitin und Coffeinpulver mit Strychninzusatz mit der Weisung, er solle vor der Musterung 3—4 Coffeinpulver und 6—8 Pervitintabletten einnehmen und über schon lange bestehende *Herz-beschwerden* klagen. Ein *Hautemphysem* ist gelegentlich durch Einblasen von Luft in künstlich herbeigeführte Hautschnitte erzeugt worden. Erysipelähnliche *Hautveränderungen* und Phlegmonen wurden durch Auflegen von Reizpflastern, aber auch durch pflanzliche Mittel hervorgerufen (Blätter der Betunie, Wurzel von Helleborus). Um die Verdunstung zu verhüten wurden diese Pflanzen-bestandteile mit einer Schicht Speck oder einem entsprechenden Deckverband an der Haut appliziert (JUNGMICHEL). Hautveränderungen, die an Herpes zoster erinnern, können durch Nadelstiche und nachträgliches Auflegen von Brechwein-steinlösungen hervorgerufen werden. Daß *Blutungen* aus dem Magen oder aus der Lunge durch Stichelungen der Mundschleimhaut oder des Zahnfleisches vor-getäuscht wurden, ist häufiger ärztlich beobachtet worden. Daß Kranke das Heilen von *Wunden* durch mechanisches Reizen, durch Einlegen von Fremd-körper in die Verbände, durch Heranbringen von ätzenden Substanzen zu ver-zögern suchen, ist keine seltene ärztliche Erfahrung. Der Arzt pflegt sich durch Anlegung eines umfangreichen festen Verbandes gegen eine derartige Maßnahme zu schützen, falls er entsprechenden Verdacht geschöpft hat. In vereinzelten Gegenden Ostdeutschlands ist in diesem Kriege endemisch eine Selbstbeschädi-gung durch *Injektionen* von Petroleum oder Benzin unter die Haut oder eine Hervorrufung von ulcerösen Veränderungen durch *Ätzmittel* beobachtet worden (Näheres s. S. 578ff., 594 und 733). Wiederholtes Bestreichen der Finger oder Zehen mit konzentriertem Phenol führt zur sog. Carbolgangrän. Die Vortäuschung einer doppelseitigen *Parotitis* gelang einem Soldaten dadurch, daß er retrograd durch die Ohrspeichelgänge Luft in die Ohrspeicheldrüsen einblies (SEIBERT).

Bezüglich weiterer Einzelheiten, soweit sie in neuerer Zeit bekannt wurden, muß auf das Schrifttum verwiesen werden. Es liegen folgende Darstellungen vor: JUNGMICHEL „Vor-getäuschter Diabetes", MANU und Mitarbeiter „Schädigung durch Petroleum", PINGEL „Schlucken von Fremdkörpern", SCHÜPPERT „Injektion von Schmutzwasser unter die Haut", SEIBERT „Allgemeine Erfahrungen", GÖNNERT „Schädigung der Haut und der Scheiden-schleimhaut und Erzeugung von Blasen durch Cantharidenpflaster", KREUZHAGE „Ver-sicherungsbetrug im allgemeinen". Über die Möglichkeit einer Entlarvung vorgetäuschter Taubheit berichtete HERRMANN und über die Erkennung vorgetäuschter Anosmie LÖHNERT; auch von Menschen, die den Geruch verloren haben, wird auf Reizstoffe. z. B. Salmiakgeist, reagiert. Einen ausführlichen Überblick mit Literaturangaben bringt das schon von MAYR herausgegebene Handbuch der Artefakte (1937). Über die Literatur der gegenwärtigen Zeit gibt mehr vom klinischen und psychologischen Standpunkt aus eine Arbeit von DE BOOR Auskunft.

Zigaretten, in Jodtinktur getaucht und dann geraucht, sollen einen röntgenologischen Lungenbefund, ähnlich wie bei einer miliaren Streuung, verursachen.

Literatur.

BALLOTTA: Zacchia **1940**, 145. Ref. Dtsch. Z. gerichtl. Med. **34**, 154 (1941). — BEICHEL: Beitr. gerichtl. Med. **15**, 1 (1939). — BISCHOFF: Ann. Méd. lég. etc. **28**, 140 (1948). — BOOR, DE: Fortschr. Neur. **1949**, 483. — BRECH: Kriminalistik **4**, 42 (1950). — BROCKHAUS: Mschr. Kriminalpsychol. **13**, 290 (1922).

DABECK: Selbstmord durch Schläge auf den Kopf. Med. Diss. Köln 1933. Ref. Dtsch. Z. gerichtl. Med. **33**, 48 (1940). — DEMME: Der Selbstmord. Abschnitt im Handbuch, Das ärztliche Gutachten im Versicherungswesen. Herausgeg. von A. W. FISCHER u. MOLINEUS, Bd. II, S. 917. Leipzig 1939.—DÉROBERT et HADENGUE: Ann. Méd. lég. etc. **28**, 179 (1948).— DONALIES: Dtsch. Z. gerichtl. Med. **36**, 49 (1942). — Nervenarzt **1949**, 133.

EGGERT: Ein Beitrag zum Selbstmordproblem. Med. Diss. Hamburg, 1939. Ref. Dtsch. Z. gerichtl. Med. **34**, 52 (1941). — ELO: Dtsch. Z. gerichtl. Med. **17**, 348 (1931). — ELSÄS-SER, G.: Allg. Z. Psychiatr. **110**, 207 (1939). — GÖNNERT: Dtsch. Z. gerichtl. Med. **32**, 109 (1939/40). — GRAUTE: Allg. Z. Psychiatr. **111**, 47 (1939). — GREITHER: Selbstmord und Erziehung. Leipzig 1939. — GRUHLE: Nervenarzt **1940**, 337. — Selbstmord. Leipzig 1940. — Z. Altersforsch. **3**, 21 (1941).

HAFERKORN: Über Selbstmorde im Gebiet von Halle, 1937—1941. Med. Diss. Halle 1942. Ref. Dtsch. Z. gerichtl. Med. **37**, 50 (1943). — HANSEN: Dtsch. Mil.arzt **6**, 272 (1941). —

HAUSMANN: Die Statistik des Selbstmordes unter dem Einfluß der gegenwärtigen Verhältnisse. Med. Diss. Heidelberg 1951. — HERRMANN: Z. Hals- usw. Heilk. 48, 591 (1943.) Ref. Dtsch. Z. gerichtl. Med. 38, 61 (1943).

JENSEN: Nord. Kriminaltekn. Tidskr. 10, 94 (1940). Ref. Dtsch. Z. gerichtl. Med. 35, 69 (1942). — JOCHNUS: Mschr. Unfallheilk. 49, 311 (1942). — JUNGMICHEL: Münch. med. Wschr. 1934, 1809. — Stichwort: Selbstmord im allgemeinen. In Handwörterbuch der gerichtlichen Medizin, S. 688. Berlin 1940. — Handbuch der Artefakte, herausgeg. von MAYR, S. 377. Jena 1937.

KAEWEL: Mschr. Unfallheilk. 45, 137 (1938). — KEYSERLINGK, V.: Dtsch. Gesundheitswesen 1951, 797. — KISSING: Genitale Selbstverstümmlung unter Berücksichtigung eines besonders monströsen Falles. Med. Diss. Münster 1938. — KREUZHAGE, H.: Kriminalistik 1950, 71.

LANG: Kriminalistik 1951, 80. — LATTES: Arch. Kriminol. 106, 1 (1940). — LERICH: Rev. Int. Pol. crim. 3, 17 (1948). — LIEBEGOTT: Dtsch. Z. gerichtl. Med. 39, 351 (1948). — LÖHNER: Wien. klin. Wschr. 1938 II, 1018.

MANU u. RAMINCEANU: Rev. san. mil. (rum.) 38 (1939). Ref. Dtsch. Z. gerichtl. Med. 33, 47 (1940). — MARCHAN et AJURIAGUERRA: Presse méd. 1941 I, 407. — MARCHTALER, V.: Dtsch. Z. gerichtl. Med. 39, 487 (1949). — MASARYK, TH. G.: Der Selbstmord als soziale Massenerscheinung der modernen Zivilisation. Wien 1881. — MAYR: Handbuch der Artefakte. Jena 1937. — Med. Mschr. 3, 138 (1949). — MEIXNER: Beitr. gerichtl. Med. 3, 145 (1919). — MERKEL: Beitr. gerichtl. Med. 18, 41 (1949). — MORGENTHALER: Schweiz. med. Wschr. 1949, 865. — MUELLER, B. u. SITKA: Ärztl. Wschr. 1949, 663.

NIPPE: Arch. Kriminol. 101, 223 (1937).

ODEWALD: Kriminalistik 13, 135 (1939).

PERL: Arch. f. Psychiatr. 110, 253 (1939). — PIETRUSKY: Arch. Kriminol. 98, 193 (1936); 99, 21 (1936). — PINGEL: Dtsch. Gesundheitswesen 1950, 201. — PONSOLD: Beitr. gerichtl. Med. 15, 95 (1939). — PROVENT et SIMONIN: Ann. Méd. lég. etc. 20, 231 (1940).

REISCHAUER: Das sog. chronisch-traumatische Handödem. Hefte z. Unfallheilk. 1940 H. 30. — REUTER: Beitr. gerichtl. Med. 1, 192 (1911). — ROESNER: Handwörterbuch der Kriminologie, herausgeg. von ELSTER u. LINGEMANN, Bd. 2, S. 546. Berlin u. Leipzig 1936. — ROST: Bibliographie des Selbstmordes. Augsburg 1927.

SALAW: Kriminalistik 3, 97 (1949). — SCHMIDT, G.: Nervenarzt 11, 353 (1938). — Allg. Z. Psychiatr. 112, 32 (1939). — SCHNEIDER, FRANZ: Selbstmord als Folge eines Schädeltraumas. Med. Diss. Münster 1938. — SCHNEIDER, KURT: Dtsch. med. Wschr. 1933 II, 1389. — SCHNEIDER, R.: Über den Selbstmord. Baden-Baden 1947. — SCHNITZLER: Kombinierter Selbstmord. Med. Diss. München 1940. Ref. Dtsch. Z. gerichtl. Med. 35, 65 (1942). — SCHÜPPERT: Dtsch. Z. gerichtl. Med. 38, 244 (1944). — SCHNYDER, B.: Schweiz. med. Wschr. 1946, 393. — SCHWELLNUS: Mschr. Unfallheilk. 49, 193 (1942). — SEIBERT: Dtsch. Z. gerichtl. Med. 39, 529 (1948/49). — SIKORSKI: Selbstverstümmelung und Selbstverletzung durch Schuß. Med. Diss. Leipzig 1941. — SITKA: Ein Beitrag zur Selbstmordstatistik. Med. Diss. Heidelberg 1949. — STRASSMANN, G.: Lehrbuch der gerichtlichen Medizin, S. 223. Stuttgart 1936. — SYBERBERG: Über Selbstmordversuche Geisteskranker und Nichtgeisteskranker. Med. Diss. Köln 1940. Ref. Dtsch. Z. gerichtl. Med. 36, 42 (1942).

THOLUCK: Beitr. gerichtl. Med. 16, 121 (1942).

WARSTADT: Dtsch. Z. gerichtl. Med. 35, 196 (1942). — WEBER, V.: Mschr. Kriminalbiol. 1937, 161. — WEICHBRODT: Der Selbstmord. Basel 1937. — WEILER: Med. Mschr. 1, 27 (1947).

ZIEMKE: Arch. Kriminol. 75, 241 (1923).

Kein Verfasser: Brit. Med. J. 1947, 1004. Ref. Zbl. Psychiatr. 105, 383 (1949). — *Ohne Verfasser:* Dtsch. Gesundheitswesen 1949, 1215. — *Ohne Verfasser:* Un suicide extraordinaire. I. C. P. C. 1951, 68.

g) Vitale Reaktionen.

Beim Vorliegen von Verletzungen ist die Feststellung, ob sie vor oder nach dem Tode zustande gekommen sind, vielfach von ausschlaggebender Wichtigkeit für die Rekonstruktion des Tathergangs, auch ermöglichen die Befunde unter Umständen Zeitbestimmungen hinsichtlich der Frage der Priorität der Verletzungen. Da die einzelnen Anzeichen für vitales Entstehen nicht immer eindeutig sind, ist ein ausgedehntes Schrifttum über dieses Thema entstanden. Dieser Abschnitt wird im großen und ganzen jene Erscheinungen behandeln, die allgemeiner Natur sind und daher nicht bei den einzelnen Verletzungs- und Todesarten besprochen werden können. Vitale Reaktionen, die sich spezifisch auf einzelne Todesarten beziehen, sind bei den jeweiligen Abschnitten ausführlich abgehandelt worden.

Verletzungen, die vor dem Tode entstanden sind, pflegt man als *vitale* oder *prämortale* Verletzungen zu bezeichnen, Verletzungen, die nach dem Tode zustande kamen, als *postmortale*. Nun entstehen Verletzungen nicht selten auch ganz kurz vor dem Tode oder ganz kurz nach dem Tode. Da sich hier die Befunde mehr oder minder in ihrer Bedeutung verwischen, hat man für diese Läsionen das Wort *agonale* oder *intermediäre* Verletzungen eingeführt.

Als Zeichen für vitales Entstehen einer Verletzung gilt das Vorhandensein einer *Blutung*. Wir wissen, daß auch postmortal entstandene Wunden bluten können, und zwar besonders dann, wenn sie innerhalb der Hypostase liegen und daß auch ohne vorangegangene Verletzungen postmortal hier und da Blutungen entstehen können, z. B. in der Magenschleimhaut, innerhalb der Totenflecke, sogar unter der Pleura im Bereiche der Hypostase. Da vital ergossenes Blut gerinnt und die Gerinnungsfähigkeit bei Leichenblut im allgemeinen aufgehoben ist, hat man nicht zu Unrecht gefolgert, daß das Vorhandensein von geronnenem Blut in der Umgebung von Verletzungen die vitale Entstehung der Blutung beweist. Da aber auch das Leichenblut kurze Zeit nach dem Tode noch gerinnungsfähig bleibt, ist die Feststellung von geronnenem Blut in der Nähe einer Wunde kein ganz sicheres Zeichen mehr für das vitale Zustandekommen der Verletzung. Trotzdem ist das Vorhandensein fester Blutgerinnsel ein nicht unbeachtliches, wichtiges diagnostisches Merkmal geblieben; findet man in der Umgebung von Verletzungen ausgedehnte Extravasate geronnenen Blutes, so wird man besonders dann, wenn sie außerhalb der Hypostase liegen, diesen Befund sehr erheblich im Sinne einer vitalen Reaktion werten müssen. Es ist daher nach wie vor notwendig, bei gerichtsmedizinischen Untersuchungen von Leichen etwa vorhandene Verletzungen, insbesondere Hautabschürfungen einzuschneiden und sorgfältig auf das Vorhandensein von Blutungen abzusuchen. Nichtgeronnenes Blut läßt sich leicht herauswaschen, geronnenes nicht oder nur sehr schwer. Entstehen bei der Präparation der Halsorgane durch Anschneiden von kleinen Venen Blutungen, so läßt sich immer wieder feststellen, daß diese Blutungen leicht herauszuwaschen sind. Ist dies der Fall, so sind sie für die gerichtsmedizinische Diagnose im großen und ganzen belanglos. Man vermeidet das Auftreten derartiger störender Blutungen in der Halsmuskulatur in einem sehr erheblichen Umfang, wenn man, wie es WALCHER vorschlägt, in einschlägigen Fällen vor der Präparation der Halsorgane den Schädel eröffnet, das Gehirn herausnimmt und am besten noch durch Tieflagerung des Kopfes dafür sorgt, daß das Blut aus den großen Halsgefäßen vorher gut abfließen kann. Entfernt man bei Sektionen die Kopfschwarte, so treten hierbei infolge Durchschneidung der kleinen Venen postmortale Blutungen auf. Es ist daher wichtig, daß der Obduzent, wenn er nicht selbst die Kopfschwarte abzieht, sondern dies dem Sektionsgehilfen überläßt, sich dazustellt und beobachtet, ob *nach* dem Abziehen Blutungen zustande kommen. Es handelt sich dann um postmortal entstandene Blutungen. Sind aber die Blutungen sofort vorhanden, so spricht dies für vitales Entstehen. Im Zweifel kann auch hier der Versuch des Auswaschens der Blutung gute Dienste leisten. Man muß sich beim Auswaschen der Blutungen allerdings klar darüber sein, daß man durch diese Prozedur die spätere mikroskopische Untersuchung erschwert. Wir pflegen daher in einschlägigen Fällen, wenn Zweifel entstanden sind, eine Anzahl von Blutungen unausgewaschen zu lassen.

Aber auch die mikroskopische Untersuchung führt nicht immer zu einer eindeutigen Entscheidung. Es ist notwendig, auf das Vorhandensein von *Fibrinfasern* innerhalb der Blutung zu achten. Ist ein Fibringerüst vorhanden (besonders am Rande der Blutung kann man es beobachten), so spricht dies für vitales Entstehen, aber immer mit der Einschränkung, daß kurze Zeit nach dem Tode das Blut noch gerinnungsfähig bleibt, was PIÉDLIÈVRE auch an Tierversuchen bestätigt hat. Man kann also auch bei agonalen Blutungen und bei solchen, die ganz kurz nach dem Tode entstanden sind, noch Fibrin vorfinden. Es ist unter diesen Umständen wichtig, etwas Genaueres über die vitale Gerinnungsfähigkeit des Blutes zu ermitteln. Aus den Kriegserfahrungen von Aschoff wissen wir, daß man bei Frühsektionen innerhalb der ersten $1/_2$ Std das Blut noch flüssig vorfindet. Späterhin kann es postmortal gerinnen. Nach noch nicht veröffentlichten einschlägigen Untersuchungen von H. Klein, bei denen bei 15 Leichen innerhalb der ersten 6 Std nach dem Tode Blut entnommen wurde, erwies sich das Blut nur bis zu 2 Std nach dem Tode gerinnungsfähig. Das Material ist noch zu klein, als daß man diese Grenze als allgemeingültig festlegen kann. Walcher nahm schätzungsweise eine Grenze von 6 Std an. Finden wir somit Fibrin in einem Hämatom in der Nähe einer Wunde, so können wir mit vertretbarer Sicherheit zum mindesten sagen, daß diese Verletzung entweder vor dem Tode zustande kam oder höchstens etwa 6 Std nach dem Tode. Durch weitere systematische Untersuchungen dürfte es aber möglich sein, diese Grenze noch einzuengen. Je später das Blut postmortal gerinnt, desto geringer wird der Gehalt an Fibrinfäden. Man müßte versuchen, durch systematische Forschung nach dieser Richtung hin weiterzukommen. Da das Fibrin ziemlich lange der Einwirkung des Wassers widersteht, kommt auch bei Wasserleichen, wenn sie nicht allzusehr in Fäulnis übergegangen sind, noch eine Fibrindarstellung in Frage (Ballotta).

Bezüglich der färberischen Darstellung des Fibrins ist meist die Färbung nach Weigert benutzt worden. Sie ist technisch nicht ganz einfach und gelingt nicht immer, wenn sie nicht regelmäßig durchgeführt wird. Kontrolluntersuchungen an Blutungen, die einwandfrei während des Lebens entstanden sind, sind daher erforderlich. In kleinen Blutungen erkennt man praktisch ein Fibringerüst nicht immer. Kompliziert werden die Verhältnisse noch dadurch, daß auch die elastischen Fasern sich bei dieser Fibrinfärbung färben, allerdings schwärzlich und nicht blau (Kernbach und Mitarbeiter). Doch gibt es, wie die praktische Erfahrung lehrt, gewisse Übergänge. Als mehr spezifische Färbung wird das Neuviktoriablau empfohlen (Krauland). Nachprüfungen sind erforderlich. Sie wurden dadurch erschwert, daß die Beschaffung dieses Farbstoffs in Deutschland Schwierigkeiten machte.

Aber auch das Vorhandensein von *elastischen Fasern* im Hämatom hat eine gewisse diagnostische Bedeutung (Kernbach und Mitarbeiter). Entsteht eine Blutung während des Lebens, so werden die Bindegewebsfasern und mit ihnen die elastischen Fasern vom Blutstrom losgerissen und mitgeführt, man findet sie in unregelmäßiger Anordnung im Hämatom. Daß es sich hier um Bindegewebsfasern, bzw. elastische Fasern handelt, kann man mit Kontrollfärbungen (Bindegewebsfärbung nach van Giesson, spezifische Elasticafärbung) feststellen. Bei postmortalen Blutergüssen scheint man elastische Fasern nicht oder nicht so zahlreich zu beobachten. Doch sind diese Unterschiede, wie Nachprüfungen ergaben, so verschwommen und flüssig, daß eine Diagnose auf Grund dieser Erscheinungen nicht verantwortet werden kann (Bahlmann, Lande und Mitarbeiter, neuerdings Hilt).

Kann man jedoch eine *Reaktion* des Gewebes der Umgebung auf diese Blutung feststellen, so ist damit der Nachweis einer intravitalen Entstehung erbracht. Eine Leukocytenansammlung innerhalb des Hämatoms in mäßigen Graden ist aber noch keine vitale Reaktion, da es sich um Zufälle handeln kann. Immerhin enthält intravital ergossenes Blut meist mehr Leukocyten als postmortal ergossenes. Eine Leukocytenvermehrung für sich allein ist daher ein relativ unsicheres Anzeichen für eine vitale Reaktion. Das gleiche gilt auch für die seröse Exsudation. Anders liegt die Sache, wenn man in der Gegend von Verletzungsstellen herdförmige Leukocytenansammlungen vorfindet. Derartige Befunde können bei tödlichen Verletzungen schon $1/_2$ Std nach Eintritt der

Verletzung nachgewiesen werden (WALCHER). Doch wird man praktisch wohl mit etwas längeren Zeiten rechnen müssen. Das Fehlen von beginnenden Entzündungs- bzw. Reparationserscheinungen beweist aber im Einzelfall noch nicht, daß die Verletzung nicht einige Zeit vor dem Tode entstanden sein könnte. Eindeutig werden die Befunde, wenn man eine Phagocytose nachweisen kann. Doch sind derartige Befunde erst nach längerer Zeit zu erwarten, nach PANNING etwa nach 20 Std. Zu den Entzündungserscheinungen, die auf eine vitale Reaktion hindeuten könnten, gehört auch eine *Blasenbildung* der Haut, wie sie nicht nur bei Verbrennungen, sondern auch nach Einwirkung stumpfer Gewalt vorkommt (Genaueres hierüber, auch über Fehlerquellen, siehe die entsprechenden Abschnitte). Das Auftreten von *Hämosiderin* in der Umgebung von Hämatomen und in ihnen ist nach dem älteren Schrifttum (WALCHER) frühestens am 9. Tage, nach einer einwandfreien Beobachtung von HALLERMANN und ILLCHMANN-CHRIST sogar schon 3—4 Tage nach dem Tode beobachtet worden. Bei Blutungen im Gehirn, in dem allerdings andere Verhältnisse vorliegen können, sah G. STRASSMANN Hämosiderin frühestens am 6. Tage. Bei Tieren scheint es in Blutungen früher als beim Menschen aufzutreten, und zwar nach den gründlichen Studien von KRAUSE vom 2.—3. Tage an. Das eisenfreie *Hämatoidin*, das nach neuer Auffassung auch intracellulär gebildet wird (MUIR und NIVEN, RICH, G. STRASSMANN), kommt viel später zur Beobachtung, frühestens vom 11. Tage nach der Verletzung (WALCHER und G. STRASSMANN). Hämatoidin scheint aber nach geläufiger Auffassung in Blutergüssen auch postmortal zustande kommen zu können. Seziert man längere Zeit nach dem Tode, z. B. beim späten Auffinden der Leiche, so wäre die Feststellung von Hämatoidin in eine Blutung kein vitales Zeichen mehr.

Auch die Resorption von Blut aus der Brusthöhle oder aus der Bauchhöhle in die Lymphräume und das interstitielle Gewebe des *Zwerchfelles* wird im ganzen als Zeichen einer vitalen Reaktion aufgefaßt (WALCHER, MELZL). Sie dokumentiert sich makroskopisch als chagrinlederartige blaurote Zeichnung an der Zwerchfelloberfläche; sie kann schon 15 min nach der Blutung nachzuweisen sein, sie ist nach Tierexperimenten (Ratten), die am Heidelberger Institut vorgenommen wurden, bei Überlebenden bis zu 48 Std hindurch erkennbar (GEISSLER). Nachdem schon WALCHER über die Möglichkeit einer supravitalen Entstehung berichtet hatte, haben auch wir 2 Fälle beobachtet, die darauf hinweisen, daß für kurze Zeit nach dem Tode eine Resorption möglich ist (VOGEL, NEUDERT). Darauf ausgerichtete tierexperimentelle Untersuchungen bestätigten, daß kurze Zeit nach dem Tode eine Resorption von Blut in das Zwerchfell erfolgen kann. Bei Versuchen mit Tusche war eine postmortale Resorption sogar noch 12 Std nach dem Tode nachweisbar. Ob es sich hier wirklich noch um supravitale Vorgänge oder physikalische Wirkungen handelt, sei dahingestellt (NEUDERT). Unter den gegebenen Umständen wird man bei der Bewertung von Blutresorptionen ins Zwerchfell als sicheres Zeichen für vitale Reaktion zurückhaltend sein müssen.

Das Fehlen von Blutungen spricht nicht gegen vitales Entstehen einer Verletzung. Bei Zerreißungen von Muskeln durch stumpfe Gewalt findet man unter Umständen nicht an der Verletzungsstelle, sondern an den Ansatzstellen des Muskels die Blutung (WALCHER).

Die *Retraktion* des Bindegewebes und auch der Muskulatur ist gleichfalls daraufhin überprüft worden, ob sich hier Möglichkeiten der Feststellung einer vitalen Reaktion ergeben. Im großen und ganzen ist die Retraktion eines Gewebes beim Vorhandensein von vitalen Verletzungen größer als bei postmortalen Verletzungen. Doch gibt es hier wieder flüssige Übergänge. Bei Zerreißung des Oesophagus während des Lebens retrahiert sich seine glatte Muskulatur, so daß infolge Verkürzung in der Nähe der Trennungsstellen die Schleimhaut geringelt erscheint. Bei postmortalen Verletzungen ist dies nicht der Fall (WALCHER, MELZL). Vital durchrissene Muskulatur sondert nach Extraktion im Wasser viel Eiweiß ab, bei Zerreißung nach dem Tode wenig Eiweiß. Doch scheint dieses verschiedene Verhalten auch durch die Entstehung der Totenstarre beeinflußt zu werden. Auch die Fäulnis ist hier von Einfluß (ÖKRÖS), so daß vielleicht bei weiteren Nachprüfungen einwandfreie Ergebnisse nicht zu erzielen sein werden. Vital durchtrennte kollagene Bindegewebsfasern sollen bei Untersuchung im polarisierten Licht ihre doppelbrechende Eigenschaft verlieren und sich inaktiv verhalten. Bei postmortalen Verletzungen wechseln bei Untersuchungen im polarisierten Lichte dunkle und helle Stellen infolge Krümmung und Knickung der zerrissenen Fasern ab. Auch durchrissene Muskelfasern sollen sich bei Untersuchung im polarisierten Licht bei vitaler und postmortaler Durchreißung etwas anders verhalten. Doch scheinen hier die Unterschiede nicht eindeutig zu sein (ÖKRÖS). Nachprüfungen sind empfehlenswert. Systematisch ist auch das Verhalten der elastischen Fasern der Bauchhaut bei vitalen und postmortalen Verletzungen studiert worden (ÖKRÖS). Die einschlägigen histologischen Untersuchungen müssen an Flachschnitten in verschiedenen Schichten vorgenommen werden. Die excidierten Hautstücke müssen sofort nach Entnahme über einem Brett ausgespannt und in diesem Zustande 2—3 Tage in 4%igem Formalin fixiert werden. Normalerweise sind die elastischen Fasern in der Haut maschenartig ausgespannt. Bei vitalen Verletzungen retrahieren sie sich erheblich und erscheinen im mikroskopischen Bild aufgesplittert und verklumpt. Bei postmortalen Verletzungen ziehen sie sich nur wenig zusammen, so daß das Gesamtbild nicht unwesentlich verändert erscheint. Schon makroskopisch ergeben sich bei geeigneter Behandlung der excidierten Hautstellen gewisse Unterschiede. Wenn man eine ursprünglich straff aufgespannte verletzte excidierte Hautstelle 3—5 Std in 4%igem Formalin fixiert und dann abnimmt, so zieht sich die Haut wieder zusammen und wird runzelig, jedoch nicht in unmittelbarer Umgebung der Wunde. Hier entsteht eine makroskopisch sichtbare Erschlaffungszone (Zona relaxata), wenn die Verletzung während des Lebens entstanden war. Allerdings ist sie auch bei agonalen und postmortalen Verletzungen nachweisbar, nimmt aber in ihrer Intensität immer mehr ab, je später die Verletzung nach dem Tode entstanden ist. Die Grenze soll etwa 6—8 Tage betragen. Bei Lungenverletzungen gleich welcher Art scheint das elastische Fasersystem sich ebenfalls verschiedenartig zu verhalten. Bei vitaler Entstehung retrahieren sich die elastischen Fasern, sie verklumpen und zerreißen, während dies bei postmortalen Verletzungen, wenn überhaupt, dann nur in sehr geringem Maße der Fall ist (ÖKRÖS). Eine praktische Anwendung dieser Erkenntnisse wird jedoch meist nicht verantwortet werden können, da es überall fließende Übergänge gibt (STÖSSEL).

Bei vital entstandenen Wunden wird Gewebe am Rande der Wunden, namentlich wenn es sich um stumpfe Gewalten handelt, absterben. Der Nachweis derartiger Nekrosen *könnte* gleichfalls als vitales Zeichen der Verletzung anzusehen sein. Überschläglich werden bei postmortalen Verletzungen derartige Erscheinungen nicht auftreten. Es ist versucht worden, diese Nekrosen durch Anwendung von metachromatischen Färbemethoden (MALLORY-Färbung, Färbung nach PETERSEN mit Säure-Alizarinblau) nachzuweisen. In der Tat können auf diese Weise eindrucksvolle Bilder entstehen, die bei den Muskelfasern denen entsprechen, wie sie bei wachsartiger Degeneration zustande kommen (ORSÓS), auch fehlt das Glykogen. Bei weiteren einschlägigen Untersuchungen hat sich jedoch herausgestellt. daß ähnliche Erscheinungen auch postmortal entstehen können, wahrscheinlich infolge Wasserverlust durch Eintrocknen in der Umgebung der Verletzung (DOMENICI, BLUM). Man kann versuchen, ihn durch nachträgliche Wässerung wieder auszugleichen. Immerhin ist auch hier das letzte Wort noch nicht gesprochen, eine praktische Anwendung dürfte noch nicht zu verantworten sein. Die nach Hitzeeinwirkung und Einwirkung von elektrischem Strom beobachteten Zellelongationen im Bereiche des Stratum germanitivum der Haut sind kein vitales Zeichen, sie kommen auch postmortal zustande (JNCZE).

Sehr schwierig sind auch die Verhältnisse im Bereiche des zentralen und peripherischen Nervensystems. Bezüglich des peripherischen Nervensystems hat ÖKRÖS beobachtet, daß nach Quetsch- und Schußverletzungen, die während des Lebens entstanden, die Markscheiden in der Zone der Umgebung der Verletzungsstelle schwächer färbbar sind, daß sie zerfallen, zerreißen und sich zergliedern (Färbung nach HEIDENHAIN). Bei postmortalen Verletzungen sollen diese Erscheinungen nicht auftreten (ÖKRÖS, ORSÓS). Nach ORSÓS führen auch bei Untersuchungen des Zentralnervensystems metachromatische Färbungen weiter. Die Ganglienzellen färben sich bei Anwendung der MALLORY-Färbung im allgemeinen Kobaltblau. Sind die Zellen mäßig geschädigt, so nehmen sie eine trübviolette Farbe an und sehen wie coaguliert aus. Ist die Schädigung weiter vorgeschritten, so färben sie sich infolge eingetretener Metachromasie rot. Während sonst in der Neurohistologie auf eine Fixierung des Gewebes sofort nach dem Tode gedrungen wird, hat ORSÓS durch systematische Untersuchungen ermittelt, daß es für diese Untersuchungen richtig ist, daß das Gewebe 24 Std im Kühlschrank verbleibt und dann erst fixiert wird. ORSÓS hat seine Ergebnisse auch an praktischen Fällen überprüft; weitere umfangreiche systematische Untersuchungen auf diesem Gebiet werden aber vor allgemeiner Anwendung noch erforderlich sein. Bezüglich des Verhaltens der peripherischen Nerven sind bereits Unsicherheiten aufgetaucht (BLUM).

Schließlich sei noch erwähnt, daß bei der Quetschung von Fettgewebe während des Lebens (z. B. in der Umgebung von Strangmarken) der Fetttropfen in der Zelle in kleinste Bestandteilchen emulgiert werden kann (nicht konstant). Bei postmortalen Verletzungen soll dies nicht vorkommen (BLUM). Auch hier sind noch einschlägige weitere Untersuchungen erforderlich. Experimentell gelang im Tierversuch die Erzeugung dieser Fettemulgierungen nicht (HUBALEK).

Eine eindeutige vitale Reaktion stellen *thrombotische* und *embolische* Vorgänge dar. Auch die *Fettembolie*, die näher unter dem Kapitel „stumpfe Gewalt" abgehandelt wird, gehört dazu. Zwar können unter Einfluß der Fäulnis gelegentlich Fettmassen in die größeren Lungengefäße getrieben werden, jedoch nicht in die Capillaren und Präcapillaren, wie man dies bei der vitalen Fettembolie vorfindet (WALCHER). Auch eine sicher nachgewiesene *Luftembolie* stellt eine vitale Reaktion dar. Bei Knochenbrüchen und Leberzerreißungen beobachtet man bekanntlich auch Embolien von Knochenmarksriesenzellen oder Lebergewebe; bezüglich der Bewertung von Embolien von Leberparenchym in der Nähe dieses Organs ist bei Fäulnis Vorsicht am Platz, da auch postmortale Verschleppungen bei Druck auf die Leber vorkommen können (ORSÓS).

Zu den sicheren vitalen Reaktionen gehören auch die *Aspirationen*, allerdings nur unter der Voraussetzung, daß man das aspirierte Medium in den feinen Bronchien und in den Alveolen nachweist. Hineinlaufen von Blut oder Mageninhalt bis in die groben Bronchien kommt auch postmortal vor. Aspiriert werden können außer Blut und Mageninhalt bei ausgedehnten Schädelbasisbrüchen auch Gehirnpartikelchen. Bei Verschüttungen wird man die Aspiration des Verschüttungsmediums (Erde, Staub oder andere Stoffe) gleichfalls als vitale Reaktion deuten müssen. Auch die Inhalation von Ruß oder anderen staubartigen Partikelchen bis in die feinen Bronchien, z. B. beim Verbrennungstode, ist ein Zeichen für vitales Geschehen. Das gleiche gilt auch für den Übergang aspirierter Bestandteile, z. B. Kieselalgen, in den kleinen Kreislauf und in das Herz (z. B. beim Ertrinkungstod) und für den Übergang von gasförmigen Giften ins Blut (z. B. Kohlenoxyd).

Das Vorhandensein von differenten Stoffen im Magen (Blut, Hirnpartikelchen, Fremdkörper) kann in manchen Fällen wohl als Zeichen vitaler Reaktion aufgefaßt werden, doch ist hier Zurückhaltung geboten, da, wie wir wissen, diese Flüssigkeit auch postmortal in den Magen hineingelangen kann. Auch scheint es vorzukommen, daß bei Zertrümmerungen und Zerquetschungen des Kopfes Hirnpartikelchen auch agonal nicht nur in die Trachea und ihre groben Äste, sondern auch bis in den Magen hineingepreßt werden können, worauf eine Beobachtung von KOOPMANN hinweist.

Faßt man kritisch zusammen, so erkennt man, daß uns als *sicheres* Zeichen für vitale Entstehung einer Verletzung nur verhältnismäßig wenige Befunde zur Verfügung stehen, und zwar das Vorhandensein von Blutungen in der Umgebung der Verletzung mit erheblicher Fibrinbildung (aber nur mit dieser), das Auftreten von Entzündungserscheinungen und von Phagocytose in der Umgebung der Verletzung, der Nachweis von resorbiertem Blut in benachbarten Organen (jedoch Vorsicht bei Beurteilung von Zwerchfellresorptionen), thrombotische und embolische Vorgänge aller Art, Aspirationen von Blut, Speisemassen, Gehirnteilchen oder von Erstickungsmedien bis in die feinen Bronchien oder in die Alveolen, Inhalation von staubförmigen Bestandteilen bis in die Alveolen und Übergang korpusculärer Elemente aus den Alveolen in den kleinen Kreislauf, bzw. Übergang von differenten giftigen Gasen in den Kreislauf. Die anderen angeführten Reaktionen (Verhalten der elastischen Fasern und des Bindegewebes innerhalb der Blutungen, Retraktion und Eiweißabgabe von gequetschtem Gewebe, optisches Verhalten von durchtrennten Bindegewebsfasern und von Muskelfibrillen, metachromatische Erscheinungen in der Nähe der zertrennten Gewebspartien) sind entweder für sich allein nicht hinreichend beweisend oder bedürfen vor praktischer Anwendung noch einer weiteren wissenschaftlichen Untermauerung. Bezüglich der Bewertung von verschluckten differenten Massen im Magen im Sinne einer vitalen Reaktion ist zum mindesten große Zurückhaltung erforderlich. Entscheidung von Fall zu Fall wird notwendig sein. Zahlreiche offene Fragestellungen hinsichtlich der Bewertung der besprochenen Erscheinungen als vitale Reaktion harren noch der Beantwortung.

Über Fett- und Gewebsembolien s. „Stumpfe Gewalt" S. 358.

Literatur.

Vitale Reaktionen.

ASCHOFF: Kreislaufstörungen. In Pathologische Anatomie, herausgeg. von L. ASCHOFF, Bd. I, S. 403. Jena 1936. — Orvosképzés (ung.) **30**, Sonderh. 10 (1940). Ref. Dtsch. Z. gerichtl. Med. **34**, 187 (1941).

BAHLMANN: Dtsch. Z. gerichtl. Med. **32**, 133 (1939/40). — BALLOTTA: Arch. di Antrop. crimin. **58**, 484 (1938). — BLUM: Virchows Arch. **299**, 754 (1937).

DOMENICI: Arch. di Antrop. crimin. **58**, 513 (1938). Ref. Dtsch. Z. gerichtl. Med. **31**, 332 (1939). — Arch. di Antrop. crimin. **60**, 67 (1940). Ref. Dtsch. Z. gerichtl. Med. **33**, 407 (1940).

FEYRTER: Wien. klin. Wschr. **1947**, 477.

GEISSLER: Tierexperimentelle Untersuchungen der Blutresorptionen am Zwerchfell. Med. Diss. Heidelberg 1952.

HALLERMANN u. ILLCHMANN-CHRIST: Dtsch. Z. gerichtl. Med. **38**, 97 (1943). — HILT: Ist das Vorkommen von elastischen und kollagenen Fasern in Hämatomen das Zeichen einer vitalen Reaktion? Med. Diss. Heidelberg 1950. — HUBALEK: Die Veränderungen des Fettgewebes in der Umgebung der Strangfurchen bei dem Erhängungstod. Med. Diss. Heidelberg 1951.

INCZE: Magy. orv. Arch. **40**, 309 (1939). Ref. Dtsch. Z. gerichtl. Med. **33**, 239 (1940).

KERNBACH, COLULIU et DAHNOVICI: Ann. Méd. lég. etc. **17**, 1039 (1937). — KOOPMANN: Dtsch. med. Wschr. **1947**, 262. — KRAULAND: Dtsch. Z. gerichtl. Med. **30**, 267 (1938). — KRAUSE, CURT: Über die Bestimmung des Alters von Organveränderungen bei Mensch und Tier auf Grund histologischer Merkmale mit besonderer Berücksichtigung bei Pferd, Rind und Hund. Jena 1927.

LANDE, DERVILLÉE et BRIDOUX: Ann. Méd. lég. etc. **19**, 518 (1939).

MASSHOFF: Vitale Reaktionen. In PONSOLDS Lehrbuch der gerichtlichen Medizin, S. 109. Stuttgart 1950. MELZL: Arch. Kriminol. **114**, 48 (1944). — MUIR and NIVEN: J. of Path. **41**, 183 (1935).

NEUDERT: Gibt es eine postmortale Blutresorption im Zwerchfell. Med. Diss. Heidelberg 1953.

ÖKRÖS: Dtsch. Z. gerichtl. Med. **29**, 485 (1938); **31**, 308 (1939); **32**, 478 (1939/40); **34**, 209 (1941); **36** 157, 160 (1942). — Gesellschaft ungarischer Pathologen 1941. Ref. Zbl. Path. **79**, 176 (1942). — ORSÓS: Orv. Hetil. (ung.) **1933**, 233. Ref. Dtsch. Z. gerichtl. Med. **21**, 284 (1933). — Dtsch. Z. gerichtl. Med. **25**, 177 (1935). — Vitale Reaktionen. In Handwörterbuch der gerichtlichen Medizin, S. 918. Berlin 1940.

PANNING: Die vitale Reaktion am Knochen. Veröff. Konstit.- u. Wehrpath. **1940**. — PIÉDELIÈVRE: Verh. 1. Internat. Kongr. gerichtl. u. soz. Med. 1938, S. 584.

RICH: Bull. Hopkins Hosp. **35**, 415 (1925). — ROER u. KOOPMANN: Dtsch. Z. gerichtl. Med. **30**, 1 (1938).

STOESSEL: Die Frage der vitalen und postmortalen Reaktionen des elastischen Fasersystems der Haut. Med. Diss. Heidelberg 1950. — STRASSMANN, G.: Dtsch. Z. gerichtl. Med. **39**, 561 (1949).

VOGEL: Die Blutresorption am Zwerchfell nach Blutungen in die Bauchhöhle. Med. Diss. Heidelberg 1952.

WALCHER: Dtsch. Z. gerichtl. Med. **24**, 16 (1935); **26**, 193 (1936).

h) Allgemeine Todesursachen.

Vor Besprechung der einzelnen Arten des gewaltsamen Todes und der Körperverletzungen wird es notwendig sein, auf einzelne Todesarten einzugehen, die bei allen möglichen Körperverletzungen vorkommen und nicht nur für bestimmte Arten derartiger Verletzungen charakteristisch sind; und zwar handelt es sich hier um die Verblutung und um die Luftembolie.

1. Verblutung.

Die Blutmenge, deren Verlust zum Verblutungstode führt, kann nach außen hin ergossen werden, und zwar entweder aus Wunden oder aus den natürlichen Körperöffnungen wie Mund und Nase, After und vielleicht auch aus der Harnblase. Daneben gibt es die Verblutung nach innen. Das Blut wird entweder in die Körperhöhlen ergossen (Pleurahöhlen, Herzbeutel, Bauchhöhle) oder in lockeres Gewebe, so z. B. in das retroperitoneale Bindegewebe. Es kommt auch vor, daß in der Muskulatur oder im subcutanen Fettgewebe so ausgedehnte Hämatome entstehen, daß ein Verblutungstod eintritt (HABERDA). Manchmal führt nicht die Verblutung allein zum Tode, sondern der Blutverlust im Zusammenhang mit anderen Schädlichkeiten, wie Unterkühlung, Fettembolien, Luftembolien usw. Je schneller Blut verloren wird, desto eher tritt der Tod ein. Blutungen aus den großen Gefäßen können binnen weniger Minuten zum Tode führen. Die gerichtsmedizinisch wichtige Frage der Handlungsfähigkeit nach solchen Verletzungen wird bei der Besprechung der einzelnen Verletzungsarten behandelt werden. Bei langsamem Blutverlust regeneriert ein Teil des Blutes. Der Tod kann dann trotz Verlustes einer sehr großen Gesamtmenge von Blut erst spät eintreten. Bei akutem Blutverlust gilt als todbringend die Einbuße von 70% des strömenden Blutes. Es wird im Schrifttum mengenmäßig verschieden angegeben, es soll 5—8,7% des Körpergewichtes betragen. Es bestehen weitgehende Schwankungen. Gebärende haben Blutverluste von 3 Liter überstanden. Aber auch nach dem Verlust von $1^1/_2$ Liter Blut ist in anderen Fällen der Tod eingetreten (Schrifttum s. MEIXNER, PROBST).

Besteht neben der Blutung ein Schockzustand mit Regelwidrigkeiten der Blutverteilung, so genügt zum Eintritt des Todes mitunter schon ein ziemlich geringer Blutverlust, was von FOREMAN im Tierversuch anschaulich gemacht worden ist. Im ganzen ist bei akuten Blutverlusten die Einbuße an Flüssigkeit und Eiweiß wohl maßgebender, als die Hämoglobinverminderung (PONSOLD), was auch therapeutisch durch Infusionen von Kochsalz oder Plasma maßgeblich berücksichtigt wird.

Ein Teil des Gesamtblutes scheint in den Blutspeichern der Milz, in der Leber, auch in der Haut abgelagert zu sein. Man rechnet damit, daß dieses Depotblut $1/_3$ des zirkulierenden Blutes beträgt. So ist es wohl auch zu erklären, daß die Verteilung differenter Stoffe, z. B. des Blutzuckers oder auch des Alkohols in den einzelnen Organen nicht ganz gleichmäßig ist. Man nimmt an, daß bei akuten Blutungen der Verlust von $1/_3$ bis zur Hälfte des strömenden Blutes lebensgefährlich ist. Ein Verlust von 70% wird kaum überstanden. Neugeborene sind empfindlicher. Bei innerer Verblutung finden wir bei Sektionen in den einschlägigen Körperhöhlen (Bauchhöhle, Pleurahöhle) durchschnittlich 1200—1800 cm³, manchmal mehr, manchmal aber auch weniger. Ist eine herznahe Arterie verletzt, so führt dies zu einer schnelleren Verminderung des Schlagvolumens des Herzens, dadurch wird die Gefahr des Verblutungstodes erhöht.

Nach raschem Blutverlust reagiert der Körper unter Adrenalinausschüttung durch Kontraktion der Gefäßgebiete, in denen die Depotblutmengen abgelagert sind. Hierbei werden auch Leukocyten ausgepreßt (z. B. aus der Milz). Dies führt zu einer rasch eintretenden Leukocytose im strömenden Blut. Das Hämoglobin wird erst späterhin vermindert. Aus dem Knochenmark werden schon nach einer Std Normocyten ausgeschwemmt. Sind 20% der zirkulierenden Blutmenge verloren, so reichen die natürlichen Regulationsmechanismen im allgemeinen nicht mehr aus. Ist der Blutdruck auf 70 mm Hg abgesunken, so pflegt das Gehirn nicht mehr genügend Sauerstoff zu erhalten. Auch versagt die zentrale Regulation, so daß es zum völligen Zusammenbruch in Form eines Blutungskollapses kommen kann (DETTLING, REIN, SCHWIEGK, Lehrbücher der Chirurgie).

Als klinische Symptome eines hochgradigen Blutverlustes sind bekannt: Blässe der Haut, Verfall der Gesichtszüge, Flimmern vor den Augen, Ohrensausen, Müdigkeit, sehr rascher, kaum fühlbarer Puls, Unruhe und Angst, Erbrechen, Ohnmacht, schließlich Atemnot, Erweiterung der Pupillen, Bewußtlosigkeit, Krämpfe, Abgang von Kot und Urin. Zum Kot- und Urinabgang kommt es gelegentlich noch vor Eintritt der Bewußtlosigkeit. Es kommt vor, daß Verblutende bei Entleerung des Urins oder bei der Defäkation auf dem Klosett von der Bewußtlosigkeit überrascht und hier tot aufgefunden werden.

Am Tatort findet man nach Verblutung mitunter recht große Blutmengen. Innerhalb der Blutpfützen hat sich unter Umständen der Blutkuchen vom Serum geschieden, so daß dem Laien der Eindruck entstehen kann, daß der Blutkuchen von Wasser umgeben ist. In einem von mir erlebten Falle hat man fälschlich dadurch auf einen Versuch geschlossen, das Blut durch Aufwischen zu beseitigen. Die am Tatort aufgefundene Blutmenge beträgt dem Volumen nach manchmal mehr, als sich wirklich im Todeskampf entleert hat; das erklärt sich daraus, daß auch postmortal aus Wunden noch reichlich Blut abfließen kann. MEIXNER beobachtete, daß aus der Jugularis, die $2^1/_2$ Std nach dem Tode eröffnet wurde, über Nacht 1100 cm³ Blut austraten. Handelt es sich um einen langsamen Verblutungstod, der sich tage- oder wochenlang hinzog, so ist die Ischämie der Leiche sehr auffällig. Derartige Befunde sieht man in der gerichtlichen Medizin selten. Meist sind akute Verblutungstode zu untersuchen. Hier bemerkt man lediglich eine Blässe der Haut und der sichtbaren Schleimhäute; die Blässe der Schamspalte, die sonst im Bereich der Totenflecke liegt, fällt besonders auf (MEIXNER). Die Totenflecke sind blasser als sonst. Bei sehr schnellen Verblutungen kommen sie sogar besonders deutlich zum Ausdruck, da sie sich von der sonst sehr blassen Haut kräftig abheben. Auch an den inneren Organen fällt eine Blässe an den Eingeweiden und an den voluminösen Bauchorganen auf, die Leber zeigt ihre lehmbraune Eigenfarbe, auf Schnitten tritt nur sehr wenig Blut aus, die Leberkapsel ist gerunzelt. Der Darm ist vielfach kontrahiert, die Lungenoberfläche ist blaß, dagegen pflegt das Gehirn nicht übermäßig blutarm zu sein. Das Herz ist oft stark kontrahiert.

Besonderer Erwähnung bedürfen die sog. *Verblutungsblutungen* unter dem Endokard. Es handelt sich hier um streifenförmige Blutaustritte von meist blasser Farbe an der linken Seite der Kammerscheidewand. Der Verlauf der Streifen entspricht dem Trabekel. Man findet sie in etwa 60% aller Verblutungstode, besonders dann, wenn es aus einem Hirnsinus geblutet hat (MEIXNER). Diese „Verblutungsblutungen" führen allerdings insofern ihren Namen nicht ganz mit Recht, als sie für den Verblutungstod keineswegs allein spezifisch sind. Man hat sie vorgefunden bei Totgeburten, bei Septumdefekten, bei Bronchopneumonien von Säuglingen, bei Herzfehlern, nach Kompression des Halsmarkes durch einen Geschwulst, bei Lungenembolie, Verbrennung, Lebercirrhose, Scharlach, Typhus, Pyämie, Tetanus, Eklampsie, Delirium tremens, Leukämie, Hirntumoren, Hitzschlag, Vergiftungen durch salpetrige Säure, Anilin, Kohlenoxyd, Nitrobenzol, Essigessenz. Man findet sie insbesondere auch nach erheblichen Strophanthingaben vor dem Tode (Schrifttum bei MEIXNER). Es scheint sich hier um diapedetische Blutaustritte zu handeln, die durch Rückstauungserscheinungen ausgelöst werden; sie treten anscheinend dann auf, wenn die Herzkraft schnell nachläßt oder während des Nachlassens etwa durch Gabe eines Herzmittels schnell ansteigt und dann wieder nachläßt. Eine Beteiligung des Vagus wird von manchen Autoren vermutet. Auf das sich zum Teil stark widersprechende Schrifttum im einzelnen mag hier nicht eingegangen werden, zumal dieses Problem im letzten Jahrzehnt kaum wieder aufgenommen wurde (Schrifttum bis 1939 s. MEIXNER, weiterhin PROBST, FASSBENDER u. Mitarb.).

Der Verblutungstod verursacht somit an der Leiche keine sehr spezifischen Veränderungen. Wenn man ihn diagnostiziert, wird man sich auf das Gesamtbild und die Vorgeschichte, soweit sie bekannt und verwertbar ist, beziehen müssen.

In typischen Fällen wird es nicht schwer sein, die Diagnose zu stellen. Manchmal handelt es sich beim Blutverlust nur um eine wesentlich mitwirkende Ursache, und es besteht ein Bedürfnis nach möglichst exakten Feststellungsmethoden für die *Höhe des Blutverlustes*.

In Frage kommt eine Ermittlung der am Tatort vorgefundenen Blutmenge (s. S. 81). Doch sind diese Methoden umständlich und nicht sehr zuverlässig. Wie schon erwähnt, kann auch postmortal eine erhebliche Blutmenge nach außen entleert werden. CHAVIGNY hat vorgeschlagen, einen Leberwürfel auszulaugen und seinen Blutgehalt zu bestimmen. Doch ist diese Methode auch nicht zuverlässiger als die Schätzung mit dem bloßen Auge (v. NEUREITER). Eine weitere Möglichkeit hat uns PONSOLD gezeigt. Wenn Blut aus den Gefäßen abfließt, so wird das Blutplasma durch Einströmen von Gewebsflüssigkeit aus der Umgebung zum Teil ersetzt. Das Blut wird dadurch verdünnt. Durch systematische Untersuchungen hat PONSOLD ermittelt, daß eine Feststellung der Verdünnung des Blutes des rechten Ventrikels möglich ist; er geht so vor, daß er nach Abklemmung der großen Gefäße den Inhalt des rechten Herzens mit der Wasserstrahlpumpe nach vorheriger Aufschüttelung absaugt und nach Abfüllen in Capillaren und Zentrifugieren das Verhältnis von Plasma zu Blutkörperchen bestimmt. Normalerweise beträgt dieses Verhältnis in der rechten Herzhälfte um 55%, beim Verblutungstode aber 70—85%. Im Blute der linken Herzhälfte bestehen auch beim Verblutungstode ungefähr normale Verhältnisse. Dies liegt daran, daß durch die Kontraktion des linken Herzes infolge der Totenstarre das Blutplasma, das sich nach Sedimentierung in der Leiche in den höher gelegenen Partien des Inhaltes der linken Kammer befindet, in die Aorta ausgepreßt wird. Das Blut der linken Kammer wird auf diese Weise eingedickt, hierdurch wird die Verdünnung infolge des Verblutungstodes ausgeglichen. Hat aber in Ausnahmefällen eine Verblutung aus Lungenverletzungen stattgefunden, so wird das Plasma auch im Bereiche des rechten Herzes infolge des geringeren Widerstandes im kleinen Kreislauf infolge der Verletzungen leichter ausgetrieben, so daß die Verdünnung im rechten Herzen dann nicht mehr nachweisbar ist. In derartigen Fällen muß sich die Diagnose auf das Ausbleiben der postmortalen Plasmaeindickung im linken Herzen stützen. Diese bemerkenswerten und interessanten Feststellungen bedürfen vor ihrer praktischen Auswertung wohl noch einer Überprüfung an großem Material, das allerdings in hinreichendem Maße nur in Instituten für gerichtliche Medizin in Großstädten zur Verfügung stehen dürfte. Es wäre aber auch an eine Nachprüfung im Tierversuch (größere Hunde) zu denken. Sollten sich die Ergebnisse als stichhaltig erweisen, so hätten wir die Möglichkeit, bei konkurrierender Verursachung des Todes durch Verblutung und andere Schädigungen den Anteil des Blutverlustes wenigstens ungefähr zahlenmäßig festzustellen.

Bei experimentellen Nachprüfungen in neuerer Zeit ist das Auftreten von entzündlichen Veränderungen an Lunge, Leber und Milz bei langsamer Verblutung beobachtet worden (SPADARO). In einem Falle von Verblutungstod durch Stich in den rechten Oberschenkel ist bei der Sektion an der Hinterwand des Magengrundes eine handflächengroße schwarzbraune Verfärbung vorgefunden worden, die durch Gasbläschen polsterartig aufgetrieben war. Histologisch ergab sich eine akute Entzündung aller Schichten der Magenwand mit großen Nestern von Leukocyten; es fanden sich auch zahlreiche Bakterien neben autolytischen Veränderungen. Eine vorangegangene Verätzung, eine Embolie und Thrombose konnten nach menschlichem Ermessen ausgeschlossen werden. Wenn diese Veränderung mit dem Blutverlust zusammenhängen sollte, so käme in Frage, daß dieser schlecht durchblutete Teil der Magenschleimhaut noch zu Lebzeiten vom Magensaft angedaut wurde (KRAULAND). Etwas Ähnliches ist früher bei einer bestehenden Amyloidose beobachtet worden (JOSEFOWICZ).

Auf die vielfachen Ursachen des Verblutungstodes braucht in diesem allgemein zu haltenden Abschnitt nicht näher eingegangen zu werden. Dies wird bei der Darstellung der einzelnen Verletzungsarten geschehen. Es muß aber darauf hingewiesen werden, daß das Bestehen von Auswirkungen ausgedehnter hämorrhagischer Diathesen mitunter zu Unrecht den Eindruck erwecken kann, daß etwaige Blutungen durch eine erhebliche stumpfe Gewalt entstanden sein könnten. Zu denken ist hier an eine Hämophilie, an eine WERLHOFsche Krankheit und ganz besonders an die MÖLLER-BARLOWsche Krankheit der Kinder. Sie äußert sich mitunter durch ausgedehnte Blutergüsse unter dem Periost der

Extremitätenknochen und durch Entstehung von spontanen Hämatomen im Bereiche der Schädelkapsel. Die Entstehung dieser Blutungen kann unter Umständen fälschlich auf eine Mißhandlung zurückgeführt werden. Eine sorgfältige Ermittlung der Vorgeschichte, soweit dies möglich ist, und eine Untersuchung des Knochenmarks (zell- und gefäßarmes Gerüstmark), das Vorhandensein von Epiphysenlösungen, Feststellung einer Leichtbrüchigkeit von Knochen und Bestimmung des herabgesetzten Kalkgehaltes (um $^1/_5$—$^1/_3$ vermindert) wird hier zur richtigen Diagnose führen (Einzelheiten und Schrifttum s. Zusammenfassung von MEIXNER).

So ist es auch uns einmal unterlaufen, daß wir in einem Falle von Verblutung in die Bauchhöhle bei einem Kleinkinde aus einem Riß der Wurzel des Mesenteriums mit Zerreißung einer Arterie das Vorliegen einer derartigen hämorrhagischen Diathese durch sorgfältige und mühsame Einzeluntersuchungen der in Betracht kommenden Organe unter Hinzuziehung des pathologischen Anatomen ausschließen mußten. Die Sektion hatte außerdem noch ein Hämatom der Bauchdecken ergeben und einzelne Blutergüsse über den Kniescheiben. Die behandelnden Ärzte hatten das Vorliegen einer hämorrhagischen Diathese angenommen. Da eine derartige Krankheit ausgeschlossen werden konnte, mußte ein vorangegangenes Trauma als Todesursache diagnostiziert werden, das die Eltern beharrlich ablehnten.

Wie oben angedeutet, braucht der Blutverlust nicht immer die alleinige Todesursache darzustellen; sie kann auch in Kombination mit anderen Verletzungsfolgen (Fettembolie, Schock, Pneumothorax, Hirnkontusion u. a.) den Tod auslösen. Bei Blutungen aus den Lungen, dem Oesophagus oder dem Magen erstickt der Blutende oft infolge ausgedehnter Blutaspiration, bevor es zum eigentlichen Verblutungstode kommt (PROBST).

Literatur.
Verblutung.

BRUENER: Verh. dtsch. Kreislaufforsch. **281** (1938).
CHAVIGNY: Ann. Méd. lég. etc. **2** (1922).
DETTLING: Körperschädigung und Tod durch Blutverlust. In DETTLING, SCHÖNBERG u. SCHWARZ: Lehrbuch der gerichtlichen Medizin. Basel 1951.
FASSBENDER u. WENGLER: Virchows Arch. **321**, 138 (1952). — FOREMAN: Proc. Soc. Exper. Biol. a. Med. **65**, 29 (1947).
HABERDA: Lehrbuch der gerichtlichen Medizin. Berlin u. Wien 1927. — HOLZER: Wien. klin. Wschr. **1938 II**, 809.
JOSEFOWICZ: Frankf. Z. Path. **30**, 360 (1924).
KRAULAND: Dtsch. Z. gerichtl. Med. **32**, 48 (1939/40).
MEIXNER: Hämorrhagische Diathesen, subendocardiale Blutung, Verblutung. In Handwörterbuch der gerichtlichen Medizin, S. 336, 731 u. 884. Berlin 1940.
NEUREITER, v.: Ärztl. Sachverst.ztg **23**, 165 (1922).
ÖKRÖS: Orv. Hetil. (ung.) **1940**. Ref. Dtsch. Z. gerichtl. Med. **34**, 60 (1941).
PONSOLD: Lehrbuch der gerichtlichen Medizin, S. 166. Stuttgart 1940. — Dtsch. Z. gerichtl. Med. **34**, 164, 462 (1941). — PROBST: Dtsch. Z. gerichtl. Med. **40**, 617 (1951). Hier eingehendes Schrifttum.
REIN: Physiologie des Menschen. Berlin-Göttingen-Heidelberg 1949.
SCHWIEGK: Klin. Wschr. **1942**, 741. — SPADARO: Arch. Antrop. crimin. ecc. **60**, 118 (1940). Ref. Dtsch. Z. gerichtl. Med. **34**, 62 (1943).
WEIDEMANN: Dtsch. Z. gerichtl. Med. **37**, 295 (1943).

2. Luftembolie.

Dringen bei Verletzungen irgendwelcher Art in die Venen des großen oder des kleinen Kreislaufes Gasblasen ein und werden sie im Blutstrom fortgeführt, so spricht man von *Luftembolie*. Gelangt die Luft im Bereiche des großen Kreislaufes von den Venen aus bis in das Herz und werden vom Herzen aus Luftbläschen durch die Lungenarterien bis in die Lungencapillaren hinein vorwärts getrieben, so pumpt der rechte Ventrikel bei Ansammlung größerer Luftmengen schließlich leer, so daß es infolge Versagens des Kreislaufes und Aufhörens der

Sauerstoffversorgung der Gewebe zum Eintritt des Todes kommt. Ist das Foramen ovale geöffnet, oder bestehen infolge von Septumdefekten oder sonstigen Mißbildungen Verbindungen zwischen dem großen und kleinen Kreislauf unter Ausschaltung der Lungencapillaren, so gehen die Luftbläschen in den großen Kreislauf über und verursachen hier infolge Schädigung der Herzmuskulatur und insbesondere infolge Schädigung des Gehirns gleichfalls schwere Störungen, die unter Ausbildung ausgesprochener cerebraler oder kardialer Erscheinungen gleichfalls zum Tode führen können. Man spricht unter diesen Umständen von *paradoxer* oder *gekreuzter* Luftembolie. Daß Luftbläschen bei völlig intakter Herzscheidewand die Lungencapillaren passieren und dann noch erhebliche Störungen im großen Kreislauf hervorrufen können, wie es z. B. bei der Fettembolie der Fall ist, hat man früher verneint. Nach den zur Zeit vorliegenden Forschungsergebnissen (RÖSSLE) wird man diese Möglichkeit jedoch bejahen müssen (s. unten S. 260). Dringen Luftmengen direkt in die Venen des kleinen Kreislaufs ein, und gelangen sie durch den linken Ventrikel unmittelbar in die Arterien des großen Kreislaufes, so führt dies gleichfalls zu schweren Störungen im Bereich der Herzmuskulatur und besonders des Gehirns. Man spricht in diesen Fällen von *arterieller* Luftembolie. Unter besonderen Verhältnissen, so bei Eröffnung großer arterieller Gefäße, also bei Verblutenden, wird auch Luft rückwärts in die Schlagadern eingesaugt und dann weiter in dem großen Kreislauf verteilt (MEIXNER). In diesen Fällen würde eine *retrograde* Luftembolie vorliegen, die jedoch praktisch keine besondere Bedeutung hat.

Über die *klinischen Erscheinungen* der Luftembolie wissen wir folgendes: Bei der venösen Luftembolie kann unmittelbar nach dem Eindringen von Luft in die Gefäße, z. B. bei Abtreibung unter Einblasung von Luft in den Uterus, schlagartig der Tod eintreten. Man spricht dann von der *foudroyanten* Form der Luftembolie (MERKEL). Es kommt aber auch vor, daß die Luft sich zunächst in den großen Venengeflechten des Beckens ansammelt und daß die Luftmengen erst späterhin, manchmal erst nach einigen Stunden, bis zum Herzen vordringen und dann schlagartig zu gefährlichen, manchmal tödlichen Erscheinungen führen (*protrahierte* Form der Luftembolie).

Wenn der Chirurg bei einem Eingriff eine herznahe Vene eröffnet, was bei der Operation von Aneurysmen mitunter unvermeidbar unterläuft, so entsteht bei jedem Herzschlag ein lautes, schmatzendes und brodelndes Geräusch, das von der Umgebung deutlich gehört wird. Auch der Kranke selbst, der aus anderem Anlaß eine Luftembolie erleidet, kann dieses Geräusch, das man als *Mühlengeräusch* zu bezeichnen pflegt, bei sich noch hören. Gleichzeitig treten Angst und Atemnot auf, die Kranken werden cyanotisch und unruhig und sinken nach einigen Schritten zusammen. Der Puls wird klein, beschleunigt und unregelmäßig, die Pupillen weit und reaktionslos. Der Tod tritt rasch unter Krämpfen ein, mitunter auch etwas später nach länger dauerndem Kollaps. Wird dieser Zustand überstanden, so erholen sich die Kranken nach kurzer Zeit meist völlig.

Die klinischen Erscheinungen der *arteriellen* Luftembolie beobachtet man in der ärztlichen Praxis am häufigsten im Anschluß an Pneumothoraxfüllungen. Sie bestehen in Unruhe, Zuckungen, mitunter Sehstörungen, Bewußtlosigkeit, Krämpfen, Lähmungen, mitunter mit Herdsymptomen, Schielbewegungen, blassen Bezirken im vorderen Teil der Zunge (LIEBERMEISTER, zit. nach MEIXNER). Dieser Zustand kann schnell in den Tod übergehen. Manchmal kommt es auch zu einer schnellen Erholung, mitunter tritt der Tod nach längerer Bewußtlosigkeit von Stunden oder Tagen, manchmal unter Auftreten einer Bronchopneumonie ein.

Die *Physiologie* der Luftembolie war der Gegenstand eingehender Forschung. Man kann es dahingestellt sein lassen, ob die eigentliche Todesursache ein primäres Versagen des Herzens ist, das nach Anfüllung des rechten Ventrikels mit Luft oder Schaum nicht mehr arbeiten kann, oder ob es sich bei der unmittelbaren Todesursache um eine Sauerstoffverarmung der Organe handelt, weil das Herz nicht mehr in der Lage ist, Blut in die Organe hineinzupumpen. Schaum, wie er bei der Luftembolie im Herzen auftritt, ist nach PFANNER (zit. nach MEIXNER) viel schwieriger durch enge Gefäße zu pressen als Blut. Nach den experimentellen Untersuchungen von CURTILLET sind zum Passieren von Luftbläschen Capillaren mit einer Lichtung von etwa 30 μ erforderlich. Zum Eintritt von gefährlichen Erscheinungen sind verhältnismäßig große Luftmengen notwendig. Ein gewisses Hindernis mögen auch kleine Luftmengen deshalb bedeuten, weil sie unter Umständen die Stellung der Zipfelklappen bei der Systole verhindern können (LINKA, zit. nach MEIXNER). Verfolgt man das Schicksal geringer Luftmengen röntgenologisch, so sieht man, daß sie schon nach 5—6 sec kleiner werden und nach etwa 1 min verschwinden (zit. nach MEIXNER). Erst nach Injektion von 50—100 cm³ in die Venen von Hunden blieb etwas Luft im rechten Herzen zurück. An Kaninchen haben schon 10 cm³ weitgehende Erscheinungen verursacht (BIERHAUS und HINTZE). Sehr große Luftmengen scheinen Pferde zu vertragen; die tödliche Luftmenge beträgt bei ihnen 8 Liter (Literatur zit. bei MEIXNER). Im Selbstversuch beim Menschen wurden mehrmals 10 cm³ Luft in die Vene eingespritzt und mit geringen Erscheinungen von Unruhe und Druckgefühl vertragen. Es scheint auch darauf anzukommen, unter welchem Druck die Luft injiziert wird. Ist der Druck sehr gering, so ist bei Hunden sogar die unglaublich klingende Menge von 2 Liter vertragen worden. Je näher die Eintrittsstelle dem Herzen liegt, desto größer wird die Gefahr. Individuelle Empfindlichkeit spielt auch hier eine Rolle. Für den Menschen ist die Luftmenge, deren Aufnahme zum Eintritt des Todes erforderlich ist, auf 70—130 cm³ geschätzt worden (WERKGARTNER). Eine weitere exakte Angabe nach dieser Richtung hin verdanken wir RÖSSLE. Nach seiner Darstellung hatte sich ein junger Arzt unberechtigterweise dazu entschlossen, bei einem 41jährigen Mann mit Magenkrebs eine Euthanasie vorzunehmen. Er war erstaunt, als er 300 cm³ injizieren mußte, um den Tod herbeizuführen. Die vorgenommene Leichenöffnung ergab das Bestehen einer ausgedehnten Luftembolie. Für eine Beteiligung des Vagus am Eintritt des Todes haben wiederholte experimentelle Untersuchungen keinen Anhalt gegeben. Wenigstens hat bei Versuchstieren eine einseitige oder doppelseitige Durchschneidung des N. vagus keinen Einfluß auf den Ablauf der klinischen Erscheinungen gehabt (die gleichen Autoren, ferner WALDER). Schaumbildung im Herzen und in der A. pulmonalis ist auch experimentell beobachtet worden (PINES). Der Aortendruck sinkt ab, während er im zuführenden Schenkel des kleinen Kreislaufes bis zum 3- und 4fachen der Regel ansteigt. Auch ist das Verhalten des Tierherzens nach Herstellung von Überdruckatmung bei der Luftembolie nach Freilegung des Organs unmittelbar beobachtet worden (v. BALOGH). Das rechte Herz erweiterte sich zunehmend, es entstand ein Mühlengeräusch, man beobachtete das Eintreten von Luft in die Coronarvene, die A. pulmonalis und ihr Conus arbeiteten angestrengt unter heftigen Kontraktionen, dann kam es zum Atemstillstand, anschließend zum Kollaps des linken Ventrikels, danach oberflächliche Herzkontraktionen, Vorhofflimmern und Herzstillstand.

Bei der arteriellen Luftembolie sind die Veränderungen am Herzen und im Gehirn in zunehmendem Maße eingehend studiert worden. Einen Auftrieb gab diesen Forschungen der zweite Weltkrieg, als es insbesondere galt, jene Todesfälle zu klären, bei denen Menschen ohne irgendwelche äußeren Verletzungen starben, wenn in der Nähe eine heftige Explosion stattgefunden hatte. Man weiß schon seit langem, daß die Gasbläschen die Capillaren des großen Kreislaufes passieren können. Ob dies aber auch für die Capillaren des Myokard gilt, wahr noch nicht ganz sicher. Quoad vitam ist eine Luftembolie des *Myokard* wahrscheinlich noch gefährlicher als eine solche des Gehirns. Der Nachweis der Luftembolie in der Herzmuskulatur begegnet allerdings praktisch Schwierigkeiten. Immerhin muß er versucht werden. Mitunter ergeben sich hier insofern charakteristische Bilder, als man in den Capillaren zahlreiche unterbrochene Blutsäulen und leere Räume vorfindet (HAUSBRANDT, HARTER, RÖSSLE). Doch muß man damit rechnen, daß derartige Befunde nur selten zu erheben sind.

Dagegen hat man recht charakteristische Veränderungen im *Gehirn* vorgefunden. Es handelt sich hier um Schädigung der Ganglienzellen verschiedenen Grades bis zum Eintritt einer Nekrose, später und zwar vom 3. Tage ab, fand

man auch Gliawucherungen (SPIELMEYER, NEUBÜRGER, zit. nach MEIXNER).
Diese Veränderungen an den Ganglienzellen wurden frühestens nach 15 Std
vorgefunden. Ungefähr gleichartige Ergebnisse zeitigten experimentelle Untersuchungen, bei denen nach Anlegung einer experimentellen Luftembolie eine
Vitalfärbung durch Injektion von Trypanblau vorgenommen wurde (BOUTON).
Weitere Erkenntnisse verdanken wir den Forschungen von RÖSSLE. Er fand
frühestens 7 Std nach dem Tode recht auffallende Veränderungen im Gehirn,
die auch demjenigen, der sich nicht besonders in das Gebiet der Neurohistologie eingearbeitet hat, zugänglich sind und die auch nicht nur dann festzustellen sind, wenn das Gehirn unmittelbar nach dem Tode fixiert wurde.
Färbt man die Gehirnschnitte mit Benzidin nach der Methode von SLOMINSKI
und LANGE, zit. nach RÖSSLE, so erreicht man eine distinkte dunkle Braunfärbung
des Blutes in den Capillaren. Bei der Luftembolie fällt hier eine Regellosigkeit
der Erythrocytensäule in den Capillaren auf. Sie gehen gewissermaßen im
Gänsemarsch durch die Capillaren. Erythrocyten, die den in den Capillaren
liegenden Luftbläschen angelagert sind, sind meniscusartig eingedellt oder
geldrollenartig aufgerollt. Man erkennt in kleinen Gefäßen Luftbläschen an
der inneren Gefäßwand trotz stärkster Blut- und Plasmafülle. Die Capillaren
erscheinen infolge Unregelmäßigkeiten in ihren Lichtungen mehr oder weniger
eingebuchtet. An der Stelle der Einbuchtung entstehen zwischen der Gefäßwand
und dem umgebenden Gewebe eigentümliche Lücken. Trifft man solche Gefäße
im Querschnitt, so ist (bei Fettschnitten besonders gut kenntlich) um diese
Gefäße ein freier Raum entstanden. Dieser VIRCHOW-ROBINSche Raum ist durch
Luft aufgetrieben, die aus dem Gefäß ausgetreten ist, die Gefäßwand ist aufgefasert, die Luftbläschen sind innerhalb der Gefäßwand und in der Scheide
der Gefäße sichtbar. Es scheint so, daß diese Veränderungen zum Teil auch vor
Ablauf von 7 Std zwischen Embolie und Tod ganz oder zum Teil sichtbar werden
können; wir selbst haben sie im Heidelberger Institut einmal bei einer arteriellen
Luftembolie nach Pneumothoraxfüllung vorgefunden, bei der der Tod innerhalb
weniger Minuten nach der Füllung eingetreten war (Abb. 58), in anderen Fällen
jedoch nicht. Auch bei positiven Befunden muß vor einer Überbewertung gewarnt werden, da ähnliche Bilder gelegentlich als Kunstprodukte entstehen
können (KÖHN).

Die Frage der Durchlässigkeit der Capillaren des kleinen Kreislaufs für Gasbläschen
ist längere Zeit hindurch diskutiert worden. Wenn man bei venöser Luftembolie auch im
großen Kreislauf nach einem gewissen Intervall Luft nachweisen konnte, so war an die Möglichkeit zu denken, daß in diesem Intervall heftige Atembewegungen bis zur Entstehung
eines Emphysems oder gar eines interstitiellen Emphysems stattgefunden haben könnten.
Es besteht unter diesen Umständen wohl die Möglichkeit, daß hierbei Luft aus den Alveolen
bei der Zerreißung von Alveolarwänden und Septen in die Gefäße eindringt, dann auf diese
Weise zum linken Herzen vordringt und somit in den großen Kreislauf gelangt. Hierfür
ist der Ausdruck *Luftdiffusion* gebraucht worden, obwohl es sich hier um eine reine Diffusion
gar nicht handeln würde. Beim Keuchhusten kommen mitunter Zustände von Bewußtlosigkeit und Krämpfen vor, die man als Keuchhusteneklampsie bezeichnet hat. Man hat
daran gedacht, daß dieser Zustand durch Luftdiffusion bei den Hustenanfällen und dadurch
hervorgerufene Luftembolie des Gehirns entstanden sein könnte (HOFFHEINZ). Man mag
sich auch vorstellen, daß bei einer protrahierten venösen Luftembolie infolge der heftigen
Atembewegungen eine derartige Luftdiffusion zustande kommen könnte. Durch die bereits
zitierte Beobachtung von RÖSSLE über den Euthanasiefall ist jedoch erwiesen, daß auch
bei schnellen Embolietodesfällen Luft durch den kleinen Kreislauf in den großen Kreislauf
übertreten kann. Der oben erwähnte Kranke (S. 259) starb unmittelbar nach der Injektion
von 300 cm³ Luft, das Foramen ovale war geschlossen, die Sektion ergab Blutschaum im
rechten aber auch im linken Herzen bei völlig frischer Leiche. In den Kranzschlagadern
waren Luftbläschen nachzuweisen. Die Lebercapillaren enthielten mikroskopisch deutlich
erhebliche Mengen von Luft, sie waren mächtig erweitert, ihre Wände lagen den Leberzellen-
balken an. Die Glomeruli der Nieren enthielten weite leere geblähte Capillarschlingen bei

sonst guter Blutfülle des Gefäßbaumes. Damit ist wohl sichergestellt, daß die Lungen-capillaren Luftbläschen durchlassen können. Im Anschluß an diese Beobachtung injizierte RÖSSLE einem Kaninchen 5 cm³ Luft in die rechte A. carotis, es starb sofort, bei der Sektion fand sich Luft im stark dilatierten rechten Herzen. Nun ist es allerdings nicht gleichgültig, ob Luft in erheblichen Mengen unter einem gewissen Druck in die Ellenbeugevene injiziert wird oder ob nach Abtreibungen in den Uterus eingedrungene Luft nach und nach von den Venen der Uteruswand aufgenommen wird. In diesem Falle geht wahrscheinlich die Luft nicht durch den kleinen Kreislauf hindurch, und so kommt es wohl, daß wir in der gericht-lichen Medizin praktisch, wenigstens bei Abtreibungen, eine paradoxe Luftembolie nur bei offenem Foramen ovale oder sonstige Scheidewanddefekten vorfinden.

Tierexperimentell entstanden Veränderungen an den Ganglienzellen nach etwa 3 Std (HARTER). Recht auffällige Befunde in Gestalt von Schädigungen der Gefäßwände und nachfolgenden Nekrosen verursachte experimentelle Injektion von Schlagsahne in die

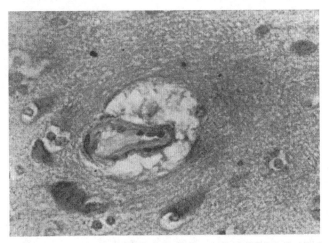

Abb. 58. Gehirnbefund bei cerebraler Luftembolie nach Pneumothoraxfüllung; Gasbläschen im Gefäß, Auftreibung des VIRCHOW-ROBINschen Raumes durch Luft, die aus dem Gefäß ausgetreten ist (Sekt.-Nr. 12/49).

linke Herzkammer, enthaltend etwa 50% Luft und 16% Fett (SCHOENMACKERS). Ähnlich wie beim Erstickungstod, kommt es nach den Untersuchungen von BERG auch bei akutem Tode infolge Luftembolie zu einer Adrenalinausschüttung in das Blut; gleichzeitig erhöht sich der Phosphatid- und Fibrinolysespiegel, das Blut scheint flüssig zu bleiben. Auch bei frischen Leichen von Personen, die infolge Luftembolie gestorben waren, konnte BERG eine Erhöhung des Phosphatid- und Fibrinolysespiegels nachweisen. Wieweit in diesen Beobachtungen eine Möglichkeit zu sehen ist, praktisch diagnostisch weiterzukommen, bleibt abzuwarten.

Für den Nachweis der venösen Luftembolie in der gerichtsmedizinischen Praxis ist es besonders wichtig, daß die Sektion so schnell wie möglich stattfindet; denn bekanntlich entstehen bei der Fäulnis im Herzen oder in den Gefäßen gleichfalls Gasblasen. Die geläufige Technik ist so, daß man mit der Sektion der Brusthöhle beginnt und daß man bei der Eröffnung dieser Höhle zwecks Vermeidung von Venenverletzungen von einer Öffnung der Sternoclavicular-gelenke absieht, sondern das Brustbein im Bereiche des Manubrium durch-schneidet oder durchsägt. Auch von der Durchschneidung der 1. und 2. Rippe wird zweckmäßig abgesehen. Das Brustbein wird unter Vermeidung unnötigen Ziehens abgelöst, das Hervorholen der Lunge unterbleibt am besten. Der Herz-beutel wird in der Mittellinie mit einem Scherenschlag nur bis zu einer Länge von 3—4 cm eröffnet, die Ränder werden mit Pinzetten oder Gefäßklemmen erfaßt und der Herzbeutel mit Wasser angefüllt. Man wird darauf achten, ob das Herz schwimmt. Ist dies der Fall, so muß man es unter Vermeidung unnötigen Druckes unter Wasser bringen. Man sticht dann unter Wasser die rechte Kammer unterhalb der Basis des Abganges der Lungenschlagader an, am besten mit einem Skalpell, dreht das Skalpell etwas, um die Wundränder zu spreizen und sieht zu, ob unter Wasser Gasblasen aufsteigen, in welcher Menge und von welcher Größe. Man wird, wie MEIXNER vorschlägt, auch auf den Geruch achten. Vor Anstechen des Herzens wird man sich überzeugen müssen, ob sich hinter dem Herzen nicht Luft angesammelt hat. Man wird diese zuerst zum Entweichen bringen müssen. Tritt aus der Anstichstelle nur sehr wenig Luft oder nur Blut aus, so drückt man mit dem Messergriff noch auf mehrere Stellen des rechten Ventrikels, auf den Vorhof und auf die A. pulmonalis und sieht, ob dann Gasblasen zum Vorschein kommen. Man kann natürlich auch mehrere Einstiche machen. In gleicher Weise behandelt man anschließend das linke Herz. Nach sorgfältiger Entfernung des Wassers aus dem Herzbeutel wird man die Coronarvenen auch an der Rückseite sorgfältig auf das Vorhandensein von Luftblasen absuchen. Es empfiehlt sich, mit dem Messergriff an den Gefäßen entlangzufahren, man sieht dann, wie die Blasen sich fortbewegen. Vorsorglich wird man auch, soweit dies praktisch möglich ist, auf ein etwaiges Vorhandensein von Gasbläschen in den Coronararterien achten (etwaige gleichzeitige arterielle Luftembolie). Man versäume aber auch nicht, die venösen Gefäße zu präparieren, die von der fraglichen Eintrittsstelle zum Herzen führen, also bei Verdacht auf Luftembolie bei Abtreibung darauf zu achten, ob in der Vena ovarica oder in anderen großen Venen sich Luftblasen angesammelt haben. Um das Vorhandensein von Fäulnisgas auszuschließen, ist es zweckmäßig, einige dickwandige Schlagadern der Gliedmaßen freizupräparieren und sie auf das Vorhandensein von Gas zu prüfen. Ohne deutliche allgemeine Fäulniserscheinungen findet sich in den Gefäßen niemals Gas (MEIXNER). Nicht jedes Heraustreten von einigen Luftbläschen, selbst bei frischen Leichen, beweist das Vorliegen einer tödlichen Luftembolie. Auch nach unseren Erfahrungen handelt es sich hier um einen nicht seltenen Befund. Durch eingehende Untersuchung seines Leichenmaterials nach dieser Richtung hin hat MEIXNER festgestellt, daß eine Luftembolie geringen Grades ein ziemlich häufiger Nebenbefund bei allen möglichen Verletzungen ist. Will man eine tödliche Luftembolie allein durch den Leichenbefund diagnostizieren, so ist es notwendig, daß sich unter Geräuschbildung eine beträchtliche Luftmenge entleert. Wir wissen jetzt, daß auch beim Menschen erhebliche Luftmengen erforderlich sind, um den Tod herbeizuführen. Wenn bei einer intravenösen Injektion infolge unvorsichtiger Handhabung der Spritze einige Luftbläschen in den Kreislauf hineingelangen, so dürfte dies nach menschlichem Ermessen ungefährlich sein.

Es ist recht zweckmäßig, das im Herzen vorgefundene Gas durch geeignete Vorrichtungen dem *Volumen* nach zu messen. Man kann so vorgehen, daß man ein Meßglas von mäßigem Kaliber mit abgekochtem Wasser anfüllt, mit einer geeigneten, besonders zurechtgeschnittenen Glasplatte zudeckt, die Öffnung des Gefäßes in den mit Wasser gefüllten Herzbeutel hineinbringt, die Glasplatte abnimmt und die Gasbläschen nach Anstechen des Herzens nach dem Prinzip der pneumatischen Wanne in den Meßzylinder eintreten läßt, um dann das Volumen abzulesen. Wir haben bei der Durchführung dieses Verfahrens im allgemeinen keine Schwierigkeiten. Einfache, leicht anzufertigende Apparaturen zum Auffangen, aber auch zum Transport des Gases zwecks Gasanalyse sind von WERKGARTNER und MEIXNER angegeben worden. Neuerdings haben ROER und DOCKHORN ein „Gasaspirometer" konstruiert. Das Prinzip besteht darin, daß unter Wasser mit der Nadel in das Herz eingestochen und durch Herstellung eines Unterdrucks in einem graduierten Zylinder das Gas aufgefangen und gemessen wird. Die Apparatur ist bei der Firma Bergmann KG., Hamburg 1, zu beziehen, doch wird es leicht sein, geeignete Apparaturen ähnlicher Art selbst herzustellen oder herstellen zu lassen. Persönliche Erfahrungen in dieser Richtung liegen uns noch nicht vor.

Bei eingetretener *Fäulnis* können sich bekanntlich im Herzen beträchtliche Mengen von Fäulnisgasen ansammeln, auch kann das Herzblut schaumig werden. Unter diesen Umständen wird man das Bedürfnis haben, das aufgefangene Gas zu analysieren.

Findet man viel Sauerstoff und wenig andere Bestandteile, so würde dies wahrscheinlich das Vorliegen einer Luftembolie beweisen. O. Schmidt hat für eine einfach durchzuführende Gasanalyse am Sektionstisch eine handliche Apparatur angegeben. Das Gas wird in dem trichterartigen Instrument im Herzbeutel unter Wasser aufgefangen und kommt dann nach Öffnung eines Glashahnes in das graduierte Reaktionsgefäß, das mit konzentrierter Kalilauge angefüllt ist. Hier werden CO_2 und der H_2S absorbiert. Dann wird in das Reaktionsgefäß durch eine einfache Vorrichtung als einziges Reagens eine alkalische Pyragallollösung eingebracht, die sich bei Gegenwart von Sauerstoff braun färbt. Es handelt sich hier also um eine einfache qualitative Reaktion. Wir haben diese Apparatur in der Praxis früher verhältnismäßig häufig benutzt. Durch eine besondere zusätzliche Vorrichtung kann man mit dieser Apparatur auch die Menge des durch die Kalilauge und durch die Pyragallollösung absorbierten Gases berechnen und auf diese Weise eine grob-quantitative Analyse vornehmen. Nach dieser Richtung hin liegen uns allerdings noch keine ausreichenden Erfahrungen vor. Roer und Dockhorn konstruierten auf Grund der Erfahrungen von O. Schmidt eine abgeänderte Apparatur (Oxygenometer genannt, gleichfalls von der oben angeführten Firma beziehbar). Das mit dem oben beschriebenen Gasaspirometer gewonnene Gas wird in die Apparatur unter Wasser eingebracht. Einzelheiten der Handhabung mögen im Original nachgelesen werden. Persönliche Erfahrungen mit der Apparatur liegen uns gleichfalls noch nicht vor.

Nach dem Ergebnis von Untersuchungen, die ich in früheren Jahren unter Anwendung einer Mikromethode an Fäulnisgasen der Brusthöhle von Leichen menschlicher Feten und Schweinefeten angestellt habe, geht der Sauerstoffgehalt im Verlaufe der Fäulnisreduktion in einigen Tagen erheblich zurück, um dann wieder beträchtlich anzusteigen, wahrscheinlich infolge Diffusion von Sauerstoff aus der Luft von außen her durch die Thoraxwand. Späterhin stellten wir am Heidelberger Institut experimentell am Tier- und Leichenversuch fest, daß der Sauerstoff aus der Luft, der in das Herz eingebracht wird, in etwa 72 Std verschwunden ist. Danach dürfte im allgemeinen ein Sauerstoffnachweis nicht mehr möglich sein (Simoni). Roer kam ebenfalls zu dem Ergebnis, daß der Sauerstoffgehalt von atmosphärischer Luft, die sich im Herzen befindet, zurückgeht, zunächst schneller, später langsamer. Man muß also damit rechnen, daß bei älteren Leichen das Fehlen von Sauerstoff im Herzgas über die Frage einer vorangegangenen Luftembolie nichts mehr aussagt. Unter diesen Umständen ergibt sich die Frage, die bereits von Meixner angeschnitten worden ist, ob man aus der *Stickstoffbestimmung* des im Herzen befindlichen Gases Schlüsse ziehen kann. Fäulnisgase enthalten, wie unsere Versuche ergaben, zwar Stickstoff, doch fanden wir nie mehr als 10%, wenigstens nicht unter normalen Umständen. Da die Luft zu rund 79% aus Stickstoff besteht, würde ein hoher Stickstoffgehalt der aus dem Herzen aufgefangenen Gase auf eine vorangegangene Luftembolie hinweisen. Doch muß man unter diesen Umständen eine quantitative Bestimmung vornehmen (Kollmar). Die konstruierte Apparatur verbrennt nach den Methoden der analytischen Chemie im Reaktionsgefäß die brennbaren Gase, so das Methan und den Schwefelwasserstoff; auch etwaiger im Reaktionsgefäß befindlicher Sauerstoff schwindet bei dem Verbrennungsvorgang, das Kohlendioxyd wird absorbiert, so daß praktisch nur der Stickstoff mit, den Edelgasen übrigbleibt (Kollmar). Doch ist es uns noch nicht gelungen, die Apparatur so zu vereinfachen und ihre Fehlerquellen zu beseitigen, daß diese Untersuchung als Routinemethode empfohlen werden kann.

Wird die Luftembolie auch nur um Stunden überlebt, so ist die Luft verschwunden, wahrscheinlich durch Resorption, vielleicht auch zum Teil durch Austritt in die Atemwege (Wolf, Ilyin, zit. nach Meixner).

Bezüglich des Nachweises der *arteriellen Luftembolie* ist man außer auf Bewertung der klinischen Erscheinungen auf Feststellung der histologischen Veränderungen angewiesen. Man wird versuchen, einschlägige histologische Befunde durch sorgfältige Durchmusterung der Leber, der Nieren, der Herzmuskulatur und des Gehirnes zu gewinnen (S. 260). Die negativen Befunde sind nichtssagend, aber auch die positiven können nur mit Kritik wegen der Gefahr einer Verwechslung mit Kunstprodukten verwertet werden (KÖHN), niemals stütze man die Diagnose auf *einen* histologischen Befund.

Bezüglich der Untersuchung des Gehirnes hat O. SCHMIDT in früherer Zeit vorgeschlagen, durch mikroskopische Untersuchung des Adergeflechtes im Nativpräparat den Nachweis der cerebralen Luftembolie zu führen; es wird gleich nach Herausnahme des Gehirns entfernt, auf einem Objektträger ausgebreitet und in destilliertem Wasser mikroskopiert. Bei der Untersuchung eines plötzlichen Todesfalles bei Nachfüllung eines Pneumothorax haben wir einmal auf diese Weise Luftbläschen im Adergeflecht feststellen können. Späterhin untersuchte ich während meiner Tätigkeit am Pathologischen Institut in Bremen nach der gleichen Technik systematisch die Adergeflechte von Leichen von Personen, die einen natürlichen Tod erlitten hatten; hierbei habe ich allerdings nicht selten trotz vorsichtiger Entnahme Luftbläschen vorgefunden. Als diagnostisch ausschlaggebend wird man daher diese Untersuchungsmethode nicht ansehen können.

Im gerichtsmedizinischen Schrifttum wird mit Recht hervorgehoben, daß einzelne Luftbläschen, die man nach Abheben der Schädelkapsel in den Gefäßen der Pia vorfindet, nichts aussagen, sie dringen postmortal beim Abheben der Kapsel ein. Nun besteht aber bei einzelnen Instituten der Brauch, bei Verdacht auf cerebrale Luftembolie vor Beginn der Sektion der Brusthöhle den Hals der Leiche mit einer elastischen Binde zu komprimieren. Wenn man dann vorsichtig nach Aufsägen der Schädelkapsel die Dura anschneidet und in den Gefäßen der Pia nicht nur einzelne Luftblasen vorfindet, sondern erkennt, daß die Arterien in großem Umfange mit Reihen von Luftbläschen durchsetzt sind, so spricht dies doch bis zu einem gewissen Grade für das Vorliegen einer arteriellen Luftembolie. Allerdings sind für eine derartige Bewertung Kritik und eine erhebliche persönliche Erfahrung maßgebend.

In Frage kommt vielleicht auch eine Eröffnung des Kopfes unter Wasser, wofür man zunächst eine geeignete Technik ausarbeiten müßte [1]; eine Zerlegung des bereits aus der Kopfhöhle entfernten Gehirns unter Wasser (LOESCHCKE) ist, wie KÖHN nachwies, diagnostisch nicht brauchbar.

Der Gerichtsmediziner wird am häufigsten bei der Untersuchung fraglicher krimineller Aborte genötigt sein, auf venöse Luftembolie zu untersuchen, ebenso beim Vorliegen von Verletzungen größerer herznaher Venen. Bezüglich der Einzelheiten wird auf die Abschnitte „Fruchtabtreibung" und „Verletzungen durch Stich und Schnitt" verwiesen. Wie schon erwähnt, ist die Luftembolie gelegentlich auch die Folge von *geburtshilflichen* Eingriffen (Wendung, Placentarlösung). In ganz seltenen Fällen scheint die Entstehung einer Luftembolie auch nach normalen Geburten ohne einen äußeren Anlaß vorzukommen (OSBORN und DAWSON). Auch ist beschrieben worden, daß nach Gymnastik in Knie-Brustlage, wie sie therapeutisch im Wochenbett empfohlen worden ist, tödliche Luftembolien zustande kamen (REDFIELD und BODINE). Anscheinend kann die Luft unter gewissen Umständen bei diesen Übungen von der Vulva her in den Uterus eingepreßt werden. Daß bei Operationen bei Eröffnung herznaher größerer Venen eine tödliche Luftembolie zustande kommen kann, ist in den ärztlichen Erfahrungen geläufig. Solche Todesfälle gehen rechtlich nicht zu Lasten des Chirurgen. Therapeutisch ist die sofortige Kompression bzw. Unterbindung der Vene an einer Stelle nach dem Herzen zu empfehlen. Derartige Vorfälle sind beobachtet worden bei der Operation von Aneurysmen im Gebiet des Halses oder der A. subclavia, aber auch bei Verletzungen des Sinus im Schädelinneren, sowie bei ohrenärztlichen Operationen. Die Entstehung einer Luftembolie bei Eröffnung von herzfernen Gliedmaßenvenen wird zwar von manchen Autoren nicht für möglich gehalten (LAMBRECHT), jedoch lehrt die Kasuistik daß derartiges eben doch, wenn auch in seltenen Ausnahmefällen vorkommt.

---

[1] Eine Technik wurde inzwischen beschrieben [SEYERLEIN: Zbl. Path. **89**, 258 (1952)].

So beschreibt Kovacs einen derartigen Todesfall im Anschluß an eine 6 cm lange Sensenverletzung des Handrückens. Der Tod trat plötzlich 3 Std nach der Verletzung ein. Die 24 Std später durchgeführte sorgfältige Leichenöffnung ergab das Vorhandensein von 15 cm³ Gas im rechten Ventrikel bei frischem Zustand der Leiche. Andererseits wird wieder die Gefahr einer Luftembolie auch bei Eröffnung der Vena cava inferior zum mindesten nicht für sehr groß gehalten (Zopff und Engelhard). Bei ohrenärztlichen Verrichtungen hat eine Lufteinblasung in die Tuba auditiva in Gestalt der sog. Luftdusche in mehreren Fällen zur Entstehung einer Luftembolie geführt (Froboese), sogar eine Katheterisierung der Tube (Ramberg). Luftembolie bei Bluttransfusion war die Folge eines Fehlers der Apparatur (Kogan). Eine perirenale Lufteinblasung von 200 cm³ führte gleichfalls zur Luftembolie (Weyrauch). Gleichartige Störungen entstanden gelegentlich bei Punktion und Spülung der Nebenhöhlen, bei der Cystoskopie und anderen Eingriffen an der Harnblase, beim Kontrasteinlauf in den Mastdarm mit Verletzung eines Venenknotens durch das gläserne Mastdarmrohr und einmal als Spontanerscheinung bei Eröffnung der Milzvene innerhalb eines penetrierenden Magengeschwürs (Literatur s. Meixner). Luftemboliezwischenfälle entstanden weiterhin bei einer Mastektomie (Hepler) und bei einer Laminektomie (Lembcke), fernerhin bei Trepanation eines kindlichen Schädels (Ostertag). Auch bei klaffenden Schädelbasisbrüchen besteht Gefahr einer Luftembolie im rechten Herzen, die aber nicht tödlich zu sein braucht (Roer).

Für die Entstehung einer *arteriellen* Luftembolie ist in den meisten Fällen das Anlegen oder die Auffüllung eines Pneumothorax verantwortlich zu machen, sofern es sich nicht um eine paradoxe Embolie infolge Ausschaltung des Lungenkreislaufes handelt. Auf diesem Gebiet ist eine ausgedehnte Literatur entstanden. Die Möglichkeit des Eindringens von Luft in die Venen des kleinen Kreislaufes ist dann gegeben, wenn die Kanüle durch irgendeinen Zufall in ein solches Gefäß gelangt. Dies kann dann geschehen, wenn sie trotz aller Vorsichtsmaßregeln bis in die Lungen vordringt oder aber, wenn die Pleuraspalte durch gefäßhaltige Zwischenwände so unübersichtlich geworden ist, daß eine Orientierung nicht möglich wird. Steckt nur die Spitze der Kanüle in einem Gefäß, so kann es vorkommen, daß bei der Auffüllung sowohl in den Pleuraspalt als auch in die Blutbahn Luft eindringt. Das Manometer zeigt dann eine Zunahme des Druckes im Pleuraspalt, so daß der Lungenarzt glaubt, gegen Störungen gesichert zu sein. Weiterhin kommt es vor, daß die Kanüle sich während der Einblasung verschiebt und doch noch in ein Gefäß kommt (Sorgo). Schließlich läßt sich auch denken, daß im Laufe der Auffüllung gefäßhaltige Adhäsionen zerreißen, so daß unter Umständen auf diese Weise Luft in die Blutbahn gelangen kann. Auch Eingriffe anderer Art am Thorax, so die Thorakokaustik haben Anlaß zur Entstehung einer Luftembolie gegeben (Bottke und Kremer). Auch bei Absaugung eines Rippenfellergusses ist das Eintreten einer Luftembolie beobachtet worden. Bei Untersuchung mit dem Augenspiegel war das Eintreten von Gasblasen in den Gefäßen des Augenhintergrundes wahrzunehmen. Nach Lungenschußverletzungen schwerer Art sind gleichfalls Fälle von Luftembolie beschrieben worden (Felix). Recht ausgefallen ist auch ein Vorfall, bei dem ein Knabe beim Urinlassen plötzlich verstarb. Es wurde angenommen, daß sich beim Harnlassen infolge Änderung des intrathorakalen Druckes vorhandene gefäßhaltige Pleuraadhäsionen gelöst haben (Osborn und Dawson). Auch Luftembolien bei neugeborenen Kindern sind beobachtet worden; forcierte Atembewegungen bei der Asphyxie und Zerreißung des Lungengewebes scheinen die Ursache gewesen zu sein (Schrader und Kaiser; weiteres Schrifttum s. Fick, Felix und Loeschcke, Korb, Manderli, Philip).

Einwirkung von stumpfer Gewalt auf den Brustkorb mit Zerreißung von Alveolarwänden kann gleichfalls zur arteriellen Luftembolie führen (O. Schmidt, Roer). Das gleiche gilt auch für hochgradige Luftdruckschwankungen (s. Abschnitt Schädigung durch Veränderung des Atmosphärendruckes S. 455).

Literatur.
Luftembolie.

Bahr: Uppsala Läkn. för. Förh. **49**, 259 (1944). Ref. Zbl. Path. **84**, 246 (1948/49). — Balogh, v.: Verh. dtsch. Path. Ges. **1938**, 371. — Orv. Közl. **1940**, 29. Ref. Zbl. Path. **77**, 145 (1941). — Virchows Arch. **307**, 362. — Berg, St. P.: Dtsch. Z. gerichtl. Med. **40**, 669 (1951). — Bierhaus u. Hintze: Arch. klin. Chir. **201**, 1 (1941). — Bottke u. Kremer: Ärztl. Wschr. **1946**, 275. — Bouton: Ref. Zbl. Path. **78**, 48 (1942).

Cis: Ref. Dtsch. Z. gerichtl. Med. **36**, 149 (1942). — Curtillet, E. u. A.: J. Physiol. et Path. gén. **37** (1939).

Dyrenfurth: Dtsch. Z. gerichtl. Med. **8**, 727 (1926); **20**, 392 (1933).

Fahr: Virchows Arch. **314**, 499 (1947). — Felix: Zbl. Chir. **72**, 609 (1947). — Dtsch. Gesundheitswesen **1949**, 1. — Felix u. Loeschcke: Bruns' Beitr. **179**, 321, 357 (1950). — Fick: Ärztl. Wschr. **1947**, 1106. — Fleischmann: Fract. ot. etc. (Basel) **3** (1940). Ref. Dtsch. Z. gerichtl. Med. **35**, 71 (1942). — Frey, S.: Die Luftembolie. Leipzig 1933. — Fritz: Dtsch. Z. gerichtl. Med. **15**, 175 (1930). — Froboese, G.: Virchows Arch. **314**, 39 (1947). —

Harter: Virchows Arch. **314**, 213 (1947). — Hausbrandt: Dtsch. Z. gerichtl. Med. **30**, 19 (1938). — Helly: Zbl. Path. (Festschrift für M. B. Schmidt) **1933**, 95. — Hepler u. Mitarb.: Amer. J. Clin. Path. **17**, 322 (1947). — Hoffheinz: Neue Deutsche Chirurgie, Bd. 55. Stuttgart 1933. Zit. nach Rössle.

Klimesch: Wien. med. Wschr. **1939** I, 611. — Köhn: Frankf. Z. Path. **63**, 360 (1952). — Verh. dtsch. Ges. Path. **1952**. — Kogan: Chirurgija **2/3** (1939). Ref. Dtsch. gerichtl. Med. **33**, 119 (1940). — Kollmar: Über den Stickstoffgehalt der Fäulnisgase. Med. Diss. Heidelberg 1950. — Korb: Beitr. Klin. Tbk. **10**, 323 (1948). — Kovacs: Zbl. Chir. **1938**, 180.

Lambrecht: Bruns' Beitr. **168**, 267 (1938). — Lembcke: Chirurg **17/18**, 453 (1947). Loeschcke: Siehe Felix u. Loeschke.

Manderli: Schweiz. med. Wschr. **1944**, 1190. — Meixner: Wien. klin. Wschr. **1939** I, 499. — Luftembolie. In Handwörterbuch der gerichtlichen Medizin, S. 462. Berlin 1940. — Meixner, B.: Z. gerichtl. Med. **20**, 395 (1933). — Merkel: Dtsch. Z. gerichtl. Med. **23**, 338 (1934). — Meyer-Wildisen: Schweiz. med. Wschr. **1943** I, 48. — Mueller, B.: Dtsch. Z. gerichtl. Med. **16**, 459 (1931); **20**, 395 (1933).

Osborn and Dawson: Lancet **1938** II, 770. — Ostertag u. Strenge: Arch. f. Psychiatr. **181**, 463 (1949).

Philip: Thorax (Lond.) **4**, 237 (1949). Ref. Ber. allg. u. spez. Path. **7**, 321 (1951). — Pines: Cardiologica (Basel) **3** (1939). — Ponsold: Dtsch. Z. gerichtl. Med. **32**, 254 (1939/40).

Ramberg: Experimentelle Studien über die Entstehung der Luftembolie. Helsingfors 1939. Ref. Dtsch. Z. gerichtl. Med. **32**, 169 (1939/40). — Redfield and Bodine: J. Amer. Med. Assoc. **113** (1939). — Roer: Med. Klin. **1949**, 1157. — Virchows Arch. **320**, 80 (1951). — Roer u. Dockhorn: Zbl. Path. **87**, 331 (1951). — Rössle: Virchows Arch. **313**, 1 (1944); **314**, 511 (1947); **315**, 461 (1948).

Schmidt, O.: Dtsch. Z. gerichtl. Med. **13**, 231 (1929) **15**, 174 (1930). — Schnittert: Beitr. Klin. Tbk. **93**, 441 (1939). — Schoenmackers: Virchows Arch. **318**, 234. — Schrader u. Kaiser: Mschr. Geburtsh. **77**, 205 (1927). — Simoni: Beitrag zum Nachweis der Luftembolie an der in Fäulnis übergehenden Leiche. Med. Diss. Heidelberg 1950. — Sorgo: Wien. med. Wschr. **1939** I, 115. — Swager: Ref. Zbl. Path. **82**, 371 (1944/45).

Titrud u. Haymaker: Arch. of Neur. **57**, 397 (1947).

Walder: Elektrokardiographische und histologische Untersuchungen des Herzens bei experimenteller Luft- und Fettembolie, sowie bei Embolie durch Stärkesuspension. Med. Diss. Freiburg 1939. — Warring and Thomas: Amer. Rev. Tbc. **42**, 682 (1940). Ref. Dtsch. Z. gerichtl. Med. **35**. 172 (1942). — Werkgartner: Wien. klin. Wschr. **1938** II, 1017. — Weyrauch: J. Amer. Med. Assoc. **114**, 652 (1940). — Wong: Arch. of Ophthalm. **25**, 149 (1941). Ref. Dtsch. Z. gerichtl. Med. **35**, 172 (1942). — Zopf u. Engelhard: Zbl. Chir. **1940**, 2166.

II. Die einzelnen Verletzungs-, Beschädigungs- und Tötungsarten.
a) Verletzungen und Tötungen durch Stich und Schnitt.

Obwohl Stich- und Schnittverletzungen ihrer Art nach durchaus getrennt werden können, haben sie doch bezüglich der damit verbundenen Gefahren, der

Entstehung und der kriminalistischen Bedeutung soviel Gemeinsames, daß es mir besser erscheint, sie zusammen abzuhandeln. Gibt es doch zwischen beiden Verletzungsarten auch insofern Übergänge, als eine Stichverletzung dadurch das Gepräge einer Schnittverletzung erhalten kann, daß beim Herausziehen des Instrumentes geschnitten wird (sog. Stich-Schnittverletzung). Es kommt hinzu, daß bei Benutzung des gleichen Instrumentes das eine Mal ein Stich, das andere Mal, je nach Handhabung, ein Schnitt entstehen kann. Zweifelhaft ist weiterhin, wie man Verletzungen durch *Hiebe* mit Äxten, auch mit Säbeln, einordnen soll. Vom kriminalistischen Standpunkt aus haben sie mehr mit Hiebverletzungen durch stumpfe Gewalt gemeinsam als mit Schnitt- und Stichverletzungen. Sie werden daher in diesem Buch zum Teil auch unter der Rubrik stumpfe Gewalt besprochen werden, ebenso die Pfählungsverletzungen.

Als *Instrumente* für die Entstehung von Stich- und Schnittverletzungen kommen in Frage Messer, Dolche, Feilen, Schusterahlen, Scheren, Nadeln aller Art, Nägel, scharfe Bleche, Glasscherben und anderes. Es ist nicht immer notwendig, daß das Instrument durch aktives Vorgehen in den Körper kommt, gelegentlich können Stich- und Schnittverletzungen auch dadurch entstehen, daß der Verletzte in Glasscherben oder scharfkantiges Gerümpel hineinfällt oder hineingeschleudert wird.

Die *Gefahren* und *Todesursachen* bei Stich- und Schnittverletzungen sind mannigfaltige. Zunächst kann durch die Verletzung eine Blutung aus größeren Arterien oder Venen gefährlich werden. Das Blut kann sich nach außen oder in das subcutane Gewebe, die Muskulatur, die Bauchhöhle, die Pleurahöhlen, in das Perikard und schließlich auch in das Schädelinnere ergießen. Selten sind Verblutungen nach Durchtrennung von kleineren peripherischen Gefäßen; doch sind Verblutungen aus der A. maxillaris und auch aus den Radialarterien bekannt geworden. Verblutungen aus verhältnismäßig kleinen Gefäßen sind deshalb selten, weil die Blutdrucksenkung nach erheblichem Blutverlust die natürlichen Schutzwirkungen des Körpers zur Funktion bringt (Gefäßverschluß infolge Kontraktion und Retraktion des Gewebes und Thrombenbildung). Wird dies aber infolge bestehender Arteriosklerose oder Hypertonie oder bei verminderter Gerinnbarkeit des Blutes verhindert, so kommt es auch in solchen Fällen zum Verblutungstod. Prominente Römer, die von ihrem Caesar die freundliche Aufforderung erhielten, sich die Pulsader öffnen zu lassen, unterzogen sich dieser Prozedur im warmen Bade, um eine Kontraktion der Gefäße zu verhindern und den Verblutungstod herbeizuführen. Sehr selten haben Verletzungen der Intercostalarterie zu einer tödlichen Verblutung geführt, z. B. nach Messerstich und einmal auch nach Pleurapunktion (LOSSEN). Eine Saugwirkung bei der Atmung mag die Blutung begünstigen. Auch sind tödliche Verblutungen in die Pleurahöhle bei Stichverletzungen der A. mammaria int. vorgekommen (WERKGARTNER). Bei Verletzungen größerer Venen besteht außerdem die Gefahr einer Luftembolie (s. Abschnitt Luftembolie, S. 257). Bei Verletzung herzferner Venen, ja selbst der Vena cava inferior, ist diese Gefahr allerdings gering. Doch wird man trotzdem bei gerichtlichen Sektionen eine einschlägige Todesursache in Betracht ziehen und bei der Leichenöffnung berücksichtigen müssen. So beobachtete KOVACS einen Tod durch Luftembolie nach einer 6 cm langen Sensenverletzung am Handrücken. Nach einer Beobachtung von SCHWELLNUSS mußte in einem Mordfall, bei dem es zu einem Schnitt durch die Ellenbeuge gekommen war, der Tod durch Luftembolie sehr ernsthaft erwogen werden. Er konnte allerdings insofern ausgeschlossen werden, als die Sektion der frischen Leiche dafür keine Anhaltspunkte ergeben hatte, und als ein Tod durch Luftembolie bei Verletzung von herzfernen Venen im großen und ganzen nur dann in Frage kommt, wenn bei zufälligem Erheben der Gliedmaßen ein stärkeres Gefälle erzeugt wird (s. auch S. 264).

Bei Eröffnung der Bauchhöhle durch die Verletzung entsteht bekanntermaßen die Gefahr einer Peritonitis. Die Gefahr wird dann größer, wenn das Instrument den Darm mit verletzt. Daß der Darm gelegentlich die Neigung hat, dem Instrument auszuweichen, vorausgesetzt daß die lebendige Kraft des eindringenden Instrumentes nicht allzu groß ist, ist bekannt. Wir wissen auch, daß kleine Verletzungen des Darmkanals gelegentlich so gut vom Netz gedeckt werden können, daß auch ohne Laparotomie eine Peritonitis verhindert wird (PORZELT). Verletzungen der Pleurahöhle oder des Perikards führen die Gefahr einer Pleuritis bzw. Perikarditis herbei, solche der Schädelhöhle die Gefahr einer Leptomeningitis und lokalen Encephalitis mit nachfolgendem Hirnabsceß. Daß Stichverletzungen bezüglich einer Infektion gefährlicher sind als Schnittverletzungen, entspricht den geläufigen Erfahrungen der Chirurgie. Verletzungen des Zentralnervensystems (Gehirn und Rückenmark) durch Stiche sind meist nicht direkt lebensgefährlich. Eine erhebliche Gefahr bringt erst die spätere Infektion.

Perforierende Verletzungen des *Herzens* brauchen nicht immer zum Tode zu führen. Geringfügige Verletzungen, etwa durch Nadeln oder auch durch die Spitzen von Messern können sich spontan schließen (BREITNER). Nach intrakardialen *Injektionen* von Kreislaufmitteln beobachtet man in der Umgebung der Injektionsstelle geringfügige hypepikardiale und hypendokardiale Blutungen. Es kommt aber auch vor, daß nach solchen Injektionen aus dem Stichkanal mehr oder weniger agonal eine nicht unerhebliche Menge Blut in den Herzbeutel entleert wird; nach unseren Erfahrungen betrug sie einmal 20 g. Das Blut war zum Teil geronnen. Gerät die Kanüle bei der intrakardialen Injektion in die aufsteigende Aorta oder in ein sklerotisches, wenig elastisches Coronargefäß, so kann sogar eine Herzbeuteltamponade die Folge sein. Vorwürfe wird man dem injizierenden Arzt kaum machen können (SCHNEIDER).

Verschluckte spitze Knochenstücke, die im *Oesophagus* stecken bleiben, haben sich späterhin in seltenen Fällen in die Aorta eingebohrt und zu einer tödlichen Blutung ins Mediastium und zum Teil auch nach außen hin Anlaß gegeben (HEINES, SZABÓ). Auch ist es vorgekommen, daß bei Thoraxkompressionen eine frakturierte Rippe das Herz anspießte und die Wand perforierte (K. MÜLLER).

Bei den eigentlichen von außen kommenden Stichverletzungen des Herzens wird am häufigsten getroffen der rechte Ventrikel, seltener der linke, noch seltener Vorhöfe und Aorta. Todesursache ist in solchen Fällen eine Herzbeuteltamponade infolge des sich mehr oder minder rasch ausbildenden Hämatopericardiums. 200 cm³ Blut sollen zur tödlichen Tamponade ausreichen, bei langsamer Blutung und Dehnungsmöglichkeit des Perikards soll erst nach einem Erguß von 400 bis 500 cm³ eine gefährdende Kompression des Herzens eintreten (MAGUIRE und GRISWOLD). Es wird vielfach angenommen, daß eine Abflußmöglichkeit des Blutes aus den Stichöffnungen des Herzbeutels in den Thorax das Leben etwas länger erhält. Die chirurgische Versorgung von Herzstichwunden ist auch bei größeren Verletzungen immer wieder erfolgreich gewesen. Elektrokardiographische Untersuchungen, die im Anschluß an die chirurgische Versorgung von Herzwunden angestellt wurden, ergaben die Bilder eines Myokardschadens oder eines Myokardinfarktes (MONDRY, NEFF).

Unter besonderen Verhältnissen, insbesondere wenn es sich um glatte, runde, kleinkalibrige Instrumente handelt, können auch Durchbohrungen wichtiger Organe, z. B. der Leber, ohne merkbare Folgen bleiben. Auch sind die Schmerzen bei derartigen Prozeduren erträglich. Verletzungen von Personen, die als „Fakire" auftreten, brauchen daher nicht immer vorgetäuscht zu sein. So hat sich ein solcher Fakir mit einem konisch verlaufenden, gut zugespitzten dünnen Degen wiederholt langsam in Schaustellung durchstechen lassen.

Die röntgenologische Untersuchung, die vorgenommen wurde, als der Degen noch im Körper steckte, ergab die tatsächliche Perforation der Leber. Ad hoc angestellte Tierversuche an Kaninchen hatten zum Ergebnis, daß es sehr schwer ist, mit derartigen Instrumenten und bei derartigen Prozeduren tödliche Verletzungen zu erzeugen. Die Perforation der Leber verursachte nur eine ganz geringe Blutung, die Därme wichen aus. Nach Perforation des Magens schlossen sich die Wunden durch Retraktion, das Herz wich bei derartigen Perforationen fast immer aus. Es gelang schließlich nur, bei diesen Tierexperimenten eine Verletzung der großen Gefäße herbeizuführen (SCHLÄPFER).

Absichtliches oder versehentliches Verschlucken von *spitzen Fremdkörpern* (Nadeln, Häkelhaken, Knochenteilen, großen Fischgräten, Gebissen) kann zu stichartigen Verletzungen in allen Teilen des Magen-Darmkanals führen. Erstaunlich ist, daß auch verhältnismäßig große Fremdkörper den Magen-Darmkanal, ohne besondere Schäden zu verursachen, passieren und mit dem Kot ausgeschieden werden. Wie bereits erörtert worden ist, wird das Verschlucken von spitzen Fremdkörpern in manchen Gefängnissen mitunter zu einer Art Epidemie. Die bezweckte Unterbrechung der Haft wird aber damit meist nicht erreicht. Es ist vom klinischen Standpunkt aus nach geläufiger Auffassung keineswegs zu beanstanden, wenn der Gefängnisarzt unter laufender Röntgenkontrolle zunächst abwartet, ob der Fremdkörper sich nicht spontan entleert. Eine entsprechende Breinahrung kann dies begünstigen. Nach chirurgischer Auffassung ist die Gefahr des Steckenbleibens besonders im Duodenum groß. Bei Fremdkörpern bis zu einer Länge von 13 cm kann mit der Möglichkeit eines spontanen Abgehens nach der Auffassung von WAGNER gerechnet werden. Beim Auftreten von beginnenden Symptomen einer Bauchfellreizung darf natürlich nicht mehr mit einer Operation gezögert werden.

Nadelstichverletzungen des Halsmarkes brauchen nicht immer schwere Folgen zu haben, wie dies GERLACH bei einer zufällig entstandenen Verletzung des Rückenmarkes durch eine Blaustahlnadel in der Gegend des 6.—7. Halswirbels an einem 8jährigen Jungen beobachtete. Gefährlicher ist sicher eine Verletzung der Medulla oblongata in der Gegend des Atemzentrums, wie dies wohl bei unzulänglich durchgeführtem Occipitalstich vorkommen mag. In einem Fall hatte eine ziemlich kleine Blutung in der Medulla oblongata binnen 5 Std den Tod herbeigeführt (Abb. 71, S. 289), eine Mitteilung, die ich R. M. MACKINTOSH, Johannesburg, verdanke.

Eigenartig und eine gewisse Gefahrenquelle ist auch das *Wandern* von Fremdkörpern. Es kommt sowohl nach Einnahme per os vor, als auch nach Einstechen durch die Haut. Es gibt kaum ein Organ, in dem gelegentlich nicht solche Fremdkörper vorgefunden worden sind, das Gehirn ausgenommen, sofern der Fremdkörper nicht ins Gehirn selbst eingebracht wurde. Bestimmte Gesetze für das Wandern haben sich nicht aufstellen lassen. Die Fremdkörper können mit dem Lymphstrom, mit dem Blutstrom, auch durch sonstige Zufälle verschleppt werden. Sie durchdringen die Wand des Magen-Darmkanals ohne besondere klinische Erscheinungen und sind dann in der Leber, in den Nieren, im Mesenterium, in der Lunge und im Herzen vorgefunden worden. Manchmal hat sich der Weg durch genaue mikroskopische Untersuchung der in Frage kommenden Organe (Entzündungserscheinungen, Eisenablagerung infolge Rostbildung) ermitteln lassen (MANZ). Im Herzen befindliche Nadeln, die aus dem Magen-Darmkanal stammen, haben einmal zu einer Thrombcendokarditis polyposa und einer Colisepsis geführt (UHLBACH). Nadeln im Herzen brauchen aber nicht immer Beschwerden hervorzurufen. Lebensbedrohend sind Zerstörungen im Bereiche des Reizleitungssystems, Verletzungen der Papillarmuskeln und Verletzungen von Kranzgefäßen mit anschließender Sickerblutung in den Herzbeutel, sowie Infektionen (LINNER). Es ist auch vorgekommen, daß verschluckte Nähnadeln, ohne daß klinische Erscheinungen aufgetreten waren, spontan aus den äußeren Bauchdecken herauskamen (GUNTSCHEFF).

Nicht selten muß man sich als Sachverständiger über die *Handlungsfähigkeit* nach Stich- und Schnittverletzungen auslassen. Vielfach liegt die Sache so, daß der Täter behauptet, in *Notwehr* gehandelt zu haben; er sei von dem bereits Verletzten noch angegriffen worden und habe daher wiederholt zustechen müssen, um seine Angriffe abzuwehren. Der Begriff Handlungsfähigkeit deckt sich nicht mit der Fähigkeit, die Verletzung zu *überleben*. Auch derjenige, der nach der Verletzung sofort umfällt und unfähig ist, aktive Handlungen vorzunehmen, kann unter Umständen die Verletzung überstehen und gesund werden. Eine Handlungsfähigkeit liegt nur vor, wenn der Verletzte in der Lage war, nach Empfang der Verletzung sich ähnlich zu benehmen, wie ein Nichtverletzter, z. B. um Hilfe zu schreien, davonzulaufen oder anzugreifen.

Bei Stichverletzung der *Kopfhöhle* ist die Handlungsfähigkeit abhängig von der Region der Verletzung. Zu einer Hirnerschütterung und dadurch bedingten sofortigen Bewußtlosigkeit kommt es im allgemeinen bei Stichverletzungen des Gehirns nicht. Auch die Blutung in das Schädelinnere ist meist nicht so heftig, daß sie zu sofortigen Beschwerden führt. Wenn jemand durch einen Stich eine Gehirnverletzung erlitten hat, dürfte er im großen und ganzen noch handlungsfähig sein. Es dauert vielfach eine geraume Zeit, bis Beschwerden nach der Verletzung auftreten. Nach einer Scherenstichverletzung des Stirnhirns nahm der Verletzte dem Gegner die Schere fort, schalt ihn aus, begab sich zu Fuß ins Krankenhaus und erlag seiner Verletzung infolge eines Hirnabscesses und einer davon ausgehenden eitrigen Leptomeningitis erst 14 Tage später.

Auch weitgehende *Halsschnittverletzungen* bedingen nicht immer sofortige Handlungsunfähigkeit. Sie tritt nur dann ein, wenn die großen Halsgefäße auf beiden Seiten durchtrennt sind. Bei einseitiger Verletzung der A. carotis communis können sich die Verletzten gewöhnlich noch eine Weile auf den Beinen halten, besonders wenn durch Retraktion der verletzten Arterie das Ausströmen des Blutes bis zu einem gewissen Grade eingedämmt wird. Allerdings wirkt der Blutverlust aus der Halsschlagader wegen der Nähe des Herzens und des höheren Blutdruckes rascher als Blutverlust aus einer durchtrennten peripherischen Schlagader etwa gleichen Kalibers, wie z. B. der A. femoralis. Sind die Carotiden durch einen Halsschnitt nicht verletzt, so bleiben die Verletzten unter Umständen noch lange Zeit handlungsfähig. Nach der vorliegenden Kasuistik waren sie in der Lage, Briefe zu schreiben und sich selbst zu verbinden. Buhtz berichtete sogar von einem Fall, bei dem der Verletzte noch am Abendbrottisch teilnahm, aber nichts aß mit der Entschuldigung, Halsschmerzen zu haben. Bei Verletzung der Trachea ist das Sprechen dann noch möglich, wenn die Öffnung durch Nachvornebeugen des Kopfes verschlossen wird. Bei Durchschneidung beider Nn. laryngei inferiores ist Schreien möglich, wenn die gelähmten Stimmbänder nicht weit voneinander stehen.

Bei Verletzungen der großen Gefäße im *Brustkorb*, insbesondere der Aorta und der A. pulmonalis, ist Handlungsfähigkeit nicht beobachtet worden. Nach perforierenden Verletzungen des *Herzens* kommt jedoch sofortiges Zusammenbrechen selten vor. Kürzere oder längere Handlungsfähigkeit ist häufig beobachtet worden. Der Tod trat innerhalb 15 min, manchmal auch erst nach 1 Std ein. Kräftiges Handeln (Laufen, Gegenwehr) scheint den Tod zu beschleunigen, auf der anderen Seite verzögert wohl rasch einsetzende Bewußtlosigkeit den Eintritt des Todes. Bei einer ziemlich kleinen Herzstichwunde jagte ein Verletzter den Täter mit Hilfe eines Stuhls in die Flucht und lebte noch 3 Tage. Ein Mann, dessen rechter Ventrikel eine Perforationsöffnung von 1 cm Länge aufwies, merkte erst nach einer Strecke Weges, daß er verletzt war, und starb nach $^3/_4$ Std. Gefährlich sind Verletzungen der Herzscheidewand. Verletzungen der linken Kammer scheinen bezüglich Handlungsfähigkeit günstiger zu sein, als solche der rechten Kammer. Sind die Verletzungen länger als 2—3,5 cm, so finden sich im Schrifttum keine Mitteilungen mehr über Handlungsfähigkeit (genaue Literatur bei Meixner). Bei einer Stichverletzung im rechten Vorhof dicht neben dem Herzohr von derartiger Größe, daß der Defekt mit dem Zeigefinger nicht verdeckt werden konnte, kam der Verletzte ohne Hilfe in das nächste, 500 m weit entfernte Krankenhaus und brach hier zusammen. Bei der Operation fanden sich 150 cm³ Blut im Herzbeutel. (MULLER und DEMAREZ). Man hat den Eindruck, daß Verletzungen des Vorhofs sich bezüglich Handlungsfähigkeit günstiger auswirken. Ob die Möglichkeit eines Blutabflusses in die Pleura aus dem Herzbeutel das Erhaltenbleiben der Handlungsfähigkeit begünstigt, ist nicht sicher. Die hier mitgeteilten Gesetzmäßigkeiten sind allerdings nur allgemeine Regeln, von denen es wie immer, Ausnahmen gibt. So trat nach einer Verletzung des Kranzgefäßes durch Stich der Tod sehr schnell ein, während ein Duellant, dem der Degen des Gegners die linke Kammer weit eröffnet hatte, dem weichenden Angreifer noch 200 Schritte nachging. Auch der Wille, sich aufrecht zu erhalten, spielt bei der Handlungsfähigkeit sicherlich eine Rolle. Bei Eröffnung der großen Gefäße an der Lungenpforte ist einmal beobachtet worden, daß der Verletzte davonlief und um Hilfe rief (eingehendes Schrifttum s. MEIXNER). Stichverletzungen der *Lunge* werden im allgemeinen keine Handlungsunfähigkeit bedingen. Erst nach einiger Zeit wird als erstes Zeichen der Verletzung sich aus dem Munde schaumiges Blut entleeren. Ist die Verletzung groß, z. B. bei Stichen mit einer Dreikantfeile, so kann der auftretende Pneumothorax zwar die Handlungsfähigkeit erheblich beeinträchtigen, er braucht sie aber, wie wir selbst beobachten konnten, durchaus nicht aufzuheben. Der Verletzte war in der Lage, noch seinen Gegner zu umklammern. Wird aber durch eine weitere Verletzung der anderen Brusthöhle auch ein Pneumothorax der anderen Seite hervorgerufen, so wird man annehmen müssen, daß dies die Handlungsfähigkeit aufhebt. Auch in einem von uns beobachteten Falle sank der Kämpfende sofort zusammen.

Bei Verletzungen der *Bauchhöhle* kommt es bezüglich der Frage der Handlungsfähigkeit im wesentlichen auf die Größe dieser Verletzung an. Kleine perforierende Verletzungen mit einem scharfen Instrument verursachen zwar meist einen sofortigen schockartigen Zustand; er kann aber von Personen mit dem Willen, sich aufrecht zu erhalten, überwunden werden. Bei einem Bauchstich mit einem schmalen Taschenmesser, der auch die Blase verletzt hatte, ließ nach unserer Beobachtung der Betreffende zwar von seinem Gegner ab und stand still. Er ging dann ruhig nach Hause, ließ sich von seiner Mutter, ohne etwas von der Verletzung zu berichten, wegen Leibschmerzen Tee bereiten und bat erst, als sich im Laufe der Nacht heftigere Schmerzen einstellten, um Hinzuziehung eines Arztes. In anderen Fällen haben wir nach Verletzungen der Bauchhöhle ein sofortiges Zusammenfallen beobachtet, ohne daß die Betreffenden die Neigung hatten, wieder aufzustehen. Ist durch einen Stich der Magen perforiert worden und ist Mageninhalt in die Bauchhöhle ausgetreten, so wird das Weiterbestehen der Handlungsfähigkeit immer unwahrscheinlicher. Eine Vermehrung unserer Kasuistik nach dieser Richtung hin ist wünschenswert. Auch bei Durchtrennung der A. femoralis in der Gegend der Leistenbeuge können sich die Verletzten mitunter noch einige Zeit auf den Beinen halten (MEIXNER). Bei einem Vorfalle unserer Beobachtung hatte sich ein Soldat durch Sturz in eine Wolfsgrube die A. femoralis etwa handbreit oberhalb des Überganges in die A. poplitea durchtrennt. Die Wunde klaffte, so daß es erheblich nach außen blutete. Trotzdem war er in der Lage, nach Anlegung eines Druckverbandes noch bis zu dem 1 km weit entfernten Truppenverbandsplatz zu humpeln, wo er zusammenbrach und bald danach starb. Eine von mir bei zufälliger Anwesenheit vorgenommene postmortale Wundrevision ergab, daß die Arterie scharf durchtrennt war, sich aber sehr erheblich in die Muskulatur hinein retrahiert hatte.

Handelt es sich um mehrere Verletzungen und gilt es unter Berücksichtigung der Frage der Handlungsfähigkeit, sich über die *Priorität* der Verletzungen zu

äußern, so darf man nicht unberücksichtigt lassen, daß auch gefährliche Schnitt-
oder Stichverletzungen, die erfahrungsgemäß ziemlich schnell Handlungsunfähigkeit oder Tod herbeiführen, subjektiv nicht bemerkt zu werden brauchen; dies
ist insbesondere dann der Fall, wenn sich der Verletzte im Affektzustand befand
(WERKGARTNER).

Die Hauptaufgabe des Sachverständigen besteht bekanntlich in der *Rekonstruktion des Tatherganges*. Man wird daher immer bestrebt sein müssen, aus der
Untersuchung einer Stich- oder Schnittverletzung Rückschlüsse auf die *Art des
Instrumentes* zu ziehen. Dies wird besonders dann ausschlaggebend wichtig, wenn
sich das Instrument nicht am Tatort befindet. Ist ein solches vorhanden, so wird
man auch an die Möglichkeit denken müssen, daß der Täter ein anderes Instrument an den Tatort gelegt haben könnte. Man
wird sich darüber auszulassen haben, ob die Verletzung mit dem vorliegenden Instrument ausgeführt
sein *kann* oder etwa ausgeführt worden *ist*.

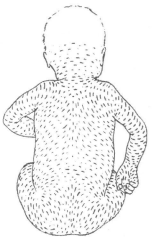

Der gerichtsmedizinisch nicht versierte Arzt,
insbesondere der nicht ärztliche Laie, wird versucht
sein, die Art der Stichverletzung in der Haut mit
der Gestalt des Instrumentes in Zusammenhang zu
bringen. Aber gerade nach dieser Richtung hin ist
größte Vorsicht am Platze. Stößt man, wie Versuche
ergeben haben, einen Dorn oder eine runde Feile
in die Haut, so entsteht keine runde, sondern
eine schlitzartige Öffnung, die sich von einem Messerstich nicht merkbar zu unterscheiden braucht. Die
Lederhaut ist durchsetzt mit einem Netz von
elastischen Fasern, das in den einzelnen Hautpartien
verschiedenartig angeordnet ist und dessen Anordnung man experimentell ermittelt hat. Die Haut
spaltet sich entsprechend der in dem Schema
(Abb. 59) angegebenen Spaltbarkeitsrichtung. Ein

Abb. 59. Spaltbarkeitsrichtung der
Haut (aus REUTER, Lehrbuch
der gerichtlichen Medizin, Abb. 67).

einfacher, mäßig klaffender Hautschnitt schließt demnach nicht aus, daß die
Verletzung auch mit einem runden Instrument zustande gekommen sein könnte.
Nur *Dreikantfeilen* oder Bajonette von dreikantiger Form geben durch ihre
charakteristische Gestalt die Form des Instrumentes mit Sicherheit an, wie dies
im letzten Jahrzehnt einmal von KALTENBORN bei der Klärung eines Kriminal-
falles verwertet wurde. Unterstellt man, daß eine schlitzförmige Verletzung mit
einem Messer gesetzt wurde, so wird man daran denken können, die Länge der
Verletzung mit der Breite der Klinge in Beziehung zu setzen. Hierbei muß man
aber zuerst ins Auge fassen, daß eine Verletzung mit der Spitze eine kürzere
Wunde hervorruft als eine Verletzung, bei der das Instrument bis zur vollen Breite
der Klinge in den Körper hineingestoßen wurde. Auch davon abgesehen wird
man ein festes Verhältnis zwischen der Länge der Verletzung und der Breite der
Klinge nicht erwarten dürfen. Die Haut retrahiert sich mehr oder weniger, und
zwar wohl dann mehr, wenn quer zur Spaltbarkeitsrichtung gestochen wurde.
Die Verletzung kann daher durchaus kürzer sein als der Breite der Klinge entspricht. In praktischer Hinsicht ist wichtig, daß die Länge der Verletzung *vor*
Excision der Wunde gemessen wird, denn danach retrahiert sie sich noch mehr.
Eine weitere Verkürzung wird durch die Formalinfixierung bedingt, sofern man
nicht die Vorsichtsmaßregel anwendet, das Hautstück entweder mit Nadeln auf
Kork aufzuspannen oder, was mitunter genügt, das Hautstück fest auf ein mit-
geführtes Pappstück mit dem Unterhautgewebe aufzudrücken und es dann in

Formalin einzulegen; es bleibt infolge Adhäsion während der Fixierung in den meisten Fällen gut haften. Es kann aber auch vorkommen, daß die Stichwunde länger ist als die Breite der Klinge des benutzten Instrumentes. Dies kommt so zustande, daß namentlich beim Herausziehen der Waffe geschnitten wird, so daß eine *Stich-Schnittverletzung* zustande kommt. Darauf kann die Gestalt des Einganges des Stichkanals hinweisen. Man findet nämlich in diesen Fällen, daß der Kanal an einem Wundwinkel steil abfällt, während er am anderen Wundwinkel schräg in die Tiefe geht; doch handelt es sich hier nicht um eine strenge Gesetzmäßigkeit. Ähnliche Verhältnisse können zustande kommen, wenn die Spitze eines nur nach einer Seite zugespitzten Instrumentes mit breitem Rücken in die

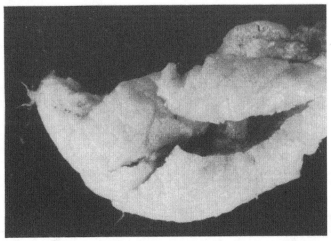

Abb. 60. Einrisse an einem Wundwinkel einer Stichverletzung infolge mehrfacher Drehbewegung der Klinge (Sekt.-Nr. 106/51).

Haut eindrang. Doch ist eine derartige Entstehungsart wieder dann auszuschließen, wenn man späterhin bei der Sektion feststellt, daß der Stichkanal so tief ist, daß das Instrument bis zur vollen Breite der Klinge in den Körper eingestochen gewesen sein muß. Die Frage, ob das benutzte Messer einschneidig oder zweischneidig war, *kann* in der Gestalt der Hautwunde zum Ausdruck kommen; dies braucht aber durchaus nicht der Fall zu sein. Ein negativer Befund nach dieser Richtung widerspricht nicht einer Zweischneidigkeit des Instrumentes. Ist der Messerrücken breit, so kann man beobachten, daß der eine Wundwinkel eckig, der andere stumpf ist. Mitunter reißt der stumpfe Wundwinkel bei sehr breitem Messerrücken auch noch zackenartig ein. Wie schon betont, können aber derartige Befunde bei einschneidigen Messern fehlen. In vielen Fällen werden Rückschlüsse über die Gestalt des Instrumentes noch dadurch erschwert, daß das Messer nach dem Einstechen gedreht und in einer etwas anderen Achse herausgezogen wird. Auf diese Weise können Zacken an einem der Wundwinkel entstehen (Abb. 60). Wird das Messer erheblich gedreht, so kommen unter Umständen dreieckige, manchmal auch flügelähnliche äußere Wunden zustande, die im ersten Augenblick gar nicht wie Messerstichverletzungen auszusehen brauchen (Abb. 61).

Auch die *Länge* des Stichkanals, die bei der Sektion sorgfältig festzustellen ist, steht nicht immer in einem brauchbaren Verhältnis zur Länge der Klinge. Das Instrument wird nicht immer bis zum Heft hineingestoßen. Wenn dies aber der Fall ist, so wird beim heftigen Hineinstoßen, insbesondere bei Stichen in die Bauchgegend, die Körperoberfläche eingedrückt, so daß der Stichkanal länger sein kann, als der Länge des Instrumentes entspricht. Durch Verschiebungen der Muskulatur und des Bindegewebes kann der Stichkanal, der am besten durch

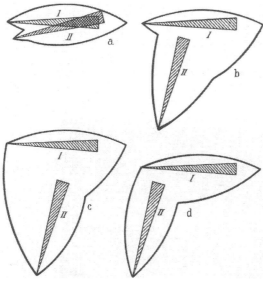

Flachschnitte rekonstruiert wird, mitunter verwinkelt, ja sogar gebrochen erscheinen. Endet er in Weichteilen (Muskulatur oder Bindegewebe), so ist sein Ende mitunter gar nicht sicher feststellbar.

Zusammengefaßt muß betont werden, daß der Arzt sich wegen der erwähnten Unsicherheiten hüten sollte, aus der Gestalt der Stichwunden in der Haut und aus der Länge des Stichkanals allzu weitgehende Schlußfolgerungen zu ziehen. Die hier beschriebenen Unsicherheiten und Fehlerquellen müssen maßgeblich berücksichtigt werden. Es ist deshalb notwendig, diese Unsicherheiten besonders zu betonen, weil die Erfahrung zeigt, daß der an den Tatort

Abb. 61 a—d. Veränderung des Wundschlitzes durch Drehbewegungen der Klinge, schematisch (nach WERKGARTNER, Handwörterbuch der gerichtlichen Medizin, S. 723).

gerufene, in gerichtsmedizinischer Beziehung nicht besonders geschulte Arzt von den ihn umgebenden Laien manchmal geradezu zu Schlußfolgerungen gedrängt wird, die dem Laien selbstverständlich oder naheliegend erscheinen. Mir sind Vorfälle bekanntgeworden, in denen sich der Arzt, um örtlichen Prestigeverlusten zu entgehen (er muß als Praktiker in den Augen des Laien bekanntlich alles wissen), sich zu unrichtigen Schlußfolgerungen verleiten ließ. Nur *erhebliche* Mißverhältnisse zwischen der Länge der Verletzung und der Breite der Klinge und andererseits der Länge des Stichkanals und der Länge der Klinge berechtigen zum Ausschluß eines vorgelegten Instrumentes. So wird man z. B. die Entstehung einer 1 cm langen Stichverletzung durch ein tief eingedrungenes 5 cm breites Messer für unmöglich erklären können und ebenso die Entstehung eines 15 cm tiefen Stichkanals durch ein kleines Federmesserchen von 4 cm Länge.

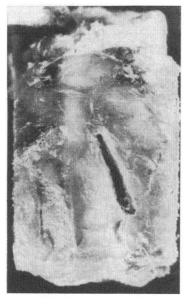

Abb. 62. Abbildung des Querschnittes des Stichinstrumentes an der Einstichöffnung in der Wirbelsäule (Sekt.-Nr. 63/50).

Hatte das Stichinstrument ein *breites Heft* und wurde es mit einer gewissen Gewalt eingestochen, so kann dieses Heft in der Umgebung der Einstichstelle Hautläsionen hervorrufen, die späterhin bräunlich eintrocknen und die Gestalt des Heftes gut wiedergeben. Auf diese Weise können brauchbare Anhaltspunkte für die Beschaffenheit des Instrumentes gewonnen werden. Einige Zeit nach dem

Tode kann die Umgebung der Stichverletzung auch bräunlich eintrocknen, doch pflegt die Eintrocknung schmal und im Gegensatz zur Spur des Heftes nicht scharf abgegrenzt zu sein; vor einer Verwechslung wird man sich hüten müssen.

So unsicher alle diese Verhältnisse bei der Beurteilung in der Haut und in den Weichteilen sind, um so brauchbarer ist die Gestalt von Stichkanälen in den festen Organen des Körpers. Dieser Umstand ist geeignet, den Sachverständigen von allzugroßem Nihilismus zurückzuhalten. Deshalb soll vor allen Dingen auch nie auf eine Sektion verzichtet werden, weil infolge dieser eindringlich beschriebenen Unsicherheiten doch nichts herauskommen könne. Die festen Organe, z. B. die Nieren, die Leber, bis zum gewissen Grade auch die Milz, vor allen Dingen aber Knorpel und Knochen, liefern ein sehr brauchbares Abbild des Querschnittes des Instrumentes (Abb. 62). Die Hirnsubstanz bereitet allerdings insofern gewisse Schwierigkeiten, als der Verletzungskanal durch Blutungen sekundär erweitert

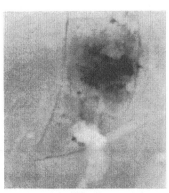
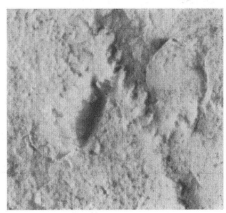

Abb. 63.   Abb. 64.

Abb. 63. Darstellung eines durch ein sichelförmiges Gärtnermesser entstandenen Stichkanals in der Leber durch Ausfüllung mit Kontrastbrei und Röntgenaufnahme (Rekonstruktion).
Abb. 64. Oberflächliche Stichverletzung am Schädel, entstanden durch schräges Zustechen (Sekt.-Nr. 17/51).

und verlängert werden kann. Die Darstellung des Stichkanals in Leber, Nieren und ähnlichen Organen kann durch Flachschnitte erfolgen, zweckmäßiger erscheint es uns, den Stichkanal vorsichtig mit Röntgenbrei zu füllen und ihn auf diese Weise zur Darstellung zu bringen. So haben wir einmal an dem röntgenologisch darzustellenden, sichelförmigen Verlauf des Stichkanals nachweisen können, daß eine Stichverletzung, die bei einem politisch bedingten Zusammenstoß erfolgt war, mit einem Gärtnermesser verursacht wurde, und auf diese Weise zur Überführung des Täters erheblich beitragen können (Abb. 63). Sehr wichtig ist auch die genaue Feststellung von Scharten der Spitze des Instrumentes im Knochen, etwa in den Wirbelkörpern oder in den Extremitätenknochen oder noch besser in den Knorpeln der Bandscheiben. Hier spiegelt sich manchmal die Gestalt der Spitze des Instrumentes wider. Diese Stelle gibt außerdem einen genauen Anhaltspunkt für die Messung der Länge des Stichkanals. Nicht ganz selten wird die Spitze beim Anstechen von Knochen abgebrochen (KAYSSI und WILKINS). Sie muß selbstverständlich sorgfältig asserviert werden, da sie für das Auffinden des Täters aus naheliegenden Gründen von ausschlaggebender Wichtigkeit ist. Besonders günstig für die Feststellung des Querschnittes des Instrumentes sind die perforierenden Stichverletzungen von *Knochen*. Es handelt sich hier meist entweder um das Brustbein oder um einen Schädelknochen. Der

Knochen gibt meist genau wieder, ob das Instrument einschneidig oder zwei-schneidig war. Auch die Gestalt einer Schere bildet sich gut im Knochendurch-stich ab. Die Maße sind im großen und ganzen übereinstimmend. Eine gewisse Fehlerquelle besteht allerdings insofern, als auch die Knochenverletzung sich etwas retrahiert und es vorkommt, daß das Instrument nachträglich nicht mehr in die Knochenverletzung hineingesteckt werden kann. Dies ist insbesondere dann der Fall, wenn von dem Knochendurchstich Knochensprünge abgehen, deren Klaffen bei Entstehen der Stichverletzung den Durchtritt des Instrumentes erleichtert (WERKGARTNER). Doch sind die Differenzen zwischen den Maßen des Instrumentes und den Maßen des Knochendurchstiches nur geringfügig.

Treffen Messerstiche schräg auf den Knochen, so kommen mitunter nur uncharakteristische Absprengungen zustande, die man an und für sich gar nicht als Messerstichverletzungen diagnostizieren würde (ZRENNER, KORPASSY und TAKACS, eigene Erfahrungen; Abb. 64).

Handelt es sich um Stiche in Weichteile, so wird die *Richtung* des Stiches nach Art des Verlaufes des Stichkanals genau beschrieben werden müssen. Leichter ist dies, wenn nicht nur ein Einstich, sondern auch ein Ausstich vor-handen ist. Ausstiche sind aber verhältnismäßig selten. Sichere Unterscheidungs-möglichkeiten zwischen Ein- und Ausstich sind noch nicht ermittelt worden, wahrscheinlich deshalb, weil diese Frage praktisch keine allzu große Bedeutung hat (WERKGARTNER). Hat sich das Heft des Instrumentes an einer der Stich-öffnungen abgebildet, so wird es sich um den Einstich handeln. Die Länge der beiden Stichverletzungen bietet deshalb keinen sicheren Anhaltspunkt für die Unterscheidung zwischen Einstich und Ausstich, weil ein gleichzeitiges Schneiden praktisch nicht mit hinreichender Sicherheit ausgeschlossen werden kann. So einfach es auch sein mag, die Richtung des Stichkanals innerhalb des Körpers festzulegen, so zurückhaltend sei man zunächst mit Äußerungen über die Frage, ob der Stich mehr oder minder schräg von oben oder unten geführt wurde. Hierbei kommt es ausschlaggebend auf die Körperhaltung des Verletzten zur Zeit der Entstehung der Verletzung an. Voreilige Schlüsse können zu schwer-wiegenden Mißverständnissen führen. Sehr zweckmäßig ist es, wenn der Sach-verständige nach Sistierung eines Verdächtigen gelegentlich einer Vernehmung und nach abgeschlossenen Zeugenvernehmungen mit der Mordkommission eine Rekonstruktion des Tatherganges vereinbart. Es empfiehlt sich, hierbei die ein-zelnen Situationen im Lichtbild festzuhalten. Derartige Rekonstruktionen haben häufig zur Ermittlung der Wahrheit wesentlich beigetragen. Nicht selten hat sich dabei herausgestellt, daß die Darstellung des Beschuldigten oder eines Zeugen mit dem Verlauf des Stichkanals in keiner Weise zur Übereinstimmung gebracht werden konnte.

Hier und da wird man auch nach der *Wucht des Stiches* gefragt. Bei Beant-wortung dieser Frage ist Vorsicht am Platz. Einen gewissen Widerstand bieten die Kleider und vielleicht auch die Haut. Ist beides einmal durchtrennt, so dringt das Instrument meist ganz leicht im Körper vorwärts, so daß die Tiefe des Stich-kanals nach dieser Richtung hin nicht viel aussagt. Stellt man aber fest, daß die Spitze des Instrumentes in den Knochen, etwa in die Wirbelsäule eingedrungen ist, und ist der Stichkanal in der Leiche nicht unerheblich länger als die Klinge des zur Tat benutzten Instrumentes (sofern es bekannt ist), dann ist man aller-dings berechtigt festzustellen, daß der Stich mit einer erheblichen Wucht geführt wurde. Ist der Knochen durchstochen worden, so wird mitunter die Frage auf-geworfen, ob dies überhaupt mit dem vorgelegten Instrument möglich war. Die Erfahrung lehrt, daß auch biegsame dünne Messer den Knochen (Brustbein oder Schädel) verhältnismäßig leicht durchdringen, natürlich um so leichter, je dünner der Knochen ist. So erlebten wir einmal, daß ein 4 mm dicker Schädelknochen von einem sehr stark abgeschliffenen, biegsamen, dünnen Küchenmesser glatt durchbohrt worden war. Wird diese Möglichkeit angezweifelt, so kann man natürlich Modellversuche machen, aber immer erst dann, wenn an dem Instrument alle geeigneten Untersuchungen, z. B. auf Blut, durchgeführt wurden und wenn man es photographiert hat; man muß daran denken, daß bei der Durchführung der Versuche Scharten oder Verbiegungen entstehen oder daß das Instrument zerbrechen könnte.

Bei der Durchführung derartiger Versuche ist mir immer aufgefallen, daß es verhältnismäßig schwer ist, mit einem dünnen Stichinstrument den Schädelknochen oder das Brustbein der Leiche zu durchstoßen. Dies scheint weniger daran zu liegen, daß der Knochen der Leiche, wie manchmal behauptet worden ist (s. Abschnitt Knochenbrüche, S. 308), fester ist als der des Lebenden, sondern mehr daran, daß der Experimentator aus einer gewissen Furcht heraus, sich beim Zerbrechen des Instrumentes selbst zu verletzen, doch nicht mit der gleichen lebendigen Kraft zusticht, wie ein im Affektzustand befindlicher Täter. Derartige Versuche gehen nach unseren Erfahrungen besser, wenn man seine Hand mit einem schweren Lederhandschuh vor Verletzungen schützt.

Hin und wieder wird von Tätern der Einwand gemacht, sie hätten nicht aktiv zugestoßen, vielmehr sei der Verletzte ihnen in das Instrument *hineingelaufen*. Derartiges ist nach allgemeiner Auffassung nur glaubhaft, wenn das Instrument am Knauf irgendwo fixiert war. Ist das nicht der Fall, so wird die das Instrument haltende Hand beim Anlaufen eines Menschen unwillkürlich zurückweichen.

Bei einer Rekonstruktion des Tatherganges stellte sich der Täter, der ein Hineinlaufen des Verletzten behauptet hatte, so auf, daß er das Instrument im freien Raum in der Hand bei seitlich ausgestrecktem Arm hielt. Bei dieser Situation wurde ein Hineinlaufen als unglaubwürdig abgelehnt. In einem anderen Falle hatte der Täter jedoch in gleicher Stellung dicht an der Wand gestanden. Er konnte mit seinem gezücktem Instrument nicht mehr ausweichen. Der Einwand, daß der Verletzte ihm in das Messer hineingelaufen war, erschien daher glaubhaft. In einem weiteren, während meiner Assistententätigkeit bei Nippe in Königsberg begutachteten Falle war ein Polizeibeamter mit gezogenem Säbel einen als unsicher geltenden Weg entlanggegangen, in der Furcht angefallen zu werden. Ein junger Mann war bei völliger Dunkelheit eiligen Schrittes bei weichem Erdboden dem Beamten entgegengekommen. Er hatte gar nichts mit ihm zu tun und wollte nur eilig nach Hause gehen. Er wurde von dem Säbel des Beamten völlig durchbohrt. Der Durchbohrungskanal verlief nur in Weichteilen. Leichenversuche ergaben, daß die Durchbohrung, obwohl der Säbel nicht besonders angeschärft war, sehr leicht vor sich ging. Der Beamte machte geltend, er habe die Waffe gezückt und sei so vorangegangen, daß er den Knauf des Säbels dicht vor der Brust hielt. Er konnte daher mit der Waffe nicht ausweichen, sein Einwand, daß der junge Mann ihm in die Waffe hineingelaufen sei, ließ sich nicht widerlegen. (Weitere Kasuistik s. Merkel.)

Wird ein Stichinstrument, etwa ein Messer, *geworfen*, so ist es nach den Experimenten von Schwarzacher möglich, eine Geschwindigkeit von 10—20 m/sec zu erreichen. Das Messer kann dann, ohne sich zu überschlagen, mit der Spitze sein Ziel erreichen. Wird die Geschwindigkeit langsamer, so überschlägt es sich. Ein aus einer Entfernung von 2 m geworfenes Messer blieb im Rücken stecken und durchtrennte noch den Wirbelbogen. Der Einwand des Täters, das Messer sei ihm zufällig aus der Hand geglitten, konnte widerlegt werden (Schwarzacher).

Das Aussehen von Stichverletzungen im *Textilgewebe* kann gleichfalls recht variabel sein. Auch hier können Stich-Schnittverletzungen zustande kommen, so daß die Verletzung länger sein kann, als das Messer breit ist. Auch ist eine Retraktion des Textilgewebes möglich, so daß die Verletzung kürzer ist, als der Breite des Messers entspricht; es kommt hier auch wesentlich auf die Art des Textilgewebes an. Durchfeuchtetes, z. B. durchblutetes Textilgewebe kann späterhin erheblich einschrumpfen. War das Stichinstrument scharf, so können die Ränder der Stichverletzung verhältnismäßig glatt sein. Auch kann sich manchmal, je nach der Art des Gewebes, der Querschnitt des Instrumentes ganz gut abbilden; in anderen Fällen insbesondere bei stumpfen Instrumenten entstehen jedoch Durchtrennungen, die man von Zerreißungen nicht sicher unterscheiden kann (Abb. 65a und b).

Bei der Untersuchung muß man darauf achten, ob eine lokale Übereinstimmung zwischen der Verletzung der Kleidung und der Haut besteht. Gewisse Verschiebungen, insbesondere bei locker sitzenden Kleidungsstücken, so bei den Ärmeln, sind möglich. Geht eine Stichverletzung durch eine Kleiderfalte, so entstehen im Textilgewebe *3* Verletzungen, nicht 2, wie der Laie annimmt. Das gleiche gilt auch für die Haut in Fällen, in denen ein Stichkanal durch eine Hautfalte geht.

Beim Vorhandensein von *Schnittverletzungen* ist die Möglichkeit der Feststellung der Art des Instrumentes und der Entstehung der Verletzung im ganzen

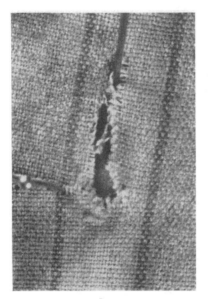 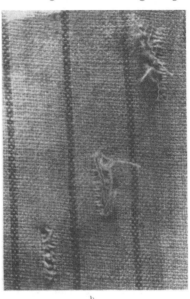

Abb. 65a u. b. a Stichverletzung in festem Textilgewebe mit scharfem Messer; ziemlich glatte Ränder, gute Abbildung des Querschnittes des Instrumentes. b Stichverletzung im gleichen Textilgewebe mit sehr stumpfem Messer; Auffaserung des Randes der Verletzung, so daß der Eindruck eines Risses entstehen kann.

geringer als bei Stichverletzungen. Es wird notwendig sein, den Querschnitt der Verletzungsränder zu beachten. Ist er auf der einen Seite steil und auf der anderen Seite schräg, so wird man annehmen müssen, daß der Schnitt schräg geführt wurde. Diese Feststellung kann aber deshalb gewisse Schwierigkeiten machen, weil die Keilform des Querschnittes dadurch verschoben werden kann, daß das Gewebe sich in den tieferen Lagen ungleichmäßig retrahiert. Vorsicht ist daher erforderlich. Ausgesprochene Flachschnitte werden aber ohne weiteres zu erkennen sein. Schneiden mit groben Scharten (aber nur mit diesen) können fetzig-faserige Hauträhder erzeugen, die sogar eine gewisse Ähnlichkeit mit Rißwunden aufweisen können. Auch bei Sägeschnittwunden kommt dies zum Ausdruck. Bei sehr flacher Schnittführung entstehen auch Lappenwunden. Vollkommene Abkappungen (Ohrmuschel, Fingerkuppe, Nasenspitze) kommen vor (WERKGARTNER). Gerade angelegte Schnittführungen können auf stark gewölbten oder gerundeten Oberflächen, namentlich bei Schräghaltung des Messers, Bogenschnitte vortäuschen.

Ein für die Tat in Frage kommendes Stich- oder Schnittinstrument wird man auf *Blut* untersuchen müssen (s. Abschnitt Blutuntersuchung S. 81 ff.). Daß man in solchen Fällen nicht versäumen darf, der Leiche Blut zur Feststellung der Blutgruppe zu entnehmen, und dafür sorgen muß, daß diese Untersuchung auch durchgeführt wird, ist bereits dargetan worden. Ein negativer Befund am Instrument spricht nicht dagegen, daß es zur Tat benutzt wurde. Es kann gesäubert worden sein. Es kommt aber auch vor, daß das Instrument, besonders wenn es noch eine glatte Politur aufweist, das Blut nicht annimmt[1]. Außerdem kann bereits am Instrument haftendes Blut beim Herausziehen aus der Wunde an den Kleidern des Verletzten abgestreift werden. Findet man an einem Instrument Spuren von Blut, so ist auf jeden Fall zum mindesten die Untersuchung auf Menschenblut anzuschließen. Ist die zur Verfügung stehende Menge zu gering, so ist daran zu denken, daß an Messern von Personen, die daran gewöhnt sind, es auch für Eßzwecke zu benutzen, nicht selten Hämoglobin haften kann, das von Blutwurst oder ähnlichen Eßwaren herrührt. Daß der Nachweis von Blut unter dem *Fingernagel*, soweit es nicht gelingt, die Blutgruppe festzustellen, nur von sehr bedingtem Wert ist, wurde oben schon dargetan (s. S. 125).

Bei in Fäulnis übergegangene Leichen, bei Wasserleichen und auch bei Exhumierungen wird die Frage aufgeworfen werden müssen, ob eine festgestellte stich- oder schnittartige Wunde noch *während des Lebens* zustande kam. In dieser Richtung muß auf den Abschnitt vitale Reaktion verwiesen werden (S. 247). Die Entscheidung kann bei älteren Leichen sehr schwierig sein. Ist geronnenes Blut nicht mehr vorhanden, so wird man nach anderen vitalen Reaktionen (etwaige reaktive Entzündungen) durch mikroskopische Untersuchungen fahnden müssen. Daß die Retraktion des Gewebes in der Umgebung der Verletzung und das Verhalten der elastischen Fasern in der Praxis nur mit Vorbehalt verwertbar sind, ist oben dargetan worden (s. S. 251). Wie die Verhältnisse bei erheblicher Fäulnis liegen, darüber fehlen uns bisher hinreichende Erfahrungen. Auch nach dieser Richtung hin ist eine weitere Forschung erforderlich.

Vor Erörterungen über die Frage, ob die Verletzung von eigener Hand vorsätzlich herbeigeführt wurde oder ob sie durch fremde Hand entstanden ist, wird man zunächst die Möglichkeit eines *Unfalles* erörtern müssen.

Wie schon erwähnt, können bei Unfällen ausgedehnte Schnittverletzungen durch Glasscherben zustande kommen. Aufspießungen, manchmal auch Durchspießungen durch spitze Gegenstände beim Auffahren auf einen haltenden, unvollkommen gesicherten Wagen von hinten her sind vorgekommen. *Autofallen* in der Art, daß in der Dunkelheit über die Straße ein Draht gespannt wurde, haben zu schweren schnittartigen Verletzungen der Insassen des Wagens geführt. Doch ist es auch vorgekommen, daß quer über die Straße gespannte Leitungsdrähte durch irgendwelche Zufälle so tief hingen, daß auf einem Lastkraftwagen stehende Personen sich am Halse in ihnen verfingen. Es entstand eine schnittartige Verletzung des Halses und der Luftröhre, der Verletzte fiel sofort zu Boden und hatte blutigen Auswurf, er starb einige Zeit nach der Operation an eitriger Bronchitis (FUKUDA). Eine Verletzung der A. tibialis war dadurch entstanden, daß eine Frau beim Ausrutschen auf dem Bettvorleger über ihren Nachttopf gefallen war und ihn dabei zerbrochen hatte. Bei der Besichtigung des Unfallortes ließ sich ermitteln, daß sie wiederholt versucht hatte, sich zu verbinden. Schließlich war sie auf dem Klosett zusammengebrochen und hier gestorben (SCHMUCKERT). Kinder haben sich beim Spielen mit neuerworbenen Taschenmessern beim Auskleiden erhebliche Verletzungen zugezogen. So beschreibt G. B. GRUBER eine auf diese Weise entstandene Herzbeutelverletzung. Ein Mann, der einen Dolch ohne Scheide im Gürtel trug, schlitzte sich, als er über einen Zaun sprang, die Bauchwand in der Mittellinie vom Nabel an aufwärts auf (BAJEFF). Kleine Kinder haben sich hier und da beim Spielen durch Fall Näh- oder Stricknadeln bis ins Herz hineingebohrt (LINNER). Nicht immer braucht ein Verschlucken von Nadeln und ähnlichen Gegenständen auf vorsätzlicher Selbstschädigung zu beruhen. Dekorateuren, Tischlern Zimmerleuten und Näherinnen, die gewohnheitsgemäß Nägel oder Nadeln zwischen den Zähnen halten, verschlucken sie gelegentlich aus Versehen, besonders dann, wenn sie bei ihrer Arbeit durch äußere Ereignisse gestört werden (WAGNER).

Eine gar nicht so sehr seltene *Selbstmordart* besteht darin, daß der *Hals* durchschnitten wird. Obwohl man sich instinktiv sagt, daß der Einzelne diese Art

---

[1] Bei Taschenmessern ist Blut am ehesten am Knick und an der Rille nachweisbar.

des Selbstmordes für besonders unangenehm und gar nicht einmal für genügend sicher halten wird, lehrt die praktische Erfahrung immer wieder, daß diese Selbstmordart auch von geistesgesunden Personen gewählt wird, selbst von Frauen. Prüft man die einzelnen Fälle, so ist nicht einmal festzustellen, daß der Selbstmörder im Affekt handelte, es mit dem Selbstmord sehr eilig hatte oder theatralisch die Umgebung durch diese „grausige Todesart" schrecken wollte oder eine andere Möglichkeit nicht hatte. Ich habe sogar erlebt (wenn auch recht selten), daß Bilanzselbstmorde auf diese Weise durchgeführt wurden, obwohl der Betreffende die Möglichkeit gehabt hätte, eine weniger unangenehme und sicherere Selbstmordart zu wählen. Diese Selbstmordart ist also mitunter psychologisch etwas schwer verständlich. Als Instrumente sind Messer aller Art, besonders Rasiermesser, auch unzulängliche Instrumente wie Rasierklingen, sogar Glasscherben festgestellt worden.

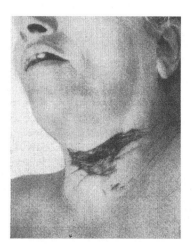

Abb. 66. Selbstmord durch Halsdurchschneidung; zahlreiche seichte Probierschnitte (nach WERKGARTNER, Handwörterbuch der gerichtlichen Medizin, S. 840, Abb. 2).

Die typische Art der Durchführung der Tat geht dahin, daß der Selbstmörder nach Entblößung des Halses von Kleidungsstücken mit der linken Hand (sofern er Rechtshänder ist) die Haut der linken Halsseite anspannt, daß er sich mitunter dabei vor den Spiegel stellt, um die Handhabung zu kontrollieren, und zunächst vorsichtig einige kürzere oder längere parallele seichte Schnitte an der linken Halsseite oder auch an anderen Stellen ausführt (Abb. 66). Dann faßt er Mut und bringt sich nunmehr einen oder mehrere energische Schnitte in den Hals bei. Die Erfahrung lehrt, daß der Selbstmörderschnitt sehr tief gehen kann. Er durchtrennt Kehlkopf bzw. die Luftröhre und den Oesophagus. Der Schnitt hört mitunter erst dicht vor der Wirbelsäule auf. Da vielfach eine oder beide Carotiden oder ihre Äste durchschnitten werden, blutet die Wunde meist sofort erheblich, und man wird, wenn man an die unveränderte Leiche kommt, beobachten, daß die Blutstraßen zuerst nach unten ablaufen und späterhin, als der Betreffende zu Boden gesunken war, nach hinten zu gerichtet sind. Die Schnittrichtung wird im allgemeinen mehr von links oben nach rechts unten gehen, beim Linkshänder aber von rechts oben nach links unten. Hier werden sich die Probierschnitte auf der rechten Seite befinden.

Die Kennzeichen des Selbstmörderhalsschnittes sind demnach das Vorhandensein von seichten Probierschnitten an der linken Halsseite, eine von links oben nach rechts unten gehende Schrägstellung des Schnittes und eine verschiedenartige Richtung der Blutstraßen, zuerst nach unten und dann nach hinten. Außerdem wird bei Selbstmordfällen das Tatinstrument in der Nähe des Toten zu finden sein. Doch brauchen diese Hinweise nicht immer und nicht sämtlich vorhanden zu sein. Es kommt auch vor, daß der Selbstmörder den Schnitt horizontal anlegt und daß er sich in Sonderfällen auf dem Bett oder als Gefangener auf der Pritsche liegend den Schnitt beibringt (PANNING), so daß die Blutstraßen sofort nach hinten laufen. Dieses abweichende Verhalten wird aber durch die Verhältnisse am Tatort, insbesondere durch die Verteilung des Blutes im Tatzimmer, erklärt werden können. Wer sich aus einem heftigen Vernichtungsdrang im Affektzustand den Hals aufschneidet, der vermeidet wohl auch Probierschnitte, so daß ihr Fehlen für sich allein genommen nicht unbedingt gegen das Vorliegen eines Selbstmordes spricht. Eine vom üblichen Typ des Selbstmordschnittes abweichende Art ist der sog. Hammelstich. Er kommt so zustande, daß der Täter ein spitzes Messer an die rechte Halsseite ansetzt, quer durch den Hals durchsticht und dann nach vorne zu aufschneidet. Man findet dann verständlicherweise keine Probierschnitte, wohl aber manchmal (jedoch nicht immer) an der rechten Halsseite in der Nähe des Schnittwinkels eine oder mehrere, manchmal nur punktförmige, ganz seichte Einstichstellen, die vom probeweisen Ansetzen des meist sehr spitzen Instrumentes herrühren. Diese Selbsttötungen durch Hammelstich wurden bei den 3 uns zur Verfügung stehenden Fällen tatsächlich von Metzgern durchgeführt. Da, wie oben erwähnt, auch bei ausgedehnten Halsschnittverletzungen die Handlungsfähigkeit vielfach nicht sofort aufgehoben ist,

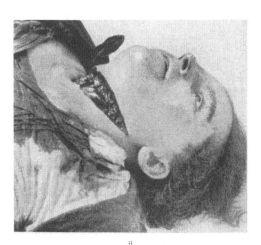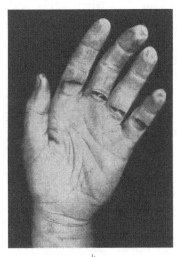

Abb. 67a u. b. a Mord durch Halsschnitt; glatte Hautwunde *ohne* Probierschnitte; ein Zipfel des Mantelkragens ist zum Teil mit abgetrennt. b Tiefe Abwehrverletzung an der linken Hand bei Mord durch Halsschnitt (nach WERKGARTNER, Handwörterbuch der gerichtlichen Medizin, S. 842, Abb. 4, und S. 841, Abb. 3).

wird der Täter in manchen Fällen in der Lage sein, das Instrument zu beseitigen, sofern er darauf Wert legt, der Umgebung Rätsel aufzugeben und einen Mord vorzutäuschen. Er kann das Instrument aus dem Fenster werfen oder auch, wie es PANNING einmal beobachtete, unter seinem Lager verstecken. Das Fehlen des Instrumentes beweist also gleichfalls, wenn die anderen Befunde für Selbstmord sprechen, nicht ohne weiteres das Vorliegen eines Mordes. Man wird zunächst nach dem Instrument suchen und insbesondere auch feststellen müssen, ob es etwa durch das geöffnete Fenster herausgeworfen worden ist.

Es kommt hier und da vor, daß der Selbstmörder bei der Durchführung des Halsschnittes in seiner Aufregung zunächst an der falschen Stelle einschneidet (sog. Vorbeischneiden), daß er sich insbesondere zunächst Schnitte auf der Wange beibringt, die meist parallel verlaufen. Es wird weiterhin gelegentlich festgestellt, daß er sich bei diesen ersten tastenden Schnitten die linke Hand verletzt, daß er sich insbesondere an den Fingerkuppen Verletzungen beibringt. Ich habe einmal beobachtet, daß er die Fingerkuppe des dritten Fingers fast völlig gekappt hatte. Es kommt auch vor, daß der Täter in seiner Aufregung mit der Handfläche in die Schneide hineinfaßt, so daß hier in ganz seltenen Fällen (von mir einmal beobachtet) parallele seichte Schnitte vorkommen können. Wird die Tat mit einer Rasierklinge ausgeführt, so wird sich der Täter meist die Hand, mit der er die Klinge führt, verletzen. Doch kommen, wie eine Beobachtung und Versuche von PANNING zeigten, auch Ausnahmen vor. Die Tiefe der Wunde (sofern nicht die Wirbelsäule selbst angeschnitten worden ist, s. unten) spricht niemals gegen einen Selbstmord. Auch mit einer Rasierklinge ist es möglich, bis in den Oesophagus vorzudringen. Vielfach beobachtet man innerhalb der weitklaffenden Wunde mehrere Schnitte, aus denen man ablesen muß, daß der Täter häufiger zugeschnitten hat. Diese Schnitte werden aber immer halbwegs parallel sein.

Bei *Morden* durch Halsschnitt liegen die Verhältnisse in den meisten Fällen so, daß der Täter diese Handlung beim schlafenden oder bewußtlosen Opfer vornimmt. Er wird, wenn er Rechtshänder ist, das Instrument an der linken Halsseite ansetzen und unter Vermeidung von Probierschnitten in raschem Zuge so tief wie möglich schneiden (Abb. 67a). Die Schnittrichtung wird im allgemeinen mehr von rechts oben nach links unten gehen. Der Täter wird, um das Opfer mit möglichster Sicherheit wehrlos zu machen und zum Tode zu bringen, immer wieder zuschneiden. Die Erfahrung lehrt, daß dabei die ursprüngliche Schnittrichtung nicht eingehalten wird, sondern daß die in der klaffenden Wunde zu erkennenden Sekundärschnitte kreuz und quer in verschiedenen Richtungen liegen.

Es fehlt also beim Mord die meist parallele Anordnung der Selbstmordschnitte. Der Täter kann in dem Bestreben, recht gründlich vorzugehen in einer Anzahl von Fällen auch in die *Wirbelsäule*

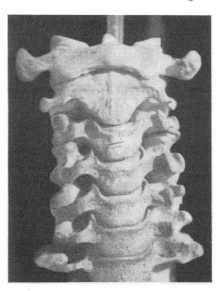

Abb. 68. Verletzung der Halswirbelsäule bei Mord durch Halsschnitt. [Nach MERKEL, Dtsch. Z. gerichtl. Med. 12, 148 (1928).]

hineinschneiden, was bei von vorne her angelegten Selbstmordschnitten noch nicht beobachtet worden ist. Etwaige Kerben an der Wirbelsäule sind auch bei exhumierten skeletierten Leichen festzustellen, so daß eine Exhumierung ein einwandfreies Resultat liefern kann, wenn späterhin Zweifel an einem Selbstmord auftauchen (MERKEL, Abb. 68). Da die Tötung von fremder Hand meist im Liegen erfolgt und der Betreffende nach Durchführung der Tat auch meist nicht in der Lage sein wird, aufzustehen, werden die Blutstraßen aus der Wunde nach hinten verlaufen. *Abwehrverletzungen* an den Händen sind selten, da die Tat, wie erwähnt, meist an Bewußtlosen ausgeführt wird. Wenn sie vorhanden sind, können sie recht tief sein (Abb. 67 b). Sind bei einem Halsschnitt gleichzeitig die Kleider z. B. Kragen oder Krawatte verletzt worden (Abb. 67 a), so ist dies ebenfalls ein wertvolles Indiz für das Vorliegen eines Mordes (WERKGARTNER, JAQUILLARD).

Kennzeichen des Mordes durch Halsschnitt sind demnach: Fehlen von Probierschnitten, erhebliches Kreuzen und Durcheinanderlaufen der sekundären Schnitte in der Tiefe der Wunde, mitunter Verletzungen der Wirbelsäule, Verletzungen der Kleider, Entstehung von Blutstraßen, die nur nach hinten zu gerichtet sind, vorausgesetzt, daß die Tat am Liegenden vorgenommen wurde. Auch hier muß bemerkt werden, daß diese Merkmale meist nicht alle vorhanden sind und daß es im praktischen Leben immer wieder Ausnahmen von aufgestellten Regeln gibt.

Aus eigener Beobachtung stammt ein Fall, bei welchem eine Mutter im Affektzustand zuerst zwei 5—7jährigen Kindern und dann sich selbst den Hals durchgeschnitten hatte, und zwar mit einem Rasiermesser. Bei ihr selbst waren Selbstmordzeichen insofern wahrzunehmen, als die Blutstraßen zuerst nach unten und dann nach hinten gerichtet waren, als die Sekundärschnitte in der Wunde parallel verliefen und als die Schnittrichtung von links oben nach rechts unten ging. Probierschnitte fehlten bei der Mutter. Bei den Kindern, bei denen ein Selbstmord von vornherein ausgeschlossen war, lagen die Verhältnisse so, daß die Blutstraßen hier gleichfalls zunächst nach unten und dann nach hinten liefen, daß die Wirbelsäule unverletzt geblieben war, daß die Sekundärschnitte nicht parallel, sondern mehr kreuzweise verliefen, daß aber die Gesamtschnittrichtung wie beim Selbstmord von links oben nach rechts unten ging. Ein Kind hatte eine tiefe Verletzung an der rechten Handfläche. Der Tathergang mußte hier so rekonstruiert werden, daß die Mutter die Kinder umklammert und die Tat hinter dem Kinde stehend von hinten her ausgeführt hatte. Auf diese Weise erklärten sich die Schnittrichtung von links oben nach rechts unten und der Umstand, daß die Blutstraßen zunächst nach unten verliefen. Ein Kind, das nicht mehr in gleicher Weise überrascht werden konnte, hatte sich offenbar gewehrt und in das Messer hineingegriffen. In einem anderen Falle hatte der verschmähte Liebhaber sein Mädchen in einem Streit zuerst bewußtlos gemacht und ihr dann mit dem Taschenmesser die Luftröhre durchtrennt und in den Oesophagus eingeschnitten. Es waren nur Äste der A. carotis verletzt worden. Das Mädchen erwachte beim Schneiden und machte so heftige Abwehrbewegungen, daß der junge Mann davonlief. Es begab sich zu Fuß 2 km weit in das nächste Krankenhaus, wurde hier chirurgisch versorgt und starb erst später an einer Bronchopneumonie. Bei der Leichenöffnung ließ sich noch ermitteln, daß unterhalb des Schildknorpels 2 sich kreuzende Schnitte in der Trachea vorhanden gewesen waren. Die Schnittrichtung in der Haut verlief horizontal. Über das Verhalten der Blutstraßen konnte nichts ermittelt werden. Es ist aber sicher, daß sie unter den gegenwärtigen besonderen Umständen nicht das typische Bild des Mordes durch Halsschnitt geboten hätten.

Daß es unter besonderen Umständen gelegentlich immer wieder merkwürdige Ausnahmen von den Erfahrungsregeln gibt, zeigt die Kasuistik. Aus dem letzten Jahrzehnt ist nach dieser Richtung hin folgendes bekanntgeworden:

Ein schwerkranker Trinker schnitt sich mit dem Rasiermesser nicht den Hals sondern den Nacken durch und verblutete aus den eröffneten Arterien. Bisher sollen im Schrifttum nur 2 derartige Fälle aus den Jahren 1881 und 1904 bekanntgeworden sein (F. R. KLEIN). In einem anderen Falle erfolgte das Halsdurchschneiden in der üblichen Form durch ein Rasiermesser. Der Verstorbene hatte jedoch das Messer zusammengeklappt und weggelegt, dies erweckte Verdacht auf vorangegangenen Mord. Eine befriedigende Klärung wurde dadurch gefunden, daß der Sachverständige darauf hinwies, daß die Handlungsfähigkeit auch nach tiefen Halsschnitten noch eine Weile erhalten bleiben kann (GUTSCHE). Ein Familienvater wurde im Bett mit durchschnittenem Hals aufgefunden. Das Rasiermesser lag auf der Bettdecke. Die 16jährige Tochter belastete die Mutter mit der Behauptung, es sei ein Kampf vorangegangen. Im Laufe des Kampfes habe die Mutter dem Vater das Rasiermesser entrissen und ihm damit die Kehle durchschnitten. Sie soll ihn danach aufgehoben und ins Bett gelegt haben. An der Leiche fanden sich jedoch Probierverletzungen; nach dem Ergebnis der Rekonstruktion und der Tatortbesichtigung mußte angenommen werden, daß der Verstorbene sich den Schnitt im Stehen beigebracht, dann seine Notdurft verrichtete und sich danach ins Bett gelegt hatte. Hier sei er gestorben (STEINKLAUBER). Ein Geisteskranker brachte sich an den verschiedensten Stellen des Halses oberflächliche und tiefe Schnitte bei und verblutete schließlich. Außerdem hatte er sich noch Schnitte an den Extremitäten gesetzt (GERIN). Ein geisteskranker Anatom, der bei endogenem Depressionszustand wegen Selbstmordgefahr in eine geschlossene Anstalt eingeliefert werden mußte, handelte sehr folgerichtig. Da er ohne Begleitung die Toilette aufsuchen durfte, drückte er hier ein Fenster ein, legte mittels Glasscherbe durch Längsschnitt am Halse eine Vena jugularis frei und verblutete, noch bevor die hinzugerufenen Chirurgen Hilfe leisten konnten (eigene Erfahrung). Über einen eigenartig raffiniert durchgeführten Fall von dissimuliertem Selbstmord durch Halsschnitt, den LATTES mitgeteilt hat, wird im Abschnitt Selbstmord berichtet (S. 240). Eine Statistik über Mordfälle durch Schnitt- und Stichverletzungen aus neuerer Zeit bringt CAVALLAZZI (1941). Aus der älteren, von WERKGARTNER zitierten Kasuistik entnehme ich noch, daß es auch in Ausnahmefällen vorgekommen ist, daß im Bereiche der Selbstmörderschnittverletzungen Hautbrücken stehengeblieben sind, ferner daß der Selbstmörder an 2 symmetrischen Stellen in den Hals hineingeschnitten hat. Ganz ausgefallen ist ein Vorfall, bei dem ein Selbstmörder sich vom Nacken her den Hals bis zur Wirbelsäule durchschnitt, das Atlantooccipitalgelenk eröffnete und von hier aus das Halsmark durchtrennte (s. auch DETTLING). Eine Selbstmörderin hat sich einmal den Kehlkopf herausgeschnitten. In einem weiteren Falle hatte ein Selbstmörder sich den Hals im Liegen durchschnitten und sich vorher selbst geknebelt, so daß hier mit Recht zunächst Verdacht auf Mord geschöpft werden mußte (Schrifttum s. WERKGARTNER). Ich möchte nochmals betonen, daß alle jene Vorfälle zu den größten Seltenheiten gehören; der Gerichtsmediziner wird gut tun, sie bei seiner praktischen Tätigkeit zunächst nicht zu berücksichtigen. Diese Vorfälle werden nur dann Bedeutung gewinnen, wenn man im Einzelfall mit den allgemeinen durch die Erfahrung gewonnenen Regeln nicht mehr weiter kommt. Stellt man von vornherein alles Außergewöhnliche in Rechnung, so wird es besonders für den weniger Erfahrenen immer schwerer, sich eine brauchbare Meinung zu bilden.

Eine weitere Prädilektionsstelle zur Vornahme von Selbstmorden durch Schnitt ist die Gegend *oberhalb des Handgelenkes*, bei Rechtshändern meist des linken Handgelenkes, mit dem Ziele, durch Eröffnung der A. radialis den Verblutungstod herbeizuführen. Die Befunde sind meist recht charakteristisch. Man findet

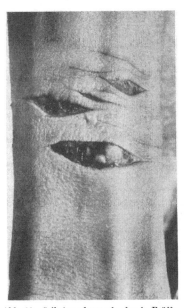

oberhalb des Handgelenkes eine ganze Anzahl von seichten, parallelen Schnitten, die manchmal bis zur Gegend der Ellenbeuge hinaufreichen. Meist haben nur 1 oder 2 Schnitte das Gefäß wirklich verletzt (Abb. 69). In sehr vielen Fällen gelingt die Verletzung des Gefäßes überhaupt nicht. Der Täter sieht schon vorher von seinem Vorhaben ab. Manchmal sind eine oder mehrere Sehnen oberhalb des Handgelenkes durchschnitten. Es kommt auch vor, daß in beide Unterarme hineingeschnitten wird. Dies ist allerdings nur dann möglich, wenn wenigstens bei einer Hand die Hauptsehnen unverletzt geblieben sind. Der energische Selbstmörder unterläßt gelegentlich die Anlage von Probierschnitten. Ich habe gelegentlich beobachtet, daß Einkerbungen im Knochen durch das Instrument entstanden sind. Einmal habe ich infolge Vorbeischneidens parallele seichte Verletzungen auf der linken Handfläche gesehen. Nur in den seltensten Ausnahmefällen verläuft die Schnittrichtung nicht horizontal, sondern liegt in der Achse des Armes. So hatte sich einmal ein Arzt mit

Abb. 69. Selbstmordversuch durch Eröffnung der A. radialis (Sekt.-Nr. 22/49).

einem Skalpell, das noch neben ihm lag, die A. radialis durch Längsschnitt freipräpariert; er hatte aber nicht mehr die Energie aufgebracht, sie zu durchtrennen, sondern es vorgezogen, sich anschließend durch Veronal das Leben zu nehmen. Nicht selten wird das Aufschneiden der Pulsschlagader nur in theatralischer Form durch seichte Schnitte ohne ernstliche Selbstmordabsichten angedeutet.

Morde durch Durchschneiden einer oder beider Pulsschlagadern zwecks *Vortäuschung eines Selbstmordes* sind nicht beobachtet worden. Ein derartiges Verfahren könnte auch im allgemeinen wohl nur bei Bewußtlosen durchgeführt werden. Doch weiß der Täter, daß der Tod nicht sofort eintritt und daß der Betreffende unter Umständen sogar aus der Bewußtlosigkeit erwacht. Es würde sich daher um ein wenig taugliches Mordmittel handeln. Dagegen kommt es wohl hier und da vor, daß ein Täter, der das Opfer auf andere Weise umgebracht hat, ihm agonal oder *postmortal* die Pulsschlagader aufschneidet, um einen Selbstmord vorzutäuschen (Mitteilung von HABERDA und eigene Erfahrung). Das Fehlen von Probierschnitten und das Fehlen von größeren Blutungen werden darauf hinweisen.

Geisteskranke Selbstmörder haben sich gelegentlich tiefe, meist querliegende Schnitte an allen Extremitäten beigebracht.

Für die Vornahme von Stichverletzungen bildet beim Selbstmörder die *Herzgegend* die Prädilektionsstelle. Dies ist deshalb verständlich, weil es ja die einzige Gegend des Körpers ist, bei deren Verletzung Aussicht besteht, das Leben in verhältnismäßig kurzer Zeit zu beenden. Jeder Selbstmörder hat eine gewisse Abneigung, die Kleider mit zu verletzen. Wie er bei Anlegung von Halsschnitten oder Armschnitten Arm und Hals freimacht, so pflegt er auch die Herzgegend zu entblößen aus einer gewissen Furcht heraus, daß das Instrument durch die Kleidung abgehalten werden könnte. Die Entblößung geschieht meist vollständig, in Ausnahmefällen wird es auch beobachtet, daß das Hemd durchgestochen wird, wie wir es einmal bei einer Frau feststellen konnten. Die übrigen Kleider hatte sie vorher abgelegt. Auch bei Selbstmord durch Herzstich beobachtet man nicht selten Probierverletzungen. Es wird erst wenig zugestochen, das zweite Mal tiefer und erst beim dritten oder vierten Male wird das Herz erreicht.

Die Kennzeichen des *Selbstmordes durch Herzstich* sind demnach das Fehlen von Stichverletzungen an den Kleidern, das Vorhandensein von mehreren Stichen in der Herzgegend, von denen nur einer das Herz erreichte, und wie immer das Vorhandensein des Instrumentes am Tatort. Da der Herzstich sowohl im Stehen als auch im Liegen vorgenommen wird, wird sich über das Verhalten der Blutstraßen nichts Sicheres sagen lassen.

Abweichungen von diesen Regeln sind insofern möglich, als auch nach Durchführung des Herzstiches die Handlungsfähigkeit manchmal erhalten bleiben kann, so daß der Verletzte zunächst Gelegenheit hat, das Instrument zu beseitigen. Bei energischen Selbstmördern können Probierverletzungen fehlen, und es kommt bei Affektselbstmorden oder auch bei Frauen aus Schamgefühl gelegentlich vor, daß vor Begehung der Tat nur ein Teil der Kleidung entfernt wird, so daß der Stich durch das Hemd geführt wird.

Ein junger Arzt betrat einen Metzgerladen und stieß sich vor den Augen der Anwesenden ein Metzgermesser in die Herzgegend. Trotz der gebotenen Eile hatte er vorher die Brust völlig freigemacht, obwohl er Rock, Weste und Hemd trug; Probierverletzungen waren jedoch nicht mehr entstanden (Sekt.-Nr. 74/51).

Als Instrumente sind neben Messern und Dolchen auch Schusterahlen und dicke Nadeln beobachtet worden. Eine *Rettung* des Selbstmörders durch die Kunst der Chirurgen ist nach dem vorliegenden Schrifttum nicht selten (TRNKA, MEHLSEN, PARADE und RATNIG). Daß ein Selbstmörder, namentlich wenn er im Affekt handelt, vorbeisticht, so daß das Instrument in der Gegend der Leber oder auch an einer anderen Stelle eingestochen wird, wird beobachtet. Im hochgradigen Affektzustand oder bei Geisteskrankheiten bringen sich Selbstmörder unter Umständen vielfache Stiche in den verschiedensten Gegenden des Körpers bei, auch Halsstiche scheinen hier beliebt zu sein. Es handelt sich hier aber um Ausnahmen (Kasuistik neuerer Zeit bei GERIN, LOPES und PROVENT und SIMONIN).

Morde durch Stichverletzungen sind jetzt selten geworden. In Deutschland betrug der Anteil nach der Kriminalstatistik von 1938 12%, in New York im gleichen Jahre 24%. Die Tötung kann überraschend durch einen wohlgezielten Stich ins Herz erfolgen. Hierbei werden selbstverständlich die Kleider mit durchstochen werden. In den meisten Fällen entstehen jedoch Tötungen durch Stichverletzungen im Verlaufe eines Kampfes. Die Stiche sind dann mehr oder minder regellos am ganzen Körper verteilt. Die Kleider sind mitverletzt, und es ist vielfach Aufgabe der Sachverständigen festzustellen, welche Verletzung früher entstanden ist und welche Verletzungen den Tod herbeigeführt haben. Auch die

Handlungsfähigkeit spielt hierbei mitunter eine recht wichtige, manchmal bei der Multiplizität der Verletzungen schwer zu entscheidende Frage.

Eine besondere Stellung nehmen Verletzungen und Tötungen durch Stich und Schnitt aus *sexuellen Motiven* ein. Doch ist dies verhältnismäßig selten. Wenn ein Mädchen sich bei der Erzwingung des Geschlechtsverkehrs wehrt und der Täter sie mit Gewalt, etwa durch Würgen oder durch Hiebe auf den Kopf, willfährig machen muß, so kommt es vor, daß er danach aus sadistischen Regungen oder auch aus einem gewissen Blutrausch heraus dem Opfer, sei es vital, sei es agonal, sei es postmortal Stich- und Schnittverletzungen beibringt, wobei unter Umständen die Genitalien bevorzugt werden. So hatte nach einer unserer Beobachtungen in letzter Zeit ein schwachsinniger Schäfer versucht, seinem Opfer nach Vollendung des Beischlafes mit einer Schäferschippe eine Mamma abzuschneiden. Es kommt aber auch vor, daß Stichverletzungen beim Kampf mit einem Mädchen nicht von vorneherein aus sadistischen Gründen vorgenommen werden, sondern daß dies geschieht, um das Opfer willfährig zu machen und das Ziel des Geschlechtsverkehrs zu erreichen. Es würde sich dann rechtlich nicht um einen echten Lustmord handeln (Fall aus neuerer Zeit von Russler beschrieben.

Einen Übergang zwischen Tötung und Selbstmord stellt die Beibringung eines Herzstichs zwecks Tötung im Einverständnis oder auf ausdrückliches Verlangen dar. Derartiges ist, wie Ponsold dargetan hat, bei Herzstichen außerordentlich selten. In dem von ihm beschriebenen Fall hatte das getötete Mädchen die Herzgegend völlig entblößt und dem Täter gezeigt, wo er einzustechen habe.

Auch wenn der Betreffende an der Stichverletzung nicht gestorben ist, tritt manchmal an den Gerichtsmediziner die Frage heran, ob diese Verletzung von fremder oder eigener Hand ausgeführt wurde, und ob es sich den ganzen Umständen nach um eine Selbstmordverletzung handeln könnte. Es kam im Kriege vor, daß sich die Soldaten aus selbstmörderischer Absicht Verletzungen beibrachten, daß sie aber in den Verdacht kamen, sich durch die Verletzung lediglich der Front entziehen zu wollen. Sitzt hier die Verletzung ungefähr in der Herzgegend und sind etwa vorher die Kleider wenigstens zum Teil entfernt worden, so wird man die Selbstmordabsicht im großen und ganzen bestätigen können. Handelte es sich freilich um Stich- oder Schnittverletzungen an Stellen, die für eine Tötung gar nicht in Frage kommen, so mußte man die Einlassung als unglaubhaft zurückweisen. Wurde nunmehr ein Unfall behauptet, so mußte versucht werden, durch eine möglichst genaue Rekonstruktion des Tatherganges eine Entscheidung herbeizuführen, wobei alles, was zweifelhaft war, selbstverständlich zugunsten des Beschuldigten ausgelegt werden mußte. Es kommt aber auch vor, daß jemand, der eine Tat begangen hat (Tötung, Einbruch, Diebstahl) sich selbst eine Verletzung beibringt, um den Verdacht von sich abzulenken. Er beschuldigt den sog. „großen Unbekannten" der Tat und behauptet, von diesem verletzt worden zu sein. Auch in solchen Fällen wird eine Rekonstruktion des Tatherganges hier und da Klarheit schaffen können. Man wird nachforschen, ob die Verletzung an der Haut und die an den Kleidern sich decken, wobei gewisse natürliche Verschiebungen zu berücksichtigen sind (Dranca). Ist eine Stichverletzung durch eine Kleiderfalte gegangen, so erkennt man an den Kleidern 3 Stichverletzungen und nicht 2. Dem meist nicht einschlägig versierten Täter kann hierbei ein Irrtum unterlaufen. Man wird weiterhin durch Untersuchung des Verletzten feststellen müssen, ob er sich die Verletzungen in der fraglichen Richtung überhaupt beibringen kann.

Ein Angehöriger einer politischen Organisation war durch einen Wald gegangen und hatte sich danach auf der Polizei gemeldet mit dem Bericht, daß er unterwegs angefallen und angestochen worden sei und zwar von politischen Gegnern. Die Verletzung saß in der Gegend zwischen den Schulterblättern, so daß man es zuerst nicht für möglich hielt, daß er sie sich selbst beigebracht haben könnte. Da er sich in Widersprüche verwickelte, fand eine Begutachtung statt. Dabei stellte sich heraus, daß der Betreffende so lange und so gelenkige Arme hatte, daß er sich die Verletzung durchaus beibringen konnte. Er gestand nachher ein, sich selbst verletzt zu haben, um den politischen Gegner zu schädigen.

Auch beim Abhacken oder Abschneiden von *Fingern* oder Fingergliedern tritt an den Gerichtsmediziner vielfach die Frage heran, ob es sich hier um einen Unfall handelte oder ob die Verletzung vorsätzlich verursacht wurde (bei Soldaten, um sich dem Wehrdienst zu entziehen, bei Versicherten aus Gründen des Versicherungsbetruges). REUTER und MEIXNER haben Befunde geschildert, die exakte Hinweise für das Vorliegen einer Selbstverstümmelung darstellen. Wer sich den Finger abhackt, wird vielfach erst einige Male mit verminderter Kraft zuhauen und dann erst den Mut haben, das Glied wirklich abzutrennen. Das Vorhandensein solcher Probierverletzungen spricht daher auch hier für Beibringung der Verletzung durch eigene Hand. Sind mehrere Finger abgehackt worden und stellt man bei Rekonstruktion der Verhältnisse fest, daß mit dem Instrument mehrere Male zugeschlagen worden ist, so beweist auch dies eine Beibringung von eigener Hand. Nun lehrt die Erfahrung dieses Krieges, daß bei Soldaten, die sich selbst beschädigten, Probierverletzungen nicht vorhanden waren. Sie brachten eben die Energie auf, mit einem Schlage einen Teil des Fingers zu entfernen. In derartigen Fällen ist es notwendig, sich vom Verletzten genau demonstrieren zu lassen, wie der Unfall vor sich gegangen sein soll. Wurde ein schmales Stück Holz mit 2 Fingern erfaßt, meist mit Daumen und Zeigefinger und ist der angebliche Unfall so zustande gekommen, daß eine breite Axt infolge zu harten Zuschlagens auf den Block auftraf, so ist anzunehmen, daß sowohl der Daumen als auch der Zeigefinger verletzt sein mußten. Ist tatsächlich

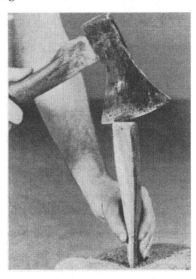

Abb. 70. Rekonstruktion eines angeblichen Unfalles beim Holzhacken; bei der hier dargestellten Handhabung war eine Verletzung des Daumens *und* Zeigefingers zu erwarten: verletzt war aber nur das Mittelglied des Zeigefingers. Daraus ergibt sich der Verdacht einer absichtlichen Selbstverstümmelung (Geständnis).

nur ein Finger verletzt, so spricht dies für das Vorliegen einer Selbstverstümmelung (Abb. 70). Selbstverständlich ist es hier notwendig, alle etwaigen Fehlerquellen zu berücksichtigen und alles Zweifelhafte zugunsten des Beschuldigten zu unterstellen. Immerhin ist auf diese Weise eine Anzahl von Überführungen möglich gewesen (Kasuistik neuerer Zeit s. BACH, KOOPMANN und SCHWELLNUSS).

Auf die *Selbstbeschädigung* von Gefangenen durch das Fremdkörperschlucken wurde schon eingegangen. In einem Sonderfall wurde bei einem Mörder nach der Hinrichtung im Magen ein 600 g schweres Konvolut vorgefunden, das aus Stecknadeln, Nägeln und Glassplittern bestand. Die Schleimhaut wies mikroskopisch neben den Zeichen einer chronischen Entzündung eine Wucherung der drüsigen Elemente mit Entstehung von Cysten auf, wobei manchmal carcinomähnliche Bilder zustande kamen (SCHWELLNUSS). Mitunter werden auch von Personen, die sich nicht im Gefängnis befinden, Fremdkörper geschluckt, mitunter sogar in ausgesprochener Selbstmordabsicht (VAN HASSELT). Einen Sonderfall stellt die Beobachtung von LICHTENSZTEIN dar, bei der ein wegen Mordes einsitzender Gefangener sich mit einem Holzpantoffel einen 7 cm langen Nagel in den Schädel einschlug, so daß er nur noch $^1/_2$ cm herausragte. Trotz vorliegender Hirnverletzung bestanden keine Cerebralsymptome; nach chirurgischer Behandlung trat Heilung ein. Daß insbesondere Frauen auch außerhalb der Haftanstalt sich aus versicherungsbetrügerischen Gründen Nadeln unter die Haut stechen, ist wiederholt vorgekommen und auch von uns beobachtet worden.

Fast immer werden derartige Fremdkörper aus eigenem Antriebe eingestoßen oder geschluckt. Bei Kindern sind sie aber auch gelegentlich von fremder Hand eingeführt worden. So ist es in Ausnahmefällen vorgekommen, daß Mütter in Tötungsabsicht ihren neugeborenen Kindern Stecknadeln in die Fontanelle einbohrten (s. Abschnitt Kindesmord, S. 962). Einmal hat der Vater eines 3 Wochen alten Kindes diesem Kinde Nähnadeln in Rücken, Bauch und Oberschenkel eingestoßen. Das Kind starb einige Zeit danach an Sepsis (MANZ).

Obwohl es vom Standpunkt des Arztes aus nicht richtig ist, ärztliche Eingriffe in Gestalt von *Einschnitten, Punktionen* oder *Injektionen* als Körperverletzungen zu betrachten, verursachen Schäden im zeitlichen Zusammenhang mit solchen Eingriffen in der Praxis mitunter rechtliche Komplikationen, bei denen der Gerichtsmediziner, meist in Verbindung mit dem zuständigen Facharzt, als Gutachter herangezogen werden kann.

Mitunter tritt schon bei der Leichenöffnung an den Gerichtsmediziner die Frage heran, ob eine festgestellte punktförmige Hautläsion überhaupt von einem Einstich mit einer Injektionsnadel oder einem ähnlichen Instrument herrührt. Histologische Untersuchungen von BOLTZ ergaben, daß die durch die Injektion entstandene Lücke zunächst von einem homogenen eiweißhaltigen Pfropf ausgefüllt wird. Diese Ausfüllung war nach diesen Untersuchungen 4—8 Std nach der Injektion in Entwicklung, nach 8—16 Std deutlich ausgebildet und verschloß nach 16—24 Std deutlich die Lücke. Zellige Infiltrate an der Injektionsstelle waren nach diesen Untersuchungen 4—8 Std in Entwicklung und in der Zeit danach deutlich ausgebildet. Nach einer Zeit von 48—72 Std befanden sie sich in Rückbildung. Vom 5. oder 6. Tage an fehlten sie meist. Sechs Tage nach Setzung des Stiches war im allgemeinen die Epidermis vollständig neu ausgebildet, so daß Spuren des Stiches nicht mehr nachzuweisen waren. Die mitgeteilten Zeitangaben stützen sich auf die Unterbrechung von 75 nadelfeinen Hautstichen. Die Angaben sind in der Praxis nur mit Vorsicht verwertbar, da der Ablauf der Heilungsvorgänge in Einzelfällen auch einmal ein anderer sein kann.

Bei jedem Schnappereinstich zwecks Erhebung des Blutstatus, bei jeder Punktion und bei jeder Injektion kann es gelegentlich zu einer schwerwiegenden Infektion kommen, deren Quelle nicht einfach festzustellen ist. Sind gleichzeitig schwere innere Verletzungen oder schwere Erkrankungen vorhanden, so wird man daran denken müssen, daß durch die Verletzungen oder Erkrankungen ein Locus minoris resistentiae geschaffen worden ist, so daß im Blute kreisende virulente Bakterien sich an inneren Verletzungs- oder Erkrankungsstellen ansetzen konnten. Die Bakterien brauchen also nicht immer von der Einstichstelle aus in den Körper gelangt zu sein (WAGNER). Doch wird man bei der Heranziehung dieser Erklärung sehr kritisch sein müssen. Nun ist in den letzten Jahrzehnten bekanntgeworden, daß die mitunter gehandhabte Desinfektion der Instrumente mit Alkohol oder auch ein gewöhnliches Auskochen im Wasser nicht immer genügt, um *Sporen*, insbesondere Gasbrandsporen und Virusinfektionsstoff zu vernichten. So sind in solchen Fällen Übertragungen von Serumhepatitis (HARTLEBEN, ZOBEL) oder gar Infektionen durch Gasbrand vorgekommen, die zu Amputationen von Gliedern, ja sogar zum Tode führten. Nach den gegenwärtigen Erkenntnissen der Hygiene ist es erforderlich, beim Auskochen von Instrumenten 3% Soda zum Kochwasser hinzuzusetzen. Sicher gewährleistet ist die völlige Sterilisierung nur durch Trockensterilisation im Autoklaven. Die Krankenhäuser, auch die praktischen Ärzte, sind mehr und mehr zu dieser Art der Desinfektion übergegangen. In der Zeit vor dem Kriege und unter den Schwierigkeiten der Nachkriegszeit sind einschlägige Vorkommnisse durch die Gutachter im allgemeinen exkulpiert worden (JUNGMICHEL, KIRSCHNER und HABS, SAEGESSER). Es ist fraglich, ob man dies auch in Zukunft tun kann (EB. SCHMIDT, B. MUELLER, SAUER). Der

Arzt ist verpflichtet, sich über die Fortschritte der Wissenschaft auf dem laufenden zu halten.

Abbrechen von Injektionsnadeln wird man einem Arzt oder einer Schwester nicht ohne weiteres als fahrlässig anrechnen können. Wichtig ist, daß man einschlägige Maßregeln durchführt (Röntgenkontrolle, unter Umständen operative Entfernung) oder solche Maßnahmen veranlaßt. Eine Überprüfung, ob das benutzte Material von Injektionsnadeln nicht allzu schadhaft ist, wird man jedoch vom Arzt verlangen müssen (B. Mueller, Goldhahn-Schläger).

Es wird vielfach die Frage erörtert, wieweit *Schwestern* und anderes ärztliches Hilfspersonal überhaupt Injektionen vornehmen dürfen. Für die subcutane Injektion wird dies ohne weiteres bejaht. Für die intramuskuläre und intravenöse

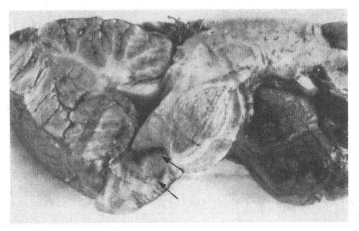

Abb. 71. Blutung in der Medulla oblongata nach mißglückter Suboccipitalpunktion
(beobachtet von Mackintosh, Johannesburg).

Injektion ist dies zweifelhaft. Man gesteht mitunter dieses Recht dem Pflegepersonal nur in Notfällen zu. Manche geübte Schwester beherrscht die intravenöse Injektion besser als ein unerfahrener Arzt oder auch als ein sehr erfahrener Arzt, der aber praktisch nicht mehr dazu kommt, diese Injektionen persönlich vorzunehmen. Es ist nicht einzusehen, wie die Schwestern sich eine Übung für Notfälle aneignen sollen, wenn sie nur in Notfällen injizieren dürfen. Hier wäre ein Lockerung der herrschenden Auffassung am Platze (Hübner u. Warneyer, B. Mueller). Gerade in Notfällen ist manchmal niemand anwesend, der besser intravenös injizieren kann als eine geübte Schwester. Die Entstehung von *Infiltraten* infolge Vorbeispritzens bei der intravenösen Injektion wird man dem Arzt oder der Schwester gleichfalls nicht als fahrlässig anrechnen dürfen, sofern das Vorbeispritzen erkannt wurde und nachher therapeutische Maßnahmen eingeleitet wurden. *Intramuskuläre* Injektionen in den Glutaeus haben manchmal zu Störungen im Bereiche des N. ischiadicus geführt. Zu einer solchen Störung kann es dadurch kommen, daß das Medikament durch Muskelspalten bis zum Nerven vordringt, fernerhin dadurch, daß der Nerv sich abnorm verzweigt und schließlich dadurch, daß der Einstich trotz Anbringung an der vorgeschriebenen Stelle nicht senkrecht in die Tiefe, sondern in schräger Richtung auf den Nerven zugeführt wird (Goldhahn-Schläger).

Intraglutäale Injektion des Präparates Transpulmin in öliger Suspension durch eine Schwester auf Anweisung des Arztes verursachte einmal eine tödliche Fettembolie; die Schwester hatte nicht durch Zurückziehen des Spritzenstempels geprüft, ob sie nicht in ein Gefäß geraten war. Die Angehörigen verlangten vom Arzt Schadenersatz. Obwohl auch ohne diese Vorsichtsmaßregel solche Zwischenfälle nicht immer mit aller Sicherheit vermeidbar sind, entschloß sich die Haftpflichtversicherung zu einem Vergleich mit den Angehörigen (JUNGMICHEL).

Über Befunde bei der intrakardialen Injektion wurde oben berichtet (S. 268). Auch die *Sternalpunktion* ist nicht ohne gelegentliche schwere Folgen geblieben. Insbesondere wird man auf Verwendung der Sicherungsplatte nicht verzichten dürfen. Es ist vorgekommen, daß die Punktionsnadel die Vorderwand des rechten Ventrikels aufriß (BREITENECKER, BARDHAN). Auch ist einmal versehentlich in das Mediastinum injiziert worden (ROER). Wenn brauchbare subcutane Venen nicht zur Verfügung stehen, wird gelegentlich, und zwar häufiger bei Kindern, Blut in das Sternalmark transfundiert. Vereinzelt ist es auch hier trotz normaler Technik, ohne daß versehentlich die rückwärtige Compacta des Brustbeines perforiert wurde, zu erheblichen Blutungen in das Mediastinum gekommen. Eine Gefahr hierfür scheint dann zu bestehen, wenn das Blut im System der oberen Hohlvene gestaut ist; dieser Umstand kann anscheinend auf die klappenlosen Abflußwege des Brustbeins zurückwirken und Anlaß zur Entstehung einer solchen Blutung geben (SAAR).

Daß beim *Suboccipitalstich* die Injektionsnadel bis in die Medulla oblongata gelangt, kommt wohl selten vor. Eine Mitteilung hierüber verdanke ich MACKINTOSH, Johannesburg (Abb. 71). Wohl hat aber die Vornahme der *Myelographie* durch Suboccipitalstich und Injektion von Jodipinkontrastfüllung zu neuralen Schädigungen Anlaß gegeben. Unabhängig davon, ob den Arzt in solchen Fällen ein Vorwurf der Fahrlässigkeit trifft, muß dringend betont werden, daß vor solchen Eingriffen eine hinreichend genaue *Aufklärung* des Patienten erforderlich ist. Der Patient oder seine Angehörigen haben ein Anrecht darauf zu erfahren, daß bei der Durchführung der Myelographie in seltenen Fällen einmal schädliche Folgen zurückbleiben können. Auf diesen Standpunkt hat sich auch das Reichsgericht gestellt (RG III, 189/39 v. 30. 6. 1939, zit. von PERRET).

Literatur.

BACH: Schweiz. med. Wschr. **1939** I, 224. — BAJEFF: Dtsch. Z. Chir. **250**, 695 (1938). — BALAN: Rev. Méd. lég. (rum.) **2**, 38 (1938). Ref. Dtsch. Z. gerichtl. Med. **30**, 400 (1938). — BARDHAN: Indian Med. Gaz. **82**, 459 (1947). Ref. Ber. allg. u. spez. Path. **1**, 147 (1949). — BOLTZ: Dtsch. Z. gerichtl. Med. **40**, 181 (1951). — BREITENECKER: Beitr. gerichtl. Med. **17**, 203 (1943). — BREITNER: Beitr. gerichtl. Med. **18**, 122 (1949). — BUHTZ: Dtsch. Z. gerichtl. Med. **34**, 345 (1941).

CAUCHOIX: Presse méd. **1941** II, 924. — CAVALLAZZI: Arch. di Antrop. crimin. **61**, 124 (1941). Ref. Dtsch. Z. gerichtl. Med. **35**, 485 (1942).

DETTLING: Lehrbuch der gerichtlichen Medizin von DETTLING. SCHÖNBERG u. SCHWARZ, S. 119. Basel 1951. — DRANCA: Rev. Méd. lég. (rum.) 1/2 (1938). Ref. Dtsch. Z. gerichtl. Med. **33**, 73 (1940).

ELSASSER: Verblutungsluftembolie eines Epileptikers durch Sturz in eine Fensterscheibe im Anfall. Med. Diss. München 1943. Ref. Dtsch. Z. gerichtl. Med. **38**, 256 (1943/44).

FÖRSTER: Handlungsfähigkeit. In Handwörterbuch der gerichtlichen Medizin, S. 338. Berlin 1940. — FRANCHINI: Arch. di Antrop. crimin. **60**, 86 (1940). Ref. Dtsch. Z. gerichtl. Med. **33**, 401 (1940). — FRANCKENBERG: Chirurgija **1939**, Nr 2/3, 154. Ref. Dtsch. Z. gerichtl. Med. **32**, 50 (1939/40). — FUKUDA: Mitt. med. Akad. Kioto **23**, 743 (1938). Ref. Dtsch. Z. gerichtl. Med. **31**, 66 (1938).

GERIN: Zacchia **2**, 2 (1938). Ref. Dtsch. Z. gerichtl. Med. **31**, 201 (1939). — Arch. di Antrop. crimin. **58**, 492 (1938). Ref. Dtsch. Z. gerichtl. Med. **31**, 198 (1938). — GERINGER: Beitr. gerichtl. Med. **3**, 1 (1919). — GERLACH: Ärztl. Wschr. **1951**, 20. — GOLDHAHN-SCHLÄGER: Fehler und Gefahren bei Einspritzungen. Stuttgart 1948. — GRUBER: Zbl. Chir. **1937**, 2731. — GUNTSCHEFF: Zbl. Chir. **1942**, 797. — GUSTAVSON: Nord. Med. **1941**, 444. Ref. Dtsch. Z. gerichtl. Med. **36**, 146 (1942). — GUTSCHE: Über Halsschnittverletzungen bei Selbstmord und bei Tötung durch fremde Hand nach dem Material des Gerichts-Medizinischen Institutes der Universität München von 1918—1938. Med. Diss. München 1940. Ref. Dtsch. Z. gerichtl. Med. **34**, 129 (1941).

HABERDA: Lehrbuch der gerichtlichen Medizin, S. 498. Berlin u. Wien 1927. — HAINES: Lancet 1946 I, 455. — HARTLEBEN: Münch. med. Wschr. 1951, 1373. — HASSELT, VAN: Geneesk. Tijdschr. Nederl.-Indië 1938 I, 982. Ref. Dtsch. Z. gerichtl. Med. 30, 375 (1938). — HÜBNER-WARNEYER: Haftpflichtsfälle aus der ärztlichen Praxis in juristischer Beleuchtung. Berlin 1939.

JAQUILLARD: Rev. internat. Pol. crim. 1951, 48. — JUNGMICHEL: Hefte Unfallheilk. 1951, H. 42, 138. — JUNGMICHEL, KIRSCHNER u. HABS: Münch. med. Wschr. 1938 I, 125. KALTENBORN: Nord. kriminaltekn. Tidskr. 11, 64 (1941). Ref. Dtsch. Z. gerichtl. Med. 35, 514 (1942). — KAYSSI u. WILKINS: Verh. 1. internat. Kongr. gerichtl. u. soz. Med. 1938, S. 495. — KLEIN, F. R.: Schweiz. med. Wschr. 1942 II, 1044. — KOOPMANN: Mschr. Unfall-heilk. 50, 249 (1943). — KORPÁSSY u. TAKÁCS: Orv. Hetil. (ung.) 1943, 178. Ref. Dtsch. Z. gerichtl. Med. 38, 119 (1943). — KOVACS: Zbl. Chir. 1938, 180.

LATTES: Arch. Kriminol. 106, 1 (1940). — LICHTENSZTEIN: Now. psychjatr. (poln.) 14, 201 (1937). Ref. Dtsch. Z. gerichtl. Med. 31, 128 (1939). — LINNER: Zbl. Chir. 1941, 208. — Orv. Hetil. (ung.) 1941, 303. Ref. Dtsch. Z. gerichtl. Med. 35, 485 (1942). — LOPES: Sonder-druck aus Portugal Med. 1938, Nr 10. Ref. Dtsch. Z. gerichtl. Med. 31, 324 (1939). — LOSSEN: Bruns' Beitr. 170, 416 (1939).

MAGUIRE and GRISWOLD: Amer. J. Surg. 74, 721 (1947). Ref. Ber. allg. u. spez. Path. 2, 62 (1949). — MANZ: Dtsch. Z. gerichtl. Med. 35, 86 (1942). — MEHLSEN: Ugeskr. Laeg. (dän.) 1938, 1051. Ref. Dtsch. Z. gerichtl. Med. 31, 199 (1939). — MEIXNER: Beitr. gerichtl. Med. 3, 145 (1919). — Dtsch. Z. gerichtl. Med. 16, 139 (1931). — MERKEL: Dtsch. Z. gerichtl. Med. 12, 137 (1928). — MONDRY: Zbl. Chir. 1939, 743. — MUELLER, B.: Neue med. Welt 1950, 38. — MÜLLER, K.: Wien. med. Wschr. 1950, 422. — MULLER u. DEMAREZ: Ann. Méd. lég. etc. 19, 367 (1939).

NEFF: Zbl. Chir. 1942, 1160.

ÖKRÖS: Dtsch. Z. gerichtl. Med. 29, 485 (1938); 31, 308 (1939).

PANNING: Kriminalistik 1938, 135. — PARADE u. RATNIG: Klin. Wschr. 1940 II, 1276. — PERRET: Med. Klin. 1941 I, 681; 1947, 119. — PONSOLD: Beitr. gerichtl. Med. 15, 95 (1939). — PORZELT: Zbl. Chir. 1937, 2733. — PROVENT et SIMONIN: Ann. Méd. lég. etc. 20, 231 (1940).

RACZ: Zbl. Chir. 1939, 1276. — REUTER, F.: Beitr. gerichtl. Med. 1, 192 (1922). — Lehr-buch der gerichtlichen Medizin, S. 385, 391 u. 392. Berlin u. Wien 1933. — RICHTER: Vjschr. gerichtl. Med., III. F. 11, 16 (1896). — ROER: Med. Klin. 1947, 67. — ROGERS: Lancet 1942 I, 36. Ref. Zbl. Path. 83, 450 (1947). — RUSSLER: Kriminalistik 1949, 174.

SAAR: Dtsch. Z. gerichtl. Med. 40, 606 (1951). — SAEGESSER: Schweiz. med. Wschr. 1941 I, 552. — SAIGUSHKINA: Nevropat. i t. d. 9, (1940). Ref. Dtsch. Z. gerichtl. Med. 35, 66 (1942). — SAUER: Öff. Gesdh.dienst 12, 104 (1950). — SCHLÄPFER: Schweiz. med. Wschr. 1948, 352. — SCHMIDT, EB.: Der Arzt im Strafrecht. Leipzig 1939. — PONSOLDS Lehrbuch der gerichtlichen Medizin, S. 1. Stuttgart 1950. — SCHMUCKERT: Med. Diss. München 1943. Ref. Dtsch. Z. gerichtl. Med. 37, 131 (1943). — SCHNEIDER, PH.: Beitr. gerichtl. Med. 17, 212 (1943). — Dtsch. Z. gerichtl. Med. 30, 306 (1938). — SCHNITZLER: Kombinierter Selbstmord. Med. Diss. München 1940. Ref. Dtsch. Z. gerichtl. Med. 35, 65 (1942). — SCHWARZACHER: Dtsch. Z. gerichtl. Med. 24, 387 (1935). — SCHWELLNUSS: Dtsch. Z. gerichtl. Med. 33, 244 (1940). — Mschr. Unfallheilk. 47, 201 (1940). — Arch. Kriminol. 106, 55 (1940). — SMIRNOV: Nevropat. i t. d. 9, Nr 10 (1940). Ref. Dtsch. Z. gerichtl. Med. 35, 487 (1942). — STEIN-KLAUBER: Dtsch. Z. gerichtl. Med. 34, 342 (1941). — SZABÓ: Orv. Hetil. (ung.) 1939, 623. Ref. Dtsch. Z. gerichtl. Med. 33, 46 (1940). — Zbl. Path. 82, 226 (1944).

TRNKA: Roz. Hl. chir. 20, 134 (1941). Ref. Dtsch. Z. gerichtl. Med. 36, 422 (1942). UHLBACH: Zbl. Path. 84, 102 (1948).

WAGNER: Mschr. Unfallheilk. 46, 129 (1939). — Med. Klin. 1940, 317. — WERKGARTNER: Schnittverletzungen (S. 658), Stichverletzungen (S. 721), Tod und Gesundheitsbeschädigung infolge Verletzung durch Schnitt (S. 838), Tod durch Stich (S. 848). In Handwörterbuch der gerichtlichen Medizin. Berlin 1940.

ZOBEL: Münch. med. Wschr. 1951, 1032 (s. HARTLEBEN). — ZRENNER: Beobachtungen über experimentelle Stichverletzungen am platten Schädelknochen. Med. Diss. Würzburg 1937.

Ohne Verfasser: Arch. Kriminol. 102, 248 (1938).

b) Verletzungen und Tötungen durch stumpfe oder halbscharfe Gewalt.

1. Allgemeines.

Verletzungen durch stumpfe Gewalt können entstehen durch Schläge mit der Hand oder mit der Faust, mit Knüppeln, auch Gummiknüppeln, Schlagringen, mit Holzstücken oder Latten, mit Stangen, mit der stumpfen Seite von Äxten

und anderen entsprechenden Gegenständen. Auch Hiebverletzungen mit halbscharfen Waffen, z. B. mit Äxten, auch Verletzungen mit der flachen Klinge von
Säbeln oder Schlägern möchte ich in diesem Zusammenhang erwähnen, obwohl
sie in anderen Darstellungen zusammen mit den Schnittverletzungen oder unter
einer besonderen Rubrik besprochen werden. Ebenso pflegt man oberflächliche

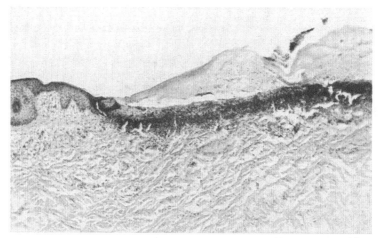

Abb. 72a. Excoraition nach 16 Std; Fibrinbelag, Leukocytenwall an der Oberfläche der verletzten Stelle.

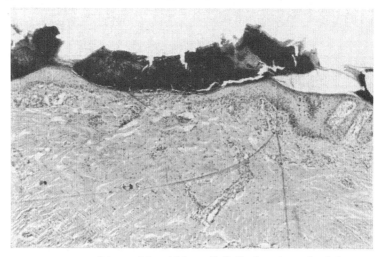

Abb. 72b. Excoriation nach 36 Std; von stehengebliebenen Epithelinseln und vom Rande her schiebt sich das
neue Epithel über den Hautdefekt.

Hautverletzungen, entstanden durch Kratzen mit Nadeln, Schürfung oder Stoßen
an scharfen oder halbscharfen Kanten unter die Rubrik stumpfe Gewalt einzuordnen. Nicht immer braucht es sich bei Verletzungen durch stumpfe Gewalt
um aktiv beigebrachte Läsionen zu handeln, auch wenn Trümmer oder herab-
geworfene oder herabgefallene schwere Gegenstände jemanden treffen, entstehen
Verletzungen durch stumpfe Gewalt. Dies gilt auch für Abstürze vom Gebirge
oder aus der Höhe oder für Flugzeugabstürze. Der Eisenbahn- und Straßenverkehr ergibt bei Unfällen gleichfalls zahlreiche durch stumpfe Gewalt entstandene
Verletzungen. Das gleiche gilt auch für Stürze von der Treppe, auf schlüpfrigem

Boden und für Sportunfälle. Der Boxsport veranlaßt gleichfalls Einwirkungen von stumpfer Gewalt auf den menschlichen Körper. Ebenso müssen die sog. Pfählungsverletzungen, die durch Sturz auf mehr oder minder zugespitzte Pfähle oder im Straßenverkehr durch Auffahren auf mit Baumstämmen oder Latten beladene Wagen zustande kommen, berücksichtigt werden.

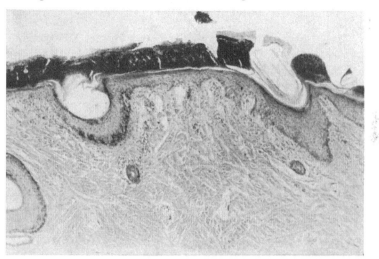

Abb. 72c. Excoriation nach 4 Tagen; die Epitheldecke ist geschlossen; Haarbalgreste haben sich an der Neubildung der Epitheldecke beteiligt; beginnende Bildung neuer Papillen.

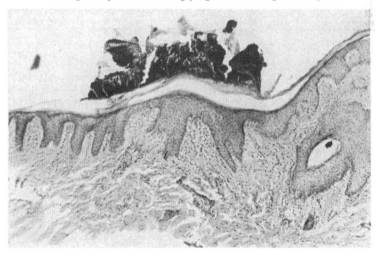

Abb. 72d. Excoriation nach 7 Tagen; die Neubildung der Haut ist vollendet; die neuen Papillen sind noch unregelmäßig ausgebildet; der Schorf beginnt, sich abzulösen.

Abb. 72a—d. Heilung von Excoriationen, experimentell an der Schweinehaut untersucht. (Nach H. BECKER.)

2. Die Folgen der Einwirkung von stumpfen Gewalten auf die einzelnen Körperteile und Organe.

Die Lokalisation und Morphologie der Verletzungen durch stumpfe Gewalt ist eine so vielfältige, daß sie zunächst nach Körperorganen besprochen werden müssen.

α) Haut und subcutanes Gewebe.

Exvoriationen.

Streift man die Haut mit einer Nadelspitze oder stößt man si
stumpfen Kante oder wirkt eine Gewalt flächenhaft schräge auf d
oder wird der Körper auf der Erde geschleift, so entstehen Hautah
oder *Excoriationen.* Je nach der Art der Entstehung spricht man im
auch von einem Kratzer oder von einer Schramme und zwar dann,
weniger um eine flächenhafte als um eine ungefähr lineare Excoriat .

Durch die einwirkende Gewalt, z. B. die Nadelspitze, wird das Strat
neum abgerissen. Man kann es am Rande der Verletzung noch erkennen; e
vielfach aus, wie zusammengeknittertes Seidenpapier. Das Stratum ge. 1
vum des Epithels senkt sich bekanntlich in Form von Papillen in die L
hinein. Die Capillaren der Lederhaut liegen in der Gegend zwischen den Pa
spitzen der Hautoberfläche am nächsten. Ist die Verletzung, wie in den

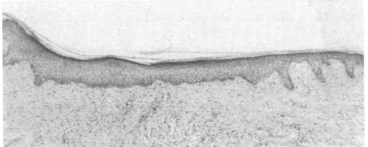

Abb. 73. Heilung eines tieferen, kraterartigen Defektes in der Schweinehaut. (Nach H. BECKER.) 12 Tage nach
der Verletzung ist der Defekt zugranuliert und epithelisiert; Entstehung einer Narbe bei fehlender Neubildung
von Papillen; Verdickung des Epithels.

Fällen, so tief, daß die Capillaren an diesen Stellen angerissen werden, so treten
nach einiger Zeit im Bereiche der Verletzung Blutpunkte auf. Die Blutpunkte
konfluieren zu einem Blutstreifen und, wenn diese Blutung bald zum Stehen
kommt und nicht abgewischt wird, trocknet sie in diesem Bereich zu einem
bräunlichen Schorf ein. Dieser Schorf stellt einen natürlichen Verband dar.
Wird das Blut abgetupft, so tritt aus dem Gewebe Serum aus, das wiederum zu
einem Schorf eintrocknet. Schon kurze Zeit danach setzen zunächst nicht sichtbare Heilungsvorgänge ein. Aus stehengebliebenen Epithelinseln proliferieren
Zellen und bilden eine neue Epithelschicht; Haarbalgreste beteiligen sich daran,
der Schorf wird emporgehoben und löst sich schließlich von der Unterlage ab.
Vorher erkennt man eine Rötung der Umgebung der Verletzung. Nach Abfallen
des Schorfes bleibt zunächst eine Eindellung zurück, schließlich ist auch diese
verschwunden. Es ist eine vollständige Restitutio ad integrum eingetreten. Eine
Narbe hat sich nicht gebildet. Eine solche kommt vielmehr nur dann zustande,
wenn die Verletzung tiefer war. Hat sich eine Narbe gebildet, so erkennt man
dies mikroskopisch an einer Verdickung des Epithels und an dem Fehlen von
Haaren, Schweißdrüsen und Pigment. Auch ist oft die Papillenschicht gar nicht
oder weniger gut ausgebildet. Die Narbe bleibt theoretisch das Leben über erkennbar, doch werden feine Narben praktisch späterhin unsichtbar, z. B. auch Narben
von Sterilisierungsoperationen.

Die Art der Abheilung von Excoriationen an der Haut des Schweines studierte H. BECKER
am Heidelberger Institut für gerichtliche Medizin. Noch 2 Std war im Bereich der Schürf-
stelle eine positive Leukocytenreaktion erkennbar. Sie erfuhr 16 Std hindurch eine langsame
Steigerung, um dann langsam abzuklingen. Die Epithelregeneration setzte nach 24 Std an,
sie ging in der Hauptsache von den angrenzenden Epithelrändern aus, zum Teil aber auch

B̥ⁿ den Ausführungsgängen der Haarbalgdrüsen und von stehengebliebenen oder in die Tiefe
ᵍᵉⁿen Epithelinseln. Nach 36—48 Std war die Epitheldecke wieder geschlossen. Nach
von s̥ᵪ ᵇatten sich neue Papillen gebildet. Auch bildete sich die Hornschicht neu. Der
Pfählunᵧ sich nach 7 Tagen auf. In einer weiteren Versuchsreihe wurden so tiefe Ver-
oder im ᵣₑₛtellt, daß sie in die mittlere Coriumschicht hineinreichten. Hier dauerte die
belade ᵗwas länger. Es betsand insofern auch ein qualitativer Unterschied, als sich
ᵧₑbildeten Epithel keine Papillen mehr bildeten (Abb. 72 und 73).

ᵧᵣₕ des zeitlichen Ablaufs der Abheilung der Excoriation beim Menschen
ₐₐ daß der Schorf etwa 7—10 Tage erhalten bleibt. Nach seinem Ab-
ᵧₑₗₒₜ die Delle noch weitere 7—10 Tage erkennbar, nach 14 Tagen bis
ᵣₑ,ₑn ist von der Excoriation nichts mehr zu entdecken. Die Kenntnis von
ᵤ zeitlichen Ablauf kann dann von Wichtigkeit sein, wenn bei Verdacht auf
ᵥₒrangegangene Schlägerei der Zeitpunkt der vorangegangenen Gewaltein-
ᵤₑ diagnostiziert werden soll. Eine gewisse Altersschätzung ist bei diesen
ᵧₐₙ'ᵧₑn möglich, allerdings wird man im Einzelfall berücksichtigen müssen,
ᵣₕₑₙhafte Excoriationen langsamer abheilen als strichförmige, daß das
ₛₚielen am Schorf mit den Fingern, insbesondere die frühzeitige gewalt-

ᵤₑ Loslösung·des Schorfes die Aus-
hcilung verzögert; das gleiche würde
auch für eine Infektion gelten.

Das genaue Studium der Excoriation eröffnet Möglichkeiten für die
Rekonstruktion der Richtung der Gewalteinwirkung. Die Hornschicht wird
bei schräg auftreffender schürfender
Gewalt vor dem Gegenstand herge-
schoben, das Epithel häuft sich an
der Stelle an, an der die Gewalt den
Körper verläßt. Am Rande der Verletzung kann man schrägliegende Epi-
thelfetzen erkennen. Es handelt sich

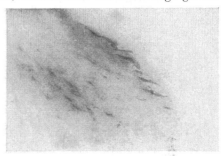

Abb. 73a. Dehnungsverletzungen an der Leistenbeuge
nach gewaltsamen Zerren am Bein, das von der Raupenkette eines Panzers erfaßt worden war.

ungefähr um ein Bild, das beim Durchfahren ruhigen Wassers durch ein
Schiff entsteht (Bugwelle mit Seitenwellen). Orsós hat in dieser Beziehung unter
Zuhilfenahme von Modellversuchen mit feuchtem Filtrierpapier, Kartoffeln und
Äpfeln eingehende Studien gemacht. Man kann durch Beobachtung des abgeschilferten Epithels mit der Lupe bei *Schleifspuren* meist ganz gut erkennen,
in welcher Richtung das Schleifen erfolgte. Schleifspuren an sich sind durch den
parallelen Verlauf der meist linearen oder streifenförmigen Excoriationen kenntlich. Excoriationen entstehen auch nicht selten durch die Einwirkung des kratzen-
den *Fingernagels*. Manchmal bildet sich hierbei die Form des Fingernagels ab,
so daß es nützlich sein mag, auf die Form, insbesondere auf die Art der Wölbung
der Fingernägel der als Täter in Frage kommenden Personen zu achten. Zumindest muß die Kratzspur bei der Sektion metrisch bestimmt und unter Mitdarstellung eines Maßstabes photographisch dargestellt werden. Bei der Auswertung des Ergebnisses wird man freilich daran denken müssen, daß infolge Weiter-
rutschens des Nagels auf der Haut sich die Gestalt des Fingernagels ungenau
abgebildet haben kann. In Ausnahmefällen ist es vorgekommen, daß sich die
Fingernagelspuren auch abbildeten, obwohl das Opfer an dieser Stelle bekleidet
war (CAMPS).

Wird die Haut übermäßig gedehnt, so reißt das Stratum corneum ein; wenn
diese Stellen später eintrocknen, entstehen streifenförmige braune Hautveränderungen, die quer zur zerrenden Gewalt verlaufen (Abb. 73a); doch können ausnahmsweise, wie eine Beobachtung von ORSÓS zeigt, nach Aufhören der Zerrung

nachträgliche Verschiebungen in die Längsrichtung hinein vorkommen. Wir haben derartige *Dehnungsstreifen* auch manchmal beim Erhängungstod beobachtet; bei tiefer Anlage des Strangwerkzeuges wurde die Haut durch die Suspension infolge schlechter Gleitfähigkeit des Strickes auf der Haut so stark nach oben zu ausgezogen, daß unterhalb der Strangmarke Dehnungsstreifen zu erkennen waren. Auch die *Schwangerschaftsnarben* der Frau kommen durch übermäßige Dehnung der Haut zustande. Hier handelt es sich aber wohl mehr um ein Einreißen der Keimschicht von innen her, als um eine Verletzung des Stratum corneum.

Dringt eine stumpfe Gewalt langsam in die Haut ein und perforiert sie schließlich, so werden die Epithelzellen am Rande dieser Verletzung mitgerissen. Diese Stellen trocknen späterhin bräunlich ein, so daß die Wunde von einem bräunlichen Saum umgeben ist. Spießt sich ein Knochensplitter bei Entstehung eines Knochenbruches von innen her durch die Haut durch, so werden vielfach die Epithelschichten vom Rande her mitgerissen, so daß gleichfalls ein bräunlicher Vertrocknungsraum resultiert (Abb. 78a, S. 302).

Die *Dehnbarkeit* der Haut ist experimentell mit technischem Materialprüfungsgerät verfolgt worden. Die Festigkeit ist bei Beanspruchung der Hauptfaserrichtung an Bauch und Rücken größer als an den Extremitäten. Mit dem Alter nimmt die Dehnbarkeit ab. Operationswunden haben eine geringere Festigkeit. Nach Formalinfixierung wird die Dehnbarkeit geringer (WENZEL). Bei dunkel pigmentierten Menschen (es braucht sich nicht gerade um Neger zu handeln) tritt nach Einreißen des Stratum corneum das Pigment der Basalschicht mitunter besonders deutlich hervor (ORSÓS), so daß derartige Verletzungen auffällig dunkel erscheinen können, und zwar auch dann, wenn Eintrocknung und Schorfbildung durch einschlägige ärztliche Behandlung, z. B. durch feuchte Verbände oder Salbenverbände oder an der Leiche durch Benetzung mit Wasser oder Leichenflüssigkeit verhindert wird. Bei Fixierung in Formalin kann diese Erscheinung noch deutlicher hervortreten.

Ob die Excoriation *vital* oder *postmortal* entstand, ist an der Leiche nicht ohne weiteres erkennbar. Wie schon bei Besprechung der postmortalen Vertrocknungen erwähnt, trocknen nach dem Tode entstandene Excoriationen bräunlich ein. Die vielfach zu beobachtende Längsstellung der Basalschicht des Stratum germinativum (Abb. 1) sagt über die Frage eines vitalen Entstehens, wie früher erwähnt, nichts aus. Findet man mikroskopisch eine kleine Blutung und liegt die Excoriation außerhalb der Hypostase, so spricht dies allerdings für vitales Entstehen. Sieht man im Mikroskop über dem teilweise noch intakten Epithel den Schorf in Form sich mit Eosin intensiv rot färbenden zusammengesinterten Blutes, so ist vitales Entstehen bewiesen. Bei flächenhaften Excoriationen bzw. Hautvertrocknungen beobachtet man mitunter durch die vertrocknete Haut hindurchscheinend strotzend mit Blut gefüllte kleine Gefäße, denen mikroskopisch capilläre Thrombosen entsprechen. Man stellt sich die Entstehung so vor, daß sich die Hautcapillaren durch eine tangentiale Gewalteinwirkung zunächst leeren und daß dabei gleichzeitig die Capillarwände beschädigt werden. Läßt der Druck nach, so füllen sie sich reaktiv mit Blut; infolge der Capillarschädigung gerinnt das Blut späterhin. Doch können innerhalb der Hypostase auch postmortal ähnliche Bilder entstehen. Besondere Beweiskraft für vitales Entstehen kommt daher den capillären Thrombosen im Bereich einer Hautvertrocknung nur dann zu, wenn sie außerhalb der Hypostase liegen (NEUGEBAUER). Bezüglich der Fibrinbildung bei Blutungen gilt das im Abschnitt „vitale Reaktion" Gesagte (s. S. 248). In vielen Fällen wird man bei Excoriationen vitale Reaktionen vorfinden; findet man sie aber nicht, vielleicht weil die Reaktion zu geringfügig ist oder weil die Verletzung agonal entstand, so spricht das Fehlen einschlägiger Befunde nicht gegen vitale Entstehung.

Es mag noch darauf hingewiesen werden, daß durch Tierfraß, namentlich durch Insekten, gelegentlich Vertrocknungsbilder auf der Haut entstehen können, die den Verdacht auf Mißhandlungen hervorrufen können, insbesondere dann, wenn bei der Untersuchung der Leiche die Tiere nicht mehr angetroffen werden. Wenn man an solche Möglichkeiten nicht denkt, entsteht unter Umständen eine folgenschwere Fehldiagnose.

Die Gestalt der Hautabschürfung gestattet mitunter sehr wichtige Rückschlüsse über das benutzte Instrument. Bei Würgemalen kann die Gestalt des Fingernagels herauskommen (S. 295). Bei Hufschlägen ist die Gestalt des Hufeisens gut zu erkennen, ebenso seine Maße. Dies gilt auch für Verletzungen, die durch das Auftreffen einer mit einem Muster versehenen stumpfen Gewalt auf die Haut hervorgerufen wurden, z. B. durch die Gitter von Autokühlern (Abb. 74) oder durch Profile von Gummireifen von Kraftwagen und Fahrrädern. Neuerdings sind auch eine Verletzung durch eine Hufraspel und auch Schläge mit einem Uhrgewicht durch Untersuchung der Hautveränderungen erkannt worden (HOLZER). Wenn sich das Profil eines Autoreifens auf der Haut abdrückt, so beobachtet man mitunter, daß eigenartigerweise nicht die erhabenen Teile des Profils auf der Haut tiefer liegen, sondern gerade die

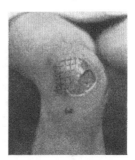

Abb. 74. Abdruck des Gitters eines Autokühlers am rechten Knie.(Nach DETTLING, Handwörterbuch der gerichtlichen Medizin, S. 896, Abb. 4.)

eingedellten Partien des Gummireifens. Es kann also eine Art Negativ entstehen. Diese Erscheinung ist so erklärt worden, daß durch den Druck der vorstehenden Teile des Profils das Blut und die Gewebsflüssigkeit in die dem Druck nicht ausgesetzten Partien der Haut gepreßt wird und daß es deshalb gerade hier zu Hautblutungen und zu vermehrtem Turgor kommt. Wir beobachten Ähnliches auch bei der Bildung der Kopfgeschwulst bei der Geburt (FRITZ).

Auch sonst kommt es bei schweren Gewalten, z. B. an der Aufschlagstelle nach Flugzeugabstürzen, zu einer derartigen Blutverschiebung. So erkennt man hier an der Aufschlagstelle unter Umständen eine blasse blutleere Haut, während die Umgebung hyperämisch, vielleicht sogar suffundiert ist (PONSOLD). Diese Blutverschiebung bleibt auch nach dem Tode bestehen und ist an der Leiche erkennbar, sie ist als vitale bzw. agonale Reaktion aufzufassen. Auch bei Sturz auf Wasser sind ähnliche Verhältnisse dadurch erkennbar geworden, daß das Gewebe zwischen der Aufschlagsfläche und darunterliegendem Knochen ischämisch, an der Randpartie aber hyperämisch wurde (BALAZS).

Nach *Verschüttungen* sieht man an der Haut außer Hautabschürfungen mitunter auch Blasenbildungen. Die Blasen sind in Streifen angeordnet (HABERDA, WALCHER). Ob man aber diese Blasen als sichere vitale Reaktion deuten kann, ist zum mindesten fraglich. Auch bei Leichenversuchen ist es gelungen, sie darzustellen, ohne daß sich mikroskopisch ein anderes Bild ergab.

Suffusionen.

Ist die Gewalteinwirkung auf die Haut erheblich, so kommt es — sei es unter gleichzeitiger Entstehung einer Oberhautverletzung, sei es ohne eine solche — zur *Blutunterlaufung* (Suffusion). Man beobachtet bei Betrachtung der Haut eine bläuliche, meist nicht sehr scharf begrenzte Verfärbung. Beim Lebenden ist hier vielfach eine Schwellung vorhanden, auch ist die Stelle druckempfindlich. Auch diese Suffusion *kann* ungefähr die Gestalt der auftreffenden Gewalt wiedergeben; so bildet sich bei schwerem Druck auf die Haut mitunter das auf ihr liegende Textilgewebe ab, es entstehen entsprechend angeordnete punktförmige Blutungen (DETTLING). Bei größeren Suffusionen muß man damit rechnen, daß sich die Abgrenzungen sekundär verändern, sie können vergrößert werden durch

Nachblutungen und durch Resorption des Hämoglobins in die Umgebung. Auch bei Entstehung der Suffusionen kommt es gelegentlich zu ähnlichen Blutverschiebungen, wie bei Hautverletzungen durch Autoreifenprofile oder durch Aufschläge aus großer Höhe (S. 297). So beobachtet man nach *Stock- und Rutenschlägen*, auch bei Verwendung von runden Stöcken nicht selten *zwei* parallele Streifen auf der Haut (WALCHER). Am Rücken soll die Neigung zu Blutungen größer sein (Abb. 75). Gerade bei Fällen schwerster Gewalteinwirkung fehlen mitunter Blutungen (SPILSBURY), besonders dann, wenn die Gewalt längere Zeit auf die Stelle eingewirkt hat.

Die äußerlich erkennbare *Farbe* der Suffusion verändert sich bekanntlich während des Lebens. Aus dem Blauviolett wird ein Blau, später entsteht ein grünlicher und schließlich ein gelblicher Farbton. Die Feststellung einer derartigen Farbänderung wird man als sichere vitale Reaktion auffassen müssen. Als Ursache der Farbänderung kommt sowohl eine noch immer nicht in Einzelheiten studierte Umwandlung des Hämoglobins innerhalb des Hämatoms in Frage, als auch eine Verminderung der Hämoglobinmenge an sich infolge zunehmender Resorption (KRAUSE). Die Schnelligkeit der Farbänderung ist abhängig von der Dicke und sonstigen Beschaffenheit der Haut, wohl auch von ihrem Pigmentgehalt und von der Größe des Hämatoms. Exakte Studien über diese Verhältnisse, die allerdings nicht einfach durchzuführen wären, stehen immer noch aus. Wenn von NEUGEBAUER angegeben wird, daß die dunkelblauviolette Verfärbung vom 3. Tage an ins Blaue übergeht, daß gegen Ende der 1. Woche der Farbton mehr grünlich wird und im Verlauf der 2. Woche mehr ins Gelbliche hineinspielt, so ist das eine Feststellung, die nach unseren Erfahrungen nur mit der allergrößten Vorsicht praktisch verwertet werden darf. Ich habe soviel Abweichungen von dieser Regel erlebt, daß ich solche Schlüsse nicht recht wage. Extreme Zeitschätzungen sind natürlich möglich. So wird man z. B. ohne weiteres mit hinreichender Sicherheit schließen können, daß ausgesprochen violette oder gelbliche Farbtöne von Suffusionen nicht von Verletzungen herstammen können, die nur 1 oder 2 Tage alt sind. Handelt es sich um die Beurteilung von Suffusionen an der Leiche, so ist es notwendig, sie einzuschneiden und ihren Zustand festzustellen. Je älter die Blutung, desto eingedickter ist das Blut und desto mehr hat sich seine ursprüngliche Farbe verändert. In den ersten Tagen ist es von teerartiger Konsistenz und in dicken Schichten von fast schwarzer Farbe, während es an den Rändern oder bei Blutungen kleinen Umfangs auch im ganzen einen Stich ins Karminrote erhält (HABERDA). Später wird die Farbe bräunlich. Ist die Farbe bräunlich, so ist man zu der Feststellung berechtigt, daß es sich nicht um eine ganz frische, etwa agonale Blutung handelt. Genaue Zeitschätzungen sind meines Erachtens nicht zu verantworten; schon 2 Tage nach der Verletzung kann das Blut bei Blutungen kleineren Umfanges eine bräunliche Farbe annehmen (eigene

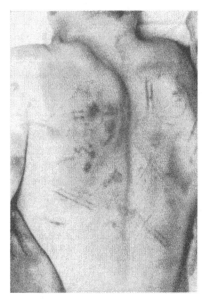

Abb. 75. Streifenförmige Blutaustritte nach Stockschlägen; die Doppelstreifen entsprechen jeweils nur einem Stockschlag. (WALCHER, nach NEUGEBAUER, Handwörterbuch der gerichtlichen Medizin, S. 904, Abb. 4.)

Erfahrung). Über das *mikroskopische* Verhalten eines derartigen Extravasates, insbesondere über den zeitlichen Ablauf der Blutveränderungen und der Organisation sind wir durch gründliche Untersuchungen orientiert. Die Erythrocyten sind nur anfangs vollständig erhalten, später erscheinen sie blaß und ausgelaugt. Mit dem Eintritt der makroskopisch erkennbaren Farbveränderung zerfallen sie, ihre Zahl vermindert sich. Es kommt vom Rande her zur Phagocytose durch Leukocyten und Makrophagen. Das Hämoglobin diffundiert in das Nachbargewebe. Von Blutpigmenten bildet sich zunächst Hämosiderin (frühestens vom 3.—4. Tage an, meist aber erst vom 6.—9. Tage an), später Hämatoidin (vom 11. Tage an). Die Menge des Pigmentes nimmt im Laufe der Zeit zu. (Weitere Einzelheiten s. S. 249ff., vitale Reaktion). In das Gerinnsel wachsen vom Rande her Fibroblasten hinein, es bilden sich Gefäßsprossen, danach sind kollagene Fasern auch im Innern des nunmehr im Auslaugen begriffenen Gerinnsels nachzuweisen. Die Blutreste nehmen schließlich makroskopisch eine graue Farbe an, das Gerinnsel verfilzt völlig mit der Umgebung und läßt sich nicht mehr herauslösen. Auch dieser zuletzt genannte Umstand spricht für ein erhebliches Alter des Gerinnsels (älteres Schrifttum bei HABERDA). Hinsichtlich des zeitlichen Auftretens von Blutpigmenten in Hämatomen und in ihrer Umgebung wird auf den Abschnitt „Vitale Reaktion" verwiesen. Zeichen von Phagocytose beobachtet man nach den Untersuchungen von WALCHER und PANNING nach frühestens 20 Std. Der Zerfall des Blutes kann nach den Tierversuchen von KRAUSE nach 1—2 Tagen beginnen, vom 3. Tag an kann man Fibroblastenbildung beobachten, vom 7. Tage an kollagene Fasern im Innern des Hämatoms. Doch scheint es so, als wenn diese Reaktionen beim Menschen etwas langsamer ablaufen, so daß die hier mitgeteilten Zeiten praktisch nur mit Vorsicht verwertet werden dürfen.

Bei der Beurteilung von Suffusionen ist daran zu denken, daß die *persönliche Empfindlichkeit* eine große Rolle spielt. Personen mit zarter und dünner Haut, insbesondere Frauen, neigen unter Umständen erheblich zu subcutanen Blutungen; sie können bei allen möglichen Zufällen auftreten, wie behauptet wird, sogar beim Saugen mit dem Munde. Ich habe es als praktisch empfunden, in zweifelhaften Fällen mit der jeweiligen Person, sofern es sich um eine Untersuchung am Lebenden handelt, mit ihrer Zustimmung einen Modellversuch zu machen. Ich ging dabei so vor, daß ich in einer Röhre aus einer gewissen Höhe Gewichte auf die jeweilige Hautstelle fallen ließ und beobachtete, ob späterhin eine Suffusion zu erkennen war. Zu berücksichtigen ist weiterhin, daß es bei gewissen krankhaften Zuständen des Blutes und des Stoffwechsels bei sehr geringfügigen Anlässen und auch ohne solche zu subcutanen Blutungen kommen kann. In Frage kommen hämorrhagische Diathesen, Skorbut, BARLOWsche Krankheit, Hämophilie, WERLHOFsche Krankheit, Infektionen und ähnliches. Auch bei diabetischem Koma nach Insulinbehandlung soll gelegentlich eine Neigung zu Hautblutungen auftreten. Zu denken ist weiterhin an Phosphor- und Benzolvergiftungen und an Überdosierung von Sedormid; auch ist die Möglichkeit einer Selbstbeibringung in der Absicht, einen anderen zu Unrecht zu beschuldigen, ins Auge zu fassen. Besteht eine krankhafte Neigung zu Blutungen, so können als Anlässe zur Entstehung von Blutungen schon Druck eines Kleides, des Halskragens, Stauungen beim Husten, Erbrechen, Pressen bei der Stuhlentleerung usw. genügen (DETTLING, HABERDA, NEUGEBAUER u. a., hier weiteres Schrifttum.

Platz-, Quetsch- und Rißwunden, Ablederungen, Auffinden von Fremdkörpern in Wunden.

Trifft die Gewalt auf eine Hautstelle, unter der ohne Zwischenschaltung von Fettgewebe oder Muskeln Knochen liegen, also z. B. die Kopfhaut, so platzt die

Haut auf, es entsteht eine sog. *Platzwunde*. Sie hat in der Regel geschürfte oder suffundierte Ränder von bräunlicher oder bläulicher Farbe. Der Rand ist unregelmäßig. Es gibt Ausnahmen; die Platzwunden können unter Umständen einen so scharfen, kaum geschürften Rand aufweisen,

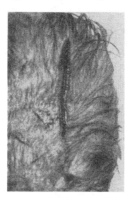

daß man sie im ersten Augenblick nicht von einer Schnittverletzung unterscheiden kann (Abb. 76). Wichtig wird dann die Untersuchung des Grundes der Wunde. Nimmt man nämlich die Wundränder vorsichtig auseinander, so sieht man am Wundgrund quer verlaufende Gewebsstränge, die man als *Gewebsbrücken* zu bezeichnen pflegt. Sie kommen dadurch zustande, daß kleine Gefäße und Sehnen der Trennungsgewalt mehr Widerstand entgegensetzen, als das andere Gewebe und daher stehenbleiben. Schneidet man dagegen in die Haut ein, so werden diese Sehnen und Gefäße gleichfalls durchtrennt werden. Das Stehenbleiben von Gewebsbrücken gilt daher als sicheres Zeichen dafür, daß die Verletzung durch eine stumpfe

Abb. 76. Schnittwundenähnliche Platzwunde, entstanden durch Schlag mit einer Latte.

Gewalt erfolgte (Abb. 77). Mitunter bleiben aber innerhalb der Platzwunde auch Hautbrücken stehen, die meist suffundiert oder geschürft sind. Die Platzwunde entsteht nicht nur dann, wenn eine mehr oder minder scharfe Kante die Haut trifft, sondern auch beim Auftreffen einer flächenhaften stumpfen Gewalt, z. B. beim

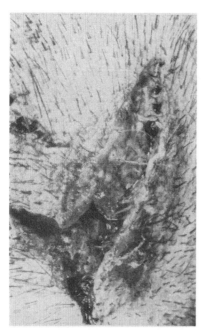

Schlag mit einer Latte oder beim Fall mit dem Kopf auf den festen Erdboden. Handelt sich es um eine Platzwunde, die durch Auftreffen einer Kante entstanden ist, so kann sich unter Umständen die Gestalt des Instrumentes abbilden. Doch sind diese Verhältnisse unsicher, besser wird die Gestalt der auftreffenden Gewalt durch die Suffusion und Excoriation wiedergegeben; alle diese Veränderungen, nicht die Platzwunden allein, werden bei der Rekonstruktion des Tatherganges berücksichtigt werden müssen; sind klaffende Wunden vorhanden, so ist es zweckmäßig, die Wundränder vor Beurteilung der Wunde durch Situationsnähte zu adaptieren (WERKGARTNER). Eine technische Voraussetzung für die Anstellung derartiger Untersuchungen im Bereiche der behaarten Kopfhaut ist eine sorgfältige Entfernung der Haare; man muß sich aber davor hüten, dabei neue Verletzungen zu verursachen, man benutzt am besten eine gebogene Schere.

Abb. 77. Gewebsbrücken bei einer Platzwunde der Kopfschwarte (Sekt.-Nr. 169/49).

Bei schief auftreffenden, halbscharfen Gewalten, insbesondere bei Hieben mit der scharfen Seite der Axt entstehen lappenartige, mehr oder minder ausgedehnte Hautwunden, die meist auch bis in den Knochen hineingehen. Klappt man diese Lappen auf, so erkennt man an der schrägen Fläche Gewebsbrücken. Ähnliche Bilder können auch bei Zerreißungen der Haut durch schräg auftreffende Gewalten, z. B. bei Verkehrsunfällen, zustande kommen, aber auch bei Stürzen aus der Höhe oder die Treppe hinunter, so daß man bei der Deutung dieser Verletzungen sehr vorsichtig sein muß, wenn man von den vorangegangenen Ereignissen gar nichts weiß. Ist ein Teil der Kopfhaut völlig abgekappt, so daß er vom Körper abgetrennt ist, so spricht dies im hohen Maße für das Vorliegen eines Hiebes mit einer Axt oder einem ähnlichen Instrument (KATERBAU). Bei schweren, schräg wirkenden zerrenden Gewalten, wie sie mitunter bei Verkehrsunfällen zustande kommen, wird die Haut im Bereiche des subcutanen Gewebes abgelöst, so daß Knochen, Muskeln und Sehnen manchmal wie ein anatomisches Präparat freiliegen (Abb. 78). Mitunter erfolgt die Loslösung der Haut auch ohne Entstehung einer äußerlich sichtbaren Verletzung. Man spricht dann von einer *Ablederung* (*Decollement*). War die Hautstelle behaart, so erkennt man mitunter im Bereiche der abgelederten Haut an der Oberfläche, manchmal bei Be-

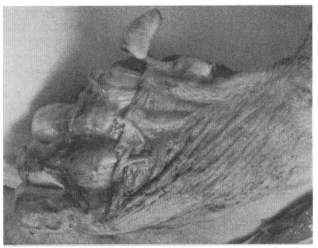

Abb. 78. Abriß eines Teiles der Haut vom Handrücken durch schräg angreifende, schwere stumpfe Gewalt (Sekt.-Nr. 27/50).

trachtung des abgelederten Hautstückes von der Unterfläche her, besonders unter Zuhilfenahme der Lupe, die leeren Haarpapillen (von ÖKRÖS als Signe folliculopapillaire bezeichnet). Ist durch die Ablederung eine subcutane Höhle entstanden, so kann es in diese in solchem Umfange hineinbluten, daß dieser Blutverlust hinsichtlich der Todesursache in Rechnung gezogen werden muß. Für die Rekonstruktion des Tatherganges kann ausschlaggebend wichtig sein der Nachweis von *Fremdkörpern* an den Hautverletzungen, die Rückschlüsse auf die Art der Gewalt erlauben. Findet man auf den Excoriationen oder in den Riß- oder Platzwunden Sand- oder Erdeteilchen, so weiß man, daß die Wunden mit Erde in Berührung gekommen sind. Das Vorhandensein von öligen Rußresten spricht für die Herkunft von Verletzungen durch die Eisenbahn. Das Auffinden von Lackteilchen läßt an einen Autounfall denken. Die Art des Lackes kann unter Umständen die Identifizierung des Kraftwagens erleichtern (mikrochemische oder spektrographische Prüfung). Metallteilchen, die von der auftreffenden Axt abgesplittert sind, mitunter mit Rostspuren, haben zur Feststellung des Instrumentes geführt. Spektrographische und mikrochemische Untersuchungen des verletzten Gewebes können unter Umständen nach Anstellung eingehender Kontrollversuche unter Berücksichtigung etwaiger Fehlerquellen zur Identifikation des Instrumentes beitragen (ORSÓS).

Sonderheiten:
Durchspießungs- und Pfählungsverletzungen.

Bei Durchspießungen der Haut durch halbscharfe Gewalten findet man unter Umständen in der Umgebung der Einspießstelle einen bräunlichen Vertrocknungssaum (B. MUELLER). Noch häufiger kommt dieser Saum zustande, wenn etwa beim komplizierten Knochenbruch ein Knochenstück von innen her aus der Haut herausgespießt wird. Die Erscheinung ist so zu erklären, daß das Stratum corneum beim Eindringen der Gewalt am Rande abgelöst wird, so daß diese Partien späterhin eintrocknen. Wird die Haut von innen her durchtrennt, so reißt das Stratum corneum durch die Dehnung in der Umgebung der Durchtrennungsstelle ein, so daß die Verletzung auch hier von einem bräunlichen meist breiteren Saum eingefaßt ist (Abb. 78a). Bei Lebenden sehen wir diese Erscheinung im allgemeinen deshalb nicht, weil das Eintreten von Vertrocknungserscheinungen durch

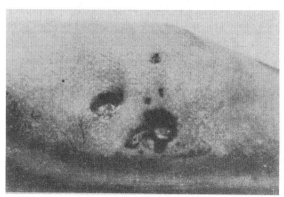

Verbände (meist feuchte Verbände oder Salbenverbände) bedeckt wird. Stirbt aber der Verletzte, ohne vorher in ärztliche Behandlung zu kommen, so treten diese Erscheinungen an der Leiche mitunter recht deutlich hervor. Bedeutung hinsichtlich einer vitalen Reaktion haben diese Vertrocknungen jedoch nicht.

Abb. 78a. Durchspießungswunde bei kompliziertem Oberschenkelbruch, umgeben von breitem Vertrocknungsraum.
[Nach B. MUELLER: Dtsch. Z. gerichtl. Med. **22**, 302 (1933).]

Bißverletzungen.

In Bißverletzungen sind Schürfungen, Suffusionen, Quetsch- und Rißwunden in sich vereinigt. Bißverletzungen können verursacht werden durch Menschen und Tiere. Bißverletzungen durch Menschen können zustande kommen im Streit, in der Abwehr und, was nicht ganz selten ist, aus sexuellen Motiven. *Menschliche* Bißverletzungen führen in vielen Fällen nur zu einer reaktiven Hyperämie, vielleicht auch zu Excoriationen und zu Unterhautblutungen. Daß die Haut tatsächlich durchtrennt wird, ist weniger häufig der Fall, kommt aber durchaus vor. Es sind Verletzungen bekanntgeworden, bei denen sich, sei es durch die Excoriationen, sei es durch die Blutungen in das Unterhautgewebe, das Gebiß des Täters so deutlich zum Ausdruck kommt, daß man an eine Identifizierung denken kann. Es ist zu berücksichtigen, daß man beim Vorliegen einer Bißverletzung Abdruckspuren sowohl des Unterkiefers als auch des Oberkiefers vorfinden muß; doch kommt es vor, daß die Spur eines der Kiefer nur andeutungsweise zu erkennen ist (Abb. 79). Nicht jede bogenförmige durchbrochene Hautabschürfung muß von einer Bißverletzung herrühren. Man muß sein Augenmerk insbesondere darauf richten, ob sich Spuren *beider* Kiefer nachweisen lassen. Ist die Haut verletzt, so ist daran zu denken, daß durch Reißverletzungen eine Verschiebung der topographischen Anordnung der Zähne eintreten kann (EULER, HABERDA). Die Technik der Identifikation von Bißverletzungen ist nicht ganz einfach; sie erfordert fachliches Geschick und vor allen Dingen auch Kritik und Beherrschung der Fehlerquellen. Sie beruht darauf, daß man zunächst in gleicher Größe Lichtbilder herstellt. Man muß sich hüten, daß nicht Verzerrungen auftreten. Diese Gefahr besteht insbesondere dann, wenn sich die Bißverletzungen an unebenen Körperteilen, etwa am Kinn oder am Unterarm vorfinden.

Man begegnet dieser Fehlerquelle am besten so, daß man von verschiedenen Seiten her, zum mindesten von 2 Seiten her, Lichtbilder aufnimmt, und zwar immer so, daß die Platte oder der Film möglichst parallel zur Körperfläche steht. Am Unterarm wird man z. B. mindestens 2 Aufnahmen machen müssen, von jeder Seite her. Es ist zum Teil auch so vorgegangen worden, daß man die Bißverletzung excidiert und in Formalin konserviert hat. Dieses Verfahren ist, wie BUHTZ und EHRHARDT überzeugend dargetan haben, fehlerhaft. Die Schrumpfungen des Hautstückes, die Projektion auf die Ebene, obwohl das Hautstück am Körper ursprünglich gekrümmt war, gibt zu erheblichen Verzerrungen Anlaß. Findet man an einer Leiche eine Bißverletzung, so muß man schon dafür sorgen, daß vor einer Excision technisch brauchbare Aufnahmen von verschiedenen Seiten her gemacht werden. Dann erst darf man die Verletzung excidieren. Können die Aufnahmen aus technischen Gründen nicht gleich bei der Sektion gemacht werden, so darf die Leiche eben nicht früher freigegeben werden, als bis das geschehen ist. Beherrscht man die Technik nicht selbst, so ist die frühzeitige Zuziehung eines einschlägig versierten Zahnmediziners am Platze. Der weitere Hergang der Untersuchung ist so, daß der Zahnarzt vom Gebiß des Verdächtigen einen Abguß herstellt und die Kauflächen zwecks Herstellung eines Abdruckes mit Schellack bedeckt (EULER, SÖRUP). Das Positiv des Abdruckes wird an einem künstlichen Kiefer, einem sog. zahnärztlichen Artikulator, montiert. Nunmehr fertigt man von dem Körperteil, an dem sich die Verletzung vorfand (etwa Kinn oder Unterarm), aus einer geeigneten Knetmasse (Einzelheiten s. bei BUHTZ und EHRHARDT) ein Modell an und stellt an diesem Modell mit dem Artikulator einen Vergleichsbiß her. Diese Vergleichsbißverletzung wird in gleicher Art photographiert. Dann sieht man, ob die jeweiligen Negativ- oder Diapositivfilme sich zur Deckung bringen lassen oder nicht. Trotzdem gibt es unberechenbare Verformungen, so daß man die Diagnose nicht allein auf Deckungsgleichheit abstellen kann. Man muß zusätzlich auch

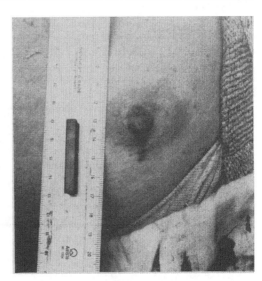

Abb. 79. Bißspur an der weiblichen Mamma (Sexualmord); die Spur des Unterkiefers ist nur in einigen punktförmigen Excoriationen angedeutet, während die Spur des Oberkiefers mit den Abdrücken der Schneidezähne gut zum Ausdruck kommt (Sekt.-Nr. 63/50).

die Stellung der Zahnabdrücke zueinander und die Abstände zwischen ihnen berücksichtigen. Mitunter kommt man, wenn nicht ausgesprochene Wunden vorhanden sind, bei der Abnahme einer Bißspur auch mit der Herstellung von Dermatogrammen aus (S. 72). Eine Standardmethode der Untersuchung von Gebißspuren scheint es nicht zu geben; man muß unter Hinzuziehung eines Zahnarztes je nach Lage des Falles entscheiden, welche Methode den bestmöglichen Erfolg verspricht. Nicht immer wird die Durchführung eines der umständlichen Verfahren notwendig sein. Erkennt man an einer Bißverletzung an der Haut ohne weiteres eine Eigenheit, z. B. einen Zahndefekt, so kann man in Ausnahmefällen schon dadurch eine Identifikation herbeiführen, daß man die verdächtigten Personen in einen Apfel oder in eine Kartoffel hineinbeißen läßt und dann die Bißspuren vergleicht (HEINDL).

Ist durch eine Bißverletzung die menschliche Haut nur eingedrückt, aber nicht verletzt worden, so lassen sich die Spuren des Bisses am männlichen Arm bis zu 3 Std, am Arm von Frauen maximal bis zu 48 Std nachweisen, so daß innerhalb dieser Zeit eine Identifizierung noch versucht werden kann [SAAR: Kriminalistik 6, 32 (1952)].

Nicht nur Bißverletzungen des menschlichen Körpers, sondern auch etwa am Tatort vorgefundene angebissene Brotscheiben oder Äpfel bedingen mitunter die Notwendigkeit einer Identifikation des Gebisses.

Tierbisse unterscheiden sich von Menschenbissen durch die größere Diastase der einzelnen Zahneindrücke. Außerdem sind die Eckzähne der meist in Frage kommenden Tiere (Hunde, Wölfe, bei Leichen wohl auch Katzen) besonders tief. Die Eindrücke der Eckzähne bei Hunden sehen fast wie Stichverletzungen aus und gehen konisch in die Tiefe. Bei Katzen übertreffen sie durch Größe und Tiefe die Verletzungen der anderen Zähne. Gerade bei Tierbissen gibt es aber auch Reißverletzungen. Nach den vorliegenden Darstellungen können Hunde- und Wolfsbisse sogar eine gewisse Ähnlichkeit mit Schnittverletzungen haben. Daß bösartige Hunde, insbesondere Kinder, tödlich verletzt haben, ist auch in Westeuropa bis in die letzte Zeit hinein beschrieben worden (SCHNEIDER). In Osteuropa verletzten Wölfe, die im Hause wie Hunde aufgezogen wurden, gelegentlich Menschen tödlich. Findet man derartige Leichen vor, so kommt eine Verwechslung mit Lustmord unter Umständen in Frage (SCHILLING-SIENGALE-WICZ). Wildschweine, aber auch Kreuzungen zwischen Wildschweinen und Hausschweinen, sogar wilde Ratten, haben gelegentlich gleichfalls Menschen tödlich verletzt. Es hat sich um Kinder oder Betrunkene gehandelt (BALLOTTA, MILO-SLAVICH). Auch Fische greifen nicht nur in exotischen Gewässern in Ausnahmefällen Menschen an. So sind tiefe, rißartige, gradlinige Verletzungen mit arterieller Blutung durch einen europäischen, aber recht abgemagerten und hungrigen Hecht bekanntgeworden (DOETSCH). Über Tierfraß an der Leiche s. S. 63.

Vom *klinischen* Standpunkt aus sind Bißverletzungen wegen der erheblichen Infektionsgefahr (Staphylokokken, Streptokokken, PLAUT-VINCENT-Anaerobier) gefährlich, ganz abgesehen von den Möglichkeiten einer Tollwutinfektion. Aber auch Bißverletzungen durch Menschen führen klinisch häufig zu Komplikationen: sie sind nach amerikanischen Erfahrungen (BOLAND) hinsichtlich der Infektion sogar gefährlicher als Tierbisse; eine besonders schlechte Heilungstendenz sollen Bißverletzungen von Negern mit blaugefärbter Zahnschleimhaut haben. Nach Zusammenstellungen neuerer Zeit werden von Menschen herrührende Bißverletzungen am häufigsten im Bereiche des Gesichtes, der Ohren, der Arme, dann auch an den Händen und Fingern vorgefunden (BOLAND); bei den zuletzt genannten Verletzungen handelt es sich vielfach um die Folgen von Abwehrversuchen.

Kindermißhandlungen.

Wie schon erwähnt, findet man bei Kindermißhandlungen durch Rutenhiebe vielfach nicht eine striemenartige Verletzung, sondern zwei, auch wenn mit der Rute nur einmal zugeschlagen wurde (S. 298, und Abb. 75). Darüber hinaus entstehen oft zahlreiche Verletzungen an verschiedenen Körperteilen, so Verunstaltungen an den Ohrmuscheln und Verletzungen an der Ober- und Unterlippe infolge Zuschlagens auf den Mund (ROLLEDER). Es kommt auch vor, daß Fingernagelspuren durch die Kleidung hindurch auf der Haut Spuren hinterlassen (S. 295, CAMPS).

Steinwürfe.

Mitunter taucht die Frage auf, ob bestimmte Verletzungen von Steinwürfen herrühren können. Die Fragestellung kann sich im einzelnen darauf zuspitzen, ob ein Stein von einem bestimmten Gewicht, der von einer bestimmten Entfernung geworfen wurde, in der Lage war, am Kopfe eine Platzwunde oder gar eine Knochenverletzung hervorrufen kann. Bei Wurfweiten von 50 m kann bei Steinwürfen (Gewicht rund 200 g) eine Endgeschwindigkeit von 24 m/sec erreicht werden. Daraus errechnet sich nach den Untersuchungen von SCHWARZACHER eine lebendige Kraft von rund 6 m/kg. Sie ist groß genug, um nicht nur eine Platzwunde, sondern auch einen Bruch des knöchernen Schädels zu erzeugen. Trifft dieser Stein die Insassen eines Kraftwagens, die mit 72 km Geschwindigkeit fahren, von vorne, so wird die lebendige Kraft doppelt so groß.

Einwirkung von stumpfen Gewalten auf die Kleidung.

Es braucht nicht besonders betont zu werden, daß bei gerichtsmedizinischen Untersuchungen auch der *Kleidung* Beachtung zu schenken ist. Manche durch stumpfe Gewalt entstandene Verletzungen dokumentieren sich nur an den Kleidern und nicht an der Haut. Die Befunde an den Kleidern stellen eine wertvolle Ergänzung zu den Hautveränderungen dar und geben manchmal vom kriminalistischen Standpunkt aus sogar ein klareres Bild als die Hautverletzungen. Es kommt vor, daß eine Schleifspur nicht an der Haut, sondern nur an den Kleidern zu erkennen ist. An den Kleidern dokumentieren sich Zerreißungen; wenn eine stumpfe Gewalt bei hartem Widerlager auf die Kleidung einwirkt, so entsteht gleichfalls eine Platzwunde, meist von strichförmiger Gestalt mit eingerissenen Rändern. Besteht das Textilgewebe aus Stoffasern verschiedener Färbung, so kommt es vor, daß die ausgefransten Fasern einen anderen Farbton haben als das beschädigte Textilgewebe insgesamt. Wirkt eine schwere stumpfe Gewalt

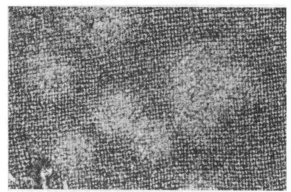

Abb. 80. Farbänderung von Textilgewebe (Wehrmachtstuch) nach Einwirkung einer schweren stumpfen Gewalt.

auf Textilgewebe ein, das sich aus nicht gleichmäßig gefärbten Fasern zusammensetzt, so entsteht mitunter eine eigenartige Farbänderung. Sie kommt, wie man sich durch Studien mit der binocularen Lupe überzeugen kann, wie folgt zustande: Die oberflächlich gelegenen Fasern sind mitunter ausgebleicht, die in der Tiefe gelegenen nicht; manchmal haben beim Färbeprozeß die Fasern den Farbstoff nicht gleichmäßig angenommen; durch Einwirkung einer schweren stumpfen Gewalt werden die Textilfasern zerbrochen und anders durcheinandergemischt; daraus resultiert die Farbänderung. So wird z. B. feldgraues Tuch der ehemaligen deutschen Wehrmacht nach Bearbeitung mit einer stumpfen Gewalt grau bis rötlich, während das Luftwaffenblau mehr grau wird (Abb. 80). Diese Farbänderung gibt genau die Stelle und die Abgrenzung der stumpfen Gewalt wieder und kann daher mitunter sehr wertvolle Anhaltspunkte geben. Durchspießungen, die durch die Kleider gehen, müssen gleichfalls hier vorzufinden sein. Erfahrungsgemäß stimmt bei derartigen Zerreißungen der Umfang der Zerreißung der Haut und der Kleidung nicht überein. Die Länge der Rißspuren kann an den Kleidern sowohl kürzer als auch länger sein, je nach der Elastizität und Zerreißlichkeit des Textilgewebes. Wohl aber besteht eine ungefähre Übereinstimmung in der Lokalisation, wobei jedoch zu berücksichtigen ist, daß die Kleider verschoben gewesen sein können. Imprägnierter Gummiballonstoff, aus dem vielfach die *Regenmäntel* bestehen, ist so gewebt, daß er sich in zwei senkrechten Ebenen leicht reißen läßt, wie man dies auch bei Billroth-Batist beobachten kann. Beißt ein Hund in einen derartigen Stoff, etwa in einen Regenmantel, so entstehen viereckige Aussparungen (Abb. 81), die man im ersten Augenblick nicht als Hundebisse erkennt, ja sogar ohne Kenntnis der Verhältnisse als solche ablehnt (RAUSCHKE).

β) Muskulatur und Bindegewebe, einschließlich Crush-Syndrom.

Während umschriebene stumpfe Einzelgewalten meist nicht zur Zerreißung der Muskulatur und des tiefen Bindegewebes führen, erleben wir bei Verkehrsunfällen, beim Überfahren durch die Eisenbahn, bei Begrabung unter Trümmern und bei Abstürzen aus großer Höhe oft weitgehende Zermalmungen und Zerquetschungen der Muskulatur. Beim Überleben der Verletzungen kommt es innerhalb der zermalmten Partien meist schnell zu nekrotischen oder nekrobiotischen Veränderungen. Die Blutung kann auch bei vitalen Muskelzerreißungen, die durch stumpfe Gewalteinwirkung entstanden sind, gänzlich fehlen. Sie ist, worauf bei Besprechung der vitalen Reaktion schon hingewiesen wurde,

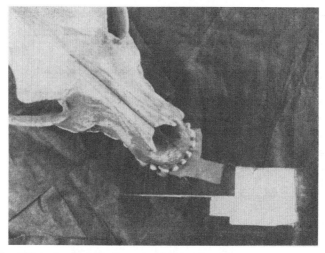

Abb. 81. Hundebiß im imprägnierten Regenmantelstoff. (Nach RAUSCHKE, Kriminalistik 1951 S. 6.)

wenn sie überhaupt da ist, eher an den Ansatzstellen der Muskeln zu erkennen, als an der Zerreißungsstelle. Über eine weitere Möglichkeit der Feststellung der vitalen Reaktion an zerrissener Muskulatur s. S. 251 (vitale Reaktion); geht es darum, bei alten Leichen in Muskulatur oder Bindegewebe Spuren *älterer* Blutungen vorzufinden, so ist es notwendig, die fraglichen Stellen mit Ammoniak zu übergießen. Anhaftendes Hämosiderin ist dann durch Bildung von schwarzem Schwefeleisen kenntlich (BENEKE). Die klinischen Folgen von ausgedehnten Muskelzerreißungen oder Zermalmungen bestehen, wenn man von unmittelbarem Schock oder Kollaps absieht, in einer Intoxikation des Körpers durch nekrotische Gewebe, mitunter verbunden mit Glomerulonephritiden, Methämoglobinurie und sonstigen Nierenschäden, fortschreitend bis zur Urämie. Die Muskelzerreißungen führen außerdem zur Ausscheidung von *Myoglobin*, das ein besonderes Spektrum hat. (Einzelheiten über das Spektrum s. THEORELL.) Diese Symptomatologie wird im englischen Schrifttum geradezu als *Verschüttungssyndrom* besprochen; es führt auch die Bezeichnung *Crush-Syndrom*. Diese Syndrom war vielfach Gegenstand von kasuistischen und experimentellen Untersuchungen. Für sein Auftreten sind im großen und ganzen 3 Komponenten wesentlich, die Myolyse unter Freisetzung des Myoglobins und toxischer Abbauprodukte der Muskulatur, die Kreislaufschädigung mit Anhydrämie und Transmineralisation und die Nierenfunktionsstörung mit Hyperchlorämie, Ischämie und Anoxie und myoglobinämischer Nephrose (KOSLOWSKI, weiteres Schrifttum hierüber s. Literaturverzeichnis). Zu prüfen ist jeweils, ob beim Zustandekommen des Todes nicht auch eine Fettembolie mit eine Rolle spielt.

γ) Gliedmaßen.

Wenn man von Zerreißungen der Muskulatur absieht, so bestehen die Einwirkungen der stumpfen Gewalt auf die Gliedmaßen in Schädigungen des Bindegewebes, des Knochens, der Gefäße und der peripherischen Nerven.

Bindegewebe der Gliedmaßen.

An den Extremitäten kennen wir den Begriff des *traumatischen Ödems*; seine Ursachen sind noch nicht eindeutig geklärt; es tritt nach Frakturen und anderen traumatischen Schädigungen ein, ohne daß man immer als Genese eine Gefäßschädigung nachweisen kann, manchmal sind auch Nervenschädigungen vorangegangen. Epidemieartig ist ein solches Ödem auch gelegentlich als Folge von Selbstbeschädigungen zwecks Erlangung eines Vorteils in der Unfallversicherung aufgetreten (DUBOIS und ZOLLINGER, PATRY u. a.). Dieses Ödem kann durch systematische Bearbeitung des jeweiligen Körperteils, meist Handrückens durch einen Sandsack oder durch einen Holzstab hervorgerufen werden; auch werden Abschnürungen und Säureinjektionen versucht. Es ist zunächst reversibel, wird aber bei fortlaufender Bearbeitung der Haut hart und bleibt bestehen.

Knochen.

Es ist nicht Aufgabe eines Lehrbuches der gerichtlichen Medizin, Knochenbrüche und Luxationen in extenso abzuhandeln. Auf das chirurgische Schrifttum muß verwiesen werden. Für den Gerichtsmediziner spielt für die Untersuchung von Knochenbrüchen an der Leiche die Frage der *vitalen Reaktion* eine sehr wichtige Rolle.

Wir verdanken PANNING eingehende Studien hierüber durch Tierversuche und an praktischem gerichtsmedizinischem Material. Nach den von ihm erzielten Ergebnissen ist gerade die Blutung in der Umgebung der Knochenbrüche für die Beurteilung der vitalen Reaktion ein recht unsicherer Befund; es kann auch postmortal im Bereiche der Hypostase, aber gelegentlich auch außerhalb der Hypostase erheblich nachbluten. Dies kann damit zusammenhängen, daß die die Blutung verhindernde Retraktion beim Knochengewebe, insbesondere auch beim Knochenmark ausfällt. Auch hinsichtlich des Verhaltens des Fettgewebes ergaben sich bei postmortalen und vitalen Knochenbrüchen keine eindeutigen Unterschiede. Auch der Fibringehalt der Blutung war bei vitaler und postmortaler Entstehung nicht deutlich unterschiedlich. Erst nach einer Überlebensdauer von 5 Std einen bei überwiegend fibrinöser Belag des Bruchstückes mit Sicherheit vitale Entstehung beweisen. Schon vorher, und zwar nach 2 Std und 20 min Überlebensdauer, konnte eine ausgeprägte leukocytäre Reaktion nachgewiesen werden, Phagocytose wurde nach 20 Std Überlebensdauer von PANNING bei seinen Versuchen ausnahmslos nachgewiesen. Absterbeerscheinungen an interponierten Weichteilen mit Bevorzugung der Muskulatur waren frühestens nach 2 Std und 20 min zu beobachten, nekrotische Vorgänge bei Knochenzellen selbst waren erst nach 20 Std bemerkbar. Ein Ödem in der Umgebung der Bruchstelle hat keinen ausgesprochenen diagnostischen Wert, da ganz ähnliche Erscheinungen auch durch Hypostasewirkung zustande kommen konnten. Lediglich ein ausgesprochen sulziges Ödem mit Auflockerung der Bruchbeläge durch Ödemflüssigkeit, das etwa 20 Std nach dem Knochenbruch auftrat, hat den Wert einer Vitalerscheinung. Zellwucherungsvorgänge in den tiefen Periostschichten, meist bruchfern beginnend, in der Markhöhle waren meist nicht vor 21—26 Std wahrzunehmen. Solche Vorgänge stellen natürlich ein einwandfreies vitales Zeichen dar. Man sieht, daß die Feststellung vitalen Geschehens gerade beim Knochenbruch auf gewisse Schwierigkeiten stößt und daß man hier mit der Feststellung einer vitalen Entstehung noch eine Schattierung zurückhaltender sein muß, als bei der Untersuchung anderer Verletzungen. Persönliche Erfahrung und Übung des Gerichtsmediziners in dieser Hinsicht ist bei der zeitlichen Beurteilung der Entstehung von Knochenbrüchen besonders wichtig.

Es ist bekannt, daß Knochenbrüche auch beim Fehlen von krankhaften Veränderungen gelegentlich ohne Einwirkung einer stumpfen Gewalt zustande kommen können, z. B. beim Springen infolge Überstreckung der Wirbelsäule, beim Tetanus und anderen Krampfzuständen durch abnormen Muskelzug; bei Personen, die nach längerer Ruhe angestrengt und ungewohnt körperlich arbeiten müssen, kommt es mitunter zu Abrissen von Querfortsätzen der Wirbelsäule (sog. *Schipperkrankheit*). Man hat Knochenbrüche, die bei Fehlen von krankhaften Veränderungen durch ungeläufigen Muskelzug, dem die Architektonik des Knochens nicht gewachsen war, entstanden waren, auch als *Fehlleistungsknochenbrüche* bezeichnet. (KULENKAMPFF, FROBOESE) Einmal wurde ein Spontanbruch beider Oberschenkel im Verlaufe einer normalen Geburt ohne jede Anwendung von Kunsthilfe beobachtet. Beim Kinde bestand ein Hydrocephalus mit Gehirnveränderungen, wahrscheinlich waren während der Geburt tetanische Krampfzustände eingetreten, die infolge Muskelzuges zu den Knochenbrüchen führten (FROBOESE). Nach Zerschmetterungen von Knochen z. B. durch Bombensplitter, ist als Rarität eine Knochenembolie im Bereiche eines Astes der A. pulmonalis beobachtet worden. Der Knochensplitter hatte an der Gefäßwand vitale Reaktionen verursacht. Als klinisches Symptom waren vor dem Tode nicht erklärbare heftige Brustschmerzen aufgefallen (OLTERSDORF). Man nimmt an, daß der Knochen nach Eintritt des Todes bruchfester wird. Dies hat sich jedoch durch die experimentellen Studien von PANNING nicht bestätigen lassen. Die Erfahrung lehrt, daß infolge von Einwirkung einer stumpfen Gewalt, auch ohne daß der Knochen unmittelbar verletzt wird, durch Erzeugung eines sog. Locus minoris resistentiae gelegentlich eine *Osteomyelitis* zustande kommt. Die Beurteilung des Kausalzusammenhanges macht hier mitunter Schwierigkeiten. Für das deutsche Sozialversicherungsrecht (Unfallversicherung) hat sich für die Beurteilung des Kausalzusammenhanges nach und nach die Norm herausgebildet, daß einwandfrei erwiesen werden muß, daß ein erhebliches Trauma auf die entsprechende Körperstelle eingewirkt hat. Die Lokalisation der Gewalteinwirkung und der nachgewiesene osteomyelitische Herd müssen genau übereinstimmen. Ein entsprechender zeitlicher Zusammenhang muß gewahrt sein. Nach den vorliegenden Erfahrungen dauert es mindestens $1/_2$ Tag, bis die sich an der Verletzungsstelle ansiedelnden Keime Erscheinungen machen. Entstehen unmittelbar mit dem Unfall die klinischen Erscheinungen der Osteomyelitis, so spricht das gegen einen Zusammenhang. Man pflegt auch zu verlangen, daß nach der anderen Seite hin die Erscheinungen der Osteomyelitis spätestens 2—3 Wochen nach dem Unfall auftreten. Man wird in diesem Fall danach forschen müssen, ob in der Übergangszeit sog. Brückensymptome vorhanden waren. Für den Nachweis eines Kausalzusammenhanges zwischen *tuberkulöser* Osteomyelitis und Trauma gelten ähnliche Richtlinien. Ein Zusammenhang kann entweder dadurch gegeben sein, daß das Trauma den latenten oder nicht latenten Herd direkt trifft oder daß ein fernab vom tuberkulösen Herd gesetztes Trauma zu erheblicher lokaler Gewebsreaktion führt und daß an dieser Stelle sich ein erneuter tuberkulöser Herd bildet (HAUSBRANDT). Bei der Beurteilung des Kausalzusammenhanges wird für den zeitlichen Zwischenraum eine Mindestdauer von 6 Wochen und eine Höchstdauer von 6 Monaten angegeben. Das Trauma muß erheblich gewesen sein und in einer Form eingewirkt haben, daß der entstandene tuberkulöse Herd auch wirklich durch das Trauma alteriert wurde (A. W. FISCHER, ROSENBACH u. a.). Es handelt sich hier um Zusammenhänge, die selbstverständlich nur für die Beurteilung in der Unfallversicherung im Rahmen der RVO. in Frage kommen, nicht etwa für das Strafrecht oder Zivilrecht, für das viel strengere Anforderungen gelten (s. S. 171 ff.).

Gefäße.

Als unmittelbare Folgen von Gewalteinwirkungen kommen Gefäßzerreißungen mit nachfolgenden Blutungen in Betracht. Die Blutung kann auch nach innen

erfolgen. So hat eine Ruptur der A. thoracoacromalis bei Schultergelenk-
luxation zu einer tödlichen Verblutung in die Muskulatur und das Fettgewebe
der Umgebung geführt (HOLZER). Als recht gefährlich bekannt sind sekundäre
Blutungen infolge Arrosion von Gefäßen im entzündeten Gewebe. Als weitere
Folge der Einwirkung einer stumpfen Gewalt auf die Gefäße kommen Aneurysmen
und Thrombosen in Betracht. Die Gefahr einer Aneurysmabildung ist besonders
dann gegeben, wenn das Gefäß durch die stumpfe Gewalt auf den darunter liegenden
Knochen aufgepreßt wurde, so daß es zu einer Schädigung und späteren Nekrobiose der Gefäßwand kommt. Bezüglich der Morphologie und Histologie der
Aneurysmen muß auf die Lehrbücher der pathologischen Anatomie und Chirurgie
verwiesen werden. (Über traumatische Aneurysmen im Schädelinnern s. S. 194.)
Bezüglich des Nachweises der Kausalität zwischen Gewalteinwirkung und Entstehung des Aneurysmas gelten ähnliche Normen, wie sie oben bei Besprechung
der Osteomyelitis ausgeführt wurden. Die Gewalteinwirkung muß nachgewiesen
sein, es muß ein genauer örtlicher Zusammenhang bestehen, auch der zeitliche
Zusammenhang gewahrt sein. Der Kausalzusammenhang ist erst dann hinreichend gesichert, wenn sich unmittelbar an das Trauma Brückensymptome anschließen und sich das Aneurysma gewissermaßen unter den Augen des Arztes
entwickelt hat. Ist kurz nach dem Unfall aber schon ein großes Aneurysma ausgebildet, so ist der Zusammenhang zweifelhaft. Ist nach Excision des Aneurysmas
oder nach dem Tode eine histologische Untersuchung möglich, so wird man durch
Anfertigung von Reihenschnitten darauf achten müssen, ob nicht Anhaltspunkte für
eine natürliche Entstehung, z. B. Lues vorhanden sind (NIESSEN, LANGENSKIÖLD),
oder ob etwa eine traumatisch bedingte Nekrose der Gefäßwand nachgewiesen
werden kann, wie sie LAAS beschrieben hat. Neuerdings ist auch die Frage
eines Zusammenhanges zwischen Endarteriitis obliterans und Trauma diskutiert worden; doch lehnt man nach der herrschenden Meinung den Zusammenhang meist ab (UEHLINGER). Läßt sich ge!egentlich nachweisen, daß ein Gefäß
durch ein Trauma beschädigt ist und entsteht kurze Zeit danach an dieser Stelle
eine Thrombose, so wird man im Einzelfalle den Kausalzusammenhang bejahen
können. Doch sind hier kritische Maßstäbe erforderlich. Nach den vorliegenden
Erfahrungen scheint gerade eine Thrombose als Folge der Einwirkung einer
stumpfen Gewalt sehr selten zu sein (NIESSEN, MAJER). Es gibt eben auch
Spontanthrombosen aus nicht immer klärbaren Ursachen heraus, und nicht jede
Gewalteinwirkung, die in der Zeit vorher einmal stattgefunden hat oder stattgefunden haben soll, kann im Versicherungsrecht als Ursache anerkannt werden.
schon gar nicht im Strafrecht oder in einem zivilrechtlichen Haftpflichtprozeß;
man hat den Eindruck, daß die sog. „traumatischen" Thrombosen der V. axillaris
oder subclavia eher nach ungewohnt anstrengenden Bewegungen mit dem betreffenden Arm (Heben, Stemmen, Sport) zustande kommen, als nach Gewalteinwirkungen von außen her (ZSCHAU). Thrombosen der Gefäße der Gliedmaßen,
wie sie nach Gefäßzerreißungen entstehen, führen nur in Ausnahmefällen zu
lebensbedrohenden Komplikationen, insbesondere Lungenembolien; hier ist
neben dem Trauma ein Zusammenwirken mit andersartigen Umständen anzunehmen, z. B. das Vorliegen von infektiös-entzündlichen Veränderungen, ausgedehnten örtlichen, schwer atheromatösen Schädigungen oder Gefäßwand-
nekrosen, wobei die letzteren allerdings wiederum traumatisch bedingt sein
können (ausführliche Darstellung und Schrifttum s. MOESCHLIN). Auch ein ziemlich geringes Trauma kann unter Umständen zu einer Gefäßschädigung führen,
die die Entstehung einer Thrombose begünstigt. Immerhin muß ein Unfall-
ereignis vorliegen, das an dieser Stelle auf das Gefäß eingewirkt hat, auch muß
ein zeitlicher Zusammenhang gewahrt sein (SIMMEN, NAZ, ferner ESSELIER). Bei

Arteriographien durch Injektion von Thorotrast ist es in sehr seltenen Fällen infolge entstehender Anoxämie und nachfolgender Myolyse zu Symptomen gekommen, wie wir sie vom Crush-Syndrom her kennen (STAMM).

Peripherische Nerven.

Daß ein Trauma zu einer mechanischen Zerreißung eines *peripherischen Nerven* oder eines Nervenplexus führen kann, ist bekannt. An der Stelle der Verletzung bildet sich mitunter ein Neurom (SALAZAR und SOUSA, LÉCLERCQ und MULLER u. a.). Aber auch ohne nachweisbare mechanische Kontinuitätstrennung des Nervenstranges kann es zu Lähmungserscheinungen kommen. Es wird vielfach auch von einer *traumatischen* Ischias gesprochen. Der N. ischiadicus liegt allerdings im Gegensatz zum N. peronaeus so geschützt, daß er im allgemeinen vor traumatischen Einwirkungen geschützt ist. Für die Feststellung des Kausalzusammenhanges im Versicherungsrecht müssen daher die schon wiedergegebenen Gesichtspunkte innegehalten werden, insbesondere müssen die Erscheinungen von seiten des N. ischiadicus sehr bald nach dem Unfall aufgetreten sein. Auch wird man durch sorgfältige fachärztliche Untersuchung eine krankhafte klinische Ursache ausschließen müssen (DEMME). Im französischen Schrifttum scheint man zur Annahme der traumatischen Genese eher geneigt zu sein. Bei 131 Ischiasfällen aus der Beobachtung von SÈZE kam 54mal ein Unfall als Ursache in Frage; wie weit diese Genese im Einzelfall sicher war, bleibt dahingestellt. Über die Histologie der traumatischen Schädigung der peripherischen Nerven orientiert zusammenfassend das Buch von PETERS.

δ) Wirbelsäule und Rückenmark.

Die Verletzungen der *Wirbelsäule* kann man einteilen in partielle Verletzungen mit Distorsion und Torsion, isolierte Luxation und isolierte Fraktur der Wirbelbögen oder der Dorn- und Querfortsätze ohne Beteiligung des Rückenmarkes und in totale Verletzungen (Luxationen oder Frakturen oder beides) mit Beteiligung des Rückenmarkes. Partielle Verletzungen der Wirbelsäule entstehen am häufigsten in ihrem beweglichsten Abschnitt, nämlich der Halswirbelsäule als Folge forcierter Überbeugung, seltener infolge Überstreckung. Nach dem Brustteil nimmt die Bewegungsfähigkeit der Wirbelsäule mehr und mehr ab. Unter den Frakturen sind am geläufigsten die Kompressionsfrakturen, bei denen ein Wirbelkörper einem so starken Druck ausgesetzt ist, daß er keilförmig zusammenbricht. Als Folge bildet sich mitunter ein Gibbus. Durch Zerquetschung der Zwischenwirbelscheiben entsteht mitunter eine Synostose der betreffenden Wirbel. Sind die Halswirbel betroffen, so kommt es häufiger, als bei entsprechenden Beschädigungen der Brustwirbelsäule, zu einer Querschnittsläsion des Rückenmarkes, die oft tödlich ausgeht. Kompressionsbrüche der unteren Brust- und Lendenwirbelsäule sind nicht selten. Trifft ein Trauma direkt oder indirekt die Wirbelsäule, so setzt unter Umständen nach Wochen oder Monaten ein rarifizierender Prozeß im Wirbelkörper ein, der zur Bildung eines Gibbus und Zerstörung eines oder mehrerer Wirbelkörper führt (KÜMMELsche Wirbelverletzungen, MICHEL). Zu einem Bandscheibenprolaps infolge Stauchung der Wirbelsäule kommt es meist nur, wenn die Knorpelscheibe bereits degenerativ verändert ist (GRÄFF). Nicht selten sind auch Absprengungen einzelner Querfortsätze, seltener Frakturen der Wirbelbögen durch direkte oder indirekte stumpfe Gewalt.

Über Spontanabrisse von Fortsätzen der Wirbelsäule infolge Muskelzuges wurde schon berichtet (Schipperkrankheit, s. S. 308). Stauchungen führen mitunter zu Steißbeinbrüchen. Bei bestehender *tuberkulöser Spondylitis* kann ein Wirbelkörper bekanntlich plötzlich zusammensintern und die Bildung eines Gibbus herbeiführen. Für die Annahme eines Kausalzusammenhanges zwischen einer früheren Gewalteinwirkung und einer tuberkulösen Spondylitis gelten die oben erwähnten Gesichtspunkte (S. 308). Ein Zusammenhang zwischen einem vorangegangenen Unfall und der Entstehung einer BECHTEREWschen Krankheit wird nach herrschender Ansicht nicht anerkannt, lediglich eine Möglichkeit eines solchen Zusammenhanges wird diskutiert (HUECK). (Genaueres über die Mechanik von Wirbelsäulenverletzungen und über den Zusammenhang zwischen Unfällen und Wirbelsäulenerkrankungen s. bei ZUR VERTH.)

Die traumatischen Schädigungen des *Rückenmarkes* können die Häute und die Rückenmarksubstanz selbst betreffen. Eitrige Entzündungserscheinungen an der Außenseite der Dura entstehen fast niemals primär, sie stammen fast stets von einem Eiterherd in der Nähe des Wirbelsäulenkanals, der durch sorgfältige Untersuchung gefunden werden muß. Verletzungen des Wirbelkanals können auch zu Blutungen zwischen Wirbelkanal und Außenfläche der Dura mater führen. Vor Verwechslungen mit hypostatischen Blutungen muß man sich bis zu einem gewissen Grade in acht nehmen. Nur das Vorhandensein von geronnenem Blut weist auf vitale Entstehung hin. Mit und ohne Verletzung der Dura kann sich als die Folge von Gewalteinwirkungen Blut zwischen den Rückenmarkshäuten ansammeln. Die Blutung kann freilich auch vom Gehirn her herabgestiegen sein. Infolge Mischung mit dem Liquor braucht hier das Blut nicht immer geronnen zu sein. Sowohl die extradurale als auch die intradurale Blutung kann zur Kompression des Rückenmarkes führen. Eine eitrige Entzündung der Leptomeninx des Rückenmarkes kann nach unmittelbarer Infektion durch Verletzungen, gelegentlich auch durch sekundäre Infektion nach Traumen entstehen, ebenso metastatisch beim Vorhandensein eines Eiterherdes. Die Lokalisation der Ausbildung der Entzündung und etwaige örtliche Zusammenhänge mit vorangegangenen Gewalteinwirkungen können bei Beurteilung des Kausalzusammenhanges ausschlaggebend sein. Als sekundäre Folge von kompakten Blutungen zwischen die Hirnhäute und auch als Folge von ausgeheilten Leptomeningitiden kann die sog. *Meningitis adhaesiva* entstehen, die unter Umständen zu einer so erheblichen Einschnürung des Rückenmarkes führt, daß neurologisch nachweisbare Folgen auftreten. Unmittelbar lebensgefährlich kann nur eine Kompression der Medulla oblongata werden.

Von traumatischen Schädigungen des *Rückenmarkes* selbst kennen wir die Commotio, die Contusio und die Compressio. Die Commotio wird im ganzen anatomisch nicht exakt festzustellen sein. Die Compressio kann an der Stelle der Verengerung des Rückenmarkes, sei es durch eine Fraktur oder eine Luxation, sei es durch Einschnürung durch meningitische Veränderung zustande kommen. Die Einschnürung braucht bei der Obduktion nicht immer deutlich ins Auge zu fallen. Wichtig ist in solchen Fällen der Nachweis der auf- und absteigenden Degeneration, der meist aber erst nach 11—14 Tagen möglich ist (SCHMINCKE). Kontusionsherde im Rückenmark in Gestalt von meist unscharf begrenzten rötlichen oder dunkleren Herden entstehen vielfach an der Stelle der Wirbelsäulenverletzung. Sie kommen aber auch nach geläufiger Ansicht bei Stauchungen oder Stoß- oder Zerrwirkungen vor, z. B. auch nach Schußverletzungen, obwohl eine Verletzung der Wirbelsäule selbst nicht nachzuweisen ist. Besonders gefährlich sind Kontusionen im Bereiche der Medulla oblongata oder des Halsmarkes, wie sie bei Verletzungen des Rückenmarkes durch Sturz, durch Hinschleudern, bei Verschüttungen oder beim Überfahrenwerden entstehen können. Eine Folge von Kontusionen oder Kompressionen und einer nachfolgenden Erweichung sind Röhrenblutungen, die sich über mehrere Segmente erstrecken können und die graue Substanz bevorzugen. Man spricht dann von einer

Hämatomyelie. Bezüglich der Einzelheiten der Folgen der Rückenmarksläsionen muß auf das neurologische Schrifttum verwiesen werden (Überblick bei Demme).

Eingehende Studien über das Verhalten der Rückenmarkskontusionen, insbesondere in histologischer Beziehung, verdanken wir Klaue. Epidurale, subdurale und subarachnoidale Blutungen können beim Vorhandensein von Kontusionsherden völlig fehlen, so daß das Mark äußerlich unverändert erscheint. Bei den Kontusionsherden handelt es sich zunächst um multiple petechienartige Blutungen, die bevorzugt in der grauen Substanz liegen. An diese Blutungen schließt sich häufig eine Nekrose an, welche über den Bereich der Blutungen hinausgeht und leicht zur Querschnittsläsion führen kann. Über den Bereich der Nekrose geht wiederum eine Ödembildung hinaus. Die Ausdehnung dieser Herde reicht meist über mehrere Segmente, so daß klinisch manchmal zu Unrecht eine Hämatomyelie angenommen wird. Untersucht man diese Kontusionsherde in einem späteren Stadium, so fällt auf, daß das Blutpigment im Gegensatz zu gleichartigen Gehirnherden vielfach verschwunden ist. Die Resorptionsverhältnisse scheinen im Rückenmark günstig zu sein. Im Stadium der Resorption der verletzten Rückenmarkspartien erkennt man mikroskopisch eine intensive Wucherung kleiner Gefäße mit Ausbildung von massenhaften mesodermalen Körnchenzellen, sowohl in der grauen Substanz als auch in der Nähe der Häute. Der Prozeß heilt aus mit der Bildung eines bindegewebigen Netzwerkes, das schließlich in eine kollagene Narbe übergeht. Verwachsungen mit den Häuten kommen vor, so daß das Rückenmark schließlich an dieser Stelle in einen kontinuierlichen Bindegewebsstrang übergeht. Die Ausbildung sog. *Contrecoupherde* (s. Abschnitt Gehirn) ist im Rückenmark sehr selten. Als Folgezustände der Kontusionsherde entstehen mitunter auch kleine Cysten. Sekundäre Infektionen im Bereiche von Rückenmarkskontusionen sind selten. Das Auftreten späterer sekundärer Schäden im Bereiche des Rückenmarkes unter Ausbildung von Entartungsherden auf Grund einer sog. Arteriopathia traumatica ist bei den Untersuchungen von Klaue niemals festgestellt worden. In einem Ausnahmefall wurde nach einer Fernkontusion des Rückenmarkes die Ausbildung eines intracolumnalen Neuroms beobachtet (Roos).

Systemerkrankungen des Rückenmarkes infektiöser Genese, z. B. Tabes dorsalis, kommen als Unfallfolgen an sich nicht in Frage, doch ist ein Zusammenhang mit Gewalteinwirkungen im Sinne einer Verschlimmerung gelegentlich diskutiert worden (J. Lange). Bezüglich der amyotrophischen Lateralsklerose wird auch gegenwärtig die *Möglichkeit* einer traumatischen Genese vertreten (Meyer, Fontan und Mitarbeiter, hier Schrifttum), für die Syringomyelie ist dies gleichfalls behauptet worden (Quensel), wird aber von Klaue nicht gestützt.

Bei der Durchführung der Leichenöffnung ist das Auffinden von Rückenmarksläsionen nicht immer leicht. Es ist vielfach notwendig, mit dem Fuchsschwanz die Wirbelkörper zu durchsägen und den Rückenmarkkanal zu eröffnen. Die übliche Technik der Herausnahme des Rückenmarkes von hinten her befriedigt nicht immer. Das Rückenmark selbst wird am besten in allen wichtigen Fällen zusammen mit der Dura entnommen, in der Fixierungsflüssigkeit unter Beschwerung mit einem Gewicht aufgehängt und erst nach Fixierung durch Einschnitte untersucht.

Literatur.

Haut und subcutanes Gewebe.

Antonini: Dtsch. Z. gerichtl. Med. 21, 119 (1933).

Balász: Dtsch. Z. gerichtl. Med. 21, 515 (1933). — Ballotta: Atti Ist. Med. legale (Padova) 1941, Nr 10, 151. Ref. Dtsch. Z. gerichtl. Med. 37, 45 (1942). — Becker, H.: Studien über die Abheilung von Excoriationen unter gerichtsmedizinischen Gesichtspunkten. Med. Diss. Heidelberg 1951. — Boland: J. Amer. Med. Assoc. 116, 127 (1941). Ref. Dtsch. Z. gerichtl. Med. 35, 262 (1942). — Buhtz u. Ehrhardt: Dtsch. Z. gerichtl. Med. 29, 453 (1938).

Camps: Ann. Méd. lég. etc. 30, 299 (1950).

DETTLING: Die stumpfe Gewalt. In DETTLING, SCHÖNBERG u. SCHWARZ' Lehrbuch der gerichtlichen Medizin, S. 136 ff. Basel 1951. — Verkehrsunfall. In Handwörterbuch der gerichtlichen Medizin, S. 896. Berlin 1940. — DOETSH: Ärztl. Wschr. 1947, 532.

EULER: Naturwissenschaftlich-kriminalistische Untersuchungen an Zähnen. In ABDER-HALDENS Handbuch der biologischen Arbeitsmethoden, Abt. IV, Teil 12, 2. Hälfte, S. 59. Berlin u. Wien 1934.

FRITZ: Dtsch. Z. gerichtl. Med. 35, 24 (1942).

HABERDA: Lehrbuch der gerichtlichen Medizin, S. 281. Berlin u. Wien 1927. — HALLERMANN u. ILLCHMANN-CHRIST: Dtsch. Z. gerichtl. Med. 38, 97 (1943). — HEINDL: Arch. Kriminol. 107, 45 (1940). — HOLZER: Dtsch. Z. gerichtl. Med. 39, 35 (1948).

JUNG, HERTA: Zur Frage der Morphologie des menschlichen Bisses. Med. Diss. Heidelberg 1951.

KATERBAU: Dtsch. Z. gerichtl. Med. 21, 252 (1933). — KRAUSE, C.: Über die Bestimmung des Alters von Organveränderungen bei Mensch und Tier auf Grund histologischer Merkmale mit besonderer Berücksichtigung der Hämosiderinbildung bei Pferd, Rind und Hund. Jena 1927.

MILOSLAVICH: Verh. 1. internat. Kongr. gerichtl. u. soz. Med., S. 521. Bonn 1938. — Beitr. gerichtl. Med. 15, 55 (1939). — MUELLER, B.: Dtsch. Z. gerichtl. Med. 22, 299 (1933).

NEUGEBAUER: Verletzungen durch stumpfe Gewalt. In Handwörterbuch der gerichtlichen Medizin, S. 902. Berlin 1940.

ÖKRÖS: Ann. Méd. lég. etc. 1950, 110. — ORSÓS: Dtsch. Z. gerichtl. Med. 34, 359 (1941); 37, 33 (1943). — OVETSCH: Ärztl. Wschr. 1947, 532.

PANNING: Siehe Literatur über Gliedmaßen, Abt. Knochen. — PATRY: Revue méd. Suisse rom. 1903, 326, 461, 593. — PONSOLD: Dtsch. Z. gerichtl. Med. 29, 408 (1938).

RAUSCHKE: Kriminalistik 1951, 6. — ROLLEDER: Beitr. gerichtl. Med. 17, 145 (1943).

SCHILLING-SIENGALEWICZ: Dtsch. Z. gerichtl. Med. 31, 18 (1939). — SCHNEIDER: Wien. klin. Wschr. 1926, Nr 24. — SCHWARZACHER: Dtsch. Z. gerichtl. Med. 24, 387 (1935). — SÖRUP: Dtsch. Z. gerichtl. Med. 4, 529 (1924). — SPILSBURY: Med.-Leg. a. Criminol. Rev. 7, 215 (1939). Ref. Dtsch. Z. gerichtl. Med. 33, 143 (1940). — STRASSMANN: Arch. of Path. 47, 205 (1949).

WALCHER: Beitr. gerichtl. Med. 12, 98 (1932). — Dtsch. Z. gerichtl. Med. 24, 16 (1935); 26, 193 (1936). — WENZEL: Zbl. Path. 85, 117 (1949). — WERKGARTNER: Beitr. gerichtl. Med. 14, 66 (1938).

Ohne Verfasser: Durch Gebißspuren in Käse, Butter und Margarine überführt. Kriminalistik 5, 44 (1944).

Muskulatur und Bindegewebe, einschließlich Crush-Syndrom.

AUGUSTIN: Über die Schädigungen des menschlichen Körpers durch Einwirkung stumpfer Gewalt. Diss. Hamburg 1937.

BENEKE: Zbl. Path. 60, 681 (1934). — BLUM: Virchows Arch. 299, 754 (1937). — BOURRET u. Mitarb.: J. Méd. Lyon 1950, Nr 721, 73.

CORCORANA: J. Amer. Med. Assoc. 134, 436 (1947).

HICKS: Lancet 1948 I, 286.

KIRCH: Zbl. Path. 85, 266 (1949). — KOSLOWSKI: Zbl. Path. 87, 1, 49 (1951). — Hefte Unfallheilk. 1952, H. 42, 109. — KOSLOWSKI, HARTMANN u. VOGES: Klin. Wschr. 1950, 757. — KRAUSPE: Zbl. Path. 85, 98 (1949).

MAITLAND: Lancet 1941 II, No 6164. — MANZ: Öff. Gesdh.dienst A 7, 65 (1941). — MASSHOFF: Frankf. Z. Path. 61, 1 (1949). — MISGELD: Zbl. Path. 81, 268 (1943). — MULLER, M., et P. MULLER: Ann. Méd. lég. etc. 30, 139 (1950).

STONER and GREEN: Brit. J. Exper. Path. 29, 252 (1949).

THEORELL: Biochem. Z. 252, 1 (1932).

Gliedmaßen.

Traumatisches Ödem.

BECKER: Med. Welt 1943, 209.

DUBOIS u. ZOLLINGER: Einführung in die Unfallmedizin, S. 461 u. 592. Berlin 1945.

PATRY: Rev. méd. Suisse rom. 1903, 326, 461, 593.

REISCHAUER: Das sogenannte chronisch-traumatische Handödem. Berlin 1940.

TUTRY: Rev. méd. Suisse 1903, 326.

WAGNER: Bruns' Beitr. 171, 261 (1940).

Knochen.

FISCHER: Osteomyelitis und chirurgische Tuberkulose. In FISCHER u. MOLINEUS, Das ärztliche Gutachten im Versicherungswesen. Leipzig 1939. — FROBOESE: Zbl. Path. 85, 1 (1949).

HAUSBRANDT: Tuberculose und Trauma. In Handwörterbuch der gerichtlichen Medizin, S. 865. Berlin 1940.

KÄSTNER: Med. Klin. 1942 I, 126. — KULENKAMPF: Bruns' Beitr. 173, 138 (1942). MAYR: Dtsch. Mil. arzt 6, 344 (1941). Ref. Dtsch. Z. gerichtl. Med. 35, 493 (1942).

OLTERSDORF: Zbl. Path. 87, 275 (1951).

PANNING: Beitr. gerichtl. Med. 15, 84 (1939). — Veröff. Konstit. u. Wehrpath. 1940. ROSENBACH: Mschr. Unfallheilk. 46, 597 (1939).

SCHIEBER: Hat das Trauma eine ursächliche Bedeutung für die akute eitrige Osteomyelitis ? Med. Diss. München 1939.

Ohne Verfasser: Akute, eitrige Osteomyelitis kann nur unter ganz besonderen Umständen als Unfallfolge anerkannt werden. Entsch. des Oberversicherungsamtes Aachen 1. Aug. 1949. Slg Entsch. Sozialvers. 39, 127 (1950). — Neue med. Welt 1050, 618.

Gefäße.

ESSELIER: Z. Unfallmed. u. Berufskrkh. (Zürich) 39, 57 (1946).

HOLZER: Wien. klin. Wschr. 1938 II, 809.

KEITEL: Zbl. Chir. 1941, 1192. — KUIPERS u. DIJKSTRA: Nederl. Tijdschr. Geneesk. 29, 11 (1941). Ref. Zbl. Path. 80, 157 (1943).

LAAS: Zbl. Path. 77, 133 (1941). — LANGENSKIÖLD: Nord. Med. 1943, 599. Ref. Dtsch. Z. gerichtl. Med. 38, 202 (1943).

MAJER: Med. Klin. 1939 II, 1106. — MOESCHLIN: Helvet. Med. Acta 5, 162 (1938). Ref. Zbl. Path. 71, 72 (1939).

NAZ: Z. Unfallmed. u. Berufskrhh. 39, 117 (1946). — NIESSEN: Schäden der peripheren Blut- und Lymphgefäße. In FISCHER-MOLINEUS, Das ärztliche Gutachten im Versicherungswesen. Leipzig 1939.

PETERMANN: Z. ärztl. Fortbildg 37, 694 (1940).

SIMMEN: Die unfallmedizinische Bedeutung von Thrombose und Thrombephlebitis. Med. Diss. Zürich 1945. Ref. Z. Unfallmed. u. Berufskrkh. (Bern) 39, 188 (1946). — SKOGSTAD: Nord. Med. 1942, 2362. Ref. Dtsch. Z. gerichtl. Med. 37, 136 (1943). — STAMM: Helvet. chir. Acta 14, 490 (1947). Ref. Ber. allg. u. spez. Path. 5, 39 (1950).

UEHLINGER: Schweiz. Z. Unfallmed. u. Berufskrkh. 1939, Nr 2. Ref. Zbl. Path. 82, 180 (1944/45).

ZSCHAU: Münch. med. Wschr. 1938 II, 1990.

Peripherische Nerven.

DEMME: Traumatische Hirnschädigungen, traumatische Rückenmarksschäden, peripheres Nervensystem. In FISCHER-MOLINEUS, Das ärztliche Gutachten im Versicherungswesen. Leipzig 1939.

LÉCLERCQ u. MULLER: Ber. 8. internat. Kongr. Unfallmed. u. Berufskrkh. (Zürich) 2, 463 (1939).

PETERS: Spezielle Pathologie der Krankheiten des zentralen und peripheren Nerven-systems, S. 250. Stuttgart 1951.

SALAZAR et SOUSA: Arch. Med. leg. 7, 1 (1938). — SÈZE: Presse méd. 1942 I, 219. Ref. Dtsch. Z. gerichtl. Med. 36, 407 (1942).

Wirbelsäule und Rückenmark.

CHAVANY: Presse méd. 1943 I, 347. Ref. Dtsch. Z. gerichtl. Med. 38, 101 (1943).

DEMME: Traumatische Rückenmarksschäden. In FISCHER-MOLINEUS, Das ärztliche Gut-achten im Versicherungswesen, Bd. II, S. 885. Leipzig 1939.

ENGELS: Mschr. Unfallheilk. 48, 356 (1941).

FONTAN u. a.: Ann. Méd. lég. etc. 48, 58 (1948). — FRANZEN: Med. Welt 20, 809 (1951).

GAGEL: Z. Neur. 174, 670 (1942). — GRÄFF: Arch. orthop. u. Unfallchir. 41, 78 (1941). — GRON: Nord. kriminaltekn. Tidskr. 12, 101 (1942). Ref. Dtsch. Z. gerichtl. Med. 37, 134 (1943).

HARBITZ: Nord. Med. 1939, 513. Ref. Dtsch. Z. gerichtl. Med. 31, 523 (1939). — HUECK: Mschr. Unfallheilk. 50, 169 (1943).

KLAUE: Arch. f. Psychiatr. 180, 206 (1948).

LANGE: Infektionen, Nervenkrankheiten. In FISCHER-MOLINEUS, Das ärztliche Gutachten im Versicherungswesen, S. 977. Leipzig 1939. — LÖWENTHAL u. Mitarb.: Mschr. Psychiatr. 117, 30 (1949).

MANFREDI: Boll. Poliambul. Ronzoni, Milano 12, 105 (1938). Ref. Dtsch. Z. gerichtl. Med. 31, 213 (1939). — MEYER: Schweiz. Arch. Neur. 62, 242 (1948). — MICHEL: Verletzungen nach ihrem Sitze. In Handwörterbuch der gerichtlichen Medizin, S. 908. Berlin 1940.

QUENSEL: Mschr. Unfallheilk. 49, 97 (1942).

ROOS: Zur Fernkontusion des Rückenmarkes unter Berücksichtigung der Spätfälle mit pathologisch-anatomischem Befund. Med. Diss. Heidelberg 1951.

Schmincke: In Aschoffs Pathologische Anatomie, S. 389. Jena 1936. — Schubert: Mschr. Unfallheilk. **46**, 86 (1939).

Zur Verth: Schäden der Wirbelsäule. In Fischer-Molineus, Das ärztliche Gutachten im Versicherungswesen. Leipzig 1939.

Wiberg: Sv. Läkartidn. **1941**, 1219. Ref. Dtsch. Z. gerichtl. Med. **36**, 32 (1942).

ε) Einwirkung von stumpfen Gewalten im Bereich des Kopfes.

Haut des Gesichtes und Kopfschwarte.

Für die Hautveränderungen gilt das früher Gesagte (s. S. 294ff.). Findet man Excoriationen oder Platzwunden, so weiß man, daß an dieser Stelle eine stumpfe Gewalt eingewirkt hat. Beim Abziehen der Kopfschwarte wird man auf das Vorhandensein etwaiger *Blutansammlungen* achten. Es ist schon erwähnt worden, daß nur diejenigen Blutaustritte für vitale Entstehung in Frage kommen, die sofort nach dem Abziehen der Kopfschwarte vorhanden sind, nicht später auftretende rötliche Verfärbungen, die ihre Entstehung postmortalen Blutungen aus durchschnittenen Venen verdanken. Im Zweifel ist der Bluterguß auf Auswischbarkeit zu prüfen, wobei leichte Auswischbarkeit für postmortale Entstehung spricht. Bei alten Leichen sammelt sich postmortal im Bereiche der Hypostase, also meist in der Gegend des Hinterkopfes, flüssiges Blut an, das die Kopfschwarte durchdringt und nach Einschneiden abfließt. Findet man gallertiges, in seiner Ausdehnung gut begrenztes Blut in der Kopfschwarte, so wird man eine vitale Entstehung annehmen können und man weiß dann, daß an dieser Stelle gleichfalls eine Gewalt eingewirkt hat, unabhängig davon, ob sie an der äußeren Haut eine Spur hinterlassen hat oder nicht. Zu berücksichtigen ist aber bei derartigen Schlußfolgerungen, daß es aus Schädelfissuren auch sekundär in die Kopfschwarte bluten kann, unter Umständen bis zu einem gewissen Grade auch postmortal. Auch kann gelegentlich von der verletzten Schädelbasis aus Blut bis in die Kopfschwarte, etwa bis in die Schläfenmuskulatur, vordringen. Bevor man also aus dem Vorhandensein der Blutung Schlüsse hinsichtlich des Ortes der Gewalteinwirkung zieht, muß eine derartige Genese ausgeschlossen werden. Die *Schichtdicke* etwaiger Hämatome unter der Kopfschwarte wird man bei der Leichenöffnung feststellen müssen; sie kann ein wichtiges Zeichen dafür sein, daß eine entstandene Verletzung eine gewisse Zeit überlebt wurde. Genaue Maßstäbe für die Zeitschätzung liegen uns nicht vor. Immerhin wird man empirisch sagen können, daß Hämatome von einer Schicht von 1 cm und mehr in wenigen Minuten *nicht* zustande kommen können, natürlich nur in der Voraussetzung, daß nicht gerade eine arterielle Blutung vorliegt. Hat sich ein *Monokel-* oder *Brillenhämatom* ausgebildet, so weiß man gleichfalls, daß die Blutung während das Lebens entstanden sein muß. Ein solches Hämatom nach Blutung unter der Kopfschwarte kann recht schnell zustande kommen. Nach unseren Erfahrungen hatte es sich schon einmal 2 Std nach dem Tode gebildet (Sekt.-Nr. 14/50). Ist es jedoch die Folge eines Schädelbasisbruches, so pflegt es sich erst nach 2—3 Tagen zu bilden (Westermann). Nicht immer findet man beim Abziehen der Kopfschwarte ausgesprochene Hämatome als Zeichen des Ortes der Gewalteinwirkung, manchmal sind nur kleine *Spaltbildungen* im Bereich der Kopfschwarte nachzuweisen, und zwar meist im Bereich des subcutanen Fettgewebes, die mit Blut angefüllt sein können (Merkel und Walcher). Auch derartige Spaltbildungen weisen darauf hin, daß an dieser Stelle eine stumpfe Gewalt eingewirkt hat.

Bei hochgradig faulen, zum Teil skeletierten Leichen soll das Vorhandensein einer Hämoglobinimbibition des Schädeldaches dafür sprechen, daß hier während des Lebens ein Bluterguß unter der Kopfschwarte vorhanden war. Bei postmortalen, durch Hypostase bedingten Blutansammlungen unter der Kopfschwarte soll diese Hämoglobinimbibition des Knochens nicht zustande kommen (NIPPE). Einschlägige experimentelle Untersuchungen am Heidelberger Institut durch SPRINGER ergaben jedoch, daß die Verhältnisse hier völlig unregelmäßig sind und daß man in der Praxis nicht verantworten kann, eine Hämoglobinimprägnation eines aufgefundenen Schädels ohne weiteres als vitale Reaktion anzusehen. Sie kommt auch bei hypostatischen Blutergüssen zustande.

Kopfskelet.

Von Verletzungen der *Gesichtsknochen* kommen zur Beobachtung Brüche und Zertrümmerungen des Jochbeins und des Jochbogens, Ober- und Unterkiefer- brüche mit mehr oder minder ausgedehnten Zertrümmerungen und Abreißen der

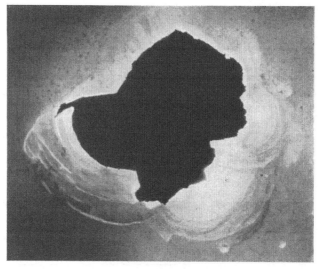

Abb. 82. Lochbruch des Schädels, entstanden durch mehrere Hammerschläge; *terrassenförmiger* Einbruch des Knochens am Rande infolge schrägen Auftreffens der Hammerfläche. Andeutung von Einbrüchen in der Um- gebung als Folge der ersten Hammerschläge (Photographie im durchscheinenden Licht).

Alveolarfortsätze mit den Zähnen. Auch kann die Orbita so zertrümmert werden, daß ein Auge luxiert wird.

Einen großen Raum nimmt die Beurteilung von Verletzungen der knöchernen *Schädelkapsel* ein. Wir unterscheiden hier grundsätzlich *direkte* und *indirekte* Schädelbrüche. Die direkten Schädelbrüche werden auch als *Biegungs-* oder auch als *Äquatorialbrüche* bezeichnet, die indirekten Brüche als *Berstungsbrüche* oder auch *Meridionalbrüche*.

Der *Biegungsbruch* kommt dann zustande, wenn die auftreffende Gewalt stärker ist, als der Elastizität des Schädels entspricht. Bricht das Schädeldach an dieser Stelle nur ein, so spricht man von einer *Impressionsfraktur*. Die Tabula interna pflegt stärker einzubrechen als die Tabula externa. Wirkt eine um- schriebene Gewalt auf den Schädel ein, so entsteht eine Sonderform des direkten Bruches, die man als *Lochbruch* bezeichnet. Aus dem Schädel ist ein Stück her- ausgeschlagen. Das herausgeschlagene Knochenstück findet man mehr oder weniger zertrümmert auf der Dura oder im Innern des Gehirns. Die Gestalt des Lochbruches *kann* ungefähr der Form der Gewalteinwirkung entsprechen, doch gibt es auch erhebliche Abweichungen. Ein Schlagring verursacht mitunter wie ausgestanzt aussehende Verletzungen, die zur Form des Instrumentes passen. Ein runder und ein eckiger Hammer, der als Schlaginstrument benutzt wurde, kann unter Umständen in der Gestalt des Lochbruches zum Ausdruck kommen, doch braucht dies nicht der Fall zu sein. Der Grad der Übereinstimmung zwischen der Gestalt eines Lochbruches und der Form der Aufschlagfläche des Instrumentes wird sowohl von Laien (Juristen und Polizeibeamten), aber auch von einschlägig nicht versierten Ärzten überschätzt. Viel brauchbarer sind im allgemeinen nach dieser Richtung hin Verletzungen der Kopfschwarte, was aber nicht dazu führen darf, daß man aus diesem Grunde von einer gründlichen Untersuchung der Schädelverletzung absieht. Die Maße zwischen der Aufschlagfläche der Gewalt an dem Lochbruch können erheblich differieren. Vielfach ist die Umgebung des Lochbruches von weiteren konzentrischen Bruchlinien umgeben, die gewissermaßen parallel zum Äquator des Schädels verlaufen (daher der Ausdruck Äquatorialbrüche). Trifft eine flächenhafte Gewalt schräg auf, so wird die Knochensubstanz im Bereiche der Gewalteinwirkung terrassenförmig eingedrückt. So entsteht die Gestalt eines *Terrassenbruches*. Er kommt z. B. zustande, wenn man mit der Kante oder mit der Ecke einer Hammerfläche auf den Schädel einschlägt (Abb. 82). Direkte Schädelbrüche findet man aus naheliegenden Gründen fast ausnahmslos im Bereiche des Schädeldaches. Nur in Ausnahmefällen können sie an der Schädelbasis zustande kommen, so z. B. dann, wenn das Horn eines Stieres vom Nacken her nach Durchspießung der Nackenmuskulatur direkt auf die Schädelbasis auftrifft oder wenn etwa eine Sensenspitze von der Orbita her bis zur Schädelbasis gelangt und diese verletzt. Bei heftiger Stauchung des Körpers, bei Fall auf den Kopf, aber auch bei Aufschlagen mit dem Steiß aus großer Höhe kommt es vor, daß die Wirbelsäule sich in das Hinterhauptloch gewissermaßen hineinstieß und daß Teile der Schädelbasis von der Umgebung des Hinterhauptloches ausgesprengt und mitgenommen werden. Man spricht dann von einem *Ringbruch* der Schädelbasis.

Die *indirekten* Schädelbrüche kommen durch Berstung des Schädels zustande. Bereits eine HIPPOKRATES zugeschriebene Monographie: Περὶ τῶν ἐν κεφαλῇ τραυμάτων führt aus, daß der Knochen vielfach nicht an der Stelle der Wunde beschädigt wird[1]. In der Tat entsteht der Berstungsbruch, wenn auch nicht immer, so doch meist, *nicht* an der Stelle der Gewalteinwirkung. Wenn man einen Gummiball eindrückt, entsteht der größte Zug nicht an den beiden Stellen der Gewalteinwirkung, sondern an der Peripherie; hier entsteht die Neigung, infolge der Spannung des Gewebes einen Längsriß entstehen zu lassen. Entsprechende Experimente sind mit Haselnüssen und Eiern angestellt worden (MESSERER u. a.). Doch kommen Berstungsbrüche gelegentlich auch an der Stelle der Einwirkung der stumpfen Gewalt vor, und zwar handelt es sich hier um Fissuren, die von der Stelle der Gewalteinwirkung aus sternförmig ausstrahlen. Bei jeder Art von Berstungsbruch entspricht der Verlauf der Fissuren, wenn man den Ort der Gewalteinwirkung mit einem Erdpol vergleicht, dem Verlauf eines Meridians. Für Berstungsbrüche, die fern von dem Orte der Gewalteinwirkung zustande kommen, gilt die Regel, daß Querdruck am Schädel einen querliegenden Bruch erzeugt, und Längsdruck, also Druck an Stirn und Hinterhaupt, auch einen Längsbruch (MERKEL und WALCHER). Da die Schädelbasis erfahrungsgemäß weniger widerstandsfähig ist als das Schädeldach, finden wir Berstungsbrüche vorwiegend am Schädelgrunde (IPSEN). Laufen sie quer über den Schädel, etwa

---

[1] Es heißt wörtlich: Ὀστέον τιτρώσκεται ἄλλη τῆς κεφαλῆς ἢ ᾗ τὸ ἕλκος ὁ ἄνθρωπος καὶ τὸ ὀστέον ἐψιλώθη. Der Knochen wird an anderer Stelle des Kopfes beschädigt, als tatsächlich der Mensch die Wunde erhielt und der Knochen vom Fleische entblößt wurde (zit. nach IPSEN).

in der Gegend des Türkensattels, und klafft die Bruchlinie, so spricht man von einem *Scharnierbruch*. Die Schädelbasisbrüche entsenden häufig Fissuren bis in die Gegend des Schädeldaches. Mitunter beobachtet man aber auch als indirekte Brüche kleine isolierte Fissuren an der Schädelbasis. Sie liegen vielfach wegen der geringeren Widerstandsfähigkeit des Knochens an dieser Stelle im Bereiche der vorderen Schädelgruben (von SPATZ als Gegenstoßfissuren bezeichnet). Mitunter ist infolge dieser Fissuren das Fettgewebe der Orbita durchblutet, ebenso die Siebbeinzellen. Gehen Fissuren durch das Felsenbein, so kommt es unter Umständen zu einer Durchblutung dieses Knochens, einschließlich des inneren Ohres und des Mittelohres. Unter Umständen rupturiert auch das Trommelfell

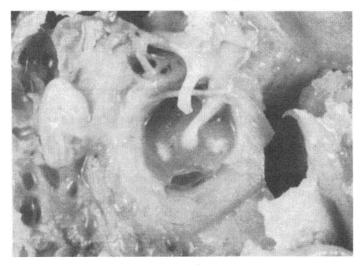

Abb. 83. Frische Ruptur des Trommelfelles bei Schädelbasisbruch; Rand der Rupturstelle durchblutet (Sekt.-Nr. 78/49).

(Abb. 83), so daß man bei Revision des äußeren Gehörganges mit einer Pinzette aus dem Gehörgang Blut herausholen kann. Man muß sich freilich in acht nehmen, daß man nicht Blut als Zeichen für eine Ruptur des Trommelfelles wertet, das von außen her in den Gehörgang hineingelaufen ist. Diese Gefahr besteht besonders dann, wenn die Blutstraßen des Gesichtes vorher entfernt wurden, was bei gerichtlich beschlagnahmten Leichen zu vermeiden ist. An die Möglichkeit einer unmittelbaren Läsion des äußeren Hörganges durch stumpfe Gewalt, etwa eine Ohrfeige, ist gleichfalls zu denken.

Nur selten wird man bei der Untersuchung eines Schädels nur Biegungsbrüche oder nur Berstungsbrüche vorfinden, viel häufiger sind beide Frakturarten miteinander kombiniert. Man kann dann in der Gegend der Gewalteinwirkung ein spinnengewebeartiges Netz von Biegungs- und Berstungsbrüchen erkennen (Abb. 84).

Es ist mitunter von ausschlaggebender Wichtigkeit, festzustellen, ob nur *eine* Gewalt auf den Schädel eingewirkt hat oder mehrere. Erkennt man 2 voneinander unabhängige oder nur wenig ineinander übergehende Systeme solcher Bruchlinien, so spricht dies für die Einwirkung von mindestens 2 Gewalten. Man kann mitunter auch einiges über die *Priorität* der Schädelbrüche aussagen. Die später entstehende Schädelfissur, die auf eine bereits bestehende auftrifft, hört hier auf und kreuzt sie nicht mehr. Entsprechendes kann man auch experimentell an Glasplatten durchführen. In den beiden Bruchliniensystemen der Abb. 85 ist das linksgelegene, wie sich deutlich ergibt, zuerst entstanden. Die praktische Verwertbarkeit dieser von PUPPE gefundenen Gesetzmäßigkeit mag allerdings dadurch bis zu einem gewissen Grade eingeschränkt sein, daß wahrscheinlich auch bei einmaliger Gewalteinwirkung Fissuren in Zwischenräumen von Bruchteilen von Sekunden auftreten können, so daß man gelegentlich auch dann, wenn nur *eine* Gewalt eingewirkt hat, beobachten kann, wie die eine Fissur die andere nicht mehr kreuzt, sondern aufhört. Bei meiner praktischen Tätigkeit habe ich jedoch 2 Fälle untersuchen können, in denen die Verhältnisse der beiden Bruchliniensysteme so deutlich waren, wie bei dem Glastafelversuch in Abb. 85. Ich glaubte hier die Auffassung verantworten zu können, daß es sich um 2 Schläge handelte und daß der eine der Schläge später entstanden sein mußte.

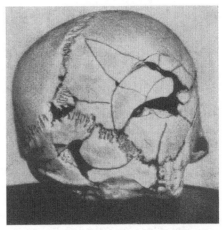

Abb. 84. System von Biegungs- und Berstungsbrüchen, ungefähr an der Stelle der Gewalteinwirkung; Mord durch Schlag mit einem großen Stein. (Nach NEUGEBAUER, Handwörterbuch der gerichtlichen Medizin, S. 624, Abb. 2.)

Bei Einwirkung von schweren Gewalten, etwa bei Zermalmungen, aber auch bei Einwirkung von mehreren umschriebenen leichteren Gewalten, z. B. bei wiederholten Schlägen auf den Kopf, ist die Zertrümmerung des Schädeldaches mitunter so weitgehend, daß bei der Leichenöffnung Rekonstruktionen nicht möglich sind. Besteht hier Verdacht auf eine strafbare Handlung, so ist es unerläßlich, zwecks Klärung der Schuldfrage den Kopf der Leiche zu asservieren (selbstverständlich nach vorher eingeholter Erlaubnis der Justizbehörde), den Schädel zu macerieren und ihn dann als Präparat, sei es durch Anwendung von Klebstoff, sei es durch Anwendung von Draht zusammenzusetzen. Nur auf diese Weise gelingt es in fraglichen Fällen, das Bruchliniensystem einwandfrei zur Darstellung zu bringen. Es muß aber nochmals betont werden, daß gerade in solchen Fällen die genaue Untersuchung und das Asservieren der Kopfschwarte nicht ver-

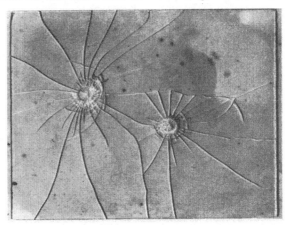

Abb. 85. Glastafelversuch; 2 Hammerschläge auf die gleiche Glasplatte führten zu 2 Bruchliniensystemen; die Fissuren des rechts gelegenen Systems hören an einer Fissur auf, die vom links gelegenen System stammt. Das links gelegene Bruchliniensystem ist daher zuerst entstanden.

gessen werden darf. Die Erfahrung lehrt, daß ihre Untersuchung manchmal aufschlußreicher ist, als die des Schädels.

Für einen Sturz oder eine andere Gewalteinwirkung auf das Hinterhaupt ist bis zu einem gewissen Grade die Entstehung einer sagittal verlaufenden Basisfraktur charakteristisch, die am Os occipitale ungefähr an der Stelle der Gewalteinwirkung beginnt. Dies wird meist durch das Vorhandensein von entsprechenden Veränderungen in der Kopfschwarte und auch am Gehirn (Countrecoup-Herd) bestätigt (FIGGE).

Nicht immer ist es leicht, *feine* Fissuren der Schädelbasis zu finden; sie können mitunter mit den Gefäßrillen des Schädels verwechselt werden. Symmetrie der fraglichen Verletzung spricht im allgemeinen gegen das Vorliegen einer Fissur. Im Zweifel ist es zweckmäßig, die fragliche Stelle mit Blut zu benetzen und das Blut nachher mit einem Schwamm abzuwischen. Handelt es sich um eine Rille, so haftet das Blut nicht, während es bei einer Fissur haften bleibt. Man kann zu dieser Untersuchung auch eine Methylenblaulösung oder eine andere Farblösung benutzen (BENEKE).

Alte Impressionen des Schädels sind meist noch sehr lange, wenn nicht immer zu erkennen. Dagegen können einfache Schädelfissuren schon nach wenigen Wochen so ausgeheilt sein, daß sie bei der Leichenöffnung nicht aufzufinden sind.

Als Folge von Gewalteinwirkungen auf den Schädel kommen auch Lockerungen der Nähte vor. Man spricht dann von *Nahtdiastasen*.

Die Frage der *vitalen Reaktion* der Schädelbrüche weist einige Sonderheiten auf, so daß eine spezielle Besprechung erforderlich ist. Es gelten zunächst die gleichen Gesichtspunkte, die über die vitale Reaktion des Knochens S. 307 mitgeteilt wurden. Von französischer Seite ist auf die Entstehung von Blutungen in der Diploe hingewiesen worden. Sie sollen ein Zeichen vitaler Reaktion sein, man soll sie in Durchsicht bei starker Beleuchtung erkennen können (Diaphanographie). Bei Nachuntersuchungen hat sich jedoch herausgestellt, daß diese Methode praktisch nicht verwertbar ist. Auch beim Fehlen von Diploeblutungen kommt es zu Schattenbildern, die nicht immer auf dem Vorhandensein von Blutungen zu beruhen brauchen (PANNING). Weiterhin ist vorgeschlagen worden, vermutete Diploeblutungen infolge Einwirkens von stumpfer Gewalt, die auch ohne Entstehung von Schädelfissuren zustande kommen können, durch Aufschlagen mit einem breiten Meißel und durch Betupfen mit Schwefelammonium so darzustellen, daß das im Blute anwesende Hämosiderin eine Dunkelfärbung verursacht (BENEKE). Der positive Ausfall würde das Vorhandensein einer *älteren* Blutung beweisen, da sich in ihr bereits Hämosiderin gebildet hat.

Findet man Schädelfissuren, die einen Beschuldigten erheblich belasten, so wird mitunter die Frage aufgeworfen, ob sie nicht durch Unvorsichtigkeiten bei Eröffnung des Schädels zustande gekommen sind (PFREIMTER). Es muß dringend geraten werden, daß der Obduzent in solchen Fällen die Kopfschwarte selbst abzieht und daß er darauf achtet, daß bei der Ablösung des Periost mit dem Raspatorium nicht Scharten zustande kommen. Jedes Meißeln beim Aufsägen des Schädels wird man in solchen Fällen unterlassen müssen. Handelt es sich um frische Schädel, so liegt nach nicht veröffentlichten Untersuchungen von CORTAIN allerdings keine besondere Gefahr vor, daß Fissuren zustande kommen, die man ihrer Gestalt nach mit vital entstandenen verwechseln kann; es entstehen höchstens Absprengungen in der Nähe der Sägefläche, die als solche charakteristisch sind und mit vitalen Verletzungen kaum verwechselt werden können. Anders liegt aber die Sache, wenn man skeletierte alte Schädel oder Schädel von hochgradig faulen Leichen eröffnet, ohne auf Meißelschläge zu verzichten. Dann können tatsächlich am Schädel Fissuren zustande kommen, von denen man nachher nicht weiß, ob sie vital aufgetreten sind oder Kunstprodukte darstellen. Bei Schädeln nimmt die Brüchigkeit nach dem Tode mehr und mehr zu. Findet man in Fissuren von Leichen, deren Schädel schon skeletiert ist, *Haare* eingeklemmt, so weiß man, daß zur Zeit der Entstehung der Fissur die behaarte Kopfhaut noch vorhanden war. Dieser Befund beweist nicht gerade vitale Entstehung der Verletzung, deutet aber doch darauf hin. Hat sich Fettwachs gebildet, so kommt es vor, daß auch nach Skeletierung des Schädels Haare am Knochen in der Gegend der Nähte oder an anderen Stellen kleben bleiben. Dadurch kann fälschlich der Eindruck erweckt werden, daß eine Fissur oder Nahtdiastase vorlag, in die die Haare eingeklemmt waren (HOLZER). Kritische Untersuchungen, am besten mit der Lupe, sind daher erforderlich. Erscheinen die Fissurflächen von Schädeln, die bei Erdarbeiten zufällig aufgefunden wurden, im Gegensatz zu der erdgrauen Farbe des Schädels auffällig hell, etwa so hell wie die angelegte Sägefläche, so spricht das für postmortale Entstehung der Fissur beim Ausgraben (Abb. 86). Spatenverletzungen sind meist ohne weiteres an den gerade verlaufenden Absprengungen und Scharten erkennbar.

Sowohl bei Knochenfissuren als auch bei Hautwunden ist es erforderlich, darauf zu achten, ob sich in den Wunden oder Fissuren nicht zum menschlichen Körper gehörenden Fremdkörper vorfinden, z. B. Eisensplitterchen, Rost, Erdpartikelchen, Glasspuren usw. Sie können sehr wichtige Hinweise auf den Tathergang geben. Dies ist besonders

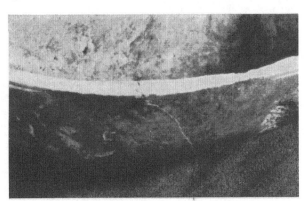

Abb. 86. Helle Farbe der Bruchlinien, fast so hell wie der Sägeschnitt, an einem bei Erdarbeiten aufgefundenen alten Schädel, beweist postmortale Entstehung der Fissur.

wichtig bei Ermittlung von Verkehrsunfällen. Das Auffinden von Erdteilchen in einer Schädelfissur hat einmal auch die Feststellung ermöglicht, daß ein Schädelbruch durch Fall auf den harten Erdboden und nicht durch einen Schlag entstanden war (NIPPE u. a.).

Beurteilung von Spuren von Hiebverletzungen am Schädel.

Bei der Besprechung der Schädelbrüche bedürfen die *Hiebverletzungen* einer besonderen Erörterung. Die in den Schädel eindringende Axt erzeugt an ihm unter Umständen eine keilförmige Wunde, die ziemlich glattrandig ist, sie kann an einem oder beiden Rändern auch terrassenförmige Einbrüche aufweisen. Von den Winkeln des Knochenspaltes aus können feine Knochensprünge mehr oder minder weit in den Knochen hineinziehen. Mitunter kommen auch Abhiebe eines Teiles des Schädeldaches vor; die Bilder können erheblich wechseln. Bei flachen Hieben kommt es gelegentlich zu Depressionen, die losgelösten Knochensplitter können sekundär einheilen. Derartige Verletzungen sind noch sehr lange, ja immer zu erkennen. Ist ein Schädel in viele Teile zertrümmert worden, liegen womöglich noch Gehirnteile neben dem Schädel, so spricht dieser Befund viel eher für eine Nahschußverletzung mit rasantem Geschoß (Gewehr), als für die Folge von stumpfen Gewalten, etwa Kolbenhieben (s. S. 549).

Gerade die Hiebverletzungen mit Äxten, Faschinenmessern oder ähnlichen Werkzeugen ermöglichen manchmal eine einwandfreie *Identifikation* des Instrumentes; sie wird dadurch ermöglicht, daß Scharten oder sonstige Sonderheiten der Waffe im abgehauenen Knochen zu erkennen sind. Das gleiche gilt übrigens nicht nur für Verletzungen an Menschen, sondern auch für den sog. *Baumfrevel*, wenn Bäume mit Äxten angeschlagen werden. Es ist ein Verdienst von KOCKEL (zit.

nach G. Strassmann, hier und bei Dettling weitere Literatur), auf diese Verhältnisse aufmerksam gemacht zu haben.

Aus Wachs und Paraffin (100 Teile geschmolzenes weiches Wachs mit 75 Teilen Zinkweiß werden im Wasserbad erhitzt und auf Mull in Platten gegossen) wird eine sog. Schabeplatte hergestellt, die in einen geeigneten Halter eingespannt wird. Das fragliche Werkzeug wird in den Schlitten eines Mikrotoms eingespannt und auf der Schabeplatte hin und her gezogen. Man kann ebenso die Schabeplatte mit dem Instrument anhauen. Alsdann vergleicht man unter Herstellung photographischer Vergrößerungen oder auch direkt unter dem Vergleichsmikroskop die Rillen oder sonstigen Abdrücke auf der Schabeplatte mit einschlägigen Veränderungen auf dem zu untersuchenden Objekt. Man muß bei seitlicher Beleuchtung photographieren. Auch sind für derartige Untersuchungen besondere Vergleichsapparaturen konstruiert worden. Unter Umständen kommt man auch so weiter, daß man sowohl von dem Instrument als auch von dem angeschlagenen Knochen bei schräger Beleuchtung vergrößerte Lichtbilder herstellt und sie aneinanderpaßt (Korpassy und Takacs u. a.).

Es ist oben darauf hingewiesen worden, daß bei Vorhandensein von geformten direkten Schädelbrüchen die Maße des Knochendefektes meist nicht genau mit denen des Instrumentes übereinstimmen. Trotzdem ist es in einer Reihe von Vorfällen möglich gewesen, bei kritischer Berücksichtigung der Verhältnisse das Instrument (Hammer, Hacke, Axt, Schraubenschlüssel usw.) mit einem Grad von Wahrscheinlichkeit zu identifizieren, der die Aufklärung eines Verbrechens herbeiführte oder wesentlich dazu beitrug (Schrifttum s. Literaturverzeichnis).

Hirnhäute.
Folgen mechanischer Einwirkungen.
Durchtrennung.

Bei der Entstehung von Knochenbrüchen und Fissuren im Bereiche der Schädelkapsel wird mitunter auch die Dura zerrissen. Sie kann sich bei Entstehung der Ruptur in die Fissur einklemmen. Derartiges sehen wir häufiger bei Fissuren der Schädelbasis.

Traumatische Blutungen im Bereiche der Hirnhäute.
Extradurale Blutungen.

Der Prototyp der *extradural* gelegenen Kreislaufstörung nach Kopftrauma ist das *epidurale Hämatom*. Es entsteht dadurch, daß eine der Meningialarterien, die auf der Dura verlaufen, rupturiert, so daß sich Blut zwischen Knochen und Dura ansammelt. Die Blutung kann nach und nach so groß werden, daß das Gehirn komprimiert wird; diese Kompression führt zum Tode. Am besten bringt man diese Verhältnisse bei der Sektion zur Darstellung, wenn man nach Aufsägen des Schädels das Gehirn in einem Horizontalschnitt durchtrennt (F. Reuter). Man erkennt dann, wie die Hirnsubstanz durch das Hämatom nach der Seite gedrückt wird, wie der Hirnspalt seitlich verschoben und die Ventrikel deformiert sind (Abb. 87). Im Bereiche des Hämatoms selbst findet man geronnenes und flüssiges, entweder frischrotes oder, bei älteren Hämatomen, bräunliches Blut. Kommt es auf eine Zeitschätzung an, so ist eine mikroskopische Untersuchung des Hämatoms mit Herstellung von Eisenfärbung unerläßlich. (Näheres über diese Zeitschätzung s. Abschnitt vitale Reaktion, S. 250, ferner S. 299 und 326). Das Hämatom entsteht meist an der Seite der Gewalteinwirkung. Es darf aber auch nicht außer acht gelassen werden, daß es bei elastischen Schädeln von Jugendlichen unter Umständen auch an der entgegengesetzten Seite zustande kommen kann (Melchior, zit. nach Neugebauer). Nach dem Material von K. Simpson liegt es meist in der Temporalgegend (54%), seltener in der hinteren Scheitelgegend (12%), noch seltener in der Hinterhauptsgegend. Da der Schädel des Erwachsenen so starr ist, daß für die Entstehung eines Bruches eine Deformation nicht die Voraussetzung darstellt (K. SIMPSON), ist es erklärlich, daß Hirnverletzungen, insbesondere örtliche Hirnverletzungen, meist fehlen; auch brauchen Schädelfrakturen nicht unbedingt vorhanden zu sein. Große, das Leben bedrohende Hämatome zwischen Schädelkapsel und Dura entstehen meist im mittleren Lebensalter (F. REUTER). Hier ist die Haftung der Dura am Knochen eine lockere, während sowohl bei Jugendlichen als auch bei Greisen die Dura schwer vom Knochen abzulösen ist. Ein gewöhnlicher Sturz unter Auffallen auf die Schläfengegend, ein Gegenrennen mit dem Kopf auf einen harten Gegenstand, ein zufälliger Schlag mit einem stumpfen Gegenstand kann zu einer derartigen Ruptur führen. Das Trauma ist mitunter nicht sonderlich auffallend. Klinisch charakteristisch ist das sog. *freie Intervall*. Es kommt dadurch zustande, daß die Blutung zunächst so klein ist, daß sie keine Beschwerden verursacht. Die Dauer des Intervalls ist außerordentlich verschieden.

Sie kann 3—24 Std betragen, selten 2 Tage (NEUGE-BAUER), in vereinzelten Fällen kann es auch ganz fehlen (MCKENZIE). Bei länger andauerndem Intervall soll die Prognose ungünstiger werden, in der Regel währt es einige Stunden. Es fehlt aber im Schrifttum auch nicht an Angaben, nach denen das Intervall Monate, ja selbst Jahre dauern soll. DEMME meint ein solches von 8 Monaten beobachtet und durch Operationsbefund nachgewiesen zu haben; hierbei muß allerdings zur Diskussion gestellt werden, ob ein Operationsbefund immer sichere differential-diagnostische Ergebnisse erzielt. Ein epidurales Hämatom kann spontan ausheilen, und zwar unter Bildung einer epiduralen Cyste, die vielfach mit Hämosiderin ausgekleidet ist. Kommt es bei einer derartigen Veränderung im Innern des Schädels aus

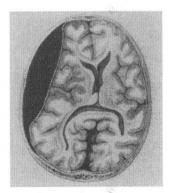

Abb. 87. Epidurales Hämatom. (Aus F. REUTER, Lehrbuch der gerichtlichen Medizin, S. 429. Abb. 86).

geringfügigen Gründen zu einer Hirnschwellung, so ist damit eine Todesursache gegeben (NEUGEBAUER). Entsprechend der Ausbreitung der A. meningea kommen epidurale Hämatome auch im Stirnhirn vor (OKONEK). Bei Ruptur eines Sinus treten sie auch basal auf, auch ohne von oben her auf die Schädelbasis fortgeleitet zu sein. Sehr lange Intervalle erklärt man durch das Auftreten von Sickerblutungen. Mitunter hat das Trauma auch keine unmittelbare Ruptur eines Arterienastes verursacht, sondern nur Nekrosen in der Arterienwandung, die späterhin rupturieren und infolge Thrombenbildung zu langsam fortschreitenden Sickerblutungen führen. LAAS hat durch gründliche Serienschnitt-Untersuchungen derartige Nekroseherde nachgewiesen.

Bezüglich der klinischen Erscheinungen ist zu erwähnen, daß das Trauma selbst zumeist überhaupt keine Folgen zu haben braucht; doch können sich auch die Erscheinungen einer leichten Hirnerschütterung bemerkbar machen. Nach Ablauf des Intervalls treten allmählich Kopfschmerzen, Schläfrigkeit und Müdigkeit ein, die in einen Zustand von tiefer Bewußtlosigkeit mit schnarchender Atmung und Pulsverlangsamung übergeht. Durch diese Eigenart der klinischen Erscheinungen ist es zu erklären, daß der Verunglückte vielfach fern von dem Ort der Gewalteinwirkung bewußtlos wird.

Die Kasuistik über derartige Vorfälle ist sehr groß. Wir haben einen Vorfall beobachtet, bei dem ein Radfahrer infolge Ausbrechen eines Wirbelwindes einen Baum angefahren hatte und umgefallen war. Wie Kinder beobachtet hatten, war er selbst aufgestanden, hatte mit den Kindern gescherzt und war dann weitergefahren. 5 km von dieser Stelle entfernt fand man ihn tot im Straßengraben liegend. Er hatte sein Rad noch an den Baum gestellt, war offenbar abgestiegen und wollte ausruhen, weil die Beschwerden des Hirndrucks einsetzten.

Wenn Betrunkene sich beim Fallen Kopfverletzungen zuziehen und sie späterhin bewußtlos in ein Krankenhaus eingeliefert werden, so entsteht die Gefahr, daß der Krankenhausarzt den Betreffenden nur für betrunken hält und womöglich die Aufnahme verweigert. Der scheinbar Betrunkene wird nach Hause gefahren und am nächsten Morgen tot zu Hause vorgefunden (2 eigene Beobachtungen).

Fälle, wie die zuletzt erwähnten, führen mitunter zu Vorwürfen, Strafanzeigen und zivilrechtlichen Haftpflichtansprüchen gegen den beteiligten Arzt. Hat etwa der Arzt den scheinbar Betrunkenen überhaupt nicht untersucht, sondern ohne Untersuchung die Aufnahme in ein Krankenhaus verweigert, so wird man sein Verhalten im Gutachten vom ärztlichen Standpunkt aus beanstanden müssen. Um so wichtiger und entscheidender wird dann die Frage, ob man den Kausalzusammenhang zwischen den Unterlassungen des Arztes und dem eingetretenen Tod mit der im Strafrecht notwendigen, an Sicherheit grenzenden Wahrscheinlichkeit (99%) bejahen muß. Bei Beurteilung dieser Frage ist die *Prognose* der epiduralen Hämatome bei ärztlicher Behandlung wichtig. Die Literaturangaben wechseln erheblich. Die Mortalität schwankt zwischen 64 und 26%. In Sonderfällen werden sogar nur 5% angegeben (Einzelheiten bei RAAF). Aber auch bei Zugrundelegung der günstigsten Zahl wird man in einschlägigen Fällen den Kausalzusammenhang nicht mit der im deutschen Strafrecht erforderlichen Sicherheit beweisen können, wenn nicht im Einzelfall einmal ganz besondere Verhältnisse vorliegen.

Intradurale Blutungen.

Weitere Blutungen können entstehen innerhalb der Schichten der Dura (*intradurale Blutung*) oder im Bereiche der weichen Hirnhäute, und zwar hier entweder in das lockere Gewebe der Arachnoidea (*intermeningeale Blutung*) und vor allen Dingen in den subduralen Raum zwischen Dura und Arachnoidea als sog. *subdurale* Blutung.

Blutungen innerhalb der Schichten der Dura.

Wenn man von der später zu besprechenden Pachymeningitis haemorrhagica interna (S. 326) absieht, haben die traumatischen intraduralen Blutungen weder für die Todesursache noch für die Rekonstruktion des Tatherganges eine besonders große Bedeutung. Wir sehen sie makroskopisch nicht selten bei Neugeborenen. Auch sonst kommen sie unter Umständen als Nebenbefunde nach Schädelverletzungen vor, wobei man durchaus nicht immer sicher ist, ob es sich nicht um eine agonale Blutung handelt (näheres Schrifttum s. LINK).

Subdurale Blutungen.

Eine um so größere Bedeutung hat die *subdurale Blutung*. Blutungen in den Subduralraum können aus rupturierten arteriellen Gefäßen der Hirnoberfläche, insbesondere der Hirnbasis stammen.

Systematische Untersuchungen der einschlägigen Verhältnisse nach Einwirkung stumpfer Gewalt ergaben, daß die Schlagadern im Inneren des Schädels durch das Klaffen eines Schädelsprunges oder durch eingetriebene Knochensplitter verletzt werden können. Am häufigsten geschieht dies bei der A. carotis interna. Aber auch ohne Entstehung eines Schädelbruches können die Arterien durch Schleuderung des Gehirns heftig gezerrt werden. Dabei sind die Brückenstrecken der Arterien, die vom Schädelgrund zum Gehirn ziehen, besonders gefährdet; sie können abreißen. Zerrungsverletzungen der Aa. basilaris und vertebrales kommen vor allem bei Verletzung des Bandapparates zwischen Wirbelsäule und Schädel vor. Auch sind verheilte Elasticarisse nachgewiesen worden, ohne daß es zu einer Blutung gekommen war. Tödliche Thrombosen der Hirnarterien nach Kopftraumen ohne erkennbare Veränderungen der Gefäßwand sind gutachtlich schwierig und mit Vorsicht zu beurteilen (KRAULAND, hier weitere Literatur, ferner FRITZ, SCHMIDT, WALCHER).

Zu berücksichtigen ist weiterhin, daß bereits bestehende Aneurysmata am Schädelgrunde, wie sie an der Teilungsstelle von Arterien vorkommen, gelegentlich eines mitunter nicht sonderlich heftigen Trauma rupturieren und zu einer tödlichen intracerebralen Blutung Anlaß geben können (S. 194). Diese Blutung sitzt nicht nur subdural, sondern auch intrameningeal. Es ist wichtig, bei der Leichenöffnung die Rupturstelle sichtbar zu machen. Man geht am besten so vor, daß man schon am frischen Präparat das Blut im Subduralraum und innerhalb der Meningen vorsichtig fortspült und dann nach dem Aneurysma und seiner Rupturstelle sucht. In der Anwendung der Sonde sei man sehr zurückhaltend; ist eine Klärung bei der Sektion nicht möglich, so muß das Gehirn in Formalin asserviert werden. Eine in Ruhe vorgenommene Präparation führt mitunter zu eindeutigen Ergebnissen.

Durch Beobachtungen von KRAULAND u. a., die zum Teil aus neuester Zeit stammen, ist sichergestellt, daß ein Aneurysma am Schädelgrunde auch durch ein Trauma entstehen kann, doch ist dies sehr selten. Es hat sich hier um Aneurysmata falsa gehandelt, die Wandung bestand aus Fibrinmassen, die von adventitiellem Gewebe überzogen waren. Daß mitunter auch die nicht häufige Anomalie einer spitzen Abwinkelung des Keilbeinflügels schon bei geringer Gewalteinwirkung eine zum Tode führende Blutung im Subduralraum herbeiführen kann, zeigt eine Beobachtung von INOUYE und Mitarbeiter.

Für die Begutachtung können sich aus diesen Erkenntnissen heraus erhebliche Schwierigkeiten ergeben. Besteht zwischen Unfall und Tod kein wesentlicher Zeitraum, so weiß man nicht recht, ob die Ruptur nicht spontan erfolgte und der Unfall eintrat, weil sich die ersten klinischen Anzeichen der Ruptur bemerkbar machten. Ist dies aber nach den ganzen Umständen unwahrscheinlich, besteht z. B. ein gewisser, wenn auch nur geringer zeitlicher Zwischenraum zwischen dem Unfall und dem Beginn der klinischen Erscheinungen und ergibt sich aus dem makro- und mikroskopischen Leichenbefund, daß es sich um ein altes Aneurysma handelt, das frisch rupturiert ist, so wird man Kausalzusammenhang annehmen müssen. Besteht zwischen Unfall und Beginn der klinischen Erscheinungen ein langer Zwischenraum, Wochen oder Monate, so kommt eher eine traumatische Entstehung des Aneurysma in Frage, was unter Umständen durch den mikroskopischen Befund bewiesen werden kann (KRAULAND). Ergibt der Leichenbefund keinen hinreichend sicheren Aufschluß, so kommt die Annahme eines Kausalzusammenhanges (allerdings nur im Versicherungsrecht) in Frage, wenn das Trauma von einer gewissen Schwere war, wenn ihm Kommotionserscheinungen folgten, wenn bei längerem Zwischenraum Brückensymptome bestanden und pathologische Veränderungen, die auf Entstehung eines natürlichen Aneurysma hinweisen (Arteriosklerose, Infektionskrankheiten, Endokarditis, Lues, Bleivergiftung usw.) fehlen. Man muß sich bei allen diesen Erwägungen vor Augen halten, daß eine nicht traumatische Entstehung und eine nicht traumatische Ruptur des Aneurysma a priori am wahrscheinlichsten sind (s. plötzlicher Tod aus natürlicher Ursache, S. 194). Es gibt aber Ausnahmen.

Sieht man von derartigen Blutungen aus Arterien der Schädelbasis ab, so kann es in den Subduralraum bluten aus zerissenen Ästen der Epiduralarterien, wenn die Dura völlig durchtrennt ist, aus Zereißungen der Schichten der Pia und Arachnoidea und aus Verletzungen und Kontusionsherden des Gehirns. Viel besprochen wird auch die Möglichkeit einer Ruptur der sog. Brückenvenen, die durch den subduralen Raum von der Pia zur Dura ziehen. Gerade elatische Schädel scheinen nach allgemeiner Auffassung, die vieles für sich hat, so hochgradig deformiert werden zu können, daß diese Venen einreißen. Außerdem mag auch die durch den Liquor gehende Stoßwelle an den Venen zerren. Das Vorkommen solcher Blutungen aus Brückenvenen wird freilich von LINK neuerdings bestritten. Doch ist das letzte Wort hierüber noch nicht gesprochen. Wir haben bei vorsichtiger Anwendung der Sektionstechnik nach OSTERTAG (Abziehen der Dura in mehreren Zipfeln nach Anlegung von Medianschnitten zu beiden Seiten des Längsblutleiters, s. S. 329) gelegentlich Einrisse an kleinen Brückenvenen gesehen, an denen ein Gerinnsel hing. Die subduralen Blutungen können ebenso wie die epiduralen Hämatome beim Fehlen von Schädelfrakturen zustande kommen; doch ist dies verhältnismäßig selten. Im allgemeinen ist das Trauma, das zur Entstehung einer subduralen Blutung führt, ein erheblicheres als bei der

Entstehung des epiduralen Hämatoms. Es kommen Intervalle vor, doch sind sie meist nicht so deutlich, weil sie durch die gleichzeitig entstandene Commotio oder Contusio verdeckt werden. Diese Blutungen führen nur selten zur Raumbeengung, nach dem Material von LINK in 4%. Wenn aber die Raumbeengung zum Tode führt, so scheint das Intervall im großen und ganzen verhältnismäßig kurz zu sein. Es betrug nach dem großen Material, das LINK gesammelt hat, 1—3 Tage, doch ist es meist noch viel kürzer (HAUSBRANDT).

Wir verdanken LINK eingehende Studien an großem Material über das weitere Verhalten der subduralen Blutung, über ihre Organisation und die Endzustände. Er teilt die Folgezustände der subduralen Blutung in 3 Stadien ein. Im 1. Stadium gerinnt das Blut und wird nekrotisch, im 2. Stadium wird es resorbiert und organisiert, im 3. Stadium zeigen sich die Restzustände. Die Stadien können weitgehend ineinander übergehen. Genaue Zeitangaben sind nicht möglich. Die zeitlichen Verhältnisse hängen auch von der Größe der Blutung ab. Im 1. Stadium, das bis zu einigen Tagen dauert, wird das Blut zähflüssig. Es ist aber noch von der Dura abwischbar; sie behält an der Innenfläche ihre Eigenfarbe und bleibt feucht und glänzend. Geronnenes Blut wurde von LINK frühestens 23 Std nach dem Unfall vorgefunden. Mikroskopisch erkannte man in den peripheren Abschnitten einen fast zellenlosen Fibrinschleier. Vom 4. Tage ab waren Nekroseerscheinungen zu beobachten, sie gehen makroskopisch mit dem Auftreten schmutziger Farbtöne einher: Die Erythrocyten haben ihre Scheibenform aufgegeben, sie sintern zusammen, das Hämoglobin wird ausgelaugt.

Das 2. Stadium, das, wie erwähnt, durch Abbau- und Resorptionserscheinungen sowie durch die Organisation des Gerinnsels gekennzeichnet ist, kann nach LINK vom 3. Tage an histologisch sichtbar sein. In den duranahen Teilen des Gerinnsels treten Fibrocyten auf, die im weiteren Verlauf in die tieferen Schichten der Blutung hineinwandern. Sie wirken als Makrophagen und nehmen körniges Hämosiderin auf. Den genauen Zeitpunkt der Hämosiderinbildung hat LINK nicht angegeben. Doch ergibt sich aus einer Beobachtung von G. STRASSMANN, daß sie nach 6 Tagen, aus Mitteilungen von HALLERMANN und ILLCHMANN-CHRIST, daß sie wohl schon nach 3—4 Tagen möglich sein kann (genaueres S. 250). Die Phagocytose geht nicht nur von der Dura aus, man findet auch, aber wohl erst später, in den Astrocyten, Hortegazellen und Ganglienzellen der Hirnrinde phagocytiertes Pigment. Etwa vom 6. Tage an war nach den Beobachtungen von LINK die Blutung von einem zelligen Netzwerk durchsetzt, das er mit Hilfe von Silberfärbungen nachgewiesen hat. Die organisierenden Zellen dringen nicht nur von der Dura aus in das Gerinnsel ein, sondern auch von der pialen Seite. Sie müssen also aus der Arachnoidea stammen. In den Anfangsstadien des Eindringens kann manchmal der Eindruck eines sackartigen Abschlusses des Gerinnsels entstehen; doch verschwindet dieses Bild im Zuge der weiteren Organisation. Nach und nach entstehen innerhalb des Gerinnsels papilläre Gefäßbrücken, Ansammlungen von Lymphocyten und Leukocyten fehlen. Im Gerinnsel in der Nähe der Dura beobachtet man mitunter spaltförmige Hohlräume. In der Dura selbst kommt es nur im Bereiche ihrer Oberfläche zu einer fibrocytären Reaktion und einer Speicherung von Blutpigment. Die tieferen Gewebsschichten bleiben nach LINK unbeteiligt.

Das 3. Stadium, nämlich das Endstadium, tritt in 3 Formen auf: als Pigmentierung der Dura, als Neomembran und als Schwarte. Die *Pigmentierung* tritt makroskopisch als nicht abwischbare, flächenhafte Sprenkelung zutage. Mikroskopisch erkennt man meist intracellulär, aber auch extracellulär gelegenes Blutpigment. Die Endothelzellen sind meist reichlich pigmentbeladen. Die *Neomembran*, die LINK gelegentlich schon knapp nach 2 Wochen vorgefunden hat, tritt als feines, wie ausgewalzt aussehendes Häutchen von brauner bis rostbrauner Farbe auf. Es läßt sich meist von der Unterfläche der Dura ablösen und besteht mikroskopisch aus einem endothelialen Grundstoff und fibrocytären Elementen. Die Zellen enthalten reichlich Blutpigment. Mikroskopisch ist die Neomembran auch von Capillaren durchsetzt. Ihre Dicke beträgt $^1/_6$ bis $^1/_7$ der Dura. Bei der *Schwartenbildung* erkennt man makroskopisch eine bräunliche Verdickung der Dura, nach größeren Blutungen kommt es zur Ausbildung einer regelrechten braunen Blutschwarte. Sie ist sowohl mit der Dura als auch mit der Hirnoberfläche verwachsen. Mikroskopisch weist sie gelegentlich noch unorganisierte nekrotische fibrinreiche Massen auf.

Pachymengitis haemorrhagica interna.

Im Zusammenhang mit der subduralen Blutung muß die sog.*Pachymeningitis haemorrhagica interna* besprochen werden, die zuletzt gleichfalls von LINK an großem Material studiert wurde. Sie findet sich in jedem Alter und stellt eine Erkrankung dar, die sich *innerhalb* der Gewebsschichten abspielt; dies ist auch neuerdings von KRAULAND bestätigt und anschaulich gemacht worden. Im Anfang des Erkrankungsprozesses erkennt man an der Innenfläche der Dura braunrötliche Verfärbungen; sie sind herdförmig oder spritzerartig. Schreitet der Prozeß weiter fort, so sieht man mit bloßem Auge Blutungsherde, die sich vorwölben. Diese Blutungen können konfluieren und schließlich zur Ausbildung eines mehr oder minder großen Blutsackes führen, der über einer, manchmal auch über beiden Hemisphären liegt und als *Haematoma durae matris* bezeichnet wird. Sowohl innerhalb des Hämatoms, aber auch in nicht so weit vorgeschrittenem Stadium erkennt man makroskopisch sulzige, bräunlichgelbe, tapetenartige Auflagerungen, die vielfach geschichtet sind (SCHMINCKE). Das Hämatom kann größer und größer werden und den intracerebralen Raum so beengen, daß der Tod eintritt.

Die Histologie dieser merkwürdigen Erscheinung ist in der gleichen Monographie, in der die subdurale Blutung geschildert wird, von LINK an insgesamt 556 Fällen auch histologisch eingehend studiert worden. Nach diesen Befunden handelt es sich um *degenerative* Veränderungen, die nur in der inneren fibrösen Duraschicht sitzen. Die Kerne der Bindegewebszellen verfallen der Pyknose und Karyorhexis, die Fasern werden schichtweise aufgelockert und zerbröckeln. Der schollige Zerfall der Fasern ist aber vielfach nur bei Anwendung von Versilberungsmethoden zu erkennen. Neben diesen degenerativen Veränderungen findet man (wohl ähnlich wie bei der Organisation der subduralen Blutung) Fibrocyten und Histiocyten. Doch findet man nach der Darstellung von LINK zusätzlich „verhältnismäßig große, meist ovale Elemente mit kleinen Kernen, die im Querschnitt wie Lymphocyten aussehen können; daneben gibt es auch Zellen mit großen blassen ovalen Kernen fast ohne Protoplasmaleib. Sie liegen in Gruppen reihenförmig entlang den aufgespaltenen Fasern und sind vielfach nur in Schnitten zu erkennen, die aufeinander senkrecht stehen. In diesen Zellen ist auch eine feinkörnige Fettspeicherung zu erkennen". Als weiteres kennzeichnendes Merkmal dieser Erkrankung bezeichnet LINK die Vermehrung der capillären Gefäße. Sie treten ganz unregelmäßig in allen Abschnitten der veränderten Dura-Innenschicht auf. Die äußere fibröse Schicht der Dura bleibt von den Veränderungen unberührt. Hat sich ein Haematoma durae matris entwickelt, so besteht die Innenwand dieses Sackes aus pachymeningitisch verändertem Bindegewebe in der geschilderten Form, während die Außenwand unverändertes Duragewebe zeigt. Die Innenwand dieses Sackes würde demnach die beschriebenen degenerativen Veränderungen aufweisen. Durch wiederholte Blutungen kommt es zu einer Zerreißung des pachymeningitischen Gewebes. Es scheiden sich Fibrinschichten ab, und es können Bilder entstehen, die an den Versuch einer Organisation des Hohlraumes erinnern. Das Wesentliche der pachymeningitischen Prozesse besteht, wie bereits hervorgehoben, darin, daß sie sich innerhalb der Dura abspielen und daß auch das Haematoma durae matris *überall von Duragewebe umgeben* ist.

Es ist im Schrifttum fast schon zu einer landläufigen Auffassung geworden, daß ein subdurales Hämatom sich durch Organisationsvorgänge sackartig abkapseln kann, so daß man es von dem hier beschriebenen Haematoma durae matris nicht mehr unterscheiden kann. Diese Auffassung ist von klinischer Seite insbesondere von HANKE vertreten worden. Aber auch von pathologisch-anatomischer und gerichtsmedizinischer Seite neigt man zum mindesten der Auffassung zu, daß eine subdurale Blutung durch Abkapselung chronisch werden und sich durch spätere Sickerblutungen vergrößern kann. Solche Möglichkeiten werden im Überblick von NEUGEBAUER und zuletzt in den Arbeiten von ILLCHMANN-CHRIST zum mindesten offengelassen, während MATZDORFF solche Übergänge nur bei Menschen annimmt, bei denen auch krankhafte Veränderungen mitwirken. Ansicht steht gegen Ansicht. Von klinischer und gerichtsmedizinischer Seite wird aber immer wieder betont, daß beim Vorliegen von pachymeningitischen Befunden in sehr vielen Fällen vor längerer Zeit ein Trauma vorangegangen ist. In $^4/_5$ der Fälle wird von FURTADE sogar eine traumatische Entstehung angenommen. Demgegenüber macht LINK mit Entschiedenheit geltend, daß die Pachymeningitis eine Krankheit unklarer Ätiologie sei. Wenn ein Trauma vorangegangen sei (er gibt zu, daß in vielen Fällen ein vorangegangenes Trauma behauptet wird), so kommt es ursächlich nur als Verschlimmerungsmoment in Betracht. Die Entstehung der Erscheinung durch ein Trauma wird von ihm fast apodiktisch abgelehnt.

Eine endgültige Entscheidung wird noch nicht möglich sein. Es wird vielmehr erforderlich sein, an Hand der von LINK gegebenen histologischen Richtlinien und unter Anwendung der von ihm angegebenen Technik in einschlägigen Fällen Nachuntersuchungen vorzunehmen.

Gutachtlich wird man bei der Feststellung eines Kausalzusammenhanges beim Vorliegen von pachymeningitischen Veränderungen vorsichtig sein müssen, was außer LINK auch DEMME u. a. ausdrücklich betonen. Nimmt man im

Versicherungsrecht Kausalzusammenhang an, so wird man auf den Nachweis eines Unfalls nicht verzichten können. Man wird allerdings auch Unfälle gelten lassen können, die nicht gerade den Kopf getroffen haben. Man wird verlangen müssen, daß die klinischen Erscheinungen bald danach einsetzen oder sich, falls sie schon bestanden haben, nach dem Unfall fortlaufend verschlimmert haben. Ein allzu langes Intervall wird man nicht gelten lassen können. Man wird aber zugeben müssen, daß auf diesem Gebiet noch alles im Fluß ist. *Strafrechtlich* wird noch größere Zurückhaltung am Platze sein. Das hindert nicht, daß man in besonderen Fällen von Kindermißhandlungen, wie sie ILLCHMANN-CHRIST beschrieben hat, bei Vorliegen von pachymeningitischen Veränderungen vorangegangene Traumen in Gestalt von Mißhandlung ernsthaft ins Auge fassen muß. Wieweit solche Befunde zu einer Überführung, ohne daß ein Geständnis vorliegt, ausreichen, wird man im Einzelfall dem jeweiligen Gutachter überlassen müssen. Symmetrische Anordnung der Blutung wird eher gegen ein vorangegangenes Trauma sprechen. Handelt es sich um einwandfreie subdurale Blutungen, die nicht den Charakter einer Pachymeningitis haben, so können Zeitschätzungen unter Zugrundelegung der Befunde von LINK, HALLERMANN und ILLCHMANN-CHRIST sehr wichtig werden. Unabhängig von der praktischen Gutachtertätigkeit muß jedoch betont werden, daß zur wissenschaftlichen Klärung gründliche histologische Untersuchungen gerade in Fällen mit bekannter Vorgeschichte notwendig sind.

Arachnoidale Blutungen.

Intrameningeale Blutungen können auch auf pathologischer, meist toxischer Grundlage als Gefäßschädigungen zustande kommen. Wir sehen sie aber auch häufig traumatisch bedingt. In den Maschen der Arachnoidea erkennt man wie verschmiert aussehendes, nicht herauswischbares Blut, besonders in der Umgebung der Gefäße. Anscheinend setzt sich die Blutung in den Gefäßscheiden fort. Wir beobachten solche Erscheinungen manchmal nach Einwirkung zahlreicher, im einzelnen oft sehr schwerer Gewalten auf den Kopf, z. B. beim Boxsport (sog. Verhämmerung des Kopfes). Nimmt die Blutung größeren Umfang an, so wird sie aus den Maschen der Arachnoidea heraustreten und in den Subduralraum durchbrechen. Zu berücksichtigen ist, daß die Brückenvenen auch innerhalb der Arachnoidea zerreißen können, so daß man auch arachnoidale Blutungen auf Rupturen von Brückenvenen zurückführen könnte.

Zur Frage der *vitalen Reaktion* bei meningealen Blutungen zwischen den Hirnhäuten muß auf die ausführlich referierten mikroskopischen Befunde verwiesen werden. Doch handelt es sich hier um Reaktionen, die erst Tage nach dem Unfall zu erwarten sind. Liegen die PACCHIONIschen Granulationen nicht im Bereiche der Blutung, so kann man schon einige Stunden nach der Verletzung in den Granulationen Erythrocyten vorfinden, die mit dem Blutstrom dorthin verschleppt werden (ÖKRÖS).

Traumatisch bedingte entzündliche Veränderungen der Hirnhäute.

Akute eitrige Meningitiden kommen nur als sekundäre Folgen eines Trauma in Betracht. Sie können entstehen bei direkter Eröffnung der Dura nach Trauma infolge Infektion oder infolge von Durchwanderung von Keimen durch die Dura bei Schädelfissuren oder Schädelfrakturen. Hier wird man vielfach örtliche Beziehungen zwischen der Verletzungsstelle und der Intensität des Grades der Meningitis feststellen können. Dies ist jedoch, wie ich auch aus eigener Erfahrung weiß, nicht immer der Fall. Ebenso können Verletzungen der Nebenhöhlen sekundär zu einer eitrigen Meningitis führen, und zwar auch dann, wenn der

Nachweis einer direkten Verbindung zwischen der Nebenhöhle und dem Schädelinneren nicht möglich ist. Nach einem Nasenbeinbruch ist nach einem Intervall
von nur 24 Std die Entstehung einer eitrigen Meningitis beobachtet worden
(BARTH). Durch Einwirkung vom Gehirn her kann die Ruptur eines vielleicht
traumatisch entstandenen Hirnabscesses (s. unten) oder auch nur die Durchwanderung von Keimen Anlaß zur Entstehung einer eitrigen Meningitis geben. Ist
eine basale Leptomeningitis vorhanden, so kommt sie nach den großen Erfahrungen von SPATZ meist aus den infizierten Ventrikeln. Bei Blutungen zwischen
die Meningen oder in den subduralen Raum scheint in Ausnahmefällen auf Grund
von toxischen Einflüssen aus dem beschädigten Hirngewebe oder durch Aktivierung alter entzündlicher Prozesse die Entstehung einer eitrigen Meningitis möglich zu sein (CALVINO). Wenigstens sind meningitische Erscheinungen nach Blutungen in die Hirnhäute klinisch nicht allzu selten beobachtet worden (DEMME).
Doch heilen sie fast immer ohne weitere Störungen aus, sie sind wahrscheinlich
durch die Organisation der Blutung bedingt. Es würde sich demnach um eine
aseptische Meningitis handeln.

Von den *spezifischen* Meningitiden soll die epidemische Meningitis nach
stumpfen Kopfverletzungen unter Schaffung eines Locus minoris resistentiae
für die Ansiedlung von im Blut kreisender Keime zustande kommen (Literatur
bei DEMME). Die Entstehung einer tuberkulösen Meningitis als Folge eines
Trauma kommt höchstens im Sinne einer Aktivierung eines bereits bestehenden
tuberkulösen Prozesses in Frage, wenigstens wird dies von STADLER bei einer
derartigen Erkrankung diskutiert, die 9 Tage nach dem Treppensturz eines
bereits an Lungentuberkulose leidenden Menschen zustande kam.

Als Folgen von Blutungen zwischen den Hirnhäuten bleiben wahrscheinlich
nicht selten Verwachsungen und Cystenbildungen zurück, die den Liquorkreislauf
erschweren (Meningitis adhaesiva, Meningitis cystica). Sind derartige Störungen
ausgedehnter, so können sie zu einer chronischen Erhöhung des Liquordruckes
führen, für die manchmal der Ausdruck Meningitis serosa gebraucht wird. Diese
wiederum kann einen Hydrocephalus internus und mitunter einen plötzlichen
Tod zur Folge haben. Findet man bei Leichenöffnungen in solchen Fällen ausgedehnte Verwachsungen oder Verklebungen zwischen den Meningen oder Cystenbildungen oder gar noch sichere Reste einer ausgeheilten subduralen Blutung
und ist etwas Genaues über ein Trauma bekannt, so wird man die Frage einer
traumatischen Genese ernsthaft erörtern müssen, wobei wiederum zu berücksichtigen ist, daß an den Nachweis von Zusammenhängen im Strafrecht viel
höhere Anforderungen gestellt werden als im Versicherungsrecht (Unfallversicherung). Für diese mehr chronisch verlaufenden meningitischen Störungen
hat sich klinisch auch die Bezeichnung Meningopathie eingebürgert (SCHALTEN-
BRAND und TÖBEL, PUCCH, DEMME u. v. a.).

Kommt es bei der Durchführung einer Leichenöffnung darauf an, die Brückenvenen darzustellen oder Lokalisation und Ausdehnung von Verklebungen zwischen den Hirnhäuten
oder Cysten oder auch Blutungsreste nachzuweisen, so empfiehlt sich die Eröffnung der Dura
nach B. OSTERTAG: Die mit der Pinzette angehobene Dura wird durch vorsichtiges Einschneiden auf der Scheitelhöhe zu beiden Seiten des Längsblutleiters eröffnet. Dieser Schnitt wird
nach vorn und hinten verlängert. Dann legt man von der Schnittmitte ausgehend senkrecht
je einen Schnitt durch die Dura über die Konvexität des Gehirns bis an die Sägelinie des
Schädels, so daß die Dura seitlich mit 4 Zipfeln auseinandergeklappt werden kann.

Intracerebrale traumatische Schädigungen.

Beziehungen zwischen Massenblutungen im Gehirn und Trauma.

Insultes Massenblutung im Inneren des Gehirns nach Art eines apoplektischen
Eine stellt in den allermeisten Fällen einen plötzlichen Tod aus natürlicher

Ursache dar. Wenn man insbesondere eine anatomisch nachweisbare Grundlage für die Hämorrhagie auffinden kann (Schrumpfnieren, arteriosklerotische Störungen mit Herzhypertrophie, Sklerosen der Gehirngefäße), wird man keinen Anlaß haben, an eine traumatische Genese zu denken. Nun wissen wir aber, daß plötzliche Blutdruckerhöhungen durchaus geeignet sind, einen apoplektischen Insult auszulösen. Erleidet jemand einen ernsthaften Unfall, so kann man sich vorstellen, daß entweder die damit verbundene Blutdruckerhöhung eine Massenblutung auslöst oder daß ein schwer erkennbares Aneurysma einer Arterie im Innern des Gehirns oder eine bereits bestehende schwere skleratomatöse Gefäßschädigung eine Gefäßruptur veranlaßt. Genaue anatomische Befunde über derartige Verhältnisse besitzen wir nach der mir zur Zeit zur Verfügung stehenden Literatur nicht. Es ist überhaupt sehr schwierig, innerhalb der Massenblutungen oder an ihrem Rande Einzelheiten auch durch mikroskopische Serienschnitte zur Darstellung zu bringen. Im großen und ganzen wird man in der Annahme einer traumatischen Genese einer Hirnapoplexie in hohem Maße zurückhaltend sein müssen. Nach der herrschenden Meinung kommt die Annahme eines Kausalzusammenhanges im Versicherungsrecht in Frage, wenn das Trauma schwer war und den Kopf getroffen hat, wenn ein sehr naher zeitlicher Zusammenhang besteht, der aber wieder nicht so nah sein darf, daß die Entstehung des Trauma besser durch die beginnenden klinischen Erscheinungen des Insultes zu erklären ist und wenn die bekannten Vorbedingungen für die Entstehung einer spontanen Apoplexie fehlen.

Gegen diese Meinung möchten wir insofern einen Einwand machen, daß die Vorbedingung des Fehlens von anatomischen Anzeichen einer Hypertonie oder von krankhaften Veränderungen im Cerebrum wohl nicht immer erfüllt zu sein braucht: Ein 69jähriger Mann mit erheblicher Cerebralsklerose war im Fabrikhof bei einem Dienstgang mit anderen Arbeitern zusammen von dem unvorsichtig fahrenden Lokomotivführer einer Förderbahn angefahren worden. Zusammen mit anderen Arbeitern war er hingeschleudert worden, er erhob sich spontan, begab sich aufgeregt in die Sanitätsstube des Betriebes, wo man eine Platzwunde am Hinterkopf feststellte. Als man während des Verbindens ein Protokoll über den Hergang des Unfalles aufnehmen wollte, sank er zusammen und starb bald danach. Die Leichenöffnung bestätigte das Vorhandensein der Platzwunde, auch das Periost war durchtrennt. Der Verstorbene wies noch eine ganze Anzahl von Schürfverletzungen am Körper auf, eine Rippe war gebrochen, am linken vorderen Stirnpol wurde ein geringfügiger Kontusionsherd festgestellt, die Cerebralarterien waren hochgradig sklerotisch. Unmittelbare Todesursache war eine Massenblutung in der Gegend der linken inneren Kapsel. Zwischen Unfall und Eintritt des Todes hatte $1/4$ Std gelegen. Wir haben in diesem Fall trotz des Bestehens einer Cerebralsklerose bei der Begutachtung für die Berufsgenossenschaft Kausalzusammenhang als überwiegend wahrscheinlich angenommen und sind damit auch beim Oberversicherungsamt durchgekommen. Im Strafverfahren gegen den Lokomotivführer wegen fahrlässiger Tötung haben wir uns auf den Standpunkt stellen müssen, daß der im Versicherungsrecht mit überwiegender Wahrscheinlichkeit festgestellte Kausalzusammenhang den strafrechtlichen Anforderungen nicht entspricht. Angesichts der weitgehenden Cerebralsklerose und dem Umstand, daß der Verstorbene auch früher entsprechende Störungen gezeigt hatte, haben wir das Vorliegen des Kausalzusammenhanges nicht mit der geforderten an Sicherheit grenzenden Wahrscheinlichkeit bejahen können. Der Lokomotivführer ist daher nur wegen fahrlässiger Körperverletzung verurteilt worden, während die Angehörigen von der Berufsgenossenschaft die Unfallrente erhielten.

Andere Begutachtungsrichtlinien gelten für die sog. *traumatischen Spätapoplexien*, auf die BOLLINGER zuerst aufmerksam gemacht hat. Ein durch einen Unfall zustande gekommener Kontusionsherd kann vielleicht späterhin nachbluten. Wir wissen aus den Forschungen von RICKER, daß Stasen und Prästasen noch Wochen und Monate nach der Gewalteinwirkung auf das Gehirn nachgewiesen werden können, auch wenn grobe Veränderungen nicht zu erkennen sind. Auch durch Tierversuche ist dargetan worden, daß nach Traumen schwerste Störungen der vasomotorischen Lagereflexe des Gehirns nachzuweisen sind (KNAUER, zit. nach SCHALTENBRAND). Das Schrifttum über diese Frage kann hier nicht erschöpfend dargelegt werden. Es läßt sich auch denken, daß eine mechanische Gefäßwandschädigung zur Ausbildung eines kleinen Aneurysma im Inneren des Gehirns führt, wie dies ja für Aneurysmen an der Hirnbasis nachgewiesen wurde (s. S. 325). Man ist demgemäß nach der herrschenden Ansicht geneigt, im Versicherungsrecht das Vorkommen derartiger Spätapoplexien zu berücksichtigen. Die Annahme des Kausalzusammenhanges kommt dann in Frage, wenn das Trauma den Kopf getroffen hat und hinlänglich schwer war, wenn der zeitliche Zusammenhang nicht zu kurz und nicht zu lang ist (2 bis 3 Monate bis 1 Jahr), wenn zwischen dem Trauma und der Apoplexie Brückensymptome bestanden haben und wenn komplizierende Krankheiten, die an sich zu einer Apoplexie führen, ausgeschlossen werden können (WALCHER, DEMME, SCHALTENBRAND, hier weiteres Schrifttum). Wahrscheinlich werden derartige Spätapoplexien nicht selten zu Unrecht und zu wenig kritisch angenommen. Strenge Maßstäbe sind erforderlich. Das Vorkommen derartiger Apoplexien wird sogar hier und da überhaupt für fraglich gehalten (BAY).

Bei Ventrikelblutungen ohne Nachweis einer Blutung in die Hirnsubstanz wird man auch daran denken müssen, daß der Plexus chorioideus die Ausgangsstelle von traumatischen Blutungen sein könnte. Ein hier befindliches Aneurysma könnte unter Umständen anläßlich einer schweren Gewalteinwirkung rupturieren. Auch gibt es anlagebedingte Gefäßanomalien im Bereiche des Plexus, z. B. nach Art eines Angioma racemosum, die bei schweren Traumen zu einer Ruptur und einer langsamer auftretenden Sickerblutung Anlaß geben können (HALBERKANN). Doch liegen größere Erfahrungen nach dieser Richtung hin nicht vor.

Die *Möglichkeit* traumatischer Entstehung embolischer und thrombotischer Veränderungen des Gehirns kann nicht ganz abgelehnt werden. Es ist denkbar, daß durch ein Trauma thrombotisches Material losgelöst und embolisch verschleppt wird. Doch wird dies im allgemeinen nur in Frage kommen bei Personen, die schon vorher sichtbar erkrankt waren (SCHALTENBRAND). Eine größere unfallmedizinische und gerichtsmedizinische Bedeutung kommt diesen Hirnveränderungen wohl nicht zu.

Wenn auch nicht besonders häufig, so kommen doch gelegentlich Massenblutungen in einer Hirnhemisphäre vor, die traumatisch entstanden sind. Man wird sie nur dann diagnostizieren können, wenn krankhafte Befunde, die eine spontane Massenblutung auslösen könnten, trotz sorgfältiger Untersuchungen nicht zu finden sind, wenn die Gewalteinwirkung eine erhebliche war und wenn sie an der Haut oder am Schädel Spuren hinterließ. Außerdem wird man auch das Vorliegen von lokalen Übereinstimmungen zwischen dem Ort der Gewalteinwirkung und dem Sitz der Blutung fordern müssen.

Die akuten Folgen von Einwirkung stumpfer Gewalt auf das Gehirn.

Die Mechanik der Hirnverletzungen.

Gewalteinwirkungen, die den Schädel treffen, können von erheblicher lebendiger Kraft sein. So entsteht beim Fall auf die Stirne kurz vor Erreichen der Frakturgrenze eine Aufschlagskraft von 2500 kg, entsprechend einer Fallhöhe von 180 cm (SCHNEIDER). Wird beim Aufschlage bzw. beim Auftreffen einer Gewalt der Schädel nicht deformiert (ältere, wenig elastische Schädel), so setzen sich die Stoßwellen in bestimmter Richtung im Inneren des Schädels fort. Diese Stoßwellen sind im Modellversuch mit gelatinegefüllten Schädeln auf optischem Wege nachgewiesen worden (SCHWARZACHER, zit. nach F. REUTER). Man nimmt

hypothetisch an, daß dabei das Gehirn an die gegenüberliegende Wand des
Schädels anstoßen kann. Die Gewalteinwirkung kann sich demnach sowohl
an der Auftreffstelle (Coup) als auch an der gegenüberliegenden Seite (Contre-
coup) in der Hirnrinde manifestieren. Dies geschieht vielfach in Form von
Rindenkontusionsherden, die von SPATZ als *Rindenprellungsherde* bezeichnet
werden.

Die Verhältnisse sind in Wirklichkeit nicht so einfach. Die Stoßwellen können durch die
Ventrikel seitlich abgelenkt und in ihrer Wirkung beeinflußt werden (HELLENTHAL, ferner
WALCHER); sie können reflektiert werden und auf diese Weise wiederum Störungen im Inneren
des Gehirns veranlassen. Der Tentoriumschlitz kann gleichfalls in der Fortsetzung der Stoßwellen gewisse innere Spannungen im Inneren des Gehirns erzeugen. Noch komplizierter
werden die Verhältnisse, wenn der Schädel deformiert wird. Dann ist die Reflexion der Stoßwellen noch größer. An ihren Schnittpunkten wird das Gehirn besonders beansprucht werden, so daß an diesen Stellen Läsionen zustande kommen (TÖNNIS). Man nimmt jetzt allgemein an, daß solche Spannungen infolge der Ablenkung der Stoßwellen durch den Tentorium
schlitz besonders leicht im Zwischenhirn entstehen. Das Zwischenhirn gilt als Region, dessen
Beeinträchtigung der klinischen Erscheinungen der Commotio cerebri erklärt. Tatsächlich
findet man hier bei aufmerksamer histologischer Untersuchung beim Bestehen einer klinischen
Commotio in den allermeisten Fällen kleinste Blutungen, die zuerst von DURET beschrieben
und später von BERNER als spezifisch für das Vorliegen einer Commotio angesprochen wurden.
Zahlreiche Nachuntersuchungen (HARBITZ, ECK, NEUGEBAUER, DAHL u.v.a.) haben allerdings
ergeben, daß Spezifität nicht besteht. Man findet diese Blutungen auch bei krankhaften
Zuständen, z. B. bei Infektionskrankheiten. Diese Feststellungen sprechen aber nicht dagegen,
daß die sog. DURET-BERNERschen Blutungen in den meisten Fällen auch bei der Commotio
vorhanden sind. Wir wissen weiterhin aus experimentellen Untersuchungen (GANGLER,
SCHEIDEGGER u. a.), die im Referat von TÖNNIS genannt sind, daß nach Traumen im Hirnstamm ischämische Bezirke nachzuweisen sind, die in Ausnahmefällen sogar zu encephalo-
melakischen Herden führen. Es scheint sich um eine vasomotorische Beeinträchtigung im
Sinne von RICKER zu handeln. Es kommt hinzu, daß man bei Kommotionen mitunter auch
neural bedingte Blutungen unter der Pleura und unter dem Epikard beobachten kann, die
allem Anschein nach mit den beim Erstickungstode auftretenden TARDIEUschen Flecken nicht
identisch sind.

Im Gegensatz zu der eben geschilderten Stoßwellentheorie steht die von LENGGENHAGER
vertretene Abschleuderungstheorie; sie ist in neuester Zeit durch J. SCHNEIDER auf Grund
von Berechnungen an Hand von Modellversuchen untermauert worden. Nach dieser Theorie
werden die flüssigen Elemente des Schädelinnern (Liquor, Gewebe, Gefäßinhalt) nach Maßgabe der Stoßrichtung herausgeschleudert. Nach den angestellten Berechnungen kann die
Beschleunigung hierbei den fast abenteuerlich klingenden Wert von 5000 m/sec erreichen.
Das hierdurch entstehende Vakuum am entgegengesetzten Hirnteil soll bis zu 8 Atm betragen
können. Bei dem dadurch notwendigen Druckausgleich wird ventilartig die ziemlich dünne
Knochenlamelle über dem Augenhöhlendach zerrissen, so daß es hier zu isolierten Fissuren
kommt.

Es wird nicht möglich und notwendig sein, die Gültigkeit dieser oder jener
Theorie zu bestätigen. Beide liefern im großen und ganzen eine Erklärung für
die tatsächlichen Verhältnisse. Man hat als Regel aufgestellt, daß es zu Contre-
coupverletzungen eher kommt, wenn der Schädel an der Stoßstelle intakt bleibt.
Doch besteht auch hier keine feste Gesetzmäßigkeit. Auch abseits der Stoßrichtung kann man Folgen der Gewalteinwirkung feststellen (Ablenkung durch
die Ventrikel). Sie bestehen in größeren und kleineren Blutungen in der weißen
Substanz und im Hirnstamm; sie nehmen mitunter durch sekundäre Nach-
blutung eine röhrenförmige oder spaltförmige Gestalt an. Es ist auch darauf
hingewiesen worden, daß bei einer Entstehung von Kontusionsherden abseits
der Stoßrichtung eine Drehbewegung des Kopfes im Augenblick des Traumas
mitwirken könne (SZABÓ). Daß die Kontusionsherde vorwiegend in der Hirnrinde aufzufinden sind, wird durch die Konfiguration der knöchernen Innenwand des Schädels, insbesondere durch die Impressiones digitatae erklärt, sie
sitzen meist an den Kuppen. Am häufigsten sind Gegenstoßherde bei Gewalteinwirkungen von hinten her; bei Gewalteinwirkungen von vorne sind sie nur
etwa in der Hälfte der Fälle ausgebildet. Gleichzeitige epidurale Blutungen

findet man meist an der Stoßstelle, subdurale häufiger an der Gegenstoßstelle (WELTE).

Einteilung der Hirnschädigungen.

Ist durch ein Kopftrauma der Schädel *eröffnet* worden und haben entweder die fremde Gewalt oder hineingeschobene Knochensplitter unmittelbar das Gehirn verletzt, so liegt eine *Hirnwunde* vor (SPATZ). Ihr Prototyp ist die Schußverletzung des Gehirns, von der später zu sprechen sein wird. Doch kommen auch bei stumpfen Gewalten direkte Hirnverletzungen vor (ungedeckte Verletzungen im chirurgischen Sinne). Ist das Schädeldach (von Frakturlinien abgesehen) erhalten geblieben, so sprechen die Chirurgen von *gedeckten* Hirnverletzungen. Es handelt sich hier anatomisch um Quetschungsherde der Rinde oder auch um mehr zentral gelegene Verletzungen, meist in Gestalt von Blutungen. Bestehen die klinischen Erscheinungen einer allgemeinen Hirnläsion in Gestalt von Benommenheit oder Bewußtlosigkeit, Brechneigung, Erinnerungslosigkeit, Pulsverlangsamung, unter Umständen Pupillenstörungen usw., bestehen aber keine ausgesprochenen Herderscheinungen und lassen sich solche auch durch die weitere Beobachtung einschließlich der röntgenologischen Untersuchung nicht nachweisen, so pflegt der Kliniker von einer *Commotio* zu sprechen. Ob in diesem Falle nicht doch tatsächliche Veränderungen in der Hirnsubstanz vorhanden sind, ist nicht bekannt. Anatomisch gedacht würde eine Commotio dann anzunehmen sein, wenn der Tod nach vorangegangenen klinischen kommotiellen Erscheinungen eintritt und wenn man außer Allgemeinerscheinungen, wie Hirnschwellung oder Hirnödem, grob anatomisch und histologisch keinerlei Läsionen nachweisen kann. Dies ist aber, wie schon erwähnt, nur selten der Fall, auch die Gründlichkeit der Untersuchung spielt hierbei eine Rolle. Einen scharfen Unterschied zwischen Contusio und Commotio wird man weder klinisch noch anatomisch machen können.

Offene Hirnverletzungen.

Bei der Hirnwunde erkennen wir eine Zerfetzung der Hirnoberfläche, die von einer Durchblutung der Umgebung begleitet ist, außerdem findet man in der Umgebung der Wunde auch einzeln stehende Blutungen. Wird die Hirnwunde überlebt, so entstehen hier Verwachsungen zwischen Dura und Pia, so daß der weitere Liquorraum von dieser Stelle allmählich abgeschlossen wird. Ist es nicht bis dahin zu einer Leptomeningitis gekommen, so kann sich späterhin an dieser Stelle ein Absceß entwickeln. Wenn in seiner Umgebung eine Phlegmone einsetzt, so ist die phlegmonöse Partie im anatomischen Bild durch gelbliche Verfärbung gekennzeichnet und von reichlich Flüssigkeit durchsetzt (örtliches Ödem). Durch eine derartige Phlegmone können die Ventrikel infiziert werden (Pyencephalon), und auf diesem Wege kann es sekundär zur Ausbildung einer eitrigen Basalmeningitis kommen (SPATZ u. a.). Heilt die ungedeckte Hirnwunde aus, so entsteht eine solide bindegewebige Narbe, die kollagenes Bindegewebe, aber kaum Gliagewebe enthält (SPATZ). Die Organisation geschieht also hier von den Meningen aus. Als Restzustände figurieren Verklebungen zwischen den Hirnhäuten und dem Gehirn und mehr oder minder tiefe Defekte der Hirnsubstanz. Einzelheiten müssen aus den Lehrbüchern der Neuropathologie und Neurologie entnommen werden, insbesondere dem von PETERS.

Kontusionen und ihre Folgen.

Die *Kontusionen* oder *Rindenprellungsherde* stellen sich dar als rötliche bis graurote, zunächst meist ziemlich scharf begrenzte Verfärbungen der Hirnrinde, die sich keilförmig nach innen zu fortsetzen. Sie sind immer mit einer Blutung

in die Arachnoidea verbunden (PETERS). Diese Blutung ist mitunter größer an
Umfang, wie der eigentliche Rindenprellungsherd. Wenn die Herde an der
Hirnbasis, insbesondere im Bereiche der Schläfenlappen liegen, so ist die Hirnrinde mitunter durch die Aufsplitterung des Knochens an dieser Stelle direkt
verletzt und aufgerissen. Es würde dann eine gedeckte Hirnwunde vorliegen.
Der Kontusionsherd heilt durch Ausbildung einer bindegewebigen Narbe, an
deren Bildung sich aber auch die Glia beteiligt; sie ist weicher als eine von der
Hirnwunde herrührende. Auch der Kontusionsherd hinterläßt Einziehungen
an der Hirnrinde mit Ablagerung von Blutpigment *(Plaques jaunes)* oder auch
mehr spaltförmige Einziehungen auf den Windungen, von SPATZ als Schizogyrie
bezeichnet (RIEDERER V. PAAR), mitunter auch cystische Bildungen. Mikroskopisch findet man eine Ansammlung von Fettkörnchenzellen und Fettspeicherungen in den Ganglienzellen der Umgebung, sowie in den adventitiellen Zellen,
außerdem vielfach Hämosiderin. Der Umbau der Rindenprellungsherde in eine
Narbe wirft die Frage auf, ob aus der histologischen Beschaffenheit der veränderten Partie nicht gewisse *Zeitschätzungen* möglich sind.

Nach PETERS unterscheidet man in der Umwandlung des Herdes 3 Stadien: 1. Das
Stadium der Blutungen und der Nekrose, 2. das Stadium der Resorption und Organisation;
es pflegt am 4.—5. Tage nach der Verletzung zu beginnen und ist dadurch charakterisiert,
daß das Gefäßbindegewebe am Rande der Herde wuchert. Die Gefäße wuchern in den Nekrose-
herd hinein und bilden hier ein Netzwerk. Aus den Gefäßwandzellen bilden sich Fettkörnchenzellen. Sie füllen die Maschen des entstandenen Netzwerkes aus. Die Beteiligung der Glia
ist nicht sehr erheblich. Von den absterbenden Nervenzellen erhalten sich in größeren Herden
verkalkte Nervenzellen in der Randzone. Im 3. Stadium, das sich nicht streng vom 2. Stadium
abgrenzen läßt, entsteht ein Netzwerk von zarten, locker angeordneten bindegewebigen
Strängen, zwischen denen sich während des Lebens Liquor befindet. Im Gegensatz zur
eigentlichen Hirnwunde bei offenen Hirnverletzungen kommt es hier nicht zu einer soliden
Narbe, sondern eher zu einem cystischen Defekt. Es wäre zweckmäßig, den zeitlichen Ablauf
dieser Veränderungen unter gerichtsmedizinischen Gesichtspunkten am Sektionsmaterial zu
verfolgen, das durch die Verkehrsunfälle in ziemlich reichem Maße geliefert wird. So sind
am Rande von traumatischen Trümmergebieten des Gehirns bereits nach 4 Std reichlich
Leukocyten um die Gefäße beobachtet worden; 2 Std nach dem Trauma waren vasomotorische Reaktionen in der Umgebung der Verletzungsstellen erkennbar. Ausgesprochene proliferative Veränderungen an Glia und Mesenchym wurden bisher nicht vor 6 Std nachgewiesen
(ILLCHMANN-CHRIST, hier weitere Literatur). Fortsetzung solcher Untersuchungen und Kontrolle der bisherigen Ergebnisse sind wünschenswert.

In den *zentralen Hirngebieten* sind traumatische Blutungsherde im Mark des
Centrum semiovale, in den Stammganglien und am Boden des 4. Ventrikels
nicht ungewöhnlich (F. REUTER). Mitunter sind sie nach unseren Erfahrungen
auch bei traumatischer Genese symmetrisch angeordnet. Auch können sich
hier traumatische Erweichungsherde bilden, die mitunter später Anlaß zu Nachblutungen geben. Überhaupt muß man damit rechnen, daß bei einem Verletzten, der das Trauma einige Tage überlebt, die Blutungsherde ursprünglich
nicht so ausgedehnt waren, wie man sie bei der Leichenöffnung feststellt; dies
kann bei der Beurteilung der Handlungsfähigkeit von Bedeutung sein. Von
weiteren traumatischen Hirnverletzungen sind bekanntgeworden: Zerreißungen
des Balkens und Abrisse der Hirnschenkel (KRAULAND und eigene Erfahrungen).

Als Folgen von Hirnkontusionen können tödliche Blutungen in die Meningen
resultieren. Es kommt vor, daß es aus Verletzungen des *Ependyms* in die Ventrikel blutet, worauf ESSER aufmerksam gemacht hat. Aus Ependymrissen
kann sich die Hirnsubstanz pilzförmig nach Art einer Hernie in den Ventrikel
vorstülpen (GIERLICH). Kleine Blutungen im Bereiche des Hirnstammes, besonders auch in der Gegend der Medulla oblongata, können eine Lähmung des
Atemzentrums verursachen. Als Folgezustand von Kontusionen kann ein Hirnödem, bei jüngeren Personen auch eine Hirnschwellung entstehen, die zum Tode

führt. Im großen und ganzen sind Gesetzmäßigkeiten hier nicht aufzustellen. Man ist immer wieder erstaunt, wie lange ausgedehnte Hirnkontusionen vertragen werden. Mitunter tritt der Tod nur an den sekundären Folgen der Bewußtlosigkeit auf (Aspiration, Pneumonie). In anderen Fällen erliegt der Verletzte nicht sonderlich umfangreichen Rindenkontusionsherden bei mäßigem Hirnödem. Man müßte allerdings gerade in jenen Fällen eine sehr gründliche Untersuchung des Hirnstammes vornehmen, vielleicht würde man dann bessere Gesetzmäßigkeiten feststellen können.

Commotio.

Das hier über die Kontusionen Gesagte gilt auch für die *Commotio*, soweit wir anatomisch von ihr sprechen wollen. Es kommt vor, daß ein Verletzter ohne makroskopisch sichtbare Veränderungen des Gehirns bei vorangegangenen Zeichen der Commotio unter den Erscheinungen eines zentralen Todes zugrunde geht. Wieweit man allerdings in solchen Fällen nicht doch bei genauer Untersuchung Veränderungen im Hirnstamm finden würde, steht dahin.

Wenn auch, wie oben erwähnt, zwischen Veränderungen an der Stelle der Einwirkung der Gewalt und im Auftreten der Stoßherde und Gegenstoßherde nicht immer ein völlig gesetzmäßiger und eindeutiger Zusammenhang zu erkennen ist, so wird man doch in praktischen Fällen bemüht bleiben müssen, solche Zusammenhänge zu erkennen. Die Erfahrung lehrt, daß es in vielen Fällen im Zusammenhalt mit den Befunden am Schädel, an der Kopfschwarte und an der Haut doch möglich ist, die Stelle der primären Gewalteinwirkung mit hinreichender Sicherheit festzustellen. Dies kann sowohl bei fraglichen Tötungen von fremder Hand als auch bei Verkehrsunfällen von ausschlaggebender Wichtigkeit sein.

Die Frage der Amnesie und der Bewußtlosigkeit nach Hirntraumen.

Gerichtsmedizinisch wichtig ist unter Umständen die mit traumatischen Hirnschädigungen einhergehende *Amnesie*. Sie ist manchmal, aber durchaus nicht immer, eine retroaktive, kann also auch Vorgänge betreffen, die *vor* der Gewalteinwirkung stattfanden. Derartige Erinnerungslücken sind von PIETRUSKY an Hand von Selbstberichten verletzter Personen studiert worden, gegen die kein Strafverfahren schwebte. Es kommt vor, daß Personen, die nach Verkehrsunfällen vernommen werden, nichts über die Vorfälle kurz vor dem Unfall angeben können. Die vernehmenden Beamten meinen mitunter zu Unrecht, daß der Verletzte mit seinen Aussagen vorsätzlich zurückhalte. Es wird dann Aufgabe des Arztes sein, sie auf das Vorkommen dieser retroaktiven Amnesie hinzuweisen; sie kommt dem Verletzten nicht immer zum Bewußtsein. Er neigt mitunter dazu, die Erinnerungslücke durch Konfabulationen auszufüllen, da er innerlich das Bestreben hat, die Vorgänge verstandesgemäß zu erklären. Auf diese Weise kommen objektiv falsche Zeugenaussagen zustande, deren Inhalt sich in das übrige Ermittlungsergebnis und das Ergebnis der gerichtsmedizinischen Untersuchungen nicht einfügt. Man wird dann auf die Möglichkeit solcher Konfabulationen aufmerksam machen und eine sorgfältige Exploration des Zeugen herbeiführen müssen.

In anderen Fällen kann es unterlaufen, daß eine gewisse Erinnerung für die Zeit nach dem Hirntrauma noch vorhanden ist, und daß erst danach die Erinnerung aussetzt. Die Rückkehr des Erinnerungsvermögens setzt nicht schlagartig ein. Die Verletzten berichten später, daß sie sich schattenhaft an diesen oder jenen Vorgang im Krankenhaus, etwa eine Blutentnahme oder einen Besuch erinnern können, daß dann wieder die Erinnerung verblasse und für spätere Zeit wieder aufgetreten sei. Nach dieser Richtung hin würden psychologische Studien unter gerichtsmedizinischen Gesichtspunkten zweckmäßig sein. Bei einem vielsprachigen Verletzten, dessen Gehirnkontusion von einer großen Erinnerungslücke begleitet war, wurde beobachtet, wie die Sprache langsam wiederkam, und zwar eigenartigerweise zuerst italienisch, dann französisch, dann Schweizerdeutsch, in umgekehrter Reihenfolge als diese Sprachen gelernt worden waren (WINTERSTEIN, MEIER). Bezüglich des späteren Verhaltens der Erinnerungslücke lehrt die Erfahrung, daß sie meist kleiner wird, zum mindesten aber gleich groß bleibt; daß sie späterhin, wenn die Hirnerscheinungen abgeklungen sind, sich wieder vergrößert, wird *nicht* beobachtet. Ebensowenig ist in Erscheinung getreten, daß bei Fehlen von Komplikationen nach Abklingen der kommotionellen Erscheinungen erneut eine Erinnerungslücke auftritt. Wenn z. B. ein Kopfverletzter aus dem Krankenhaus entlassen wurde, wenn er danach ein zeitlich deutlich abgegrenztes Delikt begeht und nachher für dieses Delikt und womöglich nur für den Zeitpunkt dieses Deliktes selbst eine Amnesie angibt, so wird man diese Amnesie gerichtsmedizinisch für unglaubwürdig erklären müssen. Anders liegen freilich die Verhältnisse, wenn das Trauma zunächst nur geringfügige Hirnveränderungen hervorgerufen hat, die nur zu einer vorübergehenden Bewußtlosigkeit führten, wenn der Kranke sich erholt und wenn nun nach einem gewissen Intervall etwa infolge Auftretens einer subduralen Blutung eine neue Bewußtseinsstörung auftritt und der Kranke aus dieser Gefahr durch ärztliche Behandlung gerettet wird. In diesem Sonderfalle würde für die Zeit nach Ablauf des Intervalls vor Beginn der erneuten Bewußtlosigkeit ein Zustand von Bewußtseinstrübung bestehen, der eine Amnesie erklärt und bei Begehung eines Deliktes Zurechnungsunfähigkeit bedingen würde.

Man wird versuchen können, Korrelationen zwischen dem Umfang und dem Sitz der Hirnveränderungen und einer zu dieser Zeit bestehenden Bewußtlosigkeit, Bewußtseinstrübung oder Handlungsunfähigkeit aufzustellen (ILLCHMANN-CHRIST). Nach eigenen Erfahrungen wird man bei Begutachtung im Einzelfalle allerdings vorsichtig sein müssen; auch bei recht ausgedehnten Kontusionsverletzungen des Gehirns können gleich nach dem Trauma in Ausnahmefällen noch Kriechbewegungen und Versuche, sich aufzurichten, durchgeführt werden, wie wir uns in mehreren Fällen zu unserer eigenen Überraschung überzeugen mußten (s. auch S. 366).

Subakute und Spätfolgen traumatischer Gehirnverletzungen.

Eine vom Kliniker gefürchtete Folge jeder ins Gewicht fallenden traumatischen Hirnschädigung ist die Entstehung eines *Hirnödems* oder einer *Hirnschwellung*, Erscheinungen, über die schon früher berichtet wurde (s. S. 198). Es kommt auch ein lokales Ödem vor, das in der Umgebung der verletzten Gehirnpartie in Erscheinung tritt und das klinisch Herdsymptome verursacht (PICKLES). Als Sonderheit von traumatischen Kopfverletzungen ist die Entstehung einer Luftansammlung in den Seitenventrikeln bekanntgeworden *(Pneuencephalon)*. Sie wird auf eine Verletzung der Paukenhöhle nach Zerreißung der Hirnhäute zurückgeführt (PETER, hier weitere Literatur). Klinisch beobachtet man auch nach Gehirnverletzungen eine einseitige Ventrikelerweiterung, die unter Umständen auch anatomisch bestätigt werden kann. Sie ist wohl die Folge eines Narbenzuges (TÖNNIS).

Im Zusammenhang mit den theoretischen Erörterungen über das Wesen der *Commotio* ist die Beobachtung bemerkenswert, daß kurze Zeit, und zwar schon wenige Tage nach Hirnverletzungen nicht selten Blutungen in der Schleimhaut des *Magen-Darmkanals*, mitunter mit Teerstühlen, sogar Erosionen und perforierende Ulcerationen beobachtet werden; sie scheinen viel häufiger zu sein, als man früher angenommen hat. So wurden sie bei einer sehr großen

New Yorker Statistik (1200 Sektionsfälle) insgesamt in über der Hälfte der Fälle vorgefunden (nach G. STRASSMANN in 45% Blutungen in die Schleimhaut, in 12% Blut im Darmkanal mit Teerstühlen und in 14% akute hämorrhagische Störungen; siehe weiterhin WYATT und KHOO).

Als ausgefallener Vorfall ist 3 Monate nach einer Impressionsfraktur des Stirnhirns vasomotorisch bedingtes Lungenbluten mit Verschattung des Mittellappens mitgeteilt worden (LEO), ebenso nach Kopftrauma die Entstehung eines Hämothorax beiderseits ohne jede Thoraxverletzung (ELBEL).

Handelte es sich ursprünglich um ungedeckte Hirnverletzungen, so scheint auch nach längerer Zeit ein *Wiederaufflackern* einer früheren Infektion vorzukommen. Wenn man derart entstandene alte Narben ausschneidet, so kann man histologisch erneuten Gewebszerfall mit Anhäufung von Fremdkörperriesenzellen, Lymphocyten, Plasmazellen und Fettkörnchenzellen wahrnehmen (PETERS). Als Spätfolgen kommen Hirnabscesse vor, die an der Stelle der alten Verletzung entstehen; das Intervall betrug in einem extremen Fall sogar 27 Jahre, doch wird man solche Zeitangaben nicht verallgemeinern dürfen (v. KEYSERLINGK).

Daß das Vorhandensein von narbigen Veränderungen der Hirnrinde, vielleicht infolge fortschreitenden Gewebszerfalles oder auch infolge des Narbenzuges und Schrumpfungserscheinungen oder infolge Bildung von traumatischen *Cysten* Herdsymptome mit JACKSONschen Anfällen hervorrufen kann, entspricht allgemeiner Erfahrung. Von klinisch bemerkenswerten Spätfolgen werden diskutiert *vegetative Störungen* wie Schlaflosigkeit, Zurückgehen der Potenz, erhöhte Affektivität, Überempfindlichkeit der Sinneseindrücke, ebenso auch Charakterentartungen, unter Umständen mit deutlich nachweisbaren Intelligenzdefekten (Diencephalosen). Es handelt sich hier um Zustände, die bei der forensisch-psychiatrischen Begutachtung berücksichtigt werden müssen, wobei der Gutachter auch die Möglichkeit einer psychogenen Überlagerung oder gar einer Vortäuschung mit ins Auge fassen muß. Bezüglich Einzelheiten muß auf die einschlägige Fachliteratur verwiesen werden (Einzelangaben s. Schrifttumsverzeichnis). Auch die Frage eines centrogenen Hochdruckes als Unfallfolge wird erörtert (SARRE). Recht häufig sind auch Störungen des Wasserhaushaltes im Anschluß an ein Hirntrauma (WANKE u. v. a.). Diese Störung kann übergehen zum ausgesprochenen Diabetes insipidus (SUTTE und SCHRÖDER u. a., s. Literatur). Verletzungen der *Hypophyse* können zur Ausbildung des CUSHINGschen Syndroms führen (genaues Schrifttum s. HALLERMANN). Die jetzt aufkommende *elektroencephalographische* Untersuchung scheint bisher deutliche, für vorangegangene Gehirntraumen spezifische Befunde nicht ergeben zu haben (ROMMELSPACHER, JASPER).

Vereinzelt wurde als Folge einer schweren Hirnläsion die Entstehung eines schweren *Diabetes mellitus* beobachtet, der therapeutisch bemerkenswerterweise nicht beeinflußt werden konnte; er kann wohl entstehen durch Beeinflussung der nervösen Zentren des Hypothalamus; allerdings wird man bei derartigen Begutachtungen alle Verhältnisse kritisch abwägen müssen (MARCHAND und WARROT, sowie andere).

Wie fast bei jeder inneren Krankheit wird auch bei organischen Gehirnkrankheiten ein etwaiger Zusammenhang zwischen dieser Verschlimmerung dieser Erkrankung und Traumen in Betracht gezogen (multiple Sklerose, Syringomyelie, Hirnsyphilis, Paralyse). Hier kann es sich natürlich nur um einen Zusammenhang im Rahmen der Unfallversicherung handeln (Wahrscheinlichkeit). Die Bearbeiter dieser Frage warnen im allgemeinen dringend vor einer allzu großen Ausweitung und Weichheit bei der Feststellung von Kausalzusammenhängen (Einzelheiten s. Lehr- und Handbücher und Schrifttumsverzeichnis).

Literatur.

Haut des Gesichtes und der Kopfschwarte.

MERKEL u. WALCHER: Gerichtsärztliche Diagnostik und Technik, S. 61. Leipzig 1945.
NIPPE: Dtsch. Z. gerichtl. Med. **3**, 61 (1924).
SPRINGER: Über die Bedeutung der blutigen Imbibition des Knochens in der gerichtlichen Medizin. Med. Diss. Heidelberg 1951.
WALCHER: Dtsch. Z. gerichtl. Med. **14**, 128 (1930). — WESTERMANN: Z. ärztl. Fortbildg **39**, 195 (1942).

Kopfskelet.

BENEKE: Zbl. Path. **83**, 81 (1945/48).
EICKHOFF: Z. Laryng. usw. **1**, 134 (1948).
FIGGE: Über die Gesetzmäßigkeit der Schädel-Kapselbrüche im Verhältnis zur Einwirkungsstelle der Gewalt mit besonderer Berücksichtigung der Bruchformen bei Sturz auf das Hinterhaupt. Med. Diss. München 1937.

GROB: Arch. klin. Chir. **202**, 207 (1941).

HOLZER: Dtsch. Z. gerichtl. Med. **28**, 193 (1937).

IPSEN: Vjschr. gerichtl. Med. **39**, 84 (1910).

LAUFHÜTTE: Nachprüfung der IPSENschen Regel von der Richtung der Berstungsbrüche am Schädel. Med. Diss. Münster i. Westf. 1936 u. Med. Akad. Düsseldorf.

MERKEL u. WALCHER: Gerichtsärztliche Diagnostik und Technik. Leipzig 1951. — MESSERER: Friedreichs Bl. **36**, 81 (1885).

NIPPE: Dtsch. Z. gerichtl. Med. **10**, 262 (1927).

PANNING: Dtsch. Z. gerichtl. Med. **32**, 115 (1939/40). — PFREIMTER: Dtsch. Z. gerichtl. Med. **28**, 162 (1937).

WEILAND: HNO, Beih. z. Z. Hals- usw. Heilk. **1**, 168 (1948).

Beurteilung von Spuren von Hiebverletzungen am Schädel.

BILLSJÖ: Dtsch. Z. gerichtl. Med. **36**, 347 (1942).

DETTLING: Schartenspuren. In Handwörterbuch der gerichtlichen Medizin, S. 632. Berlin 1940.

EBERHART: Kriminal. Rdsch. **2**, 29 (1948).

HOLZER: Dtsch. Z. gerichtl. Med. **39**, 35 (1948).

KORPÁSSY u. TAKÁCZ: Arch. Kriminol. **112**, 4 (1943).

LEIM: Kriminalistik **17**, 4 (1943). — LÖFFLER: Arch. Kriminol. **110**, 78 (1942).

POLKE: Kriminalistik **17**, 23 (1943). — PONTRELLI: Dtsch. Z. gerichtl. Med. **36**, 165 (1942). — Arch. Kriminol. **108**, 83 (1941).

RAESTRUP: Öff. Gesdh.dienst **6**, 686 (1941).

STRASSMANN, G.: Hiebverletzungen und Schartenspuren. In Lehrbuch für gerichtliche Medizin, S. 230ff. Stuttgart 1931.

WERKGARTNER: Beitr. gerichtl. Med. **13**, 5 (1935); **14**, 66 (1938). — Hiebverletzungen. In Handwörterbuch der gerichtlichen Medizin, S. 345. Berlin 1940.

Folgen mechanischer Einwirkungen auf die Hirnhäute (Blutungen).

ASK-UPMARK: Nord. Med. **1940**, 2357. Ref. Dtsch. Z. gerichtl. Med. **35**, 134 (1942).

BERNER: Nord. Med. **1939**, 2104. Ref. Dtsch. Z. gerichtl. Med. **32**, 257 (1939/40).

COHN: Arch. of Neur. **59**, 360 (1948).

DEMME: Verletzungen und Blutungen der Meningen. In FISCHER-MOLINEUS, Das ärztliche Gutachten im Versicherungswesen, S. 857. Leipzig 1939. — Traumatische Hirnschädigungen. In FISCHER-MOLINEUS, Das ärztliche Gutachten im Versicherungswesen, S. 872. Leipzig 1939.

FRITZ: Beitr. gerichtl. Med. **13**, 22 (1935). — FURTADO: Amatus Lisboa **1**, 165 (1942). Ref. Dtsch. Z. gerichtl. Med. **37**, 23 (1943).

HALLERMANN u. ILLCHMANN-CHRIST: Dtsch. Z. gerichtl. Med. **38**, 97 (1943). — HANKE: Das subdurale Hämatom. Berlin: Springer 1939. — HARBITZ: Über Spätblutungen im Gehirn und seinen Häuten, deren versicherungsrechtliche und gerichtlich-medizinische Bedeutung. Oslo 1943. — HAUSBRANDT: Dtsch. Z. gerichtl. Med. **35**, 180 (1942).

ILLCHMANN-CHRIST: Beitr. gerichtl. Med. **39**, 61, 231 (1948/49). — INOUYE u. SINODA: Dtsch. Z. gerichtl. Med. **33**, 171 (1940).

JUNGMICHEL: Dtsch. Z. gerichtl. Med. **26**, 130 (1936).

KALBFLEISCH: Dtsch. Z. gerichtl. Med. **37**, 299 (1943). — KATZ u. KRAEMER: Münch. med. Wschr. **1943** II, 396. — KRAULAND: Schweiz. Z. Path. u. Bakter. **12**, 113 (1949). — Beitr. gerichtl. Med. 18, 24 (1949). — Verh. Dtsch. Ges. gerichtl. u. soz. Med., Berlin 1951. Erscheint in Dtsch. Z. gerichtl. Med. — KÜHLMAYER: Klin. Med. (Wien) **2**, 966 (1947). Ref. Ber. allg. u. spez. Path. **2**, 386 (1948).

LASS: Zbl. Path. **77**, 133 (1941). — LINK: Traumatische sub- und intradurale Blutung, Pachymeningitis haemorrhagica. Veröff. Konstit. u. Wehrpath. **1945**, H. 55.

MARTI: Ann. Méd. lég. etc. **30**, 171 (1950). — MATZDORFF: Pachymeningitis haemorrhagica interna. In Handwörterbuch der gerichtlichen Medizin, S. 546. Berlin 1940. — McKENZIE: Brit. J. Surg. **26**, 346 (1938). Ref. Dtsch. Z. gerichtl. Med. **31**, 287 (1939). — MEURER u. HEBERER: Dtsch. med. Wschr. **1949**, 70.

NEUGEBAUER: Hirndruck. In Handwörterbuch der gerichtlichen Medizin, S. 348. Berlin 1940.

ÖKRÖS: Dtsch. Z. gerichtl. Med. **34**, 209 (1941). — OKONEK: Bruns' Beitr. **173**, 337 (1942). — OSELLADORE: Riv. ital. Endocrino e Neurochir. **7** (1941). Ref. Dtsch. Z. gerichtl. Med. **38**, 20 (1943). — OSTERTAG: Die Gehirnsektion. Berlin 1948.

RAAF: Amer. J. Surg. **76**, 567 (1948). Ref. Beitr. allg. u. spez. Path. **3**, 164 (1949). — REUTER, F.: Lehrbuch der gerichtlichen Medizin, S. 429. Berlin u. Wien 1933. — Das subdurale Hämatom. Im Rahmen des Lehrbuchs für gerichtliche Medizin, S. 430. Berlin 1933.

SCHMINCKE: Pachymeningitis haemorrhagica interna. In ASCHOFFS Pathologische Anatomie, Bd. II, S. 302. Jena 1936. — SCHMIDT: Beitr. path. Anat. **107**, 256 (1942). — SIMPSON: Ann. Roy. Coll. Surg. **4**, 232 (1949). Ref. Ber. allg. u. spez. Path. **7**, 115 (1950). — SPATZ: Zbl. Neurochir. **6**, 162 (1941). — STRASSMANN: Arch. of Path. **47**, 205 (1949). — WALCHER: Mschr. Unfallheilk. **40**, 433 (1933).

Traumatisch bedingte entzündliche Veränderungen der Hirnhäute.

BARTH: Z. Hals.- usw. Heilk. **45**, 1 (1939). — BÜTTNER u. MAASSEN: Verh. dtsch. Ges. inn. Med. **1938**, 561.

CALVINO: Clin. pediatr. **21**, 53 (1939). Ref. Dtsch. Z. gerichtl. Med. **32**, 25 (1939).

DEMME: Traumatische Hirnschädigungen. In FISCHER-MOLINEUS, Das ärztliche Gutachten im Versicherungswesen, S. 848. Leipzig 1939.

NEUGEBAUER: Hirnödem und Hirnschwellung. In Handwörterbuch der gerichtlichen Medizin, S. 351. Berlin 1940. — Hirndruck. In Handwörterbuch der gerichtlichen Medizin, S. 348. Berlin 1940.

OSTERTAG: Die Sektionstechnik des Gehirns und des Rückenmarks. Berlin 1948.

PUCCH: Bull. méd. **1939**, 485. Ref. Dtsch. Z. gerichtl. Med. **33**, 24 (1940).

SCHALTENBRAND: Die nichtentzündlichen Erkrankungen des Zentralnervensystems. In FISCHER-MOLINEUS, Das ärztliche Gutachten im Versicherungswesen, S. 951. Leipzig 1939. — SCHALTENBRAND u. TÖBEL: Arch. f. Psychiatr. u. Z. Neur. **180**, 592 (1948). — SPATZ: Zbl. Neurochir. **6**, 162 (1941). — STADLER: Med. Welt **1938**, 889.

Traumatische Beziehungen zu Massenblutungen im Innern des Gehirns.

BAY: Nervenarzt **1949**, 84. — BOLLINGER: Über traumatische Spätapoplexie. Festschr. zu VIRCHOWS 70. Geburtstag, Bd. 2. Berlin 1891. Zit. nach SCHALTENBRAND.

DEMME: Traumatische Hirnschädigungen. In FISCHER-MOLINEUS, Das ärztliche Gutachten im Versicherungswesen, S. 848. Leipzig 1939.

GORONCY: Dtsch. med. Wschr. **1923**, Nr 13.

HALBERKANN: Über eine tödliche Blutung aus dem Plexus chorioides bei einer 25jährigen Frau. Med. Diss. Köln 1940. — HAUSBRANDT: Nervenkrankheiten und Trauma. In Handwörterbuch der gerichtlichen Medizin, S. 515. Berlin 1940.

KUSSEROW: Zur Frage der traumatischen Apoplexie. Med. Diss. Düsseldorf 1940.

QUENSEL: Mschr. Unfallheilk. **50**, 105 (1943).

RITZDORF: Kasuistische Beiträge zur Frage: Spontanapoplexie oder traumatische Hirnblutung? Med. Diss. München 1941.

SCHALTENBRAND: Die nichtentzündlichen Erkrankungen des Zentralnervensystems. In FISCHER-MOLINEUS, Das ärztliche Gutachten im Versicherungswesen, S. 951. Leipzig 1939. — STRASSMANN: Arch. of Path. **47**, 205 (1949).

WALCHER: Mschr. Unfallheilk. **36**, 433 (1929).

Die akuten Folgen von Einwirkung stumpfer Gewalt auf das Gehirn.

Allgemeines.

AGOSTINI: Ann. Osp. psichiatr. prov. Perugia **34**, 57 (1940). Ref. Dtsch. Z. gerichtl. Med. **37**, 94 (1943).

HELLENTHAL: Dtsch. Z. gerichtl. Med. **21**, 231 (1933).

KRAULAND: Dtsch. Z. Nervenheilk. **1950**, 163.

LECHNER: Zbl. Chir. **1939**, 616. — LENGGENHAGER: Schweiz. med. Wschr. **1947**, 1341.

MEIXNER: Dtsch. Z. gerichtl. Med. **6**, 105 (1925).

NEUGEBAUER: Frankf. Z. Path. **51**, 210 (1937).

REUTER, F.: Dtsch. Z. Chir. **207**, H. 1—4. — RIEDERER v. PAAR: Arch. f. Psychiatr. **106**, 71 (1937). — ROSE: Nov. chir. Arch. (russ.) **47**, 227 (1940). Ref. Dtsch. Z. gerichtl. Med. **35**, 382 (1942).

SCHNEIDER: Münch. med. Wschr. **1950**, 1541.

TÖNNIS: Ärztl. Fortschr. **2**, 179 (1948).

WALCHER: Beitr. gerichtl. Med. **18**, 51 (1949). — WANKE: Arch. u. Dtsch. Zbl. Chir. **261**, 167. — Med. Welt **1939**, 833.

Hirnwunde.

SPATZ: Zbl. Neurochir. **6**, 162 (1941).

TAMEDA: Mitt. med. Ges. Chiba **17**, H. 4 (1939). Ref. Dtsch. Z. gerichtl. Med. **32**, 136 (1939/40).

Kontusionen, Contre-Coup.

BÜCHNER: Beitrag zur Kenntnis der Hirnblutungen nach stumpfer Gewalt. Med. Diss. Düsseldorf 1937. Ref. Dtsch. Z. gerichtl. Med. **30**, 69 (1938).

FRANZ: Dtsch. Z. gerichtl. Med. **31**, 61 (1939).

ILLCHMANN-CHRIST: Arch. orthop. u. Unfallchir. **44**, 586 (1951). — Bruns' Beitr. **183**, 402 (1951).

LENGGENHAGER: Dtsch. Z. gerichtl. Med. **31**, 278 (1939). — Schweiz. med. Wschr. **1938 II**, 1123.

PETERS: Spezielle Krankheiten des zentralen und peripheren Nervensystems, S. 220 ff. Stuttgart 1951.

SCHNEIDER: Klin. Wschr. **1948**, 43. — SELITTO: Nuova Riv. Clin. psichiatr. ecc. **15**, 51 (1939). Ref. Dtsch. Z. gerichtl. Med. **33**, 327 (1940). — SZABÓ: Dtsch. Z. gerichtl. Med. **37**, 64 (1943).

WELTE: Arch. f. Psychiatr. **179**, 243 (1948).

Commotio.

ALAJOUANINE et THUREL: Revue neur. **72**, 614 (1941). Ref. Dtsch. Z. gerichtl. Med. **36**, 46 (1942). — Paris méd. **1940 II**, 603. Ref. Dtsch. Z. gerichtl. Med. **35**, 268 (1942).

BAY: Dtsch. Z. Nervenheilk. **149**, 284 (1939). — Dtsch. med. Wschr. **1940 I**, 312. — Die Praxis der Erkennung und Bedeutung von Hirnverletzungen. Berlin 1941. — BRUN: Z. Unfallmed. u. Berufskrkh. (Bern) **36**, 4 (1943). Ref. Dtsch. Z. gerichtl. Med. **38**, 243 (1943).

DAHL: Norsk Mag. Laegevidensk. **98**, 1347 (1937). Ref. Dtsch. Z. gerichtl. Med. **30**, 69 (1938). — DIXON: Lancet **1940 II**, 360.

ECK: Beitr. path. Anat. **104**, 390 (1940). — EIERMANN: Langenbecks Arch. u. Dtsch. Z. Chir. **261**, 1, 269, 285, 361 (1948). — ELO: Acta Soc. Medic. fenn. Duodecim **30**, 60 (1941). Ref. Dtsch. Z. gerichtl. Med. **36**, 50 (1942). — ESSER: Dtsch. Z. gerichtl. Med. **20**, 588 (1933).

FRANZ: Zbl. Chir. **1938**, 1378.

GAMPER: Mschr. Psychiatr. **99**, 542 (1938). — GANGLER: Dtsch. Z. Chir. **249**, 508. — GIERLICH: Dtsch. Z. gerichtl. Med. **26**, 100 (1936).

HALLERVORDEN: Zbl. Neurochir. **6**, 37 (1941). — HARBITZ: Nord. Med. **1939**, 3441. Ref. Dtsch. Z. gerichtl. Med. **33**, 331 (1940).

KALBFLEISCH: Münch. med. Wschr. **1940 II**, 769.

NEUGEBAUER: Frankf. Z. Path. **51**, 210 (1937).

REUTER, F.: Dtsch. Z. Chir. **207**, H. 1—4.

SCHEIDEGGER: Schweiz. Z. Path. u. Bakter. **11**, 225 (1948). Ref. Ber. allg. u. spez. Path. **2**, 141 (1949). — SCOTT: Arch. of Neur. **43**, 270 (1940). Ref. Dtsch. Z. gerichtl. Med. **33**, 462 (1940). — STEVENSON: Canad. Med. Assoc. J. **39**, 522 (1938).

VALKENBURG, VAN: Psychiatr. Bl. (holl.) **46**, 248 (1942). Ref. Dtsch. Z. gerichtl. Med. **36**, 429 (1942). — Lancet **1940 I**, 1003.

Amnesie, Bewußtlosigkeit und Handlungsfähigkeit.

BERNER: Schr. Nord. Akad. Wiss. Oslo, naturwiss. Kl. **1938**, Nr 8. Ref. Zbl. Path. **75**, 57 (1939).

CONKEY: Arch. of Psychol. **1938**, No 232, 1. Ref. Dtsch. Z. gerichtl. Med. **133**, 146 (1940).

ILLCHMANN-CHRIST: Arch. orthop. u. Unfallchir. **44**, 586 (1951).

PIETRUSKY: Mschr. Unfallheilk. **45**, 129 (1938).

SCHÖN: Beitr. gerichtl. Med. **17**, 1 (1943).

WINTERSTEIN u. MEIER: Chirurg **11**, 229 (1939).

Hirnschwellung, Hirnödem.

FREY: Confinia neur. (Basel) **8**, 53 (1947/48). Ref. Ber. allg. u. spez. Path. **2**, 477 (1949).

PICKLES: New England J. Med. **240**, 92 (1949). Ref. Ber. allg. u. spez. Path. **3**, 168 (1949).

Pneu-Encephalon.

PETER: Chirurg **12**, 104 (1940).

Ventrikelerweiterungen.

TÖNNIS: Nervenarzt **15**, 361 (1942).

Geschwüre und Blutungen.

ELBEL: Dtsch. Z. gerichtl. Med. **34**, 377 (1941).

LEO: Ärztl. Sachverst.ztg **48**, 125 (1942).

STRASSMANN, G.: Arch. of Neur. **57**, 145 (1947). Ref. Ber. allg. u. spez. Path. **1**, 200 (1949).

WYATT and KHOO: Arch. of Path. **47**, 110 (1949). Ref. Ber. allg. u. spez. Path. **4**, 83 (1949).

Wiederaufflackern.

PETERS: Klin. Wschr. **1948**, 115. — Ärztl. Forsch. **1949**, Nr 1, 6.

Spätabscesse.

KEYSERLINGK, V.: Ärztl. Wschr. **1949**, 246.

Traumatische Hirncysten.

BORSCHEL: Dtsch. Z. Nervenheilk. **160**, 221 (1949).

Traumatische Epilepsie.

KASTEIN: Nervenarzt **11**, 255 (1938).
PODGORNAJA: Dtsch. Gesundheitswesen **5**, 837 (1950).

Vegetative Störungen, Encephalosen einschließlich Charakterdegeneration.

BAY: Hefte Unfallheilk. **1941**, H. 33. — BODECHTEL u. SACK: Med. Klin. **1947**, 133. —
BUSEMANN: Med. Klin. **1947**, Nr 10, 413.
EBERMAIER: Dtsch. med. Wschr. **1949**, 919.
HORANYI-HECHTS: Confinia neur. (Basel) **3**, 266 (1941). Ref. Dtsch. Z. gerichtl. Med.
35, 385 (1942).
OSTERCHRIST: Dtsch. Gesundheitswesen **6**, 38 (1951).
PETERS: Nervenarzt **11**, 441 (1938).
QUENSEL: Ber. 8. internat. Kongr. f. Unfallmed. u. Berufskrkh. (Zürich) **2**, 493 (1939).
PIETRUSKY: Mschr. Unfallheilk. **45**, 129 (1938).
RIECHERT: Nervenarzt **18**, 453 (1947). — ROTH: Luftfahrtmed. Abh. **3**, 30 (1940). Ref.
Dtsch. Z. gerichtl. Med. **35**, 496 (1942).
SACK: Zur Frage der zentralnervösen Regulationsstörungen beim Hirntraumatiker,
gezeigt am Beispiel des Hochdrucks, der Magengeschwürkrankheit und des Diabetes mellitus.
Hamburg 1947. — SCHEIDEGGER: Schweiz. Z. Path. u. Bakter. **11**, 225 (1948). — SCHWELL-
NUSS: Dtsch. Z. gerichtl. Med. **25**, 334 (1935). — STEFAN: Psychiatr.-neur. Wschr. **1942**,
105. — STIER: Arch. orthop. Chir. **38**, 223 (1937). — Dtsch. med. Wschr. **1938** I, 145.
THEATO: Nervenarzt **13**, 241 (1940). — TORSEGNO: Note Psichiatr. **67**, 381 (1938). Ref.
Dtsch. Z. gerichtl. Med. **31**, 205 (1939). — TRAMER: Z. Kinderpsychiatr. **9**, 1 (1942). Ref.
Dtsch. Z. gerichtl. Med. **37**, 214 (1943).
VALKENBURG, VAN: Nederl. Tijdschr. Geneesk. **1941**, 1063. Ref. Dtsch. Z. gerichtl.
Med. **35**, 336 (1942).
WANKE: Pathologische Physiologie der frischen geschlossenen Hirnverletzung, insbe-
sondere der Hirnerschütterung. Stuttgart 1948.
ZÜLCH: Zbl. Path. **86**, 93 (1950).
Ohne Verfasser: Verursachung einer Unterhautzellgewebsentzündung durch Unfall.
Slg Entsch. Geb. Sozialvers. **39**, 40 (1950).

Traumatischer cerebraler Diabetes.

DEMMER u. WALTERSKIRCHEN: Wien. Z. inn. Med. **28**, 353 (1947). Ref. Ber. allg. u. spez.
Path. **5**, 79 (1950).
MARCHAND et WAROT: Ann. Méd. lég. etc. **32**, 50 (1952).
STUTTE u. SCHRÖDER: Ärztl. Wschr. **1948**, 346.

CUSHINGsche Krankheit.

EIFF, V.: Med. Mschr. **1948**, H. 9, 366.
GARCIA: Rev. clin. españ. **2**, 365 (1941). Ref. Dtsch. Z. gerichtl. Med. **36**, 329 (1942). —
GROSS: Arch. f. Psychiatr. **111**, 619 (1940).
HALLERMANN: Dtsch. Z. gerichtl. Med. **32**, 453 (1939/40).
JACOBI: Mschr. Unfallheilk. **47**, 129 (1940). — JONÁŠ u. RÁRA: Neur. a. Psychiatr. Česká
4, 163 (1938). Ref. Dtsch. Z. gerichtl. Med. **35**, 269 (1942).
LE MELLETIER: Presse méd. **1940** I, 620. Ref. Dtsch. Z. gerichtl. Med. **36**, 432 (1942).
WANKE: Chirurg **17/18**, 136 (1949).

Elektroencephalographische Untersuchung Hirnverletzter.

JASPER, KERSHMAN and ELVIDGE: Arch. of Neur. **44**, 328 (1940). Ref. Dtsch. Z. gerichtl.
Med. **34**, 184 (1941).
ROMMELSPACHER: Dtsch. Gesundheitswesen **4**, 1281 (1949).

Neurologische Systemerkrankungen nach Trauma.

JÉOUIER u. BOVET: Schweiz. Arch. Neur. **43**, 48 (1939). Ref. Dtsch. Z. gerichtl. Med.
32, 35 (1939/40).
LOUDET y LOZANO: Rev. Psiquiatr. y Criminol. **2**, 615 (1937). Ref. Dtsch. Z. gerichtl.
Med. **30**, 49 (1938).
PETERS: Arch. orthop. Chir. **38**, 245 (1937).
QUENSEL: Ärztl. Wschr. **1949**, 65.

VENTURA: Rass. Studi psichiatr. **27**, 622 (1938). Ref. Dtsch. Z. gerichtl. Med. **31**, 206 (1939).

SARRE: Dtsch. Arch. klin. Med. **187**, 76 (1940).

ζ) Hals und Halsorgane.

Verletzungen des Kehlkopfes und der Luftröhre sind wegen der geschützten Lage dieser Organe nicht allzu häufig; sie kommen gelegentlich durch Hufschlag, durch Boxschläge, aber auch beim Überfahrenwerden zustande. Bloße Kontusionen des Kehlkopfes können zu tödlichem Larynxschock oder zu Larynxödem führen. Frakturen rufen unter Umständen durch Blutung und Ödem und Verletzungen der Trachea durch Entstehung eines Emphysems des Bindegewebes der Umgebung und des Unterhautgewebes lebensbedrohende Zustände hervor (HUBRICH, ALUSTIZA). Oesophagusverletzungen sind nicht häufig; abgesehen von Fällen, in denen der Hals eines Menschen überfahren wird, sind sie auch entstanden durch Druck der Speiseröhre gegen die Halswirbelsäule durch eine umschriebene Gewalt (HAECKER)[1]. Daß der Racheneingang und die Speiseröhre, aber auch der Kehlkopfeingang durch verschluckte Fremdkörper beschädigt werden können, ist bekannt (VAN DER MEULEN). Luxationen der Halswirbelsäule entstehen unter Umständen durch Überschlagen beim Fall und durch starke gewaltsame Halsdrehung. Dabei auftretende Quetschung des verlängerten Markes kann schnell zum Tode führen (s. auch S. 311). Ein isolierter Bruch des Atlas entsteht im allgemeinen als indirekte Fraktur; sie kommt zustande durch Anprallen an die Windschutzscheibe bei Kraftwagenunfällen, aber auch gelegentlich durch Fall auf den Kopf, und zwar unter Umständen ohne Bruch der Schädelbasis (PLAUT, bisher 39 derartige Fälle). Rupturen der Carotis und ihrer Äste führen zu schnellen tödlichen Verblutungen, sind aber nur Intimarisse entstanden, so ist dies vielfach ein Anlaß zur Entstehung eines Aneurysma dissecans und zu einer fortschreitenden Thrombose (DRATZ und WOODHALL, CALDWELL und HADDEN). Eine etwa notwendige Unterbindung der A. carotis communis ist ein schwerwiegender Eingriff, der nach den vorliegenden Angaben insbesondere bei älteren Menschen in 50—70% der Fälle zum Tode führt (STOTZ). Sehr selten sind traumatische Rupturen der A. vertebralis, die geschützt liegt. In solchen Fällen ist es zu einem langsam zunehmenden Bluterguß gekommen, der sich nach unten zu bis in die Gegend des Zwerchfelles fortsetzte und schließlich durch Fortsetzung der Blutung in die Muskulatur des Halses binnen 12 Std zu einer mächtigen Auftreibung und schließlich zum Erstickungstode führte (MAZEL und SEIF-EL NASR). Ein leichter Schlag gegen die Gegend einer A. carotis führte einmal zu einer Absprengung eines Teiles der sklerotischen und verkalkten Intima und durch Embolie dieses Teiles zu einem Erweichungsherd im Schläfenlappen (HESS).

Literatur.

Halsorgane.

ALUSTIZA: Semana méd. **1939 I**. Ref. Dtsch. Z. gerichtl. Med. **32**, 201 (1939/40).

CALDWELL and HADDEN: Ann. Int. Med. **28**, 1132 (1948).

DRATZ and WOODHALL: J. of Neuropath. **6**, 286 (1947).

FELC: Szas. sad-lek. (poln.) **2**, 105 (1938). Ref. Dtsch. Z. gerichtl. Med. **30**, 378 (1938).

HAECKER: Dtsch. Z. Chir. **1940**, 557. — HESS: Intimaruptur der Carotis interna und embolische Verlegung der Arteria cerebri media durch Intima nach geringem Schlag gegen die Halsseite. Diss. a. d. Path. Inst. Würzburg 1939. — HUBRICH: Röntgenprax. **14**, 336 (1942).

---

[1] Im Anschluß an heftiges Erbrechen oder Würgen oder an übermäßige Nahrungsaufnahme sind gelegentlich auf Grund vorhandener krankhafter Veränderungen fissurähnliche Spontanrupturen der Speiseröhre beobachtet worden [SMALL u. Mitarb.: Amer. Digest. Dis. **19**, 73 (1952)].

KLOTZ et FISHER: Ann. Méd. lég. etc. **32**, 62 (1952).
MAZEL et SEIF-EL NASR: Ann. Méd. lég. etc. **18**, 680 (1938). — MEULEN: Acta oto-laryng. (Stockh.) **30**, 481 (1942). — MICHEL: Verletzungen nach ihrem Sitze. In Handwörterbuch der gerichtlichen Medizin, S. 908. Berlin 1940.
NEUGEBAUER: Verletzungen durch stumpfe Gewalt. In Handwörterbuch der gerichtlichen Medizin, S. 902. Berlin 1940.
PLAUT: J. Amer. Med. Assoc. **110**, 1892 (1938).
STOTZ: Mschr. Unfallheilk. **45**, 315 (1938).
WULLSTEIN: Mschr. Ohrenheilk. **75**, 82 (1941).

η) Brust und Brustorgane.

Eine länger anhaltende *Kompression* des Thorax, sei es durch Verschüttung, sei es durch Kompression durch eine schwere Last, z. B. durch die Karosserie eines Kraftwagens oder im Gedränge einer Panik, führt infolge Behinderung des Blutstromes in der V. cava caudalis zu einer Blutstauung im Bereiche des Thorax und zu einer anschließenden Asphyxie (MICHEL). Man beobachtet eine Cyanose der Haut des Brustkorbes, eine Ausbildung von Petechien und Suffusionen an Brust und Hals und in den Augenbindehäuten. Man hat für diesen Zustand die Bezeichnung traumatische Asphyxie (BONNIN) oder „ekchymotische Maske" (FERRANDIZ-SENANTE) geprägt. Eine Fraktur des *Brustbeins* mit größerer oder geringerer Diastase kann außer durch die Einwirkung direkter Gewalt wohl auch durch extreme Beugung des Kopfes und Einwirkung des Kinns auf das Brustbein zustande kommen. Wird der Thorax heftig komprimiert, so entstehen *Rippenfrakturen*. Die Prädilektionsstellen liegen in der vorderen und hinteren Axillarlinie und beiderseits neben der Wirbelsäule. Bei schweren Traumen beobachtet man eine Fraktur fast sämtlicher Rippen an allen diesen Stellen. Auch bei zu heftig durchgeführter *künstlicher Atmung*, insbesondere bei älteren Personen mit brüchigen discalcinierten Knochen können an diesen Stellen Rippenbrüche entstehen, wie ich es zweimal in sehr ausgedehntem Maße gesehen habe. Bei einem dieser Vorfälle hatte die Staatsanwaltschaft sogar auf Grund dieses Sektionsbefundes ein Ermittlungsverfahren gegen die beiden Ärztinnen eingeleitet, die die Wiederbelebungsversuche durchgeführt hatten: es wurde eingestellt. In Sonderfällen kann ein Rippenbruch auch einmal durch starken Muskelzug, vielleicht sogar durch Niesen zustande kommen (MICHEL).

Personen, bei denen eine erhebliche BECHTEREWsche Krankheit besteht, sind bei Brusttraumen besonders gefährdet, wie wir es gelegentlich beobachten konnten.

Bei elastischem Thorax, also insbesondere bei Jugendlichen, kann durch eine Gewalteinwirkung eine völlige Zerreißung der Brustorgane mit Zwerchfellruptur zustande kommen, *ohne* daß die Rippen oder das Brustbein verletzt sind.

Zerreißungen des *Herzbeutels* sind gelegentlich auch ohne schwere Verletzungen des Herzens vorgekommen; die Folgen waren fibrinöse Perikarditiden und Verwachsungen (WARBURG). Im allgemeinen wird aber das *Herz* mit verletzt werden. Unter Umständen reißt es von den großen Gefäßen völlig oder teilweise ab. In anderen Fällen kommt es zu Perforationen der Herzwand an den verschiedensten Stellen. Der linke Ventrikel scheint häufiger zu zerreißen als der rechte. An den Herzohren können Einrisse entstehen, ebenso an den Vorhöfen. Auch die Scheidewand kann isoliert einreißen. Bei Sturz aus der Höhe scheinen derartige Herzverletzungen häufiger zu sein als nach Verkehrsunfällen (ELO). Klappenabrisse werden gleichfalls beobachtet. Bei ihrem Zustandekommen ist wohl der Füllungszustand des Herzens im Augenblick des Traumas ausschlaggebend. Ein Klappeneinriß führt zu einem akuten traumatischen Herzklappenfehler (NEUGEBAUER). Starke Verlagerung des Herzens nach links infolge der

Thoraxkompression kann eine ringförmige Blutung an der Einmündungsstelle der caudalen Hohlvene veranlassen. Auch direkte Zerreißungen der Kranzarterien sind beobachtet worden. Besondere Beziehungen zwischen Lokalisation des Traumas und Art der Herzverletzung lassen sich nicht aufstellen (HALLERMANN, weiteres Schrifttum s. Literaturverzeichnis). Ein nicht sonderlich hochgradiges Trauma führt meist nicht zu Herzrupturen; in solchen Fällen wird man darauf achten müssen, ob nicht durch Befunde an den Coronargefäßen oder durch histologische Befunde am Myokard eine *spontane* Herzruptur erklärt werden kann (S. 204), so daß der Unfall zu Unrecht behauptet wird (KÜHN). Mitunter kommt es auch zum isolierten Abriß eines Papillarmuskels oder, wie oben ausgeführt, einer Klappe. Vielfach herrscht die Meinung, daß derartiges nur bei bestehender Erkrankung des Papillarmuskels oder der Klappe vorkommen könnte. Doch zeigen Einzelbeobachtungen, daß die Verhältnisse gelegentlich auch anders liegen können. So wurden bei einem gesunden Kinde und einem gesunden erwachsenen Mann nach Trauma gegen die Herzgegend bei gesunden Organen ein Papillarmuskelabriß und eine Septumperforation ohne erhebliche andere Verletzungen beobachtet (WIGAND). Doch ist derartiges nur sehr selten.

Aortenzerreißungen durch stumpfe Gewalteinwirkung kommen am häufigsten dicht oberhalb der Aortenklappen und unterhalb des Bogens zustande, an jener Stelle, an der die Aorta an der Brustwirbelsäule fixiert ist (NEUGEBAUER). Die Aortenrisse liegen meist quer, die Intima ist an der Rißstelle unter Umständen etwas von Blut unterhöhlt und imbibiert. Die Risse reichen meist nur bis tief in die Media und führen häufig zu ausgedehnten Aneurysmata dissecantia. Auf die Möglichkeit von spontanen Aortenrupturen muß hingewiesen werden (s. S. 208). Rupturiert eine krankhaft veränderte Aorta (Medionekrosis, Lues, Atheromatose usw.) während der Arbeit im Betriebe, so wird die Folge eines Betriebsunfalles nur dann diskutiert werden können, wenn die Arbeit das betriebsübliche Maß überschritt; ereignete sich die Ruptur im zeitlichen Zusammenhang mit einem Trauma bei der Betriebsarbeit, so wird im *Versicherungsrecht* Kausalzusammenhang angenommen werden können (MAURER).

Im Schrifttum der letzten Jahre nimmt die *Contusio* und *Commotio cordis* einen ziemlich großen Raum ein. Es ist zuerst von klinischer Seite (SCHLOMKA) dargetan worden, daß man nach Traumen in der Herzgegend akute Herzinsuffizienzen beobachtet hat, die mitunter dem Bilde einer Angina pectoris entsprechen. Man nahm ursächlich Spasmen der Äste der Coronararterien an. Elektrokardiographisch zeigten sich mitunter Bilder, die denen eines Herzinfarktes ähnlich waren. In der Meinung, daß bei diesen Zuständen anatomische Veränderungen gröberer Art nicht aufzufinden seien, prägte man für diesen Zustand das Wort Commotio cordis, analog der Commotio cerebri. Mitunter gingen diese klinisch beobachteten Zustände auch in den Tod über, ohne daß man gröbere Veränderungen vorfand (BEHR, BURKHARDT). Im Laufe des zweiten Weltkrieges wurden jene Zustände gehäuft beobachtet, insbesondere nach Thoraxdurchschüssen, bei denen das Herz nicht verletzt war. Starben diese Soldaten späterhin an den Sekundärfolgen der Schußverletzung und untersuchte man das Herz genau, so fand man eben doch in den meisten Fällen gröbere oder feinere Veränderungen, für die sich der Ausdruck Contusio cordis ausbildete. Ebenso wie beim Gehirn lassen sich praktisch scharfe Grenzen zwischen der Contusio und Commotio cordis nicht ziehen.

Die in solchen Fällen erhobenen anatomischen Befunde waren zum Teil wenig auffällig. Man fand kleine Blutungen in der Herzmuskulatur unter dem Epikard und unter dem Endokard (MUNK), mikroskopisch geringfügige Muskelnekrosen (VEITH). In anderen Fällen waren die Muskelnekrosen ausgedehnt und von infarktartigem Aussehen (VEITH). Die Herzwandveränderungen haben mitunter auch zu einem Herzaneurysma mit sekundärer Ruptur geführt (O'FAR-RELL). Auch Thrombosen werden beobachtet (MEESSEN), ohne daß entsprechende skleratheromatöse Veränderungen nachzuweisen waren. Vereinzelt sah man auch als Ursache der Thrombenabscheidung Gefäßrisse mit Blutungen bis in die Media (HALLERMANN, VEITH). Das Intervall zwischen Trauma und Tod war außerordentlich unterschiedlich, es betrug eine halbe Stunde bis zu 5 Jahren, wobei allerdings dahingestellt bleiben muß, daß bei einem so langen Zwischen-raum tatsächlich noch Kausalität besteht (WILBRANDT). Für die klinische Begutachtung sind bisher allgemein anerkannte Regeln nicht aufgestellt worden (LÖHR). Liegt ein Sektionsbefund vor, so wird man bei Annahme eines Kausal-zusammenhanges im Versicherungsrecht verlangen müssen, daß das Trauma feststeht, daß es die Herzgegend betroffen hat, daß Brückensymptome bestanden und daß anatomisch Gefäßerkrankungen, insbesondere sklerotische Verände-rungen, die die natürliche Entstehung der tödlichen Herzveränderungen erklären, nicht vorlagen.

Zu einer Verletzung der *Lunge* durch stumpfe Gewalt kann es durch Quet-schung bei Thoraxkompression und durch Anspießung durch frakturierte Rippen kommen. Die bei Thoraxkompression entstandenen Lungenverletzungen zeigen sich mitunter in Gestalt von Pleurarissen, die strahlenförmig um den Hilus angeordnet sind (NEUGEBAUER). Auch zentrale Risse mit Verletzung von großen Bronchien sind beobachtet worden. Manchmal ist auch ein Teil des Lappens völlig abgerissen. In Ausnahmefällen sind isolierte Abrisse eines Bronchienastes zustande gekommen, die zunächst unbemerkt blieben und später zu einer Stenose und Atelektase der entsprechenden Lungenpartie führten (LÖFFLER und NAGER, BAUER).

Lungenverletzungen führen zu Blutungen in die Lungensubstanz mit Aspira-tion in die Alveolen, zu Blutungen in die Pleura und meist auch zum Hämato-pneumothorax. Ist nach Brusttrauma die Brustwand eröffnet, so kann die zerfetzte Lunge prolabieren. Vielfach entsteht in solchen Fällen ein ausgedehntes Hautemphysem.

Als weitere Folge einer Lungenquetschung kommt die sog. *traumatische Pneumonie* in Frage. Wahrscheinlich handelt es sich hier um eine Sekundär-infektion. Die Erreger siedeln sich wohl leichter im Bereiche der gequetschten Partie an. Man verlangt für die Annahme eines Kausalzusammenhanges im Versicherungsrecht in solchen Fällen, daß sich der Beginn der Pneumonie sehr schnell an den Unfall anschließt oder daß Brückensymptome vorhanden sind. Ein längeres Intervall als 4 Tage wird im allgemeinen nicht als zulässig erachtet (BESSAU und DIECKHOFF). Auch traumatische Pleuritiden sind unter den gleichen Verhältnissen denkbar. Nach Überstehen schwerer Thoraxverletzungen mit Rippenbrüchen und Lungenblutungen ist nach Entstehung einer pleuritischen Schwarte bei einem Jugendlichen auch ein Lungenemphysem beobachtet worden, das als Unfallfolge diskutiert wurde (CREMA). In besonderen Ausnahmefällen scheint der Tod auch nach nicht allzu schweren Lungenkontusionen unter Aus-bildung einer eitrigen Bronchitis und eines Emphysems eintreten zu können, ohne daß bei der späteren Sektion Herzveränderungen oder sehr ausgedehnte Lungenverletzungen festgestellt wurden (SCHWELLNUS).

Folgt einem Thoraxtrauma in nicht allzu langer Zeit eine *Lungentuberkulose*, so kommt die Annahme eines Kausalzusammenhanges wohl nur im Sinne einer Verschlimmerung in Frage. Es ist denkbar, daß inaktive tuberkulöse Herde in der Lunge unter dem Einfluß des Traumas aktiviert werden. Bei Annahme eines

Kausalzusammenhanges im Versicherungsrecht pflegt man zu verlangen, daß das Trauma ein heftiges gewesen ist, daß die Wahrscheinlichkeit einer Lungenverletzung besteht (entsprechende klinische Erscheinungen), und daß das Intervall nicht mehr als 4—8 Wochen beträgt. Bei längerem Intervall müssen wenigstens deutliche, einschlägige Brückensymptome vorhanden sein. (Näheres in den einschlägigen Lehrbüchern, Einzelschrifttum der letzten Zeit s. Literaturverzeichnis.)

Sowohl bei der Kompression des Thorax als auch bei der Kompression der Bauchhöhle kann das *Zwerchfell* infolge der Druckerhöhung rupturieren. Die hierdurch entstehenden Zwerchfellhernien führen mitunter zu einer Verlagerung von Bauchorganen in den Thorax, so daß man unter Umständen bei Eröffnung der Brusthöhle einen Dickdarmabschnitt in ihr liegen sieht (MICHEL, JUZBASIC).

Die Einwirkung einer stumpfen Gewalt auf die lactierende *Mamma* hat mitunter zur Ausbildung einer Galaktocele geführt (BRACCI und Mitarbeiter).

Literatur.

Brust und Brustorgane.
Direkte Folgen von Gewalteinwirkungen auf die Brustorgane.
Allgemein.

FERRANDIZ SENANTE: Med. españ. **7**, 10 (1942). Ref. Dtsch. Z. gerichtl. Med. **37**, 46 (1943).
MICHEL: Verletzungen nach ihrem Sitze. In Handwörterbuch der gerichtlichen Medizin, S. 908. Berlin 1940.
NEUGEBAUER: Frankf. Z. Path. **51** (1937).

Herzruptur und Ruptur großer Gefäße.

BONNIN: Lancet **1941 II**, No 6160, 333.
ELO: Acta Soc. Medic. fenn Duodecim **30**, 36 (1941). Ref. Dtsch. Z. gerichtl. Med. **36**, 141 (1942).
GASPARY y SEVERINO: Rev. méd. del Rosario **29**, 103 (1939). Ref. Dtsch. Z. gerichtl. Med. **31**, 524 (1939). — GORI SAVELLINI: Infortun. e Traumat. Lav. **6**, 22 (1940). Ref. Dtsch. Z. gerichtl. Med. **35**, 73 (1942). — GROLITSCH: Beitr. gerichtl. Med. **15**, 34 (1939).
HALLERMANN: Dtsch. Z. gerichtl. Med. **24**, 176 (1935).
KLEIN, H.: Pro Medico **1949**, H. 7, 226. — KRAULAND u. ORTHNER: Beitr. gerichtl. Med. **16**, 58 (1942). — KÜHN: Beitr. gerichtl. Med. **16**, 65 (1942).
MAURER: Hefte Unfallheilk. **43**, 200 (1952).
NEUGEBAUER: Verletzungen durch stumpfe Gewalt. In Handwörterbuch der gerichtlichen Medizin, S. 902. Berlin 1940.
WARBURG: Z. Dtsch. gerichtl. Med. **31**, 324 (1939).

Lungenruptur.

BAUER: Frankf. Z. Path. **54**, 647 (1940).
KEUL: Münch. med. Wschr. **1941 II**, 840. — KOPPANY: Orv. Hetil. (ung.) **1940**. Ref. Dtsch. Z. gerichtl. Med. **33**, 402 (1940).
LÖFFLER u. NAGER: Schweiz. med. Wschr. **1941 I**, 293.
NEUGEBAUER: Verletzungen durch stumpfe Gewalt. In Handwörterbuch der gerichtlichen Medizin, S. 902. Berlin 1940.
TAVERNIER et DARGENT: Lyon chir. **37**, 178 (1942). Ref. Dtsch. Z. gerichtl. Med. **36**, 494 (1942).

Mamma.

BRACCI: Arch. „De Vecchi" (Firenze) **12**, 441 (1949). Ref. Ber. allg. u. spez. Path. **5**, 311 (1950).

Zwerchfell.

JUZBAŠIĆ: Ber. 8. internat. Kongr. Unfallmed. u. Berufskrkh. (Zürich) **2**, 704 (1939).
MICHEL: Verletzungen nach ihrem Sitze. In Handwörterbuch der gerichtlichen Medizin, S. 908. Berlin 1940.

Commotio und Contusio cordis.

ANDERSON: Brit. Med. J. **1940**, No 4157, 307. Ref. Dtsch. Z. gerichtl. Med. **37**, 192 (1943). — ATTINGER: Schweiz. med. Wschr. **1947**, 309.

BARBER: Brit. Med. J. **1938**, No 4025, 433. Ref. Dtsch. Z. gerichtl. Med. **31**, 441 (1939). —
BEHR: Mschr. Unfallheilk. **47**, 168 (1940). — BRUNNER: Zbl. Chir. **1939**, 2145. — BURCK-
HARDT: Schweiz. med. Wschr. **1940 I**, 480.
CSEH, V.: Dtsch. Z. gerichtl. Med. **24**, 322 (1935).
DAHLE: Nord. Med. **1939**, 2178. Ref. Dtsch. Z. gerichtl. Med. **33**, 32 (1940). — DIMTZA:
Z. Unfallmed. (Zürich) **46**, 210 (1947).
HADORN: Z. Unfallmed. u. Berufskrkh. (Bern) **34**, 156 (1940). — HEDINGER: Cardio-
logia (Basel) **12**, 46 (1947). Ref. Ber. allg. u. spez. Path. **3**, 406 (1949).
KULKA: Amer. Heart. J. **38**, 438 (1949). Ref. Ber. allg. u. spez. Path. **8**, 129 (1951).
LACHMANN: Dtsch. Gesundheitswesen **1949**, 246. — LÖHR: Herz und Kreislauf. In
FISCHER-MOLINEUS, Das ärztliche Gutachten im Versicherungswesen, S. 550. Leipzig 1939.
MARENHOLTZ, v.: Ärztl. Sachverst.ztg **47**, 118 (1941). — MEESSEN: Frankf. Z. Path. **54**,
307 (1940). — MUNCK: Dtsch. Z. gerichtl. Med. **29**, 56 (1938).
O'FARRELL: Brit. Heart J. **1**, 172 (1939). Ref. Dtsch. Z. gerichtl. Med. **32**, 51 (1939/40).
SCHLOMKA: Tung-Chi med. Mschr., Shanghai **15**, 239 (1940). Ref. Dtsch. Z. gerichtl.
Med. **34**, 49 (1941). — SCHRADE: Med. Welt **1938**, 992. — STAEMMLER: Münch. med. Wschr.
1952, 1793.
VEITH: Beitr. path. Anat. **108**, 315 (1943).
WIGAND: Hippokrates **1949**, Nr 2, 52. — WILBRANDT: Cardiologica (Basel) **12**, 369
(1947/48).

Trauma und Lungenkrankheiten.
Pneumonie, chronisches Emphysem.

BESSAU u. DIECKHOFF: Med. Welt **1941**, 672.
CREMA: Boll. Soc. med.-chir. Modena **37**, 327 (1937). Ref. Dtsch. Z. gerichtl. Med. **31**,
327 (1939).
SCHWELLNUSS: Dtsch. Z. gerichtl. Med. **32**, 85 (1939/40).

Tuberkulose [1].

BODEN: Med. Welt **1941**, 590.
CATTABENI: Zacchia **2**, 273 (1938). Ref. Dtsch. Z. gerichtl. Med. **32**, 33 (1939/40).
D'ALESSANDRIA: Rass. Med. industr. **10**, 511 (1939).
MASSON: Schweiz. med. Wschr. **1948**, 677.
NAVILLE u. HERRMANN: Z. Unfallmed. u. Berufskrkh. (Bern) **33**, 34 (1939).
POIX et VIVANT: Presse méd. **1938 I**, 1. Ref. Dtsch. Z. gerichtl. Med. **30**, 175 (1938).

ϑ) Bauchhöhle und ihre Organe.

Einwirkungen von stumpfer Gewalt auf die *Bauchdecken* können auch beim
Fehlen von Hautwunden Zerreißungen und ausgedehnte Hämatome in den
Bauchdecken veranlassen. Eine subcutane Zerreißung der Bauchmuskulatur
führt manchmal infolge sekundärer Vereiterung des Hämatoms zu einer diffusen
Peritonitis (MICHEL). Ist die Bauchhöhle unmittelbar eröffnet, so besteht natur-
gemäß von vornherein die Gefahr einer Infektion der Bauchhöhle.

Es ist wichtig im Auge zu behalten, daß es auch *spontane* Zerreißungen des
M. rectus abdominis und *spontan* entstandene Bauchdeckenhämatome gibt,
z. B. nach Infektionskrankheiten (wachsartige Degeneration) und bei Blutkrankheiten. Sie sollen sogar durch Hustenstöße ausgelöst werden und unter
Umständen Kindskopfgröße erreichen können. Im Zweifel ist eine sorgfältige
mikroskopische Untersuchung erforderlich (STRUCKMANN, WINTER, hier Literatur-
übersicht).

Von den Organen der Bauchhöhle rupturiert die *Milz* bei Einwirkung stumpfer
Gewalt verhältnismäßig häufig; meist handelt es sich um erhebliche Traumen
auf dem Thorax oder auf dem Bauch, mitunter genügt schon eine umschriebene,
nicht einmal besonders starke Gewalt, z. B. Stoß mit dem Ellenbogen beim
Fußballspiel (FLIMM). Man erkennt an der Oberfläche des Organs unregelmäßige
vielfach gezackt verlaufende Kapselrisse, an denen man mitunter geronnenes
Blut vorfindet. Es kommen auch zentral gelegene Zerreißungen vor. Auch
Einrisse an Hilus mit Venenverletzungen werden beobachtet. Wenn man von

---

[1] STEFFENS: Verletzungen der Lungen und des Brustkorbes. Arbeit und Gesundheit,
H. 44. Stuttgart 1951.

den zentralen Rupturen absieht, ist die Folge eine Blutung in die Bauchhöhle, die zunächst keine besonderen Erscheinungen zu machen braucht. Auch Brückensymptome können fehlen. Mitunter sind klinische Erscheinungen erst nach 5 bis zu 35 Tagen aufgetreten. Sekundär können sich an der Rißstelle durch Ansiedeln von Infektionskeimen Abscesse entwickeln (ZSCHAU). Als Endzustand kann vielleicht eine traumatische Milzcyste zurückbleiben, die mitunter erst nach Jahren als Zufallsbefund entdeckt wird (MEYER und THEWLISS). In seltenen Fällen kann sich in der Gegend der Rupturstelle eine Nekrose entwickeln, die dann Tage oder Wochen später bei einer gänzlich geringfügigen Gelegenheit oder auch ohne eine solche zu einer erneuten Ruptur und einer erneuten Blutung führt. Man spricht dann von einer zweizeitigen Milzruptur (RAREI und KLEIN). Es sind Intervalle bis zu 12 Tagen beobachtet worden (HORN). Daß eine pathologisch veränderte Milz, unter ganz besonderen Umständen, vielleicht auch eine vorübergehend hyperämische und daher vergrößerte Milz spontan oder bei ganz geringfügigen äußeren Anlässen rupturieren kann, ist im Abschnitt Tod aus natürlicher Ursache dargetan worden (s. S. 212). Krankhaft veränderte Milzen werden bei Einwirkung von verhältnismäßig geringen Gewalten erklärlicherweise eher rupturieren als gesunde. Dieser Umstand kann Schwierigkeiten bei der Unfallbegutachtung hervorrufen (STAMATIU, OLOVSON).

Kapselrisse der *Leber* findet man recht häufig nach Einwirkung stumpfer Gewalt. Auch bei diesem Organ kommen zentrale Zerreißungen, ferner Zerfetzungen mit Abrissen eines Teiles eines Lappens vor. Mitunter bilden sich auch subkapsuläre Hämatome, die sich halbkugelförmig vorwölben können. Bei der Heilung der Leberwunden wird zunächst das nekrotische Gewebe abgebaut, hierbei werden Gefäße und Gallengänge eröffnet, so daß sekundäre Blutungen und Gallenaustritte zustande kommen können. Im Tierversuch am Hunde sind Zerstörungen der Leberoberfläche bis zu 50% vertragen worden (MARTIN). Die Folgen von Leberverletzungen im Kreislauf können Leberzellenembolien und anscheinend auch Fettembolien sein (MICHEL). Losgelöste Leberpartikelchen (auch Milzpartikelchen) können sich in der Bauchhöhle am Bauchfell implantieren und weiterleben. Rückschlüsse über die Zeit der Ruptur sind infolge der Spärlichkeit solcher Befunde nicht möglich (H. KLEIN). Als spätere Folge einer Leberruptur kommt bei Eintreten der Infektion die Entstehung eines Leberabscesses oder eines subphrenischen Abscesses in Frage. Die Möglichkeit einer Entstehung einer akuten gelben Leberatrophie nach Leberquetschung wird im Schrifttum diskutiert und hier und da durch Beobachtungen gestützt (HODENBERG, THOMAS). Verletzungen der *Gallenblase* und der großen *Gallengänge* gehören zu den Seltenheiten. Da die Galle häufiger pathogene Keime enthält, kann die Folge dieser Verletzung eine Peritonitis sein. Das peritonitische Exsudat ist in solchen Fällen gallig imbibiert. Besteht ein Hydrops der Gallenblase, so führt eine Gewalteinwirkung leichter zur Ruptur.

Eine zentrale Leberruptur führte einmal zu schubweisen Blutungen über das Gallensystem in den Darmkanal. In Einzelfällen können auch kleinere Leberrupturen trotz exakter chirurgischer Versorgung den Tod unter dem klinischen Bilde eines Coma hepaticum auslösen. Wahrscheinlich schädigen toxische Stoffe noch nicht hinreichend bekannter Art, die von den nekrotisch werdenden Rupturstellen ausgehen, das Parenchym des Gesamtorgans; so können Bilder nach Art einer serösen Hepatitis fortschreitend bis zur akuten gelben Leberatrophie zustande kommen (ILLCHMANN-CHRIST, hier weitere Literaturangaben).

Als Spätfolgen von Gewalteinwirkung gegen die rechte obere Bauchgegend sind vereinzelt *Pfortaderthrombosen* beschrieben worden. Das Intervall hat bis zu 4 Jahren betragen. Die mikroskopische Untersuchung der thrombosierten Venenwand soll an dieser Stelle feine Spalten in Intima und Muscularis ergeben haben. Auf Grund dieser Befunde wurde auf frühere Gewalteinwirkung geschlossen, die zur Thrombosebildung Anlaß gab (VEIT, weiterhin STEINHAAUS, zit. nach A. W. FISCHER, hier weitere, allerdings nicht belegte Literatur).

Rupturen des gesunden *Magens* sind sehr selten, doch kommen sie bei extremer Magenfüllung oder krankhaften Veränderungen der Magenwand vor. Ursächlich sind Stöße, Schläge, Fußtritte oder Schläge im Boxkampf beobachtet worden, vereinzelt auch eine forcierte Magenausspülung (MICHEL, LANGE). Nach Boxhieben in die Magengegend wurde eine Magenblutung festgestellt (FEILC), wobei es fraglich sein mag, ob diese Blutung die Folge einer Magenschleimhautverletzung oder etwa einer traumatischen Einwirkung auf den Kopf gewesen ist, die gleichfalls stattgefunden hatte (s. Abschnitt Folgen von Hirnverletzungen S. 236).

Die Möglichkeit einer Entstehung des Ulcus pepticum ventriculi als direkte Folge eines Traumas ist umstritten. Nach der herrschenden Meinung wird aus einem traumatisch entstandenen Substanzverlust normalerweise kein chronisches Magengeschwür. Wäre dies der Fall, dann müßte man wohl nach Magenoperationen, bei denen ja gleichfalls die Schleimhaut lädiert wird, gelegentlich die Entstehung eines Ulcus beobachtet haben (A. W. FISCHER, HAUSBRANDT, SAAR, DREVS). Allerdings wird die entfernte Möglichkeit einer solchen Entstehung nicht überall abgelehnt. Meint man gelegentlich die Entstehung eines solchen Ulcus durch ein Trauma erklären zu können, so ist bei Annahme eines Kausalzusammenhanges im Versicherungsrecht Voraussetzung, daß unmittelbar oder binnen kürzester Frist nach dem Unfall eindeutige Magensymptome auftraten. Doch muß bei solchen Begutachtungen eher eine gewisse Skepsis empfohlen werden. Auch die Frage einer etwaigen Verschlimmerung eines schon bestehenden Ulcusleidens oder der Entstehung einer Blutung aus dem Ulcus als Folge eines Trauma wird im Schrifttum im großen und ganzen skeptisch beurteilt (A. W. FISCHER). Nur selten setzen sich Ärzte für die Annahme derartiger Kausalzusammenhänge im Schrifttum ein. Das gleiche gilt auch für die Entstehung einer Perforation eines schon bestehenden Ulcus durch ein Trauma. Man wird daran denken müssen, daß ein Ulcus auch ohne Trauma jederzeit perforieren kann (MARKOFF, KOEPPEN, DEMAREZ u. a.).

Das *Duodenum*, das in der Bauchhöhle verhältnismäßig fest fixiert ist, rupturiert hier und da nach Einwirkung stumpfer Gewalt, zunächst pflegt die Serosa einzureißen (BRAUN). Die Perforation sitzt, sofern sie zustande kommt, verhältnismäßig häufig retroperitoneal und führt zur Infektion des Bindegewebes hinter dem Bauchfell (DECOULX, TRAFFORD, LOMAZOV). Bei Überfahren wird das Duodenum unter Umständen an der Stelle quer durchtrennt, an der es der Wirbelsäule anliegt. Was oben über die Beziehungen zwischen Magenulcus und Trauma gesagt ist, gilt auch für das Duodenum.

Zerreißungen und Zerquetschungen des *Pankreas* sind selten. Sie sind vorgekommen nach Hufschlägen mitten in den Oberbauch (BONA) und nach schweren Stürzen (HAAS), außerdem bei sehr starken Gewalten, die auch andere Bauchorgane verletzt hatten. Als Folgen sind Fettgewebsnekrosen und peritonitische Reizungen des Bauchfells mit Erguß bekannt. Im großen und ganzen ist das Organ durch seine Lage gegen Verletzungen geschützt (MICHEL, TRAIVAINEN).

Die Frage einer traumatischen Entstehung eines *Diabetes* ist in den letzten Jahrzehnten ausgedehnt erörtert worden. Eine Zuckerausscheidung im Harn kann zunächst die Folge einer Verletzung des Zwischenhirns sein (THOMSEN, s. Abschnitt: Folgen von Gehirnverletzungen). Die unmittelbare traumatische Entstehung eines Diabetes mellitus durch direkte Verletzung des Pankreas wird von kritischen Gutachtern im großen und ganzen verneint (REINWEIN, MARTI, JACOBI). Auch bezüglich der Frage einer Verschlimmerung eines schon bestehenden Diabetes durch ein Trauma, sei es auf das Pankreas direkt, sei es durch Schädigung des Zwischenhirns, besteht größte Skepsis. Es wird mit Recht darauf hingewiesen, daß die starke Zunahme der Verkehrsunfälle in den letzten Jahrzehnten keineswegs zu einer Zunahme der Diabeteserkrankungen geführt hat, was man beim Vorliegen eines solchen Zusammenhanges erwarten müßte (REINWEIN). Immerhin empfehlen auch kritische Autoren, mit Rücksicht auf das primitive Gerechtigkeitsgefühl des Kranken und mit Rücksicht auf einen Härteausgleich unter besonderen Umständen im Versicherungsrecht eine Entschädigungspflicht anzuerkennen. Freilich muß man sich nach meiner Auffassung darüber klar sein, daß man bei einer solchen Einstellung von dem Grundsatz jedes Gutachters abgeht, sich nicht in Rechtsfragen einzumischen und nicht Hüter der ausgleichenden Gerechtigkeit sein zu wollen. Für die Beurteilung ist der Grundsatz aufgestellt worden, daß eine Annahme des Kausalzusammenhanges im Sinne einer Verschlimmerung nur dann verantwortet werden kann, wenn das Trauma das Pankreas verletzt oder seine Funktionstüchtigkeit geschädigt haben kann, wenn die Verschlimmerung bald erfolgt und durch andere Verhältnisse nicht erklärt werden kann (WASMUTH).

Traumatische Rupturen des *Dünndarms* sind nicht allzu selten. Sie erfolgen leichter, wenn der Darm durch Gas oder anderen Inhalt ausgedehnt wird. Auch kommen vollkommene Abreißungen des Jejunum vor. Isolierte Rupturen sind beobachtet worden nach Zubodenschleudern (HAAS), nach Fall von einem 60 cm hohen Karren (PONTRELLE), nach einem unerwarteten Stoß gegen den Leib beim Kricketspielen (FLAVELL) und in sehr zahlreichen Fällen nach Kraftwagenunfällen (TOTTEN); hier kommen gelegentlich Contrecoupwirkungen in Frage (MILTZOW). In einem Sonderfall entstand nach einer perforierenden Bauchdeckenverletzung mit traumatischer Darmruptur infolge Selbsthilfe der Natur ein traumatischer Anus praeternaturalis (WOLF). Eine heftige Innervierung der Bauchpresse führte einmal zu einer Spontanruptur der Magen-Darmwand, allerdings im Bereiche einer narbigen Veränderung, die die Folge einer Operation war (MILTZOW).

Bei Kompression der Bauchhöhle durch eine schwere stumpfe Gewalt ist es vorgekommen, daß Darmschlingen in die Schenkelbruchpforte eintraten, daß hier die Haut perforiert wurde und sie an der Vorderseite des Oberschenkels unterhalb des Leistenbandes heraustraten (Mitteilung und Demonstration des Gerichtsarztes in Karlsruhe).

Der *Dickdarm* gilt als widerstandsfähiger als der Dünndarm. Bei Quetschung des Bauches durch Überfahrenwerden kann infolge des kurzen Mesenteriums noch leichter als beim Dünndarm eine Abreißung vom Mesocolon zustande kommen. Gefährdeter ist ein stark geblähtes Colon bei Einwirkung einer umschriebenen Gewalt (FENSTER).

Dehnungsrisse in der *Bauchaorta* können bei Wirbelsäulenläsionen entstehen. Sie führen unter Umständen zur Ausbildung eines traumatischen Aneurysma (POPPI).

Die *Nieren* liegen gleichfalls ziemlich geschützt. Es können bei Gewalteinwirkung Oberflächenrisse, Kapselverletzungen, Verletzungen der Hilusgefäße zustande kommen. Auch weniger heftige Traumen, z. B. durch einen Faustschlag haben gelegentlich eine Nierenruptur erzeugt. Mitunter wird auch das Nierenbecken verletzt oder der Ureter abgerissen. Aus Nierenrupturen blutet es entweder in das Nierenbecken, so daß beim Überleben der Verletzung blutiger Harn abgeht, oder es blutet in das Fettgewebe der Umgebung; von hier aus kann die Blutung durch die Nierenkapsel in den retroperitonealen Raum perforieren und so massig werden, daß eine Verblutung eintritt. Dies gilt insbesondere für Hilusverletzungen. Beim Bestehen einer Hydronephrose ist die Empfindlichkeit der Niere gegenüber Traumen größer (DOMRICH). Infolge sekundärer Infektion können perinephritische Blutungen späterhin zu Perinephritiden und paranephritischen Abscessen führen. Auch veranlassen Sekundärinfektionen infolge von Verletzungen anderer Körperteile durch stumpfe Gewalt gelegentlich Glomerulonephritiden, die unter diesen Umständen als Unfallfolge aufzufassen sind. Traumatische Reizung der die Niere versorgenden vegetativischen Nervenfasern scheint gelegentlich ein akutes Ödem der Kapselräume ohne entzündliche Veränderungen hervorrufen zu können (HERRMANN).

Die Kriegserfahrungen haben gezeigt, daß ausgedehnte Nekrosen beliebiger Körperpartien, wie sie nach Begraben unter Trümmern oder ähnlichen Unfällen vorkommen, infolge Resorption giftiger Eiweißzerfallsprodukte zu akuten Nierenstörungen führen. Sie laufen entweder unter dem Bilde einer echten Glomerulonephritis ab (KIRSCH) oder häufiger unter dem Bilde einer sog. hämoglobinurischen Nephrose mit Ausscheidung von Myohämoglobin (MASSHOFF, BYWATERS und DELORY u. a., s. Crusch-Syndrom S. 306).

Wie bei fast allen anderen Erkrankungen, ist die Bedeutung eines Nierentraumas bei der Bildung von Harnsteinen erwogen worden (DROSCHL).

Zusammen mit der Niere wird gelegentlich auch die *Nebenniere* beschädigt. Auch können ihre Gefäße zerrissen werden. Auch ausgeheilte Nebennierenrupturen wurden beobachtet. Schußverletzungen haben gelegentlich die Nebennieren zerstört (RIVES). Beim Überleben dieser Verletzungen wurden als Folgen Blutdruckstörungen und auch eine ADDISONsche Krankheit beobachtet (FREY, REINWEIN, hier weiteres Schrifttum).

Die Frage, ob traumatische Nebennierenblutungen gelegentlich einen plötzlichen Tod auslösen können, bedarf ernsthafter Erörterung. Nach unserer Beobachtung war ein Arbeiter beim Kirschenpflücken von der Leiter gefallen, er starb einige Tage später plötzlich und unerwartet. Die Leichenöffnung ergab Blutungen in der Lendenmuskulatur, in der linken Nierenkapsel und in beiden Nebennieren. Die Nebennierenblutungen waren ziemlich ausgedehnt. Sie hatten das Mark und einen Teil der Rinde zerstört. Auch bei sorgfältiger histologischer Untersuchung ergaben sich keine Anhaltspunkte für einen Nebennierentumor, aus dem das Blut hätte stammen können. Die Frage des Kausalzusammenhanges zwischen Unfall und Tod brauchte in diesem Falle mangels fehlender rechtlicher Fragestellung nicht erörtert zu werden. Bei einem anderen Vorfall, der uns vom Gerichtsarzt in Karlsruhe unterbreitet wurde, starb ein Mann plötzlich im zeitlichen Anschluß an einen an sich völlig harmlosen Verkehrsunfall. Auch hier bestand eine ausgedehnte Nebennierenblutung, die als unmittelbare Todesursache angesprochen werden mußte. Die Blutung war aber nach dem histologischen Befund älter, als der Zeit des Verkehrsunfalles entsprach. Es bestanden in der Nebenniere sehr ausgedehnte sklerotische Veränderungen, die Blutung war doppelseitig. Unter diesen Umständen konnten wir uns zu der Annahme eines Kausalzusammenhanges im Strafrecht nicht entschließen.

Eine Ruptur der *Blase* kann entstehen durch Berstung bei direkter Gewalt oder durch Anspießung bei Beckenbrüchen. Zu direkter Berstung kommt es meist nur bei erheblicher Füllung der Blase. Vorangegangener Alkoholgenuß spielt eine Rolle. Der obere und hintere Teil des Organs ist am meisten gefährdet. Bei direkter Berstung liegt der Riß meist intraperitoneal. Entsteht die Verletzung durch Anspießung beim Beckenbruch, so liegt die Rupturstelle meist extraperitoneal. Bei Berstung pflegen die Rupturen von innen her zu beginnen (PELKONEN). Bei den Gewalteinwirkungen handelt es sich meist um schwere Verkehrs- oder Eisenbahnunfälle, selten um Verschüttung oder Sportunfälle (ORTHNER). Auch sind vereinzelt Blasenrupturen bei Frauen mit stark gefüllten Blasen beobachtet worden, die im Anschluß an ein Gelage brüsk coitierten (HORN). Folge von Harnblasenrupturen ist die gefürchtete Urinphlegmone.

Nicht allzu selten werden Fremdkörper in der Urethra vom Kliniker vorgefunden (Schrauben, Haarnadeln, abgebrochene Eisenstifte, abgebrochene Glasstäbe usw.). Die Fremdkörper finden sich häufiger in der männlichen als in der weiblichen Urethra. Es handelt sich wohl immer um die Folgen masturbatorischer Manipulationen (Schrifttum der letzten Zeit s. Literaturverzeichnis).

Verletzungen der äußeren *weiblichen Geschlechtsorgane* und der Scheide können durch die Neigung zu starken Blutungen gefährlich werden. Daß durch Gewalteinwirkung von außen her isoliert der Uterus rupturiert, kommt wohl nur bei bestehender Schwangerschaft vor, ist aber auch hier selten (ELIAS). Vulvaverletzungen durch stumpfe Gewalt kommen vereinzelt vor, z. B. dann, wenn eine Frau in den Reitsitz auf eine harte Unterlage geschleudert wird. Auf diese Weise ist eine Platzwunde der Vulva zustande gekommen (SZABÓ). Wir sahen eine Vagina- und Vulvazereißung, als die Kleider und ein Bein eines Mädchens von der Raupenkette eines Panzers erfaßt und extrem abduziert worden war.

In der großen Mehrzahl sind Risse am Hymen, am Vaginaleingang, an der Scheide und am Scheidengewölbe Coitusfolgen. Es gibt hierüber eine umfangreiche kasuistische Literatur. Im allgemeinen vertritt man die Auffassung, daß Coitusverletzungen der Scheide in der Voraussetzung zustande kommen, daß die Frau sich wehrt oder daß die Scheide besonders eng ist, oder daß der Geschlechtsverkehr besonders brüsk und rücksichtslos durchgeführt wird, oder beim Vorliegen von Mißbildungen, oder bei Lageanomalien des Uterus. Auch anormale Lagen (z. B. Verkehr in Knie-Ellenbogenlage, oder Verkehr unter beengten Umständen, z. B. in einem Auto), sollen zu derartigen Verletzungen Anlaß geben. Die Verletzungen sitzen häufig an der rechten Seite des Scheidengewölbes, bei Verkehr in anormaler Lage auch an der Hinterwand. Auch erhöhte Erregung beider Partner und habitueller Vaginismus scheint die Entstehung solcher Verletzungen zu begünstigen. Hineinfassen mit dem Finger als Vorbereitung des Geschlechtsverkehrs oder als Nebenbefriedigung scheint sie gleichfalls hervorrufen zu können. In dieser Beziehung genauere Gesetzmäßigkeiten aufzustellen, wird dadurch erschwert, daß die Angaben der Beteiligten, soweit sie überhaupt einwandfrei erhoben werden können, nicht sehr zuverlässig zu sein pflegen. Bei Nichtbeachtung derartiger Verletzungen sind Verblutungen vorgekommen, und zwar auch dann, wenn sich Bluterkrankungen nicht nachweisen ließen. Auch Sekundärinfektionen haben gelegentlich zum Tode geführt (Schrifttum s. Literaturverzeichnis).

Im Bereiche des *männlichen Genitale* kommt es zu Verletzungen der Harnröhre durch Kontusion oder durch Beckenbruch. Der Penis kann beim Überfahrenwerden gequetscht werden. Eine Ablederung der äußeren Haut ist gelegentlich beobachtet worden, wenn das Glied von einem Transmissionsriemen erfaßt wurde, dies gilt auch für das Scrotum. Eine Kontusion der Hoden und Nebenhoden kann unter Umständen einen sofortigen Kollaps herbeiführen. Beträchtliche Blutungen in die Umgebung werden beobachtet. Eine Gangrän des Penis ist vorgekommen, wenn bei der Circumcisio bei unvorsichtigem Vorgehen ein Teil der Glans abgekappt wurde und eine septische Infektion hinzukam (MICHEL). Als Kuriosum hat man beobachtet, daß einem Soldaten beim Baden im mittleren Mittelmeer von einem Fisch ein Teil des Praeputium abgebissen wurde (PERUCCIO und FRANCHI).

Im Bereiche des *Mastdarms* hat man bei brüskem Coitus in ano bei Gewaltanwendung und bei Mißverhältnis zwischen der Größe des Penis und dem After Einrisse in der Vorderwand und eine Verletzung der A. haemorrhoidalis beobachtet (GAND).

Pfählungsverletzungen im Bereiche des Beckens kommen zustande, wenn eine Person mit der Gegend des Dammes auf einen angespitzten Gegenstand, etwa auf Holzpflöcke, Eisenstangen, Gitterspitzen usw. fällt. Die Folgen sind

Verletzungen des Dammes, der Blase, auch des Mastdarmes, bei Frauen der Vagina, unter Umständen auch des schwangeren, selten des nicht schwangeren Uterus. Auch durch Hornstöße kommen gelegentlich derartige Verletzungen zustande (MICHEL, PALMIERI, NEUGEBAUER).

Literatur.

Bauchhöhle und ihre Organe.

Allgemeindarstellungen.

MICHEL: Verletzungen nach ihrem Sitze. In Handwörterbuch der gerichtlichen Medizin, S. 908. Berlin 1940.
NEUGEBAUER: Verletzungen durch stumpfe Gewalt. In Handwörterbuch der gerichtlichen Medizin, S. 902. Berlin 1940.

Bauchdecken.

STRUCKMANN: Med. Klin. **1952**, 399.
WINTER: Ärztl. Sachverst.ztg **1942**, 117.

Milz.

FLIMM: Zbl. Chir. **72**, 298 (1947). — FROMME: Chirurg **17/18**, 289 (1947).
HORN: Ärztl. Wschr. **1952**, 178.
LEDERMANN: Dtsch. Gesundheitswesen **1950**, 1111.
MEYER u. THEWLIE: Fol. haemat. (Lpz.) **64**, 337 (1940).
OLOVSON: Acta chir. scand. (Stockh.) **82**, 63 (1939).
RAREI u. KLEIN: Chirurg **14**, 628 (1942).
STAMATIU: Rev. san. mil. (Bucurezti) **37**, 375 (1938). Ref. Dtsch. Z. gerichtl. Med. **31**, 67 (1939).
UNGERSTEDT: Acta chir. scand. (Stockh.) **98**, 105 (1949). Ref. Ber. allg. u. spez. Path. **4**, 367 (1949).
ZSCHAU: Arch. klin. Chir. **195**, 738 (1939).

Leber, Gallenblase und Pfortader.

HODENBERG: Med. Klin. **1938** I, 810.
ILLCHMANN-CHRIST: Hefte Unfallheilk. **43**, 234 (1952).
KLEIN, H.: Zbl. Path. **87**, 349 (1951).
MARTIN: Ann. Surg. **125**, 756 (1947). Ref. Ber. allg. u. spez. Path. **1**, 394 (1949). — MICHEL: Verletzungen nach ihrem Sitze. In Handwörterbuch der gerichtlichen Medizin, S. 908. Berlin 1940.
THOMAE: Dtsch. med. Wschr. **1941** II, 903.
VEIT: Dtsch. Gesundheitswesen **2**, 607 (1947).

Magen und Duodenum.

BRAUN: Zbl. Chir. **68**, 1102 (1941).
DECOULX: Rev. de Chir. **1939**, 58, 274. Ref. Dtsch. Z. gerichtl. Med. **32**, 55 (1939/40). — DEMAREZ: Ann. Méd. lég. etc. **18**, 442 (1938). — DREVS: Ärztl. Sachverst.ztg **47**, 37 (1941).
FELC: Szas. sad.-lék. (poln.) **2**, 121 (1939). Ref. Dtsch. Z. gerichtl. Med. **32**, 1 (1939/40).
FISCHER: Bauchwand und Bauchorgane. In FISCHER-MOLINEUS, Das ärztliche Gutachten im Versicherungswesen, S. 238. Leipzig 1939.
HAUSBRANDT: Dtsch. Z. gerichtl. Med. **32**, 421 (1939/40). Mschr. Unfallheilk. **50**, 137 (1943).
KOEPPEN: Mschr. Unfallheilk. **50**, 152 (1943).
LANGE: Chirurg **14**, 172 (1942). — LOMAZOV: Nov. chir. Arch. (russ.) **48**, 239 (1941). Ref. Dtsch. Z. gerichtl. Med. **37**, 135 (1943).
MARKOFF: Schweiz. med. Wschr. **1943** I, 73.
SAAR: Beitr. gerichtl. Med. **15**, 113 (1939). — Arch. orthop. u. Unfallchir. **41**, 309 (1941).
TRAFFORD: Lancet **1944**, No 6309, 145, 247.

Pankreas, einschließlich Diabetes.

BONA: Rev. Chir. (russ.) **41**, 159 (1938). Ref. Dtsch. Z. gerichtl. Med. **31**, 202 (1939).
CADOTSCH: Zur Frage des Zusammenhanges zwischen Unfall und chronischer Pankreatitis. Med. Diss. Zürich 1946.
HAAS: Dtsch. Z. Chir. **252**, 177 (1939). — HEUPKE: Fortschr. Med. **1951**, 4.
JACOBI: Mschr. Unfallheilk. **47**, 129 (1940).
LOMMEL: Med. Welt **1939**, 836; **1942**, 979.

MARTI: Schweiz. med. Wschr. **1948**, 1113. — MICHEL: Verletzungen nach ihrem Sitze. In HANDWÖRTERBUCH der gerichtlichen Medizin, S. 908. Berlin 1940.

REINWEIN: Stoffwechselstörungen, einschließlich Endokrinologie. In FISCHER-MOLINEUS, Das ärztliche Gutachten im Versicherungswesen, S. 665. Leipzig 1939.

THOMSEN: Acta med. scand. (Stockh.) Suppl. **91**. Ref. Dtsch. Z. gerichtl. Med. **31**, 329 (1939).

TRAIVAINEN: Ann. chir. et gynaec. fenn. **36**, 62 (1947). Ref. Ber. allg. u. spez. Path. **2**, 102 (1949).

WASMUTH: Unfall und Zuckerkrankheit. Hefte Unfallheilk. **1942**.

Dünndarm.

FLAVELL: Lancet **1949**, No. 6555.

HAAS: Dtsch. Z. Chir. **252**, 177 (1939).

MILTZOW: Dtsch. Gesundheitswesen **6**, 428 (1951).

PONTRELLE: Infortun. e Traumat. Lav. **6**, 12 (1940). Ref. Dtsch. Z. gerichtl. Med. **35**, 75 (1942).

TIITINEN u. AHTTINEN: Ann. chir. et gynaec. fenn. **36**, 96 (1947). Ref. Ber. allg. u. spez. Path. **2**, 177 (1949). — TOTTEN: Surgery **4**, 597 (1938). Ref. Dtsch. Z. gerichtl. Med. **31**, 329 (1939).

WOLF: Bruns' Beitr. **176**, 466 (1947).

Dickdarm.

FENSTER: Mschr. Unfallheilk. **45**, 261 (1938).

Bauchaorta.

POPPI: Infortun. e Traumat. Lav. **4**, 97 (1938). Ref. Dtsch. Z. gerichtl. Med. **32**, 35 (1939/40).

Niere, Nebenniere.

BOURRET et FRAISSE: Ann. Méd. lég. etc. **28**, 304 (1948). — BYWATERS and DELORY: Biochemic. J. **35**, 1164 (1941). Ref. Dtsch. Z. gerichtl. Med. **37**, 260 (1943).

CORCORAN and PAGE: J. Amer. Med. Assoc. **134**, 436 (1947).

DOMRICH: Z. Urol. **33**, 337 (1939). — DROSCHL: Mschr. Unfallheilk. **50**, 224 (1943).

FERNÁNDEZ GALLEGO: Rev. españ. Med. y Cir. **3**, 353 (1940). Ref. Dtsch. Z. gerichtl. Med. **35**, 381 (1942). — FREY: Zbl. Chir. **1942**, 497.

GUNTHER: Langenbecks Arch. u. Dtsch. Z. Chir. **260**, 221 (1947).

HERRMANN: Ann. Méd. lég. etc. **30**, 166 (1950).

KIRSCH: Zbl. Path. **85**, 266 (1949). — KRAUSPE: Zbl. Path. **85**, 98 (1949).

LÜRMANN: Wien. med. Wschr. **1940 II**, 895; **1941 I**, 29, 43.

MAITLUND: Lancet **1941 II**, No 6164. — MASSHOFF: Frankf. Z. Path. **61**, 1 (1949). — MENZEL: Mschr. Unfallheilk. **53**, 129 (1950).

REINWEIN: Nebennieren. In FISCHER-MOLINEUS, Das ärztliche Gutachten im Versicherungswesen, S. 693. Leipzig 1939. — RIVES: Dtsch. Z. gerichtl. Med. **10**, 530 (1927). — RUPANNER: Zbl. Chir. **1942**, 1030.

ZOLLINGER: Z. Unfallmed. u. Berufskrkh. (Bern) **39**, 33 (1946).

Blase und Harnröhre.

BRUNNER u. KÜBLER: Schweiz. med. Wschr. **1940 II**, 928.

HORN: Ärztl. Wschr. **1952**, 178.

KÖSTER: Z. Urol. **36**, 175 (1942). — KRAFT: Z. Urol. **37**, 139 (1943).

MURLESS: Lancet **1944**, 111.

ORTHNER: Wien. klin. Wschr. **1939 I**, 503.

PELKONEN: Acta Soc. Medic. fenn. Duodecim **26**, H. 2 (1939). Ref. Dtsch. Z. gerichtl. Med. **33**, 143 (1940).

TRAMOYERES: Med. españ. **9**, 196 (1943). Ref. Dtsch. Z. gerichtl. Med. **34**, 45 (1941). — TZSCHIRNTSCH: Z. Urol. **35**, 8, 254 (1941).

Männliche und weibliche Genitalien, einschließlich Coitusverletzungen und Pfählungen.

BETTO: Clin. ostetr. **40**, 122 (1938). Ref. Dtsch. Z. gerichtl. Med. **30**, 195 (1938). — BONAFOSS: Bull. Soc. Gynéc. **27**, 575 (1938). Ref. Dtsch. Z. gerichtl. Med. **31**, 202 (1939).

CARCIOTTO: Rass. Ostetr. **49**, 96 (1940). Ref. Dtsch. Z. gerichtl. Med. **33**, 332 (1940). — CASCAVILLA: Riv. Ostetr. **23**, 237 (1941). Ref. Dtsch. Z. gerichtl. Med. **38**, 110 (1943).

ELIAS: Lancet **1950**, 1624.

FISCHER: In FISCHER-MOLINEUS, Das ärztliche Gutachten im Versicherungswesen, S. 249. Leipzig 1939.

GAND: Ann. Méd. lég. etc. **18**, 740 (1938). — GEORGIADES et ELIAKIS: Ann. Méd. lég. etc. **18**, 673 (1938). — GIUFFRIDA: Clin. ostetr. **42**, 123 (1940). Ref. Dtsch. Z. gerichtl. Med. **33**, 343 (1940).

HEINDL: Arch. Kriminol. **113**, 38 (1943).

JASCHKE, V.: Unfallschäden der weiblichen Genitalorgane. In FISCHER-MOLINEUS, Das ärztliche Gutachten im Versicherungswesen, S. 428. Berlin 1939.

KERSTING: Kasuistischer Beitrag zur Beurteilung schwerer und tödlicher Verletzungen bei freiwillig vollzogenem Beischlaf. Med. Diss. München 1941. — KOCH: Dtsch. Z. gerichtl. Med. **34**, 363 (1941).

MICHEL: Verletzungen nach ihrem Sitze. In Handwörterbuch der gerichtlichen Medizin, S. 908. Berlin 1940.

NEUGEBAUER: Pfählungsverletzungen. In Handwörterbuch der gerichtlichen Medizin, S. 559. Berlin 1940. NICHOLLS: Amer. J. Obstetr. **52**, 500 (1946).

PALMIERI: Giorn. Clin. med. **21**, 1465 (1940). Ref. Dtsch. Z. gerichtl. Med. **35**, 66 (1942). — PERUCCIO e FRANCHI: Arch. ital. Sci. med. colon. e Parasitol. **22**, 410 (1941). Ref. Dtsch. Z. gerichtl. Med. **37**, 137 (1943).

SCHERER: Gynäcol. **126**, 133 (1948). — STANGE: Dtsch. Z. gerichtl. Med. **40**, 313 (1951). — STRAKOSCH: Zbl. Gynäk. **1941**, 2113. — SZABÓ: Zbl. Path. **82**, 226 (1944).

TEMPINI e CARUSO: Arch. di Antrop. crimin. **62**, 145 (1942). Ref. Dtsch. Z. gerichtl. Med. **36**, 495 (1942). — TONKES: Nederl. Tijdschr. Verloskde **45**, 8 (1942). Ref. Dtsch. Z. gerichtl. Med. **32**, 137 (1943).

VURCHIO: Ginecologia **8**, 201 (1942). Ref. Dtsch. Z. gerichtl. Med. **36**, 495 (1942).

3. Todesursachen.

α) Allgemeine Gesichtspunkte.

Die Todesursachen nach Einwirkung stumpfer Gewalt sind mannigfaltige. Auf einzelne Todesarten wurde schon hingewiesen, insbesondere auf Todesursachen nach Gehirnschädigungen, Hirnödem, Hirnschwellung und Raumbeengung durch Blutung.

Werden durch die Einwirkung der stumpfen Gewalt größere Gefäße verletzt, so kann es zum *Verblutungstode* kommen. Die Verblutung kann nach außen, aber auch nach innen erfolgen, z. B. in das Peritoneum oder in den Thorax. Auch Verletzungen der Intercostalarterien und der A. mammaria interna können unter Umständen erhebliche Blutungen in die Pleurahöhle veranlassen. Auf den Abschnitt „Verblutung" (S. 254) wird verwiesen. Nach Einwirken schwerer Gewalten ist zunächst die lokale Blutung vielfach eine auffällig geringe, z. B. auch nach Abfahren von Gliedmaßen. Präpariert man die großen Gefäße, so ist das durchrissene Ende der Arterie zerfetzt. In der Gegend der Zerfetzungsstelle erkennt man meist quer verlaufende Intimarisse. Das Gefäß hat sich weitgehend retrahiert. Die Intima, manchmal auch die Adventitia, kann an diesen Stellen in geringem Maße durchblutet sein. Doch ist dies auch häufig nicht der Fall. In der Umgebung liegt manchmal gar kein Blut, manchmal auch ein wenig locker geronnenes Blut. Auf Grund des anatomischen Befundes ist oft nicht recht ersichtlich, weshalb aus dem verletzten Gefäß nicht mehr Blut ausgetreten ist. Wahrscheinlich war der Blutdruck infolge des Kreislaufkollapses so gering, daß die vis a tergo nicht mehr ausreichte, den durch die mechanische Gefäßreizung entstandenen Spasmus des Gefäßes zu überwinden. Dieser Spasmus ist an der Leiche nicht mehr feststellbar. Bleibt der Betreffende am Leben, so kann es bekanntlich späterhin zu erheblichen und gefährlichen Nachblutungen kommen, wenn die Spasmen sich lösen und der Blutdruck wieder ansteigt.

β) Spezielles.

Blutaspiration als Todesursache.

Nicht selten ist nach Einwirkung stumpfer Gewalt unmittelbare Todesursache eine Blutaspiration in der Bewußtlosigkeit. Bei Thoraxverletzungen, also bei Quetschungen oder Zerreißungen, oder Anspießungen der Lunge stammt das Blut aus dem zerrissenen Lungengewebe selbst. Zunächst wird die Umgebung der Verletzungsstelle vollbluten. Infolge der Druckschwankungen beim Atmen gelangt das Blut rückläufig in die Bronchialäste und wird bei weiteren Atembewegungen in nichtverletzte Lungenteile aspiriert, so daß sich in der Lunge mehr und mehr Blutaspirationsherde ausbilden. Das Blut gelangt schließlich auch in den Hauptbronchialast der anderen Lunge, so daß auch hier Aspirationsherde entstehen können.

Bei Schädelbasisbrüchen sammelt sich Blut im Nasenrachenraum und wird von da in der Bewußtlosigkeit in beide Lungen aspiriert, und zwar in solchem Ausmaße, daß der Tod eintreten kann. Besonders unheilvoll ist es, wenn die Gewalteinwirkung auf den Kopf nur eine geringe war, so daß nur eine klinische Commotio eintrat, die an sich nur eine kurze Bewußtlosigkeit bedingt hätte. Wenn nun bei dem gleichen Unfall oder einer anderen Zufälligkeit eine Nasenverletzung zustande kam, so wird in der Bewußtlosigkeit Blut in die Lungen aspiriert, so daß der Verletzte an Erstickung zugrunde geht, obwohl beide Verletzungen für sich allein verhältnismäßig harmlos waren. Weder eine Nasenverletzung noch eine Commotio stellen an sich eine Todesursache dar. Der Tod war die Folge des Zusammenwirkens dieser beiden verhältnismäßig leichten Verletzungen. Medizinisch-naturwissenschaftlich besteht in solchen Fällen Kausalzusammenhang zwischen jeder dieser beiden Verletzungen mit dem Tode, denn beim Fehlen einer dieser Verletzungen wäre der Tod nach menschlichem Ermessen nicht eingetreten. Handelt es sich bei der Beurteilung solcher Fälle um eine fahrlässige Tötung, so ist es nicht richtig, wenn der Arzt dadurch ausgleichende Gerechtigkeit übt, daß er den Kausalzusammenhang fortzudebattieren versucht. Er besteht nun einmal naturwissenschaftlich. Es wird aber seine Pflicht sein, darauf hinzuweisen, daß der Tod die Folge einer unglückseligen Verkettung dieser beiden Verletzungen ist. Derartige Ausführungen sind geeignet, auf das Strafmaß mildernd einzuwirken.

Bei einer ausgedehnten Blutaspiration bieten die Lungen ein klassisches anatomisches Bild dar. Sie sind hochgradig gebläht, sie wölben sich nach Entfernung des Brustbeins vor, die Ränder überlagern sich. Mitunter findet man ein interstitielles Emphysem. Das Lungengewebe ist blaß, die Schnittfläche trocken. Es besteht also insofern eine gewisse Ähnlichkeit mit der Ertrinkungslunge. Aus diesem blassen Lungenparenchym heben sich aber bei der Blutaspirationslunge die purpurroten Aspirationsherde entsprechend der Abgrenzung eines Lungenläppchens deutlich hervor. In den hinteren Teilen des jeweiligen Lungenlappens konfluieren sie. War die Blutaspiration nicht schnell tödlich, hat sie sich also nur langsam entwickelt, so kann dieses Bild von einem sekundär entstandenen Lungenödem überlagert werden. Auch haben sich dann manchmal schon beginnende bronchopneumonische Herde gebildet, so daß der Befund nicht mehr so charakteristisch ist (CAMERER). Therapeutisch ist bei Blutaspirationen in der Bewußtlosigkeit infolge Blutung aus dem Nasen-Rachenraum zweckentsprechende Lagerung wichtig.

Nach den vorliegenden Erfahrungen ist der schwer Bewußtlose meist nicht in der Lage, Blut zu schlucken, so daß ein Fehlen von Blut im Magen-Darmkanal dafür spricht, daß die Bewußtlosigkeit von Anfang an eine schwere war (WALCHER).

Doch gibt es, wie wir in Heidelberg beobachtet haben, gelegentlich Durchbrechungen dieser Regel. Auch nach recht schweren Hirnverletzungen mit Schädelbrüchen, nach denen man den sofortigen Eintritt einer tiefen Bewußtlosigkeit hätte annehmen müssen, fanden wir Blut im Magen und oberen Dünndarm. Freilich wird man in Rechnung ziehen müssen, daß es sich hier auch um eine neurogen bedingte Blutung infolge Hirnverletzung gehandelt haben mag (s. S. 336). Koagula haben wir bei diesen Fällen im Magen nicht vorgefunden.

Außer Blut können bei klaffenden Schädelbasisbrüchen auch *Gehirnpartikelchen* aspiriert werden.

Eine durch ein Hirntrauma veranlaßte Bewußtlosigkeit führt vielfach auch zu einer Speisebreiaspiration im Brechakt und falls diese Aspiration überstanden wird, zu einer Schluckpneumonie. Auch ohne Speisebreiaspiration kann die Bewußtlosigkeit recht häufig zur Bildung von sekundären bronchopneumonischen Herden Anlaß geben, die dann zwar unter Umständen die unmittelbare Todesursache darstellen, aber den Kausalzusammenhang zwischen Gewalteinwirkung und Tod meist nicht unterbrechen.

Schock und Kollaps nach Einwirkung stumpfer Gewalt als Todesursache.

Wir wissen aus praktischen Erfahrungen, daß unter Umständen nach ziemlich harmlosen Gewalteinwirkungen ein plötzlicher Tod eintritt, der anatomisch durch krankhafte Befunde an den inneren Organen nicht erklärt werden kann. Man spricht in solchen Fällen von einem Tode durch Schock. SIMPSON hat in letzter Zeit eindrucksvolle Vorkommnisse dieser Art zusammengestellt. Es handelt sich hier um ein plötzliches Versagen des autonomen Nervensystems, insbesondere des Nervus vagus. Überprüft man die Vergangenheit dieser Persönlichkeit, so wird man manchmal, aber nicht immer, zu dem Eindruck kommen, daß diese Menschen auch früher gegenüber Schädigungen körperlicher und psychischer Art etwas abartig reagierten. Sie waren Sympathotoniker. Bei der Untersuchung der Leiche im frischen Zustand findet man mitunter eine abartige Blutverteilung (SCHALLOCK). Auch im Tierversuch hat man experimentell Schockzustände erzeugt. Es ist z. B. gelungen, Versuchstiere in Narkose durch dosierte Gewalteinwirkung auf den Oberschenkel zu töten. Die Empfindlichkeit dieser Tiere war im Sommer und Winter verschieden und war auch medikamentös beeinflußbar (UNGAR).

Man versucht, von diesem Schocktode den Tod infolge Kreislaufkollapses abzugrenzen, doch meinen viele, daß eine Abgrenzung praktisch nicht immer möglich ist. Während ein primärer Schocktod nach verhältnismäßig geringen Verletzungen und wohl auch ohne Verletzungen zustande kommen kann (s. S. 218), entsteht ein Kreislaufkollaps erst einige Zeit nach schweren Verletzungen, z. B. nach Zerreißungen von Gliedern usw. Einige nennen diesen Zustand auch sekundären Schock (SCHWIEGK); er ist gekennzeichnet durch ein plötzliches Kreislaufversagen infolge Versackung des Blutes in Organe, die viel Blut aufnehmen, z. B. in das Splanchnicusgebiet, in die Leber, unter Umständen aber auch in die Organe der Brusthöhle. Es handelt sich also auch hier um ein Versagen der autonomen Gefäßnerven. Es gibt sicherlich auch Übergänge zwischen beiden Zuständen. Auch sind die einschlägigen Erscheinungen klinisch nicht immer von der nachher zu besprechenden Fettembolie (s. S. 358) abzugrenzen. Anatomisch kann man über die Blutverteilung nur bei der Untersuchung ganz frischer Leichen Aufschluß gewinnen, was während des Krieges leichter möglich war.

Während des Krieges hatte ich Gelegenheit, die Leiche eines Soldaten zu untersuchen, dem beide Beine zerschmettert gewesen waren und der im Anschluß an die Amputation beider Beine noch auf dem Operationstisch gestorben war. Die sofort durchgeführte Leichenöffnung ergab im Gegensatz zu manchen Beobachtungen von anderer Seite eine Ischämie der Milz, eine außerordentlich starke Hyperämie der Leber und des gesamten Splanchnicusgebietes. Die Mesenterialvenen strotzten geradezu von Blut, die Lungen waren akut gebläht, aber nicht sonderlich hyperämisch, das Gehirn war ausgesprochen ischämisch (Schrifttum über Schock und Kollaps s. Literaturverzeichnis und plötzlicher Tod aus natürlicher Ursache).

Hinweise hinsichtlich der Beurteilung des Kausalzusammenhanges bei Schockzuständen nach geringfügigen Traumen s. S. 173 und 218.

Fettembolie.

Eine leider ziemlich häufige, therapeutisch kaum beeinflußbare und daher vom Kliniker sehr gefürchtete Folgeerscheinung von Einwirkung stumpfer Gewalt auf den Körper ist die *Fettembolie*.

Sie kommt dadurch zustande, daß aus verletztem Fettgewebe emulgiertes Fett von der Blutbahn aufgenommen, in den Kreislauf verschleppt wird und hier embolische Erscheinungen hervorruft. Das Fett kann aus Hämatomen, die unter erhöhtem Druck stehen, durch die vis a tergo in die Gefäße hineingepreßt werden, in Ausnahmefällen vielleicht auch bei Verletzung größerer Venen durch den Sog. Wir erleben Fettembolien insonderheit nach schweren Knochenbrüchen, wobei Beckenbrüche als besonders gefährlich gelten (MEIXNER), ebenso Zertrümmerungen des Oberschenkelknochens. Man erkennt in tödlich verlaufenen Fällen bei der Leichenöffnung mitunter schon in den Hämatomen in der Nähe der Bruchstellen mit bloßem Auge besonders zahlreiche Fettaugen. Aber auch nach Rippenbrüchen sind gar nicht einmal so selten tödliche Fettembolien beobachtet worden (MEIXNER), in Ausnahmefällen auch nach Oberschenkelhalsbrüchen, ohne daß irgendwelche Komplikationen vorlagen (G. STRASSMANN). Auch bei Fehlen von Knochenbrüchen sind nach ausgedehnten Verletzungen des Fettgewebes tödliche Fettembolien zustande gekommen, ebenso nach ausgedehnten Mißhandlungen. Auch bloße Erschütterungen des Körpers ohne Quetschung und ohne Knochenbrüche können in Ausnahmefällen zu einer tödlichen Fettembolie führen. Als Beispiel wird die Erschütterung eines Schwimmers angeführt, in dessen Nähe eine Wasserbombe explodierte (FRAUENDORFER). Auch bei einem einfachen Fall infolge Ausgleitens ist eine tödliche Fettembolie entstanden. Ursächlich werden in solchen Fällen capilläre Erschütterungsblutungen in verschiedenen Stellen des Knochenmarkes angenommen (MERKEL und WALCHER). Weiterhin hat man nach operativen Eingriffen, z. B. nach Entfernung der Niere, in Ausnahmefällen Fettembolien beobachtet (zit. nach MEIXNER).

Angesichts der eben beschriebenen weitgehenden Verschiedenheiten bei der Entstehung von tödlichen Fettembolien, muß die Frage aufgeworfen werden, ob das embolisierte Fett wirklich nur aus den Verletzungsstellen stammt. Man hat daran gedacht, daß es auch auf dem Lymphwege sekundär in weiteren Schüben in das Blut hinein gelangen könnte, doch ist es fraglich, ob dieses Fett über die Lymphdrüsen hinauskommt (SIEGMUND). Auch im Blut ist emulgiertes Fett in wechselnden Mengen vorhanden. Wir wissen, daß nach Fettnahrung das Blutserum milchig wird (Lipämie). Man hat daher die Frage aufgeworfen, ob das im Blute fein emulgierte Fett nicht unter besonderen Umständen seinen Emulsionsgrad ändern und zu so großen Fetttropfen konfluieren kann, daß embolische Vorgänge zustande kommen. Im Reagensglas gelingt es, bei Zugabe von Eiweißzerfallsprodukten, aber auch von Histamin, feine Fettemulsionen zu vergröbern (LEHMANN und MOORE). Auch ist es experimentell gelungen, einen durch Ernährung hyperlipämisch gemachten Hund durch eine intravenöse Injektion von Äther, der gleichfalls feine Emulsionen vergröbert, durch Fettembolie zu töten (STRUPPLER). Ob sich dieses Experiment aber auch auf die Verhältnisse beim Menschen anwenden läßt und ob hier wirklich abgestorbenes Eiweiß oder Histamin das im Blut enthaltene Fett emulgiert, ist noch ungeklärt. Auch wenn dies der Fall wäre, würde man dadurch nicht das Entstehen einer tödlichen Fettembolie nach ziemlich geringfügigen Traumen erklären können.

Das von den venösen Gefäßen aufgenommene Fett gelangt durch das rechte Herz zunächst in die Lungen. Die Fetttröpfchen müssen die Lungencapillaren passieren und werden hierbei wurstförmig deformiert. Es muß also die den Fetttröpfchen innewohnende Oberflächenspannung überwunden werden, wozu eine gewisse vis a tergo gehört. Die hierfür notwendige Kraft bedeutet für den Kreislauf eine recht erhebliche Belastung, die unter Umständen, besonders bei schon bestehenden Kreislaufstörungen, zum Tode führen kann. Wir hätten es dann mit einer *pulmonalen* Fettembolie zu tun. Ein Teil des Fettes passiert aber die Lungen und gelangt in den großen Kreislauf. Ist das Foramen ovale offen, so gelangt ein anderer Teil unmittelbar in den großen Kreislauf. Hier kommt es zur Fettembolie im Gehirn, in den Nieren und im Herzen. Aus der Lungenfettembolie ist eine *Allgemeinfettembolie* geworden (STRUPPLER), sie wird besonders bei multiplen Knochenbrüchen beobachtet. Das Filter der Lungencapillaren wird hier auch bei geschlossenem Foramen ovale durch die vis a tergo durchbrochen. Das in den Kreislauf gelangte Fett wird zum Teil über die Nieren im Harn ausgeschieden, zum Teil in den Lungen verseift und phagocytiert. Infolge Berstung der Capillaren kann auch in die Alveolen fetthaltiges Blut eindringen, wie schon v. BERGMANN dargetan hat. Nach 2—3 Tagen zersplittern sich die embolisierten Fetttropfen in den Lungen, nach 6—7 Tagen sind die größeren Gefäße fettfrei, nach 2—3 Wochen ist alles Fett aus den Lungen verschwunden. Zu erkennen sind nur noch eine vermehrte Tätigkeit der Alveolarepithelien und Epithelwucherungen in den Capillaren. Nach 2—3 Wochen ist das histologische Bild wieder regelrecht (FEHR).

Die *klinischen Symptome* der Fettembolie sind in ihren Anfängen nicht sonderlich charakteristisch. Die Anzeichen der Lungenfettembolie beginnen mit Atemnot, Cyanose, Pulsbeschleunigung und Pulsunregelmäßigkeit. Die Symptome entstehen jedoch sehr allmählich und sind in ihrer Intensität schwankend. Auftreten von Fieber soll für den Beginn einer cerebralen Fettembolie sprechen. Bei der Hirnfettembolie stehen Bewußtseinsstörungen im Vordergrund, die aber praktisch mitunter nicht von kommotiellen Erscheinungen abzugrenzen sind. Ob regelmäßig Druckpuls besteht, ist umstritten. Der Kranke wird schläfrig und stumpf. Die Stumpfheit kann mitunter von unruhigem Verhalten durchbrochen werden. Es kommt schließlich zur Bewußtlosigkeit, bei der nur ganz selten motorische Reizerscheinungen zu beobachten sind. Wird die cerebrale Fettembolie überlebt, so kann eine erhebliche geistige Beeinträchtigung zurückbleiben. So erkannte z. B. ein Kranker seine Angehörigen nicht mehr. Doch verschwinden diese psychischen Abarten späterhin vollständig. Ein kräftiges Herz soll das Auftreten von fettembolischen Symptomen beschleunigen. Ausgesprochene freie Intervalle werden klinisch nur selten beobachtet. Manchmal sollen die klinischen Symptome mit einer ausgesprochenen Todesfurcht beginnen (STRUPPLER).

Man hat bei Kranken laufend den Fettgehalt des Harnes untersucht, doch ist man hier zu eindeutigen Ergebnissen nicht gekommen, da der Harn immer in verschiedenem Maße fetthaltig ist (KILLIAN). Nach einer besonderen Mikromethode ist auch laufend der Blutfettgehalt bestimmt worden. Auch hier schwankten die Werte sehr, der Höchstwert betrug einmal 840 mg-%, ohne daß der Tod eingetreten war. Etwas eindeutigere Resultate lieferten Lipasebestimmungen im Blut (STRUPPLER). Versuche, die Diagnose durch Beobachtung mit dem Augenspiegel oder durch Mikroskopie an der Nagelfalz zu stellen, haben nicht regelmäßig zum Erfolg geführt (STRUPPLER). Als Spätsymptom der Fettembolie ist ein Absinken des Hämoglobingehaltes beobachtet worden, und zwar auch dann, wenn ein erheblicher Blutverlust nicht vorangegangen war (LENGGENHAGER). Röntgenologisch soll man bei Lungenfettembolie mitunter kleinfleckige, ziemlich gleichmäßige Verschattungen erkennen, die jedoch bei massiger Fettembolie durch ein Ödem verdeckt werden (FEHR).

Anatomisch kann man die pulmonale Fettembolie makroskopisch *nicht* erkennen. Wenn hingewiesen wird auf umschriebene stärkere Blutfüllung, auf kleine Blutaustritte, infarktähnliche Herde und umschriebenes Lungenödem, so sind das nur ungefähre Fingerzeige (MEIXNER). Eine exakte Diagnose ist vielmehr nur mikroskopisch zu stellen, und zwar empfiehlt sich gerade bei der pulmonalen Fettembolie die Untersuchung von Zupfpräparaten oder frischen Schnitten. Das Auftreten der zahlreichen störenden Luftblasen vermeidet man durch vorsichtiges Abschwenken des Gewebes unter Wasser. Benutzt man Gefrierschnitte oder Doppelmesserschnitte, so wird man zweckmäßig ziemlich

dicke Schnitte untersuchen, die zahlreichen, den Überblick störenden Erythrocyten kann man durch Zusatz von 3%iger Essigsäure zerstören. Man sieht die
Fettembolie nach Abblenden leicht als würstchenförmige Gebilde in den Capillaren und Präcapillaren und kleinen Arterien (Abb. 88). Einzeln liegende Fetttropfen sind jedoch *nicht* beweisend. Eine völlige Blockierung der Lungengefäße kommt niemals zustande. Findet man größere Teile der kleinsten Arterien
und Präcapillaren wenigstens streckenweise mit Fett ausgegossen, so kann man
die Fettembolie als Todesursache ansehen. Liegen aber in jedem Gesichtsfeld
nur einzelne Fettwürstchen oder sind eine Anzahl von Gesichtsfeldern überhaupt
frei von Fett, so reicht die Fettembolie zur Erklärung des Todes nicht aus
(MEIXNER). Bei der allgemeinen Fettembolie untersucht man zweckmäßig im
Zupfpräparat das *Adergeflecht*. Makroskopisch findet man bei der Hirnembolie
gelegentlich eine Purpura vor, die besonders im Mark deutlich zum Ausdruck

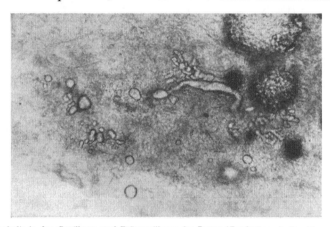

Abb. 88. Fettembolie in den Capillaren und Präcappillaren der Lunge (Zupfpräparat, Zerstörung der Erythrocyten durch Zusatz von verdünnter Essigsäure).

kommt, doch braucht sie nicht vorhanden zu sein. Mikroskopisch erkennt man
röhrenförmige Blutungen um die Gefäße. Nicht immer ist der Inhalt des Gefäßes
fetthaltig (Gefrierschnitte und Fettfärbung). Mitunter sind miliare Nekrosen
ohne Blutungen nachzuweisen. Es kommt auch vor, daß man mikroskopisch
nur das embolisierte Fett in den Gefäßen ohne deutliche Veränderungen der
Hirnsubstanz und der Umgebung der Gefäße nachweisen kann (MEIXNER).
Außer im Gehirn sind Fettembolien an Gefrierschnitten in der Leber, in der
Niere und im Herzen nachzuweisen. Als Folge der Fettembolie können in der
Herzmuskulatur kleine blasse Verfettungsherde und Nekrosen beobachtet
werden. Vereinzelt sind auch in der Haut capilläre Hautblutungen festgestellt
worden. Auch hier fand sich Fett in den Capillaren (STRUPPLER).
    Bezüglich der zeitlichen Verhältnisse kann gesagt werden, daß die Fett-
embolie außerordentlich schnell zustande kommen kann. Man beobachtet sie
gelegentlich auch bei Leichen von Personen, die so schwere Verletzungen hatten,
daß der Tod Sekunden nach dem Trauma eingetreten sein mußte. Als kürzeste
Frist hat OLBRICHT 4 sec angegeben. Verfettungsherde im Herzen sind nach
7—9 sec aufgetreten, eine Purpura zeigte sich frühestens nach 50 Std. Am
massigsten pflegt die Fettembolie am 2. und 3. Tage nach der Verletzung zu
sein. Der Tod tritt am häufigsten nach 4—6 Tagen ein. Man kann damit rechnen,
daß das Foramen ovale bei einem Drittel der Menschen offen ist. Noch 18 Tage
nach der Verletzung ist Fett in den Lungen beobachtet worden. Der früheste

Todeseintritt wurde nach 48 Std beobachtet. Die geistigen Beeinträchtigungen haben 14 Tage bis 6 Wochen angehalten (SIEGMUND, MEIXNER, STRUPPLER u. a.). Es kommen auch verspätete Fettembolien vor, die durch sekundäre Bewegungen des verletzten Gliedes veranlaßt werden, z. B. bei Abnahme des Extensionsverbandes (KILLIAN).

Bei *akuten* Todesfällen infolge Fettembolie scheint es nach dem bisherigen Ergebnis der Untersuchungen von BERG, ebenso wie beim Erstickungstod, zu einer Adrenalinausschüttung, zu einer Erhöhung des Phosphatidspiegels im Blut und zu einer Erhöhung des Fibrinolysespiegels zu kommen. Diese Ergebnisse von Tierversuchen haben sich auch bei der Untersuchung einiger frischer Leichen bestätigt. Wieweit hierin ein Hilfsmittel zu sehen ist, bei der Feststellung der Todesursache durch Fettembolie weiterzukommen, wenn der mikroskopische Befund nicht ganz ausreicht, muß die weitere Forschung lehren. Zur Zeit wird eine praktische Anwendung dieser Ergebnisse noch nicht möglich sein.

Das Auftreten einer Fettembolie im großen Kreislauf ist immer eine *vitale Reaktion*. Bei Feststellung von Fettembolien im kleinen Kreislauf ist bei vorliegender *Fäulnis* jedoch eine gewisse Vorsicht am Platze. Es scheint bei Gassepsis und Schaumorganen vorzukommen, daß durch Fäulnis verflüssigtes Fett durch den Gasdruck bis in die Lungengefäße vorgetrieben werden kann, doch sind solche Einschwemmungen von Fett sehr spärlich. Es ist nicht gelungen, sie experimentell herbeizuführen (ZIEMKE, v. NEUREITER und STRASSMANN, zit. nach MEIXNER). Reichliches Fett in den Lungengefäßen wird man jedoch als vitales Zeichen deuten müssen. Auch bei *Verbrannten* und *Verbrühten* kann man embolisch verschlepptes Fett in den Lungen vorfinden. Nach therapeutischer Ätherinjektion bei einem Kranken, der später starb, wurden in den Nieren Fettembolien festgestellt, anscheinend hatte der injizierte Äther Fett in größeren Mengen gelöst (LICHTENSTEIN und SEWALL).

Infektion, einschließlich Tetanus.

Durch stumpfe Gewalt entstandene Wunden sind erfahrungsgemäß häufig infiziert. Es wird hier nicht notwendig sein, die möglichen Folgen der Infektion im einzelnen durchzusprechen. Es mag aber hervorgehoben werden, daß auch die Möglichkeit besteht, daß nach stumpfen Gewalteinwirkungen infolge Schaffung eines Locus minoris resistentiae sich Keime in dem geschädigtem Gewebe ansiedeln, ohne daß eine unmittelbare Infektion erfolgt ist. Es wird jedoch notwendig sein, bei der Beurteilung derartiger Kausalzusammenhänge zurückhaltend und kritisch vorzugehen.

Besonders gefährlich sind Infektionen mit *Gasbrandbacillen*, über die wir im Kriege eingehende Erfahrungen gewonnen haben. Auf das einschlägige Schrifttum wird verwiesen, insbesondere die Lehrbücher der Chirurgie. Heimtückisch und daher gefürchtet sind die Infektionen mit *Tetanusbacillen*. Als besonders gefährdet gelten Wunden, die mit Gartenschmutz, Straßenstaub, Pferdemist, aber auch alten Knochen in Berührung gekommen sind. Ein bakterieller Nachweis der Tetanusbacillen an der Leiche gelingt nur schwer. Eher ist ein Nachweis des Toxins möglich, doch entfällt dieses diagnostische Hilfsmittel, wenn, wie meist, mit Tetanusantitoxin behandelt worden ist. Die anatomischen Befunde an Leichen von Personen, die an Wundstarrkrampf verstorben sind, sind spärlich und uncharakteristisch. Neben einer allgemeinen Hyperämie der Organe, einer geringen Schwellung der Lymphknoten in Nachbarschaft der Wunde und vereinzelten Fettembolien in den Lungen kann man in der Muskulatur, besonders der des Zwerchfells, gelegentlich eine wachsartige Degeneration feststellen. Ob die im Rückenmark beschriebenen Veränderungen (Kernschwund, körniger Zerfall der NISSL-Körper in den Vorderhornzellen) wirklich spezifisch sind, oder ob hier nicht Leichenveränderungen vorliegen, die ein entsprechendes Bild ergeben, ist umstritten. Man wird bei der Stellung der Diagnose den klinischen Befund zu Hilfe nehmen müssen, der charakteristisch und leicht zu erfahren ist. Es wird notwendig sein, bei der Leichenöffnung sorgfältig darauf zu achten, ob neben der noch vorhandenen oder vielleicht schon fast abgeheilten Wunde, die als Infektionspforte beschuldigt wird, nicht noch andere Verletzungen vorhanden sind, die gleichfalls für die Infektion in Frage kommen. Auch ein Status post abortum kann durch den Zustand der Uterusinnenfläche unter besonderen Umständen eine Infektionsquelle darstellen (s. Abschnitt Abtreibung S. 937). In den meisten Fällen ist es praktisch nicht schwierig, den Kausalzusammenhang zwischen der Wunde und dem Tode festzustellen.

Schwierigkeiten bei der Begutachtung ergeben sich jedoch, wenn dem behandelnden Arzt vorgeworfen wird, er habe *fahrlässig* die prophylaktische Gabe des Antitoxins unterlassen und ein Verfahren wegen fahrlässiger Tötung gegen ihn anhängig gemacht wird. In solchen Fällen wird sich der Gutachter zunächst darüber schlüssig werden müssen, ob eine Fahrlässigkeit vorliegt. Im Kriege war unter militärischen Verhältnissen die Gabe von Antitoxin den Ärzten im Wehrmachtsdienst befohlen worden. Derartige Weisungen lassen sich selbstverständlich unter zivilen Verhältnissen nicht geben, der Arzt ist dem eigenen Gewissen verantwortlich. Verlangen muß man aber, daß er sorgfältig abwägt, ob im Einzelfall die Gabe von Antitoxin indiziert ist oder nicht, und den Verletzten kurz über die Vorteile und Nachteile aufklärt. Letzten Endes werden der Patient selbst und bei Kindern die Eltern entscheiden müssen. Als Nachteile der prophylaktischen Antitoxingabe ist das Auftreten der Serumkrankheit bekanntgeworden. Die Häufigkeit ihres Auftretens schwankt zwischen 40 und 7% (LINDER). Durch sorgfältige Erhebung der Anamnese nach allergischen Antecedentien und durch vorsichtige Desensibilisierung mit $^1/_{10}$ verdünntem Serum lassen sich allerdings die Gefahren auf ein Minimum herabdrücken. Im Zusammenhang mit der Serumkrankheit können in nicht so sehr seltenen Fällen polyneuritische Zustände auftreten (VOGEL u. a.). Ist früher Serum der gleichen Art gegeben worden, so ist dieser Umstand wegen der Gefahr eines anaphylaktischen Schocks zweifellos eine erhebliche Gegenindikation. Der Arzt wird sich dann aber bemühen müssen, statt des üblichen Antitoxin von Pferdeserum Rinderserum zu erhalten. Dies ist heutzutage fast überall wieder möglich.

Zu berücksichtigen ist weiterhin, daß auch in Fällen, in denen eine vorangegangene Gabe von Pferdeserum trotz Ermittlungen nicht nachzuweisen war, bei der ersten prophylaktischen Injektion Todesfälle eingetreten sind. Immerhin ist die Anzahl dieser Todesfälle sehr gering. Sie betrug im englischen Heer des ersten Weltkrieges 2 Fälle unter 2000000 prophylaktischer Serumgaben (BRUCE, zit. nach LINDER).

Ich habe 2 Todesfälle bei halbwüchsigen Kindern beobachtet, denen der Arzt bei einer geringfügigen Verletzung die übliche prophylaktische Dosis von Tetanusantitoxin gegeben hatte. Trotz genauer Nachprüfung lagen keinerlei Anhaltspunkte dafür vor, daß die Kinder früher irgendwann einmal Pferdeserum erhalten hatten. Auch allergische Antecedentien waren bei Befragen der Eltern nicht ersichtlich geworden. Es konnte durch die Leichenöffnung auch ausgeschlossen werden, daß der Arzt mit der Kanüle aus Versehen in eine Vene gekommen war. Die klinischen Erscheinungen waren so, daß die Kinder einmal 5 min, einmal 10 min nach der Injektion blaß wurden, sie mußten sich niederlegen. In einem Falle traten Krämpfe auf, im anderen Falle wurde das Kind bewußtlos. Weckmittel und künstliche Atmung hatten keinen Erfolg. Auch sorgfältige mikroskopische Untersuchung der inneren Organe ergab keine Anhaltspunkte für eine andere Todesursache. Es bestand in beiden Fällen kein Status thymico-lymphaticus. Die Untersuchung von Serumampullen der gleichen Packung ergab keine Beanstandungen. Der erste Fall lag im Jahre 1938 in Mannheim, der zweite im Jahre 1948 in Bremen. In beiden Fällen habe ich im Gutachten das Verhalten der Ärzte in keiner Weise bemängelt. Hätten sie das Antitoxin nicht gegeben und wäre Tetanus aufgetreten, hätte die Staatsanwaltschaft gleichfalls gegen sie ein Ermittlungsverfahren einleiten müssen[1]. Einen akuten Todesfall infolge allergischen Schocks nach *erstmaliger* Injektion von Diphtherieserum bei einem allerdings zu leichtem Asthma neigenden Knaben beschrieb BEISHEIM 1949.

Unter den gegebenen Umständen pflegen wir uns gutachtlich auf den Standpunkt zu stellen, daß der Arzt unter allen Umständen, auch bei nicht sonderlich verschmutzten Wunden, verpflichtet ist, die Frage der Antitoxingabe mit dem Patienten unter Abwägung der Vor- und Nachteile zu erwägen. Wenn er an die Möglichkeit der Injektion gar nicht denkt, so ist dies nach meiner Auffassung fahrlässig. Kann er aber nachweisen, z. B. durch Eintragung auf seiner Kartei oder durch Bekundungen der Angehörigen des Verstorbenen, daß er an die Injektion gedacht, sie aber nach Erwägung der Vor- und Nachteile bewußt unterlassen hat, so wird man ihm Vorwürfe hinsichtlich einer Fahrlässigkeit nicht machen können. Es wäre zu wünschen, wenn von chirurgischer Seite, um diese Unsicherheiten zu beseitigen, begründete Richtlinien aufgestellt würden, bei denen die Indikation der prophylaktischen Injektion präzisiert und bei der auch das Intervall berücksichtigt wird, das zwischen Unfall und ärztlicher Untersuchung liegt.

Hat man sich entschließen müssen, die Fahrlässigkeit zu bejahen, so ist die Beurteilung des Kausalzusammenhanges unter strafrechtlichen Gesichtspunkten recht schwierig. Man muß nachweisen, daß der Verletzte bei Durchführung der prophylaktischen Injektion mit einer an Sicherheit grenzenden Wahrscheinlichkeit, also mit einer Wahrscheinlichkeit von 99%, am Leben geblieben wäre. Hierbei ist zuerst an die Möglichkeit zu denken, daß der Kranke bei Mitteilung der Nachteile der Injektion, insbesondere beim Vorliegen einer unverschmutzten Wunde, vielleicht die Einspritzung abgelehnt hätte. Wir wissen weiterhin, daß es *Versager* bei der Prophylaxe gibt. Es sind aus der Weltliteratur 2000 derartige Fälle zusammengestellt worden. Bei 745 Fällen war innerhalb der ersten 12 Std nach der Verletzung injiziert worden. Immerhin war die Mortalität des Tetanus bei diesen Versagern auf 28% zurückgegangen (MOSBACHER). (Weitere Mitteilungen über Versager bei HANKE, JUNGHANNS, KUNTZEN und SCHÜRMANN.) Man wird daher im einzelnen Falle sorgfältig abwägen müssen, ob die Frage des Kausalzusammenhanges wirklich mit der notwendigen Sicherheit bejaht werden kann. Liegen zwischen dem Unfall und der ärztlichen Behandlung mehr als 12 Std, so wird dies nicht möglich sein, andernfalls muß man von Fall zu Fall entscheiden (Berücksichtigung der Verschmutzung der Wunde, gefühlsmäßige Kalkulation der Wahrscheinlichkeit, mit der der Kranke die Injektion vielleicht abgelehnt hätte).

Wieweit durch Einführung des neuen eiweißarmen sog. Fermoserums, bei dem die Gefahr von allergischen Zuständen weiterhin herabgedrückt wird, die Grundlagen für eine Begutachtung geändert werden, bleibt abzuwarten. Prophylaktische Impfungen mit Toxoid, dessen Wirkung sehr sicher ist, kommen nicht mehr in Frage, wenn bereits eine Wunde besteht.

Zusammenhänge zwischen Gewalteinwirkungen und Entstehung von Tumoren.

Ist der Tod infolge eines Tumors eingetreten, entweder infolge Metastasierung einer malignen Geschwulst oder durch Hirnerscheinungen bei Tumoren oder Tumormetastasen des Gehirns und seiner Häute, so wird nicht selten die Frage aufgeworfen, ob die Entstehung der Geschwulst mit einer früheren Gewalteinwirkung in Zusammenhang gebracht werden kann. Im einzelnen muß hier

---

[1] In jüngster Zeit machte ich eine fast gleichartige Beobachtung in Karlsruhe, weiterhin ADEBAHR: Dtsch. Z. gerichtl. Med. **41**, 405 (1952).

auf das chirurgische, pathologisch-anatomische und unfallmedizinische Schrifttum verwiesen werden. Für die Begutachtung sind nach und nach Richtlinien aufgestellt worden, die auf LUBARSCH zurückgehen. Nach diesen Richtlinien muß bei Annahme eines Kausalzusammenhanges im Versicherungsrecht das Trauma nachgewiesen worden sein, es muß auch das Körpergebiet, in dem die Geschwulst nachgewiesen wurde, beschädigt haben, die Lokalisation der Gewalteinwirkung und die des Tumors müssen gut übereinstimmen; das Intervall muß zur Größe des Tumors passen, darf also nicht zu gering und nicht allzu lang sein. Brückensymptome müssen in entsprechendem Maße vorhanden sein. Genaueres über das zeitliche Intervall läßt sich nicht sagen, hier wird die persönliche Erfahrung des Chirurgen bzw. pathologischen Anatomen maßgebend sein. Neuerdings haben DIETRICH und K. H. BAUER auf Grund ihrer großen Erfahrung und einschlägiger Kasuistik im einzelnen Richtlinien aufgestellt, auf die verwiesen werden muß.

Unter Umständen kommt auch die Annahme eines Kausalzusammenhanges im Sinne einer *Verschlimmerung* in Frage. In einem solchen Falle muß die Gewalteinwirkung erheblich und geeignet gewesen sein, an dem Tumor eingreifende Gewebs- und Stoffwechselveränderungen hervorzurufen; es muß sich nachweisen lassen, daß das Wachstum des Tumors in der Zeit nach dem Unfall beschleunigt vorgeschritten ist. Der Tod muß früher eingetreten sein, als sonst bei derartigen Tumoren üblich und schließlich muß auch die histologische Untersuchung des Tumors Spuren der Gewalteinwirkung zeigen, z. B. ältere Blutungen und ungewöhnliche Nekrosen (ROSTOCK, DIETRICH u. v. a.). Im großen und ganzen wird es notwendig sein, bei derartigen Beurteilungen einen nicht allzu weitherzigen Maßstab anzulegen.

Literatur.

Blutaspiration.

CAMERER: Münch. Med. Wschr. **1943** I, 377.
WALCHER: Beitr. gerichtl. Med. **12**, 98 (1932). — In MERKEL u. WALCHER, Gerichtsärztliche Diagnostik und Technik, S. 77. Leipzig 1945.

Schock, Kollaps.

CORDAY and BERGMAN u. Mitarb.: Amer. Heart J. **37**, 560 (1949). Ref. Ber. allg. u. spez. Path. **4**, 30 (1949).
GLOGGENGIESSER: Med. Klin. **1949**, 235.
HÁMORY, KARÁDY u. RUSZNYAK: Orv. Közl. (Sonderbeil. d. Orv. Hetil. **1942**, Nr 48) **3**, 675 (1942). Ref. Dtsch. Z. gerichtl. Med. **38**, 20 (1943).
JOHANSSON: Nord. Med. Tidskr. **1938**, 1767. Ref. Dtsch. Z. gerichtl. Med. **32**, 53 (1939/40).
LEVEUF: J. de Chir. **55** (1940). Ref. Dtsch. Z. gerichtl. Med. **34**, 61 (1941). — LIEBAU: Münch. med. Wschr. **1942**, 577 — LINDGREN: Sv. Läkartidn. **1941**, 933. Ref. Dtsch. Z. gerichtl. Med. **36**, 16 (1942).
PONSOLD: Schocktod. In Handwörterbuch der gerichtlichen Medizin, S. 694. Berlin 1940.
SCHALLOCK: Ber. über die 2. Arbeitstagg Ost der beratd. Fachärzte der Mil.ärztl. Akad., Berlin 1942, S. 66. Ref. Zbl. Path. **82**, 150 (1944/45). — Dtsch. Mil.arzt **7**, 76 (1942). Ref. Dtsch. Z. gerichtl. Med. **36**, 237 (1942). — SCHWIEGK: Ber. über die 2. Arbeitstagg Ost der beratd. Fachärzte der Mil.ärztl. Akad., Berlin 1942. Ref. Zbl. Path. **82**, 150 (1944/45). — SIMPSON: Lancet **1949** I, 558.
UNGAR: Lancet **1943** I, 421.
WANKE: Zbl. Chir. **1943**, 813. — WIGGERS: Physiologic. Rev. **22**, 74 (1942). Ref. Dtsch. Z. gerichtl. Med. **38**, 191 (1943).

Fettembolie.

BERG, ST. P.: Dtsch. Z. gerichtl. Med. **40**, 669 (1951). — BERGMANN, V., FREY u. Mitarb.: Handbuch der inneren Medizin. Berlin-Göttingen-Heidelberg 1950. — BURCKHARDT: Ber. 8. internat. Kongr. f. Unfallmed. u. Berufskrkh. (Zürich) **2**, 735 (1938). Ref. Dtsch. Z. gerichtl. Med. **32**, 21 (1939/40).

FRAUENDORFER: Beitr. gerichtl. Med. **6**, 1 (1924). — FEHR: Bruns' Beitr. **174**, 25 (1942). — Helvet. med. Acta **11**, 555 (1944). Ref. Zbl. Path. **84**, 158 (1948).

HERRMANN: Ann. Méd. lég. etc. **28**, 124 (1948).

KARITZKY: Med. Klin. **1941** II, 707. — KILLIAN: Dtsch. Z. Chir. **231**, 97 (1931). — KRÜCKE: Virchows Arch. **315**, 481 (1948).

LEHMANN and MOORE: Arch. Surg. **14**, 621 (1927). Ref. Dtsch. Z. gerichtl. Med. **11**, 11 (1928). — LENGGENHAGER: Schweiz. med. Wschr. **1941** I, 38. — LICHTENSTEIN and SEWALL: J. Amer. Med. Assoc. **136**, 827 (1948). Ref. Ber. allg. u. spez. Path. **2**, 247 (1949).

MEIXNER: Fettembolie. In Handwörterbuch der gerichtlichen Medizin, S. 208. Berlin 1940. — MERKEL u. WALCHER: Gerichtsärztliche Diagnostik und Technik, S. 77. Leipzig 1945.

SCHRIDDE: Die Lehre von der traumatischen Fettembolie mit kritischen Beiträgen zur sogenannten transpulmonalen Form derselben. Med. Diss. München 1941. — SCHÜTTE-MEYER: Kongreßber. der Nordwestdtsch. Chirurgenver.igg 1949. — SIEGMUND: J.kurse ärztl. Fortbildg **32**, 8 (1941). — SILVERSTEIN u. KOWZELMANN: Confinia neur. (Basel) **3**, 129 (1940). Ref. Dtsch. Z. gerichtl. Med. **35**, 492 (1942). — SIMON-WEIDNER: Über das Vorkommen von Fettausscheidungen durch die Nieren bei Frakturverletzungen. Med. Diss. Marburg 1940. Ref. Dtsch. Z. gerichtl. Med. **36**, 493 (1942). — STRASSMANN: Dtsch. Z. gerichtl. Med. **39**, 128 (1948). — STRUPPLER: Fettembolie. Beiträge zur Diagnostik. Stuttgart 1940.

Infektion, einschließlich Tetanus.

BAUMGARTNER: Bruns' Beitr. **176**, 424 (1947). — BEISHEIM: Dtsch. med. Wschr. **1949**, 1246. — BRÜCKEL: Klin. Wschr. **1947**, 812.

FISCHER: Chirurg **17/18**, 651 (1947).

HANKE: Dtsch. Z. Chir. **62**, 242 (1933). — HÜBNER: Med. Welt **1951**, 793.

JUNGHANNS: Zbl. Chir. **1939**, 700.

KUNTZEN: Chirurg **1947**, H. 4, 157. Zit. nach LINDER.

LINDER: Der Tetanus. In v. BERGMANN-FREYS Handbuch der inneren Medizin. Bd. 1. Berlin-Göttingen-Heidelberg 1952.

MESZAROS: Dtsch. Z. gerichtl. Med. **30**, 45 (1938). — MOSBACHER: Arch. klin. Chir. **146**, 41 (1927).

PARRIQUE: Ann. Méd. lég. etc. **20**, 238 (1940). — PEACH u. TREMUR: Dtsch. Z. gerichtl. Med. **38**, 179 (1943).

SCHÜRMANN: Z. Unfallmed. u. Berufskrkh. **41**, 249 (1948).

DE VINCENTIIS: Ann. Igiene **53**, 119 (1943). — VOGEL: Dtsch. med. Wschr. **1939**, 217; **1943**, 293.

WENZL: Wien. med. Wschr. **1949**, 72.

Zusammenhänge von Gewalteinwirkung und Entstehung von Tumoren.

BAUER, K. H.: Das Krebsproblem. Berlin: Springer 1949. — Hefte Unfallheilk. **43**, 76 (1952). — BECK: Geschwulst und Trauma. In Handwörterbuch der gerichtlichen Medizin, S. 279. Berlin 1940. — BÜCHNER: Über den ursächlichen Zusammenhang von Trauma und nitrakraniellem Tumor an Hand von 4 Fällen. Med. Diss. Düsseldorf 1936. Ref. Zbl. Path. **79**, 136 (1942).

CORNIL: Bull. Assoc. franç. Étude Canc. **36**, 228 (1949). Ref. Ber. allg. u. spez. Path. **6**, 103 (1950).

DIETRICH: Krebs im Gefolge des Krieges mit Richtlinien für die ärztliche Begutachtung. Stuttgart 1950. — DIETZEL: Frankf. Z. Path. **60**, 316 (1949).

FIRKET: Arch. méd. belges **94**, 3 (1941). Ref. Dtsch. Z. gerichtl. Med. **35**, 272 (1942). — FÖRSTER: Dtsch. Z. gerichtl. Med. **37**, 105 (1943). — FREY u. KNAUER: Langenbecks Arch. u. Dtsch. Z. Chir. **263**, 59 (1949).

HALLERVORDEN: Nervenarzt **1948**, 163. — HELLNER: Mschr. Unfallheilk. **1939**, H. 25. Ref. Dtsch. Z. gerichtl. Med. **31**, 423 (1939).

KÖRBLER: Krebsarzt (Wien) **3**, 201 (1948). Ref. Ber. allg. u. spez. Path. **5**, 57 (1950). — Krebsarzt (Wien) **3**, 102 (1948). Ref. Ber. allg. u. spez. Path. **2**, 420 (1949). — KRAUS: Beitr. gerichtl. Med. **18**, 142 (1949). — KREIBIG: Klin. Mbl. Augenheilk. **102**, 333 (1939).

LINELL: Acta path. scand. (Kobenh.) Suppl. **71** (1947). Ref. Ber. allg. u. spez. Path. **1**, 121 (1949). — LUNGMUS: Zbl. Chir. **1948**, 691.

MADDALONI: Infortun. e Traumat. Lav. **6**, 1 (1940). Ref. Dtsch. Z. gerichtl. Med. **35**, 75 (1942). — MARCHAND: Ann. Méd. lég. etc. **30**, 381 (1950). — MELISSINOS: Ann. Méd. lég. etc. **19**, 569 (1939). — MOSINGER: Ann. Méd. lég. etc. **28**, 293 (1948).

PFEFFER: Med. Klin. **1939** II, 1515. — POHL: Zbl. Chir. **1939**, 1618. — PULVERMACHER: Med. Klin. **1947**, 857.

REAH: Brit. Med. J. **1947**, No 4499, 412. Ref. Ber. allg. u. spez. Path. **2**, 420 (1949). — ROSTOCK: Med. Klin. **1949**, 81.

SCHMIDT, M. B.: Z. Krebsforsch. 47, 91 (1938). — SIMON: Med. Welt 20, 624 (1951). — STAEMMLER: Nervenarzt 19, 427 (1948).
    TAPPEINER: Wien. klin. Wschr. 1939 II, 812. Ref. Dtsch. Z. gerichtl. Med. 33, 144 (1940).
THOMAS: Schweiz. Arch. Neur. 60, 324 (1947). Ref. Ber. allg. u. spez. Path. 2, 394 (1949).
    USANDIZAGA: Rev. clin. españ. 1, 222 (1940). Ref. Dtsch. Z. gerichtl. Med. 35, 171 (1942).
    WEILAND: Z. Laryng. usw. 28, 281 (1949). — WICKE: Dtsch. Z. gerichtl. Med. 39, 688
(1949). — WILLER: Zbl. Path. 78, 1 (1942).

4. Überlebensfähigkeit und Handlungsfähigkeit.

Schädelbrüche und recht weitgehende *Hirnverletzungen* können, wenn nicht gerade lebenswichtige Regionen, wie das Atemzentrum zerstört sind, mitunter auffällig lange überlebt werden. Es ist oben ausgeführt worden, daß häufig kein rechtes Verhältnis zwischen den anatomisch nachweisbaren Veränderungen des Gehirns, den klinischen Erscheinungen und der Länge der Überlebensdauer besteht. Bezüglich der Handlungsfähigkeit liegt jedoch die Sache bei offenbaren Hirnläsionen so, daß mit ihnen meist eine Hirnerschütterung und damit eine Bewußtlosigkeit verbunden ist. Man wird daher Handlungsfähigkeit nach erheblichen Hirnverletzungen im allgemeinen nicht annehmen können. Ausdrücklich ausgenommen sind jedoch Vorfälle, bei denen es nur zu kleinen Knochenfissuren und unter Umständen auch zu Zerreißung von Ästen der A. meningea media gekommen ist. Hier ist das Bestehen eines Intervalls, in dem der Verletzte noch durchaus handlungsfähig ist, geradezu typisch.

Sieht man die Kasuistik durch, so kommt man zu der Erkenntnis, daß auch beim Vorliegen weitgehender Schädelbrüche und offenbarer Hirnläsionen in Ausnahmefällen im Einzelfall eine weitgehende Handlungsfähigkeit erhalten bleiben *kann*. So ist einmal trotz weitgehender Zertrümmerung des Gehirns durch stumpfe Gewalt zunächst keine Bewußtseinstrübung aufgetreten, obwohl man das Bestehen einer Hirnerschütterung hätte annehmen müssen (ROOKS, zit. nach MEIXNER, MILLER). In einem weiteren Falle hatte ein Mann einen Schlag mit einem 40 cm langen runden Eisenstück erhalten; der Schädel war schwer verletzt gewesen, das Hirn war geschädigt worden, es hatte sich später ein epidurales Hämatom ausgebildet. Der Verletzte hatte nach dem Schlage noch klar gesprochen, obwohl bereits eine Halbseitenlähmung bestand. Hat sich beim Fehlen von Hirnläsionen ein epidurales Hämatom ausgebildet, ist der Verstorbene in zwei Raufereien verwickelt gewesen und ergibt sich späterhin die Frage, bei welcher Rauferei die Verletzung entstanden ist, so wird man annehmen müssen, daß sie bei der ersten Rauferei zustande kam, denn es dauert eine gewisse Zeit, bis das epidurale Hämatom einen Druck auf das Gehirn ausüben kann (KRATTER, zit. nach MEIXNER). Ein Mann hatte, wahrscheinlich infolge eines Unglücksfalles, sich einen Lochbruch im Bereiche des Scheitelbeines zugezogen. Es bestanden ausgedehnte Schädelbasisbrüche, allerdings keine weitgehenden Hirnläsionen. Der Verletzte war tot aufgefunden worden. Unmittelbare Todesursache war Hirndruck infolge eines epiduralen Hämatoms. Durch Zeugenaussagen konnte festgestellt werden, daß der Verstorbene nach dem Unfall, allerdings in angetrunkenem Zustande, noch Couplets gesungen und eine Böschung mit einer Steigung von 15% erklettert hatte (HOUARD). Ein weiterer Mann hatte bei einer Hochzeit einen schweren Schlag mit einer Latte an die rechte Schläfe erhalten. Es entstand eine Platzwunde, die verbunden wurde. Bei vollem Bewußtsein nahm der Verletzte an der Hauptfesttafel teil und ging, wenn auch mit Unterstützung, nachher allein nach Hause; zu Hause verlor er das Bewußtsein, es fanden sich zahlreiche Sprünge im Schädeldach, Knochenfragmente waren nach dem Gehirn zu vorgedrungen. Unmittelbare Todesursache war ein epidurales Hämatom (BECKER). Weitere Kasuistik s. MEIXNER.

Es muß immer wieder betont werden, daß solche Vorfälle sehr selten sind. Man darf sich nicht verführen lassen, ohne weiteres bei derartigen Verletzungen Handlungsfähigkeit für wahrscheinlich zu halten. Im großen und ganzen läßt sich sagen, daß Bewußtlosigkeit nur aufzutreten pflegt, wenn das *Zwischenhirn* in irgendeiner Form beschädigt ist. Läsionen der Hirnrinde allein genügen dazu nicht (s. S. 336). Schädigungen des Stirnhirns werden besser vertragen als die anderer Hirnpartien.

Es ist oben darauf hingewiesen worden, daß man sich bei Beurteilung der Handlungsfähigkeit von Hirnverletzten, die das Trauma einige Zeit überlebten, nicht von den Befunden leiten lassen darf, die für die Zeit des Todes bei der Sektion erhoben werden. Ursprünglich kleine traumatische Blutungen können sich infolge Nachsickerung oder Durchlässigkeit der Gefäße vergrößert haben. Man muß damit rechnen, daß das Bild sich in der Zwischenzeit bis zu einem gewissen Grade geändert hat.

Rippenbrüche mit Anspießung der Lunge schließen, wenn nicht ein doppelseitiger Pneumothorax entstanden ist, die Handlungsfähigkeit nicht ohne weiteres aus. So hat ein Patient einem Kassenarzt geholfen, eine Verdunkelungsvorrichtung in Ordnung zu bringen, ist auf das Fensterbrett gestiegen und hat mit erhobenen Armen gearbeitet. Bei der röntgenologischen Untersuchung wurde festgestellt, daß 4 Rippen auf einer Seite gebrochen waren. Aus dem britischen Schrifttum ergibt sich, daß ein verunglückter Fuhrmann mit Brüchen fast sämtlicher Rippen, Zerreißungen der rechten Lunge, des Zwerchfelles und der Leber durch Rippenbruchstücke nach 10stündiger Fahrt noch spontan 20 Treppenstufen hinaufsteigen konnte (zit. nach MEIXNER).

Bei gröberen Verletzungen des *Herzens* durch stumpfe Gewalt schließt wohl weniger die Blutung aus einem Herzriß die Handlungsfähigkeit aus, als vielmehr die damit verbundene, zwangsläufig schwere Commotio cordis. Wenigstens habe ich Mitteilungen über eine ins Gewicht fallende Handlungsfähigkeit nach gröberen Herzverletzungen durch stumpfe Gewalt auf den Brustkorb in dem zur Verfügung stehenden Schrifttum nicht finden können, was auch von MEIXNER bestätigt wird (s. weiterhin URBACH). Dies gilt auch für Zerreißungen der *großen Gefäße* im Innern des Brustkorbes durch Einwirkung stumpfer Gewalt. Handelt es sich jedoch nur um Einrisse im Bereiche des Herzens oder um eine Klappenruptur oder um einen Einriß in die Aortenwand, so ergibt sich aus der Literatur auf dem Gebiete der Unfallheilkunde, daß hier durchaus Handlungsfähigkeit bestehen kann; sie richtet sich offenbar nach dem Grade der Commotio cordis.

Rupturen der parenchymatösen Organe der Bauchhöhle (*Leber* und *Nieren*), aber auch der *Milz* bedingen, wenn sie nicht mit anderen weitgehenden Verletzungen verbunden sind, keine sofortige Handlungsunfähigkeit. Fußballspieler, die sich eine Ruptur der Milz, sogar des Dünndarms zuzogen, haben zunächst weiterspielen können (FRANK).

Daß bei Knochenbrüchen des Schenkelhalses, unter Umständen auch bei einer Fraktur eines der Knochen des Unterschenkels noch Gehfähigkeit bestehen kann, ist nicht ungeläufig. Daß aber ein Verletzter mit einem 8 cm langen Schrägbruch des Oberschenkels noch in der Lage ist, nach dem Unfall 10 Schritte zur Straßenbahnhaltestelle zu gehen, eine Viertelstunde zu fahren, 60 Schritte nach Hause zu gehen und sich dort ins Bett zu legen, gehört sicher zu den größten Ausnahmen (SLANY).

Literatur.

Überlebens- und Handlungsfähigkeit.

BECKER: Handlungsfähigkeit vor dem Tode nach Verletzungen mit tödlichem Ausgang. Med. Diss. Münster 1939.

FRANK: J. Amer. Med. Assoc. **116**, 1053 (1941). Ref. Dtsch. Z. gerichtl. Med. **36**, 53 (1942). HOUARD: Ann. Méd. lég. etc. **18**, 513 (1938).

ILLCHMANN-CHRIST: Arch. orthop. u. Unfallchir. **44**, 586 (1951).

MEIXNER: Dtsch. Z. gerichtl. Med. **16**, 139 (1931). — Handlungsfähigkeit. In Handwörterbuch der gerichtlichen Medizin, S. 338. Berlin 1940. — MILLER: Zbl. Path. **86**, 423 (1950).

SLANY: Mschr. Unfallheilk. **47**, 430 (1940).

URBACH: Beitr. gerichtl. Med. **4**, 104 (1922).

5. Rekonstruktion der Entstehungsart der Verletzungen durch stumpfe Gewalt.

Die Frage, ob die festgestellten Gewalteinwirkungen von eigener Hand oder von fremder Hand beigebracht wurden, oder ob sie durch einen Unfall bedingt waren, kann im Einzelfall sehr schwer zu beantworten sein. Diese Feststellung ist aber in der Praxis vielfach sehr bedeutungsvoll, da davon die Ehre und die Freiheit des Verdächtigen abhängen kann. Die Verletzungen sind so vielfältig, daß es schwer ist, genaue Richtlinien aufzustellen. Man kann nur versuchen, gewisse Regeln herauszuarbeiten, und muß sich bewußt bleiben, daß sie je nach den Umständen immer von Ausnahmen durchbrochen sein können.

α) Allgemeine Richtlinien für die Beurteilung.

Wichtig nach dieser Richtung hin sind insbesondere die *Kopfverletzungen*: hier ist vielfach die Frage zu entscheiden, ob eine vorhandene Verletzung durch einen Fall zu erklären ist, oder ob es sich um einen Hieb von fremder Hand gehandelt haben muß. Wenn sich jemand beim Fallen eine Kopfverletzung auf ebener Erde zuzieht, so wird sie im allgemeinen an der Peripherie des Kopfes, also in der Gegend der Hutkrempe liegen (MERKEL und WALCHER). Eine Ausnahme würde bestehen, wenn z. B. jemand von einem Kraftwagen erfaßt und gegen einen Baum oder einen Chausseestein geschleudert wird. Mit einer derartigen Annahme darf man sich natürlich nur dann beruhigen, wenn tatsächlich der Baum und der Chausseestein am Tatort vorhanden sind und wenn der Betreffende in entsprechender Lage aufgefunden wurde. Man wird Baum und Stein darauf untersuchen müssen, ob an ihm Spuren vorhanden sind (Blut, Haare, Gehirnfetzen). Liegt aber ein angeblich Verunglückter auf freier Straße, ist der Boden glatt und liegt die Verletzung nicht in der Peripherie des Kopfes, sondern *oberhalb der Hutkrempe*, etwa in der Gegend der Scheitelhöhe, so wird man daraus den zwingenden Schluß ziehen müssen, daß eine Verletzung durch Fall unter Berücksichtigung der ganzen Umstände nicht stattgefunden haben kann. Der Umfang der Knochenverletzung ist nicht ausschlaggebend. Es ist bekannt, daß jemand, der ungeschickt auf ebener Erde auf eine harte Unterlage fällt (etwa in betrunkenem Zustande), sich ausgedehnte Schädelbrüche zuziehen kann. Findet man aber bei der Untersuchung des Schädels einen ausgesprochenen Lochbruch, der nicht durch irgendeine an der Fundstelle vorhandene Hervorragung erklärt werden kann, so ist auch damit ein wichtiges Indiz nach der Richtung der Beibringung von fremder Hand gegeben, auch dann, wenn der Lochbruch in der Gegend der Peripherie des Kopfes liegt. Schließlich kann auch ein Hieb von fremder Hand, namentlich bei Abwehrbewegungen, einmal die Gegend der Hutkrempe treffen. Natürlich wird man in einschlägigen Fällen daran denken müssen, daß der Verstorbene vielleicht durch einen vorstehenden Teil eines Kraftwagens getroffen sein könnte. Man wird einschlägige Rekonstruktionen vornehmen müssen, aber auch in einem solchen Falle käme fremdes Verschulden durchaus in Frage, und es ist nicht angängig, die Sache auf sich beruhen zu lassen. Geht die Fragestellung dahin, ob jemand auf einer *Treppe* gestürzt oder von fremder Hand einen oder mehrere Schläge auf den Kopf erhalten hat, so ist zu berücksichtigen, daß man sich durch Sturz von einer nicht allzu steilen Treppe mehrere Hautverletzungen an verschiedenen Stellen des Kopfes zuziehen kann. Findet man aber mehrere geformte Suffusionen oder Excoriationen der Kopfschwarte und an entsprechender Stelle zwei Bruchlinienzentren im Schädel, so wird man, freilich erst nach sorgfältiger Erwägung der ganzen Umstände, die Entstehung der Verletzungen durch einen bloßen Fall ausschließen müssen. Einfach wird die Beurteilung, wenn man im Bereiche eines Schädelspaltes geformte Schartenspuren entdeckt, wie sie nur von einem Schlage von einer Axt herrühren können. Dann kann der Einwand des Verdächtigten, es handle sich um einen Unfall durch Sturz von der Treppe, ausgeschlossen werden. Es ist oben ausgeführt worden, daß genauere Untersuchung dieser Schartenspuren sehr gute Möglichkeiten zur Identifizierung des Instrumentes selbst darbietet. In allen solchen Fällen ist es, wie schon oben gesagt, unerläßlich, den Kopf der Leiche bei der Sektion mit Zustimmung des Gerichtes zu asservieren.

Ein allerdings nur mit Vorsicht zu verwertender Hinweis für die Differentialdiagnose Sturz oder Schlag mag auch der Umstand zu bieten, daß Stürze häufiger Contre-Coup-Verletzungen im Gehirn veranlassen, während man bei Schlägen vorwiegend primäre Hirnverletzungen an der Stelle der Einwirkung der Gewalt, sog. Stoßläsionen, vorfindet (ILLCHMANN-CHRIST).

Besteht die Auffassung, daß jemand aus einer *gewissen Höhe*, etwa aus einem Fenster oder auf eine Tenne herabgestürzt sei, so wird man sich gut denken können, daß beim Aufschlagen des Kopfes auf einen ebenen Boden *eine* Platzwunde in der Kopfschwarte entsteht. Sind mehrere Wunden der Kopfschwarte vorhanden, so kann man die Möglichkeit ins Auge fassen, daß der Schädel so zertrümmert ist, daß die Knochenscherben von innen her die Kopfschwarte durchspießten. Diese Entstehungsmöglichkeit der Kopfwunde wird man aber im gegebenen Fall durch die Sektion ausschließen können. Nunmehr wird man sich fragen müssen, ob das Vorhandensein von mehreren Verletzungen auf der Kopfhaut etwa darauf zurückgeführt werden kann, daß der Boden an der Aufschlagstelle uneben war, daß hier mehrere spitze Steine vorhanden waren oder daß hier spitze Instrumente oder Nägel usw. lagen. Ist das alles auszuschließen, so bleibt in solchen Fällen keine andere Erklärung mehr übrig, als daß der Verstorbene zuerst von fremder Hand einen Schlag auf den Kopf erhalten hat und dann herabgestürzt ist. Man muß in solchen Fällen den Mut haben, die Verantwortung für diese Schlußfolgerung auf sich zu nehmen.

β) Spezielles und Kasuistik.

Ungewöhnliche Selbstmorde.

Schon bei Besprechung der Selbstmorde ist darauf hingewiesen worden, daß namentlich Geisteskranke, mitunter aber auch Geistesgesunde sich auf höchst ungewöhnliche Art das Leben nehmen. So finden wir im Schrifttum Selbstmordfälle, bei denen die Täter sich mit einem Stein, einem Beil oder einer Axt selbst, mitunter sogar von hinten her erschlagen haben. Es ist zu überprüfen, ob es dem Verstorbenen überhaupt möglich war, sich die Verletzungen in der vorhandenen Lokalisation zuzufügen. Bei Hiebwunden sprechen streng parallele gleichgerichtete Verletzungen für Beibringung von eigener Hand, außerdem wird man, wenn nicht ganz besondere Verhältnisse vorliegen, das Instrument am Tatort vorfinden. Kasuistik s. HOLZER, BACH, KÖGLER, DABECK, Lehrbücher.

Abstürze.

Stürzt jemand von einer *Treppe*, so wird er sich reflexartig vor allzu schweren Verletzungen dadurch schützen, daß er durch Abwehrbewegungen mit den Armen die Wucht des Falles auf den Kopf mindert. Auch wird er, wenn er bei Bewußtsein bleibt und die Treppe nicht allzu steil ist, meist auch nicht die ganze Treppe herunterfallen, sondern sich irgendwo anklammern, insbesondere wird es meist nicht vorkommen, daß er über einen Treppenabsatz hinwegfällt. Anders liegen die Verhältnisse bei Personen, deren Bewußtsein beim Herabfallen gestört

ist, sei es durch eine krankhafte Veränderung des Gehirns, sei es durch Alkohol-
wirkung oder eine andere Intoxikation, sei es durch einen vorher von fremder
Hand empfangenen Schlag. In solchen Fällen ist der Betreffende unfähig, sich
vor allzu schweren Beschädigungen zu schützen oder sich festzuhalten. Ist die
Treppe steil und weisen die Stufen scharfe Kanten auf, so kann man unter
Umständen bei der Leichenöffnung nicht nur Platzwunden und Schädelfrakturen, sondern auch recht ausgedehnte Hautabschürfungen an verschiedenen
Körperstellen feststellen. Unter Umständen ist bei steilen Treppen der Schwung
des gleitenden Körpers so stark, daß er auch über Treppenabsätze hinweg-
gleitet. Im Zweifel wird man durch Modellversuche feststellen müssen, ob
dieser Körper ohne einen Schwung von fremder Hand durch bloßes Herab-
gleiten über einen Treppenabsatz hinauskommen konnte. Anläßlich des Falles
eines schwer Betrunkenen auf einen am Boden liegenden Trichter, wobei der
Trichteransatz nach Art einer Pfählungsverletzung sich in den Nacken ein-
spießte und den Atlas luxierte, hat HOLCZABEK ausgerechnet, daß die Auftreff-
energie beim Umfallen eines Bewußtlosen eine ganz erhebliche ist; sie ist zu
vergleichen mit dem Fall eines 18 kg schweren Körpers aus einer Fallhöhe von
2,5 m Höhe. Noch größer wird die Auftreffgewalt, wenn der Ohnmächtige nicht
auf den Boden, sondern auf einer Treppe schräg nach unten fällt.

Bei Abstürzen im *Gebirge*, aber auch bei Fensterstürzen kann es sich um
einen Unfall, um einen Selbstmord, aber auch um die Folgen einer Einwirkung
von fremder Hand handeln. Eine eindeutige Entscheidung wird manchmal
nicht möglich sein. Mitunter kommt man aber auch, wie die Kasuistik zeigt,
bei genauer Untersuchung und Rekonstruktion zu überraschend eindeutigen
Resultaten. Der Selbstmörder wählt, um einen gewissen Anhaltspunkt zu geben,
gerne bekannte, schon von anderen für diesen Zweck benutzte Höhen oder auch
Hochbrücken. So sind im Schrifttum die Hochbrücke über den Nord-Ostsee-
Kanal an der Grenze zwischen Schleswig und Holstein und die Hochbrücke
über die Isar in Großhesselohe bei München bis zu einem gewissen Grade als
,,Selbstmörderbrücken'' bekanntgeworden.

Handelt es sich um einen Selbstmord durch *Fenstersturz*, so liegt der Körper
des Betreffenden mehr nach der Straßenmitte zu, weil er mit einem gewissen
Schwung anspringt. Bei einem Unglücksfall wird der Verletzte das Bestreben
haben, sich im letzten Augenblick noch festzuhalten, so daß er nicht in die Mitte
der Straße zu liegen kommt. Das gleiche gilt auch für Fälle, in denen der Betreffende durch fremde Gewalt aus dem Fenster herausgeworfen wurde. Etwaige
kratzerartige Verletzungen am Halse oder isolierte Blutunterlaufungen der
Gliedmaßen an Stellen, an denen ein Aufschlag gar nicht stattgefunden hat,
passen nicht zu einem Selbstmord oder Unglücksfall und können zur Aufklärung
eines Verbrechens führen (F. REUTER, BURKHARDT).

Gegebenenfalls kann man versuchen, den Vorfall durch *Modellversuche* zur Klärung
zu bringen. Man muß gleich schwere und gleich lange mit geeignetem Füllmaterial gestopfte
Säcke mit und ohne Schwung aus dem fraglichen Fenster werfen und untersuchen, in
welcher Entfernung von der Hauswand der Sack zu Boden fällt. Eine Fehlerquelle besteht
bei der Anstellung derartiger Modellversuche insofern, als man daran denken muß, daß die
betreffende Person, sofern sie nicht bewußtlos war, sich zu Beginn des Fallweges durch
reflexähnliche Abwehrbewegungen von der Hauswand abgestoßen haben könnte, so daß
sie aus diesem Grunde weiter von der Hauswand entfernt auf dem Boden aufschlug. Wegen
der Möglichkeit dieser Fehlerquelle kam das Schwurgericht in Mosbach in einem von uns
in Heidelberg begutachteten Vorfall trotz sonstigen Tatverdachtes nicht zur Verurteilung
(A.Z. Ks 1/51 Staatsanwaltschaft Mosbach).

Noch schwieriger sind die Verhältnisse beim *Absturz im Gebirge*, besonders
dann, wenn die Leiche erst nach längerer Zeit aufgefunden wird oder sekundär

durch Lawinen, Steinschlag oder reißende Wildbäche oder durch Tierfraß verändert wurde. Sehr wichtig ist die Feststellung, ob ein körperliches Leiden, etwa ein organisches Herz- oder Gehirnleiden, eine Disposition für einen Unfall darstellt. Sind Kratzer und andere Schürfstellen vorhanden, so wird man durch sorgfältige Besichtigung der Absturzstelle feststellen müssen, ob sie sich durch Auffallen von Stufe zu Stufe, durch Gleiten im Geröll oder durch Streifen am Gehölz erklären lassen. Ist dies jedoch nicht der Fall, so stellen derartige Verletzungen Anhaltspunkte für fremdes Verschulden dar. Die Befunde am Abgestürzten sind wechselnd. Die weitausladenden Körperteile werden am ärgsten in Mitleidenschaft gezogen. Der Schädel zeigt meist höchstgradige Zertrümmerung. Eigenartigerweise weist die Kopfschwarte manchmal nur wenige Risse auf. Es gibt auch hin und wieder Fälle, bei denen trotz Absturz aus großer Höhe nur verhältnismäßig wenig Hautabschürfungen zu finden sind.

Wird jemand als Leiche in der Nähe eines Berghanges im Gebirge vorgefunden, so wird man auch an die Möglichkeit eines Todes durch *Steinschlag* denken müssen. Steinschlag kommt nicht nur bei steilen Felswänden, sondern auch bei mäßig geneigten Gebirgshängen zustande. Es kommt vor, daß der Verletzte nur eine einzige Verletzung aufweist, die dann diesmal zu Unrecht als Hinweis auf fremdes Verschulden gedeutet werden kann. Der Stein selbst braucht in solchen Fällen in der Nähe der Leiche nicht mehr vorhanden zu sein. Es ist zu berücksichtigen, daß ein Stein von Eigröße, der aus größerer Höhe den Kopf trifft, schon schwerste Schädelzerstörungen zur Folge haben kann. Es ist unerläßlich, die Wunden genau auf Gesteinsreste zu untersuchen. Man wird sich auch bemühen müssen unter Zuziehung von Ortskundigen zu untersuchen, ob etwa Reste des Steinschlags in den tiefer gelegenen Partien des Gebirges Hinweise auf diese Todesart geben.

Sowohl bei der Untersuchung fraglicher Abstürze, als auch bei der fraglichen Tötung durch Steinschlag ist besondere Erfahrung erforderlich. Ist der Gutachter gebirgsunkundig, so ist es notwendig, daß er sich vor seiner Meinungsbildung mit dem einschlägigen, sehr gut durchgearbeiteten kasuistischen Material genau vertraut macht und auf diese Weise etwaige Fehlerquellen kennenlernt (Schrifttum s. bei FRITZ).

Flugzeugabstürze haben meist kein besonderes kriminalistisches Interesse. Sie führen oft zur Einwirkung einer schweren stumpfen Gewalt gegen die Stirn. Verletzungen der Dura und offene Gehirnverletzungen sind nach dem vorliegenden Material in der geringeren Anzahl der Fälle vorgekommen. Nicht selten kamen subdurale Blutungen, selten epidurale zustande (PETERS). Auf die von PONSOLD beschriebenen anämischen Aufschlagspuren an der Haut (an der Aufschlagstelle Blutleere, in der Umgebung Hyperämie und Blutungen), wurde schon aufmerksam gemacht (s. S. 297).

Fragliche Eisenbahnunfälle.

Auch bei Stürzen aus der fahrenden Bahn oder bei Überfahrungen durch die Eisenbahn wird die Frage nach Mord, Selbstmord oder Unglücksfall gestellt. Die typische Art des Selbstmordes durch Überfahrenlassen durch die Eisenbahn geht so vor sich, daß der Selbstmörder sich quer auf die Schiene legt, entweder so, daß der Kopf auf eine Schiene und der Rumpf außerhalb des Bahnkörpers, oder auch so, daß der Hals auf eine Schiene und die Gegend der Hüfte auf die andere Schiene zu liegen kommt. Je nach der Lagerung wird der Kopf abgefahren oder außerdem noch der Körper ungefähr in der Gegend der Hüfte in zwei Teile geteilt. Hautbrücken bleiben mitunter bestehen. Die Blutungsreaktion ist meist völlig geringfügig oder fehlt überhaupt. An den durchtrennten Körperteilen findet man Schmutz und Schmieröl. Die Haut weist in der Umgebung der Durchtrennungsstellen breite Schürfungen, Rißwunden, mitunter aber auch die charakteristischen Dehnungsstreifen auf (s. S. 295, Abb. 73a). Die Kleidung ist gleichfalls weitgehend durchtrennt. Gelegentlich können durch tiefliegende Teile des Zuges, etwa durch den Aschenkasten der Lokomotive, auch noch weitere Quetschungen oder Zertrümmerungen zustande kommen. Auch der Schädel kann durch Trittbretter oder ähnliche tiefer liegende Vorsprünge der Wagen zerquetscht werden. Es kommt wohl auch vor, daß der zum Selbstmord Entschlossene sich im letzten Augenblick doch noch zu retten versucht. Dann wird mitunter der Körper schräge durchfahren, es gehen beide Beine verloren oder es wird auch ein Arm abgefahren. Charakteristisch ist für diese Selbstmordverletzungen durch Überfahrenlassen durch die Eisenbahn der Umstand, daß der Körper in zwei oder mehrere Teile zerschnitten wird und ausgedehnte Schleifspuren fehlen. Kommt aber jemand versehentlich unter den Zug, etwa weil er auf den Schienen geht und infolge Heulen des Windes den von hinten herankommenden Zug zu spät bemerkt, so findet man meist multiple Knochenbrüche und ausgedehnte Schürf- und Schleifspuren. Das gilt auch für ein Springen aus dem fahrenden Zug.

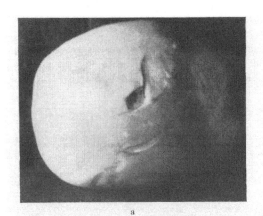

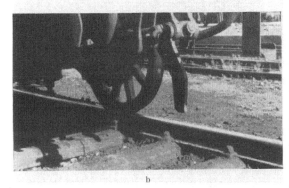

Abb. 89a u. b. Tiefe, lochartige Impressionsfraktur (a) in der Gegend der Scheitelhöhe, veranlaßt durch den Schienenräumer einer Lokomotive (b) bei einem Selbstmörder; es entstand zunächst Verdacht auf Tötung und sekundäres Überfahrenlassen; am Schienenräumer wurde später Blut und Haare vorgefunden.

Die Verwertung dieser Unterscheidungsgesichtspunkte ist allerdings durch folgende Beobachtungen aus neuerer Zeit eingeschränkt: Wirft sich jemand aus einem plötzlichen Affekt heraus vor den fahrenden Zug, so erhält mitunter der Schädel eine *lochbruchartige* Impression in der Gegend der Scheitelhöhe durch den sog. *Schienenräumer*. Es handelt sich hier um zwei senkrecht auf die Schienen neigende Eisenstangen an der Front der Lokomotive, deren Entfernung über der Schiene etwa 30 cm beträgt. Dieser Schienenräumer stößt mitunter gegen den Kopf des Selbstmörders, der sich eben niedergeworfen hat, verursacht am Schädel, mitunter sogar in der Gegend der Scheitelhöhe, eine Impressionsfraktur (Abb. 89 a und b) und wirft dann den Körper des Selbstmörders zur Seite oder in die Mitte des Geleises. Die nun folgenden tiefliegenden Teile des Eisenbahnzuges rufen an den verschiedensten Körperteilen Schürfungen und schwere Zerreißungen hervor. Das Vorhandensein der lochbruchartigen Impression auf der Scheitelhöhe kann einen Verdacht nach der Richtung hin erwecken, der Betreffende sei zuerst durch einen Schlag auf den Kopf von fremder Hand getötet oder bewußtlos gemacht worden und dann, um einen Selbstmord vorzutäuschen, agonal oder postmortal zwischen die Schienen gelegt worden.

Man wird auch an die Möglichkeit denken müssen, daß jemand aus dem fahrenden Zuge durch einen anderen herausgeworfen werden kann. In diesem Falle können nur Kratzwunden oder das Vorhandensein von Abwehrverletzungen auf fremdes Verschulden hindeuten; doch brauchen solche Verletzungen nicht vorhanden zu sein. Es mag auch gelegentlich vorgekommen sein, daß jemand in bewußtlosem oder gefesseltem Zustande auf die Schienen gelegt und dann überfahren worden wäre oder daß jemand zuerst auf andere Weise getötet und als Leiche, um einen Selbstmord vorzutäuschen, auf die Schienen gelegt wurde. Es ist daher in allen Fällen genaueste Untersuchung der Leiche erforderlich. Man weiß späterhin nie, ob nicht Verdachtsgründe auftauchen, auch wenn zunächst alles für einen Selbstmord oder Unglücksfall zu sprechen scheint. Man versäume auch niemals eine *Blutalkoholbestimmung* an der Leiche. Auch der Mageninhalt der Leiche kann in diesen Fällen Anhaltspunkte für den Aufenthalt und das Verhalten des Verletzten in der Zeit vor dem Tode geben. Veränderungen des Herzens oder der inneren Organe können Anhaltspunkte dafür liefern, daß es sich um einen Unfall infolge eines Körperschadens gehandelt hat. Das Vorhandensein einer einzigen Platzwunde mit einem darunter liegenden geformten Schädelbruch ist bei einem Selbstmord durch Überfahrenlassen durch die Eisenbahn zum mindesten ungewöhnlich, sofern es sich nicht um eine durch den Schienenräumer der Lokomotive verursachte Verletzung handeln kann (s. S. 372). Es wird gut sein, daß man bei nicht ganz geklärten Verhältnissen vorsorglich Organe zur späteren Giftuntersuchung aufhebt. In einem von uns zu begutachtenden Falle entstand späterhin der Verdacht, dem Verstorbenen seien unter dem Vorwande einer Arzneigabe Schlafmittel eingeflößt worden und man habe ihn danach schlafend auf die Schienen gelegt. Das Fehlen von Schlafmitteln in den Leichenteilen vermochte den unter Verdacht Stehenden, gegen den tatsächlich einige Indizien vorlagen, zu entlasten.

Die Frage der *vitalen Reaktion* ist beim Überfahren durch die Eisenbahn bekanntermaßen schwierig zu beurteilen. Im Bereiche der zerfetzten Muskulatur finden wir im allgemeinen keine Zeichen vitaler Entstehung der Verletzung. Am ehesten findet man Blutungen an den Ansätzen der zerfetzten Muskeln und weiterhin an den Stellen, auf die die erste Gewalt eingewirkt hatte zu einer Zeit, in der der Kreislauf überschläglich noch funktionierte. Man hat weiterhin den Eindruck, daß an herznahen Verletzungsstellen noch eher vital entstandene Blutungen zu entdecken sind als an herzfernen.

Kraftverkehrsunfälle.

Nicht nur der Gerichtsmediziner, sondern jeder Arzt kommt häufig mit Verkehrsunfällen, sei es als Gutachter, sei es als Therapeut in Berührung. Das Unglück eines Verkehrsunfalles kann jeden einzelnen treffen. Bei der Begutachtung ist es wichtig, sich auch mit der Persönlichkeit des Verunglückten zu beschäftigen. Man wird ermitteln müssen, ob vielleicht eine chronische oder vorübergehende Krankheit ihn im Verkehr mehr als normal gefährdete (Herzleiden, Schwerhörigkeit, Gehirnerkrankungen) oder vorübergehende Störungen, wie Erschöpfung, Folgen einer eben überstandenen Aufregung, Versonnenheit u. ä.). Es gibt Persönlichkeiten, die eher zu Unfällen neigen als andere Menschen; dies kann an einer Ungeübtheit im Verhalten auf der Straße liegen und unter Umständen beseitigt werden. Daneben trifft man auch auf Personen, die eine gewisse „Pechsträhne" haben und die immer wieder Unfälle erleiden, ohne daß man recht sagen kann, woran dies liegt. Bei der Beurteilung des Verhaltens von Kraftfahrern nach Unfällen wird vielfach von der sog. *Schrecksekunde* gesprochen. Es handelt sich hier keineswegs um einen exakt definierten Begriff.

Die Erfahrung lehrt, daß die meisten Persönlichkeiten in schwierigen Augenblicken nicht recht die Fähigkeit haben, blitzschnell an die Möglichkeit eines Ausweges zu denken und danach zu handeln; sie ergeben sich gewissermaßen in ihr Schicksal. Ist die Gefahr durch irgendeinen Zufall abgewendet worden, so sind sie wieder in der Lage, vernünftige und zweckentsprechende Schlüsse zu fassen. Sie weisen dann keine Verlängerung der Reaktionszeit mehr auf (SIER, SCHNEIDER, s. auch weiter unten S. 374).

Die Verkehrsunfälle durch Kraftwagen haben in den letzten Jahren vor dem Kriege enorm zugenommen. Dies ist auch jetzt wieder nach einem Rückgang im Kriege und in der Nachkriegszeit der Fall gewesen. Man kann die tödlichen Verkehrsunfälle auf die Zahl der Einwohner (100000) berechnen und auf die Zahl der zugelassenen Automobile (10000) beziehen. Bei der Konfluation des Reise- und Automobilverkehrs haben beide Berechnungsarten ihre Fehlerquellen. Berechnet auf die Zahl der Einwohner stehen nach der Zahl der Todesopfer die Vereinigten Staaten bei weitem an erster Stelle (1933 und 1934: 26,9 Tote auf 100000 Einwohner), am günstigsten schneidet Norwegen ab (2,7 Tote auf 100000 Einwohner), in Italien beträgt diese Zahl 4,9, in Deutschland gleichfalls 4,9, in Belgien 8,4, in der Schweiz 12,0; berechnet auf die Anzahl der Automobile (auf 10000) steht an erster Stelle Italien mit 59,4. Recht günstig stehen hier die USA da mit 13,9 (DETTLING). Nach einer finnischen Statistik handelt es sich den Folgen von Verkehrsunfällen in 83% der Todesfälle um Kopfverletzungen, selten sind Genitalverletzungen, seltener tritt der Tod infolge sekundärer Erkrankungen ein (SNELLMANN).

Die stumpfe Gewalt, die bei Verkehrsunfällen auf den Körper einwirkt, ist eine recht erhebliche; bei einem Kraftwagen von 1000 kg Masse beträgt sie bei einer Geschwindigkeit von nur 30 km/h 3545, bei 80 km/h 25187 m/kg (DETTLING).

Bei der Beurteilung von Verkehrsunfällen hinsichtlich der Frage der Fahrlässigkeit spielt die Reaktionszeit eine erhebliche Rolle. Doch fällt dieser Zweig der Begutachtung dem Kraftfahrsachverständigen zu; aber auch der Gerichtsmediziner muß diese Verhältnisse, insbesondere bei Blutalkoholgutachten (s. S. 747 ff.) mit in Rechnung ziehen. Die experimentell festgestellte, physiologische menschliche Reaktionszeit liegt bei akustischem Reiz zwischen 160 und 190 Tausendstel Sekunden, bei visuellem Reiz zwischen 220 und 260 Tausendstel Sekunden. Dabei ist aber Voraussetzung, daß der Mensch in seinen psycho-physischen Leistungen in Höchstbereitschaft ist; man wird aber nicht verlangen können, daß diese Höchstbereitschaft während der ganzen Zeit der Führung eines Kraftfahrzeuges fortlaufend besteht. Es kommt hinzu, daß Überraschung und Schreck die Reaktionszeit verlängern können. Die Gerichte gehen daher, um niemanden Unrecht zu tun, im allgemeinen von einer Reaktionszeit von einer $^3/_4$ bis 1 sec aus (DETTLING). Für die Beurteilung von Verkehrsunfällen kommt noch der Bremsweg hinzu, der aus Tabellen abgelesen werden kann, soweit es nicht notwendig ist, für den jeweiligen Wagen Bremsversuche unter gleichartigen Verhältnissen vorzunehmen. Aus der Reaktionszeit, dem Bremswege, zum Teil aus der Wagenlänge ergibt sich für die verschiedenen Geschwindigkeiten die sog. totale Anhaltestrecke; sie beträgt, um ein Beispiel herauszugreifen, unter normalen Verhältnissen bei einwandfreier Wirkung einer Vierradbremse bei einer Stundengeschwindigkeit von 30 km rund 13 m, bei einer Stundengeschwindigkeit von 60 km rund 40 m und nach einer Stundengeschwindigkeit von 90 km rund 82 m (DETTLING). Es handelt sich hier jedoch lediglich um Beispiele, die dazu dienen sollen, eine ungefähre Vorstellung von der Anhaltestrecke zu vermitteln. Einzelheiten können aus den von DETTLING veröffentlichten Tabellen entnommen werden. Entscheidend muß in solchen Fragen selbstverständlich ein Kraftfahrsachverständiger gehört werden.

Die Reaktionszeit des Menschen wird bis zu einem gewissen Grade von metereologischen Vorgängen beeinflußt. Allerdings betragen die Unterschiede nur 5—10 Tausendstel Sekunden; so vermindern vermehrte infrarote Strahlung und Kaltfronten die Reaktionszeit bis zu einem geringen Grade, während Föhnlage im Gegensatz zur allgemeinen Meinung keinen Einfluß haben soll. Durch diese meteorologischen Einflüsse erfährt auch die Zahl der Verkehrsunfälle, soweit die Statistik hier zuverlässig Aufschluß gibt, eine gewisse Vermehrung (REITER[1]).

Beim Vorgang des Überfahrens handelt es sich physikalisch um recht komplizierte Vorgänge, die rechnerisch von KASSAI erfaßt worden sind. Bei diesen Berechnungen ist versucht worden zu ermitteln, mit welcher Wahrscheinlichkeit ein Rad einen Körper überfährt bzw. ihn beiseiteschleudert. Diese Wahrscheinlichkeit steht in einem geraden Verhältnis zu der Größe des Berührungswinkels und zur Größe des Radius des Rades, aber im umgekehrten Verhältnis zur Höhe des Gegenstandes. Je kleiner der in Gefahr befindliche Körper

---

[1] Neuerdings REITER: Münch. med. Wschr. 1952, 98.

ist, und je größer das Rad, desto größer wird die Wahrscheinlichkeit des Überfahrens. Ob die von Kassai aufgestellten Formeln aber im praktischen Leben bei den komplizierten Verhältnissen der in Frage kommenden Körper (Elastizität, Art des Bodens usw.) anwendbar sind, muß dahingestellt bleiben.

Ein Verkehrsunfall spielt sich meist in mehreren Phasen ab. Die erste Phase stellt der eigentliche Zusammenstoß dar. Eine Person wird, um ein Beispiel zu gebrauchen, von einem Kraftfahrzeug angefahren. Hierbei entsteht eine primäre Verletzung. Die zweite Phase des Unfalls ist bedingt durch das Hingeschleudertwerden. Hierbei kommen eine oder mehrere Verletzungen zustande. Wird der Körper des Verletzten mitgeschleift oder wird er mit großer Wucht eine Böschung herabgeschleudert, so sind in vielen Fällen die sekundären Verletzungen der zweiten Phase viel schwerer als die der ersten Phase. Verletzungen der zweiten Phase können auch gänzlich anderer Art sein. Der Angefahrene, aber auch die Insassen des Wagens, die herausgeschleudert wurden, können unter die Karosserie des Kraftwagens zu liegen kommen und auf diese Weise zugrunde gehen. Das Kraftfahrzeug kann in Brand geraten, die Beteiligten können hierdurch das Leben verlieren, ebenso unter Umständen auch durch Motorabgase.

Nicht immer braucht ein Verkehrsunfall durch ein äußeres Ereignis, also durch einen Zusammenstoß oder auch durch Schleudern, Glatteis oder auch durch andere Ursachen oder durch Defekte des Wagens (Reifenpannen, Achsenbruch usw.) zustande kommen; man wird auch daran denken müssen, daß ihn ein *gesundheitliches Versagen* des Fahrers ohne irgendwelche Einflüsse von außen her herbeiführte (Schwindelanfälle, Herzstörungen, plötzlicher Tod aus natürlicher Ursache usw.). In Frage kommt weiterhin, daß der Führer eines Kraftfahrzeuges im Wagen *Selbstmord* begeht (durch einen Schuß, durch Einnehmen eines schnellwirkenden Giftes), oder daß er dadurch aus dem Leben scheiden will, daß er den Wagen vorsätzlich gegen einen Widerstand anfahren oder eine Böschung herunterfahren läßt; bei solchen Vorfällen handelt es sich vielfach um einen dissimulierten Selbstmord zum Zwecke eines Versicherungsbetruges (s. Abschnitt Selbstmord S. 241). Auch ein *Tötungsvorsatz* kann im Rahmen eines Verkehrsunfalles verwirklicht werden. Vorsätzlich hingebaute Hindernisse auf der Fahrbahn können einen Verkehrsunfall veranlassen, und zwar kommt bei solchen Vorfällen rechtlich die Annahme eines Mordes oder Totschlages unter der Konstruktion des Dolus eventualis auch dann in Frage, wenn der Täter ursprünglich vielleicht nur die Absicht einer Beraubung hatte, aber eine etwaige Todesfolge seines Tuns in Kauf nahm.

Auf die verkehrspolizeiliche Untersuchung der Verkehrsunfälle soll hier im einzelnen nicht eingegangen werden. Dringend erforderlich ist jedoch, daß der untersuchende Arzt insbesondere bei der Sektion der Leiche die mit der gerichtlichen Medizin zusammenhängenden kriminalistischen Gesichtspunkte berücksichtigt.

Zunächst ist, wie immer, die Todesursache festzustellen, sodann ist zu beurteilen, ob der Tod mit dem Unfall in ursächlichem Zusammenhang steht. Die hierzu notwendigen Schlußfolgerungen sind meist nicht sonderlich schwierig anzustellen. Meinungsverschiedenheiten werden sich im allgemeinen nur dann ergeben, wenn interkurrente Krankheiten dem Leben unmittelbar ein Ende gemacht haben und wenn es sich darum handelt, ob die Entstehung dieser Krankheiten ursächlich mit dem Unfall in Zusammenhang gebracht werden muß. Für die Frage der Beurteilung des Kausalzusammenhanges ist im deutschen Strafrecht im großen und ganzen die Conditio sine qua non noch immer maßgebend (s. Abschnitt Kausalzusammenhang S. 171). Bei zivilrechtlichen Beurteilungen spielt jedoch die Frage der Adäquanz eine Rolle. Waren die Verletzungen verhältnismäßig harmlos und haben sie nur durch besonders unglückselige Verhältnisse zum Tode geführt, so wird wohl im Strafrecht, nicht aber immer im Zivilrecht Kausalzusammenhang angenommen. Aber auch bei strafrechtlicher Begutachtung wird man im Gutachten auf eine etwaige Inadäquanz hinweisen müssen, weil dies für das Gericht bei der Feststellung des Strafmaßes eine Rolle zu spielen pflegt. Ist der Tod durch die Fahrlässigkeit eines Dritten veranlaßt worden oder des Verletzten selbst, wurde z. B. eine an sich harmlose

Verletzung in schlimmster Weise vernachlässigt und späterhin auch gänzlich unsachgemäß etwa von Laien behandelt, so unterbrechen derartige Umstände den Kausalzusammenhang nach deutscher Rechtsauffassung nicht.

Die Hauptaufgabe der gerichtlichen Leichenuntersuchung ist, wie immer, die Rekonstruktion des Tatherganges. Man muß mit möglichster Genauigkeit festzustellen versuchen, an welcher Stelle des Körpers Gewalten eingewirkt haben, welche dieser Gewalten zum Tode führten und ob der Zustand der Verletzung etwas über die Art der Gewalteinwirkung aussagt.

Worauf man hier im einzelnen zu achten hat, darüber ergibt sich einiges meist schon aus den vorläufigen Ermittlungen, die bei der gerichtlichen Sektion vorzuliegen pflegen. Hat man späterhin, etwa in der Hauptverhandlung Gelegenheit, sich die Zeugenaussagen selbst anzuhören und von allen Einzelheiten Kenntnis zu nehmen, so bringt mitunter der Leichenbefund recht weitgehende Aufschlüsse über den Hergang des Unfalles im einzelnen. Man wird z. B. ermitteln können, daß der Verstorbene primär (erste Phase des Unfalles) in der Gegend der Hüfte von der Kante eines Lastkraftwagens gestreift wurde (Spuren an den Kleidern, Abschürfungen an der Haut), sind dann etwa Schleifspuren vorhanden an den Körperteilen, die überschläglich mit dem Boden in Berührung kamen, so weiß man, daß der Verstorbene noch ein Stück auf dem Boden der Straße fortrutschte. Hat er in der Nähe eines Meilensteines gelegen, findet man an entsprechender Stelle eine Platzwunde und etwa auch einen Schädelbruch, so wird man daraus schließen können, daß der Verstorbene mit dem Kopf gegen diesen Stein geschleudert wurde. Man wird auch veranlassen, daß der Stein auf Spuren dieses Aufstoßens (Hautfetzen, Blut, Haare) untersucht wird oder wird diese Untersuchung selbst vornehmen.

Es ist mitunter in der Hauptverhandlung recht interessant festzustellen, wie die sachlichen Befunde die Zeugenaussagen ergänzen oder unter Umständen auch eine Schutzbehauptung des Angeklagten widerlegen.

Bezüglich der Aussagen derjenigen Zeugen, die etwa als Insassen des Kraftfahrzeuges gleichfalls zu Schaden kamen, ist zu bedenken, daß durch eine etwa vorhandene retrograde Amnesie die Sicherheit ihrer Aussage beeinträchtigt werden könnte.

Da das Kraftfahrzeug, das den Unfall verursachte, nicht immer bekannt ist (z. B. bei der unter schwerer Strafe stehenden Verkehrsflucht im Sinne von § 139a StGB.), ist es von größter Bedeutung, Spuren des Kraftwagens bei der Sektion festzuhalten. Ist die Haut überfahren worden, so bildet sich hier, wie erwähnt, mitunter die Pneumatik ab. Der Kühler des Kraftwagens kann charakteristische Spuren auf der Haut hinterlassen (Abb. 74). Die Stoßstange wird, wenn sie das Bein eines Stehenden trifft, in entsprechender Erdbodenhöhe eine Verletzung verursachen, so daß dieser oder jener Kraftwagen mit anderen Maßen als nicht in Betracht kommend ausgeschlossen werden kann. In den Hautabschürfungen oder in Platzwunden kann man Spuren von der Lackierung des Wagens vorfinden. Einmal ist eine Identifikation des Wagens dadurch gelungen, daß man bei der Untersuchung dieser Lackspuren zwei übereinander liegende verschiedenfarbige Lackschichten feststellte; tatsächlich war der in Frage kommende Wagen in anderer Farbe überlackiert worden (SÉE). Uns gelang einmal eine Identifizierung des Wagens durch epimikroskopische Untersuchung der beiden Lackspuren; unter Umständen kommt auch ein spektrographischer Vergleich in Frage. Auch am Wagen können sich Spuren von einer Verletzung des menschlichen Körpers vorfinden (Kleiderfetzen, Blut, Haare, Hirnspritzer). Man versäume in Fällen, in denen nach dem Kraftfahrzeug gefahndet wird, daher niemals die vorläufige Bestimmung der Blutgruppe der Leiche.

Ist ein Körperteil von einem Rade überfahren worden, so findet sich vielfach eine Loslösung der Haut vom Unterhautfettgewebe von ringförmiger Gestalt (Decollement) mit Blutungen unter der Haut (Abb. 90). Nicht immer brauchen beim Überfahren Blutungen der Haut zu entstehen, besonders dann nicht, wenn sie bis zu einem gewissen Grade durch die Kleider geschützt war. Sind Insassen eines *Omnibusses* oder ähnlichen Gefährtes beschädigt worden, und wurde dabei die Karosserie des Fahrzeuges ineinander geschoben, so fallen bei fast allen Verletzten Schienbeinbrüche ungefähr an der gleichen Stelle auf. Dies gilt auch für Eisenbahnunfälle, wenn die Sitze eines Wagens ineinander geschoben werden.

Ist die Todesursache klar und vielleicht schon durch äußere Besichtigung zu erkennen, so besteht vielfach seitens der Justizbehörde das Bestreben, auf weitere Feststellungen durch die Leichenöffnung zu verzichten. In solchen Fällen wird es notwendig sein, daß der Arzt darauf hinweist, daß dann spätere

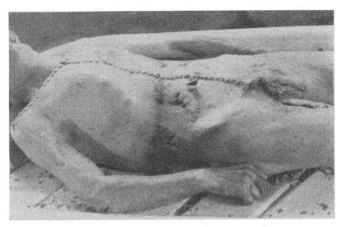

Abb. 90. Streifenförmige Blutung unter der Haut mit Décollement nach Überfahren durch Lastkraftwagen (Sekt.-Nr. 165/50).

Einreden seitens der Verteidigung nicht widerlegt werden können, die etwa darin gipfeln, der Verstorbene sei wegen eines körperlichen Leidens, etwa einer Schwerhörigkeit, einer Herzerkrankung usw. in einer Weise verkehrsuntüchtig gewesen, daß der beschuldigte Kraftfahrer entlastet wäre. Da man niemals weiß, ob solche Einreden nicht später vorgebracht werden, ist es auch in scheinbar klaren Fällen erforderlich, nicht nur durchzusezieren, sondern auch die übliche mikroskopische Untersuchung der inneren Organe vorzunehmen.

Wir haben es einmal erlebt, daß ein Verteidiger überraschend in der Hauptverhandlung einwandte, der Verstorbene sei in der letzten Zeit äußerst schwerhörig gewesen. Etwas bestürzt sah ich das Sektionsprotokoll durch und war beruhigt, als ich die einschlägigen Befunde notiert hatte. Beim Aufmeißeln des Felsenbeins waren nämlich auf der einen Seite ein alter Trommelfelldefekt zutage getreten, auf der anderen Seite aber im äußeren Gehörgang ein sehr harter Ohrenschmalzpfropf, der dem Trommelfell fest anlag.

Bei Durchführung der Leichenuntersuchung darf man nicht vergessen, die *Kleider* zu betrachten. Wichtig ist auch eine Beschreibung der Schuhsohlen. Frische Gleitspuren deuten darauf hin, daß der Verstorbene versucht hat, beim Sturze Halt zu finden. Auch wird vom Motorradfahrer und vom Beifahrer der Schuh gelegentlich mit zum Bremsen benutzt (DETTLING).

Daß ein Selbstmord oder gar eine Tötung durch einen Verkehrsunfall *getarnt* werden kann, ist oben dargetan worden. Findet man bei einem Überfahrenen keinerlei vitale Reaktionen und findet man einen geformten Knochenbruch mit einer Platzwunde am Kopfe an einer Stelle, die nicht recht zu den ganzen Verhältnissen paßt, und ist gerade hier die vitale Reaktion besonders deutlich, so wird man genötigt sein, Verdacht auf vorangegangene Einwirkung von fremder Hand auszusprechen (Thomas).

Verletzungen durch Haustiere.

Verletzungen durch Haustiere kommen meist in landwirtschaftlichen Betrieben zustande. Sie haben wohl eine erhebliche unfallrechtliche, aber meist keine große gerichtsmedizinisch-kriminalistische Bedeutung. Sie werden aber dann kriminalistisch wichtig, wenn Verdacht auf die Beibringung einer Verletzung durch fremde Hand besteht und der Verdächtigte die Schutzbehauptung aufstellt, die Verletzung sei im landwirtschaftlichen Betrieb durch Haustiere zustande gekommen. Die Zahl der tödlichen Verletzungen durch Haustiere im landwirtschaftlichen Betrieb ist keineswegs sonderlich gering. In den Jahren von 1927—1932 wurden in Deutschland 1232 Menschen durch Pferde und 559 Menschen durch Rinder getötet. Auch Schweine, Ziegen und Schafe, sogar Hunde und Katzen haben Menschen tödlich verletzt (Habernoll). Am häufigsten sind Verletzungen durch Pferde, sei es durch Hufschlug, sei es durch Biß oder durch Sturz beim Reiten. Ein Hufschlag bewirkt beim menschlichen Körper blutige oder stumpfe Quetschungen. Der Schädel und die Weichteile des Bauches sind besonders gefährdet. Bei Gesichtsverletzungen entstehen meist Frakturen der Gesichtsknochen, bei Bauchverletzungen Rupturen des Magen-Darmkanals, der Leber oder der Milz (Siemens). Eine Quetschung der Haut durch den Hufschlag kann striemenartig aussehen, manchmal kommt aber auch die Form eines Hufeisens heraus. Bei tangentialem Auftreffen des Hufeisens wird die Haut manchmal von der Unterlage abgelöst. Die Stollen verursachen meist stich- oder rißartige Wunden. Bei Hufschlägen gegen den Schädel entstehen fast immer Platzwunden und Schädel- und Gehirnverletzungen. Ist ein Abdruck des Hufeisens nicht deutlich zu erkennen, und ist es nicht sofort ersichtlich, daß es sich um einen derartigen Unfall handelt, so kann leicht ein Unschuldiger in Verdacht geraten. Durch sorgfältige Untersuchung der Hautverletzung, insbesondere durch Beachtung der Vorsprünge des Hufeisens ist es möglich, die richtige Diagnose zu stellen, so daß der Verdächtigte entlastet werden kann (Werkgartner). Ein nicht so häufiger Unfall bei der Pferdepflege kommt dadurch zustande, daß das Tier den Menschen mit so großer Gewalt gegen die Wand drückt, daß Rippenbrüche oder noch schwerere Verletzungen zustande kommen (Puder).

Während eine tödliche Hufschlagverletzung durch Pferde im großen und ganzen geläufig ist und der untersuchende Arzt diese Möglichkeit in Rechnung stellen wird, gehören Hufschläge von Kühen zu den Seltenheiten. Sie kommen durchaus vor, worüber die Akten der landwirtschaftlichen Berufsgenossenschaften Auskunft geben. Es unterläuft hin und wieder, daß Personen beim Halten einer Kuh einen Hufschlag gegen den Kopf mit schweren Folgen erleiden (Puder).

Als wir einmal vor die Frage gestellt wurden, ob eine Schädelverletzung mit tödlichem Ausgang auf diese Weise entstanden sein könne, haben wir auf Grund der in den Akten der Berufsgenossenschaft niedergelegten Erfahrungen diese Frage nicht verneinen können und dadurch einen Beschuldigten entlastet. Die gegen ihn vorliegenden Indizien waren im übrigen nicht allzu stark.

Verletzungen durch die Hörner von Rindern, die nicht allzu selten sind, haben im großen und ganzen keine kriminalistische Bedeutung (Näheres s. Puder).

Sportverletzungen.

Tödliche und nichttödliche Sportverletzungen sind häufig. Wenden sich ältere Personen, die nicht trainiert haben, einem Sport zu, so sind sie gefährdeter (HERZOG).

Der *Boxsport* führt häufig zu nicht unerheblichen Gewalteinwirkungen auf den Kopf, wobei Personen mit dünnem Schädeldach oder Jugendliche mehr gefährdet sind. Die beim Nehmen von Schlägen zustande kommenden vorübergehenden Deformierungen des Schädels können intrameningeale Blutungen zur Folge haben (sog. Verhämmerung des Kopfes), die wahrscheinlich nicht einmal allzu selten sind und nicht viel auszumachen brauchen. In diesem oder jenem Falle kommt aber bei etwa bestehender Disposition ein Hirnödem oder eine Hirnschwellung dazu, die einen tödlichen Ausgang bedingen kann (eigene Beobachtung). Häufiger führt die Entstehung von subduralen Blutungen zum Tode. Auch ein gewisser Zusammenhang mit der Entstehung oder Verschlimmerung einer etwa schon bestehenden Pachymeningitis haemorrhagica wird erörtert. Hirnkontusionen scheinen, sofern sie überhaupt vorkommen, sehr selten zu sein. Wir beobachteten sie einmal nach Boxschlägen ohne Boxhandschuh. Bei schweren Fausthieben gegen die Magengegend ist es in einem Falle (FELC) zu einer tödlichen Magenblutung gekommen (altes Ulcus?).

Das „*Knock-out*" des Boxers kann durch verschiedene Einwirkungen zustande kommen. Wohl in der Minderzahl der Fälle entsteht durch Schläge auf den Kopf eine Hirnerschütterung. Es kommt dann zu einer echten Bewußtlosigkeit, die manchmal eine retroaktive Amnesie zur Folge hat. Der Schädel der Jugendlichen scheint nach dieser Richtung hin empfindlicher zu sein, da hier leichter Deformierungen entstehen. Aus Schlägen gegen das Gesicht und gegen die Kinnspitze resultieren öfter Frakturen der Gesichtsknochen. Schläge, die gegen die Kinnspitze oder einen der Kieferwinkel oder gegen die Stellen über oder unter dem Ohr geführt werden, gelten als besonders gefährlich; einmal kann Fortleitung der Gewalteinwirkung zu einer Commotio führen, zum anderen — und dies ist wahrscheinlicher — führen diese Gewalteinwirkungen zu einer Störung des Labyrinths, die den Boxer zwar nicht bewußtlos, aber kampfunfähig macht; er ist nicht in der Lage, sich rechtzeitig zu erheben. Es bestehen anscheinend erhebliche individuelle Unterschiede. Schläge gegen die Herzgegend verursachen eine Commotio cordis; man nimmt an, daß das Herz unter dem Einfluß der stumpfen Gewalt vorübergehend stillsteht. Bei einem Schlage gegen die Magengrube scheint infolge Reizung des Sympathicus das Blut in den Splanchnicus abzusacken; die dadurch entstehende Hirnischämie führt zur Bewußtlosigkeit oder zur Bewußtseinstrübung. Nach Schlägen auf die Gegend des Zwerchfells kommen Atemstörungen zustande. Der Boxer pflegt danach nicht schlagartig niederzustürzen, sondern langsamer zusammenzusinken. Bei Schlägen auf die Leber- und die Nierengegend sollen reflektorisch bedingte plötzliche Schockzustände zustande kommen können (MARLOCH). Nach Ko-Schlägen sind vorübergehende Lähmungen im Radialis- und Ulnarisgebiet beobachtet worden (TÖBBEN).

Nicht so gefährlich sind die sog. griechisch-römischen *Ringkämpfe*. Als charakteristische Verletzung scheint hier und da ein Abriß der Ohrmuschel zustande zu kommen (LACROIX[1]). Wir erlebten allerdings einmal auch eine Luxationsfraktur der Halswirbelsäule, ohne daß ein verbotener Griff beobachtet worden war.

Wenn man von Abstürzen absieht, verursacht der *Klettersport* im Hochgebirge mitunter eine Art von Verbrennung an den Händen und an den Ober-

---

[1] Neuerdings HARJOLA: Die Medizinische **1952**, 1020.

und Unterschenkeln, die beim Abseilen zustande kommt (BREITNER). Verletzungen beim *Wintersport* haben im großen und ganzen mehr chirurgisches Interesse. Auch hier ist der Ungeübte viel mehr gefährdet als der Geübte. Als charakteristisch gelten, wenn man von den Frakturen der Extremitäten absieht, pfählungsartige Verletzungen durch den Skistock, dessen metallene Spitze unter Umständen weit in den Körper eindringen kann (ANGERER, EHRHARDT, KIENER u. a.).

Auch bei den leichteren Sportarten kommen gelegentlich tödliche Verletzungen vor, so beim *Fußballspiel* und beim Rugby durch Anrempeln oder durch hartes Aufprallen des Balles gegen den Körper (Rupturen der Bauchorgane und des Darmes). Auch hat das Auftreffen des Fußballes auf das Gesicht einmal einen Nasenbeinbruch mit sekundärer tödlicher Meningitis zur Folge gehabt, sogar beim Wurf mit einem Medizinball ist einmal eine tödliche Durablutung zustande gekommen (SPECHT und RENGER).

Nach Untersuchungen von GONZALES entfielen von 73 tötlichen Sportunfällen in New York 27 auf das Baseballspiel, 21 auf den Boxsport und 12 auf Fußball- bzw. Rugbyspiel. Die übrigen tödlichen Unfälle entstanden bei Rasenspielen bzw. beim Basketball.

Literatur.

Rekonstruktion der Entstehung der Verletzungen durch stumpfe Gewalt.
Allgemeine Richtlinien und ungewöhnliche Selbstmorde.

AMENT u. SPIES: Arch. Kriminol. **103**, 105 (1938).
BACH: Schweiz. med. Wschr. **1939 I**, 76. Ref. Dtsch. Z. gerichtl. Med. **32**, 50 (1939/40).
DABECK: Selbstmord durch Schläge mit einem kleinen Stein gegen den Kopf. Med. Diss. Köln 1939. Ref. Dtsch. Z. gerichtl. Med. **33**, 48 (1940).
HOLZER: Arch. Kriminol. **103**, 200 (1938).
ILLCHMANN-CHRIST: Bruns' Beitr. **183**, 402 (1951).
KÖGLER: Mschr. Kriminalbiol. **31**, 162 (1941).
MERKEL u. WALCHER: Gerichtsärztl. Diagnostik und Technik, S. 64. Leipzig 1951.

Abstürze.

BURKHARDT: Dtsch. Z. gerichtl. Med. **30**, 334 (1938).
ENCAUSSE: Presse méd. **1939 II**, 1305. Ref. Dtsch. Z. gerichtl. Med. **36**, 234 (1942).
FRITZ: Dtsch. Z. gerichtl. Med. **28**, 90 (1937). — Absturz im Gebirge. In Handwörterbuch der gerichtlichen Medizin, S. 12. Berlin 1940. — Steinschlag. In Handwörterbuch der gerichtlichen Medizin, S. 719. Berlin 1940.
HOLCZABEK: Beitr. gerichtl. Med. **18**, 69 (1949). — HOWKINS and WOOLER: Lancet **1942 II**, No 6201, 8.
KERNBACH u. HURGHISIU: Arch. di Antrop crimin. **57** (1937). Ref. Dtsch. Z. gerichtl. Med. **28**, 309 (1937). — KRAULAND u. ORTHNER: Beitr. gerichtl. Med. **16**, 68 (1942).
PETERS: Luftfahrtmed. **7**, 344 (1942). Ref. Dtsch. Z. gerichtl. Med. **39**, 44 (1943). — PONSOLD: Dtsch. Z. gerichtl. Med. **29**, 408 (1938).
REUTER: Beitr. gerichtl. Med. **14**, 43 (1938). — ROMBERG: Luftfahrtmed. **5**, 24 (1940). Ref. Dtsch. Z. gerichtl. Med. **35**, 71 (1942). — ROTH: Arch. Kriminol. **110**, 108; **111**, 30, 71, 127 (1942). — RUSHMER and HASS: Amer. J. Surg. **76**, 44 (1948). Ref. Ber. allg. u. spez. Path. **3**, 40 (1949).
WALCHER: Beitr. gerichtl. Med. **18**, 51 (1949).

Fragliche Eisenbahnunfälle.

DETTLING: Handwörterbuch der gerichtlichen Medizin, S. 901. Berlin 1940.
HEINDL: Arch. Kriminol. **114**, 34 (1944).
KLOBE: Überfahrungen durch die Eisenbahn. Med. Diss. Würzburg 1941. Ref. Dtsch. Z. gerichtl. Med. **36**, 325 (1942).
LÜDTKE u. HEUSER: Kriminalistik **16**, 49 (1942).

Straßenverkehrsunfälle.

BOLDRINI: Rev. Internat. Criminalist. **4**, 658 (1932). — BORCHARD: Zbl. Chir. **1938**, 2196. — BUHTZ: Der Verkehrsunfall. Stuttgart 1938. — Arch. klin. Chir. **193**, 61, 325 (1938).
CANUTO: Arch. di Antrop. crimin. **58**, 184 (1938). Ref. Dtsch. Z. gerichtl. Med. **30**, 215 (1938).

DETTLING: Der Verkehrsunfall. In DETTLING, SCHÖNBERG u. SCHWARZ, Lehrbuch der gerichtlichen Medizin, S. 158. Basel 1951. — Verkehrsunfall. In Handwörterbuch der gerichtlichen Medizin, S. 890. Berlin 1940.

EIKEN: Ugeskr. Laeg. **1939**, 1097. Ref. Dtsch. Z. gerichtl. Med. **33**, 494 (1940).

FRITZ: Dtsch. Z. gerichtl. Med. **35**, 24 (1942).

HOLLBOURN: Lancet **1943 I**, 438.

KASSAI: Dtsch. Z. gerichtl. Med. **37**, 52 (1943). — KLAUER: Dtsch. Z. gerichtl. Med. **26**, 328 (1936).

MÜLLER, A.: Das ärztliche Gutachten zur Aufklärung tödlicher Verkehrsunfälle durch Kraftfahrzeuge. Med. Diss. Düsseldorf 1936. Ref. Dtsch. Z. gerichtl. Med. **30**, 67 (1938).

OSBORN: Lancet **1943 II**, No 6262, 277.

REITER: Münch. med. Wschr. **1951**, 27, 1261. — REMUND: Gerichtsmedizinische Erfahrungen und Probleme bei Automobilunfällen. Basel 1931.

SCHNEIDER: Kriminalistik **12**, 77 (1938); **13**, 145 (1939). — SCHÜPPERT: Arch. Kriminol. **112**, 77 (1943). — SCHWARZ: Arch. Kriminol. **104**, 56 (1939). — SÉE: Ann. Méd. lég. etc. **19**, 350 (1939). — SIER: Veröff. berl. Akad. ärztl. Fortbildg **1939**, Nr 5, 138. — SLOT: Med. leg. a. Criminol. Rev. **7**, 317 (1939). Ref. Dtsch. Z. gerichtl. Med. **33**, 332 (1940). — SNELLMAN: Acta Soc. Medic. fenn. Duodecim **30**, 94 (1941). Ref. Dtsch. Z. gerichtl. Med. **35**, 490 (1942). — SPILBURY: Med.-Leg. a. Criminol. Rev. **7**, 215 (1939). Ref. Dtsch. Z. gerichtl. Med. **33**, 143 (1940).

THOMAS: Dtsch. Z. gerichtl. Med. **33**, 124 (1940). — TRILLOT: Ann. Méd. lég. etc. **30**, 211 (1950).

Ohne Verfasser: Ein rätselhafter Verkehrsunfall. Arch. Kriminol. **104**, 168 (1939).

Verletzungen durch Haustiere.

FISCHER: Verletzungen durch Haustiere in der Landwirtschaft und ihre versicherungsrechtlichen Beziehungen. Med. Diss. Heidelberg 1937.

HAAS: Dtsch. Z. Chir. **252**, 177 (1939). — HABERNOLL: Öff. Gesdh.dienst **6**, 168 (1940).

LEDERER: Arch. orthop. Chir. **41**, 343.

PUDER: Verletzungen durch Haustiere in der Landwirtschaft nach den Akten der landwirtschaftlichen Berufsgenossenschaft der Pfalz. Med. Diss. Heidelberg 1940.

SIEMENS: Münch. med. Wschr. **1941 II**, 1029.

WEIDINGER: Unfall oder Tötung durch fremde Hand (mit zwei kasuistischen Beiträgen von Pferdehufschlag und Kuhhornstoß). Med. Diss. München 1942. Ref. Dtsch. Z. gerichtl. Med. **36**, 450 (1942). — WERKGARTNER: Beitr. gerichtl. Med. **13**, 5 (1935).

Sportverletzungen.

ANGERER: Med. Klin. **1941 I**, 30.

BOJE: Ugeskr. Laeg. (dän.) **1939**, 807. Ref. Dtsch. Z. gerichtl. Med. **33**, 403 (1940). — BREITNER: Z. ärztl. Fortbildg **35**, 697 (1938). — BÜCHLER: Über Auswirkungen stumpfer Gewalt am mißbildeten Schädel und Gehirn (unter besonderer Berücksichtigung der Boxtodesfälle). Med. Diss. Königsberg i. Pr. 1938. Ref. Dtsch. Z. gerichtl. Med. **31**, 439 (1939).

EHRHARDT: Skilauf und Verletzungen. Grenzgeb. Med. **2**, 91 (1949).

FELC: Čzas. sad.-lék. (pol.) **2**, 121 (1939). Ref. Dtsch. Z. gerichtl. Med. **32**, 51 (1939/40).

GONZALES: J. Amer. Med. Assoc. **1951**, 1506.

HERZOG: Med. Klin. **1940 I**, 514. — HOLDACK: Arch. orthop. Chir. **38**, 379 (1937).

KAPPIS: Zbl. Chir. **1938**, 934. — KIENER: Zbl. Chir. **1940**, 1012.

LACROIX: Fol. med. (Napoli) **26**, 722 (1940). Ref. Dtsch. Z. gerichtl. Med. **35**, 496 (1942).

MARLOTH: Z. ärztl. Fortbildg **35**, 622 (1938).

RENGER: Dtsch. Gesundheitswesen **4**, 1301 (1949).

SPECHT: Über einige bemerkenswerte Todesfälle bei Sportbetätigung Jugendlicher. Med. Diss. München 1941. Ref. Dtsch. Z. gerichtl. Med. **35**, 387 (1942).

TÖBBEN: Dtsch. Z. gerichtl. Med. **38**, 260 (1943).

WITT: Münch. med. Wschr. **1951**, 1227. — WOLFF: Dtsch. Z. gerichtl. Med. **12**, 392 (1928), hier Kasuistik über Boxunfälle.

c) Erstickung.

1. Allgemeines über Sauerstoffmangel.

Eine Erstickung kommt zustande, wenn dem Gewebe aus irgendwelchen Gründen der zum Leben notwendige Sauerstoff nicht mehr zugeführt werden kann. Dies geschieht, wenn die Atmung aussetzt, etwa infolge Lähmung des Atemzentrums, oder wenn der Kreislauf erliegt, so daß die mit Sauerstoff beladenen Erythrocyten nicht mehr bis in die Capillaren vordringen können.

Wenn man den Begriff der Erstickung so auslegen würde, handelt es sich hier um die beiden Modalitäten des Eintritts des Todes überhaupt, und man muß eigentlich daraus folgern, daß jeder Tod ein Erstickungstod ist. Es wird daher erforderlich sein, den Begriff der Erstickung einzuengen; man pflegt im allgemein-medizinischen Sinne nur dann von Erstickung zu sprechen, wenn die Sauerstoffzufuhr zum Gewebe durch besondere Verhältnisse gestört ist. Diese Störung braucht nicht immer auf mechanischen äußeren Einflüssen zu beruhen. So wird die Sauerstoffzufuhr zum Gewebe auch gestört, wenn das Hämoglobin der Erythrocyten infolge Bildung von Kohlenoxyd-Hämoglobin nicht mehr in der Lage ist, Sauerstoff aufzunehmen, oder wenn durch andere Gifte, wie z. B. HCN oder H_2S das Atmungsferment blockiert wird. Hat ein Gift die Umwandlung des Hämoglobins in Methämoglobin veranlaßt, so kann es gleichfalls zur inneren Erstickung kommen. Werden die Lungenalveolen durch reizende Substanzen unfähig gemacht, den Sauerstoff durchzulassen (Phosgen, Nitrosegase), so kann das gleiche eintreten, ebenso, wenn die Alveolen infolge entzündlicher Vorgänge in sehr großem Umfang mit Exsudat angefüllt sind, oder wenn ein Kollaps der Lunge, z. B. beim doppelseitigen Pneumothorax die Atmung unmöglich macht. Wird die Atmung durch Zwerchfellähmung, z. B. bei Schädigung des Halsmarks gelähmt, so kommt es gleichfalls zu Sauerstoff-mangel. Wird das Atemzentrum z. B. durch Opiate beeinträchtigt oder gelähmt, so ist gleichfalls eine innere Erstickung die Folge. Wird der Sauerstoff dadurch entzogen, daß sich jemand in einer sauerstoffarmen Atmosphäre aufhält, z. B. bei starkem Gehalt der Atmungsluft an Kohlendioxyd oder beim Aufenthalt in großer Höhe, so ist wiederum Sauerstoffmangel im Gewebe die Folge.

Die Luftfahrtmedizin hat der Erforschung der durch mehr oder minder erheblichen Sauerstoffmangel bedingten Störungen einen starken Auftrieb gegeben (STRUGHOLD, BÜCHNER u. a., und die Arbeitskreise dieser Forscher). Für Zustände, bei denen Sauerstoffmangel im Blut besteht, hat sich der Ausdruck *Hypoxämie* ausgebildet, für Folgeerscheinungen dieses Zustandes der Ausdruck *Hypoxydosen*. Die Auswirkungen der Hypoxämie auf die einzelnen Organe und Gewebsarten sind teils im Tierexperiment, teils durch Beobachtungen an Verunglückten (aus großer Höhe abgestürzte Flieger, Unfälle infolge Versagens des Atemgeräts beim Höhenflug, Erforschung der Höhenkrankheiten, Einwirkungen von Sauerstoffmangel in U-Booten) eingehend studiert worden.

Am empfindlichsten gegenüber Sauerstoffmangel ist das Zentralnerven-system, insbesondere das *Gehirn*. Da dieses Organ sich dauernd in Tätigkeit befindet, ist eine Bluteinsparung auf gefäßregulatorischem Wege durch Ein-schränken seiner Funktion nicht möglich (M. SCHNEIDER, zit. nach BÜCHNER). Die Wirkungen von örtlichen Ischämien im Gehirn sind insbesondere von SPATZ und seinem Arbeitskreis beschrieben worden, doch dauert es eine ganze Weile, bis histologisch nachweisbare Veränderungen im Sinne von Erbleichungen aus-gebildet sind. Schneller kommt es zu einem Vorstadium dieser Erscheinung (Pyknose, Karyolyse, Verlust der NISSL-Schollen, Trübung der Kernblase, Gefäßstörungen); sie wurden bei tierexperimentellen Unterdruckversuchen schon nach einer Hypoxämie von Stunden wahrgenommen (LUFT, ALTMANN und SCHUBOTHE). Bei akuter Erstickung beobachtet man im allgemeinen im Gehirn keine Veränderungen an den Ganglienzellen (TARSITANO), wobei aber zu berück-sichtigen ist, daß nicht jeder Untersucher die notwendige Technik und Erfah-rung in der Beurteilung dieser diffizilen Veränderungen und der Differential-diagnose zu postmortalen Erscheinungen besitzen kann. In Ausnahmefällen sind auch nach kurzer Hypoxämie bzw. Anoxämie des Gehirns schon Verände-rungen wahrgenommen worden, so einmal nach einer TRENDELENBURGschen

Operation (Herausnahme eines Embolus aus der A. pulmonalis unter Drosselung der gesamten Gefäßabgänge des Herzens), die um einige Stunden überlebt wurde (Wustmann und Hallervorden).

Innerhalb der Gehirnstrukturen sind die Ganglienzellen am empfindlichsten, wie dies im Nissl-Bild gezeigt worden ist (W. Scholz). Erst im weiten Abstande folgen die Markfasern. Leidet das Gehirn unter Sauerstoffmangel, so sind die entstehenden Beeinträchtigungen schon nach kurzer Zeit nicht mehr reversibel, und zwar vielfach bevor anatomische Veränderungen mit dem Mikroskop wahrgenommen werden können. So gelang bei Versuchen an Katzen nach einem Atemstillstand von 20 min und einem Stillstand der Herztätigkeit von 6 min eine Wiederbelebung nicht mehr. Nach kürzerem Sauerstoffentzug belebten sich zuerst die bulbären und spinalen Zentren, dann das Mittelhirn und das Zwischenhirn und zum Schluß erst die Rinde (Petrow, Göpfert). Bei Froschversuchen wurden entsprechende Erfahrungen gemacht (Garber). Bei Menschen erlischt die Wiederbelebungsfähigkeit nach wenigen Minuten. Störungen der Hirnrinde wurden nach 1—10 sec langem Sauerstoffentzug beobachtet (Loeschcke). Auf den Höhenaufenthalt bezogen, beginnen unter normalen Umständen Störungen um 7000 m. Dies entspricht einem Sauerstoffdruck der Einatmungsluft von 55 mm Hg. Unter besonderen Umständen, z. B. wenn durch körperliche Arbeit zusätzlicher Sauerstoff verbraucht wird, können schon bei Höhen von 4000 bis 5000 m Bewußtlosigkeit und Tod eintreten, s. auch S. 454.

Gegenüber Sauerstoffmangel recht anfällig ist auch die *Herzmuskulatur*. Die Verhältnisse wurden hier experimentell und durch Gelegenheitsbeobachtungen am Menschen studiert. Schon nach kurzer Zeit der Hypoxämie können im Myokard in der Nähe der Kerne optisch leere Vacuolen sichtbar werden, mitunter wurden sie schon nach einer Hypoxämie von 15 min beobachtet (E. Müller, Altmann). Später entstehen kleine Nekrosen mit cellulären Reaktionen; man findet sie fast immer in dem mehrbelasteten linken Ventrikel. Ist unter besonderen Umständen, z. B. durch eine Lungenembolie der kleine Kreislauf mehr belastet, so treten die Nekrosen zahlreicher im rechten Herzen auf (Meessen, Altmann u. a., zit. nach Büchner). Bei akutem Ersticken zeigt das EKG im Tierversuch zu Beginn eine negative T-Zacke, bedingt durch Verkürzung des Erregungsvorgangs. Sie wird in den späteren Stadien positiv (Lepeschkin). Weitere Störungen beobachteten Harvis und Matlock. Beim Versagen des Kreislaufes spielt nicht nur das Nachlassen der Herzkraft eine Rolle, sondern auch die durch die Hypoxydase gestörte ausgleichende Gefäßregulation durch das vegetative Nervensystem. Das Endstadium ist hier eine allgemeine Vasomotorenlähmung, also ein zentral-nervöser Kollaps. Er führt zu einem relativen Leerlaufen wichtiger Gefäßgebiete, auch wenn die Herzkraft an sich zur Bewältigung des Kreislaufes unter normalen Umständen noch ausreichen würde. Dies ist insbesondere für die Retina beim Kollaps durch Darstellung des Augenhintergrundes anschaulich gemacht worden (Meessen und Schmidt). Die Überflutung bestimmter Capillargebiete mit sauerstoffarmem Blut bewirkt auch eine *Transsudation*, die man bei hypoxämischen Zuständen auch mikroskopisch nachweisen kann. Auch mögen osmotische Vorgänge infolge einer Anreicherung des Blutes mit CO_2 eine Rolle dabei spielen (Palmieri). Diese Transsudation führt zu einer Eindickung des Blutes in den Gefäßen, was man durch Untersuchung des Herzblutes bei Leichen frisch Erstickter durch die Gefrierpunktserniedrigung feststellen kann. Dasselbe beobachten wir aber auch bei Schockzuständen (Moon) oder infolge Wasserverlust bei Hitzschlag, bei der Verbrennung und bei der Verbrühung. Zu erfassen ist die Eindickung des Blutes praktisch nur durch Untersuchung des Inhaltes des rechten Ventrikels (Ponsold). Abgesehen von der Gefrierpunktserniedrigung kann man die Eindickung auch durch Feststellung des Plasmagehaltes des Blutes durch Zentrifugieren und Abmessen des Verhältnisses zwischen Erythrocyten und Plasma zur Darstellung bringen. Ein Plasmagehalt von 60% bedeutet eine Verdünnung, ein solcher von 40% eine Eindickung des Blutes. Die Grundlagen für diese Feststellungen sind von Ponsold durch die Hämotokritmethode ermittelt worden (Technik s. Ponsold). Bei Sauerstoffmangel, gleichgültig aus welcher Ursache, ist nach den Feststellungen von Mullin, Dennis und Calvin der Kaliumgehalt des Blutes gesteigert, wahrscheinlich verursacht durch Verlust von Plasma. Durch die Erstickungsvorgänge kommt es auch zu einer Störung des Fermentgehaltes des Blutes (Menesini), doch liegen hier eindeutige Resultate wohl noch nicht vor. Bezüglich des *Phosphatidspiegels* des Serums fand Berg bei Erstickten und Nichtersticken bemerkenswerte Unterschiede; er betrug bei 21 Leichen von Nichterstickten durchschnittlich 166,6 mg-%, bei 11 Leichen von Erstickten jedoch durchschnittlich 225,4 mg-%, wobei der Begriff Erstickung allerdings im weitesten Sinne ausgelegt werden muß. Auch bei Personen mit vorgeschrittener Arteriosklerose erhöht sich nach den Untersuchungen von Berg der Phosphatidgehalt des Serums; beim Tierversuch war der Phosphatidspiegel nach Erstickung gleichfalls erhöht; die Erhöhung unterblieb jedoch nach Splenektomie.

Die mit der Erstickung einhergehende Störung der Gefäßregulation führt, wenigstens bei der akuten oder subakuten Erstickung zu einer Hyperämie der Leber und des Splanchnicusgebietes, aber zu einer *Ischämie der Milz*. Sie erscheint häufig (aber nicht bei älteren Leichen und bei langsamer Erstickung) wenig blutreich, klein und schlaff und weist in vielen Fällen eine auffallend unregelmäßige Blutverteilung auf, so daß ein fleckiges Aussehen entsteht (F. REUTER, GIESE, PONSOLD). Auch im Tierexperiment ist das Verhalten der Milz während des Erstickungsvorgangs studiert worden. Sie kontrahiert sich sehr schnell, das Maximum der Konzentration ist in 30—50 sec erreicht (TASHIRO).

Das Parenchym der *Leber* ist gegenüber Sauerstoffmangel gleichfalls recht empfindlich. Bei subakuter und chronischer Hypoxämie, aber auch beim Absturztod der Flieger und beim sog. orthostatischen Kollaps bei Versuchstieren (Aufrechtstellung des Versuchstieres) kommt es vielfach zur sog. *vacuoligen Degeneration* der Leberzellen, in Einzelfällen anscheinend schon 10 min nach Einsetzen der Hypoxämie (PICHOTKA). In den Leberepithelien bilden sich optisch leere Vacuolen, die, wie die Fettfärbung zeigt, nicht durch Ansammlung von Fett und auch nicht durch Ansammlung von Glykogen verursacht werden. In späteren Stadien können die Vacuolen anscheinend auch ein eiweißhaltiges Sekret enthalten. Gleichzeitig bildet sich in manchen Fällen, aber durchaus nicht immer, eine Ansammlung von seröser Flüssigkeit in den DISSEschen Räumen. Diese Zustände scheinen reversibel zu sein. Die Forschung über diese Veränderungen ist noch im Fluß (ALTMANN, PICHOTKA, TEERBRÜGGEN u. v. a.). Die Hypoxämie führt auch zu einem Glykogenschwund, der gleichfalls reversibel ist (PICHOTKA). Bei länger andauerndem Sauerstoffmangel sind von den gleichen Forschern auch Verfettungen beobachtet worden, in ähnlicher Form wie bei Einwirkung von Parenchymgiften. Die geschilderte vacuolige Degeneration ist aber, wie systematische Untersuchungen bei Fliegerunfällen lehrten, keine konstante Erscheinung. Sie fehlte nicht selten, ohne daß sich immer ein Grund für das Fehlen der Veränderung feststellen ließ (HESSE). Es wird ein gewisser Zusammenhang zwischen dem Auftreten der Vacuolen und einer mit der Hypoxämie einhergehenden Acidose geltend gemacht und experimentell durch Supravitalfärbung unterbaut (SZABADY). Die erwähnte Veränderung kommt am laufenden Sektionsgut nicht ganz selten auch bei Krankheiten vor, die zu einer Hypoxämie führen (HESSE). Versuche von LISS am Heidelberger Institut, im Tierversuch durch Drosselung der Trachea längere und kürzere Zeit hindurch eine vacuoläre Degeneration herbeizuführen, führten zu keinem eindeutigen Resultat. Die Hypoxämie genügt anscheinend nicht immer allein, die Leber in dieser Weise zu verändern. Andererseits fanden wir diese Veränderung im hohen Maße ausgeprägt bei einer Frau, die in der Bewußtlosigkeit infolge Blutaspiration, nach den Verhältnissen am Tatort zu schließen, ausgesprochen langsam erstickt war.

Im Bereiche der übrigen Bauchorgane ist eine vacuolige Degeneration vereinzelt im Nebennierenmark und den Nierentubuli gesehen worden (E. MÜLLER und ROTTER). In den Nieren können bei längerem Sauerstoffmangel auch herdförmige Epithelnekrosen zustande kommen.

Die mit einer subakuten oder langsameren Erstickung einhergehende heftige *Zwerchfellatmung*, wie sie aber auch bei Krampfanfällen und auch beim Tetanus auftritt, kann zu Zwerchfellveränderungen führen. Es handelt sich makroskopisch um punktförmige Blutungen, mikroskopisch um eine Schwellung und geringere Färbbarkeit der Zwerchfellmuskulatur, später kommt es zu einer Homogenisierung und Orangefärbung bei MALLORY-Präparaten und schließlich zu einer wachsartigen Degeneration und Zerreißung einzelner Muskelfasern. Schaltet man im Tierversuch durch Phrenicusexhaerese eine Zwerchfellhälfte aus, so bleibt sie von diesen Veränderungen verschont (SZABÓ, AHLSTÖM). Die gleichen Veränderungen kann man aber auch bei schweren Krankheiten, wie z. B. Typhus abdominalis und Sepsis beobachten.

Über weitere Einzelheiten der Physiologie des Sauerstoffmangels unterrichtet die umfassende Darstellung von OPITZ.

2. Die Erstickung im engeren gerichtsmedizinischen Sinne und ihre Diagnose.

α) Begriffsbestimmung.

Es gehört zu den Aufgaben der gerichtlichen Medizin, sich in ihren Begriffsbestimmungen nach praktischen Gesichtspunkten mit Laien, insbesondere mit Juristen und Kriminalisten auseinanderzusetzen. Dabei ist es untunlich, zwar theoretisch einwandfreie, aber praktisch nicht in das Leben hineinpassende Begriffe zu übernehmen. Wenn wir der Justiz oder Polizeibehörde auseinandersetzen, jemand sei infolge einer Lungenentzündung oder einer Vergiftung mit Blausäure oder einem anderen atmungsschädigenden Gift „erstickt", so führt das zu Verwirrung und langatmigen unfruchtbaren Diskussionen. Bei einer Erstickung infolge Blausäurevergiftung wird der Volksmund nicht von einer Erstickung, sondern von einer Vergiftung sprechen. Es ist daher aus praktischen Gründen notwendig, in der gerichtlichen Medizin den Erstickungsbegriff in der Art einzuengen, daß man vom eigentlichen Erstickungstod nur dann spricht, wenn der Sauerstoff dem Körper durch *äußere Einflüsse*, insbesondere durch mechanische Behinderungen entzogen wurde. Chronische Hypoxämien wird man gerichtmedizinisch als Krankheiten ansehen. Bei Erstickungsvorgängen im gerichtsmedizinischen Sinne wird es sich immer um akute oder allerhöchstens subakute Sauerstoffentziehungen handeln.

β) Der Ablauf des Erstickungsvorgangs.

Der akute Erstickungsvorgang ist im Tierversuch und durch gelegentliche zufällige Beobachtungen beim Menschen beobachtet worden. Dabei spielt sich folgendes ab:

Der Vorgang beginnt mit einer inspiratorischen *Dyspnoe*, der eine mehr oder weniger ausgesprochene Cyanose des Gesichtes und der Schleimhäute folgt. Es finden tiefe und angestrengte Atemtüge unter Inanspruchnahme der Hilfsmuskulatur statt; ohne scharfe Abgrenzung kommt es dann zu einer exspiratorischen Dyspnoe. Dieses dyspnoische Stadium dauert etwa 1—1¹/₃ min; es geht in Bewußtlosigkeit mit Pupillenerweiterung über. Es kommt zu mehr oder minder heftigen tonischen und klonischen Krämpfen. Der Blutdruck ist infolge Reizung des Vasomotorenzentrums gesteigert, der Puls pflegt beschleunigt zu sein. Kot und Urin können abgehen. Manchmal beobachtet man auch eine Erektion des Penis mit oder ohne Samenerguß *(Krampfstadium)*. Diesem Stadium folgt eine Atempause. Die Atmung sistiert für die Dauer von 1—2 min (Stadium der *Apnoe*). Den Schluß bilden terminale Atembewegungen, die recht charakteristisch sind. Der Körper wird dabei vielfach vornübergebeugt, die Atmung ist schnappend, der Unterkiefer wird vorgestreckt, die Hilfsmuskulatur wird dabei in Anspruch genommen (Stadium der *terminalen Atembewegungen*). Nach endgültigem Atemstillstand kann die Tätigkeit des Herzens noch anhalten. Dies ist insbesondere beim Strangulationstod der Fall. Es kommt vor, daß nach anfänglichem Sistieren der Puls wieder fühlbar wird; Reste der Herztätigkeit können sich noch ¹/₂ Std oder länger nachweisen lassen (F. REUTER, SCHRADER, WALCHER).

Es muß bemerkt werden, daß diese *terminalen Atembewegungen* nicht nur für den Erstickungstod charakteristisch sind, man beobachtet sie vielmehr auch bei anderen Todesfällen; da, wie schon erwähnt, strenggenommen jeder schnelle Tod eigentlich ein Erstickungstod ist, ist dieses Verhalten nicht weiter auffällig. Solche Atembewegungen werden agonal beobachtet auch bei elektrischen Unfällen, beim Schocktod, auch beim Tode durch Erschießen. Manchmal freut sich der Arzt, wenn nach längeren Wiederbelebungsversuchen diese schnappenden Atembewegungen auftreten, ohne sich darüber klar zu sein, daß es sich hier nicht um ein Zeichen wiedererwachenden Lebens, sondern um ein prognostisch schlechtes, agonales Symptom handelt (B. MUELLER). Diese Atembewegungen kommen zustande durch eine ischämische Reizung des Atmungszentrums im verlängerten Mark (s. im einzelnen OPITZ)[1].

Der Gesamterstickungsvorgang dauert 3—5 min, doch kann er sich bei unvollständiger Entziehung von Sauerstoff z. B. bei Trachealstenosen oder beim Aufenthalt in einer sauerstoffarmen Atmosphäre auch stundenlang hinziehen. Die klinischen Symptome, insbesondere die oben beschriebenen Stadien sind dann nicht so ausgeprägt, auch kann das Krampfstadium fehlen. Der Tod kann mitunter recht plötzlich eintreten, wahrscheinlich infolge eines vegetativ bedingten allgemeinen Gefäßkollapses.

---

[1] Die Schnappatmung, die bei Erhängten mitunter noch bis zu 8 min andauern kann, ist neuerdings von physiologischer Seite an Warmblütern unter verschiedenen äußeren Verhältnissen studiert worden [OPITZ u. SAATHOFF: Pflügers Arch. **255**, 485 (1952)].

γ) Anatomische Befunde bei Erstickten.

Untersucht man die Leiche eines Erstickten, so kann man die nachfolgenden Befunde erheben, auf die zum Teil schon bei der Darstellung der Hypoxydose hingewiesen wurde.

Bei der *äußeren Besichtigung* kann auffallen, daß das Gesicht des Erstickten cyanotisch ist; die Lippen und die sonstigen Schleimhäute sind blau. Doch muß man sich darüber klar sein, daß diese Befunde infolge der Blutverschiebung durch die Hypostase um so undeutlicher werden, je länger die Leiche liegt. Die während des Krampfstadiums eintretende Blutdruckerhöhung führt meist zu Blutungen in den Konjunktiven, mitunter auch in den Skleren (Abb. 91). In besonderen Fällen erkennt man in der Haut des Gesichtes, insbesondere um die Augen herum punktförmige und größere Blutungen, sie liegen in der Gegend der Ausführungsgänge der Schweißdrüsen; manchmal findet man sie auch im

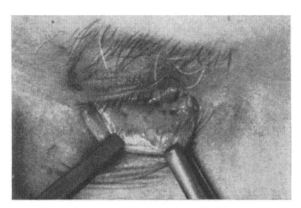

Abb. 91. Conjunctivale Blutungen beim Erstickungstod
(Sekt.-Nr. 46/50).

Bereiche der Oberschenkel, und zwar gelegentlich auch bei Leichen von Erhängten, die bald nach dem Tode abgeschnitten sind (persönlicher Hinweis von MACKINTOSH, Johannesburg). Eine diagnostische Bedeutung haben diese Befunde nur, wenn sie *außerhalb* der Hypostase liegen. Im übrigen fällt bei der äußeren Besichtigung auf, daß die Totenflecke infolge der Kohlendioxydanreicherung des Blutes dunkelblaurot sind, ein Befund, der aber durch Einflüsse von außen her, z. B. durch Liegen in der Kälte oder im Zuge der fortschreitenden Leichenveränderung recht uncharakteristisch werden kann. Der Penis ist selten noch erigiert. (Cave Erection durch Fäulnisgas bei alten Leichen.) Man wird auch nicht versäumen zwischen den Oberschenkeln und an der Kleidung Sperma zu suchen. Zu berücksichtigen ist aber, daß man Erektionen und Spermaerguß mitunter auch bei Leichen vorfindet, bei denen andere Todesursachen vorliegen. So haben wir diese Erscheinungen beobachtet bei Verletzungen der Lendenwirbelsäule und des Kreuzbeines nach Verkehrsunfällen (Reizung des Sacralmarkes). Das Fehlen von Erektionen und Spermaerguß spricht in keiner Weise gegen das Vorliegen eines Erstickungstodes.

Zieht man die Kopfschwarte ab, so *kann* man symmetrisch gelagerte rundliche miliare bis daumenkuppengroße Blutungen in den Schläfenmuskeln beobachten (TANI); doch sind diese Befunde keineswegs häufig. Bei 50 Erstickungstodesfällen wurden sie von SCHRADER nur 16mal beobachtet. Bei Eröffnung der Kopfhöhle wird man in dem Sinus dunkelrotes flüssiges Blut vorfinden. Pia und Gehirn sind blutreich, aber nicht besonders auffällig. Das Gehirn ist mitunter flüssigkeitsreich im Sinne eines mehr oder weniger ausgebildeten Ödems. Manchmal beobachtet man auch einen Abdruck des Hinterhauptloches am Hirngrunde.

Beim Freilegen der Halsmuskulatur werden manchmal, aber durchaus nicht immer, die gestauten Venen auffallen, die mit flüssigem dunkelrotem Blut gefüllt sind. Da mit dem Erstickungstod meist Krämpfe verbunden sind, kann der Nachweis einer *Bißverletzung* an der Zunge oder an den Lippen von diagnostischem Wert sein. Die *Lungen* sind gewöhnlich akut gebläht, es hat sich ein gewisses Randemphysem ausgebildet. Die Lungen selbst sind beim Einschneiden, namentlich beim langsamen Erstickungstod, recht blutreich. Hier wird mitunter ein ausgesprochenes *hämorrhagisches Ödem* beobachtet (F. REUTER), doch braucht es beim akuten Erstickungstod nicht vorhanden zu sein. Der erste Blick des Obduzenten nach Eröffnung der Brusthöhle richtet sich auf die sog. TARDIEU*schen Flecke.* Es handelt sich hier um Blutungen unter der Pleura (Abb. 92) und unter dem Epikard; sie sind punktförmig und größer, mitunter fleckförmig. Am Herzen treten sie insbesondere in der Gegend des Sulcus coronarius auf. Ist eine Thymusdrüse vorhanden, so ist sie insbesondere bei Kindern recht eindrucksvoll an der Oberfläche und im Innern von punktförmigen und größeren Blutungen durchsetzt. An der Lunge dürfen diese Ekchymosen nicht mit den sog. Pleuraknöpfen verwechselt werden. Es handelt sich hier um kleine

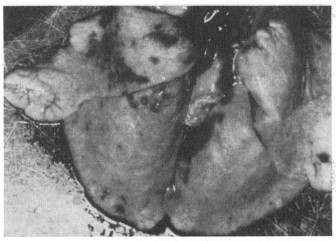

Abb. 92. Ungefähr symmetrisch angeordnete hypopleurale Blutungen nach Erstickung eines Kindes (TARDIEUsche Flecke) (Sekt.-Nr. 130/50).

Teleangiektasien von ähnlicher Größe wie die Ekchymosen. Sie überragen aber die Oberfläche der Pleura und sind infolge Pigmentgehaltes etwas bräunlich verfärbt (SCHRADER).

Außer unter der Pleura, unter dem Epikard und auf und in der Thymusdrüse kann man die Blutungen auch unter der Mundschleimhaut, auf den Tonsillen und den Halslymphdrüsen feststellen (WALCHER); doch sind sie hier nicht sonderlich auffällig, sie fehlen häufiger als im Bereich der Brusthöhle.

Die Ekchymosen, und zwar auch in der Brusthöhle, fehlen beim langsamen Erstickungstode mitunter überhaupt.

Man bringt die Entstehung der Ekchymosen in Zusammenhang mit der beim Erstickungstod auftretenden Blutdruckerhöhung. Hierzu paßt, daß die experimentelle Beobachtung von ASADA, nach denen die Ekchymosen viel spärlicher auftreten, wenn vor der Erstickung die Nebennieren entfernt wurden. Das Umgekehrte war der Fall bei vorheriger mechanischer Reizung der Nebennieren oder Einspritzung von Adrenalin.

Bezüglich der einzelnen Erstickungsarten fand BÖHMIG tierexperimentell die Ekchymosen besonders reichlich bei Trachealeinklemmung und bei Erstickung in einer CO_2-Atmosphäre. Sie waren selten oder fehlten bei Tod durch pharmakologische Herzlähmung, bei Strychninvergiftung und bei doppelseitigem Pneumothorax. Auch bei CO_2-Vergiftung waren sie sehr selten.

H. KLEIN hat am Heidelberger Institut die Entstehung der Ekchymosen unter der Pleura durch ein in den Thorax eingesetztes Celluloidfenster bei der CO_2-Erstickung im Tierexperiment visuell beobachtet (noch nicht veröffentlicht). Zu Beginn der Apnoe traten unter der Pleura streng symmetrisch punktförmige Blutungen auf, die sich vergrößerten

Die symmetrische Anordnung kann man vielleicht auf segmentale Beeinflussung auf nervösem Weg zurückführen. Im zeitlichen Anschluß an die Entstehung dieser segmental angeordneten Ekchymosen wurden zu Beginn des Versagens der Herzaktion regellos angeordnete, größere Blutungen gesehen, die sich morphologisch von den zuerst beschriebenen unterschieden. An menschlichen Leichen sind bisher mehrere Arten von Pleuraekchymosen nicht unterschieden worden. Dies dürfte vielleicht auch deshalb auf Schwierigkeiten stoßen, weil diese Blutungen sich postmortal noch vergrößern können.

Man hat erörtert, weshalb gerade die Brusthöhle für die Entstehung dieser Blutungen prädestiniert ist. Es liegt nahe, daß man die Bevorzugung des Thorax mit der hier vorhandenen Sogwirkung bei exzessiver Atmung in Zusammenhang bringt, doch ist diese Frage noch nicht eindeutig geklärt (Schrifttum hierüber s. WALCHER).

Das rechte *Herz* ist erweitert. Es enthält meist reichlich dunkelrotes, mitunter fast schwarzes Blut (CO_2-Überladung), das sowohl im Herzen als auch in den Gefäßen flüssig ist. Bei langsamem Erstickungstod beobachtet man auch lockere dunkelrote Gerinnsel. Auf die Frage der Bluteindickung beim Erstickungstod wurde oben hingewiesen (s. S. 383); eine praktische diagnostische Bedeutung hat der Nachweis der Eindickung kaum, höchstens an der ganz frischen Leiche (PALMIERI l. c. SCHRADER).

Wie schon bei der Besprechung der Leichenerscheinungen (s. S. 31) erwähnt, ergibt sich aus der älteren Literatur (BROUARDEL 1897, ROLL 1913, ferner VOGEL), daß das Blut gleich nach dem Erstickungstod gerinnt und erst 24 oder gar 36 Std danach wieder flüssig wird. Dieses Problem ist in neuerer Zeit von BERG und SCHLEYER, und zwar unabhängig voneinander wieder aufgegriffen worden. Über die Ergebnisse wurde S. 33 referiert. Wir wissen weiterhin aus experimentellen Untersuchungen an Hunden, daß die Prothrombinbildung im asphyktischen Zustand gesteigert und die Koagulationsfähigkeit des Blutes

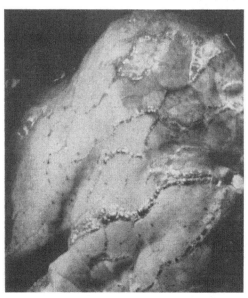

Abb. 93. Interstitielles Emphysem infolge forcierter Atmung bei langsamer Erstickung (Sekt.-Nr. 83/49).

vermehrt zu sein scheint, so daß die Kliniker darin eine vermehrte Thrombosegefahr sehen und bei Narkosen eine Zugabe von Sauerstoff empfehlen (FONTAINE und Mitarbeiter).

Da man nur in Ausnahmefällen einige Stunden nach dem Tode sezieren kann, ist das Blut praktisch bei der Sektion von Erstickten *flüssig*, ein Zustand, den man aber auch bei anderen schnellen Todesarten beobachten kann.

Ist es möglich, Leichen Erstickter in frischem Zustand zu untersuchen, so findet man mitunter geringe Mengen Luft im linken Herzen, sie kommt wahrscheinlich aus dem kleinen Kreislauf und geht bei der Zerreißung der Alveolarwände in das Blut über (WALCHER).

Bei der histologischen Untersuchung der *Lungen* wird man an ihnen Zerreißungen der Alveolarsepten infolge angestrengter Atmung nachweisen können. Die Capillaren sind hyperämisch, soweit das Blut in emphysematischen Partien nicht aus ihnen herausgedrängt worden ist. Manchmal findet man in den Alveolen ein seröses, mitunter hämoglobinhaltiges Exsudat, manchmal auch Blut, ebenso in den Bronchien.

Ist der Erstickung eine längere angestrengte Atmung vorangegangen, so kann ein umfangreiches interstitielles, makroskopisch auffälliges *Emphysem* entstanden sein (Abb. 93).

Bei Eröffnung der Luftröhre und beim Aufschneiden der gröberen *Bronchial-äste* fällt beim Erstickungstode mitunter ein rosaroter feinblasiger Schaum auf.

Man wird auch nicht versäumen, dem Verhalten des *Kehldeckels* Aufmerksamkeit zu schenken. Die sog. Positio asphyctica epiglottidis hat in der alten Literatur eine besondere Rolle gespielt. Man hat in neuerer Zeit erkannt, daß eine Anzahl von Kehldeckelstellungen, deren Entstehung man früher dem Erstickungstod zuschob, durch das Wachstum im Kindesalter bedingt sind. Die Schaufelform, bei der der Kehldeckel nach vorn überliegt, ist recht häufig, ebenso die Dachgiebelform. Bei der eigentlichen Erstickungsstellung ist der ganze Kehlkopfeingang in die Länge gezogen, so daß die Form einer Rinne oder eines in der Längsrichtung durchschnittenen Rohres entsteht. Diese Erstickungsstellung ist im allgemeinen nur am uneröffneten Kehlkopf zu erkennen.

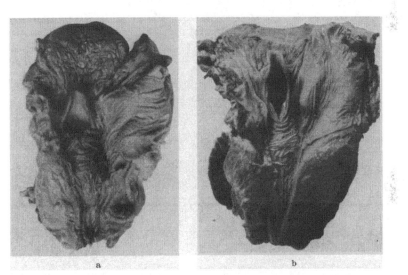

Abb. 94a u. b. a Dachgiebelform des Kehldeckels; hängt mit dem Wachstum im Kindesalter zusammen und ist *kein* Erstickungszeichen. b Rinnenförmige Ausziehung des Kehldeckels (Erstickungsstellung), mit Vorsicht zu verwertendes Erstickungszeichen. [Nach Beitzke, Arch. Ohren usw. Heilk. **194**, S. 446 (1941).]

Nach dem Material von Betizke fand sie sich bei 2500 Sektionen insgesamt in 4,5% der Fälle, bei Erwachsenen nur an etwa 1,3%. Sie wurde von diesem Forscher nur bei Fällen eines verhältnismäßig langsamen Erstickungstodes beobachtet, und zwar bei angestrengter Atmung unter Benutzung der Hilfsmuskulatur, was auch die Untersuchung von Hausbrandt bestätigte. Andererseits berichtet Mackintosh (schriftliche Mitteilung), der über ein sehr großes Untersuchungsmaterial verfügt, daß er die rinnenförmige Stellung des Kehldeckels gerade bei schnellen Erstickungstoden vorgefunden habe. Der Mechanismus der Entstehung wird so erklärt, daß der Kehldeckel durch Anspannung des Ligamentum glosso-epiglotticum aufgerichtet wird, während die seitlichen Kehlkopfbänder durch die angespannten Mm. aryepiglottici nach hinten gezogen werden. In dieser Stellung wird der Kehlkopf durch die Totenstarre fixiert (Abb. 94a und b).

Die diagnostische Bedeutung dieser Rinnenstellung des Kehlkopfes ist nicht besonders groß. Immerhin wird man dieser Eigenheit in Zweifelsfällen einen gewissen mitbestimmenden Wert beimessen können.

Nach Abschluß der Sektion der Brusthöhle wird man nicht versäumen, aus den verschiedensten Partien des *Zwerchfelles* Stückchen zur mikroskopischen

Untersuchung zu nehmen und auch hier auf die oben beschriebenen Veränderungen des Zwerchfelles zu achten, die allerdings in der Hauptsache wohl nur bei länger andauerndem Todeskampf zu erwarten sind (Verquellungen, Exsudationen, Metachromasie bei MALLORY-Färbung, wachsartige Degeneration).

Bei der Untersuchung der Bauchhöhle wird man den Zustand der *Milz* registrieren. Ischämie und ungleichmäßige Durchblutung (s. oben) spricht für das Vorliegen eines Erstickungstodes, ist aber keineswegs spezifisch; der negative Befund spricht nicht dagegen. Die *Leber* wird meist hyperämisch angetroffen.

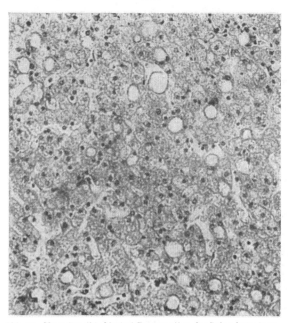

Die mikroskopische Untersuchung, die nicht versäumt werden darf, wird eine Hyperämie, unter Umständen auch einen beginnenden serösen Erguß zutage treten lassen. Auf eine *vacuolige Degeneration* wird man achten müssen. Ihr Vorliegen spricht für eine vorhanden gewesene Hypoxämie. Nach unseren Erfahrungen (LISS) sind die Aussichten, beim akuten Erstickungstod eine vacuolige Degeneration festzustellen, nicht groß, doch fanden wir sie bei einer Frau, die nach einem Überfall langsam in der Bewußtlosigkeit durch Blutaspiration erstickt war (Abb. 95). Bei einem anderen, gleichartig gelagerten Falle war sie jedoch nicht vorhanden. Experimentell haben wir sie auch bei protrahierter mechanischer Erstickung von Versuchstieren nicht erzeugen können, was

Abb. 95. Vacuolige (bis blasige) Degeneration der Leber beim langsamem Erstickungstod infolge Blutaspiration in der Bewußtlosigkeit (Sekt.-Nr. 33/49).

allerdings den Erfahrungen anderer Untersucher nicht entspricht (s. S. 384ff.).

In der Vena portae und im Splanchnicusgebiet fällt gleichfalls eine starke venöse Hyperämie auf. Auch die Nieren pflegen hyperämisch zu sein.

Man wird auch nicht versäumen, das Zentrifugat des Blasenurins auf Spermien zu untersuchen. Sind sie zahlreich vorhanden, so dürfte dies immerhin bis zu einem gewissen Grade für einen Erstickungstod sprechen (TANI). Da beim Erstickungsvorgang im Krampfstadium Kot entleert wird, mag auch das Fehlen von Kot in Mastdarm und Sigmoid eine gewisse vorsichtig zu bewertende Bedeutung haben, ebenso nachweisbarer Urinabgang.

δ) Richtlinien für die Diagnose.

Die Fülle der eben mitgeteilten Befunde an den Leichen von Erstickten darf nicht darüber hinwegtäuschen, daß sie wenig konstant sind und daß es kaum einen von diesen Befunden gibt, der für einen Erstickungstod *spezifisch* wäre. Die wesentlichen, für die Diagnose einer Erstickung ins Gewicht fallenden Befunde sind zusammengefaßt: dunkelrotes flüssiges Blut im Herzen und in den großen Gefäßen, Blutungen in den Augenbindehäuten und unter den serösen Häuten, insbesondere der Brusthöhle, Hyperämie der Leber und der Nieren bei gleichzeitiger Ischämie der Milz. Wir müssen uns darüber klar sein, daß man diese Befunde aber auch bei anderen plötzlichen Todesfällen, auch bei plötzlichen Todesfällen aus natürlicher Ursache erheben kann. Auch beim plötzlichen Herztod bleibt das Blut flüssig. Auch hier kommen mitunter Blutungen unter den serösen Häuten vor, wenn auch nicht in solcher Anzahl wie beim Erstickungstod. Die Ischämie der Milz ist wenig konstant, sie kommt aber auch bei anderen Todesarten zustande, speziell bei der Peritonitis.

Bei kritischer Bewertung der Erstickungszeichen muß man sich darüber klar sein, daß die Diagnose einer Erstickung aus äußerer Ursache in der gerichtlichen Medizin eine Feststellung ist, die in vielen Fällen die Ehre und die Freiheit eines Menschen gefährdet, weil sie behördliche Maßnahmen nach sich ziehen kann. Die herrschende Meinung in der gerichtlichen Medizin geht daher mit Recht dahin, daß eine Diagnose Erstickung im gerichtsmedizinischen Sinn mit der notwendigen Sicherheit nur dann verantwortet werden kann, wenn man neben den erwähnten anatomischen Veränderungen auch die *Erstickungsursache* feststellt, entweder durch den Leichenbefund oder durch die Tatortbesichtigung oder auf dem Wege der Ermittlungen. Ist es in besonderen Fällen nicht möglich, die Erstickungsursache festzustellen (z. B. beim Ersticken unter weichen Bedeckungen), so wird es notwendig sein, daß man gewissermaßen als Ersatz für den fehlenden Nachweis der Erstickungsursache einen natürlichen Tod durch sorgfältige makroskopische und mikroskopische Untersuchung aller irgendwie in Betracht kommenden Organe *ausschließt*.

In der praktischen gerichtlichen Medizin tritt diese Frage nicht selten an den Arzt heran, wenn eine Mutter das neugeborene Kind durch Liegenlassen unter dem Deckbett nach der Geburt erstickt hat. Will man in solchen Fällen die Erstickung nachweisen, so wird man neben der Untersuchung auf das Vorhandensein der bekannten Erstickungsbefunde mit besonderer Sorgfalt Organ für Organ auch mikroskopisch daraufhin erforschen müssen, ob nicht eine krankhafte Veränderung einen natürlichen Tod oder einen Tod infolge eines Geburtstraumas erklärt (Näheres s. S. 905).

3. Die einzelnen Erstickungsarten.

α) Erstickung durch Gase oder in einem engen Raum.

Kommt ein Mensch in eine Atmosphäre, die keinen Sauerstoff enthält, so wird er den Erstickungstod erleiden, und zwar auch dann, wenn das eingeatmete Gas an sich nicht giftig ist. Daß ein Mensch in eine Stickstoffatmosphäre gerät und dabei umkommt, wird praktisch kaum beobachtet werden. Dagegen haben schon viele Menschen den Erstickungstod erlitten dadurch, daß bei Einschluß in einem Raum, dem Frischluft nicht mehr zugeführt werden konnte, der Sauerstoff allmählich durch die Atmung verbraucht wurde, z. B. bei U-Booten, die infolge Störungen nicht mehr auftauchen konnten. Die gleiche Gefahr besteht, wenn der Sauerstoff beim Arbeiten in einem engen Raum, etwa durch einen Schneidbrenner, verbraucht wird, oder wenn sich Personen, meist Kinder, in einem Schrank oder in einem Koffer einschließen und nachher nicht herauskommen (Schrifttum s. Schrader). Dies kam auch vor, als ein Erwachsener ohnmächtig wurde und in einen großen Koffer fiel, dessen Deckel sich durch die Erschütterung schloß (Lande und Mitarbeiter). Versagt bei den Insassen eines Flugzeuges das Atmungsgerät, so kann es auch hier in kurzer Zeit zum Erstickungstode kommen, den man in diesem Fall als Höhenkrankheit bezeichnet. Die Einzelheiten der Befunde sind S. 453ff. beschrieben worden. Da die Kohlensäure (CO_2) schwerer ist als die atmosphärische Luft, sammelt sie sich mitunter in Schächten oder Brunnen, auch in Weinkellern an, und Personen, die sich in diese Atmosphäre begeben, ohne vorher die bekannte Probe durchzuführen (Mitnehmen eines Lichts), laufen Gefahr, den Erstickungstod zu erleiden. Es kommt vor, daß in Öltanks der Sauerstoff durch die Ölrückstände verbraucht wird. Arbeiter, die in diesen Tank einstiegen, um Säuberungsarbeiten vorzunehmen, wurden bewußtlos, einige starben, andere konnten nur mit Mühe gerettet werden. Kerzen verlöschten im Tank, die Gasanalyse ergab nur 1,6% Sauerstoff, sonst Kohlensäure und Stickstoff (POWERS).

β) Erstickung durch aspirierte Fremdkörper (Bolustod).

Die Erfahrung des praktischen Lebens zeigt, daß Menschen immer wieder Fremdkörper aspirieren. Einmal wird im Schlaf ein im Mund getragenes Gebiß verschluckt, zum andern gibt es Personen, die berufsmäßig Gegenstände in den Mund nehmen, z. B. Schneider, Sattler, Zimmerleute, Tapezierer, und die diesen Gegenstand bei irgendeiner Gelegenheit durch Schreck, Lachen, heftige Bewegung in die Luftwege aspirieren. Hastiges und unvorsichtiges Essen kann dazu führen, daß Knochen, Wurstpellen, größere Fischgräten in die Luftwege gelangen. Erbrechen in der Bewußtlosigkeit kann zu Aspiration von Speisemassen führen, das gleiche gilt auch für Narkosen, die bei vollem Magen ausgeführt werden. Viele Kinder haben beim Spielen Gegenstände in den Mund genommen und verschlucken sie in der Überraschung oder aus Versehen. Nach einer von GREIFENSTEIN aufgestellten Statistik gelangen bei Verschlucken im Kindesalter die Gegenstände in 40% der Fälle in die Bronchien. Es kommt vor, daß das Verschlucken zunächst gar nicht einmal so heftige Symptome hervorruft, und daß der Gegenstand nach Tagen oder Wochen bei einem Hustenanfall herauskommt. Spitze Gegenstände, die sich in die Schleimhaut der Trachea einbohren, können im Laufe der Zeit die Wand des Organs völlig perforieren, so daß lokal begrenzte Pneumonien mit Absceßbildungen, Pleuritiden und eitrige Entzündungen im Mediastinum zustande kommen. Ein sekundär bedingtes Ödem des Larynx oder des Kehlkopfeingangs führt dann mitunter zu einem subakuten Erstickungstod. Es ist oben darauf hingewiesen worden, daß bei lange dauernder Dyspnoe der Tod, wahrscheinlich infolge plötzlich auftretenden, neural bedingten Versagens des Gefäßsystems unerwartet eintreten kann.

Handelt es sich um das Aspirieren eines kompakten Gegenstandes, z. B. eines größeren Knochens, eines Fleischbissens, einer größeren Wurstpelle, so wird dieser Fremdkörper am Racheneingang oder am Kehlkopfeingang hängenbleiben und grobmechanisch die Sauerstoffzufuhr drosseln. Gelingt es nicht, ihn schnell zu entfernen, so kann der Erstickungstod in ganz kurzer Zeit eintreten, noch bevor eine Tracheotomie Rettung zu bringen vermag. Man spricht dann von einem *Bolustod*. Nun löst ein Reiz des Kehlkopfeingangs durch seine engen Beziehungen zum vegetativen Nervensystem über den N. vagus unter Umständen reflektorisch bedingte Störungen aus, die zu einem Krampf der Stimmritze, aber auch zu einem reflektorischen Herztod oder zu einem plötzlichen Versagen des Kreislaufs führen können. Der Betreffende stürzt dann blitzartig zusammen, noch bevor es zur Ausbildung von Erstickungssymptomen gekommen sein kann.

Aus der einschlägigen Kasuistik des letzten Jahrzehnts sei folgendes erwähnt: Ein Maurer stürzte plötzlich ohne besonderen Anlaß vom Gerüst. Nach dem Sektionsergebnis hatte er eine halbgerauchte Zigarette bis in den linken Hauptast der Luftröhre aspiriert (WEIDEMANN). Ein 30jähriger Mann fiel nach Verschlingen eines 80 g wiegenden Fleischstückchens sofort tot zu Boden (MONCANY). Ein 71jähriger Mann hatte Weihnachten hastig gegessen. Ein ziemlich großes Stück Fleisch war am Kehlkopfeingang steckengeblieben. Er sank sofort tot um (K. SIMPSON).

Es kommt auch vor, daß der Schock zunächst überwunden wird und daß sich erst danach ein Zustand von Erstickungsnot entwickelt; dieser Erstickungskampf wird unter Umständen vorzeitig durch Erbrechen und Aspiration des Erbrochenen durch den Tod beendet. Bleibt ein quellbarer Fremdkörper in den Luftwegen liegen, so kann ein Ventilverschluß mit Verhinderung der Exspiration zustande kommen, während die Inspiration noch möglich ist. Die Folge ist eine maximale Lungenblähung (SCHRADER).

Von etwas aus dem Rahmen fallenden Fremdkörpern, die zu einem Aspirationstod führten, seien genannt Getreideähren, Grannen des Getreides, Fischwirbel, ausgefallene oder extrahierte Zähne, Teile einer Zungenpfeife; einmal ist sogar ein Blutegel in die Trachea aspiriert und hier 14 Tage lang herumgeschleppt worden (Einzelheiten s. Schrifttum). Hineinfallen in einen Haufen von Sägespänen oder Getreidespelzen hat gleichfalls zu einem Aspirationstod infolge Erstickung geführt (KALBFLEISCH, WALCHER).

Bei diesem Aspirationstod wird es sich fast immer um Unfälle handeln, für die man einen andern kaum verantwortlich machen kann. Forensische Verwicklungen können aber dann eintreten, wenn beim Erbrechen in einer Narkose bei vollem Magen ein Aspirationstod zustande kommt (s. TIMM). Bei der Frage der Beurteilung der Fahrlässigkeit wird der Gutachter überprüfen müssen, ob der Eingriff eilig war und ob er unter den gegebenen Umständen ohne Narkose hätte vorgenommen werden können. Man wird auch ermitteln müssen, ob der Arzt vielleicht infolge einer falschen Auskunft des Kranken oder dessen Angehörigen nicht subjektiv von seinem Standpunkt aus das Vorliegen eines leeren Magens annehmen konnte, so daß eine Magenspülung unterblieb. Bei der Prüfung des Kausalzusammenhangs ist zu beachten, daß man auch bei Vornahme einer Magenspülung keineswegs sicher ist, daß dabei größere Fremdkörper, z. B. Wurstpellen wirklich entfernt werden (KIRSCHNER). Meint man als Gutachter, nach Prüfung aller Umstände den Arzt belasten zu müssen, so ist noch zu berücksichtigen, daß Speisemassen auch durch spätere Wiederbelebungsversuche in die Luftwege gelangen können. Angesichts dieses Umstandes kann der Arzt den Einwand erheben, es habe sich tatsächlich um einen nicht vermeidbaren Reflextod bei der Narkose und nicht um einen eigentlichen Aspirationstod gehandelt. Nun wissen wir aus wiederholten experimentellen Untersuchungen, daß postmortal durch Wiederbelebungsversuche, insbesondere flüssige Speisebestandteile auch bis in die Lungenalveolen gebracht werden können, wenn auch nicht in so großen Mengen wie, beim eigentlichen Aspirationstod. Da aber Abschätzungen der Menge der in den Alveolen befindlichen Speisemassen etwas schwierig sind, wird man im Gutachten wesentlich auch die klinischen Erscheinungen beim Zustandekommen des Todes mit berücksichtigen müssen, insbesondere ob der Tod schnell und schlagartig erfolgte oder ob eine weitgehende Cyanose, Atemnot, womöglich Erstickungskrämpfe vorangegangen sind (MÜLLER-HESS).

Eine Tötung von *fremder Hand* kommt beim Aspirationstod dann in Frage, wenn jemand gewaltsam geknebelt wird und Teile des Knebels aspiriert, wie wir es einmal erlebt haben. Aber auch wenn der Knebel so groß war oder von dem sich wehrenden Gefesselten vielleicht mit der Zunge so weit nach hinten geschoben wurde, daß er den Rachenraum verschloß, kommt eine Tötung durch fremde Hand in Frage. Der gleiche Tatbestand würde rechtlich vorliegen, wenn durch die Knebelung ein Reflextod ausgelöst würde. Ein vorsätzlich herbeigeführter *Selbstmord* durch Fremdkörperaspiration gehört sicherlich zu den größten Seltenheiten. Er wird nur zustande kommen, wenn etwa ein Gefangener, der durchaus aus dem Leben scheiden will, keine andere Art der Selbstentleibung mehr ausfindig machen kann. So hatte sich ein Häftling, der sich in Einzelhaft befand, so ums Leben gebracht, daß er ein Putztuch zusammendrehte und es sich mit einer gewissen Gewalt in Mund und Rachen schob (GENEWEIN). In einem anderen Falle war ein Häftling gefesselt auf eine Pritsche gelegt worden. Er brachte sich so ums Leben, daß er von der Matratze ein Seegrasknäuel abbiß und verschluckte. Es kam zu einem sofortigen Reflextod (v. MARCHTHALER).

Wir mußten uns einmal mit der Frage beschäftigen, ob ein *Epileptiker* im Anfall erbricht und in der Bewußtlosigkeit an *Aspiration von Speisebrei* erstickt. Die Frage wurde dadurch

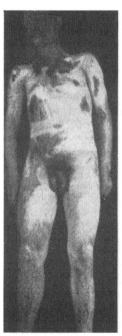

wichtig, weil eine Epileptikerin in einer Heil- und Pflegeanstalt in ein der Vorschrift zuwider nicht verschlossenes Badezimmer gegangen, im Anfall in die halbgefüllte Badewanne gefallen und in dieser im Wasser tot aufgefunden worden war. Bei der nicht von uns durchgeführten Leichenöffnung fand sich eine weitgehende Speisebreiaspiration. Gegen den Kausalzusammenhang zwischen der Unachtsamkeit der Pflegerin, die vergessen hatte, das Badezimmer abzuschließen, und dem Tode durch Ertrinken wurde eingewandt, die Verstorbene hätte auch auf der Station infolge Erbrechens im Anfall und Aspiration von Speisebrei sterben können, ohne daß das Pflegepersonal in er Lage war, das zu verhindern. Einsicht in das Schrifttum und Rundfragen in Heil- und Pflegeanstalten und Anstalten für Epileptiker ergaben, daß Erbrechen mitunter im Status epilepticus vorkommt und außerdem bei Anfällen infolge *symptomatischer* Epilepsie, jedoch nach allem, was bekannt ist, nicbt bei Anfällen infolge *genuiner* Epilepsie. Die Verstorbene hatte nach den Bekundungen einer Pflegerin früher ganz selten beim epileptischen Anfall erbrochen, wenn sie sich vorher den Magen vollgeschlagen hatte. Auch diesmal hatte sie kurz vorher gegessen. Die Sektion hatte zudem nicht völlig geklärte, aber sehr deutliche alte Gehirnveränderungen ergeben, so daß die Epilepsie auch als symptomatische aufgefaßt werden konnte. Unter dengegebenen Umständen sah das Gericht im vorliegenden Falle den Kausalzusammenhang als nicht genügend gesichert an [1].

Abb. 96. Druckstauungsblutung nach Verschüttung (nach SCHRADER, Handwörterbuch der gerichtlichen Medizin S. 826, Abb. 8).

γ) Tod durch Glottisödem nach Verletzung.

Durch stumpfe Gewalt entstandene Verletzungen des Gesichts können unter Umständen bei sekundärer Infektion zu einem kollateralen Ödem des Kehlkopfeingangs führen und auf diese Weise einen Erstickungstod herbeiführen. Auch können Oberkieferbrüche infolge Verletzung der Oberkieferhöhle ein Gasemphysem des Rachens mit den gleichen Folgen veranlassen (ALUSTIZA).

δ) Erstickung infolge Thoraxkompression.

Wird der Thorax gewaltsam in seinen Exkursionen erheblich behindert und dauert diese Behinderung längere Zeit an, so genügt dies unter Umständen, um einen Erstickungstod herbeizuführen. Derartiges beobachtet man z. B., wenn sich bei einer Panik Menschen ansammeln und an Ausgängen drängen; hierbei wird der Thorax von schwächeren Personen oder Kindern unter Umständen so eingeengt, daß sie ersticken. Wird jemand verschüttet und kommt dabei auf den Thorax eine so schwere Last zu liegen, daß die Atmung schwer behindert ist, so kann ein Erstickungstod auch dann eintreten, wenn die Atemöffnungen freilagen.

Bei einem Kraftwagenunfall wurde, bevor der Wagen umkippte, ein junges Mädchen herausgeschleudert. Die Karosserie des Wagens lag auf ihrem Thorax. Es dauerte etwa 10 min, bis es den anderen Insassen des Wagens gelungen war, durch Ansatz eines provi-

---

[1] In jüngster Zeit haben wir einen Aspirationstod im epileptischen Anfall auch bei *genuiner* Epilepsie beobachtet, nachdem der Kranke sich vorher den Magen vollgeschlagen hatte (Sekt.-Nr. 14/53).

sorisch hergestellten Hebebaumes die Karosserie anzuheben. Inzwischen war das Mädchen erstickt. Einer der Mitfahrer, der Arzt war, mußte unfreiwillig die Stadien des Erstickens bei dem Mädchen beobachten.

Bei Leichen von Personen, die auf diese Weise ums Leben gekommen sind, findet man äußerlich neben sonstigen Petechien mitunter streifenförmige Blutungen am Rumpf (sog. *Druckstauungsblutungen*, Abb. 96) und bei der inneren Untersuchung besonders zahlreiche und ausgedehnte Blutungen unter den serösen Häuten, und zwar auch außerhalb der Brusthöhle (SCHRADER). Die bei Verschüttung auftretenden sonstigen Hautveränderungen sind im Abschnitt stumpfe Gewalt, S. 297, beschrieben worden.

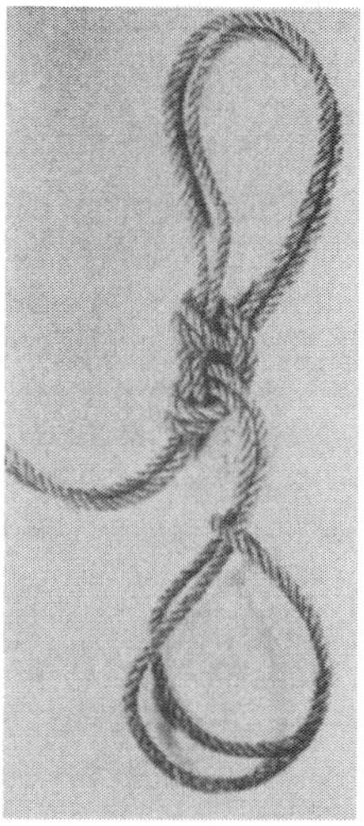

ε) Erstickung infolge Strangulation.

Eine Umschnürung des Halses (Strangulation) führt gleichfalls zum Erstickungstode. Erfolgt die Strangulation dadurch, daß sich jemand eine Schlinge um den Hals legt und durch sein eigenes Körpergewicht ein Zuziehen der Schlinge herbeiführt, so spricht man von *Erhängen*; wird ein Strangwerkzeug um den Hals gelegt und gewaltsam (meist von fremder Hand) zugezogen, so nennt man dies *Erdrosseln*; wird der Hals durch die Hand komprimiert, so spricht man von *Erwürgen* (franz. strangulation à la main).

Erhängen.

Allgemeines.

Das Erhängen (normalerweise Selbstmord) geht so vor sich, daß der Betreffende sich ein Strangwerkzeug um den Hals legt; als Strangwerkzeuge werden meist Stricke benutzt, sie können in sog. laufender Schlinge mit oder ohne Knoten um den Hals gelegt werden, doch werden auch Riemen oder Tücher als Strang-

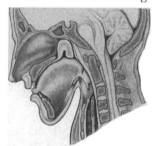

Abb. 97. Dieser Knoten des Strangwerkzeuges kann nur *vor* Belastung des Strickes geknüpft worden sein. [Nach KLAUER, Dtsch. Z. gerichtl. Med. **20**, 376 (1933).]

werkzeuge benutzt. Das Strangwerkzeug wird dann, nachdem der Betreffende sich auf einer Erhöhung (Stuhl, Tisch usw.) aufgestellt hat, am Aufhängepunkt angeknotet. Danach läßt sich der Betreffende fallen, so daß die Schlinge durch sein Körpergewicht zugezogen wird. Es wird umgekehrt auch so vorgegangen, daß zunächst das Strangwerkzeug am Aufhängepunkt festgemacht wird und daß dann erst der Betreffende die Schlinge knotet, diese um den Hals legt und sich dann fallen läßt. Ist das Strangwerkzeug so kurz, daß es bei der späteren Rekonstruktion des Vorgangs gar nicht möglich ist, die Schlinge aufzumachen und über den Kopf zurückzustreifen, so muß der Betreffende, sofern es sich überhaupt um einen Selbstmord handelt, sich die Schlinge zuerst um den Hals gelegt und sie dann am Aufhängepunkt

Abb. 98. Sagittalschnitt durch den Kopf eines Erhängten; das Zungenbein ist durch das Strangwerkzeug nach oben und hinten gedrückt worden; der Zungengrund liegt der hinteren Rachenwand an und verhindert die Luftzufuhr. (Nach F. REUTER, Lehrbuch der gerichtlichen Medizin, S. 335. Berlin u. Wien 1933.)

befestigt haben. Auch kann man gegebenenfalls an der Art des Knotens erkennen, ob er vor oder nach Belastung des Strickes geknüpft wurde (Abb. 97).

Sobald jemand in der Schlinge hängt, rutscht das Strangwerkzeug nach oben bis in die Gegend unter dem Kinn. Das Zungenbein wird nach hinten geschoben und der Zungengrund legt sich fest gegen die hintere Rachenwand

an. Hierdurch wird die Luftzufuhr unterbunden (Abb. 98). Doch spielt ein weiterer
sehr wesentlicher Mechanismus eine Rolle beim Zustandekommen des Todes. Das
Strangwerkzeug komprimiert nicht nur die Aa. carotides, sondern auch die beiden
zwischen Schädelbasis und Epistropheus freiliegenden und daher der Kompression zugänglichen Aa. vertebrales. Versuche haben gezeigt, daß es bei Erhängten
tatsächlich nicht möglich ist, Flüssigkeit von diesen Arterien aus in das Gehirn
zu injizieren. Die Folge dieser Drosselung ist eine Ischämie des Gehirns, die
nach den bisherigen Anschauungen eine sofortige Bewußtlosigkeit hervorruft.
Dieser Auffassung steht allerdings die Beobachtung von OPITZ gegenüber, nach
der beim sog. Manschettenversuch das Bewußtsein erst nach 8—12 sec schwindet.
Der Versuch wurde so durchgeführt, daß die Halsgefäße durch eine Blutdruckmanschette gedrosselt wurden, in die plötzlich ein Druck von 250 mm Hg eingeblasen wurde. Auch bei einem Selbstversuch durch kurzfristiges Aufhängen,
der von OPITZ zitiert wird, wurde über erhebliche Schmerzen und von einem
Schleier vor den Augen berichtet. Die subjektiven Angaben von Geretteten
über einen sofortigen Bewußtseinsschwund könnten durch das Auftreten einer
retrograden Amnesie zu erklären sein. Personen, die Zeugen von Justifikationen
durch Erhängen waren, haben andererseits berichtet, daß der Kopf sofort nach
vornüberfällt. Es mag hinzukommen, daß auch eine unmittelbare Reizung
des Carotissinus bzw. des N. vagus zu reflexbedingten schweren Zirkulationsstörungen führt, die im Manschettenversuch nicht so ausgeprägt sind. Im Volksmund gilt jedenfalls der Erhängungstod als ein zwar keineswegs ehrenvoller,
aber schmerzloser Tod. Wie die Erfahrung gezeigt hat, kommt ein Tracheo-
tomierter, der sich so aufhängt, daß das Strangwerkzeug oberhalb der Kanüle
liegt, der also noch atmen kann, genau auf die gleiche Weise ums Leben, wie
jeder andere. Es ist bekannt, daß eine einseitige Unterbindung der A. carotis
zwar manchmal vertragen wird, daß aber andere Menschen, je nach dem Grade
der Anastomosen zwischen den Hirnhälften entweder schwere Schäden erleiden
oder auch ums Leben kommen. Wir wissen auch, daß bei zufälligem Aufhängen
Kompression nur einer A. carotis mitunter schon ausreicht, um den Tod herbeizuführen, auch wenn diese einseitige Strangulation die Atmung durchaus noch
ermöglicht (Schrifttum s. G. STRASSMANN, SCHRADER).

Auf einer Gletscherwanderung fiel ein Wanderer in eine Gletscherspalte und blieb hier
im Sicherungsseil hängen. Das Seil, das er schräg um die Brust getragen hatte, komprimierte
eine Seite des Halses. Man sah nachher eine halbseitige ausgebildete Strangmarke. Der
Verunglückte gab zunächst Lebenszeichen von sich, er konnte auch noch rufen, dann wurde
er still. Als man ihn nach etwa 10 min heraufgeholt hatte, war er tot. Da in der Gletscherspalte eine Temperatur von etwa +3° C herrschte und der Betreffende entsprechend angezogen war, kam ein Erfrierungstod nicht in Frage. Etwas Ähnliches berichtete KRAULAND.

Der Ablauf des Erhängungstodes entspricht dem, was sonst über den Erstickungstod bekannt ist, mit der Abweichung, daß der Betreffende schnell
bewußtlos wird, so daß der Kopf vornüberfällt. Personen, die Justifikationen
durch den Strang beiwohnten, berichteten, daß manchmal eine schnappende
Atmung zu beobachten und zu hören ist. Das Krampfstadium ist meist recht
unauffällig, so daß nur ein feinschlägiges Zittern der Gliedmaßen beobachtet
wird. In anderen Fällen traten die Krämpfe aber auch sehr deutlich hervor.
Vielfach geht blutiger Speichel ab. Das Stadium der Apnoe und das Stadium
der terminalen Atembewegungen soll meist ausgebildet sein. Das Herz kann
nach Aufhören der terminalen Atmung noch recht lange schlagen (10—15 min),
der Puls ist, wahrscheinlich infolge Vagusreizung, langsam und ziemlich kräftig.
Reflektorischer Spermaerguß wird nur selten gesehen (HABERDA, KALLE).

Wenn ein Aufgehängter nach kürzerer Zeit (10—15 min) befreit wird, oder
wenn das Strangwerkzeug reißt, dann ist es möglich, daß er zum Leben zurück-

kehrt oder zurückgebracht werden kann. Die überstandene Anoxämie des Gehirns hinterläßt sehr häufig klinisch wahrnehmbare neurologische Ausfälle, einmal traten sie in Gestalt einer völligen Areflexie auf, die sich jedoch wieder zurückbildete (JAHN und Mitarbeiter). Es besteht häufig eine retrograde Amnesie, die sich zum ausgesprochenen KORSAKOFFschen Symptomenkomplex für längere Zeit ausbilden kann. Die typischen Spätfolgen sind symmetrisch gelegene Erweichungsherde im Corpus striatum mit entsprechenden klinischen Erscheinungen. Die Gefahr eines Zurückbleibens neurologischer Ausfälle ist um so größer, je länger der Betreffende sich im Strangwerkzeug befand. Würde man das Gehirn in solchen Fällen mikroskopieren können (dies ist praktisch nur höchst selten der Fall), so wären an den Ganglienzellen und Gefäßen Veränderungen zu erwarten, wie wir sie aus den Forschungen über die Hypoxämie bei Höhenkrankheiten kennen. Somatisch sind Reste der Strangfurche und conjunctivale Blutungen noch 1—2 Wochen zu erkennen (SCHRADER).

Aus dem letzten Jahrzehnt sind nur verhältnismäßig wenig einschlägige Beobachtungen bekanntgeworden. So wurde ein Erhängter nach 15 min aus dem Strangwerkzeug befreit. Er war 8 Std bewußtlos, dann traten epileptische Krämpfe auf, er starb 70 Std nach der Suspension. Anatomisch fand sich eine Hyperämie der Pia und eine Hirnschwellung, mikroskopisch wurden Verödungen in der Hirnrinde und in den Stammganglien nachgewiesen, zum Teil nach Art der fleckförmigen Erbleichung. Die hauptsächlichsten Veränderungen betrafen das Corpus striatum. In den verödeten Bezirken waren auch die Gliazellen zugrunde gegangen (FURUKAWA). In einem anderen Falle — es handelte sich hier um eine Erdrosselung — starb der Geschädigte nach 9 Tagen. Die Drosselung hatte 20 sec angehalten. Klinisch fiel eine zunehmende Bewußtseinstrübung auf, es entwickelte sich schließlich das Bild einer Chorea. Anatomisch fanden sich symmetrische Nekrosen in den Stammknoten wie bei einer CO-Vergiftung (GAMPER). Bei einer Suspendierten, die nach 10 min abgeschnitten wurde und nach künstlicher Atmung wieder zum Leben kam, entstand einige Zeit danach ein einseitiges Ödem des weichen Gaumens. Es wurden Blutungen in den Stimmlippen festgestellt, der linke Kopfnicker war eingerissen (KINDLER).

Unabhängig davon, ob ein Suspendierter im Augenblick der Suspension völlig bewußtlos wird oder ob einige Sekunden bis dahin vergehen, geht die allgemeine Meinung dahin, daß eine *Handlungsfähigkeit* nicht mehr in Frage kommt. Auch wenn der Strick reißt, pflegt der Herabfallende schon handlungsunfähig zu sein. Doch gibt es Ausnahmen. So konnte ein Mann, der sich aufhängen wollte und bei dem die Schnur riß, wieder aufstehen, nach Hilfe suchen, 200 m gehen und leise sprechen. Er starb nach 10—20 min; bei der Sektion stellte sich heraus, daß er durch die Strangulation außergewöhnliche Verletzungen erlitten hatte (Intimarisse in beiden Halsschlagadern, Abriß der Luftröhre). Unmittelbare Todesursache war die Blutaspiration (WÖLKART).

Gerichtsmedizinische Untersuchung von Erhängten.

Wird ein Arzt zu einem Erhängten gerufen und befindet er sich noch in der Schlinge, so wird seine erste Maßnahme dahingehen festzustellen, ob vielleicht noch Leben in ihm ist. Kommt dies in Frage, so wird er dafür sorgen, daß der Betreffende so schnell wie möglich aus der Schlinge befreit wird, er wird Wiederbelebungsversuche anstellen und Herz- und Kreislaufmittel geben. Besteht die Möglichkeit einer Sauerstoffbeatmung, so ist ein Zusatz von CO_2 zum Sauerstoff zweckmäßig, auch wird eine intravenöse Injektion von Nitriten empfohlen. Ärztliches Handeln muß in solchen Fällen vor kriminalistischen Gesichtspunkten den Vorrang haben (FREZ).

Stellt aber der Arzt beim Betreten des Tatortes fest, daß der Suspendierte kalt ist und daß Totenflecke vorhanden sind, so ist es in keiner Weise sinnvoll, ihn sofort aus dem Strangwerkzeug zu befreien. Nunmehr müssen gerichtsmedizinische und kriminalistische Gesichtspunkte den Vorrang haben. Der

Arzt hat die Pflicht, sich ebenso zu verhalten, als wenn er zu einem Tatort geholt wird. Er wird sich den Suspendierten und die Umgebung in Ruhe ansehen, am besten in Zusammenarbeit mit der hinzugeholten Polizei. Er wird sein Augenmerk darauf richten, ob der Suspendierte überhaupt von sich aus in diese Stellung gelangen konnte. Er wird sich den Aufhängepunkt gemeinsam mit dem Polizeibeamten nach später zu erörternden Gesichtspunkten anschauen (s. unten S. 414). Er wird den Hals des Toten daraufhin betrachten, ob außer dem Strangulationseindruck noch andere Verletzungen vorhanden sind. Dann erst wird man die Leiche abnehmen. Hierbei ist es aber besonders wichtig zu erreichen, daß die Längenverhältnisse des Strangwerkzeuges später rekonstruiert werden können und daß die Verknotung erhalten bleibt. Man schneidet die Leiche so ab, daß man das Strangwerkzeug unterhalb des Suspensionspunktes scharf durchtrennt. Dabei ist die Leiche so zu stützen, daß beim Abnehmen keine neuen Verletzungen zustande kommen können. Wenn die Leiche abgelegt ist, darf das Strangwerkzeug nicht ohne weiteres aufgezogen werden. Es ist vielmehr notwendig, daß man unter Schonung aller Verknotungen die um den Hals liegende Schlinge unter Vermeidung der Verletzung der Haut scharf durchschneidet, sie dann vorsichtig abnimmt und dafür sorgt — am besten durch Fixierung mit einem Faden —, daß sie nicht aufgezogen werden kann. Die durchschnittenen Enden sind mit einem Zwirnfaden wieder locker zu befestigen. Auf diese Weise wird erreicht, daß das Strangwerkzeug bei einer späteren Rekonstruktion einwandfrei als Muster dienen kann (Abb. 99). Hat sich

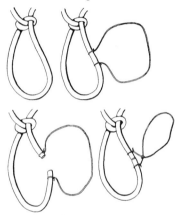

Abb. 99. Zweckmäßiges Vorgehen bei der Durchschneidung und der Wiedervereinigung des Strangwerkzeuges.

ein Verdacht ergeben, daß es sich im vorliegenden Falle nicht um einen Selbstmord handelt, so muß die Polizei, wenn dies irgend möglich ist, den Suspensionspunkt mit dem daran befindlichen Teil des Strangwerkzeuges asservieren. Handelt es sich um einen Baumast, so muß der ganze Ast abgesägt werden. Ist diese Asservierung nicht möglich (z. B. Speicherbalken, Türen usw.), so muß dafür gesorgt werden, daß die Verhältnisse an dieser Stelle durch die Hausbewohner nicht verändert werden können.

Ist bei den Untersuchungen am Tatort (dies ist leider praktisch nicht selten der Fall) unüberlegt verfahren worden, wurde insbesondere das Strangwerkzeug eilig und achtlos irgendwo durchgeschnitten, so muß man versuchen, die ursprüngliche Verknotung zu rekonstruieren. Dabei ist es auch nötig, die Zusammengehörigkeit der durchschnittenen Strickenden festzustellen. Bei Sisalhanf ist dies recht schwer, bei Stricken aus gewöhnlichem Hanf lassen sich die zusammengehörigen Enden meist gut erkennen, auch sind hier Rückschlüsse über die Art der Zertrennung möglich (scharfes oder stumpfes Instrument). Findet man bei einer sonst glatten Schnittfläche ein Bündel kurzer Fransen, so spricht das dafür, daß der Strick beim Zerschneiden noch unter Zug stand, daß die Leiche also noch hing, als man das Strangwerkzeug durchtrennte (KLAUER).

Bei der äußeren Besichtigung des Suspendierten wird auffallen, daß sich die *Totenflecke* besonders intensiv an den unteren Gliedmaßen ausgebildet haben. War dies nicht der Fall, so ist dies ein Zeichen dafür, daß der Verstorbene nicht lange hing, sondern aus der Schlinge befreit wurde, bevor die Totenflecke entstanden waren. Wie immer bei Erstickten wird man auch hier darauf achten, ob *Sperma* abgegangen ist oder ob etwa noch Reste einer Erektion erkannt werden können. In den Augenbindehäuten wird man häufig *conjunctivale Blutungen* feststellen können. Das Gesicht ist blaurot und gedunsen. In seltenen

Fällen kann es bei der Suspension *aus den Ohren bluten*. Es kommt vor, daß beim Erhängungsvorgang die Trommelfelle infolge Erhöhung des Luftdrucks beim Abschluß der Luft durch den Zungengrund rupturieren, doch kann es gelegentlich aus den Ohren auch bluten, wenn die Trommelfelle unverletzt bleiben (PONSOLD, LORENZ); die Blutungen kommen offenbar ebenso zustande wie die conjunctivalen Blutungen (Stauungen und Blutdruckerhöhung).

Besondere Aufmerksamkeit wird die Untersuchung der *Strangmarke* beanspruchen. Das Strangwerkzeug schnürt bei der Suspension die Haut ein. Die Oberhaut wird zum Teil geschürft, sie trocknet an dieser Stelle ein. Auf diese Weise entsteht die sog. Strangmarke. Ihr Verlauf zeigt an, in welcher Weise das Strangwerkzeug um den Hals geschlungen war.

Die Strangmarke wird um so deutlicher zum Ausdruck kommen, je intensiver das Werkzeug auf den Hals einwirkte. Wurde ein *weiches Strangwerkzeug*

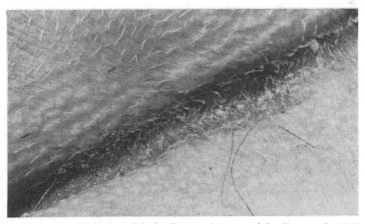

Abb. 100. Andeutung eines Fischgrätenreliefs des Strangwerkzeuges auf der Strangmarke (Sekt.-Nr. 46/50).

benutzt, z. B. ein weiches Tuch, so entsteht eine breite, wenig einschneidende Strangfurche; da das weiche Tuch die Oberhaut nicht zum Abschürfen bringt, wird eine Eintrocknung entweder nicht eintreten oder nur angedeutet sein, insbesondere dann, wenn der Betreffende bald nach dem Aufhängen abgeschnitten wurde. In solchen Fällen kann es Schwierigkeiten machen, überhaupt eine Strangmarke zu erkennen, eine Fragestellung, die in Japan häufiger an den Arzt herantritt, weil die Suspensionen hier vielfach unter Benutzung von weichen Tüchern vor sich gehen.

Es ist von japanischer Seite eine Färbereaktion angegeben, bei deren Anwendung sich das Bindegewebe nur an den gedrückten Stellen mit einer Pikroindigocarminlösung färbt, nicht aber an den nichtgedrückten Stellen. Eine andere Färbetechnik soll erreichen, daß das Gewebe im Bereiche der Strangfurche von einer Gerbsäure-Wasserblaulösung nur schwach, an anderen Stellen jedoch deutlich gefärbt wird. Nachprüfungen über die praktische Brauchbarkeit in der Methode stehen noch aus. In Tierversuchen ist allerdings festgestellt worden, daß Strangfurchen an Kaninchenleichen noch 45 Tage nach dem Tode nachgewiesen werden konnten, bei Aufenthalt in fließendem Wasser von 18° C blieb die Reaktion noch eine Woche lang positiv (KUROIWA und OGATA, hier Technik).

Strangfurchen dürfen nicht mit Aussparungen von Totenflecken im Bereiche der Halsfalten verwechselt werden. Auch ist gelegentlich der Abdruck des Kragens oder des Kleidersaumes am Halse einer durch Fäulnisgase aufgetriebenen Leiche als Strang- oder Drosselmarke verkannt worden.

An der ausgebildeten Strangfurche, an deren Oberfläche, wie schon erwähnt, die Oberhaut vielfach abgeschürft und seidenpapierartig zusammengeknittert

ist, kann man vielfach einen Abdruck des Musters des Strangwerkzeuges erkennen
(Abb. 100). Auch die Verknotungen oder sonstige Unregelmäßigkeiten zeichnen
sich meist deutlich an der Strangmarke ab (Abb. 101). Man wird nicht vergessen, ihre Breite festzustellen, und zwar an verschiedenen Stellen, und man

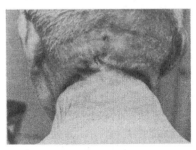

wird auch nicht versäumen zu notieren, an
welchen Stellen sie tiefer liegen als das Niveau
der übrigen Haut und die Tiefe durch Messung zu registrieren.

Die Strangmarke hat beim Erhängten
einen *typischen Verlauf*. Sie liegt dicht unterhalb des Kinnes und steigt nach hinten an.
Da das Strangwerkzeug hinten meist der Haut
nicht fest anliegt, wird sie hier an Intensität
geringer oder hört auch völlig auf. Nicht immer
braucht die Schlinge hinten zugezogen zu sein.

Abb. 101. Abzeichnung des Knotens des Strangwerkzeuges am Nacken eines Erhängten
(Sekt.-Nr. 46/50).

Sie kann auch seitlich oder vorn liegen, dies
prägt sich an der Strangmarke deutlich aus
(atypischer Verlauf, Abb. 102). Man erkennt
auch, ob das Strangwerkzeug nur einmal oder zweimal um den Hals geschlungen
war (doppelte Strangmarke). Auch komplizierte Umschlingungen markieren sich
an der Strangmarke deutlich. Es kommt auch vor, daß das Strangwerkzeug vorne

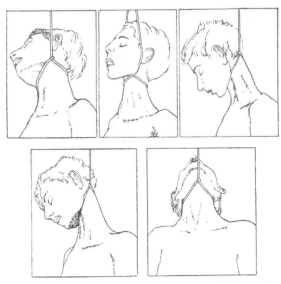

zugezogen ist, so daß man
in der Gegend des Kinnes
einen Abdruck des Knotens
oder der laufenden Schlinge wahrnehmen kann. Die
Stelle   des   tiefsten   Ein-
schneidens   bei   symmetrischer Stranglage liegt meist
(in 89%) dem Knotenein-
druck gegenüber, bei asymmetrischer   Stranglage   ist
dies weniger häufig der Fall
(ROTHHAUPT).

Bei der *Sektion* der Leiche finden sich die schon
referierten,   im   einzelnen
nicht sehr spezifischen Erscheinungen des Erstickungstodes (flüssiges Blut im Herzen und in den großen Ge-
fäßen, Blutungen unter den
serösen Häuten der Brust-

Abb. 102. Atypische Lage des Stranges (nach F. REUTER).

höhle, Hyperämie der Leber, Ischämie der Milz, keineswegs konstant, bei
älteren Leichen nicht mehr nachweisbar). Das Gehirn ist meist nicht sonderlich
hyperämisch.

Besondere Aufmerksamkeit wird man der Beschaffenheit der Halsorgane
im Bereiche der Strangmarke widmen. Beim typischen Erhängungstod findet
man makroskopisch im Bereiche der Strangmarke unter der Haut *keine vitale
Reaktion* in Gestalt von Blutungen oder anderen Veränderungen. Dies erklärt sich dadurch, daß das Strangwerkzeug die Gefäße drosselt, so daß aus
ihnen nicht Blut heraustreten kann. Nur wenn der Betreffende bald nach der

Suspension abgeschnitten wurde und an der Leiche mit einem gewissen Teilerfolg Wiederbelebungsversuche gemacht wurden, kann man im Bereiche der Strangmarke unter der Haut Blutungen wahrnehmen; Blutungen pflegen überdies normalerweise bei doppelter Halsumschlingung zwischen den Strangmarken zustandezukommen; sie sind dann ein wichtiges vitales Zeichen, wenn sie außerhalb der Hypostase liegen. Bei älteren Leuten kann man gelegentlich Blutungen am Zungenbein und am Kehlkopf vorfinden.

Es kommt vor, daß der plötzlich eintretende Druck des Strangwerkzeugs eine *Fraktur* der Zungenbeinhörner und der Hörner des Schildknorpels veranlaßt. Es mag, sofern man die Möglichkeit dazu hat, zweckmäßig sein, das Vorhandensein dieser Fraktur röntgenologisch festzustellen (GLAISTER). In den Frakturstellen findet man bei sorgfältiger Präparation kleine Blutungen, auch rupturiert mitunter die Intima der Carotiden, so daß querliegende kleine Intimarisse zustande kommen. Es besteht der Eindruck, daß das Vorkommen dieser Veränderungen in den Lehrbüchern etwas zu sehr in den Vordergrund geschoben wird. Diese Veränderungen sind studiert worden bei Justifizierten, die gewöhnlich ziemlich weit in die Tiefe fallen, so daß das Zuziehen der Schlinge eine erhebliche Gewalt veranlaßt. Hängt sich jemand mit einer gewissen Vorsicht selbst auf, indem er langsam von einem Stuhl heruntertritt und hat hierbei das Strangwerkzeug nur verhältnismäßig wenig Spielraum, so beobachtet man keine Verletzungen.

Es ist mir aufgefallen, daß Ärzte, die sonst wenig Gelegenheit haben, Erhängte zu sehen, immer sehr erstaunt sind, wenn die in den Lehrbüchern hervorgehobenen Verletzungen (Intimarisse, Zungenbeinfrakturen, Kehlkopfverletzungen) nachher nicht vorhanden sind. Es entspricht jedenfalls der Regel, daß diese Verletzungen, ebenso wie grobe Zeichen einer vitalen Reaktion im Bereiche der Strangmarke beim landläufigen Selbstmord durch Erhängen zu den Seltenheiten zu zählen pflegen.

Sehr selten ist auch ein Abriß des Dens epistropheos mit Kompression des Halsmarkes. Die Verletzung kommt wohl nur dann zustande, wenn der Betreffende sich mit dem Strangwerkzeug aus erheblicher Höhe abstürzte oder etwa bei der Justifikation abgestürzt wurde; als Ausnahmebefund ist bei recht tiefen Abstürzen auch einmal ein Einschneiden in die Halshaut beobachtet worden, so daß zunächst ein Halsschnitt angenommen wurde (HOLCZABEK).

Besteht Verdacht, daß jemand nach dem Tode aufgehängt wurde, etwa um einen Selbstmord vorzutäuschen, so wird die Frage ausgesprochen wichtig, ob man etwa durch *mikroskopische* Untersuchung eine praktisch brauchbare *vitale Reaktion* der Strangmarke feststellen kann. Die mikroskopische Untersuchung versagt, wie oben erwähnt, praktisch recht häufig. Das Schrifttum über diese Frage ist verhältnismäßig groß. Die einen halten eine Unterscheidung zwischen vitaler und postmortaler Entstehung der Strangulierung für praktisch unmöglich, die andern bejahen diese Möglichkeit, eine weitere Gruppe nimmt eine Mittelstellung ein, in der Art, daß eine vitale Reaktion nur in seltenen Fällen nachgewiesen werden könne.

Die bei postmortalem Aufhängen entstehende Strangmarke sieht im ganzen ebenso aus wie die vital entstandene. Als Zeichen vitaler Reaktion sind gedeutet worden Blutungen in den Lymphknoten oberhalb und unterhalb der Strangfurche, Bläschen im Bereiche der Strangmarke ohne oder mit blutigem und klarem Inhalt, wachsartige Degeneration der Muskulatur im Bereiche der Strangmarke, aber auch darüber und darunter mit vielfacher Verdickung der einzelnen Fasern und mit blasiger Zerklüftung und Invagination der Muskelfasern, Metachromasie der Cutis bei MALLORY-Färbung, spindelförmige Anschwellung der Achsenzylinder der Nerven. Alle diese Zeichen sind jedoch zum mindesten in ihrer Bedeutung umstritten, sie können sämtlich auch nach dem Tode zustande kommen, wie durch

Untersuchungen experimentell belegt wurde. Immerhin möchte ich mich auf den Standpunkt stellen, daß eine Häufung solcher Befunde doch bis zu einem gewissen Grade im Sinne einer vitalen Entstehung der Strangmarke spricht, wenn auch ein einzelnes dieser Zeichen für sich allein keine ausschlaggebende Bedeutung haben dürfte. Bei Leichen von alten Leuten, die sich erhängt haben, findet man nach BERG noch am ehesten Blutungen am Zungenbein und am Kehlkopf. Beide Organe müssen daher genau präpariert werden.

Als sicherer in ihrem Beweiswert pflegt man anzusehen das Vorhandensein von gefüllten Blutgefäßen im Bereiche der Strangmarke bis unter die Haut; sie können nach Formalinfixierung durch eine Behandlung der excidierten Hautpartie mit Alkohol und Xylol schon makroskopisch sichtbar gemacht werden (ZIEMKE, zit. nach SCHRADER). Doch kommt diesen Befunden nur dann eine Bedeutung zu, wenn die fraglichen Stellen mit Sicherheit außerhalb der Hypostase lagen. Findet man bei mikroskopischer Untersuchung gleichfalls außerhalb

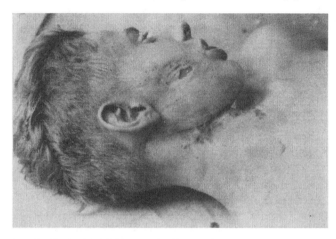

Abb. 103. Schürfung der Wange beim Erhängungsakt durch Reibung an der Baumrinde bei am Baumstamm anliegenden Kopf; Verletzungen am Halse, entstanden durch Hochrutschen des ursprünglich tief angelegten Strangwerkzeuges. Der Vorfall wurde zunächst mit Recht als Mord untersucht (Kripo Mannheim).

der Hypostase am Rande der Strangfurche eine reaktive Hyperämie, so mag man hierin gleichfalls ein gewisses Zeichen für vitale Entstehung sehen können. Bisher unbestritten als vitales Zeichen gilt eine Emulgierung des Fettes in den Fettzellen im Bereiche der Strangmarke. Jedoch ist nur das Vorhandensein dieser Veränderung von Bedeutung, ihr Fehlen spricht nicht gegen die Entstehung der vitalen Strangmarke (ORSÓS, BLUM, ROER und KOOPMANN, ADAMO). Wir fanden in Heidelberg bei unserem allerdings keineswegs großen Material die Emulgierung fast niemals einwandfrei ausgebildet. Auch konnte sie experimentell an Versuchstieren durch Quetschung von Fettgeweben nicht erzeugt werden, wobei es natürlich möglich ist, daß sich tierisches Fettgewebe nach dieser Richtung hin anders verhält (HUBALEK). Beim schnellen Eintreten des Todes, also auch beim Erstickungstod, werden die *Phosphatide* aus den Blutspeichern ausgeschüttet, so daß der Phosphatidspiegel erhöht ist. Ist aber die Blutzufuhr zum Kopfe beim Erhängungsvorgang vollkommen gedrosselt, so muß man erwarten, daß der Phosphatidspiegel im Bereich des im Kopfe enthaltenen Blutes nicht erhöht ist (BERG). Sollten diese Reaktionen auch bei etwas älteren Leichen durchführbar und die Unterschiede im Phosphatidgehalt der Blutportionen erheblich sein, so hätte man hier eine praktisch brauchbare Reaktion für den Nachweis der vitalen Erhängung.

Man sollte nicht versäumen, beim Suchen nach vitalen Reaktionen beim Erhängten auch die *Nackenmuskulatur* zu präparieren. Da hier erfahrungsgemäß das Strangwerkzeug nicht so fest anliegt, findet man hier mitunter Blutungen (persönlicher Meinungsaustausch mit MACKINTOSH, Johannesburg).

Nicht ganz selten ergibt die Besichtigung der Leiche eines Erhängten das Vorhandensein von *Verletzungen*. Sie müssen genau beschrieben, am besten photographiert werden. Auf Anzeichen vitaler Reaktion muß man nach den üblichen Richtlinien achten. Es ist unzweifelhaft, daß auch beim Selbstmord durch Erhängen Verletzungen zustande kommen können. Klettert jemand zum Zwecke des Selbstmordes auf einen Baum und läßt sich danach am Stamm heruntergleiten, so erklärt dies das Entstehen von Schürfverletzungen an der Wange (Abb. 103) und anderen Körperteilen. Hängt sich jemand in beengtem Raume, etwa in der Besenkammer oder in einem Klosettraum auf, so kann er sich bei den Erstickungskrämpfen Schürfverletzungen und auch Blutunterlaufungen zuziehen. Die Krämpfe selbst können Lippenbisse und Zungenbisse veranlassen, so daß manchmal aus dem Munde des Erhängten Blut läuft. Hier würde es sich also um eine einwandfreie vitale Reaktion handeln. Man hat manchmal der Frage Beachtung geschenkt, ob die *Zunge* des Erhängten heraus-

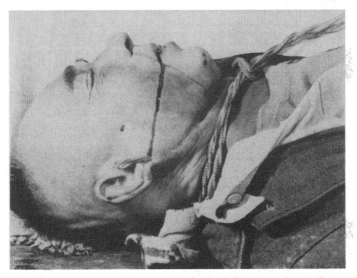

Abb. 104. Verletzung am Kinn und an der Wange, entstanden durch Scheuern an dem zur Suspension benutzten Kabel (Sekt.-Nr. 157/49).

hing oder nicht. Das Verhalten ist hier nach meinen Erfahrungen wechselnd. Meist hängt die Zunge dem Erhängten nicht heraus, eine besondere diagnostische Bedeutung kommt diesem Merkmal nicht zu.

Wenn die Schlinge nach der Seite zugezogen ist, so kann das Streifen der Wange oder des Ohres am Strangwerkzeug Hautabschürfungen veranlassen, liegt sie vorn, so kann das Kinn verletzt werden (Abb. 104). Ist die Schlinge etwas tiefer um den Hals gelegt worden, so rutscht sie nach der Suspension nach oben. Dabei können Schürfverletzungen an der Vorderseite des Halses zustande kommen (Abb. 105).

Es kommt aber auch vor, daß das Strangwerkzeug nicht nach oben rutscht, sondern ausnahmsweise an der Stelle liegenbleibt, an der es um den Hals gelegt wurde. In diesem Fall wird die Strangfurche nicht unter dem Kinn, sondern tiefer liegen, und man kann nur dann verantworten, einen solchen Befund als harmlos anzusehen, wenn man für die Verhinderung des Hochrutschens einen Grund feststellt. So kann das Strangwerkzeug nicht nach oben rutschen, wenn es etwa durch einen Kropf oder bei Männern durch einen vorspringenden Adamsapfel daran gehindert wird. Ist das Strangwerkzeug sehr rauh und daher schlecht gleitfähig, so bleibt es mitunter an dieser Stelle an der Haut bei starker Einschnürung haften und rutscht nicht mehr nach oben. Dadurch wird aber die Haut unterhalb des Strangwerkzeuges bei der Suspension erheblich gedehnt, so daß hier mitunter recht auffällige *Dehnungsstreifen* zustande kommen, die man sich manchmal im ersten Augenblick nicht erklären kann und die den Verdacht erwecken, der Betreffende sei mit der Hand erwürgt worden.

Nicht ganz selten findet man bei der Besichtigung des Tatortes bei Erhängten abnorme und *auffällige Stellungen*. Es ist zunächst einmal festzustellen, daß ein Aufhängen in *offener Schlinge*, die also nicht um den Hals herumgeschlungen wird, durchaus möglich ist. Die dadurch hervorgerufene Kompression der Carotiden genügt, wie schon erwähnt, den Tod herbeizuführen. Es ist auch nicht übermäßig selten, daß der Verstorbene sich mit den Füßen, wenn er aufgefunden wird, noch am Boden befindet, daß er kniet, daß er sitzt, ja sogar daß er liegt. Es ist auch beobachtet worden, daß Liebespaare sich gemeinsam in der gleichen Schlinge mit Erfolg aufgehängt haben (Beispiele s. Abb. 106). Es ist ein Verdienst von SCHWARZACHER, diese Verhältnisse durch exakte Rechnungen geklärt zu haben. Unter Zugrundelegung eines Gefäßinnendruckes von 170 mm Hg genügt eine Zugkraft des Stranges von 3,5 kg, um die Carotiden vollständig zu verschließen. Bei den geschützter liegenden Aa. vertebrales ist eine Zugkraft von 16,6 kg erforderlich. Die Zugwerte, die beim Erhängen in liegender oder kniender Stellung gefunden oder errechnet werden konnten, bewegen sich zwischen 10 und 20 kg.

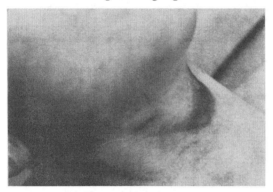

Abb. 105. Abschürfungen am Halse, entstanden durch Hochrutschen des zunächst tief angelegten, Drahtfäden enthaltenden Strangwerkzeuges (Kripo Bremen).

Es kommt immer wieder vor, daß ein Selbstmörder nur zaghaft an die Selbsttötung herangeht oder daß er, wenn er etwa Gefangener ist, gar nicht die Möglichkeit hat, sich freischwebend aufzuhängen. Dies würde auch für den im Bett liegenden Kranken gelten, der sich das Leben nehmen will. Der zögernde Selbstmörder bleibt zunächst auf den Fußspitzen stehen und läßt sich nur sanft in die Knie fallen oder er setzt sich unter Anspannung des Strickes langsam hin; sowie die Zugkraft den Wert von 3—4 kg überschreitet, werden die Carotiden komprimiert, hierdurch wird eine Bewußtlosigkeit herbeigeführt, und der Betreffende hängt der ganzen Schwere nach in der Schlinge. Es war bisher nie beobachtet worden, daß es jemandem gelungen wäre, vom Versuch des Selbstmordes zurückzutreten. Man hat manchmal bei Erhängten Stellungen beobachtet, bei denen die Finger einer Hand in das Strangwerkzeug eingeklemmt waren und bei denen der Betreffende mit den Füßen noch den Boden berührte. Wahrscheinlich hatte er die Absicht, das Strangwerkzeug wieder aufzuziehen, wenn die Prozedur unangenehm wurde. Solche Vorsichtsmaßregeln sind bekanntermaßen nutzlos, der Betreffende wird bewußtlos, ist nicht mehr in der Lage, sich zu befreien, und kommt ums Leben. Sicherlich haben auch manche nur theatralisch gemeinte Selbstmordversuche, die gar nicht zum Tode führen sollten, gegen den Wunsch des Betreffenden doch mit dem Tode geendet.

Neuerdings ist ein Vorfall beschrieben worden, bei dem es einer Schizophrenen gelungen sein könnte, sich von sich aus aus der Schlinge zu befreien, nachdem sie sich an einem ästereichen Baum freischwebend aufgehängt hatte. Stimmen hatten ihr nach ihren Ausführungen den Befehl zum Selbstmord gegeben. Nach der Suspension verspürte sie am Halse so starke Schmerzen, daß sie sich ihren Ausführungen nach mit den Händen wieder hochzog, sich mit den Füßen auf einen Ast stellte und sich aus der Schlinge befreite (A. MAYER). Natürlich

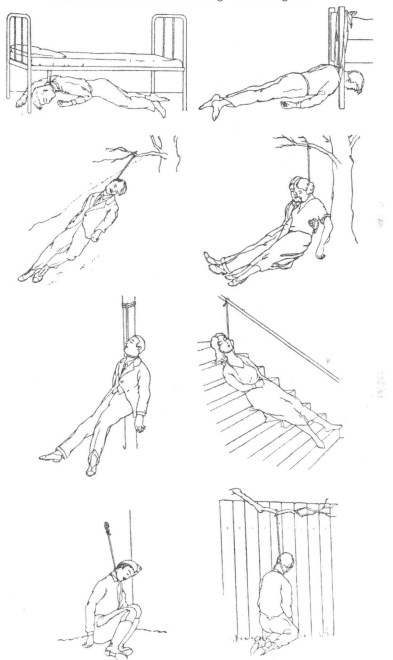

Abb. 106. Atypische Stellungen beim Selbstmord durch Erhängen. (Nach F. REUTER, aus Handwörterbuch der gerichtlichen Medizin, S. 817. Berlin 1940.)

wird man derartige zum mindesten außerordentliche seltene nur unter besonderen Umständen mögliche Ereignisse nicht verallgemeinern dürfen.

Hängt sich jemand im *Liegen* auf, so wird die Strangmarke insofern atypisch verlaufen, als sie in sich geschlossen sein kann und unter Umständen nicht nach oben zu ansteigt.

Eine schwerkranke Frau, die schon öfters Selbstmordideen geäußert hatte, schickte das Pflegepersonal aus dem Zimmer, legte sich einen im Nachttisch bereitgehaltenen Strick in laufender Schlinge um den Hals, knüpfte ihn am Bettpfosten fest und arbeitete sich mit einer gewissen Gewalt im Bett nach dem Fußende zu. Als das Pflegepersonal nach etwa einer Viertelstunde das Zimmer betrat, war die Frau tot. Die Strangmarke war kaum sichtbar, sie lag verhältnismäßig tief, stieg aber in diesem Falle nach hinten oben an (eigene Beobachtung).

Erdrosseln.

Beim Tode durch Erdrosseln wird das Strangwerkzeug horizontal um den Hals gelegt und angezogen. Hierbei entsteht die Drosselmarke, die im großen und ganzen die Eigenschaften der Strangmarke besitzt, aber meist nicht ganz so intensiv ausgebildet ist. Sie verläuft in typischen Fällen horizontal um den Hals, sie liegt nicht unter dem Kinn, sondern kann an jeder Stelle des Halses zustande kommen. Da aber beim Drosseln, wenn das Opfer zu Boden sinkt, mitunter auch nach oben zu gezogen wird, kann unter besonderen Umständen die Drosselmarke auch an einer Stelle ansteigen. Die anatomischen Befunde entsprechen denen des Erhängungstodes, nur mit dem Unterschiede, daß man die Totenflecke nicht gehäuft an den unteren Gliedmaßen vorfinden wird und daß im Bereich der Strangmarke auch makroskopisch sichtbare *vitale Reaktionen* in Gestalt von Blutungen unter der Haut und in der Muskulatur in vielen Fällen aufzufinden sind. Dies liegt daran, daß beim Drosseln nicht immer gleichmäßig angezogen, sondern daß das Drosselwerkzeug auch hin und wieder locker gelassen wird. In der Zwischenzeit können Blutaustritte zustande kommen. Die Blutungen in den Konjunktiven, in der Mundschleimhaut und unter den serösen Häuten sind oft recht intensiv. In der Halsregion findet man zusätzlich auch Blutungen unter der Schilddrüsenkapsel; besonders bei älteren Leuten kann es zu Frakturen des Ringknorpels und auch der Schildknorpel kommen. Dagegen sind Verletzungen der Zungenbeinhörner und des Zungenbeins auch beim Erdrosselungstode selten. Dies gilt auch für Intimarisse. Ich habe sie einmal gesehen, als ein sehr kräftiger Mann unter Anwendung roher Gewalt ein Mädchen mit einem dünnen Riemen erdrosselt hatte.

Gelegentlich können solche vitale Reaktionen auch vollkommen fehlen. Ein Familienvater hatte seine 3 Kinder durch Erdrosseln umgebracht, indem er ihnen nach gutem Zureden im Rahmen eines Familienselbstmordes einen Riemen um den Hals legte, ihn schnell und energisch zuzog und ihn durch Betätigung der Schnalle festlegte. Bei der Leichenöffnung ließen sich weder makroskopisch noch mikroskopisch vitale Reaktionen feststellen. Dem Familienvater selbst gelang die Tötung nicht, so daß er über sein Vorgehen bei der Tat nachher Angaben machen konnte (eigene Beobachtung).

Die klinischen Symptome des Erstickungsvorgangs beim Erdrosseln scheinen nicht sehr auffällig zu sein. Die Täter berichten glaubhaft, das Opfer sei sofort ohnmächtig geworden (Kompression der Carotiden), dann habe es noch etwas mit den Armen geflattert, dann sei es still geworden. Hört der Täter mit dem Drosseln zu früh auf, so kommt es gelegentlich vor, daß das Opfer wieder auflebt und anfängt, heftig zu atmen, so daß der Täter dann von seinem Standpunkt aus gezwungen ist, die Prozedur noch einmal zu wiederholen.

Die Frage eines *Reflextodes* beim Erdrosseln wird bei der Besprechung des Todes durch Erwürgen erörtert werden.

Erwürgen (einschließlich Carotistod).

Ein Würgen kommt dadurch zustande, daß die Gegend des Halses unter Anwendung einer Hand oder beider Hände zusammengedrückt wird. Werden beide Hände benutzt und drückt eine Hand unter Spreizung von Daumen und Zeigefinger etwa von vorn und die andere Hand von hinten her auf die Haut des Halses, so kommt eine Wirkung zustande, die der des Erdrosselns ähnlich sein kann. Es dürfte auf diese Weise gelingen, sowohl die Carotiden zu komprimieren, als auch die Luftzuführung zum mindesten sehr zu erschweren. Doch lehrt die Erfahrung, daß zum Würgen meist nur *eine* Hand benutzt wird, meist die rechte bzw. bei Linkshändern die linke, Ausnahmen kommen vor. Gewöhnlich wird der Daumen auf die linke Halsseite, die übrigen Finger werden auf die rechte Halsseite gesetzt, danach wird zugedrückt. Liegen die Finger auf den Carotiden, so kann die Kompression dieser Gefäße zu einer schnellen Bewußtlosigkeit führen. Werden gleichzeitig der Daumen auf der einen und die Finger auf der anderen Halsseite gegeneinandergedrückt, so wird der Kehlkopf komprimiert, unter Umständen sogar zerdrückt, je nach dem Grade der angewendeten Gewalt.

Beim Eintritt des Erwürgungstodes wirken verschiedene Faktoren zusammen: Drosselung der Blutzufuhr zum Gehirn, Verschluß oder Verengung der Luftwege und schließlich auch eine Reizung der vegetativen Nervenknoten zu beiden Seiten des Halses, insbesondere des Glomus caroticus; sie führt zu Pulsverlangsamung und Blutdruckabfall und mitunter zum plötzlichen Tode (Sekundenherztod). Wenn man von Tierversuchen absieht, hat bei Operationen ein versehentliches Angehen dieser vegetativen Nervenknoten gelegentlich gleichfalls zu einem schnellen Tode geführt. Eine eingehende Darstellung der hier in Betracht kommenden Reflexvorgänge bringt OPITZ.

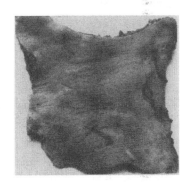

Abb. 107. Fingernagelspuren an der Halshaut eines erwürgten Kindes (Sekt.-Nr. 32/50).

Bei der Untersuchung Erwürgter wird ein genaues Absuchen der Haut des Halses von Wichtigkeit sein. Die Ausübung des Würgegriffes führt zu Kratzern, die in der Hauptsache von den Fingernägeln herrühren, zu subcutanen Blutunterlaufungen, zu Blutungen und Zerreißungen in der oberflächlichen und tiefen Halsmuskulatur und schließlich zu Frakturen im Rahmen des Kehlkopfskeletes, unter Umständen zu einem Bruch des Ringknorpels. Bei brüsker Durchführung des Würgens sind sehr weitgehende Verletzungen dieser Art beschrieben worden (Lehrbücher, MACKINTOSH).

In den meisten Fällen sind jedoch die durch den Würgegriff bedingten anatomischen Veränderungen nicht sehr hochgradig. Man findet vielfach nur Hautkratzer, die nicht die Gestalt eines Fingernagels wiederzugeben brauchen, einige Blutunterlaufungen unter der Haut und in der Muskulatur, manchmal auch Blutungen in der Schilddrüse. Ist mit der rechten Hand gewürgt worden, so pflegt der Druck des Daumens an der linken Halsseite eher eine Blutunterlaufung herbeizuführen, weil der Daumen das Gewebe stärker komprimiert; auf der anderen Seite, auf der sich die 4 Finger mehr oder minder fest in die Haut einkrallen, entstehen Kratzer. Umklammert die Hand eines Erwachsenen den Hals eines Kindes, so können die Finger so weit um das Kind herumgelegt werden, daß die Kratzer auf dem Nacken liegen. Die Kratzer sind manchmal bogenförmig. Sie können die Gestalt des Fingernagels wiedergeben, doch entstehen, wenn die würgende Hand abgleitet, gelegentlich auch lange Kratzer, die kreuz und quer verlaufen (Abb. 107).

Da manchmal beim Würgen auch versucht wird, den Mund zuzuhalten, um ein Schreien zu verhindern, oder auch versucht wird, Mund und Nase zuzuhalten, um die Luftzufuhr auf diese Weise zu erschweren, findet man gelegentlich auch in der Umgebung des Mundes und der Nase Kratzeffekte und Blutungen.

Oberflächliche Excoriationen werden mitunter erst sichtbar, wenn sie eingetrocknet sind (s. Abschnitt Leichenerscheinungen, S. 27 f.). So kann es, wie die Erfahrung zeigt, durchaus vorkommen, daß demjenigen Arzt, der die Leiche gleich nach dem Tode sieht, nichts besonderes auffällt, während der Arzt, der 12 oder 24 Std danach untersucht, die Kratzer am Halse oder in der Mundgegend ohne weiteres entdeckt. Dies hat mitunter zu Vorwürfen gegen den erstuntersuchenden Arzt seitens der Justizbehörden geführt, die nicht immer in vollem Maße berechtigt waren.

Sehr wichtig ist die Feststellung einer vitalen Reaktion im Bereiche dieser Hautvertrocknungen in Gestalt von mitunter nur mikroskopisch wahrnehmbaren Blutungen. Das Fehlen einer derartigen vitalen Reaktion spricht aber, wie hervorgehoben werden muß, nicht gegen eine vitale Entstehung. Bei Verletzungen in der Agone kommt es vor, daß vitale Reaktionen nicht mehr zustande kommen. Der vorsichtige Gutachter muß aber bei Beurteilung von Hautvertrocknungen am Halse an die Möglichkeit denken, daß Unberufene, die die Leiche zuerst vorfanden, Verletzungen gesetzt haben könnten, z. B. beim Aufmachen des Kragens und der Kleidung. Es wird daher wichtig sein, genaue Ermittlungen darüber zu veranlassen, wer die Leiche zuerst gesehen hat und ob bei dieser Gelegenheit Veränderungen vorgenommen wurden.

Die Präparation der Halsorgane auf das Vorhandensein von Blutungen und Zerreißungen muß sehr sorgfältig erfolgen, indem man Schicht um Schicht untersucht, die präparierte Schicht durchschneidet und dann die nächste freilegt. Das Platysma darf nicht mit der äußeren Hautdecke abgezogen, sondern muß besonders präpariert werden. Diese an sich nicht ungeläufige Sektionstechnik ist neuerdings von südafrikanischer Seite besonders empfohlen worden (Prinsloo und Gordon). Da beim Erstickungstod die Halsvenen gestaut zu sein pflegen, ist es nicht angängig, die Halsmuskulatur zu präparieren, solange sich das Gehirn noch im Kopfe befindet. Es ist zunächst notwendig, die Kopfhöhle zu öffnen, das Gehirn zu entfernen und durch Tieflage des Kopfes zu bewirken, daß das Blut aus den Halsgefäßen abfließt (sog. *künstliche Blutleere* des Halses nach Walcher). Unterläßt man diese Vorsichtsmaßregel, so entsteht infolge Eröffnung der gestauten Venen im Halsgebiet eine postmortale Blutung nach der anderen. Die Übersicht wird auf diese Weise erheblich erschwert (Unterscheidung zwischen postmortaler und vitaler Blutung s. Abschnitt vitale Reaktion S. 248). Sind Blutungen trotz aller Vorsicht entstanden, so ist es zweckmäßig sofort zu prüfen, ob sie sich mit einem Schwamm auswaschen lassen. Dieser Umstand spricht für postmortale Entstehung.

Nach Präparation der Halsorgane versäume man bei angeblich gewürgten Kindern, aber auch bei Erwachsenen nicht, die *Nackenmuskulatur* zu präparieren. Bei Würgegriffen von hinten her ruht die Kraft des Daumens auf dem Nacken. Wir haben in Fällen, in denen sonst keine Würgespuren nachzuweisen waren, gerade in der Nackenmuskulatur Blutungen vorgefunden. Da die Nackenmuskulatur meist im Bereich der Hypostase liegt, ist bei Verwertung derartiger Befunde eine besonders kritische Beurteilung ihrer vitalen Entstehung erforderlich.

Bei der Untersuchung der inneren Organe von Erwürgten fällt entsprechend der langsameren Erstickung häufiger ein hämorrhagisches Lungenödem auf.

Es könnte möglich sein, daß wiederholtes Würgen zur Entstehung eines Erweichungsherdes im Gehirn führt, wie uns von Mackintosh schriftlich mitgeteilt wurde. Wir selbst haben einmal nach heftigem Würgen mit Bewußtlosigkeit eine Erweichungshöhle gesehen, mußten uns aber nachher durch histologische Untersuchungen überzeugen, daß sie zeitlich vor dem Würgegriff bestanden haben mußte und nach dem Zustand der Gefäße arteriosklerotisch bedingt war.

Man hört nicht selten von einem einschlägig Beschuldigten die Angabe, das Opfer sei schon bei einem einmaligen festen Zudrücken zu beiden Seiten des Halses umgefallen und tot gewesen. Eingehende Sammeluntersuchungen (LOCHTE, SIMPSON) sprechen für die Möglichkeit eines solchen Ereignisses. Wir wissen, daß eine Reizung der vegetativen Fasern in der Gegend des Carotissinus einen plötzlichen Reflextod veranlassen kann (s. S. 219). Im Tierexperiment läßt sich dies bei elektrischer Reizung anschaulich machen. Bei Würgeversuchen an Versuchstieren (Kaninchen) ist es allerdings nicht gelungen, den Tod herbeizuführen. Aber die Verhältnisse beim Tier lassen sich nicht ohne weiteres auf den Menschen übertragen.

Daß eine einmalige kurze Gewaltanwendung auf die Gegend des Carotissinus einen plötzlichen Zusammenbruch herbeiführen kann, wissen wir aus Boxverletzungen, auch spricht dafür folgender Vorfall unseres Materials: Ein Mann hatte Zwistigkeiten mit seiner hochschwangeren Frau. Er wollte eine andere Frau heiraten. Als beide streitend einen Bach entlanggingen, versetzte ihr der Mann im Zorne nach seinem eigenen Eingeständnis mit der Kleinfingerkante der rechten Hand einen Schlag in die rechte Halsgegend. Die Frau sackte sofort zusammen, lag ohnmächtig da und kam erst nach einigen Minuten wieder auf die Beine. Die spätere Untersuchung ergab einen streifenförmigen subcutanen Bluterguß, genau in der Gegend des Carotissinus. Weitere Beispiele mit tödlichem Ausgang bringt K. SIMPSON. Tumoren im Bereich des Carotissinus führen zu sog. Carotissinussyndrom, nämlich zu Anfällen von Bewußtseinsstörung mit vorangegangenen Sehstörungen und Pulsverlangsamung (MC SWAIN u. a., hier Schrifttum).

Aus diesen Erfahrungen heraus wird man die Möglichkeit zugeben müssen, daß es in Ausnahmefällen möglich ist, daß ein Opfer tot zusammenfällt, wenn an beiden Seiten durch die würgende Hand durch einen einzigen festen Zugriff die Gegend des Carotissinus auf beiden Seiten gereizt wird. Es ist vielfach in der Literatur berichtet worden, daß eine bestehende Schwangerschaft die Reflexbereitschaft erhöht. Trotzdem dürfte es, wie auch im oben zitierten Falle, vielfach gelingen, wenigstens kleine, mikroskopisch nachweisbare Blutungen in der entsprechenden Gegend aufzufinden, wenn man zweckentsprechend seziert und genau mikroskopisch untersucht. Findet man ausnahmsweise keine Blutungen, so wird man allerdings die Möglichkeit des oben zitierten Vorkommnisses (Eintritt des Todes bei einem einzigen festen Griff um den Hals) zugeben müssen. Trotzdem besteht in solchen Fällen Kausalzusammenhang zwischen dem Griff an den Hals und dem Tode, doch wird die Darlegung der einschlägigen Verhältnisse im Gutachten sicherlich auf das Strafmaß einen gewissen Einfluß ausüben. Manchmal wird ein Tötungsvorsatz dann nicht angenommen werden. Sind aber zahlreiche Blutungen oder gar Zerreißungen in der Muskulatur nachzuweisen, so spricht dies gegen das Vorliegen eines Reflextodes.

4. Unterscheidung zwischen Selbstmord, Unglücksfall und Mord.

Erwürgen.

Aus praktischen Gründen mag diese Frage erst für das *Erwürgen* erörtert werden.

Bei einem Tode durch Erwürgen wird es sich wohl immer um eine Tötung von fremder Hand handeln. Man kann sich vorstellen, daß etwa ein Geisteskranker sich so lange würgt, bis er infolge Kompression der Carotiden und Ischämie des Gehirns bewußtlos wird. Spätestens aber zu dieser Zeit muß die würgende Hand den Hals loslassen, so daß der Selbstmordversuch nicht bis zum Enderfolg durchgeführt werden kann. Daß sich jemand durch einen einzigen festen Zugriff in die Carotissinus beiderseits selbst umbringt, erscheint theoretisch nicht ganz unmöglich, erlebt habe ich es weder selbst, noch habe ich in dem mir zur Verfügung stehenden Schrifttum einen Beleg dafür finden können.

Erdrosseln.

Beim *Erdrosseln* kommen nebeneinander Tötungen von fremder Hand, Selbstmorde und Unglücksfälle in Frage.

Bei der *Tötung* durch Erdrosseln von fremder Hand ist das Opfer in vielen Fällen schon vorher bewußtlos geworden, sei es durch Würgen, sei es durch Schläge auf den Kopf, sei es dadurch, daß der Täter ihm eine Bettdecke oder etwas Ähnliches über den Kopf wirft und dann erst die Schlinge um den Hals legt. War das Opfer infolge Würgens oder infolge von Schlägen auf den Kopf bewußtlos geworden, so wird die spätere Erdrosselung in manchen Fällen, z. B. bei Raubüberfällen, nur durchgeführt, um das Opfer daran zu hindern, später gegen den Täter auszusagen. Manchmal hat bei der Durchführung eines Einbruches gar nicht der Vorsatz bestanden, einen Menschen umzubringen; der Täter oder die Täter werden hierbei überrascht, sie schlagen den Hinzugekommenen nieder und erdrosseln ihn, damit er stumm gemacht wird. Die Durchführung der Erdrosselung wird manchmal so vorgenommen, daß der Täter den Strick fest anzieht und ihn, wenn er sein Opfer tot wähnt, abnimmt oder wegwirft, in anderen Fällen beobachtet man es auch, daß der Täter einen am Tatort aufgefundenen Gegenstand, z. B. einen Strumpf oder eine abgerissene Gardinenschnur fest um den Hals des Opfers schlingt und dann zuknotet.

Ist eine Tötung durch Erdrosseln von vornherein in Aussicht genommen worden, so pflegt der Täter eine Überraschung des Opfers auszunutzen. Ein in der Kriminalistik immer wiederkehrender Vorfall geht dahin, daß der Mann wütend wird, wenn er von der Schwangerschaft seines Mädchens erfährt, daß er sie zu einem Stelldichein bestellt, daß bei diesem Stelldichein womöglich noch Geschlechtsverkehr stattfindet und daß er ihr dann, fast noch im Liebesspiel, die Schlinge um den Hals wirft und zuzieht. In diesen Fällen schließt sich an diesen Vorfall ein nachträgliches Aufhängen an, um einen Selbstmord durch Erhängen vorzutäuschen (s. unten S. 413).

Daß eine Ehefrau versucht, ihren Mann unter Ausnützung der Überraschung zu erdrosseln, ist sicherlich eine Ausnahme. So gab eine Frau, die ihren Mann loswerden wollte, ihm im Einverständnis mit dem Geliebten 3 Phanodormtabletten in den Tee. Als der Mann eingeschlafen war, legte die Frau die Schlinge um den Hals und zog langsam zu. Der Mann erwachte, riß die Schnur fort, die Frau lief zur Polizeiwache, drehte den Spieß um, und beschuldigte den Mann, er habe sie im Schlaf mit der Schnur erdrosseln wollen. Der Mann konnte sich in seiner ersten Verwirrung gar nicht verteidigen. Als später bei ihm die Strangulationsmerkmale festgestellt wurden, kam der wahre Sachverhalt zutage. Die Frau wurde verurteilt (WEISS).

Selbstmorde durch Erdrosseln sind nicht häufig, kommen aber vor und werden, da sie selten sind, vielfach im Schrifttum veröffentlicht. Der Selbstmörder geht in typischen Fällen so vor, daß er sich ein Tuch oder ein anderes Strangwerkzeug um den Hals knotet, als Knebel ein Stück Holz oder einen ähnlichen Gegenstand hineinsteckt, in einer oder mehreren Windungen zudreht, so daß das Strangwerkzeug fest angezogen wird, und dann den Knebel am Halse oder auch an der Schulter festlegt. Doch ist ein Erdrosseln von eigener Hand auch möglich, wenn eine Schnur fest um den Hals gelegt und schnell zugeknotet wird. Wenn dann die Erstickungsnot kommt, versucht der Betreffende mitunter, sich noch aus dieser Lage zu befreien, indem er nach einem Messer, einer Schere oder einem anderen Instrument sucht. Die Tatortbesichtigung ergibt dann, daß er hierbei ohnmächtig zu Boden gestürzt ist. Wird das Strangwerkzeug direkt auf den Kehlkopf gelegt, so wird dadurch der Tod meist verhindert, weil es zu schwierig ist, den Kehlkopf hinlänglich zu komprimieren (LORENZ). Einem energischen Selbstmörder gelang es, sich so das Leben zu nehmen, daß er den

Stahlrohrrahmen seines Bettes durch eine besondere Vorrichtung auf seinen Hals fallen ließ; die Trachea und die Carotiden wurden dadurch komprimiert (VÖLKART).

Auch *Unfälle* durch Erdrosseln sind beobachtet worden. Ein Epileptiker, der in einer Werkstatt arbeitete, erlitt bei der Arbeit einen Anfall und fiel so unglücklich, daß die Vorderseite des Halses auf einer ziemlich scharfen, 20 cm vom Erdboden entfernten Kante lag. Als seine Arbeitskameraden ihn nach etwa 10 min Hilfe brachten, war der Tod wahrscheinlich wegen Kompression der Carotiden eingetreten. Die Kante hatte sich tief in die Gegend oberhalb des Kehlkopfes in die Haut des Halses eingedrückt. Bei Kindern sind zufällige Selbsterdrosselungen dadurch beobachtet worden, daß sich Kleidungsstücke am Halse so fest zusammen-zogen, daß der Tod eintrat (LORENZ). Wenn etwas Ähnliches bei einer unruhigen Geisteskranken (FRITZ) oder bei einem gelähmten Kranken (BRÜCKENHAUS) zustande kommt, so kann man vielfach im Zweifel sein, ob hier ein Unfall oder ein Selbstmord vorliegt. (Weitere Kasuistik s. Schrifttumsverzeichnis.)

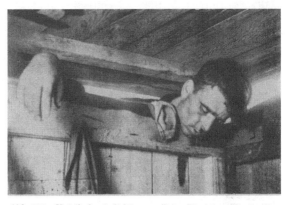

Abb. 108. Unfall durch Erhängen. Beim Einsteigen in eine Bauhütte unter Anheben des locker gewordenen Daches fiel das Dach herunter, der Täter blieb mit dem Halse auf der Barackenwand hängen. (Altes Material des Institutes für gerichtl. Medizin, Leipzig.)

Erhängen.

Wie schon mehrfach erwähnt, ist der *Erhängungstod* in den meisten Fällen ein *Selbstmord*. Gerade weil ein Selbstmord durch Erhängen recht häufig ist, muß der Gerichtsmediziner bei einschlägigen Untersuchungen besonders sorgfältig prüfen, ob hier nicht ausnahmsweise eine Tötung von fremder Hand oder ein Unfall in Frage kommt, denn gerade an sich häufige und landläufige Vorfälle veranlassen die Untersucher — seien es Polizeibeamte oder Ärzte — mit vorgefaßter Meinung und ohne Anwendung der notwendigen Kritik den Vorfall zu beurteilen.

Erhängungstode durch *Unfall* sind nicht allzu selten. Es kommt zunächst einmal vor, daß Erwachsene aus irgendeinem Grunde in ein locker aufgespanntes Seil fallen und sich hier in offener Schlinge erhängen. Es ist als Seltenheit beobachtet worden, daß ein Matrose mit einem Schal in einen Außenbordmotor hineinkam, daß er aus dem Boot fiel und daß ihm der Hals zugeschnürt wurde (ZELDENRUST).

Ein Mann, der in eine Baracke einbrechen wollte, hob das schadhafte Dach an, steckte den Kopf in die Baracke hinein und wollte den Körper nachschieben. Das angehobene Barackendach fiel ihm aus der Hand und er hing mit dem Hals zwischen dem heruntergeklappten Dach und der Barackenwand und kam auf diese Weise ums Leben (Abb. 108). Über Unfälle durch Erhängen an Kletterseilen bei Bergtouren s. S. 396.

Häufiger begegnen wir Unfällen durch Erhängen bei *Säuglingen und Kleinkindern*. Kinder stecken mit einer gewissen Gewalt den Kopf zwischen die Gitterstäbe eines Bettes unter Beiseiteschiebung einer Textilgewebsspannung. Der Hals wird zwischen Tuch und Gitter eingezwängt, das Kind kommt auf diese Weise ums Leben. Wenn Kinder auf einen hohen Kinderstuhl gesetzt werden, und man ein Herunterfallen dadurch verhüten will, daß man zu beiden Seiten der Lehne eine Schnur befestigt, so kommt es vor, daß das Kind trotzdem nach unten rutscht, mit Kinn und Hals in der Schnur hängenbleibt und auf diese Weise ums Leben kommt. Wenn die Kinder so alt geworden sind, daß sie sich selbsttätig bewegen können, wollen Mütter Unfälle mitunter dadurch verhindern, daß sie die Kinder durch besonders angefertigte um den Oberkörper gelegte Schlingen im Bett oder im Kinderwagen festbinden, in der Meinung, daß sie die Kinder nunmehr unbesorgt verlassen können, um ihren hausfraulichen Geschäften nachzugehen. Bei solchen Verhältnissen ist es vorgekommen, daß das Kind mit dem Kinderwagen umkippte und so zu liegen kam, daß ihm der Hals zugeschnürt wurde. In anderen Fällen gelang es dem lebhaften Kind aus dem Bett zu kommen, hierbei blieb es aber in dem Geschlinge hängen und kam infolge Kompression des Halses ums Leben. Durch Torsionen um die eigene Achse bringen es manchmal Kinder fertig, sich die Anbindungsvorrichtung so fest um den Hals zu wickeln, daß der Tod eintritt. Bei solchen Vorfällen wird dem Gutachter manchmal die Frage gestellt, ob er der Mutter fahrlässiges Verschulden zur Last legen muß. Man wird im allgemeinen nicht sagen können, daß den Müttern die Gefahren dieser Sicherung bekannt sind. Besser ist in solchen Fällen Prophylaxe durch Unterricht und Belehrung; die Anbindevorrichtung, auf die praktisch bei den Verhältnissen in mancher Familie gar nicht verzichtet werden kann, muß gut zugepaßt sein, sie darf nicht zu eng und zu weit sein. Einseitiges Anbinden ist gefährlich, es muß vielmehr sorgfältig darauf geachtet werden, daß die Befestigung auf beiden Seiten des Bettes oder Wagens sorgfältig angebracht wird (ELBEL und SCHULTE, LYSS, JÜTTNER u. a.).

Es ist bekannt, daß Männer *masochistischen* Einschlags sich mitunter durch Fesselungen oder leichte Strangulierungen sexuell erregen. Wird hierbei überkompensiert, oder kommt ein solcher Mann, der sich an einen Stuhl gefesselt oder sich durch komplizierte Manipulationen in hängende Stellung bringen will, zu Fall, so kommt es mitunter zu unfreiwilligem Erhängen als Unfall. Das Schrifttum hierüber ist verhältnismäßig groß. Dem Unkundigen scheinen solche Vorfälle zunächst Tötungen zu sein. Auf einen Unfall deutet der Umstand hin, daß das Zimmer verschlossen ist, daß das Schlüsselloch verstopft oder dadurch für den Durchblick Außenstehender unbrauchbar gemacht wird, daß der Betreffende einen Hut über die Türklinke hängt. Vielfach beobachtet man, daß der Verstorbene einen Spiegel aufgestellt hat, so daß er sich bei seinen Prozeduren selbst beobachten konnte. Die Art der Fesselung wird rekonstruiert und dabei überprüft werden müssen, ob es dem Verstorbenen möglich war, die Fesselung selbst vorzunehmen. Man wird das Bücherbrett des Verstorbenen auf einschlägige Sexualliteratur durchsehen. Gewissermaßen charakteristisch ist auch, daß der Tote vor seinen Geschlechtsteilen einen Schurz angebracht hat, um das Tropfen des Sperma auf den Fußboden zu verhindern. Eine forensische Bedeutung hat einer dieser Vorfälle dadurch bekommen, daß sich ein Prozeß der Witwe des Verstorbenen mit einer Lebensversicherung anschloß. Die Versicherung behauptete einen nicht entschädigungspflichtigen Selbstmord, während der Gutachter sich mit Erfolg auf den Standpunkt stellte, daß es sich hier um einen Unfall handle (HAUSBRANDT, SCHWARZ, KOOPMANN u. v. a., hier älteres Schrifttum).

Ausgesprochener *Mord* durch Erhängen ist selten. Ohne weiteres ist er nur bei Kindern möglich. Sonst wird er gelegentlich noch bei Familienselbstmorden beobachtet. Bei Erwachsenen wird eine solche Tat mit Erfolg nur durchgeführt werden können, wenn ein erhebliches Mißverhältnis in den Kräften der Partner besteht, oder wenn das Opfer bewußtlos ist. So hat eine Ehefrau dem betrunkenen Mann eine Schlinge um den Hals gelegt, das Strangwerkzeug am Bettpfosten befestigt und ihn dann aus dem Bett geworfen (eigene Beobachtung). Einer anderen Ehefrau ist es gelungen, ihren doppelamputierten Ehemann aufzuhängen. In anderen Fällen wird das Moment der Überraschung ausgenutzt. So führte ein Ehemann seine schwachsinnige Frau scheinbar liebevoll an ein Gerüst, hängte ihr spielend eine Schlinge um den Hals, die er vorher dort befestigt hatte und stürzte sie vom Gerüst. In Vorlesungen und im Schrifttum wird immer wieder jener Vorfall erwähnt, bei der eine Dirne dem Liebhaber im Liebesspiel tändelnd ein Strangwerkzeug um den Hals legte, während der Zuhälter, der hinter einem Vorhang stand, den Liebhaber mit einem vorbereiteten Flaschenzug in die Höhe zog. Als ganz besondere Ausnahme ist auch einmal beschrieben worden, daß eine Ehefrau von ihrem Ehemann nach erfolgloser Gegenwehr und Überwältigung mit Gewalt aufgehängt wurde (Schrifttum s. BÖHMER, WINTER u. a.).

So selten auch diese Fälle einer Tötung durch Erhängen sind, um so häufiger muß man darauf gefaßt sein, daß die Tötung auf andere Weise erfolgte und daß dann der Täter den Getöteten oder vielleicht auch nur Bewußtlosen aufhängte, *um einen Selbstmord vorzutäuschen.*

Jeder Arzt, der zu einem Erhängten gerufen wird, wird diese Möglichkeit im Auge haben müssen. Die für Selbstmord durch Erhängen typischen Befunde sind oben eingehend dargelegt worden. Es wurde auch auf die Möglichkeit einer Entstehung von zufälligen Verletzungen infolge der Erstickungskrämpfe bei Erhängen im beengten Raume hingewiesen. Daß abnorme Stellungen (Hängen im Stehen, Knien, Sitzen usw.) für sich allein einen Selbstmord nicht ausschließen, ist dargetan worden. Immerhin wird ein derartiger Befund den Untersucher zu einer genauen Überprüfung veranlassen. Es ist oben auch eingehend geschildert worden, daß auch beim Selbstmord Verletzungen an der Leiche entstehen können, z. B. beim Heraufklettern auf einen Baumstamm oder beim Herabgleitenlassen, durch Anstoßen bei den Erstickungskrämpfen, dadurch, daß das Strangwerkzeug im Augenblick der Suspension nach oben rutscht bis in die Gegend des Kinnes oder auch dadurch, daß der an der Halshaut ausgeübte Zug durch das nach oben ziehende Strangwerkzeug Dehnungsstreifen an der Halshaut verursacht. Es kann vorkommen, daß sich jemand zum Selbstmord durch Erhängen entschließt, nachdem er vorher von den Eltern oder Erziehungsberechtigten, sei es zu Recht oder zu Unrecht gezüchtigt worden ist.

Alle diese Möglichkeiten müssen im Einzelfalle sorgfältig überprüft werden. Kommen die hier erwähnten Entstehungsursachen für Verletzungen alle nicht in Frage, so wird man allerdings die Frage einer andersartigen Tötung oder eines vorangegangenen Kampfes ernsthaft prüfen müssen. Man wird bei der Leichenuntersuchung darauf achten, ob der Verstorbene durch Schläge auf den Kopf betäubt wurde, oder ob er vorher gewürgt worden sein kann. Es ist schon oben darauf hingewiesen worden, daß Kratzer am Halse dann zustande kommen können, wenn etwa im Strangwerkzeug eine Nadel oder Metallteilchen enthalten waren oder wenn es sich um ein brüchiges Kabel handelte. Liegt dies aber alles nicht vor, so wird man einen vorangegangenen Würgegriff annehmen müssen. Eine besonders sorgfältige Untersuchung der Halsorgane auf Blutungen nach vorheriger Entblutung der Halsgefäße ist dann erforderlich. Man wird die Möglichkeit ins Auge fassen müssen, daß der Verstorbene vorher erdrosselt worden sein könnte. Findet man zwei Strangmarken, von denen eine horizontal verläuft, während die andere nach der anderen Seite ansteigt und schwächer wird, so sind die Verhältnisse klar. Man wird auch damit rechnen müssen, daß ein Täter dem Opfer eine Schlinge um den Hals legte, fest zuzog und es dann aufhängte, ohne vorher die Schlinge abzunehmen. Auf diese Weise werden wir Verhältnisse bekommen, die sich von einem Selbstmord durch Erhängen nicht wesentlich unterscheiden. Auch wenn in der Gegend des Zuges der Schlinge doch zwei Strangmerkmale sichtbar werden in der Art, daß die eigentliche Marke an dieser Stelle horizontal und zirkulär weiter verläuft und daß hier zwei Schenkel nach oben zu abzweigen und sich dann verlieren, kann es sich noch um einen Selbstmord mit ungewöhnlicher Schlingenführung handeln; doch wird dann eine Prüfung der Verhältnisse erforderlich sein. Geht die Schlinge beim Hängen-den durch den Mund, so ist ein Selbstmord nicht ausgeschlossen, wenn die Caro-

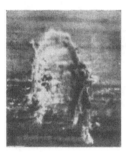

Abb. 109. Tiefe Rille im Holz des oberen Randes einer geöffneten Tür; das vorher erwürgte Opfer war hier am über die Tür geworfenen Strangwerkzeug hochgezogen worden. [Nach KLAUER, Dtsch. Z. gerichtl. Med. **20**, 383 (1933).]

tiden komprimiert wurden. Doch ist diese Selbstmordart sehr ungewöhnlich, man wird dann eher an nachträgliches Aufhängen bei nicht exakter Schlingenführung denken müssen (KOCHNER, LANGERMANN, MEIXNER). Fesselung kommt bei Selbstmorden vor aus unberechtigter Furcht, sich aus der Schlinge befreien zu können. Man muß sich aber überzeugen, daß die Fesselung von dem Verstorbenen selbst vorgenommen werden konnte.

Es ist oben ausgeführt worden, daß man beim Selbst-mord durch Erhängen in der Regel wenigstens makroskopisch vitale Reaktionen in Gestalt von Blutungen nicht vorfindet (s. S. 401). Findet man zahlreiche Blutungen im Bereiche der Strangulationsmarke, so spricht dies eher für Erdrosseln oder ist zum mindesten geeignet, Verdacht zu erwecken, es sei denn, daß der Verstorbene gleich nach dem Tode abgeschnitten wurde.

Sehr wichtige Befunde können bei der *Besichtigung des Tatortes* erhoben werden. Die hier getroffenen Feststellungen sind mitunter viel aufschlußreicher als der Sektionsbefund, insbesondere wenn die Verwertung des Sektionsergeb-nisses durch eine vielleicht inzwischen aufgetretene Fäulnis zum mindesten erschwert, wenn nicht unmöglich gemacht worden ist.

Bei der Beurteilung der Verhältnisse am Tatort muß man sich in die Psyche des Täters hineinversetzen. Wer einen Ohnmächtigen oder Toten nachträglich aufhängt, wird ihm eine Schlinge um den Hals legen, ihn zu einer geeigneten Stelle schleifen, das freie Ende des Strangwerkzeuges um einen Baumast, über eine offenstehende Tür, über einen Fensterriegel oder über eine Türklinke legen und das Opfer hochziehen. Kaum jemals wird dann das Opfer freischwebend vorgefunden, meist befinden sich die Füße noch auf dem Boden, manchmal kniet es scheinbar noch. Findet man an den Kleidern des Opfers oder an der Haut *Schleifspuren*, so weist dieses dringlich auf ein derartiges Vorgehen hin. Sehr wichtig ist fernerhin, daß beim Hochziehen des Opfers das Strangwerkzeug, wenn es über weiches Holz gezogen wird, eine *tiefe Rille* verursacht. Nicht jede oberflächliche Abschürfung der Baumrinde oder der sonstigen Oberfläche des Holzes (Farbe, Politur) beweist ein Hochziehen. Es kommt vor, daß ein Pendeln des aufgehängten Toten insbesondere bei aufkommendem Wind eine leichte Abschürfung der Holzoberfläche bzw. der Baumrinde verursacht. Eine tiefe Rille kommt aber auf diese Weise niemals zustande. Ihr Vorhandensein beweist ein Hochziehen von fremder Hand (Abb. 109). Auf die Wichtigkeit der Besichtigung und Asservierung des Aufhängepunktes wurde schon oben hingewiesen S. 398).

Das Verhalten der Suspensionsstelle ist neuerdings auf Veranlassung des Heidelberger Instituts von BACKHAUSEN experimentell studiert worden. Versuchspersonen, denen das

Strangwerkzeug selbstverständlich nicht um den Hals, sondern um die Brust geschlungen wurde, wurden über verschiedene Aufhängepunkte am Seil hochgezogen; hierbei stellte sich heraus, daß im allgemeinen die Schwere eines Menschen nur dazu ausreicht, den anderen bis in kniende oder halbkniende Stellung hochzuziehen. Weiterhin wurden die suspendierten Personen einige Zeit hin- und hergeschaukelt; bei anderen Versuchsanordnungen wurden sie veranlaßt, 20—40 cm tief in das Strangwerkzeug hineinzuspringen. Auf diese Weise entstanden am Aufhängepunkt *Ziehspuren, Springspuren* und *Schaukelspuren.* Bei den Ziehspuren entstand immer im Ast eine tiefe Rille mit fehlender Baumrinde. Die Rillenbildung war an der belasteten Seite immer etwas länger als an der Zugseite. Bei eckigen Balken war die Rillenbildung nur an den Ecken deutlich. Schaukelspuren und Springspuren bildeten sich an Ästen als flache Eindrücke ab, die fast nur bei schräger Beleuchtung herauskamen, in deren Bereich die Baumrinde etwas geglättet war (Abb. 109a). Niemals war bei diesen Spuren die Baumrinde abgegangen. Am eckigen Balken verursachte die Springspur an den Kanten gleichfalls eine Delle, die aber sehr flach war. Die Schaukelspur verursachte hier kaum einen Eindruck. An *rostigen Eisenstangen* war die Ziehspur viel breiter als die Springspur und Schaukelspur. Beim Ziehen rutschte das Seil immer hin und her.

Ergeben sich einmal in der Praxis Zweifel, ob ein Eindruck am Suspensionspunkt eine Ziehspur darstellt, oder ob es sich vielleicht doch um eine Springspur oder Schaukelspur handelt, so wird man unter Benutzung eines gleichartigen Suspensionspunktes mit gleichartigen Personen oder Lasten gleichen Gewichtes Modellversuche an-

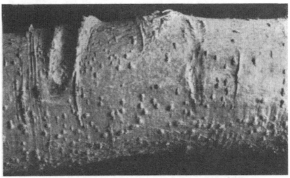

Abb. 109a. Links „Ziehspur", entstanden durch Hochziehen einer Versuchsperson über einen Baumast (tiefe Rille); rechts „Schaukelspur", entstanden durch 10 min langes Hin- und Herschaukeln der suspendierten Versuchsperson (oberflächlicher Eindruck im Holz bei erhaltener Baumrinde). Experimentelle Untersuchungen von BACKHAUSEN.

stellen müssen, um eine Entscheidung herbeizuführen. Die Intensität der Spuren ist auch erheblich von der Konsistenz des Holzes abhängig.

Die gleiche Aufmerksamkeit ist dem *Strangwerkzeug* selbst zu schenken. Ist es in straffgespannter Stellung über den Aufhängepunkt gezogen worden, so werden vielfach die Fasern in entsprechender Richtung dem Seile anliegen. Unter Umständen kann man auch Baumrindenteile oder andere Spuren des Holzes an dem Strangwerkzeug vorfinden. Wurde es z. B. über eine rostige Eisenstange gezogen, so wird man den Rost am Strick wahrnehmen können. Auch am Aufhängepunkt wird man nach Textilfasern vom Strangwerkzeug suchen; mitunter ergibt sich dabei auch die Richtung des Zuges.

Weitere wichtige Anhaltspunkte ergibt die Art der *Verknotung.* Wir kennen zahlreiche Verknotungen. Sie sind im Schrifttum vielfach beschrieben worden. Auf Abb. 110 wird verwiesen. So wird es nicht sonderlich auffallen, wenn ein Packer sich mit einem Packerknoten aufhängt, ein Seemann mit einem Seemannsknoten und ein Dreher in einer Eisenfabrik mit einer Verknotung, die geeignet ist, schnell schwere Lasten festzulegen. Findet man aber derartige komplizierte Verknotungen am Tatort bei aufgehängten Personen, denen man die Kenntnis dieser Knoten nicht ohne weiteres zutraut, so ist dies zum mindesten geeignet, Verdacht zu erregen. Hat z. B. ein einfaches Landmädchen sich mit einem Seemannsknoten aufgehängt, so wird man sich erkundigen müssen, ob das Mädchen einen Schatz hatte und wenn dieser Schatz etwa ein Seemann war, so kann man natürlich die Frage erörtern, daß dieser Seemann dem Mädchen vielleicht die Seemannsknoten beibrachte, und daß sie sich nachher, „gewissermaßen, um sein Andenken zu ehren", mit einem Seemannsknoten aufhängte. Doch ist dieses wenig wahrscheinlich. Derartiges ist mir weder aus dem Schrifttum noch aus persönlicher Erfahrung bekanntgeworden, könnte aber einmal vorkommen. Das nächstgelegene wird aber in solchen Fällen sein, daß man sich erkundigt, ob dieser Seemann zur Zeit der Tat in der Nähe war, ob er ein Alibi hat oder ob man ihn mit der Tat in Verbindung bringen muß.

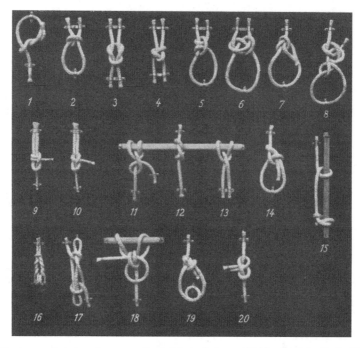

Abb. 110. Knotensammlung (aus SCHRADER, Handwörterbuch der gerichtlichen Medizin. Berlin 1940. S. 820).
1 Einfacher Laufknoten; 2 doppelter Laufknoten; 3 Kreuzknoten; 4 Weberknoten, Variante vom Kreuzknoten, sog. Alter-Weiber-Knoten; 5 Reelingknoten; 6 Vulingknoten für Endschlingen (Bergsteiger); 7 Fleischerknoten; 8 Bootsmannsstuhl oder Dachdeckerknoten; 9 Doppelter Schotenstich; 10 Einfacher Schotenstich; 11 Mastwurf oder Weberleinensteg (Schlingenstich); 12 Zimmermanns- oder Waldknoten; 13 Schifferknoten; 14 Pfahlstich zum Binden einer Öse am Tauende; 15 Balkenstich mit Kopfschlag; 16 kurze Trompete; 17 lange Trompete; 18 Doppelter Schlaufenstich; 19 Ankerstich; 20 Swinemünder Lotsenstich.

Die Vorfälle, bei denen es zu einem nachträglichen Aufhängen kommt, sind im Grunde einander ziemlich ähnlich. Es handelt sich eben sehr häufig um ein Liebespaar, der Liebhaber ärgert sich über die Schwangerschaft des Mädchens, er wirft ihr entweder nach guter Vorbereitung, manchmal nach dem Geschlechtsverkehr, in anderen Fällen aber auch im Affektzustand, eine Schlinge über den Kopf, zieht sie zu, wartet, bis sich sein Opfer nicht mehr regt, schleift es an die nächste passende Stelle, wirft das freie Ende des Strangwerkzeuges über einen Baumast oder einen sonst passenden Haltepunkt, zieht das Opfer mehr oder minder weit hoch und knotet es unter Umständen mit einem Berufsknoten fest. Es ist sogar einmal beobachtet worden, daß ein Ingenieur für diesen Zweck einen Flaschenzug konstruierte (KLAUER, Abb. 111; weiterhin s. Literaturverzeichnis).

Hängt die Leiche *freischwebend*, so muß von vornherein ein einschlägiger Verdacht aufkommen. Wie schon oben erwähnt, muß man sich am Tatort zuerst überlegen, ob es dem Betreffenden überhaupt möglich war, in die Schlinge hineinzukommen. Es klingt immer etwas überflüssig und selbstverständlich, wenn man dringlich auf diese Verhältnisse hinweist, und doch lehrt die Erfahrung, daß auch bei freihängenden Leichen weder vom Polizeibeamten noch vom hinzugerufenen Arzt Verdacht geschöpft wurde, beide nahmen zusammen „einwandfrei einen Selbstmord an". In einem von VÖLKART beschriebenen Vorfall hatte der Täter, um die Vortäuschung des Selbstmordes plausibler zu machen, sogar einen Schemel neben die in der Schlinge freischwebende Leiche gestellt.

5. Ersticken unter weichen Bedeckungen.

Wenn jemand in der Weise ums Leben kommt, daß die Sauerstoffzufuhr dadurch behindert wird, daß Tücher, Federbetten, Kissen oder ähnliche Gegenstände das Gesicht bedecken, so wird eine Feststellung der Erstickungsursache dann nicht möglich sein, wenn der Tatort inzwischen verändert wurde. Ein Nachweis der Erstickungsursache wird in Ausnahmefällen nur dann gelingen, wenn zufällig ein Bestandteil der weichen Bedeckung in den Luftwegen vorgefunden wird, z. B. eine Feder aus einem Federkissen. Damit wird man aber normalerweise nicht rechnen können, und in solchen Fällen kann, wie schon oben erwähnt, die Diagnose Erstickung nur dann verantwortet werden, wenn man eine andersartige Todesursache durch sorgfältige makro- und mikroskopische Untersuchung der inneren Organe nach menschlichem Ermessen ausgeschlossen hat. Es handelt sich hier um Untersuchungen, die oft beim Nachweis eines Kindesmordes angewandt werden müssen (s. S. 980).

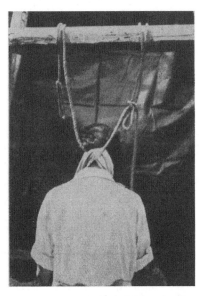

Abb. 111. Nachträgliches Aufhängen einer Leiche unter Konstruktion einer Art von Flaschenzug durch einen Ingenieur (Rekonstruktion). [Nach Klauer, Dtsch. Z. gerichtl. Med. 20, 379 (1933).]

Die Frage, ob ein Mensch, etwa ein Säugling oder Kleinstkind unter den Kissen oder sonst irgendwie im Bett fahrlässig erstickt worden ist, tritt an den Gerichtsmediziner heran, wenn solch ein Kind von der Mutter tot im Bett aufgefunden wurde. Wenn in solchen Fällen eine gerichtliche Leichenöffnung von der Staatsanwaltschaft veranlaßt und von dem untersuchenden Arzt vorgeschlagen wird, so wird diese Maßnahme in ununterrichteten Kreisen manchmal als unnötige Grausamkeit gegen die Mutter empfunden. Es muß immer wieder betont werden, daß solche Untersuchungen zur Aufklärung des wahren Sachverhaltes wesentlich auch zum Schutze der Mutter durchgeführt werden. Sehr häufig kommen späterhin Gerüchte auf, die behaupten wollen, die Mutter habe ihr Kind loswerden wollen, und es gibt dann keine rechte Möglichkeit mehr, sie von diesem Verdacht zu befreien. Ausgrabungen versprechen in solchen Fällen keine sehr guten Ergebnisse; dies ist freilich kein Grund, daß man sie unterläßt.

Wenn eine Erstickung eines Kindes im Bett in Frage kommt, so wird es auch hier sehr wichtig sein, zunächst einen Tod aus natürlicher Ursache auszuschließen (Encephalitis, angeborener Herzfehler usw., s. S. 220). Manchmal wird man finden, daß ein derartiges Kind an *Aspiration von Speisemassen* erstickt ist. Man wird sich in solchen Fällen danach erkundigen, ob die Kindesmutter die jeder Mutter bekannte Vorsicht walten ließ, das Kind nach dem Füttern aufrechtzuhalten, bis es aufgestoßen hat, fernerhin ob sie den Säugling mit dem Gesicht zur Seite gelagert hat. Wurde eine solche Vorsicht außer acht gelassen, so kann man freilich gegen die Annahme eines Kausalzusammenhanges zwischen der Unterlassung und dem Tode einwenden, daß es auch sonst gelegentlich vorkommt, daß ein Kind zu Beginn einer Krankheit bricht und, wenn es unbeaufsichtigt bleibt, das Erbrochene so stark aspirieren kann, daß ein Erstickungstod eintritt (Näheres S. 222). Bei der Prüfung der Frage der Fahrlässigkeit der Mutter müssen die gesamten Familienverhältnisse und der Bildungsgrad der Mutter maßgeblich berücksichtigt werden.

Sind solche Todesursachen ausgeschlossen, so wird man erwägen müssen, ob das Kind nicht doch unter die Decke oder unter ein Federkissen gekommen ist. Es wird vielfach gesagt, daß Säuglinge wenig Sauerstoff brauchen und nicht so schnell ums Leben kommen, wenn einmal ein Federbett über dem Gesicht liegt. An dieser Meinung ist etwas richtig, doch ist in solchen Fällen zu berücksichtigen, daß das Kind das Textilgewebe in der Nähe des Gesichtes bespeichelt und daß nunmehr das feuchte Textilgewebe die Luft weniger durchläßt und in Nase und Mund eingesogen wird.

Bei Tierversuchen gelingt es im allgemeinen unter Zugrundelegung solcher Verhältnisse nicht, einen Erstickungstod herbeizuführen. Legt man aber Menschen z. B. ein naßgemachtes Handtuch in mehreren Lagen über Gesicht und Nase und sorgt dafür, daß das Textilgewebe der Haut anliegt, so hält die betreffende Versuchsperson diese Prozedur zunächst ohne weiteres aus. Führt man sie aber längere Zeit durch, so reißt sich die Versuchsperson wegen eintretender Erstickungsnot das Handtuch plötzlich vom Gesicht. Allerdings ist die Verträglichkeit der Menschen nach dieser Richtung hin verschieden; der eine verharrt in diesem Zustand länger als der andere (eigene Versuche).

Nach den vorliegenden Erfahrungen wird man annehmen müssen, daß ein Säugling oder ein Kleinkind ums Leben kommen kann, wenn es längere Zeit, etwa stundenlang, unter weichen Bedeckungen verharrt und wenn sich im Laufe der Zeit das feuchtwerdende Textilgewebe fest um Mund und Nase legt. Beim Säugling kommt eine Zeit, in der er es fertigbekommt, sich auf den Bauch zu wälzen. Er liegt mit dem Gesicht im weichen Kissen; sowie er Atemnot bekommt, wird es ihm gelingen, den Kopf etwas anzuheben. Wenn er aber stundenlang in dieser Lage verharren muß, ohne die Kraft zu haben, sich wieder auf den Rücken zu wälzen, erlahmt die Nackenmuskulatur, das Gesicht liegt im weichen Kissen, er erstickt nach und nach. An der Leiche erkennt man unter Umständen an den Aussparungen der Totenflecken, daß sich Teile des Gesichts tatsächlich in das Kissen gedrückt hatten. Es ist vorgekommen, daß zappelnde Säuglinge das Federbett von Füßen und Rumpf her auf das Gesicht wälzen. In eine Decke eingebundene Säuglinge können sich in den Tüchern und Laken verwickeln und schließlich ums Leben kommen. Findet man in solchen Fällen bei der Leichenöffnung einen ausgesprochenen Status thymicolymphaticus, womöglich mit Nebennierenveränderungen (s. S. 223), so trägt dieser Umstand wahrscheinlich zum Eintritt des Todes nicht unerheblich bei. Die Ansicht, daß derartige Kinder empfindlicher sind und leichter ums Leben kommen, besteht auch nach eigener Beobachtung offenbar zu Recht (Schrifttum s. Freudenberg).

Daß in solchen Fällen die Mutter zur Verantwortung gezogen wird und auch verurteilt wird, ist sicher sehr selten.

Flüchtlingseltern hatten in einer kleinen Stadt ihren 4 Monate alten Säugling allein gelassen. Er war an sich einwandfrei gebettet, über dem Körper lag eine Decke, über den Füßen ein Federbett. Die Mutter hatte sich bei der Nachbarin beklagt, daß das Kind jetzt wild werde, man müsse auf es aufpassen, es habe einmal die Bettdecke nach oben gestrampelt und habe von der Mutter aus dieser Lage befreit werden müssen. Es sei schon blau gewesen. Die Eltern verließen gegen 13 Uhr das Haus und kamen entgegen ihrer ursprünglichen Absicht erst um 21 Uhr nach Hause. Sie waren eingeladen worden. Die Nachbarin hatte sich schon öfter erboten, nach dem Kind zu sehen, die Mutter wußte, daß die Nachbarn an diesem Sonntag zu Hause waren, sie hatte aber die Wohnung abgeschlossen und den

Schlüssel mitgenommen. Sie hatte Mittelschulbildung und hatte früher einen Kursus in der Kinderpflege mitgemacht. Für Nahrung hatte sie in der Zeit der Abwesenheit gleichfalls nicht gesorgt in der Meinung, das Kind werde so schnell nicht von Kräften kommen. Bei der Rückkehr lag das Kind auf der Seite, über dem Kopf lagen die Bettdecke und das Federbett, das Textilgewebe fühlte sich beim Auffinden des Kindes nach dem Ermittlungsergebnis noch feucht an. Die Leichenöffnung ergab die Zeichen des Erstickungstodes. Trotz sorgfältiger mikroskopischer Untersuchung der Organe konnte eine natürliche Todesursache nicht aufgedeckt werden. Die Thymusdrüse war groß, doch bestand kein ausgesprochener Status thymico-lymphaticus; die Nebennieren waren unauffällig. Unter diesen besonderen Umständen wurde gegen die Mutter ein Verfahren wegen fahrlässiger Tötung eingeleitet, das mit einer Verurteilung zu einer Geldstrafe endete (eigene Beobachtung).

Literatur.

Erstickung.

Allgemeines über Sauerstoffmangel.

AHLSTRÖM: Dtsch. Z. gerichtl. Med. **35**, 105 (1942). — ALTMANN: Frankf. Z. Path. **60,** 376 (1949). Verh. dtsch. Pathol. Breslau 1944, Stuttgart 1949, S. 60. — ALTMANN u. SCHUBOTHE: Beitr. path. Anat. **107**, 1 (1942).

BAUER: J. of Physiol. **93** (1938). Ref. Zbl. Path. **71**, 396 (1939). — BERG, ST. P.: Dtsch. Z. gerichtl. Med. **40**, 34 (1951). — BÜCHNER: Beitr. path. Anat. **89**, 644 (1932); **92**, 311 (1933). — Dienstbesprechung der Dtsch. Pathologen, Breslau, 3. u. 4. Juni 1944, Stuttgart 1949, S. 20. — BÜCHNER u. LUFT: Beitr. path. Anat. **96**, 549 (1936).

GARBER: Arch. Pat. (Moskau) **11**, 59 (1949). Ref. Ber. allg. u. spez. Path. **4**, 232 (1949). — GIESE, W.: Verh. dtsch. path. Ges. **1935**, 268. — GLINZBACH: Virchows Arch. **311**, 432 (1944). — GLOGGENGIESSER: Virchows Arch. **312**, 64 (1944). — GÖPFERT: Pflügers Arch. **249**, 209 (1947).

HARREVELD, A. VAN and GEORGE MARMONT: J. of Neurophysiol. **2**, 101 (1939). — HARVIS u. MATLOCK: Amer. J. Physiol. **150**, 493 (1947). Ref. Ber. allg. u. spez. Path. **2**, 13 (1949). — HESSE: Beitr. path. Anat. **107**, 173 (1942). — HOPPE: Beitr. path. Anat. **101** (1938).

KLEINSCHMIDT: Pflügers Arch. **250**, 79 (1948).

LENZI: Arch. di Antrop. crimin. **57** (Suppl.-H.) 455 (1937). Ref. Dtsch. Z. gerichtl. Med. **29**, 66 (1938). — LEPESCHKIN: Z. exper. Med. **107**, 478 (1940). — LISS: Vakuolenbildung in der Leber infolge mechanisch bedingter akuter Hypoxämie. Med. Diss. Heidelberg 1950. — LOESCHCKE: Dtsch. Z. gerichtl. Med. **39**, 480 (1948/49). — LUFT: Beitr. path. Anat. **99**, 351 (1937). — LUTZ: Luftfahrtmed. **1943**. Ref. Dtsch. Z. gerichtl. Med. **38**, 205 (1943).

MEESSEN: Verh. dtsch. path. Ges. **1937**, 124. — Beitr. path. Anat. **99**, 329 (1937). — MEESSEN u. SCHMIDT: Arch. Kreislaufforsch. **10**, 255 (1942). — MENESINI: Arch. di Antrop. crimin. **57** (Suppl.-H.) 509 (1937). Ref. Dtsch. Z. gerichtl. Med. **29**, 173 (1938). — Arch. di Antrop. crimin. **58** (Suppl.-H.) 195 (1938). Ref. Dtsch. Z. gerichtl. Med. **30**, 343 (1938). — MENESINI u. CRESTI: Arch. di Antrop. crimin. **57** (Suppl.-H.) 515 (1937). Ref. Dtsch. Z. gerichtl. Med. **29**, 173 (1938). — MENESINI e FRISCHER: Arch. di Antrop. crimin. **57** (Suppl.-H.) 523 (1937). — Ref. Dtsch. Z. gerichtl. Med. **29**, 174 (1938). — MENESINI e PACINI: Arch. di Antrop. crimin. **57** (Suppl.-H.) 529 (1937). Ref. Dtsch. Z. gerichtl. Med. **29**, 174 (1938). — MOON: Dtsch. med. Wschr. **1934** II, 1667, 1711. — MÜLLER, E., u. ROTTER: Beitr. path. Anat. **107**, 156 (1942). — MULLIN, DENNIS and CALVIN: Amer. J. Physiol. **124**, 192 (1938). Ref. Zbl. Path. **72**, 203 (1939). — MURATA, RYOSUKE: Jap. J. Med. Sci., Trans III, Biophysics **7**, 59 (1940). Ref. Dtsch. Z. gerichtl. Med. **37**, 12 (1943).

OPITZ: Physiologie der Erstickung und des Sauerstoffmangels. In PONSOLDS Lehrbuch der gerichtlichen Medizin, S. 174. Stuttgart 1950.

PALMIERI: Arch. di Antrop. crimin. **58** (Suppl.-H.) 553 (1938). Ref. Dtsch. Z. gerichtl. Med. **31**, 211 (1939). — PETROW: Russ. Arch. path. Anat. u. path. Physiol. **3**, 12 (1937). Ref. Zbl. Path. **81**, 243 (1943). — PICHOTKA: Beitr. path. Anat. **107**, 117 (1942). — PICHOTKA u. KÜHN: Arch. exper. Path. u. Pharmakol. **206**, 495 (1949). — PONSOLD: Dtsch. Z. gerichtl. Med. **26**, 225 (1936); **28**, 154 (1937).

REUTER, F.: Lehrbuch der gerichtlichen Medizin, S. 332. Berlin u. Wien 1933. — ROTTER: Beitr. path. Anat. **101**, 23 (1938).

SCHNEIDER, M.: Luftfahrtmed. **6**, 323 (1942). — SCHOLZ: Arch. f. Psychiatr. u. Z. Neur. **181**, 621 (1949). Ref. Ber. allg. u. spez. Path. **5**, 37 (1950). — SPATZ: BUMKES Handbuch der Geisteskrankheiten, Bd. 11. Berlin 1930. — Diskussionsvortrag. Verh. Dtsch. Pathologen, Breslau Juni 1944. Stuttgart 1949, S. 67. — STRUGHOLD: Luftfahrtmed. Abh. **2**, 192 (1938). Zit. nach BÜCHNER. — SZABADY: Zbl. Path. **82**, 232 (1944/45). — SZABÓ: Orvosképzés (ung.) **4**, 609 (1940). Ref. Zbl. Path. **79**, 412 (1942). — Dtsch. Z. gerichtl. Med. **33**, 1 (1940).

TARSITANO: Arch. di Antrop. crimin. **60**, 102 (1940). Ref. Dtsch. Z. gerichtl. Med. **33**, 491 (1940). — TASHIRO: Jap. J. Med. Sci., Trans. VII, Soc. Med. **2**, 32 (1938). Ref. Dtsch.

Z. gerichtl. Med. **32**, 58 (1939/40). — Teerbrüggen: Beitr. path. Anat. **98**, 264 (1936/37). — Teerbrüggen u. Deneke: Beitr. path. Anat. **109**, 491 (1947).

Winter: Beitr. path. Anat. **109**, 480 (1947). — Wustmann u. Hallervorden: Dtsch. Chir. **245**, 473 (1935).

Die Erstickung im engeren gerichtsmedizinischen Sinn und ihre Diagnose (Physiologie, Anatomie).

Asada: Ann. Méd. lég. etc. **8**, 22 (1928).

Beitzke: Arch. Ohr- usw. Heilk. **149**, 446 (1941). Ref. Dtsch. Z. gerichtl. Med. **35**, 224 (1942). — Bömig: Verh. dtsch. path. Ges. **1930**, 133. — Bonnin: Lancet **1941**, No 6160. 333. Ref. Zbl. Path. **82**, 139 (1944/45). — Bronardel: Arch. de physiol. norm. et path. **1**, 449 (1897). Zit. nach Klein.

Fontaine, Mandel, Amiot et Holdebach: Presse méd. **1951**, 1025.

Hausbrandt: Beitr. gerichtl. Med. **16**, 25 (1942).

Klein, H.: Beobachtungen über Blutgerinnung und Erstickungsblutungen beim Atemstillstand. Erscheint in Dtsch. Z. gerichtl. Med.

Liss: Vakuolenbildung in der Leber infolge mechanisch bedingter akuter Hypoxämie. Med. Diss. Heidelberg 1950.

Meixner: Handwörterbuch der gerichtlichen Medizin, S. 168. Berlin 1940. — Mueller, B.: Dtsch. Z. gerichtl. Med. **37**, 218 (1943).

Narumi, Yutaka: Arch. Kriminol. **112**, 93 (1943).

Opitz: Physiologie der Erstickung und des Sauerstoffmangels. In Ponsolds Lehrbuch der gerichtlichen Medizin, S. 179 u. 187. Stuttgart 1950.

Reuter, F.: Lehrbuch der gerichtlichen Medizin, S. 323. Berlin u. Wien 1933. — Roll: Vjschr. gerichtl. Med. **14**, 1, 247 (1913).

Schrader: Dtsch. Z. gerichtl. Med. **28**, 134 (1937). — Handwörterbuch der gerichtlichen Medizin, S. 178. Berlin 1940.

Tani: Arch. Kriminol. **105**, 18 (1930).

Vogel: Dtsch. Z. gerichtl. Med. **8**, 180 (1926).

Walcher: Erg. Path. **36**, 63 (1943).

Ersticken durch Gase oder in einem engen Raum.

Lande, Dervillée et L'Épée: Ann. Méd. lég. etc. **30**, 163 (1950).

Powers: Amer. J. Publ. Health. **27**, 880 (1937). Ref. Dtsch. Z. gerichtl. Med. **29**, 428 (1938).

Schrader: Handwörterbuch der gerichtlichen Medizin, S. 826. Berlin 1940.

Bolustod.

Ervenich: Beitrag zur Frage des sog. Bolustodes. Med. Diss. Düsseldorf 1938. Ref. Zbl. Path. **79**, 127 (1942).

Genewein: 3 eigenartige Selbstmordfälle durch gewaltsames Ersticken. Med. Diss. München 1941. Ref. Dtsch. Z. gerichtl. Med. **36**, 428 (1942). — Greifenstein: Münch. med. Wschr. **1941 I**, 599.

Hufnagl: Über drei eigenartige Erstickungstodesfälle durch Fremdkörpereinatmung. Med. Diss. München 1939.

Kalbfleisch: Dtsch. Z. gerichtl. Med. **36**, 114 (1942). — Kirschner: Chirurg **9**, 833 (1937). Ref. Dtsch. Z. gerichtl. Med. **29**, 505 (1938).

Malpractice: J. Amer. Med. Assoc. **116**, 435 (1941). — Marchtaler, v.: Dtsch. Z. gerichtl. Med. **39**, 487 (1948/49). — Melikian: Münch. med. Wschr. **1938 II**, 1810. — Moncany: Ann. Méd. lég. etc. **23**, 92 (1943). — Müller-Hess: Dtsch. Z. gerichtl. Med. **21**, 132 (1933).

Perwitzschky: Med. Welt **1941**, 81. — Pierangeli: Arch. ital. Mal. Trachea ecc. **9**, 60 (1941). Ref. Dtsch. Z. gerichtl. Med. **36**, 146 (1942). — Pruvost Ehautefeuille: Rev. Méd. **58**, 38 (1941). Ref. Dtsch. Z. gerichtl. Med. **36**, 423 (1942).

Schrader: Handwörterbuch der gerichtlichen Medizin, S. 825. Berlin 1940. — Schubert: Zbl. Chir. **1938**, 358. — Scillag: Orv. Hetil. (ung.) **1939**, 887. Ref. Dtsch. Z. gerichtl. Med. **33**, 142 (1940). — Simpson: Lancet **1949 I**, 558.

Timm: Handwörterbuch der gerichtlichen Medizin, S. 513. Berlin 1940.

Vándor: Orv. Hetil. (ung.) **1938**, 1141. Ref. Dtsch. Z. gerichtl. Med. **31**, 328 (1939). — Walcher: Mschr. Unfallheilk. **44**, 554 (1937). — Weidemann: Dtsch. Z. gerichtl. Med. **33**, 163 (1940). — Weyrich: Beitr. gerichtl. Med. **14**, 194 (1938). — Wessely: Wien. klin. Wschr. **1937 II**, 1674. Ref. Dtsch. Z. gerichtl. Med. **30**, 75 (1938).

Tod durch Glottisödem nach Verletzung.

Alustiza: Semana méd. **1939 I**, 956. Ref. Dtsch. Z. gerichtl. Med. **32**, 201 (1939/40).

Tesar: Cas. Clék. cesk. **1942**, 734. Ref. Dtsch. Z. gerichtl. Med. **38**, 257 (1943).

Erstickung infolge Thoraxkompression.

SCHRADER: Handwörterbuch der gerichtlichen Medizin, S. 825. Berlin 1940.

Erhängen.

Allgemeines.

FURUKAWA MATAITI: Psychiatr. jap. **41**, 1133 (1937). (Japanisch.) Ref. Dtsch. Z. gerichtl. Med. **29**, 584 (1938).

GAMPER u. STIEFLER: Arch. f. Psychiatr. **106**, 744 (1937).

HABERDA: Arch. Kriminol. **10**, 230 (1903).

JAHN et SINGER: Ann. Méd. lég. etc. **28**, 234 (1948).

KALLE: Dtsch. Z. gerichtl. Med. **22**, 192 (1933). — KINDLER: Arch. Ohr- usw. Heilk. **148**, 176 (1940). — KRAULAND: Arch. Kriminol. **112**, 11 (1943).

MUELLER, B.: Handwörterbuch der gerichtlichen Medizin, S. 346. Berlin 1940.

OPITZ: In PONDOLDS Lehrbuch der gerichtlichen Medizin, S. 211. Stuttgart 1950.

RÜMKE: Psychiatr. Bl. (holl.) **46**, 59 (1942). Ref. Dtsch. Z. gerichtl. Med. **36**, 459 (1942).

SCHRADER: Handwörterbuch der gerichtlichen Medizin, S. 824. Berlin 1940. — SCHULZ, R.: Blutungen im Halslymphknoten bei Erhängten. — Bleicherode a. H.: Carl Nieft 1936. Ref. Dtsch. Z. gerichtl. Med. **28**, 118 (1937). — STRASSMANN: Lehrbuch der gerichtlichen Medizin, S. 179 ff. Stuttgart 1931.

WÖLKART: Wien. klin. Wschr. **1947**, 796. Ref. Ber. allg. u. spez. Path. **3**, 41 (1949).

Gerichtsmedizinische Untersuchung von Erhängten.

ADAMO: Zacchia **3**, 63 (1939). Ref. Dtsch. Z. gerichtl. Med. **32**, 71 (1939/40).

BERG, ST. P.: Vortr. auf der Tagg. Dtsch. Ges. gerichtl. u. soz. Med. Berlin 1951. Erscheint in Dtsch. Z. gerichtl. Med. — BLUM: Virchows Arch. **299**, 754 (1937).

FREY: Z. ärztl. Fortbildg **34**, 337 (1937).

GLAISTER: Medical Jurisprudence, S. 179. Edinburgh 1947. — GULBIS: Dtsch. Z. gerichtl. Med. **31**, 246 (1939).

HAUSBRANDT: Dtsch. Z. gerichtl. Med. **36**, 217 (1942). — HOLCZABEK: Wien. klin. Wschr. **1947**, 811. Ref. Ber. allg. u. spez. Path. **3**, 252 (1949). — HUBALEK: Die Veränderungen am Fettgewebe in der Umgebung der Strangmarke beim Erhängungstod. Med. Diss. Heidelberg 1951.

JANKOVICH: Dtsch. Z. gerichtl. Med. **23**, 314 (1934).

KLAUER: Dtsch. Z. gerichtl. Med. **26**, 321 (1936). — KUROIWA and OGATA: Jap. J. Med. Sci., Trans. VII, Soc. Med. **2**, 45 (1938). Ref. Dtsch. Z. gerichtl. Med. **32**, 71 (1939/40). — Jap. J. med. Sci., Trans. VII, Soc. Med. **2**, 33 (1938). Ref. Dtsch. Z. gerichtl. Med. **32**, 59 (1939).

LORENZ: Selbstdrosselung. Med. Diss. Kiel 1937.

MAYER, A.: Beitr. gerichtl. Med. **19**, 154 (1952).

ORSÓS: Orv. Hetil. (ung.) **1933**, 233. Ref. Dtsch. Z. gerichtl. Med. **21**, 284 (1933). — Beitr. path. Anat. **95**, 163 (1935).

PONSOLD: Dtsch. Z. gerichtl. Med. **29**, 437 (1938).

ROER u. KOOPMANN: Dtsch. Z. gerichtl. Med. **30**, 1 (1938). — ROTHHAUPT: Über makroskopische Befunde am Halse Selbsterhängter. Med. Diss. Halle-Wittenberg 1938. Ref. Dtsch. Z. gerichtl. Med. **36**, 43 (1942).

SCHRADER, G.: Dtsch. Z. gerichtl. Med. **28**, 134 (1937). — SCHWARZACHER: Dtsch. Z. gerichtl. Med. **11**, 145 (1928).

Erwürgen (einschließlich Reflextod).

FALLER: Schweiz. med. Wschr. **1946**, 1156.

HERING: Die Carotissinusreflexe auf Herz und Gefäße. Dresden u. Leipzig 1927.

LOCHTE: Dtsch. Z. gerichtl. Med. **15**, 419 (1930).

MACKINTOSH: Dtsch. Z. gerichtl. Med. **25**, 139 (1935). — McSWAIN, B. u. a.: Surgery **22**, 222 (1947). — MERKE: Schweiz. med. Wschr. **1945**, 547. — MEYER-ARENDT: Dtsch. med. Wschr. **1947**, 577.

OPITZ: In PONSOLDS Lehrbuch der gerichtlichen Medizin, S. 174. Stuttgart 1950.

PRINSLOO and GORDON: S. Afric. Med. J. **1951**, 358.

SIMPSON: Lancet **1949** I, 558.

Mord, Selbstmord, Unglücksfall bei Erdrosseln.

BRÜCKENHAUS: Kriminalistik **13**, 13 (1939). — BUSATO: Arch. di Antrop. crimin. **62** (1942). Ref. Dtsch. Z. gerichtl. Med. **38**, 44 (1943).

CIAFARDO: Arch. Méd. lég. etc. **6**, 113 (1936). Ref. Dtsch. Z. gerichtl. Med. **28**, 118 (1937).

FRITZ: Arch. Kriminol. **107**, 68 (1940).

GENEWEIN: Drei eigenartige Selbstmordfälle durch gewaltsames Ersticken. Med. Diss. München 1941. Ref. Dtsch. Z. gerichtl. Med. **36**, 428 (1942).

HALLERMANN u. ILLCHMANN-CHRIST: Dtsch. Z. gerichtl. Med. **38**, 98 (1944).

LORENZ: Selbsterdrosselung. Med. Diss. Kiel 1937. Ref. Dtsch. Z. gerichtl. Med. **31**, 198 (1939).

SIMMER: Über die forensische Beurteilung des Todes durch Erwürgen. Med. Diss. Münster i. Westf. u. Düsseldorf 1936, S. 33. Ref. Dtsch. Z. gerichtl. Med. **29**, 188 (1938). — SOPRANA: Zacchia **5**, 150 (1941). Ref. Dtsch. Z. gerichtl. Med. **35**, 498 (1942).

VÖLKART: Ill. Rdsch. Gend. **3**, 7 (1950).

WEISS: Kriminalistik **13**, 198 (1939). — WINKLER: Beitr. gerichtl. Med. **16**, 175 (1942).

Unfälle durch Erhängen (einschließlich sexuelles Erhängen).

ELBEL u. SCHULTE: Dtsch. Z. gerichtl. Med. **36**, 210 (1942).

FÜSSLIN: Münch. med. Wschr. **1938 II**, 1988.

HAUSBRANDT: Dtsch. Z. gerichtl. Med. **34**, 412 (1941).

JÜTTNER: Kriminalistik **4**, 115 (1950).

KOOPMANN: Dtsch. Z. gerichtl. Med. **29**, 186 (1938). — Arch. Kriminol. **110**, 60 (1942); **111**, 43 (1942).

LYSS: Münch. med. Wschr. **1938 II**, 1708.

PANNING: Kriminalistik **12**, 277 (1938).

REUTER, C.: Dtsch. Z. gerichtl. Med. **29**, 186 (1938). — ROGER: Presse méd. **1943**, 307. Ref. Dtsch. Z. gerichtl. Med. **38**, 109 (1943).

SCHWARZ: Beitr. gerichtl. Med. **19**, 143 (1952).

SMETANA: Kriminalistik **16**, 122 (1942).

ZELDENRUST: Zacchia **1**, 209 (1937). Ref. Dtsch. Z. gerichtl. Med. **29**, 427 (1938).

Selbstmord und Mord durch Erhängen, und nachträgliches Aufhängen.

AMENT, SPIES, GANZLEBEN u. ECKERT: Arch. Kriminol. **103**, 105 (1938).

BACKHAUSEN: Experimentelle Untersuchungen über das Verhalten des Aufhängepunktes beim selbsttätigen Erhängen und beim Erhängen durch fremde Hand. Med. Diss. Heidelberg 1952. — BÖHMER: Dtsch. Z. gerichtl. Med. **32**, 449 (1939/40).

EKIS: Arstniecibas Z. (Lettisch) **1943**, Nr 2 (dtsch. Zusammenfassung). Titel Dtsch. Z. gerichtl. Med. **38**, 44 (1943).

HALLERMANN u. ILLCHMANN-CHRIST: Dtsch. Z. gerichtl. Med. **38**, 98 (1943). — HESSELINK: Arch. Kriminol. **108**, 123 (1941). — HULTQUIST: Nord. krim. Tidskr. **6**, 177 (1936). Ref. Dtsch. Z. gerichtl. Med. **29**, 208 (1938).

KLAUER: Dtsch. Z. gerichtl. Med. **20**, 375 (1933). — KOCHNER: Mord unter Vortäuschung von Selbstmord durch Erhängen bei Führung der Schlinge durch den Mund. Med. Diss. München 1940. Ref. Dtsch. Z. gerichtl. Med. **34**, 51 (1940). — KRAULAND: Arch. Kriminol. **112**, 11 (1943).

LANGERMANN: Z. Med.beamte **1916**, 589. — LIEBEGOTT: Dtsch. Z. gerichtl. Med. **39**, 351 (1948/49).

MAYNC: Beitr. gerichtl. Med. **16**, 80 (1942). — MEIXNER: Wien. klin. Wschr. **1919**, Nr 40. — MIROSLAV: Kriminalistik **16**, 79 (1942). — MUELLER, B.: Arch. Kriminol. **91**, 175 (1932).

NEUGEBAUER: Dtsch. Z. gerichtl. Med. **28**, 111 (1937).

PIETRUSKY: Kriminalist. Rdsch. **2**, 50 (1948).

ROMMENEY: Dtsch. Z. gerichtl. Med. **36**, 232 (1942).

SCHLEGEL: Arch. Kriminol. **100**, 18 (1937). — SCHRADER: Arch. Kriminol. **113**, 65 (1943).

TRAMER: Z. Kinderpsychiatr. **9** (1942/43). Ref. Dtsch. Z. gerichtl. Med. **38**, 221 (1943).

VÖLKART: Ill. Rdsch. Gend. **3**, 11 (1950).

WINTER: Med. Welt **1942**, 422.

Ersticken unter weichen Bedeckungen.

FREUDENBERG: Schweiz. med. Wschr. **1939 I**, 61.

d) Ertrinken.

1. Postmortale Veränderungen beim Aufenthalt einer Leiche im Wasser.

Eine Leiche, die längere Zeit im Wasser bleibt, verändert sich unter seinem Einfluß. Diese Veränderungen weichen bis zu einem gewissen Grade von den schon beschriebenen Leichenveränderungen ab, die wir in der Luft oder im Grabe beobachten können. Es ist daher notwendig, besonders hierauf einzugehen. Vorweg muß bemerkt werden, daß alle diese Veränderungen nur durch den Aufenthalt der Leiche im Wasser bedingt sind und *nichts* darüber aussagen, ob der Betreffende vor oder nach dem Tode ins Wasser gelangte.

Da das Wasser vielfach kälter ist als die atmosphärische Luft, fällt bei frischen Wasserleichen ebenso wie bei Leichen, die in der Kälte gelegen haben, eine hellrote Farbe der Totenflecke auf. Feuchtigkeit macht anscheinend die Haut für Sauerstoff leichter durchlässig, wie HOLZER experimentell erhärtet hat.

Nicht selten beobachtet man bei noch verhältnismäßig frischen Wasserleichen die sog. *Gänsehautbildung* (Cutis anserina). Die kurzen Haare der Körperoberfläche sind aufgerichtet, wie man es bei Lebenden sehen kann, deren Haut der Kälte ausgesetzt war. Diese Gänsehautbildung kommt zustande durch Kontraktion der Mm. arrectores pilorum, die wahrscheinlich ebenso wie die sonstige Muskulatur von der Totenstarre befallen werden. Man erkennt die Gänsehaut besonders deutlich an der Haut der Unterarme und der Oberschenkel, sie kann 3—4 Std nach dem Tode entstehen und lange anhalten. Im Bereiche dieser Hautgebiete pflegen auch die Haarbalgmündungen und die Hautdrüsenöffnungen deutlich hervorzutreten, so daß die Haut grau und etwas gekörnt aussieht. Es handelt sich hier um

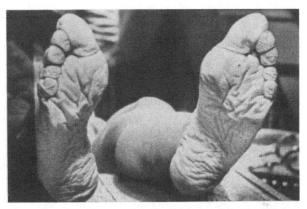

Abb. 112. Waschhautbildung an den Zehen und Fußsohlen bei einer Wasserleiche (Sekt.-Nr. 100/49).

eine Leichenerscheinung, doch ist es nicht undenkbar, daß die Gänsehautbildung schon während des Lebens beim Hineingelangen in das kalte Wasser entstanden ist und im Einzelfall nach dem Tode erhalten bleibt. Irgendein verwertbarer Zusammenhang zwischen der Gänsehautbildung und Hineingelangen ins Wasser während des Lebens, wie man es in früherer Zeit annahm, besteht jedoch nicht (G. STRASSMANN, ZÄNGERLE, BÖHMER).

Auch die bei der Wasserleiche mitunter auffallende Schrumpfung der Brustwarze und die Schrumpfung der Haut des Penis und des Scrotum sind keine vitalen Zeichen, sondern durch die Totenstarre der entsprechenden glatten Muskulatur bedingt (BÖHMER).

Für den Aufenthalt einer Leiche im Wasser charakteristisch ist die sog. *Waschhautbildung.* Sie kann allerdings, wie die Erfahrung zeigt, in geringem Grade schon während des Lebens zustande kommen, z. B. bei Wäscherinnen, wie der Name dieser Erscheinung es besagt. Die Waschhaut kann späterhin zurückgehen, wenn die Leiche an trockener Luft liegt.

Bei der Waschhautbildung handelt es sich um eine Runzelung der Haut, sie beginnt gewöhnlich im Bereiche der Mammae, dann an den Fingerspitzen und breitet sich manchmal in wenigen Tagen, manchmal erst innerhalb von 5—8 Tagen auf die Hohlhandfläche aus. Kälte hemmt die Waschhautbildung, Wärme und Wasserströmung begünstigen sie. Ein Einfluß des Meerwassers im Sinne einer Begünstigung oder Verlangsamung war nicht nachweisbar (S. SCHLEYER). Bei bekleideten Körperteilen, also an den Füßen (Abb. 112), aber auch an Händen, die mit Handschuhen versehen waren, pflegt sie später aufzutreten. Die Runzelung nimmt soweit zu, daß sich die Epidermis mehr und mehr von der Lederhaut ablöst, schließlich kann sie handschuhartig von der Hand mitsamt den Fingernägeln abgezogen werden. Man sieht dann häufig nur das blaßrot gefärbte Nagelbett (BÖHMER). Bei mikroskopischen Serienuntersuchungen erkennt man, daß die Zellen des Stratum corneum aufgequollen sind, die Zellgrenzen undeutlich werden, die Hornhautlamellen auffasern und daß sich späterhin das ganze Stratum corneum ablöst. Lange erkennbar bleibt das Stratum granulosum. In den Epithelien des Stratum germinativum fallen Vacuolen auf, die Zellkerne sind schlecht sichtbar, zum Teil aufgelöst, die Keratohyalinschollen sind nicht mehr gut zu erkennen, auch die Lederhaut quillt auf, das hier dichter gegliederte System der elastischen Fasern lockert sich auf. Man erkennt im Bereiche der Waschhautpartien auch Zerreißungen der elastischen Fasern (DIERKES, F. SCHLEYER). Die Faltenbildung kommt wohl so zustande, daß jede Epithelzelle durch Wasseraufnahme aufquillt. Geschieht dies im Zellverband, so wirft sich das Stratum corneum in Falten (BREITENECKER). Bezüglich der zeitlichen Verhältnisse glaubt man mit großer Vorsicht sagen zu können, daß die Leiche vielleicht eine Woche im Wasser gelegen hat, wenn die elastischen Fasernetze zwischen den Papillen noch erkannt werden können und färbbar sind. Sind diese Fasernetze nicht mehr gut zu färben, fehlen aber auch die Epithelabhebungen, so mag die Leiche 2—3 Wochen im Wasser gelegen haben. Ist die Epithelschicht abgehoben und lassen sich die restlichen Fasern nur schlecht färben, so soll dies dafür sprechen, daß die Leiche etwa 4 Wochen im Wasser lag (DIERKES), doch muß eindringlich betont werden, daß es so zahlreiche Ausnahmen zu geben scheint, daß die mikroskopischen Befunde für Todeszeitbestimmungen ausschlaggebend schwerlich herangezogen werden können; wenigstens sind die geschilderten histologischen Merkmale nach dieser Richtung hin unsicherer als die makroskopisch sichtbaren Veränderungen (F. SCHLEYER).

Bei makroskopischer Betrachtung kann man damit rechnen, daß die ersten Runzeln im Bereiche der Mammae und an den Fingerspitzen schon nach 2—4 Std auftreten können, ausgebildet ist die Waschhautbildung an den Fingerspitzen nach 24 Std. Die Hohlhand wird meist erst in 28 bis 48 Std von ihr ergriffen. Die Ablösung der Haut kann nach 6—8 Tagen erfolgen. Hat sich die Waschhaut außer an den Händen auch an den Füßen ausgebildet, so wird man im großen und ganzen damit rechnen können, daß die Leiche etwa 48 Std im Wasser gelegen hat (M. RICHTER, LIMAN zit. nach BÖHMER, S. SCHLEYER).

Die vom Liegen in der Luft bekannten *Fäulniserscheinungen* treten beim Aufenthalt im Wasser im großen und ganzen langsamer auf, und zwar im fließenden Wasser noch langsamer als im stehenden. Als Faustregel ist angegeben worden, daß der Fäulniszustand, der sich beim Liegen an der Luft in einer Woche entwickelt, beim Aufenthalt im Wasser in 2 Wochen zustande kommt und beim Aufenthalt in der Erde nach 8 Wochen (sog. CASPERsche Regel). Die Fäulnisvorgänge scheinen an den unbekleideten Teilen etwas schneller zu beginnen als an den bekleideten. Sind Gesicht, Kopf und Nacken einer Leiche schwach bläulich oder blaurot verfärbt, während der übrige Körper, insbesondere die Bauchdecken noch keine oder nur geringe Spuren von Grünfärbung zeigen, so mag die Leiche im Sommer 48 Std, im Winter länger im Wasser gelegen haben. Sind Kopf, Hals und Brust schmutziggrün, so mögen im Sommer 3—5 Wochen, im Winter 2—3 Monate vergangen sein. Ist die ganze Leiche hoch aufgeschwollen und die Oberhaut fast am ganzen Körper abgelöst, der Kopf grün bis schwärzlich verfärbt, sind die Gesichtszüge unkenntlich und die Nägel abgelöst, ist auch die Farbe der Augen nicht mehr zu erkennen, so kann man im Sommer auf einen Wasseraufenthalt von 5—6 Wochen, im Winter auf einen Aufenthalt von wenigstens 12 Wochen im Wasser schließen (LIMAN, zit. nach BÖHMER). Doch kommen, namentlich in kalten Wintern erhebliche Ausnahmen vor. Im Eis eingefrorene Leichen können sich den ganzen Winter über äußerlich fast frisch erhalten (eigene Erfahrung). Wird eine Leiche bei Sommerhitze aus dem Wasser gezogen, in dem sie schon längere Zeit gelegen hat, so treten die Fäulnisvorgänge sehr schnell auf; sie kann sich im Verlauf von Stunden völlig verändern, sie ist grünfaul geworden und gigantisch aufgetrieben. Unter der Haut finden sich Fäulnisgasmengen, das Gesicht ist dick und unförmig geworden, die Augenlider sind gedunsen, die Lippen vorgequollen, das Scrotum ist unförmig gebläht, der Penis infolge Ausbildung von Fäulnisgasen erigiert. Beengen die Kleider in diesem Zustand den Hals, so kann eine sog. *Pseudostrangfurche* zustande kommen, eine Fehlerquelle, an die man denken muß, besonders, wenn man die Leiche erst im entkleideten Zustand sieht. Ist die Oberhaut abgegangen, so ist die freiliegende Lederhaut öfter von rötlicher Farbe, da sie mit Hämoglobin getränkt ist; diese rötliche Farbe tritt natürlich nur so lange auf, als das Hämoglobin noch oxydationsfähig ist.

Die Haare der Leiche gehen im Bereiche des Kopfes, aber auch an anderen Stellen, so an den Achselhöhlen ab; auf diese Weise kann Glatzenbildung oder auch vorangegangenes Rasieren der Achselhaare vorgetäuscht werden.

Auch *Wassertiere* wirken bei der Veränderung von im Wasser liegenden Leichen mit. Blutegel können rundliche Wunden verursachen, die bis in die Lederhaut hineingehen. Da diese Tiere beim Bergen der Leichen vielfach abfallen, können solche Verletzungen Anlaß geben zur Verwechslung mit vital entstandenen. Findet man eine Durchblutung des Bindegewebes in der Umgebung der Verletzung im Bereiche der Hypostase, so handelt es sich hier nicht um eine vitale Reaktion (MARKOV). Setzt sich dagegen ein Blutegel an eine Hautpartie, die außerhalb der Hypostase liegt, so verursacht er keine Hautblutung. Die Larven der Köcherfliege, die uns dadurch auffallen, daß sie im Frühling an der Wasseroberfläche lebhaft hin- und herschießen, gehen gleichfalls an Leichen. Sie können die Ohrmuscheln zerstören und Löcher in die Haut fressen. Die Larven halten sich am liebsten in der Nähe der größten Wasserströmung auf. In der ersten Zeit ihres Larvenstadiums fressen sie unaufhörlich, hören aber zu einer bestimmten Zeit auf zu fressen, leben dann aber noch weiter (HOLZER). Diese biologischen Eigenheiten können unter Umständen zur Bestimmung der Todeszeit bzw. des Aufenthaltes im Wasser mit herangezogen werden. Von weiteren Wassertieren gehen Wasserratten, Garneelen, Schnecken, Krabben, Krebse, Seesterne, Hummern und bestimmte Fischsorten an Leichen, außerdem Seevögel. Im Süßwasser können auch Flohkrebse Verletzungen hervorrufen. Seesterne können grauweiße Hautveränderungen verursachen, die an einen Ätzschorf erinnern. Garneelen verursachen manchmal zuerst an den Schleimhäuten Bißverletzungen. Bis solche Bißverletzungen zustande kommen, dürften nach Beobachtungen von ZIEMKE, zit. nach BÖHMER, an der Ostseeküste 4—8 Std vergehen.

Wasserleichen überziehen sich nach einiger Zeit mitunter mit feinem *Schlamm*. Weiterhin können sich *Algenrasen* ansiedeln. Die Ansiedlung von Algenrasen wurde bei Donauleichen in fließendem Wasser schon vom 4. Tage an beobachtet, nach 14 Tagen konnte die Leiche von Algenrasen völlig eingehüllt sein. Dazwischen waren Schleimpilze zu erkennen, die auf der Leichenhaut rote bis zinnoberrote linsengroße Flecke hervorriefen (HABERDA, Lehrbuch). An Stellen, an denen die Kleider dicht anliegen, können sich die Algenrasen besonders intensiv entwickeln. Dies wurde an Isarleichen schon nach 8—10 Tagen beobachtet (MERKEL).

Es ist vorgeschlagen worden, zum Zwecke der Todeszeitbestimmung auch die Gefrierpunktserniedrigung der Körperflüssigkeiten, etwa des Blutes oder des Fäulnistranssudates heranzuziehen. Der Gefrierpunkt soll sofort beim Auffinden der Leiche und danach 24 Std später gemessen und die Differenz festgestellt werden. Diese Differenz soll durch eine empirisch gefundene Berechnung in eine brauchbare Beziehung zur Todeszeit gebracht werden können (REVENSTORF). Daß diese Methode praktisch angewendet oder auch überprüft worden wäre, war nicht zu ermitteln; es dürfte sich empfehlen, unter Hinzufügen anderer physikalischer Messungen, Nachuntersuchungen vorzunehmen. Es ist auch versucht worden, die Spaltung des Körperfettes zur Altersbestimmung der Wasserleiche zu benützen. Legt man 2 cm dicke Scheiben aus den Weichteilen des Oberschenkels in eine Kupferacetatlösung, so erkennt man nach mehrstündigem Auswässern, daß sich die freien Fettsäuren grün gefärbt haben, während das Neutralfett und das sonstige Gewebe farblos blieb (BÜRGER, zit. nach BÖHMER). Auch diese Methode harrt noch einer systematischen Überprüfung unter Hinzunahme weiterer Mikroreaktionen, wie sie bereits von MINOVICI und Mitarbeiter erprobt wurden; ob und wieweit sie praktisch verwertbare Erfolge zeitigten, bleibt abzuwarten.

Nach längerem Liegen der Leiche im Wasser (doch ist eine genauere Zeitangabe nicht möglich), bilden sich manchmal an der Hautoberfläche Kalkseifenknötchen, die sonst auch im Innern der Leiche vorgefunden werden können. Sie entstehen so, daß das Wasser durch die Oberhaut dringt und bei der Fäulnis Phosphorsäure aus der Oberhaut austritt. Aus dem sich hierbei entwickelnden Calciumphosphat entwickeln sich die Knötchen. Sie kommen eher zustande, wenn das Wasser kalkhaltig ist (KLAUER und WALCHER).

Wie schon bei der Schilderung der Leichenzersetzung unter normalen Verhältnissen erwähnt, führt der Aufenthalt einer Leiche in einem feuchten Medium in manchen Fällen zur *Fettwachsbildung* (Chemismus s. Abschnitt Leichenzersetzung S. 59, außerdem BÖHMER). Bis sich Fettwachs ausbilden kann, vergeht erfahrungsgemäß eine nicht unerhebliche Zeit. Beginnende Fettwachsbildung ist frühestens nach 1—2 Monaten, in erheblicherem Umfange ist sie frühestens nach 3 Monaten beobachtet worden (weitere Zeitangaben s. Abschnitt Leichenzersetzung S. 71). Es kommt aber auch vor, daß trotz sehr langen Liegens im Wasser eine Fettwachsbildung überhaupt nicht eintritt (BÖHMER).

Seziert man eine Wasserleiche, so ist man immer wieder erstaunt, daß sich die inneren Organe im Verhältnis zu dem hochgradig veränderten Äußeren der Leiche in einem halbwegs erhaltenen Zustande vorfinden. Die Hämolyse wird allerdings immer sehr weit vorgeschritten, die Innenfläche der Gefäßwände wird imbibiert sein. Am Herzen kann man mitunter beobachten, daß der Grad der Imbibition des Endokards an der rechten Herzhälfte mehr vorgeschritten ist als an der linken. Links treibt die Totenstarre die Blutkörperchen aus dem Herzen, während das rechte Herz im höheren Maße blutgefüllt bleibt. Daher ist die Imbibition hier auch stärker. Der Unterschied kommt dann besonders deutlich heraus, wenn die Leichen auf dem Bauche geschwommen haben. Hierbei ragt der Steiß aus dem Wasser, der Körper ist schräge nach unten geneigt, so daß auf diese Weise mehr Blut aus der unteren Hohlvene in das rechte Herz eintreten kann (PONSOLD).

Das bei Wasserleichen mitunter auffallende *Larynxödem* gilt mit Recht nach der jetzt herrschenden Ansicht als postmortale Erscheinung; es entsteht unter Einwirkung des nach dem Tode in den Kehlkopf vordringenden Wassers und läßt sich auch experimentell erzeugen (Lehrbuch von REUTER, BÖHMER).

Auch bei der histologischen Untersuchung können an den inneren Organen der Wasserleiche noch verhältnismäßig lange die Strukturen erkannt werden. Wenn auch die Herzmuskulatur mitunter durch Fäulnis schnell zerstört werden kann, so wurde in Einzelfällen noch nach 85 Tagen die Struktur der Herzmuskulatur einschließlich der Kernfärbung dargestellt. In den Lungen verflüssigt sich das Blut rasch, ein Nachweis von Thromben in den Gefäßen ist daher infolge proteolytischer Auflösung des Fibrins schon nach kurzer Zeit nicht mehr möglich. Die Leber ist auch bei erheblich veränderten Wasserleichen mitunter recht gut erhalten, besonders wenn die Leiche sich in kühlem Wasser befand. Die oben erwähnte CASPERsche Regel gilt anscheinend bei Wasserleichen für die Leber nicht, die Veränderungen laufen in der Leber langsamer ab, als dieser Regel entspricht. Auch die Nierenstruktur bleibt noch verhältnismäßig lange erhalten, während die Milz bei histologischer Untersuchung verhältnismäßig schnell ihre Struktur einbüßt. Dagegen zerfällt die Struktur der Muskulatur bei Wasserleichen recht langsam. Nach 114 Tagen konnte man in Einzelfällen noch einigermaßen brauchbare histologische Bilder erhalten (WALCHER).

Des besseren Überblickes wegen seien jene Literaturangaben, die zur Zeitschätzung des Alters von Wasserleichen verwendet werden können, nach zeitlichen Gesichtspunkten übersichtlich zusammengestellt. Es muß aber ausdrücklich hervorgehoben werden, daß eine *Verwertung dieser Angaben in praktischen Fällen nur mit besonderer Kritik und Zurückhaltung möglich ist.* Ausnahmen kommen immer wieder vor, außerdem sind die Angaben über die mikroskopischen Befunde noch nicht von verschiedenen Seiten auf ihre Zuverlässigkeit überprüft worden. *Eine schematische Verwertung der Tabelle durch den Unerfahrenen kann zu Fehlbegutachtungen führen.*

Tabelle 9.
Anhaltspunkte für eine ungefähre Schätzung der Zeit des Aufenthaltes von Leichen im Wasser.

unter 12 Std	Gänsehautbildung (nach 3—4 Std), sofern sie nicht während des Lebens vorhanden war. Beginnende Waschhautbildung nach 3—4 Std. Bißverletzungen von Garneelen an den Schleimhäuten (mindestens 4—8 Std).
12—24 Std	Befallensein der Fingerspitzen von der Waschhautbildung (24 Std).
24—48 Std	Übergehen der Waschhautbildung auf die Hohlhand (28—48 Std). Ausbildung der Waschhaut an den Füßen (48 Std). Rötliche bis blaurote Verfärbung des Kopfes bei Fehlen von Fäulniserscheinungen an der Haut (ab 48 Std).
eine Woche	Verbreitung der Waschhautbildung auf die Hohlhandflächen (nach 5—8 Tagen). Beginn der Ablösung der Waschhaut von der Hohlhand (6—8 Tage). Beginnendes Ansetzen von Algenrasen (4 Tage).
7—14 Tage (1—2 Wochen)	Entwicklung von dichten Algenrasen an Stellen, an denen die Kleider anliegen (8—10 Tage).
2—3 Wochen	Mikroskopisch schlechte Erkennbarkeit der elastischen Fasernetze bei Fehlen von Epithelabhebungen (2—3 Wochen). Eingehülltsein der Leiche in Algenrasen (von 14 Tagen an) (sehr unsichere Merkmale).
3—4 Wochen	Abhebung der Epithelschicht im Bereich der Waschhautbildung (mikroskopisch), schlechte Färbbarkeit der elastischen Fasern der Haut (etwa 4 Wochen, sehr unsichere Merkmale).
1—2 Monate	Grünfärbung von Kopf, Hals und Brust (3—4 Wochen im Sommer). Auftreibung der ganzen Leiche, unkenntliche Gesichtszüge, Ablösung der Nägel, Nichterkennbarkeit der Augenfarbe (5—6 Wochen im Sommer). Beginnende Fettwachsbildung (frühestens nach 1—2 Monaten).
2—3 Monate	Grünfärbung von Kopf, Hals und Brust (2—3 Monate im Winter). Auftreibung der ganzen Leiche, unkenntliche Gesichtszüge, Ablösung der Nägel, Nichterkennbarkeit der Augenfarbe (12 Wochen und mehr im Winter). Erheblichere Fettwachsbildung (frühestens nach 3 Monaten).

Beim *Treiben* der Leiche im Wasser kann es zu weitgehenden Veränderungen der Leiche kommen. Die Veränderungen sind um so hochgradiger, je lebhafter die Strömung ist und je länger die Leiche im Wasser trieb. Ob eine Leiche nach Eintritt des Todes im Wasser untersinkt oder nicht, hängt von ihrem jeweiligen spezifischen Gewicht ab, dieses wird außer durch den Fettgehalt des Körpers durch die Füllung der Lunge und des Magendarmkanals mit Gas bestimmt. Wenn jemand gleich nach dem Tode an die Oberfläche kommt, und hier liegenbleibt, meist so, daß nur ein kleiner Teil, etwa der Steiß, gerade aus der Oberfläche des Wassers herauskommt, so sagt das über die Todesart nach herrschender Ansicht nichts aus. In den meisten Fällen sinkt allerdings der Körper nach Eintritt des Todes unter; wenn mit Ausbildung der Fäulnisgase das spezifische Gewicht leichter wird, pflegt die Leiche nach oben zu kommen. Bei einer Wassertemperatur von 18° C im Hochsommer pflegen die Leichen normalerweise nach

48 Std hochzukommen, im Winter gar nicht oder viel später. Ist die Wasser-
tiefe groß, wie es z. B. in den Alpenseen der Fall ist, so kommen mitunter die
Leichen überhaupt nicht mehr hoch. Der Wasserdruck, der ja bei je 10 m
Wassertiefe um 1 Atm. zunimmt, erschwert die Ausbildung von Fäulnisgasen.
So werden z. B. die Fäulnisblasen bei 50 m Wassertiefe schon um $^1/_5$ des Volumens komprimiert, sofern sie sich überhaupt ausbilden können. Auch im
Hochsommer herrscht in einer Wassertiefe von 30—40 m eine Temperatur
von etwa 4⁰ C, so daß schon dadurch die Ausbildung von Fäulnisgas zum minde-
sten erheblich erschwert wird. Von welcher Wassertiefe an allerdings das Hoch-
kommen einer Leiche nicht mehr erwartet werden darf, darüber fehlen uns
noch Angaben (MERKEL, BÖHMER). Weibliche Leichen sollen eher auf dem
Rücken schwimmen, was man mit dem vermehrten Fettpolster der Frauen an
Brust und Bauch in Zusammenhang bringen könnte; doch fehlen hier exakte
Beobachtungen.

In verhältnismäßig tiefen Flüssen mit erheblichem Gefälle, z. B. im Rhein,
treiben die Leichen nach dem Untergehen über den steinigen Boden hin. Der
Steiß ist etwas erhoben, die Arme sind gesenkt, die Füße und Knie schleifen auf
dem Steinboden. Bis solche Leichen aufgefunden werden, nachdem sie hoch-
gekommen sind, können sie im Rhein 50 km zurückgelegt haben. Zieht man
sie aus dem Wasser, so weisen sie häufig Schleifspuren an Stirn und Vorderkopf,
an der Nase, den Knien und an den Zehenrücken auf; die entstandenen Hautdefekte sind weitgehend unterminiert. In den Taschen der Defekte kann man
Steine und Sand in erheblichen Mengen vorfinden. An der Kleidung sind die
Vorderteile der Schuhe und die Hosen an den Knien durchgescheuert. Am
Rücken findet man meist keine Schleifspuren (BERG). Beim Schleifen von
Leichen in stark fließenden Gebirgswässern können Knochendefekte im Schädel
zustande kommen, so daß feiner Kies bis in die Schädelhöhle eindringt (Leichen
aus dem Inn). Man findet manchmal im Schädel bohnengroße Öffnungen mit
papierdünnen Rändern. Die Dura wird eigenartigerweise dabei meist nicht
eröffnet (PUSL)[1]. Ist die Strömung eines Flusses geringgradig (z. B. im Unterlauf
des Neckar), so fehlen meist Schleifspuren an den Leichen.

Aber auch bei wenig fließenden Gewässern oder in Häfen können an Leichen
schwere postmortale Verletzungen zustande kommen. Geraten sie in Wehre,
Mühlen oder sogar Turbinen, so kommt es unter Umständen zu schwersten
Riß- und Platzwunden, aber auch zu schnittähnlichen Wunden der Haut mit
weitgehenden Zerfetzungen. Auch wenn sich die Leichenhaut in Strauchwerk
von Flüssen oder anderen Gewässern scheuert, deren Wasserspiegel durch Einwirkung der Gezeiten einer dauernden Veränderung ausgesetzt ist, können
erhebliche parallele Schürfspuren, ja auch Hautdefekte zustande kommen,
wie ich sie, allerdings nur in seltenen Fällen, am Unterlauf der Weser und ihren
Nebengewässern beobachten konnte. Sehr erhebliche Zerstörungen können
durch die Räder von Raddampfern, durch Schiffsschrauben oder Bootshaken
zustande kommen. Mitunter ist die Schädelkapsel eröffnet, das Gehirn fehlt.
Die inneren Organe und Knochen sind vielfach zerbrochen, so daß schließlich
die Haut wie ein Sack nur noch Knochen und Organteile zusammenhält. Derartige Veränderungen kommen aber im allgemeinen nur in Häfen mit lebhaftem
Schiffsverkehr zustande. Eine Schiffsschraube, die die Haut verletzt, machte
nach meinen Beobachtungen (Stralsunder und Königsberger Hafen) mitunter
eine halbmondförmige charakteristische Verletzung, die man auch im Modellversuch experimentell erzeugen kann. Auch aus Großbritannien werden solche

---

[1] Weitere Beobachtungen ähnlicher Art brachten neuerdings HOLZER und KRAULAND
[Beitr. gerichtl. Med. **19**, 53 (1952)].

Verletzungen von GLAISTER beschrieben und abgebildet. Eine Schiffsschraube kann auch die Bauchhöhle eröffnen, so daß die Därme heraushängen, auch kann sie eine teilweise Entkleidung der Leiche herbeiführen, so daß der Rest der Kleider infolge der Strömung abgeht (POLKE). In reißenden Gebirgsbächen, aber auch bei Überschwemmungen scheint es vorzukommen, daß Leichen von Personen, die bekleidet ins Wasser gelangten, im Laufe der Zeit völlig entkleidet werden können (mündliche Mitteilung). Auch kann in Gebirgsbächen der Schädel zertrümmert werden. Der Schädelinhalt wird zum Teil ausgewaschen. Charakteristisch ist, daß die Ränder an den Bruchstellen des Schädels sich abschleifen (KRAULAND). Man wird bei Leichenbesichtigungen auch berücksichtigen müssen, daß das *Bergen* einer Leiche Verletzungen verursachen kann, z. B. mit dem Bootshaken; eine Strangfurche am Halse einer frischen Wasserleiche erklärte sich einmal so, daß die Insassen eines zum Bergen ausgesandten Motorbootes eine Leine um den Hals der Leiche befestigt und sie gegen die heftige Strömung der von der Ebbe beeinflußten Weser zum Bergungsplatz gezogen hatten (eigene Erfahrung).

2. Identifikation von Wasserleichen.

Da die Personalien von Wasserleichen mitunter unbekannt sind, hat ihre Identifikation erhebliche praktische Wichtigkeit, sofern der Tote nicht Papiere bei sich hatte, die noch zu entziffern sind. Sind die Personalien unbekannt, so wird der Gerichtsmediziner bei Besichtigung und Sektion der Leiche in erhöhtem Maße alle jene Umstände berücksichtigen müssen, die im Abschnitt Identifikation dargetan worden sind, eine Aufgabe, die nicht sorgfältig genug durchgeführt werden kann, und die mitunter zu überraschenden, zunächst unerwarteten Erfolgen geführt hat. (FÖRSTER). Das teilweise Abgehen von Haaren kann unter Umständen zu Fehldiagnosen bezüglich Alter und Beruf führen. Auch wird nach Abgehen der Epidermis von den Händen womöglich zu Unrecht die schmale Hand eines geistigen Arbeiters ohne Arbeitsschwielen vorgetäuscht. Daß man die Papillarlinienmuster auch an der handschuhartig abgezogenen Epidermis der Finger, darüber hinaus aber auch noch an der Lederhaut darstellen kann, ist früher erwähnt worden. Hindert eine erhebliche Waschhautbildung das Abnehmen von Papillarlinienmustern, so lassen sich, wie schon erwähnt, durch Ausspritzen mit Glycerin oder anderen Flüssigkeiten die Fingerbeeren für die Fingerabdrucknahme brauchbar machen (im übrigen s. Abschnitt Identifikation S. 141).

3. Die Physiologie des Ertrinkungstodes.

α) Der eigentliche Ertrinkungstod.

Der Ertrinkungstod stellt im Grunde einen *Erstickungstod* dar, bei dem der mechanisch bedingte Abschluß des Sauerstoffs durch das die Luftwege tamponierende Wasser erfolgt. Doch kann dieser Erstickungsvorgang, wie man es in seltenen Fällen auch beim langsamen Erstickungstod aus anderer Ursache beobachten kann, abgekürzt werden durch einen Reflextod, oder durch ein schnelles Versagen der Kreislaufregulation, wobei der Einfluß des Wassers, sei es auf die Haut, sei es auf die Schleimhaut der Luftwege eine maßgebliche Rolle spielt. Es gibt auch Fälle, bei denen gewisse reflektorische Vorgänge oder sonstige schnell auftretende Belastungen des Kreislaufes so schnell, manchmal blitzartig den Tod herbeiführen, daß es zu einem eigentlichen Ertrinkungstod nicht kommt. Es besteht Anlaß diese Vorfälle vom eigentlichen Ertrinkungstod abzutrennen und sie unter der Bezeichnung *Badetod* besonders zu behandeln. Übergänge zwischen diesen beiden Todesarten kommen allerdings nicht selten vor.

Wenn man die Vorgänge des Ertrinkens tierexperimentell untersucht und wenn man gelegentliche Beobachtungen hinzunimmt, die unter besonderen Umständen auch beim menschlichen Ertrinkungstod gemacht werden konnten, so können wir ungefähr die gleichen Stadien unterscheiden wie beim Erstickungstod; es besteht nur insofern ein Unterschied, als beim Hineinkommen ins Wasser zunächst reflektorisch die Atmung angehalten wird. Unter diesen Umständen pflegt man folgende 6 Stadien zu unterscheiden:

1. Beim Hineinkommen ins Wasser findet im allgemeinen als Reaktion auf den Kältereiz eine tiefe Einatmung statt; sie kann allerdings unterdrückt werden, wenn der Betreffende nicht überraschend, sondern aus freiem Willen ins Wasser gelangt (Respiration de surprise nach französischer Bezeichnung).

2. Danach wird der Atem angehalten, um das Eindringen der Ertrinkungsflüssigkeit zu verhindern, dies kann $^1/_2$ min, bei trainierten Menschen auch 1 min und mehr ausgehalten werden.

3. Die Kohlensäureüberladung des Blutes und die dadurch bedingte Reizung des Atemzentrums zwingt den Ertrinkenden anschließend zu atmen. Die Atmung beginnt mit einigen tiefen und heftigen Inspirationen, es folgen krampfhafte Exspirationen, bei denen vielfach Luftblasen aus dem Munde dringen. Dieses Stadium dauert 60—150 sec.

4. Diesem Zustand schließt sich ohne scharfe Grenze ein Krampfstadium an. Es dauert 1—1$^1/_2$ min, auch hierbei finden noch heftige Exspirationen statt, auch jetzt kann Schaum emporsteigen. Das Bewußtsein ist jetzt geschwunden.

5. Dann schließt sich das Stadium der Apnoe an, bei dem Atmung nicht beobachtet wird.

6. Nach einer gewissen Pause schließen sich die schon beim Erstickungstod beschriebenen terminalen Atembewegungen an, die aber, wie erwähnt, auch bei anderen Todesarten vorkommen; sie sind bei tierexperimentellen Untersuchungen besonders deutlich. Der Unterkiefer wird dabei vorgestreckt, der Körper vielfach zusammengekrümmt. Hierbei gehen mitunter (nach eigener Beobachtung) noch einige Luftblasen aus dem Munde ab. Diese Stadieneinteilung ist im Schrifttum nicht einheitlich; andersartige Einteilungen sind durchaus möglich.

Der ganze Ertrinkungsvorgang spielt sich in 3—5 min ab; er kann dadurch protrahiert werden, daß der Betreffende beim intermediären Auftauchen wieder Gelegenheit hat, Luft einzuatmen. Der Blutdruck ist, wie sonst beim Erstickungstod, erhöht, jedoch nicht so beträchtlich, wie beim eigentlichen Erstickungstod, er zeigt ziemlich schnell eine Tendenz zum Sinken (BÖHMER); elektrokardiographisch (Tierversuche von MIJNLIEFF) bestand am Schluß das Bild des Herzflimmerns.

Wer in die Lage kommt, einen Ertrinkungstod vom Ufer aus ansehen zu müssen, pflegt einen *Kampf* zu beobachten. Der ins Wasser Gestürzte kommt, auch wenn er Nichtschwimmer ist, wieder hoch, er schlägt um sich, ruft manchmal laut um Hilfe, manchmal gurgelt er nur. Nach dem Untersinken sieht man die Luftblasen an die Wasseroberfläche steigen. Das Auftauchen kann sich noch einmal oder mehrere Male wiederholen, wobei jedesmal die Abwehrbewegungen schwächer werden. Dann erst wird die Wasseroberfläche still.

Über den Ablauf der Stadien können beim *menschlichen* Ertrinkungstod aus naheliegenden Gründen keine genauen Beobachtungen vorliegen. In einem Mordfall hatten wir Gelegenheit, den Täter, der ein schizoider, gemütskalter Mann war, nach seinen Beobachtungen bei der Tötung seiner Ehefrau durch Ertränken zu befragen. Er hatte die hochschwangere Frau, die sich nicht wehren konnte, in einen etwa 60 cm tiefen Bach geworfen und dann mit Gewalt mit dem Gesicht nach oben unter Wasser gehalten, bis sie tot war. Der Täter schilderte, wie die Frau zunächst Abwehrbewegungen machte, wie sie heftig atmete, wie Schaum aus dem Munde trat, wie sie krampfte, wie sie dann still war und wie sie schließlich einige Male wieder anfing zu atmen. Die Leichenöffnung ergab das Vorhandensein einer geradezu klassischen Ertrinkungslunge (genaue Schilderung dieses Organs s. S. 438). Wir haben danach Anlaß anzunehmen, daß auch der menschliche Ertrinkungstod wenigstens in der Mehrzahl der Fälle nicht wesentlich von den tierexperimentellen Beobachtungen abweicht.

Beim Ertrinkungstod wird mitunter auch Wasser *geschluckt*, manchmal in sehr erheblichen Mengen, manchmal aber auch sehr wenig oder gar nichts. Die

Reizung der Magenschleimhaut durch das kalte Wasser kann zum Erbrechen führen. Die Aspiration von Speisemassen bis in die feinen Bronchien kann mitunter den Ertrinkungsvorgang abkürzen. Dieser Vorgang wird im Schrifttum als *Magentod* bezeichnet (SEHRT). Doch sind solche Vorfälle keineswegs besonders häufig (HALLERMANN).

Es ist sichergestellt, daß beim Ertrinkungstod die Ertrinkungsflüssigkeit in nicht unerheblichen Mengen bis in die Alveolen eingeatmet wird.

Die Menge der eingeatmeten Ertrinkungsflüssigkeit konnte aus naheliegenden Gründen nur im Tierversuch ermittelt werden. Die erzielten Ergebnisse sind nicht einheitlich; dies kann aber auch an der Verschiedenartigkeit der Versuchsanordnung liegen. Es ist nicht gleichgültig, ob die Versuchstiere in Narkose oder ohne Narkose in die Ertrinkungsflüssigkeit gebracht werden, ob der Ertrinkungsvorgang durch gelegentliches Auftauchen des Tieres protrahiert wird oder ob es sich um angewärmte oder kalte Flüssigkeit handelt.

In letzter Zeit ging PORCHER am Heidelberger Institut so vor, daß er Versuchstiere im nüchternen Zustand bei leerem Magen ins Wasser tat und dadurch bewirkte, daß das Fell sich voll Wasser sog. Nachdem die Flüssigkeit bestimmte Zeit abgetropft war, wurde das Tier gewogen, dann unter verschiedenen Bedingungen ertränkt und danach, nachdem die Flüssigkeit aus dem Fell bestimmte Zeit abgetropft war, wiederum gewogen. Hatte das Tier Flüssigkeit verschluckt, so wurde sie bei der Sektion aus dem Magen entfernt und bei der Berechnung der Gewichtsdifferenz berücksichtigt. Andere zum Teil kompliziertere Versuchsanordnungen trafen VÖLPEL, WACHHOLZ, HOROCZKIEWICZ, MARGULIES u. a., Schrifttum hierüber s. VÖLPEL).

Ob ein bewußtloses Tier beim Ertrinkungstod mehr Flüssigkeit einatmet als ein Tier, das nicht bewußtlos ist, darüber sind die Auffassungen nicht einheitlich. Beide Möglichkeiten werden vertreten. Einig ist man sich jetzt darin, daß der größte Teil des Wassers in die Lungen bei der Dyspnoe eindringt und ein kleiner Teil während der terminalen Atembewegungen (B. MUELLER, PORCHER u. a.). Die Flüssigkeitsmenge, die insgesamt eingeatmet wird, ist beim Tierversuch eine ganz beträchtliche. Nach den Untersuchungen von PORCHER betrug sie bei Ratten 4—5,7 g; das waren 1,92—3,4% des Körpergewichts. Auf den Menschen umgerechnet würde dies bedeuten, daß er 2,4 Liter beim Ertrinkungstod aspirieren würde, was aber sicherlich nicht der Fall ist. Insofern besteht eben keine Übereinstimmung bei dem Verhalten von Tier und Mensch beim Ertrinkungstod.

Es ist sicher, daß ein nicht unerheblicher Teil der aspirierten Ertrinkungsflüssigkeit in den Alveolen resorbiert wird und zunächst in den kleinen Kreislauf übergeht.

Wir wissen, daß das Blut des linken Herzens gegenüber dem des rechten Herzens nach dem Ertrinkungstod verdünnt ist; man hat das einwandfrei durch physikalische Untersuchung des Blutes in den beiden Herzhälften festgestellt (Gefrierpunktserniedrigung, Messung der elektrischen Leitfähigkeit, refraktrometrische Bestimmungen, Bestimmung des Brechungsindex, Messung des Mengenverhältnisses zwischen Blutkörperchen und Plasma). Beim Ertrinken in differenten Flüssigkeiten, z. B. in einer Kochsalzlösung (Meerwasser), in kalkhaltigen Lösungen usw. gelang es, im linken Herzen eine Erhöhung des Chlorid- bzw. Calciumgehaltes nachzuweisen. Es bestehen aber auch gewisse Anhaltspunkte dafür, daß die Ertrinkungsflüssigkeit auch noch in den großen Kreislauf gelangt, denn auch in der Herzmuskulatur konnte bei einschlägigen Versuchen ein erhöhter Kalkgehalt festgestellt werden (Eindringen über die Coronargefäße). Die Resorption der Ertrinkungsflüssigkeit aus den Alveolen erfolgt offenbar sehr schnell. Dies liegt sicher an den Druckverhältnissen im Innern des Thorax. Der Druck in den Körpercapillaren beträgt 30 bis 35 mm Quecksilber, in den Lungencapillaren aber 12—15 mm Hg. Der linke Vorhof liegt unter negativem Druck, der vielleicht noch durch die heftigen Atemexkursionen vermehrt wird (Schrifttum s. BÖHMER). Es liegen auch Anhaltspunkte dafür vor, daß die Alveolarwand nicht nur für Flüssigkeit, sondern auch für corpusculäre Elemente aus der Ertrinkungsflüssigkeit durchgängig ist, so daß diese Körperchen zunächst in den kleinen Kreislauf gelangen können. So ist schon vor geraumer Zeit mitgeteilt worden, daß kleinste lichtbrechende Körperchen aus der Ertrinkungsflüssigkeit im linken Herzen vorgefunden werden können, doch ließen sie sich morphologisch so schwer von zufälligen Verunreinigungen unterscheiden, daß eine einwandfreie Feststellung im Herzblut auf Schwierigkeiten stieß. Bei Aspiration von Speisemassen während des Ertrinkungstodes sind weiterhin vereinzelt Speiseteilchen im Herzblut nachgewiesen worden. Später fand man auch im Tierversuch Diatomeen aus der Ertrinkungsflüssigkeit im Herzen (INCZE) und schließlich gelang es in systematischen tierexperimentellen Untersuchungen festzustellen, daß Diatomeen bis zur Größe von etwa

30 μ während des Ertrinkungsvorgangs regelmäßig in das Blut des linken Herzens übergehen, wenn auch in verhältnismäßig geringer Anzahl, und daß man sie darüber hinaus auch im großen Kreislauf, und zwar hauptsächlich in der Leber, aber auch im Gehirn und in den Nieren feststellen kann. Auch wenn Versuchstiere noch vor Eintritt des Krampfstadiums aus der Flüssigkeit entfernt und die Erstickungen einer CO_2-Atmosphäre zu Ende geführt wurden, traten noch Diatomeen in den kleinen Kreislauf über, doch war der Übertritt dann sehr spärlich. Aber auch wenn die Versuchstiere, nachdem sie vorher in einer CO_2-Atmosphäre „anerstickt'' worden waren, zuerst im Stadium der terminalen Atembewegungen in das Ertrinkungsmedium kamen, gingen noch Diatomeen in den Kreislauf über, und zwar auch noch in den großen Kreislauf, wo sie in der Leber nachgewiesen werden konnten (B. MUELLER und GORGS, s. Schrifttum). Inzwischen durchgeführte systematische Untersuchungen im Heidelberger Institut, die zunächst im mündlichen Gespräch auch von Angehörigen anderer Institute bestätigt wurden, kann man auch beim menschlichen Ertrinkungstod Diatomeen aus der Ertrinkungsflüssigkeit nicht nur im kleinen Kreislauf (Blut des linken Herzens), sondern auch im großen Kreislauf (Herzmuskulatur, Gehirn, Leber) nachweisen, eine Feststellung die unabhängig davon auch von INCZE getroffen wurde. Allerdings muß man dann mit Hilfe eines geeigneten Aufschlußverfahrens (s. unten) größere Partien dieser Organe untersuchen (B. MUELLER).

Im Verlaufe des Ertrinkungsvorgangs, und zwar im Stadium der Dyspnoe, entsteht bei der angestrengten Atmung ein inniges Gemisch von Luft und Wasser, die Lunge wird aufgebläht. Untersucht man in tierexperimentellen Serienversuchen das histologische Bild der Lunge, so kann man feststellen, daß die Flüssigkeit sehr bald nach dem Untertauchen zunächst in geringen Mengen bis in die Lungenalveolen vordringt. Wird danach die Atmung angehalten, so werden die Lungencapillaren hochgradig hyperämisch, es kommt zu einer geringen Exsudation in die Alveolen. Bei dem nun folgenden dyspnoischen Stadium dringt reichlich Flüssigkeit in die noch mit Luft gefüllten Alveolen ein, es entsteht ein feiner Schaum, die Alveolen werden hochgradig gebläht, die Capillaren werden dadurch ischämisch, die Alveolarwände zerreißen zum Teil. Ein Teil des in die Alveolen eingedrungenen Wassers wird von den Capillaren resorbiert. Beim Ertrinken in hypotonischen Lösungen bzw. reinem Wasser kommt es zur Hämolyse in ihnen und in den das Blut abführenden Venen. Im Stadium der terminalen Atembewegungen geht die extreme Blähung der Lungen etwas zurück, die Alveolen werden zum Teil wieder eckig (MIJNLIEFF, B. MUELLER). Nimmt man Ertrinkungsversuche in isotonischen oder hypertonischen Lösungen vor, so bleibt die Hämolyse in den Capillaren und abfließenden Venen, wie zu erwarten, aus, aber auch die Schaumbildung ist lange nicht so hochgradig, die Alveolarwände sind nur wenig zerrissen. Die Lungen bleiben bis zum Tode hyperämisch (B. MUELLER).

Nun spielen beim Ertrinkungsvorgang, wie schon erwähnt, *reflektorische* Vorgänge im Bereiche des Gefäßsystems zum mindesten keine unwesentliche Rolle (SEHRT). Es fiel auf, daß der Ertrinkende vielfach hochgradig blaß ist, während derjenige, der dem Tode nahe ist, blau und asphyktisch aussieht (HENSCHEN). Man spricht unter diesen Umständen vom *blassen* Scheintod und vom *blauen* asphyktischen Scheintod. Die Kohlensäureüberladung des Blutes, aber vielleicht auch reflektorische Einflüsse, die die Ertrinkungsflüssigkeit auf die Schleimhaut der Luftwege und auf die Magenschleimhaut ausübt, kann zu einer Störung der vegetativ bedingten Gefäßregulation führen, so daß nach Art eines Schockes das Splanchnicusgebiet und die Leber blutüberfüllt sind, während Gehirn und Haut, ebenso wie die Milz ischämisch sind. Dieser Zustand kann zu Kollaps und Bewußtlosigkeit und mitunter auch zum Tode führen, bevor der eigentliche Erstickungsvorgang abgeschlossen ist. Wird dieses Stadium überstanden, so scheint die Blutverteilung durch Auspressung des Splanchnicusgebietes wieder mehr die Peripherie des Körpers zu bevorzugen, so daß der Körper des Sterbenden blau und asphyktisch aussieht (BÖHMER).

β) Der sog. Badetod.

Unter den Begriff des Badetodes wären alle jene Fälle zusammenzufassen, bei denen jemand im Wasser verhältnismäßig plötzlich ums Leben kommt, ohne daß ein vorangegangener Kampf ersichtlich ist. Solche Vorfälle sind nicht selten. Nach ZIEMKE kam dies unter 34 Ertrinkungsfällen 17mal vor. Umfangreichere Statistiken bestehen nicht. Die Fälle von Badetod werden praktisch in die Gruppe der Ertrinkungstode eingereiht.

Wenn in Großstädten bei heißer Witterung an einem Sonntag, an dem viel gebadet wird, beim Baden in Bassinbädern eine größere Anzahl von Menschen ums Leben kommen, so handelt es sich hier in den meisten Fällen nicht um einen eigentlichen Ertrinkungstod, sondern um einen Badetod. Es ist in keiner Weise einzusehen, daß jemand, der im gemauerten Badebassin herumschwimmt, einen regelrechten Ertrinkungstod erleiden sollte, ohne gerettet zu werden. Als ich im Jahre 1930 am Montag nach einem heißen Sommersonntag in Frankfurt a. M. auf dem Hauptfriedhof, wohin alle Polizeileichen überführt wurden, die Leichen von 7 Ertrunkenen vorfand, nahm ich dies zum Anlaß, um den Vorfällen im einzelnen mit Hilfe der Polizei nachzugehen. In allen diesen Fällen waren die Verstorbenen entweder beim Schwimmen plötzlich ohne jeden Kampf versunken, andere waren im Stehen umgefallen, nicht mehr zum Vorschein gekommen und wurden tot aus dem Wasser gezogen. Die damals durchgeführten Leichenöffnungen ergaben makroskopisch keine Ertrinkungslungen und auch keine sonstigen Zeichen des Ertrinkungstodes. Die mikroskopische Untersuchung der Organe ergab keine den Tod erklärende Veränderungen. In 2 Fällen bestand ein Status thymico-lymphaticus, einmal ein Tropfenherz und eine Aorta angusta. Nach der Vorgeschichte hatten die Verstorbenen sämtlich als körperlich gesund gegolten.

Solche und andere Erfahrungen haben dazu geführt, daß sich viele Ärzte mit der Frage des Badetodes beschäftigten und nach seinen Ursachen geforscht haben. Überblickt man die vorliegenden Ergebnisse, so muß gesagt werden, daß die Ursache solcher Badetode keine einheitliche ist, sondern daß zu seinem Zustandekommen die *verschiedensten Faktoren* mitwirken können.

Von otologischer Seite ist darauf aufmerksam gemacht worden, daß beim Vorliegen einer *Trommelfellperforation* das Eindringen von kaltem Wasser in das Mittelohr zu Labyrinthstörungen (Schwindel, Erbrechen, Bewußtlosigkeit) führen kann. Auch tierexperimentelle Untersuchungen ergaben, daß in solchen Fällen ein schnelles Untersinken des Versuchstieres erreicht werden kann. Man kann sich auch vorstellen, daß beim Ertrinkungskampf, ebenso wie bei dem Strangulationstod das Trommelfell infolge erhöhten Binnendruckes in einigen Fällen perforiert, so daß das eindringende Wasser den Ertrinkungsvorgang zum mindesten abkürzt. Auch bei Kopfsprüngen sind Trommelfellrupturen entstanden. Doch haben systematische Untersuchungen gezeigt, daß Trommelfellperforationen bei Wasserleichen recht selten vorgefunden werden. Das Trommelfell kann postmortal unter dem Einfluß der Fäulnis verhältnismäßig rasch erweichen (SCHLITTLER). Doch lehrt die praktische Erfahrung, daß dies bei Wasserleichen, auch bei hochgradiger Fäulnis, ziemlich selten ist und daß sich alte Trommelfellperforationen von diesen Erweichungsdefekten relativ gut unterscheiden lassen. Die alten Perforationen zeichnen sich durch einen stabilen, etwas gewölbten Rand aus (SCHRADER). In technischer Beziehung wird in solchen Fällen zwecks Freilegung des Trommelfelles ein Vorgehen von der Schädelbasis her empfohlen (ELBEL), was freilich vorher geübt werden muß. Besonders häufig werden die Badetode wahrscheinlich *nicht* durch Trommelfelldefekte hervorgerufen.

Die in den letzten Jahren zunehmenden Erfahrungen über *allergische* Störungen haben gezeigt, daß eine Anzahl von Personen entweder immer oder von einem bestimmten Zeitpunkt ab die Einwirkung des Wassers nicht vertragen. Es kommt mitunter zu einer schnell auftretenden recht heftigen Urticaria, die vielfach von Kreislaufstörungen begleitet ist (über die „Kälteurticaria" s. CERNEA). Solche Personen haben manchmal nur mühsam das Wasser verlassen können, obwohl sie gute Schwimmer und an kaltes Wasser gewöhnt waren. Es mußten Kreislaufmittel gegeben werden. Es ist durchaus möglich, daß eine Anzahl von Badetoden auf diese Weise zu erklären ist. Die Urticaria geht bekanntlich an der Leiche so schnell zurück, daß sie dem Arzt, der die Leiche untersucht, entgehen kann.

Wenn man sich schnell in kaltes Wasser begibt, so kommt es mitunter zur sog. *Preßatmung*. Infolge der Kälteeinwirkung ist die Brustmuskulatur angespannt und fixiert, die Glottis schließt sich reflektorisch, die Bauchmuskeln spannen sich, die Atmung wird dadurch erschwert und mühsam. Der rechte Ventrikel wird übermäßig angestrengt. Das Schlagvolumen nimmt ab. Durch dieses Verhalten wird fraglos der Kreislauf erheblich in Anspruch genommen. Es kommt hinzu, daß der Betreffende, um sich zu erwärmen, schnell und hastig schwimmt, so daß dadurch eine weitere Kreislaufbelastung stattfindet. Die durch diese Preßatmung bewirkte Kreislaufstörung kann gewiß in diesem oder jenem Falle, besonders wenn aus irgendeinem anderen Grunde eine Beeinträchtigung der Leistungsfähigkeit des Herzens vorliegt, oder wenn eine konstitutionelle Anfälligkeit besteht, einen Kreislauftod verursachen. Doch handelt es sich auch hier bestimmt nicht um die alleinige und ausschließliche Ursache des Badetodes (PETERSEN, ZIEMKE).

Die einzelnen Menschen verhalten sich bezüglich der Blutregulation bei *Kältereizen* der Haut verschieden. Im allgemeinen kontrahieren sich die Hautgefäße bei Kälteeinwirkung, um sich nachher wieder zu erweitern. Bei manchen Personen ist die Kontraktion der Hautgefäße so stark, daß sie übermäßig blaß werden und einem Kollaps nahekommen. Auch derartige Verhältnisse können zu Belastung des Kreislaufes durch den Aufenthalt im Wasser führen, und es wird mit Recht darauf Wert gelegt, daß derartig Veranlagte (Vagotoniker) sich systematisch durch Duschen in zunehmend kaltem Wasser abkühlen, bevor sie ins Bad gehen.

Sind vor dem Bade blähende Speisen genossen worden und ist dadurch der *Magen* gasgebläht, so kann es zum Zwerchfellhochstand und dadurch zur Behinderung der Atmung und der Herztätigkeit kommen. Hier liegt ein weiteres Moment der Kreislaufbelastung, die sich dann mit der Inanspruchnahme addiert, die das Schwimmen an sich schon auf den Kreislauf ausübt. Mit Recht wird daher vom Baden sofort nach dem Essen, besonders nach dem Genuß von blähenden Speisen abgeraten.

Der Aufenthalt im Wasser stellt an sich schon rein mechanisch eine Belastung des Kreislaufes dar; das Wasser übt auf die *Capillaren* und auf die *Venen* der Haut und wohl auch auf die Brust und Bauchhöhle einen gewissen hydrostatischen Druck aus, der überwunden werden muß und dadurch zu einer Mehrbelastung des Kreislaufes führt (MARGULIES).

Nun sind in den letzten Jahrzehnten von *balneologischer* Seite eingehende experimentelle Untersuchungen durchgeführt worden, deren Ergebnisse auch für die Klärung des Badetodes herangezogen werden können; Kreislaufkranke vertragen Vollbäder oft schlecht, befinden sich jedoch in flachen Teilbädern (etwa bis zur Nabelhöhe) recht wohl. Untersucht man nach den einschlägigen Methoden Atemtiefe, Atemfrequenz und die sog. respiratorische Mittellage nach besonderen Versuchsanordnungen, so stellt sich heraus, daß sofort nach Einsenken ins Wasser die respiratorische Mittellage abnimmt, während des ganzen Bades gesenkt bleibt und nach Verlassen des Bades wieder zur Norm oder etwas über die Norm zurückkehrt. Läßt man den Wasserspiegel langsam ansteigen, während der Versuchsperson im Bade sitzt, so beginnt die Mittellage im entsprechenden Maße abzusinken, und zwar dann, wenn der Wasserspiegel die Gegend des Nabels überschreitet. Man rechnet damit, daß sich der Wasserdruck zu 20% auf den relativ starren Thorax und zu 80% auf die Bauchhöhle verteilt. Als respiratorische Mittellage bezeichnet man im balneologischen Schrifttum die Füllung der Lunge in der Mitte zwischen nicht forcierter, also normaler Einund Ausatmung. Das Atemvolumen nimmt im Vollbad je Minute um 1—2 Liter ab, die mittlere Atmungstiefe um 50—100 cm³. Die Atemfrequenz wechselt, sie ist bald schneller, bald langsamer. Die Verkleinerung der Respirationsfläche muß auch zu einer Anreicherung der Kohlensäurespannung in der Alveolarluft führen. Es entsteht also durch das Vollbad eine gewisse, wenn auch für einen Gesunden ohne weiteres tragbare Atmungs- und Kreislaufbelastung (KRAMER und SARRE). Es ist auch anzunehmen, daß der venöse Füllungsdruck des Herzens vom steigenden Badewasser beeinflußt wird. Dies ist von DIRINGSHOFEN an Hand von Modellversuchen anschaulich gemacht worden. Elektrokardiographische Untersuchungen in kalten Wannenbädern ergaben bei einer geringen Anzahl von gesunden, häufig sogar sportlich trainierten jungen Männern eigenartige Rhythmusstörungen, zum Teil auch Bradykardien, die aber nach wenigen Schlägen wieder verschwanden. Bei Sportstudenten wurde im Anschluß an Unterwasserschwimmen Vorhofflimmern von stundenlanger Dauer beobachtet (MAYER-SCHLITTE, PARADE). Röntgenologisch wurden in Vollbädern auffällige Pulsationsgrößen und Formänderungen der Kreislauforgane beobachtet, die wahrscheinlich durch den hydrostatischen Druck veranlaßt werden (ECKERT). Durch experimentelle Untersuchungen unter abgeänderter Versuchsanordnung wurde bei kalten Bädern (23—24⁰ C) ein Ansteigen des Sauerstoffverbrauches und der Kohlensäureproduktion, eine Verkleinerung der Sauerstoffausnützung, der Exspirationsluft, ein Abfallen des Minutenvolumens und ein Kleinerwerden des Schlagvolumens beobachtet. Diese Veränderungen dauerten bis zu einer Stunde nach Beendigung des Badens an (EISMAYER und CZYRNIK).

Bestehen unter diesen Verhältnissen noch gewisse pathologische Veränderungen, die geeignet sind den Kreislauf zu belasten, die aber an und für sich die Leistungsfähigkeit des betreffenden Menschen nicht sehr wesentlich herabmindern und ihm auch gar nicht bekannt sind (Pleuraadhäsionen, Perikardverwachsungen geringeren Grades, Tropfenherz, Aorta angusta, Sklerose, insbesondere Coronarsklerose mäßigen Grades, geringe Schwielenbildungen im Herzen), so vermehrt dies zweifellos die Gefahr eines Badetodes (EMMINGER). Sicherlich spielt auch der Status thymico-lymphaticus unter Mitberücksichtigung des Zustandes der Nebennieren (s. S. 217) eine gewisse Rolle. Denn die Erfahrung lehrt immer wieder, daß diese Menschen anfälliger sind. Es muß aber ausdrücklich bemerkt werden, daß es auch Badetode gibt, bei denen man trotz genauer pathologisch-anatomischer Untersuchung der inneren Organe irgendwelche pathologische Veränderungen nicht feststellen kann. Je genauer man untersucht, desto eher wird man allerdings verhältnismäßig geringfügige Veränderungen vorfinden. Wieweit man sie dann ursächlich mit dem Badetod in Zusammenhang bringen muß, ist mitunter recht schwierig zu entscheiden. Findet man gar nichts, so spricht dies in keiner Weise gegen das Vorliegen eines Badetodes.

Der Gedanke des Vorkommens des Badetodes auch bei völlig Gesunden hat etwas Unheimliches an sich. Diese Gefahr schwebt gewissermaßen über jedem, der im Freien badet. Die üblichen Regeln, man solle nicht baden gehen, wenn man sich vorher angestrengt hat, man solle nicht ins Wasser gehen, bevor man sich sorgfältig abgeduscht hat, der ans Baden nicht Gewohnte solle nicht bei kaltem Wasser ins Bad steigen, man solle nicht baden, wenn man gerade gegessen hat, sind sicherlich geeignet, die Gefahr des Badetodes zu vermindern, mit Sicherheit vermeiden wird er sich nicht lassen. Selbstverständlich ist der Badetod nicht so häufig, daß man aus diesem Grunde überhaupt gegen das Baden Bedenken erheben soll. Diese verhältnismäßig geringe Gefahr muß der einzelne, der badet, eben auf sich nehmen.

Nun kann es vorkommen, daß jemand im Wasser einen plötzlichen Tod aus *natürlicher* Ursache erleidet. Findet man so schwerwiegende Veränderungen der inneren Organe, daß der Tod jederzeit eintreten konnte, so wird man den Aufenthalt im Wasser ursächlich mit dem Tode nicht wesentlich in Zusammenhang bringen können. Der Tod hätte dann auch bei anderen Gelegenheiten, z. B. sonstigen Anstrengungen, ausgelöst werden können. Sind die Veränderungen nicht sehr hochgradig, so daß sie zur Erklärung eines plötzlichen Todes nicht ausreichen, so wird man wenigstens feststellen müssen, daß der Aufenthalt im Wasser nicht unwesentlich zum Eintritt des Todes beigetragen hat (s. Abschnitt Unglücksfall dieses Kapitels, S. 448).

Übergänge zwischen Ertrinkungstod und Badetod sind keineswegs selten. Beim echten Badetod entsteht ein Kreislaufkollaps im Wasser, zu dessen Zustandekommen die oben diskutierten Bedingungen einzeln oder in Kombination miteinander mitwirken. Der Kollaps führt zur Ohnmacht und damit zum Untersinken. Nach dem Untersinken ist die Atmung mechanisch durch das Wasser gesperrt, und man könnte annehmen, daß der weitere Verlauf des Mechanismus des Todes der gleiche wäre, als wie beim echten Ertrinken. Die Atmung geht beim Kollaps zunächst weiter, es müßte zur Dyspnoe kommen und damit zu den beschriebenen Erscheinungen des echten Ertrinkungstodes. Nun liegt die Sache anscheinend häufig so, daß der Kreislauf die im Körper gebildete Kohlensäure nicht mehr dem Atemzentrum zuführt, so daß der zunehmende Atemreiz ausfällt. Das Atemzentrum, das nicht mehr mit Blut versorgt wird, stellt seine Tätigkeit ein, die Ohnmacht ergreift gewissermaßen auch das Atemzentrum, so daß dyspnoische Abwehratembewegungen nicht mehr zustande kommen. Unter diesen Umständen entwickeln sich die Zeichen des Ertrinkungstodes nicht mehr. Ist der Kollaps aber nicht so hochgradig, so kommt es zu Übergangserscheinungen. Derjenige, der infolge Kollapses im Wasser untergesunken ist, erholt sich gewissermaßen nach dem Untersinken vom Kollaps, das Atemzentrum funktioniert, es kommt zur dyspnoischen Atmung, der Kollaps geht in einen echten Ertrinkungstod über (NAFZ).

γ) Überleben der Ertrinkungsgefahr und Wiederbelebung.

Beim Überleben der Ertrinkungsgefahr kann die Resorption der Ertrinkungsflüssigkeit in das Blut wahrscheinlich nicht unerhebliche Störungen auslösen. Diese Resorption führt, wie bereits erwähnt, zu einer örtlichen Hämolyse im kleinen Kreislauf, wenn es sich um eine hypotonische Ertrinkungsflüssigkeit handelt, so daß mitunter von einer „Wasservergiftung" gesprochen wird. Auf der anderen Seite liegen die Verhältnisse so, daß die in die Alveolen aspirierte Flüssigkeit zu einem großen Teil durch die Resorption in den Kreislauf entfernt wird. Sind die Verunglückten in recht schmutziges Wasser gekommen, so machen sich gelegentlich entweder infolge Resorption der Ertrinkungsflüssigkeit oder durch Infizierung des Verdauungskanals durch die im Schmutzwasser enthaltenen Keime Schädigungen in Gestalt von Ikterus und Albuminurie geltend. Auch kann die Aspiration von Ertrinkungsflüssigkeit zur Entstehung von Schluckpneumonien Anlaß geben. Allzu häufig sind jedoch schwere Nachkrankheiten nicht, wenn es zunächst gelungen ist, den in Gefahr Befindlichen wieder zu beleben.

Die Art der *Wiederbelebungsversuche* liegt auf klinischem Gebiet; bezüglich der anzuwendenden Technik der künstlichen Atmung gehen die Ansichten auseinander. Da die Lungen durch den Ertrinkungsvorgang bereits erheblich gebläht und da die Alveolarwände häufig zerrissen sind, ist es wahrscheinlich nicht richtig, bei der künstlichen Atmung wenigstens anfangs allzu große Exspirationen zu veranlassen. Hierdurch könnte die Lunge noch weiterhin überdehnt werden. Großer Wert wird manchmal darauf gelegt, daß das in den Magen eingedrungene Wasser durch Druck auf den Magen in Bauchlage entfernt wird, damit die Blähung des Magens die Atmung nicht behindert und damit einer Aspiration des Wassers vorgebeugt wird. Unter keinen Umständen darf man in der Feststellung des Todes voreilig sein. Auch Personen, die längere Zeit unter Wasser waren sind erfolgreich wiederbelebt worden (bis zu 35 min, wie behauptet wird, BATES und GABYU). Bei der künstlichen Atmung tritt mitunter leicht blutig gefärbter Schaum aus dem Munde (durchrissene Alveolarwände). Da, wie wir gesehen haben, beim Ertrinkungstod auch der Kreislauf eine wesentliche Rolle spielt und manche sog. Ertrinkungstode tatsächlich Kreislauftode sind, darf die Stützung des Kreislaufes nicht vernachlässigt werden. Sie ist mindestens ebenso wichtig wie die künstliche Atmung. Man muß sich allerdings darüber klar sein, daß die Gabe von Kreislaufmitteln im allgemeinen nur vom Arzt herbeigeführt werden kann, während die künstliche Atmung auch vom Laienhelfer ausgeübt wird; mit Recht wird gefordert (SEHRT), daß in öffentlichen Bädern in jedem Rettungskasten eine sterile Injektionsspritze und einschlägige Injektionsmittel vorhanden sein müssen (Coramin usw.), damit jeder anwesende oder gerade hinzukommende Arzt die Injektion vornehmen kann. Man diskutiert jetzt lebhaft, ob man für diesen Zweck besonders ausgesuchte Laienhelfer zur Durchführung der Injektion ermächtigen soll. Tierversuche (Ratten) ergaben, daß intraglutäal injizierte Stoffe (Fluorescin) bei Zusatz von Hyaluronidase noch im Stadium der Apnoe in den Kreislauf resorbiert werden (B. MUELLER und MALTEUR: Münch. med. Wschr. 1952, 2417).

Die Zeiten, in denen man bei Rettungskursen dem Retter den Rat gab, mit dem Nachspringen zu warten, bis der Ertrinkende wieder hochkommt, sind vorüber. Man muß sofort Rettungsmaßregeln einleiten. Ist der Badende plötzlich unauffällig versunken, so muß man sofort nach ihm tauchen; ist der Grund des Badebassins nicht zu erkennen, so wird empfohlen, mit stumpfen Holzstangen nach ihm zu suchen. Selbstverständlich muß auch das Wasser aus dem Bassin möglichst schnell abgelassen werden. Bei Fällen von Badetod ist die Gabe von Weck- und Kreislaufmitteln wahrscheinlich besonders wichtig.

Nach Unglücksfällen beim Baden — es mag sich um einen Ertrinkungstod oder um einen Badetod handeln — werden nicht ganz selten von den Angehörigen Vorwürfe gegen die verantwortlichen Angestellten der Badeanstalt erhoben, die zur Einleitung eines Ermittlungsverfahrens führen. Der Gerichtsmediziner muß sich unter diesen Umständen mitunter auch mit der Zweckmäßigkeit des eingeschlagenen Rettungsverfahrens kritisch auseinandersetzen und die einschlägigen Verhältnisse berücksichtigen.

4. Diagnose des Ertrinkungstodes.

Die Diagnose des Ertrinkungstodes beruht einmal auf der Kenntnis von einschlägigen anatomischen Befunden und weiterhin auf gegebenenfalls anzuschließenden physikalischen, chemischen oder mikroskopischen Untersuchungen.

α) Anatomische Befunde.

Da der Ertrinkungstod im großen und ganzen, wenn man von dem Badetod und anderen angrenzenden Zuständen absieht, ein Erstickungstod ist, decken sich die anatomischen Befunde in einer Reihe von Einzelheiten mit denjenigen, die man an den Leichen Erstickter erheben kann. Überdies gibt es aber beim Ertrinkungstod gewisse Sonderheiten, die beachtet werden müssen.

Wie beim Erstickten findet man beim Ertrunkenen gelegentlich *conjunctivale Blutungen*, doch stellen diese Blutungen beim Ertrinkungstod einen verhältnismäßig seltenen Befund dar.

Nicht selten (in etwa 40% der Fälle nach BÖHMER) findet sich vor dem Munde des Ertrunkenen ein feinblasiger weißer Schaum, der ziemlich zäh ist und verhältnismäßig lange erhalten bleibt (*Schaumpilz*, Abb. 113). Ist er eingetrocknet, so erkennt man um die Gegend des Mundes eine blasige bräunliche Borke. Der Schaum tritt bei frischen Wasserleichen mitunter erst aus dem Munde, wenn die Leichen geborgen sind. Er kommt zweifellos aus den Luftwegen und wird durch die Totenstarre der Bronchialmuskulatur ausgetrieben. Hat der Ertrinkungstod im Schmutzwasser stattgefunden, so erkennt man manchmal die Schmutzbestandteile im Schaumpilz. Das Vorhandensein des Schaumpilzes beweist zwar nicht eindeutig einen Ertrinkungstod, hat aber doch eine nicht unerhebliche diagnostische Bedeutung. Es mag möglich sein, daß bei intensiven Wiederbelebungsversuchen an Leichen, die nach dem Tode ins Wasser gelangt sind, auch ein Austritt von Schaum vor Mund und Nase hervorgerufen werden kann (A. SCHULZ). Doch ist dieser Schaum nach eigenen Erfahrungen grobblasiger.

Bei der Leichenöffnung pflegt meist keine sonderlich ausgeprägte Hyperämie des Gehirns aufzufallen. Die Venen des Halses können gestaut sein, doch handelt es sich hier um einen Befund, den man nicht nur beim sonst Erstickten, sondern auch bei plötzlichen Herztodesfällen beobachten kann. In der Halsmuskulatur, aber auch in der Brustmuskulatur fallen mitunter *streifige Blutungen* auf, die dem Verlaufe der Muskulatur folgen und nicht sehr scharf begrenzt sind; man findet sie insbesondere in den Mm. sternocleidomastoidei und pectorales. Die diagnostische Bedeutung dieser Blutung ist noch bis zu einem gewissen Grade umstritten. Sie können wohl die Folge der heftigen Bewegungen vor dem Untersinken oder auch die Folge der krampfartigen Atmung unter Wasser sein. Ob sie nicht gelegentlich auch durch die Wiederbelebungsversuche entstehen können,

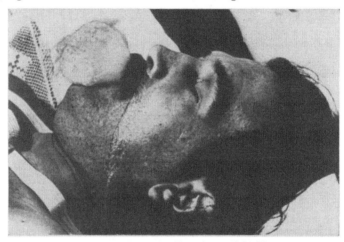

Abb. 113. Schaumpilz bei einem Ertrunkenen (Sekt.-Nr. 152/50).

ist noch nicht geklärt. Haben aber Wiederbelebungsversuche gar nicht stattgefunden, so ist dieser Befund als diagnostisches Zeichen durchaus bedeutsam. Er tritt aber nicht regelmäßig auf.

Blutungen unter dem Epikard und unter der Pleura findet man bei Ertrunkenen nur selten.

Ein sehr wichtiges diagnostisches Zeichen, das bei deutlicher Ausprägung als ausschlaggebend angesehen werden kann, ist das Vorliegen einer *Ertrinkungslunge* (Synonyma: Ballonement, Ballooning, trockenes Ödem, Oedema aerosum, Hyperaërie, Emphysema aquosum). Die Ertrinkungslunge (Abb. 114) ist nach allem, was wir bisher wissen, das Produkt der forcierten, exspiratorisch betonten, dyspnoischen Atmung unter Wasser. Wie schon S. 432 erwähnt, bildet sich hier ein inniges Gemisch aus dem eindringenden Wasser, dem während des Ertrinkungsvorganges sezernierten Bronchialschleim und der in den Lungen befindlichen Luft. Es mag auch sein, daß der Luftgehalt der Lunge durch eine unwillkürliche tiefe Inspiration vor Hineingeraten in das Wasser noch erheblich vermehrt wird. Öffnet man die Brusthöhle, so quellen einem die ballonierten Lungen geradezu entgegen. Vom Herzbeutel ist nichts oder nur wenig zu sehen. Die Lungenränder sind abgestumpft. Wenn man die Lungen aus dem Thorax herauswälzt, so bieten sie eine grauweiße, ziemlich helle Oberfläche dar. Die Alveolen sind unter der Pleura vielfach deutlich zu erkennen. Manchmal, aber nicht immer, erkennt man unter der Oberfläche längliche, unscharf begrenzte, rötliche, mitunter etwas ins Braune hinüberspielende Verfärbungen, die man als PALTAUFsche *Flecke* bezeichnet. Es handelt sich wahrscheinlich um Blutungen in der Nähe der Oberfläche, die durch das Zerreißen der Alveolarwände zustande kommen. Das Organ fühlt sich nicht so prall elastisch an, wie beim pathologisch entstandenen Emphysem, sondern weicher; Fingereindrücke pflegen stehen zu bleiben. Schneidet man in das Organ ein, so könnte man nach den sonstigen pathologisch-anatomischen Erfahrungen bei prämortal entstandenen Emphysemen, die mit Ödemen verbunden sind, annehmen, daß sehr viel Schaum ausfließt. Dies ist aber gerade bei der Ertrinkungslunge *nicht* der Fall (daher der Ausdruck *trockenes* Ödem). Es fließt nur verhältnismäßig wenig, manchmal feinblasiger, manchmal aber auch grobblasiger Schaum aus. Das Organ bleibt zunächst eigenartig starr, sinkt aber nach einiger Zeit zusammen. Dies tritt im Laufe der Zeit auch ein, wenn man es von den Bronchialästen abschneidet und unaufgeschnitten aufbewahrt. Es ist daher immer schwer, Studenten Ertrinkungslungen zu demonstrieren, sie sind fast immer zusammengesunken, wenn man sie in der Vorlesung zeigen will.

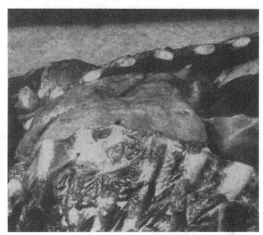

Abb. 114. Ertrinkungslungen in situ (Sekt.-Nr. 93/49).

Nicht immer sind die Befunde der Ertrinkungslunge so deutlich, wie sie hier beschrieben wurden. Manchmal ist die Blähung nicht so groß, daß der Herzbeutel verdeckt wird und daß die Lungen aus dem Thorax herausquellen. Gerade in diesen Fällen können die PALTAUFschen Flecke um so deutlicher sein. Manchmal entleert sich auf der Schnittfläche der Ertrinkungslunge ziemlich reichlich Schaum, manchmal ist die Schaumentwicklung auf der Schnittfläche aber auch so gering, daß sie tatsächlich fast trocken bleibt. In den Bronchialästen sieht man manchmal feinblasigen, mitunter rosaroten Schaum. Es kommt aber auch vor, daß er nicht sonderlich deutlich zu erkennen ist.

Es ist nicht leicht, eine Ertrinkungslunge so eindeutig zu beschreiben, daß sie in ihren Variationen und Abstufungen von dem Unerfahrenen ohne weiteres erkannt werden. Dazu gehört eine nicht unerhebliche persönliche Erfahrung, die nur durch häufiges Sehen solcher Organe, auch in Übergangsfällen, gewonnen wird. Ist aber die Ertrinkungslunge in typischer oder halbwegs typischer Form ausgebildet, so ist man berechtigt, daraufhin die Diagnose Ertrinkungstod zu stellen, freilich mit einer Einschränkung; sind ausgiebige *Wiederbelebungsversuche* vorgenommen worden, so kann sich gelegentlich auch beim Nichtertrunkenen ein ähnliches Bild entwickeln. Ob aber Wiederbelebungsversuche vorgenommen worden sind oder nicht, wird sich bis zur Leichenöffnung durch Befragen der Beteiligten feststellen lassen.

Werden Schlamm oder sonst differente Flüssigkeit eingeatmet, so kann man ihre Bestandteile unter Umständen bei der Sektion in der *Luftröhre* und in den *Bronchien* wahrnehmen. So lagen bei Leichen aus dem Mannheimer Hafen auf der Schleimhaut der Luftröhre und in den größeren Bronchialästen Sandpartikelchen in solcher Masse, daß die Schere beim Aufschneiden knirschte. Derartige Befunde sind natürlich sehr bemerkenswert. Doch kann man sie als völlig eindeutige Ertrinkungszeichen nicht ansehen; denn Schlamm und andere Fremdkörper können auch, wie noch später zu erörtern sein wird, postmortal in die

Luftröhre und in ihre gröberen Verzweigungen eintreten, unter besonderen Umständen auch in die Alveolen. Auch in solchen Fällen muß man nach vorangegangenen Wiederbelebungsversuchen fragen, denn hierbei ist es möglich, daß Teilchen aus der Luftröhre weiter in die Bronchien und auch bis in die Alveolen hinein befördert werden (A. SCHULTZ, MÜLLER-HESS).

Zur Unterstützung des makroskopischen Befundes wird man die *mikroskopische* Untersuchung heranziehen. Auf die Lungenbefunde wurde S. 432 hingewiesen. Man findet geblähte runde Alveolen, dünne ischämische Alveolarwände, ziemlich ausgedehnte Zerreißungen der Alveolarwände, unter Umständen Blutungen im Interstitium, entsprechend den PALTAUFschen Flecken. Auch im mikroskopischen Befund kommen alle Abstufungen vor. Es ist schon oben dargetan worden, daß im Stadium der terminalen Atembewegungen die Lunge wieder blutreicher wird und daß die Rundung der Alveolen abnehmen kann. Ihre Gestalt kann in einzelnen Lungenpartien eckig sein; ein etwaiges Vorhandensein von Elementen aus der Ertrinkungsflüssigkeit in den Alveolen und Bronchien kann man gleichfalls unter Umständen beobachten (Bewertung s. S. 443 f.). Der Grad der Hämolyse in den Lungencapillaren im Vergleich zum Zustand der Erythrocyten in anderen Gefäßen ist gleichfalls wichtig.

Ist eine *Ertrinkungslunge* nicht festzustellen, so spricht dies *nicht* gegen den Ertrinkungstod. Sie kann sich z. B. nicht ausbilden bei ausgedehnten Pleuraverwachsungen. Sie bildet sich gar nicht oder nur unvollkommen aus, wenn der Ertrinkungsvorgang durch Störungen der Gefäßregulation erheblich abgekürzt wird. Sie geht außerdem schon wenige Tage nach Eintritt des Todes zurück und ist bei älteren Wasserleichen überhaupt nicht mehr festzustellen.

Am *Herzen* kann man eine Dilatation der rechten Herzhälfte wahrnehmen, das Blut ist flüssig, bei älteren Wasserleichen ist das Herz mitunter auch leer, doch handelt es sich hier um Befunde, die diagnostisch wesentlich nicht verwertet werden können.

Unter den Befunden in der Bauchhöhle ist zunächst hervorzuheben, daß die *Milz* in einer nicht unerheblichen Anzahl von Fällen (etwa 50% nach HANSEN) ischämisch ist. Doch braucht dies, wie gesagt, nicht der Fall zu sein. Bei älteren Leichen wird zudem die Ischämie dieses Organs, auch wenn sie zunächst bestanden haben sollte, durch die durch Hypostase bedingte Blutfülle abgelöst. In der *Leber* soll man mikroskopisch mitunter hyperämische oder hämorrhagische Herde im Parenchym finden (FRANCHINI). Nachprüfungen wären hier jedoch noch erforderlich.

Sein besonderes Augenmerk wird man auf den Inhalt des *Magens* und des *oberen Dünndarmes* richten. Sind Magen und oberer Dünndarm erheblich mit Flüssigkeit angefüllt und findet man womöglich noch in dieser Flüssigkeit makroskopisch unverkennbare Wasserbestandteile in größeren Mengen, z. B. Schlammwasser oder Entengrütze, so ist dies ein wesentliches Indiz für den Ertrinkungstod. Findet man nur Flüssigkeit im Magen und im Zwölffingerdarm ohne wesentliche fremde Bestandteile, so muß man freilich auch daran denken, ob der Verstorbene vor Hineingeraten in das Wasser nicht reichlich Flüssigkeit zu sich genommen haben könnte, etwa Bier oder Wein; Prüfung des Geruchs und eine Alkoholbestimmung werden dann zweckmäßig sein. Ist die Flüssigkeit während des Ertrinkungsvorganges geschluckt worden, so findet man unter Umständen *Magenschleimhautrisse*. Man erklärt sie durch die schnelle Dehnung der Schleimhaut, vielleicht wirken aber auch peristaltische Bewegungen in der Muskulatur bei der Entstehung der Schleimhautrisse mit. Ihr Vorhandensein hat eine erhebliche diagnostische Bedeutung. Ein Trauma von außen her muß allerdings ausgeschlossen werden (FRITZ, WALCHER, FISCHMANN, FÖRSTER).

Fehlen von Flüssigkeit in Magen und Dünndarm in erheblicher Menge spricht *in keiner Weise* gegen das Vorliegen eines Ertrinkungstodes. In der überwiegenden Anzahl der Fälle des Materials, das durch unsere Hände gegangen ist, ist der

Magen verhältnismäßig leer, auch im Tierversuch haben wir die gleichen Erfahrungen gemacht.

Faßt man die für die Diagnose des Ertrinkungstodes brauchbaren Befunde zusammen, so sind zu erwähnen: Blutungen in der Halsmuskulatur, trockenes Ödem der Lungen, PALTAUFsche Flecke, Ischämie der Milz, reichlich Flüssigkeit in Magen und oberen Dünndarm. Man muß sich aber darüber klar sein, daß man die Gesamtheit der Befunde nur sehr selten finden wird. Am meisten charakteristisch und diagnostisch am bedeutungsvollsten ist das Vorliegen der Ertrinkungslunge. Aber auch wenn alle diese Befunde fehlen, wird man keinesfalls berechtigt sein, das Vorliegen eines Ertrinkungstodes auszuschließen. Man muß weitere diagnostische Untersuchungen anknüpfen.

β) Physikalische, chemische und mikroskopische diagnostische Untersuchungen.

Wir wissen aus zahlreichen experimentellen Untersuchungen, daß Ertrinkungsflüssigkeit auch postmortal schon nach ganz kurzer Zeit in den *Magen* hineingelangen kann. Der Nachweis von Wasserbestandteilen in der im Magen enthaltenen Flüssigkeit (geringe Mengen Schlamm oder sonstige Fremdkörper) hat somit keinen ausschlaggebenden diagnostischen Wert. Nun wissen wir aber, daß die Ertrinkungsflüssigkeit auch in das *Duodenum* übergeht. Während des Ertrinkungsvorganges, der ja 3—5 min dauert, ist die Peristaltik anscheinend beschleunigt, der Pylorus öffnet sich, so daß Mageninhalt in den Dünndarm übertritt. Ein postmortaler Übertritt von Mageninhalt in den Dünndarm findet nach der herrschenden Meinung nicht statt. Tatsächlich ist bei halbwegs frischen Leichen der Pylorus ziemlich fest geschlossen. Ob bei älteren Leichen nicht doch ein Übertritt möglich ist, wäre allerdings noch zu prüfen. Findet man aber bei einer halbwegs frischen Leiche im Duodenum einwandfreie Bestandteile der Ertrinkungsflüssigkeit (Schlamm, Pflanzenbestandteile aus dem Wasser), so würde dies den Ertrinkungstod beweisen (FAGERLUND, B. MUELLER, BÖHMER u. a.). Man kann natürlich auch die Flüssigkeit im Duodenum mikroskopieren. Die Erfahrung hat aber gelehrt, daß derartige Untersuchungen diagnostisch nicht sonderlich bedeutsam sind; es ist praktisch nicht zu kontrollieren, was der Verstorbene in der Zeit vor dem Tode zu sich genommen hat. Die Speisen enthalten alle mehr oder minder geringfügige Verunreinigungen, und es wird sich praktisch kaum abgrenzen lassen, ob die mikroskopisch festgestellte Verunreinigung mit der Ertrinkungsflüssigkeit oder vorher mit der Nahrung in das Duodenum gekommen ist. Ich habe nur einmal den Inhalt des Duodenums makroskopisch-diagnostisch verwerten können; er enthielt Holzstückchen und Entengrütze in gleicher Art, wie sie in der Ertrinkungsflüssigkeit enthalten waren. Mikroskopisch bin ich niemals zu einem verwertbaren Resultat gekommen.

Viel wichtiger als im Magen-Darmkanal ist der Nachweis der Ertrinkungsflüssigkeit in *Lunge, Herz und Organen des großen Kreislaufs.*

Daß Ertrinkungsflüssigkeit von den Lungenalveolen in das linke Herz übergeht, ist sicher. Ist an der frischen Leiche das Blut im linken Herzen gegenüber rechts verdünnt, so ist dies allerdings ein sehr wichtiges, ja ausschlaggebendes diagnostisches Merkmal. Zum Nachweis dieser Verdünnung sind vorgeschlagen worden die Bestimmung der Gefrierpunktserniedrigung, die Messung der elektrischen Leitfähigkeit, die Messung des osmotischen Druckes, p_H-Messungen, refaktrometrische Untersuchungen, Bestimmung des Reststickstoffs des Blutes in beiden Herzhälften. Alle diese Untersuchungen versagen jedoch, wenn die Leiche nicht mehr ganz frisch ist. Und da nun einmal Wasserleichen nicht immer sofort nach Eintritt des Todes geborgen werden, hat sich keine dieser Untersuchungsmethoden praktisch durchsetzen können. Aus diesem Grunde mag bezüglich der Einzelheiten auf das Schrifttum verwiesen werden (s. Referat von BÖHMER). In neuerer Zeit haben PONSOLD und POPIELSKI die Verdünnung im rechten Herzen durch die von PONSOLD ausgearbeitete

Hämatokritmethode dargestellt. PONSOLD mißt das Verhältnis zwischen Plasma und Erythrocyten. Aber auch diese Methode, auf die man sich namentlich bezüglich der Blutentnahme gut einarbeiten muß, hat sich nicht durchsetzen können, zumal schon die Totenstarre des Herzens Veränderungen des Mengenverhältnisses zwischen Plasma und Erythrocyten herbeiführen kann. Das beim Ertrinkungsvorgang in das linke Herz eindringende Wasser verursacht bis zu einem gewissen Grade eine Hämolyse des Blutes des linken Herzens. Da aber die Hämolyse auch einer der am frühesten eintretenden postmortalen Vorgänge ist, werden sich auch hier aus einschlägigen Untersuchungen verwertbare diagnostische Schlüsse kaum ziehen lassen.

Das in das linke Herz eindringende Wasser setzt auch den *Kochsalzgehalt* des Blutes im linken Herzen gegenüber rechts herunter (Methode s. RUSZNYAK). Doch wird auch dieser Unterschied bald nach dem Tode durch osmotische Vorgänge verwischt. Ertrinkt jemand im Meerwasser, so wird allerdings der Kochsalzgehalt des linken Herzens gegenüber rechts erhöht (GETLER, LÉCLERQ, INOUYE-UCHIMURA). Mit dieser Feststellung sind an Leichen aus dem Atlantikwasser nach den Mitteilungen von MARTLAND (zit. nach BÖHMER, PREMERN) an dem sehr großen New Yorker Material brauchbare Erfahrungen gemacht worden. Für das Binnenland haben sich jedoch diese Untersuchungen, wenigstens in Deutschland, nicht durchgesetzt; Nachprüfungen wären zweckmäßig.

Durchgesetzt hat sich für die Diagnose des Ertrinkungstodes die sog. *Plankton-Methode*. Man versteht darunter das Auffinden von eindeutigen Bestandteilen der Ertrinkungsflüssigkeit in den Alveolen bzw. im kleinen oder großen Kreislauf; sie kommt allerdings nur in Frage für Gewässer, die auch Plankton enthalten, wahrscheinlich nicht recht für Gebirgsbäche.

Man ging zunächst so vor, daß man Serienschnitte anfertigte und mikroskopisch nach dem Vorhandensein von Wasserbestandteilen Ausschau hielt. Dies war recht mühsam und führte nur selten zum Erfolg.

Viel dankbarer ist es, wenn man Partien aus der Peripherie der Lungen auspreßt (REVENSTORF) entweder mit der Hand oder mit besonderen Vorrichtungen und den Preßsaft zentrifugiert. Es ist notwendig, zum mindesten die Erythrocyten durch Ansäuern zur Hämolyse zu bringen, damit sie das Suchen nicht allzu sehr stören. Noch besser ist eine Nachbehandlung des Zentrifugates mit verdünnter Sodalösung bei 24—48stündiger Aufbewahrung bei 37⁰. Hierdurch werden die störenden zelligen Elemente im Lungenpreßsaft deutlich vermindert (KASPAREK). Im Preßsaft fahndet man mikroskopisch nach spezifischen Wasserbestandteilen. Man muß sich hierbei darüber klar sein, daß man auch bei sorgfältiger Säuberung der Glassachen und Instrumente niemals die Sicherheit hat, daß nicht doch Fremdkörper (Quarzbestandteile, Teilchen aus der Pinzette) in die Flüssigkeit hineingelangen. Findet man sehr zahlreiche erdige Bestandteile, so wird dies natürlich trotzdem diagnostisch verwertbar sein. Mit Sicherheit spezifisch sind aber nur einwandfreie pflanzliche Wasserbestandteile, und zwar kommen hier praktisch in Frage die *Grünalgen* und die *Kieselalgen* (Diatomeen).

Für die *Grünalgen* ist ihr Chlorophyllgehalt charakteristisch. Man muß ihre morphologischen Formen kennen, und man tut gut, sich vor solchen Untersuchungen die Flora der Ertrinkungsflüssigkeit anzusehen. Mit zunehmender Fäulnis wird der Nachweis von Grünalgen immer schwieriger. Im Gegensatz zu anderen Untersuchern (KASPAREK) haben wir damit keine besonders guten Erfahrungen gemacht. Doch kann derartiges abhängig sein von der persönlichen Übung in dieser Untersuchung und von dem Gehalt der in Frage kommenden Gewässer an Grünalgen.

Für erfolgreicher, wenn auch umständlicher, halten wir die Aussichten des Nachweises von *Kieselalgen*. Kieselalgen sind einzellige pflanzliche Lebewesen, die von einem symmetrischen, sehr zierlich gebauten Kieselpanzer umgeben sind.

Die Gestalt dieses Panzers ist so charakteristisch, daß das Gebilde mit zufälligen Verunreinigungen nicht verwechselt werden kann. Freilich muß man die Gestalt der Kieselalgen an Bildern und Präparaten aus den in Frage kommenden Gewässern studieren, damit man sie hinreichend sicher erkennt. Ihre Menge wechselt, sowohl nach der Jahreszeit, als auch nach dem Helligkeitsgrade. Mitunter treten sie geradezu massenhaft auf. Sie haben erhebliche Eigenbeweglichkeit, über deren Ursachen man sich noch nicht ganz klar ist. Eine Auswahl der in Betracht kommenden Kieselalgen zeigt Abb. 115.

Im Preßsaft ist es schwer, Kieselalgen nachzuweisen. Dagegen verspricht das *Aufschlußverfahren* recht gute Erfolge. Durch den Aufschluß (Zerstören mit Schwefelsäure oder Salpetersäure oder einer anderen Technik, auch Veraschung) können größere Gewebepartien der Untersuchung zugänglich gemacht werden, und zwar nicht nur die Lungen, sondern auch Partien anderer Organe, wie später zu erörtern sein wird (KASPAREK, BUHTZ und BURKHARD u. a.) Die Panzer der Kieselalgen bleiben, wie wir wissen, bei diesen Prozeduren erhalten. Findet man im Zentrifugat des Organaufschlusses Kieselalgen, so weiß man, daß sie in den untersuchten Organen vorhanden waren. Diese Methode hat sich zunehmend durchgesetzt.

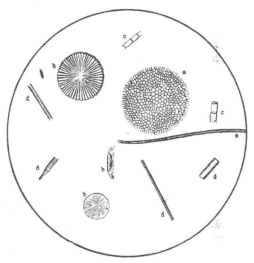

Abb. 115. Schematische Darstellung der vorkommenden Diatomeenarten. a Polycystis 50—80 μ; b Cyclotella 12—36 μ; c Melosira 6—16 μ; d Synedra, meist zerbrochen, 10—100 μ; e Nitschea bis 250 μ. [Nach B. MUELLER und GORGS, Dtsch. Z. gerichtl. Med., **39**, 718 (1948/49).]

Voraussetzung zu ihrer Anwendung an der Lunge ist die Sicherheit, daß corpusculäre Elemente aus der Flüssigkeit nicht auch *postmortal* in die Lungen eindringen können. Hierüber ist die Diskussion noch nicht abgeschlossen. Daß Wasserbestandteile schon kurze Zeit nach dem Hineingelangen einer Leiche ins Wasser in die Luftröhre, aber auch in die gröberen Bronchialäste eindringen können, ist durch experimentelle Untersuchungen sichergestellt (LÉCLERQ und MARCHAND, MULLER und MARCHAND, B. MUELLER u. a.). Gerade in der älteren Literatur finden sich jedoch Hinweise, daß Flüssigkeitsbestandteile auch in die Peripherie der Leichenlungen gelangen können, und zwar dann, wenn Leichen in fließendem Wasser erheblich flottieren und vielleicht auch, wenn auf ihnen ein höherer Wasserdruck ruht (FAGERLUND, HABERDA, neuerdings INCZE). B. MUELLER untersuchte die Verhältnisse neuerdings: Infundiert man mit einem Schlauch in die Lungen liegender Leichen eine Diatomeenaufschwemmung, so gelangt sie ohne weiteres bis in die Peripherie; doch entspricht diese Versuchsanordnung nicht den realen Verhältnissen. Bewegt man Säuglingsleichen in einer Diatomeenaufschwemmung, aber auch im gewöhnlichen Neckarwasser etwas ausgiebiger und längere Zeit, so kann man in nicht seltenen Fällen im Aufschlußverfahren, in der Peripherie der Lungen Diatomeen feststellen. Das gleiche gilt auch für Kinderleichen, die im Neckarwasser einem Überdruck von 0,5 Atm. an aufwärts ausgesetzt waren. Bei höherem Überdruck wurde die Zahl der Diatomeen in der Peripherie recht erheblich. Außerdem entstanden makroskopisch Bilder, die von einem trockenem Ödem nicht zu unterscheiden waren. Einzelne Diatomeen waren bei höherem Überdruck sogar bis ins Herzblut vorgedrungen. Anscheinend platzen die Alveolarwände, und die in die Alveolen eingedrungene Flüssigkeit wird bis zum Herzen vorgedrückt.

Unter diesen Umständen wird man unsere Anschauungen über die Diagnostik des Ertrinkungstodes ändern müssen. Der Nachweis von Diatomeen oder anderen Wasserbestandteilen in der Peripherie der Lungen mag zwar auf einen Ertrinkungstod hinweisen, wenn man die Bestandteile in großer Anzahl vorfindet, genügt aber nicht, um ihn mit Sicherheit zu beweisen. Man muß vielmehr bestrebt sein, die Diatomeen im *großen Kreislauf* nachzuweisen, in der Herzmuskulatur, in der Leber oder im Gehirn, auch in Milz und Nieren. Der positive Befund ist beweisend, auch bei sehr alten Wasserleichen. Der negative Befund sagt nichts aus; doch lehren die Erfahrungen des Heidelberger Instituts, daß man beim tatsächlichen Vorliegen eines Ertrinkungstodes in recht vielen Fällen in den Organen des großen Kreislaufes Diatomeen nachweisen kann, während Kontrolluntersuchungen an Leichen, die nicht im Wasser gelegen hatten, und an Tierleichen, die postmortal unter verschiedenen Umständen ins Wasser kamen, negativ ausfielen. Voraussetzung für die Anwendung dieser Technik ist vorherige gründliche Säuberung der Leichenhaut, Sauberkeit bei der Entnahme der Organe und häufiger Wechsel der Instrumente, nach dem

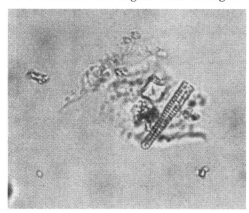

Hautschnitt, nach der Eröffnung der Brust- und Bauchhöhle und nach der Entnahme aus jedem einzelnen Organ (INCZE, B. MUELLER).

Wir pflegen bei der Diagnostik des Ertrinkungstodes, sofern er nicht schon durch die makroskopischen Befunde sichergestellt ist, wie folgt vorzugehen: Nach Anlegung des Hautschnittes wird das hierzu benutzte Messer fortgelegt. Der Schnitt wird durch lebhaft fließendes Wasser ausgespült. Man muß sich freilich vorher davon überzeugen, ob im Leitungswasser nicht Diatomeen vorhanden sind, was im allgemeinen nicht der Fall ist. Nach Anlegung des Steigbügelschnittes am Kopf wird die

Abb. 116. Diatomee (Synedra) im Leberaufschluß. [Nach
B. MUELLER u. GORGS, Dtsch. Z. gerichtl. Med. **39**,
720 (1948/49).]

gleiche Prozedur vorgenommen. Die Haare sind in der Umgebung des Schnittes entfernt worden. Dann werden mit neuen Instrumenten Brust- und Bauchhöhle geöffnet, die Lungen werden herausgewälzt und besichtigt, dann werden aus der Peripherie mit einer sauberen Schere flache Streifen aus 2 Lappen der Seite herausgeschnitten und sofort in einen bereit gehaltenen gut gesäuberten Erlenmeyerkolben getan. Wir nehmen im allgemenen von Lungen 30 g Substanz. Anschließend wird das linke Herz eröffnet, das in den Herzbeutel herausfließende Blut (es handelt sich meist nur um eine geringe Blutmenge) wird mit einem sauberen Löffel ausgeschöpft und in einen weiteren Erlenmeyerkolben gegeben. Ist das linke Herz blutleer, so entnehmen wir Teile der Wand des linken Herzens (25—30 g). Aus der Leber wird mit weiteren bisher nicht benutzten Instrumenten aus der Gegend der Leberpforte ein Substanzblock von etwa 30 g herausgeschnitten, ebenso aus dem späterhin herausgenommenen Gehirn aus der Gegend der Basis im Bereiche der Aa. carotides internae.

Bei der Zerstörung der organischen Substanz setzen wir die Organe in konzentrierter Schwefelsäure an und lassen sie über Nacht stehen. Es ist zweckmäßig, möglichst wenig Schwefelsäure zu nehmen, um einer Entstehung von störenden Calciumsulfatkristallen vorzubeugen. Am nächsten Tage werden die mit Schwefelsäure angesetzten Organe durch langsamen Zusatz von rauchender Salpetersäure zerstört, bis eine klare Flüssigkeit entstanden ist. Bei der Zerstörung entsteht gelbliches Stickoxyd. Sie muß daher unter dem Abzug vorgenommen werden. Es ist zweckmäßig bei der Zerstörung dafür zu sorgen, daß die Lösung im ganzen nicht allzu konzentriert wird. Dies begünstigt die Entstehung von *Kristallen.* Man kann die Zerstörung beschleunigen durch wiederholte Zugabe von einigen Tropfen Perhydrol. Wir ziehen es vor, die entstandene Flüssigkeit, nachdem sie abgekühlt ist, ohne vorangegangene Neutralisierung zu zentrifugieren und das Zentrifugat frisch in Säure zu mikroskopieren. Man benutzt am besten dazu ein älteres Mikroskop, da die Säure auf die Dauer die Fassung angreift. Ein überflüssiges Manipulieren mit der Flüssigkeit (z. B. Neutralisieren) vermindert die Aussicht, Diatomeen zu finden. Hat man sie in den Organen des großen Kreislaufs festgestellt, so ist, wie gesagt, der Ertrinkungstod einwandfrei bewiesen. Hat man Kristalle von Calciumsulfat vermieden, so findet man im Zentrifugat außer den

Diatomeen und etwaigen Spuren von zersprungenem Glas, die von den Capillaren herrühren können, mitunter noch Silikate, insbesondere bei der Untersuchung von Organen älterer Leute. Es handelt sich hier um krümelige Bestandteile, die sich nicht lösen, die aber das Auffinden der Diatomeen nicht sonderlich stören. Verwendung der Phasenkontrastmikroskopie bietet nach unseren Erfahrungen keine sonderlichen Vorteile. Die hauptsächlich vorkommenden Diatomeen zeigt schematisch Abb. 115; Abb. 116 bringt im Leberaufschluß gefundene Diatomeen zur Darstellung.

Nach den Feststellungen von WEINIG und PFANZ kann man die Diatomeen in den Organen des großen Kreislaufs (Gehirn, Herzmuskulatur, Leber, Niere, Zwerchfell) auch am histologischen Schnitt nachweisen, wenn man viele Präparate durchmustert. Man fertigt hierzu zweckmäßig „optisch leere" Gewebsschnitte an: Nach Fixierung in 70%igem Alkohol werden die Organteile in die aufsteigende Alkoholreihe, danach in die Xylol-Paraffinreihe verbracht und anschließend in Paraffin eingebettet. Nach Anfertigung von dünnen Schnitten werden diese auf den Objektträger gebracht und in einem Gemisch von Brombenzol-Canadabalsam (zu gleichen Teilen) eingebettet. Durch die Imbibition des Gewebes mit dem Gemisch etwa gleich hoher Brechung werden Substanzen mit anderer Brechung, also auch Diatomeen, bei Dunkelfeldbeleuchtung als hellglänzende Gebilde erkennbar. Wichtig ist, daß die Objektträger und Deckgläser vollkommen staubfrei gehalten werden. Die Untersuchung erfordert nach den vorliegenden Resultaten ein gewisses Maß von Übung und Kritik. Eigene Erfahrungen mit dieser Methode liegen uns noch nicht vor.

γ) Feststellung des Badetodes.

Eine Diagnose des Badetodes aus den anatomischen Befunden und den nachfolgenden Untersuchungen ist sehr schwierig, ja unmöglich. Es gibt Übergänge zwischen beiden Todesarten, wie dies oben eingehend erläutert wurde. Wer ohne Kampf plötzlich untersinkt, bei dem wird zwar keine Ertrinkungslunge entstehen, wohl aber wird er bei terminalen Atembewegungen Ertrinkungsflüssigkeit bis in die Alveolen einatmen. Wir wissen aus experimentellen Untersuchungen, daß sogar noch während der terminalen Atembewegungen corpusculäre Elemente der Ertrinkungsflüssigkeit bis ins Herz übergehen können. Ist demnach die Ertrinkungsflüssigkeit reich an Diatomeen, findet man in den Lungen nur sehr wenig Diatomeen und im Kreislauf und den Körperorganen gar keine, so mag dies vielleicht im Einzelfalle eher für einen Badetod als einen Ertrinkungstod sprechen. Doch kann eine einwandfreie Unterscheidung nicht verantwortet werden.

Das sicherste Merkmal für Diagnose Badetod sind die Bekundungen der *Zeugen*. Wird ein Ertrinkungskampf beobachtet, ruft der Betreffende um Hilfe, macht er Abwehrbewegungen, kommt er wiederholt hoch und finden sich anatomisch die Ertrinkungssymptome, so wird man einen eigentlichen Ertrinkungstod annehmen müssen. Sinkt aber jemand ganz plötzlich ohne Abwehrkampf unter oder stößt er nur einen schwachen Hilferuf aus und sinkt dann unter, ohne wieder hochzukommen und ohne daß zahlreiche Luftblasen aus dem Wasser aufsteigen, so beweist dies einen Badetod. Da Derartiges nicht selten in Bassinbädern in Gegenwart zahlreicher Menschen eintritt, werden oft Zeugenaussagen vorhanden sein.

In extremen Fällen, die aber praktisch gar nicht selten sind, wird eine Unterscheidung demnach möglich sein, in anderen Fällen nicht.

5. Rekonstruktion des Tatherganges.

α) Selbstmord.

Von den Selbstmorden kommen 10—20% auf den Ertrinkungstod, bei Frauen ist diese Selbstmordart häufiger als bei Männern. Dieses Verhalten hat sich auch nach dem zweiten Weltkriege nicht geändert (B. MUELLER und SITKA). Wird jemand in voller Kleidung, die nicht wesentlich verletzt ist, als Leiche aus dem Wasser gezogen, liegt ein Motiv für einen Selbstmord vor und werden Abschiedsbriefe vorgefunden, so wird man im allgemeinen keine Bedenken haben, einen Selbstmord anzunehmen, insbesondere dann, wenn an der Leiche Verletzungen nicht vorhanden waren, und der Ertrinkungstod nachgewiesen wird.

Es kommt vor, daß Selbstmörder vor dem Entschluß zum Freitod Alkohol zu sich nehmen, andererseits kann auch einmal eine starke Beeinflussung Anlaß zu einem Unglücksfall geben, es empfiehlt sich deshalb, in jedem Falle eine *Blutalkoholbestimmung* vorzunehmen. Bei weiblichen Leichen wird man daraufhin untersuchen müssen, ob eine *Schwangerschaft* vorliegt, oder ob die Betreffende *menstruierte*. Ein gewisser Zusammenhang zwischen Menstruation und Selbstmordneigung besteht.

Man hat beobachtet, daß Personen, die die Absicht haben, sich das Leben durch Ertrinken zu nehmen, sich vorher *fesseln* oder in einen Sack stecken oder sich mit Steinen beschweren. Auch mit Gewichten beschwerte Leichen pflegen hochzukommen. Eine gasgeblähte Wasserleiche kann einen Auftrieb bis zu 25 kg überwinden. In solchen Fällen wird man möglichst genau rekonstruieren müssen, ob der Betreffende in der Lage war, diese Fesselung an sich durchzuführen. Wir haben es einmal beobachtet, daß ein Selbstmörder sich nicht nur gefesselt, sondern sich selbst an einen Mühlstein angebunden hatte und sich mit diesem Mühlstein, wie es an den Spuren ersichtlich war, die Böschung herunterrollen ließ. In Einzelfällen sind auch Familienselbstmorde durch Ertränken beobachtet worden in der Art, daß eine Mutter kleine Kinder mit ins Wasser nahm und sie an sich mit Stricken befestigte (ESSER). Auch ist beschrieben worden, daß sich ein Mann ein Taschentuch als Knebel in den Mund steckte, bevor er ins Wasser sprang, um etwaige unwillkürliche Hilferufe zu ersticken.

Findet man *Verletzungen*, so ist darauf zu achten, ob es sich hier etwa um die Folgen eines *kombinierten Selbstmordes* handeln könne. Es kommt durchaus vor, daß jemand zuerst versucht, sich die Radialschlagadern aufzuschneiden und sich nachher ins Wasser stürzt oder daß er sich vorher eine Schußverletzung beibringt (Schrifttum s. BÖHMER). Findet man bei Ertrunkenen Blutunterlaufungen oder gar eine Platzwunde, so ist zunächst einmal zu prüfen, ob er sich diese Verletzungen nicht durch das Hineinstürzen zugezogen haben könnte. Man wird versuchen, die Stelle, an der er überschläglich ins Wasser gegangen ist, zu finden und darauf achten, ob er vorher auf Pfähle, Steine, Pfahlroste, Planken oder ähnliche Gegenstände aufgestürzt sein könne. Wird jemand noch lebend durch ein Wehr getrieben, so kann es gleichfalls zu ausgedehnten Blutunterlaufungen kommen, bevor der Tod eintritt. Wer mit Selbstmordabsicht in einen reißenden Gebirgsfluß hineinspringt, kann sich vor Eintritt des Todes noch zahlreiche Verletzungen mit vitaler Reaktion zuziehen. Bei Sprung aus großer Höhe (sei es Selbstmord, sei es Unglücksfall) kann es zu ausgedehnten Verletzungen kommen. Selbstmordsprünge von Hochbrücken sind nicht selten. Sie werden mitunter sogar „Modesache", so daß man 2 oder 3 Selbstmorde dieser Art kurz nacheinander beobachtet. Die Art der Verletzungen ist sehr verschieden. Manchmal rief ein flaches Auffallen auf dem Wasserspiegel Muskelzerreißungen und schwere bis schwerste Zerreißungen der inneren Organe vor. Aus der rupturierten Leber hatte sich noch reichlich Blut in die Bauchhöhle ergossen. Manchmal war sogar die Lunge abgerissen. Die Menschen verbluteten, bevor sie ertrunken waren. Selten waren Knochenbrüche. Am ehesten sind Rippenverletzungen beobachtet worden. Es handelt sich hier um Erfahrungen, die durch selbstmörderische Absprünge von der Hochbrücke bei Großhesselohe bei München über der Isar (32 m hoch) und von den Hochbrücken über dem Nordostseekanal gemacht worden sind. Bei Abstürzen aus Flugzeugen, z. B. aus 600 m Höhe, rief das Aufprallen auf das Wasser schwere Knochenbrüche und ausgedehnte innere Verletzungen hervor. Bei einem Sturz aus 60 m Höhe und bei Aufprallen in Bauchlage wirkt bei einem Gewicht von 70 kg eine Gewalt von 1300 kg je Quadratzentimeter ein.

Wird jemand als Leiche in einem verhältnismäßig *flachen Wasser* aufgefunden, so ergibt sich die Frage, ob unter diesen Umständen überhaupt ein freiwilliges Selbstertränken möglich ist. Bei reißenden Gebirgsbächen kann die Gewalt des Wassers so groß sein, daß der Betreffende, ob er will oder nicht, umgerissen wird, nicht mehr in der Lage ist, sich aufzurichten und ertrinkt. Die Erfahrung lehrt, daß es auch möglich ist, sich in flachen Gewässern, die sanft oder gar nicht fließen, zu ertränken. Die Betreffenden, die vielfach verzweifelt sind und durchaus sterben wollen, bekommen es fertig, den Kopf so lange unter Wasser zu halten, bis es entweder zur Bewußtlosigkeit oder zum Kreislaufkollaps kommt, ohne daß sie sich fesseln oder durch sonstige Vorrichtungen einer ungewollten Selbstrettung vorbeugen. Allerdings sind solche Vorfälle recht selten. Bevor man hier an Selbstmord denkt, wird man auf Grund der Leichenöffnung und Ermittlungen sorgfältig prüfen müssen, ob nicht doch eine Tötung von fremder Hand oder ein nichtgewollter Unglücksfall vorliegt. Es mag auch darauf hingewiesen werden, daß es gelegentlich auch vorgekommen ist, daß Abschiedsbriefe gefälscht wurden.

Es sind weiterhin auch gänzlich ungewöhnliche und abartige Selbstmorde durch Ertrinken beschrieben worden. So kroch ein Arbeiter in einen mit Alkohol gefüllten Tank und brachte sich auf diese Weise ums Leben. Er hatte vorher Rock und Mütze abgelegt und eine Leiter angestellt, um in den Tank hineingelangen zu können. Fernerhin hat es ein Mann fertiggebracht, sich in einer Luftschutzbadewanne zu ertränken. Trotz des Verdachtes auf eine andersartige Todesart, der zunächst bestand, mußte ein Selbstmord angenommen werden. Auch ist ein Selbstmord durch Ertränken in einem Klärbecken bekanntgeworden, eines Todesart, die normalerweise nicht viel Anziehendes für sich hat (HOLZER).

Ein eigenartiger kombinierter Selbstmord durch Ertrinken in der Badewanne wurde so herbeigeführt, daß eine Frau zunächst reichlich Schlafmittel einnahm und sich einige Zeit danach in das gut angewärmte Badewasser legte. Die Leichenöffnung ergab eine sehr deutliche Ertrinkungslunge und reichlich Wasser im Magen (eigene Beobachtung).

β) Unglücksfall.

Wird jemand im Sportanzug oder im Badeanzug als Leiche aus dem Wasser gezogen und liegen Anhaltspunkte für einen Selbstmord in Gestalt eines Motives oder eines Abschiedsbriefes nicht vor, so wird man berechtigt sein, eher einen Unglücksfall anzunehmen. Auch beim Sportschwimmen können tödliche Unglücksfälle dadurch zustande kommen, daß der beim Kopfsprung vorangehende Kopf bei zu flachem Wasser auf den Steinboden des Gewässers aufprallt, oder der das Springen nicht Gewöhnte auf Steine oder Pfähle aufschlägt, die aus dem Wasser hervorragen. Vereinzelt ist beim Sportspringen, wahrscheinlich infolge Überstreckung des Körpers, ein Abriß eines Dornfortsatzes vorgekommen (eigene Beobachtung). Beim Springen in zu seichtes Wasser sind Luxationsfrakturen der Halswirbelsäule entstanden (Mechanismus s. FERVERS, hier Schrifttum). In Wildbächen werden Menschen trotz flachen Wassers gelegentlich mitgerissen und erleiden den Ertrinkungstod (MEIXNER). Wird jemand tot in einer Pfütze liegend aufgefunden, so daß Mund und Nase in die Flüssigkeit eintauchen, so liegt der Verdacht nahe, daß er wegen einer Hirnaffektion (Apoplexie) oder wegen eines epileptischen Anfalles bewußtlos wurde, in die Pfütze stürzte und darin ertrank. Das gleiche kann auch vorkommen, wenn jemand in der Badewanne bewußtlos wird. Handelt es sich um einen Gasbadeofen, so wird man aber auch an die Möglichkeit denken müssen, daß aus der Gasleitung Leuchtgas ausgeströmt oder auf andere Weise eine CO-Entwicklung im Baderaum zustande gekommen sein könnte. Die Kasuistik bringt zahlreiche Fälle von „Tod in der Badewanne" (LEHNIG, GUNZELMANN, STROHAL, VALFI).

Während bei dem bisher Besprochenen eine Differentialdiagnose zwischen Badetod und eigentlichem Ertrinkungstod unwichtig ist, kann sie bei der *Unfall-*

begutachtung ausschlaggebend wichtig werden. Sowohl in der deutschen Unfallversicherung im Rahmen der Sozialversicherung als auch bei privaten Unfallversicherungen wird ein Unfall im großen und ganzen nur angenommen, wenn
ein von *außen* kommendes, zeitlich begrenztes Ereignis eingetreten ist. Fällt
jemand während der Arbeit im Betriebe aus Versehen oder wegen eines anderen
äußeren Ereignisses (Reißen eines Seiles, Zusammenstürzen eines Gerüstes)
ins Wasser und kommt dabei um, so handelt es sich hier immer um einen entschädigungspflichtigen Unfall, gleichgültig, ob ein Ertrinkungstod oder ein
Badetod, also ein schneller Tod infolge Hineingeratens in das Wasser vorlag.
Gehört es zu den Eigenheiten eines Betriebes, daß der Belegschaft aus hygienischen Gründen empfohlen wird, in einer Ruhepause oder nach der Arbeit ein
Bad zu nehmen und tritt hierbei der Tod ein, so wird man gleichfalls einen
Betriebsunfall annehmen müssen, unabhängig davon, ob es sich um einen Badetod handelt oder nicht. Nach der Auffassung des ehemaligen deutschen Reichsversicherungsamtes wird nämlich auch dann ein Unfall angenommen, wenn
der Tod zu den Eigenheiten des Betriebes in Zusammenhang steht (s. S. 167).
Badeten während des Krieges Soldaten einer Feldtruppe und kam hierbei
jemand ums Leben, so nahm man grundsätzlich Wehrdienstbeschädigung an,
da es zu den Pflichten des Feldsoldaten gehört, bei jeder sich bietenden Gelegenheit Körperhygiene zu treiben.

Begibt sich jemand *freiwillig* ins Wasser außerhalb des Betriebes, um ein
Bad zu nehmen, und kommt er dabei um, so ist es nicht gleichgültig, ob ein
eigentlicher Ertrinkungstod oder ein Badetod vorliegt. Badet er in der See
oder in einem Fluß mit erheblicher Strömung, wird er abgetrieben, sieht man,
wie er mit dem Ertrinkungstode kämpft, und kommt er schließlich ums Leben,
so wird man durchaus von einem zeitlich begrenzten, von außen kommenden
Ereignis im Sinne eines Unfalls sprechen können, und die private Unfallversicherung, in der der Betreffende sich befindet, wird die Versicherungssumme
auszahlen müssen. Badet aber jemand z. B. in Gegenwart anderer in einem
Bassinbad und geht er hier nach dem Inhalt der Zeugenaussagen widerstandslos
unter, erleidet er also den Badetod, so wird man von einem von außen kommenden
Ereignis nicht gut sprechen können, und die Versicherungsgesellschaft wird
wahrscheinlich mit Erfolg die Auszahlung der Versicherungssumme verweigern.
Ist jemand, ohne es zu wissen krank, besteht z. B. eine schwielige Myokarditis
oder gar ein Herzaneurysma und nimmt dieser Mann am Schwimmsport teil,
wobei er sich erheblich anstrengen muß, und kommt er dabei ums Leben, vielleicht nach Art eines Überganges zwischen Badetod und Ertrinkungstod, also unter
schwachen Abwehrbewegungen, so wird nach den Richtlinien für die Privat-
versicherung vielleicht nur eine Teilauszahlung der Versicherungssumme in Frage
kommen. Sie wird nämlich dann gekürzt, wenn außer dem äußeren Ereignis
noch innere Leiden zum Eintritt des Todes erheblich mitgewirkt haben. Hier
die Anteile zu schätzen, wird eine oft schwierige Aufgabe des Gutachters sein.
Erleidet jemand in einem Bassinbad ohne irgendeine erkennbare äußere Einwirkung offensichtlich den Badetod (Beschreibung der Zeugen), so wird dieser
Todesfall im Totenschein vom Leichenschauer bzw. vom Arzt, der den Totenschein ausfüllt, erfahrungsgemäß als Ertrinkungstod bezeichnet, weil diese
Differenzierung nur wenig beachtet wird. Auch wenn der Betreffende in keiner
Unfallversicherung ist und wenn auch ein Betriebsunfall nicht in Frage kommt,
versuchen die Angehörigen verständlicherweise von dem Besitzer der Badeanstalt, meist der Gemeinde, eine *Entschädigungssumme* zu erhalten; sie argu-
mentieren meist so, daß man normalerweise in einem derartigen Schwimmbassin
gar nicht ertrinken könne, ohne gerettet zu werden, werfen dem Bademeister

eine fahrlässige Tötung vor und machen die Gemeinde haftpflichtig. Handelt es sich hier um einen echten Badetod, so wird es nicht möglich sein, solche Entschädigungsansprüche durchzudrücken, denn es besteht keine hohe Wahrscheinlichkeit, daß jemand, den das Schicksal zur Erleidung des Badetodes bestimmt hat, noch durch Rettungsmaßnahmen eines Bademeisters dem Leben wiedergegeben werden könnte (ILLCHMANN-CHRIST, GRAVENHORST, HALLERMANN, v. MAHRENHOLTZ, B. MUELLER).

γ) Tötung.

Eine Tötung von fremder Hand durch Ertrinken kann leicht verkannt werden. Tatsächlich ist die Diagnose schwierig; man muß sich davor hüten, allzu schnell einen Selbstmord oder Unglücksfall anzunehmen. Unter allen Umständen muß man das Ermittlungsergebnis, die Verhältnisse am Tatort und den Leichenbefund, insbesondere die Art etwaiger Verletzungen sorgfältig abwägen.

Folgende Variationen der Tötung durch Ertränken kommen vor (B. MUELLER):

1. Der Täter hat den Vorsatz einer Tötung, nicht aber den Vorsatz gerade einer Tötung durch Ertränken. Das Ertränken ist nur der zufällige Abschluß der Tötungshandlung. Dem Opfer wurden vielmehr auf andere Weise schwere Verletzungen beigebracht, z. B. durch Schläge auf den Kopf, durch Würgen oder auf andere Weise; anschließend wird es ins Wasser geworfen. Hierbei liegt die Sache in einer Anzahl von Fällen so, daß der Täter das Opfer subjektiv für tot hält und es nur ins Wasser wirft, um die Leiche zu beseitigen, oder um einen Selbstmord vorzutäuschen oder aus beiden Gründen. Erst die Leichenuntersuchung ergibt, daß der Verstorbene tatsächlich noch gelebt hat, als er ins Wasser kam. Bei anderen Vorfällen dieser Gruppe hat der Täter erkannt, daß das Opfer noch lebt. Er wirft es ins Wasser, um endgültig den Tod herbeizuführen. Hierbei mag auch noch der Wunsch mitspielen, die Spuren der Tat zu verwischen. Es ist auch vorgekommen, daß nach fahrlässigen Tötungen, z. B. nach Kraftfahrten, das Opfer zwecks Verwischung der Spuren ins Wasser geworfen wurde (Lehrbuch von G. STRASSMANN). Man beobachtet auch gelegentlich, daß der Täter die Leiche mit Steinen oder anderen Gewichten beschwert, um ein späteres Hochkommen zu verhindern; daß dies nicht immer gelingt, und daß eine Beschwerung der Leiche andererseits auch nicht immer eine Einwirkung von fremder Hand zu beweisen braucht, wurde auf S. 445 f. (Selbstmord durch Ertrinken) besprochen.

2. Bei einer anderen Gruppe der Tötung durch Ertränken besteht von vornherein der Vorsatz, dem Opfer durch Ertränken das Leben zu nehmen. Dies kann bewerkstelligt werden dadurch, daß der Täter das Opfer in ein Gewässer hineinstößt und es ertrinken läßt. Dies wird ermöglicht entweder durch Überrumpelung oder durch vorherige Überwältigung, etwa durch Schläge auf den Kopf, Würgen usw. Am seltensten sind Vorfälle, bei denen der Täter das Opfer mit Gewalt ins Wasser bringt und es so lange unter Wasser hält, bis es ertrunken ist. Hier handelt es sich um die direkteste Art des Mordes durch Ertränken. Sie kann ohne weiteres nur mit Kindern ausgeführt werden, ist aber ganz vereinzelt auch bei Erwachsenen beobachtet worden (s. S. 430).

Im englischen Schrifttum (ref. von ENGELHARDT) ist an Hand einschlägiger Vorgänge darauf hingewiesen und durch Modellversuche glaubhaft gemacht worden, daß ein gewaltsames Ertränken in der *Badewanne* verhältnismäßig leicht in der Weise durchgeführt werden könne, daß der Täter die Beine des Opfers unerwartet anhebt. Das Opfer ist überrascht und zunächst wehrlos; wenn es sich erholt hat, ist es zu erfolgreichen Abwehrbewegungen unter Umständen schon zu spät. Bei Modellversuchen, die wir aus besonderem Anlaß durchgeführt haben, ergab sich, daß es bei großen, breiten Badewannen tatsächlich schwer ist, sich bei einer derartigen Überrumpelung zu wehren. Die unwillkürlich nach beiden Seiten ausgestreckten Hände finden keinen rechten Halt, *eine* Hand insbesondere dann nicht, wenn die Badewanne in eine gekachelte Wand eingemauert ist. Handelt es sich aber um schmale, kleine Badewannen, so ist es zum mindesten viel schwerer, das sich wehrende Opfer zu überwältigen, das durchaus in der Lage ist, sich mit beiden Händen fest am Rande der

Badewanne zu halten. Berücksichtigung der Kräfteverteilung zwischen dem Opfer und dem Täter und der räumlichen Verhältnisse der Badewanne wird bei der Begutachtung einschlägiger Fälle erforderlich sein.

Wenn ein Mord durch Ertrinken übersehen wurde, so hat dies nach den Erfahrungen der Kriminologie fast immer daran gelegen, daß man mit vorgefaßter Meinung einen Selbstmord annahm und daß man an der Leiche vorhandene Verletzungen nicht als vital entstanden ansah oder allzu eilig eine Verletzung beim Hineinspringen oder beim Treiben im Wasser annahm. Das Auffinden von Kampf- und Schleifspuren am Tatort, das Vorhandensein von ausgesprochenen Kampfverletzungen an der Leiche (Abwehrverletzungen, Kratzspuren) wird für die Erkennung des wahren Sachverhaltes wichtig sein. Auf jeden Fall ist Vorsicht, ja sogar Mißtrauen besser als voreilige Annahme eines Unglücksfalles. Man vergesse auch nicht, danach zu forschen, ob Zeugen etwas über einen vorangegangenen Wortwechsel oder Hilferufe gehört haben (Kasuistik s. Literaturverzeichnis).

Die kriminalistisch mitunter ausschlaggebende Frage der *vitalen* Entstehung von Verletzungen an Wasserleichen muß nach den sonst üblichen Gesichtspunkten beurteilt werden (s. Abschnitt vitale Reaktion S. 247). Sehr wichtig kann dabei der Nachweis der *Fettembolie* werden; je älter eine Leiche ist, desto schwieriger wird die Beurteilung. Vital entstandene Blutungen pflegen bei der Wasserleiche ziemlich lange kenntlich zu sein, da das Fibrin der Wassereinwirkung längere Zeit widersteht (BALLOTTA).

Bei der Besichtigung von frisch aus dem Wasser gezogenen Leichen denke man daran, daß Würgespuren oder andere Excoriationen an der nassen Haut nicht sichtbar zu sein brauchen. Erst einige Stunden später pflegen sie deutlich hervorzutreten.

Bei einschlägigen Untersuchungen unter kriminalistischen Gesichtspunkten darf nicht außer acht gelassen werden, daß eine geländete Wasserleiche auch an *anderer* Stelle in das Wasser gelangt sein kann; es ist gelegentlich gelungen, durch *botanische* Untersuchungen nachzuweisen, daß pflanzliche Bestandteile an den Kleidern der Wasserleiche nicht zum Auffindungsort paßten, sondern z. B. auf eine mehr moorige Stelle im Wasser hinwiesen (NIPPE). Auch der Planktongehalt, insbesondere das Mengenverhältnis der Diatomeenarten ist an einzelnen Stellen des Gewässers nicht unerheblich verschieden; freilich wechseln die Verhältnisse nach Jahreszeiten und Monaten. Da man bei Ertrinkenden vielfach recht zahlreiche Diatomeen in den Lungen bei Anwenden des Aufschlußverfahrens vorfindet, ist es gelegentlich möglich, aus der anteilmäßigen Zusammensetzung der Diatomeen in der Lunge gewisse vorsichtige Rückschlüsse auf den Ertrinkungsort zu ziehen; Voraussetzung hierfür ist aber eine genaue Erforschung der Biologie des in Frage kommenden Gewässers an verschiedenen Stellen und eine gewisse Erfahrung über den Einfluß der Jahreszeiten, vielleicht sogar der Tageszeit hinsichtlich des mengenmäßigen Verhältnisses der Diatomeenarten (BUHTZ und BURKHARD, MERKEL, MENKE). Ob man mit solchen Untersuchungen häufig Erfolg hat, muß dahingestellt bleiben.

Literatur.

Ertrinken.

Veränderungen durch Aufenthalt im Wasser.

BERG: Dtsch. Z. gerichtl. Med. 11, 278 (1928). — BÖHMER: Handwörterbuch der gerichtlichen Medizin, S. 761. Berlin 1940. — BREITENECKER: Dtsch. Z. gerichtl. Med. 30, 266 (1938). — BUGGE: Kriminalistik 14, 13 (1940).

DIERKES: Dtsch. Z. gerichtl. Med. 30, 262 (1938).

FÖRSTER: Öff. Gesdh.dienst 2, 525 (1936).

GLAISTER: Medical Jurisprudence, S. 158. Edinburgh 1947.

HOLZER: Dtsch. Z. gerichtl. Med. 31, 223 (1939). Z. Med.beamt. 1934, 65. — HOLZER u. KRAULAND: Beitr. gerichtl. Med. 19, 53 (1952).

KLAUER u. WALCHER: Dtsch. Z. gerichtl. Med. 28, 464 (1937). — KRAULAND: Dtsch. Z. gerichtl. Med. 34, 346 (1941).

MARKOV: Dtsch. Z. gerichtl. Med. 28, 374 (1937). — MERKEL: Dtsch. Z. gerichtl. Med. 15, 307 (1930). — MINOVICI, KERNBACH u. COTUTIU: Dtsch. Z. gerichtl. Med. 14, 383 (1936).

POLKE: Kriminalistik **13**, 224 (1939). — PONSOLD: Dtsch. Z. gerichtl. Med. **35**, 37 (1941). —
PUSL: Über das Zustandekommen von Verletzungen an Wasserleichen unter besonderer
Berücksichtigung der sog. Abschleifspuren am Schädel. Med. Diss. München 1942. Ref.
Dtsch. Z. gerichtl. Med. **37**, 310 (1943).
REVENSTORF: Vjschr. gerichtl. Med. **25**, 43 (1903).
SCHLEYER, F.: Dtsch. Z. gerichtl. Med. **40**, 680 (1951). — SCHLEYER, S.: Untersuchungen
über die Waschhautbildung in Abhängigkeit von der Zeit. Med. Diss. Bonn 1948. — STRASS-
MANN, G.: Beitr. gerichtl. Med. **5**, 170 (1922). (Hier älteres Schrifttum.)
WALCHER: Virchows Arch. **268**, 17 (1928).
ZÄNGERLE: Dtsch. Z. gerichtl. Med. **14**, 273 (1930).

Physiologie des eigentlichen Ertrinkungstodes.

BALAN: Rev. med. roum. **1**, 1936. Ref. Dtsch. Z. gerichtl. Med. **29**, 76 (1938). — BÖHMER:
Handwörterbuch der gerichtlichen Medizin, S. 752ff. Berlin 1940.
CAZZANIGA: Zacchia **1** (1937). Ref. Dtsch. Z. gerichtl. Med. **29**, 95 (1938).
GALLER: Radiol. clin. (Basel) **8**, 224 (1939). Ref. Dtsch. Z. gerichtl. Med. **33**, 240 (1940).
HALLERMANN: Ärztl. Sachverst.ztg **1934**, 216. — HENSCHEN: Münch. med. Wschr.
1934, 931. — INCZE: Acta morphological (Budapest) **1**, 421 (1951).
MARGULIES: Dtsch. Z. gerichtl. Med. **30**, 172 (1938). — MEIXNER: Ärztl. Prax. **1938**,
Nr. 12, 292. Ref. Dtsch. Z. gerichtl. Med. **31**, 526 (1939). — MIJNLIEFF: Dtsch. Z. gerichtl.
Med. **33**, 10 (1939). — Münch. med. Wschr. **1939** II, 1031. — MUELLER, B.: Dtsch. Z. gerichtl.
Med. **37**, 218 (1943). — MUELLER, B., u. GORGS: Dtsch. Z. gerichtl. Med. **39**, 715 (1948/49).
PORCHER: Wie groß ist die Menge des aspirierten Wassers beim Ertrinkungstod? Med.
Diss. Heidelberg 1950.
SEHRT: Med. Klin. **1934** II, 1591. Dtsch. med. Wschr. **1934**, 1020. Zit. nach BÖHMER.
VÖLPEL: Vjschr. gerichtl. Med. **45**, 85, 307 (1913).

Badetod.

BERNER: Nord. Akad. Wiss. Oslo, Math.-naturwiss. Kl. **1938**, Nr 11. Ref. Zbl. Path.
74, 413 (1940). — BLANKE: Dtsch. Mil.arzt **1942**, Nr 2, 735. — Zbl. Path. **82**, 140 (1944/45). —
BUDELMANN: Z. klin. Med. **1934**, 127. — BÜTTNER: Herztod im Bade durch Ertrinken (Be-
trachtungen zur Frage, welche pathologischen Befunde einen Badetod, Herztod, recht-
fertigen und einen Ertrinkungstod ausschließen). Med. Diss. Berlin 1941. Ref. Dtsch. Z.
gerichtl. Med. **37**, 51 (1943).
CERNEA, RADU: Z. Hautkrkh. **1946**, 325.
DIRINGSHOFEN: Z. Kreislaufforsch. **37**, 321 (1945/48).
ECKERT: Balneologie **5**, 79 (1938). — ECKERT-MÖBIUS: Med. Welt **1934**, 921. — EIS-
MAYER u. CZYRNIK: Z. Kreislaufforsch. **26**, 226 (1934). — ELBEL: Zbl. Path. **76**, 247 (1941). —
EMMINGER: Med. Klin. **1948**, 230.
GOLLWITZER-MEIER: Balneologie **1**, 19 (1934); **2**, 289 (1935). — Klin. Wschr. **1937**,
Nr 41. — GRASSL: Münch. med. Wschr. **1932**, 1469. — GÜTTICH: Med. Klin. **1939** I, 7.
HALLERMANN: Dtsch. Z. gerichtl. Med. **26**, 144 (1936). — HERKEL u. PAPAGEORGIOU:
Klin. Wschr. **1938**, Nr 31/32.
KLAUS: Dtsch. Arch. klin. Med. **181**, 275. (1937). — KLOTZ: Münch. med. Wschr. **1932**,
1690. — Dtsch. Z. gerichtl. Med. **29**, 75 (1938). — Hippokrates **1949**, 320. Ref. Ärztl. Wschr.
1949, 734. — KRAMER u. SARRE: Klin. Wschr. **1936**, 473.
LATZEL: Z. Kreislaufforsch. **30** (1938). — LÖBER: Münch. med. Wschr. **1938** I, 982.
MARGULIFS: Dtsch. Z. gerichtl. Med. **16**, 112 (1931). — MEYER-SCHLITTE: Z. Kreislauf-
forsch. **1933**, H. 14. — MUELLER, B.: Med. Welt **1941** II, 845. — Münch. med. Wschr. **1941** II,
1094.
NAFZ: Über den plötzlichen Tod infolge Aufenthaltes im Wasser. Med. Diss. Heidel-
berg 1949.
PARADE: Balneologie **3**, 406 (1930). — PETERSEN: Z. exper. Med. **61**, 390 (1928).
SCHLITTLER: Dtsch. Z. gerichtl. Med. **10**, 470 (1927). — SCHRADER: Dtsch. Z. gerichtl.
Med. **35**, 1 (1942). — SCHWIEGK: Pflügers Arch. **236**, 206 (1935). — SEHRT: Münch. med.
Wschr. **1932** II, 1229.
TAMBUSCH: Dtsch. med. Wschr. **1933**, 1. — THANNHAUSER: Münch. med. Wschr. **1932**,
1890.
ZIEMKE: Dtsch. Z. gerichtl. Med. **14**, 487 (1930). — ZÖRKENDÖRFER: Arbeitsgem. dtsch.
Ärzte in Prag, Sitzg 17. Juli 1942. Ref. Münch. med. Wschr. **1943**, 251.

Diagnose.

ADAMESZEK: Experimentelle Versuche über die Ertrinkungsdiagnose durch Diatomeen-
nachweis. Med. Diss. Heidelberg 1949.

Böhmer: Handwörterbuch der gerichtlichen Medizin, S. 765. Berlin 1940. — Brandino: Arch. di Antrop. crimin. **57** (Suppl.-H.) 283 (1937). Ref. Dtsch. Z. gerichtl. Med. **29**, 76 (1938). — Buhtz u. Burkhardt: Dtsch. Z. gerichtl. Med. **29**, 469 (1938). — Eichelbauer: Zur Diagnose des Ertrinkungstodes durch den Nachweis von Planktonorganismen in den Lungen Ertrunkener mit besonderer Berücksichtigung des Maingebietes. Med. Diss. Würzburg 1938. Ref. Dtsch. Z. gerichtl. Med. **33**, 55 (1940). — Eyferth: Einfachste Lebensformen. Braunschweig 1900.

Fagerlund: Vjschr. gerichtl. Med., N. F. **52**, 234 (1890). — Fischmann: Dtsch. med. Wschr. **1933** II, 1170. — Förster: Münch. med. Wschr. **1937**, 526. — Franchini: Zacchia **2**, 201 (1938). Ref. Dtsch. Z. gerichtl. Med. **31**, 73 (1939). — Zacchia **2**, 237 (1938). Ref. Dtsch. Z. gerichtl. Med. **31**, 526 (1939). — Fritz: Dtsch. Z. gerichtl. Med. **18**, 285 (1932).

Gettler: J. Amer. Med. Assoc. **77**, 1650 (1921). Zit. nach Böhmer. — Haberda: Lehrbuch der gerichtlichen Medizin. Berlin u. Wien 1927. — Hansen: Münch. med. Wschr. **1938** II, 1103.

Incze: Sitzgsber. 10. Tgg Ges. Ung. Pathologen. Ref. Zbl. Path. **79**, 176 (1942). Acta mophorologica (Budapest) **1**, 421 (1951). — Inouye u. Uchimura: Dtsch. Z. gerichtl. Med. **26**, 356 (1936).

Kasparek: Dtsch. Z. gerichtl. Med. **27**, 132 (1936). — Kolkwitz: Pflanzenphysiologie. Jena 1936.

Lampert: Das Leben der Binnengewässer. Leipzig 1925. — Léclerq et Marchand: Arch. Méd. lég. **1**, 169 (1931). Ref. Dtsch. Z. gerichtl. Med. **18**, 176 (1932). — Léclerq, Muller et Marchand: Ann. Méd. lég. etc. **12**, 413 (1933). — Loeber: Über den Nachweis von Kieselalgen in den Leichen Ertrunkener. Med. Diss. Düsseldorf 1940.

Merkel: Dtsch. Z. gerichtl. Med. **31**, 211 (1939). — Mijnlieff: Die Pathogenese des Ertrinkens im Zusammenhang mit der Behandlung. Berlin 1937. Ref. Dtsch. Z. gerichtl. Med. **30**, 191 (1938). — Mueller, B.: Dtsch. Z. gerichtl. Med. **19**, 488 (1932); **37**, 218 (1943). — Verh. Dtsch. Ges. gerichtl. u. soz. Med., Berlin 1951. Dtsch. Z. gerichtl. Med. **41**, 400 (1952). — Mueller, B. u. Gorgs: Dtsch. Z. gerichtl. Med. **39**, 715 (1949). — Müller-Hess: Dtsch. Z. gerichtl. Med. **21**, 132 (1933). — Muller et Marchand: Ann. Méd. lég. etc. **9**, 142 (1929).

Ponsold: Dtsch. Z. gerichtl. Med. **28**, 154 (1937). — Popielski: Czas. sad.-lék. (poln.) **1**, 85 (1937). Ref. Dtsch. Z. gerichtl. Med. **28**, 315 (1937). — Premern: Liječn. Vijesn. (serbokroat.) **59**, 531. Ref. Dtsch. Z. gerichtl. Med. **30**, 193 (1938).

Revenstorf: In Lochte, Gerichtsärztliche Technik. Wiesbaden 1914. — Med. Welt **1943**, 350. — Rusznyak: Biochem. Z. **114**, 23 (1921).

Schulz, A.: Vjschr. gerichtl. Med. **35**, 92 (1908). — Steinecke: Der Süßwassersee. Leipzig 1940.

Walcher: Dtsch. Z. gerichtl. Med. **23**, 319 (1934). — Weinig u. Pfanz: Dtsch. Z gerichtl. Med. **40**, 664 (1951).

Selbstmord durch Ertrinken.

Böhmer: Handwörterbuch der gerichtlichen Medizin, S. 780 u. 785. Berlin 1940.

Esser: Abwege des Menschen. Köln u. Krefeld 1949.

Holzer: Dtsch. Z. gerichtl. Med. **39**, 46 (1938).

Merkel: Dtsch. Z. gerichtl. Med. **8**, 517 (1926). — Mueller, B., u. Sitka: Ärztl. Wschr. **1949**, 663.

Neureiter, v.: Dtsch. Z. gerichtl. Med. **16**, 305 (1931). — Neureiter, v., u. Frey: Dtsch. Z. gerichtl. Med. **14**, 36 (1930). — Neureiter, v., u. Klose: Beitr. gerichtl. Med. **9**, 69 (1929).

Sitka: Ein Beitrag zur Selbstmordstatistik. Med. Diss. Heidelberg 1949. — Snyder: Morduntersuchung. Wiesloch b. Heidelberg 1949.

Ziemke: Dtsch. Z. gerichtl. Med. **12**, 346 (1929).

Unglücksfälle durch Ertrinken.

Fervers: Münch. med. Wschr. **1933** I, 764.

Gravenhorst: Mschr. Unfallheilk. **1937**, Beih. 29. — Gunzelmann: Über Todesfälle beim Baden mit besonderer Berücksichtigung plötzlicher Todesfälle im geschlossenen Baderaum. Med. Diss. München 1941. Ref. Dtsch. Z. gerichtl. Med. **35**, 272 (1942).

Hallermann: Ärztl. Sachver.Ztg **1934**, 216.

Illchmann-Christ: Ärztl. Sachverst.Ztg **1942**, 93.

Lehnig: Kriminalistik **17**, 32 (1943).

Mahrenholtz, v.: Ärztl. Sachverst.Ztg **48**, 96 (1942). — Meixner: Wien. klin. Wschr. **1938** II, 1035. Ref. Dtsch. Z. gerichtl. Med. **31**, 209 (1939). — Mueller, B.: Med. Welt **1941** II, 845. — Muller, M. et P.: Ann. Méd. lég. etc. **32**, 48 (1952).

Poenaru: Rev. Med. leg. (rum.) **2**, 62 (1938). Ref. Dtsch. Z. gerichtl. Med. **30**, 375 (1938).

Strohal: Ref. Dtsch. Z. gerichtl. Med. **31**, 442 (1939).

VALFI: Ges. ungar. Path. **1941**. Ref. Zbl. Path. **79**, 175 (1942).

ZÖRLEIN: Landwirtschaftlicher Betriebsunfall oder Tötung durch dritte Hand? Eine kritische Betrachtung auf Grund zweier einschlägiger Beobachtungen von Leichenfund in einem Brunnenschacht. Med. Diss. München 1940. Ref. Dtsch. Z. gerichtl. Med. **35**, 91 (1941).

Tötung durch Ertränken.

ARNHEIM: Ärztl. Sachverst.Ztg **1910**, 133.

BALLOTTA: Arch. di Antrop. crimin. **58**, 484 (1938). Ref. Dtsch. Z. gerichtl. Med. **31**, 211 (1939). — BUHTZ: Dtsch. Z. gerichtl. Med. **18**, 557 (1932). — BUHTZ u. BURKHARDT: Dtsch. Z. gerichtl. Med. **29**, 469 (1938).

ENGELHARDT: Arch. Kriminol. **96**, 97 (1935).

FREYER: Vjschr. gerichtl. Med., N. F. **45**, 43 (1886).

GÖRIG: Kriminalistik **15**, 140 (1941). — GOLDSCHMIDT: Arch. Kriminol. **81**, 183 (1927). — GRZYWO-DABROWSKI: Dtsch. Z. gerichtl. Med. **27**, 151 (1937).

HOLZER: Beitr. gerichtl. Med. **18**, 20 (1949).

KLUCK: Mord durch Ertränken. Med. Diss. Düsseldorf 1934. Zit. nach BÖHMER.

MENKE: Pflügers Arch. **140**, 79 (1911). — MERKEL: Dtsch. Z. gerichtl. Med. **31**, 211 (1939).

MEYER: Z. Med.beamte **1913**, 721. — MUELLER, B.: Kriminalistik **4**, 1 (1950).

NIPPE: Dtsch. Z. gerichtl. Med. **14**, 413 (1929).

RAWITZ: Vjschr. gerichtl. Med., N. F. **2**, 58 (1865). — REUTER, F.: Arch. Kriminol. **100**, 53 (1937).

WACHHOLZ: Arch. Kriminol. **95**, 45 (1934). — WUCHERER: Mord durch Ertränken. Med. Diss. München 1932. Zit. nach BÖHMER.

Anhang.
Literatur über Wiederbelebung und Klinik.

BATES and GABYU: Canad. Med. Assoc. J. **39**, 120 (1938). Ref. Dtsch. Z. gerichtl. Med. **31**, 209 (1939). — BRIX: Mschr. Unfallheilk. **45**, 251 (1938). — BRUNS u. THIEL: Die Wiederbelebung. Berlin u. Wien 1931.

EOE: Brit. Med. J. **1947**, No 4520, 295. Ref. Zbl. inn. Med. **119**, 113 (1948).

HENSCHEN: Münch. med. Wschr. **1934**, 931.

KERSTING: Hippokrates **21**, 539 (1942).

MAIGNE: Concours méd. **1932**, 49. — MIJNLIEFF: Münch. med. Wschr. **1939 II**, 1031. — MULLER et MARCHAND: Ann. Méd. lég. etc. **19**, 363 (1939). — MUELLER, B. u. MALTEUR: Erscheint Münch. med. Wschr.

SEHRT: Dtsch. med. Wschr. **1934 II**, 1020. — Med. Klin. **1934 II**, 1591. — Münch. med. Wschr. **1935 II**, 1573.

THIEL: Münch. med. Wschr. **1935 II**, 1572.

e) Schädigung und Tod durch Veränderung des Atmosphärendruckes.

Aufenthalt in Regionen geringen Luftdrucks führt zu Erscheinungen der *Höhenkrankheit*, die eingehend von den Klimaforschern und Luftfahrtmedizinern studiert worden sind. Ihre Erscheinungen beruhen in der Hauptsache auf der Hypoxämie. Aufenthalt in einer *Überdruckatmosphäre* kann gleichfalls zu gewissen, aber nicht allzu gefährlichen gesundheitlichen Störungen führen. Sie sind, außer im Rahmen der U-Boot-Medizin, von den Arbeitsmedizinern erforscht worden. Besonders gefährlich sind schnelle Veränderungen der Luftdruckverhältnisse, insbesondere ein schnelles *Sinken* des Atmosphärendruckes. Dies kann zustande kommen durch schnellen Aufstieg in große Höhen oder durch plötzliches Ablassen eines Überdrucks, wie es bei *Caissonarbeitern* und in U-Booten, aber auch bei *Taucherarbeiten* vorkommen kann. Zu einer schnellen Veränderung der Luftdruckverhältnisse führt auch ein Aufenthalt in der Nähe von *Explosionen*, wie dies unter Kriegsverhältnissen leider nicht selten gegeben war.

1. Die Höhenkrankheit.

Es ist nicht Aufgabe dieses Buches, auf die klinischen Erscheinungen und Veränderungen einzugehen, die sich nach längerem Aufenthalt in Höhenluft einzustellen pflegen. Uns interessiert hier die akute Höhenkrankheit, die entweder schnell oder nach Tagen in den Tod übergehen kann. Die Störungen beruhen auf Sauerstoffmangel, gehören eigentlich in das Gebiet des Erstickungstodes, lassen sich aber praktisch schlecht von der Darstellung der Veränderung der Atmosphärendruckverhältnisse abtrennen. Die Höhenkrankheit kann schon bei 3000 m Höhe beginnen. Man atmet dort infolge der Sauerstoffveringerung 6—7mal so schnell als bei normalem Luftdruck (OPITZ); im allgemeinen beginnt die Höhenkrankheit erst mit 4400 m Höhe. Der Partialdruck innerhalb der Alveolen sinkt, das Gehirn wird zu wenig mit Sauerstoff versorgt, die Pulszahl steigt, ebenso das Schlagvolumen. Von einer Höhe von 4500 m an reicht die Selbsthilfe des Körpers mitunter nicht mehr aus, es können Störungen der geistigen Funktionen beobachtet werden, so euphorische Kritiklosigkeit, Überschätzen der Eigenkräfte, Unterlassen von Vorsichtsmaßregeln; beim schnellen Aufstieg sind auch Gelenkschmerzen beobachtet worden, sie gelten als gravierendes Symptom und mahnen zur Vorsicht. Mitunter sind im Laufe der Höhenkrankheit auch plötzliche Lähmungen in Gestalt von Monoplegien beobachtet worden, mitunter auch Parästhesien und JACKSONsche Krampfanfälle. Die kritische Schwelle liegt im großen und ganzen bei 6000—8000 m. Die beschriebenen Störungen gehen in Ohnmacht über und können dann zum Höhentod führen. Bei Überlebenden bestehen mitunter nachher einige Tage cerebrale Ausfallserscheinungen, mitunter auch Amnesie (MASLAND). Versagt in großen Höhen das Atmungsgerät, so können die Krankheitserscheinungen sehr plötzlich auftreten. Nach den Auffassungen der Luftfahrtmediziner darf nicht vergessen werden, mit dem Sauerstoff auch Kohlensäure zuzuführen, der zur Belebung und Reizung des Atemzentrums notwendig ist.

Die Physiologie und Pathologie der Höhenkrankheit ist in Unterdruckkammern tierexperimentell von den verschiedensten Seiten sehr sorgfältig studiert worden, auch hat man gelegentlich in neuerer Zeit unter Einschaltung gehöriger Vorsicht bei menschlichen Versuchspersonen, die sich dazu bereit erklärt hatten, Experimente angestellt. Das Auftreten der Höhenkrankheit beruht bei schnellem Aufstieg bzw. schneller Evakuierung der Unterdruckkammer nicht nur auf einer Hypoxämie. Man muß vielmehr berücksichtigen, daß bei schneller Herbeiführung des Unterdrucks aus dem Blut und aus den Geweben Gase, insbesondere Stickstoff, freiwerden, und zu Gasembolien in wichtigen Organen des großen Kreislaufes, insbesondere im Gehirn, führen können. Es handelt sich hier um Erscheinungen, die uns schon früher beim Übergang aus einer Überdruckatmosphäre in eine Normalatmosphäre geläufig waren und als *Caisson*-Krankheit beschrieben wurden (Einzelheiten s. unten). Im Einzelfalle wird sich wohl nicht immer sicher entscheiden lassen, wieweit die auftretenden Störungen durch hypoxämische Herde verursacht wurden (hervorgerufen durch Sauerstoffmangel), oder durch Gasembolien, die ja gleichfalls zu einer akuten Störung der Sauerstoffversorgung einer begrenzten Gewebspartie führen.

Wir wissen, daß eine völlige Stillegung von Sauerstoffzufuhr zum Gehirn beim Tier 3 min und 10 sec vertragen wird. Nach einer Durchblutungssperre von $8^3/_4$ min trat in wenigen Stunden der Tod ein. Drosselung der Blutzufuhr führte in Bruchteilen einer Minute zum Erlöschen der registrierbaren elektrischen Hirnströme, und zwar in folgender Abstufung: Kleinhirnrinde und Ammonshorn nach 10—12 sec, Großhirnrinde nach 14—15 sec, Nucleus caudatus nach 25—27 sec, Thalamus nach 28—32 sec. Bei einem Luftdruck von 250 bis 300 mm Hg trat bei Tieren nach 4—5 Tagen der Tod ein, und zwar unter Krämpfen und Atemstörungen (BÜCHNER). Über die einzelnen Organbefunde, insbesondere über die histologischen Veränderungen im Gehirn, über die blasige und vacuolige Degeneration in Leber, Herz und Nieren, über die Nekroseherde im Herzen ist eingehend im Abschnitt Erstickung berichtet worden (S. 384ff.). Ob es beim Menschen früher oder später zur Höhenkrankheit und ihren Folgeerscheinungen kommt, hängt zum erheblichen Teil auch von der unter niedrigem Luftdruck zu verrichtenden Arbeit ab. Wird hierbei vermehrt Sauerstoff beansprucht oder wird die zur Verfügung stehende Sauerstoffmenge noch durch andere Faktoren vermindert, z. B. durch das Hinzutreten von auch nur geringen CO-Mengen, so treten die gefährlichen Erscheinungen der Höhenkrankheit entsprechend früher auf.

In den letzten Jahren ist es auch gelungen, durch ausgedehnte Tierversuche Übergänge von hypoxämischen Herden im Gehirn aus dem Stadium der Nekrose bzw. Nekrobiose in eine gliöse Narbe zu verfolgen und histologisch darzustellen (JENSEN u. a.).

2. Wirkung des Überdruckes.

Wird ein Mensch einem Überdruck ausgesetzt, wie es bei Caissonarbeitern der Fall ist, so muß der Übergang in Druckluft allmählich vor sich gehen, weil der Außendruck des Trommelfells stark nach innen drückt und sogar zum Bersten bringen kann, wenn kein Ausgleich über die Tuba auditiva möglich ist. Solch ein Ausgleich über die Tuba auditiva gelingt manchmal durch wiederholte Schluckbewegungen oder dadurch, daß man tief Luft holt und bei geschlossenen Lippen und zusammengepreßten Nasenflügeln stark ausatmet, damit Luft durch die Ohrtrompete in das Mittelohr geblasen und das Trommelfell zurückgedrückt wird. Die gleichen Erscheinungen werden beobachtet, wenn man aus Höhenluft zu schnell in Schichten normalen Luftdruckes herunterkommt. Bei steigendem Luftdruck wird mehr und mehr Gas von den Körperflüssigkeiten aufgenommen, denn je höher der Druck ist, desto höher ist die Löslichkeit von Gasen in Körperflüssigkeiten. Da der Sauerstoff der Atemluft überwiegend chemisch durch den Stoffwechsel gebunden ist, wird vorzugsweise der reaktionsträge Stickstoff von der Körperflüssigkeit absorbiert. Wird die Erhöhung des Luftdruckes allmählich vorgenommen, so sind allzu schwere Gesundheitsschädigungen bei dem Betreffenden nicht beobachtet worden. Das Einschleusen in einen Raum von Überdruck gilt nicht als sonderlich gefährlich.

3. Plötzliche Veränderungen des Atmosphärendruckes.

α) Schnelles Ansteigen des Luftdruckes.

Befindet sich der Mensch in einer Atmosphäre, in der der Luftdruck schnell ansteigt, wird z. B. die Luft in einer Überdruckkammer allzu schnell verdichtet oder stürzt ein Flieger aus großer Höhe ab, so kann dieser schnelle Wechsel zwar zu den erwähnten Gefahren für die Trommelfelle führen, lebensbedrohende Zustände werden jedoch durch diese schnelle Erhöhung des Druckes im allgemeinen nicht bedingt. Anders liegen allerdings die Verhältnisse, wenn der Überdruck sich nur auf Teile des Körpers auswirkt. Wenn z. B. die Luftstoßwelle einer Explosion auf den stehenden Körper auftrifft, so entspricht dies einer Einwirkung einer *stumpfen Gewalt* und kann zu schweren mechanischen Rupturen der inneren Organe, selbst zu Knochenbrüchen, führen (s. Näheres unter Explosionswirkungen S. 457). Wenn beim Abstürzen von Flugzeugen bei Fliegern, denen es gelingt, ihre Maschine abzufangen, durch das Abfangen Störungen auftreten, so beruhen sie nicht auf einer Veränderung der Druckverhältnisse, sondern auf Einwirkungen der Zentrifugalkraft bzw. dem Beharrungsvermögen der einzelnen Körperelemente. Beim Abfangen der Maschine wird die Flüssigkeit im Körper, insbesondere das Blut, zunächst aus der ursprünglichen Richtung des Sturzes beharren und in die Extremitäten schießen, so daß das Gehirn geschädigt wird. Dies kann zu cerebralen Störungen verschiedener Art, insbesondere Sehstörungen und Ohnmachten führen. Bei elastischem Gefäßsystem werden diese Störungen in der Regel in Sekundenschnelle kompensiert werden. Ist die Gefäßregulation jedoch gestört, besteht irgendwo eine Schwäche in der Gefäßwand (Sklerose, Medionekrosis), so kann es zu Blutungen aus Gefäßen kommen. Schlägt ein stürzendes Flugzeug auf, so sind ebenso wie bei Autounfällen bei hoher Geschwindigkeit Spontanrupturen der Aorta beobachtet worden, ohne daß sonst wesentliche Verletzungen zu erkennen waren (TANNENBAUM).

β) Schnelle Erniedrigung des Atmosphärendruckes, einschließlich Caissonkrankheit.

Viel gefährlicher ist ein zu rascher Übergang von erhöhtem Atmosphärendruck zu normalem Luftdruck. Der im Überdruck gelöste Stickstoff wird frei, so daß er in Bläschen im Blute mitgeführt wird. Dies kann zu Erscheinungen von *Gasembolie* in großem und kleinem Kreislauf, insbesondere zu Bewußtseinsstörungen, unter Umständen auch einmal zum schnellen Tod führen. Die Gefahr der Gasembolie vergrößert sich dadurch, daß das Volumen der Gasbläschen, wenn sie entstanden sind, durch Aufhören des Überdruckes erheblich vermehrt wird, z. B. beim Übergang vom Überdruck von 2,5 kg je Quadratzentimer auf einen gewöhnlichen atmosphärischen Druck um das 7fache. Es kommt hinzu, daß der Stickstoff nicht nur von den Körperflüssigkeiten, sondern in noch höherem Maße von den Fetten und Lipoiden gebunden wird und daß bei zu schnellem Druckabfall vermehrt Stickstoff aus diesem Gewebe frei wird (sog. autochthone Entbindung von Stickstoff). Diese Gasembolien können zu größeren und kleineren cerebralen Nekroseherden im Gehirn und zu gleichen Herden im Rückenmark mit entsprechenden klinischen Folgeerscheinungen, insbesondere Paresen und Lähmungen führen. Sie verursachen aber auch größere und kleinere Nekroseherde in der Körpermuskulatur, so daß rheumatische Erscheinungen zustande kommen. Auch die Gelenke sind besonders gefährdet, was man auf Bildung von sklerotischen Veränderungen und Resorptionsherden im Knochen unterhalb des Knorpelüberzuges zurückführt. Dies wiederum scheint die Folge von Gasembolien im fettreichen Knochenmark zu sein. Bei Caissonarbeitern ist das Hüftgelenk besonders häufig befallen. Dies hängt wohl mit der besonderen Beanspruchung der Gelenke beim Arbeiten in der Überdruckkammer zusammen. Das Auftreten von Gelenkbeschwerden gilt nicht nur bei Caissonarbeitern, sondern auch für Flieger, die schnell emporsteigen müssen, als bedenkliches Symptom. Gasembolien in den Coronargefäßen führen zu nekrotischen Herden im Herzmuskel, die Erscheinungen von Angina pectoris hervorrufen können. Von weiteren Symptomen der Drucklufterkrankung sind Temperatursteigerungen, Hautjucken, Unterhautödeme, aber auch Erkrankungen des Gehörs und der Gleichgewichtsorgane, sowie Erkrankungen der peripherischen Nerven bekannt geworden (ausführliche Darstellung s. GERBIS und KÖNIG).

Tierexperimentell sind bei schnellem Ablassen des Überdruckes beobachtet worden: Zerreißungen im Lungenparenchym, die entweder durch Gasembolien im kleinen Kreislauf oder auch durch allzu schnelle Ausdehnung der Alveolarluft zustande kommen, fernerhin Expansion der Darmgase, Hochdrängung des Zwerchfells, röntgenologisch feststellbare Gasbildung im Herzen, Auftreten von Hohlräumen im Knochenmark, bei einem Versuchstier auch Erblindung wahrscheinlich infolge gasembolischer Störungen im Gehirn. Auch kam es zu Atemnot und Lungenödem und zum Austreten von hellrotem schaumigem Sputum aus dem Munde (FAHR, GROGNOT, COLONNA und Mitarbeiter, LUTZ).

Alle Drucklufterkrankungen in ihren verschiedenen Erscheinungsformen gelten nach der deutschen sozialen Gesetzgebung als *Berufskrankheiten* (s. S. 572ff.). Den Erkrankten stehen die entsprechenden Leistungen der Berufsgenossenschaften zu. Die Unfallversicherungen anderer Staaten haben ähnliche Bestimmungen getroffen. Auch wird von den Berufsgenossenschaften und von den staatlichen Aufsichtsorganen das Ein- und Ausschleusen der Druckluftarbeiter genau überwacht. Es bestehen überall eingehende Bestimmungen über anzuwendende Vorsichtsmaßregeln (GERBIS und KÖNIG).

Wird der Atmosphärendruck durch schnellen Aufstieg in große Höhen vermindert, so treten, wie oben geschildert, neben den hypoxämischen Störungen infolge Bildung von Gasembolien ähnliche Erscheinungen auf, wie bei der Caissonkrankheit. Eine Abgrenzung dieser beiden Störungsmodalitäten wird nicht immer möglich sein.

γ) Wirkungen von Explosionen.

Die bei Explosionen auf den Körper auftreffenden Luftdruckwellen können ähnlich wirken wie eine stumpfe Gewalt; sie können unmittelbare Zerreißungen von inneren Organen zur Folge haben, wie dies experimentell auch durch Tierversuche anschaulich gemacht worden ist. Solche schweren Zerreißungen sind aber im großen und ganzen selten. Namentlich von britischer Seite sind eingehende Versuche über die feinere Wirkung von Luftstoßwellen auf den animalen Körper vorgenommen worden. Bei der Explosion verbreitet sich kugelschalenförmig eine Druckwelle, die sich mit einer sehr großen Geschwindigkeit in die Umgebung fortpflanzt, während die Schwaden, also die eigentlichen Sprenggase zurückbleiben. Dieser positiven Druckphase folgt eine Sogphase. Die Drucke belaufen sich in der Nähe der Explosion bis zu 200 atü, nehmen aber mit zunehmender Entfernung sehr schnell ab, anscheinend im Verhältnis zur Kubikwurzel. Die Zeitdauer der Stoßwelle beträgt etwa 0,06 sec. Die nachfolgende Sogwelle dauert etwas länger. Man nimmt an, daß für einen Menschen ein Überdruck von 6 atü schädlich wirken kann. Bei Explosionen einer Sprengstoffladung von rund 31 kg entstand ein solcher Überdruck nur bis zu einer Entfernung von 5,5 m. Bei einer Sprengladung im Gewichte von 4 t trat im Tierversuch der Tod bis zu einer Entfernung von 27 m ein. Die getöteten Tiere hatten Blutschaum vor Mund und Nase, die Lungenoberfläche war übersät mit konfluierenden hypopleuralen Blutungen, sie waren auch in der Gegend des Hilus vorhanden, gelegentlich waren auch Rippenbrüche und Leber- und Milzrupturen zustande gekommen. Von deutscher Seite ist besonderes Augenmerk auf die bei dem Luftdruckwechsel zustande kommenden Gasembolien verwandt worden. Schon makroskopisch wurden bei Tierversuchen in den Coronargefäßen durch geeignete Sektionstechnik (Aufschneiden unter Wasser, aber auch Besichtigung mit dem bloßen Auge) Gasbläschen festgestellt, in den Lungen fanden sich mikroskopisch gleichfalls Zerreißungen und Blutungen. Wird die Luftdruckwelle von Explosionen durch Eindringen in tunnelartige Gebilde gelenkt, so kann sie noch bei verhältnismäßig großen Entfernungen tödlich wirken, z. B. dann, wenn es sich um ausgedehnte, durch Türen miteinander verbundene Luftschutzräume handelt (Kriegserfahrungen).

Bei Überlebenden sind in solchen Fällen, wohl als Folgen von Gehirnembolien, retrograde Amnesie und Erweichungsherde beobachtet worden (CRAMER).

δ) Die Taucherkrankheit.

Bei Störungen der Luftzufuhr für den unter Wasser arbeitenden Taucher, bei unvermutetem Hinabfallen in größere Tiefen, unter Umständen auch beim Bücken des arbeitenden Tauchers treten mitunter plötzliche Gesundheitsstörungen auf. Wird der Taucher unter diesen Umständen geborgen, so besteht eine hochgradige Cyanose, die mitunter in den Tod übergeht. Man spricht in solchen Fällen von der Absturzkrankheit, dem Absturztod, von der Fallkrankheit, vom Falltod, zweckmäßiger vom *Blaukommen* der Taucher; neuerdings ist die Bezeichnung Morbus caeruleus vorgeschlagen worden. Das ganze Gesicht kann in solchen Fällen unförmig geschwollen sein, es ist bläulich verfärbt, ebenso die Hals- und Brustpartien. Subjektiv wird über Kopfschmerzen und Schmerzen

im Halse geklagt, die Augenlider sind blutunterlaufen, es bestehen Blutungen
in den Augenbindehäuten, aus den Ohren kann Blut austreten, mitunter sind
die Trommelfelle rupturiert. Die Inspektion des Rachens kann eine Schwellung
und Blutunterlaufung der Uvula ergeben, der Kranke kann Blut aushusten.
Manchmal besteht auch ein Hautemphysem.

Bei Todesfällen hat man anatomisch neben dem Hautemphysem und den
beschriebenen schon während des Lebens zu erkennenden Veränderungen Durchblutungen der Muskulatur und des Bindegewebes des Kopfes, des Halses und
der oberen Schulterpartien festgestellt, die Lungen waren hyperämisch und
ödematös, in der Trachea und in den Bronchien befand sich Blut und andere
Flüssigkeit, das Herzblut war dunkelrot und flüssig, das Gehirn hyperämisch,
im rechten Herzen wurden gelegentlich, auch bei frischen Leichen, mehrere
große Gasblasen festgestellt. Histologisch fanden sich im Gehirn kleine Mantel-
blutungen um die Gefäße im Bereich der Brücke, in den Lungenalveolen lag
geronnenes Eiweiß, von abgeschilferten Alveolarepithelien durchsetzt. Die
Alveolarwände waren eingerissen, die übrigen Organe waren, im Gegensatz zu
denen des Kopfes und denen der Brust, ischämisch.

Die Erklärung dieser Vorgänge und Krankheitserscheinungen ist verhältnismäßig kompliziert. Allem Anschein nach wirken die verschiedensten Faktoren mit.

Der Taucher befindet sich bekanntlich im Taucheranzug; er ist im Bereiche des Rumpfes
elastisch und besteht aus festem Gummituch, im Bereiche des Kopfes jedoch starr; hier befindet sich der sog. Taucherhelm. Der Wasserdruck vermehrt sich bei zunehmender Tiefe
für je 10 m um eine Atmosphäre. Der Körper des Tauchers ist von einer Lufthülle umgeben.
Diese Lufthülle steht unter einem höheren Druck als dem Wasserdruck entspricht, denn
sie hält das Wasser vom Körper des Tauchers fern. Diese Luft wird in der Gegend des
Taucherhelmes durch einen Druckschlauch zugeführt. Die Zuführung geschieht mittels
einer Handpumpe oder einer automatischen Pumpe, meist unter Einschaltung eines Wind-
kessels vom Taucherschiff aus. Durch ein besonders konstruiertes Ventil, das durch Seit-
wärtsbeugen des Kopfes betätigt werden kann, läßt der Taucher die überschüssige Luft
von Zeit zu Zeit ab; sie steigt in Blasen an die Oberfläche. Die Besatzung des Taucher-
schiffes hat die Pflicht, dieses Aufsteigen der Blasen zu kontrollieren; kommen keine Blasen
hoch, so ist dies ein Zeichen dafür, daß der Taucher aus irgendwelchen Gründen nicht in
der Lage ist zu arbeiten, daß also eine Gefahr besteht. Er pflegt nach einiger Zeit des Wartens
hochgezogen zu werden. In den Druckschlauch ist ein Druckventil eingebaut, damit die
komprimierte Luft um den Körper des Tauchers nicht ohne weiteres zurückströmen kann,
wenn der Druck der Pumpe nachlassen sollte. Es kommt vor, daß dieses Ventil nicht regelrecht arbeitet, insbesondere dann, wenn sich bei kalter Witterung hier Eiskristalle ansetzen.

Stürzt ein Taucher bei seiner Arbeit überraschend in eine große Tiefe ab, wie es unter
ozeanischen Verhältnissen vorgekommen ist, so kann der Druck der Lufthülle nicht entsprechend erhöht werden, und es wird angegeben, daß der Taucher dann durch den Wasserdruck einfach zerrissen werden kann; von anderen wird diese Möglichkeit allerdings bestritten. Aus den Berechnungen von O. Schmidt ergibt sich, daß ein Absturz von 0 auf 10 m
gefährlicher ist, als ein Absturz von 10 m auf größere Tiefe, da die Kompressionsfähigkeit
der Luft mit zunehmendem Außendruck entsprechend geringer wird.

Wird der Taucher aus erheblicher Wassertiefe schnell nach oben geholt, so kann es überschläglich zu einer schnellen Druckentlastung kommen. Gase, besonders Stickstoff werden
aus Blut und Geweben frei, und infolge der Entstehung von Gasembolien könnten die schon
geschilderten Erscheinungen der Caissonkrankheit zustande kommen. Doch reichen bei
den üblichen Tauchtiefen um 10 m herum nach den Berechnungen von O. Schmidt die frei-
werdenden Gasmengen doch nicht aus, um eine tödliche Gasembolie hervorzurufen. Immerhin weisen vorstehende Beobachtungen über das Vorhandensein von Gas im Herzen und
über die Entstehung eines Hautemphysems auf eine gewisse Beteiligung von Gasembolien
an der Taucherkrankheit hin.

Doch wird auf diese Weise nicht das Wesen dieser Erscheinungen, das Blaukommen,
erklärt. Man war zunächst der Auffassung, daß beim Absturz des Tauchers der Wasserdruck auf den Rumpf so erheblich wird, daß das Blut aus dem Rumpf in die Gegend von
Kopf und Hals hineingepreßt wird. Der Vorgang ist mit dem Tod im Gedränge (Kompression des Thorax) verglichen worden (WIETHOLD). Ob dieser Druck wirklich so erheblich

ist, ist allerdings fraglich. ROER hat zu dieser Frage in Zusammenarbeit mit den *Draeger*-Werken in Lübeck eingehende experimentelle Untersuchungen angestellt. Er führt die Cyanose von Kopf und Hals auf eine Sogwirkung zurück, die dadurch zustande kommt, daß Druckdifferenzen zwischen Lufthülle im Bereiche des Rumpfes und der Lufthülle im Bereiche des starren Taucherhelmes auftreten. Zu einer solchen Druckdifferenz soll es z. B. auch dann kommen können, wenn der Taucher sich bei der Arbeit unter höherem Wasserdruck über die Horizontale hinaus bückt. Dann steigt mehr Luft in die Rumpflufthülle. Der Taucheranzug legt sich in der Hals- und Schultergegend eng um den Körper, und es scheint im Bereiche des Kopfes ein relativer Unterdruck entstehen zu können (ROER). Exakten Berechnungen von O. SCHMIDT haben allerdings diese Annahmen nicht standhalten können. Zu einer Druckdifferenz kann es auch kommen, wenn das Druckventil des Schlauches etwa infolge Bildung von Eiskristallen nicht funktioniert. Dann entweicht aus dem Taucherhelm Luft. Der Taucheranzug legt sich eng um die Gegend des Halses und der Schultern. Im Bereiche des Taucherhelmes kommt ein Unterdruck zustande, und das Blut wird aus der Gegend des Bauches und der Extremitäten in die Gegend des Kopfes und des Thorax hineingesogen, so daß der Taucher blau wird. Wenn der Taucher unerwartet in die Tiefe abfällt, so wird durch den zunehmenden Wasserdruck die Lufthülle um den Taucher komprimiert. Eine Kompression ist aber nur möglich im Bereiche des Rumpfes, während der Helm starr ist. Auch auf diese Weise scheint eine Druckdifferenz zwischen dem Druck auf den Körper und zwischen dem Atmosphärendruck im Bereiche des Helmes zustande zu kommen, insbesondere auch dann, wenn das Ablassen von Luft nicht regelrecht funktioniert und ein Druckausgleich nicht schnell genug vor sich gehen kann. Man gewinnt weiterhin den Eindruck, daß das feste Anliegen des Taucheranzuges in der Hals- und Schultergegend in solchen Fällen eine Art Drosselwirkung ausübt, so daß gewissermaßen eine Strangulation bei dem Zustandekommen der Störung mitwirken würde. Manche halten sie auch für ausschlaggebend (BÖHMER). Daß diese Anpressung des Taucheranzuges an die Gegend des Halses keine geringfügige ist, darauf weisen Druckspuren hin, die an diesen Stellen hier und da an Leichen vorgefunden wurden. Nun kann man sich vorstellen, daß bei entstehendem Unterdruck die durch die Luftröhre auf den Thorax geübte Sogwirkung den Kreislauf erheblich belastet. Dies ist nach den vorgenommenen tierexperimentellen Untersuchungen allerdings nicht in sonderlich hohem Maße der Fall. Die entstehende Belastung kann durch die Regulationseinrichtungen des Körpers ausgeglichen werden. Im ganzen dürfte es sich bei diesen Todesfällen um einen Erstickungstod handeln, bei dem mehrere Faktoren mitspielen, insbesondere auch der Umstand, daß eine Behinderung der Atmung unter den dargelegten Verhältnissen auch schon bei geringen Druckdifferenzen zustande kommen kann. Es wird sich um Störungen handeln, die sonst ohne wesentliche Schädigung vertragen werden, die sich aber hier in ihrer Wirkung summieren (SCHOEDEL, LOCHNER und O. SCHMIDT). In allen Einzelheiten ist die Frage des Blaukommens der Taucher noch nicht geklärt.

Literatur.

Veränderung des Luftdruckes.

Schrifttum über Höhenkrankheit.

ALTMANN: Frankf. Z. Path. **60**, 376 (1949).

BALOGH, v.: Sitzg der III. Kl. der Ung. Akad. der Wiss. 1943. Ref. Zbl. Path. **82**, 181 (1944/45). — BIRCH-HIRSCHFELD: Klin. Mbl. Augenheilk. **1942**, 108. — BÜCHNER: Luftfahrtmed. **1940**, 5. Ref. Dtsch. Z. gerichtl. Med. **35**, 46 (1942). Dtsch. Mil.arzt **6**, 570 (1941). Ref. Dtsch. Z. gerichtl. Med. **36**, 17 (1942). — Nervenarzt **1948**, 310.

HORNBERGER u. BENZINGER: Luftfahrtmed. **1942**, 7. Ref. Dtsch. Z. gerichtl. Med. **38**, 144 (1943).

JENSEN u. a.: Arch. of Neur. **60** (1948).

KOCH, A.: Münch. med. Wschr. **1939** I, 195.

LIEBEGOTT: Beitr. path. Anat. **165**, 413 (1941). — LUTZ, W.: Luftfahrtmed. **7** (1942). Ref. Dtsch. Z. gerichtl. Med. **37**, 296 (1943).

MASLAND: Arch. of Neur. **59**, 445 (1948). — MEISTER u. BAUMANN: Münch. med. Wschr. **1940** I, 414. — MERCKER u. OPITZ: Pflügers Arch. **251**, 117 (1949). — MÜLLER, C.: Münch. med. Wschr. **1938** I, 928. — MÜLLER, E., u. W. ROTTER: Beitr. path. Anat. **107**, 156 (1942).

OPITZ: Münch. med. Wschr. **1940** II, 870. — In PONSOLDS Lehrbuch der gerichtlichen Medizin, S. 207. Stuttgart 1950.

PICHOTKA, J.: Beitr. path. Anat. **107**, 117 (1942).

REIN: Über den gegenwärtigen Stand der Forschung auf dem Gebiete der Höhenbeatmung. München, Berlin u. Oldenburg 1940. Ref. Dtsch. Z. gerichtl. Med. **35**, 495 (1942). — RÜHL: Münch. med. Wschr. **1940** II, 867. — RUFF: Das Versagen des menschlichen Organismus als Ursache für Unfälle bei Höhenflügen in den letzten Jahren. München, Berlin u. Oldenburg 1940. Ref. Dtsch. Z. gerichtl. Med. **35**, 495 (1942).

SCHOEN, F.: Beitr. gerichtl. Med. **17**, 2 (1943). — STRUGHOLD: Wien. klin. Wschr. **1939**, 857. — Die Erscheinungen der Höhenwirkung im Filmbild. München, Berlin u. Oldenburg 1940. Ref. Dtsch. Z. gerichtl. Med. **35**, 495 (1942).
TIEMANN: Niederrh. Ges. für Natur- u. Heilk., Bonn, Sitzg 29. April 1940. Ref. Münch. med. Wschr. **1940** I, 710. — TSCHARNY, STRELZOW, SYRKINAI KRASOWITZKAJA: Arch. Pat. (Moskau) **8**, 20 (1946). Ref. Zbl. Path. **84**, 437 (1948/49).

Schnelles Ansteigen des Luftdruckes (einschließlich Flugzeugabstürze).

BOLT: Lunge und Trauma (Wirkungen ausströmender Preßluft auf Thorax und Lungen). Med. Diss. Köln 1938. Ref. Dtsch. Z. gerichtl. Med. **33**, 46 (1940).
CRICKTON-MILLER: Lancet **1941** II, No 2, 31. Ref. Zbl. Path. **82**, 155 (1944/45).
FORTUNATO: Rinasc. med. **18** (1941). Ref. Dtsch. Z. gerichtl. Med. **35**, 71 (1942).
HERRMANN, A.: Z. Hals- usw. Heilk. **1940**, 47.
KRÜCKEL: Virchows Arch. **315**, 481 (1948).
RUFF: Münch. med. Wschr. **1940** I, 190.
SCHLOMKA: Med. Klin. **1938**, Nr 13, 421. — SCHNEIDER, J.: Luftfahrtmed. Abh. **3** (1940). Ref. Dtsch. Z. gerichtl. Med. **35**, 522 (1942).
TANNENBAUM u. FERGUSON: Arch. of Path. **45**, 503 (1948).

Schnelle Erniedrigung des Atmosphärendruckes, einschließlich Caissonkrankheit.

COLONNA and JONES: Arch. Surg. **56**, 161 (1948). Ref. Ber. allg. u. spez. Path. **1**, 276 (1949).
END: Amer. J. Physiol. **120**, 712 (1937). Ref. Zbl. Path. **71**, 76 (1939).
FAHR: Zbl. Path. **75**, 257 (1939).
GERBIS u. KÖNIG: Drucklufterkrankungen. Leipzig 1939. — GROGNOT: C. r. Soc. Biol. Paris **134**, 416 (1949). Ref. Ber. allg. u. spez. Path. **8**, 190 (1951).
JAKOBSON: Arch. path. Anat. u. path. Physiol. **6**, 28 (1940). Ref. Zbl. Path. **81**, 147 (1943).
KOENIG, R.: Münch. med. Wschr. **1939** I, 370.
LUTZ: Wien. Z. inn. Med. **30**, 280 (1940). Ref. Ber. allg. u. spez. Path. **7**, 219 (1950).

Wirkungen von Explosionen.

COSTEDOAT et TUPIN: Ann. Méd. lég. **29**, 39 (1949). Hier Literatur. — CRAMER, PASTER and STEPHENSON: Arch. of Neur. **61**, 1 (1949). Ref. Ber. allg. u. spez. Path. **4**, 301 (1949).
DEAN THOMAS and ALLISON: Lancet **1940** II, 224. Ref. Dtsch. Z. gerichtl. Med. **35**, 169 (1942). — DESAGA: Klin. Wschr. **1944**, 297.
HADEFIELD, ROSS and JORDAN: Lancet **1940** I, 478. Ref. Zbl. Path. **80**, 86 (1943).
MILLER, J. M.: Arch. of Path. **43**, 406 (1947). Ref. Ber. allg. u. spez. Path. **5**, 82 (1950).
RYMAROWICZ: Über die indirekte Lungenverletzung durch Bombenexplosion. Med. Diss. Zürich 1945. Ref. Z. Unfallmed. u. Berufskrkh. **39**, 191 (1946).
ZUCKERMANN: Lancet **1940** II, 219. Ref. Dtsch. Z. gerichtl. Med. **35**, 169 (1942).

Taucherkrankheit.

BÖHMER: Handwörterbuch der gerichtlichen Medizin, S. 781. Berlin 1940.
BOENJAMIN: Geneesk. Tijdschr. Nederl.-Indië **1937**, 266. Ref. Dtsch. Z. gerichtl. Med. **29**, 32 (1938).
DOINOFF: Med. Pregl. (serb.-kroat.) **7** (1942). Ref. Dtsch. Z. gerichtl. Med. **37**, 101 (1943).
HERGET: Langenbecks Arch. u. dtsch. Z. Chir. **261**, 330 (1948). Ref. Beitr. allg. u. spez. Path. **3**, 156 (1949).
ROER: Dtsch. Z. gerichtl. Med. **39**, 378 (1948/49). Hier genaues Schrifttum.
SCHMIDT, O.: Dtsch. Z. gerichtl. Med. **40**, 252 (1951). — SCHOEDEL, LOCHNER u. O. SCHMIDT: Dtsch. Z. gerichtl. Med. **40**, 261 (1951).
WAALER: Nord. Med. **1942**. Ref. Dtsch. Z. gerichtl. Med. **36**, 496 (1942). — WIETHOLD: Dtsch. Z. gerichtl. Med. **26**, 137 (1936).

f) Hungerzustände.

Gesundheitsbeschädigung und Tod infolge mangelnder Ernährung sind unter verschiedenen Umständen möglich: Die Nahrung kann entweder vollständig entzogen werden (mit oder ohne Zuführung von Flüssigkeit), oder sie kann im ganzen unzureichend sein. In diesen Fällen kommt es zu einem Zustand von Unterernährung, den man im Gegensatz zu den später zu besprechenden auch als sog. trockenen Hungerzustand bezeichnet. Weiterhin kann der Fall eintreten, daß bei Zuführung von Nahrung, die an sich calorienmäßig gerade hinreichen würde, einzelne wichtige Bestandteile fehlen oder in zu geringer Menge enthalten sind. Dann entstehen die ,sog. Eiweißmangelödeme oder, falls es sich um mangelnde Zuführung von Vitamine handelt, die sog. Avitaminosen.

1. Sog. trockener Hungerzustand.

Neugeborene, denen keine Nahrung zugeführt werden kann, z. B. bei Atresie des Verdauungsschlauches, sterben 7—12 Tage nach der Geburt. Erwachsene können 1—2 Wochen hungern. Sog. Hungerkünstler halten den Hungerzustand länger aus, bis zu 40 Tagen. Der längste Hungerzustand, der beobachtet wurde, dauerte 75 Tage; es handelte sich um den Bürgermeister von Cork, der in den Hungerstreik trat (zit. nach MATZDORFF). Der Hungernde verliert besonders bei gleichzeitigem Entzug des Wassers schnell an Gewicht. Das subjektive Hungergefühl pflegt nach einigen Tagen aufzuhören; der Hungernde ersetzt seinen Bedarf zunächst aus den gespeicherten Energiestoffen des Körpers, und zwar aus Fett und Kohlenhydraten. Bei auftretendem Kohlenhydratmangel treten Acetonkörper im Urin auf. Auch spürt man einen Acetongeruch, manchmal auch einen fauligen Geruch aus dem Munde. Der Eiweißumsatz wird niedriger. Eine Zersetzung des Eiweißes wird zunächst durch den Glykogenvorrat verhindert. Kurz vor Eintritt des Hungertodes pflegt es zu einer pathologischen Steigerung des Eiweißzerfalles zu kommen (sog. prämortaler Eiweißzerfall). Auch der Hungernde entleert trotz vollständigen Nahrungsentzuges noch Kot (sog. Hungerkot); er besteht aus Schleim, Gallebestandteilen, Epithelien und Bakterien. Das klinische Bild des im Verhungern begriffenen Menschen steht allen, die es am Ende des Krieges oder nach dem Kriege gesehen haben, noch lebhaft vor Augen. Die Abmagerung kann so hochgradig sein, daß das Gesicht wie ein Totenkopf aussieht, der Leib ist kahnförmig eingesunken, die Haut ist schlaff und welk, der Hungernde kann kaum gehen, er spricht mit müder und klangloser Stimme. Genauere klinische Untersuchung zeigt Hypotonie, Senkung des Grundumsatzes infolge mangelnder Zuckerbildung aus Eiweiß, auch Hypoglykämie mit Koma, oft auch Lipämie, Gleichgültigkeit in psychischer Beziehung, Senkung des Hämoglobingehaltes, Verminderung des Färbeindex, Nachlassen der Dunkeladaptation, Einengung des Gesichtsfeldes für Farben (HEILMEYER). Der Hungernde ist für Infektionen sehr empfänglich. Es ist häufig, daß er schon vor dem eigentlichen Hungertode einer interkurrenten Krankheit erliegt (Pyodermien, Bronchopneumonien). Wahrscheinlich (praktische Erfahrungen nach dieser Richtung hin liegen kaum vor) ist das eben beschriebene Bild des Verhungernden bei langsamem Nahrungsentzug ausgeprägter als bei akutem Nahrungsentzug.

Physiologisch-chemisch scheinen sich beim Hungernden Lipoidphosphor und Cholesterine im Serum in normalen Schwankungen zu halten. Die Erythrocyten weisen eine auffallend starke Verarmung an Cholesterinen und Phosphorlipoiden auf, während der Gehalt an Cholesterinestern erhöht war. Eine Resistenzveränderung der roten Blutkörperchen bestand nicht (HORST u. a.). Bei Eiweißmangel kommt es zur Hypoproteinämie und Hypoglobulinämie.

In *psychischer* Beziehung sind bei Hungernden, wie Erfahrungen in Lagern ergeben haben, abnorme Reaktionen beobachtet worden. Bei manchen Gefangenen zeigte sich eine ausgesprochene Stellenjägerei. Sie hofften, auf diese Weise besser ernährt zu werden. Bei anderen entstand ein krankhaft gesteigerter Gerechtigkeitssinn. Die Verteilung der geringen Speisen geschah in aller Öffentlichkeit unter besonderen Zeremonien, um zu demonstrieren, daß gerecht verteilt wurde. Andere wiederum wurden reizbar und neigten zu paranoiden Ideen.

Gewisse Gefangene begannen die Nahrungsmittel unter verschiedenartiger Aufmachung feierlich in mehreren Gängen zu verspeisen *(Eßzeremonien)*. Diese Zustände bildeten sich jedoch zurück, sobald die Hungerzeit vorüber war (SEEMANN, STURM). Andere Hungernde verlieren völlig den Lebenswillen und sehen mehr oder minder bewußt dem Tode entgegen; sie wandeln langsam durch das Lager, verschenken noch die empfangenen geringen Lebensmittel, siechen schnell dahin und sterben; man pflegte sie im Lagerjargon als „Muselmanen" zu bezeichnen.

Ist der Hungerzustand behoben, so ist von *Nachkrankheiten* vor allen Dingen eine mehr oder minder ausgedehnte Osteoporose beobachtet worden. Gelegentlich wurde auch eine Fehlsteuerung des Lipoidstoffwechsels gesehen. Manche klagten über Impotenz, auch ist als Nachkrankheit das Auftreten einer Polyneuritis und sogar von Systemausfällen des Rückenmarks diskutiert worden (GILLMANN, JÜPTNER, SCHMITT, SPECKMANN u. a.). In psychischer Beziehung

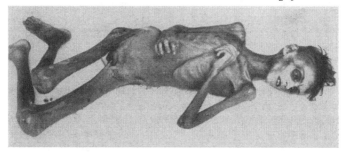

Abb. 117. Tod infolge Unterernährung (sog. trockener Hungerzustand).

wurden als Nachkrankheiten parkinsonähnliche Zustände mit charakterlichen Veränderungen gesehen, die man als sog. *Encephalosen* erklärt (IN DER BEECK).

Auch aus *krankhafter* Genese gibt es Hungerzustände, so bei der Tumorkachexie, bei Thyreotoxikosen und bei der durch Hypophysentumoren bedingten SIMMONDSschen Kachexie, unter Umständen auch bei hämatologischen und Infektionskrankheiten. Darüber hinaus können vereinzelt kachektische Zustände entstehen, ohne daß durch eine anatomische oder physiologische Untersuchung eine exakt feststellbare Genese aufzudecken ist. Es gibt mitunter eine SIMMONDSsche Kachexie *ohne* anatomisch nachweisbare Veränderungen der Hypophyse. Jugendliche, meist Mädchen, die mitunter allgemein endokrin gestört sind und oft einen asthenischen Körperbau haben, essen nicht, magern ab, verschlingen dazwischen wieder Speisen mit Heißhunger; man spricht dann von „endogener Magersucht". Darüber hinaus gibt es dieses Bild auch gelegentlich, ohne daß endokrine Störungen nachzuweisen sind und ohne daß eine offenbare Psychose besteht, aus der psychischen Einstellung der Patientin heraus, daß sie eben nicht essen *will;* die Motive sind mitunter durch psychoanalytische Untersuchung aufzudecken (sog. psychogene Magersucht). Vereinzelte Todesfälle sind bei diesen Störungen vorgekommen. Daß aber der Körper nur aus psychischer Einstellung heraus überhaupt die Fähigkeit verliert, die zugeführten Calorien zu verwerten, ist bisher nicht beobachtet worden (BÜRGER, H. MEYER, REINWEIN, SIEBECK, V. WEIZSÄCKER u. a.).

Stirbt ein Hungernder, so fällt bei der äußeren Besichtigung zunächst die hochgradige Kachexie auf. Die Augen liegen tief in den Höhlen. Die Zwischenrippenräume treten deutlich hervor, der Leib ist eingesunken (Abb. 117). Bei der inneren Besichtigung tritt eine hochgradige Atrophie der inneren Organe zutage, die am Gehirn am wenigsten deutlich wird.

Die Unterschiede der Organgewichte zeigt nachfolgende Tabelle 10:

Von weiteren Befunden sind bekanntgeworden:

Das Gehirn, dessen Gewicht meist nicht wesentlich erniedrigt ist, wies krankhafte Befunde an den Ganglienzellen auf in Gestalt von Vacuolisierung, zum Teil von Verflüssigung. Dies war besonders dann der Fall, wenn die Hungernden plötzlich verstorben waren. Dem Tode war ein komatöser Zustand vorangegangen, der wahrscheinlich durch eine Hypoglykämie ausgelöst wurde (HOLLE).

Die Haut war rissig und fein schilfernd, das Unterhautgewebe war hochgradig atrophiert, manchmal dunkelgelb bis braun entartet. Das subepikardiale Fettgewebe war gallertig umgewandelt. Mikroskopisch waren die Fettzellen spindelig oder sternförmig geworden. Die Fetttropfen waren zerfallen, manchmal wiesen sie Vacuolen auf (Abb. 118). Die Muskelfasern des Herzens waren schmal und enthielten reichlich braunes Pigment. Im Hungerzustand können gehäuft Thrombosen auftreten. An diesen Stellen sah man gelegentlich Gefäßwanddegenerationen mit Endothelschäden. Die Hoden

Tabelle 10. *Gewichtsunterschiede zwischen durchschnittlichen Normalgewichten und den Durchschnittsgewichten von 13 Hungerleichen.* (Nach SELBERG, zit. nach BANSI.)

	Durchschnitts-normalgewicht g	Mittelwerte bei 13 Hungerleichen g
Milz	125	80
Leber	1500	1037
Herz	330	270
Nieren . . .	270	242

waren vielfach atrophisch und enthielten keine Spermien mehr. Das Knochenmark' war gallertig geworden. In seinen Reticulumzellen hatte sich Fett abgelagert. Nicht nur in Herz und Leber, sondern auch in anderen Organen fand sich hier und da reichlich eisenfreies und auch eisenhaltiges Pigment (MATZDORFF, SELBERG, HEILMANN, MOHR, BÜCHNER). Die Sarkolemmschläuche der Skeletmuskeln waren zum Teil entleert (GIESE).

Besonders Aufmerksamkeit hat man den *inkretorischen* Drüsen geschenkt. An der Hypophyse fiel im großen und ganzen eine Vermehrung der basophilen Zellen auf. Doch werden die Befunde im einzelnen in ihrer Bedeutung noch diskutiert; es kommt hier wohl auch auf das Stadium des Hungerzustandes an. Die Nebennieren scheinen im Gegensatz zu anderen Organen größer zu werden. Die Rinde ist hypertrophisch und zeigt stärkste Lipoidanreicherung (KLINGE). Doch fehlten diese Nebennierenveränderungen, wenn die Betreffenden an interkurrenten Krankheiten starben. Die Schilddrüsen sind durchschnittlich untergewichtig. Sie werden meist atrophi-

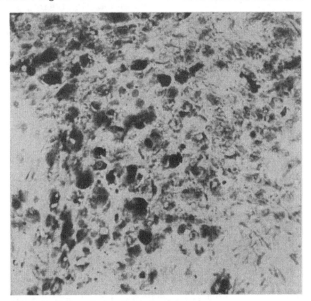

Abb. 118. Fettgewebe bei Hungerkachexie (Sekt.-Nr. 131/50). Sudanfärbung, Vacuolenbildung in den erhaltenen spärlichen Fettzellen. Polygonale Gestalt der Kerne der nicht mehr fetthaltigen ehemaligen Fettzellen.

scher als andere Organe. Während des Lebens zeigten diese Personen eine durchschnittliche Verminderung des Grundumsatzes von 25, ja sogar bis zu 30%. Mikroskopisch bestand in den Schilddrüsen ein interstitielles Ödem und eine Atrophie des Parenchyms. Manchmal blieben nur kleine Kolloidkugeln übrig. Die Follikel waren von kubischem Epithel ausgekleidet. Später wucherte das interstitielle Bindegewebe bis zu einer Veröung der Follikel. Bei Krebskachexie treten diese Bilder nicht auf (GERHARTZ). Regelmäßig scheinen sie allerdings bei Hungerzuständen nach eigenen Erfahrungen nicht aufzufinden zu sein. Der Urin pflegt nach unseren Erfahrungen Aceton zu enthalten, ebenso das Blut. Bei mikroskopischer Untersuchung kann man manchmal bei Fettfärbung als Zeichen der vorhanden gewesenen Lipämie eine gewisse Sudanophilie des Blutes in den Gefäßen wahrnehmen;

doch hat dieser Befund nur dann diagnostische Bedeutung, wenn der Verstorbene nicht vor dem Tode reichlich Fett oder Öl erhalten hat, z. B. in Gestalt von Lebertran.

Wie schon erwähnt, sterben Hungernde nicht selten an interkurrenten Krankheiten, insbesondere an Pneumonie, nicht am eigentlichen Hungerzustand.

Die Resistenz des Menschen gegenüber ungenügender Nahrungszufuhr ist verschieden. Am ärgsten pflegen Männer in den mittleren Jahren befallen zu werden. Kinder, die wahrscheinlich die zugeführte Nahrung besser ausnutzen, pflegen nicht so betroffen zu werden. Junge Mädchen im Alter von 17—24 Jahren haben nach den vorliegenden Beobachtungen in der Hungerzeit manchmal noch mit Fettansatz reagiert (THIENHAUS); sie nahmen sogar an Gewicht zu. Die relativ reichlich zugeführten Kohlehydrate scheinen beim Hungerzustand nicht vollständig zu verbrennen, sondern setzen einen Teil davon als Fett an. Alkoholzufuhr im Hungerzustand erhöht nach angestellten Untersuchungen von amerikanischer Seite die Intensität des Hungergefühls. Sie steigert auch das Fließen des Magensaftes (SCOTT u. a.). Dieses chronische Hungergefühl führte bei manchen Personen zu mehr oder minder starken Kopfschmerzen. Nach den Feststellungen der Ernährungskommission des Völkerbundes von 1936 wurden 2400 Calorien Nahrungszufuhr für erforderlich gehalten, aber nur im Ruhezustand. Bei Arbeit, auch bei leichter Arbeit, muß Zusatznahrung gegeben werden. Das Minimum an Eiweißbedarf beträgt je Kilogramm und Tag 1 g. Der Fettbedarf, dessen Höhe etwas umstritten ist, wird auf 40—50 g je Tag angenommen (REIN).

Werden bei mangelhaft durchgeführter Nahrungszufuhr alle Nahrungsbestandteile gleichmäßig unzureichend eingenommen, so entsteht der oben beschriebene sog. *trockene Hungerzustand*. Fehlen trotz halbwegs ausreichender Calorienzahl einseitig Eiweiß oder Vitamine, so kommt es meist zur Ausbildung von *Hungerödemen*. Unter diesem Hungerödem unterscheidet man klinisch und physiologisch die *Eiweißmangelödeme* und die durch *Avitaminosen* bedingten Ödeme.

2. Eiweißmangelödem und Avitaminose.

Zu *Eiweißmangelödemen* kam es nach den vorliegenden Erfahrungen, wenn weniger als 15% der Gesamtcalorien als Eiweiß zugeführt wurden (v. KRESS u. a.). Die klinischen Erscheinungen bestehen in einem Lidödem, in Ödem der Füße und Unterschenkel, der Handrücken und der Unterarme und bei schweren Störungen in einem Ascites. Die Haut zeigt fahle graue Blässe, zuweilen abnorme Pigmentationen. Subjektive Störungen treten zunächst nicht auf; da das Gesicht ziemlich voll aussieht, gelten die Betreffenden mitunter zunächst als hinreichend genährt. Die Ödemkranken neigen zu Pyodermien (ICKERT). Die Serum-Eiweißwerte sind beim Eiweißmangelödem niedriger als bei den Gesunden. Die Veränderung des Albumin-Globulinquotienten führt zu einer Herabsetzung des kolloidosmotischen Druckes des Blutplasmas und damit zur Ödembildung. Auch eine vermehrte Durchlässigkeit der Gefäße wird diskutiert, ist aber wohl nicht erwiesen. Die Therapie besteht in der Hauptsache in vermehrter Zufuhr von biologisch hochwertigem Eiweiß (Näheres s. Schrifttum).

Zeigen sich bei klinischer Untersuchung keine wesentlichen Abweichungen des Serumeiweißes von der Norm, so pflegt man zu prüfen, ob die Mangelödeme nicht auf eine *Avitaminose* zurückzuführen sind. Für die Ödembildung kommt dann insbesondere ein Mangel an Vitamin B_1 in Frage, das sich am reichlichsten in der Bierhefe, sodann in Vollkornbrot und in den meisten frischen Gemüsen vorfindet. Erhöhte Kohlehydratzufuhr steigert den Bedarf an Vitamin B_1. Die bei Vitamin B_1-Mangel auftretenden Ödeme entsprechen klinisch der Beri-Berikrankheit, deren Ursachen gleichfalls der Mangel an Vitamin B_1 ist.

Bezüglich der pathologischen Anatomie des Eiweißmangelödems muß auf das oben Gesagte (sog. trockene Hungerzustände) verwiesen werden. Infolge der wäßrigen Durchtränkung der Organe ist jedoch der Gewichtsverlust geringer, manchmal besteht er überhaupt nicht. Die Hypophysenveränderungen scheinen eher noch ausgesprochener zu sein. Am mikroskopischen Bilde der Herzmuskulatur fällt statt einer Verschmälerung eine Schwellung und Quellung der Muskelfasern auf, die manchmal mit vacuolärer Degeneration verbunden ist. Manchmal ist das Ödem nur in der Peripherie der Faser ausgebildet. Man spricht dann vom Mantelödem. Die ödematös gequollenen Partien färben sich mit Eosin rosarot und nach v. GIESON gelblich. Partien der Herzmuskulatur, in deren Bereich diese Veränderungen deutlich ausgeprägt sind, hat man als Hungerherde bezeichnet (LINZBACH, OVERZIER, KLINGE, GÜLZOW).

3. Gerichtsmedizinische Gesichtspunkte.

Wenn man von allgemeinem Nahrungsmangel und von vorsätzlich oder fahrlässig schlechter Ernährung in Lagern absieht, kommt es zum Verhungerungstode praktisch in friedlichen Zeiten gelegentlich nach Unglücksfällen, z. B. wenn Arbeiter durch eine Grubenkatastrophe eingeschlossen werden (MATZDORFF). Daß unzweckmäßig durchgeführte ärztliche Behandlung durch Fastenkuren auch einmal einen Tod zur Folge haben kann, verdanken wir der Darstellung von LOCHTE. Auch uns ist es einmal unterlaufen, daß einem Arzt vorgeworfen wurde, er habe Jugendliche (schwierige Psychopathen, Bettnässer), die er zur psychotherapeutischen Beeinflussung in seinem Haushalt aufgenommen hatte, in körperlicher Beziehung so herunterkommen lassen, daß einer von ihnen infolge Nahrungsmangels gestorben sei. Gerade in solchen Fällen ist es besonders wichtig, bei der mikroskopischen Untersuchung die inkretorischen Drüsen, insbesondere aber die Hypophyse auch darauf zu untersuchen, ob nicht Anhaltspunkte für eine SIMMONDssche Kachexie vorliegen; kann dies alles ausgeschlosesn werden, so ist zu untersuchen, ob es sich um einen Zustand von *endogener* oder *psychogener* Magersucht gehandelt haben kann; hier versagt allerdings der Leichenbefund. Man muß sich bemühen, aus den Zeugenaussagen zu ermitteln, ob sich der Verstorbene sonst bei guter Ernährung zu erholen pflegte. Aber auch wenn einmal ein Zustand schwer zu beeinflussender endogener oder psychogener Magersucht vorliegen sollte, wird es die Pflicht des behandelnden Arztes sein, einen solchen Patienten bei drohender Abmagerung klinischer Behandlung zuzuführen.

Werden unterernährte Personen aus Lagern befreit und vernünftiger ärztlicher Behandlung zugeführt, so ist es durchaus nicht vereinzelt, daß sie trotz sachgemäßer Behandlung doch noch sterben. Besonders gefürchtet ist hier das Auftreten von Durchfällen. Man muß damit rechnen, daß diese Personen auch in der Aufnahme von Nahrung mitunter recht unvorsichtig sind. Ist in solchen Fällen ein Todesfall eingetreten, so ist dies nicht ohne weiteres ein Grund, dem behandelnden Arzt Vorwürfe zu machen; selbstverständlich wird man überprüfen müssen, ob er in therapeutischer Hinsicht genügend vorsichtig war.

Eltern, insbesondere auch unehelichen Müttern, wird manchmal der Vorwurf gemacht, sie hätten Kinder vorsätzlich oder fahrlässig verhungern lassen. Eine Unterscheidung zwischen Vorsatz und Fahrlässigkeit wird durch die gerichtsmedizinische Untersuchung kaum möglich sein. Bei der Beurteilung der Fahrlässigkeit sind auch die Kenntnisse der Mutter hinsichtlich der notwendigen Kinderernährung zu überprüfen. Manchmal beruht der Hungerzustand auch auf einer unzweckmäßigen Zusammensetzung der Nahrungsmittel, z. B. Erzeugung eines Mehlnährschadens. Heranziehung eines Pädiaters wird in praktischen Fällen notwendig sein.

Gefangene, die in den *Hungerstreik* treten, müssen, soweit es die Rechtsauffassung des jeweiligen Staates zuläßt, von dem Arzt, der die Anstalt betreut, durch die Schlundsonde künstlich ernährt werden. Man versucht es zunächst durch gutes Zureden. Manchmal besteht auch die Übung, den Betreffenden durch die Bereitstellung leckerer Speisen zum Essen zu veranlassen. Doch führt dies nach Schilderungen, die mir gegeben wurden, vielfach nicht zum Erfolge, zumal das subjektive Hungergefühl nach einigen Tagen aufhört. Wichtig ist, daß in solchen Fällen der Arzt das Gewicht regelmäßig kontrolliert und auch darauf achtet, ob Acetongeruch aus dem Munde wahrnehmbar ist. Zu gegebener Zeit muß dann mit der künstlichen Fütterung begonnen werden. Diese Prozeduren werden dann als besonders unangenehm geschildert, wenn der Hungernde noch soweit bei Kräften ist, daß er sich körperlich dagegen wehren kann. Voraussetzung für die Durchführung der künstlichen Ernährung ist natürlich die Zustimmung des Anstaltsleiters oder der Justizbehörde, unter deren Aufsicht der Häftling zur gegebenen Zeit steht.

Es kommt gelegentlich einmal vor, daß Ärzte an Strafanstalten den Zeitpunkt für die künstliche Fütterung verpassen, oder bei ungenügenden Erfolgen der künstlichen Fütterung den Häftling so spät in klinische Behandlung geben, daß er hier, vielleicht an einer interkurrenten Krankheit oder an einer Pneumonie stirbt. Derartige, an sich bedauerliche Vorfälle führen hier und da zu schweren Vorwürfen gegen den zuständigen Anstaltsarzt. Bei der Beurteilung der Fahrlässigkeit muß man in solchen Fällen die Verhältnisse ex ante, und nicht ex post beurteilen und sich vor Augen halten, daß der Strafanstaltsarzt neben der Sorge für das leibliche Wohl der Häftlinge auch die Aufgabe hat, der Strafvollstreckungsbehörde bei der Durchführung des Strafvollzuges zu helfen. Man kann von ihm nur verlangen, daß er schwierige Häftlinge laufend untersucht und beobachtet, unter Umständen auch geeignete Fachärzte heranzieht. Gibt es trotzdem im Einzelfalle Todesfälle, so braucht ihm dies durchaus nicht immer als Fahrlässigkeit zur Last gelegt werden.

Außerdem werden diese Fütterungsprozeduren erforderlich, wenn *Geisteskranke* hartnäckig in Anstalten die Nahrung verweigern; angeblicher zu später Beginn der Fütterung, aber auch die Entstehung einer Aspirationspneumonie nach erfolgter Fütterung, die nicht immer mit Sicherheit vermieden werden kann, hat Anstaltsärzten meist unberechtigte Vorwürfe und Anzeigen eingetragen. Auch in den Heil- und Pflegeanstalten besteht die Übung, daß bei der künstlichen Fütterung ein Arzt zumindesten zugegen ist. Man soll diese Vorsicht innehalten, um etwaigen späteren Vorwürfen vorzubeugen.

Literatur.

Hungerzustände.

BANSI: Zur Klinik der Mangelödeme. Ärztl. Wschr. **1946/47**, 261. — Das Hungerödem und andere alimentäre Mangelerkrankungen. Stuttgart 1949. — BANSI u. FUHRMANN: Der Eiweißstoffwechsel bei Mangelernährung und im Wiederaufbau. Klin. Wschr. **1948**, 326. — BARTELS, K. W.: Tötung durch Entzug von Nahrung. Med. Diss. Köln 1941. Ref. Dtsch. Z. gerichtl. Med. **37**, 261 (1943). — BEECK, IN DER: Psychische und charakterliche Veränderungen bei Hungerzuständen. Hippokrates **2** (1949). — Psyche (Heidelberg) **3**, 693 (1949). — BERG, H.: Klinik des Hungers und der Mangelernährung. Synopsis **1**, 77 (1948). Ref. Ber. allg. u. spez. Path. **2**, 439 (1949). — BEST, RIDUEET u. Mitarb.: Unterernährung und Leberfett. J. of Physiol. **94**, 47 (1938). Ref. Zbl. Path. **73**, 51 (1939). — BLÖCH, J.: Hydrolabilität und flüchtige Ödeme bei chronischer Mangelernährung. Klin. Med. (Wien) **4**, 453 (1949). Ref. Ber. allg. u. spez. Path. **6**, 206 (1950). — BRULL: Versuche über die Wiederherstellung eines mangelnden Stickstoffgleichgewichtes bei Unterernährten, denen eine Ersatznahrung gereicht wird. Arch. internat. Physiol. **53**, 17 (1943). Ref. Zbl. Path. **82**, 428 (1944/45). — Der minimale Stickstoffbedarf bei einem chronisch Unterernährten. Arch. internat. Physiol. **53**, 12 (1943). Ref. Zbl. Path. **82**, 428 (1944/45). — BÜCHNER: Allgemeine Pathologie, S. 452. München u. Berlin 1950. — BÜRGER: Einführung in die pathologische Physiologie, S. 236. Leipzig 1949.

DAVIDSON u. Mitarb.: Überblick über den Ernährungszustand der Wiener Bürger unter amerikanischer Besatzung 1945. J. Labor a. Clin. Med. **32**, 1470 (1947). Ref. Ber. allg. u. spez. Path. **2**, 49 (1948). — DÖNHARDT: Adrenalinhyperglykämie beim Hungerödem. Klin.

Wschr. **1946/47**, 913. — DOXIADES u. Mitarb.: Die schwarze Haarzunge (black tongue) als Mangelerscheinung beim Menschen. Schweiz. med. Wschr. **1948**, 673.

GAETHGENS: Mangelernährung und Generationsvorgänge im weiblichen Organismus. Leipzig 1943. Ref. Münch. med. Wschr. **1943**, 700. — GERHARTZ: Schilddrüsenveränderungen beim Hunger. Verh. dtsch. Ges. Path. **32**, 284 (1950) u. Diskussion v. 21.—24. Sept. 1948, S. 297. — GIESE: Myogene Siderose. Verh. Dtsch. Pathol. Ges. 1944, S. 151. 1949. — GILLMANN: Über die Spätschäden nach schwerer Unterernährung. Med. Wschr. **1950**, 18. — GLATZEL, H.: Hunger. Synopsis 1, 3 (1948). Ref. Ber. allg. u. spez. Path. **2**, 438 (1949). — GÜLZOW: Hunger und Hungerödem (Tierexperimente). Klin. Wschr. **1946/47**, 518. — Hunger und Hungerödem. Tierexperimentelle Untersuchungen über Organgewichte. Virchows Arch. **316**, 187 (1948).

HAMPERL: Der Einfluß von Krieg und Nahrungsmangel auf das Auftreten und den Verlauf von Erkrankungen vom Standpunkt des Pathologen. Wien. klin. Wschr. **1946**, Nr 37, 589. Ref. Zbl. Path. **84**, 350 (1948/49). — HASLHOFER: Ärztliche Erfahrungen aus den Hungermonaten Wiens 1945 (im besonderen auf Grund einer Sektionsstatistik). Klin. Med. (Wien) **1**, 373 (1946). — HAUSBERGER u. BUBLITZ: Der Einfluß des Hungers und des Insulinmangels auf den Lipasegehalt der Skeletmuskulatur und des Fettgewebes von Ratten. Arch. exper. Path. u. Pharmakol. **207**, 418 (1949). — HEILMANN: Beitrag zur pathologischen Anatomie der Hungerzustände. Dtsch. Gesundheitswesen **1946**, 698. — HEILMEYER: Hungerschäden. Med. Klin. **1946**, 241. — HERKEN, H., u. H. REMMER: Untersuchungen über das neugebildete Serumalbumin bei Ödemkranken. Klin. Wschr. **1947**, 211. — Beitrag zur Pathogenese des Eiweißmangelödems. Klin. Wschr. **1947**, 469. — HERRNRING, G.: Die Eiweißwerte im Serum beim Hungerschaden. Klin. Wschr. **1948**, 296. — HOLLE: Über plötzliche Todesfälle bei schwerer Inanition. Z. inn. Med. **1948**, 491. — HORST, W.: Beitrag zum Lipoidstoffwechsel bei chronischer Unterernährung. Klin. Wschr. **1950**, 184.

ICKERT: Der Eiweißmangelschaden. Dtsch. med. Wschr. **1946**, 99.

JÜPTNER: Die Hungerosteopathien. Med. Klin. **1949**, 577.

KETTLER: Die Bedeutung pathologisch-anatomischer Befunde bei Eiweißmangelernährung im Tierversuch. Zbl. inn. Med. **4**, 167 (1949). — KLINGE, F.: Die Nebennierenrinde im Hungerzustand bei Vitamin B$_1$-Mangel. Zbl. Path. **85**, 325 (1949). — KRAUSE u. KÜHNE: Über die Bezeichnung der durch Unterernährung entstehenden Schäden. Dtsch. Gesundheitswesen **1947**, 223. — KRESS, v.: Mangelkrankheiten. In v. DOMARUS, Grundriß der inneren Medizin. Berlin u. Heidelberg 1947. — KRESS, v. u. LANGECKER: Über das Hungerödem. Ärztl. Wschr. **1946**, 45. — KÜHNAU: Eiweißmangel und Ernährungsproblem. Ärztl. Wschr. **1946**, 161. — Das Hungerödem. Med. Klin. **1946**, 616. — Die biologische Bedeutung des Nahrungseiweißes. Synopsis 1, 51 (1948). Ref. Ber. allg. u. spez. Path. **2**, 405 (1949). — KURNICK: War edema in the civilian population of saipan. Ann. Int. Med. **28**, 782 (1948). Ref. Ber. allg. u. spez. Path. **2**, 49 (1949).

LAUBER, H.: Unterernährung und Stoffwechselstörungen als Ursache chirurgischer Erkrankungen (Epiphysenlösungen). Med. Klin. **1946**, 314. — LINZBACH: Mikrometrische und histologische Analyse menschlicher Hungerherzen. Virchows Arch. **314**, 600 (1947). — LOCHTE: Beitrag zur gerichtsärztlichen Beurteilung von sog. Fastenkuren (Hungerkuren). Dtsch. Z. gerichtl. Med. **6**, 520 (1926). — LUCKNER: Über das Ernährungsödem als Eiweißmangelkrankheit. Münch. med. Wschr. **1940** II, 818.

MATZDORFF: Tod und Gesundheitsschädigung durch Entzug der Nahrung. In Handwörterbuch der gerichtlichen Medizin, S. 811. Berlin 1940. — MEYER, H. H.: Über Magersucht. Dtsch. med. Wschr. **1938**, 1400. — MOHR: Einiges zur Pathologie der Inanition. Dtsch. Gesundheitswesen **1**, 660 (1946).

OVERZIER: Beiträge zur Kenntnis des Hungerödems. Virchows Arch. **314**, 655 (1947).

REIN, H.: Physiologische Gesichtspunkte der Ernährung in Notzeiten. Dtsch. med. Wschr. **1946**, 31. — REINWEIN: In DENNIG, Lehrbuch der inneren Medizin, Bd. I, S. 465 u. 576. Stuttgart 1950. — ROTSCHUH: Medizingeschichtliches zum Hungerödem. Synopsis 1, 15 (1948). Ref. Ber. allg. u. spez. Path. **2**, 438 (1949). — RUIZ-GIJON, J.: Über die chemische Zusammensetzung der Knochen bei Hungerzuständen. Biochem. Z. **308**, 59 (1941).

SCHÄFER: Über Unterernährung, Stoffwechselstörungen und klinische Störungen. Ärztl. Wschr. **1946**, 171. — Zur Endokriminologie der chronischen Unterernährung Klin. Wschr. **1948**, 381. — SCHMITT, H. G.: Ernährungsschäden am Knochen des Erwachsenen. Med. Klin. **1947**, 505. — Über die Hungerosteopathie beim Erwachsenen. Fortschr. Röntgenstr. **71**, 328 (1949). Ref. Ber. allg. u. spez. Path. **6**, 301 (1950). — SCHWARZ: Beobachtungen und Erfahrungen bei der Hungerkrankheit im Lager von Gurs (Südfrankr.). Schweiz. med. Wschr. **1945**, 1136. — SCOTT u. Mitarb.: Alkoholwirkung und Hungersinn. Amer. J. Physiol. **123**, 248 (1938). Ref. Dtsch. Z. gerichtl. Med. **31**, 26 (1939). — SEEMANN: Über Hungerreaktionen von Kriegsgefangenen. Psyche (Heidelberg) **4**, 107 (1950). — SELBERG, W.: Pathologische Anatomie der Unterernährung. Synopsis 1, 23 (1948). .Ref. Ber. allg. u.

spez. Path. **2**, 438 (1949). — Siebeck: Medizin in Bewegung, S. 85. Stuttgart 1949. —
Speckmann: Veränderungen am Nervensystem bei Mangelernährung. Nervenarzt **18**,
262 (1947). — Stokvis u. Mitarb.: Die medizinisch-forensische Bedeutung des Hungerns.
Acta med. scand. (Stockh.) **100**, 35 (1939). Ref. Dtsch. Z. gerichtl. Med. **32**, 111 (1939/40). —
Stranzenberg: Über das Hungerödem. Dtsch. Gesundheitswesen 1945, Nr 10, 75. — Über
das Hungerödem. Dtsch. Gesundheitswesen **1**, 261 (1946). — Ströder: Über Ödeme im
Aufbaustadium nach Hungerschäden und ihre Beziehungen zur ,,nassen Form" der Dystro-
phie. Ärztl. Wschr. **1948**, 458. — Sturm: Die vegetativ regulatorische Starre bei Post-
encephalitis, hypophysärer Kachexie und Nahrungsmitteldystrophie als Ausdruck einer
diencephalen Insuffizienz. Med. Klin. **1949**, 33.
   Thienhaus: Über die Hungerfettsucht junger Mädchen. Ärztl. Wschr. **1948**, 48.
   Uehlinger, E.: Die Hypophyse bei Inanition. Z. Path. u. Bakteriol. **10**, 144 (1947).
   Weiszäcker, v.: Über Träume bei sog. endogener Magersucht. Dtsch. med. Wschr.
1937, 253, 294.
   Zutt: Das psychiatrische Bild der Pubertätsmagersucht. Arch. f. Psychiatr. **118**, 776
(1948).

g) Kälteeinwirkung[1]

1. Leichenveränderungen bei Durchfrierung.

Wenn eine Leiche durchfriert und in diesem Zustande liegenbleibt, kommt
es nach und nach zu einer Verdunstung und Austrocknung der Gewebe. Dies
kann so weit gehen, daß eine Mumifikation eintritt. Auch sind Rupturen der
Schädelnähte beim Durchfrieren der Gehirnmasse beobachtet worden. Beim
Transport gefrorener Leichen können weitere Verletzungen zustande kommen,
ebenso beim Auftauen. Beim Durchfrieren und Auftauen entstehen Hohlraum-
bildungen in der Muskulatur. Histologisch kommt es hier zu charakteristischen
Veränderungen, die K. Reuter studiert hat. Es treten Lücken im Plasma auf
infolge von Kristallbildungen. Auf diese Weise können im Plasma der Muskulatur
zentral gelagerte Hohlräume entstehen. Sie können schließlich den Sarkolemm-
schlauch einbeziehen, der gesprengt werden kann. Solche Veränderungen
kommen beim Einfrieren der Leichen in der Luft gewöhnlich nur unter der Einwirkung von Temperaturen von — 15 bis — 20⁰ C an vor.

Will man eine gefrorene Leiche sezieren, so muß darauf geachtet werden, daß
sie nicht allzu schnell wieder auftaut. Die Erfahrung lehrt, daß dieses 18—20 Std
und mehr in Anspruch nimmt.

2. Vitale Erscheinungen der Erfrierung.

Bei der Besprechung der Erscheinungen der Erfrierung sind zu trennen lokale
Erfrierungen einzelner Körperpartien und eine Auskühlung des Gesamtkörpers.

α) Lokale Erfrierung.

Sowohl im russisch-finnischen als auch im deutsch-russischen Kriege sind ausgedehnte Erfahrungen über die Genese und Pathologie der Frostschäden gesammelt worden. Die Neigung zur Erfrierung ist durchaus verschieden. Trotz
gleicher Witterung und gleicher Kleidung erlitten nicht alle Soldaten der gleichen
Truppe Frostschäden. Vagotoniker scheinen mehr gefährdet zu sein, ebenso
Personen mit Schweißfüßen und solche, die habituell infolge von Gefäßstörungen
zu kalten Händen und Füßen neigen. Es ist durchaus nicht notwendig, daß bei
der Entstehung einer lokalen Erfrierung immer strenger Frost geherrscht hat.
Schon bei einer Temperatur von + 3⁰ C wurden örtliche Erfrierungen beobachtet;
allerdings ließen sich hier manchmal besondere Ursachen nachweisen, z. B. zu
enge Kleidung, ungeeignetes Schuhwerk, langes Stehen im Schmelzwasser. Von
großer Bedeutung ist auch die Dauer der Kälteeinwirkung, ferner etwa vorangegangene Erschöpfung. Es ist auch daran zu denken, daß gute Wärmeleiter

---

[1] Neuerdings monographisch dargestellt von Adamo: Min. Leg **72**, 217 (1952).

in der Nähe der Haut wie Armbanduhren oder andere Metallgegenstände die
Entstehung von Erfrierungen fördern (Block, Loos, Gitgolaw u. a.). Die zeit-
weilig bestehende Auffassung, daß Nicotingenuß infolge der damit verbundenen
Gefäßspasmen das Auftreten von Erfrierungen begünstige und entstandene
Schäden verschlimmere, hat kritischen Betrachtungen nicht standhalten können
(Loeser).

Klinisch entwickelt sich nach vorhergehendem Schmerz, der aber übersehen
werden kann, eine Anästhesie. Vorher und nachher treten Parästhesien und
Kribbelgefühl auf. Man versucht die lokalen Erfrierungen in 3 Grade einzuteilen,
die Dermatitis *erythematosa* congelationis, Dermatitis *bullosa* congelationis und
die Dermatitis *gangraenosa* congelationis. Im 1. Grad findet man eine bleibende
Röte der Haut; hierzu gehören auch die sog. Frostbeulen, bei denen man mikroskopisch Nekrosen mit reaktiver Entzündung vorfindet. Die Frostblasen des
2. Stadiums haben nur wenig Inhalt, der im Gegensatz zur Verbrennung eine
Blutbeimischung zeigt. Ist es zur Gangrän gekommen, so vollzieht sich nach
und nach eine Demarkierung zwischen gesundem und nekrotischem Gewebe. Zur
klinischen Diagnose eines Frostschadens wurde mehrfach eine Absperrung mit
der Blutdruckmanschette empfohlen. Nach Freigabe der Gefäße bildet sich normalerweise eine reaktive Hyperämie. Frostgeschädigte Partien pflegen jedoch
nicht mehr zu reagieren (Häusler). Frostschäden verursachen infolge des Über-
tritts von toxischen Stoffen aus den geschädigten Partien seröse Entzündungen
an Herz, Niere und Gehirn. Der Reststickstoff scheint meist nicht erhöht zu
sein, der Calciumspiegel im Blut kann als Spätfolge bis zu 50% herabgesetzt
sein (Rösgen und Manier). Auch ist eine Verringerung des Gehaltes des Blutes
an Vitamin C beobachtet worden (Zanotti).

Die *anatomisch* nachweisbaren Veränderungen sind sowohl im Tierversuch als
auch an Amputationspräparaten eingehend studiert worden. Die örtliche Kälteeinwirkung führt zu einer schweren Kreislaufstörung, die mit Spasmen der großen
und kleinen Arterien einhergeht. Es kommt zur Peristase und Stase, dann zur
Thrombenbildung. Diese Gefäßstörung scheint am gefährlichsten zu sein, nicht
direkte Nekrosen, die durch die Kälteeinwirkung zustande kommen können.
Die Gefäßstörungen bleiben auch nach Wiedererwärmung bestehen. Das Blut
versackt in den atonischen und erweiterten Capillaren, das Gewebe erstickt
gewissermaßen, es tritt eiweißhaltige Blutflüssigkeit in großer Menge auf, die
Erythrocyten agglutinieren, die Epidermis hebt sich ab. Geht die Stase nicht
zurück, so stirbt das Gewebe ab, es kommt also zum Zustande der Erfrierung
3. Grades. Aber auch wenn dieser Zustand nicht erreicht wird, können unangenehme Spätfolgen entstehen. Es entwickelt sich vielfach das Krankheitsbild
der Endangitis obliterans mit Neigung zu Thrombosen. Die Arterien sind weitgehend umgebaut durch Einbau neuer Muskellagen, der Prozeß schreitet proxi-
malwärts fort, manchmal wird die Haut atrophisch. Die Veränderungen können
auch auf den Knochen übergreifen, es kommt hier zu periostitischen Veränderungen. Sequesterbildungen können die Folge sein (Siegmund u. a.). Nicht
immer braucht Übereinstimmung zwischen schweren, womöglich zur Amputation
führenden klinischen Erscheinungen und histologisch erfaßbaren Gefäßveränderungen zu bestehen, da spastische Zustände histologisch nicht unmittelbar, sondern nur an ihren Folgen erfaßbar sind (Judmaier).

Von der Fülle der abartigen Befunde einzelner Organe sei folgendes wiedergegeben (Staemmler, Block, Franz, Siegmund u. a.): Während die Arterien hochgradig verengte Lichtungen
mit verstärkter Muskulatur aufweisen, erkennt man insbesondere in der Gegend der De-
markation in den Venen wabige vacuolige Durchsetzungen der Gefäßwand, sowohl im
Bereiche der Intima als auch in den tieferen Wandschichten (wabige Endophlebitis). Die end-
angitischen Prozesse können gelegentlich Ausmaße annehmen, die sich von der Bürger-

schen Erkrankung nicht mehr unterscheiden. Mitunter entwickeln sich diese Störungen erst nach Jahren, gelegentlich auch fern vom eigentlichen Erfrierungsgebiet. Dies kann versicherungsmedizinisch von Bedeutung sein. An den Nerven ist Markscheidenzerfall, oft mit Zugrundegehen der Achsenzylinder, beobachtet worden, weiterhin eine Perineuritis und Endoneuritis. Auch hier ist bemerkenswert, daß die Befunde sowohl bei Beobachtungen am Menschen als auch im Tierversuch an das Vorhandensein organischer Gefäßveränderungen nicht gebunden waren. Die klinischen Ausfälle scheinen nicht immer in engen Beziehungen zu den anatomischen Befunden zu stehen. Die Ursache der Nervenveränderungen ist wahrscheinlich die Kreislaufschädigung. An der Muskulatur wurde in vielen Fällen auch außerhalb der gangränösen und der Demarkationszone eine beträchtliche Atrophie beobachtet. Sie war unregelmäßig verteilt und entsprach nicht immer den Bezirken, an denen klinische Veränderungen festgestellt waren. Ätiologisch könnte auch hier eine Durchblutungsstörung in Frage kommen. Neben einer selten auftretenden Hyperpigmentierung hat man als Spätfolge an der Haut eine Atrophie der Epidermis festgestellt. Das Epithel kann auf einige wenige Schichten reduziert sein. Die Abgrenzung gegen das Corium ist glatt, von Papillarkörpern ist nichts mehr zu sehen. Diese Atrophien können merkwürdigerweise auch fern von den Erfrierungsbezirken im Bereiche sonst gut erhaltener Haut auftreten; mitunter gehen sie mit einer Hyperkeratose einher, so daß warzenähnliche Bildungen zustande kommen. Im Bereiche der Lederhaut kommen als Spätfolgen auch außerhalb der eigentlichen Erfrierungszonen ödematöse Durchtränkungen vor. In dem Netz der elastischen Fasern dieser Hautschicht ließen sich Untergangserscheinungen nachweisen. Am Knochen kam eine porotische Atrophie, besonders im Bereiche der Compacta, zur Beobachtung mit Erweiterung der HAVERSchen Kanäle. Auffallend waren umschriebene Nekrosen im Bereiche der Compacta, auch Sequesterbildung ist vorgekommen. Von akut auftretenden Veränderungen ist über eine seröse Entzündung, Stase und Hämolyse im Demarkationsbereich und über das Vorhandensein von Schaumzellen im Mark berichtet worden (RADASEWSKY).

Führt die lokale Erfrierung schließlich zum *Tode*, so kommt als Todesursache eine Intoxikation durch die giftigen Produkte des nekrotischen Gewebes in Betracht. In der Hälfte der Fälle tritt jedoch eine sekundäre Allgemeininfektion hinzu (W. MÜLLER). Auch Tetanus mit tödlichem Ausgang ist als Spätfolge beobachtet worden (SIEGMUND). In späterer Zeit muß die Entstehung einer Endangitis obliterans befürchtet werden (PLATANERAU). Spättodesfälle infolge Versagens des hochgradig myolytisch gewordenen Herzens sind beschrieben worden (FRANZ). Über die Möglichkeit eines Zusammenhanges zwischen Erfrierung und späterer Bildung von Hautcarcinomen wird diskutiert (LORENZ).

In *versicherungsmedizinischer* Hinsicht stellt ein örtlicher Kälteschaden sicherlich ein von außen kommendes Ereignis dar. Er kommt demnach als Betriebsunfall in Frage. Allerdings wird man nicht immer sagen können, daß es sich um ein plötzliches oder ziemlich plötzliches Ereignis handelt. Doch geht die Auffassung der entsprechenden Spruchkammern der Oberversicherungsämter dahin, daß ein ziemlich plötzliches Ereignis auch dann vorliegt, wenn die Einwirkung bis zur Entstehung einer Schädigung sich innerhalb von einer Arbeitsschicht, d. h. innerhalb von 8 oder 12 Std ereignet hat (HÜBNER u. a.).

β) Allgemeine Auskühlung.

Auch auf diesen Gebiet haben die Kriegserfahrungen unsere Erkenntnisse günstig beeinflußt. Bei der Auskühlung kommt es nicht so sehr auf die Außentemperatur, sondern auf die Dauer der Einwirkung der Kälte und auf die persönliche Empfindlichkeit an. Es ist allgemein bekannt, daß vorheriger Alkoholgenuß die Gefahren der Kälteeinwirkung vermehrt. Alkoholgenuß erhöht die Hauttemperatur (S. 751) und fördert daher die Auskühlung. Auch Temperaturen, die über dem Gefrierpunkt liegen, können eine tödliche Auskühlung bewirken. Als subjektive Symptome der Kälteeinwirkung werden Rötung der Haut, Kribbeln und Brennen angegeben. Danach wird die Blutzufuhr durch Reizung der Vasoconstrictoren gedrosselt, die Haut wird blaß, wachsgelb, fühlt sich kühl an und wird unempfindlich. Das Blut verlagert sich mehr in das Körperinnere. Nunmehr sinkt auch die Temperatur im Innern des Körpers ab. Da die Affinität des

Hämoglobins zum Sauerstoff bei tiefen Temperaturen eine größere ist, ist das sich abkühlende Blut nicht mehr imstande, hinreichend Sauerstoff in das Gewebe abzugeben. Bei einer Innentemperatur von 30^0 C kommt es zu einer Art Kältenarkose. Schon bei 35^0 Innentemperatur sollen Mattigkeit, Müdigkeit, Interesselosigkeit, Bewegungs- und Gedankenarmut zu beobachten sein. Bei einer Abkühlung des Blutes auf 29^0 wurde eine Arhythmie beobachtet, bei 25^0 wurden Puls und Atmung langsam. Die Muskulatur wird starr. Bei einer Abkühlung auf 25—28^0 ist das Leben ausgesprochen gefährdet infolge Unerregbarkeit der lebenswichtigen Zentren. Ist der Tod erst eingetreten, so pflegt die Kältestarre aufzuhören. Solange sie noch besteht, muß man mit einem *Scheintod* rechnen, und gerade beim Erfrierungstod besteht ja eine gewisse Gefahr, daß einmal ein Tod zu Unrecht festgestellt wird (S. 22). Bezüglich der Therapie steht man jetzt auf dem Standpunkt, daß eine sofortige Erwärmung notwendig ist, nicht etwa, wie man früher dachte, eine ganz langsame Erwärmung und Abreiben mit Schnee (GOHRBRANDT). Bei Mastdarmtemperaturen von 20^0 sollen Wiederbelebungsversuche noch nicht aufgegeben werden (E. SCHNEIDER). Die Frage einer Adrenalinausschüttung ist auch beim Erfrierungstode diskutiert worden (MEIDINGER). Die Funktion der Schilddrüse soll erhöht sein und mit Ausschüttung von Kolloid einhergehen; anatomisch wurden starke Capillarhyperämie, ferner Epithelabhebungen mit Kolloidschwund gesehen (WATZKA). Eine erhöhte Funktion des Hypophysenvorderlappens wird gleichfalls diskutiert (STAEMMLER). Im Blutbild hat sich vielfach eine Schädigung und Zerstörung der Leukocyten, besonders der myeloischen, bemerkbar gemacht; es kam zu einer Zunahme der eosinophilen Zellen (FRÖHLICH). Die Zahl der Erythrocyten wird vermindert, ebenso konnte man eine Verminderung der Resistenz der Erythrocyten beobachten; doch waren die Befunde nicht einheitlich (zit. nach STAEMMLER). Schließlich wird über Glykogenschwund und Hypoglykämie berichtet (LUTZ, STAUDINGER und HAENEL-IMMENDÖFER).

Angeregt durch die Forschungen von SELYE über die Anpassung des Körpers auf Reize (von SELYE „Stress" genannt), haben JÄSCHKE und SCHROER am Heidelberger Institut unter Leitung von H. KLEIN die Wirkung der Auskühlung am Meerschweinchen untersucht; die Tiere blieben Stunden bis mehrere Tage in der Kühlkammer bei —4^0 C; eine anfangs auftretende Hypoglykämie wurde später wieder ausgeglichen, sie trat bei zunehmender Erschöpfung der Tiere wieder ein; es kam im Laufe der Reizung zu Leukocytose und Lymphopenie. Histologische Veränderungen, wie sie als „Alarmreaktion" auftreten, vor allem in den Nebennieren, verschwanden, nachdem die Tiere sich dem Reiz angepaßt hatten.

Bei der Wiederbelebung von Unterkühlten treten gelegentlich cerebrale Krampfanfälle, Erregungszustände und halluzinatorische Verwirrtheit ein. Auch sollen Dauerschädigungen wie Lähmungen zurückbleiben können. Es handelt sich hier wohl um die Folgen der Hypoxydose. Die Entstehung von Erweichungsherden wird für möglich gehalten (PETERS). Tatsächlich beobachtet hat man Hirnnervenlähmungen, auch Kälteblindheit, sowie Pallidumsyndrome mit Parkinson-Erscheinungen. Für diese Folgen wurde der Ausdruck Kälteencephalopathie geprägt (REWERTS).

Bestehende organische Nervenleiden wie multiple Sklerose können durch Unterkühlung eine richtunggebende Verschlimmerung erleiden (PETERS).

Die *anatomischen Befunde* bei Personen, die infolge Auskühlung gestorben sind, sind nicht spezifisch. Die hellrote Farbe der Totenflecke kann auch postmortal zustande kommen. Fleckförmige Rötungen der Haut, zum Teil verbunden mit einer eigentümlich gedunsenen Beschaffenheit, besonders an Ohrmuscheln, Füßen und Gesicht, sind wertvolle Zeichen des Erfrierungstodes, jedoch nicht immer ausgebildet. Das Auftreten von Erosionen der Magenschleimhaut von Hirsekorn- bis Erbsengröße ist in ihrer Bedeutung als Diagnosticum umstritten.

MEIXNER hat diese Erosionen nicht vorgefunden. Ich selbst sah sie bei 2 Sektionen von Personen, die an Unterkühlung verstorben waren, nicht, fand dagegen ziemlich ausgedehnte Blutaustritte im Unterhautzellgewebe, auch außerhalb der Hypostase, wie sie von MEIXNER ebenfalls beobachtet wurden. Protoplasmaveränderungen am Muskelgewebe und Zerreißungen der Muskulatur, wie sie beschrieben worden sind, könnten nicht nur auf die Auskühlung, sondern auf das nachträgliche Gefrieren der Leiche zurückgeführt werden. Der Glykogenmangel in Herz, Muskulatur und Leber ist in seiner diagnostischen Bedeutung umstritten. Die schon bei der Erfrierung erwähnte vacuolige Degeneration in der Leber, im Pankreas und in der Nebenenniere, die aber wohl nicht konstant ist, könnte das Zeichen der vorangegangenen Hypoxydose sein, wie BÜCHNER und seine Mitarbeiter festgestellt haben. Sind diese Erscheinungen vorhanden, so sind sie immerhin bedeutsam, wenn auch nicht gerade für eine Erfrierung beweisend. Bei längerem Überleben der Auskühlung sind Pneumonien beobachtet worden.

Im ganzen scheint der Auskühlungstod nach den zur Zeit herrschenden Auffassungen auf das Versagen verschiedener Fermentsysteme und auf die absinkende Fähigkeit der Erythrocyten zurückzuführen zu sein, bei abnehmender Temperatur den Sauerstoff an das Gewebe abzugeben. Ein spezifischer Nachweis des Auskühlungstodes durch den Sektionsbefund allein ist nach dem Grade unserer bisherigen Erkenntnisse nicht möglich. Man muß die gesamten Umstände mitberücksichtigen, kann aber sehr wohl unter Mitverwertung des Sektionsbefundes und ausschlaggebender Verwertung des Ermittlungsergebnisses zu einer brauchbaren gerichtsmedizinischen Diagnose kommen.

Unglücksfälle durch Unterkühlung entstehen so, daß Personen, die unzureichend geschützt bei großer Kälte unterwegs sind, müde werden, sich hinlegen, an Unterkühlung sterben und am nächsten Morgen „erfroren" aufgefunden werden. Aber auch wenn dürftiggekleidete Personen, die nicht gut ernährt sind und kein Obdach haben, in Laubenkolonien übernachten, werden sie gelegentlich am nächsten Morgen tot aufgefunden. Die Erfahrung lehrt, daß zu einer tödlichen Auskühlung Frosttemperaturen nicht notwendig sind. Dies hat sich auch bei verunglückten Fliegern und Seeleuten gezeigt, die lange Zeit hindurch im kühlen Wasser von einer Temperatur um + 5⁰ C trieben (HORN u. a.).

Auch *Selbstmorde* durch Erfrierung bzw. Auskühlung sind gelegentlich beobachtet worden. So berichtet REUTER, daß sich Erwerbslose bei strenger Kälte in der Umgebung einer Stadt entkleidet in den Schnee gelegt haben. Wegen des baldigen Eintrittes der Kältenarkose und des vorangehenden Gefühls der Müdigkeit und Gedankenarmut scheinen die subjektiven Beschwerden beim Selbstmord durch Erfrierenlassen keine besonders erheblichen zu sein.

Morde durch Erfrierenlassen sind im großen und ganzen nur in der Form bekanntgeworden, daß hilflose Personen in der Kälte verlassen wurden oder daß man Neugeborene oder Kleinkinder in der Kälte oder auch schon bei geringer Außentemperatur aussetzte. Das Neugeborene ist gegen Auskühlung besonders empfindlich, und es scheint schon zu genügen, wenn ihn eine Täterin mit dem Strahl einer Wasserleitung längere Zeit oder wiederholt abspült, um den Tod herbeizuführen (s. Abschn. Kindestötung, S. 963).

Literatur.

Erfrierungen [1].

BLOCK, W.: Die Bedeutung des vegetativen Nervensystems beim Zustandekommen örtlicher Erfrierungen. Arch. klin. Chir. 1942, H. 1, 204. — Die Bedeutung des vegetativen

---

[1] Übersichtsreferat unter besonderer Berücksichtigung der Therapie mit neuestem Schrifttum siehe SCHMID, A.: Münch. med. Wschr. 1953, 154.

Nervensystems beim Zustandekommen örtlicher Erfrierungen. Münch. med. Wschr. **1943**, 189. — Genesis of the gangrenous and reparative process in trench foot. (Genese gangränöser und reparatorischer Prozesse bei örtlichen Kälteschäden.) Arch. of Path. **46**, 1 (1948). Ref. Ber. allg. u. spez. Path. **4**, 54 (1949). — BRECHT u. PULFRICH: Über die Vasomotorik normaler und kältegeschädigter Haut (Zehen). Pflügers Arch. **250**, 109 (1948). — BÜCHNER: Die Pathologie der Unterkühlung. Klin. Wschr. **1943** I, 89. — Allgemeine Pathologie, S. 437. München u. Berlin 1950.

DONDERO: I congelamenti delle estremita inferiori. Milano 1941, Ref. Münch. med. Wschr. **1942** I, 177.

FÖRSTER: Tod und Gesundheitsbeschädigung durch Erfrierung. In Handwörterbuch der gerichtlichen Medizin, S. 812. Berlin 1940. — FRANZ, G.: Zur pathologischen Anatomie der Intoxikationsschäden bei lokalen Erfrierungen. Virchows Arch. **315**, 708 (1948). — FRÖHLICH, A.: Das Verhalten des weißen Blutbildes bei allgemeiner Erfrierung. Dtsch. Z. gerichtl. Medizin **30**, 199 (1938).

GAULEJAC: Erfrierungen im Gesicht bei Fliegern. Bull. méd. **1938**, 705, Ref. Dtsch. Z. gerichtl. Med. **31**, 37 (1939). — GITGOLAW: Neues zur Frage des Erfrierens (Russisch). Ref. Münch. med. Wschr. **1938** I, 967. — GOHRBRANDT, E.: Auskühlung. Zbl. Chir. **1943**, 1553. — GOLDHAHN, R.: Erfrierungen. Dtsch. med. Wschr. **1940**, 58. — GREENE: Erfrorene Füße und Schützengrabenfüße. Lancet **1940** I, 303.

HÄUSLER, H.: Das Verhalten der reaktiven Hyperämie nach Erfrierungen. Münch. med. Wschr. **1943**, 301. — HAGELSTAM: Über die Pathogenese der Erfrierungsnekrose. Nord. Med. **1939**, 2418. Ref. Dtsch. Z. gerichtl. Med. **33**, 21 (1940). — HORN: Ärztl. Wschr. **1951**, 376. — HÜBNER: Kälteschäden und ihre Anerkennung als Folgen eines Betriebsunfalles. Mschr. Unfallheilk. **1941**, Nr 3.

JÄSCHKE: Experimentelle Untersuchungen über Kälte-Stress und die Beeinflussung der Symptome durch Dihydroergotamin. Med. Diss. Heidelberg 1951. — JENRICH: Ein Beitrag zu dem Thema Erfrierungen. Dtsch. med. Wschr. **1942**, 1092. — JUDMAIER: Alte Frostschäden und ihre Gefäßveränderungen. Schweiz. med. Wschr. **1950**, 1180.

KILLIAN: Die Bedeutung der Nebenniere bei Kälteschäden. Zbl. Chir. **1943**, 50. — KREYBERG: Experimental immersion-foot in rabbits. (Lokale Kälteeinwirkung bei Kaninchen.) Acta path. scand. (Københ.) **26**, 296 (1949). Ref. Ber. allg. u. spez. Path. **3**, 389 (1949).

LENDLE: Pharmakologische Ergebnisse bei örtlichen Kälteschädigungen im Tierversuch. Ber. 2. Arb.tagg Ost der beratd. Fachärzte. Mil.ärztl. Akad. Berlin 1942, S. 51. Ref. Zbl. Path. **82**, 175 (1944/45). — LEVIN u. MEISEL: Kohlehydratstoffwechsel bei Frostgeschädigten. Arch. biol. Nauk. (russ.) **1940**, 60. Ref. Dtsch. Z. gerichtl. Med. **35**, 161 (1942). — LEVIN u. KHALEZKAJA: Zur Frage der Phatogenese der Erfrierungen. Die Rolle der lokalen Kreislaufstörungen. Arch. biol. Nauk. (russ.) **60**, 15 (1940). Ref. Dtsch. Z. gerichtl. Med. **35**, 160 (1942). — LOESER: Frostschäden und Tabakgenuß. Dtsch. med. Wschr. **1944**, 9. — LOOS: Erkennung und Behandlung von Erfrierungen. Zbl. Chir. **1941**, 449. — Klinik und Therapie örtlicher Erfrierungen. Münch. med. Wschr. **1943**, Nr 9. — LORENZ: Carcinom und Erfrierung. Stoma (Konstanz) **2**, 74 (1949). Ref. Ber. allg. u. spez. Path. **3**, 25 (1949). — LUETKENS: Über Erfrierungen. Münch. med. Wschr. **1944**, 87. — LUTZ: Klin. Wschr. **1943**. Zit. nach HORN.

MANTSCHEFF: Über Erfrierungen. Münch. med. Wschr. **1943**, 455. — MAURER: Tetanus nach Verbrennungen und Erfrierungen. Münch. med. Wschr. **1939** I, 107. — MEIDINGER: Versuche über den Tod des Erfrierens. Z. Biol. **100**, 361 (1940). — MEIXNER: Dtsch. Z. gerichtl. Med. **18**, 270 (1932). — MUELLER, B.: In WOLLENWEBER, Der Arzt des öffentlichen Gesundheitsdienstes, S. 783. Stuttgart 1950. — MÜLLER, ROTTER, CAROW u. KLOOS: Über Untersuchungsergebnisse bei Todesfällen nach allgemeiner Unterkühlung des Menschen in Seenot. Beitr. path. Anat. **108**, 551 (1943). — MÜLLER, W.: Über die Todesursache bei örtlichen Erfrierungsschäden. Dtsch. Mil.arzt **1943**, H. 1, 16. Ref. Zbl. Path. **82**, 179 (1944/45).

NATVIG: Erfrierungen. Nord. Med. **1940**, 2560. Ref. Dtsch. Z. gerichtl. Med. **35**, 494 (1942).

OLIVERI: Untersuchungen über Erfrierungen. Münch. med. Wschr. **1939** I, 154.

PETERS: Spezielle Pathologie der Krankheiten des zentralen und peripheren Nervensystems, S. 355. Stuttgart 1951. — PLATANERAU u. a.: Physiopathologie der Erfrierungen. Zbl. Chir. **1943**, 1340.

RADASEWSKY: Veränderungen des Knochengewebes nach Erfrierungen. Beitr. path. Anat. **103**, 567 (1947). — RANKE: Wärmeregulation. Zbl. Path. **82**, 176 (1944/45). — REMÉ: Beobachtungen über Kreislaufveränderungen an den Gliedmaßen nach Frostschäden. Münch. med. Wschr. **1943**, 455. — REUTER, F.: Erfrierungen. In Lehrbuch der gerichtlichen Medizin, S. 376. Berlin u. Wien 1933. — REUTER, K.: Dtsch. Z. gerichtl. Med. **1**, 330 (1922). — REWERTS: Kältereiz und Hirnschaden. Klin. Wschr. **1948**, 249. — RÖSGEN u. MAMIER: Über einen Fall von Skleroderma im Anschluß an Erfrierungen. Münch. med. Wschr. **1942** II, 889.

Schneider, E.: Zur Behandlung schwerer Erfrierungen und ihrer Restzustände. Münch. med. Wschr. 1942 I, 548. — Schneider, W.: Ätiologie und Pathogenese der Kälteschäden der Haut. Arch. f. Dermat. 186, 2 (1948). — Schobel: Kältehämoglobinurie. Ärzteges. Innsbruck 30. März 1950. Münch. med. Wschr. 1950, 653. — Schroer: Untersuchungen über das Verhalten des Blutzuckers der Leuko- und Lymphocyten des Meerschweinchens während des Kälte-Stress. Med. Diss. Heidelberg 1951. — Schultz: Pathologie der Erfrierungen. Ber. 2. Arbeitstgg Ost der beratd. Fachärzte. Mil.ärztl. Akad. Berlin 1942, S. 48. Zbl. Path. 82, 175 (1944/45). — Schumacker, Shite, Wrenn u. a.: Studien bei experimenteller Erfrierung. I. Die Wirkung von Heparin bei der Gangränverhütung. Surgery 22, 900 (1947). Ber. allg. u. spez. Path. 2, 275 (1949). — Selye: Stress. Montreal 1950. — Siegmund, H.: Zur Pathogenese und Pathologie von örtlichen Kälteschäden. Münch. med. Wschr. 1942, 573. — Zur Pathologie allgemeiner und örtlicher Kälteschäden. J.kurse ärztl. Fortbildg 34, 9 (1943). Ref. Dtsch. Z. gerichtl. Med. 38, 144 (1943). — Die pathologisch-anatomischen Grundlagen der örtlichen Kälteschäden. Arch. f. Dermat. 184, 34, 68 (1943). — Pathologisch-anatomische Befunde bei örtlichen Kälteschädigungen mit Berücksichtigung der Spätschäden. Zbl. Chir. 1943, 1558. — Pathologische Befunde bei Erfrierungen, Inanitionsschäden. Zbl. Path. 82, 178 (1944/45). — Staemmler: Örtliche Erfrierungen, ihre pathologische Anatomie und Pathogenese. Zbl. Chir. 1942, 1757. — Die Erfrierung. Untersuchungen über ihre pathologische Anatomie und Pathogenese. Leipzig 1944. — Staudinger u. Naenel-Immendörfer: Der Kohlehydrathaushalt unter dem Einfluß der Kälte. Beitr. path. Anat. 109, 409 (1944).

Taylor: Überlebenszeit und Pigmentwechsel der Rattenhaut nach lokaler Erfrierung. J. of Exper. Zool. 110, 77 (1949). Ref. Ber. allg. u. spez. Path. 4, 167 (1949).

Watzka: Z. mikrosk.-anat. Forsch. 51, 73 (1942).

Zanotti: Neurologisch- und gerichtlich-medizinische Beobachtungen und biologische Proben über die Natur und die Folgen von Erfrierungen. Giorn. Psichiatr. clin. 59, 175 (1941). Ref. Dtsch. Z. gerichtl. Med. 36, 234 (1942). — Zenow: Über die Veränderungen im endokrinen System bei experimenteller örtlicher Erfrierung. Virchows Arch. 312, 486 (1944). — Ziemke: Bluthistaminspiegel und örtliche Erfrierung. Arch. exper. Path. u. Pharmakol. 206, 288 (1949).

h) Schäden durch Hitze und Strahlen.

1. Hitzschlag und Sonnenstich.

Man hat sich daran gewöhnt, Hitzschlag und Sonnenstich voneinander zu unterscheiden. Sicherlich gibt es hier Übergangsfälle. Nach neueren Auffassungen (Rix) soll eine Unterscheidung nicht mehr zu rechtfertigen sein. Andererseits gibt es beachtliche Literaturhinweise darauf, daß man trotz des Vorkommens von Übergangsfällen beide Erscheinungen grundsätzlich voneinander abtrennen muß. Ein Hitzschlag kommt zustande bei Hyperthermie des Körpers und bei Verminderung der Wärmeabgabe. Beim Sonnenstich handelt es sich um Einwirkung der Sonnenstrahlen auf den meist unbedeckten Kopf. Er kann demnach im Schatten nicht zustande kommen, ist aber beobachtet worden bei Sonnenbestrahlung trotz kühler Allgemeintemperatur. Beide Zustände sollen getrennt behandelt werden.

α) Hitzschlag.

Beim Hitzschlag kennen wir klinisch verschiedene Erscheinungen. Es handelt sich einmal um an Hitze gewöhnte Leute, wie Fabrik- und Schiffsheizer; sie fallen plötzlich, ohne das Bewußsein zu verlieren, unter starker Schweißsekretion mit epileptiformen Krämpfen zusammen. Man spricht hier von *Hitzekrämpfen*. Ätiologisch nimmt man eine Blutverschiebung in die Peripherie an in der Art, daß die inneren Organe, insbesondere das Gehirn, ischämisch werden. Man beschreibt weiterhin die sog. *Hitzeerschöpfung*. Hier brechen Menschen ohne Erhöhung der Körpertemperatur bei reichlicher Schweißsekretion unter Bewußtseinstrübungen zusammen. Schließlich kennen wir die *klassische Form des Hitzschlages*, die bei schwüler Temperatur unter Wärmestauung zustande kommt.

Die klinischen Erscheinungen bestehen in starken Kopfschmerzen (der Kopf ist „zum Sprengen" schmerzhaft), das Gesicht ist heiß und gedunsen, das Bewußtsein trübt sich, der Blutdruck sinkt. Es kann zum Toben und zu Delirien kommen. Epileptiforme und tetanische Krämpfe werden in $^2/_3$ der Fälle beobachtet (zit. nach LENGGENHAGER). Charakteristisch ist hohe Körpertemperatur, die sich unter Umständen postmortal bis zur 3. Std nach dem Tode noch steigern kann (FÖRSTER).

Als prädestinierende Momente sind bekannt: Ungenügender Schlaf, mangelnde Nahrungsaufnahme, vorangegangene Erkrankungen der Verdauungsorgane, besonders Durchfall, vorangegangener Alkoholgenuß, vorangegangener übermäßiger Geschlechtsverkehr; Fettleibige oder Personen, bei denen ausgedehnte Pleuraadhäsionen oder Verwachsungen zwischen Leber und Zwerchfell bestehen, die an chronischem Bronchialkatarrh oder an einem Lungenemphysem leiden oder herzkrank sind, sollen nach dieser Richtung vermehrt gefährdet sein.

Die Hyperthermie ist im Tierversuch verschiedentlich studiert worden. Man hat Versuchstiere, meist Meerschweinchen, unter verschiedenen äußeren Umständen in Wärmekästen bei wechselnder Temperatur und Luftfeuchtigkeit leben lassen. Sie starben um so früher, je feuchter die Luft war (RIX). Anatomisch fanden sich an den Tierleichen am Herzen Gefäßverquellungen, kleine Nekroseherde, umgeben von entzündlichen Infiltraten, manchmal sogar beginnende Verkalkungen. In der Leber waren die Gefäßwände verschwollen. Es bestanden ein perivasculäres Ödem und herdförmige Nekrosen. Nach intermittierender längerer Hitzeeinwirkung von 40—42⁰ C fiel auch eine vacuolige Umwandlung der Leberzellen auf. In den Nieren waren die Epithelien manchmal trüb geschwollen. In der Skeletmuskulatur fielen gelegentlich Colliquationsnekrosen geringen Umfanges auf. Die Veränderungen werden von den Untersuchern durch Hypoxämie erklärt (RIX). Die Hypoxämie kann damit in Zusammenhang stehen, daß das Blut in der Wärme den Sauerstoff schlecht aufnimmt. Die Tiere hielten Temperaturen von etwa 42⁰ C 42—48 Std aus. Eine gewisse Gewöhnung an hohe Temperatur ließ sich erreichen. Von einigen Untersuchern konnte auch eine Plasmaabnahme des Blutes festgestellt werden (DÉROBERT). Ob eine seröse Entzündung in den Organen vorangegangen war, ist nicht ganz geklärt. Im großen und ganzen liegen aber Befunde vor, die an die Allgemeinwirkungen von Verbrennungen erinnern.

An menschlichen Leichen sind nach Hitzschlag und seinen Abarten Hirnödem, Blutextravasate in verschiedenen Organen, Hyperämie der meisten Organe, ödematöse Verquellung der Herzmuskelfasern, des Zwischengewebes, der Gefäße, seröse Entzündung der Leber, trübe Schwellung und vacuolige Degeneration der Leberzellen, Marködem der Niere und schließlich im Gehirn Ganglienzellenveränderungen beobachtet worden, gelegentlich auch kleine Nekrosen mit Ringwallblutungen (ROSENBLATH, zit. nach FLOOG). Physiologisch-chemisch nahm LENGGENHAGER auf Grund von Analogieschlüssen, Selbstbeobachtungen und Einzeluntersuchungen als sich potenzierende Schäden beim Hitzschlag einen Alkaloseschaden, einen dadurch bedingten partiellen Calciumentonisierungsschaden, einen Hyperthermieschaden des Gehirns und einen Blutdrucksturz an. Das vorliegende Material ist nicht sonderlich groß.

Als *Spätfolge* sind Herzschädigungen und vereinzelt solche des Zentralnervensystems bekanntgeworden. Die Herzschädigungen konnten als Myokardschäden nicht nur als anatomisches Substrat an Leichen und Versuchstieren, sondern auch durch das EKG nachgewiesen werden (METZ, BUSS). Von seiten des Zentralnervensystems wurde 6 Monate nach Hitzschlag ein amyostatisches Syndrom mit Bevorzugung der linken Körperhälfte beschrieben (TENNER); vor einer Verwechslung mit Hysterie wurde gewarnt. FLOOG sah an einigen Fällen nach Erwachen aus der Bewußtlosigkeit vorübergehende Sprachstörungen und Monoparesen.

Arbeitsmedizinisch wird gefordert, daß der Entstehung von Hitzeschäden durch Gewöhnung und durch Klimaanlagen vorgebeugt wird. Es ist verständlich, daß in heißen Ländern hier größere Erfahrungen vorliegen (WEINER).

β) Sonnenstich.

Wie schon oben erwähnt, kommt der Sonnenstich durch direkte Isolation des Kopfes zustande. Er ist in unseren Gegenden selten. Nicht die ultravioletten Strahlen sollen gefährlich sein, sondern die hellen Strahlen, die anscheinend tiefer eindringen (Förster). Auch bei kühler Außentemperatur, z. B. bei Gletscherwanderungen oder unter polaren Verhältnissen ohne jede Überhitzung des Gesamtkörpers, wurden Erscheinungen des Sonnenstichs festgestellt, ein Zeichen dafür, daß eine Abgrenzung von Hitzschlag vorläufig doch noch notwendig ist (Duus, Leonhard, Rost, Lippelt). Wiederholte Bestrahlung des Kopfes scheint zur Kumulation und zur weiteren Gefährdung zu führen. Als klinische Symptome sind bekanntgeworden: Übelkeit, Kopfschmerzen, Schwindelgefühl, Brechneigung. Auch wurden vorübergehende Lähmungserscheinungen beschrieben (Duus), gelegentlich epileptiforme Krämpfe, mitunter tetanische Erscheinungen (Vollborn). In einem Falle wurde nur ein einziger epileptiformer Krampfanfall beobachtet, ohne irgendwelche epileptische Antezedentien (Rost). Auch Fieber und meningitische Erscheinungen wurden erwähnt, wobei es wieder zweifelhaft ist, ob hier nicht Hitzschlagerscheinungen mitgewirkt haben (Bortolotti). Bei reinem Sonnenstich scheint es so selten zum Tode zu kommen, daß anatomische Befunde fehlen.

Unvorsichtige Anwendung des *Ultraschalls* scheint nach neueren Beobachtungen nicht gleichgültige Gewebsschädigungen verursachen zu können, wie vacuoläre Degeneration der Muskulatur der Gefäße, Peristase, Blutaustritte, Ödem, Degeneration von Nervenzellen, schnell eintretende Hämolyse in Hämatomen (Krauspe); weiteres hierüber s. Abschnitt Abtreibung.

2. Schädigung durch Strahlen.

Daß Sonnenbestrahlung des Körpers auch ohne Erscheinung des Sonnenstichs Schädigungen hervorrufen kann, ist bekannt. Direkte Bestrahlung führt zu einem lokalen Ödem. Dieses verschwindet und wird nach einer gewissen Latenzzeit abgelöst von einem Erythem nach Art einer Verbrennung 1. Grades. Es ist bekannt, daß dieses Erythem, wenn es ausgedehnt ist, nicht unerhebliche Krankheitserscheinungen, insbesondere auch Fieber hervorrufen kann. Hier scheint der ultraviolette Anteil des Sonnenspektrums besonders wirksam zu sein. Wir erhalten entsprechende Erscheinungen auch nach Quarzlampenbestrahlungen.

Über die weiteren Einwirkungen von Strahlen verschiedener Art (Infrarotstrahlen, Röntgenstrahlen, Radiumstrahlen) besteht eine sehr ausgedehnte, ständig zunehmende Spezialliteratur. Die Beschäftigung mit diesen Dingen liegt im allgemeinen außerhalb der gerichtsmedizinischen Forschung. Da Verfasser auch persönlich über einschlägige Erfahrungen auf diesem Gebiete nicht verfügt, soll die Behandlung dieser Fragen nicht Gegenstand dieses Buches sein. Wer sich im einzelnen damit beschäftigen muß, dem möge die angeschlossene Bibliographie Anhaltspunkte für die Orientierung bieten. Schäden durch Radium und Thorium siehe außerdem Toxikologie.

Literatur.

Hitzschlag, Sonnenstich, Strahlen.

Hitzschlag.

Böttger: Wien. med. Wschr. **1941**I, 471. — Boide u. a.: Rev. San. mil. **38**, 196 (1939). Ref. Dtsch. Z. gerichtl. Med. **32**, 54 (1939/40). — Büchner: Allgemeine Pathologie, S. 444. München-Berlin 1950. — Buss: Münch. med. Wschr. **1943**I, 356.

Dérobert: Arch. Mal. profess. **2**, 5 (1939). Ref. Dtsch. Z. gerichtl. Med. **31**, 525 (1939). Floog: Nervenarzt **1947**, H. 9, 402. — Förster: Handwörterbuch der gerichtlichen Medizin, S. 352. Berlin 1940.

Knoll: Med. Klin. **1942**II, 677. — Münch. Med. Wschr. **1942**II, 805.

LACROIX: Fol. med. (Napoli) **24**, 21 (1939). Ref. Dtsch. Z. gerichtl. Med. **30**, 161 (1938). —
LANDELL: Lancet **1949**, 6584. Ref. Dtsch. Gesundheitswesen **1950**, 838. — LARSEN: Nord.
Med. **1942**, 1235. Ref. Dtsch. Z. gerichtl. Med. **37**, 132 (1943). — LENGGENHAGER: Schweiz.
med. Wschr. **1948**, 657. Ref. Ber. allg. u. spez. Path. **5**, 233 (1950).
METZ: Münch. med. Wschr. **1940** I, 682.
RIX: Verh. dtsch. Ges. Path. (33. Tagg 1949) **1950**, 160.
SCHLEGEL u. BÖTTNER: Dtsch. Arch. klin. Med. **187**, 193 (1941).
TENNER: Münch. med. Wschr. **1942** II, 622.
WEINER: J. Industr. Hyg. a. Toxikol. **20**, 389 (1938). Ref. Dtsch. Z. gerichtl. Med. **31**,
37 (1939).

Sonnenwirkung (Sonnenstich).

BEAL u. a.: Proc. Soc. Exper. Biol. a. Med. **66**, 470 (1947). Ref. Ber. allg. u. spez. Path.
2, 426 (1949). — BORTOLOTTI: Clinica lat. **3**, 737 (1937). Ref. Zbl. Path. **70**, 131 (1938).
DERMAN: Münch. med. Wschr. **1943**, 341. — DUUS: Münch. med. Wschr. **1940** I, 639.
FÖRSTER: Sonnenstich. In Handwörterbuch der gerichtlichen Medizin, S. 704. Berlin
1940.
GASQUET: Münch. med. Wschr. **1931** I, 311.
HENSCHEN: Helvet. med. Acta **10**, 409 (1943). Ref. Zbl. Path. **82**, 175 (1944/45).
KRAMER: Münch. med. Wschr. **1942** I, 21.
LANGEN: Münch. med. Wschr. **1939** I, 311. — LEONHARD: Münch. med. Wschr. **1939** I,
174. — LIPPELT: Z. ärztl. Fortbildg **34**, 399 (1937).
MIESCHER: Münch. med. Wschr. **1938** II, 1131.
REIMANN-HUNZIKER: Helvet. med. Acta **10**, 403 (1943). Ref. Zbl. Path. **82**, 174 (1944/45).
ROST, J.: Nervenarzt **15**, 493 (1942).
SCHLEUSSING, V.: Zbl. Path. **83**, 56 (1945/48).
VOLLBORN: Dtsch. Mil.arzt **4**, 128 (1938). Ref. Dtsch. Z. gerichtl. Med. **32**, 54 (1939/40).

Strahlen.

Röntgenstrahlen.

ENGEL u. SCHAAL: Handbuch der Röntgendiagnose und Therapie. Leipzig 1933. —
ENGELHARDT u. a.: Über eine durch Röntgenstrahlen verursachte menschliche Mißbildung.
Münch. med. Wschr. **1939** II, 1315.
GRAF: Über die neuen Strahlenschutzregeln für die Herstellung und Errichtung medi-
zinischer Röntgeneinrichtungen und -anlagen DIN und 6812. Stuttgart 1949.
HELLNER: Über Strahlengeschwülste. (Experimentell erzeugtes Knochensarkom.) Münch.
med. Wschr. **1937**, Nr 25.
JASCHKE: Schädigungen des Embryo durch Röntgenstrahlen. Münch. med. Wschr.
1938 II, 1692.
KALBFLEISCH: Spätveränderungen im menschlichen Gehirn nach intensiver Röntgen-
bestrahlung des Kopfes. Strahlenther. **76**, 584 (1947). — KNIERER: Über Sarkome der Haut
nach Anwendung von Röntgenstrahlen. Dermat. Wschr. **1947**, 214. — KULITZKY: Die
Strahlenschädigung der Blase. Z. urol. Chir. **46**, 125 (1941).
WÖLFLIN: Röntgenstar. Münch. med. Wschr. **1942** I, 114.

Radium und Verwandtes.

BLOOM and W. BLOOM: Late effects of radium and plutonium on bone. Arch. of Path.
47, 494 (1949).
DALAND: Strahlennekrose des Kiefers. Radiology **52**, 205 (1949). Ref. Ber. allg. u. spez.
Path. **4**, 302 (1949).
HUBNER: Panmyelopathie als Folge einer chronischen Röntgen-Radiumschädigung. Med.
Klin. **1950**, 1076.
SCHNEIDER u. FRAUENDORFER: Tod und Gesundheitsbeschädigung durch strahlende
Energie. In Handwörterbuch der gerichtlichen Medizin, S. 833. Berlin 1940.
TELEKY: Berufliche Radiumschädigungen. Wien. klin. Wschr. **1937** I, 619. Ref. Dtsch.
Z. gerichtl. Med. **29**, 58 (1938).

Atommedizin.

BEHRENS: Einiges zur Atommedizin. Dtsch. med. Wschr. **1950**, 1424.
PARKER: Insurability of atomic energy workers. General electric comp. 1948. Arch.
Industr. Hyg. **2**, 116 (1950).
TULL: Atomic energy and its potentialities Tnis a. Tohago Pol. Quart **2**, 49 (1950). —
TULLIS: Strahlenresistente Zellen in bestimmten strahlenempfindlichen Geweben von Schwei-
nen, die einer Atombombenbestrahlung ausgesetzt waren. Arch. of Path. **48**, 171 (1949).

VERGE: Atombombenerkrankungen. Rev. Path. comp. et Hyg. gén. **48**, 11 (1948). Ref. Ber. allg. u. spez. Path. **6**, 69 (1950). — Atomenergie im Kampf gegen das Verbrechen? Polizeibeamte **31**, 307 (1950).

Sonstige Strahlenwirkungen.

AMELUNG u. a.: Die biologische Bedeutung der ultravioletten Strahlung im direkten und diffusen Sonnenlicht. Neue Ergebnisse von Ultraviolettbestimmungen im deutschen Mittel-gebirge. Münch. med. Wschr. **1938** II, 1763.
BREITLÄNDER: Schwere Strahlenkombinationsschäden nach zusätzlicher Anwendung der ZELLERschen Arsenikpaste. Dtsch. Gesundheitswesen **1950**, 1386.
DUNN: Cataract from infrared rays. Arch. Industr. Hyg. **1950**, 166.
FUNDING: Über Lichtcancer. Verh. 3. internat. Kongr. Lichtforsch. 1936, 166. Ref. Dtsch. Z. gerichtl. Med. **29**, 396 (1938).
GREITHER: Experimentelle Untersuchungen zur Entstehung und Beeinflussung des so-genannten akuten Lichtschlages. Habil.-Schr. Heidelberg 1951.
HAMPERL: Akute und chronische Strahlenschädigung beim Menschen (2 Fälle). Arch. Gewerbepath. **7**, 699 (1937). — HEMPELMANN, LISCO and HOFFMAN: The acute radiation syndrome: a study of nine cases and a review of the problem. Ann. Int. Med. **36**, 279 (1952). —
HORNBERGER: Schädigung durch neuere Lichtquellen. Dtsch. med. Wschr. **43**, 1441 (1950).
JENDRALSKI: Die schädlichen Wirkungen strahlender Energie auf das Auge. Münch. med. Wschr. **1939** II, 1180.
KNÜCHEL: Über die Wirkung ultravioletter Strahlen auf die Gerinnbarkeit des Fibrino-gens. Arch. f. Physiol. **248**, 471 (1944). — KRAUSPE: Histologische Beobachtungen nach Ultraschallbehandlung eines chronischen Magengeschwürs und bei der Resorption eines traumatischen Hämatoms. Frankf. Z. Path. **63**, 71 (1952).
LUNDT: Traumatische Strahlenkombinationsschäden. Münch. med. Wschr. **1940** I, 194. —
LYRITZAS: Die Retinitis der Heizer. Arch. Augenheilk. **110**, 382 (1937).
MERKELBACH: Die biologische Bedeutung der infraroten Strahlen usw. Basel 1937. —
MEYER, A. E. H.: Ultraviolettstrahlen, ihre Erzeugung, Messung und Anwendung in Medizin, Biologie und Technik. Berlin 1942.
OESER: Licht und Wärmestrahlen in der Medizin. Dtsch. Gesundheitswesen **1947**, 21.
ROM, V.: Über Ultraviolettschutz am Auge. Dtsch. med. Wschr. **1949**, 516.
WILDER: Subarachnoidalblutung im Anschluß an Kurzwellenbestrahlung von Furunkeln. Wien. klin. Wschr. **1937** I, 329. Ref. Dtsch. Z. gerichtl. Med. **29**, 38 (1938). WUCHERPFENNIG: Zur Messung und Bemessung des Ultraviolett. Klin. Wschr. **1942** II, 926.

3. Verbrennung und Verbrühung.

α) Entstehungsweise von Verbrennungen und Verbrühungen.

Die Entstehungsweise dieser Schädigungen ist mannigfaltig. Als Ursache kommen in Frage strahlende Wärme, etwa bei Bränden, heiße Flüssigkeiten, heißes Öl, Pech oder Teer, heiße Harze, versehentlicher Kontakt mit festen heißen Körpern, z. B. brennenden Öfen, heißen Instrumenten, glühenden Metallen, Bügeleisen oder Kuchenblechen. Frisch Operierte, die noch in der Narkose liegen, oder Personen, bei denen Sensibilitätsstörngen bestehen, erleiden mitunter Ver-brennungen durch unvorsichtige Handhabung therapeutischer Verordnungen, wie Wärmeflaschen oder Lichtbögen. In der Industrie beobachtet man Ver-brennungen beim Gießen in der Art, daß Gießspritzer durch die Kleider auf die Haut gelangen; die Generatorarbeiter ziehen sich unter Umständen Verbren-nungen des Fußrückens zu. Beim Schlacken entstehen unter Umständen Ver-brennungen durch Kohle- und Schlackenspritzer. Bei ausströmendem Dampf in Bierbrauereien, Färbereien und Spiritusbrennereien kann es zu Verbrühungen des Personals kommen. Bei Schweißern entstehen gelegentliche direkte Ver-brennungen durch die Flamme. Bei Bränden von Flugzeugen, Kraftwagen und Panzerwagen kommt es zu schweren Verbrennungen der Insassen (HENSCHEN). Bei Explosionen entstehen manchmal nur Brandverletzungen mehr oder minder aus-gedehnten Umfanges, manchmal kommt es auch zu mechanischen Verletzungen.

Nach Explosionen ist die Haut manchmal gelbschwarz, manchmal auch anders-artig gesprenkelt. Fremdkörper, Erdteilchen, unvollständig verbrannte Sprengstoffteilchen sind vielfach in die Haut eingesprengt. Derartige Befunde sahen wir im Kriege besonders häufig nach Verletzungen durch *Minenexplosionen*. Zu direkten Verbrennungen durch das Feuer kommt es, wenn nicht gerade ein gewaltsames Verbrechen vorliegt, durch Fall in die Flammen.

Daß intensive Bestrahlung durch Sonne, Höhensonne, Lichtbogen, und insbesondere die Gletscher- und Polarsonne, aber auch die Sonne auf Sandflächen, ausgedehnte Verbrennungen I. und II. Grades mit erheblichen klinischen Erscheinungen hervorrufen können, ist bekannt (Erythema solare). Besonders gefährlich ist die Zone von 2970 Å. Wellen unter 2500 Å gelten als gefahrlos (HENSCHEN).

Für den Arzt ergeben sich dann gelegentlich rechtliche Schwierigkeiten, wenn es bei Diathermiebehandlungen oder ähnlichen therapeutischen Maßnahmen zu

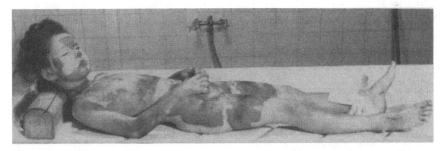

Abb. 119. Ausgedehnte Verbrennungen bei einem Mädchen, dessen Schürze am offenen Kohlenfeuer in Flammen aufging; Stellen, an denen die Kleidung eng anlag, sind frei von Verbrennungen (Träger des Hemdes, Schlüpferbund, Strumpfbänder). Sekt.-Nr. 194/50.

Verbrennungen gekommen ist. Es braucht hier nicht immer eine falsche Applikation oder eine Fehlerhaftigkeit der Apparatur vorzuliegen. Organische Nervenschäden oder auch Gefäßstörungen, etwa bei einer Endangitis obliterans, können abartige Reaktionen hervorrufen. Auf derartige Verhältnisse wird man achten müssen, bevor man allzu eilfertig einen Kunstfehler annimmt (KÖSTLIN, EMMINGHAUS, BOEHM). Als Sonderheit wird berichtet, daß das Aussehen von Brandwunden, die durch Öltropfen hervorgerufen werden, je nach dem Auffangwinkel und der Fallhöhe die bekannte Gestalt der Tropfspuren annehmen (PIÉDELIÈVRE und DÉROBERT).

Statistisch kommen etwa 30% der Unglücksfälle durch Verbrennung am Arbeitsplatz zustande, 70% in der Wohnung. Kleinkinder sind besonders häufig betroffen. Meist handelt es sich hier um Verbrühungen durch kochendes Wasser, kochende Suppen oder ein Umschütten von kochendem Wäschewasser oder Umgießen von Benzin- oder Petroleumflaschen und um die Folgen vom Spielen mit Feuerzeug (COLEBROOK u. a.). Verbrühungen im Bereiche der Mundhöhle und des Rachens werden beobachtet, wenn Personen — meist sind es Kinder — heiße Flüssigkeiten zu hastig in den Mund nehmen. Noch gefährlicher ist es, wenn von ihnen überhitzter Dampf eingeatmet wird; während die heiße Flüssigkeit sofort ausgespien wird, gelangt der Dampf vielfach bis in den Kehlkopf und ruft auch hier Reaktionen hervor. Gefährlich ist insbesondere ein Ödem des Rachens oder des Kehlkopfes, das schon wenige Stunden nach der Verbrühung auftreten kann (SUAVLET).

Die Ausdehnung der Hautveränderung gibt mitunter Anhaltspunkte für die Entstehung der Schädigung. Man kann das Ablaufen der Verbrühungsflüssigkeit verfolgen. Lag die Kleidung eng an, so pflegen an diesen Stellen die Folgen geringer zu sein oder überhaupt nicht zu bestehen. Dies gilt auch für Verbrennungen (Abb. 119); wurden sie durch die offene Flamme herbeigeführt, so läßt sich häufig erkennen, daß sie von unten nach aufwärts ihren Gang genommen haben. Bei Frauen fangen vielfach die von Luft mehr durchsetzten Röcke zuerst Feuer, während Kopf, Hals und oberer Teil der Brust frei bleiben können (HABERDA).

Bei den weiteren Besprechungen mögen lokale Hitzeeinwirkungen von Hitzeeinwirkungen getrennt werden, die den ganzen Körper betreffen.

β) Lokale Verbrennungen und Verbrühungen und ihre Folgen.

Morphologie der lokalen Verbrennungen und Verbrühungen.

Außer an menschlichem Leichenmaterial ist die Wirkung der Hitze experimentell an der
Schweinehaut in der letzten Zeit von amerikanischer Seite eingehend studiert worden. Tem-
peraturen von 44⁰ C mußten 6 Std einwirken, um irreversible Schädigungen der Basalzellen
herbeizuführen. Bei Oberflächentemperaturen von 70⁰ C und mehr traten schon nach einer
Stunde Nekrosen auf. Unterhalb von 44⁰ war eine Schädigung nicht zu beobachten. Druck auf
die Haut steigerte die Leitung der Hitze, vielleicht weil die Durchblutung der Haut dann als
Wärmeschutz ausfällt. Während der Einwirkung der Hitze vermehrt die zufließende kühlende
Ödemflüssigkeit die Hautdicke und führt zunächst eine Abkühlung herbei. Dieser Schutz
funktioniert bis zu einer Temperatur von 70⁰ C, jedoch nicht mehr bei Temperaturen von 80⁰ C
(MORITZ und HENRIQUES). Bei histologischen Serienuntersuchungen wurde zunächst keine
Schädigung beobachtet. Dann kam es zu völliger Austrocknung der Haut und Verkohlung.
Das Aussehen der Oberfläche war kein zuverlässiger Indicator. Es kam sowohl auf die Temperatur, als auch auf die Länge der Exposition an. Folgen der Hitzeeinwirkung waren Coagu-
lationen und Sequestrierungen. Im Tierversuch wurde am isolierten Kaninchenohr Ödembildung bei Erwärmung des Gewebes auf 52—60⁰ C erzielt, bei höheren Temperaturen kam
es schon zu Gefäßverschluß und Gewebsschrumpfung (SCHWIEGK und SCHÖTTLER).

Nach geläufiger Auffassung teilen wir die Verbrennungen bzw. Verbrühungen
in 3—4 Stadien ein. Das 1. Stadium würde einem *Erythem* und *Ödem* entsprechen, das an der Leiche infolge der Hypostase bald verlorengeht, das 2. Stadium ist das *Blasenstadium*. Hier erheben sich auf gerötetem Gewebe mit dünnem
Serum gefüllte Blasen, darin auch Leukocyten. Der Inhalt kann aber auch aus
einer gallertigen, infolge Hitzeeinwirkung coagulierten Masse bestehen. Die
Blasen sind fast immer einkammerig. Beteiligt sind die mittleren und tieferen
Schichten der Epidermis. Die blasige Abhebung ist nicht allein die Folge der
gesteigerten Transsudation aus den Gefäßen; sie ist wohl auch durch die Nekrose
der Epithelschichten bedingt, die der durchdringenden Flüssigkeit keinen Widerstand mehr bietet (zit. nach FÖRSTER). Mikroskopisch sieht man am Grunde
der Blasen noch Teile des abgestorbenen Epithels. Am Rande der geschädigten
Stelle erkennen wir gequollene Zellen, deren Kerne zum Teil noch sichtbar, aber
blaß sind, zum Teil bestehen auch schon Nekrosen. In den höheren Lagen sind
die Epithelzellen eigenartig in die Länge gezogen, zum Teil gequollen und kernlos.
Werden die Blasen eröffnet, so trocknet der Grund bräunlich ein. Bis Brandblasen völlig abgeheilt sind, pflegen 1—2 Wochen zu vergehen (F. REUTER, Lehrbuch). War die Hitzeeinwirkung stärker, so entsteht die Verbrennung III. Grades,
die mit einer *Schorfbildung* einhergeht. Mikroskopisch besteht dann eine Zerstörung der Cutis. Es können tief greifende Nekrosen zustande kommen von
aschgrauer, gelber, brauner oder mehr schwarzer Farbe. Das Eiweiß ist coaguliert.
Die Erythrocyten bilden homogene rundliche Klümpchen mit feinen Ringen aus
kleinen glänzenden bräunlichen Körperchen. Andere Erythrocyten sind hämolytisch, andere körnig zerfallen (FÖRSTER).

Im Experiment erkennt man bei Hitzeeinwirkung von 46—65⁰ eine fortschreitende Zer-
teilung der Erythrocyten, manchmal auch eine Bildung von neuen Zellen verschiedener
Größe und Gestalt. Es entstehen häufig sphäroide Formen (Sphärocytose). Diese Veränderungen sind irreversibel (HAM, SHEN, FLEMING und CASTLE).

Als IV. Grad der Verbrennung pflegt man eine *Verkohlung* der Haut zu be-
zeichnen, die bis in das Unterhautzellgewebe und in die Muskeln, ja bis auf den
Knochen reicht. Es besteht die Tendenz, diese Stadieneinteilung abzuändern
(BUNDT u. a.).

In der gerichtlichen Medizin wird gelegentlich die Frage aufgeworfen, wie
man *Verbrennung* und *Verbrühung* unterscheiden kann. Bei einer Verbrühung

kann die Temperatureinwirkung nicht wesentlich über 100⁰ hinausgehen. Man findet daher hier keine Verkohlung.

Finden wir aber Veränderungen an den Haaren, so wissen wir, daß die Temperatur mehr als 150⁰ betragen haben muß. Die bekannten makroskopischen Veränderungen (Braunfärbung, Kräuselung, Brüchigkeit, helle Spitzen) beobachten wir bei Temperaturen zwischen 190 und 250⁰ (LOCHTE und BRAUCKHOFF).

Allgemeinfolgen.

Physiologie und Klinik.

Es ist allgemein bekannt, daß auch verhältnismäßig geringfügige Verbrennungen nicht ungefährlich sind und manchmal überraschend zum Tode führen können, insbesondere bei Kindern. Aber auch die Intensität der Verbrennung spielt hierbei eine Rolle. Sind 30% der Körperoberfläche verändert, so pflegt eine Rettung nicht mehr möglich zu sein (ROSENQUIST). Die Mortalität ist sehr verschieden. Dies richtet sich ganz nach der Art des Krankenmaterials. Es werden 10—2,5% angegeben. Doch wird man diese Zahlen praktisch nur mit Vorsicht verwerten können. Für die *Lebensdauer* bringt HABERDA folgende Tabelle:

Tabelle 11. *Durchschnittliche Überlebensdauer bei Hautverbrennungen verschiedenen Umfanges.*

bei totaler Verbrennung	3—10, im Mittel 7 Std
bei Verbrennung über die Hälfte	8—20, im Mittel 13¹/₂ Std
bei Verbrennung über ein Drittel	29 Std
bei Verbrennung über ein Viertel	43 Std
bei Verbrennung über ein Fünftel	64 Std } im Durchschnitt
bei Verbrennung über ein Sechstel	64 Std
bei Verbrennung über ein Siebentel	90 Std

Bei *Kindern* können schwere Störungen im Sinne eines Frühkollapses schon auftreten, wenn 8% der Hautoberfläche geschädigt sind, bei *Erwachsenen* bei einer Schädigung von 15% der Körperoberfläche (BUNDT, GREEN, TAYLOR, LEVENSON). Zwecks Feststellung des Prozentsatzes der verbrannten Fläche ist von russischer Seite die durchschnittliche Oberflächengröße der einzelnen Körperteile ermittelt worden. Auf Grund dieser Zahlen ist es leichter, den Prozentsatz der verbrannten Fläche zu errechnen und die Prognose zu bestimmen (POSTNIKOW). Die Zahlen ergeben sich im einzelnen aus folgender Tabelle:

Tabelle 12. *Durchschnittliche Maße der Körperoberfläche einzelner Körperteile nach* POSTNIKOW.

Gesicht	500 cm²
Haarbedeckter Teil des Kopfes . .	478 cm²
Hals, vorne	240 cm²
Hals, hinten	200 cm²
Brust und Bauch	2900 cm²
Rücken bis zum Kreuzbein	2560 cm²
Beide Oberarme	1250 cm²
Beide Unterarme.	900 cm²
Beide Hände	720 cm²
Beide Oberschenkel mit Gesäß . .	3250 cm²
Beide Unterschenkel	2000 cm²
Beide Füße	1030 cm²

Im *klinischen* Verlauf von Verbrennungsfolgen treten 2 Gefahrenmomente auf: Der erste besteht in einer Art Schock, der sofort nach der Verbrennung auftreten und zum Erliegen führen kann. Die zweite Gefahr beginnt nach 24 Std; sie gilt als besonders ernst und pflegt erst am 15. Tage als überwunden zu gelten

(DONATI, LÖWEN u. a.). Schließlich können Sekundärinfektionen der Wunden mit Eitererregern, mit Tetanusbacillen, selbst mit Scharlach noch in späterer Zeit dem Leben ein Ende machen.

Das Schrifttum über das Wesen der beiden zuerst genannten Gefahren im Laufe einer Verbrennung ist fast unübersehbar groß. Auch jetzt steht vielfach noch Meinung gegen Meinung. Höchstwahrscheinlich liegt die Angelegenheit so, daß die Gefahr nicht durch eine einzige der in Betracht kommenden Störungen herbeigeführt wird, sondern daß es sich um Kombinationen von Störungen verschiedener Genese handelt. Als solche Störungen kommen in Frage:

1. Die *Bluteindickung.* Im Anschluß an die Verbrennung kommt es zu einer ausgedehnten Exsudation in den geschädigten Partien. Die Gefäßwände werden durchlässig. Diese Durchlässigkeit betrifft nicht nur die geschädigten Körperpartien, sondern dehnt sich auf den ganzen Körper aus. Es kommt ferner zu serösen Durchtränkungen der Leber und der anderen parenchymatösen Organe. Da das Plasma auf diese Weise aus dem Blut abfließt und die geschädigten Hautpartien auch weitgehend nach außen sezernieren, entsteht eine *Bluteindickung.* Die Erythrocytenzahl steigt bis zu 8 Millionen, der Hämoglobingehalt nimmt gleichfalls erheblich zu (POSTNIKOW und FRENKEL, COORAY). Die Erythrocyten beginnen zu zerfallen. Der Plasmaverlust scheint nach Untersuchungen von PONSOLD bis zu 2 Liter zu betragen (Untersuchung des Blutes des rechten Herzens mit Hilfe der Hämatokritmethode). Vom 15. Tage an pflegt das Verhältnis zwischen Blutkörperchen und Plasma wieder normal zu werden (DONATI). Der Chloridspiegel ist gesenkt, das p_H des Blutes zur sauren Seite verschoben; im Urin werden mitunter Acetonkörper festgestellt (HEFTER u. a., neuerdings MOORE).

Auf Grund eingehender experimenteller Studien kam BROOKS zu nachfolgender Erklärung des Mechanismus des primären, mitunter tödlich endenden Verbrennungsschocks: mit dem Plasmaverlust aus den Gefäßen geht eine Eindickung, zum Teil auch eine Verklumpung der Erythrocyten einher; die dadurch bedingte Prästase führt zur Anoxämie der Gefäßendothelien, die nunmehr weitere Flüssigkeit in das Gewebe durchlassen. Das immer mehr eingedickte Blut passiert immer schwerer die Gefäße; schließlich bricht der Kreislauf ziemlich plötzlich zusammen.

2. *Intoxikation.* Dieses eigenartige Verhalten der Gefäße muß seinen Grund haben. Man führt es vielfach auf eine Allgemeinintoxikation des Körpers, vielleicht nach einer Art Antigen-Antikörperwirkung durch nekrotische Gewebsprodukte zurück, die aus den verbrannten Körperstellen offenbar recht schnell resorbiert werden. Die Intoxikation führt zu schweren Parenchymschäden an Leber, Herz und Nieren und zu toxisch bedingten Veränderungen des Zentralnervensystems. Man beobachtet klinisch hohes Fiebes, Schüttelfröste, Krämpfe, Koma, in anderen Fällen stehen Nieren- und Lebererscheinungen im Vordergrund (LÖWEN u. a.).

Man hat versucht, das toxische Substrat physiologisch-chemisch darzustellen, und hat untersucht, ob eine Applikation beim Versuchstier entsprechende Erscheinungen auslöst. So haben in neuerer Zeit CULLUMBINE, MCDONALD und SIMPSON aus der verbrannten Haut ein Polypeptid, das Leukotoxin, extrahiert und durch Injektion dieses Stoffes beim Kaninchen die gleichen Erscheinungen erzielt wie nach Verbrennungen. Es kam auch hier zu einer Plasmaeindickung und einem Anstieg des Hämoglobingehaltes und der Erythrocytenzahl. Andere haben die Frage einer Histaminausschüttung untersucht und erörtert. Die Ergebnisse widersprechen sich noch (KISIMA, BERNHARD-KREIS). Auch die Fahndung nach einer Wirkung des Acetylcholins brachte keine einwandfreien Ergebnisse (HOPPE-SEYLER und SCHÜMMELFEDER).

3. *Störungen der Nebennierenfunktion.* Seitdem im Jahre 1914 KOLISKO auf Beziehungen zwischen Verbrennungsschäden und der Nebenniere hingewiesen hat, ist diese Frage nicht mehr zur Ruhe gekommen. Obwohl man anatomisch nur

selten größere, etwas häufiger kleine Blutungen in der Nebenniere und späterhin, wie bei sehr vielen Erkrankungen, eine Lipoidverarmung und selten zellige Infiltrationen beobachten kann, sprechen tierexperimentelle Untersuchungen dafür, daß ein gewaltsames Freiwerden von Adrenalin zu einer Blutdruckerhöhung und späterhin zu Ausfallserscheinungen auf den Gebieten der Nebennierenfunktion führt. Korrespondierend sind anatomisch besonders bei Spättodesfällen Veränderungen an der *Hypophyse* beobachtet worden. Man hat therapeutisch mit einem gewissen Erfolg versucht, diese mangelnde Nebennierenfunktion durch die Gabe von Nebennierenpräparaten und Vitamin C auszugleichen (LAMBRET und DRIESSENS, EINHAUSER, USBEKOW u. a.).

Den ersten Schock nach den Verbrennungen wird man demnach außer auf akute Gefäßstörungen auf die *Bluteindickung* zurückführen können, das zweite spätere Gefahrenmoment liegt neben Bluteindickung wohl in der *Intoxikation* wobei *endokrine Ausfälle* die Gefahr erhöhen. Doch ist die Forschung auf diesem Gebiet noch in vollem Gange.

Leichenbefunde an den inneren Organen.

Während in früherer Zeit die Auffassung verbreitet war, daß man an Leichen Verbrannter keine besonderen anatomischen Veränderungen antrifft, haben gründliche Forschungen gezeigt, daß man bei genauer feingeweblicher Durchmusterung doch recht erhebliche Befunde feststellen kann. Sie sind offenbar um so ausgedehnter, je länger die Verbrennung überlebt wurde.

Die im Schrifttum beobachteten Veränderungen (ZINCK, HENSCHEN, RICKER, LACROIX, BUIS und HARTMANN u. a., ausführliches Schrifttum s. ZINCK und HENSCHEN) mögen nunmehr getrennt nach Frühtodesfällen und Spättodesfällen kurz skizziert werden. Bei dieser Darstellung, die vorzugsweise ZINCK und HENSCHEN gegeben haben, gilt als Frühtodesfall eine Überlebensdauer von $14^1/_2$ Std bis zu 3 Tagen, als Spättodesfall eine Überlebensdauer von 8—29 Tagen:

Blut. Bei Frühtodesfällen meist flüssiger Zustand, Eindickung, Erythrorhexis, Fibrinkugeln, entstanden durch Rotation des Fibrins im Blut, Leukocytose, Lipämie. Bei Spättodesfällen fand sich geronnenes Blut, Verschleppung von Endothel- und Knochenmarkriesenzellen, Fibrinniederschläge an den Sternzellen und Endothelien, fibrinfreie endotheliale Kugeln, wie sie von SIEGMUND und SCHINDLER beschrieben wurden, und eine Linksverschiebung.

Knochenmark. Bei Frühtodesfällen Capillarerweiterung, Fehlen reifer Leukocyten, gesteigerte Erythropoese, Aktivierung, teilweise auch Zerfall und Verfettung der Reticuloendothelien. Bei Spättodesfällen verminderte Erythropoese und degenerative Veränderungen.

Quergestreifte Muskulatur. Glykogenschwund, schollige Degeneration, Capillarerweiterung, Zerfall, mitunter basophile Degeneration, Bei Spättodesfällen waren diese Veränderungen bis zur Entleerung der Sarkolemmschläuche fortgeschritten.

Glatte Muskulatur des Magen-Darmkanals. ZENKERsche Degeneration, Hydrops sowohl bei Früh- als auch bei Spättodesfällen.

Große und kleine Gefäße. Bei Frühtodesfällen Ödem, Elastica-Degenerationen, Verquellung, Kontraktion, manchmal auch Erschlaffung, Palisadenstellung der Endothelien. Bei Spättodesfällen wurden mitunter an den großen Gefäßen außer dem Ödem eine Medionekrosis, eine mucoidcystische Degeneration, eine Vermehrung der Elastica interna, bei kleineren Gefäßen mitunter eine ringförmige Endothelabhebung festgestellt.

Lymphatische Organe. Die Lymphknoten wiesen bei Frühtodesfällen einen Sinuskatarrh, mitunter Blutungen, Follikelnekrosen, Fibrinaustritte auf und bei Spättodesfällen die gleichen Veränderungen stärkerer Art, außerdem eine Sklerose und Fibrose der Capillaren. In der Milz zeigten sich entsprechende Veränderungen, in den Sinus fanden sich bei Frühtodesfällen hyaline Plättchenthrombosen; die Hämosiderose war gering. Bei Spättodesfällen wurde endotheliale Kugelbildung (SIEGMUND, SCHINDLER) beobachtet.

Herz. Bei Frühtodesfällen zeigten sich Glykogenschwund, trübe Schwellung, Plasmadurchsetzung und beginnende Ausblassung mit Homogenisierung der Muskelfasern. Bei Spättodesfällen waren multiple Nekrosen und schollige, vacuoläre und basophile Degenerationen nachweisbar. Das interstitielle Gewebe war vermehrt, besonders um die Adventitia der Gefäße.

Leber. Frühtodesfälle wiesen eine Erweiterung der Capillaren, eine seröse Hepatitis, aber auch schon Nekrosen im Zentrum der Läppchen auf. Bei Spättodesfällen war die seröse Hepatitis abgeheilt. Andere Untersucher (BUIS und HARTMANN) fanden so ausgedehnte Nekrosen in der Leber, daß die Organdiagnose Schwierigkeiten machte (Mitwirkung von kadaverösen Veränderungen, auch kommen Tanninschädigungen in Frage). H. KLEIN sah bei *tier*experimentellen Untersuchungen nach 24 Std eine granuläre Schwellung der Leberzellen mit Ausbildung von perinucleären Räumen; diese Veränderungen gingen nach 48 Std in eine hydropisch-vacuoläre Schwellung mit pyknotischen Veränderungen der Kerne über. Wir haben ähnliches auch bei Menschen gesehen.

Nieren. Bei Frühtodesfällen wurden nephrotische Veränderungen mit hyalintropfiger Degeneration der Epithelien beobachtet, fortschreitend bis zur nekrotisierenden Nephrose; epitheliale und interstitielle Verkalkungen kamen zur Beobachtung, ebenso braune Zylinder. An dem Glomeruli zeigten sich Synechien und Schlingenkollaps, fortschreitend bis zur Histolyse des Glomerulus im Sinne einer Glomerulonephrose. Bei Spättodesfällen wurden selten Entzündungen in der Umgebung der Glomeruli und beginnende Intimasklerosen festgestellt.

Magen-Darmkanal. Die Capillaren waren erweitert. Im Duodenum und oberen Dünndarm waren Blutungen nachzuweisen. Bei Spättodesfällen fanden sich Erosionen und Ulcera im Duodenum. Tierexperimente an Mäusen und Ratten ergaben Mitosestörungen in den LIEBERKÜHNschen Krypten des Duodenums (H. KLEIN).

In den *Lungen* war der Befund nicht charakteristisch. Ödem, Stase mit Blutungen, mitunter auch ein akutes Emphysem wurden registriert. Bei Spättodesfällen war der Befund nicht wesentlich anders.

Nervensystem. Im Gehirn zeigte sich makroskopisch bei Frühtodesfällen eine Hirnschwellung. Mikroskopisch fielen Blutungen und seröse Exsudate in den VIRCHOW-ROBINschen Räumen auf. Im Endothel und in den Adventitiazellen wurden Pigment und Fett vorgefunden. Die Hortegazellen waren geschwollen. Es fanden sich die Vorgänge der Tigrolyse und Fibrillolyse; mitunter waren nur noch die Schatten der Ganglienzellen zu erkennen. In den Zellen der Rinde trat eine vacuolige Degeneration hervor. Bei Spättodesfällen waren die Befunde mehr ausgeprägt. Zusätzlich wurden Leukocytenthromben, Pseudoneuronophagie, metachromatische Schollen mit seltenen Verkalkungen und Schrumpfungen der Ganglienzellen festgestellt. Die Veränderungen betrafen hauptsächlich die Brücke, den Nucleus dentatus, die Purkinjezellen des Kleinhirns, aber auch die Brücke, seltener die Rinde. Die akute Schwellung war ubiquitär. An den sympathischen Ganglien waren die Veränderungen entsprechend. In den Markscheiden wurde eine zentrale ballonierende Degeneration festgestellt. Bei Spättodesfällen war teilweise ihre Auflösung in der Peripherie festzustellen.

Innersekretorische Organe. In den *Nebennieren* fiel eine fehlende oder mäßige fleckförmige Entfettung auf, sowie ein mäßiges Ödem. Kernausfälle waren selten, selten waren auch kleine Blutungen. Bei Spättodesfällen war das Lipoid zum Teil gänzlich geschwunden, zum Teil hatte es schon wieder zugenommen. Die Zona glomerulosa war hypoplastisch. In der *Hypophyse* fiel eine Verminderung der basophilen Substanz des Vorderlappens auf; bei Spättodesfällen war sie fast ganz geschwunden; andere sahen gelegentlich Infiltrationen (BUNDT u. a.).

Die *Schilddrüse* zeigte selten eine Epithelverkalkung und gleichfalls selten Oxalate im Kolloid.

Feststellung der Todesursache.

Als unmittelbare Todesursachen wurden bei Frühtodesfällen Kollaps und protahierter Kollaps festgestellt, die zum Teil durch einen Leber- und Nierenzusammenbruch kompliziert waren, mitunter mögen auch die Störungen des Zentralnervensystems, insbesondere die Hirnschwellung den Tod herbeigeführt haben. Bei den Spättodesfällen handelte es sich um Herz- und Gefäßschäden, die durch Nieren- oder Leberinsuffizienz kompliziert waren, zum Teil auch um chronische Hirnschwellungen.

Nicht immer wird der Untersucher alle hier wiedergegebenen, manchmal recht ausgedehnten Befunde beobachten können. Ausschlaggebend ist die Genauigkeit, sowie die Ausdehnung der histologischen Untersuchungen.

Wir haben am einschlägigen Material des Heidelberger Institutes der letzten Zeit keine seröse Durchtränkung der Leber oder anderer Organe in auffälligem Maße feststellen können; allerdings mag hier die Therapie (ausgedehnte Peristoninfusionen) die Verhältnisse verändert haben. Vacuolige Degenerationen fanden wir vereinzelt in der Leber und in der Hypophyse, in den Nieren Epithelnekrosen und -zylinder, kaum Glomerulusveränderungen. Die Nebennieren waren bis auf eine Alipoidose kaum wesentlich verändert, in der Hypophyse war ein

Rückgang der basophilen Zellen nicht zu bemerken; doch handelte es sich hier nicht um Spät-todesfälle. Im Gehirn beobachteten wir mehr örtliche seröse Durchtränkungen; die von ZINCK beobachteten Ganglienzellenveränderungen konnten wir hier und da wahrnehmen, vereinzelt auch leukocytäre und lymphocytäre Infiltrationen um die Gefäße. Als für eine Verbrennung spezifisch kann man diese Befunde kaum ansehen; doch ist dies auch nicht zu erwarten; denn die mit einer Verbrennung einhergehenden Allgemeinschädigungen sind ätiolo-gisch recht verschiedenartig (Gefäßdurchlässigkeit, Intoxikation, späterhin Folgen von sekun-dären bakteriellen Infektionen).

Bei der Feststellung des Kausalzusammenhanges zwischen Verbrennung und Tod treten praktisch kaum Schwierigkeiten auf, besonders dann nicht, wenn man klinische Befunde zur Verfügung hat oder wenn man andere Todesursachen mit hinreichender Sicherheit ausschließen kann.

Spätfolgen am Überlebenden.

Sind die hier erwähnten Gefahren zunächst überstanden, so kommen als Spätfolgen in-sonderheit Pneumonie und bakterielle Infektionen in Frage. Es handelt sich in der Haupt-sache um Infektionen mit Staphylokokken (KASKIN). Auch Tetanusinfektionen sind vorge-kommen (PERDRUP, MAURER), ebenso Scharlachinfektionen (DEURETSBACHER und KELLNER). Wenn man die ziemlich ausgedehnten Hirnbefunde berücksichtigt, so ist es fast auffällig, daß bei den Genesenden sich nicht mehr Hirnausfälle bemerkbar machen. Allerdings sind die Ganglienzellveränderungen reversibel. Die Beobachtungen über cerebrale Schädigungen sind daher nur vereinzelt (ROTH, SCHACHTER), ebenso Mitteilungen über das Auftreten einer Polyneuritis nach Verbrennung (FLÜGEL). Aus den Ulcerationen im Dünndarm scheinen sich späterhin chronische Ulcera entwickeln zu können (DREVS, VELDE). Einmal führte die Ruptur eines nach Verbrennung bei einem 8jährigen Mädchen entstandenen Ulcus zur töd-lichen Peritonitis (DETERS). *Versicherungsmedizinisch* neigt man jetzt zur Anerkennung eines nach Verbrennung entstandenen Ulcus im Verdauungstractus als Verbrennungsfolge, wenn ein angemessener zeitlicher Zusammenhang gewahrt ist (WENGEN). Hier und da haben auch Herzschädigungen den Kranken noch längere Zeit zu schaffen gemacht (FAIN). Die Myokard-schäden konnten durch das EKG nachgewiesen werden (BEYER). Daß man die häufig pigmen-tierten *Narben*, die sehr ausgedehnt sein und zu Entstellungen und Kontrakturen führen können, sorgfältig pflegen und behandeln muß und daß oft unangenehme Keloide auftreten, wird in der Unfallmedizin immer betont. Nicht ganz selten sind im Bereiche der Narben später *Carcinome* entstanden (BANG, PETERSEN, WANIEK u. a.).

γ) Hitzeeinwirkung auf den Gesamtkörper.

Wirkt die Hitze, insbesondere die offene Flamme, längere Zeit auf den Ge-samtkörper ein, so kommt es zur Verkohlung. Es ist in solchen Fällen wichtig, die Veränderungen kennenzulernen, die durch Hitzeeinwirkung an der Leiche entstehen, damit man sie späterhin von vitalen Reaktionen unterscheiden kann.

Postmortale Veränderungen.

Die Oberfläche des Körpers ist entweder verkohlt oder von Ruß bedeckt. Wurde die direkte Einwirkung der Flamme an einigen Stellen inhibiert, z. B. durch eng anschließende, schlecht brennbare Kleidungsstücke, so ist in diesem Bereich die Haut besser erhalten, manchmal jedoch auch hier lederartig ver-trocknet. Der Rockbund bei Frauen und die Konturen des Büstenhalters sind mitunter bei verkohlten Leichen noch gut zu erkennen, wie dies unter anderem bei Massenkatastrophen beobachtet wurde. Da sich im Unterhautgewebe Dampf bildet und wahrscheinlich im Laufe der Verbrennung ein erheblicher Dampf-druck entsteht, platzt die Haut an vielen Stellen auf. Es besteht hier kein Anlaß, eine von außen kommende Gewalt anzunehmen. Mitunter fehlt auch die Ober-haut, so daß verkohlte Muskulatur freiliegt; sie kann wie präpariert aussehen. Nicht immer wirkt die Hitze gleichmäßig ein; es kommt z. B. vor, daß eine Glied-maße, ein Arm oder ein Bein, mehr der Hitze ausgesetzt wird als der übrige Körper (Abb. 120). Die Weichteile verkohlen dann fast völlig. Es bleibt nur ein brüchiger kalzinierter Knochen übrig, der schließlich abbricht; auch zerbricht er oft, ohne äußere Gewalteinwirkung infolge „Explosion" durch den im Markraum entstehenden Dampfdruck. Man spricht in solchen Fällen von *Selbst-amputation* durch Verbrennung. Mitunter platzt bei weiblichen Leichen der Damm auf, manchmal infolge der Sprödigkeit der verbrannten Haut auch erst nachträglich, wenn die Beine zur Besichtigung der Genitalien auseinandergenommen werden. Hierdurch kann zu Unrecht ein vorangegangenes sexuelles Attentat vorgetäuscht werden. Wir sahen einmal bei einer verkohlten Leiche eine isolierte Schwellung beider Kniegelenke; sie war dadurch entstanden, daß sich flüssiges Fett aus den Oberschenkeln in das der Hitze weniger ausgesetzte Unterhautgewebe im Bereiche der Kniegelenke ergossen hatte.

Durch den Dampfdruck im Innern der Bauchhöhle kann die Bauchhaut rupturieren. Auch der Schädel kann aus diesem Grunde springen. Man sieht

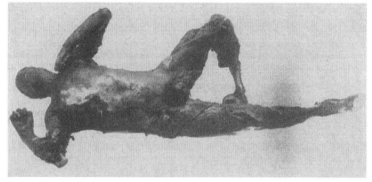

Abb. 120. Verkohlung einer Leiche mit „Fechterstellung". Platzungen der Haut, teilweise Freiliegen der wie präpariert aussehenden Muskulatur. (Altes Bild des Inst. f. gerichtl. Med. in Leipzig aus der Sammlung des Heidelberger Instituts.)

mitunter unregelmäßig verlaufende Knochensprünge, seltener eine Nahtdiastase. Gelegentlich weist der Schädel ein Abblättern der Tabulae auf. Auch Lochbildung wurde festgestellt (HABERDA). Das Gehirn schrumpft infolge Verdampfung der Flüssigkeit zusammen. Man findet es, zu beiden Seiten der Falx liegend, klein vor. Zwischen Knochen und harter Hirnhaut ist mitunter eine Ansammlung von bröckligen, meist ziegelroten Massen zu beobachten. Man nimmt an, daß Blut durch die Hitzewirkung aus der Diploe der Schädelknochen und den Sinus ausgetrieben wird. Es handelt sich hier um das sog. *Brandhämatom*, eine rein postmortale Erscheinung. Doch besteht Gefahr, daß hier Verwechslungen mit einem vital entstandenen epiduralen Hämatom stattfinden, besonders dann, wenn gleichzeitig Schädelsprünge vorhanden sind. Das Brandhämatom pflegt eine mehr sichelförmige Gestalt zu haben. Beim vital zustande gekommenen epiduralen Hämatom ist die Gestalt spindelförmig, die geronnenen Massen liegen der Dura dicht an, das Gehirn ist oft komprimiert (F. REUTER, PONSOLD). Zwischen der Dura und den grau gewordenen Massen des Gehirns liegt gleichfalls blutige Flüssigkeit. In allen solchen Fällen empfiehlt sich als Sektionstechnik die Anlegung eines Horizontalschnittes durch das Gehirn einschließlich Dura nach Aufsägen des Schädels. Das Eiweiß der Körpermuskulatur gerinnt. Die Muskeln kontrahieren sich mitunter. So kommt es vielfach zu Gliederverrenkungen dergestalt, daß ein Arm erhoben wird oder beide Arme wie zur Abwehr vor das Gesicht gehalten werden. Ist noch infolge der postmortalen Wärmestarre der Beinmuskulatur ein Bein erhoben, so kommen manchmal regelrechte *Fechterstellungen* zustande, die zu allen möglichen Schlüssen verleiten, tatsächlich aber für die Rekonstruktion des Tatherganges keine Bedeutung haben (Abb. 120). Ist das Unterhautfettgewebe stark ausgebildet, so läuft manchmal das verflüssigte Fett aus den Platzwunden der Haut ab und setzt sich in Form von Fettkrümeln in der Umgebung ab (BREUNINGER). Die kalzinierten Knochen sind bis zu einem gewissen Grade verkürzt, so daß insbesondere bei Feten in der Feststellung des Reifegrades (S. 145) Fehlschätzungen von 1—2 Monaten unterlaufen können (SCHRADER). Die inneren Organe der Leiche sind viel besser erhalten, als man nach ihrem Äußeren annehmen konnte. Die mikroskopische Untersuchung ist in solchen Fällen recht dankbar, weil die Organe durch den Dampf gewissermaßen fixiert werden. Tatsächlich sieht das Innere der Leiche so aus, als ob man Formalininjektionen vorgenommen hätte. Ist die Hitze nicht völlig durch das Organ gedrungen, so haben die Organe eine braunrote feste Rinde, während sie im Innern weich und blutreich sind. Infolge der Blutverschiebung durch die ungleichmäßige Wärmeeinwirkung entstehen gelegentlich ausgedehnte postmortale Extravasate (F. REUTER).

In einem Sonderfall fiel an einer zum Teil verkohlten Leiche auf, daß die verbrannte Haut der Hände handschuhförmig abgezogen war; dieser Befund wurde dadurch erklärt, daß der Verbrannte bei einer Rettungsaktion an den Händen gepackt und aus den Flammen gezogen worden war (DÉROBERT und Mitarbeiter).

Histologisch findet man bei zum Teil verkohlten Leichen an der Haut an vielen Stellen eine Loslösung der Epithelschichten im Bereiche des Stratum germinativum mit mehr oder minder starker Ausziehung der Kerne der Basalzellen; auch im Epithel der Trachea fiel uns ein entsprechender Befund auf, auch hier waren die basal gelegenen Epithelzellen ausgezogen, die Flimmerhaare traten als coagulierte Schicht hervor, die über dem Epithel lag. Diese Befunde sind *kein Zeichen* für eine vitale Entstehung der Verbrennung. In den feineren Bronchien jedoch haben wir, wenigstn an verbrannten Leichen Erwachsener, keine Veränderungen des Epithels gesehen (S. 490).

Ist eine verkohlte Leiche oder etwa nur ein Leichentorso aufgefunden worden, so gilt die erste Frage der *Identifizierung*. Verkohlte Leichen sind mitunter so geschrumpft, daß man in Versuchung gerät, an einen Tierkadaver zu denken (MERKEL). Auch die inneren Organe, etwa die Nieren, können auffällig klein werden. Trotz ziemlich weitgehender Verkohlung sind an Männern bei sorgfältiger Untersuchung oft Reste der Harnröhre zu erkennen. Bei Frauen gilt dies für den Uterus; schon das Fehlen einer kompakten Masse im Recessus rectovesicalis spricht bis zu einem gewissen Grade für männliches Geschlecht. Sind Haarreste vorhanden, so können sie gleichfalls diagnostische Hinweise für das Geschlecht geben, aber nicht bezüglich der Haarfarbe des Verstorbenen, die ja durch den Hitzeeinfluß verändert wird. Allerdings kommt es eigenartigerweise vor, daß die Haare trotz erheblicher Verkohlung der Leiche unverändert bleiben, wenn der Tote in glimmendem Schutt lag. Bei Leichen Fettleibiger kann das eigene Fettgewebe anscheinend den Brand unterhalten; dies gilt aber nicht für etwa vorher genossene Alkoholmengen; hier wird nur eine Höchstkonzentration von etwas mehr als $4^0/_{00}$ erreicht (MERKEL).

Einmal ist die Diagnose der Persönlichkeit dadurch gelungen, daß man trotz der weitgehenden Verbrennung noch abgekaute Nägel vorfand. Besonders wichtig für die Identifikation sind in solchen Fällen die *Zähne*; die Milchzähne sind verhältnismäßig flammenfest, gefüllte Zähne sind flammenfester als ungefüllte. Bei gefüllten Zähnen werden Silicatzement und Kronenzement in der Hitze zunehmend härter; hiermit gefüllte Zähne sind weniger rissig als ungefüllte. Der Schmelz in der Umgebung der Füllung bleibt in solchen Fällen eher unverletzt; Amalgamfüllungen vertragen jedoch nur geringe Temperatur und werden ausgeschmolzen. Goldplatinamalgamfüllungen sind dagegen widerstandsfähiger. Dies gilt auch für Kupferamalgam (MERKEL, BÖHMER).

In der Kriminalistik wird vielfach die Frage aufgeworfen, wieweit es möglich ist, eine Leiche *durch Verbrennung zu beseitigen*, und ob nach Brandkatastrophen im Brandschutt Reste einer angeblich verbrannten Persönlichkeit vorgefunden werden *müssen*. Daß Kindesleichen im Ofen bei kräftigem Anheizen völlig verbrannt werden können, ist bekannt und auch experimentell geprüft worden; sie können bei 500⁰ C (Ofentemperatur bei starker Feuerung) in 2 Std bis auf die Knochen vernichtet werden. Bei Leichen von Erwachsenen ist dies durch Übergießen mit brennbarer Flüssigkeit oder durch Lagern auf Stroh nicht ohne weiteres möglich. Ein Torso pflegt zurückzubleiben, auch dann, wenn ein einzelstehendes Haus abbrennt (HABERDA). Wenn eine Leiche völlig verbrannt werden soll, müssen schon erhebliche Hitzegrade einwirken. So ist es einmal Tätern gelungen, die Leiche des Getöteten im Backofen bei Erzeugung einer Hitze von 850—1550⁰ C völlig zu verbrennen, allerdings war hierzu ein 2maliges 2stündiges Einheizen erforderlich (HIERL). Wenn allerdings Stichflammen entstehen, können Leichen in ihnen praktisch verschwinden, und wir wissen auch aus Kriegserfahrungen, daß beim Abbrennen ganzer Stadtteile von Menschen, die in den Flammen umkamen, so gut wie nichts übrig bleiben kann. Die Angehörigen pflegen in solchen Fällen genauere Ausgrabungen und Nachforschungen zu veranlassen. Während des 2. Weltkrieges sind mir wiederholt solche Reste vorgelegt worden. In einer Reihe von Fällen war es doch möglich, im Brandschutt noch nicht kalzinierte Knochen aufzufinden, die als Menschenknochen identifizert werden konnten, insbesondere in 2 Fällen durch das für den Menschen charakteristische Schlüsselbein. Man konnte wenigstens in seinen Feststellungen so weit kommen, daß man aussagte, im Brandschutt seien Reste eines menschlichen Skeletes vorhanden. Dies reichte vielfach für die Todeserklärung aus. Man muß sich aber klar darüber sein, daß hier auch Irrtümer vorkommen können. Einmal führte die Auffindung eines Spornes, den ein im brennendes Haus sich aufhaltender Offizier getragen hatte, im Zusammenhang mit einem Stiefeleisen und menschlichen Knochenresten zu einer etwas genaueren Identifizierung.

Eine *daktyloskopische* Identifizierung wird bei verkohlten Leichen meist nicht möglich sein; doch lohnt es sich durchaus, einen einschlägigen Versuch zu machen. Es wird empfohlen, die Fingerkuppen in eine 5%ige Glycerin-Carbollösung einzulegen, dieselbe Flüssigkeit zu injizieren und die Fingerkuppe zu massieren und zu kneten (s. auch S. 141). SCHÖNBERG erzielte auf diese Weise ein einwandfrei verwertbares Papillarlinienbild und konnte einen unklaren Vorfall aufklären.

Eine Verbrennung der Leichen an Stelle der Erdbestattung findet heutzutage in den *Krematorien* statt. Hier werden so hohe Hitzegrade erreicht, daß die Leiche eines Erwachsenen schon in 1 Std, bei besonders leistungsfähigen Anlagen schon früher, so hochgradig verbrannt wird, daß nur kalzinierte bröcklige Knochenreste im Gewicht von etwa 1 kg übrigbleiben (Temperatur um 1000⁰ C). Die Schnelligkeit der Verbrennung richtet sich wohl auch nach dem Ernährungszustand. Ist das Fettpolster ausgedehnt, so scheint die Verbrennung hierdurch beschleunigt zu werden. Daß die Leichen während des Verbrennungsvorganges infolge ungleichmäßigen Auftretens der Wärmestarre mit den Gliedmaßen Bewegungen auszuführen scheinen, ist bei technisch einwandfreien Anlagen nicht zutreffend, weil die Hitze dann von allen Seiten gleichmäßig einwirkt. Unter den kalzinierten Knochenresten findet man mitunter auch die Schmelzkappen der Zähne, selten erhaltene Zähne, ebenso Zement- oder Porzellanfüllungen (WALCHER). Um der Gefahr vorzubeugen, daß rechtlich wichtige Leichenbefunde durch die Kremation vernichtet werden, ist die Erlaubnis zur Feuerbestattung in vielen Staaten an eine vorangegangene amtsärztliche Untersuchung geknüpft. Bei dieser Untersuchung muß geprüft werden, ob die Todesursache einwandfrei feststeht, ist dies nicht der Fall, so muß meist eine sog. *Feuerbestattungssektion* vorgenommen werden, sofern die Angehörigen nicht auf die Kremation verzichten (S. 181).

Feststellung vitaler Reaktionen bei verbrannten Leichen.

In der Kriminalistik pflegt nicht selten das Wort *Mordbrand* gebraucht zu werden. Man versteht hierunter jenen Vorgang, bei dem ein Täter, um die Spuren einer vorsätzlichen oder fahrlässigen Tötung zu vernichten, die Leiche anzündet, etwa durch Übergießen mit brennbaren Flüssigkeiten oder durch Lagerung auf Stroh. Es mag auch vorkommen, daß er nachträglich das ganze Haus in Brand setzt, um ein Brandunglück vorzutäuschen. In solchen Fällen ist es ausschlaggebend wichtig festzustellen, ob der Verstorbene lebend in die Flammen gekommen ist, und ob etwa bei ihm vorgefundene Verletzungen während des Lebens oder nach dem Tode zustande kamen.

Wenn jemand lebend ins Feuer gerät, so coaguliert das Blut bei einer Wärmeeinwirkung von 45⁰ C. So beobachtet man bei den Leichen lebend Verbrannter, daß die *großen venösen Gefäße* und auch die Herzhöhlen verhältnismäßig prall mit coaguliertem, allerdings Vacuolen enthaltendem Blut, angefüllt sind, während man nach erfolgter Hypostase und dann erst einsetzender Verbrennung die großen Venen leer vorfindet. Wenigstens sind mir diese Unterschiede bei der Untersuchung von vital verkohlten und postmortal verkohlten Leichen immer wieder aufgefallen. Wahrscheinlich wird man sie um so eindeutiger finden, je schneller eine vitale Verbrennung vor sich geht, wenn z. B. jemand, wie es im Kriege vorkam, unter brennenden Trümmern bei großer Hitze begraben wird. Auch an der

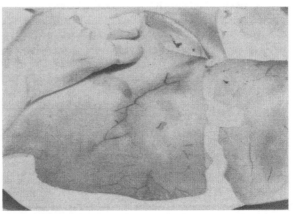

Abb. 121. Koaguliertes Blut in den Hautvenennetzen im Bereich verbrannter Hautpartien *außerhalb* der Hypostase stellen einen Hinweis auf vitale Verbrennung dar (Sekt.-Nr. 194/50).

äußeren Haut ergeben sich Unterschiede gleicher Art. Gerät ein Glied des Körpers während des Lebens in die Flamme, so wird das Blut in dem der Hitze ausgesetzten Körperteil zunächst noch pulsieren, bis es coaguliert. Man findet in solchen Fällen die unter der Haut liegenden Gefäße (meist kleine Venen) prall mit geronnem Blut gefüllt. Kommt aber das Glied nach dem Tode in die Hitze, so wird etwaiges in den Gefäßen befindliches Blut durch die Dampfbildung herausgetrieben werden. Diese Gefäße werden daher meist leer sein. Dies gilt allerdings nicht für die in der *Hypostase* liegenden Körperteile. Hier wird der sich entwickelnde Dampfdruck nicht in der Lage sein, das Blut aus den prall gefüllten Gefäßen zu vertreiben. Findet man demnach bei der äußeren Besichtigung eines verbrannten Körpers *außerhalb* der hypostatischen Körperpartien unter der Oberfläche der Haut Gefäßnetze, die mit geronnem Blut gefüllt sind (Abb. 121), so spricht dies für vitales Verbrennen, während gleichartige Befunde in den hypostatischen Körperteilen nicht verwertet werden können. Einen absoluten Beweiswert möchte ich allerdings diesem Befunde nicht zumessen. Er ist jedoch im Zusammenhang mit anderen Erscheinungen verwertbar.

Hitzeeinwirkung erzeugt bekanntlich *Blasen* unter der Haut. Findet man sie im größeren Umfang, etwa in Reihen angeordnet und an Stellen, die infolge schützender Kleidung der Hitze nicht so zugänglich waren, so weist dies erheblich auf vitale Entstehung hin; sie können allerdings auch durch stumpfe

Gewalt entstehen (s. S. 297). Auch postmortal können Blasen zustande kommen dadurch, daß gasförmiger Dampf die Haut abhebt. Diese Blasen pflegen nur vereinzelt aufzutreten und enthalten keine Flüssigkeit, wenn sie nicht im ödematösen Gewebe entstanden sind. Manchmal *verkohlt die abgehobene* Oberhaut sekundär, so daß dann der Körper nach Art einer Leopardenhaut mit unregelmäßig verteilten schwärzlichen Flecken besetzt ist. Dieser Zustand ist allerdings recht selten und würde für postmortale Verbrennung sprechen (CANUTO). Gelingt es, Flüssigkeit aus den Brandblasen zu gewinnen und stellt man in diesen Flüssigkeiten einen hohen Eiweißgehalt fest, findet man gleichzeitig in ihnen Leukocyten, so ist die Diagnose der vitalen Entstehung gesichert. Bei Verbrennungen entsteht fast immer *Rauch*. Dieser Rauch wird eingeatmet; man kann die Rußpartikelchen im Lungenpreßsaft (neue saubere Instrumente zur Excision benutzen!) oder im Paraffinschnitt nachweisen. Wir wissen, daß auch postmortal bei im Rauch liegenden Leichen Rußpartikelchen bis in den Mund und bis in die Trachea, vielleicht sogar bis in die Bronchialstämme eindringen können. Daß diese Rußpartikelchen jedoch bis in die *Alveolen* gelangen, ist bei postmortalen Verbrennungen nicht beobachtet worden. Auch habe ich dies bei eingehender mikroskopischer Untersuchung nie feststellen können, als ich gegen Ende des Krieges die Leichen von 8 Personen untersuchen mußte, die nach den ganzen Vorfällen bestimmt nach dem Tode in die Flammen geraten und in ihnen verkohlt waren. Ich habe auch nicht beobachten können, daß in diesen Fällen der Ruß bis in den Bronchialbaum vorgedrungen war. Ist noch während des Lebens Ruß eingeatmet worden, so kann dies manchmal an der wirbelartigen Anordnung in den Alveolen festgestellt werden. Die Rußpartikelchen können sogar noch während des Lebens in die Epithelien, ja sogar noch bis in die Lymphdrüsen phagocytiert und verschleppt werden (FÖRSTER). Ist eine Lunge erheblich anthrakotisch, so muß man sorgfältig und kritisch mikroskopieren, um eine sichere Entscheidung über die Lage der Kohlenstaubfremdkörperchen treffen zu können. Wird *heiße Luft* eingeatmet, so sieht man in den Bronchialästen histologisch mitunter die auch sonst bei Hitzeeinwirkung bekannte Ausziehung der Epithelien. Sie sind zum Teil wirbelförmig angeordnet und manchmal derartig in das Lumen hineingezogen, daß eine Verengerung des Luftröhrenastes auftritt. Allerdings kommen diese Veränderungen auch postmortal zustande. Sind sie aber in der *ganzen Lunge überall gleichmäßig verteilt*, so spricht dies doch für vitales Entstehen (FÖRSTER). Die Möglichkeit gewisser *Ausnahmen* bei starker postmortaler Durchhitzung des ganzen Körpers wird man wohl ins Auge fassen müssen. Bei protrahierter Verbrennung hat die Aspiration von heißer Luft mitunter pseudomembranöse Entzündungen in Kehlkopf und Luftröhre verursacht, deren Bestehen vitale Verbrennung beweist.

Weist man Ruß im *Magen* oder gar im *Duodenum* nach, so beweist dies sicher vitale Entstehung der Verbrennung. Ist allerdings während eines Brandes vom Verstorbenen eine Rauchmaske oder sonst ein Rauchfilter getragen worden, so versagt der Rußnachweis. Es handelt sich hier um Vorfälle, die ich während des Krieges beobachten konnte.

Wohl bei jeder Verbrennung entsteht *Kohlenoxyd* und wird von dem eingeatmet, der lebend ins Feuer gerät. Liegt eine Leiche in einer Kohlenoxydatmosphäre, so kann dieses Gas wohl die Haut durchdringen, und das Hämoglobin und Myoglobin der subcutanen Hautpartien und oberflächlich gelegenen Muskeln kann sich mit dem CO verbinden; doch ist *nicht* beobachtet worden, daß das Kohlenoxyd unter diesen Verhältnissen noch bis zum Herzblut oder, sofern der Schädel intakt bleibt, bis in das Innere des Schädels vordringt, wenigstens nicht in wesentlicher Konzentration (s. S. 693). Findet man hier, insbesondere im Herzblut,

Kohlenoxyd, so ist damit gleichfalls die vitale Verbrennung erwiesen. Zahlreiche Erfahrungen haben gelehrt, daß man tatsächlich bei Lebendverbrannten auch Kohlenoxyd im Blut nachweist (neuere Untersuchungen von DUTRA, auch eigene Erfahrungen); es ist zweckmäßig zum CO-Nachweis Methoden zu benutzen, die auch hinreichend empfindlich sind (s. S. 685). Fehlen von CO-haltigem Blut in Leichen beweist für sich allein noch nicht postmortales Verbrennen; in seltenen Fällen kann auch bei einwandfrei vital durch Verbrennen umgekommenen Personen das Blut frei von nachweisbarem CO sein (HABERDA, Lehrbuch). Doch kommt es hier wohl auf die Empfindlichkeit der jeweils benutzten Untersuchungsmethode an.

Hat eine *Explosion* vorgelegen, so schlägt sich der entstehende Schmauch vielfach auf der Gesichtshaut nieder. Da eine Explosion meist mit einer *Lichterscheinung* verbunden ist, pflegen die Betreffenden die Augen zuzukneifen. Dadurch werden die Krähenfüße und andere Hautfalten tiefer. Wenn nachher die Haut erschlafft ist, sind diese Stellen von der Beschmauchung ausgespart (MERKEL). Bei derartigen Befunden weiß man nicht nur, daß eine Explosion mit einer Lichterscheinung vorangegangen ist, sie sind auch ein Zeichen für *vitale* Entstehung der Verbrennung. Ist vitales Verbrennen festgestellt worden und finden sich bei der Leiche Verletzungen, so gilt es, Möglichkeiten zu finden, diese Verletzungen von postmortal durch den Verbrennungsvorgang entstandenen zu unterscheiden. Die durch postmortale Verbrennung zustande kommenden Verletzungen und Veränderungen wurden oben beschrieben (S. 485 f.).

δ) Anhaltspunke für Unglücksfall, Selbstmord und Tötung bei allgemeinen und lokalen Verbrennungen.

Handelt es sich um *Schläge* auf den Kopf durch eine umschriebene Gewalt, etwa mit einem Beil oder einem ähnlichen Instrument, so wird es möglich sein, die auf diese Weise zustande gekommenen Lochbrüche oder geformten Knochenbrüche von den irregulär verlaufenden Knochenplatzungen zu unterscheiden, die der Verbrennungsvorgang auslöst (MERKEL, WINKLER u. a.). Nach meinen eigenen Erfahrungen gelang es, bei den 8 verkohlten Leichen, die ich während des Krieges untersuchen mußte, einwandfrei vorangegangene Schußverletzungen des Schädels in ihrer typischen Gestalt von postmortalen Verletzungen zu unterscheiden. Die gleiche Unterscheidung gelang WINKLER bei einer der Leichenverkohlung vorangegangenen vital herbeigeführten Halsdurchschneidung. Ist die Haut des Halses nicht allzu verkohlt, so kann eine *Drosselfurche* bzw. Strangfurche noch erkannt werden (zit. nach MERKEL). Es ist auch vorgekommen, daß das Drosselband nicht mit verbrannte, sondern erhalten blieb. Sind Hautwunden vorhanden und stellt man fest, daß eine dieser Hautwunden sich in einen *Stichkanal* durch die Brustwand fortsetzt, so spricht dies für eine vital entstandene Stichverletzung Bei Knochenverletzungen liegt es nahe, nach einer *Fettembolie* zu fahnden. Doch ist hier größte Vorsicht am Platze. Wir wissen, daß auch bei vitalen Verbrennungen, ohne daß Verletzungen vorhanden waren, wenigstens vereinzelte Fettembolien in den Lungen zustande kommen können. Es ist sogar noch nicht hinreichend geklärt, ob nicht auch *postmortal* durch den Dampfdruck gelegentlich Fettmassen, z. B. beim Schmelzen des Fettes, verschleppt werden können. Findet man dagegen *Parenchymzellenembolien*, etwa aus der Leber oder aus der Hirnsubstanz, so beweist dies die vitale Entstehung einer Verletzung (MERKEL). Bei Brandkatastrophen gelang es trotz der Verkohlung der Leichen noch, an den Lungen die durch Thoraxkompression im Gedränge entstandenen PERTHESschen Stauungsblutungen nachzuweisen (HABERDA).

Handelt es sich um Brand- oder Explosionskatastrophen, so wird die Feststellung eines Unglücksfalles nicht schwer sein. Ist ein Haus abgebrannt oder

ein Zimmer ausgebrannt, so wird es Aufgabe des naturwissenschaftlichen Kriminalisten und Brandsachverständigen sein, nach Anhaltspunkten für die Entstehung des Brandes zu suchen (Selbstentzündung, Brandlegung, Unvorsichtigkeit
beim Hantieren mit Licht, Inbrandgeraten des Bettes beim Rauchen usw.).

Manche Unglücksfälle sind schwer deutbar. So war ein Mann brennend im Freien vorgefunden worden. Aus Zeugenaussagen ergab sich, daß er 2 Std gebrannt hat. Man vermutete,
es handle sich um einen Mordbrand, er sei getötet, mit brennbarer Flüssigkeit übergossen
und dann angezündet worden. Später stellte sich heraus, daß die Kleidung des Betreffenden
dadurch in Brand geraten war, daß der Verstorbene eine brennende Zigarre in die Tasche
gesteckt hatte. Hierbei war eine Streichholzschachtel zur Explosion gebracht worden. Die
eingehenden chemischen Untersuchungen ergaben keinerlei Anhaltspunkte dafür, daß eine
fremde Flüssigkeit den Brand unterhalten hatte, und man mußte schließlich zur der Auffassung
kommen, daß das stark ausgebildete Fettgewebe des Verstorbenen in Brand geraten und
den Brand unterhalten hatte (MERKEL).

In der *physikalischen Therapie* sind Verbrennungen nicht ganz selten, wenn
sie meist auch keine sehr schweren Folgen haben. Personen, die noch nicht aus
der Narkose erwacht sind, darf man nicht ohne ganz genaue Dosierung Wärmeflaschen oder elektrische Heizkissen ins Bett geben. Dies gilt auch für die sog.
Heizbügel, deren Temperatur durch ein Innenthermometer nicht sorgfältig überwacht werden kann. Die Gutachter waren mitunter genötigt, in derartigen Fällen
die Frage der Fahrlässigkeit des verantwortlichen Arztes oder des Pflegepersonals
zu bejahen. Besonders vorsichtig muß man mit der Anwendung der Wärme bei
Kollapszuständen sein, weil hier eine ,,Kühlung" der Hautschichten durch zirku-
lierendes Blut nicht mehr in genügendem Maße stattfinden kann.

Zu einer ganz schweren, schließlich tödlich ausgehenden Verbrennung mit tiefgehenden
Nekrosen bis auf den Knochen, die anfangs ziemlich harmlos aussah, kam es, als der Kreislauf einer Frau, die wegen Tubenabortes mit starkem Blutverlust operiert worden war, durch
einen Heizbügel gestützt werden sollte. Die Temperatur des Heizbügels war nicht gut zu
regulieren. Es handelte sich jedoch um Apparaturen, die behelfsmäßig hergestellt worden
waren und in der kurzen Zeit nach der Währungsreform noch nicht erneuert werden konnten,
und zwar zudem noch in einem Behelfskrankenhaus, das vom Hauptkrankenhaus viele Kilo-
meter entfernt lag. Die Ärztin, die die Operation vorgenommen hatte, hatte sich selbst an
das Bett der noch Bewußtlosen gesetzt und fortlaufend die Temperatur unter dem Heizbügel mit dem eigenen entblößten Ellenbogen kontrolliert. Unter den gegebenen Umständen
wurde gemeinsam mit anderen Gutachtern die Frage der Fahrlässigkeit im Strafrecht nicht
bejaht, wohl aber stellte sich der Gutachter auf dem Standpunkt, daß in einem gut organisierten Krankenhaus auch Behelfskrankenhaus, derartiges nicht vorkommen dürfe. Es ist
nicht unmöglich, daß unter diesen Umständen der zivilrechtliche Haftpflichtprozeß der Angehörigen zum Erfolg führt, obwohl im Strafverfahren die operierende Ärztin entlastet wurde
(3 Js 1053/49, Staatsanwaltschaft Aurich).

Selbstmorde durch Verbrennen sind nicht ganz selten. Wie schon im Abschnitt Selbstmord (s. S. 232) erwähnt, handelt es sich hier vielfach um Geisteskranke, die sich auf diese
grausame Art umbringen. Doch kommt derartiges gelegentlich auch bei Menschen vor, die
wenigstens bis zu ihrem Tode für geistesgesund gehalten wurden oder bei denen nur begreif-
liche reaktive Verstimmungen vorlagen. Findet man in solchen Fällen Fesselungen — meist
werden hier Draht oder Ketten benutzt — und hat man sich durch Rekonstruktion überzeugt,
daß diese Fesselung selbst vorgenommen worden sein konnte, so sind gewisse Anhaltspunkte
für den Selbstmord gegeben. Auch ist beobachtet worden, daß ein Mensch versuchte, sich
vorher durch Hiebe auf den Kopf zu töten und sich dann in einem Kochkessel verbrühte,
so daß der Tod eintrat (DONALIES). Es handelte sich hier allerdings um einen schwachsinnigen
Epileptiker. In solchen Fällen wird man zunächst an eine Tötung von fremder Hand denken
müssen. Erst nach genauer Untersuchung aller Umstände kann man sich mit der Annahme
eines Selbstmordes zufrieden geben.

Tatsächlich ist *Mord* durch Verbrennen sehr selten. Hierbei kann es sich
darum handeln, daß der Täter nach Art des *Mordbrandes* (s. S. 489) an sich nur
die Leiche des Getöteten beseitigen wollte, aber den Körper in Brand setzte, als
noch Leben in ihm war (WINKLER). Unmittelbarer Mord durch Verbrennen ist
einmal so zustande gekommen, daß eine Frau ihre Nebenbuhlerin aufsuchte und

ihr unter dem Vorgeben, sie wolle sie frisieren, Spiritus über den Kopf goß und diesen schnell anzündete (WINKLER) oder daß ein Schlafender oder Betrunkener mit Spiritus oder Petroleum übergossen und angezündet wurde (G. STRASSMANN). Auch ist eine bedingt vorsätzliche Verbrühung eines Kindes im Bade bekannt (FÖRSTER). Großes Aufsehen erregte seinerzeit ein Vorfall, bei dem ein Ehemann seine Frau im Kraftwagen durch Schläge ermordet und den Wagen angezündet hatte; er zeigte den Vorfall als Unfall selbst bei der Polizei an, um die *Versicherungssumme* für das Ableben der Ehefrau zu erhalten. Die Überführung gelang durch den Leichenbefund nur insoweit, als vitale Reaktionen nicht festgestellt werden konnten. Wichtiger war hier die Widerlegung der Angaben des Täters durch Rekonstruktionen und kombinierte Untersuchung auf dem Gebiet der naturwissenschaftlichen Kriminalistik (RAESTRUP).

Gelegentlich kann es auch wichtig sein, bei der Durchsuchung einer verkohlten Leiche einen *natürlichen Tod* festzustellen. So beobachtete man bei einer im ausgebrannten Kraftwagen vorgefundenen Leiche recht starke Verkalkungen der Coronararterien. Dazu paßte auch, daß nach dem Ergebnis der Ermittlungen der Verstorbene an Anfällen von Angina pectoris gelitten hatte. Er hatte sich zudem vor Antritt seiner Autofahrt betrunken. Unter diesen Umständen erschien der Schluß zum mindesten nicht unberechtigt, daß der Verstorbene in einem Anfall von Angina pectoris, vielleicht beim Hantieren mit Streichhölzern oder mit der Zigarre, den Wagen in Brand gesteckt hatte und dabei umgekommen war. Er hatte beim Brande noch gelebt, denn im Herzblut ließ sich CO nachweisen (s. auch HALLERMANN).

Schließlich wird man auch bei der Untersuchung von verkohlten Leichen an die Möglichkeit einer vorangegangenen Vergiftung denken müssen.

Literatur.

Verbrennung und Verbrühung.

Allgemeindarstellungen und Entstehung von Verbrennungen und Verbrühungen.

BOEHM: Münch. med. Wschr. **1939**I, 8, 418. — BÖTTNER: Klin. Wschr. **1941**, 471. — BÜCHNER: Allgemeine Pathologie, S. 444. München und Berlin 1950. — COLEBROOK: Lancet **1949**, 6570. Ref. Dtsch. Gesundheitswesen **1950**, 354. — EMMINGHAUS: Röntgenhautähnliche Veränderungen ohne Röntgenstrahleneinwirkung. Med. Diss. Freiburg i. Br. **1940**, 23. Ref. Dtsch. Z. gerichtl. Med. **35**, 69 (1942). — FASAL: Wien. med. Wschr. **1937**I, 92. Ref. Dtsch. Z. gerichtl. Med. **29**, 192 (1938). — FÖRSTER: Handwörterbuch der gerichtlichen Medizin, S. 834. Berlin 1940. — GREUER: Z. exper. Med. **1942**III, 120. — HABERDA: Lehrbuch der gerichtlichen Medizin, S. 726 u. 731. Berlin u. Wien 1927. — HENSCHEN: Helvet. med. Acta 8, 77 (1941). — KÖBCKE: Dtsch. med. Wschr. **1947**, 266. — KÖSTLIN: Med. Klin. **1938**II, 1222. — LUZI: Über Hautverbrennungen der Universitätskinderklinik Zürich in den Jahren 1926 bis 1937. Med. Diss. Zürich 1939. Ref. Dtsch. Z. gerichtl. Med. **35**, 68 (1942). — MERKEL u. WALCHER: Gerichtsärztliche Diagnostik und Technik, S. 117ff. Leipzig 1945. — MUELLER, B.: Med. Welt **1939**, 799. — PIÉDELIÈVRE et DÉROBERT: Ann. Méd. lég. etc. **23**, 59 (1943). — PODETTI: Med. sper. Arch. ital. 8, 431 (1941). Ref. Dtsch. Z. gerichtl. Med. **35**, 493 (1942). — STRASSMANN, GEORG: Lehrbuch der gerichtlichen Medizin, S. 201 ff. Stuttgart 1931. — SUAVLET: Zur Pathogenese der Verbrühungen des Rachens bei Kleinkindern. Med. Diss. Münster 1941. Ref. Dtsch. Z. gerichtl. Med. **36**, 423 (1942). — TYNICKI: Polska Gaz. lek. **1938**, 653, 679. Ref. Dtsch. Z. gerichtl. Med. **31**, 64 (1939).

Die Morphologie der lokalen Verbrennungen und Verbrühungen.

BUNDT u. a.: Dtsch. med. Wschr. **1947**, 260. — FÖRSTER: Handwörterbuch der gerichtlichen Medizin, S. 834. Berlin 1940. — HAM, SHEN, FLEMING and CASTLE: Blood **3**, 373 (1948). Ref. Ber. allg. u. spez. Path. 4, 166 (1949). — HENRIQUES: Arch. of Path. **43**, 489 (1947). Rev. Sci. Instrum. 18, 673 (1947). — HENRIQUES and MORITZ: Amer. J. Path. **23**, 531 (1947). Ref. Ber. allg. u. spez. Path. 2, 432 (1949).

LLOYD-SHMITH and MENDELSSOHN: Brit. Med. J. 1948, No 4559, 975. Ref. Ber. allg. u. spez. Path. 4, 54 (1949). — LOCHTE u. BRAUCKHOFF: Dtsch. Z. gerichtl. Med. 39, 1 (1948/49). McLEAN, MORITZ and ROOS: J. Clin. Invest. 26, 497 (1947). — MORITZ: Amer. J. Path. 23, 915 (1947). Ref. Ber. allg. u. spez. Path. 2, 434 (1949). — MORITZ and HENRIQUES: Amer. J. Path. 23, 695 (1947). Ref. Ber. allg. u. spez. Path. 2, 433 (1949). — MORITZ, HENRIQUES, DUTRA and WEISIGER: Arch. of Path. 43, 466 (1947).

ROOS, WEISIGER u. MORITZ: J. Clin. Invest. 26, 505 (1947).

SCHWIEGK u. SCHÖTTLER: Klin. Wschr. 1947, 360.

Klinik und Physiologie der Allgemeinfolgen.

BAVAC: Experimentia (Basel) 3, 200 (1947). Ref. Zbl. inn. Med. 1948, 160. — BROOKS: Arch. Surg. 61, 387 (1950). — BUNDT, GREEN, TAYLOR u. LEVENSON: Dtsch. med. Wschr. 1947, 260.

COORAY: J. of Path. 61, 541 (1949).

DONATI: Proc. verb. etc. 46. Congr. franç. Chir. 1937, S. 148. Ref. Dtsch. Z. gerichtl. Med. 30, 382 (1938).

FASAL: Klin. Wschr. 1937, 697, 729.

GREUER: Bruns' Beitr. 180, 4 (1950).

HEFTER u. a.: Chirurgija 1949, 26. Ref. Dtsch. Gesundheitswesen 1950, 609.

KELLER, SÖRENSEN: Ugeskr. Laeg. (dän.) 1941, 1534. Ref. Dtsch. Z. gerichtl. Med. 36, 492 (1942). — KOLISKO: Vjschr. gerichtl. Med. 47, 217 (1914).

LÉCLERCQ, MERVILLE et MARCHAND: Ann. Méd. lég. etc. 30, 94 (1950). — LÖWEN: Med. Klin. 1949, 736.

MOORE: Ann. Surg. 132, 1 (1950).

POSTNIKOV: Chirurgija 1949, 9. Ref. Dtsch. Gesundheitswesen 1950, 609. — POSTNIKOV i. FRENKEL: Chirurgija 1949, 3. Ref. Dtsch. Gesundheitswesen 1950, 608.

ROSENQUIST: Sv. Läkartidn. 1943, 1614. Ref. Dtsch. Z. gerichtl. Med. 38, 255 (1943).

SLAVIK: Wien. med. Wschr. 1942I, 146. Ref. Dtsch. Z. gerichtl. Med. 36, 323 (1942).

WHITELAW: J. Amer. Med. Assoc. 145, 85. — WILSON, MacGREGOR and STEWART: Brit. J. Surg. 25, 826 (1937/38).

Histamin.

BERNHARD-KREIS: Z. exper. Med. 104, 756 (1939).

KISIMA: Fukuoka Acta med. 31, Nr 5 (1938). Ref. Dtsch. Z. gerichtl. Med. 30, 384 (1938).

Vitamin C.

EINHAUSER: Münch. med. Wschr. 1938I, 565; 1939I, 441.

LAMBRET et DRIESSENS: Rev. de Chir. 56, 319 (1937). Ref. Dtsch. Z. gerichtl. Med. 29, 428 (1938).

USBEKOW: Münch. med. Wschr. 1939I, 869.

Schock.

MÜCKELEY: Münch. med. Wschr. 1938I, 973.

Toxin.

BLÜTHGEN: Frankf. Z. Path. 58, 85 (1943).

CHRISTOPHE: Proc. verb. etc. 46. Congr. franç. Chir. 1937, S. 158. Ref. Dtsch. Z. gerichtl. Med. 30, 383 (1938). — Presse méd. 1938II, 1054. Ref. Dtsch. Z. gerichtl. Med. 30, 383 (1938). CULLUMBINE: J. of Path. 59, 477 (1947). — CULLUMBINE, McDONALD and SIMPSON: J. of Path. 59, 467 (1947).

EINHAUSER: Münch. med. Wschr. 1939I, 441.

PELAGATTI: Ateneo parm. 2, 9 (1937). Ref. Dtsch. Z. gerichtl. Med. 29, 429 (1938).

Bluteindickung.

DEMIDOVA, MASLENNIKOVA i KACANOVA: Chirurgija 4, 22 (1949). Ref. Ber. allg. u. spez. Path. 5, 259 (1950).

PONSOLD: Dtsch. Z. gerichtl. Med. 35, 75 (1942).

Acetylcholin.

HOPPE-SEYLER u. SCHÜMMELFEDER: Z. Naturforsch. 1, 696 (1946).

Leichenbefunde an den inneren Organen.

BUIS and W. HARTMANN: Amer. J. Clin. Path. 11, 275 (1941). — BYRDOWNA: Czas. sad.-lék. (poln.) 1938, 241. Ref. Dtsch. Z. gerichtl. Med. 31, 333 (1939).

GÜNTHER, G.: Arch. klin. Chir. **194**, 539 (1939). Ref. Dtsch. Z. gerichtl. Med. **31**, 438 (1939).

HENSCHEN: Helvet. med. Acta **8**, 77 (1941).

KLEIN, H.: Virchows Arch. **320**, 93 (1951). — KOLISKO: Vjschr. gerichtl. Med. **47**, 217 (1914).

LACROIX: Rass. Med. industr. **13**, 159 (1942). Ref. Dtsch. Z. gerichtl. Med. **37**, 150 (1943).

MAULINEAU and HARTMANN: J. Amer. Med. Assoc. **134**, 429 (1947).

ORSÓS: Münch. med. Wschr. **1940** I, 297.

SCHINDLER: Zit. nach ZINCK. — SIEGMUND: Zit. nach ZINCK.

ZINCK: Klin. Wschr. **1938** I, 278. — Veröff. Konstit.- u. Wehrpath. **10**, 26 (1940).

Spätfolgen.

BANG: Ugeskr. Laeg. (dän.) **1941**, 411. Ref. Dtsch. Z. gerichtl. Med. **35**, 140 (1942).

BEYER, W.: Mschr. Unfallheilk. **4**, 101 (1940).

DETERTS: Zbl. Path. **86**, 147 (1950). — DEURETSBACHER u. KELLNER: Dtsch. med. Wschr. **1949**, 703. — DREVS: Ärztl. Sachverst.Ztg **47**, 37 (1941).

FAIN: Dtsch. Z. gerichtl. Med. **32**, 24 (1939/40). — FLÜGEL: Nervenarzt **1947**, 499.

KASKIN u. a.: Dtsch. Gesundheitswesen **5**, 609 (1950).

MAURER: Zbl. Chir. **1938**, 2771.

PERDRUP: Acta chir. scand. (Stockh.) **97**, 495 (1949). Ref. Ber. allg. u. spez. Path. **4**, 239 (1949). — PETERSEN, E.: Ugeskr. Laeg. (dän.) **1941**, 408. Ref. Dtsch. Z. gerichtl. Med. **35**, 493 (1942).

ROTH, N.: Arch. of Neur. **45**, (1941). Ref. Dtsch. Z. gerichtl. Med. **36**, 140 (1942).

SCHACHTER: Ann. paediatr. (Basel) **168**, 105 (1947). Ref. Ber. allg. u. spez. Path. **3**, 393 (1949).

VELDE: In FISCHER-MOLINEUS, Das ärztliche Gutachten im Versorgungswesen, Bd. II, S. 822. Leipzig 1939.

WANIEK: Arch. Gewerbepath. **10**, 519 (1941). — WENGEN: Z. Unfallmed. u. Berufskrkh. (Bern) **39**, 255 (1946).

Hitzeeinwirkung auf den Gesamtkörper, Leichenveränderungen.

BREUNINGER: Kombinierter Kohlenoxydvergiftungs- und Verbrennungstod durch Gasbadeofen mit eigenartigen Fettschmelzungserscheinungen. Med. Diss. München 1940. Ref. Dtsch. Z. gerichtl. Med. **35**, 60 (1942).

DÉROBERT et GASCOIN: Ann. Méd. lég. etc. **30**, 255 (1950).

GRÄFF: Tod im Luftangriff. Hamburg 1948.

HEINDL: Arch. Kriminol. **112**, 141 (1943). — HIERL: Beseitigung von Mordopfern durch Verbrennen. Med. Diss. München 1941. Ref. Arch. Kriminol. **110**, 98 (1942).

LOCHTE u. BRAUCKHOFF: Dtsch. Z. gerichtl. Med. **39**, 1 (1948/49).

MERKEL: Dtsch. Z. gerichtl. Med. **18**, 233 (1932).

PONSOLD: Lehrbuch der gerichtlichen Medizin, S. 315. Stuttgart 1950.

REUTER, F.: Lehrbuch der gerichtlichen Medizin, S. 429. Berlin u. Wien 1933.

SCHÖNBERG: Schweiz. med. Wschr. **1950**, 334. — SCHRADER: Dtsch. Z. gerichtl. Med. **29**, 152 (1938). — SEIN: Semana méd. **1939** I, 1075. Ref. Dtsch. Z. gerichtl. Med. **32**, 209 (1939/40).

WALCHER: Handwörterbuch der gerichtlichen Medizin, S. 445. Berlin 1940. — WEINBERGER-GÖBEL u. KIRA: Z. Ethnol. **72**, 114 (1941). Ref. Dtsch. Z. gerichtl. Med. **35**, 209 (1942). — WINTER: Kriminalistik **15**, 43 (1941).

Ohne Verfasser: Arch. Kriminol. **112**, 141 (1943).

Feststellung vitaler Reaktionen bei verbrannten Leichen.

BUNDT, GREEN, TAYLOR u. LEVENSON: Dtsch. med. Wschr. **1947**, 260.

CANUTO: Arch. div. Anthrop. crimin. **57** (Suppl.), 297 (1937). Ref. Dtsch. Z. gerichtl. Med. **29**, 76 (1938).

DUTRA: Amer. J. Clin. Path. **19**, 599 (1949).

FÖRSTER: Dtsch. Z. gerichtl. Med. **19**, 293 (1933); **20**, 445 (1933). — Verh. internat. Kongr. Gerichtl. Med., Bonn S. 476, 1938. — FRITZ, E.: Dtsch. Z. gerichtl. Med. **23**, 19 (1934).

INCZE: Magy. orv. Arch. **40**, 309 (1939). Ref. Dtsch. Z. gerichtl. Med. **33**, 239 (1940).

MERKEL: Dtsch. Z. gerichtl. Med. **18**, 233 (1932). — MORITZ, HENRIQUES and McLEAN: Amer. J. Path. **21**, 311 (1945).

NIPPE u. R. M. MAYER: Dtsch. Z. gerichtl. Med. **21**, 120 (1933).

OHNESORGE: Öff. Gesdh.dienst **1937** (2 A), 745.

SEIFERT: Zur Frage der quantitativen CO-Bestimmung im Blut. Erscheint in Dtsch. Z. gerichtl. Med.

WINTER, R.: Kriminalistik **15**, 43 (1942).

Anhaltspunkte für Unglücksfall, Selbstmord und Mord.

CANUTO: Ann. Fac. Med. Perugia **36**, 89 (1937). Ref. Dtsch. Z. gerichtl. Med. **31**, 64 (1939).
DONALIES: Dtsch. Z. gerichtl. Med. **36**, 49 (1942).
FÖRSTER: Verh. 1. Internat. Kongr. Gerichtl. Med. 1938, S. 476.
HALLERMANN: Arch. Kriminol. **108**, 46.
JENSEN: Nord. kriminaltekn. Tidskr. **10** (1940). — Ref. Dtsch. Z. gerichtl. Med. **35**, 69 (1942).
RAESTRUP: Arch. Kriminol. **100**, 195 (1937).
STRASSMANN, G.: Lehrbuch der gerichtlichen Medizin, S. 201. Stuttgart 1931.
WILLAS: Kriminalistik **15**, 131 (1942). — WINKLER, H.: Beitr. gerichtl. Med. **17**, 127 (1943).

i) Schäden und Tod durch Einwirkung von Elektrizität.

1. Technische Elektrizität.

α) Allgemeines.

Mit der immer weiteren Verbreitung von elektrischen Einrichtungen in Stadt und Land haben auch die elektrischen Unfälle erheblich zugenommen, wie die Statistik zeigt. Dies gab Anlaß, daß man sich mit der Genese, der pathologischen Anatomie, der Klinik, der Therapie und der Prophylaxe der Einwirkungen des elektrischen Stromes auf den menschlichen Körper in zunehmendem Maße beschäftigt hat. Einer der ersten Bahnbrecher auf diesem Gebiet war STEPHAN JELLINEK in Wien; auch haben unter Einwirkung des Ingenieurs ALVENSLEBEN die Berufsgenossenschaften die Vermeidung von elektrischen Unfällen als dringende Aufgabe angesehen. Die Bemühungen sind insofern nicht umsonst gewesen, als die Zahl der Unfälle zwar absolut in der Zeit vor dem Kriege zunahm, daß aber ihr Verhältnis zur Zahl der Beschäftigten zurückging (WENZEL, MORHARDT).

Vom technischen Standpunkt aus unterscheidet man den *Hochspannungsstrom* (von etwa 300 V an aufwärts), den *Starkstrom* (von 110 V aufwärts), der in einer Spannung von rund 220 V der übliche Gebrauchsstrom ist, und den *Schwachstrom*, der im großen und ganzen als ungefährlich bezeichnet werden kann. Er wird hauptsächlich in der elektrischen Meßtechnik benutzt.

Wenn man von individuellen Empfindlichkeiten bei der Einwirkung elektrischer Energie absieht, hängt die Gefährlichkeit des elektrischen Stromes für den Menschen in der Hauptsache von der in Ampere gemessenen Stromstärke ab. Diese wiederum hängt nach der bekannten Formel Amp. $= \dfrac{\mathrm{V}}{\Omega}$ außer von der Spannung besonders von dem Widerstand ab. Der Widerstand der einzelnen Gewebe des menschlichen Körpers ist unter diesem Gesichtspunkt von FREIBERGER eingehend studiert worden. Die Kenntnis dieser Verhältnisse ermöglicht es dem Techniker, in Einzelfällen ungefähr zu berechnen, welcher Stromstärke ein Mensch zur Zeit des Unfalles ungefähr ausgesetzt war.

Während die inneren Organe, deren Hauptbestandteil im Grunde eine dünne Salzlösung ist, dem Strom keinen sonderlichen Widerstand entgegensetzen, ist die Haut im großen und ganzen wenig leitfähig, insbesondere die Hornschicht. Je dicker die Hornschicht, desto weniger leitfähig ist die entsprechende Hautpartie. Befeuchtete Haut leitet besser als trockene Haut. Steigt die Spannung über 200 V (an Hohlhand und Fußsohle, die eine dicke Hornschicht aufweisen, sind hierfür rund 500 V erforderlich), so bricht der Widerstand plötzlich zusammen, so daß der Körper auf einmal einer erheblichen Stromstärke ausgesetzt wird. Ist der Widerstand der Haut einmal durchbrochen, so bleibt die Stromstärke zunächst halbwegs konstant. Während sich JELLINEK früher auf den Standpunkt stellte, daß im Innern des Körpers ein erheblicher Widerstand nicht mehr besteht, da der Strom in der Hauptsache den Gefäßen entlanggeht, kam FREIBERGER auf Grund von mühseligen Untersuchungen zu dem Ergebnis, daß gleichwohl die Länge der Stromwege im Körper den Widerstand erheblich beeinflußt. Anscheinend ist seine Höhe davon abhängig, ob die Stromschleife mehr oder minder zahlreiche Gelenke überspringen muß. Hier hat die anatomische

Untersuchung mitunter Stromdurchtrittsstellen aufgedeckt. Die Höhe des Widerstandes beträgt bei einer Spannung von rund 200 V nach den Feststellungen von FREIBERGER bei Stromschluß von Hand zu Hand oder auch von Hand zu Fuß rund 3mal $10^3 \Omega$, bei Stromschluß von Vorderarm zu Vorderarm ist der Widerstand viel geringer, wahrscheinlich deshalb, weil der Strom hier nicht die dicke Hornschicht der Hand zu überwinden hat. Er beträgt hier noch nicht 800 Ω. Der geringste von FREIBERGER gemessene Widerstand lag bei 700 Ω. Weitere Einzelheiten können aus den Kurven der Abb. 122 abgelesen werden. Wie die Verhältnisse aber bei guter Durchfeuchtung der Haut und breitem Kontakt mit den Elektroden liegen, wissen wir auch jetzt nicht genau. Wahrscheinlich ist dies sehr variabel; unter diesen Umständen wird man mit der Möglichkeit eines weit geringeren Widerstandes rechnen müssen; im Schrifttum wird die Zahl 200 Ω genannt (KERVRAN, SOUZA).

Bildet sich bei Einwirkung des Stromes ein *Flammenbogen*, so ändert sich der Widerstand der Haut nach kurzer Zeit. Es kommt zu Verbrennungserscheinungen; die Flüssigkeit verdampft, das Gewebe trocknet aus und verkohlt.

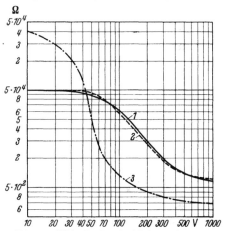

Es wird dadurch wieder weniger leitfähig, so daß die Stromstärke erneut absinkt. Zur Bildung eines Flammenbogens kommt es bei einer Spannung von 5000 V und einem Abstand von 1 mm zwischen elektrischem Leiter und Haut, bei einer Spannung von 20000 V beträgt diese Distanz 6 mm, bei 40000 V 13 mm und bei 100000 V 35 mm. So erklärt es sich, daß Personen, die in der Nähe von hochspannungführenden Stromleitern arbeiten oder sich sonst irgendwie aufhalten, bei sehr hohen Spannungen auch dann verunglücken können, wenn sie gar nicht in unmittelbarer Berührung mit stromführenden Teilen gekommen sind.

Bezüglich des Widerstandes ist die *Stromart* nicht von besonderer Bedeutung. Bei niedriger Spannung sind die Widerstände bei Anwendung von Gleichstrom etwas größer als bei Wechselstrom. Doch sind die Differenzen unwesentlich. Dagegen kommt es nicht unerheblich auf die *Frequenz des Wechselstromes* an. Der übliche Wechselstrom mit einer Frequenz von 50 Perioden je Sekunde ist erheblich gefährlicher, als ein Gleichstrom gleicher Stärke. Gerade die übliche Frequenz von 40—50 Perioden gilt als besonders gefährlich, während hohe Frequenzen von etwa 50000 Perioden, wie sie bei Diathermieapparaten angewendet werden, im großen und ganzen ungefährlich sind (ALVENSLEBEN, zit. nach JENNY, KOEPPEN). Setzt man den Mindestwiderstand im menschlichen Körper mit rund 200 Ω an, so wird man Ströme in einer Spannung von 40—60 V an schon als gefährlich ansehen müssen, und es besteht vom technischen Standpunkt die Notwendigkeit, daß der arbeitende Mensch bereits gegen solche Ströme geschützt wird. Man muß auch verhindern, daß sie als sog. vagabundierende Ströme, deren Verlauf man nicht recht übersehen kann, auf den menschlichen Körper einwirken (KERVRAN, SOUZA). Als geringste tödliche Stromstärke werden bereits 50 mA angegeben (JHDE). Doch handelt es sich hier um einen außergewöhnlichen Vorfall. Im großen und ganzen werden Stromstärken von weniger als 0,01 A vertragen. Sogar Stromstärken bis zu 0,1 A gelten im allgemeinen noch als ungefährlich (schriftliche Mitteilung der AEG). Doch wird man sich davor hüten müssen, eine derartige Feststellung als allgemeingültig zu übernehmen. So werden 60 periodische Ströme von Loslaßstärke (dies entspricht Strömen von 10—20 mA) bei Kontakt von Hand zu Hand als schmerzhaft und schwer zu ertragen empfunden, selbst für eine kurze Zeit. Wenn sie länger fortgesetzt werden, können sie zu Zusammenbruch, Bewußtlosigkeit und wahrscheinlich auch zum Tode führen. Die beobachteten Muskelzusammenziehungen verursachen ein Heraufwinden des Armes bis zur Brust, bis die Versuchsperson schließlich nicht mehr recht atmen kann (DALZIEL). Die Gefährlichkeit derartiger Ströme wird dadurch nicht herabgemindert, daß kasuistisch über das Überstehen von Stromstößen von 10—30 A ohne sofortige lebensgefährliche Wirkung berichtet wurde. Darüber hinaus sind sogar in Einzelfällen kurze Stromstöße von 300 A bei 15000 V zunächst einmal überstanden worden (ALVENSLEBEN, PANSE).

Trifft der elektrische Strom auf Widerstand, wie das beim menschlichen Körper der Fall ist, so entsteht Wärme, sog. JOULEsche *Wärme*, die nach einer physikalischen Formel errechnet

Abb. 122. Widerstandsverlauf bei verschiedenen Spannungen nach Leichenversuchen von FREIBERGER: Kurve 1: Stromdurchgang von Hand zu Hand; Kurve 2: von Hand zu Fuß; Kurve 3: von Vorderarm zu Vorderarm. (Aus JENNY: Der elektrische Unfall. Bern 1945.)

werden kann. Sie spielt eine um so größere Rolle, je länger der Strom durchtritt; sie führt dann zu ausgedehnten *Verbrennungen*. Ausgedehnte Verbrennungen erhöhen die Lebensgefahr, so daß die Gefährlichkeit des Stromes auch von der *Kontaktdauer* abhängig ist; sie wird mitunter dadurch verlängert, daß der durch den Strom bedingte Muskeltetanus das Loslassen des Kontaktes verhindert.

Im ganzen wird man sagen müssen, daß die Wirkungen des Stromes auf den menschlichen Körper von einer Anzahl von Faktoren abhängen, und zwar in technischer Beziehung von der *Stromstärke* und von der *Frequenz* des Stromes, in medizinischer Beziehung von einer schwer vorauszusehenden *persönlichen Empfindlichkeit* und von der Lokalisation der *Durchströmung*. Ströme, die durch das Herz gehen, z. B. bei Anschluß von Hand zu Hand oder Ströme, die das Gehirn durchsetzen, sind viel gefährlicher als Stromstöße, die diese Organe im wesentlichen nicht berühren, z. B. bei der sog. *Schrittspannung* von Bein zu Bein. Kranke Personen, insbesondere Herzkranke, vertragen den Strom nach den vorliegenden Beobachtungen schlechter als Gesunde (v. NEUREITER). Nicht selten sieht man bei tödlichen Unfällen durch elektrischen Strom einen Status thymicolymphaticus (SCHRIDDE, JHDE). Einen wesentlichen Einfluß scheint auch die *Stromerwartung* zu haben. Wer darauf gefaßt ist, Strom zu erhalten, ist weniger gefährdet als derjenige, der überraschend dem Strom ausgesetzt wird (JELLINEK). Wahrscheinlich sind auch die Vagotoniker mehr gefährdet als andere Menschen.

Die knöcherne Schädelkapsel ist wenig leitfähig, daher ist das Gehirn im großen und ganzen nicht so gefährdet. Wird aber unter besonderen Umständen das Gehirn einer besonderen Durchströmung ausgesetzt, so vermehrt auch dieser Umstand die Gefahr (JELLINEK).

β) Die Einwirkung des Stromes auf die einzelnen Organe.

Haut und Schleimhaut.

Im großen und ganzen als typisch für die Einwirkung von elektrischem Strom auf die Haut gilt die Entstehung einer *Strommarke*. Sie kommt sowohl an der Eintrittsstelle als auch an der Austrittsstelle zustande. Voraussetzung für ihre Entstehung ist ein begrenzter Kontakt. Bei breitem Kontakt, z. B. wenn die Fußsohlen bei großer Durchfeuchtung auf einem guten Leiter stehen, brauchen Veränderungen überhaupt nicht zustande zu kommen. Die Strommarke ist bei kritischer Betrachtung ihrer Entstehung an sich allerdings nicht typisch für die Einwirkung des Stromes. Man kann ähnliche Gebilde erzeugen, wenn man eine heiße Nadel in die Haut einsticht. Verwertet man aber das Vorhandensein von Strommarken mit den gesamten Umständen, die sich sonst noch ergeben, so sind sie in der Praxis doch hinreichend spezifisch.

Die Strommarke erkennt man makroskopisch als rundliche, grauweiße, mitunter auch schwärzliche Eindellung der Haut von Stecknadelkopf- bis Erbsengröße, in deren Mitte man mit der Lupe unter Umständen eine feine Durchlöcherung wahrnehmen kann. Manchmal ist der Rand wallartig erhöht (Abb. 123). Die Stelle ist, wenn die Stromeinwirkung überlebt wurde, gefühllos. Die Strommarke ist im allgemeinen deutlich zu erkennen. Schwierigkeiten entstehen jedoch, wenn es gilt, sie in einer schwieligen und rissigen Arbeiterhand vorzufinden. *Mikroskopisch* hat dieses Gebilde folgende Besonderheiten: Die oberflächlichen Schichten des Stratum corneum können verkohlt sein. In ihm bilden sich infolge der Hitzeeinwirkung unter Umständen Hohlräume. Die Hornschicht ist mitunter vom Stratum germinativum abgehoben. Das Stratum germinativum weist, insbesondere am Rande der Veränderung, eine auffällige Ausziehung der Basalzellen auf. Auch die Kerne sind lang gezogen (Abb. 124 a und b). Mitunter hat man den Eindruck, als seien die Zellen aus ihrer Umgebung in Büscheln herausgerissen.

Das unter der Strommarke liegende Bindegewebe der Lederhaut ist vielfach homogenisiert. Auch hier können Spalten auftreten. Bei Veränderungen, die durch das Einstechen einer glühenden Nadel erzeugt sind, nehmen die abartigen Befunde von der Oberfläche nach unten zu ab, bei der elektrischen Strommarke sind aber Veränderungen auch im Bindegewebe zu erkennen, ein Unterschied, der unter Umständen differentialdiagnostisch verwertet werden kann. Auch die *Wurzelscheiden der Haare* verlaufen im Bereiche der Strommarke wellenförmig und zackig. Man erkennt auch hier Zellauziehungen und Blähungen, spaltförmige Durchtrennungen und Aufspaltungen. Man sieht im Bindegewebe unter der Haut keilförmige Lichtungsbezirke. Die Basis des Keils ist nach außen zugerichtet In den Wandungen der Gefäße können perivasculäre und intramurale Blutungen auftreten. Auch können gelegentlich, aber nicht immer, die *Endothelzellen der*

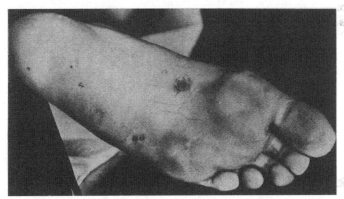

Abb. 123. Strommarken an der Fußsohle (Sekt.-Nr. 17/50).

Gefäße ausgezogen sein. *Histochemisch* kann man im Bereiche der Strommarke Kupfer bzw. Eisen nachweisen. Alle diese Zeichen pflegt man als *Wegspuren* der Elektrizität zu bezeichnen. Weist man die Wegspur nach, so ist es möglich, die Entstehung der Veränderungen durch bloße Hitzeeinwirkung praktisch auszuschließen. Am Rande der Veränderungen ist gelegentlich eine reaktive Hyperämie der Capillaren zu bemerken. Im großen und ganzen sind aber Strommarken, die nach dem Tode zustande kommen, makroskopisch und histologisch nicht wesentlich anders als vital entstandene Strommarken (SCHRADER u. a.).

Man hat versucht, die *Stromeintrittsstelle* von der Stromaustrittsstelle zu unterscheiden. Die Eintrittsstelle gibt eher die Form der Elektrode wieder, während am Minuspol häufiger mehrere Stromeffekte zu erkennen sind; histologisch ist das Gewebe am Pluspol mehr aneinandergedrückt, die elastischen Fasern sind gewellt und kontrahiert, am Minuspol ist das Gewebe locker, von Vacuolen durchsetzt, die elastischen Fasern sind hier gestreckt, verbreitert und aufgefasert (JELLINEK). Im Bereiche des Epithels selbst scheint jedoch die Vacuolisierung am Pluspol ausgeprägter zu sein als am Minuspol. Der wichtigste Hinweis für die Stromeintrittsstelle ist die Metallisation. Bei Wechselstromeinwirkungen bestehen keine verwertbaren Unterschiede (SCHRADER).

Die *Ausheilung* der Strommarken verläuft unter geringfügigeren Reaktionen als bei einer gewöhnlichen Verbrennung. Die leukocytäre Abgrenzung ist eine geringere. SCHRADER nimmt an, daß unter der Einwirkung des elektrischen Stromes die Reaktionsfähigkeit des Organismus gelitten hat. Es ist bemerkenswert, daß sich nach Abheilung der Strommarke das *Papillarlinienbild* wieder herstellt, was nach tiefergreifenden Verbrennungen nicht der Fall ist (JELLINEK).

Neben diesen Strommarken, die im großen und ganzen ein Produkt der JOULEschen Wärme sind, entstehen mitunter auch ausgedehnte *Verbrennungen* der Haut und des Unterhautgewebes. Alle 4 Stadien der Verbrennung können hier zustande kommen, vom Erythem bis zur Verkohlung. An der verbrannten Stelle bildet sich manchmal ungefähr die Form des Kontaktes ab. Wir konnten dies einmal an der Haut eines Monteurs beobachten, der in der Tasche einen Schraubenschlüssel trug, in dem sich der stromführende Draht verhakt hatte.

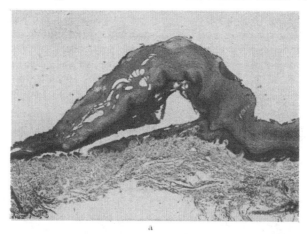

a

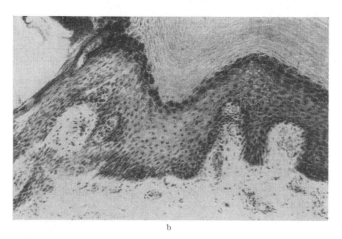

b

Abb. 124a und b. a Abhebung der Hautschichten im Bereiche des Stratum germinativum in der Gegend des wallartigen Randes einer Strommarke; oberflächliche Verkohlung und Vacuolenbildung im Statum corneum. b Büschelartige Ausziehung der Basalzellen am Rande der Strommarke; das Ausmaß der Ausziehung ist hier gering (Sekt.-Nr. 17/50).

Es kommt auch vor, daß der Strom im Bereiche der Berührung nicht sofort in die Tiefe dringt, sondern entlang von Schweißspuren oder sonstigen Durchnässungen der Haut weitereilt, hier Verbrennungen und Vertrocknungen verursacht und dann erst in die Tiefe geht. Man spricht dann von *Etappenläsionen*. Verbrennungen im Flammenbogen verursachen Temperaturen bis zu 3000⁰ C. Die Hitzeschädigung ist dann auch bei kurzer Einwirkungsdauer besonders schwer und reicht bis in die tiefsten Gewebsschichten. Die Metallisation ist hier besonders umfangreich. Bei sehr starker Hitzeeinwirkung, insbesondere bei hochgespanntem Strom, geht geschmolzenes Metall auf die Haut über, so daß man in den verbrannten und verkohlten Partien geschmolzene Metallteilchen vorfinden

kann, die man als *Stromperlen* bezeichnet. Die Haut kann mitunter in einem sehr
großen Umfang verkohlt sein. Manchmal fehlt sie sogar überhaupt, so daß z. B.
an der Hand die Sehnen frei liegen. Entstandene Blasen beruhen nicht immer
auf Verbrennungen II. Grades, sie kommen nach Beobachtungen von MEIXNER
im großen Umfang schon durch Verdunstung der Gewebsflüssigkeit im Flammenbogen zustande. Bei hoher Stromstärke (mindestens 30 A) kommt es gelegentlich auch zu einer Art *Sprengwirkung* an der Haut (JENNY). Es entstehen rundliche Defekte, die fast an Schußverletzungen erinnern. Die Defekte können wie
ausgestanzt aussehen. Nach eigener Beobachtung erkennt man am Rande makroskopisch kaum eine Verkohlung (s.
Abb. 125). Manchmal sind sie auch
messerstichähnlich (JELLINEK).

Es ist nicht so selten, daß man
Stromeinwirkungen auch im Bereiche der *Mundschleimhaut* bemerken kann. Kinder nehmen hin
und wieder Kupplungsstücke von
Strom führenden Leitern beim
Spielen in den Mund (LINDEMANN
und LEMPKE, OPPIKOFER). Auch
kamen solche Schleimhautverletzungen zustande, als ein Kind an
einem Wasserhahn trank, der durch
einen Zufall unter elektrische Spannung geraten war (SCHLEYER). Die
Stromschäden an der Schleimhaut
haben mitunter zu Nekrosen und
Sequestrierungen an den Zähnen
und Zahnscheiden geführt. Sie

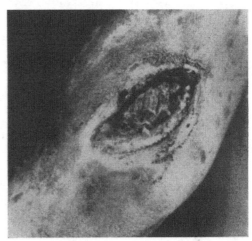

Abb. 125. Messerschnittähnlicher Hautdefekt mit kaum
erkennbarer Verkohlung am Rande nach Durchtritt von
Hochspannungsstrom (Sekt.-Nr. 125/51).

heilten zum Teil komplikationslos ab. In anderen Fällen entstanden durch
Ödeme und durch Sekundärinfektionen schwierige Komplikationen, die mitunter
zum Tode führten.

Muskulatur.

Die Veränderungen an der Muskulatur decken sich zum Teil mit dem, was über Verbrennungserscheinungen bekannt ist. Man *kann* eine wellige Schrumpfung am Rande der
Muskelfasern beobachten, für die der Ausdruck *Harmonikaschrumpfung* gebraucht wird. Bei
stärkerer Einwirkung kommen auffällige Querlinien, mitunter auch spiralige Bildungen im
Bereiche der Muskelfasern zustande. Die Faser ist im ganzen Verlauf von mehr oder minder
breiten Streifen durchsetzt, die sich teilweise verzweigen, bald bogenförmig, bald wellenförmig; sie stehen mit den Sarkolemmkernen in Verbindung. Es handelt sich hier um Ge-
rinnungsprodukte des Sarkoplasma infolge der Hitzeeinwirkung. Als streng spezifisch gerade
für eine elektrische Stromeinwirkung kann man sie nicht ansehen (BOEHMKE, JELLINEK,
PIETRUSKY u. a., Schrifttum bei BOEMKE). Eine ausgedehntere Schädigung von Muskulatur
führt ähnlich wie beim *Crush-Syndrom* zum Freisetzen von Myoglobin, ein Vorgang, der zu
einer erheblichen Nierenschädigung führen kann (FISCHER und FRÖHLICHER).

Knochen und Gelenke.

Von Knochenveränderungen sind zunächst Frakturen und Absprengungen zu erwähnen.
Sie können dadurch zustande kommen, daß der Verletzte hingeschleudert wird oder in die
Tiefe fällt. Es handelt sich hier also nicht um direkte Einwirkungen des elektrischen Stromes.
Der Strom erzeugt weiterhin mitunter recht erhebliche Muskelkontraktionen, diese wiederum
können sekundär Absprengungen und Frakturen von Knochenteilen veranlassen, so z. B. im
Bereiche des Scapula, des Schultergelenks, der Wirbelsäule; auch sind Luxationen des Hume-
rus bekanntgeworden. Da Knochen und Gelenke dem Strom Widerstand entgegensetzen,
ist es verständlich, wenn es auch hier zur Ausbildung JOULEscher Wärme kommt. Auch ist

beobachtet worden, daß Verletzungen durch den Flammenbogen unmittelbar bis zu den Knochen vordringen. Die hierbei entstehenden Veränderungen sind die Folgen der Hitzeeinwirkung. Wir kennen eine *Verkohlung* der Knochensubstanz, mitunter auch eine völlige *Schmelzung*. Als Produkte dieser Schmelzung werden sog. *Knochenperlen* vorgefunden, die aus phosphorsaurem Kalk bestehen. Teile des Schädels können fortgeschmolzen werden (REUTER, ZIEMKE). Die ungleichmäßige Erhitzung des Knochens führt mitunter zu Entstehung von Sprüngen, wie wir dies auch bei Verbrennungen beobachten können. JELLINEK stellt sich auf den Standpunkt, daß diese von ihm beschriebenen Knochensprünge unmittelbare Folgen des Stromdurchtrittes sind. Nach seinen Beobachtungen bleibt hier die Bildung von Callus aus. Trifft Hochspannungsstrom das Gehirn, so kann die Erwärmung des Schädelinhaltes eine so hochgradige sein, daß der Schädel durch Kochen des Gehirns und des Liquors zerspringt und der Schädelinhalt aus den Defekten und auch aus den Augenhöhlen austritt (FRITZ, MEIXNER). Als Spätfolge von elektrischen Durchströmungen am Knochen ist bekanntgeworden, daß der Kalkgehalt abnimmt. Man führt dies auf Ernährungsstörungen zurück (PIETRUSKY). Auch experimentell hat man ähnliche Veränderungen am Kaninchen erzeugen können (MOTEMARTINI). Ob man den SUDECKschen fleckförmigen Knochenbau mit einer vorangegangenen Einwirkung des elektrischen Stromes in Verbindung bringen kann, unterliegt noch der Diskussion (KELLER).

Gefäße und Blut.

Obwohl das Blut ein ausgezeichneter Leiter für den elektrischen Strom ist, kommt es dennoch im Anschluß an elektrische Unfälle nicht selten zu Gefäßschädigungen. Man findet Übergänge von der Nekrose der Intima über die Ablösung der Elastica interna bis zum Bilde einer völlig nekrotischen Arterie (HÜCKEL). Auch in den Venen sind ähnliche Vorgänge beobachtet worden. Diese Veränderungen erklären das Zustandekommen von Thrombosen im Anschluß an elektrische Unfälle, insbesondere von Arterienthrombosen. Histologisch findet man in den Gefäßwandschichten, besonders in der Media, als Folge der Einwirkung des Stromes oder der Hitze ähnliche Ausziehungen und Verdichtungen der Zellen, wie man auch an der Haut beobachten kann (JELLINEK). Die Zellkerne sind mitunter spiralig gedreht, die Gefäße werden brüchig, so daß auch Nachblutungen infolge Arrosionen zustande kommen können. Doch ist die Gefahr der Spätblutungen nicht sonderlich groß. Von histologischen Einzelheiten an elektrisch geschädigten Arterien sind Streckungen der elastischen Fasern in der Gefäßwand, schlechte Färbung der Media mit Verklumpung der Muskelzellkerne und Verdichtung des Gewebes der Adventitia genannt worden (JELLINEK, MELISSINOS). Die ausgedehnten Muskelkontraktionen beim Stromdurchgang verursachen eine plötzliche Blutdrucksteigerung; diese Blutdrucksteigerung kann zur Zerreißung kleiner Gefäße führen, und zwar auch abseits von der Strombahn.

Das Verhalten der Gefäße während der Elektrisierung selbst ist wohl noch nicht hinreichend geklärt. Von gerichtsmedizinischer Seite sah PIETRUSKY bei experimentellen Untersuchungen während der Einwirkung von Gleichstrom an Netz und Bauchfell Spasmen in den Venen, die auch nach Aufhören der Einwirkung anhielten; die Gefäße wurden so eng, daß die Blutpassage unmöglich wurde. Andererseits liegen von physiologischer Seite Ergebnisse von Versuchen an Meerschweinchen und Katzen mit Gleich- und Wechselstrom vor, nach deren Ergebnis die Stromdurchleitung durch das Gehirn die Blutversorgung nicht ändert. Auch konnte eine Kontraktion der Hals- und Piagefäße nicht beobachtet werden (CLARK und Mitarbeiter, LORENZ).

Tatsächlich können als Folgen der Stromdurchtritte bei Menschen an den jeweiligen Extremitäten sehr schnell Ödeme entstehen, die meist flüchtigen Charakter haben. Als Ursache kommen entweder Spasmen, sofern sie entstehen, oder Capillarschädigungen oder auch neutrale Einwirkungen des vegetativen Nervensystems in Betracht (s. Abschn. Nervensystem). Hartnäckige Ödeme sind die Folge von Thrombosen, die auf Grund der beschriebenen organischen Gefäßschäden meist erst später einsetzen. Die Thrombosen können späterhin zu Gangränen führen. Der zeitliche Zwischenraum kann beträchtlich sein. So sah SCHNETZ die Entstehung einer Gangrän 3—4 Jahre nach dem elektrischen Unfall noch als Unfallfolge an. Doch wird man solche Zusammenhänge kritisch beurteilen müssen.

Durchleitung des Stromes durch Blut in vitro führt zur Hämolyse. Wahrscheinlich ist hierfür auch die Hitzeeinwirkung verantwortlich zu machen. Auf diese Weise kann es zur Hämoglobinurie kommen, wobei aber in Rechnung gestellt werden muß, daß bei Zerstörung der Muskulatur auch Myoglobin resorbiert und späterhin ausgeschieden werden kann. Die Blutgerinnung scheint nach Einwirkung des elektrischen Stromes verlangsamt, die Viscosität erhöht zu sein (GONTSCHRAVO).

Herz.

Die unmittelbaren Folgen der Durchströmung am Herzen sind besonders wichtig. Sie sind klinisch und experimentell immer wieder studiert worden. Die Untersucher beobachteten zum Teil am frei gelegten Herzen, zum Teil am Röntgenschirm, zum Teil führten sie auch röntgenkinomatographische Untersuchungen durch (PIETRUSKY, PIETRUSKY und JANKER, KOEPPEN, ALVENSLEBEN und WEISS, WIGGERS und WEYRIA, SCHRADER und SCHLOMKA u. a.).

Neben PIETRUSKY und JANKER hat speziell KOEPPEN unter Berücksichtigung der Ergebnisse anderer Forscher die Wirkungen des Stromes auf das Herz in Beziehungen zur Stromstärke gebracht. Geringe Stromstärken unter 25 mA führen im Tierversuch zu einem Krampf der Skeletmuskulatur, der auch die Atmung unterbricht. Doch kommt es hier wohl im allgemeinen nicht zum Erstickungstod, da dieser erst nach mehreren Minuten eintritt und das Opfer in dieser Zeit sich aus dem Stromkreis selbst befreit oder befreit wird. Der Muskelkrampf führt auch zu einer geringfügigen Blutdruckerhöhung (Stromstärkenbereich I im Sinne von KOEPPEN).

Stromstärken zwischen 25 und 75 mA können zu einem augenblicklich einsetzenden Herzstillstand während der Diastole führen. Dauert dieser Herzstillstand länger als 30 sec. so tritt Kammerflimmern auf. Wird der Strom geöffnet, so schlägt das Herz zunächst unregelmäßig weiter, um allmählich auf Normalrhythmus überzugehen. Nur in wenigen Fällen bleiben Dauerschäden des Herzens zurück, die man als Reizbildungs- oder Reizleitungsstörungen auffaßt. Der Krampf der Skeletmuskulatur ist bei diesen Stromstärken intensiver. Auch die Blutdrucksteigerung ist ausgesprochener. Die Verkrampfung der Atemmuskulatur führt zum vollständigen Atemstillstand während der ganzen Durchströmungsdauer (Stromstärkenbereich II).

Stromstärken zwischen 75 mA und 3—4 A sind geeignet, Herzkammerflimmern auszulösen, das am Menschenherz nur sehr schwer reversibel ist und meist zum Sekundenherztod führt. Nur ganz kurzfristige Durchströmung führt zu einem vorübergehenden Herzstillstand, der Rhythmusstörungen, nicht aber Kammerflimmern zur Folge hat. Fällt aber der kurzdauernde elektrische Reiz gegen das Ende der Systole, so besteht Gefahr, daß Herzkammerflimmern auftritt (sog. vulnerable period). Beim Gleichstrom ist nur die bei der Ein- und Ausschaltung des Stromes auftretende Stromschwankung besonders gefährlich (WIGGERS und WEYRIA). Schädlicher ist unter diesen Umständen der gebräuchliche Wechselstrom. Hier pflegen Reize von mindestens 1 sec stets Kammerflimmern auszulösen. Nun löst der elektrische Reiz aber auch eine oder mehrere Extrasystolen aus. Fällt dann aber ein zweiter Reiz in die vulnerable Periode der Extrasystole, so kann auch dies zum Kammerflimmern führen. Hieraus ergibt sich, daß bereits ein Strom von 75 mA bis 3—4 A unter bestimmten Umständen einen Sekundärherztod auslösen können (Stromstärkenbereich III).

Steigert man die Stromstärke auf mehr als 3—4 A, so tritt kein Herzkammerflimmern mehr auf. Ein kurzdauernder Herzstillstand und anschließend lang andauernde Rhythmusstörungen sind die Folgen der Durchströmung. Die Blutdrucksteigerung ist hier eine erhebliche. So kommt es, daß elektrische Unfälle gerade unter diesen Umständen zunächst nicht tödlich verlaufen, es sei denn, daß die Elektrisierung länger anhält. Bei dieser Stromstärke kommt es meist zur ausgedehnten Verbrennung, vielfach auch zur Flammenbogenbildung. Da aber, wie schon erwähnt, gerade bei der Flammenbogenbildung die Stromstärke nachher wieder absinkt, kann es auch in diesen Fällen sekundär zum Herzkammerflimmern und somit zum Sekundenherztod kommen (Stromstärkenbereich IV).

Diese von Koeppen stammende Einteilung der Strombereiche wird man allerdings in der Praxis nur als ungefähren Anhaltspunkt verwerten dürfen. Übergänge kommen sicherlich vor. Im ganzen ergibt sich jedoch aus seinen Untersuchungen, was man auch schon früher wußte, daß nämlich gerade der *hochgespannte Strom unter Umständen nicht so schnell tödlich wirkt wie der Gebrauchsstrom*, weil der durch den hochgespannten Strom herbeigeführte Herzstillstand im Gegensatz zum Kammerflimmern reversibel sein kann.

Wiederholte Stromstöße addieren sich in ihrer Wirkung. Sehr wesentlich für die Gefährlichkeit des Stromes ist die *Zeit*, die er einwirkt.

Auch hinsichtlich dieser Frage wird man sich auf Tierversuche stützen müssen. Sie sind in Amerika mit Schafen angestellt worden, deren Empfindlichkeit für den elektrischen Strom am meisten der des Menschen angenähert zu sein scheint. Für diese Versuche wurden verschiedene Stromlinien benutzt (z. B. von Brust zu Vorderfuß, von Kopf zu Hinterbein, vom rechten Vorderfuß zum linken Hinterfuß), von denen man annimmt, daß die Stromschleifen meist durch das Herz gehen. Das Verhalten des Herzens wurde elektrokardiographisch kontrolliert.

Es stellte sich heraus, daß die Empfindlichkeit des Tierherzens bis zu einem gewissen Grade auch von dem Gewicht des Tieres abhängig war. Die Befunde sind in Kurven niedergelegt worden, die man allerdings für die Praxis oder gar bei Übertragung auf den Menschen nur mit sehr großer Vorsicht verwerten kann. Von diesen Ergebnissen an Versuchstieren sei im einzelnen folgendes herausgegriffen: Kammerflimmern stellte sich ein, wenn Stromstärken von 70—300 mA 5 sec lang, Stromstärken zwischen 200 und 700 mA 1 sec lang und Stromstärken von rund 300—1300 mA 0,3 sec lang einwirkten und wenn bei einer Stromstärke von rund 500—2500 mA ein Stromstoß von 0,1 sec gegeben wurde. Dauerte der Stromstoß nur 0,01 sec, so war zur Erzielung von Herzkammerflimmern ein Strom von etwa 1800 bis 8000 mA erforderlich. Dies gilt alles für einen Wechselstrom von 60 Perioden. Am empfindlichsten scheinen die Herzen von Schafen bei einer Einwirkungsdauer von 0,3 sec und einer Stromstärke von 6 mA zu sein.

Die vorliegenden Gesamtergebnisse deuten darauf hin, daß Sinus-ähnliche Ströme von 100 mA bei 60 Perioden von Hand zu Brust und einer Einwirkungsdauer von 3 und mehr Sekunden gefährlich sind (Dalziel u. a., s. Literaturverzeichnis).

Ist die eigentliche elektrische Schädigung überstanden, so kann die vorangegangene Durchströmung des Herzens zu sekundären Herzschädigungen führen. Es handelt sich zunächst um funktionell bedingte Störungen, für die ein anatomisches Substrat noch nicht bekanntgeworden ist. Die Beschwerden verlaufen im großen und ganzen unter dem Bilde einer Angina pectoris, sie setzen mit dem Unfall oder nach einem freien Intervall von einigen Tagen ein. Die Erscheinungen treten häufig nach geringen Anstrengungen auf; später werden sie seltener und können vollkommen zurückgehen. Das in Ruhe aufgenommene EKG soll keine Veränderungen zeigen, während das EKG nach Belastung gelegentlich verändert ist. Auf das klinische Schrifttum muß verwiesen werden. Die mit der Elektrisierung einhergehende Hypoxämie der Herzmuskulatur kann späterhin auch zu organisch bedingten Herzstörungen führen, die sich gleichfalls in anginösen Beschwerden äußern. Das EKG zeigt hier deutliche Veränderungen. Mitunter kommt es im Laufe der Zeit mit und ohne Anlaß zum plötzlichen Herztod. Im Einzelfall ist auch daran zu denken, daß die Herzstörungen die Folgen der Resorption von nekrotischen Gewebsteilen sein können, wie dies bei Verbrennungen bekanntgeworden ist. Es ist bemerkenswert, daß auch nach der Elektroschockbehandlung, deren Stromstärke an sich dem gefährlichen Stromstärkenbereich III entspricht, gelegentlich Herzstörungen beobachtet werden, obwohl der Strom nicht durch das Herz geleitet wird (Schrifttum s. Jenny).

Liegt zwischen Auftreten von anginösen Anfällen und dem elektrischen Trauma erhebliche Zeit, so ist bei der Annahme eines Kausalzusammenhanges Zurückhaltung am Platz (Aufdermaur und Kartagener).

Nervensystem.

Da die schlecht leitende Schädelkapsel das Gehirn im großen und ganzen schützt, ist über Störungen des Zentralnervensystems nach elektrischen Unfällen nicht sehr viel bekanntgeworden. Wirkt freilich ein Hochspannungsstrom unter besonderen Umständen unmittelbar auf den Kopf ein, z. B. wenn von dem Dache eines Zuges aus der Kopf in unmittelbare Berührung mit dem Hochspannungsstrom der elektrischen Oberleitung der Eisenbahn kommt, so entstehen schwere Gehirnstörungen. Die sich im Innern des Schädels entwickelnde JOULESche Wärme ist so hochgradig, daß das Schädelinnere kocht, und daß die schlagartige Dampfentwicklung den Schädel sprengt (FRITZ, MEIXNER).

Sieht man von dieser extremen Veränderung des Gehirns durch sehr hohe Hitzeeinwirkungen ab, so können Störungen des Zentralnervensystems durch folgende Mechanismen zustande kommen (JENNY):

1. Unmittelbare Reizung durch den elektrischen Strom führt zu Bewußtlosigkeit, der meist eine Amnesie folgt (SCHOEN). Bei stärkerer Reizung werden auch Krampfzustände ausgelöst. Es handelt sich hier um Erscheinungen, die sowohl im Tierexperiment studiert wurden, als auch durch den Elektroschock und etwaigen Störungen dabei bekanntgeworden sind. Experimentelle Tieruntersuchungen ergaben entsprechende Reaktionen (v. NEERGARD).

2. Die mit dem Stromdurchtritt einhergehende Blutdruckerhöhung führt zu kleinen Blutungen an den verschiedensten Stellen des Zentralnervensystems, insbesondere in der Medulla oblongata, am Boden des 3. und 4. Ventrikels, seltener auch im Mark des Groß- und Kleinhirns. Die eben erwähnten Blutungen im Zentralnervensystem veranlassen klinisch gelegentlich Ausfallserscheinungen, die jedoch bald nach dem elektrischen Trauma auftreten müssen, wie Pupillendifferenzen, Facialisstörungen, Schielen, Reflexstörungen (FREMMING, ROSSI u. a.). Im Rückenmark werden Blutungen und Hyperämien besonders in der Gegend der Vorderhörner beobachtet; je nach dem Sitz dieser Veränderungen sind Systemerkrankungen des Rückenmarks beobachtet worden. Im Schrifttum wird jedoch immer wieder kritische Beurteilung verlangt. Nicht jede Systemerkrankung, kürzere oder längere Zeit nach einem elektrischen Unfall auftretend, braucht die Folge dieses Unfalles zu sein. Man muß als Gutachter darauf achten, ob der Unfall überhaupt stattgefunden hat, ob eine andere Ursache, z. B. ein Sturz, ausgeschlossen werden kann, ob der Stromweg überhaupt die jeweilige Stelle des Zentralnervensystems berühren konnte, ob die Stromstärke überhaupt so intensiv war, daß es zu Muskelkrämpfen und damit zu Blutdruckerhöhungen kommen konnte und ob das zeitliche Intervall nicht zu lang ist. Schließlich muß man auch darauf achten, ob die Systemerkrankung nicht schicksalsgemäß nach Art der spontan entstandenen Systemerkrankungen verlaufen ist. Die durch den Strom verursachten Systemerkrankungen zeigen eine deutliche Tendenz zur Besserung (PANSE, JENNY u. a.).

Eine unter Beachtung dieser Richtlinien begutachtete Beobachtung hat LINCK mitgeteilt; im Verlaufe von $4^1/_2$ Jahren nach einem elektrischen Trauma durch Lichtstrom, bei dem der Strom durch das Rückenmark gegangen war, entwickelte sich, einige Wochen nach dem Unfall beginnend, das Bild einer amyotrophischen Lateralsklerose; sie führte unter Bulbärerscheinungen zum Tode. Anatomisch fanden sich entsprechende Ausfälle in der Medulla, aber keine Reste von Blutungen. Weiter wird die Frage diskutiert, ob die Stromeinwirkung auf elektrolytischem Wege zu einer Störung des Wasserhaushaltes des Zentralnervensystems und einem örtlichen Ödem führen könne. Eine organische Rückenmarkschädigung in Gestalt einer Läsion der Vorderhörner im Bereiche der untersten Cervical-

und obersten Thorakalsegmente mit entsprechenden Ausfallserscheinungen beschreibt WEIDNER; die Erscheinungen begannen kurze Zeit nach dem Unfall,
der durch Lichtstrom hervorgerufen worden war.

3. Wird das Gehirn vom Strom durchflossen, so kommt es in manchen Fällen
zu einer Temperaturerhöhung im Innern des Schädels. Diese Hitzeschädigung
kann zum Hirnödem, in selteneren Fällen auch zu Hirnschwellung, vermehrter
Liquorproduktion, Hyperämie und Thrombosen im Bereiche der Pia und in feingeweblicher Beziehung auch zu degenerativen, ja nekrotischen Vorgängen in den
Ganglienzellen führen. Als klinische Zeichen dieser Vorgänge kennen wir Bewußtseinstrübungen mit nachfolgender Amnesie, die sog. Meningitis serosa traumatica
bei teilweisem Ödem, mitunter treten auch hier Herdsymptome auf. Am Rückenmark sind Hitzeschäden durch die Einwirkung des elektrischen Stromes nicht
geläufig. Ein vereinzelter Fall, bei dem die Brandwunden bis in die Gegend des
Rückenmarkes reichten, ist von JENNY beschrieben worden. JELLINEK bestreitet
einen Einfluß der Erwärmung.

4. Weiterhin können die mit dem elektrischen Unfall entstandenen *Verbrennungen* sekundär infolge Resorption der toxischen Produkte außer zu Niëren-
schäden auch zu Gehirnerscheinungen führen, wie dies bei Verbrennungen bekanntgeworden ist.

5. Schließlich muß man noch an die Möglichkeit einer Gehirnschädigung
denken, die dadurch entstehen kann, daß die das Gehirn mit Blut versorgenden
Gefäße, etwa die Carotiden, durch direkte Einwirkung des Stromes geschädigt
werden, so daß das Gehirn infolge etwa auftretender Thrombosen nicht genügend
Blut enthält.

Daß der elektrische Strom unmittelbar die *peripherischen* Nerven schädigt,
scheint nicht häufig zu sein. Eher kommen Schädigungen durch Muskelzug oder
Knochenabtrennungen vor. Dagegen sind Störungen durch Hitzeeinwirkung nicht
selten; sie müssen bald nach dem elektrischen Trauma in Erscheinung treten.
Sehr selten scheinen Neuritiden zu sein, die auf toxisch-infektiösem Wege (Resorption der Verbrennungsprodukte, sekundäre Infektionen) zustande kommen. Ihre
Prognose wird besser beurteilt als bei Schädigungen der peripherischen Nerven
durch Hitzeeinwirkungen (JENNY).

Auch ein Zusammenhang zwischen Stromeinwirkung und Erkrankungen des
vegetativen Nervensystems wird im Schrifttum erörtert. Bei Tierexperimenten
konnten schwere Veränderungen an den Ganglienzellen nachgewiesen werden.
Auch kamen Hitzeeinwirkungen in Frage. Klinisch ist einmal bei einer Starkstromverletzung ein HORNERsches Syndrom, ein ileusartiger Zustand und eine
Glucosurie nachgewiesen worden. Beim Bestehen von Lähmungen der peripheren
Nerven fallen in der gelähmten Extremität vielfach auch vegetative Störungen auf (Schrifttum s. JENNY und KOEPPEN); aber auch ohne Eintreten einer
Nervenlähmung sind schwere Zirkulationsstörungen in den dem Strom ausgesetzten Extremitäten ohne sicheres anatomisches Substrat beobachtet und exakt
festgestellt worden (PIETRUSKY).

Im Anschluß an ein elektrisches Trauma sind auch psychische Erscheinungen
bekanntgeworden; wieweit es sich um organische, funktionell oder psychogen
bedingte Störungen handelt, muß kritisch abgewogen werden (JELLINEK, PANSE).

Noch nicht einheitlich geklärt ist die Frage der Beurteilung neurologischer
Spätfolgen bei erheblichem zeitlichen Intervall. LINCK beschrieb eine Schädigung
der Vorderhörner im Rückenmark, die nach einer Durchströmungszeit von 10 bis
20 sec bei einem Strom von 220 V aufgetreten war. Andere sahen Späterschei-
nungen, die an eine multiple Sklerose erinnerten. Es tauchte der Krankheits-
begriff elektrotraumatische Encephalomyelose auf (Schrifttum s. PETERS). Andere

wiederum warnen vor einer allzu weitgehenden Annahme solcher Kausalzusammenhänge und mahnen zur Kritik (KOEPPEN).

Bei Tieren kommt es bei elektrischer Reizung des Rückenmarkes zu Ejaculationen, die für die künstliche Besamung benutzt werden.

Auge.

Augenschädigungen können zustande kommen durch die Lichtwirkung, wobei die ultravioletten Strahlen besonders gefährlich sind, und weiterhin durch eine direkte Läsion des Auges infolge Durchströmung. Bei strahlenbedingten Schädigungen handelt es sich um Reizerscheinungen im Bereich der Conjunctiva und Cornea, die kurz nach dem Unfall auftreten und vielfach mit heftigen Schmerzen, Lichtscheu und Tränenfluß verbunden sind. Es handelt sich hier um Erscheinungen, die wir auch bei Personen beobachten können, die intensiver Lichteinwirkung ausgesetzt sind, z. B. bei Industriearbeitern oder Filmschauspielern. Darüber hinaus sind aber auch Netzhautveränderungen in der Gegend der Macula beschrieben worden.

Direkte Stromeinwirkungen manifestieren sich nach Hochspannungsstromverletzungen, bei denen der Kopf und das Gesicht dem Strom ausgesetzt waren. Es handelt sich um Trübungen der Hornhaut, insbesondere auch der Linse (Katarakta electrica). Die Trübungen sitzen meist in der vorderen Linsenkapsel. Sie haben Spitzbogen- oder Girlandenform. Der Zwischenraum beträgt mindestens 1 Monat, manchmal auch Jahre (JENNY, KNÜSEL, SIRONI, GILBERT u. a.).

Ohrschädigungen.

Liegt die Stromeintritts- und Stromaustrittsstelle in der Gegend des Gehörorgans, so können Weichteile und Knochen so geschädigt werden, daß sie der Nekrose verfallen. Sekundärinfektionen können schwere Krankheitsbilder hervorrufen. Ein längeres freies Intervall zwischen elektrischem Unfall und Beginn der Ohrschädigung ist nicht beobachtet worden. Manche Verunglückten klagen unmittelbar nach dem elektrischen Trauma über Ohrensausen und Schwerhörigkeit. Meist verschwinden aber die Beschwerden wieder (PIETRUSKY). Bei der Annahme eines Kausalzusammenhanges zwischen elektrischem Trauma und Ohrschädigung empfiehlt sich Kritik und Zurückhaltung (PIETRUSKY, JENNY, hier weiteres Schrifttum).

Lungen.

Als Folgen der Stromeinwirkung sind hier und da kleine Blutungen im Lungenparenchym beobachtet worden. In ganz seltenen Fällen wurde auch Blut in geringer Menge nach außen entleert. Einmal sind histologisch auch an Asthma erinnernde Veränderungen beschrieben worden, Quellung der Basalmembranen, des Bronchialepithels, Dilatation der Gefäße und Eosinophilie (JOERGENSEN). Sekundärschädigungen der Lungen können zustande kommen: in Gestalt eines Lungenödems beim zentralbedingten elektrischen Tod und durch entzündliche Veränderungen bei Sekundärinfektionen bzw. toxischer Schädigung durch die Verbrennungsprodukte.

In der Unfallmedizin wird die Frage einer Verschlimmerung einer schon bestehenden *Tuberkulose* durch ein elektrisches Trauma diskutiert. Bei Annahme eines Kausalzusammenhanges muß das Trauma geeignet gewesen sein, die Lungen anatomisch zu schädigen, was häufig nicht der Fall war. Konnte der Stromweg überhaupt nicht durch die Lungen gehen, so entfällt diese Möglichkeit. Die Stromstärke muß weiterhin so groß gewesen sein, daß überhaupt ein schwerer Krampf der Muskulatur zustande kommen konnte. Auch darf die Stromdauer nicht allzu kurz sein. Weiterhin muß die Verschlimmerung 2—3 Wochen nach dem Unfall in Erscheinung getreten sein (PIETRUSKY, JENNY, s. hier weitere Literatur).

Verdauungsorgane.

Unmittelbare Schädigungen des Magen-Darmkanals durch elektrischen Strom spielen keine wesentliche Rolle. Man diskutiert die Frage, ob bei einem bestehenden Magenulcus die vorübergehende Blutdruckerhöhung eine akute Blutung auslösen kann. Bezüglich einer Entstehung von Geschwüren in Magen und Dünndarm als Folge der mit dem elektrischen Unfall einhergehenden Verbrennungen wird auf S. 484 und 485 verwiesen. Die Leber pflegt durch den elektrischen Strom gleichfalls nicht unmittelbar geschädigt zu werden. Sekundäre Beeinträchtigungen können entstehen als Folge der Verbrennungen.

Nieren.

Nierenschädigungen nach elektrischen Unfällen entsprechen im großen und ganzen den als Verbrennungsfolgen bekannten Veränderungen. Neuerdings ist von schweizerischer Seite auf die Gefahr der Ausscheidung von Myoglobin nach ausgedehnten Muskelschädigungen hingewiesen worden (FISCHER und FRÖHLICHER, zit. bei SCHRÖDER).

Drüsen der inneren Sekretion.

Als Folge elektrischer Einwirkungen werden Zustände einer Überfunktion der Schilddrüsen diskutiert. Exakte Zusammenhänge sind jedoch nicht bekannt. Die Literatur der Unfallmedizin befaßt sich lediglich mit einem Zusammenhang zwischen Schreck, wie er durch ein elektrisches Trauma ausgelöst werden kann, und Entstehung einer BASEDOWschen Krankheit (Einzelheiten s. JENNY). Ebenso unklar sind die Verhältnisse bezüglich des Zustandekommens eines Diabetes durch einen elektrischen Unfall. Gelegentlich ist ein solcher Zusammenhang im Sinne einer Verschlimmerung angenommen worden (Schrifttum s. JENNY).

Experimentell hat man bei der elektrischen Reizung der Hypophyse und der Nebennieren vom Kaninchen die Entstehung von Blutungen und degenerativen Veränderungen beobachtet.

Schwangerschaften.

Eigenartigerweise erweist sich die Schwangerschaft bei elektrischer Einwirkung als erheblich resistent. Auch im Tierexperiment haben die Früchte die elektrische Tötung des Muttertieres überlebt. Gelegentlich ist allerdings eine Schwangerschaftsunterbrechung durch elektrische Wehenanregung herbeigeführt worden. Von GROSS-HÖPLER wird Elektrisieren sogar als eine von Ärzten angewandte Abtreibungsmethode erwähnt (s. S. 928). Es ist auch vorgekommen, daß nach einem Blitzschlag eine Frucht im 5. Monat abstarb, während die Mutter am Leben blieb. Über eine Schädigung der Frucht durch ein elektrisches Trauma im Sinne der Entstehung einer Mißbildung ist gleichfalls nichts bekannt. Theoretisch erscheint ein solcher Zusammenhang nicht unmöglich (ALBRECHT).

γ) Todesursachen und anatomische Befunde.

Bei akuten Todesfällen infolge Einwirkung von Elektrizität handelt es sich in den allermeisten Fällen um einen Herztod. Es ist schon oben ausgeführt worden, daß hier hochgespannte Ströme quoad vitam zunächst nicht so gefährlich sind wie Gebrauchsströme (220 V). Hochgespannte Ströme verursachen eher einen reversiblen Herzstillstand, während Ströme mittlerer Spannung (Stromstärkenbereich III im Sinne von KOEPPEN) das fast immer tödlich endende Herzflimmern verursachen. Wird der Strom ausnahmsweise in größerem Maße durch das Gehirn geleitet, so kommt als akute Todesursache auch eine Atemlähmung in Betracht.

Die Sektionsbefunde sind bei akuten Todesfällen nicht sonderlich charakteristisch. Ist der Strom durch das *Gehirn* gegangen, so sieht manchmal das Gehirn wie gekocht aus. In anderen Fällen findet man nur flächenhafte meningiale Blutungen. Hochspannungsstrom kann, wie schon erwähnt, ausgedehnte Defekte der Schädelknochen veranlassen. Als Folgen der Hitzeeinwirkung auf das Gehirn sind Auflockerung der Glia, Aufhellung und Vacuolisierung der Ganglienzellen und Zerfall der Kerne festgestellt worden. Man wird sich allerdings davor hüten müssen, jede vorgefundene Veränderung nach elektrischen Unfällen als spezifische Stromeinwirkung zu deuten. Makroskopisch findet man, wenn das Gehirn vom Strom direkt betroffen wurde, im großen und ganzen keine Veränderungen. Hirnödem und Hirnschwellung sind sehr selten. Häufiger findet man kleine Blutungen mit Zerreißung kleinster Gefäße, manchmal auch Blutungen per diapedesin. Homogene Thromben wurden gelegentlich gesehen. Gröbere Veränderungen kommen vor, wie ausgedehnte Blutungen, doch wird man in solchen Fällen zuerst daran denken müssen, ob sie nicht auf andere Weise, z. B. durch Sturz, entstanden sind. Im *Rückenmark* wurde gelegentlich Ödem und Rötung der grauen Substanz beobachtet. Die Capillaren sollen im Bereich der Vorderhörner hier und da stärker gefüllt gewesen sein. Auf die Befunde in der Skeletmuskulatur wurde schon hingewiesen. Die Frage, ob sich bei schnellem Tod in der Lunge noch ein Ödem bildet, ist umstritten. Nach den Beobachtungen von PIETRUSKY ist es manchmal nur bei einem Teil der Lungen, z. B. an der Vorderseite des Unterlappens vorhanden. Vielleicht handelt es sich hier um die Folgen örtlicher Gefäßkrämpfe im Bereich der Strombahn. Manchmal kann man an den Lungen die Stelle erkennen, an der der Strom vom Brustkorb in die *Lungen* übergesprungen ist, sie ist im Zentrum graubraun und hat einen dunkelroten Hof. Selten scheinen auch größere Blutungen vorzukommen. In Ausnahmefällen wurden auch Befunde erhoben, wie man sie bei tödlichem Asthma Erwachsener beobachten kann (Eosinophilie, Erweiterung der Gefäße, schleimartige Umwandlung der Bronchialzellen). Das *Herz* ist ziemlich häufig dilatiert, besonders der rechte Ventrikel und der rechte Vorhof. Epikardiale und endokardiale Blutungen sind hin und wieder beschrieben worden. Diese stecknadelkopfgroßen Blutungen zeigen hier und da eine zentrale Aufhellung von gelblichem Farbton, es könnte sich hier um die Übergangsstelle des Stromes handeln. Im Herzmuskel selbst hat man gelegentlich spaltförmige Kontinuitätstrennungen und kleine Blutungen beobachtet. Ob der häufig vorkommenden Fragmentatio ein diagnostischer Wert zukommt, ist sehr fraglich. Selten sind im Innern der *Aorta* Veränderungen beobachtet worden, die ungefähr einer Strommarke entsprechen, ebenso am Epikard. Das *Blut* an der Leiche ist meist flüssig. Der Inhalt der kleinsten Gefäße ist manchmal homogenisiert. In den übrigen Organen wurden hier und da kleinste Blutungen und Homogenisierung der kleinen Gefäße beobachtet (s. auch S. 502f.). Besondere Bedeutung kommt aber diesen letztgenannten Befunden nicht zu (Schrifttum im einzelnen s. PIETRUSKY).

Wird die Einwirkung des Stromes zunächst überstanden, so können etwaige *Verbrennungen* sekundär zum Tode führen. Diese Gefahr wird insbesondere bei Hochspannungsverletzungen bestehen. Im Vordergrund der durch die Verbrennung hervorgerufenen Krankheitserscheinungen stehen vielfach die *Nierenschädigungen*. Sie führen nicht selten zu einer Urämie. An der Leiche kann man die

Harnstoffvermehrung mit Hilfe der Xanthydrolreaktion nachweisen (SCHRADER). Auf die Gefahren einer Bildung von *Myoglobinzylindern* wurde oben hingewiesen.

Elektrisch hervorgerufene *Nekrosen* sind zunächst aseptisch, in therapeutischer Beziehung wird insbesondere von JELLINEK eine konservative Therapie empfohlen. Man soll sich nicht zu schnell zu Amputationen entschließen. Großer Wert muß auch auf exakte sterile Verbände gelegt werden. Kommt es trotzdem zu Sekundärinfektionen, so können diese gleichfalls zum Tode führen. Eigenartigerweise ist im Anschluß an elektrische Verletzungen das Auftreten von *Tetanus* beobachtet worden, und zwar auch dann, wenn elektrische Verbrennungen nicht entstanden waren. Natürlich ist zu diskutieren, ob die Infektionspforte oder ob die Sterilität der elektrischen Verletzungen nicht durch Sturz auf Ackerboden durchbrochen wurde (PÄSSLER, FERRANDIZ).

Bei akuten Todesfällen im Anschluß an das elektrische Trauma ist noch zu bemerken, daß die Möglichkeit eines primären, doch reversiblen Herzstillstandes den Arzt veranlassen muß, lange Zeit *künstliche Atmung* durchzuführen, und zwar am besten nach der Methode von SYLVESTER (JELLINEK). Die Unterlassung dieser künstlichen Atmung in solchen Fällen wird vielfach als fahrlässig bezeichnet.

δ) Rekonstruktion des Tatherganges.

Unfälle.

Meist handelt es sich bei elektrischen Schädigungen um die Folge von Unfällen. Die Kasuistik ist hier groß. Daß hochgespannte Ströme gefährlich sind und leicht zu tödlichen Unfällen führen können, wird auch vom Publikum allgemein anerkannt. Die Unfallmechanismen sind mannigfach:

Bei Arbeiten an Hochspannungsleitungen wird mitunter vergessen, den Leiter auszuschalten. Die Rekonstruktion des Unfallherganges wird dann keine Schwierigkeiten machen. Das Durchbrennen der Sicherung im Transformatorenhaus wird schnell Beweise liefern; Zeugen beobachten vielfach den bei der Berührung des Leiters entstehenden Lichtbogen. Es ist oben schon darauf hingewiesen worden, daß es bei sehr hoch gespanntem Strom auch genügt, daß jemand sich den stromführenden Metallteilen bis auf einige Millimeter, ja sogar Zentimeter nähert, um den zum Unfall führenden Lichtbogen hervorzurufen. So haben wir einmal beobachtet, wie ein unerfahrener Monteur in einer Hochspannungszelle, ohne daß der Strom ausgeschaltet war, sich aus Neugier oder Wissensdurst die Metallteile ansehen wollte und unter der Einwirkung eines Flammenbogens zugrunde ging, weil er den blanken Metallteilen zu nahe gekommen war. Wenn Monteure von einer Traverse eines Hochspannungsmastes aus einen Leiter berühren, müssen sie eigentlich vorher eine Erdungskette aus Aluminium über den Leiter werfen. Hat man vergessen, den Strom abzuschalten, so führt der entstehende Kurzschluß zu einer Unterbrechung der Leitung. Es ist aber auch zu berücksichtigen, daß nach Abschaltung des Stromes im Leiter zunächst die sog. *statische Elektrizität* zurückbleibt. Sie kann zwar niemals bei Berührung des Leiters zum Tode führen, doch ist es schon vorgekommen, daß nicht angeseilte Monteure infolge des Schreckes zu Boden fielen und sich sekundär tödliche Verletzungen zuzogen. Die gleiche Möglichkeit besteht auch, wenn in abgeschalteten Leitern, die jedoch in der Nähe von anderen, noch Wechselstrom führenden Hochspannungsleitungen liegen, *Induktionsströme* entstehen. Durch Herüberwerfen von Erdungsketten können derartige Zwischenfälle vermieden werden. Nach unseren Erfahrungen kamen Maler, die Transformatorenhäuser oder andere elektrische Hochspannungsanlagen neu anstreichen sollten, mitunter dadurch zu tödlichen Unfällen, daß sie an unisolierte Metallteile herankamen oder daß durch irgendeinen Zufall ein Metallteil, der gerade angestrichen wird, unter Hochspannungsstrom geriet. An elektrisch betriebenen Eisenbahnen sind im Kriege oder in der Nachkriegszeit, als wegen Überfüllung der Bahnen die Menschen schließlich auf den Dächern saßen, Personen mit der Oberleitung in Berührung gekommen und auf diese Weise verunglückt. Trotz aller Absperrungsmaßnahmen klettern leichtsinnige Kinder gelegentlich noch auf Hochspannungsmasten. Bei feuchtem Wetter kommt es vor, daß trotz der Isolierkörper vagabundierende Ströme auf das Eisengerüst der Traverse übergehen. In einem von uns beobachteten Falle hatten 2 Knaben, wahrscheinlich weil sie die Einwirkung dieses Stromes verspürten, die Hände losgelassen, hatten sich mit den Füßen in dem Eisengestänge des Mastes verhakt und waren mit dem Halse auf die am Leitungsmast herunterhängende Strombrücke gefallen. Der Kopf der Knaben schmorte ab und fiel herunter, die Rümpfe blieben im Gestänge des Leitungsmastes hängen (v. WEHREN).

Bei Unfällen durch Hochspannungsstrom fällt oft auf, daß die Unterkleidung hochgradig versengt, während die Oberkleidung nur durchlöchert war, was auch im Modellversuch anschaulich gemacht worden ist. Die Haut ist mitunter weitgehend beschmaucht und metallisiert; betrifft die Beschmauchung auch das Gesicht, so sind als Folgen der Lichterscheinung die Krähenfüße und andere Gesichtsfalten vielfach ausgespart, ein Zeichen dafür, daß es zu einer sofortigen Bewußtlosigkeit nicht gekommen sein kann. Die Haut weist sehr zahlreiche Blasen auf, die, wie schon erwähnt, wahrscheinlich nicht durch Austritt von Serum, sondern durch verdampfende Flüssigkeit entstanden sind. In den Ellenbeugen sieht man gelegentlich ober- und unterhalb der Beugefalte Gruppen von Strommarken, die als Kontaktspuren zu deuten sind. Die Haarspitzen sind abgesengt, die Schuhnägel können zerschmolzen sein. Trotz der Schwere derartiger Unfälle und der Höhe der Spannung sterben viele der Verletzten erst sekundär an den Folgen der Verbrennungen (MEIXNER).

In der elektrischen Hochspannungsindustrie besteht aus Rationalisierungsgründen die Tendenz, die Stromstärken in den Überlandwerken auch in Deutschland noch weitgehend zu erhöhen, nachdem andere Staaten diesen Weg bereits beschritten haben. Je höher die Spannung, desto schwerer läßt sich vermeiden, daß in der Nähe der Leitungsmasten trotz einwandfreier Isolationstechnik bei geeigneter Witterung Stromstöße von erheblicher Spannung durch die Traversen in die Erde gehen. Personen, die sich in der Nähe dieser Masten befinden, könnten von Fuß zu Fuß im Rahmen der sog. Schrittspannung Stromschleifen von nicht unerheblicher Spannung erhalten. Man bemüht sich zur Zeit, in der Hochspannungsindustrie (s. Untersuchungen von DALZIEL, S. 497 und 504) zu erforschen, ob hier eine Gefahr für den Menschen gegeben sein könnte, damit man in der Lage ist, die notwendigen Sicherungsmaßnahmen zu treffen.

Pferde sind bezüglich der Einwirkung des elektrischen Stromes erfahrungsgemäß empfindlicher als Menschen. Hier genügt unter Umständen der Erdschluß eines elektrischen Motors, um allein durch Schrittspannung den Tod dieser Tiere herbeizuführen (BRENTANI).

Fast noch häufiger sind Unfälle durch Einwirkung des *Gebrauchsstromes* von rund 220 V. Er gilt in manchen Kreisen der Bevölkerung noch immer als ungefährlich, und dieser oder jener leichtsinnige Monteur demonstriert dies den Umstehenden dadurch, daß er in die Öffnungen eines Steckkontaktes Nägel steckt, die beiden Nägel mit den Fingern der gleichen Hand berührt und zeigt, daß ihm dieser Strom nichts schadet. Würde er freilich die beiden Elektroden mit der linken und rechten Hand berühren, so daß der Strom durch das Herz geleitet wird, dann würde er sich erheblich in Gefahr begeben. Im praktischen Leben liegt die Sache meist so, daß nicht beide Leiter, sondern nur ein Leiter berührt wird, meist infolge unzureichender Isolierung. Nun ist der Gebrauchsstrom in der gegenwärtigen Zeit meist so geschaltet, daß einer der beiden Leiter, der sog. Null-Leiter, stromfrei ist. Er ist im Elektrizitätswerk geerdet. Nur der andere Leiter, der sog. Außenleiter, steht unter Strom. Berührt man ihn infolge schadhafter Isolierung, so wird man normalerweise nur einen mehr oder minder heftigen Schlag erhalten. Die durch den Körper gehende Stromstärke ist dann nicht sonderlich hoch. Ist man aber aus irgendeinem Grunde gut geerdet, so steigt die Stromstärke auf gefährliche Höhe. Sie kann zum Herzkammerflimmern und damit zum Tode führen. Auch auf diesem Gebiet ist die Kasuistik sehr groß. Es mögen einige Beispiele angeführt werden, die sich in dieser oder jener Variation immer wiederholen:

Wer im nicht genügend gewärmten kalten *Badezimmer* badet, schafft sich gern zusätzliche Wärme durch eine Heizflamme. Wird sie von der Badewanne aus eingeschaltet, ist die Fassung nicht gut isoliert und gerät der Badende auf diese Weise unter Strom, so ist der Widerstand außerordentlich gering. Die feuchte Haut leitet den Strom von der Lampe in die Hand über. Der Badende sitzt im Wasser. Das Ableitungsrohr der aus Metall bestehenden Badewanne geht in die Erde. Die Stromstärke wird sehr beträchtlich, so daß es zum schnellen Tode kommen kann. Dabei ist es im Enderfolg gleichgültig, ob ein primärer elektrischer Tod eintritt oder ob der ohnmächtig Gewordene letzten Endes in der Badewanne ertrinkt. Bei jedem Tod in der Badewanne denke man an die Möglichkeit eines elektrischen Todes. Insbesondere achte man darauf, ob der Badende vom Wasser aus nicht irgendwelche stromführenden Metallteile erreichen konnte.

Im *Laboratorium* kommen tödliche elektrische Unfälle mitunter dadurch zustande, daß jemand vor dem Nachhausegehen die Hände wäscht, mit feuchter Hand die schlecht isolierte elektrische Lampe ausdreht und mit der anderen feuchten Hand gleichzeitig den Gashahn schließt, der einen Bunsenbrenner speist. Eine Ehefrau wusch sich in der dampfenden *Küche* gelegentlich der großen Wäsche das Haar und wollte es nachher mit dem „Fön"-Apparat trocknen. Der Fön funktionierte nicht. Der ihr helfende Ehemann stellte einen Bruch des Kabels fest. Er ließ den Stecker des Kabels im Kontakt und machte sich daran, mit einer Schere die Isolierung abzuschaben, um die Drähte an der Bruchstelle wieder zusammenzubringen. Dabei lehnte er mit feuchter, durchschwitzter Kleidung an einem eisernen Ausguß. Als er die Isolierung durchschnitten hatte, geriet er unter Strom. Dieser gelangte durch die Schere in die Hand, ging durch den Rumpf und trat hinten an der Stelle aus, an der der Mann gegen den Ausguß lehnte. Er konnte noch rufen, er bekomme die Hand, die die Schere hielt, nicht auseinander. Dann fiel er tot zusammen. An der Hand fanden sich an der Berührungsstelle Brandblasen. Am Rücken waren infolge der breiten Berührungsfläche Strommarken gar nicht entstanden. Arbeiter, die zwecks Reinigung in große *Dampfkessel* steigen, führen mitunter eine elektrische Handlampe an einem Kabel mit. Im Kessel finden sich mitunter noch Wasserreste. Ist das Kabel schlecht gesichert, dann geraten sie unter Strom. Dann wird der Widerstand so gering, daß in vielen Fällen ein sofortiger Tod eintreten kann. Auch an elektrischen *Waschmaschinen* sind tödliche Unfälle vorgekommen. Sie kommen besonders dann zustande, wenn die waschende Frau mit bloßen Füßen auf feuchtem Zementboden steht, der einen guten Leiter darstellt. Anwendung eines Heizkissens mit schadhafter Isolierung bei einem Kind, das sich einnäßte, hat gleichfalls zum Tode geführt (v. MAHRENHOLTZ). Zu einer direkten Schädigung des Gehirns kam es, als bei einer Trigeminus-Operation beim Strom von 240 V das Gehirn unter Strom geriet; es folgte sofortige Bewußtlosigkeit, der Tod erfolgte 21 Std später, anatomisch fand sich ein Ödem der betreffenden Gehirnhälfte (DICKSON).

Auch *Schabernack* hat tödliche elektrische Unfälle verursacht. Als der elektrische Strom noch nicht als gefährlich galt, haben sich Monteure einen Spaß daraus gemacht, in Männerständen von Aborten die früher geläufigen Metallplatten unter elektrische Spannung zu setzen. Ließ nun jemand den Urinstrahl dagegen, so kam es zu elektrischen Schädigungen. Einen tödlichen Unfall haben wir beobachtet, als jugendliche Landarbeiter ihre Kameraden elektrisieren wollten; in den Außenleiter eines Steckkontaktes wurde ein Nagel gesteckt. Von diesem führte ein Draht zu der aus Metall bestehenden Türklinke. Die draußen weilenden Arbeitskameraden kamen nach und nach vom Fußballspiel zurück. Sie klopften an die Tür, man bat sie hereinzukommen. Als sie an die Klinke faßten, erhielten sie einen Schlag. Zum Teil schrien sie auf und schalten, zum Teil klagten sie darüber, daß sie die Klinke nicht mehr loslassen konnten (Tetanus der Muskulatur). Schließlich kam ein junger Mann vom Fußballspiel, der Nägelbeschlagene Schuhe hatte. Er war durchgeschwitzt, seine Hände waren feucht. Vor der Tür befand sich eine eiserne Schwelle, auf die er zu stehen gekommen war. Er war somit gut geerdet und fiel tot zu Boden, als er die Klinke berührt hatte.

Nach eigener Beobachtung wurde im Bett ein Mann aufgefunden, der sich einen unter Strom stehenden blanken Draht um den Penis gewickelt hatte. Bekannte teilten mit, er habe über Potenzstörungen geklagt. Das Bett bestand aus Eisen und stand auf einem zementierten Fußboden. An einer Hand fanden sich Strommarken. Wir mußten annehmen, daß er beim „Elektrisieren" mit der Hand an einen eisernen Betteil gefaßt und sich auf diese Weise gut geerdet hatte. Auch sonst sind Unfälle bei abartigen sexuellen Handlungen beschrieben worden, z. B. wenn Masturbanten sich zur Erhöhung des Reizes eine Elektrode in den After einführten (SNYDER, außerdem 2 eigene Beobachtungen).

Die bei der Landwirtschaft und im Bergbau vorkommenden Unfälle und ihre Folgen sind an Hand von Akten der Berufsgenossenschaften zusammengestellt worden (PIETRUSKY und SCHRADER). Dabei fiel eine Häufung der Unfälle im Sommer auf, was auf die Vermehrung der Ionisierung der Luft (bei Hochspannungsunfällen) und auf vermehrte Durchfeuchtung der Haut durch Schweiß und dadurch bedingte bessere Leitfähigkeit zurückgeführt wird.

In einem Sonderfalle erlitt ein Kind einen elektrischen Unfall, als es aus einem unter Strom stehenden Wasserhahn der Wasserleitung trank; die durch den Stromeintritt erzeugte Strommarke fand sich an der linken Hand, als Stromaustrittsverletzung wurde eine Ablösung der Schleimhaut und der Knochenhaut beider Unterkieferäste und eine Zerreißung des Mundbodens festgestellt (SCHLEYER).

Zur Ersparung von Hirten ist man in der Viehwirtschaft mitunter dazu übergegangen, *Weidezäune* elektrisch zu laden; man hat sog. elektrische Viehhüteapparate konstruiert. Bei einer Spannungsleistung von 100 V und einer Ladungskapazität von 0,001 A sec = 1 Millicoulomb gelten sie für das Vieh und für den Menschen als ungefährlich. Als Stromquelle muß eine Trockenbatterie oder ein Akkumulator verwendet werden. Ein Netzanschluß über den Transformator ist nicht statthaft. Wie die Erfahrung lehrt, werden diese Vorschriften aber gelegentlich nicht eingehalten. Es wird auch Haushaltungsstrom über solche Drähte geleitet. Auf diese Weise ist es bei Kindern, die diese Zäune mit Lichtstrom von 220 V berührten, zu Unfällen gekommen, die einmal auch den Tod zur Folge hatten (DETTLING). In Deutschland dienen elektrische Weidezäune jetzt meist dazu, um Wildschweine, die nicht in hinreichendem Maße abgeschossen werden können, von Feldern und Weiden abzuhalten. Die isolierte Leitung der Zäune wird allerdings hier indirekt aus der Lichtleitung gespeist unter Dazwischenschaltung eines Reglers, der in Abständen einen Stromstoß in die Leitung der Zäune schickt

(Eutina-Weidezaun aus Eutin in Holstein). Nach uns zugänglich gewordenen mündlichen Darstellungen ist es vorgekommen, daß Jugendliche unter Umgehung des Reglers Lichtstrom in die Leitung schickten; in einem solchen Falle wurde eine Kuh, die mit der Leitung in Berührung kam, bewußtlos, und der Knabe, der sie fortziehen wollte, erhielt einen erheblichen elektrischen Schlag. Sofortiges Abschalten der Zuleitung durch einen hinzukommenden Erwachsenen verhinderte weiteres Unglück.

Bei der Rekonstruktion von Unfällen darf man nicht versäumen, den Körper des Verstorbenen genauestens auf das Vorhandensein von Strommarken abzusuchen; da sie, wie schon erwähnt, an der rissigen Arbeiterhand oder an behaarten Körperteilen mitunter schlecht sichtbar sind, ist es notwendig, aus den in Frage kommenden Gebieten Hautpartien zu excidieren und einer mikroskopischen Untersuchung zu unterwerfen. Da der histochemische Metallnachweis mitunter leichter an der unfixierten Haut möglich ist, empfiehlt es sich, die Excisionen nicht sofort in Formalin zu tun. Man denke daran, daß es bei breiter Berührung zwischen feuchter Haut und stromführenden Leiter mitunter nicht zu Hautveränderungen kommt. Unter keinen Umständen darf man vergessen, auch die Kleidung, insbesondere auch die Schuhe anzusehen. Manchmal sind die Einwirkungen des Stromes nur hier zu erkennen, und zwar in Gestalt von Verbrennungen oder Durchlöcherungen mit mehr oder minder verkohlten Rändern. Der Nachweis, daß Strom durch den Körper ging, ist manchmal die Voraussetzung dafür, daß ein elektrischer Unfall anerkannt wird und die Familie in Besitz der Unfallrente kommt. Es ist daher wichtig, daß auch die Ärzte der Praxis darauf hingewiesen werden, in einschlägigen Fällen auf eine genaue Untersuchung der Leiche in geeigneter Form zu dringen.

Selbstmord und Mord.

Der elektrische Strom wird hier und da auch zu Selbstmordzwecken benutzt. Da der Hochspannungsstrom als besonders gefährlich gilt, wird er beim Selbstmord bevorzugt. Am häufigsten ist die Selbsttötung so bewerkstelligt worden, daß ein in der Hand gehaltener Draht auf die stromführende Leitung der Straßenbahn oder der Eisenbahn geworfen wurde, die Hand schmorte dabei ab (BREITENECKER). Auch kam es vor, daß der Selbstmörder einen Leitungsmast erkletterte und von hier aus den stromführenden Leiter berührte.

In einem nicht ganz geklärten Fall scheint ein Mann sich durch *Gebrauchsstrom* so getötet zu haben, daß er in umständlicher Weise durch Eintauchen der Extremitäten in Wasser einen guten Kontakt herbeiführte (NIPPE). Es gibt genügend weitere Fälle von Selbstmord mit Hilfe des gebräuchlichen *Lichtstroms.* Die Unterscheidung von einem Unglücksfall ist meist möglich durch den Nachweis gründlicher Vorbereitungen, beispielsweise verlegter Drähte, angelegter Elektroden usw. Die ursprüngliche Lage der Leitungen im Bereich der Haut ist vielfach deutlich zu erkennen (NEUGEBAUER, BUHTZ, MUNCK, JELLINEK u. a.).

In Ausnahmefällen ist der elektrische Strom auch zu *Mordzwecken* benutzt worden. Die Mordversuche wurden so durchgeführt, daß der Täter einen elektrisch geladenen Draht über die Straße spannte, in den das Opfer auf seinem Fahrrad hineinfahren mußte. In einem anderen Falle setzte er Gebrauchsgegenstände in der Wohnung unter Spannung, welche das Opfer berühren mußte. Einzelheiten dieser Vorfälle sind leider in erreichbarem Schrifttum nicht enthalten. Man muß damit rechnen, daß ein geschickter Täter nach vollendeter Tat die getroffenen Vorbereitungen beseitigt. Um so wichtiger ist es, daß ein erfahrener Gerichtsarzt bei derartig unklaren Todesfällen nicht nur die Haut, sondern auch die Kleider genauestens auf Stromspuren untersucht (SNYDER, PIETRUSKY).

Elektrokution.

In Amerika wird in den meisten Staaten die Hinrichtung auf elektrischem Wege herbeigeführt (Elektrokution). Der zum Tode Verurteilte wird auf den elektrischen Stuhl gesetzt. Auf den Kopf kommt eine durch Feuchtigkeit gut leitend gemachte Metallmütze, Arme und Beine werden am Stuhl gut leitend befestigt. Bei der Stromzufuhr bevorzugt man zunächst hochgespannte Ströme (um 2000 V für 2—5 sec), um einen sofortigen Herzstillstand herbeizuführen; dann schaltet man auf einen Strom von 200—500 V, der unter Berücksichtigung der Art des Kontaktes eine Stromstärke von 8—10 A erzeugt. Dieser Strom wird für 1 min durch den Körper gelassen. Der Tod wird durch Auskultation des Herzens ärztlich festgestellt. Von weiteren Einzelheiten wurde bekannt, daß die Hauttemperatur im Bereich der Elektroden bis auf 60° ansteigt. Die Herzaktion hört nach 3—4 min auf. Die Empfänglichkeit für den Strom ist eine sehr verschiedene. Kleine, ausgesprochen anämische Personen sollen mehr Strom vertragen. Das Herz steht immer in der Systole still. Am rechten Bein, an dem sich eine Elektrode befindet, tritt sofort Totenstarre ein. Im übrigen verläuft aber die Totenstarre normal. An der Schädelelektrode finden sich Verbrennungen III. Grades bis auf den Knochen. Unmittelbar nach der Elektrokution wurden im Gehirn 58—62° C gemessen, was an sich schon zur Herbeiführung des Todes genügen dürfte. Die bei Durchführung der Prozedur häufig ejaculierten Spermien sind unbeweglich. Hier und da wurde am Herzen bis zu 1 Std nach der Exekution Vorhofflimmern und Flimmern einzelner Ventrikelkomplexe beobachtet. Als Todesursache wird primär ein Atemstillstand angenommen (YARVIN, DETTLING).

Elektroschock.

In der psychiatrischen Therapie spielt der Elektroschock (Elektrokrampf) eine nicht unerhebliche Rolle. Ströme von 60—115 V, die auf eine Stromstärke von 300—600 mA kommen, werden $^5/_{10}$—$^7/_{10}$ sec durch den Kopf geleitet. Beim Einschalten des Stromes kommt es entweder zu einem kompletten Krampfanfall oder zu einem schlagartigen Bewußtseinsverlust. Nach 5 min beginnt der Kranke wieder zu sprechen, nach 8—10 min ist er meist wieder klar. Gewisse Verletzungen lassen sich trotz Vorsichtsmaßregeln nicht immer vermeiden. Gefährdet sind außer der Wirbelsäule der Schenkelhals oder der Schulterring (BUMKE).

In der erreichbaren Literatur ist bisher nur ein Todesfall beschrieben worden. Die Indikation war sorgfältig gestellt worden. Besondere körperliche Krankheitserscheinungen scheinen nicht vorgelegen zu haben. Ein technischer Fehler konnte durch nachfolgende Untersuchung der Apparatur nach menschlichem Ermessen ausgeschlossen werden. Die ersten Behandlungen waren störungsfrei überstanden worden. Nach der dritten Behandlung trat der Tod ein. Die histologische Untersuchung des Gehirns ergab unvollständige und vollständige Erweichungen und Bilder, die einer Hirnpurpura entsprachen. Als Anlaß für diesen unglücklichen Ausgang wird der Umstand erwogen, daß der Kranke gleichzeitig Barbitursäurepräparate erhalten hatte. Doch handelt es sich hier eben nur um eine Vermutung (SCHULTE und DREYER, PETERS). Die Möglichkeit einer Gefährdung von Ganglienzellen durch die durch den Elektroschock veranlaßten Krämpfe wird auch in der Monographie von SCHOLZ hervorgehoben.

2. Kosmische Elektrizität.

Kommt nach der ganzen Sachlage bei aufgefundenen Leichen als Todesursache ein *Blitzschlag* in Frage, so pflegt man zunächst die Haut und die Kleidung auf einschlägige Verletzungen bzw. Veränderungen abzusuchen.

Ein Blitz kann an der Kleidung Durchlöcherungen verursachen, bei denen mitunter eine Verkohlung der Ränder nicht zu bemerken ist. Manchmal entstehen aber auch platzwundenähnliche Aufreißungen (s. Abb. 126). Wie bei Einwirkung hochgespannten Stromes ist mitunter die Oberkleidung nur durchlöchert oder auch nicht sichtbar verletzt, während die Unterkleidung versengt sein kann. Reißverschlüsse, Armbanduhren, Hosenträgerschnallen oder andere Metallteile weisen mitunter Verschmorungsspuren auf.

Die Veränderungen, die der Blitz an der Haut verursacht, sind nicht einheitlicher Natur. Es handelt sich ebenso wie beim hochgespannten Strom mitunter um größere oder kleinere Durchlöcherungen, die unter Umständen das Aussehen von Schußverletzungen haben. Manchmal sind auch kleine, dicht nebeneinander liegende Durchlöcherungen vorhanden, mitunter auch nur Hautvertrocknungen,

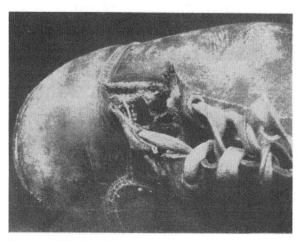

Abb. 126. Schlitzartige Durchtrennung des Schuhleders durch Blitzschlag; Tod durch Blitzschlag beim Fußballspiel. [SCHALLOCK: Zbl. Path. 88, 245 (1952).]

so daß man den Eindruck einer Verletzung mit *Vogeldunst* gewinnt. Mitunter sind an diesen Stellen auch Blutungen zu erkennen. PIETRUSKY hat derartige Verletzungen abgebildet. Weiterhin sind die sog. *Blitzfiguren* beschrieben worden (Abb. 127). Es handelt sich um baumartig verästelte Verzweigungen von roter oder bräunlicher Farbe, die NIPPE als *Dendriten* bezeichnet. Sie machen den Eindruck, als ob der elektrische Strahl in der Haut sich durch seitliche Ausstrahlungen erschöpft hätte (HABERDA).

Diese Dendriten können am Lebenden in Tagen spurlos verschwinden. Manchmal bleibt eine Pigmentierung zurück. Mitunter heilen sie unter blasiger Abhebung der Epidermis ab. Nach dem Tode blassen sie bald ab und können nach kurzer Zeit verschwinden, so daß man sie an älteren Leichen manchmal nicht mehr sieht. Ihre Entstehung beruht nach HABERDA auf Gefäßparalysen. NIPPE hat sie genauer mikroskopisch untersucht; er fand eine starke Erweiterung der Capillaren sowie Epitheldefekte. Das Epithel war am Rande verklumpt. Durch Hitze entstandene Waben im Stratum corneum oder die bekannte büschelartige Ausziehung der Basalzellen des Stratum germinativum fand NIPPE nicht vor, so daß er die Meinung vertrat, daß die Blitzfiguren von den anderen elektrischen Hauptveränderungen im histologischen Bilde einwandfrei zu unterscheiden sind. Wenn aber Epitheldefekte vorhanden sind, ist es nach den vorliegenden allgemeinen Erfahrungen unwahrscheinlich, daß die Blitzfiguren späterhin an der Leiche verschwinden; man müßte im Gegenteil annehmen, daß sie dann deutlicher hervorkommen. Daß Derartiges bisher nicht häufig beobachtet wurde, liegt vielmehr daran, daß die Körper und die Kleidung vom Blitz erschlagener Personen infolge des Regengusses durchnäßt ist. Nach eigener Erfahrung, die ich in Bremen machen konnte, treten die Blitzfiguren späterhin doch hervor. Auf einer Hauptstraße dieser Stadt wurde morgens eine weibliche Leiche aufgefunden. In der Nacht hatte starkes Gewitter geherrscht. Da es aber ungewöhnlich ist, daß in der Straße einer Großstadt jemand vom Blitz erschlagen wird, dachte man zunächst nicht an die Möglichkeit einer Blitzschlagverletzung, so daß die Mordkommission zusammentrat. Ich habe damals die noch feuchte Leiche abgesucht, ohne irgendeine Hautveränderung zu erblicken. Durch die Ermittlungen stellte sich heraus, daß der Begleiter des Mädchens gleichfalls vom Blitz getroffen war. Er lag im Krankenhaus. Blitzfiguren, die auf Druck verschwanden, waren bei ihm sichtbar. Infolge einer bei ihm bestehenden Amnesie konnte er nur bestätigen, er sei auf dem Wege mit dem Mädchen irgendwie betäubt worden, habe aber noch in einen Hausflur wanken können.

Nunmehr wurde der inzwischen trocken gewordene Leichnam des Mädchens noch einmal untersucht. Jetzt wurden deutliche Blitzfiguren von bräunlicher Farbe vorgefunden. Die histologische Untersuchung ergab am Rande dieser Figuren im Gegensatz zu den Beobachtungen von NIPPE hier und da Wabenbildung und typische Ausziehung der Epithelien des Stratum germinativum. Epitheldefekte waren gleichfalls vorhanden. Die gleichen Beobachtungen hat neuerdings WEGELIN gemacht. Er glaubte sogar, beobachten zu können, daß

die palisadenartig ausgezogenen Rete-zellen entsprechend des Verlaufes der elektrischen Energie auf der Haut in der Stromrichtung gewissermaßen niedergewalzt sind. Diese Beobachtung leitet über zu den gleichfalls im Schrifttum beschriebenen *Verbrennungen* und *Vertrocknungen* der Haut, in deren Bereich man auch Versengungen der Haare erkennen kann. Diese Vertrocknungen verlaufen vielfach zickzack-artig und werden von den Blitzfiguren nicht immer scharf unterschieden. Sicherlich gibt es Übergänge zwischen diesen beiden Arten der Blitzschlag-folgen; dies beweist auch eine neuerliche Beobachtung aus Karlsruhe, die wir in Zusammenarbeit mit RÜDINGER

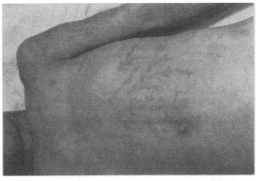

Abb. 127. Blitzfiguren (Dendriten) auf der Bauchhaut (Material des Gerichtsarztes in Karlsruhe).

machen konnten; hier waren die Blitzfiguren postmortal, sogar am Formalinpräparat, zu erkennen; die histologischen Veränderungen waren gering, es fand sich eine capilläre Hyperämie, aber nicht einmal eine eigentliche Stase. Diese Befunde konnten das postmortale Bestehenbleiben der Blitzfiguren nicht gut erklären. Hinzu kamen Veränderungen im Stratum corneum, die sich in Vacuolenbildungen und in Abstoßungen von Epithelzellen zeigten, jedoch nicht in so massiver Form, wie sie KRAULAND jüngst abgebildet hat. Die Beurteilung des Zustandes des Stratum corneum ist überhaupt schwierig, da man auch an der äußerlich normalen Haut mitunter abartige Befunde vorfindet.

Wir müssen festhalten, daß ein Blitz an der Haut des Betroffenen folgende Erscheinungen verursachen kann:

1. Durchlöcherung nach Art von Schußverletzungen und dicht nebeneinander liegende vogeldunstartige Veränderungen.

2. Dendritenähnliche Blitzfiguren.

3. Verbrennungen oder auf Hitzeeinwirkung beruhende Hautvertrock-nungen, mitunter von zickzackartigem Verlauf. Zwischen den Dendriten und den durch Hitze entstandenen Hautvertrocknungen gibt es jedoch fließende Übergänge.

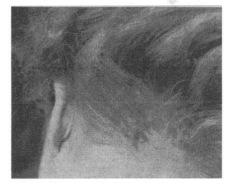

Abb. 128. Versengung der Haare eines kleinen, zirkumskripten Bezirkes am Haaransatz des Nackens *ohne* Hautveränderung bei tödlicher Blitzschlagverletzung. (Pathol. Inst. Bremen.)

Der weitere Leichenbefund entspricht im großen und ganzen den Befunden, die man auch sonst nach elektrischen Unfällen beobachten kann. Die Haare der Haut sind mitunter streifenförmig versengt, so daß man auch hier den Verlauf der elektrischen Energie verfolgen kann. Unter Umständen erkennt man auch Haarversengungen *ohne* feststellbare Hautveränderungen (Abb. 128).

Im Gehirn wurden vereinzelt Gefäßzerstörungen und histologisch Tigrolyse der Nissl-Zellen gefunden, ferner Blutungen und Nekrosen im Pankreas (LYNCH und SHORTHOUSE), soweit es sich hier nicht um postmortale Veränderungen handelt.

Wird die Blitzverletzung überstanden, so tritt manchmal völlige Erholung ein. In anderen Fällen kommt es zu *Nachkrankheiten*. Die Lichterscheinung kann zu Netzhautschäden führen, die direkte Einwirkung der elektrischen Energie auf das Auge zu der schon erwähnten Katarakta electrica; die Latenzzeit kann hier angeblich ein Jahrzehnt betragen (HEGNER). Vereinzelt ist auch eine direkte Ruptur der Aderhaut des Auges bekanntgeworden (HEGNER hier Schrifttum). Der beim Blitz entstehende Luftdruck hat gelegentlich zu Schäden des inneren Ohres geführt, auch Trommelfellrupturen wurden beobachtet, die nach den Mitteilungen von JELLINEK schmerzlos und von Blutungen nicht begleitet sind. Das Hingeschleudertwerden führt unter Umständen zu Kontusionen und Frakturen.

Nach Erwachen aus der Bewußtlosigkeit können zunächst Verwirrtheitszustände zurückbleiben, die gelegentlich psychogen überlagert sind. Die aus der Bewußtlosigkeit Erwachten klagen über Kopfschmerzen, Erbrechen und Lähmungsgefühl in beiden Beinen. Aber auch echte neurologische Ausfälle kommen vor: Ungleichheit der Pupillen, Nystagmus, zentralbedingte Lähmungen; späterhin wurden Neuritiden, manchmal mit anschließenden atrophischen Erscheinungen, festgestellt. Es entwickelten sich Bilder einer Aphasie, einer Rindenblindheit, einer spastischen Paraplegie, ähnlich einer multiplen Sklerose, die sich aber meist, wenn auch nicht immer, wieder zurückbildeten (PETERS, KRAULAND, hier Schrifttum), und auch zu einer Monoplegie, die sich bald besserte; bei längerem zeitlichen Zwischenraum ist sicherlich auch hier Kritik am Platze. Die Schädigungen des Herzens entsprechen jenen, die nach elektrischem Trauma bekanntgeworden sind.

Vom *kriminalistischen* Standpunkt aus ist bemerkenswert, daß eine streifenartige, durch den Blitzschlag veranlaßte Hautvertrocknung am Halse für einen Teil einer Drosselmarke gehalten worden ist (HABERDA). In einem anderen Falle hatte man Veränderungen am Halse zweier vom Blitz erschlagener Personen zunächst als Würgemale gedeutet. Versengungen im Bereich der Kleidung und Schwärzung mit Schmelzungserscheinung an der Armbanduhr führten später zu der Feststellung, daß es sich um die Folgen eines Blitzschlages gehandelt hat (FISCHER).

Literatur.

Elektrizität.

Übersichten.

ALVENSLEBEN: VIII. Internat. Kongr. für Unfallmed., S. 674. Leipzig 1938.
BRUMSTEIN: Nevropath. i t. d. **9**, 27 (1940). Ref. Dtsch. Z. gerichtl. Med. **36**, 139 (1942).
DETTLING: In DETTLING-SCHÖNBERG-SCHWARZ, Lehrbuch der gerichtlichen Medizin, S. 246. Basel 1951.
HAUSER: Wien. klin. Wschr. **1943**, 23/24, 393.
HAUSER: Wien. klin. Wschr. **1939**, Nr 21. — HUBER, P.: Wien. med. Wschr. **1943**, Nr 23/24, 393.
JELLINEK, ST.: Elektropathologie. Stuttgart 1903. — Der elektrische Unfall. Leipzig u. Wien 1931. — Elektrische Verletzungen. Leipzig 1932. — Klinische und forensische Aufgaben der Elektropathologie. Jkurse ärztl. Fortbildg **1934**, H. 9, 16. — JENNY: Der elektrische Unfall. Bern 1945.
KOEPPEN: Hefte Unfallheilk. **1942**, Nr 34. — Ber. 8. Internat. Kongr. für Unfallmed. u. Berufskrkh. **2**, 671 (1939). Ref. Dtsch. Z. gerichtl. Med. **32**, 197 (1939/40).
PANSE: Schäden durch Elektrizität. In FISCHER-MOLINEUS, Das ärztliche Gutachten im Versicherungswesen, Bd. 1, S. 486. Leipzig 1939. — PIENKOVOI: Chirurgija **2/3**, 128 (1939). Ref. Dtsch. Z. gerichtl. Med. **32**, 197 (1939/40). — PIETRUSKY: Dtsch. Z. gerichtl. Med. **29**, 135 (1938). — Tod und Gesundheitsschädigung durch elektrische Energie. In Handwörterbuch der gerichtlichen Medizin, S. 804. Berlin 1940.
SACHS: Tod durch Verbrennung und Verbrühung. In PONSOLDS Lehrbuch der gerichtlichen Medizin, S. 315. Stuttgart 1950. — Tod durch elektrische Energie. In PONSOLDS Lehrbuch der gerichtlichen Medizin, S. 306. Stuttgart 1950. — SANCHO LOBO: Rev. clin. españ. **6**, 152 (1942). Ref. Dtsch. Z. gerichtl. Med. **37**, 182 (1943). — SCHRIDDE u. ALVENSLEBEN: Die elektrische Verletzung. In KÖNIG u. MAGNUS' Handbuch der gesamten Unfallheilkunde, Bd. I. Stuttgart 1932.

Allgemeines.

ALVENSLEBEN: Ber. 8. Internat. Kongr. für Unfallmed. u. Berufskrkh. (Zürich) 2, 674 (1939). Ref. Dtsch. Z. gerichtl. Med. 33, 403 (1940).

BONNARDEL u. a.: Trav. hum. 5, 55 (1937). Ref. Dtsch. Z. gerichtl. Med. 29, 144 (1938).

DALZIEL: Siehe Abschnitt Herz.

FREIBERGER: Der elektrische Widerstand des menschlichen Körpers gegen technischen Gleich- und Wechselstrom. Berlin 1934.

GILDEMEISTER: Münch. med. Wschr. 1941 I, 351.

IHDE: Nord. med. Tidsskr. 1938. Ref. Dtsch. Z. gerichtl. Med. 30, 380 (1938).

JELLINEK: Siehe Übersichten.

KERVRAN: Med. Trav. 11, 138, 161 (1939). Ref. Dtsch. Z. gerichtl. Med. 33, 377 (1940).

KOGON: Nov. chir. Arch. (russ.) 42, 178 (1938). Ref. Dtsch. Z. gerichtl. Med. 34, 51 (1941).

MORHARDT: Presse méd. 1940 I, 480. Ref. Dtsch. Z. gerichtl. Med. 34, 50 (1941).

NEUREITER, v.: Beitr. gerichtl. Med. 12, 85 (1932). Hier Schrifttum.

SCHRIDDE: Münch. med. Wschr. 1924, 1533. — SOUZA: Arch. Soc. Med. leg. e Criminol. S. Paulo Suppl 8, 453 (1938). Ref. Dtsch. Z. gerichtl. Med. 32, 53 (1939/40).

WAKABAYASHI: Jap. J. med. Sci., Trans. III, Biophysics 6, 77 (1939). Ref. Dtsch. Z. gerichtl. Med. 34, 22 (1941). — WENZEL: Ärztl. Sachverst.ztg 1938, 131.

Haut und Schleimhaut.

JELLINEK: Schweiz. med. Wschr. 1947, 407. — Wien klin. Wschr. 1952, 501.

LINDEMANN u. LEMPKE: Med. Klin. 1941 I, 155.

MEIXNER: In Forschungen und Forscher der Tiroler Ärzteschule, Bd. I, S. 3. Innsbruck 1945/47.

OPPIKOFER: Schweiz. med. Wschr. 1939, Nr 47. Ref. Ärztl. Sachverst.ztg 1941, 62.

PIETRUSKY: Tod und Grundheitsbeschädigung durch elektrische Energie. In Handwörterbuch der gerichtlichen Medizin, S. 804. Berlin 1940.

SCHLEYER: Dtsch. Z. gerichtl. Med. 39, 349 (1949). — SCHRADER: Experimentelle Untersuchungen zur Histopathologie elektrischer Hautschädigungen. Jena 1932.

Muskulatur.

BOEMKE: Dtsch. Z. gerichtl. Med. 30, 9 (1938).

FISCHER u. FRÖHLICHER: Schweiz. elektrotechn. Bull. 38 (1942). Ref. ETZ 69, 178 (1948).

Knochen und Gelenke.

BRAZEL: Spättod, 10 Jahre nach Starkstromverletzung des Gehirnschädels. Med. Diss. München 1940. Ref. Dtsch. Z. gerichtl. Med. 35, 161 (1942). — BÜRGEL: Fortschr. Röntgenstr. 65, 207 (1942).

FRITZ: Dtsch. Z. gerichtl. Med. 34, 177 (1940).

JELLINEK: Schweiz. med. Wschr. 1942, 407.

KELLER, E.: Münch. med. Wschr. 1939 I, 271.

MEIXNER: In Forschungen und Forscher der Tiroler Ärzteschule, Bd. 2, S. 539. Innsbruck 1948/50.

MONTEMARTINI: Scr. ital. Radiobiol. med. 4, 261 (1937). Ref. Dtsch. Z. gerichtl. Med. 29, 429 (1938).

PIETRUSKY: Zacchia 3, 13 (1939). Ref. Dtsch. Z. gerichtl. Med. 32, 197 (1939/40).

REUTER, F.: Dtsch. Z. gerichtl. Med. 1, 362 (1922).

STURM, A.: Klin. Wschr. 1941 II, 906. Ref. Dtsch. Z. gerichtl. Med. 35, 494 (1942).

ZIEMKE: Mschr. Unfallheilk. 30, 107 (1923).

Gefäße und Blut.

CLARK u. WALL: Ber. Physiol. 78, 648.

GONTSCHRAVO: Russ. Arch. path. Anat. 3, 67 (1937). Ref. Zbl. Path. 81, 147 (1943).

HÜCKEL, R.: Mschr. Unfallheilk. 44, 488 (1937).

JELLINEK: Virchows Arch. 301, 28 (1938). — Neue med. Welt 1, 661 (1950). — JOY and BARRY: Amer. J. Physiol. 99, 298 (1931).

LORENZ: Z. exper. Med. 96, 18 (1934).

MELISSINOS: Ann. Méd. lég. etc. 28, 64 (1948). — MÜLLER, VIELLEDENT et MARCHAND: Ann. Méd. lég. etc. 20, 159 (1940).

PHOTAKIS u. LIBERATO: Zbl. Path. 69, 277 (1938). — PIETRUSKY: Dtsch. Z. gerichtl. Med. 6, 535 (1920).

SCHNETZ: Klin. Wschr. 1940, 431. — Z. klin. Med. 132, 120 (1937). — SETTE: Scr. ital. Radiobiol. 7, 101 (1940). Ref. Dtsch. Z. gerichtl. Med. 34, 41 (1950).

ZEHRER: Mschr. Unfallheilk. 46, 141 (1939).

Herz.

ALVENSLEBEN: Siehe Abschnitt Allgemeines. — AUFDERMAUR u. KARTAGENER: Elektrischer Unfall und Coronarthrombose. Z. Unfallmed. (Zürich) 42, 261 (1949).

BECK and DAVID: Diagnosis and Treatment of Cardiovascular Disease. Herausgeg. von S. D. Stroud, Bd. 2, S. 1181, 1940.

CONRAD and HAGGARD: Electr. Engng. 53, 399 (1934). — ETZ 56, 326 (1935).

DALZIEL: Effect of Wave Form on Let-go Currents. AIEE, Trans. 62, 739 (1943). — Electrocution by Electric Fence Controller. Agric. Engng. 25, 308 (1944). — Vorschläge für die AIEE-Sommertagung Detroit-Michigan Juni 1946, Manuskript vom 6. Mai 1946, mitgeteilt als Manuskript von Studiengesellschaft für Höchstspannungsanlagen e. V., Berlin-Steglitz, Körnerstr. 50/51, erhalten über deutsche Verbundgesellschaft e. V., Heidelberg, Neuenheimer Landstr. 4. — DALZIEL and BURCH: The Electric Fence. Agric. 22, 309 (1941). DALZIEL, LAGEN and THURSTON: Electric Schock. AIEE, Trans. 60, 1073 (1941). — DALZIEL, ODGEN and ABBOTT: Effect of Frequency on Let-go Currents. AIEE, Trans. 62, 745 (1943). — DIEZ: Die Veränderung der Herzmuskelfasern im Tode bei Durchtritt von elektrischem Strom und ihre Erklärung. Arch. di Antrop. crimin. 58, 608 (1938). Ref. Dtsch. Z. gerichtl. Med. 31, 212 (1939).

FERRIS, KING, SPENCE and WILLIAMS: Effect of Electric Shock on the Heart AIEE, Trans. 55, 498 (1936).

GERSTNER: Über die Wirkung des elektrischen Starkstromes auf den Blutdruck. Arch. exper. Path. u. Pharmakol. 185, 184 (1937).

KAPLAN: Erfahrungen durch Arbeit auf dem Gebiet der elektrischen Verletzungen. Acty med. URSS 1, 620 (1938). Ref. Dtsch. Z. gerichtl. Med. 33, 231 (1940). — KOEPPEN, S.: Herzklappenfehler, Folge eines elektrischen Unfalls? Münch. med. Wschr. 1941 I, 316. — Herzerkrankungen nach elektrischen Unfällen. Erg. inn. Med. 60, 208 (1941). — Herzerkrankungen nach elektrischen Unfällen. Münch. med. Wschr. 1941 I, 478. — Erkrankungen der inneren Organe nach elektrischen Unfällen. Berlin 1942.

MÜLLER, H. K.: Plötzlicher Herztod als Spätfolge nach elektrischen Unfall. Med. Diss. Basel 1939, S. 15. Ref. Dtsch. Z. gerichtl. Med. 35, 76 (1942).

PIETRUSKY: Dtsch. Z. gerichtl. Med. 25, 197 (1935); 29, 135 (1938). — PIETRUSKY u. JANKER: Röntgenkinematographische Untersuchungen über die Wirkung elektrischer Starkströme auf Kreislauf und Atmung des Tieres, während und kurz nach der Durchströmung. Dtsch. Z. gerichtl. Med. 28, 347 (1937).

SCHRADER u. SCHLOMKA: Elektrokardiographische Untersuchungen zur Frage des elektrischen Todes. Dtsch. Z. gerichtl. Med. 20, 351 (1933). — SOMMER: Über Chirurgie bei elektrischen Schäden. Münch. med. Wschr. 1940 II, 763.

VOGT, B.: Rhythmusstörungen des Herzens und anginöse Zustände nach elektrischem Unfall. Klin. Wschr. 1937 II, 1671.

WEISSEL: Probleme der Deutung des Elektrokardiogramms nach Unfällen durch Elektrizität. Z. klin. Med. 141, 399 (1942). — WIGGERS and WEYRIA: Amer. J. Physiol. 128, 500 (1939); 129, 496 (1940); 131, 296, 309 (1940/41).

Nervensystem.

ADLER-MÖNNICH: Ärztl. Sachverst.ztg 1938, 132.

ESSER: Nederl. Tidschr. Geneesk. 1942, 2914. Ref. Dtsch. Z. gerichtl. Med. 38, 73 (1943).

FAURBYE: Acta psychiatr. (København.) 17, 39 (1942). Ref. Dtsch. Z. gerichtl. Med. 38, 46 (1944). — FREMMING: Z. Kinderpsychiatr. 7, 97 (1940). Ref. Dtsch. Z. gerichtl. Med. 35, 161 1942). — FRITZ, E.: Dtsch. Z. gerichtl. Med. 34, 177 (1941).

GILJAROVSKIJ, SLUCEVSKIJ, LIVENCEV u. KIRILLOVA: Klin. Med. (russ.) 26, 6 (1949). Ref. Dtsch. Gesundheitswesen 1949, 774. — GODTFREDSEN: Acta ophthalm. (København.) 20, 69 (1942). Ref. Dtsch. Z. gerichtl. Med. 37, 133 (1943).

HASSIN: J. Nerv. Dis. 86, 668 (1937). Ref. Dtsch. Z. gerichtl. Med. 30, 74 (1938).

JELLINEK: Ann. Méd. lég. etc. 14, 661 (1943). — Schweiz. med. Wschr. 1947 407. — JELLINEK u. POLLAK: Virchows Arch. 293, 1 (1934). — JENNY: Siehe Übersichten.

KOEPPEN: Z. Unfallmed. u. Berufskrkh. 41, 120 (1948). Forts. u. Schluß S. 195.

LEMPKE: Münch. med. Wschr. 1939 I, 229. — LINCK: Beitr. path. Anat. 102, 119 (1939).

MEIXNER: Zit. unter „Knochen".

NEEGARD, v.: Arch. klin. Chir. 122, 100 (1922).

PANSE: Siehe zusammenfassende Darstellungen. — PERNICE: Ärztl. Sachverst.ztg 42, 130 (1936). Ref. Dtsch. Z. gerichtl. Med. 29, 59 (1938). — PETERS: Spezielle Pathologie der Krankheiten des zentralen und peripheren Nervensystems, S. 345ff. Stuttgart 1951. — PIETRUSKY: Dtsch. Z. gerichtl. Med. 25, 197 (1935).

REINHARDT: Münch. med. Wschr. 1940 II, 1283. — ROSSI: Fol. med. (Napoli) 26, 925 (1940). Ref. Dtsch. Z. gerichtl. Med. 35, 376 (1942).

SCHOEN: Beitr. gerichtl. Med. **17**, 1 (1943). — STEFAN u. TACKE: Ärztl. Sachverst.ztg **66**, 9 (1940).

VALEGA: Rev. Neuropsiquiatr. (Lima) **2**, 363 (1939). Ref. Dtsch. Z. gerichtl. Med. **33**, 491 (1940).

WEIDNER: Med. Klin. **1946**, 579. — WELZ: Virchows Arch. **305**, 646 (1940). — WICHMANN: Z. Neur. **157**, 696 (1937).

Auge.

GILBERT: Med. Klin. **1948**, 136.

JENNY: Siehe Übersichten.

KNÜSEL: Münch. med. Wschr. **1939** II, 1766.

SIRONI: Rass. ital. Ottalm. **8**, 545 (1939). Ref. Dtsch. Z. gerichtl. Med. **33**, 220 (1940).

TUTUI: Chuo Ganka Iho **29**, 17 (1937). Ref. Dtsch. Z. gerichtl. Med. **29**, 59 (1938).

Ohr.

JENNY: Siehe zusammenfassende Darstellungen.

PIETRUSKY: Siehe zusammenfassende Darstellungen.

Lungen, Verdauungsorgane, Nieren, Drüsen der inneren Sekretion, Einwirkung auf Schwangerschaft.

ALBRECHT: Münch. med. Wschr. **1942** II, 856.

FISCHER u. FRÖHLICHER: Bull. schweiz. elektrotechn. Ver. **38**, Nr 16 (1947). Ref. Merkbl. der Berufsgen. für Feinmechanik u. Elektrizität für die Durchgangsärzte.

GROSS-HÖPLER: Handbuch für den Untersuchungsrichter, Teil 2, S. 810. München 1922.

JENNY, PIETRUSKY: Siehe Übersichten. — JOERGENSEN: Dtsch. Z. gerichtl. Med. **28**, 5 (1937).

KOEPPEN, S.: Arch. orthop. Chir. **37**, 391, 404 (1937). Ref. Dtsch. Z. gerichtl. Med. **29**, 77 (1938).

MASELLA: Fol. med. (Napoli) **26**, 785 (1940). Ref. Dtsch. Z. gerichtl. Med. **35**, 495 (1942).

SCHRÖDER: Südwestdtsch. Ärztebl. **1949**, 63.

Todesursachen und anatomische Befunde.

ARTMANN: Todesursachen bei Stromtodesfällen. Med. Diss. München 1941.

FERRANDIZ: Arch. klin. Chir. **187**, 326 (1936).

HAMANN: Reichsarb. bl. **23**, III, 193, — III, 195 (1943). Ref. Dtsch. Z. gerichtl. Med. **38**, 100 (1943).

JELLINEK: Jkurse ärztl. Fortbildg **1934**, H. 9, 16.

MAINX: Südwestdtsch. Ärztebl. **1949**, 61.

PÄSSLER: Zbl. Chir. **1943**, 935. — PIETRUSKY: Dtsch. Z. gerichtl. Med. **29**, 135 (1938).

SCHRADER, G.: Dtsch. Z. gerichtl. Med. **37**, 89 (1943).

Unfälle.

BRENTANI: Bull. schweiz. elektrotechn. Ver. **1950**, 705.

DALZIEL: Siehe Allgemeines. — DERDACK: Zbl. Gewerbehyg. **28**, 205 (1941). — DETTLING: In DETTLING-SCHÖNEBERG-SCHWARZS Lehrbuch der gerichtlichen Medizin, S. 269. Basel 1951. — DICKSON: J. of Path. **59**, 359 (1947).

JELLINEK: Beitr. gerichtl. Med. **5**, 51 (1922).

LEWINSKI: Čzas. sad.-lék. (poln.) **2**, 208 (1939). Ref. Dtsch. Z. gerichtl. Med. **32**, 53 (1939/40).

MARENHOLTZ, FRHR. V.: Ärztl. Sachverst.ztg **48**, 141 (1942). — MARX, E. M.: Arch. Méd. lég. **7**, 75 (1938). Ref. Dtsch. Z. gerichtl. Med. **32**, 138 (1939/40). — MEIXNER: Forschungen und Forscher der Tiroler Ärzteschule, Bd. 1, S. 3. Innsbruck 1945/47.

PIETRUSKY: Dtsch. Z. gerichtl. Med. **16**, 313 (1931). — PIETRUSKY u. SCHRADER: Dtsch. Z. gerichtl. Med. **19**, 313 (1932).

SCHAIRER: Berufsgenossensch. **1950**, 107. — SCHLEYER: Dtsch. Z. gerichtl. Med. **39**, 349 (1949). — SCHNEIDER, K.: Mschr. Ohrenheilk. **78**, 243 (1944). — SCHOEN, F.: Dtsch. Z. gerichtl. Med. **32**, 413 (1939/40). — SEIFFERT, KL.: Pathologie und Klinik der Starkstromverletzungen nach 16 hier zur Beobachtung gelangten Unfällen. Med. Diss. München 1941. — SNYDER: Morduntersuchung. Heidelberg 1949.

WEHREN, V.: Dtsch. Z. gerichtl. Med. **27**, 240 (1936).

Selbstmord und Mord.

BREITENECKER: Verh. Internat. Kongr. gerichtl. u. soz. Med. 1938, S. 609. — BUHTZ: Dtsch. Z. gerichtl. Med. **14**, 443 (1930).

JELLINEK: Beitr. gerichtl. Med. **13**, 13 (1935).

KRATTER: Der Tod durch Elektrizität. Leipzig u. Wien 1896.

MUNCK: Dtsch. Z. gerichtl. Med. **23**, 97 (1934).

NEUGEBAUER, W.: Arch. Kriminol. **102**, 162 (1938). — NIPPE: Dtsch. Z. gerichtl. Med. **36**, 307 (1942).

SCHREIBER, H. U.: Über Selbstmordfälle durch elektrischen Strom. Med. Diss. München 1941. — SNYDER-FINKE: Die Morduntersuchung, S. 210. Wiesloch b. Heidelberg 1949.

WINTER, H.: Über einen Mordversuch durch elektrischen Schwachstrom mit nachträglicher gewaltsamer Erstickung des Opfers. Med. Diss. München 1940. Ref. Dtsch. Z. gerichtl. Med. **35**, 161 (1942).

Elektrokution, Elektroschock.

BUMKE: Lehrbuch der Geisteskrankheiten, S. 118. München 1948.

DETTLING: In DETTLING-SCHÖNEBERG-SCHWARZs Lehrbuch der gerichtlichen Medizin, S. 264. Basel 1951.

PETERS: Spezielle Pathologie der Krankheiten des zentralen und peripheren Nervensystems, S. 352. Stuttgart 1951.

SCHOLZ: Die Krampfschädigung des Gehirns, S. 99. Berlin-Göttingen-Heidelberg 1951. — SCHULTE u. DREYER: Nervenarzt **1950**, 175.

YARVIN, SALOMON: Die Elektrokution. Med. Diss. Bern 1938.

Kosmische Elektrizität.

BORIONI: Boll. Ocul. **21**, 20 (1942). Ref. Dtsch. Z. gerichtl. Med. **36**, 492 (1942). — BUSS: Münch. Med. Wschr. **1943** I, 356.

CAMPELL: Helvet. med. Acta **1944** II, 529. Ref. Zbl. Path. **83**, 435 (1945/48).

DANNHORN: Veröff. Volksgesdh.dienst 48, H. 7 (1937). Ref. Münch. med. Wschr. **1938** I, 107.

FISCHER, H.: Arch. Kriminol. **103**, 53 (1938).

HABERDA: Lehrbuch der gerichtlichen Medizin, S. 753. Berlin u. Wien 1927. — HEGNER: Z. Unfallmed. u. Berufskrkh. **40**, 52 (1947).

ISECKE: Kriminalistik **11**, 229 (1937).

JELLINEK: Siehe Übersichten.

KECHT: Wien. med. Wschr. **1950**, 248. — KOOPMANN: Mschr. Unfallheilk. **45**, 1 (1938). — KRAULAND: Dtsch. Z. gerichtl. Med. **40**, 298 (1951).

LYNCH and SNORTHOUSE: Lancet **1949**, No 6551, 473.

MATZDORFF: Klin. Wschr. **1937** II, 1255. — MUCK: Z. Kreislaufforsch. **30**, H. 1—8 (1938).

NIPPE: Virchows Arch. **285**, 1 (1932).

PETERS: Spezielle Pathologie der Krankheiten des zentralen und peripheren Nervensystems, S. 352. Stuttgart 1951. — PIETRUSKY: Dtsch. Z. gerichtl. Med. **6**, 535 (1926).

RAPETTO: Fol. med. (Napoli) **1938**, Nr 15, 29. Ref. Zbl. Path. **71**, 302 (1939).

SCHALLOCK: Zbl. Path. **88**, 245 (1952). — SJÖVALL: Nord. Med. **1941**, 3052. Ref. Dtsch. Z. gerichtl. Med. **37**, 44 (1943). — STIEFLER: Dtsch. Z. gerichtl. Med. **32**, 407 (1939/40).

WEGELIN: Schweiz. med. Wschr. **1946**, 208.

k) Schußverletzungen.

1. Waffen und Munition.

Wer Schußverletzungen zu beurteilen hat, muß auch etwas über die einschlägigen Waffentypen und über die Munition wissen. Angesichts der gegenwärtigen Verhältnisse in Deutschland muß ich den Stand in der Zeit vor dem 2. Weltkrieg bringen. Von einer Besprechung der militärischen Waffentypen, soweit sie überhaupt genau genug bekannt sind, möchte ich absehen.

Man unterscheidet Faustfeuerwaffen und Gewehre.

Bei den Faustfeuerwaffen unterscheiden wir die sog. *Flobertwaffen*, auch Terzerole oder Teschings genannt, die *Trommelrevolver* und die *automatischen Repetierpistolen.*

Die *Flobertwaffen* sind meist Waffen, mit denen man ohne neu zu laden, nur *einen* Schuß abgeben kann, doch sind sie früher vereinzelt auch als mehrschüssige Waffen nach der Art der Trommelrevolver angefertigt worden. Sie sind nicht gezogen. Der Lauf war früher in Deutschland meist verhältnismäßig lang, und zwar deswegen, weil sie dann nach den damaligen Bestimmungen nicht waffenscheinpflichtig waren. Die Geschosse, die diese Waffen verfeuern, haben keine erhebliche Durchschlagskraft. Damit ist aber in keiner Weise gesagt, daß sie ungefährlich sind. Die Geschosse durchschlagen erfahrungsgemäß flache Knochen, durchdringen also z. B. das Brustbein und den Schädel (KOOPMANN). Die dicken Extremitätenknochen werden im allgemeinen nicht durchschlagen. Es ist keine Seltenheit, daß Flobertgeschosse mehr oder minder weit ins Gehirn eindringen, nachdem sie durch den Schädelknochen durchgedrungen sind. Sie erreichen nicht selten das Herz und können, wenn sie in die Bauchhöhle eindringen, auch hier tödliche Verletzungen hervorrufen. Durchschüsse verursachen sie allerdings im menschlichen Körper nicht, sofern es sich nicht um ausgesprochene Tangential- schüsse handelt.

Die *Trommelrevolver* sind mehrschüssige Waffen. Die Patronen stecken in einer rotierbaren Trommel, die sich automatisch bei jedem Schuß weiterdreht. Man kann einmal so schießen, daß man den Hahn spannt und dann abdrückt; man braucht dann zum Lösen des Schusses nicht allzuviel Kraft; man kann aber auch hintereinander schießen, ohne den Hahn besonders zu spannen. Das Spannen des Hahnes wird dann automatisch durch Betätigung am Abzugshebel besorgt, doch ist zu dieser Prozedur ein gewisser Kraftaufwand erforderlich. Die Zündung der Patrone erfolgt entweder durch einen Schlagbolzen, der durch den Hahn zentral gegen die Patronenhülse getrieben wird (Trommelrevolver mit zentraler Zündung) oder vom Rande her durch Patronen, in die eine Art Schlagbolzen bereits hineingearbeitet wurde (Randzündung oder auch Lefaucheux-Zündung).

Die Trommelrevolver dieser beiden Konstruktionsarten waren vor dem 2. Weltkrieg in Deutschland schon sehr selten geworden, sie waren nicht gezogen und nicht sonderlich exakt gearbeitet, auch war ihre Durchschlagskraft keine allzu große. Im Ausland, insbesondere in England und Amerika, sind die Trommelrevolver beliebter; sie sind exakt gearbeitet, sind gezogen, schießen korrekt, verwenden Munition, die in Deutschland für die später zu bespre- chenden automatischen Repetierpistolen benutzt wird, und stehen vor allen Dingen im Ruf, in gefährlichen Momenten nicht so leicht zu versagen, wie dies manchmal bei automatischen Repetierpistolen geschieht (z. B. der Colt-Revolver).

Die gangbarsten Faustfeuerwaffen waren vor dem Kriege die *automatischen Repetierpistolen* verschiedener Konstruktionen (BROWNING, MAUSER, SAUER und LIGNOSE). Das Patronenmagazin liegt hier im Griff der Waffe. Nach Abgabe eines Schusses wird durch den Rückstoß die Patrone automatisch ausgeworfen; gleichzeitig dringt die neue Patrone aus dem Magazin in das Patronenlager. Die Waffe wird automatisch gespannt und ist ohne jede weitere Manipulation wieder schußfertig (s. Schema Abb. 150, S. 555). Die Magazine enthalten 6—8 Patronen. Die gangbaren Systeme haben die Kaliber 6,35 und 7,65 mm, Militärpistolen hatten ein Kaliber von 9 mm. Die Durchschlagskraft des Kalibers 6,35 in Tannen- holz beträgt etwa 35 mm, des Kalibers 7,65 etwa 46 mm (WITTLICH).

Diesen Waffensystemen entsprechen im einzelnen bestimmte *Munitionsarten:* Die Flobert-Pistolen werden auch mit *Flobert*-Munition beschossen; sie verfeuern runde Bleikugeln, selten kegelförmige Bleigeschosse. Die Patrone hat weiterhin die Eigenart, daß zwischen Zündsatz und der eigentlichen explosiven Treibmasse nicht unterschieden wird. Man benutzt vielmehr als Zündsatz und Treibmasse zugleich das *Knallquecksilber*, also das Quecksilbersalz der Knallsäure. In der Zeit vor dem 2. Weltkriege wurde in Deutschland das Knallquecksilber ersetzt durch das quecksilberfreie *Sinoxid*; es handelt sich hier um das Bleisalz der Trinitroresorcinsäure. Es verbrennt vollständiger und verschmutzt die Läufe nicht im gleichen Maße. Auch scheint die Expansionswirkung eine etwas größere zu sein. Die Flobertwaffen verursachen keinen rechten Knall, sondern mehr ein Krachen. Neben dem Pulverschmauch entweicht ein im Dunkeln besonders sicht- barer Feuerstrahl, der eigenartigerweise auch bei Nahschüssen nur sehr geringe oder oft keine Verbrennungsspuren verursacht (s. unten).

Die für die Trommelrevolver deutschen Fabrikats vorgesehenen Patronen verfeuerten kegelförmige Bleigeschosse. Die Patrone enthielt als *Zündsatz* Knallquecksilber und als Treibmasse das bekannte *Schwarzpulver*, bestehend aus Schwefel (etwa 10%), Kohle (etwa 12%) und Salpeter (etwa 78%). Die Waffen geben einen erheblichen Rückstoß, einen recht lauten und unangenehmen Knall, eine erhebliche Schmauchentwicklung und einen Feuerstrahl, der eine starke Zündwirkung hat. Diese Verhältnisse gelten aber nicht für die exakt gearbeiteten gezogenen Trommelrevolver ausländischer Fabrikation.

Die automatischen Repetierpistolen verfeuern kegelförmige *Mantelgeschosse* (Kupfermantel, Nickelmantel), sie enthalten innen einen Bleikern, als Zündsatz dient das schon besprochene Sinoxid, als Treibmasse das meist in Blättchenform verschiedener Gestalt gepreßte *Nitropulver*, das zwar nicht so leicht zündet, aber eine sehr große Expansionskraft hat und lange nicht so viel Schmauch erzeugt wie das Schwarzpulver. Die Zündwirkung dieser Munition ist gleichfalls eine sehr geringe; über die Zusammensetzung des französischen rauchschwachen Pulvers s. Piédlièvre und Dʳsoille.

Unter den in der Friedenszeit benutzten Gewehren unterscheidet man *Sportwaffen* und *Jagdgewehre*. Wenn man von den jetzt in Deutschland wieder erlaubten Luftgewehren absieht, die übrigens gelegentlich gleichfalls nicht ungefährliche, ja tödliche Verletzungen verursachen können (Huelke), kamen als Sportwaffen Flobertgewehre (Teschings) in Frage. Sie waren im allgemeinen nicht gezogen und verfeuerten die schon besprochene Flobertmunition, deren Geschosse allerdings vielfach kegelförmig waren. Die Waffen waren einschüssig. Mitunter hatte man diese Sportwaffen auch zu Präzisionswaffen umgestaltet. Man hatte ihnen gezogene Läufe gegeben und die Wirkung der Munition dadurch gesteigert, daß man als Treibmasse Schwarzpulver in die Patrone einfüllte. Es gab auch Konstruktionen, die mit Schrotmunition beschossen werden konnten.

Die *Jagdwaffen* wurden meist als sog. Kipplaufgewehre hergestellt. Sie hatten 2—3 Läufe, etwa 2 Schrotläufe und einen Kugellauf. Die Lichtung des Laufes wurde mitunter nach der Laufmündung zu etwas enger, sog. *Würgebohrung* (englisch choked-bored); dadurch wurde erreicht, daß die Schrote nicht so weit streuten. Bei sehr ausgeschossenen Waffen mit Würgebohrung entstand mitunter unterhalb der Verengung des Laufes eine kugelförmige Ausbeulung. Die Schrote platten sich bei Abgabe des Schusses bis zu einem gewissen Grade ab. Dies kommt so zustande, daß sie beim Verlassen des Laufes fest aneinander gepreßt werden. Zeitlupenaufnahmen haben gezeigt, daß die Schrotkörner nach Verlassen des Laufes zum Teil in dichten Klumpen, zum Teil aber auch einzeln davonfliegen. Die einzelnen Schrotkörner eilen den zusammengeballten voraus (Schlegelmilch). Es ist auch vorgekommen, daß Schützen, um eine bessere Schußleistung zu erzielen, die Schrote in der Patrone mit Talg festgegossen hatten (Schlegelmilch). Die Streuung der Schrote ist auf große Entfernungen eine recht erhebliche und der Gefahrenbereich bei Jagdveranstaltungen ein entsprechender. Man muß damit rechnen, daß einzelne Schrote eine ganz abartige Flugrichtung annehmen. Dies liegt daran, daß sie im Verlaufe des Fliegens aneinanderprallen und so ihre Flugrichtung erheblich ändern können.

Wird einmal die Frage aufgeworfen, ob mit einem Jagdgewehr ein *blinder* oder ein *scharfer* Schuß abgegeben wurde, so ist zu bemerken, daß beim blinden Schuß der Boden der Patronenhülse glatt bleibt, während er sich beim scharfen Schuß infolge vermehrten Druckes der Pulvergase auch nach hinten zu vorbuckelt (Hesselink).

Vielfach taucht in der Kriminalistik die Frage auf, ob aus einer bestimmten vorgelegten Waffe geschossen wurde und vor wie langer Zeit.

In solchen Fällen muß man sich dringend davor hüten, die Waffe bei der Untersuchung des Tatortes zu berühren, weil man dann die Möglichkeit verringert, an ihr brauchbare *Papillarlinienmuster* oder sonstige Zufälligkeiten zu entdecken. Man muß sie vielmehr mit Handschuhen anfassen, sie notfalls vorsichtig sichern und in sauberes weißes Papier packen. Die Technik der Untersuchung auf *vorangegangenen Gebrauch* der Waffe beruht darauf, daß man Pulverrückstände nachweist. Nach Besichtigung der Waffe kann man sie mit sauberem Werg oder Tupfer aus dem Lauf entfernen, auch wird vorgeschlagen, den Lauf mit destilliertem Wasser zu füllen, die Rückstände zu lösen und alsdann das Wasser chemisch zu untersuchen. Nach einem Schwarzpulverschuß kann bis zu 2 Std nach Abgabe des Schusses Schwefelwasserstoff und Kaliumsulfid nachzuweisen sein. Nach 2—24 Std kann der Schwefelwasserstoff zu Schwefelsäure oxydiert sein. Es beginnt die Bildung von Eisenoxyd, aus dem sich das wasserlösliche Ferrosulfat bildet. Doch bedürfen diese Angaben noch einer Nachprüfung. Man rechnet weiter damit, daß man einen Tag nach Abgabe des Schusses im Lauf weiße Stellen wahrnehmen kann, infolge Oxydation von Eisensulfid zu Eisensulfat. Gleichzeitig soll die im Lauf zurückgebliebene Masse etwas feucht werden. Nach 2—5 Tagen soll die Feuchtigkeit verschwunden und der Rückstand grau geworden sein. Nach etwa 5 Tagen sollen sich braungraue Stellen von Eisenoxyd bilden. Eine gleichmäßig ausgebildete *Rostschicht* deutet darauf hin, daß die Waffe in der letzten Zeit nicht benutzt wurde. Bei Verwendung von *Nitropulver* wird das Laufinnere nach 12—14 Std etwas feucht, nach 2 Tagen soll die Feuchtigkeit verschwunden sein, nach 5 Tagen soll man stellenweise Rostbildung wahrnehmen können. Das chemische Verhalten des Schmauchrückstandes im Lauf hängt ausschlaggebend von der Zusammensetzung des Pulvers im einzelnen ab. Genaue Regeln lassen sich nach dem gegenwärtigen Stande des Schrifttums kaum aufstellen. Die Verhältnisse werden, je nach der Zusammensetzung der Munition, wechseln (SILVEIVA, LUCAS, zit. nach PIETRUSKY und MEZGER-HEESS).

In Zeiten von Waffenverboten und bei Umsichgreifen der Wilddieberei wird man damit rechnen müssen, daß leicht zerlegbare und daher leicht zu verbergende Waffen angefertigt werden. So sind Stockgewehre bekanntgeworden, der Lauf und der Kolben der Waffe konnten in anderen Fällen getrennt transportiert werden. Auch hat man selbstkonstruierte Schalldämpfer beobachtet (JIRKA); sie bestehen aus einem der Laufmündung aufgesetzten Gummikonvolut, das durchschossen wird.

Ferner hat man zum Selbstschutz in Amerika nicht erkennbare Schußwaffen in Bleistiftform konstruiert. An sich harmlose Knallpistolen, die für Alarmzwecke hergestellt wurden (sog. Alarmkanonen) hat man dadurch zu brauchbaren Schußwaffen umgewandelt, daß man den Lauf von oben her mit Schroten oder Eisenstückchen füllte (MILOSLAVICH). Auch *Scheintod-* und *Tränengaspistolen*, deren wirksame Substanz Pollenkörner, Pfeffer, Sägemehl, Diatomeen, aber auch Chlor absondernde Substanzen sind, verursachen bei angesetzter oder fast angesetzter Mündung, wie ausgestanzt aussehende Hautverletzungen. Die Papppfropfen einer Tränengaspistole durchschlugen noch in einer Entfernung von 10 cm Pappe. Ein in eine solche Patrone eingeführtes Blechstückchen drang beim Selbstmord eines Jugendlichen bis ins Herz ein (Schrifttum B. MUELLER).

Zum Schlachten von Vieh werden sog. *Bolzenschußapparate* benutzt. In Deutschland ist die Konstruktion von Kerner in Gebrauch. Durch eine zur Explosion gebrachte Patrone wird ein in den Apparat eingebauter Stahlbolzen 8 cm tief in den Kopf des Tieres hineingetrieben. Die abgeschossene Patronenhülse muß nach jedem Schuß entfernt werden, erst dann ist neues Laden möglich. An der Einschußstelle findet man einen stark konturierten Pulverschmauch und eine Ausstanzung der Haut. Der Apparat ist gelegentlich zu *Selbstmorden* benutzt worden, aber auch zu *Mordzwecken* an Kindern und unter Ausnutzung der Überraschung auch an Erwachsenen. Auch eine *fahrlässige Tötung* ist bekanntgeworden. Der Bolzen drang in die Bauchhöhle ein, man fand hier bei der Leichenöffnung ausgestanzte Stücke aus den einzelnen Kleidungsstücken der Verstorbenen (Schrifttum s. B. MUELLER, weiterhin GEHRKE, FRITZ, TASCHEN und KÜHN, NIEDENTHAL, SCHÖNBERG, REITBERGER).

Für Militärwaffen werden zu Übungszwecken sog. *Platzpatronen* hergestellt, sie haben die gleichen Hülsen wie die scharfen Patronen, aber eine geringere Pulverladung und statt des Geschosses einen Holz- oder Pappepfropfen. Diese Patronen sind keineswegs ungefährlich. Sie führen bei Nahschüssen zu erheblichen Aufplatzungen der Einschußwunde unter Entstehung einer Schmauchhöhle (s. Abschnitt absolute Nahschüsse, S. 547). Von tieferen Verletzungen wurden Knochenzertrümmerungen und erhebliche Organzerreißungen beobachtet. Nahschüsse in den Kopf führen ebenso wie bei scharfen Schüssen zu einem Zerplatzen des Kopfes. Bei einem Schuß aus einer Entfernung von etwa 25 cm entstand noch ein Lochbruch des Schädeldaches. Die größte Entfernung, bei der noch eine Wirkung auftrat, betrug

4—5 m. Charakteristisch für das Vorliegen einer Platzpatronenverletzung ist das Fehlen des Ausschusses und der Nachweis von Holz- und Pappeteilchen in der Wunde. Bei Schüssen bis zu einer Entfernung von 5 cm wurden auch Stanzerscheinungen festgestellt (s. Abschnitt absolute Nahschüsse, S. 547). Pulvereinsprengungen fanden sich bis zu einer Entfernung von 1 m (HAUSBRANDT). Aus einer Entfernung von 50 cm wurde sogar noch ein Stahlhelm durchschlagen (DÄHLMANN). Als Sonderfall wurde beobachtet, daß nach Laden eines Gewehrs mit einer Platzpatrone ein Putzstock in den Lauf gesteckt und verschossen wurde. Auf diese Weise wurde ein Soldat getötet (FONTELL).

2. Die Folgen der Schußverletzungen an den einzelnen Organen, einschließlich der Todesfolge.

Die Begriffe *Durchschuß* mit *Ein-* und *Ausschuß*, *Steckschuß*, *Tangentialschuß* und *Streifschuß* pflegen auch dem Laien bekannt zu sein.

Die Beurteilung der Folgen der Schußverletzungen und die Feststellung der Todesursache richtet sich nach klinischen und pathologisch-anatomischen Gesichtspunkten. Spezifische gerichtsmedizinische Fragestellungen pflegen hierbei nur in beschränktem Maße aufzutreten. Es wird daher nicht notwendig sein, auf alle Einzelheiten einzugehen.

Es kommt gelegentlich vor, daß das Bestehen einer Schußverletzung zunächst überhaupt *nicht erkannt* wird; auch aus dem Kriege liegen solche Erfahrungen vor. Der verwundete Soldat merkt unter Umständen nicht, daß er verwundet wurde, wenn er durch die Erregung des Kampfes abgelenkt wird.

Einige Zeit nach Abwehr eines Angriffes erkrankte ein Soldat im Schützengraben an Leibschmerzen, er kam zum Truppenverbandplatz und wurde hier intern behandelt. Als kein Erfolg eintrat, wurde er nach rückwärts abtransportiert, wobei er verstarb. Die wegen Vergiftungsverdacht herbeigeführte Leichenöffnung ergab eine Steckschußverletzung des Bauches durch Gewehrgeschoß mit Verletzung des Darmes und Peritonitis. Die in der seitlichen Bauchgegend befindliche Einschußöffnung war nicht bemerkt worden, ebensowenig der Kleiderdurchschuß; der Soldat hatte nichts von einer Verwundung berichtet. Nach dem Ergebnis von Erkundigungen war er nicht schwachsinnig oder sonst in irgendeiner Weise geistig abartig; Nahschußzeichen (Selbstverletzung) waren nicht vorhanden.

Auch Schußverletzungen in der Gegend des Afters und des Dammes können leicht übersehen werden, ebenso Einschußöffnungen in den Augenwinkeln.

Nach der Zurückdrängung des zunächst vorgedrungenen Gegners wurde auf dem Schlachtfeld ein Soldat mit einer kinderfaustgroßen Schußverletzung am Nacken vorgefunden. Eine Einschußverletzung war nicht zu erkennen; man dachte daher an einen Nackenschuß aus nächster Nähe. Bei der Leichenuntersuchung zeigten sich in der Gegend der Nackenverletzung nicht die geringsten Nahschußzeichen, wohl aber fand sich eine Einschußöffnung in einem inneren Augenwinkel und ein Durchschuß durch das Gehirn. Die große Nackenwunde war der Ausschuß (weitere Fälle aus der Friedenspraxis s. SCHNEIDER, HANSEN).

Auch Einschußöffnungen, die durch besonders lange Haare verdeckt sind, werden gelegentlich übersehen. Platzwunden bei absoluten Nahschüssen sind hier und da für Schnittverletzungen oder Beilhiebe gehalten worden (MILOSLAVICH). Ist eine Leiche weitgehend in *Zersetzung* übergegangen, so ist es mitunter überhaupt nicht mehr möglich, an der Haut eine Schußöffnung mit Sicherheit festzustellen. Ist auch der Knochen nicht durchschlagen, so ist eine Diagnose einer vorangegangenen Schußverletzung manchmal dann möglich, wenn man in den Kleidern durchschossene Gegenstände, z. B. eine Zigarettendose, vorfindet. Handelt es sich um weitgehend zerfetzte und zerrissene Kleider, so macht es auch hier erhebliche Schwierigkeiten, die Schußöffnung im Textilgewebe festzustellen. Auch Verletzungen von Textilgewebe durch *Steinwürfe* können nicht immer leicht von Schußverletzungen abgegrenzt werden (G. MÜLLER). Immerhin wird man in diesen Fällen an die Möglichkeit denken müssen, daß man durch spektroskopische oder mikrochemische Untersuchungen des Randes der fraglichen Öffnung in der Haut oder im Textilgewebe Metallspuren vom Mantel des Geschosses nachweisen kann, z. B. Kupfer oder Nickel (SANNIÉ). Unerläßlich sind freilich ausgedehnte Kontrolluntersuchungen. Nur wenn man die in Frage kommenden Metallteile am Rande der fraglichen Öffnung findet und an anderen Stellen nicht, oder in sehr viel geringerer Menge, weist dies auf das Vorliegen einer Schußöffnung hin. In einem Sonderfall hat man nur eine Einschußöffnung vorgefunden, aber 2 Geschosse im Körper. Dieser Befund klärte sich so, daß man feststellte, daß in dem fraglichen Gewehr ein Geschoß steckengeblieben war und das folgende Geschoß bei Abgabe des nächsten Schusses beide Geschosse herausgetrieben hatte (Arch. Kriminol. **109**, 99).

Auf der anderen Seite ist es auch gelegentlich vorgekommen, daß für Schußverletzungen typische Schädeldefekte nicht durch eine Schußverletzung, sondern durch eine Usur des Knochens durch ein Meningiom herbeigeführt wurde (GODOY).

Bei *Kopfschüssen* handelt es sich vielfach nicht um glatte Durchschüsse, sondern um gleichzeitig bestehende Knochenfissuren, die von den Schußöffnungen ausgehen, im Sinne von Berstungsbrüchen. Bei matten Geschossen entstehen gelegentlich auch ringförmig angeordnete Biegungsbrüche. Im Innern des Gehirns ist der Schußkanal meist leicht zu verfolgen. Er ist vielfach mit locker geronnenem und flüssigem Blut angefüllt, seine Wandung ist unregelmäßig, in der Umgebung finden sich vielfach isolierte Sekundärblutungen. Das Geschoß kann im Innern des Schädels leicht durch Streifen an Knochenvorsprüngen der Schädelbasis *abgelenkt* werden, so daß der Schußkanal gebrochen wird. Ein von innen her in einem bestimmten Winkel gegen den Schädelknochen aufprallendes mattes Geschoß kann nach physikalischen Gesetzen im entsprechenden Winkel abprallen und dringt in einem neuen Schußkanal in das Gehirn ein; dies gilt auch für Splitter. Als Folge von nichttödlichen Gehirnschüssen kommen neben den Erscheinungen der Commotio und Contusio Abscesse und Meningitiden in Frage, ebenso als unmittelbare spätere Todesfolgen Hirnödem und Hirnschwellung; recht häufig ist mit einer Kopfschußverletzung auch ein direkter, mitunter auch indirekter Schädelbruch verbunden (s. stumpfe Gewalt). Heilt eine Gehirnschußverletzung aus, so erkennt man späterhin den Schußkanal anatomisch als grauen derben Strang. Er heilt nicht gliös, sondern bindegewebig aus (ESSER, W. MÜLLER).

Überstandene Schußverletzungen des Gehirns können die gleichen Spätsymptome zur Folge haben, wie durch stumpfe Gewalt erfolgte Verletzungen; traumatische Epilepsie, Zurückgehen der geistigen Leistungen, Sonderbarkeiten, Neigung zu Kopfschmerzen, namentlich bei Witterungswechsel und anderes (BOSTROEM, HOLZER u. a.). Die Beurteilungen im einzelnen regeln sich nach psychiatrischen und neurologischen Gesichtspunkten. Prallt ein mattes Geschoß nur an den Schädel an unter stärkerer und geringerer Eindellung des Knochens, so entsteht an der Gegenseite unter Umständen ein gedeckter Contrecoupherd (NOETZEL). Bei Durchschüssen durch den Kopf entstehen auch gelegentlich *Trommelfellrupturen*, ohne daß das Felsenbein selbst verletzt wurde, die leicht übersehen werden können (PALLESTRINI).

Während penetrierende *Herzschüsse* durch rasante Geschosse als tödlich gelten, sind bei penetrierenden Herzverletzungen durch matte Geschosse gelegentliche operative Heilungen geglückt, auch sind Splitter in die Herzmuskulatur eingeheilt, ohne wesentliche Beschwerden oder Störungen zu verursachen. Mitunter führten die Splitter sekundär durch fortwährendes Scheuern noch eine Perforation herbei. In einem Sonderfall soll ein mattes Geschoß nur durch Prellung des Herzens, sogar ohne Verletzung des Herzbeutels zu einer Perforation des Ventrikels geführt haben (MARKOWIN). Rasante, die linke Thoraxhälfte durchdringende Geschosse können als Fernwirkung unter Umständen eine Herzruptur herbeiführen, ohne daß das Herz oder der Herzbeutel verletzt werden (F. REUTER). Rasante, aber

auch nicht besonders rasante Pistolengeschosse, die in der Nähe der großen Gefäße vorbeigehen, scheinen mitunter Intimarisse und späterhin Aortenrupturen
herbeiführen zu können; allerdings ist eine experimentelle Erzeugung dieser Verletzung nicht gelungen; doch hat sich tierexperimentell herausgestellt, daß das
Durchdringen des Geschosses durch den Thorax zu erheblichen Blutdruckschwankungen führt (GORONCY, JANKOVITSCH). Ist die Aorta tatsächlich gestreift
worden, so sind solche Verletzungen ohne weiteres verständlich.

Daß bei *Bauchschüssen* Verletzungen des Dickdarmes viel gefährlicher sind,
als die in den anderen Abschnitten des Magen-Darmkanals, ist allgemein bekannt.
Sog. Glücksschüsse, bei denen der Darm nicht verletzt wird, kommen wohl nur
in Frage, wenn das Geschoß in die Gegend von Dünndarmschlingen kam, die
wenig fixiert waren und daher beiseite gedrängt werden konnten (USADEL). Bei
großen Schußöffnungen in der Bauchhaut kommt es zu Prolapsen der Bauch-
eingeweide, bei Schußverletzungen des Zwerchfelles zu sog. falschen Zwerchfellhernien.

Daß Schüsse durch *Extremitätenknochen*, insbesondere wenn das Geschoß zerschellt (s. unten), zu komplizierten Schußbrüchen führen kann, ist durch die
Kriegserfahrungen allgemein bekanntgeworden. *Fettembolien* im kleinen und
großen Kreislauf kommen nach Schußverletzungen in gleicher Weise vor, wie
nach Einwirkung einer stumpfen Gewalt.

Die Frage der *vitalen Reaktion* nach Schußverletzungen muß nach den früher gegebenen
Richtlinien beurteilt werden (s. S. 247 ff.). Zu überprüfen ist, ob man durch Darstellung der
elastischen Fasern verwertbare mikroskopische Unterschiede herausarbeiten kann, wie sie
ÖKRÖS angibt. Bei vital entstandenen Wunden soll die Retraktion der Fasern und ihre Auf-
rollung, Zerreißung und Zusammenballung viel mehr ausgeprägt sein als bei postmortal
entstandenen Schußverletzungen.

3. Handlungsfähigkeit.

Das Schrifttum darüber, daß *Kopfschußverletzte* unter Umständen noch erstaunlich lange nicht nur überlebensfähig, sondern auch handlungsfähig sein
können, ist recht groß (Zusammenfassung s. bei MEIXNER und B. MUELLER).

Aus dem neueren Schrifttum sei erwähnt, daß ein Mann mit einer Schußverletzung der
rechten Schläfengegend noch 65 m lief (KILLINGER). Einen besonderen Glücksfall bedeutet
es, wenn ein in den Kopf eingedrungenes Geschoß nach Art eines *Ringelschusses* an der Innenfläche des Schädels entlang geht und das Gehirn nur geringfügig streift. Bei besonderen
Glücksfällen brauchen überhaupt kaum Erscheinungen aufzutreten (BENEDEK und SZAT-
MÁRI). Ein Ehemann tötete seine Frau durch Kopfschuß und brachte sich selbst einen Durchschuß durch die Stirnregion bei. Er legte die Waffe beiseite und setzte sich nieder. Als Nachbarn herbeieilten, stieg er zu Fuß in den Krankenwagen, wurde am Nachmittag im Krankenhaus vernommen, hatte keine Erinnerungsstörungen und blieb ohne wesentliche Folgen am
Leben (HOUARD). Ein Selbstmörder hatte sich neben einem tödlichen Herzschuß 5 Schußverletzungen in der Gegend der rechten Schläfe beigebracht. Die Geschosse hatten aber
sämtlich den Schädel nicht verletzt und nicht einmal Bewußtlosigkeit hervorgerufen (MEIX-
NER). Ein 14jähriger Gymnasiast hatte sich mit einem Revolver mit einem Kaliber von 7 mm
in die rechte Schläfe geschossen. Er spürte weder Erschütterung noch Schmerzen, noch hörte
er den Knall. Er legte die Waffe beiseite, stand von seinem Schreibtisch auf, ließ den Arzt
herbeirufen und gab ihm noch Auskunft, dann erst verlor er für 24 Std das Bewußtsein. Er
wurde geheilt. Ein anderer Mann hatte sich mit einer Browning-Pistole durch beide Schläfen
geschossen. Das Geschoß hatte sogar den Boden der vorderen Schädelgruben aufgerissen.
Der Verletzte spürte keine Wirkung, wusch sich und legte sich zu Bett, um den Tod zu erwarten. Hier fand ihn der Landjäger. Er gab ihm Auskunft. Da der Betreffende vorher
seinen Vater erschossen hatte, nahm ihn der Landjäger 6 km zu Fuß ins Gefängnis mit.
Drei Monate später trat ein Hirnabsceß am Ausschuß auf, der geöffnet und geheilt wurde
(MEIXNER, hier auch ältere Kasuistik; weitere Fälle neuerer Zeit s. KRAULAND).

Trotz dieser Vorfälle muß man sich vergegenwärtigen, daß eine so ausgeprägte
Handlungsfähigkeit nach Kopfschüssen zu den Seltenheiten gehört. Im allgemeinen wird man damit rechnen können, daß Bewußtlosigkeit eintritt; sie wird

anscheinend nicht nur durch die Commotio, bzw. Contusio hervorgerufen, sondern auch durch eine stoßartige Erhöhung des Liquordruckes, die infolge des Durchdringens eines rasanten Geschosses durch den Schädel zustande kommt; dies haben eindrucksvolle Versuche an Hunden gezeigt (Jude und Piédlièvre). Die Kasuistik zeigt, daß nicht immer eine retroaktive Amnesie zu bestehen braucht.

Wird das *Herz* von matten Geschossen oder Geschoßsplittern perforiert, so kann durchaus noch Handlungsfähigkeit bestehen, bis die Herzbeuteltamponade oder die Ausblutung in den Pleuraraum zu einem Schwächezustand führt, der die Handlungsfähigkeit ausschließt. Heilungen sind immer wieder beschrieben worden. Bei Vorhofverletzungen soll die Prognose ungünstiger sein. Verletzungen der Aorta führen fast immer zu Handlungsunfähigkeit, doch kommen Ausnahmen vor. Bei einer Zerreißung der absteigenden Aorta durch einen Streifschuß, bei der allerdings die Intima erhalten blieb, aber die Muscularis verletzt wurde, ging der Verletzte noch zur Droschke und starb erst nach 20 min auf der Fahrt (Meixner).

Ganz anders liegen die Verhältnisse, wenn das Herz durch *rasante* Geschosse getroffen wird. Befindet es sich zu dieser Zeit in der Diastole, so kann es infolge der hydrodynamischen Wirkung zerspringen. Es lag einmal vollkommen von den großen Gefäßen abgetrennt im aufgeschlitzten Herzbeutel (Veres). Aber auch wenn das Herz in der Systole von einem rasanten Geschoß, etwa aus einem Militärgewehr, getroffen wird, und wenn die spätere Sektion eine hydrodynamische Wirkung ausschließt, tritt wohl immer sofortige Handlungsunfähigkeit ein. Der Getroffene wirft die Arme in die Luft und fällt augenblicklich zu Boden. Dies haben die Erfahrungen der beiden Weltkriege gezeigt. Das Geschoß führt offenbar infolge einer Commotio cordis einen sofortigen reflektorischen Herzstillstand herbei. Doch lehren Erfahrungen, die bei Exekutionen im Kriege gemacht wurden, daß nicht selten nach dem sofortigen Umfallen des Verurteilten nach einigen Minuten der Puls wieder fühlbar wird, daß der Betreffende wieder anfängt, sich zu regen, und zu stöhnen beginnt, und daß dann erst der Tod infolge Verblutung aus den Herzschußverletzungen nach einigen Minuten eintritt; solche Lebensäußerungen wurden bis zu 8 min beobachtet. Anzeichen für eine Wiederkehr des Bewußtseins traten niemals hervor (Beobachtungen von Ärzten, die im Kriege zu Exekutionen kommandiert waren). Bei der späteren Leichenöffnung stellte sich heraus, daß auch in solchen Fällen des Überlebens das Herz 2 oder 3 Durchschüsse aufwies, und zwar im Bereich der Ventrikel.

Schußverletzungen der *Lunge* brauchen zunächst die Handlungsfähigkeit nicht einzuengen. Verwundete konnten im Kriege noch kilometerweit marschieren. Die ersten Symptome waren Bluthusten und Wärmegefühl in der Brust; manchmal traten erst am 2. Tag größere subjektive Beschwerden ein (Hahn).

Bei Bauchschüssen kommt es durch die Verletzung des *Peritoneums* ebenso wie bei Stichverletzungen des Bauches zu einem *Peritonealschock*, der vielfach zu einem Zusammensinken Anlaß gibt, doch kommen Ausnahmen vor, insbesondere dann, wenn der Betreffende sich im Kampf befindet und daher erregt ist.

Ein 18jähriger hatte im Streit einen Pistolenschuß in die untere Bauchgegend mit Verletzungen des Bauchfelles und der Blase erhalten; er sank zusammen, richtete sich aber wieder auf, ging zu Fuß 300 m weit nach Hause, sagte nichts, ließ sich von seiner Mutter Tee kochen und ging zu Bett; am nächsten Morgen konnte er sich wegen peritonitischer Beschwerden nicht erheben und starb einige Tage später (eigene Beobachtung).

Schußverletzungen der *Halsschlagader* bewirken nach den vorliegenden Erfahrungen Handlungsunfähigkeit. Verletzungen der großen Gefäße der *unteren Extremitäten* durch Geschosse brauchen nicht eine sofortige Handlungsunfähigkeit herbeizuführen. Es ist keineswegs auszuschließen, daß die Verletzten sich noch wehren können oder ein Stück davonlaufen.

Ein Soldat, der sich durch eine besondere Vorrichtung einen Gewehrschuß in eine Kniekehle beigebracht hatte, in der beide Arteriae poplitae durchtrennt waren, war noch in der Lage, die Vorrichtung beiseite zu räumen und die Patronenhülse aus dem Gewehr zu entfernen und zu beseitigen. Er wurde erst ohnmächtig, als er dabei war, sich die Wunde mit einem Verbandspäckchen zu verbinden (eigene Beobachtung).

4. Unterscheidung zwischen Ein- und Ausschuß.

α) Größenverhältnisse der Schußöffnungen.

Im allgemeinen wird die Unterscheidung zwischen Einschuß und Ausschuß vom Laien gänzlich zu Unrecht als einfach angesehen. Man sagt, *der Ausschuß sei größer als der Einschuß.* Dies ist im großen und ganzen auch richtig. Das Geschoß, das den Körper durchdringt, nimmt Gewebs- oder Knochenpartikelchen mit sich. Diese mitfliegenden Gewebspartikelchen, denen sich vielfach auch Knochensplitter beigesellen, erweitern den Ausschuß (B. MUELLER). Dies ist auch experimentell durch Zeitlupenaufnahmen bestätigt worden. Projektile, die durch eine Glasplatte gehen, beladen sich mit kleinsten Glastrümmern und erhalten dadurch gewissermaßen ein etwas größeres Kaliber (PIÉDELIÈVRE und HÉRISSET).

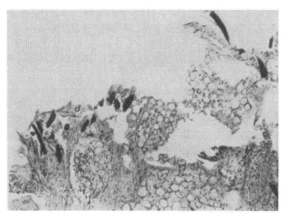

Ist aber ein Geschoß matt und schlüpft es nur im Bereich des Ausschusses aus der Haut heraus, so ist es nicht in der Lage, Gewebsteilchen mit sich zu reißen. Der *Ausschuß* wird in solchen Fällen besonders *klein.* Er ist vielfach schlitzförmig. Bei Schüssen mit angesetzter oder fast angesetzter Mündung sind aus Gründen, die später erörtert werden sollen, die Einschüsse besonders groß, und zwar meist größer als die Ausschüsse. Hieraus ergibt sich, daß man sich bei der Unterscheidung zwischen

Abb. 129. Textilfasern in der Einschußöffnung bei Schuß durch die Kleider.

Einschuß und Ausschuß *unter keinen Umständen auf die Größenverhältnisse allein verlassen kann*[1]. Man muß sich vielmehr nach anderen Merkmalen umsehen.

β) Verhalten von Textilfasern in der Schußöffnung und in den Kleidern.

Ein Geschoß, daß in einen bekleideten Körperteil eindringt, reißt Textilfasern mit sich (G. STRASSMANN). Werden mehrere Schichten von Textilgewebe durchtrennt, so belädt sich das Geschoß vorne zunächst mit der zuerst durchstoßenen Textilschicht. Sie liegt dem Geschoß am innigsten an und wird am tiefsten in die Wunde hineingeschleppt (PIÉDELIÈVRE und Mitarbeiter). Je dicker die Kleidung, in um so größerer Tiefe wird man Textilfasern vorfinden können. Man sieht sie manchmal schon makroskopisch, in anderen Fällen genügt es, wenn man aus dem Gewebe zu Beginn des Wundkanals mit sehr sauberen Pinzetten Gewebsfasern herausreißt und sie im Nativpräparat mikroskopiert. Textilfasern sind ohne weiteres vom tierischen Gewebe abzugrenzen. Hat man kein Ergebnis, so muß man die beiden fraglichen Schußöffnungen excidieren und mikroskopisch am besten in Paraffinstufenschnitten gefärbt oder ungefärbt untersuchen, wobei die Textilfasern ohne weiteres erkannt werden können. Findet man sie, so handelt es sich um den Einschuß (Abb. 129). Sehr wichtig ist, daß man bei Einsendungen

---

[1] Wenn ein Geschoß den Körper durchdringt, so werden durch den dabei entstehenden positiven Druck die Wände des Schußkanals gedehnt oder bei unelastischem Gewebe auseinandergesprengt. Es folgt ein negativer Druck nach Art einer Saugwirkung, die der Schußrichtung entgegengesetzt ist (röntgen-kinomotographische Untersuchungen von HINRICSSON).

in einschlägigen Fällen nicht vergessen hat, die beiden Schußöffnungen der Lage nach zu bezeichnen, andernfalls kann man mit dem erhobenen Befund praktisch nichts anfangen, was recht ärgerlich ist. Es kommt gelegentlich vor, daß bei dicker Kleidung die Textilfasern bis in die Gegend des Ausschusses verschleppt werden können. Dies habe ich besonders unter Kriegsverhältnissen bei Durchschüssen mit kurzem Schußkanal (Arm oder Bein) beobachtet. Doch handelte es sich hier um besondere Ausnahmen. Einmal hat auch ein aus einem Stutzen gefeuertes Flobertgeschoß, das in den Bauch eingedrungen war, Textilfasern bis in die Blase verschleppt.

Gewisse Hinweise auf Ein- und Ausschuß kann schon die Besichtigung der Schußöffnungen in den *Kleidern* und wenn der Schuß Schuhwerkzeug verletzt hat, des Leders geben. Es ist daher besonders wichtig, daß derartige Leichen

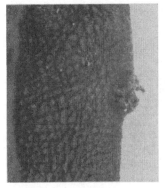

Abb. 130. Ausfransung nach außen an der Ausschußöffnung in einer Lederjacke.

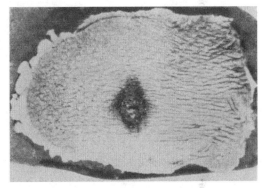

Abb. 131. Vertrocknungssaum (Schürfsaum) um den Einschuß (Fernschuß, Schrägschuß).

vor Beginn der gerichtsmedizinischen Untersuchung nicht entkleidet werden. Die Schußöffnungen pflegen in der Schußrichtung ausgefranst zu sein (Abb. 130). Dieser Befund ist manchmal sehr deutlich. Die Ausfransung kann sich aber insbesondere dann *umkehren*, wenn bei Manipulationen an den Kleidern die Gegend der Schußöffnung nach der anderen Seite ausgebeult wird. Bei der Bewertung der Ausfransung ist daher Vorsicht geboten.

γ) Schürfsaum und Dehnungssaum.

Man findet in vielen Fällen in der Umgebung der Einschußöffnung einen meist scharf konturierten 2—4 mm breiten bräunlichen Saum. Bei Schüssen aus den alten Trommelrevolvern pflegte er breiter zu sein. Man brachte früher seine Entstehungsweise mit der Flammenwirkung in Zusammenhang, hielt ihn für ein Nahschußzeichen und nannte ihn Brandsaum.

Diese Auffassung, die auch jetzt noch manchmal von Unkundigen vertreten wird, ist gänzlich unzutreffend. Der Saum kommt vielmehr so zustande, daß das in die Haut eindringende Geschoß eine Eindellung verursacht und im Bereich der Eindellung die oberflächlichen Epithelschichten mitnimmt. Die Haut trocknet nachher an dieser Stelle bräunlich ein. Der Saum wird daher als *Vertrocknungssaum* oder *Schürfsaum* bezeichnet (Abb. 131, 133). Er hat mit der Schußentfernung nicht das geringste zu tun. Er findet sich auch bei Fernschüssen. Man hat den Eindruck, daß er um so größer wird, je matter das Geschoß eindringt. Er müßte also der Breite nach mit der Schußentfernung zunehmen. Doch existieren hierüber noch keine einwandfreien Beobachtungen (BREITENECKER). Der

Schürfsaum ist gleich nach Empfang der Schußverletzung noch nicht sichtbar. Er bildet sich erst einige Stunden später im Zuge der Vertrocknungserscheinungen; fließt aber Wundsekret aus oder wird die Vertrocknung durch therapeutische Manipulationen, z. B. feuchte Verbände oder Salbenverbände verhindert, so wird er überhaupt nicht sichtbar. So kommt es, daß er beim Chirurgen verhältnismäßig wenig bekannt ist.

Man kann diesen Schürfsaum *nicht* als einwandfreies Zeichen für den Einschuß bezeichnen, weil gelegentlich auch bei Ausschüssen ähnliche Säume vorkommen. Sie sind allerdings meist größer und nicht so häufig. Sie kommen

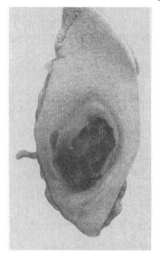

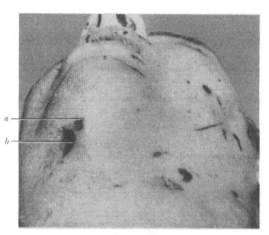

Abb. 132. Dehnungssaum am Ausschuß; an seinem Rande ein Einriß in der Haut. [B. MUELLER: Dtsch. Z. gerichtl. Med. **35,** 175 (1942).]

Abb. 133. Schürfsaum um eine Einschußöffnung (*a*), vertrockneter, größerer Dehnungssaum um eine dicht darunter gelegene Ausschußöffnung (*b*); es handelte sich um Halsdurchschüsse aus der Ferne mit einer automatischen Repetierpistole; außerdem ist der Verstorbene gewürgt worden (Sekt.-Nr. 17/51).

dadurch zustande, daß das Geschoß beim Verlassen des Körpers die Haut vorbuckelt und daß hierbei das Stratum corneum einreißt und sich zurückzieht. Dieser Saum ist als *Dehnungssaum* bezeichnet worden (Abb. 133). Manchmal erkennt man auch in der Umgebung dieses Dehnungssaumes kleinere abgesetzte Dehnungsstreifen von bräunlicher Farbe oder auch Einrisse in der Haut (Abb. 132). War die lebendige Kraft des Geschosses so gering, daß es am Ende des Schußkanals die Haut zwar vorbuckelte, aber sie nicht mehr durchdrang, so findet man an dieser Stelle bei unverletzter Haut mitunter gleichfalls eine runde bräunliche Vertrocknung. Sie ist ein wichtiger Anhaltspunkt dafür, daß man an dieser Stelle das im Körper steckende Geschoß finden kann.

Man hat nach Möglichkeiten gesucht, den Schürfsaum des Einschusses von dem Dehnungssaum des Ausschusses morphologisch zu unterscheiden. Beim Schürfsaum des Einschusses erkennt man mit der Lupe und mikroskopisch tatsächlich abgeschürftes Epithel über dem Stratum germinativum; beim Dehnungssaum des Ausschusses ist nur eine Vertrocknung wahrzunehmen (HUBER). Doch bedürfen diese Verhältnisse wohl noch einer weiteren Überprüfung. Hat der Körper des Betreffenden auf einer festen Unterlage gelegen, so erkennt man den Abdruck des Textilgewebes oder die Unterlage selbst im Bereich dieses Dehnungssaumes (ROMANESE, SCHWARZ). Doch sind diese Befunde keineswegs regelmäßig. Sind sie aber vorhanden, so sind sie nicht nur ein Zeichen dafür, daß es sich um den Ausschuß handelt, sondern gleichzeitig ein Beweis dafür, daß der Körper des Verstorbenen auf einer festen Unterlage lag oder sich gegen eine feste Rückwand lehnte. Dies kann wichtig werden für die Rekonstruktion des Tatherganges, insbesondere auch dafür, ob etwa *ein Fliehender im Liegen einen Schuß erhalten hat.*

δ) Kontusionsblutung.

Das in die Haut eindringende und die Oberhaut schürfende Geschoß bewirkt oft gleichzeitig eine Kontusion der Lederhaut unter Auftreten einer Blutung. Untersucht man solche Wunden mikroskopisch, so findet man neben einer Aus-kleidung des Schußkanals mit Blut, quer zum Schußkanal und parallel zur Ober-fläche der Haut verlaufend, einen Blut-erguß, so daß die Gestalt eines T ent-steht (Hémorragie en T, PIÉDELIÈVRE und DÉSOILLE, Abb. 134). Diese Blutung ist mitunter auch makroskopisch neben dem Schürfring sichtbar, und zwar meist als unscharf begrenzter dunkelroter Saum (Kontusionssaum). Da aber nach eigenen Erfahrungen, wenn auch selten, gleich-artige Verhältnisse am Ausschuß wahr-genommen werden können, handelt es sich auch hier *nicht* um ein völlig sicheres Zeichen für den Einschuß.

ε) Schmutzring.

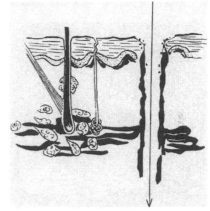

Abb. 134. Schema einer Kontusionsblutung am Einschuß; Auskleidung des Schußkanals mit Blut; im Bereich der Lederhaut flächenhafte Ausdehnung der Blutung, so daß die Gestalt eines T entsteht; franz.: Hémorragie en T. (Aus PIÉDELIÈVRE u. DÉSOILIE: Blessures par coups de feu, S. 23. Paris 1939.)

Nun wird häufig mit dem Geschoß Schmutz und Öl aus dem Lauf mitge-rissen, und an der Einschußöffnung ent-weder an den Kleidern oder an der Haut abgestreift. Der hierbei entstehende schwärzliche, gleichfalls 1—3 mm breite *Schmutzring* stellt ein *sicheres Einschußzeichen* dar. Ist das Geschoß zuerst durch die Kleider gegangen, so wird man diesen wichtigen Saum nur an den Kleidern (Abb. 135) und nicht an der Haut vorfinden können, und es muß auch aus diesem Grunde wiederum auf die Wichtigkeit der Untersuchung der Kleider bei Schußverletzungen hin-gewiesen werden. Der Schmutzsaum wird in der Praxis vom Laien leider recht häufig, hin und wieder auch der Schürfsaum, mit einem Nahschuß-zeichen verwechselt. Man glaubt, daß es sich um Pulverschmauchspuren handelt. Es war sehr wichtig, während des Krieges den Ärzten der Truppe und auch dem Sanitätspersonal diese Auffassung durch dauernde Belehrung

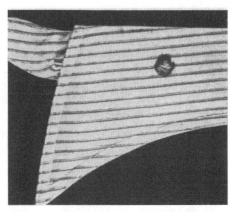

Abb. 135. Schmutzring um die Einschußöffnung (Fernschuß).

zu nehmen. Denn es kam häufig vor, daß auf Grund solcher Befunde Soldaten zu Unrecht des im Kriege schwer bestraften Deliktes der Selbstverstümmelung beschuldigt wurden.

Ist der Schmutzsaum fetthaltig, so läßt er sich an den Kleidern gut durch das Auftreten einer Luminescenz im ultravioletten Licht nachweisen, soweit man ihn nicht schon makro-skopisch erkennen kann. Bei dunklen Kleidern kann man ihn durch Nachweis von Metallteilchen durch Röntgenphotographie oder auch durch Infrarotphotographie darstellen. Auch spektral-analytische Untersuchungen können zum Ziele führen oder auch Mikroreaktionen auf Kupfer, Nickel und Blei (LOCHTE, SCHMIDT). Diese Metallteilchen können vom Geschoß an der

Einschußöffnung abgestreift werden. Man muß aber auch daran denken, daß beim Nahschuß Kupferteilchen von der Patronenhülse gegen das Schußobjekt fliegen und in der Umgebung der Schußöffnung einschlagen. Aus diesem Grunde müssen die Metallbefunde mit Vorsicht bewertet werden (Schrifttum s. B. MUELLER, Handwörterbuch der gerichtlichen Medizin).

Wird ein Textilgewebe, das aus hellen und dunklen Fasern gemischt ist, durchschossen, so entsteht mitunter eine ausgesprochen dunkel aussehende

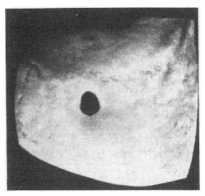

Ausfaserung am Rande, die mit einem Schmutzsaum verwechselt werden kann, aber auch am Ausschuß auftritt (B. MUELLER). Man muß diese Fehlerquelle kennen, um sich vor Irrtümern zu sichern.

ζ) Basophilie.

Da das in den Körper eindringende Geschoß vielfach heiß ist (90⁰ C nach F. REUTER und mehr), wird das Bindegewebe in der Umgebung des Schußkanals in der Einschußgegend erhitzt werden. Die Folge davon ist eine Basophilie, die im mikroskopischen Schnitt in einer intensiveren Blaufärbung der Bindegewebsfasern durch Häma-toxylin zum Ausdruck kommt (KRAULAND, IVANOV). Doch führt die Vertrocknung von

Abb. 136. Einschuß im Schädel.

Bindegewebe zu denselben Erscheinungen, so daß man insbesondere bei größeren Ausschüssen mikroskopisch die gleichen Eigenschaften vorfinden kann (B. MUELLER). Es handelt sich also auch hier um kein zuverlässiges Einschußzeichen.

η) Verhalten des durchschossenen Knochens.

Wichtige Anhaltspunkte für die Unterscheidung zwischen Einschuß und Aus-schuß können Knochenschüsse darbieten. Auch innerhalb des Knochens erweitert

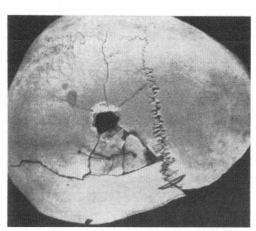

sich der Schußkanal in der Schuß-richtung. Das Geschoß belädt sich offenbar mit Knochensplittern, die den Schußkanal erweitern. Ich verweise auf die oben zitierten experimentellen Untersuchungen von PIÉDLIÈVRE und HÉRISSET und neuere Experimente von LORENZ. Bei Schädeldurchschüs-sen beobachten wir demnach, wie der Einschuß kraterförmig nach innen zu und der Ausschuß krater-förmig nach außen zu erweitert wird (Abb. 136 und 137). Versa-gen alle anderen Richtlinien für die Unterscheidung zwischen Ein-schuß und Ausschuß, so kann eine Schußöffnung im Knochen, z. B.

Abb. 137. Ausschuß im Schädel.

auch in einer Rippe wichtige Anhaltspunkte für die Schußrichtung geben (DÉSOILLE und HAUSSER). Handelt es sich um die Untersuchung von Lebenden, so zeigt die Verteilung der Knochensplitter im Schußkanal, die ja vom Geschoß mitgerissen werden, vielfach die Schußrichtung an (LORENZ).

ϑ) Verhalten bei Schrägschüssen.

Etwas anders liegen die Verhältnisse bei *Schrägschüssen*. Tritt ein Geschoß schräge durch die Haut ein, so wird der Durchmesser der Schußöffnung größer

(s. Feststellung des Kalibers des Geschosses, S. 553). Der Schürfsaum nimmt eine ovale Gestalt an, und zwar ist er beim Einschuß der Schußrichtung entgegengesetzt ausgezogen; sofern beim Ausschuß ein Vertrocknungssaum entsteht, ist er der Schußrichtung entsprechend ausgezogen. Dieses Verhalten kann sich jedoch bei lockerer schlaffer Haut und sehr schrägen Schüssen gelegentlich umkehren (B. MUELLER). Im Bereich des Einschusses ist bei Schrägschüssen mitunter der von der Laufmündung entfernt liegende Wundrand erhöht, weil das schräg eindringende Geschoß die Haut im Bereich des laufnahen Wundrandes nach innen zu im Bereich des lauffernen Wundrandes nach außen zu ausstülpt. Dies ist mitunter noch an der Narbe sichtbar (GILLON und MÉNÉTRIER).

Auch bei *Knochenschüssen* verändern Schrägschüsse das Bild. Man muß in solchen Fällen, wenn sie wichtig sind, den Schädel, falls es sich um einen Kopfschuß handelt, oder sonstige Schußöffnungen im Knochen asservieren, macerieren und sie danach in Ruhe untersuchen. Als allgemeine Richtlinie muß gelten, daß bei Schädelschrägschüssen an der Außenseite des Schädels der dem Lauf nahe liegende Rand scharf und der dem Lauf ferngelegene Rand ausgesprengt ist (Abb. 138). An der Innenseite des Schädelknochens sind die Verhältnisse umgekehrt; dieses Verhalten, das etwas der Erwartung widerspricht, ist wohl aufdie Seitenstoßwirkung zurückzuführen. Ob nicht, wie bei der Haut eine

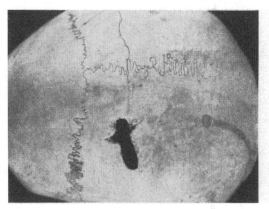

Abb. 138. Einschuß im Schädel, Schrägschuß; Pfeil gibt die Schußrichtung an.

Umkehrung des eben geschilderten Verhaltens bei extrem schrägen Schüssen beobachtet werden kann, scheint mir noch der Überprüfung wert (FRITZ, weiteres Schrifttum s. B. MUELLER, außerdem SCHNEIDER).

ι) Querschläger und Splitterverletzungen.

Bei der Untersuchung, wo sich der Einschuß und wo sich der Ausschuß befindet, müssen gelegentlich auch Sonderverhältnisse berücksichtigt werden. Trifft ein Infanteriegeschoß aus großer Entfernung den aufrechtstehenden menschlichen Körper, so wird das Geschoß, das in der steil absteigenden ballistischen Kurve in einem erheblichen Winkel einschlägt und das außerdem noch zu pendeln pflegt, mitunter als *Querschläger* die Haut durchsetzen. Querschläger können aber auch zustande kommen, wenn das Geschoß durch Streifen an einem dünnen Zweig in rotierende Bewegung gesetzt wird, oder aber, wenn es vorher an einen harten Gegenstand, z. B. an Steinen oder an einer Mauer abgeprallt ist (*Gellerschüsse*). Ein Querschläger manifestiert sich in der Haut als längliche ovale Öffnung, die meist von einem recht breiten Schürfsaum umgeben ist. Handelt es sich nicht um ein solides Infanteriegeschoß (französisches Heer), sondern um ein mit einem Bleikern gefülltes Mantelgeschoß (ehemaliges deutsches Heer), so tritt unter Umständen aus dem Innern des Körpers der Bleikern aus. Dies kann auch dadurch zustande kommen, daß der Mantel des Geschosses durch Streifen an einem festen Knochenteil aufgerissen wird (sog. *Mantelreißer*); kommt es zum Austreten des Bleikerns in der Nähe der Ausschußstelle, so entsteht unter Umständen nicht *ein* Ausschuß; man erkennt vielmehr *mehrere* Ausschußstellen größeren oder kleineren Umfanges. Bei sorgfältigem Präparieren wird man dann Geschoßsplitter in der Gegend der Ausschußstelle vorfinden, die den Körper nicht mehr verlassen haben. Eine Röntgenuntersuchung kann besonders gute Dienste leisten, wobei zu bemerken ist, daß man *Aufnahmen* machen muß. Geschoßsplitter können beim Durchleuchten dem Auge entgehen. Zerschellt ein Geschoß durch Aufprall an einem harten Widerstand in der Nähe eines menschlichen Körpers, so können die Geschoßsplitter eine ganze Anzahl von nebeneinanderliegenden Einschußöffnungen verursachen (KREFFT). Weiteres über Geschoßsplitterung s. Abschnitt Schußkanal, S. 551).

Ob es sich bei *Bomben- und Granatsplitterverletzungen* um den Einschuß oder Ausschuß handelt, wird praktisch keine sonderliche Rolle spielen. Die Gestalt des Ein- und Ausschusses hängt erheblich von der Größe des Splitters ab; sowohl am Einschuß als am Ausschuß können erhebliche Schürf- bzw. Dehnungssäume auftreten. Nimmt ein mit Zacken versehener Splitter Kleiderfetzen mit, so werden sie oft auch bis in die Gegend des Ausschusses mitgerissen. Da die Geschoßsplitter recht heiß sind, fand sich in der Umgebung der Schußöffnungen eine erhebliche Basophilie, die beim Ausschuß manchmal stärker war als beim Einschuß. An der Grenze zwischen normaler Haut und Schürfsaum bzw. Dehnungssaum zeigten sich manchmal Bilder, die histologisch denen einer elektrischen Strommarke ähnlich waren, nämlich büschelartige Ausziehung der Basalzellen des Stratum germinativum (B. MUELLER, WESTHUES).

ϰ) Nahschußzeichen als Kennzeichen des Einschusses.

Als weiteres völlig einwandfreies Zeichen für den Einschuß muß das Vorhandensein von *Nahschußwirkungen* gewertet werden. Diese Zeichen sollen in dem nachfolgenden Abschnitt besprochen werden.

5. Bestimmung der Schußentfernung.

Allgemeine Gesichtspunkte.

Eine Bestimmung der Schußentfernung kommt in Frage auf Grund der *Durchschlagskraft* des Geschosses und auf Grund der Feststellung von *Nahschußzeichen* am Schußobjekt.

Durchschlagskraft.

Beziehungen zwischen Durchschlagskraft des Geschosses und Schußentfernung bestehen wohl, doch sind sie keineswegs so regelmäßig, daß man sichere Schlüsse ziehen kann. Im Einzelfalle wird man diese Verhältnisse jedoch heranziehen können. Hat z. B. das Geschoß einer Waffe mit guter Durchschlagskraft (Militärgewehr, Militärpistole) nur einen Steckschuß verursacht, ergibt sich aus der Untersuchung des Schußkanals nicht, daß das Geschoß im Innern des Körpers durch Knochen oder andere besondere Widerstände aufgehalten worden wäre, und wissen wir, daß diese Waffe beim Menschen sonst Durchschüsse zu verursachen pflegt, so ist man allerdings berechtigt zu sagen, daß es sich hier um ein mattes Geschoß gehandelt haben muß. Das Geschoß kann deshalb matt gewesen sein, weil die Schußentfernung groß war; man muß aber auch an die Möglichkeit denken, ob das Geschoß vor dem Eindringen in den menschlichen Körper nicht andere Widerstände, z. B. Bäume oder Bretter oder gar Sandsäcke durchschlagen hat, oder ob das Geschoß nicht vorher den Körper eines anderen Menschen durchsetzt hat.

Nahschußzeichen.

Allgemeines.

Im großen und ganzen wird es aber bei der Untersuchung von Schußverletzungen unser Bestreben sein, nachzuprüfen, ob Nahschußzeichen vorhanden sind. Ist das Geschoß in eine bekleidete Körpergegend eingedrungen, so muß diese Untersuchung selbstverständlich an den *Kleidern* stattfinden, und es ist sehr störend, wenn sie im Einzelfalle nicht regelrecht asserviert wurden. Diese

Gefahr liegt vor allem dann vor, wenn der Verstorbene noch lebend in ein Krankenhaus eingeliefert wurde, und wenn der Krankenhausarzt und das Hilfspersonal, wie es häufig der Fall und bis zu einem gewissen Grade auch verständlich ist, an gerichtsmedizinische Gesichtspunkte nicht gedacht haben.

Lassen sich Nahschußzeichen nachweisen, so spricht man von einem Nahschuß; da, wie wir später sehen werden, jede Waffe und jede Munition andersartige Nahschußzeichen verursacht, ist bei dieser Einteilung eine *Abgrenzung zwischen Nahschuß und Fernschuß in Zahlenangaben nicht möglich*. Im großen und ganzen kann man sagen, daß bei Schußöffnungen aus Entfernungen über 50 cm Nahschußzeichen nur noch in sehr geringem Maße und aus Entfernungen über 1 m überhaupt nicht mehr aufzutreten pflegen (Einzelheiten s. unten). Ist ein Schuß mit angesetzter oder fast angesetzter Mündung abgegeben worden, so spricht man von *absoluten Nahschüssen*.

Löst sich ein Schuß, so entweicht dem Lauf ein *Feuerstrahl*, der unter Umständen am Schußobjekt eine Flammenwirkung verursachen kann. Aus dem Lauf treten fernerhin unverbrannte Pulverteilchen aus, die sich ähnlich wie die Schrotkörner ausbreiten und auf dem Schußobjekt als *Pulvereinsprengungen* einschlagen können. Schließlich entweicht dem Lauf Rauch, der sich in Gestalt von *Pulverschmauch* auf dem Schußobjekt in der Nähe der Einschußöffnung niederschlagen kann. Weiterhin wird man daran denken müssen, daß namentlich bei Jagdgewehren der *Filz- oder Papierpfropf*, der die Schrotladung von der Treibladung trennt, ganz oder zum Teil mit in die Einschußwunde verschleppt werden kann. Auch können *Eisenteilchen*, die mit dem Geschoß aus dem Lauf losgelöst werden, am Schußobjekt in der Umgebung der Einschußöffnung einschlagen. Dies gilt auch für *Kupferteilchen*, die das Geschoß aus der aus Kupfer oder Messing bestehenden Patronenhülse mitreißen kann. Schließlich kann auch der *Gasdruck* bei Nahschüssen gewisse Charakteristika hervorrufen.

Flammenwirkung.

Soweit eine Flammenwirkung nicht schon ohne weiteres zu sehen oder Brandgeruch bemerkbar ist, kann man sie an der Haut exakt histologisch durch Nachweis von *Wabenbildung im Epithel* und unter Umständen auch durch die schon erwähnte büschelförmige Ausziehung des Stratum germinativum zur Darstellung bringen. Man hat weiterhin die Möglichkeit, an den in der Haut steckenden Härchen in der Umgebung der Schußöffnung die bekannten Versengungserscheinungen in Gestalt von *Kräuselungen* und das mikroskopisch erkennbare Auftreten von *Gasbläschen* festzustellen; dies gilt auch für aus Tierhaaren hergestellte *Textilfasern*. Nun ist aber die Flammenwirkung bei Schüssen aus Flobertwaffen und bei Schüssen aus automatischen Repetierpistolen, Gewehren und anderen Waffen, die Nitromunition verwenden, eine außerordentlich geringe, und zwar auch bei den Militärwaffen. Während im Jahre 1937 BECK einzelne Versengungen im Textilgewebe noch bis zu Entfernungen von 30 cm feststellte, fand man zu Beginn des Krieges bei Schüssen aus deutschen Militärgewehren mit moderner Munition im Textilgewebe vereinzelte versengte Wollhärchen nur bei Entfernungen bis zu 5 cm, und zwar auch erst nach längerem Suchen. Fast deutlicher als dieser mikroskopische Befund war ein Geruch nach versengten Wollfasern; er war aber nur bis zu 10 min nach Abgabe des Schusses spürbar (B. MUELLER). Anders liegen die Verhältnisse jedoch bei *Schwarzpulverschüssen*, also bei Schüssen aus Trommelrevolvern alter Systeme oder auch aus Jagdgewehren, bei denen noch gelegentlich Schwarzpulvermunition verwendet wird. Die Zündwirkung kann eine so erhebliche sein, daß trockenes Baumwolltextilgewebe in Flammen aufgeht. Allerdings dürfte diese Zündwirkung weniger auf die Mündungsflamme als auf glimmende Pulverpartikelchen zurückzuführen sein, die auf dem Schußobjekt einschlagen (CHAVIGNY, zit. nach B. MUELLER). Bei der Benutzung von Trommelrevolvern wurden Verbrennungserscheinungen auf der Haut und im Textilgewebe noch bis zu Entfernungen von 15 cm, bei Gewehrschüssen mit

Schwarzpulverladung sogar bis zu einer Entfernung von $^1/_2$ m festgestellt. Im
Einzelfalle muß die Entfernung durch Schießversuche mit der gleichen Waffe
und der gleichen Munition ermittelt werden. Auch findet man in solchen Fällen
im Blute in der Umgebung des Einschusses und in der Muskulatur in der Umge-
bung der Einschußstelle gelegentlich *Kohlenoxyd*, vereinzelt sogar auch bei
Schüssen aus modernen Waffen bei angesetzter oder fast angesetzter Mündung.
Die CO-Bildung zeigt sich durch eine auffällige Rotfärbung des Gewebes an; sie
kann exakt durch mikrospektroskopische Untersuchung des Blutes bzw. der
Muskulatur durch Darstellung des CO-Myohämoglobins nachgewiesen werden
(Schrifttum s. B. MUELLER). Wahrscheinlich eignet sich in solchen Fällen zum
Nachweis des CO auch gut die mit geringen Blutmengen durchzuführende colori-
metrische Schnellmethode nach JONSSON (IM OBERSTEG und KANTER).

Pulvereinsprengungen und Pulverschmauch.

Grundsätzliches.

Die *Pulvereinsprengungen* haben bei der früher gangbaren Munition in der
gerichtlichen Medizin eine erhebliche Rolle gespielt. Die unverbrannten Pulverteilchen, die dem Lauf entwichen, breiteten sich, wie schon erwähnt, wie die
Schrotkugeln aus und schlugen in Gestalt eines Hofes in der Umgebung der
Schußöffnung ein. Je geringer die Schußentfernung, desto kleiner ist der
Hof der Pulvereinsprengungen und desto dichter liegen sie; je größer die
Schußentfernung, desto größer wird der Hof der Pulvereinsprengungen
und desto weiter liegen sie von einander entfernt. Man hat früher bei
bestimmten Waffensystemen und Munitionsarten Beziehungen zwischen der
Anzahl der auf einem bestimmten Raum befindlichen Pulvereinsprengungen und
der Schußentfernung angeben können. Die Pulverkörnchen schlugen mit einer
gewissen Kraft auf das Schußobjekt ein; sofern sie nicht durch die Kleidung
abfiltriert wurden, konnten sie in die Haut eindringen, unter dem Epithel liegenbleiben und hier einheilen. Mitunter war an den Einsprengungen noch die Gestalt der ursprünglichen Pulverplättchen zu erkennen, so daß auf diese Weise
noch die Art der verwendeten Munition ermittelt werden konnte (MEIXNER,
KARHAN, zit. nach B. MUELLER). Im 2. Weltkrieg haben wir derartig grobe
Pulvereinsprengungen im allgemeinen nur noch als Folgen von Minensplitter-
verletzungen und Handgranatenexplosionen kennengelernt. Die Einsprengungen
heilten auch jetzt in die Haut ein und blieben hier unbegrenzt lange Zeit liegen.
Bei Verwendung der modernen *Sinoxidmunition* (s. oben S. 523), die schon in
der Zeit vor dem Kriege nicht nur für die Militärwaffen, sondern auch für zivile
Waffen (automatische Repetierpistolen, zum Teil auch Jagdgewehre) hergestellt
wurde, verbrannte die Munition so vollständig, daß die Pulvereinsprengungen
klein und formlos wurden und sich manchmal von den Körnern des Pulverschmauchs nicht mehr eindeutig unterscheiden ließen (Abb. 139). Nur noch bei
der alten deutschen Militärpistole (Pistole 08), die wahrscheinlich noch ältere
Munition verfeuerte, traten die Pulvereinsprengungen in der alten Form auf,
sie wurden bis zu einer Entfernung von 85 cm festgestellt. Bei zivilen automatischen Repetierpistolen, Kaliber 7,65 und 6,35, wurden kleine Pulvereinsprengungen vereinzelt kurz vor dem Krieg noch bis zu einer Entfernung von 50 cm
gesehen (MÜLLER).

Die *Pulverbeschmauchung* ist wohl das wichtigste und am häufigsten festzu-
stellende Nahschußzeichen. Die Gestalt des dem Lauf der Waffe entströmenden
Pulverschmauches ist zum Teil mit der Zeitlupe studiert, zum Teil auch durch
Ausschneiden des Schmauchhofes nach Beschießen von Pappstückchen aus ver-

schiedenen Entfernungen modelliert worden (ELBEL und NAAB). Die Gestalt der
Schmauchwolke ist abhängig von der Länge des Laufes. Bei langläufigen Waffen
hat er im großen und ganzen die Gestalt eines Kegels, dessen Spitze an der Laufmündung liegt (Abb. 140). Bei
kurzläufigen Waffen handelt es
sich um eine mehr spindelförmige Rauchwolke. Die Spitze der Spindel liegt an der
Laufmündung. Dann verbreitet sich die Wolke ziemlich
plötzlich, um sich nunmehr zu
verjüngen (Abb. 141). Sicherlich gibt es zwischen beiden
Schmauchtypen Übergänge.
Praktisch liegt die Sache so,
daß der Halbmesser des Pulverschmauchhofes bei Benutzung von Faustfeuerwaffen
zunächst mit zunehmender
Entfernung zunimmt und daß
nach einem Maximum eine
weitere Zunahme nicht mehr
eintritt, sondern eine Abnahme

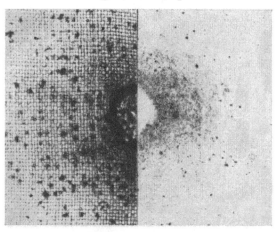

Abb. 139. Pulverschmauch und Pulvereinsprengungen (Schuß aus
einer Entfernung von 10 cm mit der gleichen automatischen Repetierpistole Kal. 7,65 mm, links mit alter Nitromunition, rechts mit
moderner Sinoxidmunition).

zu verzeichnen ist. Bei Gewehrschüssen müßte der Schmauchhof theoretisch
mit zunehmender Entfernung immer größer, aber weniger intensiv werden, doch
ist dem praktisch nicht so. Dies liegt wohl daran, daß eben nur die zentralen
Teile der kegelförmigen Schmauchwolke bis zum Schußobjekt gelangen, während
die peripherischen weniger weit
geschleudert werden und schon
vorher zu Boden sinken. Die Intensität des Pulverschmauchhofes
erreicht ein Maximum bei einer
Entfernung von wenigen Zenti-
metern und nimmt dann ab.
Die größte Ausdehnung des
Schmauchhofes pflegt nach dem
Stand vor dem Kriege bei Pistolenschüssen bei einer Entfernung
von 2—8 cm erreicht zu werden,
bei Gewehrschüssen bei einer
Entfernung von 2—12 cm (B.

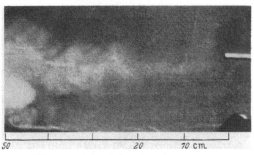

Abb. 140. Schmauchwolke eines Teschinggewehres.
[Nach ELBEL: Dtsch. Z. gerichtl. Med. 32, 169 (1939/40).]

MUELLER). Man sieht, daß die Entfernungsangaben hier weit ineinander übergehen. Es besteht der Eindruck, der sich auch durch meine Kriegserfahrungen
verstärkt hat, daß für die Ermittlung der Schußentfernung weniger der Halbmesser des Pulverschmauchhofes, als vielmehr seine *Intensität* maßgebend ist.
Sind Waffe und Munition bekannt, so muß man im Einzelfalle mit der gleichen
Waffe und der gleichen Munition möglichst auf das gleiche Schußobjekt aus verschiedenen Entfernungen Probeschüsse abgeben und die Schußbilder nicht nur
nach Größe des Schmauchhofes, sondern vor allen Dingen nach der Intensität
des Pulverschmauches miteinander vergleichen. Auf diese Weise gelingt es im
allgemeinen, die ungefähre Schußentfernung in vorsichtigen Grenzen festzustellen,
was aber für praktische Fälle genügt. Ist der Schuß durch die Kleider gegangen,

so wird es meist möglich sein, Probeschüsse auf das gleiche Textilgewebe abzugeben. Ist der Schuß unmittelbar in die Haut gegangen, so kann man die Probeschüsse zunächst auf angefeuchtetes Filtrierpapier abgeben. Es ist aber unerläßlich für die letzten entscheidenden Probeschüsse excidierte menschliche Haut zu verwenden, die der Leiche, sofern sie zur Verfügung steht, an unauffälligen Stellen entnommen werden muß. Sehr wichtig ist auch, daß man mit der gleichen Waffe und der gleichen Munition schießt. Hier können erhebliche Verschiedenheiten bestehen; handelt es sich um Trommelrevolver, so muß man sogar jedesmal aus der gleichen Bohrung schießen, weil auch hier gewisse Differenzen bestehen können.

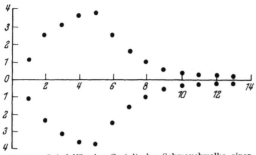

Abb. 141. Spindelförmige Gestalt der Schmauchwolke einer kurzläufigen Waffe (Rekonstruktion durch Beschießen von Pappscheiben aus verschiedener Entfernung mit einer automatischen Repetierpistole Kal. 7,65 mm). [Nach ELBEL u. NAAB: Beitr. gerichtl. Med. **16**, 17 (1942).]

Steht die gleiche Waffe nicht zur Verfügung, und ist die Art der Munition unbekannt, so muß man wenigsten mit dem gleichen Waffensystem schießen.

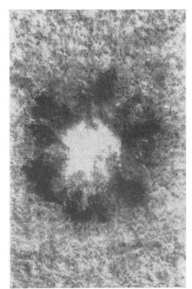

Abb. 142. Pulverschmauchsaum; die Unterbrechungen des Saumes zeigen die Anzahl der Züge und Felder der Waffe an. [Nach HORNUNG: Kriminalistik **15**, 87 (1941).]

Doch werden dadurch die Ergebnisse ungenauer. Liegt die in Frage kommende Waffe überhaupt nicht vor, weiß man aber welche Waffenart im großen und ganzen in Frage kommt (z. B. Trommelrevolver, automatische Repetierpistole bestimmten Kalibers, Militärgewehr), was sich im einzelnen mitunter aus der ganzen Sachlage ergibt, so können kriminalistisch gewisse Grenzzahlen über das Auftreten von Nahschußzeichen von Wert sein.

So konnte man vor dem Kriege damit rechnen, daß man bei automatischen Repetierpistolen der üblichen Kaliber 6,35 und 7,65 mm bei Benutzung von Sinoxidmunition auf hellem Tuch Pulverschmauch bis zu einer Entfernung von 30—40 cm erkennen konnte. Beim deutschen Militärgewehr war dies bis zu einer Entfernung von 75—80 cm der Fall, bei der Militärpistole, Kaliber 9 mm, bis zu einer Entfernung von 35—40 cm.

Wird aus einer Waffe *öfter geschossen*, so scheint bei zunehmender Schußzahl auch bei gleicher Entfernung die *Intensität* der Beschmauchung etwas *erheblicher* zu werden, wahrscheinlich deshalb, weil dann die im Lauf haftenden Pulverbestandteile mit hinausgeschleudert werden (HORNUNG). Bei geringer Schußentfernung ist manchmal im Schmauchring durch Unterbrechungen des Schmauchbildes die Zahl der Züge und Felder des Laufes festzustellen (Abb. 142). Bei Waffen, die viel Schmauch verursachen, lagert sich der Schmauch mitunter in konzentrischen Wellen ab (Kokardenbildung).

Sonderheiten bei der Beurteilung des Pulverschmauches und der Einsprengungen.

Abfiltrierung durch Haare.

Ist ein Nahschuß in die Kopfhaut abgegeben worden, so kommt es vor, daß der Pulverschmauch und die Einsprengungen durch dichte Haare abfiltriert

werden, so daß man nach Abschneiden der Haare auf der Haut keine Nahschußzeichen vorfindet, obwohl es sich tatsächlich um einen Nahschuß handelt. Man
darf nicht vergessen, die abgeschnittenen Haare mit der Lupe oder dem Mikroskop auf Schmauchbelag zu untersuchen, auch kann dies auf chemischem Wege
geschehen (s. unten). Bei der morphologischen Untersuchung wird man darauf
achten müssen, ob sie vielleicht durch den Druck der Pulvergase abgebrochen
wurden, was gelegentlich vorkommt. Da, wie schon erwähnt, auch Eisen- und
Kupferteilchen in die Nähe des Schußobjektes einschlagen können, wird man
in solchen Fällen die Haut und die Haare darauf untersuchen können (FRITZ)[1].

Beeinflussung durch Wind und Schnee.

Es ist auch daran zu denken, daß äußere Einflüsse, z. B. *Wind*, das Schußbild verändern können; nach Schießversuchen im Göttinger Windkanal, die
LOCHTE (zit. nach B. MUELLER) durchgeführt hat, sind nur recht erhebliche Wind-
stärken geeignet, das Schußbild zu beeinflussen. Auch haben wir Versuche darüber angestellt, inwieweit sich das Schußbild verändert, wenn der Schuß senkrecht nach oben oder senkrecht nach unten abgegeben wird. Doch sind nur
unwesentliche und nicht konstante Differenzen zutage getreten.Ist das Schußobjekt von lockerem *Schnee* in nicht allzu dicker Schicht überlagert, so wird
er durch die Pulvergase fortgetragen und beeinflußt die Nahschußzeichen nicht
merklich. Dagegen verhindert oder vermindert das Vorhandensein von festge-
backenem nassem Schnee auf dem Schußobjekt das Entstehen des Pulverschmauches (B. MUELLER).

Schrägschüsse.

Das Schußbild wird fernerhin bei *Schrägschüssen* durch den Schußwinkel beeinflußt. Bei sehr schrägen Schüssen befindet sich die größere Menge der Pulver-
schmauchauflagerung auf der laufnahen Seite. Bei allen anderen Schrägschüssen
ist die Form des Schmauches abhängig von der Länge des Laufes der Waffe. Bei
kurzläufigen Waffen ist der Schmauch der Schußrichtung entgegen ausgezogen,
bei langläufigen Waffen dagegen in der Schußrichtung. Die Ursache des verschiedenen Verhaltens des Schmauchbildes bei Schrägschüssen liegt in der Verschiedenartigkeit der Gestalt der Schmauchwolke bei lang- und kurzläufigen
Waffen, wie sie oben (S. 539) geschildert wurde (ELBEL).

Einfluß von Verschmutzung und Fäulnis.

Auch *Verschmutzungen* und *Fäulnis* beeinflussen naturgemäß das Schußbild.
An durchschossener Haut, die mit Schmutzwasser und Schweineblut übergossen
wurde, und danach der Sonne ausgesetzt war und an durchschossener
Haut, die im Ackerboden geschleift war, ließ sich die Ausdehnung des Pulver-
schmauchsaumes noch feststellen. Pulvereinsprengungen waren nur noch vereinzelt mit der Lupe zu entdecken (WAND). Ebenso beeinträchtigt Einfluß
des Wassers den Nachweis der Nahschußzeichen sehr. Lagerung in trockener
Erde und unter der Höhensonne konserviert dagegen die Nahschußzeichen gut
(KÜBLER).

---

[1] Bei Nahschüssen aus Waffen mit *Schalldämpfern* (s. S. 525) scheinen die Nahschußerscheinungen gleichfalls mehr oder weniger abfiltriert zu werden; doch liegt Genaueres
hierüber in der erreichbaren Literatur nicht vor.

Vortäuschung von Einsprengungen und Schmauch.

Insbesondere unter Kriegsverhältnissen können die besprochenen Nahschußerscheinungen unter Umständen wie folgt *vorgetäuscht* werden. Wenn ein Geschoß von ferne her eine mit Lehm leicht beschmutzte Hand trifft und wenn späterhin Wundsekret ausfließt, dann färbt dieses Wundsekret das an der Hand haftenden Lehm dunkel, während der trockene Lehm hell bleibt. Auf diese Weise können Bilder entstehen, die man bei flüchtigem Hinsehen mit einem Pulverschmauchsaum verwechseln kann. Wenn ein Geschoß Bretter oder Sand durchschlagen hat und dann in die Haut eindringt, so verursachen die mitfliegenden Sand- und Holzbestandteile kleine Verletzungen in der Umgebung der Schußöffnung, die man mit Pulvereinsprengungen verwechseln kann.

Bei der Feststellung eines Nahschusses unter Kriegsverhältnissen wurde vielfach der Einwand gemacht, die Nahschußzeichen rührten von einem *Leuchtspurgeschoß* oder von einem sog. *Explosivgeschoß* her und seien daher als eigentliche Nahschußerscheinungen nicht zu bewerten.

Die *Leuchtspurgeschosse* hatten am Boden des Geschosses einen Brandsatz, der beim Brechen des Schusses mit entzündet wurde und während des Fluges abbrannte. Er enthielt Magnesium. Wenn ein Leuchtspurgeschoß den Körper durchsetzt, so ergeben sich, wie eingehende Versuche an menschlichen Leichen und lebenden Tieren gezeigt haben, keinerlei Veränderungen. Das Geschoß durchsetzt den Körper so schnell, daß der Brandsatz sichtbare Veränderungen nicht hervorruft. Handelt es sich aber um ein mattes Steckgeschoß, so entstehen zwar an der Einschußöffnung keine sichtbaren, irgendwie auffälligen Veränderungen; an der Stelle, an der es stecken geblieben ist, entsteht jedoch eine sog. Brandhöhle; sie ist von Schmauch ausgekleidet. Das Magnesium dieses Schmauches kann chemisch nachgewiesen werden. Man verspürt, wenn man die Höhle eröffnet, meist noch einen Brandgeruch von geschmortem Fleisch. Das Muskeleiweiß in der Umgebung dieser Brandhöhle (sofern sie in der Muskulatur liegt), ist coaguliert. Diese Brandhöhle ist so charakteristisch, daß meist besondere Untersuchungen nicht erforderlich sind; sie kann mit Nahschußerscheinungen nicht verwechselt werden. Liegt diese Brandhöhle dicht unter der Haut, so kommt es allerdings vor, daß die Haut an dieser Stelle bräunlich-schwärzlich verfärbt ist. Doch sind dies Erscheinungen, die mit einem Pulverschmauchsaum nicht verwechselt werden können.

Um beim Übungsschießen die Geschoßeinschläge kontrollieren zu können, war in einem europäischen Heer ein Infanteriegeschoß angefertigt worden, das beim Aufschlag nach Art einer Granate mit einer Lichterscheinung und einer kleinen Explosionswolke detonierte. Diese Geschosse, in die ein Zünder eingebaut war, sind gelegentlich auch im Kriege verwendet worden, offenbar, um auch hier die Einschläge des Gewehrfeuers kontrollieren zu können. Wenn ein solches Geschoß durch Weichteile geht, so detoniert es nicht, wohl aber wenn es auf festen Knochen trifft. Man findet in solchen Fällen im Innern des Körpers an der Detonationsstelle eine mit Schmauch ausgekleidete Detonationshöhle, in deren Umgebung man durch Präparieren oder am besten röntgenologisch Geschoßsplitter und meist auch spezifische Teile des Zünders auffinden kann. Der Schmauch war bleihaltig. Eine Verwechslung mit Nahschußzeichen kommt auch hier nicht recht in Frage. Wenn dieses Geschoß jedoch außerhalb des menschlichen Körpers beim Aufschlag detonierte und ein Soldat sich gerade in der Nähe befand, so konnte es vorkommen, daß sich der Schmauch an seinen Kleidern oder an der Haut niederschlug und er von Splittern getroffen wurde. Dann findet man aber im Schmauch nicht eine, sondern mehrere, meist kleine Einschußöffnungen. In einem Sonderfalle wäre uns allerdings beinahe eine Verwechslung unterlaufen. Ein Soldat hatte nach seinen Ausführungen an einer Tarnmatte gearbeitet und lose die flache Hand auf einen Baumstamm gelegt. In dieser Stellung war er von einem Explosivgeschoß getroffen worden; es durchsetzte die Hand, drang in den Baum ein und detonierte im Holz. Die aus dem Schußkanal zurückströmenden Pulvergase verursachten an der Ausschußöffnung in der Handfläche eine unscharf begrenzte Pulverbeschmauchung, die verständlicherweise zu der Diagnose Nahschuß in die Handfläche Anlaß gab und Verdacht auf Selbstverstümmelung erweckte. Ein genaues Eingehen auf die Darstellung des betreffenden Soldaten, das Auffinden des betreffenden Baumes und der nach Asservierung des Baumteiles röntgenologisch durchgeführte Nachweis der Detonationshöhle und der Splitter im Holz ergaben eine richtige Diagnose und bewirkten die Entlastung des Soldaten.

Nachweis von makroskopisch nicht sichtbaren Pulvereinsprengungen und Beschmauchungen.

Ist ein Schuß auf dunkles Textilgewebe abgegeben worden und sind die Nahschußzeichen nicht allzu intensiv, so wird man sie mit bloßem Auge nicht feststellen können. Es kommt hinzu, daß an beschmutztem Textilgewebe, das allen möglichen Schädigungen ausgesetzt war, z. B. auch an der verschmutzten Uniform eines Feldsoldaten, Zweifel entstehen können, ob irgendwelche Schwärzungen oder sonstige Verunreinigungen in der Umgebung einer Schußöffnung von Pulverschmauch oder Pulvereinsprengungen herrühren.

Es war daher notwendig, spezielle Nachweismethoden zu ermitteln.

Man kann daran denken, die kompakten Pulvereinsprengungen alter Art dadurch zur Darstellung zu bringen, daß man vom Textilgewebe eine *Röntgenaufnahme* herstellt.

Wir haben weiterhin die Möglichkeit, den Pulverschmauchhof im dunklen Textilgewebe durch Aufnahme im *infraroten Licht* sichtbar zu machen (SCHWARZ und BOLLER).

In der Hauptsache beruht aber der Nachweis von Pulverbestandteilen am Schußobjekt auf *chemischen* Methoden. Schwarzpulver enthält Salpeter, also ein *Nitrat*, außerdem Schwefel. Das Nitropulver enthält *Nitrite*. Besteht der Zündsatz aus Knallquecksilber, so kommt ein Nachweis von *Quecksilber* in Frage. Handelt es sich um Sinoxidmunition, die ja Blei enthält (s. S. 544), so spielt der *Bleinachweis* in der Umgebung der Schußöffnung eine wichtige Rolle.

Zur Feststellung von Nitraten im Gewebe ist, allerdings nicht unter gerichtsmedizinischen Gesichtspunkten, ein histochemisches Verfahren ausgearbeitet worden. Das Reagens Diphenyl-end-Anilino-Dihydrotriazol, „Nitron" genannt, bildet mit Nitraten schwer lösliche Salze, die schon in Verdünnungen von 1:80000 in doppelbrechenden Nadeln ausfallen. Die Organteile müssen unfixiert geschnitten werden. Der Schnitt wird mit 1—2 Tropfen einer Lösung von „Nitron" in Essigsäure bedeckt. Bei Anwesenheit von Nitraten fallen schnell doppelbrechende Kristalle aus (CRÄMER). Ob sich diese Reaktion für die Untersuchung von Schußverletzungen eignet, müßte erst ausprobiert werden. Ist sie empfindlich, so hätte man hier die Möglichkeit, nitrathaltiges Schwarzpulver von Nitropulver zu unterscheiden und außerdem die Anwesenheit von Schwarzpulver als Nahschußzeichen festzustellen.

Im allgemeinen wird in der gerichtsmedizinischen Praxis in Deutschland zur Feststellung von Nitraten und Nitriten die Diphenylamin-Schwefelsäure-Reaktion nach WELLENSTEIN und KOBER herangezogen (D.S.-Reaktion). Sie ist zwar nicht streng spezifisch; sie ist z. B. positiv bei Eisen, das überall im Erdreich vorkommt, aber für die Praxis dann spezifisch genug, wenn man sich vorher überzeugt hat, daß unbeschossene Teile der zu untersuchenden Kleider eine negative Reaktion ergeben.

HILSCHENZ empfiehlt folgende Herstellungsart: Ein flacher Teller wird mit konzentrierter Schwefelsäure (chemisch rein) beschickt. Dazu kommen einige Tropfen Leitungswasser. Man kann nach dem im Münchner Institut für gerichtliche Medizin bestehenden Gebrauch so vorgehen, daß man den Teller vorher mit Leitungswasser ausspült, nicht trocknet und ihn dann mit Schwefelsäure beschickt. Zu der Schwefelsäure kommt eine Messerspitze Diphenylamin.

Vor Durchführung der eigentlichen Reaktion ist es in jedem Falle notwendig, einen Kontrollversuch anzustellen, indem man mit einer Capillare einige Tropfen von dem Reagens auf ein Porzellanschälchen abhebert und durch Zusatz eines Körnchens von Schwarz- oder Nitropulver untersucht, ob die Reaktion auch positiv ausfällt. Es müssen blaue Schlieren entstehen.

Nach Beschickung des Tellers mit dem Reagens kann man mit bloßem Auge sichtbare Pulvereinsprengungen von der Haut oder vom Textilgewebe mit der Pinzette abheben und in das Reagens werfen. Bei den modernen Pulverarten (Sinoxidmunition) sind jedoch die Einsprengungen auf dunklem Tuch nicht sichtbar. Sie sind auch zu klein, als daß man sie mit der Pinzette abheben könnte. Es ist daher zweckmäßig, das Textilgewebe über den mit Reagens beschickten Teller mit einer harten, vorher gut gereinigten Bürste (Zahnbürste ist geeignet) abzubürsten (HILSCHENZ). Man beobachtet dann, ob aus den auf das Reagens fallenden Schmutzteilchen blaue Schlieren aufschießen. War die vorher angestellte Probe an unbeschossenen Teilen des Textilgewebes negativ oder schossen hier nur vereinzelte Schlieren auf und schießen beim Abbürsten der beschossenen Teile sehr zahlreiche Schlieren auf, so ist erwiesen, daß sich an den abgebürsteten Teilchen Pulverbestandteile befinden. Man fängt zweckmäßig in der Peripherie des Schußfeldes an und deckt sie nach und nach mit kleiner werdenden kreisförmigen Pappscheiben ab; auf diese Weise erhält man einen guten Überblick über die Verteilung der Pulverteilchen im Schußfeld. Bei alter Munition ist die Reaktion nur positiv bei Pulvereinsprengungen, bei moderner Sinoxidmunition aber auch bei den Partikelchen des Pulverschmauches (HOLSTEN, B. MUELLER). Verschmutzungen des Schußobjektes können die Reaktion empfindlich stören (KARHAN).

Für Nitrite spezifisch ist die Reaktion mit LUNGES Reagens (GORONCY). Das zu untersuchende Objekt wird eine bis mehrere Stunden mit alkoholischer Kalilauge (5 g KOH auf 100 Teile absolutem Alkohol) unter leichtem Erwärmen behandelt. Danach gibt man das gleiche Volumen eines Gemisches zu, bestehend aus gleichen Teilen LUNGES Reagens und 30%iger Essigsäure. LUNGES Reagens besteht aus 2 Lösungen:

1. 0,5 g Sulfanilsäure werden in 150 cm³ 30%iger Essigsäure gelöst.

2. 0,1 g Naphthylamin werden in 20 cm³ kochendem destilliertem Wasser gelöst. Es entsteht ein blauvioletter Rückstand. Von diesem Rückstand wird die farblose Lösung abgegossen und mit 150 cm³ 30%iger Essigsäure versetzt. Die Lösungen 1 und 2 werden zu gleichen Teilen vermischt.

Bei positivem Ausfall der Reaktion bildet sich nach spätestens einer Viertelstunde eine Rotfärbung; da die Reaktion sehr empfindlich ist, müssen Leerproben angestellt werden. Verschmutzungen des Schußobjektes stören nicht im gleichen Maße wie bei der D. S.-Reaktion. Der Nitritnachweis mit LUNGES Reagens ist auch bei in Formalin fixierten Hautstückchen anwendbar, wenn auch nicht mit der gleichen Spezifität (B. MUELLER und BROSSMANN): sorgfältige Kontrollproben sind hier unerläßlich.

Der Nachweis von *Quecksilber* hat seit Einführung der Sinoxidmunition seine praktische Bedeutung zum größten Teil eingebüßt. Eine einfache Methode zum Nachweis von Quecksilber ist folgende (LOCHTE und FIEDLER): Zu einigen Stoffasern der fraglichen Einschußstelle, die auf einen Objektträger gebracht werden, wird ein Plättchen Jod gelegt. Man bedeckt mit einem Deckglas und erwärmt vorsichtig über der Sparflamme des Bunsenbrenners. Nach kurzer Zeit erkennt man auf dem Objektträger und auf dem gelben Deckglas einen Belag von Quecksilberjodid, bei mikroskopischer Untersuchung sieht man die quadratischen oder rhombischen Täfelchen des Quecksilberjodids. Bezüglich der empfindlicheren und komplizierteren Methode von LOCHTE und seinen Mitarbeitern, SCHMIDT und GUARESCHI, sowie des mikroskopischen Nachweises von JOURNÉE, PIÉDELIÈVRE und SANNIÉ, sowie des spektralanalytischen Nachweises (BUHTZ) wird auf das Schrifttum verwiesen. Man fand Quecksilber bis zu Entfernungen von 30 cm, in Höchstfällen bis zu Entfernungen von 1 m.

Unter Kriegsverhältnissen war die D. S.-Reaktion praktisch nicht anwendbar, weil die verschmutzten Soldatenkleider fast alle auch an unbeschossenen Partien eine positive Reaktion ergaben. Die Nitritreaktion mit LUNGES Reagens erwies sich als allzu empfindlich. Der Zündsatz der Militärwaffen enthielt kein Quecksilber, so daß auch diese Reaktion nicht mehr in Frage kam. Unter diesen Umständen gewann der *Bleinachweis* eine erhöhte Wichtigkeit. Wir benutzten zum Bleinachweis eine Lösung des blauen Farbstoffes *Dithizon* (Diphenylthiocarbazon) in Tetrachlorkohlenstoff. Die Salze von Schwermetallen lassen sich als Komplexverbindungen unter verschiedener Färbung schnell ausschütteln, wenn man Cyankali hinzugibt. Man muß dauernd im Alkalischen arbeiten. Ist Blei vorhanden, so wird die Lösung durch den Ausfall von Bleidithizonat rot gefärbt. Sie ist so empfindlich, daß noch 1 γ Blei nachgwiesen werden kann. Dadurch, daß man die Ausschüttlung wiederholt, bis die Rotfärbung aufhört oder dadurch, daß man die Intensität der Rotfärbung kolorimetrisch mißt, ist auch ein quantitativer Nachweis leicht möglich, ebenso ein grob quantitativer Nachweis durch die unten beschriebene ,,Ausschüttelungsmethode''. Ein *quantitativer* Nachweis ist erforderlich, da Blei ubiquitär ist und in beschmutzter Kleidung durchaus vorkommen kann. Auch Imprägnationsstoffe können gelegentlich bleihaltig sein. Die Reaktion ist nur dann für das Vorhandensein von Pulverschmauch beweisend, wenn man in der Nähe der Schußöffnung viel Blei nachweist und wenn in den anderen Teilen des Textilgewebes kein Blei oder nur wenig Blei vorhanden ist.

Wir gehen bei der Durchführung der Reaktion wie folgt vor: Man kann das zu untersuchende Gewebe (Textilgwebe, Leder von Schuhen, tierisches Gewebe aus der Schußöffnung usw.) im Platintiegel oder Porzellantiegel bei kleiner Flamme veraschen, was ungefähr 10 min dauert. Hierbei geht aber immer etwas Blei verloren, wenn man dies nicht durch besondere Vorsichtsmaßregeln verhütet (Verwendung besonderer Apparaturen, Niedrighalten der Temperatur). Ist man nicht sicher, daß solche Vorkehrungen ihren Zweck erfüllen, so empfiehlt es sich, vom Veraschen nicht Gebrauch zu machen, wenn es nicht nötig ist; eine Veraschung ist nur notwendig, wenn man tierisches Gewebe aus der Schußöffnung untersuchen will. Textilgewebe, aber auch Leder, kann man im Wasserbad in 2%iger Salpetersäure abrauchen, dann geht das Blei als Bleinitrat in die Flüssigkeit über. Wir gehen so vor, daß wir Textilgewebsstückchen in Quadraten von ungefähr 5 mm Seitenlänge in Uhrschälchen mit 5 cm³ 2%iger bleifreier HNO_3 auf dem Wasserbade abrauchen. Untersucht man mehr Material, so muß man mehr HNO_3 dazunehmen. Diese Art der Vorbereitung dauert zwar etwas länger, gewährleistet aber, daß kein Blei in die Luft sublimiert. Der nach der Abrauchung übrigbleibende Rückstand wird nach Entfernung des Untersuchungsobjektes mit 2%iger bleifreier Salpetersäure aufgenommen und nochmals abgeraucht. Ebenso verfährt man auch mit der Asche, falls man eine Veraschung vorgenommen hat. Anschließend wird das entstandene Bleinitrat noch 2mal mit redestilliertem Wasser abgedampft, um die überschüssige Säure auszuwaschen. Freie Säure darf in der Lösung nicht vorhanden sein. Der nunmehr entstandene Rückstand wird mit 10 cm³ redestillierten Wassers bedeckt und bleibt etwa 15 min stehen. Es entsteht nach Veraschung eine klare Lösung, nach Abrauchen aber mitunter eine trübe Lösung, in der Verunreinigungen herumschwimmen. Diese Verunreinigungen stören jedoch nicht.

Nach diesen Vorbereitungen wird die eigentliche Reaktion durchgeführt. Die Lösung kommt in einen Schütteltrichter, dazu kommen 1,5 cm³ einer 3%igen Cyankalilösung, ferner 1,5 cm³ einer 3%igen Lösung des Reducens Hydroxylaminhydrochlorid. Bereits vorher hat man die Dithizionlösung bereitet, hierzu werden zweckmäßig 2—3 mg Dithizion in 100 cm³ Tetrachlorkohlenstoff in einer dunklen Flasche aufgelöst. Die Lösung ist nach etwa 1 Std gebrauchsfertig. Die Lösung muß immer frisch angesetzt werden. Man muß aber alle Untersuchungen, die zusammengehören, mit der gleichen Lösung durchführen, um exakte Vergleichsmöglichkeiten zu haben. Von dieser so angesetzten Dithizionlösung gibt man 1 cm³ in den Schütteltrichter und schüttelt 3 min. Bei Anwesenheit von Blei setzt sich nach dem Schütteln unten rotes Bleidithizonat ab (Abb. 143). Da Blei, wie schon erwähnt, ubiquitär ist, ist die Reaktion häufig, auch bei undurchschossenem Gewebe, positiv. Nunmehr läßt man die rotgefärbte Lösung ab, gibt wieder 1 cm³ Dithizionlösung zu, schüttelt wiederum 3 min, läßt wiederum das entstandene rote Bleidithizonat ab und fährt so fort, bis die sich unten absetzende Lösung wieder grüne Farbtöne aufweist. Die Zahl der hierfür notwendigen Ausschüttelung ist ein ungefähres, jedoch kein analytisch genaues Maß für die in der Lösung enthaltene Bleimenge. Die hier angegebenen Lösungen sind so eingestellt, daß man in 1 cm² unbeschossenen Gewebes 1—4 positive Ausschüttelungen, den sog. Blindwert, und im pulverschmauchhaltigen Gewebe mindestens 3 Ausschüttelungen mehr enthält. Verunreinigungen, auch Blut, stören nicht. Man muß natürlich immer nebeneinander durchschossenes und undurchschossenes Gewebe untersuchen und die erhaltenen Ausschüttelungszahlen miteinander vergleichen. Wünscht man eine exakte quantitative Feststellung des Bleigehaltes, so kann man nach der 1. Ausschüttelung den Grad der Rotfärbung des Tetrachlorkohlenstoffs colorimetrisch messen und nach vorheriger Eichung des Colorimeters an Hand bekannter Bleisalzlösungen den Bleigehalt danach bestimmen. Doch wird dies praktisch nicht immer nötig sein.

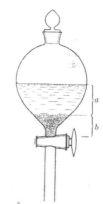

Abb. 143. Schematische Darstellung der Dithizonreaktion auf Blei. *a* 10 cm³ zu untersuchende Lösung + 1,5 cm³ 3%ige Lösung von Hydroxylaminhydrochlorid + 1,5 cm³ 3%ige KCN-Lösung + 1 cm³ einer Lösung von 3 mg Dithizon in 100 cm³ Tetrachlorkohlenstoff. *b* Rotes Bleidithizonat. [Nach B. MUELLER u. BROSSMANN: Dtsch. Z. gerichtl. Med. **32**, 319 (1939/40).]

Die Dithizionreaktion ist zweifellos diffizil. Der Untersucher muß sich vorher gut einarbeiten. Wenn anfangs bei Kontrollversuchen alle Reaktionen positiv ausfallen, so liegt dies nur daran, daß die benutzten Reagentien und Glasgefäße noch nicht sauber genug sind. Vorherige Kontrollproben mit den Reagentien

und Glasgefäßen sind Vorbedingung. Die Reaktion hat auch unter Kriegsverhältnissen recht gute Dienste geleistet und in vielen Fällen zur Ermittlung der
Wahrheit beigetragen.

Besonders sorgfältig mußte gerade in Kriegsverhältnissen auf *Fehlerquellen*
geachtet werden. Granateinschläge riefen im Schnee mitunter Beschmauchungen
hervor. Soldaten, die sich in diesen durchschmauchten Schnee legten, bekamen
auf diese Weise Granatschmauch an die Kleider, der gleichfalls bleihaltig ist.
Kanoniere, die das Geschütz bedienten, hatten häufig Pulverschmauch an ihrer
Uniform. Es mußten daher sorgfältig sehr viele Partien des Uniformstoffes auf
das Vorhandensein oder Fehlen dieses gewissermaßen physiologischen Schmauches
abgesucht werden, bevor man das Vorfinden von Blei in der Nähe einer Schußöffnung im Sinne einer Belastung auswerten konnte. Wird der Pulverschmauch
bei Nahschüssen dadurch abfiltriert, daß man ein Taschentuch über die Uniform
legt, so dringt der Schmauch trotzdem bis auf den Uniformstoff durch. Er ist
zwar makroskopisch nicht sichtbar, kann aber mikroskopisch mit Dithizion nachgewiesen werden.

Auch der *mikroskopische* Nachweis von Pulverschmauch und Pulvereinsprengungen ist versucht worden. Es ist praktisch nicht möglich, im mikroskopischen
Bild eine Beschmauchung von sonstigen Verunreinigungen zu unterscheiden.
Findet man aber, daß ein dunkler Fremdkörper durch das Epithel durch bis in
die Lederhaut eingedrungen ist, so spricht dies allerdings dafür, daß es sich um
eine Pulvereinsprengung handelt. Solche tief eindringenden Pulvereinsprengungen
werden aber heuzutage kaum noch beobachtet.

Metalleinsprengungen.

Eisenteilchen schlagen in der Umgebung der Einschußöffnung dann auf die
Kleider oder auf die Haut ein, wenn aus nicht sorgfältig gereinigten rostigen
Läufen geschossen wird. Man kann sie bei der Benutzung automatischer Repe-
tierpistolen bei Schüssen bis zu einer Entfernung von 20—30 cm nachweisen.

Als Reaktion eignet sich die bekannte Eisenreaktion mit rotem Blutlaugensalz und Salzsäure. Bei Hautstückchen fertigt man Paraffinschnitte an. Nach Entparaffinieren und sorgfältigem Wässern werden die Schnitte auf dem Objektträger mit einer Lösung von 4 Teilen
10%igem rotem Blutlaugensalz und 1 Teil konzentrierter Salzsäure überschichtet. Die Lösung
muß jedesmal frisch angefertigt werden und ist vor Gebrauch zu filtrieren. Nach der Über-
schichtung wird der Objektträger unter Schwenken vorsichtig über der Flamme erwärmt.
Man kann mit Paracarmin nachfärben.

Kupfer kann gleichfalls zusammen mit der Eisenreaktion (rotes Blutlaugensalz, Salzsäure)
im mikroskopischen Schnitt dargestellt werden. Um die vorhandenen Kupferteile bildet sich
unter charakteristischer Schalenbildung eine Membran von Ferrocyankupfer (FRITZ). Im
Textilgewebe der Kleider weist man Kupfer mit Vorteil gleichfalls mit Dithizion nach, indem
man nach Abrauchen der zu untersuchenden Textilstückchen mit Salpetersäure 10 cm³ der
auf diese Weise gewonnenen Lösung im Schütteltrichter nach Zusatz von 2 cm³ 10%iger
Schwefelsäure mit 0,5 cm³ Dithizionlösung ausschüttelt (genauere Technik s. S. 545). Bei Anwesenheit von Kupfer färbt sich der sich im Schütteltrichter unten ansammelnde Tetrachlorkohlenstoff violett bis rot. Wegen des allgemeinen Vorkommens von Kupfer tritt diese Reaktion fast überall nach 1—2maligem Ausschütteln auf. Ein positiver Befund liegt praktisch
erst vor, wenn die Reaktion nach 4maligem Ausschütteln noch positiv ausfällt (Technik
s. im einzelnen bei ERHARDT).

Kupfer läßt sich bei Schüssen aus automatischen Repetierpistolen im Schußkanal bzw. in den Kleidern bis zu einer Entfernung von etwa 20 cm nachweisen.
Da es aus der Patronenhülse stammt, fehlt es bei Schüssen aus Jagdwaffen mit
Schrotpatronen, die Papierhülsen haben, ebenso bei Schüssen aus den üblichen
Flobert-Terzerolen mit langem Lauf; offenbar hat der hier verhältnismäßig geringe Expansionsdruck nicht die Kraft, Teilchen aus der Patronenhülse mitzu-
reißen. Man darf zur Untersuchung natürlich nicht die Randpartien der Schuß-

öffnungen benutzen, weil sich hier das Kupfer auch vom Geschoßmantel abgestreift haben kann (Schrifttum s. B. MUELLER).

Erscheinungen des Gasdruckes.

Insbesondere bei Verwendung rasanter Waffen kann bei Nahschüssen der Gasdruck die Kleider so heftig auf die Haut einwirken, daß ein reliefartiger, mitunter geschürfter Abdruck der Maschen des der Haut anliegenden Kleidungsstückes in der Umgebung der Einschußöffnung entsteht. Die Vertrocknungen kommen besser heraus, wenn man die excidierte Haut für kurze Zeit in Wasser legt (FRITZ). Weiterhin verursacht der Gasdruck bei Nahschüssen aus Militärgewehren, aber auch aus Militärpistolen bei Entfernungen bis zu etwa 10 cm an Militärtuchen (ehemaliges deutsches Heer und Luftwaffe) eine Farbveränderung; sie entsteht auch bei Einwirkung stumpfer Gewalt (s. S. 305) und beruht auf einer Zertrümmerung und Durcheinanderwerfung der nicht ganz einheitlich gefärbten Textilfasern (eigene Erfahrung).

Entfernungsbestimmung bei Schrotschüssen.

Bei Schrotschüssen kann man neben dem Verhalten des Pulverschmauchs und der Pulvereinsprengungen zur Entfernungsbestimmung auch die Streuung der Schrote heranziehen. Man wird bei der Schußöffnung registrieren, ob eine einheitliche Öffnung vorhanden ist (auch Schrotlücke genannt) oder ob bereits einzelne Schrotkugeln selbständig eingeschlagen sind, und schließlich, ob eine zusammenhängende Schußöffnung überhaupt nicht mehr sichtbar ist. Nach sorgfältiger Feststellung der Verhältnisse an der Leiche bzw. an den Kleidern wird man späterhin mit der gleichen Waffe und der gleichen Munition auf ein geeignetes Objekt Probeschüsse abgeben und Vergleiche vornehmen. Geht ein Schrotschuß durch eine *Fensterscheibe*, so vergrößert dies nach unserer Erfahrung die Streuung der Schrotkugeln. Je stärker die Würgebohrung der Waffe, desto geringer die Streuung. Je geringer das Kaliber der Schrote, desto größer wird die Streuung.

Allgemein zu verwertende Angaben über die Streuung der Waffe werden nicht möglich sein. Bei der Benutzung deutscher Jagdgewehre mit Würgebohrung beobachtete HEYD (zit. nach B. MUELLER) eine einheitliche Lochbildung nur bis zu einer Entfernung von 5 cm. Eine Lochbildung neben Einschlägen von Schrotkörnern kam bis zu einer Entfernung von 4 m zur Beobachtung. Ein Fehlen jeglicher zentraler Lochbildung kam bei Verwendung von Schwarzpulvermunition bei einer Entfernung von 2 m an zustande, bei Verwendung von Nitropulver bei einer Entfernung von 4 m an. PONTRELLI fand bei Schießversuchen mit italienischen Jagdwaffen eine Lochbildung mit Einschlag weiterer Schrote bis zu einer Entfernung von 50—80 cm.

Der in der Patrone befindliche *Filz* oder *Papierpfropf*, der die Schrote vom Pulver trennt, erreicht bei geringer Entfernung das Schußobjekt und kann nach Anstellung von Vergleichsschüssen mit zur Entfernungsbestimmung herangezogen werden. Der Filzpfropf fliegt bei Benutzung von Jagdgewehren mit Würgebohrung und von moderner Munition bis zu 18 m weit (HEYD) und dringt nach unseren Erfahrungen bei einer Entfernung bis zu etwa 2 m noch in die Wunde ein.

Absolute Nahschüsse.

Bei Schüssen mit angesetzter bzw. fast angesetzter Mündung bestehen Sonderverhältnisse. Pulvereinsprengungen fehlen. Der Pulverschmauchsaum ist schmal und distinkt und gibt mitunter die Gestalt der Laufmündung wieder

(Abb. 144). Wurde die Waffe fest angedrückt, so entstehen infolge ungleichmäßigen Ausströmens des Pulverschmauches nach der Seite mitunter helle Aussparungen im Schmauchbild und isolierte Schwärzungen, entfernt von der Schußlücke (FRITZ). Der Pulverschmauch kann auch vollständig fehlen. Man findet ihn dann im Inneren des Schußkanals. Aber auch wenn der Pulverschmauch

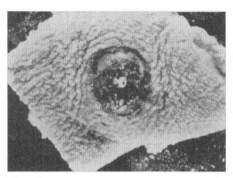

an der Einschußöffnung sichtbar ist, findet man ihn trotzdem im Schußkanal. Die Pulvergase, die in den Schußkanal eindringen, heben manchmal die Haut ab, so daß man beim Einschneiden auf eine *Schmauchhöhle* unter der Haut trifft. Je nach der Art der Waffe findet sich Pulverschmauch auch im weiteren Verlauf des Schußkanals. Bei Kopfschüssen lagert er sich gern am Knochen (Abb. 145), oder an der Dura an. Auch im weiteren Verlauf des Schußkanales ist er häufig nachzuweisen. Da eine Durchblutung das Auffinden des Schmauches bei Besichtigung mit bloßem Auge unmöglich machen kann, kann der Nachweis durch

Abb. 144. Schuß mit angesetzter Mündung; scharf umschriebener, schmaler Pulverschmauchsaum, der der Form der Mündung der Waffe entspricht.

die Dithizionprobe (Vorbereitung durch Veraschen) mit Erfolg versucht werden. In ganz besonderen Ausnahmefällen kann bei rasanten Waffen bei kurzem Schuß

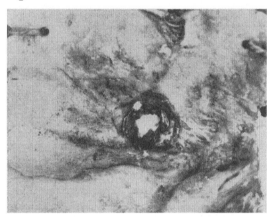

kanal Pulverschmauch sogar bis zur Ausschußöffnung im Schußkanal vordringen.

Nicht immer findet man bei absoluten Nahschüssen eine rundliche Einschußöffnung. Die unter die Haut dringenden Pulvergase bringen vielfach die Haut zum Aufplatzen, so daß eine gezackte *Platzwunde* zustande kommt, an deren Grunde man vielfach schon mit bloßem AugePulverschmauch erkennt. Die Ausschußöffnung ist in solchen Fällen meist erheblich kleiner, das Größenverhältnis zwischen Ein- und Ausschuß

Abb. 145. Schuß mit angesetzter Mündung; Pulverschmauch an der Innenseite des Schädelknochens.

kann sich also bei absoluten Nahschüssen umkehren (Abb. 146). In Ausnahmefällen kann die Platzwunde am Einschuß so glattrandig und geradlinig sein, daß man sie bei flüchtigem Hinsehen mit einer durch stumpfe Gewalt entstandenen Platzwunde oder gar mit einer Beilhiebwunde oder Schnittwunde verwechseln kann.

Ein weiteres Charakteristikum des absoluten Nahschusses ist die sog. *Stanzverletzung.* Sie ist aber nicht immer vorhanden. Ihr Fehlen spricht daher nicht gegen das Vorliegen eines absoluten Nahschusses. Die Stanzung kommt dadurch zustande, daß die Laufmündung mit einer gewissen Gewalt auf der Haut abgedrückt wird (Abb. 144). Die Haut trocknet an dieser Stelle entweder bräunlich ein, manchmal ist sie tatsächlich ausgestanzt. Die Eigenarten der Laufmündung kommen bei diesen Stanzverletzungen mitunter sehr schön zum Ausdruck

(Abb. 147). Über den Mechanismus des Zustandekommens der Stanzwunde ist vielfach experimentiert worden. Am plausibelsten scheint mir die Erklärung von HAUSBRANDT zu sein, nach der die Epidermis infolge des Eindringens der Pulvergase unter die Haut trichterförmig gegen die Waffe vorgewölbt wird. Es kann auch sein, daß der nunmehr folgende negative Druck im Laufinneren die Haut noch geradezu ansaugt. Sie wird mitunter soweit über das Laufende gestreift, daß auch das Korn abgeklatscht werden kann, das öfter 1 cm und mehr vom Laufende entfernt liegt. Die Stanzverletzungen kommen auch zustande, wenn die Waffe von der Haut etwas entfernt war (1—1$^1/_2$ cm). Dies gilt ebenso für die anderen Zeichen des absoluten Nahschusses.

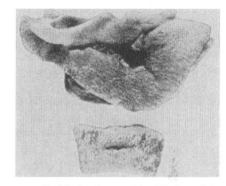

Abb. 146. Schuß mit angesetzter Mündung; kein Pulverschmauch am Einschuß, strahlige Platzwunde, Schmauchhöhle unter der Haut. Unten schlitzförmiger kleiner Ausschuß.

Bei absoluten Nahschüssen können weiterhin Blut oder andere Gewebeteile, z. B. Gehirnbrei in das Laufinnere verspritzt werden. Der negative Druck im Laufinneren nach Abgabe des Schusses mag mit dazu beitragen. Diese Verspritzung scheint sogar häufiger bei nicht fest angesetzter Waffe vorzukommen (HAUSBRANDT).

Die beschriebenen Erscheinungen des absoluten Nahschusses sind um so deutlicher, je stärker die Rasanz der Waffe ist. Bei Schüssen mit angesetzter Mündung aus Militärgewehren entstehen sehr weitgehende Platzwunden. Wird mit angesetzter Mündung in die Handfläche geschossen, so platzt mitunter die Mittelhand völlig auseinander, so daß Knochenteile und Sehnen freiliegen.

Bei *Nahschüssen aus Militärwaffen* in den Kopf mit angesetzter Mündung

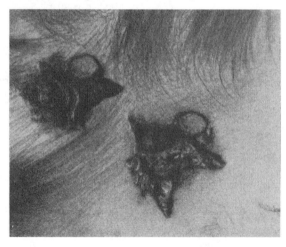

Abb. 147. Schüsse mit angesetzter Mündung; Platzwunde und Stanzverletzung, hervorgerufen durch den vorderen Rand des Vorholgehäuses der Steyr-Kipplaufpistole, Kal. 7,65 mm. [Nach WERKGARTHER: Dtsch. Z. gerichtl. Med. 11, 155 (1928).]

oder aus geringer Entfernung platzt vielfach der Schädel völlig auseinander. Man erklärt dies mit der hydrodynamischen Wirkung, die das Geschoß im Schädelinnern entfaltet. Man hat die gleichen Verhältnisse in Modellversuchen durch Schießen auf mit Wasser gefüllte Behälter herbeigeführt. Manchmal ist das Schädeldach einfach abgehoben. Ein Teil des Gehirnes liegt nebenbei, man kann in das Schädelinnere hineinblicken (sog. KRÖNLEINscher Schuß). Der Unkundige denkt mitunter hier gar nicht an das Vorliegen einer Schußverletzung, sondern kommt eher zu der Auffassung, daß hier der Schädel durch stumpfe Gewalt, etwa durch Kolben eines Gewehres eingeschlagen sei. In allen Zweifelsfällen wird man den Kopf der Leiche mit Zustimmung des Gerichtes asservieren. Man

wird zunächst versuchen, die Hautlappen zusammenzunähen, um die Schußöffnungen zu rekonstruieren, alsdann wird man den Schädel macerieren und ihn
danach zusammensetzen. Es gelingt vielfach, die Einschußöffnung und die Ausschußöffnung auf diese Weise zu rekonstruieren. Die röntgenologische Untersuchung auf Geschoßsplitter kann Erfolg haben.
Gelegentlich findet man am Knochen Bleispritzer.

Auch wenn der Gewehrschuß nicht mit angesetzter Mündung abgegeben wurde, kann man bei
rasanten Geschossen oder bei Splitterwirkung noch
eine weitgehende Zerstörung des Schädels beobachten, in Ausnahmefällen sogar noch bis zu Entfernungen von 10 m (CHAVIGNY).

6. Untersuchung des Schußkanals.

Die genaue Feststellung des Verlaufes des Schußkanals ist insofern von praktischer kriminalistischer
Bedeutung, als diese Untersuchung Auskunft geben
kann über den *Standort des Schützen*. Dabei ist
aber Voraussetzung, daß der Schußkanal nicht gebrochen wurde und daß die Haltung des Verstorbenen zur Zeit des Entstehens der Verletzung
bekannt war.

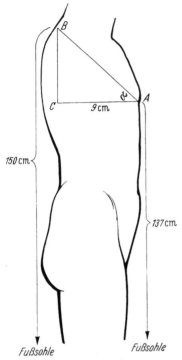

Abb. 148. Rekonstruktion des Grades
der Abweichung des Schußkanales von
der Horizontalen.

A Einschuß, B Ausschuß, AC Sagittaldurchmesser des Körpers an dieser
Stelle.

$$\operatorname{tg} \alpha = \frac{13}{9} = 1{,}44;\ \alpha \sim 70^0.$$

(Die Zeichnung entspricht metrisch
nicht den wirklichen Zahlen.)

Bei einer Straßendemonstration fiel ein Schuß. Ein
Teilnehmer an dem Demonstrationszug sank bewußtlos
zu Boden. Die sofort durchgeführte gerichtsmedizinische
Untersuchung förderte zutage, daß das Geschoß schräg
von oben nach unten den Körper durchsetzt und dabei
das Herz verletzt hatte. Die Demonstrationsteilnehmer
bekundeten, daß der Verstorbene in dieser Zeit in normaler aufrechter Haltung gegangen sei. Rekonstruktion
der Verhältnisse am Tatort unter Verwendung einer
Modellpuppe wies auf bestimmte Fensterreihen im 2. Stock
eines Hauses hin. Die sofort vorgenommene Abriegelung
und Kontrolle der dort wohnenden Personen führte zum
Auffinden der Waffe und Überführung des Täters.

Auch bei fraglichem *Selbstmord* kann die Feststellung des Schußkanales deshalb von besonderer
Bedeutung sein, weil man bei der Rekonstruktion
überprüfen muß, ob der Verstorbene in der Lage
war, sich diesen Schuß selbst beizubringen.

Ist der Schußkanal nicht gebrochen, so ist es notwendig, die Entfernung der
Einschußöffnung und der Ausschußöffnung von der Fußsohle aus festzustellen.
Auf diese Weise bekommt man einen guten Überblick über etwaige Höhenunter-
schiede zwischen der Lage der Einschuß- und Ausschußöffnung beim stehenden
Menschen. Es empfiehlt sich auch, diejenigen Maße zu nehmen, die eine Aus-
rechnung des Winkels gestatten, in dem der Schußkanal von der Horizontalen
abweicht, also den Querdurchmesser des Körpers oder den Sagittaldurchmesser
(Abb. 148).

Bei Rekonstruktionen ist daran zu denken, daß jemand, der läuft, vielfach den
Oberkörper etwas vorbeugt. Trifft ihn ein Geschoß in horizontaler Flugbahn,
so wird trotzdem der Schußkanal im Körper etwas von der Horizontalen abweichen.

Nun kommt es vor, daß der Schußkanal im Körper *gebrochen* wird, und zwar
meist dann, wenn das Geschoß durch Streifen am Knochen abgelenkt wird oder

auch am Knochen abprallt. Man hat beobachtet, daß Geschosse von Militärgewehren im Körper in ihrer Bahn gelegentlich auch dann abgelenkt werden,
wenn sie nicht an Knochen stoßen (ROMMENEY). Ein Abprallen des Geschosses
erleben wir nicht selten bei Schädelschüssen mit wenig rasanten Waffen. Das
Geschoß durchdringt zunächst den Knochen, hat aber dann nicht mehr die Kraft,
an der gegenüberliegenden Stelle den Schädel zu durchschlagen. Es prallt im
entsprechenden Winkel ab und verursacht einen weiteren Steckschußkanal im
Gehirn. Stellt man fest, daß ein Geschoß deformiert ist, so wird man immer
Verdacht haben müssen, daß es Knochen gestreift hat oder vom Knochen abgeprallt ist. Dies wird Anlaß geben, nach einer entsprechenden Verletzung am
Knochen (Schädel, Rippen, Wirbelsäule) zu suchen, die durch das Geschoß verletzt wurden.

Eigenartige, zunächst schwer deutbare Wundkanäle kann man erhalten, wenn ein Geschoß auf einen in der Hand getragenen Gegenstand, etwa einen Schlüssel, auftrifft, Teile
von diesem Gegenstand absprengt und wenn diese Teile dann Sekundärverletzungen anderer
Körperteile hervorrufen (KREFFT).

7. Feststellung der benutzten Waffe und der benutzten Munition.

α) Untersuchungen am Geschoß.

Auffinden des Geschosses.

Befindet sich das Geschoß im Körper, so muß es bei der Leichenöffnung
unter allen Umständen gefunden werden. Dies ist nicht immer ganz leicht. Geschosse, die in der Gegend der Wirbelsäule stecken, sind manchmal sehr schwer
aufzufinden. Es gehört mitunter ein gewisses Glück dazu. Wenn man es nach
einiger Mühe nicht findet, ist es manchmal ganz zweckmäßig, einen anderen
suchen zu lassen, der es dann unter Umständen, weil er unbefangen ist, sehr
schnell findet. Geschosse, die unter der Haut steckengeblieben sind, erkennt man
manchmal an einer Vorwölbung der Haut, unter Umständen auch am Vorhandensein einer subcutanen Blutung an dieser Stelle. Führt das Suchen nicht zum
Erfolg, so muß man zur röntgenologischen Untersuchung schreiten. Hat man
einen Röntgenapparat nicht zur Hand, der zur Untersuchung von Leichen zur
Verfügung steht, so wird man die Gegend, in der sich das Geschoß befinden
könnte, in größerem Umfange excidieren, flüssigkeitsdicht einpacken und der
Röntgenuntersuchung zuführen. Die Erfahrung hat gelehrt, daß man mit einer
Durchleuchtung nicht immer auskommt. Sowohl aus dem Schrifttum (EDLING),
als auch aus eigener Erfahrung ergibt sich, daß bei Durchleuchtung vorhandene
Geschosse übersehen werden können. Splitter wird man nur durch die Röntgenaufnahme feststellen können. Auf Anwendung komplizierter Methoden (Stereo-
skopische Steckschußlokalisation nach HASSELWANDER) wird man meist verzichten können.

Geschoßverlagerung.

Beim Aufsuchen des Geschosses muß an die Möglichkeit einer embolischen
Verschleppung gedacht werden. Es ist beobachtet worden, daß Geschosse von
der Aorta bis in eine Arteria poplitea mitgeführt wurden. Es wurden Lungenembolien durch Geschosse beobachtet. Kleinere Splitter scheinen auch mit dem
venösen Blut verschleppt werden zu können. So ist einmal ein Splitter vom
rechten Oberschenkel bis ins rechte Herz verlagert worden. Die Bewegung kann
also sowohl mit als auch gegen den Blutstrom erfolgen; auch an die Möglichkeit
postmortaler Verlagerungen in größeren Gefäßen ist zu denken. Eine ausführliche Kasuistik bis in die neuere Zeit hinein bringt BERGER. Befinden sich die

Geschosse oder Geschoßteile in den freien Räumen des Körpers, z. B. im Peritoneum, so ist es nicht weiter verwunderlich, wenn sie während des Lebens oder nach dem Tode ihre Lokalisation ändern. Aber auch Geschosse, die sich in den Liquorräumen befinden, können sich erheblich verlagern. So ist beobachtet worden, daß sich eine Schrotkugel aus einem Seitenventrikel in den Rückenmarkskanal verlagerte und bis in die Gegend des Kreuzbeines nach unten sank (KELL-HAMMER).

Das im Körper liegenbleibende Geschoß heilt in der Art ein, daß es von einer bindegewebigen Hülle umgeben wird; doch bildet sie sich nicht immer aus oder ist so dünn, daß sie durchbrochen werden kann. Verlagert sich das Geschoß auch jetzt noch, so spricht man von *Geschoßwanderung*. Sie ist wahrscheinlich nicht so häufig, wie man annimmt, doch sind in Einzelfällen Geschoßwanderungen von größtem Umfang bekanntgeworden. Sie kommen wahrscheinlich dadurch zustande, daß das Geschoß durch Muskelbewegungen in den Lücken der Muskelgruppe weiterbefördert wird. Einzelheiten siehe Schrifttum.

Splitterung der Geschosse.

In manchen Fällen wird man das Geschoß zerschellt vorfinden. Es kann unter Umständen so fein zerschellen, daß man Mühe hat, überhaupt noch Spuren aufzufinden. In solchen Fällen ist die röntgenologische Untersuchung besonders indiziert.

Ein Bleigeschoß kann durch Aufprall auf Knochen erheblich deformiert werden und auch zum Teil zersplittern. Streift ein rasantes Mantelgeschoß den Knochen, so kann der Mantel aufreißen. Der Bleikern spritzt dann in die Umgebung und kann erhebliche Zerstörungen in den Organen anrichten (sog. *Mantelreißer*).

Man wird weiterhin daran denken müssen, daß ein Geschoß als *Querschläger* oder auch *verkehrt* in den Körper eindringen kann. Geschosse, die an Stein oder auch an der Wasseroberfläche abprallen, kommen vielfach ins Rotieren und dringen dann als Querschläger oder umgekehrt in den Körper ein, sog. *Gellerschüsse*. Aber auch matte Geschosse am Ende der Flugbahn verlieren ihre Stabilität und können entgegen der Regel in den Körper eindringen. Daß gerade Geschosse aus Militärgewehren gelegentlich durch geringe Widerstände, z. B. Zweige, aus ihrer Stabilität gebracht werden können, wurde schon erwähnt. Dringt ein Geschoß umgekehrt in den Körper ein, so tritt der Bleikern aus und verspritzt in den Organen. Auf besonders konstruierte Explosivgeschosse nach Art von Granaten wurde schon hingewiesen, und schließlich ist es bekannt, daß manche Geschosse, deren Spitze abgefeilt oder abgebrochen wird, beim Eindringen in den Körper den Bleikern nach vorne ausspritzen (sog. Dumdumgeschosse). Nicht jedes Austreten des Bleikerns ist demnach durch ein Dumdumgeschoß zustande gekommen. Wesentlich ist die Feststellung, ob die Geschoßspitze erhalten ist. Ist dies der Fall, so muß es sich um einen Mantelreißer oder ein umgekehrt eingedrungenes Geschoß handeln. Ein Dumdumgeschoß kommt dann nicht in Frage. Beim Dumdumgeschoß tritt der Bleikern, wie man unter Umständen auch röntgenologisch feststellen kann, nach vorne aus. Beim umgekehrt eingedrungenen Geschoß liegen die Bleimassen mehr hinter der Geschoßbasis (THÖLE).

Schlußfolgerungen aus der Art des Geschosses.

Wird das Geschoß erhalten vorgefunden, so kann man das Kaliber ohne weiteres feststellen. Handelt es sich um eine runde Bleikugel, so kommt als Waffe ein Terzerol in Frage, sofern es sich nicht um einen Schrotschuß handelt.

Findet man ein kegelförmiges Bleigeschoß, so stammt es wahrscheinlich aus einem Trommelrevolver oder aus einem Flobertgewehr. Findet man ein Mantelgeschoß, so wird man annehmen können, daß der Schuß aus einer automatischen Repetierpistole, bzw. bei größeren Geschossen aus einem Militärgewehr stammt. Da am Geschoß der Eindruck der Züge und Felder der Waffe zu erkennen ist, wird man auch aussagen können, daß die Waffe gezogen war. Auch die Zahl und die Breite der Züge kann festgestellt werden. Das Geschoß muß sorgfältig aufbewahrt werden. Es kann unter Umständen, wie wir später sehen werden, auch zur Identifizierung nicht nur des Waffensystems, sondern auch derjenigen Waffe führen, aus der der Schuß abgegeben wurde.

β) Größe der Schußöffnungen und Geschoßkaliber.

Handelt es sich um einen Durchschuß, so darf man nicht versäumen, die Größe der Schußöffnungen zu messen. Bei der Auswertung dieser Maße muß man aber vorsichtig sein. Der Durchmesser des Einschusses entspricht nicht immer dem Kaliber des Geschosses. Er ist manchmal größer, bis zu $^1/_2$ mm (GILLON et MÉNÉTRIER), nach unseren Erfahrungen aber auch vielfach kleiner als das Geschoßkaliber. Überschläglich trifft man am ehesten die Kalibergröße, wenn man den Schürfsaum mitmißt. Doch ist, wie schon erwähnt, erhebliche Vorsicht in der Auswertung dieser Feststellung erforderlich.

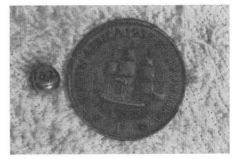

Abb. 149. Abdruck der Riffelung des Randes einer Münze und der Jahreszahl an einem Bleigeschoß, das gegen den Rand der Mitte aufgeschlagen war (zur Verfügung gestellt von R. M. MACKINTOSH, Johannesburg).

Schußöffnungen im Schädel sind infolge der Elastizität des Knochens manchmal kleiner als das Geschoßkaliber, so daß man das Geschoß nicht durch die Schußöffnung stecken kann. Bleigeschosse können beim Durchdringen des Schädels gestaucht werden, dadurch wird der Umfang etwas größer. So kommt es hier vor, daß die Schußöffnung im Schädel größer ist, als dem Kaliber des Geschosses entspricht (FRITZ).

An Bleigeschossen drückt sich manchmal das Muster des Textilgewebes ab, wenn es vorher durch die Kleider durchgedrungen ist. Werden mehrere Textilgewebe durchschlagen, so prägt sich das später durchbohrte Gewebe nur dann an der Geschoßoberfläche aus, wenn das erste Gewebe weitmaschig und sehr fein war. Andernfalls findet sich nur ein Abdruck des ersten Gewebes (PIÉDELIÈVRE). Auch sonst erkennt man an Bleigeschossen mitunter Abdrücke von Gegenständen, gegen die sie geprallt sind, oder die sie gestreift haben. So war auf einem Bleigeschoß, das eine südafrikanische Münze gestreift hatte, das Relief des Randes der Münze und die am Rande befindliche Jahreszahl zu lesen (Abb. 149, persönliche Mitteilung von MACKINTOSH, Johannesburg).

γ) Beziehungen zwischen der Art der Einsprengungen und des Schmauches zur benutzten Munition.

Sind Nahschußzeichen vorhanden und findet man noch Pulvereinsprengungen aus alter Munition, so kann die morphologische Gestalt der Einsprengung Hinweise auf die Art des Pulvers geben (KARHAN). Im 1. Weltkrieg konnte an den Einsprengungen entschieden werden, ob der Schuß aus einem österreichischen, italienischen, russischen Gewehr usw. stammte (MEIXNER). Im 2. Weltkrieg war dies nicht mehr möglich, weil das Pulver, wie schon erwähnt, jetzt besser verbrannt wird. Bei besonderen Munitionsarten, z. B. beim englischen Corditpulver, sind aber auch jetzt noch solche Feststellungen möglich (KAYSSI and HAWKINS).

Ist Pulverschmauch vorhanden und weist man in diesem Pulverschmauch mit Dithizon Blei nach, so weiß man, daß es sich um bleihaltiges Pulver handelt, z. B. Sinoxid. Finden sich Versengungen, so wird es sich wohl um einen Schwarzpulverschuß gehandelt haben. Vermutet man Schwarzpulver, so kann man es auch exakt dadurch nachweisen, daß man im Schmauch Schwefel feststellt.

Der Pulverschmauch wird zu wiederholten Malen, und zwar immer unter Verwendung des gleichen Spritzwassers, mit einer Spritze (am besten mit einer kleinen Injektionsspritze) abgespritzt. Das Spritzwasser wird durch Zentrifugieren geklärt, bei Anwesenheit von Schwefel entsteht nach Zusatz einiger Tropfen einer 10%igen Bariumchloridlösung eine deutliche Trübung (PORTA, zit. nach KARHAN). Die Reaktion fällt erst 24—28 Std nach Abgabe des Schusses positiv aus. Verunreinigungen des Schußobjektes können die Reaktion empfindlich stören (KARHAN).

δ) Kriminaltechnische Untersuchungen.

Findet man an der Oberfläche des *Geschosses* Rillen oder sonstige Unregelmäßigkeiten und kommen für die Abgabe des Schusses eine Reihe vorgelegter Waffen in Frage, so wird man aus diesen Waffen Geschosse verfeuern, und zwar am besten in Wasser, um Beschädigungen zu vermeiden, und danach prüfen, ob bei einem dieser Geschosse an der Oberfläche die gleichen Unregelmäßigkeiten aufgetreten sind. Für einen derartigen Vergleich sind besondere Vergleichsmikroskope konstruiert worden. Man kann die Geschosse auch auf elastischen Massen abrollen. Sehr feine Abdrücke erhält man auch durch ein von TAKKO entwickeltes galvanoplastisches Verfahren. Vielfach kommt man aber auch durch Untersuchung mit einer gewöhnlichen binocularen Lupe weiter. Durch besondere Apparaturen, die nach Art eines Bronchoskopes oder Oesophagusskopes konstruiert sind, kann man auch etwaige Schädigungen und Unregelmäßigkeiten im Lauf der Waffe selbst zur Darstellung bringen. Bei der Auswertung solcher Ergebnisse ist aber als Fehlerquelle zu berücksichtigen, daß Rost und Schmutz im Lauf bei Abgabe des Schusses auch gewisse Kratzer an der Geschoßoberfläche verursachen können. Es kommen also nur größere und deutlichere Verletzungen der Geschoßoberfläche diagnostisch in Betracht. Bei schlecht gearbeiteten Flobertwaffen ist das Korn mitunter so grob in den Lauf eingestanzt, daß an der Stanzstelle Metallzacken in den Lauf hineinragen, die am Geschoß regelmäßig bestimmte Kratzer verursachen. Diese Kratzer sind dann zur Feststellung der Waffe besonders wichtig.

Auch die *Patronenhülse* ist kriminalistisch von erheblicher Wichtigkeit. Man darf nicht vergessen, nach ihr zu suchen und sie sorgfältig zu asservieren. Ihre Lage gibt zunächst Anhaltspunkte für den Stand des Schützen zur Zeit der Abgabe des Schusses. Dabei ist zu berücksichtigen, daß die verschiedenen Waffensysteme die Patronenhülsen in verschiedener Art auswerfen können, nach links, nach rechts und nach oben. Man wird auch daran denken müssen, daß die Patronenhülse bei schiefem glattem Boden weiterrollen kann.

Die *Patronenhülse* zeigt mit Sicherheit das Kaliber der Waffe an.

Die automatische Repetierpistole (Abb. 150) verursacht an der Patronenhülse bestimmte Verletzungen. Wenn nach Abgabe des Schusses die Kammer zurückgeht, wird die Patronenhülse durch den sog. *Auszieher* zurückgezogen, der an ihr eine Spur hinterläßt (Abb. 151). Sie prallt dann auf einen Vorsprung auf, der sie hochkantet. Auf diese Weise entsteht die *Auswerferspur* (Abb. 152). Die Gestalt und die Lokalisation dieser beiden Merkmale ist bei verschiedenen Waffensystemen verschieden, so daß die bloße Betrachtung der Patronenhülse schon wertvolle Anhaltspunkte für das benutzte Waffensystem geben kann. Der Eindruck des *Schlagbolzens* am Patronenhülsenboden ist der Lage nach mitunter verschieden. Er kann mehr oder weniger zentral liegen. Bei Bewertung dieses Merkmales ist allerdings Vorsicht erforderlich. Die Führung des Schlagbolzens ist bei älteren Waffen nicht mehr ganz gleichmäßig, so daß er mal zentral, mal weniger zentral auf die Patronenhülse eintreffen kann. Wohl aber kann die morphologische Gestalt des Schlagbolzeneinbruchs, die durch einen Ausguß festzustellen ist, Anhaltspunkte für die Waffe liefern. Besondere Atlanten, wie sie vor dem Kriege auch in Deutschland herausgegeben wurden, geben Auskunft über die in Betracht kommenden Merkmale der einzelnen Waffensysteme.

Bei der Waffenfabrikation wird der *Stoßboden* der Waffe, also die Rückwand der Kammer, mit der Handfeile bearbeitet. Hierbei entstehen im Metall Feilenspuren der verschiedensten

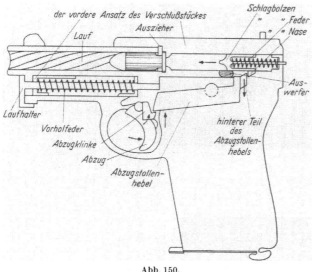

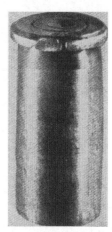

Abb. 151.

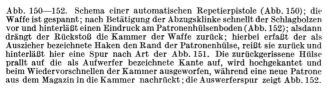

Abb. 150.

Abb. 150—152. Schema einer automatischen Repetierpistole (Abb. 150); die Waffe ist gespannt; nach Betätigung der Abzugsklinke schnellt der Schlagbolzen vor und hinterläßt einen Eindruck am Patronenhülsenboden (Abb. 152); alsdann drängt der Rückstoß die Kammer der Waffe zurück; hierbei erfaßt der als Auszieher bezeichnete Haken den Rand der Patronenhülse, reißt sie zurück und hinterläßt hier eine Spur nach Art der Abb. 151. Die zurückgerissene Hülse prallt auf die als Aufwerfer bezeichnete Kante auf, wird hochgekantet und beim Wiedervorschnellen der Kammer ausgeworfen, während eine neue Patrone aus dem Magazin in die Kammer nachrückt; die Auswerferspur zeigt Abb. 152.

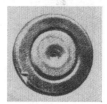

Abb. 152.

Art. Nun wird die Patronenhülse beim Rückstoß mit einer gewissen Kraft gegen den Stoßboden gedrückt, dabei drückt sich das Relief des Stoßbodens am Boden der Patronenhülse ab Durch Aufnahme geeigneter Lichtbildvergrößerungen von der zu untersuchenden Patronenhülse und Patronenhülsen, die bei Probeschüssen mit den in Frage kommenden Waffen ausgeworfen wurden, kann man nunmehr durch sorgfältigen und kritischen Vergleich in vielen Fällen positiv feststellen, daß der fragliche Schuß aus einer bestimmten vorliegenden Waffe abgegeben wurde.

Derartige Feststellungen, zu deren Erforschung die wissenschaftlichen Arbeiten der verschiedensten Berufszweige nämlich der Gerichtsmediziner, der Chemiker und der Waffentechniker gemeinsam beigetragen haben, werden jetzt im großen und ganzen von den kriminaltechnischen Untersuchungsstellen der Polizei durchgeführt.

8. Unterscheidung zwischen Beibringung eines Schusses von eigener Hand, fremder Hand oder Entstehung einer Schußverletzung durch Unfall.

α) Übersicht über die Merkmale.

Wer mit einer Schußwaffe *Selbstmord* begehen will, schießt sich in Stellen, deren Verletzung möglichst schnell und sicher den Tod herbeiführt, also in die rechte Schläfe oder in das Herz. Wie bei Stichverletzungen hat auch derjenige, der sich durch eine Schußverletzung töten will, eine gewisse Abneigung dagegen, durch die *Kleider* zu schießen in der Meinung, daß das Geschoß vielleicht dadurch behindert werden könnte. Wer sich ins Herz schießen will, pflegt zum mindesten nicht durch Mantel und Rock zu schießen, sondern diese Kleidungsstücke vorher abzulegen oder aufzuma-

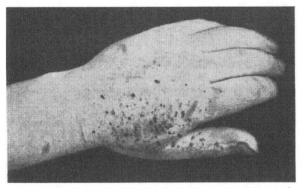

chen. Der Selbstmörder schießt aus geringer Entfernung, meist mit angesetzter oder fast angesetzter Mündung. Nach Abgabe des Schusses wird ihm die Schußwaffe normalerweise aus der Hand fallen. Man wird sie neben dem Toten auffinden, aber *nicht* in der Hand des Toten. Hat sich der Selbstmörder in den Kopf geschossen, so spritzt bei

Abb. 153. Blutspritzer an der Schußhand als Indiz für einen Selbstmord.

Abgabe des Schusses vielfach Blut gegen die Schußhand, und zwar meist gegen den Handrücken oder gegen die Streckseiten der Grundgelenke der Finger. Nur

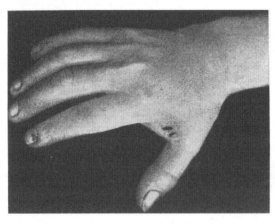

Blut*spritzer* sind diagnostisch wichtig (Abb. 153). Verwischtes Blut kann auch so an die Hand kommen, daß der Sterbende im Todeskampfe an die Wunde faßte. Bei Abgabe des Schusses in den Kopf spritzen weiterhin vielfach kleine Knochensplitter vom Schädel gegen die Handrücken oder die Streckseite der Grundgelenke der Finger, bleiben hier stecken oder rufen kleine Schürfungen der Haut hervor. Umspannt eine große Hand eine verhältnismäßig kleine Waffe, z. B. eine automatische Repetierpistole kleinen Formates (sog. Damenwaffe), so führt

Abb. 154. Kratzer an der Schwimmhaut zwischen Daumen und Zeigefinger der Schußhand, entstanden durch Zurückschnellen der Kammer der Pistole, als Selbstmordindiz.

hier bei Abgabe des Schusses das Zurückgehen der Kammer mitunter zu einer kleinen Schürfverletzung an der Schwimmhaut zwischen Daumen und Zeigefinger der Schußhand (Abb. 154). Wurde aus einem Trommelrevolver geschossen, der vielfach nicht exakt gearbeitet ist, und bei dem Pulvergase auch nach hinten entweichen, so kommt es zu einer Beschmauchung der Schußhand (Abb. 155). Bei der automatischen Repetierpistole entsteht eine solche Beschmauchung im allgemeinen nur, wenn die Waffe abnorm angefaßt wurde und die Hand in die Nähe der Auswurfspalte kam.

Bei Beibringung des Schusses von *fremder* Hand werden diese Merkmale im allgemeinen nicht aufzufinden sein. Es wird sich um einen Fernschuß handeln. Der Schuß wird nicht immer in die rechte Schläfe oder in das Herz gegangen sein. Ist der Schuß durch die Kleider gegangen, so sind alle Kleider durchschossen, es sei denn, daß der Erschossene zufällig mit aufgeknöpftem Rock einherging. Die oben beschriebenen Spuren an der Schußhand werden fehlen.

β) Sonderheiten und Fehlerquellen.

Im Einzelfalle muß man damit rechnen, daß der Selbstmörder auch einmal an *atypischer Stelle* sich einen Schuß beibringen kann. Statt in die Herzgegend dringt der Schuß mitunter in die Gegend der Leber ein (sog. verrutschter Selbstmörderschuß). Statt in die rechte Schläfe wird mitunter auch in die rechte Stirngegend oder in die Mitte der Stirn hineingeschossen. Der *Linkshänder* wird sich natürlich in die linke Schläfe schießen. Es kommt aber auch gelegentlich vor, daß der Rechtshänder unter extremer Rechtswendung des Kopfes in die linke Schläfe schießt, dann wird aber der Schuß im allgemeinen mehr tangential durch den Schädel gehen. Gar nicht einmal so selten werden die Selbstmörderschüsse auch in die hintere Schädelhälfte, in den Hinterkopf oder gar in den Nacken abgegeben (BREBECK). Es ist dann besonders wichtig, durch genaue Darstellung des Schußkanales zn ermitteln, ob der Betreffende zur Abgabe des Schusses in der dafür in Betracht kommenden Stellung überhaupt in der Lage war. Am besten wird diese Rekonstruktion noch an der Leiche des Erschossenen selbst durchgeführt, nachdem die Totenstarre gebrochen ist. Ist dies nicht möglich, so muß man wenigstens die Länge der Arme messen. Es kommt vor, daß langarmige Menschen

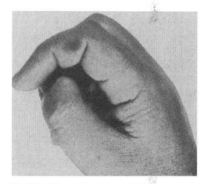

Abb. 155. Pulverschmauch am Zeigefinger nach Abgabe des Schusses mit einem Trommelrevolver.

sich noch an Stellen hinlangen können, an die ein Mensch mit normal gestalteten Gliedmaßen nicht hinkommen kann.

Gerade bei *Nackenschüssen* ist auch daran zu denken, daß der Selbstmörder die Waffe abnorm angefaßt haben könnte, z. B. so, daß die linke Hand den Lauf hält und ein Finger der rechten Hand den Abzug betätigt, oder auch so, daß die Waffe mit der rechten Hand in der Gegend der Kammer umfaßt wird, während der Daumen den Abzugsbügel betätigt. In solchen Fällen muß man gerade bei automatischen Repetierpistolen Pulverschmauch an der Schußhand erwarten. Außerdem können dann Verletzungen der Hand dadurch entstehen, daß die Haut in der Auswurfspalte geklemmt und geschürft wird. Als andere abnorme Einschußstellen sind die Magengegend, das Auge und einmal sogar die Scheide bekannt geworden. Relativ geläufig sind Selbstmörderschüsse in den *Mund*. Derartige Schußverletzungen führen zur Beschmauchung an der Rückseite der Zähne und an der Mundschleimhaut. Die Schädelbasis ist meist — aber nicht immer — in großem Umfange zerstört, wobei der Druck der Pulvergase mitwirken dürfte. Aus dem Schädeldach ist meist eine größere Lücke herausgesprengt, das Gehirn ist zerfetzt und zum Teil ausgetreten. Man hat früher vielfach angenommen, daß solche Zerstörungen nur dann zustande kommen, wenn der Lauf der Waffe vorher mit Wasser gefüllt wurde (sog. *Wasserschüsse*). Doch entstehen, wie Erfahrung zeigt, diese erheblichen Zerstörungen auch, ohne daß Wasser in den Lauf geschüttet wurde.

Bei Selbstmorden mit *Gewehren* wird gleichfalls das Herz oder der Kopf bevorzugt. Bei Schüssen in das Herz wird die Tat so bewerkstelligt, daß der

Kolben des Gewehres auf den Boden oder auf einen Stuhl oder einen Tisch auf-
gestützt wird, daß eine Hand die Waffe in die Herzgegend hält und die andere
Hand den Abzugsbügel betätigt. Die Schußrichtung wird dann im großen und
ganzen von unten nach oben ansteigen müssen. Es wird notwendig sein zu untersuchen, ob der Verstorbene nach der Länge seiner Arme auch an den Abzugsbügel herankommen konnte. Bei sehr langen Gewehren, die aber jetzt nicht
mehr geläufig sind, können dabei Schwierigkeiten entstehen; mitunter kann
aber der Abzugshebel mit dem Fuß betätigt worden sein. Der Selbstmörder
kann in Sonderfällen auch so vorgehen, daß er den Hahn eines Jagdgewehres
mit dem Fuß etwas zurückdrückt, ohne ihn völlig zu spannen und ihn dann
zurückschnellen läßt. Bei der Beibringung von Kopfschüssen geht der Selbstmörder ähnlich vor. Um den Lauf des Gewehres an den Kopf setzen zu können,
wird er sich meist hinsetzen müssen. Auf die Sprengwirkung, die bei Beibringung eines Nahschusses durch ein Gewehr am Kopf entsteht, wurde schon hingewiesen, sowie auch darauf, daß solche Verletzungen manchmal gar nicht als
Schußverletzungen erkannt werden. Ein anderer Modus der Beibringung des
Selbstmörderschusses mit einem Gewehr ist so, daß der Betreffende sich auf
den Rücken legt. Er legt das Gewehr auf sich, bringt den Lauf an den Hals
unterhalb des Kinns und drückt ab (siehe auch KRAULAND). Im zweiten
Weltkrieg haben wir diese Art des Selbstmordes ziemlich häufig beobachtet.

Außer Blutspritzern, Verletzungen durch Knochenstückchen und Schmauch
findet man an der *Schußhand* gelegentlich Metallteilchen. Dies spricht dafür, daß ein mantelloses Bleigeschoß verwendet wurde, von dem beim Durchdringen durch den Knochen Teilchen absplitterten und gegen die Schußhand
geschleudert wurden. Festhaftende Schmauchspuren findet man häufiger bei
Revolver- als bei Pistolenschüssen. Findet man die Schmauchspur vorzugsweise am Grundglied des Zeigefingers oder am Endglied des Daumens, so spricht
das für einen Trommelrevolver mit Rand- oder Zentralfeuerpatrone (ZWINGLE).
Trommelrevolver, deren Bohrungen eine besondere Aussparung für den Rand
der Patronenhülse haben, verursachen vielfach keine Beschmauchung der Schußhand. *Zigarettenschmauch* an der Hand ergibt gleichfalls eine positive D.S.-Re-
aktion. Diese wichtige Fehlerquelle muß berücksichtigt werden (Schrifttum siehe
B. MUELLER).

Es ist nicht selten, daß man auch bei Selbstmorden am Tatort mehrere
Patronenhülsen vorfindet, aber nur eine Schußverletzung am Körper des Selbstmörders. Der Selbstmörder gibt mitunter zuerst einen Probeschuß ab, um sich
von dem sicheren Funktionieren der Waffe zu überzeugen. Es kommt wohl
auch vor, daß ihm zunächst der Mut fehlt und daß er den Kopf, wenn er
losdrücken will, noch vorher schnell aus dem Bereiche der Waffe entfernt,
sog. *Zauderschüsse* (SNYDER). Nicht ganz selten bringt sich ein Selbstmörder
mehrere Schüsse bei. Sind die ersten Schüsse nicht tödlich oder bedingen sie
nicht sofortige Handlungsunfähigkeit, so kann man sich derartiges durchaus
vorstellen. Auch bei Verwendung von einschüssigen Waffen oder bei Trommelrevolvern haben sich Selbstmörder auf diese Weise mehrere Schüsse beigebracht.
Werden automatische Repetierpistolen verwendet, so kommt es vor, daß der
Selbstmörder in das Herz oder in den Kopf noch eine Anzahl von Schüssen
abgeben kann. Er schießt automatisch, fast reflektorisch weiter, bevor er völlig
handlungsunfähig wird (SCHRADER, SCHNEIDER, hier weiteres Schrifttum). Nach
SCHRADER wiesen 6—10% der Schußselbstmorde mehrfache Schußverletzungen
auf; bei sehr leicht zu betätigenden Trommelrevolvern kommen gleichfalls
gelegentlich mehrfache Verletzungen des Herzens oder des Gehirns vor; doch
wird man hier mißtrauisch sein und die Waffe genau prüfen müssen.

Eine *Kombination* des Erschießens mit anderen Selbstmordarten ist selten, am ehesten wird das Erschießen mit Erhängen kombiniert (ROMMENEY, LIEBE-GOTT u. a.).

Erschießt sich der Selbstmörder im Affekt oder hat er aus anderen Gründen besondere Eile, so schießt er sich auch *durch die Kleider*, unter Umständen auch durch einen Pelzmantel (WEIMANN). Erschießt sich eine Frau in der Eile, wenn sie einen Hut aufhat, so hat sie das unwillkürliche Bestreben, den Schuß nicht durch den Hut gehen zu lassen. Bedeckt ein schiefsitzender Hut die rechte Schläfe, so kann dies ein Grund sein, den Schuß in die Stirn oder in die linke Schläfe abzugeben (B. MUELLER).

Dissimulierte Selbstmorde durch Erschießen können deshalb besonders verhängnisvoll werden, weil dadurch unter Umständen ein anderer schuldlos verdächtigt wird. Der Selbstmord wird manchmal in der Form dissimuliert, daß der Selbstmörder noch dazu kommt, die Waffe zu beseitigen. Er wirft sie z. B. noch in einen Fluß oder stellt sich so hin, daß sie überschläglich nach Abgabe des Schusses in den Fluß fallen muß.

Ein Student erschoß sich auf einer Brücke. Er hatte an der Pistole eine Schnur befestigt, an der ein Gewicht hing. Dieses Gewicht legte er über das Geländer der Brücke, so daß es die Waffe nach Abgabe des Schusses in den Fluß zog. Der Nachweis eines Schusses mit fast angesetzter Mündung und das Vorhandensein von Blutspritzern an der Schußhand wiesen auf einen Selbstmord hin. Die Waffe wurde so vorgefunden, daß einige Tage danach der Fluß durch Öffnung eines Wehres so flach wurde, daß man sie am Grund liegen sehen konnte. Manchmal ist zum Auffinden der Waffe mit Erfolg ein großer Industriemagnet benutzt worden.

Die Entstehung von Nahschußzeichen wird manchmal so verhindert, daß zwischen Laufmündung und Waffe ein Filter geschoben wird, ein Taschentuch, oder in einem von uns beobachteten Falle ein Schreibheft. Es gelang dem Täter noch, das Heft in den Fluß zu werfen, es wurde aber mit der Strömung an Land geschwemmt und hier durchschossen vorgefunden.

Im Kriege wurden gelegentlich von Soldaten, die sich anschossen, die Nahschußzeichen so abfiltriert, daß durch Brot, durch Werg, durch Zellstofflagen usw. geschossen wurde. Es ist dann notwendig, den Schußkanal in der Gegend der Einschußöffnung besonders genau nach Fremdkörpern zu untersuchen, die nicht zur Kleidung des betreffenden Soldaten passen. Brotkrumen konnten unter der Haut bei Tierversuchen noch 14 Tage und länger nachgewiesen werden. Die Stärkekörnchen waren von Fremdkörperzellen umgeben. Sie ergaben auch nach dieser Zeit nach Zusatz von Jod noch deutliche Stärkereaktion. Man mußte in solchen Fällen im Kriege aber auch daran denken, daß die Stärke vom Puder herrühren konnte. Es war in großem Umfange üblich, daß das Sanitätspersonal auf dem Truppenverbandplatz Schußwunden puderte. Die meisten beim ehemaligen deutschen Heer benutzten Puder enthielten jedoch keine Stärke; sie bestanden vielmehr aus Talkum als Grundsubstanz. Um aber eine ungerechtfertigte Verurteilung unter allen Umständen zu verhindern, war es in solchen Fällen erforderlich, die Puder der Sanitätsdienststellen, durch die der Verstorbene gegangen war, gründlichst zu untersuchen, daraufhin, ob sie nicht doch Stärke enthielten.

Wer sich selbst anschießt in der Absicht, einen Unfall vorzutäuschen, vergißt manchmal, durch *alle* Kleider zu schießen; auch müssen die Schußstellen in den Kleidern mit denen in der Haut wenigstens ungefähr übereinstimmen. Schüsse durch Kleiderfalten bedingen drei, nicht zwei Schußöffnungen.

Es kommt gelegentlich vor, daß der Selbstmörder ausnahmsweise die *Waffe in der Hand* behält. Dies kann dann der Fall sein, wenn die Hand verkrüppelt ist, so daß die Waffe mit Erschlaffung der Muskulatur nicht herunterfallen kann. Wir haben dies einmal bei einem Manne beobachtet, dessen Zeigefinger sich im zweiten Gelenk in Beugekontraktur befand. Die Waffe blieb im gekrümmten Finger hängen. Erschießt sich jemand im Liegen oder auch sitzend, indem er sich über den Tisch beugt, so kann unter Umständen die Waffe in der Hand liegenbleiben. Sie wird nachher durch die durch die Totenstarre bedingte Krümmung der Finger fixiert.

Als Sonderform des Selbstmordes durch Schußwaffen sind Tötungen durch *Sprengpatronen* bekannt geworden. Die betreffenden Selbstmörder nahmen sie in den Mund und brachten sie entweder mit der Hand oder mit den Zähnen zur Entzündung. Im Inneren des Mundes fand sich eine Beschmauchung. Der Mund war durch Verlängerung über die Mundwinkel hinaus breit aufgerissen. War die Zündung mit der Hand abgerissen, so fanden sich hier Verletzungen (ELBEL, ORTHNER). Auf Selbstmorde, ja sogar auf Morde durch den *Tiertötungsapparat* wurde schon bei Besprechung der Waffen hingewiesen (s. S. 525).

Auch eine Tötung von *fremder* Hand kann als Selbstmord getarnt werden. Die primitivste Art der Vortäuschung eines Selbstmordes besteht darin, daß der Täter dem Erschossenen die Waffe in die Hand legt, sie wird späterhin durch die Krümmung der Finger bei Eintritt der Totenstarre fixiert. Findet man bei einem Toten die Waffe in der Hand, so spricht das a priori eher für Mord als

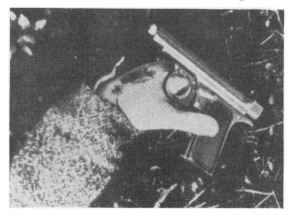

für Selbstmord. Aus der Lage der Waffe ergibt sich schon manchmal ohne weiteres, daß sie in die Hand hineingelegt worden sein muß (Abb. 156). Das Fehlen der beim Selbstmord üblichen Zeichen an der Schußhand und die Feststellung eines Fernschusses werden dann zur richtigen Diagnose führen. Bei geplanten gemeinsamen Selbstmorden, bei denen einer der Partner nachher den Mut zur Tat verlor, ist es wohl gelegentlich vorgekommen, daß der andere dem Toten nach-

Abb. 156. Nachträglich in die Hand einer Toten gedrückte Waffe, laut Geständnis. [Nach B. MUELLER: Arch. Kriminol. **93**, 56 (1933).]

her die Waffe in die Hand legte. Er fürchtete, man würde ihn für den Mörder halten und wollte das Vorliegen eines Selbstmordes von seinem Standpunkt aus auf diese Weise plausibler machen (B. MUELLER).

Bei Tötung auf *ausdrückliches Verlangen* wird man auch bei Tötung von fremder Hand Nahschußzeichen vorfinden. Doch werden die bekannten Symptome an der Schußhand fehlen. Auch wenn jemand von fremder Hand im Schlaf erschossen wird, kann ein Nahschuß vorliegen.

Daß ein Erschossener zwecks Vortäuschung eines Verkehrsunfalles nachher auf eine belebte Straße gelegt und postmortal überfahren wird, ist gleichfalls beobachtet worden (FRITZ). Da die Einschußöffnung in den Haaren lag, wurde sie gar nicht gesehen. Man nahm einen Verkehrsunfall an. Erst die Exhumierung klärte den wahren Sachverhalt auf.

Eine besonders heimtückische Art der Tötung von fremder Hand sind die *Taschenschüsse*. Der Täter trägt die Waffe in der Manteltasche oder Hosentasche, nähert sich unauffällig seinem Opfer und schießt es aus der Tasche heraus nieder, wobei er meist so vorgeht, daß er den Zeigefinger ausgestreckt auf den Lauf der Waffe legt und den Abzugsbügel mit dem Ringfinger betätigt. Der Täter zielt gewissermaßen so auf das Opfer, indem er mit dem an den Lauf der Waffe angelegten Zeigefinger auf das Opfer hinzeigt und dann abdrückt. In solchen Fällen wird man an der Schußhand auch bei Benutzung einer automatischen Repetierpistole am Zeigefinger Pulverschmauch feststellen. Bei Untersuchung des Mantels oder der Hosentasche wird man die Schußöffnung vorfinden müssen. Man findet Pulverschmauch am Schußloch und außerdem eine Beschmauchung in Gestalt eines kleinen Streifens an der Patronenauswurföffnung. Auch die herausspringende Patronenhülse verursacht eine Abstreifspur von Pulverschmauch im Inneren der Tasche (WEYRICH). Es ist auch denkbar, daß ein Täter einwendet, die Waffe sei in der Tasche zufällig losgegangen, etwa dadurch, daß sich der Abschußbügel am Schlüsselbund verhakt habe. In solchen Fällen sind Modellversuche erforderlich. Stellt sich hierbei z. B. heraus, daß die Schlüssel gar nicht den Abzugshebel der Waffe betätigen können, weil sie so groß sind, daß sie in den Abzugsbügel nicht hineinpassen, so läßt sich ein derartiger Einwand widerlegen (DURSCH).

Die Entscheidung der Frage Selbstmord oder Unglücksfall, oder, wenn der Verletzte am Leben bleibt, vorsätzliches Selbstanschießen oder Unglücksfall, kann unter Umständen sehr große Schwierigkeiten machen. Es kommt vor, daß Personen, deren Vermögen zur Neige gegangen ist oder deren Betrieb vor dem Konkurs steht, der Familie dadurch einen Vorteil verschaffen wollen, daß sie bei verschiedenen Gesellschaften Unfallversicherungen von erheblicher Höhe eingehen und danach einen dissimulierten Selbstmord begehen. Die Vortäuschung von Jagdunfällen ist in solchen Fällen beliebt. Man muß hier an Ort und Stelle genaue Rekonstruktionen vornehmen, nachdem vorher der Sektionsbefund in allen Einzelheiten festgelegt wurde. Man wird im Modellversuch prüfen, ob beim unvorsichtigen Hantieren der Waffe der Schuß wirklich leicht brechen kann. Man muß den Verlauf des Schußkanals mit der zur Zeit des angeblichen Unfalls angenommenen Haltung des Verstorbenen vergleichen und wird dann mitunter zu dem Resultat kommen, daß ein Selbstmord wahrscheinlicher ist als ein Unfall. Ist der Täter ungeschickt vorgegangen, so kann man unter Umständen auch den Selbstmord beweisen. Da es sich meist um recht hohe Versicherungssummen handelt, werden die einschlägigen Prozesse mit großer Erbitterung geführt. Die Gutachten lauten vielfach nicht einheitlich. Häufig endet der Streit mit einem Vergleich.

Wie schon oben erwähnt, haben *Schrotgeschosse* eine reichlich unberechenbare Flugbahn, da sie unter Umständen im Fliegen aneinanderprallen und erheblich abgelenkt werden können. Auf diese Weise kommen manchmal bei Jagden schwer klärbare Schußverletzungen zustande, die meist nicht tödlich sind, aber vielfach zu Haftpflichtansprüchen Anlaß geben. Es soll sogar vorkommen, daß Schrotkugeln am Gefieder von jagdbaren Vögeln (Fasanen) abprallen und dann einen an der Jagd Beteiligten oder auch einen andern verletzen (BRÜNING).

Beim *Waffenreinigen* kommt es nicht selten zu Schießunfällen. Man sollte es als selbstverständlich ansehen, daß jeder, der mit Waffen umgeht, vor der Reinigung der Waffe oder vor dem Auseinandernehmen die Waffe entlädt und prüft, ob sich noch ein Geschoß im Lauf befindet. Die Erfahrungen gehen aber dahin, daß dies trotzdem hier und da vergessen wird und daß auf diese Weise Schußverletzungen zustande kommen, manchmal auch tödliche Schußverletzungen bei anderen. Hat sich derjenige, der die Waffe reinigte, selbst verletzt, so entsteht, wenn es sich um einen Soldaten handelt, die Frage, ob er sich diese Verletzung nicht vorsätzlich beigebracht hat, um sich dem Waffendienst zu entziehen. Man wird auch hier eine genaue Rekonstruktion vornehmen und auch hier nach Unwahrscheinlichkeiten forschen. Einwandfreie Ergebnisse waren vielfach nicht zu erzielen. Unwahrscheinlichkeiten genügen meist nicht, da den Beschuldigten ja der Vorsatz der Tat bewiesen werden muß. In den meisten Fällen kommt der Gutachter hier zu einem non liquet. Am ehesten führt eine genaue Rekonstruktion des Tatvorganges unter Benutzung der gleichen Waffe zur Klärung.

Wenn junge Soldaten auf einem der ersten Stadturlaube eine geladene Waffe bei sich tragen, so sind tödliche Unfälle dadurch entstanden, daß sie der Umgebung das Umgehen mit der Waffe demonstrieren wollten. Wenn Kinder mit geladenen Waffen spielen, sind gleichfalls Unfälle entstanden, die insofern ein gerichtliches Nachspiel haben, als dem für die Waffe Verantwortlichen unter Umständen fahrlässige Tötung bzw. fahrlässige Körperverletzung zur Last gelegt werden muß.

Literatur.

Allgemeines.

CHAVIGNY: Reconstruction mèdico-lègale de la trajectoire d'un projectile. Rev. internat. Criminalist. 9, 276 (1937). Ref. Dtsch. Z. gerichtl. Med. 30, 216 (1938).
DETTLING: Die Schußverletzungen. In DETTLING-SCHÖNBERG-SCHWARZS Lehrbuch der gerichtlichen Medizin, S. 194ff. Basel 1951.
MANCZARSKI: Die Schußverletzungen. Warzawa: Militärwiss. Aufklärungsinst. 1938. Ref. Dtsch. Z. gerichtl. Med. 31, 63 (1939). — MUELLER, B.: Untersuchungen von Schußverletzungen vom kriminalistischen Standpunkt aus. Med. Welt 1940, 820. Ref. Dtsch. Z. gerichtl. Med. 33, 502 (1940). — Tod und Gesundheitsbeschädigung infolge Verletzung durch Schuß. In Handwörterbuch der gerichtlichen Medizin, S. 843. Berlin 1940. — Schußverletzungen, ihre Beurteilung vom gerichtsärztl.-kriminalistischen Standpunkt. Dtsch. Z. gerichtl. Med. 34, 115 (1941). — Schußverletzungen. In Handwörterbuch der gerichtlichen Medizin, S. 659. Berlin 1940.
PIÉDELIÈVRE, R., et H. DESOILLE: Blessures par coups de feu. Paris 1939. — PONSOLD: Lehrbuch der gerichtlichen Medizin, S. 288ff. Stuttgart 1950.
SCHLEGELMILCH: Wundballistik. In Handwörterbuch der gerichtlichen Medizin, S. 934. Berlin 1940.

Waffen und Munition.

EILERS: Handbuch der praktischen Schußwaffenkunde und Schießkunst. Ref. Arch. Kriminol. 104, 92 (1939).
FLEISCHMANN: Morde, Selbstmorde und fahrlässige Tötungen mit den „harmlosen Flobertschußwaffen". Arch. Kriminol. 111, 139 (1942).
HESSELINK: War es ein blinder oder scharfer Schuß? Arch. Kriminol. 112, 89 (1943). — HUELKE: Kriminalistik 1952, 151.
JIRKA: Wildererwaffen. Kriminalistik 12, 184 (1938).
KOOPMANN: Terzerole als „gefährliche" Werkzeuge. Dtsch. Z. gerichtl. Med. 31, 44 (1939).
LIEBEGOTT: Seltener kombinierter Selbstmord und seine versicherungsrechtliche Auswirkung. Dtsch. Z. gerichtl. Med. 39, 351 (1948/49).
MEZGER u. HEESS: Arch. Kriminol. 87, 239 (1930). — MILOSLAVICH: Über die Schußwunden und Schußwaffen. Beitr. gerichtl. Med. 17, 154 (1943). — MUELLER, B.: Schußwaffen und Munition. In Handwörterbuch der gerichtlichen Medizin, S. 669. Berlin 1940.
NIEDENTHAL: Dtsch. Z. gerichtl. Med. 26, 181 (1936).
PIÉDELIÈVRE et DÈSOILLE: Blessures par coup de feu, S. 7. Paris 1939. — PIETRUSKY: Untersuchung der Waffe. In ABDERHALDENS Handbuch der biologischen Arbeitsmethoden, Abt. IV, Teil 12, 2. Hälfte, S. 282. Berlin u. Wien 1934.
REITBERGER: Tierschußapparat, eine seltene Mordwaffe. Kriminalistik 5, 70 (1951).
SANTOS: Das humanitäre Geschoß und der spanische Krieg. Beitr. gerichtl. Med., Bd. 15, S. 122. 1939. — SCHADE: Schußwaffen, die von den Vorschriften über den Waffenerwerbschein und den Waffenschein befreit sind. Arch. Kriminol. 113, 5 (1943). — SCHÖNBERG: Dtsch. Z. gerichtl. Med. 12, 213 (1928).
TAKKO: Über die kriminalistisch wichtigen Eigenschaften der sowjetischen Militärpistole. Arch. Kriminol. 113, 117 (1943). — TASCHEN u. KÜHN: Selbstmorde und Mord durch Bolzen, schußapparate. Kriminalistik 5, 95 (1951).
WITTLICH: Ein Beitrag zur Bestimmung der Durchschlagskraft von Geschossen. Arch. Kriminol. 105, 86 (1939).

Bolzenschußapparate.

FRITZ: Merkwürdiger Befund nach Tötung eines Menschen mittels eines Bolzenschuß-Tiertötungsapparates. Arch. Kriminol. 111, 27 (1942).
GERKE: Zur Kasuistik der mittels sogenannter Tiertötungsapparate verursachten Tötungsfälle. Med. Diss. München 1941. Ref. Dtsch. Z. gerichtl. Med. 36, 232 (1942). — Morde und Selbstmorde mit Viehschußmasken. Arch. Kriminol. 111, 19 (1942).

Platzpatronen.

DÄHLMANN: Über seltene Schädelverletzungen durch Platzpatronenschüsse. Dtsch. Mil.arzt **4**, 206 (1939). Ref. Dtsch. Z. gerichtl. Med. **32**, 193 (1939/40).

FONTELL: Tödliche Schußverletzung mit Platzpatrone. Nord. kriminaltekn. Tidskr. **12**, 76 (1942). Ref. Dtsch. Z. gerichtl. Med. **37**, 43 (1943).

HAUSBRANDT: Zur Wirkung und gerichtsmedizinischen Beurteilung von aus Karabiner 98k abgegebenen Platzpatronenschüssen. Dtsch. Z. gerichtl. Med. **37**, 284 (1943).

WINTER: Tödliche Schußverletzung durch Platzpatrone. Kriminalistik **15**, 116 (1941).

Die Folgen der Schußverletzungen, einschließlich der Todesfolgen.

ABASEV-KONSTANTINOVSKIJ: Zum Problem der Psychopathologie von Stirnschußverletzten. Nevropat. i t. d. **18**, 42 (1949). — Ärztl. Wschr. **1950**, 751. — AHMED: Traumatischer Arterienspasmus [Englisch]. Ref. Ber. allg. u. spez. Path. **2**, 74 (1949).

BARON: Die Eingeweide-Vorfälle bei den Bauchschüssen. Rev. españ. Med. y Chir. Guerra **3**, 1 (1940). Ref. Dtsch. Z. gerichtl. Med. **35**, 157 (1942). — BOSTROEM: Psychische Störungen nach Hirnschüssen. Münch. med. Wschr. **1940**II, 985. — BUNSE: Verletzungen des Herzens durch Steckschüsse. Med. Klin. **1949**, 825.

ESSER: Pathologische und anatomisch-klinische Untersuchungen an Kriegsverletzten durch Schädelschüsse. Leipzig 1935.

GORONCY: Dtsch. Z. gerichtl. Med. **10**, 235 (1927).

HARTTUNG: Nekrotisierende eitrige Arteriitis als Ursache eines Verblutungstodes. Z. Chir. **1943**, 1298. — HASLHOFER: Zwei Fälle von Spättod nach Schußverletzungen. Zbl. Path. **86**, 315 (1950). — HOLZER: Zur Beurteilung von Hirnsteckschüssen mit zwei kasuistischen Beiträgen. Dtsch. Z. gerichtl. Med. **37**, 136 (1943).

JANKOVICH: Intimaruptur infolge Fernwirkung von Schußverletzung. Sitzgsber. 11. Tagg Ungar. Pathol. 1942. Zbl. Path. **80**, 413 (1943).

KECHT: Über Steckschußverletzungen im Bereich der oberen Halswirbelsäule. Arch. Ohr- usw. Heilk. u. Z. Hals- usw. Heilk. **155**, 125 (1948). — KELLER: Schußbrüche und Nierensteinbildung. Med. Welt **1944**, 268. — KERSCHNER: Traumatisches Aneurysma der Bauchaorta mit Arrosion der Wirbelsäule. Münch. med. Wschr. **1938**II, 1865.

MARKOWIN: Zur Frage der Herzverletzungen bei Schußwunden ohne Verletzung des Perikards. Iswestija Donskowo gosudarstwennowo universiteta **5**, 1 (1925) [Russisch]. Ref. Dtsch. Z. gerichtl. Med. **8**, 301 (1926). — MÜLLER: Arch. f. Psychiatr. **111**, 209 (1940).

NOETZEL: Nervenarzt **19**, 12 (1948).

PALLESTRINI: Accad. Med. (Genova) **57**, 61 (1942). Ref. Dtsch. Z. gerichtl. Med. **37**, 192 (1943).

RAAB: Zbl. Path. **81**, 362 (1943). — REUTER, F.: Lehrbuch der gerichtlichen Medizin, S. 412. Berlin u. Wien 1933.

SAMSON: Erfahrungen aus einem Feldlazarett. Ann. Surg. **127**, 1127 (1948). — SCHNEIDER: Arch. Kriminol. **102**, 78 (1935). — SCHÖNBRUNNER: Dtsch. Z. Nervenheilk. **161**, 208 (1949). — SEIBERT: Dtsch. Z. Chir. **252**, 646 (1939). — SMELOVSKIJ: Bildung von Harnkonkrementen infolge von Knochentraumen während der Kriegszeit (Russisch]. Ref. Dtsch. Gesundheitswesen **1949**, 1415.

USADEL: Dtsch. Z. Chir. **257**, 455 (1943).

Verkennen von Schußverletzungen.

GODOY: Schädelperforation, die Verwundung durch Feuerwaffen vortäuscht. Ref. Dtsch. Z. gerichtl. Med. **34**, 150 (1941)

HANSEN: Ein eigenartiger Fall von Selbstmord mit Einschuß durch den Augapfel und mit spitzwinkeliger Ablenkung des Gehirnschußkanals. Med. Diss. München 1940. Ref. Dtsch. Z. gerichtl. Med. **36**, 232 (1942).

MILOSLAVICH: Beitr. gerichtl. Med. **17**, 154 (1943). — MÜLLER, G.: Arch. Kriminol. **87**, 234 (1930).

SANNIÉ: Ann. Méd. lég. etc. **19**, 91 (1939). — SCHNEIDER: Arch. Kriminol. **102**, 78 (1938). *Ohne Verfasser:* Arch. Kriminol. **109**, 99 (1941).

Vitale Reaktionen.

ÖKRÖS: Diskussionsbemerkung. Dtsch. Z. gerichtl. Med. **34**, 147 (1941).

Handlungsfähigkeit.

BECKER: Handlungsfähigkeit vor dem Tode nach Verletzungen mit tödlichen Ausgang. Med. Diss. Münster 1939. — BENEDEK u. SZATMÀRI: Orv. Közl. **4**, 416 (1943). Ref. Dtsch. Z. gerichtl. Med. **38**, 255 (1943). — BROMEIS: Zbl. Chir. **1941**, 491.

EHRENMANN: Arch. Kriminol. **105**, 129 (1939).

FÖRSTER, A.: In Handwörterbuch der gerichtlichen Medizin, S. 338. Berlin 1940.
HAHN: Dtsch. med. Wschr. **1940** I, 170. — HOUARD: Ann. Méd. lég. etc. **18**, 513 (1938).
JANOTA: Čas. lěk. česk. **1940**, 329. Ref. Dtsch. Z. gerichtl. Med. **34**, 55 (1941). — JUDE
et PIÉDELIÈVRE: Ann. Méd. lég. etc. **1925**, 411.
KILLINGER: Bemerkenswerte Fälle von langem Überleben und längerer Handlungsfähig-
keit nach schwerem Schädelschuß. Med. Diss. München 1938. Ref. Dtsch. Z. gerichtl. Med.
34, 52 (1941). — KRAULAND: Acta neurochir. (Wien) **2**, 234 (1952).
LEWINE: Rev. de Chir. **58**, 562 (1939). Ref. Dtsch. Z. gerichtl. Med. **35**, 159 (1942).
MATTI: Schweiz. med. Wschr. **1938** I, 611. Ref. Dtsch. Z. gerichtl. Med. **31**, 198 (1939). —
MEIXNER: Dtsch. Z. Gerichtl. Med. **16**, 139 (1931); **20**, 324 (1933). — Handwörterbuch
der gerichtlichen Medizin, S. 340. Berlin 1940.
PIÉDELIÈVRE: Ann. Méd. lég. etc. **16**, 87 (1926).
SCHAFFELD: Zur Kasuistik der im Herzen eingeheilten Geschosse und Geschoßteile.
Med. Diss. München 1938. Ref. Dtsch. Z. gerichtl. Med. **33**, 45 (1940). — SCHIFFERLI: Dtsch.
Z. gerichtl. Med. **31**, 40 (1939). — STRASSMANN, G.: Dtsch. Z. gerichtl. Med. **2**, 550 (1923).
VERES: Herzzersprengung nach Schußverletzung. Honvédorv. (ung.) **13**, 265 (1941).
Ref. Dtsch. Z. gerichtl. Med. **36**, 491 (1942).

Unterscheidung zwischen Einschuß und Ausschuß.

BREITENECKER: Dtsch. Z. gerichtl. Med. **34**, 135 (1941).
DÉSOILLE et HAUSSER: Ann. Méd. lég. etc. **19**, 486 (1939). Ref. Dtsch. Z. gerichtl. Med.
32, 210 (1939/40).
EIDLIN: Dtsch. Z. gerichtl. Med. **22**, 204 (1933).
FRITZ: Dtsch. Z. gerichtl. Med. **20**, 598 (1933).
GILLON et MÉNÈTRIER: Ann. Méd. lég. etc. **20**, 222 (1940).
HINRICSSON: Nord. Med. **47**, 185 (1952). — HUBER: Dtsch. Z. gerichtl. Med. **29**, 249 (1938).
IVANOV: Ann. Méd. lég. etc. **19**, 390 (1939).
KLAUER: Dtsch. Z. gerichtl. Med. **34**, 135 (1941). — KRAULAND: Verh.ber. 1. Internat.
Kongr. Gerichtl. Med., S. 125, 1938. — KREFFT: Dtsch. Z. gerichtl. Med. **39**, 449 (1949).
LORENZ: Dtsch. Z. gerichtl. Med. **39**, 435 (1949).
MUELLER, B.: In Handwörterbuch der gerichtlichen Medizin, S. 661. Berlin 1940. (Hier
Schrifttum). — Dtsch. Z. gerichtl. Med. **34**, 115 (1941); **35**, 173 (1942); **36**, 53 (1942). —
Kriminalistik **1949**, H. 11/12, 1.
PIÉDELIÈVRE et DÉSOILLE: Blessures par coups du feu, S. 23. Paris 1939. — PIÉDELIÈVRE
et HÉRISSET: Ann. Méd. lég. etc. **19**, 218 (1939).
REUTER, F.: Lehrbuch der gerichtlichen Medizin, S. 400. Berlin u. Wien 1933. — ROMA-
NESE: Arch. di Antrop. crimin. **41**, 347. Ref. Arch. Kriminol. **111**, 101 (1942).
SCHNEIDER: Besonderheit der Knochenschüsse usw. Med. Diss. Düsseldorf u. Münster
1937. Ref. Dtsch. Z. gerichtl. Med. **30**, 216 (1938). — SCHWARZ: Über das Vorkommen von
schürfsaumähnlichen Hautveränderungen an Ausschüssen und Pseudoausschüssen. Med. Diss.
München 1940. Ref. Dtsch. Z. gerichtl. Med. **35**, 155 (1942). — STRASSMANN, G.: Arch.
Kriminol. **71**, 308 (1919).
WESTHUES: Zbl. Chir. **1939**, 2362.

Entfernung.

FRITZ: Beitrag zur Erkennung eines Nahschusses aus bezeichnenden Hautvertrocknungen
um die Schußlücke. Beitr. gerichtl. Med. **16**, 21 (1942).
OBERSTEG u. KANTER: Dtsch. Z. gerichtl. Med. **40**, 283 (1951).

Flammenwirkung.

BECK: Über Flammenwirkung bei Nitromunition. Med. Diss. Kiel 1937. Ref. Dtsch.
Z. gerichtl. Med. **33**, 45 (1940). — BREITENECKER: Dtsch. Z. gerichtl. Med. **34**, 146 (1941). —
BREBECK: Kriminalistik **16**, 124 (1942).
MUELLER, B.: Dtsch. Z. gerichtl. Med. **34**, 122 (1941). — Handwörterbuch der gerichtlichen
Medizin, S. 667. Berlin 1940.

Pulvereinsprengungen und Pulverschmauch.

ELBEL: Verh.ber. 1. internat. Kongr. Gerichtl. Med. 1938, S. 118. — ELBEL u. NAAB:
Beitr. gerichtl. Med. **16**, 14 (1942).
HORNUNG: Kriminalistik **15**, 85 (1941).
MEIXNER: Beitr. gerichtl. Med. **3**, 145 (1911). — MUELLER, B.: Dtsch. Z. gerichtl. Med.
34, 121 (1941). — MÜLLER, F.: Arch. Kriminol. **104**, 142 (1939).

Sonderheiten bei der Beurteilung des Schußbildes.

ELBEL: Dtsch. Z. gerichtl. Med. **32**, 165 (1939/40).
FRITZ: Dtsch. Z. gerichtl. Med. **28**, 215 (1937).
KÜBLER: Über Veränderungen an Nahschußspuren auf menschlicher Haut unter der Einwirkung äußerer Einflüsse. Med. Diss. Zürich 1941. Ref. Dtsch. Z. gerichtl. Med. **37**, 259 (1943).
MUELLER, B.: Dtsch. Z. gerichtl. Med. **34**, 124 (1941). (Genaues Schrifttum.)
WAND: Beeinflussung von Schußspuren der Sinoxidmunition durch äußere Einwirkungen. Med. Diss. Göttingen 1938. Ref. Dtsch. Z. gerichtl. Med. **31**, 436 (1939).

Nachweis von makroskopisch nicht sichtbaren Pulvereinsprengungen und Beschmutzungen, sowie von Metallteilchen.

CRÄMER, G.: Zbl. Path. **74**, 241 (1940).
FRITZ: Dtsch. Z. gerichtl. Med. **34**, 145 (1941).
MANCZARSKI et NEUMANN: Ann. Méd. lég. etc. **18**, 728 (1938). Ref. Dtsch. Z. gerichtl. Med. **31**, 352 (1939). — MUELLER, B.: Handwörterbuch der gerichtlichen Medizin, S. 665. Berlin 1940. — MUELLER, B., u. BROSSMANN: Dtsch. Z. gerichtl. Med. **32**, 316 (1939/40).
SCHWARZ u. BOLLER: Arch. Kriminol. **96**, 229 (1935). — STRASSMANN, G.: Ärztl. Sachverst.Ztg **30**, 31 (1924). — Beitr. gerichtl. Med. **6**, 114 (1924).
WICKENHÄUSER: Dtsch. Z. gerichtl. Med. **31**, 298 (1939).

Kupfer.

ERHARDT: Dtsch. Z. gerichtl. Med. **30**, 235 (1938).
FRITZ: Dtsch. Z. gerichtl. Med. **23**, 289 (1934).
MUELLER, B.: Dtsch. Z. gerichtl. Med. **34**, 122 (1941).
SCHRADER: Dtsch. Z. gerichtl. Med. **34**, 146 (1941).

Schrotschüsse.

HEYD: Über das Verhalten der Streuung der Schrotkörner usw. Med. Diss. München 1934.
MUELLER, B.: Handwörterbuch der gerichtlichen Medizin, S. 666. Berlin 1940.
PONTRELLI: Zacchia **1940** II, 4, 234. Ref. Dtsch. Z. gerichtl. Med. **34**, 129 (1941).
RAUSCHKE: Erscheint in Kriminalistik.

Absolute Nahschüsse.

CHAVIGNY: Ann. Méd. lég. etc. **16**, 607.
FRITZ: Dtsch. Z. gerichtl. Med. **35**, 13 (1942).
GARCIA BARÓN: Rev. espän. Med. y Chir. Guerra **4**, 73 (1941). Ref. Dtsch. Z. gerichtl. Med. **36**, 231 (1942).
HAUSBRANDT: Dtsch. Z. gerichtl. Med. **38**, 45, 157 (1944).
LIEBEGOTT: Dtsch. Z. gerichtl. Med. **39**, 356 (1949).
MILOSLAVICH: Beitr. gerichtl. Med. **17**, 154 (1943). — MUELLER, B.: Dtsch. Z. gerichtl. Med. **34**, 128 (1941).
ROMMENÉY: Kriminalistik **16**, 1 (1942).
SCHNEIDER: Beitr. gerichtl. Med. **15**, 125 (1939). — SIEGERT: Dtsch. med. Wschr. **1939** II, 1633.
WERKGARTNER: Beitr. gerichtl. Med. **6**, 148 (1924). — WINTER: Kriminalistik **17**, 93 (1943).

Schußkanal.

DINKELMEYER: Nervenarzt **16**, 110 (1943).
KREFFT: Dtsch. Z. gerichtl. Med. **39**, 449 (1949).
LORENZ: Dtsch. Z. gerichtl. Med. **39**, 435 (1948/49).
ROMMENEY: Dtsch. Mil.arzt **6**, 684 (1941). Ref. Dtsch. Z. gerichtl. Med. **36**, 230 (1942).

Diagnose der Waffe.

BELLAVIC: Ill. Rdsch. Gend. **3**, (F. 10), 5, 7 (1950). — BERGER: Dtsch. Z. gerichtl. Med. **39**, 139 (1948). — BRÜNING: Nord. kriminaltekn. Tidskr. **9**, 1 (1939). Ref. Dtsch. Z. gerichtl. Med. **31**, 539 (1939). — Arch. Kriminol. **106**, 108 (1940). — Kriminal. Rdsch. **2**, 3 (1948). — BUHTZ: Dtsch. Z. gerichtl. Med. **34**, 146 (1941). — BUSATTO: Arch. di Antrop. crimin. **62**, 71 (1942). Ref. Dtsch. Z. gerichtl. Med. **37**, 311 (1932).
CANCELLA D'ABREU et SALDANHA: Presse méd. **1938** II, 1088. Ref. Dtsch. Z. gerichtl. Med. **31**, 323 (1931). — COLLINS: J. of Path. **60**, 205 (1948).
EDLING: Nord. Med. **1940**, 875. Ref. Dtsch. Z. gerichtl. Med. **33**, 503 (1940).
FELC: Czas. sad.-lék. (poln.) **1**, 1 (1939). Ref. Dtsch. Z. gerichtl. Med. **31**, 437 (1939). — FRASL: Ill. Rdsch. Gend. **3**, 6 (1950). — FRITZ: Kriminalistik **13**, 173 (1939). — Arch. Kriminol. **109**, 15 (1941).

GILLON et MÉNÉTRIER: Ann. Méd. lég. etc. **20**, 222 (1940). — GRIESSMANN: Dtsch. Mil.arzt **8**, 346 (1943). Ref. Dtsch. Z. gerichtl. Med. **38**, 159 (1943). HABERLAND: Zbl. Chir. **1938**, 1655. Ref. Dtsch. Z. gerichtl. Med. **31**, 64 (1939). — HASSELWANDER: Steckschuß und Röntgenstrahlen. Leipzig 1940. Ref. Dtsch. Z. gerichtl. Med. **33**, 416 (1940).

KARHAN: Dtsch. Z. gerichtl. Med. **21**, 541 (1933). — KAYSSI and HAWKINS: Verh. 1. Internat. Kongr. Gerichtl. Med. 1938, S. 591. — KEHL: Zbl. Chir. **74**, 230 (1949). — KELLHAMMER: Zbl. Chir. **1939**, 1773. — KREFFT: Dtsch. Z. gerichtl. Med. **39**, 449 (1949). — KRISTENSEN: Nord. kriminaltekn. Tidskr. **19**, 11 (1949).

LOHMÜLLER: Münch. med. Wschr. **1940**II, 829.

MEIXNER: Beitr. gerichtl. Med. **3**, 145 (1919). — Dtsch. Z. gerichtl. Med. **34**, 147 (1941). — MEZGER, HEESS u. HASSLACHER: Arch. Kriminol. **89**, 3 (1931). - MUELLER, B.: Dtsch. Z. gerichtl. Med. **21**, 190 (1933). — Handwörterbuch der gerichtlichen Medizin, S. 667. Berlin 1940.

PANNING: Dtsch. Mil.arzt **7**, 20 (1942). Ref. Dtsch. Z. gerichtl. Med. **36**, 255 (1942). — PIÉDELIÈVRE u. Mitarb.: Ann. Méd. lég. etc. **12**, 477 (1932). Ref. Dtsch. Z. gerichtl. Med. **20**, 244 (1933). — PIETRUSKY: ABDERHALDENS Handbuch der biologischen Arbeitsmethoden, Abtl. IV, Teil 12/2, S. 274. Berlin u. Wien 1934. — PONTRELLI: Arch. Kriminol. **105**, 20 (1939).

ROSTOCK: Z. ärztl. Fortbildg **38**, 259 (1941). — RUHL: Zbl. Chir. **1938**, 2823.

SCHWAIGER: Langenbecks Arch. u. Dtsch. Z. Chir. **261**, 542 (1949) — SEELIG: Identifizierung der Waffe. Ref. Dtsch. Z. gerichtl. Med. **32**, 146 (1939). — SEUBERT: Zbl. Chir. **1939**, 1337. — SIMPSON: Pol. J. **22**, 1 (1949).

TAKKO: Arch. Kriminol. **110**, 1 (1942); **111**, 105 (1942); **112**, 17 (1943). — THÖLE: Veröff. Heeressan.wes. **110**, 147 (1939).

WÖLKART: Beitr. gerichtl. Med. **18**, 73 (1949).

Unfall.

BADELON et RAUTUREAU: Ann. Méd. lég. etc. **28**, 188 (1948). — BRÜNING: Arch. Kriminol. **109**, 117 (1941).

NIPPE: Arch. Kriminol. **101**, 223 (1937).

PIETRUSKY: Arch. Kriminol. **98**, 193 (1936); **99**, 21 (1936).

Selbstmord.

BECK, W. V.: Med. Welt **1937**, 1178. — BREBECK: Kriminalistik **16**, 124 (1942). CAVALLAZZI: Zacchia **2**, 2, 290 (1938). Ref. Dtsch. Z. gerichtl. Med. **31**, 521 (1939). ELBEL: Dtsch. Z. gerichtl. Med. **35**, 164 (1942). — ELGER: Kriminalistik **12**, 126 (1938). HANSEN: Ein eigenartiger Fall von Selbstmord..... (Schuß ins Auge.). Med. Diss. München 1940. Ref. Dtsch. Z. gerichtl. Med. **36**, 232 (1942). — HEINDL: Arch. Kriminol. **114**, 75 (1944). — HUELKE: Kriminalistik **17/18**; **19/20**, 233 (1944).

JELL: Med. Diss. München 1942. Ref. Dtsch. Z. gerichtl. Med. **36**, 421 (1942).

KEROLA: Nord. kriminaltekn. Tidskr. **13**, 1 (1943). Ref. Dtsch. Z. gerichtl. Med. **38**, 43 (1944). — KRAULAND: Acta neurochir. (Wien) **2**, 234 (1952).

LEWINSKY: Selbstmord durch zweifachen Gehirnschuß. Ref. Dtsch. Z. gerichtl. Med. **32**, 322 (1939). — LIEBEGOTT: Dtsch. Z. gerichtl. Med. **39**, 351 (1949).

MUELLER, B.: Arch. Kriminol. **93**, 52 (1933). — Beitr. gerichtl. Med. **15**, 63 (1939). — Handwörterbuch der gerichtlichen Medizin, S. 845. Berlin 1940. — Dtsch. Z. gerichtl. Med. **34**, 133 (1941). — Veröff. mil.ärztl. Akad. Berlin **1942**, 169.

NEGELE: Gesichtspunkte für die Begutachtung fraglicher Selbstmordfälle mit Einschuß im Bereich der hinteren Schädelhälfte. Med. Diss. München 1938. Ref. Dtsch. Z. gerichtl. Med. **35**, 64 (1942). — NIKOLSKI: Chirurgija **6**, 148 (1938). Ref. Dtsch. Z. gerichtl. Med. **31**, 322 (1939).

ORTHNER: Dtsch. Z. gerichtl. Med. **32**, 336 (1939/40).

RIZZATTI: Arch. di Antrop. crimin. **58**, 558 (1938). Ref. Dtsch. Z. gerichtl. Med. **31**, 198, (1939). — ROMMENEY: Dtsch. Z. gerichtl. Med. **36**, 232 (1942).

SANNIÉ: Ann. Méd. lég. etc. **30**, 249 (1950). — SANSORES e DE QUINTANA: Arch. Med. leg. **8**, 466 (1938). Ref. Dtsch. Z. gerichtl. Med. **31**, 437 (1939). — SCHNEIDER: Dtsch. Z. gerichtl. Med. **32**, 333 (1939/40). — SCHRADER: Beitr. gerichtl. Med. **16**, 117 (1942). — SNYDER: Die Morduntersuchung, S. 79. Wiesloch bei Heidelberg 1949.

TRILLOT: Ann. Méd. lég. etc. **30**, 131 (1950).

WEIMANN: Arch. Kriminol. **93**, 109 (1933). — WINKLER: Dtsch. Z. gerichtl. Med. **32**, 329 (1939/40).

ZWINGLE: Arch. Kriminol. **108**, 1 (1941).

Ohne Verfasser: Kriminalistik **14**, 105 (1940). — Arch. Kriminol. **112**, 142 (1943); **113**, 38 (1943).

Schußverletzungen von fremder Hand.

DURSCH: Arch. Kriminol. **107**, 53 (1940)
ELGER: Kriminalistik **12**, 126 (1938).
FRITZ: Dtsch. Z. gerichtl. Med. **31**, 162 (1939).
MUELLER, B.: Arch. Kriminol. **93**, 52 (1933).
WEIDEMANN: Dtsch. Z. gerichtl. Med. **33**, 163 (1940). — WEYRICH: Dtsch. Z. gerichtl.
Med. **29**, 250 (1938).

G. Forensische Toxikologie.

I. Vorbemerkungen und Übersicht über die einschlägigen rechtlichen Bestimmungen.

Die Toxikologie ist ein so großes Gebiet, daß ihr bei eingehender Darstellung ein besonderes Buch gewidmet werden müßte; auf die bekannten Lehr- und Handbücher wird verwiesen, sowie auf die entsprechenden Stichworte im Handwörterbuch für gerichtliche Medizin. Einer eingehenden Darstellung sollen vorzugsweise die gerichtsmedizinisch wichtigen Gifte unterzogen werden. Bezüglich der anderen Vergiftungen mögen Hinweise auf ausführliche Darstellungen an anderer Stelle und Bemerkungen über die neuere Literatur genügen.

Im praktischen Leben kommen Vergiftungen als *Selbstmorde* und Selbstmordversuche, als *versehentliche Vergiftungen* von eigener oder fremder Hand und schließlich als *Tötungen* oder Tötungsversuche in Betracht. Bei versehentlichen Vergiftungen wird die Frage der fahrlässigen Körperverletzung oder fahrlässigen Tötung zu prüfen sein, bei deren Beurteilung frühere Ausführungen (s. S. 158ff.) zu beachten wären. Vorsätzliche Giftbeibringung zu dem Zweck, die Gesundheit eines anderen zu beschädigen, ist nach deutschem Strafrecht eine strafbare Handlung für sich; es genügt hier die Möglichkeit einer Schädigung. Ist tatsächlich ein Schaden im Sinne einer schweren Körperverletzung (s. S. 159) eingetreten, so wird die Strafe verschärft (§ 229 StGB.). War eine Tötung beabsichtigt, so kommt nach deutschem Recht eine Bestrafung wegen Totschlagsversuchs oder Mordversuchs in Frage. War der Tod eingetreten, so würde ein Mord bzw. Totschlag vorliegen.

Unter den gegebenen Umständen stellt die gerichtsmedizinische Diagnose „Vergiftung" mitunter eine recht folgenschwere Feststellung dar, die geeignet ist, die Freiheit und die Ehre eines Menschen zu gefährden. Mit Recht wird daher verlangt, daß eine derartige Diagnose gut begründet ist, und daß zu den medizinischen (klinischen, pathologisch-anatomischen und histologischen) Befunden auch noch chemische Feststellungen hinzukommen. Die deutsche Strafprozeßordnung sieht vor, daß bei Verdacht einer Vergiftung die Untersuchung der in der Leiche oder sonst gefundenen verdächtigen Stoffe durch einen Chemiker oder durch eine für solche Untersuchungen bestehende Fachbehörde vorzunehmen ist. Der Richter kann anordnen, daß diese Untersuchung unter Mitwirkung oder Leitung eines Arztes stattzufinden habe (§ 91 StPO.). Wenn ein gerichtsmedizinisches Institut über einen Chemiker oder über einen chemisch ausgebildeten Arzt verfügt, so werden diese Untersuchungen im eigenen Institut durchgeführt. Eine Zusammenarbeit zwischen Arzt und Chemiker ist dann eine Selbstverständlichkeit. Der Ausdruck des Gesetzgebers, nach der die Untersuchung unter „Mitwirkung oder Leitung eines Arztes" gegebenenfalls stattzufinden habe, ist vielleicht nicht ganz glücklich. Selbstverständlich kann der Arzt den Chemiker bei der Durchführung seiner Reaktionen nicht beaufsichtigen oder anleiten; die rein chemischen Ergebnisse verantwortet er selbst. Dagegen ist die Feststellung, ob tatsächlich eine Vergiftung vorgelegen hat und ob zwischen der Vergiftung und dem Tode Kausalzusammenhang besteht, Aufgabe des Arztes. Es ist weiterhin notwendig, daß der Arzt dem Chemiker vor Beginn der Untersuchung mitteilt, welche Gifte vorzugsweise in Frage kommen. Dies vereinfacht nicht nur die Untersuchung, sondern ist zwecks Erzielung eines einwandfreien Ergebnisses unerläßlich. Es ist praktisch unmöglich, irgendwelche, manchmal noch in geringer Menge, eingesandten Organe auf alle nur denkbaren Gifte zu untersuchen. Finden die chemischen Untersuchungen im Gebäude oder auch innerhalb des Dienstbereiches des Instituts für gerichtliche Medizin statt, so werden sich nach dieser Richtung hin Schwierigkeiten nicht ergeben. Die Schwierigkeiten können jedoch groß sein, wenn zwischen dem Arzt, der die Organe asserviert hat, und dem Chemiker, der die Untersuchung durchführt, kein Konnex besteht. Wenn etwas Ersprießliches herauskommen soll, ist es notwendig, daß der Arzt gerichtsmedizinisch und toxikologisch geschult ist. Ist dies nicht der Fall, so darf man sich nicht wundern, wenn der Chemiker, der sich durch langjährige Erfahrung mitunter eine toxikologisch-kriminalistische Erfahrung angeeignet hat, über seine eigentlichen Befugnisse hinaus im Gutachten in die Medizin übergreift und mitunter auch verführt wird, zu Feststellungen zu kommen, die rein medizinischer Natur sind. Die Erfahrung zeigt immer wieder, daß guter Konnex zwischen Arzt und Chemiker Kompetenzstreitigkeiten nicht aufkommen läßt; fehlt er, so entstehen mitunter unfruchtbare Reibereien, die unsachlich sind und die Rechtsfindung erschweren.

Die *Sektionsvorschriften* der Deutschen Länder, ebenso wie der meisten anderen Staaten, enthalten besondere Bestimmungen über das Verhalten bei *Giftsektionen*. Man wird von der Verwendung von Wasser absehen, um die Giftsubstanzen nicht auszuwaschen. Die für die Giftuntersuchung zu asservierenden Organe sind in sauberen, verschließbaren Gefäßen für die chemische Untersuchung aufzubewahren; Weckgläser eignen sich gut. Mitunter haben die Länder Deutschlands auch besondere ,,Giftsätze`` mit eigens hierfür konstruierten Behältern vorgeschrieben; bei auswärtigen Sektionen ist es zweckmäßig, die Gläser in das eigene Institut mitzunehmen und sie dann mit entsprechenden Erläuterungen der chemischen Abteilung bzw. dem Chemiker zuzuleiten. Ich empfinde es als völlig unangebracht, die Organe nur, wie vorgeschrieben, zu asservieren und die weitere Initiative der Staatsanwaltschaft oder dem Gericht zu überlassen; die Justizbehörden können wirklich nicht beurteilen, ob und in welchem Umfange die Untersuchungen notwendig sind; sie sind oft nicht ganz billig, man scheut sich daher vor unnötigen Kosten. Ich halte es daher für notwendig, daß der Gerichtsmediziner schon im vorläufigen Gutachten präzise Vorschläge darüber macht, welche der asservierten Organe zunächst zu untersuchen sind und welche Gifte in Betracht kommen. Die Praxis lehrt, daß man sich meist aus den bisherigen Ermittlungen und den Sektionsbefunden ein ungefähres Bild darüber machen kann, welche Vergiftungen in Frage kommen. Sollte dies ausnahmsweise nicht möglich sein, so wären im vorläufigen Gutachten entsprechende Ermittlungen anzuregen mit der Bitte, das Ergebnis sofort mitzuteilen, damit präzise Vorschläge über die Art der durchzuführenden chemischen Untersuchungen gemacht werden können. Dringend zu empfehlen ist, daß der Gerichtsmediziner oder ein anderer als Gerichtsarzt fungierender Arzt eingeschaltet bleibt; nichts ist so schädlich, wie völlige Passivität.

Die Sektionsvorschriften enthalten genaue Angaben darüber, welche Organe zu asservieren sind, nämlich Blut, Gehirn, Magen und Mageninhalt, Dünndarm und Dünndarminhalt, Dickdarm und Dickdarminhalt, Urin, beide, getrennt voneinander aufzubewahrende Nieren, größere Partien aus der Leber, und bei Vergiftungen durch Metalle, insbesondere Arsen und Thallium, auch Partien vom Knochen, größere Partien von der Haut, sowie nicht zu geringe Haarmengen (mindestens 5 g). Zwar nicht vorgeschrieben, aber medizinisch wichtig ist es, auch die Milz und die Lungen zu asservieren, weil viele dieser Organe gelegentlich Gifte speichern (PAULUS u. a.). Bei *Exhumierungen* darf mit Rücksicht darauf, daß das Gift durch das Grundwasser in die Umgebung hineingewaschen sein könnte, nicht vergessen werden, Teile aus dem Sargboden, Erdproben unterhalb des Sarges, aus einem Gebiet an der Seite des Sarges, und aus einer entfernteren Gegend des Friedhofes zu entnehmen (s. Abschnitt Arsenvergiftung, S. 641). Ein Asservieren der vorgeschriebenen Organe wird grundsätzlich erforderlich sein, da man niemals weiß, wie der Fall späterhin verläuft. Es ist aber durchaus möglich, daß man im Einvernehmen mit dem Chemiker die chemische Untersuchung je nach Lage des Falles auch auf weniger Organe beschränkt, wenn eine Klärung auch auf diese Weise möglich ist. Handelt es sich z. B. um ein Suicid durch Schlafmittel, so kann es unter Umständen genügen, wenn man im Urin so große Mengen von Barbitursäurepräparaten nachweist, daß der Tod erklärt ist. Die Untersuchung der übrigen Organe kann dann unter Umständen unterbleiben. Kommt als Vergiftungsursache eine CO-Vergiftung in Betracht, so genügt unter Umständen auch die Untersuchung des Blutes, das am besten aus verschiedenen Stellen entnommen wird. Das gleiche würde auch für eine Vergiftung mit

Äthylalkohol gelten. Verantwortlich für den Umfang der Untersuchung ist jedoch in erster Linie der Gerichtsarzt und nicht der Chemiker.

Vom Unerfahrenen wird immer wieder vergessen, bei sog. Giftsektionen daran zu denken, daß auch bei Vergiftungsverdacht ein *plötzlicher Tod aus natürlicher Ursache* in Frage kommt. Es wird mitunter auch nicht berücksichtigt, daß die toxikologische Diagnose durch *histologische* Befunde mitunter erheblich gestützt werden kann. Es ist daher notwendig, vor dem Asservieren von Organteilen zur chemischen Untersuchung auch Teile zur mikroskopischen Untersuchung in Formalin einzulegen und die Untersuchung zu veranlassen. Mitunter taucht auch die Frage auf, ob es sich bei der fraglichen Vergiftung etwa um eine bakterielle Infektion, etwa um eine paratyphöse oder septische Erkrankung gehandelt hat. Es darf daher in allen in Betracht kommenden Fällen nicht unterlassen werden, eine *bakteriologische* Untersuchung zu veranlassen. Kann man bei der Sektion nicht selbst abimpfen, so ist es zweckmäßig, zur Untersuchung auf Staphylo- oder Streptokokken die *Milz* im ganzen und vielleicht noch den *Körper des Lendenwirbels* zu entnehmen und in sauberen Gefäßen ohne Zusatzflüssigkeit auf dem schnellsten Wege einem bakteriologischen Institut zuzuleiten, damit hier das Material in geeigneter Weise keimfrei entnommen werden kann. Zwecks Untersuchung des *Liquor* werden am besten Abstriche unter Anheben des freigelegten Gehirns vom Bereiche der Hirnbasis hergestellt und in sterilen Röhrchen verwahrt; genau so kann man mitunter Abstriche vom Kehlkopf oder von Luftröhrenästen machen. Will man den Darminhalt auf Erreger der Coli-Typhusgruppe untersuchen lassen, so wird man eine Dünndarm- bzw. Dickdarmschlinge, nachdem vorher Darminhalt in diese Partie hineingestrichen wurde, abbinden und zur Untersuchung in einem sauberen Gefäß mitnehmen.

Nach schulmäßiger Darstellung gehört zur gerichtsmedizinischen Untersuchung einer Vergiftung, daß die *klinischen Erscheinungen* dem sonst bekannten Vergiftungsbilde entsprechen, daß entsprechende *anatomische Veränderungen* festgestellt werden und daß man das Vorhandensein des Giftes chemisch möglichst in tödlicher Dosis nachweist.

Freilich lassen sich alle diese Forderungen in der Praxis nicht immer einwandfrei erfüllen. Die Erhebung der *Anamnese* ist vielfach nur durch Ermittlungen möglich. Da aber nicht jeder Polizeibeamte in der Lage ist, sachgemäß nach Vergiftungserscheinungen zu fragen (hier herrschen oft recht laienhafte Vorstellungen), so ist es notwendig, daß der Gerichtsmediziner vorschlägt, daß er selbst oder ein Vertreter zu diesen Ermittlungen zugezogen wird. Das Recht zu einem derartigen Antrag steht ihm in Deutschland laut § 80 StPO. zu. Nicht jede Vergiftung verursacht markante klinische Erscheinungen. Es wird aber praktisch vielfach möglich sein, an Hand der Anamnese bestimmte Vergiftungsarten auszuschließen oder zumindesten als wenig wahrscheinlich zu erklären. Freilich gibt es auch Giftwirkungen, die in ihren klinischen Erscheinungen recht charakteristisch sind. Schlief jemand fest vor Eintritt des Todes und ging dieser Schlaf in Bewußtlosigkeit und Tod über, so liegt die Annahme nicht fern, daß man nach einer *Schlafmittelvergiftung* fahnden muß. Bestanden Erbrechen und heftige Durchfälle, so wird man an eine *Arsenvergiftung* denken. Bestanden anfangs scheinbar unerklärliche Schmerzen, Koliken und Verstopfungen und fielen später die Haare aus, so ist dies eine für die Diagnose *Thalliumvergiftung* recht wichtige, ja ausschlaggebende Feststellung. Begannen Vergiftungserscheinungen mit Erbrechen, Durchfällen und anderen gastrointestinalen Erscheinungen, kam es dann zu einer Besserung und setzte nachher das Bild einer akuten gelben Leberatrophie mit Ikterus ein, so wird man an eine *Phosphorvergiftung* denken müssen. Steht vor dem Tode ein Lungenödem im Vordergrunde, so wird man eine Vergiftung durch Nitrosegase bzw. Phosgen erwägen. Kam es blitzartig zum Eintritt des Todes, so wäre an *Blausäure*, aber auch an *Nicotin* zu denken. Man wird nicht versäumen, sich nach einem auffälligen Geschmack vorher genossener Speisen zu erkundigen. Manchmal wird von der Umgebung geschildert, der Verstorbene habe einen eigenartigen metallischen Geschmack empfunden (As-Vergiftung) oder die Speise habe eigenartig bitter geschmeckt (Schlafmittel, Strychnin, Chinin u. a.).

Die *anatomischen* Veränderungen können gelegentlich verhältnismäßig charakteristisch sein, so z. B. bei Säuren- und Laugenvergiftungen, beim Sublimat. Fast bei der Mehrzahl der Intoxikationen sind sie jedoch uncharakteristisch. Histologische Befunde können zwar gewisse Hinweise geben, z. B. bei Einwirkung von lipoidlöslichen Giften auf das Gehirn. Meist sind die Befunde aber wenig spezifisch. Mitunter führt der *Geruch* der Leiche zu gewissen Hinweisen. Die Empfindlichkeit des Geruchsorgans ist bei den einzelnen Menschen verschieden. Glaubt der Obduzent sich nicht hinreichend auf die eigene Nase verlassen zu können, so tut er gut daran, einen besser riechenden Mitarbeiter heranzuziehen. Es ist mitunter zweckmäßig, *Geruchsproben außerhalb des Sektionssaales* anzustellen, in dem der Leichengeruch andere Geruchsarten verdeckt (s. auch HCN-Vergiftung).

Es geht nicht an, sich allein auf das Ergebnis der *chemischen* Untersuchung zu verlassen. Der negative Befund spricht nicht immer gegen das Vorliegen einer Vergiftung. Es gibt Gifte, die sich der toxikologischen Untersuchung entziehen wie z. B. meist der Phosphor, nicht Barbitursäure enthaltende Schlafmittel oder einige Alkaloide. Man wird auch in Betracht ziehen müssen, daß ein an sich nachweisbares Gift in der Zwischenzeit ausgeschieden wurde. Der Zwischenraum zwischen der fraglichen Giftbeibringung und dem Tode kann unter diesen Umständen sehr wichtig sein. Beim negativen chemischen Befund führt unter Umständen noch die Untersuchung von Giftresten oder Speiseresten zu einem Ergebnis. Sie sind am Tatort sorgfältig zu asservieren, und falls sie vorhanden waren, zuerst zu untersuchen, weil man auf Grund des Ergebnisses unter Umständen die spätere Untersuchung abkürzen kann.

Wieweit beim *Fehlen von chemischen Befunden* mit einer strafrechtlich zu verwertenden Sicherheit im Einzelfall die Diagnose Vergiftung möglich ist, unterliegt der besonders kritischen Beurteilung des Gutachters. Derartiges wird dann in Frage kommen, wenn entweder die anatomischen Befunde oder die nachgewiesenen klinischen Symptome besonders prägnant und charakteristisch waren und wenn zusätzlich auf dem Wege der Ermittlungen nachzuweisen ist, daß ein einschlägiges Gift sich in der Nähe des anscheinend Vergifteten befunden hat und nachher fehlte. Auf diese Frage wird gegebenenfalls bei Besprechung der einzelnen Giftarten eingegangen werden.

Beim Forschen nach Giften, die sich in der Umgebung des Vergifteten befanden, ist daran zu denken, daß fast alle Staaten den Verkehr mit Giften unter Aufsicht gestellt haben; in Deutschland dürfen im Verzeichnis der Gifte aufgeführte Substanzen nur gegen einen von der Ortspolizeibehörde auszustellenden *Gifterlaubnisschein* abgegeben werden; der Empfang wird von dem Bezieher durch den sog. *Giftschein* quittiert, der von der jeweiligen Apotheke oder Drogerie 10 Jahre lang aufbewahrt wird (Einzelheiten s. Rost); es ist daher möglich, festzustellen, ob ein als Täter Verdächtiger sich in der letzten Zeit Gift besorgt hat. In ungeordneten Zeiten, unter Kriegs- und Nachkriegsverhältnissen wird man freilich berücksichtigen müssen, daß auch unkontrollierte Giftmengen unter das Publikum gelangt sein könnten.

Wenn eine Vergiftung festgestellt ist, ergibt sich die Frage, ob es sich um Beibringung von *fremder Hand* oder um einen *Selbstmord* oder um ein *Versehen* etwa infolge einer Verwechslung gehandelt haben könnte. Zu dieser Frage wird der ärztliche Sachverständige nur wenig aussagen können. Es entspricht allgemeinen Erfahrungen, daß der Selbstmörder Gifte bevorzugt, die schnell und schmerzlos töten, und daß er unter normalen Umständen nicht dazu neigt, sich mehrere Male Gift zuzuführen. Er wird sich weiterhin eine möglichst hohe Dosis einverleiben, um der Wirkung sicher zu sein. Man wird daher das vorliegende Gesamtmaterial daraufhin überprüfen, ob man auch etwas zu dieser Frage aussagen kann. Man wird berücksichtigen, ob der Tote, sofern er Selbstmörder war, überhaupt die Möglichkeit hatte, sich diese Giftarten zu beschaffen.

Recht häufig sind auch sog. *medizinale Vergiftungen.* Sie kommen so zustande, daß unachtsam aufbewahrte Arzneimittel von Patienten versehentlich eingenommen worden sind oder sie sind die Folge einer versehentlich zu hohen oder ungenauen Dosierung bzw. Verschreibung durch den Arzt oder etwaige andere, dazu berechtigte Medizinalpersonen. Derartige Vergiftungen führen unter Umständen zu Beschuldigungen wegen fahrlässiger Tötung oder fahrlässiger Körperverletzung, sowie zu entsprechenden zivilrechtlichen Ansprüchen. Außer über die Frage des Kausalzusammenhanges zwischen der Giftaufnahme und dem Tode bzw. anderen schädigenden Folgen pflegen die Justizbehörden meist auch zu verlangen, daß der Gerichtsmediziner auch zu der Frage der Fahrlässigkeit Stellung nimmt. In manchen Fällen sind die erhobenen Beschuldigungen so haltlos, daß es möglich ist, sie aus allgemein ärztlichem Wissen heraus zu negieren. Sollte aber tatsächlich eine Fahrlässigkeit in Frage kommen, so würde ich es für nötig halten, daß der Gerichtsmediziner dafür sorgt, daß hierzu auch ein in der Praxis stehender Arzt Stellung nimmt.

Eine Feststellung von chronischen Vergiftungen mit Mitteln, die nach den Bestimmungen des *Opiumgesetzes* unter Kontrolle stehen, führt mitunter zu Maßnahmen gegen die Süchtigen selbst, aber auch zu Maßnahmen gegen den verschreibenden Arzt wegen Übertretung der Bestimmungen des Opiumgesetzes. Auf diese Fragen wird auf S. 787 eingegangen werden.

Schließlich haben die Vergiftungen in der Zeit der zunehmenden Industrialisierung eine erhebliche *sozialmedizinische* Bedeutung. Fast alle Staaten haben Gesetze oder Verordnungen über die Verhütung oder Entschädigung der *Berufskrankheiten.* Die Betriebe sind verpflichtet, Krankheitsverhütungsvorschriften zu erlassen und zu beachten; die Durchführung wird in Deutschland von den Gewerbeämtern bzw. den ihnen angeschlossenen Gewerbeärzten kontrolliert. Die Betriebe können auch dazu veranlaßt werden, regelmäßige Untersuchungen der gefährdeten Arbeiter durchführen zu lassen; sie bedienen sich hierzu oft besonders angestellter *Werkärzte.* Welche Vergiftungen als Berufskrankheiten aufzufassen sind, ist durch Verordnung geregelt. Die Liste derartiger Erkrankungen pflegt von Zeit zu Zeit auf Grund der inzwischen gewonnenen Erkenntnisse ergänzt zu werden. Durch den Beruf entstandene Krankheiten, die auf der Liste nicht enthalten sind, pflegen in Deutschland und auch in vielen anderen Ländern nicht als Berufskrankheiten zu gelten, auch wenn eine Entstehung durch den Betrieb noch so wahrscheinlich ist. Der zuständige Versicherungsträger in Deutschland, die Berufsgenossenschaft, übernimmt die Behandlung der Berufskrankheit und zahlt bei etwaiger Dauerschädigung eine Rente, die sich nach der Höhe einer Erwerbsminderung bemißt. Die Erwerbsminderung wird in Prozenten ausgedrückt. Im Auslande pflegt man den Begriff der Erwerbsminderung vielfach als Invalidität zu bezeichnen, während in Deutschland das Wort Invalidität in der Invalidenversicherung definierte versicherungsrechtliche Bedeutung hat (BLENCH, LECIERQ, CAZZANIGA, B. MUELLER, BOCHKOR, MARKOV, MILOSLAVICH, RINGERTZ, ROOKS). Berufskrankheiten und Verdacht darauf müssen in Deutschland vom Arzt der Berufsgenossenschaft oder dem Gewerbearzt angezeigt werden (RGBl. 1943 I, S. 85).

Die Liste der Berufskrankheiten ist durch Verordnung vom 31. 7. 52 (BGB. I, 395) neuerdings ergänzt worden.

Liste der Berufskrankheiten nach dem Stande vom 1. 8. 52 in der
Bundesrepublik Deutschland
(nach FEDERHEN; Der Arzt des Öffentlichen Gesundheitsdienstes
Stuttgart 1952, S. 831 ff.).[1]

Lfd. Nr.		Berufskrankheit	Unternehmen
I		II	III
1	(1)	Erkrankungen durch Blei oder seine Verbindungen	
2	(2)	Erkrankungen durch Phosphor oder seine Verbindungen	
3	(3)	Erkrankungen durch Quecksilber oder seine Verbindungen	
4	(4)	Erkrankungen durch Arsen oder seine Verbindungen	
5	(5)	Erkrankungen durch Mangan oder seine Verbindungen	mit Ausnahme von von Hauterkrankungen. Diese gelten als Berufskrankkrankheiten nur insoweit, als sie Erscheinungen einer durch Aufnahme der schädigenden Stoffe in den Körper bedingten Allgemeinerkrankung sind, oder gemäß *(Nr. 15)* Nr. 19 entschädigt werden müssen
<u>6</u>		Erkrankungen durch Cad<u>mium oder seine Verbindungen</u>	
<u>7</u>		Erkrankungen durch Beryl<u>lium oder seine Verbindungen</u>	
<u>8</u>		Erkrankungen durch Chrom <u>oder seine Verbindungen</u>	
9	(6)	Erkrankungen durch Benzol oder seine Homologen	
10	(7)	Erkrankungen durch Nitro- und Amidoverbindungen des Benzols oder seine Homologen und deren Abkömmlinge	
11	(8)	Erkrankungen durch Halogen-Kohlenwasserstoffe	
12	(8a)	Erkrankungen durch Salpetersäure	
13	(9)	Erkrankungen durch Schwefelkohlenstoff	
14	(10)	Erkrankungen durch Schwefelwasserstoff	
15	(11)	Erkrankungen durch Kohlenoxyd	alle Unternehmen
16	(12)	Erkrankungen durch Röntgenstrahlen und radioaktive Stoffe	
17	(13)	*(Erkrankungen an)* Hautkrebs oder zur Krebsbilbildung neigende Hautveränderungen durch Ruß, Paraffin, Teer, Anthracen, Pech und ähnliche Stoffe	
18	(14)	*(Erkrankungen an)* Krebs oder andere Neubildungen sowie Schleimhautveränderungen der Harnwege durch aromatische Amine	

[1] Die eingeklammerten Nummern beziehen sich auf die früher gültige Liste. Die kursiv gedruckten Worte waren auf der früheren Liste enthalten und sind auf der jetzt gültigen Liste fortgelassen worden; die unterstrichenen Worte sind auf dieser Liste neu zugesetzt worden.

Lfd. Nr.	Berufskrankheit	Unternehmen
I	II	III
19 (15)	Schwere oder wiederholt rückfällige berufliche Hauterkrankungen, die zum Wechsel des Berufs oder zur Aufgabe jeder Erwerbsarbeit zwingen	alle Unternehmen
20 (16)	Erkrankungen durch Erschütterungen bei der Arbeit mit Preßluftwerkzeugen und gleichartig wirkenden Werkzeugen und Maschinen sowie durch Arbeit an Anklopfmaschinen	
21 (16a)	Erkrankung durch Arbeit in Druckluft	
22	Chronische Erkrankungen der Sehnenscheiden, der Sehnen- und Muskelansätze durch Überbeanspruchung	
23	Drucklähmungen der Nerven	
24	Chronische Erkrankungen der Schleimbeutel der Gelenke durch ständigen Druck oder ständige Erschütterung	
25	Abrißbrüche der Wirbelfortsätze	
26	Meniscusschäden bei Bergleuten nach mindestens dreijähriger regelmäßiger Tätigkeit unter Tage	Unternehmen des Bergbaus
27a (17a)	(Schwere) Staublungenerkrankungen (Silikose)	alle Unternehmen
27b (17b)	Staublungenerkrankung (Silikose) in Verbindung mit aktiv fortschreitender Lungentuberkulose (Siliko-Tuberkulose)	
28a (18a)	(Schwere) Asbeststaublungenerkrankung (Asbestose)	
28b (18b)	Asbeststaublungenerkrankung (Asbestose) in Verbindung mit Lungenkrebs	
(19)	(Erkrankungen an Lungenkrebs)	(Unternehmen zur Herstellung von Alkalichromaten und ihrer Weiterverarbeitung zu Chromfarben)
29 (20)	Erkrankungen der tieferen Luftwege und der Lungen durch Thomasschlackenmehl	Thomasschlackenmühlen, Düngemittelmischereien und Betriebe, die Thomasschlackenmehl lagern, befördern oder verwenden
30 (20a)	Erkrankungen der tieferen Luftwege und der Lunge durch Aluminium(staub) oder seine Verbindungen	
(20b)	(Erkrankungen der tieferen Luftwege und der Lunge bei Berylliumgewinnung)	(Unternehmen zur Gewinnung von Beryllium aus feinen Erzen oder Zwischenprodukten der Erzverarbeitung)
31	Erkrankungen der Knochen, Gelenke und Bänder durch Fluorverbindungen (Fluorose)	alle Unternehmen
32	Erkrankungen der Zähne durch Mineralsäure	
33	Hornhautschädigung des Auges durch Benzochinon	Chem. Industrie

Lfd. Nr.	Berufskrankheit	Unternehmen
I	II	III
34 (21)	Schneeberger Lungenkrankheit	*(Unternehmen des Erzbergbaues im Gebiete von Schneeberg (Sa) und im Erzgebirge)* Erzbergbau im Erzgebirge
35 (22)	Durch den Lärm verursachte Taubheit oder an Taubheit grenzende Schwerhörigkeit	*(Unternehmen der)* Metallbearbeitung u. -verarbeitung Textilindustrie. Arbeit an Prüfständen
36 (23)	Grauer Star	*(Unternehmen zur)* Herstellung, Bearbeitung u. Verarbeitung von Glas, Eisenhütten, Metallschmelzereien
37 (24)	Wurmkrankheit der Bergleute, verursacht durch Ankylostoma duodenale oder Anguillula intestinalis	Unternehmen des Bergbaus
38 (25)	Tropenkrankheiten, Fleckfieber, Skorbut	alle Unternehmen
39 (26)	Infektionskrankheiten	Krankenhäuser, Heil- u. Pflegeanstalten, Entbindungsheime u. sonstige Anstalten, die Personen zur Kur u. Pflege aufnehmen, ferner Einrichtungen u. Tätigkeiten in der öffentlichen u. freien Wohlfahrtspflege u. im Gesundheitsdienst von Laboratorien für *(natur)*-wissenschaftliche u. medizinische Untersuchungen und Versuche
40 (27)	*(Infektiöse Gelbsucht,* Bangsche *Krankheit, Milzbrand, Rotz u. a.)* von Tieren auf Menschen übertragbare Krankheiten	Tierhaltung u. Tierpflege sowie Tätigkeiten, die den Umgang oder Berührung mit Tieren, mit tierischen Teilen, Erzeugnissen und Abgängen zur Erkrankung Veranlassung geben.

Liste der derzeit meldepflichtigen Berufskrankheiten in der *Deutschen Demokratischen Republik* nach dem Stande vom 27. 4. 50.

Lfd. Nr.	Berufskrankheit	Unternehmen Einrichtungen Tätigkeiten
I	II	III
1	Erkrankungen durch Blei oder seine Verbindungen	Zu 1—29 Alle Unternehmen
2	Erkrankungen durch Cadmium oder seine Verbindungen	

Lfd. Nr.	Berufskrankheit	Unternehmen Einrichtungen Tätigkeiten
I	II	III
3	Erkrankungen durch Phosphor oder seine Verbindungen	Zu 1—29 Alle Unternehmen
4	Erkrankungen durch Quecksilber oder seine Verbindungen	Mit Ausnahme von Hauterkrankungen. Diese gelten nur insoweit, als sie Erscheinungen einer durch Aufnahme der schädigenden Stoffe in den Körper bedingten Allgemeinerkrankung sind oder gemäß Nr. 20 entschädigt werden müssen
5	Erkrankungen durch Arsen oder seine Verbindungen	
6	Erkrankungen durch Mangan oder seine Verbindungen	
7	Erkrankungen durch Beryllium oder seine Verbindungen	
8	Erkrankungen durch Benzol oder seine Homologen	
9	Erkrankungen durch Nitro- und Aminoverbindungen des Benzols, seiner Homologen und deren Abkömmlinge	
10	Erkrankungen durch Methanol	
11	Erkrankungen durch Halogen-Kohlenwasserstoffe	
12	Erkrankungen durch Salpetersäureester	
13	Erkrankungen durch Schwefelkohlenstoff	
14	Erkrankungen durch Schwefelwasserstoff	
15	Erkrankungen durch Kohlenoxyd	
16	Erkrankungen der Zähne durch Säuren	
17	Erkrankungen durch Röntgenstrahlen und radioaktive Stoffe	
18	Erkrankungen an Hautkrebs oder zur Krebsbildung neigenden Hautveränderungen durch Ruß, Paraffin, Teer, Anthracen, Pech und ähnliche Stoffe	
19	Erkrankungen an Krebs oder anderen Neubildungen sowie Schleimhautveränderungen der Harnwege durch aromatische Amine	
20	Berufliche Hauterkrankungen, die zum Wechsel des Berufs oder zur Aufgabe der Erwerbstätigkeit zwingen	
21	Erkrankungen durch Erschütterung bei Arbeit mit Preßluftwerkzeugen und gleichartig wirkenden Werkzeugen und Maschinen sowie durch Arbeit an Anklopfmaschinen	
22	Ermüdungsbrüche der Knochen	
23	Erkrankungen durch Arbeit in Druckluft	
24	Erkrankungen der Schleimbeutel (Bursitis) der Gelenke infolge ständigen Druckes oder ständiger Erschütterung der entsprechenden Körperteile	
25	Chronische Erkrankungen der Sehnenscheiden, der Sehnen- und Muskelansätze sowie der Bandscheiben und der Menisken	
26	Drucklähmungen der Nerven	

Lfd. Nr.	Berufskrankheit	Unternehmen Einrichtungen Tätigkeiten
I	II	III
27	Erkrankungen der Knochen, Gelenke und Bänder durch Fluorverbindungen (Fluorose)	Zu 1—29 Alle Unternehmen
28	Staublungenerkrankungen (Silikose oder Silikatose) mit objektiv feststellbarer Leistungsminderung von Atmung oder Kreislauf oder in Verbindung mit aktiver Lungentuberkulose	
29	Asbeststaublungenerkrankung (Asbestose) mit objektiv feststellbarer Leistungsminderung von Atmung oder Kreislauf oder in Verbindung mit Lungenkrebs	
30	Erkrankungen an Lungenkrebs	Unternehmen zur Herstellung von Alkalichromaten und ihrer Weiterverarbeitung zu Chromfarben
31	Erkrankungen der tieferen Luftwege und der Lunge durch Thomasschlackenmehl	Thomasschlackenmühlen, Düngemittelmischereien und Betriebe, die Thomasschlackenmehl lagern und befördern
32	Erkrankungen der tieferen Luftwege und der Lunge durch Aluminium und seine Verbindungen	Alle Unternehmen
33	Schneeberger Lungenkrankheit	Unternehmen des Erzbergbaues im Erzgebirge
34	Durch Lärm verursachte Taubheit oder an Taubheit grenzende Schwerhörigkeit (Otitis interna)	Unternehmen der Metallbearbeitung und -verarbeitung, Webereien
35	Grauer Star	Unternehmen zur Herstellung, Bearbeitung und Verarbeitung von Glas, Eisenhütten, Metallschmelzereien
36	Hornhautschädigung des Auges durch Benzochinon	Unternehmen der chemischen Industrie
37	Augenzittern der Bergleute	Unternehmen des Bergbaues
38	Wurmkrankheit der Bergleute, verursacht durch Ankylostomum duodenale oder Anguillilla intestinalis	Unternehmen des Bergbaues
39	Infektionskrankheiten	Krankenhäuser, Heil- und Pflegeanstalten, Entbindungsheime und sonstige Anstalten, die Personen zur Kur und Pflege aufnehmen, ferner Einrichtungen und Tätigkeiten in der öffentlichen und freien Wohlfahrtspflege und im Gesundheitsdienst sowie Laboratorien für naturwissenschaftliche und med. Untersuchungen und Versuche
40	Infektiöse Gelbsucht (Leptospirose), BANGsche Krankheit (Brucellose), Milzbrand, Rotz u. a. von Tieren auf Menschen übertragbare Krankheiten	Tierhaltung und Tierpflege sowie Tätigkeiten, die durch Umgang oder Berührung mit Tieren, mit tierischen Teilen, Erzeugnissen und Abgängen zur Erkrankung Veranlassung geben.

In allen Kulturstaaten wird in neuester Zeit vermehrter Wert auf Durchführung der *Betriebshygiene* gelegt. Dazu gehört auch die Verhütung bzw. frühzeitige Erkennung der Berufskrankheiten. Zu diesem Zwecke werden regelmäßige Durchuntersuchungen der gefährdeten Werksangehörigen durchgeführt. Diese Tätigkeit wird von den jetzt in zunehmendem Maße eingesetzten *Werkärzten* durchgeführt, die die hygienischen und medizinischen Berater der Betriebsleiter sind und auch bei Unglücksfällen erste Hilfe leisten. Um den praktischen Ärzten nicht Konkurrenz zu machen, wird erstrebt, daß sie ihre Aufgaben im großen und ganzen nur in beratender Tätigkeit sehen und sich der eigentlichen Krankenbehandlung enthalten (SYMANSKI).

Schließlich kommt es auch hin und wieder vor, daß chemische Agentien zum Zwecke der *Selbstbeschädigung* benutzt werden, sei es aus Gründen des Versicherungsbetruges, sei es, um sich unangenehmen Dingen zu entziehen. Nach dieser Richtung hin wird auch in Abschnitt Selbstbeschädigung (S. 246) und auf die spezielle Toxikologie verwiesen.

Die *Methodologie des Nachweises* von Vergiftungen und ihren vielfachen Spielarten bringt dieses Buch nicht, wohl aber Hinweise auf rationelle Methoden mit Literaturangaben. Im einzelnen wird auf eine Methodik nur eingegangen werden, wenn sie gewohnheitsgemäß mehr vom Gerichtsmediziner als vom Chemiker durchgeführt wird, z. B. auf die Blutalkohol- und CO-Bestimmung und einzelne mikrochemische Reaktionen.

Literatur.

BLENCH: Verh.ber. 1. Internat. Kongr. gerichtl. u. soz. Med. Bonn 1938, S. 145. — BOCHKOR: Verh.ber. 1. Internat. Kongr. gerichtl. u. soz. Med. Bonn, S. 250.

CAZZANIGA: Verh.ber. 1. Internat. Kongr. gerichtl. u. soz. Med. Bonn 1938, S. 203.

GLAISTER: Medical Jurisprudence. Edinburgh 1947.

HABERDA: Lehrbuch der gerichtlichen Medizin, S. 764ff. (österreichische und deutsche Bestimmungen). Berlin u. Wien 1927. — HERZE, LISELOTTE: Der Giftmord, insbesondere der Giftmord der Frauen. Emsdetten Lechte 1937. Ref. Arch. Kriminol. **103**, 176. — HOLSTEIN: Dtsch. Gesundheitswesen **1948**, 244.

KOELSCH: Handbuch der Berufskrankheiten. Jena 1935—1937.

LÉCLERCQ: Verh.ber. 1. Internat. Kongr. gerichtl. u. soz. Med. Bonn 1938, S. 156. — LETTERER: Die pathologische Anatomie des Vergiftungstodes. In A. PONSOLDS Lehrbuch der gerichtlichen Medizin, S. 240. Stuttgart 1950. — LIEB: Der gerichtlich-chemische Nachweis von Giften. In ABDERHALDENS Handbuch der biologischen Arbeitsmethoden, Abt. IV, Teil 12, Bd. 1, 2, S. 1301. Berlin u. Wien 1938.

MARKOV: Verh.ber. 1. Internat. Kongr. gerichtl. u. soz. Med. Bonn 1938, S. 256. — MARTIN: Précis de Médicine légale, S. 520ff. (französische Bestimmungen). Paris 1938. — MARQUARDT: Dtsch. Gesundheitswesen **1946**, 269. — MILOSLAVICH: Verh.ber. 1. Internat. Kongr. gerichtl. u. soz. Med. Bonn 1938, S. 262. — MUELLER, B.: Verh.ber. 1. Internat. Kongr. gerichtl. u. soz. Med. Bonn 1938, S. 229. — Gerichtsärztl. Tätigkeit. In WOLLENWEBER, Der Arzt des öffentlichen Gesundheitsdienstes, S. 779 (deutsche und vorwiegend frühere preußische Bestimmungen). Stuttgart 1950.

NEUREITER, v.: Handwörterbuch der gerichtlichen Medizin, S. 827. Berlin 1940.

PAULUS: Handwörterbuch der gerichtlichen Medizin, S. 913. Berlin 1940. — Med. Klin. **1949**, 1320.

REUTER, F.: Methoden der forensischen Beurteilung von Vergiftungen. In ABDERHALDENS Handbuch der biologischen Arbeitsmethoden, Abt. IV, Teil 12, 1. Hälfte, Bd. 2, S. 840. (Übersicht über die Bestimmungen der Kulturstaaten.). — RINGERTZ: Verh.ber. 1. Internat. Kongr. gerichtl. u. soz. Med. Bonn 1938, S. 270. — ROST: Verkehr mit Arzneimitteln, Giften usw. In WOLLENWEBER, Der Arzt des öffentlichen Gesundheitsdienstes, S. 190ff. Stuttgart 1950. — Verkehr mit Giften. In WOLLENWEBER, Der Arzt des öffentlichen Gesundheitsdienstes, S. 255ff. Stuttgart 1950. — ROOKS: Verh.ber. 1. Internat. Kongr. gerichtl. u. soz. Med. Bonn 1938, S. 276.

SCHWARZ: Verh.ber. 1. Internat. Kongr. gerichtl. u. soz. Med. Bonn 1938, S. 278. — Gerichtsarzt und Gerichtschemiker bei toxikologischen Untersuchungen. Ref. Dtsch Z. gerichtl. Med. **33**, 156 (1940). — SIMPSON: Forensic Medicine, S. 237ff. (britische Bestimmungen). London 1946. — SYMANSKY: Med. Wschr. **1950**, Nr. 25.

THER: Dtsch. Gesundheitswesen **1950**, 5. — TRÜB: Soziale Versicherungsmedizin mit besonderer Berücksichtigung der ärztlichen Gutachtertätigkeit. In WOLLENWEBER, Der Arzt des öffentlichen Gesundheitsdienstes, S. 644. Stuttgart 1950.

WAGNER: Die gerichtsärztliche Bedeutung der Vergiftungen. Vortr. auf der Tagg der Dtsch. Ges. für gerichtl. u. soz. Med. Berlin 1951. Erscheint in Dtsch. Z. gerichtl. Med. — WALCHER: Leitfaden der gerichtlichen Medizin, S. 227 (bayrische Bestimmungen). München u. Berlin 1950. — ZANGGER: Aufgaben der kausalen Forschung in Medizin, Technik und Recht. Basel 1936. — Verdacht auf Vergiftung. In Handwörterbuch der gerichtlichen Medizin, S. 885. Berlin 1940.

II. Säuren und Laugen.

Schwefelsäure.

Als Präparate kommen vor die rohe Schwefelsäure, Acidum sulfuricum crudum, auch Vitriolöl genannt, mit einem Gehalt von 91—94% H_2SO_4, die chemisch reine Schwefelsäure, Acidum sulfuricum rectificatum mit einem spezifischen Gewicht von 1,836—1,84 und einem Wasseranteil von nur etwa 1,5%, Acidum sulfuricum dilutum, nach den Vorschriften des Arzneibuches aus einem Teile H_2SO_4 und 5 Teilen Wasser bestehend, durchschnittlich 16% Schwefelsäure enthaltend, und schließlich die rauchende Schwefelsäure, Acidum sulfuricum fumans, auch Nordhäuser Vitriolöl genannt, aus einer Lösung von SO_3 in roher Schwefelsäure bestehend. Die rauchende Schwefelsäure ist in ihrer Zusammensetzung groben Schwankungen unterworfen. Sie wird in verschiedenen Gewerben verwendet, kam früher aber auch im Haushalt vor. Als *tödliche Dosis* bei Zuführung per os gelten 5—6 g Schwefelsäure, auf nüchternen Magen einverleibt.

Die Schwefelsäure ist ein schweres Ätzgift; bei innerlicher Darreichung entsteht sofort das Bild einer toxischen Gastroenteritis. Bei heftigem Würgen und Erbrechen können Teile der Schleimhaut der Speiseröhre und des Magens ausgestoßen werden. Das Erbrochene hat anfangs eine grauweiße Farbe, später fällt infolge einer Blutbeimengung und Hämatinbildung eine schwarzbraune Farbe auf. Die Atmung ist beschleunigt, das Gesicht bläulich verfärbt, der Puls ist klein und schlecht, die subjektiven Beschwerden sind qualvoll und auffällig. Das Bewußtsein bleibt in der Regel bis zum Tode erhalten. Wird die Vergiftung überstanden, so entsteht eine zweite Gefahr durch sekundäre Infektion der Wundflächen und durch Nierenschädigung bei der Ausscheidung des Giftes.

Schwefelsäure unterscheidet sich von vielen anderen Ätzgiften dadurch, daß es schon in kurzer Zeit auch auf der *Haut* Ätzspuren hinterläßt. Die verätzten Hautstellen sind zunächst schmutzigweiß, später nehmen sie infolge Oxydation eine graugelbe bis graubraune Farbe an. Da derjenige, der Schwefelsäure zu sich nimmt, gewöhnlich einen Teil der Flüssigkeit wieder ausspeit, erkennt man an den Mundwinkeln *Ätzstreifen*, die im allgemeinen von oben nach unten verlaufen werden. Es ist aber auch daran zu denken, daß der Vergiftete späterhin im Liegen erbricht, und daß das Erbrochene noch Ätzspuren auf der Haut hinterlassen kann. Man wird daher mitunter horizontale Ätzstreifen vorfinden. Es entspricht der Erfahrung, daß beim Transport der Leiche postmortal noch Mageninhalt austreten kann. Auch dieser kann noch Ätzstreifen hinterlassen, die gleichfalls meist horizontal verlaufen. Ebenso kann aus der Nase ätzende Flüssigkeit austreten.

Histologisch fällt auf, insbesondere wenn man am Nativpräparat untersucht, daß die verhornten oberflächlichen Schichten der Haut noch keine Veränderung aufweisen. Die Hornschicht leistet zunächst der Einwirkung der Säure Widerstand. Die Keimschicht und auch die Lederhaut ist jedoch infolge des Wasserverlustes geschrumpft, die Kerne nehmen im gefärbten Schnitt die Farben nicht mehr an, die Blutgefäße der Lederhaut sind erweitert, Blutungen fehlen. Manchmal erkennt man um die Gefäße schon eine leichte Vermehrung der Leukocyten (F. REUTER).

Am *Textilgewebe* ruft die Schwefelsäure bräunliche Verfärbungen hervor, die beim Berühren zunderartig zerfallen. Auch dies kann auf die Diagnose hinleiten. Im Zweifelsfalle verspricht eine chemische Untersuchung der Kleider Erfolg.

Die *postmortal* auftretenden Hautvertrocknungen an den Lippen von Kinderleichen haben manchen Unerfahrenen dazu geführt, zu Unrecht eine Säure-, speziell eine Schwefelsäurevergiftung anzunehmen, insbesondere dann, wenn zusätzlich noch eine postmortale saure Erweichung des Magens bestand. In allen solchen Fällen muß die mikroskopische

Untersuchung mit dem Nachweis einer vitalen Reaktion wesentlich mit den Ausschlag geben und darf daher nicht unterlassen werden. Auch ekzematöse Hautstellen, die späterhin bräunlich eintrocknen, aber auch postmortale Insektenbenagungen haben zu Fehldiagnosen geführt. Hier darf nicht vergessen werden, zu Zwecken der Differentialdiagnose mit durchfeuchtetem blauem Lackmuspapier auf saure Reaktion zu prüfen (GEIPEL, F. REUTER).

Die *Totenflecke* bieten nach der herrschenden Ansicht im allgemeinen keine Besonderheiten, nur in Ausnahmefällen ist eine hellrote Farbe der Totenflecke beobachtet worden. In der Oberbauchgegend sieht man an der Leiche manchmal einen handflächengroßen grauen bis gelbbraunen Fleck. Er entsteht dadurch, daß der Magen, meist postmortal, perforiert, die Säure in die Bauchhöhle ergießt und außer den benachbarten Organen auch die vordere Bauchwand anätzt.

Bei der *inneren Besichtigung* der Leiche stehen im Vordergrunde die Verätzungserscheinungen. Bei Eröffnung der Bauchhöhle wird man vielfach eine Perforation des Magens und Schwefelsäure in der Bauchhöhle vorfinden. Es handelt sich meist um postmortale Perforationen, nur in seltenen Fällen ätzt die Säure die Magenwand noch während des Lebens durch. Eine sorgfältige Untersuchung der Magenwand und der anliegenden Bauchorgane auf vitale Reaktionen wird erforderlich sein. Organe und Organteile, die längere Zeit der Säure ausgesetzt waren, haben eine brüchige Konsistenz. Die Umgebung der verätzten Partien ist hellrot imbibiert, und zwar infolge postmortaler Giftdiffusion. Man wird sich davor hüten müssen, diese Imbibition als vital entstanden anzusehen.

Spektroskopischer Nachweis von saurem Hämatin oder auch Hämatorporphyrin kann zur richtigen Diagnose führen. Beim Versuch im Reagensglas wandelt die Schwefelsäure das Hämoglobin zunächst in saures Methämoglobin (Hämiglobin), dann in saures Hämatin und schließlich in saures Hämatorporphyrin um.

Der Magen befindet sich meist im Zustande der Kontraktion. Die Magenwand ist graubraun bis schieferbraun, fühlt sich hart an und ist brüchig, besonders im Bereiche der Magenstraße. Die Venen sind mit trockenem schwarzbraunen geronnenem Blut gefüllt. Diese Gerinnselbildung ist aber postmortal bedingt. Der Bauchfellüberzug des Magens ist, wie gegerbt, von schmutziggrauer Farbe und fester Konsistenz.

Wie schon erwähnt, sind auch die Organe der Umgebung des Magens angeätzt, so Teile der Leber, der Milz, seltener der obere Pol der linken Niere, sowie ein Teil des linken Zwerchfelles. Das angeätzte Gewebe ist grauweiß, hart und brüchig, wie gekocht.

Bei mikroskopischer Untersuchung der postmortal veränderten Gewebspartien ist die Kernfärbung in der Regel erhalten. In den Gefäßen sieht man entweder zu Klumpen vereinigte oder homogen umgewandelte Blutschollen.

Bei der Untersuchung der Brustorgane wird man in der Mundhöhle, am weichen Gaumen und am Rachen diffuse weißliche Schorfe vorfinden. War der Tod schnell eingetreten, so haften sie fest. Hat der Vergiftete noch eine Zeitlang gelebt, so sind sie leicht ablösbar. Wurde nur wenig Säure aufgenommen, so sind die Verätzungen auf die Mundhöhle und die Speiseröhre beschränkt. Die Verätzungen sind dann in der Gegend der Bifurkation deutlicher zu erkennen. Todesursache ist in solchen Fällen eine Schwellung der Rachenschleimhaut mit Glottisödem. Tritt der Tod später ein, so kann die ganze Speiseröhrenschleimhaut beim Erbrechen abgestoßen werden.

Mikroskopisch sind an den verätzten Partien der Speiseröhre die Plattenepithelien in ihrer Form noch zu erkennen, jedoch im Zusammenhang gelockert. Das Bindegewebe der Schleimhaut und Submucosa ist verquollen, die Gefäße sind erweitert und blutreich, das Blut ist schollig umgewandelt. In der Muskelschicht der Speiseröhre kann man mitunter kleine Blutungen vorfinden.

Die Magenschleimhaut ist zum Teil abgelöst. Fetzen von ihr schwimmen in der Magenflüssigkeit. Die Magenwand reißt leicht ein. Der Magen muß daher vorsichtig seziert werden. Der Inhalt wird am besten bei der Besichtigung der Bauchhöhle in situ entnommen. Die noch vorhandene Magenschleimhaut ist meist stark verschorft und von höckriger Beschaffenheit, meist ist die ganze Schleimhaut bis zum Peritoneum in eine schwärzliche Masse umgewandelt. Die Schwarzfärbung der Magenschleimhaut bei der Schwefelsäurevergiftung beruht auf einer Imbibition mit saurem Hämatin.

Die Histologie der Magenschleimhaut bei der Schwefelsäureverätzung ist bei Vergiftungsfällen und im Tierexperiment studiert worden. 50%ige Konzentrationen rufen nach 10—15 min schwere Verätzungen hervor. Die Hauptzellen zerfallen und verwandeln sich in körnigen oder fädigen Detritus. Die Belegzellen halten sich etwas länger. Die Gefäße sind weit. Manchmal sind die Erythrocyten in ihnen noch gut erhalten. Bei geringeren Konzentrationen (15—20%) herrschen weniger die Nekrosen, als hämorrhagisch entzündliche Veränderungen vor. Auch wenn der Tod bald nach Einnahme des Giftes erfolgt, kann man mitunter schon leukocytäre und lymphocytäre Reaktionen erkennen. Die Abstoßung der Schorfe erfolgt weniger auf Grund einer leukocytären Demarkierung, als auf Grund einer Lösung der Intercellularsubstanzen durch das chemische Agens. Infolge Arrosion größerer Gefäße kann schwarzbraunes Blut in den Magen ausgetreten sein (Schrifttum s. F. REUTER). Die mitunter sehr auffälligen braunen Blutzylinder in den Gefäßen der verletzten Partien können auch postmortal entstehen (PROKOP und SCHLEYER).

Der Zwölffingerdarm und weitere Dünndarm sind mitunter infolge starker reaktiver Kontraktion des Pylorus fast frei von Veränderungen, allerdings nur bei schnell tödlich endenden Vergiftungen. Bei protrahierter Vergiftung kommt es zu Ätzungen im Duodenum und im oberen Dünndarm. Findet man Ätzspuren im Duodenum und zusätzlich eine Perforation des Magens, so spricht dies für vitale Entstehung der Perforation.

Als Spätfolge von Verätzungen ist in seltenen Fällen das Auftreten einer Pylorusstenose bekanntgeworden (DEGENHARDT und HENDERSON).

Im Kehlkopf, in der Luftröhre und in den Bronchialästen finden sich vielfach Verätzungen, wozu aber zu bemerken ist, daß die Säure auch postmortal oder agonal in die Bronchialäste eindringen kann. Echte Aspirationen von Säure sind bei der akuten Schwefelsäurevergiftung selten, da der Tod zu schnell eintritt. Man muß als Obduzent auch bedenken, daß der Arzt dem Vergifteten Gegenmittel gegeben haben kann. So kommt es vor, daß man nicht nur im Magen, sondern auch in den Luftwegen Magnesia usta vorfindet.

Nach einer sicher vitalen Aspiration von 12%iger Schwefelsäure waren die Alveolarepithelien gequollen, die Alveolarwände eingerissen, an den Bronchialknorpelzellen waren hyperchromatisch-basophile Ring- und Halbmondbildungen zu erkennen (PROKOP und SCHLEYER).

Bei der akuten Vergiftung scheinen nach allem, was bisher bekannt ist, besonders auffällige Hirnveränderungen nicht einzutreten. Bei der protrahierten Vergiftung ist nach dem älteren Schrifttum gelegentlich eine Purpura beobachtet worden. Klinisch fand man in solchen Fällen Somnolenz, bis zum Koma fortschreitend (Schrifttum bei F. REUTER und PETRI).

In der Leber wurden trübe Schwellung, Vacuolenbildung und herdförmige fettige Degenerationen beobachtet, vereinzelt auch kleine Nekrosen, neuerdings stellte MANZ bei Vergiftungen mit Mineralsäuren tierexperimentell weitgehende Veränderungen dieser Art in der Leber fest.

Bei den Nieren herrschen nephrotische Veränderungen vor. In den Kanälchen, deren Epithel trüb geschwollen oder nekrotisch ist, findet man Zylinder, zum Teil auch Hämatin- und Methämoglobinzylinder; auch Kalkinfarkte wurden bei der protrahierten Schwefelsäurevergiftung vorgefunden. Die Resorption der Schwefelsäure führt zu einer Verarmung der Knochen an Kalksalzen. Der Kalk wird durch den Urin und den Kot ausgeschieden (F. REUTER und PETRI).

Wurde die Schwefelsäure nicht durch den Mund, sondern durch andere Öffnungen eingeführt, z. B. durch die Vagina, so finden sich hier die primären Verätzungen.

Unmittelbare Todesursache bei akuten Vergiftungsfällen ist wahrscheinlich eine Alkaliverarmung des Organismus.

Im ganzen ist das anatomische Bild recht charakteristisch; durch das Vorhandensein von Hautverätzungen unterscheidet es sich von der Salzsäurevergiftung.

Für die *chemische* Untersuchung in akuten Fällen eignet sich am besten der Mageninhalt zwecks Nachweises von freier Schwefelsäure. Im Harn kann man eine Vermehrung von gepaarten Schwefelsäureestern feststellen; sofern Harn nicht zur Verfügung steht, kann man diese Untersuchung auch an den Nieren versuchen. Eine chemische Analyse an den übrigen Organen hat wenig Zweck, da die Sulfate zu den normalen Bestandteilen des Körpers gehören.

Vergiftungen mit Schwefelsäure sind heutzutage selten. Es werden meist *Selbstmorde* oder *Unglücksfälle* durch Verwechslungen vorliegen. Bei den Selbstmorden handelte es sich nach der neueren Literatur um kombinierte Selbstmorde, einmal um eine Kombination mit Herzstichen (SCHNITZLER), einmal um eine Kombination mit Thallium (LAVES). Infolge einer Verwechslung mit Magnesiumsulfat sind einmal 20 cm³ einer verdünnten Schwefelsäure unmittelbar in das Duodenum eingeführt worden. Es traten sofort starke Leibschmerzen auf. Der Kranke wurde blaß, der Puls klein, das Bewußtsein trübte sich. Die Verwechslung wurde bemerkt. Es wurde sofort neutralisiert. Der Kranke kam durch (WALECKA).

Nachrichten über Morde und *Tötungen* stammen aus älterer Zeit. Einmal ist dem Opfer die Schwefelsäure in Bier beigebracht worden, einmal unter dem Vorwand von medikamentöser Behandlung, einmal wurde die Säure einem Berauschten im Schlaf in den offenstehenden Mund gegossen. Ein anderer Täter führte einer gelähmten Frau das Gift als Klysma zu. 1944 wurde ein Vorfall bekannt, bei dem ein junger Mann eine ältere Frau bewußtlos gewürgt und ihr dann Schwefelsäure in den Mund gegossen hatte. Dann raubte er Geld bei ihr. Es fanden sich ausgedehnte Ätzspuren im Munde, in der Umgebung des Mundes und am Rücken. Würgemale waren nicht sichtbar. Der Verdacht des Mordes gründete sich zunächst auf die eigenartige Lokalisation und den Umfang der Ätzspuren und auf das Fehlen von Geld. Der Täter legte ein Geständnis ab.

In der Zeit vor dem ersten Weltkrieg wurden sog. *Vitriolattentate* bekannt. Vitriolöl, also rohe Schwefelsäure, wurde von verschmähten Liebhabern oder von einer Nebenbuhlerin dem weiblichen Opfer ins Gesicht oder in den Hals gegossen. Die Folgen waren Verätzungen der Gesichtshaut, der Lider, der Hornhäute, der Halshaut und der Brustgegend mit späteren narbigen Entstellungen; selten kam es zum Tode infolge Glottisödem. Verdünnte Schwefelsäure wurde auch zu Abtreibungszwecken durch die Scheide oder auch per os eingeführt (Schrifttum s. F. REUTER).

Beim Reinigen von Schwefelsäuretanks durch den Wasserstrahl und Aufrühren des Schlammes entsteht mitunter Schwefelwasserstoff, der zu Vergiftungen, ja tödlichen Vergiftungen Anlaß gegeben hat (BAUER). Einmal platzte ein Glasballon, der 50 Liter Schwefelsäure enthielt. Die ausgelaufene Säure wurde mit einem Wasserstrahl in 2 Gullis geschwemmt. Auch hier entwickelte sich Schwefelwasserstoff. Diesen Dämpfen fiel eine auf dem Klosett befindliche Arbeiterin zum Opfer. Doch handelt es sich also nur um sekundäre Schädigungen der Schwefelsäure, nicht um eine Schwefelsäurevergiftung.

Methylsulfat und Dimethylsulfat.

Das in der Industrie zum Methylieren benutzte Methylsulfat und Dimethylsulfat (früher auch als Kampfgas diskutiert) zersetzt sich an der feuchten Haut und Schleimhaut zu Methylalkohol und Schwefelsäure; es handelt sich um eine geruchlose Flüssigkeit. Es ist ein heftiges Zellgift. Tierexperimentell wurde Methämoglobinbildung beobachtet.

Die Aufnahme ist sowohl durch die Haut, als auch per os, als auch durch Einatmung möglich. Zwischen der Aufnahme und dem Eintritt der Vergiftungserscheinungen besteht mitunter eine erhebliche Latenzzeit, die viele Stunden anhalten kann. Als Vergiftungserscheinungen sind bekanntgeworden an der Haut Verbrennungen 2.—3. Grades und ödematöse Anschwellung der Augenlider. Nach Einatmung stellen sich Hustenreiz, Pharyngitis und Bronchitis ein. Letztere führte mitunter zu einer Bronchiolitis necroticans und konfluierenden bronchopneumonischen Herden. An Larynx, Trachea und Pharynx bilden sich als Folgen der Ätzwirkung oft Pseudomembranen. Auch werden Ekchymosen unter den serösen Häuten beschrieben. Als Folge der Einatmung der Dämpfe kann es auch zu einem tödlich verlaufenden Lungenödem kommen. Mitunter kam es zu Ikterus und Albuminurie. Es trat Fieber auf.

Vorgekommen sind vereinzelte Selbstmorde und nicht ganz selten Laboratoriumsschäden bei Chemikern und Laboranten. Die Aufnahme erfolgte entweder percutan oder durch Einatmung. Manchmal lagen diese beiden Arten der Aufnahme nebeneinander vor.

Nach Lecken an dieser Flüssigkeit zwecks Geschmacksdiagnose kam es nach kurzer Zeit zu schweren Verätzungen mit Membranbildung. In einem dieser Fälle trat nachher der Tod infolge Glottisödem ein (v. NIDA). Vergiftungen mit Methylsulfat und Dimethylsulfat sind in der Liste der Berufskrankheiten nicht enthalten.

Chlorsulfonsäure.

In chemischen Laboratorien wird mitunter die ätzende Chlorsulfonsäure als Lösungsmittel benutzt. Bei der Einatmung von Säuredämpfen kam es zu Krankheitserscheinungen, und zwar Herzklopfen, Kopfschmerzen, Fieber, Durstgefühl, Exanthem. Später trat der Tod ein. Die Diagnose war zunächst sehr unklar. Die Sektion ergab eine membranöse Entzündung der Luftröhre mit Leukocyteninfiltraten, ähnliche Befunde in der Speiseröhre, ein Leberödem und eine Vacuolisierung der Epithelien der Nebennierenrinde. Eine individuelle Empfindlichkeit wurde angenommen (ROULET und STRAUB).

Nebelsäure.

Die sog. Nebelsäure, die in Kriegszeiten zum Einnebeln von Stellungen und auch von Städten vor Luftangriffen benutzt wurde, ist keine einheitliche chemische Substanz, sondern eine Lösung von Schwefeltrioxyd in Chlorsulfonsäure. Konzentrierte Säure, die aus Versehen gelegentlich auf die Haut kam, führte zu dunkelbraunen bis schwärzlichen Hautverfärbungen mit Blasenbildungen (HESS).

Schweflige Säure.

Die schweflige Säure ätzt die Haut und die Schleimhäute. Die Ätzung führte am Auge zu Trübungen der Hornhaut und Entzündung der Regenbogenhaut. Die Dämpfe führten zu schweren Bronchitiden in croupöser Form. Bei Ausheilung kann sich eine Bronchiolitis obliterans ausbilden. Die schweflige Säure soll sich in den Lungen zu Schwefelsäure umsetzen und daher stark ätzend wirken (E. PETRI).

Das Natriumsulfit wird zur Konservierung von Fleisch verwertet. Nach dem Genuß derartig konservierten Fleisches kam es zu Magen-Darmerscheinungen. Im Tierversuch trat auch eine hämorrhagische Nephritis auf. In der Leber kam es zu Verfettungen, sowie zu cholangitischen Erscheinungen (KIONKA, zit. nach F. REUTER). Schweflige Säure war mitunter auch ein zu beanstandender Gehalt von Erfrischungsgetränken (ROST).

Schwefeldioxyd.

Schwefeldioxyd (SO_2) ist ein spezifisch schweres Gas, das sich in Wasser zu schwefliger Säure löst. Es entsteht beim Verbrennen von Schwefel. Es kann ein Industrieprodukt sein, z. B. in der Celluloseindustrie oder entsteht beim Betrieb von Kühlanlagen. Auch dient es gelegentlich als Schädlingsbekämpfungsmittel (FÜHNER). Eine Belästigung tritt ein bei einer Konzentration von 0,06 mg je Liter. Unerträglich wird der Aufenthalt bei einer Konzentration von 0,4 mg je Liter (HUMPERDINCK). Eine gewisse Gewöhnung scheint möglich zu sein. Die Vergiftungserscheinungen bestehen in einer Reizung der Schleimhäute des Auges und der Atemwege. Bei stärkeren Konzentrationen ist Erstickungstod durch Stimmritzenkrampf beobachtet worden (FÜHNER). Längere Einatmung zusammen mit Kohlenstaub führte zu Lungenfibrosen (DUNNER). Der Hb-Gehalt steigert sich mitunter nach längerer Einatmung, ebenso die Erythrocytenzahl (HUMPERDINCK). Ein Zusammenhang der Verschlimmerung einer perniziösen Anämie mit vorangegangenen SO_2-Vergiftungen wird von FLURY diskutiert. Die Nebelkatastrophe im Industriegebiet von Lüttich im Jahre 1930, bei der die Bevölkerung an Reizerscheinungen der Luftwege und an Cyanose erkrankte und bei der 63 Personen starben, beruhte unter anderem wahrscheinlich auf einer Ansammlung von industriellem SO_2 in Nebelschwaden (STORM, VAN LEEUWEN).

Eine Haarentlausung soll einmal Anlaß zu einer Vergiftung mit schwefliger Säure gegeben haben (PROSIEGEL, LACKNER). SO_2 wurde unter eine den Kopf bedeckende Gummihaube geleitet. Es wird Resorption durch das innere Ohr angenommen; klinisch bestanden die Symptome einer Labyrinthreizung, ferner Apathie, Depression und Druckempfindlichkeit der Austrittsstellen des Trigeminus. Wieweit diese Symptome tatsächlich Folgen der SO_2-Einwirkung waren, wird man freilich zurückhaltend beurteilen müssen.

Salpetersäure und salpetrige Säure.

Die Salpetersäure findet sich im Gebrauch als rohe konzentrierte Salpetersäure und als rauchende, meist rötlich gefärbte Salpetersäure, die eine wechselnde Menge von salpetriger Säure enthält, als Scheidewasser, das 40—50% Salpetersäure enthält, und als Königswasser, das aus 1 Teil Salpetersäure und 4 Teilen Salzsäure besteht. Als tödliche Dosis der Salpetersäure gelten 8 g, bei Kindern weniger; bei einem kleinen Kinde sollen schon 2 g zum Tode geführt haben (F. REUTER).

Das Charakteristicum der durch Salpetersäure verursachten Ätzschorfe besteht in ihrer gelblichen Farbe. Die Salpetersäure ätzt auch die Haut. Die Gelbfärbung beruht auf einer Bildung von Xantoprotein. Nach Zusatz von Ammoniak nehmen die gelben Schorfe eine orangerote Färbung an; sie verschwindet nach Zusatz von Schwefelammonium, das mit etwas Kalilauge versetzt ist. Ätzschorfe mit verdünnter Salpetersäure sind nicht mehr gelb, sondern lila bis schmutziggrau, und zwar dann, wenn die Säure nur wenig verdünnt ist. 10—15%ige Salpetersäure ruft auf den Schleimhäuten keine Ätzschorfe mehr hervor, sondern nur eine hämorrhagische Entzündung. Wie bei der Schwefelsäurevergiftung, können verschorfte Schleimhautteile beim Erbrechen oder späterhin im Kot ausgestoßen werden. Es bleiben Geschwüre zurück, die Narben hinterlassen. Im Darm können Veränderungen wie bei der Ruhr entstehen. Nach Ausheilung der Geschwüre können schrumpfende Narben zurückbleiben, die, sofern sie in der Pylorusgegend sitzen, unter Umständen zu Stenosen führen. Die verätzte Magenschleimhaut sieht zunächst gelb aus. Haben sich die Schorfe abgelöst und ist es zu Blutungen gekommen, so kann die Magenschleimhaut infolge Bildung von saurem Hämatin schwärzlich aussehen. Magenperforationen sind bei der Salpetersäurevergiftung noch seltener als bei der Schwefelsäurevergiftung. Bei protrahierter Vergiftung sind in der Leber und im Herzmuskel fettige Degenerationen beobachtet worden. In der Niere kam es zu schweren nephrotischen Bildern mit Koagulationsnekrosen der Epithelien der gewundenen Harnkanälchen.

Vergiftungen mit Chromaten oder mit Eisenchlorid führen ebenfalls zu gelbgefärbten Schorfen, und zwar unabhängig von der Konzentration, während die Gelbfärbung bei der Salpetersäure nur auftritt, wenn die Flüssigkeit etwa 33% Salpetersäure enthielt (F. REUTER). Die durch Chromverbindungen hervorgerufenen gelben Schorfe werden an der Leiche infolge Resorption später grünlich. Gelegentlich kann auch eine sekundäre gallige Imbibition Salpetersäureschorfe vortäuschen. Man wird daher differentialdiagnostisch die chemische Untersuchung heranziehen müssen.

Fand die Vergiftung mit rauchender Salpetersäure statt, so werden die sich entwickelnden Nitrosegase eingeatmet. Sie erzeugen Reizerscheinungen in den Atemwegen, Glottisödem, hämorrhagische Bronchitiden und Lungenödem. Vielfach wird bei unvorsichtigem Umgehen mit rauchender Salpetersäure nur das

Nitrosegas eingeatmet, das dann die erwähnten Erscheinungen an den Atmungs-
organen hervorruft.

Salpetersäurevergiftungen sind heutzutage selten. Aus verständlichen Gründen wird dieses Gift als Selbstmordmittel wenig benutzt. Nachrichten über
Morde durch Salpetersäure stammen aus der älteren Literatur. Es handelte
sich meist um Kinder. Einmal goß ein Mann seiner schlafenden Frau Salpetersäure ins Ohr; es entstanden eine schwere eitrige Entzündung des Mittelohres mit
Caries des Felsenbeines und Cerebralerscheinungen. F. REUTER hatte einmal
einen Fall von Verleitung zum Versuch einer Körperverletzung durch Salpetersäure zu begutachten. Nach dem amerikanischen Schrifttum hat ein Mann seiner
geisteskranken Ehefrau im wehrlosen Zustand Salpetersäure in die Gesichtshaut
eingerieben. Die Säure ist mitunter auch in Verdünnungen als Abortivum verwandt worden, und zwar wurde sie früher in Rußland zur Einleitung einer Fehlgeburt monatelang tropfenweise von schwangeren Frauen eingenommen (Literatur s. F. REUTER).

Auslaufen von rauchender Salpetersäure aus einem Ballon und Aufwischen
der ausgelaufenen Säure mittels Sägespänen führte zu Verätzungen am Fuße
eines Arbeiters und infolge Einatmung der Nitrosedämpfe zu Verätzungen der
Bronchialschleimhaut und schließlich zur Atemnot. Der Vergiftete kam durch
(SCHÜSSLER, KAMPS). Auch ist die Frage aufgetaucht, ob das Einatmen von
Salpetersäure und Nitrosegasen beim Reinigen von Gärbottichen zu einer Tuber-
kulose führen konnte. Die Möglichkeit einer Entstehung wurde vom Gutachter
(TAEGER) verneint, die Wahrscheinlichkeit einer Verschlimmerung bejaht.

Salzsäure.

Salzsäure ist als rohe Salzsäure — sie wird zu Reinigungszwecken benutzt —, als gereinigte
Salzsäure und als rauchende Salzsäure im Gebrauch. Die Salzsäure des Handels (rohe Salzsäure) hat eine citronengelbe Farbe und eine Konzentration von 30—40%. Sie ist ein Nebenprodukt bei der Sodafabrikation. Als tödliche Dosis schätzt man 10—15 g.

Die klinische Wirkung entspricht im allgemeinen der Salpetersäure, doch
sind die lokale Ätzwirkung und die Allgemeinerscheinungen geringer. Die Salzsäure verursacht an der Haut im allgemeinen *keine* Ätzschorfe. Bei konzentrierter Salzsäure können allerdings auch an der Haut Nekrosen und Geschwürsbildungen zustande kommen, ebenso bei einem lange andauernden Kontakt
(WEIMANN, zitiert nach PETRI). Da der saure Mageninhalt gelegentlich aus
dem Munde der Leiche ausfließt und in der Umgebung des Mundes gelbbraune Ätz-
und Vertrocknungsstreifen hervorrufen kann, besteht insofern eine Verwechslungs-
möglichkeit mit einer Salzsäurevergiftung, vor der man sich hüten muß.

Die durch die Salzsäure hervorgerufene Ätzwirkung verursacht die Ent-
stehung weißer bis grauweißer Schorfe an den Schleimhäuten des Mundes, des
Rachens und der Speiseröhre, sowie des Magens. Die Verätzung ist manchmal
nur auf der Höhe der Falten erkennbar. In der Umgebung ist mitunter das
Blut in den Gefäßen geronnen. Die Gefäße erscheinen injiziert (postmortale
Injektion). Doch sind die Erscheinungen lange nicht so auffällig, wie bei der
Schwefelsäurevergiftung. Wird das Gift in geringer Konzentration eingeführt,
so fehlen manchmal Verätzungen in Mund, Speiseröhre und Magen, während
sie im Duodenum nachzuweisen sind. Die Duodenalschleimhaut ist gegenüber
Salzsäure aus naheliegenden Gründen empfindlicher als die Magenschleimhaut.
Beim Überleben der Vergiftung können auch bei der Salzsäurevergiftung abge-
ätzte Schleimhautpartien ausgestoßen werden; einmal wurde 14 Tage nach dem
Einnehmen von 80 cm³ Salzsäure ein 23 cm langer Ausguß der Speiseröhre
ausgehustet, der histologisch aus der Tunica propria der Schleimhaut mit der
Ringmuskulatur bestand (HÖRA).

An der Leiche findet man weißlichgraue membranöse Schorfe in Mund- und Rachenhöhle, die mit Diphtherie und Soor verwechselt werden können (WEYRICH). In der Speiseröhre fehlen Verätzungen nicht selten. Die Magenschleimhaut ist brüchig, grauweißlich bis schwarzbraun verfärbt. War die Säure verdünnt, so herrschen hämorrhagisch-exsudative Veränderungen mit verstreuten Blutungen vor. Die Imbibition mit Hämatin ist nicht immer sehr ausgeprägt. Mitunter ist der ganze Pylorusteil flächenhaft gelbbräunlich verschorft. Es kommt aber, wie schon angeführt, auch vor, daß die Verätzungen gerade im Duodenum auftreten. Mitunter beobachtet man am Magen ausgesprochene Geschwürsbildungen mit bräunlichschwarzen Rändern (SCHRANZ). Perforationen kommen vor (SCHRANZ, auch eigene Beobachtung). Daß sie jedoch vital zustande gekommen sind, hat sich nicht beweisen lassen. Die Salzsäure diffundiert sehr oft durch die Magenwand und kann daher zu peripherischen Reizerscheinungen auch dann führen, wenn eine Perforation nicht vorlag.

Das histologische Bild der Magenwand wird beherrscht von einer mehr oder minder weitgehenden Schleimhautzerstörung; die Drüsen bleiben im großen und ganzen erhalten oder sind in ihren Umrissen zu erkennen. Capillaren und Venen sind weit und strotzend mit körnig zusammengesintertem Blut gefüllt, das eine schwarzbraune Farbe hat. Ausgedehnte Schleimhautblutungen können Einzelheiten des Baues des Gewebes verdecken (PETRI). KÖNIG fiel bei seinen mikroskopischen Untersuchungen an den Schleimhautveränderungen eine schnell auftretende leukocytäre Reaktion auf. Sie war auch an Stellen wahrnehmbar, an denen eine Verätzung nicht mehr zu erkennen war. Auch in der Milz und in den Lymphdrüsen fiel eine rasch auftretende Vermehrung der Leukocyten auf. Diese Eigenschaft wird darauf zurückgeführt, daß die Leukocyten sich mit Vorliebe im H-Ionengefälle bewegen. Bei einer protrahiert verlaufenden Vergiftung ergab sich einmal die Eigenheit, daß die Schleimhaut der Magenstraße nach Abheilung der Ätzgeschwüre von geschichtetem Plattenepithel ausgekleidet war (POSTHUMA).

Als Resorptionswirkungen können in der Leber und im Herzmuskel Verfettungen zustande kommen. Tierexperimentell sah MANZ nach Salzsäurevergiftungen an den Lebern recht auffällige Nekrosen und Infiltrationen. Bei der Ausscheidung können in der Niere nekrotierende Nephrosen ohne Neigung zur Regeneration entstehen (Schrifttum bei WEYRICH), doch ist dies nicht immer der Fall.

Bezüglich des Zentralnervensystems liegen aus der Zeit vor dem zweiten Weltkrieg Befunde von VELTEN vor; er sah eine Quellung, zum Teil Lösung der färberisch dargestellten Dendriten, eine starke Blähung der Ganglienzellen mit exzentrischer Verlagerung der Kerne, mitunter feinkörnigem Zerfall der Zellen und Schrumpfung der Kernkörperchen, Pseudo- und echte Neuronophagie; im Haubengebiet waren die Ganglienzellen mitunter homogenisiert. Die Vorderhornzellen im Rückenmark waren geschwollen. Wieweit es sich hier allerdings um spezifische Veränderungen handelt, bedarf wohl noch der Bearbeitung.

Bei an Salzsäure Vergifteten soll die Totenstarre besonders stark ausgebildet sein (F. REUTER). Wir konnten uns bei 2 Vergiftungen dieser Art, die wir in den letzten Jahren beobachteten, nicht davon überzeugen.

Ist eine chemische Untersuchung erforderlich, so wird man die freie Salzsäure des Mageninhaltes bestimmen müssen; doch ist eine genaue quantitative Bestimmung erforderlich, um eine Abgrenzung gegenüber physiologischen Verhältnissen zu ermöglichen.

Bezüglich des Einflusses der *Konzentration* auf die Giftwirkung ergaben Tierversuche an Hunden, daß eine 10%ige Salzsäure keine Störung verursachte. Bei einer Konzentration von 15% traten nur geringe Symptome auf, bei einer solchen von 20% wurde die Nahrung von den Tieren 12 Std lang verweigert. Im Harn fanden sich Eiweiß und granulierte und hyaline Zylinder, aber keine Vermehrung der Chloride. Bei einer Konzentration von 25% starb das Tier im Koma unter Ausbildung von geringen Krämpfen. Bei einer Infusion einer 30%igen Säure trat der Tod nach 10 Std ein. Die Konzentration wurde berechnet, indem man von einer 37%igen Salzsäure ausging. Anatomisch hatten diese Säurekonzentrationen nur zur Ausbildung von kleinen Substanzverlusten am Magengrund geführt (NICOLETTI).

Als spätere Folgen der Salzsäurevergiftung sind Pylorusstenosen bekanntgeworden, die sich schon 38 Tage nach der Vergiftung entwickelt hatten und zum Teil eine Gastroenterostomie notwendig machten (DUVOIR und DÉSOILLE, SCHULENBURG).

Eine schlaffe Lähmung, die einmal im Anschluß an eine Salzsäurevergiftung eintrat, stammte nicht von der Vergiftung selbst her, sondern von einem zufällig bestehenden Zahnabsceß, der zu einer Thrombose im Carotisgebiet geführt hatte (REIS).

Selbstmordversuche durch Salzsäure, die leicht zu haben ist, sind nicht allzu selten. Doch führen diese Vergiftungen ziemlich selten zum Tode. Zu Abtreibungszwecken ist Salzsäure in die Vagina eingegossen worden. Die Ätzung führte zu einer Atresie (BLENK, zitiert nach F. REUTER).

Die bekanntgewordenen *Mordfälle* betrafen meist Kinder (WAGNER, SCHRANZ)[1]. Die Flüssigkeit wurde in den Mund gegossen. Einmal wurde Lötwasser dazu benutzt, so daß der Zinknachweis zur sicheren Diagnose führte. Einer erwachsenen Frau hat einmal der Liebhaber zum Zwecke der Fruchtabtreibung Salzsäure zu trinken gegeben; das Mädchen ging an der Vergiftung zugrunde. Ein von dem Liebhaber gefälschter Selbstmordbrief führte zur Entdeckung des Täters (zitiert nach F. REUTER). In früheren Zeiten ist Salzsäure auch zu Abtreibungszwecken per os genommen worden; nach Injektion zum gleichen Zweck in die Vagina entstand einmal eine Atresie (Schrifttum s. F. REUTER).

Phosphorsäure.

Die Orthophosphorsäure ist dickflüssig, ölig und geruchlos. Vergiftungen durch die Säure selbst bei Menschen sind nach dem zur Verfügung stehenden Schrifttum nicht beobachtet worden. Sie soll heftig ätzen und in ihrer Wirkung der Schwefelsäure nahestehen. Therapeutisch gab man die Phosphorsäure bei einer schlechten Heilung von Knochenbrüchen und bei Knochenerkrankungen. Die Säure soll damals pemphigusartige Hautausschläge, Lungenblutungen und Entzündungen des Magen-Darmkanals hervorgerufen haben. Im künstlichen Dünger kommt neben Phosphorsäure auch saures Calciumphosphat vor. Doch steht man jetzt im großen und ganzen auf dem Standpunkt, daß diese sauren Phosphate gewerbliche Schädigungen auch bei den Herstellern der Düngemittel nicht verursachen. Der Phosphor scheint hier keine spezifisch schädigende Wirkung zu haben (M. BAUER u. a.); über Thomasmehlschädigungen s. S. 652.

Osmiumsäure.

Dämpfe von Osmiumsäure, denen mitunter Arbeiter in Glühlampenfabriken ausgesetzt sind, haben zu einer heftigen Entzündung der Augenbindehäute geführt. Nach Einatmung der Dämpfe wurden Atemnot, asthmaähnliche Anfälle, Bronchitiden und Pneumonien beobachtet. Die Haut reagierte mit Blasenbildung. Unter den Allgemeinerscheinungen werden Kopfschmerzen, Schlaflosigkeit und Übelkeit genannt (F. REUTER und PETRI).

Borsäure.

Vergiftungen mit Borsäure und auch mit Borax (Natriumtetraborat) sind dadurch zustande gekommen, daß das Borax als Konservierungsmittel für Lebensmittel gebraucht wird. Gelegentlich sind Borsäure und ihre Salze auch zur Herbeiführung von Schwangerschaftsunterbrechungen benutzt worden.

Vergiftungserscheinungen wurden bei Zuführung von Dosen von 0,5—1 g beobachtet. Erfolgte die Aufnahme durch den Mund, so kam es zu heftigen Entzündungserscheinungen im Magen-Darmkanal. Eine gesättigte Lösung von Borax ruft auf der Haut Rötung und Schwellung hervor mit Erscheinungen, die einer Urticaria ähneln. Die Vergiftungserscheinungen im einzelnen sind im Tierversuch und bei gelegentlichen medizinalen Vergiftungen studiert worden; sie kamen dadurch zustande, daß 2—4%ige Borsäurelösung mit Kochsalzlösung verwechselt wurde; die Einverleibung erfolgte hier subcutan. Die Resorption der Borsäure rief Vergiftungserscheinungen vorwiegend am Zentralnervensystem und an den Nieren hervor. Im Urin fanden sich Eiweiß, granulierte Zylinder und rote Blutkörperchen. Am Zentralnervensystem fielen Unruhe, Delirien und Halluzinationen auf, die späterhin in Apathie und Somnolenz übergingen. Borsäure und ihre Salze werden zuerst schnell, dann langsam durch die Nieren

---

[1] Neuerdings POZZATO: Min. Leg. **72**, 120 (1952).

ausgeschieden. Mitunter ist im Urin bei Eintritt des Todes Borsäure nicht mehr nachzuweisen (ROST, zitiert nach PONSOLD). Wurde das Gift per os eingenommen. so entstanden schwere akute Entzündungserscheinungen im Magen-Darmkanal mit Geschwürsbildungen sowie degenerative Veränderungen in Leber und Niere. Wird das Gift unter Vermeidung des Magen-Darmkanals eingeführt, so bleibt die Magen-Darmschleimhaut unverändert. Als tödliche Dosis werden für Erwachsene 15 g, für Kinder 8 g angegeben.

Bei nichttödlichen Vergiftungen wird man das fragliche Nahrungsmittel auf seinen Borgehalt bzw. das Medikament untersuchen. Am Vergifteten selbst wäre der Harn zu untersuchen, wobei man eine quantitative Bestimmung vornehmen muß.

In den beiden letzten Jahrzehnten sind *medizinale* Vergiftungen dadurch entstanden, daß die Borsäurelösung mit Kochsalz verwechselt wurde. Einmal wurden 600 g 2%ige Borsäure (entsprechend 12 g Borsäure in Substanz) statt Kochsalz subcutan infundiert. Der Irrtum wurde nach 4 Std bemerkt. Schüttelfrost, blutiger Urin, Tod nach 24 Std. Im Urin wurden 0,453 g Borsäure gefunden. Im gleichen Krankenhaus wurden versehentlich 7 g Borsäure infundiert. Diesmal kam der Patient durch (AIRILA). Bei einer Cystoskopie wurde ein nicht bemerkter falscher Weg in das Beckenbindegewebe geschaffen; 1 Liter einer 2%igen Borsäure wurde infundiert. Bei der danach vorgenommenen Operation war das Beckenbindegewebe mit der Lösung infiltriert, ein Teil der Borsäure floß ab, 10 g blieben schätzungsweise im Körper. Der Tod trat nach 5 Tagen ein. Im Leichenblut wurden noch 1,14 mg-% Borsäure vorgefunden (PONSOLD, hier genauer Überblick über die vorangegangene Kasuistik).

Kieselsäure.

Das Wasserglas, das zum Konservieren von Eiern benutzt wird, besteht aus kieselsaurem Natrium und enthält zusätzlich freies Alkali. Dringt das *Wasserglas* in die Eier ein, so können nach Genuß dieser Eier Magen-Darmerscheinungen, Erbrechen, Durchfälle und Albuminurie, sowie Hämaturie auftreten. Auch sind ähnliche Erscheinungen nach reichlichem Genuß von Pflanzen beobachtet worden, die viel Kieselsäure enthielten (F. REUTER, FÜHNER).

Silikosen.

Freie Kieselsäure SiO_2 ist ein Bestandteil des Staubes, der stets Quarzteilchen enthält. Bei der Verarbeitung quarzhaltigen Gesteins, gleich welcher Art, wird Staub von den gefährdeten Arbeitern eingeatmet. Gefährdet sind vor allen Dingen Steinhauer und andere Arbeiter in Steinbrüchen, wobei Granit als nicht so gefährlich gilt, wie anderes Gestein. Überdies hat man die Entstehung von Silikosen beobachtet bei Arbeitern, die mit Sandstrahlgebläsen hantieren, welche zur Säuberung von Fronten alter Gebäude benutzt werden, auch bei Bimssteinschleifern und Gießputzern scheint eine gewisse Silikosegefährdung zu bestehen; nach englischen Berichten gilt dies auch für Arbeiter in Graphitbetrieben. Graphit enthält 8,5% Silicate; doch entstehen bei Graphitlungen etwas andere Befunde als bei Silikosen (DUNNER und BAGNALL).

Ein Teil des eingeatmeten Staubes wird in den Bronchien und Bronchiolen durch das Flimmerepithel, sowie durch Niesen und Husten abgefangen. Ein Teil gelangt jedoch in die Bronchioli respiratorii, deren Wand nicht mehr von Flimmerepithel ausgekleidet ist. Hier setzt die phagocytäre Tätigkeit der Zellen ein. Quarzbestandteile, deren Größe unter 10 μ liegt, insbesondere Quarzteilchen in einer Größenordnung zwischen 2 und 0,5 μ sind am gefährlichsten; sie werden phagocytiert, gelangen mit den phagocytären Zellen in die Lymphbahnen oder bleiben im Interstitium liegen. Wahrscheinlich durch die Einwirkung der Kieselsäure verlieren die Phagocyten ihre Beweglichkeit, wie dies in tierexperimentellen Studien nachgewiesen wurde, werden abgelagert und können infolge Blockierung der Lymphgefäße mit bereits phagocytierten Staubteilchen nicht mehr abtransportiert werden. Sie werden zu Fibroblasten und rufen unter fibröser Verdickung die bekannten geschichteten silikotischen Granulome hervor, die im Röntgenbild der Lunge einen feinwabigen Bau geben. Schließlich entstehen hyalinfibröse Stränge, die sich um die Gefäße lagern; das eigentliche Lungengewebe schrumpft und wird atelektatisch; es resultieren ausgedehnte Verschwielungen zwischen Lunge und Brustwand, das Lungengewebe wird hart und knirscht bei der Autopsie beim Durchschneiden. Auch bei der Leichenzersetzung bleibt ein derartiges Gewebe sehr lange erhalten, so daß auch Exhumierungen zu einwandfreien Diagnosen führen können. Es ist das ausgeprägte Bild der Silikose entstanden, die sich unter Umständen auch mit Tuberkulose kombinieren kann. Bei der Wirkung der Quarzteilchen scheint es sich sowohl um einen mechanischen als auch um einen chemischen Effekt zu handeln, wie Experimente gezeigt haben. Prozesse, bei denen die chemischen Schädigungen durch gelöste Kieselsäure überwiegen, pflegt man als *Silikatosen* zu bezeichnen (KOELSCH); sie verlaufen klinisch meist gutartiger.

Bei einer relativ gutartigen Schädigung, die nach Einatmung von *Ockerstaub* auftreten kann, handelt es sich um die Einwirkung von Mischstaub mit geringem Quarzgehalt; der Verlauf ist schleppend (EHRHARDT und GÜTHERT).

Das in der Medizin mitunter als Puder benutzte Talkum ist Magnesiumsilicat. Seine Verarbeitung hat in Amerika gleichfalls zu einer Lungenfibrose geführt, die als *Talklunge* bezeichnet wird. Zurückbleiben von Talkum, das vom Aufziehen der Operationshandschuhe herstammte, in der Bauchhöhle, führte zu sog. Talkumgranulomen. Versicherungsrechtlich sind Lungenfibrosen infolge Talkumschädigung als Silikosen anzusehen (BAADER).

Der *Asbest* (Bergflachs) ist ein Magnesiumsilicat, er besteht aus feinen, seidenglänzenden Fasern und ist in Form von Adern und Nestern im Gestein eingeschlossen. Er wird im Tagebau an Steinbrüchen gewonnen und späterhin nach der Faserlänge sortiert. Der sog. Serpentinasbest ist frei von Kalk, während der Hornblendeasbest viel Kalk und auch mehr Kieselsäure enthält. Andere Asbestarten weisen einen hohen Gehalt von Eisenoxyd auf. In Deutschland spielt die Asbestgewinnung allerdings nur eine geringe Rolle. Auch die Einatmung von Asbeststaub kann zu einer chronischen Lungenfibrose, der sog. *Asbestose*, führen. Die Asbestnädelchen haben eine Größe von 2—6 μ; sie führen meist nicht zu einer Knötchenbildung, sondern zu einer so starken Vermehrung und Hyalinisierung des interstitiellen Gewebes, daß die gesamte Lunge schrumpft. Sekundäre Infektionen können eitrige Bronchitiden und bronchopneumonische Herde veranlassen. Auch die Hilusdrüsen sind vergrößert, pigmentiert und hart, mikroskopisch kann man die Asbestteilchen im Schnitt, insbesondere bei der Untersuchung im Dunkelfeld oder im polarisierten Licht, nachweisen. Die Asbestose geht mitunter in Carcinom über.

In der Lüneburger Heide finden sich *Kieselgurlager*, deren Staub hauptsächlich aus Diatomeen besteht (NORDMANN). Auch die Einatmung dieses Staubes hat zur Entstehung von Lungenfibrosen geführt. Das schwielig umgewandelte Gewebe ist durchsetzt von phagocytären Knötchen, in denen man Diatomeen erkennt. Sie werden auch in die Lymphknoten transportiert und rufen dort entsprechende Veränderungen hervor; das gleiche wird aus Frankreich berichtet (LUTON und Mitarbeiter).

Nicht jeder Gefährdete erkrankt an einer Lungenfibrose. Über die Frage, weshalb dieser oder jener mehr gefährdet ist, wird noch geforscht. Zur Zeit ist wohl eine allgemein anerkannte Erklärung noch nicht möglich.

Das Schrifttum über die Entstehung, Klinik, pathologische Anatomie und Chemie der Lungenfibrosen ist fast unübersehbar groß. In der Erforschung dieser Krankheitszustände haben sich die pathologischen Anatomen besonders verdient gemacht. Auf das einschlägige

Schrifttum wird verwiesen. In versicherungs- und gewerbemedizinischer Beziehung haben die Lungensilikosen insofern eine sehr erhebliche Bedeutung, als sie in den meisten Kulturländern zu den *Berufskrankheiten* gehören. In Deutschland sind entschädigungspflichtig die schwere Staublungenerkrankung, eine nicht sonderlich schwere Staublungenerkrankung, wenn sie mit aktiv fortschreitender Lungentuberkulose kombiniert ist, eine schwere Asbestose und eine an sich nicht schwere Asbestose dann, wenn sie mit Lungenkrebs kombiniert ist. Die Entscheidung, ob eine Silikose oder Asbestose als schwer im Sinne der Bestimmungen über die Berufskrankheiten zu bezeichnen ist, wird wohl fast immer der Kliniker zu treffen haben (s. LOCHTKEMPER, NORDMANN). Bei Todesfällen pflegt die Begutachtung über die Art der Lungenfibrose und ihre Genese meist von pathologischen Anatomen durchgeführt zu werden.

Im Bereiche der Bundesrepublik Deutschland wurde neuerdings als prophylaktische Maßnahme die nicht dem Bergbau unterstehende *keramische* Industrie, einschließlich der Mörtel- und Stampfmassenfabriken besonderer gewerbehygienischer Aufsicht unterstellt; die Betriebsmitglieder müssen bei der Einstellung und späterhin fortlaufend in Abständen untersucht werden; sowie sich Anzeichen von Silikose oder anderen Lungenleiden bemerkbar machen, muß die gefährdende Beschäftigung aufhören; Jugendliche dürfen an besonders gefährdeten Arbeitsplätzen nicht beschäftigt werden; der Arbeitgeber ist verpflichtet, für ausreichende Betriebshygiene zu sorgen, z. B. für Wasch- und Badegelegenheit, Umkleideräume und Schutzkleidung (VO zum Schutze gegen Staublungenerkrankungen in der keramischen Industrie vom 1. 9. 51, BGBl. I, S. 787).

Flußsäure, Kieselfluorwasserstoffsäure.

Die Flußsäure ätzt stark. Sie ruft auf der Haut Rötung und Blasenbildung oder auch ausgesprochene Ätzschorfe hervor, je nach der angewandten Konzentration. Auch das Bindegewebe wird von der Flußsäure gelöst. Das Hämoglobin wandelt sich in Hämatin um. Bei Vermengung mit Blut werden daher die Ätzschorfe schwarzbraun. Nach der älteren Literatur hat sich ein Mann durch Einnehmen von 15 g Flußsäure das Leben genommen. Er starb 15 min danach. Eine Frau vergiftete sich mit 14 g einer 9%igen Flußsäure (F. REUTER). Das im Kriege benutzte Schuhputzmittel Roxyd enthielt 12,9% Flußsäure und 6,8% Oxalsäure. Die Benutzung führte zu einer Verätzung der Fingerbeeren mit Verlust des Tastsinnes, einmal auch zu einer Nekrose einer ganzen Fingerspitze. Auch beim Wegätzen von Fabrikationszeichen auf Glas hat sich ähnliches ereignet (JORDI)[1].

Die Kieselfluorwasserstoffsäure ist gleichfalls ein Ätzgift. Es findet als Desinfektionsmittel und Konservierungsmittel in Brauereien Verwendung. Das hier benutzte *Montamin* enthält 21,69% Kieselfluorwasserstoffsäure. Es ist farb- und geruchlos. Verwechslungen sind im Brauereibetriebe dadurch zustande gekommen, daß der Inhalt einer Montaminflasche für Bier gehalten wurde. Der Tod trat unter Atemnot und Krämpfen nach 15 min bis einigen Stunden ein, manchmal fiel eine helle Farbe der Totenflecke auf. Es fanden sich Konjunktivalblutungen, Lungenödem, Blutaustritte in die Magenschleimhaut und sonstige entzündliche Veränderungen im Magen. Im Pylorus wurde einmal ein fünfmarkstückgroßes fetziges Schleimhautstück vorgefunden, im Magen eine Verdickung der Wand mit einer markstückgroßen Nekrose (F. REUTER, FLAMM, hier weiteres Schrifttum, Fluor s. S. 657).

Formaldehyd.

Das Formaldehyd ist im Handel als 40—50%ige Lösung, die als Formalin bezeichnet wird. Sie ist jedem im Laboratorium arbeitenden Arzt als Fixierungsmittel von Leichenorganen bekannt, ebenso die reizende Wirkung auf die Luftwege und die Augen, wenn Formalindämpfe eingeatmet werden.

Formalin wird auch zur Konservierung von Lebensmitteln benutzt. Es fand sich unter dem Namen Simex im Handel; es wurde zum Gebrauch im Verhältnis 1:5 mit Wasser verdünnt und mit dem Pinsel auf das Papier gestrichen, das zum Einpacken von Räucherfischen diente; es hat hier Schädigungen verursacht (BÖHMER). Des weiteren ist das Formalin wiederholt als *Selbstmordmittel* benutzt worden. Die betreffenden Personen tranken 1—2 Schluck einer 40%igen Lösung. Es entstand sofort ein heftiges Brennen, der Tod trat unter Herzbeklemmungen, Atemnot und Bewußtlosigkeit ein. Formalingeruch war an der Leiche und an den inneren Organen im allgemeinen nicht festzustellen. Es fanden sich Lungenblähung, Fixierung der Schleimhaut im Magen, im Kehlkopf und in der Luft-

---

[1] Eine akute tödliche Vergiftung beschrieben neuerdings DÉROBERT u. Mitarbeiter: Ann. Méd. lég. etc. **32**, 264 (1952).

röhre. Die Pylorusschleimhaut war schokoladenbraun gefärbt. Durch die nekrotische Magenwand war flüssiger Mageninhalt bis ins Netz gelangt. Die Nieren waren hyperämisch. Es kam häufiger zur Anurie. Das Gift wirkt ätzend und eiweißfällend und soll eine Fernwirkung auf Herz und Gefäße haben. Einmal wurden im Kleinhirn auffällige Veränderungen in Gestalt von Erbleichungsherden und Verfettungen der Gefäße unter der Rinde vorgefunden (SCHEIDEGGER), ebenso regressive Veränderungen an der Glia (BALAZS, BÖHMER, SCHEIDERER, F. REUTER, PETRI, hier weiteres Schrifttum). Bemerkenswert ist, daß die Spätwirkungen der Methylalkoholvergiftung (nach 24—48 Std) wahrscheinlich durch Formaldehyd bedingt sind, das als Oxydationsprodukt aus Methylalkohol im Gewebe entsteht (ORTHNER, s. auch S. 744).

Urotropin (Hexamethylentetramin) spaltet in der Blase Formalin ab; das Mittel gilt als harmlos. Dennoch ist in neuerer Zeit ein Mord an einem 10 Tage alten Kinde durch Einschütten von zahlreichen (mindestens 5) Tabletten in den Mund verübt worden (BÖHMER und HARTMANN).

Der Nachweis von Formalin in Leichenteilen macht keine Schwierigkeiten.

Bei Personen, die beruflich viel mit Formalin zu tun haben, beobachten wir mitunter hartnäckige Ekzeme, Auffaserung der Fingernägel und Reizerscheinungen an den Luftwegen (F. REUTER, PETRI). Bei Herstellung von Kunstharzen (Galalith usw.) wird Formalin als Härtungsmittel verwendet (TIMM).

Ameisensäure.

Die Ameisensäure ist farblos, flüchtig und riecht stechend. Die europäischen Ameisen sondern dieses Gift in ziemlich reichlicher Menge ab. Kommt die Ameisensäure auf die Haut des Menschen, so entstehen lokal Rötungen, Schwellungen und Blasenbildung, sowie Jucken. Wirken Ameisen auf die Haut ein, so entstehen Excoriationen, die manchmal mit Verätzungen verwechselt worden sind (Schrifttum s. F. REUTER). Industriell wird Ameisensäure mitunter an Stelle von Essigsäure verwendet (TIMM). Auch bei Berührung mit den Schleimhäuten ruft dieses Gift oberflächliche Verschorfung des Mundes, des Rachens und der Speiseröhre hervor. Schwere Verätzungen wurden im Magen gesehen. Die Verschorfung reichte bis in die tieferen Partien. Infolge Hämatinbildung werden die im Magen entstehenden Schorfe tiefschwarz, während die primären Schorfe grauweiß sind. Die Gefäße im Bereiche der Verätzung können thrombosiert sein. Im Duodenum wurden oberflächliche Schleimhautverätzungen mit starker Rötung und Schwellung festgestellt. Seitens der Nieren entstanden Hämaturie mit Auftreten von Zylindern und Eiweiß im Urin. Histologisch fand SCHNEIDER zellreiche Glomeruli, Blutungen in das interstitielle Gewebe, Blut in den abführenden Harnwegen und eine trübe Schwellung des Kanälchenepithels. Anscheinend erzeugt die Ameisensäure nephritische Veränderungen. Hier und da wurde im Blute auch Methämoglobin nachgewiesen. Der chemische Nachweis der Ameisensäure gelingt im Urin, und in den Organen der ersten und zweiten Wege. Selbstmörder hatten 100 g, sogar 200—300 g einer 80—90%igen Lösung aufgenommen. Tierexperimentell wurde die tödliche Dosis am Kaninchen mit 2 g festgestellt (F. REUTER und PETRI). Wird die Ameisensäure verdünnt zugeführt, so scheiden die Ätzungserscheinungen aus, die Resorptionsschäden stehen im Vordergrund. Differentialdiagnostisch gegenüber Ätzschorfen, die durch Oxalsäure, Schwefelsäure und Salzsäure entstanden sind, ist der auffallend stechende Geruch zu verwerten, der allerdings bei faulen Leichen überdeckt werden kann.

Unter dem Namen „Amosil" wird konzentrierte Ameisensäure in der Landwirtschaft zum Ansäuern von Silofutter benutzt (HOLZER).

Essigsäure.

Die konzentrierte Essigsäure (80—90%) wird durch Destillation gewonnen und als Essigessenz verkauft. Der aus Wein hergestellte Essig enthält 10—20% Essigsäure, der Speiseessig 4% Essigsäure. Als tödliche Dosis sind 12 g wasserfreie Essigsäure, entsprechend einem Eßlöffel Essenz, angegeben worden (KÄRBER).

Die Essigsäure übt einen Reiz auf die Haut aus und verursacht hier zunächst Rötung, dann Blasenbildung. Oberflächliche Hautverletzungen sind gelegentlich durch Essigumschläge entstanden, auch wurden Essigumschläge nach eigenen Erfahrungen im Kriege gelegentlich dazu benutzt, bestehende Wunden an der Heilung zu verhindern. Die auf der Schleimhaut entstehenden Ätzschorfe sind weißgrau und leicht ablösbar. Unter den Schorfen erkennt man Netze stark gefüllter Gefäße, die schwarzbraunes Blut enthalten. Die Schleimhaut ist auf der Höhe der Falten von weißgrauen Ätzschorfen belegt, das übrige Gewebe ist infolge Imbibition mit Hämatin grau gefärbt. Man findet an der Leiche nicht selten ausgedehnte Erweichungen der Magenwand, die aber erst postmortal zustande kommen[1]. Das Aussehen der Ätzschorfe im Magen wechselt, je nach der Konzentration des Giftes. Im Gehirn wurden gelegentlich Hyperämie, Stase und Ringblutungen gesehen (NEUGEBAUER, BARRANKAC).

Die Essigsäure wird im Körper zerstört. Ist nur wenig Gift getrunken worden, so beschränken sich die Verätzungen auf die Mund- und Rachenhöhle, doch können auch diese Verätzungen den Tod infolge Glottisödem veranlassen. Bei Überleben der Vergiftung können die Verätzungen narbige Strikturen hinterlassen, die ärztliches Eingreifen erforderlich machen.

Die Wirkung der Essigsäure auf die Nieren ist noch nicht hinreichend geklärt.

Bei frischen Vergiftungen kommt der chemische Nachweis der freien Essigsäure im Magen-Darmkanal in Frage.

Bei Vergiftungen durch Essigsäure handelt es sich entweder um Verwechslungen oder um Selbstmörder. Die Essigsäure wurde mit einer Arznei oder mit einem Schnaps verwechselt. Auch haben mitunter Kinder gemeint, daß in der Essigflasche etwas besonders Gutes sei und daran genascht (KÄRBER). In Selbstmordfällen wurde bis zu 200 cm³ 60%ige Essigsäurelösung getrunken. Die Wirkungen setzten sofort in Gestalt von Übelkeit, Schmerzen im Oberbauch, blutigem Erbrechen und später auftretender Blutentleerung durch Stuhl und Urin ein. Temperatursteigerungen über 38⁰. Großes Durstgefühl. An der Leiche fand man verschorfte Ätzwunden am Mundwinkel, Ätzborken an der Schleimhaut des Mundes und der Speiseröhre, in der Leber wurden einmal fleckige Nekrosen mit Degeneration des Parenchyms vorgefunden. Die histologischen Bilder erinnerten an eine Eklampsie. Eine besondere Beziehung zwischen der Essigsäurevergiftung und Leberschäden wird diskutiert. Die Nieren waren diffus geschwollen und von Hämoglobinzylindern durchsetzt (GERHARTZ, GRUBER). Zu Mord und Mordversuch wurde die Essigsäure nur bei Kindern angewandt. Das Gift wurde ihnen in den Mund gegossen. Einmal wurde dem Opfer ein mit Essigsäure getränkter Knebel in den Rachen gestopft. Der Knebel roch nach Essigsäure (Schrifttum s. F. REUTER).

Zum Zwecke der Vortäuschung einer Otitis media ist Essigsäure in den äußeren Gehörgang eingegossen worden. Auch ist von Personen, die Grund hatten, sich krank zu machen, durch längeren Genuß von Essigessenz Abmagerung und Siechtum erzeugt worden.

Bromessigsäureäthylester.

In einer chemischen Fabrik wurden bei einem Unfall entsprechende Dämpfe eingeatmet. Es entstanden Reizerscheinungen an Augen und Atemwegen. Nach 8 Tagen meningitische Erscheinungen mit erneuten Schäden. Der Kranke starb nach 58 Tagen. Der Liquor war blutig bzw. xantochrom. Bei der Sektion fanden sich frische und ältere Blutungen im Bereiche der weichen Hirnhäute und Veränderungen in der Hirnsubstanz, besonders in der Rinde des Stirnhirns und in der Brücke. Kausalzusammenhang dieser Erscheinungen mit der Vergiftung wurde angenommen (HÜCKEL).

Amylacetat, Äthylacetat.

Amylacetat, zur Herstellung des Zaponlackes benutzt, hat einmal bei Einatmung durch Pneumonie und Glottisödem den Tod verursacht. Bei Einverleibung per os (Versehen) erwies es sich nach unserer Beobachtung als Lebergift; nach anfänglichen gastrointestinalen Erscheinungen entstand ein Ikterus mit tödlich endendem Coma hepaticum (Sekt.-Nr. 69/52).

Äthylacetat (Essigäther) soll einmal Zahnfleischerkrankungen veranlaßt haben (PETRI).

---

[1] Kürzlich wurde eine vitale Perforation der Magenvorderwand nach Essigsäurevergiftung mit Hämolyse und Ikterus beobachtet [SCHWERD: Slg.Vergift.fälle, Arch. Toxikol. **14**, 188 (1952)].

Oxalsäure.

Die Oxalsäure wirkt toxikologisch ebenso wie ihr saures Kaliumsalz, das *Kleesalz*. Die Substanzen dienen im Haushalt zum Färben und Bleichen, zum Reinigen von Metallgeräten, zur Entfernung von Tintenflecken; sie sind im Handverkauf erhältlich. Das Putzmittel Sidol enthält 3% Oxalsäure (MÜLLER, SCHWARZ).

Als kleinste tödliche Dosis werden bei innerlicher Darreichung 5 g angegeben, manchmal wurde auch eine Dosis bis zu 30 g überlebt. Als mittlere tödliche Dosis gelten 10 g. Die Mortalität wird im Schrifttum sehr verschieden angegeben, zwischen 50—80%, aber auch mit 4 und 4,9% (Schrifttum bei F. REUTER und SCHWARZ).

Die Wirkungen der Oxalsäure sind klinisch, anatomisch und tierexperimentell eingehend studiert worden. Die Wirkung ist teils eine örtliche, teils eine resorptive. Die Resorption entfaltet Wirkungen auf das Blut, auf das Zentralnervensystem und auf das Herz. Den Zellen und den Intracellularsubstanzen wird Calcium entzogen und zum Teil in unlösliches Oxalat umgewandelt. Im Blute wird die Alkalescenz und die Gerinnungsfähigkeit wegen des Entzuges von Calcium herabgesetzt, der Zuckergehalt nimmt zu. Die Sauerstoffaufnahme und die Kohlensäureabgabe sinken. Im Bereiche des Zentralnervensystems beobachtete man gleichfalls infolge Calciumentziehung motorische und sensible Reizerscheinungen, die auch Krämpfe auslösen. Bei der Ausscheidung des Giftes können die Haarkanälchen durch Calciumoxalatkristalle undurchgängig gemacht werden; auch bilden sich Kalkinfarkte.

Klinisch kommt es bei Einnahme des Giftes zunächst zu gastrointestinalen Erscheinungen, Erbrechen von dunkelbraunen bis schwarzen Massen und sauer reagierendem Schleim. An der Zunge, am Rachen, aber auch in der Umgebung des Mundes können beim Einnehmen der freien Säure Ätzerscheinungen beobachtet werden, dagegen fehlen sie meist, wenn Kleesalz einverleibt wird. Von Seiten des Zentralnervensystems sind Krämpfe, Trismus und Bilder wahrgenommen worden, die dem Tetanus ähnlich sind; wenigstens ist die Reflexerregbarkeit gesteigert. Die Haut ist cyanotisch und mit kaltem Schweiß bedeckt, die Herzaktion beschleunigt, der Puls klein, mitunter kaum fühlbar. Vor dem Tode schwindet das Bewußtsein, er tritt meist durch Herzlähmung ein. Bei Einnahme geringerer Giftmengen sind die Vergifteten matt und weisen im Gesicht und an den Gliedern klonische Zuckungen auf; sie klagen über Parästhesien in den Fingern und in der Lendengegend. Die Harnentleerung ist mitunter aufgehoben. Der Urin enthält Methämoglobin, Zylinder, Zucker und zahlreiche Kristalle von Calciumoxalat. Bei hohen Dosen tritt der Tod sehr rasch ein, bei geringeren Dosen beherrschen das Krankheitsbild die Nierenstörungen, bei chronischem Verlauf eine Kachexie.

Anatomisch sind grauweiße, leicht abstreifbare Ätzspuren auf der Zunge, im Rachen und in der Speiseröhre wahrnehmbar; auf ihnen lagern schwarzbraune kaffeesatzartige schleimige Massen. Ein Netzwerk von Gefäßen schimmert durch. Die Magenschleimhaut ist in akuten Fällen blutreich und von Blutungen durchsetzt, ebenso der Darm. Auf der Darmschleimhaut kann man Calciumoxalatkristalle nachweisen. Tritt der Tod später ein, so kann es zur Gastromalacie kommen. Die Magenschleimhaut ist schwarzbraun verfärbt und läßt sich in Fetzen abstreifen. Man nimmt an, daß die Oxalsäure ähnlich wie die Salzsäure bei Anwesenheit von Pepsin das Eiweiß der Magenwand andaut; die Nieren zeigen eine Ischämie der Rinde, eine Degeneration und Nekrose der Epithelien der Nierenkanälchen. Mikroskopisch erkennt man die schon erwähnten *Oxalsäurekristalle*. Die Kristalle färben sich mit Hämatoxylin nicht, zum Unterschied von den Kalkablagerungen, wie wir sie bei der Sublimatvergiftung vorfinden. Kristallographisch handelt es sich um rhombische Säulen, die manchmal stark lichtbrechend sind. Da die Kristalle zu Gruppen angeordnet sind, zeigen sie sich auch als künstliche Nadeln oder wetzsteinförmige Gebilde; sie sind in Kalilauge, Essigsäure und verdünnter Salzsäure unlöslich, lösen sich aber in konzentrierter Salzsäure. Am besten sind die Kristalle in Nierenschnitten nachzuweisen, die mit 1%iger Natronlauge behandelt und danach im polarisierten Licht mikroskopiert werden (MERKEL, F. REUTER). Im Gehirn sind, wie auch bei anderen Schäden, Blähung der Ganglienzellen, Verlust der NISSL-Schollen, Zerfall der intracellulären Fibrillen und Verfettungen in den PURKINJE-Zellen gesehen worden (TAGAWA).

In den letzten 2 Jahrzehnten hat BALAZS mehrere Selbstmordfälle durch Oxalsäure beschrieben. Im ganzen dürften literarisch rund 80 Selbstmordfälle bekannt sein (F. REUTER, BALAZS). In früherer Zeit wurde das Gift in England auch zu Mordzwecken verwendet. Aus persönlicher Erfahrung ist mir ein Mordversuch mit Kleesalz bekannt. Das Salz war Kartoffelbrei beigemischt worden. Die Speise wurde sofort wieder ausgespien. Ein *Mordversuch* durch häufige Beimischung des Putzmittels *Sidol* zum Essen ist von MÜLLER beschrieben worden. Die Speisen schmeckten fade, aber nicht ausgesprochen auffällig. *Zufällige* Vergiftungen ereigneten sich durch übermäßigen Genuß oxalsäurehaltiger Pflanzen, z. B. Rhabarber und Saurerampfer. Zum Zwecke der Selbstbeschädigung sind Stückchen dieser Pflanzen in Österreich in den Bindehautsack eingeführt worden. Dadurch entstanden Krankheitsbilder, die an Trachom erinnerten. In Pflanzenresten kann man die Kristalle gleichfalls mikroskopisch nachweisen (F. REUTER).

Milchsäure, Weinsäure, Citronensäure.

Bei einer Duodenalspülung ist statt 25%iger Magnesiumsulfatlösung einmal 33%ige *Milchsäure* benutzt worden (FÜHNER). Die Kranke erbrach sofort, zum Teil auch rotes Blut und reichlich Schleim. Es entstanden starke Schmerzen; mit Magnesia usta wurde alkalisiert. Der Allgemeinzustand war schlecht. Es entstand eine Hämoglobinurie. Der Tod trat nach 12 Std ein. In der obersten Dünndarmschlinge zeigten sich flache, zusammenhängende Blutaustritte unter der Serosa. Die Duodenalschleimhaut war dunkelrot. Im oberen Dünndarm war eine nekrotisierende Entzündung entstanden. Die Nieren waren trüb geschwollen und zeigten eine degenerative Verfettung. Chemisch konnten bei der Untersuchung der Leichenteile, umgerechnet auf das Körpergewicht, noch 5,6 g Milchsäure festgestellt werden. Die restlichen 17 g wurden wohl ausgeschieden. Die Krankenschwester, die das Versehen verschuldet hatte, erhielt eine kurze Gefängnisstrafe.

Nach dem englischen, von F. REUTER referierten Schrifttum sind einmal 12 g *Weinsäure* unverdünnt eingenommen worden. Heftige Leibschmerzen, Erbrechen, später auch Durchfall, 4 Tage danach Delirien, Tod am 7. Tage unter Erscheinungen der Kreislaufschwäche. Anatomisch fanden sich Verätzungen der Haut in der Umgebung des Mundes, eine beginnende Bauchfellentzündung mit kleinen Blutungen unter der Serosa. In der Speiseröhre kleine Erosionen. In der Magenschleimhaut das Bild einer katarrhalischen Entzündung. Die Leber war fettig degeneriert.

Citronensäure ist gelegentlich von schwangeren Frauen zum Zwecke der Fruchtabtreibung eingenommen worden. Die Folge war eine heftige Entzündung des Magen-Darmkanals, die sich in Erbrechen und Durchfällen äußerte. Die Stühle hatten eine auffallend gelbe Farbe. Anatomisch war die Magenschleimhaut geschwollen, blutreich und von kleinen Blutungen durchsetzt. Der Darminhalt wies eine gelbe Farbe auf, es zeigten sich verschorfte Partien der Darmschleimhaut (KORNFELD-KIONKA, zit. nach F. REUTER und PETRI).

Phenol und seine Abkömmlinge.

Da die Carbolsäure und ihre Derivate in früherer Zeit für Desinfektionszwecke benutzt wurden, waren sie Laien leicht zugänglich. Das Grundpräparat ist die reine Carbolsäure, Acidum carbolicum crystallisatum. Es handelt sich um rötliche, an der Luft zerfließende Kristalle; sie werden in Blechgefäßen aufbewahrt, nehmen leicht Wasser auf und verwandeln sich in Acidum carbolicum liquefactum. Dieses Präparat enthält 90% Carbolsäure. Das rohe Kresol führt den Namen Cresolum crudum. Es enthält neben Carbolsäure reichlich Kresole; sie lösen sich in Fetten besser als in Wasser. Durch Zusatz von Kalkseifen wird ihre Löslichkeit erhöht. Einschlägige Präparate sind Lysol, Saprol, Trikresol, Solotol u. a. Sie werden von der Industrie als ungiftig bezeichnet, sind aber in höheren Konzentrationen alle mehr oder minder giftig (F. REUTER).

Als tödliche Dosis der reinen Carbolsäure gelten 7—8 g; schon viel geringere Mengen können erhebliche Vergiftungserscheinungen hervorrufen. Des weiteren zu berücksichtigen ist, daß die Säure auch von Wunden aus resorbiert wird. Lösungen von 20—30% reizen zwar noch die Schleimhäute, nicht aber bei kurzer Einwirkung die Haut.

Schon viel geringer konzentrierte Lösungen können bei längerer Einwirkung die Haut schädigen. Wäscht man die Hände längere Zeit in 2—3%iger Carbollösung, so spürt man Brennen, die Haut runzelt sich, das Gefühl stumpft sich ab. Ist die Einwirkung eine noch längere, so kann es zur *Carbolgangrän* kommen. Sie ist mitunter schon 24 Std nach der Einwirkung ausgebildet. Nicht nur durch Wunden, sondern auch durch unverletzte Haut kann die Carbolsäure resorbiert werden. Sie wird vorwiegend durch die Nieren ausgeschieden. Der Harn wird infolge Bildung von Hydrochinonschwefelsäure olivgrün. An den Nieren kann sich das Bild einer Nephrose entwickeln. Die Zellen des tubulären Apparates sind degeneriert und zum Teil nekrotisch (PETRI). Auch durch die Lungen wird das Gift ausgeschieden, so daß Bronchitiden und Pneumonien zustande kommen können (LANGERHANS, PICK, zitiert nach F. REUTER).

Wird die Carbolsäure in konzentrierter Form eingenommen, so kann der Tod in einigen Minuten unter Bewußtlosigkeit eintreten. Die Phenole scheinen eine besondere Affinität zum Nervensystem zu haben (DE CRINIS, INCZE). Verläuft die Vergiftung weniger rasch, so ist die lähmende Wirkung auf das Gehirn nicht so auffallend. Die Vergifteten klagen über Schwindel, Ohrensausen, Ohnmachtsanfälle, Schweißausbruch, allgemeine Mattigkeit. Die Reflexe sind schlecht auslösbar. An der Leiche sieht man im Magen-Darmkanal lokale Ätzspuren. Es handelt sich um weiße bis grauweiße, sich derb anfühlende Schorfe an der Haut in der Umgebung der Lippen, an der Zunge, an den Bronchien und in der Speiseröhre. Die Schleimhaut dieses Organs stellt eine starre grauweiße, längs gefältete Membran dar. Der Magen ist fest kontrahiert, von lederartiger Konsistenz und fühlt sich starr an. Mitunter ist nur die Höhe der Falten verschorft, in den Zwischenräumen ist die Schleimhaut gerötet und geschwollen. Infolge blutiger Imbibition können die Schorfe ein graurötliches Aussehen annehmen. Auch im Dünndarm findet man Verätzungen. Sie nehmen nach unten zu an Intensität ab. Die Säure wandert gelegentlich durch die Magenwand durch und verätzt die Organe der Umgebung. Der Carbolgeruch ist bei akuten Fällen — aber nur bei diesen — intensiv. Die Nieren sind vergrößert, die Rinde ist ischämisch, die Zeichnung verwaschen. Auf den mikroskopischen Befund wurde schon hingewiesen.

Das Phenol kann chemisch in den Leichenorganen nachgewiesen werden, insbesondere in den Nieren (TAEGER und KEDING).

Die *Kresole* ätzen die Schleimhaut nur wenig; sie ist etwas gequollen und mißfarbig. Die Gefäße unter der Schleimhaut schimmern durch. Auffällig ist der Geruch des Mageninhaltes und des Gehirns nach Teer.

Als Zeichen einer chronischen Carbolvergiftung ist der *Carbolmarasmus* beschrieben worden und außerdem die *Carbolochronose*, bei der man eine blauschwarze oder graubraune Pigmentierung der Haut, der Skleren, der Knorpel und auch der inneren Organe beobachtet; sie kann durch langjährigen äußeren Gebrauch von carbolsäurehaltigen Präparaten zustande kommen (genaue Beschreibung s. PETRI).

Das *Lysol* erzeugt an der Haut grauweiße bis graubraune Schorfe, die sich seifig anfühlen und deutlich alkalisch reagieren. Die Gestalt der Ätzschorfe im Innern des Magens kann sehr wechseln. Manchmal sind die Schorfe diffus und weich; manchmal sind sie nur auf der Höhe der Falten zu erkennen. Mitunter ist die Schleimhaut nur gequollen, hyperämisch und ödematös, mit zähem gelblichweißem alkalischem Schleim bedeckt. Auch der Mageninhalt ist alkalisch.

Mikroskopisch findet man alle Übergänge von Oberflächenepithelverlust bis zu pseudomembranösen Auflagerungen und tiefgreifenden Nekrosen. Die Gefäße in der Umgebung sind hyalin thrombosiert. Am Rande der Veränderungen nimmt man Leukocyteninfiltrate wahr. In der Leber sind bei protrahiertem Verlauf Nekrosen nachgewiesen worden. In den Nieren zeigt sich das Bild einer nekrotisierenden Nephrose. Im Gehirn fand man schwere nekrobiotische Veränderungen mit Lipoidanhäufungen in den Ganglienzellen, in der Glia und in den Gefäßwänden, örtliche Ödeme und kleine Blutungen (DE CRINIS, INCZE).

Das *Orthokresol* ätzt sowohl die Schleimhäute, als auch die Haut. Es treten Blasen und Nekrosen auf. Die Veränderungen erinnern manchmal an eine Diphtherie.

Das dem Lysol nahestehende Bazillol wirkt ähnlich wie Orthokresol.

Das *Karbolineum* ist ein Gemisch von Phenolen, Kresolen und Pyridinbasen. Es hat zu gewerblichen Vergiftungen geführt in Gestalt von Hautreizungen und bei peroraler Einführung zu Reiz- und Ätzerscheinungen des Magen-Darmkanals.

Das *Kreolin* ist eine Lösung von Rohkresol in Harzseife. Eine Gebärmutterspülung mit einer 2%igen Lösung führte zu weitgehenden Verschorfungen.

Die eigentliche *Carbolsäure* ist selten zu Selbstmorden benutzt worden. Ihr Geruch ist allzu auffällig; doch kamen sie, insbesondere bei alten Leuten, auch in den letzten Jahrzehnten vor (BARAC, TAEGER und KEDING). Häufiger entstanden zufällige Vergiftungen durch unvorsichtiges Umgehen mit mehr- oder minderkonzentrierten Lösungen. Anwendung der Carbolsäure zum Zwecke der Fruchtabtreibung oder als antikonzeptionelles Mittel führte zu Verätzungen des Genitalschlauches. *Morde* kamen zustande durch Einträufeln der Lösung in den Mund von Kindern und Bewußtlosen. Auch wurde Carbol zum Zwecke der *Selbstbeschädigung* angewandt. Zu diesem Zweck wurde es einmal in Wunden gegossen; die Resorption erfolgte so schnell, daß schon nach 20 min Bewußtlosigkeit eintrat; es folgten Krämpfe und ein scharlachähnliches Exanthem; der Vergiftete kam durch (BERCEANU u. a.). Für das Lysol gelten etwa die gleichen Verhältnisse. Da es im praktischen Leben geläufiger ist, als die reine Carbolsäure, wurde es zu Selbstmordzwecken und auch zu Mordversuchen an Kindern oder wehrlosen oder bewußtlosen Personen häufiger benutzt (Schrifttum bei F. REUTER).

Das jetzt viel gebrauchte Desinfektionsmittel *Sagrotan* ist ein Gemisch von Chlorkresol und Chlorxylol in neutraler Fettseife. Es gilt als nicht giftig. Ein 2jähriges Kind trank aus einer Tasse Sagrotan; es wurde cyanotisch und kam zur Magenspülung in die Klinik. Keine eigentlichen Vergiftungserscheinungen, keine Verätzungen; doch starb das Kind einige Zeit danach an einer Bronchopneumonie; histologisch fanden sich neben den geläufigen Entzündungserscheinungen in den Lungenalveolen fetthaltige Massen, die durch Aspiration von Sagrotan in die Lungen entstanden zu sein schienen (W. FISCHER).

Das *Orthotrikresylphosphat* ist eine paraffinähnliche, geschmack- und geruchlose Flüssigkeit, die gelegentlich zur Verfälschung von Nahrungsmitteln (Ingwerschnaps) benutzt wurde. Die Flüssigkeit war auch dem Abtreibungsmittel Apiol zugesetzt; sie diente weiterhin als Weichstoff bei der Fabrikation des Kunststoffes *Igelit* (F. REUTER, BEYER). Als toxische Dosis werden 0,5 g angegeben; es entstehen zunächst Reizerscheinungen im Magen-Darmtractus, dann nach einer Latenzzeit von 10—20 Tagen symmetrische Lähmungen an Armen und Beinen ohne Sensibilitätsstörungen. Tierversuche ergaben die Degeneration der Vorderhornzellen des Rückenmarkes und der motorischen Nerven; das Gift zerstört wahrscheinlich langsam die Myelinmäntel. Die Prognose der Lähmungen ist zweifelhaft (SCHWARZ, hier Literatur). Nach 3 Jahren wurden in der dazugehörigen Muskulatur degenerative Veränderungen festgestellt

(WALTHARD). Es scheinen erhebliche Unterschiede in der individuellen Empfindlichkeit zu bestehen (PARNITZKE u. a.). Die Verwendung dieses Giftes als Weich-
mittel in der Kunststoffindustrie wird für bedenklich gehalten, da eine Auslösung
aus dem Kunststoff nicht unmöglich ist (BEYER). Wird Alkohol etwa beim Destil-
lieren durch Igelitschläuche geleitet, so löst sich das Gift in solchen Mengen, daß
schwere Vergiftungen entstanden sind (MERTENS, PARNITZKE). Sogar Benutzung einer Igelitschürze zum Einpacken und Abdecken eines Kuchens
soll Vergiftungserscheinungen ausgelöst haben (WALSDORF). Daß das Gift bei
bestehender Schwangerschaft auch beim Fet Vergiftungserscheinungen auslösen kann, hat sich bisher nicht gezeigt (HILLENBERG).

Kreosotphosphat verursacht ähnliche neurologische Störungen; diese Chemikalie war Bestandteil der früher gangbaren Tuberkuloseheilmittel „Phosphot"
und „Phosphatol" (SCHWARZ).

Salicylsäure und ihre Derivate.

Salicylsäure ist ein beliebtes Medikament zur Bekämpfung von rheumatischen Erkrankungen. Als Acetylsalicylsäure ist sie der Bestandteil des weit verbreiteten im Freiverkauf
zu habenden Aspirin und ähnlicher Medikamente (Diplosal, Salol, Salophen, auch Atophan
und Togal — hier Chininbeimischung — sind verwandte Medikamente).

Als toxische Dosis der Säure werden einige Gramm, als geringste tödliche
Dosis 5—10 g angegeben, doch können auch höhere Dosen überstanden werden.
Bei Kindern erfolgte der Eintritt des Todes schon nach Eingabe von 1—2 g.
Die tödliche Dosis des Natriumsalzes liegt höher (über 25 g). Aspirin hat in
Mengen von 30—40 g tödlich gewirkt (SCHWARZ). Die bekannten Nebenwir-
kungen der Salicylpräparate sind an sich schon toxische Symptome: Übelkeit,
Erbrechen und Durchfälle können auftreten. Gelegentlich sieht man kleine
Ätzflächen an der Zunge. Nach Resorption der Salicylsäure beobachten wir
Schweißausbruch, Ohrensausen, Temperatursteigerungen (39° und mehr), Albuminurie, Cylindrurie, seltener Hämaturie. Im Urin wird Aceton ausgeschieden,
eine Leberschädigung kann einen Urobilingehalt des Urins anzeigen. Von
zentralen Störungen kennen wir Bewußtseinsstörung, Anästhesie, besonders
der Füße, Halluzinationen, Delirien. Auch Sehstörungen mit folgender Erblindung und Hörstörungen bis zur Taubheit, wurden beobachtet. Doch sind diese
Störungen prognostisch gut. Der Puls ist beschleunigt und unregelmäßig. Es
tritt Cyanose auf. Die Atmung ist keuchend, vom KUSSMAULschen Typ (Acidose). Manchmal kommt es zu Nasenblutung, selten zu Uterusblutungen. Auch
können Ekzeme in Gestalt von Erythemen, Roseolen und Papeln auftreten.
Wurde die Säure auf die Haut gebracht und bestand ein längerer Kontakt, so
beobachtet man Blasen- und Schorfbildung. Durch die Haut kann so viel Salicylsäure resorbiert werden, daß Vergiftungserscheinungen auftreten. Den
Ophthalmologen fiel bei Vergiftungen durch Salicylsäurepräparate eine Hypotonie des Augenbulbus auf. Doch handelt es sich hier wahrscheinlich nicht
um eine spezifische Giftwirkung, sondern um eine Teilerscheinung der allgemeinen
Acidose (VARADYN und JAHN). Die Hörschädigungen fanden durch Veränderungen am Ganglion spirale eine gewisse anatomische Erklärung (BLAU, HAIKE,
zit. nach SCHALLMAYER).

Die Ausscheidung von Aceton, mitunter auch Acetessigsäure im Harn, wird
mit dem häufigen Erbrechen und dem damit zusammenhängenden Hungerzustand in Verbindung gebracht. Die Acetonausscheidung tritt nur dann ein,
wenn Vergiftungssymptome auftreten, nicht aber bei Salicylsäureanwendung
ohne toxische Nebenwirkung (SCHALLMAYER, hier eingehendes Schrifttum).
Im Leichenblut sind 10 oder 15 mg-% Salicylsäure nachgewiesen werden

(BALAZS). Bei beginnender Vergiftung sind die Mengen durchschnittlich geringer (0,32 mg-%, zit. nach SCHALLMAYER).

Überempfindlichkeit gegen Salicylsäure und ihre Präparate ist nicht selten. Besonders Asthmakranke neigen dazu. Die geringste tödliche Dosis für Aspirin bei bestehender Idiosynkrasie wird mit 0,65 g angegeben (SCHWARZ, EICHLER).

An der Leiche findet man Hyperämie der Organe, mitunter subseröse und subdurale Blutungen, Rötung der Rachen-, Kehlkopf- und Luftröhrenschleimhaut, ödematöse Schwellung, mitunter auch Blutungen im Magen-Darmkanal, manchmal Verfettung der Leber und degenerative Veränderungen des Nierenparenchyms (SCHWARZ).

Als Mordmittel sind die Salicylsäure und ihre Derivate nicht bekanntgeworden; der Täter müßte recht große Mengen geben. Doch hat einmal dringender Verdacht eines Mordes an einem Kinde bestanden, der sich aber zum Nachweis nicht verdichtete, weil man daran denken mußte, daß auch eine erhebliche Überempfindlichkeit bestanden haben konnte (EICHLER). Dagegen sind *Selbstmorde* durch Aspiringaben bekanntgeworden (SCHALLMAYER, HALSTRÖM, BALAZS u. a.). Nicht selten kamen auch *medizinale Vergiftungen* zustande. Es handelte sich zum Teil um Verwechslungen, zum Teil um Idiosynkrasien, zum Teil auch um Vergiftungen durch unvorsichtige percutane Anwendung (ECKERT).

Salicylsäure ist auch als Abtreibungsmittel versucht worden, meist aber ohne Erfolg. Ganz selten haben sich Placentarblutungen eingestellt. Die Erfahrung lehrt, daß Schwangere eine langdauernde Salicylsäureanwendung meist ohne Störung ertragen (SCHWARZ).

Das Handelspräparat *Wintergrünöl* besteht zu 90% aus dem Methylester der Salicylsäure. Es dient im Laboratorium zur Aufhellung von histologischen und zoologischen Präparaten; auch wird es in der praktischen Medizin als Einreibemittel benutzt. Die Substanz kann namentlich bei Kindern durch die Haut resorbiert werden und Vergiftungserscheinungen unter dem Bilde eines acetonämischen Symptomenkomplexes verursachen. Auch wurde die Flüssigkeit gelegentlich aus Versehen getrunken; der Tod trat nach Einnahme von 60 cm³ ein; eine Zuführung von 30 cm³ wurde überstanden. Das Krankheitsbild entsprach dem einer Salicylsäurevergiftung (BAXTER u. a., DONATELLI und ABBATE).

Gerbsäure.

Die Gerbsäure (Acidum tannicum) spielt im großen und ganzen toxikologisch keine Rolle. Subcutane und intravenöse Anwendung von Gerbsäure soll zu einer gewissen Eindickung des Blutes und zu einer Leukocytose führen, fernerhin zu zentrolobulären, nekrobiotischen Leberveränderungen (CAMERON und MILTON). Tannin wird gelegentlich bei Magenspülungen nach Vergiftungen der Spülflüssigkeit zugesetzt, obwohl es an sich als geeignetes Antidot nicht gelten kann. Nach einer Überdosierung bei einer solchen Spülung wurde autoptisch eine gewisse vitale Gerbwirkung der Magenschleimhaut beobachtet (VOIGT und WITTIG).

Natron- und Kalilauge.

Ätzkali ist eine weiße zerfließende Masse, die Wasser und Kohlensäure anzieht. Der Liquor Kalii caustici ist eine klare farblose, leicht gelb gefärbte Flüssigkeit, die 15% Kaliumhydroxyd enthält. Die grüne Seife besteht neben kohlensaurem Kalium aus Ätzkali. Der Seifenstein (Ätznatron), der in der Technik gebraucht wird und weiße feste Stücke darstellt, enthält 89,2% NaOH; auch er ist sehr hydroskopisch. Der Liquor Natrii caustici enthält 15% Natronlauge. Praktisch braucht man meist dünnere Lösungen. Im Handverkauf allgemein zugängig ist der Laugenstein, der ein Gemenge von Natrium und Kaliumhydroxyd darstellt. Laugenessenz ist eine 10—15%ige Lösung von Ätzkali und Ätznatron im Wasser.

Die Laugen ätzen sowohl die Schleimhäute, als auch die Haut. Eine ätzende Wirkung ist schon bei einer 0,5—1%igen Laugenlösung beobachtet worden. Bei Einverleibung einer 5%igen Lauge durch den Mund ist mitunter schon der Tod eingetreten (F. REUTER). Lösungen von grüner Seife, sog. *Seifenlaugen*, enthalten etwa 15% freies Ätzkali.

Im Gegensatz zu den Säuren und Metallbeizen koagulieren die Laugen nicht das Eiweiß, sondern lösen es. Laugenschorfe fühlen sich daher meist nicht so fest an, wie die Säurenschorfe, sondern bilden eine blaßgelbliche, transparente, weiche, mitunter zerfließende Masse. Doch ist dieser Unterschied in der Praxis nicht immer sehr deutlich. Bei der Einwirkung der Lauge werden gelegentlich Alkalialbuminate ausgefällt, die den Ätzschorfen eine trockene, trübe und bräunliche Beschaffenheit geben können. Die Ätzwirkung greift rasch in die Umgebung und in die Tiefe und macht erst vor einem Entzündungswall des Gewebes halt. Bleibt die Lauge nur kurze Zeit mit der Schleimhaut in Berührung, so entstehen gequollene, blaßgelblich verfärbte Partien. Mikroskopisch sind die Zellen verquollen und vergrößert. Die Struktur ist undeutlich. Im Nativpräparat sind die Kerne noch sichtbar. Einbettung von durch Lauge verätzten Gewebspartien in Paraffin gibt infolge von Einschmelzungsprozessen keine einleuchtenden mikroskopischen Bilder. F. Reuter empfiehlt daher für diese Untersuchungen trotz bestehender Nachteile die Celloidineinbettung. Man erkennt dann besser die Aufquellung der Zellen und Fasern. Die Aufquellung ergreift sehr schnell die Tunica propria und Submucosa der Schleimhäute; während die Muskulatur im allgemeinen unbeschädigt ist. Die größeren Venen sind strotzend mit gedrängt liegenden Erythrocyten angefüllt. Die Gefäße werden leicht arrodiert, so daß es zu Blutungen aus den verätzten Stellen kommt. Das austretende Hämoglobin wird in alkalisches Hämatin umgewandelt, so daß die nunmehr entstehenden Ätzschorfe eine schwarzbraune Farbe haben (ausführliches Schrifttum s. F. Reuter).

Da Laugenvergiftungen meist Zufallsschäden sind und daher nur wenig Flüssigkeit getrunken wird, führen sie nur selten unmittelbar zum Tode. Meist gelangen nur geringe Mengen des Giftes in den Körper, so daß die Verätzungen auf Mund, Rachen und die physiologischen Engen der Speiseröhre beschränkt bleiben. Es entspricht der Eigenheit der Laugenvergiftung, daß an diesen Stellen leicht narbige Strukturen entstehen. Therapeutisch pflegt man zu frühzeitigen Bougierungen zu raten, was aber auch nicht übertrieben werden darf.

Wurde reichlicher Flüssigkeit aufgenommen, so treten kurze Zeit nach Einverleibung starke Schmerzen im Rachen, intensive Schlingbeschwerden im Hals und meist heftiges und andauerndes Erbrechen auf. Das Erbrochene reagiert alkalisch und hat infolge Hämatinbeimengung eine braune bis schwarzbraune Färbung. Der Tod tritt gewöhnlich nach 2—3 Tagen ein; manchmal entstehen vorher sekundäre lobuläre Pneumonien. Sie kommen wohl durch Aspiration kleiner Giftmengen beim Würgen und Erbrechen zustande.

Die verätzten Stellen im Oesophagus können sekundär infiziert werden. Die Infektion kann auf das Mediastinum und auf die Pleura übergreifen. Sind Stenosen entstanden, so vermag sich infolge mangelhafter Ernährung eine Inanition zu entwickeln, die zu Operationen Anlaß gibt. Die Möglichkeit der Entstehung eines Magenulcus durch vorangegangene Laugenvergiftung wird diskutiert (F. Reuter).

An der Leiche kann man, sofern die Vergiftung mit ziemlich konzentrierter Lauge erfolgt ist, in der Umgebung des Mundes Ätzungen wahrnehmen. Durch die Lauge wird die Hornsubstanz aufgelöst, so daß das Gift schnell in die tieferen Schichten eindringen kann. Die Schorfe haben eine gelblichgraue bis graubraune Färbung, sind von schmieriger weicher Beschaffenheit und können durch Imbibition mit Hämatin später tiefschwarzblau aussehen. Die Untersuchung der Speisewege bis zum Magen ergibt, je nach der Dauer der Einwirkung, lediglich gequollene, blaßgelbliche Partien oder bereits sekundär infizierte Geschwüre oder schon beginnende Stenosierungen, die vorzugsweise an den Prädilektionsstellen sitzen. Wurde Blut gebrochen, so können die Verätzungen auch schwarzbraun verfärbt sein. Die Ätzschorfe im Magen sind in der Regel schwarz-braun. Es besteht starke Faltenbildung, auf deren Höhen man die Schorfe vorfindet. An einzelnen Stellen ist manchmal noch eine gewisse Transparenz zu erkennen.

Wurde viel Gift eingenommen, so kann auch die ganze Schleimhaut schwarzbraun verfärbt sein. Eine Unterscheidung von durch Säure entstandenem

Schorf durch das bloße Aussehen ist unter diesen Umständen praktisch nicht immer leicht.

Bei mikroskopischer Untersuchung der Magenschleimhaut erkennt man, daß die Belegzellen eher erhalten bleiben, als die Hauptzellen. Im interstitiellen Gewebe fällt ein zellig-wäßriges Ödem auf. Das Verhalten der Gefäße ist nicht einheitlich; sie sind kontrahiert, mitunter auch strotzend mit Blut gefüllt. Eine Auswanderung von Leukocyten und eine eitrige Infiltration der ganzen Magenschleimhaut ist wohl das Vorstadium der sekundären Infektion und einer Phlegmone der Magenwand. Die Abstoßung der Schorfe kommt im Gegensatz zur Säurevergiftung nicht durch die Nekrose zustande, sondern auf dem Wege einer demarkierenden eitrigen Entzündung. Das Vorkommen einer vitalen Perforation ist umstritten. Zum mindesten ist sie sehr selten. Agonale und postmortale Perforationen scheint es zu geben. Aber auch ohne Perforation kann die Lauge durch die Magenwand diffundieren und die Organe der Umgebung ätzen. Die verätzten Partien sind zunächst transparent, nehmen aber später infolge Ausfällung der Alkalialbuminate den Charakter einer grauweißen Verschorfung an. Nach einer Einzelbeobachtung von F. REUTER scheint es vorzukommen, daß von Speisemassen eingehüllte Alkaliteile in den unteren Dünndarm gelangen und erst hier eine ätzende Wirkung ausüben. Differentialdiagnostisch gegenüber der Säureverätzung kann verwertet werden, daß eine Injektion von schwarzbraunen Gefäßen bei der Laugenvergiftung im allgemeinen nicht zu erkennen ist. Am *Gehirn* wurden gelegentlich Veränderungen gesehen, und zwar Stase und Homogenisierung des Blutes in den Gefäßen, fleckige Endothelverfettung der Gefäße, besonders in der Marksubstanz, akute Schwellung der Ganglienzellen mit Blähung der Kerne und Zerfall der NISSL-Substanz, zum Teil auch Zellschwund und Neuronophagie (JANKOWICH und INCZE).

Bei experimentellen Laugenvergiftungen stieg der Fett- und Cholesteringehalt des Blutes in den ersten Tagen an, dann sank er wieder ab. Die Ausgangswerte wurden aber nicht erreicht. Bei Tierexperimenten wurden nach Vergiftungen auch Fettembolien beobachtet. Ihre Entstehung wird auf eine Vermehrung des Blutfettes zurückgeführt, die die Folge einer Acidosis sein kann (FAZEKAS).

Zur *chemischen* Untersuchung kommen vor allem Reste der Flüssigkeit und unmittelbar verätzte Leichenteile in Frage. Die Leichenteile werden am besten sofort mit Alkohol übergossen. Das Alkali diffundiert dann in den Alkohol und ist hier nachzuweisen. Doch ist auch eine Probe von dem zur Übergießung benutzten Alkohol zu Vergleichszwecken mit zu untersuchen (zit. nach F. REUTER).

Nach allgemein bekannten klinischen Erfahrungen ist nach Überstehen von Laugenvergiftungen die Entstehung von *Stenosen* im Verdauungsschlauch besonders gefürchtet. Sie entstehen zunächst an der Speiseröhre und nach 2 bis 3 Wochen auch am Pylorus. Doch können sie hier auch viel später zustande kommen (DOLMANYI, E. MÜLLER). Nach langen Jahren hat sich gelegentlich an der Stelle, an der eine Stenose entstanden war, ein Carcinom entwickelt (MAGNUSSON).

Da Laugenstein und laugige Flüssigkeit in manchen Gegenden zu Reinigungszwecken verwandt werden, sind *Unfälle* nicht selten. Es handelt sich entweder um Verwechslungen oder um Näschereien von Kindern. In anderen Gegenden überwogen die *Selbstmorde*. Das Gift pflegt dann in größeren Mengen getrunken zu werden. Schwere Verätzungen der Haut bei Selbstmorden sind dadurch zustande gekommen, daß der Vergiftete sich in den erbrochenen Massen wälzte; doch kamen in Österreich und Ungarn auch *Laugenattentate* in der Art vor, daß das Opfer von einem Täter zum Zwecke der Entstellung mit Lauge übergossen wurde (SCHRANZ, F. REUTER). Durch einen unglückseligen Zufall fiel eine Arbeiterin in einen Kessel, der 22%ige Natronlauge enthielt. Sie konnte erst nach 5—10 min herausgezogen werden. Die Kleider waren zundrig zerfallen. Infolge Verschluckens geringer Laugenmassen war eine Verschorfung des Rachens und des Kehlkopfes festzustellen. Auch die Gehörgänge waren verschorft. Auf der Haut hatten sich Ätzschorfe gebildet, und zwar auf der Brust und an den Geschlechtsteilen, merkwürdig wenig an den Beinen. Die Ätzgeschwüre heilten mit leichter Narbenbildung ab. Als ungewöhnliche Nachkrankheit entwickelte sich in der 3. Krankheitswoche ein Lichen ruber planus (STANKA).

Morde und Mordversuche mit Laugen sind bei Kindern beobachtet worden. Die tödliche Menge bei Kindern beträgt 1—2 Schlucke. Vollendeter Mord an Erwachsenen wurde nicht mitgeteilt. Die Laugen schmecken so auffällig, daß nur geringe Giftmengen verschluckt werden. Ein Mordversuch kam dadurch zustande, daß ein Bauer seinen Schwiegereltern in die gekochte Eiersuppe Laugenstein mischte. Schon beim ersten Schluck entstanden ein unangenehmer Geschmack und starkes Brennen im Munde, so daß die Suppe gleich zur Gendarmerie zur Untersuchung gebracht wurde. Die Laugenkonzentration betrug in diesem Falle 0,72% (FAZEKAS).

Zum Zwecke der *Abtreibung* sind gelegentlich laugenartige Flüssigkeiten in den Uterus eingeführt worden. Im Inneren des Uterus fanden sich schmutzig-graubraune schwärzliche Schorfe mit scharfer Abgrenzung von der Umgebung (F. REUTER).

Häufiger beobachtete man intrauterine Injektionen von Seifenpulveraufschwemmungen. Das Seifenpulver besteht aus 30% Fettsäure, 3,4% gebundener Soda, 40,2% freier Soda und 5% Wasserglas. Das Seifenpulver, das unter dem Namen Persil geführt wird, enthält 43,5% Seife, 16,2% Soda, 2,5% Wasserglas, 10% Perborat und 7,8% Wasser. Der Abort erfolgte 24 Std nach der Injektion. 2 Tage später Klinikaufnahme. Hier wurden Schwäche und Benommenheit festgestellt. Bei der Laporotomie fand sich in der Bauchhöhle rötlich-braune Flüssigkeit, am Fundus uteri eine schwarzrötliche Kuppe von Handflächengröße. Die Kranke verstarb. Bei histologischer Untersuchung des Uterus fehlte die Schleimhaut, die inneren Muskelschichten waren nekrotisch und von Blutungen durchsetzt. Die Venen waren vielfach thrombosiert, die Thrombosen von Infiltrationen umgeben, an den Tuben fehlte das Epithel, ihre Wand war blutig durchsetzt. An den Nieren wurden nephrotische Veränderungen nachgewiesen. Mitunter bestanden hämolytische Erscheinungen, Sub-ikterus und autoptisch am Gehirn degenerative Veränderungen der Ganglien- und Glia-zellen (HEITER, BICKENBACH, RUNGE, HASELHORST u. a.; s. auch Abschnitt Abtreibung S. 933, 936).

Ammoniak und seine Salze.

Ammoniakgas entwickelt sich vielfach in gewerblichen Betrieben. Es entweicht auch aus Kloaken, Kanälen und Senkgruben. Im Haushalt entsteht es bei Verwendung von Salmiakgeist als Wasch- und Putzmittel. Manche Salben und Heilmittel enthalten Ammoniak. Von den Salzen des Ammoniaks sind das Ammoniumcarbonat (Hirschhornsalz), der Salmiak und das essigsaure Ammonium von Bedeutung. Das Ammoniak ist ein farbloses Gas von auffallend stechendem Geruch. Es ist 0,59mal so schwer als die Luft und in Wasser bis zu 33% löslich. Da flüssiges Ammoniak beim Verdampfen viel Wärme bindet, wird es häufig in Kühlanlagen und bei der Eiserzeugung benutzt. Der Salmiakgeist ist eine Lösung von Ammoniak und Wasser; er enthält ungefähr 10% Ammoniakgas. Der offizinelle Liquor ammonii caustici hat ein spezifisches Gewicht von 0,96. 30 g dieser Lösung sollen tödliche Vergiftungen hervorgerufen haben. Manchmal wurden aber auch 40—60 g vertragen. Der Salmiak (Ammonium chloratum) ist ein kristallinisches weißes Salz, das beim Erhitzen ohne Rückstand verdampft und im Haushalt und Technik Anwendung findet. Der Liquor ammonii acetici ist eine klare flüchtige, beinahe neutral reagierende Flüssigkeit; sie enthält 15% essigsaures Ammonium, gibt an der Luft Ammoniak ab und läßt sich auf die Dauer nicht neutral erhalten. Die Flüssigkeit schimmelt bei längerer Aufbewahrung. Das Salz wird dabei in kohlensaures Ammonium umgewandelt (F. REUTER).

Auf den Körper kann Ammoniak einwirken beim Einatmen des Gases, beim Trinken von ammoniakhaltigen Lösungen und durch Applikation von Ammoniak auf die Haut.

Wird nur wenig Ammoniak eingeatmet, so wird das Gas resorbiert, in Harnstoff umgewandelt und ausgeschieden. Ein Ammoniakgehalt der Luft von 0,3 bis 0,5⁰/₀₀ stellt die obere Grenze des Erträglichen dar. Bei einem Ammoniakgehalt von 1,5% an treten bei Menschen Vergiftungserscheinungen auf. Bei einer Konzentration von 2—3% gehen Tiere unter heftiger Atemnot und Krämpfen zugrunde. Das Gas reizt auch die Augenbindehäute intensiv und kann in das Innere des Bulbus eindringen; dadurch kommen Trübungen und Erweichungen der Hornhaut zustande. Bei höheren Konzentrationen kann das Innere des Auges das Aussehen eines gekochten Fischauges erhalten. Auch durch die Haut kann gasförmiges Ammoniak diffundieren. Äußerlich entsteht ein erysipelähnlicher Ausschlag mit anschließender Blasenbildung und späterer Abschälung der Haut; die lädierten Hautbezirke resorbieren das Gas besonders leicht. Einwirkung von Ammoniakdämpfen auf die Schleimhäute führt zu starker Schwellung und empfindlicher Rötung, sowie zum Auftreten von kleinen Blutungen. Manchmal ist eine Latenzperiode eingeschoben (zit. nach F. REUTER).

Mikroskopisch erkennt man außer Ödemen intensive Schleimsekretionen in den Bronchien, mitunter auch ein croupöses oder eitriges Exsudat. Die kleinen Bronchien sind manchmal völlig ausgegossen. Entstehende Läppchenpneumonien haben mitunter einen hämorrhagischen Charakter. In protrahierten Fällen entstehen zuweilen Riesenzellenpneumonien. Die Riesenzellen sind peribronchial gelagert (zit. nach F. REUTER und PETRI).

Am Gehirn wurden bei Vergiftungen von Menschen und auch bei Tierversuchen eine Verfettung der Gefäßwandendothelien, eine Vermehrung von fetthaltigen Wanderzellen um die Gefäße, Schädigung der Gliafasern mit einer vermehrten Sudanophilie, Ganglienzellenschädigungen hauptsächlich im Ammonshorn, im Kleinhirn und im verlängerten Mark festgestellt, ferner kleine Blutungen und Fettverstopfungen im Plexus chorioideus, wie bei der Fettembolie (FAZEKAS).

Gelöstes Ammoniak und Ammoniaksalze rufen an den Schleimhäuten Ätzwirkungen hervor. Es entsteht eine Quellung und Transparenz bei stärkerer Konzentration infolge Bildung von Ammoniakalbuminaten. Es kommen auch weißliche Schorfe zustande. Das Blut wird bei Einwirkung von Ammoniak lackfarben und nimmt dann infolge Bildung von alkalischem Hämatin eine mehr oder minder dunkelrote Farbe an. Das resorbierte Ammoniak kann in der Leber zur Verfettung führen. Es wird durch die Nieren als Harnstoff ausgeschieden. Der Urin Ammoniakvergifteter reagiert nicht alkalisch.

Tierexperimentell entstand nach längerer Zuführung von ¹/₂%igen Ammoniaklösungen bei Kaninchen eine Leukocytose, eine Linksverschiebung, eine Vermehrung der Reticulocyten und eine Thrombopenie. Im roten Knochenmark kam es zur hochgradigen Zerstörung der Zellen und gleichzeitigem Auftreten von Myelocyten und Leukocyten, die später wieder verschwanden (WALÒ).

Tödliche Ammoniakvergiftungen sind selten. Die anatomischen Befunde wechseln. Man findet an den Schleimhäuten Hyperämie, Schwellung und Ödem, häufig von hämorrhagischem Charakter. Nur selten kam es im Magen zu einer schwarzen Verfärbung. Beim Verschlucken des Giftes wird das sich verflüchtigende Gas auch eingeatmet. Es kommt daher auch zu Reizerscheinungen im Bereiche der Luftwege (Einzelbefunde s. F. REUTER).

In einem *Mordfalle* war ein Kind durch die Pflegemutter mit Salmiakgeist vergiftet worden. Im Kehldeckel fanden sich grauweiße Verschorfungen. Die Schleimhäute des Kehlkopfes und der Luftröhre waren gerötet und verschwollen, im Magen nirgends Verätzungsspuren, in den Lungen feinkörnige, brüchige, pneumonische Herde (F. REUTER).

Ein 39jähriger Mann nahm infolge einer *Verwechslung* einen Schluck 10%igen Salmiakgeist. Er starb 20 Std danach. Die eingenommene Ammoniakmenge wurde mit 3 g berechnet. An der Leiche fand sich eine blutig-eitrige Entzündung der Speiseröhre, ein Ödem des Kehlkopfes, eine Kontraktion des Magens, eine Tracheobronchitis. Das Blut war flüssig, in der Nebenniere wurden umschriebene Nekrosen vorgefunden. Es bestand eine seröse Hepatitis und eine Verfettung der Leber, eine trübe Schwellung des Herzens und ein Hirnödem mit fleckiger Anämie der Großhirnrinde (SCHEIDEGGER). In einem Londoner Luft-schutzkeller strömte Ammoniakgas aus, weil ein Kondensator undicht wurde. Bei den vergifteten Personen kam es zu einer Tracheitis, zu Bronchitis und zum Lun-genödem. Ein Teil der Vergifteten starb später an Bronchopneumonie (CAPLING).

Diagnostisch kommt der *chemische* Nachweis von freiem Ammoniak im Erbrochenen und im Mageninhalt in Betracht. Doch ist notwendig, daß noch keine Fäulniserscheinungen vorhanden waren. Unter Umständen kann auch die Vorprobe angestellt werden, die darin besteht, daß sich beim Zusammentreffen von Ammoniakdämpfen mit einem mit Salzsäure benetzten Blatt Papier weiße Nebel bilden. Auch wird man an die Möglichkeit einer Urämie denken müssen. Hier wird der Nierenbefund den Ausschlag geben.

Die Frage der *chronischen* Ammoniakvergiftung ist noch nicht hinreichend geklärt. Gewisse Beziehungen zwischen der chronischen Einatmung von Ammoniakdämpfen und der Entstehung einer akuten gelben Leberatrophie werden behauptet (HARNACK, zit. nach F. REUTER).

Das viel gebrauchte Desinfiziens *Zephirol* ist chemisch ein Alkyl-dimethyl-benzylammoniumchlorid; es gilt als praktisch ungiftig. Nach der Einverleibung von 500 g, die aus selbstmörderischer Absicht getrunken wurden, entstanden Bewußtlosigkeit, Kreislaufstörungen, Nystagmus, Akkommodationsschwäche, Polyurie. Es kam zu einer raschen Heilung (W. WEBER). Bei Injektion in Körperhöhlen resultieren jedoch nach dem Ergebnis neuer tierexperimenteller Untersuchungen gefährliche Krankheitserscheinungen mit Lähmung der moto-rischen Nervenendzellen, die an Curarewirkung erinnern; diese Untersuchungen wurden anläßlich des Todes einer Frau vorgenommen, der ein Arzt zum Zwecke der Abtreibung in 2. Schwangerschaftsmonat 30 cm³ einer wahrscheinlich 20%igen Zephirollösung intrauterin injiziert hatte; 15 min nach dem Eingriff kam es zur Bewußtlosigkeit, etwa 50 min danach trat der Tod ein (ARNOLD und KREFFT).

Literatur.

Säuren und Laugen.

Übersichten.
FÜHNER: Medizinische Toxikologie. Leipzig 1947.
GLAISTER: Medical Jurisprudence and Toxicology. Edinburgh 1947.
MERKEL u. WALCHER: Gerichtsärztliche Diagnostik u. Technik. Leipzig 1951.
PETRI, ELSE: Pathologische Anatomie und Histologie der Vergiftungen. In HENKE-LUBARSCH' Handbuch der speziellen Anatomie und Histologie. Berlin 1930.
REUTER, F.: Methoden der forensischen Beurteilung von Vergiftungen. In ABDER-HALDENS Handbuch der biologischen Arbeitsmethoden, Teil 12, 1. Hälfte, Bd. 2. Berlin u. Wien 1938. — RODENACKER: Die chemischen Gewerbekrankheiten. Leipzig 1951.

Schwefelsäure.
BAUER, TH.: Arch. Gewerbepath. **10**, 259 (1940). Ref. Dtsch. Z. gerichtl. Med. **38**, 96 (1943). — BECK: Korrekturabzug der Dtsch. Z. gerichtl. Med. v. 10. Mai 1944.
DEGENHARDT and HENDERSON: Lancet **1942** I, 425.
GEIPEL, P.: Über Schwefelsäurevergiftung. Der Fall Zäuner, S. 132. Dresden 1938. Ref. Dtsch. Z. gerichtl. Med. **32**, 186 (1939/40).
LAVES: Zacchia **1**, 28 (1937). Ref. Dtsch. Z. gerichtl. Med. **29**, 416 (1938).
PILATI: Zacchia **5**, 277 (1941). Ref. Dtsch. Z. gerichtl. Med. **38**, 36 (1943). — PROKOP u. SCHLEYER: Frankf. Z. Path. **63**, 138 (1952).
SCHNITZLER, J.: Kombinierter Selbstmord. Schwefelsäurevergiftung und Herzstiche. Med. Diss. München 1940. Ref. Dtsch. Z. gerichtl. Med. **35**, 65 (1942).
WALECKA: Slg Vergift.fälle **9** (A 742), 97 (1938). — WEYRICH: Handwörterbuch der gerichtlichen Medizin, S. 678. Berlin 1940. — Tödlicher Unfall durch in den Abflußkanal gelaufene Säure. Chemiker-Ztg **63**, 756 (1939). Ref. Dtsch. Z. gerichtl. Med. **33**, 394 (1940). — Tödliche Vergiftungen beim Reinigen von Schwefelsäuretanks. Chemiker-Ztg **1940**, 144. Ref. Dtsch. Z. gerichtl. Med. **34**, 123 (1941).

Methylsulfat und Dimethylsulfat.
BALACZ: Slg Vergift.fälle **5** (A 414), 47 (1934). — BÖRNER: Slg Vergift.fälle **6** (A 520), 123 (1935).
FÜHNER: l. c. S. 33.

Levin: Gifte und Vergiftungen, S. 129. Berlin 1929.
Merkelbach: Schweiz. med. Wschr. **1943** I, 481. Ref. Dtsch. Z. gerichtl. Med. **38**, 35 (1943).
Nida, v.: Klin. Wschr. **1947**, 633.
Petri: l. c. S. 225.
Rodenacker: l. c. S. 95. — Rossmann u. Grill: Zbl. Arbeitsmed. u. Arbeitsschutz **2**, 72 (1952).
Starkenstein, Rost u. Pohl: Toxikologie, S. 72. Berlin u. Wien 1929. — Strothmann: Slg Vergift.fälle **3** (A 273), 235 (1932).

Chlorsulfonsäure.

Roulet u. Straub: Slg Vergift.fälle **12** (A 891), 5 (1941).

Nebelsäure (Chlorsulfonsäure).

Hess, H.: Dermat. Wschr. **1943**, 85.

Schweflige Säure und Schwefeldioxyd.

Dunner u. a.: Lancet **1949** III, 6592.
Flury: Slg Vergift.fälle **2** (B 19), 15 (1931). — Fühner: l. c. S. 45.
Humperdinck: Arch. Gewerbepath. **10**, 4 (1940). Ref. Dtsch. Z. gerichtl. Med. **33**, 317 (1940).
Kötzing: Slg Vergift.fälle **3** (A 275), 239 (1932). — Lackner: Med. Mschr. **1948**, 257.
Loeser: Chemiker-Ztg **1942**, 337.
Prosiegel, R.: Med. Mschr. **1947**, 32, 314.
Rost, E.: Slg Vergift.fälle **12** (B 105), 7 (1941).
Storm van Leeuwen: Slg Vergift.fälle **2** (A 118), 69 (1931).
Weyrich: Schwefeldioxyd und schweflige Säure. In Handwörterbuch der gerichtlichen Medizin, S. 378. Berlin 1940.

Salpetersäure und salpetrige Säure.

Kamps, G. J.: Slg Vergift.fälle **7** (A 573), 13 (1936).
Schüssler, B.: Slg Vergift.fälle **6** (A 514), 123 (1935).
Taeger, H.: Slg Vergift.fälle **11** (B 97), 29 (1939).

Salzsäure.

Duvoir, M., et Désoille: Ann. méd. lég. etc. **12**, 254, 395 (1932).
Hangleiter, H.: Slg Vergift.fälle **11** (A 821), 195 (1939). — Höra: Zbl. Path. **87**, 118 (1951).
Kluge, E.: Slg Vergift.fälle **12** (A 871), 189 (1941). — König: Zbl. Path. **85**, 363 (1949).
Manz: Dtsch. Z. gerichtl. Med. **41**, 225 (1952).
Nicoletti: Arch. di Antrop. crimin. **58**, 520 (1938). Ref. Dtsch. Z. gerichtl. Med. **31**, 189 (1939).
Posthuma: Geneesk. Tijdschr. Nederl.-Indië **1937**, 623. Ref. Dtsch. Z. gerichtl. Med. **29**, 174 (1938).
Reis, A.: Slg Vergift.fälle **12** (A 870), 185 (1941).
Schranz, D.: Dtsch. Z. gerichtl. Med. **30**, 327 (1938). Orv. Hetil. (ung.) **1938**, 1072. Ref. Dtsch. Z. gerichtl. Med. **31**, 427 (1939). — Schulenburg: Zbl. Path. **84**, 133 (1948).
Velten: Beitr. path. Anat. **101**, 60 (1938).
Wagner, K.: Slg Vergift.fälle **8** (A 696), 161 (1937). — Weyrich: Salzsäure. In Handwörterbuch der gerichtlichen Medizin, S. 622. Berlin 1940.

Phosphorsäure.

Bauer u. Mitarb.: Verordnung über Ausdehnung der Unfallversicherung auf Berufskrankheiten, S. 216. Leipzig 1937.
Weyrich: Phosphor und Phosphorverbindungen. In Handwörterbuch der gerichtlichen Medizin, S. 562. Berlin 1940.

Borsäure.

Airila: Slg Vergift.fälle **4** (A 373), 211 (1933).
Neureiter, v.: Borsäure. In Handwörterbuch der gerichtlichen Medizin, S. 105. Berlin 1940.
Ponsold: Dtsch. Z. gerichtl. Med. **34**, 321 (1941).

Wasserglas.

Fühner: Medizinisch Toxikologie, S. 41. Leipzig 1947.

Kieselɛäure.

Silikose.

BAADER: Dtsch. med. Wschr. **1950**, 50. — BAADER u. a.: Dtsch. med. Wschr. **1949**, 245. — BADINAND et BARLIER: Arch. Mal. profess. **9**, 559 (1948). — BAUER u. Mitarb.: l. c. S. 346ff. u. 370. — BAUER, A.: Zbl. Path. **86**, 67 (1950). — BERGSTRAND: Acta path. scand. (Stockh.) **21**, Nr 6 (1944). Ref. Zbl. Path. **84**, 165 (1948/49). — BIASI: Ber. allg. u. spez. Path. **6**, 266 (1950). — BIASI u. BOMMERT: Dtsch. med. Wschr. **1948**, 369. — Ärztl. Wschr. **1948**, 367. — BRUCE: Acta med. scand. (Stockh.) Suppl. **129**, 1 (1942). Ref. Zbl. Path. **84**, 386 (1948/49). — BRUCE u. JÖNSSON: Acta radiol. (Stockh.) **24**, 89 (1943). Ref. Zbl. Path. **84**, 378 (1948/49). — BÜTTNER: Oncologia (Basel) **2**, 115 (1949). Ref. Ber. allg. u. spez. Path. **5**, 216 (1950).

DUNNER and BAGNALL: Brit. J. Radiol. **22**, 573 (1949). Ref. Ber. allg. u. spez. Path. **8**, 152 (1951).

EHRHARDT u. GÜTHERT: Dtsch. Gesundheitswesen **1949**, 166. — Arbeitsmed. Abh. **1947**, H. 25. Ref. Zbl. Path. **85**, 125 (1949). — ESKILDSEN: Acta med. scand. (Stockh.) **135**, 25 (1949). Ref. Ber. allg. u. spez. Path. **5**, 423 (1950). — EVGENOVA: Dtsch. Gesundheitswesen **1949**, 1159.

FLETCHER: Brit. Med. J. **1948**, No 4560, 1015. Ref. Ber. allg. u. spez. Path. **3**, 61 (1949). — FRANCHINI e CANEPA: Med. Lav. **40**, 161 (1949). Ref. Arch. of Industr. Hyg. **1950**, 362.

GÄRTNER: Med. Mschr. **3**, 646 (1949). — Fortschr. Diagn. u. Ther. **1**, H. 3 (1949). Ref. Ber. allg. u. spez. Path. **7**, 373 (1951). — GÄRTNER u. VAN MARWYCK: Dtsch. med. Wschr. **1947**, 708. — GERSTEL: Zbl. Path. **84**, 290 (1948/49). — GESSNER, BÜTTNER u. BÜHLER: Schweiz. med. Wschr. **1949**, 1241, 1258. Ref. Ber. allg. u. spez. Path. **8**, 85 (1951). — GIRADET: Atlas zur Charakteristik der Silikosegefährlichkeit von Gesteinen und nutzbaren Mineralien deutscher Lagerstätten. Essen 1947. — GRAINACHER-CRISTOFARI: Z. Unfallmed. **40**, 61 (1947). — GÜTHERT: Zbl. Path. **84**, 427 (1949).

HAMLIN: J. Amer. Med. Assoc. **139**, 909 (1949). Ref. Ber. allg. u. spez. Path. **6**, 411 (1950). — HOLT: Brit. J. Industr. Med. **7**, 12 (1950). Ref. Ber. allg. u. spez. Path. **7**, 337 (1951).

JÉQUIER-DOGE: Ann. méd. lég. etc. **28**, 324 (1948). — JÖTTEN u. GÄRTNER: Dtsch. med. Wschr. **1947**, 72, 531. — Die Staublungenerkrankung. Wiss. Forschungsber. **60** (1950).

KAHLAU: Frankf. Z. Path. **59**, 143 (1947). — KALBFLEISCH: Beitr. path. Anat. **109**, 650 (1947). — KOCH: Frankf. Z. Path. **1949**, 60. — KOELSCH: Zbl. Path. **86**, 238 (1950). — Münch. med. Wschr. **1951**, 435. — KÜHN, J.: Arch. Gewerbepath. **10**, 473 (1941). Ref. Zbl. Path. **81**, 148 (1943).

LANDEN: Ärztl. Wschr. **1948**, 401. — LEICHER: Virchows Arch. **315**, 341 (1948). — LEMAIRE: Ann. Hyg. publ. **25** (1947). Ref. Ber. allg. u. spez. Path. **1**, 32 (1949). — LOCHTKEMPER: Staublunge. In FISCHER-MOLINEUS, Das ärztliche Gutachten im Versicherungswesen, Bd. 2, S. 631. Leipzig 1939. — LÖBNER u. HUNOLD: Med. Klin. **1949**, 1096. — LUTON u. a.: Arch. Mal. profess. **10**, 217 (1949). Ref.Ber. allg. u. spez. Path. **8**, 152 (1951).

MEIKLEJOHN: Brit. J. Industr. Med. **6**, 241 (1949). Ref. Ber. allg. u. spez. Path. **7**, 66 (1950). — MORI: Bull. nav. med. Assoc. (Tokyo) **29** (1940). Ref. Dtsch. Z. gerichtl. Med. **34**, 40 (1941).

NAWROCKI: Dtsch. Gesundheitswesen **3**, 481 (1948). — NORDMANN: Verh. dtsch. Ges. Path. (33. Tgg) **1950**, 266.

ORENSTEIN: Occupat. Med. **4** (1947). Ref. Ber. allg. u. spez. Path. **1**, 191 (1949).

POLICARD: Arch. Mal. profess. **8**, 165 (1947). — Experientia (Basel) **4** (1948). Ref. Ber. allg. u. spez. Path. **3**, 377 (1949).

RÖHRL: Dtsch. Gesundheitswesen **5**, 211 (1949). — Arbeitsmed. Abh. **1949**, H. 23. — ROEMHELD, KEMPF u. WEDLER: Dtsch. Arch. klin. Med. **186**, 53 (1940). — RÖSSING: Dtsch. Gesundheitswesen **1947**.317. — ROESSLE: Münch. med. Wschr. **1951**, 11. — RÜTTNER: Z. Unfallmed. **43**, 66 (1950). Ref. Ber. allg. u. spez. Path. **8**, 86 (1951).

SAITA: Med. Lav. **40** (1949). Ref. Arch. of Industr. Hyg. **1950**, 361. — SIDNEY DEANNER: Lancet **1941** II, No 1659, 417. — SOMMER: Münch. med. Wschr. **1939** I, 475. — Ärztl. Wschr. **1949**, 25. — STÜTZEL: Dtsch. Gesundheitswesen **1949**, 12. — SYMANSKI: Saarl. Ärztebl. **1951**, Nr 2. — Atti Conveyno intronaz. Med. Lavoro (Milano) **1952**, 278. — SROKA, K. H.: Dtsch. med. Rdsch. **1949**, 739.

TESSERAUX u. PFEIFFER: Ärztl. Wschr. **1949**, Nr 29/30, 469. — TRAUTMANN, H.: Zbl. Path. **86**, 410 (1950). — TRÜB: Soziale Versicherungsmedizin. In WOLLENWEBER, Der Arzt des öffentlichen Gesundheitsdienstes, S. 676 u. 689. Stuttgart 1950. — TURNER and MARTIN: Brit. Med. J. **1949**, No 4637, 1148. Ref. Ber. allg. u. spez. Path. **8**, 151 (1951).

UEHLINGER: Schweiz. Z. Path. u. Bakter. **12** (1949). Ref. Ber. allg. u. spez. Path. **4**, 324 (1949).

WEICHSEL: Dtsch. Gesundheitswesen **1948**, 775. — WIESINGER: Zbl. Path. **86**, 410 (1950). — WINKLER, A.: Münch. med. Wschr. **1950**, S. 1113

ZREMEK: Zbl. Path. **86**, 410 (1950).

Asbestose.

CURETON: Brit. J. Canc. **2**, 249 (1948). Ref. Ber. allg. u. spez. Path. **4**, 373 (1949).
LUTON u. a.: Arch. Mal. profess. **8**, 56, 131 (1947). — LUTON, CHAMPEIX et FAURE: Ann. Méd. lég. etc. **28**, 331 (1948).
WEDLER: Dtsch. Gesundheitswesen **1949**, 458. — Ber. allg. u. spez. Path. **1**, 359 (1949). — WEGELIUS: Acta radiol. (Stockh.) **28**, 139 (1947). Ref. Ber. allg. u. spez. Path. **2**, 84 (1949).

Flußsäure.

FLAMM, M.: Slg Vergift.fälle **5** (A 413), 45 (1934).
JORDI: Gesdh. u. Wohlf. (Zürich) **20**, 238 (1940). Ref. Dtsch. Z. gerichtl. Med. **33**, 394 (1940).
WEYRICH: Fluor und Verbindungen. In Handwörterbuch der gerichtlichen Medizin, S. 220. Berlin 1940.

Formaldehyd.

BALAZS: Slg Vergift.fälle **2** (A 161), 175 (1931). — BÖHMER u. HARTMANN: Dtsch. Z. gerichtl. Med. **32**, 381 (1939/40). — BÖHMER, K.: Slg Vergift.fälle **5** (A 433), 97 (1934).
ORTHNER: Die Methylalkoholvergiftung. Berlin-Göttingen-Heidelberg 1950.
SCHEIDEGGER, S.: Slg Vergift.fälle **7** (A 627), 153 (1936).
TIMM: Handwörterbuch der gerichtlichen Medizin, S. 218. Berlin 1940.

Ameisensäure.

HOLZER: Slg Vergift.fälle u. Arch. Toxikol. **14**, (A 987), 17 (1952).
SCHNEIDER, PH.: Beitr. gerichtl. Med. **8**, 212 (1928).
TIMM: Flüchtige organische Gifte. In Handwörterbuch der gerichtlichen Medizin, S. 218. Berlin 1940.

Essigsäure und Derivate.

BARRANCAS: Rev. Criminologia etc. **17**, 652 (1930). Zit. nach VELTEN: Beitr. path. Anat. **101**, 60 (1938).
GERHARTZ, H.: Virchows Arch. **316**, 456 (1949). — GRUBER, G. B.: Med. Ges. Göttingen 28. Okt. 1939. Ref. Münch. med. Wschr. **1939 II**, 1794.
KÄRBER, G.: Slg Vergift.fälle **12** (A 848), 97 (1941).
NEUGEBAUER: Frankf. Z. Path. **48**, 222 (1935).
TIMM: Essigsäure. In Handwörterbuch der gerichtlichen Medizin, S. 218. Berlin 1940.

Bromessigsäureäthylester.

HÜCKEL, R.: Mschr. Unfallheilk. **1941**, Nr 2, 56. Ref. Ärztl. Sachverst.ztg **1942**, 43.

Oxalsäure.

BALAZS, J.: Slg Vergift.fälle **5** (A 426), 79 (1934); **5** (C 19), 31 (1934). — BEHRE, A.: Slg Vergift.fälle **2** (A 114), 61 (1931).
GADAMER, J.: Slg Vergift.fälle **2** (B 23), 37 (1931). — GIES: Slg Vergift.fälle **3** (A 240), 151 (1932).
KOCH, F.: Slg Vergift.fälle **2** (A 158), 167 (1931).
MERKEL: Siehe MERKEL u. WALCHER l. c. — MOLL, W.: Slg Vergift.fälle **10** (A 812), 163 (1939). — MÜLLER: Slg Vergift.fälle **4** (A 347) 139 (1933).
SCHEIDEGGER: Slg Vergift.fälle **8** (A 694) 153 (1937). — SCHWARZ: Handwörterbuch der gerichtlichen Medizin, S. 545. Berlin 1940.
TAGAWA: Ref. Z. Neur. **68**, 542. — TÖBBEN, H.: Zur Frage der Nierenschädigung bei Oxalsäurevergiftung. Med. Diss. Münster 1938. Ref. Dtsch. Z. gerichtl. Med. **30**, 369 (1938).

Milchsäure, Weinsäure, Citronensäure.

FÜHNER: Slg Vergift.fälle **3** (A 208), 71 (1932).

Phenol und seine Derivate.

BARAC: Slg Vergift.fälle **6** (A 519), 133 (1935). — BERCEANU u. a.: Rev. Spital **1943**, 132. Ref. Dtsch. Z. gerichtl. Med. **38**, 106 (1943). — BEYER: Dtsch. Gesundheitswesen **1948**, 691.
CRINIS, DE: Mschr. Psychiatr. **62**, 307 (1927).
FISCHER, W.: Z. allg. Path. **76**, 241 (1940/41).
INCZE: Beitr. gerichtl. Med. **13**, 56 (1935).
SCHWARZ: Handwörterbuch der gerichtlichen Medizin, S. 560. Berlin 1940. — SPENCER u. Mitarb.: Lancet **1592 I**, 190.

TAEGER u. KEDING: Slg Vergift.fälle **6** (A 542), 183 (1935). — TUCHOLSKI u. LEWAN-
DOWSKA: Csas. sad.-lék. **2**, 300 (1939). Ref. Dtsch. Z. gerichtl. Med. **32**, 42 (1939/40).
WALDHECKER, M.: Münch. med. Wschr. **1941** II, 949.

Tri-ortho-kresylphosphat.

BEYER: Dtsch. Gesundheitswesen **1948**, 691. — BORGMANN: Med. Mschr. **6**, 281 (1952). —
BRANN: Dtsch. med. Wschr. **1944**, 118.

DECHAUME u. a.: Arch. Mal. profess. **9**, 229 (1948).

ELSÄSSER: Dtsch. Gesundheitswesen **1948**, 168.

GROSS, E. u. A.: Slg Vergift.fälle **5** (A 404), 23.

HABERMANN: Dtsch. med. Wschr. **1948**, 122. — HILLENBERG, S.: Dtsch. Gesundheitswesen **1949**, 249.

ITALLIE, L. VAN: Slg Vergift.fälle **3** (A 212), 85 (1932).

JAGDHOLD: Slg Vergift.fälle **5** (C 16) 1 (1934).

KEYSERLINGK: Med. Klin. **1947**, 27. — KORTHAUS: Med. Klin. **1949**, 1543.

LANGWITZ: Z. inn. Med. **1948**, 578.

MERTENS, H.: Arch. f. Psychiatr. u. Z. Neur. **179**, 458 (1948).

PARNITZKE: Dtsch. Gesundheitswesen **1946**, 666; **1948**, 606. — Ärztl. Wschr. **1947**,
1102. — Psychiatr., Neurol. u. med. Psychol. **4**, 89 (1952).

SCHEID, W.: Nervenarzt **1947**, 56. — SCHWAB: Dtsch. med. Wschr. **1948**, 124. — SCHWARZ:
Ortho-Trikresylphosphat. In Handwörterbuch der gerichtlichen Medizin, S. 855. Berlin
1940. — SMITH, M.: Slg Vergift.fälle **3** (A 211), 81 (1932). — STÄHELIN, R.: Slg Vergift.fälle
12 (A 875), 207 (1941).

WALSDORF: Dtsch. Gesundheitswesen **1951**, 114. — WALTHARD, B.: Virchows Arch.
316, 619 (1949). — Slg Vergift.fälle **12** (A 882), 231. — WALTHARD, K.: Schweiz. med. Wschr.
1947, 599.

Salicylsäure.

BALAZS, J.: Slg Vergift.fälle **2** (A 135), 113 (1931); **3** (A 261), 201 (1932); **3** (A 291), 287
(1932); **5** (A 405), 25 (1934). — BAXTER u. a.: J. Amer. Med. Assoc. **111**, 2476 (1938). Ref.
Slg Vergift.fälle **10** (A 785), 73 (1939). — BIDDLE: Brit. Med. J. **1938**, No 4042, 1365. Ref.
Dtsch. Z. gerichtl. Med. **30**, 370 (1938).

DÉROBERT et LE BRETON: Ann. Méd. lég. etc. **30**, 252 (1950). — DÉROBERT et GASCOIN:
Ann. Méd. lég. etc. **30**, 289 (1950). — DONATELLI u. ABBATE: Slg Vergift.fälle **10** (A 784),
69 (1939).

ECKERT, H.: Ärztl. Sachverst.ztg **1941**, 84. — EICHLER: Slg Vergift.fälle **7** (B 70), 25
(1936); **7** (B 76), 65 (1936).

GILLESPIE: Amer. J. Dis. Childr. **74**, 334 (1947). Ref. Zbl. Path. **85**, 54 (1949).

HALSTRÖM u. a.: Dtsch. Z. gerichtl. Med. **31**, 182 (1939). — HAYMANN, L.: Münch. med.
Wschr. **1938** I, 68. — HURST u. LINTOTT: Guy's Hosp. Rep. **89**, 173 (1939). Ref. Dtsch. Z.
gerichtl. Med. **33**, 20 (1940).

JACKSON: J. of Path. **60**, 587 (1949). Ref. Ber. allg. u. spez. Path. **7**, 194 (1950).

KARDUNG: Med. Welt **1941**, Nr 29.

NEALE: Slg Vergift. fälle **7** (A 598), 75 (1936).

OFFSTAD, E. L.: Tidsskr. Norsk. Laegefor. **68**, 46 (1948). Ref. Ber. allg. u. spez. Path.
2, 278 (1949). — ORZECHOWSKI: Slg Vergift.fälle **7** (A 597), 71 (1936).

PIÉDELIÈVRE: Ann. Méd. lég. etc. **28**, 61 (1948).

SCHALLMAYER: Slg Vergift.fälle **10** (C 53), 11 (1939). — SCHWARZ: Salicylsäure und
deren Derivate. In Handwörterbuch der gerichtlichen Medizin, S. 620. Berlin 1940. —
SYLLA: Slg Vergift.fälle **6** (A 507), 103 (1935).

VARADYN u. JAHN: Dtsch. med. Wschr. **1940**, Nr 12.

Gerbsäure.

CAMERON and MILTON: Lancet **1943** I, No 6259, 179.

KOPRASSY: Schweiz. Z. Path. u. Bakter. **12**, 13.

VOIGT u. WITTIG: Zbl. Path. **86**, 134 (1950).

Laugen.

Natron- und Kalilauge.

BALAZS: Slg Vergift.fälle **5** (C 21), 49 (1934).

DOHNANYI: Wien. med. Wschr. **1941** I, 396. Ref. Dtsch. Z. gerichtl. Med. **35**, 360 (1942). —
DOLMANYI: Wien. med. Wschr. **1941**, 19. Ref. Münch. med. Wschr. **1941** I, 743.

FAZEKAS: 7. Tagg Ungar. Pathol.-Ges., Budapest 3. u. 4. Juni 1938. Ref. Zbl. Path.
72, 150 (1939). — Slg Vergift.fälle **5** (A 446), 143 (1934).

INCZE: Slg Vergift.fälle **6** (A 476), 25 (1935); **6** (A 495), 77 (1935).

JANKOVICH u. INCZE: Dtsch. Z. gerichtl. Med. **28**, 188 (1935).

LOPES: Rev. oto-laring S Paulo **4**, 1619 (1936). Ref. Dtsch. Z. gerichtl. Med. **31**, 58 (1939).

MAGNUSSON: Acta chir. scand. (Stockh.) **69**, 473 (1932). Ref. Dtsch. Z. gerichtl. Med. **20**, 33 (1933). — MILOVANOVIC: Slg Vergift.fälle **3** (A 284), 261 (1932). — MÜLLER, E.: Z. inn. Med. **2**, 54 (1947).

RAU, H.: Über einen Fall von Verätzung der intrapulmonalen Bronchien durch Aspiration von Natronlauge. Med. Diss. Düsseldorf 1936. Ref. Dtsch. Z. gerichtl. Med. **30**, 53 (1938).

SCHRANZ: Slg Vergift.fälle **5** (A 445), 141 (1934). — STANKA: Slg Vergift.fälle **6** (A 515), 125 (1935).

UNGERECHT: Südwestdtsch. Ärztebl. **1949**, H. 7, 123.

WEYRICH: Laugenvergiftungen. In Handwörterbuch der gerichtlichen Medizin, S. 431. Berlin 1940.

Seifenlauge.

BICKENBACH: Slg Vergift.fälle **3** (A 191), 31 (1932). — BOCK u. HEITER: Zbl. Gynäk. **1948**, 1.

HASELHORST: Dtsch. med. Wschr. **1948**, 337. — HEITER: Geburtsh. u. Frauenheilk. **9**, 822 (1949).

MACKAI u. HASELHORST: Dtsch. Z. Nervenheilk. **132** (1933). Zit. nach HEITER.

RUNGE: Zbl. Gynäk. **25**, 1562 (1927). — RUNGE u. HARTMANN: Klin. Wschr. **1928**, 2389.

WEYRICH: In Handwörterbuch der gerichtlichen Medizin, S. 681. Berlin 1940.

Ammoniak.

BALAZS: Slg Vergift.fälle **3** (A 217), 101 (1932). — BALO, V.: Frankf. Z. Path. **52**, 205 (1938). — Beitr. path. Anat. **101**, 66 (1938).

CAPLING: Lancet **1941** I, 95.

EDENHOFER: Slg Vergift.fälle **3** (A 218), 103 (1932).

FAZEKAS: Dtsch. Z. gerichtl. Med. **23**, 225 (1934); **25**, 102 (1935). — Frankf. Z. Path. **51**, 524 (1938).

SAAR u. PAULUS: Slg Vergift.fälle **12** (A 874), 203. — SCHEIDEGGER: Slg Vergift.fälle **11** (A 827), 1 (1940). — SCHMIDT: Über Ammoniakvergiftungen mit zwei tödlich verlaufenden Fällen. Med. Diss. Köln 1942. Ref. Dtsch. Z. gerichtl. Med. **38**, 196 (1943). — SLOT: Lancet **1938** II, 1356.

WALÒ: Dtsch. Z. gerichtl. Med. **31**, 58 (1939). — WEYRICH: Handwörterbuch der gerichtlichen Medizin, S. 47. Berlin 1940.

Zephirol.

ARNOLD u. KREFFT: Dtsch. Z. gerichtl. Med. **41**, 297 (1952).

GOTTSACKER: Arch. f. Hyg. **128**, 11 (1942).

WEBER, W.: Slg Vergift.fälle **10** (A 813) 165.

III. Metalle, Metalloide, Halogene.

Blei und seine Verbindungen.

Das metallische Blei schmilzt bei 328° C, die Legierungen früher. Beim Schmelzen selbst entwickeln sich keine Dämpfe, erst bei höherem Erhitzen. Der Siedepunkt liegt bei 1500 bis 1600° C. Das metallische Blei, seine Oxyde, Carbonate und Sulfate gelten zwar als wasserunlöslich, gehen aber doch bei Berührung mit Körperflüssigkeiten langsam in Lösung über und können daher bei Aufnahme in den Körper zu chronischen Vergiftungen führen. Unter den Bleioxyden spielen in der Technik die lachsfarbene Bleiglätte (PbO) und die zinnoberrote Rostschutzfarbe *Mennige* (Pb_3O_4) eine Rolle. Bleiglätte wird benutzt bei der Herstellung von Gläsern, Firnis und Bleikitt. Als weiße Deckfarbe der Maler wird das *Bleiweiß* gebraucht; es handelt sich um basisches Bleicarbonat ($Pb_3(CO_3)_2(OH)_2$). Das *Chromgelb* ist gleichfalls ein Bleisalz, und zwar Bleichromat $PbCrO_4$, das sog. Neapelgelb ist *Bleiantimoniat*, das Bleiarsenat $Pb_3(AsO_4)_2$ wird als Schädlingsbekämpfungsmittel benutzt. Bleiphosphate bilden sich im Körper aus dem zirkulierenden gelösten Blei. Es wird als schwerlösliches Tribleiphosphat zusammen mit Kalk im Knochen abgelagert. Bleisilicat ist im sog. Bleiglas und in den Glasuren der Tonwaren enthalten. Wasserlöslich von den Bleisalzen sind das Nitrat, das Chlorid, das Bromid und das Acetat, das wegen seines süßlichen Geschmackes auch *Bleizucker* genannt wird. Durch Auflösen von Bleiglätte in Bleiacetat entsteht der *Bleiessig*; er findet in einer Verdünnung von 1:50 als *Bleiwasser* medizinische Anwendung. Als technisches Produkt hat das *Bleitetraäthyl* in neuerer Zeit eine gewisse Bedeutung erlangt. Es wird dem Kraftstoff als Antiklopfmittel zugesetzt (Fühner). Wegen der Abartigkeit der Vergiftungserscheinungen wird es besonders besprochen werden.

Blei kommt nicht selten in Spuren im Wasser und in Nahrungsmitteln vor. Fast jeder nimmt gelegentlich gewisse Bleimengen auf; die Aufnahme von 1 mg täglich kann jedoch nach der herrschenden Auffassung schon zu einer chronischen Vergiftung führen. Da Blei, auch seine wasserlöslichen Verbindungen, von der gesunden Schleimhaut des Magen-Darmkanals schlecht resorbiert wird, sind zur Herbeiführung einer akuten Vergiftung verhältnismäßig große Mengen erforderlich (20—50 g Bleiacetat oder entsprechende Mengen anderer Derivate). Die Vergiftungsgefahr steigt mit der Wiederholung von Bleigaben (Fühner). Als tödliche Dosis gilt die Zuführung von mehr als 50 g Bleiacetat, mehr als 25 g Mennige, und mehr als 20 g Bleiweiß. Intravenös wurden von löslichen Bleisalzen bis 0,8 g Blei gegeben, aber schon nach Verabreichung von 0,04—0,3 g sind Vergiftungserscheinungen zustande gekommen. Bei interner Darreichung werden in der Medizin Dosen von 0,1 pro dosi und 0,3 g pro die gegeben, Bleiacetat jedoch weniger (Schneider).

Blei und seine Verbindungen werden, wie schon erwähnt, von den Schleimhäuten schlecht resorbiert, solange sie gesund sind, in größerem Umfange jedoch, wenn sie entzündlich oder geschwürig verändert sind. Die Haut resorbiert Blei und seine Verbindungen nur sehr langsam, eine gewisse Resorption findet jedoch statt. Am gefährlichsten ist die *Einatmung* des Giftes, insbesondere dann, wenn dies nicht durch Nase, sondern unmittelbar durch den Mund geschieht. Bei Einatmung durch die Nase wird ein Teil des Giftes von der Nasenschleimhaut zurückgehalten und nachher wieder entfernt oder verschluckt. Das vom Darm resorbierte Blei kommt durch die Pfortader in die Leber, wird hier vorübergehend gespeichert und reichlich durch die Galle ausgeschieden. Das resorbierte Blei kreist im Blute als Phosphat und wird, wahrscheinlich als Kalkbleiverbindung, in erheblicher Menge in den Knochen abgelagert, ebenso aber auch in der verkalkten Arterienwand. Die Ausscheidung erfolgt außer durch die Galle im Speichel, im Magen-Darmkanal, durch den Harn und durch den Kot. Eine Giftwirkung kommt im großen und ganzen nur dem im Körper „strömenden" Blei zu, nicht dem abgelagerten (Fühner).

Akute und subakute Bleivergiftungen sind selten, da ihre Entstehung, wie schon erwähnt, die Einnahme bzw. Einatmung größerer Mengen erfordert. Sie führt kaum vor 3—4 Tagen, meist erst viel später zum Tode. Das Intervall zwischen der Einverleibung und dem Beginn der Krankheitserscheinungen beträgt mehrere Tage, nach der vorliegenden ziemlich dürftigen Kasuistik 3—10 Tage. Bei Einatmung beträgt das Intervall nur Stunden. Als Symptome werden Übelkeit, Speichelfluß, unangenehmer süßlicher Mundgeruch, Stomatitis, Erbrechen, Leibschmerzen, Darmsteifungen, Stuhl- und Harnverhaltung, beginnende Blutschädigung (s. unten), Kollaps mit Hypotonie, Untertemperatur, mitunter Lähmungserscheinungen, besonders in den Beinen, beschrieben (Fühner). *Anatomisch* werden eine weißgraue Verfärbung der Mundschleimhaut, Stomatitis, unter Umständen Geschwüre in der Wangenschleimhaut und eine hämorrhagisch-ulceröse Gastroenteritis beschrieben. Der Darm ist meist reichlich gefüllt und in den tieferen Abschnitten durch Bleisulfid schwärzlich verfärbt. Das Blei kann unter Umständen im Darmkanal röntgenologisch nachgewiesen werden. In den Nieren werden Parenchymschäden beobachtet. Die bekannte basophile Tüpfelung der Erythrocyten kann, braucht aber nicht immer vorhanden zu sein (Petri). Bei rasch verlaufenden Bleisalzvergiftungen sind auch Ikterus und Hautblutungen bekanntgeworden (F. Reuter).

Bestehen Zweifel an der Diagnose, so wird es notwendig sein, die *chemische* Untersuchung weit auszudehnen. Bei Exhumierungen darf man nicht vergessen, Proben von Sargteilen und von der Erde zu entnehmen, auch darf die Untersuchung von Knochenteilen nicht unterlassen werden. Bei einer akuten Vergiftung wird man am Knochen nicht sonderlich große Mengen erwarten dürfen. Wesentlich ist, daß auch bei Personen, die wissentlich mit Blei nicht in Berührung gekommen sind, Blei vorkommen kann, und zwar zunehmend mit höherem Alter. In 3 g Knochenasche, die von den Wirbeln herrührte, konnten 0,25 mg Blei, entsprechend 2,5 mg in 100 g Frischsubstanz, festgestellt werden (BAADER und Mitarbeiter, KEHOE und Mitarbeiter). Bei einem Verstorbenen, der zwar mit Blei zu tun hatte, bei dem aber keine Bleivergiftung bestand, fanden sich je Kilo Feuchtgewicht folgende Bleimengen: Tibia 78,9, Wirbel 50,6, Femur 43,3, Rippe 19,6, Leber 5,4, Niere 2,0, Gehirn 1,36 mg (TOMPSETT und ANDERSON). Der Bleigehalt des Urins kann bei Menschen, die beruflich nichts mit Blei zu tun haben, in der 24 Std-Menge 0,01—0,05 mg betragen. Erst bei Mengen von über 0,1 mg Blei im Harn ist eine Bleivergiftung zu erwarten. Der Bleigehalt des *Blutes* beträgt bei einer Vergiftung mindestens 0,04 mg-% (BAADER und Mitarbeiter, weiteres s. S. 610). Da die angegebenen Zahlen unter verschiedenen Umständen bestimmt wurden und sich auch auf nicht einheitliche Verhältnisse beziehen, müssen sie in der Praxis *mit Kritik* verwertet werden.

Untersuchung von histologischen Schnitten im Dunkelfeld gibt die Möglichkeit, die Verteilung des Bleies nach tödlichen Vergiftungen nach Umwandlung in Bleisulfid (Fixierung des Gewebsstückes in Schwefelwasserstoff-Alkohol) in den inneren Organen zu studieren (TIMM, RAUH, BRODE).

Die *chronische Bleivergiftung* spielt eine große Rolle in der Gewerbemedizin; sie ist vom klinischen physiologischen und toxikologischen Standpunkt eingehend durchgearbeitet worden.

Die Kliniker nennen als *Frühsymptome* die Entstehung des *Bleisaumes*, die fahle, aschgraue Gesichtsfarbe, als *Bleikolorit* bezeichnet, die *basophile Tüpfelung* der Erythrocyten, die Ausscheidung von vermehrtem *Porphyrin* im Urin, und die *Schwächung der Streckmuskulatur*, insbesondere in der Arbeitshand, als Vorstufe der späterhin häufig auftretenden Radialislähmung. Vielfach führt den Kranken zuerst zum Arzt das Auftreten der sehr schmerzhaften *Bleikoliken*. Es handelt sich um spastische Kontraktionen der glatten Muskulatur, insbesondere der des Dickdarmes, mit hartnäckiger Stuhlverhaltung. Daneben kommen auch Dünndarm- und Magenspasmen vor. Ob diese Spasmen des Magens die Entstehung eines Magen- oder Duodenalgeschwüres veranlassen können, ist umstritten und wird in der neueren Literatur im großen und ganzen verneint. Manchmal entsteht ein Subikterus, in nur seltenen Fällen kommt es zu schweren Leberschäden. Die Frage der Wirkung des Bleies auf die Gefäße ist immer noch umstritten. Wenn bereits Kalkablagerungen in den Gefäßen vorhanden sind, lagert sich sicherlich hier vermehrt Blei ab. Doch scheint das Blei auch unmittelbar Spasmen der Gefäßmuskulatur auszulösen, die zu Angina pectoris, zu Kribbeln und Ameisenlaufen in den Gliedmaßen, zu Gelenk- und Gliederschmerzen und in seltenen Fällen zur Gangrän führen können. Doch wird bei der Feststellung eines Kausalzusammenhanges zwischen Bleivergiftung und Gangrän bei der Begutachtung in der Versicherungsmedizin immer Kritik am Platze sein.

Die auftretenden Gefäßspasmen führen schließlich zur *Bleiniere*, als deren Symptome zunächst im Urin Eiweißcylinder und weiße und rote Blutkörperchen auftreten. Die röntgenologische Untersuchung hat Spasmen der Ureteren gezeigt. Bei weiterer Bleizuführung werden schließlich die Arterien und Arteriolen so gedrosselt, daß es mit einer Verödung der Glomeruli und der Kanälchen zum Bilde der Bleischrumpfniere kommt (RODENAKER, l. c.). Bei der Begutachtung in der Sozialversicherung ist es notwendig, daß man vor Annahme des Kausalzusammenhanges zwischen Nephrocirrhose und Bleivergiftung feststellt, daß überhaupt eine Bleivergiftung bestanden hat und daß man eine sekundäre Schrumpfniere oder eine arteriosklerotische Schrumpfniere

ausschließt. Manche bestreiten neuerdings überhaupt eine Kausalität (HUMPER-
DINCK). Chronisch bleivergiftete Männer klagen mitunter über Potenzverlust,
Frauen neigen zum Abort.

Wenn man von den schon erwähnten *Nervenlähmungen* absieht, führt die
Bleivergiftung in vielen Fällen zur sog. *Encephalopathia saturnina*. Sie tritt in
den verschiedensten Formen auf. Manchmal beobachtet man Meningismen mit
Erhöhung der Zellzahl und des Eiweißgehaltes des Liquor, in anderen Fällen
treten apoplektische Insulte und Krampfanfälle auf (Bleiepilepsie), weiterhin
kommen Depressionen und Erregungszustände vor. Anatomisch wurden eine
eigenartig graue, fleckige Verfärbung des Gehirns beschrieben, histologisch
fanden sich knötchenförmige Gliazellwucherungen um die Gefäße, in der Olive
fiel im oberen Abschnitt ein fast völliger Gliazellschwund auf, im Kleinhirn
herrschte Armut an PURKINJE-Zellen. Gelegentlich war auch das Rückenmark
beteiligt, es kam zu Erscheinungen nach Art der LANDRYSCHEN Paralyse. Je
nach der Lage der Hirnveränderungen entstehen gelegentlich auch Seh- und
Hörstörungen. Auch sind Retinitis und Maculaödem bekanntgeworden. Gewisse Zusammenhänge zwischen basedowoiden Erkrankungen und chronischer
Bleivergiftung werden im Schrifttum diskutiert, ebenso Beziehungen zur *Nebenschilddrüse*. Die Bleiablagerung in den Knochen scheint in seltenen Fällen eine
Osteosklerose veranlassen zu können. Die Entstehung des *Bleirheumas* bzw. der
Bleigicht unterliegt gleichfalls noch der Diskussion (HOLSTEIN, BOULIN, RODEN-
ACKER, WEISSENBACH und Mitarbeiter, RAVAULY und FRAISSE). Man verlangt
bei der Begutachtung den Nachweis einer Erhöhung des Blutbleispiegels und
das Vorliegen einer Porphyrinurie (s. unten), sowie den Ausschluß einer andersartigen Genese der Gelenkveränderungen. Im *Kindesalter* kann die Bleivergiftung anders verlaufen, die Kardinalsymptome können fehlen. Die ersten
Symptome sind mitunter cerebraler und nervöser Art; auch kommt Magen-
und Darmkatarrh vor; die röntgenologische Darstellung von Bleischatten an den
Epiphysengrenzen in der Kniegegend kann diagnostisch wichtig sein. Bei
Brustkindern wäre zu untersuchen, ob das Blei von der Mutter in die Milch
ausgeschieden wird. Bleihaltige Salben zur Behandlung der mütterlichen Mamma
sind zu vermeiden. Bleihaltige Warzenhütchen bei stillenden Müttern haben
gleichfalls einmal zu einer Bleivergiftung des Kindes geführt (GORDON). Man
wird auch nachprüfen, ob das Kind nicht Teile von bleihaltigem Spielzeug oder
andere bleihaltige Gegenstände verschluckt oder an ihnen längere Zeit gelutscht
hat. In einer Anzahl von Fällen bleibt jedoch die Ätiologie der Bleivergiftung
von Kindern dunkel.

Das Schrifttum bezüglich der *Diagnostik* und Differentialdiagnostik der chronischen
Bleivergiftung ist sehr groß. Besonders wichtig ist die Frühdiagnostik bei der Reihenunter-
suchung der gefährdeten Arbeiter. Es wird immer wieder darauf hingewiesen, daß der
Gesamtzustand beurteilt werden muß und daß man sich auf die chemische Untersuchung
allein nicht verlassen kann, auch wenn die unten erwähnten Grenzbleiwerte im Urin und im
Blut überschritten wurden. Bei der Bewertung der chemischen Untersuchung spielt auch
die Methodik eine Rolle. Die bei den verschiedenen Untersuchungsmethoden erzielten Werte
sind nicht immer adäquat (Schrifttum s. Literaturverzeichnis). Wesentlicher Wert ist bei
der Diagnostik auch auf die Zahl der basophilen Tüpfelzellen im Blutbild zu legen. Als
beweisend gilt das Vorhandensein von 10—20 Tüpfelzellen in 50 Gesichtsfeldern bei gleichzeitigen klinischen Symptomen (BELKNAP). Der Bleisaum kann bei guter Pflege des Gebisses
fehlen. Der Bleigehalt der Gefährdeten soll 0,15 mg-$^0/_{00}$ im Urin und 0,07 mg-% im Blut
nicht überschreiten. Im Kot sind in nichtpathologischen Fällen bis zu 0,3 mg-% Blei vorgefunden worden. Der Bleigehalt des Liquor pflegt hinter dem Blutbleispiegel zurückzubleiben. Für wichtig bei der Untersuchung von Gefährdeten wird auch der Nachweis von
Hämatoporphyrin im Urin gehalten. Eine vermehrte Ausscheidung von Hämatoporphyrin
ist ein erhebliches Indiz für das Bestehen einer chronischen Bleivergiftung, allerdings nur
dann, wenn man andere Krankheiten, die den gleichen Befund verursachen, ausschließen

kann, z. B. eine perniziöse Anämie. Negativer Hämatoporphyrinbefund schließt das Vorliegen einer Bleivergiftung nicht aus. Das vermehrte Auftreten dieses Derivats im Urin ist die Folge einer Bleianämie.

Von den Methoden, die zur Feststellung des Bleigehaltes im Urin und im Blut angegeben wurden (s. Literatur), bevorzugen wir den Nachweis durch Dithizon (TAEGER, SEIFERT). Im Urin gilt als Grenzwert des Normalen 0,6—0,8 mg/l (Schrifttum s. SEIFERT); doch besteht bei der Auswertung die Schwierigkeit, daß man auch das spezifische Gewicht des Harns mit berücksichtigen muß. Als sicherer gilt die Bewertung des *Blutbleispiegels*. Einen Bleispiegel von über $100\,\gamma$-% im Blut sieht man im allgemeinen als pathologisch an, wobei aber, wie erwähnt, auch die anderen Befunde wesentlich mit in Rechnung gezogen werden müssen. Zur Untersuchung mit Hilfe der Dithizonmethode braucht man 5 cm³ Blut. Bei klinischer Untersuchung pflegt man zu versuchen, in den Organen deponiertes Blei durch Gabe einer sog. Phosphorlimonade zu mobilisieren.

Bei einer Einnahme von 50 mg Pb = 1000 γ/kg Körpergewicht in Form von Bleiacetat erreichte der Blutbleiwert nach 5 Tagen ein Maximum von $366\,\gamma$-%, nach etwa 10 Tagen bestand wieder ein annähernd normaler Wert (SEIFERT).

Bei Todesfällen kann man bei Verdacht auf chronische Bleivergiftung nach der Auffassung von WACHSTEIN auf das Vorhandensein von Einschlußkörperchen in der Leber und in den Nieren achten. Sie sind am besten bei MASSON-Färbung zu erkennen, treten aber auch bei Hämatoxylin-Eosinschnitten hervor. Außer bei Metallvergiftungen, wobei nicht gesagt ist, daß es sich gerade um eine Bleivergiftung handeln muß, kann man sie auch bei Viruskrankheiten vorfinden.

Die häufigste *Ursache* der chronischen Bleivergiftung sind *Gewerbeschäden*. Gefährdet sind insbesondere die Arbeiter in Bleibergwerken und Bleihütten, die Maler, die weitgehend mit Bleifarben umgehen, fernerhin die Arbeiter in Akkumulatorenfabriken, in Gußputzereien, Bleilötereien, bei Kabelprüfern, die den Bleischutz von Kabeln abschaben, mitunter auch bei Nietern (näheres s. KOELSCH). Die Buchdrucker waren früher durch den zwischen den Lettern befindlichen Bleistaub gefährdet, doch treten in modernen Betrieben im allgemeinen keine Bleischäden mehr auf (LANGE).

Durchführung systematischer Untersuchungen und laufende Beobachtung der Gefährdeten durch die Gewerbe- und Betriebsärzte im Auftrage der Berufsgenossenschaften, sowie Überwachung der Krankheitsverhütungsmaßregeln hat die Zahl dieser Berufserkrankungen weitgehend zum Rückgang gebracht. Hin und wieder mußte aber noch festgestellt werden, daß gefährdete Personen, insbesondere Lehrlinge, bei systematischer Befragung nach den Berufsgefahren sich als kaum aufgeklärt erwiesen (JORDI). Außer in Betrieben, die als bleigefährdet bekannt sind, entstehen immer wieder auch auf nicht landläufige Weise Vergiftungen. Wenn Eisenteile zerschnitten werden, die ursprünglich mit bleihaltiger Rostschutzfarbe versehen waren, z. B. Mennige, so entsteht bei Zerschneiden der Metallteile durch den Schneidbrenner mitunter eine bleihaltige Staubwolke, deren Inhalation zur Bleivergiftung führen kann. Rauchmasken, die von vorsichtigen Betrieben solchen Arbeitern geliefert werden, werden von den Arbeitern gerne abgelehnt, weil sie hinderlich sind (LEMMEL, EHRHART, HUMPERDINCK). In England war es Sitte, daß die Zigarrenmacher den Tabak auf Bleizinkplatten zerschnitten; auch dadurch sind chronische Bleivergiftungen zustande gekommen (JORDANS u. a.). Auch beim Spritzen von Farben nicht nur auf Blechplatten, sondern auch auf Textilgewebe, entstanden Bleivergiftungen (SCHULZ); beim Bleiverglasen von Kirchenfenstern hat sich das gleiche ereignet (RASTELLI).

Das aufgenommene Blei wird anscheinend zu einem erheblichen Anteil in der Leber abgelagert; wird sie durch ein anderes Gift, z. B. Alkohol auch nur leicht geschädigt, so scheint dies geeignet zu sein, das Blei in der Leber zu mobilisieren, so daß danach die Erscheinungen der Vergiftung zutage treten. Wenigstens beobachtet man in Frankreich in Zeiten, in denen sich Festlichkeiten häufen, ein Ansteigen von Bleivergiftungen unter der gefährdeten Arbeiterschaft (TARU und Mitarbeiter).

Außerhalb einer gewerblichen Entstehung als Berufskrankheit sind gelegentlich *epidemieartige* Bleivergiftungen beobachtet worden, weil das Mehl und das Brotgetreide bleihaltig geworden war (SILBERSCHMIDT, TAEGER u. a.). Eine gewisse Gefahr hierfür bestand, als zur Pflanzenschädlingsbekämpfung noch Bleiarseniate benutzt wurden. Aus bleihaltigen Wasserleitungsröhren kann der Kohlensäuregehalt des *Wassers* Blei gelegentlich in so hohem Maße herauslösen, daß bei empfindlichen Personen epidemieartige Bleivergiftungen auftraten, so z. B. um 1930 in Leipzig. Aber auch bei noch tragbarem Gehalt des Leitungswassers kam es gelegentlich im Einzelfalle zu einer Bleivergiftung, wenn Personen etwa infolge eines Diabetes insipidus im Übermaß Wasser tranken (SCHOEN, GARDE und BRETTE). Als *Arznei* wird Bleiacetat gelegentlich mit Opium zusammen als Stopfmittel gegeben. Als diese Pillen ohne ärztliche Anordnung späterhin weiter genommen wurden, kam es zu einer Bleivergiftung (GERAGHTY). Als Rhagaden der Mamma einer stillenden Mutter mit bleihaltigen Salben behandelt wurden, entstand beim saugenden Kind eine Bleivergiftung, die klinisch zuerst unter dem Bilde einer Pylorusstenose in Erscheinung trat (HESSELMANN). Sehr selten hat auch die Benutzung bleihaltiger Schminken zur Bleivergiftung geführt. Eine dieser Schminken enthielt 39% Bleioxyd (BARTLEMANN). Verschlucken von Bleikörpern durch Kinder und auch Spielen mit allzu bleihaltigem Spielzeug hat gleichfalls Anlaß zu einer Bleivergiftung gegeben (VIETHEN). Im Körper liegengebliebene Splitter des Bleikernes von *Infanteriegeschoßen* und Schrapnellkugeln des ersten Weltkrieges haben gleichfalls chronische Bleivergiftungen ausgelöst. Die Feuchtigkeit des Körpers und der Gewebesauerstoff wandeln das Blei in Bleihydroxyd um; je größer die Oberfläche der Splitter, desto größer die Gefährdung.

Bleiacetat und Bleiglätte sind hier und da auch als *Abtreibungsmittel* bekanntgeworden. Es entstanden nach Ablauf des oben angegebenen Intervalles akute bis subakute Vergiftungen, in deren Verlauf der Abort meist eintrat. Die eingenommenen Mengen schwankten zwischen 5 und 60 g Bleiglätte. Vielfach wurde das Mittel auch mehrere Tage hintereinander eingenommen.

Als *Selbstmordmittel* sind Blei und seine Verbindungen wegen der Unsicherheit des Erfolges wenig brauchbar. Trotzdem sind ganz vereinzelt Selbstmordversuche vorgekommen. Einmal schluckte die Betreffende die Plomben von Tuschefläschchen (RIEDL). Nicht so fernliegend ist ein absichtliches Schlucken von Bleipräparaten, um sich in den Genuß einer Rente zu setzen (PERNICE, TEISINGER). Sind bei einem chronisch Bleikranken die Bleiwerte zurückgegangen und steigen sie dann unerwartet wieder an, insbesondere zunächst im Kot und im Urin, so muß Verdacht auf eine zusätzliche absichtliche Weitervergiftung zu betrügerischen Zwecken geäußert werden. Gelegentlich kann man in solchen Fällen das verschluckte Blei auch röntgenologisch darstellen (BAADER und Mitarbeiter).

Vom Standpunkt des Täters aus dürfte die Erzielung einer akuten tödlichen Bleivergiftung als *Mordmittel* ungeeignet sein. Wohl aber kommt, wenn man sich in die Täterpsychologie hineinversetzt, in Frage, daß jemand zu Mordzwecken einem anderen in kleinen Mengen regelmäßig Blei in die Nahrung mischt, um eine chronische Bleivergiftung zu erzielen, deren Diagnose besonders dann nicht leicht ist, wenn der Arzt häufig gewechselt wird. Aber auch derartige Mordfälle sind recht selten (Schrifttum bei WEINIG). Die Vorfälle spielten sich meist so ab, daß ein Ehepartner dem anderen unter Tötungsvorsatz mehr oder minder regelmäßig Bleiweiß ins Essen gab; in einem von FÜHNER beschriebenen Vorfall wurde das Bleiweiß dem Ehemann von seiner Frau täglich als „Nervenpulver" gereicht. Ist in solchen Fällen vom Gerichtsmediziner die Diagnose auf Grund des Exhumierungsbefundes zu stellen, so wird man bei Abgabe des Gutachtens die physiologischen Grenzwerte des normalen Bleivorkommens in Leichenteilen ganz besonders kritisch berücksichtigen müssen, um sich vor verhängnisvollen Fehldiagnosen zu schützen. Wie immer, muß in solchen Fällen das Gesamtbild, insbesondere auch der durch Zeugenaussagen zu erhebende klinische Befund, besonders sorgfältig mitberücksichtigt werden.

Bei Vergiftungen durch *Bleitetraäthyl* stehen Erscheinungen des Zentralnervensystems im Vordergrunde, während Darmerscheinungen fehlen. Es kommt zu Appetitlosigkeit, Übelkeit, Erbrechen, Temperatur- und Blutdruckabfall, es entstehen Schlaflosigkeit, beständige Erregung, Halluzinationen, Delirien. Tödlichem Ausgang pflegt völlige Erschöpfung voranzugehen. Auch ist Haarausfall beobachtet worden (Fühner). Blutveränderungen und der Bleisaum sind oft nicht vorhanden. Bei tödlichen Vergiftungen ist hochgradiger Lipoidschwund in der Nebenniere beobachtet worden. Fermentchemisch sind ein Rückgang des Vitamin C (Dettling) und eine Abnahme des Vitamin B-Komplexes im Gehirn (Laves) nachzuweisen.

Wie schon erwähnt, wird Bleitetraäthyl dem Kraftstoff vielfach als Antiklopfmittel zugesetzt (Bleibenzin). Das hierzu in Deutschland benutzte Äthylfluid hat folgende Zusammensetzung: Bleitetraäthyl 63,3%, Äthylendichlorid 8,72% Farbstoffe, Petroleum usw. 2,23%. Von dieser Flüssigkeit werden 1 Liter Treibstoff ungefähr 0,9 cm³ zugesetzt (Taeger). Nach der herrschenden Ansicht, ist dieser Zusatz ungefährlich, doch könnte eine Resorption dann möglich sein, wenn die Hände beim Vorhandensein von Hautdefekten mit warmem Bleibenzin gewaschen werden (Koelsch). Unter besonderen Umständen scheinen allerdings doch beim Hantieren mit Bleibenzin in schlechtgelüfteten Räumen Vergiftungserscheinungen vorgekommen zu sein; doch wird von anderen der Stichhaltigkeit dieser Beobachtungen widersprochen (Kehoe, weiterhin s. Schrifttumsverzeichnis).

Infolge Verwechslung eines Fleckenwassers mit Bleitetraäthyl starb ein Kind plötzlich auf zunächst unerklärliche Weise, als man ihm seine Kleider mit diesem Gift gereinigt hatte (Mayer).

Quecksilber und seine Verbindungen.

Quecksilber, das einzige bei Zimmertemperatur flüssige Metall, siedet bei 360°, verdampft aber schon bei niedrigen Temperaturen so reichlich, daß die Einatmung des Dampfes gefährlich werden kann. Die Einatmung von Quecksilberdämpfen ist die häufigste Quelle der chronischen Hg-Vergiftung. Einverleibung metallischen Quecksilbers per os ist relativ ungefährlich, da es vom Magen-Darmkanal aus kaum resorbiert wird. Kommt es durch Zufälligkeiten in offene Wunden, so kann es, wenn auch nur zum geringen Teil, resorbiert werden. Der Grad der Resorption ist abhängig von der Verteilung. Auch kommt es beim Auftragen von Quecksilber auf die Haut auf die Art des Vehikels an (Lang u. a.), selbstverständlich auch auf die Konzentration. In der menschlichen Nahrung werden täglich bis zu 10 γ Hg aufgenommen und in Kot und Harn ausgeschieden. Auch aus Amalgamfüllungen der Zähne lösen sich geringe Mengen Hg. Es kommt vor, daß im Harn und noch mehr im Kot Milligramme Hg täglich ausgeschieden werden, ohne daß es zu einer Quecksilbervergiftung kommt. Das Gift wird an verschiedenen Stellen, wohl auch in der Niere, gespeichert, und kann dann durch irgendwelche Zufälligkeiten mobilisiert werden.

Quecksilberverbindungen: Das Quecksilbernitrat ($HgNO_3$) dient zum Beizen von Hasenhaaren; es ist auch in frischem Filz von Haarhüten bis zu $^1/_2$% enthalten. Auch wird diese Verbindung gelegentlich zum Beizen von Getreidesaatgut verwendet. Eine der bekanntesten Verbindungen des Quecksilbers ist das Mercurichlorid, $HgCl_2$, Hydrargyrum bichloratum, Quecksilberchlorid, allgemein *Sublimat* genannt. Es handelt sich um farblose, schwere kristallinische Massen, die sich in 16 Teilen Wasser, aber auch in Äther und Alkohol lösen. Die Sublimatpastillen enthalten neben Sublimat Kochsalz. Sie sind wegen des Kochsalzgehaltes im Wasser leichter löslich als das Sublimat selbst. Gaben von 0,1—0,2 g Sublimat gelten als toxisch. 0,5 g innerlich, aber auch in die Scheide eingeführt, stellen die tödliche Dosis dar. Das Sublimat ist als Desinfektionsmittel oft durch das offizinelle Quecksilberoxycyanid, $Hg(CH)_2 + HgO$, Hydrargyrum oxycyanatum ersetzt worden. Die offizinellen Pastillen sind blau gefärbt. Die toxischen und tödlichen Dosen des Hydrargyrum oxycyanatum sind höher als die des Sublimat. Quecksilberhaltige Diuretica (Novasurol, Salyrgan u. a.) sind meist organische Verbindungen (Salicyl- oder essigsaure Salze und Beimengungen). Das Mercurochlorid $HgCl$, Hydrargyrum chloratum, Quecksilberchlorür, Kalomel, bildet ein weißes Pulver. Es ist in Wasser und Alkohol unlöslich, wird aber doch zum Teil langsam resorbiert, wenn es nicht schnell (als Abführmittel gegeben) aus dem Darm entfernt wird. In Gegenwart von Zucker (nicht Milchzucker) soll sich das Kalomel zu geringen Mengen in Sublimat umsetzen (Kaufmann). Resorbiertes Kalomel wirkt diuretisch, kann aber auch, besonders bei geschädigten Nieren, toxisch wirken. Früher wurde als Antisyphiliticum das wasserlösliche Mercurijodid, HgJ$_2$ bei innerlicher Darreichung benutzt. Die in der Dermatologie vielfach gebrauchte weiße Präzipitatsalbe enthält Mercuriammoniumchlorid; bei 5%iger Konzentration sind durch allzu lange Anwendung dieser Salbe Quecksilbervergiftungen entstanden (FÜHNER).

Hg-Derivate können durch die Atemwege, durch die unverletzte Haut, den Magen-Darmkanal, die Genitalorgane aufgenommen werden, ebenso durch die Harnwege, wie dies bei Blasenspülungen beobachtet wurde. Der Dünndarm resorbiert das Quecksilbersalz, zum Teil wird es durch den Dickdarm, zum Teil durch die Nieren wieder ausgeschieden, außerdem durch den Speichel, die Milz und die Galle. Zugleich wird es im Körper gespeichert, so daß die Ausscheidung noch lange Zeit nach der Vergiftung nachgewiesen werden kann.

Wird Quecksilberdampf in größeren Mengen eingeatmet oder wird sonst irgendwie Quecksilber parenteral zugeführt, so kann die dadurch entstehende akute Quecksilbervergiftung bei schneller Resorption des Giftes ohne bestimmte Symptome unter Blutdrucksenkung und Herzschwäche in 2—3 Tagen zum Tode führen. Verläuft die Vergiftung langsamer, so wird das Quecksilber von den Schleimhäuten, insbesondere des Verdauungskanals, ausgeschieden. Die Vergifteten verspüren einen widerlichen Metallgeschmack, Brennen in der Speiseröhre, Übelkeit, Erbrechen. Es treten Leibschmerzen auf; unter Tenesmen kommt es zu Durchfällen; die Darmentleerung ist infolge Bildung von Quecksilbersulfid schwarz, nach Aufnahme von Kalomel grün. Es entsteht ein Krankheitsbild, das dem einer Ruhr nicht unähnlich ist. Manchmal kommt es noch vor Ausbildung der Magen-Darmerscheinungen zur Stomatitis und Pharyngitis mercurialis. Unter Halsschmerzen und Speichelfluß bilden sich am Munde und am Rachen geschwürige Beläge. Die Ausscheidung des Quecksilbers durch die Nieren führt zur Quecksilbernephrose und Anurie. Der Tod tritt meist unter dem Bilde der Urämie ein.

Je nach dem Vorherrschen dieses oder jenes Symptomkomplexes kann man im klinischen Verlauf der Vergiftung 4 Typen unterscheiden; den sog. Zirkulationstyp, bei dem der Tod in kurzer Zeit unter den Anzeichen der Lähmung des Herzens und des Gefäßsystems eintritt, den gastrointestinalen Typ, bei dem die Magen-Darmerscheinungen im Vordergrund stehen, den Nierentyp, in dem das Bild der Urämie im Vordergrund steht und schließlich einen ziemlich seltenen Krankheitsverlauf, bei dem die Stomatitis zum Glottisödem und zum Erstickungstode führt (BALAZS).

Gewisse Sonderheiten beobachten wir bei der *Sublimatvergiftung*, und zwar dann, wenn das Quecksilbersalz so konzentriert — sei es per os, sei es per vaginam, per rectum oder per urethram — einverleibt wird, daß lokale Ätzwirkungen entstehen. Werden Sublimatpastillen geschluckt, so bleiben sie vielfach infolge ihrer porösen Beschaffenheit in der Gegend der Bifurcatio in der Speiseröhre stecken und gelangen erst etwas später in den Magen. Die Ätzwirkungen können hier so beträchtlich sein, daß die entstehenden Geschwüre in das Mediastinum durchbrechen. Fast unmittelbar nach der Einnahme von Sublimat kommt es zu starken brennenden Schmerzen in der Speiseröhre und im Magen, zu Würgen und Erbrechen. Am 3. oder 4. Tage treten die schon beschriebenen Durchfälle auf. Dann beginnen die nephrotischen Symptome. In der Zeit des Auftretens der Magen-Darmerscheinungen bildet sich die Stomatitis aus.

Anatomisch findet man bei Sublimatvergiftungen, sofern die Einführung in konzentrierter Form erfolgte, Ätzungen an der Einführungsstelle. Man sieht grauweiße Ätzschorfe in Speiseröhre und Magen. Die Befunde am Magen wechseln erheblich. Mitunter erkennt man nur eine Schwellung der Magenschleimhaut, mitunter schwere Nekrosen. Die Geschwüre sind in Ausnahme-fällen von einem runden Magengeschwür schwer zu unterscheiden. Bei anderen Vergiftungen erkennt man eine fixationsähnliche bräunliche Verschorfung auf der Höhe der Schleimhautfalten, die histologisch infolge der guten Fixierung des Gewebes kaum ein abartiges Bild ergibt. Manchmal sind bei stärkeren Konzentrationen mikroskopisch auf der Schleimhaut Sublimatkristalle sichtbar, die durch Zusatz einer H_2S-haltigen Flüssigkeit als schwarze Niederschläge (HgS) besser sichtbar gemacht werden können. Im Darmkanal sitzen die Haupt-veränderungen im Dickdarm. Die Schleimhaut ist im großen Umfange ab-gegangen. Es bleiben mitunter nur noch Schleimhautinseln stehen. Die Niere ist meist deutlich vergrößert, die Rinde trübe und ödematös, das Mark dunkel-rot, die Abgrenzung zwischen diesen beiden Partien ist unscharf. Histologisch findet man schwerste Epithelnekrosen. Die Ausscheidung des Sublimats beginnt anscheinend zunächst in den Glumeruli. So sind bei frischen Vergiftungen in seltenen Fällen auch Glumerulitiden beobachtet worden. Erst später steht das nephrotische Bild im Vordergrund. In den Tubuli der Nieren erkennt man Eiweiß und manchmal (nicht einmal besonders häufig) Kalkzylinder. Die Glu-meruli sind dann meist intakt. Das Zugrundegehen der Tubuli kann späterhin zu Bildern führen, die einer nekrotischen Schrumpfniere entsprechen. Das Bindegewebe des Interstitiums ist vermehrt und von lymphocytären Infiltraten durchsetzt (PETRI, F. REUTER, CARPANETO). In der *Leber* sind mitunter gleich-falls Parenchymdegenerationen nachweisbar. Bei tierexperimentellen Unter-suchungen traten mehrkernige Leberzellen auf. Am *Herzen* konnten als Spät-folge elektrokardiographisch gesicherte Myokardschäden nachgewiesen werden. Vielleicht handelt es sich um die Folgen von Gefäßkontraktionen; denn das Hg gilt auch als Gefäßgift (Literatur s. oben). Neuerdings wurden bei einer sub-akuten Vergiftung auch im *Gehirn* auffällige Befunde erhoben in Gestalt von schweren degenerativen Ganglienzellenveränderungen in den Pyramidenzellen und im Thalamus bis zum Kernschwund fortschreitend (MAREK).

Über die Verteilung des Hg in den einzelnen Organen nach tödlichen Vergiftungen kann die Untersuchung von in Alkohol fixierten Gewebsschnitten bei starken Vergrößerungen und Anwendung des Dunkelfeldes Aufschluß geben, die durch Baden in Brom-Benzol optisch leergemacht sind (TIMM).

Wird Quecksilber längere Zeit hindurch in kleinen Dosen zugeführt, so kann dies Jahre lang ohne sichtbaren Schaden vertragen werden. In anderen Fällen bildet sich jedoch das Bild der *chronischen Quecksilbervergiftung* aus. Bei mehr subakuten Formen können die Erscheinungen der Stomatitis auftreten. Hg ist auch ein Blutgift; Anämien, gelegentlich verbunden mit einer Agranulo-cytose, kamen zur Beobachtung.

Späterhin stehen Erscheinungen des Zentralnervensystems im Vordergrund. Die Vergifteten sind psychisch hochgradig erregbar und schreckhaft, sie neigen zur Verlegenheit, sind bei der Arbeit unlustig und verlieren das Selbstvertrauen. Man faßt diese Erscheinungen als *Erethismus mercurialis* zusammen. Daneben beobachtet man Verdauungsstörungen, Speichelfluß, Blässe, Abmagerung und Mattigkeit. Ein anderes Symptom der chronischen Vergiftung ist der *Tremor mercurialis*. Es handelt sich zunächst um ein feinschlägiges Zittern der Hände, es tritt späterhin an der Mundmuskulatur auf. Besonders nachts entstehen auch grobe Muskelzuckungen; sie können mitunter so heftig sein, daß die Kranken am Bett festgebunden werden müssen. Betrifft der Tremor auch die Beine, so wird der Gang ataktisch; unter zunehmender Kachexie kann der Tod ein-treten. Die Stomatitis hat unter Umständen chronische Nasen- und Neben-höhleneiterungen zur Folge. Ob nach einer akuten oder subakuten Vergiftung ein *Magengeschwür* zustande kommen kann, wird noch als unsicher diskutiert. Beobachtungen über das Auftreten einer Endarteritis obliterans mit Gangränen, die allerdings gutartig waren und bald zurückgingen, sind bekannt geworden. Doch steht zur Diskussion, ob es sich nicht hier gleichzeitig um eine Bleiwirkung gehandelt hat. Bei Benutzung von Quecksilbersalben sind Dermatitiden beobachtet worden, ebenso nach zu reichlichem Kalomelgebrauch (s. S. 617) und in Ausnahmefällen auch nach Einatmung von Hg-Dämpfen (KOTTER).

Die anatomischen Befunde bei Todesfällen infolge *chronischer* Quecksilbervergiftung sind nicht allzu charakteristisch. Man kann die Reste der Stomatitis feststellen. Mitunter kann man am Zahnfleisch einen Quecksilbersaum wahrnehmen. Nekrosen an den Kiefern kommen vor. Die Knochen sind zuweilen brüchig geworden. Am Gehirn ist eine Wucherung der Gefäßendothelien und eine Verengung der Lichtungen beschrieben worden. In den Ganglien des Halssympathicus waren die nervösen Elemente geschrumpft und Kapselzellen vermehrt (zit. nach PETRI).

Zur Diagnose der chronischen Quecksilbervergiftung wird man den *chemischen* Befund heranziehen müssen. Bei der Verwertung dieser Befunde ist allerdings zu bedenken, daß auch normalerweise Quecksilber im Blut vorkommt, etwa 0,5 γ-%. Bei intensiver Quecksilberschmierkur kann der Quecksilbergehalt des Blutes auf 20—25 γ-% ansteigen, ohne daß sonst Vergiftungserscheinungen vorliegen. An Leichen von quecksilberfremden Personen fanden sich in der Niere, der Leber und in der Lunge 9,4—58 γ-%, in einem Falle im Blute sogar 34,4 γ-% (BODNÁR, STACK, SZEP). Man wird also bei der Verwertung der chemischen Befunde zur Diagnose einer Hg-Vergiftung vorsichtig sein und sie nur im Zusammenhang mit den klinischen und anatomischen Befunden benutzen können. Im allgemeinen wird eine größere Ausscheidung als 10 γ je Liter Urin nicht mehr als normal angesehen werden können (BURGENER).

Unter den chemischen Nachweismethoden ist der Nachweis mit Dithizon recht empfindlich [1].

Gewerbliche Quecksilbervergiftungen (sie zählen auch in Deutschland zu den Berufskrankheiten) sind in unserer Gegend nicht sonderlich häufig. Sie sind am genauesten in den Quecksilberbergwerken in Spanien, neuerdings auch in Italien (VIGLIANI und Mitarbeiter) studiert worden. Auch in Deutschland gibt es in Obermoschel ein Quecksilberbergwerk (RODENACKER). Gefährdet sind unter deutschen Verhältnissen Arbeiter in der Filzhutmacherei (Quecksilbernitrat), in der Glühlampenindustrie, in Zündhütchen- und Knallquecksilberfabriken, in Betrieben, die Thermometer, Barometer und Gleichrichter anfertigen, beim Feuervergolden und Arbeiter in den Quecksilberzellen bei der Elektrolyse. Neuerdings ist als Einzelfall bekannt geworden, daß Personen, die beruflich Fingerabdrücke abnahmen, infolge Benutzung einer quecksilberhaltigen Farbe an einer Hg-Vergiftung erkrankten (AGATE u. a.).

Aus Amalgamfüllungen der Zähne kann Quecksilber herausgelöst werden, besonders dann, wenn infolge Anwesenheit verschiedener Metalle in der Mundhöhle elektrische Ströme zustande kommen, die zur Elektrolyse führen. Doch sind diese Vorgänge noch nicht in allen Einzelheiten studiert (GERBIS). Bei einer Anzahl von Beobachtungen gingen Symptome, die man als Hg-Vergiftung deutete, nach Entfernung dieser Füllungen zurück. In 1,5 Liter Urin konnten bei diesen Patienten 4—6 γ Hg nachgewiesen werden. Warmwasseranlagen haben mitunter eine automatische Quecksilberausschaltung. Läuft hier das Quecksilber aus und verdampft, so können Hg-Vergiftungen entstehen (LICKINT). Werden Thermometer zerbrochen, wird dabei die Haut verletzt und kommt Quecksilber in Wunden, so kann es örtliche Granulome verursachen (HOLZBACH), gelegentlich auch bei feiner Verteilung des Quecksilbers und Empfindlichkeit zu einer Quecksilbervergiftung führen. Mitunter entstehen überhaupt keine Folgen (KÖNIG). Alte Tischmesser aus der Zeit vor der Jahrhundertwende enthalten manchmal im Griff 3—4 g metallisches Hg aus nicht ganz geklärten Gründen (Beschweren des Griffes, um das Messer handlicher zu machen, oder

---

[1] Zum Beispiel nach VESTERBERG und SJÖHOLM: Ark. f. Kemi usw. **22**, 1 (1946). Wir fanden hier bei nicht Hg-gefährdeten Personen mit Amalgamfüllungen im Urin zwischen 10 und 20 γ/Liter (SEIFERT: wird demnächst veröffentlicht).

Vortäuschung eines gediegenen schweren Metallgriffes); bei Lockerung des Griffes kann herausfallendes Hg unter Umständen die Umgebung gefährden (DANNER).

Nicht ganz selten sind *medizinale* Hg-Vergiftungen. Sie können zustande kommen bei unvorsichtig durchgeführten *Quecksilberschmierkuren.* Quecksilbersalben gelten auch als Mittel gegen Filzläuse. Ein damit Behafteter hatte sich unter der Hand eine 30%ige Sublimatlösung zum Einreiben besorgt. Dies führte zu einer Quecksilbervergiftung (KÄRBER). Die Benutzung einer Lösung von Hydrargyrum oxycyanatum 1:400 zu einer Blasenfüllung bei Blasenspiegelung führte zu einer tödlichen Quecksilbervergiftung. Die in der Blase befindliche Quecksilbermenge betrug nur 28 mg, wahrscheinlich bestand eine Überempfindlichkeit (PAGE). Allzu intensive *Kalomelkuren* haben gleichfalls zu Vergiftungserscheinungen geführt. Man soll Kalomel nicht öfter hintereinander geben, da es sich, wie schon erwähnt, im Darm zu geringen Teilen zu Sublimat umsetzen kann. Bei Vorliegen einer Überempfindlichkeit oder bei unvorsichtigem Gebrauch von Kalomel (Wurmkuren bei Kindern) ist neuerdings das Bild der sog. *Kalomelkrankheit* beschrieben worden: Fieber, masernähnliches Exanthem, Drüsenschwellungen, Milzschwellung, Leukopenie und Eosinophilie. Es handelt sich hier um ein Bild, das wenig zu den Symptomen der sonst bekannten Quecksilbervergiftungen paßt. Eingehende chemische Untersuchungen der Ausscheidungen wären in solchen Fällen wünschenswert. Quecksilberhaltige Diuretica (Novasurol, Salyrgan, Novurit u. a.) führten gelegentlich, besonders bei Bestehen von Nierenschädigungen, zu Hg-Vergiftungen, bei denen manchmal die Stomatitis, mitunter auch fieberhafte Durchfälle, oft auch cerebrale Erscheinungen im Vordergrund standen (FÜHNER und MÜLLER-HESS, LEVIN). In einem Falle wurde eine geschwürige Dermatitis festgestellt (OPPIKOFER und FEHRENBACH, REICHEL). Zu einer sehr akuten Vergiftung bei Kindern kam es, als derartige Mittel statt intramuskulär aus Versehen intravenös gegeben wurden (GREENWALD). Allzu intensiver Gebrauch von weißer Präcipitatsalbe und einmal auch die Injektion von quecksilberhaltigen Diuretica führte zu Erscheinungen der Agramolocytose, meist mit anderen Symptomen der Quecksilbervergiftung kombiniert (WIEDEMANN, SPROCKHOFF u. a.).

Verwechslungen von Sublimatpastillen, die sich in der Hand eines Laien befanden, mit einzunehmenden Tabletten oder Bonbons haben im praktischen Leben hier und da zu Vergiftungen geführt (WINKLER).

In der Gynäkologie wurden früher gelegentlich *Scheidenspülungen* mit Sublimat oder Oxycyanat verordnet. Eine Spülung mit der zur Desinfektion üblichen 2⁰/₀₀igen Sublimatlösung reicht zur Herbeiführung einer akuten Quecksilbervergiftung aus. In zwei von mir früher beobachteten Fällen fanden sich an der Scheide keine wesentlichen Veränderungen (2⁰/₀₀iges Sublimat, dem bei Benutzung der offizinellen Pastillen Kochsalz zugesetzt wird, ätzt nicht lokal). Die Vergiftungserscheinungen begannen mit heftigen anginösen und stomatitischen Beschwerden, kurz danach traten die bekannten intestinalen Erscheinungen auf. Es ist hier und da auch vorgekommen, daß Patientinnen sich nach dem Grundsatz „viel hilft besser" Sublimat- oder Oxycyanatpastillen in die Scheide einführten. Schon kurz danach, manchmal auch erst nach 2 Std, entstanden brennende Schmerzen, denen sich eine Quecksilbervergiftung anschloß. Auch zum Zwecke der Schwangerschaftsverhütung ist Sublimat in die Scheide eingeführt worden, ebenso zu Abtreibungszwecken; ferner wird hin und wieder eine Abtreibung durch intrauterine Injektion von Sublimat vorgenommen. Die Folgen waren Quecksilbervergiftungen; je nach der Konzentration des Quecksilbers kam es zusätzlich zu ausgedehnten lokalen Verätzungen in Scheide und Uterus. Auch ist Sublimat als Pulver in die Scheide eingebracht worden (HERMANN, weiteres Schrifttum s. F. REUTER). Hg-Salze gehen auch durch die Placenta auf den Fet über. Die Placenta kann hierbei geschädigt werden (Schrifttum s. F. REUTER).

Obwohl Quecksilberbindungen vom Standpunkt des *Selbstmörders* aus zur Herbeiführung des Todes wegen der qualvollen Vergiftungserscheinungen recht ungeeignet sind, kommen Selbstmorde doch immer wieder vor. Sublimat oder Oxycyanattabletten werden geschluckt. Meist handelte es sich um Medizinalpersonen, wie Schwestern und Krankenwärter, denen Sublimatpastillen zugänglich sind. Die Vergiftungserscheinungen pflegen kurze Zeit nach der Einnahme zu beginnen. Bei Einnahme von Hydrargyrum oxycyanatum kann es auch zu Nebenwirkungen durch die Blausäure kommen. Doch ist dies verhältnismäßig selten. Eine Rolle scheint dabei der Sekretionszustand des Magens (hoher Säuregehalt) zu spielen (STARY und LORENZ).

Als *Mordgift* eignen sich wegen der markanten klinischen Erscheinungen Quecksilber und seine Salze nicht. So sind die Nachrichten über Morde und

Mordversuche durch Quecksilber recht spärlich. Wird *metallisches* Quecksilber,
etwa aus einem zerbrochenen Thermometer, in Speisen, z. B. in der Suppe,
per os beigebracht, so sind sonderlich schwere Folgen wegen der Unlöslichkeit
nicht zu befürchten. Gelegentlich ist das Gift dem Opfer an Stelle eines Medikamentes gereicht worden. In Ungarn soll vor längerer Zeit ein Massen-
mord durch Sublimat vorgekommen sein. Diese verbrecherischen Handlungen
wurden von einem Konsortium begangen, das die Opfer vorher in eine Lebensversicherung einkaufte (F. REUTER). Auch hat man einmal versucht, Sublimat
in Bonbons beizubringen. Doch fiel dem Opfer der schlechte Geschmack auf
(F. REUTER). Leichter ist die Beseitigung von Kindern durch Eingeben von
Sublimat oder anderen Quecksilberverbindungen in der Milch (LESSER, zit.
nach F. REUTER). Ein sehr seltenes Vorkommen ist sicherlich auch die Eingabe
von Hydrargyrum oxycyanatum in lauwarmer Milch, die sich eine uneheliche
Mutter unter Beihilfe eines Mannes am Neugeborenen zuschulden kommen ließ.
Das Kind starb 30 Std später (PALMIERI). Einen bemerkenswerten Giftmord
beging ein Arzt dadurch, daß er einem Kranken an einem Tage 30 cm³ 10%iges
Novasurol injizierte. Die klinischen Erscheinungen und der anatomische Befund
waren für eine Hg-Vergiftung typisch (FÜHNER und MÜLLER-HESS, zit. nach
F. REUTER).

Eine Besprechung von Fragen der *Therapie* ist zwar nicht Aufgabe dieses Buches, doch
soll nicht unterlassen werden, im Zusammenhang mit der Besprechung der Schwermetallvergiftungen auf das neue Therapeuticum BAL hinzuweisen. Es handelt sich hier um die
Abkürzung der Worte British-Anti-Lewisit. Chemisch stellt das Mittel 1,2-Di-mercapto-
Propanol dar. Es wurde in Großbritannien während des Krieges auf der Suche nach Kampf-
stoffentgiftungsmitteln gefunden. Es hat nach allem, was bisher bekannt ist, eine gute
therapeutische Wirkung bei Schwermetallvergiftungen, insbesondere bei Arsen- (auch bei
Salvarsanschäden), Gold-, Quecksilber-, Thallium-, Zink- und Bleivergiftungen. Über den
Mechanismus der entgiftenden Wirkung besteht noch Diskussion. Sie beruht vielleicht auf
einer Förderung der Bildung von Schwermetallsulfiden. Auch nach unseren Erfahrungen,
die wir gemeinsam mit Heidelberger Kliniken machten, werden Metallgifte nach Gabe von
BAL schneller ausgeschieden, wie die Kontrolle von Urinproben ergab. Noch besser als
BAL soll eine wasserlösliche BAL-Glucoseverbindung unter dem Namen BAL-INTRAV
wirksam sein (HANSEN und GRONEMEYER).

Silber.

Silberpräparate werden zu therapeutischen Zwecken in der Medizin nicht selten verwandt (Kollargol, Protargol); am häufigsten ist wohl die Verwendung des salpetersauren
Silbers, des Höllensteins (AgNO₃). Das Silbernitrat ätzt Schleimhäute und Wunden schon
in einer ½%igen Lösung; allzu konzentrierte Applikationen von Höllenstein auf die Haut
in Gestalt von Umschlägen und Salben kann Blasenbildung erzeugen. Auch sind schwere
Verätzungen des Auges durch Einbringung von 10%igen Höllensteinlösungen verursacht
worden. Zu Ätzungen im Bereich des Magen-Darmkanals kam es, wenn etwa von Kindern
versehentlich ein Höllensteinstift verschluckt wurde. Doch haben diese Verätzungen nicht
zum Tode geführt. Forensische Komplikationen sind dann möglich, wenn durch allzu
langen Gebrauch silberhaltiger Arzneien eine *Argyrie* entstanden ist. Das Silber lagert
sich als Ag₂S in Gestalt feinster Körnchen in der Lederhaut ab und führt zu einer Graufärbung der Haut, besonders im Bereiche derjenigen Partien, die dem Licht ausgesetzt sind
(Reduktion zu metallischem Ag). Die betreffenden Geschädigten bekommen eine auffällig graue Gesichtsfarbe und sehen dann nicht besonders ansprechend aus, obwohl eine
eigentliche gesundheitliche Schädigung nicht zu entstehen pflegt. Solche Verunstaltungen
kamen zustande bei monate- und jahrelanger Behandlung eines Magengeschwürs mit AgNO₃,
mitunter ohne oder gar gegen den Willen des Arztes, nach fortgesetzter Behandlung von
Nasen- und Rachenleiden mit silberhaltigen Medikamenten, nach Behandlung von Durchfällen mit Silberpräparaten, die lange Zeit (1 Jahr und mehr) fortgeführt wurde (Einzelheiten s. Schrifttum). Die Höhe des Silbergehaltes menschlicher Haare steht in keinem
Verhältnis zu einer etwaigen vorangegangenen Silbervergiftung oder Aufnahme von Silber
(VOIGT).

Nickel.

Nickel spielt in der Toxikologie keine wesentliche Rolle. Wieweit die Nickelkrätze, die
gelegentlich bei den Arbeitern in Vernickelungsbetrieben auftritt, nicht durch andere Ein-

flüsse mitbedingt ist, ist umstritten (SZEKELY). Bei der Nickelgewinnung aus calcinierten Erzen mit Kohlenoxyd entwickelt sich das sehr flüchtige *Nickelcarbonyl* = $Ni(CO)_4$. In Betrieben ist vorgeschrieben, daß dieses Salz in festverschlossenen eisernen Behältern transportiert wird. Bei Umgießen von konzentrierten Lösungen können Dämpfe aufsteigen, deren Einatmung bei disponierten Personen nach einer Latenzzeit von 12—36 Std Cyanose, Husten, blutigen Auswurf, Angst und schwerste Erstickungserscheinungen hervorrufen kann. Später kommt es zu Fieber, Krämpfen und Delirien. Der Tod kann nach 4—11 Tagen eintreten. Die Erscheinungen erinnern im ganzen an die Wirkung von Phosgen. Anatomisch hat man Hämorrhagien in den Lungen, Lungenödem, Blutungen in der weißen Hirnsubstanz und regressive Veränderungen an den Hirnganglien gesehen (BAYER). Während weder Nickel noch CO für sich allein in Beziehungen zur *Krebsentstehung* gebracht werden können, gilt das Nickelcarbonyl nach Erfahrungen in England als kanzerogen. Man nimmt an, daß die Zellatmung örtlich geschädigt wird (RODENACKER).

Kupfer.

Kupfer ist an sich giftig. Seine Giftigkeit verliert aber praktisch an Bedeutung, da dieses Metall mit dem Körpereiweiß ausgefällt wird. Verhindert man die Schutzwirkung durch Bildung von nichtfällbarem weinsaurem Kupferoxydkalium, so treten nach intravenöser Einspritzung schwerste Vergiftungserscheinungen auf, jedoch nicht nach subcutaner oder intramuskulärer. Aus diesem Grunde haben Kupfersalze nur eine geringe Giftigkeit (STRAUB).

Zu Vergiftungserscheinungen kam es gelegentlich durch Kupfersulfat und Grünspan (basisches Kupferacetat, durch Einwirkung von Essig auf metallisches Kupfer entstehend). Als tödliche Dosis von Kupfersulfat werden etwa 10 g angenommen. Unter häufigem Erbrechen und einsetzenden wäßrig blutigen Durchfällen und Tenesmen kann der Tod unter Gefäßlähmung und Herzschwäche schon einige Stunden nach Aufnahme des Giftes eintreten. Bei protrahierter Vergiftung tritt eine Hämolyse, Hämoglobinämie und Hämoglobinurie mit hämolytischem Ikterus ein. Der Ikterus kann jedoch auch fehlen. Mitunter entwickelt sich das Bild einer perniziösen Anämie. Bei der Sektion nimmt man unter Umständen noch eine Blaufärbung der Zähne und des Zahnfleisches wahr. An der Speiseröhre und am Magen-Darmkanal kann man bei Einverleibung starker Konzentrationen Ätzstellen vorfinden. Der Mageninhalt kann blau verfärbt sein. Herzmuskel, Leber und Nieren sind oft parenchymatös degeneriert. Ausgeschieden wird Kupfer über das Gallengangsystem, weniger durch die Nieren (LATKA); in der Leiche findet sich am meisten Kupfer in der Leber. Beim chemischen Nachweis ist zu berücksichtigen, daß der menschliche Körper physiologisch Kupfer enthält, das laufend mit der Nahrung eingeführt wird. Der Serum-Kupfergehalt liegt bei etwa 106 γ-% (HEILMEYER). In der Leber sind schon 220 mg je Kilogramm gefunden worden, ohne daß eine Vergiftung vorlag (JÖTTEN). Andererseits wurden bei offenbaren tödlichen Vergiftungen mit Kupfersulfat in der Leber nur 4,27 mg-% nachgewiesen. Als Methodik kommt nach Veraschung oder sonstiger Vorbereitung der Nachweis mit Dithizon oder ein Nachweis durch Isotope (LATKA) in Frage.

Medizinale Vergiftungen erfolgten wiederholt dadurch, daß bei der Einführung von Methylenblau zwecks Coffeinreizung des Magens aus Versehen statt Methylenblau Kupfersulfat mit der Sonde gegeben wurde. Der Tod trat in kurzer Zeit ein (LATKA, SCHLEYER). Auch kam es zu einem schnellen Tode nach Injektion einer Kupfersulfatlösung in eine tuberkulöse Fistel bei einem 6jährigen Knaben. Die chemische Untersuchung ergab in der Leber das Vorhandensein der größten Kupfermenge (JOEST). Von der Haut aus, etwa bei Verwendung von Kupferöl als Desinfiziens und Adstringens scheint Kupfer in schädlichen Mengen nicht resorbiert zu werden (SCHMID und WINKLER). Dagegen scheint Kupferstaub gelegentlich zur Hautschädigung führen zu können (FAVRE-GILLY). Nach der Entstehung von zahlreichen Verletzungen durch Kupfersplitter bei Sprengkapselexplosionen ist einmal das Auftreten einer REYNAUDschen Erkrankung beobachtet worden. Doch scheint der Kausalzusammenhang nicht hinreichend gesichert gewesen zu sein (SIMON).

Bei der *Fruchtabtreibung* sind Kupfersulfatlösungen zur intrauterinen Injektion benutzt worden. Das entstehende Vergiftungsbild entsprach dem oben angeführten. Im Vordergrund der Krankheitsbilder stand meist die Leberschädigung. *Selbstmorde* durch Trinken konzentrierter Kupfersulfatlösungen (einmal 20 g in Wasser) sind beschrieben worden. *Morde* durch Kupferverbindungen sind wenigstens in den letzten Jahrzehnten nicht beobachtet worden. Ein so erfahrener Gerichtsmediziner wie F. REUTER sah nur einmal einen solchen *Giftmord* an einem Säugling.

Das Auftreten von Vergiftungen durch *Nahrungsmittel* und auf *gewerblichem* Wege wird gelegentlich diskutiert, doch hat es sich in vielen Fällen um die Wirkung von Blei oder Arsen gehandelt, das dem Kupfer beigemengt war. Darauf beruhten auch die sog. Grünspanvergiftungen (SZEKELY). Zur Einatmung von Kupferstaub führte ein Zerstäuben von Kupferammoniaklösung durch Druckluft in einem industriellen Laboratorium (KRÖNER). Die betreffenden Arbeiter erkrankten an leichten Atembeschwerden, metallischem Geschmack im Munde, Übelkeit und Brechreiz. Bedenkliche Erscheinungen sind nicht eingetreten. Nach längerer Arbeit in Kupferbetrieben tritt mitunter ein blauer Kupfersaum am Zahnfleisch auf. Die Nägel, die Haut und die Haare verfärben sich blaugrün, ohne daß sonst eine nennenswerte Gesundheitsschädigung festzustellen ist (SZEKELY). In den grüngefärbten Haaren wurde chemisch eine Kupferkomplexverbindung festgestellt, an deren Zustandekommen das Keratinmolekül beteiligt ist. Der Kupferanteil war erhöht, ebenso aber auch der Bleigehalt. Kupfervergiftungen sind auf der Liste der Berufskrankheiten nicht aufgeführt.

Weidetiere sollen gelegentlich durch Einatmen des Rauches von Kupferhütten zu Schaden gekommen sein.

Gold.

Überdosierung von Goldpräparaten führt zu den Symptomen einer Schwermetallvergiftung. Man beobachtet eine ulceröse Stomatitis, Durchfälle und Erbrechen, manchmal äußert sich die Resorption auch in einem grippeähnlichen Zustand, der mitunter von Exanthemen begleitet ist, sog. Goldinfluenza. Bei den vorgekommenen Vergiftungen handelt es sich um medizinale Überdosierungen von Goldpräparaten, wie sie zur Behandlung von Rheuma und Tuberkulose üblich waren und zum Teil auch jetzt noch sind. Eine besondere forensische Bedeutung kommt diesen Vergiftungen nicht zu.

Eisenverbindungen.

Giftig sind nur Ferroverbindungen und komplexe Eisensalze (STARKENSTEIN, zit. nach REUTER). Voraussetzung für die Giftwirkung ist, daß die Ferroverbindung resorbiert wird, ehe sie zur ungiftigen Ferriverbindung oxydiert wird. Giftig ist insbesondere das Ferrochlorid. Wenn die Ferrisalze auch, wie schon erwähnt, nicht giftig sind, so können sie doch lokal ätzen, insbesondere das hydrolytisch gespaltene Ferrisulfat. Die Resorptionswirkung des Eisens äußert sich bei konzentrierten Mengen in Lähmungserscheinungen, die zum Tode führen können.

Als letale Dosis werden mehr als 30 g Eisensulfat oder -chlorid angegeben.

Nach dem älteren Schrifttum sind die erwähnten Eisensalze gelegentlich zu Abtreibungszwecken gebraucht worden, auch kamen Todesfälle nach Injektion in den Uterus vor. Auch *Selbstmorde* wurden beschrieben. Sogar gelungene *Morde* und *Mordversuche* sind aus früherer Zeit bekannt (SZEKELY). In neuerer Zeit wurde auch über *medizinale* Vergiftungen berichtet. Sie kamen zustande durch versehentliche Überdosierung von sog. Eisentabletten (Ferrosulfat). Als Symptome wurden blutige Stühle, hämorrhagische Gastritis und Leberverfettung geschildert. Vereinzelte Todesfälle nach 1—2 Tagen wurden bekannt.

Als Zusatzmittel zum Treibstoff ist vereinzelt auch das Eisencarbonyl, *Motalin* genannt, benutzt worden. Es gehört zu den lipoidlöslichen Nervengiften. Sichere Beobachtungen über seine Wirkung liegen aber noch nicht vor (SZEKELY).

Die *Eisenstaublunge*, die gelegentlich bei Elektroschweißern in Erscheinung treten kann, ist zwar keine besonders schwere Schädigung, sie gilt auch nicht als Berufskrankheit im Sinne des Gesetzes; trotzdem sind betriebshygienische Maßnahmen erforderlich.

Mangan.

Als Manganverbindung ist in der Medizin als Desinfektionsmittel von milder Wirkung das violett gefärbte *Kalium permanganicum* bekannt ($KMnO_4$). Während die üblichen 1%igen Lösungen infolge der Reduktion zu Braunstein lediglich eine Braunfärbung des Rachens und späterhin auch Magenschmerzen und Erbrechen hervorzurufen pflegen, verursachen 5—6%ige Lösungen oder gar Kristalle, wenn sie mit Wasser heruntergespült werden, erhebliche Ätzwirkungen, die allerdings nicht sehr tiefgreifend sind. Immerhin kann eine erhebliche ödematöse Schwellung der Mund- und Rachenorgane zustande kommen. Auch hat das auftretende Glottisödem zu Erstickung geführt. Erbrechen und blutige Stühle sind die Folge der Magen-Darmverätzung. 5—10 g des Salzes scheinen geeignet zu sein, den Tod herbeizuführen. Als Todesursachen sind Magenperforation und Verblutung aus verätzten Venen des Rachens als vereinzelte Sonderfälle angegeben worden (Führer). Resorptive Wirkungen scheinen nicht aufzutreten. Von medizinalen Vergiftungen sind Verätzungen der Scheide bei Spülungen mit zu starken Konzentrationen bekannt geworden. Die Folge waren erhebliche Gewebsgranulationen (Consoli). *Selbstmorde* durch Trinken von gesättigten, mit Kristallen vermengten Lösungen mit tödlichem Ausgang sind vorgekommen (Szekely).

Ungleich gefährlicher für den Organismus sind Manganoverbindungen, während Manganisalze im großen und ganzen unschädlich sind. Es scheint sich um ein Gift zu handeln, daß sich über die Enzyme (Arginase) in den Zellatmungsapparat einschaltet (Rodenacker). Als gewerbliches Gift ist der *Braunstein* bekannt geworden (MnO_2). Seine Gewinnung in Bergwerken, das Verladen der Erze, aber auch das Vermahlen der Erze in Braunsteinmühlen führten zur Staubentwicklung, der die Betriebsmitglieder ausgesetzt sind. Dies ist auch der Fall bei der Herstellung von Manganlegierungen, wie sie bei der Anfertigung von Trockenelementen und mitunter beim elektrischen Schweißen Verwendung finden, bzw. verdampft werden. Die dabei auftretenden Schädigungen gehören in Deutschland und auch in anderen Ländern zu den *Berufskrankheiten*. Die Folgen dieser Staubinhalationen konnten in den Manganwerken in Ägypten in Sonderheit durch Baader und außerdem in den Braunsteinwerken bei Gießen studiert werden, ferner in den Marokkanischen Minen durch Rodier).

Es handelt sich hier um das ziemlich selten vorkommende Krankheitsbild des chronischen *Manganismus*, das im großen und ganzen nur dazu Disponierte befällt. Im Vordergrund stehen neurologische Symptome infolge der *Manganencephalitis*, die im ganzen in ihren Symptomen dem Parkinsonismus entspricht. Man beobachtet Schlafsucht, Maskengesicht, Speichelfluß, später Intelligenz- und Gedächtnisdefekte. Auch Zwangsweinen und Zwangslachen wurden beschrieben, ferner Stottern, auffällige Pausen beim Sprechen. Das bekannte Symptom der Pro- und Retropulsion wird beobachtet, fernerhin breitspuriger Gang, manchmal auch eigenartiger Stelzengang mit Auftreten mit den Zehen oder mit der äußeren Fußkante (Hahnentritt). Die Schrift ist zitterig und wird während des Schreibens immer kleiner (Mikrographie). Hinzu kommen Muskelzuckungen und feinschlägiger Tremor. Ob das Auftreten einer Bulbärparalyse oder einer amyotrophischen Lateralsklerose gelegentlich mit einer vorangegangenen Manganvergiftung in Zusammenhang gebracht werden kann, muß im einzelnen kritisch überprüft werden (Voss). Sieht man von diesen neurologischen Symptomen ab, so sind im klinischen Verlauf eine Verminderung des Blutzuckers und erhöhte Natriumausscheidung beobachtet worden (Spiess-Bertschinger). Tierversuche ergaben eine Vermehrung der Reticulocyten im Knochenmark, in der Leber, in Milz, Lymphdrüsen und Lunge (Zolezzi). Die Vergiftung kann zu völligem Siechtum führen.

Die vorliegenden anatomischen und histologischen Befunde bei Todesfällen sind spärlich und wenig charakteristisch. Der Hirnbefund ist praktisch negativ. Ob Gefäßveränderungen im Bereiche der peripherischen Nerven und im Rückenmark in der Nähe des Zentralkanals wirklich auf Manganwirkung beruhen, ist zweifelhaft (Voss, E. Petri). Das Mangan wird langsam resorbiert, überschüssiges Mn wird schnell an die Gewebe abgegeben. Die Normalwerte im Blut betragen 0—4γ-%. Der Trockenkot kann bei Nichtgefährdeten 9—$10,4$ mg-%, bei Gefährdeten $12,6$—183 mg-% enthalten. Bei Todesfällen findet man in der Leber und im Gehirn verhältnismäßig viel Mn (Methoden des Nachweises s. Literaturverzeichnis).

Manganarbeiter werden erfahrungsgemäß verhältnismäßig häufig von *Pneumonien* befallen, deren Letalität nach Untersuchungen vom Jahre 1939 (Baader) 30—50% betrug. Es besteht eine gewisse Parallelität zu den Thomasschlackenpneumonien. Sie weichen histologisch von den bekannten croupösen Pneumonien nicht sonderlich ab. Nicht immer war der Mangangehalt in den befallenen Lungenteilen deutlich erhöht (Wenig). Es handelt sich wahrscheinlich um eine infektiöse Pneumonie, zu der Mangangefährdete besonders disponiert sind.

Völlige Klarheit über die Genese dieser Krankheit besteht noch nicht. Sie pflegt jedoch praktisch als Berufskrankheit anerkannt zu werden (BAADER).

Eine spezifisch forensische Bedeutung der Vergiftung mit Manganverbindungen besteht, wenn man von der Gewerbemedizin absieht, nach dem, was bis jetzt bekanntgeworden ist, nicht.

Zink und seine Verbindungen.

Zink ist ein blauweißes, kristallinisches Metall, das bei 433° C schmilzt und bei 950° C verdampft. Es verbrennt mit bläulicher Flamme zu Zinkoxyd. Von seinen Verbindungen findet das Zinkoxyd (ZnO), auch Zinkweiß genannt, bei Pudern, Salben und Pasten in der Medizin Verwendung. Das Zinksulfat ist ein häufig gebrauchtes Adstringens zur äußerlichen Anwendung bei Conjunctivitis und Gonorrhoe. Chlorzink ($ZnCl_2$) kommt in weißen, an der Luft zerfließlichen Stangen in den Handel. Es wird in starken Lösungen (50 %) in der Gynäkologie als Ätzmittel für Scheide und Portio benutzt.

Über die tödlichen und schädlichen Dosen ist nicht hinreichend Sicheres bekannt. Man nimmt an, daß 10 g Zinkoxyd genügen, um bei innerlicher Aufnahme Vergiftungserscheinungen auszulösen. Bei Zinkchlorid gilt als tödliche Menge 3—5 g.

Bei ätzenden Zinkverbindungen, besonders bei Chlorzink, bestehen die Giftwirkungen in Verätzungen an der Stelle der Einführung. Man findet bei peroraler Einführung an der Schleimhaut des Mundes, der Speiseröhre und des Magens weißgraue Ätzstellen. Die Schleimhautfalten sind meist nur auf den Kämmen weißgrau verfärbt. Die Umgebung der Verschorfungen kann durchblutet sein. Wird die Vergiftung lange überlebt, so werden die Ätzstellen demarkiert. Eine Spätperforation mit nachfolgender Peritonitis ist beobachtet worden (zit. nach F. REUTER). Zinkacetat wirkt viel weniger ätzend. Als Ausscheidungsfolgen sind nephrotische Nierenveränderungen beschrieben worden.

Eine Folge der Giftresorption ist wohl auch das sog. *Gießfieber*. Die beim Messinggießen entstehenden Dämpfe bestehen aus Zinkoxyd mit geringen Kupferbeimengungen. 6—8 Std nach Einatmung dieser Dämpfe tritt bei manchen Personen unvermittelt Schüttelfrost, Müdigkeit, Schwere in den Beinen und Fieber bis zu 39° C auf. Nach einem Schlaf von mehreren Stunden erwacht der Kranke unter starkem Schweißausbruch und ist nach nochmaligem Ausruhen im allgemeinen gesund und arbeitsfähig. Doch kommen wohl auch schwerere Fälle vor, in deren Folge außer katarrhalischen Erscheinungen Ikterus, punktförmige Hautblutungen, ferner Gelenkschwellungen gesehen wurden (PULEWKA). Bei einem Todesfall im Anschluß an Erscheinungen von Gießfieber wurden in den Lungen des Vergifteten 103 mg je Kilogramm Zink festgestellt, während die Normalwerte 6—7 mg je Kilogramm betragen. Der Verstorbene hatte keine gesunden Kreislauforgane (GRIFFON und DÉROBÉRT).

Bei der *chronischen* Zinkvergiftung sind als Symptome chronischer Magenkatarrh, Anämie, Koliken beschrieben worden (CRECELIUS). Doch ist umstritten, ob diese Krankheitsbilder nicht auf Einatmung von Beimengungen zurückzuführen sind.

Ökonomische Vergiftungen durch Zink haben sich mitunter dadurch ereignet, daß Lebensmittel in verzinkten Gefäßen aufbewahrt wurden, z. B. Äpfel oder saure Speisen, wie Kartoffel- oder Heringssalat. Das Zink wird aus der Wand der Gefäße herausgelöst und unter Umständen bei reichlicher Nahrungsaufnahme in solchen Quantitäten per os eingeführt, daß epidemieartige Vergiftungen bei den Teilnehmern der Mahlzeit entstehen, wie Kopfschmerzen, beklemmendes Gefühl in der Brust, quälendes Erbrechen (FÜHNER, DORNICK, eigene Beobachtung).

Medizinale Vergiftungen durch Zinkoxyd waren die Folge von Verwechslungen. So hatte eine Frau 10 g Zinkoxyd im Citronensaft eingenommen. Das Pulver war in einer Drogerie verwechselt worden. Die Vergiftungserscheinungen (Magenschmerzen, Erbrechen) waren nicht allzu schwer, hielten aber lange an (MACHT). Eine Zinkchloridlösung, die für Vaginalspülungen bestimmt war, wurde von einem 3jährigen Kinde ausgetrunken. Das Kind starb 16 Tage später. Fernerhin wurde versehentlich Zinkchlorid statt in die Scheide in den After infundiert. Die entstehenden Entzündungserscheinungen führten schließlich zu einer so hochgradigen Stenose des Mastdarmes, daß ein Anus praeternaturalis angelegt werden mußte.

Zu einem *Massenunfall* kam es einmal dadurch, daß in einem Tunnel Rauchgeneratoren abbrannten, so daß 116 Menschen Zinkchloridgase einatmen mußten; 10 von ihnen starben. Die Leichenuntersuchung ergab Rötung, Schwellung und nekrobiotische Verätzung der Luftwege, außerdem Entzündungserscheinungen in Magen und Duodenum (EVANS).

Als *Selbstmordmittel* sind hier und da Zinkchloridlösungen benutzt worden, meist in 5%iger Konzentration. Die eingenommene Dosis betrug 3—5 g, die Mortalität etwa 50% (BEARDWOOD, BALAZS, WACLAW; älteres Schrifttum s. F. REUTER). Als *Mordmittel* kommt Chlorzink wohl nur bei Kindern in Frage. In einem Falle hatte ein Vater einem Säugling eine rund 50%ige Chlorzinklösung in Teelöffelmenge eingegeben, das Kind starb schon einige Stunden danach (F. REUTER). Ein weiterer Mord erfolgte bei einem neugeborenen Kind dadurch, daß der Vater ihm Lötwasser eingab, also Zinkchlorid und Salzsäure. Der Zinkgehalt der Leichenteile führte zu der richtigen Diagnose (WAGNER).

Wismut.

Wismutpräparate werden in der Medizin als Puder zur Behandlung von Geschwürsflächen benutzt, weiterhin zur röntgenologischen Darstellung von Körperhöhlen, z. B. auch des Mastdarmes und schließlich in der Hauptsache zur Behandlung der Syphilis. Wismutsalze werden vom Magen-Darmkanal aus kaum resorbiert, wohl aber bei parenteraler Einverleibung. Die Vergiftungssymptome entsprechen denen anderer Metallgifte. Das Bild ähnelt etwa dem einer Quecksilbervergiftung (Stomatitis mit Ausbildung eines Saumes von Wismutsulfid am Zahnfleisch, Colitis mit ausgedehnter Geschwürsbildung im Dickdarm und nephrotischen Veränderungen an den Nieren, mitunter mit Bildung von Kalkzylindern). Die forensische Bedeutung der Wismutvergiftungen ist gering. Es handelt sich im großen und ganzen um Zwischenfälle bei unvorsichtiger Dosierung bei der Luesbehandlung. Im einzelnen muß auf das Schrifttum verwiesen werden.

Unter besonderen Umständen, nämlich bei starken Gärungsverhältnissen im Dickdarm, kann bei Gaben von Wismutum subnitricum (basisches salpetersaures Wismutoxyd) das Nitrat zu Nitrit reduziert werden, so daß die Erscheinungen einer Nitritvergiftung (s. S. 711) auftreten; dies geschah in neuerer Zeit, als einmal für ein 3jähriges Kind diese Substanz als Röntgenkontrastmittel verordnet worden war (PIEDLIÈVRE und DÉROBÉRT).

Vanadium.

Das Vanadium hat in seiner Verbindung Vanadiumpentoxyd eine gewisse toxikologische Bedeutung als gewerbliches Gift erlangt. Es spielt eine Rolle bei der Eisen- und Stahlerzeugung und bei der Anilinfabrikation. Die Einatmung erzeugt Conjunctivitis, Rhinitis, Blutungen an der Rachenschleimhaut und Bronchitis; Nierenstörungen scheinen jedoch nicht aufzutreten.

Zinn.

Das in Geräten und Metallgefäßen enthaltene Zinn führt nach den vorliegenden Erfahrungen nicht zu Vergiftungen. Wieweit beschriebene Störungen wirklich auf Zinneinwirkung zurückzuführen sind, muß noch überprüft werden. Ein Selbstmord durch Zinnchlorür (1/2 Teelöffel) ist in früherer Zeit beobachtet worden. Die tödliche Dosis wird für Erwachsene mit 0,6—1,2 g angenommen (SCHNEIDER, F. REUTER).

Kobalt.

Kobalt und Kobalterze spielen eine Rolle in der Blaufarbindustrie. Auf die Beziehungen zwischen Kobalteinwirkung und Entstehung des *Schneeberger Lungenkrebses* soll hier nicht eingegangen werden. Akute Vergiftungen scheinen zu Übelkeitsgefühlen, Erbrechen, und kolikartigen Leibschmerzen zu führen. Ein gewisser Einfluß auf das Blut scheint gleichfalls vorzuliegen (Vermehrung der Erythrocyten, des Hämoglobin und der Reticulocyten). Bei Kobalterzwäschern soll es zu Hyperkeratosen und oberflächlichen Geschwüren an den Händen kommen. Forensische Bedeutung kommt diesen Einwirkungen kaum zu.

Chrom und seine Verbindungen.

Die Chromsäure (Chromtrioxyd) wird in verdünnter Lösung als entzündungswidriges Mittel, in starker Lösung als Ätzmittel, benutzt. Das Kaliumchromat (gelb) und Kaliumbichromat (organgerot) dienen außer als chemische Reagentien zur Füllung galvanischer Elemente, zum Beizen des Holzes, und werden auch sonst in der chemischen Industrie als Oxydationsmittel benutzt. Chromalaun und Bleichromat sind vielfach Bestandteile der Chromfarben (FÜHNER). Als tödliche Dosis der Chromsäure werden 1—2 g angegeben, während bei Einnehmen von Kaliumbichromat 6—8 g als tödlich gelten. Beide Substanzen werden im Körper infolge Reduktion zu Chromoxyd grün.

Bei Zuführung per os stehen die Ätzwirkungen im Vordergrund; es kommt zu Leibschmerzen, Übelkeit und Erbrechen gelber bis grüner Massen. Die ersten Erscheinungen haben manchmal einen Kollaps zur Folge; wird er überstanden, so entwickeln sich Durchfälle, die Entleerungen sind vielfach schleimig-blutig, auch der Harn kann blutig werden. Der Tod tritt oft unter den Erscheinungen der Urämie ein. Anatomisch findet man an den Schleimhäuten starre, gelbliche, mitunter auch grünliche Schorfe, deren Umgebung gerötet oder durchblutet ist. Die Darmschleimhaut kann hämorrhagisch verändert sein. An der Herzmuskulatur, an den Nieren und an der Leber kann man eine parenchymatöse Degeneration feststellen. Die Nierenepithelien können nekrotisch sein (F. REUTER). Das Chrom wird verhältnismäßig rasch durch die Nieren ausgeschieden. Die chemische Untersuchung ergibt mitunter, daß nur noch wenig Chrom in den Leichenorganen vorhanden ist. Eine quantitative Bestimmung wird notwendig sein, weil unter Umständen auch eine gewerbliche Chromaufnahme in Betracht kommen könnte. Im Urin von Personen, die mit Chrombetrieben nichts zu tun haben, fanden sich maximal 16,3 γ je Liter. Selbst der Durchschnittswert betrug bei derartigen Personen 11 γ-% je Liter. Bei Personen, die in Laboratorien von Chrombetrieben beschäftigt wurden, fanden sich maximal 76,8 γ je Liter Urin, im Durchschnitt 18,2 γ je Liter Urin (SPANNAGEL). Bezüglich des Blutes wird die Auffassung vertreten, daß ein Gehalt von mehr als 20 γ-% (bezogen auf Frischblut) die Gefährlichkeitsgrenze darstellt. Insbesondere ist dann an die Möglichkeit der Entstehung eines Bronchialcarcinoms zu denken (nach SPANNAGEL).

Eine Bestimmungsmethode für Blut und Urin ist von SPANNAGEL ausgearbeitet worden.

Medizinale Vergiftungen sind gelegentlich infolge Verwechslung mit dem ebenso gefärbten Trypoflavin vorgekommen. Eine Injektion von 5 cm³ 10%iger Chromsäure führte nach einiger Zeit zu Husten, Brechreiz, fahler Verfärbung des Gesichts, Atemnot, Bewußtlosigkeit und nach 2 Tagen zum Tode (WIETHOLD). *Selbstmorde* durch Kaliumbichromat sind hier und da vorgekommen (KRIEGER). Auch ein *Mordversuch* mit Kaliumchromat ist bekannt geworden, dem Opfer wurde das Gift unter der Vorspiegelung einer Arzneigabe in Oblaten gereicht (F. REUTER). Eine ausgedehntere Bedeutung haben Chromverbindungen als *gewerbliches* Gift erlangt. Nach den vorliegenden tierexperimentellen Ergebnissen können Chromverbindungen wohl auch durch die Haut aufgenommen werden. Dringen sie durch Hautverletzungen ein, so entstehen schlechtheilende Ulcera, auch Säurespritzer können Ulcera hervorrufen. Dieser Umstand ist auch gelegentlich zum Zwecke der *Selbstbeschädigung* ausgenutzt worden (MARTI). Bei Einatmung von Dämpfen entstehen Geschwüre und Metaplasien an der *Nase*. Ziemlich häufig wird das Nasenseptum perforiert. Die Einatmung führt außerdem gelegentlich zu katarrhalischen Erscheinungen in den Luftwegen, denen sich manchmal in Jahren ein Bronchialkrebs anschließt, obwohl die Chromerze an sich nicht als karzinogen gelten (RODENACKER, PFEIL). Die in Chrombetrieben entstehenden Lungenkrebse sind anerkannte Berufskrankheiten.

Vergiftungen mit Kaliumbichromat scheinen sehr selten zu sein. Bei einer gut beobachteten Vergiftung dieser Art wollte ein Zuchthäusler durch Einnahme dieser Substanz einen längeren Krankenhausaufenthalt erreichen, er starb; die Sektion ergab das Vrohandensein von Methämoglobin im Blut und Verätzungen. In den Leichenteilen fand sich reichlich Chrom (FAZEKAS). In Amerika ist in der Kosmetik beim Herstellen der sog. Kaltwelle zur Neutralisation des Haares eine Kaliumbichromatlösung verwandt worden. Im Anschluß daran wurden Vergiftungserscheinungen beobachtet (DUNSKY).

Cadmium.

Cadmium steht in seiner Wirkung dem Zink nahe, doch ist es giftiger. Konzentrierte Lösungen der Cadmiumsalze wirken auch lokal ätzend. Beim Menschen sollen schon 0,03 g Vergiftungserscheinungen hervorrufen (F. REUTER). Von klinischen Erscheinungen werden Gastroenteritis, Schwindel- und Schwächegefühl, Zirkulations- und Atemstörungen genannt, ferner Proteinurie und Lungenemphysem (FRIBERG). An den Nieren sollen nephrotische Erscheinungen auftreten. Die Sektion kann in schweren Fällen das Bild einer ulcerösen Gastroenteritis ergeben. Bei der chronischen Vergiftung sind Stomatitiden, Verfettungen der Leber und des Herzmuskels und allgemeine Kachexie festgestellt worden (F. REUTER). Auch *Einatmung* führt zu Schäden. Nach einer Latenzzeit von 4—8 Std kommt es zu katarrhalischen Erscheinungen und Frösteln, ohne daß wirklich Fieber zu bestehen braucht. Nach 20—36 Std entstehen mitunter Kurzatmigkeit, Lungenödem und Bronchopneumonien. Überlebt man diese Gefahrenperiode, so scheinen Dauerfolgen nicht zurückzubleiben. Das Vergiftungsbild kann etwa dem durch Nitrosegase entsprechen. Cadmium läßt sich leicht in den Leichenteilen nachweisen; doch darf man die Diagnose nicht allein auf den chemischen Befund stützen, da es langsam ausgeschieden wird; in Organen von Personen, die mit Cadmium in Berührung kamen, kann daher das Metall noch lange Zeit enthalten sein, ohne daß eine Cadmiumvergiftung vorgelegen haben muß (HUCK, PANCHERI). Bei der *chronischen* Form der Vergiftung fallen klinisch eine gelberdige Hautfarbe, Ermüdbarkeit, Anämie, Kopfschmerzen und Schwindelgefühl auf. Auffallend sind *Knochenveränderungen*, die mitunter späterhin auftreten (sog. MILKMAN-Syndrom). Es handelt sich um Fissuren in den Schulterblättern, im Becken, im Oberschenkel, sowie im Schien- und Wadenbein. Man erkennt röntgenologisch quere Furchen, die von Verdichtungszonen eingerahmt sind, ohne Callusbildung. Die Kranken klagen über lebhafte, ausstrahlende, kribbelnde Schmerzen in den Beinen und Hüften und gehen mühsam (NICAUD und Mitarbeiter).

In *gewerbemedizinischer* Hinsicht sind Arbeiter in Cadmium-Nickel-Akkumulatorenfabriken gefährdet. In Deutschland sind diese Schädigungen jetzt als Berufskrankheiten anerkannt. In ziemlichem Umfange scheinen auch *ökonomische* Vergiftungen explosionsartigen Auftretens dadurch zustande zu kommen, daß Cadmium aus Gefäßen durch Säuren herausgelöst wird und in Nahrungsmittel übergeht. Bei der Entfernung von Kesselstein durch Elektrolyse sind an der Oberfläche der Gefäße mitunter Cadmiumniederschläge entstanden.

Bariumverbindungen.

Das Bariumoxyd bzw. Bariumhydroxyd, Ätzbaryt genannt, wirkt ähnlich ätzend wie die entsprechenden Ca-Verbindungen. In der Medizin bekannt ist das Bariumsulfat (Barium sulfuricum), das als Kontrastbrei bei der Röntgenuntersuchung gebraucht wird. Es wird nicht resorbiert, sondern ist ungiftig. Das Bariumsulfid, das als Enthaarungsmittel benutzt wird, wurde mitunter mit Bariumsulfat verwechselt, da seine lateinische Bezeichnung abgekürzt wird mit: „Barium sulfurat." (sulfuratum). Das Bariumsulfid entwickelt in Gegenwart von Salzsäure unter Bildung von giftigem Bariumchlorid auch Schwefelwasserstoff, der sich sekundär an den Vergiftungserscheinungen beteiligen kann.

Das Bariumcarbonat wird als Rattengift benutzt und auch zu Pflanzenschutzmitteln verwendet. Es gibt am häufigsten zu Vergiftungen Anlaß; es stellt ein geschmack- und geruchloses Pulver dar.

Schon Dezigrammgaben von Bariumchlorid und Bariumcarbonat können Vergiftungserscheinungen hervorrufen, Dosen von 2—4 g können tödlich sein.

Das Barium erregt die Herzmuskulatur und die glatte Muskulatur und veranlaßt krampfartige Kontraktionen von Magen und Darm. Auf diese Weise kommt es zu Erbrechen und Durchfällen. Die Herzwirkung ist ebenso wie bei Digitalis; Blutdruck und Gefäßtonus nehmen zu. Das Barium scheint auch eine gewisse Affinität zum Zentralnervensystem zu haben, wenn dies auch im einzelnen anatomisch und chemisch noch nicht eindeutig bewiesen ist (PETRI). Wenigstens können sich nach Bariumvergiftungen aufsteigende Lähmungen ausbilden, die zuerst die Beine, dann Arme, Halsmuskeln und schließlich die Zunge stillegen, so daß es zum langsamen Erstickungstode kommt. Bei schnellen Todesfällen führt die Herzlähmung zum Tode. An der Leiche kann man Schwellung und Rötung des Magen-Darmkanals feststellen; er ist mitunter von Blutungen durchsetzt. Bei schnellen Todesfällen findet man im Darmkanal noch Giftreste (F. REUTER). Der chemische Nachweis des Bariums macht an sich keine Schwierigkeiten, doch muß man sich vergewissern, ob nicht vorher aus medizinischen Gründen (Enthaarung, Röntgenuntersuchung) Barium zugeführt wurde. Nach dem Ergebnis von Tierversuchen (Katzen) findet man am meisten Barium im Magen-Darmtrakt, wenig in der Leber (DERVILLÉE und Mitarbeiter), doch kommt es hier wohl auch auf Art und Dauer der Zuführung an.

Medizinale Schäden sind nicht allzu selten. So kam es gelegentlich vor, daß der aus nicht resorbiertem Bariumsulfat bestehende Kontrastbrei mit Bariumsulfid verwechselt wurde und so zu Vergiftungen Anlaß gab, die meist noch bei der ärztlichen Untersuchung begannen. Auch ist von einer Apotheke einmal statt Bariumsulfat Bariumcarbonat gegeben worden. Ebenso ist eine Verwechslung zwischen Natriumbicarbonat und Bariumcarbonat vorgekommen. Unvorsichtige Anwendung von Bariumsulfid bei der Enthaarung könnte, wie Tierversuche lehrten, gleichfalls zu Vergiftungen infolge Resorption durch die Haut führen; doch scheint tatsächlich die Gefahr bei vorsichtiger Anwendung nicht groß zu sein (DOMENJOZ, schriftliche Mitteilung von KIMMIG, Hamburg).

Staubentwicklung beim Umladen von Barytsäcken führte einmal zu Erscheinungen, die als Bariumvergiftung gedeutet wurden (GOTTWALD). Eine *Verwechslung* von Bariumcarbonat mit Backpulver führte zur Bariumvergiftung bei den Personen, die von dem Kuchen gegessen hatten (v. MARCHTALER). *Selbstmorde* mit Bariumverbindungen sind, soweit sie bekannt wurden, mit Bariumcarbonat herbeigeführt worden (CAMERER, DADLEZ). Ein *Giftmord* durch Bariumcarbonat kam so zustande, daß eine Ehefrau ihrem Manne Rattengift, das 90% Bariumcarbonat enthielt, in die Milch gab, die er abends zu trinken pflegte. In einem anderen Falle, bei dem Verdacht auf Bariumgiftmord bestand, wurde eine Fehldiagnose noch rechtzeitig dadurch vermieden, daß man den positiven chemischen Befund durch vorangegangene medizinale Gaben erklären konnte (F. REUTER).

Magnesium.

Das Magnesium spielt in der Medizin eine Rolle als Magnesiumsulfat, es findet als Bittersalz zur Abführung Verwendung. Mengen von 50 g können tödlich wirken[1]. Bittersalz ist durch Zuführung von übergroßen Gaben gelegentlich zu Selbstmord und Abtreibungsversuchen gebraucht worden (FÜHNER). Bei intravenöser Injektion setzt Magnesiumsulfat die Krampfbereitschaft herab (Tetanusbehandlung). Bei Überdosierung soll es zu Angiospasmen und migräneartigen Zuständen gekommen sein (ROLLER).

Beryllium.

Auf der ganzen Erde wird ungefähr ebensoviel Beryllium gefunden wie Zink, Blei oder Kupfer. Es kommt in 17 verschiedenen Erzen in 25 Variationen vor. Es hat als Stahl-

---

[1] 90 g $MgSO_4$, duodenal zwecks Durchführung einer Bandwurmkur eingegeben, führten einmal zum Bilde einer überdosierten $MgSO_4$-Narkose und zum Tode infolge Lähmung der Atemmuskulatur [FOSSEL: Beitr. gerichtl. Med. **19**, 39 (1952)].

verbesserer eine große industrielle Bedeutung. Gefährdet sind die Arbeiter in Berylliumwerken, aber auch die Anwohner, sogar Wäscherinnen, die die Berufskleidung säubern, sollen in Gefahr kommen. Auch sind Schäden in Betrieben entstanden, in denen Fluorescenzlampen hergestellt werden.

Einatmung des Staubes der Berylliumverbindungen kann zum Auftreten einer Pneumonie führen, die meist chronisch wird und häufig zum Tode führt. Im Exsudat herrschen mononucleäre Zellen vor. Oft findet man schaumige Exsudatzellen. Granulocyten und Erythrocyten sind selten. Die sich danach entwickelnde Granulomatose der Lungen ist wohl nur eine Weiterentwicklung der zunächst akut auftretenden Pneumonien. Als spätere Folge sind sarkomähnliche Bilder beschrieben worden. Auch bestehen in der Anordnung der Knötchen gelegentlich Ähnlichkeiten mit Tuberkeln (BORBELY). Das histologische Bild ist oft nicht einfach zu deuten. Die Expositionszeit der Gefährdeten betrug nach den bisherigen Erfahrungen 30 Tage bis zu 6 Jahren. Die Zeit der Exposition scheint nicht sonderlich ausschlaggebend zu sein; man diskutiert, ob zur Entstehung der Erkrankung nicht ein weiteres, bisher unbekanntes Agens hinzukommen muß.

Bei intravenöser Injektion im Tierversuch ergaben sich schwere Veränderungen, Ikterus, Blutungen unter den serösen Häuten, Pleuraexsudate, nephrotische Veränderungen in den Nieren, Vergrößerung der Milz mit Fehlen der Keimzentren (SCOTT). Neben den mehr akuten kommen auch chronische Vergiftungen vor. Beryllium kann spektrographisch nachgewiesen werden; sowohl bei akut, als auch bei chronisch Kranken findet man im Urin 0,3 bis 1,7 γ-$^0/_{00}$ (DUTRA).

Durch Beryllium entstandene Verletzungen heilen schlecht, mitunter nur nach Totalexcision. Es bilden sich Granulome, die histologisch Tuberkeln ähnlich sind.

Schädigungen durch Einatmung von Berylliumstaub oder -dämpfen gehören in Deutschland zu den anerkannten Berufskrankheiten.

Richtlinien für die praktische Begutachtung hat in Deutschland neuerdings GÄRTNER aufgestellt.

Aluminium und seine Verbindungen.

Von den Verbindungen des Aluminium interessieren medizinisch die schon besprochene essigsaure Tonerde (s. Essigsäure) und der Alaun (Kalium-Aluminiumsulfat), der aber jetzt kaum noch gebraucht wird. Dosen von 0,05—0,5 g rufen das Gefühl der Trockenheit im Schlunde hervor, große Dosen von 1,0—2,0 g erzeugen Erbrechen, Magenbeschwerden und auch Durchfall. Bei hoher Konzentration der Lösung kann die Schleimhaut verschorfen; ob das Al resorbiert wird, ist noch nicht hinreichend bekannt. Ausgesprochene Vergiftungen sind aus früherer Zeit bekanntgeworden, es handelte sich um vereinzelte Selbstmorde, einmal auch um einen Abtreibungsversuch, sogar ein Mord an einem Kinde (1863) und ein nicht ganz geklärter ähnlicher Fall aus dem Jahre 1924 sind bekanntgeworden. Bei der chemischen Untersuchung der Leichenteile ist zu berücksichtigen, daß Aluminium physiologisch im Körper enthalten ist, und zwar beim Neugeborenen in 1 kg Körpergewicht im Mittel rund 30 mg Aluminiumtrioxyd (PREGL, zit. nach F. REUTER, fernerhin E. PETRI). Veränderungen des Zentralnervensystems und Einwirkungen auf das hämopoetische System nach Resorption des Giftes sind nur aus dem Tierversuch bekanntgeworden (E. PETRI).

In neuerer Zeit hat die Einatmung von Aluminiumstaub eine nicht unerhebliche *gewerbemedizinische* Bedeutung erlangt. In Aluminiumbetrieben treten beim Schmelzen und beim Spritzen von Aluminiumbronze feine Nebel auf, die bei Einatmung zu schweren und bösartigen *Lungenfibrosen* führen können, die mitunter in ziemlich kurzer Zeit tödlich enden. Eine ähnliche Gefährdung besteht in *Korundbetrieben*; nach Herstellen des Korundblockes durch Schmelzen von aluminiumhaltigem *Bauxit* mit Edelerden wird der Block zerschlagen und gemahlen, der hierbei entstehende Korundstaub wird eingeatmet. Über das eigentliche schädigende Agens besteht noch Diskussion, da der entstehende Staub von Al_2O_3 als ungefährlich gilt; man vermutet, daß die eigentliche Schädigung durch ein Übergangsprodukt, die Gammatonerde, gesetzt wird. Nicht alle Mitglieder des Betriebes, die unter gleichen Verhältnissen arbeiten, erkranken; das Auftreten der Erkrankung scheint von der Dauer der Beschäftigung ziemlich unabhängig zu sein.

Nicht selten ist bei der Aluminiumstaublunge das Auftreten eines Spontanpneumothorax.

Als klinische Erscheinungen sind beschrieben worden zunächst Katarrhe der Luftwege, die in Atemnot und andere Lungenbeschwerden übergehen. Der kleine Kreislauf wird sehr belastet, das Röntgenbild ergibt eine auffällig starke Gerüstzeichnung. Bei Todesfällen fällt das anatomische Bild dadurch auf, daß die bei der Silikose vorhandenen Knötchen fehlen, die Lymphknoten sind meist nicht ergriffen. Der Hauptsitz der Erkrankung ist das Interstitium, das sich schwielig umwandelt und nach und nach die Alveolen komprimiert. Aluminiumsplitter können im histologischen Bild nachgewiesen werden, sie sind von Hüllen veränderten Eiweißes umgeben, die gelegentlich eine positive Eisenreaktion erkennen lassen. Als *Nachweismethode* kommt die Spektrographie, ferner die Spezialmethode von BERG (s. GERSTEL) und eine Fluorescenzmethode von MORIN (JÄGER) in Frage. Nach dem, was wir bisher wissen, scheint der Aluminiumgehalt der erkrankten Lungen erhöht zu sein (0,6—1,0 g-% Al_2O_3 beim Kranken gegenüber 0,4—0,5 g-% beim Gesunden nach WÄTJEN), doch wird darauf hingewiesen, daß nach den bisherigen Erfahrungen eine Parallelität zwischen dem Aluminiumgehalt und der Schwere der Erkrankung nicht zu bestehen scheint. Lungenerkrankungen durch Aluminium und seinen Verbindungen gehören jetzt in Deutschland zu den anerkannten *Berufskrankheiten*.

Arbeiter, die in *Duraluminiumfabriken* zu tun haben, ziehen sich durch feinste Metallsplitterchen kleine Hautverletzungen zu. Das Metall führt nach dem Ergebnis vorgenommener Tierversuche zu kleinen Nekrosen der Umgebung, die für Infektionen sehr empfänglich sind. So kommt es, daß diese Verletzungen schlecht heilen, mitunter erst nach Excision, und sich auch häufig infizieren; auch diese Hautschäden fallen, wenn sie schwer und durch den Beruf entstanden waren und einen Berufswechsel erforderlich machten, unter die Berufskrankheiten.

Antimon.

Das Antimon (Stibium, Sb) ist zu 15% im Hartblei und zu 25% im Letternmetall enthalten, also auch im Staub, der beim Säubern der Lettern entstehen kann. Das Antimonylkaliumtartrat (Brechweinstein, Tartarus stibiatus) wird jetzt kaum mehr als Arzneimittel gebraucht. Die Injektionsmittel der neueren Zeit Fuadin, Stibenyl, Stibosan wurden zur Behandlung tropischer Krankheiten, ferner zur Behandlung der multiplen Sklerose verwandt. Der Brechweinstein hat eine mittlere Maximaldosis von 0,2 g, doch können auch diese Mengen Vergiftungserscheinungen hervorrufen. Kinder sollen schon bei 20—30 mg gefährdet sein (FÜHNER, SCHNEIDER). Bei lokaler Anwendung führen Antimonverbindungen (etwa Brechweinstein) bei zu intensiver Applikation zur Pustelbildung und schließlich zu Hautnekrosen und kleinen Geschwüren. Bei Einnahme per os scheinen nach dem wenigen, was man bisher weiß, die Vergiftungserscheinungen ähnlich wie bei der Arsenvergiftung zu verlaufen. Es kommt zu gastroenteritischen Erscheinungen, unter Umständen auch zu zu Störungen des Zentralnervensystems und zu langsamem Verfall. Das Antimon scheint auch ein Gefäßgift zu sein. Tierexperimentell wurden Milzkontraktionen beobachtet. Der Brechweinstein stört übrigens auch den Abbau des Äthylalkohols (OELKERS und LÜDERS). Bei chronischer Vergiftung, wie sie bei Benutzung antimonhaltiger Beize gelegentlich zustande zu kommen scheint, sind unbestimmte Magen-Darmbeschwerden, Übelkeiten, Brechreiz, Durchfälle, Stomatitiden und im Blutbild Leukopenie, Lymphocytose und Eosinophilie beobachtet worden (SCHNEIDER). Chronische Antimonvergiftungen sind bisher in Deutschland als *Berufskrankheiten nicht* anerkannt.

Medizinale Vergiftungen mitunter mit rasch tödlichem Ausgang sind nach Anwendung von *Fuadin* bekanntgeworden. In einem dieser Fälle bestand eine multiple Sklerose (LOCHTE und PUTSCHAR u. a.). Brechweinstein ist gelegentlich als *Racheakt* oder aus Schabernack in Getränke gegeben worden. *Selbstmorde* durch Antimonverbindungen sind vorgekommen (SCHNEIDER); bei häufigem Einnehmen kumuliert sich die Giftwirkung. Großes Aufsehen erregte ein *Mord* an 3 Frauen in England am Ende des vorigen Jahrhunderts. Der Täter hatte diesen Frauen längere Zeit hindurch Brechweinstein in kleineren Dosen gegeben. Die klinischen Erscheinungen waren gänzlich unklar. Es war nicht weiter zu verwundern. daß die Ärzte und auch das Verfahren vor dem Coroner zunächst die Todesursache nicht geklärt hatten (ENGELHARDT).

Der *Antimonnachweis* aus den Leichenteilen ist leicht möglich, auch bei vorgeschrittener Leichenzersetzung. Auch ist ein histochemisches Verfahren am Celloidin- und Paraffinschnitt von JUSTUS angegeben worden, mit dem FRANZ bei tierexperimentellen Untersuchungen gute Erfahrungen machte. Die Ablagerungen waren vor allen Dingen bei der Ausscheidung durch die Nierenkanälchen festzustellen.

Thallium.

Die toxische Wirkung der Thalliumsalze ist bis zu einem gewissen Grade denen des Arsen verwandt. Doch finden sich auch gewisse Ähnlichkeiten mit den Symptomen der Bleivergiftung. In der Medizin wird das Thallium äußerlich und per os meist als Thalliumacetat gegeben, und zwar zur Epilation bei Hautkrankheiten oder in Form von Cremes in der Kosmetik. Außerdem verwendet man gelegentlich Thallium zur Bekämpfung des Nachtschweißes der Phthisiker. In der chemischen Industrie finden Thalliumverbindungen zur Herstellung mancher Gläser Verwendung (FÜHNER), doch sind Thalliumschädigungen in Deutschland unter den gesetzlich festgelegten Berufskrankheiten bisher noch nicht angeführt. In ausgedehntem Maße werden Präparate, die Thalliumsulfat enthalten, zur Schädlingsvertilgung benutzt, insbesondere zur Tötung von Ratten und Mäusen, und zwar in Form von *Zeliopräparaten*. Sie werden als blau- oder rotgefärbte Getreidekörner (Zeliokörner) in den Handel gebracht, die 2% Thalliumsulfat enthalten, oder als blaurot- oder grüngefärbte *Zeliopaste*. Sie ist in Tuben abgefüllt und enthält 0,7 g Thalliumsulfat je Tube. Diese Mittel sind in Deutschland frei verkäuflich, sofern sie durch Rot- oder Grünfärbung auffällig gemacht werden. In der Schweiz wird thalliumhaltiges Rattengift auch unter dem Namen *Surux* verabfolgt.

Die tödlichen und toxischen Dosen sind noch nicht mit hinreichender Sicherheit festgelegt. Nach den bisherigen Erfahrungen gilt als Dosis letalis etwa 1 g Thallium. Leichte Vergiftungserscheinungen sind auch bei medizinalen Dosen beobachtet worden. Die Grenze der erlaubten Gesamtdosis von 0,2 g hat gelegentlich ernste Vergiftungserscheinungen ausgelöst (SCHNEIDER). Bei Einverleibung von 0,5 g Thalliumsulfat traten zwar nicht sonderlich gefährliche, aber deutliche Vergiftungserscheinungen auf (JACOBSEN); von Kindern wird es besser vertragen, so daß man bei ihnen anscheinend eine Epilierung mit Thallium eher wagen kann.

Verhältnismäßig geringe Thalliumdosen (1—2 g) verursachen keine örtlichen Reizerscheinungen; so kommt es, daß in manchen Fällen zwischen der Gifteinnahme und dem ·Auftreten der Symptome ein nicht unerhebliches Intervall liegt, bis zu etwa 8 Tagen (COBET). In der Regel beginnen die Symptome nach Stunden oder einen Tag nach der Gifteinnahme. Im Vordergrund pflegen neurologische Störungen zu stehen, wie Taubheit, Kribbeln und Ameisenlaufen in Fingern und Zehen. Diese Beschwerden gehen schon in den ersten Tagen nach der Giftaufnahme in außerordentlich starke Schmerzen der Fuß- und Wadengegend über, sie können den Kranken so quälen, daß die üblichen Schmerzmittel versagen, und daß in manchen der von uns beobachteten Fälle angesichts der zunächst vorliegenden negativen Befunde der Verdacht einer Aggravation aufkam. Stehen und Auftreten ist der Schmerzen wegen kaum möglich. Bei genauerer neurologischer Untersuchung läßt sich eine wenig herabgesetzte Tastempfindung, aber eine Überempfindlichkeit gegen Berührung feststellen. Der Druck der Kleider kann unerträglich werden, die Kranken können nicht schlafen. Diesen neurologischen Symptomen gesellen sich meist in den ersten Tagen heftige Leibschmerzen zu. Oft besteht hartnäckige Verstopfung, so daß Darmspasmen diagnostiziert werden. Manchmal geht diese Verstopfung auch in Durchfälle über. Übelkeit und Erbrechen sind meist nicht vorhanden, können aber auftreten. Die polyneuritischen Erscheinungen führen späterhin zu schlaffen und spastischen Lähmungen, meist der unteren Gliedmaßen. Auch das Gehirn selbst wird schwer geschädigt. Psychotische Veränderungen sind beschrieben

worden; Aufregungszustände, Depressionen, Hirnnervenlähmungen, wie Sehstörungen, Augenmuskellähmung, Auftreten bulbärer Symptome wurden geschildert. Als Allgemeinsymptome kommen zunehmender Kräfteschwund und
Kachexie hinzu, unter deren Bild der Tod eintreten kann. Die Schweißsekretion
ist gestört, an der Haut werden Pyodermien beobachtet, deren Eiterpusteln
auch das Gesicht bedecken können. Während die eben erwähnten Störungen
außerordentlich vielgestaltig sind, besteht ein recht charakteristisches und
spezifisches Symptom, nämlich der *Haarausfall*, der auf Schädigung der vegetativen Zentren des Zwischenhirns zurückgeführt wird. Er beginnt 2 Wochen
nach der Giftaufnahme, häufiger genau nach 3 Wochen, und betrifft nicht nur
die Kopfhaare, sondern den ganzen Körper, bei den Augenbrauen meist nur den
lateralen Teil, der vom Sympathicus innerviert wird. Einige Wochen später
wachsen die Haare im Gegensatz zu Alopecien aus anderer Ursache wieder,
der Haarwuchs pflegt sogar wieder kräftig zu werden. Bei längerer Dauer der
Vergiftung wird als ziemlich häufiges Symptom die sog. *Leukonychia striata*
auftreten, eine streifenförmige helle Zeichnung auf den Fingernägeln, die im
Gegensatz zum MEESschen Nagelband bei der As-Vergiftung hellweiß ist (RODEN-
ACKER). Die Sexualfunktion pflegt darniederzuliegen.

Der Blutdruck ist nach den vorliegenden klinischen Beobachtungen anfangs gesteigert
und kehrt nach Besserung der klinischen Erscheinungen zur Norm zurück. Im Urin kann
man nicht selten Zucker und Aceton nachweisen, ebenso Porphyrin (SAAR, SPRADO). Der
Grundumsatz ist häufig erhöht. Recht selten sind anscheinend nephritische Erscheinungen
(BRUMM). Myokardschädigungen mit EKG-Veränderungen traten gelegentlich in Erscheinung (RÜTHER, METZNER). Epileptiforme Anfälle, manchmal nach Art der JACKSONschen
Epilepsie, kommen vor (MOESCHLIN). In anderen Fällen stehen die Bulbärsymptome so
im Vordergrund, daß das Bild dem einer Bulbärparalyse entsprechen kann. Hier und da
standen unter den Vergiftungssymptomen Atembeschwerden, die sofort nach der Gifteinnahme auftraten und zu einer Cyanose führten, mehr im Vordergrund. Nicht geläufig ist
weiterhin, daß die Vergiftungserscheinungen mit Schleimabsonderung aus der Nase, Bronchitis und Schwellung der Gesichtshaut beginnen (PRICK). Ob eine früher durchgemachte
Thalliumvergiftung bei erneuter Giftzuführung die Symptome schwerer und gefährlicher
macht, ist gelegentlich zur Diskussion gestellt worden (JOHNE). Das Thallium beeinflußt
vor allen Dingen die endokrinen Drüsen und das vegetative Nervensystem. Hierauf sind
Adrenalinausschüttungen während des Krankheitsverlaufes, Auftreten von Zucker im
Urin, Ausfall der sympathisch innervierten Teile der Augenbrauen zurückzuführen; Thal-
lium verbindet sich unlöslich mit dem Wachstumsfaktor (Lactoflavin B$_2$) und scheint durch
Nebennierenschädigung zur Lipoidverminderung zu führen (Schrifttum hierüber s. RODEN-
ACKER).

Ob eine Entstehung von Knochenspangen und Exostosen am Sitzbein und an anderen
Stellen des Beckens, wie sie KLAGES nach einer Thalliumvergiftung sah, wirklich deren Folge
ist, muß dahingestellt bleiben (Störung der Funktion der Nebenschilddrüse). Linsentrü-
bungen bei Thalliumvergiftung werden gelegentlich beobachtet. Da man als Gerichtsmediziner hier und da auch angeblich durch Thallium vergiftete Tiere untersuchen muß,
sei erwähnt, daß bei Federvieh nach monatelangem Intervall die Federn in der Kopf-
Nackengegend auszufallen pflegen. Sie wachsen später wieder (MATTEI). Bei Pferden und
Rindern tritt kein Haarausfall ein, bei Schafen zeigt sich Haarwechsel (ANDREONI).

Bei chronischer Thalliumvergiftung kann wiederholter Haarausfall beobachtet werden. Die sonstigen klinischen Erscheinungen sind noch uncharakte-
ristischer. Man beobachtet Appetitlosigkeit, Anacidität, Abmagerung, Schwäche und Schmerzen in den Beinen, Sehstörungen, Störungen des Kalk- und
Lipoidstoffwechsels. Auch kommt ab und zu eine basophile Tüpfelung der
roten Blutkörperchen, ebenso wie bei der Bleivergiftung, vor (FÜHNER).

Bei tödlichen Vergiftungen kann man an der *Leiche* Entzündungserscheinungen im Magen-Darmkanal nach Art einer Gastroenteritis toxica vorfinden.
Blutungen und Nekrosen, schorfähnliche Beläge und Geschwürsbildungen wurden
beobachtet. In der Regel ist der untere Dünndarm und der Dickdarm von
diesen Erscheinungen frei. Hat sich die Vergiftung einige Zeit hingezogen, so

fehlen diese Veränderungen am Magen-Darmkanal. Nach der Resorption des Giftes können Parenchymdegenerationen an der Leber und an den Nieren nachzuweisen sein. Einmal sah ich Icterus. Späterhin kann auch das Herz fettig entarten. An den Nieren können Veränderungen an den Glomeruli auftreten. Mitunter kann man Blutungen im Interstitium nachweisen. Auch in der Herzmuskulatur sind Blutungen entdeckt worden, ebenso unter dem Endokard. Über die Befunde am *Zentralnervensystem* haben uns im großen und ganzen Tierversuche orientiert. Das Großhirn soll am meisten von den Veränderungen verschont bleiben. Entzündungserscheinungen im Zentralnervensystem entstehen nicht. Man hat Degeneration der Achsenzylinder, Zerfall der Markscheiden gesehen. Auch am Sympathicus wurden gleichartige Veränderungen festgestellt (SCHNEIDER, MOESCHLIN u. a.). Konstant sind jedoch alle diese Veränderungen nicht; *ein praktisch negativer Leichenbefund schließt das Vorliegen einer Th-Vergiftung nicht aus.*

Thallium wird durch Harn, Kot, Galle und Tränenflüssigkeit ausgeschieden. Bei Todesfällen kann es in den ersten und zweiten Wegen, aber auch in den Muskeln und im Gehirn nachgewiesen werden, jedoch meist *nicht* in den Haaren. Schon einige Wochen nach der Gifteinnahme kann die Ausscheidung des Thallium aufhören, so daß ein negativer chemischer Befund das Vorliegen einer Vergiftung in vielen Fällen nicht ausschließen läßt. In einem Falle war die chemische Untersuchung der Ausscheidungen 3 Wochen nach der Vergiftung bereits negativ (SCHENK); auch bei ausgesprochenen chronischen Vergiftungen soll dies der Fall sein (HARTL)[1]. Nach den bisher vorliegenden Erfahrungen enthält auch die Milz ziemlich viel Thallium, ihre Untersuchung sollte daher nicht unterlassen werden; dies gilt auch für die Muskulatur. Auch im Dickdarm wurde verhältnismäßig viel Thallium vorgefunden (SAAR). Hinsichtlich des Verhaltens der Haare geht, wie schon erwähnt, die allgemeine Ansicht dahin, daß das Thallium *nicht in die Haare geht*. Doch kommen *Ausnahmen* vor (mündliche Berichte). Man wird daher immer einen Versuch mit der Untersuchung der Haare machen müssen. Auch ausgedehnte Leichenzersetzung macht die Darstellung von Thallium nicht unmöglich. Auf Untersuchungen der Umgebung (Sargbretter, Boden aus der Umgebung usw.) ist Wert zu legen.

Thallium gibt bei der Röntgenuntersuchung so starke Kontraste, daß empfohlen wird, bei der Voruntersuchung angeblich vergifteter Lebensmittel eine Röntgenaufnahme zu machen (RODENACKER). Als eigentliche Nachweismethode kommt als Vorprobe die Anstellung der Flammenreaktion an der gewonnenen Substanz in Frage; es entsteht eine Grünfärbung, die jedoch im Gegensatz zum Verhalten des Bariums in der Flamme nur kurze Zeit anhält. Beweisend ist diese Vorprobe natürlich nicht. In Frage kommt weiterhin ein spektrographischer Nachweis. Es entsteht eine hellgrüne Linie zwischen den Linien D und E. Auch die Polarographie wird als Nachweismethode empfohlen (WEINIG u. a.). Weiterhin gibt es eine große Anzahl von analytisch chemischen Methoden (LIEB). Ein histochemischer Nachweis stammt von LISON, dessen praktische Brauchbarkeit neuerdings von VAN HECKE erprobt wurde.

Ein frisches Gewebsstück von $^1/_2$ cm Dicke wird unfixiert jodiert, indem man es in folgende Lösung einlegt: Jodkalium 2,0, Jod 1,0, Alkohol 95%ig ad 200 cm³. Das Gewebsstück muß mindestens 48 Std in Jodalkohol liegenbleiben, doch ist es besser, wenn man es 8 bis 10 Tage in dieser Flüssigkeit beläßt. Anschließend müssen die Stücke 1 Std lang in 95%igem Alkohol gespült werden, der 5—6mal erneuert wird. Dies muß geschehen, um das Gewebe von Jodrückständen zu befreien. Danach Einbettung in Paraffin, wobei aber ein Wasserentzug durch Xylol vermieden werden muß, es ist vielmehr notwendig, das Xylol durch Chloroform zu ersetzen. Nachdem Schnitte von 5—10 μ hergestellt sind, können sie nach Aufkleben in der üblichen Art durch Xylol entparaffiniert werden. Eine Gegenfärbung ist nicht notwendig, doch kann man, wenn man es für notwendig hält, eine solche anschließen. Das Thallium hat sich im Schnitt im Jodthallium präcipitiert. Es sind kleine Ringe von $^1/_2$—$2\,\mu$ Durchmesser entstanden. Sie sind mitunter zu schlecht durchsichtigen Massen zusammengeballt, bei denen die Ringstruktur nur undeutlich in Erscheinung tritt. Unsere eigene Erfahrungen mit dieser Nachweismethode sind relativ gut (RAUSCHKE).

Medizinale Vergiftungen durch Thalliumpräparate kommen meist durch falsche Dosierung von Enthaarungsmitteln zustande. Die Fehldosierung war meist so entstanden, daß die Patienten von dem Pulver mehr genommen hatten,

---

[1] In den ersten Tagen scheint die Hauptmenge des Giftes ausgeschieden zu werden; die Ausscheidung hält meist 8—9 Wochen an, man findet im Urin Werte zwischen 4 und 40 γ-% und mehr [FREY u. Mitarb.: Arch. exper. Pathol. u. Pharm. **193**, 530 (1939)] u. a., eigene Erfahrungen).

als der Arzt angeordnet hatte. Die Homöopathen behandeln mitunter den
Haarausfall mit homöopathischen Thalliumdosen. Auch hier kam es einmal
durch ein Versehen des Apothekers zu einer Schädigung insofern, als der Haarausfall zu einer völligen Kahlheit führte (STARKENSTEIN u. a.).

Versehentliche Vergiftungen entstanden so, daß Schädlingsbekämpfer das
Gift nicht sorgfältig genug verwahrten, so daß es in Backwaren hineingeriet.
Es kam zu einer Familienvergiftung. In Kalifornien wird Thallium zur Bekämpfung der Eichhörnchenplage benutzt. Die ausgelegte Thalliumgerste wurde
versehentlich zu Nahrungszwecken verwendet. Daß beim Auslegen von Mäuse-
gift eine Thalliumvergiftung dadurch zustande kommt, daß Staub von Zelio-
körnern aufgeblasen wird oder daß nicht sorgfältige Reinigung der Finger nach
Beschmutzung mit Zeliopaste zu Vergiftungen führen könnte, ist zum mindesten
sehr unwahrscheinlich, doch ist dies im Schrifttum diskutiert worden (SCHWARTE,
EIBEL).

Zu *Abtreibungszwecken* wurde Thallium verhältnismäßig selten eingenommen.
Es handelte sich meist um Zeliokörner. Zum Fruchtabgang kam es entweder
überhaupt nicht oder erst nach langer Zeit im Zuge einer subakuten Vergiftung.
In einem Falle wurde das Kind zu früh, aber noch lebend geboren, in den ersten
Tagen kam es bei ihm zum Haarausfall, die Fingernägel waren auffallend brüchig,
die Haut schälte sich ab (STUTZER, VUORI). Das Gift ist bei Vergiftungen von
Schwangeren auch in der Placenta und im Fetus, wenn auch nur in geringen
Mengen, nachgewiesen worden.

Trotz der unangenehmen Vergiftungssymptome und des unsicheren Erfolges
ist eine verhältnismäßig große Anzahl von *Selbstmorden* durch Thalliumpräparate bekanntgeworden; Zeliokörner wurden entweder zerkaut oder nach
Zerkleinerung in Flüssigkeit getrunken, Zeliopaste in Flüssigkeit aufgelöst und
heruntergetrunken. Meist haben die Selbstmörder ihr Ziel nicht erreicht. In
vielen Fällen blieben neurologische Störungen zurück.

Zeliopräparate und Thalliumsalze lassen sich verhältnismäßig leicht zu
Mordzwecken beibringen. Die einschlägige Kasuistik ist recht umfangreich.
Zeliokörner können zermahlen oder sonst zerkleinert dem Kaffee zugesetzt
werden, ohne daß die Farbe besonders auffällig wird. Auch die rotgefärbte
Zeliopaste kann man unauffällig in rotgefärbten Speisen, Kompott, Fruchtspeisen
usw. unterbringen. Etwas schwerer ist schon die Unterbringung, wenn die
Zeliopaste grün gefärbt wird (jedoch könnte man sie in Spinat einrühren). In
praktischen Fällen ist es zweckmäßig, die Beibringung des in Frage kommenden
Präparates in den in Frage kommenden Speisen durch einen Modellversuch
zu kontrollieren. Der Geschmack ist relativ unauffällig; da die Vergiftungssymptome nach Stunden oder nach noch viel längerer Zeit einzutreten pflegen,
und zunächst sehr wenig spezifisch sind, ist dieses Gift aus der Psychologie des
Giftmörders heraus ein geeignetes Mordgift. Meist führt erst der Haarausfall
den Arzt auf die richtige Diagnose. Nach den vorliegenden Erfahrungen wurde
die Tat oft durch Ehefrauen am Ehemann mit oder ohne Hilfe eines Geliebten
vorgenommen, doch kam auch das Umgekehrte vor. In einem Falle hatte sich
der verschmähte Geliebte, der in einem chemischen Laboratorium arbeitete,
gerade dieses Gift ausgesucht, um die Schönheit des Mädchens zu zerstören,
damit es anderen Männern nicht begehrenswert sein sollte (WINTER). In einem
Sonderfall hatte ein Knabe, der sich mit seinen Pflegeeltern schlecht stand,
ausgelegte Zeliokörner aus den Ritzen gesammelt und sie den Pflegeeltern ins
Essen getan (STRUCK).

Angesichts der Schwierigkeiten, die die klinische Erkennung der Thalliumvergiftung machen, muß empfohlen werden, daß der Arzt beim Auftreten von

unklaren neurologischen Symptomen, auch bei starken Schmerzen in den unteren Gliedmaßen, die ohne weiteres nicht recht erklärbar sind, auch an die Möglichkeit einer Thalliumvergiftung denkt und eine Untersuchung des Urins und Kotes veranlaßt. Eine Aufspeicherung des Giftes in den neugewachsenen Haaren scheint meist nicht vorzukommen (s. S. 631).

Die relativ charakteristischen klinischen Erscheinungen, die allerdings meist erst epikritisch nach längerer Beobachtung des Kranken ins Auge fallen, mögen es bei Verdacht auf Mordversuch bei vorangegangener Krankenhausbehandlung und genauer differentialdiagnostischer Abgrenzung der Symptome, besonders hinsichtlich des Haarausfalles, auch bei *negativem chemischem Befund* gelegentlich rechtfertigen, mit einer im Strafrecht verwertbaren Sicherheit eine Thalliumvergiftung zu diagnostizieren; unter derartigen Umständen ist es dann besonders wertvoll, wenn es gelingt, bei der Verdächtigten (meist handelt es sich um eine Frau) festzustellen, daß sie das Gift gekauft und im Besitz hatte (eigene Erfahrung, Akten 2 Ks 2/49, Schwurgericht bzw. Staatsanwaltschaft Mannheim).

Arsen und seine Verbindungen.
Arsenverbindungen in Substanz oder in Lösung.

Das metallische Arsen, auch Scherbenkobalt genannt, enthält meist auch arsenige Säure. Da es auch als Mittel gegen Fliegen, mitunter auch im Fliegenpapier benutzt wird, nennt man es gelegentlich auch Fliegenstein. Die größte forensische Bedeutung hat die arsenige Säure (As_2O_3, Arsentrioxyd, Anhydrid von Acidum arsenicosum, Arsenik). As_2O_3 kommt in den Handel in Form porzellanartiger Stücke und als kristallinisches Pulver. Manchmal wird es auch als Giftmehl oder Hüttenrauch bezeichnet. Es löst sich schlecht mit Wasser, und zwar in der Kälte nur langsam zu 1%, viel besser ist es in Alkalien löslich, die offizinelle FOWLER-sche Lösung, Liquor Kalii arsenicosi, enthält Kaliummetaarsenik ($KAsO_2$); sie wird 1%ig durch Erhitzen von arseniger Säure mit kohlensaurem Kalium hergestellt. Arsenige Säure ist weiterhin enthalten in Arzneien zur Hebung des Allgemeinzustandes, z. B. in den Pillulae asiaticae und in vielen Fertigpräparaten, wie Arsenferratose, Arsen-Eisentropon, Arsenette u. v. a. Die Maxquelle in Bad Dürkheim a. d. Weinstraße enthält im Liter 14 mg Arsen in oxydierter Form. Gewisse Brunnen enthalten Arsen; besonders verunreinigt war ein Brunnenwasser in Reichenstein in Schlesien. Der Genuß dieses Wassers hat zu chronischen Vergiftungen bei den Einwohnern geführt. Auch in Italien hat ein zu starker Arsengehalt eines Brunnens zu einer Vergiftungsepidemie nicht nur der Dorfbewohner, sondern der Besatzung eines Schiffes geführt, die sich aus diesem Brunnen Wasservorräte besorgt hatte (BUCCERI). Zur Schädlingsbekämpfung wurde in Deutschland früher Schweinfurter Grün und Scheele-sches Grün benutzt (Cupriarsenitacetat und Kupferarsenit). Zum Färben von Tapeten und Gebrauchsgegenständen ist die Benutzung dieser Farben schon seit langer Zeit verboten. Im Weinbau dürfen in Deutschland As-haltige Schädlingsbekämpfungsmittel seit 1942 gleichfalls nicht benutzt werden (SCHRAMM). Reichlich zu haben war in der Kriegszeit und Nachkriegszeit das sog. Kalkarsen (Calciumarsenat, $Ca_3(AsO_4)_2$. Es wurde zur Bekämpfung des Kartoffelkäfers auf Kartoffelfelder, gelegentlich aber auch zur Bekämpfung von Raupen in Wäldern verstäubt. Entsprechende Warnschilder weisen unter Umständen darauf hin. In Erzhütten werden arsenhaltige Metalle verarbeitet, auf diese Weise können gewerbliche Vergiftungen zustande kommen. Auch wird gewissen Gläsern Arsen zugesetzt. Im Pferdehandel dienen gelegentlich Arsenpräparate dazu, um abgearbeitete Pferde für kurze Zeit wieder munter und scheinbar leistungsfähig zu machen, sog. Schönen der Pferde. Bei der Herstellung von zoologischen Präparaten werden mitunter auch jetzt noch arsenhaltige Pasten dazu benutzt, um die Tierbälge haltbar zu machen. Arsensulfide z. B., das rote Realgar und das gelbe Auripigment sind in reiner Form wegen der schlechten Löslichkeit zwar ungiftig, da sie aber fast immer mit arseniger Säure vermischt sind, wird man diese Stoffe doch als Gifte bezeichnen müssen.

Die Maximaldosis des Arzneibuches beträgt bei Einzelgaben 5 mg, doch wird diese Höchstdosis bei sog. steigenden Arsenkuren gelegentlich auch längere Zeit hindurch überschritten. Beim Nichtgewöhnten können Dezigramme von Arsen tödlich sein. Als durchschnittliche Dosis letalis gelten 0,3 g. Manchmal wird aber auch die Zuführung recht großer Mengen überstanden, weil das sofort einsetzende Erbrechen beträchtliche Mengen des Giftes vor Resorption herausbefördert (FÜHNER).

Es ist nicht unwichtig festzustellen, daß bei *Gewöhnung* an Arsen auch recht große Dosen vertragen werden können; so ist in Steiermark das Arsenikessen endemisch. Es wird von Jugend an genommen zur Steigerung der Potenz und zur Förderung des allgemeinen Wohlbefindens. So sollen die steirischen Arsenik-esser das Mittel alle 7—14 Tage, selten sogar jeden 2. Tag oder sogar täglich zu sich nehmen, und zwar mit Schnaps oder auf Brot oder Speck gestreut. Benutzt wird neben Arsenik auch Auripigment, und zwar bis zu 0,4 g pro dosi. Bei der Entwöhnung kommt es zu sehr unangenehmen Abstinenzerscheinungen, wie Magenschmerzen, Durchfällen, Kollapszuständen. Ein Todesfall ist bei einem Entziehungsversuch beobachtet worden. Aber auch in anderen Gegenden, so in Amerika, wird Arsen aus kosmetischen und anderen Gründen, manchmal sogar aus Nachahmungssucht chronisch genommen (LEVIN). Man spricht in solchen Fällen von *Arsenessern*. Das *Wesen der Gewöhnung* scheint in einer Resistenz der Schleimhaut gegenüber der entzündungerregenden und nekrotisierenden Wirkung gepulverter As-haltiger Substanzen zu bestehen. Dadurch wird die Resorption herabgesetzt (KEESER). Gibt man das As in Lösung oder parenteral, so tritt trotz der Gewöhnung eine Vergiftung ein. Ob es eine „echte" Gewöhnung gibt, ist daher zum mindesten zweifelhaft (ISSEKUTZ und VÈGH). Es gibt Menschen, die gegen Arsen entweder konstitutionell oder vorübergehend besonders empfindlich sind.

Arsenik ist ein ausgesprochenes Capillargift. Es lähmt den N. splanchnicus und führt zu einer starken Hyperämie der Bauchorgane, der Blutdruck sinkt rasch. Das Gift scheint auch eine besondere Affinität zum Zentralnervensystem zu haben. Auf diese Weise erklärt sich die unten zu besprechende Vielgestaltigkeit der Giftwirkung. Die Resorption kann erfolgen vom Magen-Darmkanal aus. Gerade die arsenige Säure ist verhältnismäßig leicht löslich und wird ziemlich schnell resorbiert, aber auch die Schleimhäute (Nasenschleimhaut, Vagina) können das Gift aufnehmen, sogar durch die Haut scheint eine Resorption möglich zu sein (FÜHNER, REUTER, SCHNEIDER u. a.). Das resorbierte Gift wird zum Teil in der Leber zurückgehalten, zum Teil wird es ausgeschieden, und zwar durch den Kot und durch den Harn, durch die Milch und durch den Schweiß. Außer in der Leber erfolgt auch eine Retention im Knochen, in den Nägeln und in den Haaren; es wird hier unter Umständen sehr lange zurückgehalten (s. unten).

Im Interesse einer Systematik bemüht man sich bei einer Arsenvergiftung zu unterscheiden die *gastrointestinale* Form, die meist akut verläuft, und die mehr chronisch verlaufende, *nervöse* Form.

Bei der *gastrointestinalen* akuten Form dieser Vergiftung beginnen die Vergiftungserscheinungen bei der Einnahme großer Mengen 10—20 min nach der Einverleibung, manchmal aber auch erst nach vielen Stunden. Findet die Resorption aus dem Magen-Darmkanal sehr rasch statt, so steht im Vordergrund ein schwerer akuter Kollapszustand (Capillarenlähmung). Meist kam es vor diesem Kollaps zu Kopfschmerzen und Übelkeit. Erbrechen und Durchfall können fehlen. Der Tod tritt in einigen Stunden unter diesen unklaren Erscheinungen ein. Man bezeichnet diese seltene Form der As-Vergiftung als die *paralytische* (FÜHNER, LETTERER).

In den allermeisten Fällen beginnen jedoch die Vergiftungssymptome mit einem *Brechdurchfall*. Unter heftigen Schmerzen in der Magengegend kommt es zu einem oft unstillbaren Erbrechen. Das Erbrochene enthält anfangs die genossene Speise, man kann in ihm sogar noch unter Umständen (wesentlich bei Selbstmord) ungelöstes Arsenik feststellen, später wird das Erbrochene gallig, dann entleert sich nur noch schleimige Flüssigkeit. Gleichzeitig setzt Durchfall mit heftigen Tenesmen ein. Die Entleerungen sind zunächst fäkulent, werden dann mehr und mehr wäßrig und schließlich reiswasserähnlich. Die durch die Darmentleerungen bedingte Wasserverarmung führt zu Harnverhaltung, zum Auftreten von Wadenkrämpfen und zu einem Verlust des Turgors der Haut. Man kann sie in Falten abheben. Das Bewußtsein bleibt oft bis zum Tode erhalten. Es besteht ein heftiges Durstgefühl, doch führt jede Aufnahme von Getränken zu erneutem heftigem Erbrechen. Der Kräfteverfall schreitet rapide vorwärts, im ganzen besteht ein Bild, wie wir es bei den sommerlichen Brechdurchfällen, der Cholera nostras kennen. Sichere klinische differentialdiagnostische Merkmale sind nicht vorhanden. Ein gewisser Unterschied mag vielfach darin bestehen, daß wir bei der Arsenvergiftung *keine Temperatursteigerung*, sondern eher Untertemperaturen haben, während bei den paratyphösen Erkrankungen meist Temperaturerhöhungen vorhanden sind. Doch kann dieses Unterscheidungsmerkmal nur mit großer Vorsicht bewertet werden. Es gibt auch Brechdurchfälle ohne Temperaturerhöhung oder sogar mit Untertemperatur, auf der anderen Seite kommen auch bei akuten Arsenvergiftungen gelegentliche Temperatursteigerungen vor. Immerhin wird ein Arzt, der einen Brechdurchfall behandelt, beim Fehlen von Temperaturen veranlaßt werden, an die Möglichkeit einer Arsenvergiftung zu denken. Eine einwandfreie Entscheidung ist nur durch *chemische Untersuchung* des Erbrochenen, des Urins und der Stuhlentleerung möglich. Man wird auch die *bakteriologische* Untersuchung nicht außer acht lassen. Als Gerichtsmediziner kommt man jedoch meist in die Lage, die klinischen Erscheinungen an Hand von Zeugenvernehmungen rekonstruieren zu müssen. Auch da wird man nicht unterlassen, sich nach der Körpertemperatur zu erkundigen. Ist sie nicht exakt durch das Fieberthermometer festgestellt worden, so wird nach unseren Erfahrungen auch beim Vorliegen einer Arsenvergiftung von den Vergifteten und ihrer Umgebung vielfach ein gewisses Frösteln zu Beginn der Erscheinungen angegeben. Dieses Frösteln ist aber nicht ohne weiteres einer Temperatursteigerung gleichzusetzen.

Die *nervöse Form* der Arsenvergiftung führt zu einer langsam verlaufenden *Kachexie*, bei der manchmal hervorstechende Symptome fehlen. Doch scheint diese Form verhältnismäßig selten zu sein. Viel häufiger entwickelt sich das Bild der *Arsenpolyneuritis*. Es ist verbunden mit heftigen Schmerzen, Muskelschwäche und Muskelatrophien, auch können symmetrische Lähmungen auftreten, meist an den Füßen beginnend. Diese polyneuritischen Symptome werden in der Praxis vielfach nicht als Folgen einer Arsenvergiftung gedeutet, insbesondere dann nicht, wenn Anhaltspunkte dafür bestehen, daß eine Infektion vorangegangen war. Selten sind Facialisparesen und Hypästhesien (GINABAT). Von seiten der parenchymatösen Organe können Degenerationserscheinungen der Leber mit Ikterus hinzukommen. Während im Blutbild der Hämoglobingehalt zunächst vermehrt ist, entsteht späterhin eine Anämie mit Knochenmarksschädigung. An der Haut können Ödeme und später Exantheme zustande kommen, die vielfach von einer Conjunctivitis begleitet sind. Bei lang anhaltender Vergiftung entsteht zuweilen eine netzartige, meist am Rumpf lokalisierte Braunfärbung, die man als *Arsenmelanose* bezeichnet. Vermehrung des Horngehaltes im Bereiche von Handtellern und Fußsohlen bedingt das Entstehen einer rissigen, harten, verhornten Haut an diesen Stellen. Der geübte Untersucher erkennt manchmal schon am Händedruck bei einem Patienten, daß hier eine chronische Arsenvergiftung in Frage kommt *(Arsenhyperkeratose)*. Diese Hyperkeratosen können manchmal auch in Geschwürsbildungen übergehen. Recht charakteristisch für das Bestehen der Arsenvergiftung ist das Auftreten des sog. MEESschen *Nagelbandes*. Es handelt sich um einen etwa 1 mm breiten, mattgrauen, in der Nagelsubstanz gelegenen, querverlaufenden Streifen, der die ganze Breite des Nagels einnimmt und mit dem Nagelwachstum vorrückt. Die Latenzzeit bis zum Auftreten kann einen Monat betragen. Doch *braucht* diese Erscheinung nicht immer aufzutreten. Ob das Nagelband wirklich charakteristisch für eine Vergiftung mit *einmaliger* großer Giftaufnahme ist (WIGAND), bedarf wohl noch kritischer Überprüfung. Wie schon erwähnt, entstehen bei der *Thalliumvergiftung* gleichfalls Nagelveränderungen, die jedoch weißer und heller sind, ebenso wie jene Glücksflecken, die in Gestalt unregelmäßig begrenzter weißlicher gefärbter Pünktchen aufzutreten pflegen. Das

Band scheint durch eine Ausscheidung des Giftes an dieser Stelle zustande zu kommen, wenigstens enthält die bandtragende Nagelsubstanz 10mal soviel Arsen wie die bandfreie. Beim Thalliumband findet man keine Vermehrung des Giftes. Auch die Arsenvergiftung kann zum *Haarausfall* führen, jedoch ist dieser Haarausfall fleckenförmig und nicht diffus, wie bei der Thalliumvergiftung; er ist bei der As-Vergiftung keineswegs ein konstantes Symptom. Unabhängig von der Schwere der Vergiftung scheinen die Hautveränderungen hier und da auch in *Hautkrebse* übergehen zu können; bei Einatmung von As-haltigem Staub ist späterhin auch die Entstehung von Bronchialcarcinomen beobachtet worden (LIEBEGOTT).

Nun liegt die Sache in der Praxis so, daß diese beiden beschriebenen Formen nicht streng getrennt sind. Auch bei nur einmaliger Giftzuführung kann der gastrointestinale Beginn der Erkrankung unter Vortäuschung einer Besserung in nervöse Symptome übergehen, wie Abgeschlagensein und Schwäche, Exantheme und neuritische Beschwerden, dann können wieder, ohne daß es zu erneuter Giftzuführung kommt, gastroenteritische Symptome rezidivieren. Das klinische Bild ist jedenfalls so vielfältig, daß man sich hüten soll, es allzu maßgeblich zur Rekonstruktion des Tatherganges zu verwerten. Bemerkenswert ist, daß auch *parenterale* Arsenvergiftungen mit heftigsten Magen-Darmsymptomen beginnen; dies konnten wir einmal mit eigenen Augen beobachten, als in einer Klinik statt des Stärkungsmittels Natrium kakodylicum aus Versehen Natrium arsenicosum gespritzt worden war. Unmittelbar nach Verlassen des Behandlungszimmers erbrach der Kranke, $^1/_2$ Std später setzten heftigste Durchfälle ein, der Tod trat unter Andauern der gastrointestinalen Symptome in 48 Std ein.

Im Gegensatz zu den Erfahrungen anderer Gerichtsmediziner möchte ich mich auf den Standpunkt stellen, daß der *anatomische Befund* in vielen Fällen der Praxis nicht sonderlich charakteristisch ist. Entzündungs- und Ätzerscheinungen im Magen-Darmkanal wird man nur bei reichlicher Dosierung des Giftes in Substanz vorfinden, was bei Mord meist nicht der Fall war. Man muß damit rechnen, daß am Magen-Darmkanal nichts Auffälliges zu entdecken ist. Zu registrieren sind meist nur eine Wasserarmut des Körpers, die faltige Haut, das Fehlen von Flüssigkeit im Herzbeutel, die eingesunkenen Augäpfel, die Leere des Magen-Darmkanals, in dem man nur noch Schleim findet und insbesondere das Fehlen von kotigen Bestandteilen in Dickdarm und Mastdarm. Hat die Vergiftung längere Zeit bestanden, so kann dem Untersucher die Arsenmelanose, die Hyperkeratose, unter Umständen das MEEssche Nagelband und das Bestehen von herdförmigem Haarverlust auffallen. Doch sei ausdrücklich bemerkt, daß diese Symptome auch alle oder fast alle fehlen können. Frühere Auffassungen, wonach Arsenleichen länger der Fäulnis widerstehen und zum Mumifizieren neigen, scheinen nicht stichhaltig zu sein. Handelt es sich um eine Exhumierung, so wird das Erheben der einschlägigen Befunde erheblich schwerer. Ist die Fäulnis nicht allzuweit vorgeschritten, so wird gegebenenfalls das Nagelband und die Hyperkeratose zu erkennen sein. Kot hält sich an der Leiche verhältnismäßig lange. Das *Fehlen von Kot im Dickdarm* und Mastdarm kann unter diesen Umständen diagnostisch wichtig werden. Bei chronischen Vergiftungen sind Lebercirrhosen gesehen worden.

Histologisch findet man Veränderungen an der Nervensubstanz erst in späteren Vergiftungsstadien, ausnahmsweise können sie schon früher auftreten. Weniger charakteristische Veränderungen sind Hyperämien mit Ödem. Diese Veränderungen kann man auch in der Pia vorfinden. Die Gefäßendothelien der Hirncapillaren können, wie bei vielen anderen Vergiftungen, hochgradig verfettet sein. Wieweit beschriebene Veränderungen in den Ganglienzellen des Rückenmarkes charakteristisch für eine Arsenvergiftung sind, ist umstritten. Daß das Arsen eine gewisse Affinität zum Zentralnervensystem hat, dafür spricht die Erfahrung von MARTIN, nach der bei Tierversuchen bei Injektion ins Gehirn die 100fach geringere Dosis bereits tödlich wirkt. Von otologischer Seite sind tierexperimentell Vergiftungen am Ganglion spirale und am N. cochlearis entzündliche Veränderungen mit Austritt von lymphatischen Zellen beobachtet worden, die beim Menschen einmal auch bei einer exhumierten Leiche gesehen wurden (BLAU, YAMAKARA, W. SCHMIDT). Vor diagnostischer Verwertung dieser Veränderung in der gerichtlichen Medizin sind wohl noch weitere Untersuchungen erforderlich. Im *Herzen* sieht man gelegentlich Blutungen in sämtlichen Wandschichten und feintropfige Verfettung der Muskelfasern. Im Magen-Darmkanal kommt es zu örtlich begrenzten Nekrosen nur dann, wenn Arsen in der Substanz der Schleimhaut auflag und hier zu Verätzungen führte. Doch scheinen gelegentlich auch nicht so scharfbegrenzte, durch Resorption entstandene nekrotisierende Veränderungen vorzukommen. Im späteren Stadium der Vergiftung erkennt man mitunter eine hochgradige Verfettung der Magen- und Darmepithelien. In der Leber sind mehr oder minder ausgedehnte Nekrosen bekanntgeworden (eingehende Darstellung s. PETRI). Mitunter sind bei Arsenvergiftungen der Magen-Darmschlauch, sein Inhalt und die benachbarten Organe gelblich verfärbt. Dieses Symptom kann auf eine postmortale Bildung von gelben Arsentrisulfid zurückzuführen sein (SCHWARZACHER, zit. nach PETRI).

Zur *Diagnose* einer Arsenvergiftung ist die chemische Untersuchung unerläßlich. Wieweit es im Einzelfalle möglich ist, bei *Fehlen von chemischen Befunden* trotzdem eine Arsenvergiftung mit einer in foro zu vertretenden Sicherheit zu diagnostizieren, muß nach den Umständen besonders kritisch entschieden werden. Der Gerichtsmediziner wird gelegentlich vor diese Frage dann gestellt, wenn zwischen Vergiftung und Tod eine so lange Zeit lag, daß der negative chemische Befund nicht gegen eine Arsenvergiftung spricht, oder wenn der Vergiftete noch am Leben ist und wegen der langen Zwischenzeit der negative chemische Befund, der Ausscheidungen, Haare und Nägel als nichtssagend angesehen werden muß. In diesen Fällen ist die Rekonstruktion des Krankheitsbildes ganz besonders wichtig, und man muß möglichst unter Zuhilfenahme von Internisten differentialdiagnostisch abwägen, ob die festgestellten Symptome sich nicht auch durch andere Krankheiten erklären lassen. Bestanden nur gastroenteritische Erscheinungen, so wird die nachträgliche Abgrenzung von einer Cholera nostras praktisch nicht möglich sein. Folgten ihr aber Exantheme oder Neuritiden und bestand auch eine Conjunctivitis, so spricht dies in erheblichem Maße für eine Arsenvergiftung. Die Sicherheit der Diagnose vermehrt sich, wenn auch Haarausfall dazu kommt in einer Art, wie er nicht zu einer Thalliumvergiftung paßt. Bei der Beurteilung der Exantheme wird man auch an allergische Störungen denken müssen. Man muß versuchen zu ermitteln, ob die genossenen Speisen vielleicht schon früher allergische Störungen ausgelöst hatten. Sprechen alle Erwägungen dieser Art für eine Arsenvergiftung, und kommt etwa noch hinzu, daß sich in der Umgebung des Verstorbenen Arsen befand, ermittelt man z. B., daß es von dem Verdächtigen beschafft wurde und stellt man womöglich fest, daß dieses Arsen späterhin nicht mehr im Hause war, so kann man es gelegentlich auf sich nehmen, eine Arsenvergiftung mit hinreichender Sicherheit als erwiesen anzusehen. Doch ist bei solchen Feststellungen höchste Sorgfalt und Kritik am Platze.

Findet man in akuten Fällen im Magen-Darmkanal verdächtige Substanzen, so kommt als chemische Voruntersuchungsmethode die KRATTERsche Probe in Betracht. Bringt man ein Körnchen von arseniger Säure in ein spitz ausgezogenes Glasröhrchen und fügt einen Splitter Holzkohle bei, erhitzt man zunächst die Holzkohle und dann die arsenige Säure, so wird die arsenige Säure unter Bildung von metallischem Arsen reduziert. Das metallische Arsen schlägt sich an dem kühlen Teil des Röhrchens als Spiegel nieder, der im Schrifttum als „Handspiegel" bezeichnet wird. Man kann auch so vorgehen, daß man die zu untersuchende Substanz in dem Röhrchen mit einem Gemenge von Soda und Cyankali zusammenbringt und erhitzt. Auch dann wird im kalten Teil des Röhrchens ein spiegelnder Belag auf, sofern es sich um arsenige Säure handelt. Das Cyankali und das Soda müssen vollkommen wasserfrei sein. Dies kann man dadurch erreichen, daß man vor Zusetzen der zu untersuchenden Substanz das Gemenge aus Soda und Cyankali erhitzt. Man wird darauf achten müssen, ob der Niederschlag auch wirklich metallisch glänzt. Ein Niederschlag von Rauch ohne ein mattes Glänzen ist kein Arsenspiegel. Somit gehört auch diese Vorprüfung nur in die Hand des geübten Untersuchers. Es wird notwendig sein, daß man sich ihr Funktionieren vorher an geeigneten Objekten austestet (REUTER u. a.).

Im allgemeinen wird diese Probe nicht die exakte chemische Analyse der Leichenteile ersetzen können. Gerade die Untersuchung der Arsenvergiftung hat das Besondere, daß die chemische Analyse auch auf *Hautbestandteile*, vielleicht auch auf die *Nägel*, auf möglichst große *Haarmengen* und auf die *Knochen*, am besten Röhrenknochen, auszudehnen ist. Man darf nicht vergessen, auch diese Organe zur Untersuchung zu entnehmen. Die Haare und Nägel müssen vor der chemischen Untersuchung sorgfältig gereinigt werden, da Staub nicht unerhebliche Mengen von Arsen enthalten kann.

Es ist nicht Aufgabe dieses Buches, auf die chemischen Nachweismethoden einzugehen. Da man aber immer wieder auch in Ärztekreisen auf die irrige Ansicht trifft, die bekannte MARSHsche Probe könne unmittelbar aus eingesandten Organteilchen von einigen Gramm angestellt werden, sei bemerkt, daß ihre Durchführung nur der Schlußstein eines komplizierten, mehrere Tage in Anspruch nehmenden Vorbereitungsverfahrens ist; dies gilt auch für eine von SEIFERT und BROSSMER neuerdings modifizierte, ziemlich einfache Testflecken- methode. Gleichgültig, ob es sich um die Ausscheidungen von Lebenden oder um Leichenteile handelt, immer müssen möglichst große Mengen zur Untersuchung eingesandt werden, so beim Urin mindestens 10 cm³, beim Kot 50—100 g native Substanz. Auch zur Untersuchung des Blutes braucht man möglichst 50 g. Bei Haaren und Nägeln können auch 2—4 g genügen doch ist es besser, wenn man mehr zur Verfügung hat. Es sind auch Mikromethoden entwickelt worden, ihre Zuverlässigkeit bedarf noch der Überprüfung (LIEB, SZÉP, BODNAR u. a.).

Immer ist eine *quantitative* Analyse nötig. Die Auswertung der gefundenen Werte ist nur möglich unter Berücksichtigung *aller Befunde und der ganzen Umstände*. Man hüte sich davor, aus dem chemischen Befund allein sichere Schlüsse zu ziehen.

Bei der Auswertung des chemischen Befundes ist maßgeblich zu berücksichtigen, daß es einen *physiologischen Arsengehalt* gibt. In Vegetabilien und Fleisch sind im Mittel 0,03 bis 0,05 mg-% in Trockensubstanz enthalten, in Süßwasser- und Seefischen sogar bis zu 4 mg (BANG). Unter den gegebenen Umständen ist es wichtig, den „normalen" Arsengehalt der Organe und der Ausscheidungen möglichst genau kennenzulernen. Hierüber sind auch jetzt noch Forschungen im Gange. Der Gesamtkörper des Menschen soll durchschnittlich $^1/_{10\,000\,000}$ des eigenen Gewichts an Arsen enthalten (BILLETER). Auch die Körper von Kindern und Neugeborenen enthalten etwas Arsen, und zwar etwas mehr im Rückenmark und im Gehirn, als in den anderen Organen (MYERS und Mitarbeiter). In den Brustdrüsen sind gelegentlich 0,13 mg auf 100 g frisches Organ festgestellt worden, in der Milch Spuren (LEVIN). während andere Forscher meinen, daß das Arsen nicht in die Milch übergeht. In den Schild- drüsen fanden sich gelegentlich bei Gesunden 0,75 mg auf 100 g Frischsubstanz (LEVIN). Im Blut fanden sich nach MYERS und Mitarbeiter bei Gesunden höchstens 0,3 mg auf 100 g Trockensubstanz, nach GUTHMANN im frischen Venenblut bis zu 103 γ-%, im Menstrualblut 320 γ-%, auf Frischblut berechnet. Im Menstrualblut scheinen die Arsenmengen ange- reichert zu werden. Es handelt sich hier jedoch um Höchstzahlen. RITZKA fand im Blut jedoch im allgemeinen nur Werte von 10—12 γ-%, bezogen auf Frischblut. Über den Urin besagen Untersuchungen von BANG, daß man in der Tagesmenge bei Gesunden mit 0,25 mg Arsen rechnen kann. RODENACKER gibt aus dem Schrifttum für Gesunde einen Arsenhöchst- gehalt von 67—102 γ je Liter Urin an, bei einer Arsenkur mit FOWLERscher Lösung stieg der Arsengehalt des Urins nur auf 7,5 γ-%, also je Liter Urin 75 γ. Bei *Winzern*, die aller- dings gewisse Zeichen der chronischen Arsenzuführung zeigten, betrug der Arsengehalt 285 γ je Liter Urin; SCHWARZ und DECKERT fanden bei einem Arbeiter eines Arsenbetriebes sogar 1000 γ je Liter Urin. Auch in den *Haaren* kann normalerweise beim Gesunden ein gewisser Arsengehalt, der nur mit empfindlichen Methoden nachzuweisen ist, ermittelt werden. Er betrug nach dem von RODENACKER zitierten Schrifttum 0,2—2,8 γ, nach dem Ergebnis anderer Untersuchungen sogar im Durchschnitt 3,8 γ je Gramm Haar, nach SZEP 24—77 γ-%, also 0,24—0,77 γ je Gramm, in den Nägeln 150—405 γ-%, entsprechend 4,05 γ je Gramm. Bei Winzern, bei denen jedoch Zeichen einer chronischen Arsenzufuhr bestanden, fanden sich in den Haaren sogar 6,85 γ je Gramm Haare.

Leichenorgane von gesunden Menschen, die Verkehrsunfällen zum Opfer gefallen waren und die nichts mit As zu tun gehabt hatten, untersuchte neuerdings BROSSMER nach der Testfleckenmethode (s. oben); er fand in Gehirn, Herz, Lunge, Leber, Niere und Milz zwischen rund 1 und 15 γ, bezogen auf 100 g Frischsubstanz. Allerdings ist die Anzahl der Untersuchungen zu gering, als daß man Durchschnittswerte errechnen könnte [1].

Die referierten Einzelbefunde werden von TAEGER, zit. nach MOESCHLIN, dahin zusammengefaßt, daß das Vorhandensein von 70—100 γ je Liter Urin

---

[1] Weitere physiologische und toxische Arsenwerte, auch von *Winzern*, teilt neuerdings PAULUS mit: Beitr. gerichtl. Med. **19**, 120 (1952).

noch in die Norm fällt. Ein Vorhandensein von 2—2,7 mg je Liter Urin können jedoch für das Bestehen einer Arsenvergiftung verwertet werden, sofern eine medikamentöse Zufuhr ausgeschlossen werden kann (s. uuten). Für die Haare kann ein Gehalt von 80—160 γ je 100 g noch als normal gelten, bei Arsenvergiftungen steigt der Gehalt bis auf 600 γ je 100 g an (TAEGER).

Das zugeführte Arsen wird durch den Kot und durch den Urin ausgeschieden, doch ist diese Ausscheidung keineswegs vollständig. Es wird in Depots abgelagert, und zwar unter anderem auch in den Haaren, besonders in der Leber, aber auch in den Knochen. Das Arsen scheint eine gewisse Affinität zum Keratin der Haare zu haben, mit dem es eine wasserunlösliche Verbindung eingehen dürfte (HEFFTER). Die Ausscheidung des Arsens bei akuter Vergiftung ist nach 12—30 Tagen im allgemeinen vollendet; im Knochen hält es sich wahrscheinlich viel länger. Bei Hundeversuchen wurde Arsen noch 39 Tage nach der Giftzuführung in der Leber, aber nicht im Gehirn, in Knochen und in den Muskeln vorgefunden. Doch schwanken die Ergebnisse der einzelnen Forscher. Nach längerer Arsenbehandlung wurde noch 160 Tage lang Arsen im Urin ausgeschieden, es kommt aber bei akuten Vergiftungen durchaus vor, daß bei Eintritt des Todes bereits das gesamte Gift ausgeschieden ist, so daß, wie schon früher erwähnt, der negative chemische Befund nicht immer das Vorliegen einer Vergiftung ausschließt (HABERDA). In der Regel scheint bei akuten Vergiftungen die As-Ausscheidung im Harn nach 14 Tagen aufzuhören, in Ausnahmefällen dauerte die Ausscheidung bis zu 90 Tage an (BLUMENFELDT) [1].

Von den Organteilen, in denen Arsen noch längere Zeit nach der Vergiftung nachzuweisen ist, haben die *Haare* die größte Bedeutung, weil sie am leichtesten zu entnehmen sind, und weil ihre Untersuchung auch bei einem Lebenden möglich ist. Man kann damit rechnen, daß bei akuter Vergiftung bei verhältnismäßig großer Arsengabe gelegentlich schon nach 5 Tagen in den Haaren Arsen nachzuweisen ist. Dieses Ergebnis stützt sich auf gelegentliche Literaturmitteilungen und auf das Ergebnis von Tierversuchen, deren Resultate natürlich nicht ohne weiteres auf den Menschen übertragen werden können (HEFFTER). Auch ist die Frage nicht unwichtig, wie lange die Haare nach Aufhören der Arsenzufuhr noch arsenhaltig bleiben. Nach einer subakuten Arsenvergiftung war dies noch 11 Monate lang der Fall. Tierversuche ergaben ein ähnliches Verhalten. Nach 29tägiger Arsenbehandlung mit therapeutischen Dosen waren die Haare noch 2 Monate nach Abschluß der Behandlung arsenhaltig. Auch bei der Injektion organischer Arsenverbindung, wie Natriumkakodylicum oder Atoxyl, fanden sich nach einer Injektionskur von 2 Monaten 4 Monate nach der letzten Injektion noch 0,3—3,0 mg Arsen in 100 g Haaren (HEFFTER). Bezüglich des Verhaltens der Haare und Nägel nach Salvarsankuren ergab sich, daß die Kopfhaare 15 Monate nach Beginn der Injektionskur 1400 γ-% und in einem weiteren Falle die Nägel 21 Monate nach dem Salvarsankur 5200 γ-% enthielten (BROSSMER). Arsen geht nur während des Lebens in die Haare über (LIEB).

Liegt die Giftzufuhr längere Zeit zurück, so wird die Gegend der Haarwurzeln wenig Arsen enthalten, während in den Haarspitzen viel reichlicher Arsen vorhanden ist. Eine derartige Feststellung kann unter Umständen auf den *Zeitpunkt der Giftzufuhr* hinweisen. Man kann damit rechnen, daß menschliche Kopfhaare am Tage um 0,5 mm, in 1 Monat rund um 1,5 cm wachsen. Findet man z. B. bei 15 cm langen Haaren, die man in verschiedene Teile geteilt untersuchen muß, nur noch in den Spitzen Arsen, so würde daraus hervorgehen, daß vor 10 Monaten die Gegend der Wurzel noch Arsen enthalten hat (v. ITALLIE, BRÜNING). Da wir aber wissen, daß das Arsen bei akuten Vergiftungen frühestens nach 5 Tagen in den Haaren nachweisbar ist (s. oben), so kann man damit rechnen, daß die Vergiftung nicht früher als vor etwas über 10 Monaten stattgefunden hat. Selbstverständlich muß man mit derartigen Schlüssen außerordentlich vorsichtig sein. Sollte aber der Vergiftete oder angeblich Vergiftete behaupten, ein Angehöriger habe ihm vor etwa 5 Monaten Gift in die Speisen getan, so könnte man diese Angabe als widerlegt ansehen. Eingehendere Forschungen über diese Frage wären zweckmäßig.

Wie schon erwähnt, enthält das MEESsche Nagelband bis zur 10fachen Menge mehr Arsen als die übrige Nagelsubstanz. Nach der von WIGAND veröffentlichten Tabelle fanden sich 2 Monate nach einer akuten Arsenvergiftung in den Fingernägeln 1,4—2,9 γ As auf 0,1 g Nagelsubstanz, im Bereiche des MEESschen Bandes jedoch 10,4—23,6 γ Arsen.

Bei einer akuten Vergiftung, die überstanden wird, vergehen bis zum Auftreten des MEESschen Bandes nach den zur Zeit vorliegenden Erfahrungen mindestens 2 Monate. Nach den Feststellungen von WIGAND wachsen die Fingernägel der rechten Hand innerhalb von 10 Tagen im Durchschnitt um 1,2 mm, der linken Hand im Durchschnitt um 1,1 mm. Die Nägel der Mittelfinger wachsen etwas schneller. Auch aus diesen Feststellungen ergibt

---

[1] Nach Behandlung mit BAL (s. S. 618) wird As nach unseren Erfahrungen erheblich schneller ausgeschieden.

sich eine gewisse Möglichkeit, einen ungefähren Aufschluß über den Zeitpunkt der Giftzuführung zu erhalten.

Bei bestehender chronischer As-Vergiftung fanden sich in den Haaren Mengen von 0,47 bis 1,96 mg-% (Fabre), und zwar sehr wenig in der Gegend der Wurzeln, wenig in den Spitzen und am meisten in den mittleren Partien der Haare (Vitte).

Wertet man die Ergebnisse von chemischen Untersuchungen aus, so wird man sich zunächst davon überzeugen, ob die festgestellten As-Mengen auch wirklich die sog. oben angeführten physiologischen Giftmengen überschreiten. Alsdann wäre bei den Ermittlungen darauf Wert zu legen, festzustellen, ob in dem zu beurteilenden Falle nicht *zufällig* As-Mengen chronisch einverleibt wurden.

Es ist daran zu denken, ob der örtliche Brunnen nicht As-haltiges Wasser liefert, ob im Hause als Haustrunk nicht As-haltiger Wein genossen wird. Sollte dies der Fall sein, dann wird man die bei der Winzerkrankheit ermittelten Werte[1] als normal unterstellen müssen. Sollte die chemische Untersuchung ergeben haben, daß die Haare As-frei sind, während im Leichenorgan reichlich As vorhanden war, so resultiert allerdings schon hieraus, daß eine habituelle As-Zufuhr der erwähnten Art nicht vorgelegen haben kann. Man wird weiterhin sorgfältig darauf achten müssen, ob der Betreffende nicht vorher As-haltige Medikamente erhalten hat, insbesondere Salvarsan, Stärkungsmittel und Fowlersche Lösung. Bei derartigen Ermittlungen darf die Psychologie der Zeugen nicht vernachlässigt werden, man darf nicht generell nach As-haltigen Mitteln fragen, sonst läuft man Gefahr, daß der Zeuge dies aus Bequemlichkeit oder Unwissen verneint, sondern man muß die in Betracht kommenden Mittel mit Namen aufzählen. Mitunter ergibt sich noch nicht einmal aus dem Namen mit Deutlichkeit, daß dieses Mittel As-haltig ist. Hinzuziehung des Arztes zu derartigen Untersuchungen ist erforderlich.

In einem praktischen Falle hatte ein Ehemann seine Frau, die er loswerden wollte, durch fortgesetztes Eingeben von Schlafmitteln unter dem Deckmantel einer vom Arzt verordneten Arznei umgebracht. In der Leiche war aber auch As in mäßigen Mengen vorgefunden worden. Dieser Umstand brachte in die Auswertung der Ergebnisse eine gewisse Unsicherheit, zumal sich aus den Ermittlungen nichts darüber ergeben hatte, daß die Verstorbene As-haltige Stärkungsmittel zu sich genommen hatte. Auch in der Hauptverhandlung erklärte ein Drogist, ein Freund des Hauses, auf Befragen, daß er der Verstorbenen oder deren Ehemann niemals As-haltige Stärkungsmittel gegeben habe. Als er dann vom Sachverständigen der Sicherheit wegen noch einmal gefragt wurde, ob er auch nicht As-Ferratose abgegeben habe, erklärte er mit einmal, As-Ferratose habe er geliefert, doch habe er dieses Medikament nicht für ein As-haltiges Stärkungsmittel gehalten.

Man muß auch daran denken, daß aus einem Zahn herausgefallene *As-Einlagen* verschluckt werden können, so daß auf diese Weise in den Körper zufällig As hineingelangen kann. In einem Fall ist sogar auf diese Weise eine tödliche Vergiftung zustande gekommen, doch hat es sich hier wohl um eine besonders hochdosierte, vom Zahnarzt sich selbst eingelegte Paste gehandelt (Neugebauer). In den letzten Jahrzehnten ist jedoch nach der Zusammenstellung von Bolze über Vergiftungserscheinungen infolge Verschluckens von Arseneinlagen nichts mehr bekanntgeworden. Nach der in der Zahnheilkunde üblichen Technik sollen nur stecknadelkopfgroße Arsenpasteneinlagen benutzt werden. In einer 46%igen Paste ist die geringste toxische Dosis bereits enthalten, in einer 92%igen Paste bereits die geringste tödliche Dosis, auch dann, wenn die Einlage nur stecknadelkopfgroß ist (Bolze). Man wird demnach bei der gerichtsmedizinischen Untersuchung auch jetzt mit der Möglichkeit des Hineingelangens von Arsen in den Körper durch Zahneinlagen rechnen und sich bei einschlägigen Gutachten darauf einstellen müssen; allerdings werden die Pasten nur noch von älteren Zahnärzten benutzt[2].

As-haltige Farben und As-haltige Tapeten, deren Verwendung mitunter zu zufälligen As-Zuführungen führen konnte, sind wenigstens in Deutschland verboten. Immerhin wird man eine derartige Möglichkeit in Betracht ziehen

---

[1] Siehe S. 638.
[2] Die Wirkung des As auf Zahnpulpa, Knochen und Blutbild studierte neuerdings Volkmer: Stoma 1952, 213.

müssen. Es ist gelegentlich auch vorgekommen, daß Nahrungsmittel versehentlich mit As-haltigen Schädlingsbekämpfungsmitteln vermischt wurden. Es ist also in praktischen Fällen zu ermitteln, ob man den festgestellten As-Gehalt der Leiche nicht auf diese Weise erklären kann. Erst wenn alle derartigen Zufälligkeiten nach menschlichem Ermessen ausgeschaltet wurden, ist der in der Leiche festgestellte As-Gehalt im Sinne einer Vergiftung auszuwerten.

Das As und seine Derivate verändern sich unter dem Einfluß der Leichenzersetzung nicht. As ist demnach unbegrenzt lange in Leichenteilen nachweisbar. Praktisch entsteht allerdings eine Grenze dadurch, daß im Laufe der Jahre das Grundwasser oder der abfließende Regen aus den Leichenteilen mehr und mehr As auswäscht und in der Umgebung ablagert. Daher ist es notwendig, bei einschlägigen *Exhumierungen* Teile der Sargbretter, Proben aus dem Erdreich unterhalb des Sarges, Erdproben aus dem Erdreich seitlich des Sarges und Proben der Friedhofserde aus einer entfernten Gegend mitzunehmen und zu untersuchen. Wie schon erwähnt, ist es verboten, künstliche Blumen, wie sie mitunter in den Sarg mitgegeben werden, mit As-haltigen Farben zu färben, doch wird man vorsichtshalber auch hierauf achten müssen. Es kommt auch vor, daß die Friedhofserde von sich aus As in geringen Mengen enthält. Es gilt allerdings als unwahrscheinlich, daß As aus der Friedhofserde sekundär in die Leiche hineingelangt. Doch muß man in Fällen, in denen Ehre, Freiheit und vielleicht sogar das Leben eines Menschen wesentlich von der gerichtsmedizinischen Diagnose abhängen, auch ganz entfernte Möglichkeiten in Betracht ziehen. Findet man demnach sowohl in den Leichenteilen als auch in dem Erdreich in der Umgebung der Leiche als auch in entfernteren Gegenden des Friedhofs ungefähr die gleichen As-Mengen, so wird man diese Feststellung nicht im Sinne einer As-Vergiftung auswerten können. Findet man in der Friedhofserde sehr wenig As, in der Leiche gleichfalls sehr wenig, aber erhebliche Mengen in den Sargbrettern und im Erdboden unterhalb des Sarges, so spricht dies wieder für eine vorangegangene unnatürliche As-Zufuhr während des Lebens. Daß der chemische Befund niemals allein zur Diagnose ausreicht, sondern daß stets die Gesamtheit der Befunde zu berücksichtigen ist, wurde bereits oben dargetan.

Ist eine Leiche *feuerbestattet* worden, so ist an sich durchaus noch eine Untersuchung der Asche möglich. Nur muß bei der Auswertung des Ergebnisses sorgfältig die Konstruktion der Verbrennungsöfen mit in Rechnung ziehen. Es kommt vor, daß Aschenreste von früheren Leichen auf den Rosten zurückbleiben, oder daß bei Durchführung mehrerer Verbrennungen, bei denen die Leichen etagenförmig übereinanderliegen, Aschenteile von einem Rost auf den anderen fallen (JESSER). Das Eisen der Sargnägel ist mitunter As-haltig. Eingehende Kontrolluntersuchungen, vielleicht sogar Kontrollversuche, werden erforderlich sein.

Bezüglich der *Entstehungsweise* der Arsenvergiftungen ist insbesondere bei chronischen Vergiftungen an eine *berufsmäßige bzw. gewerbliche* Ätiologie zu denken. Die Möglichkeit einer beruflichen Vergiftung besteht bei Verhüttung sulfidischer Erze von Blei, Zink und Silber, bei der Röstung von Schwefelkies in der Schwefelsäurefabrikation, bei der Herstellung von Schweinfurter Grün und weiteren arsenhaltigen Farben, bei der Herstellung organischer Farbstoffe, soweit hierbei Arsenderivate als Oxydationsmittel verwendet wurden, bei der Herstellung von Schädlingsbekämpfungsmitteln, wie arsensaurem Kalk und arsensaurem Blei, sowie bei der Verwendung dieser Mittel in der Landwirtschaft, im Weinbau und in Gartenbetrieben, bei der Herstellung von arsenhaltigen medizinischen Präparaten, in Kürschnereien und Gerbereien, in denen arsenhaltige Lösungen als Konservierungsmittel benutzt werden usw. (BAUER und Mitarbeiter). Die Aufnahme von Arsen erfolgt hier meist in Gestalt von arsenhaltigem Staub, sehr selten in Dampfform; daß durch die unverletzte Haut Arsen in *erheblichen* Mengen aufgenommen werden kann, wird im großen und ganzen nicht anerkannt. Im Betrieb entstandene Arsenvergiftungen sind nach deutschem Versicherungsrecht anerkannte *Berufskrankheiten.*

Bei der Anwendung arsenhaltiger Schädlingsbekämpfungsmittel im Weinbau, die jedoch im ehemaligen Deutschen Reich im Jahre 1942 verboten wurde, soweit es sich um Spritzmittel handelt, entstand in Südbaden, in der Gegend der Mosel, ebenso in österreichischen Weingegenden die sog. *Winzerkrankheit.* [1] Man war zunächst der Auffassung, daß es sich um Schädigungen handelt, die beim Spritzen infolge unvorsichtigen Verhaltens der Weinbauarbeiter zustande gekommen waren. Doch ist neueren Untersuchungen die Erkenntnis zu verdanken, daß die chronischen Vergiftungserscheinungen tatsächlich durch den Haustrunk zustande kamen. Die gespritzten Trauben wurden vielfach zur Bereitung des im eigenen Haushalt verbrauchten Landweines benutzt. Sein Genuß führte zu chronischen Vergiftungserscheinungen. Als solche sind Hyperkeratosen, Melanosen, Gastritiden, Exantheme, Conjunctivitiden, Bronchitiden, Leberschädigungen, mitunter auch Kreislaufstörungen in der Haut mit Anästhesien und Paraästhesien, manchmal auch mit nachfolgenden gangränösen Erkrankungen der Gliedmaßen beschrieben worden. Auf Grund dieser Erkenntnis war man nicht mehr geneigt, die sog. Winzerkrankheit als Berufskrankheit anzusehen, es sei denn, daß der Winzer noch nicht hinreichend aufgeklärt war. Erkrankte jedoch ein Küfer an chronischer Arsenvergiftung, so ist dies als Berufskrankheit anerkannt worden, denn das Schmecken des Weines gehört ja zu seiner beruflichen Tätigkeit.

Unvorsichtiges Umgehen mit *Schädlingsbekämpfungsmitteln* in mitunter recht leichtfertiger Form, z. B. Herumstehenlassen von Kalkarsen in der Küche und Verwechslung mit Mehl oder Zucker, Benutzung von Gefäßen, in denen Kalkarsen aufbewahrt worden war, im Haushalt, unvorsichtiges Auslegen von Arsen gegen die Ratten- und Mäuseplage hat immer wieder zu epidemieartig auftretenden Nahrungsmittelvergiftungen geführt. Bei vielen solchen Vergiftungen dachte man aus naheliegenden Gründen zunächst an paratyphöse Erkrankungen, bis schließlich die chemische Untersuchung der Ausscheidungen und Nachprüfung der im Hause benutzten Nahrungsmittel zur richtigen Diagnose führte.

Gelegentlich des Auftretens von Gastroenteritiden in Bevölkerungskreisen, die *Spinat* gegessen haben, wurde die Frage untersucht, ob nicht allzureichliches Hineingelangen von arsenhaltigen Schädlingsbekämpfungsmitteln in den Boden bei der Schädlingsbekämpfung den Spinat so arsenhaltig gemacht hatte, daß die Vergiftungserscheinungen hierdurch erklärt werden mußten (SCHLAPP). Bei einer Anzahl derartiger Epidemien gelang es überhaupt nicht, die Vergiftungsquelle zu ermitteln.

Hin und wieder kam es auch in neuerer Zeit trotz bestehender Verbote vor, daß zu Wandanstrichen arsenhaltige *Farben* benutzt, oder daß arsenhaltige Farben unvorsichtig umhergestreut wurden (LANGECKER, SICAULT). Als Mittel gegen die Fliegenplage wurde früher der Fliegenfreßlack *Rodax* hergestellt, der in öliger Substanz auf die Fußböden und Wände gestrichen werden sollte. Unvorsichtiges Umherstehenlassen dieser Flüssigkeit führte zu tödlichen Vergiftungen bei Kindern (KOCH).

Medizinale Vergiftungen kamen vereinzelt dadurch zustande, daß beim Pudern wunder Stellen bei Säuglingen statt Puder aus Versehen arsenige Säure benutzt wurde. Unter diesen Umständen wurde durch die wunde Haut doch so viel Arsen resorbiert — und zwar recht schnell —, daß das Kind starb (RISTIC). Behandlung mit FOWLERscher Lösung, wie sie in der Dermatologie und in der inneren Medizin in steigenden und fallenden Dosen angewendet wird, führt nicht einmal sehr selten zu beginnenden Vergiftungserscheinungen in Gestalt von Durchfällen und Erbrechen, sowie von Hautveränderungen. Wurde ohne ärztliche Anordnung aus eigenem Antrieb heraus das Arsen weiterhin, vielleicht jahrelang, genommen, so sind manchmal als Spätfolgen auch Hautcarcinome zustande gekommen (HOHMANN).

---

[1] Siehe auch S. 638 und 640.

Häufiger in früherer Zeit, jetzt recht selten, wird versucht, durch Einbringen von arseniger Säure in Substanz in die Scheide eine *Fruchtabtreibung* herbeizuführen. In solchen Fällen kommt es zu örtlichen nekrotisierenden Veränderungen der Scheide und im Anschluß daran zu einer allgemeinen Arsenvergiftung, die bei Mutter und Kind zum Tode führen kann (KONSCHEGG u. a.).

Obwohl arsenige Säure und andere Arsenverbindungen keineswegs sonderlich leicht zu erwerben sind, und obwohl die Vergiftungserscheinungen recht unangenehme sind, kamen auch in neuerer Zeit vereinzelt immer noch *Selbstmordfälle* vor. Das Arsen ist mitunter von Personen, die in Laboratorien tätig waren, entnommen worden. Einmal hatte ein Student eine Arsenverbindung, die in der Vorlesung herumgereicht wurde, zu selbstmörderischen Zwecken an sich genommen. Arsen in Substanz ist schwer löslich. So ist es verständlich, daß die Selbstmordabsicht mitunter nicht zum Erfolge führt. Aber auch sonst ist immer wieder beobachtet worden, daß Zuführung von großen Arsenmengen nicht den Tod herbeiführte; dies lag daran, weil die Vergiftungserscheinungen mit Erbrechen schnell nach der Giftaufnahme einsetzten, so daß der größte Teil des Giftes aus dem Magen vor erfolgter Resorption entfernt wurde.

Das Arsen, insbesondere die arsenige Säure, gilt mit Recht als das *Mordgift* κατ᾽ ἐξοχήν, dem vielleicht neuerdings das Thallium eine gewisse Konkurrenz machen kann. Die arsenige Säure schmeckt leicht metallisch. Sie ist ein harmlos aussehendes Pulver, das sich unauffällig in jeder Speise unterbringen läßt. Die Vergiftungserscheinungen setzen, wie oben ausgeführt, mitunter erst Stunden nach der Aufnahme ein. Die ersten Vergiftungssymptome, Erbrechen und Durchfall, werden in den meisten Fällen auf eine zufällige Erkrankung oder vielleicht auch auf eine bakterielle Nahrungsmittelvergiftung zurückgeführt. Man beobachtet immer wieder, daß der Täter es liebt, bei der Behandlung des Vergifteten den Arzt zu wechseln. Der erste glaubt an eine gewöhnliche paratyphöse Erkrankung, der später hinzugezogene Arzt nimmt nach Aufhören der akuten gastroenteritischen Symptome eine beginnende Heilung an. Späterhin stehen unklare Erscheinungen, wie Kachexie oder Exantheme oder Neuritiden im Vordergrund, so daß auch er an die Möglichkeit einer Arsenvergiftung meist nicht denkt. Die Erfahrung lehrt immer wieder, daß im Totenschein irgendeine Todesursache als Folge einer Erkrankung angegeben wird, wie akuter Magen-Darmkatarrh oder Tumorkachexie, und daß die Leiche des Betreffenden beerdigt wird. Erst viel später bilden sich auf Grund des auffälligen Verhaltens des Täters Gerüchte. Meist handelt es sich bei Mordfällen um Frauen, die ihre Männer mit Hilfe eines Geliebten oder auch aus eigenem Antriebe aus dem Wege räumen. Es fällt dann auf, daß die Witwe schnell wieder heiratet, oder daß sie sich sonst irgendwie auffällig verhält, oder auch, daß der Verstorbene zugunsten der Täterin oder des Täters ein Testament gemacht hat, das nach der Volksmeinung nicht recht motiviert ist. Schließlich berichten Polizeiorgane der Staatsanwaltschaft über die aufkommenden Gerüchte. Mitunter glaubt man nicht an das Vorliegen eines Mordes und lehnt eine Exhumierung der Leiche ab. Wenn dann die Gerüchte sich hartnäckig erhalten, entschließt sich die Staatsanwaltschaft mitunter doch zur Exhumierung, und die Überraschung pflegt groß zu sein, wenn die chemische Untersuchung das Vorhandensein von reichlich Arsen in den Leichenteilen ergibt. Es ist oben eingehend dargelegt worden, daß eine *zufällige Einverleibung* von Arsen auf dem Wege der Ermittlungen auf das sorgfältigste ausgeschlossen werden muß. Gerade in solchen Fällen wird der Gerichtsmediziner alle ihm zu Gebote stehenden diagnostischen Möglichkeiten (s. S. 640) ausnützen, bis er sich zu der folgenschweren Feststellung durchringt, daß eine Arsenvergiftung vorgelegen hat. Die Deutung kann dann besonders schwierig werden, wenn die vorgefundenen Arsenmengen klein sind. Wurde die Vergiftung überlebt, so darf nicht vergessen werden, zwecks Sicherung der Diagnose den Urin, den Kot und vor allen Dingen die Haare des angeblich Vergifteten zu untersuchen. In einem von uns beobachteten Falle, in dem die Vergiftung 4 Monate zurücklag, bildete schließlich ein erhöhter Arsenbefund in den Haaren den Schlußstein für die Diagnose Arsenvergiftung.

Mit der Feststellung der Arsenvergiftung ist noch nicht bewiesen, daß es sich um einen *Mord* handelt. Es kommt schließlich auch noch ein Selbstmord in Frage. In dieser Beziehung wird das erkennende Gericht vielfach auf das Ergebnis der Ermittlungen angewiesen sein. Es wird insbesondere gründlich durchforschen, ob irgendein Motiv zum Selbstmord vorhanden gewesen sein kann. Der Gerichtsmediziner kann allgemein darauf hinweisen, daß Arsenvergiftungen als Selbstmorde zwar vorkommen, aber ungewöhnlich sind; die vorliegenden Befunde können insofern gewisse Richtlinien geben, als das Vorhandensein von reichlich Arsen im Magen-Darmkanal und von wenig Arsen in den anderen Organen für eine schnell verlaufende akute Vergiftung unter Zuführung großer Dosen spricht. Derartiges erleben wir häufiger bei Selbstmorden. Bei Mord wird das Arsen im allgemeinen in kleineren Dosen gegeben. Denn die Giftbeimischung soll ja nicht auffallen. Nicht selten ist auch eine *mehrmalige* Giftzuführung. Bei diesen Fällen würde man nur wenig Arsen in den ersten Wegen, also im Magen-Darmkanal, und reichlich Arsen in den anderen Organen, insbesondere in der Leber und in den Nieren, vorfinden. Daß man unter Umständen bei nichttödlichen Vergiftungen bei Untersuchung der Nägel und Haare Rückschlüsse auf den Zeitpunkt der Vergiftung ziehen kann, wurde oben dargetan. Sehr wichtig ist bei Mordverdacht auch die Feststellung, daß der Verdächtige sich das Gift besorgt hat. Nach deutschem Recht können Gifte, also auch Arsen, in Apotheken und Drogerien nur gegen Ausstellung eines *Erlaubnisscheines* zum Gifterwerb bezogen werden. Dieser wird von der Verwaltungsbehörde ausgestellt. Bei der Abgabe muß eine Art Quittung hinterlegt werden, die man als *Giftschein* bezeichnet. Umfrage bei den in Betracht kommenden Behörden, Apotheken und Drogerien kann mitunter zu dem sehr wichtigen Nachweis führen, daß der Verdächtige sich das Gift beschaffte. Es ist hier und da vorgekommen, daß bei Haussuchungen versucht wurde, das Gift schnell zu beseitigen. Wird es ins Feuer geworfen, so ist bemerkenswert, daß Arsen eine *blaue Flammenreaktion* gibt. Dies kann mitunter der Umgebung auffallen. Die Untersuchung der Asche des Ofens kann weitere wichtige Aufschlüsse geben.

Morde durch Arsen haben in der Kriminalgeschichte von jeher eine erhebliche Rolle gespielt. In der Zeit der Borgias gab es Giftmischerinnen, die es verstanden, die Arsengaben so zu dosieren, daß die Krankheitserscheinungen unauffällig waren (subchronische Vergiftung) und der Tod in etwa 20 Tagen eintrat. Eine dieser Giftmischerinnen war in Italien im Dorfe Tophano zu Hause. Die von ihr hergestellte alkalische Arseniklösung wurde als „Aqua Tophana" bezeichnet, ein Ausdruck, der auch jetzt noch in der Laienliteratur mitunter eine Rolle spielt. Zur Zeit der letzten französischen Könige wurde Arsen zeitweilig als „Poudre de succession" bezeichnet, also als ein Mittel, durch das man der Nachfolger eines anderen werden konnte (LEWIN, FÜHNER). Bei der litauischen Bevölkerung des Memellandes wurde Arsenik litauisches „Altsitzerpulver" benannt. Es war hier längere Zeit vor dem ersten Weltkriege Sitte, daß die Bauern das Grundstück recht früh auf die Kinder übertrugen, sich aber ein sehr großes Ausgedinge ausmachten, auf dessen Hergabe sie hartnäckig beharrten und um das viele ärgerliche Prozesse geführt wurden. Schließlich gerieten die Kinder so weit in Bedrängnis, daß sie es auf sich nahmen, den Altsitzer durch Arsenik zu beseitigen, das meist von Pferdehändlern (Schönen der Pferde) erworben wurde. Es kam damals geradezu zu einer Epidemie von Arsenikgiftmorden. Ähnliche Erfahrungen sind im Theißwinkel in Ungarn gemacht worden. Eine Hebamme stellte das Gift durch Extraktion von Fliegenpapier her und verkaufte es an Frauen, die etwas gegen den allzu großen Kinderreichtum tun oder auch den Antritt einer zu erwartenden Erbschaft beschleunigen wollten. Jahrzehnte lang wurde keinerlei Verdacht geschöpft, bis schließlich in

101 Mordfällen nach eingehenden Ermittlungen verhandelt werden mußte (v. BEÖTHY). Großes Aufsehen erregte auch der Giftmordprozeß Riedel-Gualla. Ein Arzt sollte seine Frau durch Arsen getötet haben; es ging um die wohl noch nicht ganz geklärte Möglichkeit, ob diese Frau nicht doch Selbstmord verübt hatte (BÜRGE). Auch Mischungen von Arsenik und Thalliumderivaten sind zu Giftmorden benutzt worden. Einmal handelte es sich um ein arsen- und thalliumhaltiges Rattengift, das zur Schädlingsbekämpfung unter der Bezeichnung „Förstergeheimnis" in den Handel gebracht worden war (SCHRADER). Einmal hatte sich auch ein Kriminalbeamter beruflich so viel toxikologische Kenntnisse zugelegt, daß er der Meinung war, seine Ehefrau durch Arsen ohne wesentliche eigene Gefahr beseitigen zu können. Erst nach längerer Zeit bildeten sich Gerüchte, die zur Untersuchung und Aufklärung der Tat führten (SCHWARZACHER). Über einen 4fachen Mord durch Beibringung von As in Algerien ist vor einiger Zeit von POROT berichtet worden.

Im Sommer gibt es unter Umständen bei Säuglingen Epidemien von Brechdurchfall mit Todesfällen. Mitunter werden die Leichen auch gerichtlich seziert, weil ein gewisser Verdacht gegen die Mutter geäußert wird. Die Erfahrung lehrt, daß dieser Verdacht meist unbegründet ist. Die gerichtliche Sektion hat aber dann insofern positiv ein günstiges Ergebnis, als es auf diese Weise möglich ist, die Mutter zu entlasten und auftretende Gerüchte zum Stillstand zu bringen. Man soll bei derartigen Sektionen die Möglichkeit einer As-Vergiftung nicht aus den Augen verlieren. In einem solcher Fälle hatten wir die Organe nur aus grundsätzlichen Erwägungen aufbewahrt, nicht deshalb, weil ein Verdacht bestand. Wir wurden wegen unserer Vorsicht fast belächelt. Als sich nachher Gerüchte bildeten, wurde die Untersuchung der Organe doch noch angeordnet, hauptsächlich zu dem Zweck, diesen Gerüchten den Boden zu entziehen. Zu unserer größten Überraschung wurde reichlich Arsen vorgefunden. Die uneheliche Mutter wollte heiraten und hatte dem künftigen Mann das Vorhandensein des Kindes unterschlagen. Dieses Verhalten hatte Verdacht erregt. Die Mutter mußte die Giftbeibringung zugeben.

Findet man in den Organen eines einige Tage nach der Geburt verstorbenen Säuglings einen As-Gehalt, der keineswegs mehr als physiologisch angesehen werden kann, so denke man vor Feststellung einer postnatalen Vergiftung an die Möglichkeit einer *intrauterinen* Zuführung von der Mutter her. Wir fanden in einem derartigen Falle die höchsten As-Mengen in der Haut, den Haaren und den Nägeln der Kindesleiche und bei der Mutter in den Haaren und Nägeln gleichfalls reichlich As, und zwar in Mengen, die auf eine überstandene akute bis subakute As-Intoxikation schließen ließen; auch waren vom Hausarzt in der in Frage kommenden Zeit Schwäche, Herzstörungen und unklare Hautveränderungen beobachtet worden. Unter diesen Umständen konnten wir uns trotz eines ungeklärten Befundes an der Säuglingsleiche nicht zur Diagnose einer postnatalen As-Vergiftung des Säuglings entschließen; die Genese der vorangegangenen Intoxikation der Mutter war trotz eingehender Nachforschungen nicht zu eruieren; es bestand der Verdacht eines Abtreibungsversuches (AZ. 3 Js 5106/52 Staatsanwaltschaft Karlsruhe).

Salvarsanschäden.

Das Schrifttum über Salvarsanschäden ist sehr groß und kann hier vollständig nicht wiedergegeben werden. Da der Gebrauch des Salvarsans abnimmt und dieses Mittel vielfach durch Penicillin ersetzt wird, werden die Schäden überschläglich abnehmen. In der Zeit nach dem zweiten Weltkriege stiegen die Todesfälle infolge Salvarsanschäden nach eigener, in Bremen gemachter Erfahrung an. Es wird sich kaum entscheiden lassen, ob damals der schlechte körperliche Zustand der Bevölkerung in Deutschland, eine gewisse Unerfahrenheit der Hautärzte, die sich neu niedergelassen hatten, oder Unvollkommenheiten der Präparate eine wesentliche Rolle gespielt haben. Der Arzt, dem ein Salvarsanschaden unterläuft, dem insbesondere ein Kranker in der Sprechstunde im Anschluß an eine Salvarsaninjektion kollabiert und womöglich danach stirbt, setzt sich unvermeidlicherweise in vielen Fällen Vorwürfen der Angehörigen aus, die unter Umständen zu einem Ermittlungsverfahren gegen den Arzt führen. Es ist selbstverständlich, daß der Gerichtsmediziner darauf dringen muß, daß zur Begutachtung ein Dermatologe hinzugezogen wird.

Bei den Salvarsanschäden unterscheidet man Provokationsnebenwirkungen, Salvarsanallergien und Salvarsanintoxikationen. Die *Provokations*nebenwirkungen kommen so zustande, daß die Salvarsaninjektion einen massenhaften Spirochätenzerfall, einen Abbau kranken Gewebes und eine Aufnahme von toxischen Stoffen hervorruft. Eine Nebenwirkung ähnlicher Art stellt auch die JARISCH-HERXHEIMERsche Reaktion dar. Sie besteht in harmlosen Fällen im Auftreten eines bis dahin unsichtbar gewesenen syphilitischen Exanthems. Auch kann vorübergehend Ikterus auftreten. Am Gehirn kann sie sich in einer akuten *Hirnschwellung* äußern, die in kurzer Zeit zum Tode führen kann. Diese Provokationsschäden, speziell die Hirnschwellung, treten nach der ersten Salvarsaninjektion auf (SCHÖNFELD).

Die *Salvarsanallergien* beruhen auf einer entweder habituellen oder auch vorübergehenden Überempfindlichkeit gegen Arsen. Die Erscheinungen äußern sich in ·Gefäßstörungen, die Exantheme, Atembeschwerden, Erbrechen und Durchfälle veranlassen. Diese Störungen pflegen mehr oder minder stark erneut bei jeder Salvarsaninjektion aufzutreten; sie haben vereinzelt auch zu ziemlich plötzlichen Todesfällen unter dem Bilde eines schnellen Kreislaufzusammenbruches geführt, sog. angioneurotischer Symptomenkomplex (ANSK), dessen Entstehung im einzelnen wohl noch nicht ganz geklärt ist (KONRAD und KELLNER). Die allergischen Erscheinungen können praktisch wohl nicht immer scharf von den eigentlichen *Intoxikationserscheinungen* abgegrenzt werden. Die Intoxikationserscheinungen entsprechen im großen und ganzen denen einer Arsenvergiftung. Entweder infolge einer Überdosierung oder infolge Zersetzung des Medikamentes kommt es zur Entstehung von giftigen Arsenverbindungen. Wir beobachten an der Haut Exantheme, die einem Lichen ruber planus einer Pityriasis rosea entsprechen. Ungünstig ist das Auftreten von schweren Dermatiden, die unter Umständen infolge Allgemeinintoxikation tödlich enden (SCHÖNFELD u. a.). Insbesondere bei Trinkern oder Menschen mit sonst gestörter Leberfunktion kommt es unter Umständen zu schweren Ausfallserscheinungen mit Ikterus. Daß das Salvarsan selbst zu Leberschäden führt, ist recht selten (SCHÖNFELD). Zu hohe Salvarsangaben können zu parenchymatösen Schäden in der Niere und zu einer Schädigung des Knochenmarks in Gestalt einer aplastischen Anämie oder zu Leukopenie und Thrombopenie führen (SCHÖNFELD, LANG, KLEINE-NATROP). Die gefährlichste Schädigung ist die sog. *Salvarsanencephalitis* und *-myelitis*. Die klinischen Erscheinungen beginnen mit hohem Fieber, Benommenheit, Lähmungen und gehen in epileptiforme Krämpfe, Koma und Tod über. Die Krämpfe beginnen etwa 24 Std nach der zweiten Salvarsangabe. Im pathologisch-anatomischen Bild stehen Hirnödem und Blutaustritte im Vordergrund. Bevorzugt sind die Marklager, das Unter- und Hinterhorn der Seitenventrikel, die innere Kapsel, das verlängerte Mark und die basalen Teile der inneren Schenkel. Die Blutungen sind meist flohstichartig und nicht so gleichmäßig verteilt, wie bei der Purpura nach Fettembolie; sie können gelegentlich auch zu etwas größeren Komplexen konfluieren (SCHÖNFED, PETERS, VASILIU u. a.). Am peripherischen Nervensystem sind als Salvarsanschäden gelegentlich *Polyneuritiden* mit Muskelatrophien bekanntgeworden. Der Krankheitsverlauf betrug 1—2 Jahre (LAUBENTHAL). Die Polyneuritis ist wahrscheinlich toxisch bedingt (JOCHHEIM).

Neosalvarsaninjektionen ins Gewebe führen zu örtlichen, schwer ausheilenden Nekrosen. Die Muskulatur kann sekundär verkalken (PETRI). Durch Infiltration mit Kochsalzlösung kann die Gefahr der Nekrotisierung vermindert werden (SCHÖNFELD).

Arsenwasserstoff.

Beim Wachsen von Schimmelpilzen auf feuchten, arsenhaltigen Tapeten sollte sich, nach der früher herrschenden Meinung, Arsenwasserstoff bilden. Doch handelt es sich hier nach neueren Untersuchungen um Arsentrimethyl und Äthylkakodyloxyd, zwei Verbindungen, denen keine hämolytische Wirkung zukommt (FÜHNER).

Das arsenhaltige giftige Gas $\varkappa\alpha\tau'\dot{\varepsilon}\xi o\chi\acute{\eta}\nu$ ist der Arsenwasserstoff. AsH_3. Es handelt sich um ein farbloses, mehr oder weniger nach Knoblauch riechendes Gas, dessen Giftigkeit das Kohlenoxyd um das 10—20fache übertrifft; nach der herrschenden Ansicht wird der Mensch durch eine Arsenwasserstoffmenge gefährdet, die 0,01 g Arsen entspricht. Als tödliche Dosis werden 0,1—0,15 mg AsH_3 angegeben. Die Einatmung von 0,3 mg AsH_3 in einem Liter Luft tötete Katzen nach 1—1$^1/_2$ Std (Rodenacker).

Überall, wo Wasserstoff aus Metallen und Säuren hergestellt wird, kann sich Arsenwasserstoff bilden, denn praktisch sind sowohl die Metalle, speziell Zink, als auch die Säuren mehr oder weniger arsenhaltig. Jahrelang können die Reaktionen ohne Gefährdung für die Arbeiter verlaufen. Durch eine zufällige Änderung des Säuregehaltes oder ein bisher nicht wahrgenommener stärkerer Arsengehalt der Erze, manchmal auch nur Änderungen des Betriebsvorganges veranlassen einen Unglücksfall (Rodenacker). Vergiftungen sind zustande gekommen unter anderem beim Füllen kleiner Gummiballone mit verunreinigtem Wasserstoff, beim Einatmen von Akkumulatorengasen, beim Reinigen von Säurebehältern, beim Reduzieren chemischer Substanzen durch Metalle und Säuren, bei der elektrolytischen Gewinnung von Wasserstoff, durch Verunreinigung des Acetylen, so daß nebenbei Phosphor- oder Arsenwasserstoff entstehen konnte. Das technisch wichtige arsenhaltige Ferrosilicium liefert schon bei der Einwirkung von Feuchtigkeit neben Phosphorwasserstoff Arsenwasserstoff (Fühner). Arbeiten in einer Kupferhütte haben zu Vergiftungen mit Arsenwasserstoff geführt (Fühner und Pietrusky). Bei Herstellung von Arsenwasserstoff wird die Entstehung des Gases vom Chemiker mitunter dadurch kontrolliert, daß er sich Gas zufächelt, um den knoblauchartigen Geruch zu erkennen. Auch dadurch kam es einmal zu einer Vergiftung (Gillert, Baader). Von Einzelheiten seien noch angeführt, daß sich AsH_3 entwickelte, als Arbeiter Zinkkrätze zur Verhinderung der Staubentwicklung mit Wasser besprengten, weiterhin bei der chemischen Entfernung von Kesselstein infolge Verunreinigung der benutzten industriellen Salzsäure mit Arsen (Symanski). Arsenwasserstoffvergiftungen sind *Berufskrankheiten* im Sinne der deuten Sozialversicherung, dies gilt wohl auch für die meisten anderen Staaten.

Die Latenzzeit zwischen der Einatmung und dem Beginn der Vergiftungserscheinungen richtet sich nach der Menge des eingeatmeten Gases. Manchmal folgen die Vergiftungserscheinungen der Einatmung, manchmal zeigen sie sich erst nach mehreren Stunden. Das Wesen der Vergiftung liegt in einer *Hämolyse*. Das AsH_3 wird am Blutfarbstoff als Katalysator oxydiert. Das Endprodukt der Oxydation ist die arsenige Säure; vor ihrer Entstehung kommt jedoch ein Zwischenprodukt zustande, wahrscheinlich das Hydroxylarsen. Dieses wirkt hämolytisch (Heubner, zit. nach Rodenacker).

Die Vergiftungserscheinungen beginnen mit Mattigkeit, Krankheitsgefühl, Schwindel, Taumeln, Ohnmachtsneigung, Kopfschmerzen, Herzklopfen und Atemnot. Auch kann Erbrechen auftreten. Der Vergiftete hat Frostgefühl, das mitunter in einen regelrechten Schüttelfrost übergehen kann. Die Haut färbt sich gelb oder braun, manchmal auch blau. Die auftretenden Leibschmerzen werden oft auf der rechten Seite lokalisiert. Durchfälle folgen. Die Harnentleerung kann sistieren. Der spärliche Urin wird blutig. Manchmal kommt Ikterus zustande. Der Urin enthält Eiweiß, Hämoglobin, Hämatin und Hämatoporphyrin, jedoch meist kein Methämoglobin und kein Bilirubin. Der Hämoglobingehalt des Blutes und die Erythrocytenzahl gehen rapide zurück. Die Erythrocytenzahl kann sich bis auf $^1/_6$ vermindern. Bei Versiegen der Nierentätigkeit kommt es zu den Erscheinungen der Urämie. Bleibt die Nierentätigkeit erhalten, so erholen sich die Kranken besonders schnell.

Im Blut scheint meist kein Methämoglobin gebildet zu werden, doch kommt gelegentlich auch das Gegenteil vor (Löning).

Bei Todesfällen fällt anatomisch die braunrote Hautfarbe auf und eine dunkelbraune Farbe von Leber und Nieren. Die Veränderungen entstehen durch Infiltration dieser Organe mit freigewordenem Hämoglobin. Bei Spättodesfällen kann man Ikterus und Verfettung in der Leber und in den Nieren nachweisen. Im Herzen sahen MOUREAU und Mitarbeiter Zerfall von Myokardfasern. Auch fällt eine Trübung und Glanzlosigkeit der Muskulatur auf. Aus Mund und Nase der Leichen entleeren sich mitunter schwärzlichgraue Massen, die nach Knoblauch riechen können. Das Blut ist schmutzigdunkelbraun. Die Nieren haben eine verwaschene Zeichnung und sind dunkelschwarzbraun verfärbt. Mikroskopisch findet man neben gelegentlichen Verfettungen zahlreiche Erythrocytenzylinder. Die Milz ist braunschwarz und derb und zeigt das histologische Bild des akuten Blutzerfalls. Die Lungen können eine schieferbraune Farbe haben (RODENACKER, PETRI, FÜHNER). In vitro nimmt das Blut nach 30 min bereits 2 Liter Arsenwasserstoff auf; das Gas ist hauptsächlich an die Erythrocyten und nur wenig an das Serum gebunden (LÉCLERQ).

Zum Nachweis von AsH_3 in der Luft bewähren sich Filtrierpapierstreifen, die nach Eintauchen in 5%ige Quecksilberchloridlösung getrocknet werden. In Gegenwart von Arsenwasserstoff verfärben sie sich citronengelb, bei stärkerer Konzentration oder längerer Einwirkung geht das Gelb in Braun oder Schwarz über. Auch bei Arsenwasserstoffvergiftung kann in Leichenorganen Arsen nachgewiesen werden. Selbstverständlich sind auch hier eine quantitative Bestimmung und eine sorgfältige Berücksichtigung „physiologischer" Mengen unerläßlich. Wird in den Lungen mehr Arsen nachgewiesen als im Magen-Darmkanal so kommt praktisch nur eine AsH_3-Vergiftung in Frage (RODENACKER). Soweit bei Todesfällen chemische Untersuchungen vorgenommen worden sind, fanden sich in den Nieren 0,528, in der Leber 0,192 mg Arsen auf 10 g Organsubstanz (SCHLEUSING und SEELKOPF), bei einer anderen Vergiftung in den Organen 0,3—0,4 mg Arsen auf 10 g Organsubstanz (KÜNKELE und SAAR).

Diphenylarsinsäure.

Ganz vereinzelt sind in chemischen Betrieben Vergiftungen durch Einatmen der Dämpfe dieser Substanz vorgekommen. Die Erscheinungen bestanden in Schlafsucht, Schwellung der Gliedmaßen, es traten neurologische Symptome in Gestalt von unsicherem Gang, verwaschener Sprache und Zittern des Kopfes auf. Schließlich kam es zu einem Zustand, der an eine Encephalitis epidemica erinnerte. Der Kranke wurde völlig gesund. Im Urin wurde Arsen nachgewiesen. Doch ist über die Quantität der Arsenmengen nichts bekanntgeworden.

Selen.

Selenwasserstoff ist ein übelriechendes sehr starkes Reizgas. Die Salze der selenigen Säure rufen eine ähnliche Giftwirkung hervor, wie arsenige Säure, und führen zu einer Gastroenteritis und zu einer Leberverfettung. Die tödliche Dosis beträgt einige Gramm Natriumselenit. Auch sind Hautveränderungen in Gestalt von Rötungen und Schwellungen bekanntgeworden, die bemerkenswerterweise nur in Bezirken auftraten, die dem Licht ausgesetzt waren. Bei Tierversuchen an Hunden wurden fibroosteoklastische Veränderungen an den Knochen beobachtet. Selen ist in Spuren im menschlichen Körper physiologisch enthalten, was bei chemischen Untersuchungen berücksichtigt werden muß. In der modernen Industrie, insbesondere des Auslandes, spielen Vergiftungen mit Selenverbindungen in Betrieben eine gewisse Rolle. Eine besondere forensische Bedeutung ist bisher nicht bekanntgeworden.

Selenwasserstoff, das in Betrieben für photochemische Apparaturen entstehen kann, ist ein Gift, das in seiner Wirkung dem Arsenwasserstoff bis zu einem gewissen Grade ähnlich zu sein scheint. Die Anwesenheit von 1—5 γ je Liter Luft kann schon gefährlich werden (BUCHAN). Ein einziger Atemzug von Selenwasserstoff führte bei einem Chemiker zu sofortiger Brustbeklemmung, Augentränen und Verlust des Riechvermögens, dann setzten die Beschwerden aus. Nach einer Latenzzeit von 4—5 Std kam es zu Hustenreiz und Atemnot und schließlich zu Lungenödem mit blutig-schaumigem Auswurf, es schloß sich eine fieberhafte grobe Bronchitis an, die schließlich abheilte; Dauerfolgen blieben nicht zurück (SYMANSKI, hier weiteres Schrifttum).

Phosphor.

Der weiße oder gelbe Phosphor leuchtet im Dunkeln. Um die Selbstentzündung zu vermeiden, wird er im Wasser aufbewahrt. Er löst sich in Fetten und besonders gut im Schwefelkohlenstoff. Durch Erhitzen unter Luftabschluß entsteht aus dem gelben der rote Phosphor, der zur Herstellung der Reibflächen an Zündholzschachteln benutzt wird. Der weiße Phosphor ist giftig, der rote praktisch ungiftig. Doch ist der rote Phosphor mitunter mit dem weißen Phosphor verunreinigt. Phosphorsäure, phosphorige Säure, Phosphorsesquisulfid (in der Zündholzindustrie benutzt) und Phosphorpentasulfid (als Trockenmittel und zur künstlichen Nebelerzeugung gebraucht) haben keine spezifischen Giftwirkungen (FÜHNER). Als toxische Dosen gelten bei gelbem Phosphor Mengen von 0,1 g an, als letale 0,2 bis 0,5 g, doch können gelegentlich auch schon kleinere Dosen den Tod herbeiführen.

Der Phosphor hat ein starkes Oxydationsvermögen und hemmt die intermediären Oxydationen des Organismus. Dies führt zu einer hypoxämischen Verfettung der Parenchymzellen (RODENACKER). Phosphorvergiftungen sind heutzutage selten. Bei perakuten Formen, wie sie besonders bei Kindern beobachtet wurden, kann der Tod nach heftigem Erbrechen und Durchfällen schon nach einigen Stunden eintreten, und zwar unter Bewußtlosigkeit und Konvulsionen. Meist tritt jedoch die Vergiftung in akuter bis subakuter Form auf, die durch ihren *zweizeitigen Verlauf* recht charakteristisch ist. Die Vergiftung beginnt einige Stunden nach der Einnahme mit Übelkeit, häufigem Aufstoßen und Erbrechen von Massen, die nach Knoblauch riechen können; es wird in den Lehrbüchern angegeben, daß diese Massen im Dunkeln leuchten, doch ist dies nicht die Regel; wenigstens war dies in 3 Fäller, die ich im Verlauf vieler Jahre beobachten konnte, nicht der Fall. Die Magenbeschwerden können — aber brauchen nicht — mit Durchfällen einhergehen. Nach einiger Zeit erholt sich der Vergiftete. In dieser Zeit pflegt sogar Euphorie zu bestehen. 2—3 Tage später beginnt das *resorptive* Stadium der Vergiftung. Es tritt Ikterus auf, die Leber ist geschwollen, der Harn ist gallig gefärbt; er enthält als Ausdruck der gehemmten Eiweißsynthese Aminosäuren und Milchsäure. Magen-Darmerscheinungen setzen wiederum ein. Das Erbrochene und die Stühle sind mitunter blutig gefärbt. Der Tod tritt unter dem Bilde einer akuten gelben Leberatrophie in 5—10 Tagen ein. In diesem Stadium besteht eine Neigung zu Hautblutungen; Bewußtlosigkeit mit Delirien gehen vielfach dem Tode voran. Wird die Vergiftung überstanden, so bleiben mitunter cirrhotische Prozesse der Leber zurück. Es kommen gangränöse Veränderungen der Zehen und der Nasenspitze vor (F. REUTER). Der Calciumspiegel des Blutserums ist während der Vergiftung herabgesetzt (VACIREA). Ausgedehnte Tierversuche ergaben ähnliche Erscheinungen wie beim Menschen. Stirbt ein Vergifteter vor Auftreten der Resorptionserscheinungen, so findet man im Magen-Darmkanal geringe Reizerscheinungen und chemisch mehr oder minder reichliche Mengen von Phosphor. Stirbt jemand nach erfolgter Resorption, so ist die chemische Untersuchung meist ergebnislos, weil der Phosphor sich zu phosphoriger Säure und Phosphorsäure oxydiert hat. Die *Leichenuntersuchung* ergibt einen schweren Ikterus mit Blutaustritten in den verschiedensten Organen. Besonders auffällig sind Blutungen unter dem Bauchfell und unter dem Mesenterium. Der Magen-Darmkanal weist gleichfalls Blutaustritte auf. Der Magen und der Dünndarm enthalten schwarzbraune schleimige Massen. An der Muskulatur des Herzens und an den Nieren fällt die Lehmfarbe des Ikterus auf. Die Leber ist in den ersten Tagen der Resorptionsphase vergrößert und verfettet. Vom 4. Tage an wird sie kleiner. Hält das Leben länger an, so macht sich die Einlagerung von Granulationsgewebe bemerkbar, in dem Leberinseln stehenbleiben (REUTER, WEYRICH), mikroskopisch erkennt man in der Leber die bekannten Bilder der akuten bis subakuten gelben Leberatrophie. Man findet eine fettige Degeneration von Nieren- und Herzmuskulatur. Im Gehirn zeigten sich bei

Tierversuchen Blutungen und degenerative Veränderungen an den Ganglienzellen (TAKEYA-SIKO).

Bei *chronischer* Giftzuführung steigt zunächst der Hb-Gehalt. Es kommt
zur Polyglobulie. Die Erythrocytenzahlen können 6 Millionen übersteigen.
Dann erfolgt ein Rückschlag. Der Vergiftete wird blaß und anämisch. In den
Leukocyten sind Fettspeicherungen beobachtet worden. Recht charakteristisch
sind die Veränderungen am *Knochen*, er verdickt sich infolge Anlagerung
von Bicalciumphosphat. An Stelle der Markhöhle tritt allmählich ein fibröses
Gerüst. Späterhin wird der Knochen atrophisch und kalkarm. Beide Prozesse können auch nebeneinander vorkommen (KLINGHARDT). Diese Ent-
wicklungen lassen sich bei der Röntgenuntersuchung gut verfolgen (Auftreten
von sog. MICHAELISchen Linien). Besonders häufig ist bei Phosphorarbeitern
die Phosphornekrose des *Unterkiefers* (RODENACKER). Mikroskopische Untersuchung derartiger Veränderungen ergab das Vorhandensein von periostalen
Osteophyten; hier und da fanden sich in der Umgebung leukocytäre Reaktionen
(CHERIDIJAN).

In England wird zur Bekämpfung von schädlichen Insekten, die gegen DDT resistent
sind, ein organisches phosphorhaltiges Mittel unter dem Namen „Parathion" verstäubt,
das sich für Menschen als schweres Gift erwiesen hat; es führt zu einer Hemmung der Chole-
sterinesterase durch Bildung einer irreversiblen Substanz und kann durch die Haut und
durch den Respirationstractus aufgenommen werden.[1] Gasmasken sind für die Durchführung der Bestäubung erforderlich (BIDSTRUP).

Beim *Nachweis* von Phosphor kann die SCHERERsche Probe weiterhelfen, die auch nach
eigenen Erfahrungen zur ersten Orientierung sofort angewendet werden sollte. Die zu
prüfenden Massen (Erbrochenes, Darminhalt) kommen in ein geräumiges, gut verschließ-
bares Glas, in das man zwei Fließpapierstreifen hineinlegt. Einer wird mit einer Lösung
von Bleiacetat, der andere mit einer neutralen Lösung von Silbernitrat getränkt. Das Gefäß
wird verschlossen ins Dunkle gestellt. Schwärzen sich beide Streifen, so ist die Probe ergebnislos verlaufen, da sich schon zuviel Schwefelwasserstoff entwickelt hat. Schwärzt sich
nur der Silbernitratstreifen, so deutet das auf eine Anwesenheit von Phosphor hin. Bezüglich der feineren exakten Verfahren muß auf LIEB verwiesen werden.

Chronische Vergiftungen entstehen als *Gewerbekrankheit* durch Inhalation von
Dämpfen und eventuell durch Einverleibung durch verunreinigte Nahrungsmittel
und verunreinigte Finger. Im Betriebe erworbene Phosphorvergiftungen gelten
in Deutschland und den meisten anderen Staaten als Berufskrankheit (BAUER).

Versehentliche Vergiftungen sind zustande gekommen durch zu hohe Dosierung von Phosphor in antirhachitischen Arzneien (BLUMENTHAL, SCHÜSSLER,
SONTAG). *Selbstmorde* sind sehr selten geworden, seitdem die Zündhölzchen
nicht mehr giftigen Phosphor enthalten. In früherer Zeit genügte die Auflösung
der Köpfe von 50—100 Zündhölzchen in Flüssigkeit, um den Tod herbeizuführen
(WEYRICH). Selbstmorde in neuerer Zeit wurden so bewerkstelligt, daß sich die
Betreffenden phosphorhaltige Mäuse- und Rattenvertilgungsmittel besorgten,
z. B. Phosphorlatwerge, und entsprechende Dosen einnahmen (LIEBSCHER, KOCH).
Daß derartige Selbstmorde sehr selten sind, liegt zum Teil daran, daß Phosphor-
präparate einen widerlichen Geschmack haben. Insbesondere ist der brenzliche
Geschmack unangenehm, der nach dem Herunterschlucken auftritt. Auch zu
Abtreibungszwecken ist gelegentlich Phosphor eingenommen worden (s. S. 920).
Trotz dieses auffälligen Geschmackes ist Phosphor vereinzelt auch zu *Giftmorden*
oder zu vorsätzlichen Vergiftungen von fremder Hand benutzt worden (SEDL-
MEYER, PAULUS, THOMAS). In der von PAULUS gemachten Beobachtung war der
Phosphor in einen Pflaumenkuchen hineingebacken worden. Hierdurch verringert
sich die Giftwirkung dadurch, daß ein Teil des gelben Phosphors während des
Backprozesses in den ungiftigen roten übergeht. In einem von mir beobachteten

---

[1] Vgl. das deutsche Pflanzenschutzmittel Bayer E 605, S. 840.

Vorfall hatte eine Frau ihrem Ehemann Phosphorlatwerge (Dispersion von Phosphor in einem Mehlkleister) in eine Sauerampfersuppe gerührt. Der geistig wenig bewegliche Ehemann hatte über den eigenartigen Geschmack geklagt. Von uns ad hoc angestellte Versuche ergaben, daß der Geschmack beim Einrühren der tödlichen Dosis in eine Sauerampfersuppe zwar auffällig, aber nicht so eklig wurde, daß man sie verweigert hätte. Die Giftwirkung hängt zum großen Teil auch von der Dispersion des Giftes ab. In groben Stücken einverleibter Stangenphosphor kann unter Umständen praktisch ungiftig sein (ZEYNEK).

Gerade in fraglichen Mordfällen ist die Vorbereitung zur *chemischen Untersuchung* besonders wichtig. Erbrochene Massen, sowie Magen- und Darminhalt, sollen in gut verschlossenen, nur wenig Luft enthaltenden Gefäßen dem Chemiker zugeführt werden (WEYRICH). Trotzdem wird in vielen Fällen die chemische Untersuchung ergebnislos verlaufen; es ist dann besonders wichtig, darauf zu achten, ob von den Angehörigen des Vergifteten oder sonstigen Verdächtigen Phosphorpräparate besorgt wurden. Die klinischen Erscheinungen müssen in Ermittlungsverfahren unter Zuziehung eines Arztes besonders genau erfragt werden, wobei man darauf achten muß, ob in den Zeugenaussagen die Zweizeitigkeit der Erkrankung herauskommt. Differentialdiagnostisch ist das Vorliegen von Pilzvergiftungen und eine akute gelbe Leberatrophie eingehend zu erwägen. Doch pflegt der Ikterus bei den Pilzvergiftungen (Knollenblätterschwamm und Fliegenpilz) nicht sehr stark sein, während die akuten Entzündungserscheinungen im Magen-Darmkanal erheblich sind (F. REUTER). Bei der akuten gelben Leberatrophie fehlt der für die Phosphorvergiftung charakteristische zweizeitige Verlauf. Fieber kommt sowohl bei der Leberatrophie als auch bei der Phosphorvergiftung vor. Im ganzen ist das Bild der Phosphorvergiftung nicht selten so charakteristisch, daß man sie in geeigneten Fällen unter kritischer Abwägung aller Einzelbefunde gelegentlich auch ohne chemischen Befund mit einer in foro vertretbaren Sicherheit diagnostizieren kann. Doch wird nur ein erfahrener Gutachter derartiges auf sich nehmen.

Kommt gelber Phosphor auf die Haut und flammt er hier auf, so entstehen Brandwunden, die aber meist nicht sonderlich intensiv sind, da Phosphor schon bei einer Temperatur von 60° C brennt. Fast gefährlicher ist die Resorption des nicht oxydierten Phosphors durch die Haut, zumal er unter diesen Umständen fein verteilt ist (Schrifttum s. Literaturverzeichnis).

Phosphorwasserstoff (PH$_3$) ist ein unangenehm nach faulen Fischen oder Carbid riechendes Gas. Eine 6stündige Einwirkung von 0,01 mg in 1 cm^3 Luft reicht hin, um einen Menschen zu töten (FLURY, zit. nach RODENACKER). Bei wiederholten Expositionen des Gases scheint sich die Wirkung, wenigstens nach dem Ergebnis von Tierversuchen, zu kumulieren (LOEWENTHAL). Die ersten Krankheitssymptome sind Übelkeit, Erbrechen, Magenschmerzen, Durchfall, Schwindelgefühl, Mattigkeit und Angst. Ist die Vergiftung schwer, so geht das Krankheitsbild in Erstickungskrämpfe über. Der Tod erfolgt durch Atem- und Herzlähmung. Kleine Mengen verursachen die Entstehung einer Bronchitis. Beim Obduktionsbefund fällt das Vorhandensein von kirschrot gefärbtem flüssigem Blut auf, wie man es auch bei der CO-Vergiftung vorfindet. Eine Hämolyse tritt nicht ein. Hat die Vergiftung länger angedauert, so kommt es zu einer Verfettung der parenchymatösen Organe. Das PH$_3$ unterscheidet sich in seiner Einwirkung auf den Organismus nicht wesentlich von der des Phosphors; es ist ein starkes Reduktionsmittel und verbrennt leicht zu phosphoriger Säure (RODENACKER). Phosphorwasserstoff entwickelt sich mitunter als Verunreinigung bei der Erzeugung von Acethylen. Auch kann es entstehen, wenn das technisch wichtige Ferrosilicium feucht wird. So kam es zu gelegentlichen Vergiftungen auf Schiffen, die sog. Metallkomposition geladen hatten (LOEWENTHAL). Bei der Schädlingsbekämpfung dient das Gas zur Vernichtung des Kornkäfers. Es wird in einem „Deliciapräparat“ aus Aluminiumphosphid entwickelt. Wurde bei der Durchgasung von Kornspeichern die Umgebung nicht hinreichend evakuiert, so kamen tödliche Vergiftungen zustande (GESSNER). Im Betrieb entstandene PH$_3$-Vergiftungen sind in Deutschland Berufskrankheiten.

Erkrankungen der tieferen Luftwege und der Lunge durch das Düngemittel
Thomasschlackenmehl haben nichts mit der in ihm enthaltenen Phosphorsäure
zu tun. Es handelt sich um eine mechanische Schädigung der Schleimhäute
der Luftwege und Begünstigung der Ansiedlung von Bakterien an diesen Stellen,
vielleicht durch das im Thomasmehl entstandene Alkali. Einatmung des Staubes
ruft bei dazu prädisponierten Personen recht gefährliche Pneumonien hervor,
die häufig tödlich verlaufen, aber sich morphologisch nicht von sonstigen Pneumonien unterscheiden. Im einzelnen muß auf die Literatur verwiesen werden.
Die Erkrankungen der Lunge und der Luftwege sind als Folge der Einatmung des
Staubes anerkannte Berufskrankheiten. Daß gelegentlich auch einmal eine
Thomasschlackenpneumonie zu einem unerwarteten plötzlichen Tode führen
kann, so daß zunächst Mordverdacht entstand, ergibt sich aus einer Beobachtung
von R. KOCH.

Radioaktive Substanzen.

Neben dem eigentlichen *Radium* finden sowohl in der Leuchtfarbenindustrie
als auch in der Medizin das *Thorium X, uranhaltige* Substanzen und schließlich
das *Thorotrast* (Thoriumoxyd) zwecks röntgenologischer Darstellung von Körperhöhlen Anwendung.

Schädigungen durch diese Stoffe gehören in Deutschland und den meisten
anderen europäischen Staaten zu den entschädigungspflichtigen *Berufskrankheiten.* Bergleute, die Uran fördern, Arbeiter und Arbeiterinnen, die mit Leucht-
farben hantieren oder radiumhaltige medizinische Präparate herstellen, sind
diesen Gefahren ausgesetzt. Werden die Substanzen vom Munde her aufgenommen (meist durch Unreinlichkeit oder Unvorsichtigkeit), so bilden sich
Kiefernekrosen, von denen eine Sepsis ausgehen kann. Die Hauptveränderung
betrifft den *Blutstatus.* Es entsteht zunächst das Bild einer lymphatischen
Leukämie, dann einer myeloischen Leukämie, das Endstadium ist eine aplastische
Anämie bzw. eine Agranulocytose. Wie immer bei der Agranulocytose kommt
es im Bereiche der Schleimhaut des Magen-Darmkanales leicht zu Geschwürsbildungen. Die Blutschädigung hat gelegentlich eine Knochenmarksfibrose
veranlaßt, auch kamen bei Einatmung Lungenfibrosen zustande.

Bei *medizinalen* Vergiftungen handelt es sich vorzugsweise um *Thorotrast-
schäden.* Abgesehen von Thromben an der Injektionsstelle kam es zu Granu-
lationstumoren im Bereiche des Depots. Im Tierversuch wurden degenerative
Veränderungen im Bereiche des Gefäßendothels erzielt, die aber reversibel
waren. Größere Niederschläge der Injektionsflüssigkeit an den Gefäßwänden
führten mitunter zu bedenklichen Lumenverengerungen. Größten Bedenken begegnet die Verwendung des Mittels deswegen, weil es jahrelang später zur Entstehung maligner Tumoren in der Gegend der Applikation Anlaß zu geben scheint.

Schädigende Folgen von Thorotrastinjektionen haben zu Haftpflichtansprüchen an den behandelnden Arzt geführt (PERRET). Bezüglich der Beurteilung der Fahrlässigkeit wird in solchen Fällen maßgebend sein, ob der behandelnde Arzt zur Zeit der Injektion aus dem Schrifttum entnehmen mußte, daß
dieses Kontrastmittel späterhin zu weitgehenden Schädigungen Anlaß geben
kann. Die Latenzzeit kann viele Jahre betragen. Es gibt kein Mittel, die abge-
lagerte Substanz zu entfernen (außer gegebenenfalls Amputation). Insbesondere
gilt es als gefährlich, in der Zwischenzeit Bestrahlungen anzuwenden (KARCHER).

Ein *Selbstmord* durch Trinken einer Lösung von Thorium X, 40000 elektrostatische Einheiten enthaltend, ist beschrieben worden. Der Tod trat 16 Tage
nach der Einnahme unter dem Bilde einer Agranulocytose ein. Ein Mann,
der jahrelang radiumhaltiges Wasser getrunken hat, erkrankte gleichfalls an
einer Thrombopenie und Agranulocytose (GOUDSMIT und Mitarbeiter).

Bezüglich der ausgedehnten Forschungen auch experimenteller Art über die Beziehungen zwischen der Applikation radioaktiver Substanzen zur Tumorbildung muß auf das Schrifttum verwiesen werden.

Kalium- (Natrium-)Salze.

Von den Kaliumsalzen wird der *Kalisalpeter* zur Pulverfabrikation, in der Feuerwerkerei, zur Konservierung von Fleisch und zur Düngung benutzt. Akute Vergiftungen sind nur selten zustande gekommen, und zwar bei Verwechslung mit Abführmitteln, bei Benutzung als Abortivum oder bei zu starkem Zusatz als Konservierungsmittel. Die Vergiftungserscheinungen bestehen in katarrhalischen Entzündungen, umschriebenen Ätzungen des Magen-Darmkanals, Nierenreizung und infolge Resorption des Kaliums auch in Störungen des Zentralnervensystems. Die tödliche Dosis beträgt 25 g und mehr. Nach Gaben von 30—60 g ist der Tod in 2—60 Std eingetreten (ERBEN, zit. nach WEYRICH). Schädigungen durch *Kaliumcarbonat* (Pottasche) sind hier und da in der Farben- und Glas- und Seifenindustrie vorgekommen, meist infolge Verwechslung. Vereinzelt kamen auch Selbstmorde vor. In Substanz oder gesättigter Lösung übt Pottasche eine so starke Ätzwirkung aus, daß es in den Speisewegen zur Geschwürsbildung unter Hinterlassung von Narben und Lumenverengerungen kommen kann. Es bestehen also ähnliche Wirkungen wie bei Laugenvergiftungen. Als letale Dosis der Pottasche werden etwa 15 g angegeben (WEYRICH).

Der Prototyp der giftigen Kaliumsalze ist das *Kaliumchlorat* (Kalium chloricum, $KClO_3$). Es gehört zu den Methämoglobinbildern. Die letale Dosis für Erwachsene beträgt 10—15 g, bei Nierenkranken, Fiebernden oder Kindern 5—10 g, doch sind auch Mengen von mehr als 20 g gelegentlich ohne Schädigung vertragen worden (WEYRICH).

Nach Einnahme großer Dosen kommt es zu Erbrechen und Durchfällen, die in wenigen Stunden in Atemnot, Kopfschmerzen, Fieber, Schweißausbrüchen und Schwindelgefühl übergehen. Die Auflösung der Erythrocyten kann zum Ikterus führen. Es tritt Methämoglobinurie auf, die infolge Verstopfung der Ausführungskanälchen der Niere zur Anurie und Urämie führen kann. Recht auffällig ist bei dieser Vergiftung die braune Farbe der Haut und der Lippen, auch der Harn wird braun. Der Tod kann mitunter recht schnell eintreten. Bei Zuführung geringerer Dosen kann sich die Vergiftung bis zu 14 Tagen hinziehen. In den letzten Tagen können sich Thrombosen bilden, die zu Embolien führen. Das klinische Bild ist nicht immer einheitlich, die Vergiftungssymptome beginnen mitunter unmittelbar nach der Gifteinnahme. Es ist aber nicht selten, daß in den ersten 5 Std das Allgemeinbefinden noch nicht sonderlich beeinflußt ist. Bei der *Sektion* fehlen meist Zeichen einer Magen- und Darmreizung, recht auffällig ist die gallertige Beschaffenheit des Leichenblutes und seine graubraune bis schokoladenbraune Farbe. Bereits die Totenflecke fallen als grauviolett auf. Das Methämoglobin ist spektroskopisch leicht nachzuweisen. Die Nierenpyramiden sind meist deutlich braungestreift, gelegentlich sind in der Leber kleine Nekrosen beobachtet worden, ähnlich wie bei der Eklampsie (HABERDA, zit. nach WEYRICH). Von besonderen Erscheinungen sind neben Temperaturerhöhungen das Auftreten eines masernartigen Exanthems, sowie größere und kleinere Hautpetechien beschrieben worden. Der *Giftnachweis* verspricht nur in den ersten Stunden nach der Vergiftung durch Untersuchung des Mageninhaltes Erfolg.

Von Vergiftungen stehen im praktischen Leben *medizinale* Vergiftungen im Vordergrund, als Kalium chloricum häufig ohne besondere Vorsichtsmaßnahmen zum Gurgeln benutzt wurde (FÜHNER). In neuerer Zeit kam es zu medizinalen Vergiftungen durch Verwechslungen mit anderen Medikamenten.

So ist in 3 Fällen Kalium chloricum intravenös infolge Verwechslung mit Kaliumchlorid gegeben worden (KOCHRANE, MORGENSTERN). Auch wurde dieses Gift gelegentlich mit Bittersalz verwechselt, das zu Abtreibungszwecken in großen Dosen eingenommen werden sollte.

Selbstmorde kommen mitunter vor. Die aufgenommenen Mengen sind meist erheblich. In einem Falle wurde eine Dosis von 30 g bei einem Selbstmordversuch sogar überstanden. *Morde* mit Kalium chloricum sind sehr ungewöhnlich. In einem von MÜLLER-HESS begutachteten Vorfall wurde das Gift einem 6jährigen Knaben von der Mutter und von der Großmutter eingegeben. An Hand des damals vorliegenden Materials konnte ein Versehen ausgeschlossen werden, da es an sich dadurch denkbar gewesen wäre, daß der verstorbene Knabe das Mittel mit einem Zahnputzpulver verwechselt hätte. Die beiden Frauen sind verurteilt worden.

Natriumchlorat bewirkt ähnliche Vergiftungserscheinungen (DEVOT und REYMOND). Es wurde unter dem Namen „Hedit" und „Unkrautex" zur Unkrautvertilgung in den Handel gebracht; durch Verwechslung mit Kochsalz entstand eine Familienvergiftung. Außerdem ist Natriumchlorat ein Bestandteil der explosiven Substanz der Feuerwerkskörper (SCHEIBE). Zwei tödliche Vergiftungen von Säuglingen wurden verursacht durch Verwechslung des von einer Klinikapotheke bestellten Natrium chloratum = NaCl mit Natriumchlorat = $NaClO_3$ durch Angestellte einer Lieferfirma (EHRHARDT).

Calciumverbindungen.

Beim Anrühren, Löschen und bei der Verarbeitung von gebranntem Kalk können Spritzer von Ätzkalk ($Ca(OH)_2$) an der Haut zu Ätzungen führen; besonders gefährlich sind Kalkverätzungen der Hornhaut; sie lassen häufig Trübungen zurück (LISCH). Gelegentlich ist es bei zu schnell durchgeführten intravenösen Injektionen von Calciumsalzen zu Zwischenfällen gekommen (Hitzegefühl, Beklemmungserscheinungen, Schüttelfröste, Durchfälle). Auch ein Todesfall ist bekanntgeworden (VASILIU). Man soll diese häufig angewandten Injektionen bei bestehenden Leber-, Nieren- oder Schilddrüsenstörungen, wenn überhaupt, dann mit großer Vorsicht durchführen. Als Ursache der Zwischenfälle kommen Störungen des Calciumspiegels, vielleicht auch eine Histaminausschüttung, in Betracht (FERNANDEZ). In *gewerblicher* Hinsicht spielt das *Calciumcyanid* eine Rolle als Dünge- und Schädlingsbekämpfungsmittel. Inhalationen des Staubes bei der Fabrikation und bei unvorsichtiger Anwendung (Streuen gegen den Wind) haben zu Vergiftungserscheinungen geführt (Kopfschmerzen, Schwindelgefühl, vertiefte Atmung, Herzklopfen, leichte Blutdrucksenkung, bei Einwirkung auf die Haut auch Geschwürsbildung). Eine spezifische Cyanwirkung scheint nicht zu bestehen. Es handelt sich wohl um ein Zellgift (JORDI). Die Giftwirkung ist erheblich größer, wenn gleichzeitig Alkohol genossen wird; sie soll sich um das 30fache erhöhen. In der Gewerbemedizin werden derartige Vergiftungen als *Kalkstickstoffdüngerkrankheit* bezeichnet (RODENACKER).

Zementstaub in Zementfabriken führt nach italienischen Erfahrungen im allgemeinen nur zu Bronchitiden. Silikosen scheinen, wenn überhaupt, nur ganz vereinzelt aufzutreten (CACCURI).[1] Beschäftigung im Zementstaub kann zur mechanischen Schädigung der Haut und zum Auftreten von Ekzemen führen, die als Zementkrätze bezeichnet werden (KOELSCH).

---

[1] Eine tödlich endende Staublungenerkrankung nach langjähriger Einatmung von Rohzementmehl und Portlandzement wurde neuerdings von DOERR beschrieben: Virchows Arch. **322**, 397 (1952).

Chlor.

Das molekulare Chlor ist ein grünliches, spezifisch schweres Gas, das auch in großer Verdünnung stechend riecht. Es gelangt in verflüssigter Form in eisernen Behältern in den Handel. Von seinen Verbindungen werden Chlorkalk und Chloramin zu Desinfektionszwecken benutzt. Ein Chlorgehalt von 0,005 mg im Liter Luft ist erträglich; man kann sich auch an etwas größere Konzentrationen gewöhnen. Gefährlich werden Verdünnungen von 0,2 mg im Liter. Als tödliche Dosis gelten Konzentrationen von 2 mg im Liter Luft (Fühner). Die Vergiftungserscheinungen treten rasch ein. Bei starken Konzentrationen kann der Tod sofort eintreten, bei weniger starken entstehen Beklemmungsgefühle, Atemnot, Conjunctivitis, Husten und Absonderung von zähem Schleim aus den Luftwegen. Ein später auftretendes Lungen- und Glottisödem kann zum Tode führen. Bei chronischen Vergiftungen entstehen chronische Bronchitiden. Die Haut ist trocken, gerunzelt und gelbgrünlich verfärbt. Die Zähne können zerstört werden. Die Talgdrüsen der Haut können sich entzünden und eitrig einschmelzen (Chloracne). Man nimmt an, daß das Gift durch die Talgdrüsen ausgeschieden wird. Nach und nach kann es zur Kachexie kommen; Tracheobronchitiden und Lungenentzündungen machen dem Leben mitunter ziemlich schnell ein Ende (Weyrich).

Chlorvergiftungen im praktischen Leben sind häufiger die Folge von *Unfällen*, durch die ein Chlorbehälter oder eine Chlorleitung defekt wird. Das unter Druck ausströmende Gas hat oft einen sehr schnellen Tod herbeigeführt.[1] Solche Vorfälle werden als Betriebsunfälle ohne weiteres anerkannt werden. Eine eigentliche Berufskrankheit bei chronischer Schädigung stellt jedoch die Chlorvergiftung nach den deutschen versicherungsrechtlichen Bestimmungen noch nicht dar. In früheren Zeiten sind gelegentlich *Morde* an Kindern dadurch verübt worden, daß der Täter ihnen Chlorkalk oder chlorhaltige Bleichmittel, wie Eau de Javelle, eingab (Schrifttum hierüber s. Weyrich).

Die gasförmige Salzsäure, der *Chlorwasserstoff*, führt bei Einatmung zu ähnlichen Schädigungen, wie das Chlor. Manchmal besteht nach Einatmung zunächst eine Latenzzeit, bis es nach mehreren Tagen relativer Beschwerdefreiheit zu einem Lungenödem kommt (Weyrich).

Chlorsaure Salze s. S. 653.

Das giftige Gas *Phosgen* ($COCl_2$) kann sich durch Zersetzung von Chloroform bei Petroleum- oder Gaslicht entwickeln. Es wird aber auch in der chemischen Industrie gebraucht und muß wegen seiner Gefährlichkeit in gesicherten Behältern aufbewahrt werden. Außerdem ist es das bekannteste Kampfgas der Grünkreuzgruppe. Ein Aufenthalt von 10 min in einer Phosgenatmosphäre von 0,0025 g auf den Kubikmeter Luft kann tödlich wirken. Die Vergifteten fühlen sich zunächst häufig wohl und gehfähig, zuweilen klagen sie über schlechten Geschmack, Schmerzen in der Magengegend, Schwindel und Erbrechen. Nach 3—10 Std kommt es dann zu dem ziemlich plötzlich auftretenden gefährlichen Lungenödem, dessen Entstehung durch Abspaltung von Salzsäure in den Lungen erklärt wird. Das Blut dickt sich ein, der Hb-Wert steigt. Im Blute bildet sich meist Hämatin. Anatomisch findet man bei Todesfällen in den Alveolen ein zellarmes, seröses Exsudat, in den Bronchiolen Epithelien, Leukocyten und Schleim und eine entzündliche Infiltration des peribronchialen Gewebes. Die Endothelien der Capillarwände sind nicht nur in den Lungen, sondern auch an anderen Organwänden verfettet. In der Leber hat man stellenweise Nekrosen angefunden. Manchmal entsteht auch Ikterus. Herz und Nieren können parenchymatös entartet sein. In den Ganglienzellen der grauen Substanz, besonders im dorsalen Vaguskern, in den Oliven und im Nucleus dentatus kann man Kerndegenerationen mit Tigrolyse vorfinden. Bei Überleben der Vergiftung werden als Nachkrankheiten Herzstörungen beobachtet (Rodenacker).

Im zweiten Weltkriege blieb die Menschheit von den Einwirkungen des Gaskrieges verschont. Im Jahre 1928 ereignete sich in Hamburg dadurch eine Massenvergiftung, daß aus einem undicht gewordenen Tank Phosgen ausströmte. Durch die entstandene Wolke wurden 300 Menschen vergast. 20 erkrankten ernst, 10 starben. Man hatte damals den Eindruck, daß blonde und rothaarige Menschen gegen Phosgen empfindlicher sind als dunkle (Hegler).

In früheren Zeiten wurde das *Methylchlorid*, auch Chlormethyl und Monochlormethan genannt, zu Inhalationsnarkosen benutzt. Es handelt sich um ein Gas von süßlichem, manch-

---

[1] Anweisungen zur Behandlung von flüssigem Chlor in Stahlflaschen. Bad. Anilin- u. Sodafabrik, Ludwigshafen 1952.

mal mandelartigem, im ganzen aber wenig auffälligem Geruch. Es entsteht als Nebenprodukt bei chemischen Prozessen und wird in Kühlmaschinen verwendet. Beim Ausströmen dieses Gases in einem geschlossenem Raum können Vergiftungserscheinungen auftreten. Wärter von Kühlmaschinen sind bis zu einem gewissen Grade gefährdet. Wahrscheinlich wird im Körper das Methylchlorid zu Salzsäure und Methylalkohol zersetzt. Wenn sich im Harn von Vergifteten mitunter Ameisensäure feststellen läßt, so ist das wohl die Folge der Einwirkung des Methylalkohols. Bei akuten Vergiftungen beobachtet man nach einer gewissen Latenzzeit Schwindel, Kopfschmerzen und Sehstörungen, manchmal eine ausgesprochene Schlafsucht. Sie kann in tiefes Koma mit schwerer Cyanose und Krämpfen übergehen (MOESCHLIN, hier weiteres Schrifttum). Manchmal beobachtet man auch gastrointestinale Erscheinungen. Nach Mitteilungen von GOLDBACH können gelegentlich im Vordergrund des klinischen Bildes eine eitrige Tracheitis und Bronchitis mit stinkendem Auswurf stehen. Vereinzelt wurde auch Subikterus mit leichter Leberschädigung festgestelt (SYMANSKI). Anatomisch wurde eine ausgesprochene Hyperämie der Lungen, der Leber und der Nieren mit zahlreichen Blutungen in den serösen Häuten (KEGEL und Mitarbeiter), ferner Degenerationserscheinungen in den Vorderhörnern des Rückenmarkes beschrieben (SCHWARZ).

Als Einrede von Kraftfahrern, denen Führung des Wagens unter Alkoholeinfluß vorgeworfen wurde, haben wir gelegentlich erlebt, daß sie die bei ihnen bestehenden Erscheinungen auf eine Methylchloridvergiftung zurückführten. Es handelte sich um Wärter von Kältemaschinen. Es ist nicht anzunehmen, daß der Gehalt von reduzierenden Substanzen durch eine nicht tödliche Vergiftung wesentlich vermehrt wird; exakte Untersuchungen hierüber liegen jedoch nicht vor, auch nicht über die Auswirkung etwa entstandenen Methylalkohols. Es läßt sich denken, daß die psychischen Erscheinungen des Alkoholrausches durch die Wirkung von Methylchloriddämpfen verstärkt werden können.

In Amerika wird zur Wasserdesinfektion unter dem Namen Halazone-Tablets (Acidum P-sulfone-dichlor-amidobencolicum) benutzt. Die Tabletten enthalten 0,004 g dieser Substanz, 2 Tabletten sollen auf $1/2$—1 Liter Wasser genommen werden. Aus Versehen wurden 5 dieser Tabletten verschluckt. Es kam zu einer Trübung des Bewußtseins mit Sprachstörungen, Sprachlosigkeit und Konfabulationen. Der Vergiftete wurde gesund (SCHMIDT-HALTIN). (Weitere Chlor-Kohlenwasserstoffe s. Lipoidlösliche Mittel S. 732. Nitro-chlorbenzol s. Nitroverbindungen S. 714.)

Jod und seine Verbindungen.

Die Verwendung von Jod ist in der Medizin, besonders wohl in der deutschen Medizin, weit verbreitet (Jodtinktur als Hautdesinfiziens, Jodkalium und Jodnatrium zur internen Medikation, jodhaltige Kontrastmittel zu röntgenologischen Untersuchungen wie Jodipin, Uroselektan, Jodtetragnost, Lipoidol u. a., jodhaltige Mittel zur Injektion in Krampfadern). Intoxikationserscheinungen sind Schnupfen, Jodhusten, Jodasthma, Jodacne, Jodpemphigus, sowie gelegentlich thyreotoxische Symptome; die später auftretende Jodkachexie kann zum Tode führen. Bei manchen Menschen besteht eine angeborene oder mit der Zeit erworbene, manchmal sogar nur vorübergehende Jodempfindlichkeit, die schon bei geringen Dosen zu den oben erwähnten Erscheinungen führen kann (FÜHNER). So führte eine therapeutische intravenöse Injektion von 10%igem Natriumjodat bei einem Postencephalitiker zu schweren Vergiftungserscheinungen (Koliken, Durchfälle, Cyanose) und schließlich auch zum Tode. *Histologisch* wurden in der Substantia nigra Kernschäden in den Ganglienzellen gesehen (SELLMER). Da man mit einer Überempfindlichkeit rechnen muß, wird empfohlen, vor Injektion von jodhaltigen Kontrastmitteln auf Überempfindlichkeit zu prüfen, indem man zunächst eine geringe Dosis injiziert (VEIL, JUNGMICHEL). Doch besteht wohl keine Sicherheit, durch diese ,,Vorprobe" Zwischenfälle ausschließen zu können. Man wird das Präparat bevorzugen müssen, bei dem die Zwischenfälle nach den vorliegenden Erfahrungen noch am seltensten waren (HUEBER), z. B. Uroselektan B oder Optojod. Doch scheinen die Erfahrungen der einzelnen Ärzte hier verschieden zu sein. Bei Injektionen zu röntgenologischen Untersuchungen sind auch örtlich bedingte Schädigungen zustande gekommen. So führte die Einspritzung von Jodipin in den Lumbalsack zwecks Myelographie zu strangartigen Verwachsungen in der Gegend der Nervenstränge der Cauda equina, die eine Blasenlähmung mit tödlicher Urosepsis zur Folge hatten (THEMEL). Instillation von Jodipin in die Luftwege zwecks Bronchographie hat mitunter örtliche Fremdkörperpneumonien mit charakteristischen mikroskopischen Befunden zur Folge gehabt (ROTH, HASCHE-KLÜNDER). Als besondere Ausnahme geht auch die Nachricht durch das Schrifttum, daß Injektionsbehandlung von Krampfadern durch Septojod sogar eine Erblindung herbeiführte (SCHMIDT und REDWITZ). Jodlösungen sind auch gelegentlich zu *Abtreibungszwecken* intrauterin injiziert worden. Es entstanden schwere örtliche Nekrosen im Uterus und infolge Resorption Veränderungen an den parenchymatösen Organen und anurische Nephrosen, die zum Tode führten (CAMERER).

Das *Jodoform* (Trijodmethan), das im allgemeinen als harmlos gilt, kann unter Umständen zu schweren cerebralen Störungen, sowie zu den beim Jodismus bekannten Hauterscheinungen führen (Fühner). Ein 6 Monate altes schwächliches Kind wurde wegen einer Stomatitis durch Einblasen einer Messerspitze Jodoformpulvers in den Mund behandelt. Es entstanden grünliche Stühle, Benommenheit, Strabismus und schnappende Atmung. Stuhl, Urin und sogar der Liquor rochen nach Jodoform. Das Kind kam durch (Erkens).

Brom.

Bromide finden Anwendung in der Medizin als Beruhigungsmittel für das Zentralnervensystem. Sie müssen mitunter, um einen Erfolg zu erzielen, bis zur Grenze von Vergiftungserscheinungen gegeben werden. Als ziemlich harmlose Erscheinung einer Überdosierung ist die Bromacne bekannt. Schwerere Störungen bestehen in Gedächtnisschwund, Seh-, Sprech- und Empfindungsstörungen und Verfall in Bromkachexie. Mitunter kommt es zu ausgesprochenen psychotischen Erscheinungen. Das Bromid kann im Blut bestimmt werden, psychische Störungen fanden sich bei einem Bromidspiegel über 200 mg-%. Zum Tode kam es bei einem Bromidspiegel von 325 mg-% (Kitching, Curran).

Das *Bromäthyl* ist bei Zimmertemperatur gasförmig. Es wird in der Industrie als Methylierungsmittel benutzt und gilt als wirksames, aber nicht ungefährliches Feuerlöschmittel. Auch bei der Schädlingsbekämpfung hat es Anwendung gefunden. Einatmung der im Geruch an Äther erinnernden Dämpfe macht zunächst kaum Erscheinungen, mitunter jedoch Allgemeinstörungen, wie Kopfschmerzen, Schwindel und Erbrechen. Nach einer Latenzzeit von Stunden oder Tagen treten mehr oder minder schwere Symptome von seiten des Zentralnervensystems auf, wie Sehstörungen ähnlich wie bei der Methylalkoholvergiftung, Delirien, Tobsuchtsanfälle, Zuckungen und Krämpfe. Der Tod erfolgt im Koma. Kommt der Vergiftete durch, so können noch längere Zeit bei ihm Sehstörungen und eigenartiger Heißhunger bestehenbleiben. Bei Todesfällen hat man im Gehirn Ödem, Hyperämie und Blutungen vorgefunden (Fühner, Moeschlin, Nager u. v. a., s. Literaturverzeichnis).

Das *Tribrommethanol* ist das rectal anzuwendende Narkosemittel *Avertin* (s. S. 797).

Fluor.

Das Fluorwasserstoffgas (HF) wird aus Fluorcalcium und Schwefelsäure dargestellt. Ein Gehalt von 0,4 mg je Liter Luft wirkt nach einigen Stunden tödlich, 0,3 mg nach 1—3 Tagen, geringere Beimengungen manchmal erst nach 1 Monat. Klinisch bestehen heftigste Reizerscheinungen an den Schleimhäuten der Atmungsorgane und an den Augen (Weyrich, hier weiteres Schrifttum).

Von den Fluoriden ist die landläufigste Verbindung das Natriumfluorid (NaF). Es diente früher zur Haltbarmachung von Nahrungsmitteln (Buttersalz). Heute wird es in der Gärungsindustrie zur Verhinderung des Bakterienwachstums und zur Holzkonservierung benutzt. Es ist außerdem in Gestalt von *Kieselfluornatrium* ein Bestandteil von Mitteln zur Ungeziefervertilgung. Als tödliche Dosis werden 5—10 g angenommen.

Über das Wesen der Vergiftung wird noch diskutiert. Das nicht dissoziierte HF-Molekül scheint an Haut und Schleimhäuten eine ätzende Wirkung auszuüben, die resorptiven Erscheinungen führen zu einem Entzug des ionisierten Calciums, wobei eine direkte toxische Wirkung auf das Protoplasma der Zellen und die Enzyme eine Rolle spielen sollen. Auch wird die Funktion der Nebenschilddrüsen beeinträchtigt (Wiechert, Fühner, Greenwood, Roholm u. a.). Die klinischen Erscheinungen bestehen in Hautjucken und Übelkeit, Erbrechen von schleimigen, später blutigen Massen, Speichelfluß, heftigen Leibschmerzen und unstillbarem Durst (Fühner). Anatomisch finden sich die Anzeichen einer Gastroenteritis, sowie Erscheinungen der Nierenreizung, mitunter als Kalkzylinder (Koopmann). Wird die akute Vergiftung überstanden oder wurde das Gift wiederholt in kleinen Mengen zugeführt, so kommt es zu Störungen des Zentralnervensystems, wie tetanieartigen Zuckungen und schließlich allgemeinen Krämpfen. Recht charakteristisch und eigenartig ist die Entstehung einer *fibrösen Ostitis*, bei der es zum Auftreten von osteoklastischen und späterhin osteoblastischen Veränderungen der Compacta und zu einer fibrösen Veränderung des Knochenmarkes kommt (SENARCLENS u. a.). Bezüglich der Auswertung von chemischen Befunden ist zu bedenken, daß geringe Mengen Fluor auch mit normaler Kost aufgenommen werden. Die normale Ausscheidung beträgt 0,3—1,6, im Durchschnitt 0,92 mg je Liter Urin. Bei Arbeitern, die Fluorschäden ausgesetzt sind, kann die Ausscheidung bis 43,41, im Mittelwert 16,5 mg je Liter Urin betragen (BRUN). Bei chronischen Vergiftungen, die man als *Fluorosen* bezeichnet, entstehen neben den schon beschriebenen Knochenveränderungen eigentümliche Zahnerkrankungen in Gestalt von gesprenkelten oder gebänderten Zähnen. Trinkwässer mit geringem Fluorgehalt scheinen ein gutes Prophylaktikum gegen die Zahncaries zu sein (DEAN, DRUM, HORNUNG u. a.).

Fluorosen entstehen gelegentlich bei Arbeitern in Kryolithwerken. Dieses Mineral (Aluminiumnatriumfluorid) wird in Aluminiumhütten verarbeitet. Mehrjährige Einwirkung des Staubes hat zu chronischen Vergiftungen geführt, die sich insbesondere in den beschriebenen Zahn- und Knochenveränderungen manifestieren. Fluorosen sind in Deutschland anerkannte *Berufskrankheiten*. Außer in Kryolithbetrieben sind sie gelegentlich auch durch fluorhaltiges Trinkwasser und den Gebrauch von fluorhaltigen Aluminiumkochgeschirren zustande gekommen (EVANG, HJORT, SPIRA).

Als fluorhaltige Schädlingsvernichtungsmittel sind bekanntgeworden das Mäusebrot Orvin, das Kakerlakenpulver Albastol, das Schwabenpulver Gasoform u. a. Unvorsichtiges Umgehen mit diesen Mitteln, insbesondere Verschleppung in die Küche und Verwechslung mit Mehl oder Zucker haben zu Familien- oder Massenvergiftungen geführt (HEYDRICH, FRANGE, NÖRBY, KRAUL, GUTZEIT).

Auch zu *Selbstmorden* wurden derartige Mittel in vereinzelten Fällen benutzt (NEUGEBAUER, ROBBERS, KOOPMANN u. a.). Zu *Mordzwecken* sind Fluorpräparate, insbesondere das Fluornatrium in seltenen Fällen benutzt worden (KOCKEL und ZIMMERMANN), zu einem Mordversuch auch Kieselfluornatrium (SEDLMEYER). Die Vergiftungserscheinungen folgten bei den Mord- und Selbstmordfällen meist unmittelbar der Einnahme des Giftes. Einmal wurde aber auch ein Zwischenraum von 7 Std bekannt (FISCHER). Der Giftnachweis in den Leichenorganen ist auch bei Exhumierungen gelungen (FISCHER). Fluorpräparate sind in Deutschland vielfach im freien Verkauf zu erhalten.

Flußsäure und Fluorwasserstoffsäure s. S. 589.

In der amerikanischen Industrie hat in jüngster Zeit auch das *Schwefelpentachlorid* eine schädigende Rolle gespielt. Nach den Ergebnissen von Tierexperimenten reizt es die Alveolarwände, führt zum Lungenödem und ist giftiger als das Phosgen [GREENBERG und LESTER: Arch. of Industr. Hyg. 2, 350 (1950)].

Literatur.

Schwermetalle, Metalloide und Halogene.

Blei.

Zusammenfassende Darstellungen und allgemeine Kasuistik.

BAADER, HOLSTEIN und SYMANSKI: In FISCHER-MOLINEUS, Das ärztliche Gutachten im Versicherungswesen, Bd. 2, S. 1024. Leipzig 1939. — BAUER, M. u. Mitarb.: 3. Verordnung über Ausdehnung der Unfallversicherung auf Berufskrankheiten, S. 179. Leipzig 1937. — BEAUMONT u. WYBURN-MASON: Slg Vergift.fälle 10 (A 782), 61 (1939).
COULERMANN: Z. Unfallmed. u. Berufskrkh. Zürich 1934, 252.
DRINKER: Occupat. Med. 3, 145 (1947). Ref. Ber. allg. u. spez. Path. 5, 88 (1950).
FUCHSS u. a.: Die Bleivergiftungsgefahr durch Leitungswasser. Dresden u. Leipzig 1938. Ref. Münch. med. Wschr. 1938 I, 604. — FÜHNER: Medizinische Toxikologie, S. 95. Leipzig 1947.

KOLLATH: Münch. med. Wschr. **1942 II**, 927.

LEICHER: Ärztl. Forsch. **2**, 320 (1948). — LIEB: ABDERHALDENS Handbuch der biologischen Arbeitsmethoden, Abt. IV, Teil 12, 1. Hälfte, Bd. 2, S. 1464. — LOWICKI, N.: Das neuere Schrifttum über die Bleikrankheit. 1940—1948. — Ges. Dtsch. Metallhütten- u. Bergleute e. V., Klaustal-Zellerfeld 1950.

MACHLE: Occupat. Med. **3**, 150 (1947). Ref. Ber. allg. u. spez. Path. **1**, 345 (1949).

PETRI, E.: HENKE-LUBARSCH' Handbuch der speziellen Pathologie und Histologie, S. 79. Bd. 10. Berlin 1930.

REPLOH: Med. Klin. **1940**, 891. — REUTER, F.: ABDERHALDENS Handbuch der biologischen Arbeitsmethoden, Abt. IV, Teil 12, 1. Hälfte, Bd. 2, S. 1045. — RODENACKER: Arbeitsmed. Abh. **1942**, H. 12, 99. — Die chemischen Gewerbekrankheiten. Leipzig 1951.

SCHILLING: In FISCHER-MOLLINEUS, Das ärztliche Gutachten im Versicherungswesen, Bd. 2, S. 744. Leipzig 1939. — SCHNEIDER: Blei und Bleiverbindungen. In Handwörterbuch der gerichtlichen Medizin, S. 97. Berlin 1940. — SCHULER: Arbeitsmed. Abh. Leipzig **1940**, H. 30. — SPOTA: Arch. Med. leg. **8**, 275 (1938). Ref. Dtsch. Z. gerichtl. Med. **31**, 176 (1939).

Akute und subakute Bleivergiftung.

BAADER u. Mitarb.: Siehe zusammenfassende Darstellungen.

BUUS-HANSEN: Dtsch. Z. gerichtl. Med. **38**, 196 (1943).

CHALMERS and TOMPSETT: Lancet **1938 I**, 994.

KEHOE, THAMANN u. CHOLAK: Die normale Aufnahme und Ausscheidung von Blei. Experimentelle Forschungen des Kettering-Laboratorium, S. 1. Berlin 1939. — KRAUEL: Slg Vergift.fälle **8** (A 689), 131 (1937).

RIEDL: Wien. med. Wschr. **1941 II**, 679.

TOMPSETT and ANDERSON: Lancet **1939 I**, 559.

Magen-Darmkanal.

CSÉPAI: Mschr. Unfallheilk. **45**, 425 (1938). — J. Industr. Hyg. a. Toxicol. **20**, 521 (1938). Ref. Dtsch. Z. gerichtl. Med. **31**, 177 (1939).

NISHIMURA: Mitt. med. Akad. Kioto **17**, 565 (1936). Ref. Dtsch. Z. gerichtl. Med. **30**, 56 (1938). — Mitt. med. Akad. Kioto **20**, 1077 (1937). Ref. Dtsch. Z. gerichtl. Med. **30**, 56 (1938).

STRAUBE: Arch. Gewerbepath. **10**, 349 (1940).

TOMASELLI: Z. exper. Med. **109**, 595 (1941).

Leber.

FURNO: Ormoni **3**, 481 (1941). Ref. Dtsch. Z. gerichtl. Med. **36**, 316 (1942).

LEICHER: Ärztl. Forsch. **1948**, H. 18, 320.

SCHOEN, R.: Slg Vergift.fälle **2** (A 125), 83 (1931).

Gefäße.

GREENFIELD and GRAY: Amer. Heart J. **39**, 430 (1950).

HUMPERDINCK, K.: Mschr. Unfallheilk. **46**, 187 (1939). Ref. Dtsch. Z. gerichtl. Med. **32**, 37 (1939/40).

KOUKINE: Med. Trav. **7**, 125 (1935). Ref. Ärztl. Sachverst.ztg **1938**, 208.

LEDERER: Slg Vergift.fälle **3** (A 223) (1932).

Nieren.

BENTSATH u. VARGA: Münch. med. Wschr. **1941 I**, 82.

EGER: Virchows Arch. **299**, 654 (1937).

GROETSCHEL: Slg Vergift.fälle **12** (B 100) (1941).

HUMPERDINCK: Slg Vergift.fälle **12** (B 101) (1941). — Ärztl. Forsch. **1948**, 119.

KÖTZING, K.: Slg Vergift.fälle **4** (A 382), 235 (1933).

LETTERER: Med. Klin. **1944**, Nr 15/16, 239.

Nervensystem.

CHRISTIANI, V.: Psychische Störungen bei chronischer Bleivergiftung. Med. Diss. Göttingen 1937. Ref. Ärztl. Sachverst.ztg **1939**, 59. — Slg Vergift.fälle **10** (A 780), 53 (1939).

DITMEIER: Reflektorische Pupillenstarre bei chronischer Bleivergiftung. Med. Diss. Berlin 1941. Ref. Dtsch. Z. gerichtl. Med. **37**, 37 (1943). — DUENSING: Dtsch. Z. Nervenheilk. **143**, 297 (1937).

HATTINGBERG: Fortschr. Neur. **12**, 1 (1940). — HULSGAARD: Nord. Med. **1942**, 3438. Ref. Dtsch. Z. gerichtl. Med. **38**, 153 (1943).

KIRCHNER: Münch. med. Wschr. **1942 II**, 612. — KOWALOFF: Slg Vergift.fälle **10** (A 783), 63 (1939).

MONTMOLLIN: Schweiz. med. Wschr. **1942 II**, 1284. Ref. Dtsch. Z. gerichtl. Med. **37**, 188 (1943).

NIEDERLAND, W.: Slg Vergift.fälle **2** (A 127), 87 (1931). — NUSSEY and DRYHROUGH-SMITH: Brit. Med. J. **1940**, No 4159, 379. Ref. Dtsch. Z. gerichtl. Med. **37**, 185 (1943).

REJSEK: Čas. lék. česk. **1943**, 276. Ref. Dtsch. Z. gerichtl. Med. **38**, 250 (1943).

SAVY u. a.: Arch. Mal. profess. **9**, 58 (1948). — SCHWARZ: Beitrag zur Encephalopathia saturnina. Med. Diss. Basel 1939. Ref. Dtsch. Z. gerichtl. Med. **32**, 189 (1939/40). — SCHWARZ, L.: Slg Vergift.fälle **9** (B 87), 41 (1938).

TAEGER: Slg Vergift.fälle **9** (A 723), 23 (1938).

Augen.

LOBECK: Münch. med. Wschr. **1939 I**, 832.

Innere Sekretion.

REINHARDT: Ärztl. Sachverst.ztg **1939**, 60.

WANIEK: Arch. Gewerbepath. **10**, 43 (1940).

Knochen.

MASSET: Zbl. Path. **79**, 65 (1942).

Chronische Bleivergiftung.
Rheuma, Gicht.

BOULIN, R., et VIOLLE: Rev. Méd. **55**, 285 (1938). Ref. Dtsch. Z. gerichtl. Med. **30**, 363 (1938).

HOLSTEIN: Arch. Gewerbepath. **10**, 327 (1940).

RAVAULY et FRAISSE: Arch. Mal. profess. **9**, 573 (1948).

WEISSENBACH u. Mitarb.: Ann. Méd. lég. etc. **30**, 273 (1950).

Kinder.

BRASS: Z. Kinderheilk. **65**, 569 (1948).

COOPER: Amer. J. Roentgenol. **58**, 129 (1947). Ref. Zbl. inn. Med. **119**, 166 (1949).

GORDON, I.: Lancet **1949 II**, No 6580, 647.

WIEDEMANN: Z. Kinderheilk. **63**, 213 (1942). — Arch. Kinderheilk. **133**, 7 (1946).

Diagnostik.

BASS: Slg Vergift.fälle **5** (A 409) (1934). — BECK u. STRAUBE: Münch. med. Wschr. **1939 I**, 666. — BELKNAP: J. Amer. Med. Assoc. **139**, 818 (1949). — BRICKER: Arch. exper. Path. u. Pharmakol. **119**, 129. — BRODE: Histochemische Untersuchungen an Nieren bei experimenteller Bleivergiftung. Med. Diss. Leipzig 1937.

CHOLAK: Determination of lead in freshly voiled urine. J. Industr. Hyg. **30**, 59 (1948). Ref. Zbl. Path. **85**, 54 (1949).

DUVOIR u. a.: Arch. Mal. profess. **8**, 1 (1947); **9**, 365 (1948).

EHRHARDT, W.: Dtsch. Z. gerichtl. Med. **29**, 306 (1938). — Zbl. Path. **75**, 61 (1939). — ERDÖS: Slg Vergift.fälle **5** (A 410) (1934); **5** (C 17) (1934). — ERDÖS u. a.: Slg Vergift.fälle **6** (A 526) (1935).

GRIFFON et LE BRETON: Ann. Méd. lég. etc. **30**, 335 (1950).

HUG, R.: Schweiz. med. Wschr. **1946**, Nr 15, 322. — HUMPERDINCK: Mschr. Unfall-heilk. **44**, 492 (1937). — Arch. Gewerbepath. **1938**, 9.

KASAHARA u. NAGAHAMA: Coll. Papers Fac. Med. 1938. Univ. Osaka Japan 1939, S. 23. Ref. Zbl. Path. **75**, 66 (1939). — KEHOE: Die Diagnose von Bleivergiftung im Lichte neuerer Erkenntnis. Experimentelle Forschung des Kettering-Laboratoriums III, B 1. Berlin 1939. — KLEMT: Über die chronische Bleivergiftung, insbesondere die Veränderungen dabei in der Mundhöhle mit einer Zusammenstellung der Methoden zum Bleinachweis daselbst. Med. Diss. Heidelberg 1941. Ref. Dtsch. Z. gerichtl. Med. **37**, 37 (1943). — KÖTZING: Slg Vergift.-fälle **5** (B 45) (1934). — Dtsch. Z. gerichtl. Med. **29**, 305 (1938). — KRAFT-STRÖM u. a. Dtsch. Z. gerichtl. Med. **29**, 62 (1938).

MOSER: Münch. med. Wschr. **1940 I**, 711. — MÜLLER, A. H.: Dtsch. Z. gerichtl. Med. **31**, 54 (1939).

NICOLETTI: Arch. die Antrop. crimin. **57** (Suppl.-H.), 536 (1937). Ref. Dtsch. Z. gerichtl. Med. **29**, 174 (1938). — Boll. Soc. med.-chir. Catania 8, 819 (1940). Ref. Dtsch. Z. gerichtl. Med. **35**, 151 (1942).

OTTO: Arch. Gewerbepath. **1938**, H. 5. Ref. Ärztl. Sachverst.ztg **1938**, 271.
PFEIL: Münch. med. Wschr. **1940 II**, 900.
RAUH: Die Ablagerung des Bleis in der Niere. Med. Diss. Leipzig 1933. — REINERT-WERNER: Über Fälle von Bleivergiftung ohne Erhöhung des Bleigehaltes im Blut, Harn und Kot. Med. Diss. Basel 1939. Ref. Dtsch. Z. gerichtl. Med. **32**, 247 (1939/40). — REIN-HARDT, K.: Arch. Gewerbepath. **9**, 89 (1938).
SCHMIDT u. SONIE: Dtsch. Arch. klin. Med. **184**, 405 (1939). — SCHÖNAUER, S.: Ber. 8. Internat. Kongr. f. Unfallmed. u. Berufskrkh. (Zürich) **2**, 1094 (1939). Ref. Dtsch. Z. gerichtl. Med. **33**, 35 (1940). — SCHÖNLEBE, H.: Arch. exper. Path. u. Pharmakol. **184**, 289 (1937). — SCHÜTZ: Arch. Gewerbepath. **1938**, 9. — SCHULER: Der Wert quantitativer Bleibestimmungen bei gewerblicher Bleivergiftung. Leipzig 1940. Ref. Dtsch. Z. gerichtl. Med. **34**, 42 (1941). — SCHULZ: Münch. med. Wschr. **1943**, 568. — SEIFERT: Zbl. Arbeitsmed. u. Arbeitsschutz **1**, 199 (1951). — SHIELS: J. Industr. Hyg. a. Toxikol. **20**, 581 (1938). Ref. Dtsch. Z. gerichtl. Med. **31**, 455 (1939). — SMITH u. a.: Amer. J. Clin. Path. **8**, 471 (1938). Ref. Dtsch. Z. gerichtl. Med. **31**, 190 (1939). — SPÜHLER: Schweiz. med. Wschr. **1940 I**, 369. Ref. Dtsch. Z. gerichtl. Med. **34**, 43 (1941). — STRAUBE, G.: Klin. Wschr. **1948**, 595.
TAEGER, H.: Erg. inn. Med. **54**, 459 (1938). — Slg Vergift.fälle **9** (A 723), 23 (1938). — TEISINGER, J.: Čas. lék. česk. **1938**, 916. Ref. Dtsch. Z. gerichtl. Med. **31**, 353 (1939). — TIMM: Virchows Arch. **297**, 502 (1936). — TOMPSETT: Biochemic. J. **33**, 1231 (1939). Ref. Dtsch. Z. gerichtl. Med. **38**, 64 (1943). — TOMPSETT u. ANDERSON: Slg Vergift.fälle **10** (A 810), 153 (1939).
WACHSTEIN: Arch. of Path. **48**, 442 (1949). Ref. Ber. allg. u. spez. Path. **6**, 389 (1950). — WEINIG: Hoppe-Seylers Z. **273**, 158 (1942). — WILLOUGHBY and WILKINS: J. of Biol. Chem. **124**, 639 (1938). Ref. Dtsch. Z. gerichtl. Med. **33**, 111 (1940). — WINKLER u. WIESBROCK: Z. Hyg. **121**, 433 (1939).

Mobilisation.

KOLLATH: Münch. med. Wschr. **1942**, 44.
TOMPSETT and CHALMERS: Brit. J. Exper. Path. **20**, 408 (1939).

Gewerbliche Bleivergiftungen.

BREZINA: Ges. Ärzte Wien 1. Dez. 1950. Ref. Münch. med. Wschr. **1951**, 445.
COSTE: Arch. Mal. profess. **1**, 281 (1938). Ref. Dtsch. Z. gerichtl. Med. **31**, 307 (1939). — COTTER: J. Industr. Hyg. **28**, 44 (1946). Ref. Zbl. Path. **85**, 54 (1949).
EHRHART: Čas. lék. česk. **1941**, 1099. Ref. Dtsch. Z. gerichtl. Med. **36**, 221 (1942).
HEPLER u. a.: J. Industr. Hyg. a. Toxicol. **20**, 641 (1938). Ref. Dtsch. Z. gerichtl. Med. **31**, 507 (1939). — HUMPERDINCK: Med. Klin. **1949**, 841.
JORDANS u. a.: Slg Vergift.fälle **7** (A 641), 189 (1936). — JORDI: Helvet. med. Acta **6**, 369 (1939). Ref. Dtsch. Z. gerichtl. Med. **33**, 35 (1940).
KOELSCH: Ärztl. Fortbildg **1929**, 35; **1938**, 27. — KÖTZING: Slg Vergift.fälle **4** (A 381), 231 (1933).
LANGE, H.: Mschr. Unfallheilk. **52**, 109 (1949). Med. Welt **1943**, 373. — LEMMEL: Slg Vergift.fälle **12** (A 881) (1941). — LURIE: S. Afric. Med. J. **21**, 937 (1947). Ref. Ber. allg. u. spez. Path. **2**, 276 (1949).
RASTELLI: Slg Vergift.fälle **12** (A 860) (1941). — RENNERT: Med. Klin. **1938**, Nr 15, 508. — RODIER: Arch. Mal. profess. **9**, 539 (1948).
SCHULZ: Slg Vergift.fälle **6** (A 553) (1935). — SILBERSCHMIDT: Schweiz. med. Wschr. **1939**, H. 43. Ref. Ärztl. Sachverst.-ztg **1941**, 80.
TARA u. Mitarb.: Ann. Méd. lég. etc. **32**, 566 (1952). — TOMPSETT: Lancet **1939 I**, 559.
ZAPEL: Slg Vergift.fälle **3** (A 288) (1932).

Vergiftungsepidemien (alimentäre Vergiftungen).

BAADER: Med. Klin. **1936**, 1760.
CARDIFF: J. Industr. Hyg. a. Toxicol. **22**, 333 (1940). Ref. Dtsch. Z. gerichtl. Med. **36**, 127 (1942).
DUY: Slg Vergift.fälle **7** (A 580), 29 (1936).
GARDE et BRETTE: Arch. Mal. profess. **9**, 319 (1948).
JOSAN u. a.: Ardealul med. **2**, 62 (1942). Ref. Dtsch. Z. gerichtl. Med. **36**, 315 (1942).
KRUSE, W., u. FISCHER: Slg Vergift.fälle **2** (A 124), 81 (1931).
RAMOND, L.: Presse méd. **1942 I**, 257. Ref. Dtsch. Z. gerichtl. Med. **36**, 315 (1942).
SCHOEN, R.: Slg Vergift.fälle **2** (A 126), 85 (1931). — SCHWARZ u. NACHTIGALL: Öff. Gesdb.-dienst **3**, A 974 (1938). — STIEFLER u. TENSCHERT: Slg Vergift.fälle **4** (A 304), 17 (1933).
TAEGER: Zbl. Gewerbehyg., N. F. **19**, 161 (1942).

WEBER, A.: Dtsch. Z. gerichtl. Med. **29**, 570 (1938). — WILLIAMS, H. B.: Slg Vergift.fälle **10** (A 781), 57 (1939). — WILLIAMS u. Mitarb.: Publ. Haelth. Rep. **1952**, 230.

Medizinale Vergiftungen und Vergiftungen in der Kosmetik.

BARTLEMANN u. a.: Slg Vergift.fälle **7** (A 594), 63 (1936).
GERAGHTY: Sgl Vergift.fälle **9** (A 722), 21 (1938).
HESSELMANN: Sv. Läkartidn. **1942**, 1102. Ref. Dtsch. Z. gerichtl. Med. **37**, 254 (1943)
RISI: Ref. Dtsch. Z. gerichtl. Med. **29**, 306 (1938).

Vergiftung beim Spielen.

BAUMEISTER, v.: Slg Vergift.fälle **2** (A 129), 97 (1941).
VIETHEN: Slg Vergift.fälle **2** (A 167), 189 (1941).

Bleivergiftung durch Geschosse.

FISCHER, W.: Dtsch. Z. gerichtl. Med. **30**, 57 (1938).
HEUBNER: Slg Vergift.fälle **3** (B 26) (1932).
LESCHKE: Slg Vergift.fälle **3** (B 29) (1932).
SCHULER: Dtsch. med. Wschr. **1944**, 71. — SUSANI: Klin. Wschr. **1940**, 143.
TAEGER, H.: Slg Vergift.fälle **9** (B 90), 61 (1938).

Mord.

FÜHNER: l. c. S. 97.
KRATTER: Arch. Kriminol. **13**, 122 (1903).
WEINIG: Dtsch. Z. gerichtl. Med. **37**, 322 (1943).

Selbstmord und Selbstvergiftung.

PERNICE: Slg Vergift.fälle **5** (A 454) (1934).
RIEDL: Wien. med. Wschr. **1941** II, 679. Ref. Dtsch. Z. gerichtl. Med. **36**, 37 (1942).
TEISINGER, J.: Čas. lék. česk. **1940**, 1185. Ref. Dtsch. Z. gerichtl. Med. **35**, 356 (1942).

Abtreibung durch Bleiderivate.

BUUS-HANSEN: Ugeskr. Laeg. (dän.) **1942**, 622. Ref. Dtsch. Z. gerichtl. Med. **38**, 196 (1943).
CHALMERS and TOMPSETT: Lancet **1938** I, 994.
IVERSEN: Ugeskr. Laeg. (dän.) **1942**, 672. Ref. Dtsch. Z. gerichtl. Med. **37**, 120 (1943).
KRAUEL: Slg Vergift.fälle 8 (A 689), 13 (1937).
SCHRETZENMAYR: Slg Vergift.fälle **5** (A 408), 31 (1934).

Bleitetraäthyl und Bleibenzin.

BINI and BOLLAA: J. of Neuropath. **6**, 271 (1948). Ref. Ber. allg. u. spez. Path. **3**, 258 (1949).
DETTLING: Acta med. leg. et soc. **1949**, 153.
FISCHER: Wirkung des Bleitetraäthyls mit besonderer Berücksichtigung des Leberbefundes. Med. Diss. Berlin 1941. Ref. Dtsch. Z. gerichtl. Med. **37**, 37 (1943). — FÜHNER: l. c.
KEHOE: Bleitetraäthylvergiftung. Experimentelle Forschungen des Kettenring-Laboratoriums V, A 1. Berlin 1939. — KOELSCH: Münch. med. Wschr. **1941** II, 1288. — Referat über Bleitetraäthyl. Jk. ärztl. Fortbildg **1938**, 31.
LACROIX: Rass. Med. industr. **13**, 474 (1942). Ref. Dtsch. Z. gerichtl. Med. **37**, 252 (1943). — LAVES: Münch. med. Wschr. **1940** I, 218. — LEJEUNE: Schweiz. med. Wschr. **1947**, 1314.
MAYER: Beitr. gerichtl. Med. **18**, 169 (1949). — MIOTTI, T., e MASCIOTTA: Atti Soc. ital. Ostetr. **36**, Suppl.-Nr. 4, 443 (1940). Ref. Dtsch. Z. gerichtl. Med. **35**, 151 (1942).
REZNIKOV u. BLECH: Arb. Forsch-Inst. Arbeitshyg. **1939**, 5. Ref. Dtsch. Z. gerichtl. Med. **37**, 35 (1943).
SCHWARZ: In DETTLING-SCHÖNBERG-SCHWARZS Lehrbuch der gerichtlichen Medizin, S. 473. Basel 1951. — STÖRRING: Slg Vergift.fälle **10** (A 823), 203 (1939).
TAEGER, H.: Slg Vergift.fälle **11** (A 828), 5 (1940). — Subakute Bleitetraäthylvergiftungen durch Bleibenzin. Ref. Dtsch. med. Wschr. **1944**, 186. — Sitzgsber. Ges. Morph. u. Physiol. Münch. **50**, 7 (1942). Ref. Dtsch. Z. gerichtl. Med. **37**, 120 (1943).
VESEE: Fol. med. (Napoli) **25**, 883 (1939). Ref. Dtsch. Z. gerichtl. Med. **33**, 36 (1940).

Quecksilber.
Zusammenfassende Darstellungen.

BAADER, HOLSTEIN u. SYMANSKI: Entschädigungspflichtige Berufskrankheiten. In FISCHER-MOLINEUS, Das ärztliche Gutachten im Versicherungswesen, Bd. II, S. 1038.

Leipzig 1939. — BAUER, M. u. Mitarb.: 3. Verordnung über die Ausdehnung der Unfall-versicherung auf Berufskrankheiten, S. 218. Leipzig 1937.

FÜHNER: Medizinische Toxikologie, S. 80. Leipzig 1947.

HOLSTEIN, E.: Zbl. Gewerbehyg. **1937**, Nr 14, 249. Ref. Dtsch. Z. gerichtl. Med. **30**, 50 (1938).

KOELSCH: Jahresk. ärztl. Fortbildg. **1936**, H. 9, 16.

LIEB: Der gerichtlich chemische Nachweis von Giften. In ABDERHALDENS Handbuch der biologischen Arbeitsmethoden, Abt. IV, Teil 12, 1. Hälfte, Bd. 2, S. 1462. Berlin u. Wien 1938.

NEAL, P.: Amer. J. Publ. Health. **28**, 907 (1938). Ref. Dtsch. Z. gerichtl. Med. **31**, 305 (1939).

PETRI: Pathologische Anatomie und Histologie der Vergiftungen. In HENKE-LUBARSCH' Handbuch der speziellen pathologischen Anatomie, Bd. 10, S. 16. Berlin 1930.

REUTER, F.: Methoden der forensischen Beurteilung von Vergiftungen. In ABDER-HALDENS Handbuch der biologischen Arbeitsmethoden, Abt. IV, Teil 12, 1. Hälfte, Bd. 2, S. 1004. Berlin u. Wien 1938. — RODENACKER: Die chemischen Gewerbekrankheiten und ihre Behandlung, S. 154. Leipzig 1942 u. Leipzig 1951.

SCHNEIDER: Quecksilber. In Handwörterbuch der gerichtlichen Medizin, S. 606. Berlin 1940.

Allgemeines und akute Vergiftungen.

BALÁZS, J.: Slg Vergift.fälle **4** (C 14), 37 (1933); **5** (A 417), 55 (1934). — BATSON u. a.: Ann. Int. Med. **29**, 278 (1948). Ref. Ber. allg. u. spez. Path. **6**, 245 (1950).

KAUFMANN: Siehe medizinale Vergiftungen. — KOBRO, M. u.a.: Acta med. scand. (Stockh.) **108**, 37 (1941). Ref. Dtsch. Z. gerichtl. Med. **35**, 476 (1942).

LAUG u. a.: J. of Pharmacol. **89**, 52 (1947). Ref. Ber. allg. u. spez. Path. **2**, 412 (1949). — LEWINSKI, W.: Slg Vergift.fälle **9** (A 743), 99 (1938).

MAREK: Beitr. gerichtl. Med. **19**, 93 (1952). — MOLL, W.: Slg Vergift.fälle **10** (A 811), 157 (1939).

ROSKAM u. a.: Schweiz. med. Wschr. **1948**, 932. Ref. Dtsch. Gesundheitswesen **1949**, 81.

STOCK: Arch. Gewerbepath. **1936**, H. 3, 7.

Nierenbefunde.

CARPANETO: Experimentelle Forschungen zur „Sublimatniere" [Ital.]. Ref. Ber. allg. u. spez. Path. **2**, 116 (1949).

HALBRON u. a.: Bull. Soc. méd. Hôp. Paris, III. s. **55**, 449 (1939). Ref. Dtsch. Z. gerichtl. Med. **32**, 40 (1939/40).

KOCH: Med. Klin. **1937**, Nr 47, 1559.

Knochenmark.

YOSHIDA: Trans. Jap. Path. Soc. **29**, 205 (1939). Ref. Zbl. Path. **74**, 249 (1940).

Herz.

PICK: Slg Vergift.fälle **7** (A 642), 191 (1936). — Med. Klin. **1937**, 198.

Leber.

YOSHIDA: Trans. Jap. Path. Soc. **30**, 480 (1940). Ref. Dtsch. Z. gerichtl. Med. **35**, 252 (1942).

Chronische Vergiftung.

Nase.

FÜHNER u. PIETRUSKY: Slg Vergift.fälle **7** (B 64), 1 (1936).

Magen.

FÜHNER, H.: Slg Vergift.fälle **4** (B 38), 33 (1933).

Haut.

BLUM: Slg Vergift.fälle **8** (A 703), 18 (1937).

GLATZEL: Slg Vergift.fälle **7** (A 579) 27.

KOTTER: Geneesk. Tijdschr. Nederl.-Indië **1939**, 451. Ref. Dtsch. Z. gerichtl. Med. **33**, 482 (1940).

SYDOW: Arch. Pharmaz. **280**, 320 (1942).

Nervensystem.

BLEULER: Schweiz. med. Wschr. **1944**, Nr 35, 923.
DIMITRI e CIA: Arch. Med. leg. **1939**, Nr 9, 59. Ref. Ärztl. Sachverst.ztg **1939**, 181.
RICKER: Spezial- und allgemeinpathologisches über den Angriffsort und die Wirkungs-
weise des Quecksilbersublimats und des Arsenobenzols (Salvarsan). Stuttgart 1947.
SEMENOVA: Nevropat. i t. d. **9**, 22 (1940). Ref. Dtsch. Z. gerichtl. Med. **35**, 476 (1942).

Basedow.

BATT: Norsk. Mag. Laegevidensk. **1936**, 90. Ref. Ärztl. Sachverst.ztg **1938**, 207.

Gefäße.

FELLINGER u. a.: Arch. Gewerbepath. **9**, 269 (1938). Ref. Dtsch. Z. gerichtl. Med. **32**,
128 (1939/40).

Chemische Befunde.

BODNÁR u. a.: Biochem. Z. **302**, 384 (1939). Ref. Dtsch. Z. gerichtl. Med. **33**, 111 (1940).
LEISCHNER: Med. Welt **1940**, 716.
SOLLMANN: Slg Vergift.fälle **7** (A 644), 195 (1936). — STOCK: Forschgn u. Fortschr. **16**,
270 (1940). Ref. Dtsch. Z. gerichtl. Med. **34**, 43 (1941). — STONESTREET u. a.: Canad. J. Res.,
Sect. B **18**, 246 (1940). Ref. Dtsch. Z. gerichtl. Med. **35**, 516 (1942). — SZÉP: Biochem. Z.
307, 79 (1940). Ref. Dtsch. Z. gerichtl. Med. **34**, 188 (1941).
TIMM: Dtsch. Z. gerichtl. Med. **20**, 582 (1933).

Gewerbliche Vergiftungen.

AGATE u. a.: Lancet **1949** I, No 6576, 451. — AMBROSIO: Lavoro Umano **3**, 201 (1942).
Ref. Dtsch. Z. gerichtl. Med. **38**, 151 (1943).
BIENKOWSKI: Die Quecksilbervergiftung und ihr Ausgang. Eine gewerbemedizinische
Studie über Hg-Erkrankungen von Haarhutarbeitern. Med. Diss. Münster i. Westf. 1940.
Ref. Dtsch. Z. gerichtl. Med. **36**, 411 (1942). — BURGENER: Schweiz. med. Wschr. **1952**, 204.
FREDE: Dtsch. Gesundheitswesen **5**, 1459 (1950).
JORDI: Schweiz. med. Wschr. **1947**, 621. Ref. Ber. allg. u. spez. Path. **3**, 395 (1949).
KOELSCH: Arch. Gewerbepath. **8**, 113 (1937). Ref. Dtsch. Z. gerichtl. Med. **29**, 566 (1938).
LEDERGERBER: Schweiz. med. Wschr. **1949**, 263. Ref. Arch. Industr. Hyg. **1950**, 368. —
LEISCHNER: Med. Welt **1940**, Nr 28. — Slg Vergift.fälle **12** (A 861) (1941).
MENESINI: Zacchia **3**, 538 (1939). Ref. Dtsch. Z. gerichtl. Med. **33**, 483 (1940).
REUTER: Beitr. gerichtl. Med. **8**, 1 (1928). — RODENACKER: l. c.
VIGLIANI e BALDI: Med. Lav. **40**, 65 (1949). Ref. Arch. Industr. Hyg. **1950**, 367.
WILKENING u. LITZNER: Dtsch. med. Wschr. **1952**, 432.

Vergiftungen aus Amalgamfüllungen.

GERBIS: Münch. med. Wschr. **1950**, 313.
MEYER, E.: Med. Welt **1930**, 703.

Ausgelaufenes Hg.

DANNER: Kriminalistik **1951**, 133.
LICKINT, F.: Dtsch. Z. gerichtl. Med. **31**, 190 (1939).

Metallisches Hg in Wunden.

HOLZBACH: Virchows Arch. **314**, 287 (1947).
KÖNIG: Münch. med. Wschr. **1939** I, 271.

Medizinale Vergiftung.

BAUMANN, TH.: Schweiz. med. Wschr. **1949**, 726, 750. Ref. Ärztl. Wschr. **1950**, 795.
FANCONI: Schweiz. med. Wschr. **1946**, 1187. Ref. Zbl. Path. **85**, 8 (1949). — FÜHNER
u. MÜLLER-HESS: Slg Vergift.fälle **1** (B 3), 13 (1930).
GREENWALD: J. Pediatry **11**, 540 (1937). Ref. Dtsch. Z. gerichtl. Med. **30**, 58 (1938).
HUBER, H. G.: Dtsch. Gesundheitswesen **1946**, 230.
KÄRBER: Slg Vergift.fälle **10** (A 822), 199 (1939). — KAUFMANN, E.: Slg Vergift.fälle **2**
(A 168), 195 (1931).
LAUG u. a.: J. of Pharmacol. **89**, 42 (1947). Ref. Ber. allg. u. spez. Path. **2**, 411 (1949). —
LEVIN: Gifte und Vergiftungen, S. 261. Berlin 1929.

MENECLY: Yale J. Biol. a. Med. **21**, 301 (1949). Ref. Ärztl. Wschr. **1950**, 840.
OPPIKOFER u. FEHRENBACH: Schweiz. med. Wschr. **1946**, 983.
PAGE u. a.: Lancet **1940** I, 640.
RAUSCHE: Ärztl. Sachverst.ztg **1940**, 12. — REICHEL: Münch. med. Wschr. **1938** I, 422.
REINHART, W.: Schweiz. med. Wschr. **1948**, 557. Ref. Ber. allg. u. spez. Path. **5**, 236 (1950).
SIEGEL: Ann. Int. Med. **31**, 343 (1949). Ref. Zbl. Path. **86**, 88 (1950). — SPROCKHOFF
u. BUHRMESTER: Med. Klin. **1937**, 408.
WIEDEMANN: Arch. Kinderheilk. **132**, 127 (1944). — Med. Klin. **1949**, 1433. — WINK-
LER, H.: Wien. med. Wschr. **1943**, 174. — Münch. med. Wschr. **1938** I, 104.

Vaginale Vergiftungen.

BRINKHOFF, H.: Quecksilbervergiftung von der Scheide aus. Med. Diss. Göttingen 1942.
Ref. Dtsch. Z. gerichtl. Med. **38**, 97 (1943).
HERRMANN: Slg Vergift.fälle 8 (A 656), 5 (1937). — HILDEBRANDT, H.: Münch. med.
Wschr. **1941** I, 379.
MONTZKA: Slg Vergift.fälle **5** (A 416), 53 (1934).
REUTER, F.: l. c.
SAILEROVA u. a.: Gynäkologie **6**, 7 (1941). Ref. Dtsch. Z. gerichtl. Med. **36**, 222 (1942).

Selbstmord.

KAYSSI u. a.: Verh. 1. Internat. Kongr. gerichtl. u. soz. Med. Bonn 1938, S. 587.
RYBAK u. a.: Slg Vergift.fälle **3** (A 196), 43 (1932).
SCHEURER, O.: Slg Vergift.fälle 7 (A 643), 193 (1936). — STARY u. LORENZ: Med. Klin.
1937, 635.
ZEYNEK, R.: Slg Vergift.fälle **2** (A 115), 63 (1931).

Mord.

FÜHNER u. MÜLLER-HESS: Slg Vergift.fälle 1 (B 3), 13 (1930).
PALMIERI: Slg Vergift.fälle **12** (A 847) (1931). — Zacchia **3**, 504 (1939). Ref. Dtsch.
Z. gerichtl. Med. **33**, 482 (1940).
REUTER, F.: l. c.

Therapeutische Bemerkungen.

HANSEN u. GRONEMEYER: Gifte und Vergiftungen. In DENNIGS Lehrbuch der inneren
Medizin, Bd. 2, S. 926. Stuttgart 1950.
SROKA: Ther. Gegenw. **1952**, 182.

Silber.

CURSCHMANN, H.: Med. Klin. **1937** II, 1158.
FÜHNER: l. c. S. 78.
HEUBNER: Med. Klin. **1937**, 22.
KNACK: Slg Vergift.fälle 4 (A 303), 15 (1933). — KUGELMEIER: Slg Vergift.fälle 7 (A 639),
185 (1936).
RAAF: Slg Vergift.fälle 7 (A 640), 187 (1936). — RICHTNÉR u. SJÖBERG: Sv. Läkartidn.
1941, 1701. Ref. Dtsch. Z. gerichtl. Med. **36**, 315 (1942).
SZEKELY: Handwörterbuch der gerichtlichen Medizin, S. 698. 1940.
VOIGT: Dtsch. Z. gerichtl. Med. **41**, 151 (1952).
WAIL u. BANNERVOGT: Zbl. Path. **81**, 160 (1943).

Nickel.

BAYER: Arch. Gewerbepath. **1939**, 9. Ref. Ärztl. Sachverst.ztg **1940**, 102. — Slg Vergift.-
fälle **12** (A 867) (1941). — BOIS, DU: Slg Vergift.fälle **3** (A 226) (1932). — BRANDES: Slg
Vergift.fälle **5** (A 450) (1934).
FISCHER u. HUBER: Vjschr. naturforsch. Ges. Zürich **92**, 165 (1947). Ref. Ber. allg. u.
spez. Path. **4**, 332 (1949). — FÜHNER: l. c. S. 75.
KÖTZING: Slg Vergift.fälle **3** (A 276) (1932). — KRAFFT, E.: Ber. 8. Internat. Kongr.
f. Unfallmed. u. Berufskrkh. (Zürich) **2**, 1054 (1939). Ref. Dtsch. Z. gerichtl. Med. **33**, 316
(1940).
MÜLLSCHITZKY: Wien. med. Wschr. **1939** I, 717. Ref. Dtsch. Z. gerichtl. Med. **33**, 394
(1940).
POMERANZ: Amer. Rev. Tbc. **38**, 252 (1938). Ref. Dtsch. Z. gerichtl. Med. **31**, 306 (1939).
REUTER: l. c. S. 1083. — RODENACKER: l. c. S. 20.
SZEKELY: Handwörterbuch der gerichtlichen Medizin, S. 519. 1940.

Kupfer.

Allgemeine Darstellungen.

FÜHNER: l. c. S. 75.

REUTER, F.: ABDERHALDENS Handbuch der biologischen Arbeitsmethoden, Abt. IV, Teil 12, 1. Hälfte, Bd. 2, S. 1037.

SZEKELY: Kupfer. In Handwörterbuch der gerichtlichen Medizin, S. 426. 1940.

Klinische Erscheinungen.

BALAZS: Slg Vergift.fälle 4 (A 328), 83 (1933).

FAVRE-GILLY: Arch. Mal. profess. 9, 318 (1948).

LATKA: Dtsch. Z. gerichtl. Med. 39, 544 (1949).

SCHLEYER: Dtsch. Z. gerichtl. Med. 39, 541 (1949). — SIMON: Arch. Gewerbepath. 2, 71 (1931). — STRAUB: Münch. med. Wschr. 1944 I, 2.

Ausscheidung und Nachweis.

BALAZS: Slg Vergift.fälle 5 (A 407) (1934).

HEILMEIER, L. u. a.: Kupfer und Eisen als körpereigene Wirkstoffe und ihre Bedeutung beim Krankheitsgeschehen. Jena 1941.

JÖTTEN u. a.: Arch. f. Hyg. 124, 1 (1940).

LATKA: Dtsch. Z. gerichtl. Med. 39, 544 (1949). — LIEB: ABDERHALDENS Handbuch der biologischen Arbeitsmethoden, Abt. IV, Teil 12, 1. Hälfte, Bd. 2, S. 1461. 1938.

NEUWEILER: Klin. Wschr. 1942, 23.

Medizinale Vergiftung.

JOEST: Slg Vergift.fälle 8 (A 683) (1937).

LATKA: Dtsch. Z. gerichtl. Med. 39, 544 (1949).

SCHLEYER: Dtsch. Z. gerichtl. Med. 39, 541 (1949). — SCHMID u. WINKLER: Klin. Wschr. 1938, 16.

Abtreibung.

GERIN: Arch. di Antrop. crimin. 58, 500 (1938). Ref. Dtsch. Z. gerichtl. Med. 31, 190 (1939).

MEEROWITSCH: Dtsch. Z. gerichtl. Med. 11, 189 (1928).

Selbstmord (s. auch Klinik und Ausscheidung).

BALAZS: Slg Vergift.fälle 3 (A 216) (1932). — BUHTZ, G.: Slg Vergift.fälle 4 (A 327), 81 (1933).

VARGA, P.: Slg Vergift.fälle 9 (A 740), 91 (1938).

Gewerbliche Vergiftungen.

KRÖNER, W.: Slg Vergift.fälle 2 (A 130), 103 (1931).

SZEKELY: l. c.

Haare.

FEIST u. LOCHTE: Zbl. Path. 73, 297 (1939).

GERLACH u. ROLLWAGEN: Zbl. Path. 73, 297 (1939).

SCHÖBERL: Naturwiss. 34, 217 (1947). Ref. Ber. allg. u. spez. Path. 3, 259 (1949).

Tiervergiftungen.

BISCHOFF u. HAUN: Dtsch. tierärztl. Wschr. 1939, 442.

LÜTJE: Dtsch. tierärztl. Wschr. 1939, 372.

WIEMANN: Dtsch. tierärztl. Wschr. 1939, 279.

Gold.

BRUINS u. a.: Slg Vergift.fälle 7 (A 619) 131 (1936).

CARRATALA e GUERRA: Arch. Med. leg. 7, 33 (1937). Ref. Dtsch. Z. gerichtl. Med. 29, 416 (1938). — CROSBY: Slg Vergift.fälle 8 (A 667/668) (1937).

FÜHNER: l. c. S. 79.

GRAEBER: Slg Vergift.fälle 10 (A 793), 101 (1939).

HERRADOR: Slg Vergift.fälle 7 (A 618), 127 (1936).

QUERIDO: Acta psychiatr. (København.) 22, 97 (1947). Ref. Ber. allg. u. spez. Path. 3, 170 (1949).

SZEKELY: Gold. In Handwörterbuch der gerichtlichen Medizin, S. 321. Berlin 1940.

Eisen.

FÜHNER: l. c. S. 74.
KOELSCH: Arch. Gewerbepath. **10**, 519 (1941).
POLONOVSKI: Semaine Hôp. **1952**, 1939.
REUTER: l. c. S. 1081.
SZEKELY: Eisen. In Handwörterbuch der gerichtlichen Medizin, S. 167. Berlin 1940.
THOMSON: Brit. Med. J. **1947**, No 4505, 640. Ref. Ber. allg. u. spez. Path. **2**, 48 (1949).
Ohne Verfasser: Eisenvergiftung (Leitartikel). Lancet **1949**, No 6585. Ref. Dtsch. Gesundheitswesen **5**, 869 (1950).
Ohne Verfasser: Iron poisoning. J. Pediatry **36**, 397 (1950). Ref. Zbl. Path. **87**, 32 (1951).

Mangan.

Allgemeine Darstellungen.

BAADER u. Mitarb.: In FISCHER-MOLINEUS, Das ärztliche Gutachten im Versicherungswesen, Bd. II, S. 1047. Leipzig 1939. — BAUER, M. u. a.: VO. über Ausdehnung der Unfallversicherung, S. 233. Leipzig 1937.
FELL, A.: Presse méd. **1937 II**, 1593. Ref. Dtsch. Z. gerichtl. Med. **29**, 567 (1938). —
FÜHNER: l. c. S. 72.
PETRI, E.: l. c. S. 70.
RODENACKER: l. c. S. 149.
SZEKELY: Mangan. In Handwörterbuch der gerichtlichen Medizin, S. 474. Berlin 1940.

Kaliumpermanganat.

ANDERS: Slg Vergift.fälle **4** (A 377), 221 (1933).
BALAZS: Slg Vergift.fälle **3** (A 285) (1932).
CONSOLI: Atti Soc. ital. Ostetr. **37**, Supp.-Nr 2 (1941). Ref. Dtsch. Z. gerichtl. Med. **36**, 25 (1942).
PALMIERI: Slg Vergift.fälle **5** (A 411) (1934). — PÜSCHEL: Dtsch. med. Wschr. **1943 I**, 177.
SIEGMUND: Slg Vergift.fälle **8** (A 691) (1937).
TADDEI: Rass. Ostetr. **49**, 61 (1940). Ref. Dtsch. Z. gerichtl. Med. **33**, 222 (1940).
VARGA: Slg Vergift.fälle **9** (A 744), 101 (1938).

Pneumonie.

BAADER: Münch. med. Wschr. **1939 I**, 755. — Ärztl. Sachverst.ztg **1939**, 263. — BÜTTNER: Ber. 8. Internat. Kongr. f. Unfallheilk. u. Berufskrkh. (Zürich) **2**, 1022 (1939). Ref. Dtsch. Z. gerichtl. Med. **32**, 184 (1939/40). — Erg. inn. Med. **58**, 1 (1940). — Ärztl. Sachverst.ztg **1939**, 257.
JÖTTEN u. HYEMANN: Arch. Gewerbepath. **9**, 314 (1939).
WENIG: Über tödliche Lungenentzündungen bei Erzarbeitern unter besonderer Berücksichtigung der sogenannten Manganpneumonie. Med. Diss. Bonn 1938. Ref. Zbl. Path. **73**, 378 (1939).
Ohne Verfasser: Manganpneumonie, eine entschädigungspflichtige Berufskrankheit. Ärztl. Sachverst.ztg **45**, 264 (1939).

Nachweismethoden.

LEMOS: Arch. Mal. profess. **1**, 119 (1938). Ref. Dtsch. Z. gerichtl. Med. **32**, 40 (1939/40).
MROSE: Ärztl. Sachverst.ztg **1941**, 125.

Ausscheidung.

SCHUSTER: Klinische und mikrochemische Untersuchungen bei Manganarbeitern. Med. Diss. Jena 1939. Ref. Ärztl. Sachverst.ztg **1941**, 129.
ZOLEZZI: Med. Lav. **1937**, Nr 8. Ref. Ärztl. Sachverst.ztg **1938**, 159.

Anatomie und Histologie.

VOSS: Arch. Gewerbepath. **9**, 4 (1939); **10**, 550 (1941).

Klinik außer Nervensystem.

BÜTTNER: Slg Vergift.fälle **8** (A 654) (1937).
EHRISMANN: Z. Hyg. **122**, 171 (1939).
SPIESS-BERTSCHINGER: Wien. Z. inn. Med. **28**, 45 (1947). Ref. Ber. allg. u. spez. Path. **3**, 353 (1949).
ZOLEZZI: Ärztl. Sachverst.ztg **1938**, 12.

Nervensystem.

BAADER: Arch. Mal. profess. **1938**, Nr 2, 1. Ref. Ärztl. Sachverst.ztg **1939**, 60.
CANNAVAN: Slg Vergift.fälle **5** (A 465) (1934). — COCHARD: Echo méd. Nord. v. 19. Juli
1936. Ref. Ärztl. Sachverst.ztg **1938**, 209. — CROUZON et DESOILLE: Paris méd. **1936**, 47. Ref.
Ärztl. Sachverst.ztg **1938**, 210.
LISI, DE: Accad. med. **1939**, Nr 1. Ref. Ärztl. Sachverst.ztg **1940**, 56.
MULLER e CHRISTIAENS: Echo méd. Nord **1937**, Nr 30, 8. Ref. Ärztl. Sachverst.ztg
1938, 209.
NAZIF: Ärztl. Sachverst.ztg **1938**, 62.
SCHOTTKY: Dtsch. med. Wschr. **1942**, Nr 10, 68. — SCHWARZ: Slg Vergift.fälle **7** (B 65)
(1936).
VOSS: Arch. Gewerbepath. **9**, 464 (1939); **10**, 5 (1940).

Gewerbliche Vergiftungen.

BAADER: Arch. Gewerbepath. **9**, 477 (1939). — Slg Vergift.fälle **6** (A 493) (1935).
RODIER: Arch. Mal. profess. **9**, 576 (1948).
SCHOTTKY: Dtsch. med. Wschr. **1942** I, 250. — SCHWARZ: Slg Vergift.fälle **3** (B 28) (1932).
VOSS: Arch. Gewerbepath. **9**, 453 (1939).

Zink.

Allgemeindarstellungen.

FÜHNER: l. c. S. 76.
LIEB: l. c. S. 1470.
REUTER, F.: l. c. S. 1042.
SZEKELY: Handwörterbuch der gerichtlichen Medizin, S. 592. Berlin 1940.

Gießfieber.

GRIFFON, DÉROBERT u. a.: Ann. Méd. lég. etc. **22**, 198 (1942).
PULEWKA: Slg Vergift.fälle **2** (B 21), 31 (1931).
RITTER: Dtsch. Gesundheitswesen **1949**, 603.
SCHETTLER: Ärztl. Wschr. **1948**, Nr 37/38, 598.

Fragliche gewerbliche chronische Schädigungen.

CRECELIUS: Dtsch. Gesundheitswesen **1950**, 730.
KAPP: Slg Vergift.fälle **6** (A 469) (1935).
MOLFINO: Med. Lav. **1937**, Nr 10. Ref. Ärztl. Sachverst.ztg **1938**, 208.

Nahrungsmittelvergiftungen.

DORNICKX u. STAS: Slg Vergift.fälle **10** (A 763), 3 (1939).

Medizinalvergiftungen.

FRANKENTHAL: Slg Vergift.fälle **3** (A 193) (1932).
MACHT: Slg Vergift.fälle **2** (A 116), 65 (1931).
SCHLOSSMANN: Slg Vergift.fälle **3** (A 289) (1932).
TUNGER: Slg Vergift.fälle **6** (A 492) (1935).

Massenunfälle durch Zinkoxyd.

EVANS: Lancet **1945** I, No 6369, 368.

Selbstmord und Mord.

BALAZS: Slg Vergift.fälle **3** (A 192) (1932). — BEARDWOOD u. a.: New. Internat. Clin.
3, 240 (1939). Ref. Dtsch. Z. gerichtl. Med. **33**, 137 (1940).
WACLAW: Slg Vergift.fälle **6** (A 474) (1935). — WAGNER: Slg Vergift.fälle **8** (A 696),
161 (1937).

Wismut.

ARETZ: Dtsch. med. Wschr. **1938** I, 815.
BREIJER u. a.: Nederl. Tijdschr. Geneesk. **1939**. Ref. Zbl. Path. **74**, 245 (1940).
COUTURAT: Presse méd. **1941** I, 370. Ref. Dtsch. Z. gerichtl. Med. **35**, 243 (1942).
DADLEZ: Czas. sad.-lék. (poln.) **2**, 113 (1939). Ref. Dtsch. Z. gerichtl. Med. **32**, 41 (1939/40).
FELICI: Riv. Pat. nerv. **57**, 335 (1941). Ref. Dtsch. Z. gerichtl. Med. **36**, 15 (1942). —
FÜHNER: l. c. S. 101.

GODDMAN: Brit. Med. J. **1948**, No 4559, 978. Ref. Ber. allg. u. spez. Path. **2**, 48 (1949).
HESSE: Z. Stomat. **37**, 354 (1939). — HOFMANN: Slg Vergift.fälle **5** (A 415) (1934); **6** (A 517) (1935).
MAYR: Münch. med. Wschr. **1939** II, 1394.
PAY, DE: Med. Klin. **1938**, 1193. — PIÉDELIÈVRE et DÉROBERT: Ann. Méd. lég. etc. **30**, 221 (1950).
RAUBITSCHEK: Slg Vergift.fälle **6** (A 491) (1935).
STARKENSTEIN, ROST u. POHL: Toxikologie, S. 188. Berlin u. Wien 1929. — SZEKELY: Handwörterbuch der gerichtlichen Medizin, S. 933. Berlin 1940.
TREVISINI: Sperimentale **91**, 193 (1937). Ref. Dtsch. Z. gerichtl. Med. **29**, 305 (1938).
WEISS: Z. Hautkrkh. **1949**, H. 2, 64.

Vanadium.

FÜHNER: l. c. S. 70.
SYMANSKI: Arch. Gewerbepath. **9**, 296 (1939).
WILLIAMS: Brit. J. Industr. Med. **9**, 50 (1952). Ref. Dtsch. Z. gerichtl. Med. **41**, 208 (1952).

Zinn.

PIES: Slg Vergift.fälle **12** (A 842) (1941).
REUTER, F.: l. c. S. 1083.
SCHNEIDER: Zinn. In Handwörterbuch der gerichtlichen Medizin, S. 953. 1940.
WREDE: Slg Vergift.fälle **12** (A 880) (1941).

Kobalt.

ANDERSON, UNDERWOOD and ELVEHJEM: Amer. J. Physiol. **130**, 373 (1940). Ref. Zbl. Path. **81**, 171 (1943).
HAGEN, J.: Slg Vergift.fälle **11** (A 831), 25 (1940).
KOELSCH: Schneeberger Lungenkrankheit. In M. BAUER, VO. über Ausdehnung der Unfallversicherung, S. 388. Leipzig 1937.
SKEKELY: Handwörterbuch der gerichtlichen Medizin, S. 401. Berlin 1940.
WEISSBECHER u. MAURER: Klin. Wschr. **1947**, 855.

Chrom.

Allgemeindarstellungen.

FÜHNER: l. c. S. 70.
LIEB: l. c. S. 1478.
MERKEL: Die Magenverätzungen. In HENKE-LUBARSCH' Handbuch der speziellen pathologischen Anatomie, Bd. 4, Teil 1.
REUTER, F.: l. c. S. 1070. — RODENACKER: l. c. S. 146.
SZEKELY: Chromsäure und ihre Salze. In Handwörterbuch der gerichtlichen Medizin, S. 126. Berlin 1940.

Klinische, anatomische und chemische Befunde.

DUNSKY: Amer. J. Dis. Childr. **74**, 730 (1947). Ref. Ber. allg. u. spez. Path. **1**, 321 (1949).
HÄMEL: Slg Vergift.fälle **2** (A 175) 211 (1931).
MASCIOTTA u. a.: Infortun. e Traumat. Lav. **8**, 38 (1942). Ref. Dtsch. Z. gerichtl. Med. **37**, 121 (1943).
SPANNAGEL: Zbl. Arbeitsmed. u. Arbeitsschutz **1**, 15 (1951).
WELZ: Zbl. Chir. **72**, 811 (1947).
Ohne Verfasser: Gesundheitliche Gefahren bei äußerlicher Einwirkung von Chromsäure. Chemiker-Ztg **1939**, 620.

Medizinale Vergiftungen.

WIETHOLD: Slg Vergift.fälle **5** (A 453), 165 (1934).

Gewerbliche Vergiftungen und Kaliumbichromat.

BAUER, M. u. Mitarb.: l. c. S. 377.
FAZEKAS: Slg Vergift.fälle **6** (A 494) (1935). — FILIPO: Atti Clin. oto- ecc. iatr. Univ. Roma **34/36**, 41 (1940). Ref. Dtsch. Z. gerichtl. Med. **36**, 222 (1942).
KRIEGER: Dtsch. med. Wschr. **1937**, 893.
MANICIOLI: Rass. Med. appl. Lav. industr. **9**, 258 (1938). — MARTI: Ann. Méd. lég. etc. **28**, 339 (1948).
PFEIL: Dtsch. med. Wschr. **1936**, 1197.
REDELL: Sv. Läkartidn. **1939**, 1177. Ref. Dtsch. Z. gerichtl. Med. **33**, 318 (1940).

Cadmium.

Allgemeine Darstellungen.

FRIBERG: Arch. of Industr. Hyg. **5**, 30 (1952). — FÜHNER: l. c. S. 78.
LIEB: l. c. S. 1468.
MÜHLECK, M.: Cadmiumvergiftungen. Med. Diss. München 1941. — Slg Vergift.fälle **12** (C 57) (1941).
REUTER: l. c. S. 1069.
SZEKELY: Handwörterbuch der gerichtlichen Medizin, S. 121. Berlin 1940.

Klinisches Bild und Tierversuche.

BRIGANTI: Fol. med. (Napoli) **26**, 829 (1940). Ref. Dtsch. Z. gerichtl. Med. **36**, 222 (1942).
FRIBERG: Arch. of Industr. Hyg. **1950**, 458.
GABBY: Arch. of Industr. Hyg. **1950**, 677.
HUCK: Occupat. Med. **3**, 411 (1947). Ref. Ber. allg. u. spez. Path. **1**, 151 (1949).
LAFITTE et GROS: Presse méd. **1942 I**, 299. Ref. Dtsch. Z. gerichtl. Med. **36**, 411 (1942).
MANCIOLI: Rass. Med. industr. **11**, 632 (1940). Ref. Dtsch. Z. gerichtl. Med. **35**, 357 (1942).
PANCHERI: Rass. Med. industr. **11**, 623 (1940). Ref. Dtsch. Z. gerichtl. Med. **35**, 356 (1942). — PRINCI and GEEVER: Arch. of Industr. Hyg. **1950**, 651.

Gewerbliche Vergiftungen.

BULMER u. a.: Canad. Publ. Health. J. **29**, 19 (1938). Ref. Dtsch. Z. gerichtl. Med. **30**, 177 (1938).
NICAUD, LAFITTE et GROS: Arch. Mal. profess. **4**, 192 (1942). Ref. Dtsch. Z. gerichtl. Med. **38**, 36 (1943).

Ökonomische Vergiftungen.

FORTNER: Slg Vergift.fälle **4** (A 329), 87 (1933). — FRANT u. a.: J. Amer. Med. Assoc. **117**, 86 (1941). Ref. Zbl. Path. **81**, 169 (1943).
GRIEBEL: Slg Vergift.fälle **3** (A 225) (1932).
KÄRBER: Slg Vergift.fälle **12** (A 843) (1941).
LARSSON: Slg Vergift.fälle **7** (A 581), 33 (1936).

Barium.

Allgemeindarstellungen und experimentelle Untersuchungen.

DERVILLÉE, CASTAGNOU et REVELEAU: Ann. Méd. lég. etc. **28**, 273 (1948).
FÜHNER: l. c. S. 67. — Arch. exper. Path. u. Pharmakol. **119**, 56 (1926).
LIEB: l. c. S. 1488.
PETRI, E.: l. c. S. 8.
REUTER, F.: l. c. S. 1080.
WEYRICH: Barium. Handwörterbuch der gerichtlichen Medizin, S. 81. Berlin 1940.

Medizinale Vergiftungen.

BOGDASSAROW: Slg Vergift.fälle **4** (A 334), 99 (1933).
DOMENJOZ: Schweiz. med. Wschr. **1945**, Nr 19, 407. Ref. Zbl. Path. **84**, 27 (1948/49).
GRAHAM: Slg Vergift.fälle **5** (A 439) (1934).
LOSSEN: Slg Vergift.fälle **6** (B 53) (1935).
MACHT: Slg Vergift.fälle **4** (A 335), 101 (1933). — MUSOTTO: Arch. De Vecchia (Firenze) **11**, 547 (1948). Ref. Ber. allg. u. spez. Path. **5**, 396 (1950).
PEREIRA: Slg Vergift.fälle **7** (A 583), 39 (1936).

Verwechslungen.

MARCHTALER, A. v.: Dtsch. Z. gerichtl. Med. **40**, 122 (1951).

Selbstmord und Mord.

CAMERER: Münch. med. Wschr. **1943**, 213.
DADLEZ: Slg Vergift.fälle **7** (A 582), 35 (1936).
STARY u. a.: Slg Vergift.fälle **7** (A 648) (1936); **12** (A 850) (1941).

Angebliche Vergiftung durch Staub.

GOTTWALD: Slg Vergift.fälle **4** (A 305), 19 (1933).

Magnesium.

FÜHNER: l. c. S. 69.
ROLLER, D.: Slg Vergift.fälle **7** (A 586), 47 (1936).
WEYRICH: Handwörterbuch der gerichtlichen Medizin, S. 474. Berlin 1940.

Beryllium.

AGATE: Lancet **1948 II**, 530. — ALBAHARY: Arch. Mal. profess. **11**, 203 (1950). Ref. Ber. allg. u. spez. Path. **8**, 87 (1951).

BORBÉLY: Schweiz. med. Wschr. **1950**, 323.

CARRIERE u. a.: Arch. Mal. profess. **9**, 304 (1948).

DUTRA: Amer. J. Path. **24**, 1137 (1948). Ref. Ber. allg. u. spez. Path. **6**, 102 (1950). Arch. of Dermat. **60**, 1140 (1949). — DUTRA u. a.: Amer. J. Clin. Path. **19**, 229 (1949). Ref. Ber. allg. u. spez. Path. **3**, 430 (1949). — DUTRA u. LARGENT: Amer. J. Path. **26**, 197 (1950). Ref. Ber. allg. u. spez. Path. **7**, 339 (1951).

GÄRTNER: Münch. med. Wschr. **1950**, 969. — GINABAT: Arch. Mal. profess. **9**, 181 (1948). GREENBURG: J. Amer. Med. Assoc. **139**, 13 (1949). Ref. Öff. Gesdh.dienst **12**, 67 (1950).

HARDY: Nuclear Sci. Abstr. **3**, 1 (1949). Ref. Arch. of Industr. Hyg. **1950**, 365.

McMAHON and OLKEN: Arch. of Industr. Hyg. **1**, 195 (1950). — MENESINI: Rass. Med. industr. **1937**, Nr 5. Ref. Ärztl. Sachverst.ztg. **1938**, 268. — MEYER et BRILLE: Semaine Hôp. **25**, 3229 (1949). Ref. Arch. of Industr. Hyg. **1950**, 589.

NICHOL and DOMINGUEZ: J. Amer. Med. Assoc. **140**, 855 (1950). Ref. Ber. allg. u. spez. Path. **7**, 393 (1951). — NIEMÖLLER, H. K.: Dtsch. med. Wschr. **1949**, 652.

POLICARD u. a.: J. franç. Med. et Chir. thorax. **4**, 39 (1950). Ref. Ber. allg. u. spez. Path. **7**, 222 (1950).

RÜGER: Experimentelle Untersuchungen zur Frage der Berylliumstaubpneumonie. Med. Diss. Heidelberg 1942. Ref. Zbl. Path. **84**, 165 (1948/49).

SCOTT: Arch. of Path. **45**, 354 (1948). Ref. Ber. allg. u. spez. Path. **4**, 55 (1949). — SLAVIN: Amer. Rev. Tub. **60**, 755 (1949). Ref. Arch. of industr. Hyg. **1950**, 483. — STOCKINGER u. a.: Arch. of Industr. Hyg. **1950**, 379.

WILLIAMS: Occupat. Med. **4**, 104 (1947). Ref. Ber. allg. u. spez. Path. **1**, 32 (1949). *Ohne Verfasser:* Technik des Berylliumnachweises. Analyt. Chem. **20**, 970 (1948).

Aluminium.

Gewerbliche Al.-Staublungen.

DOESE: Arch. Gewerbepath. **8**, 501 (1938).

EHRISMANN: Z. Hyg. **122**, 166 (1939). Ref. Dtsch. Z. gerichtl. Med. **33**, 34 (1940). — EICKHOFF: Verh. dtsch. Ges. Path. (33. Tagg) **1950**, 383.

GÄRTNER: Zbl. Path. **86**, 238 (1950). — GÄRTNER u. v. MARVYCK: Dtsch. med. Wschr. **1947**, 708. — GERSTEL: Arch. Gewerbepath. **8**, 277 (1937/38). — GORALEWSKI: Die Aluminiumlunge. Leipzig 1950. — GORALEWSKI u. JAEGER: Arch. Gewerbepath. **11**, 102 (1941).

HAGEN: Z. inn. Med. **5**, 31 (1950). — Dtsch. med. Wschr. **1950**, 399.

JÄGER: Umsch. **49**, 20 (1949). — JÖTTEN: Münch. med. Wschr. **1943**, 568. — Tuberkulosearzt **2**, 637 (1948). Ref. Ber. allg. u. spez. Path. **2**, 454 (1949). — JÖTTEN u. EICKHOFF: Frankf. Z. Path. **60**, 271 (1949).

KAHLAU: Frankf. Z. Path. **55**, 364 (1941); **56**, 546 (1942); **59**, 69 (1947). — Dtsch. Gesundheitswesen **1949**, 610. — Verh. dtsch. Ges. Path. (33. Tagg) **1950**, 377. — KIRCH: Zbl. Path. **79**, 417 (1942). — KOELSCH: Beitr. Klin. Tbk. **97**, 688 (1942).

MEYER u. KASPER: Dtsch. Arch. klin. Med. **189**, 471 (1942).

REISER: Über die Berufsschädigung bei den Arbeitern eines Kaolinwerkes unter besonderer Berücksichtigung der Mundhöhle. Med. Diss. München 1941.

SCHEIDEMANDEL: Tuberkulosearzt **2**, 298 (1948). — SCHWELLNUS u. KLEINSORG: Dtsch. Z. gerichtl. Med. **39**, 577 (1949).

TINOZZI: Med. sper. Arch. ital. **8**, 129 (1941). Ref. Dtsch. Z. gerichtl. Med. **35**, 360 (1942). WYATT and RIDDELL: Amer. J. Path. **25**, 447 (1949). — WÄTJEN: Z. inn. Med. **2**, 179 (1947).

Alaun und essigsaure Tonerde.

FÜHNER: l. c. S. 69.

PETRI, E.: l. c. S. 62.

REUTER, F.: l. c. S. 1083.

Hautschäden durch Duraluminium.

ANTON, W.: Münch. med. Wschr. **1941**, 886.

BUFE u. GISSEL: Dtsch. Z. Chir. **252**, H. 3.

HOFBAUER: Arch. Gewerbepath. **10**, 529 (1941).

JOERGENSEN: Acta path. scand. (Københ.) **1938 I**, 15. Ref. Zbl. Path. **72**, 44 (1939).

MARQUARDT: Med. Welt **1939**, 1317.

SCHMID, L., u. KNEIDL: Čas. lék. česk. **1940**, 269. Ref. Dtsch. Z. gerichtl. Med. **34**, 40 (1941). — SEDLACECK: Arch. Gewerbepath. **10**, 445 (1941).

UTZ, F.: Arch. Gewerbepath. **9**, 607 (1939).

ZANGGER: Arch. Gewerbepath. **10**, 1 (1940).

Antimon.

ENGELHARDT: Ärztl. Sachverst.ztg **1931**, 103.
FRANZ: Arch. exper. Path. u. Pharmakol. **1937**, 186. — FÜHNER: l. c. S. 64.
HAMMERSCHLAG: Slg Vergift.fälle **7** (A 638) (1936).
JUSTUS: Dermat. Z. **12**, 277 (1905).
LIEB: l. c. S. 1457. — LOCHTE u. PUTSCHAR: Dtsch. Z. gerichtl. Med. **20**, 471 (1933).
NUNNO, DE: Med. sper. Arch. ital. **7** (1940). Ref. Dtsch. Z. gerichtl. Med. **35**, 478 (1942).
OELKERS: Arch. exper. Path. u. Pharmakol. **1937**, 187. — OELKERS u. LÜDERS: Klin.
Wschr. **1937**, 680.
PETRI: l. c. S. 187.
REUTER: l. c. S. 1110.
SCHNEIDER: Handwörterbuch der gerichtlichen Medizin, S. 54. Berlin 1940.

Thallium.
Allgemeindarstellungen.

FÜHNER: l. c. S. 91.
LIEB: ABDERHALDENS Handbuch der biologischen Arbeitsmethoden, Abtl. IV, Teil 12,
1. Hälfte, Bd. 2, S. 1471. Berlin u. Wien 1938.
OSTEN: Slg Vergift.fälle **12** (C 56), 55 (1941).
PETRI, E.: l. c. S. 63.
REUTER, F.: ABDERHALDENS Handbuch der biologischen Arbeitsmethoden, Abtl. IV,
Teil 12, 1. Hälfte, Bd. 2, S. 1075. Berlin u. Wien 1938. — RODENACKER: l. c. S. 164.
SCHNEIDER: Thallium. In Handwörterbuch der gerichtlichen Medizin, S. 741. Berlin 1940.

Präparate.

ALVAREZ: Med. españ. **5**, 395 (1941). Ref. Dtsch. Z. gerichtl. Med. **37**, 37 (1943).
GESSNER, O.: Slg Vergift.fälle **2** (A 96), 23 (1931).
MOESCHLIN u. a.: Dtsch. Arch. klin. Med. **189**, H. 2 (1941).

Zentralnervensystem und periphere Nerven.

HARTL: Z. inn. Med. **5**, 51 (1950).
SCHÜTZLER u. KREUSCH: Nervenarzt **22**, 90 (1951).

Allgemeine Symptome, Nieren.

BIHLER: Slg Vergift.fälle **3** (A 215), 93 (1932). — BÖHME: Über wiederholte Thallium-
vergiftungen. Med. Diss. Leipzig 1941. Ref. Dtsch. Z. gerichtl. Med. **37**, 188 (1943). —
BRUMM, G.: Münch. med. Wschr. **1938** II, 1024. Ref. Dtsch. Z. gerichtl. Med. **30**, 367 (1938).
COBET: Med. Ges. Halle a. d. S., 14. Mai 1941. Ref. Münch. med. Wschr. **1941** II, 793.
DIMTER: Arbeitsgem. Dtsch. Ärzte Prag, 13. März 1941. Ref. Münch. med. Wschr.
1941 I, 719.
FUSS: Haarausfall bei Vergiftung mit Thallium. Med. Diss. Köln 1940. Ref. Dtsch.
Z. gerichtl. Med. **37**, 188 (1943).
HABERDA: Beitr. gerichtl. Med. **7**, 1 (1928). — HEINICHEN, W.: Slg Vergift.fälle **2** (A 98),
27 (1931). — HESS: Med. Ges. Oberlausitz, 29. Nov. 1939 Bautzen. Ref. Münch. med. Wschr.
1940 I, 167. — HOFMAN-BANG: Ugeskr. Laeg. (dän.) **1937**, 760. Ref. Dtsch. Z. gerichtl. Med.
29, 571 (1938). — HOLUBOWSKYJ: Drei Fälle von akuter Thalliumvergiftung. Med. Diss.
Leipzig 1942.
JACOBSEN: Ugeskr. Laeg. (dän.) **1939**, 1445. Ref. Dtsch. Z. gerichtl. Med. **33**, 483 (1940).
KARRENBERG: Slg Vergift.fälle **3** (C 9), 17 (1932). — KÖRHOLZ: Fragen der Thallium-
vergiftung. Med. Diss. Düsseldorf 1942. — KÜPPER: Psychiatr.-neur. Wschr. **1939**, 507.
LANGSTEINER, F.: Med. Klin. **1939** II, 980. — LUDWIG u. GANNER: Slg Vergift.fälle **6**
(A 513) (1935).
MÖLLER: Über Vergiftungen mit „Zelio"-Präparaten. Med. Diss. Münster 1941. Ref.
Dtsch. Z. gerichtl. Med. **37**, 188 (1943).
STEIDLE: Med. Welt **1939**, 1557.
WOLF, A.: Thalliumvergiftung. Med. Diss. 1942. Ref. Dtsch. Z. gerichtl. Med. **37**, 254
(1943).

Urinbefunde.

METZNER: Siehe Augen.
SPRADO: Dtsch. med. Wschr. **1938** I, 537. — SAAR: Siehe Bulbärparalyse.

Herz.

METZNER: Siehe Augen.
RÜTHER: Klin. Wschr. **1941** I, 247. Ref. Dtsch. Z. gerichtl. Med. **35**, 151 (1942).

Epilepsie.

Moeschlin u. Condrau:, Schweiz. med. Wschr. **1950**, 519.

Bulbärparalyse.

Saar, H.: Slg Vergift.fälle **13**, 67 (1942).

Atembeschwerden.

Hirschmann: Ärztl. Wschr. **1947**, 982.

Schnupfen, Bronchitis.

Frick: Fol. psychiatr. néerl. **1949**, Nr 2. Ref. Ber. allg. u. spez. Path. **5**, 235 (1950).

Kumulierung.

Johne: Z. Hautkrkh. **6**, 5 (1949).

Knochenveränderungen.

Klages: Arch. klin. Chir. **201**, 663 (1941). Ref. Dtsch. Z. gerichtl. Med. **36**, 37 (1942).

Augen.

Alvarez: Siehe Präparate.
Metzner: Die Thalliumintoxikation. Med. Diss. Frankfurt a. M. 1938. Ref. Dtsch. Z. gerichtl. Med. **34**, 44 (1941).

Tiere.

Andreoni: Profilassi **15**, 49 (1942). Ref. Dtsch. Z. gerichtl. Med. **37**, 254 (1943).
Mattei: Arch. ital. Sci. farmacol. Suppl. **6**, 149 (1937). Ref. Dtsch. Z. gerichtl. Med. **30**, 283 (1938).

Anatomie und Histologie.

Moeschlin u. a.: Dtsch. Arch. klin. Med. **189**, 181 (1942).
Schneider, Ph.: Beitr. gerichtl. Med. **7**, 10 (1928). — Slg Vergift.fälle **6** (A 539) (1935).

Ausscheidung.

Böhmer, K.: Dtsch. Z. gerichtl. Med. **30**, 270 (1938).
Osten: Slg Vergift.fälle **12** (C 56), 55 (1941).
Paulus: Siehe versehentliche Vergiftung.
Rienäcker: Handbuch der analytischen Chemie. Berlin: Springer 1942.
Saar: Slg Vergift.fälle **13** (A 947), 67 (1943). — Schenk: Dtsch. med. Wschr. **1939** I, 643.

Th-Nachweis.

Berg, R.: Mikrochim. Acta 1, 64 (1937). Ref. Dtsch. Z. gerichtl. Med. **29**, 175 (1938). — Breitenecker: Beitr. gerichtl. Med. **17**, 195 (1943).
Gnoinski: Czas. sad.-lék. (poln.) **2**, 194 (1937). Ref. Dtsch. Z. gerichtl. Med. **29**, 571 (1938). — Goroncy u. Berg: Slg Vergift.fälle 4 (A 379), 227 (1933).
Hecke, van W. u. a.: Ann. Méd. lég. etc. **30**, 105 (1950).
Kluge, H.: Z. Unters. Lebensmitt. **76**, 156 (1938). Ref. Dtsch. Z. gerichtl. Med. **31**, 428 (1939). — Künkele, F.: Chemiker-Ztg **1938**, 49.
Lang: Handbuch der analytischen Chemie. Berlin: Springer 1942. — Lieb: l. c. S. 1471.
Philippow: Dtsch. Z. gerichtl. Med. **38**, 202 (1943). — Pribil u. Mitarb.: Chem. Listy **46**, 16 (1952). Ref. Dtsch. Z. gericht. Med. **41**, 207 (1952).
Rauschke: Diskussionsbemerkung. Tagg dtsch. Ges. für Pathol., Freiburg 1952.
Schenk: Dtsch. med. Wschr. **1939**, 16. — Spacu u. Pop: Bull. Sect. sci. Acad. roum. **23**, 229 (1941). Ref. Dtsch. Z. gerichtl. Med. **35**, 252 (1942).
Weinig: Dtsch. Z. gerichtl. Med. **38**, 199 (1943).

Medizinale Vergiftung.

Meltzer: Psychiatr.-neur. Wschr. **1938**, 566. Ref. Dtsch. Z. gerichtl. Med. **31**, 514 (1939).
Osten: Slg Vergift.fälle **12** (C 56), 55 (1941).
Starkenstein u. Langecker: Slg Vergift.fälle 5 (A 400) (1934).
Weidemann, M.: Slg Vergif.fälle 9 (S 739), 89 (1938).

Versehentliche Vergiftung.

Bunnemann: Thalliumvergiftung. Bleichrode i. Harz 1938. Ref. Dtsch. Z. gerichtl. Med. **32**, 128 (1939/40).

KOLODZIEJ: Slg Vergift.fälle **7** (A 605), 93 (1936).
MAHLO: Mschr. Psychiatr. **86**, 235 (1933). — MUNCH: Slg Vergift.fälle 4 (A 380), 229 (1933).
PAULUS: Arch. exper. Path. u. Pharmakol. **204**, 186 (1947).

Staubinhalation, beschmutzte Finger.

ELBEL: Ärztl. Sachverst.ztg **43**, 119 (1937).
SCHWARTE: Münch. med. Wschr. **1939 II**, 1299.

Abtreibung.

PAULUS: Arch. exper. Path. u. Pharmakol. **204**, 186 (1947).
STUTZER: Zbl. Gynäk. **69**, 811 (1947).
VUORI: Nord. Med. **1941**, 3565. Ref. Dtsch. Z. gerichtl. Med. **36**, 413 (1942).

Selbstmord.

DONALIES: Ärztl. Sachverst.ztg **43**, 327 (1937).
OHEIM: Dtsch. Z. gerichtl. Med. **29**, 95 (1938).
UNSELD: Slg Vergift.fälle **6** (A 512) (1935).
VONTOBEL: Über einen Fall von kombinierter Vergiftung mit Natriumchlorat und Thalliumsulfat. Med. Diss. Basel 1941. Ref. Dtsch. Z. gerichtl. Med. **36**, 414 (1942).
WENDER: Slg Vergift.fälle **7** (A 645) (1936).

Mord.

BÖHMER, K.: Dtsch. Z. gerichtl. Med. **30**, 146 (1938).
GRÜBEL: Dtsch. med. Wschr. **1938 II**, 1111.
KLAUER: Dtsch. Z. gerichtl. Med. **32**, 386 (1939/40).
LAVES: Zacchia **1937 I**, 28. Ref. Dtsch. Z. gerichtl. Med. **29**, 416 (1938).
RITTERSKAMP: Slg Vergift.fälle **7** (A 646) (1936).
SCHRADER u. KNORR: Dtsch. Z. gerichtl. Med. **25**, 61 (1935). — STRUCK: Kriminalistik **13**, 127 (1939).
WINTER: Kriminalistik **17**, 91 (1943).

Arsen.

Allgemeindarstellungen, Präparate, Dosen, gesetzliche Bestimmungen.

FÜHNER: l. c. S. 55.
LETTERER: Die pathologische Anatomie des Vergiftungstodes. In PONSOLDS Lehrbuch der gerichtlichen Medizin, S. 252. Stuttgart 1950. — LEVIN: Gifte und Vergiftungen, S. 174. Berlin 1929.
MARTIN, ÉTIENNE: Pricis de Médicine légale, S. 537. Paris 1938. — MOESCHLIN: Klinik und Therapie der Vergiftungen, S. 101. Stuttgart 1952.
PETRI: l. c. S. 159.
REUTER: l. c. S. 1100.
RODENACKER: l. c. S. 125.
SCHNEIDER: Arsen. In Handwörterbuch der gerichtlichen Medizin, S. 60. Berlin 1940. — SCHRAMM: Ärztl. Sachverst.ztg **1942**, 133.
Ohne Verfasser: Arsenvergiftung eines Winzers und Wirts als entschädigungspflichtige Berufskrankheit. Ärztl. Sachverst.ztg **1942**, 136.

Gewöhnung.

HAUSMANN: Pflügers Arch. **113**, 1906.
ISSEKUTZ u. VÈGH: Arch. exper. Path. u. Pharmakol. **114**, 206 (1926).
KEESER: Arch. exper. Path. u. Pharmakol. **111**, 59 (1926).
LEVIN: Siehe Allgemeindarstellungen.

Klinische und anatomische Befunde.

BUTZENGEIGER: Dtsch. Arch. klin. Med. **194**, 1 (1949).
GINABAT: Arch. Mal. profess. **9**, 313 (1948).

Leber.

GLAHN, VAN u. a. Arch. of Path. **25** (1938). Ref. Zbl. Path. **71**, 309 (1939).
LIEBEGOTT: Dtsch. med. Wschr. **1949**, 855.

Magen.

KOCH: Münch. med. Wschr. **1942 II**, 736.

Nägel.

NEUREITER, V.: MEESsches Nagelband. In Handwörterbuch der gerichtlichen Medizin, S. 493. Berlin 1940.
WIGAND: Dtsch. Z. gerichtl. Med. **20**, 207 (1933); **29**, 75 (1937). — Münch. med. Wschr. **1940 II**, 832.

Nervensystem.

BLAU: Arch. Ohrenheilk. **65**, 26 (1905).
MARTIN, ÉTIENNE: Pricis de Médicine légale, S. 538. Paris 1938. — MEDVEI: Slg Vergift.-fälle **6** (A 552), 205 (1935).
SCHMIDT, W.: Dtsch. Z. gerichtl. Med. **40**, 440 (1951). — SCOTTI: Med. sper. Arch. ital. **8** (1941). Ref. Dtsch. Z. gerichtl. Med. **36**, 104 (1942).
VARADY, J.: Slg Vergift.fälle **11** (A 830), 21 (1940).
YAMAKAWA: Arch. Ohrenheilk. **123**, 238 (1929).

Blut.

HADJIOLOFF: Dtsch. med. Wschr. **1940 I**, 459.
MYERS and CORNWALL: Amer. J. Syph. **9**, 647 (1925). Ref. Dtsch. Z. gerichtl. Med. 8, 623 (1926).

Haut.

FROHN: Münch. med. Wschr. **1938 II**, 1630.
HELLFORS: Slg Vergift.fälle **4** (A 311), 35 (1933).
KOCH u. GRAEFE: Münch. med. Wschr. **1941 II**, 1329.
PEIN, V.: Münch. med. Wschr. **1938 I**, 927. — Dtsch. Arch. klin. Med. **190**, 429 (1943).
VOSS: Strahlenther. **66**, 155 (1939).
WEISER: Slg Vergift.fälle **7** (A 622), 139 (1936).

Methodologie der As-Bestimmung.

BODNAR, CIELESZKY u. SZEP: Hoppe-Seylers Z. **264**, 1 (1940).
CARPIE, DEL: Diagn. e Tecn. Labor. **8**, 8 (1937). Ref. Dtsch. Z. gerichtl. Med. 29, 62 (1938).
HINSBERG u. KIESE: Biochem. Z. **290**, 39 (1937).
LIEB: l. c. S. 1102.
SEIFERT u. BROSSMER: Arch. exper. Path. u. Pharmakol. **214**, 121 (1952). — SEIFERT, P.: Dtsch. Z. gerichtl. Med. **41**, 243 (1952). — STENBERG: Vopr. Pitanija **10** (1941). Ref. Dtsch. Z. gerichtl. Med. **36**, 164 (1942).

Auswertung der chemischen Befunde.

BANG: Biochem. Z. **165**, 364, 377 (1925). — BILLETER u. MARFURT: Helvet. chim. Acta **6**, 780 (1923). Ref. Dtsch. Z. gerichtl. Med. **4**, 88 (1924). — BLUMENFELDT: Dtsch. Z. gerichtl. Med. **15**, 501 (1930). — BOLZE: Der Arsengehalt der Arsenpasten und seine Beziehungen zur gerichtlichen Medizin. Med. Diss. Heidelberg 1951. — BROSSMER: Zur Frage der physiologischen Arsenwerte und ihrer forensischen Bedeutung. Med. Diss. Heidelberg 1951. — BRÜNING: Arch. Kriminol. **102**, 215 (1938).
FABRE: Rev. internat. Pol. Crim. (V.I.P.C.) **1951**, 42.
GUTHMANN u. HENRICH: Zbl. Gynäk. **1941**, 650.
HABERDA: l. c. S. 845. — HANSEN u. MOLLER: Acta pharmacol. (Københ.) **5**, 135 (1949). —
HEFFTER: Vjschr. gerichtl. Med., 3. F., **49**, 194 (1915); **50**, 167 (1915).
ITALLIE, VAN: J. Pharmacie **1937**, 97. Zit. nach BRÜNING, Arch. Kriminol. **102**, 215 (1938).
JESSER: Dtsch. Z. gerichtl. Med. **8**, 275 (1936).
LIEB: l. c. S. 1449. — LEVIN: l. c. S. 174.
MYERS, CORNWALL: Amer. J. Syph. **9**, 647 (1925). Ref. Dtsch. Z. gerichtl. Med. 8, 623 (1926).
NEUGEBAUER: Dtsch. med. Wschr. **1921**, 1069.
RODENACKER: l. c. S. 131 (Ausgabe von 1951). — RITZKA: Die forensische Beurteilung der As-Intoxikation nach vorangegangenen As-haltigen Zahneinlagen und therapeutischen As-Gaben. Med. Diss. Heidelberg 1951.
SCHWARZ u. DECKERT: Arch. f. Hyg. **106**, 346 (1931). — STUMPF: Vjschr. gerichtl. Med. **23**, 114 (1907). — SZÉP: Hoppe-Seylers Z. **267**, 29 (1940).
TAEGER: Die Klinik der entschädigungspflichtigen Berufskrankheiten, S. 85. Berlin 1940. Zit. nach MOESCHLIN.
VITTE: Ann. Méd. lég. etc. **28**, 164 (1948).
WIGAND: Siehe klinische Befunde unter: Nägel.

Gewerbliche Vergiftung, Winzerkrankheit und alimentäre Vergiftung.

BAUER u. Mitarb.: Dritte Verordnung über Ausdehnung der Unfallversicherung auf Berufskrankheiten v. 16. Dez. 1936. Leipzig 1937. — BOHNENKAMP: Ber. 8. Internat. Kongr. f. Unfallmed. u. Berufskrkh. **2**, 1069 (1939). — BUTZENGEIGER: Klin. Wschr. **1940** I, 523.
FROHN: Münch. med. Wschr. **1938** II, 1630.
GENKIN: Slg Vergift.fälle **6** (A 489), 63 (1935). — GUTH: Gesdh.führ. **1939**, H. 2.
HADJIOLOFF: Ärztl. Sachverst.ztg **1940**, 183. — HELLER: Med. Welt 18, 293 (1944).
KESZTELE u. SEYFRIED: Arch. Gewerbepath. **1942**, 11. — KOCH: Psychiatr.-neur. Wschr. **1942**, 289.
LIEBEGOTT: Dtsch. med. Wschr. **1949**, 855.
PEIN, v.: Med. Klin. **1941** I, 293. — PEIN, v. u. BAURHENN: Klin. Wschr. **1943** I, 388. — PICKARDT: Slg Vergift.fälle **3** (A 222), 113 (1932). — PINTO u. a.: Arch. of Industr. Hyg. **1950**, 437.
SCHLAPP: Dtsch. med. Wschr. **1949**, 1507. — SCHÖNDORF: Slg Vergift.fälle **9** (A 745), 105 (1938). — STRAUBE: Slg Vergift.fälle **10** (C 54), 33 (1939).
TAEGER: Die Klinik der entschädigungspflichtigen Berufskrankheiten. Berlin 1940. — Slg Vergift.fälle **13** (B 113), 29 (1944).
WILLIMSKY: Dtsch. med. Wschr. **1950**, Nr 3, 122.

Vergiftungen durch Versehen und Verwechslungen und Farben.

BOULEY: Ann. Méd. lég. etc. **22** (1942). — BUCCERI: Ärztl. Sachverst. ztg **1938**, 163.
FABRE u. a.: Bull. Acad. Méd. Paris, III. s. **126** (1942). Ref. Dtsch. Z. gerichtl. Med. **37**, 118 (1943). — FABRE u. HUBER: Ann. Méd. lég. etc. **22** (1942). — FEIL: Presse méd. **1942** II, 634. Ref. Dtsch. Z. gerichtl. Med. **37**, 251 (1943). — FYFE and ANDERSON: Lancet **1943**, No 6272, 614.
KOCH, R.: Slg Vergift.fälle **12** (A 868), 175 (1941).
LANGECKER: Slg Vergift.fälle **2** (C 5), 19 (1931).
MÜHLENS: Slg Vergift.fälle **4** (A 310), 33 (1933).
PERROT: Bull. Acad. Méd. Paris, III. s. **126** (1942). Ref. Dtsch. Z. gerichtl. Med. **37**, 119 (1943).
SCHRADER u. WIEGAND: Slg Vergift.fälle **7** (A 620), 133 (1936). — SCHRADER, G.: Slg Vergift.fälle **12** (A 849), 101 (1941). — SICAULT u. MESSERLIN: Bull. Off. internat. Hyg. publ., Paris **29**, 992 (1937). Ref. Dtsch. Z. gerichtl. Med. **29**, 413 (1938). — SYMANSKI: Slg Vergift.fälle **10** (B 93), 1 (1939).
WALL, LA u. HARRISSON: Slg Vergift.fälle **6** (A 473), 13 (1935).

Medizinale Vergiftung.

HOHMANN: Nederl. Tijschr. Geneesk. **1942**. Ref. Zbl. Path. 83, 127 (1945/48).
RISTIC: Slg Vergift.fälle **2** (A 170), 199 (1931).
SIEMENS u. SIMONS: Münch. med. Wschr. **1937** II, 1444.

Abtreibung.

KONSCHEGG u. a.: Dtsch. Z. gerichtl. Med. **28**, 458 (1937).

Selbstmord.

DUNCKER: Ärztl. Sachverst.ztg **1940**, 14.
KOCHMANN: Slg Vergift.fälle **2** (A 169), 197 (1931).
SCHMITT: Slg Vergift.fälle **7** (A 585), 45 (1936).
UNSELD: Slg Vergift.fälle **6** (A 555), 213 (1935).
VÖHRINGER: Slg Vergift.fälle **8** (A 698), 167 (1937).

Mord.

BEÖTHY, v.: Slg Vergift.fälle **5** (A 461), 189 (1934). — BRÜNING: Arch. Kriminol. **102**, 215 (1938). — BÜRGI: Slg Vergift.fälle **4** (A 325), 69 (1933). — BUHTZ u. GRONOVER: Slg Vergift.fälle **4** (A 326), 77 (1933).
FÜHNER: Slg Vergift.fälle **5** (B 49), 53 (1934). — Med. Welt **1942**, 708.
HERRMANN, M.: Slg Vergift.fälle **8** (A 681), 89 (1937).
JARISCH: Wien. klin. Wschr. **1938** II, 956.
KRAUSS: Öff. Gesdh.dienst A 7, 516 (1941).
LEVIN: l. c. S. 175.
POROT: Ann. Méd. lég. etc. **28**, 224 (1948).

SCHRADER u. WIEGAND: Slg Vergift.fälle **7** (A 621), 135 (1936). — SCHWARZACHER u. GRONOVER: Slg Vergift.fälle **3** (A 190), 27 (1932). — SVEEN: Nord. kriminaltekn. Tidskr. **13**, 85 (1943). Ref. Dtsch. Z. gerichtl. Med. **38**, 224 (1943).
WAGNER: Slg Vergift.fälle **5** (B 50), 59 (1934).

Salvarsanschäden.

AUER: Ein weiterer Fall von Salvarsan-Agranulozytose bzw. Panmyelophthise. Med. Mschr. **1949**, Nr 1, 61.
BLITSCH: Mil. Surgeon 80 (1937). Ref. Dtsch. Z. gerichtl. Med. **29**, 174 (1938). — BUTZEN-GEIGER: Dtsch. Arch. klin. Med. **194**, 1 (1949).
CLELAND: Slg Vergift.fälle **7** (A 595), 65 (1936). — CSORDAS: Orv. Közl (Sonderbeil. d. Orv. Hetil. Nr 39) **3** (1942). Ref. Dtsch. Z. gerichtl. Med. **37**, 176 (1943).
FRIEDERICH, H.: Dtsch. med. Wschr. **1949**, Nr 18, 572.
GÖERS: Nervenarzt **16**, 346 (1943).
HASSELMANN: Med. Klin. **1949**, Nr 6, 174. — HOFMANN: Münch. med. Wschr. **1944**, Nr 5/6, 62. — HOHAGE: Dtsch. Gesundheitswesen **5**, 1649 (1950).
JOCHHEIM: Münch. med. Wschr. **1950**, 1093.
KLEIFELD: Arch. f. Dermat. **186**, 512 (1948). — KLEINE-NATROP: Med. Mschr. **1949**, 597, 696. — KOCHS: Dtsch. Gesundheitswesen **5**, 1582 (1950). — KONRAD u. KELLNER: Dermat. Wschr. **120**, 425 (1949).
LANG, W.: Ärztl. Wschr. **1949**, 325. — LAUBENTHAL: Dtsch. med. Wschr. **1949**, Nr 9, 270. — LEGLER, F.: Med. Mschr. **1949**, Nr 1, 40. — LEVIN: Gifte und Vergiftungen, S. 203. Berlin 1929.
NEUENDORFF: Dtsch. Gesundheitswesen **1949**, 123.
OLIVEIRA u. a.: Arch. Soc. Med. leg. e Criminol. S. Paulo **7** (1936). Ref. Dtsch. Z. gerichtl. Med. **29**, 322 (1938).
PETERS: Beitr. path. Anat. **110**, 371 (1949). — PETRI, E.: l. c. S. 176.
SCHÖNFELD: Lehrbuch der Haut- und Geschlechtskrankheiten, S. 372. Stuttgart 1947. — SCHOOG: Med. Klin. **1949**, Nr 11, 329. — SZARRAS: Slg Vergift.fälle **6** (A 480), 35 (1935).
TASCHEN: Dtsch. Gesundheitswesen **1948**, 74. — TZANCK et LEWI: Bull. Soc. franç. Dermat. **46** (1939). Ref. Dtsch. Z. gerichtl. Med. **32**, 246 (1939/40).
VASILIU u. DIACONITA: Dtsch. Z. gerichtl. Med. **38**, 1 (1943).

Arsenwasserstoff.

BAADER: Slg Vergift.fälle **6** (A 565), 239 (1935). — BOLTANSKY, GRIFFON, DÉROBERT, TANRET, REYMOND, ELOY et ÉTIENNE: Ann. Méd. lég. etc. **28**, 154 (1948). — BULMER u. a.: Slg Vergift.fälle **12** (A 858), 129 (1941).
COFALKA: Beitr. gerichtl. Med. **16**, 1 (1942).
DIBBERN: Slg Vergift.fälle **4** (A 308), 27 (1933).
FÜHNER: l. c. S. 60. — FÜHNER u. PIETRUSKY: Slg Vergift.fälle **4** (B 33), 9 (1933).
GARMSEN, H.: Ärztl. Sachverst.ztg **1939**, 138. — Slg Vergift.fälle 8 (A 675), 67 (1937). — GEBERT: Biochem. Z. **293**, 157 (1937). — GILLERT: Slg Vergift.fälle **7** (A 604), 89 (1936). — GRIFFON: Ann. Méd. lég. etc. **29**, 71 (1949). — GRIFFON, DÉROBERT et CLÉMENT: Ann. Méd. lég. **28**, 162 (1948).
HAGEN: Slg Vergift.fälle **11** (A 829), 15 (1940). — HEGLER: Slg Vergift.fälle **2** (A 173), 205 (1931). — HEUBNER: Slg Vergift.fälle **2** (A 171), 201 (1931).
JUNG: Arch. exper. Path. u. Pharmakol. **204**, 604 (1947).
KÜNKELE u. SAAR: Slg Vergift.fälle 8 (A 704), 185 (1937).
LECLERCQ: Ann. Méd. lég. etc. 28, 150 (1948). — LEITNER u. RITLOP: Orv. Közl. (Sonderbeil. d. Orv. Hetil. **1942**, Nr 30, **3** (1942). Ref. Dtsch. Z. gerichtl. Med. **37**, 119 (1943). — LÖNING: Slg Vergift.fälle **4** (A 307), 23 (1933); Slg Vergift.fälle **4** (B 34), 15 (1933).
MOUREAU, PONSARD, WARIN et JOASSIN: Ann. Méd. lég. etc. **30**, 174 (1950).
OSTROVSKAJA: Arch. Pat. (Moskau) **11**, 78 (1949). Ref. Zbl. Path. **86**, 87 (1950).
PETRI: l. c. S. 175.
RODENACKER: l. c. S. 134 (Ausgabe von 1951). — REYMOND u. a.: Bull. Soc. med. Hôp. Paris **65**, 940 (1949). Ref. Arch. of Industr. Hyg. **21**, 473 (1950).
SCHLEUSSING u. SEELKOPF: Slg Vergift.fälle 4 (A 309), 29 (1933). — SCHRADER: Slg Vergift.fälle **5** (C 18), 19 (1934). — Dtsch. Z. gerichtl. Med. **2**, 342 (1933). — SCHWARZ, L.: Slg Vergift.fälle **9** (B 83), 1 (1938). — SPAETH u. SOIKA: Slg Vergift.fälle **2** (A 172), 203 (1931). — STEEL u. FELTHAM: Lancet **1950** I, No 6595, 108. — SYMANSKI: Dtsch. med. Rdsch. **1950**, Nr 6.

Diphenylarsinsäure.

HEGLER, O.: Slg Vergift.fälle **2** (A 174), 209 (1931).

Selen und Tellur.

Selen.

BAUER: Arch. Gewerbepath. **10**, 117 (1940). — BUCHAN: Occupat. Med. **3**, 439 (1947). Ref. Ber. allg. u. spez. Path. **1**, 322 (1949).

CAMERON: J. of Path. **59**, 539 (1947). Ref. Ber. allg. u. spez. Path. **4**, 209 (1949). — CLINTON: J. of Industr. Hyg. **29**, 225 (1947). Ref. Zbl. Path. **85**, 54 (1949).

DUDLEY, H. C.: Publ. Health. Rep. **1938**, 281. Ref. Dtsch. Z. gerichtl. Med. **30**, 282 (1938).

FÜHNER: l. c. S. 47.

HALTER: Slg Vergift.fälle **10** (A 790), 89 (1939).

LEVIN: l. c. S. 119.

MOTLEY: J. Amer. Med. Assoc. **109**, 1718 (1937).

SCHNEIDER: Selen. In Handwörterbuch der gerichtlichen Medizin, S. 693. Berlin 1940. SENF: Dtsch. med. Wschr. **1941 II**, 1094. — SMITH: Publ. Health Rep. **1937**, 1171. Ref. Dtsch. Z. gerichtl. Med. **29**, 307 (1938). — J. Amer. Med. Assoc. **116**, 7, 562 (1941). — SMITH u. a.: Publ. Health Rep. **1938**, 1199. Ref. Dtsch. Z. gerichtl. Med. **31**, 191 (1939). — SYMANSKI: Dtsch. med. Wschr. **1950**, 1730.

Tellur.

FÜHNER: l. c. S. 47.

HARING: Dtsch. med. Wschr. **1941 II**, 930.

LEVIN: l. c. S. 119.

SCHNEIDER: Tellur. Handwörterbuch der gerichtlichen Medizin, S. 739. Berlin 1940.

TIETZ: Slg Vergift.fälle **5** (A 452), 136 (1934).

Phosphor.

ASHBURN u. a.: Proc. Soc. Exper. Biol. a. Med. **67**, 351 (1948). Ref. Ber. allg. u. spez. Path. **2**, 305 (1949).

BAUER: l. c. S. 212. — BIDSTRUP: Brit. Med. J. **1950**, No 4678. Ref. Münch. med. Wschr. **1950**, 1251. — BLUMENTHAL u. LESSER: Slg Vergift.fälle **9** (A 760), 161 (1938). — BRIGANTI: Fol. med. (Napoli) **24** (1938). Ref. Dtsch. Z. gerichtl. Med. **30**, 282 (1938).

CHERIDJAN: Pract. otol. etc. (Basel) **10** (1948). Ref. Ber. allg. u. spez. Path. **3**, 156 (1949).

GAEDE: Dtsch. med. Wschr. **1944**, 251.

FÜHNER: l. c. S. 52.

KLINGHARDT: Dtsch. Arch. klin. Med. **194**, 456 (1949). — KOCH, R.: Slg Vergift.fälle **12** (A 837), 47 (1941). — KONDO: Bull. Nav. Med. Assoc. (Tokyo) **29** (1940). Ref. Dtsch. Z. gerichtl. Med. **34**, 45 (1941).

LIEB: l. c. S. 1307. — LIEBSCHER: Slg Vergift.fälle **5** (A 460) (1934).

PAULUS: Dtsch. Z. gerichtl. Med. **31**, 256 (1939).

REUTER: l. c. S. 1090. — RODENACKER: l. c. S. 125. — RUBITZKY u. a.: Arch. Int. Md. **83**, 164 (1949). Ref. Ber. allg. u. spez. Path. **6**, 389 (1950).

SCHÜSSLER: Beitr. gerichtl. Med. **15**, 128 (1939). — SEDLMEYER: Slg Vergift.fälle **4** (A 306) (1933). — SONTAG: Slg Vergift.fälle **9** (A 761) (1938). — STARZ: Münch. med. Wschr. **1936 I**, 47. — STRAUB, W.: Münch. med. Wschr. **1943**, 507, 629, 748.

TAKEYA-SIKO: Fukuoka Acta med. **30** (1937). Ref. Dtsch. Z. gerichtl. Med. **29**, 415 (1938). — Arch. f. Psychiatr. **109**, 113 (1939). — THOMAS et BRUYNBROEK: Arch. méd. belges **95** (1942). Ref. Dtsch. Z. gerichtl. Med. **37**, 118 (1943).

VACIREA: Sperimentale **95**, 11 (1941). Ref. Dtsch. Z. gerichtl. Med. **35**, 360 (1942).

WEYRICH: Phosphor und Phosphorverbindungen. In Handwörterbuch der gerichtlichen Medizin, S. 562. Berlin 1940. — WILSON: Analyst (Lond.) **65** (1940). Ref. Dtsch. Z. gerichtl. Med. **36**, 260 (1942).

YAMADA, TAMOTU: Fukuoka Acta med. **31**, (1938). Ref. Dtsch. Z. gerichtl. Med. **30**, 181 (1938).

ZEYNEK u. SCHALLY: Slg Vergift.fälle **2** (A 117), 67 (1931).

Phosphorwasserstoff.

BERG u. MAIER: Dtsch. Z. gerichtl. Med. **40**, 336 (1951).

EICHLER: Slg Vergift.fälle **5** (B 43) (1934).

GESSNER: Ärztl. Sachverst.ztg **1938**, 61. — Slg Vergift.fälle **8** (B 79) (1937).

LOEWENTHAL: Schweiz. Z. Path. u. Bakter. **12**, 313 (1949). Ref. Ber. allg. u. spez. Path. **6**, 74 (1950).

MÜLLER, W.: Arch. exper. Path. u. Pharmakol. **195**, 184 (1940).

RODENACKER: l. c. S. 123 f. — Allgemeine Darstellungen siehe unter Phosphor.

Erkrankungen durch Thomasschlacke.

BAUER u. Mitarb.: l. c. S. 380.
HOFF: Vortr. Med. Ges. Steiermark, Graz 19. Juni 1942. Ref. Münch. med. Wschr.
1942 II, 921. — HOLSTEIN u. MAU: Ärztl. Sachverst.ztg **1938**, 64.
KAHLSTORF: Dtsch. Arch. klin. Med. **184**, 466 (1939). — KOCH, R.: Arch. Gewerbepath.
11 686 (1942).
. LENZ: Erkrankungen der tieferen Luftwege und der Lunge durch Thomasschlacke.
Leipzig 1936.

Radioaktive Substanzen.

Allgemeindarstellungen.

BAUER, M. u. Mitarb.: 3. Vo. über Ausdehnung der Unfallversicherung, S. 309. Leipzig 1937.
FÜHNER: l. c. S. 103/104.
MAYER, F. X.: Beitr. gerichtl. Med. **17**, 116 (1943).
SCHNEIDER u. FRAUENDORFFER: Tod und Gesundheitsbeschädigung durch strahlende
Energie. In Handwörterbuch der gerichtlichen Medizin, S. 833. Berlin 1940.

Gewerbliche Schädigungen.

BALAZS: Orv. Hetil (ung.) **1939**, 893. Ref. Dtsch. Z. gerichtl. Med. **33**, 319 (1940).
FRANKE: Fundamenta radiol. (Berl.) **5**, 113 (1939). Ref. Dtsch. Z. gerichtl. Med. **33**,
39 (1940).
KALBFLEISCH: Slg Vergift.fälle **8** (A 661) (1937).
MARTLAND: Slg Vergift.fälle **2** (A 122), 77 (1931).
RAJEWSKI: Strahlenther. **69**, 438 (1941).
SCHMIDT, W.: Klin. Wschr. **1939**, 1330.
TELEKY: Wien. klin. Wschr. **1937** I, 619.
WOLDRICH: Slg Vergift.fälle **2** (A 123), 79 (1931).

Medizinale Vergiftungen.

EFSKIND: Acta chir. scand. (Stockh.) **84**, 177 (1940). Ref. Zbl. Path. **79**, 152 (1942).
KARCHER: Chirurg **1947**, H. 9, 424. — Langenbecks Arch. u. Dtsch. Z. Chir. **261**, 459
(1949).
MARIANI: Riv. Anat. Path. **1**, 986 (1948). Ref. Ber. allg. u. spez. Path. **6**, 112 (1950).
OBIDITSCH-MAYER: Wien. med. Wschr. **1949**, 121. Ref. Ber. allg. u. spez. Path. **7**, 67
(1950).
RÖSSLE, R.: Zbl. Path. **85**, 228 (1949).
SPECHT u. WOLFF: Beitr. gerichtl. Med. **17**, 169 (1943).

Selbstmord und versehentliche Vergiftungen.

GOUDSMIT u. SEVIE: Nederl. Tijdschr. Geneesk. **81** (II) (1937). Ref. Zbl. Path. **69**, 31
(1939).
HAMPERL: Slg Vergift.fälle **8** (A 660) (1937).
ROEMHILD u. HAMPERL: Dtsch. med. Wschr. **1937**, 17.

Tumorentstehung.

BLOOM, M., and W. BLOOM: Arch. of Path. **46**, 494 (1949). Ref. Ber. allg. u. spez. Path.
4, 302 (1949).
HELLNER: Med. Naturwiss. Ges. Münster i. Westf. 20. Juni 1938. Ref. Münch. med.
Wschr. **1938** II, 2011.
KAHLAU: Zbl. Path. **85**, 115 (1949).
PERRET: Mschr. Unfallheilk. **1949**, Nr. 6, 184.
RUF u. PHILIPP: Langenbecks Arch. u. Dtsch. Z. Chir. **263**, 573 (1950).
UEHLINGER u. SCHÜRCH: Dtsch. Z. Chir. **251**, 12 (1938).

Kalium- und Natriumsalze, insbesondere Kaliumchlorat.

Allgemeindarstellungen.

FÜHNER: l. c. S. 35.
JUNG: Arch. exper. Path. u. Pharmakol. **204**, 157 (1947).
PETRI: l. c. S. 110.
REUTER: l. c. S. 1135.
WAGNER: Slg Vergift.fälle **5** (C 23), 69 (1934).
WEYRICH: Kalium und Kaliumverbindungen. In Handwörterbuch der gerichtlichen
Medizin, S. 383. Berlin 1940.

Medizinale Vergiftungen und Verwechslungen.

COCHRANE: Slg Vergift.fälle **12** (A 851) (1941).
FÜHNER: Slg Vergift.fälle **8** (A 692) (1937).
JUDICA: Slg Vergift.fälle **4** (A 331), 93 (1933).
MANGILI: Slg Vergift.fälle **4** (A 383), 239 (1933). — MORGENSTERN, Z. u. a.: Slg Vergift.-fälle **4** (A 332), 95 (1933).

Mord und Selbstmord.

BALAZS: Slg Vergift.fälle **5** (A 406) (1934).
MÜLLER-HESS: Slg Vergift.fälle **5** (B 48) (1934).
VARTIAINEN: Slg Vergift.fälle **2** (A 101), 33 (1931).

Natriumchlorat.

DÉVOT et REYMOND: Bull. Soc. méd. Hôp. Paris **63**, 302. Ref. Zbl. inn. Med. **118**, 307 (1948).
EHRHARDT: Dtsch. Z. gerichtl. Med. **41**, 96 (1952).
SCHEIBE: Dtsch. Z. gerichtl. Med. **40**, 134 (1951).

Calciumverbindungen.

Allgemeindarstellung.

WEYRICH: Kalzium. In Handwörterbuch der gerichtlichen Medizin, S. 121. Berlin 1940.

Zwischenfälle bei Calciuminjektionen.

FERNANDEZ: Slg Vergift.fälle **8** (A 670) (1937).
VASILIU u. DIACONITA: Rev. Stiinţ. med. (rum.) **31**, 593 (1942). Ref. Dtsch. Z. gerichtl. Med. **37**, 291 (1943).

Augenschädigungen.

LISCH: Graefes Arch. **142**, 503 (1940).

Kalkstickstoffdüngerkrankheit.

CAVALLAZI: Zacchia **1939 II**, 581. Ref. Dtsch. Z. gerichtl. Med. **33**, 483 (1940).
JORDI, A.: Schweiz. med. Wschr. **1947**, 805.
MELLINGHOFF: Dtsch. med. Wschr. **1939 II**, 1636.
RODENACKER: l. c. S. 49.
TAMPONI: Atti. Soc. ital. e Sifilogr. **3**, 786 (1941). Ref. Dtsch. Z. gerichtl. Med. **36**, 127 (1942).
WINTERFELD: Slg Vergift.fälle **4** (B 37), 29 (1933); **4** (C 12), 17 (1933).

Zementschäden.

CACCURI e DI PRISCO: Fol. med. (Napoli) **26**, 7 (1940). Ref. Dtsch. Z. gerichtl. Med. **33**, 315 (1940).
GIRINO u. DELL'AQUILA: Med. Lav. **1939**, Nr 4. Ref. Ärztl. Sachverst.ztg **1939**, 284.
KOELSCH: Münch. med. Wschr. **1940 I**, 326.

Chlor.

BAADER: Arch. Gewerbepath. **7**, 597 (1937).
DAVID: Slg Vergift.fälle **4** (A 349), 145 (1933).
FÜHNER: l. c. S. 13.
NIEDERLAND: Slg Vergift.fälle **6** (A 524), 143 (1935).
PERNICE: Slg Vergift.fälle **5** (A 412), 43 (1944); **6** (A 525), 145 (1945).
REUTER: l. c. S. 992.
SCHULZE: Sg Vergift.fälle **10** (A 762), 1 (1939).
WEYRICH: Handwörterbuch der gerichtlichen Medizin, S. 125. Berlin 1940.

Phosgen.

COMAN u. a.: Amer. J. Path. **23**, 1037 (1947). Ref. Ber. allg. u. spez. Path. **1**, 365 (1949).
DURLACHER and BUNTING: Amer. J. Path. **23**, 679 (1947). Ref. Ber. allg. u. spez. Path. **1**, 367 (1949).
HEGLER: Dtsch. med. Wschr. **1928**, 1551. — HÜBNFR: Slg Vergift.fälle **3** (A 271) (1932).
JAMIN: Dtsch. Arch. klin. Med. **180**, 676 (1938).
RODENACKER: l. c. S. 15.
STEEL: Lancet **1942 I**, 316.

Methylchlorid.

BRUSTIER, BOURBON et VIGNES: Ann. Méd. lég. etc. **28**, 241 (1948).
CHALMERS, GILLAM and KEUCH: Lancet **1940** I, 806.
DUNN and SMITH: Arch. of Path. **43**, 296 (1947). Ref. Zbl. inn. Med. **119**, 167 (1949),
GOLDBACH: Med. Klin. **1949**, 274.
KEGEL u. Mitarb.: J. Amer. Med. Assoc. **63**, 353 (1929).
MOESCHLIN: Klinik und Therapie der Vergiftungen, S. 217. Stuttgart 1952. Hier
Schrifttum.
ROCHE et BOUCHET: Arch. Mal. profess. **9**, 406 (1948).
SCHERWIN: Ugeskr. Laeg. (dän.) **1942**, 1421. Ref. Dtsch. Z. gerichtl. Med. **38**, 38
(1943). — SCHWARZ: Dtsch. Z. gerichtl. Med. **7**, 278 (1926). — SPERLING u. a.: Arch. of
Industr. Hyg. **1950**, 215. — SYMANSKY: Dtsch.med. Wschr. **1949**, 586.

Halazone-Tablets.

SCHMIDT-HALIN: Med. Klin. **1949**, 247.

Jod.

ARIEL, BOLE, DOWNING u. a.: Amer. J. Phasiol. **132**, 346 (1941). Ref. Zbl. Path. **81**,
160 (1943).
BESSO: Münch. med. Wschr. **1938** II, 1368. — BÜRKLEN: Med. Klin. **1937** II, 1397.
CAMERER: Dtsch. Z. gerichtl. Med. **31**, 21 (1939). — CAVALLAZZI: Med. ital. **22**, 397 (1941).
Ref. Dtsch. Z. gerichtl. Med. **36**, 252 (1942).
EGER: Frankf. Z. Path. **52**, 355 (1938). — ERKENS: Ärztl. Sachverst.ztg **1938**, 171.
FÜHNER: l. c. S. 38 u. 130.
GORDONOFF: Slg Vergift.fälle **5** (A 395), 3 (1934).
HAMAGUSCHI: Münch. med. Wschr. **1940** I, 22. — HASCHE-KLÜNDER: Zbl. Path. **83**, 1
(1945/48). — HUEBER: Münch. med. Wschr. **1942** II, 792.
INGEBRIGTSEN: Nord. Med. **1941**, 293. Ref. Dtsch. Z. gerichtl. Med. **37**, 41 (1943).
JUNGMICHEL: Münch. med. Wschr. **1940** I, 393.
KESELING: Münch. med. Wschr. **1938** II, 1912.
LIPP: Münch. med. Wschr. **1940** II, 1363, 1364.
MÜLLER: Münch. med. Wschr. **1938** I, 173.
PANNHORST: Münch. med. Wschr. **1939** II, 1566.
ROTH: Frankf. Z. Path. **60**, 97 (1949).
SCHMIDT u. v. REDWITZ: Slg Vergift.fälle **2** (B 20), 27 (1931). — SELLMER: Slg Vergift.fälle
8 (A 655), 3 (1937).
THEMEL: Zbl. Path. **85**, 366 (1949). — TSAMPLAKOS: Slg Vergift.fälle **4** (A 321), 59 (1933).
VEIL: Münch. med. Wschr. **1941** II, 1312.
WEYRICH: Handwörterbuch der gerichtlichen Medizin, S. 382. Berlin 1940. — WOLF-
SOHN: Slg Vergift.fälle **4** (A 322), 61 (1933).
ZIMMERMANN: Slg Vergift.fälle **2** (A 128), 95 (1931).

Brom und seine Abkömmlinge.

Brom.

ANGRISANI: Osp. psychiatr. **6**, 699 (1938). Ref. Dtsch. Z. gerichtl. Med. **32**, 67 (1939/40).
CRAVEN u. LANCASTER: Slg Vergift.fälle **7** (A 633), 171 (1936). — CURRAN: J. Nerv. Dis.
88, 163 (1938). Ref. Dtsch. Z. gerichtl. Med. **31**, 250 (1939).
DIEFENBACH: Slg Vergift.fälle **6** (A 516), 127 (1935).
FRÖSHAUG: Nord. Med. **1942**, 255. Ref. Dtsch. Z. gerichtl. Med. **38**, 103 (1943). —
FÜHNER: l. c. S. 37.
GUNDRY: J. Amer. Med. Assoc. **113**, 466 (1939). Ref. Dtsch. Z. gerichtl. Med. **33**, 134
(1940).
KITCHING: Brit. Med. J. **1942**, No 4250, 734. Ref. Zbl. Path. **83**, 462 (1945/48).
MOORER: Confinia neur. (Basel) **3**, 1 (1940). Ref. Dtsch. Z. gerichtl. Med. **35**, 359 (1942).
NELL: Bruns' Beitr. **171**, 206 (1940).
OETTEL: Slg Vergift.fälle **5** (A 441), 125 (1934).
POHLISCH: Mschr. Psychiatr. **99**, 315 (1938).
SCHWARZ: Dtsch. Gesundheitswesen **1949** I, 122.
WEYRICH: Handwörterbuch der gerichtlichen Medizin, S. 120. Berlin 1940.

Brommethyl.

AIAZZI: Arch. ital. Sci. farmacol. Suppl. **9**, 89 (1943). Ref. Dtsch. Z. gerichtl. Med. **38**,
156 (1943).

BRUHIN: Z. Unfallmed. u. Berufskrkh. (Bern) **35**, 193 (1942). Ref. Dtsch. Z. gerichtl. Med. **38**, 35 (1943).

DECHAUME u. a.: Arch. Mal. profess. **9**, 49 (1948). — DUVOIR u. LAYANI: Slg Vergift.-fälle **10** (A 803), 129 (1939).

FRIEMANN: Slg Vergift.fälle 8 (A 662), 31 (1937). — FÜHNER: l. c. S. 128.

MARCHAND-ALPHANT: Ann. Méd. lég. etc. **32**, 162 (1952).

NAGER: Schweiz. med. Wschr. **1948**, 1280.

OLIVA: Fol. med. (Napoli) **27**, 257 (1941). Ref. Dtsch. Z. gerichtl. Med. **36**, 38 (1942).

ROGER et HAWTHORN: Presse méd. **1941 II**, 1178. Ref. Dtsch. Z. gerichtl. Med. **36**, 415 (1942).

Fluor.

BOTH: Slg Vergift.fälle **10** (A 804), 133 (1939). — BRUN u. a.: Acta med. scand. (Stockh.) **106**, 261 (1941). Ref. Dtsch. Z. gerichtl. Med. **36**, 36 (1942).

COHRS: Dtsch. tierärztl. Wschr. **1941**, 352. — CSERNYEI: Arch. di Sci. biol. **27**, 67 (1941). Ref. Dtsch. Z. gerichtl. Med. **35**, 120 (1942).

DEAN: Adv. Pediatr. **2**, 92 (1947). Ref. Ber. allg. u. spez. Path. **2**, 174 (1949). — DRUM: Dtsch. Gesundheitswesen 4, 1217 (1949).

EVANG: Ärztl. Sachverst.ztg **1938**, 269.

FABRE u. a.: Paris méd. **1941 II**, 253. Ref. Dtsch. Z. gerichtl. Med. **36**, 315 (1942). — FISCHER: Dtsch. Z. gerichtl. Med. **1**, 401 (1922). — FÜHNER: l. c. S. 29.

GREENBERG and LESTER: Arch. of Industr. Hyg. **2**, 350 (1950). — GREENWOOD: Physiologic. Rev. **20**, 582 (1940). Ref. Zbl. Path. **81**, 168 (1943). — GUTZEIT: Ärztl. Wschr. **1948**, Nr 11/12, 188.

HARNDT: Dtsch. Zahn- usw. Heilk. **7**, 304 (1940). — HEYDRICH: Slg Vergift.fälle **10** (A 805) (1939). — HJORT: Nord. Med. Tidskr. **1938**, 47. Ref. Dtsch. Z. gerichtl. Med. **30**, 176 (1938). — HOLSTEIN: Dtsch. Gesundheitswesen **1948**, 243. — HORNUNG: Öff. Gesdh.dienst **11**, 379 (1950).

JECKELN: Slg Vergift.fälle **3** (A 189), 25 (1932).

KELLNER: Arch. exper. Path. u. Pharmakol. **192**, 549 (1939). — KLEIN: Publ. Health Rep. **1947**, 1247. Ref. Ber. allg. u. spez. Path. **1**, 195 (1949). — KOCKEL u. ZIMMERMANN: Münch. med. Wschr. **1920**, Nr 27. Zit. nach FISCHER. — KOOPMANN: Dtsch. Z. gerichtl. Med. **38**, 83 (1943). — KRAUL: Slg Vergift.fälle 4 (A 330), 89 (1933).

LARGENT: J. of Industr. Hyg. **29**, 53 (1947). — LEVIN: Gifte und Vergiftungen, S. 107. Berlin 1929.

NEUGEBAUER: Slg Vergift.fälle **6** (A 475), 21 (1935). — NÖRBY u. ROHOLM: Ugeskr. Laeg. (dän.) **1937**, 1319. Ref. Dtsch. Z. gerichtl. Med. **29**, 570 (1938).

PIGULLA: Slg Vergift.fälle 7 (B 31) (1936). — PRANGE: Slg Vergift.fälle **12** (A 869), 181 (1941).

REUTER: l. c. S. 933. — ROBBERS: Slg Vergift.fälle 8 (A 695), 159 (1937). — ROHOLM: Arbeitsmedizin, herausgeg. von BAADER, BAUER und HOLSTEIN, H. 7. Leipzig 1937. Ref. Dtsch. Z. gerichtl. Med. **30**, 53 (1938). — Erg. inn. Med. **57**, 822 (1939).

SCHMITZ: Zahnärztl. Mitt. **1949**, Nr 15, 285. — SEDLMEYER: Slg Vergift.fälle 2 (A 100) (1931). — SENARCLENS: Helvet. med. Acta 8, 379 (1941). Ref. Zbl. Path. **79**, 390 (1942). — SPIRA: Edinburgh med. J. **1942**, 49. Ref. Zbl. Path. **83**, 462 (1945/48). — Edinburgh Med. J. **1943**, 237. Ref. Zbl. Path. **83**, 462 (1945/48).

VOLKER u. a.: Amer. J. Physiol. **132**, 707 (1941). Ref. Zbl. Path. **83**, 317 (1945/48).

WEIDEMANN: Slg Vergift.fälle 4 (A 374), 213 (1933). — WEYRICH: Handwörterbuch der gerichtlichen Medizin, S. 220. Berlin 1940. — WIECHERT: Verhalten der Alkalireserve bei Fluorvergiftung. Med. Diss. Heidelberg 1949. — WILSON and DEEDS: Endocrinology **26**, 851 (1940). Ref. Zbl. Path. **77**, 273 (1941).

ZEYNEK u. STARY: Slg Vergift.fälle 2 (A 99), 29.

IV. Blut-, Atmungs- und Fermentgifte.

Kohlenoxyd.

Allgemeines.

Das Kohlenoxyd (Kohlenmonoxyd, CO) entsteht, wenn Kohle oder Kohlenstoffverbindungen unvollständig verbrennen. Es handelt sich um ein farb-, geruch- und geschmackloses Gas. Es ist spezifisch etwas leichter als die Luft. Es verbrennt mit blauer Flamme zu CO_2.

Das CO verbindet sich bei Einatmung mit dem Hb der Erythrocyten zum Kohlenoxyd-Hb; die Affinität des CO zum Hb ist viel erheblicher als die des Sauerstoffs. Bezüglich des Grades der vermehrten Affinität schwanken die Literaturangaben nicht unerheblich, und zwar soll die Affinität des CO zum Hb das 200—310fache des Sauerstoffs betragen; schon ein geringer Prozentsatz des Giftes in der Atemluft verdrängt den Sauerstoff aus dem Blute, so daß es schneller oder langsamer zur inneren Erstickung infolge Sauerstoffmangels kommt, ohne daß die Kohlensäure entsprechend im Körper angereichert wird. Das Kohlenoxyd ist im Körper beständig, es wird nicht weiter oxydiert. Die Ausscheidung erfolgt ausschließlich durch die Lungen; sie kann dadurch beschleunigt werden, daß man durch künstliche Sauerstoffeinatmung die Sauerstoffspannung im Blut erhöht und dadurch die Zersetzung des Kohlenoxyd-Hb fördert (FÜHNER).

Nachweismethoden.

Wissenschaftliche und praktische Untersuchungen auf dem Gebiete der CO-Vergiftung sind nur möglich, wenn eine ausreichende Methodik des Nachweises zur Verfügung steht. Man unterscheidet hier einfach durchzuführende *qualitative* Methoden, die im großen und ganzen nur bei pathologischen CO-Hb-Gehalten ansprechen und meist kompliziertere und empfindliche Nachweismethoden, die *quantitative* Werte liefern, die teils auf CO-Hb, teils auf das Volumenprozent der Blutgase zu beziehen sind. Bezüglich der Einzelheiten dieser Methoden muß auf das einschlägige Schrifttum verwiesen werden. Hier mögen einige grundsätzliche Bemerkungen genügen:

Anwesenheit von CO in der *Atmosphäre* kann bei kritischer Anwendung mit der *Palladiumchlorürmethode* geprüft werden. Man stellt sich eine 1%ige Palladiumchlorürlösung her, taucht in sie einen Filtrierpapierstreifen und danach noch zweckmäßigerweise in eine 5%ige Lösung von Natriumacetat. Dieser Streifen wird ausgelegt. Bei Anwesenheit von CO scheidet sich das Palladium als bräunliche Schicht auf dem Papier ab. Die Probe fällt noch bei einem CO-Gehalt der Luft von 0,05% positiv aus. Sie ist allerdings insofern nicht spezifisch, als sie auch auf *Methan* und *Schwefelwasserstoff* anspricht. Man wird sie daher mit Erfolg nur in Wohnräumen, Küchen und Plättereien, Autowerkstätten und Garagen anwenden können, nicht aber in Fabriken und Laboratorien (B. MUELLER). Aus der Zeit, die notwendig ist, um eine Schwärzung des Papiers zu erzielen, kann man an Hand einer Eichkurve auch den Grad des Gehaltes der Luft an CO unter geeigneten Bedingungen messen (Technik im einzelnen s. GRIFFON und Mitarbeiter). Kompliziertere Apparaturen, bei denen das CO zu Kohlensäure durch Jodpentoxyd oxydiert wird, oder der Dräger-CO-Meßapparat, der elektrisch die Wärme der Verbrennung des CO zu CO_2 mißt, gewährleisten genauere Bestimmungen in der Atmosphäre (RODENACKER).

Die qualitativen chemischen Methoden zur Untersuchung des *Blutes* beruhen im Grunde sämtlich darauf, daß die hellrote Farbe des schwer zerstörbaren Kohlenoxyd-Hb bei Zusatz geeigneter Chemikalien sich länger hält als die hellrote Farbe des Oxy-Hb; die letztere geht schnell ins Bräunliche über. Bei bestehendem Farbunterschied wird die Probe als positiv angesehen. Man braucht allerdings für diese Proben *Vergleichsblut*, das zur Anstellung der Reaktion in gleicher Menge von möglichst gleicher Konzentration beschafft werden muß. Erwähnt seien hier folgende Proben:

1. Die HOPPE-SEYLERsche Probe. Einige Tropfen des zu untersuchenden Blutes und des Vergleichsblutes werden auf einer weißen Schale mit der gleichen Menge konzentrierter Natron- oder Kalilauge versetzt. Das Vergleichsblut wird braun, das CO-haltige Blut bleibt rot oder wird höchstens braunrot. Die Probe wird erheblich empfindlicher, wenn man Kalilauge benutzt (BEBIOLKA, B. MUELLER). Wir haben schon bei einem CO-Hb-Gehalt von 5% positive Reaktionen erhalten. Wir verdanken HELPERN und G. STRASSMANN die wichtige Mitteilung, daß das Blut von Feten und Säuglingen bis zu 6 Monaten dem Alkali gegenüber resistenter ist als das von Erwachsenen (fetales Hämoglobin). Bei CO-freiem Blut erfolgt der Farbumschlag bei Erwachsenen schon nach 1—5 min, bei Kindern und Säuglingen manchmal erst nach einigen Stunden. Benutzt man konzentriertes Blut und konzentrierte

Lauge, so tritt der Unterschied weniger deutlich hervor. Immerhin sollte man bei Säuglings- und Kleinkinderblut das Ergebnis der HOPPE-SEYLERschen Probe nicht ausschlaggebend bewerten, sondern sich hier auf andere Untersuchungen verlassen (s. auch S. 101).

2. Die KUNKELsche Tanninprobe. Die beiden Blute werden im Reagensglas 3fach mit Wasser verdünnt und mit der 3fachen Menge einer 3%igen Lösung von Acidum tannicum versetzt. Das CO-Blut bleibt hell- bis dunkelrot, das Vergleichsblut wird braun.

3. Die *Formalinprobe*. Die Blute werden im Reagensglas mit der gleichen Menge einer 40%igen Formalinlösung versetzt und kräftig geschüttelt. Das Vergleichsblut wird braun, das CO-Blut dunkelrot.

4. Die *Pyrogallolprobe*. Unverdünntes und 2fach verdünntes Blut und Kontrollblut werden mit der gleichen Menge 10%iger wäßriger Pyrogallollösung vermischt. Schon nach wenigen Sekunden entsteht im CO-Blut ein leuchtendroter, im Kontrollblut ein schokoladebrauner Niederschlag. Die Niederschläge halten sich wochenlang fast unverändert. Als unterste Grenze der Empfindlichkeit werden 10% angegeben (KRAULAND).

5. Hat man Kontrollblut *nicht* zur Hand, so empfiehlt sich die Anstellung der Probe nach WACHHOLZ-SIERADSKY. Das zu untersuchende Blut wird 5fach verdünnt und die Lösung in zwei Teile geteilt. Zu beiden Teilen setzt man im Reagensglas 20 Tropfen einer 10%igen Ferricyankaliumlösung. Hierdurch wird Met-Hb gebildet. Das CO-Hb wird gelockert. Nun schüttelt man eine dieser Proben längere Zeit kräftig; dann entweicht das CO bzw. ein großer Teil von ihm; diese Lösung wird als Kontrollösung weiter verwendet. Nunmehr gibt man zu beiden Proben als Reduktionsmittel 1—2 Tropfen gelbes Schwefelammonium. Dieses führt das in einer der Lösungen noch vorhandene CO in CO-Hb über. Anschließend gibt man zu beiden Proben die gleiche Menge einer 10—20%igen Lösung von Acidum tannicum, schüttelt beide Proben kräftig durch und liest dann nach denselben Gesichtspunkten ab, wie bei der oben erwähnten KUNKELschen Tanninprobe. Bei dem durch Schütteln von CO befreiten Blut tritt ein grauer Niederschlag auf, bei der anderen Probe ein roter Niederschlag, sofern das Blut CO enthielt (zit. nach BREITENECKER). Die Durchführung dieser Reaktion ist technisch nicht ganz einfach. Ist sie dem Untersucher nicht geläufig, so ist es notwendig, daß er sie sich vorher an künstlich hergestelltem CO-Blut einübt.

Von den *physikalischen* Proben ist die geläufigste, meist schon im vorklinischen Studium gelehrte Probe die *spektroskopische*. Das O-Hämoglobin weist zwei Absorptionsstreifen zwischen den Linien D und E auf, die bei tropfenweisem Zusatz eines Reducens infolge Entstehung von reduziertem Hb in einen breiten, nicht ganz so kräftigen Streifen zusammenfließen. Das CO-Hb ergibt dem Spektrum gleichfalls zwei Streifen, die aber einige Wellenlängen nach dem Violett zu liegen; sie ändern sich beim Zusatz eines Reducens nicht. Bei geringerem CO-Gehalt kommt es aber insofern zu Übergangsreaktionen, als die beiden Streifen etwas verschwimmen, aber innerhalb des verschwommenen, durch das CO-freie Hb gebildeten Reduktionsstreifens doch noch zu erkennen sind. Als Reducens kommen Schwefelammonium, das frisch sein muß, Hydrazinsulfatlösung, Natriumhydrosulfit in Substanz oder auch Natriumstannit in Frage. Natriumstannit muß jedesmal frisch bereitet werden, indem man 0,3 g Zinnchlorür in 1,0 cm³ destillierten Wassers löst und 8 cm³ 10%ige Natronlauge zufügt (O. SCHMIDT, KOLLER). Die Wahl des Reducens richtet sich nach der persönlichen Erfahrung der Untersucher. Man muß an Hand von Kontrollösungen darauf achten, daß das Reducens auch wirksam ist. Die Reaktion beginnt bei einer CO-Hb-Konzentration von etwa 20% positiv zu werden. Es mag sein, daß die Empfindlichkeit durch sorgfältigen Vergleich mit einer Kontrollösung unter Beachtung der zur Reaktion notwendigen Mengen (abgezählter Tropfen) noch etwas verfeinert werden kann. Es ist aber notwendig, daß die Reaktion mit dem Kontrollblut in genau der gleichen Weise mit den gleichen Mengen und der gleichen Verdünnung durchgeführt wird. Gerade bei Leichenblut, das Gerinnsel enthält, ist es mitunter schwierig, genau gleiche Verdünnungen herzustellen. Im Gegensatz zu den Erfahrungen anderer halten wir die Durchführung der spektroskopischen Untersuchung keineswegs für besonders einfach. Wenn Erfahrungen mit dieser Methode nicht vorliegen, muß sie vorher sorgfältig eingeübt werden.

SCHWARZACHER hat zur Erkennung kohlenoxydhaltigen Blutes unter Berücksichtigung der Gesetze der Differenzfarben einen Kunstgriff angegeben, mit dem man noch einen 10%igen Gehalt an CO-Hb erkennen kann und der auch nach eigener Erfahrung recht brauchbar ist: 3 gewöhnliche Reagensgläser werden mit folgenden Lösungen beschickt. In ein Reagensglas kommt eine etwa 1:200fache wäßrige Verdünnung des verdächtigen CO-haltigen Blutes, in das zweite die gleiche Verdünnung eines CO-freien Vergleichsblutes. Das dritte Reagensglas wird mit einer etwa 0,2%igen himmelblauen Cupriammoniumsulfatlösung (2 cm³ einer 1%igen Kupfersulfatlösung auf 10 cm³ wäßriger Ammoniaklösung) gefüllt. Faßt man die drei so vorbereiteten Röhrchen bündelförmig zusammen und blickt man zunächst so gegen einen hellen Hintergrund, daß das Reagensglas mit der CO-Hb-Lösung vor das Röhrchen mit dem Kupfersalz und die Kontrollblutlösung links davon zu liegen kommt, so erhält man den Eindruck, als ob eine gelbe und blaue Farblösung nebeneinander stünden; wendet man die Richtung des Durchblickes in der Weise, daß das Kontrollblut sich mit der Kupferlösung deckt und die CO-Blutverdünnung rechts davon steht, so ergibt sich der Anblick zweier nebeneinanderstehender grün- und rotgefärbter Lösungen.

Zwecks Nachweis geringer Konzentrationen hat K. WAGNER eine Kombination zwischen chemischer und physikalischer Methode angegeben. Mittels einer besonderen Apparatur werden die Blutgase mit dem CO im Vakuum aus dem Blut entfernt und mit einer verdünnten Hb-Lösung in Verbindung gebracht, die sich dann wieder mit dem CO mehr oder weniger sättigt. Die Sättigung wird spektroskopisch bestimmt. Das Verfahren ist recht empfindlich. Eigene Erfahrungen mit der Methode besitzen wir nicht.

Entsprechend dem Fortschreiten unserer Erkenntnisse wird es in der jetzigen Zeit meist notwendig sein, eine hinreichend genaue *quantitative* Untersuchung vorzunehmen. Hier stehen uns eine Fülle von Methoden zur Verfügung. Sie sind mehr oder weniger kompliziert und mehr oder weniger empfindlich oder sonst irgendwie mit Fehlerquellen behaftet. Es wird sich schwer entscheiden lassen, welche dieser vielen Methoden die beste ist; die persönlichen Neigungen des Untersuchers, die Art seiner Vorbildung und die Einrichtungen seines Laboratoriums werden hier den Ausschlag geben. Bei jeder Methode ist es notwendig, daß sie vor praktischer Anwendung sorgfältig an Hand von künstlich hergestelltem CO-Blut eingeübt wird, daß die Untersuchungen nicht allzu selten durchgeführt werden und daß die Ablesungen, die bis zu einem gewissen Grade doch subjektiv sind, von der gleichen darauf eingestellten Persönlichkeit vorgenommen werden.

Auch hier gibt es physikalische und chemische Methoden. Näher eingegangen sei auf folgende:

1. Die spektroskopische Methode von BALTHAZARD. Mit zunehmender CO-Konzentration verschiebt sich das Maximum der Absorptionsstreifen nach Rot zu. Diese Abweichung wird am vorher geeichten Spektrum gemessen. Aus der erhaltenen Zahl wird tabellarisch der Prozentsatz des CO-Hb abgelesen. Allerdings braucht man zur Untersuchung ein großes Gitterspektroskop. Wir haben die Methode früher häufig angewandt. Die Fehlergrenze beträgt nach unseren Erfahrungen ± 10%. Die Ablesung ist nicht ganz einfach, da man bezüglich des Maximums der Absorption verschiedener Auffassung sein kann. Werte, die von verschiedenen Personen abgelesen werden, kann man mitunter schlecht vergleichen (genauere Darstellung der Technik s. BALTHAZARD, REUTER, BEBIOLKA).

2. Bestimmungen mit dem *Stufenphotometer*. Da dieses Instrument in vielen Instituten verbreitet ist, liegen die Grundlagen für die Durchführung der Untersuchung vielerorts vor. Hier werden Helligkeitsunterschiede zwischen dem CO-Blut und dem Kontrollblut nach geeigneter Vorbereitung der Blutproben gemessen. Das Verfahren ist in mehrfachen Modifikationen angegeben worden, und zwar von OETTEL unter Mitverwendung von Hg-Licht, von MAY u. v. a. (s. Literaturverzeichnis). Eigene Erfahrungen haben wir nur mit der Methode von OETTEL. Auch hier besteht nach unseren Erfahrungen insofern eine gewisse Fehlerbreite, als die Ablesung in gewissem Maße subjektiv ist und geübt werden muß. Bei Ablesung durch verschiedene Personen differieren die Ergebnisse nicht unerheblich. Bei faulem Blut scheinen recht erhebliche Fehlerquellen zu entstehen, und zwar auch bei der Methode nach MAY (KLAUER).

3. *Spektrophotometrische* Methoden. Die Messung des Maximums der Verschattung der Absorptionsstreifen, die nach der spektroskopischen Methode nach BALTHAZARD praktische Schwierigkeiten macht, wird präzisiert mit dem allerdings ziemlich kostspieligen Spektrophotometer nach KÖNIG-MARTENS, früher hergestellt von der Firma Schmidt und Hensch, Berlin; gleichzeitig mit der Messung des Maximums der Verschattung erfolgt auch eine Messung des Minimums zwischen den beiden Streifen. Der Quotient der gemessenen beiden Zahlen erlaubt an Hand einer empirisch gefundenen Tabelle die Ablesung des CO-Hb mit einer Fehlergrenze von ± 2 bis + 4%. Die technische Durchführung der Bestimmung ist ziemlich einfach; sie dauert bei vorhandener Übung einschließlich Kontrolle und Berechnung nur 5 min (BREITENECKER). Die Methode wird von der Wiener gerichtsmedizinischen Schule als besonders geeignet empfohlen; mir hat die Apparatur nur kurze Zeit in Breslau zur Verfügung gestanden; wir haben hier gute Erfahrungen gemacht (genaue Darstellung der Methode s. Literatur).

4. *Infrarotphotographische Methoden* Die infraroten Platten ermöglichen eine besonders genaue Wiedergabe des Tones der roten Farbe. Unter Ausnutzung dieses Prinzips ist von MERCKELBACH ein Verfahren erarbeitet worden. Gleiche Aufnahmen müssen auch mit

Kontrollblut durchgeführt werden. Die quantitative Nachweismöglichkeit scheint jedoch beschränkt zu sein. Eigene Erfahrungen mit der Infrarotphotographie in dieser Beziehung waren nicht gut, doch mag dies an der andersartigen Technik gelegen haben (Schrifttum B. MUELLER, l. c.). Es wird angegeben, daß die Methode auch an eingetrocknetem Blut noch durchzuführen ist (SCHILLING-SIENGALEWICZ). Nachprüfungen wären erwünscht.

5. *Colorimetrische* Methoden. Der Farbvergleich findet teils unmittelbar mit den Blutproben statt, teils nach Umsetzung des Blutes mit Silberlösungen, nach der Reaktion $Ag_2O + CO = 2 Ag + CO_2$. Die Intensität der Schwarzfärbung wird gemessen und an einer empirisch gefundenen Tabelle der CO-Gehalt abgelesen (SCHOLTEN). Eine weitere Methode beruht darauf, daß man durch Erwärmen des Blutes nach Zusatz eines Acetatessigsäurepuffers die übrigen Hämoglobinfraktionen mit Ausnahme der CO-Hb entfernt und die Intensität des verbliebenen CO-Hb colorimetrisch an Hand von standardisierten Vergleichslösungen bestimmt (WOLFF, JONSSON).

6. Die *chemischen* Methoden beruhen darauf, daß das CO durch geeignete Chemikalien vom Hb gelöst, mit den Blutgasen aus der Blutflüssigkeit im Vakuum ausgetrieben und danach verbrannt wird. Die durch die Verbrennung entstehende Volumenminderung ist ein Maß für das in den Blutgasen enthaltene CO. Die Untersuchung wird mit dem volumetrischen Apparat nach VAN SLYKE durchgeführt, der von O. SCHMIDT modifiziert und zum Zwecke der CO-Bestimmung spezialisiert wurde. Eine Relation zwischen den gefundenen CO-Werten in den Blutgasen und dem CO-Hb-Gehalt wurde hier nicht aufgestellt (Methode im einzelnen s. Schrifttum). Der CO-Gehalt der Blutgase kann sehr genau und schnell mit dem „Ultrarotreaktionsschreiber" der Badischen Anilinfabrik in Ludwigshafen gemessen werden; für die Exspirationsluft wird eine entsprechende Methode vorbereitet (ROSSMANN). Eigene Anschauung haben wir von dieser Methode nicht.

7. Zu den chemischen Methoden gehören auch die sog. *Testfleckenbestimmungen*. Für das CO ist eine solche Bestimmung von GETTLER und FREIMUTH ausgearbeitet und von SEIFERT, SCHMIEDER und ZEITZ vom gerichtsmedizinischen und gewerbemedizinischen Standpunkt aus überprüft worden. Das Prinzip ist einfach; durch Ferricyanid und Milchsäure wird das CO in Freiheit gesetzt, durch Unterdruck aus dem Blute ausgeschieden und nach Absorption von Schwefelwasserstoff und Methan durch ein Filtrierpapier geleitet, das mit einer Palladiumchlorürlösung beschickt ist. Infolge Abspaltung von Palladium schwärzt sich das Filtrierpapier in gleicher Weise, wie bei der oben beschriebenen Palladiumchlorürmethode zwecks Bestimmung des CO der Atmosphäre. Die Intensität der Schwärzung ist ein Maßstab für den CO-Gehalt. Durch Untersuchung von CO-Bluten bekannter CO-Hb-Konzentration stellt man sich Standardtestflecken her, die man lange aufbewahren kann. Der Vergleich der vorhandenen Testflecken mit der bei der Untersuchung entstandenen Schwärzung gestattet die tabellarische Ablesung des Kohlenoxydgehaltes nach CO-Hb-Prozenten. Die Methode ist erstaunlich empfindlich und genau. Es können auch Werte von unter 0,5% bestimmt werden. Beim Vergleich der physikalischen Methode von OETTEL fanden wir eine recht gute Übereinstimmung nur mit dem Unterschied, daß die Testfleckenmethode viel genauer ist. Es ist notwendig, daß der Untersucher die Testflecken selbst herstellt.

Bei der *Eichung* der Apparaturen zur quantitativen CO-Bestimmung, gleich welcher Art, muß man von *künstlichem gesättigten CO-Blut* ausgehen. Man stellt dies meist so her, daß man Leuchtgas genügend lange Zeit in einer Waschflache durch Blut laufen läßt. Die Zeit, die zur Sättigung des Blutes mit CO notwendig ist, wird recht verschieden beurteilt. Die einen meinen, es genüge ein Durchlaufenlassen von $^1/_2$—1 Std. Nach den Ergebnissen anderer Untersucher muß das Durchlaufen 24 Std und länger erfolgen, um eine Sättigung zu erreichen. Die Sättigung scheint schneller vor sich zu gehen, wenn man die Waschflasche mit einem Rührwerk versieht (BEBIOLKA, B. MUELLER, KRAULAND). Jedenfalls ist es notwendig bei der Eichung von Vorrichtungen streng darauf zu achten, daß die Ausgangslösungen auch wirklich konzentriert sind. Man muß dies an Hand anderer, schon früher geläufiger Methoden kontrollieren.

8. Auf einem ähnlichen Prinzip wie die Testfleckenmethode beruht die von MARQUARDT erarbeitete approximative, quantitative CO-Bestimmung; das aus dem Blute ausgetriebene CO spaltet auch hier Palladium aus Palladiumchlorür ab; das Palladium wird auf einem besonders hergerichteten Objektträger niedergeschlagen und die entstandene Schwärzung mit einem elektrischen Photometer gemessen; auf Grund der erhaltenen Photometerzahl kann an Hand einer Eichtabelle unmittelbar der Gehalt des Blutes an CO-Hb abgelesen werden. Eigene Erfahrungen mit dieser Methode stehen uns noch nicht zur Verfügung.

9. Für die Untersuchung von *Blutspuren* (bis zu 0,08 g herunter), und sogar von *Blutflecken*, soweit sie noch löslich sind, ist die oben erwähnte colorimetrische Methode von WOLFF und JONSSON modifiziert worden; als Vergleichsstandard dienen genau eingestellte Azocarmin- und Kobaltnitratlösungen.

Beim Eintrocknen von Blutstropfen bei Zimmertemperatur nimmt der CO-Sättigungs-
grad sowohl im Dunkelraum, wie auch bei Tageslicht und unter Bestrahlung mit UV-Licht
um etwa 50% ab. Ist ein CO-haltiger Blutstropfen einmal eingetrocknet, so bleibt der Grad
der CO-Sättigung der Blutfleckes bei Zimmertemperatur im Dunkeln und bei Tageslicht
etwa 2 Wochen annähernd konstant, um dann meßbar abzunehmen (Einzelheiten der Technik
der Untersuchung s. Im Obersteg und Kanter).

Physiologie und toxische Dosen.

Der Grad der Sättigung des Blutes mit CO ist abhängig vom Partialdruck.
Der Grad der Verdünnung des Blutes bei Versuchen scheint keinen Einfluß
auf die Sättigung auszuüben. Tierblut kann sich aber wesentlich anders verhalten als Menschenblut. Auch kann sich das Blut der einzelnen Menschen
etwas verschieden verhalten. Niedrige
Außentemperatur erhöht den Grad der
CO-Sättigung des Blutes. Der Grad der
maximalen Sättigung des Blutes mit CO
bei verschiedener Konzentration in der
Atmosphäre ist von HALDANE in einer
Dissoziationskurve festgelegt worden, die
hier wiedergegeben werden möge (Abb.157).
Wenn z. B. die Luft einen CO-Gehalt von
0,01% aufweist, so kann sich das Blut
höchstens bis zu 15% mit CO sättigen,
auch wenn sich der Betreffende noch solange in dieser Atmosphäre aufhält.

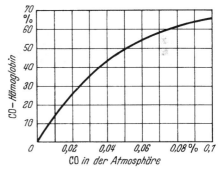

Abb. 157. Maximale Anreicherung des Hämo-
globins mit CO bei bestimmten CO-Gehalt der
Atmosphäre nach HALDANE. (Aus B. MUELLER.
Med. Klin. **1938**, 1487.)

Von physiologischer und gerichtsmedizinischer Seite (HENDERSON, OPITZ,
BREITENECKER) hat man versucht, Rela-
tionen zwischen dem Kohlenoxydgehalt des Blutes und den klinischen Symptomen bzw. den Eintritt des Todes herzustellen und ist dabei auch zu gewissen,
in Grenzfällen natürlich mit Vorsicht anzuwendenden Ergebnissen gekommen.

Bei einer prozentualen Sättigung des Hb unter 15—20% beobachtet man keine wesentlichen Störungen. Nach der oben dargelegten Kurve von HALDANE müßte also der Aufenthalt in einer Atmosphäre von 0,01% CO noch ungiftig sein. Bei einem CO-Hb-Gehalt
von 20—30% muß man mit dem Auftreten von Kopfschmerz, Reizbarkeit und leichter
Steigerung des Pulses und der Atmung rechnen. War der Betreffende in dieser CO-Atmosphäre körperlich tätig, so sind Herzklopfen, Schwindel und Kurzatmigkeit beobachtet
worden. Diese Störungen entstehen bei einstündigem Aufenthalt in einer CO-Atmosphäre
von 0,03% und nach einem mehrstündigen Aufenthalt von mehr als 0,01%. Ist das Blut mit
40% CO gesättigt, so pflegt man recht beträchtliche Symptome zu beobachten, und zwar
Kopfschmerzen, gelegentlich auch Euphorie. Das Schreiben ist erschwert, das Urteil getrübt.
Findet außerdem noch körperliche Tätigkeit statt, so werden schwere Kurzatmigkeit und
Neigung zur Ohnmacht beobachtet. Selbständiges Aufstehen ist erschwert. Diese Störungen
entsprechen einem Gehalt der Atmosphäre von 0,1% nach einstündigem Aufenthalt und
0,03% nach mehrstündigem Aufenthalt. Der CO-Hb-Gehalt von 50% stellt die Grenze der
Bewußtlosigkeit dar. Puls und Atmung sind deutlich gesteigert. Ist der Betreffende vorher
körperlich tätig gewesen, so wird nunmehr eine körperliche Betätigung unmöglich. Dies
entspricht einem einstündigen Aufenthalt in einer CO-Atmosphäre von 0,4% (OPITZ). Von
hygienischer Seite (MAY) sind diese Verhältnisse unter Berücksichtigung des gesamten vorliegenden wissenschaftlichen Materials in leicht verständlicher Form noch kurvenmäßig
wiedergegeben worden (Abb. 158).

Die *Ausscheidung* des CO und die dadurch bedingte Verminderung des Gehaltes des
Blutes an CO-Hb erfolgt gleichfalls bis zu gewissen Grade gesetzmäßig (BREITENECKER);
die Ausscheidung geschieht zunächst schneller, später langsamer und ist in den meisten
Fällen nach 12—16 Std beendet (s. Kurve Abb. 159). Der Tod pflegt bei einem CO-Gehalt
von 60—80% einzutreten. Bei einem CO-Hb-Gehalt von 50% kehrt vielfach das Bewußtsein wieder zurück.

Diese Relationen gelten nur für gewöhnlichen Atmosphärendruck. In einer Höhe von
etwa 8000 m kann sich das Blut überhaupt nur bis zu 60% mit Sauerstoff sättigen. Wird

dieser Sättigungskoeffizient durch die Anwesenheit von nur ganz geringen CO-Mengen in der Atemluft noch etwas weiter herabgesetzt, so kann die Grenze der tödlichen Asphyxie ganz plötzlich erreicht sein (Literatur zitiert bei B. MUELLER, RUFF).

Aus obigen Ausführungen ergibt sich, daß nicht jeder CO-Gehalt des Blutes eine CO-Vergiftung beweist. Jeder Mensch atmet im praktischen Leben nicht selten CO ein. Schon nach dem Rauchen von Zigaretten kann CO festgestellt werden (O. SCHMIDT, SCHÖNBERG); im Heidelberger Institut fanden wir bei Personen, die am Tage etwa 8 Zigaretten rauchten, nach dem Rauchen von 2 Zigaretten 1—2% CO-Hb (SEIFERT und SCHMIEDER). Bei Arbeitern der Heidelberger Gasanstalt, die im Ofenhaus tätig waren und außerdem noch Zigaretten rauchten, stellten wir 4—6% CO-Hb fest, bei Personen, die an anderer Stelle der Gasanstalt tätig waren und nicht CO einatmeten, wohl aber ziemlich stark rauchten, beobachteten wir

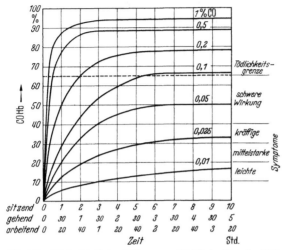

Abb. 158. Abhängigkeit der Bildung von CO-Hb im Menschenblut von der eingeatmeten CO-Konzentration, der Zeit und der Tätigkeit. [Nach MAY, Arch. Gewerbepath. **10**, 97 (1941).]

0,5—1% CO-Hb (ZEITZ). Dies entspricht auch Erfahrungen, die in der Schweiz gemacht wurden (MENZ). Werte von 0,3—1% CO-Hb gelten als nichtssagend (GIGON und NOVERRAZ). CO-Hb-Anreicherungen von über 10% mögen aber schon gelegentlich zu Schädigungen führen können (SYMANSKI).

Die Frage, ob die CO-Einatmung allein zu asphyktischen Störungen führt, oder ob darüber hinaus nicht doch eine *Zellschädigung* stattfindet, wird auch jetzt noch nicht einheitlich beantwortet. BARKAN und

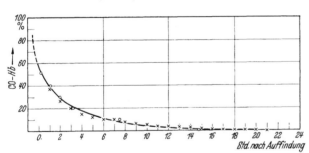

Abb. 159. Kurve der CO-Konzentration im Blute in Abhängigkeit von der Zeit. (Nach BREITENECKER, Handwörterbuch der gerichtlichen Medizin, S. 405. Berlin 1940.)

diejenigen, die auf diesem Gebiet weiter gearbeitet haben, vertreten die Auffassung, daß durch die CO-Einatmung auch das Oxydationsferment (Eisenhämatin) beschädigt werde. Zwar wird diese Verbindung nicht dissoziiert, doch bleibt die Abspaltbarkeit des Bluteisens durch verdünnte Säuren noch 10—14 Tage lang nach Überstehen einer Vergiftung gehemmt. Nun gibt es zwischen dem Blutfarbstoff und der Bildung von Gallenfarbstoff Zwischenprodukte, die zum CO eine besonders hohe Affinität haben, und zwar 800—2000fach mehr als zum Sauerstoff. Sie werden von BARKAN als Pseudohämoglobin bezeichnet; sie begleiten das leicht abspaltbare Bluteisen. Es wird darüber diskutiert, ob nicht ähnliche Eiweißverbindungen von hoher CO-Affinität auch im Gehirn, und zwar besonders in den Stammknoten vorhanden sind (DE LEHOCZKA u. a.). Das Vorhandensein solcher Produkte könnte vielleicht eine Erklärung dafür bieten, daß Zuführung wiederholter kleiner CO-Dosen von so geringer Menge, daß eine Anoxämie nicht entstehen kann, Störungen des Zentralnervensystems auszulösen vermag. In der Tat ergaben ausgedehnte Nachuntersuchungen, daß bei Personen, die chronisch CO in unterschwelligen Mengen einatmen, die Menge des abspaltbaren Eisens verringert ist. Aber auch bei Personen, die tatsächlich eine nachweisbare CO-Vergiftung hatten, war das abspaltbare Eisen noch erheblich länger verringert, als CO im Blut nachgewiesen werden konnte (BECKMANN, BLÖMER und KIESE, REPLOH und BREDMAN u. v. a.). Eine weitere Durcharbeitung dieser Befunde unter den verschiedensten äußeren Verhältnissen wäre erwünscht. Eine diagnostische Verwertung für die Feststellung einer CO-Vergiftung ist allerdings nur dann möglich, wenn andere Schädigungen ausgeschlossen werden können. Befunde einzelner Untersucher deuten auch darauf hin, daß die Hemmung der Abspaltbarkeit des Bluteisens überhaupt ein Symptom der Asphyxie ist. Man müßte also ausschließen, daß vorher aus anderem Grunde eine Asphyxie bestanden hat.

Das Prinzip der Methode des Nachweises des abspaltbaren Bluteisens sei kurz wiedergegeben: Das zu untersuchende ungerinnbar gemachte Blut (3—5 cm³) wird mit destilliertem Wasser bis zum 5fachen Volumen verdünnt. Dazu kommt die gleiche Menge 0,8%iger HCl. Nach einem Aufenthalt von 13—20 Std im Brutschrank bei 37⁰ im verschlossenen Kolben wird eine Ultrafiltration durch ein Kollodiumhäutchen vorgenommen. Mit dem Filtrat wird eine colorimetrische Fe-Bestimmung durchgeführt, indem man die Eisenrhodanidfarbe herstellt, sie mit Äther extrahiert und die Intensität der Farbe mit dem Stufenphotometer mißt. Allerdings ist die Menge des leicht abspaltbaren Bluteisens auch vom Hb-Gehalt abhängig. Die nach einer überstandenen CO-Vergiftung zurückbleibende Hemmung soll 5—6mal länger nachweisbar sein, als das CO im Blut (genaue Technik s. BECKMANN).

Bei einer Kombination von CO-Vergiftung und Einwirkung von Schlafmitteln, wie sie im praktischen Leben nicht selten vorkommt (s. S. 699), scheinen sich die Folgen beider Schädigungen nach dem Ergebnis von Tierversuchen *nicht* gleichsinnig zu summieren; doch wird man dieses Ergebnis nicht ohne weiteres auf den Menschen übertragen können (THOMAS).

Die Klinik der akuten Vergiftung.

Wird das CO in erheblicher Konzentration eingeatmet, so kann es nach wenigen Atemzügen zu Bewußtlosigkeit und unmittelbar danach unter Erscheinungen der Atemlähmung zum Tode kommen. Bei langsamerem Verlauf der Vergiftung melden sich zuerst Kopfschmerz, Herzklopfen, Klopfen in den Schläfenarterien, Ohrensausen, Schwindelgefühl, Augenflimmern, Angstgefühl, Übelkeit; nicht selten entsteht auch Erbrechen. Vor Verlust des Bewußtseins besteht mitunter ein so ausgesprochenes Schwächegefühl, daß der Vergiftete trotz der Erkenntnis, er müsse sich retten, nicht mehr dazu in der Lage ist. In anderen Fällen ist er auch zu unkritisch dazu geworden. Oft entstehen vor Eintritt der Bewußtlosigkeit geradezu euphorische Verwirrtheitszustände, die mit Trunkenheit verwechselt werden können. Manchmal begehen die Vergifteten in diesem Zustande sonderbare Handlungen (s. S. 699). Mit dem Eintritt der Bewußtlosigkeit sind auch klonische und tonische Krämpfe beschrieben worden, die Bißwunden an Zunge und Lippe verursachen können und erhöhte Körpertemperatur. Findet man einen CO-Vergifteten bewußtlos auf, so fällt mitunter eine fleckige Rötung der Haut auf, das Gesicht ist gedunsen. Der Kranke hat öfter eine rosige Gesichtsfarbe (CO-Hbg). Die Atmung ist flach, mitunter aussetzend, die Exspiration kann verstärkt sein. Vor den Mund tritt weißer Schaum. Allmählich stellt sich Trachealrasseln ein; es entsteht

manchmal ein akutes Lungenödem (DÉROBERT und Mitarbeiter). Die Reflex-
tätigkeit nimmt ab, die Pupillen werden starr. Mitunter tritt agonal noch
blutiger Schaum vor den Mund. Kann der Eintritt des Todes vermieden
werden, so läßt die bedrohliche Form der Atmung nach, der Kranke reagiert
wieder auf Reize, der Puls wird voller, das Bewußtsein kehrt allmählich wieder.
Der Kranke ist zunächst unorientiert über die Gegenwart und über die Zeit
vor der Bewußtlosigkeit. Er klagt über Kopfschmerz, Brustbeklemmungen,
Trockenheit im Munde, Durst und Schluckbeschwerden. Gelegentlich können auch
nach Wiederkehr des Bewußtseins erneute Bewußtseinsstörungen und Delirien
eintreten. Es kann eine restlose Wiederherstellung erfolgen (FÜHNER, LEVIN,
REUTER). Störungen des Zuckerhaushaltes kommen vor. Der Glutathion-
gehalt des Blutes kann erhöht sein. Erhebliche Temperatursteigerungen sind
nicht selten. Noch nach eingetretener Besserung kann eine Schluckpneumonie,
wenn auch selten, dem Leben ein Ende machen (VARADY u. v. a.).

Spätfolgen.

Die CO-Vergiftung ist dafür charakteristisch, daß auch nach Überstehen
der akuten Vergiftungssymptome sich nach einer gewissen Latenzzeit recht
unangenehme Spätfolgen manifestieren können. Die mit der Vergiftung einhergehende Asphyxie führt zu anoxämischen Herden, insbesondere in Herz
und Gehirn, wie sie uns BÜCHNER und seine Schule (Schrifttum s. B. MUELLER)
nahegebracht haben. Darüber hinaus meint man, daß das CO auch auf die Gefäße
eine gewisse Wirkung ausüben könne, wobei aber dahingestellt bleiben muß,
ob es sich hier nicht auch um hypoxämische Erscheinungen handelt. Wenigstens hat man als Folge der Vergiftungen Verfettungen der Endothelien, Blutungen um die Gefäße und pericapilläre Ödeme nachgewiesen.

Bezüglich der einzelnen Organe ist folgendes bekannt: Die Einwirkung des CO, sei es
auf dem Umwege über das Zwischenhirn, sei es unmittelbar, reizt das *hämopoetische System.*
Wir beobachten mitunter eine Polycythämie. Ein Zusammenhang mit einer später auftretenden perniziösen Anämie ist diskutiert und in einem Falle für wahrscheinlich gehalten
worden (SYMANSKI). Der Blutdruck ist in der ersten Zeit nach der Vergiftung mitunter
erhöht (STAEMMLER, PARADE). Das *Herz* ist in den Tagen nach der Vergiftung etwas dilatiert, was man röntgenologisch nachweisen kann. Die Gefäße zeigen eine gewisse Thrombose-
bereitschaft. Sei es infolge kleiner Thrombosierungen, sei es infolge Entstehung von anoxämischen Herden infolge der Asphyxie, kommen fast immer Herzmuskelstörungen zustande,
die elektrokardiographisch nachgewiesen werden können. Mitunter enstehen auch Thrombosen in *größeren Gefäßen*, z. B. in der Art. glutaea inf., die dann eine Nekrose in dem versorgten Muskelbezirk veranlassen. Die Entstehung von Kreislaufstörungen im Gehirn führt
je nach ihrem Sitze zu mannigfachen Störungen. Als besonders charakteristische Spätfolge der CO-Vergiftung gilt die *symmetrische Erweichung* im Bereiche des Linsenkernes,
deren Überstehen die Erscheinungen der PARKINSONschen Krankheit verursachen kann.
Die Erweichung scheint häufiger bei langsamer Vergiftung zustande zu kommen (BREITEN-
ECKER), z. B. bei Kohlendunst- und Sickergasvergiftungen. Auch *sekundäre Todesfälle*
infolge der Hirnstörungen sind bekanntgeworden. Entstehen die Kreislaufstörungen mit
nachfolgenden Entmarkungsherden und Gliosen in anderen Hirnpartien, so kann es zu den
verschiedensten Herdsymptomen kommen. Beschrieben wurden Ataxien mit temporaler
Abblassung der Pupille, so daß der Verdacht einer multiplen Sklerose aufgetreten war
(HUMPERDINCK), hemiplegische Störungen, fibrilläre Muskelzuckungen, Sehstörungen
(SILBERSCHMIDT). Wieweit auftretende epileptische Krämpfe mit einer vorangegangenen
Kohlenoxydvergiftung in Zusammenhang zu bringen sind, bedarf in jedem Falle einer
kritischen Prüfung (SCHRERSMANN, SYMANSKI). Die Beschreibung von *Psychosen* als Folge
einer CO-Vergiftung hat im psychiatrischen Schrifttum einen gewissen Umfang angenommen.
Katatonieähnliche Zustände wurden beobachtet, Sprachstörungen, Zustände von sensori-
scher und motorischer Agraphie kommen vor (NICHOLS und KELLER), fernerhin Zustände
von schweren Erinnerungsstörungen bis zur ausgesprochenen KORSAKOWschen Psychose
(BUMKE, STÖRRING). Es wird davor gewarnt, neurasthenische Erscheinungen im Anschluß
an eine CO-Vergiftung voreilig als psychogen bedingt zu erklären; mitunter handelt es sich
nur um das Vorstadium von psychotischen Erscheinungen, die durch die CO-Vergiftung

entstanden sind. Wieweit Störungen der *peripherischen Nerven*, etwa im Gebiet des Trigeminus, oder nach längerem Intervall auftretende Polyneuritiden mit der CO-Vergiftung in
Zusammenhang zu bringen sind, ist ebenso wie das Auftreten von epileptischen Krämpfen
von Fall zu Fall kritisch zu überprüfen. Eine der Voraussetzungen für die Annahme des
Kausalzusammenhangs ist, daß eine vorangegangene CO-Vergiftung bewiesen oder wenigstens hinreichend wahrscheinlich gemacht werden kann. Auch Sehstörungen bis zur Erblindung sind in Einzelfällen vorgekommen (NEUMANN, SYMANSKI, ZIPRKOWSKI). Es ist
daran zu denken, daß periphere Lähmungen kaum als Folge einer zentralen Schädigung,
wohl aber gelegentlich als Drucklähmungen bei ungünstiger Lagerung oder durch Blutungen
in die Markscheiden der Nerven bedingt sein können (BAADER und Mitarbeiter). Als Folge der
Kreislaufstörungen sind auch Veränderungen in der Muskulatur beobachtet worden. Sie bestanden in Schwellungen, gelegentlich mit nachfolgenden Beugekontrakturen. Mikroskopisch
fand sich eine chronische Myositis, zum Teil mit wachsartiger Degeneration der Muskelfasern
(HEDINGER). Vielleicht hat es sich hier auch um zusätzliche mechanische Druckwirkungen gehandelt. An der Haut sind gelegentlich teigige sulzige Ödeme und rote phlegmonöse Schwellungen aufgefallen. Doch waren diese Erscheinungen sehr selten (FRÖHLICH). Im Tierversuch
wurden bei lang andauernden Expositionen in CO-haltiger Luft eine Aktivierung des *Schild-
drüsenepithels* mit Vacuolenbildung, später Schwund des Kolloids und Verbreiterung des
Interstitiums beobachtet. Aus diesen Erkenntnissen heraus sind gelegentlich Kausalzusammenhänge zwischen Kohlenoxydvergiftungen und Basedowerscheinungen nach kritischer
Auswertung der Umstände anerkannt worden (BAADER). Die örtliche Capillarschädigung
durch CO-Vergiftung mag auch die Entstehung eines Magenulcus begünstigen (KOELSCH).
Doch ist hier größte Kritik am Platze. Wieweit eine Lungentuberkulose durch eine CO-
Vergiftung verschlimmert werden kann, muß gleichfalls von Fall zu Fall kritisch abgegrenzt
werden (KOELSCH, MAESTRI). Ein Zusammenhang zwischen der CO-Vergiftung und der
Entstehung eines Glioms ist abgelehnt worden (MANZ). Wieweit die Auspuffgase eines
Kraftwagens, die CO enthalten, die Entstehung eines Krebses an den Schleimhäuten be-
günstigen können, steht dahin (OLDOFREDI).

Leichenbefunde.

Wenn wir die Leiche eines CO-Vergifteten sezieren, so finden wir beim Schnelltod nicht allzuviel. Auffällig sind zunächst die hellroten Totenflecke, das hellrote Blut und die hellrote Muskulatur. Diese Farbe kommt zustande dadurch,
daß das CO-Hb bzw. das CO-Myoglobin eben diese eigenartig kirschrote Farbe
hat. Es ist jedem Arzt geläufig und wurde auch oben schon ausgeführt, daß
in der Kälte das Hb eine höhere Affinität zu O_2 hat als bei normaler Temperatur·
So kommt es, daß man ähnlich hellrote Totenflecke auch bei Leichen findet,
die in der Kälte gelegen haben, insbesondere dann, wenn die Haut der Leichen
naß ist, was die Durchlässigkeit der Haut für Sauerstoff zu fördern scheint.
Die Grenze, bei der auch ohne das Vorliegen einer CO-Vergiftung infolge kühler
Außentemperatur hellrote Totenflecke auftreten können, liegt bei +10 bis 15° C
(KESSLER). Kommen diese Temperaturen für die Umgebung der Leiche überschläglich nicht in Frage, dann allerdings spricht das Vorhandensein von hellroten Totenflecken bei der Leichenschau eben doch für das Vorliegen einer
Vergiftung insbesondere dann, wenn man bei der späteren Sektion auch in den
zentralen Gebieten des Körpers hellrotes Blut vorfindet. Trotzdem besteht
mit Recht die Regel, daß man sich diagnostisch mit dieser Feststellung allein
nicht begnügen darf, sondern einen Nachweis des CO erbringen muß. Darüber
hinaus findet man mitunter Blutungen in den Augenbindehäuten und in den serösen
Häuten und Hyperämie und Ödem des Gehirns. Das Blut pflegt flüssig und
hellrot zu sein. Doch ist es uns schon unterlaufen, daß bei keineswegs auffällig
hellrotem Blut gerade bei älteren Leichen reichlich CO vorgefunden wurde.
Nicht hellrotes Blut schließt daher eine CO-Vergiftung nicht aus. Die Milz ist
meist hyperämisch; dadurch wird sie schwerer; doch wird die diagnostische
Verwertbarkeit dieser Gewichtsvermehrung wieder dadurch eingeschränkt, daß
das Gewicht der Milz überdies auch vom Alter und vom Körperbautyp des
Betreffenden abhängt (WIETHOLD, IM OBERSTEG). Selbst Buträume, in denen

die Zirkulation sehr träge ist, z. B. solche in der Milz oder im Knochenmark, enthalten bei einer akuten Vergiftung CO.

Mikroskopisch findet man bei akuten Todesfällen vielfach nichts sonderlich Auffallendes. Je mehr Zeit aber zwischen Vergiftung und Tod vergangen ist, desto mehr Aussichten hat man, mikroskopisch pathologische Befunde zu erheben; gewissermaßen als Übergang zwischen den negativen Befunden beim Schnelltod und den schweren Veränderungen beim langsamen Tod kann man im Gehirn mitunter auch bei subakuten Todesfällen röhrenförmige Blutungen, hyaline Thrombosierungen, beginnende Degenerationsherde und hier und da Zellansammlungen feststellen (PANNING, ORSÓS). Selten tritt makroskopisch eine Purpura auf. Ein Hirnödem ist nicht selten. Als relativ spezifisch gelten sog. Erbleichungen der Hirnsubstanz. Sie sind makroskopisch als herdförmige Aufhellungen der grauen Substanz mit Anämie in dem betreffenden Gebiet vom Geübten zu erkennen. Mikroskopisch stellen sie sich als Lichtungsbezirke dar. Nach 30—35 Std, mitunter sogar schon nach 12 Std, *kann* man im Bereich des Linsenkernes beginnende Erweichungen feststellen. Sie sind nach einigen Tagen scharf umschrieben, gelblich gefärbt, in den Randpartien rot gesprenkelt und deutlich demarkiert. Späterhin können die Herde auch verkalken. Man findet sie dann als Zufallsbefunde bei anderen Todesursachen. Untersucht man die Ganglienzellen, so kann man schon in den ersten Stunden nach der Vergiftung die vielfach bei Ischämie beobachteten Schäden beobachten. Die Capillaren der Endothelien sind verfettet, in die Hirnsubstanz ist Plasma ausgetreten. Wird die Vergiftung überstanden und treten neurologische Nachkrankheiten auf, so findet man vielfach im Gehirn, sofern der Betreffende an diesen Nachkrankheiten stirbt, Erweichungen oder gliöse Narben. Im Herzen entstehen miliare Nekrosen und örtliche Verfettungen und Blutungen. Bis sich diese Veränderungen manifestieren, vergehen in der Regel 24 Std. In der Leber sind Nekrosen und Zellverfettungen vorwiegend in den zentralen Partien der Läppchen beobachtet worden (PETRI, LETTERER, B. MUELLER).

Der diagnostisch wichtigste Befund bei derartigen Sektionen ist bei akuten Todesfällen immer der CO-Befund im Blut, der nach Möglichkeit quantitativ zu bestimmen ist. Bestimmt man spektrophotometrisch den CO-Gehalt, so stellt die Bildung von Met-Hb allerdings eine gewisse Fehlerquelle dar. Am geringsten ist die Fehlerquelle, wenn man zur Bestimmung Blut aus den Hirnsinus entnimmt. Auch bei frischen Leichen ist der CO-Gehalt im Blut nicht überall gleich. Mitunter ist er eigenartigerweise im Milzblut wesentlich höher. Ist also zwischen der Vergiftung und dem Tode einige Zeit vergangen, so tut man gut, das Blut mehrerer Stellen zu untersuchen. Das Myoglobin scheint meist nicht so hoch gesättigt zu sein wie das Hb. Man findet bei Schnelltoden Werte zwischen 80 und 50% CO-Hb. Man könnte versucht sein, sehr hohe Hb-Werte eher als Zeichen für einen Selbstmord aufzufassen. Doch wird man, da es immer wieder Ausnahmen gibt, mit solchen Schlußfolgerungen recht vorsichtig sein müssen. Ergibt die Sektion das Vorhandensein von Krankheitsschäden, z. B. Coronarsklerose, Myokardschwielen, so wird man den Eintritt des Todes auch beim Vorhandensein von geringeren Mengen CO im Blut erklären können. Je längere Zeit zwischen Vergiftung und Tod liegt, um so geringer wird der CO-Gehalt des Blutes sein. Ein negativer Blutbefund spricht demnach nicht ohne weiteres dagegen, daß eine CO-Vergiftung vorgelegen hat, natürlich nur, wenn der Betreffende in der Zwischenzeit Gelegenheit hatte, das CO durch die Atmung auszuscheiden. Erbricht der CO-Vergiftete vor Beginn der Bewußtlosigkeit und erleidet er dann schnell den Aspirationstod, so kann trotz der akuten Vergiftung der CO-Gehalt des Blutes relativ gering sein (WALCHER).

Das CO-Blut ist gegenüber den *Leichenveränderungen* verhältnismäßig resistent. Auch bei Exhumierungen ist es keineswegs aussichtslos, aufgefundene Leichenflüssigkeit oder roten Gehirnbrei auf CO zu untersuchen. So sind positive Befunde noch einige Monate, ja Jahre nach dem Tode festgestellt worden (WIETHOLD, WEIMANN, HOLZER und LAVES). Experimentell hat sich CO im Blut in einem gut verschlossenen Gefäß in einem Ausnahmefall sogar noch nach 29 Jahren diagnostizieren lassen (zit. nach RODENACKER).

Die *Placenta* ist für CO-durchlässig, auch das fetale Blut reichert sich nach und nach mit CO an, wenn auch nicht so stark wie bei der Mutter, soweit nach dieser Richtung hin Erkenntnisse vorliegen (DÉROBERT und Mitarbeiter, FRANKE). Im Tierversuch am Kaninchen bestand allerdings nach uns durchgeführten Untersuchungen kein wesentlicher Unterschied zwischen dem CO-Gehalt des mütterlichen und des fetalen Blutes (SEIFERT, ALTEHANS); selbstverständlich wird man diese Ergebnisse nicht ohne weiteres auf den Menschen übertragen können. Daß es Schädigungen der Frucht bei CO-Vergiftungen der Mutter gibt, beweisen Beobachtungen, nach denen gelegentlich in solchen Fällen Kinder mit symmetrischen Erweichungsherden im Globus pallidus bei bestehendem ausgesprochenem Rigor der Muskulatur geboren wurden (HALLERVORDEN, hier älteres Schrifttum, insbesondere MARESCH). Wenn HELPERN und STRASSMANN auf Grund ihrer Untersuchungen die Auffassung vertreten, daß die Placenta für CO undurchlässig ist, so können derartige Differenzen auch auf die Methodik, insbesondere auf die Anwendung nicht sehr empfindlicher Methoden zurückgeführt werden.

An Hand einer Einzelbeobachtung ist die Frage aufgeworfen worden, ob ein zufälliges Liegenbleiben einer Leiche in einer CO-Atmosphäre infolge Behinderung des Bakterienwachstums eine Fäulnis verhindert und so zur Mumifikation führt (SCHRETZMANN). Sowohl für die Diagnose der Frage der CO-Vergiftung als auch für die des Verbrennungstodes (s. S. 490) ist es praktisch wichtig zu wissen, wieweit das CO postmortal durch die Haut in das Körperinnere eindringt. Eine Diffusion des CO durch die Haut ist sowohl nach außen, z. B. aus dem Venenblut, als auch in umgekehrter Richtung möglich. Bei einer Leiche, die 14 Std in einer Leuchtgasatmosphäre gelagert hatte, war Kohlenoxyd nachzuweisen in den oberflächlichen Venen, in der Brustmuskulatur, nicht aber in den tiefer gelegenen Körperpartien (SCHWARZACHER, weiteres Schrifttum bei REUTER). Bei noch längerem Verweilen von Leichen in einer CO-Atmosphäre (48 Std) drang allerdings CO auch bis in das Herzblut und die Hirnsinus vor, doch wurden hier nur 2—5% CO-Hb nachgewiesen, während in den Hautvenen ein Gehalt von etwa 75% CO-Hb ermittelt wurde (BREITENECKER, zit. nach REUTER). Auch dieses Ergebnis wird den vorsichtigen Untersucher veranlassen, in Zweifelsfällen die Blutentnahme an den verschiedensten Stellen vorzunehmen.

Chronische CO-Vergiftung.

In der Gewerbemedizin spielt die Frage einer chronischen CO-Vergiftung eine nicht unerhebliche Rolle. Personen, die häufiger einer CO-Atmosphäre ausgesetzt sind, wie Kraftfahrer, Garagenarbeiter, Motorenschlosser an Prüfständen, Arbeiter in Gaswerken, Arbeiterinnen in Büglereien erkranken mitunter an Kopfschmerzen, Widerwillen gegen den Geruch in dem Betrieb, ohne daß es jemals zu den Anzeichen einer akuten Vergiftung gekommen wäre. Die Blutuntersuchung ergibt unterschwellige CO-Werte von 5—9% CO-Hb, wie sie aber auch bei Rauchern und anderen Arbeitern im Betrieb vorkommen, die nicht erkrankt sind[1]. Vielfach kann eine Hemmung des abspaltbaren Bluteisens festgestellt werden (s. S. 689). Nicht selten ergibt das Blutbild eine Erhöhung des Hb-Gehaltes und eine Polycythämie (BEICKERT). Neuerdings wird zur Diagnose die Belastungsprobe nach SJÖSTRAND herangezogen; man läßt die

---

[1] Vielleicht kommen die Störungen durch hypoxämische Schädigungen des vegetativen Nervensystems infolge vorangegangener überschwelliger, nicht bemerkter Angiftungen zustande (persönliche Aussprache mit ROSSMANN-Ludwigshafen).

Patienten unter fortlaufender Kontrolle des Blutes kleine genau dosierte
CO-Mengen einatmen; bei CO-empfindlichen Personen scheint danach eine
Steigerung der Kniesehnenreflexe, eine Störung der Fähigkeit, Entfernungen
zu schätzen, und eine Schriftunsicherheit aufzutreten (zit. nach BAADER). Die
sozialmedizinische Begutachtung dieser Personen kann große Schwierigkeiten
machen. Die Entscheidung muß von Fall zu Fall unter Würdigung aller Einzelheiten getroffen werden und ist selbst dann umstritten (TROSDORF). Ob die sog.
Limousinenkrankheit eine chronische oder subakute CO-Vergiftung ist, ist noch
keineswegs erwiesen. Auch bei der Fahrt im offenen Wagen entstehen gelegentlich
neurotische Beschwerden (Kopfschmerzen, Erbrechen, Schwindelgefühl). Wahrscheinlich handelt es sich hier um eine besondere Empfindlichkeit des vegetativen Nervensystems. Es mag aber sein, daß in diesem oder jenem Falle Einwirkungen der CO-haltigen Verbrennungsgase, die in die Limousine eindringen,
dazukommen (SYMANSKI, BAADER und Mitarbeiter), weiteres Schrifttum siehe
Literaturverzeichnis). Im ganzen ist das Problem der chronischen CO-Vergiftung noch wenig geklärt.

Die Genese der CO-Vergiftungen des praktischen Lebens.

Kohlenoxydtode sind im praktischen Leben recht reichlich. Mit der zunehmenden Verwendung des Leuchtgases und anderer Industrieprodukte nehmen
sie wahrscheinlich zu. Das Zahlenverhältnis zwischen Unglücksfällen und Selbstmorden betrug in 4 Jahren (1919—1922) im ehemaligen preußischen Staats-
gebiet 2870 Unglücksfälle zu 3730 Selbstmorden (LEVIN).

Unfälle und Berufskrankheiten.

Die Möglichkeit einer Entstehung von Unfällen ist überaus mannigfaltig.
In Deutschland sind CO-Vergiftungen in Betrieben, gleichgültig ob sie akut
oder langsam entstehen, als *Berufskrankheiten* anerkannt und daher entschädigungspflichtig. Handelt es sich um Unfälle im Privatleben, so wird je nach den
Bestimmungen der Lebensversicherungen oder privater Unfallversicherungen
die Frage eine Rolle spielen, ob es sich hier um einen Unfall oder einen Selbstmord gehandelt hat. Unter Umständen kann diese Begutachtung recht schwierig
sein (s. unten).

Kohlenoxyd ist mitunter ein Industrieprodukt, das in Flaschen oder Leitungen im Betriebe vorhanden ist. Werden hier Rohre oder *Ventile* undicht,
so wird unter Umständen die CO-Atmosphäre in der Umgebung sofort so konzentriert, daß die Arbeiter, die sich in der Nähe befinden, tot umfallen können.
Nach Relationen zwischen dem CO-Gehalt der Luft und den toxischen Wirkungen (s. Abb. 158, S. 688) wird die tödliche Wirkung bei Atmosphärenkonzen-
trationen von 0,5—1% fast augenblicklich erreicht. Reines CO ist, wie schon erwähnt, geruchlos. Leuchtgas, das etwa 8—10% CO enthält, kann dann völlig
geruchlos werden, wenn die Riechstoffe beim Durchströmen von Mauerwerk
oder Erdreich absorbiert werden. Auf diese Weise kamen zunächst unerklärliche
Todesfälle zustande.

Eine Familie, in deren Wohnung sich überhaupt keine Gasleitung befindet, will schlafen
gehen. Der Ehefrau wird schlecht, sie wird gleich darauf ohnmächtig. Als der Ehemann
sich um sie bemüht, ereilt ihn das gleiche Schicksal. Die Kinder machen das Fenster auf.
Alle erholen sich und gehen schlafen. Vorher wird das Fenster wieder geschlossen. Am
nächsten Morgen werden 2 Kinder und die Ehefrau tot aufgefunden, der Ehemann ist ohnmächtig und wird wieder zum Leben gebracht. Er führt das Unglück auf das am Tage vorher
genossene Abendbrot zurück. Eine Leichenöffnung wird zunächst gar nicht erwogen. Als
sie dann später durchgeführt wird, kann überall einwandfrei eine CO-Vergiftung diagnostiziert werden. Auch in der Atmosphäre des verschlossenen Schlafzimmers wird jetzt CO
festgestellt. Es stellt sich heraus, daß ein Gasrohr auf der Straße vor der Wohnung undicht

geworden war. Arbeiter hatten es freigelegt, aber so schlecht und unvorsichtig abgedichtet, daß es beim Zuwerfen der Grube zusammenknickte. Ein noch nicht vollendeter Kanal zum Anschluß des neu gebauten Hauses an die Gasleitung führte unter dem Boden des Schlafzimmers her. Das Gas war durch den Fußboden in das Schlafzimmer eingedrungen und hierbei geruchlos geworden.

Eine häufige Quelle für Unfälle durch CO-Vergiftung sind nicht einwandfreie *Kamine*. In früherer Zeit waren die Ofenrohre vor Einmündung in den Kamin mit Schiebern versehen, die den Abzug der Warmluft durch den Kamin verhindern sollten. In West- und Mitteleuropa sind diese Schieber kaum noch vorhanden. In Osteuropa sind sie fast noch die Regel (Baltische Länder, Ostpolen, Rußland). Solange hier mit Holz geheizt wird, passiert erfahrungsgemäß nichts; wird aber ausnahmsweise anderes Brennmaterial benutzt, holten sich z. B. Soldaten in Rußland, die diese Gefahr nicht kannten, von der Bahn Kohlen, so kam es vor, daß fast die ganze Belegschaft des Hauses einer CO-Vergiftung erlag. Ähnliche Beobachtungen wurden auch in dem früheren sog. Westwall an der deutschen Westgrenze gemacht, wenn Soldaten in Bunkeröfen das Abzugrohr verschlossen, damit die Hitze nicht so schnell abzog (eigene Erfahrungen). Sind die Kamine zu eng, entgegen den baupolizeilichen Vorschriften, oder werden nachträglich zuviel Rohre in den Kamin eingeführt oder mündet in ein Ofenrohr ein zweites mit scharfem Knick ein, so ist dies gleichfalls eine der Mitursachen für die Entstehung einer CO-Vergiftung. Selbst bei einwandfreien Abzugsrohren kann besonders drückende Luft, Nebelbildung oder Föhnlage den Abzug der Verbrennungsgase so behindern, daß CO austritt. Wird ein bisher nicht beheizter Kamin zum erstenmal im Herbst befeuert, so behindert das entstehende Kondenswasser mitunter so stark den Abzug der Gase, daß gefährliche Situationen zustande kommen. In Kirchen, die zum ersten Male im Herbst geheizt wurden, sind auf diese Weise mitunter Massenvergiftungen vorgekommen (ESKELUND, GRIESAU). Holzgestelle in alten weiten Kaminen (Räuchervorrichtungen) haben zu Schwelbränden und zur CO-Entwicklung geführt (WALCHER). Grudeöfen ohne Abzugsrohr in Räumen, in denen nicht genug Sauerstoff vorhanden war, führten zu CO-Vergiftungen (BECK). Wenn große Feuer in kleinen Räumen brennen, wenn z. B. größere Gasherde in kleinen schlecht gelüfteten Küchen stehen oder große Gasbadeöfen in engen Badezimmern brennen, kann dies gleichfalls zur Entstehung einer CO-Vergiftung Anlaß geben, so daß Badende nachher tot aufgefunden werden. Das gleiche gilt für Petroleumöfen, die in engen Räumen aufgestellt werden. Vorläufig nicht gebrauchte Schiffskessel werden unter Umständen so getrocknet, daß man brennende Holzkohle einführt, die infolge Sauerstoffmangels zur CO-Bildung Anlaß gibt. Zu Reparaturzwecken einsteigende Arbeiter erlagen der Vergiftung (NIPPE). Benutzung von autogenen Schweißgeräten im engen Raum führte gleichfalls zu Todesfällen; doch ist hier die CO-Entwicklung allein wohl nicht ausschlaggebend, da außerdem noch der O_2-Mangel und auch die Entstehung von Nitrosegasen eine Rolle spielen können.

Beim Brande ganzer Stadtteile, z. B. nach Luftangriffen, bildete die CO-Entwicklung eine erhebliche Gefahr. Obwohl CO an sich leichter ist als die Luft, kam es vor, daß COhaltige Rauchgase den Boden entlangzogen und in Keller und andere Luftschutzräume eindrangen. Stellte nun etwa der Luftschutzwart beim Eindringen von Rauch in den Keller noch den Ventilator an in der irrigen Meinung, Frischluft einsaugen zu können, so kam es vor, daß die Insassen des Raumes alle oder fast alle einer CO-Vergiftung erlagen. Mitunter war später festzustellen, daß einige noch die Energie hatten, auf die Straße zu gehen, aber hier ohnmächtig oder tot zusammengebrochen waren. Die üblichen Gasmasken schützen nicht gegen CO.

Auch bei *Explosionen* entsteht CO, so bei schlagenden Wettern in Bergwerken. Bevor die Stollen wieder befahren werden, ist daher eine Lüftung und Prüfung

der Atmosphäre auf CO-Gehalt erforderlich. Sogar bei Explosion in der freien
Luft im Kriege soll gelegentlich soviel CO entstanden sein, daß Überlebende,
die sich in der Umgebung aufhielten, vergiftet wurden (OETTEL). Schwelende
Schlacken bilden gleichfalls CO und gefährden unter Umständen Menschen, die
sich in der Nähe aufhalten (SCHWAN). Als Sonderfall ist bekanntgeworden,
daß sich aus einem frischen Leinölanstrich im leerstehenden Schiffsraum, der
zunächst verschlossen blieb, so viel CO entwickelt hatte, daß beim Wieder-
betreten eine Vergiftung zustande kam (HETZEL). Auch Anstreicher, die in
engen Räumen mit modernen synthetischen Farben hantieren, scheinen unter
Umständen einer gewissen Gefährdung ausgesetzt werden zu können (KOHN-
ASBREST). Das industriell hergestellte *Generatorgas*, das in Notzeiten zum An-
trieb von Kraftwagen Verwendung findet, enthält 30% CO und kann unter
Umständen den Kraftfahrer gefährden; das gleiche gilt für den Betrieb der
Holzgaskraftwagen. Das entstehende Gas enthält 23—30% CO und gefährdet
insbesondere die Menschen dann, wenn die Motoren noch in Garagen laufen
(SALÉN). Inzwischen ist auch in Laienkreisen bekannt geworden, daß die
Abgase von Verbrennungsmotoren, also auch die Auspuffgase der Kraftwagen,
CO enthalten. Ihr CO-Gehalt beträgt 1,5—9,2%. In Garagen von etwa 42 cbm
Luftinhalt, in denen man den Motor laufen ließ, entstand schnell die gefährliche
CO-Konzentration von 0,3%. Auf verkehrsreichen *Autostraßen* wurde sogar
in freier Luft die durchaus nicht ganz gleichgültige CO-Konzentration von 0,05%
festgestellt (RODENACKER). Mit Recht halten die Berufsgenossenschaften darauf,
daß in Garagen Warnschilder angebracht werden. Trotzdem kommen auch
jetzt noch hier und da *Garagentode* vor, insbesondere dann, wenn die Fahrer in
der Kälte am Wagen arbeiten müssen und leichtsinnigerweise den Motor anstellen,
um die Garagen zu erwärmen. Die Benzingase, die sich mit dem CO mischen,
verstärken wahrscheinlich noch die Giftwirkung (CERNOV und LIEBERMANN).

Ein großes Kontingent von Unglücksfällen durch CO-Vergiftung stellt das
Leuchtsgas dar. Undichte Schläuche, halbgeöffnete Hähne führten zu Vergiftungen. Strömt das Leuchtgas allmählich aus, so macht sich der Geruch nur
so langsam bemerkbar, daß die Insassen des Raumes infolge Gewöhnung ihn
nicht immer wahrnehmen. Hat die Luft erst Konzentrationen von etwa 0,2%
erreicht, so ist der Übergang von subjektiven Symptomen in einen Zustand
der Willenlosigkeit vielfach so schnell, daß die Vergifteten sich nicht mehr retten
können (s. Kurven Abb. 158, S. 688). Eine besondere Gefahr entstand in Notzeiten
dadurch, daß die Gaszuführung aus Ersparnisgründen für bestimmte Zeiten
gesperrt wurde und daß die Insassen der Wohnungen vergaßen, den zuerst
geöffneten Gashahn, aus dem kein Gas ausströmte, wieder zu schließen. Auch
bei Gasautomaten kam es dadurch zu Unfällen, daß der Gashahn geöffnet wurde,
daß der Insasse der Wohnung feststellte, daß kein Gas ausströmte und daß er
keine Münzen hatte, den Automat zu füllen. Er ließ dann aus Versehen den
Gashahn offen; dadurch daß ein anderes Familienmitglied nachher Münzen in
den Automat warf, entstanden Vergiftungen. Aber auch wenn die Gasleitungen
völlig intakt sind und die Gashähne nicht offenstehen, kommt es nicht selten
in Küchen, in denen Gasflammen brennen, zu tödlichen CO-Vergiftungen.
Wenn man auf kleine Gasflammen *Kochtöpfe mit großem Boden* stellt, erhält
die Gasflamme unter Umständen so wenig Sauerstoff, daß CO entsteht (Abb. 160).
Die in der Küche weilenden Personen werden zunächst ohnmächtig. Die CO-
Entwicklung geht weiter. Mitunter wird auch durch das Überlaufen des Topfes
die Flamme gelöscht, so daß in vermehrtem Maße CO ausströmt. Es entspricht
der Erfahrung, daß Ärzte, die bei einem derartigen Unglücksfall zugezogen
werden, gerade diese Gefahr nicht kennen und daher nicht in der Lage sind,

die Entstehung des Unfalles zu deuten. Die CO-Atmosphäre der Küche hat in solchen Fällen eine Konzentration von 1—1,6% erreicht (HANNIG). Mitunter sind ganze Familien in der Küche auf diese Weise zu Tode gekommen. Traten bei Geretteten als Folge der CO-Vergiftung Verwirrtheitszustände auf, so ist mitunter der Verdacht entstanden, daß es sich hier um eine vorsätzliche Vergiftung von fremder Hand gehandelt habe (SCHWARZ). Daß ganz gelegentlich auch einmal durch sehr merkwürdige Zufälle, z. B. durch Verschieben eines Stuhles im Schlaf, ein Gashahn geöffnet werden kann, zeigt eine Beobachtung von HESSLING.

Sehr gefährlich kann das Eindringen von *Sickergas* in Wohnräume werden. Wenn aus undichten Gasleitungen im Erdreich Leuchtgas entweicht, so wird es infolge Absorption der Riech-stoffe häufig geruchlos, ebenso, wenn es durch Fußböden und lockeres Mauerwerk durch-dringt. Es ist nicht ganz selten vorgekommen, daß unter solchen Umständen Familien im Schlaf-raum tot aufgefunden wurden. Relativ häufig kommt auch dieser oder jener der Familien-mitglieder mit dem Leben da-von, kann aber nachher meist keine Angaben darüber machen, wie das Unglück entstehen konnte, zumal ja der sonst cha-rakteristische Gasgeruch fehlen kann (S. 694). Manchmal gerät das überlebende Familienmit-glied sogar in Mordverdacht.

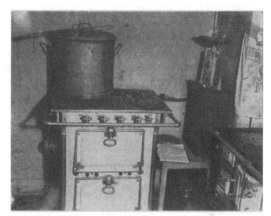

Abb. 160. Das Kochen von Wäsche in einem Waschtopf mit großem Boden, der auf kleiner Gasflamme stand, führte zur tödlichen CO-Vergiftung eines Ehepaares, das sich in der Küche aufhielt (Sektion 51/49, Abb. Kripo Mannheim).

Da unter solchen Umständen zunächst niemand an eine CO-Vergiftung zu denken pflegt, bewegen sich die Ermittlungen mitunter auf falschem Gleise. In einem von uns beobachteten Vorfall dachte man an eine Nahrungsmittel-vergiftung und begann mit chemischen und bakteriologischen Untersuchungen. Erst als einer der bewußtlosen Familienmitglieder nachher starb, konnte bei der Leichenöffnung das Vorliegen einer CO-Vergiftung festgestellt und durch Auffinden der defekten Gasrohrleitung der Vorfall aufgedeckt werden. Ähnliche Vorfälle sind vielfach im Schrifttum in der Literatur beschrieben worden (zuletzt von ESCHENBACH).

Bei gerichtsmedizinischer Beurteilung solcher Unfälle wird man berück-sichtigen müssen, daß bei an sich *kranken* Personen oder bei Personen, die *angestrengt arbeiten*, die Inhalation von relativ geringen CO-Mengen bereits zum Tode führen kann. Wahrscheinlich viel seltener als behauptet, kann ein Unfall auch so zustande kommen, daß jemand beim Anzünden einer Gasflamme in dem Augenblick einen Anfall erleidet, in dem er den Gashahn öffnet und nicht mehr dazu kommt, das Gas zu entzünden. In Frage kommt ein epilep-tischer Anfall, vielleicht auch ein Anfall von Angina pectoris oder ein Schwindel-anfall bei bestehenden arteriosklerotischen Erweichungsherden im Gehirn. Bevor man solche Zufälle als Gutachter anerkennt, wird man immer darauf achten müssen, daß sich entweder in der kritisch ausgewerteten Vorgeschichte oder aus dem anatomischen Befund oder aus den Verhältnissen am Tatort ein Substrat für die Annahme dieses Herganges ergibt. Angehörige neigen vielfach

zu derartigen Behauptungen, weil sie entweder aus Gründen der Pietät und
Religiosität oder in dem Bestreben, eine Versicherungssumme zu erlangen, einen
Selbstmord wegdiskutieren wollen. Nicht unwichtig ist es, bei derartigen Begutachtungen zu berücksichtigen, daß die Beweislast meist den Angehörigen zu-
fallen muß. Nur in Ausnahmefällen wird bei einem Rechtsstreit sich ein Gericht
auf den sog. *prima facie*-Beweis einlassen, z. B. dann, wenn sich aus den Verhältnissen in der Küche ergibt, daß der Betreffende wirklich im Begriff war,
Essen aufzusetzen, wenn der Sektionsbefund eine Coronarsklerose mit schwieliger
Myokarddegeneration ergibt und im übrigen irgendwelche Anhaltspunkte für
einen Selbstmord nicht gegeben sind. Es ist allerdings auch beobachtet worden,
daß die Angehörigen aus versicherungsbetrügerischen Gründen den Unfall trotz
bestehenden Selbstmordes vorzutäuschen versuchten, indem sie nachträglich
das Essen auf dem Herd so zurechtstellten, als habe die Verstorbene es aufstellen wollen (REUTER l. c.).

Der mitunter mit Beginn der Vergiftung auftretende Erregungszustand
scheint mit einer Euphorie verbunden zu sein. Es ist gelegentlich berichtet
worden, daß an sich *rauschgiftsüchtige* Personen infolge Mangels an Rauschgift
als Ersatz Leuchtgas inhalierten. Hierbei soll es gelegentlich zu tödlichen Vergiftungen gekommen sein.

Selbstmorde.

Häufig wird bei Kohlenoxydgasvergiftungen durch Leuchtgas zuerst nicht
zu Unrecht an einen Selbstmord gedacht. Selbstmorde dieser Art sind häufig.
Es wird mit Recht gelegentlich die Frage aufgeworfen, wie es kommt, daß die
Tötung tatsächlich gelingt. Man sollte doch meinen, daß der Lebensmüde durch
das Rauschen des ausströmenden Gases und durch die beginnenden subjektiven
Beschwerden so verängstigt wird, daß er es fertigbringt, den Gashahn zuzu-
drehen und das Fenster zu öffnen. Die Erfahrung lehrt jedoch, daß ein Rück-
tritt vom Selbstmordversuch in solchen Fällen kaum jemals gelingt. Dies liegt
offenbar wiederum daran, daß die Spanne zwischen Eintritt erheblicher Beschwerden und Bewußtlosigkeit außerordentlich kurz ist (s. Kurven Abb. 158, S. 688),
so daß der Vergiftete gar nicht mehr die Möglichkeit hat, Rettungsversuche
zu machen. Man wird sich bei der Untersuchung dieser Fälle darum kümmern
müssen, ob ein Motiv vorliegt, ob ein Abschiedsbrief vorhanden ist, und insbesondere auch darum, wie der Betreffende aufgefunden wurde. Im allgemeinen
pflegt sich der Lebensmüde nach Öffnen des Gashahnes hinzulegen und auf
seinem Lager den Tod zu erwarten. Es kommt aber gelegentlich auch vor, daß
er nach Beginn der Beschwerden doch noch versuchte aufzustehen, daß er sich
zum Fenster oder zur Tür schleppte und auf diesem Gang zusammenfiel. Einmal
ist uns ein Vorfall unterlaufen, bei dem es einer Lebensmüden tatsächlich gelungen war, das Fenster zu öffnen und sich wieder ins Bett zu legen; sie wurde
trotzdem tot aufgefunden. Ein Abschiedsbrief, der sich bei der Untersuchung
als echt erwies, und ein offenbares Selbstmordmotiv wiesen daraufhin, daß
hier tatsächlich ein Freitod vorgelegen hatte. Stürzt der Betreffende zusammen,
so kann er sich hierdurch Verletzungen, z. B. Hautabschürfungen und Platzwunden zufügen. Man wird auch darauf achten, ob der Lebensmüde die Tür
verschlossen hat. Doch spricht das Unterlassen dieser Maßnahme nicht immer
gegen einen Selbstmord. Manchmal will er auch das spätere Auffinden erleichtern,
so daß er das Abschließen der Tür unterläßt, sofern er nach den ganzen Umständen
nicht damit zu rechnen braucht, daß er bei der Tat überrascht wird. Immerhin
wird das Offenlassen der Tür den Gutachter veranlassen, besonders kritisch zu
überprüfen, ob nicht noch andere Momente gegen einen Selbstmord sprechen.

Es ist schon mehrfach erwähnt worden, daß es mitunter vor Eintritt der Bewußtlosigkeit zu manischen Verwirrtheitszuständen kommen kann, so daß der Vergiftete in auffälliger Stellung oder entkleidet aufgefunden wird. Findet man
eine derartige Situation vor, so beruhige man sich nicht allzu schnell mit der
Annahme eines Erregungszustandes, sondern überprüfe erst sorgfältig alle
Umstände, bevor man einen Selbstmord annimmt.

Anders ist die Situation am Tatort, wenn der Lebensmüde den Gasschlauch
in den Mund nimmt, oder den Mund unmittelbar an den Gashahn bringt. Die
Konzentration der Atmosphäre mit CO ist dann so hoch, daß er nach eingen
Atemzügen bewußtlos zu Boden sinkt, wie ich es einmal an Hand der WEHRLI-
schen Formeln errechnet habe (B. MUELLER l. c.) und wie es einmal sogar durch
einen Selbstversuch dargetan wurde (OPITZ l. c.); der Lebensmüde wird dann
an Ort und Stelle vorgefunden. Es kommt auch vor, daß die Betreffenden sich
nicht zu Bett legen, sondern in der Nähe des Gasherdes auf einem Küchenstuhl
sitzend den Tod erwarten und nachher ohnmächtig vom Stuhl zu Boden sinken.

Nicht ganz selten sind *kombinierte* Selbstmorde insoweit, daß der Lebensmüde zunächst reichlich Schlafmittel einnimmt, dann den Gashahn aufdreht
und sich zu Bett legt (s. S. 689).

Die Öffnung des Gashahnes ist vielfach auch ein Mittel zum *Familienselbstmord.* Die Mutter bringt die Kinder zu Bett, wartet, bis sie eingeschlafen sind,
dreht den Gashahn auf und legt sich dann selbst nieder. Es ist nicht ganz selten,
daß bei derartigen Familienvergiftungen ein Teil der Familienmitglieder durchkommt. Kinder scheinen empfindlicher zu sein als Erwachsene. Die Verteilung
des CO in der Atmosphäre des Raumes ist auch nicht gleichmäßig. In der Nähe
des Fensters oder der Tür können unmerkbare Wirbel entstehen, die die Konzentration an der einen Stelle verdichten, an anderer Stelle verringern. Als besonders tragisch wird es in solchen Fällen mit Recht empfunden, wenn die
Mutter oder sonst diejenige Person, die den Familienselbstmord arrangiert hat,
am Leben bleibt. Strafrechtlich handelt es sich dann um einen Totschlag, und
es ist unvermeidlich, daß ein Strafverfahren eingeleitet wird. In solchen Fällen
wird sich der Gerichtsmediziner vielfach darüber äußern müssen, ob es nach
den ganzen Umständen am Tatort dem oder der Beschuldigten mit der Selbstmordabsicht auch ernst war und durch welchen nicht vorauszusehenden Zufall
der Eintritt des Todes unterblieb.

Selbstmorde und Selbstmordversuche durch willkürliche Erzeugung von CO
in Öfen, etwa durch Verstopfen des Abzugsrohres sind in früherer Zeit vorgekommen, gehören jetzt jedoch zu den Seltenheiten (RODENACKER l. c.).

Auf eine etwaige Differentialdiagnose zwischen Unfall und Selbstmord bei
Leuchtgasvergiftung wurde auf S. 697 hingewiesen. In allen solchen Fällen
möge es nie unterlassen werden, eine quantitative CO-Bestimmung im Blute
vorzunehmen. Es ergeben sich oft überraschende Befunde hinsichtlich des
Tatherganges (BREITENECKER l. c.).

Morde.

Wenn man von den Familienselbstmorden absieht, sind ausgesprochene
Morde durch CO-Vergiftung recht selten. Wahrscheinlich sind sie, worauf
ZANGGER mit Recht hinweist, viel häufiger als wir glauben. Sie bleiben wahrscheinlich vielfach unentdeckt. Wenn z. B. eine Familie einen in der Küche
schlafenden Altsitzer loswerden will, so ist es doch eigentlich recht verführerisch,
nach Einschlafen dieses Menschen den Gashahn zu öffnen und am nächsten
Morgen die Polizei von dem Selbstmord zu verständigen. Andererseits kommt
es aber auch vor, daß die Angehörigen in dem Bestreben, den Selbstmord zu

verschleiern, den Raum nach Auffinden des Toten lüften und den Arzt veranlassen, einen plötzlichen natürlichen Tod zu bescheinigen.

In einem von uns beobachteten Falle hatten die Angehörigen so gehandelt. Die Diagnose CO-Vergiftung wurde erst bei der Leichenöffnung auf Grund des Feuerbestattungsgesetzes gestellt. Da bekannt wurde, daß die Angehörigen von dem Verstorbenen eine Erbschaft erwarteten und mit ihm häufig Mißhelligkeiten gehabt hatten, wurde die Schwiegertochter in Haft genommen. Das Verfahren mußte aber später wegen Mangels weiterer Beweise eingestellt werden.

Die bekanntgewordenen Fälle von Mord durch Leuchtgasvergiftung lagen so, daß dem Opfer vorher Gift gegeben wurde, und zwar bei 2 Vorfällen aus früheren Jahren Arsen, bei einem Vorfall aus der Zeit vor dem zweiten Weltkriege gab der Täter im Abstand von 4 Jahren 2 Frauen, die mit ihm ein Verhältnis hatten, unter dem Deckmantel einer Arznei Luminal und öffnete die Gashähne, als die Frauen jeweils schliefen. Einen Abschiedsbrief fälschte er. Bei der zweiten Tötung ging er so raffiniert vor, daß er der Rettungsstelle mitteilte, seine Frau habe mit Selbstmord gedroht, man müsse auf sie aufpassen. Nur durch Zufälle und schließlich durch das Geständnis kamen die Mordfälle heraus (HOLZER und LAVES). In einem weiteren Fall hatte ein gutsituierter Ehemann, der eine andere Frau heiraten wollte, seine Frau veranlaßt, mit ihm anläßlich des Hochzeitstages eine Flasche Wein zu trinken, und zwar war dies in der Küche geschehen. Er hat sie dann durch Zufügung eines Schlafmittels zum Wein (um welches Mittel es sich gehandelt hat, ergibt sich aus den Unterlagen nicht) so schläfrig gemacht, daß sie in der Küche einschlief. Er drehte beide Gashähne auf, begab sich in ein Lokal und kehrte erst wieder, als die Frau nach seiner Berechnung tot sein mußte. Anschließend meldete er den Vorfall der Polizei als Selbstmord. Verdacht erregte lediglich der Umstand, daß ein gutsituiertes Ehepaar unter normalen Wohnverhältnissen seinen Hochzeitstag in der Küche begeht. Dieser Umstand war der Anlaß zu weiteren Ermittlungen, die dann zur Aufdeckung der Tötung führten (BORNEMANN).

Das Vorkommen derartiger Tötungen ist ein weiterer Anlaß für den gerichtsmedizinisch tätigen Arzt, bei der allzu leichtfertigen Annahme eines Selbstmordes oder eines Unglücksfalles zurückhaltend zu sein.

Feststellung des Todes bei CO-Vergiftung und Prophylaxe.

Es kommt gelegentlich vor, daß dem Arzte, der bei Kohlenoxydvergiftungen hinzugezogen wird, von Angehörigen, besonders, wenn es sich um Kinder handelt, der Vorwurf gemacht wird, er sei bei der notwendigen Therapie nicht genügend sorgfältig gewesen. Er habe insbesondere von therapeutischen Maßnahmen wie künstlicher Atmung oder Injektionen abgesehen in der Annahme, daß der Tod schon eingetreten sei, ohne ihn hinreichend sicher festgestellt zu haben. Wenn der Arzt in Gegenwart von bestürzten Angehörigen einen unerwartet eingetretenen Tod feststellt, wird er sich auch nach außenhin bemühen müssen, die Feststellung sorgfältig vorzunehmen. Dazu gehört, daß er nicht nur den Puls fühlt, sondern auch das Herz auskultiert und die Pupillen und Reflexe prüft. Bestehen irgendwie Zweifel, so wird trotzdem die Therapie eingeleitet werden müssen. Gerade bei der CO-Vergiftung wollen mitunter die Angehörigen an den eingetretenen Tod deshalb nicht glauben, weil die manchmal schon früh eintretenden hellroten Totenflecken fälschlich den Anschein noch bestehenden Lebens erwecken (eigene Erfahrung s. S. 25).

Viele Unglücksfälle und wohl auch manche Selbstmorde könnten vermieden werden, wenn man daran gehen würde, das Leuchtgas zu *entgiften*. Das Gas wird mit Wasserdampf gemischt und über einen Kontakt geleitet, dessen Zusammensetzung und nähere Beschaffenheit unter Patentschutz steht. Nach der Formel $CO + H_2O = CO_2 + H_2$ wird hierbei das CO in Kohlendioxyd und Wasser überführt. Das entgiftete Leuchtgas enthält statt 8—10% nur noch 1% CO.

Bei Versuchen mit diesem Gas reicherte sich die Atmosphäre in einem Raum erst nach 7stündigem Ausströmen bis zu 0,1% CO an. Versuchspersonen, die sich 20 min in diesem Raume aufhielten, blieben beschwerdefrei. Nach den wiedergegebenen Diagrammen müßte man sich Stunden in dem Raum aufhalten, bis eine gefährliche CO-Vergiftung entsteht.

Praktisch würde die Gasentgiftung Unfälle und Selbstmorde durch Leuchtgas verhindern. Tatsächlich ist es in den Städten, in denen die Gasentgiftung eingeführt war, nach eingezogenen Erkundigungen nicht mehr zu Unfällen und Selbstmorden dieser Art gekommen (B. MUELLER l. c., hier Schrifttum darüber). Da die Kosten für die Gasentgiftung nicht ganz gering sind, besteht in Deutschland zur Zeit wenig Aussicht, daß sie Fortschritte macht.

Blausäure und Cyanide.

Die Blausäure ist eine farblose Flüssigkeit mit einem Siedepunkt von 27⁰; das Gas ist etwas leichter als die Luft (spezifisches Gewicht gegenüber Luft = 1:0,94). Die Dämpfe durchdringen leicht Decken und Wände. Sie riechen etwas nach Bittermandeln, ebenso die Blausäure selbst. Das wichtigste Salz der Blausäure ist das Kaliumcyanid, Cyankali, KCN und das Natriumcyanid. Beide Salze spalten in Gegenwart von Säure Blausäure ab und unterscheiden sich in ihrem Chemismus in toxischer Wirkung nicht wesentlich voneinander (DERVILLÉE und VITTE, DÉROBERT und HADENGUE). Dies gilt auch für das Silbercyanid und im wesentlichen auch für das Quecksilberoxycyanid (s. S. 617 und 705). Auch aus dem Kaliumferrocyanid und Kaliumferricyanid kann durch Säuren Blausäure abgespalten werden, doch geschieht dies durch die Magensäure nur in so geringer Menge, daß diese Salze kaum als giftig gelten. Das Oxydationsprodukt der Blausäure, die Cyansäure, HCNO, und die Rhodanwasserstoffsäure, HCNS, sowie deren Salze, die Rhodanide, sind gleichfalls wenig giftig (FÜHNER).

Physiologie und toxische Dosen.

Die Giftigkeit der Blausäure beruht auf der hohen Affinität des CN-Ions zum WARBURGschen Atmungsferment. Es bildet sich ein Cyanidfermentkomplex, dem die Fähigkeit der Sauerstoffübertragung abgeht. Das Atmungsferment ist ein eisenhaltiges Zellhämin. Es macht den sonst nur träge reagierenden Sauerstoff für die vitalen Verbrennungsvorgänge reaktionsfähig; wird dieses Ferment gelähmt, so ist die Sauerstoffaufnahme im Organismus herabgesetzt oder aufgehoben. Das Blut wird hyperoxämisch, da es keinen Sauerstoff mehr abgeben kann; auch das Venenblut kann dadurch hellrot werden (OPITZ). Man steht im allgemeinen auf dem Standpunkt, daß unterschwellige Dosen von Blausäure unschädlich sind. Auch findet keine Kumulierung statt. Eine gewisse Gewöhnung soll möglich sein (RODENACKER). Die Blausäure kann durch die Lungen und selbstverständlich auch unmittelbar vom Blut aus aufgenommen werden; sie diffundiert aber auch durch die unverletzte Haut. Führt die Vergiftung nicht schnell zum Tode, so wird die Blausäure im Körper durch Schwefelanlagerung ziemlich schnell entgiftet und im Harn in Form von Rhodansalzen ausgeschieden (FÜHNER).

Enthält die Atmungsluft 0,2—0,3 mg HCN im Liter, so kommt es zu einer rasch tödlichen Vergiftung. Schon 0,1 mg je Liter kann bei längerer Einwirkung zum Tode führen. Dosen von 0,02—0,04 mg je Liter gelten als unschädlich (FÜHNER). Als kleinste toxische Dosis werden 0,06 mg angegeben (NAUMANN). Bei der Aufnahme per os gelten 1 mg Blausäure je Kilogramm sicher tödlich. Dies entspricht bei einem erwachsenen Menschen einer Blausäuremenge von 50 mg, auf Cyankali umgerechnet von 0,15—0,25 g. Da auch bittere Mandeln Blausäure enthalten ist bemerkenswert, daß schon 50 g bittere Mandeln die mittlere tödliche Dosis darstellen. Dies entspricht auch 50 g Bittermandelwasser, 0,1% HCN enthaltend (FÜHNER). Steht Cyankali an der Luft, so setzt es sich unter langsamen Entweichen von Blausäure zu Kaliumcarbonat um und wird dadurch mehr oder minder ungiftig (OPITZ).

Es wird mitunter die Meinung vertreten, daß diese Umsetzung sich in Gegenwart von *Zucker* beschleunigt. Man diskutiert, ob das gleichzeitige Einnehmen von Cyankali und Zucker insofern zu einer teilweisen Entgiftung führt, als ein für den Organismus unschädliches

Nitril gebildet wird (Rodenacker). Derartige Erwägungen wurden anläßlich des Miß-
lingens der Ermordung des russischen Mönches Rasputin am Kaiserhof angestellt. Man
hatte ihm reichlich Cyankali in Portwein und Schlagsahne gemischt, ohne daß er beim Essen
sichtbaren Schaden nahm (Rodenacker). Wir haben uns im Heidelberger Institut bemüht,
diese Verhältnisse näher zu klären. Goller kam unter Leitung von Seifert bei seinen
Tierversuchen zu dem Resultat, daß Zucker tatsächlich eine Schutzwirkung gegen Blausäure
besitzt. Die Schutzwirkung steigt mit der Konzentration der Zuckerlösung. Eine restlose
Entgiftung der Blausäure trat jedoch nie ein; sie konnte trotz des Zuckerzusatzes in wechselnder Menge nachgewiesen werden. Bezüglich des Mechanismus dieser Schutzwirkung,
der in Einzelheiten auch jetzt nicht geklärt ist, wird an eine chemische Addition der Blausäure an die Aldehydgruppe der Glucose in Form des Cyanhydrin gedacht. Auch wird Blausäure, die man in Süßwein gibt, in hohem Maße gebunden, doch scheint für diese Bindung
nicht der Zuckergehalt allein verantwortlich zu sein. Die Untersuchungen müssen noch
fortgesetzt werden.

Klinik.

Der Tod durch Blausäurevergiftung ist im allgemeinen ein akut verlaufender
Erstickungstod. Nach Ablauf einiger Sekunden nach Einnahme des Giftes fällt
der Vergiftete mit oder ohne Schrei zu Boden, es treten Krämpfe auf, bald
danach ist der Tod eingetreten. Die Respirationsluft riecht meist nach Blausäure, falls der Vergiftete noch lebend beobachtet wird. Bei protrahierter Vergiftung treten nach einigen Sekunden Schwindel, Kopfschmerz, Blutandrang,
Dunkelsehen, Herzklopfen und ein Beklemmungsgefühl in der Brust auf. Die
Atmung ist erschwert, sie ähnelt einem asthmatischen Anfall. Dieser Zustand
wird als recht quälend geschildert. Schließlich erlischt das Bewußtsein, es
treten allgemeine Krämpfe auf, die Pupillen sind maximal erweitert, die Herztätigkeit wird frequent. Der Eintritt des Todes kann sich $1/2$ Std, sogar 5—6 Std
(Reuter), nach einem mir bekanntgewordenen Fall sogar 12 Std, oder länger
hinziehen. Komplizierte Handlungen nach Einnahme des Giftes sind unter
diesen Umständen durchaus noch möglich; es kommt auch vor, daß der Bewußtlose vorübergehend wieder zum Bewußtsein kommt und dann erst stirbt. Bei
derartigen Vorfällen handelt es sich entweder um Einatmung sehr geringer Dosen
oder um die Einnahme zersetzten Cyankalisalzes. Wichtig ist für die Blausäure-
bildung nach Einnahme dieses Salzes der Säuregehalt des Magens. Ist der
Vergiftete habituell anacidisch oder reagiert er auf Aufregungen mit einer
Anacidität, so kann die Blausäureentwicklung im Magen, wenn etwa dazu noch
ein zum Teil zersetztes Salz genommen wurde, so gering sein, daß der Tod vermieden wird, obwohl große Mengen genommen wurden. In solchen Fällen ist
es therapeutisch besonders wichtig, daß das Salz aus dem Magen durch energisch
durchgeführte Magenspülungen entfernt wird. Es kann durch Zufälle vorkommen, daß Alkali und Cyankali gleichzeitig genommen wird, z. B. Ammoniak
und Cyankali. Aber auch aus einer alkalischen Cyankalilösung wird im allgemeinen in Gegenwart von Salzsäure Blausäure frei, so daß auch in derartigen
Fällen eine tödliche Vergiftung entstehen kann (Saar und Paulus).

Bei *schwachen* Blausäuredosen beobachtet man an den Augen Lichtscheu, Tränenfluß
und Lidschlag. Die Bindehäute sind gerötet. An der Hornhaut kann sich ähnlich wie bei
der chronischen H_2S-Vergiftung eine Keratitis punctata zeigen (s. S. 709). Manchmal soll
eine Art Leberatrophie entstehen können. Der Reststickstoff ist gesteigert, der Blutzuckerspiegel erhöht (Rodenacker).

Spätfolgen.

Spätfolgen nach Blausäurevergiftungen sind selten, kommen aber vor. Ihre
Ursache liegt wahrscheinlich in der Entstehung von hypoxämischen Herden im
Gehirn, ähnlich wie bei der CO-Vergiftung. Beschrieben worden sind Kopf-
schmerzen, Sensibilitätsstörungen, Paresen, Erscheinungen von Parkinson-
scher Krankheit, Innenohrschwerhörigkeit, Durchblutungsstörungen einzelner
Gliedmaßen, vereinzelt auch Sprachstörungen und Störungen der Merkfähig-

keit. Derartige Spätfolgen waren noch bis zu einem Zeitraum von $2^1/_2$ Jahren festzustellen (s. Literaturverzeichnis).

Leichenbefunde.

An der Leiche kann man bei der Cyankalivergiftung und bei der Blausäurevergiftung hellrotes Blut und hellrote Totenflecken sehen (Genese dieser Erscheinung s. S. 701). Es muß aber nach unseren Erfahrungen betont werden, daß dies keineswegs die Regel ist, was auch DERVILLÉE und Mitarbeiter herausgestellt haben. Die Totenflecke sind häufig völlig unauffällig. Vielleicht ist dies auf eine postmortale Sauerstoffzehrung zurückzuführen. Darüber hinaus findet man, wie sonst bei der Erstickung, flüssiges Blut, sehr selten TARDIEUsche Flecke, bei protrahierter Vergiftung Lungenödem, manchmal auch Hirnödem, bei Schnelltodesfällen eine akute Lungenblähung. Ob man Ätzspuren vorfindet, richtet sich nach der Konzentration des eingenommenen Salzes. Sowohl das Cyankali selbst als auch das bei seiner Zersetzung oder durch Verunreinigung entstehende Kaliumcarbonat ätzen bis zu einem gewissen Grade. Ätzstreifen am Munde entstehen nur sehr selten. Der Befund am Magen wechselt. Sein Inhalt reagiert meist alkalisch. Der Magen ist mitunter kontrahiert, die Innenfläche gewulstet, manchmal durchgängig, manchmal aber auch nur auf der Höhe der Falten düsterrot gefärbt. Mitunter sind auch Befunde wie bei einer Laugenätzung in Form von transparenten Schorfen wahrzunehmen; nicht selten findet man auch keine deutlichen Verätzungen. Ausschlaggebend wichtig ist der Nachweis des *Bittermandelgeruches*. Hier kommt es wesentlich auf die Empfindlichkeit des Geruchsorgans an; der eine nimmt den Geruch wahr, der andere nicht. Erfreut sich der Obduzent selbst keiner empfindlichen Nase, so muß er andere Personen bitten, Geruchsproben vorzunehmen. Einen in der Praxis bewährten Kunstgriff hat SCHWARZACHER in den Badischen Sektionsvorschriften angegeben; es ist sehr zweckmäßig, daß man Mageninhalt und Gehirn in ein verschlossenes Gefäß tut, mit diesen Gefäßen den Sektionsraum verläßt und dann nach einiger Zeit den Deckel lüftet und riecht. Auch nach eigenen Erfahrungen ist dann der Bittermandelgeruch sicherer wahrzunehmen als im Sektionssaal selbst. Es kommt immer wieder vor, daß der Bittermandelgeruch nicht bemerkt wird, und zwar insbesondere dann, wenn man zunächst nicht an eine Cyankalivergiftung gedacht hat, oder wenn der Geruch trotz Anwendung aller Kunstgriffe überhaupt nicht mehr wahrzunehmen ist, z. B. dann, wenn die Leiche in Fäulnis übergegangen ist. Wurde das Cyankali parenteral einverleibt, z. B. durch Injektion, so sind Ätzspuren oder andere Reaktionen an den Speisewegen nicht zu erwarten, ebenso wenn Blausäure eingeatmet wurde. Es kommt also durchaus vor, daß der anatomische Befund bei der Blausäure- oder Cyankalivergiftung *praktisch negativ* ist (TASCHEN). In solchen Fällen ist es ausschlaggebend wichtig, eine natürliche Todesursache nicht nur durch den makroskopischen, sondern auch durch den mikroskopischen Befund auszuschließen.

Hat sich die Vergiftung länger hingezogen oder waren schon Spätfolgen eingetreten, so hat man bessere Aussichten, durch mikroskopische Untersuchung des Gehirns Anhaltspunkte für die vorangegangene Vergiftung zu ermitteln. Man wird auf ischämische Veränderungen der Ganglienzellen, insbesondere im Globus pallidus achten (LETTERER, DECHAUME und CHAMBON, HICKS). Bei frischeren Vergiftungen findet man gelegentlich auch Blutaustritte (PETRI).

Chemischer Nachweis.

Bei diesen reichlich unsicheren anatomischen Befunden wird der chemische Blausäurenachweis von besonderer Wichtigkeit; er ist zwecks Vervollkommnung der Diagnose in wichtigen Fällen auch dann zu führen, wenn die anatomische Untersuchung deutliche Hinweise auf die Vergiftung ergab. Aber hierbei bestehen Schwierigkeiten. Sowohl aus Speiseresten und Flüssigkeitsresten in Trinkgefäßen entweicht die Blausäure ziemlich schnell, auch diffundiert sie aus der Leiche nach außen. Unter diesen Umständen ist es besonders wichtig, daß Flüssigkeiten und Speisereste und insbesondere auch die Organteile möglichst schnell und in *gut verschlossenen* Gefäßen zur Untersuchung gebracht werden; es ist auch notwendig, darauf zu achten, daß diese Gefäße keine allzu große Luftsäule über den Organteilen haben. Blut und Gehirn kommen besonders für die Untersuchung in Frage und natürlich auch der Mageninhalt, wenn das Gift oral eingeführt wurde.

Man kann sich am Sektionstisch durch *Vorproben* orientieren. Bei Durchführung der SCHÖNBEINschen Vorprobe stellt man eine alkoholische Lösung von Guajakharz (0,3 des Harzes auf 10,0 Weingeist) und eine Lösung von 0,1 Kupfersulfat auf 100 g Wasser her. Dann taucht man einen Streifen Filtrierpapier zuerst in die Guajakharztinktur und läßt ihn trocknen. Danach wird der Streifen mit der verdünnten Kupfersulfatlösung benetzt und wird in den Rand eines Glasgefäßes eingeklemmt, das das zu untersuchende Organ enthält. Die Reaktion ist an sich empfindlich, aber deshalb nicht beweisend, weil nicht nur das Nitrobenzol, sondern auch das an der Leiche ziemlich schnell entstehende Ammoniak mit seinen Verbindungen einen positiven Ausfall der Reaktion veranlaßt. Wir haben die Probe als praktisch nicht sonderlich brauchbar empfunden.

Eine weitere Schnellmethode haben v. NEUREITER und BRUNSWICK ausgearbeitet. Von dem zu untersuchenden Organ (man untersucht möglichst viele Organe) wird ein Stückchen in der Größe von 0,5—1 cm³ entnommen. Dieses Stückchen bzw. etwas von der zu untersuchenden Flüssigkeit kommt in ein Glasgefäß mit den Maßen von ungefähr 30:25:15 mm. Man übergießt das Organ bzw. die Flüssigkeit mit konzentrierter Oxalsäure. Nunmehr gibt man auf einen Objektträger, der an Ausdehnung die Länge und Breite des Glasgefäßes überragen muß, einen Tropfen einer 1%igen wäßrigen Silbernitratlösung und färbt sie durch Zusatz von etwas Methylenblau kornblumenblau. Dieser Objektträger kommt mit dem Tropfen nach unten auf das Glasschälchen. Die aufsteigenden Blausäuredämpfe werden von dem Silbernitrattropfen absorbiert und trüben ihn unter Bildung von Silbercyanid. Bei Betrachtung unter dem Mikroskop erkennt man bei positiver Reaktion ein Gewirr von feinsten blaugefärbten Nadeln von Silbercyanid. Diese Reaktion muß aber vor praktischer Anwendung im Modellversuch genau eingeübt werden[1].

Ausschlaggebend verlassen wird man sich in wichtigen Fällen aber nur auf die Methoden der analytischen Chemie, deren Darstellung nicht Aufgabe dieses Buches ist. Die zu untersuchenden Organe werden destilliert, im Destillat wird die Blausäure als Endreaktion durch Anstellung der Berliner Blau-Reaktion nachgewiesen. Diese Reaktion ist in neuerer Zeit in eine recht empfindliche Testfleckenmethode überführt worden, die von SEIFERT für forensische Zwecke überprüft wurde. Sie ist einfach, spezifisch und außerordentlich empfindlich, so daß man auch bei älteren Leichenteilen oder bei parenteraler Zuführung der Blausäure bzw. des Cyankali noch positive Reaktionen erhält. Sie hat den großen Vorteil, eine quantitative Bestimmung zu ermöglichen. Nach dem Ergebnis der angestellten Tierversuche war sie noch positiv, nachdem die Leichen der kleinen Versuchstiere 2 Wochen und länger herumgelegen hatten oder vergraben worden waren.

Die Blausäure wird im Blut und Gewebe durch Ansäuern in Freiheit gesetzt und durch ein mit Ferrosulfat und Natronlauge präpariertes Testpapier gesaugt, das bei Einlage in Salzsäure bei Gegenwart von Blausäure die Berliner Blau-Reaktion ergibt. Es können noch 0,1 γ Blausäure nachgewiesen werden (GETTLER und GOLDBAUM).

---

[1] Gibt man zu einer dünnen mit Ferricyankali hergestellten Methämoglobinlösung etwas Mageninhalt, so entsteht bei Anwesenheit von HCN hellrotes Cyanmethämoglobin; wir haben mit dieser Probe gute Erfahrungen gemacht (SCHUMM: Spektrochemische Analyse, Jena 1927).

Entstehung der Vergiftungen.

Bei den im praktischen Leben vorkommenden Blausäurevergiftungen handelt es sich nicht selten um *Unfälle.* Zunächst können alimentäre Vergiftungen vorliegen. Werden bittere Mandeln zerrieben und zerquetscht, so hat ein Genuß von 7—10 bitteren Mandeln gelegentlich den Tod eines Kindes herbeigeführt. Um eine tödliche Vergiftung beim Erwachsenen zu verursachen, sind 60 bis 70 bittere Mandeln nötig. Auch in den Kernen der Äpfel und Kirschen, Aprikosen und Pfirsiche ist etwas Blausäure enthalten, die den daraus hergestellten Likören den pikanten Geschmack verleiht. In Amerika waren früher gelegentlich cyanidhaltige Mittel zum *Silberputzen* gebräuchlich. Der Genuß von Speisen von Silberplatten, die frisch geputzt waren, führte zu Massenvergiftungen, die jedoch eigenartigerweise mit gastroenteritischen Erscheinungen einhergingen (WILLIAMS). Auch *Verwechslungen* haben Todesfälle veranlaßt. *Quecksilbercyanid* kann ausnahmsweise zu einem schnellen Tode unter den Erscheinungen einer HCN-Vergiftung führen, wie eine Beobachtung von STARY zeigt; hier hatte ein spielendes Kind herumliegende Tabletten von Hydrargum oxycyanatum verschluckt und war 20 min später verstorben. Eine weitere Möglichkeit zur Entstehung von Unfällen bilden die *Galvanisierungsbetriebe.* Eine Verwechslung von Natriumthiosulfat mit Natriumsulfid und Zusammenbringen dieser Verbindung mit Natriumcyanid führte zur Entwicklung von Blausäure. Obwohl der Galvaniseur die Verwechslung sofort merkte und den Raum verließ, kam es zu einer gefährlichen Vergiftung, die Spätfolgen hinterließ (WERNER). Sogenannte Entfettungsbäder zur Vorbereitung von Metallen für das Vernickeln führen manchmal zu geringer Blausäureentwicklung. Hierbei entstanden mitunter mehr chronische Vergiftungsbilder, die in einem Falle ein parkinsonartiges Krankheitsbild veranlaßten (WICKE). Werden in Laboratorien Cyankalilösungen versehentlich in den sog. Säureausguß entleert, so entwickelt sich Blausäure, die in einem Falle eine tödliche Vergiftung veranlaßt hatte (GERBIS). Ein Tierarzt, der einen Hund durch Injektion von Blausäure tötete, wurde an der Hand von der Kralle dieses Tieres verletzt. Ein zufällig auf diese Stelle gelangender Tropfen der Injektionsflüssigkeit führte zu einer tödlichen Blausäurevergiftung (LAUBMANN). Zinkcyanid wurde im Kriege in Flugzeugfabriken gebraucht. In Zeiten, in denen Arzneimittel sehr knapp waren, wurde es einmal auf dem Wege des Schleichhandels einer Apotheke als Magnesiumcarbonat verkauft. Der Apotheker, dessen Geruchssinn gestört war, verwandte die Masse bei der Zusammensetzung eines Magenpulvers. Es kam zu einer epidemieartigen Cyanidvergiftung, der ein Patient in kurzer Zeit erlag. Der Apotheker wurde wegen fahrlässiger Tötung verurteilt, weil er es unterlassen hatte, das erhaltene Arzneimittel nach den Vorschriften des Deutschen Arzneibuches chemisch zu überprüfen. Tierversuche, die bei dieser Gelegenheit vorgenommen wurden, ergaben, daß Schwermetallcyanide, z. B. Zinkcyanid und Silbercyanid weniger giftig sind als Kaliumcyanid (URBAN). Zeitweise sind Unfälle bei der *Entwesung* durch Blausäure entstanden. Das Gas wird von Möbeln und Holz absorbiert und insbesondere bei kühler Temperatur nur langsam abgegeben (SCHWARZ und DECKERT). Es ist daher vorgesehen, daß die entwesten Räume bei kühler Außentemperatur erwärmt werden, bevor man sie zur Benutzung freigibt. Außerachtlassung dieser Vorsicht hat mitunter zu tödlichen Blausäurevergiftungen, insbesondere bei Kindern, geführt. In dem kalten Winter in der Zeit nach dem zweiten Weltkriege, als in Deutschland vielfach von Flüchtlingen bewohnte Massenquartiere entwest, aber auch möglichst bald wieder bezogen werden mußten, da eine hinreichende anderweitige Unterbringung nicht möglich war, kam es zu solchen Unfällen. Ähnliches geschah mitunter bei der Entwesung von Kriegsgefangenenlagern

(TÖPPICH). Allerdings entstanden hierbei meist nur Vergiftungserscheinungen, die sich in Druck auf der Brust, Kopfschmerzen und bitterem Geschmack im Mund äußerten. Wurde die Umgebung des zu entwesenden Gebäudekomplexes nicht in hinreichendem Maße geräumt, so kam es vor, daß HCN-haltige Schwaden durch Zufälle, oft sogar durch offene Fenster, in benachbarte Räume drangen und hier tödliche Vergiftungen veranlaßten (BRATT, TASCHEN, MILOVANOVIC). In Fabriken, die Blausäurepräparate zur Entwesung herstellen, entstanden gelegentlich bei den Arbeitern Vergiftungserscheinungen (COLUMBA). Wie schon oben erwähnt, ist auch die *Haut* des Lebenden für Blausäure durchgängig. Dies wurde auch im Tierversuch bestätigt (FLURY und RICHARD). Verwechslungen von Medikamenten für Umschläge mit Cyaniden haben in einem Fall zu tödlicher Vergiftung bei einem kindlichen Patienten geführt. Zur Metallhärtung wird Cyannatrium benutzt. Hierbei entstehende cyanhaltige Spritzer, die Teile des Gesichtes verbrannten, veranlaßten bei einem Arbeiter eine HCN-Vergiftung.

Cyanpräparate sind beliebte *Selbstmordmittel.* Dies ist darauf zurückzuführen, daß der Tod schnell und prompt einzutreten pflegt. Berufe, die sich verhältnismäßig leicht Blausäure oder Cyanide verschaffen können, wie Ärzte, Apotheker und Personen, die in der Schmuck- oder Metallindustrie mit Galvanisieren beschäftigt sind (z. B. in der Goldstadt Pforzheim), bevorzugen diese Selbstmordart. Blausäure selbst ist verhältnismäßig schwer zu haben; auch muß sie, um wirksam zu bleiben, fest verschlossen werden, z. B. in Ampullen. Selbstmorde durch Cyankali führen durchaus nicht immer zu dem gewünschten prompten Erfolg. Sie veranlassen zunächst ein recht unangenehmes Stadium von Dyspnoe, das sich lange hinziehen kann (s. S. 702), und zwar dann, wenn das Cyankali zersetzt ist, wenn der Magen keine oder nur wenig Salzsäure enthält oder wenn beide Umstände vorliegen. Mitunter wird der Selbstmord durch Cyankali auch mit anderen Giften *kombiniert.* Der Lebensmüde nimmt manchmal zuerst Schlafmittel und kürzt dann seinen Zustand durch Einnahme von Cyankali ab. Hierbei können diagnostische Schwierigkeiten entstehen (PALMIERI). Bei Selbstmorden durch Einnehmen von Quecksilberoxycyanid kommt neben der Hg-Wirkung die HCN-Wirkung zur Geltung. Im allgemeinen wird man bei Cyankali- oder Blausäurevergiftungen bei Selbstmorden das Trinkgefäß in der Nähe des Toten vorfinden. Ist dies nicht der Fall, so wäre, bevor man auf einen Mord hinweist, daran zu denken, ob der Lebensmüde nicht doch noch infolge protrahierter Vergiftung selbst das Gefäß beseitigt haben könnte oder ob dies vielleicht die Familienangehörigen getan haben, um den Selbstmord zu dissimulieren (R. KOCH). Wird der Selbstmörder tot aufgefunden, ohne daß vorher etwas an der Leiche geändert werden konnte, so fällt meist als Residuum der vorangegangenen Krämpfe eine verkrampfte Stellung auf; fehlt sie, so mag dies ein Anlaß sein, die Angelegenheit genauer zu untersuchen, da man daran denken muß, daß im Falle eines Mordes der Verstorbene vom Täter zurechtgelegt worden sein könnte, um einen „friedlichen" natürlichen Tod vorzutäuschen (SCHWARZ). Es kommt vor, daß der Versuch gemacht wird, sich mit Ferro- oder Ferricyankali das Leben zu nehmen. Die Lebensmüden wissen mitunter nicht, daß diese Salze relativ ungiftig sind. Ist reichlich Magensäure vorhanden, so können gelegentlich auch hier tödliche Vergiftungen zustande kommen, besonders dann, wenn man etwa als Gegenmittel noch eine Säure gibt (PÖPPER).

Blausäure und Cyankali sind keine geeigneten *Mordmittel.* Die Giftwirkung erfolgt so schnell und so augenscheinlich, daß der Täter nicht erwarten kann, daß die Vergiftung unentdeckt bleibt. Trotzdem sind Morde und Mordversuche vorgekommen, so daß man sich keineswegs auf die Seltenheit dieser Vorfälle verlassen darf. Es ist daher notwendig, auf die vorliegende Kasuistik kurz einzugehen. So hat einmal ein Kaplan versucht, seinen eigenen Geistlichen dadurch ums Leben zu bringen, daß er dem Meßwein Cyankali zusetzte. Ein Offizier ließ einmal einem andern das Gift in Gelatinekapseln anonym zugehen mit einer hektographierten Gebrauchsanweisung, nach der es sich um ein Mittel gegen Potenzstörungen handeln sollte. Der Mord gelang; ein Kamerad des Verstorbenen hatte Mißtrauen und veranlaßte eine chemische Untersuchung der Gelatinekapseln. Auch an der nunmehr beschlagnahmten Leiche konnte noch Cyankali nachgewiesen werden. Eine Giftmörderin verabreichte ihrem Bräutigam das tödliche Gift im Eierkognak; so fiel der Geruch nicht sonderlich auf. Eine Frau wollte sich an dem ihr untreu gewordenen Liebhaber dadurch rächen, daß sie ihm in den Kaffee Cyankali mischte. Als der Mann nicht trinken wollte, nahm sie selbst den Mund voll Kaffee und versuchte, diese Flüssigkeit beim Kuß in den Mund des Mannes hinüberzuleiten; der Mann spie die Flüssigkeit sofort aus und blieb unversehrt, die Frau erlag der Vergiftung. Familienselbstmorde durch Cyankali sind vorgekommen; ebenso erweiterte Selbstmorde, insbesondere in politisch unruhigen Zeiten. Gelegentlich sind kleine Kinder durch Cyankali getötet worden. Auch zu Vergiftungen von fremder Hand aus politischen Gründen ist Cyankali benutzt worden (Einzelheiten dieser Vorfälle und Schrifttum s. REUTER und ASTMANN). In den Niederlanden versuchte ein Offizier einen andern zunächst durch Beibringung von Scopolamin zu betäuben, um von ihm eine Unterschrift zu erhalten. Als dann aber ein Erregungszustand bei ihm ausbrach, entschloß sich der Täter, um sein Tun zu verschleiern, ihm Cyankali einzuspritzen (VAN ITALLIE und BIJILSMA). Recht eigenartig ging ein Ehemann vor, indem er seine Frau unter dem Vorwand, ihr im Interesse der Empfängnisfähigkeit ein Medikament geben zu wollen, zuerst Blausäure in den Mund und dann in die Scheide spritzte. Er benutzte hierzu Blausäurephiolen, die zur Vertilgung von Raubzeug in den Handel gebracht werden (HOLZER).

Kohlendioxyd (CO_2).

Die atmosphärische Luft enthält rund 0,03 Vol.-%, die Ausatmungsluft rund 4% CO_2. Das Gas kommt in verflüssigter Form in Stahlflaschen in den Handel; es ist schwerer als die Luft (spezifisches Gewicht gegenüber Luft 1,5) und sammelt sich in tiefen Schichten an.

Gesundheitsstörungen treten auf, wenn die Luft 4—6% CO_2 enthält, entsprechend 70 bis 110 mg CO_2 im Liter Luft. Als Symptome sind bekannt Kopfschmerzen, Ohrensausen, Herzklopfen, Blutdruckanstieg, psychische Erregung, Schwindel und Benommenheit. Bei langsamer CO_2-Zunahme in der Atmosphäre ist Anpassung möglich. Ein Kohlendioxydgehalt von 8—10% verursacht Atemnot, Atem- und Pulsbeschleunigung, Taumel, meist Krämpfe, Bewußtlosigkeit, dann Atemstillstand mit Cyanose. Höhere Konzentrationen, um 20% herum, wirken schnell tödlich (FÜHNER). Im Grunde handelt es sich um die gleichen Erscheinungen wie bei der Erstickung. Im Tierversuch beobachtet man nach meinen Erfahrungen sehr deutlich die schon geschilderten terminalen Atembewegungen (s. S. 385).

Der anatomische Befund gleicht dem des Erstickungstodes. Unmittelbar nach dem Tode kann man bei Personen, die in einer CO_2-haltigen Atmosphäre erstickt sind, gasanalytisch zwar gegenüber anderen Todesfällen mitunter einen erhöhten CO_2-Gehalt feststellen. Nach 24 Std hat jedoch die postmortale Sauerstoffzehrung das gesamte Hb in reduziertes Hb umgewandelt, so daß derartige Untersuchungen diagnostisch wenig bedeutungsvoll sind (REUTER). Es ist auch noch nicht genügend bekannt, wie der CO_2-Gehalt des Blutes sich bei plötzlichen natürlichen und gewaltsamen Todesarten verhält.

Für die Diagnose der CO_2-Vergiftung gelten demnach dieselben Richtlinien wie beim Erstickungstod (s. S. 390). Wichtig kann die Feststellung eines hämorrhagischen Lungenödems sein. Beim Tode nach lang andauernder CO_2-Einwirkung sind infolge länger andauernder Hypoxämie mikroskopisch eher Veränderungen zu erwarten, und zwar wurden im Tierversuch vacuolige Veränderungen in den Hypophysenzellen und der Nebennierenrinde und physiologisch-chemisch eine Abnahme des Adrenalingehaltes des Blutes beobachtet (KLEIN, SCHÄFER und ZINCK; hier weiteres Schrifttum über diese Frage). Besonders lange Exposition von Versuchstieren mit CO_2-Luftgemischen erzielte in den Lungen sichel- und bandartige Wandbeläge an den Alveolen, Verbreiterung und Homogenisierung der Septen, Zellnekrosen in der Leber und Epithelnekrosen in den Nieren (MEESEN).

Wir kennen gewerbliche und zufällige CO_2-Vergiftungen. Bei Sauerstoffzehrung in geschlossenen Räumen durch Brände oder beim Schweißen kann der Sauerstoff vermindert und das Kohlendioxyd in gefährlichem Maße angereichert werden. Es kann sich gelegentlich in Senkgruben, Bier- und Weinkellern bilden. Seitdem die Wein- und Bierkeller elektrisch beleuchtet sind, besteht nicht mehr die Notwendigkeit, bei der Begehung ein offenes Licht mitzunehmen, dessen Erlöschen den Betreffenden warnt. Ruft jemand, der in einen Schacht eingestiegen ist, um Hilfe, so hat unüberlegte Hilfsbereitschaft, z. B. allzu schnelles Nachsteigen in den Schacht, manchmal gerade beim Helfer zum Tode geführt (WEHRLI). CO-haltige Quellen, die bei Tunnelbauten emporschießen, haben zu Vergiftungserscheinungen bei den Arbeitern geführt. Bei Einsteigen in Mannlöcher ist es zu Todesfällen durch CO_2-Bildung gekommen, ebenso beim Reinigen von Brunnenrohren mit Salzsäure. Beim Aufrühren des Schlammes entwickeln sich CO_2 und H_2S. Das Abgehen des Stöpsels von Kohlensäureflaschen hat gleichfalls gelegentlich zu gefährlichen CO_2-Konzentrationen in der Atmosphäre geführt. Auch sind Unfälle dadurch zustande gekommen, daß sich in Getreidesilos und in Räumen, in denen keimende Sojabohnen lagerten, CO_2-haltige Gase entwickelten. Im Rahmen der U-Boot-Medizin wurde das psychische Verhalten von Personen studiert, die sich längere Zeit in einer Atmosphäre mit erhöhtem CO_2-Gehalt aufhalten müssen; es entstanden nach anfänglicher Euphorie Depressionen mit Störungen des Denkprozesses (ALVIS). Das Auftreffen von flüssiger CO_2 auf die Haut bei Explosionen von CO_2-Flaschen hat Erfrierungen hervorgerufen (s. Literaturverzeichnis).

Schwefelwasserstoff (H_2S).

H_2S ist ein farbloses Gas und ein wenig schwerer als die Luft. Bei einer Konzentration von 0,1% verbrennt es, wenn es entzündet wird, mit bläulicher Flamme. Es riecht nach faulen Eiern, und zwar kann es noch bei einer Konzentration von 0,001 Vol.-$^0/_{00}$ gerochen werden. Starke Dosen werden jedoch nicht mehr gerochen.

H_2S unterbricht die normale Zellatmung. Das Oxydationsferment wird vergiftet. Es kommt zur inneren Erstickung. Die früher verbreitete Auffassung, es handle sich um ein Nervengift, hat sich nicht recht halten lassen. Die auftretenden Krämpfe, Muskelzuckungen und Lähmungen sind die Folgen von Oxydationsstörungen. Für alle Lungenatmer, Menschen oder Tiere, gilt die gleiche toxische H_2S-Dosis. Sie beginnt bei etwa 1,5 Vol.-$^0/_{00}$. Wenige Atemzüge in einer derartigen Atmosphäre führen zu Bewußtlosigkeit, Krämpfen und Lungenödem. Die ersten Störungen können schon bei einer Grenzkonzentration von 0,04—0,05 Vol.-$^0/_{00}$ nach einer Arbeitszeit von 8 Std in einer derartigen Atmosphäre auftreten (RODENACKER, hier genaues Schrifttum). Die Beschwerden bei wiederholter Einatmung von Grenzdosen oder unterschwelligen Dosen bestehen in Brennen und Tränen der Augen, Lidkrampf, Lichtscheu und katarrhalischen Erscheinungen der Schleimhäute der Luftwege und der Nebenhöhlen. Wird die Haut H_2S-haltigem Wasser ausgesetzt, so entstehen erythematöse und bläschenförmige Ausschläge. Die einer derartigen Atmosphäre ausgesetzten Personen werden appetitlos. Sie empfinden einen stinkenden Geschmack und neigen zum Erbrechen. Als Spätfolgen sind sowohl bei überstandener akuter

Vergiftung als auch bei chronischen Expositionen infolge Auftretens hypoxämischer Herde neurologische Störungen nach Art der PARKINSONschen Krankheit bekanntgeworden. Ebenso kamen Herzstörungen vor (SCHRAMM). Röntgenologisch wird nach Vergiftungen häufig eine Herzdilatation festgestellt (HERTZ). Auch eine Polyglobulie ist gelegentlich beobachtet worden. Gewöhnung scheint nicht einzutreten, eher eine Steigerung der Empfindlichkeit.

Als charakteristische Folge einer H_2S-Einwirkung gilt die sog. *Spinnerkrankheit*. Sie kommt in Kunstseidenfabriken vor, in denen H_2S entsteht, und zwar, soweit Erfahrungen vorliegen, bei einer Konzentration von 0,04 bis 0,05 Vol.-$^0/_{00}$, jedoch nicht nach akuten Vergiftungen in höheren Konzentrationen (RODENACKER). Es handelt sich um eine schuppenförmige Abstoßung von Epithelzellen der Cornea, die schließlich zum Sandkorngeschwür auf der Cornea, zum Nebelsehen und zu dem Gefühl führt, als liege ein Schleier über den Augen (Keratitis punctata). Die Erscheinung wird auf eine Sauerstoffverarmung im trägen Stoffwechsel der Cornea zurückgeführt (Schrifttum s. RODENACKER).

An der *Leiche* sollen Haut und innere Organe, besonders das Gehirn nach dem Tode infolge von Bildung von Sulfhämoglobin schnell grün werden. Das gleiche geht aber auch bei der Leichenfäulnis vor sich. Doch ist das Sulfhämoglobin bei der Fäulnis im Gegensatz zu der H_2S-Vergiftung ungleich verteilt. Kommt es sehr schnell zur Ausbildung von grünen Totenflecken, so kann das ein gewisser Anhaltspunkt für das Vorliegen einer H_2S-Vergiftung sein (LAVES). Gasanalytische Bestimmungen im Leichenblut versprechen nicht viel Erfolg (REUTER). Im großen und ganzen ist der Leichenbefund wenig charakteristisch (REUTER, WEYRICH). Im Gegensatz zum Lebenden diffundiert H_2S ziemlich schnell durch die Leichenhaut nach außen.

Vergiftungen durch H_2S gehören zu den *Berufskrankheiten*. Sie kommen in chemischen Laboratorien, in technischen Betrieben, bei der Ultramarinfabrikation und in Zucker- und Kunstseidenfabriken gelegentlich zustande. Auch können Arbeiten in gärendem Schlamm, in Kloaken und Kanälen zu einer derartigen Vergiftung führen (sog. Kloakengasvergiftung, W. KLEIN). Über die Conjunctivitis und Keratitis in der Kunstseidenindustrie wurde schon oben berichtet. Beim Ablassen von sulfidhaltigem Schlamm in chemischen Fabriken und beim Reinigen von Schwefelsäuretanks entstanden gleichfalls H_2S-Vergiftungen (TELEKY, BAUER), ebenso in Steinkohlenbergwerken durch Anzapfen von H_2S-haltigen Wasseransammlungen (SCHRAMM).

Schwefelkohlenstoff (CS_2).

Der Schwefelkohlenstoff (CS_2) ist eine leicht flüchtige Flüssigkeit mit einem Siedepunkt von 46⁰. Die Dämpfe sind $2^1/_2$mal schwerer als die Luft und entzünden sich leicht. Das technische Produkt dieses Gases hat einen widerlichen, an faulen Rettich erinnernden Geruch (FÜHNER). In der Luft führen 0,16 mg im Liter zu chronischer, 1,5 mg im Liter zu akuter Vergiftung und 15 mg im Liter zum Tode. Es bestehen aber große Unterschiede hinsichtlich der individuellen Verträglichkeit.

CS_2 ist ein Nervengift mit leicht lokaler Reizwirkung. Es wirkt bei Einatmung narkotisch. Bei akuter Vergiftung erkennt man eine Rötung des Gesichtes, Euphorie, Rausch, Delirien, Bewußtlosigkeit, Pupillenstarre, mitunter Krämpfe. Bei Wiedererwachen können Sehstörungen bestehen und auch zurückbleiben. Bei der *chronischen Vergiftung* ist das Bild ein wechselndes. Man hat mitunter gesagt, daß bei der CS_2-Vergiftung alles vorkommt. Die Erscheinungen beginnen meist mit Mattigkeit, Schwindelanfällen und sich steigernden Kopf- und Gliederschmerzen. Meist treten auch Sehstörungen auf, ebenso Erscheinungen seitens des Verdauungskanals; sogar Geschwürbildungen sind vorgekommen und als Vergiftungsfolge anerkannt worden. Die Psyche kann sich verändern. Mitunter fallen Schlaflosigkeit, Gedächtnisschwäche und Nachlassen der Libido auf; beim Vorhandensein von paranoiden Wahnideen soll man auch an die Möglichkeit einer Schwefelkohlenstoffvergiftung denken (REKTOR). Neuritiden und andere Lähmungen im Bereiche der Hirn- und Rückenmarksnerven wurden beobachtet, die in ihrer Art manchmal an eine CO-Vergiftung erinnerten. Vereinzelt kamen spastische Hemiparesen vor (ATTINGER). Die Abgrenzung zwischen durch chronische Schwefelkohlenstoffwirkung entstandenen und arteriosklerotischen Hirnveränderungen stößt mitunter auf Schwierigkeiten (VIGLIANO und Mitarbeiter).

Anatomisch kann man eine Verfettung der parenchymatösen Organe und Erweichungsherde im Gehirn vorfinden. Die Diagnose wird durch chemische Untersuchungen gestützt und gesichert werden müssen. Zur Anstellung der relativ einfachen Xanthogenatprobe genügen 10 cm³ Blut. Eine quantitative Bestimmung wird notwendig sein, da im Blut von Gesunden bis zu 0,2 mg/10 cm³ Blut CS_2 gefunden wurden. Die Grenzzahl des Normalen dürfte bei 0,5 mg liegen (Darstellung der Methoden, genaue Darstellung der klinischen Erscheinungen s. RODENACKER, Methodendarstellung s. LIEB).

CS_2 entsteht in der Kunstseidenindustrie (ATTINGER), außerdem beim Vulkanisieren. Die im Betriebe entstehenden Vergiftungen sind als Berufskrankheiten anerkannt. Hier und da sind Selbstmorde durch perorale Aufnahme von CS_2 vorgekommen (REUTER, hier weiteres Schrifttum).

Nitrosegase.

Es handelt sich um braunrote Dämpfe, die bei chemischen Manipulationen aufsteigen. Meist liegt ein Gemisch von NO, NO_2 und HNO_2 vor. Chemische, aber auch handwerkliche Betriebe, in denen Salpetersäure dargestellt wird, geben Anlaß zu Vergiftungen.

Die nitrosen Gase reizen bei der Einatmung die Schleimhaut des Atemtractus. Nach Resorption schädigen sie das Blut infolge *Methämoglobinbildung*. Sie beeinträchtigen die Zellatmung und wirken lähmend auf das Zentralnervensystem. Bei ständiger Einwirkung von nitrosen Gasen kommt es zu kachektischen Zuständen mit gelber Verfärbung der Kopf- und Nasenhaare, des Zahnfleisches, sowie zu gelben Flecken an den Händen. Die Empfindlichkeit gegen die nitrosen Gase ist individuell sehr verschieden. Im allgemeinen verträgt der Mensch die Einatmung eines Gases mit einem Litergehalt von 0,4 mg ½ bis 1 Std lang. Doch kann er schon bei einer Einatmung von 0,1 mg und mehr zugrunde gehen. Der Tod erfolgt bei tödlichen Vergiftungsfällen in den ersten 24 Std, seltener später im Verlaufe bis zu 3 Tagen.

Wird ausnahmsweise ein hochkonzentriertes Gasgemisch eingeatmet, so kommt es nach wenigen Minuten zu Bluthusten und zu dem schnellen Eintritt eines Lungenödems, das häufig den Tod verursacht. Meist werden aber Dämpfe in geringer Konzentration eingeatmet. Die Beschwerden sind anfangs nur gering. Die Beteiligten merken stechendes Gefühl im Rachen und Hustenreiz, manchmal klagen sie über Kopfschmerzen und Erbrechen. Eine besondere Bedeutung pflegen sie diesen Beschwerden nicht beizulegen. Entfernt sich der Vergiftete aus dieser Atmosphäre, so verschwinden die Beschwerden, und es folgt ein Intervall, das bis zu 8 Std dauern kann. Nachher setzen als Folge der Ätzwirkung ziemlich schnell lebensbedrohende Zustände ein, wie Brustschmerzen, Hustenanfälle mit Erstickungsgefühl, Durst und Cyanose. Das Sputum ist zunächst gelb, später braunrot gefärbt und von schleimigem Blut durchsetzt. Der Tod tritt unter den Erscheinungen der Kreislaufschwäche und des Lungenödems ein. Bei protrahiertem Verlauf kann es zu einer obliterierenden Broncholitis und einer hämorrhagischen Pneumonie kommen.

An der Leiche findet man eine hochgradige Hyperämie der inneren Organe. Das Blut ist flüssig, schwarzrot oder schokoladenbraun und stark methämoglobinhaltig. In den Luftwegen sieht man schleimigeitrige Massen, manchmal auch pseudomembranöse Beläge. Die Lungen haben manchmal eine eigenartige braune Farbe und sind hochgradig ödematös. Thrombosen in den Lungengefäßen werden beobachtet, auch Blutungen und Nekrosen im Herzmuskel sind beschrieben worden (WEYRICH, hier weiteres Schrifttum). Im Gehirn kommt es hier und da zur Ausbildung einer Purpura und eines Ödems. Mikroskopisch fanden sich Blutungen mit Ringblutungen im Großhirn, im Kleinhirn und im verlängerten Mark (KAMPS, WINBLAD, hier eingehendes Schrifttum).

Recht häufig entstehen nach der vorliegenden Kasuistik Vergiftungen durch Nitrosegase beim autogenen Schweißen in engen, schlecht gelüfteten Räumen. Gerade bei der Acytelenschweißung entsteht nur wenig CO, dagegen entwickeln sich Nitrosegase in höherer Konzentration (HUMPERDINCK u. a.). Auch beim Messingbrennen, d. h. Reinigung von Messing mit einem Gemisch von rauchender Salpeter- und Schwefelsäure (KRAULAND) und beim Galvanisieren (BOTH) ist es zu tödlichen Vergiftungen durch Nitrosegase gekommen. Nach dem Einschlag von Sprengbomben und bei der unvollständigen Explosion von Granaten und beim Sprengen sind Vergiftungen durch Nitrosegase zustande gekommen (FRANKE u. a.). Da nach Luftangriffen die Bevölkerung möglichst schnell in die Umgebung verteilt zu werden pflegte, erschien das Auftreten von Lungenödem und Herzbeschwerden bei der evakuierten Bevölkerung im Kriege den Ärzten mitunter zunächst nicht recht verständlich, so daß man zu Unrecht an psychogene Überlagerungen dachte. Trat der Tod ein, so war die exakte Feststellung der Nitrosegasvergiftung (Lungenödem, unter Umständen Methämoglobinbildung) für die Feststellung des Todes mit den Kriegsereignissen von Wichtigkeit (eigene Erfahrungen, weiterhin FRANKE, KRAULAND und ROCKENSTEINER). Ausfließen von Salpetersäure infolge Zerbrechen des Behälters hat gleichfalls zu einer Gefährdung der Umgebung und Todesfällen infolge Beimischung von salpetriger Säure und Einatmung von Nitrosegasen geführt (TROISI).

Nitrite.

Das Kalium- und Natriumnitrit können Vergiftungserscheinungen hervorrufen bei medizinaler Überdosierung und bei etwaiger Verwechslung mit Kochsalz. Außerdem sind diese Nitrite Bestandteile von Konservierungsmitteln. Unvorsichtiger Gebrauch hat mitunter zu größeren und kleineren Vergiftungsepidemien geführt (WEYRICH). Die Nitrite sind Blutgifte. Im Blute tritt zunächst Methämoglobin auf, das sich später, vielleicht erst in der Leiche in NO-Hämoglobin umwandeln kann. Im Leichenblut findet man wenigstens neben Methämoglobin auch NO-Hämoglobin (LAVES). Am längsten hält sich an der Leiche das Methämoglobin in den Hautgefäßen.

Bereits bei einer peroralen Zufuhr von mehr als 1 g kommt es zu Unruhe, Beklemmungsgefühl, Schwindelanfällen, Schweißausbrüchen, Klopfen in den Schläfen, Erbrechen und Durchfällen. Die Haut ist eigenartig blau verfärbt. Auch sind Geh- und Sehstörungen und Schlafsucht beobachtet worden. Von *Leichenbefunden* wurden beschrieben: Blutaustritte in der Wand des Magen-Darmkanales, Gelbfärbung des Mageninhaltes und mitunter auch Verschorfungen der obersten Schicht der blutüberfüllten Magenwand (WEYRICH, hier Schrifttum). Die Methämoglobinbildung scheint zu hypoxämischen Herden im Gehirn führen zu können. Im Tierversuch ist eine Degeneration von Ganglienzellen beobachtet worden. Bei chronischer Gifteinverleibung entstanden Myokardschwielen und sogar arteriosklerotische Veränderungen in den Nieren.

Es wird angenommen, daß auch diese Veränderungen durch hypoxämische Herde in den Gefäßwänden zustande kommen (HUEPER). Das Methämoglobin ist bei nicht ganz frischen Vergiftungen im Blut vielfach nicht mehr nachzuweisen. Der Versuch eines Nachweises der HEINZschen Körperchen in den Erythrocyten kommt in Frage; diese Körperchen entstehen allerdings eher bei Vergiftungen durch Nitroverbindungen und Anilin (LAVES). Die Darstellung geschieht durch Färbung mit Nilblausulfat oder mit Methylviolett.

Vasoklintabletten, die Calciumnitrit und Theobromin enthalten und die aus Versehen in zu hoher Dosis genommen wurden (8—10 Tabletten entsprechend etwa 0,5 g Nitrit), führten bei einem $2^1/_2$jährigen Kinde den Tod herbei (LOCHTE und PUTSCHAR). Vergiftungsepidemien durch unvorsichtiges Umgehen mit Pökelsalz führte zum Auftreten von Angstzuständen, von Herzanfällen nach Art einer Angina pectoris, mitunter zu Bewußtlosigkeit, Trismus und Krämpfen, in einer Anzahl von Fällen auch zum Tode. Oft standen gastroenteritische Symptome im Vordergrund der Beschwerden (SCHRADER, PAULUS, SCHULTZE, SCHEIBE u. v. a.). In der Zeit vor der Währungsform, als der Tabak mit großem Eifer von weiten Bevölkerungskreisen selbst bereitet wurde, enthielten die sog. Beizaromen vielfach Natriumnitrat, dem manchmal Natriumnitrit beigemischt war. Dieses Beizaroma war von Kindern und Erwachsenen gelegentlich genossen worden und hatte zu Nitritvergiftungen geführt (SCHRECK). Eine tödliche Nitritvergiftung kam dadurch zustande, daß Natriumnitrit mit Kochsalz verwechselt und auf Brot gestreut wurde (GERSNER). Zu einer Massenvergiftung an 146 Personen kam es einmal nach Verabreichung einer Wurstsuppe, die 0,166% Natriumnitrit enthielt (BÜCH).

Gelungene *Morde* sind bisher nicht beschrieben worden. Wohl aber ging in letzter Zeit durch die Tageszeitungen die Nachricht, daß sich das Tübinger Schwurgericht mit einem Mordversuch durch Nitrite beschäftigen mußte; danach hatte die Ehefrau eines Mannes, der spät aus der Kriegsgefangenschaft heimkehrte, mit Hilfe ihres Geliebten versucht, ihren gealterten Mann dadurch zu beseitigen, daß sie ihm in Speisen und Tee öfters Natriumnitrit eingab; sie hatte es als Unkrautvertilgungsmittel unter dem Namen „Radikal" gekauft. Die Aufdeckung der Vergiftung, die inzwischen lebensgefährliche Form angenommen hatte, ermöglichten klinische Beobachtung und anschließende Ermittlungen; bei der klinischen Beobachtung konnten allerdings Hämoglobinveränderungen nicht mehr nachgewiesen werden (Staatsanwaltschaft Hechingen Az Ks 1/49). Schlecht genährte Personen sind gegenüber Nitriten empfindlicher.

Nitroverbindungen.

Die Nitroverbindungen haben gemeinsam, daß sie Blutgifte sind und in vielen Fällen eine Methämoglobinbildung veranlassen. Folgende Präparate mögen besprochen werden:

Nitrobenzol, auch *Mirbanöl* genannt, ist eine hellgelbe Flüssigkeit mit Geruch nach Bittermandeln. Es wird als Ersatz für Bittermandelöl verwendet. Auch wird es benutzt zur Ungeziefer- und Insektenbekämpfung, zur Desodorierung, als Aroma bei Toilettenartikeln, Wäschetinten, Stempelfarben, Schuhschwärzmitteln; in der Industrie spielt die Chemikalie eine Rolle bei der Sprengstoffabrikation. Sie ist Ausgangspunkt für die Herstellung von Anilinfarben. Auch Liköre und Konditorwaren können Mirbanöl enthalten. Zusätzlicher Alkoholgenuß verstärkt die Wirkung. Die Ausscheidung geschieht durch die Lunge, hauptsächlich aber die Nieren als Paraminophenol.

Diagnostisch wichtig ist der typische Geruch der Atmungsluft nach Bittermandeln, der im Gegensatz zur Blausäurevergiftung tagelang vorhanden sein kann. Er haftet auch an den Kleidern des Vergifteten. Von Symptomen kennen wir: Übelkeit, Erbrechen, Bauchschmerzen, Brennen im Mund. Erst nach Einnahme von größeren Mengen findet man Blutveränderungen, und zwar Methämoglobinbildung mit Graufärbung der Haut und der Schleimhäute, der Bindehäute, an der Leiche auch der Totenflecke. Das Blutbild zeigt ähnliche Veränderungen, wie wir sie von der perniziösen Anämie her kennen. Auch treten Symptome seitens des Zentralnervensystems auf, die sich durch Sauerstoffmangel erklären lassen. Es handelt sich um schwankenden Gang, Muskelsteifigkeit, Koordinationsstörungen, Parästhesien und tetanische Zustände. Sehstörungen sind nicht sonderlich häufig; Ikterus und Fieber werden beobachtet. Der Tod kommt meist unter dem Bilde einer Atemlähmung zustande. Bei der *chronischen* Vergiftung, wie sie als gewerbliche Schädigung vorkommt, stehen die Blutveränderungen im Vordergrund. Auch wird eine Einengung des Gesichtsfeldes beobachtet.

An der *Leiche* fallen graue Totenflecke, venöse Hyperämie, Blutanschoppung in den Lungen und Blutaustritte im Magen, im Zwölffingerdarm, in der Speiseröhre unter den serösen Häuten und unter der Haut auf. Methämoglobin kann meist nachgewiesen werden. In der Leber kommt es zur Fettspeicherung, die Milz ist vergrößert, dunkelbraunrot. In dem mitunter verfetteten Nierenepithel kann man manchmal Hämosiderin nachweisen. Im Globus pallidus entstanden mitunter infolge hypoxämischer Schädigungen kleine Erweichungsherde.

Vergiftungen können bereits nach Einnahme von einigen Tropfen entstehen. Die geringste tödliche Dosis beträgt 1 bis einige Gramm. Doch wurden schon größere Mengen überstanden. Die Genesung geht sehr langsam vor sich (SCHWARZ, hier weiteres Schrifttum).

Zum Nachweis des Nitrobenzols ist von TEISINGER die Polarographie empfohlen worden. F. X. MAYER hat das Nitrobenzol im Spektrogramm nachgewiesen, nachdem die Organe unter bestimmten Kautelen der Wasserdampfdestillation unterworfen worden waren.

Daß das an sich gut riechende Mirbanöl aus *Versehen* getrunken wird, ist leicht denkbar (WALTERSKIRCHEN). Aber auch zu Selbstmordzwecken wurde es eingenommen. Als in solchem Fall größere Mengen getrunken wurden (60 g, 200 g), traten die Vergiftungssymptome sehr schnell ein: Erbrechen, schnelles Zusammenstürzen, Bewußtlosigkeit. Der Zusatz von Mirbanöl zu anilinhaltigen Stempelfarben verstärkt die Giftigkeit des Anilins; bei Säuglingen, die in frisch gestempelte Tücher eingewickelt wurden, kam es gelegentlich zu Vergiftungserscheinungen (KOK, THEODOR). Eine weitere Vergiftung ist dadurch entstanden, daß einem Insektenvertilgungsmittel, mit dem Betten gereinigt wurden, Nitrobenzol zugesetzt worden war (SCHWARZ). Auch verursachte der Nitrobenzolgehalt von Lack, mit dem ein Zimmer frisch gestrichen worden war, bei einem Säugling eine Vergiftung mit Methämoglobinbildung (ROHRBACH).

Das *Dinitrobenzol* entsteht als technisches Produkt und wird als Konservierungsmittel von Leim, Kleister und als Insektenpulver benutzt. Wie beim Nitrobenzol wird die Wirkung bei gleichzeitigem Genuß von Alkohol potenziert. Die toxikologischen Symptome entsprechen im großen und ganzen denen des Nitrobenzols. Die Blutwirkung ist stärker; schon in früherer Zeit wurden in den Erythrocyten die oben erwähnten HEINZschen Körperchen festgestellt (STRASSMANN und STRECKER u. a). Es wird reichlich Methämoglobin gebildet. Die Wirkung auf das Gehirn scheint etwas schwächer zu sein. Doch wirkt dieses Gift wiederum ausgesprochen auf das Atemzentrum (SCHWARZ).

Dinitrophenol bildet gelblichweiße Kristalle. Verwendung findet es in der Teerfarben-, Sprengstoffindustrie und bei der Holzimprägnation. Auch als Abmagerungsmittel hat es Anwendung gefunden. Doch sind nach der Einnahme gefährliche Zustände eingetreten. Die Phantasienamen lauteten: Aldiphan, Dalfan-Tabletten, Dinitra, Nitraphen, Slim. Es handelt sich um ein schweres Gift, dessen Wirkung durch Alkoholgenuß gesteigert wird. Unter den Vergiftungssymptomen fallen stark erhöhte Temperaturen, Mattigkeit, Kopfweh, Schweißausbrüche, fernerhin Leber- und Milzschädigungen mit Ikterus, Schädigung des Blutes und des Knochenmarkes mit Entstehung einer Agranolocytose, Hämaturie, Linsentrübung, mitunter auch Schwerhörigkeit auf. An der *Leiche* beobachtet man schnellen Eintritt der Totenstarre. Die Leber ist verfettet, es kann ein Lungenödem bestehen, an den Nieren kann man Degenerationserscheinungen feststellen. Auffällig und diagnostisch wichtig sind die gelblichen, allmählich stärker werdenden Verfärbungen der Haut, der Schleimhäute, zum Teil auch der inneren Organe, wie bei der Dinitrobenzolvergiftung (SCHWARZ). Tierversuche haben DÉROBERT und seine Mitarbeiter angestellt. Über einen Selbstmord hat DUQUÉNOIS berichtet; die Substanz kann anscheinend im Urin und in den Leichenteilen nachgewiesen werden (DUQUÉNOIS, A. MAYER und Mitarbeiter).

Das *Nitroglycerin* ist eine farblose, ölige, in Wasser unlösliche Flüssigkeit von süßlich brennendem Geschmack. Sie verbrennt an sich ohne Explosion, explodiert aber beim raschen Erhitzen sehr heftig; in Kieselgur, im Verhältnis 3:1 aufgenommen, bildet es das Dynamit.

Die medizinalen Dosen betragen 1—2 mg. Bei 50 mg pflegen bereits Kopfschmerzen aufzutreten. Die toxische Dosis beginnt bei etwa 1 g, die tödliche Dosis wird auf etwa 10 g geschätzt.

Als Symptome sind beobachtet worden: Hitzegefühl im Halse und in der Kehle, Klopfen in den Halsarterien, gerötetes Gesicht, Schweißausbruch, beschleunigter Puls, Blutdrucksenkung, Erweiterung der Gefäße, lang anhaltende Kopfschmerzen; bei Zufuhr größerer Dosis Erbrechen, Koliken, Tenesmen, Schweißausbrüche, blaue bis blaugraue Verfärbung der Haut und der Schleimhäute infolge Methämoglobinbildung, Delirien, weite Pupillen. Bei chronischer Vergiftung kam es zu Conjunctivitis, Ekzemen, geschwürigen Veränderungen an den Fingerspitzen und zur Anämie. Bei chronischer Einwirkung ist die Toleranz manchmal gesteigert, manchmal wird sie auch geringer.

Von *Sektionsbefunden* sind Gastroenteritiden, Schwellungen der Magenschleimhaut, Reizerscheinungen an den oberen Luftwegen und Lungenödeme bekanntgeworden.

Vergiftungen erfolgten infolge Überdosierung oder Verwechslung, gewerbliche Vergiftungen durch Einatmen von Dämpfen oder durch Hautresorption.

Tierversuche mit Nitroglycerin bzw. dem verwandten Stoff *Nitroglykol* sind von ORESTANO und E. GROSS angestellt worden. Das *Nitroglykol* ist für die Sprengstoffindustrie von Bedeutung. Nach Vergiftung fallen im Blutbild ausgeprägt die HEINZschen Innenkörperchen auf (E. GROSS). Chronische Nitroglykolvergiftungen, die als Berufskrankheiten anerkannt sind, äußern sich klinisch in Appetitlosigkeit, Wärmegefühl, Herzstörungen, Blutdruckerniedrigung und ausgesprochener Alkoholintoleranz. Todesfälle sind in Deutschland noch nicht bekanntgeworden, wohl aber in Amerika (SYMANSKY).

Das *Nitrochlorbenzol* steht in seiner Wirkung dem Nitrobenzol nahe. Bei gewerblichen Vergiftungen fiel im Blutbild eine Hyperglobulie auf (GERBIS, SCHWEIG).

Über Laboratoriumsvergiftungen mit *Nitrodekalin* und über eine gewerbliche Vergiftung in einer chemischen Fabrik mit *Diäthylparanitrophenylthiophosphat* berichten DÉROBERT und seine Mitarbeiter. Bei dieser Vergiftung fielen niedrige Temperaturen, Herz- und Atemstörungen und mikroskopische Veränderungen an den Pyramidenzellen des Gehirns auf.

Das *Nitrotoluol* spielt gewerbetoxikologisch eine Rolle bei der Sprengstoffherstellung. Es handelt sich um ein Blutgift (Methämoglobinbildung, Anisocytose, Megalocytose, Lymphocytose), auch kommen Leber- und Nierenstörungen vor. In der Leber kann in schweren Fällen das Bild einer Leberatrophie entstehen. Bei Aspiration finden wir Reizerscheinungen in den Luftwegen und Brechneigung. Wichtig für die Diagnose ist eine gelbbraune Verfärbung der Hände und der Haare. Die Schleimhäute sind mitunter aschgrau (SCHWARZ).

Das *Trinitrotoluol* führt in der Industrie den Kurznamen *Trotyl*. Es gilt als nicht sonderlich giftig. Seine Toxikologie ist in neuerer Zeit eingehend von HARDY durchgearbeitet worden.

Das *Dinitrokresol* findet in der chemisch-technischen Industrie als Imprägnierungs- und Konservierungsmittel Anwendung. Auch wurde es unter dem Namen „Antinonnin" zur Bekämpfung von Pflanzenschädlingen von Flugzeugen „abgestäubt". Es wurde früher zur Färbung von Gebrauchsgegenständen und Nahrungsmitteln benutzt, doch hat man dies wegen seiner Giftigkeit aufgegeben (FÜHNER). In England sind chronische Schädigungen als Folge der Schädlingsbekämpfung bekanntgeworden; das Gift kann im Blut quantitativ bestimmt werden (HARVEY, BIDSTRUP und Mitarbeiter).

Als Vergiftungssymptome werden genannt Schweißausbrüche, beschleunigte Atmung, beschleunigte Herztätigkeit, gerötete Haut. Der Blutdruck zeigt eine große Amplitude. Bei schweren Fällen kommt es zu cerebralen Symptomen in Gestalt von Bewußtlosigkeit, Delirien und motorischer Unruhe. Temperatursteigerungen werden beobachtet, Blut- und Knochenmarkschäden sind beschrieben worden. An den Vergifteten soll eine gelbliche Verfärbung der Haare, der Haut und der Schleimhäute auffallen; sie ist mitunter auch an den inneren Organen sichtbar. Die Totenstarre soll auffällig schnell eintreten (KOOPMANN, SCHWARZ, hier Schrifttum). Im Blute findet sich eine erhebliche Erhöhung des Rest-N-Spiegels und eine relative Abnahme des Cholesterinspiegels. Die Hämoglobinwerte sind anfangs erhöht, die Erythrocyten in geringem Grade vermindert. Im weißen Blutbild kommt es zur Leukocytose und Leukopenie. Bei *chronischen* bzw. subakuten Vergiftungen tritt die Abnahme des Rest-N-Werte und des Cholesterinspiegels nur allmählich ein. Es besteht eine hypochrome Anämie, die erhebliche Ausmaße erreichen kann. HEINZsche Innenkörperchen und Hämoglobin waren nicht zu beobachten. Bei Tierversuchen wurden anatomisch Lipoidschwund der Nebennierenrinde, Verfettungserscheinungen der Leber, Verfettung der Reticulumzellen und das Auftreten von Riesenzellen in Milz und Leber beobachtet (SEEL).

Beim Verladen der Substanz kam es vereinzelt zu nicht sonderlich schweren Vergiftungserscheinungen der Arbeiter, da die benutzten Gasmasken undicht waren. Sie klagten über Reizerscheinungen in den Schleimhäuten, besonders der Augen, der Nase, des Rachens und der Bronchien.

Resorcin.

Das Resorcin ist ein Dioxybenzol und hat einen Schmelzpunkt von 118⁰. Es handelt sich um Kristalle oder um ein kristallinisches Pulver mit sehr schwachem Geruch und etwas süßlichem Geschmack. Es wird häufig in der Dermatologie verwendet, und zwar in Salben in einer Konzentration von 5%, bei Spülungen in einer Konzentration von 2%. Die toxische Dosis beträgt 3—10 g.

Als Vergiftungssymptome sind bekanntgeworden: Geringe örtliche Reizung in Gestalt von Brennen und Parästhesien. Nach Resorption kommt es zu Schwindelanfällen, Schweißausbruch mit Temperaturabfall, Rötung des Gesichtes, bei stärkeren Vergiftungen zu Cyanose, Krämpfen, Delirien, Koma. Infolge Methämoglobinbildung wird die Haut grau bis grüngrau. Es kann Hämolyse eintreten, auch kann Ikterus entstehen. Der Urin ist dunkelbraun. Er hinterläßt auf der Wäsche dunkle Flecken. An der Leiche findet man Methämoglobin. Die Organe sind dadurch unter Umständen schwarzgrau verfärbt. Man sieht Blutungen in den serösen Häuten, Anämie und Verfettung der Leber und der Nieren. Unmittelbare Todesursache ist vielfach ein Lungenödem. Einmal wurde als unmittelbare Todesursache auch ein akutes Hirnödem festgestellt (SCHWARZ, BOECK, zit. nach PETRI).

Resorcin wird gerade von der Säuglingshaut leicht resorbiert, sonst auch von Wunden aus. Die bekanntgewordenen Vergiftungen sind *medizinaler Natur*. Ein Arzt hatte einem an Durchfall leidenden Säugling zusammen mit Tct. Ratanhiae und Opium eine 1%ige Resorcinlösung aufgeschrieben. Davon sollte das Kind stündlich einen Teelöffel voll erhalten. Das Kind wurde bald grau und starb. Vorher trat noch leichter Ikterus auf. Methämoglobin konnte diesmal an der Leiche nicht nachgewiesen werden. Das Kind hatte innerhalb 24 Std die 5fache Menge der zulässigen höchsten Tagesdosis erhalten (F. REUTER).

Auch sonst sind medizinale Fehldosierungen beschrieben worden (WIRTH, LIEBENAM). Zu einer in ihrer Eigenart bemerkenswerten Resorcinvergiftung kam es einmal dadurch, daß ein Säugling sich Resorcinpaste von der Hand ableckte (BECKER).

Anilin.

Das farblose, unangenehm riechende Anilin ist ein sehr heftiges Gift, das in Dampfform vorkommt, weiterhin in jedem Aggregatzustand, vor. allem aber in alkoholischer Lösung von allen Körperflächen, auch von der unversehrten Haut aus, aufgenommen wird. Die akute Gifteinwirkung ist der des Nitrobenzol ähnlich, doch fehlt der Geruch nach Bittermandelöl. Bei den chronischen Vergiftungen handelt es sich meist um gewerbliche Schäden. Bei der akuten Vergiftung wird das Methämoglobin postmortal sehr rasch reduziert. Es kann schon nach 12 Std nicht mehr nachgewiesen werden. Die HEINZschen Körperchen sind im Blute reichlich vorhanden (LAVES l. c.).

Bei der *chronischen* Vergiftung magert der Kranke ab. Es kommt zur Hämolyse leichteren Grades. Lang andauerndes Hantieren mit Anilinfarben ruft einen gelbgrünen Farbton an Haaren und Fingernägeln hervor. Die Hände können eine braune Verfärbung annehmen. An der Hornhaut kann sich das Epithel bläschenartig abheben, so daß streifenförmige Trübungen entstehen. Verletzungen durch *Kopierstifte* rufen lang andauernde aseptische Nekrosen hervor. Wenn bei einem Anilinarbeiter Ekzeme, Erytheme und Bläschenausschläge auftreten, so wird dies als Zeichen der Allgemeinvergiftung aufgefaßt, nicht als die Folge örtlicher Einwirkung. Das Blutbild zeigt die Zeichen einer langsam fortschreitenden Anämie, doch bleibt der Färbeindex ‚im Gegensatz zur perniziösen Anämie unter 1, und es findet sich weder eine Anisocytose, noch treten Normoblasten auf. Die Reizwirkung. kann beim Menschen in den Luftwegen eine katarrhalisch-eitrige Bronchitis hervorrufen. Der Verdauungsschlauch bleibt in der Regel unbeteiligt. HEINZsche Innenkörperchen *können* beobachtet werden (JASINSKI), auch sind Lähmungen vorgekommen (BELESINI). Mitunter kommt es zur Hämoglobin- und Methämoglobinurie und zur Ausscheidung von Urobilin. Der Nachweis des Anilins wird am besten im Harn geführt (PETRI, F. REUTER).

Anilinvergiftungen gehören zu den Berufskrankheiten. Spritzmaler, Personen, die in Webereien in der Farbzentrale arbeiten, können an chronischer Anilinvergiftung erkranken (BONZANIGO, LIND, TAEGER, A. MÜLLER u. v. a.). Desinfektionen von Schlafzimmern mit Anilinöl haben gleichfalls zu Anilindampfvergiftungen geführt (MANGILI). Wäschetinten enthalten Anilinfarben, mitunter auch Nitrobenzol (s. auch unter Nitrobenzol). Benutzung derartig frisch gestempelter Wäsche hat nicht nur bei Säuglingen, sondern gelegentlich auch bei Erwachsenen Vergiftungserscheinungen ausgelöst (MEYER, SCHWOERER, DRUCKREY u. a.).

Einen großen Umfang nehmen im Schrifttum Nachrichten über *Tintenstiftverletzungen* ein. Die Stifte enthalten Methylviolett. Bei Hautverletzungen kommt es zu recht schlecht heilenden Nekrosen mit Sekundärinfektion. Histologisch findet man Farbstoffphagocytosen. Manchmal können auch tumorartige Schwellungen entstehen. Die Entzündungsherde sind meist lymphocytärer Natur. Auch gewisse Resorptionserscheinungen sind gelegentlich vorgekommen. Im großen und ganzen pflegt aber das Verschlucken von Tintenstiftminen, wenn es dabei nicht zu Verletzungen der Schleimhäute kommt, keine schweren Folgen zu hinterlassen. Im Tierversuch zeigten sich Krankheitserscheinungen nur bei jungen Tieren, nicht bei älteren Tieren (GIERLICH, DALQUEN, RATING, LÖFFLER, DARABOS, RIX, GLASS u. a.). In letzter Zeit ist eine nicht tödliche Vergiftung bekanntgeworden, bei der Tintenstiftpulver aus Versehen auf eine Brotschnitte gekommen war, die gegessen wurde (KALIBE). Verschluckten Kinder aus Versehen Tintenstiftspitzen, so traten keine besonders deutlichen Vergiftungserscheinungen auf (OELSNER). Das gleiche ergaben einschlägige Tierversuche; bei ihnen war niemals Methämoglobin im Blut festzustellen (RÜMELIN, hier weiteres Schrifttum). In amerikanischen Farbstiften ist mitunter Paranitroanilin enthalten. Nach Verschlucken einer derartigen Mine traten lebensbedrohende Erscheinungen im Sinne einer Anilinvergiftung auf (CLARK).

Durch *chronische* Anilinresorption wird eine Disposition zur Entstehung von *Tumoren* (Carcinome und Papillome) in der Blase und den ableitenden Harnwegen geschaffen. Auch tierexperimentell ist es gelungen, einschlägige Tumoren zu erzeugen (HUEPER, A. MÜLLER, NISHIMURA u. v. a.). Doch steht man neuerdings auf dem Standpunkt, daß zur Entstehung dieser Tumoren weniger die Ausscheidung von Anilin als die Produkte α- und β-Naphthol und β-Naphthylamin Anlaß geben (DÉSOILLE, BILLARD-DUCHESNE, A. MÜLLER, BARSOTTI und Mitarbeiter).

Von *Arzneimitteln*, die Anilinderivate sind, erwähnen wir das Antifebrin, das Phenacetin, das Lactophenin. Der Vergiftungssymptome sind bei allen diesen Mitteln ähnlich: Mattigkeit, Schwindelgefühl, Übelkeit, Erbrechen, seltener Durchfälle. Es kommt weiterhin zur Cyanose. In schwereren Fällen treten cerebrale Erscheinungen auf in Gestalt von Krämpfen, Muskelstarre, Koma mit Pupillenstarre. Mitunter bildet sich Methämoglobin. Die Haut ist dann graublau verfärbt. Der *chemische* Nachweis geschieht am besten durch Untersuchung des Urins. Beim Phenacetin soll die Methämoglobinbildung mehr ausgeprägt sein (H. FISCHER). Auch Phenacetinsuchten sind beschrieben worden (REISSMANN). Es fand sich eine hämolytische Anämie. Der Hämoglobingehalt war auf 30% zurückgegangen. Es wurden HEINZsche Innenkörper beobachtet. Ähnliche Erscheinungen traten bei zufälligen chronischen Überdosierungen auf (ESPERSEN, SCHODT). Mißbrauch des Phenacetinpräparates *Saridon* führte zu einer toxischen Anämie (Näheres s. JASINSKI).

Dem Phenacetin steht der Süßstoff *Dulcin* nahe (p-Phenedol-carbamid); er wurde in der Zeit des Zuckermangels unter anderem zum Süßmachen des aus der Kriegs- und Nachkriegszeit bekannten „Heißgetränkes" benutzt (FÜHNER). In starker Konzentration schmeckt Dulcin bitter. Bei Erhitzen über seinen Schmelzpunkt hinaus (170—270°) geht das Dulcin in das geschmacklose Di-p-phenetol-carbamid über. Bei der Bereitung von Pfannkuchen waren in den Teig fahrlässigerweise 8—10 g Dulcin hineingenommen worden. Dies führte bei einer Familie zu Vergiftungserscheinungen. Die Erwachsenen, besonders aber die Kinder wurden cyanotisch. Es bestand Brechreiz. Der Kreislauf war geschädigt, sie spürten einen widerlichen Süßstoffgeschmack; im Blut wurde Methämoglobin nachgewiesen. Es bestand eine Leukocytose ohne Linksverschiebung. Die Vergifteten kamen durch. Die Giftigkeit scheint individuell unterschiedlich zu sein.

Pyrazolonderivate.

Einschlägige Medikamente sind Antipyrin, Salipyrin, Melubrin, Novalgin und das sehr häufig gebrauchte *Pyramidon.*

Bei Einnahme per os ist zunächst eine Reizung des Magen-Darmkanals bekanntgeworden. Später kommt es zu Krampfanfällen und Koma. Mitunter treten Delirien auf. Auch Schwerhörigkeit und Sehstörungen bis zur Erblindung sind bekanntgeworden. Der Kreislauf kollabiert, besonders bei Personen, die überempfindlich sind. Gerade bei Pyramidon kann eine individuelle Überempfindlichkeit unter Umständen schwere Folgen haben. Bemerkenswert ist, daß bei den Vergiftungserscheinungen sowohl hohe Temperaturen bis zu 40⁰ als auch Untertemperaturen auftreten können. Als spätere Folgen sind Exantheme bekanntgeworden (H. FISCHER). Im Blutbild beobachtet man ein Absinken der Leukocyten insbesondere der Granulocyten, ein Absinken der roten Blutzellen mit Rückgang des Hämoglobingehaltes. Schließlich kann sich das Bild einer Agranulocytose entwickeln. Wer gegen Atropin, Morphin und Chinin empfindlich ist, ist meist auch gegen Pyramidon überempfindlich (LASCH). Im Gehirn sah VELTEN histologisch eine Gliaspinnenbildung im Corpus cinereum. Im übrigen sind die anatomischen Befunde uncharakteristisch. *Chemisch* kann man Pyramidon und seine Derivate im Urin und den anderen Organen auch quantitativ gut nachweisen.

Medizinale Vergiftungen sind zum Teil infolge Überdosierung und Verwechslung (GÖSSNER), zum Teil bei Überempfindlichkeit entstanden. Bei der jetzt vielfach geübten intravenösen Pyramidontherapie bei akutem Gelenkrheumatismus hat sich herausgestellt, daß das *Pyramidon* unter diesen Umständen erheblich giftiger ist. Eine Zuführung von 2 g intravenös erscheint schon bedenklich (ERKELENZ, BESSAU, HEUBNER und MÜLLER-HESS, KOCH, FRIESE). Auch *Selbstmorde* durch Pyramidon sind bekanntgeworden. 6—7 g scheinen bereits tödlich sein zu können. Die Lebensmüden hatten, soweit sich dies nachprüfen ließ, 40—50 Tabletten entsprechend 12—15 g Pyramidon zu sich genommen (SCHULZ-ALLEN, PH. SCHNEIDER, WAGNER u. a.). Einmal sind sogar 250 Tabletten genommen worden, entsprechend 25 g Pyramidon (H. FISCHER). In einem von VELTEN beschriebenen Selbstmordfall, bei dem 25 g Pyramidon genommen wurden, stellten sich schon 10 min nach der Einverleibung Bewußtlosigkeit, fahlgraue Hautverfärbung, Pupillenerweiterung und heftige epileptoide Krämpfe ein; bereits eine Stunde danach trat der Tod ein. Nachweis des Medikamentes in den Leichenteilen ist möglich (zit. nach HALLERMAN und ILLCHMANN-CHRIST, hier ausführliches kritisch besprochenes Schrifttum). Von den gleichen Autoren wurde auch die Pathologie einer akuten tödlichen Vergiftung mit dem pyramidonhaltigen Analgeticum *Ditonal* bei einem Kinde ausführlich beschrieben; doch lagen die Einzelheiten dieser Beschreibung beim Abschluß dieses Buches noch nicht vor.

Das sonst sehr geschätzte *Novalgin* scheint bei intravenöser Gabe für Personen, die zu allergischen Reaktionen neigen und sich gerade in einem allergischen Zustand befinden, nicht ungefährlich zu sein. Wenigstens wurde ein Todesfall beobachtet, als einer allergischen Patientin das Mittel intravenös in üblicher Dosis injiziert wurde (HESS).

Das Mischpräparat *Quadronal,* das bei Schmerzen jeder Art, Erkältungskrankheiten, Grippe und Neuralgien gegeben wird, enthält Phenyldimethyl-

pyrazolon, Phenacetin, Lactylphenetidin, Coffein. Ein Student hatte es einmal
zum Selbstmord benutzt, indem er 18 Tabletten einnahm. Er wurde somnolent
aufgefunden. Die Stühle waren pechschwarz, im Urinsediment traten Leukocyten und Erythrocyten auf. Der Leichenbefund zeigte Blutungen im Magen
und unteren Dünndarm, eine Dissoziation der Leberzellen, Hyperämie der
Glomeruli und Hb-Zylinder in den Nierenkanälchen (W. FISCHER).

Das *Pyridin*, eine Substanz zur Vergällung von Äthylalkohol (s. Brennspiritus
S. 775), wird in der Industrie mitunter als Lösungsmittel benutzt. Bei gelegentlichen Vergiftungen beobachtete man Erregungszustände und Kreislaufkollaps.
An der Leiche fällt ein typischer Geruch (wie der des Brennspiritus) auf. Chemischer Nachweis ist möglich (SCHMID, KARCZAG und Mitarbeiter).

Pyrogallol.

Pyrogallol ist ein Trioxybenzol. Es bildet weiße bis graugelbe Kristalle, ist fast geruchlos
und schmeckt schwach bitter. Es wird in der Farbstoffindustrie, in der Photographie, als
Haarfärbemittel und auch in der Dermatologie in 5%iger Salbe verwendet. Chemisch ist
es ein starkes Reduktionsmittel.

Von Vergiftungssymptomen sind bekanntgeworden lokale Reizerscheinungen an der
Haut in Gestalt von Blasen und Geschwüren. Einnahmen von kleinen Mengen machten
in der Regel keine Störungen. Bei Einnahme von großen Mengen entstanden Übelkeit,
Erbrechen, Durchfälle. Die Zunge ist schwarzbraun. Als Resorptionserscheinungen sind Cyanose, Schüttelfrost und Fieber, Schwindel und Kollaps bekanntgeworden. Auch wurden
Leberstörungen mit Ikterus beobachtet. Mitunter trat eine Urämie auf. Im Urin wurde
manchmal Methämoglobin ausgeschieden. Pyrogallol wird im Urin zum Teil unverändert,
zum Teil als Ätherschwefelsäure ausgeschieden. Bei der Sektion fanden sich Verfettung
der Leber und Nieren, Lungenödem, Methämoglobinbildung und Neigung zur Thrombenbildung.

Die bekanntgewordenen Vergiftungen sind hauptsächlich durch allzu exzessive Anwendung von Pyrogallolsalben bei Behandlung der Psoriasis entstanden, selten wurde die
Chemikalie als Abortivum und als Selbstmordmittel benutzt (KONRADY).

Das *Phloroglucin* ist gleichfalls ein Trioxybenzol. Es ist 20mal weniger giftig als das
Pyrogallol. Etwa auftretende Vergiftungserscheinungen sind entsprechend (SCHWARZ,
hier weiteres Schrifttum).

Hydrochinon.

Hydrochinon (Dioxybenzol) wird in der Medizin kaum verwendet. Es handelt sich um
ein in der Photographie häufig gebrauchtes Reducens. Einnahme von 0,5—1,0 g erzeugen
Erbrechen, Durchfall mit grünlichen Stühlen, Ohrensausen, Schwindel, eventuell Kollaps.
Im blaugrün verfärbten Urin wird Hydrochinon als Hydrochinonschwefelsäure ausgeschieden.
Der Stoff scheint bei lokaler Anwendung auch die Mitosen zu hemmen. Die bekanntgewordenen *Selbstmordversuche* führten meist nicht zum Tode. Nur in einem Fall (BUSATTO),
bei dem eine Lebensmüde 6 g Hydrochinon genommen hatte, trat der Tod unter den Erscheinungen des hämolytischen Ikterus auf. An Leber und Niere fanden sich histologisch
degenerative Veränderungen. Die Substanz ließ sich auch chemisch darstellen (Nachweis
der entsprechenden Kristalle nach Vorbereitung nach STAS-OTTO). Bei einem Selbstmordversuch wurde die Einnahme von 12 g überstanden (SCHWARZ).

Bei längerem Umgang mit Hydrochinon (photographische Arbeiten) entsteht mitunter
eine allergische Überempfindlichkeit, die zu Hautschädigungen führt (eigene Erfahrung).

Sulfonamide.

Seit dem Siegeslauf der Sulfonamide in der Therapie kurz vor dem zweiten Weltkriege
und der Zeit nachher hat es auch an Nachrichten nicht gefehlt, daß gelegentlich Vergiftungserscheinungen vorkommen. Es besteht hier und da eine Überempfindlichkeit, die aber
nicht bei allen Präparaten auftritt. Sulfonamide vertragen sich nicht mit Papaverin, Dolantin
oder Novocain-Adrenalin (OELKER). Bei den klinischen Symptomen handelt es sich um
allgemeine Störungen in Gestalt von Brechreiz, Erbrechen, Kopfschmerzen, Abgeschlagen-
heit. Es können gelegentlich hohe Temperaturen auftreten, eine Erscheinung, die mitunter
schwer von der zu behandelnden Krankheit abzugrenzen ist. Das Fieber kann auch mit
Schüttelfrösten einsetzen. Es kommt zu Schädigungen des Blutes durch Bildung von Methämoglobin und Sulfhämoglobin. Das Kohlensäurebindungsvermögen des Blutes wird

vermindert, ebenso die Sauerstoffkapazität. Schließlich kann sich das Bild einer Agranulocytose entwickeln. Auch HEINZsche Innenkörperchen sind beobachtet worden. Unter den klinischen Symptomen eine ausgesprochene Cyanose, die wahrscheinlich, wenigstens zum Teil, auf die Methämoglobinbildung zurückzuführen ist. Die Ausscheidung des Medikamentes verursacht nicht selten Nierenschädigungen. Es handelt sich einmal um mechanische Schädigungen der Ausführungskanäle durch die sich bildenden Kristalle, daneben kommen aber auch ausgesprochene Parenchymschäden im Sinne einer Nephrose vor. Nur vereinzelt wird das Auftreten einer interstitiellen Nephritis (BARKEN) beobachtet, sogar Entzündungserscheinungen in den Glomeruli (UHLBACH). Vereinzelt sind sogar infolge Zusammenballung der ausgeschiedenen Kristalle Steinbildungen beobachtet worden (BÜNDLMEIER). Auch gelang experimentell die Herbeiführung von Steinbildungen (TSCHUCHIJA und OHMON, CLOTTEN), wie es allergisch bedingte Nierenschäden zu geben scheint (HEUCHEL, RÖLLINGHOFF). Besonders gefürchtet sind Leberschädigungen; sie treten in harmlosen Fällen in Gestalt eines Ikterus und einer Leberschwellung auf. Doch sind vereinzelt auch maligne Ausgänge nach Art einer akuten gelben Leberatrophie beobachtet worden. Polyneuritische Erscheinungen traten hier und da in Erscheinung. Es handelt sich vor allem um motorische Störungen, die Sensibilität war weniger beeinträchtigt. Die unteren Gliedmaßen wurden bevorzugt. Nach Peri- und Intraneuralinjektionen wurden Entzündungen der Nerven mit nachfolgenden Degenerationen beobachtet. Durch Tierversuche konnten histologische Veränderungen am Rückenmark mit Paresen hervorgerufen werden (BOROWSKI und Mitarbeiter). Auch sind ganz vereinzelt akute symptomatische Psychosen mit Delirien mitgeteilt worden (TILS).

Unter den *Hauterscheinungen* fielen bullöse Exantheme auf. Sie traten gerade an Stellen auf, an denen die Haut dem Licht ausgesetzt war (BETTLEY). Beobachtet wurden auch mit Gefäßveränderungen einhergehende Granulome an der Haut und in den inneren Organen (SELBERG). Nachrichten, nach denen es bei Sulfonamidvergiftungen zu einer Autoagglutination des Blutes kommt, haben sich nicht bestätigt (WEZEL). Die Sulfonamide gehen durch die Placenta auf die Frucht über, der Sulfonamidspiegel liegt beim Kinde tiefer als bei der Mutter. Schädliche Wirkungen sind beim Kinde bisher nicht beobachtet worden. Die Sulfonamide werden auch mit der Muttermilch ausgeschieden, jedoch in so geringer Menge, daß über Schädigungen beim Säugling nichts bekanntgeworden ist (KAYSER, PHILIPP u. a.). Ein schädigender Einfluß der Sulfonamide auf die Samenzellen konnte experimentell nicht nachgewiesen werden (BELONOSCHKIN).

Der Sulfonamidspiegel im Blut kann chemisch dargestellt werden (Technik s. SCHÖNFELD und KIMMIG); eine vereinfachte allerdings nur qualitative Methode für den Nachweis im Blut und Liquor beschrieb HACKMANN. An Leichenteilen ist auch eine histochemische Nachweismethode möglich (AUGUSTIN).

Es mag noch besonders hervorgehoben werden, daß die hier beschriebenen Zwischenfälle bei der Sulfonamidbehandlung im ganzen außerordentlich *selten* sind. Sie mußten aber im Rahmen dieses Buches zusammengetragen werden, um bei angeblichen tödlichen Zwischenfällen dem Obduzenten die Möglichkeit zu geben, sich in kurzer Frist aus dem Schrifttum zu orientieren.

Literatur.

Kohlenoxyd.

Nachweismethoden.

Allgemeindarstellungen.

BAADER, HOLSTEIN u. SYMANSKI: In FISCHER-MOLINEUS, Das ärztliche Gutachten im Versicherungswesen, Bd. II, S. 1064. Leipzig 1939. — BENDER: Verzeichnis von Veröffentlichungen über Kohlenoxyd-(Leuchtgas-)Vergiftungen aus den Jahren 1865—1939. Breslau 1939. Ref. Dtsch. Z. gerichtl. Med. **36**, 414 (1942). — BREITENECKER: Kohlenoxyd. In Handwörterbuch der gerichtlichen Medizin, S. 401. Berlin 1940.

ENGEL: Ärztl. Sachverst.ztg **1939**, 65.

FÖRSTER: Med. Klin. **1938**, 700. — FÜHNER: Medizinische Toxikologie, S. 111. Leipzig 1943.

KEMKES, B.: Med. Klin. **1941**, 109.

LEWIN: Die Kohlenoxydvergiftung. Berlin 1920.

MUELLER, B.: Med. Klin. **1938** II, 1487, 1523.

RODENACKER: Die chemischen Gewerbekrankheiten. Leipzig 1951.

SYMANSKI: Neuere Erkenntnisse über die akute und chronische CO-Vergiftung. Leipzig 1936.

Qualitative Proben.

BEBIOLKA: Untersuchungen über die Empfindlichkeit der landläufigen Methoden zum Nachweis des CO im Blut. Med. Diss. Heidelberg 1938.

GRIFFON et CAPUS: Ann. Méd. lég. etc. **30**, 187 (1950).

HAVER: Über die Verwendbarkeit chemischer Nachweismethoden bei Kohlenoxydblut. Med. Diss. Würzburg 1938. Ref. Dtsch. Z. gerichtl. Med. **33**, 75 (1940). — HELPERN and STRASSMANN: Arch. of Path. **35**, 776 (1943).

KOLLER: Dtsch. Z. gerichtl. Med. **21**, 275 (1933). — KRAULAND: Dtsch. Z. gerichtl. Med. **34**, 305 (1941).

MUELLER, B.: Siehe Allgemeindarstellungen.

SCHMIDT: Dtsch. Z. gerichtl. Med. **19**, 516 (1932); **22**, 377 (1933). — SCHWARZACHER: Dtsch. Z. gerichtl. Med. **12**, 513 (1928).

WAGNER: Dtsch. Z. gerichtl. Med. **35**, 69 (1942). — WOLFF: Sv. Läkartidn. **1941**, 492. — Dtsch. Z. gerichtl. Med. **35**, 415 (1942).

Quantitative Spektroskopie.

BALTHAZARD: Ann. Méd. lég. etc. **1924**, 257. — BEBIOLKA: Untersuchungen über die Empfindlichkeit der landläufigen Methoden zum Nachweis des CO im Blut. Med. Diss. Heidelberg 1938.

Stufenphotometrie.

KLAUER: Dtsch. Z. gerichtl. Med. **30**, 296 (1938). — KURPIERS: Quantitative Kohlenoxyd-Hämoglobinbestimmung mit der stufenphotometrischen Methode nach OETTEL. Med. Diss. Würzburg 1939. Ref. Dtsch. Z. gerichtl. Med. **36**, 259 (1942).

MAY: Arch. Gewerbepath. 8, 21 (1938). — Med. Welt **1942**, 867.

OETTEL: Klin. Wschr. **1938** II, 1019. — Arch. exper. Path. u. Pharmakol. **190**, 233 (1938).

PAUL u. WRETLIND: Sv. Läkartidn. **1942**, 352. Ref. Dtsch. Z. gerichtl. Med. **36**, 452 (1942).

RANKE u. SEYDEL: Veröff. Heeressan.wes. **1939**, H. 108, 200. Ref. Dtsch. Z. gerichtl. Med. **33**, 158 (1940).

SEYDEL: Dtsch. Mil.arzt 5 (1939). Ref. Med. Klin. **1939** II, 1187.

Spektrophotometrie.

BREITENECKER: Beitr. gerichtl. Med. **14**, 100 (1938). — Handwörterbuch der gerichtlichen Medizin, S. 405. Berlin 1940.

HARTMANN: Ergebnisse und Physiologie 1937. Zit. nach v. MURALT, Praktische Physiologie, S. 35. Berlin u. Heidelberg 1948. — HEILMEYER: Medizinische Spektrophotometrie. 1933.

LUSZCZAK: Abh. Hyg. **1936**, H. 22, 96.

REUTER: ABDERHALDENS Handbuch der biologischen Arbeitsmethoden, Abt. IV, Teil 12, 1. Hälfte, Bd. 2, S. 1123. Berlin u. Wien 1938.

Bestimmung durch Infrarotphotographie.

MERKELBACH: Helvet. med. Acta **2**, 1 (1935). — Schweiz. med. Wschr. **1935** II, 1142. Die biologische Bedeutung der infraroten Strahlen. Basel 1937.

RICKE: Über den Nachweis von CO im Blute mit der Infrarotphotographie. Med. Diss. Göttingen 1936. Ref. Dtsch. Z. gerichtl. Med. **31**, 457 (1939).

SCHILLING-SIENGALEWICZ: Zacchia 1, 10 (1937). Ref. Dtsch. Z. gerichtl. Med. **29**, 339 (1938).

Ohne Verfasser: Nachweis von CO-Vergiftung durch Infrarotphotographie. Arch. Kriminol. **102**, 170.

Colorimetrische und photometrische Methoden.

GRUT u. HESSE: Nord. Med. **1942**, 3345. Ref. Dtsch. Z. gerichtl. Med. **38**, 39 (1943).

HAVEMANN: Klin. Wschr. **1940** II, 1183.

JONSSON: Sv. Läkartidn. **1941**, 496. Ref. Dtsch. Z. gerichtl. Med. **35**, 415 (1942). — ÖSTERLIND: Sv. Läkartidn. **1941**, 622. Ref. Dtsch. Z. gerichtl. Med. **35**, 414 (1942).

REVEL et DUQUÉNOIS: Ann. Méd. lég. etc. **30**, 292 (1950).

SCHOLTEN: Dtsch. Z. gerichtl. Med. **30**, 292 (1938).

WENNESLAND: Acta physiol. scand. (Stockh.) **5**, 76 (1943). Ref. Dtsch. Z. gerichtl. Med. **38**, 155 (1943). — WOLFF: Sv. Läkartidn. **9** (1941). Zit. nach IM OBERSTEG. — Nord. kriminaltekn. Tidskr. **11**, 125 (1941). Ref. Dtsch. Z. gerichtl. Med. **37**, 64 (1943).

Gasanalytische Methoden.

GRIFFON: Ann. Méd. lég. etc. **29**, 332 (1949).

ROSSMANN: Klin. Wschr. **1949** I, 280.

SCHOENTALOWNA: Zacchia **3**, 427 (1939). Ref. Dtsch. Z. gerichtl. Med. **33**, 75 (1940). — Polska Gaz. lek. **1939**, 589. Ref. Dtsch. Z. gerichtl. Med. **33**, 351 (1940). — SCHMIDT, O.: Dtsch. Z. klin. Med. **136**, 151 (1939). Klin. Wschr. **1939** II, 938.

Literatur. 721

Testfleckenmethode und Verwandtes.

GETTLER u. FREIMUTH: Amer. J. Clin. Path. 13, No 9 (1943).
MARQUARDT: Dtsch. Z. gerichtl. Med. 40, 385 (1951).
SCHMIEDER: Relation der absoluten Kohlenoxydmengen zu den relativen Kohlenoxyd-Hämoglobinwerten im Blut. Med. Diss. Heidelberg 1950. — SEFERT: Dtsch. Z. gerichtl. Med. 41, 243 (1952). — SEIFERT u. SCHMIEDER: Zur Frage der quantitativen Kohlenoxydbestimmung im Blute. Dtsch. Z. gerichtl. Med. 41, 435 (1952).
ZEITZ: Zur Frage der beruflichen CO-Inhalation. (Untersuchungen an Arbeitern des Heidelberger Gaswerkes mit Hilfe einer Testfleckenmethode.) Med. Diss. Heidelberg 1950.

Herstellung von konzentriertem CO-Blut.

BEBIOLKA: Untersuchungen über die Empfindlichkeit der landläufigen Methoden zum Nachweis von CO im Blut. Med. Diss. Heidelberg 1938.
KRAULAND: Dtsch. Z. gerichtl. Med. 34, 305 (1941).
MUELLER, B.: Med. Klin. 1938 II, 1487.

Blutspuren.

IM OBERSTEG u. KANTER: Dtsch. Z. gerichtl. Med. 40, 283 (1951).

Physiologie und toxische Dosen.

ASMUSSEN: Nord. Med. 1942, 3061. Ref. Dtsch. Z. gerichtl. Med. 38, 154 (1943).
BARKAN: Dtsch. med. Wschr. 1938 I, 638. — BECKMANN: Z. exper. Med. 109, 467 (1941). — BELLA: Arch. di Fisiol. 37, 291 (1937). Ref. Dtsch. Z. gerichtl. Med. 29, 572 (1938). — BLÖMER u. KIESE: Arch. exper. Path. u. Pharmakol. 204, 377 (1947). — BREITENECKER: Handwörterbuch der gerichtlichen Medizin, S. 401. Berlin 1940. Beitr. gerichtl. Med. 14, 98 (1938).
DIRINGSHOFEN: Luftfahrtmed. 1939, 216. Ref. Dtsch. Z. gerichtl. Med. 33, 398 (1940).
FORBES, SARGENT and ROUGHTON: Amer. J. Physiol. 143, 594 (1945).
GIGON u. NOVERRAZ: Schweiz. med. Wschr. 1940, Nr 35, 836; 1940, Nr. 39.
HALDANE: Zit. bei BARKAN in BETHES Handbuch der Physiologie, Bd. 6, S. 114. Berlin 1928. — HENDERSON: Münch. med. Wschr. 1935, 1672. — Atmung, Erstickung und Wiederbelebung. Leipzig 1941.
KLIMMER: Arch. exper. Path. u. Pharmakol. 201, 69 (1943).
LEHOCZKA, DE: Acta neurol. et psychiatr. belg. 49, 488 (1949). Ref. Ber. Path. 8, 231 (1951). — LEVIN: Gifte und Vergiftungen, S. 55. Berlin 1929. — LICHT: Sperimentale 91, 35 (1937). Ref. Zbl. Path. 71, 208 (1939). — LÖFMARK: Sv. Läkartidn. 1941, 859. Ref. Dtsch. Z. gerichtl. Med. 35, 363 (1942).
MAY: Arch. Gewerbepath. 10, 97 (1941). — MENZ: Schweiz. med. Wschr. 23, 569 (1948). — MUELLER, B.: Med. Klin. 1938 II, 1488.
OPITZ: Physiologie der Erstickung und des Sauerstoffmangels. In PONSOLDS Lehrbuch der gerichtlichen Medizin, S. 202. Stuttgart 1950.
REPLOH u. BREDMANN: Arch. f. Hyg. 161, 31 (1936). — RUFF: Ärztl. Sachverst.ztg 1939, 64.
SARUTA: Fukuoka Acta med. 32, 79 (1939). Ref. Dtsch. Z. gerichtl. Med. 33, 40 (1940). — SCHMIDT, O.: Dtsch. Z. gerichtl. Med. 32, 404 (1939/40). Zacchia 4, 1 (1940). Ref. Dtsch. Z. gerichtl. Med. 34, 106 (1941). — SCHMIEDER: Relation der absoluten CO-Mengen zu den relativen CO-Hb-Werten im Blut. Med. Diss. Heidelberg 1950. — SCHÖNBERG, S.: Schweiz. med. Wschr. 1943, Nr 39, 1216. — SCHULZE: Klin. Wschr. 1937, Nr 12. — SCHWARZ u. DECKERT: Klin. Wschr. 1935 I, 601, 900. — SEIFERT: Dtsch. med. Wschr. 1951, 1344. — SEIFERT u. SCHMIEDER: Erscheint in Dtsch. Z. gerichtl. Med. — SIÖSTRAND: Acta physiol. scand. (Stockh.) 24, 314 (1952) — SYMANSKI: Dtsch. med. Wschr. 1942, Nr 8.
THOMAS: Verh. Dtsch. Ges. gerichtl. u. soz. Med. Erscheint in Dtsch. Z. gerichtl. Med.
ZEITZ: Zur Frage der beruflichen CO-Inhalation. Med. Diss. Heidelberg 1950.

Klinik der akuten Vergiftung.

BREITENECKER: Dtsch. Z. gerichtl. Med. 29, 187 (1938). Wien. klin. Wschr. 1939 I, 486. Ref. Dtsch. Z. gerichtl. Med. 33, 252 (1940). — BRUSTIER u. VALDIGUIÉ: Ann. Méd. lég. etc. 22, 3 (1942). — BUMKE: Lehrbuch der Geisteskrankheiten. München 1948.
DÉROBERT, HADENGUE et HARIRI: Ann. Méd. lég. etc. 28, 183 (1948).
FLAUDIN et GUILLEMIN: Coll. Méd. et Chir.: Recherches et Applications Nr 35. Ref. Klin. Wschr. 1943, 447.
HÖGLER: Wien. klin. Wschr. 1941 II, 996. Ref. Dtsch. Z. gerichtl. Med. 36, 414 (1942).
KALLNER: Sv. Läkartidn. 1941, 724. Ref. Dtsch. Z. gerichtl. Med. 35, 362 (1942). — KILLICK: Physiologic. Rev. 20, 313 (1940).

Mueller, Gerichtliche Medizin. 46

LEWIN: Die Kohlenoxydvergiftung. Berlin 1920.

MAY: Med. Welt **1942**, 867. — MENESINI: Arch. di Antrop. crimin. **57**, Suppl.-H., 509 (1937). Ref. Dtsch. Z. gerichtl. Med. **29**, 173 (1938). — Arch. di Antrop. crimin. **57**, Suppl.-H., 529 (1937). Ref. Dtsch. Z. gerichtl. Med. **29**, 174 (1938). — MILOVANOVIC: Slg Vergift.fälle **3** (A 268), 221 (1932).

STURM: Münch. med. Wschr. **1941 II**, 1143.

VARADY: Münch. med. Wschr. **1942 I**, 479.

Spätfolgen.
Prinzipielles.

BÜCHNER: Klin. Wschr. **1937 II**, 1409.

HOPPE: Beitr. path. Anat. **101**, 14.

LUFT: Beitr. path. Anat. **99**, 351.

OPITZ: l. c. S. 202.

ROTTER: Beitr. path. Anat. **101**, 23.

Knochenmark und Blut.

CACCURI: Haematologica Arch. **23**, 165 (1941). Ref. Dtsch. Z. gerichtl. Med. **35**, 363 (1942).

DITTMAR: Ärztl. Sachverst.ztg **1939**, 177.

SYMANSKI: Slg Vergift.fälle **9** (B 92), 75 (1938).

Herz und Gefäße.

BECK u. SUTER: J. Amer. Med. Assoc. **110**, 1982 (1938). Ref. Dtsch. Z. gerichtl. Med. **30**, 368 (1938). — Münch. med. Wschr. **1938 II**, 1928. — BREU: Wien. klin. Wschr. **1943 I**, 103. Ref. Dtsch. Z. gerichtl. Med. **38**, 39 (1943). — Wien. klin. Wschr. **1942 II**, 867. Ref. Dtsch. Z. gerichtl. Med. **37**, 255 (1943). — Arch. Kreislaufforsch. **11**, 107 (1942).

GRINBERG: Klin. Med. **26**, 12 (1948). — GROETSCHEL: Arch. Gewerbepath. **10**, 223 (1940).

LECHLEITNER: Slg Vergift.fälle **4** (A 323), 63 (1933).

MONANNI, J.: Klin. Wschr. **1940**, 485. — MOTTA: Arch. ital. Sci. farmacol. **10**, 82 (1941). Ref. Dtsch. Z. gerichtl. Med. **35**, 363 (1942).

NAGEL: Dtsch. med. Wschr. **1937**, Nr 8.

PARADE u. FRANKE: Dtsch. Arch. klin. Med. **185**, 294 (1939). — Ärztl. Sachverst.ztg **1941**, 50. — PONSOLD: Virchows Arch. **307**, 654 (1941).

RIEDL: Rozhl. Chir. **19**, 118 (1940). Ref. Dtsch. Z. gerichtl. Med. **35**, 479 (1942).

SCHÖNBERG: Schweiz. med. Wschr. **1943**, 1210. — STAEMMLER u. PARADE: Klin. Wschr. **1939**, 1049. — SZARVAS: Med. Klin. **1939**, Nr 29, 981.

WEICKSEL: Mschr. Unfallheilk. **11**, 807 (1938).

Zentralnervensystem und periphere Nerven.

BAADER u. Mitarb.: l. c. S. 1064. — BREITENECKER: Wien. klin. Wschr. **1938 II**, 217. — Dtsch. Z. gerichtl. Med. **30**, 299 (1939). — BUMKE: Lehrbuch der Geisteskrankheiten. München 1948.

CERNY: Z. Unfallmed. u. Berufskrkh. (Zürich) **39**, 278 (1946).

DITTMAR: Dtsch. med. Wschr. **1939 I**, 500.

FLURY u. LINDNER: Slg Vergift.fälle **9** (B 85), 21 (1938).

HÖST: Nord. Med. **1940**, 1575. Ref. Dtsch. Z. gerichtl. Med. **34**, 182 (1941). — HOPPMANN: Schädigungen im Bereiche des Zentralnervensystems infolge Kohlenoxydvergiftung. Med. Diss. Frankfurt 1940. Ref. Dtsch. Z. gerichtl. Med. **35**, 152 (1942). — Hsü and CH'ENG: Brain **61**, 384 (1938). Ref. Zbl. Path. **73**, 241 (1939). — HUMPERDINCK: Mschr. Unfallheilk. **47**, 417 (1940).

ISOKAWA: Psychiatr. jap. **43**, 518 (1939). Ref. Dtsch. Z. gerichtl. Med. **32**, 245 (1939/40).

JAHN: Slg Vergift.fälle **4** (B 36), 23 (1933). — JAKOB: Z. Neur. **167**, 161 (1939).

MACH u. NAVILLE: Schweiz. med. Wschr. **1939**, Nr 24. — MARCUS: Sv. Läkartidn. **1939**, 997. Ref. Dtsch. Z. gerichtl. Med. **32**, 191 (1939/40).

NEUMANN: Ber. 8. internat. Kongr. f. Unfallmed. u. Berufskrkh. (Zürich) **2**, 1157 (1939). — NICHOLS and M. KELLER: Amer. J. Psychiatry **93**, 1063 (1937). Ref. Dtsch. Z. gerichtl. Med. **29**, 176 (1938). — NIELSEN and INGHAM: Bull. Los Angeles Neur. Soc. **5**, 185 (1940). Ref. Dtsch. Z. gerichtl. Med. **35**, 60 (1942).

PLATH: Dtsch. med. Wschr. **1938**, 1543.

RADOVICI u. PAPAZIAN: Bull. Soc. Med. Hop. Bucarest **21**, 164 (1939). Ref. Dtsch. Z. gerichtl. Med. **33**, 40 (1940). — RIEDL: Wien. med. Wschr. **1942 II**, 796. — RODGERS: Psychiatr. Quart **14**, 61 (1940). — ROEDER-KUTSCH u. SCHOLZ-WÖLFING: Z. Neur. **173**, 702 (1941).

SCHELLER: Slg Vergift.fälle 8 (A 678), 77 (1937). — SCHEMBRA: Med. Klin. **1938**, Nr 46. — SCHOEN: Beitr. gerichtl. Med. **17**, 55 (1943). — SCHRERSMANN: Z. Neur. **163**, 656 (1938). — SILBERSCHMIDT: Schweiz. med. Wschr. **1941** I, 441. — STENGEL u. ZELLERMAYER: Mschr. Psychiatr. **95**, 213 (1937). — STÖRRING: Verh. dtsch. Ges. Psychol. **1937**, 208. — SYMANSKI: Slg Vergift.fälle 9 (B 86), 33 (1938); 10, (B 96), 17 (1939); 12 (A 865), 159 (1941).

TRILLOT: Ann. Méd. lég. etc. **30**, 186 (1950).

WEIL, H.: Ärztl. Sachverst.ztg **48**, 37 (1942).

ZIPRKOWSKI: Beitrag zur Kenntnis der neurologischen Syndrome bei Leuchtgas bzw. Kohlenoxydvergiftung. Med. Diss. Basel 1939. Ref. Dtsch. Z. gerichtl. Med. **32**, 128 (1939/40).

Haut und Muskulatur.

FRÖHLICH: Dermat. Wschr. **1939**, 1297.

HEDINGER: Schweiz. med. Wschr. **1948**, 145.

Innere Sekretion.

BAADER: Slg Vergift.fälle 7 (B 72), 39 (1936).

KAMPELMANN u. SCHULZE: Arch. exper. Path. u. Pharmakol. **184**, 152 (1937).

REPLOH: Ärztl. Sachverst.ztg **1939**, 66.

STURM: Wien. med. Wschr. **1941** II, 709. Ref. Dtsch. Z. gerichtl. Med. **36**, 13 (1942).

Magen, Darm.

KOELSCH: Münch. med. Wschr. **1942** II, 653.

Tuberkulose.

KOELSCH: Münch. med. Wschr. **1943**, 206.

MAESTRI: Infortun. e Traumat. Lav. **4**, 114 (1938). Ref. Dtsch. Z. gerichtl. Med. **32**, 131 (1939/40).

Tumor.

MANZ: Ärztl. Sachverst.ztg **66**, 113 (1940).

OLDOFREDI: Krebsarzt (Wien) **3**, 86 (1948). Ref. Ber. allg. u. spez. Path. **5**, 217 (1950).

Leichenbefunde.

ALTEHANS: Der Kohlenoxydgehalt im Blute von akut und chronisch vergifteten schwangeren Kaninchen im mütterlichen und im fetalen Blut. Med. Diss. Heidelberg 1951.

BREITENECKER: Verh. 1. internat. Kongr. gerichtl. Med., Bonn 1938, S. 301.

DÉROBÈRT, SEBRETON et BARDON: Ann. Méd. lég. etc. **24**, 336 (1949).

FRANKE: Beitr. gerichtl. Med. **18**, 80 (1949).

HALLERVORDEN: Allg. Z. Psychiatr. **124**, 289 (1949). — HELPERN and STRASSMANN: Arch. of Path. **35**, 667 (1943). — HERMANN, J.: Postmortale Veränderungen des Blutes durch Einwirkung von CO. Med. Diss. Wien 1942. — HOLZER u. LAVES: Beitr. gerichtl. Med. **14**, 171 (1938).

KESSLER: Zur Differentialdiagnose der Einwirkung von Kälte oder Kohlenoxyd auf die Färbung der Hypostasen. Med. Diss. Heidelberg 1950.

LETTERER: In PONSOLDS Lehrbuch der gerichtlichen Medizin, S. 259. Stuttgart 1950.

MARTLAND: Slg Vergift.fälle 5 (C 25), 85 (1934). — MUELLER, B.: Med. Klin. **1938** II, 1489.

OBERSTEG, IM: Dtsch. Z. gerichtl. Med. **40**, 392 (1951). — ORSÓS: Dtsch. Z. gerichtl. Med. **26**, 212 (1936).

PANNING: Dtsch. Z. gerichtl. Med. **24**, 194 (1935). — PETRI: In HENKE-LUBARSCH' Handbuch der speziellen Pathologie, Bd. 10, S. 189. Berlin 1930.

SCHRETZMANN: Dtsch. Z. gerichtl. Med. **36**, 45 (1942). — SCHWARZACHER: Dtsch. Z. gerichtl. Med. **2**, 422 (1923). — SEIFERT: Zbl. Gynäk. **1952**, 846.

WALCHER: Gerichtliche Medizin. Leipzig 1950. — WEIMANN: Dtsch. Z. gerichtl. Med. **17**, 48 (1931). — WIETHOLD: Dtsch. Z. gerichtl. Med. **14**, 133 (1930); **21**, 325 (1933).

Chronische CO-Vergiftung.

BAADER: Dtsch. med. Wschr. **1952**, 691. — BAADER u. Mitarb. l. c. S. 1064. — BEICKERT: Dtsch. Gesundheitswesen **5**, 1479 (1950). — BIEDERMANN: Fol. haematol. (Lpz.) **61**, 180 (1938).

FÜHNER: Slg Vergift.fälle 10 (B 95), 13 (1939).

GODIN: Z. exper. Med. **111**, 269 (1942). — GRUT: Ugeskr. Laeg. **1943**, 789. Ref. Dtsch. Z. gerichtl. Med. **38**, 246 (1943).

HADENGUE et LE BRETON: Arch. Mal. profess. **13**, 244 (1952).

MAYERS: Industr. Bull. **17**, 317 (1938). Ref. Ärztl. Sachverst.ztg **1939**, 66. — MUELLER, B.: Med. Klin. **1938** II, 1523.

PALUCH i SEKURACKI: Med. dóswiadcz i spol **23**, 518 (1938). Ref. Dtsch. Z. gerichtl. Med. **33**, 318 (1940). — PARMEYGIAM: Arch. Mal. profess. **13**, 241 (1952). — PLATH: Dtsch. med. Wschr. **1938** II, 1543.

RIED: Ärztl. Sachverst.ztg **1940**, 183.

SCHILLING: Slg Vergift.fälle 8 (B 81), 31 (1937). — SCHROEDER: Über Herzschäden bei chronischer Einatmung von Kohlenoxyd in subtoxischen Dosen. Med. Diss. Münster 1940. Ref. Dtscht. Z. gerichtl. Med. **36**, 414 (1942). — SYMANSKI: Dtsch. med. Wschr. **1942** I, 192. Zacchia **1**, 221 (1937). Ref. Dtsch. Z. gerichtl. Med. **29**, 567 (1938). — Arch. Gewerbepath. **5**, 212. — Neuer Erkenntnisse über akute und chronische CO-Vergiftung. Leipzig 1936. —

SYMANSKI u. BAADER: Slg Vergift.fälle 6 (C 27), 1 (1935).

TROSTDORF: Nervenarzt **1947**, 557.

VALCHERA: Med. Lav. **1936**, Nr 12. Ref. Ärztl. Sachverst.ztg **1938**, 165.

Unfälle und Berufsschäden.

Undichte Leitungen.

ITALLIE u. STEENHAUER: Slg Vergift.fälle 5 (A 221), 111 (1934).

OETTEL: Slg Vergift.fälle 9 (A 736), 77 (1938).

Unzureichende Kamine und Abzugsrohre.

BECK: Ärztl. Sachverst.ztg **43**, 117 (1937). — BEHRENS: Slg Vergift.fälle 2 (A 131), 105 (1931). — BÖTTINGER: Seltene Fälle von tödlicher Kohlenoxydvergiftung durch fälschliche Benützung oder Fehlkonstruktion von Gasbadeöfen und Heißwasserapparaten. (Ein Beitrag zur Kenntnis der plötzlichen Todesfälle im Badezimmer.) Med. Diss. München 1940. Ref. Dtsch. Z. gerichtl. Med. **35**, 60 (1942).

DECURTINS: Slg Vergift.fälle 2 (A 133), 109 (1931).

ESKELUND: Slg Vergift.fälle 7 (A 625), 149 (1936).

GRIESAU: Slg Vergift.fälle 7 (A 575), 17 (1936). — GROENEMEYER: Slg Vergift.fälle **10** (A 799), 115 (1939).

KLAUER u. PONSOLD: Kriminalistik **12**, 247 (1938).

MAIER: Kriminalistik **17**, 67 (1943). — MAY: Zbl. Gewerbehyg., N. F. **17**, 58 (1940).

WALCHER: Gerichtliche Medizin. Leipzig 1950.

O₂-Mangel bei brennender Flamme in engen Räumen.

BECK: Ärztl. Sachverst.ztg **1937**, 117. — BREUNINGER: Kombinierter Kohlenoxydvergiftungs- und Verbrennungstod durch Gasbadeofen mit eigenartigen Fettausschmelzungserscheinungen. Med. Diss. München 1940. Ref. Dtsch. Z. gerichtl. Med. **35**, 60 (1942).

McMICHAEL and RUSKIN: Lancet **1940** II, 677. Ref. Dtsch. Z. gerichtl. Med. **36**, 219 (1942).

NIPPE: Slg Vergift.fälle 6 (A 472), 11 (1935).

REUTER: Dtsch. Z. gerichtl. Med. **23**, 359 (1934).

VOGEL: Kriminalistik **13**, 197 (1939).

Explosionen und schwelende Schlacken.

CASTELLINO: Fol. med. (Napoli) **28**, 785 (1942). Ref. Dtsch. Z. gerichtl. Med. **38**, 154 (1943).

KÖTZING: Slg Vergift.fälle 2 (A 103), 37 (1931).

LAST u. MEYER: Arch. f. Psychiatr. **96**, 73 (1932).

OETTEL: Slg Vergift.fälle 9 (A 717), 1 (1938).

SCHWAN: Dtsch. Z. gerichtl. Med. **24**, 70 (1935). — SMOLEZYK: Wien. med. Wschr. **1938** II, 1010. Ref. Dtsch. med. Wschr. **1939**, 55.

Entstehung von CO in Industrie.

REME: Arch. Mal. profess. **8**, 459 (1947).

CO-Vergiftung durch Leinölanstrich und Mischen von Farben.

HETZEL: Draeger Hefte, Nr 189, März/April 1937.

KOHN-ASBREST: Arch. Mal. profess. **9**, 419 (1948).

WESTGATE: Arch. of Industr. Hyg. **1950**, 121.

Generatorgas, Holzgas und Motorradgase.

AHLBERG: Sv. Läkartidn. **1940**, 2073. Ref. Dtsch. Z. gerichtl. Med. **35**, 362 (1942).

CERNOV u. LIEBERMANN: Pharmacol. u. Toxicol. [Russisch] **3**, 22 (1947). Ref. Dtsch. Gesundheitswesen **3**, 544 (1948).

SALÉN u. a.: Sv. Läkartidn. 1940, 1982. Ref. Dtsch. Z. gerichtl. Med. **35**, 362 (1942).
YGBERG: Sv. Läkartidn. **1940**, 1976. Ref. Dtsch. Z. gerichtl. Med. **35**, 362 (1942).

Mißverhältnis zwischen Gasflamme und Boden des Kochtopfes.

HANNIG: Kriminalistik **16**, 96 (1942).
ROSSMANN: Ärztl. Wschr. **1948**, 411.
SCHWARZ: Arch. Kriminol. **111**, 11 (1942).

Vergiftung durch ungewöhnlichen Zufall.

HESSLINCK: Arch. Kriminol. **114**, 4 (1944).

Unfall — Sickergas.

ESCHENBACH: Kriminalistik **5**, 137 (1951).

Selbstmord.

BARNAC u. DOR: Slg Vergift.fälle **7** (A 576), 21 (1936).
HAMMES: Kritisch-Kasuistisches über 100 Fälle von Kohlenoxydvergiftungen. Med. Diss. München 1936. Ref. Slg Vergift.fälle **8** (C 43), 81 (1927).
THOMAS: Zur Frage des Mordes durch Leuchtgasvergiftung. Med. Diss. Halle 1943. Ref. Dtsch. Z. gerichtl. Med. **38**, 271 (1943).

Mord.

BORNEMANN: Kriminalistik **5**, 74 (1951).
FLURY u. NEUMANN: Slg Vergift.fälle **9** (B 84), 9 (1938).
HOLZER u. LAVES: Beitr. gerichtl. Med. **14**, 171 (1938).
ZANGGER: In FLURY und ZANGGER, Lehrbuch der Toxikologie. Berlin 1928.

Feststellung des Todes bei CO-Vergiftung und Prophylaxe.

BRUNNER: Wien. klin. Wschr. **1939**, 1116.
FLANDIN: Bull. Acad. Méd. Paris **1941** (III), 140. Ref. Dtsch. Z. gerichtl. Med. **35**, 149 (1942). — FRINGS, E.: Wien. med. Wschr. **1939**, 822.
KOCH: Münch. med. Wschr. **1939** I, 126.
MÜHLBÄCHER: Münch. med. Wschr. **1938** II, 1038. — MÜLLER, E. A.: Klin. Wschr. **1943**, 572.
SCHOLTZ u. ZUSCHNEID: Dtsch. med. Wschr. **1941** II, 1382. — SINGER: Wien. klin. Wschr. **1942**, 711.
THURRHERR, A.: Schweiz. med. Wschr. **1942**, 35.

Blausäure und Cyanide.

Allgemeindarstellungen.

ASTMANN: Slg Verg ft.fälle **9** (C 46), 33 (1938).
FÜHNER: Medizinische Toxikologie, S. 116. Leipzig 1947.
ORELLI, Wv.: Die Todesfälle durch Blausäureverbindungen beobachtet am Gerichtlich-Medizinischen Institut der Universität Zürich in den Jahren 1922—1941. Med. Diss. Zürich 1942. Ref. Dtsch. Z. gerichtl. Med. **37**, 256 (1943).
REUTER: l. c. S. 1183. — RODENACKER: l. c. S. 39.
TIMM: Flüchtige organische Gifte. Im Handwörterbuch der gerichtlichen Medizin, S. 214. Berlin 1940.

Physiologie, toxische Dosen und Klinik.

AGNER, K.: Naturwiss. **1939**, 31.
CHISTONI, A. u. a.: Arch. internat. Pharmacodynamie **42**, 140 (1932). Ref. Dtsch. Z. gerichtl. Med. **20**, 169 (1933).
DÉROBERT et HADENGUE: Ann. Méd. lég. etc. **28**, 246 (1948). — DERVILLÉE et VITTE: Ann. Méd. lég. etc. **29**, 346 (1949).
GOLLER: Zucker und Blausäure. Med. Diss. Heidelberg 1951. — GOEBEL u. Mitarb.: Beitr. path. Anat. **112**, 36 (1952).
NAUMANN: Z. hyg. Zool. **33**, 36 (1941).
OPITZ: In PONSOLDs Lehrbuch für gerichtliche Medizin, S. 205. Stuttgart 1950.
RODENACKER: l. c. S. 39.
SAAR, H., u. W. PAULUS: Slg Vergift.fälle **12** (A 874) (1941).

VOIGT, F.: Arch. exper. Path. u. Pharmakol. **164**, 215 (1932).

WALTHER, R., u. K. BEYER: Biochem. Z. **301**, 315. — WHEATLEY: J. of Neuropath. **6**, 295 (1947). Ref. Ber. allg. u. spez. Path. **1**, 322 (1949).

Anatomie und Nachweismöglichkeiten.

BRUNSWIK: Literatur nach v. NEUREITER.

DECHAUME et CHAMBON: Arch. Mal. profess. **8**, 119 (1947). — DERVILLÉE, LANDE et VITTE: Ann. Méd. lég. etc. **1949**, 346.

GETTLER and GOLDBAUM: Analyt. Chemistry **19**, 270 (1947).

HICKS: Arch. of Path. **49**, 111 (1950). Ref. Zbl. Path. **87**, 31 (1951).

LETTERER: In PONSOLDS Lehrbuch der gerichtlichen Medizin, S. 257. Stuttgart 1950.

MARTINI u. BERISSO: Mikrochem. **26**, 241 (1939).

NEUREITER, v.: Dtsch. Z. gerichtl. Med. **2**, 313 (1923).

PETRI: In HENKE-LUBARSCH' Handbuch der speziellen pathologischen Anatomie, Bd. 10, S. 207. Berlin 1930.

REUTER: l. c. S. 1187.

SEIFERT: Dtsch. Z. gerichtl. Med. **41**, 441 (1952).

TASCHEN: Kriminalistik **4**, 156 (1950).

Spätfolgen.

HOPMANN: Slg Vergift.fälle **3** (A 220), 107 (1932).

LOPEZ, J.: Ser. Rev. med. soc. **1942**, Nr 10, 57 (Spanisch). Ref. Dtsch. Z. gerichtl. Med. **38**, 155 (1943). — Arch. f. Psychiatr. **116**, 18 (1943). Ref. Dtsch. Z. gerichtl. Med. **38**, 38 (1943).

WERNER: Slg Vergift.fälle **12**, (A 853), 113, (1941).

Unfälle und gewerbliche Vergiftungen. — Unfälle allgemeiner Art und im Beruf.

GERBIS: Slg Vergift.fälle **2** (A 102), 35 (1931). — GORMANN u. a.: Ann. Int. Med. **30**, 1054 (1949). Ref. Zbl. Path. **86**, 87 (1950).

KRAUL: Slg Vergift.fälle **4** (A 302), 11 (1933).

LAUBMANN: Slg Vergift.fälle **9** (A 720), 13 (1938).

STARY: Slg Vergift.fälle **8** (A 657), 9 (1937).

URBAN: Dtsch. Z. gerichtl. Med. **40**, 521 (1951).

WERNER: Slg Vergift.fälle **12** (A 853), 113 (1941). — WICKE: Med. Wschr. **1935**, 1216.

WILLIAMS: Slg Vergift.fälle **6** (A 470), 5 (1935).

Unfälle bei Entwesungen.

BETKE: Slg Vergift.fälle **3** (A 219), 105 (1932). — BRATT: Slg Vergift.fälle **2** (A 159), 169 (1931).

COLUMBA, D.: Ber. 8. internat. Kongr. f. Unfallmed. u. Berufskrkh. (Zürich) 2, S. 1073 (1939).

HARRISON, C.: Brit. Med. J. **1947**, No 4507, 722. Ref. Ber. allg. u. spez. Path. **6**, 246 (1950).

MESSERLI, F. M.: Schweiz. med. Wschr. **1923** II, 880. — MILOVANOVIĆ: Slg Vergift.fälle **5** (A 455), 171 (1934).

SCHWARZ: Slg Vergift.fälle **6** (B 52), 1 (1935). — SCHWARZ u. DECKERT: Z. Hyg. **107**, 789 (1927).

TASCHEN, B.: Kriminalistik **4**, 156 (1950). — TÖPPICH, G.: Arch. Gewerbepath. **12**, 10 (1943).

Unfälle bei Eindringen des Giftes durch die Haut.

FLURY u. RICHARD: Arch. Gewerbepath. **11**, 311 (1942).

MÜLLER-HESS: Münch. med. Wschr. **1942**, 492.

Selbstmord.

DERVILLÉE u. Mitarb.: Ann. Méd. lég. etc. **1949**, 346.

HILLEBRANDT: Münch. med. Wschr. **1941**, Nr 14.

INCZE: Slg Vergift.fälle **6** (A 496), 79 (1935).

KOCH, R.: Slg Vergift.fälle **12** (A 836), 43 (1941).

PALMIERI: Slg Vergift.fälle **7** (E 67), 13 (1936). — PIÉDELIÈVRE et TRUFFERT: Ann. Méd. lég. etc. **29**, 184 (1949). — POPPER: Slg Vergift.fälle **6** (A 477), 27 (1935).

SCHWARZ, F.: Mündlicher Vortr. auf der Tagg der Schweiz. Kriminalistischen Ges., Zürich 1951. — SIEBOWITZ, D., and H. SCHWARTZ: Amer. J. Clin. Path. **18**, 965 (1948). Ref. Ber. allg. u. spez. Path. **5**, 89 (1950).

Mord.

Astmann: Slg Vergift.fälle **9** (C 46), 33 (1938).
Holzer, F. J.: Dtsch. Z. gerichtl. Med. **32**, 245 (1939/40).
Itallie van u. Bijilsma: Dtsch. Z. gerichtl. Med. **11**, 468 (1928).

Kohlensäure — CO_2.

Alexander u. a.: Lancet **1939** II, 419. Ref. Dtsch. Z. gerichtl. Med. **33**, 40 (1939). — Alvis: Arch. of Industr. Hyg. **5**, 344 (1952).
Bernauer u. Blume: Slg Vergift.fälle **8** (A 706), 191 (1937). — Bordewieck, H.: Slg Vergift.fälle **7** (A 591), 57 (1936). — Brüning, A.: Slg Vergift.fälle **3** (A 188), 23 (1932).
Coltman: J. Industr. Hyg. a. Toxicol. **20**, 289 (1938). Ref. Dtsch. Z. gerichtl. Med. **30**, 284 (1938).
Führer: l. c. S. 112.
Järgen: Über Vergiftung durch CO_2, unter Mitteilung eines Todesfalles durch Silogas. Med. Diss. München 1942. Ref. Dtsch. Z. gerichtl. Med. **38**, 197 (1943).
Kiese: Biochem. Z. **305**, 22 (1940). — Klein, H.: Verh. dtsch. Ges. Path. **1949**, 95.
McQuiddy u. a.: J. Industr. Hyg. a. Toxicol. **20**, 297, 312 (1938). Ref. Dtsch. Z. gerichtl. Med. **30**, 363 (1938). — Meesen: Arch. of Path. **45**, 35 (1948). Ref. Ber. allg. u. spez. Path. **1**, 495 (1949). — Schweiz. med. Wschr. **1947**, 1135.
Reuter: l. c. S. 1178. — Ronicke: Ärztl. Sachverst.ztg **1940**, 55.
Saruta: Fukuoka Acta med. **34**, Nr 3 (1941). Ref. Dtsch. Z. gerichtl. Med. **35**, 362 (1942). — Schäfer, Klein u. Zinck: Klin. Wschr. **1950** I, 179. — Schulz, O.: Slg Vergift.-fälle **7** (A 588), 51 (1936). — Sroka: Ärztl. Wschr. **1951**, 134. — Symanski: Ärztl. Sach-verst.ztg **1940**, 55.
Taeger, H.: Slg Vergift.fälle **8** (B 80), 19 (1937).
Wehrli: Schweiz. med. Wschr. **1950**, 335. — Weyrich: Kohlensäure. Im Handwörter-buch der gerichtlichen Medizin, 406. Berlin 1940. — Wrede, F.: Slg Vergift.fälle **7** (A 587), 49 (1936).

Schwefelwasserstoff — H_2S.

Baader u. Mitarb.: In Fischer-Molineus, Das ärztliche Gutachten usw., S. 1062. Leipzig 1939. — Bauer: Arch. Gewerbepath. **10**, 259 (1940). — Bunce, Parker and Lewis: J. Amer. Med. Assoc. **116**, 14 (1941).
Drevs: Ärztl. Sachverst.ztg **1940**, 177.
Fischer u. Starkenstein: Slg Vergift.fälle **3** (B 31), 27 (1932). — Führer: l. c. S. 43.
Hertz: Slg Vergift.fälle **3** (A 287), 277 (1932). — Hortsch: Veröff. Volksgesdh.dienst **47**, H. 8 (1937).
Klein, W.: Dtsch. Z. gerichtl. Med. **1**, 228 (1922).
Lange: Slg Vergift.fälle **6** (A 563), 233 (1935). — Laves: Beitr. gerichtl. Med. **9**, 131 (1929).
Moser: Arch. exper. Path. u. Pharmakol. **196**, 446 (1940).
Reuter: l. c. S. 1191. — Rodenacker: Med. Klin. **1941** I, 215. — Die chemischen Gewerbekrankheiten, S. 47. Leipzig 1951.
Schmitt: Slg Vergift.fälle **6** (A 527), 149 (1935). — Schramm: Slg Vergift.fälle **12** (A 852), 109 (1941).
Teleky: Dtsch. med. Wschr. **1931**, 1026.
Weyrich: Schwefelwasserstoff. Im Handwörterbuch der gerichtlichen Medizin, S. 679. Berlin 1940.

Schwefelkohlenstoff.

Alpers and Lewy: Arch. of Neur. **44**, 725 (1940). Ref. Zbl. Path. **79**, 144 (1942). — Attinger: Schweiz. med. Wschr. **1948**, 667, 815.
Baader: Med. Klin. **1932**, 1740. — Baader u. Mitarb.: S. 1060. — Bleuler: Schweiz. med. Wschr. **1944**, 923.
Caro, de: Osp. psichiatr. **9**, 207 (1941). Ref. Dtsch. Z. gerichtl. Med. **36**, 89 (1942).
Engelhardt: Slg Vergift.fälle **4** (C 15), 51 (1933).
Führer: l. c. S. 114.
Gallego: Arch. Gewerbepath. **8**, 124 (1937). — Gordy and Trumper: J. Amer. Med. Assoc. **110**, 1543 (1938). Ref. Slg Vergift.fälle **9** (A 737), 81 (1938).
Harren: Münch. med. Wschr. **1941** I, 688.
Kötzing: Slg Vergift.fälle **4** (A 388), 251 (1933).
Lieb: Abderhaldens Handbuch der biologischen Arbeitsmethoden, Abt. IV, Teil 12, 1. Hälfte, Bd. 2, S. 1321. Berlin u. Wien 1938.

McDonald: Arch. of Ophthalm. **20**, 839 (1938). Ref. Dtsch. Z. gerichtl. Med. **31**, 422 (1939). — Mellisinos: Ann. Méd. lég. etc. **30**, 184 (1950).

Rektor: Schweiz. med. Wschr. **1945**, 43. — Reuter: l. c. S. 1194. — Rodenacker: Med. Klin. **1942**, 828. — Die chemischen Gewerbekrankheiten, S. 158. Leipzig 1951. — Zbl. Arbeitsmed. u. Arbeitsschutz **2**, 17 (1952) — Sroka: Münch. med. Wschr. **1952**, 171.

Schramm: Slg Vergift.fälle **10** (A 826), 213 (1939). — Dtsch. med. Wschr. **1940**, Nr 7.

Vigliano e Cazzullo: Med. Lav. **41**, 49 (1950). Ref. Ber. allg. u. spez. Path. **8**, 231 (1951).

Ohne Verfasser: Gesundheitsschäden durch Schwefelkohlenstoff und Schwefelwasserstoff in der Kunstseidenindustrie. Ärztl. Sachverst.ztg **1940**, 54.

Nitrosegase.

Both, B.: Slg Vergift.fälle **7** (A 636), 177 (1936).

Crämer, G.: Arch. Gewerbepath. **9**, 1 (1938).

Franke, Krauland u. Rockensteiner: Schweiz. med. Wschr. **1948**, 256.

Gutmann, C.: Slg Vergift.fälle **3** (A 286), 273 (1932).

Hatt, F.: Schweiz. med. Wschr. **1926**, Nr 22, 483. — Holland, G.: Med. Klin. **1937**, 930. — Hortsch, W.: Arch. Gewerbepath. **11**, 402 (1942). — Humperdinck, K.: Mschr. Unfallheilk. **48**, 213 (1941).

Kamps: Dtsch. Z. gerichtl. Med. **10**, 582 (1927). — Krauland, W.: Wien. Klin. Wschr. **1939**, Nr 21, 493. Ref. Ärztl. Sachverst.ztg **1940**, 102.

McQuiddy u. a.: J. Industr. Hyg. a. Toxicol. **23**, 134 (1941). Ref. Dtsch. Z. gerichtl. Med. **36**, 223 (1942). — Meek u. a.: J. Amer. Med. Assoc. **116**, 1618 (1941). Ref. Dtsch. Z. gerichtl. Med. **36**, 127 (1942). — Muntsch, O.: Med. Welt **1940**, 714.

Naunoff, P.: Über die Nitrosevergiftung. Med. Diss. München 1942. Ref. Dtsch. Z. gerichtl. Med. **38**, 197 (1943). — Nordmann, M.: Ärztl. Sachverst.ztg **1937**, 145.

Roth, O.: Schweiz. med. Wschr. **1937**, 593.

Scheidegger, S.: Slg Vergift.fälle **12** (A 841), 75 (1941). — Schiötz: Nord. Med. **1942**, 168. Ref. Dtsch. Z. gerichtl. Med. **38**, 34 (1943). — Schwarz, O.: Über eine fragliche Vergiftung durch Nitrosegase. Med. Diss. Münster i. Westf. 1940. Ref. Dtsch. Z. gerichtl. Med. **36**, 411 (1942).

Tollmann u. a.: J. Industr. Hyg. a. Toxicol. **23**, 141 (1941). Ref. Dtsch. Z. gerichtl. Med. **36**, 224 (1942). — Towski, La u. a.: J. Industr. Hyg. a. Toxicol. **23**, 129 (1941). Ref. Dtsch. Z. gerichtl. Med. **36**, 223 (1942). — Troisi: Rass. Med. industr. **18**, 172 (1949). Ref. Ber. allg. u. spez. Path. **7**, 351 (1951).

Wagner, K.: Münch. med. Wschr. **1943**, 594. — Weyrich: Nitrosegase. Im Handwörterbuch der gerichtlichen Medizin, S. 524. Berlin 1940. — Winblad, St.: Dtsch. Z. gerichtl. Med. **33**, 73 (1940). — Wright-Smith: J. Industr. Hyg. a. Toxicol. **21**, 24 (1939). Ref. Dtsch. Z. gerichtl. Med. **32**, 36 (1939/40).

Ohne Verfasser: Industrielle Toxikologie. Nitrosegase. Rev. Path. et Physiol. Trav. **13**, 351 (1937). Ref. Dtsch. Z. gerichtl. Med. **29**, 567 (1938).

Nitrite.

Anitschkow: Slg Vergift.fälle **4** (A 333), 97 (1933).

Braunsdorf: Z. Fleisch- u. Milchhyg. **1943**, 153. — Büch: Slg Vergift.fälle u. Arch. Toxikol. **14**, 53 (1953).

Floren, W.: Arch. exper. Path. u. Pharmakol. **197**, 338 (1941).

Gersner: Med. Klin. **1948**, 206.

Heubner: Slg Vergift.fälle u. Arch. Toxikol. **14**, 51 (1952). — Hueper, W. C. u. a.: Arch. of Path. **29**, No 5 (1940). Ref. Zbl. Path. **77**, 116 (1941). — Hunziter-Kramer: Slg Vergift.fälle **7** (A 574), 15 (1936).

Laves: Dtsch. Z. gerichtl. Med. **12**, 549 (1928). — Lochte u. Putschar: Slg Vergift.fälle **5** (A 394), 1 (1934).

Padberg and Martin: J. Amer. Med. Assoc. **113**, No 19 (1939). Ref. Zbl. Path. **75**, 67 (1939). — Paulus, W.: Dtsch. Z. gerichtl. Med. **39**, 22 (1948/49). — Paulus u. Schleyer: Dtsch. Z. gerichtl. Med. **39**, 25 (1948/49).

Rein: Ärztl. Wschr. **1948**, 696. — Ross, H.: Röntgenprax. **14**, 297 (1942).

Schrader, G.: Dtsch. Z. gerichtl. Med. **32**, 391 (1939/40). — Schreck, J.: Über 2 tödliche Vergiftungsfälle mit Beizaroma. Med. Diss. Heidelberg 1950. — Schultze u. Scheibe: Z. inn. Med. **1948**, H. 19/20, 580. — Schultz, O.: Slg Vergift.fälle **6** (B 59), 47 (1935).

Varady, J.: u. a. Klin. Wschr. **1940**, Nr 9.

Wältermann, J.: Orv. Közl. (Sonderbeil. d. Orv. Hetil. **1942**, Nr 44) **3**, 636 (1942). Ref. Dtsch. Z. gerichtl. Med. **37**, 189 (1943). — Weyrich: Nitrite. Im Handwörterbuch der gerichtlichen Medizin, S. 523. Berlin 1940.

Nitroverbindungen.

Allgemeines.

LAVES: Dtsch. Z. gerichtl. Med. **12**, 549 (1928).
SEEL: Arch. exper. Path. u. Pharmakol. **207**, 625 (1949).

Nitrobenzol.

ADLER: Slg Vergift.fälle **6** (A 547), 195 (1935).
KOK: Geburtsh. u. Frauenheilk. **1948**, 234.
MAYER, F. X.: Dtsch. Z. gerichtl. Med. **32**, 398 (1939/40).
ROHRBACH, F.: Österr. Z. Kinderheilk. **2**, 296 (1949).
SCHWARZ, E.: Nitrobenzol. In Handwörterbuch der gerichtlichen Medizin, S. 523.
Berlin 1940. — Med. ital. **23**, 185 (1942). Ref. Dtsch. Z. gerichtl. Med. **37**, 257 (1943).
TEISINGER, J.: Čas. lék. česk. **1940**, 292. Ref. Dtsch. Z. gerichtl. Med. **34**, 46 (1941). —
THEODOR: Zbl. Gynäk. **1923**, 139.
VOLL, R.: Slg Vergift.fälle **7** (A 617), 125 (1936).
WALTERSKIRCHEN: Wien. klin. Wschr. **1939** I, 317. Ref. Dtsch. Z. gerichtl. Med. **32**,
43 (1939/40).

Dinitrobenzol.

STRASSMANN u. STRECKER: Friedreichs Bl. **47**, 241 (1896).

Dinitrophenol.

DÉROBERT, DESCLAUX, HADENGUE et LE BRETON: Ann. Méd. lég. etc. **28**, 263 (1948). —
DÉROBERT u. a.: Ann. Méd. lég. etc. **30**, 67 (1950). — DUQUÉNOIS: Ann. Méd. lég. etc. **29**,
86 (1949).
LANDE et DERVILLÉE: Ann. Méd. lég. etc. **15**, 565 (1935).
MAYER, A. et H. DRUTEL: Bull. Soc. Chim. biol. Paris **17**, 1455 (1935). — MAYER, A.,
MAGNE, PLANTEFOL et GUEBBET: Ann. de Physiol. **8**, 1 (1932).
SAITA: Med. Lav. **40**, 5 (1949). Ref. Arch. of Industr. Hyg. **1950**, 486.
VIGNES: Ann. Méd. lég. etc. **14**, 876 (1934).

Nitroglycerin.

ORESTANO, G.: Arch. ital. Sci. farmacol. **7**, 231 (1938). Ref. Dtsch. Z. gerichtl. Med.
31, 515 (1939). — Rass. med. industr. **18**, 101 (1938).
SIGNORINO: Slg Vergift.fälle **7** (A 600), 81 (1936).

Nitroglykol.

GROSS, E.: Arch. exper. Path. u. Pharmakol. **200**, 271 (1942).
SYMANSKI: Arch. f. Hyg. **136**, 139 (1952).

Nitrochlorbenzol.

GERBIS, H.: Slg Vergift.fälle **3** (A 228), 125 (1932).
SCHWEIG: Pharmaz. Ztg **1949**, 276.

Diäthyl-p-nitrophenylthiophosphat.

DÉROBERT u. a.: Ann. Méd. lég. etc. **30**, 32 (1950).

Nitrotoluol und Trinitrotoluol.

HARDY u. a.: Arch. of Industr. Hyg. **1950**, 545.
SCHWARZ: Nitrotoluole. In Handwörterbuch der gerichtlichen Medizin, S. 525. Berlin
1940.

Dinitro-o-Kresol.

BIDSTRUP: Lancet **1952** I, 796.
HARVEY: Lancet **1952** I, 794.
KOOPMANN: Dtsch. Z. gerichtl. Med. **28**, 259 (1937).
SCHWARZ: Dinitrophenol. In Handwörterbuch der gerichtlichen Medizin, S. 157. Berlin
1940.

Trinitrokresol.

FÜHNER: Toxikologie, S. 175. Leipzig 1947.
LUIJT: Arch. Mal. profess. **8**, 262 (1947).
SEEL: Arch. exper. Path. u. Pharmakol. **207**, 625 (1949).

Resorcin.

BECKER: Slg Vergift.fälle **4** (A 300) (1933). — BOECK: Zit. nach E. PETRI.
KAMINSKY: Rev. argent. Dermato-Sifilol. **22**, 148 (1938). Ref. Dtsch. Z. gerichtl. Med.
31, 192 (1939).
LIEBENAM: Slg. Vergift.fälle **6** (A 538) (1935).
PETRI: Pathologische Anatomie und Histologie der Vergiftungen, S. 251. Berlin 1930.
SCHWARZ: Resorzin. In Handwörterbuch der gerichtliohen Medizin, S. 611. Berlin 1940.
WIRTH: Kinderärztl. Prax. **1938**, H. 4.

Anilin und seine Derivate.

Allgemeines.

FISCHER: Flüchtige organische Gifte. In Handwörterbuch der gerichtlichen Medizin,
S. 214. Berlin 1940. — Anilinderivate. In Handwörterbuch der gerichtlichen Medizin,
S. 50. Berlin 1940.

Anilinvergiftungen vorwiegend gewerblicher Art.

BELLESINI: Med. Lav. **1937**, Nr 4. Ref. Ärztl. Sachverst.ztg **1938**, 161. — BONZANIGO:
Slg Vergift.fälle **3** (A 229) (1932). — BRAUN u. NAMY: Med. Wschr. **1948**, 253.
FISCHER: Siehe Allgemeines. — FLETSCHER u. Mitarb.: Z. Unfallmed. u. Berufskrkh.
(Zürich) **45**, 40 (1952). — FREI: Slg Vergift.fälle **4** (A 312) (1933).
JASINSKI: Schweiz. med. Wschr. **1948**, Nr 52, 1262. — JUNG: Arch. exper. Path. u.
Pharmakol. **195**, 208 (1940).
LAVES: Dtsch. Z. gerichtl. Med. **12**, 549 (1928). — LIND: Arch. Gewerbepath. **1938**, 9.
MANGILI: Slg Vergift.fälle **4** (A 384) (1933). — MÜLLER, A.: Schweiz. med. Wschr.
1949, 445.
TAEGER: Slg Vergift.fälle **7** (A 584) (1936).

Anilin- und Naphtylamintumoren.

BARSOTTI e VIGLIANO: Med. Lav. **40**, 129 (1949). Ref. Arch. of Industr. Hyg. **1950**, 361;
5, 234 (1952). — BILLIARD-DUCHESNE: Arch. Mal. profess. **9**, 109 (1948).
DESOILLE: Arch. Mal. profess. **9**, 149 (1948).
HUEPER u. a.: J. Industr. Hyg. a. Toxicol. **1938**, No 1, 20. Ref. Ärztl. Sachverst.ztg
1938, 280. — Arch. of Industr. Hyg. **5**, 204 (1952).
MÜLLER, A.: Slg Vergift.fälle **3** (A 230) (1932). — Schweiz. med. Wschr. **1940**, Nr 11;
1949, Nr 20, 445. — Helvet. med. Acta **10**, 263 (1943).
NISHIMURA: Jap. J. Urol. **29**, 173 (1940). Ref. Zbl. Path. **82**, 53 (1944/45).
SMITH: Arch. of Industr. Hyg. **5**, 242 (1952).
TRUHAUT: Arch. of Industr. Hyg. **5**, 246 (1952).

Tintenstift- und Stempelfarben.

CLARK: J. Amer. Med. Assoc. **135**, 917 (1947). Ref. Ber. allg. u. spez. Path. **1**, 151 (1939).
DALQUEN: Slg Vergift.fälle **6** (A 529) (1935). — DARABOS: Honvedorvos **14**, 204 (1942).
Ref. Dtsch. Z. gerichtl. Med. **37**, 40 (1943). — DRUCKREY: Slg Vergift.fälle **12** (A 835) (1941).
EBENER v. ESCHENBACH: Chemiker-Ztg **1942**, 359.
GIERLICH: Slg Vergift.fälle **6** (A 544) (1935). — GLASS: Schweiz. med. Wschr. **1939**, 49.
KALIEBE, H.: Med. Klin. **1950**, 370.
LÖFFLER: Med. Ges. Leipzig 2. Juni 1942. Ref. Münch. med. Wschr. **1942 II**, 883. —
Dtsch. Z. Chir. **257**, 80 (1943).
MEIER: Slg Vergift.fälle **5** (A 434) (1934).
OELSSNER: Med. Klin. **1950**, 1282.
RATING: Med. Klin. **1942 II**, 1116. — RITTER: Mschr. Kinderheilk. **96**, 319 (1948). —
RITZ: Zbl. Path. **83**, 71 (1945/48). — RIX: Tagg Dtsch. Path. Breslau 1944, S. 264. —
RÜMELIN: Das Methylviolett usw. in seiner Wirkung auf den menschlichen und tierischen
Organismus, insbesondere auf den Blutfarbstoff. Med. Diss. Heidelberg 1951.
SCHWOERER u. a.: Slg Vergift.fälle **3** (A 231) (1932). — SINIOS: Med. Klin. **1949**, 113.

Phenacetin.

BONZANIGO: Slg Vergift.fälle **3** (A 229), 127 (1932).
ESPERSEN: Ugeskr. Laeg. (dän.) **1937**, 993. Ref. Dtsch. Z. gerichtl. Med. **30**, 63 (1938).
FISCHER, H.: Anilinderivate. In Handwörterbuch der gerichtlichen Medizin, S. 50.
Berlin 1940. — FÜHNER: l. c. S. 178.
JASINSKI: Schweiz. med. Wschr. **1950**, 1113.
REISSMANN: Med. Welt **1940**, 34.
SCHØDT: Ugeskr. Laeg. **1938**, 859. Ref. Dtsch. Z. gerichtl. Med. **31**, 315 (1939).

Dulcin.

BUHR: Med. Klin. **1948**, 105.
FÜHNER: l. c. S. 178.
HESS: Über den Süßstoff Dulcin. Berlin 1921.
PETRI: l. c. S. 337.

Pyrazolonderivate.

BERNIGAU: Münch. med. Wschr. **1940** II, 843. — BESSAU, HEUBNER u. MÜLLER-HESS: Slg Vergift.fälle **13** (B 11), 17 (1942).
CATE, TEN et KNOPPERS: Arch. néerl. Physiol. **26**, 329 (1942). Ref. Zbl. Path. **82**, 196 (1944/45).
ERCKELENS, K. VAN: Dtsch. Z. gerichtl. Med. **39**, 469 (1949).
FISCHER, H.: Pyrazolonderivate. In Handwörterbuch der gerichtlichen Medizin, S. 604. Berlin 1940. — FRIESE: Med. Klin. **1950**, Nr 13, 404
GÖSSNER Slg Vergift.fälle u. Arch. Toxikol. **14** (A 990), 38 (1952).
HALLERMANN u. ILLCHMANN-CHRIST: Dtsch. Z. gericht. Med. **40**, 511 (1951). — HESS: Med. Klin. **1950**, 371.
KOCH, R.: Med. Klin. **1950**, 661.
LASCH: Münch. med. Wschr. **1940** II, 820.
MEIER: Slg Vergift.fälle **8** (A 665) (1937).
SCHNEIDER, PH.: Beitr. gerichtl. Med. **11**, 175 (1931). — SCHULZ- ALLEN: Über tödliche Pyramidonvergiftung mit kasuistischen Mitteilungen zweier Selbstmordfälle. Med. Diss. München 1939. — STRÖDER: Dtsch. med. Wschr. **1938**, Nr 37.
TAEGER: Slg Vergift.fälle **10** (A 788) (1939).
VELTEN: Slg Vergift.fälle **8** (A 679) (1937).
WAGNER: Slg Vergift.fälle **2** (A 134) (1931).

Quadronal.

FISCHER, W.: Dtsch. Gesundheitswesen **1948**, 302.

Pyridin.

KARCZAG u. BEREND: Klin. Wschr. **1941**, 1153.
SCHMID, J.: Z. Unfallmed. u. Berufskrkh. (Zürich) **39**, 181 (1946).

Pyrogallol.

KONRADY: Slg Vergift.fälle **7** (A 637) (1936).
PEWNY: Slg Vergift.fälle **6** (A 543) (1935).
SCHWARZ: Pyrogallol. In Handwörterbuch der gerichtlichen Medizin, S. 606. Berlin 1940.

Hydrochinon.

BUSATTO: Dtsch. Z. gerichtl. Med. **31**, 285 (1939).
FÜHNER: l. c. S. 167.
LEVIN: l. c. S. 370.
PARMENTIER u. DUSTIN: Nature (Lond.) **161**, 537 (1948). Ref. Ber. allg. u. spez. Path. **4**, 4 (1949).
SCHWARZ: Hydrochinon. In Handwörterbuch der gerichtlichen Medizin, S. 374. Berlin 1940.

Sulfonamide.

ALPERT u. a.: Slg Vergift.fälle **10** (A 771) (1939). — ALTMEYER: Dermat. Wschr. **1941**, 71. — ANDERSEN: Arch. exper. Path. u. Pharmakol. **199**, 321 (1942). — AUGUSTIN: Geburtsh. u. Frauenheilk. **4**, 289 (1950).
BAKKEN: J. of Path. **59**, 501 (1947). Ref. Ber. allg. u. spez. Path. **4**, 218 (1949). — BELONOSCHKIN: Zbl. Gynäk. **1942**, 880. — BETTLEY: Brit. Med. J. **1939**, No 4092, 1177. Ref. Dtsch. Z. gerichtl. Med. **32**, 248 (1939/40). — BICKEL: Schweiz. med. Wschr. **1940** I, 453. — BILECKI: Z. inn. Med. **2**, 722 (1949). — BOROWSKI u. BRANDENBURG: Ärztl. Wschr. **1951**, 13. — BOSZORMÈNYI u. MÉSZÀROS: Wien. med. Wschr. **1943**, Nr 26/27. Ref. Münch. med. Wschr. **1943**, 567. — BRIEGER: Z. Kinderheilk. **64**, H. 1 (1943). — BRUENS: Münch. med. Wschr. **1940**, 1213 — BUCY: J. Amer. Med. Assoc. **109**, 1067 (1937). Ref. Ärztl. Sachverst.ztg **1938**, 161. — BÜNDLMEIER: Orv. Hetil. **1940**, Nr 16, 587. Ref. Zbl. Path. **81**, 162 (1943).
CAMBRELIN: Bull. Soc. belge Ophtalm. **1940**, 76. Ref. Z. gerichtl. Med. **36**, 40 (1942). — CLINE: J. Amer. Med. Assoc. **111**, 384 (1938). Ref. Zbl. Path. **72**, 181 (1939). — CLOTTEN: Ärztl. Wschr. **1951**, 416.

Döring: Med. Klin. 1941, Nr 14, 354. — Domenici: Arch. di Antrop. crimin. 62, 21 (1942).
Enger u. Wendel: Münch. med. Wschr. 1942 I, 196.
Föllmer: Pro Medico 1948, Nr 10, 265. Ref. Zbl. Path. 85, 95 (1949). — Fox: J. Clin.
Invest. 20, 593 (1941). Ref. Z. gerichtl. Med. 36, 130 (1942).
Garvin: J. Amer. Med. Assoc. 111, 283 (1938). Ref. Vergift.fälle 10 (A 769) (1939).
Gelfand of Aronoff: Ann. Int. Med. 30, 919 (1949). Ref. Ber. allg. u. spez. Path. 8, 71
(1951). — Goddwin: Lancet 1941, 691. Ref. Zbl. Path. 82, 201 (1944/45). — Govsejey u.a.:
Ther. Arch. 20, 54 (1948). Ref. Dtsch. Gesundheitswesen 1949 II, 967. — Groenouw u. Se-
verin: Dtsch. med. Wschr. 1941 II, 763.
Hackmann: Dtsch. med. Wschr. 1947, 71. — Heinz: Chemiker-Ztg 1941, 89. — Heubner:
Dtsch. med. Wschr. 1943 I, 385. — Heuchel: Dtsch. Gesundheitswesen 1949 II, 1325. —
Ärztl. Forsch. 4, 629 (1950). — Högger: Schweiz. med. Wschr. 1941, 1, 2. — Hölterhoff:
Münch. med. Wschr. 1950, 9. — Dtsch. Gesundheitswesen 5, 40, 1273 (1950). — Hoffmann:
Münch. med. Wschr. 1941 I, 417. — Hüllstrung: Arch. f. Dermat. 182, 222 (1941). —
Hurschler: Arch. exper. Path. u. Pharmakol. 197, 438 (1941).
Kalbfleisch: Zbl. Gynäk. 1948, 124. — Kayser: Klin. Wschr. 1941, 20. — Kohn:
J. Amer. Med. Assoc. 109, 1005 (1937). Ref. Ärztl. Sachverst.ztg 1938, 161. — Krücke:
Nervenarzt 1947, H. 7, 319. — Kruyk: Med. Ges. Kiel 7. Nov. 1940. Münch. med.
Wschr. 1941 I, 30.
Lüders: Berl. Ges. Path. 24. Nov. 1948. Ref. Dtsch. Gesundheitswesen 1, 215 (1949).
Zbl. Path. 85, 229 (1949).
Mertens: Ärztl. Wschr. 1948, 364. — Moeschlin: Schweiz. med. Wschr. 1942, 18. —
Motzfeld: Nord. Med. 1939, 1327. Ref. Dtsch. Z. gerichtl. Med. 32, 249 (1939/40).
Oelkers: Klin. Wschr. 1942 II, 752.
Philipp: Dtsch. med. Wschr. 1941 I, 372. — Pich: Zbl. Chir. 1948, 16. — Propert:
Lancet 1940 I, 5. Ref. Zbl. Path. 78, 108 (1942). — Puhr: Schweiz. med. Wschr. 1942, 33.
Reinhold u. a.: Amer. J. Med. Sci. 199, 393 (1940). Ref. Dtsch. Z. gerichtl. Med. 36,
228 (1942). — Restorff, v.: Arch. exper. Path. u. Pharmakol. 200, 195 (1942). — Rieben u.
Durey: Schweiz. med. Wschr. 1942, Nr 49, 50. — Röllinghoff: Klin. Wschr. 1949, 553.
Scheidegger: Slg Vergift.fälle 12 (A 872) (1941). — Schnee: Brit. Med. J. 1943, 506.
Ref. Zbl. Path. 84, 83 (1948/49). — Schönfeld u. Kimmig: Sulfonamide u. Penicilline.
Stuttgart 1948. — Selberg: Zbl. Path. 87, 99 (1951). — Shecket u. Trice: J. Amer. Med.
Assoc. 112, No 9 (1939). Ref. Zbl. Path. 73, 22 (1939). — Staehelin: Schweiz. med. Wschr.
1942, Nr 8—10.
Taeger: Slg Vergift.fälle 9 (C 47) (1938). — Tils: Nervenarzt 21, 363 (1950). — Traut-
wein: Ärztl. Wschr. 1949, 212. — Trönnberg: Nord. Med. 1941, 2567. Ref. Dtsch. Z.
gerichtl. Med. 36, 122 (1942). — Tschuchija u. Ohmon: Jap. J. Urol. 29, 27 (1940). Ref.
Zbl. Path. 82, 52 (1944/45).
Uhlbach: Frankf. Z. Path. 61, 168 (1949).
Veltmann: Med. Klin. 1946, Nr 24, 607. — Vogt: Nord. Med. 1939, 3369. Ref. Dtsch.
Z. gerichtl. Med. 33, 226 (1940).
Waugh: Amer. J. Syph. 25, 504 (1941). Ref. Dtsch. Z. gerichtl. Med. 36, 417 (1942). —
Wezel: Klin. Wschr. 1940, Nr 21/22. — Wigton u. a.: Slg Vergift.fälle 10 (A 773) (1939).
Ohne Verfasser: Gefahren von lokaler Sulfonamidbehandlung. Lancet 1947 II, No 6487,
953. — Sulfonamidschäden. Dtsch. Gesundheitswesen 1948, 95.

V. Lipoidlösliche Mittel der Fettreihe.

Petroleum.

Das *Petroleum* ist chemisch nicht einheitlich zusammengesetzt. Der Grad der Verunreinigungen spielt eine Rolle. Je niedriger der Siedepunkt liegt, desto mehr wirkt es wie
Benzin, bei höher siedenden Produkten überwiegt die lokale Wirkung auf Haut und Schleimhäute.

Bei Einnahme per os entstehen Ätzungen des Magen-Darmkanals und, da
die Flüssigkeit vielfach auch gleichzeitig aspiriert wird, Ätzungen der Luftwege.
In einem Sonderfall kam es zu Magenblutungen, ausgedehnten Schleimhaut-
nekrosen und schließlich zu vitalen Perforationen, die noch intravital eine Peritonitis veranlaßten (Roth); doch gehören derartig hochgradige Ätzwirkungen
wohl zu den größten Seltenheiten. Als Resorptionserscheinungen beobachtet
man rauschartige Zustände, Excitation, Delirien, Koma. Der Tod tritt infolge Lähmung des Atemzentrums ein. In anderen Fällen stehen, wenigstens im

Sektionsbefund, Veränderungen der Leber in Gestalt von ausgedehnten Verfettungen mehr im Vordergrund. Manchmal entwickelt sich eine hämorrhagische Nephritis. Die durch Petroleumeinwirkung entstehenden Hautschäden entsprechen ungefähr der Teerwirkung. Sowohl an Vergifteten als auch in der Leiche ist der Petroleumgeruch deutlich spürbar. Vor Eintritt des Todes entstehen häufig Bronchopneumonien.

Durch Einatmung von Petroleum auf Tankschiffen entstanden gelegentlich Vergiftungserscheinungen, darunter tödliche Vergiftungen (SCHIÖTZ, SINGH). Auch als Selbstmordmittel ist Petroleum benutzt worden (ROTH). Das Fliegenvernichtungsmittel Flit besteht zum wesentlichen aus Petroleum. Auch diese Flüssigkeit wurde gelegentlich zum Selbstmord benutzt (INCETT). Bei der Laienbehandlung der Gonorrhoe ist dieser Stoff in die Urethra injiziert worden und führte hier zu Verätzungen. Das gleiche geschah, wenn er zu Abtreibungszwecken in den Uterus appliziert wurde. Zum Zwecke der Selbstbeschädigung wurde gelegentlich Petroleum subcutan injiziert; es entsteht eine schwere Phlegmone mit flammender Rötung der Haut, als deren charakteristisches Kennzeichen unter Umständen ein Rest der Injektionsstelle zu erkennen ist. Das Fieber pflegt nicht besonders hoch zu sein. Wenn die Phlegmone einschmilzt, riecht der entstandene Absceß meist deutlich nach Petroleum. Er ist bakteriologisch steril. Da das Petroleum chemisch schwer nachgewiesen werden kann, ist der Geruch ein wichtiges diagnostisches Merkmal. In Kriegszeiten rochen aber auch die Salben vielfach nach Petroleum; so war es dringend erforderlich, vor Verwertung der Geruchsdiagnose zu ermitteln, ob an die Wunde vorher eine Salbe gekommen war (MEIXNER).

Benzol.

Benzol wird hauptsächlich als Motorentreibstoff angewandt, es ist weiterhin ein Lösungsmittel für Gummi, Fette und Harze und wurde auch therapeutisch in früherer Zeit zur Behandlung der Leukämie benutzt. Benzol ist ein Narkoticum, das langsam, meist durch die Atemwege wieder ausgeschieden wird; es kann durch die Haut resorbiert werden, wird im Körper zu Phenol oxydiert und vermehrt den Gehalt des Harnes an Phenol-Schwefelsäure. Weiterhin ist es ein Nervengift; bei chronischer Zuführung wird es zum Blutgift.

Bei peroraler Zuführung sollen bis zu 8 g ohne besondere Störungen vertragen werden. Nach der Einnahme von 9—12 g zeigte sich Erbrechen und Bewußtlosigkeit, danach traten Delirien auf. Bei Einnahme von 30 g trat der Tod ein (Schrifttum im einzelnen s. RODENACKER).

Bei akuten Vergiftungen stehen die narkotischen Erscheinungen im Vordergrund. Der Narkose kann ein Stadium der Euphorie, des Rausches vorangehen; mitunter beobachtet man Krämpfe sowie lokale Lähmungen. Zum Tode kommt es infolge Lähmung des Atemzentrums. An der Leiche sollen die Totenflecke mitunter hellrot sein, doch sind die Erfahrungen nach dieser Richtung hin verschieden (REUTER). Bei Eröffnung der Körperhöhlen ist Benzolgeruch wahrnehmbar. Das Blut ist meist dunkelrot. Man findet weiterhin gelegentlich, aber nicht immer, Blutungen in den Augenbindehäuten, Hyperämie und Ödem des Gehirns, hier mitunter auch kleine perivasculäre Blutungen. In den Lungen ist manchmal ein hämorrhagisches Ödem nachweisbar.

Bei der *chronischen* Vergiftung ist das Benzol meist mit der Atemluft aufgenommen worden. Es kommt allmählich zu Mattigkeit, Schwindelanfällen, Kopf- und Magenschmerzen, Neigung zu Blutungen nach Art einer Purpura idiopathica; mitunter fallen zuerst Schleimhautblutungen auf. Die wichtigsten Erscheinungen sind Veränderungen des Blutbildes infolge Schädigung der Blutbildungsstätten. Der Erythrocytendurchmesser soll frühzeitig kleiner werden. Dies scheint u. U. das erste Symptom zu sein (HUMPERDINCK und ABLER), ferner anormales Verhalten der Blutplättchen (Einzelheiten s. Gillon und Mitarbeiter); ferner entstehen Leukopenie, danach Thrombopenie, mitunter auch eine Lymphocytose; die Zahl der Erythrocyten des Blutes sinkt ab, mit ihnen der Hb-Gehalt. Zum Endstadium gehört die Ausbildung einer aplastischen Anämie mit Neigung zu Anginen und Schleimhautulcerationen. Das Herz ist gelegentlich geschädigt, und zwar auch im Anschluß an akute Vergiftungen. Es wurde Vorhofsflimmern als Zeichen einer toxischen Myokarditis beobachtet (Trautmann, Rossmann). Die Frage der Mitbeteiligung einer chronischen Benzolvergiftung an Gefäßstörungen im Sinne einer Endophlebitis obliterans ist diskutiert worden (Häggmark). Mitunter sollen nach Benzolvergiftungen auch bullöse Dermatitiden zustande kommen (Schwarz, Rossmann u. a.). Im Tierversuch wurde eine Schädigung der Keimdrüsen beobachtet (Heit und Maak). Im französischen Schrifttum wird als Folge einer vorangegangenen Benzolvergiftung auf eine Polyneuritis der unteren Gliedmaßen hingewiesen (Duvoir). Der chemische Nachweis gestaltet sich schwierig. In Frage kommt der spektrographische Nachweis (Absorptionsgebiete im UV-Anteil des Spektrums). Der Nachweis kann im Blut und im Gehirn versucht werden. Weitere Methoden s. Reuter.

Im praktischen Leben kommen meistens chronische Benzolvergiftungen vor. Sofern sie im Betrieb entstehen, gelten sie in Deutschland und den meisten anderen Staaten als Berufskrankheiten. Zu chronischen Vergiftungen kam es in Tankstellen, auf Tankschiffen und in Betrieben, in denen Gummiwaren geklebt wurden (Regenmäntel, Gasmasken) und in Vulkanisieranstalten, zu mehr akuten Vergiftungen in kleinen geschlossenen Räumen, in denen erhöhte Temperatur herrschte und in denen Benzol verdampfen konnte, z. B. auch beim Arbeiten in Tankkesseln, beim Lösen von Kautschuk in Benzol. In den meisten deutschen Ländern sind für Benzolbetriebe eingehende Vorsichtsmaßregeln eingeführt worden.

Chlorbenzol (Monochlorbenzol) ist ein technisches Lösungsmittel, das aber auch als Fleckenwasser unter dem Namen „Puran" gebraucht wird. In der Art seiner Giftwirkung steht es zwischen dem Benzol einerseits und dem Xylol und Toluol andererseits. Das Blut scheint bei Vergiftungen nicht so prompt zu reagieren wie nach Benzoleinwirkung (Riedel). Bei chronischer Einwirkung sollen Nerven- und Blutschädigungen zustande kommen. Bei einem Kinde, das aus Versehen 5—10 cm³ Chlorbenzol verschluckte, ergaben sich zunächst keine Erscheinungen. Nach einigen Stunden kam es zu einem Rausch mit anschließender Bewußtlosigkeit. Das Kind wurde gerettet. Atemluft und Urin hatten noch tagelang einen auffälligen Geruch (Reich).

Dichlorbenzol ist in der ortho-Verbindung flüssig, in der para-Verbindung handelt es sich um das bekannte Mottenmittel „Globol". Die Substanzen wirken narkotisch, schädigen das Nervensystem und auch den Stoffwechsel. Das o-Dichlorbenzol kann auch eine Dermatitis hervorrufen.

Benzin.

Die chemische Zusammensetzung des *Benzins* ist nicht einheitlich. Es wird bekanntlich aus Petroleum gewonnen. Benzine sind auch häufig mit Benzol vermischt. Abgesehen von seiner Verwendung in der Industrie und im Kraftfahrzeugwesen dient Benzin in der Medizin als Hautreinigungsmittel. Vergiftungen können durch perorale Einnahme und durch Einatmung zustande kommen. Die Resorption von der Haut ist recht geringfügig (Fühner). Als letale Dosis werden 20—40 g angegeben (Rodenacker, Klein).

Bei der akuten Vergiftung steht die narkotische Wirkung im großen und ganzen im Vordergrund. Vor Eintritt der Narkose kann es zu starker Erregung, dem sog. Benzinrausch, zur Dyspnoe und zu Krämpfen kommen. Die Narkose kann in den Tod übergehen. Bei nicht tödlichen Vergiftungen beobachtet man Kopfschmerzen, Herzklopfen, Zittern, Dyspnoe, rauschartige Zustände, gelegentlich auch epileptoide Krämpfe, weiterhin Ausfallerscheinungen des Zentralnervensystems (Fühner, Klein, Reuter).

Bei chronischer Zuführung wird das Benzin meist in Gestalt von Dämpfen eingeatmet. Von Rauscherscheinungen abgesehen und den oben zitierten anderen Symptomen können hierbei auch Blutveränderungen zustande kommen, so Leukopenie, Thrombopenie, Abnahme der Erythrocytenzahl, des Hb-Gehaltes und des Färbeindex (PETRINI, AMBROSIO, RODENACKER, FRUMINA und FAINSTEIN). Bei experimentellen Untersuchungen ließen sich in den *Lungen* Epithelwucherungen (SCHMIDTMANN) und eine Aplasie des Knochenmarkes nachweisen (STEINBERG). Auch resultierten Hypertrophien des Endothels der Capillaren, besonders in der Milz (RODENACKER, PETRINI). Da das Benzin als lipoidlösliche Flüssigkeit Affinität zum Nervensystem besitzt, entstehen als Spätfolgen mitunter Polyneuritiden, auch retrobulbäre Neuritiden (RODENACKER, JANSEN, QUENSEL).

An der Leiche findet man bei akuter Vergiftung Hyperämie des Gehirns und seiner Häute, fleckartige schwarzrote Hämorrhagien unter der Pleura und hämorrhagische Anschoppungsherde in den Lungen und nach peroraler Einnahme unter Umständen auch Entzündungserscheinungen im Magen-Darmkanal (REUTER). Doch wird dies von anderen wieder bestritten (LAZAREW). Histologisch ergab sich in den Lungen ein hämorrhagisches, sowohl interstitielles als auch alveoläres Ödem mit Leukocytenaustritt, fettige Degeneration und Vacuolen in der Körpermuskulatur, insbesondere im M. rectus abdominis. Befunde an den Nieren sind nicht regelmäßig, doch kommen hier nephrotische Veränderungen vor. Recht auffällig können die histologischen Befunde am *Gehirn* sein. Hier fand sich Lipoidbildung in den Ganglienzellen mit Abbau chromotroper Lipoide und perivasalem Ödem. Die fettige Degeneration der Ganglienzellen war universell. Nach derartigen Befunden ist es ohne weiteres erklärlich, daß aus einer überstandenen Benzinvergiftung Dauerschäden des Zentralnervensystems zurückbleiben können (KLEIN, hier weiteres Schrifttum). Das Benzin verändert sich im Körper nicht, sondern wird als solches ausgeschieden. Bei Tierversuchen mit Kaninchen machte der Nachweis des Benzins in den Organen keine Schwierigkeiten (FABRE, DÉROBERT und Mitarbeiter). In der Praxis glückt allerdings der Nachweis nicht immer. Auch die Spektralanalyse wird empfohlen (MAYER). Das Benzin gehört zu den reduzierenden Substanzen, so daß nach den Vergiftungen *positive* WIDMARK-*Werte* zustande kommen; doch genügt eine im praktischen Leben vorkommende und nicht zu Vergiftungserscheinungen führende Benzininhalation nicht, um einen positiven WIDMARK-Wert hervorzurufen (PAULUS). Nach akuter Vergiftung scheint die Ausscheidung ziemlich schnell vor sich zu gehen, bei einem von uns beobachteten Falle konnten wir nach relativ kurzer Zeit kein Benzin mehr nachweisen (KLEIN). Benzin ist bei einem Kranken einmal versehentlich statt Natrium jodatum intravenös gespritzt worden. Die Folge waren Brustschmerzen, Beklemmungsgefühl, Krämpfe und Dyspnoe. Der Kranke erholte sich (VARGA). Ein kleines Mädchen von $2\frac{1}{2}$ Jahren, das sich Benzin über die Kleider gegossen hatte, schlief ein und hatte späterhin Erbrechen (JUDICA-CORDIGLIA). Regelmäßige Einnahme eines Tassenkopfes voll auf den Rat eines Apothekers zwecks Go-Behandlung führte zu chronischem Schwächezustand und einer Polyneuritis (SCHWARZ). Versehentliche Benzininjektion in das subcutane Gewebe mit einer in Benzin desinfizierten Spritze führt zur Entstehung einer Phlegmone, in der sich Gasblasen bildeten (v. OPPOLZER). Orale Einnahme von Benzin war meist die Folge von Verwechslungen (KLEIN). Im Berufsleben wird sicherlich häufig Benzin eingeatmet, so beim Kraftfahren, in Tankstellen und Tankräumen, bei der Benutzung des Benzins als Reinigungsmittel, in Kesseln usw. Auch hierbei ist es gelegentlich zu Todesfällen gekommen (ENGEL, L. MÜLLER).

Xylol und Toluol.

Beide Stoffe, die gelegentlich auch im Benzin mitenthalten sind, werden als Säuberungs- und Lösungsmittel in der Industrie benutzt, insbesondere im Tiefdruckgewerbe. Bei allzu intensiven Inhalationen kam es zu Ohrensausen, Schwindelgefühl, einmal auch zu psychotischen Erscheinungen. Eine besondere Empfindlichkeit gegen Alkohol soll in diesem Stadium der Vergiftung bestehen; Todesfälle sind nicht bekanntgeworden.

Bei der Verarbeitung des Kunstmörtels *Asplid* entstehen Dämpfe von *Paratoluolsulfochlorid*, die zu Hautschädigungen, Schleimhautreizungen, Conjunctivitis und Magen-Darmerscheinungen geführt haben (CASPARIS).

Tetrachlorkohlenstoff.

Tetrachlorkohlenstoff, auch Tetrachlormethan genannt, ist ein Fettlösungsmittel, das als Putzmittel für Maschinen und im Haushalt als Fleckenwasser (Spektrol) und, da es nicht brennbar ist, auch als Löschmittel bei brennenden Flüssigkeiten Verwendung findet. In der Medizin ist es gelegentlich als Wurmmittel unter dem Namen „Seretin" gegeben worden (FÜHNER). Es ist nur wenig flüchtig.

Einatmung und perorale Zuführung führen zu Narkose, doch kann es auch nach 1—2 Wochen zu einer Leber- und Nierenschädigung kommen. Chronische Einatmung verursacht Schwindel, Kopfschmerzen, Angstgefühl, Bronchitis, Parästhesien in den Extremitäten, Magenbeschwerden und Appetitlosigkeit. Todesfälle sind sehr selten, kommen aber vor (STÜHLINGER). Die individuelle Empfindlichkeit scheint recht verschieden zu sein. Als Leichenbefunde sind ausgedehnte Nekrosen in der Leber und eine hochgradige Verfettung dieses Organs unter Mitbeteiligung der Nieren im Sinne einer Nephrose beschrieben worden (SCHÜTZ, DÉROBERT und Mitarbeiter). Doch sind diese Befunde nicht konstant (STÜHLINGER). Der Versuch einer Einteilung in eine cerebrale, pulmonale, hepatoregionale Form (DUVOIR und DÉSOILLE) wird sich vielleicht nicht halten lassen. Die Vergiftung ist tierexperimentell eingehend erforscht worden (Schrifttum bei RODENACKER und STÜHLINGER, ferner McCLOSKEY). Das Gift läßt sich nach Todesfällen in den Organen nachweisen (DÉROBERT und Mitarbeiter).

Die bekanntgewordenen Vergiftungen entstanden durch versehentliches Trinken der Flüssigkeit (GROTH) oder bei der Säuberung von Kleidungsstücken (ROBBERS). Bei allzu ausgedehnter und häufiger Benetzung der Haut durch diese Flüssigkeit kommt es zu Ekzemen, und zwar ist auch hier die individuelle Empfindlichkeit sehr verschieden (RODENACKER).

Tetrachloräthan.

Das *Tetrachloräthan* (Acetylentetrachlorid) ist der giftigste Stoff der in der Industrie benutzten technischen Lösungsmittel (FÜHNER) und unter dem Namen „Generol" auch ein besonders in früherer Zeit gebrauchtes Ungeziefermittel. Etwaige Schäden fallen, sofern sie im Betrieb entstanden sind, ebenso bei diesem Stoff wie bei dem vorgenannten in Deutschland unter den Begriff der *Berufskrankheiten*. Tetrachloräthan ist ein narkotisches Gift. Nach kurzer Einatmung führt es zu Magenbeschwerden und örtlichen Reizzuständen der Schleimhäute; später können Störungen der sensiblen Nerven hinzutreten mit Parästhesien und verstärkter Schweißabsonderung. Auch Gelenkschmerzen und Nervenentzündungen sind bekanntgeworden. Das Gift führt gelegentlich zu Koliken mit blutigem Erbrechen, zu Leberschwellung und Gelbsucht, mitunter gar zu dem Bilde einer akuten gelben Leberatrophie. In Betrieben muß Wert darauf gelegt werden, daß die entstehenden Dämpfe schnell abgesaugt werden (SROKA).

Bei versehentlicher Einnahme infolge Verwechslung mit Alkohol führte es fast augenblicklich den Tod herbei (HAUSER).

Dichlormethan.

Das feuergefährliche *Dichlormethan* oder Methylenchlorid dient gelegentlich unter dem Namen „Solästhin" als Narkoticum. Es ist weniger giftig als Chloroform. Es wird jetzt als technisches Lösungsmittel gebraucht, und zwar als Ersatz für Äther. Es kann Kopfschmerzen, Schwindel, Schläfrigkeit und Parästhesien verursachen.

Trichloräthylen.

Das *Trichloräthylen* wird als Arzneimittel Chlorylen genannt und technisch mit dem Ausdruck „Tri" bezeichnet. Als nicht brennbarer Benzinersatz findet es weitgehende Anwendung als Fettlösungs-, Extraktions- und Putzmittel sowie als Fleckenwasser. Als solches kommt es oft unter irreführenden Bezeichnungen in den Handel. An offener Flamme oder in der Hitze zersetzt es sich zu Phosgen und Salzsäure. Wegen seiner Nichtbrennbarkeit gilt es auch als Feuerlöschmittel. In der Medizin wurde es früher in einer Gabe von 20—30 Tropfen als Mittel gegen Trigeminusneuralgien verwendet (FÜHNER). Es sind zahlreiche Vergiftungs- und Todesfälle bekanntgeworden. Das Tri ist in der Technik vielfach mit Dichloräthylen verunreinigt, das noch giftiger ist (MATRUCHOT). Bei der akuten Vergiftung steht die narkotische Wirkung mit Gefahr der Lähmung des Atemzentrums im Vordergrund. Gelegentlich entstanden als Folgen Myokardschäden (GROETSCHEL), Leukopenien (LARSBY) und bei Einwirkung auf die Haut Desquamationen mit Haarverlust und Ulcerationen. Die Resorptionsgefahr ist nicht groß (CAMBOSU).

Bei chronischer Vergiftung, wie sie in entsprechenden industriellen Betrieben vorkam, wurden Geruchs- und Sehstörungen beobachtet (ALEXANDER). Als Spätfolgen sind Apoplexien bekanntgeworden (RODENACKER), ferner Polyneuritis (GONIN und Mitarbeiter) und Sensibilitätsstörungen im Bereiche des Trigeminus (TEICHMANN). Von Leichenbefunden wurden deutlicher Trigeruch, Hyperämie und Schwellung des Gehirns, vasoneurotische Lungenblutungen, hypepikardiale und subendokardiale Blutungen, seröse Hepatitis, bei oraler Aufnahme gelegentlich auch fibrinös-hämorrhagische Schleimhautveränderungen im Magen-Darmkanal beschrieben. Histologisch fanden sich Veränderungen am Gehirn im Sinne einer Markscheidendegeneration mit beginnendem körnigem Zerfall und Anfärbbarkeit mit Farbstoffen für Neutralfette, sowie Fettgehalt der Endothelzellen der Glia und der Verbandzellen in allen Hirnabschnitten. Tierversuche ergaben ein ähnliches Resultat. Das anatomische Bild ähnelt dem einer Vergiftung mit Chloroform und Tetrachlorkohlenstoff (GRABER, hier weitere Literatur). Wieweit es möglich ist, auf Grund der makroskopischen und histologischen Befunde derartige Vergiftungen mit Sicherheit von Vergiftungen mit ähnlichen Stoffen abzugrenzen, muß die weitere Forschung lehren. Hinweise für eine gewisse Spezifität scheinen gegeben zu sein.

Der chemische Nachweis aus den Körperflüssigkeiten ist möglich (BRÜNING), aber unsicher (GRABER, LIEB), wird aber nach eigener Erfahrung hier und da geführt. Eine von SCHNETKA angegebene Methode der quantitativen Bestimmung des Tri im Urin hat sich nach ALEXANDER nicht bewährt; neuerdings berichten FRANT und Mitarbeiter über befriedigende Resultate bei der Kontrolle Gefährdeter. Nach Einatmung von Tridämpfen bis zur Narkose ergab die WIDMARK-Reaktion im Blut im Tierversuch einen Gehalt von $0,1^0/_{00}$, bezogen auf Alkohol, im Gehirn dagegen einen erhöhten Wert von $0,55^0/_{00}$, wohl infolge der vermehrten Affinität dieses Stoffes zu den lipoidhaltigen Organen (PAULUS).

Im praktischen Leben kam es zu Vergiftungen hauptsächlich bei der Verwendung des Tri zur Entfettung und Reinigung von Textilgewebe (BRÜNING, RODENACKER, AKERMARK) oder durch Einatmung von Dämpfen in engen Räumen (HANSEN), gelegentlich auch bei Anwendung von Feuerlöschapparaten, die Trichloräthylen enthielten. Hier kommt freilich eine zusätzliche Phosgenwirkung in Betracht (THURESON). Teils aus Spielerei, teils weil irgendwelche aus Trichloräthylen bestehenden Reinigungsmittel für Schnaps gehalten wurden, entstanden hier und da auch perorale Vergiftungen (BREDNOW, KNORRE, JENSENIUS).

Da bei Vergiftungen vor Eintritt der Bewußtseinstrübung eine gewisse Euphorie auftritt, sind zufällige Vergiftungen, z. B. bei der Kleiderreinigung, mitunter Anlaß zur Entstehung einer *Sucht* geworden. Die Flüssigkeit wird meist auf Textilgewebe getropft und eingeatmet. Es soll eine angenehme Schläfrigkeit resultieren, in der man alles wie aus der Ferne hört. Gelegentlich wurden auch psychotische Erscheinungen bekannt. Überdosierung dabei hat zu Todesfällen geführt (EICHERT, JORDI, ROMMENEY).

Dichloräthan.

Auch das *Dichloräthan*, gelegentlich unrichtigerweise als Äthylendichlorid bezeichnet, ist ein gutes Lösungsmittel für Fett, Harz und Kautschuk. Es wirkt ziemlich stark narkotisch und kreislaufschädigend, reizt die Schleimhäute und führt zu Hornhauttrübungen (FÜHNER). Da bei der Einatmung vor Beginn der narkotischen Wirkung eine Euphorie entsteht, ist auch dieses Mittel gelegentlich zu Genußzwecken benutzt worden. Hier hat Überdosierung in 2 Fällen zum Tode geführt. Mikroskopisch fanden sich feintropfige Leberverfettung, Hyperämie der Nierenglomeruli und Entzündungserscheinungen im Bereiche des Magen-Darmkanals (BLOCH).

Äthylenchlorid.

Das *Äthylenchlorid*, gleichfalls ein Lösungsmittel, ist ein narkotisches Gift und verursacht Blutdrucksenkung. Bei Aufenthalt in Dämpfen treten Hornhautschäden auf (LEVIN). Äthylenchlorid, das in einem Gesichtswasser (Marke Frikol) enthalten war, ist einmal von mehreren Personen infolge Verwechslung getrunken worden und hat bei 2 dieser Personen 20 Std nach Einnahme zum Tode geführt. Klinisch bestanden Cyanose, kleiner Puls, träge Pupillenreaktion, Somnolenz; anatomisch: nekrotisierende hämorrhagische Gastritis, Hyperämie des Gehirns sowie degenerative Verfettung der Leber und der Niere (STUHLERT).

Auch das *Äthylendichlorid* ist ein Lösungsmittel für Lacke. Versehentlicher Genuß von 60 cm³ hat zur Narkose geführt, die in den Tod überging. Die Sektion ergab Hyperämie, Nephrose und Kalkzylinder in den Nierenkanälchen (HUEPER).

Nachweis: Die genannten Kohlenwasserstoffe, insbesondere die erwähnten technischen Lösungsmittel, können nach geeigneter Vorbereitung spektrographisch im UV-Licht nachgewiesen werden (MAYER). Im übrigen siehe LIEB, l. c.

Bei der Benutzung von technischen Lösungsmitteln liegen die Verhältnisse in der Praxis so, daß die entstehenden Dämpfe *verschiedenen* Lösungsmitteln zugehören; so kommt es, daß sich die klinischen Symptome oft nicht in die Symptomatologie eines bestimmten dieser Lösungsmittel eingliedern lassen. Daher muß auch bei unbestimmten klinischen Symptomen an die Möglichkeit einer Einatmung von Dämpfen von Lösungsmitteln gedacht werden, im Zweifel muß man zugunsten des Versicherten entscheiden (SCHULER).

Chloroform.

Das *Chloroform* (Trichlormethan) hat seine Hauptbedeutung als Narkoticum für die Inhalationsnarkose. Es ist außerdem ein starkes Hautreizmittel. Bei schneller Einatmung konzentrierter Dämpfe kann es schon nach wenigen Atemzügen zu einem schnellen Herztod kommen, der unter Kammerflimmern einzutreten pflegt. Bei einem solchen Todesfalle fanden MULLER und Mitarbeiter auch kleine Blutungen im Hirnstamm. Längere Dauer einer Narkose führt zur Schädigung des Herzmuskels; als spätere Folgen sind Leberschädigungen (Verfettung und Nekrosen, klinisch Ikterus) bekanntgeworden (FÜHNER). Das Vorliegen eines echten Status thymico-lymphaticus mag geeignet sein, einen Chloroformtod zu begünstigen. Bei der Sektion fällt der Chloroformgeruch auf. Man kann bei Spättodesfällen unter Umständen fettige Degenerationen in Leber, Herzmuskel und Nieren nachweisen. Die Bronchialschleimhaut zeigt vielfach Hyperämie mit Exsudation. Manchmal erkennt man Anschoppungsherde in den Lungen (REUTER). Im Gehirn fand man bei Tierversuchen eine fettige Degeneration der Ganglienzellen in der Medulla oblongata und der Substantia nigra, auch der PURKINJE-Zellen (RISI). Chloroform läßt sich in den Leichenteilen gegebenenfalls *chemisch* nachweisen. Da die Substanz jedoch flüchtig ist, wird es notwendig sein, die Leichenteile gut verschlossen zu halten und sie möglichst früh der chemischen Untersuchung zuzuführen. Da Chloroform zu den reduzierenden Substanzen gehört, wird auch der WIDMARK-Wert erhöht sein. Bei tiefen Chloroformnarkosen wurde ein WIDMARK-Wert von 0,15—0,25$^0/_{00}$ errechnet, und zwar unter Anwendung der für das Chloroform zutreffenden Konstante von 0,25 im Durchschnitt (GRAMEN), bei Anwendung der Technik von NICLOUX rund 0,2$^0/_{00}$ (LANDE).

Chloroform ist gelegentlich aus Versehen, oder in selbstmörderischer Absicht getrunken worden. Als Symptome wurden Magenschmerzen, Erbrechen und Schläfrigkeit mit Übergang in Narkose beobachtet (LAFERRE). Bei peroraler Einnahme finden sich an der Leiche gewöhnlich Reizungs- und Ätzungserscheinungen am Magen- und Darmkanal, doch gehen diese Ätzerscheinungen wohl weniger auf das Chloroform selbst als auf Verunreinigungen mit Salzsäure und freies Chlor zurück (REUTER). Die Verätzung führt gelegentlich zu blutigen Stühlen und schließlich zu Darmblutungen mit allgemeiner Blutungsneigung (sog. hämorrhagischer Typ der Vergiftung), mitunter resultiert auch ein Leberschaden mit Ikterus (KEUP und LOSSE).

Infolge von Verwechslungen ist dieses Mittel gelegentlich als *Klysma* beigebracht worden. Auch hier zeigte sich eine Verätzung des Mastdarms und unteren Dickdarms (REUTER). Kindern und hilflosen Personen kann nach den Erfahrungen F. REUTERS das Gift gelegentlich auch auf diesem Wege beigebracht werden. Wir hatten einmal einen Fall zu begutachten, bei dem im Verlauf einer Wurmkur einem Patienten infolge Hörfehlers statt 5 g 50 g mit der Duodenalsonde gegeben worden waren. Der Patient kam dabei ums Leben. Neben Koma bestanden auch Darmerscheinungen (Staatsanwaltschaft Hannover, A.Z. 25 Js/56/51).

Als *Tötungsmittel* hat das Chloroform nach der älteren Literatur gelegentlich beim erweiterten Selbstmord bzw. Familienmord eine Rolle gespielt. Auch ist es einmal vorgekommen, daß ein Täter sein Opfer durch Darreichung von Opium mit einem alkoholischen Getränk wehrlos machte und es dann zu Tode narkotisierte (REUTER). Vor einiger Zeit bestand in einem ähnlichen Falle der gleiche Verdacht, doch kam es hier zu einem Freispruch (McFADYEAN). Man wird als Gerichtsmediziner gelegentlich gefragt, ob es möglich ist, ein Opfer durch *Verspritzen* von Chloroform für ein sexuelles Attentat wehrlos zu machen. Man wird sich von der angeblich überfallenen Frau die Verhältnisse genau schildern lassen, wird aber meist zu dem Resultat kommen, daß derartige Angaben unglaubwürdig sind. Konzentriert eingeatmetes Chloroform ruft vor Eintritt der Narkose so heftige Abwehrerscheinungen hervor, daß es einem Täter kaum gelingen wird, auf diesem Wege sein Ziel zu erreichen (REUTER). In seltenen Fällen kann es zur *Chloroformsucht* kommen dergestalt, daß die Süchtigen sich selbst mit primitiven Mitteln durch Inhalation in einen Chloroformrausch versetzten (NEVOLE).

Vermerk. Eine eingehende Darstellung der Toxikologie und Hygiene der technischen Lösungsmittel, auch der hier nicht erwähnten, nebst ausführlicher Bibliographie, bringt das von LEHMANN und FLURY herausgegebene Buch (1938).

Literatur.

Lipoidlösliche Mittel der Fettreihe.

Allgemeines und Nachweis.

BORBÉLY: Erkennung und Behandlung der organischen Lösungsmittelvergiftungen. Bern 1946. Ref. Z. Unfallmed. u. Berufskrkh. (Zürich) **40**, 167 (1947).

FÜHNER: Medizinische Toxikologie, S. 123. Leipzig 1947.

GEMEINHARDT: Veröff. Heeressan.wes. **103**, 1 (1937). Ref. Dtsch. Z. gerichtl. Med. **29**, 456 (1938).

HOLSTEIN: Dtsch. Gesundheitswesen **1947**, 477.

KEMKES: Med. Klin. **1941**, 246.

LEHMANN u. FLURY: Toxikologie und Hygiene der technischen Lösungsmittel. Berlin 1938. LEWIN: Gifte und Vergiftungen, S. 381. Berlin 1924. — LIEB: ABDERHALDENS Handbuch der biologischen Arbeitsmethoden, Teil 12, 1. Hälfte, Bd. 2, S. 1818.

MAYER: Beitr. gerichtl. Med. **18**, 169 (1949).

PETRI: Pathologische Anatomie und Histologie der Vergiftungen, S. 305. Berlin 1930.

REUTER: ABDERHALDENS Handbuch der biologischen Arbeitsmethoden, Teil 12, 1. Hälfte, B. 2, S. 1215. Berlin u. Wien 1938. — RODENACKER: Die chemischen Gewerbekrankheiten. Leipzig 1951.

SCHULER: Hefte Unfallheilk. **1952**, H. 43, 97. — SROKA: Münch. med. Wschr. **1950**, 498. — STASSENS: Méd. Trav. **10** (1938). Ref. Dtsch. Z. gerichtl. Med. **31**, 55 (1939). — SYMANSKI: Gesundheitsschädigungen durch Fußbodenreinigungsmittel. Saarl. Ärztebl. **1949**, Nr 9.

WEHRLI u. BIRO: Z. Unfallmed. u. Berufskrkh. (Zürich) **39**—**41**, 376 (1946/48). — WILSON: J. Amer. Med. Assoc. **139** ,906 (1949).

Petroleum.

FÜHNER: l. c. S. 121.

INCZE: Slg Vergift.fälle **6** (A 495), 77 (1935).

MEIXNER: Beitr. gerichtl. Med. **3**, 186 (1919).

NASSAU: Ann. paediatr. (Basel) **178**, 181 (1952).

REUTER: l. c. S. 1201. — ROTH: Slg Vergift.fälle **7** (A 568), 1 (1936).

SCHIÖTZ: Nord. hyg. Tidskr. **23**, 267 (1942). Ref. Dtsch. Z. gerichtl. Med. **38**, 252 (1943). — SCHWARZ: In Handwörterbuch der gerichtlichen Medizin, S. 559. Berlin 1940. Hier weiteres Schrifttum. — SINGH: Brit. Med. J. **1949**, 706. — Arch. of Industr. Hyg. **1950**, 123.

Benzol.

Allgemeines.

ESTLER: Dtsch. med. Wschr. **1942** I, 531.

HUMPERDINCK: Arch. Gewerbepath. **1940**, 10. — HUNTER: J. Industr. Hyg. a. Toxicol. **21**, 331 (1939).

MASOERO: Lav. umano **1**, 367 (1940). Ref. Dtsch. Z. gerichtl. Med. **35**, 365 (1942).

RAYMOND: Arch. Mal. profess. **8**, 37 (1947).

TRAUTMANN: Med. Mschr. **1947**, 365.

Klinik.

Blut.

BRIGNOLO e SACCO: Lavoro Umano **1**, 363 (1940). Ref. Dtsch. Z. gerichtl. Med. **35**, 365 (1942).

FAVRE-GILLY: Arch. Mal. profess. **9**, 274 (1948). — FELLINGER: Arch. Gewerbepath. **9**, 88 (1938).

GILLON u. a.: Arch. Mal. profess. **9**, 129 (1948).

HUMPERDINCK: Mschr. Unfallheilk. **1942**, 49. — HUMPERDINCK u. ABLER: Ärztl. Forsch. **1949**, 117.

KERN: Münch. med. Wschr. **1938 II**, 1062.

LARIONOW: Russ. Arch. path. Anat. u. path. Physiol. **2**, Nr 5, 95. Ref. Zbl. Path. **81**, 153 (1943).

MALLORY u. a.: J. Indsutr. Hyg. a. Toxicol **21**, 355 (1939). Ref. Dtsch. Z. gerichtl. Med. **35**, 52 (1942). — MIGNOLET: Sang **13**, 268 (1939). Ref. Dtsch. Z. gerichtl. Med. **32**, 43 (1939/40).

PERRIN u. a.: Paris méd. **1941 I**, 289. Ref. Dtsch. Z. gerichtl. Med. **35**, 481 (1942).

RAVESTEYN, VAN: Nederl. Tijdschr. Geneesk. **18**, 10 (1941). Ref. Zbl. Path. **81**, 153 (1943).

SCHWARZ and TELEKY: J. Industr. Hyg. a. Toxicol. **23**, 1 (1941). Ref. Dtsch. Z. gerichtl. Med. **35**, 480 (1942). — STODTMEISTER: Dtsch. Arch. klin. Med. **182**, 459 (1938).

WOROTILKIN: Russ. Arch. path. Anat. u. path. Physiol. **4**, 77 (1938). Ref. Zbl. Path. **81**, 372 (1943).

Herz und Gefäße.

HÄGGMARK: Sv. Läkartidn. **45**, 489 (1949). Ref. Ber. allg. u. spez. Path. **2**, 72 (1949).

ROSSMANN: Dtsch. med. Wschr. **1947**, 712.

TRAUTMANN: Med. Wschr. **1947**, 369.

Keimdrüsen.

HETT: Ber. 8. internat. Kongr. f. Unfallmed. u. Berufskrankh. (Zürich) **2**, 887 (1939). Ref. Dtsch. Z. gerichtl. Med. **32**, 191 (1939/40). — HETT u. MAAK: Klin. Wschr. **1938 II**, 1376.

Nerven.

DUVOIR u. a.: Ärztl. Sachverst.ztg **1938**, 206.

Haut.

SCHWARZ: Slg Vergift.fälle **7** (B 73), 47 (1936).

Gewerbeschädigungen.

DIMMEL: Slg Vergift.fälle **5** (A 462), 191 (1934). — DUVOIR: Ärztl. Sachverst.ztg. **1938**, 271.

ENGELHARDT: Slg Vergift.fälle **2** (C 6), 23 (1931).

GAUCHON: Rev. Méd. **57**, 197 (1940). Ref. Dtsch. Z. gerichtl. Med. **35**, 365 (1942). — GUEFFROY u. LUCE: Arch. Gewerbepath. **1937**, 8.

HAMILTON-PETERSON: Lancet **1941 II**, 73. — HOLSTEIN: Med. Welt **1937**, 319. — Ärztl. Sachverst.ztg **1938**, 61. — HUMPERDINCK: Zbl. Gewerbehyg., N. F. **18**, 66 (1941). — HUMPER-DINCK u. ABLER: Ärztl. Forschg **3**, 117 (1949).

KOPPENHÖFER: Slg Vergift.fälle **7** (B 66), 9 (1936).

ROSENTHAL-DEUSSEN: Slg Vergift.fälle **6** (A 485), 49 (1935).

PABST: Slg Vergift.fälle **8** (A 715), 219 (1937). — PERRIN u. a. Presse méd. **1941 II**, 715. Ref. Dtsch. Z. gerichtl. Med. **36**, 318 (1942).

QUARNA: Nord. hyg. Tidskr. **23** (1942). Ref. Dtsch. Z. gerichtl. Med. **37**, 302 (1943).

SAVY u. a.: Arch. Mal. profess. **9**, 38 (1948). — SCHNEIDER: Slg Vergift.fälle **2** (A 157), 165 (1931).

THRYSIN: Nord. hyg. Tidskr. **23** (1942). Ref. Dtsch. Z. gerichtl. Med. **37**, 302 (1943). Verordnung Nr 1037 der Landesregierung über die Verwendung von Benzol vom 14. März 1949. Reg.bl. d. Reg. Wttbg.-Baden vom 23. April 1949, N 8, 60.

Monochlorbenzol.

FÜHNER: l. c. S. 161.

LEVIN: l. c. S. 384.

REICH: Slg Vergift.fälle **5** (A 463), 193 (1934). — RIEDEL, H.: Arch. Gewerbepath. **10**, 546 (1941).

Dichlorbenzol.

FÜHNER: l. c. S. 161.

LEVIN: l. c. S. 384.

SCHWARZ: In Handwörterbuch der gerichtlichen Medizin, S. 154. Berlin 1940. Hier Schrifttum.

Benzin.

AMBROSIO: Fol. med. (Napoli) **1940**, 26. Ref. Dtsch. Z. gerichtl. Med. **36**, 224 (1942). — Fol. med. (Napoli) **1941**, 27. Ref. Dtsch. Z. gerichtl. Med. **36**, 224 (1942).

BAADER u. DONALIES: Ärztl. Sachverst.ztg **1944**, 119.
COPE: Lancet **1942 I**, No 6190, 469.
DÉROBERT et LE BRETON: Ann. Méd. lég. etc. **30**, 235 (1950).
ENGEL: Reichsgesdh.hbl. **1940**, 890. Ref. Dtsch. Z. gerichtl. Med. **34**, 181 (1941). —
ESTLER: Ber. 8. internat. Kongr. f. Unfallmed. u. Berufskrankh. (Zürich) **2**, 892 (1939).
Ref. Dtsch. Z. gerichtl. Med. **32**, 185 (1939/40).
FABRE: Schweiz. med. Wschr. **1945**, 879. — FRUMINA u. FAINSTEIN: Slg Vergift.fälle
6 (A 501), 89 (1935). — FÜHNER: l. c. S. 121.
HAMILTON-PATERSON: Lancet **1941 I**, 73.
JANSEN: Dtsch. Z. Nervenheilk. **144**, H. 1/2, 68. Ref. Zbl. Path. **69**, 211 (1938). — Slg
Vergift.fälle **9** (A 755), 141 (1938). — JUDICA-CORDIGLIA: Slg Vergift.fälle **3** (A 187), 21
(1932).
KLEIN, H.: Dtsch. Z. gerichtl. Med. **40**, 76 (1950).
LAZAREW: Arch. Gewerbepath. **59**, 133 (1931).
MAYER: Beitr. gerichtl. Med. **16**, 100 (1942). — MÜLLER, L.: Slg Vergift.fälle **6** (A 546),
193 (1935).
OPPOLZER, V.: Slg Vergift.fälle **6** (A 545), 191 (1935).
PAULUS: Dtsch. Z. gerichtl. Med. **33**, 216 (1940). — PETRINI: Rass. Med. industr. **12**, 453
(1941). Ref. Dtsch. Z. gerichtl. Med. **36**, 415 (1942).
QUENSEL: Slg Vergift.fälle **9** (A 756), 147 (1938).— Dtsch. Z. Nervenheilk. **146**, 15 (1938).
REUTER: l. c. S. 1201. — RIEBELING: Slg Vergift.fälle **12** (A 862) (1941). — RODENACKER:
l. c. S. 68.
SCHMIDTMANN: Klin. Wschr. **1930**, 2106. — SCHNEIDER u. MAYER: Dtsch. Z. gerichtl.
Med. **37**, 144 (1943). — SCHWARZ: Slg Vergift.fälle **4** (A 386), 247 (1933). — STEFANIS, DE:
Rass. Studi psichiatr. **29**, 504 (1940). Ref. Dtsch. Z. gerichtl. Med. **36**, 39 (1942). —
STEINBERG: Blood **4**, 550 (1949). Ref. Ber. allg. u. spez. Path. **7**, 366 (1951).
TEISINGER et SKRAMOVSKY: Arch. Mal. profess. 8, 257 (1947).
VARGA DE KIBED u. MAKFALVA: Slg. Vergift.fälle **9** (A 734), 69 (1938).

Toluol, Xylol.

CASPARIS: Z. Unfallmed. u. Berufskrankh. (Zürich) **39**, 203 (1946).
FABRE, R., et A. FABRE: Arch. Mal. profess. **9**, 97 (1948). — FÜHNER: Slg Vergift.fälle
5 (B 40), 1 (1934).
LITZNER u. EDLICH: Slg Vergift.fälle **5** (A 398), 9 (1934). — LURIE: S. Afric. Med. J.
23, 233 (1949). — Arch. of Industr. Hyg. **1950**, 124.
PANDE u. BENDER: Slg Vergift.fälle **5** (A 458), 179 (1934).
SACK: Slg Vergift.fälle **10** (B 98), 41 (1939).

Tetrachlorkohlenstoff.

ACKERMANN u. RUPPERT: Dtsch. Arch. f. klin. Med. **189**, 458 (1942).
BELL and MITCHELL: Arch. of Industr. Hyg. **1950**, 121.
DÉROBERT, PICARD, MOREAU u. a.: Ann. Méd. lég. etc. **30**, 341 (1950). — DUVOIR et
DÉSOILLES: Ann. Méd. lég. etc. **1933**, 533.
FÜHNER: l. c. S. 125.
GAULEJAC et DERVILLÉE: Ann. Méd. lég. etc. **17**, 366 (1937). — GROTH: Slg Vergift.fälle
10 (A 819), 185 (1939). — GUICHARD u. a.: Arch. Mal. profess. **9**, 55 (1948).
McCLOSKEY: Arch. of Path. **46**, 200 (1950). — MOON: Amer. J. Path. **25**, 788 (1949).
NORWOOD u. a.: Arch. of Industr. Hyg. **1950**, 90.
ROBBERS: Slg Vergift.fälle **9** (A 725), 37 (1938). — RODENACKER: l. c. S. 181. — ROSS-
SMITH: Arch. of Industr. Hyg. **1950**, 348.
SCHÜTZ: Arch. Gewerbepath. 8, 469 (1938). — SROKA: Ärztl. Wschr. **1950**, 685. —
STÜHLINGER: Zbl. Path. **83**, 358 (1947).

Tetrachloräthan.

FÜHNER: l. c. S. 126.
HAUSER: Beitr. gerichtl. Med. **15**, 40 (1939).
RODENACKER: l. c. S. 187.
SROKA, K. H.: Ärztl. Wschr. **1950**, 723.

Dichlormethan.

FÜHNER: l. c. S. 124.
KLOTZBÜCHER: Dtsch. Gesundheitswesen 1, 52 (1946).

Trichloräthylen.

ADAMS: Arch. of Industr. Hyg. **1950**, 225. — AKERMARK: Sv. Läkartidn. **1943**, 1160. Ref. Dtsch. Z. gerichtl. Med. **38**, 247 (1938). — ALEXANDER: Dtsch. Gesundheitswesen **3**, 237 (1948).

BARETT u. a.: J. Industr. Hyg. a. Toxicol. **20**, 360 (1938). Ref. Dtsch. Z. gerichtl. Med. **31**, 60 (1939). — BREDNOW u. KNORRE: Slg Vergift.fälle **7** (A 602), 85 (1936). — BRÜNING: Slg Vergift.fälle **2** (A 178), 219 (1931).

CAMBOSU: Ärztl. Sachverst.ztg **1938**, 273. — COTTER: Arch. of Industr. Hyg. **1950**, 319.

DÉSOILLE u. a.: Arch. Mal. profess. **8**, 265 (1947). — DOMINICIS, DE: Lav. umano **1940** I, 133. Ref. Dtsch. Z. gerichtl. Med. **36**, 415 (1942). — DUVOIR: Ann. Méd. lég. etc. **22**, 170 (1942). Ref. Dtsch. Z. gerichtl. Med. **38**, 248 (1938).

EICHERT: Slg Vergift.fälle **7** (A 630), 163 (1936).

FABRE and TRUHAUT: Brit. J. Industr. Med. **9**, 39 (1952). — FISCHER, H.: In Handwörterbuch der gerichtlichen Medizin, S. 217. Berlin 1940. — FRANT u. a.: Arch. of Industr. Hyg. **1950**, 308. — FÜHNER: l. c. S. 127.

GILBERT-DREYFUS u. a.: Bull. Soc. méd. Hôp. Paris **63**, 1920 (1947). Ref. Zbl. inn. Med. **118**, 331 (1948). — GONIN et FRIASSE: Arch. Mal. profess. **8**, 175 (1947). — GRABER, H.: Dtsch. Z. gerichtl. Med. **40**, 88 (1950). — GROETSCHEL: Ber. 8. internat. Kongr. f. Unfallmed. u. Berufskrankh. (Zürich) **2**, 915 (1939).

HANSEN: Slg Vergift.fälle **7** (A 624), 143 (1936). — HEUNER u. PETZOLD: Zbl. Arbeitsmed. u. Arbeitsschutz **2**, 4 (1952). — HOLSTEIN: Zbl. Gewerbehyg., N. F. **14**, 49 (1937).

JENSENIUS: Ugeskr. Laeg. (dän.) **1938**, 691. Ref. Dtsch. Z. gerichtl. Med. **30**, 368 (1938). — JORDI: Schweiz. med. Wschr. **1937** II, 1238.

LACHNIT: Wien. med. Wschr. **1949**, 338. — LARSBY: Sv. Läkartidn. **1943**, 1151. Ref. Dtsch. Z. gerichtl. Med. **38**, 247 (1938). — LIEB: l. c. S. 1319.

MARX u. LANGECKER: Slg Vergift.fälle **9** (B. 88), 49 (1938). — MATRUCHOT: Ber. 8. internat. Kongr. f. Unfallmed. u .Berufskrankh. (Zürich) **2**, 910 (1939). Ref. Dtsch. Z. gerichtl. Med. **33**, 41 (1940).

PAULUS: Dtsch. Z. gerichtl. Med. **40**, 593 (1951). — PIÉDELIÈVRE u. a.: Slg Vergift.fälle **13**, 233 (1944).

RODENACKER: l. c. S. 187. — ROMMENEY: Dtsch. Z. gerichtl. Med. **37**, 1 (1943).

SCHIOTZ: Nord. Med. **1938**, 808. Ref. Dtsch. Z. gerichtl. Med. **31**, 55 (1939). — SCHOENEMANN: Med. Z. **1944**, 17. — SROKA: Ärztl. Wschr. **1950**, 749.

TEICHMANN: Dtsch. Gesundheitswesen **1950**, 1650. — THURESON: Sv. Läkartidn. **1941**, 1223. Ref. Dtsch. Z. gerichtl. Med. **36**, 129 (1942).

WEBER: Trichloräthylenvergiftung. Med. Diss. Zürich 1945. Ref. Z. Unfallmed. u. Berufskrkh. (Zürich) **39**, 190 (1946).

Dichloräthan.

BLOCH: Schweiz. med. Wschr. **1946**, 1078.
FÜHNER: l. c. S. 126.

Äthylenchlorid.

LEVIN: l. c. S. 443.
STUHLERT: Dtsch. med. Wschr. **1949**, 1542.

Äthylendichlorid.

HUEPER: Slg Vergift.fälle **6** (A 497), 81 (1935).

Chloroform.

FÜHNER: l. c. S. 124.

GRAMEN: In POULSSONS Lehrbuch der Pharmakologie. 1927. DOTZAUER: Dtsch. Z. gerichtl. Med. **40**, 179 (1950). — GRUHLE: Selbstmord. Leipzig 1940.

KEUP u. LOSSE: Slg Vergift.fälle und Arch. Toxikol. **14**, 63 (1952). — KOCH u. MAREK: Z. exper. Med. **1941**, 48.

LAFERRE: Arch. Méd. nav. **128**, 1029 (1938). Ref. Dtsch. Z. gerichtl. Med. **32**, 44 (1939/40). LANDE, DERVILLÉE et GODEAU: Ann. Méd. lég. etc. **20**, 41 (1940). Ref. Dtsch. Z. gerichtl. Med. **33**, 321 (1940). — LUSHBAUGH and STORER: Arch. of Path. **45**, 494 (1948).

McFADYEAN: Med.-Leg. a. Criminol. Rev. **7**, 123 (1939). Ref. Dtsch. Z. gerichtl. Med. **33**, 399 (1940). — MULLER, MARCHAND et MICHEAUX: Ann. Méd. lég. etc. **28**, 268 (1948). NEVOLE: Čas. lék. česk. **1941**, 602. Ref. Dtsch. Z. gerichtl. Med. **36**, 223.

REUTER. l. c. S. 1204. — RISI: Arch. internat. Pharmacodynamie **61**, 155 (1939). Ref. Dtsch. Z. gerichtl. Med. **32**, 130 (1939/40).

VI. Alkohole und verwandte Körper.

a) Methylalkohol CH₃OH.

Methylalkohol, CH_3OH (auch *Holzgeist* genannt, weil er durch Destillation des Holzes gewonnen wird), führt auch den technischen Namen *Methanol*. Es handelt sich um eine farblose etwas nach Weingeist riechende Flüssigkeit, die in der Industrie zur Herstellung von Beizen, Polituren, Lacken und zur Vergällung des Äthylalkohols, also zur Herstellung von Brennspiritus benutzt wird. Der technische Holzgeist ist mit Aceton und Allylalkohol verunreinigt (FÜHNER). Als tödliche Dosis werden 30—100 cm³ angegeben. Die Empfindlichkeit ist individuell verschieden. Frauen, Kinder und unterernährte Menschen scheinen empfindlicher zu sein. Es ist auch nach eigener Beobachtung nicht übermäßig selten, daß von Personen, die nachweisbar die gleiche Menge getrunken haben, die einen, von nicht bedrohlichen Katererscheinungen abgesehen, gesund bleiben, während die anderen sterben. Das Gift kann auch eingeatmet werden.

Auch bei Aufnahme von tödlichen Mengen kommt es meist nicht zu einem ausgeprägten Rauschzustand, es sei denn, daß dem Getränk auch reichlich Äthylalkohol zugemischt war. Die Vergifteten berichten mitunter, sie hätten sich gewundert, daß der getrunkene Schnaps bei ihnen verhältnismäßig wirkungslos gewesen sei. Zwischen der Einnahme des Giftes und dem Beginn der Vergiftungserscheinungen liegt mitunter eine erhebliche Latenzzeit, die nach ROE bis zu 18 Std, nach Eigenerfahrungen sogar bis zu 24 Std betragen kann. In anderen Fällen treten die Vergiftungserscheinungen bereits nach viel kürzerer Zeit auf. Die Länge der Latenzzeit ist nach Eindrücken, die ich bei einer vorübergehenden klinischen Tätigkeit gewinnen konnte, nicht immer abhängig von der Quantität der getrunkenen Menge. Den Vergifteten fällt am Morgen nach dem Alkoholexzeß mitunter nur auf, daß sie einen besonders schweren Kater haben, obwohl sie nach ihrer Erinnerung durch das Getränk nicht sonderlich berauscht waren. Die am gleichen Tage beginnenden Vergiftungserscheinungen sind verschiedenartig. Bei den einen überwiegen Erscheinungen des Magen-Darmkanals. Sie klagen über Übelkeit und Erbrechen. Manchmal treten auch Durchfälle auf. Die Leibschmerzen sind oft besonders heftig und kolikartig, so daß die Krankenhausaufnahme mitunter unter dem Verdacht einer Appendicitis, eines Ileus oder eines perforierten Magenulcus erfolgt. Erst später gesellen sich cerebrale Symptome hinzu. Manchmal, aber nicht immer, wird über *Sehstörungen* geklagt, wie Flimmern vor den Augen und Nebelsehen. Dann kollabiert der Kranke und wird meist ziemlich schnell bewußtlos. In anderen Fällen treten Magen-Darmerscheinungen überhaupt nicht auf. Der Kranke befindet sich nur vorsichtshalber im Krankenhaus und läßt nur sehr unwillig therapeutische Prozeduren (Magenspülung, Darmspülung) über sich ergehen. Dann wird er allmählich kurzatmig, auch dies wird anfangs kaum beachtet; man hat Schwierigkeiten damit, ihn ins Bett zu schicken und ihn im Bett zu halten. Die bestehende Dyspnoe wird allmählich stärker und schließlich quälend, dann erst kommt es zu einer Bewußtseinstrübung. In seltenen Fällen bricht der Vergiftete aus leidlichem Wohlbefinden plötzlich unter Atemnot zusammen, es treten Krämpfe auf, denen Bewußtlosigkeit folgt. In der Bewußtlosigkeit fallen vielfach lichtstarre Pupillen auf, der Blutdruck ist meist herabgesetzt, beim Auftreten von Erstickungskrämpfen aber auch gesteigert. Der Tod erfolgt im Koma. Mitunter überwiegen die Erscheinungen des Kreislaufversagens, so daß es zum Kreislaufkollaps kommt.

Der Methylalkohol wird im Körper zu Formaldehyd oder zur Ameisensäure oxydiert. Beide Substanzen scheinen auf bestimmte Bahnen des Zentralnervensystems, so auf die Sehbahnen und auch auf das Putamen eine elektive zerstörende Wirkung im Sinne einer Pathoklise auszuüben (ORTHNER, DOTZAUER). Auch scheint die Gewebsatmung beeinträchtigt zu werden[1]. Der Tod tritt zum Teil am 2. Krankheitstage, längstens nach 3—4 Tagen ein (HAILE).

---

[1] WATTS: Arch. of Biochem. a Biophysics **34**, 391 (1951).

Bei häufig wiederholter Aufnahme kleiner Methylalkoholmengen kommt es zur Reizung der Schleimhäute, Benommenheit, Schwindel, Kopfschmerzen, Leibschmerzen, Krämpfen und Verdauungs- und Blasenstörungen. Ferner werden Ohrensausen mit Ertaubung und Schädigung peripherischer Nerven in Gestalt von Neuralgien und Neuritiden beschrieben. Manchmal stehen im Vordergrund der Erscheinungen *Sehstörungen*. Mitunter handelt es sich hier um das erste Symptom (FÜHNER). Doch mag dies auch daran liegen, daß gerade dieses Symptom besonders auffallend ist und auf den Vergifteten alarmierend wirkt.

Der *Leichenbefund* ist oft uncharakteristisch, besonders wenn der Tod schnell eintrat. Der auffällige Geruch, den man mitunter wahrnimmt, rührt weniger vom Methylalkohol als von dem gleichzeitig mitgenossenen Äthylalkohol bzw. seinen Verunreinigungen her. Man findet gelegentlich hypendokardiale, mitunter streifenförmige Blutungen und, wenn der Tod nicht allzu schnell eintrat, auch fettige Degenerationen der Leber, des Herzens und der Nieren. Auch bei frischeren Fällen ist eine seröse Entzündung der Leber nicht selten. Der Herzmuskel zeigt oft außer Hyperämie eine ödematöse Auflockerung der Struktur (ORTHNER); gelegentlich beobachtet man das Auftreten von fettfreien Vacuolen in den Leberzellen und der Herzmuskulatur (PROKOP). Bei älteren Vergiftungen kann man im apikalen Anteil des Putamen mitunter schon makroskopisch *symmetrische* Erweichungsherde wahrnehmen. Mikroskopisch erkennt man Erbleichungsherde, in deren Zentrum sich Blutungen vorfinden. Es besteht hier der Zustand der Stase bzw. Peristase. Die Ganglienzellen weisen die auch sonst bekannten, besonders von SPATZ studierten Kernveränderungen auf (Chromatokinese und Chromatolyse). Proliferative Reaktionen spielen, ebenso wie Fettkörnchenzellen eine Rolle (G. SCHMIDT, ORTHNER, DOTZAUER). Das Endstadium ist, wenn es erlebt wird, eine Totalnekrose.

Von ophthalmologischer Seite ist bei Todesfällen den Befunden an den Sehbahnen und am Auge besondere Aufmerksamkeit gewidmet worden. Auch wurden entsprechende experimentelle Untersuchungen angestellt. Man findet an der Netzhaut Veränderungen, ein Ödem der Papille und der Nervi optici, bei frischen Fällen jedoch noch keine Markscheidenausfälle (ALDER, WAGNER).

Der Methylalkohol verschwindet aus dem Körper viel langsamer als der Äthylalkohol. Daher ist auch die WIDMARKsche Reaktion noch verhältnismäßig lange positiv, und zwar bis zu 65 Std nach dem Trinken (ORTHNER). Bereits dieser Umstand ist, wenn man eine Leiche zu untersuchen hat, ein gewisses Zeichen dafür, daß es sich zumindest um eine Beimischung von Methylalkohol handelte. Die von BILDSTEN angegebene Konstante $k = 1,33$ zur Errechnung des Methylalkoholgehaltes im Blut auf Grund der WIDMARKschen Reaktion entsprechend den bekannten gleichartigen Berechnungen des Äthylalkoholgehaltes ist wahrscheinlich nicht richtig, wie die Erfahrungen von ORTHNER zeigten; sie beträgt vielmehr nach SEIFERT und GÜNTHER 0,7, nach NEYMARK und H. J. SCHMID 0,56.

Bei frischen Vergiftungen macht der exakte Nachweis aus den Leichenteilen durch Destillation und Anwendung der Morphinschwefelsäureprobe im allgemeinen keine Schwierigkeiten (FÜHNER, LIEB). Unter Verwendung von Ergebnissen von O. SCHMIDT und von AGNER und BELFARE haben neuerdings WEINIG und NEUGEBAUER ein praktischen Bedürfnissen angepaßtes Verfahren zur Bestimmung von Äthylalkohol neben Methylalkohol in Flüssigkeiten und Organen unter Mitbenutzung der WIDMARKschen Technik ausgearbeitet. KÄMPF versuchte, das gleiche durch Modifikation des WIDMARKschen Verfahrens zu erreichen (Destillation wie sonst in der Wärme und 3mal 24 Std hindurch in der Kälte). Ist der Methylalkohol zu Formaldehyd und Ameisensäure abgebaut worden, so kommt der

Nachweis von Ameisensäure in Frage. Er ist auch bei eingetretener Leichenfäulnis noch möglich. Die normale Ausscheidung von Ameisensäure im Urin beträgt 15—70 mg je Tage. Findet man auf 1000 cm³ Urin 100 mg Ameisensäure, so muß mit einer Vergiftung gerechnet werden (E. MULLER, BANNICKE, KLAUER). Auf Grund von Tierversuchen ist in den letzten Jahren auch eine spezifische calorimetrische Mikromethode zur Bestimmung von Methanol im Blut ausgearbeitet worden (AGNER und Mitarbeiter), über die jedoch genauere Erfahrungen vom gerichtsmedizinischen Standpunkt aus noch nicht vorliegen. Der Methylalkohol kann aus Leichenteilen mit Erfolg auch als p-brom-Benzoesäure-Methylester dargestellt und durch Schmelzpunktbestimmungen identifiziert werden (GOLDBACH und OPFER-SCHAUM).

Zu *chronischen* Vergiftungen infolge Einatmung kann es kommen in Nitrocellulosefabriken oder anderen Betrieben, in denen Methylalkohol verdampft. Neben Seh- und Gehörstörungen sind von chronischen Erscheinungen auch Facialis- und Abducensparesen bekanntgeworden, ferner Andeutungen von Parkinson, Gedächtnis- und Merkstörungen. Da dem technischen Methylalkohol vielfach Formaldehyd beigemischt ist, wird man auch prüfen müssen, ob nicht ein Teil der Erscheinungen auf Inhalation dieses Aldehydes beruht (RODENACKER, hier weiteres Schrifttum, HUMPERDINCK, SCHWARZMANN, GERBIS, DREYFUSS).

Tabelle 13. *Methylalkoholgehalt landläufiger Getränke.*
(Nach FLANZY, zit. nach ORTHNER.)

Getränk	Methylalkohol in g bezogen auf 1 Liter Getränk
Gewöhnlicher Weinbrand	unter 1
Weinbrand geringerer Güte	unter 1
Gewöhnlicher Tresterbranntwein. .	2—4
Kognak-Weindestillat.	0,3 —0,8
Armagnac-Weindestillat.	0,5 —0,8
Kirschen-, Pflaumen- und Zwetschgenbranntwein	1,2 —1,6
Apfelbranntwein	0,3 —1,6
Birnenbranntwein	0,66—0,75
Branntwein aus Apfeltrestern . . .	5,9 —6,3

Den Hauptanteil von Methylalkoholvergiftungen bedingen *Verfälschungen* alkoholischer Getränke mit Methylalkohol. Dies war in Deutschland vor der Währungsreform, als diese Getränke für viele sehr begehrenswert waren, recht häufig. Gaststätten setzten den verabreichten Getränken mitunter mit verbrecherischem Leichtsinn Methylalkohol zu. Aus Vorräten aufgefundener Fässer mit Inhalt von alkoholähnlichem Geruch wurden ohne genauere Prüfung Flaschen abgefüllt, sofort ausgetrunken oder verschoben und weiterverkauft. So kam es, daß in dieser Zeit wohl alle Krankenhäuser reichliche Erfahrungen mit Methylalkoholvergiftungen machen konnten (PAUL, MENNE, NEIDING, KRAUL u. v. a., außerdem eigene Erfahrungen). Es mag noch bemerkt werden, daß auch handelsübliche alkoholische Getränke Spuren von Methylalkohol enthalten, und zwar werden Mengen bis zu 4 Vol.-% beobachtet. Sehr geringe Mengen werden von den Nahrungsmittelchemikern nicht beanstandet.

Eine Tabelle des Methylalkoholgehaltes einzelner Getränkearten bringt ORTHNER. Beim Genuß sehr großer Mengen dieser Getränke kann bei tödlichen Alkoholvergiftungen in der Leiche mitunter auch ein ganz geringer Methylalkoholgehalt festgestellt werden (eigene Erfahrungen).

b) Äthylalkohol.

In der praktischen Arbeit des Gerichtsmediziners steht bei der wachsenden Zunahme der Verkehrsunfälle die Beurteilung der Alkoholbeeinflussung auf Grund der WIDMARKschen Befunde in Deutschland so im Vordergrund, daß es zweckmäßig erscheint, diesen Abschnitt unter besonderer Berücksichtigung der Verhältnisse im Straßenverkehr zu besprechen.

1. Die Alkoholbeeinflussung unter besonderer Berücksichtigung des Straßenverkehrs.

α) Statistisches.

Die Zunahme der Motorisierung führt in allen europäischen Ländern zu einer starken, mitunter ängstlichen Zunahme der Verkehrsunfälle. Allerdings nahm die Anzahl der Verkehrsunfälle nicht prozentual der Vermehrung der Motorfahrzeuge zu. Für die Zeit vor dem zweiten Weltkrieg ist ausgerechnet worden, daß in München in den letzten 9 Jahren vor 1939 sich die Kraftwagen um 172%, die Verkehrsunfälle aber nur um 10,5% vermehrt haben; sie wurden in erster Linie durch Radfahrer verursacht, dann durch Fußgänger, dann durch Motorradfahrer und schließlich erst durch Kraftwagenfahrer (WEIGEL). Eine Mitwirkung des Alkoholeinflusses beim Zustandekommen von Verkehrsunfällen wird übereinstimmend in Deutschland und Amerika für etwa 10% der Fälle angenommen (ELBEL, GÖSSER, POWERS). Doch ist diese Prozentzahl wohl zu niedrig. Man schätzte die wirkliche Beteiligung des Alkohols bis auf 40% der Verkehrsunfälle. Auch in der ersten Zeit des zweiten Weltkrieges wurden in Deutschland noch recht zahlreiche alkoholbedingte Verkehrsunfälle festgestellt. Das Lebensalter der vom Alkohol Beeinflußten lag zwischen 30 und 39 Jahren. Es handelte sich am häufigsten um Handwerker, dann um Arbeiter und Kaufleute, erst im großen Abstande um Berufskraftfahrer (BEIL). Nach dem Kriege war in Deutschland aus naheliegenden Gründen die Anzahl der alkoholbedingten Verkehrsunfälle zurückgegangen, doch stieg sie in den Jahren nach der Währungsreform wieder recht erheblich an (PONSOLD und SACHS). Unter den gegenwärtigen Umständen kann man damit rechnen, daß beim Wochenendverkehr in einem Drittel der in dieser Zeit eintretenden Verkehrsunfälle der Alkohol eine Rolle spielt (ELBEL). Nach neueren Berichten sollen jetzt die italienischen Straßen die „tödlichsten der Welt" sein, die Mortalität beträgt hier $3^0/_{00}$, in USA nur $0,3^0/_{00}$. Bezüglich der Großstädte schneidet Deutschland sehr schlecht ab; in Köln wurden 1949 auf 100000 Kraftfahrzeuge fast 600 Getötete gezählt, in New York nur 50. Der Anteil der Alkoholbeeinflußten unter den Getöteten entspricht in Italien und in Flandern in der Gegend von Gent einem Verhältnis von 43/112; in Düsseldorf entsprach der Anteil der Alkoholeinwirkung beim Zustandekommen von Verkehrsunfällen einem Verhältnis von 98/353 (DOMENICI VAN HECKE, SCHWEITZER).

β) Rechtliche Gesichtspunkte.

In der Rechtssprechung wohl aller Länder wird die Feststellung einer Alkoholbeeinflussung bei demjenigen, der einen Verkehrsunfall verursacht hat, als strafverschärfend angesehen. Außerdem ist in vielen Staaten die Führung eines Kraftfahrzeuges unter Alkoholeinfluß verboten. Verstoß gegen dieses Verbot wird als Übertretung meist unter Strafe gestellt, auch wenn es zu einem Unfall nicht gekommen ist. In Deutschland wird in dieser Hinsicht der § 1 der Bundestraßenverkehrsordnung herangezogen, nach welchem sich jeder Verkehrsteilnehmer so zu verhalten hat, daß der Verkehr nicht gefährdet werden *kann*. Diese Bestimmung wird so ausgelegt, daß nicht nur jeder Kraftfahrer, sondern auch jeder Radfahrer oder Fußgänger, bei dem Gefahr besteht, daß er durch Alkoholbeeinflussung den Verkehr behindert, sich eines Verstoßes gegen die Bestimmungen der StVO. schuldig macht. Auch die Verordnung über die Zulassung von Personen und Fahrzeugen im Straßenverkehr (StVZO.) bestimmt:

§ 2 StVZO: Wer infolge körperlicher oder geistiger Mängel sich nicht sicher im Verkehr bewegen kann, darf am Verkehr nur teilnehmen, wenn in geeigneter Weise Vorsorge getroffen ist, daß er andere nicht gefährdet.

Unter einem Mangel im Sinne dieser Bestimmung versteht man nach herrschender Auslegung des Gesetzes Einwirkung von Alkohol. Die Übertretung dieser Bestimmung ist strafbar (Geldstrafe oder Haft laut § 71 StVZO.); zur Zeit wird vielfach auf Haftstrafe erkannt[1].

Wie schon oben genauer ausgeführt (s. S. 177), sind in Deutschland kleine diagnostische Eingriffe, wie z. B. Blutentnahme bei Beschuldigten und mit gewissen Einschränkungen auch bei Zeugen ohne die Einwilligung des Betreffenden zulässig, wenn kein Nachteil für die Gesundheit zu besorgen ist (§ 81 a, 81 c, StPO.). Mit Recht ist man jetzt bei der Ausübung eines Zwanges zurück-

---

[1] Siehe Fußnote Seite 748.

haltend. Nach unseren Erfahrungen gelang es immer, den Betreffenden durch gutes Zureden von der Notwendigkeit der Blutuntersuchung zu überzeugen. Eine Verweigerung der Blutentnahme würde ihn bis zu einem gewissen Grade belasten. Auch in anderen Ländern, z. B. in der Schweiz, pflegt eine Verweigerung der Blutentnahme von den Gerichten als belastend angesehen zu werden (SCHWARZ). Im schweizerischen Kanton Bern kann die Blutentnahme auch ohne Einwilligung vorgenommen werden (CHRISTIE). Feststellung einer Alkoholbeeinflussung beim Fahrer führt außerdem je nach den Bestimmungen und Gepflogenheiten in den einzelnen Ländern zu einer *Entziehung des Führerscheins* auf dem Verwaltungswege.

In letzter Zeit ist man dazu übergegangen, eine Entziehung des Führerscheins sofort durchzuführen, wenn eine unzulässige Alkoholbeeinflussung festgestellt wurde, noch bevor das Strafverfahren durchgeführt wird. Die Entziehung erfolgt in den meisten deutschen Ländern jetzt schon beim ersten Verstoß dieser Art. Die Entziehungszeit beträgt 6 Monate. Für denjenigen, dessen Existenz von der Führung des Kraftwagens abhängig ist, kann diese Entziehung eine recht harte Maßnahme bedeuten, die als viel schwerer empfunden wird, als das sich anschließende Strafverfahren. In vielen Kreisen besteht die Auffassung, daß diese vorbeugende Verwaltungsmaßnahme sogar wirksamer ist als eine Bestrafung. Gegen die Entziehung des Führerscheines durch die Verwaltungsbehörde kann der Betroffene beim zuständigen Verwaltungsgericht klagen. Daher holt auch das Verwaltungsgericht mitunter einschlägige Gutachten ein. Für die Lex ferenda ist geplant, daß das Strafgericht im Anschluß an das Verfahren die Entziehung des Führerscheines anordnen kann[1].

Während Verstöße gegen die Straßenverkehrsordnung nur Übertretungen darstellen, die mit Geldstrafe oder Haft geahndet werden, kommt in Fällen, in denen bei einem Verkehrsunfall ein Mensch schuldhaft verletzt wird, zusätzlich eine Bestrafung wegen eines Vergehens im Sinne der fahrlässigen Körperverletzung (§ 230 StGB.) in Frage; hierbei kann auf Geldstrafe oder Gefängnis erkannt werden. Ist beim Verkehrsunfall durch die Schuld des Fahrers ein Mensch ums Leben gekommen, so kann Bestrafung wegen fahrlässiger Tötung erfolgen (§ 222 StGB.); die Strafe ist hier in der Regel Gefängnis. Doch kann sie bei sonst einwandfreiem Verhalten in eine Geldstrafe umgewandelt oder ausgesetzt werden. Sehr schwierig werden die Verhältnisse für den verantwortlichen Kraftfahrer, wenn er sich nach dem Verkehrsunfall der Feststellung seiner Person, seines Fahrzeugs oder der Art seiner Beteiligung an dem Unfall vorsätzlich durch Flucht entzieht. Dann würde *Verkehrsflucht* im Sinne von § 139a StGB. vorliegen, die in schweren Fällen recht hart bestraft werden kann. Mitunter wird auch eine Strafe wegen fahrlässiger Transportgefährdung laut § 316 StGB. ausgesprochen.

In allen solchen Fällen pflegt Alkoholbeeinflussung das Strafmaß zu vermehren. Handelt es sich jedoch um eine sehr hochgradige Alkoholbeeinflussung, die die Voraussetzungen des § 51, Abs. 1 StGB. (Zurechnungsunfähigkeit) erfüllt, so kommt bei Verkehrsflucht oder auch beim Vorliegen anderer strafbarer Handlungen in diesem Zustand eine Verurteilung wegen *Volltrunkenheit* in Betracht:

§ 330a StGB: Wer sich vorsätzlich oder fahrlässig durch den Genuß geistiger Getränke oder durch andere berauschende Mittel in einen die Zurechnungsfähigkeit (§ 51, Abs. 1) aus-

---

[1] Durch das Gesetz zur Sicherung des Straßenverkehrs vom 18. 12. 52 (BGBl. I, S. 832) sind die einschlägigen Bestimmungen nicht unwesentlich geändert worden. So kann jetzt die Entziehung der Fahrerlaubnis vom Gericht im Urteil als Maßnahme der Besserung und Sicherung für eine gewisse Zeit (mindestens 6 Monate, höchstens 5 Jahre) oder für immer angeordnet werden (durch das Gesetz neu eingefügter § 42m StGB.). Der neu eingefügte § 315a StGB. bedroht denjenigen mit Strafe, der die Sicherheit des Straßenverkehrs dadurch beeinträchtigt, daß er ein Fahrzeug führt, obwohl er infolge des Genusses geistiger Getränke oder anderer berauschender Mittel nicht in der Lage ist, das Fahrzeug sicher zu führen (§ 315a, Ziff. 2 StGB.). Bei Vorliegen von Vorsatz muß auf Gefängnisstrafe erkannt werden, nimmt das Gericht nur Fahrlässigkeit an, so bewegt sich das Strafmaß zwischen Gefängnis bis zu 2 Jahren und Geldstrafe (§ 316 StGB.).

schließenden Rausch versetzt, wird mit Gefängnis oder mit Geldstrafe bestraft, wenn er in diesem Zustand eine mit Strafe bedrohte Handlung begeht.

Die Strafe darf jedoch nach Art und Maß nicht schwerer sein als die für die vorsätzliche Begehung der Handlung angedrohte Strafe.

Die Verfolgung tritt nur auf Antrag ein, wenn die begangene Handlung nur auf Antrag verfolgt wird.

Aus diesen Gesichtspunkten heraus ergibt sich für den Gerichtsmediziner die Notwendigkeit, möglichst sichere Methoden zur Feststellung des Alkoholeinflusses heranzuziehen.

Über diese strafrechtlichen Gesichtspunkte hinaus hat die Feststellung des Alkoholeinflusses auch eine erhebliche *versicherungsrechtliche* Bedeutung. Die privaten Unfallversicherungen der Schweiz pflegen eine Entschädigungspflicht auf Grund ihrer Bestimmungen dann abzulehnen, wenn ein Unfall durch offenbare Trunkenheit oder durch grobfahrlässiges Handeln im Zustand leichter Trunkenheit verursacht wird (SCHWARZ). In Deutschland enthalten die Unfallversicherungsbedingungen der *privaten* Versicherungsgesellschaften die Bestimmung, daß von der Versicherung Unfälle ausgenommen seien, die infolge von Schlag-, Krampf-, Ohnmachts- sowie Schwindelanfällen, von Geistes- oder Bewußtseinsstörungen eingetreten seien. Das Reichsgericht (RGZ., Bd. 164, S. 49) hat sich dahin ausgelassen, daß bei einem im Alkoholrausch Befindlichen Zustände von Bewußtseinsstörung im Sinne dieser Bestimmung auftreten könnten, und zwar auch dann, wenn er im allgemeinen noch imstande ist, durch Übung beherrschte Handlungen und Bewegungen auszuführen, ohne sich dieser mechanischen Handlungen bewußt zu sein. Nun muß jeder deutsche Kraftfahrer vor Zulassung seines Wagens nachweisen, daß er eine *Haftpflichtversicherung* abgeschlossen hat. § 61 des Versicherungsvertragsgesetzes bestimmt jedoch, daß der Versicherer von der Verpflichtung zur Leistung frei wird, wenn der Versicherungsnehmer den Versicherungsfall vorsätzlich oder durch *grobe Fahrlässigkeit* herbeigeführt hat.

Wieweit die Führung eines Kraftfahrzeuges unter Alkoholeinfluß als grobe Fahrlässigkeit anzusehen ist, darüber fehlt es noch an höchstrichterlichen Entscheidungen (HOLTZ). Immerhin besteht für den Versicherten die Gefahr, daß die Versicherungsgesellschaft grobe Fahrlässigkeit geltend macht und bei einem Rechtsstreit damit durchkommt. Der Versicherte würde dann keinen Anspruch auf Entschädigung durch die Haftpflichtversicherung haben, zum mindesten würden für ihn nach dieser Richtung hin Schwierigkeiten entstehen (Einzelheiten s. JUNGMICHEL). HOLTZ hat sich neuerdings auf den Standpunkt gestellt, daß bei der *ersten* Trunkenheitsfahrt noch nicht Nachteile für den Versicherungsnehmer entstehen sollten, sondern erst bei Wiederholungen. Bei der Fahrzeugversicherung dürfte allerdings nach der Auffassung von HOLTZ bereits bei der *ersten* Trunkenheitsfahrt die Leistungspflicht des Versicherers ausgeschlossen sein. Im ganzen gewinnt man den Eindruck, daß in dieser Beziehung erhebliche differente Auffassungen bestehen, die allmählich angeglichen werden sollten.

Auch in der deutschen *sozialen Unfallversicherung* im Rahmen der RVO. pflegen bei der Entschädigung eines Unfalles Schwierigkeiten zu entstehen, wenn er durch selbstverschuldete Trunkenheit zustande gekommen ist (UNTERHINNINGHOFEN). Benutzt jemand ein Kraftfahrzeug im Betrieb und macht er sich hierbei durch Alkoholgenuß fahrunfähig, so erfolgt, wie das Reichsversicherungsamt entschieden hat, eine sog. „Lösung vom Betrieb", so daß die Berufsgenossenschaft für etwaige Unfallfolgen nicht eintritt.

Auf einer Tagung machte mich der juristische Leiter einer Brauereigewerbe-Berufsgenossenschaft mit Recht darauf aufmerksam, daß man bei Angehörigen des Brauereigewerbes die Frage der „Lösung vom Betriebe" zurückhaltender, und zwar zugunsten des Verunglückten beurteilen müsse. Auch jetzt besteht in diesem Gewerbe die Übung, daß man den Betriebsmitgliedern sagt, sie sollten Alkohol trinken, sie dürften sich aber nicht „betrinken". Bei der Feststellung einer Lösung vom Betriebe wird der Begriff der „Betriebsfremdheit" eingeführt. Wenn ein Angehöriger des Baugewerbes auf einer Fahrt innerhalb der Beschäftigung Alkohol genießt, so ist dies betriebsfremd. Für den Angehörigen des

Brauereigewerbes wird man dies jedoch nicht ohne weiteres feststellen können. Daher ist hier eine andere Beurteilung am Platze (DEMIANI). Strafrechtlich wird man allerdings auf diese Verhältnisse nicht in gleicher Weise Rücksicht nehmen können. Man kann einem Angehörigen des Brauereigewerbes nicht einen Freibrief dafür ausstellen, daß er als Fahrer eines Kraftwagens unter Alkoholeinfluß stehen dürfe. Bei Feststellung einer „Lösung vom Betriebe" kommt es wesentlich auch auf die *zeitlichen Verhältnisse* an; so löst sich ein Omnibusschaffner, der während des Dienstes aus einer mitgenommenen Branntweinflasche geringfügig trinkt, dadurch allein noch nicht vom Betriebe (PERRET).

γ) Methodik der Feststellung der Beeinflussung.

Zeugenvernehmung.

Es kann zunächst versucht werden, über den Grad der Alkoholbeeinflussung durch Zeugenvernehmung Aufschluß zu gewinnen. Der Wert derartiger Zeugenaussagen ist schwankend. Ich habe mitunter beobachtet, daß gerade *Kinder* in der Lage sind, durch Darstellung von Einzelheiten recht treffende Beschreibungen einer Alkoholbeeinflussung zu geben, wenn sie geschickt unter Vermeidung von Suggestivfragen vernommen werden. Der Erwachsene ist vielfach voreingenommen; er hat sofort ein abschließendes Urteil bereit, ohne auf Einzelheiten Rücksicht zu nehmen. Mit Zeugenaussagen in der Art „X war angetrunken, aber nicht betrunken" kann man mitunter nicht viel anfangen. Gastwirte neigen erfahrungsgemäß dazu, Trunkenheitserscheinungen zu bagatellisieren, denn sie machen sich ja nach deutschem Recht strafbar, wenn sie einem Betrunkenen noch Alkohol verabreichen. Werden von Erwachsenen, denen es schwer fällt, Einzelsymptome zu schildern, Werturteile abgegeben, so sollte man versuchen, diese Zeugen zu bewegen, eine Skala, etwa in folgender Art einzuhalten: „Angeheitert, angetrunken, betrunken".

Ärztliche Untersuchung.

In geeigneten Fällen wird nicht versäumt, den angeblich vom Alkohol Beeinflußten einem Arzt zur Untersuchung vorzuführen, der dann gleichzeitig die Blutentnahme zwecks späterer chemischer Untersuchung vorzunehmen pflegt. Nimmt ein Arzt häufig derartige Untersuchungen vor, so wird er einen guten praktischen Blick bekommen. Wenn aber von Ärzten nur vereinzelt einschlägige Untersuchungen durchgeführt werden, so fehlt ihnen ein Vergleichsmaßstab, so daß ihre Schlußfolgerungen nur mit Vorsicht zu gebrauchen sind. Es hat sich in Deutschland sehr bewährt, daß dem Arzt durch den Polizeibeamten einschlägige Fragebögen vorgelegt werden, die er ausfüllen muß. Es wird hier gefragt, ob der Atem nach Alkohol riecht, ob der Untersuchte über Ort und Zeit orientiert ist, ob sich Anzeichen für eine Erinnerungsstörung (Amnesie) ergeben, ob sein Benehmen höflich, ungezwungen, beherrscht, unhöflich oder grob ist. Es werden Untersuchungen für die Feststellung einer etwaigen Ataxie empfohlen, die Sprache ist auf etwaige Verwaschenheit zu prüfen usw. Gerötetes Gesicht, erweiterte Pupillen und Sprachstörungen würden für Trunkenheit sprechen. Auftreten von Nystagmus bei Horizontallage, was allerdings auch bei anderen Hirnschädigungen vorkommt, ist gleichfalls ein gewisser Anhaltspunkt für Alkoholbeeinflussung.

Unter *Lagenystagmus* wird ein Nystagmus bei bestimmter Lage verstanden. Als Lagetisch eignet sich jeder einfache, nicht unterpolsterte Tisch, der von allen Seiten zugänglich ist. Zur Untersuchung muß allerdings eine FRENZELsche Leuchtbrille benutzt werden. Verzichtet man darauf, so können die feinen Bewegungen des Auges nicht hinreichend sicher beobachtet werden. Der zu Untersuchende wird aufgefordert, ruhig geradeaus zu sehen und Eigenbewegungen und Lidschlag zu unterdrücken. In dieser Art wird er in Rückenlage (eine Rolle wird als Kopfstütze untergeschoben), in rechter und linker Seitenlage und nach Entfernung der Rolle in Kopfhängelage untersucht, wobei der Betreffende so gelagert sein muß, daß der Kopf über das Ende des Lagetisches herüberhängt. Beim Gesunden ist in allen diesen Lagen eine vollständige Augenruhe zu beobachten, die nur durch gelegentliche, als solche aber leicht erkennbare Blickbewegungen unterbrochen wird. Der Lagenystagmus zerfällt in eine langsame und eine schnelle Komponente, von denen die letztere mehr ins Auge fällt und daher als Schlagrichtung bezeichnet wird. Übung und spezialistische Erfahrung sind aber bei derartigen Untersuchungen erforderlich, ebenso bei Benutzung der FRENZELschen Leuchtbrille (FRENZEL, MEYER ZUM GOTTESBERGE).

Nach Alkoholgenuß tritt in Seitenlagen horizontaler Nystagmus auf mit entgegengesetzter Schlagrichtung, in anderen Lagen Nystagmus mit unregelmäßiger Schlagrichtung oder überhaupt kein Nystagmus. Am wichtigsten sind die beiden Seitenlagen. Hier fehlt nach den vorliegenden Beobachtungen der Nystagmus in keinem Falle bei einer ausgeprägten Alkoholintoxikation. Innerhalb der ersten Stunde und auf der Höhe der Alkoholintoxikation soll die Schlagrichtung des Nystagmus stets nach der Seite der Lage gerichtet sein, also nach rechts bei Rechtslage. Bei abklingender Alkoholintoxikation soll der Nystagmus der Seitenlage entgegengesetzt sein. Die Grenze des Umschlages ist bei 5 Std festgestellt worden. Der Blutalkoholgehalt betrug bei diesen Versuchen 1,68—0,92$^0/_{00}$. Er begann schon bei einem Blutalkoholgehalt von 0,22—0,47$^0/_{00}$, und war bereits $^1/_2$ Std nach der Alkoholintoxikation nachzuweisen (s. Literaturverzeichnis). Zur Beurteilung der Befunde gehören allerdings nach otiatrischer Ansicht so erhebliche fachärztliche Erfahrungen, daß es wahrscheinlich nicht möglich sein wird, diese Ergebnisse bei der üblichen ärztlichen Untersuchung anläßlich der Blutentnahme zu verwerten, höchstens, wenn der betreffende Arzt in dieser Beziehung besonders ausgebildet ist.

Auch wenn die körperliche Untersuchung gründlich und sachgemäß durchgeführt wird, wird ihr Wert durch gewisse *Unsicherheitsfaktoren* beeinträchtigt; selbst der deutlich Beeinflußte kann praktisch nüchtern werden, wenn er durch ein äußeres Ereignis in einen gewissen Schockzustand versetzt wird. So pflegt ein Kraftwagenunfall oder eine Sistierung durch die Polizei so erheblich zu ernüchtern, daß der Arzt mitunter kaum noch oder gar keine Zeichen von Alkoholbeeinflussung feststellen kann. Dies gilt allerdings wahrscheinlich nicht für den Lagenystagmus, doch ist dieses noch nicht genügend gesichert. Auch der *Geruch* der Atemluft durch Alkohol wird durch diese Ernüchterung nicht beeinflußt. Wir wissen aber, daß namentlich im heißen Sommer schon nach dem Genuß von ganz geringen Alkoholmengen die Atemluft nach Alkohol riechen kann. Es handelt sich hier also um kein ausschlaggebendes Symptom von Alkoholbeeinflussung. Es ist weiterhin wichtig zu bedenken, daß die Fähigkeit zur Führung eines Kraftfahrzeuges, wie wir später sehen werden, bereits erheblich beeinträchtigt sein kann, wenn körperlich überhaupt noch keine Symptome von Alkoholbeeinflussung wahrzunehmen sind. Die klinische Untersuchung ist unter diesen Umständen zwar eine nicht zu vernachlässigende Methode zur Feststellung von Alkoholbeeinflussung, doch ist sie nur ein *Hilfsmittel*, sie kann als ausschlaggebend nicht angesehen werden. Aus diesen Gesichtspunkten heraus wurde neuerdings in Nordbaden die Regelung getroffen, daß der Art nur gebeten wird, die Befunde möglichst exakt zu erheben; der Untersuchungsbogen enthält aber nicht mehr die Rubrik, in der er zu einem Werturteil über etwa bestehende Alkoholbeeinflussung und ihren Grad veranlaßt wird.

Die *Hauttemperatur* erhöht sich nach Alkoholeinnahme infolge besserer Durchblutung um etwas über 1^0 C, wie man durch systematische Messung mit dem elektrischen Hautthermometer kurvenmäßig unter geeigneten Kautelen feststellen kann; der Gipfel der Temperaturerhöhung fällt ungefähr mit dem Gipfel der Blutalkoholkurve zusammen; der Abfall erfolgt jedoch erheblich schneller. Da aber die Hauttemperatur in allzu starkem Maße mit von Einflüssen der Umgebung abhängig ist, wird eine praktische Verwertung dieser Ergebnisse nicht möglich sein (HILLGER). Am Ablauf des *Elektroencephalogramms* ruft Alkoholzuführung nach anfänglicher Aktivierung der α-Wellen trägere Abläufe hervor, und zwar schon bei einem Blutalkoholgehalt von 0,9$^0/_{00}$ an; mit Sicherheit waren die Veränderungen bei einem Blutalkoholwert von 1,5$^0/_{00}$ erkennbar (v. HEDENSTRÖM und O. SCHMIDT). Praktisch brauchbare Beziehungen zwischen chronischem Alkoholismus und dem Ablauf des Encephalogramms konnten bisher noch nicht erarbeitet werden (LITTLE und McAVOI).

Chemische und physikalische Untersuchungsmethoden, einschließlich des WIDMARKschen *Verfahrens.*

Unter den gegebenen Umständen liegt es auf der Hand zu erstreben, durch chemische oder physikalische Untersuchung geeigneter Körperflüssigkeiten (Urin, Speichel, Blut, Atemluft, Liquor) objektiv brauchbare Aufschlüsse zu gewinnen. Relativ einfach müßte es erscheinen, den ohne weiteres zu gewinnenden *Urin* qualitativ und quantitativ auf Alkoholgehalt zu untersuchen. Die qualitative Untersuchung, etwa durch die modifizierte, sehr empfindliche Jodoformprobe nach ÖSTERLING, wird praktisch nur bei negativem Ergebnis zu verwerten sein. Aber auch die Verwertung einer quantitativen Bestimmung bereitet dadurch Schwierigkeiten, daß der Alkoholgehalt des Urins nicht nur von der genossenen Alkoholmenge, sondern auch von der Konzentration des Urins und vom Zeitpunkt der letzten Entleerung abhängt. Eine Lumbalpunktion zwecks Entnahme des Liquors ist bei solchen Gelegenheiten praktisch nicht durchführbar. So bleibt nur noch die Untersuchung des Blutes und Speichels übrig. Die größten Erfahrungen liegen über die *Blutuntersuchung* vor.

Als erster begann der französische Forscher NICLOUX mit einschlägigen Untersuchungen. Die von ihm angegebene Methodik wird auch jetzt noch, namentlich in der französischen Gerichtsmedizin, benutzt. Die Technik beruht darauf, daß der Alkohol aus dem Blut unter Innehaltung von Vorsichtsmaßregeln überdestilliert wird; dann versetzt man das Destillat mit einer bestimmten Lösung von Kaliumbichromat und oxydiert den Alkohol durch Zusatz von Schwefelsäure; bei der Oxydation wird das Kaliumbichromat reduziert; man titriert anschließend die durch die Reduktion bedingte Konzentrationsverminderung des Kaliumbichromats und errechnet auf diese Weise den Alkoholgehalt, genauer den Anteil an reduzierenden Substanzen (SCHWARZ). Diese klassische Methode ist in der Folgezeit in vielen Variationen vereinfacht und standardisiert worden. Die Methodik ist jetzt auch mit geringen Mengen durchführbar.

In neuester Zeit wurde versucht, eine streng spezifische Bestimmung des Alkoholgehaltes des Blutes dadurch herbeizuführen, daß der im Blut enthaltene Alkohol unter Anwendung hoher Temperaturen in Äthylen umgewandelt wird, sog. *pyrogene Zersetzung*. Das entstandene gasförmige Äthylen wird nach Durchleitung durch eine Bromlösung als Dibromäthylen titrimetrisch bestimmt (SCHIFFERLI). Neben der strengen Spezifität besteht nach SCHIFFERLI der Vorteil, daß die gesamte im Blut enthaltene Alkoholmenge erfaßt wird. Praktische Erfahrungen liegen uns bezüglich dieser Methode noch nicht vor[1].

Eine weitere Technik besteht darin, daß man das zu untersuchende Blut destilliert und die Dichte des Destillates *interferometrisch* bestimmt. Man kann dann kurven- oder tabellenmäßig den Alkoholgehalt ablesen. Die Methode wurde im Laufe der Zeit immer besser durchgearbeitet. Man kam mit immer geringeren Blutmengen aus, so daß schließlich 20 cm³ Blut genügten. Nach Ausarbeitung dieser Technik ist die praktische Anwendung auf Veranlassung von SCHWARZ unter kritischer Berücksichtigung der Fehlerquellen erstmalig durch das Institut für gerichtliche Medizin in Zürich organisiert worden. Den angeblich Beeinflußten wurde mit ihrer Zustimmung Blut entnommen. Die Ergebnisse der Untersuchung wurden dann strafrechtlich oder versicherungsrechtlich verwertet. Die Organisation wurde auch in Deutschland in nicht unerheblichem Umfange von den Instituten für gerichtliche Medizin übernommen.

In neuester Zeit haben BÜCHER und REDETZKI eine spezifische photometrische Bestimmung von Äthylalkohol auf fermentativem Wege ausgearbeitet. Die Reaktion spricht auf Aceton nicht an. Sie ergibt etwas niedrigere Werte als die anschließend zu besprechende Methode von WIDMARK; DOTZAUER und Mitarbeiter berichten über gute Erfahrungen mit dieser Methode, sie scheint nicht nur spezifisch, sondern auch schnell durchführbar zu sein; Erfahrungen in weiteren Kreisen liegen jedoch noch nicht vor[1].

Wohl im weitesten Maße hat sich in den nordischen Ländern, Mitteleuropa und Italien die Methode des schwedischen Forschers WIDMARK durchgesetzt. Es handelt sich um eine elegante Vereinfachung der chemischen Methode von NICLOUX, bei der man mit sehr geringen Blutmengen auskommt. Das zu untersuchende Blut kommt in einen kleinen ausgehöhlten Glasbehälter und wird im sog. WIDMARK-Kölbchen im Thermostaten bei einer Temperatur von 60° C in Gegenwart von Bichromat-Schwefelsäure destilliert. Dabei wird die Bichromatschwefelsäure durch Reduktion in ihrer Konzentration herabgesetzt. Die Herabsetzung der Konzentration wird titriert. Die vorher erforderliche Wägung des Blutes, das in 3 Capillaren aus dem Ohrläppchen entnommen werden kann, und die Methode der Titration sind durch Fortentwicklung der WIDMARKschen Technik mehr und mehr automatisiert und vereinfacht worden. Einfach zu handhabende Formeln und Tabellen ermöglichen eine schnelle Ermittlung des Blutalkoholgehaltes. Es macht nicht sehr viel aus, ob eine oder viele Bestimmungen nebeneinander durchgeführt werden. Die Sicherheit der Untersuchung wird sogar größer, wenn man mehrere Untersuchungen auf einmal durchführt, und wenn die Untersuchung häufig vorgenommen wird. Die Ergebnisse variieren nicht sonderlich stark voneinander. Man muß nach der Vorschrift von WIDMARK bei jedem Blut 3 Destillationen durchführen und den Mittelwert berechnen.

---

[1] Nach unseren bisherigen Erfahrungen muß die spektrophotochemische Technik vor praktischer Anwendung längere Zeit unter Berücksichtigung der Fehlerquellen geübt werden; konstanter elektrischer Strom und konstante Wirkung der Fermente ADH und DPN scheinen wichtig zu sein.

Die Einzelheiten dieser Technik sind in den geläufigen monographischen Darstellungen immer wieder so genau beschrieben worden, daß eine Nacharbeitung möglich ist. Allerdings muß dann eine recht genaue und umfangreiche Beschreibung ausgewählt werden. Da solche zahlreich vorliegen, möchte ich mir versagen, die Technik nochmals wiederzugeben. Auf die Darstellungen von Elbel, Jungmichel, Walcher, Weyrich wird verwiesen.

Es muß bemerkt werden, daß die Widmarksche Methode nur eine Reaktion auf das Vorhandensein von *reduzierenden Substanzen* ist. Sie ist nicht spezifisch für Alkohol allein, doch lassen sich, wie wir später sehen werden, die dadurch bedingten Fehlerquellen bei hinreichender Kenntnis der Literatur beherrschen.

In letzter Zeit kamen aus der Schweiz Klagen über allzu starke Differenzen bei Blutalkoholbestimmungen in verschiedenen Instituten. Um die Widmarksche Methode nach dieser Richtung hin zu überprüfen, sandten wir von uns hergestelltes gering konzentriertes, mittel konzentriertes und ziemlich hoch konzentriertes alkoholhaltiges Blut als Mischblut und als Serum an 18 verschiedene Institute. Die Ergebnisse waren nicht unbefriedigend. Die durchschnittliche Abweichung betrug im Serum bei gering konzentriertem Blut $\pm 0,06$, bei mittel konzentriertem und höher konzentriertem Blut rund $\pm 0,1^0/_{00}$. Die größte überhaupt vorgekommene absolute Abweichung von einem Extremwert zum andern belief sich allerdings auf $0,22^0/_{00}$; das Blut war zum Teil im hämolytischen Zustande angekommen. Der Umrechnungsfaktor bei der Bestimmung aus dem Serum, den Elbel mit 1,2 vermittelt hat, bewährt sich nach dem Ergebnis unserer Erhebungen (B. Mueller).

Eine etwas spezifischere Methode ist von Friedemann und Kaas angegeben worden. Sie ist umständlicher und ermöglicht es insbesondere nicht, mehrere Proben gleichzeitig zu untersuchen. Die Differenzen zu den Ergebnissen von Widmark sind recht geringfügig. Sie ergibt bei faulem Blut etwas sicherere Resultate, doch kann man bei Anwendung der Widmark-Technik auch bei in Fäulnis übergehendem Blut noch halbwegs brauchbare Ergebnisse erzielen, wenn man die Destillation nach Zusatz von Alkali vornimmt. Noch besser ist es, wenn man in solchen Fällen kombiniert untersucht, indem man das Blut (Leichenblut steht ja immer in größeren Mengen zur Verfügung) zuerst im Sauren destilliert und dann die Widmarksche Bestimmung mit Zusatz von Alkali durchführt. Neuerdings wurde eine Kombination der Verfahren von Nicloux und Widmark ausgearbeitet, die sich besonders gut für die Untersuchung des Blutes nicht mehr frischer Leichen zu eignen scheint (Weinig)[1].

Systematische Untersuchungen an frischen *Leichen* deuten darauf hin, daß in den ersten Tagen nach dem Tode eine durchschnittliche Verminderung des Widmark-Wertes erfolgt. Sie beträgt in den ersten beiden Tagen 5—6%, bis zum 4. Tag 20—25% (Wagner). Das für diese Feststellung benutzte Untersuchungsmaterial ist verhältnismäßig umfangreich. Man wird in der Praxis die hier mitgeteilten Durchschnittszahlen anwenden können, wenn man niemanden damit Schaden tut. Dagegen ist die Anwendung derartiger Durchschnittszahlen dann bedenklich, wenn sich daraus für einen Beschuldigten oder für einen Rentenempfänger Nachteile ergeben. Betrachtet man die von Wagner veröffentlichten Tabellen im einzelnen, so erkennt man, daß die errechneten Durchschnittswerte aus Einzelwerten zusammengezogen sind, deren Verhalten keineswegs einheitlich ist. Kann man je nach der rechtlichen Fragestellung durch Einsatz dieser Durchschnittswerte in die Begutachtung jemand Unrecht tun, so darf man sie nicht verwenden.

Mit fortschreitender Fäulnis treten reduzierende Substanzen im Leichenblut auf. Doch ist die Neubildung dieser Substanzen gering, solange die Leiche in

---

[1] Das zuverlässigste Verfahren bei Leichenblut dürfte die Fermentmethode werden (s. S. 752).

einer Temperatur unter 15⁰ C verbleibt. Ist die Leiche bei 0⁰ aufgehoben worden, so wurden sogar nach 30 Tagen noch brauchbare Blutalkoholbestimmungen durchgeführt. Lagert entnommenes Blut längere Zeit, so ist das Auftreten von reduzierenden Substanzen nicht störend, wenn sich im Versandgefäß über dem Blut keine große Luftsäule befindet. Ist das Gefäß aber nur wenig gefüllt, so wird das Blut viel schneller unbrauchbar (BENNER). Bei Erhitzen alkohol-haltigen Blutes in verkorkten Röhrchen im Wasserbad bleibt der WIDMARK-Wert unverändert. Bei Erhitzen im offenen Röhrchen sinkt der Alkoholgehalt in 30 min auf Null (SCHLEYER).

Ist bei einer Leiche der Mageninhalt alkoholhaltig, so kommt es vor, daß der Alkohol aus dem Magen in die Umgebung diffundiert und daß auf diese Weise das Herzblut zusätzlich Alkohol aufnehmen kann. Deswegen soll man Leichenblut nicht aus dem Herzblut entnehmen, sondern aus Körperregionen, die fern vom Herzen liegen, am besten aus den Vv. femorales (HUBER). Der Alkoholgehalt des Gehirns stimmt mit dem der Muskulatur überein, so daß neuerdings empfohlen wird, zur Bestimmung des Blutalkoholgehaltes an der Leiche Muskulatur aus den Oberschenkeln zu verwenden, die der Fäulnis ver-hältnismäßig wenig zugänglich ist. Hierzu scheint sich allerdings die Methode von NICLOUX oder die interferometrische Methode besser zu eignen als die WIDMARK-sche Reaktion (DETTLING). Wenn man etwa an einer Leiche aus dem Munde ab-laufendes Blut zur Untersuchung abnehmen würde, so wäre dies fehlerhaft; man muß damit rechnen, daß das Blut durch gleichzeitig hochgekommenen Magenin-halt unbrauchbar geworden oder mit Alkohol aus dem Magen vermischt worden ist.

Die Untersuchung des *Speichels* und des Liquors kann ohne weiteres nach der Methode von WIDMARK erfolgen. Sie eignet sich auch für die Untersuchung alkoholhaltiger Flüssig-keiten (Bier, Wein), doch muß man dann eine weitgehende Verdünnung vornehmen.

Aus der Erwägung heraus, daß eine Blutentnahme verweigert werden kann, hat man sich in Amerika eingehend mit den Möglichkeiten beschäftigt, aus der Atemluft den Grad der Alkoholbeeinflussung zu diagnostizieren. Die Methode beruht, soweit uns Unterlagen vorliegen, darauf, daß die Inspirationsluft durch eine Mischung von 10 cm³ $1/_{16}$ normaler Schwefelsäure und 1 cm³ $1/_{20}$ Kaliumpermanganatlösung durchgeführt wird. Die Kalium-permanganatlösung wird durch den Alkohol oxydiert und dadurch in ihrer Farbe verändert. 2000 cm³ Alveolarluft enthalten nach den von den amerikanischen Forschern gewonnenen Ergebnissen die gleiche Menge Alkohol wie 1 cm³ Blut. Auf Grund dieser Erfahrungen hat man sog. *Alkoholometer* und *Drunkometer* konstruiert, durch die der Grad der Alkoholbeein-flussung in einfacher Form abgelesen werden kann (Einzelheiten s. SEIFERT und PAULUS). Die einschlägigen Erfahrungen müssen abgewartet werden.

Wir haben auf Grund etwas anderer Überlegungen eine ähnliche, leicht zu handhabende Apparatur für interne Untersuchungszwecke zusammengebaut; sie ist nach unseren Er-fahrungen brauchbar, wenn die jeweiligen Versuchspersonen exakt in das Mundstück blasen. Sie arbeitet fehlerhaft, wenn dies nicht geschieht, wenn z. B. in kurzen Absätzen nach ober-flächlichen Exspirationen in das Mundstück geblasen wird; in der Praxis wird man sich auf exaktes Verhalten der zu Untersuchenden kaum verlassen können. Doch kann durchaus in Frage kommen, daß man ähnliche Apparaturen bei der Anstellung von wissenschaftlichen Versuchen zwecks Ersparung von Blutentnahmen und WIDMARK-Bestimmungen benutzt. Über Vorversuche mit einer derartigen Apparatur und das einschlägige ausländische Schrift-tum haben SEIFERT und GÜNTHER berichtet.

δ) Physiologie der Resorption und Elimination des Äthylalkohols.

Gibt man einer Versuchsperson auf nüchternen Magen in kurzen Abständen Alkohol zu trinken und kontrolliert man dabei fortlaufend durch Blutentnahme aus dem Ohrläppchen oder aus der Fingerbeere den Blutalkoholgehalt, so erhält man eine charakteristische Kurve. Sie steigt steil zu einem Gipfelpunkt an, um dann allmählich im Verlauf von mehreren Stunden zum Nullpunkt abzu-fallen. Der ansteigende Teil der Kurve entspricht im großen und ganzen der Resorption des Alkohols (resorptive Phase), der Abfall der Elimination (Eli-minationsphase). Über die Resorptionsphase, insbesondere über den Verlauf dieses Kurvenanteils und der verschiedenen Bedingungen wissen wir noch nicht genug. ELBEL und LIECK, LANDE u. a. haben gefunden, daß auch die Alkoholresorption bei gefülltem Magen verzögert sein kann, so daß der Kurvengipfel erst nach 2 Std erreicht ist. Nach den Untersuchungen von RAUSCHKE kann man bei geringem Füllungszustand des Magens damit rechnen, daß die Hauptmenge des genossenen Alkohols (etwa $^3/_4$) schon nach 20—30 min resorbiert ist. Genauere Untersuchungen über die Resorptionsperiode werden noch erforderlich sein (s. S. 763).

Der resorbierte Alkohol wird nur zum kleinsten Teil (etwa 10%) durch die Atemluft, den Urin und andere Exkrete ausgeschieden, in der Hauptmenge wird er abgebaut, und zwar zunächst zu Acetaldehyd, wobei die Leber eine wichtige Rolle zu spielen scheint, danach zu Essigsäure; beim Abbau sind Fermentsysteme beteiligt (Alkoholdehydrogenase mit Diphosphorpyridin-Nucleotid und Katalase mit Wasserstoffsuperoxyd). Alle Einzelheiten sind wohl noch nicht geklärt (JACOBSEN).

Ausscheidung und Abbau zusammen werden als *Elimination* bezeichnet; sie entspricht, nach Minuten berechnet, einem individuell etwas verschiedenen, anscheinend auch von der Konstitution abhängigen Faktor, den WIDMARK mit β bezeichnet hat. β_{60} wäre die Elimination des Alkohols je Stunde, ausgedrückt in pro mille. WIDMARK hat weiterhin erkannt, daß die

Tabelle 14. *Die Werte r und β nach den Berechnungen verschiedener Autoren.*

	r	β	β_{60}
Männer.			
ELBEL	0,73	0,0021	0,126
WIDMARK	0,68	0,0025	0,15
JUNGMICHEL	0,76	0,0020	0,12
KRIEBS	0,79	0,0018	0,108
BERNHARD und GOLDBERG	0,60	0,0026	0,156
Frauen.			
ELBEL	0,63	0,0020	0,12
WIDMARK	0,55	0,0026	0,156
JUNGMICHEL	0,67	0,0020	0,12
KRIEBS	0,62	0,0027	0,162

Aufnahme und Verteilung des Alkohols im Blut einerseits, in Muskulatur und Fettgewebe andererseits eine verschiedenartige ist. Diese Verschiedenheit wird von ihm mit dem individuell etwas differenten gleichfalls konstitutionell bedingten Faktor r bezeichnet.

WIDMARK hat eine Formel aufgestellt, deren Ableitung im einzelnen im Spezialschrifttum nachgelesen werden muß und die nach Abschluß der resorptiven Phase eine theoretische Ausrechnung des genossenen Alkohols aus dem festgestellten Blutalkoholwert gestattet.

Die Formel lautet: $A = (ct + \beta t) \cdot p \cdot r$, wobei A die gesamte aufgenommene Menge, $c\,t$ die bei der Blutentnahme festgestellten Konzentration, β den Konzentrationsabfall je Minute, t die Zeit seit Beginn der Alkoholaufnahme, ausgedrückt in Minuten, p das Körpergewicht in Kilogramm und r den Verteilungsfaktor Körperalkohol dividiert durch Blutalkohol bedeutet.

Eine weitere Formel ermöglicht auch die Ausrechnung der Trinkmenge bei langsamer Alkoholaufnahme. Andere Formeln gestatten bei Alkoholversuchen die Berechnungen der Faktoren r und β. Die von den einzelnen Forschern gefundenen Durchschnittswerte variieren bis zu einem gewissen Grade. Vorstehende Tabelle 14 (ELBEL) gibt diese Variationen wieder.

Ist man im Zweifel, welche r- oder β-Werte man einsetzen soll (und Zweifel werden fast immer bestehen), so wird man die Werte nehmen müssen, die dem Betroffenen in keiner Weise Unrecht tun. Der erhaltene Wert A gibt die genossene Alkoholmenge in Gramm wieder; sie muß auf das jeweilige Getränk umgerechnet werden.

Nachfolgende Tabelle 15 gibt die Volumenprozente einiger Getränke wieder (Nach STARKENSTEIN-ROST-POHL, zit. nach ELBEL.)

Die Stärke des Bieres wird von den Brauereien und Lokalen vielfach nach dem Gehalt der *Stammwürze* angegeben. Ein Bier mit 12% Stammwürze entspricht einem Alkoholgehalt von 3,5—3,6%, ein Bier mit 14% Stammwürze einem Alkoholgehalt von 4,2—4,5% (Auskunft der Brauerei Kleinlein in Heidelberg).

In ländlichen Gegenden von Baden und Württemberg ist mitunter der Genuß selbst bereiteten *Mostes* „endemisch"; er wird manchmal in erheblichen Mengen getrunken, auch zum Frühstück und bei der Feldarbeit „gegen den Durst". Die Zusammensetzung der Moste ist sehr unterschiedlich; keinesfalls ist ihr Genuß harmlos; ihr Alkoholgehalt beträgt 2,5—7%, durchschnittlich entspricht er dem eines nicht sehr starken Biers. Nach unseren Erfahrungen veranlaßt 1 Liter Most bei mittelschweren Menschen rund $1^0/_{00}$ Blutalkoholgehalt. Ein Vergleich mit Blutalkoholwerten, die durch adäquate Zuführung anderer alkoholischer Getränke hervorgerufen worden waren, zeigte keine Differenzen. Die Fruchtester des Mostes verursachen demnach bei der Auswertung des WIDMARK-Wertes keine Fehlerquelle (A. MEYER).

Tabelle 15. *Alkoholgehalt verschiedener Getränke.*

Braunbier	1— 3 Vol.-%
Lagerbier	3— 3,5 ,,
Bayr. Exportbier	4— 5 ,,
Porter und Ale	7— 8 ,,
Moselwein	8 ,,
Rheinwein	8—10 ,,
Champagner	10—12 ,,
Ungarische und spanische Weine	15—20 ,,
Korn, Kümmel usw.	20—30 ,,
Genever	49 ,,
Whisky	55—60 ,,
Rum, Arrak	50—60 ,,

Als ungefähre Faustregel kann man aufstellen, daß ein Glas Bier ($^6/_{20}$) etwa 9 g Alkohol enthält, ein gewöhnlicher Schnaps annähernd ebensoviel. Weine haben in der Regel einen Alkoholgehalt von 6 bis 8 Gew.-%. 5 Glas Bier schnell hintereinander getrunken, ohne daß dazu gegessen wird, erzeugen einen Alkoholgehalt von rund $1^0/_{00}$ (ELBEL).

Bei dieser „Regel" handelt es sich aber nur um einen ganz ungefähren Anhalt, auf den man im einzelnen keineswegs bauen darf; man würde sonst dem Beschuldigten unter Umständen Unrecht tun. Es gibt Unregelmäßigkeiten im Verlaufe des absteigenden Teiles der Blutalkoholkurve; Verzögerung der Resorption führt manchmal zur Ausbildung eines Plateaus in der Gegend des Gipfelpunktes. Erbrechen ruft vielfach ein erneutes Ansteigen hervor Die Resorptionsgeschwindigkeit hängt bis zu einem gewissen Grade von der Konzentration des genossenen Alkohols ab. Die größten Schwierigkeiten in der Berechnung der genossenen Alkoholmenge ergeben sich aber daraus, daß gleichzeitige oder vorherige Nahrungsaufnahme den Blutalkoholgehalt, wie es auch der Volksmeinung entspricht, herabsetzt, sei es, daß ein Teil des Alkohols physikalisch von der Nahrungsmenge absorbiert, sei es, daß er chemisch etwa an das Eiweiß infolge Veresterung gebunden wird. Man kann wenigstens, wie sehr eingehende Untersuchungen gezeigt haben, damit rechnen, daß bei Nahrungsmittelaufnahme bis zu einem Drittel der genossenen Alkoholmenge gar nicht in das Blut übergeht (ELBEL und seine Mitarbeiter, neuerdings ORELLI u. a.). Hierdurch entstehen Fehlerquellen, die man praktisch nicht beherrschen kann. Die Ausrechnung der genossenen Alkoholmenge ist daher für die praktische gerichtliche Medizin in keiner Weise ausschlaggebend. Man kann sie höchstens dann mit einer gewissen Vorsicht durchführen, wenn man die Angaben des Beschuldigten über die genossenen Alkoholmengen kontrollieren will. Hat z. B. jemand bei einem Blutalkoholgehalt von $2^0/_{00}$ angegeben, er habe nur 2 Glas Bier getrunken, so wird man ihm mit Recht nach den angestellten Berechnungen entgegenhalten können, es müsse sich um 9 oder 10 Glas gehandelt haben, und zwar als *Mindestwert*; denn wenn der Beschuldigte einwendet, er habe zum Alkoholgenuß reichlich gegessen, so muß tatsächlich die genossene Alkoholmenge noch höher sein.

Ist der Blutalkoholgehalt ausnahmsweise nicht festgestellt, so bleibt einem oft nichts anderes übrig, als an Hand der genossenen Getränke den ungefähren Blutalkoholgehalt auszurechnen. Berücksichtigt man hier gegebenenfalls nicht, daß zum Alkohol gegessen wurde, so würde man allerdings dem Beschuldigten Unrecht tun.

Ist, wie meist, der Blutalkoholgehalt bestimmt worden, so muß man in der forensischen Praxis nicht von der genossenen Alkoholmenge, sondern von der *Konzentration des Alkohols im Blut ausgehen*; denn nur die aus dem Blut resorbierte und in ihm kreisende Alkoholmenge ist geeignet, psychische Wirkungen auszulösen, und es wird notwendig sein, nach *Relationen zwischen dem psychischen Verhalten und der Blutalkoholkonzentration zu suchen*.

ε) Beziehungen zwischen der Alkoholkonzentration im Blut und der psychischen Wirkung.

Man hat zunächst daran gedacht, solche Beziehungen an Hand des Großstadtmaterials herausarbeiten zu können. Ein den Rettungsstellen stets zur Verfügung stehender Arzt sollte nach Straßenunfällen den angeblich Beeinflußten Blut entnehmen und sie körperlich nach den oben angeführten Richtlinien (s. S. 750) untersuchen. Trotz der durch solche Untersuchungen entstehenden ernüchternden Wirkung hat sich herausgestellt, daß bei den allermeisten der Untersuchten bei einem Blutalkoholgehalt von $2^0/_{00}$ ab körperliche Beeinflussungssymptome festzustellen waren. Man erkannte jedoch sehr bald, daß zur Führung eines Kraftfahrzeuges die volle Beherrschung der dem Menschen innewohnenden psychischen und physischen Fähigkeiten notwendig ist. Man kann es nicht riskieren, einem Menschen die Führung eines Kraftfahrzeuges zu gestatten, der zwar äußerlich keine Trunkenheitserscheinungen darbietet, dessen feinere psychophysischen Eigenheiten jedoch herabgesetzt sind, der z. B. eine verlängerte Reaktionszeit hat oder dessen Raumwahrnehmungsvermögen gestört ist. Man ging daher dazu über, nach Beziehungen zwischen der Alkoholkonzentration und jenen Eigenheiten zu suchen, die nur durch feinere psychotechnische Untersuchungsmethoden ermittelt werden können. Man ließ Versuchspersonen unter Alkoholeinfluß markierte Straßen durchfahren[1], man setzte sie an Versuchsbretter, an denen die zur Führung eines Kraftfahrzeuges notwendigen Handgriffe durchgeführt werden und ließ sie nach Maßgabe eines abrollenden von einem fahrenden Kraftfahrzeug aufgenommenen Films arbeiten und stellte dabei ihre Fehlleistungen fest. Man ließ die Versuchspersonen an anderen psychotechnischen Versuchsbrettern arbeiten, nachdem sie sich vorher an den Vorrichtungen so lange geübt hatten, bis ein Übungszuwachs nicht mehr eingetreten war, und maß automatisch die Reaktionszeit. Gute Aufschlüsse gaben aber auch einfache Versuchsteste. So hat sich der von ELBEL und seinen Mitarbeitern eingeführte *Ringtest* gut bewährt. Man läßt Versuchspersonen mit möglichster Geschwindigkeit Gardinenringe auf eine Stange stecken, mißt die dazu gebrauchte Zeit mit der Stoppuhr und registriert jedes Vorbeistecken als Fehler. Der schwedische Forscher GOLDBERG prüfte die motorischen Funktionen durch Messung der Schwankungen in der ROMBERG-Stellung, die psychologischen Funktionen durch den Subtraktionstest, bei dem fortlaufend unter Zeitkontrolle Subtraktionen durchgeführt werden müssen, und durch den BOURDON-Test, bei dem bestimmte Buchstaben aus Texten auszustreichen sind; zur Prüfung der sensorischen Funktionen wandte er den Flimmertest an, bei dem festgestellt wird, bei welcher Unterbrechungsgeschwindigkeit des Lichtstromes ein Licht als konstant oder als Flimmerlicht empfunden wird. Das

---

[1] Neuerdings ELBEL u. Mitarb.: Öffentl. Gesundh.dienst **14**, 433 (1935).

Verhalten der Sensibilität der Cornea wurde so untersucht, daß ein dosierter Luftstrom gegen die Cornea geleitet und ein daraufhin erfolgter Blinzelreflex registriert wurde. Auch die Adaptionsfähigkeit des Auges wurde bestimmt, ebenso Tiefenwahrnehmung beim Sehen und Störungen des Gleichgewichtsapparates (MANZ). Nach Erprobung dieser Teste durch die Versuchsperson wurden die gleichen Untersuchungen unter Alkoholeinfluß wiederholt. Durch die regelmäßige Blutentnahme wurden die entstehenden Blutalkoholkurven mit den psychischen Leistungskurven verglichen. Es stellte sich heraus, daß die Verminderung der psychischen Leistungsfähigkeit ganz ungefähr der Höhe des Blutalkoholspiegels entspricht. Der Gipfel der Blutalkoholkurve liegt im allgemeinen zeitlich etwas vor dem Gipfel der Verminderung der psychophysischen Leistungsfähigkeit, doch ist dies nicht regelmäßig. Neue für diese Untersuchungen geeignete Apparaturen demonstrierten STARK und RAUSCHKE (1952). Ausschlaggebend wichtig ist bei allen diesen Untersuchungen, daß man mit dem Alkoholversuch erst beginnt, wenn die Versuchsperson nach vorangegangener Übung ein Höchstmaß an Leistung erreicht hat (Ausschaltung des sog. *Übungszuwachses*). Dies ist nicht bei allen Versuchsanordnungen beachtet worden. Es gibt Apparaturen, bei denen ein Übungszuwachs kaum zu beobachten ist; diese eignen sich besser für derartige Versuche.

Bei Sichtung des vorliegenden großen Materials, das von den verschiedensten Untersuchern stammt, hat sich gezeigt, daß die psycho-physische Leistungsfähigkeit bereits bei einem Blutalkoholgehalt von 0,3—0,5⁰/₀₀ meßbar gestört ist, bei Alkoholtoleranten (auch bei chronischen Trinkern) bei einem solchen von 0,7—0,9⁰/₀₀. Die Rückkehr zur Norm im Rahmen der Eliminationskurve scheint wenigstens bei Alkoholtoleranten bei einem etwas höheren Blutalkoholgehalt zu erfolgen, beim normal Alkoholempfindlichen jedoch anscheinend nicht GOLDBERG, BSCHOR, RAUSCHKE). Die sensorischen Funktionen werden früher beeinträchtigt als die motorischen. Besonders früh pflegt es zu einer Störung der Tiefenwahrnehmung und des Gleichgewichtsapparates zu kommen, und zwar nach den Feststellungen von MANZ in der Regel schon bei einem Blutalkoholgehalt von 0,3—0,4⁰/₀₀. Die Adaptionsfähigkeit des Auges und das Gesichtsfeld scheinen jedoch nicht wesentlich zu leiden (MANZ, ELSAESSER).

Auf Grund dieser Feststellungen wäre man an sich berechtigt, die Grenze der Fahrfähigkeit im praktischen Leben bei etwa 1,0⁰/₀₀ anzusetzen; doch muß man unter allen Umständen vermeiden, jemandem Unrecht zu tun. Man wird an die Schwankungsbreite der WIDMARKschen Reaktion denken müssen (s. S. 753), weiter an gewisse Unsicherheiten, die sich bei Ausrechnung des Blutalkoholgehaltes zur Zeit der Sistierung bei spät durchgeführter Blutentnahme ergeben könnten (s. S. 762); unter diesen Umständen ist es richtig, zum Wert von 1,0⁰/₀₀ eine Art Sicherheitsfaktor hinzu zu addieren; man hat sich daher konventionell dazu entschlossen (gesetzliche Bestimmungen hierüber bestehen nicht), von einem Blutalkoholwert von 1,5⁰/₀₀ an grundsätzlich Fahrunfähigkeit anzunehmen; man spricht dann von *absoluter Fahrunfähigkeit*. Ihre Feststellung ist unabhängig davon, ob bei der ärztlichen Untersuchung oder sonst Anhaltspunkte für ein Angetrunkensein vorhanden waren oder nicht[1]. Bei einem Blutalkoholgehalt unter 1,5⁰/₀₀ spricht man von sog. *relativer Fahrunfähigkeit*. Hier ist es jedoch notwendig, daß zum Ergebnis der chemischen Untersuchung mindestens ein anderer Anhaltspunkt für Alkoholbeeinflussung hinzukommt. Dieser Anhaltspunkt kann sich ergeben entweder aus dem Ergebnis der ärztlichen Untersuchung oder aus dem Verhalten des Betreffenden bei der Sistierung durch die Polizei (Beobachtungen von Polizeibeamten oder Zeugen) oder aus der Fahr-

---

[1] Die Rechtsprechung ist diesen Richtlinien im großen und ganzen gefolgt, doch kommen gelegentliche Durchbrechungen vor; so war das OLG Köln von der Verkehrsuntüchtigkeit eines Kraftfahrers mit einem Blutalkoholgehalt von 2,2% nicht überzeugt, während andere Oberlandesgerichte Fahruntüchtigkeit unter solchen Umständen ohne weiteres als bestehend ansahen (BOOSS: Z. Verkehrssicherheit **1952**, 174).

weise (sog. Zickzackfahren, unangebrachtes Schneiden von Kurven, unvernünftiges Schnellfahren usw.); bei Beurteilung der Fahrweise pflegen wir den Kraftfahrsachverständigen zu befragen oder dem Gericht seine Befragung zu empfehlen.

Für den *Motorradfahrer*, an den größere Anforderungen gestellt werden, pflegt man schon bei einem Blutalkoholgehalt von $1,3^0/_{00}$ und aufwärts generell absolute Fahrunfähigkeit anzunehmen; nach Meinung vieler Kraftfahrsachverständiger wird auch der Fahrer eines Kraftrades mit *Beiwagen* nicht anders beurteilt werden können. Den *Treckerfahrer* mit Anhänger im Großstadtverkehr pflegen wir dem Führer des Kraftwagens gleichzustellen, ebenso den Radfahrer im Großstadtverkehr; in verkehrsärmeren Bezirken mag die Grenze bei ihm bei $1,8^0/_{00}$ liegen. Für den *Fußgänger* liegt sie im Großstadtverkehr etwa bei $2,0^0/_{00}$; bei ihm pflegt man das Vorliegen von körperlichen Trunkenheitssymptomen zu verlangen, bevor man ihn als verkehrsunfähig bezeichnet. Bei Führern von mit *Pferden* bespannten Fahrzeugen pflegen wir als Grenze $1,8^0/_{00}$ anzunehmen; doch gibt es wohl auch Gutachter mit schärferen Maßstäben.

Die eben mitgeteilten Richtlinien dürfen keineswegs schematisch angewendet werden. Sie geben der Polizei nur Anhaltspunkte für die ersten Maßnahmen; eine endgültige Beurteilung darf erst nach Kenntnis der gesamten Verhältnisse erfolgen, und zwar wird man bei dieser Beurteilung, wenn nicht ganz klare Verhältnisse vorliegen, auch eine persönliche Untersuchung des Betreffenden vornehmen müssen, um Fehlerquellen auszuschalten.

In der Schweiz pflegt man für den Kraftfahrer eine Grenze von $1,3^0/_{00}$ anzunehmen. Auch in Deutschland ist darüber diskutiert worden, ob man diesem Vorgehen folgen soll. Ich habe mich dagegen ausgesprochen, mit dem Hinweis darauf, daß dem Beschuldigten die Schuld wie immer bewiesen werden muß, daß wir mit gewissen normalen technischen Fehlern bei der Blutalkoholbestimmung nach WIDMARK zu rechnen haben ($\pm 0,1^0/_{00}$, im Höchstfalle allerdings $0,22^0/_{00}$), und daß bei der Ausrechnung des Blutalkoholwertes zur Zeit des Unfalles gewisse Fehlerquellen gar nicht zu vermeiden sind (Begründung s. S. 762).

Man hört gelegentlich die Behauptung, daß die psychophysischen Leistungen nach geringen Alkoholdosen nicht schlechter, sondern gelegentlich besser würden. Bei Durchführung von Alkoholexperimenten ist es auch uns gelegentlich unterlaufen, daß die Reaktionszeit bei einem Blutalkoholgehalt von 0,5 bis etwa $1^0/_{00}$ nicht verlängert, sondern verkürzt war. Bei Überprüfung der Protokolle und genauerer Exploration der Versuchspersonen stellte sich jedoch heraus, daß es sich um allgemein gehemmte und langsame Persönlichkeiten handelte; es war praktisch gar nicht möglich, sie bei Vorversuchen, ohne daß sie Alkohol genossen hatten, so zu beleben, daß sie bei den psychotechnischen Versuchen ihre Leistungsfähigkeit anspannten. Dies geschah vielmehr erst nach Lockerung ihrer natürlichen Hemmungen. Damit erklärte sich die Verkürzung der Reaktionszeit nach geringen Alkoholgaben; doch handelte es sich hier eben nur um eine *scheinbare* Verkürzung.

Darüber hinaus scheint es im Rahmen gewisser Grenzen Persönlichkeiten zu geben, die, ohne an Alkohol gewöhnt zu sein, in erheblichem Maße alkoholtolerant sind; sie ernüchtern auch meist durch den Unfallschock. Nun scheinen gewisse Beziehungen zwischen dieser Toleranz und der sog. Streßfähigkeit im Sinne von SELYE und damit auch zum Verhalten einiger inkretorischer Drüsen, insbesondere der Nebennierenrinde zu bestehen. LAVES hat das Verdienst, zuerst auf diese Verhältnisse aufmerksam gemacht zu haben, auch wurde von ihm mit der Ausarbeitung einer einschlägigen Untersuchungsmethodik begonnen; für Anwendung in der Praxis sind die bisher vorliegenden Ergebnisse noch nicht reif.

ζ) Organisation der Durchführung der Blutalkoholuntersuchung im praktischen Leben.

Aus diesen Erkenntnissen heraus konnte es verantwortet werden, eine Organisation der Blutentnahme und Blutuntersuchung nach Verkehrsunfällen und bei anderen unter Alkoholeinfluß begangenen Delikten zu schaffen. Nachdem in der Schweiz schon einschlägige Organisationen bestanden hatten (SCHWARZ,

REMUND), wurden auch in Deutschland die Polizeibeamten angewiesen, bei
einschlägigen Delikten den anscheinend von Alkohol Beeinflußten einem Arzt
zuzuführen und diesen um Blutentnahme und um Untersuchung des Betreffenden
zu bitten. Der Polizeibeamte überreicht dem Arzt einen Fragebogen für die
körperliche Untersuchung und geeignete Entnahmegefäße und macht ihn,
worauf besonderer Wert zu legen ist, in höflicher Form darauf aufmerksam,
daß die Desinfektion der Haut und der Entnahmevorrichtung nur in geeigneter
Form durchgeführt werden darf. Der Polizeibeamte ist weiter angewiesen,
darauf zu achten, daß der zu Untersuchende nicht etwa vorher ,,um sich von
seinem Schreck zu erholen'' Alkohol genießt, z. B. einige Schnäpse trinkt. Ist
der anscheinend Beeinflußte verletzt und deswegen ein Eingriff etwa in Chloräthylrausch notwendig, so muß die Blutentnahme vor Durchführung des Rausches erfolgen, weil Chloräthyl, ebenso auch andere Narkotica, auf die WIDMARK-
sche Reaktion ansprechen (s. S. 764). Durch derartige Unachtsamkeiten würde
das Ergebnis der Blutalkoholbestimmung in Frage gestellt sein. Der Arzt untersucht und füllt den Fragebogen nach den oben angegebenen Richtlinien aus
(s. S. 750). Er fragt den zu Untersuchenden möglichst genau nach der Art des
vorangegangenen Alkoholgenusses und nach der Zeit des Abschlusses der Alkoholaufnahme. Die Zeit der Untersuchung und die Zeit der Blutentnahme werden
notiert.

Bezüglich der *Technik der Blutentnahme* hat man eine Zeitlang darüber
diskutiert, ob sie besser aus dem Ohrläppchen oder der Fingerbeere in 3 WIDMARK-
Röhrchen erfolgt oder ob eine Entnahme mit der *Venüle* vorzuziehen ist. Handelt
es sich um einen Arzt, der diese Entnahme dauernd vornimmt und daher darin
Übung hat, so kann man eine Entnahme in den WIDMARK-Capillaren zulassen.
Dies wird aber praktisch nur selten der Fall sein. Die Erfahrung lehrt immer
wieder, daß der in dieser Beziehung ungeübte Arzt nicht ohne weiteres in der
Lage ist, die Capillaren regelrecht zu füllen. Es ist sehr ärgerlich, wenn durch
derartige technische Mängel die Untersuchung gegenstandslos wird. Man hat
sich eindeutig dahin entschieden, daß die *Blutentnahme mit der Venüle* vorzuziehen ist. Hat man keine zur Hand (sie ist verhältnismäßig teuer und kann
mit den knappen Geldmitteln in Deutschland nicht überall vorrätig gehalten
werden), so ist auch nichts dagegen einzuwenden, wenn der Arzt das Blut mit
der Spritze entnimmt und es in einem WASSERMANN-Röhrchen gut verschlossen
dem Polizeibeamten zur Übermittlung an die zuständige Stelle übergibt. Es
muß aber darauf geachtet werden, daß das Röhrchen gut gefüllt wird und daß
keine allzu große Luftsäule über dem Spiegel des Blutes steht. Es besteht dann,
wie schon oben erwähnt, Gefahr, daß das Blut verdirbt (S. 754). Der mitunter
in der Praxis erhobene Einwand, nach welchem bei starkem Schütteln der Blutprobe Alkohol in die darüber stehende Luftsäule entweicht und damit bei der
Untersuchung nicht erfaßt wird, ist nach dem Ergebnis der von uns durchgeführten einschlägigen Untersuchungen nicht stichhaltig.

Bei der Vornahme der *Desinfektion* muß maßgeblich beachtet werden, daß
die WIDMARKsche Reaktion nicht für Äthylalkohol völlig spezifisch ist, sondern
daß sie nur den Gehalt des Blutes an reduzierenden Substanzen anzeigt. Zu
solchen reduzierenden Substanzen, die eine positive WIDMARK-Reaktion ergeben,
gehören außer Alkohol Äther, alkoholische Jodtinktur, aber auch Sagrotan,
Lysol, Lysoform, Parmetol und Zephirol. Diese Substanzen dürfen unter keinen
Umständen in das zu entnehmende Blut gelangen. Man muß auch darauf achten,
daß bei Entnahme in einem WASSERMANN-Röhrchen dieser Behälter nicht mit einem
alten verharzten Korken verschlossen wird, der in reduzierenden Desinfektionsmitteln desinfiziert worden war. Es wird notwendig sein, die Haut mit Sublimat

oder Hydrargyrum oxycyanatum zu desinfizieren. Stehen diese Mittel nicht zur Verfügung, so mag es bei der Venenpunktion auch angängig sein, die Haut mit einem sterilen Kochsalztupfer, mit H_2O_2 oder mit Wasser und Seife abzureiben. Wird einmal versehentlich zur Desinfektion eine reduzierende Substanz verwendet, so ist nach den vorliegenden Erfahrungen die Fehlerquelle belanglos, wenn man etwa 5 cm³ Blut oder mehr entnimmt. Sie ist aber riesengroß und nicht beherrschbar, wenn die Blutentnahme mit Capillaren stattfand. Mehr Schwierigkeiten entstehen in der Praxis dadurch, daß die Spritze oder die Kanüle mit Alkohol oder Äther in Berührung gekommen sind. Die Erfahrung lehrt, daß zwar die Ärzte an diese Verhältnisse denken, besonders wenn sie der Polizeibeamte pflichtgemäß erwähnt. Viel gefährlicher sind in dieser Hinsicht die Gehilfen des Arztes, z. B. die Sprechstundenhilfe, aber auch die Ehefrau. Sie sind daran gewöhnt, Spritzen und Kanülen mit Alkohol oder Äther zu desinfizieren und wenn der Arzt auch sagt, die Spritze dürfe nicht mit Alkohol oder ähnlichen Stoffen in Berührung kommen, so reicht die Gehilfin dem Arzt doch manchmal eine Kanüle, die in Alkohol oder Äther hineingehängt war. Ist derartiges unterlaufen, so kann die nachherige Untersuchung des Blutes einen vorgetäuschten Blutalkoholgehalt bis zu $2^0/_{00}$ g ergeben; auch wenn der Arzt das Desinfektionsmittel aus der Kanüle durch Hin- und Herschieben des Kolbens entfernt, können noch Fehler bis zu $1^0/_{00}$ unterlaufen; allerdings kommt es wesentlich auf das Kaliber und die Länge der Kanüle an; unter besonderen Umständen haben wir sogar experimentell Fehler bis zu $3^0/_{00}$ erhalten. Im Zweifel kommen genaue Modellversuche in Frage. Der Gutachter wird sich daher vor Belastung eines Beschuldigten, besonders dann, wenn Zweifel bestehen, auf das Genaueste über die Einzelheiten der Art der Desinfektion, am besten durch Befragen oder durch Briefwechsel mit dem Arzt unterrichten müssen.

Die Frage, ob die Alkoholkonzentration im Blut in allen Teilen die gleiche ist, kann praktisch von einer gewissen Wichtigkeit sein. Nachdem wir wissen, daß z. B. der Blutzuckergehalt in den verschiedenen Biuträumen des Körpers ein verschiedenartiger ist, wird man diese Frage auch auf den Blutalkoholgehalt anwenden müssen. Berücksichtigt man, daß das aus den Mesenterialvenen dem Kreislauf zugeführte Blut von den einzelnen Geweben sicherlich nicht gleich schnell aufgenommen wird, so kann man sich denken, daß die Alkoholkonzentration nicht überall die gleiche ist. Der amerikanische Forscher HAGGARD und seine Schüler haben auf Grund eingehender physiologischer Erwägungen auch Formeln aufgestellt, nach denen die Alkoholkonzentration des arteriellen Blutes und die des Venenblutes errechnet werden kann. Nach unseren eigenen praktischen Beobachtungen ist die Blutalkoholkonzentration in der Eliminationsphase im Venenblut und im Capillarenblut nicht deutlich verschieden. Für die resorptive Phase liegen uns noch keine eindeutigen Resultate vor. Es wird aber notwendig sein, hierüber Klarheit zu schaffen.

Als Untersuchungsstellen kommen in Deutschland die gerichtsmedizinischen Institute der Universität in Frage. Außerdem sind, je nach den örtlichen Verhältnissen, auch staatliche, meist chemische Untersuchungsämter mit der Durchführung der WIDMARKschen Reaktion beauftragt worden. In diesem Falle hat das chemische Untersuchungsamt aber lediglich die Aufgabe, die Promillezahl festzustellen. Die Auswertung und Begutachtung gehört in die Hand des Arztes.

η) Auswertung der Blutalkoholbefunde in der Praxis.

Da die Blutentnahme in der Regel einige Zeit nach dem Anlaß gebenden Ereignis vorgenommen wird, ist es die erste Aufgabe des Gutachters, den überschläglichen Blutalkoholgehalt zu dieser Zeit zu berechnen. Fand dieses Ereignis in der Eliminationsperiode statt, so war der Blutalkoholgehalt zu jener Zeit höher. Der Gutachter muß also zum gefundenen Blutalkoholwert den jeweiligen β-Wert hinzuaddieren. Fand z. B. die Blutentnahme 2 Std nach dem Anlaß gebenden Ereignis statt, so wäre zur festgestellten Blutalkoholkonzentration der Wert von $2\,\beta_{60}$ zu addieren. Zum Schutze des Beschuldigten wird man immer den kleinsten, jeweils in Frage kommenden β-Wert nehmen müssen; da man den Beschuldigten zunächst nicht persönlich kennt, pflegen wir bei der Zurückrechnung den Wert β_{60} mit 0,1 anzusetzen, ein Wert, der so gering ist, daß er auf der Tabelle 14, S. 755, die allerdings nur Durchschnittswerte enthält, gar nicht vorkommt. Wir sind dann sicher, daß wir niemandem Unrecht tun. Lernt man später den Beschuldigten persönlich kennen, so wird man bei der endgültigen Beurteilung unter Umständen auch einen anderen β-Wert einsetzen können, haben doch Laves, Beck und Mitarbeiter in neuerer Zeit festgestellt, daß bei Unterernährten der Alkohol schneller verbrannt wird, daß hier der β-Wert bis zu 0,04 je Minute, also je Stunde 0,24 ansteigen kann. Man hat weiterhin ermittelt, daß nach Schädeltraumen, Hirnschäden, insbesondere nach Hirnerschütterungen, sich die Ausscheidung des Alkohols etwas verlangsamt. Dies gilt auch für Personen, die den Alkohol nach Einnahme von Barbitursäurepräparaten ausscheiden. Schwere körperliche Arbeit oder sonstige körperlich Anstrengungen führten zu einer gewissen Beschleunigung des Ausscheidens; Erbrechen zu einer Verlangsamung, wenn auch nur für kurze Zeit. Höhenluft scheint die Ausscheidung nicht zu beeinflussen. Im Schlaf soll die Alkoholausscheidung etwas verzögert werden. Schwitzen und Heilfieber steigern die Verbrennung des Alkohols, auch z. B. die Benutzung einer Sauna. In erheblichem Maße Alkoholgewohnte scheinen gleichfalls etwas schneller auszuscheiden (Bschor). Die neuen Therapeutica gegen Alkoholismus Antabus und Alkazol beeinflussen die Blutalkoholkurve nicht (Portheine). Aber auch, wenn man alle diese Erkenntnisse späterhin bei der Ausrechnung berücksichtigt, bleibt eine Unsicherheit im Ansetzen des β-Wertes bestehen. Sieht man sich die zahlreichen wohl in allen Instituten der gerichtlichen Medizin experimentell gewonnenen Eliminationskurven an, so sind sie manchmal regelmäßig, man kann sie mit gutem Gewissen zu einer Geraden interpolieren und das β ausrechnen. Nicht selten finden wir aber auch einen exponentiellen Abfall. Wir wissen, daß Erbrechen Störungen verursacht. Untersuchungen von Noé ergaben auch Anhaltspunkte für einen Einfluß des Rauchens. Pharmaka, die das vegetative Nervensystem und die Peristaltik beeinflussen, verursachen Unregelmäßigkeiten. Wahrscheinlich wird zunächst resorbierter Alkohol zum Teil wieder in den Magen-Darmtrakt ausgeschieden, wie wir dies von anderen Vergiftungen her kennen und nochmals resorbiert, dies gilt auch für die Blase. Dadurch kann die Kurve unregelmäßig werden. In Mannheim wurden zeitweise nach alkoholisch beeinflußten Verkehrsunfällen in der Ausscheidungsperiode 3 Blutentnahmen im Abstand von je 1 Std durchgeführt. Wir wollten prüfen, ob man auf diese Weise Anhaltspunkte für ein individuelles β gewinnen kann, um dann diese Größe bei der Ermittlung des Alkoholgehaltes zur Zeit des Unfalles einzusetzen. Doch betrug die Ausscheidung je Stunde manchmal $0,1^0/_{00}$, manchmal $0,3^0/_{00}$, am Ende der Eliminationsphase vereinzelt auch weniger als $0,1^0/_{00}$. In anderen Fällen waren die Werte auch wieder gleichmäßig.

Da man nach dem gegenwärtigen Stand unseres Wissens Fehlerquellen bei der Ausrechnung des Blutalkoholgehaltes zur Zeit des Unfalles bei längerem Zwischenraum praktisch nicht vermeiden kann, müssen wir darauf sehen, daß *die Blutentnahme möglichst rasch nach dem Unglücksfall erfolgt.*

Besondere Kritik bei solchen Berechnungen ist erforderlich, wenn die WIDMARK-Zahl physiologischen Werten angenähert ist; beträgt sie z. B. $0{,}3^0/_{00}$, so kann man es nicht verantworten, bei 10stündigem Zwischenraum zwischen Unfall und Blutentnahme für die Zeit des Unfalles einen Blutalkoholwert von $1{,}3^0/_{00}$ auszurechnen.

Ganz anders liegen die Verhältnisse, wenn *das fragliche Ereignis bald nach Abschluß des Alkoholgenusses erfolgte.* In solchen Fällen ist der Blutalkoholgehalt zur Zeit des Unfalles *geringer* als zur Zeit der Blutentnahme. Wenn man dies nicht beachtet, würde man dem Beschuldigten Unrecht tun. Wie schon erwähnt, muß man damit rechnen, daß die Resorption des Alkohols $1—1^1/_2$ Std in Anspruch nimmt, in Ausnahmefällen auch 2 Std. Ob die Geschwindigkeit der Alkoholresorption durch krankhafte Veränderungen des Magens beeinflußt wird, ist Gegenstand von Untersuchungen gewesen. Bei bestehender Gastritis scheint er schneller resorbiert zu werden (MANZ), bei Bestehen von Gastroduodenalgeschwüren aber verlangsamt (MANZ, RODINO). Nachkontrollen sind in dieser Beziehung wohl noch empfehlenswert. Genaue Richtlinien für die Geschwindigkeit des Ansteigens des Blutalkoholgehaltes in Zeiteinheiten aufzustellen, ist noch nicht möglich. Einzelheiten wurden von RAUSCHKE studiert; aus den bisherigen Ergebnissen sei hervorgehoben, daß bei nicht besonders gefülltem Magen die Resorption nicht nach 1 oder $1^1/_2$ Std, sondern nach 40—50 min abgeschlossen ist; nach 10—15 min ist mindestens die Hälfte, nach 20—30 min sind mindestens zwei Drittel des späteren Kurvengipfels erreicht. Die Konzentration des alkoholischen Getränkes scheint keine wesentliche Rolle zu spielen. Bei vollem Magen kann allerdings, wie oben referiert wurde (S. 755), der Kurvengipfel erst viel später, und zwar nach 2 Std erreicht sein.

Behauptet der angeblich Alkoholbeeinflußte, die Hauptmenge kurz vor dem Unfall getrunken zu haben, so empfiehlt sich eine Wiederholung der Blutentnehme nach einer Stunde; ist der Blutalkoholwert dann höher als bei der ersten Entnahme, so besteht die Behauptung zu Recht, andernfalls ist sie unrichtig. Da ein derartiger Einwand jetzt recht oft erst später erhoben wird, wenn der Betreffende aufgeklärt worden ist, wurde vorgeschlagen, mehrere Blutentnahmen herbeizuführen (SCHWEITZER).

Hat man die Blutalkoholkonzentration zur Zeit des fraglichen Ereignisses berechnet, so pflegen wir in einer *vorläufigen* Mitteilung der Polizeibehörde eine vorsichtig gefaßte Auswertung mitzuteilen. Ist der errechnete Blutalkoholgehalt zur Zeit des Ereignisses höher als $1{,}5^0/_{00}$, so pflegen wir uns dahingehend auszusprechen: dieser Blutalkoholgehalt entspricht erfahrungsgemäß dem Zustand, in dem die Führung eines Kraftfahrzeuges nicht verantwortet werden kann (sog. *absolute Fahrunfähigkeit*).

Liegt der Blutalkoholgehalt unter $1{,}5^0/_{00}$, so pflegen wir anzuführen, daß es sich hier um einen Zustand sog. *relativer Fahrunfähigkeit* handle; bei diesen Blutalkoholgehalten werde Fahrunfähigkeit nur dann als bewiesen angesehen, wenn außer dem chemischen Befund noch weitere Momente für Alkoholbeeinflussung sprechen. Als solche kommen in Frage Zeichen von alkoholisch bedingter Beeinträchtigung in der Fahrweise vor dem Unfall (z. B. sog. Zickzackfahren), auffälliges Verhalten bei der Sistierung (kritisch zu wertende Zeugenaussagen der Polizeibeamten) und einschlägige ärztliche Befunde bei der Blutentnahme. Auch die Art des Unfalles selbst kann für Alkoholbeeinflussung sprechen, so z. B. unbegründet schnelles Fahren an Stellen, an denen dies nicht zulässig ist, besonders unachtsames Schneiden von Kurven, Übersehen von deutlichen Signalen oder Verkehrszeichen u. ä. Hier wird eine Entscheidung vielfach nur unter Zuziehung eines Kraftfahrsachverständigen möglich sein (s. auch S. 759).

Eine *untere Grenze* der relativen Fahrunfähigkeit pflegen wir praktisch nicht mehr anzuerkennen. Doch wird man bei geringen Blutalkoholgehalten um $0{,}5^0/_{00}$ herum nur in Ausnahmefällen in die Lage kommen, Fahrunfähigkeit festzustellen.

Richtlinien für die Beurteilung anderer Verkehrsteilnehmer (Motorradfahrer, Radfahrer, Fußgänger usw.) wurden auf S. 759 wiedergegeben.

Liegt der Blutalkoholgehalt bei einem Kraftfahrer über $1{,}5^0/_{00}$, so kommt es vor, daß die Polizeibehörde Fahrunfähigkeit als gegeben ansieht. Sie entzieht unter Umständen je nach den örtlich herrschenden Gepflogenheiten den Führerschein und schlägt der Staatsanwaltschaft die Beantragung eines Strafbefehles beim Amtsgericht vor. Sofern es sich um eine Geldstrafe handelt, pflegt der Betreffende den Strafbefehl anzunehmen, so daß der Gerichtsmediziner nichts mehr von der Angelegenheit hört. Dieses Verfahren erscheint mit Recht vielen als allzu schematisch; es wird daher die Forderung gestellt, daß der Beschuldigte unter Berücksichtigung der gesamten Umstände nochmals vom Gerichtsmediziner begutachtet wird. Seitdem es in vielen deutschen Ländern Sitte geworden ist, in solchen Fällen wegen Gefährdung der Allgemeinheit nicht Geldstrafe, sondern Haftstrafe auszusprechen, gibt es so viele Einsprüche gegen die Haftbefehle, daß vielfach eine Begutachtung erfolgt. Wenn es irgendwie möglich ist, pflegen wir in solchen Fällen auch eine persönliche Untersuchung des Beschuldigten herbeizuführen. Trotzdem kommt es praktisch immer wieder vor, daß wir dem beschuldigten Fahrer in der Hauptverhandlung erstmalig gegenüberstehen.

Gelegentlich der Untersuchung eines Beschuldigten überprüfen wir durch Rücksprache mit ihm die zeitlichen Verhältnisse, wir erkundigen uns, ob er Beobachtungen über die Art der Desinfektion gemacht hat und setzen uns gegebenenfalls mit dem Arzt in Verbindung. Wir fragen weiterhin nach Alkoholgenuß zwischen Unfall und Blutentnahme, nehmen Einwendungen entgegen und überprüfen besonders genau etwaige Fehlerquellen.

Wenn das Blut entnommen wurde nach Einlieferung des Verletzten in ein Krankenhaus, so wird man an die Möglichkeit denken müssen, daß die Blutentnahme vielleicht erst nach dringlichem in Narkose durchgeführten Eingriff vorgenommen sein könnte. Man muß sich über die einschlägigen Verhältnisse orientieren. Bei Äthernarkosen entstehen (unter Anwendung der für Äthylalkohol Konstanten) WIDMARK-Werte bis zu $1{,}52^0/_{00}$, bei beginnendem Erwachen findet man Werte von rund $0{,}69^0/_{00}$. Wurde die Narkose mit Chloräthyl eingeleitet, das schnell flüchtig ist, so beträgt der WIDMARK-Wert im Mittel $0{,}49^0/_{00}$. Im ganzen kann man nach Abschluß der klinisch geläufigen Äthernarkosen mit dem Bestehen eines WIDMARK-Wertes von $0{,}7^0/_{00}$ rechnen (s. Äther S. 776). Beim Chloräthylrausch pflegt man 5—9 min nach Beendigung des Rausches keinen WIDMARK-Wert mehr zu erhalten. Bei Chloroformnarkosen beträgt der WIDMARK-Wert 0,15—0,25 (s. Chloroform S. 739)[1]. *Campher* gehört gleichfalls zu den reduzierenden Substanzen; als Depot, intraglutäal injiziert, verursacht es einen scheinbaren Blutalkoholwert (SEIFERT, noch nicht veröffentlicht).

Sofern dies in den bisherigen Ermittlungen nicht geschehen ist, wird es notwendig sein, einen *Diabetes* auszuschließen. Sollte er vorhanden sein, so wäre das Blut auf Aceton zu untersuchen bzw. eine Blutprobe des Ernüchterten der WIDMARKschen Reaktion zu unterwerfen. Bei Acetonämien kann ein Blutalkoholgehalt von $0{,}35^0/_{00}$ vorgetäuscht werden (BUHTZ, hier Schrifttum). Bei ausgesprochenen Acetonämien können nach unseren Erfahrungen Werte bis zu $0{,}85^0/_{00}$ zustande kommen. Doch handelt es sich hier um Zustände, bei denen die Führung eines Kraftfahrzeuges sowieso nicht in Frage kommt. Praktisch stellt ein Diabetes auch bei einer gewissen Acetonämie keine nicht beherrschbare Fehlerquelle dar, die scheinbaren Blutalkoholwerte liegen kaum über $0{,}1^0/_{00}$ (PAULUS). Untersuchung von *80 Hirnverletzten* in den Tagen nach dem Trauma

---

[1] Berechnet mit der *Chloroform*-Konstanten; bei den anderen Werten wurde die *Alkohol*-Konstante benutzt.

ergab zwar in 10% der Fälle eine Verminderung der Alkalescenz des Blutes, aber niemals eine Erhöhung des WIDMARK-Wertes; wurde bei Tier- und Selbstversuchen künstlich eine erhebliche Verminderung der Alkalireserve des Blutes herbeigeführt, so blieb trotzdem der WIDMARK-Wert unter 0,1⁰/₀₀, bezogen auf Alkohol (MANCK). Vorangegangener Obstgenuß hat praktisch keinen Einfluß. Dies gilt auch für den Aufenthalt in Weinkellern oder für die Arbeit in Räumen, in denen Treibstoffmittel verdampfen. Auch beim Spritzen von Kraftwagen mit Lösungsmitteln, die reduzierende Substanzen enthalten, kommt es praktisch nicht zu einer Vortäuschung eines Blutalkoholgehaltes, ebensowenig bei gleichzeitiger Einatmung der technischen Lösungsmittel Trichloräthylen und Tetrachloräthylen (SIEGMUND, HECKSTEDEN, PAULUS) und wohl auch der chlorierten Kohlenwasserstoffe (ELBEL), wozu auch die in Kälteanlagen mitunter entstehenden Dämpfe von Chlormethyl gehören würden. CO-Einatmung, etwa bei Bränden, hat gleichfalls keinen Einfluß (BECK). Nicht einmal Spülungen des Mundes mit alkoholischen Lösungen bewirken eine ins Gewicht fallende Vermehrung des Blutalkoholgehaltes, obwohl bei längerem Spülen etwas Alkohol von der Mundschleimhaut resorbiert und zum Teil wohl auch später mit dem Speichel verschluckt wird (ELBEL und SCHMITZ). Ob eine intensive Einatmung von konzentriertem Alkohol auf den Blutalkoholgehalt Einfluß hat, müßte noch geprüft werden. Es ist zu erwarten, daß bei erheblicher Beimengung von Methylalkohol zum alkoholischen Getränk das Ergebnis der Blutalkoholbestimmung zuungunsten des Beschuldigten verfälscht sein kann (ORTHNER). Man wird daher auch diese Möglichkeit ins Auge fassen müssen, allerdings nur dann, wenn der Methylalkoholzusatz 20% und mehr beträgt (SEIFERT und LEYERS). Praktisch wichtig ist, daß Alkohol von Wunden und Wundflächen aus recht schnell, und zwar schon in 5 min resorbiert wird und im Blute erscheint. Die Ausscheidung erfolgt meist schnell in 30—40 min (PAULUS). Diese Umstände wird man in der Praxis berücksichtigen müssen, wenn offene Wunden oder Wundflächen mit Alkohol oder Jodtinktur behandelt worden waren.

Von *Medikamenten* senkt Insulin die Blutalkoholkurve und vermindert den Rauschzustand. Der Alkohol wird bei herabgesetztem Blutzuckerspiegel vermehrt verbrannt, aber auch nach Aufhören der Insulinwirkung verzögert ausgeschieden (BÖHMER, MAYER, NOTZ-SCHWARZ, LANG und SCHLICK). Um aber einen praktisch hinreichenden Erfolg zu erzielen, muß man Insulin bis zur Grenze eines hypoglykämischen Schockes geben, so daß dieses Mittel praktisch als Fehlerquelle ausscheidet. Obwohl in Medizinerkreisen viel über die Insulinwirkung geredet wird, habe ich in der Praxis noch nicht erlebt, daß dieser Einwand gemacht wurde. Der Brechweinstein verlangsamt den Alkoholabbau (OELKERS und LÜDERS). Das Ovarialpräparat Oestron scheint den Intoxikationsgrad wenigstens nach Ergebnissen an Tierversuchen zu vermindern (GOLDBERG und STÖRTEBECKER). Das an sich recht giftige Dinitrophenol soll die Alkoholverbrennung beschleunigen (GORECZKY). Doch werden diese Präparate praktisch keine Rolle spielen. Traubenzucker ist einflußlos (ELBEL), nicht dagegen Rohr- und Fruchtzucker. Er senkt, in reichlichen Mengen zum Alkohol genommen, sowohl die Blutalkoholkurve als auch vermindert er die Trunkenheitserscheinungen (GREMELS, KLEIN, BARTENBACH, STRÖHER). Die Volksmeinung, daß gesüßte Alkoholika erheblichere Trunkenheitserscheinungen auslösen als ungesüßte, scheint nicht richtig zu sein. Vielleicht ist die Volksmeinung dadurch entstanden, daß man von gesüßten Alkoholicis, z. B. Sekt und Likör, gern größere Mengen zu sich nimmt. Über die Wirkung des Nicotins herrscht keine Klarheit. Mitunter wird die Meinung vertreten, daß Rauchen die Rauscherscheinung verstärkt (KEESER), zum mindesten wohl die Katererscheinungen. Andererseits haben wir in Heidelberg an Versuchspersonen Befunde erhoben, aus denen sich beim Rauchen zu Beginn des Alkoholgenusses eher eine abgeschwächte Alkoholwirkung ablesen ließ (Noé). Die Alkoholkurve bleibt unverändert. Nicht ganz ungeeignete Bekämpfungsmittel gegen die Alkoholwirkungen sind Coffein und Pervitin. Beide Mittel müssen in ziemlich großen Dosen gegeben werden, insbesondere das Coffein. Die Alkoholkurve bleibt unbeeinflußt. Die psychischen Rauscherscheinungen werden geringer. Doch ist bei großen Dosen Coffein die Reaktionsfähigkeit durch Eintreten der sog. „Tappigkeit" wiederum beeinträchtigt. Gewöhnliche Coffeindosen in Gestalt von Kaffee nützen nicht viel. Das Pervitin — gleichfalls die Blutalkoholkurve nicht verändernd — verursacht zwar ein Zurückgehen der körperlichen Trunkenheitserscheinungen, führt aber zu einer schnellen Ausschöpfung aller Kräfte und zum Wiederauftreten von Minderleistungen (Elbel, Siegmund). Beide Mittel sind wenigstens nicht geeignet, einem Kraftfahrer die Konzession zu verschaffen, unter Alkoholbeeinflussung am Steuer zu bleiben. Nach Genuß des bekannten Coffein enthaltenden Erfrischungsgetränkes *Coco-Cola* (4 Flaschen, schnell hintereinander getrunken) sahen wir einen rauschähnlichen euphorischen Zustand, der nicht nur vom Unkundigen mit einer erheblichen Alkoholbeeinflussung verwechselt werden konnte; besteht in solchen Fällen einmal infolge vorangegangenen Alkoholgenusses ein mäßig hoher Widmark-Wert, so kann daraufhin zu Unrecht relative Fahrunfähigkeit diagnostiziert werden; ob allerdings nicht auch dieser „Coca-Colarausch" die Fahrfähigkeit beeinträchtigt, darüber sind Untersuchungen im Gange. Von Arzneimitteln sind weiterhin Coramin, Aspirin, Gardan, Neutragol, Pyramidon, Veronal, Luminal, Chinin, Adalin, Sedormid untersucht worden. Die Blutalkoholkurve bleibt praktisch unverändert. Die Barbitursäurepräparate und anderen Schlafmittel und wohl auch das Aspirin und Pyramidon verstärken durch ihre sedative Wirkung eher die Rauscherscheinung, schwächen sie aber keinesfalls ab (Siepmann, Walter, Elbel, Peter, Böhmer, Mayer, Jungmichel). Auch die Zuführung von Knäckebrot beeinflußt die Trunkenheitserscheinungen nicht (Kanitz).

Die oben zitierte Beobachtung (s. S. 765), nach der hohe Fruchtzuckergaben den Blutalkoholgehalt herabsetzen, hat in der Therapie schwerer Alkoholvergiftungen insofern gewisse Erfolge gehabt, als es gelungen ist, schwer komatöse Trunkene durch Dauertropfinfufionen von Fruchtzucker (Laevosan) in Kürze dem Koma zu entreißen (Strauss und Hiller, Stuhlfauth). Allerdings sprechen gegen Wirkung dieser Maßnahme experimentelle Ergebnisse von Elbel, nach denen bei Wirkung bei parenteraler Zufuhr von Laevosan auszubleiben scheint. Ob hier wirklich Ansätze vorhanden sind, ein praktisch wirksames Präparat anzufertigen, das geeignet ist, vorangegangenen Alkoholgenuß in einem Maße zu paralysieren, daß die Führung des Kraftfahrzeuges unbedenklich wird, muß die Zukunft lehren. Zur Zeit ist es nicht so weit. Es wird notwendig sein, neu herauskommende Präparate nach dieser Richtung hin kritisch zu überprüfen, bevor sie den Volkskreisen empfohlen werden können.

Eine praktisch sehr wichtige Fehlerquelle kann darin liegen, daß der Fahrer nach dem Unglücksfall, gewissermaßen „um sich zu beruhigen", Alkohol zu sich genommen hat. Diese Fehlerquelle kann nur durch die Aufmerksamkeit des Polizeibeamten und durch genaues Befragen des zu Untersuchenden ausgeschaltet werden. Ist nach dem Unfall Alkohol genossen worden, so kann man immerhin noch versuchen, auf Grund genau angestellter Ermittlungen, genauer Befragung und kritisch durchgeführter Berechnungen nach den Widmarkschen Formeln dieser Fehlerquelle Herr zu werden. Manchmal, aber durchaus nicht immer, kommt man doch noch zu einem verwertbaren Resultat.

In entsprechender Weise kann man rechnerisch vorgehen, wenn der Fahrer unwiderlegbar (s. S. 755) geltend macht, er habe einen wesentlichen Teil des Alkohols kurz vor der Sistierung zu sich genommen; auch hier wäre der zu errechnende, auf diese Trinkmenge kommende Wert von der festgestellten Promillezahl abzuziehen.

Der häufigste Einwand geht dahin, gerade er, der Beschuldigte, sei in der Lage, trotz Alkoholgenuß oder gerade deshalb besonders sicher zu fahren. Manchmal liegt die Sache auch so, daß der Blut entnehmende Arzt keine Trunkenheitserscheinungen wahrnehmen konnte, und dies wird dann von der Verteidigung dahin ausgewertet, daß bei der Blutuntersuchung ein Fehler vorgekommen sein müsse und daß die Methode nicht hinreichend zuverlässig sei. Manchmal kommt hinzu, daß der Beschuldigte immer wieder versichert, er habe nur sehr wenig Alkohol zu sich genommen. In einigen von mir erlebten Fällen bestätigten dies auch Zeugen. Durch genaues Befragen während der Hauptverhandlung ergibt sich mitunter, daß der Beschuldigte doch eine Zeitlang allein gewesen ist. In einem Falle unserer Beobachtung hatten der Beschuldigte und die Zeugen immer wieder versichert, sie seien in keinem Lokal gewesen und hätten nichts getrunken. Als dann der Vorsitzende des Gerichts ihnen vorhielt, sie hätten den Alkohol dann wohl während der Fahrt im Wagen getrunken, gaben die Zeugen dies ohne weiteres zu. Man wird als Sachverständiger dem Gericht klar machen müssen, daß das Ergebnis der chemischen Untersuchung bei vorsichtiger und kritischer Auswertung der ermittelten Zahlen und sorgfältiger Berücksichtigung der Fehlerquellen eben zuverlässiger ist als Zeugenaussagen und als das Ergebnis somatischer ärztlicher Untersuchungen. Es ist uns fast immer gelungen, diese Auffassung vor Gericht durchzusetzen.

Allerdings muß gerade in solchen Fällen eine *Verwechslung* von Bluten bei der Blutentnahme, bei der Verpackung, Übersendung oder im Untersuchungsinstitut mit Sicherheit ausgeschlossen werden können. Wir haben in unserem Bereich veranlaßt, daß der zu Untersuchende nach der Blutentnahme die Richtigkeit der Beschriftung des Röhrchens schriftlich bestätigt, sofern er körperlich dazu in der Lage ist; außerdem pflegen wir in solchen Fällen dem Gericht durch Vorlegen von sorgsam geführten Protokollen mit Bezifferung den Arbeitsgang bei der Untersuchung unter Nennung der beteiligten Hilfspersonen darzulegen. Wir haben uns weiterhin angewöhnt, bei bestehendem erheblichem Mißverhältnis zwischen den behaupteten Trinkmengen und dem Untersuchungsergebnis am nächsten Tage eine Kontrolluntersuchung mit dem Blutrest vorzunehmen.

Ein Einwand, mit dem man sich besonders auseinandersetzen muß, ist der der *Alkoholgewöhnung*; eine solche gibt es zweifellos. Man führt sie jetzt auf eine erworbene Unterempfindlichkeit des Zentralnervensystems zurück (Bucher und Dörr, hier Literatur).

Wir haben vor dem Kriege versucht, durch Alkoholversuche an Alkoholgewohnten Aufschlüsse zu gewinnen, sind aber infolge der Alkoholknappheit während des Krieges nicht mehr weiter gekommen. Während des Krieges sind dann von schwedischer Seite eingehende Untersuchungen erfolgt (Goldberg). Nach dem Kriege haben wir gemeinsam mit der Heil- und Pflegeanstalt Wiesloch einschlägige Versuche durchgeführt (Bschor). Während die Blutalkoholkurve nicht sonderlich charakteristisch verändert ist, ist die Kurve der psychischen Fehlleistungen deutlich flacher, sie fällt vor allen Dingen steiler ab. Je mehr die Versuchsperson an Alkohol gewöhnt war, desto schneller gingen die psychischen Wirkungen des Alkoholgenusses zurück. Die Schwelle der Alkoholwirkung liegt beim Anstieg der Alkoholkurve niedriger als beim Abstieg. Während des Anstieges der Alkoholwirkungen liegt die Wirkungsschwelle nach übereinstimmenden Ergebnissen von Goldberg und Bschor immer unter 1$^0/_{00}$. Es besteht hier auch sonst eine gute Übereinstimmung zwischen Blutalkoholgehalt und psychischem Verhalten. Im Abstieg entsteht allerdings ein gewisses Mißverhältnis. Die psychischen Wirkungen hören nicht unerheblich schneller auf, als der Alkohol ausgeschieden wird. Es wird notwendig sein, in dieser Beziehung vermehrte Versuche mit den verschiedensten Versuchsanordnungen vorzunehmen. Es ist weiterhin geltend gemacht worden, daß der Alkoholgewöhnte den Alkohol zwar besser verträgt und psychisch leistungsfähiger

bleibt, daß er aber ebenso schnell versagt wie ein an Alkohol nicht Gewöhnter,
wenn ungewohnte Leistungen verlangt werden, wenn man also die Versuchsanordnung wechselt. Mit derartigen Möglichkeiten muß man im Straßenverkehr
natürlich rechnen. Der chronische Trinker wird unter normalen Verhältnissen
im Zustand des Alkoholeinflusses sicherer fahren als der Alkoholungewohnte,
er wird aber ebenso schnell versagen wie der Alkoholungewohnte, wenn irgendein
unvorhergesehenes Ereignis ihn zu schnellem Handeln zwingt. Eine einwandfreie experimentelle Bestätigung dieser Erfahrung steht jedoch noch aus. Einige
Experimente GOLDBERGS passen dazu, weitere Untersuchungen sind erforderlich.

Nach diesen Ergebnissen tut man also dem Alkoholgewohnten mit Bestimmtheit kein Unrecht, wenn man ihm bei einem Alkoholgehalt von 1,5⁰/₀₀ an aufwärts die Fahrfähigkeit abspricht, auch dann nicht, wenn die Umgebung und
der Arzt erhebliche Zeichen von Alkoholbeeinflussung bei ihm nicht wahrnehmen
konnten.

Manchmal ist bei Verkehrsunfällen nicht der Fahrer allein, sondern auch
die Umgebung von dem verhältnismäßig hohen Blutalkoholgehalt überrascht;
mitunter kann der Beschuldigte sogar beweisen, daß er am gleichen Tage nur
sehr wenig Alkohol getrunken hat, so daß sich der festgestellte Blutalkoholwert
nicht erklären läßt. In solchen Fällen wird man sich nach dem Verlauf des
Vorabends erkundigen müssen. Man darf nicht aus dem Auge verlieren, daß
der Alkohol verhältnismäßig langsam ausgeschieden wird. Wenn ein Alkohol-
gewohnter in der Nacht vorher, etwa um Mitternacht, einen Blutalkoholgehalt
von 2,5⁰/₀₀ erreicht, danach bis 10 Uhr ausgeschlafen hatte, und nachdem er
sich noch vorher durch etwas Alkohol ermuntert hat, mit seinem Wagen davon-
fährt, wird bei langsamer Ausscheidung immer noch einen Alkoholgehalt von
über 1,5⁰/₀₀ bestehen können. Da der Betreffende den Alkohol gut verträgt
und sich auch subjektiv ausgeschlafen fühlt, kann er sich vielfach mit dem
hohen Blutalkoholgehalt nicht abfinden und bringt zu Unrecht immer wieder
vor, der Untersucher müsse sich geirrt haben. Nun geben aber die von GOLD-
BERG und BSCHOR an chronischen Trinkern gewonnenen Alkoholkurven wieder,
daß die Normalleistungen im absteigenden Kurvenabschnitt an der Stelle höheren
Blutalkoholgehaltes wiederkehren, als sie im aufsteigenden Ast aufhörten. Danach liegt die Grenze in der aufsteigenden Kurve bei 0,7—0,9⁰/₀₀, in der absteigenden Kurve dagegen bei rund 1,0⁰/₀₀. Die Unterschiede sind nicht sonderlich groß. Bei einem Blutalkoholgehalt von 1,5⁰/₀₀ wird also objektiv auch in
Fällen mit restlichem vom Vorabend verbliebenem Blutalkoholgehalt Fahrunfähigkeit festzustellen sein. *Subjektiv* mögen allerdings unter diesen Umständen die Verhältnisse ausnahmsweise so liegen, daß der Beschuldigte in
Unkenntnis der einschlägigen wissenschaftlichen Zusammenhänge annehmen
konnte, er sei hinreichend ausgenüchtert. Doch werden derartige Exkulpie-
rungen nur in besonders gelagerten Ausnahmefällen möglich sein. Es wäre
wünschenswert, daß in Rahmen der prophylaktischen Verkehrspropaganda auf
die Gefahr dieses „Restalkohols" hingewiesen wird.

Bei der Auswertung des Umstandes, daß ein Fahrer die Hauptmenge des Alkohols kurz
vor der Sistierung getrunken hat (s. S. 766), liegen die Verhältnisse bei einem Verwaltungsverfahren zwecks *Entziehung des Führerscheins* anders als im Strafverfahren. Während man
im Strafverfahren nur den Blutalkoholgehalt in Rechnung zu stellen pflegt, der im Augenblick der Sistierung oder des Unfalles oder bei Antritt der Fahrt bestand, kommt es im Verwaltungsverfahren auch wesentlich darauf an, welchen Blutalkoholgehalt der Fahrer erreicht
hätte, wenn er keinen Unfall erlitten hätte oder nicht sistiert worden wäre; denn die Entziehung des Führerscheins stellt ja eine *vorbeugende* Maßnahme dar. Kann jedoch der Fahrer
beweisen, daß er sein Ziel in wenigen Minuten erreicht hätte, dann allerdings würde der
Einwand, die Hauptmenge des Alkohols sei kurz vor der Abfahrt getrunken worden, vielleicht auch im Verwaltungsverfahren durchgreifen.

Ist zur Frage der Fahrunfähigkeit versicherungsrechtlich etwa für die Berufsgenossenschaft oder das Oberversicherungsamt oder zivilrechtlich im Rahmen eines Rechtsstreites einer privaten Unfallversicherung oder Haftpflichtversicherung Stellung zu nehmen (s. S. 749), so wird man, je nach der Art der Beweislast und der streitigen Meinung der Parteien, streng individualisieren müssen. Während es bei Blutalkoholgehalten über 1,5⁰/₀₀ im Strafverfahren nicht besonders wichtig ist, ob der Betreffende äußerlich erkennbare Trunkenheitserscheinungen zeigt, wird dies bei der Begutachtung für eine private Unfallversicherung ausschlaggebend sein können. Nicht immer handelt es sich hier um Verkehrsunfälle, sondern auch um Unfälle anderer Art, z. B. Sturz von der Treppe unter Alkoholeinfluß. Hier wird es sehr auf die örtlichen Verhältnisse ankommen. Man wird versuchen durch Besichtigung des Tatortes ein Bild darüber zu gewinnen, ob der Unfall auch ohne Alkohol zustande gekommen wäre. Die Auffassungen sind hier noch nicht überall eindeutig geklärt.

2. Alkoholbeeinflussung und Zurechnungsunfähigkeit.

α) Sog. Vollrausch.

Bei erheblichen Alkoholbeeinflussungen wird man die Frage aufwerfen müssen, ob nicht ein Vollrausch oder ein anderer Rauschzustand vorgelegen hat, der Zurechnungsunfähigkeit bedingt.

Freilich wird auch in solchen Fällen ein Verstoß gegen die deutsche Straßenverkehrsordnung vorliegen, denn auch wer volltrunken am Steuer sitzt, macht sich strafbar, sofern er in nicht volltrunkenem Zustande abgefahren war. Wenn dem Fahrer des Kraftwagens Verkehrsflucht (§ 139a, StGB.) vorgeworfen wird, indem er z. B. nach dem Unfall nicht anhielt, sondern durch schnelles Davonfahren versuchte, sich Nachforschungen zu entziehen, oder wenn er bei der Sistierung Widerstand leistete und die Polizeibeamten beleidigte, wird eine Verurteilung wegen *Volltrunkenheit* (§ 330a, StGB.) in Betracht zu ziehen sein (s. S. 749). Auch außerhalb des Rahmens des Straßenverkehrs erhebt sich die gleiche Frage immer dann, wenn strafbare Handlungen irgendwelcher Art unter erheblichem Alkoholeinfluß begangen werden.

An die Möglichkeit eines Vollrausches wird man schon bei einem Blutalkoholgehalt von 2% und darüber denken müssen. Doch muß ausdrücklich hervorgehoben werden, daß die Feststellung dieses Rausches immer nur auf Grund einer eingehenden Untersuchung des Beschuldigten erfolgen kann, nicht auf Grund des Blutalkoholgehaltes allein, auch nicht bei erheblichen Alkoholgehalten, z. B. 3⁰/₀₀. Für die Diagnose Vollrausch pflegen wir zu verlangen, daß sich aus den Ermittlungen, die unter Umständen durch den Sachverständigen zu ergänzen sind, Anhaltspunkte für das Vorhandensein körperlicher oder psychischer Symptome deutlicher Alkoholwirkung ergeben und daß wenigstens für eine gewisse Zeit eine glaubhafte Amnesie vorhanden ist. Auch berücksichtigen wir maßgeblich eine etwaige Wesensfremdheit der Tat. Ein allzu starres Schema ist jedoch untunlich.

Wenn ein Beschuldigter eine *Amnesie* behauptet, so wird man als Gerichtsmediziner in Betracht ziehen müssen, daß sie auch erlogen sein kann. Objektive Feststellungsmöglichkeiten nach dieser Richtung hin besitzen wir noch nicht. Man kann vielleicht soviel sagen, daß eine echte Amnesie in späterer Zeit bei genauem Nachdenken an Umfang eher geringer zu werden pflegt. Gewisse Ereignisse dämmern später wieder auf. Wird aber eine Amnesie in der Zeit nach dem fraglichen Vorfall immer größer, kann sich der Beschuldigte bei der ersten Vernehmung noch ganz gut besinnen und wird sein Erinnerungsvermögen bei den späteren Vernehmungen und bei den gerichtsmedizinischen Untersuchungen immer schlechter und die Erinnerungslücke immer größer, so spricht dies eher dafür, daß die Angaben nicht wahr sind. Bei unwahren Behauptungen über Erinnerungslücken fällt gelegentlich auch auf, daß der Betreffende sich auf alle möglichen Einzelheiten aus jener Zeit besinnt, daß aber nur die Erinnerung an die strafbare Handlung selbst verschwunden ist, ein Merkmal, das gleichfalls mit Vorsicht verwertet werden muß.

Nicht jede kurz andauernde Amnesie ist ein Zeichen für einen Vollrausch; Untersuchungen haben ergeben, daß auch bei Personen, die den Alkohol „normal" vertragen, schon bei einem Blutalkoholgehalt von 1,3—1,7 $^0/_{00}$, manchmal sogar früher, die Erinnerung für bemerkenswerte Vorfälle während dieser Zeit fehlen kann; diese Erkenntnis kann bei der Bewertung von Zeugenaussagen solcher Personen, die für die betreffende Zeit unter Alkoholeinfluß standen, von Wichtigkeit sein; man muß solchen Aussagen mit einer gewissen Kritik begegnen (B. MUELLER).

β) Alkoholintoleranz.

Bei niedrigeren Blutalkoholgehalten als 2 $^0/_{00}$ wird man die Möglichkeit einer *Alkoholintoleranz* im Auge haben müssen. Ich möchte für diese Ausführungen den Begriff der Alkoholintoleranz dahin definieren, daß ich darunter das Auftreten starker Trunkenheitserscheinungen gewöhnlicher Art nach Genuß von nur geringen Alkoholmengen verstehe. Ersieht man aus den Akten ein Mißverhältnis zwischen der gefundenen Blutalkoholkonzentration und den körperlichen Trunkenheitserscheinungen, beträgt z. B. der Blutalkoholgehalt nur 1 $^0/_{00}$ und wird der Betreffende als offenbar betrunken geschildert, so wird man eine persönliche Untersuchung herbeiführen und den Beschuldigten genauestens ausfragen müssen. Man wird darauf achten, ob er habituell Alkohol schlecht verträgt (frühere Kopfverletzungen mit Gehirnerschütterung u. a.), oder ob besondere Momente eine vorübergehende Intoleranz ausgelöst haben können. (Vorangegangene Anstrengungen, große Hitze, keine Möglichkeit zu essen u. ä.) Eine habituelle Intoleranz wird im allgemeinen, von Ausnahmefällen abgesehen, dem Betreffenden bekannt sein. Wer von sich weiß, daß er alkoholintolerant ist, muß beim Genuß von Alkohol noch vorsichtiger sein, insbesondere dann, wenn er Auto fährt. Eine Alkoholintoleranz stellt daher nicht immer eine Entlastung dar, zum mindesten wird in solchen Fällen eine Verurteilung wegen Volltrunkenheit (§ 330a, StGB.) in Frage kommen. Eine *vorübergehende* Intoleranz, die nicht vorausgesehen werden konnte, wird jedoch meist im Sinne einer Entlastung wirksam sein.

Ein weiterer Zustand, der einem bei diesen Untersuchungen gelegentlich begegnet, ist eine abnorme Alkoholreaktion in Gestalt des sog. *Blaukollers*. Es handelt sich hier um Menschen, die unangenehme Erfahrungen mit der Polizei oder mit anderen Behörden gemacht haben und sich von ihnen beeinträchtigt fühlen, sei es mit Recht, sei es mit Unrecht. Sie haben innerlich eine gewisse Wut auf Behörden aufgespeichert. Wenn sie nun nach Alkoholgenuß wieder einen Zusammenstoß mit der Polizei haben, der vielleicht ganz harmloser Art ist, z. B. Sistierung wegen eines Verstoßes gegen die Straßenverkehrsordnung, so entleert sich auf einmal die aufgespeicherte Wut in Gewaltakten gegen den Polizeibeamten oder, wie es in Deutschland zur Zeit gelegentlich vorkommt, gegen einen Vertreter der Besatzungsmacht. Für derartige Zustände pflegen wir volle Zurechnungsunfähigkeit nicht immer zuzuerkennen, wohl aber kommt verminderte Zurechnungsfähigkeit in Frage.

γ) Sog. pathologische Räusche.

Nicht ganz selten trifft man auf Zustände, für die die Annahme einer pathologischen Alkoholreaktion in Frage kommt. Während dieser Zeit gelten die Betreffenden generell als zurechnungsunfähig. Man wird gut tun, den Begriff des pathologischen Rausches eng zu fassen. Er ist oft mit einer Intoleranz verbunden, doch braucht dies nicht immer der Fall zu sein. Der von Alkohol Beeinflußte wird anscheinend aus einer inneren Angst heraus bei irgendeinem gleichgültigen Anlaß sinnlos erregt, greift wahllos Freund und Feind an. Er ist völlig rücksichtslos und kann gefährlich werden. Der Zustand dauert nicht allzu lange (vielleicht 5 min), der Betreffende schläft dann ein und weiß nachher von diesen Vorfällen nichts. Bei diesem Zustand pflegt Pupillenstarre zu bestehen, doch wird sie praktisch nur selten festgestellt werden können. Bei Personen mit überstandener schwerer Hirnverletzung wird man ganz besonders an die Möglichkeit eines alkoholischen Ausnahmezustandes denken müssen. Dies gilt auch für solche Menschen, die in der Kriegs- oder Nachkriegszeit einen ausgesprochenen Hungerzustand durchmachten. Damit ist aber noch nicht gesagt, daß ein derartiger Zustand geherrscht haben *muß*, ob er vorhanden war, ist kritisch von Fall zu Fall zu prüfen. Ein anderer seltener Zustand dieser Art pflegt gleichfalls zur Annahme der Zurechnungsunfähigkeit zu führen. Es handelt sich um die sog. Schlaftrunkenheit. Die Vorfälle laufen hier so ab, daß die Leute, wenn sie nach Alkoholgenuß eingeschlafen sind, aufgeweckt durch ein zufälliges Ereignis, eine völlig sinnlose Handlung begehen, etwa einen Gewaltakt oder eine Tötung.

Gegen Kriegsende hatte bei sehr gespannter Lage ein Kompanieführer mit seinem Feldwebel Alkohol in nicht ganz unerheblichen Mengen getrunken. Beide waren übermüdet gewesen. Eingehende Ermittlungen ergaben, daß sich beide immer gut vertragen hatten. Es war nie zu Zwistigkeiten gekommen. Man erwartete in jenen Stunden dauernd Alarm. Nach Abschluß des Alkoholgenusses legten sich beide im gleichen Zimmer schlafen. Der Feldwebel wachte auf und ging austreten. Als er ins Zimmer zurückkam, stieß er sich, wie die Rekonstruktion ergab, an einem Stuhl, der krachend umfiel. Der Kompanieführer griff zur Waffe und schoß den Feldwebel nieder, dann irrte er planlos in der Kaserne umher, legte sich nieder und schlief weiter. Bei seiner Vernehmung gab er erst völlige Amnesie an, bei späteren Vernehmungen und bei der ärztlichen Untersuchung meinte er, er habe an einen Alarm geglaubt. Er wisse, daß er zur Waffe gegriffen habe und meinte auch, den Knall seines Schusses gehört zu haben. Das Kriegsgericht nahm Zurechnungsunfähigkeit an und verurteilte ihn wegen Volltrunkenheit mit der Begründung, daß ein Kompanieführer in solchen Zeiten sich des Alkohols völlig enthalten müsse.

Bezüglich weiterer abnormer bzw. pathologischer Alkoholreaktionen muß auf das psychiatrische bzw. forensisch-psychiatrische Schrifttum verwiesen werden (s. Literaturverzeichnis). Es gibt fließende Übergänge zwischen abartigen und „normalen" Rauschformen, auf deren Bedeutung neuerdings ROM-MENEY und von juristischer Seite HÜLLE hingewiesen haben. Die Aufstellung eines Schemas, das starr eingehalten werden kann, wird auch hier nicht möglich sein.

δ) Beurteilung der Fahrlässigkeit beim Vollrausch.

Wie oben erwähnt (S. 749), ist eine Verurteilung wegen Volltrunkenheit nur möglich, wenn das berauschende Mittel vorsätzlich oder fahrlässig genommen wurde. Bei der Beurteilung der Fahrlässigkeit wird erfahrungsgemäß auch der Arzt gefragt. War der Beschuldigte früher einmal durch ein unangenehmes Erlebnis in der Trunkenheit gewarnt worden, so pflegte man Fahrlässigkeit beim Genuß alkoholischer Getränke als vorliegend anzusehen. Manchmal war jedoch derartiges nicht feststellbar, und es war dann für die Rechtssicherheit bis zu einem gewissen Grade unbefriedigend, wenn der Täter bei Annahme eines Vollrausches nicht einmal wegen Volltrunkenheit nach § 330a StGB.

verurteilt werden konnte. Diese gelegentlich auftauchende Schwierigkeit ist jetzt durch die Entscheidung des Bundesgerichtshofes vom 12. 4. 51 (Juristenzeitung 1951, S. 459) behoben. Der Bundesgerichtshof hat sich im Gegensatz zu der bisherigen Rechtsprechung auf den Standpunkt gestellt, der einzelne Staatsbürger müsse nach seiner Lebenserfahrung wissen, daß man nach Alkoholgenuß straffällig werden kann. Ein Nachweis im einzelnen sei also nicht nötig. Die Anwendung des § 330a StGB. setze nicht voraus, daß der Täter weiß, daß er im Rausch zu Straftaten irgendwelcher Art neigt.

Mitunter wird man in solchen Fällen den Beschuldigten als Arzt dennoch in Schutz nehmen müssen, z. B. dann, wenn ihm, ohne daß er es merkte, bei einem Zusammensein Schnaps in das Bier gegossen wurde oder wenn er noch so unerfahren ist, daß er die Wirkung des Rausches nicht kennen kann. Es ist oben erwähnt worden, daß es gelegentlich auch eine vorübergehende Alkoholintoleranz gibt, auf die der Betreffende nach seinen bisherigen Erfahrungen nicht gefaßt sein konnte. Derartige Gesichtspunkte wird man in geeigneten Fällen dem Gericht unterbreiten müssen.

ε) Das Alkoholexperiment zwecks Prüfung der Toleranz.

Zur Prüfung der Frage der Toleranz gegen Alkohol wird im Schrifttum das Alkoholexperiment empfohlen (MANZ, hier Schrifttum). Wir pflegen es anzuraten beim Einwand besonders großer Intoleranz und beim gegenteiligen Einwand einer besonders weitgehenden Toleranz. Meist liegt die Sache so, daß der Beschuldigte geltend macht, es möge sein, daß bei einem Blutalkoholgehalt von $1,5^0/_{00}$ die meisten Menschen nicht fahren könnten; er persönlich müsse aber für sich in Anspruch nehmen, daß er bei dieser Alkoholintoxikation besonders gut und sicher fahre. Wir pflegen das Experiment mit Einwilligung des Betreffenden so vorzunehmen, daß wir ihn, zusammen mit andern, im äußeren Rahmen eines gesellschaftlichen Zusammenseins eine vorher berechnete Alkoholmenge trinken lassen und sowohl bei ihm als auch bei den Mittrinkern von Zeit zu Zeit den Blutalkoholgehalt kontrollieren. Von psychotechnischen Untersuchungen pflegen wir abzusehen, da sie erfahrungsgemäß zu einem gewissen psychischen Schock und zu einer Ernüchterung führen. Der Betreffende wird vielmehr von uns möglichst unauffällig ohne besondere Untersuchung beobachtet. Bisher haben wir bei allen diesen Untersuchten feststellen müssen, daß schon vor Erreichung einer Konzentration von $1,5^0/_{00}$ die psychischen Zeichen einer Alkoholbeeinflussung so deutlich wurden, daß man ihm ein Fahrzeug nicht anvertrauen konnte. Die Betreffenden fingen an zu prahlen und begannen besonders energische, jedoch ataktische Bewegungen zu machen. Man kann den zu Untersuchenden natürlich auch an ein Versuchsbrett setzen, dies wird insbesondere dann zweckmäßig sein, wenn man die Wirkung geringer Alkoholmengen erproben will. Daß man unter diesen Umständen vor Beginn der eigentlichen Versuche den „Übungszuwachs" ausschalten muß, wurde bereits oben betont[1].

Führt man einen Alkoholversuch außerhalb eines Krankenhauses durch, so muß man sich darüber klar sein, daß man auch für die Zeit nachher für das Wohl des Betreffenden verantwortlich ist. Ein Kraftfahrer hatte sich nach dem Verkehrsunfall recht auffällig benommen. Es waren Zeichen von Verwirrtheit aufgetreten. Er selbst machte aber weder Alkoholintoleranz noch Zurechnungsunfähigkeit geltend. Beim Alkoholversuch wurde er schnell auffällig, suchte Händel, riß sich los und lief auf die Straße. Es war notwendig, ihm einige Ärzte des Instituts nachzuschicken. Sie fanden ihn auf einer belebten Straße urinierend vor, es kostete sie viel Mühe, den Probanden ins Institut zurückzubringen. Erst nach längeren Schwierigkeiten gelang es, ihn auf einen Divan zu betten. Nach etwa 4 Std

---

[1] Neuerdings führen wir auch psychologische Testversuche durch, bei denen der Übungszuwachs kaum eine Rolle spielt (RAUSCHKE, STARK, S. 781).

wachte er auf, erkundigte sich sichtlich erstaunt, wo er sei, und hatte fast vom Beginn des Versuches ab eine glaubhafte Erinnerungslosigkeit. Er mußte für die ihm zur Last gelegte Verkehrsflucht exkulpiert werden. Er wurde lediglich bestraft, weil er sich unter Alkoholeinwirkung auf sein Motorrad gesetzt hatte.

3. Tödliche Alkoholvergiftung.

Die tödliche Alkoholdosis beträgt bei Erwachsenen 6—8 g je Kilogramm Körpergewicht, bei Kindern etwa 3 g (ELBEL). Der Blutalkoholgehalt liegt in solchen Fällen um 3,5 bis 4,5$^0/_{00}$. Doch kommen auch Todesfälle bei geringerem Blutalkoholgehalt vor, und zwar dann, wenn zwischen Alkoholeinnahme und Tod längere Zeit vergangen ist oder wenn krankhafte Veränderungen anderer Art, z. B. Myokardschädigung, zum Eintritt des Todes mitgewirkt haben oder der Trunkene vorzeitig infolge Aspiration von Erbrochenem in der Bewußtlosigkeit erstickt ist. Während des Krieges haben wir manchmal tödliche Alkoholvergiftungen gesehen, bei denen der Blutalkoholgehalt nach den angestellten Berechnungen nur 2,5$^0/_{00}$ erreicht hatte. Das gleiche gilt für die Nachkriegszeit; die Toleranz war hier eben geringer. Im Höchstfalle sind bei akuten tödlichen Alkoholvergiftungen Werte von rund 6$^0/_{00}$ beschrieben worden (CIAFARDO); hier handelt es sich wohl um Ausnahmefälle.

Der *Sektionsbefund* ist nicht sonderlich charakteristisch. An Gehirn, Lungen und Bauchhöhle fällt Alkoholgeruch auf. Es kommt aber vor, daß er durch den Fäulnisgeruch überdeckt wird. Das Blut ist dunkelrot und bleibt flüssig. Manchmal erkennt man eine Hirnschwellung oder ein Hirnödem (LINCK). Da der Tod in vielen Fällen durch Lähmung des Atemzentrums oder auch infolge Aspiration von erbrochenen Massen eintritt, fallen gelegentlich Erstickungsbefunde auf, wie Blutungen unter den serösen Häuten und in den Augenbindehäuten, akute Lungenblähung, manchmal interstitielles Emphysem. Von Einzelbefunden sind zu erwähnen kleinste Erweichungsherde in der Medulla oblongata (HEIM) und herdförmige Blutungen mit mikroskopisch nachweisbaren kleinen Nekrosen im Pankreas (WOSKRESSENSKY). Doch handelt es sich wohl hier nur um seltene Befunde. Vereinzelt fanden sich auch Blutungen im Linsenkern und im Seh- und Streifenhügel nach Art eines apoplektischen Insultes, und zwar bei Personen, bei denen sonst keine Veranlassung zur Entstehung einer Apoplexie vorlag. Es wurde die Frage diskutiert, ob der Alkohol zu Capillarschädigungen führen kann, die die Wände durchlässig machen (BEYREIS, REGUS).

Bezüglich der Technik der Blutentnahme bei der Leiche zwecks Blutalkoholbestimmung wird auf S. 754 verwiesen.

Es empfiehlt sich, bei der Leiche auch den Urinalkohol zu untersuchen. Ist er wesentlich höher als der Blutalkohol, so deutet das darauf hin, daß zur Zeit des Todes der Resorptionsgipfel schon überschritten war, was vielleicht für die Rekonstruktion der Vorgänge von Wichtigkeit sein kann (ELBEL, LINCK).

Beim Tode durch Alkoholvergiftung wird man auch daran denken müssen, daß äußere Umstände oder unzweckmäßige Medikamente den Eintritt des Todes begünstigen konnten. Die mit der Alkoholintoxikation einhergehende Hauthyperämie macht den Berauschten gegen Auskühlung besonders empfindlich. Es ist nicht notwendig, daß in solchen Fällen immer Außentemperatur unter 0⁰ zur Erklärung des Todes vorhanden sein muß. Es kommt nach unseren Erfahrungen auch vor, daß Betrunkene, die im Freien bei Temperaturen über 0⁰ (in einem unserer Fälle bei +6⁰ C) ums Leben kommen. Die Blutalkoholkonzentration betrug hier 2,9$^0/_{00}$.

Im Kriege ist es mir wiederholt unterlaufen, daß randalierenden Betrunkenen zur Beruhigung von unkundigem Sanitätspersonal SEE (Mischung von Scopolamin, Eucodal und Ephedrin, auch Scophedal genannt) gegeben wurde. So hatte auf einem Hauptverbandplatz ein Feldwebel, der sich als Gast dort befand, französischen Rotwein erhalten. Er fing an zu randalieren und wollte nicht zu Bett gehen. Die Verwundeten beschwerten sich über den Lärm. Der verantwortliche Sanitätsunteroffizier bekam es mit der Angst. Er injizierte seinem Kameraden eine Ampulle SEE stark. Der beruhigte sich bald danach, legte sich schlafen, wachte aber am nächsten Morgen nicht mehr auf. Der schließlich hinzugeholte

Arzt mußte den Tod feststellen. Durch Berechnung kam man auf einen Blutalkoholgehalt von noch nicht $3^0/_{00}$ zur Zeit des Kurvengipfels. Später wurde mir die Frage vorgelegt, ob zwischen der Injektion von SEE und dem Tode Kausalzusammenhang bestehe. Ich ging von der Erwägung aus, daß in Ausnahmefällen auch schon Todesfälle bei einer Blutalkoholkonzentration von weniger als $3^0/_{00}$ beobachtet wurden, daß dies aber selten ist. Bedeutend wahrscheinlicher erschien mir, daß der Verstorbene ohne die Injektion von SEE stark, die auf das Atemzentrum in gleichem Sinne lähmend wirkt, am Leben geblieben wäre. Ich kam zu dem Ergebnis, es sei überwiegend wahrscheinlich, daß Kausalzusammenhang zwischen der Injektion von SEE und dem Tode bestand, doch könne man dies nicht mit an Sicherheit grenzender Wahrscheinlichkeit beweisen.

Es erschien mir wahrscheinlich, daß die anfordernde Militärstelle (Divisionsarzt einer Frontdivision) mit der Fassung des Schlußgutachtens nicht viel anfangen könne. Ich hielt es daher für besser, diesem Divisionsarzt noch einen persönlichen kollegialen Brief zu schreiben. Ich führte aus, daß zur kriegsgerichtlichen Verurteilung des Sanitätsunteroffiziers wegen fahrlässiger Tötung der Kausalzusammenhang mit an Sicherheit grenzender Wahrscheinlichkeit bewiesen werden müsse. Das kriegsgerichtliche Verfahren werde daher wohl eingestellt werden. Dies schließe aber nicht aus, daß man den Unteroffizier disziplinarisch bestrafe. Auf der anderen Seite ermögliche die Feststellung einer überwiegenden Wahrscheinlichkeit eines Kausalzusammenhanges die Annahme einer Wehrdienstbeschädigung, so daß die Angehörigen in den Genuß der Kriegsrente kämen. Es war auch richtig, daß ich unter den gegenwärtigen Umständen mein eigenes Gutachten kommentiert hatte, denn der Divisionsarzt schrieb mir zurück, er habe tatsächlich mit der Fassung nichts anzufangen gewußt. Nach Empfang meines Briefes habe er das Gutachten dem Divisionsrichter vorgelegt. Dieser habe aber sofort den Zusammenhang durchschaut.

Tödliche Alkoholvergiftungen sind meist die Folge von Maßlosigkeit im Trinken, wobei vorangegangene Abstinenz gelegentlich verhängnisvoll sein kann, z. B. unter Kriegsverhältnissen, Unwissenheit, wie sie bei Kindern und Jugendlichen vorkommen kann, oder von unsinnigen Wetten. Auch sind einmal 2 Todesfälle durch ein alkoholisches Klysma zustande gekommen. Es war beabsichtigt, gegen Würmer ein Seifenwasserklysma zu geben. Eine Apothekerassistentin hatte unvorsichtigerweise der Großmutter des Kindes geraten, die Seife zwecks leichterer Löslichkeit mit Spiritus anzureiben. Auf diese Weise hatten die Kinder einen Einlauf von $1/_2$ Liter Spiritus, in dem Seife gelöst war, erhalten. Ein Kind wurde sofort bewußtlos, das andere $1/_2$ Std später. Beide starben (WAGNER-SCHELLENBERG). Morde durch Alkoholgaben wurden nur in der älteren Literatur beschrieben (MASCHKA, zit. nach WAGNER-SCHELLENBERG). Kindern waren mehrere Eßlöffel konzentrierten Alkohols eingegeben worden.

Die Blutalkoholuntersuchung an der Leiche eignet sich auch dazu, bei Selbstmorden oder bei fraglichen *Selbstmorden* eine Alkoholbeeinflussung festzustellen, die unter Umständen gewisse Rückschlüsse erlaubt. So fand MUNCK unter 100 Selbstmordfällen bei 42 Männern und 4 Frauen einen Blutalkoholgehalt von rund $1^0/_{00}$ und mehr.

4. Feststellung von chronischem Alkoholismus an der Leiche.

Im Gegensatz zum akuten Alkoholismus verursacht *chronischer Alkoholgenuß* doch gewisse anatomische Veränderungen. Biertrinker haben ein mächtiges Fettpolster, Schnapstrinker sind eher mager. Die Trinkernase wird allerdings bei der Sektion kaum mehr zu sehen sein. Das Unterhautfettgewebe hat bei Trinkern mitunter eine eigenartige blaßgelbe Farbe. Hochgradige Fettdurchwachsung der Herzmuskulatur und Herzhypertrophie werden gleichfalls auf chronischen Genuß von Alkohol hinweisen, ebenso Fettleber. Ob ein Zusammenhang zwischen Lebercirrhose und chronischem Alkoholismus besteht, ist neuerdings zum mindesten sehr fraglich geworden (SJÖVALL).

Umschriebene Schleimhautwucherungen im Magen (État mamilloné), papilläre Wucherung der Zungenschleimhaut, Leukoplakie der Speiseröhre mit ausgeprägten Längsfalten geben gleichfalls einen Hinweis. Gewisse Zusammenhänge zwischen chronischem Alkoholismus und Pachymeningitis haemorrhagica interna werden immer noch behauptet, sind aber wohl umstritten. Im Zentralnervensystem sind mikroskopisch bei der sog. WERNICKEschen Encephalitis Veränderungen in Gestalt von Wucherungen der Gefäßwandzellen *ohne* zellige Infiltration und gelegentlich Blutungen im Zwischenhirn nachzuweisen (H. SPATZ).

Bezüglich der Klinik des chronischen Alkoholismus, der Alkoholsucht und ihrer Bekämpfung muß auf das sozialmedizinische und psychiatrische Schrifttum verwiesen werden.

5. Verhalten von Urin, Liquor und Speichel nach Alkoholgenuß.

Wenn man den Urinalkohol praktisch zur Diagnose der Frage der Alkoholintoxikation verwerten will, wird man ihn aus dem Nierenbecken gewinnen müssen, was nicht immer möglich ist. Daß sich beim Blasenurin, je nach Konzentration des alkoholischen Getränkes, Unregelmäßigkeiten einstellen, wurde schon oben erwähnt. Die Urinkurve entspricht im großen und ganzen der Blutalkoholkurve, hinkt ihr aber nach (Bavis).

Auch die *Liquorkurve* hinkt nach Alkoholgenuß erheblich der Blutkurve nach, und zwar um 1—2 Std. Vielleicht kann man die sog. *Katererscheinungen* zum Teil darauf zurückführen. Im durch Occipitalpunktion gewonnenen Liquor scheint eine gewisse Anreicherung von Alkohol stattfinden zu können. Der Liquorwert kann den Blutalkoholwert um $0,1^0/_{00}$ übersteigen (Schneider, Schoen). Bei Todesfällen ist es zweckmäßig, den Liquorwert mit zu untersuchen, schon um Erfahrungen zu gewinnen. Auch wird man gut tun, die Hirnsubstanz selbst zu untersuchen. Für die Praxis am Lebenden werden Liquoruntersuchungen keine große Bedeutung gewinnen, da es sich hier doch um einen etwas weitgehenden Eingriff handelt, der unter keinen Umständen ambulant durchgeführt werden kann. Liquorpunktionen gehören nach deutscher Auffassung nicht ohne weiteres zu jenen kleinen diagnostischen Eingriffen, die ohne Zustimmung des Untersuchten zulässig sind (§ 81a StPO.).

Praktisch wichtig wird eine Untersuchung des *Speichelalkohols* dann, wenn einer Blutentnahme von dem zu Untersuchenden nicht zugestimmt wird, und wenn man Zwang entweder nicht anwenden will oder nicht anwenden darf. Der Kurvenverlauf des Speichelalkohols entspricht im großen und ganzen dem des Blutes (Fabre, Simonin, Fabre, Elbel). Ein deutliches Nachhinken der Speichelalkoholkurve wurde nicht festgestellt. Der Speichelalkohol verhält sich zum Blutalkohol bezüglich des Konzentrationswertes wie 1,25:1. Statt des Gipfels findet man häufig Plateaubildung. Der Kurvenverlauf des Speichelalkohols wird allerdings nicht nur am Anfang, sondern auch in der postresorptiven Phase dadurch gestört, daß offenbar locker fixierter Alkohol aus der Mundschleimhaut sekundär in den Speichel hineingeraten kann. Dadurch kommen im Kurvenverlauf merkwürdige Zacken zustande, die die Gefahr von Fehlbeurteilungen mit sich bringen können.

c) Brennspiritus.

Brennspiritus ist vergällter Alkohol. Zur Vergällung dienen Pyridinbasen, die dem Brennspiritus den eigenartigen unangenehmen Geruch geben. Auch enthält er Methylalkohol, etwa 4—7% Das *Pyridin*, womöglich in Gestalt von Dämpfen eingeatmet, führt außer zu Appetitlosigkeit und Durchfällen, vor allem zu Schädigungen des Zentralnervensystems mit Schwindel, Kopfschmerz, Mattigkeit und Hirnnervenlähmungen (Fühner). Bei Genuß von Brennspiritus, der in alkoholarmer Zeit mitunter zur Bereitung von Getränken verwendet wird, entstehen besonders schwere Katerwirkungen, die manchmal von den Berauschten insofern als angenehm empfunden werden, als sie dann „lange Zeit an nichts zu denken brauchen". Der Gehalt an Methylalkohol führt bei dauerndem Genuß zu Sehstörungen. Brennspiritus wurde gelegentlich im Osten Deutschlands von entarteten Trinkern, auch von Frauen, in Kaffee, Himbeersaft oder nach Zusatz von Liköressenzen genossen (B. Mueller).

Die örtliche Reizwirkung, z. B. bei der Benutzung zu Desinfektionszwecken, kann zu ekzemartigen Ausschlägen führen.

Sog. Hartspiritus ist kein Alkohol, sondern Metaldehyd (s. S. 791).

d) Äther.

Der Äthyläther wird außer als Narkosemittel in der Medizin als Hautreinigungsmittel benutzt. Ätherinhalation führt bekanntlich zur Narkose, meist unter leicht erhöhtem Blutdruck. Bis zu einem gewissen Grade gefürchtet sind Affektionen der Luftwege im Anschluß an Äthernarkose. An der Leiche fällt der Geruch auf. Im übrigen sind die Befunde wenig charakteristisch. Man findet Hyperämie an den inneren Organen, flüssiges Blut und Ödem und unter

Umständen ringförmige Blutaustritte im Gehirn. Mikroskopisch wurde im Tierversuch vermehrtes Lipoid in den Ganglienzellen festgestellt (s. PETRI); am Versuchstier fiel ferner beim Äthertod ein intraalveoläres Lungenemphysem auf (MOSINGER und ROCHETTA). Beim Narkosetod sieht man an der Leiche unter Umständen eine leere und auffällig weite rechte Herzkammer. Man wird auch darauf achten müssen, ob am Herzen Verfettungen vorhanden sind. Entzündungserscheinungen sind sorgfältig zu beachten. Im Schrifttum wird von einer gewissen Thromboseneigung gesprochen (LEVIN, PETRI). Der Ausfall der WIDMARKschen Reaktion kann einen gewissen Aufschluß über die inhalierten Äthermengen geben. Die WIDMARKsche Konstante für Äther wurde mit 0,92 bestimmt (GISSELSON, DYBING). Bei Anwendung der WIDMARKschen Konstante für Alkohol mit 1,13 findet man bei Äthernarkosen Werte bis zu 1,52$^0/_{00}$, bei beginnendem Erwachen 0,69$^0/_{00}$. Wurde die Narkose mit Chloräthyl eingeleitet, das schnell flüchtig ist, so ist der WIDMARK-Wert entsprechend geringer, im Mittel betrug er 0,49$^0/_{00}$. Bei den klinisch geläufig gewordenen Äthernarkosen kann man im großen und ganzen mit Werten bis zu 0,7$^0/_{00}$ rechnen (KOLLER, SAAR und PAULUS, DOTZAUER). Bei Schwangeren, die operiert werden, geht der in der Narkose eingeatmete Äther offenbar schnell in das kindliche Blut über, und zwar findet man hier in der überwiegenden Anzahl der Fälle etwas höhere Werte als im Venenblut der Mutter und im retroplacentaren Blut (DOTZAUER).

Äther ist gelegentlich aus *Versehen* getrunken worden. Bei einer Einnahme von 30 g trat der Tod ein (LEVIN). Eine Art *Äthersucht* kommt gelegentlich vor. Er wird eingeatmet, auch getrunken, und zwar in Gestalt von ätherischem Baldrian und Hoffmannstropfen, einer Mischung von Alkohol und Äther (LEVIN). Aus persönlicher Erfahrung ist mir chronisches Trinken von Hoffmannstropfen oder ätherischem Baldrian aus Litauen, anderen aus Teilen Oberschlesiens (WINTER) bekannt. Die Berauschten fallen durch einen gemäßigt-manischen Zustand auf; sie sind ausgesprochen euphorisch und pflegen im allgemeinen nicht bösartig zu werden. Auf der anderen Seite sind aber aus der Erfahrung bei Äther mit den früher gebräuchlichen sog. Erstickungsnarkosen nachhaltige Erregungszustände bekannt, in denen die Annarkotisierten gefährlich werden können. Bei geeigneten Persönlichkeiten kann es zur regelrechten *Äthersucht* kommen, die zu Charakterdegeneration führt; im Gegensatz zum chronischen Alkoholiker ist der Äthersüchtige mehr nach innen gekehrt und scheu, er ähnelt eher dem Morphinisten und kommt sehr schnell sozial herunter (BROSER, hier eingehendes Schrifttum). Von Süchtigen können in Ausnahmefällen bis zu 180 g Äther getrunken werden (LEVIN) oder sogar 300—400 cm³ täglich (BREDEMANN). Bei Entziehung sind Abstinenzerscheinungen beobachtet worden (WINTER). Als Folge von chronischem Mißbrauch wurde auf das Auftreten einer Polyneuritis hingewiesen (BREDEMANN).

Angaben solcher Mädchen, die von einem auf sie gerichteten sexuellen Attentat reden und behaupten, durch Anspritzen mit Äther wehrlos gemacht worden zu sein, müssen ebenso zurückhaltend beurteilt werden wie entsprechende Mitteilungen über gewaltsame Chloroformnarkose. Chronische Ätherinhalation, wie sie in schlecht gelüfteten kleinen Operationssälen vorkommen kann, führt mitunter zu chronischen Vergiftungserscheinungen wie Appetitlosigkeit, Mattigkeit, Kopfschmerz, Reizbarkeit, Eosinophilie (WERTHMANN).

Ein eigentlicher Selbstmord durch Äther ist nicht bekannt geworden. Wohl aber kam es zu einem tödlichen Unfall bei einem sexuell Abnormen, der sich selbst in allen möglichen Stellungen fesselte und sich, anscheinend zur Erhöhung seiner Lust, selbst mit Äther narkotisierte (ROGAL).

Von Zwischenfällen in der Äthernarkose ist bekannt geworden, daß nach wiederholten Narkosen Krämpfe auftraten (JAMES und PASK). Im amerikanischen Schrifttum ist auch davor gewarnt worden, während der Äthernarkose Tetanusserum zu geben. Die Gefahr eines anaphylaktischen Schockes soll hier vermehrt sein (QUILL, BAILEY). Doch stimmt dies unseres Wissens mit den deutschen Felderfahrungen nicht überein. Hier wurde gern in der Narkose Tetanusserum injiziert. In Operationssälen, in denen sich Ätherdämpfe in einer gewissen Konzentration angesammelt haben, besteht eine gewisse Explosionsgefahr. Das Überspringen von Funken oder die Verwendung von Glühknöpfen muß daher vermieden werden (STAMM, EHLERS, REMUND und WEHRLI, TANDBERG).

e) Glykole.

Glykole sind zweiwertige Alkohole. Sie stehen in ihren Eigenschaften zwischen den einwertigen Alkoholen und dem dreiwertigen Alkohol, dem Glycerin. Bezüglich Geschmack, der leicht süßlich ist, verhalten sie sich ebenso wie Glycerin. Sie bilden ein wichtiges technisches Lösungsmittel und werden zum Teil als Ersatzmittel für Glycerin angewendet, z. B. als Frostschutzmittel für das Kühlwasser der Kraftwagen (FÜHNER). Die Glykole kommen vor in den verschiedensten Verbindungen. Landläufig ist das Äthylenglykol, auch kurz mit Glykol bezeichnet, das Diäthylenglykol, auch als Diglykol bezeichnet, das Dioxan, das Äthylenchlorhydrin (Glykol-Chlorhydrin). Nach dem Ergebnis von Tierversuchen haben das Propylenglykol und das Dioxan die geringste Schädlichkeit, während das Methylglykol, das Äthylglykol und das Äthylenglykol verhältnismäßig gefährlich sind. Das Diäthylenglykol weist eine mittlere Schädlichkeit auf (DOERR und Mitarbeiter). Bestimmte tödliche und schädliche Dosen lassen sich nicht angeben. Nach Genuß von 45 g Äthylenglykol sind Schäden nicht eingetreten. Damit ist natürlich nicht gesagt, daß solche Mengen immer vertragen werden (Schrifttum s. DOERR und Mitarbeiter).

Die Giftwirkungen bestehen in renaler Insuffizienz, die bis zur Anurie fortschreiten kann und in einer zentralen Atemlähmung. Das Äthylenglykol nimmt insofern eine besondere Stellung ein, als es im Körper schnell in Oxalsäure umgewandelt wird, so daß die Vergiftung auch unter der Form der Oxalsäurevergiftung verläuft. Tatsächlich findet man hier in den Nieren Oxalsäurekristalle. Die Glykolester sind giftiger als das Glykol selbst (SMITH u. a.). Es fanden sich in Tierversuchen eine Vacuolisierung der Nierenepithelien im Sinne von Nephrosen (KESTEN u. a.). Klinisch wurden anfangs Kopfschmerzen und Rauschzustände, später Dyspnoe mit Nasenflügelatmung, tiefe Bewußtlosigkeit und Muskelzuckungen beobachtet (BOEMKE, WALTER, HANSEN, KAHN u. a.).

Im Jahre 1929 ereignete sich in Amerika dadurch eine Massenvergiftung, daß Sulfonamide von einer Firma versehentlich in Diäthylglykol aufgelöst und abgegeben wurden. Dieser Umstand gab Anlaß zu ausgedehnten experimentellen Untersuchungen (TAEGER). In Deutschland kam es im Jahre 1948 dadurch zu tödlichen Unfällen, daß versehentlich zu einem Klysma statt Glycerin Diäthylenglykol genommen wurde (ZEHRER). Weitere Unfälle kamen dadurch vor, daß die Frostschutzmittel für Autokühler für Alkohol gehalten und in der alkoholarmen Kriegs- und Nachkriegszeit getrunken wurden (BOEMKE, DOTZAUER). Das Nitroglykol ist unter Nitroverbindungen besprochen worden (s. S. 714).

Literatur.

Alkohole.

Methylalkohol.

AGNER, KJELL u. K. E. BELFRAGE: Acta physiol. scand. (Stockh.) **13**, 87 (1947). Ref. Ber. allg. u. spez. Path. 1, 255 (1949). — ALBERTY u. KEESER: Klin. Wschr. **1948**, 212. — ALDER u. a.: Arch. internat. Pharmacodynamie **59**, 416 (1938). Ref. Dtsch. Z. gerichtl. Med. **31**, 194 (1939).

BANNICKE: Die Bedeutung der Leichenfäulnis für den Ameisensäurenachweis bei der forensischen Feststellung von Methylalkoholvergiftung. Med. Diss. Halle-Wittenberg 1939. Ref. Dtsch. Z. gerichtl. Med. **33**, 322 (1940). — BILDSTEN: Biochem. Z. **146**, 361 (1924).

DOTZAUER: Ärztl. Wschr. **1947**. — DREYFUSS: Z. Unfallmed. u. Berufskrkh. **39**, 84 (1946).

FISCHER, H.: Handwörterbuch der gerichtlichen Medizin, S. 217. Berlin 1940. — FÜHNER: Medizinische Toxikologie, S. 132. Leipzig 1947.

GERBIS: Slg Vergift.fälle **2** (A 160), 171 (1931). — GOLDBACH u. OPFER-SCHAUM: Z. Lebensmittel-Unters. u. Forsch. **91**, 179 (1950).

HAILE: Dtsch. Z. gerichtl. Med. **39**, 296 (1949). — HUMPERDINCK: Arch. Gewerbepath. **10**, 569 (1941).

KÄMPF: Dtsch. Z. gerichtl. Med. **41**, 167 (1952). — KEESER u. ALBERTY: Klin. Wschr. **1948**, 212. — KLAUER: Dtsch. Z. gerichtl. Med. **30**, 280 (1938). — KRAUL: Slg Vergift.fälle **7** (A 628), 157 (1936).

LIEB: ABDERHALDENS Handbuch der biologischen Arbeitsmethoden, Abt. IV, Teil 12, 1. Hälfte, Bd. 2, S. 132 2. Berlin u. Wien 1938.

MENNE: Arch. of Path. **26**, 77 (1938). Ref. Dtsch. Z. gerichtl. Med. **30**, 371 (1938). — Slg Vergift.fälle **10** (A 817), 179 (1939). — MÜLLER, E.: Über den Ameisensäuregehalt im Urin von Gesunden und Kranken und seine Bedeutung für die forensische Feststellung der Methylalkoholvergiftung. Med. Diss. Halle-Wittenberg 1939. Ref. Dtsch. Z. gerichtl. Med. **33**, 322 (1940).

NEIDING u. a.: Slg Vergift.fälle **4** (A 352), 161 (1933). — NEYMARK: Scand. Arch. Physiol. (Berl. u. Lpz.) **3**, 227 (1936).

ORTHNER: Zbl. Path. **85**, 11 (1949). — Die Methylalkoholvergiftung. Berlin-Göttingen-Heidelberg 1950.

PAUL u. a.: Ann. Méd. lég. etc. **23**, 110 (1943). — PETRI: Handbuch der speziellen Anatomie und Histologie, herausgeg. von HENKE u. LUBARSCH, Bd. 10, S. 293. Berlin 1930. — PROKOP: Dtsch. Z. gerichtl. Med. **40**, 127 (1950).

REUTER, F.: ABDERHALDENS Handbuch der biologischen Arbeitsmethoden, Abt. IV, Teil 12, A. Hälfte, Bd. 2, S. 1208. — RODENACKER: Die chemischen Gewerbekrankheiten, S. 98. Leipzig 1951. — RØE: Acta med. scand. (Stockh.) **113**, 558 (1943). Ref. Dtsch. Z. gerichtl. Med. **38**, 157 (1944). — Die Methanolvergiftung. Bull. schweiz. Akad. Med. Wiss. **1947**, 3. Ref. Ber. allg. u. spez. **3**, 394 (1949).

SCHMIDT, G.: Dtsch. med. Wschr. **1946**, 61. — SCHMIDT, H. J.: Zur Frage des chemischen Nachweises der Methanolvergiftung. Med. Diss. Erlangen 1949. — SCHMIDT, O.: Dtsch. Z. gerichtl. Med. **38**, 87 (1944). — SCHWARZMANN: Slg Vergift.fälle **5** (A 442), 129 (1934). — SEIFERT u. GÜNTHER: Arch. exper. Path. u. Pharmakol. **213**, 37 (1951). — SEIFERT u. LEYERS: Arch. exper. Path. u. Pharmakol. **214**, 124 (1952).

WAGNER: Klin. Mbl. Augenheilk. **112**, 167 (1947). — Methylalkoholvergiftung. Med. Klin. **1947**, 527. — WEINIG u. NEUGEBAUER: Dtsch. Z. gerichtl. Med. **41**, 30 (1952).

Äthylalkohol.

Allgemeindarstellungen.

BUHTZ: Der Verkehrsunfall. Stuttgart 1938.

CHRISTIE: Schweiz. med. Wschr. **80**, 327 (1950).

ELBEL: Handwörterbuch der gerichtlichen Medizin, S. 25, S. 37 u. S. 42. Berlin 1940. — Die wissenschaftlichen Grundlagen der Beurteilung von Blutalkoholbefunden. Leipzig 1937. Neue med. Welt **1951**, 1106, 1151.

JUNGMICHEL: Alkoholbestimmung im Blut. Berlin 1933. — 1. Internat. Kongr. gerichtl. u. soz. Med. Bonn 1938, S. 373.

MUELLER, B.: Dtsch. Justiz **1938**, 630. — Kriminalistik **1938**, 81. — Münch. med. Wschr. **1950**, 127. — Dtsch. Z. gerichtl. Med. **41**, 1 (1952). — Neue jur. Wschr. **1952**, 768. — MÜLLER-HESS: Jkurse ärztl. Fortbildg **1936**, H. 9.

SCHWARZ: Quantitative Alkoholbestimmung und ihre Bedeutung für Medizin und Rechtspflege. Basel 1940.

WIDMARK: Die theoretischen Grundlagen und praktische Verwendbarkeit der gerichtlich-medizinischen Alkoholbestimmung. Berlin u. Wien 1932.

Statistisches.

BEIL: Dtsch. Z. gerichtl. Med. **33**, 265 (1939). — BIRK u. HERMANN: Die Blutalkohol-untersuchungen im gerichtlich-medizinischen Institut München und deren kritisch-statistische Würdigung (von den Jahren 1933 und 1935—1938). Med. Diss. München 1940. Ref. Dtsch. Z. gerichtl. Med. **34**, 46 (1941).

DOMINICI: Minerva Med. (Torino) **1952** I, 949.

ELBEL: Neue med. Welt **1951**, 1106, 1151.

GÖSSER: Erfahrungen über Blutalkoholbestimmungen bei Verkehrsunfällen in den Jahren 1935—1937. Med. Diss. Göttingen 1940. Ref. Dtsch. Z. gerichtl. Med. **36**, 321 (1942).

HECKE, VAN: Ann. Méd. lég. etc. **31**, 291 (1951).

PONSOLD u. SACHS: Z. soz. Hyg. **1949**, H. 3. — POWERS: J. Amer. Med. Assoc. **115**, 1521 (1940).

SCHNEIDER: Kriminalistik **13**, 145 (1939). — SCHWETZER: Mschr. Unfallheilk. **1952**, 257.

WEIGEL: Dtsch. Ärztebl. **1938** II, 656.

Rechtliches.

ANDRESEN u. SAND: Verh. 1. Internat. Kongr. gerichtl. Med. Bonn 1930, S. 445.
BECKER: Med. Welt **1940**, 300.
CHRISTIE: Schweiz. med. Wschr. **1950**, 327.
DEMIANI: Der Betriebsberater 1951, S. 732. Hier Entscheidungen von Oberversicherungs-
ämtern.
HELLWIG: Verh. 1. Internat. Kongr. gerichtl. Med. Bonn 1938, 422. — HOLTZ: Mschr.
dtsch. Recht **1952**. — HÜBNER: Mschr. Unfallheilk. **50**, 236 (1943).
JUNGMICHEL: erscheint Dtsch. Z. gerichtl. Med.
LANDE, DERVILLÉE u. GODEAU: Verh. 1. Internat. Kongr. gerichtl. Med. Bonn 1938,
S. 427.
MARKOV: Verh. 1. Internat. Kongr. gerichtl. Med. Bonn 1938, S. 441.
PERRET: Mschr. Unfallheilk. **1952**, 92.
RICHTER, K.: Forsch. Alkoholfr. **47**, 10 (1939).
SCHWARZ: Ber. 1. Internat. Kongr. gerichtl. Med. Bonn 1938, S. 454. — SJÖVALL: Nord.
kriminaltekn. Tidskr. **10**, 105 (1940). Ref. Dtsch. Z. gerichtl. Med. **35**, 63 (1942).
UNTERHINNINGHOFEN: Die berufsgenossenschaftliche Versicherung. In Das ärztliche
Gutachten im Versicherungswesen, S. 995. Leipzig: Johann Ambrosius Barth 1939.

Methodik.
Ärztliche Untersuchung.

DUPY et CARASSO: Bull. Soc. méd. Hôp. Paris **63**, 16 (1947). Ref. Zbl. inn. Med. **118**,
306 (1948).
FRENZEL: Arch. Ohr- usw. Heilk. **146**, 220 (1939).
HEDENSTRÖM, v. u. O. SCHMIDT: Dtsch. Z. gerichtl. Med. **40**, 234 (1951). — HELLWIG:
Dtsch. Ärztebl. **1941** II, 341. — HILLGER: Die Veränderungen der Hauttemperatur nach
Alkoholgenuß. Med. Diss. Heidelberg 1950.
JETTER: Amer. J. Med. Sci. **196**, 475 (1938). Ref. Dtsch. Z. gerichtl. Med. **31**, 432 (1939).
LILJESTRAND: Forsch. Alkoholfr. **48**, 61 (1940). Ref. Dtsch. Z. gerichtl. Med. **35**, 256
(1942). — LITTLE and MCAVOY: Quart. J. Alcohol **13**, 9 (1952).
MEYER ZUM GOTTESBERGE: Med. Welt **1943**, 429.
PLENKERS: Dtsch. Z. gerichtl. Med. **38**, 158 (1943).
SCHNEICKERT: Arch. Kriminol. **103**, 110 (1938). — SCHWARZ et THÉLIN: Rev. méd.
Suisse rom. **60**, 293 (1940). Ref. Dtsch. Z. gerichtl. Med. **33**, 321 (1940).

Methode nach NICLOUX und Abarten.

ROCHAT: Rev. Méd. **69**, 65 (1949). Ref. Ber. allg. u. spez. Path. **3**, 96 (1949).
SCHIFFERLI: Praxis (Bern) **1951**, 691. — SCHWARZ: Dtsch. Z. gerichtl. Med. **10**, 377
(1927). — SELESNICK: J. Amer. Med. Assoc. **110**, 775 (1938). — SIMONIN: Ann. Méd. lég. etc.
20, 228 (1940).

Interferometrische Untersuchung.

DECKER: Dtsch. Z. gerichtl. Med. **33**, 33 (1939).
PAULUS u. SAAR: Beitr. gerichtl. Med. **16**, 110 (1942).
SCHWARZ: Dtsch. Z. gerichtl. Med. **10**, 377 (1927).

Photometrische Bestimmung auf fermentativem Wege.

BÜCHER u. REDETZKI: Klin. Wschr. **1951**, 615.
DOTZAUER u. Mitarb.: Dtsch. Z. gerichtl. Med. **41**, 15 (1952).

WIDMARKsche Methode.

BECCARI: Rass. Fisiopat. **12**, 301 (1940). Ref. Dtsch. Z. gerichtl. Med. **35**, 154 (1942).
DENCKS: Dtsch. Z. gerichtl. Med. **36**, 181 (1942).
ELBEL: Handwörterbuch der gerichtlichen Medizin, S. 37. Berlin 1940.
HENRICH: Klin. Wschr. **1941** I, 148.
JUNGMICHEL: Dtsch. Z. gerichtl. Med. **32**, 537 (1939/40). — Verh. 1. Internat. Kongr.
gerichtl. u. soz. Med., Bonn 1938, S. 396.
MUELLER, B.: Dtsch. Justiz A **1941**, Nr 9, 269. Dtsch. Z. gerichtl. Med. **41**, 1 (1952).
NEYMARK u. WIDMARK: Fysiogr. Sällsk. Lund. Förh. **10**, 183 (1941). Ref. Dtsch. Z.
gerichtl. Med. **36**, 134 (1942).
PRIEVERA: Orv. Közl. **1941**, Nr 5, 154. Ref. Zbl. Path. **82**, 59 (1944/45).
SCHERER: Welche Vor- und Nachteile hat die Abwägung der Blutproben bei der Alkohol-
bestimmung nach der Methode WEYRICH gegenüber der üblichen Methode mit Capillaren?
Med. Diss. Würzburg 1942.

WALCHER: Gerichtlich-medizinische und kriminalistische Blutuntersuchung. Berlin 1939.
WEYRICH: ABDERHALDENS Handbuch der biologischen Arbeitsmethoden, Abt. IV, Teil 12, 1. Hälfte, Bd. 2, S. 1507. Berlin u. Wien 1938. — Dtsch. Z. gerichtl. Med. **28**, 354 (1937).

Untersuchung der Atemluft.

GÜNTHER: Alkohol und Alkoholgeruch in der Ausatmungsluft. Med. Diss. Heidelberg 1950.
HARGER, LANB and HULPIEU: J. Amer. Med. Assoc. **110**, 779 (1938). — HOLCOMB: J. Amer. Med. Assoc. **111**, 1076 (1938).
PAULUS: Demonstration eines Drunkometers. Tagg. der Dtsch. Ges. gerichtl. u. soz. Med. Sept. 1952 in München. Erscheint in Dtsch. Z. gericht. Med.
SEIFERT: Arch. exper. Path. u. Pharmakol. **214**, 427 (1952); **216**, 558 (1952). — Grundsätzliches zur Atemalkoholbestimmung. Tagg der Dtsch. Ges. gerichtl. u. soz. Med. Sept. 1952 in München. Erscheint in Dtsch. Z. gerichtl. Med. — SEIFERT u. GÜNTHER: Arch. exper. Path. u. Pharmakol. **213**, 37 (1951).

Methodik und Fehlerquellen bei der Untersuchung von Leichenblut und verdorbenem Blut.

BENNER: Untersuchungen über die Veränderung des Alkoholgehaltes in unter verschiedenen Bedingungen aufbewahrten Blutproben. Med. Diss. Göttingen 1938. Ref. Dtsch. Z. gerichtl. Med. **31**, 321 (1939).
DETTLING: Acta med. leg. et soc. 1, Nr 314 (1948). — DOMENICO e FOLCO: Arch. Ist. biochem. ital. **2**, 161 (1939). Ref. Dtsch. Z. gerichtl. Med. **34**, 61 (1941).
HINSBERG u. BREUTEL: Dtsch. Z. gerichtl. Med. **31**, 194 (1939). — HUBER: Dtsch. Z. gerichtl. Med. **37**, 128 (1943).
LANDE, P. DERVILLÉE et J. GODEAU: Ann. Méd. lég. etc. **17**, 999 (1937). Ref. Dtsch. Z. gerichtl. Med. **30**, 64 (1938).
PALMIERI: Verh. 1. Kongr. gerichtl. Med. Bonn 1938, S. 463.
SCHLEYER: Dtsch. Z. gerichtl. Med. **39**, 638 (1949). — SCHOEN: Wien. klin. Wschr. **1940 II**, 724. Ref. Dtsch. Z. gerichtl. Med. **34**, 47 (1941).
TARSITANO: Zacchia **2**, 263 (1938). Ref. Dtsch. Z. gerichtl. Med. **31**, 521 (1939).
WAGNER: Dtsch. Z. gerichtl. Med. **26**, 276 (1936). — WEINIG: Dtsch. Z. gerichtl. Med. **26**, 293 (1936); **40**, 318 (1951).

Qualitativer Nachweis.

ÖSTERLIND: Sv. Läkartidn. **1942**, 2433. Ref. Dtsch. Z. gerichtl. Med. **38**, 157 (1944).

Physiologie der Resorption und Elimination des Äthylalkohols.

Berechnung der genossenen Alkoholmenge

BERGGREN u. GOLDBERG: Acta physiol. scand. (Stockh.) 1, 246 (1940). Ref. Dtsch. Z. gerichtl. Med. **35**, 62 (1942).
ELBEL: Die wissenschaftlichen Grundlagen der Beurteilung von Blutalkoholbefunden. Leipzig 1937. — Handwörterbuch der gerichtlichen Medizin, S. 25 u. 37. Berlin 1940. — Med. Welt **1951**, 1106, 1151. — Dtsch. Gesundheitswesen **1951**, 551. — ELBEL u. LIECK: Dtsch. Z. gerichtl. Med. **26**, 270 (1936).
GRAF u. FLAKE: Arb.physiol. **6**, 141.
JACOBSEN: Nature (Lond.) **1952**, 645. — Pharmacol. Rev. 4, 107 (1952). — JUNGMICHEL: Alkoholbestimmung im Blut. Berlin 1933.
LANDE, DERVILLÉE et GODEAU: J. Méd. Bord. etc. **118**, 454 (1941). Ref. Dtsch. Z. gerichtl. Med. **38**, 158 (1944). — LANG: Der intermediäre Stoffwechsel, S. 132 ff. Berlin-Göttingen-Heidelberg 1952.
MEYER, ANITA: Studien über die akuten pathologisch-physiologischen und psychischen Wirkungen des Mostgenusses. Med. Diss. Heidelberg 1951.
ORELLI: Beitr. gerichtl. Med. 18, 160 (1949).
RAUSCHKE: Dtsch. Z. gerichtl. Med.) **41**, 474 (1952).
VASILIU: Ann. Méd. lég. etc. **19**, 462 (1939). Ref. Dtsch. Z. gerichtl. Med. **32**, 129 (1939/40).
WIDMARK: Die theoretischen Grundlagen und die praktische Verwendbarkeit der gerichtlich-medizinischen Alkoholbestimmung. Berlin u. Wien 1932.

Beziehungen zwischen der Alkoholkonzentration im Blut und den psychischen Erscheinungen.

BSCHOR: Dtsch. Z. gerichtl. Med. **41**, 273 (1952). — BUHTZ: Der Verkehrsunfall. Stuttgart 1938. — BUSATTO: Zacchia **3**, 317 (1939). Ref. Dtsch. Z. gerichtl. Med. **33**, 140 (1940).
DECKERT: Dtsch. Z. gerichtl. Med. **32**, 51 (1939/40).

ELBEL: Dtsch. Z. gerichtl. Med. **28**, 64 (1937); **31**, 102 (1939). — ELSAESSER: Über den akuten Einfluß von Äthylalkohol auf Teilfunktionen des Auges. Med. Diss. Bern 1945. — EPPEL: Dtsch. Z. gerichtl. Med. **32**, 312 (1939/40). — ERWTEMAN u. HEERES: Acta med. scand. (Stockh.) **96**, 198 (1938). Ref. Dtsch. Z. gerichtl. Med. **31**, 233 (1939).

GOLDBERG: Quantitative studies on alcohol tolerance in man. Stockholm 1943. — GRAF: Arb.physiol. **6**, 169.

HAUSSER: Verh. 1. Internat. Kongr. gerichtl. u. soz. Med. Bonn 1938, S. 457. — HAUSSER u. TRUFFERT: Ref. Dtsch. Z. gerichtl. Med. **35**, 485 (1942). — HOFFMANN: Alkoholnachweis bei Verkehrsunfällen. Berlin u. Wien 1937.

KELLEY and BARRERA: Amer. J. Psychiatry **97**, 134 (1941). Ref. Dtsch. Z. gerichtl. Med. **36**, 135 (1942).

LAVES: Beitr. gerichtl. Med. **19**, 86 (1952). — Individuelle Reaktionslage und Alkoholverträglichkeit. Tagg Dtsch. Ges. gerichtl. u. soz. Med. im Sept. 1952 in München. Erscheint in Dtsch. Z. gerichtl. Med.

MANZ: Dtsch. Z. gerichtl. Med. **32**, 301 (1939/40). — Dtsch. Z. gerichtl. Med. **38**, 168 (1944). — MUELLER, B.: Dtsch. Z. gerichtl. Med.). **41**, 474 (1952).

NEWMAN and FLETCHER: J. Amer. Med. Assoc. **115**, 1600 (1940). — NOÉ: Der Einfluß des Rauchens auf den Alkoholrausch. Med. Diss. Heidelberg 1951.

PORTHEINE: Zbl. Arbeitsmed. u. Arbeitsschutz **1**, 84 (1951).

RAUSCHKE: Leistungsprüfung bei an- und abfallendem Blutalkoholgehalt unter besonderen Bedingungen. Tagg Dtsch. Ges. gerichtl. u. soz. Med. 1952 in München; erscheint demnächst. — Dtsch. Z. gerichtl. Med. **41**, 474 (1952). — RAVEN: Nederl. Tijdschr. Psychol. **10**, 37 (1942). Ref. Dtsch. Z. gerichtl. Med. **37**, 43 (1943).

STARK: Untersuchungen über die Verkehrssicherheit Alkohol gewöhnter Fahrer. Tagg Dtsch. Ges. gerichtl. u. soz. Med. im Sept. 1952 in München. Erscheint in Dtsch. Z. gerichtl. Med. — STRAUB: Forsch. u. Fortschr. **14**, 400 (1938). — Ber. dtsch. Ges. Psychol. **1939**, 234.

WALTHER: Über den Einfluß des Alkohols auf das Nervensystem. Basel 1943.

Organisation der Durchführung der Blutalkoholuntersuchung.

Zweifelsfragen bei der Blutentnahme. Art der Desinfektion.

DINKEL: Sind die Fehlerquellen der Blutalkoholbestimmung bei der Blutentnahme mittels Capillaren geringer als bei der mit Venüle? Med. Diss. Würzburg 1939. Ref. Dtsch. Z. gerichtl. Med. **36**, 230 (1942).

FLAIG: Kriminalistik **12**, 121 (1938).

HAGGARD u. GREENBERG: Amer. J. Pharmacy **52**, 167 (1934). — Quart. J. Alcohol **4**, 3 (1943). Zit. nach BSCHOR l. c.

JASCHKE, V.: Med. Klin. **1942 II**, 729.

MARKOV: Jb. Univ. Sofia, Med. Fak. **17**, 481 (1938). Ref. Dtsch. Z. gerichtl. Med. **33**, 320 (1940). — MUELLER, B.: Münch. med. Wschr. **1950**, 314. — MUNCK: Dtsch. Z. gerichtl. Med. **33**, 233 (1940).

REMUND: Gerichtsmedizinische Erfahrungen und Probleme bei Automobilunfällen. Basel 1931.

SAAR u. PAULUS: Dtsch. Z. gerichtl. Med. **34**, 467 (1941). — SCHNEIDER: Wien. klin. Wschr. **1941 II**, 843. — SCHWARZ: Dtsch. Z. gerichtl. Med. **10**, 377 (1927). Verh. 1. Internat. Kongr. gerichtl. u. soz. Med. Bonn 1938, S. 454. — SELESNICK: J. Amer. Med. Assoc. **110**, 775 (1938). — SIEGMUND: Ärztl. Sachverst.ztg **45**, 43 (1939).

VASILIU u. a.: Ann. Méd. lég. etc. **19**, 462 (1939). — VIEBEG: Die forensische Verwertbarkeit von Alkoholuntersuchungen am Lebenden. Med. Diss. Königsberg, Pr. 1938. Ref. Dtsch. Z. gerichtl. Med. **32**, 252 (1939/40).

ZURUKZOGLU: Gesdh. u. Wohlf. (Zürich) **20**, 361 (1940). Ref. Dtsch. Z. gerichtl. Med. **33**, 400 (1940).

Berechnung des Blutalkoholwertes für die Zeit des Anlaß gebenden Ereignisses.

ARIMA: Fukuoka Acta med. **34** (1941). Ref. Dtsch. Z. gerichtl. Med. **35**, 367 (1942).

BARDENHEUER: Münch. med. Wschr. **1944**, 130. — BECK u. Mitarb.: Dtsch. med. Wschr. **1950**, 256. — BSCHOR: Dtsch. Z. gerichtl. Med. **40**, 399 (1951).

ELBEL u. SCHMIDT: Dtsch. Z. gerichtl. Med. **33**, 287 (1940).

HECKSTEDEN: Dtsch. Z. gerichtl. Med. **30**, 90 (1938). — HECKSTEDEN u. FEHLER: Dtsch. Z. gerichtl. Med. **36**, 311 (1942).

JUNGMICHEL: Dtsch. Z. gerichtl. Med. **28**, 75 (1937).

LAVES: Dtsch. Z. gerichtl. Med. **39**, 84 (1948). — LÜTH: Dtsch. Z. gerichtl. Med. **32**, 145 (1939/40).

MANZ: Dtsch. Z. gerichtl. Med. **38**, 208 (1944).

PFEUFER: Der Einfluß mechanischer Hirnschädigungen auf die Verbrennung des Alkohols im Blut. Med. Diss. Würzburg 1938. Ref. Dtsch. Z. gerichtl. Med. **33**, 45 (1940). — PORTHEINE: Zbl. Arbeitsmed. u. Arbeitsschutz **1**, 84 (1951).

RASMUSSEN u. WULFF: Biochem. Z. **304**, 358 (1940). — RICKLI: Die Alkoholkurven des Menschen in großer Höhe. Med. Diss. Bern 1949. — RODINO: Riv. Chir. **5**, 206 (1939). Ref. Dtsch. Z. gerichtl. Med. **32**, 252 (1939/40).

SAAR u. PAULUS: Dtsch. Z. gerichtl. Med. **35**, 28 (1942).

Fehlerquellen bei der Auswertung, insbesondere Beeinflussung durch äußere Umstände, Medikamente oder andere Mittel.

BARTENBACH: Untersuchungen über das Verhalten der Blutalkoholkurve nach Genuß gesüßter und ungesüßter alkoholischer Getränke. Med. Diss. Heidelberg 1949. — BECK: Dtsch. Z. gerichtl. Med. **33**, 95 (1939). — BÖHMER: Dtsch. Z. gerichtl. Med. **30**, 205 (1938). — BUHTZ: Siehe Allgemeine Darstellungen.

ELBEL: Dtsch. Z. gerichtl. Med. **30**, 218 (1938); **33**, 259 (1939); **36**, 90 (1942). — Beitr. gerichtl. Med. **15**, 14 (1939). — Med. Welt **1951**, 1106, 1151. — ELBEL u. SCHMITZ: Dtsch. Z. gerichtl. Med. **33**, 287 (1940).

GREMELS: Zit. nach H. KLEIN. — GOLDBERG u. STÖRTEBECKER: Acta physiol. scand. (Stockh.) **5**, 289 (1943). Ref. Dtsch. Z. gerichtl. Med. **38**, 200 (1944). — GORECZKY: Orvosképzés **32**, 391 (1942). Ref. Dtsch. Z. gerichtl. Med. **37**, 190 (1943).

HECKSTEDEN: Dtsch. Z. gerichtl. Med. **37**, 72 (1943).

JUNGMICHEL: Verh. 1. Internat. Kongr. gerichtl. u. soz. Med. Bonn 1938, S. 373.

KANITZ: Dtsch. Mil.arzt **1940**, 277. Ref. Dtsch. Z. gerichtl. Med. **33**, 485 (1940). — KARU: Dtsch. Z. gerichtl. Med. **29**, 347 (1938). — KEESER: Med. Welt **1940**, 611. — KLEIN, H.: Dtsch. Z. gerichtl. Med. **39**, 704 (1949); **40**, 455 (1950/51).

LANG u. v. SCHLICK: Z. exper. Med. **99**, 81 (1949).

MANCK: Über die Beziehungen zwischen Blutalkoholkonzentrationen und azidotischem Blutbefund usw. Med. Diss. Heidelberg 1952. — MAYER: Dtsch. Z. gerichtl. Med. **30**, 203 (1938). — MEYER: Schweiz. Arch. Neur. **43**, 89 (1939). Ref. Dtsch. Z. gerichtl. Med. **32**, 49 (1939/40).

NOÉ: Der Einfluß des Rauchens auf den Alkoholrausch. Med. Diss. Heidelberg 1950. — NOTZ-SCHWARZ: Über den Verlauf der Blutalkoholkurven bei Verabreichung von Coffein, Cardiazol, Pyramidon und Insulin. Med. Diss. Gießen 1938. Ref. Dtsch. Z. gerichtl. Med. **31**, 321 (1939).

OELKERS u. LÜDERS: Klin. Wschr. **1937** I, 680. — ORTHNER: Die Methylalkoholvergiftung. Berlin-Göttingen-Heidelberg 1950.

PAULUS: Dtsch. Z. gerichtl. Med. **33**, 216 (1940); **39**, 280 (1949); **40**, 145, 593, 685 (1951). — PETER: Dtsch. Z. gerichtl. Med. **31**, 113 (1939).

SCHWEITZER: Abfall der Alkoholkonzentration nach Verkehrsunfällen. Tagg Dtsch. Ges. gerichtl. u. soz. Med. in Sept. 1952 in München. Erscheint in Dtsch. Z. gerichtl. Med. — SEIFERT u. LEYERS: Methylalkohol und WIDMARK-Bestimmung. Arch. exper. Path. u. Pharmakol.) **214**, 124 (1952). — SIEGMUND: Dtsch. Z. gerichtl. Med. **30**, 151 (1938). — Dtsch. med. Wschr. **1939** I, 754. — SIEPMANN: Med. Klin. **1938** II, 1192. — STRAUSS u. HILLER: Med. Mschr. **1951**, 693. — STRÖHER: Weitere Untersuchungen zur Beeinflussung der Blutalkoholkurve durch Rohrzucker. Med. Diss. Heidelberg 1949. — STUHLFAUTH: Med. Klin. **1952**, 173.

WALTER: Dtsch. Z. gerichtl. Med. **30**, 243 (1938).

ZETTLER: Arch. exper. Path. u. Pharmakol. **212**, 100 (1950).

Beurteilung Alkoholgewohnter.

BSCHOR: Dtsch. Z. gerichtl. Med. **41**, 273 (1952). — BUCHER u. DOERR: Die Gewöhnung an nichtantigene Gifte, S. 30. Wien 1950.

GOLDBERG: Acta physiol. scand. (Stockh.) **5**, Suppl. 16 (1943).

HUITRIC: Presse méd. **1940** II, 908. Ref. Dtsch. Z. gerichtl. Med. **35**, 255 (1942).

MUELLER, B.: Kriminalistik **12**, 81 (1938).

STARK: Untersuchungen über die Verkehrssicherheit Alkohol gewöhnter Fahrer. Tagg Dtsch. Ges. gerichtl. u. soz. Med. in Sept. 1952 in München. Erscheint in Dtsch. Z. gerichtl. Med.

Vollrausch, abartige Räusche, Alkoholexperiment.

DAHLBERG: Sv. Läkartidn. **1942**, 2446. Ref. Dtsch. Z. gerichtl. Med. **38**, 158 (1943). — ELBEL: Handwörterbuch der gerichtlichen Medizin, S. 23. Berlin 1940.

GRUHLE: Zurechnungsfähigkeit der Psychopathen. In PONSOLDS Lehrbuch der gerichtlichen Medizin. Stuttgart 1950.

Hallermann: Dtsch. Z. gerichtl. Med. **28**, 83 (1937). — Hülle: Juristen-Ztg **1952**, 296.
Kühn, E.: Dtsch. Z. gerichtl. Med. **38**, 76 (1943).
Lange: Ärztl. Sachverst.ztg **1940**, 173. — Langelüddeke: Gerichtliche Psychiatrie.
Berlin 1950.
Manz: Dtsch. Z. gerichtl. Med. **38**, 168 (1943). — Mueller, B.: Dtsch. Z. gerichtl. Med.
14, 296 (1930). — Dtsch. Z. gerichtl. Med.) **41**, 1 (1952).
Ponsold: Lehrbuch der gerichtlichen Medizin. Stuttgart 1950.
Rauch: Öff. Gesdh.dienst **13**, 44 (1951). — Riniker: Schweiz. Z. allg. Path. **1949**, 18;
13, 123 (1950). — Rommeney: Dtsch. Z. gerichtl. Med.). **41**, 277 (1952).
Schleiff: Straftaten in der Volltrunkenheit. Würzburg 1940. — Schleyer: Öfftl.
Gesdh.dienst **12**, 461 (1951). — Schoen: Beitr. gerichtl. Med. **17**, 1 (1943). — Schottky:
Allg. Z. Psychiatr. **118**, 80 (1941). — Spatz, H.: Bumkes Lehrbuch der Geisteskrankheiten.
S. 316. München 1948.
Többen: Dtsch. Z. gerichtl. Med. **33**, 103 (1939). — Truffert: Presse méd. **1941** I, 117.
Ref. Dtsch. Z. gerichtl. Med. **35**, 255 (1942). — Touvinen: Acta Soc. Medic. fenn. Duodezim
B **27** (1939). Ref. Dtsch. Z. gerichtl. Med. **34**, 47 (1941).

Leichenbefunde bei tödlicher Alkoholvergiftung.

Aufdermauer: Schweiz. med. Wschr. **1948**, 560.
Beyreis: Dtsch. Z. gerichtl. Med. **19**, 193 (1932).
Ciafardo et Moirano: Arch. Méd. lég. etc. 8, 240 (1938). Ref. Dtsch. Z. gerichtl. Med.
31, 208 (1939).
Elbel: Dtsch. Z. gerichtl. Med. **33**, 44 (1940).
Heim: Dtsch. Mil.arzt 4, 262 (1939). Ref. Dtsch. Z. gerichtl. Med. **32**, 129 (1939/40).
Linck: Dtsch. Z. gerichtl. Med. **39**, 514 (1948). — Dienstbesprechung der Dtsch. Pathologen, Breslau 1944. Ref. Zbl. Path. **83**, 70 (1945/48).
Munck: Dtsch. Z. gerichtl. Med. **33**, 233 (1939).
Niedeggen: Münch. med. Wschr. **1939** I, 893.
Regus: Slg Vergift.fälle 8 (A 688), 119 (1937). — Riniker: Schweiz. Z. allg. Path. **13**,
123 (1950).
Woskressensky: Russk. Arch. path. Anat. i path. Physiol. **2**, 120 (1936). Ref. Zbl.
Path. **81**, 154 (1943).

Kasuistik von tödlichen Alkoholvergiftungen.

Ajtay: Slg Vergift.fälle 4 (A 353), 163 (1933).
Ciafardo u. a.: Arch. Med. lég. etc. 8, 240 (1938). Ref. Dtsch. Z. gerichtl. Med. **31**, 208
(1939).
Elbel: Dtsch. Z. gerichtl. Med. **33**, 44 (1939).
Prievara: Slg Vergift.fälle **12** (A 879), 223.
Santo: Frankf. Z. Path. **55**, 115 (1941).
Wagner-Schellenberg: Schweiz. med. Wschr. **1940**, 179.
T 10 (1949).
Zurukzoglu: Gesdh. u. Wohlf. (Zürich) **20**, 361 (1940). Ref. Dtsch. Z. gerichtl. Med.
33, 400 (1940).

Chronischer Alkoholismus.

Beck, W. u. K.: Dtsch. med. Wschr. **1950**, 256. — Bumke: Lehrbuch der Geisteskrankheiten. München 1948.
Chaikoff u. a.: Arch. of Path. **45**, 435 (1948). Ref. Ber. allg. u. spez. Path. **3**, 49 (1949).—
Connor: Amer. J. Path. **14**, No 3 (1938). Ref. Zbl. Path. **71**, 447 (1939).
Elbel: Handwörterbuch der gerichtlichen Medizin, S. 25. Berlin 1940.
Fränkel u. Benjamin: Dtsch. med. Wschr. **1931**, 1151.
Hald and Jacobsen: Lancet **1948** II, No 6539. Ref. Dtsch. Gesundheitswesen **1949**, II,
840.
Jislin: Slg Vergift.fälle 4 (A 357), 173 (1933).
Kallenberg: Sv. Läkartidn. **1943**, 1699. Ref. Dtsch. Z. gerichtl. Med. **38**, 267 (1943).
Petri: In Henke-Lubarschs Handbuch der speziellen pathologischen Anatomie und
Histologie, Bd. 10, S. 278. Berlin 1930.
Sanchez-Calvo: Virchows Arch. **308**, 14 (1941). — Sjövall: Dtsch. Z. gerichtl. Med.)
41, 10 (1952). — Spatz: Bumkes Lehrbuch der Geisteskrankheiten, S. 316. München 1948.
Wegelin: Schweiz. med. Wschr. **1931**, 1181.

Urin, Liquor, Speichel.

Bavis: J. Labor. a. Clin. Med. **25**, 823 (1940). Ref. Dtsch. Z. gerichtl. Med. **33**, 321 (1940).
Elbel: Dtsch. Z. gerichtl. Med. **39**, 538 (1948).

FABRE: Beitr. gerichtl. Med. **15**, 26 (1939). — FABRE et KAHANE: Ann. Méd. lég. etc. **1937**.

KÜNKELE: Dtsch. Z. gerichtl. Med. **31**, 253 (1939).

SCHNEIDER: Verh. 1. Internat. Kongr. gerichtl. u. soz. Med. 1938, S. 470. — SCHOEN: Dtsch. Z. gerichtl. Med. **34**, 232 (1941). — SIMONIN et WARTER: Ann. Méd. lég. etc. **20**, 207 (1940). Ref. Dtsch. Z. gerichtl. Med. **35**, 368 (1942).

Brennspiritus.

BROWN u. a.: J. Amer. Med. Assoc. **117**, 12 (1941). Ref. Dtsch. Z. gerichtl. Med. **36**, 136 (1942).

FÜHNER: Medizinische Toxikologie, S. 182. Leipzig 1947.

MUELLER, B.: Arch. f. Psychiatr. **76**, 303 (1926).

Äther.

BAILEY: Brit. Med. J. **1940**, No 4154, 222. Ref. Dtsch. Z. gerichtl. Med. **37**, 40 (1943). — BREDEMANN: Ärztl. Wschr. **1950**, 559. — BROSER: Nervenarzt **1949**, 113.

DOTZAUER: Dtsch. Z. gerichtl. Med. **40**, 170 (1951). — DYBING: Norsk. Mag. Laegevidensk. **99**, 1105 (1938). Ref. Dtsch. Z. gerichtl. Med. **31**, 432 (1939).

EHLERS: Dtsch. Z. Chir. **255**, 485 (1942).

FISCHER, H.: Handwörterbuch der gerichtlichen Medizin, S. 217. Berlin 1940.

GISSELSSON u. LINDGREN: Skand. Arch. Physiol. (Berl. u. Lpz.) **81**, 279 (1939). Ref. Dtsch. Z. gerichtl. Med. **32**, 253 (1939/40).

JAMES and PASK: Lancet **1940 II**, 97. Ref. Dtsch. Z. gerichtl. Med. **35**, 366 (1942).

KEYSERLINGK, H. v.: Nervenarzt **1947**, 450. — KOLLER: Zit. nach DOTZAUER. Bruns' Beitr. **162**, 176 (1935).

LEWIN: Gifte und Vergiftungen, S. 437. Berlin 1929.

MOSINGER et ROCHETTA: Ann. Méd. lég. etc. **19**, 600 (1939).

PETRI: l. c. S. 295.

QUILL: J. Amer. Med. Assoc. **109**, 854 (1937). Ref. Dtsch. Z. gerichtl. Med. **29**, 422 (1938).

REMUND u. WEHRLI: Schweiz. med. Wschr. **1939 II**, 660. — ROGAL: Dtsch. Z. gerichtl. Med. **36**, 75 (1942).

SAAR u. PAULUS: Beitr. gerichtl. Med. **16**, 114 (1942). — SROKA: Ärztl. Wschr. **1951**, 41. — STAMM: Chemiker-Ztg **1939**, 11.

TANDBERG: Chemiker-Ztg **1938**, 731.

WERTHMANN, H.: Bruns' Beitr. **178**, 149 (1949). — WINTER: Münch. med. Wschr. **1942 I**, 501.

Glykole.

BECKER u. HAHN: Med. Klin. **1950**, 866. — BOEMKE: Virchows Arch. **310**, 100 (1943).

DOERR: Klin. Wschr. **1947**, 749. — Sitzgsber. Heidelbg. Akad. Wiss. Math.-naturwiss. Kl. **1949**, 7. Abh. — DOTZAUER: Dtsch. med. Wschr. **1948**, 22.

FISCHER, H.: Handwörterbuch der gerichtlichen Medizin, S. 217. Berlin 1940. — FÜHNER: Medizinische Toxikologie, S. 140. Leipzig 1947.

HANGARTER: Med. Klin. **1944**, 468. — HANSEN u. a.: Norsk. Mag. Laegevidensk. **99**, 875 (1938). Ref. Dtsch. Z. gerichtl. Med. **31**, 60 (1939). — HAUG: Med. Z. **1944**, 13. — HALBRON, P.: Arch. d'Ophthalm. N. S. **9**, 618 (1949).

KAHN, H. S., and BROTCHNER: Ann. Int. Med. **32**, 284 (1950). — KESTEN u. a.: J. Amer. Med. Assoc. **109**, 19 (1937). Ref. Zbl. Path. **69**, 386 (1938). — KOPF u. SOESER: Dtsch. med. Wschr. **1948**, 49. — KRAFT u. RAUSCHKE: Über Glykolvergiftung. Med. Diss. Heidelberg 1947.

SCHOENMACKERS, J.: Ärztl. Forsch. **1**, 218 (1947). — SCHOLZ, J.: Klin. Wschr. **1950**, 69. — SMITH u. a.: J. Industr. Hyg. a. Toxicol. **1941**, 23. Ref. Dtsch. Z. gerichtl. Med. **36**, 226 (1942).

TAEGER: Slg Vergift.fälle **9** (A 718), 3 (1938).

WALTER: Arch. Gewerbepath. **1942**, 11.

ZEHRER: Med. Klin. **1948**, 369.

VII. Schlaf-, Schmerz-, Betäubungs- und Suchtmittel.

Ihrer chemischen Struktur nach sind die Schlaf- und schmerzstillenden Mittel entweder *Aldehyde*, z. B. Chloralhydrat oder Paraldehyd oder *Barbitursäurepräparate*, z. B. Veronal, Luminal u. a., oder *Mischungen* von Barbitursäurepräparaten mit Analgeticis, z. B. Veramon oder *Ureide*, z. B. Adalin und Sedormid oder *Opiate*, insbesondere Morphium und seine Derivate oder *synthetische Produkte* gleicher Wirkung wie z. B. Dionin und Dolantin. Die Giftwirkung dieser Medikamente mag gemeinsam dargetan werden. Im *speziellen* Teil mögen unter den eigentlichen Schlaf- und Beruhigungsmitteln, zwar nicht wegen des chemischen, sondern wegen eines gewissen inneren Zusammenhanges das Cocain mit seinen Derivaten, sowie andere Rauschgifte besprochen werden.

a) Allgemeines.

1. Klinischer Verlauf dieser Vergiftungen.

Alle diese Mittel lähmen zuerst das Großhirn, dann den Hirnstamm, dann die anderen Zentren. Die Folge ist zunächst ein mehr oder minder tiefer Schlaf, der bei nachhaltiger Wirkung unter Eintritt von Bewußtlosigkeit mit Erlöschen der Reflexe und infolge Lähmung des *Atemzentrums* zum tödlich endenden Atemstillstand übergehen kann. Das klinische Charakteristikum für eine gefährlich gewordene Schlafmittelvergiftung ist die laute schnarchende Atmung, die allmählich flacher wird, zur Cyanose führt, mitunter wieder einsetzt, aber dann wieder aufhört. Daneben kommt den Schlafmitteln auch eine *Gefäßwirkung* zu; die Gefäßstörungen führen unter Umständen die Entstehung hypoxämischer Bezirke, namentlich im Zentralnervensystem herbei, so daß nach Überstehen der Vergiftung Spätfolgen resultieren können. Bei *oraler* Zuführung kommt es zum Schlaf immer erst nach einiger Zeit, denn das Schlafmittel muß zunächst resorbiert und auf der Blutbahn dem Zentralnervensystem zugeführt werden. Auch dauert es immer längere Zeit, zum mindesten viele Stunden, bis das Atemzentrum so gelähmt ist, daß der Tod eintritt. Der Blutdruck ist meist niedrig, namentlich in der Zeit der Rückkehr des Bewußtseins. Manchmal tritt eine ausgesprochene Bradykardie auf. Die Haut ist blaß bzw. cyanotisch, die Temperatur ist nicht konstant, sie kann erhöht, aber auch erniedrigt sein[1]. Unabhängig von dem Entstehen einer zusätzlichen Pneumonie kommen gelegentlich auch Temperatursteigerungen über 40° C vor. Das Verhalten der *Pupillen* braucht nicht konstant zu sein. Morphinabkömmlinge pflegen zu einer Verengerung, Barbitursäurepräparate zu einer Erweiterung der Pupillen zu führen, doch gibt es keine völlig verläßliche Regel. *Harnverhaltung* ist häufiger als unwillkürlicher Urinabgang. Der Urin enthält öfters Eiweiß, auch wurde nicht selten eine Erhöhung des Reststickstoffes festgestellt, mitunter auch Hämaturie (WENT). Der Blutzuckerspiegel steigt hier und da bei Vergiftungen an (HRUBETZ und BLACKBERG). Selten kommt es auch zur Glykosurie (BALAZS). Der Liquordruck kann erhöht sein. Beim Erwachen entsteht vielfach Unruhe. Der Vergiftete spricht verwirrt. Er will aus dem Bett und muß unter Umständen durch das Pflegepersonal mit Gewalt im Bett gehalten werden. Hierbei entstehen mitunter *Hautabschürfungen* und subcutane *Hämatome*. Dadurch, daß der Vergiftete beim Aufstehen niederfiel, sind auch Platzwunden zustande gekommen. Das Vorhandensein derartiger Verletzungen beim Überlebenden oder an der Leiche hat mitunter ungerechtfertigte Vorwürfe gegen Ärzte oder Pflegepersonal veranlaßt. Wahrscheinlich infolge Vorhandenseins schlechter Durchblutungsbezirke kommt es beim Erwachen manchmal auch zu neurologischen Ausfallserscheinungen, wie Sehstörungen, Akkommodationsschwäche, Nystagmus, Ptosis, Sprachstörungen, Störungen der Reflexe der oberen Extremitäten, Agraphie, Fehlen der Patellarreflexe, positiver Babinski. Hier und da entstehen auch epileptische Krämpfe. Die Störungen sind öfter reversibel. Eine der häufigsten und gefährlichsten Komplikationen bei der Schlafmittelvergiftung ist die Entstehung von *Schluckpneumonien*, sie können dem Leben unter Umständen noch ein Ende machen, wenn die Vergiftung an sich überstanden ist. In etwa 5%

---

[1] Für Barbitursäurevergiftungen neuerdings untersucht von BRUN: Uyeskr. Laeg. **1952**, 721.

der Schlafmittelvergiftungen beobachtet man das Auftreten von *Hautveränderungen* nach Art eines Masern- oder auch eines Scharlachexanthems. Mitunter werden diese Stellen später nekrotisch. Prädilektionsstellen sind die Nates, die Trochanterengegend, Schienbein, Radius und Kniegelenk, Fersen und Schulterblätter. Manchmal ist das Exanthem auch bullös. Die Hautveränderungen entwickeln sich 6—8 Std, meist 16—18 Std nach der Vergiftung. Sie kommen insbesondere bei Vergiftungen durch Ureide, bei der Paraldehydvergiftung, aber auch bei Vergiftungen mit Barbitursäurepräparaten vor. Bei protrahiertem Verlauf der Vergiftung entsteht mitunter Decubitus, manchmal gerade im Bereich der Hautveränderungen (BALASZ, REUTER). Entströmt dem Atem des Vergifteten ein süßlicher oder stechender Geruch, so ist das ein Zeichen für eine Chloral- oder Paraldehydvergiftung.

2. Leichenbefunde.

Der Sektionsbefund ist keineswegs charakteristisch. Die Aldehyde können unter Umständen, wenn sie stark konzentriert eingenommen werden, Ätzspuren verursachen. Auch wird der Geruch auffallen. Nach Eröffnung der Bauchhöhle fällt bei Schlafmittelvergiftungen aller Art der Hochstand der Blase auf, sofern nicht in der Klinik katheterisiert wurde. Im übrigen findet man eine Hyperämie des Gehirns und der anderen inneren Organe. Manchmal sind im Gehirn mikroskopisch auch kleine Blutungen anzutreffen. Mitunter kommen hypopleurale Blutungen vor. Das Herz ist dilatiert, das Myokard ist mitunter feinkörnig verfettet, und zwar auch im Bereich des HISschen Bündels, besonders bei protrahierter Vergiftung. In den Lungen kann man bronchopneumonische Herde vorfinden. Gelegentlich kommen aber auch Lappenpneumonien vor. In der Niere erkennt man manchmal Epitheldegenerationen. In der Leber sind unter Umständen zentrale Läppchenverfettungen beschrieben worden, ganz selten als Spätfolge auch eine akute Leberatrophie (H. FISCHER). Besondere Aufmerksamkeit hat man den feineren histologischen *Hirnbefunden* zugewandt. Man kann hier Verfettungen in den Endothelien der Gefäße wahrnehmen, Lipoiddegenerationen in den Ganglienzellen, Pigmentanhäufungen in ihnen, Gliaveränderungen, manchmal auch Ringblutungen und perivasculäre Lichtungsbezirke. Die Befunde sind um so deutlicher, je protrahierter die Vergiftung verlaufen ist. Wir finden sie aber bei anderen Intoxikationen auch. Als charakteristisch für Schlafmittelvergiftungen oder gar für ein bestimmtes Schlafmittel können sie nicht angesehen werden (F. REUTER, SCHEIDEGGER). Man pflegt Vergiftete in geeignetem Stadium durch intravenöse Cardiazolgaben aufzuwecken. Es können Zweifel darüber entstehen, ob etwaige Blutungen um die Gefäße nicht auch die Folge der durch die Cardiazolgaben[1] bedingten Blutdrucksteigerung sind (SMITH und WANSCHER). Selten scheint es nach Schlafmittelvergiftungen, speziell mit Barbitursäurepräparaten, zur Entstehung symmetrischer Erweichungsherde im Globus pallidus zu kommen (GONZALES und Mitarbeiter, GROAT, schriftliche Mitteilung von MACKINTOSH, Johannesburg). Auch an der Leiche sind die oben beschriebenen *Hautveränderungen* noch meist zu erkennen. Es handelt sich auch hier um rötliche Flecke an der Innenseite der Kniegegend und an den Fußsohlen, die manchmal in Nekrosen übergegangen sind. Histologisch findet man im Bereiche dieser Veränderungen aufgelockertes Epithel, Ödem der Lederhaut und mitunter undeutliche Zellkerne (HOLZER). Aber auch Blasenbildungen fielen an der Leiche auf. Barbitursäure konnte an diesen Stellen mikrochemisch nachgewiesen werden (TASCHEN).

---

[1] Vgl. ILLCHMANN-CHRIST: Zur Pathologie der akuten Campher-(Cardiazol)-Vergiftung im Kindesalter. Slg. Vergift.fälle u. Arch. Toxikol. **14**, 196 (1952).

Bei Überstehen der Vergiftung ist das Zurückbleiben von *Spätfolgen* nicht sonderlich geläufig. Ausnahmen kommen aber vor, insbesondere dann, wenn mehrere Vergiftungen aufeinander folgten (wiederholte Selbstmordversuche) oder wenn die Schlafmittel längere Zeit hindurch überdosiert waren. Nach akuten Vergiftungen sind ganz vereinzelt peripherische Nervenlähmungen beschrieben worden. Manchmal mögen sie entstanden sein als Drucklähmung bei der Bewußtlosigkeit. Es mag aber auch vorkommen, daß die Capillarschäden zu Blutungen in den Nervenstämmen führen (URECHIA). Bei protrahierter Vergiftung oder auch bei längerer Giftzuführung, also Sucht, werden organische Störungen des Zentralnervensystems häufiger. Beobachtet wurden Störungen der Sprache, Ataxien, einmal sogar ein Schütteltremor, so daß eine Striatumlähmung angenommen wurde.

3. Chemischer Nachweis.

Ein exakter Nachweis von Schlafmittelvergiftungen wird ohne *chemische* Untersuchung nur in besonderen Ausnahmefällen möglich sein. Der Urin, der natürlich auch dem noch Lebenden entnommen werden kann, die Nieren, die Leber, der Liquor und auch das Gehirn werden bei der Untersuchung bevorzugt werden müssen. Im Gehirn scheint bei Barbitursäurevergiftungen am meisten im Zwischenhirn und Mittelhirn vorhanden zu sein (KEESER). Auch Bestimmungen aus der Muskulatur sind aussichtsreich (WEINIG). Das Prinzip der Methodik beruht auf einer Extraktion des Giftes nach dem Verfahren nach STASS-OTTO. Anschließend wird man eine Gruppenreaktion versuchen, so ist z. B. eine solche von OETTEL für Barbitursäurepräparate angegeben worden. Bei Morphinderivaten wird der biologische Test häufig mit Erfolg angewendet. (Hin- und Herschlagen des Schwanzes der Maus nach Injektion des Extraktes.) Für die Ureide ist eine Gruppenreaktion noch nicht bekannt geworden, so daß ihr Nachweis im allgemeinen größere Schwierigkeiten machen wird (MANTEL). Eine Identifikation des Einzelpräparats wird hier nur in Sonderfällen möglich sein. Sie beruht, wie auch sonst, auf der Schmelzpunktbestimmung, wobei die von KOFLER angegebene Mikrobestimmung sich auch nach unseren Erfahrungen in der Praxis gut bewährt hat. Die Vorbereitung kann in solchen Fällen vielfach nach dem Verfahren von R. FISCHER abgekürzt werden, so daß ihn GOLDBACH und OFFER-SCHAUM modifiziert wurde. Darüber hinaus sind colorimetrische und auch spektrometrische Methoden angegeben und ausprobiert worden, so auch für Morphin. Besondere Aufmerksamkeit wurde im Schrifttum der Frage zugewandt, wieweit *Fäulnisprodukte* die Untersuchungen stören können. Im großen und ganzen erfordert der chemische Nachweis von Schlafmitteln, so einfach er mitunter sein kann, bei älteren Leichen und, wenn es womöglich noch auf einen quantitativen Nachweis ankommt, einen besonders erfahrenen und kritischen Untersucher. Es ist nicht Aufgabe dieses Buches, die toxikologischen Nachweise im einzelnen darzustellen. Auf das Schrifttum muß verwiesen werden (s. Literaturverzeichnis und Bemerkungen in dem speziellen Teil dieses Kapitels).

4. Suchten und ihre Bekämpfung[1].

Chronischer Schlaf- und Betäubungsmittelmißbrauch führt zur Schlafmittel- oder *Betäubungsmittelsucht*. Ihre Bekämpfung ist nach dem ersten Weltkriege eine internationale Aufgabe geworden, die durch das internationele Opiumabkommen und die Betäubungsmittelgesetze der Kulturstaaten im einzelnen geregelt wurde. Es gibt kaum ein Schlaf- oder Betäubungsmittel, das bei chronischem Mißbrauch nicht einmal eine Sucht herbeiführen kann. Die Abstinenzerscheinungen bei Entziehung sind mehr oder minder hochgradig und auch gefährlich. Entziehung in einer geschlossenen Anstalt wird allgemein für erforderlich gehalten. Regelmäßige Kontrolle der Entlassenen durch die Gesundheitsämter oder besonders eingerichtete Fürsorgestellen wird in Deutschland durchgeführt, soweit dies nach Maßgabe der gesetzlichen Bestimmungen möglich ist. Es gibt zahlreiche Beziehungen zwischen Betäubungsmittelsucht und *Kriminalität*. Der Süchtige verfällt nach und nach einer Charakterdegeneration mit Auflockerung der Hemmungen, die ihn mitunter haltlos werden läßt. Das Auftreten von Abstinenzerscheinungen oder die Angst davor führt zur unrecht-

---

[1] Neues Schrifttum. SCHWARZ: Über Rauschgiftsuchten. Halle, S. 1953.

mäßigen weiteren Beschaffung von Betäubungs- und Schlafmitteln in Gestalt von Rezeptfälschungen, unrechtmäßiger Aneignung von Betäubungsmitteln durch Diebstähle und Schiebungen. Man pflegt Rauschgiftsüchtige strafrechtlich im allgemeinen nur dann zu exkulpieren, wenn das Delikt unmittelbar unter der Einwirkung des Rauschgiftes bzw. der Abstinenzerscheinungen verübt wurde. In solchen Fällen ist aber Einweisung in eine Heil- und Pflegeanstalt zur Entziehung erforderlich. In einem Ausnahmefall ist ein Betäubungsmittelmißbrauch auch vorsätzlich herbeigeführt worden, um Unfallfolgen vorzutäuschen (MÄURER).

Die Fabrikation und der Verbleib der unter das *Opiumgesetz* fallenden Medikamente unterliegt einer Kontrolle, von der auch der einzelne Arzt nicht ausgenommen ist. Das Gesetz verpflichtet ihn, bei Verschreibung von Opiaten über eine gewisse Menge hinaus (mehr als 2 g Opium oder 0,2 g Morphin pro die) ein „Morphinbuch" und für jede Cocainverschreibung ein „Cocainbuch" zu führen, das kontrolliert wird. Das Rezept muß mit dem Zusatz „eingetragene Verordnung" versehen sein. Der Arzt ist nach den bestehenden Bestimmungen auch verpflichtet, vor der Verschreibung von Betäubungsmitteln — hierzu gehören nicht nur Morphin und Cocain, sondern auch viele Abkömmlinge und chemisch nicht verwandte Mittel entsprechender Wirkung —, sorgfältig abzuwägen, ob die Verschreibung notwendig ist und verantwortet werden kann. Verschreibungen *ohne* sorgfältige Untersuchungen werden beanstandet. Übertretungen der Bestimmungen werden mit Geldstrafen, manchmal auch mit Gefängnis geahndet. Die Kriminalpolizeistellen der Großstädte haben mitunter Sonderdezernate für die Bekämpfung der Betäubungs- und Schlafmittelsucht eingerichtet, die von in dieser Hinsicht besonders erfahrenen Kriminalbeamten geleitet werden. Auch gibt es mitunter einschlägige Sonderdezernate in den Staatsanwaltschaften der Großstädte. Über die Betäubungsmittel- und Schlafmittelsuchten und ihre Bekämpfung besteht ein ausgedehntes Schrifttum, dessen ausführliche Darstellung jedoch nicht in den Rahmen dieses Buches gehört (s. Schrifttumsverzeichnis). Eine Entziehung in Untersuchungshaft ist wegen der Gefährlichkeit der Abstinenzerscheinungen nur selten möglich. Besondere Entziehungsanstalten stehen in Deutschland praktisch nicht zur Verfügung. So wird die Entziehung in den Heil- und Pflegeanstalten stattfinden müssen. Für die Einweisung von straffällig gewordenen Süchtigen geben die §§ 51 Abs. 1, 51 Abs. 2, 42b, 42c StGB. Unterlagen. Eine vorläufige Unterbringung ist gemäß § 126a StPO. möglich; von psychiatrischer Seite ist der Wunsch nach einer Erweiterung des § 42c StGB. ausgesprochen worden, dahin, daß eine Unterbringung in eine Entziehungsanstalt oder zur Entziehung in eine Heil- und Pflegeanstalt auch bei Anwendung des § 51 Abs. 1 oder 2 StGB. möglich sein soll; dies ist nach den bestehenden Bestimmungen nur dann statthaft, wenn es die öffentliche Sicherheit erfordert (K. EWALD). Bei nicht straffällig gewordenen Süchtigen, die für sich selbst oder für die Allgemeinheit gefährlich werden, dürften die Bestimmungen der Länder (Polizeiverordnungen, Irrenfürsorgegesetze einzelner Länder) vielfach Unterlagen zur Einweisung geben, doch werden sie im allgemeinen als nicht ausreichend empfunden, da eine Unterbringung nur bei Störung der öffentlichen oder persönlichen Sicherheit vorgesehen ist (MÜLLER-HESS). Manchmal ist eine Einweisung auch auf dem Umwege einer Entmündigung möglich. Günstig wäre es, wenn in Deutschland die Bestimmungen über die Entmündigung nach der Richtung erweitert würden, daß eine solche nicht nur wegen Geisteskrankheit, Geistesschwäche, Trunksucht, sondern auch wegen Rauschgiftsucht durch Abänderung des § 6, Ziff. 3 BGB. ermöglicht würde (VILLINGER, LANGELÜDDECKE, O. SCHMIDT, MÜLLER-HESS, SCHLICHT).

Für die Untersuchung und Kontrolle von Süchtigen ist es von besonderem diagnostischem Wert, wenn man ein Verfahren zur Verfügung hat, durch das es gelingt, aus einer nicht allzu großen *Urin- oder Blutmenge* das Suchtmittel qualitativ oder am besten annähernd quantitativ zu bestimmen. Ein allseitig befriedigendes Verfahren für diesen Zweck wurde noch nicht gefunden. Insbesondere macht auch die Ermittlung neuerer Suchtmittel wie Polamidon, Dolantin und Pervitin technische Schwierigkeiten. In neuester Zeit waren VIDIC und VOGEL bemüht, auf diesem Gebiet weiterzukommen. Auf die Einzelheiten der von ihnen geschilderten Technik muß verwiesen werden (s. Literaturverzeichnis über chemischen Nachweis).

5. Genese der Vergiftungen.

Überdosierung von Schlaf- und Betäubungsmitteln durch die Süchtigen selbst haben hier und da Todesfälle ausgelöst. Da in solchen Fällen mitunter der Verdacht aufkommt, die Überdosierung sei von fremder Hand erfolgt, muß man bei der chemischen Untersuchung nicht nur die Art des Schlafmittels, sondern auch die Menge analysieren. Die Auswertung der Befunde wird allerdings vielfach auf Schwierigkeiten stoßen, da die Toleranz gegenüber dem Gift bei Süchtigen eine sehr verschiedene ist, so daß es mitunter schwierig ist festzustellen, wieweit die ermittelte Giftmenge zur Erklärung des Todes ausreicht. Auch die übrigen bei der Sektion erhobenen Befunde, insbesondere der Allgemeinzustand und etwaige organische Krankheiten, werden bei der Begutachtung mit berücksichtigt werden müssen. In den meisten Fällen wird es sich bei den Schlafmittelvergiftungen jedoch um *Selbstmorde* handeln (COMERELL und SOEHRING, hier Überblick über die einschlägigen Verhältnisse in Hamburg). Obwohl die Schlafmittel meist nur auf Rezepte zu haben sind (auch wenn sie nicht unter das Betäubungsmittelgesetz fallen), ist es den Lebensmüden praktisch doch vielfach möglich, sich entweder unter der Hand ,,Schlaftabletten" zu besorgen oder sich durch Inanspruchnahme vieler Ärzte nach und nach so viele Rezepte zu besorgen, daß die nötige Anzahl von Tabletten zusammenkommt. Auch in Amerika ist die Zahl der Schlafmittelvergiftungen in letzter Zeit sehr angestiegen (HAMBOURGER).

Viele *Selbstmorde* mögen nicht ernsthaft gemeint sein, sog. theatralische Selbstmorde. Nicht selten kommt auch der Vergiftete durch, da ihm die genauere tödliche Dosis, soweit sie überhaupt feststeht, unbekannt ist (Näheres hierüber, s. spezieller Teil).

Morde durch Schlaf- und Betäubungsmittel sind selten. Dies liegt insbesondere daran, daß zum Eintritt einer tödlichen Vergiftung erhebliche Mengen erforderlich sind und weiterhin daran, daß diese Mittel im allgemeinen bitter und auffällig schmecken. Leichter ist es, diese Gifte Kindern beizubringen. Erwachsenen können diese Mittel jedoch unter der Vorspiegelung in tödlichen Mengen eingegeben werden, daß es sich um eine verordnete Arznei handelt. Das gleiche kann auch durch Einspritzungen geschehen. Aus der vorliegenden Kasuistik sei folgendes erwähnt:

Morphin ist in einem Falle in Kaffee gereicht worden, wodurch der bittere Geschmack verdeckt wurde. Auch kam es bei Kindern zu tödlichen Vergiftungen dadurch, daß der Absud der Köpfchen des einheimischen Mohnes verabreicht wurde (F. REUTER). Opium ist öfter in Getränken Erwachsenen beigebracht worden, doch führte dieses Vorgehen vielfach nicht zum Tode, da die tödliche Dosis zu groß war und nicht erreicht wurde. In einem Falle hat der Täter das bewußtlos gewordene Opfer durch Strangulation getötet, in einem anderen Falle versuchte er, seinen Zweck dadurch zu erreichen, daß er dem Opfer Äthertupfer unter die Nase hielt. Als auch dies nicht zum Erfolge führte, tötete er den Bewußtlosen durch Injektion einer Cocainlösung in das Herz. In einem weiteren Falle tötete ein Morphinist eine in seinem Haushalt lebende Frau, die Alkoholikerin war, im Delirium tremens durch Morphiuminjektionen. Bei diesem Tatbestand war es für das Gericht schwer, Vorsatz von Fahrlässigkeit abzugrenzen (F. REUTER, l. c.). Aus eigener Erfahrung wurde mir folgender Vorfall bekannt: Der Inhaber eines Friseurgeschäfts war mit einer verwachsenen Frau verheiratet. Er wurde ihrer überdrüssig und inserierte schon zu ihren Lebzeiten wegen einer Wiederverheiratung. Von einem ihm bekannten Drogisten hatte er sich eine Klinikpackung Luminaltabletten besorgt. Als seine Frau erkältet war, gab er ihr im Abstand von Stunden mehrere Tage hindurch teelöffelweise ziemlich konzentrierte Luminallösungen mit der Begründung, daß der Arzt dies so verordnet habe. Wenn die Frau nach langem Schlaf mit Bewußtlosigkeit wieder aufwachte, flößte er ihr von der Luminallösung von neuem ein, bis sie im Verlauf von einigen Tagen starb. Zur Behandlung hatte er der Reihe nach mehrere Ärzte herangezogen. Die Beweisführung war recht schwierig, gelang aber in einer Schwurgerichtsverhandlung, die eine Woche dauerte. Der Friseur wurde wegen Mordes verurteilt, das Urteil wurde auch rechtskräftig. Großes Aufsehen erregten in Deutschland in der Zeit nach dem zweiten Weltkriege folgende Vorfälle, in denen den Opfern Schlafmittel als Stärkungsmittel beigebracht wurden, um sie in der Bewußtlosigkeit auszurauben. Die Täterin nahm in Kauf, daß sie dabei starben. Tatsächlich wurde eine Anzahl von den Opfern tot in ihren Wohnungen aufgefunden. Die Ärzte nahmen mitunter einen Schlaganfall an; wenn es hier und da zur Obduktion kam, beruhigte sich der Obduzent mitunter mit einer Bronchopneumonie, die aber tatsächlich eine Schlafmittelbronchopneumonie war. Als sich solche Vorfälle häuften und man auf die geraubten Gegenstände aufmerksamer wurde, untersuchte man systematischer und stellte die Schlafmittelvergiftungen fest. Die Täterin gab sich als

Holländerin aus, deutete an, daß sie am Bahnhof Koffer mit Lebensmitteln und anderen in Deutschland seltenen Gegenständen stehen habe. Sie fragte nach irgendwelchen Personen, die sie angeblich suchte, die aber gar nicht existierten, und bat, sich bei dem Opfer etwas ausruhen zu dürfen. Bei der Unterhaltung brachte sie das Gespräch geschickt auf deren Krankheit und bot ihnen „vitaminhaltige" Stärkungstabletten an. Sie hätten den Nährwert von mehreren Pfund Fleisch. Nach der Einnahme würde das Opfer zunächst müde werden, sich aber dann gekräftigt fühlen. Anschließend gab sie den Opfern in Wasser zahlreiche Noctaltabletten, aber auch mitgeführte Morphinlösungen ein. Nach etwa 10 min wurden sie schläfrig, die Täterin streichelte sie, bis sie einschliefen, anschließend plünderte sie das Wertvolle aus der Wohnung aus (Strafsache gegen *Swinka*, Staatsanwaltschaft Köln, AZ. 26 Js 970/48).

Nach einem im Lande Rheinland-Pfalz geführten Strafprozeß hat nach den vorliegenden ärztlichen und toxikologischen Befunden eine Ehefrau bei ihrem Manne durch Zugabe von Opiaten zum Rotwein und vielleicht auch zum Kakao eine subakute Opiatvergiftung erzeugt, der der Mann erlag. Das Opiat war nach dem Tode nur noch im Urin, aber nicht in den anderen Organen aufzufinden, fernerhin in den Rückständen der Rotweinflasche (schriftliche Mitteilung von WAGNER, Mainz).

Die *Therapie* der Schlafmittelvergiftungen wird klinisch ziemlich aktiv betrieben. Auch beim tief Schlafenden und Bewußtlosen pflegt man eine Magenspülung vorzunehmen, und zwar auch dann, wenn keine Aussicht mehr besteht, Substanzreste aus dem Magen zu entfernen. Die Präparate werden ja nach Resorption, wenn auch nur in geringen Mengen, von der Magenschleimhaut wieder ausgeschieden, so daß ein gewisser therapeutischer Effekt mit der Magenspülung dennoch verbunden ist. Gleichzeitig pflegt man mit dem Magenschlauch ein Abführmittel zu geben. Von Anfang an, auch wenn der Zustand nicht bedrohlich zu sein scheint, werden Kreislauf- und Weckmittel gegeben. In Frage kommt auch ein Aufweckungsversuch mit Cardiazol. Bei stockender Atmung gibt man Sauerstoff oder versucht auch künstliche Atmung. Bei beginnendem Trachealrasseln pflegt man den Schleim abzusaugen. Einer späteren Pneumonie beugt man durch die Gabe von Sulfonamiden und Penicillin vor. Nun haben wir in letzter Zeit öfter beobachtet, daß Ärzte bei der Behandlung von Schlafmittelvergifteten allzu passiv waren. Sie überwiesen die Vergifteten weder ins Krankenhaus, noch sorgten sie für fortlaufende Beobachtung. Sie begnügten sich in einem Falle mit einer einzigen Injektion von Cardiazol und gaben lediglich den Vermietern (die Vergiftete hatte keine Angehörigen) den Rat, sie zu benachrichtigen, wenn eine Verschlimmerung eintrete. Dieses Verhalten führte zu Beschuldigungen wegen fahrlässiger Tötung. Unter Zuziehung des Internisten war es hier und da erforderlich, das Verhalten der Ärzte zu beanstanden. Für die weitere Beurteilung wurde die Prognose der Schlafmittelvergiftung ermittelt. Sie ist bei geeigneter Behandlung relativ gut. In den Heidelberger Kliniken starben innerhalb von 2 Jahren von 96 schwer Schlafmittelvergifteten nur 6. Zu den Geretteten gehörten auch Personen, die das Mittel in tödlicher Dosis genommen hatten und bei denen es nicht mehr möglich gewesen war, durch Magenspülung Tablettenreste zu entfernen. Trotzdem wird man nach dem vorliegenden Material nicht behaupten können, daß ein schwer Schlafmittelvergifteter bei geeigneter Behandlung mit an Sicherheit grenzender Wahrscheinlichkeit durchkommt. Der Nachweis des Kausalzusammenhanges konnte nicht mit hinreichender Sicherheit geführt werden.

b) Schlafmittel.

1. Aldehyde.

Von den Aldehyden werden als Schlafmittel benutzt das *Paraldehyd* und das *Chloralhydrat*. Das Paraldehyd ist eine auffallend riechende Flüssigkeit, die in konzentrierter Form eine Ätzung der Schleimhäute hervorrufen *kann*. Die therapeutische Dosis beträgt 3—5 g, in Wasser gelöst. Todesfälle sind nach Gaben von 25—50 g beobachtet worden. Paraldehyd gilt als gutes Schlafmittel ohne schädigende Nebenwirkungen. Die Ausscheidung erfolgt verhältnismäßig langsam, und zwar auch durch die Atemluft, an der man den charakteristischen und im großen und ganzen campherartigen Geruch wahrnehmen kann. Das Mittel wirkt verhältnismäßig rasch, da es schnell resorbiert wird, 10—15 min nach der Aufnahme pflegt der Schlaf einzutreten.

Die akute Vergiftung bietet das gleiche Bild, wie sonst Schlafmittelvergiftungen auch. Bei chronischem Mißbrauch sind Abmagerung, Anämie, Albuminurie, Herzstörungen, Parästhesien, Muskelschwäche, aber auch psychotische Störungen in Gestalt von Delirien mit Halluzinationen bekannt geworden. Die psychotischen Erscheinungen ähneln mitunter denen der Alkoholpsychose.

Bei Todesfällen fällt an der *Leiche* der gleiche Geruch auf wie bei der Atemluft. Ob Ätzschorfe vorhanden sind, hängt wohl davon ab, in welcher Konzentration das Mittel genommen wurde. Ins Gewicht fallende Ätzerscheinungen sind wohl im großen und ganzen nicht zu erwarten (FÜHNER, SCHNEIDER).

Tödliche Vergiftungen sind selten, da das Mittel jetzt wenig im Gebrauch ist. Vereinzelte Selbstmorde bei Personen, die sich das Mittel beschaffen konnten, wurden beobachtet (BALAZS, HARRER). Auch eine versehentliche medizinale Überdosierung ist vorgekommen (SCHNEIDER). Morde sind im erreichbaren Schrifttum nicht bekannt geworden.

Das *Chloralhydrat*, das synthetisch dargestellt wird, bildet leicht lösliche eigenartig riechende Kristalle. Es wird innerlich und rectal gegeben und führt in zu starker Konzentration zu örtlichen Reizerscheinungen. Als Einzelgabe setzt man im Höchstfalle 3 g an. 5 g können bei Herzkranken, 10—15 g bei Gesunden bereits tödlich wirken. Das Mittel schädigt bei zu hoher Dosierung auch Herz und Leber. Es wird fast vollständig durch den Harn ausgeschieden, und zwar in Gestalt von Urochloralsäure, die reduzierend wirkt. Es besteht daher eine gewisse Gefahr, daß eine Chloralhydratvergiftung mit einem *diabetischen Koma* bei oberflächlicher Untersuchung verwechselt werden könnte (FÜHNER, NEUREITER).

Bei akuten Vergiftungen kann es mitunter während der Narkose infolge der Kreislaufschädigung zu einem unerwartet schnellen Kreislaufversagen kommen. Bei chronischem Mißbrauch (Chloralismus) können psychotische Symptome entstehen, die mitunter von fleckigen und bläschenförmigen Exanthemen, wie bei Windpocken, begleitet sind. Statt des Schlafes entsteht beim Chloralismus unter Umständen eine mit Euphorie verbundene Erregung. Entziehung führt zu Abstinenzerscheinungen (MARX, BALAZS).

Der *Leichenbefund* ist ebenso uncharakteristisch, wie sonst bei Schlafmittelvergiftungen. Manchmal findet man zusätzlich ein Leberödem. Bei Einnahme in konzentrierter Lösung können Ätzerscheinungen wahrgenommen werden (NEUGEBAUER). Der Giftnachweis ist meist nur kurze Zeit nach dem Tode zu führen.

Die vorgekommenen tödlichen Vergiftungsfälle sind meist medizinale oder versehentliche Überdosierungen bei Süchtigen. Selbstmorde sind verhältnismäßig selten (MARX, NEUGEBAUER). Zu Mordzwecken eignet sich Chloralhydrat kaum.

Metaldehyd ist ein polymeres Acetaldehyd. Es wirkt nicht mehr hypnotisch wie das Paraldehyd, sondern ist ein schweres Krampfgift. Metaldehyd ist brennbar und der Hauptbestandteil des gerade in Kriegszeiten nicht selten benutzten sog. *Hartspiritus*. Er kommt in Form von „Meta"-Brennstofftabletten in den Handel. Versehentliche oder vorsätzliche Einnahme solcher Tabletten in suicidaler Absicht hat gelegentlich zu Vergiftungen geführt, bei denen Verwirrungszustände, Bewußtseinstrübungen, epileptiforme Krämpfe, mitunter auch delirante Erscheinungen im Vordergrund standen. Für den schwierigen Nachweis an der Leiche kommt die Mikroschmelzpunktbestimmung nach KOFLER in Betracht (TEUCHNER).

Chloralose ist Anhydroglucochloral. Es handelt sich um ein barbitursäurefreies Schlafmittel, das in Frankreich üblich ist. Es wird gelegentlich zum Selbstmord benutzt. Der chemische Nachweis macht Schwierigkeiten.

2. Barbitursäurepräparate (mit Ausnahme der Kurznarkotica).

Veronal. Bitter schmeckende Kristalle, in kaltem Wasser nur schlecht löslich. Veronalnatrium führt den Namen *Medinal* und stimmt in der Wirkung mit dem Veronal überein. Ziemlich langsame Resorption. Beginn der Schlafwirkung nach oraler Einnahme nach 40—60 min. Das Mittel wird zum größten Teil unverändert ausgeschieden und ist im Urin schon nach $1/_2$—1 Std nachweisbar. Die Ausscheidung hält 5—7 mitunter bis zu 12 Tagen an. Die medizinale Dosis beträgt 0,3—0,5 g, die toxische 1,5—2 g, die tödliche Dosis 10 bis 12 g, doch ist sie sehr labil; bei Kreislauf- und Leberschädigungen kann sie geringer sein. Dosen bis zu 30 g sind gelegentlich auch überstanden worden. Beim Medinal beträgt die toxische Dosis etwa 1 g. Todesfälle sind nach der Applikation von 5 g an bekannt geworden. Medinal kann auch injiziert werden. Bei chronischer Einnahme treten manchmal kumulative Wirkungen ein, manchmal jedoch auch nicht.

Chronischer Veronalismus kommt vor. Die Dosen werden allmählich gesteigert. Bei chronischem Mißbrauch pflegt eine Euphorie aufzutreten. Als Charakterveränderungen werden beobachtet: Nörgelsucht, Reizbarkeit, mitunter Rauschzustände mit Gleichgewichtsstörungen. Bei Entziehung nach jahrelangem Mißbrauch können Abstinenzdelirien und epileptiforme Anfälle auftreten.

Bezüglich der klinischen Erscheinungen bei den akuten Vergiftungen und des uncharakteristischen Leichenbefundes wird auf den allgemeinen Teil verwiesen. Die Diagnose muß meist durch die *chemische* Untersuchung sichergestellt werden. Unter Umständen sind quantitative Untersuchungen erforderlich, wobei sich besonders die KOFLERsche Mikromethode bewährt hat. Man findet das Gift am besten im Blut, in den Lungen und in den Nieren; im Gehirn ist es mitunter nicht sonderlich reichlich (CANUTO und FERRERI). Bezüglich der Methodik im einzelnen wird auf den allgemeinen Teil und auf das Spezialschrifttum verwiesen.

Veronal, seltener Medinal, wird häufig zu *Selbstmorden* benutzt. Bezüglich seiner Benutzung zu Tötungen gilt das im allgemeinen Teil Gesagte.

Luminal (Äthylen-phenyl-Barbitursäure). Schwach bitter schmeckende glänzende Kristalle, in kaltem Wasser wenig, in warmem Wasser leichter löslich; wird auch als Luminalnatrium hergestellt. Es wirkt $2^1/_2$—3mal stärker als Veronal; es wird ziemlich rasch resorbiert, so daß die hypnotische Wirkung nach etwa $^1/_2$ Std eintritt. Die Ausscheidung dauert mehrere Tage. Es besteht Kumulationsgefahr. Luminal tritt auch in die Milch stillender Mütter über, so daß es zum Dauerschlaf der Kinder gekommen ist (H. FISCHER). Medizinale *Dosis* oral 0,1—0,2, höchstens 0,4 g. Bei Dauergebrauch nicht mehr als 0,2 g als Tagesdosis. Toxisch wirken von Dosen 0,3—0,4 g an. Die tödliche Dosis beträgt durchschnittlich 4—5 g. Bei geschwächten Patienten wirkten schon 0,5 g letal. Werden zu Luminal noch zusätzlich andere Schlafmittel genommen, so genügen mitunter auch geringere Dosen (Einzelheiten von H. FISCHER zusammengestellt). Das Luminal ist deshalb besonders gefährlich, weil die Spanne zwischen der Schlafdosis und der letalen Dosis verhältnismäßig gering ist. Als Nebenwirkungen sind Gelenk- und Muskelschmerzen, sowie Urticaria bekannt geworden. Bei subakuten und subchronischen Luminalvergiftungen ist das Auftreten von Exanthemen häufiger. Sie sind mitunter mit Fieber verbunden, auch mit Glykosurie. Bei *Luminalismus* beobachtet man eine Abnahme der psychischen Leistungsfähigkeit, mitunter aber auch Aufregungszustände und Halluzinationen.

Der *Luminalnachweis* an der Leiche ist schwieriger als der des Veronals. Auch im Urin ist es vielfach nur kurze Zeit nach der Vergiftung nachzuweisen (OETTEL). *Selbstmorde* mit Luminal kommen immer wieder vor (HUBER, BRAND, SCHEIDEGGER). Bezüglich *Tötungen* wird auf den allgemeinen Teil verwiesen.

Dial auch *Curral* genannt, ist Diallylbarbitursäure. Es handelt sich um ein stark wirkendes Hypnoticum und Sedativum, das in Kombination mit Morphin und seinen Abkömmlingen auch zum Dämmerschlaf benutzt wird. Die Ausscheidung dauert mehrere Tage. Das Mittel kann im Urin mikrochemisch nachgewiesen werden. Die medizinale Dosis wird mit 0,1—0,2 g angegeben, die toxische beginnt von 0,3 an, die letale von 1,9 g an. Doch wurden auch 4,8 g überstanden. Bei chronischem Gebrauch dieses Mittels tritt ziemlich schnell Gewöhnung ein. Die Dosis wird dann gesteigert. Bei chronischem Dialmißbrauch können Depressionen und Halluzinationen auftreten. Selbstmorde (v. ITALLIE und STEENHAUER) und medizinale Vergiftungen sind vorgekommen (WEISS). Bei der zuletzt genannten Beobachtung bestand im Gegensatz zu anderen Vergiftungen durch Barbitursäure Pupillenverengerung.

Somnifen ist eine Kombination der Diäthylaminsalze von Veronal und des Barbitursäurederivats Numal. Eintreten der hypnotischen Wirkung nach 15—30 min. Langsame Ausscheidung. Daher Kumulationsgefahr. Morphinisten sollen gegen Somnifen besonders empfindlich sein. Medizinale Dosis 20—60 Tropfen oder 2—4 cm³ rectal, subcutan oder intravenös. Die toxische Dosis beginnt von 4 cm³ an. Das Austrinken eines ganzen Fläschchens, das etwa 12 cm³ enthält, wird meist überstanden. Somnifen schädigt die Blutzuckerregulation (KAROLYI). Mitunter entstehen nach der Einnahme von hohen Dosen nicht Schlafzustände, sondern Erregungszustände (GLATZEL und SCHMIDT).

Selbstmordversuche durch Somnifen führen meist nicht zum Ziel (BALAZS). Hier und da tritt nach Einnahme von über 12 cm³ dennoch der Tod ein, und zwar meist wegen Aspirationspneumonie (JENNY).

Phanodorm ist Tetrahydroluminal. Die Schlafwirkung tritt nach oraler Anwendung nach 30—40 min ein; das Mittel wird im Körper rasch abgebaut. Nur 5% werden unverändert ausgeschieden; 15% erscheinen als wirkungsloses Barbitursäurederivat im Urin (Äthylcyclohexenylbarbitursäure). Als therapeutische Dosis werden 0,2, höchstens 0,5 g angegeben. Eine kumulative Wirkung tritt nicht ein. Toxische Wirkungen können sich zeigen bei Gaben von 1—2 g an. Die tödliche Dosis beginnt bei 8 g; doch wird auch die Einnahme viel größerer Mengen überstanden. Wie fast alle Schlafmittel kann auch gelegentlich das Phanodorm zu suchtartigen Erscheinungen führen[1]. Bei Entziehung sind Abstinenzerscheinungen nicht gerade geläufig (KRAUTWALD), kommen aber gelegentlich vor (MEYER), einmal ist sogar ein Todesfall dabei bekannt geworden. Selbstmordversuche und Selbstmorde durch Phanodorm sind nicht ungeläufig. Überstanden wurden 20, sogar 30—40 Tabletten (BALAZS, SCHMITT, SCHEURER). Andererseits führten einmal 8 Tabletten (GESSNER), einmal 48 Tabletten (WAGNER) zum Tode. Da das Mittel rasch abgebaut wird, ist der chemische Nachweis schwierig, aber immerhin möglich (WAGNER).

Phanodorm ist in Deutschland rezeptpflichtig, unterliegt aber nicht dem verschärften Rezeptzwang anderer Barbitursäurepräparate, bei denen eine Wiederholung nicht durch einen Vermerk auf dem alten Rezept, sondern nur durch eine neue Verschreibung zulässig ist (LENDLE).

Noctal ist Bromallylisopropylbarbitursäure. Es schmeckt schwach bitter. Es wird im Organismus rasch abgebaut und zu etwa 20% als nicht schlafbringendes Barbitursäurepräparat ausgeschieden. Die hypnotische Dosis beträgt 0,1—0,2 g. Tödliche Vergiftungen sind recht selten, doch kommen sie bei Kindern vor (TRENDTEL, zit. nach H. FISCHER). In den allermeisten Fällen kommen die Vergifteten durch. Einmal wurden sogar 50 Tabletten genommen (BALAZS, BRÜNING, KIRCHBERG). Eine Mutter gab ihrem 9jährigen Sohn 16 Tabletten, weil sie mit ihm aus dem Leben scheiden wollte, beide kamen jedoch durch (BRÜNING).

Das Barbitursäurepräparat *Sandoptal* gilt als milde wirkend. Die Dosis beträgt 0,1 bis 0,2 g. Ein 2jähriges Kind verschluckte 9 Tabletten = 1,8 g. 12 Std hindurch traten bedenkliche Symptome ein, der Puls wurde klein, die Atmung röchelnd, die Pupillen wurden reaktionslos, der Knabe kam durch.

Das amerikanische Schlafmittel *Seconal* (Seconalsodium) ist hinsichtlich seiner toxischen Wirkung von MOUREAU und DÉROBERT und LE BRETON durchuntersucht worden.

Evipan s. Kurznarkotica s. S. 796.

3. Ureide im engeren Sinn.

Bromural gilt als leichtes, relativ unschädliches Sedativum. Es handelt sich um Brom-iso-valerianyl-Harnstoff. Die therapeutische Dosis wird mit 0,6—1,0 g angegeben. Tödliche Vergiftungen sind bisher nicht bekannt geworden. Auch nach Einnahme von 30 und sogar 50 Tabletten erfolgte Erholung nach etwa 36stündiger Bewußtlosigkeit mit kaum fühlbarem Puls (H. FISCHER). Chronischer Brommißbrauch, also auch chronischer Bromuralmißbrauch kann zu psychotischen Erscheinungen führen, die unter dem Abschnitt Brom abgehandelt worden sind (s. S. 657).

Auch das *Adalin* ist ein Bromharnstoffpräparat (Bromdiätyl-acethylharnstoff). Die therapeutische Dosis beträgt 0,5—1 g. Da die Ausscheidung ziemlich langsam vor sich geht, ist eine kumulative Wirkung möglich. Dem Adalin ist das Präparat *Somben* ungefähr identisch, bei *Sevenal* handelt es sich um eine Mischung von Adalin mit Luminal (BALAZS). Bei Adalin nimmt man als toxische Dosis 3—4 g an. Aber auch Einnahme von 9—10 g braucht nicht immer zu einer tiefen Bewußtlosigkeit zu führen. Die tödliche Dosis beginnt bei 20 g. Nach einer Einnahme von 96 Tabletten trat der Tod nach 9—10 Std ein. Auch eine Kombination von 80 Tabletten Adalin und 20 Tabletten Aspirin wirkte tödlich (H. FISCHER). Der Leichenbefund entspricht dem, den man auch sonst bei Schlafmittelvergiftungen erhebt. Adalin zersetzt sich rasch. Mitunter ist schon nach 24 Std an der Leiche nichts mehr nachweisbar. Es ist wichtig, daß man die Organe in frischem zerkleinertem Zustande sofort mit *Alkohol asserviert* und sie in diesem Zustand zur chemischen Untersuchung weitergibt.

Bei Vergiftungen können als *Nebenbefund* juckende Erytheme auftreten. Mitunter kommt es auch zur Ausbildung einer Thrombopenie mit Purpura. Gelegentlich hat chronischer Mißbrauch auch zur Adalinsucht mit Charakterveränderung und Delirien geführt (Schrifttum bei H. FISCHER).

Adalin ist, da ziemlich leicht erhältlich, nicht ganz selten zu Selbstmordversuchen benutzt worden. Meist kamen die Lebensmüden durch (MERKEL, WOJAHN). Einmal wurde sogar die Einnahme von 120 Tabletten überstanden (REISSNER). Doch kamen auch tödliche Vergiftungsfälle als *Selbstmorde* vor (BALAZS, GERHARTZ, SCHREIBER).

Das früher für die Kinderpraxis empfohlene *Sedormid* (Allyl-isopropyl-acetylharnstoff) ist keineswegs ungefährlich. Es wird in Tabletten zu 0,25 g hergestellt und führt in Dosen von 0,2—0,5 g rasch den Schlaf herbei. Als toxische Dosis können 2 g wirken. Die letale Dosis scheint bei 10 g zu liegen. Es sind nur wenig tödliche Vergiftungen berichtet worden (FORTANIER, CAMERER). Eine tödliche Vergiftung bei einem Kinde hat KÄRBER beschrieben.

---

[1] Bei Mißbrauch sah LOCH Halluzinationen: Ärztl. Wschr. **1952**, 562.

Die Sedormidvergiftung ist charakterisiert durch das Auftreten einer thrombopenischen Purpura; sie tritt aber nicht nur bei Vergiftungen, sondern bei überempfindlichen Personen auch nach therapeutischen Dosen auf. Bei dem von CAMERER beschriebenen Todesfall war das ganze Gehirn mit massenhaften punktförmigen Blutungen durchsetzt. Beim Lebenden fallen diese Blutungen an Haut und Schleimhäuten auf, so daß man mitunter, wenn man diese Nebenwirkung des Sedormid nicht kennt, zur Fehldiagnose kommen kann (ACKROYD). Auch chronischer Mißbrauch ist beschrieben worden. Abstinenzerscheinungen mit Delirien sind vorgekommen (Schrifttum hierüber s. H. FISCHER).

Allipropan (Isopropyl-Bromallyl-Mallonyl-Harnstoff als Kaliumsalz gemischt mit Phenyl-allyl-mallonyl-Harnstoff) wird empfohlen als mildes Schlafmittel, das keine Nachwirkungen haben soll. Es ist ein Selbstmordfall nach Einnahme von 24 Tabletten bekannt geworden. Im Gehirn fanden sich die auch sonst bei diesen Vergiftungen üblichen Ganglienzellenver-änderungen. Ein chemischer Nachweis gelang nicht (VELTEN).

Das *Urethan* (Carbaminsäureäthylester) gilt als leichtes Hypnoticum und Sedativum, hauptsächlich für Kinder. Als Nebenwirkungen sind Übelkeit, Erbrechen und Augenflim-mern beobachtet worden. Neuerdings ist es auch als Mitosegift, eventuell Plasmagift bekannt geworden und kann zur Ausscheidung von Porphyrin führen (GRAFE, H. FISCHER); es wird auch zur Behandlung von leukämischen Krankheiten und Tumoren benutzt (LENNERT, hier Schrifttum).

4. Hydantoidinpräparate (Nirvanol).

Der Hauptvertreter dieser Gruppe ist das *Nirvanol*, Phenyl-Äthyl-Hydantoin, das auch als Natriumsalz in den Handel kommt. Es gilt als Mittel gegen Epilepsie und Chorea minor. Da es langsam ausgeschieden wird, besteht die Gefahr der Kumulation. Es ist ebenso wie Veronal auch ein Capillargift. Vergiftungserscheinungen traten nach 10—12 Tabletten zu 0,5 g, auch nach 15 Tabletten zu 0,3 g auf. Als Besonderheit folgt dieser Vergiftung der sog. *Nirvanolkater*, der sich durch lang anhaltende Benommenheit, gelegentlich auch durch Doppelsehen, manchmal durch Halluzinationen kennzeichnet. Bei Nirvanolmißbrauch entsteht mitunter Fieber bis zu 40⁰, das von einem Exanthem begleitet ist; es ist Scharlach, Masern oder Urticaria ähnlich. Man spricht auch von *Nirvanolkrankheit*. Mit dieser Krankheit gehen gelegentlich Veränderungen des Blutbildes einher, Thrombopenie, Linksverschiebung, mitunter Eosinophilie, und zwar manchmal auch, wenn Exantheme fehlen. Mitunter kommt es zur Knochenmarksschädigung und aplastischen Anämie (ROHRBACH); weitere Neben-erscheinungen sind gelegentlich ulceröse Stomatitiden, auch Bindehaut- und andere Schleim-hautschwellungen, so daß fälschlich eine Infektionskrankheit diagnostiziert wird. Das Nirvanol wird in veränderter Form im Urin ausgeschieden.

Das Mittel ist gelegentlich zu *Selbstmordversuchen* benutzt worden. Einer besonders hartnäckigen Selbstmörderin glückte es schließlich beim dritten Versuch, sich mit 75 Ta-bletten, entsprechend 20 g, das Leben zu nehmen.

c) Schmerzmittel, einschließlich entsprechend wirkender Mischpräparate.

Das *Sulfonal* (Diäthylsulfon-dimethylmethan) ist wegen seiner unangenehmen Neben-wirkungen durch geeignetere Mittel verdrängt worden. Als toxische Dosis werden 10 g, als tödliche Dosis 20—30 g angesehen. Doch sind Todesfälle auch schon bei kleineren Dosen vorgekommen. Als Vergiftungssymptome sind neben der Schlafsucht bzw. neben dem Koma toxische Exantheme, Angstzustände und Delirien und späterhin Anurie beobachtet worden. Mitunter wird Urobilin, eventuell auch Porphyrin im Urin ausgeschieden. Der Harn kann burgunderrot werden. Der Sektionsbefund bietet nichts Charakteristisches. Chronischer Mißbrauch ist sehr selten (SCHWARZ).

Das *Trional* (Diäthyl-sulfon-methyl-äthyl-methan) ist etwas harmloser als das Sulfonal. Die tödliche Dosis liegt bei etwa 25 g. Das Gift ist in den Leichenteilen nachweisbar. Ein *Selbstmord* ist von KIRSCHNER beschrieben worden. Auch wurde ein *Familienmordversuch* bekannt. Eine Mutter verabreichte ihren Kindern von 2, 8 und 10 Jahren 15 Trionalpulver, die teils mit Schokolade, teils mit Wein gemischt waren. Den Rest nahm sie selbst. Die Kinder kamen durch, ebenso die Mutter. Nach Maßgabe der *damaligen* Erfahrungen wurde im Gutachten Untauglichkeit des Trionals als Mordmittel hervorgehoben.

Polamidon.

Das in neuerer Zeit herausgekommene Schmerzmittel Polamidon (2-Dimethyl-amino-4, 4-diphenyl-heptanon(5) Hydrochlorid) gilt als klinisch brauchbares

Ersatzmittel für Morphium; es bewährt sich insbesondere auch als Spasmolyticum. Da es auch die Abstinenzerscheinungen des Morphinsüchtigen recht günstig beeinflußt, spielt es in der Klinik bei der Entziehung von Opiumalkaloiden eine gewisse Rolle. Vorsichtige Dosierung scheint erforderlich zu sein. Bei einer Beobachtung, die wir machen konnten, entstand bei einer sonst gesunden Frau, die auf nüchternen Magen einmal zur Bekämpfung von Schmerzen 2 Tabletten Polamidon genommen hatte, eine so erhebliche Kreislaufschwäche, daß sie in klinische Behandlung gegeben werden mußte. Vor Entstehung der Kreislaufschwäche trat eine deutliche Euphorie auf.

Nach den zur Zeit vorliegenden Erfahrungen ist es wohl sicher, daß diese mitunter auftretende Euphorie auch eine *Polamidonsucht* verursachen kann, vorzugsweise allerdings bei Personen, die sonst schon süchtig waren, bei denen also z. B. eine Morphinsucht durch eine Polamidonsucht abgelöst wird. Polamidon ist in Deutschland neuerdings rezeptpflichtig; doch unterliegt es nicht den Bestimmungen des Betäubungsmittelgesetzes. Mit Recht wird vielfach gefordert, daß auch dieses Mittel den Opiaten gleichgestellt wird (LENDLE, MÜLLER-HESS, MÜHLAU).

Eine Darstellung des Polamidon im Urin und wohl auch in Leichenteilen ist möglich durch Ätherausschüttlung und Darstellung von charakteristischen Kristallen. Einzelheiten s. VOGEL.

Atophan.

Atophan (Phenylchinolincarbonsäure) ist therapeutisch als Antipyreticum, Analgeticum, entzündungshemmendes und Gichtmittel bekannt. Es fördert die Harnsäureausscheidung. Die toxische Dosis beträgt wahrscheinlich einige Gramm, die medizinale 0,25—0,50 g per os, die tödliche nach den bisher bekannt gewordenen Fällen etwa 2,5 g. Vergiftungserscheinungen entstanden nach Kumulation und bei Überempfindlichkeit. Sie bestanden in stark juckender Urticaria, vesiculösem Exanthem, in Kopfschmerzen, -Fieber, Magen-Darmstörungen, Erbrechen, Durchfällen und angioneurotischen Ödemen, sowie Albuminurie. Allergiker scheinen öfter überempfindlich zu sein. Bei einem tödlichen Vergiftungsfall (H. FISCHER), bei dem 4 Monate lang täglich 4 g Atophan genommen waren, bestand das Bild einer akuten gelben Leberatrophie, das auch bei den übrigen Todesfällen das Bild beherrschte. Die vorgekommenen Vergiftungen waren alle *medizinaler* Natur.

Kombinationen von Schlafmitteln mit Antipyreticis.

1 g *Veramon* besteht aus 0,28 g *Veronal* und 0,72 g *Pyramidon*. Als toxische Dosen werden Mengen von 2—3 g angesehen, bei besonderer Empfindlichkeit schon von 1 g an. Als Vergiftungserscheinungen sind Bewußtlosigkeit, Kollaps, tetanieartige Krämpfe, Nystagmus, enge Pupillen und tiefer Schlaf bekannt geworden. 16 g wurden noch überstanden. Bei einem 2 Monate alten Säugling ist ein Todesfall bekannt geworden. Fälle von chronischem Mißbrauch wurden beobachtet. Es zeigten sich Erregungszustände, Benommenheit, oberflächliche Atmung und Cyanose (s. Schrifttum), auch kamen juckende Exantheme vor (BALAZS). Veramon steigert nach unseren Erfahrungen die Alkoholwirkung.

Allional oder *Allonal* ist ein Gemisch des Barbitursäurepräparates *Numal* mit Pyramidon. Das Mittel ist hier und da zu Selbstmordversuchen benutzt worden. Die Lebensmüden kamen trotz Einnahme von 100 oder 120 Tabletten durch (BALAZS, H. FISCHER). Ein Todesfall ist durch FAZEKAS bekannt geworden. Am Gehirn fanden sich die auch sonst geläufigen Veränderungen. Bei chronischem Mißbrauch sind die Erscheinungen ähnlich wie bei Veramon.

Beim *Cibalgin* (Diallyl-Barbitursäure und Pyramidon), das bei Menstruationsbeschwerden gegeben wird, ist bei Überempfindlichkeit Erbrechen vereinzelt beobachtet worden (TAEGER).

Das Mischpräparat *Somnin* (Allylpropylbarbitursäure, Aspirin und Phenacetin) führte bei einem Lebensmüden nach einer Einnahme von 20 Tabletten zum Tode (HUBER und BRAND).

Als relativ ungefährlich gilt das *Nervophyll*. Es besteht aus Chlorophyll, Brom, Phenazonderivaten und Diäthylbarbitursäure. Es dient zur Bekämpfung nervöser Erregungszustände und klimakterischer Beschwerden. In einem Einzelfalle hat ein längerer Mißbrauch dieses Mittels ein organisches klinisches Bild hervorgerufen, das eine gewisse Ähnlichkeit mit einer multiplen Sklerose hatte. Auch bei Veronalmißbrauch sind gelegentlich derartige Bilder aufgetreten (BURCKARDT).

Optalidon.

Das Schmerz- und Beruhigungsmittel Optalidon ist ein Mischpräparat. Es enthält das barbitursäurehaltige Sandoptal, ein Phenacetinpräparat (Dimethylaminophenacon) und Coffein. Vergiftungserscheinungen sind gelegentlich bei Kindern aufgetreten, die die Tabletten infolge ihrer zum Teil rosaroten Verpackung für Bonbons hielten (KÄRBER). Ein Kind, das 1,8 g bekommen hatte, kam durch; 2 Kinder, die aus Versehen 4—5 Tabletten genommen hatten, starben (KÄRBER). Ein Erwachsener, der aber an einer chronischen Myokarditis litt, starb nach Einnahme von 15 Tabletten (MANZ). Der chemische Nachweis in den Organen ist bei den wenigen bekannt gewordenen tödlichen Vergiftungsfällen nicht gelungen (MANZ, hier Schrifttum). Optalidon ist in Deutschland als stark wirkendes Arzneimittel rezeptpflichtig.

Quadronal und Antipyretica s. unter Phenacetin S. 717 ff.

d) Kurznarkotica, einschließlich Narkoanalyse.

Als Kurznarkotica der Barbitursäuregruppe werden insbesondere die Präparate *Evipan* mit seinen Abkömmlingen und *Eunarkon* benutzt. Sie werden in genau vorgeschriebener, nach dem Körpergewicht berechneter Dosis intravenös injiziert. Für die Zeit des Schlafens handelt es sich um eine Vollnarkose. Ist ein längerer Schlaf nötig, so wird die Narkose auch als Inhalationsnarkose fortgesetzt, doch wird das Eunarkon gelegentlich auch in Form einer Infusion zur Dauernarkose benutzt. Bezüglich der Einzelheiten muß auf das chirurgische Schrifttum verwiesen werden. Zwischenfälle kommen hier und da vor, und zwar als Atemlähmungen mit gelegentlichen Todesfällen (nach BERINGER unter 10200 Evipannarkosen 12 Todesfälle). Es gibt besondere Gegenindikationen, die beachtet werden müssen. Trotz Beachtung dieser Gegenindikationen und trotz einwandfreier Injektionstechnik scheinen trotzdem hier und da Todesfälle nicht vermeidbar zu sein. Doch sind die Auffassungen hierüber nicht einheitlich. Bei Begutachtungen in der gerichtsmedizinischen Praxis wird es notwendig sein, einen Chirurgen oder Anästhesisten zuzuziehen. Von weiteren Schädigungen von Kurznarkosen sind Nervenlähmungen nicht ganz klarer Ätiologie beobachtet worden, die jedoch reversibel waren (MENNINGER). Als weitere Folge sind vereinzelt Leberschäden bekannt geworden (s. H. FISCHER). Eunarkon ist in Leichenteilen nachweisbar (PAULUS).

Evipan gilt auch als verhältnismäßig harmloses Einschlafmittel. Es ist auch zu *Selbstmordversuchen* und einmal auch zu einem *Mordversuch* an einem Kinde benutzt worden (10 bzw. 20 Tabletten). Der Eintritt des Todes konnte vermieden werden (VOLLMER, VARGA).

Im Schrifttum der neueren Zeit sind das Evipan und ähnliche Mittel wie Pentothal, Methedrine u. a., auch als Mittel zur *Narkoanalyse* bekannt geworden. Geeignete Dosen intravenös gegeben erzeugen eine leichte Bewußtseinstrübung mit Auflockerung der Hemmungen, so daß der Betreffende unter Umständen geneigt ist, seine Gedanken leichter von sich zu geben, als in seinem gewöhnlichen Zustand. Dies mag bei psychiatrischen Untersuchungen zwecks Diagnosenstellung und bei der psychoanalytischen Tiefenforschung von Wert sein. Doch ist eine kriminalistische Anwendung bei Vernehmungen in ihren Ergebnissen so unzuverlässig und auch aus grundsätzlichen Erwägungen heraus wegen der bestehenden Bewußtseinseinschränkung so bedenklich, daß die Anwendung nach der überwiegenden internationalen Meinung als nicht erlaubt gilt (s. Schrifttum). In Deutschland sind bei der Neufassung der Strafprozeßordnung dadurch

klare Verhältnisse geschaffen worden, daß im § 136a StPO. die Freiheit der Willens-
entschließung und der Willensbetätigung des Beschuldigten nicht beeinträchtigt
werden darf durch Mißhandlung, durch Ermüdung, durch körperlichen Eingriff,
durch *Verabreichung von Mitteln*, durch Quälereien, durch Täuschung, oder
durch *Hypnose*. Maßnahmen, die das Erinnerungsvermögen oder die Einsichts-
fähigkeit des Beschuldigten beeinträchtigen, sind nicht gestattet. Auch als
diagnostische Maßnahme sollte man diese Injektionen bei Personen, die zwecks
psychiatrischer Begutachtung in eine psychiatrische Klinik oder Heil- und
Pflegeanstalt eingewiesen werden (§ 81 StPO.), nicht benutzen (s. Schrifttumsverzeichnis).

Das meist als Klysma gegebene Narkosemittel *Avertin* gehört chemisch nicht zum Evipan
und Eunarkon weil es sich um Tribromäthanol handelt. Auch bei Narkosen mit Avertin sind
hier und da tödliche Zwischenfälle eingetreten, ohne daß die Ursache immer ermittelt werden
konnte [1]. Im Tierversuch wurden am Gehirn die bei Intoxikation auch sonst geläufigen Veränderungen an den Ganglienzellen und am Mesenchym wahrgenommen (VITOLS).

e) Betäubungs- und Suchtmittel, einschließlich Pervitin.

1. Opiumalkaloide und gleichartig wirkende Mittel.

α) Präparate.

Das offizinelle kleinasiatische *Opium* wird auf einen Gehalt von 10% Morphin eingestellt,
ist aber wegen seiner Nebenalkaloide giftiger, als es seinem Morphingehalt entspricht. Als
tödliche Dosis nimmt man etwa 2 g an. Die Tinct. Opii simplex enthält etwa 1% des
Alkaloides, so daß die tödliche Dosis 200 g betragen würde. Das am häufigsten gebrauchte
Opiat ist das *Morphin*, das als salzsaures Salz offizinell ist. Die mittlere tödliche Dosis wird
bei innerlicher Anwendung mit 0,3—0,4 g angenommen, etwa halb so hoch bei subcutaner
Anwendung (FÜHNER, BALAZS). Aber auch schon Dosen von 0,05 g haben den Tod verursacht. Die Auffassung, daß Säuglinge dem Morphium gegenüber relativ tolerant sind,
scheint nicht zutreffend zu sein (GRÜNINGER). Das *Heroin* (Diacetylmorphin) ist nicht
weniger giftig als Morphin, aber wirksamer. Die mittlere tödliche Dosis wird auf 0,06 g
angesetzt (FÜHNER). *Codein* und *Dionin* sind die Methyl- bzw. Äthylester des Morphins.
0,1 g *Codeinum phosphoricum* ist von einem 2jährigen Kinde noch vertragen worden. Die
Verabreichung eines Suppositoriums mit 0,2 g *Dioninum hydrochloricum* infolge Verwechslung mit Anästhesin führte bei einem 2¹/₂jährigen Kind zum Tode. Gaben von einigen Dezi-
gramm *Codein* bewirkten bei Erwachsenen Vergiftungserscheinungen mit engen Pupillen,
andererseits sind Grammdosen noch vertragen worden. Werden *Dioninsalzlösungen* ins
Auge gebracht, so kann es zu starken Entzündungen kommen. *Paracodin* ist teilweise reduziertes *Codein*, das aber stärker narkotisch wirkt. Die Einnahme von 0,8 g in Tablettenform
bewirkte bei einem Selbstmörder den Tod. Das von *Codein* abgeleitete *Eukodal* wirkt sowohl
narkotisch als auch analgetisch, ebenso der Codeinabkömmling Dicodid. Das *Dilaudid*
(Dihydromorphinon) ist stärker wirksam und nähert sich hierbei dem *Heroin*. Ähnliches
gilt für Eukodal, Dicodid, Dilaudid und das synthetische, aber dem Opiumgesetz unter-
liegende *Acedicon*. Das synthetische Analgeticum *Dolantin* ist zwar chemisch kein Opiat,
wirkt aber entsprechend und unterliegt daher in Deutschland den Bestimmungen des Betäubungsmittelgesetzes. *Laudanon* ist eine Zusammensetzung aus 50% Morphin, 30% Nar-
kotin, fernerhin von Codein, Papaverin, Thebain und Narcein. Es wirkt ähnlich wie *Pantopon*,
stärker als Morphin (H. FISCHER).

β) Klinische Erscheinungen.

Bezüglich der Klinik der Vergiftungserscheinungen kann im wesentlichen
auf den allgemeinen Teil dieses Abschnittes verwiesen werden. Im großen und
ganzen führen die Opiumalkaloide bei Vergiftungserscheinungen zu einer Pupillenverengerung, doch kann man sich diagnostisch hierauf nicht eindeutig
verlassen. Gefahr des Auftretens einer Bronchopneumonie besteht besonders
am 2. und 3. Tag. Das Bewußtsein ist bei Vergiftungen mit diesen Mitteln mitunter nicht so vollständig aufgehoben, wie bei den Barbitursäurepräparaten.

---

[1] Neuerdings wurden rectal einzuverleibende Kurznarkotica vereinzelt zum Selbstmord
benutzt (STURSBERG: Med. Klinik **1953**, 336).

Bei häufiger Zuführung wird die Toleranz eine größere, allerdings konnte dieses
bei Dolantin im Tierversuch nicht erreicht werden (KESARBINI). Ein Nachweis
dafür, daß chronische Zuführung von Opiumalkaloiden, speziell Morphin, die
Keimdrüsen schädigt, ist nicht erbracht worden (LAUBENDER, KRANZ und
GEPPERT). Doch scheint ein gewisser Zusammenhang zwischen Abarten der
Schilddrüsentätigkeit und der Morphinzuführung zu bestehen (DONNINI). Daß
das Morphin und ähnliche Mittel bei Schwangeren durch die Placenta geht, ist
durchaus denkbar. Schädigungen des Neugeborenen werden von den einen
behauptet, von den andern negiert (LANGSTEIN, BALAZS, PERLSTEIN, ERBLÖH).
Manchmal führen Morphingaben nicht zur Beruhigung, sondern im Gegenteil zu
Aufregungszuständen mit erhöhter Reflexerregbarkeit (H. FISCHER).

Ob der chronische Mißbrauch von Opiumalkaloiden zur Sucht führt, ist in
der Hauptsache davon abhängig, ob die Zuführung eine *Euphorie* erzeugt. Doch
ist dies fast überall mehr oder weniger der Fall. Nicht nur chronischer Mißbrauch
von Morphin und Opium, sondern auch von Dilaudid, Dicodid, Eukodal und
Laudanon kann eine Sucht herbeiführen. Am geringsten scheint die Euphorie
beim Codeinismus zu sein; eine ausgesprochene Codeinsucht ist zum mindesten
nicht geläufig (LENDLE). Doch kommt auch hier chronischer Mißbrauch vor.
Allerdings sind Abstinenzerscheinungen hier verhältnismäßig selten (VONDRACEK,
WOLFF). Es bestand in früheren Jahren mitunter die Auffassung, daß sich das
synthetische *Dolantin* als harmloses Ersatzmittel für die Opiumalkaloide eigne,
daß es insbesondere keine Sucht verursache und daher als Entziehungsmittel
geeignet sei. Doch hat sich diese Auffassung als irrig herausgestellt. Auch
Dolantinmißbrauch hat in vielen Fällen zur Sucht geführt. Die mit Einnahme
des Mittels eintretende Euphorie ist erheblich. Die Abstinenzerscheinungen
sind höchst unangenehm. Das Mittel eignet sich keineswegs zur Einleitung
einer Entziehungskur und ist kein harmloser Ersatz für Morphinpräparate
(BRÜCKE, LUNGWITZ, SCHWARKE, FORIZS, AMARK, LENDLE). Das synthetische
Mittel *Acedicon* hat vereinzelt gleichfalls zu einem Acediconismus geführt. Es
unterliegt dem Opiumgesetz. Eine Euphorie scheint nicht einzutreten. Daher
fallen bei der Entwöhnung die Abstinenzerscheinungen auch nicht sonderlich
ins Gewicht (BIELING). Daß die durch den Mißbrauch von Opiumalkaloiden
entstandenen Suchten zu psychotischen Erscheinungen führen können, ist
bekannt. Auch für den Eukodalismus ist dies neuerdings angegeben worden
THIELE).

γ) Leichenbefunde.

Der anatomische Befund ist bei akuten Vergiftungen ebenso uncharakteristisch, wie bei anderen Schlaf- und Betäubungsmittelvergiftungen (s. allgemeiner Teil). Bei der Sektion von chronisch Vergifteten wird man auf den
meist schlechten Allgemeinzustand achten. Man wird die Injektionsstellen
beschreiben und zur histologischen Untersuchung asservieren (Befunde s. S. 288);
als Folge häufiger intravenöser Selbstinjektion findet man bei Süchtigen gelegentlich an den in Frage kommenden Venen, die häufiger gewechselt werden
müssen, chronisch-entzündliche Stenosen mit Wandverdickung und Rund-
zelleneinlagerungen (DÉROBERT und MARTIN). Die Haut der Süchtigen ist
meist welk. Chronischer Mißbrauch einiger Morphinderivate führt auch zu
Exanthemen. Mit dem schlechten Allgemeinzustand können auch Lidrand- und
Bindehautentzündungen einhergehen. Hier und da sind in den Hirngefäßen
Thrombosen nachgewiesen worden. In den Ganglienzellen wird man die auch
sonst bekannten Abbauerscheinungen vorfinden, ebenso im Endothel der Gefäße
und ihrer Umgebung. Das Ammonshorn soll bei der Morphinvergiftung besonders

beteiligt sein. Die Lymphknötchen des Darmes sind mitunter pigmentiert. Doch sind diese Befunde keineswegs konstant. In den Nieren ist manchmal Glykogen nachgewiesen worden (PETRI, hier weiteres Schrifttum, KITAGAWA und KURODA).

δ) Chemische Untersuchung.

Angesichts des unklaren anatomischen Befundes wird in allen wichtigen gerichtsmedizinischen Fällen die Diagnose nur unter Zuhilfenahme des chemischen Befundes zu erbringen sein, wobei quantitative Bestimmungen unerläßlich sind. Das Morphin und seine Derivate halten sich ziemlich lang in Leichenteilen und sind auch gegenüber Fäulnis recht widerstandsfähig (Einzelheiten s. Literaturverzeichnis). Mit dem von FORST angegebenen Verfahren zum quantitativen Nachweis durch Beobachtung der Mäusepupille haben wir keine guten Erfahrungen gemacht (SEIFERT). Im ganzen kommt es wohl auch auf die persönlichen Neigungen, auf die Arbeitsweise und auf die Erfahrungen des Untersuchers an. Für die Kontrolle Süchtiger scheint auch nach unseren Erfahrungen die von VIDIC entwickelte qualitative Schnellmethode geeignet zu sein.

ε) Genese der Vergiftungen.

Medizinale und versehentliche Vergiftungen sind nicht ganz selten. Als Therapeuticum bei Tollkirschenvergiftung werden auch Morphingaben in den ärztlichen Taschenbüchern empfohlen. Ein Arzt verordnete einem Kinde die hierbei für Erwachsene empfohlene Dosis von 0,02 g bei einer solchen Vergiftung. Beim Kinde traten Vergiftungserscheinungen auf. Es konnte aber gerettet werden (GESSNER). Kleinkinder haben wie bei anderen gefährlichen Medikamenten auch gelegentlich Morphinlösungen ausgetrunken und sich dabei Vergiftungen zugezogen (J. MÜLLER). Ein an einer Pneumonie leidendes Kind erhielt vom Arzt dioninhaltigen Hustensaft. Die Mutter gab davon so unvorsichtig viel, daß beim Kinde Vergiftungserscheinungen eintraten. Es kam ums Leben. Der Kausalzusammenhang war allerdings nicht zu beweisen, da man nicht wissen konnte, ob das Kind nicht der Pneumonie erlegen wäre (HAUSBRANDT). Verwechslung von Anästhesin mit Dionin bei einem Suppositorium führte bei einer Gabe von 0,2 g bei einem $2^1/_2$jährigen Mädchen zu einer tödlichen Vergiftung (ESSER und KÜHN). Acedicon ist von einem Knaben aus Versehen in einer Menge von $9^1/_2$ Tabletten genommen worden. Er kam durch (BEHRENS). In einem anderen Falle trank ein 2 Jahre altes Kind aus Versehen 10 g Opium aus. Es schlief ein, die Atmung wurde schnappend. Es kam aber durch (HAGEN).

Es entspricht einer alten klinischen Regel, daß man einen Asthmaanfall auch bei großer Unruhe des Patienten nicht mit Morphin bekämpfen soll. Schon kleinste Gaben können zu einer weiteren Verengerung der Bronchen mit gefährlichen oder gar tödlichen Folgen führen (LYNGAR u. a.). Anzeigen, die nach solchen Todesfällen gegen die Ärzte erstattet wurden, führten nicht zur Verurteilung, da der Kausalzusammenhang angesichts der Schwere und Bedrohlichkeit der Asthmaanfälle nicht mit hinreichender Sicherheit bejaht werden konnte (eigene Erfahrung).

Selbstmorde durch Opiumalkaloide sind trotz gewisser Beschaffungsschwierigkeiten nicht selten. Insbesondere wird es sich hier um Angehörige von Medizinalberufen handeln, die sich diese Mittel beschaffen können. Neben Selbstmorden und Selbstmordversuchen mit Morphin wurden auch Versuche mit Injektionen des pharmazeutischen Präparats Morphin-Atropin unternommen (WILKOEWITZ), ebenso mit *Dicodid*. Tödlich verlief bei Dicodideinnahme nur eine Vergiftung mit 5facher medizinaler Dosis aus einem im Schrifttum nicht näher bezeichnetem Anlaß bei einem 2jährigen Kinde. Doch handelte es sich hier wahrscheinlich nur um ein Versehen, nicht etwa um einen Totschlagsversuch. Die Selbstmordversuche führten trotz Einnahme bis zu 50 Tabletten nicht zum gewünschten Erfolg (SAMETINGER, HANGLEITER). *Paracodin* führte in einer Dosis von 0,8 g bei einem Lebensmüden zum Tode (ZAIN). In China sollen Selbstmordversuche und Selbstmorde durch Opium recht häufig sein (LEVET)[1].

Bezüglich *Mord* und Mordversuchen wird auf den allgemeinen Teil verwiesen.

2. Cocain und Heroin.

α) Cocain.

Bezüglich der Pharmakologie und des Chemismus dieses Mittels muß auf das pharmakologische Schrifttum verwiesen werden. Auf Schleimhäute appliziert, wirkt es lokal anästhetisch und gefäßkontrahierend. Gleichzeitig ist es ein zentral angreifendes Krampfmittel, das sekundär zu Lähmungen, auch zu Atemlähmungen führt. Das Mittel diffundiert nicht durch die unverletzte Haut, wird aber sehr rasch von den Schleimhäuten absorbiert, in der Leber schnell abgebaut und nur zu einem kleinen Teil unverändert durch den Urin ausgeschieden. Als medizinale Dosen werden bei peroraler Applikation 0,003—0,03, bei subcutaner 0,003—0,01 g angegeben. Die toxischen Dosen sind angesichts der bestehenden individuellen Empfindlichkeit recht verschieden. Bei besonderer Empfindlichkeit können Vergiftungserscheinungen schon nach Gaben von 0,04—0,06 g bei peroraler Zuführung, bei Applikation auf den Schleimhäuten sogar bei Dosen von 0,01—0,05 g entstehen. Als tödliche Dosis gelten beim Nichtgewöhnten 1,0—1,2 g salzsaures Cocain. Beim Überempfindlichen sind Todesfälle schon bei Dosen von 0,02 g subcutan oder 0,015 g als Kehlkopfpinselung, bei subduraler Anwendung schon bei Gaben von 0,015—0,02 g vorgekommen (H. FISCHER). Ob es beim Cocain eine echte Gewöhnung gibt, ist zweifelhaft. Die praktische Erfahrung geht aber dahin, daß immer größere Dosen genommen werden; dies beruht wahrscheinlich auf einem psychischen Bedürfnis nach immer erhöhten Reizen (LENDLE).

Bei der akuten Vergiftung beobachtet man, gleichgültig in welcher Form das Mittel appliziert wurde, Trockenheit im Halse, Brennen, Schluck- und Schlingbeschwerden. Dann stehen psychische Symptome im Vordergrund, wie Aufregung, Heiterkeit, Geschwätzigkeit, Unruhe, manchmal können diese psychischen Erscheinungen, insbesondere bei an Cocain nicht gewöhnten Personen auch fehlen. Es folgen Krämpfe, Koordinationsstörungen, Zwangsbewegungen, Trismus, Erstickungsgefühl und Brustbeklemmung. Seitens des Herzens beobachtet man mitunter recht hochgradige Tachykardie mit Extrasystolen, anfangs Blutdrucksteigerung, später Blutdrucksenkung, beschleunigte und unregelmäßige Atmung, mitunter auch vom CHEYNE-STOKESschen Typus. Die Pupillen sind meist maximal erweitert bei erhaltener Akkommodationsfähigkeit. Doch kommt hier und da auch Pupillenverengerung vor, mitunter auch Erblindung. Nach schweren Vergiftungen beobachtet man Übergang in sensible, motorische, aber auch sensorische Lähmungen. Der Tod tritt unter dem Bilde der Atemlähmung ein. Nach Abklingen der Vergiftungen können Kopfschmerz, Trigeminus- und andere Neuralgien zurückbleiben (H. FISCHER). Im Tierversuch erwies sich nach Cocaingaben der Blutzucker als erhöht (OELKERS und SCHÜTZE).

Eine Selbstmörderin, die 2 g Cocain zu sich nahm, zeichnete die subjektiven Symptome auf. Sie klagte zunächst über Trockenheit im Munde und Zittern. Nach 3 min verspürte sie Geräusche in den Ohren. Nach 6 min nahmen die Pupillen das ganze Auge ein. Nach 13 min Klopfen im Kopf. Dann wird abwechselnd über Übelkeit und Kopfschmerzen geklagt, nach 45 min meinte sie, sie werde bald das Bewußtsein verlieren. Nach 65 min regte sie sich aber auf, daß sie so wenig genommen habe. Die Augen schmerzten, sie zitterte und wünschte, schneller sterben zu können. Dann folgten noch einige unleserliche Zeilen (LESCHKE).

Der Ablauf des Vergiftungsvorganges ist im ganzen recht verschieden. Nach Applikation auf die Schleimhäute kommt es mitunter zu plötzlichem schwerem Kollaps, der trotz Gegenmitteln in den Tod übergeht. In anderen Fällen entstehen nach dem Kollaps Krämpfe und Bewußtlosigkeit, denen der Tod noch nach 10—20 Std, selbst noch am 2. Tag nachfolgen kann. In anderen Fällen wiederum schieben sich psychotische Erscheinungen mit Halluzinationen dazwischen. Der klinische Verlauf kann demnach recht verschieden sein. Es sind auch Verwechslungen mit hysterischen Zuständen vorgekommen (H. FISCHER).

---

[1] Literatur dieses Abschnittes s. unter Opiumalkaloide S. 814.

Bei klinisch physiologisch-chemischer Untersuchung von Personen mit chronischer Heroinvergiftung fand sich eine Vermehrung des Blutzuckers, ein Mangel an Cholesterin, eine vermehrte Alkalireserve und eine Phosphorämie (DÉROBERT, LE BRETON und Mitarbeiter).

Der *pathologisch-anatomische Befund* bei akuten Vergiftungen ist auch bei Cocainvergiftung recht uncharakteristisch: Hyperämie der Magenschleimhaut, manchmal mit kleinen Blutungen verbunden, Hyperämie des Gehirns und seiner Häute, der Leber, der Milz und der Nieren. In der Leber kann man unter Umständen Vacuolenbildungen in den Leberzellen nachweisen. Wenn der Tod unter Krämpfen eingetreten ist, soll die Leichenstarre besonders intensiv sein und sich lange halten (H. FISCHER).

Es kann nicht Aufgabe dieses Buches sein, die klinischen, psychischen und soziologischen Erscheinungen des *Cocainismus* im einzelnen darzustellen. Auf das Spezialschrifttum muß verwiesen werden.

Der Süchtige schnupft meist das Cocain. Bei schnellem Entzug sind die Abstinenzerscheinungen nur selten gefahrdrohend. Die psychotischen Erscheinungen gehen allerdings nur in Tagen zurück. Der gewöhnliche euphorische Cocainismus wird hinsichtlich der Zurechnungsfähigkeit ähnlich, wie der Alkoholrausch beurteilt. Bei Cocainpsychosen besteht generell Zurechnungsunfähigkeit. Der psychische Zerfall geht im allgemeinen schneller vor sich als beim Morphinisten. Es besteht ein gewisser Zusammenhang zwischen Cocainismus und *Homosexualität* und anderen sexuellen Perversionen, wobei es dahingestellt bleiben mag, ob die Cocainsucht wirklich die Triebrichtung verändert oder ob vor dem Einfluß des Cocains bereits vorhandene Andeutungen einer Abnormität nur zum Vorschein kommen (GORONCY u. a.). Es gibt auch Kombinationen zwischen Cocainismus einerseits und Morphinismus, Heroinismus, Haschischismus und Mescalinsucht andererseits, seltener mit Alkoholismus oder Äthersucht.

Die in Deutschland gültigen Bestimmungen verpflichten jeden Arzt, der Cocain verschreibt, zum Eintrag der Verordnung in ein von ihm zu führendes „Cocainbuch" (s. S. 788).

Seitdem Cocain nur noch selten als Lokalanaestheticum benutzt wird, sind *medizinale* Vergiftungen selten geworden. Das Cocain wird hauptsächlich nur noch zur Schleimhautanästhesie benutzt. Schockartige Todesfälle im Anschluß an die Anästhesierung sind auch jetzt noch vorgekommen. Die Vergiftungsgefahr nimmt mit der Zunahme der Konzentration der verwendeten Lösung zu. Im pharmakologischen Schrifttum wird abgeraten, stärkere Lösungen als 10%ige zu verwenden, aber auch schwächere sollen möglichst genau dosiert angewendet werden. Trotz Innehaltung dieser Konzentration ist es besonders bei Pinselungen der Nasen-Rachenorgane hier und da zu Todesfällen gekommen (Kasuistik siehe H. FISCHER). Andere Todesfälle entstanden dadurch, daß zur Infiltrations- oder Umspritzungsanästhesie versehentlich statt Novocain 1%iges oder $1/_2$%iges Cocain genommen wurde. Daraus sind in Einzelfällen nach wechselvollen Begutachtungen Verurteilungen des Verantwortlichen wegen fahrlässiger Tötung entstanden (H. FISCHER, GRONOVER, FREY). Der Nachweis des Cocains in den *Leichenteilen* muß möglichst rasch eingeleitet werden, da es schnell abgebaut wird. Man muß als Gutachter bzw. Obduzent unter allen Umständen versuchen, noch *Reste der Injektionsflüssigkeit* zu erhalten, damit sie nach ihrer Zusammensetzung überprüft werden kann (MAYER und BERG). Auch darf man ein sorgfältiges Durchmikroskopieren der inneren Organe auf latente Krankheitszustände, die wesentlich zum Eintritt des Todes mitgewirkt haben könnten, nicht unterlassen.

Cocainsüchtige sterben unter Umständen an akuten oder subakuten Vergiftungszuständen infolge Überdosierung. Meist gehen in solchen Fällen dem Tode psychotische Erscheinungen voran (BOLDRINI, KOHBERG, BECK). Selten sind *Cocainselbstmorde* und Selbstmordversuche. Doch kommen sie vor. In dem bereits zitierten Fall einer Krankenschwester (LESCHKE) trat der Tod nach Einnahme von 2 g ein. Ein Lebensmüder, der 3,5—4 g Cocain genommen hatte, kam durch (BÜCKING). *Morde* durch Cocainzuführung, die an sich denkbar wären, waren aus dem zur Zeit erreichbaren Schrifttum nicht zu ermitteln.

β) Heroin.

Mit Rücksicht darauf, daß das Heroin (Diacetylmorphin) ebenso wie das Cocain meist auf die Schleimhäute appliziert wird, sei es im Anschluß besprochen. Es ist mindestens doppelt so toxisch als das Morphin. Die medizinale Dosis beträgt 0,002—0,003 g, die toxische Dosis beginnt bei 0,01 g und weniger, die mittlere tödliche Dosis beträgt 0,1—0,2 g, bei Nichtgewöhnten von 0,07 g an. Die Vergiftungserscheinungen entsprechen denen des Morphins, doch sind die Atemstillstände besonders bedrohlich. Dies hat dazu geführt, daß man das Mittel in der Therapie kaum noch anwendet. Doch hat es in vielen Fällen, besonders im Ausland, zu Suchterscheinungen geführt. Es pflegt *geschnupft* zu werden. Der Heroinist ist unter dem Einfluß des Suchtmittels aggressiver als der Morphinist. Er hat einen ausgesprochenen Betätigungsdrang, eine Art „Heldenbewußtsein" kann bei ihm auftreten. Es besteht hier eine gewisse Verwandtschaft mit der Cocainwirkung. Mord und Totschlagversuche, Beraubung und Sexualdelikte sind unter Heroineinfluß vorgekommen. Der körperliche und psychische Zerfall pflegt schneller einzutreten als beim Morphinismus. Geben die Süchtigen sich das Mittel intravenös, so kann es zu akuten Todesfällen kommen. Bei Zuführung durch Schnupfen sind Tagesdosen von 3,6, bei intravenöser Zufuhr von 2,6 g beobachtet worden. Die Entwöhnung ist recht schwierig. Der Süchtige kombiniert das Mittel mitunter mit Cocain. Auch wird namentlich in China das Heroin in ähnlicher Weise geraucht wie das Opium.

3. Haschisch und Mescalin.

Der wirksame Bestandteil des *Haschisch* ist das Produkt Cannabinol. Es stammt aus dem Harz der weiblichen Blüten des indischen Hanfes Cannabis sativa. Der in gemäßigten Zonen in Deutschland gezogene Hanf pflegt keine rauschartig wirkenden Harze zu enthalten. Haschisch wird als Extrakt per os eingenommen. Die Resorption wird wahrscheinlich beschleunigt durch die Beigabe von Süßstoffen, vor allen Dingen wird es aber geraucht, und zwar werden die harzfreien Präparate mit Tabak gemischt. Es kommt nach Haschischgenuß zu anregenden Wirkungen auf die Sinnesempfindungen. Es entstehen Licht- und Farbenvisionen und Gehörsempfindungen. Das Zeitgefühl geht vielfach verloren. An den Rausch schließt sich ein Stadium der Depression an, das in Schlaf übergeht, jedoch oft den Anlaß gibt, neues Gift zu konsumieren. Ausgesprochene *Haschischsucht* verursacht Nervosität, Reizbarkeit, Gedächtnisschwäche und schließlich Demenz. Auch kommen akute Psychosen vor, bei denen auch manchmal Verfolgungsideen auftreten. In Südamerika führen Hanfprodukte vielfach den Namen *Marihuana*. Haschischsucht war in Deutschland kaum bekannt. In gegenwärtiger Zeit begegnet sie dem Gerichtsmediziner mitunter bei der Untersuchung von Schmuggelwaren, die aus dem Ausland nach Deutschland gelangen. Auch kommt es vor, daß Bestandteile deutschen Hanfes in Zigaretten gemischt werden, in der irrigen Meinung, daß diese Bestandteile berauschendes Harz enthalten (MÖLLER); freilich sind hinsichtlich des Harzgehaltes Übergänge zu erwarten (REKO).

In Südamerika hat der Mißbrauch von Haschisch in ausgedehntem Maße gerichtsmedizinisches Interesse. Man unterscheidet beim Rausch das Stadium der Euphorie mit Übererregbarkeit, das Stadium der motorischen Inkoordination verbunden mit einer besonderen Sinnenwachheit und Inkoordination der Gedankengänge. Manchmal treten in diesem Stadium auch Angstzustände auf. Als subakutes Stadium des eigentlichen Deliriums treten Illusionen und Halluzinationen auf, die subjektiv meist als angenehm empfunden werden. In dem nun folgenden Delirium ist das Bewußtsein verloren. Dieser Zustand kann Minuten bis zu Stunden dauern. Nach Aufhören des Deliriums resultieren Müdigkeit und Laschheit; es folgt ein tiefer Schlaf.

Eigenartig ist, daß die geschilderten Symptome bei experimenteller Darreichung der Droge sich vielfach nicht entwickeln. Sie blieben aus bei Versuchsserien an Gefangenen, die wußten, daß man mit ihnen experimentierte. Auch ist es sonst bekanntgeworden, daß Selbstversuche nicht immer zu dem sonst bekannten Symptomenkomplex führten.

Im großen und ganzen hat sich in Argentinien die Meinung durchgesetzt, daß die Haschischsucht die Neigung zum Verbrechen steigert. Dies ist psychologisch wahrscheinlich der enthemmenden Wirkung der Droge zuzuschreiben. Die höheren ethischen Qualitäten sollen gelähmt werden, ebenso die Fähigkeit zur Selbstkontrolle, so daß die niederen Instinkte die Oberhand gewinnen können.

In forensischer Beziehung pflegt man in Argentinien Straftaten, die im akuten Rauschzustand begangen werden, zu exkulpieren, jedoch nicht Straftaten, die von Haschischgewohnten, ethisch herabgesunkenen Personen verübt werden. (WOLFF, hier ausführliches Schrifttum in französischer und spanischer Sprache.)

Eine Mikrobestimmungsmethode des Giftes und der Droge in Organen ist von DUQUENOIS und NEGM angegeben worden.

Mescalin wird aus Stielen und Blütenköpfen der Cactusart Anhalonium Levinii gewonnen, aber auch aus anderen Cactusarten. Während beim erstmaligen Genuß, etwa beim Rauchen angenehme Empfindungen nicht aufzutreten pflegen, kommt es bei wiederholtem Gebrauch nach Zuführung von 0,2—0,5 g des Alkaloides zu optischen Halluzinationen und prachtvollen Farbenvisionen, wobei das Bewußtsein im Gegensatz zur Wirkung von Haschisch und Cocain fast klar bleibt. Doch geht das Zeitgefühl verloren, der Zustand wird vom Berauschten als angenehm empfunden. Als Nachwirkung sind Kopfschmerzen von tagelanger Dauer und schmerzhafte Muskelentzündungen beschrieben worden. Nach dem Genuß der mexikanischen Mescalinart *Peyotl* sind plötzliche Todesfälle infolge Atemlähmung vorgekommen. *Kriminologisch* kommt Mescalin in Frage zur Herabsetzung des psychischen Widerstandes bei der Vornahme von Sexualdelikten. In Deutschland wird die Droge zu psychiatrischen Studien verwandt, auch spielt sie in der Psychoanalyse und in der psychiatrischen Diagnostik eine gewisse Rolle. Eine eigentliche Sucht ist in Deutschland nicht bekanntgeworden, es sei denn in Verbindung mit dem Cocainismus.

4. Pervitin und Benzedrin.

Die gerichtsmedizinische Bedeutung des vielfach besprochenen Stimulans Pervitin (1-Phenyl-2-methylamino-propanhydrochlorid) und des ihm nahestehenden Benzedrin ist gering. Die Diskussion ging in früheren Zeiten darum, wieweit dieses Mittel vom gesunden Menschen als Stimulans ohne Gefahr angewendet werden kann. Die Auffassungen sind verschiedenartig. Das Mittel steigert die Leistungsfähigkeit[1], führt aber offenbar auch zu einer schnellen Ausschöpfung (s. Schrifttumsverzeichnis). Pervitin, das schon seit vielen Jahren unter Rezeptzwang steht, wird gelegentlich auch genommen, um *Alkoholwirkung* zu paralysieren. Die Blutalkoholkurve wird nicht beeinflußt. Dagegen bessern sich die Trunkenheitserscheinungen in einem Maße, daß die klinische Erkennung des Rausches fast unmöglich gemacht wird. Dennoch ermöglicht eine durch Pervitin herbeigeführte Ernüchterung keine qualitativ vollwertige Leistung, weil die noch vorhandene Kraft besonders schnell ausgeschöpft wird (ELBEL). Man wird daher einem Kraftfahrer nicht die Konzession machen dürfen, sich unter Alkoholeinfluß ans Steuer zu setzen, wenn er gleichzeitig Pervitin nimmt. Pervitin soll nach dem Ergebnis experimenteller Untersuchungen, ebenso wie das Adrenalin die Ovulationsvorgänge ungünstig beeinflussen (NEUWEILER). In Ausnahmefällen ist nach Pervitineinnahme auch das Auftreten von tetanischen Erscheinungen beobachtet worden (AGNOLI und GALLI). Im Gegensatz zur sonstigen Wirkungsweise wirkte bei einer coffeingewöhnten Frau Pervitin merkwürdigerweise im Sinne der Einschläferung (BRIXA). Da Pervitineinnahme zu einer ausgesprochenen Euphorie führt, ist es verständlich, daß *Suchtgefahr* besteht. Die Dosis wird immer mehr gesteigert. Mitunter sind täglich 27—28 Tabletten genommen worden (LOEWENSTEIN), nach anderen Beobachtungen sogar 30 (KALUS), auch 90 (GREVING). Die Folgen der Sucht sind Verminderung der Leistungsfähigkeit (MÖLLER), manchmal auch delirante Erscheinungen (GREVING). Gegen die Pervitinsüchtigen sind die gleichen Maßnahmen angebracht, wie gegen Süchtige sonst. Gegebenenfalls ist Entmündigung erforderlich (VILLINGER, NAU). Das Pervitin unterliegt den Bestimmungen des Opiumgesetzes (LENDLE).

f) Zwischenfälle bei Anwendung von Lokalanaesthetica (außer Cocain).

1. Allgemeines.

Der Gerichtsmediziner wird hier und da zur Klärung von plötzlichen Todesfällen während oder gleich nach Durchführung einer Lokalanästhesie in Anspruch genommen. Meist handelt es sich hier um Zwischenfälle bei der Vorbereitung zu otologischen Eingriffen, etwas seltener bei der Durchführung von zahnärztlichen Operationen. Auch sind Todesfälle bei der Durchführung der Lumbalanästhesie oder Bronchographie vorgekommen. Sicherlich geht nur ein

---

[1] Anscheinend für ziemlich lange Zeit. DÜKER: Arch. exper. Path. u. Pharmakol. **216**, 158 (1952).

kleiner Teil dieser Fälle durch die Hand des Gerichtsmediziners. Es wird ganz von den Umständen abhängen, ob die Klärung des Todesfalles gewissermaßen inter muros oder etwas mehr vor der Öffentlichkeit erfolgt. Jedem Arzt kann gelegentlich ein derartiger Todesfall unterlaufen. Ob er eine offizielle Untersuchung veranlaßt oder nicht, wird er zunächst selbst zu entscheiden haben. Befindet sich der Arzt in exponierter Stellung und ist die Möglichkeit einer Bildung von Gerüchten vorauszusehen, so muß dringend geraten werden, eine offizielle Untersuchung über die Polizei oder die Staatsanwaltschaft herbeizuführen. Der Arzt kann sich damit nur nützen, während eine Vermeidung dieser Untersuchung ihm unter Umständen in der Bildung der öffentlichen Meinung als Verschleierungsversuch ausgelegt werden könnte.

Die Ursachen von Zwischenfällen bei der Lokalanästhesie sind verschieden. In Frage kommt zunächst eine Überdosierung des Lokalanaestheticums oder des Adrenalins oder eine unzweckmäßige Zusammensetzung des Lokalanaestheticums mit dem Adrenalin, eventuell auch eine Verwendung von zersetzten Lösungen. Diese Überdosierung beruht leider nicht selten auf ungenauer Verschreibung. Eine Verschreibung wie ,,Rp. $^1/_2$%ige Novocain-Suprareninlösung 20,0, Infiltrationsanästhesie für ärztlichen Sprechstundenbedarf'' ist unzulässig. Diese Verschreibung ist ungenau. Sie berechtigt den Apotheker womöglich zu gleichen Teilen Novocain und Suprareninlösung zu nehmen, eine Überdosierung, die den sofortigen Eintritt des Todes erklärt (Höchstdosis von Adrenalin 1 mg = 1 cm³ der offizinellen Lösung 1:1000). Der Arzt kann sich auch nicht damit entschuldigen, daß der Apotheker wegen Überschreitung der Höchstdosis zu Rückfragen verpflichtet gewesen wäre. Wenn die Verwendungsart nicht genau angegeben wird, besteht diese Verpflichtung nicht. Zudem gelten Verschreibungen innerhalb der Krankenhäuser für die Krankenhausapotheke nicht als offizinelle Verschreibungen, sondern als sog. *Bestellungen*, auf die diese Vorschriften nicht zwingend angewandt werden. Natürlich wird ein einsichtsvoller Apotheker trotzdem zurückfragen, oder in anderen Fällen die Lösung ohne weiteres so herstellen, daß er nur 1 oder 2 Tropfen Suprarenin zusetzt. Verpflichtet ist er jedoch hierzu nicht. Aber auch wenn sich die pharmazeutischen Sachverständigen auf den Standpunkt stellen sollten, daß eine solche Verpflichtung des Apothekers besteht, so wäre der Arzt dadurch nicht entlastet. Im deutschen Strafrecht gilt vielmehr der Grundsatz, daß Fahrlässigkeit einer weiteren Persönlichkeit den Kausalzusammenhang zwischen der ursprünglichen Fahrlässigkeit und dem Tode nicht unterbricht. Die Staatsanwaltschaft müßte in solchen Fällen vielmehr sowohl gegen den Arzt als auch gegen den Apotheker ein Verfahren einleiten. Einwände von Ärzten, die oben zitierte Verschreibungsart sei üblich, sie entspreche der Verschreibung von Fertigpackungen, sind nicht durchgedrungen. Die Fertigpackungen führen vielmehr den Namen: ,,Novocainlösung mit Suprarenin''.

Es kann weiterhin vorkommen, daß der Arzt, der die Anästhesie vornimmt, die im Schrifttum empfohlene Dosierung nicht beachtet, sondern auf Grund eigener Erfahrungen, bei denen bisher nichts passiert war, überdosierte. Der Arzt ist aber verpflichtet, auch das neuere Schrifttum, soweit es ihm leicht genug zugänglich ist und soweit ihm die Lektüre zugemutet werden kann, zu lesen und zu beachten. Die Möglichkeit einer weiteren Fehldosierung liegt darin, daß bei Anästhesierung mit Spray, mit Pasten oder bei Pinselung mit Wattebäuschen zu unvorsichtig vorgegangen wird, und daß die Konzentrationen mit Rücksicht auf die Schwierigkeiten der Dosierung nicht niedrig genug gehalten wurden. Weiterhin kann es vorkommen, daß die Injektionsnadel in eine Vene gerät, so daß das Anaestheticum unmittelbar in die Blutbahn gelangt und daher zu schnell und in zu großen Dosen wirksam wird. Auch pflegen die Kliniker zu verlangen, daß man Lokalanaesthetica nach Möglichkeit nicht in entzündlich infiltrierte Gewebspartien einspritzt. Mitunter kann auch ein zu geringer Zusatz von Adrenalin schädliche Folgen haben, weil das Anaestheticum dann zu schnell resorbiert wird. Inhalationsnarkosen und Lokalanästhesie vertragen sich bei gleichzeitiger Anwendung mitunter schlecht. Bei Zwischenfällen nach Lokalanästhesie stehen klinisch als Giftwirkung der Anaesthetica mehr *cerebrale Störungen* im Vordergrund. Doch wird dieses Bild häufig dadurch unklar, daß eine *Adrenalinüberdosierung*, manchmal im Rahmen der Anästhesie, manchmal nach dem Kollaps als Kreislaufmittel gegeben, das Bild erheblich verschieben kann.

Bei Begutachtungen wird man prüfen müssen, ob eine der oben erwähnten Fehlerquellen vorgelegen hat. Es ist bei der Besprechung der Cocainvergiftungen schon darauf hingewiesen worden, daß es in solchen Fällen vielfach notwendig geworden ist, Reste der Injektionsflüssigkeit zu asservieren, damit die richtige Zusammensetzung und einwandfreie Beschaffenheit der Injektionsflüssigkeit chemisch untersucht werden kann. Insbesondere wird man auf diese Weise ein Versehen des Apothekers oder auch der Krankenschwester oder Sprechstundenhilfe, die das Anaestheticum zusammensetzte, herausfinden oder ausschließen können. Bei der Beurteilung der Frage der Fahrlässigkeit wird es notwendig sein, die ganzen näheren Umstände mit zu berücksichtigen, die praktischen und wissenschaftlichen Erfahrungen des Arztes, den Grad seiner Übung, die Umstände, unter denen er arbeiten mußte, und die Qualität seines Hilfspersonals. Ich persönlich halte es nicht für glücklich, wenn der Gerichtsmediziner diese Beurteilung — wenigstens in Fällen, in denen eine Belastung in Frage kommt — allein übernimmt. Es erscheint mir richtig, daß ein Arzt zugezogen wird, der auf diesem Gebiet Facharzt ist und diese Anästhesierung häufig vorgenommen hat. Auch habe ich in allen solchen Fällen mit der Zusammenarbeit mit dem Pharmakologen besonders gute Erfahrungen gemacht.

Es braucht hier kaum betont zu werden, daß eine Verurteilung des Arztes oder der sonst Schuldigen auch bei bestehender Fahrlässigkeit nach deutschem Recht nur dann in Frage kommt, wenn sich der *Kausalzusammenhang* zwischen der Fahrlässigkeit und dem Tode mit an Sicherheit grenzender Wahrscheinlichkeit beweisen läßt. Sieht man zu Beginn der Begutachtung, daß dies nicht der Fall sein wird, so erübrigen sich langatmige Untersuchungen zur Frage der Fahrlässigkeit und Heranziehung von weiteren Gutachtern, es sei denn, daß die Angelegenheit späterhin noch vor ein *ärztliches Berufsgericht* kommt.

Nicht bei jedem Tod, der im unmittelbaren oder fast unmittelbaren Anschluß an die Lokalanästhesie auftritt, besteht ohne weiteres Kausalzusammenhang. So wissen wir, daß bei der Anästhesierung der *Harnwege* auch bei normaler Dosierung des Anaestheticums Todesfälle eintreten können, wenn Schleimhautrisse bestehen. Findet man sie bei der Leichenöffnung — man muß sie so anlegen, daß die Harnwege einschließlich der Urethra gut zur Darstellung kommen — und waren sie klinisch nicht feststellbar, so wird auch bei fahrlässiger Überdosierung der Kausalzusammenhang nicht mit hinreichender Sicherheit zu beweisen sein, denn auch bei normaler Dosierung kommen dabei Todesfälle vor. Bestehen andersartige Krankheitszustände, z. B seitens der Schilddrüse oder anderer Organe der inneren Sekretion, der Herzklappen, des Myokards oder der Leber, so lehrt die Erfahrung, daß unter diesen Umständen das Lokalanaestheticum — sei es das Adrenalin, sei es das eigentliche Anaestheticum — schlecht vertragen wird, so daß auch hier Todesfälle eintreten. Auch in solchen Fällen wird man den Kausalzusammenhang nicht mit der nötigen Sicherheit bejahen können. Ein genaues Durchmikroskopieren der inneren Organe ist daher für derartige Begutachtungen Voraussetzung. Auch wird der Status thymico-lymphaticus mit Veränderungen der Nebenniere (s. S. 215, 217), wenn auch keine ausschlaggebende, so doch mitzuberücksichtigende Rolle spielen, weiterhin das Vorhandensein von chronischen Eiterherden im Körper. Es ist daher bei der Sektion notwendig, daß man auf die Nebenhöhlen und die Gelenke achtet. Stellt man hier Veränderungen fest, so wäre zu prüfen, ob der Arzt im Rahmen der im Einzelfalle zumutbaren Untersuchung diese Krankheitszustände finden mußte. Auch in dieser Beziehung wird die Mitwirkung eines Facharztes des jeweiligen Gebietes unentbehrlich sein.

Aber auch wenn man derartige Krankheitszustände nach menschlichem Ermessen ausschließen kann, wird meist noch der Einwand gemacht, daß bei dem Kranken selbst aus nicht ersichtlichen Gründen eine Überempfindlichkeit gegen das Anaestheticum bestehen konnte, so daß der Tod in dieser Voraussetzung auch bei regelrechter Dosierung hätte eintreten können. Während man zum Teil auf dem Standpunkt steht, daß es eine solche Überempfindlichkeit, ohne daß Krankheitszustände oder sonst besondere Anlässe vorliegen (Menstruation, Schwangerschaft, Leber-, Herzschäden) nicht gibt, wird hier und da doch über Vorfälle berichtet, in denen der Tod auch bei Beachtung aller Vorsichtsmaßregeln und bei normaler Dosierung eingetreten ist. Diese Mitteilungen vermögen freilich nicht immer der Kritik standzuhalten. Vielleicht ist nicht immer hinreichend genau untersucht worden, sie sind auch recht selten (s. spezieller Teil, S. 807). Mitunter scheinen auch *psychische Momente*, z. B. Angst vor dem bevorstehenden Eingriff, in anderen Fällen vorangegangene Krankheiten, mitunter kürzlich vorangegangene Injektionen des gleichen Anaestheticums eine mitwirkende Rolle zu spielen. Es entspricht strafrechtlichem Grundsatz, alles Zweifelhafte zugunsten des Beschuldigten auszulegen. In solchen Fällen bleibt nur übrig, daß man bei geeigneten Klinikern *statistische Ermittlungen* darüber anstellt, wie häufig bei regelrechter Dosierung und Beachtung aller Vorsichtsmaßregeln bei der gleichen Art von Anästhesie ein nicht tödlicher oder tödlicher Zwischenfall eingetreten ist. Bekundet dieser, daß ihm derartiges vielleicht bei mehreren hundert Anästhesierungen (beispielsweise 300) nur einmal passiert ist, so wird man für den zu beurteilenden Fall daraus folgern müssen, daß dann zwischen der nachgewiesenen und als fahrlässig angesehenen Überdosierung und dem Tode mit einer Wahrscheinlichkeit 1:300 Kausalzusammenhang besteht. Man wird es dann dem Gericht überlassen müssen, ob ihm das hiermit vorgelegte Material zur Feststellung des Kausalzusammenhanges ausreicht oder nicht. Weitere Möglichkeiten ergeben sich in solchen Fällen für den Gutachter nicht; sind bei einem Anaestheticum die Zwischenfälle trotz vorsichtiger Anwendung auffallend zahlreich, so eignet es sich eben nicht für den gedachten Zweck.

Besonders bei Operationen im *Halsgebiet* sind Zwischenfälle bei der Lokalanästhesie nicht selten. Viele Zwischenfälle werden gar nicht bekannt. Bei den bekanntgewordenen Zwischenfällen handelt es sich um eine *Pantocainoberflächenanästhesie* nach vorheriger Gabe von SEE schwach, um die Durchführung einer Pantocainanästhesie und Novocaininjektion ohne Überschreitung der Normaldosis gleichfalls nach vorangegangener SEE-Injektion (Einzelheiten s. THIELEMANN, MITTERMAIER, KÜNTZEL, HESSE). Es wird empfohlen, Injektionen in blutreiche Regionen zu vermeiden und bei Anlage einer Hautanästhesie lediglich eine $1/4$—$1/2$%ige Novocainlösung zu benutzen, da sonst das zufällige Hineingeraten einer Kanüle in eine Vene gefährlich werden kann (GATTERMANN, STELZNER).

2. Einzelpräparate (Auswahl).

Novocain (Procain). Dosierung für Infiltrationsanästhesie: 0,5—2%ige Lösung mit Adrenalinzusatz; Dosis des Adrenalins S. 808, für Lumbalanästhesie 10 cm³ 1—1,5%ige Lösung. Bei der Infiltrationsanästhesie sollen nicht mehr als 100—200 cm³ einer 1%igen Lösung injiziert werden.

An Zwischenfällen bei und nach Anästhesierungen mit tödlichem Ausgang hat es nicht gefehlt. Die Ursache lag in einer versehentlich falschen Dosierung des Adrenalins, auch durch falsche Rezeptur (s. oben). Manchmal mag die Ursache der Zwischenfälle bei Anästhesierung der Harnwege an dem Vorhandensein von Schleimhautrissen gelegen haben. Mitunter ließ sich die Menge des zugesetzten Adrenalins nicht ermitteln (LILJESTRAND). Doch sind auch Vorfälle veröffentlicht worden, bei denen sich eine nachzuweisende Ursache für den Zwischenfall bzw. den Todesfall nicht ermitteln ließ, es sei denn, daß man sich damit hilft, daß die Flüssigkeit in eine Vene eingedrungen war oder daß eine individuelle Überempfindlichkeit vorlag, oder daß psychische Einflüsse mitwirkten oder gleichartige Injektionen vorangegangen oder nicht erkennbare Krankheiten anderer Art eine mitwirkende Rolle spielten (GOODMANN und GILMANN, AJASSI-AANSINI u. a., s. Schrifttumsverzeichnis).

In neuerer Zeit wird Novocain auch als *Heilmittel* angewandt. Mit einer Anästhesierung des schmerzhaften Gebietes sollen auch die Entzündungserscheinungen zurückgehen. Man nimmt einen Einfluß auf den Parasympathicus an. Zwischenfälle mit rechtlichen Verwicklungen hierbei scheinen nach dem erreichbaren Schrifttum noch nicht beobachtet worden zu sein. In einem Falle kam es im Anschluß an eine Injektion bei Ischiasbehandlung zu Bewußtlosigkeit und Krämpfen. Doch konnte der tödliche Ausgang vermieden werden. Zwecks Feststellung einer etwaigen Überempfindlichkeit wird die vorherige Injektion einer Testdosis von 15—20 cm³ einer ½%igen Lösung empfohlen (CZICKELI).

· Das *Pantocain* wirkt 10mal stärker anästhetisch als das Novocain, aber auch entsprechend toxischer. Die Anästhesie ist von relativ kurzer Dauer. Das Mittel eignet sich auch zur Oberflächenanästhesie. Für die Infiltrationsanästhesie wird eine ½%ige Lösung, für die Oberflächenanästhesie eine 1%ige Lösung empfohlen. Um eine allzu schnelle Resorption zu vermeiden, wird besonders bei der Oberflächenanästhesie Adrenalinzusatz empfohlen.

Die Gefährlichkeit des Pantocains, das ein Krampfgift darstellt, und das langsam ausgeschieden wird, war früher nicht hinreichend bekannt, so daß man mitunter zu hoch dosierte. Damals häuften sich die Todesfälle infolge Überdosierung insbesondere auch bei Schleimhautanästhesie, wobei die Dosierung schwierig ist (s. Literaturverzeichnis). Bei der Anästhesierung der Harnröhre und der Harnblase scheint das Vorhandensein von Schleimhautrissen bei Anwendung dieses Anaestheticums besonders verhängnisvoll zu sein (MASING, OETTEL, STRUVE). Doch werden auch Todesfälle oder Zwischenfälle mitgeteilt, bei denen eine falsche Dosierung oder ein anderer technischer Fehler oder das Vorhandensein von Schleimhautrissen nicht ersichtlich war. Sie waren allerdings nur ganz vereinzelt, und zwar handelte es sich entweder um eine Oberflächenanästhesie oder es fehlte der Adrenalinzusatz (CAZZANIGA, GOLDHAHN, NORPOTH).

Percain. Es handelt sich um ein Chinolinpräparat, das im UV.-Licht fluoresciert. Percain ist 5—8mal giftiger und 10mal wirksamer als Cocain, dafür aber auch viel gefährlicher. Zur Anästhesierung der Schleimhaut werden 1—2%ige Lösungen angegeben, für Salben gleich hohe Konzentrationen. Das Mittel wird im Körper nur langsam zerstört und zum Teil unverändert ausgeschieden; dies bedingt eine lange Wirkungsdauer. Für die Infiltrationsanästhesie kommt nur eine ½—1⁰/₀₀ige Lösung in Frage. Adrenalinzusatz gilt als zweckmäßig (EICHHOLTZ, H. FISCHER, MALORNY).

Die Verwendung des Mittels hat nicht ganz selten zu tödlichen Zwischenfällen geführt. Sie beruhten mitunter auf Unsicherheiten in der Dosierung, die zum Teil darauf zurückzuführen waren, daß die Herstellerfirma die Maximaldosis, wie sich jetzt herausgestellt hat, als zu hoch angab. Eine Zuführung von 4 mg/kg Mensch muß jetzt als *tödliche* Gabe bezeichnet werden (MALORNY). Die Zwischenfälle beruhten weiterhin bei Anwendung zur Infiltrationsanästhesie auf Verwechslungen zwischen Prozent und Promille, einmal sogar auf einen Druckfehler in der Literatur (MALORNY). Auch mag das Fortlassen des Adrenalins die Entstehung eines Zwischenfalles begünstigt haben (FREUND). Über Nachweis in Blut und Urin s. MALORNY.

Bezüglich weiterer Anaesthetica, die schädliche Nebenwirkungen verursachen können, ebenso hinsichtlich Zwischenfällen bei Lumbalanästhesien wird auf die Darstellung von H. FISCHER verwiesen.

Das Anaestheticum *Anästhesin*, das auch per os gegeben wird, wird gerade von Säuglingen schlecht vertragen; als Folgeerscheinungen sind Krämpfe und sogar einmal Methämoglobinbildung bekannt geworden (ACHELIS). Es handelt sich um ein Anilinderivat.

Anhang: Adrenalin und verwandte Mittel.

Da bei fast allen Zwischenfällen bei der Anwendung von Lokalanaesthetica auch das Adrenalin bzw. Suprarenin oder entsprechende Präparate eine Rolle spielen, sei auch auf die Giftwirkung dieses Heilmittels eingegangen. Die käufliche offizinelle Lösung, die auch als Stammlösung verwendet zu werden pflegt, hat eine Konzentration von 1:1000. Bei subcutaner Injektion beträgt die übliche Dosis 0,1—0,5 cm³, die Höchstdosis 1 cm³. Auf die pharmakologische Wirkung im einzelnen sei hier nicht eingegangen (s. EICHHOLTZ und H. FISCHER). Für die Infiltrationsanästhesie pflegte man einen Tropfen Adrenalinlösung 1:1000 auf 12,5 cm³ einer 1%igen Novocainlösung zu geben. Neuerdings wird sogar empfohlen, diesen Tropfen Adrenalin einer Menge von 20 cm³ Novocainlösung zuzuführen (EICHHOLTZ). Bei großer Empfindlichkeit soll die tödliche Dosis schon bei 0,001 g, also bei Verabreichung der offizinellen Höchstdosis liegen (H. FISCHER). Eine letale Durchschnittsdosis kann nicht angegeben werden. Herzkranke gelten als besonders empfindlich. Bei den klinischen Vergiftungserscheinungen stehen Symptome des Herzens (anginöse Beschwerden) und des Kreislaufs im Vordergrund (Blutdruckerhöhung). Der *Leichenbefund* bei Todesfällen ist nicht sonderlich charakteristisch. Man findet Hyperämie der inneren Organe und des Gehirns und Blutungen unter den serösen Häuten. Bei einem von uns beobachteten Todesfall, der unmittelbar im Anschluß an eine Anästhesierung zwecks Bronchographie auftrat, fiel mikroskopisch eine starke Kontraktion der kleinen Arterien im Myokard und eine streifen- und fleckenförmige Abblassung der Herzmuskelsyncytien in verschiedenen Abschnitten des Herzmuskels auf (Hämatoxylin-Eosinfärbung). Es mag sein, daß es sich hier um beginnende ischämische Herde gehandelt hat, besonders wenn man dazuhält, daß HARTL bei einem Novocain-Suprarenintodesfall, Herzmuskelnekrosen mit geringer cellulärer Reaktion vorgefunden hat.

Abgesehen von Zwischenfällen nach Lokalanästhesie kamen tödliche Vergiftungen gelegentlich dadurch zustande, daß Adrenalin zur Inhalation verordnet war, jedoch versehentlich injiziert wurde (JAKOBSEN, PINDBORG). Bezüglich weiterer Einzelheiten der Toxikologie des Adrenalins und verwandter Präparate wird auf H. FISCHER verwiesen.

Literatur.

Schlaf-, Schmerz-, Betäubungs- und Suchtmittel.

Allgemeiner Teil.

Klinischer Verlauf.

Allgemeine Darstellungen.

BALÁZS: Slg Vergift.fälle **5** (C 26), 91 (1934).
FISCHER, H.: Handwörterbuch der gerichtlichen Medizin, S. 639. Berlin 1940.
HAYNAL u. HELD: Klin. Wschr. **1950**, 612.
REUTER, F.: ABDERHALDENS Handbuch der biologischen Arbeitsmethoden, Abt. IV, Teil 12, 1. Hälfte, Bd. 2, S. 1217. Berlin u. Wien 1938.
STARKENSTEIN, ROST u. POHL: Toxikologie, S. 307. Berlin u. Wien 1929.

Zentralnervensystem bei akuter Vergiftung.

BUZZO u. a.: Arch. Med. leg. (port.) **2**, 64 (1932). Ref. Dtsch. Z. gerichtl. Med. **20**, 172 (1933).
MÜLLENMEISTER: Psychiatr.-neur. Wschr. **1942**, 329.
SCHOEN, F.: Beitr. gerichtl. Med. **17**, 90 (1943).

Zentralnervensystem bei protrahierter und chronischer Vergiftung.

JERVIS and JOYCE: Arch. of Path. **45**, 319 (1948).
MÜLLENMEISTER: Psychiatr.-neur. Wschr. **1942**, 329.
SCHMITZ: Ärztl. Sachverst.ztg **1938**, 25.
TRELLES u. a.: Ann. méd.-psychol. **90** (I), 565 (1932). Ref. Dtsch. Z. gerichtl. Med. **20**, 172 (1933).

Periphere Nerven.

URECHIA: Wien. med. Wschr. **1940**, 208.

Haut.

BALÁSZ: Siehe Allgemeine Darstellungen. — BERGGREEN: Münch. med. Wschr. **1938**, 629.
DUBOIS: Amer. J. Clin. Path. **20**, 153 (1950). Ref. Ber. allg. u. spez. Path. **7**, 353 (1951).
MODEL: Münch. med. Wschr. **1938**, 1180.
REUTER: Siehe allgemeine Darstellungen.
TASCHEN u. BERGEDER: Dtsch. Z. gerichtl. Med. **40**, 353 (1951).
WELTON: J. Amer. Med. Assoc. **143**, 232 (1950). Ref. Zbl. Path. **87**, 32 (1951).

Übrige Organe.

BALASZ: Siehe allgemeine Darstellungen.
HRUBETZ u. BLACKBERG: Amer. J. Physiol. **122**, 759 (1938). Ref. Zbl. Path. **72**, 220 (1939).
JOHANNESSOHN: Veröff. berl. Akad. ärztl. Fortbildg **1940**, Nr 4, 186. Ref. Zbl. Path. **79**, 149 (1942).
MEIER: Slg. Vergift.fälle 8 (A 665), 39 (1937).
WENT: Orv. Közl. (Sonderbeil. d. Orv. Hetil **1942**, Nr 33.) Ref. Dtsch. Z. gerichtl. Med. **37**, 127 (1943).

Therapie.

BLOCK: Dtsch. Gesundheitswesen **1949**, 49.

Leichenbefunde.

DÉROBERT et MARTIN: Ann. Méd. lég. etc. **32**, 59 (1952).
GROAT: Arch. of Path. **29**, 271 (1940).
HOLZER: Dtsch. Z. gerichtl. Med. **34**, 307 (1941).
SCHEIDEGGER: Schweiz. Arch. Neur. **39**, 388 (1937). Ref. Dtsch. Z. gerichtl. Med. **29**, 308 (1938)· — SMITH u. WANSCHER: Nord. Med. **1942**, 938. Ref. Dtsch. Z. gerichtl. Med. **38**, 199 (1938).
TASCHEN: Dtsch. Gesundheitswesen **1950**, 1142.

Chemischer Nachweis [1].

BECK: Mikrochem. **29**, 206 (1942). — BODENDORF: Arch. Pharmaz. **270**, 290 (1932). Ref. Dtsch. Z. gerichtl. Med. **20**, 76 (1933).
DENIS et LAMBRECHTS: Rev. belge Sci. méd. **12**, 247 (1940). Ref. Dtsch. Z. gerichtl. Med. **35**, 295 (1942).
GOLDBACH: Dtsch. Z. gerichtl. Med. **40**, 368 (1951). — GOLDBACH u. OPFER-SCHAUM: Klin. Wschr. **1949**, 706. — Mikrochemie u. Mikrochime Acta (Wien) **39**, 266 (1952).
JANSEN: Psychiatr. Bl. (holl.) **43**, 460 (1939). Ref. Dtsch. Z. gerichtl. Med. **33**, 76 (1940).
KEESER: Arch. exper. Path. u. Pharmakol. **186**, 449 (1937).
LIEB: ABDERHALDENS Handbuch der biologischen Arbeitsmethoden, Abt. IV, Teil 12, 1. Hälfte, Bd. 2, S. 1338 u. 1406. Berlin u. Wien 1938.
MANTEL: Nicht-Barbitursäure-Schlafmittel der Harnstoffreihe. (Kritik ihrer forensischen Bedeutung und analytischen Nachweismöglichkeit.) Med. Diss. Heidelberg 1950. —
MOUREAU, QUINET et HEUSGHEM: Ann. Méd. lég. etc. **28**, 149 (1948).
PAULUS: Dtsch. Gesundheitswesen **1951**, 550. — Mikrochemie u. Mikrochime Acta (Wien) **39**, 266 (1952).
SCHEIBE: Psychiatr. Neurol. u. med. Psychol. **4**, 22 (1952). — SPECHT u. WEISS: Dtsch. Z. gerichtl. Med. **38**, 341 (1944).
VIDIC: Z. analyt. Chem. **135**, 81 (1952). — Dtsch. Z. gerichtl. Med. **41**, 246 (1952). —
VOGEL: Verh. Dtsch. Ges. gerichtl. u. soz. Med., Berlin 1951. Dtsch. Z. gerichtl. Med. **41**, 420 (1952).
WEINIG: Dtsch. Z. gerichtl. Med. **31**, 189 (1939).

Suchten.

BLUMENSAAT: Ärztl. Sachverst.ztg **1939**, 163. — BUCHER u. DOERR: Die Gewöhnung an nicht antigene Gifte. Wien 1950.
DESCLAUX, DÉROBERT et KATZ: Ann. Méd. lég. etc. **29**, 277 (1945).

---

[1] Siehe auch ARNOLD: Dtsch. Gesundheitswesen **1952**, 946.

EICHHOLTZ: Lehrbuch der Pharmakologie, S. 217 u. 224. 1948. — EWALD, K.: Nerven-arzt **1948**, 265.

GERCHOW: Slg Vergift.fälle u. Arch. Toxikol. **14**, 150 (1952) — GONZALES y MARTIN: Arch. Med. leg. (port.) **9**, 141 (1939). Ref. Dtsch. Z. gerichtl. Med. **33**, 42 (1940).

HESSE: Rausch- und Genußgifte. Stuttgart 1938. — HEYDT, v. D.: Med. Wschr. **1948**, 523. — HÜNERBEIN: In FEDERHEN, Der Arzt des öffentlichen Gesundheitsdienstes. Stuttgart 1952.

KAZMEIER, F.: Med. Rdschr. **1947**, 217.

ILLCHMANN-CHRIST: Schleswig-Holstein. Ärztebl. **1952**, 94.

LANGELÜDDICKE: Dtsch. Z. gerichtl. Med. **27**, 290 (1937). — LENDLE: Öff. Gesdh.dienst **1950**, 372. — LINZ: Pharmazeut. Z. **84**, 125 (1948).

MÄURER: Psychiatr.-neur. Wschr. **1941**, 83. — MAIGNE: Ann. Méd. lég. etc. **19**, 490 (1939). — MARQUARDT: Die Bedeutung der Rauschgiftsucht im bürgerlichen Recht. (Mor-phium- und Cocainsucht.) Berlin 1937. Ref. Dtsch. Z. gerichtl. Med. **29**, 5 (1938). — MÜLLER-HESS: Verh. Dtsch. Ges. gerichtl. u. soz. Med. Berlin 1951. Erscheint in Dtsch. Z. gerichtl. Med. — MÜLLER-HESS, WIETHOLD u. AUER: Jhrs. k. ärztl. Fortb. **1928**, H. 9, 36.

NAU: Jkurse ärztl. Fortbildg **1942**, H. 33, 33. — NIELSEN: Nord. med. Tidskr. **1938**, 2022. Ref. Dtsch. Z. gerichtl. Med. **32**, 45 (1939/40).

ORLOFF: Beitr. gerichtl. Med. **15**, 75 (1939).

POHLISCH: Z. psych. Hyg. (Sonderbeil. z. Allg. Z. Psychiatr.) **112**, 70 (1939).

REH: Gesdh. u. Wohlf. (Zürich) **21**, 72 (1941). Ref. Dtsch. Z. gerichtl. Med. **35**, 214 (1942). — ROST: Gesetz über den Verkehr mit Betäubungsmitteln. In WOLLENWEBER, Der Arzt des öffentlichen Gesundheitsdienstes, S. 276. Stuttgart 1950.

SCHAUMANN: Beitr. gerichtl. Med. **18**, 154 (1950). — SCHLICHT: Verh. Dtsch. Ges. ge-richtl. u. soz. Med., Berlin 1951. Erscheint in Dtsch. Z. gerichtl. Med. — SCHMIDT, O.: Öff. Gesdh.dienst **1950**, H. 9, 386. — SCHUBERT: Ärztl. Sachverst.ztg **1938**, 25. — SIEVEKING: Öff. Gesdh.dienst **1941**, 6 A, 746.

THOMAS: Kriminalistik **13**, 219 (1939); **14**, 39 (1940).

VILLINGER: Öff. Gesdh.dienst **12**, 363 (1950).

WIGGERS: Öff. Gesdh.dienst **1940**, 6 A, 113. Ref. Dtsch. Z. gerichtl. Med. **24**, 9 (1941). — Öff. Gesdh.dienst **1951**, 508. — Niedersächsisches Ärztebl. **1949**, 67.

ZECH: Münch. med. Wschr. **1952**, 295.

Ohne Verfasser: Mitt. Volksgesdh.amt Wien **7**, 57 (1932). Ref. Dtsch. Z. gerichtl. Med. **2**, 76 (1933). — Kriminalistik **12**, 68 (1938). — Med. Welt **1951**, 540.

Unglücksfall, Selbstmord, Mord.

BLECKWENN u. MASTEN: Slg Vergift.fälle **9** (A 752), 127 (1938).

COMERELL u. SOEHRING: Slg Vergift.fälle u. Arch. Toxikol. **14**, 92 (1952).

FISCHER, H.: l. c. S. 808.

HAMBOURGER: J. Amer. Med. Assoc. **112**, 1340 (1939). Ref. Dtsch. Z. gerichtl. Med. **32**, 249 (1939/40).

QUOSS u. ZIMMERMANN: Kriminalistik **16**, 6 (1942).

REUTER: l. c. S. 808.

Aldehyde.
Paraldehyd.

BALÁZS: Slg Vergift.fälle **2** (A 151), 151 (1931).

FÜHNER: l. c. S. 145.

HARRER: Beitr. gerichtl. Med. **18**, 152 (1949).

NEUREITER, v.: Handwörterbuch der gerichtlichen Medizin, S. 557. Berlin 1940.

SCHNEIDER, PH.: Slg Vergift.fälle **8** (A 684), 103 (1937).

Chloralhydrat.

BALÁZS: Slg Vergift.fälle **4** (A 358), 175 (1933).

FÜHNER: l. c. S. 146.

KREKELER: Slg Vergift.fälle **2** (B 18), 11 (1931).

MARX: Slg Vergift.fälle **6** (A 479), 31 (1935).

NEUGEBAUER: Slg Vergift.fälle **6** (A 479), 31 (1935). — NEUREITER, v.: Handwörterbuch der gerichtlichen Medizin, S. 125. Berlin 1940.

Metaldehyd.

KLIMKE: Dtsch. med. Wschr. **1944**, 483.

SCHULTE: Nervenarzt **1919**, 548.

TEUCHNER: Acta pharmacol. (Københ.) **8**, 79 (1952).

Chloralose.

CHERAMY: Ann. Méd. lég. etc. **19**, 630 (1939).
DUVOIR u. a.: Ann. Méd. lég. etc. **22**, 129 (1942).

Barbitursäurepräparate.

Veronal.

BERNAUER u. BLUME: Slg Vergift.fälle **8** (A 680), 87 (1937).
CANUTO e FERRERI: Med. contemp. (Torino) **3**, 474 (1937). Ref. Dtsch. Z. gerichtl. Med. **29**, 419 (1938).
EGGERS: Slg Vergift.fälle **9** (A 724), 31 (1938).
FISCHER, H.: Veronal und Medinal. In Handwörterbuch der gerichtlichen Medizin, S. 639. Berlin 1940. — Mikrochem. **26**, 255 (1939). — FREUND: Slg Vergift.fälle **4** (B 32), 1 (1933).
GRONOVER: Slg Vergift.fälle **3** (A 237), 145 (1932).
KOCH: Slg Vergift.fälle **12** (A 838), 53 (1941).
RIEBELING: Slg Vergift.fälle **2** (A 153), 157 (1931).
SPECHT u. KOOTZ: Dtsch. Z. gerichtl. Med. **37**, 347 (1943).

Luminal.

BACHEM: Slg Vergift.fälle **3** (C 8), 13 (1932).
FISCHER, H.: Handwörterbuch der gerichtlichen Medizin, S. 642. Berlin 1940.
GESSNER: Slg Vergift.fälle **8** (A 669), 51 (1937).
HUBER u. BRAND: Slg Vergift.fälle **10** (A 765), 9 (1939).
KRAUTWALD u. OETTEL: Arch. exper. Path. u. Pharmakol. **186**, 498 (1937). Ref. Dtsch. Z. gerichtl. Med. **30**, 62 (1938).
MOSBACHER: Slg Vergift.fälle **3** (A 236), 143.
OETTEL: Slg Vergift.fälle **6** (A 483), 43 (1935).
SCHEIDEGGER: Slg Vergift.fälle **5** (A 438), 111 (1934). — SCHMIDT: Münch. med. Wschr. **1938**, 1944. — SITA-LUMSDEN: Lancet **1949** II, No 6545. Ref. Dtsch. Gesundheitswesen **1949**, 1032. — STAUDER: Münch. med. Wschr. **1939** I, 736.

Dial.

FISCHER, H.: Handwörterbuch der gerichtlichen Medizin, S. 641. Berlin 1940.
ITALLIE, V., u. STEENHAUER: Slg Vergift.fälle **3** (A 235), 141 (1932).
WEISS: Slg Vergift.fälle **4** (A 556), 215 (1935).

Somnifen.

BALÁZS: Slg Vergift.fälle **2** (A 155), 161 (1931).
FISCHER: Handwörterbuch der gerichtlichen Medizin, S. 641. Berlin 1940.
GLATZEL u. SCHMIDT: Slg Vergift.fälle **5** (A 431), 93 (1934).
JENNY: Todesfälle durch Somnifen unter besonderer Berücksichtigung der letalen Dosis. Med. Diss. Basel 1938. Ref. Dtsch. Z. gerichtl. Med. **30**, 370 (1938).
KAROLYI: Wien. med. Wschr. **1939**, Nr 34.
VOLLMER: Slg Vergift.fälle **8** (B 82), 33 (1937).

Phanodorm.

BALÁZS: Slg Vergift.fälle **4** (A 362), 185 (1933).
FISCHER: Handwörterbuch der gerichtlichen Medizin, S. 643. Berlin 1940.
GESSNER: Slg Vergift.fälle **8** (A 677), 75 (1937).
KRAUTWALD: Arch. exper. Path. u. Pharmakol. **186**, 513 (1937).
LENDLE: Öff. Gesdh.dienst **1950**, 372.
MEYER: Psychiatr.-neur. Wschr. **1939**, 275.
SCHEURER: Slg Vergift.fälle **10** (A 787), 81 (1939). — SCHMITT: Slg Vergift.fälle **7** (A 596), 69 (1936).
WAGNER: Slg Vergift.fälle **2** (A 154), 159 (1931).

Noctal.

BALÁZS: Slg Vergift.fälle **4** (A 361), 183 (1933). — BRÜNING: Slg Vergift.fälle **3** (A 262), 203 (1932).
FISCHER, H.: Handwörterbuch der gerichtlichen Medizin, S. 644. Berlin 1940.
KIRCHBERG: Slg Vergift.fälle **5** (A 418), 59 (1934).

Sandoptal (Barbitursäure).

FISCHER: Handwörterbuch der gerichtlichen Medizin, S. 644. Berlin 1940.
WALKER: Münch. med. Wschr. **1929**, 1464.

Seconal (Barbitursäure).

DÉROBERT u. LE BRETON: Ann. Méd. lég. etc. **30**, 226 (1950).
MOUREAU u. Mitarb.: Ann. Méd. lég. etc. **1948**, 149.

Ureide.

Bromural.

FISCHER, H.: Handwörterbuch der gerichtlichen Medizin, S. 646. Berlin 1940.
KÄRBER: Slg Vergift.fälle u. Arch. Toxikol. **14**, 137 (1952).

Adalin.

BALÁZS: Slg Vergift.fälle **4** (A 298), (A 389), 255 (1933).
FISCHER, H.: Adalin. Handwörterbuch der gerichtlichen Medizin, S. 647. Berlin 1940.
GERHARTZ: Slg Vergift.fälle **3** (A 238), 147 (1932).
MERKEL: Slg Vergift.fälle **2** (A 152), 155 (1931).
REISNER: Slg Vergift.fälle **12** (A 863), 151 (1941).
SCHREIBER: Slg Vergift.fälle **12** (A 846), 89 (1941).
WOJAHN: Slg Vergift.fälle **8** (C 41), 65 (1937).

Sedormid.

ACKROYD: Clin. Sci. **7**, 249 (1949). Ref. Ärztl. Wschr. **1950**, 959. — ANDEL, VAN u. GROEN: Nederl. Tydschr. Geneesk. **81**, III Nr 28. Ref. Zbl. Path. **70**, 153 (1938).
BALÁZS: Slg Vergift.fälle **4** (A 359), 179 (1933).
CAMERER: Dtsch. Z. gerichtl. Med. **34**, 370 (1941).
FISCHER: Sedormid. Handwörterbuch der gerichtlichen Medizin, S. 648. Berlin 1940. — FORTANER: Slg Vergift.fälle **7** (A 572), 11 (1936).
GRAEBER: Münch. med. Wschr. **1942** I, 122. — GRAUBNER: Slg Vergift.fälle **5** (A 451), 161 (1934).
HILL: Slg Vergift.fälle **10** (A 778), 49 (1939).
KÄRBER: Slg Vergift.fälle **12** (A 839), 57 (1941).
MEULENGRACHT: Ugeskr. Laeg. **1941**, 291. Ref. Dtsch. Z. gerichtl. Med. **35**, 483 (1942). — MOESCHLIN: Münch. med. Wschr. **1942** I, 434.
SCHÄFER: Med. Klin. **1940**, 1133.
THIELE: Münch. med. Wschr. **1942** II, 934.
WALTERSKIRCHEN: Slg Vergift.fälle **8** (A 666), 47 (1937). — WENDT: Med. Klin. **1942** II, 659.

Allipropan.

VELTEN: Slg Vergift.fälle **10** (A 809), 149 (1939).

Urethan.

FISCHER: Urethan. In Handwörterbuch der gerichtlichen Medizin, S. 748. Berlin 1940.
GRAFE: Dtsch. Gesundheitswesen **3**, 50 (1948).
LENNERT: Klin. Wschr. **1948**, 735.

Hydantoidinpräparate.

Nirvanol.

FISCHER, H.: Handwörterbuch der gerichtlichen Medizin, S. 646. Berlin 1940.
GOLL: Med. Klin. **1940**, Nr 35, 961.
ROHRBACH: Schweiz. med. Wschr. **1950**, 337.
VARTIAINEN: Slg Vergift.fälle **2** (A 111), 55 (1931).
WECHSLER: Slg Vergift.fälle **7** (A 634), 173 (1936).

Sulfonal und Trional, Polamidon, Atophan.

Sulfonal.

SCHWARZ: Sulfonal. In Handwörterbuch der gerichtlichen Medizin, S. 732. Berlin 1940.

Trional.

KRISCHNER: Dtsch. Z. gerichtl. Med. **12**, 483 (1928).
REUTER: Dtsch. Z. gerichtl. Med. **9**, 431 (1927).
SCHWARZ: Trional. In Handwörterbuch der gerichtlichen Medizin, S. 856. Berlin 1940.

Polamidon.

BAUMHOFF u. SCHÜRMEYER: Med. Klin. **1950**, 489.
GÄDEKE: Zur Frage der Vergiftung durch Polamidon. Heidelberg 1951 (Amtsarztarbeit).
KRAUSS: Südwestdtsch. Ärztebl. **6**, 45 (1951).
LENDLE: Öff. Gesdh.dienst **1950**, 372.
MÜHLAU: Verh. Dtsch. Ges. gerichtl. u. soz. Med., Berlin 1951. Erscheint in Dtsch. Z. gerichtl. Med. — MÜLLER-HESS: Verh. Dtsch. Ges. gerichtl. u. soz. Med., Berlin 1951. Erscheint in Dtsch. Z. gerichtl. Med.
SCHADER: Med. Klin. **1950**, 1369. — SMOLER: Med. Klin. **1950**, 277.
TEWES u. RUPPRECHT: Münch. med. Wschr. **1950**, 785.
VOGEL: Verh. Dtsch. Ges. gerichtl. u. soz. Med., Berlin 1951. — Dtsch. Z. gerichtl. Med. **41**, 420 (1952).
ZECH: Öff. Gesdh.dienst **4**, 127 (1952).

Atophan.

BOROS: Slg Vergift.fälle **8** (A 705), 189 (1937).
FISCHER, H.: Atophan. In Handwörterbuch der gerichtlichen Medizin, S. 66. Berlin 1940.
FÜHNER: l. c. S., 171.
HÖHNE: Ärztl. Sachverst.ztg **1940**, 13. — Slg Vergift.fälle **9** (C 48), 69 (1938).
KÖHNE: Klin. Wschr. **1938**, 25.
SCHERSTEN: Sv. Läkartidn. **1939**, 429. Ref. Dtsch. Z. gerichtl. Med. **31**, 515 (1939).

Mischpräparate.

Veramon.

BALÁZS: Slg Vergift.fälle **4** (A 360), 181 (1933).
FISCHER, H.: Veramon. In Handwörterbuch der gerichtlichen Medizin, S. 649. Berlin 1940.
HENDRYCH: Slg Vergift.fälle **5** (C 24), 77 (1934).

Allional.

BALÁZS: Slg Vergift.fälle **3** (A 234), 139 (1932).
FAZEKAS: Mschr. Psychiatr. **90**, 336 (1935). — FISCHER, H.: Allional. In Handwörterbuch der gerichtlichen Medizin, S. 649. Berlin 1940.

Cibalgin.

TAEGER: Slg Vergift.fälle **10** (A 788), 83 (1939).

Somnin.

HUBER u. BRAND: Slg Vergift.fälle **10** (A 764), 7 (1939).

Nervophyll.

BURCKHARDT: Med. Klin. **1947**, 466.

Optalidon.

KÄRBER: Slg Vergift.fälle **10** (A 824), 209 (1939).
MANZ: Dtsch. Z. gerichtl. Med. **34**, 380 (1941).

Evipan.

Narkosezwischenfälle.

BERINGER: Chirurgija (russ.) **1948**, 1. — BITTER: Dtsch. Gesundheitswesen **1949**, 603. —
BÜRKLE DE LA CAMP: Zbl. Chir. **1950**, H. 13.
FISCHER, H.: Handwörterbuch der gerichtlichen Medizin, S. 645.
MENNINGER-LERCHENTHAL: Wien. klin. Wschr. **1948**, 100.
RYZIKOF: Chirurgi a (russ.) **1949**, 1.
STEIGELMANN: Schmerz. usw. **10**, 14 (1937).
ZOROV u. LUKOMSKIJ: Dtsch. Gesundheitswesen **1949**, 1413.

Sonstige Vergiftungen.

VARGA: Slg Vergift.fälle **9** (A 730), 55 (1938). — VOLLMER: Slg Vergift.fälle **9** (B 89), 57 (1938).

Narkoanalyse.

CHARLIN: Ann. Méd. lég. etc. **29**, 161 (1949).
ELLENBERGER: Psyche **3**, 140 (1950).
KRANZ: Die Narkoanalyse. Tübingen 1950.
LANGE: Verh. Dtsch. Ges. gerichtl. u. soz. Med., Berlin 1951. Erscheint in Dtsch. Z. gerichtl. Med.
MÜLLER-HESS: Verh. Dtsch. Ges. gerichtl. u. soz. Med., Berlin 1951. Erscheint in Dtsch. Z. gerichtl. Med.
RIEDEL: Psyche **3**, 778 (1950). — RÜMKE: Verh. Dtsch. Ges. gerichtl. u. soz. Med., Berlin 1951. Erscheint in Dtsch. Z. gerichtl. Med.
SCHÖNKE: Dtsch. Rechts-Z. **1949**, 203.
THELLIN: Schweiz. med. Wschr. **1950**, Nr 34, 921.
VABRES: Revue Internat. de Police Crim., Paris Juni/Juli 1949. Ref. Kriminalistik **3**, 188 (1949).

Eunarkon.

FISCHER, H.: Handwörterbuch der gerichtlichen Medizin, S. 645. Berlin 1940.
PAULUS: Dtsch. Z. gerichtl. Med. **38**, 15 (1938).

Avertin.

BEECHER: J. Amer. Med. Assoc. **111**, 122 (1938). Ref. Dtsch. Z. gerichtl. Med. **31**, 314 (1939). — Slg Vergift.fälle **10** (A 776), 39 (1939).
FISCHER, H.: Dtsch. Gesundheitswesen **1949**, 366.
MÖRL: Slg Vergift.fälle **4** (A 364), 189 (1933).
VITOLS: Pathologisch-anatomische Veränderungen im Gehirn der Kaninchen und weißen Ratten nach Avertinvergiftung. Stuttgart 1947. Ref. Med. Mschr. **1948**, 95.

Opiumalkaloide und verwandte Stoffe.

AMARK: Nord. Med. **57** (1942). Ref. Dtsch. Z. gerichtl. Med. **37**, 218 (1943).
BALÁZS: Slg Vergift.fälle **3** (A 254), 183, (A 292), 289 (1932). — BEHRENS: Slg Vergift.-fälle **7** (A 577), 23 (1936). — BIELING: Slg Vergift.fälle **2** (A 164), 183 (1931). — BRÜCKE: Wien. klin. Wschr. **1940 II**, 854. Ref. Dtsch. Z. gerichtl. Med. **34**, 128 (1941). — BRÜNING u. SZEP: Slg Vergift.fälle **8** (A 685), 105 (1937). — BRÜNING u. ZEGLIN: Slg Vergift.fälle **5** (A 447), 145 (1934). — BÜCKEN: Münch. med. Wschr. **1938 II**, 1155.
CARRATALA: Arch. Méd. lég. etc. **7**, 132 (1937). Ref. Dtsch. Z. gerichtl. Med. **29**, 309 (1938). — CHAVIGNY: Ann. Méd. lég. etc. **20**, 245 (1940). — CORNELL: Amer. Assoc. Path. etc. **1949**. — Amer. J. Path. **25**, 817 (1949). — CYRANKA: Slg Vergift.fälle **2** (A 91), 13 (1931).
DANSAUER u. RIETH: Slg Vergift.fälle **3** (A 251), 177 (1932). — DONNINI: Sperimentale **91**, 305 (1937). Ref. Dtsch. Z. gerichtl. Med. **29**, 279 (1938). — Bull. Soc. ital. Biol. sper. **12**, 377 (1937). Ref. Dtsch. Z. gerichtl. Med. **29**, 270 (1938).
ERBLÖH: Zbl. Gynäk. **1943**, 1415. Ref. Münch. med. Wschr. **1943**, 387. — ESSER u. KÜHN: Slg Vergift.fälle **3** (A 293), 293 (1932).
FISCHER, H.: Opiumalkaloide und verwandte Stoffe. In Handwörterbuch der gerichtlichen Medizin, S. 535. Berlin 1940. — FORIZS, L.: Orv. Hetil. (ung.) **1942**, 235. Ref. Dtsch. Z. gerichtl. Med. **38**, 199 (1938). — FORST u. DEININGER: Arch. exper. Path. u. Pharmakol. **206**, 416 (1949). — FÜHNER: Medizinische Toxikologie, S. 183. Leipzig 1947.
GESSNER: Slg Vergift.fälle **2** (A 90), 11 (1931). — GOLL: Dtsch. Gesundheitswesen **1952**, 309. — GRÜNER: Slg Vergift.fälle u. Arch. Toxikol. **14**, 110 (1952). — GRÜNINGER: Mschr. Kinderheilk. **71**, 180 (1937).
HAGEN: Slg Vergift.fälle **6** (A 531), 159 (1935). — HANGLEITER: Slg Vergift.fälle **9** (A 759), 159 (1938). — HASS: Die Brauchbarkeit der DECKERTschen Methode zum Nachweis kleiner Morphinmengen. Med. Diss. Kiel 1939. Ref. Dtsch. Z. gerichtl. Med. **34**, 73 (1941). — HAUSBRANDT: Slg Vergift.fälle **12** (A 877), 213 (1941). — HAWKINS: Boston Bruce |Humphrics Inc. 1937. Ref. Arch. Kriminol. **109**, 103 (1941). — HEUBNER: Slg Vergift.fälle **6** (B 62), 63 (1935).
IGLAUER: Dtsch. med. Wschr. **1949**, Nr 25, 808.
JANKOWITZ: Modifizierte nephelometrische Methode zum Nachweis eines Morphinabusus. Med. Diss. Heidelberg 1951.
KESARINI: Arch. exper. Path. u. Pharmakol. **198**, 114 (1941). — KITAGAWA u. KURODA: Iber. Kurashiki-z.hosp. **13**, 159 (1939). Ref. Dtsch. Z. gerichtl. Med. **33**, 24 (1940). — KRANZ u. GEPPERT: Z. Konstit.lehre **27**, 3 (1943).
LANGSTEIN: Slg Vergift.fälle **3** (A 252), 179 (1922). — LAUBENDER: Münch. med. Wschr. **1939 I**, 358. — LEISCHNER: Nervenarzt **11**, 121 (1938). — LENDLE: Öff. Gesdh.dienst **1950**, 372. — LESCHKE: Slg Vergift.fälle **3** (A 253), 181 (1932). — LEVET u. NGIÊMXUAN-THO: Slg Vergift.fälle **12** (A 845), 87 (1941). — LEVIN-NIELSEN: Slg Vergift.fälle **7** (A 610), 105

(1936). — LIEB: Siehe Allgemeiner Teil, chemischer Nachweis. — LUNGWITZ: Psychiatr.-neur. Wschr. **1941**, 139. — LYNGAR: Tidsskr. Norsk. Laegefor. **72**, 131 (1952). Ref. Dtsch. Z. gerichtl. Med. **41**, 336 (1952).

MANNICH: Arch. Pharmaz. **280**, 386 (1942). Ref. Dtsch. Z. gerichtl. Med. **37**, 149 (1943). — MENNINGER-LERCHENTHAL: Slg Vergift.fälle **3** (A 249), 173, (A 250), 175, (A 294), 297 (1932). — MÜLLER, J.: Slg Vergift.fälle **12** (A 878), 219.

PERLSTEIN: J. Amer. Med. Assoc. **153**, 633 (1947). — PETRI: In HENKE-LUBARSCH' Handbuch der speziellen pathologischen Anatomie und Histologie, Bd. 10, S. 378. Berlin 1930.

QUANG PHU, LE: Ann. Méd. lég. etc. **29**, 192 (1949).

RIETH u. SCHADER: Münch. med. Wschr. **1950**, 1049.

SAMETINGER: Slg Vergift.fälle **7** (A 578), 25 (1936). — SCHWARKE: Dtsch. Z. gerichtl. Med. **35**, 17 (1942). — SEIFERT, P.: Münch. med. Wschr. **1951**, Sp. 182. — SEIFERT u. JANKOWITZ: Arch. exper. Path. u. Pharmakol. **214**, 197 (1952). — SPECHT u. WEISS: Dtsch. Z. gerichtl. Med. **38**, 339 (1944).

THIELE: Dtsch. Gesundheitswesen **1948**, 750. — TRAMPE-KIESLICH: Morphinismus und Kriminalität. Med. Diss. Münster 1938. Ref. Dtsch. Z. gerichtl. Med. **33**, 91 (1940).

VARGA: Slg Vergift.fälle **7** (A 632), 169 (1936). — VIDIC: Verh. Dtsch. Ges. gerichtl. u. soz. Med., Berlin 1951. Dtsch. Z. gerichtl. Med. **41**, 246 (1952). — Z. analyt. Chem. **135**, 81 (1952). — VOGEL: Dtsch. Z. gerichtl. Med. **41**, 420 (1952). — VONDRACEK: Čas. lék. česk. **1941**, 733. Ref. Dtsch. Z. gerichtl. Med. **36**, 266 (1942).

WILKOEWITZ: Slg Vergift.fälle **6** (A 558), 221 (1935). — WOLFF: Bull. Organisat. Hyg. Soc. Nat. **7**, 589 (1938). Ref. Dtsch. Z. gerichtl. Med. **32**, 45 (1939/40).

ZAIN: Slg Vergift.fälle **8** (A 676), 71 (1937).

Cocain und Heroin.

Allgemeindarstellungen.

FISCHER, H.: Handwörterbuch der gerichtlichen Medizin, S. 127. Berlin 1940.

LENDLE: Öff. Gesdh.dienst **1950**, 372.

Klinik.

LESCHKE: Slg Vergift.fälle **3** (A 296), 303 (1932).

OELKERS u. SCHÜTZE: Münch. med. Wschr. **1938** II, 1326.

Anästhesierung.

FREY: Slg Vergift.fälle **3** (A 258), 193 (1932).

GRONOVER: Slg Vergift.fälle **3** (A 257), 191 (1932).

MAYER u. BERG: Dtsch. Z. gerichtl. Med. **24**, 258 (1935).

Vergiftungen bei Süchtigen.

ALLWALL: Acta med. scand. (Stockh.) **106**, 335 (1941). Ref. Dtsch. Z. gerichtl. Med. **35**, 369 (1942).

BOLDRINI: Slg Vergift.fälle **3** (A 255), 187 (1932). — BRÜNING: Slg Vergift.fälle **9** (A 733), 65 (1938).

GORONCY: Ärztl. Sachverst.ztg **1925**, 229.

KOHBERG u. BECK: Slg Vergift.fälle **6** (A 560), 225 (1935).

Selbstmord.

BÜCKING: Slg Vergift.fälle **3** (A 256), 189 (1932).

LEPPIEN: Slg Vergift.fälle **3** (A 259), 197 (1932). — LESCHKE: Slg Vergift.fälle **3** (A 296), 303 (1932).

Heroin.

DÉROBERT, LE BRETON, MICHON et HAFFAR: Ann. Méd. lég. etc. **30**, 232 (1950).

FISCHER, H.: Handwörterbuch der gerichtlichen Medizin, S. 539. Berlin 1940. Hier Schrifttum.

Haschisch und Mescalin.

Haschisch.

ALDRICH: Dtsch. Gesundheitswesen **1946**, 596.

BATES: Slg Vergift.fälle **7** (A 611), 107 (1936).

DUQUENOIS et NEGM: Ann. Méd. lég. **18**, 485 (1938).

FISCHER, H.: Handwörterbuch der gerichtlichen Medizin, S. 341. Berlin 1940.

MÖLLER: Rauschgifte und Genußmittel. Basel 1945.

REKO: Magische Gifte, S. 40. Stuttgart 1949.

SCOURAS: Encéphale **34**, 78 (1939). — STRINGARIS: Die Haschischsucht. Berlin 1939.

WOLFF: Marihuana in Latin America the threat it constitutes. Washington 1949.

Mescalin.

Cucci: Riv. sper. Freniatr. 63, 393 (1939). Ref. Dtsch. Z. gerichtl. Med. 33, 256 (1940).
Fischer, H.: Handwörterbuch der gerichtlichen Medizin, S. 499. Berlin 1940.
Hori: Psychiatr. jap. 41, 205 (1937). Ref. Dtsch. Z. gerichtl. Med. 31, 196 (1939). — Psychiatr. jap. 42, 70 (1938). Ref. Dtsch. Z. gerichtl. Med. 31, 196 (1939).
Ishioaschi: Psychiatr. jap. 41 (1937). Ref. Dtsch. Z. gerichtl. Med. 29, 575 (1938).
Jantz: Z. Neur. 171, 28 (1941). Ref. Dtsch. Z. gerichtl. Med. 35, 61 (1942).
Marshall: J. of Neur. 17, 289 (1937). Ref. Dtsch. Z. gerichtl. Med. 29, 183 (1938).

Pervitin.

Agnoli u. Galli: Slg Vergift.fälle 10 (A 815), 173 (1939). — Auerwald u. Briken: Med. Welt 1941 II, 897.
Bostroem: Münch. med. Wschr. 1941 I, 490. — Brixa: Münch. med. Wschr. 1942 II, 883.
Daube: Nervenarzt 15, 20 (1942). — Demole: Vjschr. schweiz. San.offiz. 19, 82 (1942). Ref. Dtsch. Z. gerichtl. Med. 37, 257 (1943).
Elbel: Dtsch. Z. gerichtl. Med. 36, 90 (1942).
Findeisen: Neue med. Welt 1950, 1115.
Greving: Nervenarzt 14, 393 (1941).
Hansen: In Møller, Rauschgifte und Genußmittel, S. 291. Basel 1945. — Hundhausen: Allg. Z. Psychiatr. 120, 85 (1942). — Hunsicker: Über die Aufhebung der alkoholischen Leistungsschädigung durch Pervitin. Med. Diss. Heidelberg 1942. Ref. Dtsch. Z. gerichtl. Med. 37, 191 (1943).
Issekutz: Slg Vergift.fälle 10 (A 789), 85 (1939).
Kalus u. a.: Nervenarzt 15, 313 (1942). — Kneise: Dtsch. Z. Chir. 1939, 252, 664. — Kramer: Münch. med. Wschr. 1941 I, 419.
Lendle: Öff. Gesdh.dienst 1950, 372. — Loewenstein: Slg Vergift.fälle 12 (A 864), 155 (1941).
Nau: Jkurse ärztl. Fortbildg 33, 33 (1942). Ref. Dtsch. Z. gerichtl. Med. 36, 417 (1942). — Neuweiler: Schweiz. med. Wschr. 1942 II, 1214.
Puoz: Schweiz. med. Wschr. 1943 I, 831.
Schulte: Dtsch. med. Wschr. 1943 I, 254. — Speer: Dtsch. Ärztebl. 1941, 4, 15. — Szakall: Münch. med. Wschr. 1939 II, 1344.
Vidic: Klin. Wschr. 1952, 223. — Villinger: Nervenarzt 1941, 405. — Voigt: Dtsch. Gesundheitswesen 1949, 265.

Todesfälle bei Anwendung von Lokalanaesthetica außer Cocain.

Allgemeines.

Donatelli e Abbate: Boll. Soc. ital. B.ol. sper. 12, 395 (1937). Ref. Dtsch. Z. gerichtl. Med. 29, 584 (1938).
Eichholtz u. Staab: Klin. Wschr. 1952, 97.
Fischer, H.: Handwörterbuch der gerichtlichen Medizin, S. 452. Berlin 1940. — Fleckenstein: Klin. Wschr. 1950, 452.
Gattermann: Med. Klin. 1950, 24.
Hesse: Dtsch. Gesundheitswesen 1951, 383.
Küntzel: HNO, 2, 112. Beih. z. Z. Hals- usw. Heilk.
Lendle: Dtsch. Z. gerichtl. Med. 29, 46 (1938).
Mittermaier: Z. Laryng. usw. 28, 116.
Rogetti: Giorn. ital. Anest. 2, 362 (1936). Ref. Dtsch. Z. gerichtl. Med. 29, 30 (1938).
Simon u. Adler: Dermatologica (Basel) 98, 157 (1949). Ref. Ärztl. Wschr. 1951, Nr 1, 22. — Stelzner: Münch. med. Wschr. 1951, Sp. 1467.
Thielemann: HNO, Beih. u. Z. Hals- usw. Heilk. 1, 84.

Einzelpräparate.

Novocain.

Fischer, H.: Handwörterbuch der gerichtlichen Medizin, S. 453. Berlin 1940.
Liljestrand: Slg Vergift.fälle 11 (A 889), 251 (1940).
Mayer u. Berg: Slg Vergift.fälle 6 (A 523), 141 (1935).
Wichels u. Lauber: Z. klin. Med. 119, 42 (1931).

Todesfälle ohne nachweisbaren Fehler.

Ajassi e Aansini: Giorn. ital. Anest. 6, 307 (1940). Ref. Dtsch. med. Wschr. 1950, 398.
Cannyt: Anesth. et Analg. 5, 161 (1939). Ref. Dtsch. Z. gerichtl. Med. 35, 313 (1942).
Donatelli u. Abbate: Slg Vergift.fälle 8 (A 693), 147 (1937).

GOODMAN and GILMAN: The pharmacological basic of therapeutics, S. 298. New York 1947. — GROSSHOLTZ: Bekämpfung der Krampfbereitschaft durch Pharmaka an Hand des Novocain-Krampftestes. Med. Diss. Heidelberg 1951.
HAFERKORN: Dtsch. med. Wschr. **1934**, 439. — HANSEN: Ugeskr. Laeg. (dän.) **1941**, 159. Ref. Dtsch. Z. gerichtl. Med. **36**, 146 (1942).
ITALLIE, V. u. STEENHAUER: Slg Vergift.fälle **3** (A 205), 63 (1932).
MEYER-BOTHLING: Z. Laryng. usw. **1948**, 60.
NORPOTH: Ärztl. Wschr. **1950**, 369.
PERRET: Med. Klin. **1941** I, 301.
ROUFD: Nord. Med. **1942**, 1711. Ref. Dtsch. Z. gerichtl. Med. **37**, 52 (1943).

Novocain als Heilmittel.

BOSSE u. ROHRKRÄMER: Ärztl. Forsch. **1947**, 162.
CZICKELI: Klin. Med. **1947** II, 899.
GRIEGER: Dtsch. Gesundheitswesen **1948**, 1341.
RITTER: Dtsch. Gesundheitswesen **1949**, 813.
SCHMIDT-KESSEN: Dtsch. Gesundheitswesen **1949**, 899.
TROIZKIJ: Dtsch. Gesundheitswesen **1948**, 350.
UNDEUTSCH: Dtsch. Gesundheitswesen **1949**, 1335. — USADEL: Münch. med. Wschr. **1943**, 59.
WISCHNJEWSKI: Dtsch. Gesundheitswesen **1947**, 187.

Pantocain.

CAZZANIGA: Slg Vergift.fälle **6** (A 522), 139 (1935).
ELBEL: Slg Vergift.fälle **11** (B 106), 15 (1940).
FASSELT: Arch. Ohr- usw. Heilk. u. Z. Hals- usw. Heilk. **146**, 217 (1939). — FISCHER: Pantocain. In Handwörterbuch der gerichtlichen Medizin, S. 454. Berlin 1940.
GOLDHAHN: Med. Welt **16**, 871 (1942).
KNEIPER: Münch. med. Wschr. **1937** II, 1572. — KOENEN: Slg Vergift.fälle **9** (A 753), 133 (1938).
MALORNY: Arch. Toxikol. **14** (B 116), 40 (1952). — MASING: Slg Vergift.fälle **7** (A 631), 165 (1936).
NORPOTH: Ärztl. Wschr. **1950**, 369.
OETTEL: Slg Vergift.fälle **10** (C 52), 5 (1939).
SCHOEN: Wien. klin. Wschr. **1939** I, 505. Ref. Dtsch. Z. gerichtl. Med. **32**, 249 (1939/40). — Slg Vergift.fälle **10** (B 94), 9 (1939). — STRUVE: Dtsch. med. Wschr. **1947**, 711.
WAGNER: Slg Vergift.fälle **5** (B 51), 65 (1934). — WEGENER: Dtsch. Z. gerichtl. Med. **41**, 392 (1952).

Percain.

BLUM: Slg Vergift.fälle **8** (A 700), 173 (1937).
CHRIST: Schweiz. med. Wschr. **1945**, Nr 48, 1061.
EICHHOLTZ: Lehrbuch der Pharmakologie, S. 230. Berlin-Göttingen-Heidelberg 1948. — EICHLER: Slg Vergift.fälle **4** (A 367), 197. — ELLINGER: Slg Vergift.fälle **3** (A 206), 65 (1932). — ELLINGER u. a.: Slg Vergift.fälle **3** (A 266), 217 (1932).
FISCHER: Percain. In Handwörterbuch der gerichtlichen Medizin, S. 456. Berlin 1940. — FREUND: Slg Vergift.fälle **2** (A 104), 39 (1931). — FÜHNER: Slg Vergift.fälle **3** (B 27), 7 (1932).
MARLARNY: Slg Vergift.fälle u. Arch. Toxikol. **14**, 40 (1952).
RIECHEN: Slg Vergift.fälle **3** (A 207), 67 (1932).
STOHR: Slg Vergift.fälle **2** (A 105), 43 (1931). — SZABÓ: Slg Vergift.fälle **12** (A 855), 119 (1941).
TIMM: Slg Vergift.fälle **3** (A 265), 215 (1932).
Ohne Verfasser: Slg Vergift.fälle **2** (A 166), 187 (1931). — Lancet **1942** II, 228.

Anästhesin.

ACHELIS: Med. Welt **20**, 903 (1951).

Adrenalin.

EICHHOLTZ: Lehrbuch der Pharmakologie. Berlin-Göttingen-Heidelberg 1951.
FISCHER: Adrenalin und verwandte Stoffe. In Handwörterbuch der gerichtlichen Medizin, S. 14. Berlin 1940.
HARTL: Dtsch. med. Wschr. **1949**, 1306.
JAKOBSEN: Nord. Med. **1941**, 2423. Ref. Dtsch. Z. gerichtl. Med. **36**, 227 (1942).
PINDBORG: Nord. Med. **1942**, 1947. Ref. Dtsch. Z. gerichtl. Med. **38**, 199 (1943).

VIII. Pflanzliche Gifte (Auswahl).

Nicotin.

Nicotin, $C_{10}H_{14}N_2$, ist ein Pyridinderivat, das durch Oxydation in die biologisch wichtige Nicotinsäure übergeht. Nicotin ist vor allem im *Tabak* enthalten. Es handelt sich um ein sehr giftiges Alkaloid, das auch leicht von der Haut und von den Schleimhäuten aus resorbiert wird. Ein Teil des Nicotins wird vorübergehend in der Leber gespeichert. Derjenige Teil des Alkaloids, der nicht zu Nicotinsäure (ungiftig) oxydiert wird, wird im Verlauf mehrerer Stunden im Harn ausgeschieden. Er geht aber auch bei stillenden Frauen in die Milch über (FÜHNER). In der Humanmedizin wird Nicotin wegen seiner Gefährlichkeit nicht benutzt. Beim Nichtgewöhnten können schon 1—2 mg Nicotin zu Vergiftungserscheinungen führen. In einer Zigarre ist bereits die tödliche Dosis Nicotin enthalten. Sie beträgt für reines Nicotin 0,01—0,05 g. Ein Tropfen genügt demnach, um einen erwachsenen Menschen zu töten. Bei zersetztem Nicotin (Oxydation) wirken 0,3—0,5 g letal (H. FISCHER).

Nicotingaben führen nebeneinander sowohl zu sympathischen als auch zu parasympathischen Reizerscheinungen und außerdem zur Ausschüttung von Adrenalin. Die Wirkung wird dadurch verhältnismäßig kompliziert. Nach den vorliegenden experimentellen Ergebnissen kommt es zunächst zu einer Vagusreizung und zu einer Blutdrucksteigerung, dann wieder zu einer Blutdrucksenkung, schließlich zur Atemlähmung und zum Tode. Die Leber kann bis zu einem gewissen Grade entgiftend wirken. Bei geringen Dosen Nicotin resultiert eine Beschleunigung der Herztätigkeit, bei großen Dosen eine Verlangsamung. Längerer Nicotinmißbrauch führt zu einer Dysharmonie des endokrinen Systems und auch zu anatomisch nachweisbaren Veränderungen in der Hypophyse, insbesondere zur Vacuolenbildung in den Hauptzellen (EICHHOLTZ, weiterhin zitiertes Schrifttum). Bei Gewöhnung können die Dosen, auch nach dem Ergebnis von experimentellen Untersuchungen gesteigert werden, die Frage der Coronardurchblutung unter dem Einfluß von Nicotindosen ist noch nicht eindeutig geklärt.

Akute Vergiftungserscheinungen können ziemlich plötzlich beim Rauchen auftreten. Der Vergiftete wird blaß und fühlt sich elend, es tritt Speichelfluß auf, Schweiß bricht aus, der Puls ist anfangs verlangsamt, später schnell, Übelkeit und Erbrechen können im Vordergrund stehen, manchmal kommt es auch zu akut auftretenden Durchfällen. Je nach der Art der Reizung des autonomen Nervensystems sind die Pupillen anfangs eng, später erweitert. War die Vergiftung hochgradig, so kann es zum Versagen des Herzens oder der Atmung kommen. Wurden große Nicotindosen einverleibt, so verläuft die Vergiftung *in überstürzter Form.* Der Vergiftete taumelt, wird blaß, Speichel kommt aus dem Mund, er kann nach Sekunden zusammenstürzen und Krämpfe bekommen. Die aufgetretene Ohnmacht geht in Atemlähmung über, so daß der Tod Minuten nach Einnahme des Giftes eintreten kann. Werden besonders hohe Dosen genommen, so ist es gelegentlich auch vorgekommen, daß die verschluckte Menge sofort erbrochen und der Tod vermieden wurde (FÜHNER).

An der *Leiche* fällt ein Tabakgeruch aller Organe, insbesondere des Gehirns auf, wenn der Tod plötzlich erfolgt und durch Tabakdestillate verursacht wurde. Im übrigen ist der Befund nicht sonderlich charakteristisch. Das Gehirn und seine Häute, aber auch die anderen inneren Organe sind hyperämisch. Blutungen unter den serösen Häuten kommen vor, das Blut ist flüssig. Manchmal fällt Kontraktion des Darmkanals auf (CAMERER). Auch die histologischen Befunde sind nicht charakteristisch. Die Leichenstarre soll früh eintreten. Bei weniger akuten Fällen ist gelegentlich eine hämorrhagische Gastritis beobachtet worden (BEEMANN und HUNTER). Bei Einnahme per os sollen auch Reizerscheinungen im Munde vorkommen (H. FISCHER).

Über die Pathologie der *chronischen Vergiftungen* existiert ein umfangreiches Schrifttum. Ihre Erscheinungen zeigen sich bei Tabakmißbrauch. Die Zähne sind braun gefärbt; es kann zur Leukoplakie kommen. Es besteht der Raucherkatarrh und die Raucherbronchitis. Ebenso ist auch die Rauchergastritis bekannt, gewisse Beziehungen zur Entstehung von Ulcera werden diskutiert.

Von Allgemeinsymptomen werden Gewichtsverlust, Schlaflosigkeit, Appetitlosigkeit, Erbrechen und Schmerzen im Epigastrium beschrieben, fernerhin
Koliken und Tachykardien. Besondere Aufmerksamkeit wurde den Beziehungen
zwischen Tabakmißbrauch und Gefäßerkrankungen gezollt. Bei starken Rauchern
beginnen vielfach Herzsymptome nach Art einer Angina pectoris, man pflegt
ihnen zunächst das Rauchen zu verbieten. Plötzliche Todesfälle bei Anfällen
von Angina pectoris mit geringfügigen anatomischen Befunden an den Coronarien können mitunter dann erklärt werden, wenn die Anamnese einen starken
Nicotinmißbrauch ergibt (SCHÖNBERG). Eine schon bestehende Coronarsklerose
gefährdet den Raucher noch mehr. Die Beziehungen zwischen Nicotinabusus
und Entstehung von sklerotischen Gefäßerkrankungen sind noch nicht geklärt.
Auch wird das intermittierende Hinken mit auf den Tabakmißbrauch zurückgeführt. Gelegentlich können durch das Rauchen Tabakteilchen durch die
Tube in das *Mittelohr* gelangen und hier Eiterungen veranlassen. Hinsichtlich
des *Sehorgans* ist die Tabakamblyopie mit zentralem Skotom bekannt geworden.
Nach *Hirntraumen* scheint die Empfindlichkeit gegenüber Nicotin (Zigaretten-
rauchen) gesteigert zu sein (KRETZSCHMER). Chronischer Tabakmißbrauch soll
auch zu frühzeitiger Impotenz führen. Ob das Nicotin bei Frauen ungünstig
auf die Ovarien einwirkt, ist nicht geklärt. Es bestehen auch Beziehungen
zwischen dem Rauchen und der Entstehung von *Carcinomen* in der Lunge. Ob
es sich hier um die Einwirkung des Nicotins oder der übrigen Destillations-
produkte des Tabaks handelt, steht wohl nicht fest.

Der Nachweis des Nicotins an der Leiche ist auch quantitativ möglich (Technik s. ESSER
und KÜHN). Als biologischer Nachweis hat sich der Froschversuch nach PRAG und FÜHNER
bewährt. Handelt es sich um Destillate von Tabakresten, wie sie früher zur Bekämpfung
von Schädlingen hergestellt wurden, so fällt am Gehirn ein ausgesprochener Tabakgeruch
auf. Bezüglich der Einzelheiten muß auf das Schrifttum verwiesen werden.

Bei der Genese der Nicotinvergiftungen handelt es sich zunächst um einen
chronischen *Tabakabusus*. Die Aufnahme von Nicotin beim Rauchen hängt
von den verschiedensten Faktoren ab. Bei grobschnittigem Tabak (Zigarren)
wird nicht soviel Nicotin inhaliert als bei Feinschnitt (Zigaretten). Wird der
Rauch abgekühlt inhaliert, z. B. in einer längeren Pfeife, so kleben die Rauch-
teilchen mehr aneinander und setzen sich leichter an den Schleimhäuten ab.
Saure Tabake sondern mehr Nicotin ab als alkalische. Beim Zigarrenrauchen
enthält das erste Drittel kaum Nicotin, das letzte Drittel aber recht große
Mengen. Stummelrauchen führt daher leichter zu Nicotinschäden. Bei den
üblichen Rauchwaren beträgt der Nicotingehalt 1,1—1,3%. Hiervon gelangen
in den sog. Hauptrauch bei Zigaretten 30%, bei Zigarren 10—20%, bei Pfeifen
50—60%, hier jedoch in weiten Schwankungen. Die Kautabake enthalten
nach dem, was bisher bekannt ist, 1,9—4,8% Nicotin[1]. In 5 g Kautabak soll
bereits die 2fache tödliche Menge enthalten sein. Das Tabakkauen gilt daher
als besonders gefährlich. Der Bekämpfung der Rauchsucht wurde vor und
während des Krieges große Bedeutung zugemessen.

Zu *medizinalen* Vergiftungen kam es früher durch Tabakklistiere; sie sind
zum Teil tödlich ausgegangen (BECKER, H. FISCHER). Versehentliche Vergiftungen mit Todesfolge entstanden dadurch, daß Tabakschmuggler die Tabak-
blätter sich um den Leib banden, oder auch dadurch, daß Kinder Zigarettenstummel verschluckten (FÜHNER, l. c.). Versehentliches Verschlucken von
Tabakdestillat aus der Pfeife zusammen mit Eßwaren hat gleichfalls einmal
den Tod herbeigeführt. In beiden Weltkriegen wurden Tabakaufgüsse auch
dazu mißbraucht, um Krankheiten hervorzurufen (F. REUTER, l. c. und eigene
Erfahrungen).

---

[1] Übersicht über das neue ausländische Schrifttum s. SCOTT: Brit. Med. J. **1952**, 671.

Ziemlich viel Todesfälle hat ein unvorsichtiges Umgehen mit nicotinhaltigen *Schädlingsbekämpfungsmitteln* verursacht. Sie kamen unter Phantasienamen ohne geeignete Vorsichtsmaßregeln in den Handel und enthielten 2%, sogar bis 96% Nicotin. Versehentliches Austrinken von Resten dieser Lösung durch Kinder führte nach eigenen Erfahrungen zu einem blitzartigen Eintreten des Todes, so daß man zunächst an eine Blausäurevergiftung dachte. Unvorsichtiges Umgehen mit den Flüssigkeiten, die auch durch die Haut eindringen können, oder Inhalieren beim Spray verursachte häufig schwere Vergiftungen, die in vielen Fällen tödlich ausgingen. Nach Überstehen der Vergiftungserscheinungen bleiben mitunter Herzstörungen zurück (HERTZ). In einem Fall trat, allerdings bei Benutzung von selbsthergestellten Tabakextrakten als Folgeerscheinung eine Polyneuritis auf (KEPP). Besonders gefährdet waren Winzer und Gärtner. Der Erlaß von Vorschriften in Deutschland und anderen Ländern, die den Handel mit diesen Mitteln unter Aufsicht stellten (WÜHRER), weiterhin aber auch die Verdrängung der nicotinhaltigen Mittel durch Kontaktgifte haben derartige Unglücks- und Todesfälle selten gemacht. Bezüglich der Einzelheiten dieser Vergiftungen wird auf das Schrifttumsverzeichnis verwiesen.

Nicotin, das Wehen erzeugt, ist auch gelegentlich in Form von Abgüssen als *Abtreibungsmittel* benutzt worden (H. FISCHER).

Nicotinhaltige Präparate, seien es Pflanzen, seien es Schädlingsbekämpfungsmittel, seien es unvorsichtig aufbewahrte Nicotinlösungen, sind auch zu *Selbstmordzwecken* benutzt worden (KLAUER, M. SCHMIDT, ESSER und KÜHN). In anderen Fällen war nicht zu entscheiden, ob es sich um ein Versehen oder um einen Selbstmord gehandelt hatte (THÉLIN, MÖLLER und SIMENSEN). Bei der hochgradigen Giftwirkung des Nicotins ist es fast sonderbar, daß dieses Alkaloid nicht häufiger zu *Mordzwecken* benutzt wird. Die Literatur erwähnt auch jetzt nur einen Fall von 1850 (ref. bei ESSER und KÜHN).

Strychnin.

Das Alkaloid Strychnin wird aus dem Samen des indischen Baumes Strychnos nux vomica gewonnen. Es ist weiter der Hauptbestandteil der von den Philippinen stammenden Ignatiusbohnen. Das Alkaloid ist als kristallinisches Strychninum nitricum offizinell. Es schmeckt auch in verdünnten Lösungen ausgesprochen bitter. In der Medizin ist es im Gebrauch als zentrales Weckmittel bei Lähmungszuständen und Schlafmittelvergiftungen. Außerdem ist es ein Bestandteil des Stärkungsmittels *Movellan.* Dem Strychnin verwandt ist das gleichfalls in diesen Pflanzen enthaltene Brucin (FÜHNER).

Bei Erwachsenen gelten als tödliche Dosis 0,1—0,3 g. Die Maximalgabe von 5 mg kann bei Kindern tödlich sein. Strychnin wird von allen Schleimhäuten aus rasch resorbiert und unverändert in Urin ausgeschieden, und zwar im Verlauf von 1—2 Tagen. Es bewirkt in kleinsten Mengen gegeben, eine Steigerung der Sinnesempfindungen (Sehen, Hören, Schmecken, Riechen) und in größeren Dosen tonische Krämpfe der Muskulatur, die denen des Wundstarrkrampfes entsprechen (FÜHNER). Kumulationswirkungen sind möglich.

Zwischen der Applikation des Giftes und dem Eintritt der ersten Symptome können 5 min bis zu mehreren Stunden liegen. Der Füllungszustand des Magens spielt hierbei eine Rolle, auch die Art des Präparats. Bei der Einnahme von Strychnin selbst beginnt die Wirkung nach 35—40 min. In leichteren Fällen beobachtet man nur Schreckhaftigkeit, Zusammenfahren, Schütteln der Glieder, Erhöhung der Sehschärfe und des Farbensehens (H. FISCHER). In seltenen Fällen gibt es auch atypische Vergiftungsbilder, bei denen eine Muskelrigidität nicht nachzuweisen ist (B. MUELLER u. a.). Bei schweren Vergiftungen bilden sich nach anfänglicher Unruhe und Unbehagen Schmerzen in den Kaumuskeln und in der Schläfe, sowie Dyspnoe, die Erscheinungen des Tetanus mit Opisthotonus heraus. Abrisse von Wirbelfortsätzen kommen vor. Dieser Zustand ist gelegentlich fälschlich für hysterisch gehalten worden, weil die Möglichkeit einer derartigen Vergiftung nicht in Betracht gezogen wurde. Der Tod tritt unter Erschöpfung oder auch unter dem Bilde einer Atemlähmung ein, nach Zuführung hoher Giftdosen mitunter schon nach $1/_2$ Std. Nicht immer ist das Bewußtsein bis zum Tode erhalten. Eine Unterscheidung vom Wundstarrkrampf allein auf Grund des klinischen Bildes ist meist nicht möglich. Der *Leichenbefund* ist auch bei der Strychninvergiftung uncharakteristisch. Die Totenstarre soll frühzeitig eintreten. Es finden sich die Befunde, wie sie auch beim Erstickungstod erhoben werden, fernerhin hier und da Blutungen in den peripherischen Nerven, mitunter auch im Gehirn. In den Muskeln und in der Leber läßt sich oft ein hochgradiger Glykogenschwund feststellen. Hier und da wurden in der Niere auch nephrotische Bilder vorgefunden.

Bei der chronischen Strychninvergiftung sollen bläschenförmige Hautausschläge auftreten können (H. FISCHER). Doch ist der Zusammenhang noch umstritten.

Ein Nachweis in den Leichenteilen bereitet meist keine Schwierigkeiten. Neben dem rein chemischen Nachweis kommt der spektrographische und biologische in Betracht. Auch an Leichen, die in Fäulnis übergegangen sind, pflegt der Nachweis zu gelingen.

Strychninvergiftungen kommen hier und da als *medizinale* Vergiftungen zustande. Es handelte sich hier um Verwechslungen mit Salypyrin bzw. Santonin (WENDER, BUREAU und CESCLAUX). Das Stimulans *Movellan* enthält Strychnin. Da bei Strychningaben eine kumulative Wirkung auftreten kann, ist es erklärlich, daß hier und da bei Überdosierung Vergiftungserscheinungen auftraten, die in einem Falle unter typischen Krämpfen zum Tode führten. Einmal wurden die entstandenen Krämpfe mit Hysterie verwechselt (GENZ, ROER, MOESER, TIEDEMANN, KIRCHHOF, LINNEKOGEL, LOOSS). In Amerika sind eine größere Anzahl von medizinalen Vergiftungen dadurch entstanden, daß Kinder an überzuckerte Strychninpillen herankamen (zit. nach SCHRADER).

Strychnin gilt auch als *Schädlingsbekämpfungsmittel.* So wird der Strychninweizen zur Mäusevergiftung in den Handel gebracht. Die Präparate unterliegen jedoch in Deutschland den strengen Vorschriften zur Abgabe von Giften. Infolge unvorsichtigen Umgehens mit diesen Präparaten ist es zu Vergiftungen gekommen (KIESSIG, SCHRADER). Auch als *Abortivum* wurde in seltenen Fällen dieses Alkaloid in früherer Zeit verwendet (Schrifttum s. SCHRADER, STARY). Neuerdings ist auch einmal Movellan zu diesem Zweck mit tödlichem Ausgang benutzt worden (ADAM). Nicht ganz selten ist Strychnin als Mittel zum *Selbstmord* oder Selbstmordversuch angewandt worden. Entweder war das Gift von dem Lebensmüden aus Laboratorien entwendet worden, oder es stammte aus Beständen von Schädlingsbekämpfungsinstituten. In einem Falle wurden auch Ignatiusbohnen zu Selbstmordzwecken mit tödlichem Erfolg genommen. Der Tod erfolgte mitunter schon 20 min nach Beginn der ersten Erscheinungen (Schrifttum s. Literaturverzeichnis). Obwohl Strychnin ausgesprochen bitter schmeckt und die klinischen Erscheinungen recht charakteristisch sind, so daß es vom Standpunkt des Mörders aus als geeignetes Mordgift nicht bezeichnet werden kann, sind doch *Morde und Mordversuche* beobachtet worden. Nach einer Zusammenstellung von v. PLESSEN wurden bis zum Jahre 1933 61 Morde und 10 Mordversuche bekannt. In der späteren Zeit haben KÜHN, SCHRADER und WEIMANN einschlägige Vorfälle zusammengestellt. Es gelang den Tätern, das Strychnin den Opfern im Kaffee oder in Süßigkeiten einzugeben. Der bittere Geschmack wurde vielfach zu spät bemerkt. In anderen Fällen wurde das Gift dem Opfer als Medikament eingegeben, etwa als Abführmittel oder als Mittel gegen Menstruationsbeschwerden. Nach einer Beobachtung von SCHRADER hatte sich der Täter sogar ein Alibi verschafft, indem er verreiste und seiner Ehefrau das Mittel hinterließ mit dem Auftrage, es zu Beginn der Menstruation zu nehmen. Tatsächlich ist sie auf diese Weise zugrunde gegangen. In raffinierter Art gelang es einmal einer Frau, ihrem Verlobten Strychnin in Kremschokolade beizubringen; er wunderte sich zwar über den bitteren Geschmack, aß aber doch. Der Mann erkrankte bald danach unter den Erscheinungen des Wundstarrkrampfes; ein solcher wurde zunächst auch im Totenschein als Todesursache festgestellt (BUHTZ und SPECHT).

Atropin und verwandte Gifte.

Das Atropin, Scopolamin, Hyoscyanin sind Produkte der Nachtschattengewächse, der Tollkirsche, des Stechapfels und des Bilsenkrautes.

Das Atropin hat medizinische Bedeutung in der Ophthalmologie als Mydriaticum, in der inneren Medizin und Chirurgie als Spasmolyticum. In der Neurologie wird es zur Behandlung postencephalitischer Lähmungen benutzt. Es wird zum Teil im Körper zerstört, zum Teil geht es unverändert in den Harn und bei stillenden Frauen in die Milch über (FÜHNER, KUHN und SCHÄFER). Atropin scheint auch den Blutzuckerspiegel zu senken (HRUBETZ). Die größte Einzelgabe von 1 mg Atropinum sulfuricum bewirkt im allgemeinen Trockenheit im Munde und Pupillenerweiterung. Bei einer Aufnahme von mehreren Milligramm beobachtet man Pulsbeschleunigung, Pupillenstarre, Trockenheit im Rachen, Schluckbeschwerden, Durstgefühl, Heiserkeit, Blasenlähmung, Aufregung und Unruhe. Von 10 mg an pflegt es zu Delirien und Halluzinationen zu kommen. Bei Gaben von 100 mg an kann es zur Atemlähmung kommen. Körperlich beobachtet man Muskelzuckungen, aber auch klonische Krämpfe. Die zentrale Erregung führt zur Euphorie mit Lachanfällen und Rededrang, zu Tanzen und lächerlichen Bewegungen. Bei einer von uns beobachteten medizinalen Vergiftung per os stand Euphorie und Lachen im Vordergrund des Vergiftungsbildes, außerdem das Flockenlesen. Der Vergiftete hatte nachher eine gute Erinnerung an seinen Rausch und war wegen der medizinalen Vergiftung keineswegs böse. In einem anderen als Selbsterlebnis geschilderten Vorfall (intravenöse Injektion von 0,1 g Atropin) hielten die Vergiftungserscheinungen längere Zeit an. Sie waren von ängstlichen paranoischen Vorstellungen durchsetzt. Nach etwa 3 Wochen blieben Ohrensausen und Sensibilitätsstörungen zurück (OHNESORGE). Gelegentlich scheint es auch eine individuelle Überempfindlichkeit gegen Atropin zu geben, so haben geringe Gaben von *Bellergal* (6—7 Tabletten) schon zu Delirien geführt (W. MÜLLER).

Die Behandlung von Encephalitiden mit Belladonnapräparaten hat in Ausnahmefällen zur Gewöhnung geführt, so daß beim Absetzen des Atropins *Abstinenzerscheinungen* in Gestalt von Übelkeit, Erbrechen und Schweißausbrüchen auftraten (FLICK, FLINKER).

Beim *Nachweis* von Atropin neben anderen Arzneimitteln, z. B. Eukodal auf biologischem Wege können Schwierigkeiten entstehen, die jedoch beherrschbar sind (DEININGER).

Der *Leichenbefund* ist uncharakteristisch. Bei Vergiftungen mit Früchten oder Wurzeln ist es notwendig, den Magen- und Darminhalt sehr sorgfältig anzusehen. Der Nachweis von Fruchtresten, von Tollkirschenresten oder entsprechenden Kernen kann zur Diagnose führen. Der Nachweis in den Leichenteilen macht meist keine Schwierigkeiten (LIEB). Empfohlen wird neuerdings der biologische Nachweis durch den Acetylcholineffekt am Froschherzen. Man nimmt an, daß der Nachweis im Urin bis zu 36 Std nach einer Vergiftung möglich ist, doch gelang bei einer mittelschweren Vergiftung der Nachweis auch noch 84 Std nach der Einnahme des Giftes, im Tierversuch sogar 4—9 Tage nach der Einverleibung (GRAB).

Medizinale Atropinvergiftungen sind nicht selten. Es handelt sich meist um Verwechslungen mit anderen Medikamenten (s. DETTE) oder um Irrtümer in der Dosis (Verwechslung von Promille und Prozent). In einem von Drogerien verschriebenen Kräutertee waren unreife Tollkirschenfrüchte enthalten. Sein Genuß führte zu Vergiftungserscheinungen (ZEYNEK und STARY). Andere Vergiftungen kamen dadurch zustande, daß Augenkranke Atropinlösungen versehentlich in Getränke, z. B. in Schnaps schütteten (Einzelheiten s. F. REUTER).

Versehentlicher Genuß von Tollkirschen durch Kinder oder unvorsichtige Erwachsene führte gleichfalls nicht selten zu Vergiftungserscheinungen, in Ausnahmefällen auch zum Tode. Der Geschmack der Tollkirsche wird als relativ angenehm empfunden. In seltenen Fällen ist es auch vorgekommen, daß Lebens-müde Atropin als *Selbstmordmittel* benutzten. Doch blieb es beim Versuch (JAEGER, LEPPIN). Auch als *Mordmittel* ist Atropin gelegentlich appliziert worden. Das Gift wurde in Getränken oder auch in Süßigkeiten gereicht (Einzel-heiten s. F. REUTER). Bei einem Todesfall, der unter rätselhaften Umständen erfolgte, fielen bei der Leichenöffnung im Darmkanal Tollkirschenreste auf. Es stellte sich nachher heraus, daß die Ehefrau ihrem Mann vorsätzlich statt Schwarzkirschen Tollkirschen gegeben hatte (F. REUTER).

In neuester Zeit ist eine vorsätzliche Eingabe von Atropin in Kaffee bekannt geworden in der Absicht, eine in Atropinrausch versetzte Frau bestehlen zu können. Der Atropingeschmack im Kaffee ist von gesunden Personen erst bei einer Konzentration von mehr als 100 mg je Tasse wahrnehmbar (GRAB).

Scopolamin.

Scopolaminvergiftungen sind meist medizinale Vergiftungen infolge Überdosierung (USUNOFF, RIEBELING). Gelegentlich kommt eine individuelle Überempfindlichkeit vor (MERLIN). Aber auch zu Selbstmordversuchen ist dieses Alkaloid gelegentlich benutzt worden (LESCHKE, LICKINT, KRAUSE, REGENBOGEN). Vom kriminalistischen Standpunkt aus ist bemerkenswert, daß Scopolamin einmal mißbraucht wurde, um im Scopolaminrausch eine Unterschrift zu erlangen. Diese Absicht gelang nicht. Um einer Entdeckung vorzu-beugen, schloß der Täter in Tötungsabsicht eine HCN-Injektion an (s. auch Abschnitt HCN, s. S. 707).

Stechapfel.

Asthmatees enthalten mitunter Blätter von Datura stramonium (Stechapfel). Sie haben gelegentlich medizinale Vergiftungen nach Art eines Atropinrausches bei unvorschrifts-mäßiger Verwendung hervorgerufen (FÜHNER). Auch sollen Arbeiter in einer Asthma-zigarettenfabrik an Vergiftungserscheinungen vom Charakter der Atropinwirkung erkrankt gewesen sein (CIA). Kinder, die Samenkörner dieser Droge verzehrten, erkrankten an Rauscherscheinungen (FUCHS, STEINDLER und LANGECKER). Stechapfelbestandteile, die in Brotmehl hineingebacken waren, führten in neuerer Zeit zu einer Massenvergiftung (PULEWKA, MALORNY). Eine tödliche Vergiftung mit Stechapfelsamen, bei der es ungeklärt blieb, ob es sich um Mord oder Selbstmord handelte, wird von SARTORI beschrieben.

Hyoscyamin (Bilsenkraut).

Die Wirkung dieses Alkaloides liegt zwischen der des Atropins und des Scopolamins. In Rußland kam Bilsenkrautsamen einmal versehentlich in einen Hirsebrei, von dem eine größere Anzahl von Arbeitern aß. Sie erkrankten an rauschartigen Erscheinungen (OSETZKI).

Solanin.

Das Alkaloid Solanin ist in unreifen oder ausgekeimten Kartoffeln enthalten, die in Notzeiten gegessen werden. Der Genuß führte hier und da zu Vergiftungserscheinungen, die sich in Durchfällen mit wäßrigen, teils blutigen Stühlen und in Kopfschmerzen äußerten.

Pilocarpin.

Das Alkaloid Pilocarpin, das in der Ophthalmologie zur Behandlung des Glaukoms und sonst als Diaphoreticum verwendet wird, führt bei Überdosierung zu rauschartigen Vergiftungserscheinungen nach Art des Atropinrausches. Wird das Mittel gewohnheits-mäßig weitergenommen, so scheinen beim Fortlassen Abstinenzerscheinungen auftreten zu können.

Eine in selbstmörderischer Absicht genommene Mischung von Atropin und Pilocarpin erzeugte ein manisches Zustandsbild (BEAUDOUIN und Mitarbeiter).

Physostigmin.

Physostigmin oder Eserin, das in der Ophthalmologie als Myoticum benutzt wird, wird mitunter infolge Abfließens durch den Tränenkanal in den Nasen-Rachenraum von den Schleimhäuten absorbiert und führt zu Vergiftungserscheinungen. Es wird auch gelegent-lich zur Erregung der Peristaltik gespritzt. Cocainisten pflegen es mitunter an Stelle von

Cocain zu schnupfen. Die letale Dosis beträgt ungefähr 10 mg, mitunter auch weniger. Die Vergiftungserscheinungen bestehen in Muskelzuckungen und in Rauscherscheinungen, die denen des Atropinrausches ähneln. In seltenen Fällen wurde bei Vergiftungen eigenartigerweise eine *Pupillenerweiterung* beobachtet. Die Giftuntersuchung an den Leichenteilen scheint auf Schwierigkeiten zu stoßen (SACHS). Vergiftungen sind vorgekommen infolge von Verwechslungen mit ähnlich lautenden Arzneimitteln, z. B. Phanodorm oder auch mit Cocain. Auch sind zwei Selbstmorde bekannt geworden (genauer Literaturbericht s. SACHS).

Ähnliche Vergiftungssymptome wie das Physostigmin und Pilocarpin ruft das *Prostigmin* hervor *(Neostigmin)*, das in der Bauchchirurgie als Mittel gegen Darmatonie verwendet wird. Injektion von Prostigmin im Anschluß an eine Laparotomie führte einmal zu einem unerwarteten und plötzlichen Tode auf dem Operationstisch (MACKINTOSH).

Colchicin.

Das aus der Herbstzeitlose gewonnene Colchicin spielte früher bei der Gichtbehandlung eine besondere Rolle. Doch kam es hierbei nicht selten zu Vergiftungserscheinungen. Als mittlere tödliche Dosis werden 20 mg entsprechend 5 g Herbstzeitlosensamen angegeben. Neuerdings ist das Colchicin als *Mitosegift* erkannt worden. Bei Einwirkung von Colchicin verdicken sich die Chromosomen; sie verklumpen und bilden einen zackig begrenzten Haufen, der Ähnlichkeit mit einem pyknotischen Zellkern aufweist. Die gespaltenen Chromosomen rücken nicht zu zwei Polen auseinander, sondern bleiben im Zusammenhang. So entstehen gruppenweise aneinanderliegende kleinere Kernindividuen, was als *Kariomerie* oder *Idiomerie* bezeichnet wird (HEBERER). Wenn man im Tierversuch Mäusen häufiger eine Colchicinlösung auftropft, entstehen gleichfalls in der Haut charakteristische Kernveränderungen (HAMPERL). Das Colchicin spielt jetzt eine gewisse Rolle bei der Carcinombehandlung.

Die Vergiftungserscheinungen treten beim Menschen erst nach einer gewissen Latenzzeit auf, die bis zu 6 Std anhalten kann (WIDMANN). Dies hat wahrscheinlich seinen Grund darin, daß das Gift zunächst oxydative Umwandlungen im Körper durchmacht. Die klinischen Erscheinungen ähneln der einer Arsenvergiftung. Es kommt zu Übelkeit, Erbrechen und heftigen, mitunter blutigen Durchfällen. Der Wirkung auf den Darm schließt sich mitunter eine aufsteigende Lähmung an, beim Tierversuch treten die zuletzt genannten Erscheinungen regelmäßig ein (LUDFORD). Der Tod pflegt nach 1—2 Tagen einzutreten. Das Bewußtsein ist oft bis zum Tode erhalten. Die Temperatur kann erhöht sein. Als Leichenbefunde sind hochgradige Hyperämie der Schleimhaut des Magen-Darmkanals mit Blutungen, sowie Blutungen in der Niere beschrieben worden. Doch kann der Leichenbefund auch völlig negativ sein. Man kann den Versuch machen, histologisch auf Mitosestörungen im Duodenum zu achten. Im Tierversuch sind Leukocytosen und Hemmungen der Funktion der blutbildenden Organe beobachtet worden (H. FISCHER, hier genaueres Schrifttum). Der *chemische Nachweis* des Giftes macht mitunter Schwierigkeiten. In Frage kommt weiterhin der biologische Versuch nach FÜHNER und schließlich der Nachweis einer Mitosehemmung in der Gewebskultur (LETTRÉ, zit. nach SEIFERT). H. KLEIN unterzog neuerdings aus allgemein biologischen Fragestellungen heraus das histologische Verhalten der inneren Organe, insbesondere das Duodenum einer histologischen Untersuchung. Die Latenzzeit betrug bis zu 24 Std. Er fand in der Duodenalschleimhaut, ebenso wie bei einer menschlichen Colchicinvergiftung nach Ablauf der Latenzzeit keine normalen Mitosen, niemals fand sich eine Spindel. Auch in der Leber wurden Mitosestörungen festgestellt.

Außer *medizinalen* Vergiftungen und Vergiftungen durch von Laien hergestellten Heiltränken (ZEYNIK und HAUROWITZ) entstanden Intoxikationen dadurch, daß Kinder den Samen der Herbstzeitlose aufaßen (SEIFERT). Auch ist ein *Giftmordversuch* dadurch vorgenommen worden, daß eine Ehefrau ihrem Mann den Samen in Kuchen, Brot und Sülze hineinpraktizierte. Sie hatte die Vergiftungserscheinungen einem sog. Doktorbuch entnommen (METZGER und HEES).

Fingerhutpräparate.

Es ist nicht Aufgabe dieses Buches, die pharmakologische Wirkung der Digitalis und seiner Derivate darzulegen. Bekannt ist, daß Überdosierung von Digitalispräparaten zu schweren Vergiftungserscheinungen und zum Tode führen kann. Die Höhe der toxischen und letalen Dosen hängt wesentlich von der Art des Präparates ab, aber auch vom Zufuhrweg und von den Kreislaufverhältnissen des Betreffenden. Als kleinste letale Dosis werden 2,5 g Folia digitalis als Infus angegeben, manchmal auch weniger. 30 g Digitalistinktur und einmal auch 0,24 g Digitalisextrakt haben tödlich gewirkt. Auch kommt eine *Unterempfindlichkeit* gegen Digitalis vor; sie findet sich bei Basedowkranken und bei Personen, bei denen Fieber besteht (H. FISCHER).

Als toxische Wirkungen kennen wir die Bradykardie mit kräftigem harten Puls, die bei Zunahme der Vergiftungserscheinungen in einen unregelmäßigen beschleunigten und kleinen Puls übergeht. Weiterhin bestehen Cyanose und Dyspnoe, Schwächegefühl, Sehstörungen, Flimmern vor den Augen, Störungen der Farbempfindung, Ohrensausen. Da das Gift den Vagus reizt, kann es auch zu Erbrechen, zu Koliken und Durchfällen kommen. Der Tod kann in 10—20 Std eintreten, manchmal auch später. Bei parenteraler, insbesondere intravenöser Zufuhr größerer Digitalismengen kann der Tod in wenigen Minuten unter Dyspnoe, Krämpfen und Herzstillstand zustande kommen. Manchmal beginnen die Vergiftungserscheinungen auch mit stenokardischen Anfällen. Der *Leichenbefund* ist uncharakteristisch. Mitunter finden sich kleine Blutungen im Gehirn, manchmal auch Reizerscheinungen im Magen (H. FISCHER). Der *chemische Nachweis* in Leichenteilen ist schwierig, aber möglich (qualitative Reaktion und Tierversuch, der aber auch eine quantitative Schätzung zuläßt, s. LIEB). Bei Tierversuchen an Katzen, die mit Digitoxin vergiftet wurden, waren am Herzen histologisch Vacuolisierung und Degeneration von Herzmuskelsyncythien mit zelliger Infiltration nachzuweisen (HILBING).

Bei Vergiftungen im praktischen Leben wird es sich meist um solche *medizinaler* Natur handeln. In Kriegszeiten sind Digitalispräparate auch gelegentlich zu *Selbstbeschädigungszwecken* gegeben worden, sogar einmal mit Todesfolge (Schrifttum s. F. REUTER und H. FISCHER). Im zweiten Weltkrieg ist dies allerdings auf deutscher Seite im größeren Umfange nicht bekannt geworden. *Suicide* bzw. Selbstmordversuche sind recht selten. Einen mißlungenen Selbstmord mit *49 Pandigaltabletten*, entsprechend einer wirksamen Substanz von 0,4 mg, beschreiben BLUMBERGER und KRÜSKEMPER.

Zu *Mordzwecken* sind Digitalispräparate nur sehr selten verwendet worden. Im Jahre 1938 schwebte in Lüttich ein Mordprozeß; eine Frau hatte durch Gabe von konzentrierten Digitalispräparaten, die sie sich in verschiedenen Apotheken besorgt hatte, und die sie in Kräutertees verabreichte, 15 Männer und Frauen vergiftet. Sie hatte sich von den betreffenden Personen vorher Geld geborgt und vernichtete nach deren Tode die Schuldscheine. Die Symptome traten in Gestalt von Übelkeit und Erbrechen meist gleich nach der Einnahme des Giftes auf. Es kam zu Schwindelanfällen und zum Versagen der Kräfte (LOUWAGE). Ein weiterer Vorfall ist mir aus Ostpreußen bekannt geworden; der Täter hatte ein Fläschchen Digalen in einen Bowlenrest entleert, den das Opfer, das schon angetrunken war, nach Abschluß der Feier zu sich nahm. Die Vergiftung verlief tödlich. Der chemische und biologische Nachweis aus den Leichenteilen gelang (nicht veröffentlicht).

Strophanthin.

Die Strophanthusarten spielen als Pfeilgifte im tropischen Afrika eine Rolle. Menschen die von diesen Pfeilen getroffen werden, sollen in 10—15 min sterben (H. FISCHER). In der Medizin ist das Alkaloid Strophanthin ein wichtiges, mitunter lebensrettendes Herzmittel, das im allgemeinen intravenös gegeben wird, aber bei vorausgegangener Digitalisierung vermieden werden soll. Bei besonderer Herzempfindlichkeit können Bruchteile von 1 mg Strophanthin tödlich sein. Bei intravenöser Gabe ist ein Überschreiten einer Dosis von 1 mg gefährlich. Eine rectale Gabe von 50 mg Strophanthin als Tagesdosis verursachte heftige Durchfälle, eine solche von 75 mg Übelkeit, Kopfschmerz und Beklemmungsgefühl (H. FISCHER). Das Bewußtsein kann bis zum Tode erhalten bleiben. Der Tod ist in den Fällen, die bekannt wurden, etwa 3½ Std nach der Vergiftung eingetreten, doch kommen auch blitzartige Todesfälle im Anschluß an die Injektion vor, besonders bei vorangegangener Digitalistherapie. Der Leichenbefund ist negativ. Mitunter hat man eine starke Schwellung, Auflockerung und bläuliche Verfärbung der Dickdarmschleimhaut feststellen können, und zwar in Fällen, in denen das Gift vom Mastdarm aus appliziert worden war (H. FISCHER, F. REUTER). *Medizinale* Vergiftungen durch Strophanthin, die sicherlich vorgekommen sind, haben meist kein gerichtliches Nachspiel; schon deshalb nicht, weil es sich um Herzkranke handelt und aus diesem Grunde der Kausalzusammenhang zwischen der vielleicht zu beanstandenden Injektion und dem Tode vielfach nicht mit hinreichender Sicherheit nachzuweisen ist. Über *Selbstmorde* ist wenigstens im von Deutschland aus erreichbaren Schrifttum nichts bekannt geworden. Wohl aber hat ein von FÜHNER und MÜLLER-HESS begutachteter *Mordfall* Aufsehen erregt, bei dem ein Arzt das Gift per anum eingeführt hatte. In den Leichenteilen war Strophanthin durch den Tierversuch nachgewiesen worden. Der Arzt hatte ein Glasröhrchen mit kristallinischem Strophanthin Merck im Besitz gehabt, ohne seine therapeutische Verwendung nachweisen zu können. Der Täter ist überführt worden.

Aconitin.

Das Aconitin, das in den Wurzeln des Eisenhutes Aconitum napellus vorkommt, ist ein Gift, das die nervösen Zentren lähmt. Als tödliche Dosen sind 4 mg bis 0,12 g bekannt geworden. Die Vergiftungserscheinungen äußern sich in heftigem Kribbeln an Händen und Füßen und heftigem Kältegefühl, Extrasystolen und Arrhythmie des Herzens, Schwindelgefühl, Kollaps, späterhin Atemstillstand. Der *Sektionsbefund* ist, soweit bisher bekannt geworden, negativ. Das Alkaloid läßt sich aus den Leichenteilen bei routinierter Untersuchung bisweilen nachweisen, und zwar am besten durch den biologischen Test am isolierten Froschherzen (FÜHNER). Die vorgekommenen Vergiftungen waren entweder *medizinale* Verwechslungen oder Überdosierungen. Das Aconitin wird als Nitrat mitunter zusammen mit Antipyrin gegen Neuralgien gegeben. Zufällige Vergiftungen entstanden durch Verwechslungen von Wurzelknollen des Eisenhuts mit eßbaren Wurzeln, wie Meerrettich und Sellerie (Schrifttum bei H. FISCHER). Über *Selbstmorde* ist nichts bekannt geworden, wohl aber hat sich nach einer Mitteilung von FÜHNER in Lettland ein *Mord* ereignet; eine Ehefrau hatte ihren Mann durch Aufguß von Blättern von Aconitum napellus tödlich vergiftet.

Meerzwiebel (Bulbus scillae).

Das aus dieser Droge gewonnene Scillaren wird gelegentlich intravenös in ähnlicher Weise wie Strophanthin gegeben. Das per os gegebene Präparat führt die Bezeichnung Scilloral. Die Zwiebel selbst wird als Rattengift verwendet, und zwar unter den verschiedensten Phantasienamen, z. B. Rattol, Universal-Rat-axt, Orwin. Diese Präparate stehen nicht auf der Giftliste. Ein *Todesfall* kam dadurch zustande, daß ein Mann versehentlich als Rattengift hergestellte Pfannkuchen aß. Er starb 5 Std danach (FÜHNER). Eine Mutter hatte ihr Kind dadurch *getötet*, daß sie ihm das Präparat Universal-Rat-axt in Milch reichte, das 20% Meerzwiebel enthielt; die Meerzwiebel ließ sich botanisch im Darmkanal nachweisen (KEESER). Als Vergiftungserscheinungen werden Brechdurchfall, Nierenreizung und Tenesmen geschildert (FÜHNER).

Die aus *Maiblumen* (Convallaria majalis) und *Christrosen* (Helleborus niger) und verwandten Pflanzen hergestellten Herzmittel führen bei Überdosierung zu gastro-intestinalen Erscheinungen, Herzstörungen, aber auch zu zentralen Atemlähmungen. Besondere Beziehungen zur gerichtlichen Medizin (fahrlässige Tötung, Morde und Selbstmorde) sind bisher nicht bekannt geworden.

Coffein, Thein.

Diese Bestandteile sind enthalten im Kaffee, im chinesischen Tee, im brasilianischen Mate-Tee, bis zum gewissen Grad auch im Kakao. In der Medizin ist Coffein als Coffeinum natrio-salicylicum ein gebräuchliches Herzmittel. Das Erfrischungsgetränk Coca-Cola enthält gleichfalls Coffein. Coffein ist auch ein Bestandteil von Analgetica. Die dem Kaffee zugesellten Röstprodukte scheinen unter Umständen Brechneigung zu verursachen. Der Tee wirkt eher stopfend (EICHLER, BEHRENS und MALORNY, H. FISCHER). Coffein wird rasch per os und parenteral resorbiert und geht auch durch die Placenta auf den Fetus über. Die

Höhe der toxischen Dosis hängt erheblich von der Gewöhnung ab. Tödliche Vergiftungen sind noch nicht bekannt geworden. Als Vergiftungserscheinungen finden wir nach anfänglicher Euphorie Herzklopfen mit Pulverslangsamung, Kardialgie, allgemeine Unruhe, Zittern, Kopfschmerz, Schlaflosigkeit, mitunter auch Durchfall, der vielleicht von den Röstprodukten herrührt, Temperaturanstieg, Harndrang und Diurese. Bei einem Kind ist einmal auch ein deliranter Zustand vorgekommen. Eine keimschädigende Wirkung ist zum mindesten nicht bewiesen (STAEMMLER).

Der Gerichtsmediziner kommt mit Coffein in Berührung bei Beurteilung der Frage, wieweit dieses Mittel geeignet ist, die Alkoholwirkung zu paralysieren (s. S. 766). Im Kriege ist mir ein Fall unterlaufen, bei dem ein Arzt einem Heimatsoldaten zwecks Erzielung von Herzstörungen bei einer Untersuchung auf Kriegsverwendungsfähigkeit hohe Coffeindosen verordnet hatte.

Mutterkorn (Secale cornutum) und seine Präparate.

Das Secale cornutum ist ein wesentlicher Bestandteil des auf Roggen- und anderen Getreidearten parasitierenden Pilzes Claviceps purpurea. In der Medizin ist es als Extrakt in Gebrauch, fernerhin in den Präparaten Ergotin, Ergotoxin Ergotamin, Ergometrin, Gynergen. Das Alkaloid bewirkt Dauerkontraktionen des Uterus. Es war früher (jetzt nur noch selten) als Abortivum im Gebrauch. Als tödliche Dosis kommen 10—20 g frischen Mutterkorns in Betracht, für die Präparate lassen sich keine genauen Angaben machen.

Bei akuter Vergiftung sind Übelkeit, Erbrechen, Speichelfluß, Schlingbeschwerden, Durst, Präkordialangst, Schweißausbruch, Mydriasis, Parästhesien in Gestalt von Kältegefühl und Kribbeln, aber auch Anästhesien beobachtet worden, weiterhin Muskelzuckungen, Muskelstarre, epileptische Krämpfe und Lähmungen (H. FISCHER). Es handelt sich hier wohl im großen und ganzen um die Folgen von Gefäßspasmen. Bei subakuter und chronischer Vergiftung wurde die spastische Form von der gangränösen unterschieden (Ergotismus spasmodicus oder convulsivus, Ergotismus gangraenosus oder Ignis sacer). Bei der zuerst genannten Form überwiegen Sensibilitätsstörungen und Muskelspasmen, bei der zuletzt genannten gangränöses Absterben einzelner Glieder. Der Leichenbefund kann bei akuter Vergiftung uncharakteristisch sein, bei subakuter Vergiftung findet man die bei Gangrän geläufigen Erscheinungen mit sekundären Gefäßverschlüssen, sonst Muskelschwund und im Zentralnervensystem Degeneration in den Hintersträngen, ähnlich der Tabes, sowie als Vernarbungsprodukt gliöse Herde. Vergiftungen mit Mutterkornpräparaten sind heutzutage sehr selten. Daher sind aus neuerer Zeit keine genaueren Studien über die Vergiftungserscheinungen bekannt. Bei den früher vorgekommenen Vergiftungen handelt es sich entweder um Erscheinungen, die als Massenvergiftung nach Genuß von mutterkornhaltigem Brot auftraten (in Ungarn 1906, in Rußland 1926, 1927) oder um medizinale Vergiftungen (Schrifttum s. H. FISCHER). Bei einem Selbstmordversuch mit 15 mg Ergotamin entstanden Analgesien und stuporöse Zustände. Bei Untersuchung mit dem Capillarmikroskop waren die Nagelfalzcapillaren nicht mehr zu erkennen (NIELSEN).

Chinin.

Die offizinelle Chinarinde enthält 6,5% des Alkaloides Chinin. Die Verarbeitung in Chininfabriken kann gelegentlich zur sog. Chininkrätze und zum Chininasthma führen (FÜHNER). In der Medizin wird das Chinin hauptsächlich als salzsaures cder schwefelsaures Salz benutzt, das stark bitter schmeckt. Es wird per os als Tablette oder Pille, aber auch parenteral intravenös verabreicht. Solvochin ist eine 25%ige wäßrige basische Chininlösung. Chinin ist ein allgemeines Protoplasmagift. Es lähmt aber auch das Zentralnervensystem einschließlich der Sinnesnerven, auch gilt es als Muskelgift. Es wirkt zweifellos auch auf den Uterus, wobei die Frage offen bleibt, ob nur bereits bestehende Wehen verstärkt oder ob es in geeigneten Dosen auch Wehen auslöst. Das Alkaloid ist schon 15—30 min im Urin nachweisbar. Nach 6 Std ist die Hauptmenge ausgeschieden. Im Blut kann man es nach peroraler Aufnahme etwa noch 24 Std nachweisen, und zwar enthalten die Erythrocyten mehr Chinin als das Plasma. Als toxische Dosen sind schon 0,3—0,5 g bekannt geworden.

Bei besonderer Empfindlichkeit haben schon 0,5 g zu schweren Vergiftungserscheinungen geführt. Sehstörungen beobachtete man nach Gaben von 2—3 g. In anderen Fällen wurden aber auch 20 g nach schwerer Lebensgefahr noch überstanden. Als letale Dosen gelten 8—16 g, für Kinder 0,8 g, für ältere Kinder 2—3 g (H. FISCHER). Gelegentlich besteht gegenüber Chinin eine individuelle Überempfindlichkeit. Schon geringe Chiningaben können dann zu Hauterscheinungen (Erythem), aber auch zu erheblichen Allgemeinerscheinungen führen (SCHWARTZER, SETTLE, HAUER).

Als Vergiftungserscheinungen sind bekannt geworden: Ohrensausen, Schmerzen in der Magengegend, Präkordialangst und schließlich Delirien und manialkalische Zustände, die man als Chininrausch zu bezeichnen pflegt. Die Pupillen sind meist erweitert, manchmal aber auch verengt. Die Wirkung dieses Giftes auf die Sinnesnerven zeigt sich in subjektiven Licht- und Farbenerscheinungen. Es liegt ein Nebel vor den Augen, mitunter kommt es auch zur völligen Erblindung, die allerdings zurückgehen kann. Der Einfluß auf die Nervenfasern des Gehörorgans äußert sich in Schwerhörigkeit, Taubheit, manchmal in Gehörshalluzinationen. An der Muskulatur kann man Muskelzittern, Muskelstarre feststellen. Manchmal kommt es zu tonisch-klonischen Krämpfen. Vor dem Tode kann Koma eintreten. Der Tod kann sowohl unter dem Bilde einer Atemlähmung als auch unter einer Kreislaufschwäche erfolgen. Temperatursteigerung und Hämoglobinurie kommen gelegentlich vor. Wie schon erwähnt, kann die Vergiftung mit Hauterscheinungen einhergehen, Ödem, Roseolen, Quaddeln, Hautblutungen. Manchmal stellt sich blutiger Durchfall ein, auch Nasenbluten. Als Nachwirkungen sind Seh- und Hörstörungen, Schlaflosigkeit, Muskelzittern, Magen-Darmstörungen und Neuritiden bekannt geworden. Bei *chronischer* Vergiftung kommt es zu Hautexanthemen mit und ohne Temperatursteigerung, juckenden Hautexanthemen, Purpura, Übelkeit, Erbrechen und Darmblutung. An Malaria tropica leidende Personen sind gegen Chinin mitunter empfindlich. Zu hohe Chinindosen lösen hier mitunter das sog. Schwarzwasserfieber mit Schüttelfrost, Ikterus und Hämaturie aus (VARTAN und DISCOMB u. v. a.). Über die *abortive* Wirkung dieses Mittels s. S. 923.

Der *anatomische* Befund ist uncharakteristisch. Man wird auf Exantheme, Haut- und Schleimhautblutungen, Blutungen in den inneren Organen und auf eine etwaige Methämoglobinurie achten. Doch können alle diese Erscheinungen auch fehlen. Am Auge ist eine Atrophie der einzelnen Nervenfasern vereinzelt festgestellt worden, am Ohr hat man Blutungen hinter dem Trommelfell beobachtet (H. FISCHER). Bei wiederholten Chinindosen ergaben sich Anhaltspunkte für eine Knochenmarksschädigung mit Fehlen von Thrombocyten und Granulocyten (CHAPUIS und Mitarbeiter). Am Tierversuch wurde der Einfluß des Chinins auf das Speicherungsvermögen der Leber studiert (PATSOURI).

Ein *Nachweis* des Chinins im Urin und in den Organextrakten macht keine besonderen Schwierigkeiten (s. die zit. Lehrbücher und neuerdings PAUL, TRUFFERT und Mitarbeiter).

Im praktischen Leben kommt es zu Vergiftungen meist infolge Überdosierung, insbesondere bei Kindern (BOCK, BRAUNE, EICHLER). Schmerzstillende Mittel enthalten neben Phenacetin, Coffein und Codein auch Chinin. Überdosierung rief Vergiftungserscheinungen hervor (WIGAND). Mitunter wurden nicht gut aufbewahrte Chininpillen oder -tabletten trotz ihres bitteren Geschmacks auch von Kindern in größeren Mengen geschluckt, so daß tödliche Vergiftungen zustande kamen (KÄRBER, MEZGER und JESSER). Auch Abtreibungsversuche mit Chininpräparaten führten zu Todesfällen (MAYER). Parenterale Einverleibung kann eine Nekrose herbeiführen, wenn die intravenöse Injektion zum Teil mißlingt. Mitunter veröderten die Gefäße der Umgebung der Injektionsstelle. Vereinzelt ist auch eine Lähmung zurückgeblieben. Bei intravenöser Injektion der Chininbase *Transpulmin* entstand sofort nach der

Injektion eine Lähmung, die nicht mehr zurückging (Bürger, Bonsmann). (Siehe auch Injektionsschäden unter Stichverletzungen S. 289.) Trotz des schlechten Geschmacks ist Chinin in seltenen Fällen als *Selbstmordmittel* benutzt worden, und zwar wurde dies in Bulgarien in der Zeit vor dem zweiten Weltkrieg häufiger beobachtet (H. Fischer). Bei den im deutschen Schrifttum beschriebenen Vorfällen führte die Einnahme von 8 g Chinin zur Blindheit, die jedoch völlig wieder zurückging. Auch die Einnahme von 20 g Chininsulfat wurde überstanden (Bistis, Goldmann). Die Anwendung des Chinins als *Mordmittel* wird praktisch an dem bitteren Geschmack und an der Höhe der letalen Dosis scheitern.

Oleum Chenopodii.

Das zur Bekämpfung von Eingeweidewürmern, insbesondere Ascariden gebrauchte amerikanische Wurmsamenöl enthält als Hauptbestandteil das Ascaridol. Als maximale Einzelgabe sind in Deutschland 0,5, als Tagesgabe 1,0 g für den Erwachsenen festgesetzt worden. 2 g gelten als toxisch. Die tödliche Dosis beträgt wenige Gramm, für Säuglinge kann sie schon bei 12 Tropfen liegen.

Als Vergiftungserscheinungen sind Erbrechen, Übelkeit, Mattigkeit, Durchfälle, Kopfschmerzen, Ohrensausen, taumelnder Gang, Benommenheit und Schlafsucht bei weiten Pupillen bekannt geworden, bei Kindern Muskelzuckungen, Krämpfe, meningitische Symptome, Gehör- und Sehstörungen. Der Tod pflegt unter dem Bilde der Atemlähmung einzutreten. Als Nachkrankheit hat man Paresen, Hörstörungen und postencephalitische Zustandsbilder kennengelernt. Der Leichenbefund kann uncharakteristisch sein. Manchmal findet man auch eine hämorrhagische Gastroenteritis, mitunter mit Pseudomembranbildung, extreme Stauung, trübe Schwellung von Leber und Nieren, Hirnödem und mikroskopisch Verfettung der Kupfferschen Sternzellen der Leber und nephrotische Erscheinungen in den Nieren.

Die vorgekommenen, vielfach tödlichen Vergiftungen sind fast ausschließlich *medizinale*. Ursache waren entweder das Herausbringen eines Präparats unter Phantasienamen durch eine pharmazeutische Firma oder Unvorsichtigkeiten bei der Dosierung oder ungenaue Anweisung der Ärzte bei der Signierung oder Unvorsichtigkeit der Kranken trotz eingehender Warnung, nach dem Rezept „viel hilft besser" oder auch Unterlassung der Einnahme eines öligen Abführmittels. Derartige Vorfälle haben nicht selten Strafverfahren gegen Ärzte oder Apotheker zur Folge gehabt mit wechselndem Ausgang. Persönliche Erfahrung hat gezeigt, daß bei der Begutachtung derartiger Fälle zwar eine sehr sorgfältige Beurteilung der Fahrlässigkeit stattfindet, daß man aber manchmal einer kritischen Beurteilung des Kausalzusammenhanges nicht die nötige Aufmerksamkeit schenkt.

Curare.

Das amerikanische Pfeilgift entstammt verschiedenen Strychnosarten. Die wirksame Substanz ist das Curarin. Es ist per os genommen praktisch ungiftig, da es ebenso schnell durch die Nieren ausgeschieden wird, wie es resorbiert wird. Parenteral gegeben, lähmt das Gift die motorischen Nervenendplatten der quergestreiften Muskulatur. Im Tierversuch kommt es zur aufsteigenden Lähmung, bis der Tod durch periphere Lähmung der Atemmuskulatur eintritt. Medizinisch gilt Curare als Mittel gegen Tetanus zwecks Stillegung der Muskulatur und in neuerer Zeit meist in Gestalt von synthetischen Präparaten als wichtiges Hilfsmittel bei der Narkose. Die Dosierung scheint jetzt so gut beherrscht zu werden, daß sich schwerwiegende Vergiftungserscheinungen vermeiden lassen. Über Todesfälle ist bisher nicht berichtet worden.

Schierling (Coniin).

Das aus Schierlingsarten gewonnene Alkaloid Coniin wird offizinell nicht mehr verwendet. Das Coniin wird von Haut und Schleimhäuten aus leicht resorbiert. Als Vergiftungserscheinungen sind Übelkeit, Speichelfluß, Erbrechen, Leibschmerzen, Durchfall, Lähmung der

Extremitäten, Cyanose, Pupillenerweiterung und Tod unter dem Bilde der Lähmung des Atemzentrums bekannt geworden. Gelegentlich traten auch Durchfälle auf. Bei Kindern wurden Delirien beobachtet. Bei Zuführung großer Mengen kommt es nach wenigen Minuten, mitunter erst nach $^1/_2$ Std bis zur Stunde zu einer aufsteigenden motorischen Lähmung, der eine sensible Lähmung nachfolgt. Der Vergiftete geht infolge Lähmung der Atemmuskulatur zugrunde. Das Bewußtsein bleibt meist bis zuletzt erhalten. Manchmal kommt es aber auch kurz vor dem Tode zur Bewußtlosigkeit. Die Vergiftungserscheinungen hat uns Platon anläßlich der Schilderung des Todes des Sokrates anschaulich nahegebracht (STEUDEL). Pathologisch-anatomisch kann ein Geruch nach Schierling auffallen. Man wird auf Pflanzenreste im Darmkanal achten. Man kann Blutungen in der Magen-Darmschleimhaut und eine Follikelschwellung in der Magen-Darmschleimhaut vorfinden (FÜHNER, H. FISCHER). Die in den letzten Jahrzehnten vorgekommenen Vergiftungen entstanden dadurch, daß die Wurzeln des Wasserschierlings mit eßbaren Wurzeln verwechselt wurden (BÖHMER, TAEGER, CZURSIEDEL). In früheren Zeiten sind auch Morde vorgekommen. So brachte ein Täter die Geliebte durch Beibringung von 1 g Coniin um (SCHAUENSTEIN, zit. nach H. FISCHER).

Platterbsen (Lathyrus sativus).

In Zeiten mangelnder Ernährung kommen gelegentlich Vergiftungen durch sog. Platterbsen oder auch Kichererbsen genannt vor (Latyrus sativus, L. cicerus, L. adoratus), wenn deren Samen in rohem oder geröstetem Zustand oder als Mehl genossen wird. Die Vergiftungssymptome scheinen in Zittern und Krämpfen der Muskulatur, vor allen Dingen der unteren Gliedmaßen, in Parästhesien mit blitzartigen Schmerzen in den Beinen zu bestehen. Die Kranken meinen manchmal, daß ihnen Würmer unter der Haut krabbeln, manchmal bleiben Paresen, Blasen- und Potenzstörungen zurück. Die Vergiftungserscheinungen ähneln mitunter denen des Mutterkorns.

Pikrotoxin (Kokkelskörner).

Das Schlinggewächs, Anamyrta cocculus, liefert die Kokkelskörner, die zum Töten von Fischen und selten als Arzneimittel gebraucht werden. Die toxische Dosis beträgt beim Menschen 0,03—0,24 g des Pulvers, schon 2 Körnern entsprechend, die tödliche etwa 2,4 g. Alkoholische Zubereitungen dieser Körner oder Genuß der Körner selbst verursacht beim Menschen Speichelfluß, Erbrechen, Leibschmerzen, dünnflüssige Stühle, Benommenheit, Schwindel und Angstgefühl, schließlich Bewußtlosigkeit und Krämpfe. Die anatomischen Befunde sind nichtssagend (LEVIN). Ein toxikologischer Nachweis in den Leichenteilen ist möglich (BOURRET und Mitarbeiter). Dieses Gift spielte in der alten gerichtsmedizinischen Literatur (ORFILA u. a.) eine größere Rolle. Heutzutage sind Vergiftungen dieser Art recht selten. Selbstmorde sind vorgekommen. Anläßlich eines Selbstmordfalles haben in letzter Zeit BOURRET und Mitarbeiter eingehende Untersuchungen über die klinischen Wirkungen und die Nachweismöglichkeiten dieses Giftes angestellt.

Pilzvergiftungen.

Ein Abriß der Giftwirkungen von Pilzen muß, wenn er brauchbar sein soll, sehr ausführlich sein. Dies würde aber nicht in den Rahmen dieses Buches hineingehören. So muß man sich damit begnügen, auf geeignetes Schrifttum hinzuweisen. Eine besondere kriminalistische Bedeutung kommt den Pilzvergiftungen im allgemeinen nicht zu. In Zeiten, in denen Nahrungsmittel knapp sind, kommt es leicht zu Massenpilzvergiftungen. Es läßt sich auch denken, daß aus Fahrlässigkeit gelegentlich Giftpilze als eßbare Pilze verkauft werden können. Aus einem persönlich erhaltenen Bericht ist mir ein Selbstmordversuch eines Lehrers bekannt geworden, der den Versuch machte, sich durch den Genuß von Fliegenpilzen zu vergiften. Er blieb jedoch am Leben. Mord durch Zuführung von Giftpilzen wären an sich denkbar, bekanntgeworden ist ein Fall aus dem Jahre 1890 (INOKO, zit. nach H. FISCHER).

Die Giftwirkung ist eine sehr verschiedenartige. In Frage kommen gastrointestinale Erscheinungen, cerebrale Erscheinungen, Leberschäden mit Ikterus oder Bilder von atropinähnlicher Wirkung, die durch die Antagonisten Muscarin und Pilzatropin hervorgerufen werden (LOHWAG). Andere Pilzarten enthalten ein Protoplasmagift, das zu einer Degeneration der parenchymatösen Organe führt, z. B. der Knollenblätterpilz. Die toxische Substanz anderer Pilzarten ist die Helvellasäure, zu deren Nachweis neuerdings auch eine Reaktion angegeben wurde (LOHWAG). Wieweit sie allerdings praktisch toxikologisch anwendbar ist, steht noch dahin.

Literatur.

Pflanzengifte.
Nicotin.

Allgemeine Darstellungen.

FISCHER, H.: Nicotin. In Handwörterbuch der gerichtlichen Medizin, S. 519. Berlin 1940. — FÜHNER: Medizinische Toxikologie, S. 203. Leipzig 1947.
REUTER: ABDERHALDENS Handbuch der biologischen Arbeitsmethoden, Abt. IV, Teil 12, 1. Hälfte, Bd. 2, S. 1235. Berlin u. Wien 1938.

Experimentelle Untersuchungen.

DIETRICH u. SCHIMERT: Z. klin. Med. **135**, 718 (1939). — Verh. dtsch. Ges. inn. Med. (51. Kongr.) **1939**, 598. Ref. Zbl. Path. **77**, 115 (1941).
EICHHOLTZ: Lehrbuch der Pharmakologie, S. 249. Berlin-Göttingen-Heidelberg 1948.
GOTSEV: Arch. exper. Path. u. Pharmakol. **197**, 1 (1940). — GRUMBRECHT u. LOESER: Klin. Wschr. **1941**, 853.
HÖGLER: Wien. med. Wschr. **1943**, Nr 20/21. Ref. Münch. med. Wschr. **1943**, 485.
JOHNSTON, S. M.: Lancet **1942** II, No 6225, 742. Ref. Zbl. Path. **83**, 473 (1945/48).
SKRAMLIK: Z. Hyg. **127**, 414 (1947). — STRAUB u. AMANN: Klin. Wschr. **1940**, Nr 8. — STRAUSS u. SCHEER: Z. exper. Med. **102**, 102 (1937).
WERLE: Biochem. Z. **298**, 268 (1938). — WERLE u. EFFKEMANN: Klin. Wschr. **1940**, 1160.

Akute Vergiftungen.

BECKER, E.: Dtsch. med. Rdsch. **1949**, 872. — BEEMAN u. HUNTER: Arch. of Path. **24**, 481 (1937). Ref. Zbl. Path. **71**, 202 (1939).
CAMERER: Slg Vergift.fälle **13** (A 970), 181 (1943).
FISCHER: Siehe allgemeine Darstellungen.
HERBIG: Dtsch. Z. Chir. **256**, H. 8—12. Ref. Münch. med. Wschr. **1943**, 208.
REUTER: Siehe allgemeine Darstellungen.

Chronische Vergiftungen.
Übersichten.

ASSMANN: Münch. med. Wschr. **1939** I, 457.
BARAC: Slg Vergift.fälle **7** (A 612), 109 (1936).
DENECKE, T.: Öff. Gesdh.dienst **1943**, H. 23/24, 276.
HASSENKAMP: Münch. med. Wschr. **1939** II, 1381. — HÖGLER, F.: Wien. med. Wschr. **1943**, 309.
SCHMIDT: Ärztl. Sachverst.ztg **1939**, 107.

Tabak und Magenkrankheit.

BRÜGGEMANN: Ärztl. Wschr. **1948**, 306.
GLATZEL: Ärztl. Forsch. **1947**, 645. — Ärztl. Wschr. **1948**, 308.
SCHLIEPHAKE: Dtsch. med. Wschr. **1944**, 363.
WESTPHAL u. WESELMANN: Ärztl. Sachverst.ztg **1940**, 60.

Tabak und Kreislaufstörung.

LIPPMANN: Slg Vergift.fälle **2** (A 144), 137 (1931).
PLENGE: Slg Vergift.fälle **2** (A 145), 139 (1931).
RECKZEH: Ärztl. Sachverst.ztg **1940**, 60.
SCHÖNBERG: Dtsch. Z. gerichtl. Med. **24**, 401 (1935).
WEICKER: Dtsch. Arch. klin. Med. **185**, 393.

Einwirkung auf Auge und Ohr.

LICKINT: Slg Vergift.fälle **2** (A 146), 141 (1931).
SCHMIDT, R.: Graefes Arch. **145**, 501 (1943). — SERR: Graefes Arch. **146**, 237 (1943).

Hirntrauma und Tabak.

KRETSCHMER: Dtsch. med. Rdsch. **1949**, 870.

Tabak und Geschlechtsfunktion.

BERNHARD: Med. Wschr. **1950**, 58.
HEYER: Münch. med. Wschr. **1939** II, 1132.
WINKLER: Ärztl. Sachverst.ztg **1940**, 61.

Entstehung von Tumoren.

FRIEDELL and ROSENTHAL: J. Amer. Med. Assoc. **116**, 19 (1941). Ref. Zbl. Path. **83**, 135 (1945/48).
MÜLLER, F. H.: Z. Krebsforsch. **49**, 57 (1939).
SCHAIRER u. SCHÖNIGER: Z. Krebsforsch. **54**, 261 (1944).

Exogene Einflüsse.

CAMPAGNA: Ärztl. Sachverst.ztg **1938**, 163.
KRETSCHMER: Dtsch. med. Rdsch. **1949**, 870.

Chemischer Nachweis.

BODNAR u. NAGY: Dtsch. Z. gerichtl. Med. **30**, 231 (1938).
ESSER u. KÜHN: Dtsch. Z. gerichtl. Med. **21**, 305 (1933). Slg Vergift.fälle 4 (C 13), 29 (1933).
LIEB: ABDERHALDENS Handbuch der biologischen Arbeitsmethoden, Abt. IV, Teil 12, 1. Hälfte, Bd. 2, S. 1397. Berlin u. Wien 1938.

Nicotingehalt und Nicotinaufnahme bei den einzelnen Tabaksorten.

LICKINT: Münch. med. Wschr. **1941 II**, 1045.
PREISS: Ärztl. Sachverst.ztg **1939**, 107.
ROSSBERG: Dtsch. Gesundheitswesen 2, 679 (1947).
WENUSCH: Chemiker-Ztg **1942**, 254. — Med. Klin. **1940**, 1159. — WENUSCH u. MAIER: Münch. med. Wschr. **1940 II**, 1263.

Bekämpfung der Rauchsucht.

BONNE: Dtsch. Z. gerichtl. Med. **30**, 308 (1938).
LICKINT: 1. Wissenschaftliche Tagg zur Erforschung der Tabakgefahren, Weimar 5. u. 6. April 1943. — Münch. med. Wschr. **1941 II**, 770. — Dtsch. Gesundheitswesen **1949**, 1403.
REITER: Münch. med. Wschr. **1941 I**, 697.
Ohne Verfasser: 1. Arbeitstagg der Abteilung „Jugend und Erzieher" der Reichsstelle gegen die Alkohol- und Tabakgefahren. Münch. med. Wschr. **1941 I**, 114.

Medizinale und versehentliche Vergiftung.

BECKER: Dtsch. med. Rdsch. **1949**, 872.

Vergiftungen durch Schädlingsbekämpfungsmittel und fragliche gewerbliche Schädigungen.

ANDRÄ: Dtsch. tierärztl. Wschr. **1941**, 409.
CAMERER: Slg Vergift.fälle **13** (A 970), 181 (1943).
ESSER u. KÜHN: Dtsch. Z. gerichtl. Med. **21**, 305 (1933).
HADORN: Z. Unfallmed. u. Berufskrkh. **40**, 88 (1947). — HAVERKATE: Nederl. Tijdschr. Geneesk. 81 (III), Nr 34. Ref. Zbl. Path. 71, 191 (1939). — HERTZ: Slg Vergift.fälle **3** (A 297) 305 (1932). — HUMPERDINCK: Slg Vergift.fälle **12** (B 103), 23 (1941).
JOOS u. WOLF: Slg Vergift.fälle **6** (A 521), 137 (1935).
KEPP: Slg Vergift.fälle **9** (A 748), 115 (1938). — KOBRO: Slg Vergift.fälle **9** (A 747), 111 (1938). — KRATZ: Slg Vergift.fälle **6** (A 482), 39 (1935).
REGENBOGEN: Slg Vergift.fälle **3** (A 227), 123, (A 267), 219 (1932).
SYMANSKI: Ärztl. Sachverst.ztg **66**, 57 (1940).
WÜHRER: Slg Vergift.fälle **13** (C 66), 1 (1943).

Selbstmord — Mord.

ESSER u. KÜHN: Slg Vergift.fälle 4 (C 13), 29 (1933).
KLAUER: Slg Vergift.fälle **11** (A 883), 233 (1940).
MOLLER u. SIMENSEN: Dtsch. Z. gerichtl. Med. **31**, 55 (1939).
SCHMIDT, M.: Slg Vergift.fälle **2** (A 92), 15 (1931).
THÉLIN: Ann. Méd. lég. etc. **18**, 333 (1938).

Strychnin.
Übersichtsdarstellungen.

FISCHER: Strychnin- und Brechnußvergiftung. In Handwörterbuch der gerichtlichen Medizin, S. 728. Berlin 1940. — FÜHNER: Medizinische Toxikologie, S. 217. Leipzig 1947.
REUTER: ABDERHALDENS Handbuch der biologischen Arbeitsmethoden, Abt. IV, Teil 12, 1. Hälfte, Bd. 2, S. 1288. Berlin u. Wien 1938.
SCHRADER: Slg Vergift.fälle 8 (C 39), 39 (1937).

Vergiftungserscheinungen und Leichenbefund.

HAMORI: Slg Vergift.fälle 7 (A 613), 111 (1936).
MIKÓ, v., u. PALA: Arch. exper. Path. u. Pharmakol. 119, 273. — MUELLER u. a.: Slg Vergift.fälle 12 (A 921), 115 (1942).

Nachweis.

LIEB: l. c. S. 1370.
MAYER: Slg Vergift.fälle 11 (A 885), 239 (1940). — MAYER u. HALAWA: Wien. klin. Wschr. 1939 I, 495. Ref. Dtsch. Z. gerichtl. Med. 32, 146 (1939/40).
STRUCK: Dtsch. Z. gerichtl. Med. 32, 403 (1939).
WREDE: Slg Vergift.fälle 8 (C 40), 57 (1937).

Medizinale Vergiftungen.

BUREAU et CESCLAUX: Ann. Méd. lég. etc. 18, 507 (1938). Ref. Dtsch. Z. gerichtl. Med. 30, 370 (1938).
GENZ: Ärztl. Wschr. 1949, 660.
KIRCHHOF: Nervenarzt 19, 275 (1948).
LINNEKOGEL: Ärztl. Wschr. 1949, 180.
MOESER: Dtsch. med. Wschr. 1948, 121.
PORTHEINE: Slg Vergift.fälle u. Arch. Toxikolog. 14, 127 (1952).
ROER: Med. Klin. 45, 538 (1950).
TIEDEMANN: Nieders. Ärztebl. 1950, 11. Ref. Öff. Gesdh.dienst 12, 35 (1950).
WENDER: Slg Vergift.fälle 4 (A 338), 109 (1933).

Vergiftungen bei der Schädlingsbekämpfung.

KIESSIG: Slg Vergift.fälle 12 (C 58), 103 (1941).
SCHRADER: Slg Vergift.fälle 8 (639), 39 (1937).

Abtreibungsversuche.

ADAM: Münch. med. Wschr. 1951, 1063.
LINNEKOGEL: Ärztl. Wschr. 1949, 180. — LOOFS: Arch. Kinderheilk. 134, 215 (1947).
STARY: Slg Vergift.fälle 8 (A 673), 63 (1937).

Selbstmord und Mord.

BUHTZ u. SPECHT: Arch. Kriminol. 108, 53 (1941).
FAZEKAS u. DÖMÖSI: Slg Vergift.fälle 9 (A 731), 57 (1938).
GRIMM: Slg Vergift.fälle 8 (A 701), 175 (1937).
KOUMANS: Slg Vergift.fälle 5 (A 428), 87 (1934). — KÜHN: Dtsch. Z. gerichtl. Med. 22, 48 (1933).
LEIMERT: Slg Vergift.fälle 2 (A 97), 25 (1931).
MILANOVIC: Slg Vergift.fälle 5 (A 400), 13 (1934).
PLESSEN, v.: Die Strychningiftmorde. Med. Diss. Kiel 1933. Ref. bei SCHRADER. —
PRIEST: Slg Vergift.fälle 10 (A 766), 11 (1939).
SCHRADER: Slg Vergift.fälle 4 (B 38), 19 (1933); 8 (C 39), 39 (1937).
WEIMANN: Slg Vergift.fälle 5 (A 444), 139 (1934).

Atropin.
Übersichtsdarstellungen und Präparate.

FISCHER: Tropoalkaloide. In Handwörterbuch der gerichtlichen Medizin, S. 856. Berlin 1940. — FÜHNER: Medizinische Toxikologie, S. 197. Leipzig 1947.
KUHN u. SCHÄFER: Münch. med. Wschr. 1938 I, 744.
LIEB: ABDERHALDENS Handbuch der biologischen Arbeitsmethoden, Abt. IV, Teil 12, 1. Hälfte, Bd. 2, S. 1392. Berlin u. Wien 1938.
REUTER: ABDERHALDENS Handbuch der biologischen Arbeitsmethoden, Abt. IV, Teil 12, 1. Hälfte, Bd. 2, S. 1233. Berlin u. Wien 1938.

Vergiftungserscheinungen und Leichenbefund, Nachweis.

FLINKER: Slg Vergift.fälle 4 (A 316), 47 (1933).
GRAB: Dtsch. Z. gerichtl. Med. 40, 641 (1951).
HRUBETZ: Amer. J. Physiol 118, 300 (1937). Ref. Zbl. Path. 69, 339 (1938).
KRÖBER: Dtsch. Gesundheitswesen 1949, 36.
MÜLLER, W.: Med. Welt 1939, No 35.
OHNESORGE: Slg Vergift.fälle 13 (A 973), 197 (1944).
PORAK: Encéphale 34 (II), 399 (1941).

Medizinale Vergiftungen.

DEININGER: Slg Vergift.fälle u. Arch. Toxikol. **14**, 176 (1952). — DETTE: Slg Vergift.-
fälle u. Arch. Toxikol. **14** (A 985), 13 (1952).
LESCHKE: Slg Vergift.fälle **3** (A 278), 245 (1932).
SEGERDAHL: Slg Vergift.fälle **6** (A 468), 1 (1935).
WAGNER: Slg Vergift.fälle **6** (A 536), 171 (1935). — WELBOURN and BUXTON: Lancet
1948 I, 211. — WINDER u. MANLEY: Slg Vergift.fälle **7** (A 607), 97 (1936).
ZEYNEK u. STARY: Slg Vergift.fälle **2** (A 95), 21 (1931).

Versehentliche Vergiftungen (Tollkirsche).

FUCHS: Slg Vergift.fälle **3** (A 279), 247 (1932).
SCHMITZ: Slg Vergift.fälle **3** (A 247), 169 (1932).
WIEGAND: Slg Vergift.fälle **7** (A 606), 95 (1936).

Selbstmord, Mord und kriminelle Vergiftung.

GRAB: Dtsch. Z. gerichtl. Med. **40**, 641 (1951).
JAEGER: Slg Vergift.fälle **5** (A 424), 75 (1934).
LEPPIEN: Slg Vergift.fälle **3** (A 259), 197 (1932).
MERKEL u. a.: Slg Vergift.fälle **2** (A 141), 129 (1931).
REUTER, F.: l. c. S. 1233.

Scopolamin.

FISCHER: Handwörterbuch der gerichtlichen Medizin, S. 860. Berlin 1940. — FÜHNER:
Medizinische Toxikologie, S. 199. Leipzig 1947.
KRAUSE: Slg Vergift.fälle **6** (A 535), 167 (1935).
LESCHKE: Slg Vergift.fälle **2** (A 88 u. 89), 9 (1931). — LICKINT: Münch. med. Wschr.
1931, 1991.
MERLIN: Münch. med. Wschr. **1942** I, 376.
REGENBOGEN: Slg Vergift.fälle **4** (A 368), 199 (1933). — RIEBELING: Slg Vergift.fälle
3 (A 295), 299 (1932).
USUNOFF: Slg Vergift.fälle **11** (A 886), 241 (1940).

Stechapfel.

CIA: Arch. Méd. lég. etc. **9**, 185 (1939). Ref. Dtsch. Z. gerichtl. Med. **33**, 43 (1940).
FISCHER, H.: l. c. S. 861. — FUCHS: Slg Vergift.fälle **4** (A 317), 49 (1933). — FÜHNER:
l. c. S. 197.
MALORNY: Slg Vergift.fälle u. Arch. Toxikol. **14**, 181 (1952).
PULEWKA: Klin. Wschr. **1949**, Nr 39/40, 672.
SARTORI: Slg Vergift.fälle **2** (A 140), 127 (1931). — STEINLER u. LANGECKER: Slg Vergift.-
fälle **8** (A 686), 107 (1937).

Hyoscynamin.

FÜHNER: l. c. S. 197.
OSETZKY: Slg Vergift.fälle **2** (A 139), 125 (1931).

Solanin.

HENNIG: Dtsch. Gesundheitswesen **5**, 729 (1950).
LEFFKOWITZ: Slg Vergift.fälle **4** (A 318), 53 (1933).
PASCHKE: Dtsch. Gesundheitswesen **3**, 180 (1948).

Pilocarpin.

BEAUDOUIN et JOYEUX: Ann. Méd. lég. etc. **29**, 228 (1949). — BEAUDOUIN u. a.: Ann.
Méd. lég. etc. **1949**, Nr 5, 228.
FÜHNER: l. c. S. 201.
KIPPHAHN: Slg Vergift.fälle **3** (A 200), 51 (1932).
MILKO: Klin. Wschr. **1930**, 170.

Physostigminähnliche Alkaloide.

FRANCO: Slg Vergift.fälle **2** (A 165), 185 (1931).
ROOCKS: Dtsch. Z. gerichtl. Med. **10**, 479 (1927).
SACHS, H. W.: Dtsch. Z. gerichtl. Med. **40**, 139 (1950).

Prostigmin.

MACINTOSH, R. R.: Brit. Med. J. **1949**, No 852, 4610. Ref. Ber. allg. u. spez. Path. **5**,
93 (1950).

Colchicin.

DUSTIN: Arch. exper. Zellforsch. **22**, 395 (1939).
FISCHER, H.: Colchicin. In Handwörterbuch der gerichtlichen Medizin, S. 132. Berlin
1940. — FÜHNER: l. c. S. 211.
HAMPERL: Klin. u. Prax. **1946**, Nr 10, 186. — HEBERER: Z. mikrosk.-anat. Forsch.
10, 169 (1927).
KLEIN, H.: Virchows Arch. **320**, 93 (1951).
LETTRÉ: Naturwiss. **1942**, 3034. — Hoppe-Seylers Z. **281**, 59, 60, 63 (1944). — LEVAN
u. OESTERGREN: Hereditas (Lund) **29**, 381 (1943). — LIEB: l. c. S. 1380. — LUDFORD:
Arch. exper. Tierforsch. **18**, 411 (1936).
MEZGER u. HEES: Slg Vergift.fälle **3** (A 198), 47 (1932).
SCHAIRER: Z. Krebsforsch. **50**, 143 (1940). — SEIFERT: Dtsch. med. Wschr. **1950**, 717.
WIDMANN: Ärztl. Forsch. **1948**, 457.
ZEYNIK u. HAUROWITZ: Slg Vergift.fälle **2** (A 86), 5 (1931).

Digitalis.

BLUMBERGER u. KRÜSKEMPER: Slg Vergift.fälle **10** (A 807), 141 (1939).
FISCHER: Handwörterbuch der gerichtlichen Medizin, S. 154. Berlin 1940. — FÜHNER:
l. c. S. 224.
HENN u. METZGER: Arch. Mal. Coeur **40**, 152 (1947). Ref. Zbl. inn. Med. **118**, H. 7/9,
372. — HILBING: Arch. Kreislaufforschg **5**, 292 (1939). — HUEPER and ICHNIOWSKI: J.
Labor. a. Clin. Med. **26**, 1565 (1941). Ref. Dtsch. Z. gerichtl. Med. **37**, 41 (1943).
LIEB: l. c. S. 1422. — LOUWAGE: Kriminalistik **13**, 25 (1939).
REUTER: l. c. S. 1236.

Strophanthin.

EDENS: Münch. med. Wschr. **1938** II, 1960.
FISCHER: Handwörterbuch der gerichtlichen Medizin, S. 727. Berlin 1940. — FÜHNER:
Slg Vergift.fälle **5** (B 41), 9 (1934). — l. c. S. 226.
JANSCH: Beitr. gerichtl. Med. **18**, 163 (1949).
MÜLLER-HESS: Slg Vergift.fälle **5** (B 42), 19 (1934).
REUTER, F.: l. c. S. 1236.

Aconitin.

FISCHER: Aconit u. Aconitin. In Handwörterbuch der gerichtlichen Medizin, S. 32.
Berlin 1940. — FÜHNER: Slg Vergift.fälle **2** (A 138), 123 (1931). — l. c. S 214.
REUTER: l. c. S. 1237.
WOLLENWEBER: Slg Vergift.fälle **6** (A 504), 95 (1935).

Meerzwiebel, Maiblume, Christrose.

FÜHNER: l. c. S. 228.
KEESER: Slg Vergift.fälle **5** (B 46), 35 (1934).
REUTER: l. c. S. 1237.
SCHRADER: Handwörterbuch der gerichtlichen Medizin, S. 629. Berlin 1940.

Coffein, Thein.

BEHRENS u. MALORNY: Arch. exper. Path. u. Pharmakol. **194**, 369 (1940).
EICHLER: Kaffee und Coffein. Berlin 1938.
FISCHER, H.: Handwörterbuch der gerichtlichen Medizin, S. 131. Berlin 1940. —
FÜHNER: c. l. S. 215.
KOPF, H.: Med. Klin. **1946**, Nr 21, 516. — KRETSCHMER: Slg Vergift.fälle **7** (A 589), 53
(1936).
LANGECKER: Slg Vergift.fälle **6** (A 537), 173 (1935).
REUTER: l. c. S. 1232.
STAEMMLER: Zbl. Path. **70**, 354 (1938). — SZEMZOE: Slg Vergift.fälle **6** (A 503), 93 (1935).

Secale cornutum.

FISCHER: Mutterkorn und Mutterkornalkaloide. In Handwörterbuch der gerichtlichen
Medizin, S. 505. Berlin 1940. — FÜHNER: l. c. S. 246.
KAPPERT: Helvet. med. Acta **16**, Suppl. 23 (1949).
NIELSEN: Münch. med. Wschr. **1928** I, 736.
PERLOW u. BLOCH: Slg Vergift.fälle **8** (A 710), 203 (1937).

Chinin.

BISTIS: Münch. med. Wschr. **1931** I, 832. — BÖCK: Dtsch. med. Wschr. **1937**, 1732. — BONSMANN: Dtsch. Gesundheitswesen **1946**, 695. — BRAUNE: Dtsch. med. Wschr. **1938**, 412. — BÜRGER: Slg Vergift.fälle **4** (B 39), 41 (1933).
CHAPUIS u. HEMMELER: Helvet. med. Acta **11**, 195 (1944).
EICHLER: Slg Vergift.fälle **8** (B 78), 7 (1937).
FISCHER: Chinin und Chinidin. In Handwörterbuch der gerichtlichen Medizin, S. 123. Berlin 1940. — FÜHNER: l. c. S. 208.
GOLDMANN: Slg Vergift.fälle **3** (A 202), 57 (1932).
HAUER: Slg Vergift.fälle **6** (A 506), 99 (1935).
KÄRBER: Slg Vergift.fälle **11** (A 833), 31 (1940).
LIEB: l. c. S. 1371 u. 1377.
MAYER: Slg Vergift.fälle **6** (B 56), 33 (1935). — MEZGER u. JESSER: Dtsch. Z. gerichtl. Med. **10**, 75 (1927).
NEDELMANN: Slg Vergift.fälle **4** (A 390), 257 (1933).
PATSOURI: Z. exper. Med. **107**, 412 (1940). — PAUL, TRUFFERT et SORO-BEZUARD: Ann. Méd. lég. etc. **30**, 27 (1950).
REUTER: c. l. S. 1287.
SCHWARTZER: Med. Klin. **1938** II, 1324. — SETTLE: Slg Vergift.fälle 8 (A 671), 57 (1937). — STARKENSTEIN, ROST u. POHL: Toxikologie, S. 431. Berlin u. Wien 1929.
VARTAN: u. DISCOMB: Slg Vergift.fälle **12** (A 876), 211 (1941).
WIGAND: Slg Vergift.fälle **9** (A 750), 123 (1938).
ZEYNEK: Slg Vergift.fälle **2** (B 16), 1 (1931).

Oleum Chenopodii.

ERB: Z. Laryng. usw. **28**, 449 (1949). — ESSER: Slg Vergift.fälle **4** (C 11), 9 (1933).
FÜHNER: l. c. S. 238.
GROSS: Slg Vergift.fälle u. Arch. Toxikol. **14**, 84 (1952).
NEUMANN, F.: Slg Vergift.fälle **8** (A 672), 59 (1937).
SCHRADER: Slg Vergift.fälle **3** (A 210), 79 (1932). — SCHWARZ: Oleum Chenopodii Anthelminthici. In Handwörterbuch der gerichtlichen Medizin, S. 534. Berlin 1940.
ZANALDI: Slg Vergift.fälle u. Arch. Toxikol. **14** (A 986), **15** (1952).

Curare.

ELLERKER: Brit. Med. J. **1950**, No 4675. Ref. Münch. med. Wschr. **1950**, Sp. 1149.
FÜHNER: l. c. S. 221.
HOFMANN: Dtsch. Gesundheitswesen **1949**, 175, 265. — HÜGIN: Schweiz. med. Wschr. **1947**, 450.
MALLINSON: Dtsch. Gesundheitswesen **1947**, 175. — MAURATH: Dtsch. med. Wschr. **1950**, 735. — MUSHIN u. a.: Dtsch. Gesundheitswesen **2**, 1383 (1949).
SAUERWEIN: Zbl. Chir. **1950**, H. 16. — SMITH u. a.: Anesthesiology 8, 1 (1947). Ref. Zbl. inn. Med. **118**, 9.

Schierling.

BÖHMER: Slg Vergift.fälle **5** (B 47), 39 (1934).
CZURSIEDEL: Dtsch. Z. gerichtl. Med. **28**, 262 (1937).
ESKELUND: Slg Vergift.fälle **5** (A 443), 135 (1934).
FISCHER: Curare. In Handwörterbuch der gerichtlichen Medizin, S. 141. Berlin 1940. — Coniin. In Handwörterbuch der gerichtlichen Medizin, S. 139. Berlin 1940. — FÜHNER: l. c. S. 222.
STARKENSTEIN, ROST u. POHL: Toxikologie, S. 439. Berlin u. Wien 1924. — STEUDEL: Med. Welt **1944**, 527.
TAEGER: Slg Vergift.fälle **5** (A 427), 85, (C 20), 43 (1934).

Lathyrismus[1].

BREDEMANN: Ärztl. Wschr. **1948**, 118.
FAUST, CL.: Dtsch. med. Wschr. **1947**, 122. — FÜHNER: l. c. S. 249.
ORTHNER: Wien. klin. Wschr. **1948**, 291. Ref. Ber. allg. u. spez. Path. **3**, 90 (1950).
PFEFFER: Med. Klin. **1949**, 1576.
SCHREIBER, R.: Psychiatr., Neurol. u. med. Psychol. **1**, 216 (1949).

Pikrotoxin (Kokkelskörner).

BOURRET, FRAISSE et SERUSCLAT: Ann. Méd. lég. etc. **1950**, 13.
FÜHNER: l. c S. 223.
LEVIN: Gifte und Vergiftungen, S. 606. Berlin 1929.

---

[1] *Nachtrag.* KORBSCH: Med. Klin. **1952**, 985.

Pilze.

ABDON: Sv. Läkartidn. **1943**, 242. Ref. Dtsch. Z. gerichtl. Med. **38**, 40 (1943). — AHL-BERG: Sv. Läkartidn. **36**, 480 (1939). Ref. Dtsch. Z. gerichtl. Med. **31**, 518 (1939).

BALÁZS: Orvosképzés (ung.) **28**, 442 (1938). Ref. Dtsch. Z. gerichtl. Med. **31**, 431 (1939). — BISCHOFF: Dtsch. Mil.arzt **7**, 546 (1942). Ref. Dtsch. Z. gerichtl. Med. **37**, 42 (1943).

CRISAFULLI e SPAGNOLIO: Arch. „De Vecchi" (Firenze) **2**, 400 (1940). Ref. Zbl. Path. **81**, 173 (1943).

ECKARDT: Slg Vergift.fälle u. Arch. Toxikol. **14**, 139 (1952).

FABIAN: Dtsch. Gesundheitswesen 4, 1410 (1949); 5, 780 (1950). — FISCHER: Pilzvergiftungen. In Handwörterbuch der gerichtlichen Medizin, S. 572. Berlin 1940. — FROBOESE: Ärztl. Wschr. **1947**, 449. — FÜHNER: l. c. S. 245.

GJERTZ: Nord. Med. **1942**, 2440. Ref. Dtsch. Z. gerichtl. Med. **38**, 40 (1943).

KLOR: Dtsch. med. Wschr. **1939** I, 916. — Münch. med. Wschr. **1939** II, 1328. — KRAUSE, W.: Med. Klin. **1947**, 458. — KUKOWKA: Dtsch. Gesundheitswesen **1949**, H. 14, 631.

LOHWAG: Wien. klin. Wschr. **1947**, 267. Ref. Ber. allg. u. spez. Path. **3**, 263 (1949).

MANGEL: Ärztl. Wschr. **1949**, 357. — MECKE: Slg Vergift.fälle **5** (A 429), 89 (1934).

NEUHANN: Über Pilzvergiftungen. Med. Diss. München 1941. Ref. Dtsch. Z. gerichtl. Med. **37**, 190 (1943).

REITER u. BORCHERS: Med. Klin. **1948**, 447.

STARKENSTEIN, POHL u. ROST: Toxikologie, S. 457. Berlin u. Wien 1929. — STUHLFAUTH u. JUNG: Slg Vergift.fälle u. Arch. Toxikol. **14**, 86 (1952).

TODOROFF: Med. Pregl. **1**, 432 (1941). Ref. Dtsch. Z. gerichtl. Med. **37**, 304 (1943).

IX. Tierische Gifte.

Insektenstiche.

Stiche durch Bienen, Wespen oder Hummeln gelten im allgemeinen zwar als unangenehm, aber als nicht sonderlich gefährlich. Mikroskopisch erkennt man an den Einstichstellen eine kleine Blutung mit zerfallenen Erythrocyten, ein Ödem der Umgebung und im Stichkanal hier und da dunkelbraune Massen (WEGELIN). Das abgesonderte Gift steht dem Krotoxin nahe, das als Schlangengift identifiziert wurde; es hat eine hämolytische hämorrhagische und zentralnervöse Wirkung (FÜHNER). Nach allgemeiner Meinung rechnet man erst bei 40 Stichen mit schweren Erscheinungen, erst 500 Stiche sollen bei Erwachsenen tödlich sein (FÜHNER). Doch ist immer wieder über *Ausnahmen* berichtet worden. Mitunter zeigen sich nach einem einzigen Stich anaphylaktische Erscheinungen, wie umfangreiche Quaddelbildungen, Anschwellungen, Gewebsnekrosen, Schüttelfrost, Erbrechen, Ohnmacht, Lungenödem. Der Tod kann nach Stunden, mitunter auch erst nach Tagen eintreten. Auch alte Imker, denen früher Bienenstiche nichts ausmachten, sollen plötzlich mit bedrohlichen Erscheinungen reagieren können. Stiche am Halse führen unter Umständen zu einem so starken Glottisödem, daß der Erstickungstod eintritt (SCHRADER). Viel größer ist diese Gefahr bei Stichen dieser Insekten auf die Zunge oder sonst innerhalb der Mundhöhle.

Die anatomischen Veränderungen sind geringfügig und uncharakteristisch. Man beobachtet Blutungen unter den serösen Häuten, mitunter auch im Gehirn und den Gehirnhäuten. Doch können diese Befunde auch fehlen. Es wird auch die Frage diskutiert, ob das Bienengift nicht auch zu einer Adrenalinausschüttung führen kann, ähnlich wie dies beim Schlangengift beobachtet wurde (FELDBERG).

Schlangenbißvergiftungen.

Auf eine genaue Darstellung dieser Vergiftungsarten muß wegen fehlender spezifischer gerichtsmedizinischer Bedeutung verzichtet werden. Das wirksame Prinzip des Schlangengiftes unterliegt zum Teil noch der Diskussion. Proteolytische koagulierende, hämolytische und cytotoxische Fermente kommen in den Giften nebeneinander vor (H. FISCHER). Als Symptome des Bisses der in Mitteleuropa vorkommenden *Kreuzotter* und ihrer Abarten werden angegeben: zentral fortschreitendes Ödem in der Gegend der Bißstelle, Anästhesie, rotviolette Verfärbung in der Umgebung der Bißstelle, Lymphangitis und Lymphdrüsen-schwellung. Von resorptiven Wirkungen sind beobachtet worden Untertemperatur, Speichel-fluß, Kopfschmerzen, Erregung, Cyanose, Krämpfe, manchmal lähmungsartiges Schwäche-gefühl nach Art der Curarewirkung. Vereinzelt wurde auch Bluterbrechen beschrieben (FOCK). Todesfälle sind selten. Der Leichenbefund zeigt zunächst die örtlichen Verände-rungen, fernerhin ausgedehnte Blutungen in der Muskulatur und in den serösen Häuten, in Lunge, Nieren und in den Verdauungsorganen, selten Hirnpurpura. Parenchymnekrosen in der Leber sind bekanntgeworden (FÜHNER, F. REUTER, H. FISCHER, L. FISCHER und weiteres zit. Schrifttum).

Fisch- und Fleischvergiftung.

Soweit es sich bei sog. Fisch- und Fleischvergiftungen um bakterielle Infektionen meist paratyphöser Art handelt (aber auch Trichinose), muß auf die klinischen bzw. bakterio-logischen Lehrbücher verwiesen werden. Es scheint so, daß nebenbei auch die Zersetzungs-produkte verfaulenden Eiweißes eine Giftwirkung hervorrufen können, über deren Natur und Klinik wir nicht sonderlich viel wissen. Im großen und ganzen handelt es sich um gastrointestinale und gelegentliche cerebrale Störungen mit Paresen (SAAR, hier genaue Darstellung mit Literaturangabe). Bezüglich des *Fischgenusses* gibt es Personen, die nach dieser Richtung hin allergisch mit Hautaffektionen, mit Magen-Darmerscheinungen und auch zentralen Störungen reagieren, sog. Fischallergie, vereinzelt sind auch tödliche Aus-gänge beobachtet worden (MICHENFELDER). Man wird bei Verdacht auf Nahrungsmittel-vergiftungen auch daran denken müssen, daß in den Nahrungsmitteln Gifte aus den Ge-fäßen, in denen sie aufbewahrt wurden, enthalten sein können, z. B. insbesondere Zink usw.

Literatur.

Insektenstiche.

ALLEN: Amer. J. Path. **24**, 367 (1948). Ref. Ber. allg. u. spez. Path. **2**, 359 (1949). — BOTH: Slg Vergift.fälle **10** (A 797), 111 (1939). — CORNIL: Ann. d'Anat. path. **16**, 908 (1939). Ref. Zbl. Path. **75**, 21 (1939). — FELDBERG: J. of Physiol. **99**, 14 (1940). Ref. Zbl. Path. **81**, 173 (1943). — FISCHER: Insektenstichvergiftung. In Handwörterbuch der gerichtlichen Medizin, S. 380. Berlin 1940. — FLURY: Slg Vergift.fälle **3** (B 30), 23 (1932). — FORSTER: Arch. Gewerbepath. **8**, H. 2 (1937). — FÜHNER: l. c. S. 272 u. 263. — FUKUMOTO: Mitt. med. Ges. Chiba **18**, 386 (1940). Ref. Dtsch. Z. gerichtl. Med. **33**, 487 (1940). — GERLACH: Slg Vergift.fälle **3** (A 243), 161 (1932). — HAYVAL, v., u. KÖRNYSY: Schweiz. med. Wschr. **1946**, 836. — HEILBRONN: Slg Ver-gift.fälle **5** (A 466), 199 (1934). — LOHWAG: Wien. klin. Wschr. **1947**, 267. — SCHRADER: Zacchia **3**, 348 (1939). Ref. Dtsch. Z. gerichtl. Med. **33**, 139 (1940). — SCHWAB: Chemiker-Ztg **1938**, 655. — THEWS: Zbl. Chir. **1936**, 2497. — WEGELIN: Dermatologica (Basel) **94**, 368 (1947). Ref. Ber. allg. u. spez. Path. **1**, 220 (1949). — Slg Vergift.fälle **5** (A 399), 11 (1934). — Schweiz. med. Wschr. **1948**, 1253. — ZIMMERMANN: Slg Vergift.fälle **5** (A 430), 91 (1934).

Schlangengifte.

BONSMANN: Arch. exper. Path. u. Pharmakol. **200**, 167 (1942). — FABER: Bibl. Laeg. (dän.) **131**, 255 (1939). Ref. Dtsch. Z. gerichtl. Med. **33**, 399 (1940). — FISCHER: Schlangenbißvergiftung und Schlangengifte. In Handwörterbuch der gericht-lichen Medizin, S. 650. Berlin 1940. — FISCHER, L.: Dtsch. med. Wschr. **1948**, 218. — FOCK: Med. Welt **1930**, 257. — FRANCKE: Slg Vergift.fälle 8 (C 36), 1 (1932). — FÜHNER: l. c. S. 262 — GANZ: Med. Welt **1938**, 1104. — KLOBUSITZKY: Wien. klin. Wschr. **1940**, 90. Ref. Dtsch. Z. gerichtl. Med. **33**, 400 (1940). — MICHAEL u. EMDE: Hoppe-Seylers Z. **365**, 266 (1940). Ref. Dtsch. Z. gerichtl. Med. **34**, 128 (1941). — REUTER: l. c. S. 1116. — TAEGER: Slg Vergift.fälle 8 (B 77), 1 (1937). — WENSE: Biochem. Z. **302**, 426 (1939).

Fleisch- und Fischvergiftung.

BEHRE: Dtsch. med. Wschr. **1952**, 53. — GLÄSER: Hippokrates **1949**, 70 (1949). — MICHENFELDER: Dtsch. med. Wschr. **1948**, 648. — SAAR: Nahrungsmittelvergiftung. In Handwörterbuch der gerichtlichen Medizin, S. 506. Berlin 1940.

X. Sonstiges.

Propan.

Der Kohlenwasserstoff Propan (C_8H_3) kommt in Stahlflaschen komprimiert als Motortreibstoff in den Handel. Er wird in benzinarmen Zeiten auch von Kraftwagen gern benutzt. Das Gas galt früher als praktisch ungiftig (FÜHNER). Nur ganz selten sind bei der Einatmung Vergiftungserscheinungen in Gestalt von Erregung, Reizung des Parasympathicus, Speichelfluß und Spasmen der glatten Muskulatur beobachtet worden (WOLF und MENNE).

Literatur.

FÜHNER: Medizinische Toxikologie, S. 105. Leipzig 1947.
TREON and DUTRA: Arch. of Industr. Hyg. 5, 52 (1952) (Nitropan).
WOLF und MENNE: Arch. exper. Path. u. Pharmakol. 186, 78 (1937).

Stickoxydul (Lachgas).

Seitdem in der Zahnheilkunde Lachgasnarkosen zwecks Zahnextraktion und anderer zahnärztlicher Eingriffe wieder üblich geworden sind, ist es auch hier und da zu Todesfällen gekommen. Besonders konstruierte Apparate regeln die notwendige Zuführung von Sauerstoff. Tritt hier eine Störung ein, sei es durch fehlerhafte Bedienung der Apparatur, sei es durch Verstopfung der Sauerstoffdüsen, kann es zu gefährlichen Erstickungserscheinungen kommen, die in ganz seltenen Fällen den Tod zur Folge haben. Man wird bei derartigen Untersuchungen auch sorgfältig darauf achten müssen, ob nicht vorhandene Krankheitszustände die Widerstandsfähigkeit des Patienten herabgesetzt und sein Sauerstoffbedürfnis vermehrt haben und ob diese Krankheitszustände vorher diagnostiziert werden konnten.

Literatur.

BINET u. STRUMZA: Anesth. et Analg. 4, 41 (1938). Ref. Dtsch. Z. gerichtl. Med. 30, 256 (1938).
DREYFUSS u. JOFFROY: Anesth. et Analg. 5, 506 (1939). Ref. Dtsch. Z. gerichtl. Med. 36, 383 (1942).
FÜHNER: Medizinische Toxikologie, S. 49. Leipzig 1947.
HAHN: Slg Vergift.fälle 3 (A 270), 227 (1932).
PETRI: In HENKE-LUBARSCH' Handbuch der speziellen pathologischen Anatomie und Histologie, S. 148. Berlin 1930.

Schädigung durch Kontaktgifte und einige andere bisher nicht besprochene Schädlingsbekämpfungsmittel.

Die zunehmende Bedeutung der Schädlings- und Ungezieferbevölkerung für die Volksgesundheit ließ das Bedürfnis nach guten, aber für Menschen und Säugetiere möglichst ungefährlichen Bekämpfungsmitteln entstehen. Den bestehenden Anforderungen scheinen am meisten Präparate von Dichlordiphenyl-Trichlormethyl-Methan (DDT) zu entsprechen. Es handelt sich um sog. Kontaktgifte, d. h. sie durchdringen den Chitinpanzer der Insekten und lähmen deren Nervensystem. Die Schädlinge, speziell Läuse, gehen nach 12—48 Std zugrunde (HARMS). Die in USA., in der Schweiz und auch in Deutschland hergestellten Präparate haben die verschiedensten Bezeichnungen: Multocid, Läusepulver Schering, Lauseto-neu, Duolit (Sprühmittel gegen Insekten), Perskatol (Antiskabiosum), Gix der Höchster Farbwerke (Fliegenvernichtungsmittel, das auch Fluor enthält).

Die Giftigkeit von DDT-Präparaten ist zum Teil im Selbstversuch überprüft worden, wobei Dosen von 250—2000 mg oral in milchiger Suspension verabreicht wurden. Die auffälligsten Symptome waren eine Hyperalgesie und Hyperästhesie in der Umgebung des Mundes, gewisse Störungen der statischen Funktionen, Zittern und Neigung zum Klonus der Muskulatur. Hämatologisch konnte eine leichte Anämie und eine Hämoglobinurie festgestellt werden (VELBINGER). Leider ist VELBINGER später gestorben (EICHLER). Weiterhin ist bekannt geworden, daß ein 58jähriger Mann 120 cm³ eines DDT-Handelspräparates trank, das 5% DDT und 2% Lethan (n-Butyl-Carbitol-Thiocyanat) enthielt. Rasch setzten Magenschmerzen und blutiges Erbrechen ein. 7 Tage später erfolgte der Tod im Koma. 36 Std nach der Vergiftung entstanden spastische Kontraktionen der Finger. Die Sektion ergab Lebernekrosen im Zentrum der Läppchen und tubuläre Degeneration der Nieren. Dieselben Erscheinungen konnten auch im Tierversuch bei Kaninchen erzielt werden (SMITH). Infolge einer Verwechslung wurde in einen Kuchen 150 g DDT hineingebacken. Eine Frau, die davon aß, erkrankte nach 4 Std mit Muskelkrämpfen, Pulsbeschleunigung und Bewußtseinstrübung, sowie leichtem Fieber. Sie kam durch (EICHLER). Nach Spritzen einer 6%igen DDT-Lösung starb ein Mann, der in diesem Raum gearbeitet hatte. Doch ist es wohl noch nicht völlig geklärt, ob es sich hier wirklich um eine DDT-Schädigung gehandelt hat (HILL und DAMIANI); das gleiche gilt wohl auch für eine Beobachtung von CAMPBELL. Eine percutane Wirkung dieser Präparate zeigte sich, als sie in 2%iger öliger Lösung auf große unbekleidete Körperoberflächen appliziert wurde. Die Symptome bestanden in Gliederschmerzen, Mattigkeit, Sehstörung und Hämoglobinurie (CASE). Bei den vorgenommenen Tierversuchen erwiesen sich die Mittel bei peroraler Gabe in hohen Dosen als giftig, jedoch kaum bei percutaner, intravenöser oder subcutaner Injektion (EMMEL und KRUEPE). Zu vereinzelten peroralen Vergiftungen kam es infolge von Verwechslungen. Eingenommen wurden 34 g DDT und in einem anderen Falle 120 cm³ einer 5%igen Lösung. Der Tod trat Tage später im Koma ein. Auch hier zeigte sich eine toxische Degeneration der Leberzellen. (Weitere Einzelheiten s. BERG und MAIER.) Über Nachweismethoden für das DDT wird gearbeitet[1].

Nach BERG und MAIER sind zur Zeit in Deutschland folgende DDT-Präparate bekannt: Spritz-Gesarol J. R. Geigy, Grenzach (Baden), Stäubegesarol Schering A. G. Braunschweig-Berlin, Cesapan, Pflanzenschutz G. m. b. H. Hamburg, Kupfer-Stäube-Gesarol Pflanzenschutz G. m. b. H. Hamburg, Kartoffelkäfer-Spritz-Gesarol Pflanzenschutz G. m. b. H. Hamburg, Borchers Geboran-Stäubemittel Borchers A. G. Goslar; Contacta-Sprühmittel Böhm, Düsseldorf; Multocid Schering A. G. Braunschweig-Berlin.

Das *Mittel Bayer E 605f* (ein hexa-Äthylester der Thiophosphorsäure), das gleichfalls als Kontaktgift gilt, und das in einer Verdünnung von 0,1% gespritzt wird, ist bei oraler Verabreichung bei Säugetieren recht giftig (tödliche Dosis 20 mg/kg), ebenso bei subcutaner, aber auch bei percutaner Applikation. Infolge eines Versehens wurde ein Kind gegen Läuse mit der 0,1%igen Lösung dieses Mittels eingerieben. 5 Std später fing es an zu erbrechen, zeigte Angsterscheinungen, fiel in Atemnot, wurde sterbend in ein Krankenhaus eingeliefert und verstarb hier unter den Erscheinungen der Atemlähmung und des Lungenödems. Die Sektion und die angeschlossene mikroskopische Untersuchung ergab keinen charakteristischen Befund, aber auch keinen Anhaltspunkt für einen natürlichen Tod. Bei Vergiftung von Ratten durch dieses Mittel waren im Gehirn der Tiere kleine Blutungen und beginnende Degenerationserscheinungen an den Ganglienzellen des Großhirns nachzuweisen (KLEINSCHMIDT), außerdem sind Todesfälle durch perorale Einnahme des gleichen Mittels beschrieben worden; davon handelt es sich um 2 Selbstmorde und um eine versehentliche Vergiftung eines 3jährigen Kindes (TASCHEN und WIRRIGER, JANTZEN).

Als klinische Erscheinungen werden bei peroraler Zuführung beschrieben Speichelfluß, torkelnder Gang, Magenkrämpfe, Schreien, klonische Krämpfe; der Tod kann nach 30—40 min eintreten (KAISER, PETERSON). *Morde* sind zwar bisher noch nicht bekannt geworden, sie sind jedoch denkbar. Soweit wir bisher wissen, wirkt das Gift hemmend auf die Cholinesterase, sie kann nicht mehr in Essigsäure und Cholin gespalten werden, das Acetylcholin sammelt sich an den parasympathischen Nervenendplatten an; der Stoff wirkt ähnlich wie Eserin; das verwandte Präparat E 600 ist daher auch unter dem Namen Mintacol solubile in der Ophthalmologie zur Verminderung des intraocularen Druckes benutzt worden (KAISER).

Der Nachweis in Leichenteilen ist infolge schneller Zersetzung noch nicht möglich (KAISER), obwohl das frische Präparat nachgewiesen werden kann (AVERELL und NORRIS).

---

[1] Neuerdings KELLER: Naturwiss. **39**, 109 (1952).

SCHWERD und G. SCHMIDT gaben neuerdings eine Schnellreaktion im enteiweißten Blut an; die Erfassungsgrenze liegt etwas unter 1 mg-%.

Da der Wirkstoff auch *percutan* schädigen kann, sind Vergiftungen bei seinem Gebrauch bei der Schädlingsbekämpfung nicht vereinzelt. Aus Amerika wird über 6 Todesfälle, 4 schwere und 30 leichte Vergiftungen berichtet (GROB und Mitarbeiter). Diese Umstände haben dazu geführt, daß man beim Umgehen mit dem Präparat jetzt besondere Schutzmaßregeln empfiehlt, wie Benutzung von Gummihandschuhen, Tragen von Masken, Wechsel der Kleidung usw. (BERGMANN).

In Amerika führt der Stoff die Bezeichnung *Parathion*.

Zur Rattenvertilgung wird unter dem Namen *Castrix* ein organisches Präparat herausgebracht, das ebenfalls wie die Thalliumpräparate in Körnern ausgestreut wird. Es handelt sich um salzsaures 2-Chlor-4-Methyl-6-Dimethylamino-pyrimidin. 75 g Körner entsprechen etwa 75 mg toxischer Substanz. Dieses Mittel ist durch Einnahme zerriebener Körner in Speisen zu einem *Selbstmord* benutzt worden. Der Tod trat einige Stunden nach der Einnahme auf, der Sektionsbefund war nicht sonderlich charakteristisch. Chemisch gelang die Darstellung des Giftes durch Mikroschmelzbestimmung (GOLDBACH).

Weitere Ratten- und Mäusevertilgungsmittel enthalten als wirksame Substanz *Zinkphosphid*. Nach Aufnahme in den Magen entsteht durch die Einwirkung der Salzsäure PH_3 und Zinkchlorid. Hierauf beruht das Prinzip der Wirkung. Das im Handel befindliche Giftgetreide enthält in der Regel 2—7% Zinkphosphid. Tödliche Vergiftungen beim Menschen sind noch nicht beobachtet worden. Bei Vergiftungen kämen in Frage der Nachweis von Phosphorwasserstoff und, falls dies nicht mehr möglich ist, von Zink (Technik s. BERG und MAIER). Zinkphosphidpräparate führen die Namen Carmetan-Giftpulver, Lepit-Giftpulver, Talpan-Giftpulver usw. (weitere Einzelheiten s. BERG und MAIER).

Zur Rattenvertilgung in Form von Streupulvern und Ködergiften wurde in Amerika als Ersatz für die Scillapräparate das Schädlingsbekämpfungsmittel *Alpha-Naphthylthioharnstoff* (ANTH) entwickelt. Die geringste tödliche Dosis beträgt bei der wilden Ratte 6—8 mg je Kilogramm Körpergewicht. Die Vergiftungserscheinungen bestehen in gastroenteritischen Erscheinungen und Schlafsucht. Bei höher entwickelten Tieren steigert sich die tödliche Dosis erheblich. Beim Menschen ist ein Selbstmordversuch mit 15 g dieses Mittels, das in Deutschland als „Rattenmittel Schering" zu haben ist, beobachtet worden. Erscheinungen waren heftiges Erbrechen bräunlich-flüssigen Mageninhaltes, katarrhalische Erscheinungen in den Lungen und Schlafsucht (CIMBAL, hier weitere Literatur).

Literatur.
DDT [1].
BERG u. MAIER: Dtsch. Z. gerichtl. Med. **40**, 335 (1951).
CAMPBELL: Lancet **1949 II**, 1178; II No 6591. — CASE: Brit. Med. J. **1945**, 842.
ECKART: Arch. exper. Path. u. Pharmakol. **207**, 334 (1949). — EICHLER: Dtsch. Gesundheitswesen **4**, 1035 (1949). — EMMEL u. KRUEPE: Z. Naturforsch. **1**, 691 (1946).
FITZHUGH u. NELSON: J. of Pharmacol. **89**, 18 (1947). Ref. Ber. allg. u. spez. Path. **3**, 393 (1949).
HARMS: Dtsch. Gesundheitswesen **1946**, 169. — HERTEL: Dtsch. Gesundheitswesen **6**, 551 (1951). — HILL and DAMIANI: New England J. Med. **235**, 897 (1946).
JUDE et GIRARD: Ann. Méd. lég. etc. **29**, 209 (1949).
KWOCZEK: Med. Wschr. **1950**, 25.
LILLIE u. a.: Arch. of Path. **43**, 127 (1947). Ref. Ber. allg. u. spez. Path. **5**, 395 (1950).
SCHÖNFELD: Dtsch. med. Wschr. **1946**, 52. — SMITH, N.: J. Amer. Med. Assoc. **136**, 469 (1948). Ref. Ber. allg. u. spez. Path. **2**, 438 (1949). — STAMMERS and WHITFIELD: Bull. Entomol. Res. **38**, 1 (1947). Ref. Ber. allg. u. spez. Path. **2**, 46 (1949). — STOHLMAN u. a.: Arch. of Industr. Hyg. **1950**, 13.
VELBINGER: Dtsch. Gesundheitswesen **2**, 355 (1947).

Bayer E 605 [2].
AVERELL and NORRIS: Analyt. Chem. **20**, 753 (1948).
BERG u. MAIER: Dtsch. Z. gerichtl. Med. **40**, 346 (1951). — BERGMANN: Münch. med. Wschr. **1950**, 1528.
GROB, GARLICK, NARVEY u. McGEHEE: Bull. Hopkins Hosp. **87**, 106 (1950). — Dtsch. med. Wschr. **1951**, 563. Zit. nach KAISER.
HAGEN u. REINL: Münch. med. Wschr. **1950**, 449.
JANTZEN: Slg Vergift.fälle u. Arch. Toxikol. **14**, 165 (1952).

---

[1] *Nachtrag.* BARAC: Rev. méd. Liége **7**, 356 (1952). Hier weitere Literatur.
[2] *Nachtrag.* SASSI: Med. Lav. **43**, 210 (1952). Parathionvergiftung.

KAISER: Pharmaz. Ztg **1951**, 24. — KLEINSCHMIDT: Zur Frage der Schädigung von Warmblütern und Menschen durch die modernen Schädlingsbekämpfungsmittel. Med. Diss. Hamburg 1949.
PETERSON: Verh. Dtsch. Ges. gerichtl. u. soz. Med. Erscheint in Dtsch. Z. gerichtl. Med.
SCHWERD u. SCHMIDT: Dtsch. med. Wschr. **1952**, 372.
TASCHEN u. WIRRIGER: Dtsch. med. Wschr. **1950**, 1478.

Zinkchloridhaltige Schädlingsbekämpfungsmittel.
BERG u. MAIER: Dtsch. Z. gerichtl. Med. **40**, 336 (1951).

Castrix.
GOLDBACH: Med. Klin. **1950**, 961.

Alpha-Naphthylthioharnstoff (ANTH).
CIMBAL: Slg Vergift.fälle u. Arch. Toxikol. **14**, (A 983), 2 (1952).

Streptomycin und Penicillin.
Die Frage von etwaigen Schäden durch *Streptomycin* und *Penicillin* ist noch reichlich ungeklärt. Nachstehend seien Literaturhinweise gegeben.

Literatur.
BERG: Ann. of Otol. **58**, 448 (1949). Ref. Ber. allg. u. spez. Path. **7**, 353 (1951).
CHARAMIS: Brit. J. Ophthalm. **33**, 714 (1949). Ref. Ärztl. Wschr. **1950**, 427.
HARRIS and WALLEY: Lancet **1950** I, No 6595, 112.
KUHN, L.: Ärztl. Wschr. **1950**, 677.
LINDARS: Lancet **1950** II, No 6595.
MARCEL, ROCHE, MARAL et COUTHON: Ann. Méd. lég. etc. **30**, 267 (1950). — MEYER, F.: Wien. klin. Wschr. **61**, 702 (1949). Ref. Dtsch. med. Wschr. **1950**, 275. — MICHELIS: Clinica odontoiatrica **4**, 274 (1949). Ref. Ber. allg. u. spez. Path. **7**, 352 (1951).
SEDAILLIAN u. a.: Arch. Mal. profess. **9**, 562 (1948). — SOUSA, DE: Schweiz. med. Wschr. **1950**, 499.

Sehr ausgefallen sind Vergiftungen mit *Acrolein*. Sie besitzen kein besonderes gerichtsmedizinisches Interesse [KOELSCH, Slg Vergift.fälle 6 (A 562), 231 (1935)].

Beim Aufschließen von Kunstwolle, die zwecks Erzielung von Feuerfestigkeit imprägniert worden war, entstanden in einer Polstermöbelfabrik Vergiftungen durch ein bisher noch nicht bekanntes Produkt, *Tetramethylendisulfotetramin*; die Vergiftungserscheinungen bestanden in Erbrechen, Schwindel, Übelkeit, motorischer Unruhe, Bewußtseins- und Gedächtnisstörungen und epileptiformen Krampfanfällen. Die Auffindung gelang erst durch mühevolle Laboratoriumsuntersuchung (HAGEN: Dtsch. med. Wschr. **1950**, 183).

Die nachfolgenden Literaturangaben beziehen sich gleichfalls auf sehr seltene Vergiftungen [1]:

Aminothiazol.
SCHWOB, DÉROBERT u. MALVEZIN: Bull. Soc. méd. Hôp. Paris **63**, 817—820 (1947). Ref. Ber. allg. u. spez. Path. **1**, 35 (1949).

Diazomethan.
LE WINN: Amer. J. Med. Sci. **285**, 556 (1949).

Vergiftungen und Todesfälle durch bisher nicht erwähnte Arzneimittel der letzten Zeit.
BERGSTERMANN: Morbus Addison und schwere Schädigung weiterer innersekretorischer Drüsen nach Germaninüberdosierung. Slg Vergift.fälle u. Arch. Toxikolog. **14**, 72 (1952).
FRANZ: Urtikarielles Ödem nach Antabus und anschließendem Alkoholgenuß. Slg Vergift.fälle u. Arch. Toxikol. **14**, 125 (1952).
GREINER: Wurmfarnvergiftung. Slg Vergift.fälle u. Arch. Toxikol. **14**, 124 (1952).
JONAT: Zur Frage der Intoxikation nach versehentlichem Trinken von Mitigal. Slg Vergift.fälle u. Arch. Toxikolog. **14**, 78 (1952).
ILLCHMANN-CHRIST: Zur Pathologie der akuten Campher(Cardiazol)-Vergiftung im Kleinkindesalter. Slg Vergift.fälle u. Arch. Toxikol. **14**, 196 (1952).
OTTMANN: Phenothiazin-Vergiftung bei einer Wurmkur. Slg Vergift.fälle u. Arch. Toxikol. **14**, 192 (1952).
WUTTKE: Über akute Nierenschäden bei Supronal-Medikation unter besonderer Berücksichtigung des Kindesalters. Slg Vergift.fälle u. Arch. Toxikolog. **14**, 24 (1952).

---

[1] Tödliche Vergiftung durch Genuß von *Roßkastanien* (SCHWEITZER: Med. Klin. **1952**, 683).

Mechanische Gifte.

Eine Vergiftung mit einem mechanischen Gift würde vorliegen, wenn sich jemand mechanisch differente kleine Gegenstände einverleibt, z. B. zerstoßenes Glas, Diamantpulver, kleine spitze Nägel. Dies ist unter Umständen geeignet, Schleimhautschädigungen des Magen-Darmkanals und womöglich Perforationen in die Bauchhöhle zu veranlassen. In früherer Zeit ist über Vergiftungsversuche mit derartigen Mitteln berichtet worden (Schrifttum s. v. NEUREITER). In jüngster Zeit hat laut persönlicher Mitteilung ELBEL kurz nacheinander zwei ähnliche Vergiftungsversuche beobachtet. Eine Frau hatte ihrem Mann kurzgeschnittene Roßhaare in den Brotaufstrich gemischt, eine andere in die Erbswurstsuppe die zerschnittenen Haare eines aus Schweineborsten bestehenden Rasierpinsels. Tierversuche zeigten, daß sich die Roßhaare durch den Peritonealüberzug durchbohrten, Verdauungsversuche, daß Borsten und Roßhaare im Darm kaum verändert werden (PROKOP). In einem dieser Fälle erfolgte eine Verurteilung wegen Giftbeibringung im Sinne des § 229 StGB. Ein paranoider Psychopath hatte seine Frau beschuldigt, sie habe ihm in Mordabsicht zerschnittene Dachshaare eingegeben. Mehrere Wochen später hustete er ein weiches kurzes Haar aus und zeigte dies dem Arzt seines Betriebes. Dieses Haar, das aus dem Rachen stammte, war kein Dachshaar. Der Anzeigeerstatter hatte außerdem nicht über Magen-Darmbeschwerden, sondern über Müdigkeit, Husten und andere allgemeine Symptome geklagt. Eine Anzeige wegen wissentlich falscher Anschuldigung führte nach forensisch psychiatrischer Begutachtung zur Einstellung des Verfahrens (Akten Staatsanwaltschaft Mannheim, 3a Js. 1229/50 und 3 Ns 1/51, sowie mündliche Mitteilung von Medizinalrat Dr. HERZOG, Mannheim).

Literatur.

ELBEL: Persönliche Mitteilung.

NEUREITER, v.: Mechanische Gifte. In Handwörterbuch der gerichtlichen Medizin, S. 478. Berlin 1940.

PROKOP: Dtsch. Z. gerichtl. Med. **41**, 240 (1952).

Sog. Wasservergiftung.

Nach den vorliegenden seltenen Beobachtungen kommt es mitunter nach dem Trinken mehrerer Liter Wasser auf einmal zu unerwarteten Todesfällen. Anatomisch fand sich eine Hirnschwellung bzw. ein Hirnödem. Man nimmt an, daß die gesteigerte Wasseraufnahme den Wasser-Salzstoffwechsel stört. Dem Tode scheinen meist Krämpfe voranzugehen. Auch tierexperimentell ließen sich derartige Todesfälle hervorrufen.

Literatur [1].

HELWIG u. Mitarb.: J. Amer. Med. Assoc. **104**, 1569 (1935). Ref. Dtsch. Z. gerichtl. Med. **26**, 12 (1936). — HOWLETT and BROWNE: Amer. J. Physiol. **128**, 225 (1940). STÖSSEL: Arch. f. Psychiatr. **114**, 698 (1942). — SWINGLE u. Mitarb.: Amer. J. of Physiol. **119**, 557 (1937).

H. Streitige geschlechtliche Verhältnisse.

I. Begattungs- und Fortpflanzungsfähigkeit.

a) Rechtliche Vorbemerkungen.

Wie schon früher erwähnt (s. S. 159) unterscheidet das deutsche *Strafrecht* einfache, gefährliche und schwere Körperverletzung. Eine schwere Körperverletzung liegt dann vor, wenn im Gesetz genannte besonders nachteilige Folgen eingetreten sind, dazu gehört auch der Verlust der *Zeugungsfähigkeit*. Die gerichtsmedizinische Feststellung des Kausalzusammenhanges einer zugefügten Verletzung mit dem Verlust der Zeugungs- bzw. Fortpflanzungsfähigkeit qualifiziert somit eine entstandene Verletzung als schwere Körperverletzung im Sinne von § 224 StGB. Wird ein vollendetes *Notzuchtsdelikt* behauptet oder ein vollzogener verbotener Sexualverkehr im Sinne der Blutschande und stellt man fest, daß der Verdächtige überhaupt nicht fähig war, den Geschlechtsakt auszuüben, so würde dies im allgemeinen für ihn eine Entlastung bedeuten. In *zivilrechtlicher* Beziehung haben diese Untersuchungen ihre Bedeutung bei der Feststellung der unehelichen *Vaterschaft* und bei der Aberkennung der *Ehelichkeit* eines Kindes. Das deutsche Zivilrecht hat in dieser Beziehung insofern eine

---

[1] *Nachtrag.* BASKIN u. Mitarb.: Amer. J. Dis. Childr. **84**, 351 (1952). — ZIMMERMANN u. Mitarb.: Surgery **31**, 645 (1952).

Sonderheit, als in solchen Fällen nachgewiesen werden muß, daß das in Frage kommende Kind *den Umständen nach offenbar unmöglich* aus der Beiwohnung der Mutter mit dem in Frage kommenden Manne empfangen worden ist (§ 1591, 1717 BGB. Näheres S. 992 und 994). Eine *Annahme an Kindes Statt* ist in Deutschland nur Männern erlaubt, die das 50. Lebensjahr überschritten haben. Von dieser Auflage kann Befreiung erreicht werden (§§ 744, 745 BGB.), und zwar je nach den landesrechtlichen Bestimmungen auch dann, wenn aus einer bestehenden Ehe Nachkommenschaft aus medizinischen Gründen nicht zu erwarten ist. Die Fortpflanzungsfähigkeit hat weiterhin ihre Bedeutung im *Eherecht*. Das deutsche Ehegesetz unterscheidet eine Nichtigkeit, eine Aufhebung und eine Scheidung der Ehe. Eine *Aufhebung* der Ehe kann von einem Ehepartner dann begehrt werden, wenn er sich bei der Eheschließung über solche die Person des anderen Ehegatten betreffende Umstände geirrt hat, die ihn bei Kenntnis der Sachlage und bei Würdigung des Wesens der Ehe von der Eingehung der Ehe abgehalten haben würden. Allerdings muß die Aufhebung der Ehe begehrt werden, wenn der Ehegatte seinen Irrtum erkannt hat. Die Aufhebung ist ausgeschlossen, wenn er zu erkennen gibt, daß er gedenkt, die Ehe fortzusetzen (§ 32 Ehegesetz). Der Zweck der Ehe ist aber auch nach der jetzt geltenden Auffassung die Möglichkeit einer *Entstehung von Nachwuchs*. Stellt sich nach der Eheschließung heraus, daß dies nicht möglich ist, so ist dies ein Grund, die Aufhebung der Ehe zu begehren, also dann, wenn sich nachher herausstellt, daß einer der Ehegatten nicht fortpflanzungsfähig ist. Weiterhin ist im *Erbrecht* unter Umständen die Fortpflanzungsfähigkeit eines Vorerben zum Zwecke einer Erbschaftsregulierung nachzuweisen. Nachdem das Gesetz zur Verhütung erbkranken Nachwuchses nicht mehr gültig ist, werden unter Umständen von zwangsweise Sterilisierten *Wiedergutmachungsprozesse* angestrebt, ebenso von Männern, die aus rassischen Gründen in einer Mischehe sterilisiert wurden. Schließlich kommt es nicht sonderlich selten vor, daß ein Arzt von Eheleuten, bei denen der ersehnte Nachwuchs ausgeblieben ist, wegen *Sterilität* in der Ehe konsultiert wird.

b) Die Begattungs- und Fortpflanzungsfähigkeit des Mannes.

Man pflegt in der Medizin die Potentia coeundi (Beischlafsfähigkeit) von der Potentia generandi (Zeugungsfähigkeit) abzugrenzen. Eine Feststellung einer Impotentia coeundi würde praktisch eine Zeugung ausschließen, auch wenn der Betreffende in der Lage ist, befruchtungsfähiges Sperma zu produzieren, es sei denn, daß der Umweg über die künstliche Befruchtung gewählt wird.

1. Begattungsunfähigkeit (Impotentia coeundi).

Eine Beischlafsunfähigkeit kann bedingt sein durch *körperliche* und *hormonelle* (vielleicht auch oligovitaminotische Störungen), weiterhin auch durch *psychische* Faktoren.

Die *Kohabitationsfähigkeit* beginnt im allgemeinen mit 14—16 Jahren. Doch kommt es vor, daß sexuell Normale ihren ersten Geschlechtsverkehr erst mit 20, 22 Jahren oder später ausüben. Andererseits wird auch beobachtet, daß jüngere Knaben zur Durchführung des Sexualverkehrs imstande sein können. Eine gewisse Bedeutung kann die sog. *Pubertas praecox* haben; sie beruht auf hormonaler Grundlage, und zwar handelt es sich meist um ein fehlerhaftes Funktionieren des Hypophysenvorderlappens, dessen gonadotrope Hormone die eigentlichen Sexualhormone der Keimdrüsen steuern. Nebennierentumoren, auch das Auftreten von versprengten Nebennierentumoren können mitunter zu einer Pubertas praecox führen, etwa in der Art, daß ein 13jähriger Bartwuchs hat und wie ein 18jähriger aussieht (BÜRGER-PRINZ u. a.). Mit einer derartigen Feststellung ist aber noch nicht gesagt, daß tatsächlich eine Potentia coeundi oder überhaupt eine Libido besteht. Mit zunehmendem *Alter* läßt die Potentia coeundi im allgemeinen nach. Doch kann eine Grenze nach oben hin nicht gesetzt werden. Es ist vorgekommen, daß Greise von 84 Jahren Geschlechtsverkehr ausübten und auch Kinder zeugten (MANUNZA; weiteres Schrifttum s. HABERDA).

Nach den ausführlichen statistischen Erhebungen von KINSEY und seinen Mitarbeitern lag der erste Geschlechtsverkehr bei 300 Jugendlichen in 0,3% schon bei 9 Jahren, in 50%

mit 15 Jahren, in 23% mit 16 Jahren, mit 32 Jahren hatten 94,1% der Männer Geschlechtsverkehr gehabt. Das Maximum der geschlechtlichen Betätigung lag zwischen dem 20. und 30. Lebensjahr (3—4mal in der Woche). Mit 50 Jahren sank die Häufigkeit des Verkehrs auf 1,7mal in der Woche ab, mit 70 Jahren bestand immerhin noch eine Frequenz von 0,65mal in der Woche, um erst mit 75 und 80 Jahren auf 0,2mal in der Woche abzusinken. Es handelt sich um Material, das aus allen Gegenden der USA. stammt.

Verletzungen der Geschlechtsorgane, insbesondere des Penis, etwa durch die Kriegsereignisse, kann zur Beischlafsunfähigkeit führen. Man wird prüfen müssen, ob ein Teil der Glans penis erhalten geblieben ist. Aber auch bei solchen Verletzungen wird man sich bezüglich der Kohabitationsfähigkeit bis zum gewissen Grade zurückhaltend ausdrücken müssen. Auch geringe Reste des männlichen Gliedes können unter Umständen einen Beischlaf ermöglichen (ROQUETTE). *Mißbildungen* der Genitalien können gleichfalls die Kohabitation erschweren, wobei insbesondere an Spaltbildungen im Sinne der häufigeren Hypospadie und der selteneren Epispadie zu denken ist. Eine hochgradige Epispadie führt mitunter zu einer derartigen Verkrümmung des Penis, daß der Beischlaf unmöglich ist. Die gleiche Wirkung kann eine angeborene Verwachsung des Penis mit dem Scrotum haben (HABERDA). Eine hochgradige Phimose, insbesondere aber eine Phimose, die beim Beischlaf Schmerzen verursacht, kann den männlichen Geschlechtsakt erschweren. Das gleiche gilt für *elephantiastische* Veränderungen des Penis (HABERDA). *Hyperplasien* der männlichen Genitalien mögen unter Umständen ein solches Mißverhältnis zwischen dem männlichen Gliede und der Vagina bedingen, daß eine Kohabitation unmöglich wird (SCHMITZ). Aplasien bzw. starke Hypoplasien können eine ähnliche Wirkung haben. Doch ist auch hier Zurückhaltung am Platze. Dies gilt auch beim Vorhandensein ausgedehnter *Hodenbrüche* und *Hydrocelen*. Ausgesprochen *Schwachsinnige* oder *Psychotische* sind auch bei normalem Genitale mitunter nicht in der Lage den Beischlaf auszuführen, doch braucht dies nicht der Fall zu sein. Chronische *Vergiftungen* durch Alkohol, Nicotin, Morphin usw. können gleichfalls zu Potenzstörungen führen. *Organische neurologische* Störungen, Tumoren des Sacralmarkes oder Systemerkrankungen des Rückenmarks, aber auch Rückenmarksveränderungen infolge perniziöser Anämie oder auch andere Blutkrankheiten, ebenso schwerer Diabetes können durch Störungen des Reflexbogens Kohabitationsunmöglichkeit zur Folge haben. Bestehen Anhaltspunkte für eine solche Störung, so ist eine fachneurologische Untersuchung erforderlich.

Arteriographische Untersuchungen zeigten, daß der Zustand der Gefäße des kleinen Beckens (Arteriosklerose oder andere Gefäßerkrankungen) mitunter keine oder keine genügende Durchblutung der Corpora cavernosa des Penis erlaubt; in einem solchen Fall würde die Impotenz gleichfalls durch organische Erkrankung zu erklären und durch Arteriographie zu diagnostizieren sein (CHRISTOPHE, MOUREAU); ob solche Störungen häufiger vorkommen, ist bisher nicht bekannt.

Hormonal Gestörte sind mitunter gleichfalls nicht kohabitationsfähig. Neben der Hypophyse und den Nebennieren wird man besonders auf das Verhalten der Hoden achtgeben müssen. Nicht jeder *Leistenhoden* braucht die Kohabitationsfähigkeit aufzuheben, auch nicht bei Doppelseitigkeit. Man nimmt an, daß nicht das Drüsenepithel, sondern die SERTOLIschen Stützzellen des Zwischengewebes das Sexualhormon absondern. Kann man aber außer dem Vorhandensein von *Leistenhoden*, die vielleicht kaum tastbar sind, oder bei fehlender Nachweisbarkeit der Hoden überhaupt gleichzeitig eunuchoide Symptome nachweisen (Hochwuchs, zu große Armlänge, Fehlen der Schambehaarung, Eunuchenstimme), so sind Anhaltspunkte für eine fehlende Potentia coeundi gegeben. *Spätkastration*, wie sie nach früherer Gesetzgebung in Deutschland zum Teil freiwillig, aber auf Gerichtsbeschluß bei besonderen Verhältnissen auch zwangsweise herbeigeführt wurde, führt außer zu vermehrtem Fettansatz und Haar-

anomalien nicht mehr zu Veränderungen der Wuchsformen. Das Geschlechtsleben kommt erst nach einiger Zeit zum Erliegen, so daß auch einige Zeit nach
der Kastration Kohabitationen unter Entleerung der Samenblasen, allerdings
bei fehlender Zeugungsfähigkeit möglich sind. Es sind auch vereinzelte Fälle
bekanntgeworden, bei denen trotz der Kastration die Kohabitationsfähigkeit
erhalten blieb (J. LANGE); sie kann aber auch schlagartig erlöschen. Charakterlich treten nach Spätkastrationen gewisse Veränderungen ein; es entwickeln sich manchmal Zustände von Unausgeglichenheit und Launenhaftigkeit,
Vitalität und Zielstrebigkeit können nachlassen. Manchmal beobachtet man
bei Spätkastraten, daß sie aus einer Art Überkompensation heraus mit Erlebnissen mit Frauen prahlen, die gar nicht stattgefunden haben. DONALIES spricht
in solchen Fällen von „erworbenen" psychopathischen Eigenheiten. Es ist
allerdings nicht ganz einfach, derartige Charakterveränderungen einwandfrei
festzustellen, da es oft Schwierigkeiten macht, das Verhalten in der Zeit vor
der Kastration mit hinreichender Sicherheit zu ermitteln.

Die *Dystrophia adiposogenitalis* und die mit ihr verbundene Fettleibigkeit
und Verteilung des Fettes nach femininem Typus wird gleichfalls bei der Untersuchung auf Impotenz beachtet werden müssen. Schwerkranke und Geschwächte
klagen mitunter über Kohabitationsunfähigkeit, wie dies bei Soldaten, die in
erschöpftem Zustande auf Urlaub kamen, und bei spät aus Kriegsgefangenschaft
Heimkehrenden aufgefallen ist.

Ein der Fortpflanzung sehr hinderliches körperliches Leiden ist die *Sperma-
torrhoe*. Als Folge von Entzündungserscheinungen resultiert ein mangelhafter
Verschluß der schlitzförmigen Öffnung der beiden Ductus ejaculatorii. So
kommt es, daß bei dieser Erkrankung bei Harn- und Stuhlentleerungen Samenflüssigkeit ohne jede sexuelle Erregung in die Harnröhre gepreßt wird und aus
der Harnröhrenmündung austritt. Durch derartige Störungen, die der Therapie
zugänglich zu sein pflegen, wird die Fortpflanzungsmöglichkeit erheblich beeinträchtigt, wenn auch nicht völlig aufgehoben (SCHACKWITZ, ORAISON).

Auch bei Untersuchungen auf Kohabitationsunfähigkeit wird man die großen Fortschritte auf dem Gebiet der *Hormon-* und *Vitaminforschung* der letzten Jahrzehnte nicht
außer acht lassen dürfen. Nach der zur Zeit herrschenden Auffassung werden beim Mann
im Urin sowohl Hormone der männlichen Keimdrüsen, aber auch Hormone der weiblichen
Keimdrüsen ausgeschieden, letztere nur in sehr geringer Menge. Zur Bestimmung des männlichen Hormons Testosteron dient vorzugsweise der *Kapaunenkammtest*. Man nimmt als
Versuchstiere Leghornhähne im Gewicht von etwa 1500 g, die am Ende des 2. Lebensmonats
kastriert wurden. Wird ein androgen wirksamer Stoff zugeführt, so wächst der Kamm wieder,
nachdem er sich im Anschluß an die Kastration fast vollständig zurückgebildet hat. Der
Umfang des Kammwachstums entspricht der Menge des verabfolgten Hormons. Es kann
injiziert oder, wenn man die Probe empfindlicher machen will, auch auf den Kamm selbst
aufgetragen werden. Die Flächenbestimmung des Kammes geht entweder mit Hilfe eines
photoelektrischen Verfahrens vor sich oder einfacher durch Entwerfen eines Schattens auf
photographisches Papier. Eine internationale Kammeinheit (KE) ist in der Menge eines
Präparates enthalten, die auf das Kammwachstum dieselbe Wirkung ausübt, wie 0,1 mg
eines rein kristallisierten Androsteron-Standardpräparates. Diese Menge bewirkt bei 5tägiger
intramuskulärer Verabfolgung eine Flächenzunahme von ungefähr 15%.

Das weibliche Follikelhormon wird durch die *Brunstreaktion* bestimmt. Die Bestimmung
beruht auf der Beobachtung, daß die Vaginalschleimhaut der kleinen Nager während des
ovariellen Cyclus bestimmte histologische Veränderungen durchläuft, und zwar ein Ruhestadium, eine Proliferationsphase, ein Brunststadium und eine Abbauphase. Man kann
diese Stadien im Vaginalausstrich histologisch erkennen in der Art, daß man im Ruhestadium Schleim, Leukocyten und Epithelien, im Proliferationsstadium nur Epithelien,
im Brunststadium kernlose verhornte Epithelien, die Schollen genannt werden, und in der
Abbauphase Leukocyten, Epithelien und Schollen vorfindet. Die Scheidenschleimhaut
kastrierter Tiere befindet sich ständig im Ruhestadium. Führt man diesen Tieren Follikelhormon zu, so kommt es auch bei ihnen zum Auftreten eines 1—2 Tage währenden Brunst-
stadiums (ALLEN-DOISY-*Test*). Eine internationale Einheit Follikelhormon ist in jener Menge

Hormonsubstanz enthalten, die im ALLEN-DOISY-Test dieselbe Wirkung ausübt, wie 0,1 γ Oestron. Es sind aber auch noch andere quantitative Bestimmungsmethoden angegeben worden (s. ABDERHALDEN und weiter zit. Schrifttum).

Wieweit es angebracht ist, bei Untersuchungen auf Impotenz solche Hormonbestimmungen vorzunehmen, und was man gegebenenfalls aus diesen Bestimmungen unter gerichtsmedizinischer Fragestellungen ablesen kann, liegt noch im Dunkeln und muß daher als Forschungsaufgabe betrachtet werden.

Nach dem Ergebnis von Tierversuchen ist es sichergestellt, daß Mangel an Tokopherol (Vitamin E), das besonders reichlich in Getreidekeimlingen vorkommt, an den Spermien degenerative Veränderungen bis zur Befruchtungsunfähigkeit auslöst, weiterhin auch eine Degeneration des Hodenepithels bis zur Veródung der Samenkanälchen. Auch für das Tokopherol sind eine Anzahl von Bestimmungsmethoden ausgearbeitet worden. Tokopherol, meist in Kombination mit Keimdrüsenhormon, soll bei der Behandlung der männlichen Sterilität (Azoospermie und auch Impotenz) eine gute therapeutische Wirkung auslösen können. Der Gehalt des Serums an Tokopherol würde 0,58—0,98 mg-% betragen. Ob solche Bestimmungen gerichtsmedizinisch praktischen Wert besitzen, wird gleichfalls erforscht werden müssen (s. ABDERHALDEN u. a. Schrifttum).

Wieweit bei der nunmehr zu besprechenden *psychischen Impotenz* auch hormonelle Einwirkung und Mangel an Vitamin E eine Rolle spielen, wird sich nach dem Stande unseres gegenwärtigen Wissens schwer abschätzen lassen. Bei der reinen psychischen Impotenz kann es sich um leicht erklärliche psychische Hemmungen handeln, die durch einen zufälligen Ekel vor der betreffenden Frau oder durch Geruchsanomalien oder Krankheiten bei ihr entstanden sind. Weiterhin kann eine psychische Impotenz als *Fehlleistung* zustande kommen in der Art, daß ein früher mißlungener Beischlaf bei dem Betreffenden ein Blamagegefühl hervorgerufen hat. Er fürchtet die Wiederkehr des Versagens bei seiner eigenen Ehefrau und, da er sich davor fürchtet, ist er zur Durchführung des Beischlafs nicht in der Lage. Entweder wird das männliche Glied nicht hinreichend erigiert, oder es erschlafft zu früh. In anderen Fällen kommt es zur *Ejaculatio praecox*. Es wird die Meinung vertreten, daß der sog. *Coitus interruptus* die Entstehung einer Neigung zur Ejaculatio praecox begünstigt. Bestimmte Gesetzmäßigkeiten gibt es hier aber nicht. Je mehr man mit derartigen Verhältnissen zu tun hat, desto mehr kommt man zu der Meinung, daß es auf diesem Gebiet alle nur möglichen Kombinationen und Zwischenstufen gibt.

Vor Durchführung einer psychotherapeutischen Behandlung einer nur psychisch bedingten Impotenz wird es nötig sein, eine gründliche körperliche Untersuchung und, soweit möglich, eine Hormonbestimmung vorzunehmen. Zur Heilung führt manchmal ein Zufall. Die alten Nervenärzte versuchten es mitunter mit der Aufforderung, der Ehemann solle sich ruhig zu seiner Frau ins Bett legen, da er sich an sie „gewöhnen" müsse, aber unter keinen Umständen mit ihr koitieren. Die Freude an der Übertretung dieses Verbotes kann mitunter zur Heilung führen.

Eine psychische Impotenz besteht manchmal nur gegenüber einer bestimmten Frau, nicht gegenüber anderen Frauen. Es kommt dabei auch auf ein geeignetes und geschicktes Verhalten der Frau, ebenso auf eine gewisse manuelle Nachhilfe an.

Wenn man Männer, bei denen eine psychische Impotenz zu bestehen scheint, genau exploriert, so ergibt sich meist, daß sie in sexueller Beziehung spät reif geworden sind und verhältnismäßig wenig aktiv waren. Dies ist wiederum ein gewisser Hinweis dafür, daß bei der psychischen Impotenz auch hormonelle Störungen mitspielen können. Man wird daher bei derartigen Begutachtungen nicht vergessen dürfen, sich genau nach Zeit und Art der sexuellen Ausreifung und nach Pollutionen, sexuellen Träumen usw. zu erkundigen. Bei der Untersuchung auf psychische Impotenz bleibt, wenn körperliche, unter Umständen auch neurologische und hormonale Untersuchungen zu keinem Ergebnis führten, dem Gutachter nichts anderes übrig, als sich beide Ehepartner in eingehenden

Explorationen anzuhören. Hierbei muß zunächst erreicht werden, daß man das Vertrauen der Eheleute gewinnt, so daß man allmählich erfühlen kann, wieweit die gegebenen Darstellungen der Wahrheit entsprechen. Mitunter bleibt nichts anderes übrig, als durch Vergleich der Darstellung der Eheleute zu ermitteln, welche Darstellung am ehesten realen medizinischen Verhältnissen entspricht und das Gericht entsprechend zu beraten. Wenn man sich Zeit läßt, und wenn es gelingt, mit den beiden Ehepartnern in gutem psychischen Konnex zu kommen, ist es zumeist möglich, ein verwertbares Ergebnis zu erzielen. Wenn man den Eindruck gewinnt, daß die Eheleute in sexueller Beziehung nicht zusammenpassen, und wenn vielleicht auch gewisse therapeutische und psychotherapeutische Versuche in früherer Zeit fehlgeschlagen sind, sollte der Gutachter nicht allzu ängstlich sein, durch Mitteilung seines Ergebnisses an der Aufhebung dieser Ehe mitzuwirken, deren Aufrechterhaltung unter diesen Umständen weder im Interesse der Eheleute, noch in dem der sozialen Gemeinschaft liegt. Man kann bei einem derartigen Gutachten durchaus zum Ausdruck bringen, daß der Ehemann anderen Frauen gegenüber kohabitationsfähig sein *kann*. Man wird ihn aber nicht im Zweifel darüber lassen dürfen, daß er im Falle einer Wiederverheiratung die Verpflichtung hat, bei noch bestehenden etwaigen Potenzstörungen der neuen Frau in geeigneter Weise Mitteilung zu machen, wenn er sich nicht aufs Neue der Gefahr einer Aufhebung der Ehe unter erschwerenden Umständen (Unterhaltspflicht) aussetzen will.

2. Zeugungsunfähigkeit (Impotentia generandi).

Beim Fehlen der Hoden oder bei weitgehender Hypoplasie der in der Bauchhöhle oder im Leistenkanal liegenden Hoden ist meist die Zeugungsfähigkeit aufgehoben. In vielen Fällen geht bei Kryptorchismus der Descensus bis zum 15. Jahre noch spontan vor sich (etwa in 50% der Fälle). Späterhin erwägt man die Vornahme von Operationen. Aber auch bei spontanem Descensus während des postuterinen Lebens können die Hoden nachher so hypoplastisch sein, daß eine normale Spermatogenese nicht zustande kommt. In allen solchen Fällen ist man berechtigt, zunächst die Zeugungsfähigkeit in Zweifel zu ziehen und eine Untersuchung herbeizuführen.

Ein weiterer Grund für Zeugungsunfähigkeit liegt in einer früher durchgeführten *Sterilisierungsoperation*, wobei meist nicht nur der Samenleiter unterbunden, sondern auch excidiert wurde. Bei Röntgendarstellung der Verschlüsse fällt dann eine korkzieherartige Schlängelung der Samenleiterlichtungen in der Gegend der Unterbrechungsstelle auf (LAVES). Die Aussichten einer Resterilisierung, wie sie jetzt nach der Aufhebung des Gesetzes zur Verhütung erbkranken Nachwuchses versucht wird, sind zurückhaltend zu beurteilen. Es wird vielfach auf die Ausdehnung der Excision ankommen. Die Narben der durchgemachten Sterilisierungsoperation sind mitunter auch bei genauer Untersuchung nicht mehr sicher festzustellen. Man wird sich andersartige Unterlagen vorlegen lassen und außerdem das Sperma untersuchen müssen. Es ist bekannt, daß nach durchgeführter Operation die Zeugungsfähigkeit nicht gleich erlosch, sondern noch so lange anhalten konnte, als befruchtungsfähige Spermien in den Samenwegen unterhalb der Unterbrechung vorhanden waren. Fand die Unterbrechung außerhalb des Scrotum statt, so erlosch die Zeugungsfähigkeit nach wenigen Tagen; wurden die Samenleiter jedoch im Bereiche des Scrotum durchtrennt, so konnten noch bis zu 40 Tagen nach der Operation bewegliche Spermien ejaculiert werden (KNAUS, hier weitere Literatur). Von der Sterilisierungsoperation abgesehen, können auch *Strikturen* in der Harnröhre oder auch Strikturen in den Samenleitern als Folge früherer entzündlicher Veränderungen den Austritt der Spermien verhindern. Die bekannteste *entzündliche* Veränderung, die geeignet ist, die Zeugungsfähigkeit zu beeinträchtigen, ist das Vorhandensein von Verklebungen der Kanälchen nach durchgemachter postgonorrhoischer *Epydidymitis* oder auch nach durchgemachter *Orchitis* (Trauma, epidemische Parotitis). Doch ist keinesfalls gesagt, daß derartige Krankheiten zu einer Zeugungsunfähigkeit führen *müssen*. In mehr als der Hälfte der Fälle bleibt sie erhalten; auch wenn sie zunächst nicht vorhanden war, kann sie späterhin wiederkehren (SCHMIDT, HEINER, FISCHER, NIPPE u. a.). Besteht etwa eine Verdoppelung der Samenleiter, die bisher nicht bekannt war, so kann unter Umständen trotz operativer Sterilisierung die Zeugungsfähigkeit erhalten bleiben (LAVES); im Zweifel ist eine vom Urologen durchzuführende Darstellung der Samenleiter durch Kontrastfüllung erforderlich, was natürlich nur mit Zustimmung des zu Untersuchenden geschehen kann.

Am meisten ausschlaggebend ist der *Spermabefund*. Es entspricht auch jetzt noch den anerkannten Lehren der gerichtlichen Medizin, daß bei der Feststellung nur einer einzigen beweglichen Spermie die Zeugungsfähigkeit wenigstens *als offenbar unmöglich nicht* ausgeschlossen werden kann, wenn es auch *sehr unwahrscheinlich* ist, daß der Betreffende in der Lage ist, ein Kind zu erzeugen. Es ist weiterhin eine anerkannte Regel, daß man bei negativem Spermabefund die Untersuchung mindestens 2—3mal in Abständen wiederholen muß, ehe man ein negatives Ergebnis herausgibt; auch dann ist nur gesagt, daß *zur Zeit* Zeugungsunfähigkeit besteht. Ob sie schon in einer Zeit bestand, nach der gefragt wird, unterliegt einer weiteren gründlichen Kalkulation auf Grund der körperlichen Untersuchung (Palpation der Hoden, Nebenhoden und der Samenstränge) und Berücksichtigung der Angaben des zu Untersuchenden, die möglichst durch ärztliche Bescheinigungen glaubhaft gemacht werden müssen.

Bezüglich der *Gewinnung* von Sperma wird man als die am meisten einwandfreie Methode eine *masturbatorische* Manipulation ansehen müssen. Vernünftige Besprechung des Arztes mit dem zu Untersuchenden beseitigt meist erklärliche Bedenken, besonders dann, wenn man darauf hinweist, daß es sich wie hier um die geeignetste Methode handelt. Die Manipulation wird am besten im Untersuchungszimmer durchgeführt; man gibt dem zu Untersuchenden eine Schale. Es mag auch zweckmäßig sein, wenn er dies wünscht, ihm geeignete Bilder von Frauen dazulassen, die in älteren Instituten für gerichtliche Medizin mitunter für diesen Zweck vorhanden sind. Man baut vorher die zur Untersuchung notwendigen Vorrichtungen auf und beauftragt den zu Untersuchenden, sich sofort bemerkbar zu machen, wenn er fertig ist. Es ist mitunter angeregt worden, die Manipulation solle zwecks Verhinderung von Täuschungsmanövern in Gegenwart des Arztes vorgenommen werden. Die dadurch entstehenden Hemmungen sind nach unseren Erfahrungen oft so groß, daß wir davon absehen. Immerhin muß man an die Möglichkeit einer *Täuschung* denken und wird im Zweifel das überlieferte Sekret kritisch auf fremde Beimengungen betrachten. Man wird sich besonders bei negativen Resultaten durch Anstellung der Reaktionen nach FLORENCE oder PURANEN davon überzeugen, ob es sich wirklich um Sperma handelt (s. S. 117). Man wird auch darauf achten müssen, ob dem überlieferten Produkt nicht *Urin* zugesetzt ist. Urinzusatz ist nach den von NIPPE erarbeiteten Ergebnissen in der Lage, der Beweglichkeit der Spermien in kurzer Zeit ein Ende zu machen. Es ist wichtig, daß man möglichst schnell zur Untersuchung schreitet, solange das Sperma noch von gelatinöser Beschaffenheit ist, so daß eine Mischung nicht stattfinden kann.

Wird der masturbatorische Eingriff verweigert oder führt er nicht zum Erfolg, so wird man die Möglichkeit einer Gewinnung des Sperma durch einen *Coitus condomatus* erwägen. Bei forensischen Untersuchungen darf man sich aber *nicht* darauf verlassen, daß der zu Untersuchende das Sperma im Condom zur Untersuchung bringt. Man hat nicht die geringste Sicherheit, daß es das richtige Sperma ist, und man hat keinerlei Kontrolle, was mit der Flüssigkeit inzwischen geschah. Wenn man sich auf diese Art der Spermagewinnung einläßt, dann ist es schon notwendig, daß dieser Akt im Untersuchungszimmer oder einem anderen Raum des Institutes stattfindet, oder aber der untersuchende Arzt

muß sich mit Mikroskop und entsprechenden Reagentien in die Wohnung des zu Untersuchenden begeben. Einen unauffällig gekennzeichneten Condom muß man ihm selbst
übergeben und darauf achten, daß das Sperma wieder in diesem Condom überreicht wird.
Trotz dieser Vorsichtsmaßregel ist die Benutzung eines Condoms deshalb mißlich, weil er
mit einem *spermaschädigenden* Agens präpariert sein könnte. Wir wissen, daß das Gummi
an sich, auch ohne besondere Präparation Stoffe absondern kann, die geeignet sind, die
Beweglichkeit der Spermien zu beeinträchtigen (ORTHNER). Dem Untersucher bleibt in
solchen Fällen nichts anderes übrig, als in einem Modellversuch zu erproben, ob die dem Untersuchenden zu übergebende Condomart die Beweglichkeit der Spermien im beachtenswerten
Maße stört. Außerdem ist es wichtig, daß die Untersuchung sofort an den Coitus condomatus
angeschlossen wird.

Erscheint diese Art der Gewinnung nicht durchführbar, so kommt die *Expression* der
Samenblasen in Betracht. Sie ist manchmal schmerzhaft und gelingt nicht immer; wir
bevorzugen die Knie-Ellenbogenlage. Der Damm muß weit nach oben gedrückt werden,
um die oberen Partien der Prostata zu erreichen. Durch massierende Bewegungen wird
sowohl auf die Samenblase als auch auf die oberen Partien der Prostata eingewirkt. Man
erreicht hierdurch besser, daß das Prostatasekret mit austritt, das bei der Beweglichkeit
der Spermien eine wichtige Rolle spielt (SCHACKWITZ). Das Sekret wird auf einer Petri-
schale aufgefangen. Da die Samenblasen bei gefüllter Blase besser tastbar sind, wäre eine
vorherige Blasenentleerung kontraindiziert. Unterbleibt dies aber, so läuft man mehr als
sonst Gefahr, daß sich bei der Expression auch etwas Urin entleert (NIPPE), der wiederum
die Beweglichkeit der Spermien beeinträchtigen kann. Dem muß nach Möglichkeit durch
besonders schnelle Untersuchung vorgebeugt werden.

Eine *Punktion* der Hoden oder Nebenhoden fördert keine beweglichen Spermien zutage,
da erst die Beweglichkeit der Spermien durch das Sekret der Prostata und der Samenblasen
herbeigeführt wird, wahrscheinlich durch Herstellung eines geeigneten p_H (BELONOSCHKIN,
hier weiteres Schrifttum).

Ob es möglich ist, auf elektrischem Wege durch Reizung des Rückenmarkes auf ungefährliche Weise eine Ejaculation zu erzielen, ist noch nicht geklärt, aber unwahrscheinlich. In
der Tiermedizin wird derartiges diskutiert.

Wir pflegen zu Beginn der Untersuchung das aufgefangene Sekret sofort in
ein Wasserbad von 30—35° C zu geben. Normales Sperma riecht charakteristisch. Es hat eine leicht bläuliche Farbe, wird zunächst glasig, verflüssigt
sich aber später. Die normale Menge beträgt 4—8 cm³. Glasiges Sperma, das
nur in geringer Menge entleert wird, weist auf Anomalien hin. Nachdem das
entleerte Sperma kurz betrachtet wurde, machen wir sofort mehrere frische
Präparate, indem wir von der Substanz etwas auf einen angewärmten Objektträger geben, zudecken und mit einem bereits vorher aufgestellten Mikroskop
untersuchen. Falls das Sperma noch nicht verflüssigt ist, wird etwa auf 20°
erwärmte Kochsalzlösung zugesetzt. Da meist Zeugungsunfähigkeit zu Unrecht
behauptet wird, klärt vielfach schon das erste Präparat die Situation. Wir
geben zumeist auch dem zu Untersuchenden Gelegenheit, sich von der Beweglichkeit der Spermien zu überzeugen.

Sieht man in dem Nativpräparat zunächst keine beweglichen Spermien,
so pflegen wir, besonders dann, wenn das Gesichtsfeld durch Schleim und zahlreichen aus der Prostata stammenden Zellen durchsetzt ist, unter Fortsetzung
der Erwärmung des Sperma eine große Anzahl von weiteren Nativpräparaten
herzustellen und dabei auch gleichzeitig Ausstriche zu machen. Beim Vorhandensein von zahlreichen unbeweglichen Spermien ist man nicht sicher, ob es sich
wirklich um eine Nekrospermie handelt. Man wird auch damit rechnen müssen,
daß es sich um eine vorübergehende Erstarrung der Spermien infolge äußerer
Einflüsse, z. B. ungeeignete Temperatur, handelt. Zu große Erwärmung scheint
eher zur Erstarrung zu führen, als zu starke Abkühlung (HUHNER). Sieht man
in der Flüssigkeit gleichzeitig Eiter und Erythrocyten, so spricht dies eher für
eine echte Nekrospermie (MÜLLER-HESS und PANNING).

Man wird ferner auf die *feinere Struktur* der Spermien achten. Dazu hat man neuerdings
auch das Elektronenmikroskop benutzt. Man findet im Kopf mitunter Vacuolen und hellere
Flecken. Die Kopfformen können verschiedenartig sein, in die Länge gezogen oder mehr

breit. Im Übergangsteil, der im Schrifttum auch Körper (Body) genannt wird, wurden
Verdichtungen und sonstige Auffälligkeiten (Centriolen) vorgefunden. Manchmal trat
Cytoplasma aus. Auch am Schwanz fanden sich auffällige Strukturen in Gestalt von Verdichtungen. Auch ist man sich über die Bedeutung des Zentralfadens, der von einer Scheide
umgeben zu sein scheint, noch nicht im klaren. Kritisch geprüft werden muß noch die Frage,
ob es sich bei diesen Veränderungen nicht zum Teil um Kunstprodukte handelt, die durch
die unvermeidliche Eintrocknung bei der Untersuchung durch das Elektronenmikroskop
entstanden sein könnte (CULP, JOEL und Mitarbeiter).

Schon bei der Betrachtung mit einem gewöhnlichen Mikroskop findet man
die oben beschriebenen verschiedenen Kopfformen und zum Teil auch die
Strukturabarten. Zweiköpfige Spermien sind verhältnismäßig selten; sind sie
sehr häufig, so ist dies wohl geeignet, die Zeugungsfähigkeit zu beeinträchtigen.
Doch berechtigt dieser Umstand unter Berücksichtigung des deutschen Zivilrechts noch nicht, die Zeugungsfähigkeit abzulehnen. Auch der Menge der
Spermien pflegt man Aufmerksamkeit zu schenken. Man kann mit Hilfe der
bekannten Zählkammer ihre Zahl ermitteln. Von einer Oligospermie kann man
sprechen, wenn die Zahl auf 5,2—10 Millionen im Kubikzentimeter zurückgeht
(normal 60—120 Millionen im Kubikzentimeter). Bei einer Oligospermie soll
sich auch die Zahl der pathologischen Formen vermehren. Das Vorhandensein
einer Oligospermie schließt die Möglichkeit einer Zeugung nicht aus (ZONDEK).
Eine Oligospermie ist vielfach nur temporär vorhanden, etwa nach Erschöpfung
und nach sexueller Erschöpfung. Sie kann bei der nächsten Untersuchung
verschwunden sein. Von einer gewissen Wichtigkeit ist die Anzahl der anderen
Zellen, die vielfach aus der Prostata stammen. Zahlenmäßig beträgt die Beimengung anderer Zellen 1%. Finden sich 30% fremder Zellen (Cytospermie),
so wird man dies als pathologisch ansehen können (MICHAEL und JOEL); ausschließen läßt sich allerdings eine Zeugungsfähigkeit auch dann nicht (vgl. S. 849).
Wieweit bei der Untersuchung auf Zeugungsfähigkeit Färbepräparate erfolg-
versprechend sind, bleibt den Erfahrungen des einzelnen Untersuchers überlassen.
In Frage kommt eine Färbung mit Hämatoxylin-Eosin oder May-Grünwald
oder Giemsa-Farbstoff.

Neuerdings empfiehlt LAVES folgende von WILLIAMS angegebene Färbung, bei der die
Struktur der Spermie gut zum Ausdruck kommt: Lufttrocknung oder Hitzefixierung, Färbung mit 25%iger Kristallviolettlösung, 3—4 min, Abspülen mit Wasser, vorsichtiges Differenzieren mit 95%igem Alkohol, Gegenfärbung mit 1%iger Lösung von Rose-Bengal für 20 bis
25 sec, dann Abspülen, Trocknen, Mikroskopieren mit starker Vergrößerung oder Ölimmersion.

Letztlich sind auch *Vitalfärbungen* und *Supravitalfärbungen* von Sperma auf ihre Brauchbarkeit untersucht worden. So hofft man, durch Vitalfärbung mittels Acridinorange Anhaltspunkte für die Lebensfähigkeit, damit vielleicht auch für die Fruchtbarkeit einer Spermie
gewinnen zu können. Doch waren die Ergebnisse bisher nicht eindeutig (STOCKINGER).
Ähnlichen Zwecken dient die Supravitalfärbung (CROCKE). Die Zusammensetzung des
hierzu notwendigen Farbstoffes „Revector solubile" ist noch nicht veröffentlicht worden.
Die Veterinärmedizin ist in dieser Beziehung weiter vorgeschritten (BLOM, WISLOCKI). Die
beim Befruchtungsvorgang wirkenden *Enzyme* unterliegen zur Zeit einer intensiven physio-
logisch-chemischen Bearbeitung (BIELIG und Graf MEDEM). Eine praktische Auswertung
der Ergebnisse kann noch nicht abgesehen werden. Wir nehmen an, daß bei der Verflüssigung des Ejaculates das Enzym *Hyaluronidase* eine wichtige Rolle spielt (LAVES). Auch
wird diskutiert, ob diese Substanz die Gelschicht, mit der das Ei umgeben ist, löst und auf
diese Weise der Spermie den Eintritt in das Ei ermöglicht (RISFELD). Es bestehen gewisse
Anhaltspunkte dafür, daß die Zahl der Spermien mit dem Gehalt an Hyaluronidase im
Zusammenhang steht (EICHENBERGER, JOEL). Für die Bestimmung des Gehaltes an Hyaluronidase sind von LAVES Methoden geschildert worden, deren Durchführung zunächst
wohl mehr für Forschungszwecke in Frage kommt. Fernerhin hat man sich in den letzten
Jahren mit Untersuchungen über die *Phosphataseaktivität* der Spermien beschäftigt. Ausgehend von der Annahme, daß biologisch aktive Zellen eine größere Fermentaktivität besitzen müßten als Zellen, deren Lebensäußerung vermindert ist, wurden Beziehungen zwischen
der Phosphataseaktivität und der Afertilität des Mannes untersucht. Einwandfreie Ergebnisse liegen noch nicht vor (KAISER, hier auch Technik der Phosphatasebestimmung).

Das Sekret der Prostata ist besonders reich an Phosphatase (KUTSCHER, zit. nach KAISER). Schließlich scheinen Beziehungen zwischen dem *Fructosegehalt* der Spermaflüssigkeit und der Befruchtungsfähigkeit der Spermien zu bestehen (EICHENBERGER und GOOSSENS, weiterhin LAVES), desgleichen zwischen der Menge der lebenden Spermien mit normalem Stoffwechsel und der *Dehydrierungsaktivität*, die durch Feststellung der Entfärbungszeit mit Leukomethylenblau festgestellt werden kann (BÖNNER, SYBRECHT, hier auchTechnik). Im ganzen sehen wir, daß die Forschung sich hier überall noch im Fluß befindet.

Kommt es im Einzelfalle nicht auf die offenbare Unmöglichkeit im Sinne des Gesetzes an, sondern nur darauf, ob bei dem betreffenden Mann mit mehr oder größerer Wahrscheinlichkeit angesichts der Beschaffenheit seines Spermas eine Zeugung von Nachwuchs zu erwarten ist, so wird ein bestimmter Untersuchungsgang empfohlen; er wird in der Hauptsache von dem Arzt durchgeführt, der Eheleute bei Klagen über Sterilität zu beraten hat (BOHNSTEDT und WAGNER).

Der Erhebung der Familien- und der Sexualanamnese schließt sich eine klinische Allgemeinuntersuchung und Untersuchung der Genitalorgane an. Das gewonnene Ejaculat wird hinsichtlich der Menge und hinsichtlich der Verflüssigung untersucht. Sie erfolgt in der Regel 10—15 min nach der Ejaculation. Der normale p_H-Wert liegt zwischen 7,2 und 7,8. Bei abnormen p_H-Werten um 5 bzw. 8,9 und mehr bestehen Anhaltspunkte für eine pathologische Störung. Besondere Aufmerksamkeit wird der Motilität der Spermien geschenkt. Samenfäden mit vorwärtsschweifenden progressiven Bewegungen stellen die Norm dar. Samenfäden mit schwingenden oder rotierenden oszillatorischen Bewegungen sollen nicht mehr als 10—15% des normalen Spermas ausmachen. Unbewegliche Samenfäden, die fast in jedem Ejaculat vorkommen, sollen anteilmäßig nicht mehr als 15—20% betragen. Es wird vorgeschlagen, den durchschnittlichen Grad der Motilität an 30—40 Gesichtsfeldern zu prüfen. Die morphologische Gestalt der Spermien wird zweckmäßig am Färbepräparat (Technik s. oben) untersucht. 25% pathologische Spermienformen sieht man noch als normal an, 25—40% pathologische Formen sprechen für eine Herabsenkung der Zeugungsfähigkeit, über 40% für Sterilität. Als pathologische Formen kann man ansehen: runde große bis riesengroße Köpfe, schmale verjüngte kleine Köpfe, Doppelkopfformen, sog. verkehrte Färbung, verdeckte difformierte Mittelstücke und schließlich Veränderungen am Schwanz. Wichtig ist auch das Vorhandensein von unreifen Spermatozoen; ihre Größe übertrifft die eines Spermakopfes; die Schwanzbildung ist wenig ausgeprägt. Das Mittelstück ist mitunter ballonartig aufgetrieben. Doch muß hervorgehoben werden, daß der Gradmesser dieser Beurteilung im Schrifttum durchaus noch nicht einheitlich ist. Die Zahl der Spermien wird durch Zählung in der Zählkammer festgestellt. Die normale Anzahl beträgt, wie oben erwähnt, 60—120 Millionen und mehr im Kubikzentimeter. Es ist oben betont worden, daß eine Oligospermie auch vorübergehend auftreten kann. Die Dauer der Motilität beträgt normal bei Zimmertemperatur 24—48 Std, bei Körpertemperatur (37° C) 2—24 Std. Technisch geht man so vor, daß man einen Teil des Sperma bei Zimmertemperatur, einen anderen im Brutschrank bei 37° aufbewahrt und die Motilität nach 3, 6, 9, 24 und 48 Std kontrolliert. Bei der Bewertung dieser Ergebnisse ist allerdings noch große Vorsicht am Platze.

c) Beischlafs- und Empfängnisfähigkeit der Frau.

1. Beischlafsfähigkeit.

Die Beischlafsfähigkeit der Frau kann behindert bzw. unmöglich gemacht werden durch *krankhafte Veränderungen der äußeren* Genitalien, wie z. B. Tumoren der Scheide, elephantiastische Umwandlungen der Schamlippen, künstlich erworbene Atresien der Scheide u. ä. Ein sehr enger und straffer *Hymen* oder gar ein Verschluß der Scheide stellen gleichfalls ein allerdings zu beseitigendes Kohabitationshindernis dar. Hinderlich können weiterhin *Aplasien* bzw. hochgradige *Hypoplasien* sein, wobei auf ihre Genese und die zahlreichen Methoden ihrer Beseitigung bis zur Schaffung einer künstlichen Scheide hier nicht näher eingegangen werden soll. Der Gynäkologe, der bei einem Mädchen, um ihr die Heirat zu ermöglichen, eine künstliche Vagina herstellt, wird auch nicht versäumen dürfen, gegebenenfalls auf die *Gefährlichkeit* der Operation hinzuweisen. In einem von uns sezierten Falle war es infolge der völlig anormalen Verhältnisse in der Dammgegend zu einer versehentlichen Unterbindung beider

Ureteren mit nachfolgender tödlicher Urämie gekommen. Es wird ferner notwendig sein, dem betreffenden Mädchen zu eröffnen, daß es zwecks Vermeidung einer späteren Aufhebung der Ehe dem künftigen Ehemann davon Mitteilung machen muß, daß trotz Schaffung der künstlichen Scheide auf Nachkommenschaft nicht gerechnet werden kann, sofern dies nach den anatomischen Verhältnissen anzunehmen ist. Natürlich kann diese Orientierung des künftigen Ehemannes auch vom Arzt übernommen werden. Doch trägt dann der Arzt eine gewisse Verantwortung dafür, daß der Ehemann seine Ausführungen auch versteht. Andeutungen würden nicht genügen. Einschlägige Vermerke in der Krankengeschichte bzw. im Karteiblatt sind erforderlich.

Ein Kohabitationshindernis kann auch im *Vaginismus* liegen. Man hat sich bemüht, vom echten Vaginismus den Pseudovaginismus abzugrenzen (DITTEL); der letztere entsteht durch eine reflektorische Kontraktur der Vaginalmuskulatur, veranlaßt durch vorangegangene Verletzung oder durch Schmerzen infolge des Kohabitationsversuches; er kann verhältnismäßig leicht durch Beseitigung der Ursache geheilt werden. Der eigentliche Vaginismus ist psychisch bedingt, etwa durch frühere peinliche Erlebnisse bei der Kohabitation, durch andere Abneigungsempfindungen, vielleicht durch Überempfindlichkeit von sensiblen Persönlichkeiten. Besonders peinlich ist das Eintreten einer Captatio penis, die manchmal nur durch Eingreifen des Arztes (Narkose) gelöst werden kann. Der reflektorische Vaginismus ist der Therapie — in Frage kommt wohl Psychotherapie — ziemlich schwer zugänglich und kann, falls er nicht zu beseitigen ist, einen Grund zur *Aufhebung der Ehe* darstellen. Soweit einschlägige Begutachtungsfragen an den Gerichtsmediziner herantreten, dürfte es notwendig sein, einen nach dieser Richtung hin erfahrenen Gynäkologen zuzuziehen.

2. Empfängnisfähigkeit.

Die Konzeptionsfähigkeit der Frau beginnt im großen und ganzen mit der Menarche und endet mit der Menopause. Frühzeitiger Beginn der Menses und spät einsetzendes Klimakterium kommen vor.

Daß Frauen in vorgerücktem Alter noch konzipieren und gebären können, wird im älteren Schrifttum eingehend berichtet. Es handelt sich um Geburten von Frauen von 50 und 59 Jahren, ja sogar von 60 Jahren (HABERDA, S. 65 [1]). Doch sind dies sicherlich ganz ungewöhnliche Vorfälle.

Die bei Frauen hier und da vorkommende Pubertas praecox, die durch hormonelle Störungen seitens der Nebennierenrinde (auch Tumoren) oder der Hypophyse bedingt ist, kann auch zu verfrühter Menstruation führen. Ob dann wirklich eine Empfängnisfähigkeit besteht, dürfte noch nicht hinreichend bekannt sein. Eine Frigidität der Frau stellt nach allgemeiner Auffassung kein rechtlich belangvolles Hindernis zur Empfängnis dar. Dagegen können Aplasien und Mißbildungen der inneren Genitalien, insbesondere des Uterus, eine Befruchtung bzw. Ansiedlung des Eies und ein Austragen der Schwangerschaft unmöglich machen. Es handelt sich hier jedoch um Verhältnisse, deren Beurteilung man dem Fachgynäkologen überlassen muß. Cystische Degenerationen oder andere Veränderungen der Ovarien können die gleichen Folgen haben, unter Umständen auch entzündliche Veränderungen der Tuben. Auch wieweit ein während des Lebens einsetzender Virilismus, der ebenso wie die Pubertas praecox auf hormonelle Störungen zurückgeht, z. B. hodenähnliche Ovarialtumoren (Arrhenoblastome), die Empfängnisfähigkeit beeinträchtigt oder aufhebt, wird Erörterungen von Fachgynäkologen unterliegen.

3. Bemerkungen über künstliche Befruchtung.

Fragen der *künstlichen Befruchtung* werden dem Gerichtsmediziner nur sehr selten unterbreitet werden. Sie könnten dann akut werden, wenn ein kohabitationsunfähiger Mann (z. B. bei Mißbildung des Penis) bei bestehender Befruchtungsfähigkeit seines Sperma den Antrag seiner Ehefrau auf Aufhebung der Ehe mit der Begründung widerspricht, es könne ja eine künstliche Befruchtung herbeigeführt werden. Ich glaube jedoch nicht, daß man der Ehefrau, wenn sie nicht will, dies zumuten muß, und daß dieser Einwand die erstrebte

---

[1] HABERDA, S.: Lehrbuch der gerichtlichen Medizin. Berlin u. Wien 1927.

Aufhebung der Ehe nicht verhindern würde. Bei der Lektüre des Schrifttums über künstliche Befruchtung fällt auf, daß in der Praxis bei der Benutzung des Sperma des Ehemannes nur selten ein Erfolg eintritt. Dies liegt wahrscheinlich daran, daß bei Beratung von Eheleuten durch den Gynäkologen wegen Ausbleibens des Nachwuchses in der Praxis wohl meist eine, wenn auch nicht ohne weiteres feststellbare Beeinträchtigung der Qualität des Sperma vorliegen wird. Unter diesen Umständen ist es begreiflich, daß die Benutzung von fremdem Sperma häufiger zum Erfolge führt. Es ist wohl zu fordern, daß ein Gynäkologe eine künstliche Befruchtung nur mit Einwilligung der *beiden* Eheleute vornimmt. Wenn diese bei Benutzung des Sperma des Ehemannes nicht gelingt und der Frauenarzt sich etwa von der Ehefrau überreden läßt, ohne Wissen des Ehemannes fremdes Sperma zu benutzen, so muß er sich darüber klar sein, daß sich daraus recht schwierige rechtliche Konsequenzen ergeben, falls der Ehemann dies doch später erfahren sollte (z. B. Aberkennung der Ehelichkeit des Kindes, Ausschließung von der Erbschaft usw.). Hat der Frauenarzt die Einwilligung aller Beteiligten, so dürften nach übereinstimmender juristischer Ansicht strafrechtliche Komplikationen für den Arzt nicht zu erwarten sein. Es ist auch nicht notwendig, daß er bzw. seine Klinik bei der Anmeldung der Geburt beim Standesamt dem Standesbeamten den wahren Sachverhalt mitteilt. Zivilrechtlich könnte man sich Komplikationen für den Fall denken, daß der Samenspender später Ansprüche an das Kind stellt. Doch würde er damit wahrscheinlich kaum Erfolg haben, da die Ehelichkeit des Kindes nur vom Ehemann oder der Staatsanwaltschaft angefochten werden. Ob die Staatsanwaltschaft sie auf Antrag des Samenspenders anfechten würde, ist zweifelhaft, sofern alle Beteiligten mit der künstlichen Befruchtung einverstanden waren.

Ob der Gynäkologe sich im Einzelfalle auf den Versuch einer künstlichen Befruchtung einläßt, oder ob er ablehnt, wird man seinem Gewissen überlassen: ethische und religiöse Momente werden mitunter in diese Entscheidung hineinspielen.

Die Erfolge der künstlichen Befruchtung durch ehefremdes Sperma scheinen relativ gute zu sein; nach Erfahrungen aus Israel gelang sie bei 225 Inseminationen 61mal (GLASER).

Literatur

über streitige geschlechtliche Verhältnisse.

Allgemeine Darstellungen.

HABERDA: Lehrbuch der gerichtlichen Medizin, S. 31 ff. Berlin u. Wien 1927.

LAVES: Zeugungsfähigkeit des Mannes. In PONSOLDS Lehrbuch der gerichtlichen Medizin, S. 334. Stuttgart 1950.

MARTIN: Précis de Médicine légale, S. 658. Paris 1938. — MÜLLER-HESS u. PANNING: Jkurse ärztl. Fortbildg **30** (II), 44 (1939).

PIETRUSKY: Gerichtliche Medizin, S. 151. Berlin 1943.

SCHACKWITZ: Zweifelhafte Fortpflanzungsfähigkeit beim Manne und beim Weibe. In Handwörterbuch der gerichtlichen Medizin, S. 954. Berlin 1940. — STRASSMANN: In ABDERHALDENS Handbuch der biologischen Arbeitsmethoden, Abt. IV, Teil 12, 1. Hälfte, Bd. 1, S. 303. Berlin u. Wien 1938.

Begattungsunfähigkeit.

Begattungsunfähigkeit infolge Veränderungen von Organen.

Alter, Mißbildungen, Verunstaltungen, Hodenveränderungen, Sterilisierung.

DAVIS: J. of Urol. **61**, 111 (1948). Ref. Ber. allg. u. spez. Path. **4**, 391 (1949).

HAMILTON: Endocrinology **21**, 649 (1937).

KINSEY, POMEROY and MARTIN: Sexual Behavior in the Human Male. Philadelphia u. London: W. B. Saunders Company 1949.

MANUNZA: Arch. di Antrop. crimin. **56**, 166 (1936). Ref. Dtsch. Z. gerichtl. Med. **30**, 79 (1938).

OKKELS and SAND: J. Criminology **2**, 38 (1940).

ROHDE: Zbl. Chir. **1947**, H. 5, 541. — ROQUETTE: Arqu. Med. leg. **9**, 218 (1939). Ref. Dtsch. Z. gerichtl. Med. **32**, 141 (1939/40). — RUSTINAT and HASTERLIK: Arch. of Path. **27**, 984 (1939). Ref. Dtsch. Z. gerichtl. Med. **32**, 260 (1939/40).

SCHMITZ: Ärztl. Sachverst.ztg **43**, 81 (1937). — SCHÖNBERG u. WOLF-HEIDEGGER: Schweiz. Z. Path. u. Bakter. **4**, 467 (1941). — STIEVE: Psychiatr.-neur. Wschr. **1942**, 354.

Pubertas praecox.

BÜRGER-PRINZ: Nervenarzt **15**, 438 (1942).

DELL'AQUA: Schweiz. med. Wschr. **1943** I, 36.

FASSBENDER: Endokrinol. **26**, 47 (1949).

Parhon u. a.: Bull. sect. Endocrin. Soc. roum. Neur. etc. 4, 176 (1938). Ref. Dtsch. Z. gerichtl. Med. 31, 446 (1939). — Poston and Barber: Lancet 1942, 384.
Thompson u. Heckel: J. Amer. Med. Assoc. 110, No 22 (1938). Ref. Zbl. Path. 71, 59 (1939).

Kryptorchismus.

Autenrieth: Ein Beitrag zur Kenntnis der Vererbung des Kryptorchismus beim Menschen. Med. Diss. Erlangen 1939. Ref. Zbl. Path. 81, 183 (1943).
Beetz: Zbl. Chir. 1939, H. 24, 322. — Breipohl u. Balzer: Zbl. Gynäk. 1947 II, 1139.
Döderlein: Münch. med. Wschr. 1950, 1322.
Engberg, H.: Proc. Roy. Soc. Med. 42, 652 (1949). Ref. Ärztl. Wschr. 1950, 795.
Hamilton and Hubert: Endocrinology 21, 644 (1937). Ref. Dtsch. Z. gerichtl. Med. 29, 324 (1938).
Lombard: Proces-verb. etc. 46. Congr. franç. Chir. 1937, S. 533. Ref. Dtsch. Z. gerichtl. Med. 31, 76 (1939).
Möller-Christensen: Acta path. scand. (Københ.) Suppl. 37, 391 (1938). Ref. Dtsch. Z. gerichtl. Med. 31, 214 (1939). — Moskowicz: Arch. klin. Chir. 179, 445 (1934); 192, 209 (1938).
Rea: Surgery 4, 552 (1938). Ref. Dtsch. Z. gerichtl. Med. 31, 214 (1939). — Ritzke: Klin. Wschr. 1938, 1062.
Spence and Scowen: Lancet 1938 II, 983.
Widmer: Über Kryptorchismus. Med. Diss. Zürich 1941. Ref. Dtsch. Z. gerichtl. Med. 37, 263 (1943).
Ohne Verfasser: Zeugungsunfähigkeit bei doppelseitigem Kryptorchismus. Ärztl. Sachverst.ztg 1938, 320.

Kastrationsfolgen.

Albrecht: Münch. med. Wschr. 1942 II, 704.
Becker: Kriminalistik 16, 63 (1942). — Bonk: Dtsch. Z. gerichtl. Med. 32, 339 (1939/40).
Bunsmann: Dtsch. Z. gerichtl. Med. 33, 248 (1940). — Hippokrates 1942, 647.
Donalies: Dtsch. Z. gerichtl. Med. 40, 611 (1951).
Kandou u. Speyer: Nervenarzt 9, 609 (1936).
Lange, J.: Die Folgen der Entmannung Erwachsener. Leipzig 1934. — Ley: J. belge Neur. 38, 344 (1938). Ref. Dtsch. Z. gerichtl. Med. 31, 80 (1939).
Meywerk: Mschr. Kriminalbiol. 34, 1 (1943).
Neureiter: Mschr. Kriminalbiol. 29, 476 (1938).
Rodenberg: Dtsch. Justiz 1942, 581.
Sand u. Okkels: Endokrinol. 19, 369 (1938). — Steinwallner: Kriminalistik 13, 165 (1939).
Ohne Verfasser: Die Regelung der Kastrationsfrage im Ausland. Kriminalistik 14, 130 (1940). — § 42 k StGB. (Entmannung in der Praxis,) Kriminalistik 16, 63 (1942).

Impotenz infolge Durchblutungsstörungen.

Christophe et Moureau: Ann. Méd. lég. 28, 137 (1948).

Spermatorrhoe.

Oraison: J. Méd. Bordeaux 1941, 118. Ref. Dtsch. Z. gerichtl. Med. 36, 246 (1942).
Schackwitz: Handwörterbuch der gerichtlichen Medizin, S. 954. Berlin 1940.

Beischlafsunfähigkeit infolge hormoneller und vitaminöser Veränderungen.

Abderhalden: Vitamine, Hormone und Fermente. Berlin u. Wien 1944.
Bürger: Einführung in die pathologische Physiologie, S. 242. Leipzig 1949.
Eichholtz: Lehrbuch der Pharmakologie. Berlin-Göttingen-Heidelberg 1948. —
Engberg: Proc. Roy. Soc. Med. 42, 652 (1949). Ref. Ber. allg. u. spez. Path. 8, 199 (1951).
Giese: Neue med. Welt 1, 1498 (1950).
Kruif, de: Orell Füßli. Zürich 1947. Ref. Z. Unfallmed. u. Berufskrkh. 40, 310 (1947).
Lehnartz: Chemische Physiologie, S. 218. Berlin-Göttingen-Heidelberg 1949.
Rein: Physiologie des Menschen, S. 290 u. 278. Berlin-Göttingen-Heidelberg 1949.
Schneider: Ärztl. Wschr. 1952, 381. — Seitz: Med. Klin. 1950, 269.

Psychische Impotenz.

Cremerius: Münch. med. Wschr. 1950, Sp. 1481.
Dickmeis u. Hamburger: Ugeskr. Laeg. (dän.) 1942, 373. Ref. Dtsch. Z. gerichtl. Med. 36, 440 (1942).

FRANKL: Internat. J. Sexology **5**, 128 (1952). Ref. Dtsch. Z. gerichtl. Med. **41**, 116 (1952). FRIEDRICHS: Neue med. Welt **26**, 920 (1950).

KEMPER: Med. Klin. **1943** I, 186. — KLEINSORGE: Dtsch. Gesundheitswesen **6**, 609 (1951).

LOMHOLT: Ugeskr. Laeg. (dän.) **1942**, 671. Ref. Dtsch. Z. gerichtl. Med. **37**, 141 (1943). PALMIERI: Zacchia **1942** II, 137. Ref. Dtsch. Z. gerichtl. Med. **38**, 85 (1943).

REITER: Ugeskr. Laeg. (dän.) **1937**, 883. Ref. Dtsch. Z. gerichtl. Med. **29**, 440 (1938). — RIEGEL: Die Erkrankungen des Magens. 1903. — RÖMER: Med. Klin. **1948**, 332. — ROMMER: West. J. Surg. **55**, 278 (1947).

Zeugungsunfähigkeit.

Behinderung der Zeugungsfähigkeit durch körperliche Veränderungen, einschließlich künstliche Sterilisierung.

EICHENBERGER u. GOSENS: Schweiz. med. Wschr. **1950**, 1073.

FISCHER: Münch. med. Wschr. **1940** II, 1042.

HAMANN: Dermat. Wschr. **1943** I, 43. — HEINER: Orv. Hetil. (ung.) **1938**, 1019. Ref. Dtsch. Z. gerichtl. Med. **31**, 336 (1939).

KNAUS: Zbl. Chir. **1937**, 1506.

LAVES: Verh. Dtsch. Ges. gerichtl. u. soz. Med., Berlin 1951. Erscheint in Dtsch. Z. gerichtl. Med.

NIPPE: Dtsch. Z. gerichtl. Med. **26**, 64 (1936).

POLLAK: Arch. of Path. **35**, 140 (1943).

RICHTER: Virchows Arch. **300**, 225 (1937).

SCHMIDT: Münch. med. Wschr. **1938** II, 1245.

Gewinnung von Sperma, Täuschungsversuche, morphologische Spermabefunde, physiologisch-chemische Befunde.

BELONOSCHKIN: Die Biologie der menschlichen Spermatozoen im Konzeptionsgeschehen, S. 42. Leipzig 1944. — Med. Welt **1944**, 451. — Dtsch. Gesundheitswesen **1946**, 283. — BIELIG u. Graf MEDEM: Experientia (Basel) **5**, II (1949). Ref. Ber. allg. u. spez. Path. **3**, 216 (1949). — BIRNBERG, SHERBER and KURZROCK: Amer. J. Obstetr. **63**, 877 (1952). (Fructosegehalt bei menschlichem Sperma.) — BLOM: Wien. tierärztl. Mschr. **36**, 49, 111, 161 (1949). — BOEMINGHAUS: Med. Welt **1942**, 815. — BÖNNER: Klin. Wschr. **1947**, 756. — BOHNSTEDT u. WAGNER: Ärztl. Wschr. **1949**, 460.

CROCKE: Nature (Lond.) **159**, 749 (1947). — CULP u. a.: J. of Urol. **61**, 446 (1949). Ref. Ber. allg. u. spez. Path. **4**, 223 (1949).

DURFEE, WOLFE, LERNER and KAPLAN: Anat. Rec. **76**, 65 (1940). Ref. Dtsch. Z. gerichtl. Med. **33**, 342 (1940).

EICHENBERGER: Gynaecologia (Basel) **128**, 460 (1949). — Experientia (Basel) **5**, 241 (1949). Ref. Ber. allg. u. spez. Path. **7**, 251 (1950). — EICHENBERGER u. GOOSENS: Schweiz. med. Wschr. **1950**, 1073.

GASSNER, HILL and SULZBERGER: Fertility a. Sterility **3**, 121 (1952). (Samenfructose und Hodenfunktion beim Haustier.) — GENERALES jr.: Neue biometrische Untersuchungen von Spermien und Fertilität. Stuttgart 1938. — GRANT: Amer. J. Obstetr. **55**, 416 (1948). — GREULICH: Sulfonamide und Spermiogenese. Med. Diss. Kiel 1939. Ref. Dtsch. Z. gerichtl. Med. **34**, 63 (1941).

HOTCHKISS: J. of Urol. **45**, 875 (1941). Ref. Dtsch. Z. gerichtl. Med. **36**, 150 (1942). — HUHNER: J. Obstetr. **44**, 334 (1937). Ref. Dtsch. Z. gerichtl. Med. **29**, 197 (1937).

JAHNEL: Klin. Wschr. **1938** II, 1273. — JOEL: J. Labor a. Clin. Med. **24**, 970 (1939). Ref. Dtsch. Z. gerichtl. Med. **33**, 198 (1940). — Mschr. Geburtsh. **112**, 360 (1941). Ref. Dtsch. Z. gerichtl. Med. **37**, 55 (1943). — Studien am menschlichen Sperma. Basel 1942. Ref. Dtsch. Z. gerichtl. Med. **38**, 53 (1943). — Schweiz. med. Wschr. **1948**, 203. — Mschr. Geburtsh. **120**, 224 (1945). — JOEL, FREI and HIRSHFELD: Fertility a. Sterility **2**, 332 (1951). — JOEL u. POLLAK: Dtsch. Z. gerichtl. Med. **32**, 168 (1939/40).

KAISER: Neue med. Welt **1950**, 1516. — KLEIN and SAROKA: Amer. J. Obstetr. **42**, 497 (1941). Ref. Dtsch. Z. gerichtl. Med. **36**, 290 (1942). — KNAUS: Zbl. Chir. **1937**, 1506.

LAVES: In PONSOLDS Lehrbuch der gerichtlichen Medizin, S. 342. Stuttgart 1950. — Dtsch. Z. gerichtl. Med. **39**, 207 (1948/49). — Stand der Beurteilung der Zeugungsfähigkeit und ihre Grundlage. Verh. Dtsch. Ges. gerichtl. u. soz. Med., Berlin 1951. Erscheint in Dtsch. Z. gerichtl. Med. — LUTZ: Schweiz. med. Wschr. **1943** II, 1031.

MARENHOLTZ, v.: Ärztl. Sachverst.ztg **1941**, 69. — MARQUARDT: Geburtsh. u. Frauenheilk. **1**, 326 (1939). — MAYR: Münch. med. Wschr. **1944**, 233. — McLEOD: Amer. J. Physiol. **132**, 193 (1941). Ref. Dtsch. Z. gerichtl. Med. **35**, 120 (1942). — McLEOD u. a.: Amer. J. Obstetr. **52**, 34 (1946). — MEIXNER: Dtsch. Z. gerichtl. Med. **34**, 352 (1941). — MICHAEL

u. JOEL: Schweiz. med. Wschr. **1937 II**, 757. — MONCORPS: Geburtsh. u. Frauenheilk. **1948**, 722. — MONROY u. a.: Nature (Lond.) **158**, 239 (1946). — MÜLLER-HESS u. PANNING: Siehe Allgemeindarstellungen.

NIPPE: Dtsch. Z. gerichtl. Med. **26**, 64 (1936).

ORTHNER: Dtsch. Z. gerichtl. Med. **34**, 348 (1941).

PIECOLLI: Rinasc. med. **18**, 463 (1941). Ref. Dtsch. Z. gerichtl. Med. **36**, 68 (1942). — POLLAK: Amer. J. Clin. Path. **18**, 542 (1948). Ref. Ber. allg. u. spez. Path. **3**, 74 (1948).

RIISFELDT: Gynaecologia (Basel) **129**, 229 (1950). — RÖTTGER: Zbl. Gynäk. **1947 II**, 1133. — ROTSCHILD: Brit. Med. J. **1947**, No 4519, 239. Ref. Ber. allg. u. spez. Path. **2**, 243 (1949). — Internat. Rev. Cytology 1, 257 (1952). (Verhalten der Tierspermien bei der Befruchtung.)

SCHACKWITZ: Handwörterbuch der gerichtlichen Medizin, S. 954. Berlin 1940. — SCHULTZE: Dtsch. med. Wschr. **1944**, 299. — SEYMOUR and BENMOSCHE: J. Amer. Med. Assoc. **116**, 2489 (1941). Ref. Dtsch. Z. gerichtl. Med. **35**, 446 (1942). — SIEBKE: Geburtsh. u. Frauenheilk. **1948**, 724. — STIASNY: Zbl. Gynäk. **1937**, 858. — Münch. med. Wschr. **1944**, 100. — STOCKINGER: Mikroskopie (Wien) **4**, 53 (1949). Ref. Ber. allg. u. spez. Path. **7**, 251 (1950). — SWANSON u. BEARDEN: J. Anim. Sci. **10**, 981 (1951). (Färberische Differenzierung lebender und toter Rinderspermien.) — SYBRECHT: Über die Aktivität an dehydrierenden Fermenten im menschlichen Sperma und ihre Beziehung zur Spermienkonzentration. Med. Diss. Heidelberg 1952.

TAFEL u. a.: Amer. J. Obstetr. **55**, 1023 (1948).

VALLE: Ginecologia (Torino) **7**, 341 (1941). Ref. Dtsch. Z. gerichtl. Med. **35**, 446 (1942). — VARNEK: Nord. Med. **1941**, 881. Ref. Dtsch. Z. gerichtl. Med. **35**, 504 (1942).

WEISSMANN: Amer. J. Obstetr. **38**, 313. Ref. Dtsch. Z. gerichtl. Med. **33**, 198 (1940). — WILLIAMS: Urologic. Rev. **43**, 587 (1939). Ref. Dtsch. Z. gerichtl. Med. **33**, 242 (1940). — WISLOCKI: Sec. anatomical record **206**, 95 (1950).

YILDIRAN: Brit. Med. J. **1949**, No 4604, 575. Ref. Ber. allg. u. spez. Path. **7**, 252 (1950).

ZONDEK u. a.: Amer. J. Clin. Path. **18**, 874 (1948). Ref. Ber. allg. u. spez. Path. **4**, 223 (1949). — Nature (Lond.) **1948**, 161. Ref. Ber. allg. u. spez. Path. **2**, 190 (1949).

Beischlafs- und Empfängnisfähigkeit der Frau.

WINTER: Ursachen und Behandlung der weiblichen Sterilität. Dtsch. med. Wschr. **1921**, 733.

Beischlafsfähigkeit der Frau; Körperliche Behinderungen und Vaginismus.

COUNSELLER: J. Amer. Med. Assoc. **136**, 861 (1948). Ref. Ber. allg. u. spez. Path. **2**, 124 (1949).

DITTEL: Wien. med. Wschr. **1937 II**, 1019. Ref. Dtsch. Z. gerichtl. Med. **30**, 80 (1938). — Wien. med. Wschr. **1938 II**, 1325. Ref. Dtsch. Z. gerichtl. Med. **31**, 446 (1939).

HALL: West. J. Surg. etc. **60**, 117 (1952). Ref. Dtsch. Z. gerichtl. Med. **41**, 330 (1952).

Empfängnisfähigkeit.

Pubertas praecox.

DANTCHAKOFF: C. r. Acad. Sci Paris **210**, 270 (1940). Ref. Zbl. Path. **75**, 399 (1940).

HEROLD: Zbl. Gynäk. **69**, 55 (1947).

JAEGHER: Rev. belge Sci. méd. **14**, 346 (1942). Ref. Dtsch. Z. gerichtl. Med. **37**, 263 (1943).

MEYLER u. HOMMES: Nederl. Tijdschr. Geneesk. **81**, 11 (1937). Ref. Zbl. Path. **69**, 69 (1938).

TROLAND and BROWN: J. of Neurosurg. **5**, 541 (1948). Ref. Ber. allg. u. spez. Path. **7**, 49 (1950).

UDDENBERG: Acta paediatr. (Stockh.) scand. **31**, 310 (1944). Ref. Zbl. Path. **83**, 46 (1945/48).

Frigidität.

ALBRECHT: Münch. med. Wschr. **1938 I**, 261.

Empfängnisfähigkeit im engeren Sinne.

BRAITENBERG: Arch. Gynäk. **176**, 458 (1949).

MIKULICZ-RADECKI: Geburtsh. u. Frauenheilk. **1944**, 28.

Virilismus.

BECKER: Schweiz. med. Wschr. **1952**, 218. — BÜCHNER: Allgemeine Pathologie, S. 402. München u. Berlin 1950.

Felz u. Diaz: Helvet. med. Acta 5, Nr 3 (1938). Ref. Zbl. Path. 72, 139 (1939).
Hain: J. of Path. 59, 267 (1947). Ref. Ber. allg. u. spez. Path. 4, 311 (1949).
Kershner u. a.: Ann. Surg. 130, 967 (1949). Ref. Ber. allg. u. spez. Path. 7, 99 (1950). —
Kottmeier: Acta obstetr. scand. (Stockh.) 27, 131 (1947). Ref. Ber. allg. u. spez. Path.
2, 128 (1949).
Meyer: Virchows Arch. 309, 625 (1942). — Mortell: J. Nat. Canc. Inst. 9, 277 (1949).
Ref. Ber. allg. u. spez. Path. 4, 103 (1949).
Pitrolffy-Szabo: Arch. klin. Chir. 181, 548 (1935). Ref. Zbl. Path. 68, 193 (1937).
Schulthei-Linder: Helvet. med. Acta 10, 684 (1943). Ref. Zbl. Path. 84, 35 (1948/49). —
Seresevskij u. Vasjukova: Dtsch. Gesundheitswesen 1949, 1062. — Spilling: Frankf. Z.
Path. 52, 229 (1938). — Stieve: Dtsch. Gesundheitswesen 1946, 536.
Varangot: Rev. de Chir. 61, 41 (1942). Ref. Dtsch. Z. gerichtl. Med. 37, 55 (1943).
Wilkins u. Mitarb.: J. Clin. Endocrin. 12, 277 (1952). Ref. Dtsch. Z. gerichtl. Med. 41,
330 (1952).

Künstliche Befruchtung.

Anselmino u. Friedrichs: Med. Klin. 1949, 1621.
Becker: Öff. Gesdh.dienst 13, 49 (1951).
Cary: Amer. J. Obstetr. 56, No 4 (1948). Ref. Gynaecologica (Basel) 127, 266 (1949).
Daste: Ann. Méd. lég. etc. 28, 255 (1948).
Fournier: Prensa méd. mex. 10, 13 (1946). Amer. J. Obstetr. 52, 870 (1946).
Glaser: Med. Welt 1951, 938.
Halbrecht: Schweiz. med. Wschr. 1950, 679. Mschr. Geburtsh. 119, 331 (1945).
Mayer: Gynaecologia (Basel) 128, 466 (1949). — Moricard: Gynéc. et Obstétr. 45,
Nr 6 (1946). Ref. Gynaecologia (Basel) 124, 318 (1947).
Sherwin: Internat. J. Sexology 5, 131 (1952). Ref. Dtsch. Z. gerichtl. Med. 41, 116
(1952).
Weigelin: Zbl. Gynäk. 1947 I, 400. — Weisser: Neue med. Welt 1950, 1564. — Wen-
ner u. Gelzer: Gynaecologia (Basel) 128, 463 (1949). — Winter: Dtsch. Gesundheitswesen
1950, 1522.

II. Untersuchung auf Virginität.

Eine Untersuchung auf Virginität kann veranlaßt werden durch die Behauptung einer im Verdacht einer Abtreibung oder eines Kindesmordes stehenden
Frau, sie habe noch nie coitiert. In den meisten Fällen wird diese Untersuchung
vorgenommen, um die Behauptung eines Mädchens oder eines Kindes nachzuprüfen, daß mit ihr auf unrechtmäßige Weise der Geschlechtsverkehr voll-
zogen sei. Die Durchführung derartiger Untersuchungen erfordert eine erhebliche persönliche Erfahrung. Dies ist darin begründet, daß die Morphologie
des Hymen eine sehr variable ist. Die in Betracht kommenden morphologischen
Gestaltungen, deren Entstehung und Variationen zum erheblichen Teil von
Dalla Volta erforscht wurden, sind von Haberda ausführlich in seinem
klassischen Lehrbuch abgebildet worden. Die Hymenalöffnung liegt im allgemeinen mehr oder weniger zentral, so daß sich der Hymen als gleichmäßiger
Rand darstellen würde (Hymen anularis). Nun ist er aber in der Praxis keineswegs gleichmäßig, sondern weist mehr oder minder seichte regelmäßig oder
unregelmäßig angeordnete Einkerbungen auf. Sind sie klein und regelmäßig,
so spricht man von einem Hymen denticulatus. Liegen sie dicht beieinander
und sind sie tiefer, so gewinnt man den Eindruck, daß der Hymenalrand mit
feinen Zotten besetzt ist (Hymen fimbriatus). Diese Fimbrien brauchen nicht
in allen Teilen des Hymenalrandes gleichmäßig ausgebildet zu sein. In anderen
Fällen hat der Hymenalrand lappenartige Auswüchse, die sich mitunter ent-
wicklungsgeschichtlich als Septumrudiment erklären lassen. Septumrudimente
können auch sonst Verunstaltungen des Hymen veranlassen derart, daß mehrere
Öffnungen vorhanden oder wenigstens durch nicht durchgeführte Brücken
angedeutet sind. Manchmal ist ein angedeutetes Septum auch korbhenkelartig
vorgebuchtet und physiologisch perforiert. Liegt die Hymenalöffnung in der
Nähe des Randes nach unten zu, so entsteht die Form des Hymen semilunaris

(6 weitere Formen s. bei DALLA VOLTA). Entzündliche Veränderungen bei etwa bestehender Vulvovaginitis oder kindlicher Gonorrhoe können unter Umständen sekundäre Veränderungen in Gestalt von vorübergehender Schwellung einzelner Hymenteile veranlassen.

Diese Multiformität der Hymenform kann die Untersuchung nicht unwesentlich erschweren. Man muß sich bei solchen Untersuchungen Zeit lassen, das zu untersuchende Mädchen, nachdem man es beruhigt hat, nach gynäkologischen Gesichtspunkten lagern und sich in aller Ruhe unter Zuhilfenahme einer leicht angewärmten Sonde, eines dünneren Hegarstiftes oder Glasstabes die einzelnen Teile des Hymen zur Darstellung bringen. Die Benutzung eines Kolposkopes (HINSELMANN), das in die Scheide eingeführt und in ihr aufgeblasen wird, so daß man die einzelnen Teile des Hymen durch Zug an dem Kolposkop von innen her leicht straffen kann, mag zweckmäßig sein (TER MEER). Ob man die Lupe zu Hilfe nehmen soll, richtet sich nach individuellen Gewohnheiten; die Anwendung von allzu starken Vergrößerungen macht nach unseren Erfahrungen das Bild mitunter verworrener statt klarer. Aufdrücken eines Glaspatels läßt narbige Veränderungen besser hervortreten (MÜLLER-HESS und SCHWARZ).

Handelt es sich um eine verhältnismäßig frische Defloration, so hat man Aussicht, *eingetrocknetes Blut* oder Blutschorfe an etwaigen Einkerbungen wahrzunehmen. Ist dies nicht der Fall, so wird man sein Augenmerk darauf richten müssen, ob etwaige Einkerbungen auch bis zum Rande reichen. Nur ein derartiger einwandfrei erhobener Befund weist auf eine vorangegangene Defloration hin. Meist erfolgt der Einriß in der unteren Hälfte schräge nach einer oder beiden Seiten. Ein Hymen semilunaris, bei dem der Rand besonders schmal und unansehnlich sein kann, darf nicht mit einer Defloration verwechselt werden.

Nach der Besichtigung wird man die Weite des Hymenalringes vorsichtig dadurch ausprobieren, daß man versucht, den kleinen Finger und, falls dies möglich ist, den Zeigefinger oder, falls die Verhältnisse entsprechend sind, auch zwei Finger einzuführen. Selbstverständlich muß man sich sorgfältig davor hüten, hierbei eine Defloration vorzunehmen, was bei unvorsichtigen Untersuchungen von unerfahrener Hand gelegentlich vorgekommen ist.

Befragung von mehreren hundert Frauen über ihre subjektiven Empfindungen beim ersten Geschlechtsverkehr ergab, daß in 16% eine Schmerzempfindung durch den Orgasmus überdeckt war, in 42% der Deflorationen war der Schmerz kaum fühlbar, in 6% entstand ein leichter Schmerz, in 20% ein starker Schmerz und in 16% eine sehr starke Schmerzempfindung (CARUSO). Das Fehlen von bis zum Rande gehenden Einkerbungen beweist nicht unbedingt, daß kein Coitus vorangegangen ist. Bei Serienuntersuchungen stellte sich heraus, daß in 52 Fällen, in denen vorangegangener Geschlechtsverkehr zugegeben wurde, bei etwa 15 Frauen weder Einkerbungen noch Narben zu finden waren, und daß nur bei 10 bis zur Scheidenwand reichende Einkerbungen zu sehen waren. Fast sicherer erschien bei diesen Untersuchungen die Prüfung der Weite des Hymenalringes. Bei 50 dieser 52 Frauen war es möglich, zwei Finger in die Scheide einzuführen (TER MEER).

Werden am Hymen narbige Veränderungen festgestellt, so wäre noch danach zu forschen, ob sie die Folge von krankhaften geschwürigen Veränderungen, etwa diphtherischen Prozessen oder Pocken sein können. Doch wird derartiges nur sehr selten in Frage kommen (F. REUTER).

Man wird im ganzen die Befunde bei Hymenaluntersuchungen zurückhaltend auswerten müssen. Ein bis zum Rande gehender Einriß dürfte vorangegangene Defloration beweisen, ebenso wohl auch die Möglichkeit, zwei Finger in die Vagina einzuführen. Das Fehlen eines Hymenrisses oder eine gewisse Enge des Hymenalringes schließen aber einen durchgeführten Geschlechtsverkehr nicht aus. Vergleiche mit der Gestalt und dem Umfang des Geschlechtsteiles des in Frage kommenden Mannes dürften kaum ein verwertbares Ergebnis liefern, da die Umfänge des erigierten Penis unberechenbar und verschieden sein können (POLJAKOFF).

So ist es erklärlich, wenn Untersuchungen auf Virginität im Gegensatz zur Volksmeinung gar nicht so selten ein nicht recht verwertbares Ergebnis haben. Beim Zahlenmaterial des Wiener Institutes für gerichtliche Medizin war dies bei 120 Untersuchungen 21mal der Fall (F. REUTER).

Mitunter wird von der Untersuchten selbst als Beweis für vor dem Verkehr vorhandene Virginität die Deflorationsblutung angeführt und durch Vorzeigen entsprechender Wäschestücke unter Beweis gestellt. Bei der Würdigung dieses Vorbringens muß man recht kritisch sein. Es könnte sich um Tierblut handeln, weiterhin muß man an die Möglichkeit denken, daß eine Kohabitation in der prämenstruellen Phase unter Umständen eine verfrühte Menstruation auslöst (F. REUTER).

Vielfach wird auch die Frage erörtert, ob Hymenalrisse nicht auch durch *Zufälligkeiten* herbeigeführt werden. Sie können sicherlich auch durch Digitatio von fremder Hand zustande kommen, auch, wie schon erwähnt, durch eine zu brüske unvorsichtige ärztliche Untersuchung. Darüber hinaus wird man aber die Entstehung einer Hymenalverletzung durch Spielen an den Genitalien oder Einführen eines Fingers von eigener Hand in die Scheide ablehnen müssen Digitale *Onanie* durch Einführen eines Fingers in die Scheide kommt bei nicht deflorierten Frauen im allgemeinen deshalb nicht zustande, weil die Einführung Schmerzen verursacht (SCHACKWITZ). Doch muß man insofern vorsichtig sein, als bei Psychopathen und Hysterikern das Schmerzempfinden mitunter so stark herabgesetzt ist, daß der Schmerz nicht entsprechend empfunden wird (F. REUTER). Im Zweifel muß man auf psychogene Sensibilitätsstörungen untersuchen und sich bei der Umgebung sorgfältig nach dem Wesen des zu untersuchenden Mädchens erkundigen. Daß gewöhnlicher Sport, ohne daß es zu einem ausgesprochenen Trauma oder gar zu einer Pfählungsverletzung kommt, einen Hymenriß herbeiführen kann, ist bisher nicht erwiesen. Von *Unfällen*, die einen Hymenriß herbeiführten, ist bekannt geworden ein Aufstoßen auf Eisenkuppen im Treppengeländer beim Herabrutschen im Reitsitz. Zu einem zirkulären Abriß des Hymenalringes kam es, als ein Kind mit den Genitalien auf den Hals einer Bierflasche fiel (HABERDA).

Literatur.

ALCANTARA: Arqu. Med. leg. **9**, 224 (1939). Ref. Dtsch. Z. gerichtl. Med. **32**, 63 (1939/40). — ANTOINE: Beitr. gerichtl. Med. **7**, 160 (1928).

BOURGUY DE MENDONCA: Ann. brasil. Gynec. **7**, 393 (1939). Ref. Dtsch. Z. gerichtl. Med. **32**, 261 (1939/40).

CARUSO: Zacchia **1942** II, 23. Ref. Dtsch. Z. gerichtl. Med. **37**, 306 (1943).

DALLA VOLTA: Dtsch. Z. gerichtl. Med. **2**, 16 (1923); **6**, 371 (1926). — Arch. di Antrop. crimin. **43**, 340 (1923); **44**, 130 (1924).

EMMRICH: Zbl. Gynäk. **1938**, 1409.

HABERDA: Lehrbuch der gerichtlichen Medizin, S. 89ff. Berlin u. Wien 1927. — HINSELMANN: Kolposkopie. Hamburg 1932. — HINSELMANN u. TRENDTEL: Kriminal. Mh. **1937**, 31.

MÜLLER-HESS u. SCHWARZ: Jk. ärztl. Fortbildg **1931**, H. 9, 1.

PIETRUSKY: Gerichtliche Medizin, S. 186. Berlin 1943. — POLJAKOFF: Dtsch. Z. gerichtl. Med. **14**, 265 (1930).

REUTER: Forensische Gynäkologie. In HALBAN-SEITZ, Biologie und Pathologie des Weibes, Bd. 8, Teil 3, S. 1134, 1137 u. 1140. Berlin u. Wien 1929.

SCHACKWITZ: Notzucht. In Handwörterbuch der gerichtlichen Medizin, S. 527. Berlin 1940.

TER MEER: Verfeinerung der Diagnostik bei Hymenuntersuchungen mit Hilfe des Kolposkops. Med. Diss. Jena 1939.

III. Zweifelhaftes Geschlecht.

Jetzt nicht mehr geltendes Recht, so das alte preußische Landrecht, sah unbestimmtes Geschlecht vor. In solchen Fällen durften die Eltern bestimmen, in welchem Geschlechte das neugeborene Wesen aufgezogen werden sollte. Nach zurückgelegtem 18. Lebensjahre stand es ihm frei, zu welchem Geschlecht es sich halten wollte. Nach dieser Wahl wurde seine Rechtsstellung künftig beurteilt. Wurden aber durch diese Wahl Rechte eines Dritten beeinträchtigt (gedacht war wohl an Erbverhältnisse, insbesondere wohl auch an das Majoratsrecht), so mußten Sachverständige über das wirkliche Geschlecht entscheiden. Ihr Votum galt auch entgegen dem Willen der Eltern und des Zwitters selbst.

Das moderne Recht der Kulturnationen kennt jedoch kein zweifelhaftes Geschlecht. Auch in Deutschland muß nach der Geburt das Geschlecht im Personenstandsregister eingetragen werden. Stellt sich jedoch späterhin heraus, daß das Geschlecht nicht richtig eingetragen war, so kann eine Abänderung der Eintragung und auch eine Änderung des Vornamens durch das Amtsgericht genehmigt werden.

Persönlichkeiten, deren Geschlecht nicht ganz klar ist, die nach der antiken Sage von dem Gott Hermes und der Göttin der Schönheit Aphrodite abstammen sollen, bezeichnet man im medizinischen und biologischen Schrifttum als *Hermaphroditen*. Es wird hier nicht notwendig sein, auf die ontogenetische Entstehung dieser Mißbildungen im einzelnen, auf etwaige erbliche Verhältnisse und auch auf hormonelle Fehlsteuerungen bei der Entwicklung einzugehen (s. LUDWIG und RIES, ROGER u. a.). Bei der Einteilung der Zwitterstufen geht man von verschiedenen Theorien aus, die insbesondere auch von GOLDSCHMIDT (zit. nach PRIESEL) beeinflußt worden sind. Es wird hier genügen, wenn man die Einteilung nach praktischen Gesichtspunkten vornimmt.

Es gibt, wenn auch außerordentlich selten, völlig ungeschlechtliche Wesen, bei denen sich Keimdrüsen überhaupt nicht nachweisen lassen. Es handelt sich öfter um kindlich weiblich, seltener männlich gestaltete Individuen mit Mangel an sekundären Geschlechtsmerkmalen (PRIESEL, WETTERDAL). Bei den eigentlichen Zwitterbildungen wird unterschieden zwischen Wesen, bei denen sowohl männliche als auch weibliche Keimdrüsen bestehen (echter oder *biglandulärer Hermaphroditismus*), und zwischen Wesen, bei denen die Keimdrüsen eindeutig männlich oder weiblich sind, bei denen aber das äußere oder innere Genitale nicht diesem Geschlecht entspricht. Es würde sich dann um *männlichen* bzw. *weiblichen Hermaphroditismus* handeln, wobei sich die Bezeichnung männlich oder weiblich immer nach den Keimdrüsen richtet. Sind die inneren Genitalien diesen Keimdrüsen entgegengesetzt ausgebildet, so würde ein *Hermaphroditismus masculinus* bzw. *femininus internus* vorliegen. Betreffen die Abweichungen die äußeren Genitalien, so spricht man von einem *Hermaphroditismus masculinus* oder *femininus externus*. Äußerer und innerer Hermaphroditismus kann sich weitgehend miteinander in fließenden Übergängen kombinieren.

Echter Hermaphroditismus ist recht selten. Er zeichnet sich dadurch aus, daß in derselben Keimdrüse sowohl Hodengewebe als auch Eierstocksgewebe nachzuweisen ist, manchmal voneinander gut abgegrenzt, manchmal mehr durcheinanderliegend; manchmal ist das Hodengewebe nur angedeutet und auch histologisch schwer zu diagnostizieren, in anderen Fällen von tumorartigen Bildungen überlagert. Mitunter gilt das gleiche für den ovariellen Anteil. Je nach dem Vorherrschen dieses oder jenes Anteils spricht man von einem Ovotestis oder Testoovarium. Es kommt auch vor, daß man auf der einen Seite allein oder vorwiegend Hodengewebe antrifft und auf der anderen Seite ovarielles Gewebe. Die übrigen Genitalien zeigen einen bunten Wechsel von männlichen und weiblichen Anteilen. Neben einem mehr oder minder rudimentären Uterus kann eine Prostata oder auch ein Penis entwickelt sein. Diese Zwitter pflegen je nach der Gestalt des äußeren Genitales als Männer oder als Frauen zu leben. Der psychische Habitus richtet sich aber nicht immer nach der Gestalt der äußeren Genitalien. Auch besteht nicht immer Übereinstimmung zwischen dem äußeren Habitus und der Gestalt der äußeren Genitalien. Der Habitus ist

vielfach weiblich. Die Mammae sind stark entwickelt. Doch kann die Stimme
tief sein. Die Abweichungen am äußeren Genitale vom männlichen bzw. weiblichen Typus sind mitunter nur gering (STROMME, SCHMIDT, PICH, KELL, RAY-
NAUD, McCAHEY, OLBRYCHT, COSTANTINI u. a.).

Bei einem im Jahre 1948 von STROMME geschilderten wahren Hermaphroditismus
wünschte der als Mädchen aufgewachsene Zwitter, ein Mann zu sein. Die Hormonbestimmung im Urin ergab Ausscheidung von reichlich männlichem Hormon. Der Habitus war
eher männlich. Es war ein kleiner erigierbarer Penis vorhanden. Die psychiatrische Untersuchung ergab gleichfalls mehr männliche Charaktereigenheiten. Unter diesen Umständen
glaubte es der Gynäkologe mit Recht verantworten zu können, die vorher histologisch ge-
prüften ovariellen Anteile der Keimdrüsen fortnehmen zu können. Der Zwitter wurde zum
Mann erklärt und heiratete.

Noch seltener als der echte ist der *weibliche Hermaphroditismus*. Nach der
vorliegenden Kasuistik der neueren Zeit wuchsen diese Individuen als Mann
auf. Die äußeren Genitalien waren mehr nach männlicher Art gerichtet, jedoch
sehr hypoplastisch. Das Scrotum fehlte meist. Der Penis war mitunter erek-
tionsfähig, auch hatte manchmal Coitus stattgefunden. Die Brüste waren mitunter weiblich, der Arzt war deswegen konsultiert worden. Andere hatten jeden
Monat einem Blutabgang mit dem Urin. Die Laparotomie ergab in diesen
Fällen das Vorhandensein von Ovarien beiderseits, was auch durch mikroskopische Untersuchung bestätigt wurde (OMBREDANNE, CORRIDEN, COTTE,
JONES).

Relativ am häufigsten ist der männliche *Hermaphroditismus*. Es handelt
sich meist um einen mehr oder minder atrophischen Penis mit hypospadischer
Spaltbildung, die auf das schwach entwickelte Scrotum übergeht. Die Hoden
befinden sich entweder im Leistenkanal oder auch am Ausgang des Leistenkanals im angedeuteten Scrotum, manchmal auch in der Bauchhöhle. Mitunter
ist ein Uterus mehr oder minder rudimentär angelegt, mitunter auch nicht.
Die Hebamme diagnostiziert das Kind bei flüchtigem Hinsehen als Mädchen,
entsprechendes wird im Geburtsregister vermerkt. Mit Beginn der Pubertät
entwickeln sich männliche Eigenschaften. Der Penis kann größer werden, die
Stimme wird tief, Bartwuchs tritt auf, dies fällt den Eltern auf. Das jugendliche
Individuum zeigt auch typisch männliche Eigenschaften und interessiert sich
für Mädchen. Durch Punktion der Keimdrüsen läßt sich mitunter auch ohne
Laparotomie das männliche Geschlecht einwandfrei diagnostizieren. Manchmal
ist die Punktion nicht nötig, wenn bei Pollutionen Samen entleert wird und das
Sperma in der Bettwäsche nachgewiesen werden kann. In anderen Fällen liegen
die Verhältnisse nicht so eindeutig. Die sekundären Geschlechtsmerkmale sind
vielleicht mehr weiblich. Trotz ausgebildeter Mammae wird vielleicht die
Stimme tief. Es kommt aber auch vor, daß trotz bestehender Testes die Psyche
und die sekundären Geschlechtsmerkmale im großen und ganzen weiblich sind
und daß diese Person auch Wert darauf legt, eine Frau zu bleiben. Nach allen
Richtungen hin kommen fließende Übergänge vor. Hier und da ist über eine
gewisse Häufung derartiger Fälle in bestimmten Familien berichtet worden.
Die Mißbildung an den Genitalien kombiniert sich mitunter auch mit anderen
Mißbildungen (Einzelangaben s. Literaturverzeichnis).

Bei den in solchen Fällen zu ergreifenden Maßnahmen kommt es auf der
einen Seite auf die medizinisch-naturwissenschaftliche Wahrheit und darauf an,
daß durch die Weiterführung eines falschen Geschlechtes nicht etwa einem
anderen Unrecht geschieht oder gar geschlechtliche Handlungen der Zwitter
kein Strafverfahren wegen homosexueller Betätigung nach sich ziehen; wenn
aber rechtliche Interessen nicht berührt werden, widerspricht es nicht der ärztlichen Ethik, wenn der Arzt nach Möglichkeit dafür sorgt, daß der betreffende

Zwitter durch das Unglück seines Zwittertums im Leben nicht mehr Nachteile erleidet, als vermieden werden kann. Man wird daher im Rahmen des Möglichen auf das subjektive Geschlechtsempfinden des Zwitters Rücksicht nehmen. War etwa ein weiblicher Zwitter jahrelang als Mann verheiratet, lebte er mit seiner Frau zufrieden, war er womöglich zu einer gewissen sexuellen Betätigung imstande und wird in derartigen Fällen durch eine aus anderem Grunde vorgenommene Laparotomie festgestellt, daß er ein Ovarium hat und einen Uterus besitzt, so kann man es verantworten, ihm das Ovarium zu exstirpieren und ihn vielleicht auch über die wirklichen Verhältnisse nicht aufzuklären. Wünscht ein Zwitter eine Aufklärung und ergibt diese Aufklärung unter Umständen ein entgegengesetztes Geschlecht, als ihm lieb ist und als seinen äußeren und sekundären Geschlechtsmerkmalen entspricht, so wird es nicht notwendig sein, darauf zu bestehen, daß das Geschlecht geändert wird. Man kann es auch als Arzt in solchen Fällen verantworten, auf ausdrücklichen Wunsch des Zwitters die äußeren Geschlechtsteile des Zwitters plastisch entsprechend anzupassen, z. B. Herstellung einer Scheide, Verkleinerung oder Amputation eines Penis und vielleicht auch Fortnahme der diesem Geschlecht entgegengesetzten Keimdrüse. Wird man bei Zwitterbildungen von Kindern von den Eltern um Rat gefragt, so ist es zweckmäßig, die Verhältnisse zunächst auf sich beruhen zu lassen und die Pubertät abzuwarten. Dann erst wären die einschlägigen Untersuchungen vorzunehmen, und dann kann man auch erst das psychische Verhalten des Zwitters bei der Beratung berücksichtigen. Wird man bei Säuglingen um Rat gefragt und läßt sich bei einer äußeren Inspektion zunächst nichts sagen, so ist es eine reine Zweckmäßigkeitsfrage, wie das Kind zunächst aufwächst. Da es sich in der großen Mehrzahl der Zwitter um Männer handelt, bietet ein Aufwachsenlassen als Knabe die geringere Gefahr eines Geschlechtsirrtums. Doch wird auch zu berücksichtigen sein, daß die Unmöglichkeit des Urinierens als Knabe den Heranwachsenden dem Spott der Umgebung aussetzen kann.

Bei einer späteren ärztlichen Untersuchung in oder nach der Pubertät wären zunächst die äußeren Körperformen zu berücksichtigen (Hochwuchs mit eunuchoiden Gliedmaßen, Stimme, Behaarung, Bartwuchs, auf der anderen Seite weiblicher Fettansatz, Bildung von Mammae, helle Stimme, fehlende Bartbehaarung, Art der Schambehaarung und des Beckens), die psychischen Eigenheiten von Kindheit an, die Art des Spielens und die gegenwärtigen Neigungen wären nach der männlichen oder weiblichen Seite hin abzuschätzen, sodann die äußeren Genitalien einer genauen Besichtigung zu unterziehen. Es wäre zu prüfen, wieweit ein Penis ausgebildet ist, ob nebenbei noch eine Vagina besteht oder angedeutet ist, ob sich vielleicht nur ein Urogenitalostium mit verkürzter Urethra gebildet hat. Man wird versuchen müssen, die Keimdrüsen zu tasten. Durch anale Untersuchung wird man versuchen zu ermitteln, ob eine Prostata vorhanden ist oder ob sich ein Uterus palpieren läßt. Die Gestalt des Beckens (Schambogen oder Schamwinkel) wird am besten röntgenologisch festgestellt. Das Resultat von Hormonbestimmungen aus dem Urin oder Blut wird das Ergebnis abrunden, aber oft nicht zu einer eindeutigen Klärung führen. Schließlich kommt noch in Frage, daß man unter Zuziehung eines Urologen versucht, den Genitalschlauch durch Füllung mit einem Röntgenkontrastmittel zur Darstellung zu bringen. Man wird danach fragen und darauf achten müssen, ob periodisch Blutungen aus dem Genitale austreten. Dies alles wird aber unter Umständen nicht ausschlaggebend sein. Ein Menstruationsnachweis mit einer forensisch verwertbaren Sicherheit wird sich nur unter genauer klinischer Beobachtung ermöglichen lassen. Ist dies gelungen, so mag es von ausschlaggebender Bedeutung sein (PRIESEL). Auch positiver Nachweis einer Entleerung von Spermien kann maßgebend sein. Versagen aber diese Untersuchungsmöglichkeiten, so bleibt nichts anderes übrig, als zu einer Laparotomie zu raten, zu der Ärzte zuzuziehen wären, die auf diesem Gebiet eine besondere Erfahrung besitzen. Mitunter müssen schon bei der Laparotomie (nachdem der Zwitter vorher seine Zustimmung gegeben hat), entscheidende Beschlüsse gefaßt werden. Das Ergebnis der Laparotomie wird ergänzt werden müssen durch histologische Untersuchungen von Probeexcisionen. Doch muß man sich darüber klar sein, daß sich auch hier mitunter Schwierigkeiten ergeben können, insbesondere dann, wenn die eigentliche histologische Struktur durch Bildung von Tumoren nicht mehr klar zur Darstellung kommt (PRIESEL).

Ist es gelungen, das Geschlecht zu diagnostizieren, so wäre gegebenenfalls bei der nach Landesrecht zuständigen Behörde Antrag auf Namensänderung zu stellen. Es ist schon oben hervorgehoben worden, daß die persönlichen Neigungen und Wünsche des Zwitters berücksichtigt werden können, sofern dadurch nicht ein Dritter geschädigt wird (MEIXNER, SAND u. a.). Namensänderung im hohen Alter dürfte meist nicht sinnvoll sein (SAND).

Gynäkomastie. Nicht jede während des Lebens erfolgende Veränderung der sekundären Geschlechtsorgane ist ein Zeichen des Zwittertums. Wir wissen, daß Tumoren in den Keimdrüsen, in der Nebennierenrinde an der Hypophyse gelegentlich so starke hormonelle Störungen herbeiführen können, daß es bei Frauen zu Änderungen im Sinne des Virilismus und bei Männern zu Änderungen im Sinne einer *Gynäkomastie* kommt. Doch kann eine Gynäkomastie bei Männern durch einen Mammatumor hervorgerufen werden. Während des zweiten Weltkrieges hat man in Amerika mitunter Mammaschwellungen bei Soldaten beobachtet, die in der Gefangenschaft stark unterernährt waren. Man erklärte dies so, daß die Hungerzeit zu einer Minderproduktion der Keimdrüsenhormone und die plötzliche Überernährung nach Rückkehr aus der Gefangenschaft entweder über die Keimdrüse, oder indirekt infolge Erhöhung der gonadotropen Wirkung zu einem Ansteigen der Hormone überhaupt führte, so daß die Leber nicht mehr in der Lage war, östrogene Substanzen zu inaktivieren (JACOBS, KLATSKIN, KYLE u. a.).

Literatur.

Literatur über zweifelhaftes Geschlecht.

Allgemeindarstellungen.

BINET: Gynec. Gynéc. **36**, 681 (1937). Ref. Dtsch. Z. gerichtl. Med. **29**, 588 (1938).
HABERDA: Lehrbuch der gerichtlichen Medizin, S. 72. Berlin u. Wien 1927.
KEYSERLINGK, V.: Neur. u. med. Psychol. **4**, 80 (1952). — KOLISKO: Beitr. gerichtl. Med. **4**, 1 (1922).
LINDVALL u. WAHLGREN: Acta path. scand. (København.) **17**, 60 (1940). Ref. Dtsch. Z. gerichtl. Med. **33**, 338 (1940). — LUDWIG u. RIES: Zbl. Gynäk. **1938**, H. 43.
MEIXNER: Beitr. gerichtl. Med. **2**, 27 (1914).
NEUGEBAUER, V.: Hermaphroditismus beim Menschen. Leipzig 1908.
OMBREDANNE: Die Zwitter und die Chirurgie, S. 322. Paris: Masson & Cie. 1939.
PRIESEL: Zweifelhafte Geschlechtszugehörigkeit. In Handwörterbuch der gerichtlichen Medizin, S. 690. Berlin 1940. — In LUBARSCH-HENKE, Handbuch der speziellen pathologischen Anatomie, Bd. 6, S. 117. 1931.
ROGER: Presse méd. **1941** I, 9. Ref. Dtsch. Z. gerichtl. Med. **35**, 391 (1942).
SAND: Verh. 1. Internat. Kongr. gerichtl. u. soz. Med. 1938, S. 69. Ref. Dtsch. Z. gerichtl. Med. **32**, 139 (1939/40).

Aplasie der Keimdrüsen.

PICH: Beitr. path. Anat. **98**, 218 (1937).
WETTERDAL: Nord. Med. **1940**, 2165. Ref. Dtsch. Z. gerichtl. Med. **35**, 77 (1942).

Echter Hermaphroditismus.

BREWER u. Mitarb.: J. Amer. Med. Assoc. **148**, 431 (1952). Ref. Dtsch. Z. gerichtl. Med. **41**, 331 (1952).
COSTANTINI et TOREILLES: Presse méd. **1942** I, 148. Ref. Dtsch. Z. gerichtl. Med. **36**, 438 (1942).
GREENE u. Mitarb.: Brit. J. Surg. **1952**, 263. (Hier eingehende Literatur.)
KELL u. a.: Amer. J. Med. Sci. **197**, 825 (1939). Ref. Dtsch. Z. gerichtl. Med. **32**, 139 (1939/40). — KRÜCKMANN: Virchows Arch. **298**, 619 (1937).
McCAHEY u. a.: Amer. J. Obstetr. **36**, 108 (1938). Ref. Dtsch. Z. gerichtl. Med. **31**, 74 (1939).
OLBRYCHT: Zacchia **1938** II, 212. Ref. Dtsch. Z. gerichtl. Med. **31**, 75 (1939).
PICH: Beitr. path. Anat. **100**, 460 (1928).
RAYNAUD u. a.: Presse méd. **1939** I, 459. Ref. Dtsch. Z. gerichtl. Med. **31**, 530 (1939).
SCHMIDT: Z. Urol. **35**, 152 (1941). — STROMME: Amer. J. Obstetr. **55**, 1060 (1948). Ref. Zbl. Path. **85**, 18 (1949).

Hermaphroditismus femininus.

ALBERT: Zbl. Path. **71**, 291 (1939).
CORRIDEN: New England J. Med. **1949**, 240. Ref. Ber. allg. u. spez. Path. **3**, 311 (1949). —
COTTE: Gynéc. et Obstétr. **41**, 204 (1941). Ref. Dtsch. Z. gerichtl. Med. **36**, 154 (1942).

Jones: Amer. J. Obstetr. **35**, 701 (1939). Ref. Dtsch. Z. gerichtl. Med. **30**, 200 (1938).

Keen and de Villiers: S. Afric. Med. J. **1949**, 172. Ref. Ber. allg. u. spez. Path. **4**, 311 (1949).

Mazursky and Sawan: J. Pediatry **36**, 789 (1950).

Ombrédanne: Presse méd. **1937** I, 329. Ref. Dtsch. Z. gerichtl. Med. **29**, 79 (1938).

Hermaphroditismus masculinus.

Barberis: Bol. Soc. Cir. Rosario **5**, 125 (1938). Ref. Dtsch. Z. gerichtl. Med. **31**, 213 (1939). — Biggs and Rose: J. Obstetr. **54**, 369 (1947). Ref. Ber. allg. u. spez. Path. **1**, 215 (1949). — Bogliolo: Arch. ital. Anat. **37**, 559 (1937). Ref. Dtsch. Z. gerichtl. Med. **29**, 80 (1938).

Carlisle and Geiger: Amer. J. Obstetr. **36**, 1047 (1938). Ref. Dtsch. Z. gerichtl. Med. **31**, 444 (1939). — Chapple: Brit. Med. J. **1937**, No 3980, 802. Ref. Dtsch. Z. gerichtl. Med. **29**, 79 (1938).

Ellis and Holden: Lancet **1937** II, 17.

Halinger: Z. Urol. **33**, 24 (1939). — Hartmann: Dtsch. Z. Chir. **256**, 531 (1942).

Koller: Schweiz. med. Wschr. **1943** I, 191. — Kovacs: Bruns' Beitr. **173**, 424 (1942). — Krückmann: Virchows Arch. **298**, 619 (1937).

Pfeiffer: Ann. Méd. lég. etc. **28**, 203 (1948). — Pires de Lima: Med. contemp. **29**, 10 (1939). Ref. Zbl. Path. **77**, 240 (1941). Inst. Anat. F. de Med. do Porto 18, 43 (1937). Ref. Zbl. Path. **73**, 212 (1939).

Shelley: Proc. Roy. Soc. Med. **31**, 1161 (1938). Ref. Dtsch. Z. gerichtl. Med. **31**, 75 (1939). — Simarro u. a.: Rev. clin. españ. **6**, 39 (1942). Ref. Dtsch. Z. gerichtl. Med. **37**, 52 (1943). — Simon: Zbl. Chir. **72**, 279 (1947).

Vondracek u. Nedved: Čas. lék. česk. **1941**, 293. Ref. Dtsch. Z. gerichtl. Med. **36**, 244 (1942).

Gynäkomastie.

Aragona e Panuccio: Arch. „De Vecchi" (Firenze) **13**, 123 (1949). Ref. Ber. allg. u. spez. Path. **7**, 169 (1950).

Hennig: Z. inn. Med. **1948**, 358.

Jacobs: Ann. Int. Med. **28**, 792 (1948). Ref. Ber. allg. u. spez. Path. **2**, 129 (1949).

Kamniker-Hartberg: Zbl. Chir. **1939**, 139. — Klatskin and Rappaport: Amer. J. Med. Sci. **214**, 121 (1947). Ref. Ber. allg. u. spez. Path. **2**, 471 (1949). — Koch: Klin. Wschr. **1948**, 221. — Kuhnke: Dtsch. med. Wschr. **1949**, 1260. — Kyle: New England J. Med. **240**, 537 (1949). Ref. Ber. allg. u. spez. Path. **4**, 342 (1949).

Östergaard: J. Clin. Endocrin. **7**, 438 (1947). Ref. Ber. allg. u. spez. Path. **1**, 231 (1949). — Overzier: Ärztl. Wschr. **1949**, 4.

Picard u. Mitarb.: Bull. Soc. méd. Hôp. Paris, Sér. IV **68**, 72 (1952). Ref. Dtsch. gerichtl. Med. **41**, 330 (1952).

Reinhard: Ärztl. Forsch. **1948**, 280.

Santorsola: Riv. Chir. **2**, 636 (1936). Ref. Zbl. Path. **68**, 281 (1937). — Schmaus: Münch. med. Wschr. **1944**, 122. — Schmidt-Voigt: Z. Kinderheilk. **62**, 590 (1941). — Simon: Zbl. Chir. **1947**, 279. — Spankus and Grant: J. Clin. Endocrin. **7**, 586 (1947). Ref. Ber. allg. u. spez. Path. **1**, 86 (1949).

Tooley u. Lack: Dtsch. Gesundheitswesen **1949**, 1319.

Wernicke: Surgery **5**, 217 (1939). Ref. Dtsch. Z. gerichtl. Med. **31**, 531 (1939). — Wiskott: Münch. med. Wschr. **1941** II, 842.

J. Die Beziehungen der Sexualpathologie zur gerichtlichen Medizin.

I. Verbotene heterosexuelle Handlungen.

a) Verbotener normaler Geschlechtsverkehr.

In rechtlicher Beziehung wird vollendeter Geschlechtsverkehr bereits angenommen, wenn eine Immission in den Scheidenvorhof stattgefunden hat. Ein Eindringen des Penis in die Scheide oder eine Verletzung des Hymen braucht nach herrschender Rechtsauffassung nicht vorgelegen zu haben (Ponsold, Schackwitz).

Geschlechtsverkehr zwischen Verwandten auf- und absteigender Linie und zwischen Verschwägerten auf- und absteigender Linie sowie zwischen Geschwistern wird in dem Strafrecht der meisten Staaten als *Blutschande* bestraft (§ 173 StGB.). Dieses Delikt hat in Deutschland unter dem Einfluß der ungünstigen Wohnverhältnisse zugenommen, insbesondere nach der Richtung hin, daß Väter und Töchter sich zu sexuellen Handlungen verführen lassen. Hat es sich angeblich bei dem Mädchen, mit dem verbotener Verkehr vorgenommen worden sein soll, um einen Erstverkehr gehandelt, so wäre eine Untersuchung auf vorangegangene Defloration erforderlich. Da mitunter die beschuldigten Männer nur durch die Aussagen der weiblichen Verwandten, mit der der Verkehr verboten war — meist der Tochter —, beschuldigt werden, wird es notwendig sein, eine Untersuchung auf *Glaubwürdigkeit* anzuschließen (s. S. 886). Nur in seltenen Fällen handelt es sich um Geschlechtsverkehr zwischen Mutter und Sohn. Bei Geschlechtsverkehr zwischen Vater und Tochter sind die Väter in einer größeren Anzahl von Fällen geschlechtlich besonders agil. Manchmal sind es chronische Alkoholiker. In seltenen Fällen waren die Töchter diejenigen, die den Vater zum Geschlechtsverkehr verführten. Die soziale Prognose ist nicht sonderlich schlecht (EBER).

Daß nach deutschem Recht der Sexualverkehr zwischen Verschwägerten auf- und absteigender Linie, also z. B. zwischen Schwiegereltern und Schwiegerkindern, unter dem Rechtsbegriff Blutschande, wenn auch mit Einschränkungen, bestraft wird, entspricht allerdings nicht biologisch-medizinischen Verhältnissen. Doch kommt es auch sonst vor, daß sich Rechtsbegriffe mit medizinisch-naturwissenschaftlichen Begriffen nicht decken.

Geschlechtsverkehr mit unbescholtenen Mädchen, welche das 16. Lebensjahr nicht vollendet haben, wird im deutschen Strafrecht als „*Verführung*" unter Strafe gestellt, allerdings nur, wenn die Eltern der Verführten Strafantrag stellen (§ 182 StGB.). Nach der üblichen Auslegung des Strafrechts liegt eine Verführung nicht vor, wenn das Mädchen sich anbietet. Der Arzt wird als Sachverständiger in solchen Strafverfahren dann gehört, wenn in Frage steht, ob der Beschuldigte nach dem Aussehen des Mädchens erkennen mußte, daß es das 16. Lebensjahr noch nicht vollendet hatte. Dies kann bei vollentwickelten Mädchen zweifelhaft sein.

b) Unzüchtige Handlungen an weiblichen Minderjährigen.

Ist es bei sexuellen Handlungen mit einem Mädchen unter 16 Jahren nicht zum vollendeten Beischlaf gekommen, so ist nach deutschem Strafrecht eine Bestrafung wegen Verführung nicht möglich; es kann Strafantrag wegen *Beleidigung* gestellt werden. Hat jedoch dieses Mädchen das 14. Lebensjahr nicht erreicht, so handelt *es* sich um einen besonderen strafrechtlichen Tatbestand, der den Gerichtsmediziner häufiger beschäftigt. Die Vornahme von unzüchtigen Handlungen an Personen unter 14 Jahren (auch Knaben, s. unter Homosexualität) wird unter dem Tatbestand „*Unzucht mit Kindern*" unter Strafe gestellt, ebenso eine Verleitung zur Verübung oder Duldung unzüchtiger Handlungen (§ 176, 3, StGB.).

Die hierbei zutage tretenden Vorfälle sind charakteristisch und wiederholen sich immer wieder: der jeweilige Mann gilt oft als sog. „Kinderfreund". Er beschäftigt sich gern mit kleinen Mädchen und spielt mit ihnen. Er neigt dazu, zunächst harmlos zu tätscheln. Dann wird gelegentlich unter den Schlüpfer gegriffen, das Kind wird veranlaßt zu dulden, daß der Schlüpfer heruntergezogen wird. Der Finger des Mannes tastet an das kindliche Genitale, manchmal legt er aber auch Wert darauf, das Genitale zu sehen, ohne es zu berühren. Wiederum in anderen Fällen wird das eigene Genitale an das des Kindes herangeführt. Der Penis wird zwischen den Oberschenkeln des Kindes hin- und hergerieben, mitunter bis zum Samenerguß. Es kommt auch vor, daß der Täter sich auf das Mädchen legt und einen regelrechten Coitus inter femora durchführt. Andere Täter legen wieder mehr Wert darauf, daß das Mädchen ihre Geschlechtsteile berührt. Die Hand des Mädchens wird manchmal bei ungeöffneter Hose, manchmal nach geöffneter Hose an den Geschlechtsteil des Mannes herangebracht. Mitunter wird das Mädchen auch veranlaßt, am Geschlechtsteil zu reiben. Nach der Tat erfolgt häufig die Mahnung, das Mädchen solle niemanden etwas sagen; ein Geldgeschenk oder eine Gabe von Süßigkeiten schließt sich an. Manchmal werden die Mädchen vorher durch ein Geschenk von Süßigkeiten vertraulich gemacht. Durchaus nicht immer werden derartige Erlebnisse von den Kindern als besonders anstößig empfunden, sie beichten vielfach nicht den Eltern, sondern offenbaren sich einer Freundin, die dann je nach ihrer Einstellung das Geschehnis dem Ortsklatsch unterbreitet oder auch bei irgendeiner Gelegenheit über die eigene Mutter oder unmittelbar der Mutter des geschädigten Kindes Mitteilung macht; manchmal hören die Eltern von den Vorkommnissen auch erst zufällig von Unbeteiligten (s. auch BRÜCKNER). Es gibt kaum eine Variation, die nicht gelegentlich vorkommt.

Sieht man sich diese Täter vom kriminal-psychologischen Standpunkt aus an, so kommt man nur selten zu dem Ergebnis, daß es sich um sexuell übermäßig tätige Persönlichkeiten handelt, die den Genuß am normalen Verkehr mit Frauen verloren haben und denen nunmehr diese Handlungen an kleinen Kindern größere Befriedigung bereitet. Dies ist am ehesten noch der Fall, wenn in relativ brüsker Form Coitus inter femora oder, was sehr selten ist, in ano, durchgeführt wird. In den allermeisten Fällen handelt es sich um Persönlichkeiten, die sexuell oder körperlich irgendwie unterwertig sind. Mißbildete oder besonders abstoßend aussehende Männer finden manchmal nicht sexuellen Anschluß an erwachsene Frauen und reagieren an Kindern ab. Auch kommt es vor, daß besonders schüchterne Männer, die vielleicht schon öfter von Frauen in ihren sexuellen Bestrebungen abgewiesen wurden, sich an Kinder heranmachen, denen gegenüber die Autorität gegen Erwachsene zustatten kommt. Jugendliche Männer mit erwachender Libido wagen sich mitunter noch nicht an erwachsene Mädchen heran, sondern trachten aus einer gewissen Neugier heraus zunächst nur danach, das nackte Genitale eines Mädchens zu sehen. Bei alternden Männern besteht vielfach ein *Mißverhältnis zwischen der Libido und der erlahmten Potenz*, sie reagieren dieses Mißverhältnis durch unzüchtige Handlungen an Kindern ab. Aber auch Männer im besten Alter, die entweder keine Gelegenheit zum normalen Geschlechtsverkehr haben oder die sich dabei aus irgendwelchen Gründen nicht recht befriedigt fühlen, lassen sich zu derartigen Handlungen an minderjährigen Mädchen verführen. Sie sind mitunter verheiratet, haben Kinder gezeugt, haben auch mit ihrer Frau Geschlechtsverkehr und begehen trotzdem das erwähnte Delikt. Wenn man in solchen Fällen nachforscht und auch die Ehefrau in vernünftiger Weise exploriert, stellt sich meist heraus, daß irgendein Hemmnis besteht, das einen befriedigenden normalen Geschlechtsverkehr nicht zuläßt. Geistig nicht vollwertige Personen, insbesondere Schwachsinnige, die sich an erwachsene Mädchen nicht herantrauen, können gleichfalls die Neigung haben, sich an minderjährige Mädchen heranzumachen. Auch bei chronischen Alkoholikern wird derartiges beobachtet. Bei ihnen geht die Potenz zurück, während die Libido eher gesteigert ist. Auch wenn man von einem chronischen Alkoholismus noch nicht reden kann, kann auch ein akuter Alkoholrausch Anlaß zu einem derartigen Delikt geben. Alkoholeinwirkung steigert meist die Libido, kann aber die Potenz beeinträchtigen; dazu kommt der Verlust der Hemmungen.

Die hier geschilderten charakterlichen und psychologischen Abarten machen in vielen Fällen das Delikt menschlich verständlicher. Es wird notwendig sein, zu versuchen, derartige Wurzeln für die Entstehung solcher Delikte dem Gericht darzustellen. Es liegt in der Hand des Gerichtes, die psychologischen Wurzeln im Strafmaß zu berücksichtigen. Ob diese psychologischen Spielarten Anlaß geben, Zurechnungsunfähigkeit oder verminderte Zurechnungsfähigkeit festzustellen, bedarf einer besonders kritischen Überprüfung nach den Richtlinien der forensischen Psychiatrie. Auf das einschlägige Schrifttum muß verwiesen werden. Im allgemeinen dürfte ein Anlaß hierzu nur bei erheblichen Schwachsinnsgraden, bei deutlicher Alkoholbeeinflussung oder bei pathologischen Rauschzuständen gegeben sein.

Besonders gefährdet, wegen solcher Delikte angezeigt zu werden, sind *Lehrpersonen*. Man wird verlangen können, daß sie sich dieser Gefahr bewußt sind, und auch Handlungen unterlassen, die an der Grenze stehen, z. B. zufälliges

Berühren der Mammae oder Berührungen der Beine unterhalb des Rockes (Entscheidung des RG. vom 21. 1. 38, JW. 1938, S. 789).

Zu den Ausnahmefällen dürfte es gehören, wenn ein verheirateter Lehrer — er hatte mit seiner Frau allerdings nur selten Geschlechtsverkehr —, der etwas geltungsbedürftig war, zum *Angeben* neigte und deshalb gefrozzelt wurde, vor der Schulklasse nach glaubhaftem, in der Hauptverhandlung abgegebenen Geständnis ein verdorbenes Schulmädchen veranlaßte, im Kathederkasten hockend beim Unterricht an seinen Genitalien zu manipulieren (Staatsanwaltschaft Heidelberg A.Z. 2 b Js 535/50).

Nach allgemein gewonnenen Eindrücken ist die Anzahl der Sittlichkeitsdelikte, insbesondere der unzüchtigen Handlungen an Minderjährigen, in den letzten Jahren *angestiegen*. Eine Bundeskriminalstatistik, die darüber einwandfrei Aufschluß geben könnte, ist noch nicht angelegt worden. Für den Landgerichtsbezirk Heidelberg hat BRÜCKNER einschlägige Untersuchungen angestellt (persönliche Mitteilung). Die Anzahl sämtlicher diesbezüglicher Anzeigen betrug:

1935	1936	1937	1938	1939	1940	1941	1942
53	66	72	52	49	30	25	19

1943	1944	1945	1946	1947	1948	1949	1950
21	18	3	11	16	34	66	123

Selbstverständlich braucht nicht jede Anzeige richtig zu sein; doch ist das Ansteigen der Anzeigen in den letzten Jahren so deutlich, daß man eine Zunahme dieser Delikte feststellen muß. Die Möglichkeit, die in die Höhe gehenden absoluten Zahlen auf eine Vermehrung der Bevölkerung zurückzuführen, besteht jetzt nicht mehr, da in dieser Gegend Flüchtlingsumsiedlungen nicht vorgenommen wurden. Die Zunahme der Sittlichkeitsdelikte wird sich ätiologisch kaum auf einen Nenner bringen lassen. Vielleicht spielt die Zunahme des Alkoholkonsums, aber auch der allgemeine Rückgang der ethischen und moralischen Auffassungen hierbei eine Rolle, vielleicht auch die schlechten Wohnverhältnisse (BRÜCKNER). Es läßt sich auch denken, daß die gerade in diesem Bezirk ziemlich hohe Erwerbslosigkeit dazu beiträgt. Es handelt sich bei den Beschuldigten vielfach um Personen, die zur Zeit des Deliktes beschäftigungslos waren. Weitere Einzeheiten s. NAU.

c) Verbotene unzüchtige Handlungen an erwachsenen Frauen.

Unzüchtige Handlungen an erwachsenen Frauen, so z. B. unzüchtige Berührung der Mammae, Griffe unter den Rock in die Gegend der Genitalien, sind nach deutschem Strafrecht mit Strafe bedroht, wenn sie mit Gewalt oder durch Drohung mit gegenwärtiger Gefahr für Leib und Leben zur Duldung dieser Handlungen gezwungen werden (§ 176 Z. 1 StGB.). Außerdem sind solche Handlungen strafbar, wenn sie, auch ohne daß Gewalt gebraucht oder eine Drohung ausgestoßen wurde, an Menschen unter 21 Jahren geschehen, die der Erziehung, Ausbildung, Aufsicht oder Betreuung des Täters anvertraut waren (Unzucht mit Abhängigen § 174 Z. 1 StGB.). Ohne Rücksicht auf das Alter ist derartiges auch strafbar, wenn der Täter seine Amtsstellung oder seine Stellung in einer Anstalt für Kranke und Hilfsbedürftige dazu ausnutzte (§ 174 Abs. 2 StGB.).

Die Frage der Gewaltanwendung oder Drohung mit gegenwärtiger Gefahr bei Leib und Leben mag unter dem Abschnitt *Notzucht* besprochen werden (s. S. 870). Auf den *Arzt* angewendet, würden die Bestimmungen über Unzucht mit Abhängigen (§ 174 Abs. 1 u. 2) bedeuten, daß der Arzt, der in der Sprechstunde an einer Patientin unzüchtige Handlungen vornimmt, dann bestraft wird, wenn die Patientin unter 21 Jahre alt war. War sie älter, so wird eine Bestrafung nur erfolgen können, wenn er Gewalt brauchte oder mit einer gegenwärtigen Gefahr für Leib und Leben drohte, etwa damit, daß die Patientin sterben könne, wenn sie die unzüchtige Handlung nicht dulde. Im Krankenhause, auch in einem Privatkrankenhause, sind unzüchtige Handlungen an einem Pflegebedürftigen durch den Arzt oder das Pflegepersonal unabhängig vom Alter der Patientin immer strafbar, auch unabhängig davon, ob dies mit Gewalt und Drohungen erzwungen war, oder ob dies nicht der Fall war.

Ein Frauenarzt hatte bei seinen Patientinnen mit deren Einwilligung masturbatorische Akte durchgeführt. Er hielt sie für therapeutisch notwendig. Die Patientinnen waren einverstanden. Er konnte zwar wegen eines Unzuchtdeliktes nicht bestraft werden, doch erfolgte eine Ahndung wegen Körperverletzung (Reichsgerichtsbriefe 1 D 39/40, v. 23. 2. 40, ref. Ärztl. Sachverst.ztg **1940**, 95).

d) Gerichtsmedizinische Untersuchung der Opfer dieser Delikte.

Wird eine dieser verbotenen unzüchtigen Handlungen behauptet, so wird es notwendig sein, daß das Opfer so schnell wie möglich einer gerichtsmedizinischen Untersuchung zugeführt wird. Bei der körperlichen Untersuchung wird man darauf achten müssen, ob durch die Manipulationen Verletzungen an den Genitalien entstanden sind, etwa Kratzspuren oder frische Einrisse am Hymen. Ein negativer Befund spricht in keiner Weise gegen die Vornahme derartiger Manipulationen. Man wird daran denken müssen, daß Kinder auch ohne vorangegangene örtliche Reizung in der Gegend der Genitalien wund sein und daß innerhalb der wunden Stelle gelegentlich kleinste nässende Hautdefekte entstehen können. Dagegen spricht das Vorhandensein von frischen *kratzerartigen* Wunden für die Vornahme von unzüchtigen Handlungen. Gelegentlich wird der Einwand gemacht, daß derartige Kratzwunden auch von onanistischen Handlungen herrühren könnten. Dazu ist zu bemerken, daß Onanie bei weiblichen Kindern sehr selten ist. Kommt sie aber vor, oder handelt es sich um eine Untersuchung von Erwachsenen, so entstehen diese Verletzungen nicht in der Gegend des Hymen und auch nicht in der Gegend der unteren Partien der kleinen Labien, sondern in der Gegend der Klitoris (SCHACKWITZ). Nicht bis zum Rande reichende Kerben könnten allerdings auch durch eine Digitatio zustande kommen. Findet man an ihnen *frisches Blut* oder *Schorf*, so erhält eine derartige Feststellung eine erhebliche Beweiskraft.

Es wird weiterhin notwendig sein, daß der Gerichtsmediziner durch vorsichtiges Fragen des Kindes oder der Erwachsenen sich noch einmal über die Angaben orientiert und sie gleich auf ihre medizinische Glaubwürdigkeit überprüft. Der erste Eindruck ist oft der wichtigste. Näheres zur Frage der Glaubwürdigkeit von Zeugenaussagen in Sexualprozessen s. S. 886.

In einem von uns begutachteten Falle hatte ein Kind behauptet, ein Erwachsener habe sein Membrum in die eigene Scheide eingeführt und Hin- und Herbewegungen gemacht. Das Kind war daraufhin von der Polizei einem Arzt zugeführt worden. Er stellte eine Reizung der äußeren Genitalien fest, wie sie auch sonst vorkommt und außerdem einen Einriß des Hymen. Der Beschuldigte wurde daraufhin sofort verhaftet. Bei der Nachuntersuchung durch uns mußte festgestellt werden, daß es sich nur um eine kleine, nicht bis zum Rande reichende Einkerbung handelte. Auf Anfrage teilte uns der Arzt mit, daß er frisches Blut oder Blutschorf an der Einkerbung nicht bemerkt habe. Da der Scheideneingang des Kindes kaum für den kleinen Finger durchgängig war, mußten wir zum Schluß kommen, daß der ursprünglich erhobene ärztliche Befund nicht geeignet sei, den Beschuldigten zu belasten, und daß außerdem die Angaben des Kindes über vollendeten Geschlechtsverkehr wenigstens in dieser Form nicht wahr sein konnten.

Soweit bei der mißbrauchten Frau vollendeter Geschlechtsverkehr in Frage kommt, darf man auch nicht versäumen, nach dem Vorhandensein von *Sperma* in der Wäsche, an den äußeren Genitalien, insbesondere in den Schamhaaren, aber auch in der Vagina und im Cervixeingang zu forschen. Wir gehen so vor, daß wir getrennt die Vagina austupfen und die eingestellte Portio abtupfen und die Tupfer nach der Färbemethode von BAECHI untersuchen (s. S. 119). Zuvor nehmen wir aber auch Schleim aus der Vagina und aus der Portio mit einem dünnen Hegarstab ab und fertigen Ausstriche an, die nachher gefärbt werden. Man muß möglichst viel Schleim auf einer großen Fläche ausstreichen. Daher empfiehlt sich die Benutzung einer Platinöse unseres Erachtens nicht. An der Leiche nehmen wir den Vaginalinhalt, den Inhalt des Cervicalkanals und den Inhalt des Cavum uteri mit Tupfern auf und untersuchen in gleicher Weise. Von Cervicalschleim kann man auch Nativpräparate anfertigen.

Beim normalen Geschlechtsverkehr wird das Sperma im Scheidengewölbe deponiert. Hier entsteht eine gallertige Masse, die erst nach Stunden aus der

Scheide ausfließt; bei glatter Scheide geschieht dies schon früher (F. REUTER). Es ist unter diesen Umständen wichtig, daß Untersuchungen dieser Frauen so schnell wie möglich stattfinden.

Bezüglich des weiteren Verhaltens der Spermien in der Vagina ist folgendes bekannt (BELONOSCHKIN): Die Spermien bleiben bei der lebenden Frau in der Scheide bis zu $2^{1}/_{2}$ Std beweglich. Das p_H des Cervicalschleimes ist dem Leben der Spermien nicht günstig, das p_H des Ejaculates führt eine gewisse Pufferwirkung herbei. Schon in etwa 3 min scheinen die Spermien bis in den Cercicalkanal vordringen zu können. Ihre Lebensdauer mag hier etwa 48 Std betragen. In der gleich kurzen Zeit von 3 min scheinen Spermien auch bis in das Cavum uteri vordringen zu können; sie sollen hier bis zu 24 Std am Leben bleiben können. Das eigentliche Receptaculum für die Spermien scheint der Cervicalkanal zu sein. Man hat hier am ehesten Aussicht, Spermien vorzufinden, was auch unseren Erfahrungen entspricht. In der Vagina scheinen die Spermien auch an der Leiche verhältnismäßig schnell zugrunde zu gehen. Negativer Spermabefund schließt einen vorangegangenen Sexualverkehr nicht aus, positiver würde ihn beweisen, allerdings nur dann, wenn man nach den ganzen Umständen nicht annehmen kann, daß die Verstorbene einige Zeit vorher auch mit anderen Männern Geschlechtsverkehr hatte, womit man z. B. bei einer Prostituierten rechnen muß. Man nimmt an, daß die bei der Kohabitation in die Scheide ejaculierten Spermien weniger durch die Eigenbeweglichkeit, als vielmehr durch peristaltikähnliche Bewegungen des Uterus in die Cervix und das Cavum uteri hineingebracht werden. Man bringt diese Bewegungen mit dem weiblichen Orgasmus in Zusammenhang. Man diskutiert auch und hat Versuche darüber angestellt, ob nicht schon das Sperma an sich die Uterusmuskulatur zu Reaktionen anregt (Schrifttum bei BELONOSCHKIN). Wenn man bei einer Frau, die in der Zeit vorher keinen Geschlechtsverkehr hatte und die das Opfer eines Notzuchtattentates wurde, an der *Leiche* im Cavum uteri Spermien vorfindet, so wird man dies mit einiger Vorsicht als Zeichen dafür deuten, daß die Frau während des Geschlechtsverkehrs noch am Leben war. Experimentelle Untersuchungen gerade auf diese Fragestellung hin wären aus naheliegenden Gründen schwierig.

Der untersuchende Arzt darf auch nicht vergessen, die *Wäsche* des Kindes bzw. der Frau zu asservieren, falls dies nicht schon durch die Polizei geschehen ist. Sollte die Wäsche des Kindes, weil andere Wäschestücke im Augenblick nicht vorhanden sind, nicht zurück behalten werden können, so darf nicht vergessen werden, der Mutter einzuschärfen, daß die Wäsche unverändert bleiben muß und nicht gewaschen werden darf. Gelingt es durch spätere Untersuchung, Sperma nachzuweisen (s. S. 116), so wird man anschließend versuchen, eine *Blutgruppenbestimmung* vorzunehmen.

In einem von uns beobachteten Falle gelang es auf diese Weise, einen Mann als Täter auszuschließen, den das Kind irrtümlich wiederzuerkennen glaubte. Später gelang es, den richtigen Täter aufzufinden.

In der Hauptverhandlung wird der Arzt vom Richter unter Umständen gefragt, welchen Einfluß die festgestellten unzüchtigen Handlungen auf das *spätere Leben* des Kindes haben könnten. Nachuntersuchungen von 20—24 Jahre alten Frauen und Mädchen, die in der Kinderzeit einem derartigen Delikt zum Opfer gefallen waren, haben ergeben, daß die Folgen nicht so weitgehende sind, als vielfach im Volksmunde angenommen wird. Es bestand nur noch eine dunkle, unklare, ziemlich gleichgültige Erinnerung an den Vorfall. Minderwertigkeitskomplexe waren nicht zurückgeblieben. Die Frauen hatten vielfach geheiratet (Untersuchungen von GORONCY an einem Material von 24 Frauen). Damit ist natürlich nicht gesagt, daß die Folgen immer verhältnismäßig harmlos sein *müssen*.

e) Notzuchtshandlungen.

Nach deutschem Recht wird wegen Notzucht mit Zuchthaus bestraft, wer durch Gewalt oder durch Drohung mit gegenwärtiger Gefahr für Leib oder Leben eine Frauensperson zur Duldung des außerehelichen Beischlafes nötigt, oder wer eine Frauensperson zum außerehelichen Beischlaf mißbraucht, nachdem er sie zu diesem Zwecke in einen willenlosen oder bewußtlosen Zustand versetzt hat (§ 177 StGB.). Beim Vorliegen mildernder Umstände kann die Strafe ermäßigt werden.

Wird eine willenlose oder im bewußtlosen Zustand befindliche oder geisteskranke Frauensperson zum außerehelichen Beischlaf mißbraucht, so kann wegen *Nötigung zur Unzucht* gleichfalls auf eine hohe Zuchthausstrafe erkannt werden (§ 176, Abs. 2 StGB.).

Sind derartige Delikte vorgekommen, so kann die Geschädigte auch *zivilrechtlich* Schadenersatz oder Schmerzensgeld verlangen, und zwar auch schon dann, wenn sie durch Hinterlist, durch Täuschung oder unter Mißbrauch eines Abhängigkeitsverhältnisses zur Gestattung des außerehelichen Beischlafs bestimmt worden ist (§§ 823, 825, 847 BGB.).

Unter den Begriff der geisteskranken Frau würde auch eine hochgradig *Schwachsinnige* fallen. Der Schwachsinn muß allerdings einen solchen Grad erreicht haben, daß die Frau außerstande ist, zwischen einer dem Sittengesetz entsprechenden und einer ihm widerstreitenden Befriedigung des Geschlechtstriebes zu unterscheiden und dem an sie gestellten Verlangen eines außerehelichen Beischlafes mit freier Entschließung zu begegnen (RG. 70, 32). Dies wird im einzelnen abgewogen werden müssen. Von PETTERS wird dieser Zustand so definiert, daß die Frau wegen ihres Geisteszustandes außerstande sein muß, die Bedeutung und die Folgen des Beischlafes richtig zu erkennen.

Unter Beischlaf versteht man auch hier die Vereinigung der Geschlechtsteile zweier Personen verschiedenen Geschlechts, wozu zum mindesten der Anfang des Eindringens des männlichen Gliedes in den weiblichen Geschlechtsteil gehört; Samenerguß ist nicht erforderlich (PETTERS).

Hatte der Täter von der geistigen Störung der Frau Kenntnis, z. B. dadurch, daß ihm die Familienverhältnisse bekannt waren, oder dadurch, daß er wußte, daß sie Insassin einer Heil- und Pflegeanstalt war, so dürfte der juristische innere Tatbestand auch ohne Vornahme einer ärztlichen Untersuchung klar sein. War dies aber alles nicht der Fall, so muß die Strafverfolgungsbehörde beweisen, daß dem Täter die geistige Störung der Frau bekannt sein mußte. Der Gerichtsmediziner würde dann noch gefragt werden, ob dem Täter bei oberflächlicher Bekanntschaft mit der Frau die geistige Störung auffallen mußte. Dies wird man keineswegs immer bejahen können. Es ist bekannt, daß Geisteskranke nicht immer grob auffällig sind. Es gibt mitunter auch recht gut aussehende Schwachsinnige, die es gelernt haben, ihre geistigen Mängel unter glatten, mitunter sogar gewandten Formen zu verdecken.

Eine *Willenlosigkeit* im Sinne der oben erwähnten gesetzlichen Bestimmungen kann hervorgehoben werden durch Narkotica und Schlafmittel oder Alkohol. Von welchem Grad der Alkoholbeeinflussung an Willenlosigkeit festgestellt wird, dafür bestehen noch keine Normen. Man wird aber verlangen müssen, daß bei dem Opfer eine deutliche Alkoholintoxikation mit sicher bemerkbaren körperlichen Symptomen bestand. Wenn es noch Zeit ist, darf man nicht vergessen, eine *Blutentnahme* zur Alkoholbestimmung zu veranlassen. Hat dies keinen Zweck mehr, so wird man versuchen müssen, sich auf dem Wege der Ermittlungen, zu deren Ergänzung man noch Vorschläge machen kann, ein Bild zu machen. Außer durch Alkohol kann Willenlosigkeit auch durch Barbitursäurepräparate und andere Schlafmittel erzielt werden, ferner auch durch Rauschgifte, insbesondere durch Morphin und Cocain.

Selbstverständlich stellt auch eine *Narkose*, aber auch ein Chloräthylrausch einen willenlosen Zustand im Sinne der Notzuchtbestimmungen dar. Wie später bei Besprechung der Frage der Glaubwürdigkeit noch zu erörtern sein wird, ist bei derartigen Beschuldigungen auch daran zu denken, daß Frauen im Stadium des Einschlafens oder des Aufwachens aus einer Narkose oder aus einem Rausch mitunter sexuell betonte Vorstellungen haben kann, so daß die Möglichkeit einer subjektiven Täuschung zum mindesten in Betracht gezogen werden muß. Dies gilt insbesondere für die jetzt in der zahnärztlichen Praxis üblichen *Lachgasnarkosen*. Gerade hier ist es zweckmäßig, daß der Zahnarzt mit der Patientin nicht allein im gleichen Raum bleibt. Daß ein Anspritzen mit Chloroform oder Äther oder ein kurzes Vorhalten eines mit Chloroform oder Äther getränkten Tuches nicht genügt, einen willenlosen Zustand hervorzurufen, wurde schon früher ausgedrückt (s. S. 739, 776).

Auch bei Klagen über Vergewaltigungen im *Schlaf* wird man kritisch sein müssen. Manchmal kommt derartiges so zustande, daß die Ehefrau fälschlich glaubt, daß es sich um den Ehemann gehandelt habe. Weiterhin mag dieses möglich sein bei besonders festem Schlaf, z. B. wenn Frauen Schlafmittel genommen haben oder wenn sie nach langer Nachtarbeit (Kellnerinnen, Kassiererinnen) besonders fest eingeschlafen sind. Manchmal mag auch das Überraschungsmoment eine gewisse Rolle spielen (F. REUTER).

Ein ausgedehntes Schrifttum gibt es über die Frage, ob durch eine *Hypnose* ein Zustand von Willenlosigkeit erreicht werden kann, der unzüchtige Handlungen oder einen Beischlaf zuläßt. Im großen und ganzen geht die Meinung dahin, daß eine in Hypnose befindliche Frau dann den Aufforderungen des Hypnotisierenden nicht mehr nachkommt, wenn es sich um Anordnungen handelt, die ihrer inneren Einstellung zuwider sind. Wenn man von einer Hypnotisierten verlangt (etwa bei einer Schaustellung), sie möge sich entkleiden, dann macht sie einfach nicht mehr mit. Folgt sie den Aufforderungen des Hypnotiseurs unter Ausschluß weiterer Menschen, so ist eher zu vermuten, daß bei ihr so starke sexuelle Bindungen gegenüber diesem Mann bestehen, daß sie ihm willfährig ist. Es gibt aber hier und da Ausnahmen, wie der Heidelberger Hypnoseprozeß des Jahres 1936 bewies. Hier hat sich gezeigt, daß besonderes nachhaltiges geschicktes Hypnotisieren eine Frau schließlich doch willenlos machen kann (L. MAYER). Es handelt sich aber hier doch um besondere Ausnahmen. Wenn eine Frau etwa aussagt, der Täter habe sie durch einen einzigen Blick willenlos gemacht, so daß sie sich alles gefallen lassen mußte, so liegt vom ärztlichen Standpunkt aus keine Notzucht vor. Selbst dann, wenn es sich um eine regelrechte Hypnose gehandelt hat, die *einmal* stattfand, wird es nicht ohne weiteres möglich sein, einen willenlosen Zustand zu bejahen (MÜLLER-HESS und AUER, SCHACKWITZ, L. MAYER, eigene Erfahrungen).

Zur Frage der Drohung mit *gegenwärtiger Gefahr für Leib und Leben* wird der Arzt kaum Stellung zu nehmen haben.

Einmal kamen wir mit dieser Frage wie folgt in Berührung: ein übel beleumdeter Heilkundiger, der seinen Patienten ,,Zaubertränke" gab, hatte von einer Patientin die Duldung des Beischlafes verlangt mit der Mitteilung, sie werde auf Grund des Genusses der von ihm gegebenen Arznei in einem Monat krank werden und sterben. Das Gegenmittel sei er aber nur bereit zu geben, wenn sie sich ihm hingebe. Die etwas schwachsinnige Patientin hatte auch eingewilligt. Eine Verurteilung wegen Notzucht konnte in diesem Falle nicht erfolgen, da es sich nicht um eine Drohung mit *gegenwärtiger* Gefahr für Leib und Leben gehandelt hatte.

Öfter ist es erforderlich, daß sich der Gerichtsmediziner mit der Frage der *Gewaltanwendung* befaßt. Hier gibt es recht schwierige und strittige Grenzen. Man verlangt von einer Frau, daß sie sich gegen dieses Unrecht wehrt, daß sie um Hilfe ruft, daß sie körperlich Widerstand leistet, und es entspricht auch der Erfahrung, daß es einem Mann schwer ist, mit Gewalt das Membrum einzuführen, wenn die Frau die Oberschenkel zusammenpreßt. Die Adductorenmuskulatur ist so kräftig, daß der Widerstand der Muskelgruppe nur mit sehr großer Gewalt gebrochen werden kann, und man müßte schon meinen, daß in solchen Fällen Spuren der Gewalteinwirkung zwischen den Oberschenkeln zu sehen sein müßten, so Kratzspuren und Hämatome. Außerdem kann man noch Kratzspuren auf der Bauchhaut oberhalb der Genitalien wahrnehmen. Sie kommen dadurch zustande, daß mit brüsker Gewalt der Schlüpfer nach unten gerissen und das Hemd nach oben geschoben wird. Diese ,,klassischen" Notzuchtsspuren sind in einer Reihe von Fällen bei Genotzüchtigten feststellbar. Ihr Vorhandensein würde die Angaben des Opfers bestätigen. Handelte es sich bei der Notzucht oder dem sonstigen Mißbrauch um den ersten Geschlechtsverkehr, so wird man natürlich sehr sorgfältig nach Deflorationsspuren suchen müssen. Das Fehlen einer Defloration steht jedoch der Annahme einer Notzucht nicht ohne weiteres entgegen. Es genügt zur Annahme einer vollendeten Notzucht, daß das Membrum den Scheideneingang erreichte. Auf der anderen Seite kommt es vor, daß das brüske Einführen des Membrums in die Vagina *Scheideneinrisse* veranlaßt. Die Disposition hierzu ist größer, wenn das Opfer sich noch während des Coitus wehrt. Bei Beurteilung der Frage, ob eine Verletzung der Vagina allein ohne weitere Befunde ausreicht, eine vorangegangene Gewaltanwendung zu *beweisen*, ist zu berücksichtigen, daß sonst beim Beischlaf Vaginalverletzungen beobachtet werden bei abnormer Lage während der Ausübung des Aktes, bei einem Mißverhältnis zwischen dem Membrum und der Weite der Vagina, bei Geschlechtsverkehr in begrenztem Raum, z. B. im Auto (s. S. 352). Man wird sehen müssen, wieweit man diese mehr „harmlosen" Entstehungsarten eines Scheidenrisses durch die Ermittlungen ausschließen kann.

Bei behaupteten Vergewaltigungen darf man nicht vergessen, auch den Täter auf Abwehrverletzungen zu untersuchen. In Frage kommen Kratzverletzungen und Bißverletzungen an seinen Händen. F. REUTER hat auch einmal eine Bißverletzung am Penis des Täters gesehen.

Nun darf man aber bei der Beurteilung von Notzuchtsattentaten vom ärztlichen Standpunkt auch nicht unberücksichtigt lassen, daß nicht nur die körperlichen, sondern auch die *seelischen* Widerstandskräfte einer Frau bei fortgesetzten Angriffen erlahmen, so daß sie sich schließlich mehr oder weniger widerstandslos dem Angreifer fügt. Es kommt hinzu, daß sie durch die Drohungen des Angreifers eingeschüchtert wird und es schließlich als das geringere Übel ansieht, den Widerstand aufzugeben. Somit kann Gewaltanwendung in Drohung mit gegenwärtiger Gefahr für Leib und Leben übergehen. Das Fehlen von Verletzungen braucht daher nicht gegen das Vorliegen einer Notzucht zu sprechen (SCHACKWITZ).

Meist bleibt es nicht erspart, daß sich der Arzt zur Frage der *Glaubwürdigkeit* der Angaben der belastenden Zeugin äußern muß (s. S. 886).

f) Todesfolge von unzüchtigen Handlungen oder gewaltsamem Beischlaf.

Hat eine Notzucht oder eine unter Strafe gestellte unzüchtige Handlung den Tod der verletzten Frau zur Folge gehabt, so tritt nach deutschem Recht eine erhebliche Strafverschärfung ein (§ 178 StGB.). In solchen Fällen wird es notwendig sein, daß der Gerichtsmediziner kritisch die Frage des *Kausalzusammenhanges* prüft, wobei zu berücksichtigen ist, daß nach den zur Zeit geltenden Rechtsnormen auch ein inadäquater Zusammenhang zum Nachweis ausreicht, also z. B. dann, wenn eine bei der Notzucht erlittene, an sich verhältnismäßig harmlose Verletzung durch ein Hinzukommen besonders unglücklicher Umstände den Tod zur Folge hatte. Natürlich wird man im Gutachten auf die Ungewöhnlichkeit einer solchen Kausalkette hinweisen, und das Gericht hat dann die Möglichkeit, dies im Strafmaß entsprechend zu berücksichtigen. Es ist aber nicht Aufgabe des Arztes, hier von sich aus „ausgleichende Gerechtigkeit" zu üben.

II. Verbotene sexuelle Perversionen.

a) Homosexuelle Handlungen nebst Bemerkungen über die weibliche Homosexualität.

Gleichgeschlechtlicher Verkehr, aber auch die Vornahme unzüchtiger Handlungen zwischen Männern ist in Deutschland unter Strafe gestellt; dies ist nicht

in allen Ländern der Fall. Auch in Deutschland sind die Meinungen widersprechend. Es gibt Stimmen, die homosexuellen Verkehr zwischen erwachsenen Männern, welche nach dieser Richtung hin fixiert sind und von denen
Nachkommenschaft nicht mehr zu erwarten ist, straflos lassen wollen, wie dieses
zur Zeit in der Schweiz geschieht (STERREN). Einigkeit herrscht aber über die
Frage, daß die Jugend bis zur vollständigen Ausreifung nach dieser Richtung
hin geschützt werden muß, um unter allen Umständen der Gefahr vorzubeugen,
bei Jugendlichen eine homosexuelle Einstellung zu fördern und sie damit zu
schädigen. Nach meiner Auffassung muß dieses Schutzalter ziemlich hoch sein,
höher als der Erreichung der Volljährigkeit mit 21 Jahren entspricht.

Nun muß bei der praktischen Tätigkeit die persönliche Auffassung des Arztes
völlig unberücksichtigt bleiben. Die bestehenden Gesetze müssen auch vom
Gutachter respektiert werden, sie sind den Gutachten zugrunde zu legen.

Ein Mann, der mit einem anderen Manne Unzucht treibt oder sich von ihm zur Unzucht
mißbrauchen läßt, wird mit Gefängnis bestraft. Bei einem der Beteiligten, der zur Zeit
der Tat noch nicht 20 Jahre alt war, kann das Gericht in leichten Fällen von einer Strafe
absehen (§ 175 StGB.).

Nach dieser Bestimmung wird jede widernatürliche Unzucht zwischen Männern unter
Strafe gestellt, und zwar bei *beiden* Männern. Während die Rechtsprechung früher der
Auffassung zuneigte, daß unter widernatürlicher Unzucht nur beischlafsähnliche Handlungen zu verstehen sind, geht die jetzt herrschende Rechtsauffassung von dem Gedanken
aus, daß grundsätzlich jede Art gleichgeschlechtlicher Unzucht zwischen Männern durch
den § 175 StGB. erfaßt wird, also z. B. auch die wechselseitige Onanie. Nun liegen im praktischen Leben die Verhältnisse so, daß oft homosexuelle Handlungen dadurch zustande kommen,
daß ein erwachsener Mann einen jüngeren zur wechselseitigen Onanie oder zu ähnlichen
Handlungen verführt. In solchen Fällen kann bei dem jüngeren Partner von Strafe abgesehen werden, wenn er noch nicht 21 Jahre alt war, eine Bestimmung, die auch medizinischen Auffassungen entsprechen dürfte.

Ebenso wie gelegentlich unzüchtigen Handlungen bei Mädchen und erwachsenen Frauen wird mitunter von homosexuell eingestellten Personen ein *Ab-
hängigkeitsverhältnis* gegenüber Jüngeren oder Untergebenen dazu mißbraucht,
sie zur gleichgeschlechtlichen Unzucht zu verführen. Es mag auch vorkommen,
daß dies mit *Gewalt* erzwungen wird. Ein derartiges Verhalten sieht der Gesetzgeber als erschwerend an, ebenso Vorfälle, bei denen *gewerbsmäßig* homosexuelle
Handlungen, sei es in aktiver, sei es in passiver Rolle, durchgeführt werden.
Es ist daher im Deutschen Strafrecht der besondere Tatbestand der schweren
gleichgeschlechtlichen *Unzucht* eingeführt worden, der folgenden Wortlaut hat:

§ 175a StGB.: Mit Zuchthaus bis zu 10 Jahren, bei mildernden Umständen mit Gefängnis nicht unter 3 Monaten wird bestraft:

1. ein Mann, der einen anderen Mann mit Gewalt oder durch Drohung mit gegenwärtiger
Gefahr für Leib oder Leben nötigt, mit ihm Unzucht zu treiben, oder sich von ihm zur
Unzucht mißbrauchen zu lassen;

2. ein Mann, der einen anderen Mann unter Mißbrauch einer durch ein Dienst-, Arbeits-
oder Unterordnungsverhältnis begründeten Abhängigkeit bestimmt, mit ihm Unzucht zu
treiben oder sich von ihm zur Unzucht mißbrauchen zu lassen;

3. ein Mann über 21 Jahren, der eine männliche Person unter 21 Jahren verführt, mit
ihm Unzucht zu treiben oder sich von ihm zur Unzucht mißbrauchen zu lassen;

4. ein Mann, der erwerbsmäßig mit Männern Unzucht treibt oder von Männern sich zur
Unzucht mißbrauchen läßt oder sich dazu anbietet.

Bezüglich der *Genese* der Homosexualität läßt sich noch nichts Eindeutiges
sagen. Es mag sein, daß gewisse erbliche Verhältnisse mit eine Rolle spielen
(LANG u. a.). Es wird auch zweckmäßig sein, daß man die Hormonausscheidung
homosexueller Persönlichkeiten untersucht. Zum Teil hat man bei Homosexuellen eine geringere Ausscheidung von androgenen und eine vermehrte
Ausscheidung von östrogenen Hormonen festgestellt. Aber auch bei sexuell
normalen Menschen pflegt mehr oder weniger weibliches Hormon ausgeschieden

zu werden (GLASS, RIBEIROX u. a.). Man hat versucht, homosexuelle Regungen auch psychoanalytisch zu erklären. Zu völlig eindeutigen Ergebnissen haben die Forschungen bisher nicht geführt.

Homosexuelle Regungen sind wahrscheinlich nicht so selten, wie man bisher angenommen hat. Nach den Erhebungen von KINSEY und seinen Mitarbeitern hatten 37% der getesteten männlichen Bevölkerung der USA. homosexuelle Erfahrungen in der Jünglingszeit oder im höheren Alter durchgemacht; das waren von 5 Männern, die man antrifft, fast zwei. 50% der Männer, die bis zum 35. Lebensjahr Junggeselle blieben, hatten in der Jünglingszeit homosexuelle Erfahrungen bis zum Orgasmus über sich ergehen lassen. 30% der untersuchten Männer hatten vorübergehende homosexuelle Neigungen im Alter zwischen 16 und 55 Jahren, 8% der Männer erwies sich für mindestens 3 Jahre zwischen dem 16. und 55. Lebensjahr als ausschließlich homosexuell. 4% der weißen Männer waren ausschließlich homosexuell während des ganzen Lebens nach Beginn der Jünglingszeit.

Für praktische Verhältnisse ist es wohl am richtigsten, den Versuch zu machen, zwischen einer *konstitutionell* bedingten, schicksalsmäßig mitgegebenen und zwischen einer *erworbenen* Homosexualität zu unterscheiden. Man muß sich nur darüber klar sein, daß hier überall fließende Übergänge vorkommen. Man ist weiterhin bestrebt, die Homosexuellen in aktive und passive Typen einzuteilen. Die *aktiven* Homosexuellen spielen dem eigenen Geschlecht gegenüber die Rolle des Mannes, die *passiven* die der Frau. Im großen und ganzen gelingt es in der gerichtsmedizinischen Praxis, diese beiden voneinander abzugrenzen. Doch kommt es auch gelegentlich vor, daß die Geschlechtsrolle wechselt, daß derjenige, der zunächst der passiven Rolle anheimfiel, später eine aktive Rolle übernimmt. Die echten Homosexuellen, die es also aus innerer Anlage heraus sind, scheinen eher (aber nicht immer) zu den passiven Typen zu gehören, die die Rolle einer Frau spielen. Man erfährt bei der Exploration dieser Menschen, daß sie schon als Knaben mit Puppen lieber spielten als mit Knabenspielzeug, daß sie weichlich waren, daß sie in der Zeit der Pubertät für einen Knaben unnatürlich schwärmerisch wurden, daß sie sich für schöngeistige Literatur mehr interessierten, als es sonst der Art der Knaben entspricht und daß sie für Mädchen nichts übrig hatten. Sie werden zwar von Mädchen als guter Kamerad und als Freund angesehen, sie wissen sich sehr gut auf die Psyche der Frau einzustellen, können nett über Toiletten und Moden plaudern, sie können oft auch sehr gut tanzen. Den Wirtinnen fällt mitunter auf, daß diese Homosexuellen in ihren Zimmern eine penible Ordnung halten und bei der Einrichtung des Zimmers einen gewissen weiblichen Geschmack entwickeln. Bei irgendeiner zufälligen Begegnung mit einem aktiven Homosexuellen in männlicher Rolle wird sich dann diese Persönlichkeit der inneren Einstellung bewußt und verfällt der passiven Homosexualität. Wenn solche Persönlichkeiten keinen homosexuell aktiven Partner finden, dann kommt es auch vor, daß sie an Kindern, und zwar an Knaben durch Berührung an den Genitalien usw. Ersatzhandlungen vornehmen (s. Abschnitt Pädophilie S. 876). Aber auch die aktiven Homosexuellen bevorzugen jüngere Geschlechtspartner, unter Umständen auch Kinder. Es kommt vor, daß Homosexuelle auch in der Lage sind, mit Frauen Verkehr zu haben. Sie sind mitunter verheiratet und haben Kinder gezeugt; manchmal flüchten sie geradezu in die Ehe, um von ihren homosexuellen Regungen loszukommen, werden aber trotzdem gelegentlich rückfällig.

Der passive Homosexuelle fühlt sich gelegentlich soweit als Frau, daß er auch bestrebt ist, weibliche Kleidung zu tragen. Es gibt „Ehen" zwischen Homosexuellen, bei denen der passive Partner die Wirtschaft führt, die Besorgung der Wäsche übernimmt usw. Doch pflegt er nur in Ausnahmefällen weibliche Kleidung anzulegen, schon mit Rücksicht darauf, daß es ihm nach außen Scherereien verursachen könnte (über die Transvestiten s. S. 885).

Bei der *erworbenen* Homosexualität liegen die Verhältnisse so, daß ein Jugendlicher oder ein jüngerer Mann in homosexuelle Kreise hineinkommt, sich diesen

Kreisen nicht entzieht, schließlich zunächst an passiven Handlungen Gefallen findet und später auch zu aktiven Handlungen übergeht. Es wird sich schwer sagen lassen, ob dieser Mann ohne diese zufällige Berührung mit Homosexuellen nicht doch homosexuell geworden wäre. Es ist an sich nicht ganz selten, daß in Kriegsgefangenenlagern, aber auch in Jugendlagern oder in anderen Jugendgemeinschaften, homosexuelle Handlungen infolge Verführung durch Ältere einreißen. Gefährdet sind wahrscheinlich nur diejenigen, die gewissermaßen auf der Kippe stehen, und bei denen im Unterbewußtsein gewisse sexuelle Regungen geschlummert haben. In der großen Mehrzahl der Fälle pflegen diejenigen, die in geschlossenen Lagern, in denen Beziehungen zu Frauen überhaupt nicht möglich waren, homosexuelle Handlungen über sich ergehen ließen, sofort damit aufzuhören, wenn sie später Gelegenheit haben, Mädchen kennenzulernen und sich in sexueller Beziehung normal zu betätigen. Gefährdet sind aber diejenigen, bei denen gleichgeschlechtliche Regungen irgendwie schlummern und auf diese Weise an die Oberfläche des Bewußtseins gelangen.

Die *Formen* der homosexuellen Beziehungen sind recht verschieden. Recht selten scheint Analverkehr zu sein. Auffassungen der älteren Literatur, nach der der Anus der Homosexuellen tütenförmig eingesunken ist, haben kritischen Nachprüfungen nicht standgehalten. Häufiger ist ein Verkehr inter femora, sei es einseitig, sei es doppelseitig. Noch häufiger sind einseitige oder gegenseitige masturbatorische Handlungen. Keineswegs selten ist wohl auch der Coitus in os, woran, so schwer vorstellbar dies auch ist, auch der passive Partner schließlich einen mehr oder minder großen Gefallen findet.

Wenn Erwachsene an den Genitalien von Knaben manipulieren, so pflegt man dies als *Pädophilie* zu bezeichnen. Ebenso wie bei unzüchtigen Handlungen bei kleinen Mädchen kommen auch hier alle möglichen Variationen vor. Mitunter begnügen sich die Erwachsenen, die kindlichen Genitalien über den Kleidern zu betasten; manchmal versuchen sie, die Hose zu öffnen; manchmal fassen sie in Badeanstalten unter die Badehose; manchmal wird zusätzlich am kindlichen Membrum gerieben, manchmal versucht auch der Erwachsene, die kindliche Hand an das eigene Genitalie hinzulegen und die kindliche Hand zu masturbatorischen Handlungen zu veranlassen. Das Anlocken, das Verbot, etwas darüber zu sagen und Geschenke entsprechen dem, was über unzüchtige Handlungen bei weiblichen Kindern bekannt ist (s. S. 866). Es kommt vor, daß die Erwachsenen völlig negieren, überhaupt jemals homosexuelle Gedanken gehabt zu haben. Die Ehefrau bestätigt mitunter ein normales Eheleben. Man wird sich daher bei der Exploration immer wieder bemühen müssen, zu erreichen, daß der Beschuldigte sich dem Arzt erschließt, was in vielen Fällen endlich doch gelingt. Dann erfährt man allerdings, daß der Betreffende in seinen Wunschträumen oder bei der Onanie homosexuelle Vorstellungen gehabt hat. Man hört, daß er in sexueller Beziehung der Frau gegenüber nicht sonderlich agil war und nicht selten Gründe hatte, dem Verkehr mit der Frau auszuweichen. Die Frauen halten diese Männer mitunter für besonders ordentliche und brave Ehemänner, die sich auch für Angelegenheiten des Haushaltes mehr interessieren, als das bei anderen Männern der Fall zu sein pflegt. Dies sind natürlich nur Hinweise, die im Zusammenhang mit anderen Ergebnissen zu verwerten sind, und dies darf nicht dazu führen, daß man einem besonders ordentlichen Ehemann, der seiner Frau im Haushalt hilft und Ordnung in seinem Schrank hält, homosexuelle Regungen nachsagt.

Körperlich ist bei den aktiven Homosexuellen meist gar nichts nachzuweisen. Bei den passiven kann gelegentlich ein gewisser, keineswegs ausgeprägter Feminismus im Körperbau und in der Haltung auffallen. Manchmal zieren sich

Homosexuelle bei der körperlichen Untersuchung vor dem Arzt mehr, als man es sonst bei Männern gewohnt ist; doch darf auch dieses Symptom nicht überbewertet werden. Der Arzt, der Homosexuelle körperlich zu untersuchen hat, darf nicht vergessen, hierbei dieselben Vorsichtsmaßregeln zu gebrauchen, wie ein Arzt, der Frauen körperlich untersucht. Zwar wird es meist notwendig sein, daß man bei der Exploration mit dem zu Untersuchenden allein ist; doch wird es gut sein, dafür zu sorgen, daß eine andere Person sich in Rufweite befindet und daß man bei der eigentlichen körperlichen Untersuchung für die unmittelbare Anwesenheit einer weiteren Person sorgt. Im Interesse der Forschung wäre es wichtig, daß man bei der Untersuchung von Homosexuellen im größeren Umfange Hormonuntersuchungen vornehmen läßt, als dies bisher üblich zu sein scheint.

Abgesehen davon, daß Homosexualhandlungen an sich strafbar sind (s. oben), bestehen darüber hinaus Beziehungen zur Kriminalität insofern, als vorangegangene homosexuelle Handlungen von einem der Partner unter Umständen zu *Erpressungen* ausgenutzt werden. Es mag gelegentlich auch vorkommen, daß homosexuelle Prostituierte aus erpresserischen Gründen homosexuelle Handlungen der Wahrheit zuwider behaupten, nur in der Meinung, der Betreffende werde zahlen, um den Unannehmlichkeiten eines Verfahrens aus dem Wege zu gehen. In solchen Fällen ist eine kritische Beurteilung der Glaubwürdigkeit besonders wichtig, im übrigen auch, wenn erwachsene Männer durch einen oder mehrere Knaben pädophiler Handlungen beschuldigt werden (s. S. 876). Meist pflegt man bei Homosexuellen psychopathische Züge vorzufinden. Homosexuellenprozesse haben gezeigt, daß sie charakterlich vielfach recht eigensüchtig sind. Sie denken auch in Prozessen trotz früherer inniger Freundschaft zu dem Partner doch nur an sich (BÜRGER-PRINZ). Der Homosexuelle fühlt sich mitunter in seine Umgebung nicht mehr ein und reagiert daher abartig (GIESE). Besonders gefährdet gegenüber Anzeigen in homosexueller Beziehung sind *Lehrer*, die zusammen mit Jugendlichen in enger Gemeinschaft, etwa in einem Lager, leben müssen. Es wird notwendig sein, diese Lehrer vom ärztlichen Standpunkt aus auf diese Gefahren hinzuweisen und darauf zu sehen, daß intime Berührung auch in harmloser Beziehung unterbleiben muß. Es bestehen auch hier fließende Übergänge zwischen eindeutig homosexuellen Handlungen und zwischen Berührungen, bei denen man Zweifel haben kann, ob sie absichtlich oder unabsichtlich herbeigeführt wurden. Es gibt in Großstädten homosexuelle Bordelle, in denen die passiven Partner mitunter auch Frauenkleidung tragen.

Es wird über gewisse Beziehungen zwischen dem *Cocainismus* sowie auch der *Haschischsucht* und der Homosexualität berichtet. Die Sache mag einmal so liegen, daß die Homosexuellen, die ja meist Psychopathen sind, leichter süchtig werden; auf der anderen Seite setzt der Cocainmißbrauch die Potenz herab. Die Berauschten sind sehr suggestionsfähig und sind daher homosexuellen Verführungen gegenüber weniger widerstandsfähig.

Man hat die Frage diskutiert, ob *Hirnverletzungen* zu einer Umkehrung des Geschlechtstriebes führen können. Derartiges kann einmal scheinbar dadurch zustande kommen, daß Personen, die homosexuelle Neigungen hatten, nach der Hirnverletzung leichter die Hemmungen verlieren, und daß es ihnen daher schwerer wird, ihre Triebe zu beherrschen. Denkbar ist allerdings auch, daß bei Störungen im Bereiche der Hypophyse und des Zwischenhirns, sei es durch Verletzungen, sei es auch durch einen Tumor, die hormonelle Steuerung des Zwischenhirns und der Einfluß der Hypophyse auf die Inkretion geschädigt wird, so daß dadurch eine scheinbare, vielleicht manchmal auch eine wirkliche Abänderung des Geschlechtsempfindens hervorgerufen werden könnte. Dies wird man besonders dann berücksichtigen müssen, wenn einschlägige körperliche Störungen aufzufinden sind (KRETSCHMER, FISCHER und KRUMP, EBERMAIER, BRESGEN u. a.). Derartige Beobachtungen dürfen aber nicht dazu führen, daß man jede homosexuelle Handlung eines Hirnverletzten auf diese Störung zurückführt und dies bei der Begutachtung berücksichtigt. Es wird notwendig sein, daß tatsächliche neurologische Anhaltspunkte für das Bestehen einer Zwischenhirn- oder Hypophysenschädigung vorhanden sind, und daß man nach Möglichkeit feststellt, daß der Verletzte vor der Verletzung keinerlei homosexuelle Regungen gehabt hat. Im übrigen pflegt man Homosexuelle nur dann zu exkulpieren, wenn tatsächliche krankhafte Störungen der Geistestätigkeit vorhanden sind. Homosexualität für sich allein ist zwar ein Unglück, aber keine geistige Störung. Auch vom Homosexuellen muß verlangt werden, daß er es lernt, seine Regungen zu beherrschen. Dies schließt keineswegs aus, daß man bei Personen, die an erheblichen Kopftraumen gelitten hatten, oder bei denen, sei es in der Nachkriegszeit oder in der Kriegsgefangenschaft, eine Ernährungsmangelkrankheit bestanden hatte, unter Würdigung aller Verhältnisse entweder nur im Text des Gutachtens oder auch unter Zubilligung von Zurechnungsunfähigkeit oder verminderter Zurechnungsfähigkeit von Fall zu Fall auf die vorliegenden besonderen Umstände hinweist; bei einer vorangegangenen schweren Ernährungsstörung muß man unter Umständen damit rechnen, daß sich im Gehirn noch nicht näher bekannte sog. „encephalotische Störungen" entwickeln könnten (GUMBEL, HALLERMANN).

Handelt es sich um die ersten homosexuellen Entgleisungen und hat der Betreffende das innerliche Bestreben, von diesen Regungen wegzukommen, so wird man nicht versäumen, auf die Möglichkeit geeigneter psychotherapeutischer Behandlung hinzuweisen. Die Möglichkeit einer solchen Behandlung, deren Erfolgsaussichten jedoch kritisch abgewogen werden müssen, ist mitunter für die Handhabung der Gnadenpraxis entscheidend (bedingte Begnadigung mit der Auflage, sich behandeln zu lassen; BAUMEYER). Wieweit Anwendung von *Tiefenpsychologie* und *Hypnose* therapeutisch indiziert ist, ist wohl noch umstritten und muß von Fall zu Fall entschieden werden. Doch ist man sich in maßgebenden Kreisen darüber einig, daß beide Methoden bei der Untersuchung Beschuldigter durch den Gutachter, also auch bei der Untersuchung von Homosexuellen, nicht am Platze sind, ganz abgesehen davon, daß die Anwendung der Hypnose nach deutschem Strafprozeßrecht verboten ist (RÜMKE, MÜLLER-HESS).

Homosexualität kommt auch bei *Frauen* vor. Doch ist dies nach deutschem Recht nicht strafbar. Auch hier unterscheidet man einen mehr aktiven Partner, der die Rolle des Mannes und einen mehr passiven Partner, der die Rolle der Frau spielt. Bei den aktiven homosexuellen Frauen handelt es sich vielfach um etwas virile Frauentypen mit bis zum gewissen Grade männlichen Charakterzügen, die mitunter, aber nicht immer auch hormonell gestört sind. Sie verstehen es, geeignete Mädchen zunächst in eine geistige Abhängigkeit zu bringen, an die sich sexuelle Handlungen mehr oder minder harmloser Art, wie gegenseitiges Berühren der Mammae, einseitige oder gegenseitige Digitationen anschließen. Regelrechter Coitus mit künstlich vorgebundenem Phallus ist wohl sehr selten. Die Gefahr für den passiven Partner ist nach den bestehenden Eindrücken lange nicht so groß, wie bei der männlichen Homosexualität. Sowie dieses Mädchen den geeigneten Mann findet, kommt sie im großen und ganzen von ihrer homosexuellen Neigung los, so daß man es, wenigstens nach meiner Auffassung, verantworten kann, die weibliche Homosexualität straflos zu lassen. Kriminalistische Bedeutung kann diese Perversion insofern haben, als der aktive Partner den passiven zu strafbaren Handlungen verleiten kann (ESPENSCHIED). Das eigentliche Tatmotiv kommt in solchen Fällen mitunter erst durch genaue ärztliche Exploration heraus.

b) Exhibitionismus.

Der Gesetzgeber hat in Deutschland denjenigen mit Strafe bedroht, der durch eine unzüchtige Handlung öffentlich ein Ärgernis begeht (§ 183 StGB.). Nach herrschender Auslegung dieses Gesetzes muß sich diese Handlung auf das Geschlechtsleben beziehen, braucht aber nicht in der Absicht begangen zu sein, die eigene Sinnenlust oder die eines anderen zu reizen oder zu befriedigen. Die Handlung muß jedoch von mindestens einer Person wahrgenommen werden können, die daran Ärgernis nimmt. Daß noch ein Zweiter zugegen war, wird nicht verlangt. Es genügt, wenn der Vorfall von unbestimmt welchen und unbestimmt wie vielen Personen wahrgenommen werden *konnte* (KOHLRAUSCH-LANGE).

Der Gesetzgeber hat bei der Schaffung dieser Bestimmungen besonders die *Exhibitionisten* im Auge gehabt, also jene männlichen Personen, die in Gegenwart von Frauen oder Mädchen auf öffentlichen Plätzen, aber auch in Hausfluren oder Treppenfluren ihre Genitalien ganz oder teilweise entblößen; im einzelnen gibt es auch hier die verschiedensten Variationen. Die einen stehen stillschweigend da und treffen keinerlei Anstalten, die weiblichen Personen auf sich hinzuweisen. Andere weisen durch Gesten, Pfeifen oder Rufen auf sich hin, andere wiederum onanieren bei der Gelegenheit, andere unterlassen dies. Mitunter ist das Membrum erigiert, mitunter auch nicht, mitunter lassen diese Personen die Beinkleider völlig herunter, mitunter kommt nur das Membrum aus dem Hosenschlitz, mitunter sind sie mit einem Bademantel bekleidet und stellen plötzlich und unerwartet ihre Genitalien zur Schau. Es ist auch vorgekommen, daß sie diese Manipulationen im Dunkeln oder Halbdunklen liebten und dabei ihre Genitalien mit der Taschenlampe beleuchteten oder sogar ein bengalisches Streichholz anzündeten. Bei der Bestrafung derartiger Vorfälle ist es nicht notwendig, daß diese Exhibition gegenüber Frauen durchgeführt wird, doch ist homosexuelle Exhibition nur vereinzelt bekanntgeworden (TÖBBEN).

Die Exhibitionisten sind oft sehr hartnäckig und werden immer wieder rückfällig; sie sind charakterlich mitunter etwas feminin, doch braucht dies nicht immer der Fall zu sein. Manchmal handelt es sich um geistig hochstehende Persönlichkeiten mit guten Berufsleistungen, mitunter in gehobenen Stellungen, denen charakterlich nicht das Geringste nachzusagen ist, so daß es als besonders tragisch empfunden wird, daß sie gerade in dieser Beziehung straffällig und damit auch der sozialen Gemeinschaft entzogen werden.

Es ist noch nicht eindeutig geglückt, die psychologischen Wurzeln dieser Verirrung aufzudecken. Es mag sein, daß in einem Material der psychiatrischen Kliniken und Heil- und Pflegeanstalten derartige Verirrungen bei Geisteskranken, so bei Schwachsinnigen, Epileptikern, Schizophrenen, Manischen, Trinkern, Senilen, besonders häufig zu sein scheinen. Doch kommen sie auch, wie der in der Praxis stehende Gerichtsarzt immer wieder erfährt, bei geistig verhältnismäßig unauffälligen Menschen recht häufig vor. Auch eine genaue Exploration und eine klinische Beobachtung führt in recht vielen Fällen nicht zur Entdeckung einer ins Gewicht fallenden psychischen Störung (epileptisches Äquivalent, hypomanischer Zustand). So hat man versucht, die Verirrungen auch psychoanalytisch zu erklären. Man spricht von einer Regression infantiler Lustquellen (zit. nach TÖBBEN). Es ist vielfach recht schwer zu ergründen, worin die Lustbetonung bei diesen Vorfällen liegt. Manchmal mögen in ihnen gewisse sadistische Motive enthalten sein. Die Betreffenden freuen sich über das Entsetzen der Frauen und Kinder, manchmal mögen auch masochistische Regungen vorhanden sein; die Gefahr, in die der Betreffende sich begibt und vielleicht auch der Spott der weiblichen Personen mag für ihn lustbetont sein. In anderen Fällen mag es sich um eine auf kindlicher Stufe stehengebliebene sexuelle Regung gehandelt haben.

Ein *larvierter* Exhibitionismus würde dann vorliegen, wenn ein Mann unzüchtige Zeichnungen oder Bilder auf der Straße Mädchen anbietet, oder sie auf der Straße so hinwirft, daß sie alsbald von Mädchen aufgehoben werden (HAUKE).

Bei der *Beurteilung* von Exhibitionisten ist es notwendig, genauestens auf etwaige psychotische Zustände zu achten. Auch wäre an die Möglichkeit von Störungen des *Zwischenhirns* und der *Hypophyse* durch Trauma oder Tumor zu denken. Das Vorhandensein exhibitionistischer Regungen allein ist kein Grund zur Exkulpierung. Ebenso wie der Homosexuelle, muß es der Exhibitionist auch lernen, seine Regungen zu beherrschen, so bedauerlich sein Schicksal sein mag. Was bei der Darstellung homosexueller Entgleisungen hinsichtlich einer Milderung in ihrer Beurteilung bei vorangegangenen Kopftraumen bzw. schweren Ernährungsstörungen gesagt wurde (s. S. 877), gilt auch für die Exhibitionisten. Der Gutachter wird auf jeden Fall den Versuch machen müssen, bei der Exploration die psychologischen Hintergründe für das abartige sexuelle Verhalten aufzudecken, z. B. die Möglichkeit eines Fehlens von normalem Geschlechtsverkehr, besondere vorangegangene Erregung durch zufälliges Vorübergehen von Frauen, die der Betreffende als besonders anziehend empfindet. Es wird dann im Ermessen des Gerichtes liegen, diese Momente beim Strafmaß mit in Rechnung zu ziehen. Man wird auch nicht vergessen, mit dem Betreffenden die Möglichkeit einer psychotherapeutischen Behandlung zu erörtern. Ein geläufiger Rat des Arztes geht dahin, der Betreffende möge ständig eine Badehose (jedoch nicht eine Dreieckhose) oder noch besser einen Badeanzug tragen; bis es ihm gelingt, dieses Kleidungsstück zu beseitigen, hat er Zeit, wieder zur Besinnung zu kommen. Die Erfahrung lehrt aber immer wieder, daß rückfällige Exhibitionisten diesem Rat nicht folgen. Freiwillige Kastration scheint in geeigneten Fällen den Exhibitionismus günstig zu beeinflusen (TÖBBEN). Doch wird man eine derartige Maßnahme nur nach sehr gründlicher Untersuchung und Abwägung aller Umstände empfehlen können.

Die Kastration kommt natürlich nur in Frage, wenn der Betreffende selbst einwilligt. Eine Beteiligung der Justizbehörde an einer derartigen Maßnahme ist nicht vorgesehen. Der § 42 k StGB., der eine zwangsweise Entmannung in geeigneten Fällen vorsah, ist aufgehoben.

c) Zoophilie.

(Bestialität, Sodomie).

Unter Zoophilie versteht man geschlechtlichen Umgang mit Tieren in irgendeiner Form, im deutschen Strafgesetzbuch wird widernatürliche Unzucht, welche an Tieren von Menschen begangen wird, mit Gefängnis bestraft (§ 175 b StGB.).

Bei diesen Verirrungen handelt es sich um Einführung des männlichen Gliedes in die Scheide, mitunter auch in den Anus von Tieren. In Frage kommen Pferde, Kühe, Schweine, vielleicht auch Hühner, gelegentlich auch Hunde. Auf der anderen Seite kommt auch vor, daß Frauen Tiere abgerichtet haben, an ihren eigenen Genitalien zu lecken. Es scheint auch so, daß Tiere, insbesondere Hunde, zur Einführung des Penis in die weibliche Scheide veranlaßt werden können. Wenigstens sind Verletzungen der Scheide durch Penisknochen beschrieben worden (Schrifttum bei F. REUTER). Das gleiche kommt auch in homosexueller Handlung vor. So hatte ein 57jähriger Mann einen Wachhund abgerichtet, sein Membrum in seinen Anus einzuführen. Der Penisknochen des Hundes hatte einen Afterriß verursacht, der schließlich den Tod des Mannes zur Folge hatte (WOLLENWEBER).

Vielfach handelt es sich bei den Tätern um *schwachsinnige* Personen, die viel mit Tieren zu tun haben und diese Art des Verkehrs als die bequemste Art empfinden, ihren geschlechtlichen Regungen nachzugehen. Bei der gerichtsmedizinischen Untersuchung wird daher besonders sorgfältig auf geistige Abarten zu achten sein. Ihr Vorhandensein würde zur Feststellung einer verminderten Zurechnungsfähigkeit oder Zurechnungsunfähigkeit führen.

Manchmal wird der Gerichtsmediziner auch in dem Sinne mit derartigen Vorfällen befaßt, daß versucht werden muß, an den Genitalien oder Kleidern des Verdächtigen das entsprechende Tierblut oder Haare des Tieres nachzuweisen. In einem von uns einmal beobachteten Falle hatte ein Täter das Tier, und zwar einen Hund, zusätzlich durch Beibringung von zahlreichen Stichen gequält und ihn dann verbluten lassen. Der Zoophilie hatte sich hier eine sadistische Komponente zugesellt. In solchen Fällen kann auch Verurteilung nach dem Tierschutzgesetz erfolgen.

Verurteilungen wegen Zoophilie sind nicht sehr selten. So gab es nach der Reichskriminalstatistik im Jahre 1930 179 und im Jahre 1931 156 Verurteilungen (ELSTER).

d) Nekrophilie.

Unzüchtige Handlungen an Leichen, die man als Leichenschändung zu bezeichnen pflegt, sind als Delikte sui generis im deutschen StGB. nicht erfaßt. Derartige Handlungen sind auch recht selten. Eine Bestrafung kommt in Frage, falls jemand zugegen ist wegen Erregung öffentlichen Ärgernisses, sonst wegen Verunglimpfung des Andenkens Verstorbener oder auch als Übertretung wegen groben Unfugs (§§ 189, 183, 360 Ziff. 11 StGB.).

Unzüchtige Handlungen an Leichen werden mitunter von Personen begangen, die keine Gelegenheit zu sexuellen Handlungen mit lebenden Frauen haben und die derartiges als Ersatzhandlungen vornehmen. Dies würde z. B. der Fall sein, wenn ein Krankenhausdiener, der in dieser Beziehung völlig gefühlsstumpf geworden ist, die Leichen von Mädchen defloriert (MOSKOW).

Unter Einflüssen des Krieges werden verhältnismäßig häufig unzüchtige Handlungen an Leichen und Leichenschändungen behauptet. Objektive Nachprüfungen haben meist einen völlig anderen Sachverhalt ergeben. So habe ich erlebt, daß von Sanitätspersonal und anderen Soldaten Befunde beschrieben und sogar beeidigt worden waren, nach denen eine Vagina mit dem Seitengewehr aufgeschlitzt sein sollte. Nachprüfung ergab, daß ein streifenförmiger Totenfleck in der Gegend des Dammes zu dieser Fehldiagnose Anlaß gegeben hatte. Einmal wurde die Nachricht verbreitet, auf dem Schlachtfeld, auf dem der Kampf nach beiden Seiten hin- und hergegangen war, seien ganze Reihen von Soldaten durch Verletzungen an den Genitalien „geschändet" worden. Bei Nachprüfung stellte sich heraus, daß die Genitalien der Soldaten unter den geöffneten Beinkleidern freilagen, und daß das Scrotum und Teile des Praeputium von dem Liegen an freier Luft bräunlich eingetrocknet waren. Man hatte hieraus fälschlich auf Verunstaltung geschlossen. Verletzungen waren jedoch nicht vorhanden. Bei Nachforschungen stellte sich jedoch heraus, daß ein besonderes Kommando beauftragt worden war, den gefallenen Soldaten den Brustbeutel und die Erkennungsmarke abzunehmen. Die Soldaten waren alle mit einem dichten Pullover bekleidet. Unter diesen Umständen kamen die Soldaten dieses Kommandos an die Erkennungsmarke und an den Brustbeutel am besten so heran, daß sie den Hosenschlitz öffneten und von unten her die Erkennungsmarke und den Brustbeutel abrissen. Es war aber versäumt worden, die Hose wieder zu schließen. Aber auch dies war verständlich, da ein Kommando sich infolge Wiederanrückens des Gegners und Feindeinwirkung größter Eile befleißigen mußte. Zweimal habe ich allerdings wirklich unzüchtige Handlungen an Leichen nachweisen können: In zwei Städten, die vom Gegner fast eingeschlossen waren, die unter heftiger Feindeinwirkung lagen und aus denen man nur unter Schwierigkeiten herauskommen konnte, waren zwei Frauen erschossen worden. In einem Fall hatte es sich wohl um einen Zufallstreffer gehandelt beim Versuch, aus der Stadt herauszukommen; im anderen Fall war diese Frau durch menschenleere, aber mit Wertgegenständen gefüllte Keller geirrt und wahrscheinlich von einem Posten wegen Plünderung erschossen worden. Beide Frauen waren nachher von einem zufällig vorüberkommenden Soldaten völlig oder teilweise entkleidet worden. Das Vorhandensein von Spermien in der Scheide ergab, daß vor kurzem ein Coitus stattgefunden haben mußte. In einem Fall war die Scheide weitgehend aufgerissen, wobei das Fehlen jeglicher vitaler Reaktion (mikroskopisch) bewies, daß diese Verletzung nach dem Tode entstanden war. In beiden Fällen wurden die Täter gefunden; sie gestanden, sie hätten, nach Frauen ausgehungert, der Verführung nicht widerstehen können, sich an der Leiche in sexueller Beziehung zu erleichtern. Es ist mir nicht möglich gewesen zu erfahren, was aus der Sache geworden ist. Kurze Exploration hatte ergeben, daß es sich in beiden Fällen um leicht schwachsinnige Soldaten handelte, die in der Kompanie im Handwerkertrupp beschäftigt wurden. Da die Truppenteile wegen des schnellen Rückzuges völlig durcheinander kamen, blieben Nachforschungen über das Weitere ergebnislos. Auch in diesen Fällen handelte es sich nur um Ersatzhandlungen von Personen, die sonst keine Gelegenheiten hatten, sexuell abzureagieren und die keine Scheu vor Leichen hatten. Es kommt weiterhin vor, daß *Sadisten*, die eine Frau beim Versuch des Geschlechtsverkehrs töten, in ihrem Rausch nachher vor der Leiche nicht zurückscheuen und auch nach dem Tode coitieren. Auch ist beobachtet worden, daß sie zusätzlich gewisse Versuche machen, die Leiche zu zerstückeln. So versuchte ein wenig intelligenter Schäfer, nach dem Coitus an der Leiche die Mammae postmortal mit seiner Schäferschippe zu amputieren (Landgericht Mosbach AZ Ks 6/49; ähnliche Vorfälle s. Többen). Es erscheint zweckmäßig, daß man derartige Vorfälle als „unechte Nekrophilie" bezeichnet (Rauch) und den Ausdruck Nekrophilie im eigentlichen Sinne des Wortes auf jene ganz vereinzelten Fällen beschränkt, bei denen gerade die Leiche das Lustobjekt ist. Nur hier würde es sich um eine Perversion sui generis handeln. Außer einer eigenen, ausführlich beschriebenen Beobachtung bei einem geistig Gesunden hat Rauch aus der Weltliteratur nur einen einzigen gleichartigen Fall auffinden können. Diese Perversion ist also extrem selten.

III. Beziehungen weiterer sexueller Perversionen zur gerichtlichen Medizin.

a) Sadismus.

Auch zum normalen männlichen Sexualempfinden gehört ein gewisses gewaltsames Zugreifen. Nimmt dies anormale Formen an, so pflegen wir von sadistischen Zügen zu sprechen. Die Bezeichnung stammt von den Romanen des französischen Schriftstellers Marquis de Sade, der gegen Ende des 18. Jahrhunderts eine Reihe von Erzählungen schrieb, die durch eine Mischung von Grausamkeit und Wollust charakterisiert sind (Hartwig u. a.).

Die Neigung zum Sadismus, die meist, aber nicht immer, an Männer gebunden ist, kann sich an noch verhältnismäßig harmlosen Zügen zeigen, die bei der Exploration von Sittlichkeitsverbrechern nach Möglichkeit von dem Gutachter aufgedeckt werden müssen. Man wird manchmal feststellen können, daß diese Persönlichkeiten an Tierquälereien mehr Spaß hatten, als man es gelegentlich bei Kindern beobachten kann; sie liebten es vielleicht, über die „normale" Wildwestromantik des Jugendlichen hinaus, halb im Spiele, halb im Ernst ihre Spielkameraden zu schlagen oder zu fesseln; sie werden von den Frauen, die sie kannten, so geschildert, daß sie völlig rücksichtslos ihnen auch seelische Schmerzen zufügen, zum Teil es sogar darauf anlegen. Im Sexualverkehr sind sie meist (aber auch nicht immer) über ein gewöhnliches Maß hinaus agil und lieben es mitunter, ihren Sexualgenuß durch zusätzliche Handlungen wie Beißen zu erhöhen. Doch kommt es umgekehrt auch vor, daß diese Personen gewisser aktiver Grausamkeiten bedürfen, um überhaupt potent zu werden. Derartige Regungen können sich gelegentlich so steigern, daß diese Menschen Wert darauf legen, weibliche Opfer auf das schwerste zu peinigen, sie zu fesseln, zu schlagen oder irgendwie zu verletzen; sie legen mitunter Wert darauf, daß Blut fließt. Derartige Regungen können sich bis zum *Lustmord* steigern.

Nicht jeder Sexualmord ist ein *Lustmord*, auch wenn er in der Presse als solcher bezeichnet wird. In den überwiegenden Fällen der Sexualmorde liegen vielmehr die Verhältnisse so, daß der Täter es lediglich darauf abzielt, Geschlechtsverkehr zu erreichen. Die Abwehr der Frau veranlaßt ihn zu Maßnahmen, die zunächst nur bezwecken, sich das Opfer gefügig zu machen. Er versetzt ihm Schläge auf den Kopf, bis es still liegt; er würgt die Frau, um den Widerstand zu brechen. Hierbei wird unter Umständen überkompensiert, so daß, entweder nach dem nunmehr erreichten Sexualverkehr oder womöglich schon vorher, der Tod eintritt. Es mag aber zugegeben werden, daß auch bei derartigen Vorfällen sadistische Regungen mitschwingen und daß der Sexualreiz des Täters durch die Gewalt erhöht wird, manchmal so weit erhöht wird, daß er sich nachher auch noch an der Leiche befriedigt. Es würde sich dann um eine sog. unechte Nekrophilie handeln (s. S. 881).

Bei anderen Vorfällen sind überhaupt keine wesentlichen sadistischen Regungen beim Täter zu bemerken. Nachdem er den Geschlechtsverkehr erreicht hat, bekommt er es, durch die Drohungen des Opfers beunruhigt, mit der Angst zu tun; er bringt das Opfer nur deshalb um, um einer Entdeckung der Tat vorzubeugen. Die Leiche wird meist versteckt. Manchmal wird auch versucht, sie durch Übergießen mit brennbaren Stoffen oder durch ein Hineinwerfen ins Wasser zu beseitigen. Lustmorde im eigentlichen Sinne, bei denen es der Täter von vornherein darauf anlegt, das Opfer unter möglichst großen Qualen umzubringen, und zwar mitunter als Selbstzweck, ohne überhaupt einen Sexualverkehr zu versuchen, sind selten.

In neuerer Zeit hat der Fall PLEIL von sich reden gemacht, in dem der Täter es von vornherein darauf anlegte, „ein Weib zu nehmen und es zu töten" (Staatsanwaltschaft Braunschweig 6 Ks 1/50, begutachtet von JUNGMICHEL und EWALD). Recht charakteristisch ist bei solchen Personen, daß sie sexuell erregt werden und Samenerguß haben, wenn sie zunächst durch Zufall einen anderen Menschen verletzen und dabei Blut sehen, wie dies bei PLEIL der Fall war.

Einen weiteren Vorfall, bei dem es dem Täter nur auf das Quälen und Töten des Opfers ankam, ohne den Versuch zu machen, sich an ihm sexuell zu vergehen, beschreiben SEIFRIZ und WIRTH. Eine Mischung von Pädophilie, Sadismus und dem Bestreben, die Tat zu verschleiern, zeigt ein von HENNES beschriebener Vorfall der neueren Zeit: der Täter coitierte mit roher Gewalt zwischen den Oberschenkeln eines kleinen Mädchens, ohne zum Ziele zu kommen, so daß er sich schließlich mit einer Masturbation begnügte. Dann machte er sich mit dem Mädchen auf den Heimweg. Hierbei kamen ihm Gedanken, es sei besser, der Entdeckung der Tat dadurch vorzubeugen, daß er das Mädchen beseitigte. Er schlug es mit einem Knüppel nieder und drosselte es danach. Nun kamen aber wieder, als das Kind im Sterben lag, sadistische Gefühle über ihn. Er führte einen Bleistift zweimal tief in die Scheide ein, bis er glaubte, daß etwas geplatzt sei, was auch der anatomische Befund bestätigte; dazu masturbierte er.

In früherer Zeit sind aufsehenerregende große Kriminalfälle von Sadisten von WEISS, PIETRUSKY und BERG u. a. beschrieben worden. Diese Verbrechen waren mit Leichenzerstückelung, einmal sogar mit dem Genuß und Verkauf von Menschenfleisch kombiniert. Das Bespritzen von Frauen mit Säure oder Vitriol (s. S. 581) ist gleichfalls auf sadistische Regungen zurückzuführen.

Quälereien an *Tieren* liegen gelegentlich ebenfalls sadistische Regungen zugrunde.

Sadismus kann sich auch gegenüber dem *gleichen Geschlecht* äußern. Er kommt ferner bei virilen Frauen vor.

Aufgabe des Gutachters bei unechten oder wirklichen Sexualmorden ist es, die Angaben des Täters an Hand der sorgfältig zu erhebenden anatomischen Befunde und der Verhältnisse am Tatort zu überprüfen und nach Möglichkeit auch die Reihenfolge der einzelnen Handlungen und die vor und bei der Tat bestehenden psychologischen Regungen zu ermitteln, um auf diese Weise dem Gericht die Entscheidung über die Art der Tötung im Hinblick auf die strafrechtlichen Bestimmungen zu erleichtern (Mord, Totschlag, Notzucht mit Todesfolge, Körperverletzung mit Todesfolge, Kombination von mehreren dieser Delikte).

b) Masochismus und sexuelle Hörigkeit.

Das Gegenstück zum Sadismus stellt der Masochismus dar. Auch dieser Ausdruck stammt von einem Schriftsteller, und zwar von dem Österreicher

v. SACHER-MASOCH, der durch Romane hervorgetreten ist, in denen grausame Frauen hörige Männer züchtigen und in denen sich Männer in Abhängigkeit solcher Frauen begeben. Ein Synonym für Masochismus wäre *Leidlust*.

In der Sexualpsyche der Frau scheint das Gefühl des Unterwerfens und des Duldens eine gewisse Rolle zu spielen; sie ist der passive Partner, möchte erobert oder „genommen" werden. Eine Übertreibung dieser Gefühle würde zur sexuellen Hörigkeit führen, bei der die Frau vom Willen des Mannes so abhängig wird, daß sie sich auch zu strafbaren Handlungen mißbrauchen läßt und auf sein Verlangen sich womöglich auch prostituiert. Derartige Verhältnisse spielen mitunter eine Rolle bei Strafverfahren wegen Kuppelei und Zuhälterei (§§ 180, 181, 181a StGB.). Nun kann sich bei der sexuellen Hörigkeit das Verhältnis der Geschlechter auch umkehren in der Art, daß der Mann in so hohem Grade der Frau hörig wird, daß er unter ihrem Einfluß strafbare Handlungen ausübt (in neuerer Zeit beschrieben von MENGERING, DOST). Es mag sein, daß bei diesen Frauen auch sadistische Regungen und bei diesen Männern masochistische Gefühle mitschwingen. Es bereitet den Männern einen gewissen Genuß, auf Veranlassung der Frau leiden zu müssen. Bei den *eigentlichen Masochisten* liegen die Verhältnisse so, daß sie Wert darauf legen, von Frauen teils psychisch, teils körperlich gequält zu werden. Sie lassen sich fesseln, schlagen oder sonst irgendwie verächtlich behandeln; die Frau muß sie treten, in schweren Fällen auch auf sie urinieren oder defäkieren. In gewissen Bordellen sollen besondere Abteilungen für masochistisch eingestellte Kunden eingerichtet sein. Diesen Masochisten bereitet die Vorstellung oder die Tatsache des Tyrannisiertwerdens einen besonderen Geschlechtsgenuß. Es sind meist sexuell nicht besonders aktive Menschen; doch kommt es durchaus vor, daß sie verheiratet sind, normalen Verkehr mit ihrer Frau haben und Kinder zeugen.

Eine ausgesprochene Mischung verschiedener sexueller Abarten lag vor, als ein Mann es fertigbrachte, sich an seinen Genitalien, und zwar am Penis und Scrotum aufzuhängen in dem Wunsche, daß Frauen ihn in dieser Lage sehen. Als dies nicht möglich war, zog er es vor, sich in dieser Stellung zu photographieren, wobei er den Verschluß des Photoapparates durch einen Zwirnsfaden auslöste. Die Genitalien waren durch diese Manipulationen so ausgezogen, daß der Kriminalbeamte, der den Vorfall beschrieb, Zweifel hatte, daß Ärzte ihm dies glauben würden (PAHL).

So bemerkenswert diese Störungen auch sein mögen und so groß die psychologische, die sexualpsychologische und psychoanalytische Literatur hierüber ist, kriminalistisch haben sie eine geringe Bedeutung, da demjenigen, der es so will, nicht Unrecht geschieht. Veranlassung zum Einschreiten der Staatsanwaltschaft würde allerdings dann bestehen, wenn Übertreibungen bei Quälereien zum Tode führten, insbesondere bei Leuten, bei denen Herz- und Kreislaufschädigungen bestehen. Tatsächlich sind, wie aus der älteren Literatur zu entnehmen ist, gelegentlich Todesfälle beobachtet worden.

Wahrscheinlich wäre es für den Masochisten ein Ideal, wenn der weibliche Partner sadistische Regungen hätte. Doch scheint derartiges nur selten der Fall zu sein. Meist muß der Geschlechtspartner für Geld gekauft werden. Es mag gelegentlich auch vorkommen, daß Ehefrauen, um die Ehe, in der sie sich sonst glücklich fühlen, zu erhalten, bis zu einem gewissen Grade auf masochistische Neigungen des Ehemannes eingehen (HIRSCHFELD).

Auch unter *Homosexuellen* kommen masochistische Regungen bei einem der Partner vor. Mitunter ist der Masochismus larviert. So begingen gelegentlich Personen kleine Marktdiebstähle, weil ihnen die anschließende Sistierung und Vernehmung durch die Polizei einen sexuellen Genuß bereitete (eigenes Material). Einem anderen bereitete es Genuß, daß er auf der Straße Geld hinwarf und zusah, wie das Geld von jüngeren Frauen und kräftigen Männern aufgehoben wurde. Der Verlust des Geldes auf diese Weise soll ihm eine gewisse geschlechtliche Befriedigung bereitet haben (EWELER). Mitunter findet aber der Masochist überhaupt keinen geeigneten Partner und begnügt sich damit, sich selbst Leid zuzufügen, indem er seine Genitalien verstümmelt (KISSING) oder sich mit Nadeln sticht oder besonders quälende Kleidungsstücke trägt oder sich Brennesseln in die Beinkleider nimmt; andere fesseln sich selbst mitunter vor dem Spiegel in allen möglichen Stellungen. Sie strangulieren sich leicht. Hierbei kommt es infolge Überdosierung oder infolge von Zufällen zu tödlichen Unfällen, die im ersten Augenblick von dem Hinzukommenden als Morde angesehen werden (Näheres und Schrifttum unter Erstickung, s. S. 412).

Daß *Frauen* aus masochistischem Antrieb sich auf diese Weise fesseln, gehört sicherlich zu den Ausnahmen. Aber auch das kommt gelegentlich vor. Als eine Frau im gefesselten Zustand überrascht wurde, konstruierte sie ein Notzuchtsattentat und beschrieb fälschlich einen Täter. Man glaubte ihr zunächst auch; erst später verwickelte sie sich in Widersprüche (beschrieben von Kriminalpolizei Magdeburg). Die weibliche Passivität wird neuerdings vom weiblichen Masochismus streng abgetrennt (DEUTSCH).

c) Fetischismus.

Fetischisten sind Personen, bei denen die sexuelle Erregung an einem bestimmten Gegenstand fixiert ist, z. B. an das Haar einer Frau, an bestimmte weibliche Kleidungsstücke, z. B. das Mieder, den Büstenhalter, weibliche Wäsche, Schuhe u. dgl. Es mag dahingestellt bleiben, ob in allen Fällen der Fetisch selbst das eigentliche lustbetonte Objekt ist, oder ob es sich gewissermaßen bei ihm nur um einen Ersatz für die begehrte, aber nicht erreichbare Frau handelt (SCHÜTZENBERGER und ORLY). Unter solchen Umständen spricht man auch von Pseudofetischismus. Die erwähnten Störungen können gerichtsmedizinisches Interesse haben, weil diese Personen sich den Fetisch unter Umständen auf unrechtmäßigem Wege beschaffen und auf diese Weise straffällig werden. Hierzu ist zu bemerken, daß die Bestrafung des jetzt nicht mehr sonderlich häufigen Zopfabschneidens rechtlich gewisse Schwierigkeiten machen kann, da es fraglich ist, ob hier eine Körperverletzung vorliegt (WEIMAR). Mitunter bezieht sich der Fetischismus auf recht eigenartige Dinge. So machte es einem Fetischisten besondere Freude, Kinderwäsche, insbesondere Gummiunterlagen zu betasten (PANNING). Ein anderer nahm Frauenkleider von der Wäscheleine, tauchte sie ins Wasser und drückte sie wieder aus. Dies brachte ihm sexuelle Befriedigung; nachher hängte er diese Kleidungsstücke wieder auf (CRACKAU). Auch Homosexuelle können gelegentlich dem Fetischismus verfallen. So erregte sich ein homosexueller Fetischist dadurch, daß er die Schuhe von schön gewachsenen Jugendlichen berührte und ableckte (RAITHEL). In unseren Erfahrungen ist es uns zweimal begegnet, daß Homosexuelle sich vor unsittlichen Handlungen an Jugendlichen dadurch erregten, daß sie sich die Knaben danach heraussuchten, ob sie ein gutes Gebiß hatten, dieses zunächst abtasteten, die schönen Zähne bewunderten, sie zum Teil beleckten und ihnen danach an die Genitalien griffen.

d) Transvestitismus.

Unter Transvestiten versteht man diejenigen abartigen Personen, die den mehr oder minder unüberwindbaren Drang haben, die Kleider des anderen Geschlechts ganz oder teilweise zu tragen oder sich auch insofern abartig anzuziehen, als sie den Drang in sich fühlen, die Kleider zwar des gleichen Geschlechts, aber diejenigen von viel jüngeren Personen anzulegen. Diese Abart ist von HIRSCHFELD als *Cisvestitismus* bezeichnet worden. Die Transvestiten zeigen gewisse Übergänge zur Homosexualität, zum Fetischismus, vielleicht auch zum Masochismus, zu letztere m insofern, als sie sich durch die Kleider des anderen Geschlechts unter Umständen erniedrigt oder behindert fühlen. Es gibt auch Transvestiten, bei denen die anderen erwähnten sexuellen Abarten keine nennenswerte Rolle spielen. So können männliche Transvestiten verheira tet und ihrer Ehefrau gegenüber durchaus potent sein. Sie sind auch körperlich m itunter in keiner Weise abartig, so daß es HIRSCHFELD für notwendig gehalten hat, sie als eine besondere Gruppe sexueller Perversionen abzutrennen. Man findet sie im großen und ganzen nur in Großstädten, anscheinend in Norddeutschland etwas häufiger als in Süddeutschland (VOSS). Die Neigung zeigt sich meist schon in der früheren Knabenzeit (BÜRGER-PRINZ und WEIGEL). Mitunter sind Transvestiten außerhalb ihrer Sexualsphäre auch energische und tapfere Männer, vielleicht infolge Überkompensation. So hatte ein von FOSSEL und TEIRICH geschilderter Transvestit im Kriege außer dem EK II und I auch das Deutsche Kreuz in Gold erworben. Die Beziehungen der Transvestiten zur Kriminalität sind gering. Wenn diese Neigung nicht gerade mit männlicher Prostitution gepaart ist, wie dies in einem Fall von TÖBBEN beschrieben wurde, so laufen sie höchstens Gefahr, wegen groben Unfugs bestraft zu werden. Ob es wirklich nötig ist, ihnen Bescheinigungen auszustellen, nach denen es für erforderlich gehalten wird, daß sie die offizielle Erlaubnis erhalten, weibliche Kleider zu tragen, muß von Fall zu Fall und mit großer Vorsicht entschieden werden (CLAUS). Weibliche Transvestiten scheinen noch seltener zu sein als männliche (ABECASSIS und Mitarbeiter).

Es gibt männliche Transvestiten, deren Wünsche so weit gehen, daß sie auch körperlich in eine Frau verwandelt werden; sie mögen dem Arzt gelegentlich auch mit Selbstmord drohen, wenn er diesem Wunsche nicht willfährig ist; ob der Arzt aber berechtigt ist, auf Grund einer solchen Drohung eine Emaskulation vorzunehmen und durch plastische Operation Labien herzustellen, erscheint uns sehr zweifelhaft.

IV. Zur Frage der Glaubwürdigkeit von Zeugenaussagen in Sexualprozessen.

In jedem Strafverfahren wird sich das Gericht von der Glaubwürdigkeit einer Zeugenaussage überzeugen müssen. Besonders wichtig ist dies bei Sexualdelikten, weil es sich hier bei den Belastungszeugen vielfach um Kinder handelt oder auch um Frauen, die in sexueller Beziehung relativ suggestibel sein können. Besonders schwierig wird für ein Gericht die Entscheidung, wenn ein Beschuldigter nur durch die Aussage der geschädigten Frau oder nur durch die Aussage eines einzelnen Kindes belastet wird. In solchen Fällen fällt vielfach dem medizinischen Sachverständigen, der natürlich psychologisch und kriminalpsychologisch geschult sein muß, die Aufgabe zu, sich zur Frage der Glaubwürdigkeit vor Gericht zu äußern. Allerdings wird es niemals möglich sein, positiv eine Aussage für glaubwürdig zu erklären, wenn sie nicht durch objektive Befunde an den verletzten Personen bestätigt wird. Im allgemeinen wird man nur verantworten können, dem Gericht zu erklären, daß die Untersuchung keinerlei Anhaltspunkte nach der Richtung hin ergeben habe, daß die Aussage nicht glaubwürdig sei.

Obergerichtliche Entscheidungen haben ausgesprochen, daß die Zuziehung von Jugendsachverständigen für die Beurteilung der Glaubwürdigkeit von jugendlichen Zeugen in schwierigen Fällen notwendig ist (KNÖGEL, zuletzt BGH, Urt. v. 24. 6. 52, Neue jur. Wschr. A 1952, 899.

Man wird zunächst durch psychiatrische Untersuchung des Erwachsenen oder des Kindes ausgesprochene *geistige Abarten* ausschließen müssen. Die Zeugenaussage einer schwachsinnigen erwachsenen Frau oder eines schwachsinnigen Kindes, die im einzelnen natürlich wahr sein kann, wird im allgemeinen allein zur Überführung nicht ausreichen. Selbstverständlich wird dies auch dann nicht der Fall sein, wenn eine ausgesprochene *Psychose* festgestellt werden kann.

Aber auch wenn die psychiatrische Untersuchung keine ins Gewicht fallenden Abweichungen von der Norm ergibt, müssen auf dem Gebiete der ins Normale hineinspielenden Psychologie eine ganze Anzahl wichtiger Umstände berücksichtigt werden.

Zunächst muß der Auffassung entgegengetreten werden, daß die Aussage eines Kindes überhaupt wertlos ist. Kinder sehen bis zum 12. oder auch bis zum 15. Lebensjahr viel mehr eidetisch wie der Erwachsene (MEINERT), d. h. sie schildern, ohne dabei den Verstand anzuwenden, was sich sensorisch auf ihrer Netzhaut abgespielt hat. Auch bei Schwachsinnigen kann eine gute Eidese bestehen; sie sind daher mitunter zu überraschenden Leistungen imstande, wissen z. B., wenn sie ein Weilchen in einem Zimmer waren, jede Einzelheit des Zimmers zu beschreiben. Aus diesem Grunde sind mitunter Kinderaussagen über Vorfälle des täglichen Lebens sogar zuverlässiger als die von Erwachsenen. So habe ich es z. B. wiederholt erlebt, daß bei der Schilderung von Verkehrsunfällen gerade die Aussagen von 11- oder 12jährigen Knaben sich mit dem Sektionsbefund deckten, während die Bekundungen von mitunter geistig hochstehenden Erwachsenen mit den objektiven Befunden nicht in Übereinstimmung gebracht werden konnten. Dies lag eben daran, daß die Aussagen der Erwachsenen doch irgendwie einer bereits vorher gefaßten Meinung entsprachen oder gefühlsbetont waren. Mit Recht wird im Schrifttum darauf hingewiesen, daß bei aufsehenerregenden Vorfällen, über die womöglich in der Presse schon berichtet wurde, in weiten Kreisen eine derart vorgefaßte Meinung besteht, daß die Zeugen sich die Vorfälle so weit suggerieren, daß sie vollkommen davon überzeugt sind und ihre Darstellung auch bedenkenlos unter Eid stellen. Es würden in solchen Fällen im hohen Grade die „kollektiv-psychologischen Bedingungen" vorliegen, die den Wert einer Zeugenaussage zum mindesten sehr herabsetzen (MÜLLER-HESS und NAU).

Im Kriege habe ich es wiederholt erlebt, daß unter dem Eindruck von Gerüchten von nüchtern denkenden Ärzten Befunde beschrieben und auf Anfrage noch einmal bestätigt wurden, die überhaupt nicht vorhanden waren. So berichtete einmal ein Truppenarzt, dem seine Vorgesetzten ein gutes Zeugnis ausstellten, daß bei einer aufgefundenen Leiche die Augen ausgestochen gewesen seien. Auf besondere Rückfrage sah er sich nochmals die Leiche an und bestätigte dieses wiederum. Als mir dann schließlich aufgetragen wurde, die Leiche zu untersuchen, zu der zu gelangen verhältnismäßig schwierig war, mußte ich feststellen, daß die Augen völlig intakt waren. Allerdings fanden sich oberhalb der Augenbrauen zwei Hautdefekte, die den Wundrändern nach von Rattenbissen herrührten und nach dem Tode entstanden waren.

Des weiteren sind unrichtige Zeugenaussagen namentlich in sexueller Beziehung unter Umständen durch folgende Verhältnisse erklärbar.

Menschen sind mitunter rachsüchtig, auch weibliche Jugendliche. Demnach wäre das Verhältnis der Zeugen zum Beschuldigten daraufhin zu prüfen, ob irgendein „Racheakt" in Frage kommt, etwa ungerechtfertigter Tadel durch den Lehrer, bei frühreifen, halbwüchsigen Mädchen unter Umständen auch Nichteingehen des Lehrers auf Annäherung des Mädchens.

Dies gilt auch bei Beschuldigungen unter halbwüchsigen Mädchen, in denen von unzüchtiger Lektüre oder Briefen mit anstößigem Inhalt berichtet wird, worauf kürzlich RATHSAM hingewiesen hat.

Es gibt weiterhin besonders *phantasiebegabte* Kinder und zum Teil auch Erwachsene, die in dem Bestreben, sich wichtig zu machen, aus reinem Geltungstrieb heraus Darstellungen geben, denen manchmal ein gänzlich gleichgültiges und harmloses Ereignis zugrunde liegt; dies wird dann nach den verschiedensten Richtungen hin ausgeschmückt. Es kommt auch vor, daß die Darstellung der reinen Phantasie entsprungen ist und auch in den Einzelheiten gar nichts Wahre enthält. Es wird Aufgabe des Sachverständigen sein, dies mit allen ihm zu Gebote stehenden Mitteln zu überprüfen. Es reicht nicht aus, daß die *Lehrer* gefragt werden, ob ein Kind gelegentlich in der Schule lügt; dies kommt immer wieder vor und ist kein Zeichen dafür, daß das Kind phantasiebegabt ist. Die psychologischen Gutachten der Lehrer, die gelegentlich eingeholt werden, sind in ihrem Wert recht verschieden. Wir haben wertlose Gutachten gesehen, aber auch Beurteilungen, in denen der Lehrer sehr fein beobachtet und auch Beobachtungen der Umgebung mitverwertet hat. Der Gutachter wird mit den *Eltern* reden müssen, wobei es notwendig ist, insbesondere mit der Mutter überhaupt erst so weit zu kommen, daß sie nicht von vornherein alles ablehnt, was an ihrem Kinde irgendwann einmal als nachteilig aufgefaßt werden könnte. Die Väter sind meist objektiver, haben aber oft mit den Kindern nicht den nötigen Konnex. Wertvoller als die Ausführungen der Eltern sind manchmal die von entfernter stehenden Verwandten oder anderen Personen, die den Betreffenden gut kennen, insbesondere aber auch von Klassenkameradinnen oder älteren Schülerinnen. Die Gefahr eines allzu stark gesteigerten Geltungsbedürfnisses besteht insbesondere zur Zeit der weiblichen Pubertät.

Die Zeugenaussage kann ferner dadurch unbrauchbar werden, daß das Kind durch irgendeinen Zufall früher schon ähnliche Erlebnisse gehabt hat und nun fälschlich das jetzt neu Erlebte im gleichen Sinne umdeutet. So haben wir uns einmal veranlaßt gesehen, eine sehr klare Aussage eines 13jährigen Mädchens, das einen guten Eindruck machte und das allein einen Erwachsenen durch Ausführungen über eine unzüchtige Handlung belastete, deshalb als bedenklich hinzustellen, weil es einige Jahre vorher das gleiche Erlebnis mit anschließendem Ermittlungsverfahren gehabt hatte. Es ist nicht immer notwendig, daß das Kind das Erlebnis selbst gehabt hat; auch wenn mit Erwachsenen oder Freundinnen sexuelle Gespräche in diesem Sinne geführt wurden, die die Phantasie des Kindes erregten, oder wenn es bei den eigenen Eltern sexuelle Handlungen beobachten konnte, wird man prüfen müssen, ob dieses Kind das, was es von anderen gehört oder von anderen gesehen hat, nicht fälschlich in den fraglichen Vorfall hineinprojiziert. Wir halten es daher in vielen Fällen für erforderlich, daß durch einen Arzt, der psychologisch gut versiert ist (Assistent oder Assistentin des Gutachters), die *örtlichen Verhältnisse* überprüft werden. Es genügt nicht, wenn die Eltern versichern, daß das Kind keine Gelegenheit habe, bei den Eltern sexuelle Handlungen zu sehen. Es wird notwendig sein, daß man die Schlafräume besichtigt und daß man sich auch mit den Geschwistern unterhält, wenn solche vorhanden sind. Als besonders schwierig empfinden wir herauszubekommen, ob das Kind von Freundinnen über sexuelle Verhältnisse aufgeklärt wurde und ob hier „Witze" gemacht worden sind.

So hatte ein Kind, das einen erwachsenen Mann unzüchtiger Handlungen beschuldigte (er war allerdings auch von anderen einwandfreien Kindern beschuldigt worden), zunächst einer Freundin gegenüber damit geprahlt, dieser Mann habe ihr eine „Spritze" gegeben. Doch hatte sie das nachher schon bei der ersten Vernehmung zurückgenommen. Man dachte anfangs an eine medizinische Spritze, da der Vater dieses Kindes vom Arzt Injektionen erhielt und das Kind dies gesehen hatte. Vorsichtige Exploration durch die Assistenzärztin, zu der man sich natürlich Zeit lassen muß, ergab jedoch, daß das Kind diesen Ausdruck von älteren Schulmädchen aufgeschnappt hatte und daß mit dieser Spritze der Samenerguß aus dem männlichen Membrum gemeint war. Obwohl nach dem sonst bestehenden Eindruck die Aussagen der anderen Kinder richtig waren und obwohl wahrscheinlich auch dieses Kind nicht gelogen hat, hielten wir es doch für erforderlich, dem Gericht zu raten, die Aussage *dieses* Kindes nicht wesentlich zu bewerten.

Auf dem Lande können Kinder sehr frühzeitig sexuell aufgeklärt sein. In Nordbaden herrscht in manchen Dörfern die Sitte des „Doktorlesspielens"; dabei wird so vorgegangen, daß entweder Mädchen unter sich oder auch Mädchen und Knaben gegenseitig sich an die Genitalien fassen. Es erfordert ein erhebliches psychologisches Geschick, solche Verhältnisse aufzudecken; dazu ist es auch notwendig, daß man sich mit den Ausdrücken der Landessprache vertraut macht und nicht Worte gebraucht, die den Kindern fremd sind.

Sehr wichtig ist auch das *Milieu*, in dem die Kinder aufgewachsen sind. Fragt man offiziell, so wird es meist als gut geschildert. Unterhält man sich mit Einzelpersönlichkeiten des fraglichen Dorfes, so hört man z. B., daß die Kinder, auf die es ankommt, im Omnibus auf der Fahrt zur Schule häufig anzügliche sexuelle Redensarten gebrauchen und daß auch der Vater dies zu tun pflegt. Bei der Untersuchung des Milieus wird man sich auch nach der Freizeitgestaltung der in Frage kommenden Kinder erkundigen. Man wird zu erfahren suchen, was und womit und mit wem sie spielen, ob sie das Kino besuchen, was sie da gesehen haben, ob sie im Theater mitgespielt haben und in welcher Rolle, in welcher Weise ein etwaiges Spiel mit Puppen vor sich geht (JÄHSER).

Je jünger ein Kind ist, desto schwieriger wird die Bewertung der Aussage. Nach unten wird die Grenze zum Teil auf 6 Jahre festgesetzt (STERN, MÖNKE-

MÖLLER). Doch gibt es auch Fälle, bei denen sogar 4- und $3^1/_2$jährige Kinder in der Lage waren, durchaus brauchbare Aussagen, einmal in entlastender Weise, zu machen (MÜLLER-HESS und NAU, QUOSS).

Wie bei allen Vernehmungen muß die Stellung von *Suggestivfragen* ängstlich vermieden werden. Da man damit rechnen muß, daß späterhin von der Verteidigung doch eine einschlägige Einwendung erhoben wird, halten wir es für erforderlich, daß der Hergang der Vernehmung möglichst wörtlich protokolliert wird. Mit Recht kann dagegen eingewandt werden, daß eine offizielle Protokollierung, insbesondere ein Schreiber mit einer Schreibmaschine, einen kindlichen Zeugen verwirrt und ängstlich macht (RATHSAM). Wir halten es für die beste Lösung, daß der Protokollführer bzw. -führerin unauffällig im Hintergrund sitzt und mitstenographiert. Daß die Vernehmung gerade von kindlichen und besonders weiblichen kindlichen Zeugen besser nicht durch einen Kriminalbeamten, sondern durch eine einschlägig geschulte Kriminalbeamtin vorgenommen wird, darüber ist man sich jetzt einig. Im Anschluß wäre das Kind am besten durch die gleiche Beamtin so schnell wie möglich dem Gerichtsmediziner vorzuführen, der das Kind nach kurzem vorsichtigen Befragen und kurzer Intelligenzprüfung körperlich untersucht und gleichzeitig die medizinische Glaubwürdigkeit des Inhalts der Aussage überprüft. Es ist manchmal unausbleiblich, daß hierbei Mädchen Gestalt und Größe des männlichen Geschlechtsteils (fragliche Erektion) schildern. Wir haben gute Erfahrungen damit gemacht, wenn die Kinder veranlaßt werden, die Größenverhältnisse nicht nur an Hand von vorgehaltenen Gegenständen, sondern auch mit Plastellin modellieren. Natürlich wird man sich hier nach der Geschicklichkeit und den sonstigen Eigenheiten des Kindes richten. Es wird immer notwendig sein, daß die vernehmende Beamtin und der dabei tätige Arzt sich auf die Psychologie des Kindes so weit einstellen, daß sie sich kindlicher Ausdrucksweise anpassen. Die allgemeine Erfahrung geht dahin, daß die Aussagen der Kinder um so zuverlässiger sind, je früher sie stattfinden. So gut es nur geht, muß verhindert werden, daß die Eltern, insbesondere die Mutter, sich mit den Kindern vorher ausführlich über die Angelegenheit unterhält. Gegenwart der Mutter bei der Vernehmung muß, wenn dies irgend möglich ist, vermieden werden; die Erfahrung lehrt, daß das Kind dadurch gestört wird. Man muß vorweg dem Kinde auch das Gefühl nehmen, daß es aus seinen Angaben irgendwelche Nachteile, insbesondere Strafe, zu erwarten habe. Sind Kinder besonders streng religiös erzogen worden, so halten sie alles, was ins Sexuelle hineingeht, für verwerflich und für Sünde. Man muß versuchen, beim Kinde auch diese Hemmung zu beseitigen. Manchmal wird von den Staatsanwaltschaften darauf Wert gelegt, daß Jugendliche, die belastende Aussagen machen, noch einmal vom Ermittlungsrichter vernommen werden. Dies mag manchmal nicht unbedenklich sein, doch kommt es hierbei ganz auf die Persönlichkeit des Ermittlungsrichters an. In vielen Fällen folgt dann eine Vernehmung des Kindes in der *Hauptverhandlung*. Manche Kinder sind hier auffallend freimütig und unbefangen. Aus manchen ist außer einem Kopfschütteln und Kopfnicken nichts herauszubekommen. Seitens der Verteidigung wird dann mitunter auf mehr oder minder große Unterschiede bei diesen drei Vernehmungen hingewiesen. Vielfach wird auch beanstandet, daß das Kind in der Hauptverhandlung nur mit ja oder nein geantwortet oder nur mit dem Kopf Zeichen gegeben habe. Selbstverständlich spricht ein erheblicher *Wechsel in der Art der Darstellung in wesentlichen Dingen* für Unglaubwürdigkeit. Es ist aber psychologisch nicht richtig, wenn ein Verteidiger oder ein Gericht verlangt, daß die Aussagen von Kindern in allen Einzelheiten auf das Genaueste übereinstimmen. Auch wenn man wiederholte Vernehmungen von Erwachsenen genau durchsieht, findet man immer wieder gewisse Differenzen in gleichgültigen Dingen. Derartige Variationen sind physiologisch. Wenn ein Kind eine Darstellung bei wiederholten Vernehmungen wörtlich in der gleichen Form immer wieder heruntersagt, so ist dies im Gegenteil ein Anhaltspunkt dafür, daß die Aussage *eingelernt* wurde.

Wieweit die in der modernen Kinderpsychologie vielfach genannten Teste wie Rohrschach-Test, Baum-Test, Kaleidoblock (Bauklötze von verschiedenen Farben und Formen, Weltbild-Test) bei Durchführung von forensischen Untersuchungen anwendbar sind, muß die Forschung der nächsten Jahre lehren (ZULLIGER, ROHRSCHACH, WARTEGG, R. KOCH, Mitteilung des Instituts of Child Psychology in London). Wieweit der SZONDI-Test, der es sich zum Ziele macht, einzelne Charakterzüge auch abwegiger Art aufzudecken, wie sie bei jedem Menschen mehr oder weniger stark vorzukommen scheinen, für forensische Zwecke bei der Untersuchung von Erwachsenen auch hinsichtlich der Glaubwürdigkeit zweckmäßig ist, wird gleichfalls der Forschung überlassen werden müssen (SZONDI, JANSEN).

Literatur.

Beziehungen der Sexualpathologie zur gerichtlichen Medizin.

Sexualdelikte allgemein.

BEAUVOIR, DE: Das andere Geschlecht. Hamburg 1951.

DEUSSEN: Fortschr. Erbpath. **3**, 67 (1939). — Beitr. Sexualforsch. **1952**, 50.

FOREL: Die sexuelle Frage. München 1942. — FREUD: Drei Abhandlungen zur Sexualtheorie. 1947.

KEMPER: Die Störungen der Liebesfähigkeit beim Weibe. In Klinik, Biologie und Psychologie des Geschlechts und des Orgasmus. Leipzig 1942. — KREMPLER: Die Sittlichkeitsdelikte im Bezirk des Landgerichtes Eisenach in den Jahren 1905—1936. Jena 1939. — KIELHOLZ: In MENG, Die Prophylaxe des Verbrechens, S. 371. Basel 1948. — KINSEY u. Mitarb.: The sexual Behavior in the Human Male. Philadelphia u. London 1949.

LAHN: Kriminalistik **4**, 65 (1950). — LINDEN: Allg. Z. Psychiatr. **112**, 405 (1939).

MUNCK: Dtsch. Z. gerichtl. Med. **32**, 189 (1939/40).

PAREJA: La Prostitucion in Buenos Aires. Buenos Aires: Escola de Policia 1937. — PÖNITZ: Dtsch. Gesundheitswesen **5**, 737 (1950). — PONSOLD: Lehrbuch der gerichtlichen Medizin, S. 440. Stuttgart 1950.

SCHACKWITZ: Beischlaf. In Handwörterbuch der gerichtlichen Medizin, S. 82. Berlin 1940. — SEELMANN: Kind, Sexualität und Erziehung. Zum Verständnis der sexuellen Entwicklung und des sexuellen Verhaltens von Kind und Jugendlichen. München 1942.

Blutschande.

EBER: Die Blutschande. Eine kriminologische Untersuchung unter besonderer Berücksichtigung der Tatsituation. Leipzig 1937. — ENGE: Psychiatr.-neur. Wschr. **1947**, 217.

HOFFMANN: Öff. Gesdh.dienst **12**, 428 (1951).

SCHRADER u. SAGE: Dtsch. Z. gerichtl. Med. **37**, 9 (1943). — SCHWAB: Mschr. Kriminalbiol. usw. **1925**, H. 6.

Unzüchtige Handlungen an Erwachsenen und Minderjährigen.

BELONOSCHKIN: Biologie der menschlichen Spermatozoen im Konzeptionsgeschehen. Leipzig 1944. — BRÜCKNER: Kriminalistik **1952**, 266.

GORONCY: Dtsch. Z. gerichtl. Med. **7**, 1 (1926).

HINDEN: Arch. Kriminol. **114**, 53 (1944).

KÜHN: Allg. Z. Psychiatr. **118**, 133 (1941).

MORLAND: Crime against children. London 1939. Ref. Arch. Kriminol. **105**, 53 (1939).

NAU: Forensisch-psychiatrische Begutachtung jugendlicher Zeugen als wirkungsvolle Maßnahme gegen Sittlichkeitsverbrechen. Tagg Dtsch. Ges. gerichtl. u. soz. Med. München 1952. Erscheint in Dtsch. Z. gerichtl. Med.

PONTRELLI: Riv. sper. Freniatr. **66**, 415 (1942). Ref. Dtsch. Z. gerichtl. Med. **37**, 266 (1943).

RATTENHUBER: Der gefährliche Sittlichkeitsverbrecher. Leipzig 1939.

SCHACKWITZ: Siehe Notzucht.

WESSEL: Das Delikt der Kinderschändung im Landgerichtsbezirk Bonn. Jena 1939. *Ohne Verfasser:* Unzüchtige Griffe und erzieherische Gründe. Ärztl. Sachverst.ztg **1938**, 180.

Notzuchtshandlungen.

BELONOSCHKIN: Biologie der menschlichen Spermatozoen im Konzeptionsgeschehen. Leipzig 1944.
HABERDA: Lehrbuch der gerichtlichen Medizin, S. 119 u. 133ff. Berlin u. Wien 1927. — HEINDL: Arch. Kriminol. **113**, 38 (1943). — HENNERICI: Ärztl. Sachverst.ztg **1940**, 175.
LORENZETTI: Clin. ostetr. **40**, 630 (1938). Ref. Dtsch. Z. gerichtl. Med. **31**, 448 (1939).
MAYER, L.: Verbrechen in Hypnose. München 1937. — MÜLLER-HESS u. AUER: Jkurse ärztl. Fortbildg **1928**, 31.
PETTERS: Strafgesetzbuch. Berlin u. München 1950. — PIETRUSKY: Gerichtliche Medizin, S. 189. Berlin 1943.
REUTER, F.: In HALBAN-SEITZ, Biologie und Pathologie des Weibes, Bd. 8, Teil 3, S. 1141, 1157, 1162, 1163. Berlin u. Wien 1929.
SCHACKWITZ: Notzucht. In Handwörterbuch der gerichtlichen Medizin, S. 325. Berlin 1940. — STRASSMANN: Lehrbuch der gerichtlichen Medizin, S. 47ff. Stuttgart 1931.
Ohne Verfasser: Rechtliche Wertung der Unzucht gelegentlich ärztlicher Behandlung. Ärztl. Sachverst.ztg **1940**, 34.

Homosexualität.

ALLEN: Internat. J. Sexology **5**, 139 (1952).
BAUMEYER: Die Medizinische **1952**, 1603. — BINSWANGER: Psyche (Heidelberg) **3**, 881 (1950). — BOSS: Sinn und Gestalt der sexuellen Perversionen. Bern 1947. — BRESGEN: Klin. Wschr. **1950**, 30. — BÜRGER-PRINZ: Mschr. Kriminalbiol. usw. **29**, 333 (1938); **30**, 430 (1939).
CORY: Internat. J. Sexology **5**, 151 (1952). Ref. Dtsch. Z. gerichtl. Med. **41**, 116 (1952).
EBERMAIER: Dtsch. med. Wschr. **1949**, 919. — ELGER: Kriminalistik **17**, 44 (1943). — ELLES: Internat. J. Sexology **5**, 135 (1952). Ref. Dtsch. Z. gerichtl. Med. **41**, 115 (1952).
FISCHER u. KRUMP: Arch. f. Psychiatr. u. Z. Neur. **183**, 383 (1949/50).
GAND: Ärztl. Sachverst.ztg **1939**, 96. — GIESE: Psyche (Heidelberg) **3**, 512 (1949). — GLASS u. a.: Endocrinology **26**, 500 (1940). Ref. Zbl. Path. **77**, 270 (1941). — GUMBEL: Die Bedeutung der Kriegsgefangenschaft in straf- und versicherungsrechtlicher Beziehung. Verh. Dtsch. Ges. gerichtl. u. soz. Med. Berlin 1951. Erscheint in Dtsch. Z. gerichtl. Med.
HALLERMANN: Bemerkungen über Beurteilungen der Zurechnungsfähigkeit. Verh. Dtsch. Ges. gerichtl. u. soz. Med. Berlin 1951. Dtsch. Z. gerichtl. Med. **41**, 77 (1952). — HARTWIG: Die Verirrungen des Geschlechtslebens. Zürich: Rüschlikon 1937. — HIRSCHFELD: Sexualpathologie. 1928.
KINSEY u. Mitarb.: The sexual Behavior in the Human Male, S. 650. Philadelphia u. London 1949. — KRETZSCHMER: Arch. f. Psychiatr. u. Z. Neur. **182**, 452 (1949).
LANG: Mschr. Kriminalbiol. usw. **30**, 401 (1939). — Forschgn u. Fortschr. **17**, 46 (1941). — Münch. med. Wschr. **1941** II, 961. — LEMKE: Über Ursache und strafrechtliche Beurteilung der Homosexualität. S. 45. Jena 1940.
MAIGNE: Ann. Méd. lég. etc. **1939**, Nr 1. — MÜLLER-HESS: Dtsch. Z. gerichtl. Med. **41**, 375 (1952).
REDEN: Ein Beitrag zur Frage der Homosexualität. Med. Diss. Hamburg 1939. Ref. Dtsch. Z. gerichtl. Med. **35**, 279 (1942). — RIBEIRO: Homosexualismo e endocrinologia. Rio de Janeiro 1938. Ref. Arch. Kriminol. **106**, 150 (1940). — Arch. Med. leg. **7**, 167 (1937). Ref. Dtsch. Z. gerichtl. Med. **29**, 196 (1938). — RÜMKE: Dtsch. Z. gerichtl. Med. **41**, 360 (1952).
SCHOEPS: Echo der Woche, Nr 125, Ausg. A vom 15. Dez. 1950. — SCHRÖDER: Mschr. Kriminalbiol. usw. **31**, 221 (1940). — STEINER: Schweiz. med. Wschr. **1938**, Nr 22.
TETZLIAFF: Dtsch. Jug.hilfe **34**, 5 (1942). — TÖBBEN: Homosexualität. In Handwörterbuch der gerichtlichen Medizin, S. 372. Berlin 1940.

Lesbische Liebe.

ESPENSCHIED: Kriminalistik **14**, 137 (1940).
HIRSCHFELD: Sexualpathologie. 1928.
KLARE: Ärztl. Sachverst.ztg **1939**, 98.
TÖBBEN: Handwörterbuch der gerichtlichen Medizin, S. 372. Berlin 1940.

Exhibitionismus.

HARTWIG: Die Verirrungen des Geschlechtslebens, S. 188. Zürich: Rüschlikon: 1937. — HAUKE: Kriminalistik **13**, 222 (1939). — HIRSCHFELD: Siehe oben.
KOHLRAUSCH-LANGE: Kommentar zum StGB. Berlin 1950.

LINDLER u. PLOKKER: Nederl. Tijdschr. Psychol. 8, 205 (1940). Ref. Dtsch. Z. gerichtl. Med. **34**, 66 (1941).

TÖBBEN: Exhibitionismus. In Handwörterbuch der gerichtlichen Medizin, S. 183. Berlin 1940.

Ohne Verfasser: Unzüchtige Handlungen eines Exhibitionisten als Grund für die Entziehung der Erlaubnis zum Führen von Kraftfahrzeugen. Kriminalistik **12**, 187 (1938). — RG-Entscheidung zur Frage der Öffentlichkeit bei Exhibitionisten. Kriminalistik **12**, 139 (1938). — Änderung des Begriffes der Öffentlichkeit bei Unzuchtsdelikten. Ärztl. Sachverst.ztg **1939**, 126.

Zoophilie.

ELSTER: Handwörterbuch für Kriminologie, Bd. 2, S. 627. Berlin u. Leipzig 1936.

GELMA: Arch. Neur. (Bucarest) **2**, 117 (1938). Ref. Dtsch. Z. gerichtl. Med. **30**, 386 (1938).

HABERDA: Lehrbuch der gerichtlichen Medizin, S. 173. Berlin u. Wien 1927.

JESERICH: Arch. Kriminol. **106**, 142 (1940).

REUTER: In HALBAN-SEITZ, Biologie und Pathologie des Weibes, Bd. 8, Teil 3, S. 1171. Berlin u. Wien 1929.

SCHACKWITZ: Unzucht von Menschen mit Tieren. In Handwörterbuch der gerichtlichen Medizin, S. 872. Berlin 1940.

WOLLENWEBER: Dtsch. Z. gerichtl. Med. **34**, 457 (1941).

Ohne Verfasser: Verbrechen eines 63jährigen Mannes aus Gewissensunruhe über Verfehlungen, die er im 17. Lebensjahr begangen hatte. Arch. Kriminol. **106**, 136 (1940).

Nekrophilie.

MOSKOFF: Ann. Méd. lég. etc. **18**, 345 (1938).

RAUCH: Arch. f. Psychiatr. u. Z. Neur. **179**, 54 (1947).

TÖBBEN: Leichenschändung. In Handwörterbuch der gerichtlichen Medizin, S. 619. Berlin 1941.

Ohne Verfasser: Die Sexualdelikte, S. 39. Kriminalistik 1950.

Sadismus (einschließlich Lustmord).

BERG: Dtsch. Z. gerichtl. Med. **17**, 247 (1931). — BINSWENGER: Psyche (Heidelberg) **3**, 881 (1950). — BOSS: Sinn und Gestalt der sexuellen Perversionen. Bern 1947.

DRECHSLER: Kriminalistik **16**, 88 (1942).

HARTWIG: Verirrungen des Geschlechtslebens. Zürich: Rüschlikon 1937. — HENNES: Kriminalistik **4**, 211 (1950).

LÜDTKE: Kriminalistik **14**, 49 (1940).

NIEMEYER: Kriminalistik **17**, 71 (1943).

PIETRUSKY: Dtsch. Z. gerichtl. Med. **8**, 703 (1926).

RIVER, DE: Der Sexualverbrecher. Heidelberg 1951. — RUSSLER: Kriminalistik **1949**, H. 15/16, 174.

SCHACKWITZ: Lustmord. In Handwörterbuch der gerichtlichen Medizin, S. 466. Berlin 1940. — SEIFRITZ u. WIRTH: Kriminalistik **14**, 73 (1940). — STEIN: Kriminalistik **15**, 25 (1941).

TÖBBEN: Sadismus. Handwörterbuch der gerichtlichen Medizin, S. 617. Berlin 1940.

WEISS: Arch. Kriminol. **76**, 161 (1924).

Ohne Verfasser: Dtsch. Recht **13**, 234 (1943).

Masochismus und sexuelle Hörigkeit.

BERLINER: Psychoanalytic Quart. **9**, 322 (1940). Ref. Dtsch. Z. gerichtl. Med. **35**, 503 (1942). — BINSWANGER: Psyche (Heidelberg) **3**, 881 (1950). — BOSS: Sinn und Gestalt der sexuellen Perversionen Bern 1947.

DEUTSCH, H.: Psychologie der Frau. Bern 1948. — DOST: Kriminalistik **4**, 62, 81 (1950).

EWELER: Kriminalistik **12**, 40 (1938).

HIRSCHFELD: Sexualpathologie 1928.

KISSING: Genitale Selbstverstümmelung unter Berücksichtigung eines besonders monströsen Falles. Med. Diss. Münster i. Westf. 1938. Ref. Dtsch. Z. gerichtl. Med. **31**, 337 (1939).

MENGERING: Kriminalistik **1949**, H. 9/10, 108.

PAHL: Kriminalistik **5**, 115 (1951).

WARSTADT: Dtsch. Z. gerichtl. Med. **35**, 196 (1942).

Automasochismus.

HAUSBRANDT: Dtsch. Z. gerichtl. Med. **34**, 412 (1941).

KOOPMANN: Arch. Kriminol. **110**, 60 (1942); **111**, 43 (1942).

PANNING: Kriminalistik **12**, 277 (1938).

ROGAL: Dtsch. Z. gerichtl. Med. **36**, 75 (1942).

SCHULTHEIS: Zur Kenntnis des Automonosexualismus (nach ROHLEDER) mit einer kasuistischen Beobachtung. Med. Diss. München 1939. Ref. Dtsch. Z. gerichtl. Med. **34**, 65 (1941). — SCHWARZ: Beitr. gerichtl. Med. **19**, 142 (1952). — SMETANA: Kriminalistik **16**, 122 (1942).

Ohne Verfasser: Vorgetäuschte Notzucht. Kriminalistik **16**, 84 (1942).

Fetischismus.

BINSWANGER: Psyche (Heidelberg) **3**, 881 (1950). — Boss: Sinn und Gestalt der sexuellen Perversionen. Bern 1947.

CRACKAU: Kriminalistik **12**, 64 (1938).

HEPPNER: Kriminalistik **1952**, 200.

KÜHN: Arch. Kriminol. **112**, 128 (1943).

MEIXNER: Kriminalistik **13**, 223 (1939).

OEJING: Sv. Läkartidn. **1943**, 1123. Ref. Dtsch. Z. gerichtl. Med. **38**, 166 (1943).

PANNING: Kriminalistik **12**, 232 (1938).

RAITHEL: Allg. Z. Psychiatr. **121**, 71 (1942).

SCHÜTZENBERGER et ORLY: Ann. Méd. lég. etc. **17**, 1150 (1937).

TÖBBEN: Fetischismus. In Handwörterbuch der gerichtlichen Medizin, S. 207. Berlin 1940. — Dtsch. Z. gerichtl. Med. **35**, 224 (1942).

WEIMAR: Kriminalistik **16**, 100 (1942).

Ohne Verfasser: Dentomanie, eine sexuelle Triebperversion. Kriminalistik **4**, 93 (1950).

Transvestitismus.

ABÈCASSIS et BERTHON: Ann. Méd. lég. etc. **29**, 177 (1949).

BÜRGER-PRINZ u. WEIGEL: Mschr. Kriminalbiol. **31**, 125 (1940).

CLAUS: Mschr. Psychiatr. **124**, 245 (1952).

FOSSEL u. TEIRICH: Dtsch. Z. gerichtl. Med. **40**, 378 (1951).

HIRSCHFELD: Die Transvestititen. 1924.

ROGAL: Dtsch. Z. gerichtl. Med. **35**, 166 (1942).

SCHRADER: Ärztl. Sachverst.ztg **43**, 299 (1937).

TÖBBEN: Transvestitismus. In Handwörterbuch der gerichtlichen Medizin, S. 854. Berlin 1940.

VOSS: Ein Beitrag zum Problem des Transvestitismus. Med. Diss. Hamburg 1938. Ref. Dtsch. Z. gerichtl. Med. **31**, 447 (1939).

WILCKE: Kriminalistik **12**, 157 (1938).

YAWGER: J. Nerv. Dis. **92**, 41 (1940). Ref. Dtsch. Z. gerichtl. Med. **34**, 66 (1941).

Glaubwürdigkeit von Zeugenaussagen.

ESSER: Abwege des Menschen. Köln u. Krefeld 1949.

FREI-SULZER: Kriminalistik **5**, 39 (1951).

GRASSBERGER: Psychologie des Strafverfahrens, S. 200ff. Wien 1950.

HELLWIG: Psychologie und Vernehmungstechnik bei Tatbestandsermittlungen, S. 142ff. Berlin 1943.

JÄHSER: Zur Frage der Glaubwürdigkeit von Kindern und Jugendlichen als Zeugen. Med. Diss. Heidelberg 1951. — JANSEN: Erfahrungen über den ROHRSCHACH- und SZONDI-Test. Vortrag in Heidelberg. Noch nicht veröffentlicht. — JÜTTNER: Kriminalistik **4**, 271 (1950).

KERN: Kriminal. Rdsch. **1948**, H. 6, 91. — KNÖGEL: Kriminalistik **4**, 64 (1950). — KOCH: Der Baumtest. Bern 1949. — KÜHN: Arch. Kriminol. **113**, 105 (1940). — KUJATH: Jugendpsychiatrische Begutachtung. Leipzig 1949.

LANGELÜDDECKE: Gerichtliche Psychiatrie, S. 208. Berlin 1950.

MEINERT: Kriminalistik **1/2**, 49, 69, 90 (1947/48). — MÜLLER-HESS u. NAU: Jkurse ärztl. Fortbild **1930**, 48.

NAU: l. c. S. 890.

QUOSS: Kriminalistik **11**, 281 (1937).

RATHSAM: Kriminalistik **13**, 67 (1939); **17**, 53 (1943). — ROHRSCHACH: Psychodiagnostik. Bern 1948.

SCHNEICKERT: Kriminaltaktik, S. 160. Berlin 1940. — SCHNEIDER: Kriminal. Rdsch. **1947**, 2. — SOMMER: Ärztl. Sachverst.ztg **1940**, 159. — SZONDI: Experimentelle Triebdiagnostik. Bern 1947.

TRAMER: Leitfaden der jugendrechtlichen Psychiatrie. Basel 1947. — Lehrbuch der allgemeinen Kinderpsychiatrie, S. 216. Basel 1949.

WARTEGG: Beiheft Nr 84 der Z. angew. Psychol. **1939**.

ZULLIGER: Psyche (Heidelberg) **4**, 144 (1950). — Mensch und Welt, Bd. 4. — Berner
Abhandlungen zur Psychologie und Pädagogik. Bern 1938. — Der BEH-ROHRSCHACH-Test.
Bern 1946.
Ohne Verfasser: Institute of Child Psychology in London. Psyche (Heidelberg) **3**, 877
(1950). — Pädagogenkongreß Düsseldorf. Neue med. Welt **1950**, Nr 46, 1535. — Vorgetäuschte Notzucht. Kriminalistik **16**, 84 (1942). — Sachverständigenzuziehung bei der Verwertung von Kinderaussagen. RG. vom 10. Nov. 1938 in J. W. 1939, S. 283. — Ärztl. Sach-
verst.ztg **1939**, 194; desgl. Urt. BGH v. 24. 6. 52. Neue jur. Wschr. A **1952**, 899.

K. Abtreibung und Kindestötung.

I. Geburtshilflich-gynäkologische Vorbemerkungen.

a) Diagnose der bestehenden Schwangerschaft und des Fruchttodes.

Die Feststellung einer bestehenden Schwangerschaft beendet unter Umständen Gerüchte
über eine vorangegangene vollendete Abtreibung oder gar über eine Kindestötung. Auch nach
Notzuchtsdelikten ergibt sich die Frage, ob es zu einer Schwangerschaft gekommen ist.
Die Diagnose einer jungen Schwangerschaft wird meist vom Gynäkologen gestellt werden
müssen, bis sie in fortgeschrittenerem Stadium vom Gerichtsmediziner mit den Kenntnissen
eines Allgemeinarztes verantwortet werden kann. Aber auch hier wird man sich davor hüten
müssen, Tumoren oder Hydrops zu Unrecht für sichere Symptome der Schwangerschaft
zu halten. Auch daß Striae, Pigmentierung der Linea alba und das Vorhandensein von
Colostrum in den Mammae für sich allein keine *sicheren* Schwangerschaftssymptome sind,
wird einhellig in der Literatur hervorgehoben; sie können z. B. auch bei hormonellen Störungen auftreten; man muß stets den Gesamtbefund berücksichtigen. Als sicher gilt in der
Gynäkologie der Nachweis von Kindesteilen durch Palpation (auch hier mögen gelegentlich
Täuschungen möglich sein), die Auskultation von Herztönen, die aber erst vom 4.—5. Monat
an möglich ist, der röntgenologische Nachweis von Skeletteilen des Kindes (möglich vom
4.—5. Monat an) und das positive Ergebnis einer biologischen Schwangerschaftsreaktion,
z. B. nach ASCHHEIM-ZONDEK oder nach FRIEDMANN, zu deren Durchführung man etwa
30 cm³ Frühurin von der angeblich Schwangeren braucht. Die Reaktion kann unter Umständen schon wenige Tage nach der Konzeption positiv werden; schneller auszuführen
scheint der Froschtest zu sein (nach GALLI-MAININI), über dessen Zuverlässigkeit und
Indikationsbreite zur Zeit viel gearbeitet wird (s. Literaturverzeichnis).

Selbstverständlich wird man auch bei forensischen Untersuchungen die Anamnese erheben. Es braucht aber kaum darauf hingewiesen zu werden, daß sie nur mit Vorsicht
verwertet werden kann.

Schwierigkeiten macht die Diagnose des intrauterinen *Fruchttodes* bei der Lebenden.
Sind die kindlichen Skeletteile zu dieser Zeit röntgenologisch schon darstellbar, so treten
am Skelet nach 2—3 Tagen gewisse Veränderungen ein, z. B. weites Übereinanderschieben
der Schädelknochen (SPALDINGsches Zeichen), Abknicken des Kopfes gegen den Rumpf
im Bereiche der Halswirbelsäule (KEHRERsches Zeichen). Die biologischen Reaktionen
werden erst negativ, wenn die Chorionzellen nekrotisch geworden sind. Dies ist aber mitunter erst wochenlang nach dem Absterben des Kindes der Fall. Wieweit andere Hormon-
testmethoden oder Serumuntersuchungen auf den Eisengehalt nach dieser Richtung hin
beweisend sind, muß noch abgewartet werden (ZONDEK und Mitarbeiter, ALBERS).

An der *Leiche* wird die Diagnose der Schwangerschaft bei Durchführung der Sektion
meist keine Schwierigkeiten machen. Vorangegangenen Fruchttod wird man an dem Nachweis von Macerationserscheinungen des Fetus nachweisen können. Sie beginnen 1—3 Tage
nach dem Tode mit einer Erweichung und einer Abschilferung der Epidermis, so daß die
Lederhaut zutage tritt; ist im Innern des Körpers eine Hämolyse eingetreten, so entsteht
das Bild des *Fetus sanguinolentus*, dessen Organe durch bräunliche Hb-Derivate verfärbt sind.

Bei junger Schwangerschaft und weit vorgeschrittener Fäulnis wird mitunter eine Diagnose der bestehenden Schwangerschaft gar nicht möglich sein, wenn der Fet durch die
Fäulnisgase des Bauches ausgetrieben wurde; unter solchen Umständen läuft man Gefahr,
einen Unschuldigen zu belasten, indem man zu Unrecht feststellt, die Frucht sei abgegangen
(THOMAS und Mitarbeiter).

Wird von einer werdenden Mutter eine ektopische Schwangerschaft unoperiert überstanden, so kann der Fet mit seinen Anhängen mumifiziert, zum Teil resorbiert, aber auch
inkrustifiziert werden. Manchmal entwickelt sich dann ein *Lithopädion*. In anderen Fällen
kann man den bei der Sektion als Zufallsbefund fast skeletierten Knochen vorfinden (MAR-
TIUS). In einem von PONSOLD beschriebenen Sonderfall hatte das neugebildete Binde-

gewebe das Knochenmark des Feten resorbiert und war in den Knochen hineingewuchert. In ganz besonderen Ausnahmen kann es auch zur Mumifikation und Inkrustierung von Früchten kommen, die im Uterus verbleiben (MARTIUS).

Nicht ganz selten kommen auch *eingebildete* Schwangerschaften vor. Hierbei setzen sich die Frauen mitunter auch über das Fortbestehen der Periode hinweg, sie glauben Kindsbewegungen zu spüren, ein Stärkerwerden des Leibes wird mitunter durch geblähte Därme vorgetäuscht (MARTIUS). Es ist sogar vorgekommen, daß Frauen sich Tücher unter das Mieder steckten (NEUWEILER). Der Gang der Schwangeren wird nachgeahmt, Vorbereitungen für die Geburt werden getroffen. Mitunter werden sogar Wehen gespürt. Anlaß für diese Einbildung ist entweder der Wunsch nach einem Kinde oder gelegentlich auch Angst vor Schwangerschaft (SCHIFFERLI). Es braucht sich nicht immer um geisteskranke oder schwer psychopathische Frauen zu handeln (MARTIUS); hin und wieder haben sich bei solchen Zuständen Hypophysen- oder Zwischenhirnstörungen nachweisen lassen (EMMRICH).

b) Feststellung einer vorangegangenen Geburt oder Fehlgeburt.

Bei einschlägigen Untersuchungen an der Lebenden wird in vielen Fällen die Tätigkeit des Fachgynäkologen notwendig sein. Bei der hier zu gebenden Darstellung kommt es mehr darauf an festzulegen, was überhaupt bei solchen Untersuchungen erreicht werden kann.

Die Diagnose einer vorangegangenen Entbindung ist leicht, wenn zwischen Entbindung und Untersuchung nur kurze Zeit liegt. Der Uterus steht unmittelbar nach der Geburt in der Höhe des Nabels und verkleinert sich im Wochenbett Tag für Tag um etwa 2 Querfinger, bei stillenden etwas rascher als bei nichtstillenden Frauen. Am 10.—15. Tag nach der Geburt hat sich der Uterus so weit verkleinert, daß er noch am oberen Rande der Schamfuge zu tasten ist, etwa 6—8 Wochen nach der Geburt hat er wieder normale Größe erreicht. Reste vorangegangener *Dammrisse* würden gleichfalls auf eine vorangegangene Geburt hinweisen; ausnahmsweise können aber wohl auch in den Geburtswegen quer liegende Früchte, etwa vom 5. Monat eine geringfügige Verletzung des Dammes verursachen. Exakte Zahlenangaben über die Häufigkeit eines derartigen Vorkommnisses habe ich jedoch nicht auffinden können. Die Lochien sind 3—4 Tage rein blutig, anschließend bis zum 7.—8. Tage normalerweise blutig wäßrig, etwa zwischen dem 8.—11. Tage eitrig, nach dem 11. Tage schleimig, vom 12. Tage an pflegen sie an Menge sehr gering zu sein (HÜSSY).

Im Zweifel kann man auch die biologische Schwangerschaftsreaktion mitverwerten; sie ist als sog. Reaktion I bis zum 11. oder 12. Tage post partum positiv (JOEL).

Natürlich wird man auch dem Brustdrüsensekret seine Aufmerksamkeit zuwenden. In den ersten 3—4 Tagen des Wochenbettes sondert sich noch Colostrum ab, dann reine Milch.

Das *Colostrum* unterscheidet sich von der gewöhnlichen Milch durch den hohen Gehalt von festen Bestandteilen. Es ist reicher an Eiweiß und Salzen, wegen des höheren Eiweißgehaltes gerinnt es beim Kochen. Es wird vom 3. Schwangerschaftsmonat an gebildet. Es enthält mikroskopisch maulbeerartige große Zellen (Durchmesser bis zu 30 μ). Ob es sich ursprünglich um Leukocyten oder um abgestoßene große Drüsenzellen gehandelt hat, mag dahingestellt bleiben. Außerdem enthält das Colostrum freie Fetttröpfchen. Es ist zu Beginn der Schwangerschaft wäßrig und farblos, später wird es schleimig und dickflüssig (HOLZER). Die Frauenmilch enthält nur sehr wenige Colostrumkörperchen (TRATI), in der Hauptsache Fettkügelchen und Fetttröpfchen. Sondert die Mamma einer zu untersuchenden Frau reife Frauenmilch ab, in der die besprochenen Körperchen fehlen, so spricht dies für eine vorangegangene Geburt, und zwar für eine Geburt eines reifen oder halbwegs reifen Kindes. Übergänge und Ausnahmen kommen hierbei vor, so daß in der Bewertung dieser Befunde eine gewisse Zurückhaltung geboten ist (Schrifttum s. HOLZER).

Mitunter mag es auch wichtig werden, *Milch- oder Colostrumflecke* in den Hemden der zu untersuchenden Frauen festzustellen. Sowohl Colostrum- als auch Milchflecken leuchten im UV-Licht auf. Makroskopisch sehen Colostrumflecke mehr gelblich aus als Milchflecke. Man wird Textilteilchen herausschneiden und macerieren und im Nativpräparat danach forschen, ob man Colostrumkörperchen und Leukocyten nachweisen kann. Ihr Vorhandensein spricht entweder für die Geburt eines nicht lebensfähigen Kindes oder dafür, daß die Geburt eines reifen Kindes höchstens 4 Tage zurücklag; doch ist bei solchen Schlußfolgerungen, wie erwähnt, Vorsicht am Platze. Färbt man herausgeschnittene Textilteilchen mit Sudan III, Scharlachrot oder Osmiumsäure, so wird man bei der Frauenmilch infolge des größeren Fettgehaltes eine intensivere Färbung erhalten als bei Färbung von Colostrumflecken. Natürlich darf man es vor Anwendung der Färbung nicht unterlassen, sich von geeigneten Frauen, z. B. von Hausschwangeren einer Frauenklinik und frisch Entbundenen, Testfärbungen zu Vergleichsfärbungen herzustellen. Eine Differentialdiagnose, ob etwa vorgefundene Colostrum- bzw. Milchflecke vom Mensch oder Tier stammen, wird praktisch kaum eine Rolle spielen. Ist eine Unterscheidung erforderlich, so kommt die biologische Eiweißreaktion nach UHLENHUTH in Frage. Allerdings muß man hierzu ein besonderes durch Behandlung von Kaninchen mit Milch erzeugtes Lactoserum benutzen. Auch ist es technisch schwierig, das Macerat, das Fettkügelchen enthält, für die Ablesung der Reaktion hinreichend klar zu bekommen. In Frage kommen noch die Komplementbindungsreaktion und der Anaphylaxieversuch. Beide sind umständlich, erfordern eine besondere serologische Erfahrung und eine Einstellung der Laboratoriumstechnik gerade auf diese Untersuchung (Schrifttum s. HOLZER). Nach Feststellung von menschlicher Frauenmilch mag gelegentlich auch noch der Versuch am Platze sein, die Blutgruppe zu bestimmen; die Isoagglutinine scheinen bei Personen, die auch sonst Ausscheider sind, auch mit der Frauenmilch ausgeschieden zu werden (HOLZER).

Ist zwischen der Geburt und der Entbindung längere Zeit vergangen, so werden die Schwierigkeiten größer. Auf die Schlaffheit der Bauchdecken, auf die Striae und auf zurückbleibende Pigmentierung kann man sich nach allgemeiner Auffassung nicht verlassen. Bei Frauen, die geboren haben, pflegt die Vulva leicht zu klaffen, die Scheide ist mitunter descendiert. Der Hymen ist überhaupt nicht mehr erhalten (Carunculae myrtiformes). Als wichtiges Zeichen gilt das Vorhandensein eines *quergespaltenen Muttermundes*, während er bei der Nullipara ein rundes Grübchen darstellt. Auch das Vorhandensein eines Ectropium spricht für eine vor längerer Zeit vorangegangene Geburt. Wichtig ist, daß man sich nicht auf ein einziges Zeichen verlassen darf, es gibt überall Ausnahmen, sogar der *Hymen* kann in besonderen Ausnahmefällen mehrere Geburten überdauern. Dammrißnarben könnten von Pfählungsverletzungen herrühren, doch wird sich dies oft durch Erfragung und Ermittlung aufklären lassen. In ganz seltenen Fällen kann auch bei Mehrgebärenden ein grübchenförmiger Muttermund erhalten bleiben, während in Ausnahmefällen auch bei Virgines der Muttermund quergespalten sein kann. Auch Prolapse und Senkungen können gelegentlich bei Frauen beobachtet werden, die noch nicht geboren haben. Veränderungen an den Brüsten (Pigmentierungen usw.) sind für sich allein nicht ausschlaggebend. Im ganzen wird man feststellen müssen, daß zur Durchführung dieser Untersuchung eine erhebliche persönliche Erfahrung gehört.

Sind schon mehrere Jahrzehnte zwischen Geburt und Untersuchung verstrichen und muß man etwa Greisinnen untersuchen, so vermehren sich die Schwierigkeiten weiterhin. Untersuchungen von Greisinnen mit dieser Fragestellung sind manchmal erforderlich, wenn der Vorwurf der Kindesunterschiebung erhoben worden ist. Auch bei alten Frauen, die häufiger geboren haben, können Vagina und Uterus so atrophieren, daß der Unerfahrene unter Umständen zu Fehlresultaten kommt (HÜSSY u. a.).

An der *Leiche* ist die Diagnose der vorangegangenen Schwangerschaft leichter, kann aber mit Schwierigkeiten verbunden sein. Findet man Placentarreste im Uterus und wird durch mikroskopische Untersuchung bestätigt, daß wirklich Placenta vorliegt, so ist die Diagnose sicher. Die Placentarhaftstelle ist nach 4—5 Wochen etwa 2 cm breit. Das Gewicht des frisch entbundenen Uterus schwankt zwischen 900 und 1200 g, nach einer Woche beträgt es nur noch etwa 600 g, nach 2 Wochen 350 und nach 5—6 Wochen oft noch 200 g (HABERDA, HÜSSY).

Bezüglich des Verhaltens der Mammae gelten die gleichen Gesichtspunkte wie beim Verhalten bei der Lebenden.

Im Zweifelsfalle darf nicht versäumt werden, den Uterus an verschiedenen Stellen eingehend histologisch zu untersuchen. Bezüglich der Feststellung von Decidualzellen ist Vorsicht am Platze, da es gelegentlich auch sonst deciduale Reaktionen gibt. SCHICKELE hat darauf hingewiesen, daß hyaline Umwandlungen der Gefäßwände mit eingelagerten Ektodermzellen auf eine vorangegangene Gravidität hinweisen (s. auch BALIN). DITTRICH (zit. nach HABERDA) betrachtete das Auftreten von partiellen Nekrosen in der Muskulatur als Zeichen durchgemachter Schwangerschaft. LINDENTHAL, HÖRMANN u. a. wiesen in früherer Zeit darauf hin, daß etwa erhaltene Deciduaknötchen, wie man sie bei Bestehen der Schwangerschaft am Peritonealüberzug des Uterus, aber auch sonst am Bauchfell und an den Ovarien vorfinden kann, unter Umständen lange erhalten bleiben. Findet man sie, so ist dies ein Zeichen für vorangegangene Schwangerschaft. Eine größere Bedeutung kommt nach unseren Erfahrungen dem Nachweis der *chorialen Wanderzellen* zu, auf deren Bedeutung für die Diagnostik einer vorangegangenen Schwangerschaft zuerst P. FRAENCKEL hingewiesen hat. Es handelt sich um syncytiale Zellen, die während der Schwangerschaft in die Uterusmuskulatur hineinwandern und auch nach der Schwangerschaft öfter in der Muskulatur zu erkennen sind. Man findet öfter polygonale meist mehrkernige Gebilde, vielfach von erheblicher Größe, die im histo-

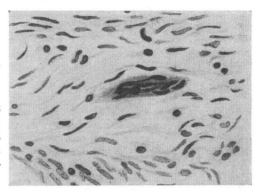

Abb. 161. Sogenannte choriale Wanderzellen in der Uterusmuskulatur als Zeichen vorangegangener Schwangerschaft; kein regelmäßiger Befund. [Nach FRAENCKEL, Vjschr. gerichtl. Med. **41**, II, S.H., 179 (1941).]

logischen Bild manchmal recht auffallend sind (s. Abb. 161). Allerdings wird man bei Auswertung dieses Befundes differentialdiagnostisch auch an eine Blasenmole und vielleicht an ein Chorionepitheliom denken müssen. Ein Ausschluß dieser Fehlerquellen wird praktisch meist möglich sein (s. auch MELISSINOS). Schließlich wird ein erfahrener Histologe auch aus der Größe und Gestalt der Muskelfasern des Uterus gewisse Schlüsse ziehen. Ein Fehlen aller dieser Befunde schließt allerdings eine vorangegangene Schwangerschaft nicht aus.

Weiterhin sind die Ovarien auf das Vorhandensein eines *Corpus luteum graviditatis* zu durchmustern. Bei nicht eingetretener Befruchtung bildet sich das Corpus luteum menstruationis nach 3—4 Wochen zurück und ist nach 3—4 Monaten zum Corpus fibrosum geworden. Ist eine Konzeption eingetreten, so wird es größer und entwickelt sich zum Corpus luteum graviditatis. Es erreicht im 3. Monat der Schwangerschaft seine größte Entwicklung. Für die zweite Hälfte der Schwangerschaft behält es zunächst einige Zeit seine Größe bei und nimmt erst gegen Ende der Schwangerschaft ab. Nach der Geburt eines ausgetragenen Kindes ist es nur noch erbsengroß (HABERDA). Gewisse Schlüsse kann man aus seinem Fettgehalt ziehen (Färbung mit Sudan III, Scharlachrot oder Nilblausulfat). Das Corpus luteum graviditatis bleibt bis zur Geburt fettfrei. Nach der Geburt verfettet es ziemlich rasch. Nur bei jungen Schwangerschaften findet sich in den Körpern wenig Fett in groben Körnern. Das gleiche gilt für extrauterine Schwangerschaften. Das ältere Corpus luteum menstruationis enthält dagegen reichlich Fett; ebenso der Schwangerschaftskörper, wenn die Frau 1—2 Wochen nach einer Fehlgeburt gestorben ist. Unter Umständen müssen beim Vorhandensein mehrerer in Betracht kommender Körper Stufenschnitte angefertigt werden (BREITENCKER).

Man wird in einschlägigen Fällen auch der *Hypophyse* seine Aufmerksamkeit schenken und ihr Gewicht bestimmen. Es ist ein Verdienst von ERDHEIM und STUMME, die histologischen Unterschiede zwischen den Hypophysen schwangerer und nichtschwangerer Frauen herausgearbeitet zu haben. Nach ihren Beobachtungen sind bei Erstgebärenden im 2. Schwangerschaftsmonat etwa noch ebensoviel basophile Zellen wie chromophobe und Hauptzellen nachzuweisen, die in die sog. Schwangerschaftszellen übergehen. Im 4. bis 6. Monat ist die Zahl der Schwangerschaftszellen schon an die zweite Stelle gerückt, sie sind zahlreicher als die basophilen. Im 8.—9. Monat haben die Schwangerschaftszellen die Anzahl der Eosinophilen erreicht oder gar überflügelt. Bis zum Ende der Schwangerschaft sind sie am häufigsten. Sie sind zum größten Teil fettfrei und haben einen unregelmäßig geformten oder ovalen Kern. Erst 2 Wochen nach der Geburt ist ein Rückgang der Schwangerschaftszellen zu erkennen. Erst 3—4 Wochen nach der Geburt sind sie etwa ebenso häufig wie die eosinophilen Zellen. Erst nach mehreren Jahren rücken sie an die dritte Stelle. Anders liegen die Verhältnisse bei wiederholter Schwangerschaft. Hier nehmen die Haupt- bzw. Schwangerschaftszellen von Anfang an einen größeren Raum ein (ERDHEIM und STUMME, KNAUS, KOLDE, zit. nach MARTIUS).

Ob freilich diese Veränderungen so regelmäßig sind, daß man aus ihnen auch unter gerichtsmedizinischer Fragestellung Schlüsse ziehen kann, ist noch nicht hinreichend erforscht. Nach den bisher vorliegenden Ergebnissen scheinen diese Veränderungen nicht ganz selten auch ausbleiben zu können oder einen so geringen Grad zu erreichen, daß die Unterschiede nicht so offensichtlich sind, wie sie zunächst durch ERDHEIM und STUMME dargestellt wurden (CATTABENI, RASMUSSEN). Im großen und ganzen wird man sagen müssen, daß nur *deutliche* Veränderungen einen diagnostischen Wert haben, nicht das Fehlen von Veränderungen. Zu berücksichtigen ist auch, daß bei Mehrgebärenden Übergangsbilder vorkommen, so daß eine Verwertung der Befunde wohl in erster Linie nur bei fraglicher erster Schwangerschaft zu verantworten sein dürfte. Wesentlich ankommen wird es auf die persönliche Erfahrung des Untersuchers, die nur durch das regelmäßige histologische Studium von zahlreichen Hypophysen gewonnen werden kann. Zum mindesten braucht man gute Vergleichspräparate aus verschiedenen Stadien einer ersten und einer wiederholten Schwangerschaft.

Im Zeitalter der überragenden Ergebnisse der Hormonforschung war es wichtig zu überprüfen, wieweit die *biologischen Schwangerschaftsteste* sich auch noch an der Leiche anwenden lassen. Der Leichenurin dürfte wegen seiner Toxicität zur Anstellung der ASCHHEIM-ZONDEKschen Reaktion nicht mehr brauchbar sein. DÉROBERT und LE BRETON haben in der letzten Zeit gute Erfahrungen mit dem Froschtest nach GALLI-MAININI gemacht. Die Reaktionen waren etwa bis zum 10. Tage nach der Schwangerschaft noch positiv. Auch wurde darüber hinaus an Leichen von schwangeren und nichtschwangeren Frauen die Wirkung von proteolytischen Fermenten untersucht mit dem Ergebnis, daß hier Unterschiede zwischen dem Blut von Schwangeren und Nichtschwangeren bestanden und daß auch vorangegangene septische Erkrankungen der Frau die Reaktion nicht zu beeinträchtigen schienen. Es wird erforderlich sein, diese Methoden an größerem Material und unter verschiedenen äußeren Verhältnissen zu überprüfen.

Steht weder eine Leiche noch die lebende Frau selbst zur Verfügung, so ergibt sich mitunter die Fragestellung, ob man aus *Urin- oder Blutflecken* durch Extraktion eine positive ASCHHEIM-ZONDEKsche Reaktion erzielen kann und ob es möglich ist, bei ausgedehnteren Durchblutungen und Blutkrusten durch Herstellung eines Extraktes und Anstellung eines biologischen Testes eine Schwangerschaft oder vorangegangene Schwangerschaft zu diagnostizieren. Die früher von GORONCY und in neuerer Zeit von BERG angestellten Versuche ermutigen zu einer Fortführung dieser Bestrebungen.

Sonderverhältnisse bei Untersuchung auf vorangegangenen Abort.

Das im vorangegangenen Abschnitt Gesagte gilt im großen und ganzen auch, wenn es sich darum handelt, einen vorangegangenen Abort festzustellen. Auch hier wird man in erster Linie so früh wie möglich eine Untersuchung der betreffenden Frau durch einen einschlägig erfahrenen Gynäkologen oder durch einen in gynäkologischer Richtung erfahrenen Gerichtsmediziner veranlassen.

Bei der Erhebung der Anamnese wird man nach einem Sistieren der Menses fragen und, falls dies bejaht wird, sich genau danach erkundigen, ob die letzte und vorletzte Regel in gleicher Stärke vorhanden war wie die frühere. Es ist bekannt, daß mitunter auch nach Beginn der Schwangerschaft zur Zeit der fälligen Menstruation geringfügigere, meist ziemlich wäßrige Blutungen auftreten können und daß dies den Frauen mitunter auffällt. Es ist selbstverständlich, daß diese anamnestischen Angaben nur mit großer Vorsicht zu verwerten sind. Mitunter besteht aber die Möglichkeit, ihre Richtigkeit durch Vernehmung von Freundinnen oder Verwandten zu überprüfen. Ebenso wird man die Bekannten fragen nach Übelkeit, Abänderung im Geschmack, Bevorzugung bestimmter Speisen, die sonst nicht Lieblingsspeisen waren, und auch nach einer Abänderung der Bevorzugung bestimmter Gerüche. Handelt es sich um eine Frau, die noch nicht geboren hat, so ist das Vorhandensein von Colostrum in den Mammae immerhin wichtig, wenn auch nicht allein beweisend (s. S. 895).

Bei einer Leichenschau nach den Bestimmungen des Feuerbestattungsgesetzes hielt ich die Leiche einer 38jährigen Frau an, weil sich aus den Mammae Colostrum ausdrücken ließ. Nach dem ärztlichen Bericht war sie unter etwas unklaren Erscheinungen verstorben. Die auf Grund des Feuerbestattungsgesetzes durchgeführte Leichenöffnung ergab als Todesursache eine karnifizierte lobäre Pneumonie, eine grübchenartige Muttermundöffnung und einen unverletzten, schlecht dehnbaren Hymen.

Nach dem Abort kann es bekanntlich zu einer gewissen Lactation kommen, die unter Umständen bis zu 9 Wochen anhält (COTUJLIU).

Die Beurteilung der Größe des Uterus und die daraus zu ziehenden Schlüsse wird man dem Gynäkologen überlassen müssen. Einkerbungen am äußeren Muttermund entstehen im allgemeinen erst bei Aborten jenseits des 4. Monats, es sei denn, daß Einrisse bei instrumentellen Erweiterungen des Muttermundes zwecks Ausräumung zustande kamen. Selbstverständlich wird man sorgfältig die Scheide und das Scheidengewölbe auf das Vorhandensein von Schleimhautverletzungen oder Perforationen untersuchen.

Ist eine *Auskratzung* vorgenommen worden, so wird die histologische Untersuchung der Abrasio in den meisten Fällen Aufklärung bringen. Daß auch hier Zweifelsfälle vorkommen, und daß mitunter die Erfahrung des Untersuchers den Ausschlag geben muß, ist bekannt. Von Wert wird fernerhin die Anstellung eines der *biologischen Teste* mit dem Urin sein. Wurde eine Abrasio vorgenommen, so ist allerdings zu erwarten, daß der Schwangerschaftstest schnell negativ wird, weil Zottenreste nicht mehr wirksam sein können. Wie auch sonst, sind im allgemeinen nur die positiven Befunde beweiskräftig, die negativen schließen eine vorangegangene Schwangerschaft nicht aus.

Hat man die *Leiche* zu untersuchen, so sind dieselben Gesichtspunkte maßgebend, die für die Feststellung der vorangegangenen Entbindung besprochen wurden. Besonders wichtig ist hier eine gründliche mikroskopische Untersuchung des Uterus an mehreren Stellen auf Reste von chorialen Elementen. Daß bezüglich der Verwertung der Feststellung von decidualen Zellen Vorsicht geboten ist, wurde schon erwähnt. Doch ist die Feststellung von decidualen Bestandteilen im Uterus oder in den Abgängen keineswegs bedeutungslos; bezüglich der Möglichkeit der Untersuchung des Leichenblutes auf Prolan durch den Froschtest und der Bestimmung der proteolytischen Fermente s. S. 898.

Das Alter der vorangegangenen Schwangerschaft wird sich nur dann mit einiger Sicherheit schätzen lassen, wenn der Fet im ganzen vorliegt oder durch Zusammensetzung von Teilen rekonstruiert werden kann. Auch mag die festgestellte Größe des Uterus gewisse Schätzungen zulassen, wenn die Untersuchung bzw. Sektion kurze Zeit nach stattgehabtem Abort erfolgte (s. Abschnitt Bestimmung des Fetalmonats S. 964 ff.).

c) Spontanaborte.

Die Ursachen für das Eintreten eines Spontanaborts können im Ei und in der Mutter zu suchen sein. Neben Mißbildungen in der Gestalt des Fetus gibt es auch andere *Letalfaktoren*, die nicht ohne weiteres festzustellen sind. Es kommt vor, daß sich Eier ohne Embryo entwickeln (sog. *Abortiveier*); sie gehen in der Zeit vom 1.—3. Schwangerschaftsmonat ab. Ihre Anzahl scheint beträchtlich zu sein. Es handelt sich hier wahrscheinlich um Fehlbildungen der Fruchtanlage. Ungünstiger Sitz der *Placenta*, Infarkte und Cysten in ihr können Aborte veranlassen, ebenso chronische Infektionen; Ansammlung von zu reichlichem Fruchtwasser oder auch eine Oligohydramnie, Torsionen oder echte Verknotungen der Nabelschnur, die Ausbildung einer *Blasenmole* können zum Abort führen. Auch bei *Mehrlingsschwangerschaften* kommt es nicht ganz selten zu spontanem Abort. Habituelle Aborte sind mitunter auch durch Mangel an *Hormon* des Corpus luteum bedingt. Das in ihm erzeugte Progesteron wird nur zu Beginn der Schwangerschaft vom Corpus luteum graviditatis gebildet. Vom 4. Monat ab übernimmt die Placenta diese Aufgabe. Auch Mangel an *Vitamin E* (Tocopherol) kann als Abortursache angesehen werden. Es mag auch sein, daß die *Erythroblastose* (veranlaßt durch die Einwirkung vom Vater ererbten, aber bei der Mutter fehlenden Rh-Faktors) gelegentlich zum intrauterinen Fruchttod und damit zum Abort führen kann (MARTIUS, KAESER). Es würde sich also hier um Abortursachen handeln, die sowohl von der Mutter als auch von der Frucht ausgehen. Abortursachen bei der Mutter können in Hypoplasien oder *Mißbildungen* des Genitalschlauches liegen (Uterus bicornis, Uterus septus). Ein *myomatöser* Uterus verhindert mitunter das Austragen des Kindes, das gleiche gilt auch für das Vorhandensein großer Ovarialgeschwülste. Verwachsungen im *Perimetrium* und eine *Retroflexio uteri* können gleichfalls die Austragung des Kindes verhindern, ebenso schlecht verheilte *Cervixrisse* oder alte Cervixfisteln. Wenn bei der *Mutter* eine akute Infektionskrankheit besteht, so kann das Fieber Wehen und damit einen Abort auslösen. Die bei der Mutter gebildeten Toxine, aber auch die Infektionserreger selbst können auf das Eibett und auf die Frucht übergreifen, so daß es zur Fehlgeburt kommt. Eine *Syphiliserkrankung* der Mutter kommt allerdings nach der jetzt herrschenden Ansicht in den ersten Monaten der Schwangerschaft als Abortursache nicht in Betracht, sie bildet erst in den späteren Monaten eine Gefahrenquelle für das Kind, da es Monate dauert, bis die Spirochäten die Placenta durchdrungen haben. Zufällige *Intoxikationen* der Mutter mit Alkohol, Nicotin, Suchtmitteln, aber auch eine urämische Intoxikation oder Stoffwechselerkrankungen können zu Aborten führen. Recht wichtig für die Auslösung eines Abortes ist auch die *individuelle Abortbereitschaft*. Ist sie vorhanden, dann genügen mitunter geringe Anstöße, um den Abort auszulösen. Dies gilt auch für *körperliche Erschütterungen*. Es läßt sich nicht ausschließen, daß Motorrad- und Autofahren auf schlechten Straßen, Reiten, Eisenbahnfahrten in schlechten Wagen, schweres Heben im Haushalt oder andere plötzliche Anstrengungen, Maschinennähen, Radfahren, Rodeln oder Skifahren bei bestehender Abortbereitschaft einmal den Ausschlag geben könnten. Dies mag auch für exzessive *Kohabitationen* gelten. Diese Beobachtungen dürfen aber nicht dazu führen, daß man kritiklos solche Ereignisse als Grund zum Spontanabort ansieht. In den meisten Fällen schadet dies alles nichts. Das Ei ist durch seine Lage gegen Traumen recht gut geschützt, und es kommt immer wieder vor, daß Schwangerschaften ausgesprochene Traumen ohne weiteres überstehen. Es besteht vielmehr in Gynäkologenkreisen mitunter die Auffassung, daß das *psychische Trauma* manchmal die Schwangerschaft mehr gefährdet als ein körperliches. Hierbei kann über das Vasomotorenzentrum auf das sympathische Nervensystem vielleicht unter gleichzeitiger Adrenalinausschüttung so eingewirkt werden, daß eine plötzliche Blutdruckerhöhung zu einer Berstung der utero-placentaren Gefäße führt. Diese Blutung würde dann den Abort einleiten. Die praktische Erfahrung hat gezeigt, daß bei Verkehrsunfällen manchmal gerade der psychische Schock den Abort auslöst, während auch heftige körperliche Traumen die Schwangerschaft recht häufig nicht stören (MARTIUS u. v. a., s. Schrifttumsverzeichnis). Bei den Luftangriffen auf Hamburg während des Krieges war allerdings eine vermehrte Neigung zu Aborten in diesen Tagen nicht nachweisbar (HEYNEMANN).

Soweit es möglich ist, über die Ursachen der Aborte Zahlenangaben zu gewinnen, nimmt man an, daß rund 50% der zum Abort führenden Schädigungen von der Frucht etwa 20% von der Mutter ausgehen. Der Rest von rund 30% wäre dann auf *kriminelle Aborte* zurückzuführen (K. W. SCHULTZE).

d) Der plötzliche Tod der Mutter in Schwangerschaft und Geburt.

Der plötzliche Tod in der Schwangerschaft und in der Geburt beansprucht insofern ein gewisses gerichtsmedizinisches Interesse, als man beim plötzlichen Tod in der Schwangerschaft geneigt ist, an eine Abtreibung zu denken, und insofern, als beim plötzlichen Tode in der Geburt, der der Umgebung als besonders tragisch auffällt, leicht Vorwürfe gegen die Hebamme oder gegen den Arzt gemacht werden. Unter diesen Umständen ist es besser, wenn der Arzt bzw. die Hebamme solchen Vorwürfen durch Durchführung einer Sektion vorbeugt, die besonders dann als gerichtliche Sektion durchgeführt werden muß, wenn der Tod außerhalb eines Krankenhauses erfolgte.

Zunächst kann aus allen jenen Ursachen, die auf S. 189 ff. geschildert wurden, auch in der Schwangerschaft und in der Geburt ein plötzlicher Tod aus natürlicher Ursache erfolgen, wobei beim Vorliegen einer Geburt oder Fehlgeburt zu berücksichtigen ist, daß diese Vorgänge schon an sich eine zusätzliche Belastung für den Kreislauf darstellen. Des weiteren kommen als Todesursache ausgesprochene Schwangerschaftserkrankungen in Frage.

Es mag kurz auf folgende Einzelheiten verwiesen werden. Die *Eklampsie* gefährdet bekanntlich die Schwangere so, daß es nicht selten zum Tode kommt, auch ohne daß vorher eine ausgesprochene Krampfepilepsie eingetreten ist [1]. Eine *Uterusruptur* im eklamptischen Anfall ist gelegentlich beobachtet worden. Allerdings stammen diese Mitteilungen aus früherer Zeit. Auch besteht ein gewisser Zusammenhang zwischen Eklampsie und *vorzeitiger Placentarlösung.* Der mit der Eklampsie einhergehende hohe Blutdruck kann zu tödlichen Hirnblutungen führen, mitunter setzt auch ein plötzlich auftretendes *Hirnödem* dem Leben schnell ein Ende. Auch sind Todesfälle durch Kapselrisse der eklamptisch veränderten *Leber* beobachtet worden. Neben der Eklampsie können auch andere *Schwangerschaftstoxikosen* zu einem unerwarteten Tode führen, so z. B. die toxische Hyperemesis. Einmal erfolgte hier der Tod im Anschluß an die Unterbrechung der Schwangerschaft durch Curettage, obwohl das vorher auftretende Erbrechen nicht besonders hochgradig gewesen war. Schwangerschaftstoxikosen können gelegentlich zum Bilde einer *akuten gelben Leberatrophie* und in ganz seltenen Fällen auch zu einer aufsteigenden *Myelitis* nach Art der LANDRYschen Paralyse führen. Beim Spontanabort sind unstillbare Blutungen recht selten, kommen aber vor, so daß man schließlich die Exstirpation des Uterus vornehmen muß. Auch bei der Blasenmole und bei der Bildung einer Blutmole besteht die Gefahr des Einsetzens einer gefährlichen Blutung, ebenso natürlich beim Tubarabort. Gerade bei plötzlichen Todesfällen infolge intraabdomineller Blutung nach Tubarabort entsteht häufig ein Verdacht auf vorangegangene Abtreibung, weil auch hierbei wehenartige Schmerzen und Blutabgang beobachtet werden. Abnormer Sitz der Placenta führt bekanntlich gleichfalls zu Blutungen, dies gilt auch für Atonien. Gleichzeitig bestehende Bluterkrankungen, wie etwa die WERLHOFsche Krankheit sind geeignet, die Blutungsneigung erheblich zu fördern. Auch die Placenta accreta kann späterhin zum Verblutungstode führen, wenn man eine Placentarlösung versucht. Tiefe Cervixrisse, entstanden durch nicht geglückte geburtshilfliche Operationen, führen gleichfalls zu gefährlichen Blutungen. In seltenen Fällen kommt es bei Geburten zu Spontanrupturen des Uterus, die zunächst keine Symptome hervorzurufen brauchen, aber im Wochenbett unvermittelt Blutungen oder eine Peritonitis herbeiführen können. Die Ursache einer solchen Ruptur wird manchmal auch durch die Sektion nicht hinreichend geklärt. Man wird darauf achten müssen, ob an dieser Stelle sich nicht eine alte Kaiserschnittnarbe befunden hat. *Dammrisse* führen unter Umständen zu schweren, schnell tödlich endenden Blutungen aus verletzten varicösen Gefäßen in der Dammgegend. Das Wachsen des Uterus während der Schwangerschaft kann in seltenen Fällen namentlich beim Bestehen von Darmadhäsionen einen Volvulus mit schweren *Ileuserscheinungen* hervorgerufen. Auch die wachsende *incarcerierte reflektierte Gebärmutter* kann zu einem Ileus führen. Daß geburtshilfliche Operationen, z. B. eine Wendung, eine *Luftembolie* veranlassen können, ist schon früher erwähnt worden. Die gleiche Gefahr besteht beim Vorliegen einer Placenta praevia und gleichzeitiger Atonie des Uterus. Bei der protrahierten Luftembolie kann der Todeserfolg erst 6—8 Std später eintreten, z. B. bei einer Umlagerung der Patientin. Infektion mit *Gasbrandbacillen* nach der Geburt als Folge eines unglücklichen Zufalles führt unter Umständen zu Erscheinungen, die einer Luftembolie ähnlich sind und einen schnellen Tod veranlassen. Es kommt vor, daß eine *Sepsis post partum* oder *post abortum* trotz ziemlich heftiger Erscheinungen von einer Frau, die durchaus nicht krank sein will, zunächst nicht beachtet wird und daß dann unerwartet schnell der Tod infolge Versagens des Kreislaufes eintritt. *Thyreotoxikosen* mit gestörtem Kreislauf werden manchmal durch die zusätzliche Belastung durch Geburt oder Abort nicht überstanden, so daß es zu einem schnellen Tod infolge Kreislaufstörung kommt. Ein nicht erkanntes *Coma diabeticum* hat in seltenen Fällen gleichfalls zum plötzlichen Tod in der

---

[1] Eine scheinbar gesunde Schwangere im 9. Monat verstarb vor den Augen ihres Mannes im ersten eklamptischen Anfall (Sektion 187/52 Heidelberg).

Schwangerschaft Anlaß gegeben. Daß während der Schwangerschaft und insbesondere im Wochenbett eine erhöhte *Thrombose-* und *Emboliegefahr* besteht, war ein Gegenstand vieler Veröffentlichungen. Herz- und Gefäßkrankheiten aller Art, z. B. auch die *Isthmusstenose* der Aorta können den Kreislauf so belasten, daß der Tod unter der Geburt eintritt. .Einmal kam es sogar während der Geburt zur Ruptur der Aorta bei einer solchen Isthmusstenose. Die schweren *Grippepneumonien* des Jahres 1918 veranlaßten gleichfalls unerwartete Todesfälle in der Schwangerschaft und in der Geburt. Daß der *Status thymico-lymphaticus* zwar keine Todesursache darstellt, den Menschen im ganzen aber doch anfälliger und weniger widerstandsfähig macht, wurde im Abschnitt „unvermuteter Tod aus natürlicher Ursache" erörtert.

Trotz sorgfältiger Untersuchung kommt es hier und da vor, daß bei unerwarteten Todesfällen in der Geburt eine konkrete Todesursache nicht recht vorgefunden werden kann. Bekannt ist, daß intrauterine Spülungen nach der Geburt oder Fehlgeburt mit indifferenten oder differenten Flüssigkeiten mitunter eine Art *Schocktod* auslösen können. Gelegentlich wurden auch Schockwirkungen bei der Durchführung des CREDÉschen Handgriffes beobachtet. Doch wird man mit der Feststellung so lange zurückhaltend sein müssen, bis alle anderen Möglichkeiten einer Erklärung für den Tod (einschließlich der Luftembolie) nach gründlicher Untersuchung erschöpft sind (KNAUER, HÜSSY, hier genaues Schrifttum). Neuerdings ist diskutiert worden, inwieweit die schwer nachweisbaren Fruchtwasserembolien bei der Mutter eine scheinbare Schockwirkung auslösen können (SMITH).

Sollte die Durchführung derartiger Sektionen nicht ohne weiteres zu einer Entlastung des Arztes oder der Hebamme führen, sollte sich vielmehr die Möglichkeit ergeben, daß fahrlässiges Verhalten in Betracht kommt, so wird es notwendig sein, die Frage der Fahrlässigkeit durch Hinzuziehung eines Gynäkologen zu überprüfen, da dem Gerichtsmediziner die nötige Erfahrung nicht zur Verfügung stehen kann. Es ist auch sonst üblich, daß bei Beurteilung der Fahrlässigkeit eines Arztes oder einer Medizinalperson ein Facharzt der in Frage kommenden Kategorie gehört wird. Natürlich liegt es auf der Hand, daß man den gynäkologischen Gutachter möglichst unter Ärzten auswählen wird, die in gutachtlicher Beziehung Erfahrung haben, die in der Lage sind, sich frei von kollegialen Rücksichten objektiv einzustellen und die nicht allzusehr von dem Wohlwollen der frei praktizierenden Fachärzte abhängig sind. Als Gutachter werden daher insbesondere Leiter oder Oberärzte von Universitäts-Frauenkliniken oder gynäkologischer Abteilungen großer Krankenhäuser in Frage kommen.

e) Natürlicher Tod des Kindes in der Zeit vor der Geburt, während der Geburt und kurz nach der Geburt, einschließlich geburtstraumatischer Schädigungen.

Übertragene Kinder sterben vielfach vor der Geburt ab, weshalb man in gynäkologischen Kreisen der Auffassung ist, daß nach einer gewissen Zeit die Geburt künstlich eingeleitet werden muß. Es mag bemerkt werden, daß übertragene Kinder durchaus nicht eine pralle und feste Hautoberfläche haben. Sie kann vielmehr nach den Feststellungen von RUNGE während des uterinen Lebens schrumpfen und macerieren. Die Feststellung des Todes eines übertragenen Kindes an der Leiche wird keine Schwierigkeiten machen. Macerationserscheinungen in der Haut, in den inneren Organen, Hb-Infiltration, sowie das Fehlen von allen Anzeichen der vorangegangenen Atmung (s. S. 971) werden die Diagnose sichern.

Ein lebend geborenes Kind kann unter Umständen spontan kurze Zeit nach der Geburt sterben. Die Feststellung einer natürlichen Todesursache ist in solchen Fällen bei Verdacht auf Kindesmord deshalb besonders wichtig, weil der auf der Mutter ruhende Verdacht hierdurch genommen wird. Als Todesursache in Frage kommen in erster Linie Mißbildungen. Ihre Feststellung wird bei auffälligen Mißbildungen keine Schwierigkeiten machen. Ein *Anencephalus* kann nicht am Leben bleiben, eine *Atresie* des Oesophagus oder tieferliegender

Partien des Magen-Darmkanals ermöglichen das Leben nur auf kurze Zeit. Eine angeborene Stenose der Trachea oder gar eine Atresie führt nach kurzer Zeit zum „natürlichen Erstickungstod". *Herzmißbildungen* schwerer Natur, so etwa eine Transposition der großen Gefäße können das Leben schnell beenden. Es kommt wesentlich auf die Art der Herzmißbildung an, bei der *Transposition* der großen Gefäße insbesondere darauf, ob gleichzeitig Septumdefekte vorhanden sind; je ausgedehnter dies der Fall ist, um so weniger ist diese Mißbildung eine *sofortige* Todesursache (DOERR u. a.). Es braucht kaum erwähnt zu werden, daß ein *offenes Foramen ovale*, auch wenn es durch eine Klappe nicht zur Zeit geschlossen ist, keine Todesursache darstellt, ebensowenig ein Offenbleiben des *Ductus Botalli*, wenigstens nicht für die erste Zeit nach der Geburt. Selten findet man bei neugeborenen Kindern *Zwerchfelldefekte* mit Incarcerationen von inneren Organen, etwa der Lunge oder Darmschlingen als natürliche Todesursache (CARAGUANO). In Ausnahmefällen ist im Uterus während der Geburt, vielleicht auf Grund fetaler Infektionen ein Volvulus mit anschließendem Ileus zustande gekommen (WINTER). Auch Krankheiten der Mutter können unter Umständen, sei es durch Einwirkung der Toxine, sei es durch Übergehen des Virus oder der Bakterien, auch beim Kind Erkrankungen verursachen, die bald nach der Geburt zum Tode führen. Von leichteren Krankheiten führen eigenartigerweise gerade die Röteln während der Schwangerschaft mitunter zu Totgeburten (SWAN).

Kongenitale *Syphilis* kann gleichfalls bald nach der Geburt zum Spontantode führen. Spezifische Hautveränderungen, so der Pemphigus syphiliticus, das Vorhandensein einer Pneumonia alba, Leberveränderungen im Sinne einer Feuersteinleber werden hier die Feststellung der Todesursache ermöglichen.

Die als *Blutbildungsherde* bekannten Zellinfiltrationen in der Leber, mitunter auch in anderen Organen der Neugeborenen stellen keine Todesursache dar.

Der *Hydrops universalis congenitus* und der *Icterus gravis* des Neugeborenen stellen gleichfalls eine natürliche Todesursache dar. Der Hydrops ist zur Zeit ein Gegenstand intensiver genetischer und serologischer Forschung (Schrifttum s. NACHTSHEIM und H. KLEIN). Bei der Entstehung des Icterus gravis brauchen die Verhältnisse nicht immer so zu liegen, daß der Icterus neonatorum in den Icterus gravis übergeht. Es kommt gelegentlich auch vor, daß die Erythroblastose in ihren Erscheinungen im Uterus beginnt, so daß das Kind bereits mit einem Icterus gravis, allerdings wohl nur in sehr seltenen Fällen, geboren wird. Ob die früher beschriebene BUHLsche und WINCKELsche Krankheit, deren Genese dunkel war, *immer* mit einer Erythroblastose zusammenhängt oder ob es sich hier nicht in einzelnen Fällen doch um ein selbständiges Krankheitsbild handelt, müssen die weiteren Erfahrungen lehren. Als Zeichen dieser Erkrankungen sind eine degenerative Verfettung der parenchymatösen Organe, Hämoglobinschollen in den ableitenden Nierenkanälchen, Milzveränderungen, vielfach, aber nicht immer, Ikterus bekannt geworden (B. MUELLER).

Daß eine weitgehende *Thymushyperplasie* gleich nach der Geburt zum Tode des Kindes führen kann, wird man ablehnen müssen, es sei denn, daß man eine Kompression der Trachea oder der hinter der Thymusdrüse liegenden großen Gefäße oder einen Druck auf die Nervengeflechte nachweisen kann (PENKERT). Auch eine erhebliche Hypertrophie der *Schilddrüse* mag in seltenen Fällen zu lebensbedrohlichen Störungen gleicher Art führen können (WALCHER).

Man wird nicht vergessen dürfen, bei Sektionen von Neugeborenen die Thymusdrüse sorgfältig herauszupräparieren und Maße und Gewicht festzustellen. Über Durchschnittsgewichte dieses Organs beim Neugeborenen und in den ersten Monaten des Lebens, wie auch zu anderer Zeit sind wir insbesondere durch die in ihren Ergebnissen gut übereinstimmenden

Untersuchungen von HAMMAR und RÖSSLE und ROULET orientiert. Für Neugeborene werden folgende Durchschnittsgewichte angegeben: männlich um 12,5 g, weiblich um 11 g. Die Schwankungen sind nicht unerheblich (s. S. 218).

Natürlich ist auch „*Lebensschwäche*" bei Frühgeburten eine Todesursache. Man wird hier sorgfältig auf die Ausdehnung nicht entfalteter Partien der Lunge achten müssen. Doch ist zu bemerken, daß eine Gefährdung frühgeborener Kinder meist nicht kurze Zeit nach der Geburt, sondern erst nach einigen Tagen einzutreten pflegt.

Auch die *Geburt* selbst kann das Kind gelegentlich schädigen. Abdrosselung der Blutzufuhr durch Kompression der Nabelschnur während der Geburt, sei es durch Vorfall bei Kopflage, sei es durch Einklemmung bei der Beckenendlage nach Geburt des Nabels, führt zu Asphyxie des Kindes und damit zu erheblicheren Atembewegungen im Uterus oder im Geburtskanal. Aber auch physiologisch scheinen gewisse Atembewegungen im Uterus vorzukommen. Fast immer wird bei einer Geburt infolge Atembewegungen des Kindes Fruchtwasser in die Lungen aspiriert, nur eine *ausgedehnte Fruchtwasseraspiration* stellt eine Todesursache dar. Da das Kind bei der Erstickungsnot Meconium aus dem Mastdarm abzugeben pflegt, der sich dem Fruchtwasser beimischt, kann das makroskopische Vorfinden von Meconium in der Trachea und ihren Ästen gewisse Anhaltspunkte für das Vorliegen einer intrauterinen Asphyxie geben. Bei Verdacht auf Kindesmord ist es jedoch immer notwendig, sich durch sorgfältige mikroskopische Untersuchung zahlreicher Partien aus den Lungen ein Bild von der Ausdehnung der Herde zu machen. Man findet in den Alveolen als Bestandteile des Fruchtwassers verfettete Hautepithelien der Vernix caseosa und vielfach auch verhornte Epithelien. Außerdem kann man Meconiumteilchen und die charakteristisch geschichteten Meconiumkörperchen nachweisen, sofern Meconium aspiriert wurde. Es ist notwendig, sowohl Gefrier- als auch Paraffinschnitte zu machen. Bei Gefrierschnitten wird man auf Fett färben. Die Paraffinschnitte werden außer mit Hämatoxylin-Eosin nach WEIGERT auf Hornbestandteile (verhorntes Plattenepithel) gefärbt. Einen Tod durch *Fruchtwasseraspiration* wird man nur feststellen können, wenn *ausgedehnte* Alveolarpartien mit Fruchtwasserbestandteilen angefüllt sind (CAMERER). Weitere Untersuchungen haben ergeben, daß bei etwas längerer Fortdauer des Lebens die homogen gewordenen, festgewordenen Bestandteile des Fruchtwassers sich an den Alveolarwänden als *Vernixmembran* niederschlagen. Diese Membranen kann man auch durch Fettfärbung darstellen. Sie haben mitunter die Atmung des Kindes so erschwert, daß ein interstitielles Emphysem entstand. Auch hier wird man eine erhebliche Ausdehnung der Membranen feststellen müssen, bis sie zur Erklärung des Todes ausreichen (AHVENAINEN).

Kann nach den ganzen Umständen zwischen der Geburt des Kindes und dem Tode längere Zeit liegen (man weiß bei gerichtsmedizinischen Sektionen meist zunächst nichts über die Vorgeschichte, sondern hat nur die aufgefundene Leiche vor sich), so wird man auch darauf achten müssen, ob sich auf Grund von Fruchtwasseraspirationen nicht schon sekundär *entzündliche Reaktionen* durch Austritt von Leukocyten gebildet haben. Man wird in solchen Fällen auch auf das Vorhandensein von interstitiellen Pneumonien achten, die das Leben des Kindes, wenn auch erst zu späterer Zeit gefährden (s. S. 222).

Vorzeitige *Lösung der Placenta* kann gleichfalls die Sauerstoffversorgung des Kindes während der Geburt gefährden und zur intrauterinen Asphyxie führen. Das gleiche kann auch der Fall sein, wenn zu der sonst harmlosen Umschlingung der *Nabelschnur* um den Hals des Kindes eine Verkürzung tritt. Bei jedem weiteren Vordringen des Kindes im Geburtsschlauch wird die Nabelschnur am

Halse des Kindes mehr und mehr komprimiert, ebenso, wenn die Nabelschnur andere Teile des Körpers umschlungen hat. Schließlich stellt auch eine besonders *lange und schwere Geburt* an sich schon ein Trauma für das Kind dar, das unter Umständen eine intrauterine Asphyxie veranlassen kann.

Brüsker Durchtritt des Kindes durch den knöchernen oder weichen Geburtskanal führt manchmal zu einer so weitgehenden Kompression des Schädels, daß trotz der Toleranz des kindlichen Schädels nach dieser Richtung hin die Dura einreißt; eine gewisse konstitutionelle Anfälligkeit mag mit eine Rolle spielen (SCHWENPLER). Die Prädilektionsstelle hierfür ist der Ansatz der *Falx*

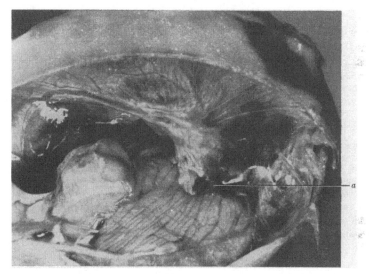

Abb. 162. Darstellung eines Tentoriumrisses (*a*) bei Sektion nach der „Henkelkorbmethode"; das frei ergossene Blut über dem Tentorium wurde beseitigt (Sek. 181/50).

am Tentorium. Hierdurch entsteht manchmal eine so weitgehende Verletzung des Sinus transversus, daß eine tödliche intermeningeale Blutung zustande kommt. Sie muß aber einen gewissen Umfang haben. Geringfügige Durchblutungen der Dura von herdförmiger Natur ohne frei vergossenes Blut sind fast physiologisch und stellen keine Todesursache dar. Auch Zerreißungen intermeningealer Venen können unter Umständen Blutungen zwischen den Meningen veranlassen (WALTHER).

Die Verhältnisse am Tentorium sind am besten zu überblicken, wenn man bei der Sektion in beide Hirnhälften Fenster schneidet, die Großhirnhälften herausnimmt und danach das Tentorium und die Falx betrachtet (sog. Henkelkorbmethode, Abb. 162).

Seltener entstehen Blutungen im Innern der Gehirnsubstanz, manchmal auch Blutungen in den Ventrikeln; sie haben wahrscheinlich ihre Ursache in einer Berstung des Plexus chorioideus infolge Blutstauung in den Vv. terminales und der V. magna Galeni (A. FÖRSTER). Wie SCHWARTZ festgestellt hat, sind Blutungen und kleine *traumatische Erweichungsherde* in verschiedenen Partien des Gehirns bei Neugeborenen gar nicht selten. Man kann sie erst hinreichend sicher zur Darstellung bringen, wenn man das Gehirn, das infolge der autolytischen Vorgänge gerade bei Neugeborenen leicht auseinanderfließt, nicht gleich bei der Sektion seziert, sondern es erst nach Fixierung in Formalin sorgfältig aufschneidet. Hierbei ist zu bemerken, daß nicht jeder kleinere Blutaustritt im Gehirn zur Erklärung des Todes gleich nach der Geburt ausreicht.

Das *Halsmark* wird mitunter ebenfalls durch den Geburtsvorgang beschädigt. Auch hier sind Quetschungen größeren und kleineren Umfangs gefunden worden, die unter Umständen das Leben oder die Atmung beeinträchtigen könnten. Mitunter haben sie auch nachgewiesenermaßen den Tod des Kindes zur Folge gehabt. Manchmal hatte es auch infolge des Geburtstraumas zwischen den Rückenmarkshäuten geblutet. Es ist daher bei gerichtlichen Sektionen neugeborener Kinder unerläßlich, das Rückenmark mitsamt dem Halsmark zu untersuchen, selbstverständlich auch histologisch (HAUSBRANDT, FÖDERL).

Da es bei solchen Untersuchungen gerade auf den Übergang von Halsmark zur Medulla oblongata ankommt, muß hierauf bei der Technik der Entnahme des Rückenmarks Bedacht genommen werden. HAUSBRANDT hat hierfür folgende Technik angegeben: das Rückenmark wird zweckmäßig von hinten her herausgenommen. An Stelle des Rhachiotoms benutzt man eine kleine Schere, mit welcher man nach Durchtrennung des Lig. interspinale zwischen dem 4. und 5. Lendenwirbel die Wirbelbögen möglichst seitlich von unten nach oben vorrückend durchtrennt. Besonders vorsichtig muß man bei Abtragung des hinteren Atlasbogens sein. Man hebt sich zweckmäßigerweise mit einer kleinen chirurgischen Pinzette den Atlasbogen nach hinten, um ihn von dem leicht verletzlichen Rückenmark zu entfernen, zwickt ihn beiderseits von hinten her kommend durch und entfernt ihn unter leichten Zug dadurch, daß man das nunmehr angespannte Lig. atlanto-occipitale durchschneidet. Nun faßt man, nachdem man die Nervenwurzeln seitlich durchgeschnitten hat, in den noch uneröffneten Duralsack in der Lendengegend mit der chirurgischen Pinzette, hebt das Rückenmark nach Durchschneidung seines caudalen Endes unter geringer Anspannung leicht hoch und durchschneidet die Dura am Ansatz am Hinterhauptslappen rings durch. Es gelingt dann, die Medulla oblongata mit dem Rückenmark zusammen zu entfernen. Wenn man so vorgeht, ist es bei Herausnahme des Hirns nicht notwendig, das verlängerte Mark allzu tief abzuschneiden. Danach kann man die Dura spalten und das Rückenmark, bevor man Schnitte hineinlegt, in Formalin fixieren.

Von weiteren geburtstraumatischen Schäden sind namentlich bei Frühgeburten *Leberrupturen* bekanntgeworden, die zu Blutungen in die Bauchhöhle Anlaß geben können (LESSOWETZKY u. a.). Als abnormer Vorfall ist bekanntgeworden, daß bei Geburt in Beckenendlage beide Füße des Kindes so in die Weichteile des Halses hineingepreßt wurden, daß der Tod infolge *Strangulation* eintrat (PASTORE). Bei der Geburt eines Kindes durch eine Frau, bei der ein Hängebauch bestand, und bei der die Geburt nicht fortschritt, so daß ein Eingriff gemacht werden mußte, wurde einmal das Scheitelbein so intensiv gegen das Os pubis gepreßt, daß eine *Knochenimpression mit Fraktur* entstand (KINNUNEN).

Daß sich ein Kind bei der Geburt, ohne daß Kunsthilfe angewandt wurde, beide *Oberschenkel frakturiert*, ist ein außerordentlich seltenes Vorkommnis. Bei diesem von FROBOESE beschriebenen Vorfall bestand ein Hydrocephalus. Diese Hirnveränderungen scheinen bei der Geburt Störungen in der Motorik mit tetanischen Muskelzuckungen herbeigeführt zu haben. Der dabei entstandene Muskelzug hat wohl die Frakturen veranlaßt.

Der Durchtritt des kindlichen Kopfes durch den Geburtskanal stellt für die Kopfschwarte ein erhebliches Trauma dar, als dessen Folge die bekannte *Kopfgeschwulst* bzw. ein Cephalhämatom entstehen kann. Es kommen bei normalen Geburten auch außerhalb der Kopfgeschwulst flächenhafte, etwa linsengroße Blutungen in der Kopfschwarte zustande. Sie sind daher nicht ohne weiteres ein Zeichen für eine Gewalteinwirkung nach der Geburt (HABERDA). Unfälle der Schwangeren vor der Geburt mögen in seltenen Fällen zu Verletzungen der Haut des Kindes oder zu Rupturen der inneren Organe führen können, so daß man am neugeborenen Kind an der Haut oder an den inneren Organen narbige Veränderungen oder in ganz besonderen Ausnahmefällen auch noch nicht verheilte Verletzungen vorfinden kann (HABERDA).

Wird eine Frau von der Geburt überrascht, so wird es gelegentlich nicht möglich sein, die *Nabelschnur* abzubinden. Es kommt auch vor, daß die Nabelschnur, besonders wenn sie ziemlich kurz ist, bei einer Geburt in normaler

Stellung im Bett reißt, wenn die Frau allein gebiert oder wenn die Hebamme das schnell heraustretende Kind nicht auffängt oder auch wenn das Kind bei einer überstürzten Geburt im Sitzen herunterfällt.

Nach den Untersuchungen von POMMERICH reißt die Nabelschnur bereits, wenn sie mit einem Gewicht von 5 kg belastet wird oder wenn bei freiem Fall bei einer Fallhöhe von 10 cm an ein Gewicht von über 1 kg an ihr hängt oder wenn auf sie eine Zuggeschwindigkeit von 1,20 m/sec einwirkt. Die Feststellung einer Nabelschnurzerreißung ist daher kein Beweis für einen besonders schweren Zug an der Schnur.

Zerreißt die Nabelschnur oder wird sie ohne Unterbindung durchschnitten, so kommt es normalerweise nicht zu einer Verblutung. Nachdem einige Tröpfchen Blut ausgetreten sind, steht die Blutung. Durch die einsetzende Atmung fällt der Blutdruck in den Gefäßen der Nabelschnur so ab, daß die vorhandenen Schutzeinrichtungen ausreichen, die Blutung zum Stehen zu bringen. Der Verschlußmechanismus kommt so zustande, daß die Nabelschlagader sowohl in der Gegend des Nabelringes als auch in ihrem Verlauf innerhalb und außerhalb des Abdomens aus glatter Muskulatur bestehende, klappenartige Sperrvorrichtungen besitzt, die sich nach Einsetzen der Lungenatmung kontrahieren und so die Nabelschnur sperren. Sie ist auch für eingespritztes Wasser nicht mehr durchlässig. Bei kindlicher Asphyxie, also bei behinderter oder unvollkommener Atmung wird jedoch der kleine Kreislauf nicht entlastet. Der Druck in ihm steigt wie bei jeder Erstickung an. Unter diesen Umständen mag eine Verblutung aus der nicht unterbundenen Nabelschnur möglich sein. Unter solchen Umständen ist es auch gelegentlich vorgekommen, daß Kinder trotz — allerdings nachlässig — durchgeführter Unterbindung der Nabelschnur erheblich geblutet haben. Die Entstehung einer Luftembolie infolge Unterlassung der Unterbindung der Nabelschnur wird für unmöglich gehalten (HABERDA). Reißt die Nabelschnur intrauterin während der Geburt, so bedeutet dies meist den Tod des Kindes (BALZER, KÖPP).

Die Beurteilung einer etwaigen *Fahrlässigkeit* in der Geburtshilfe seitens des Arztes gehört meines Erachtens in die Hand eines geeigneten Frauenarztes und soll daher im Rahmen dieses Buches nicht abgehandelt werden.

f) Medizinische Bemerkungen zu der Frage des Beginnes des Lebens.

Vom medizinisch-biologischen Standpunkt aus beginnt das Leben mit der Konzeption. Das Rechtsleben geht hier jedoch nur insofern mit, als der Nasciturus beschränkte Rechte hat und einen beschränkten Schutz genießt. Seine Tötung wird nur als Abtreibung, nicht als Mord bestraft; er ist keine juristische Person; er kommt nicht in das Personenstandsregister und ist auch nicht erbberechtigt. Seine volle Rechtsfähigkeit im Sinne des BGB. beginnt erst mit der Vollendung der Geburt (§ 1 BGB.). In strafrechtlicher Beziehung genießt er insofern schon während der Geburt vollen Schutz, als die Tötung des unehelichen Kindes auch dann als Kindestötung bestraft wird, wenn sie *während* der Geburt erfolgt (§ 217 StGB.). Dies würde auch in Fällen gelten, bei denen der Täter nicht die uneheliche Mutter ist (RGSt. Bd. 9 S. 132, Bd. 26 S. 179, zit. nach KOHLRAUSCH-LANGE). In strafrechtlicher Beziehung beginnt das Leben gewissermaßen mit dem Beginn der Geburt, in zivilrechtlicher Beziehung nach Abschluß der Geburt.

Weiterhin entsteht in Frage, welche Lebensfunktionen als Zeichen für Leben nach Abschluß der Geburt gelten sollen. Genügt irgendeine Lebensfunktion, z. B. Bewegungen, Erscheinungen des Kreislaufs, Atmung oder müssen in rechtlicher Beziehung bestimmte Lebensfunktionen nachweisbar sein?

Die Auffassungen hierüber haben gewechselt. Im mittelalterlichen Recht, so in den Magdeburger Stadtrechten und im Sachsenspiegel wurde als Nachweis des Lebens verlangt, daß das Kind „die Wände beschrieen" habe (KOCH). Diese Auffassung wurde auch in das erste moderne Zivilrecht, das Preußische Allgemeine Landrecht übernommen; es heißt hier im § 13: „Daß ein Kind lebendig zur Welt gekommen sei, ist in dieser Beziehung schon als ausgemittelt anzusehen, wenn ein unverdächtiger, bei der Geburt gegenwärtig gewesener Zeuge die Stimme desselben deutlich vernommen habe." Noch vor Einführung des jetzt gültigen BGB. wurde auch von gerichtsmedizinischer Seite (MENDE, Handbuch der gerichtlichen Medizin, zit. nach KOCH) dagegen Stellung genommen mit der Begründung, daß ein Kind nach der Geburt gelebt haben könne, auch wenn es *nicht* geschrien habe; es genüge, wenn es sich bewege oder wenn Herztätigkeit wahrzunehmen sei. Im BGB. ist über die Feststellung des Lebens nach der Geburt nichts Näheres bestimmt; wohl aber traf das Reichsgesetz über die Beurkundung des Personenstandes vom 6. 2. 05 (RGBl. S. 23 bzw. die Novelle zu diesem Gesetz vom 14. 4. 05) folgende Definition: „Als totgeboren oder in der Geburt verstorben ist ein Kind anzusehen, wenn an ihm nach seinem Austritt aus dem Mutterleib Herztöne nicht mehr wahrnehmbar sind. Die Anzeige beim Standesamt unterbleibt bei denjenigen Totgeburten, welche vor der 28. Schwangerschaftswoche erfolgen und bei denen die Länge der Frucht nicht mehr als 32 cm beträgt." Diese Bestimmungen gingen in die Dienstanweisung für die Hebammen über.

Diese jetzt nicht mehr gültige Fassung ist an sich klar. Wenn Kinder von einer Länge von 32 cm ab keinerlei Herztätigkeit mehr aufweisen, so gelten sie als Totgeburten. Zeigen sich Anzeichen von Herztätigkeit bei Früchten, die kürzer sind als 32 cm (dies kommt durchaus vor), so wurden sie trotzdem in das Geburtsregister nicht eingetragen und galten als nicht lebend zur Welt gekommen; am Leben hätten sie nach allen vorliegenden Erfahrungen auch nicht bleiben können. Allerdings sind ganz vereinzelt Vorfälle bekannt geworden, nach denen auch Kinder von geringerer Länge, z. B. von 30 cm (Gewicht 735 g) am Leben geblieben sind (HOFFMANN).

In der späteren Gesetzgebung wurde jedoch in Anlehnung an Beschlüsse der Hygienekommission des Völkerbundes als Kriterium des selbständigen von der Mutter unabhängigen Lebens die *Atmung* eingeführt.

Das Reichsgesetz über die Beurkundung des Personenstandes wurde abgelöst durch das Personenstandsgesetz vom 3. 11. 37 (RGBl. I S. 1146), das in § 70 den zuständigen Reichsministern zum Erlaß von Ausführungsbestimmungen Vollmacht gab. § 64 der ersten Verordnung zur Durchführung des Gesetzes vom 19. 5. 38 (RGBl. I S. 533) trifft im einzelnen folgende Bestimmungen:

1. Ein Kind gilt im Sinne des § 24 des Gesetzes als totgeboren oder in der Geburt verstorben, wenn es wenigstens 35 cm lang ist, die natürliche Lungenatmung bei ihm aber nicht eingesetzt hat. Hat die natürliche Lungenatmung eingesetzt, so gelten die allgemeinen Bestimmungen über die Anzeige und Eintragung von Geburten.

2. Fehlgeburten sind totgeborene Früchte, die weniger als 35 cm lang sind. Eine Beurkundung in den Personenstandsbüchern findet nicht statt.

Beim Lesen dieser Bestimmung können Zweifel aufkommen, ob der 2. Satz des Abs. 1 so zu verstehen ist, daß alle Geburten als Lebendgeburten gelten, bei denen die Atmung eingesetzt hat, oder ob sich dies nur auf Kinder bezieht, bei denen die Atmung eingesetzt hat und die gleichzeitig 35 cm lang sind.

Nun gab aber die Hebammendienstordnung, die auf Grund des Reichshebammengesetzes vom 21. 12. 38 (RGBl. I S. 1893) erlassen und im Reichsgesundheitsblatt unter dem 16. 2. 43 veröffentlicht wurde, unter Ziff. 12 für die Hebammen folgende Richtlinien (WOLLENWEBER):

a) Lebendgeborene Kinder sind Neugeborene, bei denen die (natürliche) Lungenatmung eingesetzt hat;

b) Totgeburten sind Früchte, von mindestens 35 cm Länge, bei denen die (natürliche) Lungenatmung nicht eingesetzt hat;

c) Fehlgeburten sind totgeborene Kinder, die weniger als 35 cm lang sind.

Nach dem Wortlaut dieser Bestimmungen gelten unabhängig von der Länge alle Kinder als lebendgeboren, die atmen. Da aber bekanntlich auch Feten vom 4. Monat stundenlang atmen können, müßten sie an sich als Lebendgeburten gemeldet werden. Dies geschieht jedoch erfahrungsgemäß meist nicht. Auch pflegt man sich in Kliniken und Krankenhäusern um Feten, die doch nicht leben bleiben können, nicht zu kümmern, auch wenn sie atmen und Herztätigkeit aufweisen. Wir haben es wiederholt erlebt, daß gegen Hebammen, Ärzte oder Mütter, die so handelten, Strafanzeige wegen fahrlässiger oder gar vorsätzlicher Tötung oder wegen Unterlassung der vorgeschriebenen Meldung beim Standesamt erstattet wurde. In einem solchen Falle wurde die beschuldigte Hebamme bei der Vernehmung durch den Polizeibeamten wütend und beschuldigte ihn der Unwissenheit, obwohl er nach dem Wortlaut der Bestimmungen im Recht war. Wir haben selbstverständlich bei der Begutachtung die Angezeigten geschützt unter Hinweis auf die allgemeine Übung, auf den Wechsel der Bestimmungen, die medizinisch nicht befriedigen, und schließlich darauf, daß beim nicht lebensfähigen Fet keine natürliche Atmung, sondern eher eine Schnappatmung besteht (einschlägige Vorfälle: Staatsanwaltschaft Heidelberg A.Z. 2a Js 2986/50; Staatsanwaltschaft Mosbach 1 Js 297/49; Staatsanwaltschaft Karlsruhe 3a Js 1751/49). Doch gibt es hier flüssige Übergänge. Im übrigen kann auch ein nicht lebensfähiges Kind bei der Atmung gelegentlich leise Schreie ausstoßen. Eine Änderung der Bestimmungen wäre daher erwünscht, und zwar eine Begrenzung der Definition der Lebendgeburt auf eine gewisse Körperlänge (vielleicht 30 cm).

Darüber hinaus muß gesagt werden, daß die Abstellung des Rechtsbegriffes Leben auf die *Atmung* gleichfalls nicht befriedigt, worauf besonders NAUJOKS hingewiesen hat. Auch ein Kind, das nicht atmet, kann sich bewegen und Herztätigkeit aufweisen. Es stellt nach den geltenden Bestimmungen in Deutschland keine Lebendgeburt dar, woraus sich auch bezüglich des Erbrechtes Komplikationen ergeben können (NAUJOKS). Hier wäre eine Erweiterung der Bestimmungen nach der Richtung hin erforderlich, daß man auch aktive Bewegungen und Herztätigkeit als Lebenszeichen ansieht.

Literatur.

Diagnose der bestehenden Schwangerschaft und des Fruchttodes.

Morphologische Schwangerschaftsreaktionen.

ALBERS: Geburtsh. u. Frauenheilk. **3**, 165 (1941).
EMMRICH: Zbl. Gynäk. **70**, 31 (1948).
GIUDICI: Clin. ostetr. **41**, 231 (1942). Ref. Dtsch. Z. gerichtl. Med. **37**, 144 (1943).
HABERDA: Lehrbuch der gerichtlichen Medizin, S. 178ff. Berlin u. Wien 1927. —
HÜSSY: Handwörterbuch der gerichtlichen Medizin, S. 94. Berlin 1940.
MANSTEIN u. SCHMIDT-HOERSDORF: Ärztl. Forsch. **2**, 52 (1939). — MARTIUS: Lehrbuch der Geburtshilfe, S. 194 u. S. 663. Stuttgart 1948.
NEUWEILER: Schweiz. med. Wschr. **1939 I**, 32.
PONSOLD: Dtsch. Z. gerichtl. Med. **29**, 431 (1938).
SCHIFFERLI: Ann. Méd. lég. etc. **28**, 232 (1948).
TACKE: Verkennung der Schwangerschaft und ihre gerichtsmedizinische Bedeutung. Med. Diss. Münster i. Westf. 1940. Ref. Dtsch. Z. gerichtl. Med. **35**, 84 (1942). — THIESSEN: Zbl. Gynäk. **70**, 440 (1948). — THOMAS et VAN HECKE: Ann. Méd. lég. etc. **29**, 208 (1949).
ZONDEK, SULMAN and BLACK: J. Amer. Med. Assoc. **136**, 965 (1948). Ref. Ber. allg. u. spez. Path. **3**, 183 (1949).

Biologischer Schwangerschaftsnachweis.

BALCKE: Münch. med. Wschr. **1938 I**, 573. — BEDOYA u. PLAZA: Geburtsh. u. Frauenheilk. **1950**, H. 7, 509. — BEDOYA u. PURAS: Geburtsh. u. Frauenheilk. **1950**, H. 7, 492. —
BICKENBACH: Zbl. Gynäk. **69**, 32 (1947). — BRAZEL: Med. Welt **1951**, Nr 24, 803.
EDAM: Geburtsh. u. Frauenheilk. **1950**, H. 7, 513. — Südwestdtsch. Ärztebl. **1950**, Nr 10, 208. — EICHENBERGER: Gynaecologia (Basel) **125**, 337 (1948).
GARRET: Amer. J. Surg. **76**, 261 (1948). Ref. Ber. allg. u. spez. Path. **3**, 183 (1949).
HOLLSTEIN: Geburtsh. u. Frauenheilk. **1950**, H. 5, 372.
KNEIP: Klin. Wschr. **1948**, 504.
LILJE u. HARTLE: Geburtsh. u. Frauenheilk. **1949**, H. 9, 651.

MANSTEIN u. SCHMIDT-HOENSDORF: Ärztl. Forsch. **1949 II**, 53. — MASSENBACH, v.: Arch. Gynäk. **178**, 317 (1950). — MEYER-BORNSEN: Geburtsh. u. Frauenheilk. **9**, 55 (1949). — MÜLLER, S.: Münch. med. Wschr. **1951**, Sp. 1218. — MUNDWYLER: Mschr. Geburtsh. **119**, 79 (1945).

NAUMANN: Zbl. Gynäk. **71**, 865 (1949).

PAUL: Ärztl. Forsch. **1950 I**, 15.

RUPPERT: Dtsch. Gesundheitswesen **1950**, H. 13, 387.

SCHMIDT: Zbl. Gynäk. **69**, 996 (1947). — SCHOCKAERT, FÉRIN et PARDON: Bull. Assoc. Méd. France **1**, 180 (1949). Ref. Gynaecologia (Basel) **130**, 67 (1950). — SZEJNBERG u. RABAU: Gynaecologia (Basel) **130**, 221 (1950).

WALLAU: Zbl. Gynäk. **70**, 1007 (1948). — WATTENWYL, v.: Mschr. Geburtsh. **119**, 166 (1945). — WIMHÖFER: Geburtsh. u. Frauenheilk. **78**, 691 (1948).

Feststellung einer vorangegangenen Geburt oder Fehlgeburt.

BALIN: Arch. Gynäk. **15**, 157 (1880). — BERBLINGER: In HIRSCHS Handbuch der inneren Sekretion, Bd. 1, S. 909. Leipzig 1932. — BERG: Dtsch. Z. gerichtl. Med. **39**, 199 (1948). — BREITENECKER: Dtsch. Z. gerichtl. Med. **32**, 261 (1939/40).

CATTABENI: Zacchia **3**, 511 (1939). Ref. Dtsch. Z. gerichtl. Med. **33**, 410 (1940). — CLIVIO: Ann. Ostetr. **63**, 583 (1941). Ref. Dtsch. Z. gerichtl. Med. **36**, 251 (1941).

DÉROBERT et R. LEBRETON: Ann. Méd. lég. etc. **6**, 311 (1949).

ERDHEIM: Frankf. Z. Path. **49**, H. 4 (1936). — ERDHEIM u. STUMME: Beitr. path. Anat. **46**, 1 (1909).

FRAENCKEL: Vjschr. gerichtl. Med., III. F. **41**, 2. Suppl., 179 (1911).

GORONCY: Dtsch. med. Wschr. **1932 I**, 662.

HABERDA: Lehrbuch der gerichtlichen Medizin, S. 199. 1927. — HÖRMANN: Münch. med. Wschr. **1906**, 1835. — HÜSSY: Der geburtshilflich-gynäkologische Sachverständige. Bern 1931. — Handwörterbuch der gerichtlichen Medizin, S. 151. 1940.

JOEL: Gynaecologia (Basel) **125**, 151 (1948).

KERNBACH: Ann. Méd. lég. etc. **18**, 87 (1938). — KOOPMANN: Dtsch. med. Wschr. **1938 I**, 575. — KRAUS: In HENKE-LUBARSCH', Handbuch der speziellen-pathologischen Anatomie, Bd. 8, S. 819. 1926.

LINDENTHAL: Mschr. Geburtsh. **13**, 707 (1901).

MELISSINOS: Ann. Méd. lég. etc. **17**, 603 (1937).

RANDAZZO: Clin. ostetr. **44**, 163 (1942). Ref. Dtsch. Z. gerichtl. Med. **36**, 445 (1942). — RASMUSSEN: Amer. J. Path. **8**, No 4 (1933). Ref. Zbl. Path. **59**, 363 (1933/34).

SCHICKELE: Arch. Gynäk. **94**, 81 (1911).

Colostrum.

BALLIN: Zbl. Gynäk. **50**, 278 (1926).

COTUJLIU: Arch. Inst. Med. leg. Univ. Cluj **1937**. Ref. Dtsch. Z. gerichtl. Med. **29**, 328 (1938).

FELDMANN: Zbl. Path. **73**, 321 (1939).

HOLZER: Handwörterbuch der gerichtlichen Medizin, S. 135 u. 241. 1940.

MARTIUS: Lehrbuch der Geburtshilfe, S. 511. Stuttgart 1948. — MOUREAU u. a.: Ann. Méd. lég. etc. **29**, 101 (1949).

REUTER: ABDERHALDENS Handbuch biologischer Arbeitsmethoden Abt. IV, Teil 12, 2. Hälfte, S. 327. Berlin u. Wien 1934.

TRATI: Arch. di Antrop. crimin. **48**, 320 (1928). Ref. Dtsch. Z. gerichtl. Med. **12**, 163 (1928).

WINTER: Kriminalistik **14**, 78 (1940).

Spontanaborte.
Nicht septische und habituelle Spontanaborte.

ABDERHALDEN: Dtsch. Gesundheitswesen **1946**, 460. — ATHANASSIU: Z. Geburtsh. **127**, 169 (1947).

CRAMER u. WADULLA: Arch. Gynäk. **177**, 167 (1950).

EFFKEMANN u. WERLE: Münch. med. Wschr. **1940 II**, 1096.

GROSSER: Arch. Gynäk. **176**, 1 (1949).

HÖRMANN: Geburtsh. u. Frauenheilk. **8**, 809 (1948.)

KAESER: Praxis (Bern) **1948**, 815. Ref. Ber. allg. u. spez. Path. **4**, 183 (1949). — KEHRER: Geburtsh. u. Frauenheilk. **5**, 21 (1943). — KIRCHHOFF: Geburtsh. u. Frauenheilk. **78**, 78 (1948). — KLOTZ: Münch. med. Wschr. **1939 II**, 1591. — KNEER: Münch. med. Wschr. **1938 II**, 1501.

MALPAS: J. Obstetr. **45**, 932 (1938). Ref. Dtsch. Z. gerichtl. Med. **31**, 343 (1939). — MARTIUS: Lehrbuch der Geburtshilfe, S. 572ff., Teil 2. Stuttgart 1948. — MEIFFERT: Zbl.

Gynäk. **1938**, 1295. — Mikulicz-Radecki: Zbl. Gynäk. **1941**, 865. — Montanari: Ann. Obstetr. **61**, 979 (1939). Ref. Dtsch. Z. gerichtl. Med. **33**, 67 (1940).
Neuweiler: Gynaecologia (Basel) **127**, 367 (1949).
Odor u. Székely: Gynaecologia (Basel) **128**, 130 (1949).
Pasztor: Orv. Közl. **1941**, Nr 5, 149. Ref. Zbl. Path. **82**, 38 (1944/45). — Philipp: Dtsch. med. Wschr. **1941** I, 327.
Runge: Münch. med. Wschr. **1938** II, 1051.
Schultze: Münch. med. Wschr. **1939** II, 1753; **1942** I, 83. — Öff. Gsdh.dienst A **7**, 421 (1941). — Schwarz: Zbl. Gynäk. **1938**, 1298.
Tauberg: Nord. med. Tidskr. **1936**, 1785. Ref. Dtsch. Z. gerichtl. Med. **29**, 89 (1938).
Vitali: Atti Soc. ital. Ostetr. **34**, Suppl. 2, 179 (1938). Ref. Dtsch. Z. gerichtl. Med. **30**, 394 (1938).

Abort und Trauma.

Fontana: Clin. ostetr. **40**, 302 (1938). Ref. Dtsch. Z. gerichtl. Med. **30**, 204 (1938).
Grasmann: Med. Mschr. **2**, 134 (1948).
Heynemann: Zbl. Gynäk. **69**, 219 (1947). — Hüssy: Mschr. Geburtsh. **108**, H. 1 (1938).
Martius: Mschr. Unfallheilk. **45**, 241 (1938). — Montnuoro: Riv. Ostetr. **23**, 49 (1941). Ref. Dtsch. Z. gerichtl. Med. **35**, 186 (1942).
Siegert: Med. Klin. **1940** I, 325. — Suzor et Polimarchetti: Bull. Assoc. Méd. France **1**, 110 (1949). Ref. Gynaecologia (Basel) **130**, 66 (1950).

Erythroblastose.

Bickenbach: Zbl. Gynäk. **71**, 1015 (1941).
Dahr: Geburtsh. u. Frauenheilk. **78**, 230 (1948). Zbl. Gynäk. **70**, 456 (1948).
Gasser: Gynaecologia (Basel) **128**, 371 (1949).
Lacomme-Boreau Mayacos: Gynéc. et Obstétr. **47**, H. 3 (1948). Ref. Gynaecologia (Basel) **127**, 331 (1949).
Manz: Zbl. Gynäk. **71**, 1021, 1023 (1949). — Moeller: Zbl. Gynäk. **70**, 452 (1948).
Schmidtmann: Zbl. Gynäk. **71**, 1018 (1949).
Wolff: Zbl. Gynäk. **71**, 1017 (1949).

Plötzlicher Tod in Schwangerschaft und Geburt.

Beneke: Z. Geburtsh. **124**, 1 (1942).
Fett: Zbl. Gynäk. **69**, 658 (1947).
Hüssy: Handwörterbuch der gerichtlichen Medizin, S. 589. 1940.
Johnson: Arizona med. **3**, 225 (1946). Ref. Amer. J. Obstetr. **54**, 897 (1947).
Klawitter: Zbl. Gynäk. **69**, 659 (1947). — Knauer: In Halban-Seitzs Handbuch der Gynäkologie und Geburtsh. Bd. 8, Teil 1, S. 993.
Michels: Zbl. Gynäk. **69**, 660 (1947). — Moell: Zbl. Gynäk. **79**, 266 (1947).
Scott: Brit. Med. J. **1947**, No 4529, 647. Ref. Zbl. inn. Med. **118**, 313 (1948). — Smith: Acta obstetr. scand. (Stockh.) **31**, 191 (1952). Ref. Dtsch. Z. gerichtl. Med. **41**, 216 (1952). — Stucke u. Hosemann: Zbl. Gynäk. **69**, 670 (1947). — Stutzer: Zbl. Gynäk. **69**, 811 (1947).
Wiese: Plötzlicher Todesfall an Encephalitis während einer Schwangerschaft im 3. Monat unter dem Verdacht der Fruchtabtreibung. Med. Diss. Düsseldorf 1937. Ref. Dtsch. Z. gerichtl. Med. **29**, 592 (1938). — Winn, Le: Amer. J. Obstetr. **54**, 114 (1947).

Natürlicher Tod des Kindes in der Zeit kurz vor, während und kurz nach der Geburt, einschließlich geburtstraumatischer Schädigungen.

Statistik.

Drillien: J. Obstetr. **54**, 300 (1947). Ref. Ber. allg. u. spez. Path. **1**, 167 (1949).
Grebe: Erbarzt **10**, 110 (1942). — Zbl. Path. **84**, 52 (1948).
Labate: Amer. J. Obstetr. **54**, 188 (1947). — Lukas: Českosl. Gynaek. **7**, 7 (1942). Ref. Dtsch. Z. gerichtl. Med. **36**, 447 (1942).
Pazourek: Českosl. Gynaek. **7**, 1 (1942). Ref. Dtsch. Z. gerichtl. Med. **36**, 446 (1942).

Übertragung.

Bickenbach: Geburtsh. u. Frauenheilk. **78**, 3 (1948).
Hosemann: Klin. Wschr. **1948**, 118.
Runge: Geburtsh. u. Frauenheilk. **8**, 401 (1948).

Mißbildungen.

Caraguano: Clin. ostetr. **44**, 253 (1942). Ref. Dtsch. Z. gerichtl. Med. **37**, 270 (1943).
Doerr: Erg. Chir. **36**, 1 (1950). — Fortschr. Röntgenstr. **71**, 754 (1949).
Potter: J. Amer. Med. Assoc. **115**, 995 (1940). Ref. Dtsch. Z. gerichtl. Med. **35**, 88 (1942).

Erythroblastose, Hydrops.

NACHTSHEIM u. KLEIN: Abh. dtsch. Akad. Wiss. Berlin **1947**, H. 5.
WERGELAND: Acta paediatr. (Stockh.) **37**, 73 (1949). Ref. Ber. allg. u. spez. Path. **4**, 174 (1949).

Krankheiten.

DONAT: Zbl. Path. **87**, 99 (1951).
MONTAG: Geburtsh. u. Frauenheilk. **1949**, 516. — MUELLER, B.: Dtsch. Z. gerichtl. Med. **6**, 139 (1926).
POTTER: Univ. of Chicago Press 1949, XIV. Ref. Ber. allg. u. spez. Path. **6**, 169 (1950).
RHENTER et AMBRO: Bull. Soc. Obstétr. Paris **27**, 292 (1938). Ref. Dtsch. Z. gerichtl. Med. **30**, 296 (1938).
SWAN: Lancet **1948** I, 744.
THORNHILL: Amer. J. Obstetr. **52**, 858 (1946).
WINTER: Ärztl. Sachverst.ztg **48**, 149 (1942).

Thymus.

HAMMAR: Vjschr. gerichtl. Med., III. F. **37**, 23 (1909).
PENKERT: Zbl. Gynäk. **1940**, 145.
ROESSLE u. ROULET: Maß und Zahl in der Pathologie. Berlin u. Wien 1932.

Fruchtwasseraspiration.

AHVENAINEN: Ann. med. int. fenn. **36**, 367 (1947). Ref. Ber. allg. u. spez. Path. **2**, 85 (1949).
CAMERER: Dtsch. Z. gerichtl. Med. **29**, 333 (1938).
PATERSON and FARR: Canad. Med. Assoc. J. **41**, 31 (1939). Ref. Dtsch. Z. gerichtl. Med. **33**, 71 (1940).

Nabelschnurumschlingung.

ZANCLA: Atti Soc. ital. Ostetr. **34**, Suppl. 2 (1938). Ref. Dtsch. Z. gerichtl. Med. **30**, 296 (1938).

Geburtstrauma.

FÖDERL: Arch. Gynäk. **143**, 598. — FÖRSTER: Dtsch. Z. gerichtl. Med. **32**, 283 (1939/40). — FROBOESE: Zbl. Path. **85**, 1 (1949).
HABERDA: Lehrbuch der gerichtlichen Medizin, S. 978ff. 1927. — HAUSBRANDT: Dtsch. Z. gerichtl. Med. **29**, 353 (1938). — HAUSBRANDT u. MEIER: Frankf. Z. Path. **49**, 21 (1935).
KINNUNEN: Ann. chir. et gynaec. fenn. **36**, 266 (1947). Ref. Ber. allg. u. spez. Path. **4**, 404 (1949). — KOSTEN: Dtsch. Z. gerichtl. Med. **36**, 255 (1942).
LANGE: Acta paediatr. (Stockh.) **38**, 383 (1949). Ref. Ber. allg. u. spez. Path. **8**, 288 (1951). — LANTUÉJOUL et HÉRAUX: Gynéc. Obstétr. **45** (1946). — LAUSCHKE: Zbl. Gynäk. **70**, 234 (1948). — LESSOWETZKY: Z. Geburtsh. **125**, 387 (1943).
NAUJOKS: Die Geburtsverletzungen des Kindes. Stuttgart 1934. — NEVINNY-STICKEL: Med. Klin. **1943** II, 697.
OVANDO: Medicina (Mex.) **30**, 597 (1930). Ref. Neue med. Welt **1**, H. 44, 1472.
PASTORE: Amer. J. Ostetr. **33**, 881 (1937). Ref. Dtsch. Z. gerichtl. Med. **29**, 202 (1938).
SCHWARTZ: Dtsch. Z. gerichtl. Med. **15**, 58 (1930). — SCHWENPLER: Med. Klin. **1949**, No 15, 471.
WALCHER: Das Neugeborene in forensischer Hinsicht. Berlin 1941. — Leitfaden der gerichtlichen Medizin, S. 103ff. München u. Berlin 1950. — WALTHER: Tidsskr. Norsk. Laegefor **72**, 10 (1952). Ref. Dtsch. Z. gerichtl. Med. **41**, 114 (1952).
YLPPÖ: Orvosképzés **29**, 425 (1939). Ref. Dtsch. Z. gerichtl. Med. **33**, 247 (1940).

Verletzung der Nabelschnur und Blutung aus ihr.

BALZER: Kindesmord oder Verblutungstod an der Nabelschnur. Med. Diss. München 1941. Ref. Dtsch. Z. gerichtl. Med. **37**, 271 (1943).
JANKOVICH: Dtsch. Z. gerichtl. Med. **31**, 174 (1939).
KÖPP: Arch. Gynäk. **164**, 12 (1932).
NITZ: Die traumatische Nabelblutung. Med. Diss. Köln 1938. Ref. Dtsch. Z. gerichtl. Med. **33**, 53 (1940).
POMMERICH: Experimentelle Untersuchungen über die Zerreißfestigkeit der Nabelschnur. Med. Diss. Bonn 1948.

Medizinische Bemerkungen zur Frage des Beginns des Lebens.

HOFFMANN u. a.: J. Amer. Med. Assoc. **110**, No 4 (1938). Ref. Zbl. Path. **70**, 224 (1938).
KOCH: Kommentar zum allgemeinen Landrecht. Berlin u. Leipzig 1884. — KOHLRAUSCH-LANGE: Kommentar zum StGB. Berlin 1950.
NAUJOKS: Dtsch. med. Wschr. **1950**, 1511.

SCHWEIGHÄUSER: Dtsch. Z. gerichtl. Med. **31**, 131 (1940). — STEINWALLNER: Münch. med. Wschr. **1939 II**, 1676.
WOLLENWEBER: Der Arzt des öffentlichen Gesundheitsdienstes, S. 163. Stuttgart 1950.

II. Abtreibung.

a) Gesetzliche Bestimmungen.

Die Frage der Strafbarkeit der Schwangerschaftsunterbrechung ist ein Problem, das niemals recht zur Ruhe kommt. Es gibt überall Volkskreise, die sich auf den Standpunkt stellen, der werdenden Mutter stehe die Verfügung über die wachsende Frucht wenigstens in den Anfängen der Schwangerschaft nach eigenem Ermessen zu, sie könne das Kind austragen oder sie könne wenigstens in den ersten Monaten auf die Austragung verzichten. Auf der anderen Seite stellen sich an Zahl überwiegende Volkskreise auf den Standpunkt, daß das werdende Kind von dem Augenblick der Vereinigung von Ei und Samenzelle an ein selbständiges Lebewesen ist, das sich nach eigenen Gesetzen, unabhängig vom Willen und dem Körperzustand der Mutter entwickelt, bei dem im Augenblick der Zeugung seine künftigen charakterlichen und körperlichen Anlagen im wesentlichen festgelegt sind, dieses Lebewesen hat von vornherein Anrecht auf einen gesetzlichen Schutz, der ihm in den Strafbestimmungen gegeben wird.

Nach kanonischem Recht steht die Abtreibung der Tötung gleich. Das Leben beginnt hier mit der Konzeption. Die Ärzte des Altertums (Hippokrates, Aristoteles) nahmen eine Beseelung des Fetus erst nach dem 1. oder 2. Schwangerschaftsmonat an, beim männlichen früher als beim weiblichen. Das Strafgesetzbuch Karls V. (Carolina) bestrafte die Fruchtabtreibung, wenn sie durch einen Mann geschah, durch Tod mit dem Schwert. Die Strafe für die passive Abtreiberin wurde dem Ermessen des Richters überlassen (F. REUTER).

Jetzt kann natürlich von so hohen Strafen nicht die Rede sein. Doch haben sich fast nirgends in der Welt die Parlamente in ihrer Mehrheit auf den Standpunkt gestellt, daß dem werdenden Menschen ein Schutz versagt werden soll, es ist lediglich die Konzession gemacht worden, daß die Schwangerschaftsunterbrechung in besonderen Fällen zur Abwendung einer *ernsten* Gefahr für die Gesundheit der Mutter oder vielleicht auch gelegentlich aus eugenischen oder sozialen Gründen oder unter Umständen auch dann erlaubt ist, wenn nachgewiesen werden kann, daß die Empfängnis im Rahmen einer strafbaren Handlung, also einer Notzucht, erfolgt war. Bestehende Gesetze sind für jeden Staatsbürger bindend, und zwar auch dann, wenn er persönlich auf dem Standpunkt steht, daß das Gesetz geändert werden müsse; er hat natürlich das Recht, im Rahmen der gegebenen Möglichkeiten den Volkswillen in seinem Sinne zu beeinflussen. Dies befreit ihn aber nicht von der Verpflichtung, das Gesetz ebenso wie alle anderen innezuhalten. Was für jeden Staatsbürger gilt, gilt selbstverständlich auch für den Arzt. Er genießt in dieser Beziehung keinerlei Sonderrechte. Es mag hinzukommen, daß in vielen Staaten auch erhebliche religiöse Bedenken gegen eine Schwangerschaftsunterbrechung bestehen und daß manchmal auch bevölkerungspolitische Gesichtspunkte maßgebend sein mögen.

Die geschilderten widerstreitenden Auffassungen haben dazu geführt, daß in Deutschland der Wortlaut der gesetzlichen Bestimmungen verhältnismäßig häufig geändert wurde, insbesondere auch bezüglich des Strafmaßes. Strafbar ist aber die Abtreibung in Deutschland zu allen Zeiten gewesen.

Die nachstehend angeführten gesetzlichen Bestimmungen stellen den gegenwärtigen Stand der Gesetzgebung in Westdeutschland dar. Maßgebend sind die §§ 218 bis 220 StGB., die folgenden Wortlaut haben:

§ 218 StGB.: Eine Frau, die ihre Leibesfrucht abtötet oder die Abtötung durch einen anderen zuläßt, wird mit Gefängnis, in besonders schweren Fällen mit Zuchthaus bestraft. Der Versuch ist strafbar.

Wer sonst die Leibesfrucht einer Schwangeren abtötet, wird mit Zuchthaus, in minder schweren Fällen mit Gefängnis bestraft. (Ein formell noch nicht aufgehobener Zusatz besagt, daß auf Todesstrafe zu erkennen sei, wenn der Täter durch seine Handlung die Lebenskraft des deutschen Volkes fortgesetzt beeinträchtige. Doch ist diese Bestimmung in Westdeutschland schon deshalb nicht anwendbar, weil die Todesstrafe laut Grundgesetz nicht zulässig ist.)

Wer einer Schwangeren ein Mittel oder einen Gegenstand zur Abtötung der Leibesfrucht verschafft, wird mit Gefängnis, in besonders schweren Fällen mit Zuchthaus bestraft.

§ 219 StGB.: Wer Mittel oder Gegenstände, welche die Schwangerschaft abbrechen oder verhüten oder Geschlechtskrankheiten vorbeugen sollen, vorsätzlich oder fahrlässig einer Vorschrift entgegen herstellt, ankündigt oder in Verkehr bringt, wird mit Gefängnis bis zu 2 Jahren oder mit Geldstrafe bestraft.

§ 220 StGB.: Wer öffentlich seine eigenen oder fremde Dienste zur Vornahme oder Förderung von Abtreibungen anbietet, wird mit Gefängnis bis zu 2 Jahren oder mit Geldstrafe bestraft.

Auf das Strafmaß hat der Arzt bekanntlich keinen Einfluß. Es läßt sich allgemein sagen, daß es sich in Deutschland zur Zeit in recht mäßigen Grenzen hält. Die soziale Not der Zeit pflegt hierbei berücksichtigt zu werden. Die werdende Mutter, die selbst abtreibt oder die Abtreibung zuläßt, wird weniger bestraft als derjenige oder diejenige, der an einer anderen Frau die Abtreibung vornimmt. Dabei wird es ein wesentlicher Unterschied sein, ob der Täter oder die Täterin wirklich nur „aus Mitleid“ gehandelt oder ob er aus seinem Tun unmittelbare oder mittelbare Vorteile bezog.

Auch der *Abtreibungsversuch* ist strafbar. Nach feststehender deutscher Rechtsprechung, die sich auch jetzt nicht geändert hat, ist auch ein Versuch mit *untauglichen Mitteln oder am untauglichen Objekt* oder ein Versuch sowohl mit untauglichen Mitteln als auch am untauglichen Objekt strafbar (Entscheidungen zit. nach KOHLRAUSCH-LANGE).

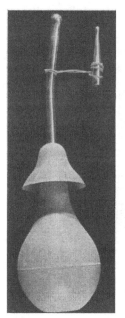

Abb. 163. Sog. Scheidendusche mit aufschraubbarem dünnem Ansatz, so daß ein Abtreibungsinstrument entsteht.

Wenn ein Mädchen eine nicht auf Schwangerschaft zurückgehende Amenorrhoe hat, aber subjektiv schwanger zu sein meint und in der Hoffnung, dadurch die Schwangerschaft zu beseitigen, ein untaugliches Mittel einnimmt (z. B. Trinken von Schleifsteinwasser), so hat sie sich damit strafbar gemacht. Gegen diese Auslegung wird vielfach von ärztlicher Seite Sturm gelaufen. Tatsächlich kommen aber Verurteilungen bei solchen Tatbeständen kaum vor, es ist nicht ersichtlich, wie man derartiges nachweisen sollte. Man braucht aber diese Auslegung des Gesetzes aus einem anderen Grunde; hierfür ein Beispiel: Von einer Frau ist allgemein bekannt, daß sie Abtreibungen vornimmt. Man ermittelt schließlich Mädchen, die bei ihr gewesen sind und vernimmt sie. Die Mädchen sagen das, was sie selbst wissen, nämlich die Regel sei ausgeblieben, sie haben geglaubt, sie seien schwanger, hätten dies aber nicht genau gewußt. Die Frau habe irgendwas bei ihnen gemacht. Sie habe ihnen etwas in die Scheide eingespritzt. Wieweit das hinaufgegangen sei, könnten sie nicht sagen, nach einigen Tagen hätten sie zu bluten angefangen, stärker als sonst bei der Regel. Es hätten auch Schmerzen bestanden. Ob es sich um einen Fruchtabgang gehandelt habe, wüßten sie nicht. Die Verdächtige pflegt in solchen Fällen das zu gestehen, was sie eben gestehen muß, nämlich, daß die Mädchen bei ihr waren und daß sie etwas bei ihnen gemacht hat, und zwar wird sie in dieser Beziehung nur das Harmloseste zugeben, nämlich eine gewöhnliche Scheidenspülung. Mehr kommt gewöhnlich bei den Ermittlungen nicht heraus. Da die Vorfälle weit zurückliegen, ist es zu ärztlichen Feststellungen zu spät. Daß bei diesen Mädchen eine Schwangerschaft bestand, ist wahrscheinlich. Mit Sicherheit kann es nicht bewiesen werden. Auch daß ein intrauteriner Eingriff vorgenommen wurde, wird man, so wahrscheinlich dies sein mag, dem Gericht mit hinreichender Sicherheit nicht beweisen

können. Die Verdächtige müßte freigesprochen werden. Dies wird im Publikum so aufgefaßt, daß damit ihr Tun legalisiert sei. Sie würde ihre Tätigkeit mit großem Erfolge
fortsetzen. Nun bietet jedoch die oben erörterte Auslegung des Abtreibungsversuches die
Möglichkeit, in solchen Fällen wegen Versuches am untauglichen Objekt mit untauglichen
bzw. bedingt tauglichem Mittel zu verurteilen, so daß dem Treiben dieser Frau ein Ende
gesetzt werden kann. Aus diesem Grunde erscheint mir eine Beibehaltung der oben zitierten
Auslegung des Abtreibungsversuches erforderlich.

Der Absatz 4 des § 218, nach dem bestraft wird, wer einer Schwangeren ein
Mittel oder einen Gegenstand zur Abtreibung der Leibesfrucht verschafft, würde
auch für einen *Arzt* in Frage kommen, der einer schwangeren Frau ein ausgesprochenes Abtreibungsmittel verschreibt, etwa Apiol.

§ 219 StGB. verbietet in der gegenwärtigen Fassung die Anfertigung, Ankündigung
und das In-den-Verkehr-Bringen von Mitteln, die zur Unterbrechung oder Verhütung einer
Schwangerschaft geeignet sind. Diese Bestimmung ist insofern nicht mehr zeitgemäß, als
man bei der gegenwärtigen Notlage die Herstellung und die Abgabe von Mitteln zur Verhütung der Schwangerschaft nicht gut verbieten kann. Ein solches Verbot würde sich in
der gegenwärtigen Zeit einfach nicht durchführen lassen. Hier wird eine vernunftgemäße
Auslegung des Gesetzes erforderlich sein (KOHLRAUSCH-LANGE).

Im Jahre 1941 wurde durch eine Reichspolizeiverordnung (RGBl. I, S. 63) schon die
Herstellung von Abtreibungsinstrumenten, aber auch von Vorrichtungen zur Verhütung
der Schwangerschaft verboten. Wieweit diese Verordnung in den einzelnen deutschen
Ländern in Kraft ist, ist umstritten und schwer übersehbar. Für Württemberg-Baden ist
diese Verordnung insofern aufgehoben worden, als Schwangerschaftsverhütungsmittel
wieder hergestellt werden dürfen (Verordnung Nr. 316 vom 16. 1. 47; Reg.Bl. S. 28). In
Kraft ist jedoch in diesem Lande noch das Verbot der Anfertigung von ausgesprochenen
Abtreibungsinstrumenten. Sie werden in der erwähnten Reichspolizeiverordnung vom
21. 1. 41 wie folgt definiert: Mutterrohre (für sich allein oder in Verbindung mit Spritzen,
Irrigatoren usw.), sofern sie nicht einen Durchmesser von mindestens 12 mm besitzen und
mit einem nicht unter 15 mm starken, abgerundeten oder olivartig erweiterten Mundstück
mit mindestens 6 Öffnungen versehen sind. Trotz des Weiterbestehens dieses Erlasses sah
man bis vor einiger Zeit auch in Württemberg-Baden in den Schaufenstern ausgesprochene
Abtreibungsinstrumente ausgestellt. Am Ansatz befindet sich meist ein stumpfer Knopf
von geringerer Dicke und mit weniger Öffnungen als der Verordnung entspricht. Dieser
Knopf ist abschraubbar. An einem Gummiband oder in der Verpackung befindet sich ein
aufschraubbarer weiterer Ansatz, der zum Eingehen in den Uterus ohne weiteres brauchbar
ist (s. Abb. 163). Ich möchte wünschen, daß die frühere Fassung des § 219, in der eindeutig
die öffentliche Ausstellung und Anpreisung dieser Mittel unter Strafe gestellt wird, wieder
in Kraft gesetzt wird.

Erlaubte Schwangerschaftsunterbrechungen.

Während in früherer Zeit eine medizinisch gebotene Unterbrechung der
Schwangerschaft nur auf Grund der Auslegung des Gesetzes durch RG-Ent-
scheidungen möglich war, hat man späterhin die Schwangerschaftsunterbrechung
aus medizinischer Indikation legalisiert und die Einzelheiten des Verfahrens
geregelt. Früher herrschten auf diesem Gebiet in Deutschland reichlich unklare
Verhältnisse. Wenn ein Arzt eine Schwangerschaft unterbrach und erklärte, er
habe dies aus wohlbegründeter medizinischer Indikation getan, so konnte dies
kaum angefochten werden. Es war praktisch nur in besonderen Ausnahmefällen zu beweisen, daß diese Indikation nicht bestanden hatte.

So habe ich einmal erlebt, daß ein Arzt wegen eines organischen Herzfehlers mit beginnenden Dekompensationserscheinungen die Schwangerschaft unterbrochen hat. Der
Arzt stand auch sonst im Ruf, in dieser Beziehung nicht korrekt zu sein. Die klinische
Untersuchung der Patientin ergab nicht die geringsten Anhaltspunkte für das Bestehen
eines organischen Herzfehlers. Sie selbst wußte nichts von Dekompensationserscheinungen
wie Ödemen, Kurzatmigkeit usw. Der Arzt erklärte jedoch, das Fehlen der Dekompensationserscheinungen sei eben der Erfolg der Interruptio, wenn die Klinik nachträglich keinen
organischen Herzfehler festgestellt habe, so müsse es sich eben um funktionelle Störungen
gehandelt haben. Wenigstens sei er der Auffassung gewesen, daß die Interruptio angebracht
sei. Das Verfahren mußte eingestellt werden.

Es bestand zwar der nicht kodifizierte Brauch, bei derartigen Untersuchungen einen zweiten Arzt hinzuzuziehen und auch von ihm die Indikation feststellen zu lassen. Man pflegte auch den Befund schriftlich zu deponieren. Doch war dies eben nur ein *Brauch* und nur in einigen Ländern gesetzlich vorgeschrieben, z. B. Bayern. Aber auch dieses Vorgehen stellte keinen Schutz dar. Es kam vor, daß sich in einschlägigen Fällen Ärzte zusammentaten, die Gegner der Bestrafung der Abtreibung waren, und dann gemeinsam die Indikation, sei es aus Überzeugungsgründen, sei es aber auch im Interesse größerer Einnahmen, sehr weitgehend auslegten. Man nannte damals diese Zusammenschlüsse „Symbiosen".

Es war daher nach meiner Auffassung sehr zu begrüßen, daß man zum Schutze des guten und korrekten Arztes die inzwischen legalisierte Schwangerschaftsunterbrechung aus medizinischer Indikation von der Durchführung eines *Kurzverfahrens* abhängig machte, bei dem der antragstellende Arzt niemals einen maßgebenden Einfluß hatte und bei dem auch bestimmt war, daß die Schwangerschaftsunterbrechung, wenn sie erlaubt wurde, nicht vom antragstellenden Arzt, sondern in einem *Krankenhaus* durchgeführt wurde. Damit ist jede Möglichkeit für einen unrechtmäßigen persönlichen Vorteil des antragstellenden Arztes ausgeschlossen und zugleich verhindert, daß begüterten Frauen durch Aufsuchen von Ärzten, die in dieser Beziehung weich sind, sich straflos einen unberechtigten Vorteil verschaffen. In der Zeit nach Beendigung des Krieges ist von Ärztekreisen gegen diese Bestimmungen mehr oder minder energisch Sturm gelaufen worden. Nach meiner Auffassung haben sie sich jedoch sehr bewährt. Ich halte es für erfreulich, daß sie im großen und ganzen beibehalten wurden.

Die Umstände der damaligen Zeit brachten es mit sich, daß die Schwangerschaftsunterbrechung zur Abwendung einer ernsten Gefahr für Leben oder Gesundheit der werdenden Mutter durch eine Bestimmung des Gesetzes zur Verhütung erbkranken Nachwuchses legalisiert wurde (§ 14 Abs. 1). Die Einrichtung der Gutachterstelle, die das Verfahren zur Feststellung der Indikation durchführte, erfolgte nach einer Ausführungsverordnung zu diesem Gesetz (Art. 5 der 4. Verordnung zur Ausführung des Gesetzes zur Verhütung erbkranken Nachwuchses vom 18. 7. 35; RGBl. I, S. 1035). Die Dienstordnung der Gutachterstellen regelte sich in einer Anordnung des damaligen Reichsärzteführers (Dtsch. Ärztebl. **1935**, 751, 914, 941, 1199). Das Gesetz zur Verhütung erbkranken Nachwuchses wird nicht durchgeführt, da es nationalsozialistisches Gedankengut in sich birgt. Es bestand einige Zeit Unklarheit darüber, ob auch § 14, I dieses Gesetzes, der die erlaubte Schwangerschaftsunterbrechung legalisierte, galt oder nicht. Weite Arztkreise haben sicherlich subjektiv angenommen, daß auch diese Bestimmung aufgehoben war. Tatsächlich ist sie aber in Westdeutschland meist erhalten geblieben. Sofern sie hier und da im Rahmen der Ländergesetzgebung aufgehoben wurde, wurde sie gleichzeitig durch Bestimmungen ähnlichen Inhaltes ersetzt. Der Arzt wird sich im allgemeinen nicht darauf berufen können, daß es jetzt keine Kontrolle mehr gebe, sofern in dem Lande, in dem er sich aufhält, nicht vorübergehend unklare Zustände bestehen. Das Bayerische Ärztegesetz vom Jahre 1946 verpflichtet den Arzt, Schwangerschaftsunterbrechungen nur im Rahmen der gesetzlichen Bestimmungen vorzunehmen, die Erlaubnis ist abhängig von der Entscheidung einer ärztlichen Schwangerschaftsunterbrechungskommission, die sich auf das Gutachten von mindestens zwei Ärzten stützen muß [1], unter denen sich in der Regel ein Facharzt für das in Frage kommende Leiden befindet (NEUKAMP, WALCHER, WEISS).

Praktisch ist die Angelegenheit für diejenigen Gebiete Westdeutschlands, in denen die Bestimmungen des Jahres 1935 nicht wesentlich geändert wurden, wie folgt geregelt: für die Erlaubnis zur Schwangerschaftsunterbrechung sind die sog. *Gutachterstellen* zuständig. Die Geschäftsführung liegt beim Obmann der Gutachterstelle. Hält ein Arzt eine Unterbrechung der Schwangerschaft aus medizinischer Indikation für erforderlich, so beantragt er die Unterbrechung auf vorgeschriebenem Formular bei der Gutachterstelle. Der Obmann der Gutachterstelle ernennt zwei Gutachter, in der Regel einen praktischen Arzt

---

[1] Sog. J-Kommission. Siehe DOERFLER: Münch. med. Wschr. **1953**, 509.

und einen für das entsprechende Leiden zuständigen Facharzt. Die Patientin
begibt sich in den nächsten beiden Tagen zu den Gutachtern in die Sprechstunde.
Die Gutachter fügen ihre Befunde bei. Stimmen sie überein, so verfügt der
Obmann entsprechend, d. h. er stimmt dem Antrage zu oder er lehnt ihn ab.
Ist der Antrag abgelehnt, so wird außer der betreffenden Frau auch das Gesundheitsamt benachrichtigt. Wird dem Antrage zugestimmt, so begibt sich die
Patientin mit der Genehmigung in ein Krankenhaus und läßt dort den Eingriff
vornehmen. Es ist selbstverständlich, daß ein solcher Eingriff nur mit ihrer
Zustimmung zulässig ist. Sind die Gutachter verschiedener Meinung, so muß
der Obmann einen Obergutachter bestimmen, meist einen Krankenhausarzt,
der die Patientin so schnell wie möglich zur Beobachtung einbestellt. Liegt
seine Äußerung vor, so hat der Obmann freie Hand. Er kann theoretisch gegen
den Obergutachter entscheiden. Dies wird aber praktisch kaum der Fall sein.
Er wird sich meist der Meinung des Obergutachters, der ja ein Mann seines
Vertrauens ist, anschließen und entsprechend verfahren. Das Verfahren wickelt
sich verhältnismäßig schnell ab, was ja auch notwendig ist. Klagen über
mangelnde Geheimhaltung oder über bürokratische Verschleppung sind bisher
in wesentlichem Maße nicht laut geworden. Vielleicht ändert man in nächster
Zeit die äußeren Formen des Verfahrens noch ab, um die Reste des sog. Führer-
prinzips aus den Bestimmungen zu beseitigen.

Darüber hinaus ist den Ärzten und Hebammen und sonstigen hinzugezogenen Personen
durch die gleiche Ausführungsbestimmung des früher gültigen Gesetzes zur Verhütung erbkranken Nachwuchses eine *Meldepflicht* für Aborte an das zuständige Gesundheitsamt auferlegt worden (VO. vom 18. 7. 35). In Ländern, in denen auch diese Verordnung aufgehoben
wurde, sind entsprechende neue Bestimmungen in Gesetzesform in Kraft getreten, so z. B.
in Bayern (Gesetz vom 18. 6. 48, Bayerisches Ges. und VOBl. Nr. 15). Gegen diese Meldepflicht werden von seiten der Ärzteschaft gelegentlich Bedenken erhoben. In Hessen und
Württemberg-Baden ist die Meldepflicht inzwischen aufgehoben worden (Einzelheiten s.
FEDERHEN).

Die *Gutachterstellen* sind in Westdeutschland im allgemeinen den ärztlichen
Bezirksvereinigungen, den Untergliederungen der Landesärztekammern ange-
gliedert. Da in der amerikanischen Zone die Ärztekammern aufgelöst sind und
eine neue entsprechende öffentlich rechtliche Organisation noch nicht geschaffen
werden konnte, hat man die Gutachterstellen hier und da vorübergehend an
die *Gesundheitsämter* verlegt (z. B. in Nordbaden). Im einzelnen existieren in
den westdeutschen Ländern, je nach den landesrechtlichen Bestimmungen,
gewisse Differenzen, die von WEISS und FEDERHEN im einzelnen zusammengestellt wurden. Auch sind Entwürfe über ein besonderes Gesetz zur Unterbrechung der Schwangerschaft in Vorbereitung; *ungefähr gleiche Handhabung in
den einzelnen Ländern Deutschlands muß für die Zukunft dringend verlangt werden*;
man kann es keinem Arzt zumuten, sich in dem Gestrüpp von Bestimmungen
in den einzelnen Ländern, ja Landesteilen zurechtzufinden.

In der DDR. sind diese Verhältnisse durch ein neues Gesetz über den Mutter-
und Kinderschutz vom 1. 10. 50 geregelt. § 11 dieses Gesetzes lautet:

Im Interesse des gesundheitlichen Schutzes der Frau und der Förderung der Geburten-
zunahme ist eine künstliche Unterbrechung der Schwangerschaft nur zulässig, wenn die
Austragung des Kindes das Leben oder die Gesundheit der Frau ernstlich gefährdet oder
wenn ein Elternteil mit schwerer Erbkrankheit belastet ist. Jede andere Unterbrechung
der Schwangerschaft ist verboten und wird nach dem bestehenden Gesetz bestraft.

Auch die erlaubte Schwangerschaftsunterbrechung darf nur mit Erlaubnis einer Kommission aus Ärzten, Vertretern der Organe des Gesundheitswesens und des demokratischen
Frauenverbandes durchgeführt werden.

Die Ausschüsse werden für die einzelnen Kreise und kreisfreien Städte gebildet. Landes-
gesetze der DDR. hatten diesbezüglich schon vorher einschlägige Bestimmungen getroffen,
z. B. Gesetz des Landes Sachsen-Anhalt über die Unterbrechung der Schwangerschaft
vom 7. 2. 48.

Es hat auch in Westdeutschland nicht an Stimmen gefehlt, die wenigstens
vorübergehend die Einführung einer *sozialen Indikation* befürwortet haben.
Andere Kreise haben sich dagegen gewandt mit der Begründung, es sei unter
allen Umständen Aufgabe der sozialen Gemeinschaft, der Notlage in einschlägigen Fällen zu steuern. Tatsächlich ist in Westdeutschland ein Gesetz über
die soziale Indikation noch nicht erlassen worden. Es mag aber möglich sein,
daß die Gutachterkommissionen in einigen Ländern hier und da auch die soziale
Lage bei der Feststellung der medizinischen Indikation mitberücksichtigt haben
oder auch jetzt noch berücksichtigen.

Unabhängig davon, ob eine soziale Indikation späterhin einmal eingeführt
wird oder nicht, oder ob noch andere Indikationen hinzukommen, muß festgestellt
werden, daß *niemals dem behandelnden Arzt allein* und im allgemeinen auch nicht
dem behandelnden Arzt im Einvernehmen mit einem anderen *von ihm* hinzugezogenen Arzt das Recht zusteht, unter Ausschaltung der für diesen Zweck
durch gesetzliche Bestimmung ins Leben gerufene Stellen über die Frage der
Schwangerschaftsunterbrechung zu entscheiden. Eine Umgehung dieser Stelle
ist meist strafbar. Sowohl im Unterricht in der Geburtshilfe als auch im Unterricht in der gerichtlichen Medizin muß immer wieder auf diese Bestimmungen
hingewiesen werden. Auch die Ärztekammern bzw. ihre Nachfolgeorganisationen
pflegen neu zugelassene Ärzte darauf hinzuweisen. Solange halbwegs einheitliche Regelungen noch nicht vorliegen, ist jeder Arzt nach meiner Auffassung
verpflichtet, sich nach den jeweils an seinem Wohnort geltenden Vorschriften
zu erkundigen. Eine bloße Annahme, alle einschlägigen Bestimmungen seien
aufgehoben, ist nicht geeignet, ihn zu entlasten.

In der *Sowjetunion* ist eine Schwangerschaftsunterbrechung nur bei vorliegender medizinischer oder eugenischer Indikation unter Anlegung strenger Maßstäbe gestattet (Art. I
des Gesetzes vom 27. 6. 36, zit. nach MAURACH). Auch in den skandinavischen Staaten
Schweden und *Dänemark* ist die Schwangerschaftsunterbrechung nur aus eugenischen, medizinischen und unter Umständen kombinierten medizinischen und sozialen Gründen sowie
bei nachgewiesener Notzucht gestattet. Das Vorliegen der Indikation wird durch die
Medizinalbehörde überprüft (STEINWALLNER, LUNDBORG, GARDLUND, KONUNGEN).

Auch in der *französischen Republik* ist die therapeutische Schwangerschaftsunterbrechung
durch Bestimmungen geregelt (DUVOIR und HAUSSER, BALTHAZARD). Zur Zeit gilt das
Gesetz vom Jahre 1946 (Code de Déontologie), das die therapeutische Schwangerschaftsunterbrechung gleichfalls legalisiert, wenn sie durch ein Konsilium von 3 Ärzten, bestehend
aus einem Amtsarzt, dem behandelnden Arzt und einem beratenden Frauenarzt genehmigt
wurde. Die Ärzte müssen ihr Urteil auf Grund einer Untersuchung und persönlicher Besprechung schriftlich niederlegen. Die Erkenntnis wird bei einer Gesundheitsbehörde hinterlegt. Das französische Gesetz bestimmt ausdrücklich, daß religiöse Bedenken gegen die
Schwangerschaftsunterbrechung nicht durchbrochen werden sollen. Schwangerschaftsunterbrechung bei Minderjährigen bedarf der Zustimmung des Vormundes (persönliche
Mitteilung von BOURET, Lyon).

In *Großbritannien* ist nach Maßgabe des bestehenden Rechts eine Schwangerschaftsunterbrechung ebenfalls nur zulässig, wenn der Arzt überzeugt ist, das Leben oder die Gesundheit der Mutter ernstlich gefährdet ist. Doch ist dies nicht kodifiziert worden. Es ist gebräuchlich, daß der Arzt, bevor er den Entschluß faßt, einen oder zwei Kollegen zuzieht.
Doch ist die Unterlassung dieser Vorsicht nicht strafbar. Es ist auch üblich, daß der ge-
wissenhafte Arzt die Unterbrechung in einem Krankenhaus durchführen läßt, um nicht
selbst in Verdacht zu kommen. Vorschriften nach dieser Richtung hin bestehen allerdings
nicht. Über Mißbrauch dieser Möglichkeit wird nicht geklagt (briefliche Mitteilung von
K. SIMPSON, London).

Aus der Gesetzgebung anderer Länder mag noch erwähnt werden, daß in *Rumänien*,
wenigstens in der Zeit vor dem zweiten Weltkrieg, die Abtreibung schärfer bestraft wurde,
wenn die betreffende Frau einen sanitären Beruf ausübte (MORUZI). In *Italien* bestand vor
dem zweiten Weltkrieg eine Meldepflicht der Aborte. Doch ergaben sich hier Schwierigkeiten bezüglich des Berufsgeheimnisses (VISCO, LATTES). Die Abtreibung wird hier milder
bestraft, wenn sie durchgeführt wurde, um die Ehre eines nahen Angehörigen zu retten
(BECKER).

In den USA. ist die Abtreibung in allen Staaten strafbar. Eine ärztliche Schwanger-schaftsunterbrechung ist nur erlaubt bei eindeutiger medizinischer Indikation. Besondere gesetzliche Bestimmungen scheinen hierüber nicht zu bestehen. Der Arzt ist jedoch gehalten, sich in die Lage zu versetzen, bei späteren Rückfragen das Bestehen der medizinischen Indikation durch schriftlich niedergelegte Testate von zwei Kollegen unter Beweis zu stellen (REGAN).

b) Methoden der Abtreibung.

1. Innerliche einzunehmende Mittel.

Allgemeines.

Das Prinzip der Wirkung von innerlich einzunehmenden Mitteln beruht im wesentlichen auf folgendem:

1. Es handelt sich zum Teil um *Allgemeingifte*, die eine Vergiftung des Gesamtkörpers herbeiführen und die auch auf die Frucht übergehen. Die Schwangere hofft, daß das Gift hinreicht, die Frucht zum Absterben zu bringen, während sie selbst die Vergiftung übersteht.

2. Weitere meist pflanzliche Mittel rufen infolge ihres Gehaltes an *ätherischen Ölen* eine mehr oder minder starke Reizung des Magen-Darmkanals hervor, hierdurch werden in vielen Fällen Wehen angeregt.

3. Es gibt gewisse pflanzliche Medikamente, die zwar auch auf den Gesamtkörper wirken, denen aber doch eine mehr oder minder starke *spezifische Wirkung* auf den Uterus zukommt, entweder in der Form, daß sie Wehen anregen oder zumindest bereits bestehende geringe Wehen verstärken und auf diese Weise praktisch doch einen Abort veranlassen.

4. Bei weiteren Mitteln, die im Rufe stehen, einen Abort zu veranlassen oder zu be-günstigen, handelt es sich um weibliche Hormone, die zu einer Hyperämisierung der Uterus-schleimhaut führen, die unter Umständen Wehen auszulösen vermag.

Nach der Art der *Tauglichkeit* der Mittel unterscheidet man untaugliche, bedingt taugliche und taugliche, wobei es aber zwischen den bedingt tauglichen und tauglichen zahlreiche Übergänge gibt. Bei einer Frau, die an sich schon zum Abort neigt, bei der das Ei nur locker implantiert ist, genügen vielleicht schon Mittel zur Auslösung des Abortes, die nach allgemeinen Erfahrungen kaum für tauglich, ja fast für untauglich gehalten wurden, während andere Frauen trotz Einnahme erheblicher Mengen dieser Mittel den gewünschten Abort nicht erzielten.

Schließlich beobachtet man in der Praxis verhältnismäßig häufig *Kombi-nationen* von allen möglichen Mitteln, vielfach auch ein Zusammenwirken von inneren und äußeren Abtreibungsmitteln.

Die Mittel im einzelnen.

Es gibt kaum ein Präparat oder ein Mittel, von dem im Volksmund nicht gesagt wird, daß es auch einmal geeignet ist, eine bestehende Schwangerschaft zu beseitigen.

Als *untaugliche* Abtreibungsmittel gelten pulverisierte Kreide, Schlamm vom Schleif-stein, auch Schleifsteinwasser, Eisenpräparate, Rotwein, eigenartigerweise auch gelegentlich Wasser aus einem Büchsenlauf, Tees aus getrockneten Kräutern, die keine ätherischen Öle mehr enthalten, wie sie vom Hausierer gegen Menstruationsstörungen angeboten werden, auch Abgüsse von Pfingstrosen (Paeonia officinalis), vom Oleander, Aufgüsse von Kirsch-stengeln, Schafgarbe und Thymian werden gelegentlich als Abtreibungsmittel genommen, ohne daß man sie als tauglich oder auch nur als bedingt tauglich bezeichnen könnte (HA-BERDA, LEVIN).

Bei der Besprechung der tauglichen und bedingt tauglichen Mittel kann eine Grenze zwischen tauglich und bedingt tauglich meist nicht gezogen werden. Es kommt auf die eingenommene Menge, auf die konstitutionelle Empfindlichkeit der Frau und auf die Haftung des Eies an. Die Einteilung der nunmehr zu besprechenden Mittel soll daher ohne Rücksicht auf den Grad ihrer Tauglichkeit nach chemischen bzw. pharmakologischen Gesichtspunkten vorgenommen werden.

Wie schon oben erwähnt, kann jedes *Gift* ein Abtreibungsmittel sein, eben dadurch, daß es entweder durch die Placenta auf das Kind übergeht und dieses tötet, während die Mutter am Leben bleibt, oder auch dadurch, daß die Mutter so schwer krank wird, daß die Frucht infolge dieser Krankheit schließlich doch abgeht.

Die Frage der *Durchlässigkeit* der Placenta für Chemikalien bzw. Arzneien ist vielfach untersucht worden. Sie ist z. B. durchgängig für Chloroform, Salicylsäure, Eisensalze, Jod und Brom, Benzoesäure, Lysol, Blei, Quecksilber, Morphin und für viele andere Arzneimittel. Der Durchgang erfolgt aber nicht konstant und fortlaufend, sondern mitunter erst von bestimmten Giftdosen an und vielfach nur in kleinen Mengen (HABERDA).

Eine Einnahme von *Mineralsäuren* per os zu Abtreibungszwecken dürfte jetzt kaum mehr vorkommen, ist aber in der früheren Literatur als kein allzu seltenes Vorkommnis beschrieben worden, und zwar besonders Salzsäure. Einnahme von Schwefel, Chrom- und Salpetersäure zu diesem Zweck ist früher aus Rußland bekanntgeworden, Einnahme von Chrom aus Finnland (HABERDA). Salicylsäure in entsprechenden Präparaten wird auch jetzt gelegentlich gebraucht (SCHWARZ). Interne Einnahme von *Laugen* zu Abtreibungszwecken ist nicht geläufig, doch ist mir aus eigener Erfahrung bekanntgeworden, daß ein Verschlucken von pillenartig geformten Stückchen von verhärteter grüner Seife zu Erbrechen, einer hochgradigen Gastroenteritis und nach 6 Tagen auch zum Abort führte. Die Kranke kam durch.

Von *Metallsalzen*, die auch in neuerer Zeit noch zum Zweck der Fruchtabtreibung eingenommen werden, ist das *Blei* zu erwähnen. Genommen werden Bleiacetat, Silberglätte, Bleiglätte und andere Verbindungen in Mengen zwischen 5 und 60 g, manchmal auf einmal, manchmal in kleinen Dosen längere Zeit hindurch. Es kam zur subakuten bis subchronischen Bleivergiftung, in deren Verlauf die Frucht häufig abging, und zwar erfolgte der Abort 3—4 Wochen nach Beginn der „Kur" (SCHRETZENMAYR, CHALMERS und TOMPSETT, IVERSEN, KRAUEL, HABERDA). *Quecksilber* in Gestalt von Sublimat wurde meist zur vaginalen oder intrauterinen Abtreibung benutzt. Vereinzelt ist dieses Salz auch in früherer Zeit per os vielfach mit tödlichem Erfolg zu Abtreibungszwecken genommen worden, gelegentlich auch metallisches Quecksilber, der Erfolg trat bei Einnahme von metallischem, kaum resorbierbarem Quecksilber nicht ein (HABERDA). Sublimat geht nach den Untersuchungen von F. STRASSMANN (zit. nach F. REUTER) in spärlicher Menge durch die Placenta, so daß ein Erfolg nur bei lebensgefährlicher Vergiftung der Mutter eintreten konnte. *Kupfersulfatlösungen* sind im allgemeinen ausschließlich zu intrauterinen Eingriffen benutzt worden. Die Einnahme von *Eisensalzen* zu Abtreibungszwecken ist noch aus der alten Literatur bekannt. Auch *arsenige Säure* gilt als Abortivum. Allerdings wurde das Gift selten eingenommen (größere Dosen von Sol. arsenicalis Fowleri). Ein Erfolg ist nur bei gefährlicher Vergiftung der Mutter zu erwarten. Häufiger wurde das Gift zur vaginalen Abtreibung benutzt (s. unten). *Thallium* ist neuerdings hier und da als Abortivum aufgekommen, meist in Form von Rattengift. Es geht auf den Fet über und hat bei ihm in einem Falle einen bald nach der Geburt auftretenden Haarausfall verursacht (STUTZER). Als spezifisches Abortivum wird man naturgemäß Thallium nicht ansehen können. Auch *Phosphor* galt in der Zeit der giftigen Zündholzköpfe als Abortivum, sei es per os, sei es durch Einlegen von Zündholzköpfchen in die Vagina (HABERDA). In neuerer Zeit hat dies aufgehört. Dem *Bariumchlorid* wird eine wehenerregende Wirkung zugeschrieben. Doch sind die Kontraktionen tetanusgleich und nicht wehenartig.

Von den Halogeniden ist das *Jodkalium*, in größeren Mengen gegeben, als Abortivum angesehen worden (HABERDA); außerdem wird es zur vaginalen und intrauterinen Abtreibung benutzt (s. unten). Der Met-Hb-Bildner Kalium chloricum galt gleichfalls früher als Abortivum (HABERDA).

Sulfonamide gehen auf das Kind über, doch sind bisher schädliche Wirkungen bei der Frucht nicht beobachtet worden. Man wird daher Sulfonamide auch als bedingt taugliche Abtreibungsmittel nicht ansehen können (s. auch S. 719).

Konzentriert eingenommene *Gewürze*, meist mit Rotwein gekocht, gelten als gelegentlich erfolgreiche Abtreibungsmittel, und zwar Zimt, Ingwer (Radix cingiveris), Gewürznelken, Lorbeerblätter, Pfeffer und Paprika. Natürlich wird man nicht so weit gehen können, daß man beim Zerkauen einiger Pfefferkörner einen Abtreibungsversuch annimmt. Es kommt auf die Zusammenstellung der Gewürze und die Konzentration an. Auch die Muskatnuß in heißem Wasser oder Rotwein genommen, manchmal zusammen mit Safran oder Gewürznelken kann zum Abort führen. Die Muskatnuß kann unter Umständen erhebliche Vergiftungserscheinungen auslösen. Trotz Vergiftungserscheinungen kann der Abort aber auch ausbleiben. Auch *Safran* für sich allein oder in Zusammensetzung mit anderen Gewürzen wird als Abtreibungsmittel eingenommen. Der Safran muß frisch sein, alter Safran ist wirkungslos. Bei weiteren pflanzlichen Abtreibungsmitteln wirken wohl in der Hauptsache die *ätherischen Öle,* so beim Sadebaum (Juniperus sabina), bei Juniperus virginiana (Cedernholzöl), Wacholder (Juniperus communis), bei der Thuja occidentalis, bei der Taxus baccata (Eibenbaum), bei der Myrthe, beim schon erwähnten Safran, bei der Gartenraute (Ruta graveolens), beim Porsch (Laedum palustre), beim Terpentinöl, beim Campheröl u. a. Weiterhin werden benutzt Osterluzei (Aristolochia dermatidis), Antemis nobilis (römische Kamille), Poleyminze (Mentha polegium, in England „royal penny" genannt), Rainfarn (Tannacetum vulgare), Rosmarinus officinalis, Lavendel (Lavandula vera), Krokus sativus, Aserum europeum (Haselstrauch). Rautenkraut (succini) verursacht erhebliche Gastroenteritiden und war früher in Ostpreußen als Abtreibungsmittel beliebt.

Die erwähnten pflanzlichen Mittel sind nur wirksam, wenn sie frisch gepflückt und dann genommen werden. Dies geschieht meist als Aufguß, manchmal auch in pulverisierter Form. Die Erfolge werden im Schrifttum als durchaus wechselnd beschrieben. Manchmal tritt kein Erfolg ein, manchmal erfolgt unter erheblichen gastrointestinalen Erscheinungen der Abort. Zuweilen tritt die Wirkung nach einer einzigen Gabe ein, mitunter aber auch erst, nachdem das Mittel tage- oder wochenlang eingenommen wurde. Als noch am meisten übliche Dosis scheint ein Kaffeelöffel auf eine Tasse Wasser täglich mehrmals zu wirken. Mitunter wird auch das extrahierte Öl tropfenweise genommen. In das wäßrige Dekokt geht nur wenig Öl über. Als klinische Nebenerscheinungen treten auch *Krämpfe* auf. Daher sind Verwechslungen mit Strychninvergiftungen oder Schwangerschaftseklampsie vorgekommen. In Fällen, in denen das Mittel in Substanz genommen wurde, waren nephrotische Nierenbefunde zu beobachten. Bei der *Sektion* ist oft die grüne Farbe des Magen- und Darminhaltes wichtig, er sieht aus wie eine grüne Erbsensuppe. Manchmal fällt auch ein harziger Geruch auf. Die Milz kann vergrößert sein. An den übrigen Organen sind die Befunde ziemlich uncharakteristisch. Es wird in einschlägigen Fällen erforderlich sein, eine botanische Untersuchung des Magen- und Darminhaltes durchführen zu lassen, wobei insbesondere die mikroskopische Feststellung der sog. Öldrüse des Sadebaumes zur richtigen Diagnose führen kann (HABERDA, SCHIFFERLI, TARSITANO, RIEDL, EICHHOLTZ). Auch pflanzliche *Drastica,* wie das Crotonöl und die Aloe gelten als Abtreibungsmittel. Die Einnahme von 8 g Aloe hat einmal zum Tode geführt. Bei der Einnahme von 0,05 g Aloepulver täglich längere Zeit hindurch blieb der Erfolg aus (HABERDA). Durch Aloe vergiftete Meerschweinchen starben. Die tote Frucht wurde vorher ausgeschieden. Das Gift passierte auch die Placenta (TARSITANO). Einnahme von Aloepillen von 0,1 in einer Menge von im ganzen 0,8 g führte einmal zum Erfolg (SCHIFFERLI). Auch Rhabarber, in sehr großen Mengen genommen, gilt als Abtreibungsmittel. Das drastische Abführmittel Extractum Colocynthidis wurde gleichfalls als Abtreibungsmittel gebraucht (HABERDA).

Von Abtreibungsmitteln tierischer Herkunft werden in der älteren Literatur auch die *Canthariden* erwähnt. Sie wurden pulverisiert oder als Tinktur per os genommen (HABERDA).

In neuerer Zeit ist eine Abtreibung durch sog. *Kräutertropfen* durch einen Heilbehandler bekanntgeworden, die folgende Zusammensetzung hatten: Digestat aus Fol. Rosmarini, römische Kamille, Stoechad (ein Diureticum und Anthelminthicum, das vielfach in Blutreinigungstees enthalten ist), Herba Chenopodii, Arthemisia (Beifuß) und Fingerkraut. Die Schwangere trank das Fläschchen mit den Kräutertropfen auf einmal aus. Nach einigen Tagen trat Fruchtabgang mit Fieber und starken Blutungen auf. Bei Versuchen an Meerschweinchen ließ sich durch Eingabe dieser Kräutertropfen ein Abort erzielen. Die Schwangere

hatte allerdings vorher, wenn auch erfolglos, andere Maßnahmen durchgeführt, wie Fuß-
bäder, Scheidenspülung und Einlegung von Wattebäuschchen in die Scheide, die mit Seifenlösung getränkt waren. Doch waren diese Maßnahmen nach ihren Ausführungen erfolglos
gewesen (DIERKES).

Als eines der sichersten Abortiva, soweit es solche überhaupt gibt, gilt das
Petersilienöl (Oleum petroselini), das als *Apiol* im Handel ist, in Deutschland
jedoch schon vor längerer Zeit *rezeptpflichtig* gemacht wurde. Unter den Handels-
präparaten wird Apiolum viridum und flavum unterschieden (F. REUTER). Als
Vergiftungssymptome sind bekannt geworden: Magen-Darmerscheinungen wie
Erbrechen, Leibschmerzen und Durchfälle, sowie auch urämische Symptome
unter dem Bilde einer hämatogenen Nephritis. Es handelt sich hier in der
Hauptsache um französische Literatur, die von F. REUTER zitiert wird. Nach
Mitteilungen aus der Schweiz (SCHIFFERLI) waren die Krankheitserscheinungen
jedoch gering. Sie bestanden lediglich in gelblicher Gesichtsfarbe, Müdigkeit,
Schwäche und gelegentlicher Übelkeit. In einem Todesfall (Verwendung der
kristallinischen Substanz) wurden Hämolyse und Methämoglobinurie mit Braunfärbung der Haut beobachtet (KRAKAUER). Der Erfolg trat sowohl in Frankreich als auch in der Schweiz im allgemeinen prompt ein, meist 2 Tage nach
Beendigung der Einnahme. Das Apiol wurde hier in Kapseln vertrieben. Nach
der beigegebenen Gebrauchsanweisung sollten alle 1—2 Std 2—3 und noch
mehr Kapseln genommen werden (SCHIFERLI). In Deutschland hatten wir
um das Jahr 1930 herum geradezu eine Epidemie von Abtreibungen mit Apiol.
Es hatte sich damals meist um aus Amerika bezogene Präparate gehandelt,
denen entweder zur Konservierung oder auch als Verunreinigungsprodukt
17—43% Trikresylphosphat zugesetzt war. Die hier beobachteten Vergiftungserscheinungen waren wohl auf den Zusatz zurückzuführen und bestanden vorzugsweise in polyneuritischen Lähmungen (s. Toxikologie S. 595). Das Apiol
kam in Frankreich vorübergehend auf als Chininersatz gegen Malaria und als
Mittel gegen Menstruationsstörungen (STARKENSTEIN-ROST-POHL) und hat sich
im Anschluß hieran wohl als Abtreibungsmittel verbreitet. Seitdem das Apiol
rezeptpflichtig gemacht wurde, werden in Deutschland kaum noch Abtreibungen
durch Apiol bekannt, wobei natürlich nicht gesagt werden kann, daß sie nicht
vorkommen. Sicherlich wird das Mittel auf dem Schmuggelwege eingeführt.
Da derartige Abtreibungen jetzt meist komplikationslos zu verlaufen pflegen,
werden sie meist nicht bekannt[1]. Auch in den volkstümlichen Abtreibungsregeln
wird die *Petersilie* empfohlen, und zwar Abkochungen von Kraut und Wurzeln,
nachdem alles zerhackt worden ist. Da in derartigen Fällen die Frauen meist
auch andere Mittel nehmen, läßt sich schwer beurteilen, wieweit gerade die
Petersilie Erfolg hat.

Hinsichtlich einer abortiven Wirkung von Mitteln, die auch sonst als *Pharmaka* in Gebrauch sind, ist folgendes zu erwähnen: *Coffein* in hohen Dosen hat nach der Literatur
früherer Zeit im Tierversuch Wehen erzeugt, doch ist dies beim Menschen nicht beobachtet
worden (LEVIN). Trotzdem gilt Coffein im Volksmund mitunter als Mittel, das zusätzlich
bei Abtreibungen angewendet werden kann. Die Möglichkeit eines Einflusses auf den Uterus
für Coffein, das ja auf die sympathischen Ganglien wirkt, ist in früherer Zeit von KEHRER
hervorgehoben worden. Die trockene *Belladonnawurzel* gilt in der Steiermark als Abtreibungsmittel (HABERDA). Das von den Kokkelskörnern stammende *Pikrotoxin*, das nach
allem, was wir bisher wissen, zu einer Hyperämisierung und Durchsaftung der Uterusschleim-
haut führt, ist allerdings im praktischen Leben als geeignetes Abtreibungsmittel nicht
bekannt geworden. Nach HABERDA trat trotz einer Gabe bis zum Eintreten von Vergiftungserscheinungen ein Abort nicht ein. Das *Strychnin* ist in seltenen Fällen als Abortivum bekannt geworden, und zwar in Verbindung mit FOWLERscher Lösung. Auf jeden Fall führt
die Einnahme zu schweren Vergiftungserscheinungen bei der Mutter. Trotzdem kommt
es dabei nicht immer zum Abort (STARY). Einnahme zu Abtreibungszwecken von 19 Tabletten

---

[1] Eine tödliche Apiolvergiftung in Italien beobachtete neuerdings BARNI: Med. Leg.
72, 5 (1952).

des strychninhaltigen Tonikums *Movellan*, das nicht rezeptpflichtig ist, führte zu einer tödlichen Strychninvergiftung (ADAM, DUBILZIG, SALM). Aus früherer Zeit sind allerdings auch erfolgreiche Abtreibungen ohne besondere schädliche Folgen, nur mit leichteren Vergiftungserscheinungen bekannt geworden (LEVIN). Das *Secale cornutum* mit seinen Derivaten, z. B. Ergotin und Ergotamin, führt pharmakologisch zu einer Dauerkontraktion der Uterusmuskulatur und ist daher strenggenommen als Abtreibungsmittel nicht recht geeignet. Trotzdem gilt die Droge seit langen Zeiten im Volke, sogar schon vor mehr als tausend Jahren bei den Chinesen als Abtreibungsmittel (LEVIN), freilich mit recht unsicherem Erfolg. Während HABERDA dem Secale eine tatsächliche Wirkung als Abortivum fast abspricht, hat in neuerer Zeit DIERKES über einen erfolgreichen Abtreibungsversuch mit Extr. sec. cornut. fluid. berichtet. Die Frauen hatten 14 Tage lang 2—3mal täglich 10 Tropfen eingenommen. Auch bei Tierversuchen ließ sich Abort erzielen. Man wird demnach Secale als bedingt taugliches Abtreibungsmittel zum mindesten nicht ablehnen können, doch wird es in gegenwärtiger Zeit praktisch wohl kaum benutzt. Im Bauland, im sog. nordbadischen Stiefel, stehen homöopathische Verdünnungen (D4) des aus der spanischen Fliege hergestellten homöopathischen Mittels Cantharis im Ruf, Fruchtabgänge hervorzurufen. Eine Wirkung ist trotz ausgedehnter Anwendung des Mittels erklärlicherweise nicht eingetreten. Auch von LEVIN ist Cantharis in früherer Zeit als im Volke gebräuchliches, wenn auch nicht taugliches Abtreibungsmittel bezeichnet worden.

Die Auffassungen über die abortive Wirkung des *Chinin* und seiner Derivate waren Jahrzehnte hindurch umstritten.

Chinin ist vor allen Dingen als Specificum gegen Malaria bekannt. Es wird auch zur *Malariaprophylaxe* benutzt, und zwar gibt man hier 0,3 g Chinin täglich abends nach dem Essen, mitunter auch weniger (EICHHOLTZ). Daß eine derart durchgeführte Chininprophylaxe eine Schwangere gefährdet, ist allerdings bisher nicht bekannt geworden. Doch kommt es vor, daß malariakranke Schwangere abortieren, bei denen ja therapeutisch Chinin in größeren Dosen gegeben wird (RÖNIGER-ARESEVA). Es wird sich im einzelnen schwer entscheiden lassen, ob der Abort infolge der Malaria oder der Chinintherapie eintrat. Immerhin wird empfohlen, bei bestehender Schwangerschaft, besser Atebrin zu geben. Man stand früher auf dem Standpunkt, daß das Chinin den Uterus nicht sensibilisiert, sondern nur bereits bestehende Wehen verstärkt. Dies wurde von MERKEL (1939) noch besonders betont und darauf hingewiesen, daß von pharmakologischer Seite die abortive Wirkung von Chinin auch bei großen Dosen abgelehnt werde. Vorher hatte HABERDA (1927) zwar berichtet, daß Chinin häufig in Dosen von 0,5 g zur Fruchtabtreibung gegeben bzw. genommen wurde Doch hatte er an der eigentlichen Wirkung Zweifel. F. REUTER (1929) sah einen Fruchtabgang auf eine Chiningabe von 3,5—5,6 g hin, also nach einer recht erheblichen Dosis. Inzwischen sind auch die Auffassungen von pharmakologischer und gynäkologischer Seite bis zu einem gewissen Grade variiert worden. EICHHOLTZ vertritt 1948 die Auffassung, daß Chinin den Uterus für den Angriff der hormonalen uteruswirksamen Stoffe sensibilisiere, und MARTIUS und OTTOW empfehlen zur Wehenerregung am wehenlosen oder wehenschwachen Uterus neben dem spezifischen Hypophysenhormon Chinin per os zu verwenden, das von alters her als Wehenmittel bekannt ist und die Uterusmuskulatur sensibilisiert. Selbstverständlich wird dies nur empfohlen zur Erregung von Geburtswehen bzw. zur Erzeugung von Wehen beim Abort, der nicht mehr aufzuhalten ist. Das Chinin greift nach dieser Darstellung an der Muskelzelle selbst an und erhöht deren Tonus. *Tierversuche* hatten ein wechselndes Resultat. Manchmal führten erhebliche Gaben bei Kaninchen zum Erfolg, manchmal nicht (KOOPMANN). Die Erfahrungen aus der gerichtsärztlichen Praxis waren nicht ganz einheitlich. SCHIFFERLI beobachtete im Jahre 1939 drei Fälle, in denen Chinin bis zum Eintritt von Vergiftungserscheinungen genommen war, ohne daß es zum Abort kam. KOOPMANN berichtete dagegen kurz vorher im Jahre 1938 über abortive Wirkungen von Chiningaben. Es waren 3 Chinintabletten zu 0,25 g auf 24 Std zunächst ohne Erfolg und dann 2 Tabletten in 24 Std mit promptem Erfolg genommen. Im Jahre 1939 wurden mir auf Grund von Aktendurchsicht mehrere Fälle bekannt, in denen teils nach oralen Gaben von Chinin, teils nach subcutanen Einspritzungen ein Fruchtabgang eingetreten war, in einem weiteren Falle war jedoch der Erfolg ausgeblieben. Auch nach den Erhebungen von BERSTEN vom Jahre 1949 aus dem Rheinland spielt das Chinin in der Praxis der Abtreibungen eine bedeutsame Rolle; unter 69 Abtreibungsfällen wurden die Aborte 15mal auf Chinin zurückgeführt. Aus jüngster Zeit ist mir aus Karlsruhe ein Fall bekannt geworden, bei dem ein Arzt durch intravenöse Gaben von Solvochin in einer größeren Anzahl von Fällen bewußt eine prompte abortive Wirkung erzielt hatte, wobei aber nicht klar war, ob die Frauen nicht nebenbei auch andere Maßnahmen getroffen hatten. Im Tierversuch konnten wir allerdings durch Solvochininjektionen an Kaninchen nach Untersuchungen von KREUZER keinen Abort herbeiführen. Aus Großbritannien berichtet SIMPSON, daß das Chinin dort eines der gebräuchlichsten Abtreibungsmittel sei und die wenigsten Nebenerscheinungen verursache. Daß schwangere Frauen auf direktem oder indirektem Wege immer wieder versuchen, *ärztliche Rezepte für Chininpräparate* zu erhalten, ist bekannt und auch von mir oft in Bremen beobachtet worden. F. REUTER nimmt 1938 zum Chinin dahin Stellung, daß es in steigender Dosis peroral eingeführt auch an der intakten schwangeren Gebärmutter kräftige und nachhaltige Wehen auslösen könne. Er hält Chinin für ein taugliches Fruchtabtreibungsmittel. Dieser Auffassung folgen im großen und ganzen auch die danach geschriebenen Lehrbücher. So führt PIETRUSKY das Chinin ohne weitere Erörterungen unter den inneren Abtreibungsmitteln an (1943). Auch PONSOLD bezeichnet Chinin als ein Abtreibungsmittel, namentlich in der Kombination mit einem Hormon (1950). WALCHER nennt das Chinin ein recht regelmäßig wirksames Abtreibungsmittel, wobei er sich auf die Mehrzahl der gegenwärtigen Autoren beruft (1950).

Faßt man das bisher Bekannte zusammen, so wird man zu dem Ergebnis kommen müssen, daß *Chinin* in weiten Volkskreisen zum mindesten als Abtreibungsmittel gilt. Sonst wäre das Bestreben der Schwangeren, die die Frucht loswerden wollen, sich auf irgendeinem Wege Chinin zu besorgen, unverständlich. Was nun die Frage der *Tauglichkeit* betrifft, so kann es dahingestellt bleiben, ob Chiningaben den Uterus während der Schwangerschaft primär sensibilisieren können, oder ob sie nur geeignet sind, eine bereits bestehende Sensibilisierung und ganz geringe, nicht merkbare Wehen zu *verstärken*. Man wird immer an die Möglichkeit denken müssen, daß eine Sensibilisierung auch auf anderem Wege erfolgt sein könnte, z. B. durch andere Mittel oder durch mechanische oder physikalische Einwirkungen, über die später zu berichten sein wird, oder auch durch *Hormone*. Wird zusätzlich Chinin gegeben, so ist dies sicherlich in vielen Fällen geeignet, den Abort auszulösen. Darüber hinaus besteht aber auch der Eindruck, daß bei fortgesetzten erheblichen Chiningaben in durchaus nicht seltenen Fällen der Abort eintreten kann, auch wenn der Uterus vorher nicht sensibilisiert war. Wahrscheinlich kommt es weniger auf die Höhe und die Dauer der Dosis als auf die individuelle Abortbereitschaft der betreffenden Frau an. Unter den gegebenen Umständen muß man Chinin zum mindesten als bedingt taugliches Mittel bezeichnen. Wenn die Chininprophylaxe in Malariagegenden nach den vorliegenden Erfahrungen keine Aborte hervorgerufen hat, so dürfte dies an den zugeführten mäßigen Dosen liegen. Freilich wird man bei der Bewertung des Chinin als bedingt taugliches bzw. taugliches Abtreibungsmittel nicht so weit gehen dürfen, die Einnahme von völlig geringfügigen Chinindosen, wie sie z. B. im Novalgin-Chinin enthalten sind, als Abtreibungsversuch mit bedingt tauglichem Mittel zu bezeichnen (1 Dragée Novalgin-Chinin enthält 0,05 g Chinin).

Als Beispiel für den Gebrauch und die Einschätzung des Chinin im praktischen Leben sei folgender Vorfall wiedergegeben: eine Hausgehilfin, bei der die Regel 3mal ausgeblieben war, verlangte in einer Drogerie nach einem einschlägigen Mittel. Die Verkäuferin griff unter den Ladentisch und händigte ihr zum Preise von 42 DM einen mit Cellophan umwickelten Karton aus. Die Packung enthielt 22 Tabletten und ein Fläschchen mit heller Flüssigkeit. Die inliegende Aufschrift lautete: „Wenn Frauen in Sorge sind in kritischen Tagen." Die Gebrauchsanweisung ist in Abb. 164 wiedergegeben. Nach dem Ergebnis der durchgeführten Untersuchung handelte es sich bei der Flüssigkeit um das homöopathische Präparat Pulsatilla und bei den Tabletten um Chinin, wenn auch nicht in einer sehr hohen Dosis, im ganzen 1,6 g. Die Hausgehilfin befolgte die Gebrauchsanweisung, sie bereitete auch die vorgeschriebenen Bäder. Einen Tag nach Abschluß der Kur entstanden starke Schmerzen im Unterleib, die Frucht ging ab. Es fand eine Auskratzung im Krankenhaus statt. Das Vorliegen der vorangegangenen Schwangerschaft wurde bestätigt.

Im einzelnen wird sich schwer sagen lassen, worauf der Abort zurückzuführen ist. Die Pulsatilla war hieran wahrscheinlich unschuldig. Man wird nicht fehlgehen, wenn man den Abort auf die Wechselfußbäder in Kombination mit den Chiningaben zurückführt. Nach örtlichen Gerüchten waren die Interessentinnen von früher mit dem Erfolg der Packung recht zufrieden gewesen, sie hatte einen recht guten Absatz gefunden (Amtsgericht Eßlingen A.Z. 2 Ms 9—11/49).

Mit Rücksicht auf die vorliegenden Verhältnisse stellte man die Abgabe von Chinin unter Rezeptzwang (VO. v. 27. 2. 42, RGBl. I, S. 99); um jedoch die Grippeprophylaxe nicht zu erschweren, hob man in einigen Ländern, so

Württemberg-Baden und Hessen, den Rezeptzwang für chininhaltige Arzneimittel mit geringen Einzeldosen wieder auf (bis zu 0,05 g Chininbase, bei zu-
sammengesetzten Arzneien bis zu 0,1 g Chininbase; Erlaß des Innenministeriums
Württemberg-Baden v. 24. 4. 50, Nr. X 1259). Da aber Packungen solcher
Arzneimittel in Mengen bis zu 100 Dragees zu haben sind, besteht für interessierte
Frauen dennoch die Möglichkeit, sich Chinin in nicht unerheblichen Mengen
ohne ärztliches Rezept zu verschaffen.

Dem synthetischen Mariamittel *Atebrin* kommt keine abortive Wirkung zu; trotzdem
scheint im Volksglauben hier und da eine derartige Auffassung zu bestehen. Die Einnahme

---

Gebrauchsanweisung für „Ohne Sorgen".

Die Packung besteht aus Tropfen, Pillen und Fußbad.

Man nehme im Wechsel:

am 1. Tag 3mal täglich je 30 Tropfen
am 2. Tag 3mal täglich je 3 Pillen
am 3. Tag 3mal täglich je 30 Tropfen
am 4. Tag 3mal täglich je 3 Pillen
am 5. Tag 3mal täglich je 30 Tropfen
am 6. Tag 2mal täglich je 3 Pillen

Ratsam abends *3malige* Wiederholung heiß-kalter
Wechselfußbäder.

Verträglichkeit beachten! Vorsicht bei *Herz*-Be-
schwerden! Falls solche auftreten (Herzklopfen),
einen Tag mit Einnehmen aussetzen!

Abb. 164. Anweisung zur Benutzung eines in einer Drogerie frei verkauften Mittels gegen Menstruationsstörungen. Bei den Tropfen handelt es sich um eine homöopathische Zubereitung von Pulsatilla,
bei den Pillen um Chinin.

von ausgesprochen toxischen Dosen dieses Mittels scheint zu Leberschädigungen und unter
Umständen auch einmal zum Abort führen zu können (ROSENKRANZ).

Das *Prostigmin* findet beim Schwangerschaftstest nach SOSKIN Verwendung,
es verursacht nur geringe Hyperämie des Uterus. Es wirkt auf den Parasympathicus ein und kann bei einer nicht auf Schwangerschaft beruhenden Amenorrhoe die Menstruation wieder hervorrufen. Tritt sie nicht auf, so spricht dies
für das Vorliegen einer Gravidität. Man pflegt $1—1^1/_2$ mg intramuskulär an
3 aufeinanderfolgenden Tagen zu spritzen. Bemerkenswert ist immerhin, daß
bei einer Nachprüfung der Sicherheit dieser Methode durch KOHLER zwei Aborte
auftraten[1]. Andere machten gute Erfahrungen (GÜNTHER). Prostigmin ist bisher
als gebräuchliches Abtreibungsmittel nicht bekannt geworden. Sollte es einmal
als solches in höheren Dosen verwendet werden, so wird man es als bedingt
taugliches Mittel diskutieren müssen (Schrifttum s. AERESIN, CAFFIER, GITSCH,
KOHLER, LINDEMANN, SOSKIN).

Man wird sich weiterhin denken können, daß Pharmaka, die eine starke
Wirkung auf den Parasympathicus haben, auch den Uterus sensibilisieren
können. So würde vielleicht *Nicotin*, das einen sehr starken Einfluß auf den
Sympathicus und den Parasympathicus hat, wahrscheinlich auf den Uterus
einwirken. Bekannt geworden ist, daß Nicotinabgüsse tatsächlich zu Abtreibungszwecken benutzt worden sind, allerdings wohl meist nicht mit Erfolg

---

[1] ROTH beobachtete bei nicht hinreichend vorsichtiger Prostigmintherapie 4mal Aborte
[Zbl. Gynäk. **74**, 881 (1952)].

(LEVIN). Doch neigen Frauen, die an chronischen Nicotinismus leiden, z. B. Arbeiterinnen in einer Tabakfabrik, zum Abort (F. REUTER, H. FISCHER, LEVIN).

Das Alkaloid *Yohimbin*, das ein Aphrodisiacum für den Mann darstellt, wirkt sympathicuslähmend und parasympathicuserregend. Es wird unter dem Namen „Menolysin" auch in der gynäkologischen Praxis bei Dysmenorrhoe, Amenorrhoe und klimakterischen Beschwerden benutzt. Das Mittel ist nur auf ärztliches Rezept zu haben. Es wird unter Umständen von den Frauen unter Vorwänden vom Arzt erschlichen, unter Umständen vielleicht auch unvorsichtigerweise verordnet und scheint im Zusammenhang mit anderen Mitteln, etwa mit Hormonen oder auch Chinin zum mindesten nicht wirkungslos zu sein. Aus Anamnesen von Frauen, die mit Aborten in Krankenhäusern lagen, ergab sich, daß sie von der Wirkung dieses Mittels überzeugt sind (vorsichtige Erhebungen bei Patientinnen in Frauenkliniken). Zusätzlich ist uns in letzter Zeit in einem Abtreibungsverfahren gegen einen Arzt bekannt geworden, daß nach Einspritzungen von Menolysin allein und bei kombinierten Einspritzungen von Menolysin und Chinin in 2—3 Tagen Blutungen eintraten, denen die Ausräumung der Fehlgeburt durch den beschuldigten Arzt folgte. Im Tierversuch gelang es uns *nicht*, durch Menolysininjektionen einen Abort beim Kaninchen zu veranlassen (KREUZER).

Recht verbreitet ist zur Zeit auch die Einnahme von *Follikelhormon* und entsprechend wirkenden Medikamenten zur Herbeiführung der Schwangerschaftsunterbrechung. In Frage kommen Oestromon und Progynon, Agomensin, Cyren B und viele Stilbenpräparate.

Daß sie im Volke als Abtreibungsmittel gelten, darüber kann wohl kein Zweifel sein. Auch hat sich herausgestellt, daß man im Tierversuch bei Zuführung hoher Dosen vielfach einen Abort herbeiführen kann (RATSCHOW und STECKNER, MARKER und HARTMANN, W. KOCH, BINDER). Nun ist es selbstverständlich, daß man die Ergebnisse des Tierversuches nicht ohne weiteres auf den Menschen übertragen kann, und es lag nahe, daß man in Fällen, in denen eine Schwangerschaftsunterbrechung aus medizinischer Indikation erforderlich war, versuchte, dies durch Hormongaben in großen Mengen zu erreichen. Diese Versuche haben sämtlich nicht zum Erfolg geführt. Wohl kam es hier und da zu ziehenden Schmerzen im Unterleib und zu allgemeinen Beschwerden. In anderen Fällen stellten sich keinerlei objektiv oder subjektiv wahrnehmbare Erscheinungen ein. Niemals gelang aber eine Unterbrechung der Schwangerschaft, auch nicht beim Eingeben hoher Dosen bis zu 210 mg Cyren forte (GENTILI und MECAGGI, VARANGOT, BELONOSCHKIN und BRAGULLA, BALUSCHEK u. a.). Damit ist allerdings noch nicht erwiesen, ob massierte Hormongaben in den frühesten Schwangerschaftszeiten nicht doch eine abortive Wirkung haben können. Doch wird man, nach dem was zur Zeit bekannt ist, nicht berechtigt sein, Follikelhormone, wenn sie für sich allein gegeben werden, als taugliche oder bedingt taugliche Abtreibungsmittel anzusehen. Ein Arzt, der beim Vorliegen einer Amenorrhoe versucht, eine Differentialdiagnose dadurch herbeizuführen, daß er einer Frau Cyren B in mäßigen Dosen injiziert (alle 3—5 Tage eine Ampulle, vielleicht 14 Tage hindurch), kann demnach nicht wegen Abtreibungsversuchs mit bedingt tauglichen Mitteln zur Rechenschaft gezogen werden. Dabei ist allerdings dahingestellt, ob ein solches Verfahren vom ärztlichen ethischen Standpunkt aus ohne weiteres gut geheißen werden kann (s. S. 947). Tatsächlich verfahren aber viele Ärzte, und zwar mitunter auch Ärzte von Ruf nach dieser Methode (BALUSCHEK und eigene Erfahrungen); unter diesen Umständen ist es nicht gerechtfertigt, hieraus einen Abtreibungsversuch zu konstruieren.

Es kommt noch hinzu, daß nach amerikanischen Erfahrungen hohe Gaben von Follikelhormon geradezu als Therapie des habituellen und drohenden Abortes empfohlen werden. Nach diesem Schrifttum gibt man bei ersten Wehenschmerzen und vaginalen Blutungen alle 15 min 25 mg Stilboestrol und führt gleichzeitig in den vorderen Rand der Cervix eine Tablette von 25 mg der gleichen Substanz ein. Die orale Zufuhr soll so lange fortgesetzt werden, wie die Schmerzen anhalten. Nach den vorliegenden Erfahrungen sollen sie zunächst größer werden, dann aber verschwinden. Auch zur Vorbeugung bei habituellem Abort wird eine Gabe von 1—2mal 10 mg Stilboestrol täglich empfohlen. Eine Schädigung der Frucht soll niemals dabei beobachtet worden sein (s. Literaturverzeichnis).

Trotz alledem hält sich in weiten Kreisen hartnäckig der Ruf, daß vielleicht nicht das Hormon allein, jedoch das *Hormon in Kombination mit anderen Mitteln, wie Chinin oder Menolysin* zur Herbeiführung der Schwangerschaftsunterbrechung geeignet sei. Oft werden neben Hormongaben noch andere Maßnahmen angewandt. So gebraucht z. B. die Frau ohne Wissen des Arztes mechanische äußere Mittel oder nimmt Chinin. Derartige Fälle wird man als Abtreibungsversuch mit tauglichen oder bedingt tauglichen Mitteln bezeichnen müssen.

Eine gewisse Rolle bei Abtreibungen und Abtreibungsversuchen durch Ärzte spielen auch die *Hypophysen*hinterlappenpräparate (Hypophysin, Orasthin, Oxytocin usw.); sie sind am Ende der Schwangerschaft ausgesprochene Wehenmittel und werden auch nach der Geburt zur Hervorrufung von Uteruskontraktionen gern intramuskulär und intravenös gegeben; zu Beginn der Schwangerschaft gelten sie an sich als wirkungslos oder kaum wirksam; tatsächlich werden sie aber bei Abtreibungsversuchen von Ärzten gebraucht (Erhebungen von D. SCHULTZ), meist ohne Erfolg; wohl aber gelang es, bei kombinierten Hypophysin-Chinininjektionen unter Anwendung hoher Dosen auch zu Beginn der Schwangerschaft (2.—3. Monat) einen Abort herbeizuführen. Es hat sich hier jedoch nicht um gerichtliche Feststellungen gehandelt.

In neuerer Zeit hört man gerüchtweise, daß *Dicumanpräparate* (Dicumarin, Dicumarol) zu Abtreibungszwecken von Ärzten benutzt werden. Trotz Nachfragen war etwas Genaues hierüber nicht in Erfahrung zu bringen.

Immerhin wird es gut sein, wenn man sein Augenmerk darauf richtet. Zusammen mit dem Heparin wirkt das Dicumarol dem Vitamin K, das in grünen Blättern enthalten ist, entgegen. Es erzeugt Prothrombinmangel, Überdosierung führt zu Blutungen aus den Schleimhäuten (EICHHOLTZ), die mitunter gefährliche Formen annehmen können. Die Dicumarolwirkung auf die Blutgerinnung wurde dadurch entdeckt, daß man bei Weidetieren nach verfüttertem Stallklee eine erhöhte Blutungsbereitschaft feststellte (KUSCHINSKY und LUDEWIG). Sie wird therapeutisch zur Bekämpfung der Bildung von Thrombosen angewandt. Eine an einer Thrombose der V. centralis retinae leidenden Frau kaufte sich auf ärztliche Verordnung eine Klinikpackung von 200 Tabletten Dicumarol zu je 50 mg und nahm längere Zeit hindurch täglich 3mal 2 Tabletten. 14 Tage später kam es zu Nasenbluten, Teerstühlen und blutigem Urinabgang. Es bildete sich das Bild einer hämorrhagischen Diathese aus. Nach Verabreichung von Vitamin K und Transfusion trat Genesung ein (KOLLER und PEDRAZZINI). Zu einer ähnlichen Erkrankung mit tödlichem Ausgang kam es, als eine an einer Thrombose leidende Frau auf Anraten ihres Ehemannes unkontrolliert das gleiche Präparat zu sich nahm (DUFF und SHULL). Das Dicumarol, das bei der pathologisch-physiologischen Forschung häufiger benutzt worden ist (BAYERLE und MARX, SCHULTZE u. a.), wird in der praktischen Medizin zur Bekämpfung von Thrombosen empfohlen (Dosis 300 mg pro die in Form von Tabletten). Doch wird überall betont, daß eine laufende Kontrolle des Prothrombinspiegels des Patienten notwendig ist (SCHELLONG). Die Therapie eignet sich daher nicht für die ambulante Praxis. Sämtliche Präparate sind in Deutschland rezeptpflichtig.

Es läßt sich denken, daß entstehende Schleimhautblutungen auch zu Blutungen aus dem Uterus führen und daß dann die Frucht abgeht. Wahrscheinlich würde, wenn die Gerüchte wahr sein sollten, therapeutisch späterhin Vitamin K gegeben werden müssen, um gefährliche Blutungen zu verhindern. Einschlägige Tierexperimente liegen noch nicht vor[1].

2. Abtreibung durch Einwirkung von außen.

Es ist schon oben ausgeführt worden, daß der schwangere Uterus gegen mechanische Einwirkungen verhältnismäßig gut geschützt ist und daß die Schwangerschaft recht heftige Traumen überstehen kann. Doch *braucht* dies nicht der Fall zu sein; bei Neigung zum Abort können unter Umständen schon verhältnismäßig geringe Gewalteinwirkungen genügen, um diesen auszulösen, so Reiten, Tanzen, Motorradfahren auf schlechten Wegen, vom Stuhl springen, erhebliche Anstrengungen der Bauchpresse. Es ist geläufig, daß Aborte auf

---

[1] Das gefäßerweiternde Mittel *Priscol* (Chloralhydrat des Benzylimidazols) wurde in den letzten Jahren in Frankreich gelegentlich mit Erfolg zu Abtreibungszwecken benutzt. (MARCHAND-ALPHAND u. Mitarb.: Ann. Méd. lég. etc. **32**, 220 (1952).]

derartige Vorfälle zurückgeführt werden. Vom kriminalistischen Standpunkt aus muß man immer berücksichtigen, daß Frauen, die die Schwangerschaft loswerden wollen, diese Dinge provozieren. Auch *Massagen* des Uterus können einen Abort auslösen. Es ist kein Geheimnis, daß Mädchen, die einen Abort herbeiführen wollen, sich unter Umständen in Kliniken zu den Untersuchungen für Studenten zur Verfügung stellen. Auch in gewissen Bädern mag es möglich sein, durch Bauchmassagen auf den Uterus so einzuwirken, daß es zum Fruchtabgang kommt. Unterstützt werden solche Maßnahmen gelegentlich durch heiße *Sitz-* und *Vollbäder*. Aber auch intensive Kreislaufbeeinflussung in Form von *Fußbädern*, insbesondere Wechselbädern, namentlich durch Zusatz von Senfmehl, sind als Abtreibungsmittel beliebt. Diese Maßnahmen bleiben nicht so selten ohne Erfolg.

Der *elektrische Strom* kommt gleichfalls als Methode der Schwangerschaftsunterbrechung in Betracht. Auch ist diese Methode zur Einleitung einer ärztlich indizierten Frühgeburt mit Erfolg angewendet worden. Die Kathode wurde in die Cervix eingeführt, die Anode kommt in die Kreuzbeingegend oder auf den Bauch. Die Erfolge waren nicht immer einheitlich. Aber auch in Laienkreisen ist Elektrisieren gelegentlich als Methode der Fruchtabtreibung versucht worden (HABERDA). Auch wurde die Einleitung eines Abortes durch *Röntgenbestrahlung* als schonende Methode empfohlen, wobei allerdings eine sehr sorgfältige Dosierung notwendig ist. Als zuverlässig wird die Methode allerdings nicht bezeichnet. Schädigende Nebenwirkungen werden schwer auszuschließen sein (HABERDA, ROBECCHI, BEISER). Wieweit eine Applikation von *Ultrakurzwellen* einen Abort auslösen kann, ist noch nicht hinreichend sicher bekannt geworden. Konkrete Unterlagen waren nicht zu erhalten.

Auch scheint es hier und da vorzukommen, daß *Ultraschallapparate* zur Herbeiführung von Aborten benutzt werden. Die Beschallung wird in der fama als Möglichkeit betrachtet, eine ungefährliche Schwangerschaftsunterbrechung herbeizuführen. Bekannt sind nur die Ergebnisse von Tierversuchen. Man findet Blutungen und Ödeme in den Muskeln vor den Beckenknochen und in den Bauchdecken. Infolge des wechselnden Auftretens von Ödem und Blutung kann das Bild einer gröberen Maserung von Holz gleichen. Auch wurden Nekrosen der Uterus- und Darmwand beobachtet (SACHS, GLOGGENGIESER). Die Ursache dieser Störungen liegt anscheinend im Auftreten von Schäden durch Interferenzerscheinungen. Bezüglich des Fruchtabganges war der Erfolg wechselnd. Wieweit bei Anwendung der Beschallung beim Menschen tatsächlich ein Fruchtabgang eingetreten ist, ist nicht sicher bekannt. Wahrscheinlich kommt es auch auf die Art der Apparatur an. Ob der verhältnismäßig kleine Beschallungsknopf der landläufigen Apparaturen hinreicht, den Uterus entsprechend zu erschüttern oder die entsprechenden vegetativen Ganglien so zu erregen, daß Wehen eintreten, ist noch nicht genügend klargestellt. Man könnte versucht sein, einschlägige Versuche bei schwangeren Frauen zu machen, bei denen die Unterbrechung der Schwangerschaft erlaubt worden ist. Doch dürfte dies nach dem Ergebnis der Tierversuche zu gefährlich sein. In praktischen Fällen wird es wichtig sein, zu erkunden, ob vielleicht der Beschallungsknopf in die Scheide eingeführt worden ist. Wichtig ist auch, daß man versucht zu erfahren, ob zwischen Beschallungsknopf und Haut Flüssigkeit, Paraffinöl oder eine Salbe getan wurde; denn jeder lufthaltige Spalt vermindert erheblich die Intensität der Schallwellen.

Einig dürfte man sich darüber sein, daß eine Beschallung des schwangeren Uterus keine indizierte therapeutische Maßnahme darstellt. Entsprechende Manipulationen müßten, sofern sie die Gegend der Genitalien betreffen, als Abtreibungsversuch gedeutet werden.

Tatsächlich erlebt habe ich eine derartige Beschuldigung gegen einen Arzt nur einmal und ihn gemeinsam mit WAGNER-Mainz begutachtet. Bei der Beweisaufnahme stellte es sich heraus, daß das entsprechende Lämpchen an der Apparatur, das das Funktionieren des

Beschallungsknopfes anzeigt, nicht angegangen war. Auch waren die vorhandenen Beschallungsknöpfe so groß, daß sie gar nicht in die Vagina eingeführt werden konnten. Demnach hat es sich wohl nur um eine Scheinbehandlung gehandelt, um die auf Schwangerschaftsunterbrechung drängende Patientin zunächst zu „beruhigen", ein Vorgehen, das das Gericht nicht als strafbar erachtete, jedoch vom Standpunkt der ärztlichen Ethik aus nach meiner Auffassung zu verwerfen ist.

Mit Hilfe von Doktoranden und Einholung von vertraulichen Auskünften habe ich mich bemüht, irgend etwas über Fälle zu erfahren, bei denen tatsächlich nach Beschallung ein Fruchtabgang eingetreten ist. Doch war etwas Positives hierüber nicht in Erfahrung zu bringen (D. SCHULTZ).

3. Abtreibung durch Maßnahmen in der Vagina.

Im Volksmunde gelten *Scheidenspülungen* gleichfalls als Abtreibungsmittel. Wieweit solche Maßnahmen Erfolg haben, steht dahin. Wird die Portio in der Form gereizt, daß der Kopf einer sog. Scheidendusche (s. Abb. 163) unmittelbar auf die *Portio* aufgesetzt wird, und wird ein kräftiger Strahl einer heißen, wechselnd vielleicht auch kalten Flüssigkeit gegen die Portio oder gar in den Muttermund appliziert, so wird man derartige Maßnahmen zumindest als bedingt taugliches Abtreibungsmittel bezeichnen müssen. Diese Maßnahme ist deshalb verhältnismäßig beliebt, weil es sich hier nicht um einen ausgesprochenen intrauterinen Eingriff handelt, und weil die Infektionsgefahr, wenn sie überhaupt besteht, eine sehr geringe ist. Weitere Methoden gehen dahin, daß man pharmakologisch oder chemisch differente Mittel in die Vagina appliziert. So wurden früher Phosphorzündhölzchen in die Vagina eingelegt. Die Folge war eine Phosphorvergiftung. Die Applikation von *arseniger Säure* in Substanz in der Vagina führte zu nekrotisierenden Entzündungen in der Scheide und infolge von Resorption zu einer Arsenvergiftung von Mutter und Kind. Sublimatspülungen der Scheide wurden früher auch aus gynäkologischen Gründen durchgeführt. Da die Scheide das *Quecksilber* schnell resorbiert, kam es unter Umständen schnell zu einer tödlichen Quecksilbervergiftung, der auch das Kind zum Opfer fiel; einmal wurde ein Sublimatpastille in die Vagina eingelegt. Es entstand eine schwere allgemeine Sublimatvergiftung. Der Fet ging ab, die Frau kam mit dem Leben davon (VALENZI, ferner GÖRÖG). Scheidenausspülungen mit *Säuren* zu abtreiberischen Zwecken führten zu Verätzungen und späteren Atresien der Scheide. Benutzt wurden Schwefel-, Salz-, Chrom- und Salpetersäure, besonders in Rußland, Chromsäure auch in Finnland (HABERDA), Einbringen von konzentrierten Lösungen von *Kaliumpermanganat* oder gar Einlegen von Kristallen in die Scheide verursachte eine auffällige braunviolette Färbung der Schleimhaut. Manchmal hatten derartige Maßnahmen Erfolg. Es kam nach 4—5 Tagen zum Fruchtabgang (PISTUDDI, TADDEI, AMATI).

4. Abtreibung durch Maßnahmen an der Cervix uteri.

Eine Reizung der Cervix ist durchaus geeignet, einen Fruchtabgang herbei, zuführen. In Frage kommt ein Austupfen der Cervix mit reizenden Stoffen z. B. Jodtinktur. Vor dem zweiten Weltkriege verbreitete sich über Nordfrankreich sehr schnell das Verfahren, desinfizierende Harnröhrenstifte in die Cervix einzuführen und sie durch einen Tampon festzuhalten. Sie lösten Wehen aus und veranlaßten eine Lösung des Eies, so daß oft ein Erfolg eintrat. Da sich die Stifte völlig auflösten, waren Versuche eines späteren Nachweises erfolglos (MULLER). Natürlich genügt auch in vielen Fällen die Einlegung von *Laminariastiften* in die Cervix. Sogenannte *Obturatoren*, die zur Schwangerschaftsverhütung in die Cervix eingeführt werden und *Intrauterinpessare*, die

sogar bis in den Uterus hineinreichen, wird man gleichfalls, wenn sie bei schwangeren Frauen angewendet werden, als taugliche Abtreibungsinstrumente bezeichnen müssen. Es kommt hinzu, daß sie unter Umständen auch Anlaß zu
schweren Infektionen geben können (HABERDA).

Eine länger andauernde Reizung der Cervix wurde nach unseren Beobachtungen von
einer ehemaligen Hebamme dadurch herbeigeführt, daß sie einen durch eine Stricknadel
zunächst steifgemachten *weichen Katheter* in die Cervix einführte, die Stricknadel herauszog
und den Katheter in der Cervix ließ, indem sie ihn mit einer Sicherheitsnadel an einer Monats-
binde befestigte. Nach längerer oder kürzerer Zeit rutschte bei Bewegungen der Frau der
Katheter trotzdem aus der Cervix, die Manipulation wurde dann wiederholt mit dem Erfolg,
daß nach mehrmaligem Vorgehen dieser Prozeduren der gewünschte Erfolg eintrat. Einmal
kam es hierbei zu einer Infektion, die aber nicht tödlich verlief.

Einbohren des Fingers in die Portio und Cervix als erfolgreiche Abtreibungsmethode ist in der älteren Literatur, besonders aus Rußland, beschrieben worden
(Schrifttum s. Lehrbuch von HABERDA); auch in gegenwärtiger Zeit haben wir
die Anwendung dieser Methode in seltenen Fällen erlebt; notwendig ist, daß
gleichzeitig von den Bauchdecken aus auf den Uterus gedrückt wird, so daß
durch diese Manipulation die Portio geradezu über den Finger gestülpt wird.
Gleichzeitig werden mit dem Finger drehende und schraubende Bewegungen
gemacht. Den Druck auf den Uterus besorgt gelegentlich auch ein anderer.
Die Wirkung dieser Manipulationen besteht darin, daß fortgesetzte Reizungen
der Portio und Cervix Wehen anregen und den Abort herbeiführen. Doch müssen
diese Reizungen nachhaltig sein und man wird erwarten müssen, daß hierbei
das Epithel nachweisbar geschädigt wird. Dringt der Finger bis über den inneren
Muttermund vor, so entstehen die gleichen Verhältnisse wie beim intrauterinen
Eingriff, die Eiblase wird losgelöst oder rupturiert. Es kommt vor, daß sie bei
dem zweiseitigen Druck einfach zerplatzt. Bei Nulliparae werden derartige
Manipulationen nur im Sinne einer dauernden Reizung der Portio und Cervix
in Frage kommen. Daß der bohrende Finger hier unter normalen Umständen
den inneren Muttermund erreicht, ist nicht vorstellbar, wenigstens nicht bei
einer einzigen Manipulation. Anders liegen die Verhältnisse, wenn bei fortgesetzten Einbohrungen des Fingers in die Portio der Abort allmählich in Gang
kommt, der Muttermund sich öffnet, und der Uterus durch oft wiederholten
starken Druck nach unten gepreßt wird. Selbstabtreibungen auf diese Weise
bei Mehrgebärenden sollen nach dem älteren Schrifttum (HABERDA) vorgekommen sein. Für Nulliparae wird man eine derartige Möglichkeit jedoch
ablehnen müssen (s. auch S. 952).

5. Abtreibung durch intrauterine Eingriffe.

Die eigentliche und spezifische Methode der Fruchtabtreibung ist der intrauterine Eingriff. Man unterscheidet im Grunde nur zwei Arten, nämlich den
Eihautstich und die intrauterine Injektion.

Der *Eihautstich* wird so durchgeführt, daß mit einem geeigneten, genügend
langen und nicht allzu dicken Instrument von der Portio her die Eiblase angestochen wird. Das Fruchtwasser fließt ab, es blutet etwas aus verletzten Gefäßen. Manchmal dringt das Instrument gar nicht in die Eiblase, sondern in
placentares oder retroplacentares Gewebe. Der Reiz, der durch die Blutung
entsteht, oder dadurch, daß das Fruchtwasser abfließt, regt den Uterus zu
Wehen an. Manchmal kommt es schon nach Minuten, manchmal nach Stunden
oder erst nach 2—3 Tagen zu Wehen und Blutungen, in deren Verlauf die Frucht
ausgetsoßen wird, sofern nicht ein hinzugezogener Arzt den nicht mehr aufzuhaltenden Abort durch Ausräumung beendet. In selteneren Fällen kommt

es auch vor, daß die Schwangerschaft den Eihautstich bzw. die dadurch entstehende Blutung übersteht und daß der Eingriff 2—3mal wiederholt werden
muß, bis der gewünschte Erfolg eintritt. Der Eingriff wird meist so durchgeführt,
daß die Frau mit angewinkelten gespreizten Beinen auf den Tisch oder auf das
Bett gelegt wird, nur in ganz seltenen Fällen wird er im Stehen mit gespreizten
Beinen und gebeugten Knien, oder im Stehen so vorgenommen, daß ein Bein auf
einen möglichst hohen Stuhl gestellt wird. Die zum Eihautstich benutzten Instrumente sind vielfältig, es eignen sich Stricknadeln, Uterussonden, schmale Korn-
zangen, starre und halbstarre Katheter, sowie weiche Katheter, die durch Einlegen
einer Stricknadel steifgemacht wurden, dünne Hegarstifte oder als Behelfsmittel
Schuhknöpfer, Bleistifte, Bleistifthülsen, Federhalter, Holzpflöcke, entsprechend
gebogene Drähte usw. Mit dem allgemeinen Fortschritt der Zivilisation hat die
Benutzung abartiger Behelfsinstrumente nachgelassen. Der Abtreiber ist meist
in der Lage, sich eine Sonde, einen Katheter oder einen Hegarstift zu beschaffen.
Die Technik der Einführung ist in den meisten Fällen so, daß mit einem oder zwei
in die Scheide eingeführten Fingern einer Hand, die Portio (das Grübchen, wie
es im Volksmunde genannt wird) getastet wird, und daß der Abtreiber das
Instrument unter Leitung der Finger in die Portio einführt; in Ausnahmefällen,
besonders von Personen, die medizinisch ausgebildet sind, wird auch die Portio
im Speculum eingestellt und das Instrument unter Leitung des Auges unmittelbar
in die Cervix und den Uterus eingeführt. Es ist zu erwarten, daß in den nächsten
Jahren die Technik der Abtreibung mehr und mehr fortschreitet und immer
mehr dem Vorgehen des Arztes bei der indizierten Schwangerschaftsunterbrechung angeglichen wird. Ist der Abtreiber nicht geübt, so kommt es vor,
daß er mit dem Instrument zunächst nur in den Anfangsteil der Cervix eindringt
und erst beim zweiten oder dritten Versuch das Instrument bis in das Cavum
uteri kommt. Die *subjektiven Empfindungen* der Frau sind recht verschieden.
Die einen erzählen, sie hätten vor lauter Aufregung überhaupt nichts gespürt.
Aber auch ruhige Frauen empfinden unter Umständen bei Durchführung des
Eihautstiches nichts besonders. In den meisten Fällen wissen sie allerdings
zu berichten, sie hätten bei der Durchführung des Eingriffes den Eindruck
gehabt, als ob etwas durchstochen würde, ohne daß sie dabei einen Schmerz
empfanden. Andere empfinden den Stich auch als Schmerz und schreien auf,
bei anderen wiederum tritt ein schockartiger Zustand mit Erblassen und Klein-
werden des Pulses ein, soweit derartiges hinreichend genau beobachtet werden
kann. In den meisten Fällen sind die subjektiven Empfindungen, soweit sie
überhaupt vorhanden sind, nicht erhebliche. Die Frau steht gleich nach dem
Eingriff auf; sie erhält vom Abtreiber die Weisung, viel umherzugehen und
sich im Haushalt zu betätigen; es würden bald Schmerzen auftreten. Wenn es
stark blute, dann solle die Frau den Arzt aufsuchen. Manchmal werden den
Frauen auch Weisungen mitgegeben, was man dem Arzt sagen solle; man sei
gefallen oder habe schwer gehoben oder habe einen Verkehrsunfall gehabt usw.
Ausdrücklich muß bemerkt werden, daß das *Lagegefühl* der Frau innerhalb
der inneren Genitalien nur sehr gering entwickelt ist, sie ist nicht imstande,
wirklich objektiv anzugeben, wieweit das Instrumnet eingeführt wurde. Wenn
eine Frau etwa angibt, sie habe gemerkt, daß das „Instrument 5 cm tief in die
Gebärmutter eingeführt wurde", so handelt es sich entweder um die Beantwortung einer Suggestivfrage bei ungeschickter Vernehmung oder um eine
nicht einwandfreie, meist auch subjektiv nicht richtige Darstellung. Derartige
Angaben wird man daher kritisch beurteilen.

Obwohl dies nirgends in der Literatur erwähnt wird, scheint es in neuerer Zeit nicht
selten vorzukommen, daß intrauterine Abtreibungsversuche mit einer *Makkaronistange*

vorgenommen werden. Man kann sie mit Benzin oder Alkohol desinfizieren. Sie ist in sich so fest, daß sie bis zu den Eihäuten vorgeschoben werden kann, aber wiederum nicht so stabil, daß sich der Täter einer erheblichen Gefahr der Perforation aussetzt. Die Stange kann auch abgebrochen werden und in der Cervix liegenbleiben. Sie weicht in relativ kurzer Zeit auf und wird dann unschädlich. Es läßt sich denken, daß die in der Cervix liegenbleibende, langsam aufweichende Makkaronistange einer aufsteigenden Infektion Vorschub leistet. Bisher haben wir bei unserem verhältnismäßig kleinen Material eine Todesfolge noch nicht erlebt.

Wohl häufiger als der Eihautstich wird die *intrauterine Injektion* angewandt. Sie gilt als verläßlicher, und zwar mit Recht deshalb, weil die injizierte Flüssigkeit den Uterus vermehrt reizt, so daß es prompter und schneller zum Eintritt von Wehen kommt.

Das Injektionsinstrument muß zur Durchführung des Eingriffes geeignet sein. Es handelt sich immer um einen etwa 15 cm langen bleistiftdicken, am Ende leicht gebogenen Ansatz, der in eine halbstumpfe olivenartige Verdickung ausmündet. Das Instrument wird vielfach gekauft, wenn es mit einem kurzen und dicken Ansatz, der sich nur zur Scheidenspülung eignet, armiert ist, während sich der mitgelieferte, zur intrauterinen Injektion geeignete Ansatz in Packpapier befindet oder mit einer Gummischnur am Instrument befestigt ist (Abb. 163). In anderen Fällen wird das Instrument in der Form erworben, daß der Ansatz zwar verhältnismäßig dünn und lang ist, aber mit einem so dicken, vielfach durchlöcherten Knopf versehen ist, daß man den Ansatz in dieser Form nicht in die Cervix einführen kann, doch kann dieser dicke Knopf abgeschraubt werden, und wenn man die Verpackung dieses Instrumentes untersucht, findet man einen geeigneten anderen Ansatz, der dann die gewünschte Form aufweist. Die Ansätze sind aus Hartgummi oder vernickeltem oder verchromtem Metall angefertigt.

Als eigentliches Spritzinstrument wird nur selten eine Spritze im eigentlichen Sinne des Wortes benutzt, etwa eine sog. Tripperspritze oder eine alte Ohrenspritze oder auch eine ausgesprochene Uterusspritze, wie sie in der Gynäkologie in früheren Zeiten üblich war, oder auch eine Klistierspritze[1]. Als ausgefallenes Instrument ist gelegentlich auch die Verwendung einer *Fahrradpumpe* beobachtet worden. In der Regel benutzt der Abtreiber entweder einen Gummiballon, wie er in jeder Drogerie als sog. *Scheidendusche* ausgestellt wird oder sog. *Klysopompapparate*. Es handelt sich hier um einen Gummiballon, der an beiden Seiten in einen Gummischlauch ausläuft, das eine Ende des Gummischlauches trägt als primitives Mittel zur Vermeidung einer Luftembolie ein Ventil, das Ende des anderen Gummischlauches steht mit dem Ansatz in Verbindung. Je nach Art der Apparatur wird bei Verwendung eines Gummiballons die Flüssigkeit in den Ballon hineingegossen, dann wird der Ansatz aufgesetzt. Bei Verwendung des Klysopompapparates wird zunächst die Flüssigkeit durch den Apparat gepumpt, bis sie in gleichmäßigem Strahl wieder aus ihm herauskommt. Anschließend wird der Ansatz meist unter Leitung der Finger durch die Scheide zur Portio geführt. Der Abtreiber sucht mit dem Instrument das Cavum uteri zu erreichen und drückt dann mehr oder minder stark auf den Gummiballon. Manchmal werden in der nach außen abfließenden Flüssigkeit bereits kleine Blutgerinnsel oder Placentarteile bemerkt; beim Herausziehen des Ansatzes kann man unter Umständen an der Mündung Blut wahrnehmen, doch braucht dies nicht der Fall zu sein. Die subjektiven Wahrnehmungen der Frau sind mitunter etwas stärker als beim Eihautstich, doch können sie gelegentlich auch hier so gering sein, daß die Frauen über nichts Wesentliches zu berichten wissen. In anderen Fällen können auch erhebliche Schockwirkungen eintreten.

---

[1] Mit dem ziemlich kurzen Ansatz der Klistierspritze kommen die Täterinnen meist nur bis in den Cervicalkanal.

Machen die betreffenden Frauen bei ihrer Vernehmung allzu genaue Angaben in subjektiver Richtung, wollen sie wahrgenommen haben, wieweit das Instrument eingeführt wurde, so wird man auch hier bei der Bewertung dieser Angabe kritisch und vorsichtig sein müssen.

Als *Injektionsflüssigkeit* pflegen Seifenwasser, Kamillentee oder auch abgekochtes Wasser bevorzugt zu werden. Aus dem Bestreben heraus, einer etwaigen Infektion vorzubeugen, werden mitunter auch der Flüssigkeit Desinficientia hinzugesetzt, so wird das *Seifenwasser* unter Umständen so konzentriert, daß es zu Verätzungen kommt. Von weiteren Desinfektionsmitteln sind benutzt worden Sublimat, Quecksilberoxycyanid, Sagrotan, Zephirol, Kalium permanganicum, Alaun, Lysol und Carbolsäure. Auch habe ich einmal beobachtet, daß nicht unzweckmäßigerweise Glycerin in den Uterus injiziert wurde. In Ausnahmefällen sind Injektionen von alkoholischer Jodlösung vorgenommen worden; sogar Ammoniak ist zu Abtreibungszwecken in den Uterus injiziert worden, fernerhin Alaun, Essig, Kupfersulfatlösungen, Zinkchloridlösungen, Chinawein, Tabakaufgüsse (F. REUTER).

Nach einer von D. SCHULTZ aufgestellten Statistik von 1951, die sich im wesentlichen auf Stuttgarter Material stützt, wurden bei 249 Abtreibungen als Injektionsflüssigkeit benutzt: Seifenwasser 223mal, Kaliumpermanganat 10mal, Alaunlösung 3mal, Sagrotanlösung 8mal, Rivanol 2mal, Leitungswasser 2mal, Kamillentee 1mal; im Vordergrund scheinen zur Zeit die sog. Seifenaborte zu stehen (s. S. 936).

c) Folgen der Abtreibung.

Es mag zunächst bemerkt werden, daß wahrscheinlich recht viele Abtreibungen, wenn man von einer etwaigen Sterilität oder para- oder perimetrischen Verwachsung absieht, keine besonderen Folgen hinterlassen. Die Frucht geht mit den anderen Eiteilen ab. Es blutet noch etwas, die Frauen liegen zu Bett, weil sie sich nicht wohlfühlen. Sie erzählen der Umgebung, sie hätten Menstruationsbeschwerden mit verstärkter Blutung, nach einigen Tagen stehen sie auf und verrichten ihre Arbeit weiter. Wurde die Beendigung des Abortes durch den Arzt im Krankenhaus durchgeführt, so verlassen sie nach 3—5 Tagen im arbeitsfähigen Zustand das Krankenhaus. Da die Krankenkassen die Kosten für die Erledigung des Abortes übernehmen (der vorangegangene kriminelle Abort kommt in den meisten Fällen nicht heraus), so hat die Schwangere außer einer etwaigen Gebühr für die unerlaubte Einleitung des Abortes im weiteren Verlauf keine Unkosten.

1. Verletzungen der Frucht.

Nur selten werden sich am Fet Abtreibungsverletzungen nachweisen lassen. Er ist meist so klein, daß er unter den Abgängen nicht recht auffällt. Er wird vielfach auch gar nicht verletzt werden. In anderen Fällen wird er durch die Art der Ausräumung so zerstückelt, daß eine sichere Verletzung, auch wenn sie vorhanden wäre, nicht mit hinreichender Sicherheit nachzuweisen ist. Etwa vorgefundene Verletzungen werden nur dann beweisend sein, wenn man an ihnen eine vitale Reaktion vorfindet, sonst nur dann, wenn sie so charakteristisch sind, daß man sie nur als Abtreibungsverletzungen deuten kann. So kann die Durchführung des Eihautstiches zu Stichverletzungen an den vorliegenden Kindesteilen führen. Man findet sie am ehesten am Kopfe und an den Bauchdecken. Besonders beweiskräftig werden Hautwunden am Kopf oder an den Gliedmaßen dann sein, wenn die Frucht im ganzen innerhalb des Eisackes abgeht und wenn sich im Fruchtsack noch Fruchtwasser befindet, das nach Verklebung der Eihautstiche zurückgeblieben war (HABERDA, hier andere Literatur).

Im einzelnen wurden von Abtreibungsverletzungen vorgefunden eine tiefe Verletzung an der linken Wange, die bis in die Mundhöhle hineinging und von Granulationsgewebe ausgekleidet war (Schwartz), ein Schädeldefekt mit unregelmäßigem Rand mit einer Blutung in der Umgebung (Thélin-Campiche), eine Stichverletzung der Schädelhöhle in der großen Fontanelle mit Auslaufen eines Teiles des Gehirnes und ein Stichkanal, der durch die Brust- und Bauchhöhle von der rechten Schlüsselbeingrube durch die Lunge, das Zwerchfell, die Leber und das Bauchfell ging (Ponsold). Auch ist es vorgekommen, daß das zur Abtreibung benutzte Instrument die Hüfte des Feten verletzte oder die Bauchhöhle eröffnete, so daß die Därme austraten (F. Reuter). Weitere Verletzungen sind von Schönberg abgebildet worden.

Ist die Eiblase in toto abgegangen und findet man in ihr am unteren Pol eine scharf umschriebene, kleine Verletzung, so wird man dies als beweisend für einen vorangegangenen abtreiberischen Eingriff nicht ansehen können; auch wenn die Eiblase bei einem Spontanabort platzt, scheint eine ähnliche Verletzung entstehen zu können (F. Reuter).

Bei macerierten Frühgeburten bzw. größeren Früchten scheinen bei spontaner Geburt in Ausnahmefällen infolge Druck auf den Kopf in den Geburtswegen dadurch Perforationen der Kopfhaut entstehen zu können, daß die gelösten Kopfknochen sich von innen her durch die Kopfhaut durchspießen. Die Dura kann hierbei intakt bleiben; wenigstens ergaben sich in einem solchen von uns beobachteten Falle auch bei sehr genauen Ermittlungen keinerlei Anhaltspunkte für einen vorangegangenen Eingriff. Eine sichere vitale Reaktion war nicht nachzuweisen.

2. Folgen bei der Frau.

Bei der Schwangeren kann die Abtreibung das Leben bedrohende Folgen haben, und zwar bestehen sie in *Blutungen*, in einer *Luftembolie*, in *Salbenembolien*, *Schockzuständen*, etwaigen *chemischen Intoxikationen* (von etwa injizierten Flüssigkeiten herrührend), in *bakteriologischen Infektionen* und schließlich in *Verletzungen*.

α) Blutungen.

Das Leben bedrohende Blutungen nach nicht kriminellen Aborten sind nach gynäkologischen Erfahrungen recht selten (Heynemann, Mittelstrass u. a.). Aber auch bei kriminellen Aborten spielen sie in der gerichtlichen Medizin kaum eine Rolle. Die Schwangere zieht bei ausgedehnter Blutung heutzutage fast immer einen Arzt zu, und in den meisten Fällen gelingt es ärztlicher Kunst, die lebensbedrohende Blutung zu stillen, bei besonders schwierigen Fällen vielleicht nur durch Exstirpation des Uterus. Die Blutung erfolgt entweder wegen einer Atonie des Uterus oder wegen der Folge von Verletzungen, die bei der instrumentellen Fruchtabtreibung zustande kommen, allerdings sehr selten.

β) Luftembolie.

Namentlich bei intrauterinen Injektionen besteht die Gefahr einer *Luftembolie*. Diese Gefahr ist in Kreisen einschlägig versierter Frauen auch bekannt, und man hört bei Geständnissen von Abtreiberinnen nicht selten, sie hätten sich ängstlich bemüht, den Gummiballon so mit Flüssigkeit zu füllen, daß Luft in ihm nicht enthalten war. Auch kann man gelegentlich spontan die Darstellung hören, man habe vor Einführung des Spritzinstrumentes so weit auf den Gummiballon gedrückt, daß zunächst etwas Flüssigkeit aus dem Ansatz kam; allerdings dürfte es technisch schwierig sein, den Gummiballon beim Einführen des Instrumentes in dieser Stellung festzuhalten. Wahrscheinlich würde beim Einführen der Druck etwas nachlassen, so daß doch wieder etwas Luft in den Ansatz gesogen würde. Doch darf man die Gefahren derartiger technischer Unzulänglichkeiten nicht überschätzen. Wir wissen jetzt, daß zur Herbeiführung einer tödlichen Luftembolie ziemlich erhebliche Luftmengen gehören (etwa 70—100 cm³), so daß das Eindringen kleinster Luftmengen im großen und ganzen nicht gefährlich sein dürfte. Doch ist die Gefahr ganz erheblich, wenn der Gummiballon nur zum Teil mit Flüssigkeit gefüllt ist und wenn womöglich mehrere Male zugedrückt und nachgelassen wurde, so daß unter einem gewissen Druck schäumende Flüssigkeit, womöglich Seifenschaum in den Uterus hineingebracht wurde. Auch bei der Benutzung des Klysopompapparates kann dann leicht eine Luftembolie entstehen, wenn der Täter in Kauf genommen hat, daß der Ballon zwischen den Gummischläuchen nicht vollständig mit Flüssigkeit ausgefüllt war, so daß nunmehr unter erheblichem Druck schaumige Flüssigkeit in den Uterus hineingepreßt wird. Ponsold hat diese Möglichkeiten in anschaulichen Bildern dargestellt. Diese Luft kann von den eröffneten Venen an der Placentarstelle des Uterus, besonders dann, wenn der Spritzansatz unmittelbar an das placentare Gewebe hineingelangt, in mehr oder minder großen Mengen aufgenommen werden. Wenn es das Unglück will, stirbt die Frau mit einem Aufschrei unter dem Bilde einer sog. *foudroyanten* Luftembolie noch während des Eingriffes. Sie wird nachher in entsprechender Lage vorgefunden. Manchmal findet man das Instrument oder die Spülflüssigkeit noch zwischen den Beinen stehen. Besonders eindrucksvoll sind jene Fälle, in denen eine etwa zur Abtreibung benutzte Fahrradpumpe noch bei der Toten vorgefunden wird. In anderen Fällen vermag die Frau noch aufzustehen, fällt aber bald zusammen. Bei der sog. *verzögerten* Luftembolie tritt die Todesfolge erst später ein, wenn die in den Beckenvenen angesammelte Luft entweder plötzlich oder allmählich das Herz erreicht. Bei nicht tödlichem Verlauf oder bei Spättodesfällen beginnen die Erscheinungen mit Lähmungen oder erheblichen anginösen Herzbeschwerden; im einzelnen muß auf den Abschnitt Luftembolie (s. S. 527) verwiesen werden. Daß bei Verdacht auf Luftembolie so schnell wie möglich seziert werden muß, kann nicht eingehend genug betont werden. Zur Sektionstechnik ist zu dem früher Gesagten noch zusätzlich zu bemerken, daß man auch den durch die Luft mitunter aufgeblähten Uterus unter Wasser eröffnen muß. Die Gefahr der Entstehung einer Luftembolie ist bei Selbstabtreibungen größer als bei Abtreibungen von fremder Hand (Im Obersteg).

Wenn Luft etwa mit einer Fahrradpumpe zu Abtreibungszwecken mit einer gewissen Gewalt eingetrieben wird, so führt dies zu einer massiven Luftembolie; anscheinend kann sie auch dann entstehen, wenn die Luft mit der Pumpe unter einem erheblichen Druck nur in die Scheide eingepumpt wird (Süss).

γ) Salbenembolien.

In früherer Zeit wurde zur Einleitung eines medizinisch indizierten Abortes die Injektion von salbenartigen Pasten in den Uterus empfohlen. Die Folge waren *Salbenembolien* in den Lungen, unter Umständen auch im großen Kreislauf, die in vielen Fällen zum Tode geführt haben. Man hat aus diesem Grunde diese Art der Interruptio unterlassen. Doch kam es vor, daß Abtreiber noch mit derartigen Salben arbeiteten, die sie sich aus Beständen von Apotheken verschafft haben (s. Literaturverzeichnis).

δ) Schock.

Ist die Schwangere unmittelbar beim Eingriff gestorben und gelingt es trotz sachgemäßer Sektion an der frischen Leiche, trotz Untersuchung des Herzens durch Aufschneiden unter Wasser, trotz Untersuchung des Uterusinhalts von der Bauchhöhle her nach Anfüllung des kleinen Beckens mit Wasser nicht, Anhaltspunkte für eine Luftembolie zu finden, so wird man in Ausnahmefällen auch die Möglichkeit erwägen müssen, ob der Tod nicht die Folge eines *Schockes* ist. Das Anstechen der Eiblase und die Injektion einer nicht gleichgültigen

Flüssigkeit, die vielleicht besonders heiß oder sehr konzentriert ist, mag unter besonderen Umständen auf das vegetative Nervensystem durch Reizung der Sacralganglien gelegentlich einen derartigen Einfluß ausüben können, daß es zum tödlichen Kreislaufkollaps kommt. Natürlich wird diese Diagnose nur zu verantworten sein, nachdem alle anderen Möglichkeiten der Erklärung des Todes ausgeschlossen sind (Schrifttum s. G. STRASSMANN).

ε) Verätzungen und Intoxikationen.

Injektionen ätzender oder *toxisch wirkender* Flüssigkeiten in den Uterus ist geeignet, allgemeine Intoxikationserscheinungen bei der Schwangeren auszulösen. Wurde *Kaliumpermanganat* in konzentrierter Lösung benutzt, so entstehen mitunter schwere Krankheitserscheinungen, die manchmal den Tod zur Folge hatten. Es fand sich an der Leiche eine mahagonibraune Verfärbung der Haut, Hb-Zylinder in den Nieren. Das Blut enthielt alkalisches Met-Hb. Im Uterus und im Blut ließ sich reichlich Mangan nachweisen. In der Uterusmuskulatur fanden sich Blutungsherde und Nekrosen. Wahrscheinlich entsteht bei der Umsetzung des Kaliumpermanganates im Körper Kalilauge, die zu den beschriebenen Blutveränderungen und den Ätzungen führt (JETTER und HUNTER).

Wurde *Kaliumchlorat* zur Einspritzung benutzt, so wird die Blaufärbung des Körpers infolge Bildung von Met-Hb auffallen (ERDLE). Injektion einer Alaunlösung in den Uterus unter hohem Druck, veranlaßte eine aseptische Peritonitis, offenbar dadurch, weil die Flüssigkeit durch die Tuben in die Bauchhöhle gelangte (KJÄRGAARD). Wurde zur intrauterinen Injektion *Sublimat* oder *Quecksilberoxycyanid* benutzt, so entwickelt sich das Bild einer meist sehr schweren Quecksilbervergiftung. Sie beginnt mit einer Quecksilberangina und -stomatitis; sie schreitet fort mit Entstehung von blutigen Stühlen infolge Ausbildung von Quecksilberkoliken, bis dann die urämische Quecksilbernekrose dem Leben ein Ende macht (ADESSI u. v. a., auch eigene Erfahrungen), auch können erhebliche Blutungen aus dem Uterus entstehen (ADESSI) [1]. In vereinzelten Fällen ist wohl auch *Jodtinktur* zur intrauterinen Injektion benutzt worden. Die Folgen waren örtliche Verätzungen und eine allgemeine tödliche Jodvergiftung, die allerdings in ihrem Verlauf und wegen des Auftretens von Fieber differentialdiagnostisch mit einer Sepsis zusammengebracht werden konnte (CAMERER; s. auch Jodvergiftung im Abschnitt Toxikologie S. 656). Die desinfizierende Wirkung des Jodes ist anscheinend nicht so erheblich, daß bei solchen Injektionen infektiöse Prozesse ausgeschlossen werden können, was auch von CAVALLAZZI erörtert wird. Injektion von zu konzentrierten *Seifenlösungen* kann zu Vergiftungserscheinungen führen, die im neueren Schrifttum unter dem Bilde einer Seifenvergiftung (Seifenabort) zusammengefaßt worden sind. Es entstehen Verätzungen im Bereich des Uterus, die bis in die inneren Schichten hineinreichen können, peritonitische Symptome, Thrombosen in der Umgebung des Uterus, Schwäche, Benommenheit, Subikterus und andere Erscheinungen der Hämolyse und unter Umständen histologisch nachweisbare Gehirnveränderungen (s. Toxikologie, S. 600), sowie gelegentlich petechiale Blutungen in Leber, Gehirn und Haut (ADAM); inwieweit in solchen Fällen neben den beschriebenen Erscheinungen auch die Bestimmung der Alkalireserve des Leichenblutes Hinweise geben kann, müßte noch erprobt werden. Die Ophthalmologen sehen nach Seifenaborten mitunter Netzhautblutungen (mündliche Mitteilungen von SCHRECK, Erlangen). WEINIG und SCHWERD machen darauf aufmerksam, daß man Seifenaborte durch sudanpositive Ablagerungen in der

---

[1] Eine intrauterine Injektion einer 10%igen CuSO$_4$-Lösung führte zu tödlicher Kupfervergiftung. TARSITANO: Fol. med. (Napoli) **35**, 344 (1952).

Gebärmutter und in der Lunge nachweisen kann. Derartige Befunde sind auch bei akuter Luftembolie mit gleichzeitiger Seifenwassereinspritzung zu erheben. Wurde die Abtreibungshandlung einige Wochen überlebt und starb die Frau erst später am septischen Abort, so konnten derartige Stoffe in geringem Umfang noch in Lymphgefäßen und sogar zwischen den Muskelzellen des Uterus angetroffen werden.

ζ) Infektionen.

Das Cavum uteri stellt bekanntlich während oder bei Ausstoßung des Eies eine für Infektionen hochgradig empfindliche Wundhöhle dar. Eine Infektion bei oder nach dem Abort ist daher auch möglich, wenn Verletzungen nicht entstanden sind.

Als Infektionserreger kommen in Frage in der Hauptsache *hämolytische Streptokokken* und *Staphylokokken*, in Ausnahmefällen auch *Tetanus-* und *Gasbrandbacillen*. Ausgefallen und forensisch nicht besonders bedeutungsvoll sind Brucellosen (Infektion mit Brucella melitensis, JANBON u. a.).

Die *Staphylo-* und *Streptokokken* können entweder, nachdem sie durch das Abtreibungsinstrument in das Cavum uteri hineingebracht worden sind, unmittelbar durch die Venen des Uterus in die Blutbahn gelangen. Dann kann sehr schnell das Bild einer *Sepsis acutissima* entstehen; fast schon während des Abortes kommt es zu sich wiederholenden Schüttelfrösten. In der Zwischenzeit kann relatives Wohlbefinden bestehen, so daß Frauen, die den ausgesprochenen Willen haben, nicht krank zu sein, noch ihre Hausarbeit weiterverrichten. Manchmal tritt das Ende so schnell ein, daß der hinzugezogene Arzt, dem man oft den vorangegangenen Abort verschweigt, gar nicht mehr dazu kommt, die Kranke in das Krankenhaus zu überweisen; manchmal stirbt sie auch, bevor überhaupt ein Arzt zu Rate gezogen wurde. In anderen Fällen kommt sie wegen unklarer fieberhafter Erkrankung in die innere Abteilung eines Krankenhauses. In einem von uns beobachteten Falle wurde sie wegen Scharlachverdachtes in die medizinische Klinik eingewiesen, weil das entstandene septische Exanthem nach dieser Richtung hin Verdacht erregte. Derartig akut tödlich verlaufende Fälle sieht im großen und ganzen mehr der Gerichtsmediziner, sie kommen in vielen Fällen nicht mehr bis zum Gynäkologen. Aber nicht immer erfolgt die Infektion so plötzlich. In manchen Fällen entsteht das Bild einer *Peritonitis*, entweder dadurch, daß unmittelbar keimhaltige Injektionsflüssigkeit durch die Tuben in die Bauchhöhle gelangte oder auch auf dem Wege der Durchwanderung. Sie wird in allen solchen Fällen im Bereich des kleinen Beckens besonders stark ausgebildet sein. Bei noch weniger virulenten Infektionen kommt es mitunter zunächst zu einer eitrigen Endometritis. Die Temperatur steigt allmählich an. Nach und nach bilden sich einseitige oder doppelseitige parametrane Infiltrate. Sie können in Abscesse übergehen, die unter Umständen sekundär zu einer Septicämie oder infolge Ruptur in das Peritonaeum zu einer Peritonitis führen. Weitere Folgen der intrauterinen Infektion können eitrige Salpingitiden sein, die in Abscesse übergehen. Zunächst entstehende Rupturen werden unter Umständen verklebt. Es kommt zu weitgehenden eitrigen Verklebungen und Verwachsungen um die Adnexe mit Absceßbildungen zwischen den Verwachsungen, entweder infolge Durchwanderung oder Ruptur kann auch jetzt eine Peritonitis zustande kommen. Die moderne Therapie (Sulfonamide, Penicillin) scheint derartige tödliche Komplikationen seltener gemacht zu haben (über Sepsis nach Spontangeburt s. Abschnitt Begutachtung S. 951).

Tetanus- und *Gasbrandbacillen* sind normalerweise in der weiblichen Scheide nicht enthalten. Wenn es zu einer Tetanus- oder Gasbrandinfektion nach einem Abort kommt, so können die Erreger entweder mit Instrumenten in den Uterus verschleppt worden sein, wobei zu beachten ist, daß die Sporen dieser Anaerobier durch Auskochen des Instrumentes allein oft nicht abzutöten sind. Eine Trocken-sterilisation pflegt bisher von den Abtreiberinnen noch nicht vorgenommen worden zu sein. Die Erfahrung lehrt weiterhin, daß Frauen, die viel Garten- und Erdarbeit verrichten, die mitunter dabei keinen Schlüpfer tragen und im Hocken arbeiten, gelegentlich aus dem Erdreich Tetanus- und Gasbranderreger in die Vagina aufnehmen. Sie können, wenn es das Unglück will, durch das Instrument in die Gebärmutter verschleppt werden.

η) Verletzungen.

Gelingt es nicht, das Abtreibungsinstrument in die Portio einzuführen, so entstehen Verletzungen an der Portio, in der Scheide und im Scheidengewölbe. Die Verletzung kommt entweder so zustande, daß der Abtreiber das Instrument nicht unter Leitung der Finger einführt, sondern aufs Geratewohl in die Scheide hineinsticht oder daß er, obwohl er das Instrument an den eingeführten Fingern entlang führt, die Portio falsch getastet hat und vorbeisticht, oder daß er, wie ich es einmal erlebt habe, trotz Einführung eines Speculums und des Bestrebens das Instrument unter Leitung des Auges einzuführen, eine Scheidenfalte fälsch-lich als Portio diagnostiziert und an falscher Stelle einsticht. Im allgemeinen beobachtet man derartige Verletzungen, wenn sie überhaupt vorhanden sind, in der Umgebung der Portio oder im hinteren Scheidengewölbe, aber auch an anderen Stellen. Ist die Portio glücklich erreicht worden, so besteht eine gewisse Gefahr, daß bei zu tiefer Einführung des Instrumentes die hintere Uteruswand an der Stelle verletzt wird, an der die Anteflexio uteri beginnt. Besteht eine Retroflexio oder Retroversio, so würde die Verletzung eher an der vorderen Uteruswand zustande kommen. Bei derartigen Verletzungen handelt es sich entweder nur um Läsionen der Schleimhaut oder um Läsionen der Schleimhaut und der Muskulatur oder auch um perforierende Verletzungen. Sie gehen ent-weder in das parametrane Bindegewebe oder unmittelbar in die Peritonealhöhle. Auch wenn durch die Verletzung lediglich ein Schleimhaut- oder Muskulatur-defekt entstanden ist, können sich an dieser Stelle nach Infektion Abscesse bilden, die sekundär in das Parametrium oder in die Peritonealhöhle durch-brechen. Nur in seltenen Fällen wird der Fundus uteri perforiert. Doch muß man beim Vorliegen derartiger Verletzungen auch an die Möglichkeit denken, daß bei virulenter Infektion des Innern des Uterus unter Umständen infolge nekrotisierender Entzündung auch eine *Spontanperforation* entstehen kann. Mitunter kann die Differentialdiagnose sehr schwer sein.

Auch bei Abtreibungen mit dem bohrenden Finger bei Multiparae (s. S. 930) sind Verletzungen der Cervix oder der Uteruswand beobachtet worden (s. HABERDA, Lehrbuch).

Von Einzelheiten ist zu bemerken, daß bei einem Abtreibungsversuch ein Katheter aus Versehen in die Harnröhre eingeführt und die Harnröhre verletzt wurde (CANTONE). Eine Frau führte sich selbst, ohne fremde Hilfe, ein 15 cm langes Stöckchen in den Uterus und perforierte ihn (VERESSI). Das gleiche brachte eine andere Frau mit einem Schuh-knöpfer fertig (DAVID). Hier und da sind auch Reste von zerbrochenen Abtreibungsinstru-menten im Uterus oder nach Perforation bei der Laparotomie in der Bauchhöhle vorgefunden worden (MATUSOVSZKY, GUARESCHI, COLAT und Mitarbeiter).

In früheren Zeiten wurde mit dem Begriff der kriminellen Fruchtabtreibung gedanklich geradezu die Vorstellung von Verletzungen in Scheide und Uterus verbunden. Fehlten derartige Verletzungen, so war man innerlich fast geneigt, eine kriminelle Fruchtabtreibung praktisch auszuschließen. Derartige Gedanken-gänge sind jedoch heutzutage *nicht* mehr am Platze. Die Technik der Abtreibung ist in den letzten Jahrzehnten so vorgeschritten, daß es auch dem nicht ärztlichen Abtreiber gelingt, Verletzungen zu vermeiden; etwas schwerer gelingt dies Frauen, die bei sich selbst abtreiben. Aber auch hier ist die Entstehung von Verletzungen keineswegs mehr geläufig. Ihr Fehlen sagt demnach heutzutage über die Frage einer vorangegangenen Fruchtabtreibung nicht das geringste mehr aus, spricht also niemals gegen einen vorangegangenen Eingriff[1].

Findet man heutzutage geringfügigere Verletzungen in der Gegend der Portio oder der Cervix uteri, so geht der erste Gedanke nicht dahin, daß ein Abtreiber daran schuld sein könnte, man wird vielmehr zunächst vermuten können, daß sie vom Arzt gesetzt worden sind, und man wird sich sofort erkundigen, ob eine ärztliche Ausräumung vorangegangen sei. Auch einem geübten Arzt unterlaufen bei der Vornahme einer Ausräumung kleinere Verletzungen, zum allermindesten muß er die Portio anhaken, und es kann bei septischen Aborten hier und da vorkommen, daß sich an dieser Stelle infolge der Sekundärinfektion ein etwas größerer Schleimhautdefekt bildet. Fast immer entstehen bei einer Abrasio im Cervicalkanal des Uterus kleine Substanzverluste, die unter Umständen durch sekundäre Infektion auch größer werden können. Daß die Längsrillen in der Cervix keine Verletzung darstellen, bedarf kaum der Erwähnung. Findet man derartige oberflächliche Verletzungen vor, die unter Umständen bei der gerichtlichen Leichenöffnung dem Richter recht auffällig sind, so wird manchmal in den anschließenden Ermittlungen der behandelnde Arzt gefragt, ob ihm derartige Verletzungen bei der Abrasio unterlaufen sein könnten. Wenn er nicht einschlägig versiert ist, pflegt er dies mehr oder minder entrüstet zu verneinen, obwohl erfahrungsgemäß solche Verletzungen, wie schon erwähnt, tatsächlich kaum zu vermeiden sind. Eine derartige ungerechtfertigte Verneinung erschwert oft dem Gutachter unnütz die weitere Beurteilung; da er zu Unrecht keinen anderen belasten darf, bleibt ihm nichts anderes übrig, als hervorzuheben, daß dem Arzt erfahrungsgemäß doch solche ungefährlichen Verletzungen bei Ausräumung von Aborten zu unterlaufen pflegen.

Auch bei der indizierten Ausräumung des Abortes durch den Arzt sind, wie allgemein hervorgehoben wird, *Perforationen* nicht sehr selten. Nach gynäkologischer Ansicht kann die Perforation meist nicht als fahrlässig angesehen werden, doch pflegt man zu verlangen, daß der Arzt die Perforation bemerkt, wenn das Instrument allzu weit verschwindet, und entsprechende therapeutische Maßnahmen veranlaßt. Daß bei der Perforation mit der Kornzange oder mit einem anderen Instrument Darmteile gefaßt, zerrissen und mit nach außen gezerrt werden, kommt gelegentlich immer wieder vor. Gerichtsmedizinische Beurteilung dieser Vorfälle wird dem Gynäkologen überlassen werden müssen.

Nicht jede am Fundus uteri festgestellte Öffnung *braucht*, wie schon S. 938 erwähnt ist, die Folge einer instrumentellen Perforation zu sein, beim Vorliegen einer schweren eitrigen Myometritis gibt es, wenn auch selten, *Spontanperforationen*. In allen solchen Fällen ist eine genaue mikroskopische Untersuchung vieler Stellen der Gebärmutterwand erforderlich. Bestehen überall oder zum mindesten vielerorts schwere entzündliche Veränderungen mit beginnenden oder völligen Abszedierungen, so kommt eine Spontanperforation durchaus in Frage; beschränken sich jedoch die entzündlichen Reaktionen auf die Umgebung der Perforationsstelle, so spricht dieser Umstand für das Vorliegen einer instrumentellen Verletzung.

d) Kriminologie und Psychologie der Abtreibung.

Genaue statistische Angaben über die tatsächlich vorkommenden Abtreibungen werden sich nicht ermitteln lassen. Die sog. Dunkelziffer ist hier zu hoch. Die Zahlen schwanken in den einzelnen Ländern und sind abhängig von den sozialen und politischen Verhältnissen. Für die Zeit nach dem zweiten Weltkrieg entwirft auf Grund von klinischen Erfahrungen in einer Großstadt LAX ein sehr bedenkliches, ja trostloses Bild. Die Zahl der fieberhaften Aborte, bei denen überschläglich eine vorangegangene Abtreibung anzunehmen war, stieg

---

[1] Kürzlich beschrieb GUSECK noch eine Uterusperforation durch einen Gänsekiel [Zbl. Gynäk. **74**, 910 (1952)].

in dieser Klinik von 4 auf 40% an. Die Zahl der Verurteilungen wegen Abtreibung richtet sich auch nach der Intensität der Verfolgung. Sie wurde in der Zeit nach dem Kriege in Deutschland wegen der Unsicherheit in der Gültigkeit der Gesetzgebung lasch gehandhabt. Ein deutsches Land wies in der Nachkriegszeit durch sein Parlament die Staatsanwaltschaft an, Abtreibung in leichteren Fällen nicht mehr anzuklagen. Doch haben sich inzwischen die Zeiten sehr geändert. Wie schon oben erwähnt, ist die Gültigkeit der Strafbestimmungen unbestritten, und die Staatsanwälte gehen jetzt wieder entsprechend vor.

Soweit jetzt Angaben im einzelnen vorliegen, hat man den Eindruck, daß kriminelle Aborte am Wochenende und am Sonntag häufiger sind (BRACHTEL). Frauen vom Lande scheinen weniger häufig zur Herbeiführung von Abtreibungen zu neigen als Frauen in der Stadt (NEUWEILER); doch gibt es auch entgegengesetzte Ergebnisse (ALEXANDROW).

Die Motive, die eine Frau bewegen, das werdende Kind loswerden zu wollen, sind bekannt. Man kann sie einteilen in ethisch immerhin verständliche Motive und in sittlich verwerfliche. Natürlich gibt es Übergänge.

Wenn eine verheiratete Frau in *guten* Verhältnissen, ohne daß besondere Eheschwierigkeiten bestehen, ein Kind nur deshalb nicht wünscht, weil ihr das Austragen des Kindes unbequem ist und weil sie dadurch in ihren sonstigen *Liebhabereien* gestört wird, so wird man für diese Haltung kein Verständnis aufbringen können. Etwas anders würde die Sache liegen, wenn es einer solchen Frau durch die Schwangerschaft unmöglich gemacht würde, einem *ernsthaften Beruf* nachzugehen, den sie besonders liebt, wenn es z. B. einer erfolgreichen Schauspielerin nicht möglich ist, aus diesem Grunde weiter aufzutreten. Doch ist hiermit natürlich nicht gesagt, daß man in solchen Fällen etwa die Abtreibung rechtfertigen kann. Anders liegen wiederum die Verhältnisse, wenn die Ehe besonders unglücklich ist, wenn bereits Scheidungsabsichten bestehen, wenn die Frau sich vielleicht anderweitig schon gebunden hat und wenn durch die Schwangerschaft diese Bestrebungen zunichte gemacht werden. Ähnliche Motive würden vorliegen, wenn das Kind nicht vom Ehemann, sondern von einem anderen Mann empfangen wurde und die Frau aus diesem Grunde sehr erhebliche Unannehmlichkeiten fürchten muß. In den meisten Fällen handelt es sich aber bei den verheirateten Frauen wohl um *wirtschaftliche* Schwierigkeiten. Für eine Familie, die sich in dem in Deutschland leider nicht seltenen ,,Flüchtlingselend'' befindet, die unter ungünstigsten Verhältnissen wohnt, und die schon mehrere Kinder hat, kann ein weiterer Familienzuwachs fast eine Katastrophe bedeuten, um so mehr dann, wenn die Frau, weil der Mann keine Arbeit findet, die Ernährerin der Familie ist und nunmehr ihrer Arbeit nicht mehr nachgehen kann. Das Austragen dieses Kindes bedeutet dann unter Umständen für die anderen Kinder einen Verzicht auf Schul- oder Berufsausbildung, so daß die Familie hier auch bei genauer Überlegung das geringere Übel darin erblickt, auf das werdende Kind zu verzichten. Wenn jüngere Ehepaare, die unter Kriegs- und Nachkriegsverhältnissen geheiratet haben, ohne daß die materiellen Grundlagen für die Ehe gegeben waren, einen unerwünschten Nachwuchs erhalten, so kann dies in der gegenwärtigen Situation eine Zerstörung aller Aufbaupläne bedeuten, während in späterer Zeit, wenn die Familie sich wirtschaftlich erholt hat, das Kind vielleicht sehr erwünscht ist. Kommt in solchen Fällen noch hinzu, daß einer der Eheleute kränklich ist und aus diesem Grunde besonderer Pflege bedarf, so kann das Motiv der Abtreibung menschlich noch verständlicher werden.

Daß die *uneheliche* Schwangerschaft für ein Mädchen eine schwierige Komplikation bedeutet, liegt auf der Hand. Nicht immer will der Schwängerer eine spätere Ehe. In anderen Fällen ist er dem Mädchen als Ehemann auch gar nicht erwünscht. Oft fehlen auch die wirtschaftlichen Grundlagen für die Gründung einer Familie. Manchmal stehen solchen Heiratsabsichten auch die Wünsche der Eltern des Mädchens entgegen. Je höher die soziale Stellung der Eltern ist, als desto schwieriger wird eine uneheliche Schwangerschaft der Tochter empfunden; es ist auch nicht selten, daß die Abtreibung mit stillschweigender Übereinkunft oder sogar mit Hilfe der Eltern stattfindet. Aber auch wenn bei den Eltern des Mädchens keine Schwierigkeiten bestehen, bringt die uneheliche Schwangerschaft vielfach so viel Hemmungen, daß der Entschluß zur Abtreibung gefaßt wird, obwohl das Austragen des Kindes in Anbetracht der bestehenden sozialen Fürsorge eine wirtschaftliche Katastrophe nicht bedeuten würde. Wichtig ist in solchen Fällen, daß diejenigen, denen sich das Mädchen zuerst anvertraut, etwa der Arzt oder die Hebamme, die die Schwangerschaft feststellen, die richtigen Worte finden und dem Mädchen Wege weisen, die gröbsten Unannehmlichkeiten zu vermeiden. Auch bei der unehelichen Schwangeren erwacht vielfach das Muttergefühl, nachdem die erste Bestürzung überwunden ist. Bedeutsam ist auch die Stellungnahme des Arbeitgebers. Fürchtet das Mädchen hier Schwierigkeiten, so wird es notwendig sein, daß eine Mittelsperson es übernimmt, ihn auf die sozialen Pflichten und gegebenenfalls auf das Mutterschutzgesetz hinzuweisen. Subjektive Ängstlichkeit und unbegründete Furcht vor der Geburt mögen in manchen Fällen dazu kommen, den Entschluß zur Abtreibung wach werden zu lassen. Ausgesprochen Schwachsinnige findet man nach den vorliegenden Eindrücken unter den betreffenden Mädchen nicht besonders häufig; manchmal besteht sogar der Eindruck, daß die Schwachsinnige eher ihr Kind austrägt. In anderen Fällen drängt der Schwängerer mehr oder minder energisch, manchmal mit Drohungen auf die Abtreibung und ist auch dabei behilflich, indem er sich nach geeigneten Persönlichkeiten umsieht oder gar die dazu notwendige Spritze selbst beschafft. In manchen Fällen erfolgt die Aufforderung zur Abtreibung in besonders roher Weise. In einem von uns beurteilten Falle stellte der Schwängerer das Mädchen vor die Eventualität entweder abzutreiben oder sich das Leben zu nehmen.

Für die *Schweiz* hat vor einigen Jahren ALEXANDROW auf Grund vorliegenden Aktenmaterials (450 Fälle) die einschlägigen Verhältnisse studiert. Ob seine Ergebnisse allerdings auf die Verhältnisse in Deutschland übertragen werden können, erscheint fraglich, da die wirtschaftlichen und sozialen Strukturen hier erheblich andere sind. Bei dem von ALEXANDROW bearbeiteten Material handelte es sich bei den passiven Abtreibungen (450 Fälle) in 31% um Hausfrauen, in 18% um Dienstmädchen, in 13% um Saaltöchter, in 10% um Fabrikarbeiterinnen, in 4% um Büroangestellte, in 9% um Mädchen aus kosmetischen Berufen, in 4,5% Verkäuferinnen, in 4% um Haustöchter, in 2% um öffentliche Angestellte, Geschäftsinhaberinnen oder um Mädchen in Pflegeberufen. 60% der passiven Abtreiberinnen waren ledig, 34% verheiratet, die übrigen geschieden oder verwitwet. Bei den Verheirateten lag das Motiv der Abtreibung in wirtschaftlichen Schwierigkeiten, vielfach Erwerbslosigkeit. Das Lebensalter lag meist zwischen 20 und 25 Jahren. Nach der Konfession handelte es sich um 242 Reformierte, 206 Katholikinnen und 2 Jüdinnen. Die betreffenden Personen wohnten meist in Großstädten. Sie hatten vielfach Mütter, die erzieherisch versagt hatten und eine strenge traurige arbeitsreiche Jugend verlebt. Die Einkommensverhältnisse waren bei dem Schweizer Material in 35% der Fälle gar nicht sonderlich schlecht. Das Einkommen betrug hier etwa 200 Fr. im Monat. Der Schwängerer eignete sich in vielen Fällen nicht für die Ehe. Doch ließen sich in der Mehrzahl dieser Fälle auch Schwierigkeiten in dieser Richtung hin nicht aufdecken. Schwangerschaftsverhütungsmaßnahmen waren vorher meist nicht getroffen worden. Die große Mehrzahl der betreffenden Frauen hatte vor der Abtreibung schon erfolglos versucht, die Schwangerschaft mit den oben besprochenen bedingt tauglichen Mitteln (Körperbewegungen, Bäder, Hausmittel usw.) loszuwerden. Dem Ausbleiben ihrer Regel maßen die Frauen meist keine besondere Bedeutung zu, weil es ihnen auch schon sonst unterlaufen war. Dagegen fühlten sie sich beunruhigt, durch das Einsetzen von subjektiven Schwangerschaftsbeschwerden (Übelkeit, Ohnmachtsanfällen usw.) und durch Veränderungen an den Mammae. Die meisten Abtreibungen fanden im zweiten

Schwangerschaftsmonat statt. Eine Ermittlung der einschlägigen Verhältnisse bei den gegenwärtigen Verhältnissen in Deutschland wäre wünschenswert.

Bei den aktiven Abtreibern handelt es sich meist um Frauen und nur selten um Männer. Bei den Männern ließen sich nach unseren Erfahrungen vielfach gewisse Beziehungen zu *Heilberufen* nachweisen. Sie hatten entweder beim Roten Kreuz oder im Kriege eine Ausbildung im Sanitätsdienst genossen und hatten sich ihre Kenntnisse durch Gespräche mit Kameraden und durch Studieren von sog. „Doktorbüchern", die von Hand zu Hand gingen, angeeignet. Auch bei den abtreibenden Frauen ließ sich in vielen Fällen eine Neigung zur Pflege nachweisen. Sie hatten einen Sanitätskursus mitgemacht. Es war vielfach ihr Wunsch gewesen, Schwester zu werden, der durch einen Zufall (zu schlechte Schulbildung oder zu frühe Heirat) nicht in Erfüllung gegangen war. Sie hatten oft das ausgesprochene Bestreben, andere Frauen, sei es vernünftig oder unvernünftig, zu beraten. Sie ließen sich gerne bereitfinden, nach kranken Nachbarinnen zu sehen, bei ihnen Fieber zu messen, Verbände zu erneuern oder Hausmittel zu empfehlen. Sie studierten eifrig laienmäßig geschriebenes medizinisches Schrifttum. Oft hatten sie selbst Kinder geboren und diese Gelegenheit wahrgenommen, sich mit der Hebamme möglichst eingehend über die Verhältnisse der weiblichen Genitalien zu unterhalten. Sie hatten auch keine Abneigung, sich selbst Scheidenspülungen zu machen und benutzten diese Gelegenheit, um zunächst einmal probeweise bei sich selbst das „Grübchen" zu tasten. So vorbereitet wurde schließlich einmal ein Instrument besorgt und dann aus „Mitleid" bei einer guten Bekannten der Eingriff gewagt. Es handelte sich hier in vielen Fällen wirklich nur um den Drang, in irgendeiner Weise medizinisch tätig zu sein. Als dann der Eingriff gelungen war und schädliche Folgen nicht ersichtlich waren, wurde die Sicherheit größer, der Entschluß, einen weiteren Eingriff zu wagen, war nun nicht mehr so schwer. Die Frau nahm nunmehr auch ganz gern freiwillig gebotene Vorteile entgegen. Schließlich wurde auch angebotenes Geld angenommen. Es war eine willkommene Zubuße für den knappen Unterhalt der Familie. Die Portio wird sorgfältig getastet, das Instrument wird unter Führung der Finger eingeführt, Verletzungen werden fast immer vermieden. Die Abtreiberin weiß auch etwas über die Gefahren der Luftembolie und der Infektion. Sie berichtet meist, sie habe dafür gesorgt, daß der Ballon völlig mit Flüssigkeit gefüllt sei, sie hebt auch mit Stolz hervor, daß sie den Ansatz der Spritze sorgfältig ausgekocht habe. Das Innere des Ballons freilich wird nicht desinfiziert, er läßt sich auch schlecht auskochen. Manche erwähnen aber, sie hätten die Flüssigkeit länger kochen lassen und sie fast kochend in den Ballon geschüttet, um etwaige in ihm befindliche Keime abzutöten. Der Versuch einer Desinfektion der Scheide findet fast nie statt. Die Abtreiberin weiß meist auch nicht, daß die Scheide praktisch nicht zu desinfizieren ist. Sie hat sich oft auch keine Gedanken darüber gemacht, daß das vorher ausgekochte Instrument nach Berühren der nicht keimfreien Scheidenschleimhaut nicht mehr keimfrei ist.

Daß ein Instrument aufs Geratewohl von der Scheide her ohne Tastung der Portio in den Uterus eingeführt wird, ist jetzt außerordentlich selten geworden. Als Ausnahmefall ist uns bekanntgeworden, daß ein Spengler den Eingriff auf diese Weise im Stehen durchführte. Er hatte sogar immer dabei Glück gehabt, bis er schließlich eine zum Tode führende Verletzung im hinteren Scheidengewölbe setzte.

Der Ausdruck „Abtreibung" wird naturgemäß sowohl von der Schwangeren als auch von der Abtreiberin vermieden. Man spricht nur von einer Einspritzung oder besser nur Spülung, um die Gebärmutter zu öffnen und die Regel wieder hervorzurufen.

Unter den aktiven Abtreibern befinden sich hier und da auch *Medizinalpersonen*, wie Ärzte, Studenten der Medizin, Hebammen, Heilpraktiker usw. Der Anteil der Heilberufe scheint vor und während des Krieges nicht allzu groß gewesen zu sein. Von 730 Ärzten, 460 Hebammen, 250 Heilpraktikern und 6000 anderen Personen wurde jeweils eine Person wegen aktiver Abtreibung nach dem Stande des Jahres 1941 verurteilt (LINDEN). Angesichts der schlechten wirtschaftlichen Lage der Ärzte, der gegenseitigen Konkurrenz, die mitunter gefährliche Formen annimmt, der trostlosen Lage desjenigen ärztlichen Nachwuchses, dem es wegen Fehlens von Verbindungen, oder wegen der Notwendigkeit, durch andere Arbeit das Brot zu verdienen, nicht mehr gelingt, an den ärztlichen Beruf Anschluß zu gewinnen, bringt es mit sich, daß die Ärzteschaft wahrscheinlich zur Zeit diesen Verführungen mehr zugänglich ist.

Nehmen medizinisch ausgebildete Personen Abtreibungen vor, so nähert sich die Technik mehr und mehr derjenigen, die bei der ärztlich gebotenen Schwangerschaftsunterbrechung angewendet wird. Die betreffenden Personen arbeiten unter aseptischen Kautelen, legen die Portio mit dem Speculum frei und führen das sorgfältig sterilisierte Instrument (Sonde oder Hegarstift oder Strichkürette, s. unten) in die Portio ein, um den Eihautstich vorzunehmen. Sie raten der Schwangeren zu warten, bis Blutungen eintreten und sich dann zu melden oder zu einem anderen Arzt zu gehen; sobald die Blutungen heftiger werden, wird die Ausräumung vorgenommen. Selbstverständlich wird auch hier das Wort Abtreibung oder Schwangerschaftsunterbrechung streng vermieden. Manchmal zeigt der Abtreiber der Schwangeren das blutig gefärbte Instrument nach dem Eihautstich und erklärt ihr, die Menstruation sei gerade wieder in Gang gekommen. Da meist verhältnismäßig sorgfältig vorgegangen wird, kommen derartige Abtreibungen auch selten heraus, so daß der Gerichtsmediziner heutzutage nur wenig Gelegenheit hat, diese Verhältnisse eingehend zu studieren.

Der aktive *ärztliche* Abtreiber pflegt meist unter Berufung auf eine bestehende und nicht durch die Gutachterstelle festgestellte medizinische Indikation einer Schwangerschaftsunterbrechung unter aseptischen Kautelen vorzunehmen. In vielen Fällen hält er sich nicht mit der Erweiterung der Portio durch Laminariastifte auf. Er räumt vielmehr unter Benutzung von Dilatatoren einzeitig aus, was bei jungen Schwangerschaften an sich auch möglich ist. Die in vielen Gegenden noch vorgeschriebene Meldung beim Gesundheitsamt wird meist erstattet, um keinen Verdacht aufkommen zu lassen. Die Kartei wird sorgfältig geführt, freilich mit der Variation, daß in diesem Falle nur die Ausräumung eines Abortes durchgeführt wurde, der nicht mehr aufzuhalten war. Das Honorar pflegt nicht unbeträchtlich zu sein (200—500 DM), richtet sich aber wohl hier bis zu einem gewissen Grade nach den sozialen Verhältnissen. In Zeiten der Lebensmittelknappheit hat sicherlich die Lieferung von Lebensmitteln oft den Ausschlag gegeben.

Es muß auch an einen gewissen Zusammenhang zwischen einer nicht indizierten *Strichkürettage* und Abtreibung gedacht werden, obwohl im Schrifttum hierüber im allgemeinen nichts erwähnt wird. Die löffelähnliche, feine Strichkürette gestattet die Entnahme eines kleinen Schleimhautstreifens aus der Uterushöhle zu diagnostischen Zwecken; zur Erweiterung der Cervix genügt ein einmaliges Eingehen mit dem dünnsten Hegar-Stift; die Strichkürettage wird in besonders schwierigen Fällen sogar zur Diagnose der Extrauteringravidität empfohlen. Klagt eine vorher gut unterrichtete Frau dem Arzt nicht über ein Zessieren der Menses, sondern über unregelmäßige Blutungen und nimmt der Arzt dies bewußt oder unbewußt unkritisch entgegen, so kann die Handhabung der Strichkürette bzw. die vorangegangene Dilatation eine Fehlgeburt auslösen. Mir ist bisher nicht bekannt geworden, daß derartiges herausgekommen wäre.

Andere Ärzte bevorzugen auch das Verfahren der Schwangerschaftsunterbrechung nach Boero. Hier wird in den Uterus nach Entleerung der Blase entweder von der Scheide her oder meist durch die Bauchdecken Formalin oder konzentrierter Alkohol injiziert, nachdem man sich durch vorangegangenes Ansaugen davon überzeugt hat, daß sich die Injektionsnadel im Fruchtwasser befindet. Die Frucht geht dann nach einiger Zeit in mehr oder minder fixiertem Zustande ab. Nur vereinzelt sind hierbei Todesfälle oder erhebliche Störungen vorgekommen, meist dadurch, daß die Resorption des Formalin eine Vergiftung hervorruft (Romaniello, Koch, Keil, Nölle, Gander).

In einem uns bekannt gewordenen Falle hatte ein Arzt Frauen und Mädchen in der ersten Zeit der Schwangerschaft wiederholt Solvochinininjektionen gemacht, mit dem Erfolge, daß es in vielen Fällen einige Tage darauf zum Abort kam. Er gab den Vorsatz der Abtreibung zu und begründete dies mit seiner sozialpolitischen Einstellung. Es war ihm nicht nachzuweisen, daß er erhebliche finanzielle Vorteile aus seiner Handlungsweise gehabt hat.

Während es sich bei dem bisher Dargestellten um ein im großen und ganzen bewußtes Vorgehen des Arztes handelt, beobachtet man bei anderen Ärzten ein mehr passives Verhalten. Sie lassen sich von der Frau, die die Schwangerschaft loszuwerden wünscht, treiben; sie lassen sich verführen, ohne exakte Indikation einschlägige Medikamente (Hormone, Chininpräparate) aufzuschreiben. Sie fragen nicht näher nach dem Grunde, wenn Patientinnen einschlägige Rezepte wünschen. Sie finden sich bereit, den Inhalt des Uterus auszuräumen, wenn sie auch nur ganz geringe Blutmengen an der Portio feststellen, ohne den Versuch zu machen, die Schwangerschaft aufzuhalten. Auch hier werden im Einzelfalle keine besonderen Honorare erhoben. Bei Kassenpatientinnen findet die Behandlung vielfach nur auf Grund des Kassenscheines statt. Der einzige Vorteil, den diese Ärzte von ihrer Handlungsweise haben, mag darin liegen, daß ihre Praxis wächst, weil eben Frauen diejenigen Ärzte bevorzugen, die geneigt sind, ihnen in einschlägig schwierigen Fällen zu helfen.

Nun gibt es auch hier *Grenzfälle*. Manche Ärzte lehnen energisch eine nicht indizierte Schwangerschaftsunterbrechung ab, erklären aber, daß sie es für ihre Pflicht halten, Frauen nach der Schwangerschaftsdiagnose über die erste schwere Zeit hinwegzuhelfen und ihnen gewisse Hoffnungen zu lassen. Sie fürchten, daß die Schwangeren sich sonst das Leben nehmen oder einem schlechten Abtreiber zum Opfer fallen würden. Sie verschreiben daher den Frauen Chinin oder Hormone oder andere Mittel, die zumindest im Volksmunde als Abtreibungsmittel gelten, jedoch in Dosen, die nach ihrer Auffassung tatsächlich nicht zur Herbeiführung des Abortes ausreichen. Sie gehen manchmal auch den Weg, daß sie, so wie schon oben erwähnt, zwecks Anstellung einer Schwangerschaftsdiagnose Hormone wie Cyren B in geringen Mengen spritzen; sie lassen aber die Frau offensichtlich in dem Glauben, diese Einspritzungen geschähen, um eine Schwangerschaft zu beseitigen. Sie vermeiden es natürlich, darüber zu sprechen. In der Zeit nach dem Kriege erklärte sich diese Handlungsweise der Ärzte auch vielfach dadurch, daß sie meinten, die einschlägigen strafrechtlichen Bestimmungen würden in kurzer Zeit aufgehoben werden. Manche haben wohl auch geglaubt, daß dies schon der Fall sei. Wer werdende Ärzte unterrichtet und ihnen dabei gesetzliche Bestimmungen vorträgt, wird immer wieder die Erfahrung machen, daß die Studenten, wenn man von Planungen oder Möglichkeiten spricht, annehmen, daß die Bestimmungen schon in Kraft seien. Auch in Vorträgen vor Ärzten kann man nicht deutlich genug betonen, daß es sich, wenn man auf die Lex ferenda hinweist, nicht um tatsächlich bestehende Bestimmungen handelt (Begutachtung von Ärzten s. S. 946).

e) Begutachtung von Abtreibungsfällen.

Bei der Begutachtung von Abtreibungsfällen dreht es sich im einzelnen um folgende Fragen:

1. Hat eine Schwangerschaft vorgelegen?

2. War die vorgenommene Manipulation geeignet, einen Fruchtabgang herbeizuführen?

3. Besteht Kausalzusammenhang zwischen der Manipulation und dem erfolgten Fruchtabgang?

Zu 1. Ist die betreffende Frau am Leben, so wird zunächst festzustellen sein, ob womöglich noch eine intakte Schwangerschaft besteht. Ist dies der Fall, so kommt überhaupt nur noch ein Abtreibungs*versuch* in Frage. Besteht die Schwangerschaft nicht mehr, so hätte sich die Untersuchung darauf zu erstrecken, ob Anhaltspunkte für vorangegangene Schwangerschaft vorhanden sind. Hier wird der Gerichtsmediziner, sofern er nicht selbst gynäkologisch ausgebildet ist, auf Zuziehung des Gynäkologen dringen müssen. Auf die Ausführungen S. 895 wird verwiesen. Vornahme einer Schwangerschaftsreaktion könnte, wenn die Unterbrechung noch nicht allzu lange her ist, gelegentlich ein verwertbares Resultat versprechen. Auch der Zustand der Mammae und mikroskopische Untersuchung eines eventuellen Sekretes kann von Wichtigkeit sein (s. S. 895). Falls solche Untersuchungen überhaupt noch einen Zweck haben können, muß man darauf dringen, daß sie so schnell wie möglich durchgeführt werden. Ist etwa die Bett- und Leibwäsche der Frau vorhanden, so käme eine Untersuchung etwaiger Blut- und Urinflecken nach den oben erwähnten Gesichtspunkten in Frage. Darüber hinaus wird man das Ergebnis der Ermittlungen nach gerichtsmedizinischen Standpunkten auswerten müssen. Sind sie unzureichend, so wäre eine Ergänzung, unter Umständen in Gegenwart des Sachverständigen zu veranlassen. Gegebenenfalls wird man die Beschuldigte auch persönlich nach vorangegangenen Schwangerschaftszeichen fragen. Man wird ihre Angaben mit denen von Zeugen oder Zeuginnen vergleichen. Etwaige vorangegangene Befunde von Ärzten oder Hebammen wären heranzuziehen, nachdem die Beschuldigte ihr Einverständnis dazu gegeben hat. Hat etwa eine Ausräumung des Uterus durch einen Arzt stattgefunden, so wäre er nach erfolgter Zustimmung der Patientin zu veranlassen, seine Beobachtungen darzulegen (nach Möglichkeit Symptome und Einzelbefunde, nicht nur fertige Diagnosen). Sehr aufschlußreich kann natürlich das Ergebnis einer etwaigen mikroskopischen Untersuchung des Ausschabsels sein. Nicht immer wird es möglich sein, eine vorangegangene Gravidität mit aller Sicherheit festzustellen. Doch wird man dem Gericht auch etwaige Wahrscheinlichkeitsgrade mitteilen, weil auch bei nicht eindeutig nachgewiesener Gravidität eine Verurteilung wegen Abtreibungsversuch am untauglichen Objekt in Frage kommt (s. S. 914).

Zu 2. Die Beurteilung der vorgenommenen Manipulationen hinsichtlich ihrer Geeignetheit hätte nach den Richtlinien auf S. 919 ff., 927 ff. zu erfolgen. Da fast alle Manipulationen, die in Frage kommen, im Volke als Abtreibungsmittel gelten und gelegentlich wohl auch einen Erfolg hatten, wird eine völlige Verneinung der Fragestellung selten erfolgen können. Doch ist der Tauglichkeitsgrad der Manipulation unter Schilderung der individuellen Verhältnisse, soweit dies möglich ist, darzustellen. Man wird insbesondere nicht vergessen dürfen, darauf hinzuweisen, daß die *Kombination* von Mitteln und Maßnahmen, die für sich allein nicht tauglich sind, im Zusammenwirken doch eine Herbei-

führung des Fruchtabganges bewirken können, z. B. vorangegangene körperliche
Erschütterungen, kombiniert mit Chinin und anderen Mitteln (s. S. 924).

Werden *Ärzte* oder sonst kundige *Medizinalpersonen*, etwa Hebammen
beschuldigt, so werden sie vielfach durch die schwangeren Frauen belastet; dies
liegt zum Teil daran, daß die Frauen zunächst nicht daran denken, daß sie sich
auch selbst strafbar gemacht haben und daher ungehemmt gegen den Arzt
aussagen. Es mag sein, daß mitunter auch gewisse Rachegefühle mitspielen
mögen. Gelegentlich kommt vor, daß eine weitere Person (Mutter oder Ehemann) bei dem fraglichen Eingriff zugegen war. Der betreffende Arzt pflegt,
sofern er der Täter war, das zuzugeben, was er zugeben *muß*. Doch gibt er den
Vorgängen meist eine harmlose Deutung. Ein von der Frau geschilderter Eingriff war nur eine gewöhnliche Untersuchung. Wird von der Frau oder dem
Zeugen eine Abrasio geschildert, so gibt dies der Arzt vielfach nach anfänglichem
Leugnen zu, was ihn an sich schon verdächtigt, macht aber nachher geltend,
es habe sich um die Ausräumung eines nicht mehr aufzuhaltenden Abortes
gehandelt. Meist steht in solchen Fällen unüberbrückbar Aussage gegen Aussage,
und dem Gutachter bleibt oft nichts anderes übrig, als etwa folgendes mitzuteilen: Wenn man den Aussagen der betreffenden Frau und der anderen Person
folgt, die dabei war, handelt es sich um eine Abtreibung; folgt man den Aussagen des Arztes, so läßt sich eine solche nicht beweisen. Die Würdigung der
Aussagen selbst muß man dem Gericht überlassen.

Die Staatsanwaltschaft pflegt in solchen Fällen so vorzugehen, daß die
geständigen Frauen vorweg verhältnismäßig milde bestraft werden, so daß
sie in der Hauptverhandlung gegen den Arzt oder die Hebamme als Zeuginnen
auftreten können. Natürlich wird gerade in solchen Fällen das Gericht die
Glaubwürdigkeit dieser Zeugen besonders prüfen. Der Verteidiger wird sie im
Interesse seines Mandanten meist bezweifeln.

Um so notwendiger ist es in solchen Fällen, daß der Gutachter sich im Rahmen
der Ermittlungen sowohl die Schwangere als auch den beschuldigten Arzt selbst
anhört und ergänzende Fragen stellt. Gibt z. B. der Arzt an, er habe bei der
Untersuchung eine offene Portio und bereits Teile der Frucht in der Vagina
wahrgenommen und erklärt dazu die Frau, sie habe sehnlichst auf den Fruchtabgang gewartet, aber beim Aufsuchen des Arztes keine Schmerzen und keine
Blutungen gespürt, so klafft hier ein unüberbrückbarer Widerspruch, auf den
man hinweisen muß. Freilich wird von gynäkologischer Seite berichtet, daß es
in seltenen Fällen zu Beginn des Abortes nicht wesentlich zu bluten braucht,
daß auch die Wehen von den Frauen nicht immer bemerkt werden und daß es
sogar vorgekommen sei, daß Frauen das Ei auf dem Klosett verloren hätten,
ohne überhaupt zu merken, daß die Frucht abgegangen sei. Hier handelt es
sich aber um recht seltene Vorfälle und außerdem um Frauen, die keinen Grund
hatten, sich genau zu beobachten. Wenn aber eine Frau zunächst schon Hausmittel gebraucht, um die Schwangerschaft loszuwerden, wenn sie dann mit
einem Arzt verhandelt oder verhandeln läßt, wenn sogar eine Geldsumme aus-
gemacht worden ist und wenn die Frau schließlich auf Bestellung des Arztes
zur Durchführung des Eingriffes sich in das Sprechzimmer begibt, dann ist es
doch außerordentlich fernliegend anzunehmen, daß gerade diese Frau vorher
die Frucht unbemerkt verloren hat. Läßt man alle diese Einwände kritiklos
gelten, so ist eine objektive Rechtsfindung nicht möglich, und es entsteht gerade
bei Prozessen gegen Ärzte der Eindruck, als wolle man gegen Kollegen, die sich
strafbar gemacht haben, nicht vorgehen. Dies befreit den Gutachter natürlich
nicht von der Pflicht, jeden vorgebrachten Einwand objektiv zu prüfen; ein
Recht darauf steht jedem Beschuldigten, also auch dem Arzt zu.

Andererseits wird man zum Schutze des Arztes auch an die Möglichkeit denken müssen, daß eine Frau, die den Arzt aufsucht, einen beginnenden Abort *vortäuschen* kann. So ist es vorgekommen, daß Frauen sich Schweineblut in die Scheide spritzten, bevor sie zum Arzt gingen (SCHRETZMANN), in einem anderen Falle täuschte der Geliebte des geschwängerten Mädchens, der Arzt war, einen Abortus imminens dadurch vor, daß er Venenblut in die Scheide spritzte und das Mädchen nach vorheriger Anmeldung zu einem Kollegen zur Ausräumung schickte (RUNG). Es mag gelegentlich auch unterlaufen, daß Blutungen infolge Myomatosis uteri (CAVALLAZI) oder aus anderen Gründen oder Blutungen aus Erosionen einen Arzt gelegentlich täuschen können.

Kommt eine schwangere Frau zum Arzt mit der Mitteilung, sie habe zu bluten begonnen und habe ziehende Schmerzen, und findet der Arzt nur eine verhältnismäßig geringe Blutung bei nicht durchgängiger Cervix, so besteht nach herrschender gynäkologischer Auffassung noch keine Indikation zur Ausräumung (HEYNEMANN). Es wird seine Pflicht sein, zunächst durch kurzfristige Beobachtung festzustellen, ob der Abort sich nicht halten läßt. Am besten findet in solchen Fällen Krankenhausbeobachtung statt. Entschließt sich der Arzt in solchen Fällen, die Ausräumung ohne weiteres vorzunehmen, so wird man nicht umhin können, dieses Verfahren als nicht richtig zu bezeichnen, es wird dann dem Gericht überlassen bleiben, ob es daraus Schlüsse hinsichtlich des Abtreibungsvorsatzes ziehen will. Liegen aber besondere Umstände vor, die eine Abweichung von den üblichen Verfahren verständlich macht, z. B. Überfüllung der Krankenhäuser, schlechte Verkehrsverhältnisse, weite Entfernungen, schlechter Allgemeinzustand der Kranken, Gefahr einer erheblichen Blutung, so wäre dies zu überprüfen und zutreffendenfalls zugunsten des beschuldigten Arztes in Rechnung zu stellen. In solchen Fällen wird die Hinzuziehung eines gutachtlich geübten Gynäkologen notwendig sein.

Handelt es sich um jene Fälle, bei denen der Arzt Medikamente, z. B. Hormone oder Chinin verschrieb und anwendete, die im Volksmunde als Abtreibungsmittel gelten, die aber nur in Dosen verordnet wurden, die nach menschlichem Ermessen keinen Fruchtabgang herbeiführen konnten, ließ er aber dabei die Frau in dem Glauben, er wolle ihr helfen, die Schwangerschaft loszuwerden, so entspricht dies, wie ich für meine Person nachdrücklich hervorheben muß, nicht dem Vorgehen eines gewissenhaften Arztes. Es besteht auch keine Notwendigkeit durch Gabe von Cyren B eine bestehende Schwangerschaft festzustellen. Die Anwendung der anderen Schwangerschaftsreaktionen leistet gleiche oder bessere Dienste. Da aber die verabfolgten Dosen vielfach tatsächlich so gering sind, daß sie nach menschlichem Ermessen nicht zu einer Schwangerschaftsunterbrechung führen, und da man dem Arzt auch zugeben kann, daß auch er von der Harmlosigkeit der Mittel überzeugt war, wird sich für ihn der Vorsatz einer Abtreibung nicht beweisen lassen. Es erscheint mir durchaus nicht ungerechtfertigt, wenn in solchen Fällen gegen Ärzte ein Verfahren wegen Betruges eingeleitet würde, wenn sie die Patientinnen in dem Glauben ließen, daß diese Medikamente zur Unterbrechung der Schwangerschaft dienten. Ob solche Verfahren mit Verurteilung enden, steht dahin. Dies wird davon abhängen, ob der Arzt von diesem Verhalten einen nennenswerten Vermögensvorteil gehabt hat (LAVES und BERG). Es ist dringend erwünscht, daß Ärzte, die ihre Pflichten ernst nehmen, von einem derartigen Verfahren abrücken, und es ist auch notwendig, daß im Unterricht für werdende Ärzte auf die Unzulässigkeit eines derartigen undurchsichtigen Verhaltens hingewiesen wird. Es ist nicht zu verkennen, daß bei dem gegenwärtigen Ärzteüberschuß in Deutschland die Verführung für den einzelnen Arzt, in dieser Hinsicht nicht ganz korrekt

zu sein, sehr groß ist. Doch ist dies kein Grund, ein derartiges Verhalten gut-
zuheißen. Sowohl im Unterricht in der Frauenheilkunde als auch im Unterricht
in der gerichtlichen Medizin pflegt den Studenten gesagt zu werden, daß eine
Verschreibung von *Chinin* an Frauen, die schwanger sein können, nicht erfolgen
soll und daß auch eine Verabfolgung von Hormonen ohne strenge Indikation
nicht den Gebräuchen eines gewissenhaften Arztes entspricht. Er hat auch
jetzt noch die Standespflicht, sich nach dieser Richtung hin einwandfrei zu
verhalten. Es wäre sehr zu begrüßen, wenn die jetzt in Deutschland allmählich
wieder in Einrichtung begriffenen ärztlichen Berufsgerichte sich dieser Angelegenheit unabhängig von etwaiger strafrechtlicher Verfolgung in vernünftiger
Weise annehmen würden, am besten zunächst nicht in Form einer Bestrafung,
sondern einer angemessenen Aufklärung.

Die Erfahrung lehrt, daß manchmal diejenigen Ärzte sich Ungelegenheiten zuziehen, die
nur unüberlegt handelten, während Ärzte mit geschickterem Vorgehen in keiner Weise auffallen. So habe ich es einmal erlebt, daß eine Ärztin, die sich frisch niedergelassen hat, einem
schwangeren Mädchen, das über Frostschäden in den Füßen klagte, Wechselbäder verordnete, mit dem Erfolg, daß die Frucht abging. Das Mädchen, das späterhin heiraten wollte
und sich das Kind nachgewiesenermaßen wünschte, zeigte nachher die Ärztin wegen Fruchtabtreibung an. Die Ärztin konnte von uns aus in Schutz genommen werden; sie mußte
aber unangenehme Vernehmungen über sich ergehen lassen. Ein anderer Arzt vernichtete
völlig sinnlos im Anschluß an seine Vernehmung die Karteikarte der Patientin, obwohl er
wußte, daß der Inhalt bereits bekannt war und ihn nicht belastete. Auf diese Weise zog
er sich erneute Vernehmungen zu.

Ergibt sich Verdacht, daß ein Arzt eine Schwangerschaftsunterbrechung
nach BOERO (s. S. 944), also nach Injektion von Formalin oder Alkohol in das
Fruchtwasser vorgenommen hat, so wäre zunächst zu untersuchen, ob sich nicht
Teile vom Fetus vorfinden lassen. Ist er fixiert, so spricht dies für die Richtigkeit der Angaben der Frau. Außerdem dürfte sich Formalin, vielleicht auch
Alkohol in der Frucht, bzw. in anderen Eiteilen nachweisen lassen. Nach Gerüchten soll zur Injektion gelegentlich auch steriles Wasser benutzt werden,
das sich der Nachweisbarkeit entziehen würde. Meist werden Teile der Frucht
überhaupt nicht zur Verfügung stehen. Dann wird nur übrigbleiben, die Frau
persönlich eingehend zu befragen. Sollte sie ausführen, sie habe zunächst
Wasser lassen müssen (damit die Nadel nicht durch die volle Blase durchdringt),
danach habe der Arzt nach Testen auf den Bauchdecken in der Mittellinie im
unteren Teil der Bauchhaut eingestochen, und wenn sie etwa noch schildert,
daß die Bauchhaut vorher noch desinfiziert wurde, so wird man nicht umhin
können, ein derartiges Vorgehen als charakteristisch für die hier in Frage kommende Schwangerschaftsunterbrechung zu bezeichnen. Etwaige Einwände des
Arztes müssen dann wieder kritisch vom medizinischen Standpunkt aus ge-
würdigt werden. Ist die Unterbrechung durch Anstechen des Uterus von der
Scheide her unternommen worden, so ist es allerdings schwerer aus der Darstellung einer Frau verwertbare Schlüsse zu ziehen, weil sie für Vorgänge in
der Vagina kein hinreichend sicheres Lokalisationsvermögen hat.

Belastet eine Frau einen Arzt, indem sie einen Vorgang schildert, aus welchem man auf
einen instrumentellen abtreiberischen Eingriff, etwa einen Eihautstich oder eine nicht indizierte Strichkürettage schließen könnte, so muß man auch diese Darstellung mit gebotener
Kritik entgegennehmen. Die Frau vermutet einen Eingriff, der Arzt macht unter Umständen geltend, er habe nur zu Untersuchungszwecken die Portio angehakt und mit einem
Stieltupfer den Schleim ausgewischt, um den Muttermund zu Gesicht zu bekommen. Das
Lokalisationsgefühl der Frauen im Bereich der inneren Genitalien ist sehr gering, so daß
die Möglichkeit einer unbewußten Täuschung ins Auge gefaßt werden muß. Sehr wichtig
sind in solchen Fällen die Nebenumstände, z. B. Bestellung zu ungewöhnlicher Zeit,
vorherige Verhandlung mit dem Schwängerer und der Inhalt dieser Besprechung, Verein-
barung oder stillschweigende Zahlung eines Honorars, obwohl die Patientin Kassenmit-
glied ist.

Die Beurteilung zweifelhafter Manipulationen der Ärzte durch die Gerichte ist labil; auch die Laienrichter haben einen erheblichen Einfluß. Es kommt sehr auf den Eindruck an, den der Arzt auf sie in der Hauptverhandlung macht; manchmal geht sehr viel durch, andere Ärzte werden überraschend verurteilt. Nicht völlig gleichlautende Gutachten der Sachverständigen wirken sich entsprechend den Grundsätzen des Strafrechtes für den beschuldigten Arzt günstig aus, wobei ihm aber manchmal unverdient zugute kommt, daß der zugezogene Frauenarzt manchmal gewisse Hemmungen hat, durch präzise Äußerungen zu belasten, obwohl dies an sich zeitweilig notwendig wäre. Mit Recht dringen die Verteidiger in solchen Prozessen von ihrem Standpunkt darauf, daß möglichst viele Ärzte als Sachverständige zugezogen werden, weil sich Nuancen in ihren Ansichten, die gern im Plädoyer vergröbert werden, zugunsten des Angeklagten auswirken müssen. Eine Gleichmäßigkeit bei der Beurteilung ist in derartigen Ärzteprozessen sehr schwer zu erreichen.

Zu 3. Die Frage des Zusammenhanges des Fruchtabganges mit der in Frage stehenden Manipulation wird man im großen und ganzen nach dem zeitlichen Zusammenhang beurteilen müssen. Erfolgt der Fruchtabgang einige Tage nach Applikation eines Medikamentes, so wird man den Kausalzusammenhang mit an Sicherheit grenzender Wahrscheinlichkeit als gegeben ansehen müssen. Die Möglichkeit, daß die Frau auch zu gleicher Zeit spontan abortiert hätte, liegt nach meiner Auffassung zu fern. In Zweifel zu ziehen wäre der Kausalzusammenhang nur dann, wenn die in Frage stehende Manipulation allzu geringfügig war, z. B. wenn etwa die Frau vorher Novalgin-Chinin in mäßigen Mengen genommen oder wenn sie Erschütterungen ausgesetzt war, die nicht grob aus ihren täglichen Gewohnheiten herausfielen. Liegt zwischen einer Manipulation und dem Eintritt des Fruchtabganges längere Zeit, etwa eine Woche oder wie F. Reuter meint, 10—14 Tage oder gar mehr, so wäre nach Brückensymptomen zu forschen, z. B. nach geringfügigen Blutungen in der Zwischenzeit oder Schmerzen im Unterleib oder, wenn Medikamente genommen wurden, nach etwaigen Vergiftungssymptomen, so nach Durchfällen und Erbrechen. Sind solche Brückensymptome nicht vorhanden, so ist der Kausalzusammenhang nicht zu beweisen.

Da aber in allen solchen Fällen auch wegen Abtreibungsversuches angeklagt werden kann, ist die Beurteilung des Kausalzusammenhanges meist nicht so zugespitzt, wie bei anderen gerichtsmedizinischen Fragestellungen.

Begutachtung an der Hand von Leichenbefunden.

Hier wird es sich zunächst meist um die Feststellung einer *Sepsis post abortum* handeln. Daß die Sepsisdiagnose in frischen Fällen unter Umständen Schwierigkeiten machen kann, ist bekannt. Gerade eine sehr akut verlaufende Sepsis verursacht keine sonderlich ins Auge fallenden anatomischen Veränderungen. Es braucht weder eine verruköse Endokarditis noch eine Perikarditis oder Pleuritis, noch ein örtliches Symptom im Parametrium oder Peritonaeum zustande zu kommen. Der Zustand der Milz wird sorgfältig zu beobachten sein; das Fehlen einer sog. septischen Milz spricht nicht gegen das Vorliegen einer Sepsis; man wird sich davor hüten müssen, eine sog. septische Milz mit einer in Fäulnis übergegangenen zu verwechseln. Unter keinen Umständen darf die *bakteriologische* Untersuchung versäumt werden. Am besten wird sie in mehreren Organen vorgenommen, im Blut, in der Milz und im Knochenmark eines Lendenwirbelkörpers, das am wenigsten schnell postmortal durch Colibacillen infiziert wird. Die Diagnose Sepsis ist unter diesen Umständen manchmal nur möglich im Zusammenhalt des praktisch manchmal negativen Leichenbefundes, des bakteriologischen Befundes und der klinischen Erscheinungen, die durch die Beweisaufnahme sorgfältig zu erheben sind.

Findet man in der Umgebung des Uterus örtliche peritonitische Veränderungen oder akute entzündliche Erscheinungen in der Gegend der Adnexe oder in der Gegend der Parametrien, so wird die Feststellung, daß die Sepsis vom Uterus ausgegangen sei, keine Schwierigkeiten machen. Finden sich aber solche örtlichen Hinweise nicht, so ist bei der mikroskopischen und bakteriologischen Untersuchung der Uterusmuskulatur nach einschlägigen Anhaltspunkten zu forschen (Bakterienfärbung). Außerdem darf man bei der Sektion unter keinen Umständen unterlassen, alle dafür in Frage kommenden Organe sorgfältig auf das Vorhandensein von Eiterherden durchzuuntersuchen, von denen die Sepsis sonst ausgegangen sein könnte. Man wird insbesondere die Tonsillen und ihre Umgebung daraufhin makroskopisch und mikroskopisch untersuchen und auch nicht unterlassen, die Nebenhöhlen zu eröffnen mit der Fragestellung, ob hier chronische Eiterherde vorhanden sind. Auch scheinbar belanglose Hautverletzungen können gelegentlich zu einer schweren Sepsis führen. Dies gilt auch für Thrombophlebitiden, ausgehend von Unterschenkelgeschwüren oder vereiterten Hämorrhoiden. Liegt eine Peritonitis vor, so ist danach zu fahnden, ob sich nicht ein anderer Infektionsherd als der Uterus vorfindet. Von selteneren Infektionsherden wäre zu denken an eine Durchwanderungsperitonitis bei Cholecystitis, an eine Entzündung des Meckelschen Divertikels, an eine primäre Pneumokokkenperitonitis. Auch wäre dem Pfortadergebiet besondere Aufmerksamkeit zu schenken, sowie den ableitenden Harnwegen (Saar). Erst wenn alle derartigen Infektionsquellen nach menschlichem Ermessen ausgeschlossen sind, wird man berechtigt sein, festzustellen, daß die diagnostizierte Sepsis von der Gebärmutter ausgegangen ist.

Findet man im Inhalt des Uterus *Gasödem*, so ist es wichtig, den Umfang der Gasentwicklung möglichst genau auch durch nachfolgende mikroskopische Untersuchung festzustellen. Auch wird man, soweit es möglich ist, zu ermitteln versuchen, ob sich während des Lebens schon Zeichen der Gasbrandinfektion gezeigt haben. Die Infektion kann nach den vorliegenden Erfahrungen *postmortal* weiterschreiten, und zwar mit erheblicher Geschwindigkeit; manchmal findet man bei der Sektion in solchen Fällen den Fetus bereits skeletiert vor (Fränckel, hier weitere Literatur). Der bakteriologische Nachweis des Gasbrandbacillus macht Schwierigkeiten. Doch bietet das anatomische Substrat genügend Anhaltspunkte für diese Erkrankung (Matzdorff).

Folgte dem Abort ein *Tetanus*, so wird man sich bei der Feststellung wesentlich auch auf die klinischen Erscheinungen stützen müssen; sie sind meist so markant, daß dies auch auf dem Wege der Ermittlungen keine erheblichen Schwierigkeiten machen wird. Die anatomischen Befunde beim Wundstarrkrampf sind geringfügig. Manchmal trägt der Nachweis einer wachsartigen Degeneration an einigen Stellen des Zwerchfelles zur richtigen Diagnose bei. Der bakteriologische Nachweis kann aus dem Uterusinhalt versucht werden. Ein negatives Ergebnis der bakteriologischen Untersuchung spricht nicht gegen die Diagnose (Walcher, Matzdorff).

Nachdem festgestellt worden ist, daß eine Allgemeininfektion (mit Eitererregern, unter Umständen Tetanus- und Gasbrandbacillen) die Todesursache ist, ergibt sich die weitere Frage, ob sich ein *vorangegangener abtreiberischer Eingriff* beweisen läßt. Sind *Verletzungen* vorhanden, und kann man ihre Entstehung bei einer vorangegangenen ärztlichen Ausräumung des Abortes ausschließen, so ist die Entscheidung nicht schwer (s. S. 939).

Da aber, wie schon erwähnt, Abtreibungsverletzungen jetzt zu den Seltenheiten gehören, wird man die Frage beantworten müssen, mit welchem Grade
von Wahrscheinlichkeit eine Sepsis post abortum auf einen vorangegangenen
abtreiberischen Eingriff hinweist.

Zweifellos gibt es in seltenen Fällen auch eine Sepsis nach Spontanabort. Die Keime
können entweder infolge einer vorangegangenen Entzündung des Gebärmutterinhaltes
schon vorhanden gewesen und durch den Abort aktiviert worden sein. Doch ist dies wohl
sehr selten. Zieht sich jedoch ein Abort sehr lange hin, so ist es bekannt, daß Keime aus
der Scheide, also auch pathogene Keime, sich entlang der entstehenden feuchten Straße
bis in das Innere des Uterus hinein fortentwickeln können. Die Temperaturen werden sub-
febril, die Lochien eitern; meist auf dem Wege über die Parametrien oder die Tuben oder
eine örtliche Parametritis kann es allmählich im Verlauf von einer oder zwei Wochen zur
Entstehung einer Sepsis kommen. Es handelt sich hier um die Leichen von Frauen, die
vorher meist in Krankenhäusern oder Kliniken gelegen haben. In solchen Fällen kann man
eine vorangegangene Abtreibung selbstverständlich nicht ausschließen, ebensowenig aber
auf Grund des medizinischen Befundes allein beweisen.

Entsteht aber die schon oben erwähnte *Sepsis acutissima* (s. S. 937), entstanden schon während des Abortes Schüttelfröste und führte das Krankheitsbild in ganz kurzer Zeit zu den Erscheinungen einer Sepsis zum Tode, bevor
die Kranke überhaupt ins Krankenhaus eingeliefert wurde, so beweist dies
zumindest mit einer sehr hohen Wahrscheinlichkeit einen vorangegangenen
abtreiberischen Eingriff[1].

Handelt es sich um eine Infektion mit *Tetanus-* oder *Gasbrandbacillen* im
Anschluß an einen Abort, so ist zu berücksichtigen, daß es auch hier in ganz
vereinzelten Fällen derartige Infektionen nach Spontanabort gibt. Es handelt
sich hier um Frauen, die im Hocken Garten- und Erdarbeit verrichten, die dabei
keinen Schlüpfer tragen, so daß erdige Bestandteile in die Vagina kommen.
Man wird sich bemühen müssen, durch die Ermittlungen festzustellen, ob die
Verstorbene derartige Verrichtungen vorgenommen hat. War dies nicht der
Fall, so ist das Auftreten von Tetanus oder Gasbrand nach dem Abort ein recht
sicheres Zeichen, ja ein Beweis für eine vorangegangene instrumentelle Fruchtabtreibung (s. auch S. 937).

Die nächste Frage geht dahin, ob Anhaltspunkte dafür bestehen, daß die
Schwangere die instrumentelle Abtreibung *selbst* vorgenommen hat.

Bei Frauen, die schon geboren haben, wird sich dies meist nicht ausschließen
lassen. Es ist oben dargetan worden, daß sie in der Lage sind, unter Leitung
des Fingers das Grübchen zu tasten und das Instrument in den Uterus einzuführen. Umstritten ist, ob Frauen, die noch *nicht geboren* haben, die gleiche
Manipulation an sich vornehmen können. Man hat dies im großen und ganzen
verneint oder zumindest für sehr unwahrscheinlich gehalten. Die Portio
sitzt so hoch, daß die Frauen im allgemeinen nicht in der Lage sind, sie mit
dem Finger zu erreichen. Man sollte annehmen, daß sie sich selbst zum mindesten
dabei Verletzungen verursachen. Nun gibt es aber Frauen, die zwar noch nicht
geboren haben, die aber in sexuellen Dingen sehr versiert sind. Sie sind daran
gewöhnt, an ihren Genitalien zu manipulieren, sich selbst Schutzmittel einzusetzen und haben es gelernt, den Uterus durch entsprechende Innervation der
Bauchpresse mehr nach unten zu drücken. Bei solchen Frauen wird man allerdings nicht ausschließen können, daß sie in der Lage sind, bei sich selbst einen
abtreiberischen Eingriff vorzunehmen. Zwei Beobachtungen von STOECKEL
aus jüngster Zeit haben gezeigt, daß es auch Nulliparae, die keine Scheu vor
solchen Manipulationen haben, nach langer und systematischer Übung fertig-
bekommen können, bei sich selbst instrumentell abzutreiben. Es wird daher
notwendig sein, daß man in einschlägigen Fällen versucht, durch Befragen der

---

[1] *Seifenaborte* (s. S. 936) verursachen mitunter sepsisähnliche Bilder mit Fieber.

Umgebung Ermittlungen darüber anzustellen, ob die betreffende Frau die Neigung hatte, an den eigenen Genitalien zu manipulieren. Sollte dies bejaht werden, so wird man in *solchen* Fällen bei der Nullipara die Möglichkeit einer Selbstabtreibung zugeben müssen.

Daß eine Nullipara mit *normalen* Genitalien „auf Anhieb", *ohne* sich vorher systematisch zu üben, mit dem eigenen Finger bis in den Muttermund oder gar darüber hinauskommt, pflegen wir abzulehnen.

Sind Verletzungen entstanden, so liegen sie bei Selbstabtreibung eher links von der Portio, bei Fremdabtreibungen eher rechts. Natürlich handelt es sich hier nur um eine Regel und nicht um ein feststehendes Gesetz (MERKEL und WALCHER).

Hat sich herausgestellt, daß eine Abtreibung von fremder Hand vorgelegen hat, so wird der Gutachter zusätzlich zur Frage der *fahrlässigen* Tötung Stellung nehmen müssen. Wenn jemand abtreibt und zu vermeiden wünscht, daß er im Falle der Todesfolge nicht wegen fahrlässiger Tötung bestraft werden soll, so wird man von ihm verlangen müssen, daß er bei der Abtreibung ebenso korrekt vorgeht wie der Arzt, der die Schwangerschaft aus medizinischer Indikation unterbricht; dazu gehört, daß das Instrument einwandfrei sterilisiert wird, daß die eigenen Hände nach den Regeln der Asepsis keimfrei gemacht werden, daß die Umgebung der Genitalien abgedeckt wird, daß durch Einführen eines Speculums ein Berühren der Scheidewand mit dem Instrument vermieden wird, und daß man sich bemüht, vor Einführen des Instrumentes den Muttermund keimfrei zu machen. Sind diese Vorsichtsmaßregeln nicht innegehalten worden, so wird man das Vorgehen des Abtreibers als fahrlässig bezeichnen müssen. Wir halten es bei solchen Beurteilungen für notwendig, durch persönliche Gespräche mit dem oder der Beschuldigten den Grad der medizinischen Kenntnisse festzustellen. Doch schützt Unkenntnis nicht vor dem Vorwurf der Fahrlässigkeit. Wer von diesen Dingen nicht hinreichend versteht, muß in Kauf nehmen, daß er außer wegen Abtreibung bei gegebenen Voraussetzungen zusätzlich wegen fahrlässiger Tötung bestraft wird.

War die Folge der Abtreibung nachgewiesenermaßen eine Infektion mit Eitererregern, so wird man Kausalzusammenhang als gegeben annehmen müssen. Dies würde auch für Tetanus- und Gasbrandinfektionen gelten.

Schwierigkeiten macht die Beurteilung der Kausalität, wenn die Manipulationen nicht nur von der oder dem Beschuldigten, sondern späterhin auch von anderen, etwa von der Verstorbenen selbst durchgeführt wurden. Wenn sich ein derartiges Vorbringen nicht widerlegen läßt, kann man nicht wissen, ob die Infektion durch die aktive Abtreiberin oder durch die Verstorbene selbst gesetzt wurde. Läßt sich allerdings durch das zeitliche Auftreten von klinischen Zeichen der Infektion oder durch den Sektionsbefund (Alter der Entzündungserscheinungen) beweisen, daß die Infektion schon erfolgt sein mußte, als die Verstorbene selbst manipulierte, so kommt eine Unterbrechung des Kausalzusammenhanges durch die manuellen Machenschaften der Verstorbenen selbst nicht in Betracht.

Literatur.

Abtreibung.

Gesetzliche Bestimmungen.

BALTHAZARD: Ann. Méd. lég. etc. **22**, 101 (1942). — BECKER: Med. Welt **1939**, 18. — BINDER: Die uneheliche Mutterschaft. Ihre physiologischen, psychiatrischen, sozialen und rechtlichen Probleme. Für Ärzte, Juristen und Fürsorgebeamte. Bern 1941. Ref. Dtsch. Z. gerichtl. Med. **37**, 201 (1943).
CATHALA, CHRISTIAENS, GOURIOU, HEUYER, HUGUENEY, LAMY, PIÉDELIÈVRE, TURPIN et DÉROBERT: Ann. Méd. lég. etc. **30**, 204 (1950).

Dérobert: Ann. Méd. lég. etc. **28**, 193 (1948). — Duvoir et Hausser: Presse méd. **1940** II, 995. Ref. Dtsch. Z. gerichtl. Med. **35**, 287 (1942).

Federhen: Der Arzt im öffentlichen Gesundheitsdienst, S. 479. Stuttgart 1952.

Gardlund: Sv. Läkartidn. **1939**, 1471. Ref. Dtsch. Z. gerichtl. Med. **33**, 3 (1940).

Jaschke, v.: Zbl. Gynäk. **70**, 418 (1948).

Kohlrausch-Lange: StGB., S. 294ff. Berlin 1950. — Konungen: Sv. Läkartidn. **1938**, 466. Ref. Dtsch. Z. gerichtl. Med. **30**, 395 (1938).

Lattes: Atti Soc. ital. Ostetr. **33**, 685 (1937). Ref. Dtsch. Z. gerichtl. Med. **29**, 201 (1938). — Leferenz: Öff. Gesdh.dienst **13**, 44 (1951/52). — Lundborg: Sv. Läkartidn. **1938**, 463. Ref. Dtsch. Z. gerichtl. Med. **30**, 394 (1938).

Maurach: Münch. med. Wschr. **1938** II, 1954. — Moruzi: Rev. Med. leg. etc. **2**, 73 (1937). Ref. Dtsch. Z. gerichtl. Med. **29**, 493 (1938). — Mueller-Walcher: Gerichtliche und soziale Medizin. München u. Berlin 1944.

Neukamp: Med. Klin. **1950**, 1350.

Regan: Doctor and Patient in the Law, S. 245. St. Louis 1949. — Reuter, F.: In Halban-Seitz, Biologie und Pathologie des Weibes, Bd. VIII, Teil 3, S. 1175. Berlin u. Wien 1929.

Schwartz: Sammlung zwangloser Abhandlungen auf dem Gebiet der Psychiatrie und Neurologie. Halle a. S. 1950. Ref. Dtsch. Gesundheitswesen **1950**, 1497. — Simpson, K.: Forensic Medizin. London 1946. — Steinwallner: Ärztl. Sachverst.ztg **44**, 45 (1938).

Thélin: Ann. Méd. lég. etc. **28**, 123 (1948). — Trillot: Ann. Méd. lég. etc. **30**, 204 (1950).

Villinger: Med. Wschr. **1950**, 802. — Visco: Jkurse ärztl. Fortbildg **32**, 59 (1941). — L'aborto oriminoso. Milano: Fratelli Bocca 1941. Ref. Z. gerichtl. Dtsch. Med. **35**, 309 (1942).

Walcher: Leitfaden der gerichtlichen Medizin, S. 123. München u. Berlin 1950. —
Weiss: In Wollenweber, Der Arzt des öffentlichen Gesundheitsdienstes, S. 476ff. Stuttgart 1950. — Winter-Naujoks: Die künstliche Schwangerschaftsunterbrechung. Stuttgart 1949.

Methoden der Abtreibung.

Allgemeindarstellungen.

Dürwald: Dtsch. Gesundheitswesen **1952**, 216.

Haberda: Lehrbuch der gerichtlichen Medizin. Berlin u. Wien 1927. — Haubelt: Die Kriminologie der Fruchtabtreibung in der Gegend von Heidelberg nach ihrem gegenwärtigen Stande. Med. Diss. Heidelberg 1952.

Levin u. Brenning: Fruchtabtreibung durch Gifte. Berlin 1899.

Reuter, F.: In Abderhaldens Handbuch der biologischen Arbeitsmethoden, Bd. 2, Teil 12, 1. A. Berlin u. Wien 1938.

Innere Abtreibungsmittel (außer Hormonen).

Adam: Münch. med. Wschr. **1951**, Sp. 1063. — Aeresin: Zbl. Gynäk. **69**, 1067 (1947).

Basten: Was denken und wissen weibliche erwachsene Personen von der Fruchtabtreibung. Med. Diss. Bonn 1949.

Caffier: Zbl. Gynäk. **69**, 10 (1947). — Cappellani: Arch. Ostetr. **2**, 144 (1938). Ref. Dtsch. Z. gerichtl. Med. **30**, 294 (1938). — Chalmers and Tompsett: Lancet **1938** I, 994.

Dierkes: Beitr. gerichtl. Med. **16**, 8 (1942). — Dubilzig: Münch. med. Wschr. **1951**, Sp. 1418.

Eichholtz: Lehrbuch der Pharmakologie. Berlin-Göttingen-Heidelberg 1948.

Fischer, H.: Handwörterbuch der gerichtlichen Medizin, S. 519. Berlin 1940.

Gitsch: Zbl. Gynäk. **71**, 856 (1949). — Günther: Der Soskintest. Med. Diss. Heidelberg 1952.

Haberda: Lehrbuch der gerichtlichen Medizin, S. 235. Berlin u. Wien 1927. — Hillenberg: Dtsch. Gesundheitswesen **1949** I, 249. — Horstmann: Zbl. Gynäk. **70**, 50 (1948).

Iversen: Ugeskr. Laeg. (dän.) **1942**, 672. Ref. Dtsch. Z. gerichtl. Med. **37**, 120 (1943).

Kehrer: Arch. Gynäk. **90**, 169 (1910). — Kohler: Geburtsh. u. Frauenheilk. **9**, 927 (1949). — Koopmann: Münch. med. Wschr. **1938** II, 1344. — Krakauer: Dtsch. Z. gerichtl. Med. **18**, 626 (1932). — Krauel: Slg Vergift.fälle **8** (A 689) (1937). — Kreuzer: Über innere Abtreibungsmittel, ihre Wirksamkeit und toxische Nebenwirkungen. Med. Diss. Heidelberg 1951.

Levin: Die Fruchtabtreibung durch Gifte, S. 243. Berlin 1899. Gifte und Vergiftungen, S. 986. Berlin 1929. — Lindemann: Zbl. Gynäk. **71**, 860 (1949). — Ludwig: Abtreibungen in dem Landgerichtsbezirk Halle in den Jahren 1935—1939. Med. Diss. Halle 1942. Ref. Dtsch. Z. gerichtl. Med. **38**, 117 (1943).

Martius: Lehrbuch der Geburtshilfe, S. 400. Stuttgart 1948. — Mayer: Slg Vergift.-fälle **6** (B 56), 33 (1935). — Merkel: Dtsch. Z. gerichtl. Med. **32**, 201 (1939/40). — Mueller, B.: Öff. Gesdh.dienst A **5**, 161 (1939). — Bremer Ärztebl. **1949**, H. 3, 69.

Oттow: In Sтоeckels Lehrbuch der Geburtshilfe, S. 367. Jena 1948.
Pietrusky: Gerichtliche Medizin. Berlin 1943. — Ponsold: Lehrbuch der gerichtlichen Medizin, S. 277. Stuttgart 1950.
Reuter, F.: In Halban-Seitz, Biologie und Pathologie des Weibes, Bd. VIII, Teil 3. S. 1227. Berlin u. Wien 1929. — l. c. S. 1235. — Riedl: Scekoslov. Gynäk. 3, 139 (1939), Ref. Dtsch. Z. gerichtl. Med. 31, 453 (1939). — Röniger-Areseva: Dtsch. Gesundheitswesen 1948, 414. — Rosenkranz: Slg Vergift.fälle u. Arch. Toxikol. 14, 147 (1952).
Salm: Dtsch. Gesundheitswesen 1952, 50. — Schifferli: Dtsch. Z. gerichtl. Med. 30, 55 (1938); 31, 239 (1939). — Schretzenmayr: Slg Vergift.fälle 5 (A 408) (1934). — Schultz, D.: Abtreibungsmethoden in der Nachkriegszeit. Med. Diss. Heidelberg 1951. — Schwarz: Handwörterbuch der gerichtlichen Medizin, S. 620. Berlin 1940. — Simpson: Forensic Medicine, S. 163. London 1947. — Soskin: J. Amer. Med. Assoc. 114, 2090. — Starkenstein, Rost u. Pohl: Toxikologie, S. 390. Berlin u. Wien 1929. — Stary: Slg Vergift.fälle 8 (A 673), 63 (1937). — Stutzer: Zbl. Gynäk. 69, 811 (1947).
Tarsitano: Zacchia 5, 199 (1941). Ref. Dtsch. Z. gerichtl. Med. 36, 343 (1942).
Walcher: Leitfaden der gerichtlichen Medizin, S. 125. München u. Berlin 1950.

Hormone und entsprechend wirkende Medikamente als Abtreibungsmittel.

Baluschek: Ist Cyren B ein Abortivum? Med. Diss. München 1947. — Belonoschkin u. Bragulla: Klin. Wschr. 1942, 583. — Binder: Z. Geburtsh. 119, 285 (1939). — Burger u. Dubrauszky: Geburtsh. u. Frauenheilk. 78, 576 (1948).
Ehrhardt u. Koenig: Münch. med. Wschr. 1939 I, 708.
Friedberg: Geburtsh. u. Frauenheilk. 9, 834 (1949). — Frohnwieser: Münch. med. Wschr. 1940 I, 29.
Gentili e Macaggi: Fol. gynaec. et demogr. (Genova) 36, 127 (1939). Ref. Dtsch. Z. gerichtl. Med. 33, 68 (1940).
Kese: Wien. med. Wschr. 1947, Nr 8. Ref. Gynaecologia (Basel) 126, 56 (1948). — Koch: Tierärztl. Rdsch. 45, 781 (1939).
Marker and Hartmann: J. of Biol. Chem. 133, 529 (1933). Zit. nach Baluschek. — Müller, A.: Dtsch. med. Wschr. 1950, 1440.
Portes et Varangot: Presse méd. 1943 I, 78. Ref. Dtsch. Z. gerichtl. Med. 38, 167 (1943).
Ratschow u. Steckner: Klin. Med. 137, 576 (1940).
Schultheiss: Gynaecologia (Basel) 126, 170 (1948). — Schultz, D.: Abtreibungsmethoden in der Nachkriegszeit. Med. Diss. Heidelberg 1951.
Varangot: Arch. Méd. lég. 96, 239 (1943). Ref. Dtsch. Z. gerichtl. Med. 38, 260 (1943). — Mitteilungen der Farbenfabriken Bayer, pharmazeutisch wissenschaftliche Abteilung Ia, W Ia. An die Ärzte „Über synthetische Oestrogene und Schwangerschaftskomplikation".

Dicumanpräparate.

Bayerle u. Marx: Arch. exper. Path. u. Pharmakol. 206, 328 (1949).
Duff and Shull: J. Amer. Med. Assoc. 139, 762 (1949).
Eichholtz: Lehrbuch der Pharmakologie. Berlin-Göttingen-Heidelberg 1951.
Koller u. Pedrazzini: Schweiz. med. Wschr. 1947, 911. — Kuschinsky u. Ludewig: Arch. exper. Path. u. Pharmakol. 210, 404 (1950).
Schellong: In Dennigs Lehrbuch der inneren Medizin, Bd. 2, S. 155. Stuttgart 1950. — Schultze: Arch. exper. Path. u. Pharmakol. 207, 173 (1949).

Elektrizität, Bestrahlung, Beschallung.

Beiser: Zur Frage der Allgemeinwirkung der Radiumstrahlen. Herzbestrahlung und Abortauslösung. Med. Diss. Freiburg 1940. Ref. Dtsch. Z. gerichtl. Med. 35, 507 (1942). — Böni: Schweiz. med. Wschr. 1950, Nr 35, 946. — Brettschneider: Strahlenther. 81, 623 (1950).
Fierz u. Denecke: Schweiz. med. Wschr. 1949, 1109.
Gloggengiesser: Verh. dtsch. Ges. Path. (35. Tagg) 1952, 249.
Haberda: l. c. S. 257 u. 258. — Höpker: Münch. med. Wschr. 1951, Sp. 1143. — Horvath u. Lennert: Kongr.ber. Erlanger Ultraschall-Tagg 1949, S. 180. Ref. Ber. allg. u. spez. Path. 8, 59 (1951).
Ladeburg: Strahlenther. 79, 303 (1949).
Matthes u. Rech: Der Ultraschall in der Medizin. Zürich: Hirzel 1949 (Kongr.ber.). — Müller-Eisert: Med. Klin. 1950, Nr 7, 197.
Peters: Kongr.ber. Erlanger Ultraschall-Tagg 1949, S. 166. Ref. Ber. allg. u. spez. Path. 8, 229 (1951). — Pohlmann: Die Ultraschalltherapie. Stuttgart 1951.
Raab u. Hoffmann: Dtsch. Z. gerichtl. Med. 30, 79 (1938). — Robecchi: Ginecologia (Torino) 8, 303 (1942). Ref. Dtsch. Z. gerichtl. Med. 37, 203 (1943).

SACHS: Ref. Zbl. Path. **87**, 95 (1951). — SACHS u. WEGENER: Ultraschall in Med. **4**, 55 (1952). Ref. Dtsch. Z. gerichtl. Med. **41**, 494 (1952). — SCHULTZ, D.: Die in den Nachkriegsjahren geläufigen Abtreibungsmethoden, dargestellt an Hand von Gerichtsakten und persönlichen Erkundigungen. Med. Diss. Heidelberg 1951. — STREIBL: Dtsch. med. Wschr. **1950**, Nr 17, 584. — STUHLFAUTH: Med. Klin. **1950**, Nr 22, 712. — Münch. med. Wschr. **1950**, 115. THIELE: Arch. Gynäk. **181**, 210 (1952). — Ultraschall in Med. **4**, 49 (1952). VELTMANN: Dtsch. Gesundheitswesen **1951**, 550. WOCHER: Der Ultraschall in der Medizin, Bd. 2. Stuttgart 1950. — WUTTKE: Münch. med. Wschr. **1950**, 859.

Maßnahmen an der Vagina.

AMATI: Fol. gynaec. et demogr. (Genova) **35**, 619 (1938). Ref. Dtsch. Z. gerichtl. Med. **31**, 453 (1939).
GÖRÖG: Beitr. gerichtl. Med. **13**, 36 (1935).
HABERDA: l. c. S. 236.
JAEGER: Zbl. Gynäk. **1941**, 283.
MASSIMI: Clin. ostetr. **42**, 83 (1940). Ref. Dtsch. Z. gerichtl. Med. **33**, 349 (1940).
OLIVA: Clin. ostetr. **44**, 101 (1942). Ref. Dtsch. Z. gerichtl. Med. **36**, 343 (1942).
PISTUDDI: Clin. ostetr. **45**, 97 (1943). Ref. Dtsch. Z. gerichtl. Med. **38**, 260 (1943).
TADDEI: Rass. Ostetr. **49**, 61 (1940). Ref. Dtsch. Z. gerichtl. Med. **33**, 222 (1940).
VALENZI: Atti Soc. ital. Ostetr. **24**, Suppl. 2, 152 (1938). Ref. Dtsch. Z. gerichtl. Med. **30**, 396 (1938).

Maßnahmen an der Cervix.

HABERDA: l. c. S. 247.
MULLER: Ann. Méd. lég. etc. **19**, 544 (1939).

Maßnahmen im Innern des Uterus.

Siehe Allgemeindarstellungen, außerdem GUSECK: Zbl. Gynäk. **74**, 910 (1952). — SCHULTZ, D.: Abtreibungsmethoden der Nachkriegszeit. Med. Diss. Heidelberg 1951.

Folgen der Abtreibung.

Abtreibungsverletzungen an der Frucht.

GREBE: Geburtsh. u. Frauenheilk. **12**, 333 (1952).
HABERDA: Lehrbuch der gerichtlichen Medizin, S. 255. Berlin u. Wien 1927.
PONSOLD: Dtsch. Z. gerichtl. Med. **33**, 293 (1941).
REUTER: In HALBAN-SEITZ, Biologie und Pathologie des Weibes, Bd. VIII, Teil 3, S. 1215. Berlin u. Wien 1929.
SCHÖNBERG: In DETTLING, SCHÖNBERG, SCHWARZ, Lehrbuch der gerichtlichen Medizin, S. 345. Basel 1951. — SCHWARTZ: Amer. J. Obstetr. **39**, 881 (1940). Ref. Dtsch. Z. gerichtl. Med. **33**, 413 (1940).
TEICHMANN: Kriminalistik **17**, 93 (1943). — THÉLIN-CAMPICHE: Rev. Droit pénal **18**, 1205 (1938). Ref. Dtsch. Z. gerichtl. Med. **32**, 72 (1939/40).

Blutungen.

BRINDEAU et DESOUBRY: Gynéc. et Obstétr. **45**, Nr 2 (1946). Ref. Gynaecologia (Basel) **123**, 134 (1947). — BUCHALY: Ärztl. Wschr. **1949**, 12.
HEBERER: Münch. med. Wschr. **1951**, Sp. 1320. — HEYNEMANN: In HALBAN-SEITZ, Biologie und Pathologie des Weibes, Bd. 8. Wien 1947.
MITTELSTRASS: Dtsch. Gesundheitswesen **1949**, 212.
THOMSEN: Ärztl. Wschr. **1947**, Nr 57/58, 920.

Luftembolie.

DONALD-TEARA: Lancet **1944** I, 242.
HAUSBRANDT: Dtsch. Z. gerichtl. Med. **30**, 19 (1938).
MERKEL: Dtsch. Z. gerichtl. Med. **33**, 338 (1934).
NOLTE: Über Schocktod bei abtreiberischen Handlungen. Med. Diss. Düsseldorf 1936. Ref. Dtsch. Z. gerichtl. Med. **30**, 85 (1938).
OBERSTEG, IM: Dtsch. Z. gerichtl. Med. **39**, 646 (1949).
PONSOLD: Dtsch. Z. gerichtl. Med. **32**, 255 (1940).
SARUBITZKY: Russ. Arch. path. Anat. **5**, 7 (1939). — SIMONIN: Ann. Méd. lég. etc. **28**, 133, 135 (1948). — SÜSS: Über zwei eigenartige Todesfälle an Luftembolie bei Abtreibungsversuchen mittels Fahrradluftpumpe. Med. Diss. München 1939. Ref. Dtsch. Z. gerichtl. Med. **34**, 71 (1941). — SWAGER: Nederl. Tijdschr. Geneesk. **1943**. Ref. Zbl. Path. **82**, 371 (1944/45).

THOMASSEN: Zbl. Path. **71**, 71 (1939). — TRILLOT et VALLATX: Ann. Méd. lég. etc. **30**, 243 (1950).

WERKGARTNER: Wien. klin. Wschr. **1938 II**, 1017. Ref. Dtsch. Z. gerichtl. Med. **31**, 230 (1939).

ZIGEUNER: Dtsch. Z. gerichtl. Med. **41**, 409 (1952).

Salbenembolien.

ABEL: Dtsch. med. Wschr. **1932 I**, 620.

MARENHOLTZ, Frh. v.: Ärztl. Sachverst.ztg **1932**, 85.

SACHS: Z. Geburtsh. **102**, 433, 642 (1932). — SELLHEIM: Münch. med. Wschr. **1932 I**, 335. — Mschr. Geburtsh. **90**, 441 (1932).

Schocktod bei Abtreibung.

STRASSMANN, G.: Lehrbuch der gerichtlichen Medizin, S. 99. Stuttgart 1931.

Verätzungen und Intoxikation.

ADAM: Dtsch. Z. gerichtl. Med. **41**, 416 (1952). — ADESSI: Clin. ostetr. **41**, 205 (1939). Ref. Dtsch. Z. gerichtl. Med. **31**, 535 (1939).

CAMERER: Dtsch. Z. gerichtl. Med. **31**, 21 (1939). — CAVALLAZZI: Med. ital. **22**, 397 (1941). Ref. Dtsch. Z. gerichtl. Med. **36**, 252 (1942).

ERDLE: Seltene Komplikationen bei kriminellem Abort durch Spülungen mit Seifenlösung. Med. Diss. Münster i. Westf. 1937. Ref. Dtsch. Z. gerichtl. Med. **30**, 295 (1938).

JETTER and HUNTER: New England J. Med. **240**, 794 (1949).

KJÄRGAARD: Nord. Med. **1941**, 1531. Ref. Dtsch. Z. gerichtl. Med. **36**, 72 (1942).

Schäden durch Seifenlösungen.

ADAM: Dtsch. Z. gerichtl. Med. **41**, 416 (1952).

CHATILLON: Schweiz. med. Wschr. **1945**, 939.

DREYFUS: Wien. med. Wschr. **1937 I**, 541. Ref. Dtsch. Z. gerichtl. Med. **29**, 88 (1938).

FASSBENDER: Zbl. Path. **87**, 288 (1951).

HASELHORST: Dtsch. med. Wschr. **1948**, 337. — Geburtsh. u. Frauenheilk. **10**, 152 (1950).

HEITER: Geburtsh. u. Frauenheilk. **9**, 822 (1949). — HELLER: Zbl. Gynäk. **71**, 943 (1949). — HERRMANN: Ann. Méd. lég. etc. **28**, 127 (1948).

MOELL: Zbl. Gynäk. **69**, 824 (1947). — MULLER: Ann. Méd. lég. etc. **19**, 248, 643 (1939).

SCHOLZ: Ärztl. Wschr. **1952**, 109. — SCHRECK: Mündliche Mitteilung.

WEINIG u. SCHWERD: Dtsch. Z. gerichtl. Med. **40**, 649 (1951).

VINTILÄ: Spital (rum.) **1941**, 61. Ref. Dtsch. Z. gerichtl. Med. **35**, 287 (1942).

Infektionen nach Abtreibung.

FALK u. BLINICK: Amer. J. Obstetr. **50**, 168 (1945).

HELLMANN: Zbl. Gynäk. **70**, 712 (1948).

JANBON u. a.: Presse méd. **1939 I**, 453. Ref. Dtsch. Z. gerichtl. Med. **31**, 536 (1939).

KAEDING: Z. Geburtsh. **127**, 266 (1947).

SAAR: Dtsch. Z. gerichtl. Med. **40**, 599 (1951).

Gasbrandinfektion.

DIETEL: Zbl. Gynäk. **71**, 1010 (1949).

TSCHERNE: Zbl. Gynäk. **61**, 1725 (1939).

Tetanus post abortum.

ARBOGAST u. EMBACHER: Zbl. Gynäk. **62**, 39 (1940).

BOBROWA: Akuš. i Ginek. **1941**, Nr 2, 47. Ref. Dtsch. Z. gerichtl. Med. **35**, 405 (1942). — BUSCH: J. Amer. Med. Assoc. **116**, 2750 (1941). Ref. Dtsch. Z. gerichtl. Med. **36**, 158 (1942).

DENOIX: Presse méd. **1941 II**, 718. Ref. Dtsch. Z. gerichtl. Med. **35**, 508 (1942).

FLECHTNER u. QUAST: Zbl. Gynäk. **49**, 975.

ROESSING: Bruns' Beitr. **176**, 408 (1947). — RONDORF: Zbl. Gynäk. **74**, 317 (1952).

SPIEGEL: Arch. Gynäk. **103**, 367 (1914).

Abtreibungsverletzungen.

BRANCH and COOPER: West. J. Surg. **57**, 163 (1949). Ref. Ber. allg. u. spez. Path. **7**, 101 (1950).

CAILLOT et AMBRE: Bull. Soc. Obstétr. Paris **26**, 598 (1937). Ref. Dtsch. Z. gerichtl. Med. **29**, 448 (1938). — CANTONE: Ginecologia (Torino) **1940**, 6. Ref. Dtsch. Z. gerichtl. Med. **35**, 86 (1942). — COLAT, VALETAS et KIRSCH: Ann. Méd. lég. etc. **30**, 103 (1950). — CONTAMIN et AMBRE: Rev. franç. Gynéc. **34**, 370 (1939). Ref. Dtsch. Z. gerichtl. Med. **33**, 413 (1940).

DAVID: Clin. ostetr. **42**, 24 (1940). Ref. Dtsch. Z. gerichtl. Med. **33**, 349 (1940).
FATYOL: Orv. Hetil (ung.) **1937**, 980. Ref. Dtsch. Z. gerichtl. Med. **29**, 334 (1938).
GUARESCHI: Ateneo parm. **12**, 41 (1941). Ref. Dtsch. Z. gerichtl. Med. **36**, 78 (1942).
HUSSLEIN: Wien. klin. Med. **2**, 855 (1947). Ref. Ber. allg. u. spez. Path.**2**, 469 (1948).
LUCA, DE: Clin. ostetr. **44**, 313 (1942). Ref. Dtsch. Z. gerichtl. Med. **37**, 270 (1943).
MANZ: Beitr. gerichtl. Med. **15**, 46 (1939). — MATUSOVSZKY: Dtsch. Z. gerichtl. Med. **35**, 508 (1942). — MAZPANOVA: Akuš i. Ginek. **1940**, Nr 7/8, 36. Ref. Dtsch. Z. gerichtl. Med. **35**, 92 (1942).
PALLOS: Zbl. Gynäk. **1937**, 2703.
SALVINI: Ann. Ostetr. **62**, 291 (1940). Ref. Dtsch. Z. gerichtl. Med. **33**, 413 (1940). — SIMPSON: Lancet **1949 III**, 6541.
VERESSI: Atti Soc. ital. Ostetr. **34**, Suppl. 4, 581 (1938). Ref. Dtsch. Z. gerichtl. Med. **31**, 83 (1939).

Kriminologie und Psychologie.

ALEXANDROW: Untersuchungen über die Persönlichkeit der passiven Abtreiberin. Bern 1947.
BICHLMEIER: Dtsch. Z. gerichtl. Med. **35**, 125 (1942). — BRACHTEL: Zbl. Gynäk. **1939**, 1523. — BUHTZ u. SPECHT: Arch. Kriminol. **108**, 137 (1941).
CHYLAK: Polska Gaz. lek. **1938**, 781. Ref. Dtsch. Z. gerichtl. Med. **31**, 266 (1939).
GÄNSSLER: Kritische Beobachtungen der Sektionsbefunde bei Abtreibungen nach dem Leichenmaterial des Ger. Med. Instituts München von 1927—1937. Med. Diss. München 1939. Ref. Dtsch. Z. gerichtl. Med. **33**, 152 (1940). — GEISLER: Die verschiedenen Methoden des kriminellen Abortes. Med. Diss. Würzburg 1940. Ref. Dtsch. Z. gerichtl. Med. **36**, 252 (1942). — GROSSIMMLINGHAUS: Geschichte der Abtreibung. Med. Diss. Heidelberg 1949.
HAMELTON: Amer. J. Obstetr. **41**, 61 (1941). Ref. Dtsch. Z. gerichtl. Med. **35**, 187 (1942). — HERDÉN: Vjschr. gerichtl. Med. **24**, 43 (1905).
JAHNS: Das Delikt der Abtreibung im Landgerichtsbezirk Duisburg in der Zeit von 1910—1935. Jena 1938. Ref. Kriminalistik **13**, 143 (1938).
KEMPSKI: Münch. med. Wschr. **1937 II**, 1260. — KRUG: Münch. med. Wschr. **1940 II**, 1274.
LAX: Zbl. Gynäk. **69**, 1346 (1947). — LINDEN: Dtsch. Ärztebl. **1941 II**, 334.
MEINERT: Kriminalistik **1949**, 183. — MEISINGER: Dtsch. Z. gerichtl. Med. **32**, 226 (1939/40).
NEUWEILER: Mschr. Geburtsh. **109**, 137 (1939).
OHNESORGE: Zbl. Gynäk. **1941**, H. 19.
PASMORE: J. Obstetr. **44**, 455 (1937). Ref. Dtsch. Z. gerichtl. Med. **29**, 328 (1938). — PELKONEN: Orvosképzés (ung.) **29**, 363 (1939). Ref. Dtsch. Z. gerichtl. Med. **32**, 262 (1939/40). — PHILIPP: Zbl. Gynäk. **1940**, H. 3. — PREISER: Mschr. Kriminalbiol. usw. **1937**, H. 12. — Dtsch. Z. gerichtl. Med. **30**, 3 (1938).
REICHERT: Arch. Gynäk. **173**, 266, 291 (1942). — REICHLING: Abortivmittel und Methoden des kriminellen Abortes im Landgerichtsbezirk Essen. Med. Diss. Münster 1939. Ref. Dtsch. Z. gerichtl. Med. **35**, 85 (1942). — RIES: Öff. Gesdh.dienst B **7**, 457, 477 (1942).
SAMIY: Arch. Kriminol. **110**, 129 (1942). — SCHMIDT: Münch. med. Wschr. **1940 II**, 931.
TORBENK WITH: Ann. Méd. lég. etc. **28**, 191 (1948).
WINTER: Dtsch. Gesundheitswesen **1949 I**, 718.

Vorgehen nach BOERO.

GANDER: Schweiz. med. Wschr. **1936**, 570.
KEIL: Dtsch. Gesundheitswesen **1948**, 538. — KOCH: Zbl. Gynäk. **69**, 720 (1947). Dtsch. Gesundheitswesen **1948**, 671.
NÖLLE: Zbl. Gynäk. **70**, 62 (1948).
ROMANIELLO: Riv. Ostetr. **22**, 219 (1940). Ref. Dtsch. Z. gerichtl. Med. **35**, 405 (1942).

Begutachtung.

ANGELIS, DE: Riv. Ostetr. **22**, 102 (1940). Ref. Dtsch. Z. gerichtl. Med. **33**, 413 (1940)
CAVALLAZZI: Arch. di Antrop. crimin. **61**, 324 (1941). Ref. Dtsch. Z. gerichtl. Med. **36**, 252 (1942).
DAVID u. PIERINGER: Handwörterbuch der gerichtlichen Medizin, S. 68. Berlin 1949.
FRAENCKEL: Dtsch. Z. gerichtl. Med. **15**, 216 (1930).
GERSTENHAUER: Dtsch. Z. gerichtl. Med. **32**, 251 (1939/40). — GYÖRGI: Zbl. Gynäk. **1941**, 2105.
HEYNEMANN: Geburtsh. u. Frauenheilk. **1942**, 2.
KERNBACH y HURGHISIU: Arch. Inst. Med. leg. Univ. Cluj **1936**, 81. Ref. Dtsch. Z. gerichtl. Med. **29**, 89 (1938). — KLUGMANN: 20 Todesfälle post abortum. Beitrag zum kriminellen Abort. Med. Diss. Köln 1939. Ref. Dtsch. Z. gerichtl. Med. **33**, 68 (1940).

LANG e ZUECH: Clin. ostetr. **44**, 126 (1942). Ref. Dtsch. Z. gerichtl. Med. **37**, 144 (1943). —
LAVES u. BERG: Münch. med. Wschr. **1950**, 665.
MATZDORFF: Handwörterbuch der gerichtlichen Medizin, S. 252. Berlin 1940. — MEIX-
NER: Wien. klin. Wschr. **1942**, 381. Ref. Dtsch. Z. gerichtl. Med. **38**, 59 (1943). — MERKEL
u. WALCHER: Gerichtsärztliche Diagnostik und Technik, S. 205. Leipzig 1951.
PIETRUSKY: Handwörterbuch der gerichtlichen Medizin, S. 242. Berlin 1940.
RANDAZZO: Riv. Ostetr. **24**, 4 (1942). Ref. Dtsch. Z. gerichtl. Med. **36**, 499 (1942). —
REUTER: In HALBAN-SEITZ, Biologie und Pathologie des Weibes, Bd. 8, Teil 3, S. 1206.
Berlin u. Wien 1929. — RÜTHER: Zbl. Gynäk. **1939**, 1857. — RUNG: Kriminalistik **17**, 111
(1943).
SCHRETZMANN: Öff. Gesdh.dienst **6**, 176 (1940). — STÖCKEL: Ist instrumentelle Selbst-
abtreibung durch eine Erstgeschwängerte möglich? Erscheint in Dtsch. Z. gerichtl. Med.
WALCHER: Handwörterbuch der gerichtlichen Medizin, S. 740. Berlin 1940. — WAT-
TENYL: Mschr. Geburtsh. **110**, 342 (1940).

III. Kindestötung.

a) Gesetzliche Bestimmungen.

Die Tötung des neugeborenen Kindes, durch die Mutter auch durch die uneheliche, wurde
im Strafrecht des *Mittelalters*, in der Bambergensis und in der Carolina (der peinlichen
Gerichtsordnung Karls V) mit qualvollen Todesstrafen geahndet. Art. 131 der Carolina
lautete:

„Straff der weiber so ire Kinder tödten: Item welches weil ire Kind, das leben und glid-
mass empfangen hett, heymlicher bosshafftiger williger weiss ertödtet, die werden gewönlich
lebendig begraben und gepfelt. Aber darinnen verzweiffelung zuverhütten, mögen die selben
übelthätterin iun welchem gericht die bequemlicheyt des wassers darzu vorhanden ist,
ertrenckt werden. Wo aber solche übel offt geschehe, wollen wir die gemetten gewohnheyt
des vergrabens und pfelens umb mer forcht willen, solcherbosshaftigen weiber auch zu lassen
oder aber das vor dem erdrencken die übelthätterin mit glühenden zangen gerissen werde,
alles nach radt der rechtverstendigen."

Das alte *Preußische* Strafrecht von 1851 sah bei einer Kindestötung bei oder nach der
Geburt für die uneheliche Mutter noch die Todesstrafe durch das Beil vor, für die eheliche
Mutter sogar das Rädern mit Schleifung der Verbrecherin zum Richtplatz. Humaner war
das *Badische* Strafrecht von 1845. Es sah in solchen Fällen nur Zuchthausstrafen vor, und
zwar von 6—15 Jahren; zwischen der ehelichen und unehelichen Geburt wird hier nicht
unterschieden.

Der Gesetzgeber der modernen Zeit hat den durch die meist heimliche uneheliche Geburt veranlaßten psychischen Sonderzustand der Mutter in Rechnung
gestellt und für jene Vorgänge, bei denen eine uneheliche Mutter ihr uneheliches
Kind während oder gleich nach der Geburt vorsätzlich tötet, den Sondertatbestand der *Kindestötung* eingeführt und für solche Fälle das Strafmaß wesentlich gemildert.

Die einschlägige deutsche Bestimmung lautet: § 217 StGB.: Eine Mutter, welche ihr
uneheliches Kind in oder gleich nach der Geburt vorsätzlich tötet, wird mit Zuchthaus
nicht unter 3 Jahren bestraft.

Sind mildernde Umstände vorhanden, so tritt Gefängnisstrafe nicht unter 2 Jahren ein.

Die Berechtigung dieser Bestimmung ist späterhin des öfteren bestritten worden. In
einem Sozialstaat genießt die uneheliche Mutter einen weitgehenden gesetzlichen Schutz.
Es kann keine Rede davon sein, daß sie es nötig hat, heimlich niederzukommen, und dann
nicht weiß, wo sie mit dem Kinde bleiben soll. In solchen Fällen wird für sie ohne Berücksichtigung der Geldfrage ein Platz zur Niederkunft beschafft, wenn sie sich an die zuständigen
Behörden wendet. Die Sorge für das neugeborene Kind übernimmt nach deutschem Recht
als Vormund das *Jugendamt* (§ 35 des Reichsgesetzes über Jugendwohlfahrt). Es ist die
vornehmste Aufgabe des Jugendamtes, dafür zu sorgen, daß das Kind in Pflege untergebracht
wird, wenn die Mutter nicht in der Lage ist, aus eigener Kraft für das Kind Sorge zu tragen:
dies ist heutzutage auch allen Frauen bekannt. Man kann daher darüber im Zweifel sein,
ob der Sondertatbestand der Kindestötung heutzutage noch angemessen ist (GUMMERS-
BACH, SCHOEN). Es kommt hinzu, daß man bei einer etwaigen Verurteilung wegen Totschlages unter Anrechnung mildernder Umstände auch keine höheren Strafen anzusetzen
brauchte, als bei einer Verurteilung wegen Kindestötung.

Tatsächlich besteht aber die Bestimmung über Kindestötung zu Recht, und es gehört zu den Aufgaben des Gutachters, diesem Rechtszustand Rechnung zu tragen. Für diesen Tatbestand, aber nur für diesen, nicht etwa für Beginn des Lebens im Rahmen des Zivilrechtes beginnt ausnahmsweise das Leben schon mit *Beginn der Geburt*. Wird das Kind in der Gebärmutter vor Beginn der Geburt getötet, so handelt es sich um Abtreibung, hat die Geburt schon begonnen, so liegt der Tatbestand der Kindestötung vor. Doch lehrt die Erfahrung, daß eine Tötung in der Geburt kaum jemals vorkommt.

Der Tatbestand der Kindestötung gilt, wie schon erwähnt, nur für die *uneheliche* Mutter, die die Tat am eigenen unehelichen Kind vollbringt. Ist die *eheliche Mutter* oder der *Vater* oder eine andere Person der Täter, so handelt es sich um einen Totschlag bzw. um einen Mord. Der Ausdruck „gleich nach der Geburt" ist vom RG. so interpretiert worden, daß es sich hier um eine Zeit handelt, in welcher der durch die Geburt hervorgerufene Erregungszustand andauert (KOHLRAUSCH und LANGE).

In früherer Zeit war in manchen Staaten die Zeit, innerhalb welcher der Tatbestand der Kindestötung noch angenommen wurde, genau begrenzt, und zwar nach dem früheren württembergischen, sächsischen und braunschweigischen StGB. auf die ersten 24 Std nach der Geburt, im früheren bayrischen StGB. auf die ersten 3 Tage (F. REUTER). Im geltenden Recht ist diese Zeit nicht genau festgelegt. Aus dem auf S. 963 zitierten Fall ergibt sich, daß ein Gericht noch wegen Kindestötung verurteilte, obwohl die Tat erst 36 Std nach der Geburt ausgeführt und die Täterin inzwischen (sie war Ärztin) ihrer ärztlichen Tätigkeit nachgegangen war.

Das *schweizerische* Strafrecht (§ 216) hat die Beschränkung auf die uneheliche Geburt fallen lassen. Die dortige Bestimmung über Kindestötung gilt für alle Mütter, die ihr Kind vorsätzlich töten, solange sie unter dem Einfluß des Geburtsvorganges stehen (HÜSSY).

Das *britische* Strafrecht (Gesetz von 1938), das aber nicht für Schottland gilt, macht keine grundsätzlichen Unterschiede zwischen der ehelichen und der unehelichen Geburt. Zum Tatbestand gehört allerdings, daß die Tötung bald nach der Geburt erfolgte, wobei hierfür der weitgehende Zeitraum von 12 Monaten angenommen wird. Doch wird verlangt, daß die Tat entweder gleich nach der Geburt oder einem längeren Zwischenraum unter dem Einfluß des *Stillens* geschehen ist. Das Strafmaß ist auch in England verhältnismäßig milde. Der größte Teil der Mütter, die sich schuldig gemacht haben, werden oft auf Wohlverhalten entlassen (SIMPSON). Ein derartiges Tötungsdelikt liegt nach britischer Rechtsauffassung nur vor, wenn das Kind vom Kreislauf der Mutter abgetrennt war. Geschah die Tötung vorher, so handelt es sich nicht um Kindestötung; die Verhältnisse liegen also anders als im deutschen Recht (COWBURN).

Auch das *französische* Strafrecht kennt keinen Unterschied zwischen der Tötung des ehelichen und unehelichen Kindes. Es sieht auch für die Geburt eines neugeborenen Kindes noch die Todesstrafe vor (§§ 300, 304, Code pénal); sie wurde aber fast nie verhängt (MARTIN, HÜSSY).

Das *österreichische* Strafrecht macht grundsätzlich keinen Unterschied zwischen der Tötung eines ehelichen und unehelichen Kindes, sieht aber bei ehelicher Mutterschaft eine Strafverschärfung vor. Auch die Unterlassung des nötigen Beistandes nach der Geburt wird unter Strafe gestellt (§ 139), ferner stellt Geburtsverheimlichung, auch Unterlassung der Zuziehung einer Hebamme oder einer anderen Hilfe eine besondere strafbare Handlung dar (§§ 339, 340; HABERDA).

b) Kriminologie und Psychologie der Kindestötung.

Kindestötungen sind nicht allzu selten; im Gebiet des ehemaligen Deutschen Reiches wurden 1937 365 und 1938 360 Fälle bekannt[1]. Die regionale Verteilung ist ungleichmäßig (Graf GLEISPACH). Für Baden geht die Erfahrung dahin, daß die Kindesmorde in Südbaden, das von Alemannen bewohnt wird, häufiger sind als in dem von Pfälzern und Franken bewohnten Nordbaden. Ein *deutlicher* Einfluß der Religion der jeweiligen Bevölkerung konnte nicht nachgewiesen werden (SAUER).

---

[1] Darstellung der Kriminologie der Kindestötung in *Italien*. Siehe GILLI: Min. Leg. **72**, 135 (1952).

Wie häufiger im Schrifttum ausgeführt worden ist (MÜLLER-HESS), kommt es kaum vor, daß ein schwangeres Mädchen schon während der Schwangerschaft oder Geburt den Vorsatz faßt, das Kind umzubringen. Es kommt ihr nur der Gedanke, sie wünsche, daß das Kind tot sei. Der Entschluß zur Tötung wird ohne langes Überlegen meist erst nach der Geburt gefaßt[1], wobei passives Verhalten beim Tötungsvorgang bevorzugt wird. Nach unseren Erfahrungen liegen die Verhältnisse am häufigsten etwa wie folgt: das unehelich schwanger gewordene Mädchen verheimlicht gegenüber ihrer Umgebung die Schwangerschaft. Wenn sie fürchtet, daß der Mutter oder sonst der Umgebung das Fehlen von Menstruationswäsche auffallen würde, ist es vorgekommen, daß die entsprechenden Wäschestücke mit Tierblut beschmutzt werden oder daß die Menstruationswäsche einer anderen Frau als eigene Wäsche bezeichnet wird. Doch wird derartiges heutzutage wohl nur in ländlichen Gegenden unterlaufen, in denen die modernen hygienischen Mittel noch nicht hinreichend verbreitet sind. Die Zunahme des Leibesumfanges wird durch geschicktes Anziehen, auch durch Tragen geeigneter Mieder verborgen. Die Erfahrung lehrt immer wieder, daß dies möglich ist, selbst wenn das schwangere Mädchen in einem Krankenhaus oder gar in einem Arzthaushalt arbeitet (BILL) und ständig unter Beobachtung von Schwestern oder eines Arztes steht. Es kommt wohl noch hinzu, daß es sich meist um jüngere Mädchen mit straffen Bauchdecken handelt, deren Leibesumfang nicht so auffällig zunimmt. Auch fällt eine derartige Zunahme Personen, die ständig mit der Betreffenden in Berührung kamen, oft viel weniger auf, als jemandem, der diese Frau nur selten sieht. Macht jemand aus der Umgebung eine Bemerkung, so macht die Schwangere Ausflüchte, sie weist z. B. auf das gute Essen im Haushalt hin. Die übrigen Schwangerschaftsbeschwerden werden, soweit sie vorhanden sind, unterdrückt. Die Erfahrung lehrt, daß Mädchen, die die Schwangerschaft verheimlichen wollen, sich sehr zusammennehmen können. In vielen Fällen ist auch der Schwängerer nicht eingeweiht. Das Mädchen fürchtet eine abweisende Reaktion, es hat manchmal auch eine ausgesprochene Abneigung, diesen Mann zu heiraten. *Kinderwäsche* wird nicht besorgt, auch für die Niederkunft selbst wird keine Vorsorge getroffen. Der Gedanke an die bevorstehende Geburt wird verdrängt durch die gewaltsam genährte Hoffnung, daß es noch nicht soweit sei. Der Tag der Niederkunft wird halb unbewußt möglichst so ausgerechnet, daß noch lange Zeit ist, z. B. so, daß zum Termin der ersten ausgebliebenen Menstruation noch volle 9 Monate hinzuaddiert werden. Da es bekanntlich hier und da vorkommt, daß in der ersten Zeit der Schwangerschaft, etwa in der Zeit der fälligen Menstruation noch blutige Flüssigkeit abgeht, wird dieses Vorkommnis zum Anlaß genommen, die Geburt noch viel später zu erwarten. Schließlich treten *Wehen* ein. Aber auch der Beginn dieser Wehen wird manchmal verkannt, sei es in Wirklichkeit, sei es aus dem Bestreben heraus, den Beginn der Geburt eben nicht wahrhaben zu wollen. Die Wehen werden stärker, die Gebärende zieht sich unter einem Vorwand in ihr Zimmer zurück. Schließlich springt die Blase. Dieser Vorgang läßt keinen Zweifel mehr, daß es sich um eine Geburt handelt. Aber auch jetzt wird davon abgesehen, Hilfe herbeizurufen, obwohl dies in vielen Fällen an sich möglich gewesen wäre. Die Gebärende, die vielleicht in einer Klinik laut geschrien und eine Schar von Helfern in Bewegung gesetzt hätte, gibt keinen Laut von sich. Sie winkelt unwillkürlich die Beine an, schließlich wird das Kind geboren. Nunmehr geht die Tötung entsprechend der Passivität der Frau in

---

[1] Es gibt Ausnahmen: Eine Kindesmörderin besprach während der Schwangerschaft den Plan der Tötung mit einer Freundin, die ihr jedoch keinen Glauben schenkte.

recht vielen Fällen so vor sich, daß die Mutter einfach unter der Bettdecke liegenbleibt. Die Täterin sagt späterhin aus, wenn sie ein Geständnis ablegt, sie habe
gefühlt, wie das Kind zwischen den Beinen zappelte und wie es allmählich still
wurde. Danach kommt wohl jener Zustand der Ermattung, der die Frauen
einige Zeit nach der normalen Geburt ergreift. Die Frau schläft für eine Weile
ein, sie erwacht bald wieder entweder, weil sie sich auf der durchnäßten Unterlage nicht wohlfühlt, oder weil die Placenta zu kommen beginnt. Das Kind
wird nunmehr scheu besehen, manchmal abgenabelt, manchmal wird dies unterlassen. Meist verwendet wohl die Täterin einige bedauernde Worte oder Gedanken für das tote Kind. Wenn dann die Placenta geboren ist — mitunter
auch vorher — pflegt sie aufzustehen, sie macht sich notdürftig sauber, verbirgt
das Kind und die blutige Wäsche und schläft aus[1]. Schon am nächsten Morgen
geht sie wieder zur Arbeit oder entschuldigt sich noch einen Tag unter irgendeinem Vorwand. Danach wird gearbeitet. Da die frisch Entbundene auch noch
einen gewissen Leibesumfang hat, fällt der Unterschied nicht besonders auf.
Die weitere Abnahme des Leibesumfanges geschieht so allmählich, daß die
Umgebung es nicht merkt.

In den nächsten Tagen muß die Täterin an die *Beseitigung der Kindesleiche*
und der Placenta gehen. Die Placenta kann man im Klosett verschwinden
lassen, wenn sie zerrissen wird, auch im Spülklosett. Die Kindesleiche wird
möglichst harmlos eingepackt und entweder in ein Gewässer geworfen oder in
Gartenanlagen verloren oder in den Wald getragen und abgelegt oder auch heimlich vergraben. In einem Sonderfalle hielt es die Täterin für richtig, die Kindesleiche dem Schwängerer als Postpaket ins Haus zu schicken. Manchmal macht
die Beseitigung der Leiche der Mutter auch gewisse Schwierigkeiten, insbesondere
bei engem Zusammenwohnen. In manchen Heimen findet eine Kontrolle am
Ausgang statt. In anderen Fällen fürchtet die Mutter neugierige Fragen nach
dem Inhalt des Paketes. Sie weiß nicht recht, was mit der Leiche geschehen
soll und läßt sie unter Umständen so lange im Zimmer im Kleiderschrank liegen,
bis der Umgebung der Fäulnisgeruch auffällt und die Kindesleiche bei der Untersuchung entdeckt wird, worauf der unangenehme Geruch zurückzuführen ist.
In anderen Fällen bemüht sich die Kindesmutter, die Leiche durch Verbrennung
zu beseitigen. Auch dies ist nicht ganz einfach. Der Verkohlungsgeruch des
Eiweißes pflegt aufzufallen. Nicht immer steht ein geeigneter Ofen zur Verfügung.
Auch muß kräftig gefeuert werden, bevor die Kindesleiche bis zur Unkenntlich-
keit verkohlt. In Anbetracht derartiger Schwierigkeiten entschließt sich die
Kindesmutter mitunter die Leiche zu *zerstückeln*, nachdem sie erkannt hat,
daß sie sie im Ganzen im Spülklosett nicht herunterspülen kann. Sie schneidet
Kopf und Gliedmaßen ab und versucht nunmehr, die einzelnen Teile im Klosett
herunterzuspülen. Aber auch wenn dies gelingt, führt dies später zu Verstopfungen. Wenn nach der Ursache der Verstopfungen geforscht wird, kommen
Kindesteile zum Vorschein. Manchmal bleibt es auch beim *Versuch* einer Leichenzerstückelung; es ist kein geeignetes Messer vorhanden. Die Kindesmutter ist
auch nicht entsprechend geschult, die Wirbelsäule des Kindes zu durchtrennen
und die Gliedmaßen abzulösen. So bleibt es mitunter bei dem Versuch, den
Kopf des Kindes abzutrennen. Dann wird der Versuch der Zerstückelung aufgegeben und die Leiche wird auf andere Weise beseitigt. Nicht jeder *Halsschnitt*
an der Leiche eines Kindes bedeutet daher, daß das Kind durch Halsschnitt
getötet wurde. Man muß hier auch daran denken, daß aus den oben erwähnten
Gründen eine Leichenzerstückelung versucht worden ist.

---

[1] Eine Kindesmutter ging am gleichen Abend tanzen (A.Z. 2 Ks 3/53, Staatsanwaltschaft
Karlsruhe).

Nicht immer ist der Vorgang der Tötung so passiv, wie das hier dargelegt wurde. In anderen Fällen findet eine *Erdrosselung* des Kindes etwa mit einer Nabelbinde, mit einer Schlüpfer- oder Korsettschnur, mit einem Schnürsenkel oder mit einem Bindfaden statt. Es kommt vor, daß in der Eile bei Umschnürung des Halses nicht jede Tour der Umwicklung über den Hals geht, ferner daß das Strangwerkzeug bei den letzten Umwicklungen auch über das Gesicht des Kindes, auch durch den geöffneten Mund oder über die Brust des Kindes geht. Eine andere Art des gewaltsamen Erstickungstodes wäre das *Erwürgen*[1], entweder von vorne her, so daß der Daumen links die Haut des Halses zusammendrückt und die übrigen Finger rechts, fast häufiger wird aber die Hand so weit um den Hals des Kindes herumgelegt, daß die Spuren der Fingernägel zu beiden Seiten des Nackens des Kindes wahrzunehmen sind. Wird der Hals zwischen den gespreizten Daumen und den übrigen Fingern zusammengedrückt, so kann eine Kombination zwischen Erwürgen und Erdrosseln zustande kommen. Manchmal will die Kindesmutter das Kind nach der Geburt zunächst am Schreien verhindern und hält ihm im hastigen Zugriff Mund und Nase zu. Dann entstehen in der Umgebung von Mund und Nase Kratzer. Ferner werden unter Umständen die Finger in den Mund eingeführt. Dabei können Einrisse des weichen Gaumens und des Rachens vorkommen[2] (HABERDA). Es mag auch hinzukommen, daß beim hastigen Zufassen der Mund aufgerissen wird (s. auch Selbsthilfe S. 985). Seltener ist wohl das Einführen eines knebelartigen Gegenstandes in Mund und Rachen. Wir haben dies einmal bei der Tötung eines Säuglings nicht durch die Mutter, sondern durch den Vater erlebt. Aus Japan wird berichtet, daß manche Mütter ihre Kinder so töten, daß sie auf Mund und Nase angefeuchtetes Seidenpapier legen; es legt sich so fest um diese Öffnungen, daß es zum Erstickungstode kommen kann. Seltene Todesarten bestehen darin, daß die Kindesmutter das Kind im Bett gewaltsam erdrückt; auch daß sie das lebende Kind einwickelt oder in einen Sack tut und dann ins *Wasser* wirft, ist sicherlich recht selten. Wir haben es in der Nachkriegszeit einmal erlebt, daß ein Mädchen, das kein Heim hatte und das in einem Park entbunden hatte, so handelte. Viel häufiger ist es dagegen, daß die Mutter während der Preßwehen sich auf einen mit *Wasser gefüllten Eimer* setzt oder ein ländliches Klosett aufsucht, unter dem sich die Senkgrube befindet. Das Kind fällt dann unter Durchreißen der Nabelschnur in die Jauche und ertrinkt unter Aspiration der jauchigen Flüssigkeit, ebenso ertrinkt es, wenn es in einen mit Wasser gefüllten Eimer geboren wird. Da die Mutter nach der Geburt noch eine Weile auf dem Eimer sitzen bleibt und Schleim, Fruchtwasser und Blut verliert, pflegt das Kind auch gleichzeitig Blut und Schleim zu aspirieren. Bei der Geburt des Kindes in den Eimer oder ins Klosett wird man manchmal den *Vorsatz* nicht eindeutig genug nachweisen können; wenigstens wird zu erwägen sein, ob es möglich ist, daß die Kindesmutter die beginnende Geburt mit einer Darmkolik verwechselt und sich deshalb auf den Eimer oder das Klosett gesetzt hat (s. unten S. 987). Es ist gelegentlich auch vorgekommen, daß ein Kind durch *Schläge* auf den Kopf getötet wurde oder dadurch, daß es an den Beinen ergriffen und mit Kopf und Rumpf auf eine feste Unterlage *aufgeschleudert* wurde. Recht selten ist eine Kindestötung durch *Beilhiebe*, ebenso durch *Umdrehen des Halses*. Dies gilt auch für *Stichverletzungen*, wobei allerdings in der früheren Literatur das Einstechen von Nadeln in die Gegend der großen Fontanelle hervorgehoben wurde, was durchaus nicht immer sofort zum Tode führen muß, manchmal vielleicht überlebt

---

[1] Eine Kindesmutter drückte beim Würgen den Kehlkopf mit solcher Gewalt gegen die Wirbelsäule, daß dabei der Oesophagus rupturierte (Sekt.-Nr. 25/53).

[2] Neuerdings BOLTZ: Dtsch. Z. gerichtl. Med. **42**, 71 (1953).

wird und nur durch Zufall später herauskommt (Manz, Heep u. a.). Von anderen
Werkzeugen sind in seltenen Fällen Messer, Scheren und Feilen benutzt worden.
Daß eine Mutter das neugeborene Kind noch *lebend verbrennt*, ist sicherlich ein
sehr ausgefallener Vorfall (Reuss, Merkel, Werkgartner). Etwas häufiger
mag es vorgekommen sein, namentlich in früherer Zeit, daß die Kindesmutter
das Kind *aussetzt*. Das Neugeborene ist hinsichtlich der Entziehung von Wärme
recht empfindlich. Kaltes Baden, Unterkühlung dadurch, daß fließendes Leitungswasser längere Zeit über das Kind gerieselt wird, kann zum Tode führen,
ebenso wenn etwa ein Kind nachts an das offene Fenster gestellt worden ist.
Die Möglichkeit eines Nachweises derartiger Todesarten sind verhältnismäßig
gering. Eine Diagnose wird nur möglich sein durch Ausschluß eines natürlichen
Todes und dadurch, daß sich aus den Ermittlungen einschlägige Anhaltspunkte
ergeben. Es handelt sich hier um Manipulationen, die den sog. *Engelmacherinnen*
zugeschrieben wurden, das sind Frauen, die Pflegekinder annehmen, die sie
aber in stillschweigender Übereinstimmung mit der Mutter ums Leben kommen
lassen. Dazu würde auch gehören, wenn die Pflegemütter durch vorsätzliche
oder bedingt vorsätzliche falsche Ernährung eine Dyspepsie oder eine andere
alimentäre Erkrankung hervorrufen (s. auch Schmid). In Zeiten, in denen die
Pflegemütter einer regelmäßigen ärztlichen Aufsicht unterstehen, sind solche
Vorfälle recht selten geworden. *Vergiftungen* von Neugeborenen oder Säuglingen sind gleichfalls sehr selten und mehr aus früherer Zeit bekanntgeworden
(Schrifttum Buhtz und Beck und Abschnitt Toxikologie). Daß man daran
denken muß, daß sich unter einer Säuglingsenteritis auch einmal eine *Arsenvergiftung* verbergen kann, ist im Abschnitt Arsenvergiftungen besprochen
worden (s. S. 645).

Nicht selten sind die Kindesmütter in *geistiger* Beziehung abartig, mehr
oder minder schwachsinnig oder gemütskalt (Elo). Doch braucht derartiges
durchaus nicht der Fall zu sein. Ich habe Fälle von Kindestötung erlebt, in
denen es sich um ausgesprochen intelligente, in höheren Berufen tätige Mädchen
handelte, die aus ihrer Lage keinen anderen Ausweg mehr zu wissen glaubten.
Sie hatten eine unüberwindliche Scheu, sich der Umgebung zu offenbaren.

Sogar eine unehelich geschwängerte Ärztin, die im Krankenhaus, in dem sie Assistentin
war, heimlich niederkam, verhielt sich bei der Tötung des Kindes, das sie erdrosselte, in
keiner Weise anders als andere Kindesmörderinnen auch. Es bestand lediglich der Unterschied, daß sie die Tat erst etwa 36 Std nach der Geburt beging, nachdem sie das Kind bis
dahin im Kleiderschrank aufbewahrt hatte, in der Hoffnung, es werde ohne ihr aktives
Zutun ums Leben kommen. In der Zwischenzeit hatte sie Visite gemacht. Trotz ernsthafter
Bedenken entschloß sich das damals zuständige Sondergericht doch wegen Kindesmordes
zu verurteilen mit Rücksicht darauf, daß die psychischen Nachwirkungen der Geburt noch
angehalten hatten.

Verhältnismäßig selten kommt es vor, daß die uneheliche Mutter *mehrfach* einen Kindesmord begeht (Niedenthal), ebenso ist es nicht häufig, daß die *eheliche* Mutter ihr Kind
gleich nach der Geburt tötet oder womöglich wiederholt tötet. Das bisher darüber Bekannte
wurde von Buhtz zusammengestellt. Wir verfügen über eine Erfahrung darüber, daß eine
verheiratete Frau im Zusammenwirken mit dem Ehemann das neugeborene Kind tötete,
so daß die Ehefrau wegen Kindestötung und der Ehemann wegen Totschlages verurteilt
werden mußte. Auch ist in seltenen Fällen bekanntgeworden, daß die Väter das ehelich
geborene Kind bald nach der Geburt ums Leben brachten. Soweit es sich hier nicht um
Geisteskranke (Schizophrene) handelte, waren Zweifel an der Vaterschaft und Eifersuchts-
ideen das Motiv (Pfister-Amende, Langelüddeke, Ley). Nicht alltäglich ist auch
ein von Nippe beschriebener Vorfall, bei dem eine Pflegerin einer Heil- und Pflegeanstalt
Gerichtsakten einer in der Anstalt zu beobachtenden Kindesmörderin in die Hände bekam,
sie las und dann ihr uneheliches Kind auf die gleiche Weise ums Leben brachte, nämlich
durch Ausstopfen des Mundes mit Verbandstoff und Textilgewebe.

Daß die Mutter das Kind selbst durch grobe Gewalt tötet, nachdem es
gefüttert und angezogen ist, habe ich weder persönlich erlebt, noch wird dies im

61*

Schrifttum dargetan. Derartiges verhindert wohl doch das natürliche Muttergefühl (Graf GLEISPACH); soll das Kind zu dieser späteren Zeit noch beseitigt
werden, so übernimmt dies eher ein anderer, z. B. der Schwängerer.

Bezüglich der *Arten* der Kindestötung läßt sich aus den vorliegenden Statistiken folgendes entnehmen: Nach einer aus österreichischem Material stammenden Statistik von
72 Fällen wurde das Kind 14mal durch absichtliche Unterlassung des Beistandes getötet,
durch Erwürgen 15mal, durch mechanische Erstickung 12mal, durch Vergraben 6mal, durch
Fußtritte 5mal, durch Einwerfen in den Abort 3mal, durch Ertränken 3mal, durch Erfrierenlassen 3mal, durch Einsperren in eine Truhe 2mal, durch Erdrücken mit dem Knie 2mal,
durch Erdrücken auf dem Boden 1mal, durch Herauswerfen aus dem Fenster 1mal, durch
Erstechen mit der Schere 1mal, durch Erdrücken in den Armen 1mal, durch Gebären in
den Kübel 1mal, durch Verrenken des Halses 1mal, durch Aussetzen 1mal und 1mal sogar
so, daß das Kind anscheinend lebend den Schweinen vorgeworfen wurde (F. REUTER).
Diese Angaben stammen aus der Zeit vor dem ersten Weltkrieg. Es scheint so, daß mit
dem Zunehmen der Zivilisation die gewaltsamen und rohen Tötungsarten seltener werden.
Nach einer Aufstellung von RENNEBAUM aus dem Jahre 1936 in Norddeutschland überwiegen neben der passiven Tötung durch Liegenlassen, die vielfach nur als fahrlässige Tötung
verurteilt wurde, von aktiven Tötungsarten gewaltsames Ersticken und eigenartigerweise
auch Ertränken; dann folgen Erwürgen und Schädelzertrümmerung, schließlich Erdrosseln.
Wir begutachteten kürzlich einen Kindesmord, bei welchem die Mutter das Kind nach vor-
herigen Äußerungen und nach dem Geständnis vorsätzlich in den Abort geboren hatte.

c) Gerichtsmedizinische Untersuchung und Begutachtung.

1. Allgemeines und prozessuale Bestimmungen.

Bei der Untersuchung der Leiche eines neugeborenen Kindes wird der obduzierende Arzt auf den Tatbestand der Kindestötung Rücksicht nehmen müssen;
denn die deutsche Strafprozeßordnung bestimmt:

§ 90 StPO.: Bei Öffnung der Leiche eines neugeborenen Kindes ist die Untersuchung
insbesondere auch darauf zu richten, ob es nach oder während der Geburt gelebt hat, und
ob es reif oder wenigstens fähig gewesen ist, das Leben außerhalb des Mutterleibes fortzusetzen.

Dementsprechend enthalten die Vorschriften der deutschen Länder über
das Verhalten von Gerichtsärzten bei Leichenöffnungen auch ins einzelne gehende
Vorschriften, worauf bei derartigen Sektionen zu achten ist. Dies wird im Laufe
der weiteren Ausführungen genauer besprochen werden.

Gewisse Schwierigkeiten tauchen auf, wenn an sich nicht lebensfähige Kinder
dennoch Atemzüge getan haben, was immer wieder vorkommt. Nach maßgebender juristischer Auffassung ist zur Erfüllung des Tatbestandes des § 217
StGB. weder Reife noch Lebensfähigkeit erforderlich (SCHWARTZ). Wenn ein
Fet von 28 cm Länge atmet und vielleicht auch einen Laut von sich gibt, was
bekanntlich vorkommt, so ist eine gewaltsame Tötung dieses Feten dennoch
eine Kindestötung, obwohl das Kind nicht am Leben bleiben konnte. Trotzdem
wird die Frage der Lebensfähigkeit bei der Begutachtung in Fällen von Kindestötung praktisch eine erhebliche Rolle spielen (s. unten S. 964).

Bei der Sektion der Leiche und bei der späteren Begutachtung sind der
Reihe nach folgende Fragen zu erörtern:

War das Kind lebensfähig?

Hat das Kind gelebt?

War das Kind neugeboren und wie lange mag es im Falle vorangegangenen
Lebens gelebt haben?

Woran ist das Kind gestorben?

Ergeben sich Anhaltspunkte für eine gewaltsame Tötung und wie wurde
sie überschläglich durchgeführt?

2. Feststellung der Lebensfähigkeit.

Die sichersten Anhaltspunkte für die Lebensfähigkeit gibt die *Länge* der
Kindesleiche, die mit Sorgfalt unter Streckung, aber nicht unter Ausreckung

der Gliedmaßen gemessen werden muß. Es ist zu berücksichtigen, daß die Körperlänge nach dem Tode bei einem neugeborenen Kinde infolge von Erschlaffung von Muskeln und Bändern um 1—2 cm zunimmt (SIEBERT).

Das Körpergewicht, das schon beim lebenden Kinde sehr schwanken kann, wird bei Untersuchungen von Leichen oft dadurch noch unzuverlässiger, daß es infolge Ablaufen oder Verdunstung von Körperflüssigkeit laufend abnimmt. Trotzdem wird man die Leiche wiegen müssen. Für Leichenöffnungen außerhalb der Institute sind geeignete Waagen konstruiert worden, deren Handhabung allerdings verhältnismäßig umständlich ist.

Für die Beurteilung der Kindeslänge gilt auch jetzt noch das in der Geburtshilfe bekannte Schema, nach welchem eine Frucht im 1. Monat $1 \times 1 = 1$ cm lang ist, im 2. Monat $2 \times 2 = 4$ cm usw. bis zum 5. Monat $5 \times 5 = 25$ cm. Vom 6. Monat an wird die Länge des Kindes so ermittelt, daß man die Zahl des Monats mit 5 multipliziert. Sie würde also im 6. Monat $6 \times 5 = 30$ cm, am Ende des 7. Monats $7 \times 5 = 35$ cm und am Ende des 10. Monats $10 \times 5 = 50$ cm betragen. Selbstverständlich handelt es sich hier um Angaben, die nicht immer auf den Zentimeter genau richtig sind. Doch haben sich diese Zahlen praktisch im großen und ganzen bewährt.

Unter den Monatsangaben sind immer *Mondmonate* zu je 28 Tagen zu verstehen. Doch darf man nicht vergessen zu berücksichtigen, daß der Laie, also auch der Jurist daran gewöhnt ist, die Schwangerschaft nicht in 10 Mondmonate, sondern in 9 Kalendermonate zu 30 bzw. 31 Tagen einzuteilen. Man muß daher bei Mitteilung seines Ergebnisses besonders betonen, daß es sich um *Mondmonate* zu je 28 Tagen handelt und jeweils hinzufügen, welchem Kalendermonat das Ergebnis entspricht. Man wird auch darauf achten müssen, daß dies bei späteren Vernehmungen der Kindesmutter oder von Zeugen berücksichtigt wird; sonst setzt man sich der Gefahr aus, daß nicht berechtigte Widersprüche entstehen.

Als *lebensfähig* gilt ein Kind, das 35 cm lang ist. Man wird aber gut tun, eine Sektion auch durchzuführen, wenn die Länge des Kindes etwas geringer ist. Die Bestimmung des alten preußischen Hebammenlehrbuches, nach der die Grenze bei 32 cm anzusetzen ist, sollte auch in der gerichtlichen Medizin in der Weise berücksichtigt werden, daß man die Lebensfähigkeit bis zu dieser Grenze zumindest offen läßt, jedenfalls nicht wegen Lebensunfähigkeit des Kindes auf die Leichenöffnung verzichtet. Beträgt die Länge weniger als 32 cm, so ist man berechtigt, die Lebensfähigkeit auf Grund der äußeren Besichtigung der Leiche zu verneinen. Damit würde der Tatbestand der Kindestötung praktisch ausscheiden. Als strafbare Handlung käme nur noch eine *Abtreibung* in Frage. Man wird die Frucht auf entsprechende Verletzungen ansehen. Ich würde es aber für richtig halten, wenn man trotzdem eine Leichenöffnung anschließt, wenn sie auch nach den Sektionsvorschriften der deutschen Länder vom rein forensischen Standpunkt aus nicht mehr als erforderlich angesehen wird (s. Abschnitt „Beginn des Lebens" S. 907).

Wenn die Lebensfähigkeit festgestellt worden ist, so wird man sich noch darum kümmern, ob das Kind reif war.

Ein nicht reifes Kind ist zwar weniger durch den Geburtsvorgang, wohl aber in der Zeit nach der Geburt gefährdet. Ein reifes Kind ist 48—52 cm lang. Das Gewicht beträgt in weiten Schwankungen rund 3000 g, der Kopfumfang 34—35 cm. Scheitelbeindurchmesser rund 9,2 cm, Stirnhinterhauptsdurchmesser rund 10,5 cm, Kinnhinterhauptsdurchmesser 13 cm, die Schulterbreite 12,5 cm, die Hüftbreite 8 cm. Der Nabel steht etwa in der Mitte von Schambein und Schwertfortsatz des Brustbeines. Die Nabelschnur ist im Mittel in weiten Schwankungen 50 cm lang. Die Placenta wiegt rund 500 g, die Nasen- und Ohrenknorpel sind ausgebildet, der Descensus testiculorum ist vollendet, bzw. die großen Schamlippen bedecken die kleinen. Die Wollbehaarung ist im allgemeinen nicht mehr vorhanden mit Ausnahme des Schulterbezirkes. Die Nägel pflegen die Fingerkuppen zu überragen, während die Zehennägel meist nur die Zehenkuppen erreichen oder auch nicht ganz erreichen.

Ist die Kindesleiche *zerstückelt* worden, so daß nur noch einzelne Teile in die Hand des Gutachters kommen, oder ist sie durch andere postmortale Einflüsse

Tabelle 16. *Termine des Auftretens der Knochenkerne in den einzelnen Schwangerschaftsmonaten.* [Nach der Zusammenstellung von SIEBERT: Dtsch. Z. gerichtl. Med. **34**, 491 (1941).]

	1. Monat	2. Monat	3. Monat	4. Monat	5. Monat	6. Monat	7. Monat	8. Monat	9. Monat	10. Monat
Arcus vertebrarum (paarig) .	—	Cervicales (M)	Thoracales, Lumbales	Sacrales	—	—	—	—	—	—
Corpus vertebrae (meist unpaar)	—	—	Thoracal Lumbal (L)	Sacral 1—5	Dens Epistr.	—	—	—	ev. Sacr. 4—5	—
Costae	—	Costa VII, 8 W. dann bis I u. XII (L)		—	ev. Cerv. VII	Proc. costarii I. Lumb. W	Massae lat. Sacri Tb. ant. proc. transv. Cervicalwrb. VII		VI u. V	IV—II
Sternum . . .	—	—	—	Manularium und akzess. Zentren (oberstes Segment des Korpus unpaarig)						2. u. 3. Segment
Os ilium. . . .	—	—	1. Perichondr. Ossif. and. Inc. ichs. maj. 2. enchond. dorsale, 3. enchond. ventrale Ossifikation (4. Monat) (L)				—	—	—	—
Os ischii. . . .	—	—	—	Os ischii (105 Tg.) (M)			—	—	—	—
Os pubis . . .	—	—	—	—	Os pubis (5—7 Mon.) (L)		—	—	—	—
Femur	—	Diaphyse (42 Tg.) (M)	—	—	—	—	—	—	distale Epiphyse	
Tibia	—	Diaphyse (44 Tg.) (M)	—	—	—	—	—	—	—	—
Fibula.	—	Diaphyse (55 Tg.) (M)	—	—	—	—	—	—	—	—
Calcaneus . . .	—	—	—	periost. Kern (H)	enchond. Kern (H)		—	—	—	—
Talus	—	—	—	—	—	enchond. Kern ev. 2 Kerne		—	—	—
Tarsalia distalia	—	—	—	—	—	—	—	—	—	Cuboides ev. 2 Kerne
Metatarsalia . .	—	—	Diaphys. (9.—10.W.)	—	—	—	—	—	—	—
Phalanx I . . .	—	—	Diaphysen 3.—4. Mon.		—	—	—	—	—	—
II . .	—	—	Diaphysen konstant 2.—4. Zehe oft bis nach der Geburt verzögert. 5. Zehe oft bis zum 3. Jahr verzögert.							
III . .	—	—	Diaphys. 9.—11. W.	Diaphyse der 5. Zehe oft bis 2 Jahre verzögert.						
Clavicula . . .	—	2 Zentren 6. Woche (M)	—	—	—	—	—	—	—	—
Scapula	—	Scapula 8. Woche (M)	—	—	—	—	—	—	—	—
Humerus . . .	—	Diaphyse 6.—7. W. (M)	—	—	—	—	—	—	—	—
Radius	—	Diaphyse 7. Woche	—	—	—	—	—	—	—	—
Ulna	—	Diaphyse 7. Woche	—	—	—	—	—	—	—	—
Metacarpalia . .	—	—	Diaphys. 9. Woche (M)	—	—	—	—	—	—	—
Phalanx I . . .	—	—	Diaphys. 9. Woche (M)	—	—	—	—	—	—	—
II . .	—	—	Diaphys. 11.—12.W (M)	—	—	—	—	—	—	—
III . .	—	Diaphys. 7.—8. W. (M)	—	—	—	—	—	—	—	—

so zerstört worden, daß nur noch *Skeletteile* der Untersuchung zugänglich sind, oder werden aus der Asche eines Ofens Teile herausgefunden, die von verbrannten Kinderleichen stammen, so ergibt sich für den Gutachter die Aufgabe, aus der Untersuchung der Skeletteile den Fetalmonat bzw. die Lebensfähigkeit des Kindes festzustellen.

Es ist zweckmäßig, sich im Institut einer Sammlung von fetalen Knochen aus den verschiedensten in Frage kommenden Fetalmonaten und aus der Zeit der ersten Lebenswochen anzulegen. Sorgfältig aufbewahrt gibt eine derartige Sammlung gute Teste für die Bestimmung des Fetalmonats bzw. der Lebensfähigkeit, wenn dem Gerichtsmediziner Kinderknochen zur Begutachtung zugehen.

Darüber hinaus wird man sich an die Größenangaben halten müssen, die im Schrifttum niedergelegt wurden. Hier können zunächst die *Knochenkerne* bzw. das Fortschreiten der Verknöcherung in den Knochen Anhaltspunkte für den jeweiligen Fetalmonat geben.

So kann das Ausmessen des sagittalen Durchmessers des Knochenkernes des *Fersenbeines* Anhaltspunkte geben, und zwar folgende:

im 8. Monat	4,2— 7 mm
im 9. Monat	7,5— 9 mm
im 10. Monat	8,0—10,5 mm
ausgetragenes Kind	9,5—13 mm.

Das Promontorium und die konkave Biegung des Kreuzbeines sind im 6. Monat deutlich ausgebildet. Die Verknöcherung des Würfelbeines beginnt erst kurz vor oder nach der Geburt.

Bei Sektionen pflegt man den BÉCLARDschen Knochenkern an der unteren Femurepiphyse besondere Aufmerksamkeit zu schenken. Bei reifen Neugeborenen soll dieser Kern im Durchschnitt einen Durchmesser von 5 mm haben. Doch ergaben Nachuntersuchungen, daß dieser Kern auch bei reifen Kindern fehlen kann und daß seine Größe bedeutenden Schwankungen unterworfen ist. Man wird daher einschlägige Befunde nicht als ausschlaggebend bewerten dürfen (SAETTELE). Sicherer ist dagegen eine Bewertung des Auftretens des Knochenkernes in der oberen Tibiaepiphyse. Er ist fast regelmäßig bei rechtzeitiger Geburt vorhanden, wird aber nicht vor dem 9. Monat vorgefunden (SIEBERT).

Vorstehende Tabelle 16 gibt einen Überblick über das Auftreten der Knochenkerne in den einzelnen Schwangerschaftsmonaten.

An einem Material von 500 Feten hat HILL auf Grund von vorwiegend durch röntgenologische Untersuchungen erhobenen Befunde folgende Ergebnisse erzielt, die gegebenenfalls bei der Feststellung der Lebensfähigkeit bzw. des Reifegrades mitverwertet werden können. Wie aus der Tabelle ersichtlich, decken sich die Angaben *nicht* völlig mit der von SIEBERT angegebenen Tabelle.

Tabelle 17. *Übersicht über die Verknöcherung des Skelets während der Fetalmonate nach den röntgenologischen Untersuchungen von* HILL *(im Auszug wiedergegeben).*

4 Mondmonate.
Durchschnittliche Schädel-Steißlänge 157 mm.

Kopf:	1. Bogengänge klar herausgebildet.
	2. Zähne: mittlere und vielleicht seitliche Schneidezähne haben verkalkte Kronen.
Wirbelsäule:	Etwa 27 Wirbelkerne ausgebildet, mit zusätzlicher kernloser Wirbelsäule am cephalen Ende und mit einem einzelnen Kern am caudalen Ende.
Extremitäten:	1. Phalangen der Hand vollständig.
	2. Beckengürtel; Os ilii und Os ischii.

5 Mondmonate.
Durchschnittliche Schädelsteißlänge 194 mm.

Kopf:	1. Beginnende Verknöcherung der Scheitelbeine.
	2. Bogengänge klar herausgebildet.
	3. Zähne: mittlere und seitliche Schneidezähne haben unten und oben Kronen. Eckzähne beginnen zu verkalken.
	4. Os hyoideum zeichnet sich mitunter ab.
Wirbelsäule:	Etwa 28 Kerne erkennbar. Auch die Querfortsätze zeigen Kerne.
Extremitäten:	1. Auftreten eines Kernes im Schambein.
	2. Auftreten des Kernes im Calcaneus.

6 Mondmonate.
Durchschnittliche Schädelsteißlänge 233 mm.

Kopf:
1. Bogengänge zum Teil verdunkelt.
2. Scheitelbeine beginnen zu verknöchern, doch nicht immer.
3. Die Kronen der Schneidezähne, der Eckzähne und möglicherweise der ersten Milchmolaren beginnen zu verkalken.
4. Das Zungenbein zeichnet sich häufiger ab.

Wirbelsäule: Etwa 29 Kerne erkennbar.

Extremitäten: Knochenkerne im Calcaneus und Talus sichtbar.

7 Mondmonate.
Durchschnittliche Schädelsteißlänge 272 mm.

Kopf:
1. Bogengänge generell etwas verdunkelt.
2. Zähne: zweite Milchmolare hier und da noch nicht verkalkt.
3. Das Zungenbein zeichnet sich meist ab.

Wirbelsäule:
1. Keine wesentlichen Veränderungen gegenüber dem Vormonat. Doch sind die Kerne der Querfortsätze deutlicher geworden.
2. Zusätzlich tauchen in den bilateralen Kreuzbeinflügeln 1—2 Kerne auf.

8 Mondmonate.
Durchschnittliche Schädelsteißlänge 298 mm.

Kopf:
1. Die Bogengänge werden dadurch mehr verdunkelt, daß die Kopfknochen zunehmend verkalken.
2. Zähne: Alle Milchzahnkronen sind zusätzlich verkalkt.
3. Das Os hyoideum zeichnet sich zusätzlich ab.

Wirbelsäule:
1. Die Knochenkerne sind häufiger geworden.
2. Die bilateralen Flügelkerne im Kreuzbein treten häufiger auf.

Extremitäten: Häufiger bei Mädchen, seltener bei Knaben wird die distale Femurepiphyse sichtbar.

9 Mondmonate.
Durchschnittliche Schädelsteißlänge 332 mm.

Kopf:
1. Bogengänge alle mehr oder weniger verdunkelt.
2. Os hyoideum meist ausgebildet.

Wirbelsäule:
1. Es sind ständig 29 Kerne erkennbar, mitunter auch 30 oder 31.
2. Bilaterale Flügelkerne des Kreuzbeines meist vorhanden.

Extremitäten:
1. Distale Femurepiphyse bei Knaben und Mädchen ausgebildet.
2. Proximaler Tibiakern bei Mädchen, mitunter auch bei Knaben ausgebildet.
3. An der Fußwurzel ist zusätzlich der Kern des Os cuboideum hier und da bei Mädchen erkennbar.

10 Mondmonate.
Durchschnittliche Schädelsteißlänge 348 mm.

Kopf: Bogengänge fast verdunkelt.

Gliedmaßen:
1. Proximaler Tibiakern bei Knaben und Mädchen ausgebildet.
2. Kern des Os cuboideum bei Mädchen und meist bei Knaben ausgebildet.
3. Humeruskopf bei einigen Mädchen und wenigen Knaben ausgebildet.
4. Kern des Proc. coracoideus bei beiden Geschlechtern hier und da vorhanden.

Von Einzelheiten aus dem Ossifikationsgeschehen sei folgendes herausgehoben: Die Ossifikation der Schädelknochen beginnt gegen Ende des zweiten Monats durch Auftreten mehrerer später miteinander verschmelzender Knochenkerne. Nicht selten entstehen aber Ossifikationsdefekte. Die ursprünglich vorhandene *radiäre Struktur* der Schädelknochen und die ausgefransten Ränder verschwinden im Laufe der Entwicklung. Im letzten Fetalmonat ist nur noch sehr wenig von der radiären Struktur zu bemerken. Die Ränder der Knochen und die Stellen der Knochenbildung sind glatt geworden. Insbesondere fehlen auch die Scheitelbeinhöcker (SIEBERT). Ein brauchbares Verhältnis soll bestehen zwischen der Längenzunahme des *Schlüsselbeines* zur Gesamtlänge. In der ersten Schwangerschaftshälfte beträgt die Länge des Schlüsselbeines $^1/_{10}$ der Körpergröße. Auch soll der Fetus so viele Zentimeter lang sein, wie die Hälfte der Mandibula in Millimeter mißt (SZASZ). Mit gewissen Fehlern wird man hier natürlich rechnen müssen.

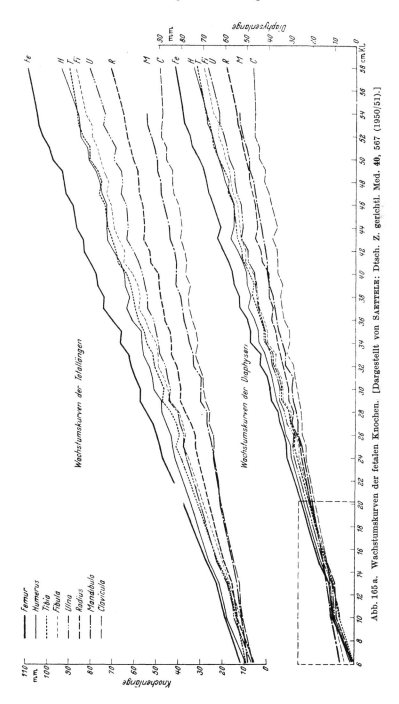

Abb. 165 a. Wachstumskurven der fetalen Knochen. [Dargestellt von SAETTELE: Dtsch. Z. gerichtl. Med. **40**, 567 (1950/51).]

Bezüglich der *Zahnentwicklung* ist zu sagen, daß im 6. Fetalmonat bereits die Zahnscherbchen der oberen und unteren Schneidezähne ausgebildet sind. Am Anfang des 7. Monats entwickeln sich die Scherbchen der ersten Molaren, in der Mitte des 8. Monats erfolgt die Ausbildung der Hartgebilde der zweiten Molaren. Beim reifen Neugeborenen sind im allgemeinen die Kronen der Schneidezähne völlig ausgebildet (SIEBERT).

Werden fetale Skeletteile aufgefunden, so wird man die Länge der zur Verfügung stehenden Knochen messen.

Waren die aufgefundenen Knochen der *Hitze* ausgesetzt, so verkürzen sie sich so erheblich, daß die Maße 1—2 Monate hinter dem Alter der verbrannten Frucht zurückbleiben

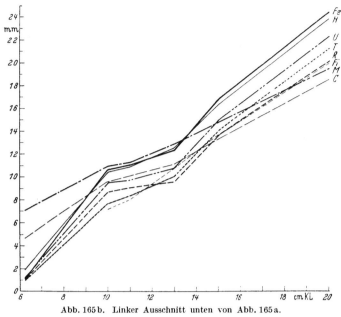

Abb. 165 b. Linker Ausschnitt unten von Abb. 165 a.

(Schrader) [1]. Da man nicht weiß, ob der vorgelegte Knochen auch ausgeglüht wurde, empfiehlt es sich, ihn nachzuglühen. Findet man in einer Ofenasche die Endglieder der Finger und Zehen unversehrt vor, so kann man daraus schließen, daß die Frucht älter als 3 Monate gewesen ist. Bei Feten, die älter als 4 Monate sind, sind die Gehörknöchelchen trotz ihrer großen Zerbrechlichkeit nach ihrer Calcination unter Umständen noch in der Asche auf-

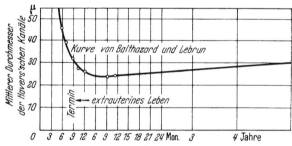

Abb. 166. Kurve der mittleren Durchmesser der Haversschen Kanäle beim Fetus. (Aus Dérobert et Hausser: La pratique médico-légale, S. 144. Paris 1938.)

zufinden. Findet man den Anulus tympanicus vor, so handelt es sich um Teile von Feten, die den 4. Entwicklungsmonat überschritten haben (Muller).

Auch wenn die Knochen nicht der Hitze ausgesetzt waren, wird man sie in vielen Fällen in *maceriertem* Zustand ohne ihre knorpeligen Teile vorfinden. Für diese Diaphysen sind Relationen zur Körperlänge des Fetus ausgearbeitet worden (Balthazard und Dervieux, zit. nach Dérobert und Hausser). Für die Messung empfiehlt sich die Benutzung eines Nonius.

In neuester Zeit hat Saettele auf Grund eigenen Materials am nichtmacerierten und macerierten fetalen Knochen unter Mitbenutzung der von französischer und früher von österreichischer Seite von Langer erarbeiteten Relationen Kurven aufgestellt zur Ermittlung der Gesamtlänge des Fetus (Abb. 165).

---

[1] Erneut untersucht von Depreux u. Muller: Ann. Méd. lég. etc. **32**, 149 (1952).

Fernerhin wurden von Balthazard und Lebrun Beziehungen zwischen der mittleren Weite der Haversschen Kanäle aufgefundener Knochen und dem Fetalmonat bzw. dem Lebensalter aufgestellt und kurvenmäßig niedergelegt (zit. nach Dérobert und Hausser). Die Kurve ist in Abb. 166 wiedergegeben. Bei praktischer Anwendung haben wir allerdings beobachtet, daß die Werte um den 6. und 9. Schwangerschaftsmonat nicht immer den wirklichen Verhältnissen entsprechen, so daß hier Vorsicht geboten ist. Dies liegt offenbar an der recht starken Krümmung der Kurve, die gerade in diesem Bereiche ihres Verlaufes eine nicht unerhebliche Variationsbreite aufweisen dürfte. Nachprüfungen am größeren Material wären erwünscht.

Auch das *histologische* Bild der fetalen Knochen in den einzelnen Entwicklungsstadien ist von französischer Seite eingehend erforscht worden (Balthazard und Muller, zit. nach Dérobert und Hausser).

Aus den eingehenden Schilderungen der Befunde sei erwähnt, daß die Haversschen Kanälchen am Femur mit 6 Monaten zu erkennen sind. Sie enthalten ein oder zwei Gefäße, allerdings sind sie meist noch nicht gefüllt. Es handelt sich hier um die primären Haversschen Kanälchen. Sie werden nach und nach zahlreicher. Die Markhöhle hat sich in dieser Zeit entwickelt. Mit 7 Monaten zeigen sich Anzeichen für die Knochenresorption. Es treten kleine Lacunen auf, die wieder aufgefüllt werden (Haverssche Rinnen). Auf diese Weise entstehen die sekundären Haversschen Kanälchen. Mit 8 Monaten tritt die lacunäre Resorption auch am primären Knochenbild des Femur auf. Am Schluß der Schwangerschaft hat sich das histologische Bild wenig verändert. Die Markhöhle bildet sich mehr und mehr aus und wird vascularisiert.

Werden Teile eines zerstückelten Kindes vorgefunden, etwa die Beine, so können Relationen zwischen der *Länge des Fußes und dem Fetalmonat* von Wert sein. Zangemeister (zit. nach Siebert) Tabelle 18.

Tabelle 18. *Fußlänge in verschiedenen Fetalmonaten nach* Zangemeister. [Aus Siebert, Dtsch. Z. gerichtl. Med. **34**, 488 (1941).]

Monat	Fußlänge
2	0,45—0,65 cm
3	0,8 —1,3 cm
4	1,5 —2,2 cm
5	2,2 —3,25 cm
6	3,0 —4,3 cm
7	3,95—5,7 cm
8	4,9 —7,1 cm
9	5,9 —8,8 cm
10	6,9 bis über 8,8 cm

3. Feststellung vorangegangenen Lebens.

Die Methode zum Nachweis vorangegangenen Lebens ist immer noch die *Lungenschwimmprobe.* Der erfahrene Obduzent sieht in vielen Fällen auch vor Anstellung dieser Probe am Aussehen der Lungen, ob das Kind geatmet hat. Die nicht entfaltete kindliche Lunge hat eine festere Konsistenz und eine glatte mehr graurote Oberfläche. Man erkennt nirgends Alveolen. Die Lungen sind gut zurückgesunken. Eine entfaltete Lunge füllt dagegen besser den Thorax aus. Die Oberfläche ist hellgraurot. Man sieht unscharf begrenzte eingesunkene Partien (Atelektasen), daneben aber allenthalben meist unter Andeutung der Form der Lungenläppchen Partien, in denen unter der Pleura die entfalteten Alveolen bis zu Kleinstecknadelkopfgröße durchschimmern. Auch ist die Konsistenz mehr luftkissenartig als bei der nicht entfalteten Lunge, die sich fleischig anfühlt. Doch wird man auch in solchen Fällen von der *Lungenschwimmprobe* nicht absehen können.

Bereits im Jahre 1670 schlug der Physikus Rayger in Preßburg vor, zum Nachweis vorangegangenen Lebens den Umstand zu benutzen, daß das spezifische Gewicht der beatmeten Lunge geringer ist als das einer Lunge, die nicht geatmet hat. Auf diese Weise, durch Rayger angeregt, führte der Physikus Schreyer in Zeitz im Jahre 1681 in einem Fall von Kindestötung zum erstenmal die Lungenschwimmprobe durch und vertrat seine Auffassung in einer weiteren Instanzen. Es entwickelte sich ein längerer wissenschaftlicher Streit. Die Universitäten Frankfurt a. O. und Leipzig lehnten die Auffassung von Schreyer ab, während die damalige Universität Wittenberg ihm in einem Gutachten vom Jahre 1684 zustimmte (F. Reuter). Diese Lebensprobe hat demnach schon ein ehrwürdiges Alter.

Die Durchführung dieser Probe ist in den Sektionsvorschriften vorgeschrieben, sie darf also nicht unterlassen werden. Auch geben die Vorschriften ins einzelne gehende Bestimmungen für ihre Durchführung. Die Technik ist im großen und ganzen folgende:

Man pflegt zunächst die Halsorgane des Kindes herauszunehmen und hiernach die Trachea zu unterbinden. Dies geschieht nicht, weil man Besorgnis zu haben braucht, daß Luft postmortal in die Lungen eindringt. Man tut es vielmehr um zu verhindern, daß durch weitere Manipulationen aus der Trachea Meconium oder andere fremde Bestandteile ausfließen. Anschließend eröffnet man den Thorax und nimmt nunmehr die Halsorgane im Zusammenhang mit den Brustorganen heraus. Bevor man sie abtrennt, darf man unter keinen Umständen vergessen, den Oesophagus oberhalb des Zwerchfells sicher zu unterbinden, unterläßt man dies, so besteht Gefahr, daß nachträglich Luft in den Magen eindringt, so daß die später anzustellende, gerade für die Länge des Lebens wichtige Magen-Darmschwimmprobe kein einwandfreies Resultat mehr liefert. Die herausgenommenen Brust- und Halsorgane werden nunmehr auf Wasser geworfen. Es wäre ein Fehler, sie in das mit Wasser gefüllte, an den Sektionstisch meist angeschlossene Becken zu werfen und sie womöglich dem Strudel der Zuleitung auszusetzen. Hier sind die Verhältnisse nicht sicher genug zu beurteilen. Man wird sich ein hinreichend großes gläsernes Standgefäß mit Wasser füllen müssen, um hier das Verhalten der Schwimmfähigkeit beobachten zu können. In einwandfrei positiven Fällen schwimmen die Lungen und tragen Herz- und Halsorgane mit. Nunmehr werden die Lungen abgetrennt und nochmals einzeln aufs Wasser geworfen. Alsdann pflegt man sie unter Wasser zu tauchen und unter Wasser mit einem Messer oder einer Schere anzuschneiden. Wenn man hierbei auf die Organe drückt, entweicht eine Gischt feinster Luftblasen. Nunmehr schneidet man kleine Teile aus den Lungen und beachtet hier im einzelnen die Schwimmfähigkeit. Es kann durchaus vorkommen, daß einzelne Teile schwimmen, einzelne im Wasser schweben und wieder andere langsam untersinken. Zum Nachweis vorangegangener Beatmung genügt, daß Teile der Lungen einwandfrei schwimmfähig sind.

So einfach die Technik der Lungenschwimmprobe ist, so schwierig kann in Grenzfällen ihre *Bewertung* sein.

Es muß zunächst festgestellt werden, daß bei Frühgeburten mitunter aber auch bei reifen Kindern, die nur kurze Zeit geatmet haben, die Luft *postmortal resorbiert* werden kann, so daß die Lungen trotz vorangegangenen Lebens nirgends schwimmfähig sind und auch sonst nicht das Aussehen einer entfalteten Lunge haben. Ursprünglich entfaltete Bronchiolen scheinen sich durch Retraktion der contractilen Elemente wieder so verengen zu können, daß dies einem Kollaps gleichkommt (H. WEBER). Man wird daher auch bei völlig negativem Befund im vorläufigen Gutachten immer nur nach folgender Richtung einen Schluß ziehen können:

Vorangegangene Atmung hat sich auf dem Wege der *Sektion* nicht nachweisen lassen.

Gebraucht man diese Vorsicht nicht, läßt man sich etwa dazu verführen, die Schlußfolgerung in dem Sinne niederzulegen, das Kind habe nicht geatmet und daher nicht gelebt, so kann man mitunter dadurch unangenehm überrascht werden, daß entweder die Kindesmutter bei ihrer Vernehmung vorangegangenes Leben zugibt und sicher beschreibt oder daß womöglich Nachbarn das Schreien des Kindes gehört haben.

Vor einiger Zeit haben wir in Heidelberg einen Fall erlebt, bei dem die Kindesmutter das Kind in einen zum Teil mit Wasser gefüllten Eimer geboren hatte. Sie hatte gehört, wie das Kind im Eimer strampelte. Eine Beatmung ließ sich bei der Sektion nicht nachweisen. Die histologische Untersuchung ergab, daß das Kind zwar nicht Luft, wohl aber Wasser, Schleim und Blut in erheblichen Mengen aspiriert hatte. Auch unter solchen Umständen kann die Anstellung der Lungenschwimmprobe allein ein nicht einwandfreies Resultat ergeben.

Sind aber die Befunde einwandfrei positiv, so ist man bei *frischen Leichen* zu der Schlußfolgerung berechtigt, daß nach dem Ergebnis der Lungenschwimmprobe das Kind *geatmet, also gelebt* habe.

Doch muß auch diese Schlußfolgerung bis zu einem gewissen Grade *eingeschränkt* werden. Es ist bekannt geworden, daß Kinder auch während der Geburt im Uterus unter gewissen Umständen Luft einatmen können. So ist in vereinzelten Fällen bei Kindern, die noch nicht geboren waren, die also nicht gelebt haben konnten, eine teilweise Entfaltung und teilweise Schwimmfähigkeit der Lunge nachgewiesen worden. Man erklärt sich das Zustandekommen der intrauterinen Atmung so, daß durch geburtshilfliche Manipulationen, insbesondere nach Touchieren bei gesprungener Blase infolge des nach Abfließen des Fruchtwassers entstehenden negativen Druckes in der Uterushöhle Luft in das Cavum uteri eindringen kann, so daß das Kind sie einatmet (FÖRSTER). Daß Kinder während des intrauterinen Lebens und wohl auch während der Geburt mehr oder minder oberflächliche Atembewegungen machen können, ist gleichfalls dadurch unter Beweis gestellt worden, daß man bei Frauen, bei denen eine Schwangerschaftsunterbrechung aus medizinischer Indikation beschlossen war, in das Fruchtwasser Thorotrast injizierte. Hin und wieder, aber nicht immer, konnte in solchen Fällen eine Röntgenverschattung in den Lungen beobachtet werden (EHRHARDT).

Nun ist aber die hier berührte Fehlerquelle keineswegs besonders groß. Zum Eindringen von Luft in das Innere des Uterus während der Geburt kommt es nach den bisher vorliegenden Beobachtungen nur *nach manuellen Untersuchungen nach dem Blasensprung.* Da aber erfahrungsgemäß bei Kindesmorden Geburtshilfe von fremder Hand nicht geleistet wird, wird diese Fehlerquelle auszuschließen sein. Doch wird man sich nach den einschlägigen Verhältnissen erkundigen müssen, insbesondere dann, wenn der Umfang der Beatmung nur ein geringer ist, so daß nur vereinzelte Partien der Lungen schwimmfähig geworden sind.

Berücksichtigt werden muß weiter, daß *Wiederbelebungsversuche* nach Art der SCHULTZEschen Schwingungen gleichfalls geeignet sind, nicht entfaltete Lungen wenigstens teilweise zur Entfaltung zu bringen (Schrifttum F. REUTER). Auch diese Fehlerquelle wäre durch Ermittlungen auszuschließen, und es ist schon bei Erstattung des vorläufigen Gutachtens im Anschluß an die Sektion notwendig, bei einem positiven Beatmungsbefund hinzuzufügen, daß die Feststellung vorangegangener Atmung und damit vorangegangenen Lebens nur dann stichhaltig ist, wenn an der Leiche Wiederbelebungsversuche nicht vorgenommen wurden, insbesondere SCHULTZEsche Schwingungen.

Natürlich muß es sich hier um energische, sachgemäße Wiederbelebungsversuche gehandelt haben. Wenn eine Mutter ausführt, sie habe dem Kind Luft eingeblasen, so muß man sich unter Umständen unter Zuhilfenahme einer Demonstrationspuppe die Art der Lufteinblasung vorführen lassen. Hat ein fester Abschluß zwischen den Lippen der Mutter und denen des Kindes bei zugehaltener Nase nicht bestanden, so wird es nicht möglich sein, auf diese Weise die Lungen zur Entfaltung zu bringen. Aber auch wenn das Lufteinblasen durch festen Verschluß von Mund zu Mund geschah, gelangt nach den vorliegenden Erfahrungen nur sehr wenig Luft in die Lungen (Schrifttum s. F. REUTER) [1].

Von weiteren, aber leicht beherrschbaren Fehlerquellen sei noch erwähnt, daß die Lungen *gefrorener* Leichen immer schwimmen, auch wenn sie nicht belüftet waren, doch sinken sie unter, nachdem sie aufgetaut sind. Werden Leichen *verbrannt,* so werden dadurch die Lungen luftleer und sinken unter.

Eine weitere Fehlerquelle für die Bewertung der Lungenschwimmprobe kann inzwischen eingetretene *Leichenfäulnis* darstellen. Zahlreiche experimentelle Untersuchungen haben gezeigt, daß ursprünglich nichtbeatmete Lungen viel später in Fäulnis übergehen als beatmete. Auch sind die Fäulnisblasen bei makroskopischer Besichtigung vielfach von der Beatmung zu unterscheiden. Es handelt sich hier um unregelmäßig angeordnete, größere und kleinere Gasblasen unter der Pleura. Wenn man sie aufsticht und ausdrückt, so geht in vielen Fällen die zunächst schwimmfähige Lunge unter, sofern eine Beatmung nicht vorangegangen ist. Ein geübter forensischer Obduzent kann gelegentlich auch dann aus der Lungenschwimmprobe Schlüsse ziehen, wenn Gasblasen unter der Pleura vorhanden sind. Freilich wird man dann in seinen Beurteilungen vorsichtig sein müssen; ist die Fäulnis so weit vorgeschritten, daß auch die Leber oder die Milz wegen der Bildung von Fäulnisblasen schwimmfähig geworden sind, so dürfte allerdings im allgemeinen das Ergebnis der Schwimmprobe weder im negativen noch im positiven Sinne verwertbar sein.

---

[1] Genaueres s. S. 977, oben.

Man könnte in solchen Fällen daran denken, die *Gasanalyse* zur weiteren Auswertung heranzuziehen. Einmal ist aber die Technik so subtil, daß sie für praktische Anwendung nicht recht reif ist, weiterhin muß man damit rechnen, daß bereits vorhandener Sauerstoff in den Lungen unter den Einflüssen der Leichenzersetzung verbraucht wird, und schließlich ist es auch nicht auszuschließen, daß vielleicht bei Leichen von neugeborenen Kindern bei vorgeschrittener Fäulnis Sauerstoff durch die Thoraxwand von außen her in die Pleura gelangt. Praktisch dürften daher gasanalytische Untersuchungen an faulenden Lungen nicht zu hinreichend sicher verwertbaren Schlüssen führen (B. MUELLER).

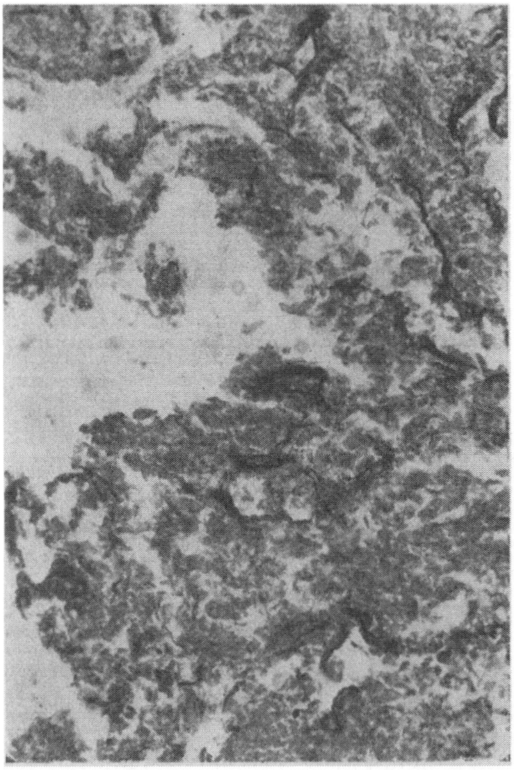

Abb. 167. Verhalten der elastischen Fasern in einer in Fäulnis übergegangenen *unbeatmeten* Lunge; Hohlräume entweder überhaupt nicht von elastischen Fasern umspannt oder von lockig gewellten, nicht prall ausgespannten Fasern.

Bei makroskopischer Besichtigung der in Fäulnis übergegangenen Lunge wird man darauf achten müssen, ob die Gasbläschen an der Lungenoberfläche und dem Lungenparenchym gleichmäßig verteilt und ungefähr gleich groß sind, oder ob Verteilung und Größenverhältnisse unregelmäßig sind. Ersteres spricht *mehr* für vorangegangenes Leben, doch kommen auch Ausnahmen vor (WALCHER). So können z. B. auch eingeatmete gasbildende Bakterien eine gleichmäßige Durchsetzung der Lungen mit Gasblasen verursachen (HABERDA, zit. nach F. REUTER). Doch kommt derartiges nur sehr selten vor. Eine einwandfreie diagnostische Bedeutung kommt unter diesen Umständen dem erwähnten Befund für sich *allein* nicht zu. Immerhin wird man ihn mit Vorsicht mitverwerten können.

Unabhängig davon, ob die Lungenschwimmprobe oder der makroskopische Befund zu einem verwertbaren Ergebnis führen oder nicht, wird man die *histologische* Untersuchung bei fraglichen Kindesmordfällen niemals unterlassen dürfen. Gibt doch das mikroskopische Bild der einzelnen Lungenteile (man muß zahlreiche Abschnitte aus verschiedenen Lungenpartien ansehen) erst einen Überblick über den Grad der Entfaltung und über die Ausdehnung der fast immer vorhandenen Fruchtwasseraspiration. Kommt ein Kind intrauterin ums Leben, so atmet es infolge Reizung des Atemzentrums auch im Uterus mehr oder minder kräftig. Es kann daher in solchen Fällen vorkommen, daß die Alveolen spaltförmig entfaltet sind. Die Wände bleiben jedoch schlaff, die zwischen den Alveolarwänden verlaufenden elastischen Fasern sind grob gewellt, aber nicht prall ausgespannt. Zwar wird man das in die Alveolen eingedrungene Wasser mikroskopisch nicht erkennen können, wohl aber Fruchtwasserbestandteile, wie Vernixzellen und Meconium. Färbungen auf Fett und Hornsubstanzen können von Vorteil sein (s. S. 904). Auch makroskopisch kann intrauterine Aspiration von Fruchtwasser unter Umständen in vereinzelten Lungenpartien zu einer mit bloßem

Auge erkennbaren Auftreibung der Alveolen führen, so daß an einzelnen Stellen der Eindruck vorangegangener Atmung entstehen kann. Doch sind die Lungenpartien trotz dieses Aussehens eben nicht schwimmfähig. Mikroskopisch unterscheiden sie sich von beatmeten Alveolen durch die Schlaffheit der Alveolarwände.

Besonders wichtig wird die histologische Lungenuntersuchung, wenn sich an den Lungen Fäulnisblasen bemerkbar machen. Hier wird man großen Wert darauf legen, daß die *elastischen Fasern* durch sorgfältige Färbung, so gut dies möglich ist, dargestellt werden. Sie halten sich bei Fäulnis vielleicht nicht sehr lange, aber doch lange genug, um uns in einer Anzahl von Fällen wertvolle Aufschlußmöglichkeiten zu bieten. Findet man Hohlräume in den Lungen und sind diese Hohlräume nicht von einem Netz von elastischen Fasern umsponnen (vorausgesetzt, daß sie sonst gut darzustellen sind), so spricht dies für das Vorliegen einer Fäulnisblase. Sieht man aber am Rande eines Hohlraumes eine prall ausgespannte elastische Faser und sind die Hohlräume regelmäßig in größeren Partien entsprechend der Anordnung der Lungenalveolen vorhanden, so spricht dies bis zu einem gewissen Grade für vorangegangenes Leben (Abb. 167 und 168). Mehr zu sagen, wird man nicht verantworten können; denn in letzter Zeit ist durch experimentelle Fäulnisuntersuchungen dargetan worden, daß prall ausgespannte elastische Fasern am Rande von Hohlräumen gelegentlich auch dann entstehen können, wenn man nicht beatmete Lungen faulen läßt.

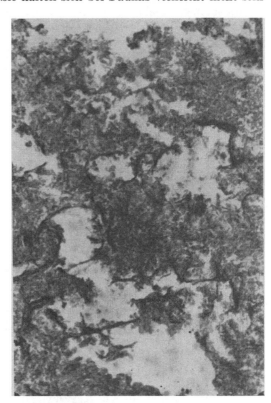

Abb. 168. In Fäulnis übergegangene beatmete Lunge. Hohlräume zum Teil (nicht überall) von straff ausgespannten elastischen Fasern umgeben, Übergänge kommen vor.

Es ist erklärlich, daß gelegentlich auch Fäulnisgas hier und da in die präformier ten Alveolen eindringt. Handelt es sich aber nicht um einzelne Befunde, sondern um verhältnismäßig regelmäßige Bezirke der oben beschriebenen Art, so ist dieser Befund nach unserer Ansicht mit einer gewissen Vorsicht durchaus verwertbar (FÖRSTER, BOJÉ, WIRSEL, GOLDBACH[1]).

Man muß bedenken, daß auch *Wahrscheinlichkeitswerte* zur Klärung der Sachlage beitragen. Hat etwa die Kindesmutter bei ihren ersten Vernehmungen, sofern sie einwandfrei vorgenommen wurden, Angaben gemacht, die für vorangegangenes Leben des Kindes sprechen würden (Zappeln des Kindes), hat sie aber diese Angaben späterhin, wie es nicht selten geschieht, zurückgenommen, so können, falls das Gericht ihrer zuerst gegebenen Darstellung folgt, der histologische Befund und die ursprünglichen Angaben der Kindesmutter zusammen doch

---

[1] Neuerdings SCHLEYER: Siehe Literaturverzeichnis.

zu der Schlußfolgerung addiert werden, daß man vom vorangegangenen Leben überzeugt sei. Das gleiche würde in Frage kommen, wenn man an der in Fäulnis übergegangenen Leiche am Halse ein Drosselband vorgefunden hätte. Derartiges pflegt auch nur zu geschehen, wenn das Kind Lebenszeichen von sich gibt.

Davor gewarnt werden muß aber in zweifelhaften Fällen, nur ein *einziges* Symptom als sicheres Zeichen für vorangegangenes Leben gelten zu lassen, etwa nur eine einzige ausgespannte elastische Faser am Rande eines Hohlraumes oder allein einen zweifelhaften Befund bei der Lungenschwimmprobe u. ä. Gerade in zweifelhaften Fällen muß man alle Möglichkeiten ausnutzen und seine Schlüsse unter Berücksichtigung aller Befunde ziehen, gegebenenfalls einschließlich des Ergebnisses der Ermittlungen.

Ist eine Kindesleiche *verbrannt* worden, so ist die histologische Untersuchung der Lungen gleichfalls nicht aussichtslos, kann aber nur *mit Kritik* zu verwertende Schlüsse hinsichtlich vorangegangenen Lebens herbeiführen (experimentelle Untersuchungen von GOLDBACH); Lungenpartien, die unter direkter Flammeneinwirkung standen, weisen eine vollständige Rarefikation des Gewebes auf, in dem die elastischen Fasern zerstört sind. Partien jedoch, die nicht unmittelbar der Wirkung der Flamme ausgesetzt waren, zeigen Veränderungen, die denen eines „entzündlichen Ödems" nicht unähnlich sind. In dieser Zone behalten die elastischen Fasern ihren alten Verlauf. Ihre Färbbarkeit leidet durch die Hitzeeinwirkung nicht.

Als weitere Lebensprobe ist die *Magendarmschwimmprobe* nach BRESLAU bekanntgeworden. Auch diese darf bei Sektionen von neugeborenen Kindern bestimmungsgemäß nicht unterlassen werden.

Nachdem schon vor Herausnahme der Brustorgane der Oesophagus oberhalb des Zwerchfells unterbunden worden ist, unterbindet man noch das Duodenum in der Gegend des Pylorus und den Dünndarm in der Gegend der BAUHINschen Klappe. Dann trennt man sorgfältig die Kardia des Magens am besten mit einer gebogenen Schere mitsamt dem umgebenden Zwerchfell aus der Leiche heraus, wobei man sich hüten muß, den Magen anzuschneiden. Ist der Magen herausgelöst, dann trennt man vorsichtig unter Vermeidung von Verletzungen des Lumens den Dickdarm aus der Leiche und nimmt schließlich mit dem Gekröse das Konvolut der Dünndarmschlingen heraus. Das ganze Paket wird auf Wasser geworfen. Man hat nunmehr einen guten Überblick, welche Teile des Magen-Darmkanals schwimmfähig sind. Meist findet sich nur im Magen Luft, seltener im Duodenum und weiteren Dünndarmbezirken, selten im Dickdarm. Nach Anlegung von doppelten Unterbindungen an den Übergangsstellen kann man auch den Magen, den Dickdarm und Dünndarm einzeln untersuchen und auf Schwimmfähigkeit prüfen. Auch wird in Frage kommen, daß man den *Magen unter Wasser* aufschneidet, das Gas in einer geeigneten Vorrichtung auffängt und vielleicht auch in Zweifelsfällen bei größeren Gasmengen eine gasanalytische Untersuchung durchführt. Doch müßte eine Technik hierfür noch besser ausgearbeitet werden.

Das Ergebnis der Magendarmschwimmprobe ist bei eingetretener Fäulnis nicht verwertbar. Man muß zudem bei Gesichtslage mit einem aktiven Eindringen von Luft während der Geburt rechnen. Außerdem könnte die Gasentwicklung durch verschluckte Fäulnisbakterien gefördert worden sein. Ist die Leiche jedoch frisch, haben sich noch nirgends Fäulnisblasen gebildet, hat es sich um eine schnelle leichte Geburt in normaler Lage gehandelt, wie meist bei der Kindestötung, wurde Luft in *erheblichen* Mengen im Magen und womöglich auch im Duodenum vorgefunden (kleine Gasbläschen sind nichtssagend), so bestehen keine Bedenken, die Magendarmschwimmprobe unter Anwendung einer gewissen Kritik als beweiskräftig anzusehen, selbst dann, wenn die Lungenschwimmprobe nicht einwandfrei positiv ausgefallen war. Daß die Magendarmschwimmprobe bei negativer Lungenprobe positiv ausfällt, ist extrem selten (HESS). Der Ausfall der Magendarmschwimmprobe erlaubt überdies gewisse Rückschlüsse über die Länge des vorangegangenen Lebens, wie noch näher zu besprechen sein wird (S. 979).

Vorangegangene *Wiederbelebungsversuche* schließen die Verwertung der Magendarmschwimmprobe ebenso aus, wie die der Lungenschwimmprobe. Doch ist bemerkenswert, daß bei SCHULTZESchen Schwingungen die Lungen mehr belüftet werden, als Luft in den Magen einzudringen pflegt (F. REUTER).

Lufteinblasen von Mund zu Mund führt meist nur zu einer Magenblähung und zu einer Teilbelüftung der Lungen geringen Umfanges. Bei Katheterisierung der Trachea entsteht oft nur ein Randemphysem, während die zentralen Lungenpartien luftleer bleiben. Bei Wiederbelebung durch *Überdruckapparat* läßt sich jedoch eine völlige Belüftung der Lungen erzielen, ebenso durch sorgfältig durchgeführte intensive SCHULTZEsche Schwingungen[1]; dabei kann auch Luft bis zum Dünndarm vordringen (Schrifttum s. HABERDA: Lehrbuch S. 951 ff., HEY: Z. Med.beamte 1925, 530). Die durch Wiederbelebungsversuche hervorgerufenen Fehlerquellen werden praktisch nur selten eine Rolle spielen; doch ist uns kürzlich ein Vorfall unterlaufen, bei dem die Mutter ins Spülklosett geboren und eine hinzukommende Schwester das Kind bald danach herausgezogen und zusammen mit einem Arzt intensive Wiederbelebungsversuche gemacht hatte.

Die mikroskopische Untersuchung der *Hautansatzstelle des Nabels* als Beweismittel des extrauterinen Lebens liefert meist keine verwertbaren Ergebnisse. Leukocyteneinlagerungen an der Stelle des späteren Demarkationswalles können auch bei Kindern, die stundenlang gelebt haben, fehlen, während sie in anderen Fällen schon während des intrauterinen Lebens zustande kommen können[2] (FITTIPALDI, PIETRUSKY, WALCHER, eigene Erfahrungen). Gewisse Anhaltspunkte kann der *Glykogengehalt* der Leber bieten. Glykogen ist bei totgeborenen Kindern nur in Spuren vorhanden oder fehlt ganz, während es bei Lebendgeborenen und bald nach der Geburt gewaltsam gestorbenen Kindern reichlich anzutreffen ist. Übergänge kommen aber wohl auch hier vor. Harnsäureinfarkte in den Nieren entstehen gelegentlich auch vor der Geburt bei totgeborenen Kindern. Ferner hat sich die sog. *Paukenhöhlenprobe*, bei der es sich darum handelt, ob in der Paukenhöhle schon ein Lumen vorhanden ist, als nicht hinreichend zuverlässig gezeigt. Auch der Nachweis von *Speichel* im Magen des neugeborenen Kindes, der relativ umständlich ist und der meist erst nach der Geburt geschluckt werden soll, hat sich als Lebensprobe nicht eingebürgert (HABERDA, PALMIERI). Beurteilung des mikroskopischen Bildes der *Brustdrüsenendgänge* der Neugeborenen hinsichtlich des Grades der Zelldisparation vor und nach der Geburt ergab gleichfalls keine so einwandfreien Resultate, daß sich diese Methode als eigentliche Lebensprobe einbürgern würde. Die Fehlerquellen scheinen auch hier nicht unerheblich zu sein (CAMERER).

Die *Nabelarterien* werden nach der Geburt infolge des klappenartigen Mechanismus der Muskulatur der Nabelarterien für Blut und auch für Wasser undurchlässig. Zwecks Anstellung der Probe werden der Nabel und seine Gefäße mit der Bauchwand in Form eines Dreiecks, dessen Grund auf der Symphyse liegt, herausgeschnitten, die Nabelarterien sollen eventuell zusammen mit der Aorta herausgenommen werden. Die Nabelvene wird möglichst hoch an der Leber herausgeschnitten. Ist die Nabelschnur eingetrocknet, so wird sie durch Auflegen von nasser Watte in 1—2 Std genügend aufgeweicht. Dann stellt man an der Schnur eine frische Schnittwunde her und sticht mit einer Kanüle bzw. einer Injektionsnadel in die Schlagadern ein. Nadel bzw. Kanüle werden durch einen Gummischlauch mit einem 1 m hochstehenden Wasserbehälter verbunden, und zwar unter Vermeidung von Luftblasen in dem System. Am besten ist Durchströmung in der eigentlichen Stromrichtung, also von dem peritonealen Teil der Nabelarterie her. Doch kann man die Probe auch in umgekehrter Richtung anstellen. Wenn die Flüssigkeit nicht sofort aus den Schlagadern spritzt, soll die Nabelschnur mit den Fingern zur Entfernung etwa vorhandener Blutgerinnsel leicht massiert werden. Wenn die Strömung auch jetzt nicht eintritt, kann der Gummischlauch rhythmisch zusammengedrückt werden. Auch bei wesentlicher Drucksteigerung, indem man die Wassersäule 2 m hochlegt, sind bei vorangegangenem Leben die Nabelarterien nicht mehr durchgängig, während sie beim Absterben vor der Geburt durchgängig sind. Wenigstens bestand nach den bisherigen Ergebnissen (31 Fälle) immer eine gute Übereinstimmung mit der Lungenschwimmprobe (JANKOWICH). Durcharbeitung an einem größeren Material dürfte erforderlich sein. Erst dann wird sich entscheiden lassen, ob es lohnend ist, diese Untersuchung in die Reihe der gangbaren Lebensproben einzugliedern. Nach den bisherigen Ergebnissen von JANKOWICH scheint sie bei eingetretener Fäulnis zu versagen.

Auch die *röntgenologische* Untersuchung, die vor der Leichenöffnung zu machen wäre, ist als Lebensprobe herangezogen worden. Nicht beatmete Lungen ergeben eine gleichmäßige graue Verfärbung des Thorax, mit schräge nach abwärts verlaufenden Rippen, während nach vorangegangener Atmung die Rippen waagerechter stehen und das Innere des Thorax eine ungleichmäßige Schattierung zeigt. Durch Lufteinblasen in die Trachea bei Kindern, die nicht gelebt haben, lassen sich Befunde herstellen, wie man sie bei Lebendgeburten antrifft. Die Luftblase im Magen ist gleichfalls darstellbar. Kann aus irgendeinem Grunde die Sektion nicht schnell stattfinden, so wird man als Vorprobe die röntgenologische

---

[1] Siehe auch S. 973.
[2] Siehe auch S. 979.

Probe empfehlen können. Doch gehört zu derartigen Untersuchungen Erfahrung, die angesichts der Seltenheit der Untersuchungen meist nicht vorhanden sein dürfte. Der positive Befund kann als halbwegs beweisend angesehen werden, sofern Wiederbelebungsversuche nicht stattgefunden haben. Der negative Befund sagt nichts aus (NOLTE, VASILIU und MELLER). Da man aber in solchen Fällen auf eine Sektion doch nicht verzichten kann, wird sich die röntgenologische Voruntersuchung kaum einbürgern.

4. Die Zeitdauer des vorangegangenen Lebens und Feststellung des Neugeborenseins.

Die Länge des vorangegangenen Lebens festzustellen, ist wichtig für die Beurteilung der Frage, ob überhaupt noch eine Verurteilung wegen Kindesmordes erfolgen kann; sie würde also in dieser Beziehung praktisch zusammenfallen mit dem Begriff des *Neugeborenseins*. Die Erfahrung lehrt, daß die Mütter, die sich einer Kindestötung schuldig machen, die Tat ganz kurze Zeit nach der Geburt ausführen. Hat einmal eine Mutter ihr Kind gesäubert und zurechtgemacht in Empfang genommen, so erwacht eben doch das Muttergefühl, so daß spätere Tötungen sehr ungewöhnlich sind (s. S. 963).

Außer bei der Beurteilung der Frage des Neugeborenseins kann die Frage der Länge des vorangegangenen Lebens wichtig sein für eine *Kontrolle der Angaben der Mutter* über das, was mit dem Kinde geschehen ist. Das Gericht pflegt auch im Strafmaß einen gewissen Unterschied zu machen, ob die Tat im ersten Augenblick nach der Geburt erfolgte oder ob sie eine gewisse Zeit — und seien es nur Bruchteile einer Stunde — später geschah, so daß die Mutter in der Zwischenzeit Gelegenheit hatte, sich die Sachlage zu überlegen.

Als Zeichen des Neugeborenenseins kann man deuten das Vorhandensein von *Blut* am Körper des Kindes, soweit es nicht durch eine offene Wunde am Kinde zu erklären ist, weiterhin das Vorhandensein von *Vernix caseosa*, die sich besonders an den Haaren, in den Achselhöhlen und in den Leistenbeugen vorfindet. Man wird auch darauf zu achten haben, ob und bis zu welchem Grade die *Kopfgeschwulst* (Caput succedaneum) ausgebildet ist, wobei man allerdings bedenken muß, daß sie sich bei kleinen Kindern, besonders weitem Becken der Mutter und bei sehr schnellen Geburten nicht unbedingt auszubilden braucht. Es kommt vor, daß die Kopfgeschwulst bei der äußeren Besichtigung nicht sicher nachzuweisen ist, während man beim Abziehen der Schädeldecken doch eine blutig-sulzige Durchtränkung der Kopfschwarte erkennen kann. Von der Kopfgeschwulst abzutrennen ist das *Cephalhämatom*. Hier liegt die Blutung unterhalb des Periost und überragt nicht den jeweiligen Schädelknochen. Weiterhin wird man auf den Zustand der *Nabelschnur* achten. Ist sie frisch und sulzig und haftet sie noch fest am Nabel, so spricht dies bis zum gewissen Grade auch für Neugeborensein; hängt sie mit der Placenta noch zusammen, so ist der Nachweis des Neugeborenseins ohne weiteres erbracht.

Ist die Nabelschnur durchtrennt, so pflegt sie schon nach Stunden welk zu werden, am zweiten Tag einzutrocknen und schließlich zu einem schmalen starren höckrigen Strang zu mumifizieren. Hierbei handelt es sich jedoch nicht um Lebensäußerungen. Auch postmortal gehen dieselben Veränderungen vor sich. Man wird aus diesem Befund lediglich nach der Richtung hin Schlüsse ziehen können, wieviel Zeit nach der Geburt und beim Auffinden der Leiche verstrichen ist. Doch sind derartige Zeitschätzungen unsicher. Liegt die Leiche in freier Luft, so mumifiziert die Nabelschnur recht schnell. Geht die Kindesleiche in Fäulnis über, so fault auch die Nabelschnur.

Lebt das Kind nach der Geburt weiter, so fällt die Nabelschnur durchschnittlich am 4. oder 5. Tage, selten am 3. oder 6. Tage, noch seltener am Ende der ersten Woche ab. In der Regel findet eine Eiterung bei der Abstoßung nicht statt. Die Nabelschnur hängt zuletzt nur noch an den Gefäßen, die sich schließlich auch noch abstoßen. Der Abstoßung geht eine demarkierende Entzündung voraus. Sie beginnt in den ersten Stunden des Lebens mit Rötung und Schwellung des peripherischen Hautnabels. Am zweiten Lebenstage hat die Schwellung und Rötung besonders am oberen Rande des Hautnabels zugenommen. Es hat sich ein kleiner Wulst gebildet. Am 3. Tage ist die Hautreaktion am stärksten. Der vertrocknete Teil der Nabelschnur setzt sich durch eine Furche vom lebenden Gewebe ab. Gleichzeitig erfolgt eine Verengung des Nabelringes (HABERDA). Bei *Frühgeburten* kann die Nabelschnur viel länger am Körper bleiben, durchschnittlich 10 Tage, in Ausnahmefällen bis zu über einem Monat (KOLLMANN).

Man wird auch an die Möglichkeit denken müssen, daß die Nabelschnur entweder bei der Geburt oder später an der Leiche aus dem Nabel herausgerissen sein könnte. In solchen Fällen kann man an der Ausreißstelle eine Hautvertrocknung, die man fälschlich als Nabelwunde diagnostizieren könnte (HABERDA). Die *histologische* Untersuchung muß in Zweifelsfällen Aufklärung bringen. Hierbei wird man sich auch von dem *Umfang der Zellinfiltration* überzeugen, sie kann schon nach einstündigem Leben in den oberflächlichen Schichten der Nabelschnur dicht am Hautrand des Nabels einsetzen und schreitet schon am Ende des ersten Tages nach der Achse zu fort (KOCKEL, zit. nach HABERDA). Allerdings muß man bei der Bewertung solcher Befunde sehr vorsichtig sein. Wir haben gelegentlich Kinder seziert, die in der Geburt spontan gestorben waren und bei denen sich bereits Anfänge der Nabelschnurinfiltration vorfanden. Sichere Zeitschätzungen werden auf diese Weise nicht möglich sein (PIETRUSKY, WALCHER, FRITZ u. a.).

2—3 Tage nach dem Abfall der Nabelschnur pflegt sich die so entstandene Wunde durch Epithelisierung zu schließen (MARTIUS). In der 3. Woche des Lebens ist im allgemeinen die definitive Heilung des Nabels vollendet.

Sind die *Lungen* nur zum Teil beatmet, finden sich zwischen den entfalteten Lungenpartien atelektatische Bezirke, so spricht dies gegen vorangegangenes *längeres* Leben. Aber auch derartige Schlußfolgerungen sind unsicher. Gelegentlich sind auch bei Kindern, die mehrere Tage alt waren, Anektasen gefunden worden. Es ist allerdings möglich, daß sie auch nach dem Tode entstanden sind (HABERDA).

Besser verwertbare Anhaltspunkte für die Länge des Lebens bietet der *Luftgehalt* des *Magen-Darmkanals*, vorausgesetzt, daß keine Lufteinblasung unter Druck und keine SCHULTZEschen Schwingungen stattgefunden haben[1]. Findet sich Luft nur im Magen oder nur im obersten Teil des Dünndarmes, also im Duodenum, so spricht dies dafür, daß das Kind gleich nach der Geburt oder höchstens nach einer viertel oder halben Stunde gestorben ist. Im allgemeinen wird der Dünndarm bei völlig entfalteten Lungen spätestens innerhalb der ersten 6 Std mit Luft gefüllt. In etwa weiteren 6 Std dringt die Luft auch in den Dickdarm ein. Nach 12stündigem Leben kann man eine völlige Luftfüllung des Dickdarmes vorfinden. Sind nur die Lungen in größeren Partien beatmet, findet man aber im Magen überhaupt keine Luft oder nur eine geringfügige Luftblase, so spricht dies aber dafür, daß das Kind nur ganz kurze Zeit gelebt hat, wahrscheinlich weniger als eine viertel oder halbe Stunde. Findet sich Meconium im ganzen Dickdarm, so weist dies darauf hin, daß das Kind nicht länger als 2 Tage gelebt hat. Am 2. oder 3. Tage findet man nur noch Meconiumreste in den Buchten der Haustren. Dieser Zustand kann bis zum 5. Tage andauern. Bei frühgeborenen Kindern entleert sich allerdings das Kindspech später aus dem Dickdarm, es ist hier mitunter noch am 3. Lebenstage vorhanden. Das Meconium ist bei Neugeborenen zunächst bakterienfrei. Doch kann man schon 3—7 Std nach der Geburt im Rectum Bakterien finden. Auch postmortal können Fäulnisbakterien durch den After in die Leiche eindringen. Findet man etwa im Mageninhalt des Kindes schon *Milchnahrung*, so spricht das natürlich für vorangegangenes längeres Leben (HABERDA).

Die *Kopfgeschwulst* bildet sich innerhalb des ersten Tages zurück oder schwillt wenigstens bedeutend ab. Hat ein Cephalhämatom vorgelegen und findet

---

[1] Siehe S. 977.

sich in dem Blut Hämosiderin, so deutet dies auf vorangegangenes längeres Leben hin (s. vitale Reaktion, S. 250). Bei älteren Leichen wird man sich hüten, *hypostatische* Erscheinungen unter der Kopfschwarte des Hinterkopfes einer Kopf-geschwulst gleichzusetzen. Das hypostatische Blut ist flüssig, das Blut der Kopfgeschwulst sulzig. Allerdings dürfte sich auch das sulzige Blut beim längeren Liegen der Leiche verflüssigen, so daß der Unterschied gerade bei älteren Leichen nicht immer gut herauskommen wird.

Die *Nabelarterien* sind schon zur Zeit des Nabelabfalls stark verengt und in ihren Wandungen verdickt. Die Obliteration erfolgt in der Regel nicht durch Thrombenbildung, sondern durch allmähliche Verengerung und Verwachsung. Am *Ductus Botalli* kann man schon in den ersten Lebensstunden, manchmal auch gleich nach der Geburt eine Querriffelung wahrnehmen. Nach 1—2 Tagen ist diese Gefäßverbindung enger als der Stamm der A. pulmonalis geworden. In der 2. Lebenswoche ist der Gang stark verkürzt. Der Eingang in die A. pul-monalis ist kaum 2 mm breit. Nach 6 Wochen ist der Ductus für eine feine Sonde noch durchgängig. Erst in der 6. Woche ist er in ein Band umgewandelt; doch kann er noch bei Kindern von 3 Monaten mit einer feinen Borste gelegent-lich sondiert werden (HABERDA).

Beim Neugeborenen ist die Wand des linken und rechten *Ventrikels* gleich dick. Schon nach einigen Tagen wird die rechte Kammer weiter, ihre Wand wird dünner, während die Wand des linken Ventrikels an Dicke zunimmt (HABERDA).

5. Ermittlung einer gewaltsamen Todesursache.

Sehr wichtig ist bei fraglichem Kindesmord der *Ausschluß einer natürlichen oder geburtstraumatischen Todesursache*. Hierüber wurde bereits berichtet (s. S. 902). Auch wenn die Verhältnisse zunächst klarzuliegen scheinen, wird man die Asservierung bestimmter Organe zur mikroskopischen Untersuchung nicht unterlassen dürfen.

Das weitere Augenmerk wird darauf gerichtet sein, ob man positive An-zeichen für einen *gewaltsamen Tod* vorfinden kann. In erster Linie kommt, wie schon erwähnt, eine gewaltsame Erstickung in Frage. Man wird kritisch nach den früher erwähnten Erstickungszeichen forschen (s. S. 385ff.), wobei vielfach eine Übersäung der Thymusdrüse mit Blutpunkten besonders ins Auge fällt. Es ist früher erwähnt, daß man sorgfältig nach der Erstickungsursache forschen muß, wobei insbesondere Anzeichen für eine Umschlingung des Halses oder Würgespuren oder das Vorhandensein von Fremdkörpern in den Luftwegen in Frage kommen; Vorhandensein von Kratzspuren in der Umgebung von Mund und Nase und auch in der weiteren Umgebung dieser Körperöffnungen spricht für vorangegangenes gewaltsames Zuhalten von Mund und Nase (Abb. 169), wobei aber noch die Frage der *Selbsthilfe* (s. S. 985) zu erörtern ist. Weiterhin wäre die Feststellung einer *Aspiration* von Flüssigkeitsbestandteilen in der Trachea und ihren Verzweigungen bis zu den Alveolen von Wichtigkeit, sofern das Kind in einer Flüssigkeit aufgefunden wurde; ein neugeborenes Kind, das nach der Geburt zwischen den Beinen der Mutter mit dem Gesicht auf dem Bettuch liegenbleibt, kann infolge Behinderung der Atmung ums Leben kommen, auch wenn die Mutter sich selbst und damit das Kind nicht mit der Bettdecke zugedeckt hatte; befand sich auf dem Bettuch Blut und Fruchtwasser, so aspiriert es meist Teile davon.

Schädelverletzungen durch die Geburt gehören zu den allergrößten Selten-heiten, wie unter Geburtsverletzungen ausgeführt wurde. Unter diesen Um-ständen ist jede Schädelverletzung verdächtig für einen gewaltsamen Tod, wobei auf gleichzeitig vorhandene vitale Reaktionen besonders zu achten ist. Mit Recht ist im Schrifttum hervorgehoben worden, daß man sich vor einer Verwechslung von Ossifikationsdefekten im Schädelknochen mit vitalen Verletzungen hüten soll. Die Ossifikationsdefekte, die mitunter spaltförmig sind, haben einen papierdünnen Rand und sind oft, wenn auch nicht immer, symmetrisch ausgebildet[1].

Findet man *Halsschnitte* oder andere schnittartige Verletzungen an den Gliedmaßen, so ist daran zu denken, daß es sich hier auch um eine defensive Leichenzerstückelung handeln könnte (s. S. 154). Die Feststellung einer vitalen Reaktion ist in solchen Fällen ausschlaggebend wichtig.

Maßgebend für die Beurteilung der Vorgänge nach der Geburt kann mitunter auch die Untersuchung des *Nabelschnurstumpfes* sein. Man wird darauf achten müssen, ob er, sofern er nicht noch mit der Placenta zusammenhängt, unterbunden war oder nicht. Es bedarf keiner längeren Erörterung, daß Blutaustritte aus der nicht unterbundenen Nabelschnur in den meisten Fällen geringfügig und nicht tödlich sind (Näheres s. S. 907). Von Interesse ist weiterhin, ob die Nabelschnur *scharf durchschnitten* oder etwa mit einer stumpfen Schere durch wiederholtes Zuschneiden abgekniffen oder ob sie durchrissen war. Die Deutung macht im allgemeinen keine Schwierigkeiten. Fetzige Fortsätze weisen auf voran-

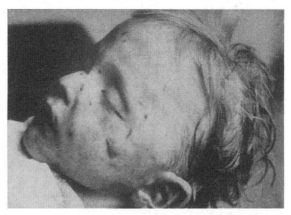

Abb. 169. Kratzspuren, entstanden durch gewaltsames Zuhalten von Mund und Nase. (Material des Institutes für gerichtliche Medizin der ehemaligen Universität Breslau.)

gegangenes Durchreißen hin. Wiederholte Einkerbungen beweisen, daß mit einem stumpfen Instrument mehrmals zugeschnitten wurde. Ist die Nabelschnur postmortal eingetrocknet, so empfiehlt es sich, sie einige Stunden in Wasser quellen zu lassen, dann sind die Verhältnisse oft noch feststellbar.

Steht der Kindesmutter ein Instrument zum Abnabeln nicht zur Verfügung so ist es auch möglich, die Abnabelung durch *Zerreißen* der Nabelschnur vorzunehmen. Es kommt auch vor, daß die Nabelschnur bei der gewöhnlichen Geburt im Bett spontan reißt (s. S. 907). Handelt es sich um eine *Sturzgeburt* (s. unten S. 983), so kann die Nabelschnur beim Herausstürzen des Kindes gleichfalls reißen. Um späterhin die Möglichkeit zu haben, Rekonstruktionen durchzuführen, wird man nicht vergessen dürfen, sorgfältig die *Länge der Nabelschnur* festzustellen, sofern sie im ganzen vorliegt. In vereinzelten Fällen ist die Nabelschnur von der Kindesmutter auch durchgebissen worden (F. REUTER, l. c.).

---

[1] In jüngster Zeit wurden vereinzelt geburtstraumatisch entstandene Blutungen zwischen den Hirnhäuten bei Neugeborenen beobachtet; so entstand ein subdurales Hämatom nach einer Steißgeburt [WALTHER: Tidskr. Norsk. Laegefor. **72**, 10, 12 (1952), Ref. Dtsch. Z. gerichtl. Med. **41**, 114 (1952)]; bei einer 45 cm langen Frühgeburt wurde eine intraventrikuläre und subarachnoidale Blutung in der Gegend von Kleinhirn und verlängertem Mark beobachtet, die auf eine geburtstraumatische Ruptur der A. basilaris zurückzuführen war [KRAULAND: Beitr. gerichtl. Med. **19**, 82 (1952)].

6. Auseinandersetzung des Gutachters
mit Einwänden der Kindesmutter oder der Verteidigung und Fehlerquellen bei der Feststellung der gewaltsamen Todesursache.

α) Ohnmacht, vorübergehende Geistesstörung. oder Verwirrtheit am Ende und nach der Geburt.

Der häufigste Einwand der Kindesmutter geht erfahrungsgemäß dahin, sie sei unter dem Einfluß der Geburt *ohnmächtig* geworden. Nach dem Aufwachen habe das Kind tot zwischen ihren Beinen gelegen.

Zunächst wird zu prüfen sein, ob die Kindesmutter mit dem Einwand der Bewußtlosigkeit schon bei der ersten Vernehmung herauskam, oder ob sie dies erst bei späteren Vernehmungen geltend machte. War letzteres der Fall, so wird kritisch zu überprüfen sein, unter welchen Verhältnissen die erste oder die ersten Vernehmungen vorgenommen wurden. Handelte es sich hierbei um ein ungeschicktes Verhör durch einen einschlägig wenig bewanderten Landgendarm, der vielleicht noch Drohungen hinzufügte, so wird man dieser ersten Vernehmung nicht allzuviel Bedeutung beimessen dürfen. Es muß aber darauf hingewiesen werden, daß die Polizei- und Gendarmeriebeamten jetzt in derartigen Vernehmungen zunehmend gut geschult werden, und daß auch die ländlichen und kleinstädtischen Polizeistationen vielfach ihre besonderen Kriminalabteilungen mit geschulten Kriminalbeamten haben, die auch die erste Vernehmung in vorsichtiger Form unter Protokollierung der Einzelheiten und Angabe der Zeitdauer durchführen. Es stellt sich häufig heraus, daß auch die erste Vernehmung in einwandfreier Form erfolgt war. Dann wird eine spätere Einrede der Bewußtlosigkeit schon deshalb mit großer Vorsicht aufgenommen werden müssen. Geschicktes Befragen durch den Gutachter wird feststellen, ob die Verdächtige in der Lage ist, den Beginn und das Ende der Bewußtlosigkeit hinreichend sicher abzugrenzen, ob sie in ihren Angaben wechselt und ob sie vielleicht das Bestreben zeigt, die Erinnerungslücke in jeder Vernehmung größer werden zu lassen. Dies würde für Unglaubwürdigkeit der Einrede sprechen.

Weiterhin wird zu erörtern sein, ob und unter welchen Umständen überhaupt bei einer Geburt eine Ohnmacht oder andere Zustände von vorübergehender Bewußtseinstrübung aufzutreten pflegen.

Daß eine Epileptikerin oder Eklamptische bei der Geburt völlig oder vorübergehend bewußtlos wird, kommt nicht selten vor. Doch wird es praktisch möglich sein, dies durch nachträgliche Untersuchung der Kindesmutter (vorangegangener Zungenbiß, Blutdruckuntersuchung und eingehende Anamnese) festzustellen. Man wird auch nicht vergessen, eine Urinuntersuchung bei der Kindesmutter vorzunehmen. Bei psychopathischen Persönlichkeiten mit hysterischem Einschlag sind bei der Geburt gelegentlich Dämmer- und Verwirrtheitszustände beobachtet worden, in deren Verlauf Erregungszustände auftraten. Sie führten zu Wutanfällen gegen den tröstenden Gatten und gegen das Kind. Für solche Vorfälle pflegt nachher Amnesie angegeben zu werden (SEITZ, MÜLLER-HESS). Doch sind diese Zustände bei den Kindestötungen, wie sie im praktischen Leben vorkommen, sehr selten. Man wird sie als Gutachter nur in Erwägung ziehen dürfen, wenn sie aus dem Verhalten der Kindesmutter vor oder nach der Tat, aus ihren Angaben über die Tat, aus den Verhältnissen am Tatort und den Bekundungen der Umgebung tatsächliche Anhaltspunkte für ein solches Geschehen ergeben haben.

In den Jahren 1915—1925 sind an den Universitätskliniken Deutschlands, Österreichs und der Schweiz bei klinischen Geburten Ohnmachten oder transitorische Bewußtseinsstörungen nicht beobachtet worden, wie eine Rundfrage von WILLER aus dem Jahre 1929 ergab. Entgegengesetzte Literaturmitteilungen stammen aus viel älterer Zeit und sind wenig verbürgt. Trotzdem gibt es Ohnmachten in der Geburt. Es ist eben ein gewisser Unterschied, ob die Geburt unter klinischem Komfort stattfindet oder ob die Gebärende einsam dem Kinde das Leben schenkt. Jedoch sind auch unter diesen Verhältnissen Ohnmachten oder andere Zustände von Bewußtseinstrübung bei der Geburt nur unter bestimmten Verhältnissen beobachtet worden, und zwar bei besonders *schweren und langen Geburten*, insbesondere bei *abnormen Kindeslagen*, bei sehr starken *Blutverlusten*, beim Gebären in *abnormen Stellungen*, z. B. im Sitzen, oder gar im Stehen, soweit dies überhaupt möglich ist, und schließlich auch bei der *Sturzgeburt* (WILLER, BÖHMER).

Der Gutachter wird daher überprüfen müssen, ob beim Einwand einer Bewußtlosigkeit eine dieser Voraussetzungen zutrifft. Entsprach die Kopfgeschwulst einer normalen Kindeslage, hatte sich herausgestellt, daß die Beschuldigte in relativ kurzer Zeit geboren hat, ist die Geburt ohne Schädigung der Mutter und ohne Hilfe vor sich gegangen und hat die Mutter am nächsten oder übernächsten Tage die Arbeit wieder aufgenommen, so wird man praktisch eine besonders *lange Geburt* ausschließen können; auch eine besonders starke *Blutung* kann dann nicht vorhanden gewesen sein, wenn die Beschuldigte am nächsten oder übernächsten Tage wieder gearbeitet hat. Im übrigen kann auch der Blutstatus Auskunft geben. Wenn die Beschuldigte nach ihren eigenen Angaben während der Geburt im Bett gelegen hat, kann es sich gleichfalls nicht um eine Geburt in anormaler Stellung handeln.

Unter einer *Sturzgeburt* versteht man ein überraschend schnelles Herausstürzen des Kindes aus dem Geburtsweg, bevor die Gebärende überhaupt die Anzeichen einer Geburt recht erkannt hat. Die Verhältnisse liegen so, daß nach Springen der Blase mit dem Fruchtwasser zugleich oder fast zugleich auch das Kind kommt. Dies kann als sog. überstürzte Geburt in liegender Stellung der Fall sein oder auch als Sturzgeburt im wahren Sinne des Wortes beim Sitzen oder Hocken, derart, daß das Kind in den Schlüpfer der Frau, oder wenn es das Unglück will, in einen Eimer, in ein Klosett oder in eine Senkgrube geboren wird, oder auch bei einer überstürzten Geburt bei der Eisenbahnfahrt durch die Öffnung des Klosetts auf die Schienen fällt. Die Nabelschnur wird hier im allgemeinen durchreißen. Diese schnelle Entleerung des Uterus führt mitunter zu plötzlich eintretenden *Blutverschiebungen* im Bereiche der venösen Räume des Uterus und seiner Umgebung; die dadurch entstandene Ischämie des Gehirns kann eine *Bewußtlosigkeit* herbeiführen. Es muß aber ausdrücklich betont werden, daß dies nicht der Fall zu sein *braucht*.

Lassen sich die vorher gemachten Angaben der beschuldigten Kindesmutter mit diesen Verhältnissen vereinbaren, hat sich an der Kindesleiche eine Kopfgeschwulst nicht feststellen lassen, so wird man die Schutzbehauptung der Ohnmacht gleich nach der Geburt nicht widerlegen können. Bestand aber nach eigenen Angaben der Kindesmutter nach dem Blasensprung noch eine Austreibungsperiode, über die sie Bescheid weiß, und zeigte die Kindesleiche eine ausgebildete Kopfgeschwulst, so wird man das Vorliegen einer Sturzgeburt nicht unterstellen können. Damit würden auch die Grundlagen für die Annahme einer Ohnmacht gleich nach der Geburt entfallen.

Schwangere Frauen, die im *Sitzen* gebären, sind nach vorliegenden Beobachtungen der Gynäkologen, auch wenn sie nicht ohnmächtig werden, für kürzere Zeit nach der Geburt nicht recht fähig, sich von ihrem Sitz wieder zu erheben. Man kann es ihnen daher nicht ohne weiteres zumuten, daß sie sich sofort um das etwa in einen Eimer geborene Kind kümmern. Dies hat mitunter zur Folge, daß man der Kindesmutter eine vorsätzliche Kindestötung in solchen Fällen nicht unterstellen darf.

Manchmal wird seitens der beschuldigten Kindesmutter oder ihres Verteidigers vorgebracht, die Gebärende sei in der letzten Zeit der Geburt und kurz nachher durch die ganzen Umstände und durch das Alleinsein bei der Geburt psychisch so beeinträchtigt gewesen, daß man ihr schon deshalb die Voraussetzung des § 51 Abs. 2 oder gar 1 zubilligen müsse. Hierzu wird jedoch der Gutachter bemerken, daß schon die Anwendung des § 217 StGB. auf diesen Zustand nach der Geburt Rücksicht nimmt, dies könne daher ohne einen besonderen Anlaß nicht noch einmal in Rechnung gestellt werden. Zusätzliche Milderungen werden nach den Richtlinien der forensischen Psychiatrie in Frage kommen, wenn ein habitueller abartiger psychischer Zustand besteht, etwa *Schwachsinn*. Es ist gelegentlich vorgekommen, daß die Gebärende in Verkennung des Wesens der Geburtsschmerzen in größeren Mengen *Analgetica* zu sich nahm. Derartiges kann mitunter Anlaß bieten, ihr für die Zeit der Tat eine verminderte Zurechnungsfähigkeit zuzuerkennen. Es mag auch sein, daß im Übermaß genommene Analgetica in Addition zum Geburtsschock vereinzelt einen Zustand von Bewußtseinstrübung oder Bewußtlosigkeit auslösen können.

β) Unwissenheit.

Behauptet eine sonst geistig normale Kindesmutter völlige *Unwissenheit* in gynäkologisch-geburtshilflicher Beziehung, so ist dem entgegenzuhalten, daß nach systematisch durchgeführten Untersuchungen heutzutage die wichtigsten Kenntnisse von den Vorgängen bei der Schwangerschaft und der Geburt im Volke vorhanden sind. Jedes Mädchen weiß, daß sich das Kind in der Gebärmutter entwickelt, es weiß ungefähr über die Dauer der Schwangerschaft Bescheid, es weiß, daß das Ausbleiben der Menstruation zwar kein sicheres, aber immerhin ein wichtiges Zeichen für eine eingetretene Schwangerschaft ist, es weiß, daß das Kind dadurch ausgetrieben wird, daß Wehen entstehen und daß diese Wehen Schmerzen verursachen. Die Bedeutung des Blasensprunges wird man allerdings nicht ohne weiteres voraussetzen dürfen. Manche Frauen nehmen an, daß sie bei der Geburt ohne fremde Hilfe ohnmächtig werden müßten, wobei sich aber bei weiteren Fragen herausstellte, daß sie unter Ohnmacht nur einen Schwächezustand verstanden. Diejenigen der befragten Mädchen und Frauen, die eine „Ohnmacht" bei der Geburt ohne fremde Hilfe nicht für selbstverständlich hielten, waren sich auch bewußt, daß sie nach der Geburt dem Kinde Hilfe bringen müßten. Sie würden versuchen, es abzunabeln, es hochlegen und es in eine Decke einwickeln. Die Befragung von 350 jugendlichen Mädchen der verschiedensten Berufe in vorsichtiger Form ergab, daß die Kenntnisse auf diesem Gebiet im großen und ganzen um so geringer waren, je größer der Bildungsgrad war (HILTROP). Mitteilungen darüber, daß ein Mädchen die Schwangerschaft überhaupt nicht merkt[1], sondern als Grund für die Veränderungen an ihrem Körper krankhafte Zustände annimmt, waren so zu erklären, daß dies durch heilkundige Bekannte oder Heilbehandler oder durch falsch verstandene ärztliche Äußerungen hineinsuggeriert worden war (KOCH, KRUSINGER).

γ) Verblutung aus der Nabelschnur.

Daß ein neugeborenes Kind unter normalen Verhältnissen aus der nicht unterbundenen Nabelschnur nicht verblutet, wie es manchmal die Kindesmütter vorbringen, und was mitunter auch in weiteren Volkskreisen verbreitet ist, ist schon auf S. 907 besprochen worden. Anders liegen aber die Verhältnisse, wenn die Nabelschnur während der Geburt intrauterin reißt; dies bedeutet meist den Tod des Kindes (BALZER, KÖPP).

δ) Nabelschnurumschlingung.

Ziemlich häufig wird der Einwand einer *Nabelschnurumschlingung* gemacht. Es handelt sich hier bekanntlich meist um einen ganz harmlosen Vorfall. Man

---

[1] Ganz selten können sogar bis zum Ende der Schwangerschaft geringfügige Blutungen auftreten (überschläglich in 0,5 % der Schwangerschaften, die die Schwangere als Menstruation deuten könnte, wenn sie ihren Zustand nicht wahrhaben will (persönliche Erkundigung bei der Univ.-Frauenklinik Heidelberg.)

darf nicht vergessen bei der Sektion, soweit dies möglich ist, die Länge der Nabelschnur festzustellen. War sie abnorm kurz, so kann allerdings die Umschlingung eine ernsthafte Komplikation darstellen, unter Umständen sogar zu Erdrosselung während der Geburt führen (MARTIUS). Doch sind derartige Vorfälle sehr selten.

Knotenbildung in der Nabelschnur, die gerade bei langen Nabelschnüren gelegentlich vorkommt, ist im allgemeinen gleichfalls harmlos. Wird aber der Knoten (natürlich nur ein sog. echter Knoten) im Laufe der Geburt infolge der Kürzung durch gleichzeitige Verschlingungen fest angezogen, so ist das Kind gefährdet. Der Gutachter wird darauf dringen müssen, daß die Placenta mit dem Nabelschnurstück, wenn dies nur noch irgendmöglich ist, aufgefunden wird, um derartiges überprüfen zu können. Darauf, daß die Anziehung des Knotens während des Geburtsvorganges erfolgte, weist eine Hyperämie und Erweiterung der placentarwärts gelegenen Venen hin (MARTIUS). Wieweit dies allerdings an der geborenen Placenta zu erkennen ist, steht dahin.

ε) Abnorme Kindeslage.

Selbstverständlich gefährdet eine *abnorme Kindeslage* das Kind mehr oder minder erheblich. Anhaltspunkte dürfte eine abnorme Lage der Kopfgeschwulst, etwa im Bereiche des Vorderkopfes oder eine Gesichtsgeschwulst oder eine Steißgeschwulst oder ein Ödem des Fußes geben.

ζ) Fehlerquellen bei Beurteilung von Veränderungen am Halse.

Es braucht kaum erwähnt zu werden, daß man beginnende Totenflecke am Halse, die wegdrückbar sind, nicht mit Würgespuren verwechseln darf.

Aber auch bevor man strang- oder drosselmarkenähnliche Gebilde am Halse als Zeichen für vorangegangene aktive Einwirkung deutet, wird man sich überlegen müssen, ob sich die Veränderung nicht durch den Geburtsvorgang erklären läßt. Es scheint in ganz seltenen Fällen vorzukommen, daß bei lange andauernden Geburten ein Spasmus des Muttermundes am Halse des Kindes eine drosselmarkenähnliche Veränderung hervorrufen kann, wie sie NAUJOKS abgebildet hat. Auch amniotische Stränge können in Ausnahmefällen drosselmarkenähnliche Veränderungen am kindlichen Halse verursachen, an denen sogar eine vitale Reaktion festzustellen sein kann (KOSTEN). Es hatte sich hier um eine Extraktion in Steißlage gehandelt. Bei der gleichen geburtshilflichen Operation kann der Hals so weitgehend nach hinten flektiert werden, daß in der Haut des Halses infolge Einreißens der oberflächlichen Epithelschichten nach dem Tode jene Hautvertrocknungen zustande kommen, die als *Dehnungsstreifen* im Abschnitt stumpfe Gewalt erwähnt worden sind (s. S. 296).

Postmortale geringfügige Kompression des Halses durch Hautfalten oder durch ein späterhin angezogenes Kinderjäckchen kann dazu führen, daß diese Stellen von Totenflecken freibleiben, so daß diese Aussparung dem Unkundigen eine Drosselfurche vortäuschen kann.

η) Selbsthilfe.

Es ist weiterhin zu prüfen, und zwar unter Berücksichtigung der Angaben der Kindesmutter, wieweit etwa vorgefundene Verletzungen am Halse oder im Gesicht des Kindes auf *Selbsthilfe* zurückgeführt werden können. Es kommt vor, daß die Alleingebärende das Bestreben hat, an den eben durchgetretenen Kopf des Kindes zu fassen, um ihn herauszuziehen; die hierbei entstehenden Kratzspuren sitzen aber normalerweise im Gesicht und nicht am Halse, da sich in diesem Stadium der Geburt der Hals noch in der Vagina befindet. In besonderen Fällen mag auch nicht auszuschließen sein, daß die Mutter beim hastigen Zufassen in den Mund des Kindes kommt und ihn dabei aufreißt. Doch

wird durch diese Verletzung das Kind nicht getötet. Man wird auch durch vorsichtiges Befragen danach forschen müssen, ob die Kindesmutter selbst Angaben
macht, die auf Selbsthilfe hindeuten müssen. War dies nicht der Fall, so wird
man der Meinung zuneigen müssen, daß die Zerreißung dadurch zustande kam,
daß die Mutter das Kind durch Zuhalten von Mund und Nase am Schreien
hindern wollte und daß dadurch die Zerreißung und die Kratzspuren an Mund
und Nase zustande kamen (HABERDA und andere Lehrbücher). Bestand allerdings ein Geburtshindernis, z. B. Hängenbleiben der Schultern im Becken unter
besonderen Verhältnissen, wie z. B. bei der Geburt im Stehen, dann mag es

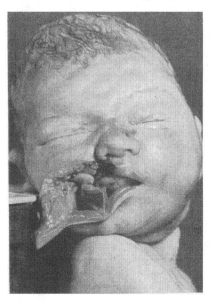

allerdings auch vorkommen, daß die
Kindesmutter mit dem Finger den Mund
des Kindes zerreißt, den Unterkiefer
zerbricht (Abb. 170), durch verzweifeltes
Ziehen am Kopfe des Kindes und durch
erhebliche Hin- und Herdrehungen schwerste Verletzungen am Gesicht und am
Halse, Zerreißungen der Halsmuskulatur,
ja, wie wir es einmal gesehen haben, eine
vital entstandene Ruptur einer A. carotis
verursacht. Natürlich bedarf in solchen
Fällen die Darstellung der Kindesmutter
einer besonders kritischen Nachprüfung.

Zu Kratzspuren am Halse, an der Brust
und sogar an der Kopfschwarte kam es einmal,
als eine gebärende Mutter, das in der Quer-
lage befindliche Kind bei Nichteintreffen der
Hebamme in ihrer Verzweiflung schließlich in
der Art heraushole, daß es cum duplicato
corpore geboren wurde. Es hatte sich um eine
Frühgeburt gehandelt (W. H. SCHULTZE).

Abb. 170. Aufreißung des Mundes mit Unterkiefer-
bruch bei *Selbsthilfe*. Derartige schwere Selbsthilfe-
verletzungen sind sehr selten, sie kamen hier durch
verzweifeltes Ziehen am Kopf bei Geburt im Stehen
und Festhängen der Schultern zustande
(Sekt.-Nr. 135/50).

ϑ) Beurteilung von Schädelverletzungen.

Findet man *Verletzungen* am *kindlichen Schädel*, die während des Lebens
entstanden sind, so kann die Einrede
kommen, das Kind sei bei einer Sturz-
geburt zu Boden gefallen oder auch die Mutter habe es bei der Geburt im Sitzen
zwar aufgefangen, es sei ihr aber ausgerutscht und zu Boden gefallen. In solchen
Fällen wird es zunächst notwendig sein, die Schädelverletzungen genau zu beschreiben, zu skizzieren und zu photographieren, vielleicht auch mit Erlaubnis
des Gerichtes den kindlichen Kopf zu asservieren. Alsdann wird man die Beschuldigte veranlassen, den Vorfall zu demonstrieren. Gewalteinwirkungen an
dem Schädel, wie sie durch Fall aus geringer Höhe entstehen, führen meist an
der Aufschlagstelle zu radiären Knochensprüngen, jedoch nicht zu ausgedehnten
Zerstörungen und auch nicht zu Brüchen der Schädelbasis. Findet man Verletzungen an mehreren Schädelknochen, so ist die Einwirkung von mehreren
Gewalten anzunehmen, die durch einen einfachen Sturz nicht zustande kommen
können (PANNING, CUELI und BONNET).

ι) Falsche Geständnisse.

Wird dem Arzt bei der Leichenöffnung mitgeteilt, die Kindesmutter habe
bereits ein volles *Geständnis* abgelegt, so ist dies — und dies muß eindrücklich
hervorgehoben und auch dem Richter gegenüber vertreten werden — nicht der

geringste Grund, bei der Leichenöffnung irgendwelche Maßnahmen zu unterlassen, die die Rekonstruktion des Tatherganges erschweren. Geständnisse können bekanntlich eingeschränkt oder zurückgenommen werden. Es fehlt auch nicht an Mitteilungen, nach denen auch Geständnisse über einen Kindesmord völlig falsch waren (HELLWIG).

ϰ) Beurteilung bei Fehlen der Kindesleiche.

Unter besonderen Verhältnissen kann gelegentlich auch eine Verurteilung wegen Kindestötung zustande kommen, wenn die Kindesleiche überhaupt nicht vorgefunden wurde. In diesen Fällen lag entweder ein glaubhaftes Geständnis vor, oder es ließ sich nachweisen, daß die Frau schwanger war und daß das Schreien des Kindes nach der Geburt von Zeugen gehört worden war.

Bei einem von uns beobachteten Vorfall hatte die Hebamme nach Beginn der Geburt eine ausgetragene Schwangerschaft festgestellt und Herztöne gehört. Sie war zunächst fortgegangen. Das Kind wurde in Gegenwart des Ehemannes geboren (es war von einem anderen vorehelich empfangen worden). Die Ehefrau hatte geschildert, wie der Mann das Kind nach der Geburt erwürgt habe. Der Ehemann bestritt jedoch die Geburt überhaupt und behauptete, daß die Frau nicht schwanger gewesen sei. Die Kindesleiche konnte trotz eingehenden Suchens nicht aufgefunden werden. Die Ehefrau wurde verurteilt, der Ehemann nach ursprünglicher Verurteilung in einer Revisionsverhandlung mangels an Beweisen freigesprochen, weil die Beteiligung eines anderen nicht völlig ausgeschlossen werden konnte (Landgericht Heidelberg, A.Z. 3 Ks. 2/44).

7. Zur Frage der fahrlässigen Tötung.

Ist der Kindesmutter nicht mit hinreichender Sicherheit nachzuweisen, daß sie das Kind vorsätzlich getötet hat, so ergibt sich die Frage, ob man ihr eine fahrlässige Tötung zur Last legen muß.

Man wird sich auf den Standpunkt stellen müssen, daß auch in gegenwärtiger Zeit die werdende Mutter, die eheliche wie auch die uneheliche, gewisse ihr zumutbare Pflichten hat. Man wird von ihr verlangen können, daß sie die Schwangerschaft feststellen läßt, daß sie sich vom Arzt oder von der Hebamme über den in Betracht kommenden Geburtstermin orientieren läßt, daß sie sich um Kinderwäsche bemüht, daß sie sich überlegt, ob sie zu Hause niederkommen kann, und daß sie, falls dies nicht möglich ist, sich in einem Entbindungsheim oder einer Klinik oder einem Krankenhause anmeldet. Einwände in der Richtung, daß das Geld fehlte, dürften im allgemeinen nicht durchgreifen, da die deutsche Sozialversicherung bzw. die Fürsorgebehörden bei Bedürftigkeit die Kosten übernehmen. Anders liegen allerdings die Verhältnisse, wenn die Fürsorgebehörden versagen, was durchaus vorkommt. Wir haben es einmal erlebt, daß eine Mutter von 3 Kindern in hochschwangeren Zustand kurz vor der Geburt aus der Wohnung gewiesen wurde, für die sie die Miete bezahlt hatte. Trotz dauernder Vorsprache auf dem Wohnungs- und Fürsorgeamt mußte sie viele Tage im Freien nächtigen. Wegen Überfüllung konnte sie auch in Übernachtungsheimen für Durchreisende am Bahnhof nicht aufgenommen werden. Sie gebar schließlich auf der Straße.

Wird eine werdende Mutter vorzeitig von der Geburt überrascht, so kann man ihr unter Umständen zugute halten, daß sie den Beginn der Geburt verkannt hat. Derartiges kommt immer wieder vor, selbst bei Medizinalpersonen, sogar, wie erfahrene Frauenärzte berichten, bei Arztfrauen und Ärztinnen. Das Verkennen des Beginns der Geburt wird insbesondere dann glaubwürdig sein, wenn sie mit ungewöhnlichen Symptomen beginnt, z. B. infolge Reizung der vegetativen Ganglien der Plexus solaris mit heftigem Erbrechen. Irgendwann muß aber dieser werdenden Mutter bewußt werden, daß es sich um die Geburt handelt. Auch dann wird man von ihr verlangen müssen, daß sie das tut, was ihr zum Schutze des Kindes zugemutet werden kann. Man wird erwarten müssen, daß sie sich um Hilfe bemüht, sei es durch Rufen, sei es durch Klopfen, sofern sie nicht mehr gehfähig ist. Beim Einwand, die Gebärende habe sich vor den nichtsahnenden Eltern oder anderen Angehörigen geschämt, muß man nach unserer Auffassung entgegenhalten, daß die Ehrfurcht vor dem Leben des Kindes die Scham überwinden muß. Kommt das Kind ohne fremde Hilfe, so

ist meines Erachtens sogar zu prüfen, ob man nicht von der Mutter verlangen kann,
daß sie das Kind nach Zurückschlagen der Decke mit dem Fuß aus der Gegend
der Oberschenkel wegnimmt und hochlegt. Alles andere hat Zeit. Wer den
Zustand kennt, in dem sich die Frauen nach der Geburt befinden, wer gesehen
hat, wie sie sich über das ihnen gereichte Kind freuen und womöglich schon
Einzelheiten an ihm entdecken, um erst einige Zeit danach einzuschlafen, der
wird es auch für möglich halten, daß Frauen und Mädchen, die von der Geburt
überrascht werden, ihre Mutterpflicht, die nunmehr begonnen hat, insofern
erfüllen. Allerdings wird es notwendig sein, bei Beurteilung dieser Frage streng
zu *individualisieren*. Was man von der einen Frau erwarten kann, kann man
vielleicht der anderen nicht zumuten. Letzten Endes wird in solchen Fällen
die Auffassung des Gerichts den Ausschlag geben.

Glaubt man als Gutachter zu einem Zeitpunkt der Mutter eine dieser Hilfe-
leistungen noch zumuten zu können, so wäre zu prüfen, ob durch die Hilfeleistung das Kind mit einer an Sicherheit grenzenden Wahrscheinlichkeit gerettet
worden wäre. Schliefen Angehörige in der Nähe, so wäre zu erörtern, ob die
Hilfe der Angehörigen das Kind gerettet hätte, etwa dadurch, daß eine Nachbarin das Kind hochnahm und neben die Mutter legte. Konnte man den erreichbaren Leuten eine vernünftige primitive, auch dem Laien geläufige Geburtshilfe
nicht zumuten, so wird man prüfen müssen, ob in der Zeit, die noch zur Verfügung stand, eine Hebamme oder eine andere sachverständige Hilfe herbei-
geholt werden konnte. Manchmal wird Kausalzusammenhang zu beweisen sein,
manchmal auch nicht (KOCH, KUBSKY).

Ein gebildetes Mädchen, das bei ihren Eltern wohnte und sie jederzeit erreichen konnte,
gebar heimlich. Das Kind kam im Amnionsack, also unter der sog. Glückshaube zur Welt
und starb, da niemand den Eisack zerriß. Hier kam das Gericht zur Verurteilung wegen
fahrlässiger Tötung, weil das Mädchen es unterlassen hatte, die im Nebenzimmer schlafenden
Eltern, insbesondere die Mutter, zu benachrichtigen. Nach den getroffenen Feststellungen
wäre zur Herbeiholung einer in der Nähe wohnenden Hebamme nach Beginn der Preßwehen
noch reichlich Zeit gewesen; die Hebamme hätte die Eihaut zerrissen, und das Kind wäre
nach menschlichem Ermessen am Leben geblieben (B. MUELLER). In einem anderen, in
gewisser Beziehung ähnlich gelagertem Fall, konnte jedoch der Kausalzusammenhang *nicht*
mit hinreichender Sicherheit bewiesen werden. Ein Mädchen, das bei ihrer Tante wohnte
und die Schwangerschaft verheimlicht hatte, gebar auf dem Klosett. Das Kind kam danach
ums Leben, Tötungsvorsatz ließ sich trotz anfänglichen Verdachtes nicht beweisen. Es
wäre nach unserer Auffassung die Pflicht des Mädchens gewesen, die Tante zu Hilfe zu rufen,
sobald sie sich nach dem Abgehen von Fruchtwasser darüber im klaren war, daß nunmehr
das Kind kommen mußte. Die in der Hauptverhandlung vernommene Tante, die einen
nervösen und ungeschickten Eindruck machte, erklärte jedoch auf Befragen, daß sie, um
Hilfeleistung gebeten, wahrscheinlich in Ohnmacht gefallen wäre. Sie könne derartige
Sachen nicht sehen und wäre wahrscheinlich in ihrer Aufregung gar nicht imstande gewesen,
etwas Vernünftiges zu tun. Unter diesen Umständen vermochte sich das Gericht trotz
Feststellung einer Fahrlässigkeit der Kindesmutter von einem Zusammenhang zwischen
Fahrlässigkeit und Tod nicht zu überzeugen.

Es mag noch erwähnt werden, daß laut § 3 des deutschen Hebammengesetzes
die Schwangere oder die Angehörigen und sogar der bereits hinzugezogene Arzt
verpflichtet sind, eine Hebamme herbeizurufen. Wird die Herbeiholung unterlassen, so sieht das Gesetz eine Bestrafung allerdings *nicht* vor; der Gesetzgeber
wollte durch Unterlassung einer Bestrafung die *ethische* Pflicht zur Herbeiholung einer Hebamme besonders unterstreichen (ZINDARS-SAUER). Diese
Bestimmung, den weitesten Kreisen unbekannt, wie HILTROP durch Befragen
von Frauen festgestellt hat, und wie ich es bei Rücksprache mit Ärzten und
Juristen immer wieder erlebe.

Im großen und ganzen erfolgt eine Verurteilung wegen fahrlässiger Tötung nur selten.
Es wäre zu erwägen, ob man in Deutschland, ebenso wie dies in einigen anderen Staaten
geschieht, heimliches Gebären ohne Zuziehung einer Hilfe als Delikt sui generis unter Strafe
stellen soll.

Literatur.

Kindestötung.

Gesetzliche Bestimmungen.

Cowburn: Med.-leg. a. criminol. Rev. 8, 49 (1940). Ref. Dtsch. Z. gerichtl. Med. 33, 371 (1940).

Gummersbach: Mschr. Kriminalbiol. 28, 364 (1937). — Münch. med. Wschr. 1938 I, 757. — Wien. med. Wschr. 1938 II, 1151. Ref. Dtsch. Z. gerichtl. Med. 31, 378 (1938). — Beitr. gerichtl. Med. 14, 128 (1938).

Haberda: Beitr. gerichtl. Med. 1, 38 (1911). — Hüssy: Mschr. Geburtsh. 120, 57, 147, 169 (1945).

Kohlrausch u. Lange: Strafgesetzbuch. Berlin 1952.

Martin: Précis de Médicine légale, S. 690. Paris 1938.

Reuter: In Halban-Seitz, Biologie und Pathologie des Weibes, Bd. 8, Teil 3, S. 1242. Berlin u. Wien 1929.

Schoen: Beitr. gerichtl. Med. 17, 83 (1943). — Simpson: Forensic Medicine, S. 149. London 1947.

Kriminologie und Psychologie der Kindestötung.

Bill: Arch. Kriminol. 108, 67 (1941). — Brachtel: Zbl. Gynäk. 1939, 1523. — Buhtz: Arch. Kriminol. 110, 14 (1942); 112, 89 (1943). — Buhtz u. Beck: Handwörterbuch der gerichtlichen Medizin, S. 392. Berlin 1940.

Desplas et Piédelièvre: Ann. Méd. lég. etc. 19, 337 (1939).

Elo: Verh. 1. Internat. Kongr. gerichtl. u. soz. Med. 1938, S. 508. — Dtsch. Z. gerichtl. Med. 32, 1 (1939/40).

Förster: Dtsch. Z. gerichtl. Med. 32, 283 (1939/40).

Gleispach, Graf: In Elster-Lingemann, Handwörterbuch der Kriminologie, Bd. 1, S. 793. Berlin u. Leipzig 1933.

Haberda: Lehrbuch der gerichtlichen Medizin, S. 1008. Berlin u. Wien 1927. — Heep: Röntgenprax. 15, 151 (1943). — Horn: Wechselbeziehungen zwischen Fruchtabtreibung und Kindestötung während der letzten $5^1/_2$ Jahrzehnte im Gebiet der mittleren Rheinebene. Med. Diss. Heidelberg 1938. — Hüssy: Mschr. Geburtsh. 120, 169 (1945).

Langelüddeke: Allg. Z. Psychiatr. 1940, 115. — Ley: Rev. Droit. pénal. 20, 39 (1940). Ref. Dtsch. Z. gerichtl. Med. 33, 366 (1940).

Manz: Dtsch. Z. gerichtl. Med. 35, 86 (1942). — Masieri: Clin. ostetr. 44, 187 (1942). Ref. Dtsch. Z. gerichtl. Med. 37, 150 (1943). — Merkel u. Werkgartner: Dtsch. Z. gerichtl. Med. 29, 254 (1938). — Müller-Hess: In Stoeckels Lehrbuch der Geburtshilfe, S. 885. Jena 1948.

Niedenthal: Öff. Gesdh.dienst 1939, A 969. — Nippe: Dtsch. Z. gerichtl. Med. 5, 398 (1925).

Pfister-Amende: Schweiz. Arch. Neur. 39, 373 (1937).

Rennebaum: Die rechtliche Beurteilung der Kindestötung in oder bald nach der Geburt, dargestellt auf Grund der im Gerichtsärztlichen Institut der Medizinischen Akademie zu Düsseldorf zur Sektion gekommenen Fälle von fraglichem Kindesmord. Med. Diss. Münster i. Westf. u. Düsseldorf 1936. Ref. Dtsch. Z. gerichtl. Med. 29, 204 (1938). — Reuss: Dtsch. Z. gerichtl. Med. 29, 253 (1938). — Reuter, F.: In Halban-Seitz, Biologie und Pathologie des Weibes, Bd. 8, Teil 3, S. 1259. Berlin u. Wien 1929.

Sauer: Kriminologie. Berlin 1950. — Schmid: Kriminalistik 17, 89 (1943).

Wentzel: Kindstötung in Südbaden. Med. Diss. Heidelberg 1942.

Ohne Verfasser: Die Kriminalität in Deutschland in den Jahren 1937 und 1938. In Kriminalistik, Bd. 13, S. 112. 1939. — Kindesmord. Ref. der Revue de Sc. Crimin. Aus Kriminalistik, 3 (N. F.) 236 (1949).

Prozessuale Bestimmungen.

Löwe-Rosenberg: Strafprozeßordnung. Berlin u. Leipzig 1927.

Mueller, B.: In Wollenweber, Der Arzt im öffentlichen Gesundheitsdienst, S. 809. Stuttgart 1950.

Schwartz: Strafprozeßordnung. München u. Berlin 1950.

Lebensfähigkeit.

(Bestimmung des Fetalmonats.)

Boenig: Leitfaden der Entwicklungsgeschichte des Menschen. Leipzig 1944. — Büsing: Dtsch. Z. gerichtl. Med. 39, 445 (1939/40).

Clavelin: Ann. Méd. lég. etc. 27, 157 (1947).

DEPRIEUX et MULLER: Ann. Méd. lég. etc. **32**, 149 (1952). — DÉROBERT et HAUSSER: La Pratique Médico-Légale, S. 134 ff. Paris 1938.

HILL: Amer. J. Physic. Anthrop. **24**, 251 (1939). Ref. Dtsch. Z. gerichtl. Med. **32**, 207 (1939/40).

LACROIX: Arch. di Antrop. crimin. **62**, 323 (1942).

MASIERO: Clin. ostetr. **41**, 187 (1942). Ref. Dtsch. Z. gerichtl. Med. **37**, 150 (1943). — MÖLLENDORF-STÖHR: Lehrbuch der Histologie. Jena 1924. — MÜLLER u. BALBI: Schweiz. med. Wschr. **1942**, 1013. — MÜLLER, M.: Arch. Kriminol. **104**, 125 (1939). — MULLER: Verh. 1. Internat. Kongr. gerichtl. u. soz. Med. Bonn 1938, S. 483.

NICORA: Clin. ostetr. **45**, 49 (1943). Ref. Dtsch. Z. gerichtl. Med. **38**, 60 (1943).

QUINET et DUMONT: Arch. belg. Méd. soc. et Hyg. etc. **1948**, No 5/6, 171.

RÖSSLE u. ROULET: Maß und Zahl in der Pathologie. Berlin 1932.

SAETTELE: Dtsch. Z. gerichtl. Med. **40**, 567 (1951). — SCHRADER: Dtsch. Z. gerichtl. Med. **29**, 152 (1938). — SIEBERT: Dtsch. Z. gerichtl. Med. **34**, 471 (1941). — SZASZ: Verh. 1. Internat. Kongr. gerichtl. u. soz. Med. Bonn 1938, S. 518.

TOLDT: In MASCHKAS Handbuch der gerichtlichen Medizin, Bd. 3, S. 535. 1882.

Nachweis vorangegangenen Lebens.

BOYÉ: Histologische Untersuchungen bei der Fäulnis von Lungen. Med. Diss. Heidelberg 1950.

CAMERER: Dtsch. Z. gerichtl. Med. **34**, 445 (1941). — CARVALHO VEIGA, DE: Ann. Fac. Med. São Paulo **13**, 317 u. Dtsch. Zusammenfassung S. 371. 1937. Ref. Dtsch. Z. gerichtl. Med. **30**, 299 (1938).

EHRHARDT: Münch. med. Wschr. **1939 I**, 915.

FELDMANN: Zbl. Path. **73**, 321 (1939). — FITTIPALDI: Pathologica (Genova) **31**, 141 (1939). Ref. Dtsch. Z. gerichtl. Med. **32**, 206 (1942). — FÖRSTER, A.: Dtsch. Z. gerichtl. Med. 18, 507 (1932); **25**, 208 (1935); **32**, 283 (1939/40).

GOLDBACH: Histologische Untersuchungen an faulenden und verbrannten Lungen. Habil.-Schr. Marburg 1950.

HELLY: Schweiz. med. Wschr. **1941**, 145. — HESS: Beitr. gerichtl. Med. **12**, 123 (1932).

JANKOVICH: Zacchia **4**, 321 (1940). Ref. Dtsch. Z. gerichtl. Med. **38**, 112 (1943).

MUELLER, B.: Dtsch. Z. gerichtl. Med. **16**, 459 (1931).

NOLTE: Dtsch. Z. gerichtl. Med. **30**, 116 (1938).

ORSÓS: Dtsch. Z. gerichtl. Med. **32**, 172 (1939/40). — Orv. Hetil. (ung.) **1939**, 767. Ref. Dtsch. Z. gerichtl. Med. **32**, 258 (1939/40).

PALMIERI: Arch. di Antrop. crimin. **1927**, H. 2. Ref. Ärztl. Sachverst.ztg **1928**, 56. — PIETRUSKY: Gerichtliche Medizin, S. 128. Berlin 1943. — POTTER: Arch. of Path. **25**, 607 (1938). Ref. Dtsch. Z. gerichtl. Med. **31**, 442 (1939).

REUTER, F.: In HALBAN-SEITZ, Biologie und Pathologie des Weibes, Bd. 8, Teil 3, S. 1245 ff. Berlin u. Wien 1929.

SCHLEYER: Beitr. gerichtl. Med. **19**, 134 (1952). (Histologie der faulenden Neugeborenenlungen.)

VASILIU et MELLER: Ann. Méd. lég. **18**, 279 (1938).

WALCHER: Leitfaden der gerichtlichen Medizin, S. 116. München u. Berlin 1950. — WEBER: Verh. der Dtsch. Ges. für Path. in Wiesbaden 1950, Stuttgart 1951, S. 311. — WIRSEL: Untersuchungen über das Verhalten der elastischen Fasern der Neugeborenenlunge usw. Med. Diss. Köln 1948.

Länge des Lebens.

FRITZ: Beitr. gerichtl. Med. **13**, 28 (1935).

HABERDA: Lehrbuch der gerichtlichen Medizin, S. 970. 1927. — HOPF: Frankf. Z. Path. **63**, 1 (1952). (Histologie der Nabelschnurgrenze.)

KOLLMANN: Arch. Kinderheilk. **113**, H. 1 (1938).

MARTIUS: Lehrbuch der Geburtshilfe, Bd. 1, S. 525. Stuttgart 1948. — MEINERTZ: Münch. med. Wschr. **1950**, Sp. 659.

PIETRUSKY: Gerichtliche Medizin l. c.

WALCHER: Das Neugeborene in forensischer Hinsicht. Berlin 1941.

Auseinandersetzung des Gutachters mit Einwänden und Fehlerquellen bei der Feststellung des gewaltsamen Todes.

Ohnmacht, Verwirrtheit usw.

BÖHMER: Dtsch. Z. gerichtl. Med. **12**, 5 (1928).

DONALIES: Mschr. Kriminalbiol. **30**, 311 (1939).

HABERDA: Lehrbuch l. c.

Müller-Hess: In Stoeckels Lehrbuch der Geburtshilfe, S. 885. Jena 1948.

Reuter: In Halban-Seitz, Biologie und Pathologie des Weibes, Bd. 8, Teil 3, S. 1288. Berlin u. Wien 1929.

Seitz: In Stoeckels Lehrbuch der Geburtshilfe, S. 582. Jena 1948. — Straub: Slg Vergift.fälle 4 (A 337), 105 (1933).

Willer: Dtsch. Z. gerichtl. Med. 13, 47 (1929).

Andere Einwände und Fehlerquellen.

Balzer: Kindesmord oder Verblutungstod an der Nabelschnur? Med. Diss. München 1941. Ref. Dtsch. Z. gerichtl. Med. 37, 271 (1943).

Cueli e Bonnet: Arch. Med. leg. (port.) 7, 152 (1937). Ref. Dtsch. Z. gerichtl. Med. 29, 204 (1938).

Hellwig: Kriminalistik 16, 105 (1942). — Hiltrop: Dtsch. Z. gerichtl. Med. 32, 63 (1939/40).

Koch: Arch. Kriminol. 99, 64 (1936). — Dtsch. Z. gerichtl. Med. 35, 218 (1942). — Köpp: Arch. Gynäk. 164, 12 (1937). — Kosten: Dtsch. Z. gerichtl. Med. 36, 255 (1942). — Krusinger: Arch. Kriminol. 80, 32 (1927).

Martius: Lehrbuch der Geburtshilfe, Bd. II. Stuttgart 1948. — Müller-Hess: In Stoeckel, Lehrbuch der Geburtshilfe, S. 888. Jena 1948.

Naujoks: Die Geburtsverletzungen des Kindes. Stuttgart 1934.

Panning: Dtsch. Z. gerichtl. Med. 32, 461 (1939/40).

Schultze, W. H.: Dtsch. Z. gerichtl. Med. 13, 21 (1929).

Fahrlässige Tötung.

Hiltrop: Dtsch. Z. gerichtl. Med. 32, 63 (1939/40).

Koch: Arch. Kriminol. 99, 64 (1936). — Kubsky: Kriminalistik 12, 110 (1938).

Mueller, B.: Mschr. Kriminalbiol. usw. 30, 473 (1939).

Zindars-Sauer: Hebammengesetz. Berlin 1939.

L. Vaterschaftsfragen.

I. Rechtliche Vorbemerkungen.

Die Frage der Vaterschaft kann sowohl beim *unehelichen* als auch beim *ehelich* geborenen Kinde aufgeworfen werden.

a) Ermittlung der Vaterschaft des unehelichen Kindes.

Nach deutschem Recht ist der Vormund jedes *unehelich* geborenen Kindes das Jugendamt. Der Standesbeamte ist verpflichtet, dem Jugendamt von der Geburt des unehelichen Kindes Nachricht zu geben. Das Jugendamt reicht die Geburtsanzeige mit der Mitteilung über die Übernahme der Vormundschaft an das zuständige Vormundschaftsgericht weiter. Eine formelle Übertragung der Vormundschaft an das Jugendamt ist nicht erforderlich. Sie besteht laut Gesetz (§§ 35, 36 des Reichsgesetzes für Jugendwohlfahrt vom 9. 7. 22, RJWG.). Die Vormundschaft wird als sog. *Berufsvormundschaft* geführt. Der für den Anfangsbuchstaben des Namens des Kindes zuständige Beamte ist Berufsvormund. Es mag sein, daß eine derartige Vormundschaft vielleicht etwas seelenlos und schematisch geführt wird, doch hat die Erfahrung gelehrt, daß eine solche Vormundschaft unter Umständen besser ist, als eine zwar liebevolle, aber unstet und unordentlich geführte. Es ist keineswegs erforderlich, daß das Jugendamt die Berufsvormundschaft behält; bei günstigen sozialen Verhältnissen und sittlicher und persönlicher Zuverlässigkeit der Mutter oder beim Vorhandensein geeigneter Großeltern oder anderer Personen wird das Vormundschaftsgericht durchaus bereit sein, die Vormundschaft dem Jugendamt abzunehmen und einer dieser Personen zu übertragen; jede Berufsvormundschaft verursacht der Öffentlichkeit, also hier der Stadt oder dem Landkreis, Kosten und Arbeit. Tatsächlich bleibt die Berufsvormundschaft dem Jugendamt in den meisten Fällen erhalten.

Die erste Aufgabe des Jugendamtes als Berufsvormund wird dahin gehen, durch Vermittlung von Fürsorgerinnen zu überprüfen, ob das Kind bei der Mutter bleiben kann oder ob es in Pflege gegeben werden muß. Das Jugendamt wird eine geeignete Pflegestelle ausfindig machen. Bei dieser Gelegenheit wird die Fürsorgerin die Kindesmutter auch nach der *Vaterschaft* fragen; wenn die Mutter klare Angaben macht, wird das Jugendamt den fraglichen Vater zu sich bitten und ihn veranlassen, die Vaterschaft urkundlich anzuerkennen. Er ist nach deutschem Recht verpflichtet, für das Kind eine angemessene Unterhaltshilfe zu zahlen, und zwar bis zur Vollendung des 16. Lebensjahres. Der Unterhalt umfaßt den gesamten Lebensbedarf, sowie die Kosten der Erziehung und der Vorbildung zu einem Berufe (§ 1708 BGB.). Der betreffende Mann geht damit eine recht einschneidende Verpflichtung ein. Die Erfahrung lehrt, daß sehr viele als Vater in Anspruch genommene Männer die Unterschrift unter die Urkunde verweigern oder überhaupt auf die Anfrage des Jugendamtes nicht reagieren. Dem Jugendamt bleibt unter diesen Umständen nur der Klageweg übrig *(Alimentationsprozeß)*. Während in der Zeit bis 1945 (etwa ab 1934) dieser Prozeß wegen Feststellung der Vaterschaft und Zahlung des Unterhaltgeldes geführt wurde, handelt es sich jetzt wieder um einen reinen Geldprozeß, in dem es nur um die Zahlung der Unterhaltshilfe geht. Wenn eine Mutter die Vaterschaft des Kindes nicht aufklären will und der Unterhalt des Kindes auch der öffentlichen Hand nicht zur Last fällt, kann man sie zu Weiterungen nicht zwingen; der Staat sieht hier mit Recht davon ab, sich allzusehr in die persönlichen Angelegenheiten der Mutter einzumischen.

In dem nunmehr beginnenden Alimentationsprozeß ist das Kind der Kläger. Es wird in dieser Klage vom Vormund, nämlich vom Jugendamt vertreten. Der fragliche Vater ist der Beklagte. Die Mutter ist juristisch unbeteiligte Zeugin, allerdings nur *juristisch*, denn vom biologischen und sozialen Standpunkt aus wird man ein Unbeteiligtsein wirklich nicht behaupten können. Nun können aber im Zivilprozeß der Kläger und der Beklagte nur unter ganz besonderen Umständen, Zeugen aber ohne weiteres vereidigt werden, also auch die Kindesmutter. Da erfahrungsgemäß die Kindesmutter, was man verstehen kann, sich meist energisch für ihr Kind einsetzt, ist sie im Falle ihrer Beeidigung der Verführung ausgesetzt, einen Meineid zu leisten, und da nach den in Deutschland jetzt geltenden strafrechtlichen Bestimmungen auch schon die uneidlich abgegebene falsche Aussage vor dem Richter eine strafbare Handlung darstellt (Vergehen nach § 340 StGB, Gefängnis bis zu 3 Monaten), ist es nicht ganz selten, daß Kindesmütter auch auf diese Weise straffällig werden. Es besteht zwar keine Vorschrift, wohl aber die Übung, die Kindesmutter uneidlich oder eidlich richterlich möglichst erst dann zu vernehmen, wenn die biologischen Untersuchungen zwecks Ausschlusses der Vaterschaft abgeschlossen sind. Trotzdem kommt es immer wieder vor, daß eine Mutter eidlich oder uneidlich durch den Richter schon vor Abschluß dieser Untersuchungen vernommen wurde (meist deshalb, weil die Notwendigkeit medizinischer Untersuchungen zu Beginn des Prozesses noch nicht ersichtlich war), so daß immer wieder Strafverfahren gegen Kindesmütter aufgenommen werden müssen.

Es muß weiterhin bemerkt werden, daß nach den Richtlinien des deutschen Zivilrechtes das Gericht nicht wie im Strafprozeß ohne weiteres die Aufgabe hat, die objektive Wahrheit zu ermitteln. Im Zivilprozeß gilt vielmehr der Grundsatz, daß alles was nicht ausdrücklich bestritten wird, als zugegeben gilt und daß die Heranziehung neuer Beweismittel *beantragt* werden muß. Ohne Antrag pflegt das Gericht nicht immer von sich aus die Initiative zu ergreifen.

Die Sache würde hier so weitergehen, daß das Jugendamt eine meist schon vorgedruckte Klageschrift dem für den Wohnsitz des angeblichen Vaters zuständigen Amtsgericht einreicht; es wird hier zum Ausdruck gebracht, daß dieser Mann der Kindesmutter innerhalb der Empfängniszeit beigewohnt habe und daß beantragt werde, ihn zur Zahlung einer Unterhaltsbeihilfe zu verurteilen. Diese Klageschrift wird dem fraglichen Vater vom Amtsgericht mit einer sog. Zustellungsurkunde zugestellt mit der Aufforderung, sich binnen angemessener Frist zu erklären. Antwortet der Beklagte überhaupt nicht, vergißt er die Angelegenheit, oder meint er vielleicht, die Kindesmutter nicht zu kennen, oder beachtet er sonst die Klageschrift überhaupt nicht, so gilt die Behauptung des Jugendamtes als richtig, da sie nicht bestritten worden ist, und das Gericht muß zum sog. *Versäumnisurteil* kommen. Es ist bei uns wiederholt vorgekommen, daß die verurteilten Männer entsetzt ins Institut kamen und um Rat baten; sie behaupteten das Mädchen überhaupt nicht zu kennen. Nach Klarlegung der Verhältnisse ist meist wieder die sog. Einsetzung in den „früheren Stand" möglich.

Die eigentliche Entscheidung, die das Gericht zu treffen hat, ergibt sich aus § 1717 BGB., der folgenden Wortlaut hat:

„Als Vater des unehelichen Kindes... gilt, wer der Mutter innerhalb der Empfängniszeit beigewohnt hat, es sei denn, daß auch ein anderer ihr innerhalb dieser Zeit beigewohnt hat. Eine Beiwohnung bleibt jedoch außer Betracht, wenn es den Umständen nach offenbar unmöglich ist, daß die Mutter das Kind aus dieser Beiwohnung empfangen hat.

Als Empfängniszeit gilt die Zeit vor dem 181. bis zum 302. Tage vor dem Tage der Geburt des Kindes, mit Einschluß sowohl des 181. als des 302. Tages."

Nach deutschem Recht gilt demnach als unehelicher Vater, wer mit der Kindesmutter in der gesetzlichen Empfängniszeit, d. h. in der Zeit vom 181. bis zum 302. Tage vor dem Tage der Geburt des Kindes Geschlechtsverkehr gehabt hat. Der Gesetzgeber hat verständnisvoll das Wort „gilt", nicht etwa das Wort „ist" gebraucht, es wird also nicht unbedingt verlangt, daß der Betreffende auch biologisch der Vater *ist*.

Hiergegen ist in früherer Zeit vieles eingewandt worden, was zum Teil auch jetzt noch stichhaltig ist. Wenn die Beziehungen zwischen dem unehelichen Kind und dem unehelichen Vater auch sehr geringe sind, wenn er außer der Zahlung der Geldrente keinerlei Verpflichtungen, aber auch keinerlei Rechte an das Kind hat, wenn er juristisch nicht einmal mit dem Kind verwandt ist, so müßte man doch vom biologischen und medizinischen Standpunkt aus bemüht sein, diese Verhältnisse durch eine Novelle abzuändern und ein etwas persönlicheres Verhältnis zwischen Kind und unehelichem Vater einzuführen. Eine solche Gesetzesänderung hätte aber zur Voraussetzung, daß mit an Sicherheit grenzender, zum mindesten beim Fortschreiten der Wissenschaft ständig zunehmender Wahrscheinlichkeit der Vater auch mit biologischen Methoden zu bestimmen wäre. In der Zeit der Entstehung des BGB. (1896 und vorher) war man derartigen Gedankengängen noch nicht so aufgeschlossen, auch waren biologische Methoden, die über die Vaterschaft Auskunft geben konnten, noch nicht hinreichend entwickelt.

Wenn in der Empfängniszeit zwei oder mehr Männer mit der Kindesmutter Geschlechtsverkehr haben, so gilt nach deutschem Recht die sog. *Exceptio plurium*, d. h. es gilt keiner als Vater („es sei denn, daß auch ein anderer ihr innerhalb dieser Zeit beigewohnt hat", so heißt es im Gesetz). Auch diese Auffassung ist biologisch keineswegs richtig. Schließlich muß einer von diesen Männern der Vater sein.

Diese gesetzliche Bestimmung ist in Volkskreisen durchaus bekannt, und wenn ein junger Mann aus dem Volke eine Unterhaltsklage erhalten hat, dann sucht er mitunter, wie man sich in manchen Gegenden auszudrücken pflegt, zunächst nach dem „Plurius", d. h. einen guten Bekannten, von dem er annimmt, daß er auch mit dem Mädchen Geschlechtsverkehr hatte. Anschließend wird er dann meist dem Gericht mitteilen, daß nach seiner Auffassung noch ein zweiter Mann, nämlich der Herr Y mit der Kindesmutter Geschlechtsverkehr gehabt habe. Das Gericht wird dann den Herrn Y als Zeugen laden und ihn, meist unter Eid, vernehmen. Gibt er den Verkehr mit der Kindesmutter während der Empfängniszeit zu, so ist der Prozeß an sich für das Kind verloren, die Klage muß abgewiesen werden, weil noch ein weiterer Mann mit der Kindesmutter in der Empfängniszeit Geschlechtsverkehr gehabt hat.

Nunmehr wird aber das Jugendamt als Vertreter des klagenden Kindes die Behauptung aufstellen, es sei *den Umständen nach offenbar unmöglich*, daß das Kind aus der Beiwohnung des Herrn Y entstanden ist. Es wird gleichzeitig Anträge stellen, durch die die offenbare Unmöglichkeit gegebenenfalls nachgewiesen werden kann. Gelingt der Nachweis der offenbaren Unmöglichkeit, so bleibt nach dem Gesetz die Beiwohnung mit dem Herrn Y außer Betracht. Die Verhältnisse sind so, als ob nur der Beklagte der Kindesmutter beigewohnt hätte, und er wird zur Zahlung der Unterhaltsrente verurteilt werden. Gelingt der Nachweis der offenbaren Unmöglichkeit nicht, so wird der Prozeß zu Ungunsten des Kindes ausgehen.

Aber auch wenn der Beklagte nicht in der Lage ist, Mehrverkehr der Kindesmutter geltend zu machen, kann er noch die Behauptung aufstellen, es sei offenbar unmöglich, daß das Kind aus der Beiwohnung zwischen ihm und der Kindesmutter stammt. Gelingt ihm dieser Nachweis, so muß die Klage des Kindes abgewiesen werden, gelingt er nicht, so wird er verurteilt.

b) Anfechtung der Ehelichkeit eines Kindes.

Für das *eheliche* Kind kann eine Feststellung der Vaterschaft dann in Frage kommen, wenn seine eheliche Abstammung zweifelhaft geworden ist. Ein Kind, das nach Eingehung einer Ehe geboren wird, gilt grundsätzlich als ehelich. Der Gesetzgeber „vermutet", daß der Mann innerhalb der Empfängniszeit der Frau beigewohnt habe. War dies nicht der Fall, etwa bei Kriegsgefangenschaft oder sonstiger Abwesenheit des Mannes, oder hat er sonst Gründe anzunehmen,

daß das Kind nicht aus der Ehe stammt, so steht ihm das Recht zu, die Ehelichkeit des Kindes anzufechten. Er reicht eine Klage gegen das Kind auf Aberkennung der Ehelichkeit ein. Das Kind ist der Beklagte, der Ehemann der
Kläger, die Mutter wiederum juristisch unbeteiligte Zeugin. Prozesse auf Aberkennung der Ehelichkeit werden immer vor dem Landgericht geführt. Bei
schlechten Vermögensverhältnissen wird den Beteiligten das Armenrecht be-
willigt. Die Vertretung des Klägers und des beklagten Kindes muß immer
durch Anwälte erfolgen. Die für die Entscheidung dieses Rechtsstreits zuständige
Bestimmung ist folgende:

§ 1591 BGB.: Ein Kind, das nach der Eingehung der Ehe geboren wird, ist ehelich,
wenn die Frau es vor oder während der Ehe empfangen und der Mann innerhalb der Empfängniszeit der Frau beigewohnt hat. Das Kind ist nicht ehelich, wenn es den Umständen
nach offenbar unmöglich ist, daß die Frau das Kind von dem Manne empfangen hat.

Es wird vermutet, daß der Mann innerhalb der Empfängniszeit der Frau beigewohnt
habe. Soweit die Empfängniszeit in die Zeit vor der Ehe fällt, gilt die Vermutung nur, wenn
der Mann gestorben ist, ohne die Ehelichkeit des Kindes angefochten zu haben.

Für die Empfängniszeit ist hier der gleiche Zeitraum angegeben, wie bei
den Bestimmungen über die uneheliche Vaterschaft. Doch hat der Gesetzgeber
hier vorgesehen, daß die Empfängniszeit zugunsten der Ehelichkeit des Kindes
auch über 302 Tage hinaus verlängert werden kann.

§ 1592 BGB.: Als Empfängniszeit gilt die Zeit usw., s. oben S. 993.

Steht fest, daß das Kind innerhalb eines Zeitraumes empfangen worden ist, der weiter
als 302 Tage vor dem Tage der Geburt zurückliegt, so gilt zu Gunsten der Ehelichkeit des
Kindes dieser Zeitraum als Empfängniszeit.

Die Anfechtungsklage muß von dem Mann binnen Jahresfrist eingereicht
werden. Diese Zeit beginnt frühestens mit der Geburt des Kindes, sonst mit
dem Zeitpunkt, in dem der Mann Kenntnis von den Umständen erlangt hat,
die für die Unehelichkeit des Kindes sprechen (§ 1594 BGB.).

c) Der Rechtsbegriff „den Umständen nach offenbar unmöglich".

Wenn man die dargelegten rechtlichen Bestimmungen überdenkt, ergibt
sich, daß auch juristisch immer nur ein *Ausschluß* der Vaterschaft in Frage
kommt. Der Arzt wird niemals vom Juristen gefragt, ob irgendein Mann der
Vater eines Kindes ist, sondern immer nur, ob der Betreffende als offenbar
unmöglich von der Vaterschaft ausgeschlossen werden kann. Dies entspricht
auch im großen und ganzen unseren medizinischen Möglichkeiten, wenn man
von gewissen Ausnahmen bei der anthropologischen Begutachtung absieht.

Der biologische Ausschluß der Vaterschaft kann nach dem Wortlaut der beiden angeführten gesetzlichen Bestimmungen nur dann rechtswirksam werden, wenn der Ausschluß
mit einer Sicherheit vorgenommen werden kann, die dem Rechtsbegriff „den Umständen
nach offenbar unmöglich" entspricht. Es muß daher überprüft werden, was sich der Jurist
unter diesem Begriff vorstellt.

Als das BGB. geschaffen wurde (1896), waren die naturwissenschaftlichen Möglichkeiten
zum Ausschluß der Vaterschaft nicht sehr weitgehend. Man wußte, daß es zeugungsunfähige
Männer gibt und daß aus einem Geschlechtsverkehr, den sie mit Frauen ausüben, Kinder
nicht hervorgehen können. Es war weiterhin bekannt, daß eine Frau, die bereits schwanger
ist, nicht noch einmal konzipieren kann, und man wußte auch, daß normalerweise aus einem
Geschlechtsverkehr zwischen Europäern keine Negerkinder und keine Mulattenkinder
hervorgehen können. Derartige Möglichkeiten, also Zeugungsunfähigkeit, bereits bestehende
Schwangerschaft und offenbare rassenmäßige Abweichung von der Mutter und dem fraglichen Erzeuger, hatten wohl auch dem Gesetzgeber vorgeschwebt, als er den Ausschluß
der Vaterschaft in gewissen Fällen vorsah. Es entsprach wahrscheinlich seiner Auffassung,
keine Rechtsunsicherheit zu schaffen. Die Aberkennung der Ehelichkeit bedeutet für das
Kind einen schweren Eingriff und stempelt seine Mutter zur Dirne. Es ist verständlich,
daß unter diesen Umständen strenge Anforderungen für die Sicherheit des Ausschlusses
als nötig erachtet wurden. Die Auffassungen gingen so weit, daß man an den Worten „den
Umständen nach offenbar unmöglich" womöglich noch eine *Verstärkung* des Begriffes
„unmöglich" sah. Doch ist nach dieser Richtung hin schon sehr frühzeitig von ärztlicher

Seite gewarnt worden. Es ist überhaupt außerordentlich selten, daß die Medizin oder Biologie einmal in einem Gutachten zu einem „Unmöglich" kommt. Etwas „unmöglicher machen zu wollen, als unmöglich", erschien nicht sinnvoll. So hat man sich im ganzen dafür entschieden, in den Worten „den Umständen nach offenbar" eine Abschwächung des Begriffs „unmöglich" zu sehen, allerdings nur eine geringe Abschwächung. Das Wort „offenbar" wurde und wird auch jetzt als Aufforderung für den Richter ausgelegt, das Gutachten der Sachverständigen auf seine Schlüssigkeit besonders genau zu prüfen (ENGELMANN, HACHENBURG). Andere meinten wieder, der Ausdruck „offenbar" bedeute, daß sich die Unmöglichkeit der Vaterschaft auf die ersten Blick sofort aufdrängen müsse und nicht durch komplizierte Untersuchungen erbracht werden kann (RG WARNEYER 1911, Nr. 319, 1913, Nr. 356 und 357, zit. nach MEYERHOFF).

Mit der Zunahme der biologischen Möglichkeiten für einen Ausschluß der Vaterschaft, die immer komplizierter wurden, wurde die Rechtspflege vor die Frage gestellt, ob sie unter Beibehaltung der starren Auslegung der offenbaren Unmöglichkeit auf die Hilfe des Biologen und Mediziners in diesem Punkte nicht überhaupt verzichten mußte. Da dies nicht angängig erschien, blieb nichts anderes übrig, als den Begriff der offenbaren Unmöglichkeit durch die Rechtsprechung bis zu einem gewissen Grade vorsichtig auszuweiten und unter dem Worte „offenbar" eine Abschwächung des Begriffes „unmöglich" zu verstehen. Man legte sich schließlich auf ein „ausgeschlossen" fest, soweit es eben durch eine sehr sichere medizinisch-naturwissenschaftliche Untersuchung erbracht werden kann (F. STRASSMANN, B. MUELLER). Man fing an zu vergleichen zwischen den Begriffen der offenbaren Unmöglichkeit und der an Sicherheit grenzenden Wahrscheinlichkeit und setzte schließlich beide Begriffe ungefähr gleich (RG. Str. Bd. 61, S. 202 MDR. 1949, S. 636, zit. nach MEYERHOFF). Dies würde aber wieder dazu führen, daß man sich mit dem Begriff „an Sicherheit grenzender Wahrscheinlichkeit" irgendwie festlegen muß. Im großen und ganzen pflegt man hierunter eine Wahrscheinlichkeit von rund 99% zu verstehen. Da aber „offenbar unmöglich" doch etwas mehr sein soll, wird im juristischen Schrifttum hervorgehoben, daß nur eine ganz entfernte andere Möglichkeit (insbesondere ein abnormer, jeder bisherigen Erfahrung widersprechender Fall) der Feststellung der „offenbaren Unmöglichkeit" nicht entgegenstehen soll. Eine weitere Abschwächung ist jedoch mit dem Gesetz unvereinbar. Danach müßte man wohl annehmen, daß für die offenbare Unmöglichkeit ein Wahrscheinlichkeitsgrad verlangt wird, der über 99% hinausgeht. Dementsprechend hat auch einmal das Institut „Robert Koch" in einer Stellungnahme zum Beweiswert der Blutgruppenuntersuchung sich dahin festgelegt, es müsse eine Wahrscheinlichkeit von 99,8% vorhanden sein, um den Ausspruch des „offenbar unmöglich" zu gestatten (MANZ). Ich möchte es nicht für richtig halten, sich an diese Zahl zu klammern, aber doch zum Ausdruck bringen, daß bei der Feststellung eines „offenbar unmöglich" die Sicherheit der Beweisführung eine Wahrscheinlichkeit von mehr als 99%, also eine solche zwischen 99 und 100% ergeben sollte.

In früheren Zeiten der Diskussion über den Begriff der offenbaren Unmöglichkeit wurde ein *Addieren* von Unwahrscheinlichkeiten ausdrücklich als dem Willen des Gesetzgebers widersprechend abgelehnt (LEONHARD). Doch wurden schon damals (im Jahre 1928) Gegenstimmen laut, die besonders von F. STRASSMANN verfochten wurden. Es war nicht einzusehen, weshalb man sich nicht aus einer Summe von Unwahrscheinlichkeiten ein Urteil bilden solle, zumal sich bei der Addition von Unwahrscheinlichkeiten die Ergebnisse nicht addieren, sondern multiplizieren; so ergibt eine Addition von 2 Wahrscheinlichkeiten 1:100 nicht eine solche von 1:200, sondern eine solche von 1:10000 (SCHIFF). Trotz der damals bestehenden entgegengesetzten juristischen Stellungnahme setzt sich der Nachweis durch Addition allmählich doch durch. Es wurden Urteile bekannt, bei denen die offenbare Unmöglichkeit durch Addition rassenbiologischer Merkmale mit Feststellungen von Zeugen erbracht wurde oder auch durch Verwertung von Unwahrscheinlichkeiten aus der Zeit des Geschlechtsverkehrs (gleich vor oder nach der Menstruation) im Zusammenhalt mit Unwahrscheinlichkeiten, die sich aus dem Beginn der Schwangerschaft und auch aus psychologischen Momenten (z. B. Unglaubwürdigkeit der Angaben der Mutter) ergaben, sog. Additionsbeweis (B. MUELLER). Im großen und ganzen lassen sich die Gerichte jetzt auf eine Addition von Unwahrscheinlichkeiten ein. So kann unter Umständen eine Unwahrscheinlichkeit (keine offenbare Unmöglichkeit), die sich aus der Tragzeit und der Ausbildung der Reifezeichen beim Neugeborenen ergibt, mit einer erheblichen Unwahrscheinlichkeit auf Grund der erbbiologischen Untersuchung zu einem „offenbar unmöglich" addiert werden. Es mag vereinzelt noch Gerichte geben, die solche Additionen ablehnen, doch werden sie nach unseren Erfahrungen zunehmend seltener. Lehnt man Additionen ab, so kann man z. B. die erbbiologischen Untersuchungen nur selten verwenden, denn sie führen ja in den meisten Fällen nur zu Wahrscheinlichkeitsergebnissen. So wird die Addition mehrerer Unwahrscheinlichkeiten vom RG. in einer Stellungnahme vom 7. 1. 42 in DR. 1942, S. 530, ref. Ärztl. Sachverst.ztg **1942**, 171, ausdrücklich zur Pflicht gemacht, und auch im Bericht von MEYERHOFF über die Rechtsprechung bei Vaterschaftsausschließungen wird die Addition von mehreren Unwahrscheinlichkeiten zu einem „offenbar unmöglich" durch Erwähnung eines Urteils des LG. Göttingen ausdrücklich hervorgehoben.

Im großen und ganzen wird man damit rechnen können, daß die Gerichte einen „Additionsbeweis" zulassen. Wenn man also z. B. als Gutachter in einem Tragzeitgutachten nur zu einer hohen Wahrscheinlichkeit kommt, wird man verpflichtet sein, das Gericht darauf hinzuweisen, daß die erbbiologische Untersuchung, auch wenn nur *ein* Mann zur Untersuchung zur Verfügung steht (sog. Einmann-Sache) zu einer weiteren erheblichen Unwahrscheinlichkeit führen könne, so daß unter Umständen dann beide Unwahrscheinlichkeiten zu einem „offenbar unmöglich" zu addieren seien. Es wird allerdings Aufgabe des Gutachters sein, sich zu bemühen, bei Wahrscheinlichkeitsresultaten nach Möglichkeit zahlenmäßig exakt zu kalkulieren, eine Notwendigkeit, die auch von SCHWARZACHER, LUDWIG und WARTMANN mathematisch kritisch und auch mit ihren Fehlerquellen beleuchtet wird.

d) Die Frage der Duldungspflicht einer körperlichen Untersuchung im Alimentations- und im Anfechtungsprozeß.

Bei den unten zu schildernden medizinischen und biologischen Untersuchungen zwecks Ausschlusses der Vaterschaft wird es immer wieder notwendig sein, die Beteiligten, also das Kind, die Mutter, den Beklagten und unter Umständen auch einen gleichfalls als Vater in Betracht kommenden Zeugen zu bewegen, zur Untersuchung zu erscheinen. Es ist meist auch notwendig, den erschienenen Personen durch einen Einstich in die Haut Blut zu entnehmen. Weigerte sich einer der Beteiligten, so wurde dadurch die ganze Untersuchung unmöglich. Darauf ergab sich die Notwendigkeit, die bestehenden Gesetze entsprechend denen des Strafprozesses (§ 81 a StPO.) dahin abzuändern, daß in *familienrechtlichen* Streitigkeiten den Parteien und den Zeugen die Pflicht auferlegt wird, sich einer erb- und rassenkundlichen Untersuchung zu unterwerfen, insbesondere die Entnahme von Blutproben zum Zwecke der Blutgruppenuntersuchung zu dulden, soweit dies erforderlich ist. Auf ausdrücklichen Beschluß des Gerichts kann zwangsweise Vorführung angeordnet werden (§ 9 des Gesetzes über Änderung und Ergänzung familienrechtlicher Vorschriften und über die Rechtsstellung der Staatenlosen vom 12. 4. 38, RGBl. I, S. 380). Man war sich einige Zeit im Zweifel darüber, ob diese Bestimmung jetzt noch gültig ist bzw. ob man es verantworten kann, sie anzuwenden. Doch bedeutet es nach unseren Erfahrungen eine ganz besondere Rücksichtslosigkeit, wenn ein Beteiligter die Rechtsfindung, die ja im Interesse des Kindes und der Allgemeinheit wichtig ist, dadurch unmöglich macht, wenn er aus nichtigen Gründen sein Erscheinen verweigert.

Die gesetzgebenden Körperschaften Westdeutschlands haben sich wohl aus den Erwägungen heraus entschlossen, bei der Neufassung der ZPO. die Verhältnisse eindeutig wie folgt zu regeln:

§ 372a ZPO.: I. Soweit es in den Fällen der §§ 1591 und 1717 BGB. (also Anfechtung der Ehelichkeit und Bestimmung der unehelichen Vaterschaft) oder in anderen Fällen zur Feststellung der Abstammung erforderlich ist, hat jede Person Untersuchungen, insbesondere die Entnahme von Blutproben zum Zwecke der Blutgruppenuntersuchung, zu dulden, soweit die Untersuchung nach den anerkannten Grundsätzen der Wissenschaft eine Aufklärung des Sachverhaltes verspricht und dem zu Untersuchenden nach der Art der Untersuchung, nach den Folgen ihres Ergebnisses für ihn oder einen der im § 383 Abs. 1 Nr. 1—3 bezeichneten Angehörigen (das sind diejenigen, die zur Zeugnisverweigerung wegen persönlicher Beziehungen berechtigt sind) und ohne Nachteil für seine Gesundheit zugemutet werden kann.

II. Die Vorschriften der §§ 386—390 (Bestimmungen über Zeugnisverweigerung unter bestimmten Umständen und Zeugniszwang) sind entsprechend anzuwenden. Bei wiederholter unberechtigter Verweigerung der Untersuchung kann auch unmittelbarer Zwang angewendet, insbesondere die zwangsweise Vorführung zum Zwecke der Untersuchung angeordnet werden.

Damit sind die Verhältnisse geklärt. Doch wird man vor Anwendung von Zwangsmaßnahmen immer wieder versuchen, ein freiwilliges Erscheinen zu erreichen. Schließlich ist der Arzt, wenn auch nicht so sehr bei der Blutgruppenuntersuchung, so doch ausschlaggebend bei einer etwaigen Feststellung der

Zeugungsfähigkeit oder bei einer erbbiologischen Untersuchung weitgehend auf den guten Willen des zu Untersuchenden angewiesen. Darin, daß der Prozeß verlorengehen könnte, pflegt die Rechtsprechung der oberen Gerichte keinen berechtigten Grund zur Verweigerung der Untersuchung zu sehen, eher in der Gefahr, daß der Ausgang der Untersuchung einen der Beteiligten (meist wird es sich um die Kindesmutter handeln) der Gefahr einer strafrechtlichen Verfolgung aussetzt (Entscheidungen im einzelnen s. KOFFKA).

e) Kritik der Bestimmungen über die gesetzliche Empfängniszeit.

Wie unter dem Abschnitt „Beurteilung der Tragzeit" näher auszuführen sein wird, ist die *gesetzliche Empfängniszeit* nach oben hin (302. Tag) biologisch nicht richtig angesetzt. Es sind Geburten lebender Kinder vorgekommen, die etwas länger als 302 Tage (305.—306. Tag post conceptionem) getragen wurden (s. S. 1003). Die Gerichte haben sich in der Zwischenzeit in geeigneten Fällen von einem allzu starren Festhalten an den Grenzen der gesetzlichen Empfängniszeit freigemacht und im Einzelfall auch dann Vaterschaften festgestellt, wenn die Empfängnis übertragener Kinder jenseits des 302. Tages stattgefunden hatte. Auch das RG. hatte sich auf den gleichen Standpunkt gestellt (CLASEN, BECKER).

Bezüglich einer Erweiterung der gesetzlichen Empfängniszeit nach unten zu für eine Tragzeit von weniger als 180 Tagen sind im größeren Umfang von medizinischer Seite her Stimmen nicht laut geworden. Wohl hat vor einigen Jahren GÜNTHER eine Gerichtsentscheidung durchgesetzt, nach der eine Tragzeit von 178 Tagen post conceptionem anerkannt wurde (s. S. 1006), doch wird die Richtigkeit dieser Begutachtung von anderer Seite bestritten. Weitere Beobachtungen werden noch erforderlich sein.

f) Hinweise auf Strafprozesse wegen uneidlicher oder eidlicher falscher Aussage vor Gericht als Folge von Vaterschaftsprozessen.

Es ist oben erwähnt worden (s. S. 992), daß Vaterschaftsprozesse auch *Strafprozesse* gegen die Kindesmutter wegen falscher uneidlicher Aussage oder wegen fahrlässigen Falscheides oder wegen Meineides nach sich ziehen können. Der Strafrichter ist bei seiner Beweisführung an den Begriff „den Umständen nach offenbar unmöglich" nicht gebunden. Er kann frei entscheiden, und es liegen zahlreiche Urteile vor, bei denen ein mindestens zweimal wiederholter Blutgruppenausschluß eine Verurteilung herbeigeführt hat. Macht die jeweilige Angeklagte einen guten Eindruck, liegt sonst nicht das geringste gegen sie vor, so fällt allerdings begreiflicherweise, wie man immer wieder sieht, dem Gericht eine Verurteilung wegen Meineides schwer, und man wird auch als Sachverständiger darauf achten müssen, ob die Betreffende nicht wenigstens subjektiv der Meinung gewesen sein konnte, sie habe die Wahrheit gesagt, insbesondere, ob sie den Begriff der gesetzlichen Empfängniszeit in sich aufgenommen hat, ob vielleicht bei einem übertragenen Kinde ein Grenzfall (Empfängnis um den 302. Tag herum) in Frage kommt und ob der Kindesmutter nach ihrem geistigen Horizont die Belehrung des Richters über den Meineid und seine Folgen auch klar geworden sein mußte. Unter Umständen ist eine psychiatrische Untersuchung zu empfehlen. Man wird auch sein Augenmerk darauf richten müssen, ob die Kindesmutter nicht zu sehr unter dem Einfluß von Angehörigen des Jugendamtes gestanden haben könnte, das dienstlich daran interessiert ist, für das Kind wenigstens einen Zahlvater zu erhalten (GORONCY SCHÜTT).

g) Hinweise auf ausländisches Recht in einigen Staaten.

Das ausländische Recht ist hinsichtlich Vaterschaftsfragen meist nicht so kompliziert wie das deutsche. Das *österreichische* Zivilrecht enthält im großen und ganzen nur Bestimmungen über die Abänderung der Ehelichkeit bzw. Unehelichkeit von Kindern, die nach dem Tode des Ehemannes oder nach gesetzlicher Auflösung des ehelichen Bandes zur Welt kommen. Im Zweifelsfall besteht hier die Vermutung der ehelichen Geburt. Als Empfängniszeit ist hier der 180.—300. Tag festgesetzt. Beim österreichischen Alimentationsprozeß ist man an den schwierigen Rechtsbegriff „offenbar unmöglich" nicht gebunden (§§ 58, 120, 121, 138, 155, 156, 158, 163 österreichisches BGB., zit. nach HABERDA).

In der *Schweiz* gilt als gesetzliche Empfängniszeit der 300.—180. Tag vor der Geburt des Kindes. Hat der betreffende Mann nachweisbar in dieser Zeit mit der Kindesmutter

Geschlechtsverkehr gehabt, so wird seine Vaterschaft vermutet. Doch fällt die Vermutung fort, sobald Tatsachen nachgewiesen werden, die erhebliche Zweifel über die Vaterschaft des Beklagten rechtfertigen. Der in der Schweiz tätige Richter ist demnach nicht an den starren Begriff „den Umständen nach offenbar unmöglich" gebunden. Die Klage wird auch abgewiesen, wenn die Mutter um die Zeit der Empfängnis einen unzüchtigen Lebenswandel geführt hat. Nach schweizerischem Recht kann nicht nur das Kind, sondern auch die Mutter auf Feststellung der Vaterschaft klagen. Die Klage kann schon vor der Niederkunft angebracht werden. Nach der anderen Seite zu ist die Frist auf Einhaltung der Klage auf 1 Jahr nach der Geburt des Kindes beschränkt (§§ 307, 308, 310, 314, 315 Schweizerisches ZGB., persönliche Mitteilung von Prof. DETTLING, Bern). In einigen Kantonen ist eine Art Amtsvormundschaft eingeführt worden (SILBERNAGEL).

Das Schweizerische Recht kennt auch eine Anfechtung der Ehelichkeit durch den Ehemann. Die Klage richtet sich sowohl gegen das Kind als auch gegen die Mutter. Ein Kind, das innerhalb einer Frist von 300 Tagen nach Aufhebung einer Ehe geboren wird, gilt noch als ehelich. Ist ein Kind wenigstens 180 Tage nach Abschluß der Ehe geboren, so ist zwar noch eine Anfechtung möglich, doch muß der Ehemann begründen, daß er „unmöglich" der Vater des Kindes sein kann (§ 252—254 ZGB.); das Schweizerische Recht kennt demnach den Begriff „unmöglich" nur bei der Aberkennung der Vaterschaft.

Das *französische* Zivilrecht läßt nur in besonderen Einzelfällen die Feststellung der unehelichen Vaterschaft zu, und zwar beim Nachweis einer Vergewaltigung, bei Verführung durch List, Heiratsversprechen oder Mißbrauch der Autorität, wenn in unmißverständlichen Briefen oder auf andere Weise die Vaterschaft zugegeben wurde, im Falle eines offenkundigen Konkubinates während der Empfängniszeit oder wenn der angebliche Vater sich allzusehr um die Erziehung kümmert (MARTIN).

Doch kann in solchen Fällen die Vaterschaft nicht festgestellt werden, wenn die Mutter sich in der Empfängniszeit offenkundig lasterhaft verhielt oder mit einem anderen Mann Verkehr hatte, oder wenn der fragliche Vater in der gesetzlichen Empfängniszeit gar nicht anwesend war, oder wenn ihm die Zeugung eines Kindes physisch unmöglich war.

Das *belgische* und *italienische* Recht entspricht im großen und ganzen dem französischen Recht, das sich aus dem Code Napoléon herleitet (SEYSS-INQUART).

In *Italien* hat das uneheliche Kind unter Umständen das Erbrecht (THURMAYR).

Literatur.

BECKER: Med. Welt **1943**, 648.

CLASEN: Dtsch. Justiz **1942**, 716, 723.

ENGELMANN: Blätter für Rechtsanwendung, Bd. 63, S. 65. 1898.

FRANTZ: Dtsch. Recht **1941**, 1973; **1942**, 820.

GORONCY: Dtsch. Justiz **1935**, H. 25. Zit. nach SCHÜTT. — GÜNTHER: Z. Geburtsh. **127**, 258 (1947).

HABERDA: Lehrbuch der gerichtlichen Medizin. Berlin u. Wien 1923. — HACHENBURG: Ann. der badischen Gerichte, Bd. 61, S. 142. Mannheim 1895.

KOFFKA: Dtsch. Z. gerichtl. Med. **41**, 36 (1952).

LEONHARD: Ärztl. Sachverst.ztg **1928**, 46. — LUDWIG u. WARTMANN: Dtsch. Z. gerichtl. Med. **41**, 289 (1952).

MANZ: Ärztl. Sachverst.ztg **1942**, 161. — MARTIN, E.: Précis de Médicine légale, S. 32. Paris 1938. — MEYERHOFF: In PONSOLDS Lehrbuch der gerichtlichen Medizin, S. 404. Stuttgart 1950. — MUELLER, B.: Dtsch. Z. gerichtl. Med. **18**, 587 (1932). — Ärztl. Sachverst.ztg **1935**, 199. — In MUELLER-WALCHER, Gerichtliche und soziale Medizin, S. 161. München u. Berlin 1944.

RÜCKER: Dtsch. Z. gerichtl. Med. **29**, 176 (1938).

SCHIFF: Ärztl. Sachverst.ztg **1928**, 29, 52. — SCHÜTT: Dtsch. Z. gerichtl. Med. **37**, 190 (1943). — SCHWARZACHER: Beitr. gerichtl. Med. **14**, 59 (1938). — SEYSS-INQUART: Bull. internat. Protect. Enfance **142**, 1017 (1936). Ref. Dtsch. Z. gerichtl. Med. **29**, 135 (1938). — SILBERNAGEL: Bull. internat. Protect. Enfance **1936**, Nr 142, 1021. Ref. Dtsch. Z. gerichtl. Med. **29**, 136 (1938). — STRASSMANN: Ärztl. Sachverst.ztg **1928**, 51.

THURMAYR: Z. Akad. dtsch. Recht **1942**, H. 2, 24.

II. Medizinisch-biologische Möglichkeiten eines Ausschlusses der Vaterschaft.

a) Abarten des Geschlechtsverkehrs.

Unvollständig durchgeführter Geschlechtsverkehr, über den nur von den beiden Beteiligten berichtet werden kann, ist nach herrschender Auffassung kein Grund, um eine Empfängnis als offenbar unmöglich abzulehnen. Zu einer Empfängnis genügt unter Umständen auch die Deposition von Sperma am Scheideneingang. Ebensowenig pflegt man den Einwand der Benutzung eines Schutzmittels, insbesondere eines Kondoms, anzuerkennen; er kann defekt oder beim Herausziehen des Geschlechtsteiles abgestreift werden. Wieweit einmal im Einzelfalle derartige Umstände zur Stützung eines Additionsbeweises (s. S. 995) mitverwertet werden können, unterliegt dem Ermessen des Gerichtes, dem der Sachverständige, falls er unter besonderen Umständen eine Mitberücksichtigung dieser Verhältnisse verantworten zu können glaubt, einen entsprechenden Vorschlag machen müßte.

b) Bereits bestehende Schwangerschaft.

Überschläglich schließt bereits bestehende Schwangerschaft eine weitere Empfängnis aus. Wenn es feststeht, daß die Kindesmutter zu einer bestimmten Zeit schwanger war, kann man im allgemeinen eine Empfängnis durch einen Geschlechtsverkehr mit einem anderen Mann nach Eintreten der Schwangerschaft als den Umständen nach offenbar unmöglich ablehnen. Natürlich muß es *sicher* sein, daß die Schwangerschaft schon bestanden hatte. Am besten ist, wenn sie durch eine der biologischen Schwangerschaftsreaktionen diagnostiziert worden war; sonst muß man versuchen, ärztliche Auskünfte zu erhalten, wobei zu berücksichtigen ist, daß eine sichere Feststellung der Schwangerschaft durch gynäkologische Untersuchung frühestens am Ende des 2. Schwangerschaftsmonats möglich ist. Manchmal wird die Beweisführung auch so versucht, daß die jeweilige Partei ein Zeugnis eines Arztes oder einer Hebamme vorlegt, nach welchem eine Schwangerschaft zu einem bestimmten Zeitpunkt, also eine bestimmte Anzahl von Monaten bestanden hat, z. B. 3, 4 oder 5 Monate. In solchen Fällen wird man sich als Gutachter nicht immer mit der lapidaren Bescheinigung begnügen können. Man wird vielmehr wissen müssen, welche Einzelsymptome der Arzt oder die Hebamme angeben, auf Grund deren Feststellung die jeweiligen Schlüsse gezogen wurden. Daß Ärzte und Hebammen sich im jeweiligen Schwangerschaftsmonat irrten, ist immer wieder vorgekommen.

Liegen medizinische Befunde nicht vor, so wird man je nach der Prozeßlage versuchen müssen, die damals bestehende Schwangerschaft durch die *Beweisaufnahme* sicherzustellen. Wieweit dies gelingt, ist zweifelhaft. Manche Frauen führen einen Menstruationskalender und legen ihn als Beweis vor. Ob er von der Gegenpartei anerkannt wird, bleibt abzuwarten. Bei Mitteilung über die letzte Regel ist daran zu denken, daß zu Beginn der Schwangerschaft in der Zeit der fälligen Regel gelegentlich noch etwas wäßriges Blut abgehen kann. Die Regel wäre also noch in den Einzelheiten zu schildern. Die Angaben im Krankenhaus oder gegenüber der Hebamme über die letzte Regel haben meist einen größeren Beweiswert, als Ausführungen der Kindesmutter im Verlauf des Prozesses. Kann etwa eine einwandfreie Zeugin dafür benannt werden, der die Kindesmutter zu der damaligen Zeit das Ausbleiben der Periode gebeichtet hat, so kann eine derartige Aussage Wert haben und die Beweisführung erleichtern. Man wird auch nicht vergessen, das Gericht darum zu bitten, daß bei der Beweisaufnahme nach Schwangerschaftsbeschwerden (Erbrechen, abartige Geschmacksrichtung, Wesensveränderung) gefragt wird. Ob das Gericht die vorgetragenen Argumente nachher anerkennt, unterliegt seinem Ermessen.

Gilt die Schwangerschaft als erwiesen, so wird mitunter noch der Einwand der *Nachempfängnis* geltend gemacht, die natürlich nur bei *Zwillingsgeburten* in Frage kommt.

Im Rahmen der Empfängnis unterscheidet man medizinisch zwischen der *Superfetatio* (Überfruchtung) und der *Superfecundatio* (Überschwängerung).

Unter *Superfetatio* versteht man die Empfängnis eines weiteren Kindes innerhalb der ersten Zeit der bestehenden Schwangerschaft, und zwar frühestens in der nächsten Ovulationsperiode. Sie wird von einigen Forschern in den ersten 3 Monaten der Schwangerschaft für theoretisch möglich gehalten auf Grund eines übernormal starken Reizes des gonadotropen Hormons oder auch dadurch, daß traumatisch trotz bestehender Schwangerschaft eine weitere Ovulation hervorgerufen wird. Das befruchtete Ei nimmt in der ersten Zeit nur einen ziemlich geringen Raum der Decidua ein. Die Tuben sind noch durchgängig (RUNGE). Andere lehnen auch die theoretische Möglichkeit ab, da das Lumen des Uterus und der Tube durch das wachsende Ei sehr schnell verschlossen wird und bei Bestehen der Schwangerschaft keine Ovulation mehr stattfindet (MARTIUS, OTTOW).

Für das Vorkommen einer Superfetatio sprechen bis zum gewissen Grade einige Darstellungen in der Literatur, bei denen bei Zwillingsaborten Feten einen sehr verschiedenen Entwicklungsgrad aufwiesen, entsprechend einer Differenz von 13 oder mehr Wochen (RUNGE, FÖDERL, weiteres Schrifttum s. v. KHRENINGER), doch kann eine derartige Differenz auch andere Gründe haben. Ein vollgültiger Beweis für das Vorkommen einer Superfetatio ist durch diese Erwägungen nicht erbracht worden. Die herrschende Meinung bestreitet im großen und ganzen praktisch ihr Vorkommen.

Unter *Superfecundatio* versteht man die Entstehung von zweieiigen Zwillingen durch die Spermien verschiedener Männer in der gleichen Ovulationsperiode. Dies hat zur Voraussetzung, daß der Verkehr kurzfristig hintereinander erfolgte. Das Vorkommen einer Superfecundatio bei Tieren ist erwiesen. Beim Menschen würde sie einwandfrei erwiesen sein, wenn eine Mutter als Zwillingspärchen ein weißes Kind und ein einwandfreies Mulattenkind gebären würde. Sicher bekanntgeworden ist dies bisher nach dem erreichbaren Schrifttum nicht.

Nun haben wir die Möglichkeit, unter Umständen durch die Blutgruppenuntersuchung nach menschlichem Ermessen exakt zu beweisen, daß zweieiige Zwillinge verschiedene Väter haben müssen. Für einen derartigen Beweis in Frage kommen folgende Blutgruppenkombinationen (MÜLLER-HESS):

1. Mutter = 0	2. Mutter = A oder B	3. Mutter = MN
Zwillingskind 1 = A	Zwillingskind 1 = 0	Zwillingskind 1 = MM
Zwillingskind 2 = B	Zwillingskind 2 = AB	Zwillingskind 2 = NN
Vater 1 = A	Vater 1 = 0	Vater 1 = MM
Vater 2 = B	Vater 2 = AB	Vater 2 = NN

(Vererbung der Blutgruppen s. S. 1020).

Kommen bei solchen Kombinationen als Erzeuger der beiden Zwillingskinder nur diese beiden Männer in Betracht und lassen sich auch bei kritischer Einstellung nach menschlichem Ermessen diese Männer als Vater ausschließen, so wäre allerdings der Beweis einer Superfecundatio erbracht.

Während die hier angeführten Kombinationen 1 und 2 in der Praxis noch nicht bekannt geworden sind, wurde die Kombination 3 in dem damals von MERKEL geleiteten Münchner Institut für gerichtliche Medizin festgestellt und auch durch ein anderes Institut bestätigt (Württembergisches medizinisches Landesuntersuchungsamt). In diesem Falle hatte die Beiwohnung der beiden im Abstand von wenigen Tagen hintereinander stattgefunden. Die betreffende Frau war verheiratet. Sie hatte mit ihrem auf Kriegsurlaub befindlichen Ehemann bis zum Schluß des Urlaubs Verkehr gehabt und 5 Tage nach seiner Abreise sich mit einem anderen Mann einmal eingelassen. Die Eheleute wohnten in einem kleinen Dorf. Nach den ganzen Umständen erschien es nicht möglich, daß die Ehefrau noch ein zweites Liebesverhältnis hätte unterhalten können, das zur Zeit des Prozesses noch unbekannt geblieben war (v. KHRENINGER-GUGGENBERGER). Unter Berücksichtigung der ganzen Umstände weist die erwähnte Beobachtung fast zwingend auf eine vorangegangene Superfecundatio hin.

In einem weiteren neuerdings von HEBERER beschriebenen Fall ergab die Blutgruppenuntersuchung nur die *Möglichkeit* des Herstammens eines Zwillingspärchens von verschiedenen Vätern. Der Beweis wurde, wenigstens nach Ansicht des Autors, durch die erbbiologische Untersuchung erbracht. Das gleiche gilt auch für einen in der „Umschau" beschriebenen Vorfall (ohne Verf., Jg. 1942, H. 28, v. 7. 10. 42) und schließlich ein von GEYER berichtetes Vorkommnis.

Literatur.

FÖDERL: Arch. Gynäk. **148**, 653 (1932).

GEYER: Arch. Rassenbiol. **34** (1940). Zit. nach OTTOW.

HABERDA: Lehrbuch der gerichtlichen Medizin, S. 189. Berlin u. Wien 1927. — HEBERER: Dtsch. med. Wschr. **1949**, 417, 617.

KHRENINGER-GUGGENBERGER, v.: Das Problem der Superföcundatio und Superfötatio. Halle 1949. (Hier genaues Schrifttum.) — KRAMP: Dtsch. med. Wschr. **1944**, 199.

MARTIUS: Lehrbuch der Geburtshilfe, S. 479. Stuttgart 1948. — MERKEL: Münch. med. Wschr. **1931** I, 522. — MÜLLER-HESS: In STÖCKELS Lehrbuch der Geburtshilfe, S. 897. Jena 1948.

OTTOW: In STÖCKELS Lehrbuch der Geburtshilfe, S. 257. Jena 1948. (Hier weiteres Schrifttum.)

RUNGE: Handwörterbuch der gerichtlichen Medizin, S. 670. Berlin 1940. — Arch. Gynäk. **173**, 159 (1942).

SAAR: Arch. Kriminol. **111**, 113 (1942).

c) Untrügliche rassenmäßige Abweichung.

Hat eine Mutter z. B. ein Mulattenkind geboren und gibt sie als Vater einen Weißen an, so wird das Gericht ohne lange Prüfung sich bereit finden lassen, die Vaterschaft als offenbar unmöglich abzulehnen und die Klage abzuweisen; hier besteht eine „untrügliche Rasseabweichung".

Schon schwieriger liegen die Verhältnisse, wenn das Kind phänotypisch weiß und der Vater phänotypisch ein Neger ist. Bei Kreuzungen aus Negern und Weißen gehen nach herrschender Auffassung in der F_1-Generation nur Mischlinge hervor. Zwar sind diese Mischlinge in ihrer Hautschattierung nicht ganz gleich. Dies liegt vielleicht daran, daß auch die reinrassigen Neger untereinander eine verschiedenartige Hauttönung haben und man nicht wissen kann, welche Hauttönungen, die Vorfahren des Negers hatten (Näheres und älteres Schrifttum s. B. MUELLER.) Im großen und ganzen wird man aber damit rechnen können, daß ein von einem reinrassigen Neger mit einer reinrassigen Weißen erzeugtes Kind nicht nur an der Haut, sondern auch an den Haaren und weiteren erblichen Merkmalen negride Züge aufweist. Man muß berücksichtigen, daß diese Eigenschaften nicht gleich bei der Geburt vorhanden zu sein brauchen, sie kommen mitunter erst nach Tagen oder Monaten heraus. Neugeborene Mulattenkinder können gleich nach der Geburt verhältnismäßig unauffällig aussehen, und man kann sich vorstellen, daß der nichtsahnende Vater, der das Kind gleich nach der Geburt und bei schlechtem Licht sieht, zunächst keinen Verdacht schöpft, wie wir es einmal beobachtet haben. Europäer-Neger-Mischlingskinder weichen in der Regel stärker von dem weißen Elternteil ab als Kinder, die auf eine Verbindung zwischen einem Weißen mit einem Angehörigen der anderen außereuropäischen Rassen zurückgehen. Hier können die Unterschiede auch bei Erwachsenen recht unauffällig sein. Der bekannte Rassenforscher EUGEN FISCHER hat einmal die Tochter eines Pommern und einer reinrassigen Polynesierin nicht als Mischling erkannt, sondern für eine Südeuropäerin gehalten (zit. nach B. MUELLER).

Unter diesen Umständen wird man bei der Feststellung einer offenbaren rassenmäßigen Abweichung dann vorsichtig sein müssen, wenn diese Abweichung den Vater betrifft, zumal wenn die Möglichkeit besteht, daß auch dieser angebliche Vater schon ein Kreuzungsprodukt ist. Als Beispiel sei erwähnt, daß bei Mischlingsfamilien unter 7 Geschwistern Hautschattierungen beobachtet wurden, die sowohl denen eines Europäers als auch denen eines Vollblutnegers entsprachen (DAVENPORT, zit. nach B. MUELLER).

Literatur.

FISCHER, E.: Umschau **13**, 1047 (1910). — Korresp.bl. dtsch. Ges. Anthrop. **42**, 105 (1911). — Die Rehebother Bastards. Jena 1913. Zit. nach B. MUELLER.

MUELLER, B.: Dtsch. Z. gerichtl. Med. **18**, 387 (1932).

d) Zur Frage der Konzeptionswahrscheinlichkeit innerhalb des Ovulationscyclus.

Nach allgemeiner gynäkologischer Ansicht findet die Ovulation ungefähr in der Mitte des Intermenstrums statt. Das Ei bleibt, soweit man weiß, nur wenige Stunden befruchtungsfähig; in diesem Zeitpunkt müßte die Konzeption stattfinden. Bekannt ist die Lehre von Knaus, der durch die Forschungen von Ogino nach dieser Richtung hin angeregt wurde, nach welcher die Frau nur 5 Tage konzeptionsfähig sein soll, und zwar um den Zeitpunkt der Ovulation herum. Danach würde eine regelmäßig im Cylus von 28 Tagen menstruierende Frau nur vom 11.—15. Tage post menstruationem konzeptionsfähig sein, was allerdings von anderen Autoren, insbesondere von Stieve bestritten wird (v. Mikulicz-Radecki). Es wird nicht Aufgabe dieses Buches sein, das Für und Wider der Lehre von Knaus eingehend zu erörtern. Die herrschende Ansicht geht dahin, daß in der von Knaus angegebenen Zeit wohl ein Konzeptionsoptimum besteht, daß aber eine Empfängnis auch zu anderer Zeit, sogar kurz vor oder nach der Menstruation, ja sogar während der Menstruation möglich ist. Auch wenn die Lehre von Knaus grundsätzlich richtig ist, können im Cylus immer wieder Verschiebungen eintreten, die schon normalerweise schwer zu übersehen sind, unter forensischen Verhältnissen aber niemals mit hinreichender Sicherheit klar gestellt werden können. Man muß außerdem mit der Möglichkeit rechnen, daß sich der Ovulationstermin vielleicht unter dem Trauma einer Kohabitation verschiebt, derart, so daß die Ovulation früher erfolgt. Die in der Zeit nach dem Kriege gehäuften, durch gewaltsame Kohabitationen herbeigeführten Konzeptionen ermöglichten weitere Kontrollen hinsichtlich der Lehre von Knaus. Nach Untersuchungen, die Linzenmaier in der Zeit nach dem Kriege angestellt hat, bei denen auch der Cylus der vergewaltigten Frauen kritisch berücksichtigt wurde, hat sich herausgestellt, daß in recht vielen Fällen in den ersten 10 Tagen post menstruationem Empfängnis eingetreten sei, in 2 von 80 Fällen sogar am 3. Tage post menstruationem. Insofern hat sich die Lehre von Knaus nicht bestätigt. Bei Vergewaltigungen in der prämenstruellen Phase war es allerdings *niemals* zur Konzeption gekommen.

Im großen und ganzen wird man sagen können, daß ein Geschlechtsverkehr in der postmenstruellen Zeit keinen wesentlichen Schutz bezüglich einer Konzeption darstellt, während Konzeptionen im Prämenstrum zum mindesten recht selten sind. Als „offenbar unmöglich" kann man sie aber nicht bezeichnen (Runge, Müller-Hess). Es gibt nach dem vorliegenden Schrifttum keinen einzigen Wissenschaftler, der sich hierfür eingesetzt hätte. Immerhin wird man der Angabe einer Konzeption in der prämenstruellen Phase mit Mißtrauen gegenüberstehen müssen. Hat noch eine zweite Kohabitation außerhalb dieser Zeit stattgefunden, so ist es um vieles wahrscheinlicher, daß das Kind aus dieser letzten Beiwohnung empfangen wurde (Runge). Prozentzahlen bezüglich des Grades der Wahrscheinlichkeit sind schwer zu erbringen; auf Grund des Studiums älterer Literatur glaubte ich zu dem Ergebnis zu kommen, daß man für die prämenstruelle Phase jenseits des 25. Tages nach dem 1. Tage der letzten Regel noch mit einer Konzeptionswahrscheinlichkeit von 8—10% rechnen muß. Doch wird man sich im einzelnen auf diese Zahl nicht festlegen können (B. Mueller).

Nach dem gegenwärtigen Stande der Wissenschaft wird man eine Empfängnis in den ersten Tagen nach der Menstruation nicht für *unwahrscheinlich* erklären können, wohl aber eine Empfängnis in der prämenstruellen Phase; als „offenbar unmöglich" kann man sie jedoch *nicht* ansehen.

Eine forensische Verwertung dieser Schlußfolgerung kommt für sich allein nicht in Frage, wohl aber mag es sein, daß man diesen Umstand gelegentlich zur Führung eines Additionsbeweises (s. S. 995) mit heranziehen kann. Voraussetzung ist jedoch, daß wir wenigstens etwas über den Cylus der in Betracht kommenden Frau wissen, und daß über den Zeitpunkt der Kohabitation keine Uneinigkeit besteht.

Literatur.

Caffier: Zbl. Gynäk. **1947**, 10.
Knaus: Die Physiologie der Zeugung des Menschen. Wien 1950.
Linzenmaier: Zbl. Gynäk. **1947**, 1108.

MIKULICZ-RADECKI, v.: In STÖCKELS Lehrbuch der Geburtshilfe, S. 38. Jena 1948. (Hier Schrifttumsverzeichnis.) — MUELLER, B.: Ärztl. Sachverst.ztg **1935**, 199. — MÜLLER-HESS: In STÖCKELS Lehrbuch der Geburtshilfe, S. 893. Jena 1948.

RUMPF: Zbl. Gynäk. **1947**, 285. — RUNGE: Handwörterbuch der gerichtlichen Medizin, S. 673. Berlin 1940.

STIEVE: Z. mikroskop.-anat. Forsch. **53**, 467 (1943).

e) Vaterschaftsausschluß auf Grund der Bestimmung der Tragzeit.

Haben innerhalb einer gesetzlichen Empfängniszeit zwei Kohabitationen stattgefunden, und läßt sich z. B. feststellen, daß eine Kohabitation 300 Tage vor der Geburt, die andere z. B. 185 Tage vor der Geburt stattfand, so wird der Sachverständige, sofern dies noch nicht geschehen ist, darum bitten, daß Ermittlungen über die Reifezeichen des Kindes angestellt werden. Wurde das Kind in einem Krankenhause oder in einem Heim geboren, so wird man die damals festgestellten Maße und die Niederschrift über die vorhandenen Reifezeichen von dort anfordern können. Handelt es sich um eine Geburt in der Wohnung, so wird man die entsprechende Hebamme um Mitteilung bitten. Die Hebamme ist bekanntlich verpflichtet, ein *Hebammentagebuch* zu führen. Anweisungen für die Führung dieses Tagebuches sind in der Dienstordnung für die Hebammen enthalten. Unter Rubrik 4 des Tagebuches sind einzutragen das Datum der letzten Menstruation, die Länge, der Kopfumfang und das Gewicht des Kindes. Doch soll das Gewicht nach dem Wortlaut der Vorschrift nur dann eingetragen werden, wenn eine zuverlässige Waage zur Verfügung steht. Auch wird man aus den Notizen oder aus der Erinnerung der Hebamme manchmal etwas aus den Reifezeichen des Kindes erfahren können. War das Kind im vorliegenden Falle ausgetragen, so wird man es ohne weiteres als den Umständen nach offenbar unmöglich erklären können, daß das Kind aus der Beiwohnung vom 185. Tage vor der Geburt empfangen wurde. Daß nach einer Tragzeit von 185 Tagen reife Kinder geboren werden, ist weder beobachtet noch behauptet worden.

Andererseits wissen wir, daß auch reife Kinder in mehr oder minder seltenen Ausnahmefällen schon nach verhältnismäßig kurzen Tragzeiten geboren werden können. Die Tragzeiten der reifen Kinder verteilen sich nach dem Gesetz der Binomialkurve derart, daß 50 oder 51 cm lange Kinder am häufigsten eine Tragzeit von rund 280 (genauer 283) Tage nach der Menstruation und rund 270 Tage nach der Konzeption haben und daß, je weiter sich die Tragzeiten von diesen Maximalzeiten entfernen, Geburten reifer Kinder nach kürzerer oder längerer Tragzeit immer seltener werden (RUNGE, NÜRNBERGER u. a.).

Beim Begriff der *Tragzeit* im eigentlichen Sinne ist die Tragzeit *post cohabitationem* (p. c.) gemeint. Der Kohabitationstermin ist in forensischen Fällen vielfach bekannt. Da das statistische Material aber dem Beobachtungsgut der Kliniken und Krankenhäuser entnommen werden muß und da unter normalen Umständen der Termin der fraglichen Empfängnis nicht bekannt ist, wird statistisch fast ausschließlich mit der Tragzeit *post menstruationem* (p. m.) gearbeitet. Diese beiden Tragzeitbegriffe sind bei der Begutachtung streng auseinanderzuhalten.

Nun ist es für den Ausschluß der Vaterschaft unter Berücksichtigung des Rechtsbegriffes den „Umständen nach offenbar unmöglich" wichtig zu wissen, nach welcher Tragzeit *frühestens* reife Kinder geboren werden können. Es fehlt nicht an Beobachtungen hierüber.

Nimmt man das vorliegende Material ohne besondere Kritik hin, so sind Tragzeiten von 225, 219, 218, ja sogar eine Mindestzeit von 200 Tagen angenommen worden, nach denen die Geburt eines reifen Kindes möglich sein soll. Doch sind diese Mitteilungen nicht hinreichend verbürgt (BICKENBACH). Gut untersucht und genau geschildert ist jedoch ein von HEYN geschilderter Vorfall (1924), bei dem eine einmalige Kohabitation 229 Tage vor der Geburt stattfand (es waren 255 Tage p. m.), bei dem 4 Zwischenuntersuchungen vorgenommen wurden und bei dem nach Ablauf der Zeit ein 50 cm langer Knabe mit einem Gewicht von 2980 g, mit einem frontooccipitalen Kopfumfang von 33,5 cm geboren wurde. RUNGE, der Gelegenheit hatte, den Fall mitzubeobachten, hält die getroffenen Feststellungen allerdings nicht in allen Punkten für stichhaltig, insbesondere deshalb, weil bei der manuellen Feststellung des Schwangerschaftsmonats auch dem Geübten Fehler unterlaufen können und die Angabe über die einzige Kohabitation subjektiv war. Doch ist sie damals mit Sicherheit vorgetragen worden. Eine weitere relativ gut verbürgte Beobachtung mit einer Tragzeit von 232 Tagen ist von SELLHEIM beschrieben worden.

Läßt man diese beiden Beobachtungen gelten, so wird man als kürzeste, nach menschlichem Ermessen verbürgte Tragzeit, nach der ein reifes Kind geboren werden kann, einen Zeitraum von 229 Tagen annehmen müssen.

Man muß sich aber darüber klar sein, daß solche Vorfälle extrem selten sind, und es bedeutet eine Überspannung des Begriffs „den Umständen nach offenbar unmöglich", wenn man sie allzu maßgeblich berücksichtigt. Nach geläufiger Auffassung der Gynäkologen ist eine Tragzeit von 240 Tagen bei einem reifen Kind extrem selten. NÜRNBERGER hat sich bemüht, auf Grund eines allerdings nicht sehr großen Zahlenmaterials die Häufigkeitswerte für extrem kurzfristige Schwangerschaften auszurechnen und zusammenzustellen. Die von ihm errechnete Tabelle ist mitunter auch in Lehrbüchern wiedergegeben worden (RUNGE, Handwörterbuch der gerichtlichen Medizin, Handbuch der Biologie und Pathologie des Weibes von HALBAN-SEITZ). Nun hat an Hand eines erheblich größeren Materials, nämlich eines Kollektivs von 53315 Fällen der Genetiker WICHMANN diese Ergebnisse nach variationsstatistischen Methoden einer Nachprüfung unterzogen. Seine Schlußfolgerungen gehen dahin, daß die Zunahme der Größenverhältnisse in gewissen Schwangerschaftsmonaten keine gleichmäßige ist; er kommt auf Grund seines Materials und seiner Berechnungen zu erheblich anderen Ergebnissen als NÜRNBERGER. Es wird notwendig sein, diese Zahlen gegenüberzustellen.

Tabelle 19. *Gegenüberstellung der Häufigkeitswerte für extrem kurzfristige Schwangerschaft nach den Berechnungen von* NÜRNBERGER *und von* WICHMANN.

Tag	Nach NÜRNBERGER	Nach größerem. von WICHMANN zusammengefaßtem Material
246.	4 299	44
245.	6 920	54
244.	11 312	66
243.	18 762	82
242.	31 546	103
241.	54 054	131
240.	93 458	166
239.	166 667	211
238.	294 118	268
237.	555 555	348
236.	1 000 000	455
235.	2 000 001	593
234.	3 333 333	792

Vor dem ... Tag post conceptionem wird unter ... reifen Kindern eines geboren.

Aus dem Gesichtspunkt heraus, daß man den Begriff „den Umständen nach unmöglich" nicht überspannen darf (er liegt zahlenmäßig zwischen 0 und 0,5% bzw. zwischen 99,5 und 100%), hat man sich auf den Standpunkt gestellt, daß man Geburten reifer Kinder nach einer Tragzeit von weniger als 240 Tagen praktisch als „offenbar unmöglich" bezeichnen kann. Dieser Auffassung folgen G. STRASSMANN, WALCHER, RUNGE und BICKENBACH, während MÜLLER-HESS und PIETRUSKY mehr dazu neigen, die Grenze bei 230 Tagen anzunehmen; nur bei Kindern, die länger als 52 cm sind, nimmt PIETRUSKY als unterste Grenze 240 Tage an. Legt man die von WICHMANN gewonnenen Zahlen zugrunde, so bestehen unseres Erachtens Bedenken, daß man eine Wahrscheinlichkeit von 1:166, die für die Geburt eines reifen Kindes nach einer Tragzeit von nur 240 Tagen bestehen würde, schon als „offenbar unmöglich" bezeichnet. Nimmt man die Grenze bei 235 Tagen an, so würde sich eine Wahrscheinlichkeit von 1:593 = 0,17%, bzw. eine Unwahrscheinlichkeit von 99,83% errechnen, eine Zahl, die nach den gegenwärtigen Auffassungen den Anforderungen an die Feststellung des Begriffs „den Umständen nach offenbar unmöglich" entsprechen würde. Jedoch wird mit Recht von einer Überschätzung der mathematischen Statistik gewarnt; was für ein Kollektiv richtig ist, braucht nicht für den einzelnen Fall zu gelten (WIETHOLD). Nach unserer Auffassung wird man es nach dem zur Zeit vorliegenden Material verantworten können, eine Vaterschaft als offenbar unmöglich zu erklären, der eine Tragzeit von 235 Tagen p. c. bei reifem Kind zugrunde liegt.

In der Ablehnung der Grenze von 240 Tagen hat uns folgende Beobachtung bestärkt: In einer Strafsache wegen Meineides hatte die Kindesmutter angeblich fälschlich einen Mann als Vater bezeichnet, der mit ihr 240 Tage vor der Geburt des Kindes einmal Verkehr gehabt hatte; es war 50 cm lang und wurde als reif bezeichnet. Dieser Umstand sprach zumindestens sehr erheblich für das Vorliegen eines Meineides. Der Gynäkologe, der zuerst die Tragzeit begutachtet hatte, hatte die Vaterschaft nicht als offenbar unmöglich ausgeschlossen. Bei der im Rahmen des Strafverfahrens vorgenommenen erbbiologischen Untersuchung sprachen eine Anzahl von Merkmalen des Kopfes für die Vaterschaft des betreffenden Mannes, während der andere als Vater in Frage kommende Mann dem Kinde ausgesprochen unähnlich war. Im Handabdruck des Kindes wurde eine einseitige Vierfingerfurche (Affenfurche) festgestellt, die auch in der gleichen Hand desjenigen Mannes vorhanden war, der dem Kinde auch sonst ähnlich sah; bei der Mutter und bei dem anderen Mann und den erreichbaren Familienangehörigen war eine Vierfingerfurche nicht vorhanden. Da die Vierfingerfurche ein ziemlich seltenes Merkmal ist (s. S. 1062), erschien im ganzen genommen die Vaterschaft dieses Mannes in einem sehr hohem Maße wahrscheinlich, während sie der Tragzeit nach als in sehr hohem Maße unwahrscheinlich angesehen werden mußte (Näheres über die Vierfingerfurche s. S. 1062). Befund sprach somit gegen Befund. Der Nachweis eines Meineides kam unter diesen Umständen nicht in Frage. Unter den gegebenen Umständen erscheint es besser, beim Vorliegen einer Tragzeit von 240 Tagen beim normal reifen Kind eine offenbare Unmöglichkeit noch nicht festzustellen.

Nach der anderen Seite hin sind die Beobachtungen kaum begrenzt. Daß ein Kind mit den Zeichen der Reife, ohne übertragen zu sein, nach einer Tragzeit von 302 Tagen geboren wird, wird man keineswegs als „offenbar unmöglich" ansehen können. Übertragene Kinder haben nach den Feststellungen von RUNGE durchaus nicht jenes Aussehen, das sich der Laie vorstellt; sie brauchen nicht immer übermäßig groß und schwer zu sein und nehmen manchmal sogar am Ende der Schwangerschaft noch an Gewicht ab, sie verlieren an Flüssigkeit. Die Haut wird infolge beginnender Macerationserscheinungen etwas bräunlich.

Mit dem Fortschreiten von Beobachtungen über verlängerte Tragzeiten mußte auch die Frage aufgeworfen werden, ob die gesetzliche *Empfängniszeit biologisch richtig* ist, insbesondere, ob es nicht Tragzeiten gibt, die *mehr* als 302 Tage betragen. Es fehlt nicht an Beobachtungen nach dieser Richtung hin, doch wird man auch sie kritisch bewerten müssen. Man verlangt, daß die in der Anamnese niedergelegten subjektiven Angaben der Frau schriftlich fixiert waren, daß die Diagnose der Schwangerschaft von einem erfahrenen Arzt relativ früh gestellt wurde. Es ist wichtig, daß man nur Fälle berücksichtigt, bei denen Unregelmäßigkeiten des Cyclus bisher nicht beobachtet waren; andernfalls läuft man Gefahr, eine Scheinübertragung zu diagnostizieren. Man verlangt weiterhin, daß kein Grund ersichtlich ist, daß die Frau bei den Angaben über die letzte Menstruation die Unwahrheit sagt, um etwa eine voreheliche Empfängnis des Kinder zu verschleiern (v. MASSENBACH). Berücksichtigt man diese Richtlinien, so kommt man auf 6 Vorfälle, bei denen die Tragzeit mehr als 302 Tage p. c. betragen haben muß, und zwar sind dies die Fälle von RUNGE (4 kg schwerer, lebender Knabe mit einer Tragzeit von 304 Tagen nach der letztmöglichen Kohabitation), der Fall RESNIKOW (335 Tage p. m., mindestens 309 Tage p. c., frühe Feststellung der Schwangerschaft), der Fall von FÜTH (Tragzeit 309 Tage p. c., frühzeitige Diagnose der Schwangerschaft, Perforation des lebenden Kindes, das 57 cm lang war), ein Fall von KIRCHHOFF (lebender

Knabe von 52 cm Länge, Sectio Caesaria 321 Tage p. c.), ein weiterer Fall von KIRCHHOFF (lebendes 50 cm langes Kind bei frühzeitiger Schwangerschafts-diagnose mit einer Tragzeit von 320 Tagen p. c.), und schließlich ein Fall von v. MASSENBACH (lebender Knabe, 53 cm lang, Tragzeit nach letztmöglicher Kohabitation 303 Tage). Es ist daher richtig, wenn in geeigneten Fällen Kon-zeptionen bei einer Tragzeit von etwas über 302 Tagen noch anerkannt werden. Doch darf man bei solchen Anerkennungen nicht kritiklos sein; man darf sie dem Gericht nur vorschlagen, wenn geeignete Voraussetzungen hierfür vor-handen sind.

Das Landgericht Köln hat sogar eine Tragzeit von 326 Tagen anerkannt, weil eine Mög-lichkeit einer Kohabitation mit einem anderen Manne trotz eingehender Nachforschungen nicht ersichtlich war und zwei erbbiologische Gutachter von Ruf zu dem Ergebnis kamen, daß der in Anspruch genommene Mann der Vater sei (LG. Köln, 11 S 30/47, KRIEGER); die Gutachter stützten sich in ihren Schluß-folgerungen auf eine große Ähnlichkeit des Kindes mit dem als Vater in Betracht kommenden Manne bei verhältnismäßig geringer Ähnlichkeit des Kindes mit der Mutter, Ergebnissen, an denen nicht einfach vor-überzugehen war (K. BÖHMER und E. BECKER).

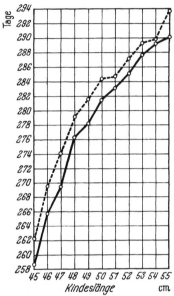

Abb. 171. Durchschnittliche Schwanger-schaftsdauer post menstruationem für die einzelnen Kindeslängen (Knaben = ausgezogener Strich, Mädchen = gestri-chelt). (Nach LABHARDT: Auf Grund eines Materials von 24734 Beobachtun-gen. Schweiz. med. Wschr. 1944, 128.)

Bezüglich einer Erweiterung der gesetzlichen Empfängniszeit für eine Tragzeit von *weniger* als 181 Tagen sind im großen und ganzen von medi-zinischer Seite Wünsche nicht laut geworden. Nun ist diese Frage von GÜNTHER in den letzten Jahren an Hand eines Falles aufgeworfen worden, bei dem zu entscheiden war, ob ein Kind nach einer Tragzeit von 178 Tagen eine Länge von 44 cm haben kann. An Hand des Materials der Altonaer Frauenklinik fand GÜNTHER aus dem Material der Jahre 1925—1927 5 Fälle mit einer Geburtslänge von 46—43 cm, bei denen man auf Tragzeiten von 177—194 Tagen post menstrua-tionem kam. Zieht man von dieser Zeit 14 Tage ab, so würde man auf eine Tragzeit von 163—180 Tagen post cohabitationem kommen. Natürlich liegt in diesem Durchschnittsabzug eine erhebliche *Unsicherheit;* aber auch wenn man annehmen würde, daß die Empfängnis unmittelbar nach der Menstruation stattgefunden hätte, würden einige Termine noch außerhalb der gesetzlichen Empfängniszeit liegen. Das Gericht ist damals den Ausführungen von GÜNTHER gefolgt und hat die Konzeption am 178. Tage anerkannt. Von anderer Seite wird jedoch nicht zu Unrecht beanstandet, daß bei den angeführten Fällen nichts über den Zeitpunkt der Diagnose der Schwangerschaft und nichts über eine regelmäßige Kontrolle der Schwangerschaft gesagt werden konnte (KEPP). Weitere Beobachtungen werden erforderlich sein, bevor man die bio-logische Unrichtigkeit der Empfängniszeit auch nach der unteren Grenze als erwiesen ansehen muß.

Während für die Beurteilung der offenbaren Unmöglichkeit der Empfängnis zu einer bestimmten Zeit bei ausgetragenen Kindern wohl hinreichende Beob-achtungen vorlagen, fehlte es an einschlägigem Material für nicht ausgetragene Kinder. Bei den Ausführungen über den sog. Additionsbeweis (s. S. 995) ist schon darauf hingewiesen worden, daß dem Gericht und der Erforschung der

Wahrheit auch gedient wird, wenn man in Fällen, in denen eine Vaterschaft auf Grund der Tragzeit zwar nicht als „offenbar unmöglich" ausgeschlossen werden kann, in denen vielmehr eine mehr oder weniger hohe *Unwahrscheinlichkeit* besteht, exakte Zahlenangaben machen kann. Es besteht dann die Möglichkeit, zu dem festgestellten Grad der Unwahrscheinlichkeit noch weitere Unwahrscheinlichkeiten hinzuzuaddieren, die sich aus anderen Untersuchungen, z. B. aus dem Ergebnis der erbbiologischen Untersuchungen gewinnen lassen. Man darf eben bei derartigen Begutachtungen nicht nur die Maßstäbe des eigenen Faches anwenden, sondern muß zum mindesten Vorschläge machen nach der Richtung hin, daß noch weitere Untersuchungen auf anderen Fachgebieten herangezogen werden sollten.

Unter diesen Umständen ist es ein besonderes Verdienst einer Anzahl von Forschern, das Material der Frauenkliniken nach mathematisch-statistischen Gesichtspunkten ausgewertet zu haben. Alle diese Untersuchungen haben zum Ziel, im Einzelfalle sagen zu können, mit welchem Grade von Wahrscheinlichkeit (genauer gesagt Unwahrscheinlichkeit oder Möglichkeit) ein Kind mit bestimmten Reifemerkmalen nach einer bestimmten Tragzeit geboren zu werden pflegt (GUTTMANN und KNÖSS, HOSEMANN, GÄRTNER, LABHARDT, SOLTH, FREUDENBERG, WICHMANN u. a.). Teilweise ist für diese Untersuchungen auch das HOLLERITH-*Verfahren* benutzt worden (HOSEMANN). Nun ist die Auswertung von statistischen Ergebnissen ein Gebiet, in dem die Meinungen nicht einheitlich sind. Nicht jeder beherrscht die Regeln der statistischen Mathematik in gleicher Weise. Der eine glaubt, in diesem Punkt, der andere in jenem Punkte Kritik üben zu müssen. Nicht immer sind die Voraussetzungen der gewonnenen Ergebnisse gleichartig. Es wird daher nichts anderes übrig bleiben, als die vorliegenden Ergebnisse und Berechnungsmöglichkeiten nebeneinander darzustellen. Es wird zweckmäßig sein, wenn der Gutachter gerade bei zweifelhaften Fällen nebeneinander mehrere vorgeschlagene Berechnungsmethoden anwendet. Die Auswahl der Methode wird auch abhängig sein von der Art der gerade zur Verfügung stehenden Unterlagen. Man wird im Laufe der Zeit sehen müssen, welche der Methoden sich in der Praxis am besten bewährt und welche der mathematischen Kritik am besten standhält. Eine grundsätzliche Entscheidung wird zur Zeit nicht möglich sein.

Bei allen diesen Aufstellungen handelt es sich um die Tragzeit p. m. Die Tragzeit p. c. steht in ausreichendem Maße bei der statistischen Verwertung nicht zur Verfügung. Man rechnet durchschnittlich die Tragzeit p. m. 10 Tage länger als die Tragzeit p. c. Natürlich liegt in der Annahme dieses Durchschnittes eine weitere Unsicherheit. Man wird riskieren müssen, daß die letzte Regel von einer Anzahl von Frauen, ohne daß ein besonderes Motiv ersichtlich wäre, nicht richtig angegeben wurde. Doch muß man derartige Unsicherheiten in Kauf nehmen. Andernfalls wäre es sinnlos, mit einschlägigen Berechnungen überhaupt zu beginnen.

1. Berechnung nach FREUDENBERG auf Grund des Materials von LABHARDT und SOLTH.

Das Material von LABHARDT beläuft sich auf 24 734 Fälle der Baseler Frauenklinik. Das Material von SOLTH, in der Form, wie es von FREUDENBERG benutzt wurde, stützt sich auf 18 981 Fälle.

LABHARDT hat im Laufe seiner Untersuchungen getrennt nach Knaben und Mädchen die durchschnittliche Schwangerschaftsdauer für die einzelnen Kindeslängen tabellen- und kurvenmäßig dargestellt. Die von ihm gefundene Kurve wird nachstehend wiedergegeben (Abb. 171).

FREUDENBERG hat das Material von LABHARDT nach mathematischen Gesichtspunkten ausgeglichen, und kommt zu folgender Tabelle:

Tabelle 20. *Beziehungen zwischen den Größen des Kindes und der durchschnittlichen Schwanger-*
schaftsdauer mit Angabe der Streuung nach Korrektur der Einzelzahlen.
[Nach FREUDENBERG: Arch. Gynäk. **177**, 746 (1950).]

Größe cm	Ausgeglichene Schwanger-schaftsdauer in Tagen		Variations-koeffizient
	Durch-schnitt	Streuung	
40	259,4	21,7	0,084
41	259,7	21,7	0,084
42	260,0	21,6	0,083
43	260,3	21,1	0,081
44	260,7	20,3	0,078
45	262,8	19,4	0,074
46	265,8	18,4	0,069
47	269,5	17,0	0,063
48	273,3	15,5	0,057
49	276,2	14,5	0,052
50	278,7	13,6	0,049
51	280,9	12,8	0,046
52	282,8	12,2	0,043
53	284,4	11,7	0,041
54	285,8	11,4	0,040
55	286,8	11,1	0,039
56	287,7	10,9	0,038

FREUDENBERG hat weiterhin den Begriff der *Möglichkeit* aufgestellt. Sie schwankt
zwischen den Zahlen 0 und 1 und läßt sich in Beziehung setzen zu dem Wahrscheinlichkeits-
begriff der anderen Verfahren, wenn man durch 100 dividiert, also das Komma um 2 Stellen
verrückt.

Für den Grad der Möglichkeit hat FREUDENBERG nachfolgende Tabelle aufgestellt.

Tabelle 21. *Tabelle für die Berechnung des Grades für die Möglichkeit der Schwangerschafts-*
dauer. Die angegebene Möglichkeit entspricht der landläufigen Wahrscheinlichkeit, wenn
man die gewonnene Zahl durch 100 dividiert, also die Möglichkeit 0,841 würde einer Wahrscheinlichkeit von 84,1% entsprechen. [Nach FREUDENBERG: Arch. Gynäk. **177**, 748 (1950).]

X	Möglichkeit	X	Möglichkeit	X	Möglichkeit	X	Möglichkeit
0,00	1,000	1,00	0,317	2,00	0,045	3,00	0,003
0,20	0,841	1,20	0,230	2,20	0,028	3,20	0,001
0,40	0,689	1,40	0,162	2,40	0,016	3,40	0,001
0,60	0,548	1,60	0,110	2,60	0,009	3,60	0,000
0,80	0,424	1,80	0,072	2,80	0,005		

Für die Benutzung der Tabellen gilt folgendes: Handelt es sich z. B. darum, daß für
einen Neugeborenen mit der Länge von 50 cm eine Schwangerschaft von 300 Tagen p. m.
behauptet wird, so ergibt sich aus Tabelle 20 eine durchschnittliche Schwangerschaftsdauer
von 278,7 Tagen. Die Differenz zwischen der wirklichen Schwangerschaftsdauer von 300 Tagen
p. m. und der aus der Tabelle abzulesenden durchschnittlichen Schwangerschaftsdauer
von 278,7 Tagen beträgt 21,3. Diese Abweichung wird dividiert durch die in der Tabelle
für diese Schwangerschaftsdauer angegebene Streuung von 13,6. So kommt man auf die
Zahl 1,57. Diese Zahl setzt man in die Größe X der Tabelle 21 ein. Man kommt dann durch
Interpolieren zu einer Möglichkeit von etwa 0,12, entsprechend einer Wahrscheinlichkeit
von 12%.

2. Berechnung von GUTHMANN und KNÖSS.

GUTHMANN und KNÖSS stützen ihre Ergebnisse auf 10000 Beobachtungen, bei denen
zwischen Knaben und Mädchen nicht getrennt wurde. Sie kommen bei ihrer Berechnung
zu der nachfolgenden Haupttabelle, aus der sich die prozentuale Wahrscheinlichkeit bei

den verschiedenen Kindeslängen und den verschiedenen mittleren Tragzeiten (p. m.) unmittelbar ablesen läßt. Die Wahrscheinlichkeit ist hier in Prozent ausgedrückt. Die zu berücksichtigende Fehlerspanne beträgt ± 5 Tage.

Tabelle 22. *Wahrscheinlichkeitstabelle für die einzelnen Kindeslängen und für die einzelnen mittleren Tragzeiten p. m.* (Nach GUTHMANN und KNÖSS: Zbl. Gynäk. **1939**, 2647.)

Mittlere Tragzeit	Kindeslänge in cm								
	54	53	52	51	50	49	48	47/46	45/44
350	—	0,1	0,1	0,1	—	0,1	—	—	
340	—	0,2	0,2	0,2	0,2	0,1	0,2	0,2	—
330	—	0,6	0,5	0,4	0,3	0,2	0,3	0,3	—
320	2,1	1,8	1,2	1,1	0,9	0,6	0,8	0,5	—
310	6,9	4,8	3,9	3,6	3,0	2,4	2,2	1,4	0,7
300	18,1	15,2	14,6	12,1	9,9	8,8	6,8	3,9	1,9
290	30,0	29,8	29,6	26,0	23,3	21,7	17,9	11,4	6,6
280	26,7	29,4	29,4	30,1	30,4	29,4	27,8	20,6	12,4
270	12,1	14,0	14,6	18,3	20,6	21,8	23,3	21,2	14,7
260	2,8	3,3	4,5	5,9	7,5	9,5	11,5	15,8	16,2
250	0,5	0,7	1,1	1,6	2,2	3,4	4,8	11,7	17,1
240	0,2	—	0,5	0,4	0,8	1,3	2,5	7,4	13,8
230	—	—	0,2	0,2	0,3	0,5	1,2	3,2	7,9
220	—	—	0,1	0,1	0,2	0,1	0,5	1,3	3,6
210	—	—	—	—	0,1	—	—	0,8	1,8
200	—	—	—	—	0,1	—	—	0,3	1,4
190	—	—	—	—	—	—	—	—	1,1

3. Berechnung nach HOSEMANN.

Während bei den oben zitierten Verfahren nur die *Länge* der neugeborenen Kinder in Betracht gezogen wurde, stützen sich die Forschungen von HOSEMANN außer auf die Länge auf den Kopfumfang, das Körpergewicht und das Placentargewicht. Das Material beläuft sich im ganzen auf rund 12000 sorgfältig herausgesuchte Geburtsberichte. Gewicht, Größe, Kopfumfang und Placentargewicht stehen miteinander in enger rechnerischer Beziehung. Die Streuung der Reifemaße ist zu jedem Zeitpunkt der Schwangerschaft untereinander verschieden. Die Streuung des Placentargewichtes ist so variabel, daß es als Reifemaß unbrauchbar wird. Von den übrigen Maßen zeigt das Gewicht die größte Streuung. Alle 3 Reifemaße streuen in der Mitte der Schwangerschaft stärker als am Ende. Für die Benutzung der einzelnen Reifemaße stellt HOSEMANN folgende Richtlinien auf:

1. Stand eine gute Waage zur Verfügung, dann ist das Gewicht ebenso zuverlässig, wie Größe und Kopfumfang.

2. Besonders exakt läßt sich die Schwangerschaftsdauer bei Gewichten von weniger als 1000 g bestimmen.

3. Bei Kindsgrößen von mehr als 30 cm und Kopfumfängen von mehr als 20 cm gestatten die mit dem Bandmaß gemessenen Reifemaße eine bessere Feststellung der Reife.

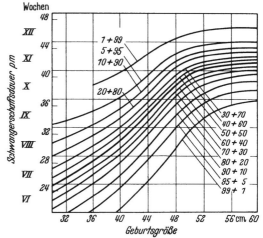

Abb. 172. Häufigkeit verschiedener Schwangerschaftsdauer post menstruationem bei verschiedener Größe des Neugeborenen. [Nach HOSEMANN: Arch. Gynäk. **176**, 124 (1949).]

4. Bei auffällig runden Geburtsgewichten sind Größe und Kopfumfang überlegen.

5. Größe und Kopfumfang haben die gleichen Meßfehler, sie sind als Reifemaße gleichwertig.

6. Erscheinen alle 3 Reifemerkmale als gleich zuverlässig, so sind sie alle 3 zu benutzen.

7. Waren alle 3 Reifemerkmale gleich zuverlässig, so ist man berechtigt, im Gutachten die kleinste abgelesene Wahrscheinlichkeitszahl zu benutzen.

Die Ergebnisse von HOSEMANN kommen in sog. *Kurvenscharen* zum Ausdruck. Sie werden nachstehend in verkleinerter Form wiedergegeben, und zwar für die Geburtsgröße, das Geburtsgewicht jedoch nicht den Kopfumfang (Abb. 172, 173). Jede Kurve drückt die Häufigkeit des Vorkommens einer kürzeren oder längeren als der beobachteten Schwangerschaftsdauer p. m. in Prozent aus.

Für den praktischen Gebrauch geht man so vor, daß auf der Abszisse, auf der die Geburtsgröße in Zentimeter bzw. das Geburtsgewicht in Gramm eingetragen ist, der entsprechende den Akten zu entnehmende Wert aufgesucht wird. In diesem Punkt wird eine Parallele

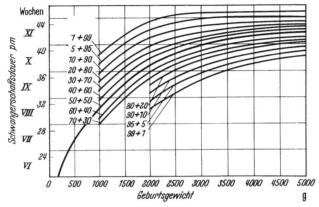

Abb. 173. Die Häufigkeit verschiedener Schwangerschaftsdauer post menstruationem bei verschiedenem Geburtsgewicht der Neugeborenen. [Nach HOSEMANN: Arch. Gynäk. **176**, 109 (1949).]

zur Ordinate gezogen, auf der die Schwangerschaftsdauer p. m. in Tagen eingetragen ist. Die Parallele wird bis zur Höhe der in Betracht kommenden Tragzeit gezogen. Sie schneidet in dieser Höhe eine vorbeiziehende Kurve. Diese Kurve wird bis zum Rand verfolgt. Die jeweilige Zahl wird abgelesen, sie ergibt die Wahrscheinlichkeit für eine kürzere oder längere Tragzeit p. m. bei dem jeweils beobachteten Reifemaß innerhalb des von HOSEMANN benutzten Beobachtungsgutes.

Tabelle 23. *Übersicht über die zu den frontooccipitalen Durchmessern errechneten mittleren Indices.* [Nach GÄRTNER: Arch. Gynäk. **176**, 379 (1949).]

Circumferentia frontooccipitalis cm	♂ I. P.	♂ M. P.	♀ I. P.	♀ M. P.
31	9,96 ∼ 10,0	9,74	9,99	9,98
31,5	10,14	10,17	10,04	9,98
32	10,22	10,17	10,15	10,16
32,5	10,23	10,24	10,22	10,25
33	10,32	10,37	10,34	10,35
33,5	10,46	10,49	10,45	10,46
34	10,59	10,61	10,54	10,52
34,5	10,66	10,81	10,67	10,65
35	10,83	10,81	10,77	10,77
35,5	10,87	10,91	10,92	10,91
36	11,03	11,02	10,94	10,91
36,5	11,16	11,22	11,12	11,19
37	11,23	11,19	11,18	11,29
37,5	11,28	11,28	11,30	11,20
38	11,40	11,45	—	11,30

4. Berechnung nach GÄRTNER.

Das von GÄRTNER ausgearbeitete Berechnungsverfahren ist dadurch charakterisiert, daß das Material nach Knaben und Mädchen und nach Erstgeburten und Mehrgeburten getrennt ist. Es handelt sich um das Material der Göttinger Frauenklinik aus den Jahren 1935—1941, im ganzen aus 5075 Neugeborenen bestehend. Die Geburtsgewichte wurden vorsichtig ausgelesen. Es wurde darauf geachtet, daß die jeweiligen Mütter einen 28tägigen Menstruationscyclus hatten. Aufgeschlüsselt handelt es sich um 1419 erstgeborenene Knaben, 1226 erstgeborene Mädchen und 1221 Knaben und 1209 Mädchen von Mehrgebärenden. Das Verfahren ist weiterhin dadurch charakterisiert, daß aus den Einzelwahrscheinlichkeiten, die aus den Reifemerkmalen Länge, Gewicht und Kopfmaße gewonnen werden, eine *Gesamtwahrscheinlichkeit* gebildet wird.

Der größte Kopfumfang wird in der Berechnung nicht als absolute Zahl eingesetzt, es wird hier vielmehr eine besondere mittlere Indexzahl eingesetzt, die variationsstatistisch ermittelt wurde. Diese Zahl ist für die einzelnen Kategorien (Knaben, Mädchen, Erstgeborene, Kinder von Mehrgebärenden) abzulesen.

Zur Berechnung wird weiterhin gebraucht der Korrelationskoeffizient (r), der für die einzelnen Gruppen, für Länge-, Gewicht- und Kopfmaßindex aus der nachfolgenden Tabelle 24 zu entnehmen ist.

Tabelle 24. *Übersicht über die errechneten Korrelationskoeffizienten (r) für Länge-, Gewichts- und Kopfmaßindex getrennt nach Geschlechtern und nach Erst- und Mehrgebärenden.* [Nach GÄRTNER: Arch. Gynäk. **176**, 368 (1949).]

Gruppen-zugehörigkeit	r (Länge)	r (Gewicht)	r (Kopfmaß-index)
I. P. ♂	0,3172	0,3584	0,2807
M. P. ♂	0,2892	0,4151	0,5390
I. P. ♀	0,1300	0,2028	0,1971
M. P. ♀	0,2349	0,3739	0,2277

Die eigentliche relative Häufigkeit für das Zusammentreffen der kindlichen Merkmale mit einer bestimmten Tragzeit ergibt sich aus den nachfolgenden Tabellen 25a—m.

Zur Errechnung der Gesamtwahrscheinlichkeit wird folgende Formel benutzt:

$$w = \frac{W_1 \cdot k_1 + W_2 \cdot k_2 + W_3 \cdot k_3}{k_1 + k_2 + k_3},$$

w = Gesamtwahrscheinlichkeit.
W_{1-3} = Wahrscheinlichkeit für die einzelnen Merkmale, die aus den einzelnen Tabellen abzulesen sind.
k_{1-3} = Korrelationskoeffizienten für die Merkmale Länge, Gewicht und Kopfmaßindex laut Tabelle 24.

Es sind jeweils die Zahlen einzusetzen, die in den Tabellen 25a—m für die Kategorien männlich, weiblich, Erstgeborene und Kinder von Mehrgebärenden angegeben sind.

Folgendes Beispiel für die Berechnung wird von der Verfasserin angegeben:

Es soll ein Gutachten darüber abgegeben werden, ob das am 16. 4. 45 geborene Kind unmöglich aus einer Beiwohnung des fraglichen Vaters mit der Kindesmutter am 10. 6. 44 stammen kann. Die zur Verfügung stehenden Daten sind folgende: Letzte Regel angeblich 1. 6. 44. Geburtstermin des Kindes 16. 4. 45. Effektive Schwangerschaftsdauer 320 Tage p. m., Geschlecht des Kindes männlich. Die Mutter ist Primipara. Gemessene Reifemerkmale: Länge 52 cm, Gewicht 3500 g, größter Kopfumfang 36 cm.

Auf Tabelle 23 findet sich für erstgeborene Knaben mit dem größten Kopfumfang von 36 cm der errechnete mittlere Index von 11,03. Dieser Wert muß der Ablesung auf Tabelle 25c. zugrunde gelegt werden.

Aus Tabelle 25a ergibt sich, daß 0,85% der erstgeborenen Knaben mit einer Länge von 52 cm 320 Tage p. m. getragen werden.

Nach Tabelle 25b wurden 0,57% der beobachteten Fälle nach einer Tragzeit von 320 Tagen mit einem Gewicht von 3500 g geboren. Für den Index der Kopfmaße mit dem Wert 11,3 läßt sich für die gleiche Tragzeit auf Tabelle 25c eine relative Häufigkeit von 0,56% ermitteln.

Tabelle 25a—m. *Relative Häufigkeit des Vorkommens der einzelnen Reifemaße bei verschiedener Tragzeit p. m. (hier genannt effektive Tragzeit) getrennt nach Geschlecht, Erstgeborenen und Kindern von Mehrgebärenden.* [Nach GÄRTNER: Arch. Gynäk. **176**, 373—378 (1949).]

Tabelle 25a. *1419 ♂ von Erstgebärenden.*

Länge in Zentimeter

Effektive Tragzeit	41	42	43	44	45	46	47	48	49	50	51	52	53	54	55	56	57	58	59	60
200—219																				
220—229																				
230—239		100,00	100,00																	
240—249					33,33	50,00		6,25	2,33	4,39	1,12	1,28	0,38							
250—259					33,33			6,25	9,30	5,26	4,49	2,55	2,28	0,45						
260—269					33,33			18,75	13,95	15,79	15,73	10,21	9,89	4,52	3,03	1,01	2,17			
270—279						50,00	33,33	18,75	18,60	31,58	39,33	37,02	35,74	28,51	8,49	4,04	6,52			100,00
280—289							66,66	37,50	30,23	33,33	28,09	40,85	39,92	45,25	27,27	21,21	17,39	13,64	20,00	
290—299								6,25	23,26	7,89	10,11	6,38	9,13	18,10	40,00	48,48	54,35	50,00	20,00	
300—309								6,25	2,33	0,88	0,56	0,85	1,90	1,81	18,18	22,22	17,39	31,82	40,00	
310—329										0,88	0,56	0,85	0,76	1,36	3,03	3,03	2,17	4,55	20,00	

Tabelle 25b. *1419 ♂ von Erstgebärenden.*

Gewicht in Gramm

Effektive Tragzeit	2000	2150	2300	2450	2600	2750	2900	3050	3200	3350	3500	3650	3800	3950	4100	4250	4400	4550	4700	4850
220—229																				
230—239																				
240—249			11,11	14,71																
250—259		50,00	11,11	11,76	1,64	2,60		2,48			0,57									
260—269	20,00	12,50	11,11	14,71	4,92	5,20		4,85	2,48		0,57	0,73	1,28							
270—279	60,00	12,50	16,67	23,53	14,75	15,58	4,41	11,88	10,40	0,57	6,86	0,73	2,56							
280—289	20,00	25,00	16,67	20,59	37,70	31,17	18,38	31,19	33,17	0,57	33,71	4,35	5,13		3,23	12,50				
290—299			27,78	11,76	26,23	37,66	41,91	39,21	40,10	7,35	41,71	25,36	25,64	17,31	19,36	12,50	12,50			
300—309			5,56		14,95	3,90	31,62	7,92	9,90	38,98	13,71	43,48	42,31	50,00	51,61	25,00	12,50	25,00		
310—319				2,94		3,90	3,68	1,98	2,48	42,94	2,29	21,74	21,80	30,77	22,58	37,50	62,50	50,00	100,00	
320—329								0,49	0,49	9,61	0,57	3,62	1,28	1,92	3,23	12,50	12,50	25,00		100,00

Tabelle 25c. 1419 ♂ von Erstgebärenden.

Effektive Tragzeit	Index der Kopfmaße																			
	8,8	9,0	9,2	9,4	9,6	9,8	10,0	10,2	10,4	10,6	10,8	11,0	11,2	11,4	11,6	11,8	12,0	12,2	12,4	12,6
220—229																				
230—239																				
240—249			33,33	16,67		6,82	1,20	2,65	0,44	1,78	0,67	1,11								
250—259					22,22	11,36	1,20	3,31	0,44	2,85	2,00	2,22	1,10							
260—269						15,91	7,25	15,89	3,06	8,54	5,67	5,00	2,20	7,41	11,11		50,00			
270—279				16,67	11,11	29,55	22,89	36,42	13,54	32,74	31,00	27,78	27,47	14,81	22,22		50,00			
280—289			33,33	50,00	33,33	31,82	24,10	31,13	38,00	43,06	44,33	41,11	39,56	48,15	44,44	25,00				
290—299			33,33	16,67	33,33	2,27	32,50	7,95	34,50	8,90	14,33	20,56	25,28	22,22	11,11	25,00				
300—309							10,84	1,99	8,29	1,42	1,00	1,67	4,40	7,41	11,11	25,00				
310—319								0,66	1,31	0,36	1,00									
320—329						2,27			0,44	0,36		0,56				25,00				

Tabelle 25d. 1221 ♂ von Mehrgebärenden.

Effektive Tragzeit	Länge in Zentimeter																			
	41	42	43	44	45	46	47	48	49	50	51	52	53	54	55	56	57	58	59	60
200—219																				
220—229																				
230—239												0,58								
240—249						100,00	50,00				3,33	1,73			0,55					
250—259							50,00	14,28	6,25	12,82	7,78	2,31	2,49	0,87	2,21	1,00				
260—269								14,28	12,50	17,95	8,89	13,87	11,20	8,30	4,97	6,00	2,60			
270—279								28,59	31,25	35,90	31,11	36,42	38,59	34,06	32,04	30,00	23,38	26,53		
280—289								14,28	25,00	20,51	43,33	37,57	33,19	43,67	45,86	43,00	50,65	48,98	50,00	14,29
290—299								28,59	12,50	7,69	5,56	3,46	12,45	12,23	11,60	19,00	22,08	20,41	50,00	42,86
300—309									12,50	2,56		3,46	1,66	0,44	2,21	1,00	1,30	2,04		42,86
310—319										2,56		0,58	0,42	0,44	0,55			2,04		

Tabelle 25e. 1221 ♂ von Mehrgebärenden.

Effektive Tragzeit	Gewicht in Gramm																			
	2000	2150	2300	2450	2600	2750	2900	3050	3200	3350	3500	3650	3800	3950	4100	4250	4400	4550	4700	4850
220—229																				
230—239	33,33																			
240—249	66,66	25,00		16,67	15,38						0,56									
250—259		50,00		16,67	15,38		1,30	1,68	0,67		0,56									
260—269					7,69	2,94	6,49	2,52	4,76		1,68		3,77	1,01						
270—279		25,00	66,66	33,33	61,55	26,47	19,48	18,49	10,88	9,03	6,74	3,61	3,77	6,06						
280—289			33,33	33,33		47,06	33,77	31,09	40,82	40,28	36,52	28,31	26,42	29,29	1,67					
290—299						20,59	31,17	34,45	36,06	40,28	39,33	48,80	52,83	40,40	23,33	3,33				
300—309						2,94	3,89	10,08	6,12	7,64	11,24	18,07	12,26	21,21	51,67	20,00	21,43			50,00
310—319							3,89	0,84	0,67	2,08	2,81	1,21	0,94	1,01	18,33	63,33	35,71	33,33	33,33	33,33
320—329								0,84		0,69	0,56			1,01	5,00	13,33	42,86	66,66	66,66	16,66

Tabelle 25f. 1221 ♂ von Mehrgebärenden.

Effektive Tragzeit	Index der Kopfmaße																			
	8,8	9,0	9,2	9,4	9,6	9,8	10,0	10,2	10,4	10,6	10,8	11,0	11,2	11,4	11,6	11,8	12,0	12,2	12,4	12,6
220—229					12,50															
230—239					12,50															
240—249			100,00		12,50															
250—259					12,50	7,14	5,41	0,97	1,23	0,39	0,39									
260—269				50,00		21,43	5,41	5,83	6,14	0,79	1,15	2,01	0,97							
270—279				50,00	37,50	7,14	10,81	17,48	12,88	12,60	6,89	4,52	0,97							
280—289					12,50	21,43	35,13	36,89	38,65	33,86	36,01	32,66	2,91	5,26						100,00
290—299						42,84	32,43	32,04	31,30	41,34	40,23	40,70	24,28	18,42			100,00			
300—309							8,11	4,86	9,20	8,66	12,64	17,59	54,37	50,00	23,81	80,00				
310—319							2,70	0,97	0,61	2,36	2,30	0,50	15,53	23,69	52,38	20,00				
320—329								0,97			0,39	2,01	0,97	2,63	23,81					

Tabelle 25g. 1226 ♀ von Erstgebärenden.

Länge in Zentimeter

Effektive Tragzeit	41	42	43	44	45	46	47	48	49	50	51	52	53	54	55	56	57	58	59	60
220—229																				
230—239					1,61					0,65	0,46	0,39								
240—249			7,41	2,94	1,61			5,26	1,89	0,65	0,46	0,39		0,57	1,06					
250—259			21,43	11,76	3,23			5,26	13,21	2,60	1,84	0,79	1,68	0,57	1,06	2,44				
260—269		22,22	28,57	8,82	14,52			15,79	9,43	3,25	12,84	9,84	7,26	2,82	4,26	2,44				
270—279		33,33	35,71	47,06	35,48	66,66	50,00	36,84	32,08	14,29	36,24	36,61	25,14	23,73	15,96	17,07	4,55			
280—289		11,11	7,14	26,47	33,87	33,33	33,33	26,32	32,08	40,91	37,16	40,16	44,69	51,98	58,51	65,85	4,55			
290—299		33,33		2,94	6,45		16,67	10,53	11,32	30,52	9,17	8,66	17,88	16,38	13,83	12,20	50,00	50,00	50,00	
300—309					1,61					4,54	0,92	2,36	3,35	3,39	5,32		22,73	50,00	50,00	
310—319					1,61					1,30	0,92	0,79		0,57			13,64			
320—329										1,30							4,55			

Tabelle 25h. 1226 ♀ von Erstgebärenden.

Gewicht in Gramm

Effektive Tragzeit	2000	2150	2300	2450	2600	2750	2900	3050	3200	3350	3500	3650	3800	3950	4100	4250	4400	4550	4700	4850
220—229								0,57												
230—239					1,61	0,82	0,62	0,57	0,59											
240—249			7,41	2,94	1,61	3,28	1,24	0,57	1,17		0,83	1,15								
250—259			21,43	11,76	3,23	11,47	3,11	1,13	0,59	0,64	1,67	1,15	1,75							
260—269	33,33	22,22	28,57	8,82	14,52	31,97	14,91	8,48	7,60	8,33	5,83	4,60	1,75							
270—279	66,66	33,33	35,71	47,06	35,48	39,34	39,13	33,33	31,58	27,56	26,67	21,84	24,56	3,03						
280—289		11,11	7,14	26,47	33,87	9,84	31,68	42,37	42,69	44,87	50,83	54,02	50,88	6,06	8,33					
290—299		33,33		2,94	6,45	3,28	8,08	10,17	11,11	13,46	13,33	13,79	19,30	63,64	50,00	70,00	75,00	100,00		
300—309					1,61		0,62	2,26	3,51	4,49	0,83	3,45	1,75	24,24	41,67	15,00	25,00			
310—319					1,61		0,62	0,57	1,17	0,64				3,03		15,00				
320—329																				

Tabelle 25i. 1226 ♀ von Erstgebärenden.

Index der Kopfmaße

Effektive Tragzeit	8,8	9,0	9,2	9,4	9,6	9,8	10,0	10,2	10,4	10,6	10,8	11,0	11,2	11,4	11,6	11,8	12,0	12,2	12,4	12,6
220—229						1,75			0,36											
230—239				20,00		1,75	0,90		0,36	0,44	0,54		3,45							
240—249						1,75		0,49	0,36	0,88	0,54	1,11								
250—259					5,88	3,51	2,70	2,46	2,12	1,75	0,54	1,11								
260—269			100,00			10,53	15,32	11,82	8,16	9,61	3,86	5,56								
270—279				20,00	23,53	33,33	44,14	34,48	34,04	28,38	21,62	25,55	3,45							
280—289				40,00	35,29	33,33	25,23	37,93	41,13	45,85	55,14	43,33	6,90	85,71	100,00	100,00				
290—299				20,00	17,65	12,28	9,01	11,33	10,64	10,48	12,97	20,00	62,07	7,14						
300—309							1,80	1,47	2,48	1,75	4,32	2,22	24,14	7,14						
310—319					17,65	1,75	0,90		0,36	0,88	0,54	1,11								
320—329																				

Tabelle 25k. 1209 ♀ von Mehrgebärenden.

Länge in Zentimeter

Effektive Tragzeit	41	42	43	44	45	46	47	48	49	50	51	52	53	54	55	56	57	58	59	60
220—229																				
230—239																				
240—249										1,03										
250—259										2,06	1,77		0,41							
260—269								28,57	6,06	5,15	0,59	0,97	0,41	0,52	0,76					
270—279						100,00	25,00	14,29	15,15	19,59	8,82	11,59	0,82	1,55	0,76	2,47				
280—289							25,00	28,57	42,42	32,99	46,47	31,88	6,17	5,18	7,58	27,16	14,81			
290—299							25,00	14,29	33,33	29,90	33,53	39,13	35,80	34,72	25,76	45,68	55,56	12,50		
300—309							25,00	14,29	3,03	7,22	5,88	12,08	44,86	40,93	48,48	20,99	25,93	25,00	33,33	66,66
310—319										1,03	2,35	2,90	9,46	15,54	13,64	2,47	3,70	62,50	66,66	33,33
320—329										1,03	0,59	1,45	2,06	1,55	3,03	1,23				

Tabelle 251. 1209 ♀ von Mehrgebärenden.

Effektive Tragzeit	Gewicht in Gramm																			
	2000	2150	2300	2450	2600	2750	2900	3050	3200	3350	3500	3650	3800	3950	4100	4250	4400	4550	4700	4850
220—229	100,00																			
230—239																				
240—249				4,35	2,94															
250—259		100,0	50,00	8,70	2,94	3,23	1,16	1,44	0,59						2,78					
260—269			50,00	8,70	23,53	1,71	6,98	0,72	2,35	0,61	0,53		1,19		2,78					
270—279				39,13	29,41	17,74	10,47	10,79	10,00	5,49	0,53		7,14							100,00
280—289				30,43	29,41	43,55	47,67	34,53	32,35	37,80	6,84	6,30	28,56	5,45	2,78					
290—299				8,70	11,76	27,42	23,26	41,01	45,88	48,17	36,84	27,56	41,67	30,91	13,89	22,22		20,00		100,00
300—309					2,94	4,84	9,30	7,19	5,88	6,71	43,16	40,16	16,67	38,18	41,67	38,89	37,50	60,00	100,00	
310—319						1,61	1,16	4,32	2,35	0,61	11,05	22,84	3,57	21,82	33,33	27,78	50,00	20,00		
320—329									0,59	0,61	1,05	3,15	1,19	3,64	2,78	11,11	12,50			

Tabelle 25m. 1209 ♀ von Mehrgebärenden.

Effektive Tragzeit	Index der Kopfmaße																			
	8,8	9,0	9,2	9,4	9,6	9,8	10,0	10,2	10,4	10,6	10,8	11,0	11,2	11,4	11,6	11,8	12,0	12,2	12,4	12,6
220—229	100,00								0,39											
230—239									0,39											
240—249				25,00					0,39	0,35										
250—259				25,00	6,67	3,33	1,18	1,21	0,39	0,70	0,47									
260—269				25,00	26,67	13,33	3,53	1,81	7,72	2,11	0,94									
270—279				25,00	20,00	56,67	14,12	12,65	40,93	8,45	5,66	3,00								
280—289					40,00	23,33	44,70	37,95	38,96	33,45	26,89	21,00	2,78							
290—299					6,67	3,33	28,24	33,73	9,65	40,14	48,58	47,00	13,89	8,33					100,00	
300—309							5,88	10,24	1,16	12,32	14,15	22,00	52,78	25,00	8,33					
310—319							1,18	1,81		1,76	2,83	6,00	22,22	41,05	75,00					
320—329							1,18	0,60		0,70	0,47	1,00	8,33	25,00	25,00					

Die zur Rechnung erforderlichen Werte der Korrelationskoeffizienten werden Tabelle 24 entnommen. Die nunmehr bekannten Größen werden in die Formel (s. oben) eingesetzt. Folgende Ausrechnung:

$$W_{320}\,\mathrm{Tg} = \frac{0{,}85 \cdot 0{,}3172 + 0{,}57 \cdot 0{,}3584 + 0{,}56 \cdot 0{,}2807}{0{,}3172 + 0{,}3584 + 0{,}2807},$$

$$W_{320}\mathrm{Tg} = 0{,}65\,\%.$$

Dieses Ergebnis besagt, daß unter den beobachteten erstgeborenen Knaben und des Kollektivs eine Wahrscheinlichkeit von 0,65% dafür errechnet werden konnte, daß ein Kind mit den Maßen des Beklagten 320 Tage p. m. getragen wurde. Die Durchführung dieser Berechnung hat natürlich zur Voraussetzung, daß beim Neugeborenen *alle* hier angezogenen Maße sorgfältig aufgenommen worden sind. Dies wird praktisch allerdings nur bei Geburten in Kliniken und Krankenhäusern der Fall sein.

Zu der oben durchgeführten, von GÄRTNER vorgeschlagenen Berechnung muß allerdings angeführt werden, daß sie insofern problematisch ist, als man laut Tabelle 25c bei einem Index der Kopfmaße von 11,3 nur mit Bedenken die Wahrscheinlichkeit von 0,56 wählen kann. Eine dem Index 11,3 entsprechende Zahl steht nicht zur Verfügung. Es läßt sich denken, daß die Berechnung auf diese Weise erheblich fehlerhaft werden kann.

5. Berechnung nach WICHMANN.

WICHMANN, der an sich Genetiker ist, hat wie schon erwähnt, ein großes Material von 53315 Fällen mit Geburtslängen 45—55 cm einer Durchrechnung nach mathematisch-statistischen Gesichtspunkten unterzogen und sich bemüht, weniger für die extremen Werte als für die Zwischenwerte zu verwendbaren Wahrscheinlichkeitsergebnissen zu kommen. Bei den von ihm angegebenen Wahrscheinlichkeitszahlen haben ihm jene Wahrscheinlichkeitsgrade vor Augen gestanden, die man bei erbbiologischen Untersuchungen zu ermitteln pflegt. Die von ihm erarbeitete Tabelle gestattet eine bequeme und leichte Ablesung. Die angegebenen Tragzeiten passen nämlich auf die Zeit *post conceptionem*. Sie ist allerdings schematisch dadurch gewonnen, daß der Tragzeit post menstruationem 14 Tage zuaddiert wurden. Wieweit derartige schematische Annahmen praktisch zulässig sind, erscheint fraglich. Nun ist aber WICHMANN anscheinend so zu verstehen, daß er ebenso wie bei erbbiologischen Gutachten nicht ganz exakte mathematische Zahlen, sondern ungefähre Wahrscheinlichkeitswerte herausarbeiten will. Die Anwendung der von ihm angegebenen Tabelle ist nach seiner Auffassung dann indiziert, wenn zwei fragliche Väter zur Verfügung stehen. Stellt sich bei dem einen heraus, daß seine Vaterschaft wegen der Kürze der Tragzeit und bei dem anderen wegen der Länge der Tragzeit sehr unwahrscheinlich ist, so kann sich durch die Addition dieser beiden Unwahrscheinlichkeiten unter Umständen ein praktisch verwertbares Resultat ergeben.

Bei Benutzung der Tabelle ist ein Geschlechtsunterschied zu berücksichtigen, den er Berichtigungsfaktor nennt. Er beträgt bei einer Geburtslänge von 45, 46, 47, 48 und 55 cm 2 Tage, bei einer Geburtslänge von 49, 50, 51, 52, 53 und 54 cm einen Tag. Dieser Berichtigungsfaktor ist bei den Knabengeburten von den Tageswerten abzuziehen, bei Mädchengeburten dagegen zuzuzählen. Die von WICHMANN angegebenen Wahrscheinlichkeitsprozente sind keine absoluten (berechnet nach der Gesamtzahl der geborenen Kinder), sondern geben die Abweichung vom Empfängnisoptimum an.

Mit Recht wird darauf hingewiesen, daß Berechnung nach den einzelnen hier angegebenen Methoden keine einheitlichen Ergebnisse geben. Die Resultate schwanken um volle Prozente und mehr. Auch sind die Ergebnisse bezüglich der Verwertung der einzelnen Reifemerkmale nicht einheitlich (BICKENBACH). Eine solche Einheitlichkeit ist aber auch gar nicht zu erwarten. Das Material ist nicht ganz gleichartig. Die angewendeten statistischen Methoden verlieren sich in Einzelheiten. Es ist weiterhin zu berücksichtigen, daß das vorliegende Material für extreme Werte überall verhältnismäßig klein ist und immer relativ klein bleiben wird, da extreme Werte selten sind. Auf extreme Fälle kommt es aber in der Praxis meist an. Auch stellt die Einführung der Berechnung der Tragzeit post menstruationem eine weitere, schwer tragbare Unsicherheit dar. Auf jeden Fall muß man sich darüber klar sein, daß die erzielten Ergebnisse keine exakten mathematischen Zahlen darstellen, sondern im ganzen

Tabelle 26. *Wahrscheinlichkeiten für die Häufigkeit der Geburten in Prozent für bestimmte Tragzeiten, bezogen auf das Empfängnisoptimum.* Die Tragzeiten beziehen sich auf die Zeit post conceptionem; sie sind schematisch errechnet durch Addition von 14 Tagen zum letzten Menstruationstermin (zugrunde liegendes Material 53315 Fälle mit Geburtslängen von 45—55 cm). [Nach Wichmann: Arch. Gynäk. **177**, 269 (1950).]

	Pro-zent	Geburtslänge in Zentimeter										
		45	46	47	48	49	50	51	52	53	54	55
Höchst unwahrscheinlich	1	185	199	211	222	226	230	234	236	236	237	238
	5	200	209	220	230	234	238	240	243	243	245	245
Sehr unwahrscheinlich	10	206	214	225	234	238	241	244	246	247	248	249
	15	209	218	228	237	241	243	246	249	249	250	251
Unwahrscheinlich	20	212	221	230	239	243	246	248	250	251	252	253
	25	215	223	232	241	244	247	250	252	252	254	254
Eher unwahrscheinlich als wahrscheinlich	30	217	225	234	242	246	249	251	253	254	255	256
Weder ausschließbar noch feststellbar	40	221	228	237	245	248	251	253	255	256	258	258
	50	225	231	240	247	250	253	255	257	258	260	260
	60	227	234	242	249	252	255	257	259	260	262	263
Eher wahrscheinlich als unwahrscheinlich	70	231	237	245	252	254	257	259	261	262	264	265
	75	232	239	246	253	256	258	260	262	263	265	266
Wahrscheinlich	80	234	240	248	254	257	259	261	263	264	266	267
	85	236	242	249	255	258	260	262	264	265	267	268
Sehr wahrscheinlich	90	238	244	251	257	259	262	264	266	267	268	269
	95	241	246	253	259	261	263	265	267	268	270	271
Höchst-wahrscheinlich	100	247	252	258	263	265	267	269	271	272	274	275
Sehr wahrscheinlich	95	253	238	263	267	269	271	273	275	276	278	279
	90	256	260	265	269	271	272	274	276	277	280	281
Wahrscheinlich	85	258	262	267	271	272	274	276	278	279	281	282
	80	260	264	268	272	273	275	277	279	280	282	283
Eher wahrscheinlich als unwahrscheinlich	75	262	265	270	273	274	276	278	280	281	283	284
	70	263	267	271	274	276	277	279	281	282	284	285
Weder ausschließbar noch feststellbar	60	267	270	274	277	278	279	281	283	284	286	287
	50	269	273	276	279	280	281	283	285	286	288	290
	40	273	276	279	281	282	283	285	287	288	290	292
Eher unwahrschein-lich als wahrscheinlich	30	277	279˙	282	284	284	285	287	289	290	293	294
Unwahrscheinlich	25	279	281	284	285	286	287	288	290	292	294	296
	20	282	283	286	287	287	288	290	292	293	296	297
Sehr unwahrscheinlich	15	285	286	288	289	289	291	292	293	295	298	299
	10	288	290	291	292	292	293	294	296	297	300	301
Höchst unwahrscheinlich	5	294	295	296	296	296	296	298	299	301	303	305
	1	309	305	305	304	303	304	304	306	308	311	312

wohl mehr bildlich zu verstehen sind. Nur ein *geübter und kritischer* Gutachter wird sie im Einzelfall unter Einkalkulierung aller Unsicherheiten verwerten können, weniger für die Entscheidung „offenbar unmöglich" oder „nicht offenbar unmöglich", sondern zum Zwecke der Addition zu etwaigen weiteren Unwahrscheinlichkeiten, die aus verschiedenen Untersuchungsmethoden abgeleitet werden können (z. B. Gynäkologie, Erbbiologie, Serologie, Spermauntersuchung usw.).

Literatur.

BICKENBACH: In SEITZ-AMREICHS Handbuch der Biologie und Pathologie des Weibes,
Bd. VII, S. 157. 1943. — Zbl. Gynäk. **67**, 22 (1943). — In PONSOLDS Lehrbuch der gerichtlichen Medizin, S. 355. Stuttgart 1950. — BÖHMER u. BECKER: Med. Klin. **1952**, 100. —
DAISER: Arch. Gynäk. **1949**, 582.
FREUDENBERG: Arch. Gynäk. **177**, 736 (1950). — FÜTH: Zbl. Gynäk. **1902**, 1013. —
GÄRTNER: Arch. Gynäk. **176**, 363 (1949). — GÜNTHER: Z. Geburtsh. **1947**, 258. —
GUTHMANN u. KNÖSS: Zbl. Gynäk. **63**, 2636 (1939).
HEYN: Münch. med. Wschr. **1924**, 1509; **1925**, 185. — HOSEMANN: Arch. Gynäk. **1949**,
109, 124, 443, 453, 591, 636; **1950**, 177, 751.
KEPP: Dtsch. Z. gerichtl. Med. **39**, 269 (1948/49). — KIRCHHOFF: Geburtsh. u. Frauenkrankh. **1939**, 181; **1940**, 572. — KRIEGER: Med. Klin. **1950**, 1252.
LABHARDT: Schweiz. med. Wschr. **1944**, 128.
MASSENBACH, v.: Zbl. Gynäk. **1944**, 235. — MÜLLER-HESS: In STÖCKELS Lehrbuch der
Geburtshilfe, S. 871. Jena 1948.
NÜRNBERGER: In HALBAN-SEITZ, Biologie und Pathologie des Weibes. Berlin u. Wien
1927. Zit. nach RUNGE.
PIETRUSKY: Gerichtliche Medizin, S. 145. Berlin 1938.
RESNIKOW: Zbl. Gynäk. **1894**, 575. — RUNGE: Dtsch. med. Wschr. **1939**, 541. —
Schwangerschaftsdauer. In Handbuch der gerichtlichen Medizin, S. 670. Berlin 1940.
SELLHEIM: Die Bestimmung der Vaterschaft. München 1928. — Mschr. Geburtsh. u.
Frauenheilk. **85** (1930). Zit. nach BICKENBACH. — SOLTH: Geburtsh. u. Frauenheilk. **7**,
H. 3 (1947). — STRASSMANN, G.: Lehrbuch der gerichtlichen Medizin, S. 74. Stuttgart 1931.
WALCHER: Leitfaden der gerichtlichen Medizin, S. 152. München u. Berlin 1950. —
WEISSER: Arch. Gynäk. **177**, 105 (1950). — WICHMANN: Arch. Gynäk. **177**, 261 (1950). —
WIETHOLD: Verh. dtsch. Ges. gerichtl. u. soz. Med. Berlin 1951. Erscheint in Dtsch. Z.
gerichl. Med.

f) Vaterschaftsausschluß durch serologische Untersuchungen.

1. Die Blutgruppen des ABO-Systems.

α) Die Vererbungsregeln und ihre Anwendung.

Wie schon früher ausgeführt (s. S. 88), befinden sich unsere Auffassungen über das Wesen
der Blutgruppen und ihre Vererbung im Fluß. Wahrscheinlich geht die Vererbung nicht
nach so einfachen Gesichtspunkten vor sich, wie sie unten schematisch dargestellt werden
müssen. Nach Auffassungen, die sich LANDSTEINER, HIRSZFELD und viele andere Forscher
zum Teil auf Grund ausgedehnter Experimente, zum Teil in Spekulationen erarbeitet haben,
scheint es so, daß an sich in jedem Menschen Antigene aller Blutgruppen enthalten sind
die in ihrer Gesamtheit das „Artantigen" (PIETRUSKY); sie finden sich hier hypothetisch als eiweißfreie Haptene, die, soweit sie nicht durch die Blutkörperchen verbraucht
werden, durch fremdes, von außen kommendes Eiweiß (etwa mit der Nahrung) zum Vollantigen für den Körper werden und durch Immunisierung die Isoagglutinine bilden. Vererbt werden nicht die einzelnen Antigene, sondern die „Antigenhalter" der Blutkörperchen;
diese absorbieren die ihrem Typ entsprechende Grundsubstanz aus dem Serum (Schrifttum
s. ELBEL). Doch sollen in unserer Darstellung diese noch schwierigen und noch nicht geklärten
Verhältnisse im einzelnen nicht weiter berücksichtigt werden.

Daß sich die Blutgruppen des ABO-Systems in *praktischer* Hinsicht gesetzmäßig vererben, darüber besteht kein Zweifel mehr. Es wird auch nicht mehr
notwendig sein, sich mit den einzelnen Vererbungstheorien auseinanderzusetzen,
wie sie zuerst von v. DUNGERN und HIRSZFELD und späterhin in Erweiterung
der von den zuerst genannten Forschern gewonnenen Ergebnisse vom Mathematiker BERNSTEIN in Göttingen aufgestellt wurden. Es wird genügen, wenn
die einschlägigen Vererbungsgesetze in einer Form dargestellt werden, in der
sie für die gerichtsmedizinische Praxis anwendbar sind.

Jede phänotypische Eigenschaft hat einen Genotypus, der mindestens zwei, oft aber
mehr Gene aufweist. Nach herrschender Auffassung wird bei den Blutkörpercheneigenschaften A und B das Vorhandensein von 2 Genen angenommen, eines dominanten, bezeichnet
mit A bzw. B, und eines recessiven, das von manchen mit a oder b, von anderen, z. B. von
BERNSTEIN mit R und r, in anderen geläufigen Darstellungen mit 0 bezeichnet wird. Wir

wollen hier die Bezeichnung 0 wählen. Eine Persönlichkeit der Blutgruppe A kann im Genotypus der Struktur AA zugehören (Homozygotie) oder der Struktur A0 (Heterozygotie). Wir haben zur Zeit noch keine hinreichend sichere Möglichkeit, Persönlichkeiten der Struktur AA und Persönlichkeiten der Struktur A0 voneinander zu unterscheiden (Näheres s. S. 1024). Auch wenn man die Eltern der Angehörigen der Gruppe A untersucht und feststellt, daß beide zur Gruppe A gehören, ist man nicht sicher, daß das aus dieser Ehe entstandene Kind zur Struktur AA gehört.

Heiraten 2 Personen mit der Erbstruktur A0 (man muß praktisch immer damit rechnen, daß es sich um eine Heterozygotie handelt), so würden aus dieser Ehe A0 × A0 25% Kinder AA, 50% Kinder A0 und 25% Kinder der Struktur 00 hervorgehen. Das wären 75% Kinder der Gruppe A und 25% Kinder der Gruppe 0. Selbstverständlich lassen sich diese Zahlen innerhalb einer einzigen menschlichen Familie nicht überprüfen, es muß aber festgehalten werden, daß aus einer Ehe zwischen Personen der Blutgruppe A sowohl Kinder der Gruppe A, als auch Kinder der Gruppe 0 hervorgehen können. Das gleiche gilt für die Angehörigen der Gruppe B. Die Erfahrung lehrt, daß diese fast selbstverständliche Erbregel selbst in Ärztekreisen nicht immer hinreichend bekannt ist, und ein angehender Arzt, der in seinen Beruf die Auffassung mitnimmt, daß aus Ehen A × A nur Kinder der Blutgruppe A hervorgehen können, könnte durch irgendeinen Zufall in der eigenen Ehe in schwere Verlegenheit geraten und außerdem bei der Beratung von Patienten Verwirrungen im Eheleben anrichten.

Will man ableiten, welche Kinder aus bestimmten Ehen hervorgehen können, so muß man die angenommenen Genformeln der Eltern niederschreiben und nachsehen, welche Kombinationen bei den Kindern vorkommen können, wenn bei den Nachkommen je ein Gen des Vaters und ein Gen der Mutter zusammenkommen. Aus einer Elternkombination 0 × A, entsprechend den Genstrukturen 00 × A0, können Kinder A0 und 00 hervorgehen, also Kinder mit den Blutgruppen A und 0, aus einer Ehe A0 × AB Kinder der Erbstrukturen AA, AB, A0 und B0, also Kinder mit den Blutgruppen A, B und AB, jedoch nicht Kinder der Blutgruppe 0. Aus einer Ehe AB × 00 können nach den gleichen Überlegungen nur Kinder der Strukturen A0 und B0, also A und B hervorgehen, aber weder Kinder der Blutgruppe 0, noch der Blutgruppe AB; siehe nachfolgendes Schema:

Tabelle 27. *Schema über die Vererbung der klassischen Blutgruppen bei verschiedenen Elternkombinationen und die Unmöglichkeit bestimmter Phänotypen bei Kindern.*

Ehen A × A
Mögliche Genotypen: AA, A0 × A, A0
Kinder: AA, A0, 00
Phänotypen: A und 0

Ehen A × AB
Mögliche Genotypen: AA, A0 × AB
Kinder: AA, AB, B0, A0.
Phänotypen: A, AB, B
unmöglich Kinder 0

Ehen AB × 00
Kinder: A0, B0
unmöglich: AB oder 00.

Unsere Anschauungen über den Vererbungsmodus sind allerdings jetzt einem Wandel unterworfen. Bei der Eigenschaft 0 handelt es sich nicht allein um ein Fehlen der Eigenschaften A und B, sondern um eine reale, wohl auch chemisch nachweisbare Substanz, die man allerdings praktisch serologisch meist nicht nachweisen kann. Unter diesen Umständen ist es begrifflich auch nicht mehr richtig, den Vererbungsmodus durch ein absolutes Dominieren der Eigenschaften A und B zu charakterisieren, es scheint sich eher um eine freie Genwahl zu handeln. Die Vererbungsregeln an sich werden aber durch diese Erkenntnis nicht abgeändert.

Bei Vaterschaftsuntersuchungen darf man bei der Anwendung der Vererbungsregeln nicht von den Eltern ausgehen, um dann auf die Kinder zu schließen, sondern von den *Kindern*, um dann zu untersuchen, ob man etwas Sicheres über die Bluteigenschaften der Eltern aussagen kann. Bekannt ist das Kind, weiterhin seine Mutter; die gerichtsmedizinische Fragestellung geht dahin, ob man auf etwas Bestimmtes über die Struktur der Blutgruppe des Vaters schließen kann. Ist dies der Fall, und stimmt die Blutgruppe des angeblichen Vaters mit der Erwartung *nicht* überein, so muß man den betreffenden Mann als Vater *ausschließen*.

Nach dieser Richtung hin ergeben sich nachfolgende Leitsätze, bei deren Anwendung man erkennen kann, ob im jeweiligen Fall ein Ausschluß der Vaterschaft in Frage kommt oder nicht. Wendet man diese Sätze an, so ist es nicht mehr erforderlich, in langatmigen Tabellen darzustellen, unter welchen Umständen jemand der Vater sein kann und unter welchen Umständen dies nicht möglich ist. Die beiden Sätze lauten:

1. Blutkörpercheneigenschaften, die bei dem Kinde festgestellt werden, müssen mindestens im Blute einer der beiden Eltern vorhanden sein.

2. Kinder der Blutgruppe AB haben niemals Eltern der Gruppe 0 und umgekehrt, Kinder der Blutgruppe 0 haben niemals Eltern der Blutgruppe AB (sog. BERNSTEINsche Regel).

Einige Beispiele mögen dies verständlich machen: Ein Kind habe die Gruppe A. Die Blutkörpercheneigenschaft A muß entweder in den Blutkörperchen der Mutter, oder in denen des Vaters enthalten sein. Ist sie im Blute der Mutter enthalten, gehört also ihr Blut zur Gruppe A oder AB, so ist ein Ausschluß der Vaterschaft wenigstens auf dem Wege der Bestimmung der klassischen Blutgruppen nicht möglich. Man braucht eigentlich den betreffenden Mann nicht mehr zu untersuchen. Hat aber die Mutter die Gruppe 0 oder die Gruppe B, so muß die Eigenschaft A im Blute des Vaters enthalten sein, sein Blut muß also zur Blutgruppe A oder zur Blutgruppe AB gehören. Ist dies nicht der Fall, so muß man den betreffenden Mann als Vater des Kindes mit der Blutgruppe A ausschließen. Gehört ein Kind zur Blutgruppe AB, so darf der Vater nach der BERNSTEINschen Regel nicht die Gruppe 0 haben. Gehört ein Kind zur Gruppe 0, so darf das Blut des Vaters nicht zur Gruppe AB gehören (das gleiche würde natürlich auch für das Blut der Mutter zutreffen).

β) Zur Frage der Sicherheit der Gültigkeit der Vererbungsregeln.

Wenn man sich entschließt, diese Vererbungsgesetze in der forensischen Praxis anzuwenden, so muß man sich selbst darüber klar sein und auch dem Gericht darüber Auskunft geben, auf welche Weise die Richtigkeit der Vererbungsgesetze überprüft wurde und bis zu welchem Grade ihre Gültigkeit sicher ist. Nur sehr selten vermögen wir bekanntlich in der Biologie von einer unumstößlichen Sicherheit zu reden.

Zur Nachprüfung stehen zunächst *variationsstatistische* Untersuchungsmethoden zur Verfügung. Man sieht hierbei die einzelnen Menschengruppen als Geschwisterschaften an und vermag nach bestimmten, meist von den Mathematikern angegebenen Formeln zu errechnen, welche Verteilungen der Merkmale bei Gültigkeit der Vererbungslehre in bestimmten Populationen zu erwarten sind. Derartige Berechnungen sind mit sehr großem Material durchgeführt worden. Ich möchte im Rahmen dieses Lehrbuches davon absehen, im einzelnen darauf einzugehen (WELLISCH, LOEFFLER, BERNSTEIN, W. FISCHER, LATTES, SCHIFF u. v. a.). Bei den von W. FISCHER angestellten Berechnungen lag ein Material zugrunde, das die amtlich zugelassenen Blutgruppengutachter Deutschlands geliefert hatten. Die Gutachter standen damals unter einer gewissen Aufsicht des Reichsgesundheitsamtes. Die Genehmigung zur Gutachtenerstattung konnte bei zu häufigen Fehlbestimmungen entzogen werden. Über die Technik waren genaue Vorschriften erlassen worden. Die Identifikation der zur Blutentnahme erschienenen Personen erfolgte sorgfältig nach besonderen Vorschriften unter Aufsicht der Gerichte. Es handelte sich hier also um ein besonders zuverlässiges Material.

Nun schließt die massenstatistische Überprüfung einer Vererbungsregel nicht aus, daß im Einzelfalle, vielleicht infolge Vorliegens einer Mutation gelegentlich doch eine Abweichung von der Regel, also eine sog. „Ausnahme" vorkommt. Man hat sich daher bemüht, an einem möglichst großen Material von *geschlossenen Familien* die Vererbungsregeln nachzuprüfen. Bei solchen Forschungen sind jedoch gewisse Fehlerquellen unvermeidlich. Bei Massenuntersuchungen kann die Technik der Bestimmungen nicht so sorgfältig sein, wie bei Untersuchung in forensischen Fällen. Fehlbestimmungen sind hier, wie auf S. 92 ausgeführt, gar nicht so selten. Fernerhin kann man, wenn man bestrebt sein muß, möglichst viele Familien zusammenzubekommen, in der Auswahl der Familien nicht immer überaus wählerisch sein. Die Untersucher sind hier sehr verschieden verfahren. Die einen haben den Zweck der Untersuchung nicht genau auseinandergesetzt, andere haben den Zweck mitgeteilt, sind aber nicht immer verstanden worden, aber auch selbst wenn der Untersucher genau verstanden wird, ist es für die betreffende Frau oder den Ehemann peinlich mitzuteilen, daß das Kind illegitim ist; manchmal mag der betreffende Ehemann dies auch gar nicht wissen. Es wird praktisch daher nicht möglich sein, ein Familienmaterial zu sammeln, das in jeder Beziehung einwandfrei ist. Die Möglichkeit der Illegitimität des Kindes wird sich nur sehr selten mit völliger Sicherheit ausschließen lassen.

Als ich einmal im Rahmen meiner Habilitationsschrift die Vererbung der Papillarlinien geschlossener Familien untersuchte und dabei auch die Blutgruppen feststellte, stieß ich auf eine Ausnahme von den Vererbungsregeln, die sich sowohl in der Blutgruppe als auch in den Papillarlinien kundtat. Die Eltern der Kinder waren über den Zweck der Untersuchung informiert gewesen. Ich suchte nachher etwas verlegen den Vater auf. Er fragte mich von sich aus, ob denn bei seinem ältesten Sohne alles gestimmt habe. Ich gestand ihm, daß dies nicht der Fall gewesen sei. Er erklärte daraufhin lachend, dies sei auch kein Wunder, denn das Kind sei vorehelich geboren worden, es stamme von einem anderen Mann. Er habe aber dem Kinde seinen Namen gegeben. Als ich zur Blutentnahme bei der Familie war, sei es seiner Ehefrau peinlich gewesen, mir dies zu sagen. Hätte ich keinen so vernünftigen Ehemann vorgefunden, so hätte diese Ausnahme, die keine war, späterhin im Schrifttum Schwierigkeiten gemacht.

Recht bemerkenswert ist, daß gerade in den ersten Jahren des intensiven Betreibens der Blutgruppenforschung verhältnismäßig viele Ausnahmen gefunden wurden. Durch Verbesserung der Technik und sorgfältigerer Auswahl der Familien wurden sie immer seltener. Da nun aber nicht jeder Untersucher die gleiche Sorgfalt anwendet, wird es unvermeidlich sein, daß man bei Weiterführung der Untersuchungen hier und da wieder auf eine sog. Ausnahme stößt. So haben im Jahre 1948 FLIEGELMANN, WILKENSON und HAND Familienmaterial untersucht, um genetische Zusammenhänge zwischen Blutgruppen, Geschmacksempfindung und einer Hautkrankheit (Xanthoma tuberosum) zu überprüfen. Diesen Forschern kam es keineswegs auf forensische Zusammenhänge an. Hierbei wurden bei einem Familienmaterial aus 270 Personen 3 Abweichungen von der BERNSTEINschen Regel vorgefunden, denen die Forscher aber keine besondere Bedeutung beimessen; sie führen sie auf Illegitimität der Kinder zurück.

Wenn man sich das weitere Schrifttum, in dem von Ausnahmen von den Vererbungsregeln berichtet wird, kritisch ansieht, kann man sich des Eindrucks nicht erwehren, daß es sich hier um *Irrtümer* gehandelt hat. So fand ein Untersucher (STAQUET) bei einer 0 × AB Ehe mit 20 Kindern nicht weniger als 8 Ausnahmen, was jeder sonstigen Erfahrung widerspricht. Wenn es überhaupt Ausnahmen geben sollte, können sie niemals in solcher Häufung vorkommen. Eine ähnliche Häufung von Ausnahmen zeigt sich bei der Untersuchung von LEARMONTH. Wenn ein anderer Untersucher (WESZECZKY) bei einer Ehe 0 × A ein B-Kind und unmittelbar darauf in einer 0 × B Ehe ein A-Kind diagnostiziert, ist es am wahrscheinlichsten, daß es sich hier nicht um eine Ausnahme, sondern um eine Verwechslung der Blute handelte (WELLISCH). Bei 5 Ausnahmefällen, die sich bei den Untersuchungen von GRAFF und WERKGARTNER ergaben, konnte in 4 Fällen nachträglich geklärt werden, daß die angeblichen Ausnahmen auf Illegitimität beruhten. Nur in einem Falle war eine Aufklärung praktisch nicht möglich. Bei einer weiteren Serie von Familienuntersuchungen war eine Ausnahme von den Vererbungsregeln vorgefunden worden in einer Familie, in der sowohl der Vater als auch das Kind übereinstimmend an der Hand eine Schwimmhautbildung aufwies; doch stellte sich hier heraus, diese Mißbildung auch sonst in der weiteren Familie vorkam, und es bestand der Verdacht, daß das Kind von einem Verwandten des Ehemanns gezeugt worden war, der die gleiche Mißbildung hatte (MINO, GRAFF und WERKGARTNER).

Nun hat man bezüglich der BERNSTEINschen Regel die Möglichkeit das Vererbungsgesetz an *Mutter-Kind-Paaren* zu überprüfen. Wenn die BERNSTEINsche Regel gilt, so darf eine Mutter der Gruppe AB kein Kind der Gruppe 0 haben, oder umgekehrt keine Mutter der Gruppe 0 ein Kind der Gruppe AB. Die Mutterschaft wird sich im allgemeinen nicht bezweifeln lassen. Bei den angestellten Massenuntersuchungen wurden auch hier in ganz seltenen Fällen Ausnahmen vorgefunden, die sich aber nachträglich fast immer auf Fehlbestimmungen (Übersehen der Untergruppe A_2) zurückführen ließen. Nur in einem Falle (zit. nach PIETRUSKY) schien ein Kind der Mutter AB die Eigenschaften der Gruppe 0 aufzuweisen. Doch handelte es sich hier um ein mißgebildetes und cerebral abnormes Kind, bei dem sich der Defekt auch auf die Blutkörperchen erstreckte, bei dem ein sicherer Nachweis der Blutgruppe nicht möglich war (HASELHORST und LAUER). Besonders bemerkenswert ist, daß bei dem Material der *amtlichen Blutgruppengutachter* des damaligen Deutschen

Reiches an rund 25 000 Mutter-Kind-Paaren ein Abweichen von der BERNSTEINschen Regel niemals festgestellt wurde, also bei einem Material, das nach den Vorschriften für die Blutgruppengutachter besonders sorgfältig durchuntersucht war.

Unter den gegebenen Umständen wird man sich auf den Standpunkt stellen müssen, daß die Gültigkeit der Vererbungsgesetze der klassischen Blutgruppen jetzt eindeutig bewiesen ist. Keine einzige der hier und da beschriebenen sog. „Ausnahmen" konnte hinreichend sicher bewiesen werden. Alle maßgebenden Forscher des In- und Auslandes stehen jetzt auf dem Standpunkt, daß an der Gültigkeit der Vererbungsgesetze der klassischen Blutgruppen Zweifel nicht mehr bestehen können. Auch das frühere Reichsministerium des Innern hat sich im entsprechenden Sinne ausgelassen.

Wenn sich aber eine Justizbehörde etwa in einem Strafverfahren wegen Meineides auf den Standpunkt stellen sollte, daß im Schrifttum behauptete Ausnahmen, so unglaubwürdig sie im einzelnen auch sein mögen, im Interesse der beschuldigten Frau, deren Ehre und Freiheit auf dem Spiele steht, nicht einfach außer acht gelassen werden dürfe, so wird dem Gutachter nichts anderes übrigbleiben, als dem Gericht die im Schrifttum beschriebenen Zahlen vorzulegen. Nach der letzten Zusammenstellung von WIENER sind die Vererbungsgesetze der klassischen Blutgruppen bis zum Jahre 1941 an 10 628 Familien mit insgesamt 24 343 Kindern überprüft worden. Dabei wurden im ganzen 58 Abweichungen vorgefunden, die aber, wie oben im einzelnen dargelegt, in dieser Anzahl unmöglich richtig sein können. Läßt man sie aber dennoch gelten, so ergibt sich eine Wahrscheinlichkeit für das Vorliegen einer Abweichung von den Vererbungsgesetzen von 58:24 343 = 0,24%, also 2,4 auf 1000. Doch ist diese Art von Berechnung mit Bestimmtheit viel zu ungünstig.

Legt man Wert darauf, die Wahrscheinlichkeit einer Abweichung für die einzelnen Elternkombinationen auszurechnen, so ergibt sich nach den Aufstellungen von WIENER folgendes.

Tabelle 28. *Wahrscheinlichkeit einer Abweichung von den Vererbungsregeln der klassischen Blutgruppen für einzelne Elternkombinationen, sofern man die in der Literatur beschriebenen „Ausnahmen" gelten läßt (sie sind jedoch, wie oben ausgeführt, tatsächlich vielfach zu Unrecht angenommen worden).* Die Zahlen stützen sich auf die Aufstellungen von WIENER.

$$0 \times 0 = 23:3795 = 0,6\%$$
$$0 \times A = 11:6467 = 0,17\%$$
$$A \times A = 2:3096 = 0,06\%$$
$$0 \times B = 8:3257 = 0,25\%$$
$$B \times B = 1:1213 = 0,08\%$$

A × B fällt aus, weil bei den Kindern alle Phänotypen möglich sind.

γ) Ausschlußhäufigkeit und seltene weitere Ausschlußmöglichkeiten.

Die theoretische Ausschlußhäufigkeit läßt sich nach Formeln, die von KOLLER angegeben worden sind, mit rund 16% errechnen (LOEFFLER). Diese Zahl pflegt in Wirklichkeit nicht erreicht zu werden, weil auch bei bestrittener Vaterschaft ein Teil der als Vater in Anspruch genommenen Männer dennoch der Vater ist; der tatsächliche Anteil der Ausschlüsse betrug nach dem Material von MAYSER 8,85%.

Wäre man in der Lage, ein *homozygotes A oder B* von einem heterozygoten A oder B zu unterscheiden, so würden dadurch unsere Ausschlußmöglichkeiten erheblich vermehrt werden. Aus einer Elternkombination AA × 00 können an sich nur A-Kinder hervorgehen. Mit aus diesem Grunde bemüht man sich vielerorts um einschlägige Untersuchungsmethoden (DAHR, LUFT, GOSSE). Sie haben meist die Schaffung eines echten Anti-0-Serums zum Ziele. Allerdings rechnet man die gefundenen Sera (MANZ, KLEIN und Mitarbeiter, Monographie von GRUBB) als Anti-H-Seren im Sinne der Forschungen von MORGAN und der Theorie von HIRSZFELD. Dies gilt wohl auch für die pflanzlichen Anti-0-Seren (KRÜPE, PUNIN). Sollte es fließende Übergänge zwischen den Gruppen 0 und A geben (s. S. 88, 89), so sind die Aussichten, auf diesem Wege weiterzukommen, wohl nicht besonders gut. Eine praktische Anwendung dieser Forschungsergebnisse für den Ausschluß der Vaterschaft ist noch nicht möglich.

Nur in *einem* Falle wird man mit praktisch hinreichender Sicherheit feststellen können, daß eine Persönlichkeit der Gruppe A oder B zum homozygoten

AA oder BB gehört, nämlich dann, wenn beide Eltern zur Gruppe AB gehören. Aus einer derartigen Ehe können nur Kinder vom Genotypus AA, AB oder BB hervorgehen. Heiraten diese Personen des Typus AA oder BB späterhin Partner der Gruppe 0, so müssen in diesem Sonderfalle sämtliche Kinder phänotypisch zur Gruppe A0 oder B0 gehören. Bei der Seltenheit der Gruppe AB werden solche Kombinationen nur ganz vereinzelt aufzufinden sein.

δ) Indirekte Blutgruppenbestimmung.

Ist in praktischen Fällen die Kindesmutter verstorben, so kann man mitunter durch Untersuchung der Eltern der Kindesmutter weiterkommen. Hat z. B. das Kind die Blutgruppe B und der angebliche Vater die Blutgruppe A, so wäre ein Ausschluß der Vaterschaft möglich, wenn die Eigenschaft B im Blute der verstorbenen Mutter nicht enthalten gewesen wäre. Untersucht man ihre Eltern und stellt man fest, daß im Blute beider Eltern die Eigenschaft B nicht vorkommt, so weiß man, daß sie auch im Blute der verstorbenen Kindesmutter nicht enthalten gewesen ist, und man wird dann den angeblichen Vater der Gruppe A ausschließen müssen.

Sogar, wenn die uneheliche Mutter und der als Vater in Betracht kommende Mann verstorben sind, kann unter günstigen Verhältnissen durch Untersuchung der Elternpaare des Mannes und der Mutter eine Klärung herbeigeführt werden. Gehört z. B. das Kind zur Gruppe A und kommt in dem Blut der beiden Großelternpaare die Eigenschaft A überhaupt nicht vor, so kann man den verstorbenen Mann, der als Vater in Betracht gezogen wurde, ausschließen.

ε) Gelegentlich auftretende positive Hinweise auf die Vaterschaft.

Muß im Einzelfalle bei der jeweils vorhandenen Blutgruppenkombination das Blut des als Vater in Betracht kommenden Mannes zu den seltenen Blutgruppen B oder AB gehören und trifft diese Forderung auf den Beklagten zu, so ist bei der Seltenheit dieser beiden Blutgruppen auch ein gewisser positiver Hinweis darin zu finden, daß der betreffende wirklich der Vater ist. Es besteht das Bedürfnis, den Grad der Wahrscheinlichkeit hierfür zu errechnen. ESSEN-MÖLLER hat dies auf Grund seiner Formeln versucht, doch ist ihre praktische Brauchbarkeit bis zu einem gewissen Grade umstritten (LUDWIG und Mitarbeiter); ganz ungefähre Anhaltspunkte mögen die errechneten Ergebnisse dennoch geben. Gehört ein Kind zur Gruppe B, fehlt bei der Mutter diese Eigenschaft und kommt sie im Blute des als Vater in Anspruch genommenen Mannes vor, so beträgt die Wahrscheinlichkeit, daß dieser Mann wirklich der Vater ist, rund 88% (zit. nach LOEFFLER). Dies mag unter Umständen im erbbiologischen Gutachten beim Additionsbeweis mitverwertet werden können. Beim reinen Blutgruppengutachten, das sich ja nur mit dem Ausschluß der Vaterschaft befaßt, hat die erwähnte Zahl keine besondere Bedeutung. Es kann durchaus vorkommen, daß der betreffende Mann trotz der Zugehörigkeit zu der zu erwartenden Blutgruppe B oder AB durch die Faktorenbestimmung ausgeschlossen wird. Eine Wahrscheinlichkeit von 88% stellt selbstverständlich keine Sicherheit dar.

ζ) Untergruppen.

Bei der Darstellung der Technik der Blutuntersuchung (s. S. 88) ist darauf hingewiesen worden, daß die Blutgruppe A mindestens in die Untergruppen A_1 und A_2 zerfällt; doch sind auch Untergruppen A_3 bis A_5 beschrieben worden. Die zuletzt genannten sind aber so selten und werden meist nur durch Zufälligkeiten nachgewiesen, daß man praktisch zur Zeit noch nicht mit ihrem

Vorkommen zu rechnen braucht. Eine Differenzierung der Gruppe A in die Untergruppen A_1 und A_2 (wobei es sich auch um A_3 oder andere Untergruppen handeln könnte) ist jedoch auch bei Anwendung der landläufigen Technik in den meisten Fällen möglich (s. S. 93). Die beiden Untergruppen vererben sich nach dem Stande unserer gegenwärtigen Erkenntnisse gesetzmäßig, und zwar ist, wenn man die bisher noch herrschende Erklärungsart gebrauchen will, die Eigenschaft A_1 über A_2 dominant, beide dominieren über 0. Der Phänotypus A_1 kann sowohl den Genotypus A_1A_1 im Sinne einer Homocygotie als auch den heterocygoten Genotypus A_1A_2 oder A_1O darstellen. In dem Phänotypus A_2 kann sowohl der Genotypus A_2A_2 als auch der Genotypus A_2O enthalten sein. Auch können in ihm die Eigenschaften A_3—A_5 versteckt sein. Wir sind nicht in der Lage, dies im einzelnen zu unterscheiden.

Für den Ausschluß der Vaterschaft gilt auch hier der Satz: Ist im Blute eines Kindes die Eigenschaft A_1 oder die Eigenschaft A_2 enthalten, so muß diese Eigenschaft auch im Blute mindestens einer der Eltern enthalten sein.

Bei Anwendung dieses Satzes ist aber zu berücksichtigen, daß in der Eigenschaft A_1 eines Menschen, ohne daß dies nachzuweisen ist, auch die Eigenschaft A_2 enthalten sein kann.

Gehört ein Kind zur Gruppe A_1, die Mutter zur Gruppe A_2, so muß die Eigenschaft A_1 im Blute des Vaters enthalten sein. Ist dies nicht der Fall, gehört sein Blut zur Gruppe B, oder auch nur zur Gruppe A_2, so muß man ihn als Vater ausschließen.

Gehört ein Kind zur Gruppe A_1B, die Mutter zur Gruppe B, so muß die Eigenschaft A_1 beim Vater vorkommen. Gehört der als Vater in Frage kommende Mann aber zur Gruppe A_2, so muß man ihn gleichfalls ausschließen.

Gehört jedoch ein Kind zur Gruppe A_2 und die Mutter zur Gruppe A_1, so ist ein Ausschluß der Vaterschaft nicht möglich, da im A_1 der Mutter auch die Eigenschaft A_2 enthalten sein kann.

Die Untergruppenfeststellung kann auch in Anwendung kommen bei der *indirekten* Blutgruppenbestimmung bei Verstorbenen. Ist die Mutter verstorben und hat das Kind die Gruppe A_2, der Mann aber die Gruppe A_1B, so ist ein Ausschluß auch ohne Kenntnis der Blutgruppe der Mutter möglich. Da es feststeht, daß nur 2 Gene vorhanden sind, kann sich im vorliegenden Falle in dem A_1 des Vaters nicht noch ein A_2 verstecken. Eine Mutter-Kind-Kombination: Mutter A_1B, Kind A_2 ist gleichfalls nicht möglich. Wird sie einwandfrei nachgewiesen, so würde eine wahre „Ausnahme" vorliegen.

Hat ein Kind A_2B und der fragliche Vater die Blutgruppe A_1, so kann man unter Umständen durch Untersuchung seiner Eltern seinen Genotypus feststellen. Besteht bei den Eltern die Kombination $A_1 \times 0$, so kann sich in diesem Falle in dem A_1 des Mannes ein A_2 nicht verstecken (erweiterte Blutgruppenuntersuchung).

Hat ein Kind die Untergruppe A_2 und die Kindesmutter A_1, so wird sich zunächst über den Vater nichts aussagen lassen, denn man weiß nicht, ob in dem A_1 der Kindesmutter nicht auch das Gen A_2 enthalten ist. In diesem Falle wird man die Eltern der Kindesmutter untersuchen müssen. Besteht hier etwa die Kombination $A_1 \times 0$, so kann der Genotypus der Kindesmutter nur die Struktur A_1O haben, das A_2 muß das Kind unter diesen Umständen vom Vater geerbt haben. Ist diese Eigenschaft im Blute des Vaters nicht enthalten, so muß man ihn als Vater ausschließen.

Erweiterte Blutgruppenuntersuchungen kommen noch in Betracht bei den Kombinationen Mutter A_1—Kind A_1B; Mutter A_2—Kind A_2B; Mutter B—Kind A_1 oder A_2; gerade bei den Untergruppen wird sich der Gutachter sorgfältig überlegen müssen, ob eine Erweiterung der Blutgruppenbestimmung nicht noch zum Ziele führen kann.

Da die Untergruppen selten sind, da insbesondere die Eigenschaft A_2 nur in 0,39% der Bevölkerung vorkommt, ergeben sich hier unter Umständen auch *positive* Hinweise auf die Vaterschaft, insbesondere wenn die Notwendigkeit des Vorhandenseins von A_2 bei dem als Vater in Anspruch genommenen Mann sich noch kombiniert mit der Notwendigkeit, daß er zum ziemlich seltenen Faktorentypus N gehören muß. Besteht z. B. für das klagende Kind die Blutformel A_2MN, für die Mutter 0M und hat ein als Vater in Anspruch genommener Mann die Eigenschaften A_2BN, so ist die Wahrscheinlichkeit seiner Vaterschaft sehr groß. Sie ist von MAYSER unter Berücksichtigung der Fehlergrenze auf 1:370 errechnet worden. Hierauf wäre im Gutachten gegebenenfalls hinzuweisen.

Nach den gleichen Methoden, die für die Überprüfung der Gültigkeit der Vererbungsgesetze der klassischen Blutgruppen dargetan wurde, ist auch die Vererbung der Untergruppen *überprüft* worden. Doch ist hier das Material aus naheliegenden Gründen nicht so groß. W. FISCHER untersuchte das Material der amtlichen Blutgruppengutachter, bestehend aus 3148 Müttern und 3498 Kindern und 3989 Männern nach variationsstatistischen Methoden durch. Die gewonnenen Ergebnisse entsprachen unter Berücksichtigung der mittleren Fehler innerhalb der erlaubten Grenzen der Erwartung.

Nachprüfungen an geschlossenen Familien sind nach der Zusammenstellung von WIENER (Ausgabe vom Jahre 1948) an 1068 Familien mit insgesamt 3134 Kindern durchgeführt worden. Aus den oben angeführten Gründen (s. S. 1022) ist es nicht nur begreiflich, sondern nicht vermeidbar, daß hier und da sog. Abweichungen vorgefunden wurden. Ihre Zahl beträgt im ganzen 9, entsprechend rund 0,3%.

Zusätzlich läßt sich die Vererbung der Untergruppen auch an Mutter-Kind-Paaren überprüfen, und zwar sind folgende Kombinationen mit den Vererbungsgesetzen nicht vereinbar:

Mutter A_1B oder A_2B, Kind 0; oder umgekehrt, Kind A_1B oder A_2B, Mutter 0, ferner Mutter A_1B, Kind A_2 oder Mutter A_2, Kind A_1B.

Bei der Untersuchung von Mutter-Kind-Paaren sind die hier ausgeführten mit den Vererbungsregeln nicht vereinbaren Kombinationen tatsächlich nicht vorgefunden worden, wie sich aus den Zusammenstellungen und eigenen Erfahrungen von W. FISCHER und MAYSER ergibt. Das inzwischen angewachsene Material beträgt 1809 Mutter-Kind-Paare, ohne daß hier jemals eine Durchbrechung beobachtet wurde, obwohl dies in zahlreichen Kombinationen hätte der Fall sein können. Nach den eingehenden Berechnungen von MAYSER läßt sich hieraus ein Wahrscheinlichkeitsgrad des Zutreffens der Vererbungsregeln der Untergruppen A_1 und A_2 von 99,94% ableiten; dies entspricht den Anforderungen, die man an den Nachweis eines „offenbar unmöglich" stellen muß; KRAH empfiehlt auch jetzt noch Zurückhaltung.

Bezüglich der *Technik* der Feststellung der Untergruppen liegen die Verhältnisse so, daß ganz vereinzelt Blute aufgefunden werden, in denen die Eingruppierung in die Kategorien A_1 und A_1 Schwierigkeiten macht. Die Receptorstärke ist bei kindlichen Bluten nicht immer voll ausgebildet, aber auch bei Erwachsenen ergeben sich mitunter Schwierigkeiten, wie ein Bericht von BÖHMER und GREINER aus der letzten Zeit dartut. Es scheint in diesen Fällen vorzukommen, daß auch bei einer Nachuntersuchung in anderen Instituten die Ergebnisse nicht ganz einheitlich sind. Auch in der zur Zeit noch gültigen Arbeitsanweisung für die Ausführung gerichtlicher Blutgruppenuntersuchungen vom Jahre 1940 wird ausdrücklich auf diese Schwierigkeiten hingewiesen (s. S. 93), ebenso von W. FISCHER. Um die Anwendbarkeit der Untergruppen in forensischen Fällen nicht zu mißkreditieren, muß dringend verlangt werden, daß der Gutachter im Zweifel die Untergruppe als nicht bestimmbar registriert und in solchen Fällen auf Schlußfolgerungen aus der Untergruppenbestimmung verzichtet. Wird dies nicht strikt innegehalten, so können Situationen entstehen, die bei vorangegangener eidlicher Aussage Personen auf die Anklagebank bringen,

die nachher freigesprochen werden müssen, wie dies in letzter Zeit von KAU-
MANN im juristischen Schrifttum dargetan wurde. Bei Ausschlüssen auf Grund
der Untergruppenbestimmung muß auch an der Notwendigkeit der *Zweitbegut-
achtung* bzw. *Oberbegutachtung* festgehalten werden.

2. Die Blutfaktoren M und N.

Wie schon früher erwähnt, kennen wir die Blutfaktoren M und N und bei
den einzelnen Menschen die Faktorentypen M, N und MN. Sie kommen unabhängig von den Blutgruppen des AB0-Systems vor (s.S. 94). Wir verdanken
ihre Entdeckung LANDSTEINER.

Daß sich die Faktoren M und N gesetzmäßig vererben, wird von keiner Seite
mehr bestritten. Die Eigenschaften M und N verhalten sich kombinant, d. h.
sie dominieren nicht übereinander, sondern kombinieren sich in ihrer Wirkung
(WIENER, PIETRUSKY, DAHR u. v. a.). Der Genotypus eines Menschen vom
Faktorentypus M ist MM, der Genotypus eines Menschen vom Typus N ist NN,
der Genotypus des Faktorentypus MN ist MN.

Für die Vererbung im einzelnen gelten folgende Grundregeln:

I. Besteht bei einem Kinde der Faktorentypus M (Genotypus MM), so muß
sowohl im Blute der Mutter als auch in dem des Vaters der Faktor M enthalten
sein.

II. Gehört ein Kind zum Faktorentypus N (Genotypus NN), so muß sowohl
im Blute der Mutter als auch im Blute des Vaters der Faktor N enthalten sein.

III. Gehört ein Kind zum Faktorentypus MN, so muß im Blut des einen der
Eltern der Faktor M, im Blute des anderen der Eltern der Faktor N enthalten
sein.

Hieraus mögen folgende Beispiele abgeleitet werden:

Gehört das Kind zum Faktorentypus M, so muß das Blut des Vaters dem Faktorentypus M oder MN gehören. Gehört sein Blut zum Typus N, so muß er ausgeschlossen werden.

Das gleiche gilt sinngemäß, wenn das Blut des Kindes zum Faktorentypus N gehört;
dann darf das Blut des Vaters zum Faktorentypus N oder MN gehören, jedoch nicht zum
Faktorentypus M.

Die Mutter braucht man eigentlich bei dieser Faktorenkombination nicht zu untersuchen. Doch muß dies praktisch deswegen geschehen, weil man gleichzeitig nach anderen
Bluteigenschaften forscht.

Gehört das Kind zum Faktorentypus MN und besteht derselbe Faktorentypus bei der
Mutter, so läßt sich über den Vater nichts aussagen. Sein Blut kann zu allen 3 Faktorentypen gehören. Ist aber das Blut der Mutter reinerbig, besteht bei ihr z. B. der Faktorentypus M (erbbiologisch MM), so muß das Blut des Vaters zum Faktorentypus MN oder N
gehören. Es darf jedoch nicht zum Faktorentypus M gehören. Besteht umgekehrt bei der
Mutter der Faktorentypus N, so muß das Blut des Vaters zum Faktorentypus MN oder M
gehören. Gehört sein Blut aber zum Faktorentypus N, so muß er als Vater ausgeschlossen
werden.

Die Ausschlußwahrscheinlichkeit beträgt theoretisch rund 18% (SCHIFF und
KOLLER, zit. nach LOEFFLER), praktisch etwa 12,4% (MAYSER).

Zur Überprüfung der Vererbungsgesetze der Bluteigenschaften M und N
stehen die gleichen Methoden zur Verfügung, wie bei der Überprüfung der Vererbung der Eigenschaften A und B.

Die massenstatistische Überprüfung ergab einwandfreie Resultate (WIENER, W. FISCHER,
bei beiden Forschern genaues Schrifttum).

Das von WIENER zusammengestellte Familienmaterial, bei dessen Überprüfung natürlich die gleichen Fehlerquellen bestehen, wie sie oben dargestellt wurden, beträgt nach dem
Stande von 1941 bei vorsichtiger Auswahl 2165 Familien mit insgesamt 6718 Kindern. Die
Zahl der bei diesem Material gefundenen Abweichungen beträgt nur 13, wobei wiederum
sicherlich ein Teil auf technische Fehler oder Illegitimität zurückzuführen ist. Läßt man sie,
um etwa im Strafverfahren niemand Unrecht zu tun, gelten, so beträgt ihr Anteil nur 0,18%.
Es handelt sich hier um eine Einschränkung, die nach landläufiger Auffassung trotzdem noch
einen Ausschluß als „den Umständen nach offenbar unmöglich" gestatten würde.

Nun haben wir aber bei den Faktoren noch eine viel bessere Möglichkeit, die Vererbungsgesetze zu überprüfen, nämlich durch die Untersuchung von Mutter-Kind-Paaren. Den Vererbungsgesetzen widersprechend wären hier die Kombinationen Mutter M—Kind N und umgekehrt. Nach dieser Richtung hin ist von WIENER aus dem Schrifttum und eigenen Untersuchungen ein Material von 9760 Müttern mit insgesamt 14601 Kindern zusammengetragen worden, zusätzlich von W. FISCHER aus dem Material der deutschen amtlichen Blutgruppengutachter ein Beobachtungsgut von 24549 Müttern und insgesamt 24971 Kindern.

Im ganzen verfügen wir also in dieser Hinsicht über ein Material von 34309 Müttern und 39572 Kindern. Bei diesem sehr großen Beobachtungsgut fand sich nicht eine einzige Ausnahme von den Vererbungsregeln. Das Material ist nach unserer Auffassung so überwältigend, daß von irgendeinem Zweifel an der Gültigkeit der Vererbungsgesetze nicht mehr die Rede sein kann. Daß die Ergebnisse hier günstiger sind als bei den klassischen Blutgruppen, liegt wahrscheinlich daran, daß man an die Untersuchung der Vererbung der Faktoren M und N von vornherein mit größerem Bedacht und größerer Sorgfalt herangegangen ist als bei den klassischen Blutgruppen. Man hat aus den anfänglich schlechten Erfahrungen bei der Überprüfung der Vererbungsgesetze der Bluteigenschaften A und B, die auf mangelnder Technik beruhten, eine Lehre gezogen.

Im Laufe der Jahre ist auch bei den Blutfaktoren eine Art *Untergruppe* bekannt geworden, nämlich ein schwaches N und ein schwaches M; man bezeichnete früher beide Eigenschaften als M_2 und N_2; ihr Verhalten war nicht ganz einheitlich, so daß man schon versucht war, eine Aufspaltung in N_2—N_4 vorzunehmen (FRIEDENREICH und LAURIDSEN); doch zeigten weitere Untersuchungen, daß diese Aufteilung nicht berechtigt ist, so daß man jetzt die abartigen Typen mit M_s und N_s (M schwach und N schwach) bezeichnet (PIETRUSKY, LAUER, KRAH, HAUSBRANDT, BOLTZ u. a.). Während M_s außerordentlich selten ist und nur von besonders routinierten Sachkennern gesehen wurde, ist ein N_s immerhin so häufig, daß man mit ihm rechnen muß. Wird es übersehen, so läuft man Gefahr, zu einem falschen Begutachtungsergebnis zu kommen.

Wird z. B. bei einem Kinde ein schwaches N übersehen, so wird man einen als Vater in Betracht kommenden Mann vom Faktorentypus N zu Unrecht als Vater ausschließen und nicht nur dem klagenden Kinde einen unberechtigten Schaden zufügen, sondern auch noch Gefahr laufen, die Kindesmutter in den Verdacht einer falschen uneidlichen oder eidlichen Aussage zu bringen. Das frühere deutsche Reichsministerium des Innern im Einverständnis mit dem Reichsjustizministerium hat daher mit Recht angeordnet, daß mit Faktorenausschlüssen eine weitere Untersuchung und Begutachtung durch einen besonders zugelassenen *Obergutachter* zu erfolgen hat (Technik der Feststellung von N_s s. S. 95).

Von der Eigenschaft N_s wissen wir, daß sie erblich ist. Angesichts der Seltenheit ihres Vorkommens kann das vorliegende Material nicht groß sein. Die Vererbung wurde von PIETRUSKY an 5 in der Eifel wohnenden Sippen und schon vorher von FRIEDENREICH an einem großen, aus 4 Generationen bestehenden Stammbaum studiert. Die Eigenschaft N ist über N_s dominant, wobei allerdings zu bemerken ist, daß in einem gewöhnlichem N die Eigenschaft N_s enthalten sein kann. In die Praxis umgesetzt würde dies bedeuten, daß aus Elternkombinationen MM × MN Kinder von der Struktur MN_s nicht hervorgehen dürfen. Einen vollen Ausschluß wird man gegebenenfalls aus dieser Kombination nicht herleiten können, wohl aber ergibt sich in einem solchen Falle ein erhebliches, gegen die Vaterschaft sprechendes Indiz, das vielleicht zusammen mit anderen Ergebnissen ausschlaggebend bewertet werden kann. Voraussetzung ist bei solchen Festsetzungen eine exakte Diagnose des Merkmals N_s, wobei es notwendig ist, daß man das Blut des Kindes und das zum Faktorentypus MN gehörenden Elternteiles gleichzeitig untersucht, um einen geeigneten Vergleichsmaßstab zu haben (PIETRUSKY).

Darüber hinaus können die seltenen Eigenschaften M_s und N_s hier und da einen *positiven Hinweis* auf die Vaterschaft geben, so bei der Kombination: Kind MN_s, Mutter MM, als Vater in Betracht kommender Mann MN_s. N_s kommt unter Tausenden von Bluten nur 10- oder 12mal vor (PIETRUSKY, BOLTZ). Für die Vererbung von M_s gelten wahrscheinlich die gleichen Gesichtspunkte, doch wissen wir hierüber noch nichts Genaues.

Auch bei der *indirekten* Blutgruppenbestimmung bei Verstorbenen spielt die Faktorenuntersuchung gegebenenfalls eine ausschlaggebende Rolle.

Ist die Mutter verstorben, gehört das Kind zum Faktorentypus MN und der als Vater in Betracht kommende Mann zum Typus M, so ist es wichtig zu erfahren, ob im Blute der verstorbenen Mutter die Eigenschaft N enthalten gewesen ist. Man wird ihre Eltern untersuchen, kommt im Blut dieser Eltern der Typus N nicht vor, so wird man den als Vater in Betracht gezogenen Mann ausschließen müssen.

Ist der als Vater in Betracht kommende Mann verstorben, so gilt sinngemäß das gleiche.

Wenn sowohl die Kindesmutter als auch der Mann verstorben sind, kann man noch versuchen, durch indirekte Bestimmung weiterzukommen. Hat z. B. das Kind den Faktorentypus MN und besteht sowohl bei den Eltern der verstorbenen Mutter als auch bei den Eltern des verstorbenen Mannes nur der Faktorentypus M oder nur der Faktorentypus N, so kann das Kind nicht von diesem Manne stammen.

3. Der Faktor P.

Über die Technik und die Häufigkeit des Vorkommens der Eigenschaft P wurde auf S. 95 berichtet.

In erbbiologischer Beziehung unterscheidet man beim Phänotypus P die Genotypen PP und Pp, beim Fehlen der Eigenschaft P(p) nimmt man den Genotypus pp an. P dominiert über p. Aus Ehen p × p können demnach nur Kinder vom Typus p hervorgehen, also Kinder, bei denen die Eigenschaft P nicht nachzuweisen ist.

Berücksichtigt man jedoch, daß die Eigenschaft P recht häufig vorkommt, rund 82%, und die Eigenschaft p selten ist, rund 18%, so dürfte die kritische Elternkombination p × p relativ selten sein.

Die Richtigkeit der referierten Vererbungsregeln wurde nach statistischen erbbiologischen Gesichtspunkten neuerdings an dem vorliegenden Gesamtmaterial von KRAH überprüft, die beobachteten Frequenzen entsprachen auffällig gut den erwarteten.

Weiterhin wurden die Vererbungsregeln durch Untersuchung von Zwillingspaaren kontrolliert. Untersucht worden sind bisher 393 Zwillingspaare, davon waren 167 eineiig; die eineiigen verhielten sich sämtlich konkordant (DAHR). Geschlossenes Familienmaterial ist von DAHR und von seinen Mitarbeitern, JUNGMICHEL, MOHARRAN, WIENER und SONN, RACE und seinen Mitarbeitern, sowie von HENNINGSEN und von GROSJEAN gesammelt worden. Es handelt sich, wie KRAH feststellt, im ganzen um 1079 Familien mit 3569 Kindern. Bei diesem recht großen Material kam die kritische Kombination p × p bei 74 Familien mit zusammen 236 Kindern vor. Bei den Kindern handelte es sich immer um den Typus p, 5 sog. scheinbare Ausnahmen, die zunächst angegeben wurden, haben sich nicht bestätigt. In 4 Fällen, die von DAHR untersucht wurden, handelte es sich zugegebenermaßen um illegitime Kinder. Eine weitere scheinbare Ausnahme stammt von HENNINGSEN. Hier wurde die Illegitimität des Kindes dadurch festgestellt, daß die Vaterschaft bei gleichzeitiger Rh-Bestimmung ausgeschlossen werden konnte.

Weitere Forschungen zeigten, daß die Stärke des Receptors P eine recht verschiedene ist. ANDRESEN glaubte 3 verschiedene Stärken, entsprechend den Bezeichnungen P_{1-3} unterscheiden zu können. SCHMIDT, MANZ und TRAENCKNER unterscheiden gleichfalls einen starken, mittleren und schwachen Reaktionstyp, bei dessen Zustandekommen vielleicht auch erbliche Verhältnisse eine Rolle spielen.

Einwandfreie Technik vorausgesetzt (s. auch S. 95), mag man es verantworten können, einem Ausschluß der Vaterschaft auf Grund des Receptors P im erbbiologischen Gutachten als nicht unbeträchtliches Indiz mitverwerten zu können.

Um aber daraufhin ein offenbar unmöglich festzustellen, reicht das vorliegende Forschungsmaterial noch nicht aus.

4. Die Eigenschaft S.

Wie schon bei der Technik der Blutuntersuchungen erwähnt (s. S. 96), wird die Bezeichnung S geführt sowohl für den von australischen Forschern entdeckten agglutinierenden Blutfaktor S, als auch für die Eigenschaft, die Substanzen der klassischen Blutgruppen in Körperflüssigkeiten auszuscheiden. (Technik der Feststellung s. S. 122.)

Die bis zu einem gewissen Grade an den Blutfaktor M gekoppelte Bluteigenschaft S (s. S. 96) vererbt sich nach den bisherigen Ergebnissen der Forschungen gleichfalls gesetzmäßig, doch reicht das vorliegende Material nicht aus, um eine Anwendung in der Praxis zu rechtfertigen (WALSH und MONTGOMERY, SANGER und RACE, MANZ und ORBACH).

In Deutschland und Amerika (WIENER) pflegt man die Eigenschaft, Blutgruppensubstanzen in den Körperflüssigkeiten auszuscheiden, nach dem englischen Wort Secretor gleichfalls mit S zu bezeichnen, das Fehlen dieser Eigenschaft mit s. S ist über s dominant. Der Phänotypus S kann den Genotypus SS, und Ss enthalten. Der Phänotypus s entspricht dem Genotypus ss. Aus Ehen zwischen den Phänotypen S × S (entsprechend den Genotypen SS × SS, SS × Ss, Ss × Ss) und aus Ehen zwischen S × s können Kinder mit den Eigenschaften S und s hervorgehen. Insoweit besteht vorläufig keine Anwendungsmöglichkeit für den Ausschluß der Vaterschaft.

Dagegen können, wenn die angenommenen Vererbungsgesetze gültig sind, aus Ehen s × s (genotypisch ss × ss) nur Kinder des Typus s entstehen.

Die Sammlung an Familienmaterial zwecks Nachprüfung der Vererbungsgesetze wurde dadurch eingeschränkt, daß die Bestimmung der Eigenschaft S bei Individuen der Blutgruppe 0 praktisch nicht möglich ist. Die üblichen Anti-0-Seren (s. S. 98) versagen meist bei Anstellung des Absorptionsversuches, der zur Feststellung der Eigenschaft S erforderlich ist. Erst neuerdings gelang es MANZ durch Immunisierung von Kaninchen mit menschlichem Ausscheidungsspeichel ein Anti-0-Serum herzustellen (eigentlich Anti-H-Serum, s. S. 122), das zur S-Bestimmung im Speichel von Persönlichkeiten der Gruppe 0 benutzt werden kann. Da es sich hier aber an sich um ein Anti-H-Serum handelt, wobei H die gemeinsame Grundsubstanz der Blutgruppen 0 und A darzustellen scheint (s. S. 89), werden die Bestimmungen für erbbiologische Zwecke oder für den Ausschluß der Vaterschaft bei Beteiligung von Personen der Gruppe 0 wahrscheinlich doch nicht recht brauchbar sein, wenigstens wissen wir noch zu wenig über diese Frage (O. SCHMIDT, MANZ und Mitarbeiter).

Im allgemeinen rechnet man bei Angehörigen der Gruppen A, B und AB mit rund 76% Ausscheidern und 24% Nichtausscheidern.

Die ersten Untersuchungen über die Erblichkeit dieses Merkmals wurden von SCHIFF und SASAKI angestellt. Die Untersuchungen wurden an geschlossenen Familien späterhin auch von anderen Forschern fortgeführt, von WIENER zusammengestellt (hier Schrifttum im einzelnen) und von O. SCHMIDT, MANZ und Mitarbeitern an Zwillingen und geschlossenen Familien und weiterhin von H. SCHMIDT, sowie von ANDERSEN an geschlossenen Familien weitergeführt. Obwohl das Material im ganzen genommen gar nicht sehr klein ist, leidet die Beweiskraft zu einem erheblichen Teil daran, daß die Elternkombination s × s selten ist und die Angehörigen der Gruppe 0, wenn kein geeignetes Anti-0-Serum zur Verfügung steht, praktisch ausfallen.

Nach dem vorliegenden Gesamtmaterial erwiesen sich die Eigenschaften S und s an 36 (SCHIFF und SASAKI) und 23 (O. SCHMIDT, MANZ und Mitarbeiter), also im ganzen an 59 ein-eiigen Zwillingspaaren stets als konkordant, während dies bei zweieiigen Zwillingspaaren häufig nicht der Fall war. Das vorliegende Familienmaterial beläuft sich nach der Zusammen-stellung und den Untersuchungen von H. SCHMIDT, zu denen die neueren Ergebnisse von O. SCHMIDT und Mitarbeiter und ANDERSEN kommen, im ganzen auf 305 Elternpaare mit ins-gesamt 893 Kindern. Die kritische Elternkombination s × s wurde aber in diesem Material nur bei 27 Elternpaaren mit insgesamt 65 Kindern beobachtet. Sämtliche Kinder gehörten, wie erwartet, zum Typus s. Abweichungen von den Erbregeln bestehen demnach nicht. Auch ergab die mathematisch-statistische Durchuntersuchung des Materials ein einwand-freies Resultat (ANDERSEN).

Für den Ausschluß der Vaterschaft wird die Bestimmung des Faktors S demnach nur selten in Frage kommen. Auch muß gewissen Schwierigkeiten bei der Bestimmung des Typus durch wiederholte Untersuchungen des Speichels der betreffenden Personen begegnet werden. Das vorliegende Material ist zur Zeit keineswegs so groß, daß ein Ausschluß der Vaterschaft als offenbar unmög-lich gerechtfertigt wäre. Bei einer Mitverwertung im erbbiologischen Gutachten bestehen jedoch unter Innehaltung einer sorgfältigen Technik keine Bedenken, wenigstens pflegen wir die Bestimmung bei unseren erbbiologischen Unter-suchungen mit auszuführen.

5. Der Faktor Rh.

α) Die Vererbung des Rh-Faktors.

System Rh$_+$ und rh$_-$.

Bleibt man bei der dem gegenwärtigen Stande der Forschung nicht mehr gerecht werdenden Einteilung in Rh-positive (rund 85%) und rh-negative Men-schen (rund 15%), bezeichnet man Rh-positive mit Rh und Rh-negative mit rh und nimmt man eine einfache Dominanz von Rh gegen rh an, so ergeben sich folgende Phänotypen und Genotypen.

Genotypus	Phänotypus
Rh Rh	Rh
Rh rh	Rh
rh rh	rh

Unter diesen Umständen können aus Ehen Rh × Rh Kinder vom Typus rh hervorgehen, jedoch aus Ehen rh × rh keine Kinder vom Typus Rh. Gehört somit das Kind zum Typus Rh, so muß die Eigenschaft Rh im Blute mindestens einer der Eltern erhalten sein. Fehlt sie bei der Mutter, so muß sie im Blute des als Vater in Frage kommenden Mannes vorhanden sein. Ist dies nicht der Fall, so muß man ihn als Vater des Kindes *ausschließen*.

Die Überprüfung der hier angeführten Gesetzmäßigkeit auf ihre Stichhaltig-keit erfolgte nach den auch sonst beschriebenen Methoden, und zwar auf dem Wege kritischer-statistischer Zusammenstellungen an großem Familienmaterial, an Überprüfung von ein- und zweieiigen Zwillingen und schließlich durch Unter-suchungen an geschlossenen Familien, wobei darauf zu achten war, ob die Ver-erbungsgesetze für die einzelnen Kinder dieser Familien zutrafen.

Nach mühevollen Zusammenstellungen, die KRAH durchgeführt hat, beträgt das unter-suchte Familienmaterial bei kritischer Sichtung 1777 Familien mit insgesamt 3625 Kindern. Es ist also recht groß. Wird dieses Material nach den Elternkombinationen Rh × Rh und Rh × rh aufgeschlüsselt und errechnet man die bei den Kindern zu erwartenden Frequenzen der Typen Rh und rh, so stellt sich heraus, daß die erwarteten und beobachteten Frequenzen auffällig gut übereinstimmen. Unstimmigkeiten entstanden nur bei Verwendung von Mate-rial der Kombinationen Rh × rh, das durch Beobachtung von fetalen Erythroblastosen unsicher wurde. Hier muß die Verteilung der Typen Rh und rh bei den Eltern eine andere sein als bei Populationen, die nach allgemeinen Gesichtspunkten zusammengeholt werden (KRAH). Auch wurde bei dieser Berechnung auf japanisches Material verzichtet, bei dem die Verteilung der Rh-Typen eine andere ist.

Bezüglich des Verhaltens der Rh-Typen bei *Zwillingen* ist festzustellen, daß nach dem Schrifttum (KRAH) 48 eineiige Zwillinge bezüglich des Verhaltens der Rh-Eigenschaft ausnahmslos Konkordanz aufwiesen, hinzu kommen noch 26 eineiige Zwillingspaare, die von O. SCHMIDT und seinen Mitarbeitern durchgearbeitet wurden und die gleichfalls Konkordanz zeigen.

Bei dem von KRAH durchgearbeiteten Familienmaterial der verschiedensten Forscher kam die kritische Kombination der Eltern rh × rh bei 57 Familien mit insgesamt 121 Kindern vor; bis auf eine scheinbare Ausnahme gehörten alle Kinder zum Typus rh. Bei der scheinbaren Ausnahme wurde durch MN-Ausschluß die Illegitimität des Kindes festgestellt. Sie *ist* demnach nicht stichhaltig (KRAH).

Die Gesetzmäßigkeit der Vererbung der Typen Rh+ und rh— ist demnach an einem immerhin so großen Material überprüft worden, daß ein Ausschluß auf Grund der Rh+-, rh—-Bestimmungen nicht als belanglos angesehen werden kann; er kann beim Ausschluß der Vaterschaft sehr wesentlich mitverwertet werden, wenn auf Grund weiterer Untersuchungen auch noch andere Indizien gegen die Vaterschaft sprechen. Einige Forscher, wie z. B. KRAH, stellen sich sogar schon jetzt auf den Standpunkt, daß die Anwendung der Rh-Bestimmung als Beweismittel im Vaterschaftsprozeß zulässig sein sollte. Das untersuchte Familienmaterial ist mit weniger Ausnahmen von der Erbregel belastet als irgendeines der anderen Blutgruppensysteme. Allerdings ist das Material der Elternkombination rh— × rh— noch etwas gering.

Da der Typ rh- verhältnismäßig selten ist (etwa 15% der Bevölkerung), und da nur die Elternkombination rh × rh für den Ausschluß der Vaterschaft in Betracht kommen, wird die Ausschlußhäufigkeit auf Grund dieser Bestimmungen allerdings nur eine geringe sein (rund 1%). Doch ist dies kein Grund, diese Untersuchungen zu vernachlässigen.

Die Untergliederungen des Faktors Rh.

Nomenklatur und Vererbung.

Eine Darstellung der Unterteilungen des Faktors Rh und ihrer Vererbung wird dadurch erschwert, daß die Nomenklatur nicht einheitlich ist. Auf der einen Seite stehen WIENER und seine Schule, die im großen und ganzen bei der Unterteilung noch Variationen der Bezeichnung Rh verwendet, während FISHER die Buchstaben CDE und cde benutzt. Die von FISHER angegebene Nomenklatur ist die übersichtlichere und didaktisch einfachere:

Tabelle 29. *Zusammenstellung der Nomenklatur der Untergruppen des Rh-Faktors nach* WIENER *und* FISHER *nebst Angabe der Häufigkeit des Vorkommens* (unter Benutzung der Tabelle von KIKUTH *und* BOCK).

Bezeichnung der Genotypen		Errechnete Verteilung in England nach RACE	Bezeichnung der Genotypen		Errechnete Verteilung in England nach RACE
nach WIENER	nach FISHER		nach WIENER	nach FISHER	
R_1R_1	CDe/CDe	16,6097	R_1R_0	CDe/cDe	2,0922
R_1r'	CDe/Cde	0,8016	$r'R_0$	Cde/cDe	0,0505
R_1R_2	CDe/cDE	11,500	R_0R_0	cDe/cDe	0,0659
R_1r''	CDe/cdE	0,9685	R_0r	cDe/cde	1,995
R_2r'	cDE/Cde	0,2775	rr	cde/cde	15,102
R_2R_2	cDE/cDE	1,9906	r'r	Cde/cde	0,7644
R_2r''	cDE/cdE	0,3353	r''r	cdE/cde	0,9235
R_2r	cDE/cde	10,9657	r''r''	cdE/cdE	0,0141
R_2R_0	cDE/cDe	0,7243	r''r'	cdE/Cde	0,0234
$r'R_0$	cdE/cDe	0,0610	r'r'	Cde/Cde	0,0097
R_1r	CDe/cde	31,6759	R_1R_z	CDe/CDE	0,1985

Weitere Genotypen mit R_z betragen zusammen etwa 0,3%.

Bei den weiteren Ausführungen werde ich die Nomenklatur von FISHER verwenden.

Nach den vorliegenden Erbhypothesen bestehen 3 Genpaare, also 6 einzelne Gene. Man nimmt an, daß sie an einem bestimmten Ort des Chromosoms lokalisiert sind, daß sie eng nebeneinander liegen und miteinander zu einer schwer lösbaren Kondensation verkoppelt sind. Jeder Mensch übernimmt von seinen Eltern 3 Genpaare.

Für den Ausschluß der Vaterschaft lassen sich unter Berücksichtigung dieses Erbganges folgende Leitsätze aufstellen:

1. Besitzt ein Kind die Eigenschaft C oder D oder E in heterozygoter Form (also Cc oder Dd oder Ee), so muß diese Eigenschaft mindestens bei einem der Eltern vorhanden sein; ist dies nicht der Fall, so muß der betreffende Mann als Vater ausgeschlossen werden; die Verhältnisse liegen also hier ähnlich wie bei den klassischen Blutgruppen.

2. Lassen sich bei einem Kinde die gleichen Eigenschaften in heterozygoter Form nachweisen, also Cc oder Dd oder Ee, so können die Eltern im gleichen Genpaar nicht beide homozygot sein; Elternkombinationen CC × CC oder DD × DD oder EE × EE sind demnach nicht möglich.

3. Besteht bei einem Kinde die homozygote Struktur CC oder DD oder EE, so muß im Blute jedes der Eltern die Eigenschaft C bzw. D oder E enthalten sein; die Verhältnisse liegen hier ähnlich wie bei der Vererbung der Faktoren M und N. Die Erbstruktur cc bzw. dd oder ee ist bei keinem der Elternpaare möglich.

4. Lassen sich bei einem Kinde die Strukturen cc oder dd oder ee nachweisen, dann muß im Blute beider Eltern die Eigenschaft c bzw. d oder e enthalten sein; die Struktur CC bzw. DD oder EE wäre also bei keinem der Eltern möglich.

Könnte man tatsächlich durch die serologische Untersuchung alle Variationen des CDE/cde-Systems einwandfrei diagnostizieren, so wäre mit einer Ausschlußhäufigkeit von 45% zu rechnen, sofern der als Vater in Anspruch genommene Mann tatsächlich nicht der Vater ist (KIKUTH und BOCK). Im allgemeinen verfügt man in Deutschland jedoch nur über ein Anti-C, Anti-c-, Anti-D- und Anti-E-Serum, so daß meist nur die Eigenschaften C, c, D und E nachzuweisen sind.

Trotz des Fehlens von Anti-d- und Anti-e-Seren ist es aber mitunter doch möglich, mit Hilfe der verfügbaren Antiseren die vollständige Erbformel aufzustellen; ergibt z. B. eine Untersuchung das Vorhandensein des Genpaares cc (Reaktion mit Serum Anti-C negativ und mit Serum Anti-c positiv), des Genpaares dd (Reaktion mit Serum Anti-D negativ) und des Genpaares ee (Reaktion mit Serum Anti-E negativ), so weiß man, daß das Blut zu der Struktur cde/cde gehört. In anderen Fällen sind solche Feststellungen jedoch nicht möglich; findet man mit den verfügbaren Seren das Genpaar CC (Reaktion mit Serum Anti-C positiv, mit Serum Anti-c negativ) und die Eigenschaften D und E, so kann das Blut die Erbstrukturen

CDE/CDE
CDe/CDE
CdE/CDE

ergeben. Sie sind jedoch so selten, daß sie auf Tabelle 29 gar nicht mehr angeführt wurden; sie betragen statistisch zusammen weniger als 0,3%.

Auch die Strukturen CDe/CDe und CDe/Cde können mit den verfügbaren Seren nicht differenziert werden; sie kommen jedoch nicht gleich häufig vor. Die Häufigkeit der Struktur CDe/CDe beträgt etwa 16,6%, die der Struktur

CDe/Cde etwa 0,8% (s. Tabelle 29). Es ist daher um vieles wahrscheinlicher, daß die Struktur CDe/CDe vorliegt, doch wird man kaum verantworten können, aus dieser Wahrscheinlichkeitsdiagnose praktische Schlüsse hinsichtlich der Vaterschaft zu ziehen.

Überprüfung der Vererbung der Untergliederungen.

Die Stichhaltigkeit der Vererbungsgesetze der Untergliederungen des Rh-Faktors ist in Deutschland noch wenig, in der Hauptsache im Ausland überprüft worden. Das vorliegende Material, das KRAH gesammelt und übersichtlich zusammengestellt hat, ist in den letzten Jahren erheblich zusammengewachsen. Seine Sichtung zeigte überraschend gute Ergebnisse.

Merkmal C.

Das einschlägige zur Überprüfung geeignete Familienmaterial beläuft sich auf 1175 Familien mit insgesamt 2205 Kindern. Vergleicht man die Nachkommenschaft aus den Elternpaarungen $C \times C$ und $c \times c$ mit den rechnerisch zu erwartenden Frequenzen, so kommt man wiederum zu einem recht günstigen Resultat (Einzelheiten s. KRAH). Die kritische Elternkombination $c \times c$ fand sich bei 227 Elternpaaren mit 416 Kindern. Niemals wurde bei den Kindern die Eigenschaft C festgestellt.

Merkmal D.

Das mit dem sog. Standardserum festgestellte Merkmal Rh rh entspricht praktisch den Eigenschaften Dd, die oben (S. 1032) angegebenen Zahlen können daher gleichzeitig zur Nachprüfung der Erblichkeit des Merkmales D benutzt werden.

Merkmal E.

Das vorliegende Familienmaterial betrifft 1353 Familien mit insgesamt 2486 Kindern. Auch hier stimmten bei den Elternkombinationen $E \times E$ und $E \times e$ bei den Nachkommen mit den erwarteten Frequenzen gut überein. Die kritische Elternkombination $e \times e$ fand sich in 768 Familien mit 1391 Kindern. Hier wurden 3 scheinbare Ausnahmen vorgefunden. In einem Falle konnte die Illegitimität des Kindes durch gleichzeitigen MN-Ausschluß erwiesen werden. In den beiden anderen Fällen dürfte Illegitimität anzunehmen sein (KRAH). Wie schon öfter erwähnt, sind gewisse scheinbare Ausnahmen bei Sammlungen von sehr großem Familienmaterial fast unausbleiblich und bei allen derartigen Untersuchungen vorgefunden worden.

Übersieht man das vorliegende Untersuchungsgut, so wird man zu dem Resultat kommen müssen, daß Ausschlüsse auf Grund des CDE-Systems gleichfalls den Anforderungen nahestehen, die man in den Begriff „offenbar unmöglich" stellen muß und daß man zumindest diskutieren kann, ob ein Ausschluß auf Grund dieser Merkmale den Anforderungen entspricht. Voraussetzung ist eine einwandfreie Technik, die mangels geeigneter Seren und Erfahrungen bei den meisten Gutachtern wohl nicht vorhanden sein kann. Doch sind auf diesem Gebiet, soweit eine Voraussicht möglich ist, schnelle Fortschritte zu erwarten.

Die Ausschlußhäufigkeit würde sich bei Benutzung des bisher üblichen Blutgruppensystems unter Zuziehung der bisher besprochenen Ausschlußmöglichkeiten auf Grund des CDE-Systems sich auf rund 42% erhöhen (KRAH).

Überprüfung der Vererbung der Eigenschaften CDE nach Feststellung der Homozygotie und Heterozygotie der Merkmale.

Gelingt es, durch Anwendung geeigneter Anti-c-, Anti-d- und Anti-e-Seren im Einzelfall festzustellen, ob die Merkmale CDE bei den einzelnen Personen homozygot oder heterozygot vorhanden sind (also z. B. CC oder Cc), so erhöht sich die Ausschlußzahl wie oben ausgeführt weiterhin beträchtlich.

Trotz der Seltenheit eines Teiles dieser Antiseren liegen zum Teil recht umfangreiche Familienuntersuchungen vor.

Merkmal C und c.

Das hier zur Verfügung stehende Familienmaterial beläuft sich nach KRAH auf 1201 Familien mit insgesamt 2153 Kindern.

Die beobachteten Frequenzen bei den Kindern entsprachen bei statistischer Überprüfung durchaus den Erwartungen. Im einzelnen ergibt sich aus der von KRAH veröffentlichten Tabelle das nebenstehend Dargestellte.

Bei diesem recht umfangreichen Material fand sich nur eine einzige Ausnahme von der Erwartung; von 430 Kindern aus der Elternkombination CC × cc gehörte ein Kind entgegen der Erwartung zur Struktur cc. Wahrscheinlich handelt es sich hier um Illegitimität.

Tabelle 30. *Verteilung der Nachkommen der Eltern-kombinationen des Merkmals C auf die einzelnen Erb-strukturen nach dem bisher vorliegenden Material der Weltliteratur.* (Nach der Zusammenstellung von KRAH.)

Elternkombination	Zahl der Kinder	Struktur der Kinder		
		CC	Cc	cc
31 Paare CC × CC	61	61	—	—
132 Paare CC × Cc	266	118	148	—
248 Paare CC × cc	430	—	429	1
160 Paare Cc × Cc	321	77	163	81
438 Paare Cc × cc	742	—	405	337
192 Paare cc × cc	333	—	—	333
1201 Paare	2153	256	1145	752

Bezüglich der Nachprüfung der Vererbung der Merkmale CC, Cc und cc weiter sind auch Mutter-Kind-Untersuchungen möglich, sie wurden erstmals, wenn auch in geringerem Umfange, von O. SCHMIDT und seinen Mitarbeitern durchgeführt.

Nach allem wird man einen Ausschluß auf der Grund Feststellung der Eigenschaft CC und Cc als recht beweiskräftig ansehen müssen. Zu einem „offenbar unmöglich" ist es wohl noch zu früh. Es wird auch zuerst notwendig sein, die Schwierigkeiten und Klippen der Technik kennenzulernen und zu beherrschen.

Merkmal E und e.

Das hier vorliegende Material beläuft sich nach KRAH auf 421 Familien mit 831 Kindern. Es ist an sich noch nicht sehr groß. Aufschlüsselung nach statistischen Gesichtspunkten, wie sie KRAH durchgeführt hatte, ergab trotz der Kleinheit des Materials eine recht gute Übereinstimmung der Frequenzen zwischen Erwartung und Beobachtung. Im einzelnen sei aus dem vorliegenden Material folgendes erwähnt.

Die Elternkombination EE × EE kam nicht vor.

Aus der Elternkombination EE × Ee gingen 18 Kinder hervor, sie gehörten 11mal zum Typ EE, 7mal zum Typ Ee, jedoch entsprechend der Erwartung niemals zum Typus ee.

Aus der Elternkombination EE × ee gingen 25 Kinder hervor. Sie gehörten sämtlich zum Typus Ee, niemals zum Typus EE oder ee.

Aus der Elternkombination Ee × ee gingen 285 Kinder hervor; 150 gehörten zum Typus Ee, 135 zum Typus ee, kein Kind zum Typus EE.

Aus der Elternkombination ee × ee gingen 454 Kinder hervor, sie gehörten sämtlich zum Typus ee bis auf zwei scheinbare Ausnahmen, die dem Typus Ee angehörten.

Merkmal D und d.

Das Familienmaterial für diese Genkombinationen ist klein, es beläuft sich auf 5 Familien mit 14 Kindern. Dies ist mit der Seltenheit des Anti-d-Serums zu erklären. Ausnahmen von dem Vererbungsgesetz wurden bei diesem verhältnismäßig kleinen Material nicht festgestellt.

Ausschlüsse auf Grund der Bestimmung der Merkmale EE bzw. Ee und DD und Dd mit Hilfe von Anti-e- und Anti-d-Seren kann man vielleicht im erbbiologischen Gutachten in geeigneter Weise als mehr oder minder starkes Indiz mitverwerten, soweit überhaupt Untersuchungen möglich sind. Als offenbar unmöglich kann man diese Ausschlüsse noch nicht ansehen.

Das Untersuchungsmaterial bezüglich der Vererbung der Untergruppen des CDE-Systems ist in letzter Zeit noch um 114 Elternpaare mit insgesamt 206 Kindern vermehrt worden. Die statistische Aufschlüsselung des Materials entsprach der Erwartung. Ausnahmen von den Vererbungsregeln wurden auch bei diesem Material nicht vorgefunden, insbesondere bestätigte sich die Dominanz von CDE über cde (BRENDEMOEN).

Weitere Allelomorphe der Eigenschaften C, c, D und E.

Bei der serologischen Untersuchung von Einzelpersonen, meist in Zusammenhang mit der Transfusionsforschung, ist es gelungen, Allelomorphe der Gene C, c, D und E zu finden, die nach den Anfangsbuchstaben des Namens des zuerst bekannt gewordenen Trägers (WILLIS) mit w, ferner mit den Buchstaben u und v bezeichnet werden; im einzelnen handelt es sich bisher um die Eigenschaften C^w, C^u, c^v, D^u und E^u; nicht jedes Anti-C-, Anti-D und Anti-E-Serum spricht auf diese Allelomorphe an, so daß bei Nichtbeachtung dieses Umstandes diagnostische Fehler resultieren können. Wenn man die Eigenschaft C herausgreift, so sind unter diesen Umständen nur unter Berücksichtigung des WILLIS-Faktors folgende Genvarianten möglich, deren Frequenzen innerhalb des Genpaares Cc in England bereits bestimmt sind (RACE, MOURANT und CALLENDER):

$$
\begin{aligned}
C^wC^w &\dots\dots\dots\dots\ 0,01\% \\
C^wC &\dots\dots\dots\dots\ 0,94\% \\
CC &\dots\dots\dots\dots\ 18,40\% \\
C^wc &\dots\dots\dots\dots\ 1,23\% \\
Cc &\dots\dots\dots\dots\ 48,05\% \\
cc &\dots\dots\dots\dots\ 31,39\%
\end{aligned}
$$

Wieweit sich diese Allelomorphe praktisch bei der Vaterschaftsbestimmung auswirken werden, muß weiterer Forschung überlassen bleiben (Schrifttum s. Literaturverzeichnis).

Weitere Blutvarianten, die gelegentlich der Rh-Forschung aufgefunden wurden.

System Lewis (Le). Dieses Merkmal wurde zuerst von MOURANT beschrieben, der dazugehörige Antikörper wurde im Serum der Mutter eines Kindes entdeckt, bei dem eine Erythroblastose bestand. Es ist gelungen, 2 Gene aufzufinden, die man mit Le^a und Le^b bezeichnet. Le^b scheint über Le^a dominant zu sein. Demnach wäre folgende Genotypen bzw. Phänotypen zu erwarten:

$$
\begin{aligned}
Le^aLe^a &= Le\ (a + b -) \\
Le^aLe^b &= Le\ (a - b +) \\
Le^bLe^b &= Le\ (a - b -)
\end{aligned}
$$

Es bestehen Beziehungen zum Ausscheidersystem (S) und zum AB0-System. Die Le^a-Substanz kommt in den Sekretionsprodukten von Personen vor, an deren Blutkörperchen das Agglutinogen zu fehlen scheint. Doch gibt es hier fließende Übergänge zwischen den Eigenschaften S und s. Die Eigenschaft Le^b scheint am häufigsten (in 66%) mit der Gruppe 0 gekoppelt zu sein. Das Anti-Le^a-Serum reagiert nach den bisher vorliegenden Ergebnissen mit den Erythrocyten nur, wenn diese das Merkmal in homozygoter Form besitzen. Die

Forschung ist noch im vollen Fluß. In der Praxis spielt diese Eigenschaft eine gewisse Rolle bei der Bluttransfusion (s. Schrifttumsverzeichnis).

System Lutheran (Lu). Auch hier hat man das Vorhandensein von zwei allelen Genen Lu^aLu^a erarbeitet. Von SANGER und RACE (zit. nach DAHR und REGENBOGEN) werden folgende Frequenzen angegeben:

Phänotyp	Genotyp	Frequenz in %
Lu (a+)	Lu^aLu^b	7,9
Lu (a—)	Lu^bLu^b	92,1

System Kell-Cellano. Die Bezeichnungen stammen von den Namen der Familien, bei denen die Eigenschaften zuerst entdeckt wurden. Die Eigenschaft Cellano erweist sich der Kell-Eigenschaft gegenüber als konkordant. LEVINE stellte folgende Beziehungen auf (zit. nach DAHR und REGENBOGEN):

Anti-Kell	Genotyp	Anti-Cellano	
88,83 negativ	kk	91,2	
9,90 } positiv	Kk	8,6 } positiv	
0,27	KK	0,2 negativ	

Weiterhin wurden im Rahmen der Transfusionsforschung bekannt der Antikörper *Anti-Jobbins, Anti-Lavay* und *Anti-Duffy*; das mit dem zuletzt genannten Antikörper nachweisbare Antigen wird mit Fy^a und Fy^b bezeichnet. Diese beiden Eigenschaften scheinen sich kombinant und von sonstigen Blutmerkmalen unabhängig zu vererben. Sobald dies an einem größeren Material überprüft ist, können sie für den Vaterschaftsausschluß in Frage kommen (BLUMENTHAL und PETTENKOFER). Schließlich gelang ELBEL und PROKOP die Entdeckung der Eigenschaft *Becker*, die nach einer von ihnen veröffentlichten Sippentafel familiengebunden ist; dies gilt auch für die anderen eben genannten Eigenschaften (s. PROKOP und SCHLEYER, 1951).

Die Zahl der bekannten Bluteigenschaften insgesamt wächst dadurch auf viele Tausende; damit wird die Zahl der Ausschlüsse wachsen. Berücksichtigt man das ABO-System mit Untergruppen, die Faktoren M und N, die Eigenschaften P und K und das CDE/cde-System, soweit es bestimmbar ist, so wird man auf eine Ausschlußwahrscheinlichkeit kommen, die bei manchen Kombinationen 90% und mehr erreichen wird. Ist der Betreffende trotzdem nicht auszuschließen, so kann damit ein deutlicher positiver Hinweis für die Vaterschaft gegeben sein, der bei späterer erbbiologischer Untersuchung eine wichtige Rolle spielen kann. Die Ausschlußwahrscheinlichkeiten für die einzelnen Kombinationen wurden von JANCIK und SPEISER errechnet und tabellenmäßig dargestellt.

β) Bemerkungen über die klinische Bedeutung des Rh-Faktors, über die Technik des Nachweises und der Herstellung von Seren.

Klinische Bedeutung.

Trotz Transfusion gruppengleichen Blutes kommt es hier und da auch bei einwandfreier Technik zu Zwischenfällen; sie wurden durch die Forschungen von LANDSTEINER, WIENER u. a. durch Nichtverträglichkeit von Rh-Varianten erklärt. Wenn man einem Rh-negativen Patienten das Blut eines Rh-positiven Spenders transfundiert, so bildet er in seinem Blute Antikörper, die bei einer Wiederholung der Transfusion mit gleichem Blut Zwischenfälle in Gestalt von Schüttelfrost, Krämpfen und Gelbsucht veranlassen können, mitunter schon bei der zweiten, manchmal erst bei den folgenden Transfusionen; ausführliche Darstellung s. DAHR und REGENBOGEN.

Das bisher übliche Standardserum, das einem Anti-D entspricht, erweist sich bei der Eigenschaft Cde als Rh-negativ. Überträgt man dieses Rh-negative

Blut, das in Wirklichkeit dem Typus Cde entspricht, auf einen gleichfalls Rh-negativen Empfänger der Struktur cde, so können trotz Benutzung scheinbar gleichartigen Blutes dennoch Zwischenfälle resultieren. Da aber die für die Hervorrufung dieser Zwischenfälle prädisponierenden Untergruppen Cde, cdE und CdE, die gegenüber dem Standardserum alle Rh-negativ sind, recht selten vorkommen (in weniger als 1% der Bevölkerung), und da die Eigenschaften C und E nur schlecht Antikörper bilden, sind die Zwischenfälle sehr selten; man hat bisher in der klinischen Medizin Rh-Bestimmungen ohne Feststellung der Untergruppen als hinreichend angesehen (KIKUTH und BOCK). Die Antikörper können gegebenenfalls im Serum des Blutempfängers dadurch nachgewiesen werden, daß sein Serum Rh-positive Blutkörperchen agglutiniert. Doch ist dies keineswegs immer der Fall; die Antikörper *blockieren* vielmehr die Receptoren der Erythrocyten, so daß eine positive Reaktion auch bei Bestehen eines Antikörpers nur durch besondere Maßnahmen erzielt werden kann (s. unter Technik).

Eine weitere wichtige Bedeutung hat der Rh-Faktor in der Geburtshilfe und Kinderheilkunde. Aus Ehen: Vater Rh+, Mutter rh— (diese Kombination besteht vielleicht in 10% der Ehen) können Rh-positive Kinder entstehen. Durch das im Uterus wachsende Rh-positive Kind kann die Mutter immunisiert werden. In ihrem Serum entstehen Antikörper, die durch die Placenta hindurch wiederum in das Kind gelangen und nunmehr zu einer Schädigung des kindlichen Blutes führen. Allerdings ist dies nicht immer der Fall. Der Rh-Faktor ist im Blute des Fetus nicht immer so stark ausgebildet, daß er im Serum der Mutter Antikörper bildet. Manchmal entstehen sie in nachweisbarem Maße erst bei wiederholten Schwangerschaften. Diese Antikörper können im Körper der Mutter mit entsprechenden Methoden (s. unten) nachgewiesen werden. Ihr Titer ist ein gewisser Maßstab für die Gefährdung des Kindes. Bei syphilitischen Frauen scheint der Durchtritt der sensibilisierenden Bluteigenschaften des Kindes in die Mutter besonders intensiv vor sich zu gehen, die Mutter bildet unter Umständen besonders hochtitrige Antikörper; dies kann zur Gewinnung von diagnostisch besonders brauchbaren Antiseren ausgewertet werden (PROKOP, ROTH und LANGENDÖRFER).

Transfundiert man bei einer schwangeren rh-negativen Frau, deren Kind Rh-positiv ist, Rh-positives Blut aus irgendeinem Grunde, z. B. das des Ehemannes, so fördert man die Bildung von Antikörper und gefährdet das Kind weiterhin.

Bildet sich ein Antikörper bei einer Mutter, dessen Entstehung durch die Blutformel des Ehemannes nicht erklärt werden kann, so ist hierin unter Umständen ein Anhaltspunkt für Illegitimität des Kindes gegeben (PROKOP).

Als Rh-Schädigungen beim Kinde sieht man an die Erythroblastosis fetalis, auch Morbus haemolyticus genannt, die Anaemia neonatorum, den Icterus gravis, den Hydrops universalis congenitus und neuerdings auch die kindliche Lebercirrhose. Die Anämie der Neugeborenen stellt die harmloseste Form dar, die mitunter auch übersehen wird. In 0,1—0,6% aller Geburten muß man mit derartigen Schädigungen rechnen (KIKUTH und BOCK).

Technik.

Es hat sich herausgestellt, daß die vorhandenen Antiseren um vieles wirksamer werden, wenn man dem zu untersuchenden Nativblut ein Konglutinin zusetzt. Als solches nimmt man Rinderalbumin, AB-Serum oder eine besonders bereitete Gelatinelösung. Das zuletzt genannte Konglutinin ist das billigste und ebenso wirksam wie die anderen. 6 g Gelatine und 1 g sekundäres Natriumphosphat werden in 100 g destilliertem Wasser gelöst und nach

24stündiger Quellungszeit 2—4 Std im Autoklaven bei 1,1 atü bei 120⁰ C erhitzt. Der entstandene Bodensatz wird abfiltriert oder abzentrifugiert. Das so hergestellte Konglutinin, das von Zeit zu Zeit erneuert oder in geeigneter Art konserviert werden muß, wird dem Nativblut im Verhältnis 1:1 zugesetzt (FISK und McGEE, PROKOP).

Die eigentliche Reaktion kann auf dem Objektträger im hängenden Tropfen und im Zentrifugierröhrchen angesetzt werden. Die Untersuchung im hängenden Tropfen ist wohl die sparsamste. Die Agglutinationen sehen etwas anders aus, als bei den anderen Blutuntersuchungen, sie sind feinkörniger und treten vielfach nur beim vorsichtigen Neigen des Objektträgers als wellenförmige Struktur hervor. Die Ablesung muß sorgfältig geübt werden. Bei Anwendung der Röhrchenmethode liest man nach 2stündigem Stehen im Brutschrank ab. Bei negativer Reaktion bildet sich ein glattrandiges, knopfförmiges Sediment, bei positiver Reaktion ist der Bodensatz unscharf begrenzt und runzelig (PONSOLD). Auch kann die von PONSOLD angegebene Capillarmethode mit Erfolg benutzt werden, die für die Rh-Untersuchung von GHOWN aufgegriffen wurde. Die Capillaren werden zu der Herbeiführung der Sedimentierung in Schräglage von 45⁰ aufgestellt. Im ganzen ist die Technik ziemlich schwierig und muß sorgfältig geübt werden. Auch muß man seine Seren laufend mit Testbluten kontrollieren. Auf das Spezialschrifttum muß verwiesen werden.

Bei Erythroblastosegefahr bei schwangeren Frauen und nach vorausgegangenen Transfusionen von Rh-positivem Blut in den Kreislauf von Rh-negativem Empfänger ist es klinisch wichtig, die Entstehung von Antikörpern möglichst früh festzustellen. Dies ist mit den üblichen Methoden dann nicht möglich, wenn es sich um sog. blockierende oder monovalente Antikörper handelt; man muß Kunstgriffe anwenden, als solche sind bekannt geworden der sog. Coombstest (Zusatz eines sog. Konglutinins zu gewaschenen Blutkörperchen) oder auch als eine Vereinfachung dieser Methode der oben dargestellte Konglutinintest (s. oben). Auch ist ein Trypsintest angegeben worden (DAUSSET und VIDAL, PROKOP und SCHLEYER u. a.); er eignet sich auch für das Auffinden von Antikörpern anderer Systeme.

Man benutzt jetzt meist humane Seren; man kann sie gelegentlich von Frauen gewinnen, bei denen sich nach Geburten oder Aborten hochtitrige Antikörper gebildet haben. Fernerhin kann man Menschen durch Injektion von geeigneten Bluten immunisieren. Die zur Immunisierung notwendigen Blutmengen sind vielfach überraschend gering. Häufig genügen subcutane Injektionen von 1 cm³, in Abständen von je einer Woche 4—5mal wiederholt. Reizung des Körpers in dieser Zeit, etwa mit heißen Bädern, scheint empfehlenswert zu sein. Nicht jeder Mensch spricht allerdings auf diese Immunisierung an. Bezüglich der Einzelheiten muß auf das Spezialschrifttum verwiesen werden (VAN LOGHEN, PROKOP u. a., weiteres Schrifttum s. PROKOP).

6. Serologischer positiver Vaterschaftsnachweis nach LÖNS.

Man könnte sich denken, daß es tatsächlich so viele Bluteigenschaften gibt, daß jeder Mensch oder fast jeder Mensch eine andere Blutformel besitzt. Unsere Technik ist aber noch viel zu grob, um eine derartige Hypothese beweisen oder widerlegen zu können.

Wenn man ein Versuchstier (LÖNS benutzt jetzt Ziegen) mit dem Blute vieler Menschen immunisiert, so bildet dieses Tier ein Antiserum, das schließlich auch auf die Erythrocyten vieler Menschen, womöglich aller Menschen reagiert. Die Immunisierung wird mit vielen WASSERMANN-Bluten vorgenommen, und zwar mit Bluten der Gruppe 0. Auf diese Weise entsteht nach den Gedankengängen von LÖNS ein sog. polyvalentes Immunserum. Da nach unseren gegenwärtigen Anschauungen neben einer spezifischen Gruppe 0 auch im A-Blut oder B-Blut die sog. heterogenetische Substanz (Substanz H) vorhanden zu sein scheint (näheres S. 89), kann dieses polyvalente Serum auch auf die Erythrocyten von Personen reagieren, die nicht zur Gruppe 0 gehören.

LÖNS geht weiterhin so vor, daß dieses Serum mit Blutgemischen der Mutter und des Kindes in verschiedener Konzentration absorbiert wird. Der in 2 Portionen gewonnene Abguß wird titriert mit Blutkörperchen von 2 Männern, von denen überschläglich einer der Vater sein müßte. Es ist anzunehmen, daß in den Erythrocyten des Kindes auch immunisierende Körper enthalten sind, die von seinem Vater stammen. Diese vom Vater stammenden immunisierenden Körper vermehren überschläglich die Absorptionskraft des Erythrocytengemisches gegenüber dem polyvalenten Serum, da es auch Immunkörper gegen die Erythrocyten des Vaters enthalten muß. Dadurch wird der Titer der Erythrocyten des Vaters gegenüber dem Abguß herabgesetzt. Als Vater wäre demnach derjenige anzusehen, dessen Blutkörperchen gegenüber dem Abguß einen geringeren Titer ergeben.

Löns, der jahrelang mit diesen Forschungen beschäftigt war, hat sich auf den Standpunkt gestellt, daß diese Bestimmung wenigstens in den allermeisten Fällen richtig ist. Löns-Serum wird zur Zeit schon industriell hergestellt und kann in kleinen Mengen zunächst für Versuchszwecke bezogen werden. Eine Gebrauchsanweisung ist beigegeben.

Die Ergebnisse von Löns sind neuerdings von O. Schmidt an geschlossenem Familienmaterial überprüft worden. Die Einzelergebnisse wurden von Löns nachuntersucht. Dabei stellte sich heraus, daß sich auch bei sicheren Familien soviel Ausnahmen von der Erwartung ergaben, daß eine praktische Anwendung zur Zeit noch nicht verantwortet werden darf. Ähnliche Ergebnisse hatten Untersuchungen von Polanski am Heidelberger Institut. Bei 12 Familien mit insgesamt 25 Kindern ergaben sich trotz immer wiederholter Kontrollen und trotz Variationen der Technik bei 7 Familien so deutliche Abweichungen von der Erwartung, daß man dies nicht einfach durch Illegitimität der Kinder erklären kann. Ähnliche Erfahrungen machte neuerdings Sachs, obwohl er gegen seine eigenen Ergebnisse kritische Einwendungen erhob. Dahr hat sich bisher ablehnend geäußert, während Heine und van Marwyck auf Grund eigener Untersuchungen bessere Erfahrungen machten, aber zum Abwarten und Weiterforschen raten; die noch am meisten positive Einstellung scheint Ponsold zu haben, doch rät auch er zur Vorsicht.

Wenn man sich daran erinnert, daß auch bei den Untersuchungen über die Vererbung der klassischen Blutgruppen in der Anfangszeit dieses Forschungszweiges recht zahlreiche Ausnahmen festgestellt wurden, bei denen sich später herausstellte, daß sie auf unzulänglicher Technik beruhten, sollte man vorläufig mit der Mitteilung von Einzelergebnissen zurückhalten, weiterhin seine Technik kontrollieren und abwarten, was bei Untersuchungen von größerem Material herauskommt. Auch wird vielleicht mancher theoretisch die Auffassung ablehnen, daß man wirklich ein polyvalentes Serum herstellen könne, das gewissermaßen auf alle Menschen reagiert. Die Forschung steckt noch in den Anfängen. Es ist wichtig, daß sie unter Berücksichtigung der verdienstvollen Ergebnisse von Löns von verschiedenen Seiten weitergetrieben wird. Doch muß nach Erfahrungen, die wir auch sonst gemacht haben, davor gewarnt werden, Forschungsergebnisse und Methoden, die noch nicht durchgearbeitet sind, in die forensische Praxis zu übertragen. Hierzu sind die vorliegenden Ergebnisse zur Zeit noch nicht reif; auch ist umstritten, ob die theoretischen Grundlagen richtig sind.

7. Die praktische Durchführung der forensischen Blutgruppenuntersuchungen.

Wie schon früher erwähnt, hat das ehemalige Reichsministerium des Innern Richtlinien herausgegeben, die bei der Durchführung der Blutgruppenuntersuchung in forensischen Fällen beachtet werden sollen (letzte Fassung von 1940). Nach den vorliegenden Bestimmungen muß der Gutachter die Beachtung dieser Richtlinien durch Namensunterschrift bescheinigen und gleichzeitig versichern, daß die Untersuchung von ihm selbst oder unter seiner Aufsicht durchgeführt wurde. Im Interesse der Rechtssicherheit und um vorzubeugen, daß die Untersuchung durch unzulängliche Technik mißkreditiert wird, wurde die Durchführung dieser Untersuchungen von einer besonderen Genehmigung des Reichsministeriums abhängig gemacht, die für den Gutachter persönlich und nicht für Institute galt. Gegenstand der Untersuchung ist nach den Richtlinien die Bestimmung der klassischen Blutgruppen einschließlich der Untergruppen und der Faktoren M und N. Zusätzlich pflegen diejenigen Gutachter, die darauf eingerichtet sind, jetzt auch die Faktoren P und Rh nebst CDE-System zu bestimmen, ziehen aber aus etwaigen Ergebnissen dieser Eigenheiten nur mit Vorsicht Schlüsse. Bei Faktorenausschlüssen und bei Ausschlüssen auf Grund der klassischen Blutgruppen in Fällen, in denen die Möglichkeit besteht, daß ein schwaches A übersehen wurde, war die Erstattung eines Zweitgutachtens (Obergutachten genannt) vorgeschrieben. Der Gutachter wurde verpflichtet, dies ausdrücklich im Text des Gutachtens zu vermerken. Außerdem war die Erstattung eines Obergutachtens in allen Fällen vorgeschrieben, bei denen sich die Kindesmutter durch eine falsche Aussage vor Gericht strafbar gemacht hatte und dies durch das Blutgruppengutachten bewiesen werden sollte. Ober-gutachten durften nur durch besonders als Obergutachter bezeichnete Wissenschaftler erstattet werden, Fehlbestimmungen, die nicht ganz selten vorkamen, wurden daraufhin überprüft, wie sie zustande gekommen waren. Bei wiederholten Fehlbestimmungen konnte dem Gutachter bzw. Obergutachter die Erlaubnis, Gutachten bzw. Obergutachten zu er-statten, entzogen werden. Durchschläge der Gutachten wurden dem Reichsgesundheitsamt eingereicht und hier auf Grund des auf diese Weise zustande gekommenen großen Materials ausgewertet. Auch war man darangegangen, für die Gutachter an bestimmten Zentral-stellen Fortbildungskurse einzurichten, um sie mit neuen Ergebnissen der Forschung bekannt zu machen. Dies letzte hat allerdings in manchen Kreisen bis zu einem gewissen Grade Anstoß erregt, da man von Gutachtern, die Wissenschaftler sind, an sich schon erwarten muß, daß sie sich um die Fortschritte auf diesem Gebiet kümmern und sie sich zu eigen machen. Die Listen der Gutachter und Obergutachter wurden durch das Reichsjustiz-ministerium den Gerichten bekanntgegeben.

Die hier geschilderte Organisation ist in gegenwärtiger Zeit zum Teil abge-bröckelt, besteht aber im großen und ganzen noch. Mitunter haben die Länder diese Bestimmungen wieder ins Leben gerufen, zum Teil aber auch abgeändert. In einigen Ländern bestehen zur Zeit noch keine Kontrollen über die Gutachter. Man strebt danach, die Verhältnisse wieder zu vereinheitlichen. Man arbeitet auch an der Neufassung der Richtlinien. Doch ist hier noch alles im Fluß. Überall aufrecht erhalten wird jedoch, soweit eine Orientierung möglich ist, die Erstattung von Zweitgutachten in den oben erwähnten Fällen.

Wenn ein Gericht die Durchführung der Blutgruppenbestimmung beschlossen hat, gehen die Akten dem Gutachter zu. Er hat sodann die Aufgabe, die Blut-entnahme zu veranlassen. Wohnen die Beteiligten in der gleichen Stadt, so wird er sie in sein Institut bestellen; sonst pflegt man das zuständige Gesundheits-amt oder auch ein wissenschaftliches Institut in der gleichen Stadt um Blut-entnahme zu bitten. Wohnt einer der Beteiligten allzu weit, und muß man befürchten, daß das Blut beim Versand schlecht werden könnte, so pflegt man ein in der Nähe wohnendes Institut, das diese Untersuchungen durchführt, um die Übernahme dieser Bestimmung zu bitten. Vielfach muß man zur Zeit so verfahren, wenn einer der Beteiligten in etwas entlegenen Gebieten der DDR. oder in Österreich wohnt. Man pflegt der Stelle, die das Blut entnimmt, Ent-nahmegefäße und Richtlinien zuzusenden, in welcher Form dem Gutachter die Blutentnahme am liebsten ist. Für Erwachsene kommt die Entnahme mit der Spritze oder mit der Venüle in Betracht. Bei Kindern bevorzugen die einen die Entnahme mit Capillaren, manchmal mit Capillaren, die sich in ihrem Ver-lauf erweitern; andere halten es für günstiger, in die Fingerbeere oder in die Ferse des Kindes mit einem Schnepper zu stechen und das Blut tropfenweise in kleine Reagensröhrchen hineinlaufen zu lassen. Durch vorheriges Reiben wird zweckmäßig eine Hyperämie der Stelle erzeugt. Zur Durchführung der Blutentnahme bei Säuglingen gehört eine gewisse Übung, und es kommt hin und wieder vor, daß eine Blutentnahme nicht gelingt, so daß zu wenig Blut eingeht. Eine Wiederholung der Blutentnahme ist dann erforderlich. Für den Geübten kommt bei Säuglingen auch Blutentnahme aus der Temporalvene, bei etwas größeren Kindern aus der oberflächlichen Halsvene in Frage.

Ausschlaggebend wichtig ist, daß die zur Blutentnahme erschienenen Per-sonen einwandfrei *identifiziert* werden. Man pflegt zur Blutentnahme Entnahme-protokolle mitzuschicken, auf denen anzugeben ist, in welcher Art die Identi-fizierung erfolgte. Im allgemeinen wird man die Kennkarte, deren Nummer auf dem Entnahmebogen anzugeben ist, als ausreichend ansehen. Da aber die Lichtbilder auf den Kennkarten nach den vorliegenden Erfahrungen durchaus nicht immer zu einer ausreichenden Identifizierung hinreichen, ist es zweck-mäßiger, wenn gleichzeitig ein Papillarlinienabdruck, oder bei Kindern ein

Handabdruck hergestellt wird. Bei der Identifizierung des Kindes wird man sich mit der Vorlage der Geburtsurkunde begnügen müssen. Um so wichtiger ist hier jedoch die Herstellung eines Fingerbeeren- oder eines Handflächenabdruckes. Die Herstellung von Finger- bzw. Handabdrücken ist jedoch unerläßlich, wenn in dem jeweiligen Lande der Besitz einer Kennkarte noch nicht vorgeschrieben ist und der sonst vorgelegte Ausweis kein Lichtbild hat, z. B. der früher in der britischen Zone der Bundesrepublik übliche Ausweis.

Daß versucht worden ist, das Ergebnis der Blutgruppenbestimmung dadurch zu verfälschen, daß einer der Beteiligten einen Bekannten hingeschickt oder die Mutter ein anderes Kind mitgenommen hat, wurde beobachtet. Haben sich Anhaltspunkte dafür ergeben, daß die Kindesmutter vor Gericht nicht die Wahrheit gesagt hat, so wird gern die Identität des zur Blutentnahme erschienenen Mannes bestritten. Manchmal muß aus diesem Grunde die Untersuchung wiederholt werden. Es kommt auch vor, daß die Richter anordnen, daß die Beteiligten gleichzeitig erscheinen und ihre Identität im Gesundheitsamt gegenseitig anerkennen.

Aber auch wenn die Identität der beteiligten Personen sichergestellt ist, muß unter allen Umständen verhütet werden, daß das Blut beim Verpacken *verwechselt* wird. Die Ärzte, die das Blut entnehmen, werden zweckmäßig gebeten, vor den Augen der Beteiligten das Gläschen und am besten auch die meist hölzerne Umhüllung zu beschriften. In den Instituten, in denen die Untersuchung vorgenommen wird, ist es vielfach auch üblich, daß beim Auspacken auf einem Formular protokolliert wird, wie die Sendungen beschriftet waren, und in welchem Zustand das Blut eingegangen ist. Der Gutachter trägt die *persönliche* Verantwortung dafür, daß in der weiteren Verarbeitung des Blutes im Laboratorium keine Verwechslungen vorkommen. Wenn es in besonderen Fällen ausschlaggebend wichtig ist, daß jede Möglichkeit einer Verwechslung ausgeschlossen wird, so wird es notwendig sein, daß der Gutachter, soweit er nicht selbst alle Manipulationen vornimmt, schon beim Auspacken dabei ist und dann das Blut nicht mehr aus den Augen läßt. In der Gerichtsverhandlung spielen diese Fragen manchmal die ausschlaggebende Rolle.

Aus persönlichen Gesprächen ist mir ein Fall bekanntgeworden, in dem ein Gutachter für eine Verwechslung einer Blutprobe im Laboratorium zivilrechtlich haftpflichtig gemacht werden sollte. Er konnte jedoch nachher nachweisen, daß die Verwechslung wahrscheinlich in einem Heim vorgekommen war, in dem sich das in Frage stehende Kind befand.

Im zivilrechtlichen Alimentationsprozeß werden in Deutschland Ausschlüsse auf Grund der klassischen Blutgruppen und der Faktoren M und N anerkannt, ohne daß Schwierigkeiten entstehen. Entsprechende Entscheidungen oberer Gerichte und Hinweise der Justizministerien liegen vor. Bezüglich des Faktors P und der Rh-Faktoren liegen noch keine allgemein anerkannten Präzedenzfälle vor. Nach unserer Auffassung ist es richtiger, hier Zurückhaltung zu üben, bis nicht nur die erbbiologischen Verhältnisse, sondern auch Schwierigkeiten der Technik in größerem Umfange geklärt sind. Auf die Besprechung der einzelnen Merkmale im jeweiligen Abschnitt muß verwiesen werden. Natürlich bestehen keinerlei Bedenken, Ergebnisse aus noch nicht allgemein anerkannten Untersuchungen im *Zusammenhang mit anderen Indizien* mehr oder weniger ausschlaggebend mitzuverwerten.

Im Strafprozeß unterliegt das Ergebnis noch mehr der freien Würdigung des Gerichtes als im Zivilprozeß. Der Begriff „offenbar unmöglich" spielt hier keine Rolle. Sprechen auch sonstige Indizien gegen die angeklagte Kindesmutter, so fällt es dem Gericht meist nicht schwer, zur Verurteilung zu kommen. Macht jedoch die Kindesmutter einen guten Eindruck, und liegt sonst gar nichts gegen sie vor, so entsteht nach unseren Erfahrungen doch eine erhebliche Gewissensbelastung für die Richter, was angesichts der schweren Folgen für die Angeklagte verständlich ist. Man hört meist mehrere Gutachter. Auch muß man dem Gericht ausführlich über etwaige Fehlerquellen, insbesondere auch über die beschriebenen scheinbaren Ausnahmen bei Familienuntersuchungen Auskunft geben. Die herrschende Meinung ist die, daß ein Blutgruppenausschluß schon für sich allein zu einer Verurteilung wegen Meineides ausreiche. Doch ist im einzelnen Fall der Richter bei solchen Entscheidungen seinem Gewissen unterworfen.

Für den Sachverständigen sollte sowohl im Strafrecht als auch im Zivilrecht die Richtschnur gelten, bei Anwendung noch nicht allgemein anerkannter Ergebnisse eher zurückhaltend als zu fortschrittlich zu sein. Rückschläge, wie sie bei der Besprechung der Untergruppen der klassischen Blutgruppen erwähnt werden mußten (S. 1028), sind geeignet, das Vertrauen in derartige Untersuchungen bei den Gerichten einzuengen.

Literatur.

Allgemeine Darstellungen über Verwendung der Blutgruppen im Vaterschaftsprozeß.

ANDRESEN: The human blood groups. Springfield, Illinois USA. 1952.

CEPPELLINI: Ric. Sci. 22, 944 (1952). — CHRISTIAENS: La recherche de la paternité par les groupes sanguins. Paris 1939.

DAHR: Die Technik der Blutgruppen und Faktorenbestimmung. Stuttgart 1948. — DOERR: Antikörper. Wien 1948.

ELBEL: Dtsch. Z. gerichtl. Med. 41, 186 (1952).

GRUBB: Some aspects of the complexity of the human AB0-blood groups. Kopenhagen 1949.

HALLERMANN: Z. ärztl. Fortbildg 1942, 469. — HOLZER: Der gegenwärtige Stand der Blutgruppenserologie und deren forensische Bedeutung. Tagg. Dtsch. Ges. gerichtl. u. soz. Med. München 1952. Erscheint in Dtsch. Z. gerichtl. Med. — HOPFF: Ärztl. Forsch. 1948, 275.

LENBACH: Med. Mschr. 1947, 248.

MAYSER: Blutgruppen und Blutfaktoren. In Handwörterbuch der gerichtlichen Medizin, S. 99. Berlin 1940. — MUELLER, B.: In FEDERHEN, Der Arzt des öffentlichen Gesundheitsdienstes, S. 694. Stuttgart 1952.

ORTH: Z. Immun.forsch. 108, 410 (1951).

PIETRUSKY: Technik der Blutgruppenbestimmung. Berlin 1940. — Dtsch. Z. gerichtl. Med. 37, 154 (1943). — Z. Immun.forsch. 105, 395 (1944). — Das Blutgruppengutachten. München u. Berlin 1949. — Med. Welt 1951, 29. — PONSOLD: Lehrbuch der gerichtlichen Medizin, S. 373. Stuttgart 1950.

SCHUBACK: Öff. Gesdh.dienst 8, 145 (1942). — SCHWARZ: In DETTLING, SCHOENBERG u. SCHWARZ, Lehrbuch der gerichtlichen Medizin, S. 380. Basel 1951. — SIMPSON: Modern trends in forensic medicine, S. 98. London 1953. — STEFFAN: Handbuch der Blutgruppenkunde. München 1932.

WALCHER: Leitfaden der gerichtlichen Medizin, S. 153. München u. Berlin 1950. — WIENER: Bloodgroups and transfusion. Springfield, Illinois USA. 1948.

Klassische Blutgruppen einschließlich Untergruppen.

BEISER and KABAT: J. of Immun. 68, 19 (1952). (Gewinnung von Anti-0-Seren aus Rindermagen.) — BERNSTEIN: Klin. Wschr. 1931, 1496. — BLUMENTHAL u. RASCH: Zbl. inn. Med. 125, 72 (1950). — BÖHMER u. GREINER: Z. Immun.forsch. 108, 328 (1951).

DAHR, P.: Klin. Wschr. 1947, 791. — Dtsch. Z. gerichtl. Med. 39, 14 (1948/49). — DUNGERN, v. u. HIRSZFELD: Münch. med. Wschr. 1910, 293, 741. — Z. Immun.forsch. 4, 531 (1910); 6, 284 (1910); 8, 526 (1911).

ELBEL: Dtsch. Z. gerichtl. Med. 41, 186 (1952).

FISCHER, W.: Veröff. Volksgesdh.dienst. 56, H. 2 (1942). — Dtsch. Z. gerichtl. Med. 37, 231 (1943). — FLIEGELMANN, WILKINSON and HAND: Arch. of Dermat. 58, 409 (1948).

GAMMELGARD: Kopenhagen: Busk 1942. Ref. Dtsch. Z. gerichtl. Med. 37, 26 (1943). — GOSSE: Dtsch. Z. gerichtl. Med. 40, 585 (1951). — GRAFF u. WERKGARTNER: Beitr. gerichtl. Med. 7, 98 (1928). — GRUBB: Some aspects of the complexity of the human AB0 blood groups. Kopenhagen 1949. — GUTHOF: Z. Immun.forsch. 109, 210 (1952). (Gewinnung von Anti-0-Serum aus dem Blut von Wöchnerinnen.)

HASELHORST u. LAUER: Jschr. Konstit.lehre **15**, 205 (1930). — HIRSZFELD: Z. Immunforsch. **54**, 81 (1927). — J. of Immun. **55**, 141 (1947). — HIRSZFELD u. AMZEL: Schweiz. med. Wschr. **1940**, 801.

JONSSON u. FAST: Acta path. scand. **25**, 649 (1948).

KAMMANN: Z. Immun.forsch. **101**, 289 (1942). — KAUMANN: Neue jur. Wschr. **1951**, 180. — KLEIN u. GEORGIEFF: Z. Immun.forsch. **138**, 397 (1951). — KOLLER: In JUSTS Handbuch der Erbbiologie des Menschen, Bd. 2, S. 249. Berlin 1940. — KRAH u. DICKGIESSER: Dtsch. Z. gerichtl. Med. **41**, 46 (1952). — KRÜPE: Z. Immun.forsch. **107**, 540 (1950).

LATTES u. SCHIFF: Die Individualität des Blutes. Berlin 1925. — LEARMONTH: J. Genet. **10**, 141 (1920). — LOEFFLER: In JUSTS Handbuch der Erbbiologie des Menschen, Bd. 2, S. 310. Berlin 1940. — LUDWIG: Homo (Stuttgart) **2**, H. 2. — LUDWIG u. WARTHMANN: Dtsch. Z. gerichtl. Med. **41**, 289 (1952). — LUFT: Verh. Dtsch. Ges. gerichtl. u. soz. Med. Berlin 1951. Erscheint in Dtsch. Z. gerichtl. Med.

MANZ: Dtsch. Z. gerichtl. Med. **40**, 270 (1951). — MAYSER: Dtsch. Z. gerichtl. Med. **40**, 326 (1951). — MINO: Zit. nach GRAFF u. WERKGARTNER. — MORGAN: Experientia (Basel) **3**, 257 (1947). — MORGAN and WATKINS: Brit. J. Exper. Path. **29**, 159 (1948). — MOURANT: Nature (Lond.) **1947**, 353. — MOURANT and WATKIN: Heredity (Lond.) **6**, 13 (1952).

PIETRUSKY: Technik der Blutgruppenbestimmung. Berlin 1940. — Z. Immun.forsch. **105**, 395 (1944). — Das Blutgruppengutachten. München u. Berlin 1949. — Med. Welt **1951**, 29. — PRIBILLA, PROKOPP u. SCHLEYER: Z. Immun.forsch. **108**, 487 (1951). (Gewinnung von A-Blutgruppensubstanz aus Magenmuzin.) — PROKOP, GELLER u. BECKER: Klin. Wschr. **1952**, 422. (Gewinnung von α-Seren durch Immunisierung von Menschen.) — PROKOP u. SCHLEYER: Schweiz. Z. Path. u. Bakter. **15**, 15 (1952). (Immunisatorische Wirkung der A-Blutgruppensubstanz.) — Z. Immun.forsch. **109**, 184 (1952). — Schweiz. Z. Path. u. Bakter. **15**, 15 (1952). (Herstellung von Serum aus dem Schweinemagen.) — PUNIN: Z. Naturforsch. 7b, 48 (1952).

RASCH u. LUDWIG: Z. Immun.forsch. **106**, 313 (1949). — RICK: Familienuntersuchungen über die Vererbung der Untergruppen A_1 und A_2. Med. Diss. Köln 1939. Ref. Dtsch. Z. gerichtl. Med. **36**, 28 (1942).

STAQUET: Arch. Int. Méd. exper. **2**, 71 (1925). Ref. Zbl. Hyg. **11**, 615 (1928).

THOMSEN: In STEFFANS Handbuch der Blutgruppenkunde, S. 231. München 1932.

WELLISCH: In STEFFANS Handbuch der Blutgruppenkunde, S. 112. München 1932. — WESZECZKY: Biochem. Z. **107**, 159 (1929). — WICHMANN: Z. Immun.forsch. **108**, 516 (1951). — Homo (Stuttgart) **2**, 2 (1951). — WIENER: Bloodgroups and Transfusion. Springfield, Illinois 1948. — WOLFF u. JONSSON: Dtsch. Z. gerichtl. Med. **22**, 65 (1933).

MN-Vererbung.

BOLTZ: Beitr. gerichtl. Med. **19**, 27 (1952).

DAHR: Z. Rassenphysiol. **12**, 1 (1941). — DAHR u. BUSSMANN: Dtsch. med. Wschr. **1938** 818.

FISCHER, W.: Veröff. Volksgesdh.dienst **56**, H. 2 (1942). Dtsch. Z. gerichtl. Med. **37**, 231 (1943). — FRIEDENREICH: Dtsch. Z. gerichtl. Med. **25**, 358 (1935). — FRIEDENREICH u. LAURIDSEN: Acta path. scand. (København.) Suppl. **1938**, 155.

JUNGMICHEL: Dtsch. Jugendhilfe **1943**, 222.

KRAH: Dtsch. Z. gerichtl. Med. **39**, 213, 222 (1948/49).

LANDSTEINER u. LEVINE: J. of Exper. Med. **48**, 731 (1928). — LAUER: Z. Immun.forsch. **99**, 232 (1941).

MANZ: Dtsch. Recht **1941**, 22, 1180. Ref. Dtsch. Z. gerichtl. Med. **35**, 244 (1942). — MAYSER: Dtsch. Z. gerichtl. Med. **40**, 326 (1951).

PIETRUSKY: Z. Immun.forsch. **98**, 387 (1940); **105**, 200, 395 (1944). — PIETRUSKY u. HAUSBRANDT: Dtsch. Z. gerichtl. Med. **38**, 191 (1944).

THÉLIN: Schweiz. med. Wschr. **1941** II, 886.

WERKGARTNER: Beitr. gerichtl. Med. **18**, 103 (1949). — WIENER and VAISBERG: J. of Immun. **20**, 371 (1931).

Ohne Verfasser: Reichsgericht v. 10. Dez. 1941 in DR **1942**, 531. — RG IV. Ziv.Senat U. v. 10. XII. 1941, IV 162/41 Dtsch. Recht A Nr 14/15, S. 531 (1942).

Eigenschaft P.

ANDRESEN: Z. Immun.forsch. **100**, 429 (1941).

BRINKMANN: Untersuchungen über die Vererbung des Blutfaktors P. Med. Diss. Köln 1940. Ref. Dtsch. Z. gerichtl. Med. **36**, 306 (1942).

DAHR: Z. Immun.forsch. **97**, 170 (1939); **101**, 346 (1942). — Klin. Wschr. **1939**, 806. — Z. Rassenphysiol. **12**, 1 (1941). — Z. Rassenhyg. **11**, 78 (1941). — DAHR u. WIESNER: Münch. med. Wschr. **1940**, 527. — DAHR u. ZEHNER: Dtsch. med. Wschr. **1941** I, 71. — DAHR u. a.: Z. Rassenphysiol. **11**, 78 (1940).

GROSJEAN: Sang **23**, 385 u. 490 (1952). — GUTHOF u. STEINWACHS: Z. Immun.forsch. **109**, 97 (1952).

HENNINGSEN: Acta path. scand. (København.) **46**, 769 (1949). Zit. nach KRAH.

JUNGMICHEL: Dtsch. Z. gerichtl. Med. **36**, 259 (1942). — Dtsch. Recht A. 1942, S. 822.

KRAH: Klin. Wschr. **1952**, 953. — Z. Immun.forsch. **109**, 516 (1952). — Mündliche Mitteilung. Veröffentl. steht bevor.

MOHARRAN: Labor u. Medic. Progr. **3**, 1 (1942). Zit. nach KRAH.

NUSSBAUM: Erblichkeitsuntersuchungen über den Blutfaktor P an Familien. Med. Diss. Köln 1940. Ref. Dtsch. Z. gerichtl. Med. **36**, 306 (1942).

SANGER, LAWLER et RACE: Rev. d'Hématol. **4**, 28 (1949). — SCHMIDT, MANZ u. TRAENCKNER: Dtsch. Z. gerichtl. Med. **40**, 197 (1951). — SPEISER u. WEIGL: Klin. Med. (Wien) **7**, 54 (1952) (Statistik).

WEBLER: Dtsch. Jugendhilfe **34**, 137 (1942). — WIENER u. SONN: J. Labor. a. Clin. Med. **30**, 395 (1945).

Eigenschaft S.

ANDERSEN: Acta path. scand. (København.) **31**, 448 (1952).

FORMAGGIO: Min. leg. **72**, 63 (1952).

MANZ: Dtsch. Z. gerichtl. Med. **40**, 217 (1951). — MANZ u. ORBACH: Dtsch. Z. gerichtl. Med. **40**, 160 (1951).

REX-KISS: Z. Immun.forsch. **101**, 405 (1942).

SANGER and RACE: Nature (Lond.) **160**, 505 (1947). Ref. Ber. allg. u. spez. Path. **2**, 333 (1949). — SCHIFF u. SASAKI: Z. Immun.forsch. **77**, 129 (1932). — SCHMIDT, H.: Über die Vererbung der Ausscheidung bzw. Nichtausscheidung der Blutgruppensubstanz im Speichel. Med. Diss. Heidelberg 1950. — SCHMIDT, O., MANZ u. TRAENCKNER: Dtsch. Z. gerichtl. Med. **40**, 197 (1951). — SCHUBERTH: Ärztl. Wschr. **1952**, 367.

WALSH u. MONTGOMERY: Nature (Lond.) **160**, 504 (1947). Ref. Ber. allg. u. spez. Path. **2**, 33 (1949). — WIENER: Bloodgroups and transfusion, S. 278. Springfield, Illinois 1948. (Hier Schrifttum.)

Allgemeine Darstellungen über den Rh-Faktor.

BOCK: Klin. Wschr. **1948**, 242.

CEPPELLINI: Ric. Sci. **22**, 944 (1952).

DAHR: Dtsch. med. Wschr. **1942** I, 345; **1948**, 11. — DAHR u. WOLFF: Münch. med. Wschr. **1944**, 319. — DUNSFORD: J. Labor. a. Clin. Med. **34**, No 8 (1951). — DUSHFORD: Ann. of Eugen. **14**, 142 (1948).

GILBEY: Nature (Lond.) **1947**, 362.

JUNGWIRTH: Dtsch. Z. gerichtl. Med. **41**, 54 (1952).

KIKUTH u. BOCK: In PONSOLDS Lehrbuch der gerichtlichen Medizin, S. 375. Stuttgart 1950.

LANDSTEINER and WIENER: J. of Exper. Med. **74**, 309 (1941). Ref. Dtsch. Z. gerichtl. Med. **37**, 104 (1942). — Proc. Soc. Exper. Biol. a. Med. **43**, 223 (1940). Ref. Dtsch. Z. gerichtl. Med. **35**, 467 (1942). — LAWLER and VAN LOGHEN: Lancet **1947** I, 545.

MOURANT: Nature (Lond.) **160**, 505 (1947).

Die Vererbung des Faktors Rh und seiner Untergruppen.

BERGER: Schweiz. med. Wschr. **1949**, 8. — BRENDEMOEN: Acta path. scand (København.) **31**, 67 (1952). — BROMANN: Acta paediatr. (Stockh.) **31**, 178 (1944).

CALLENDER and RACE: Ann. of Eugen. **13**, 102 (1946). — CEPPELLINI, IKIN e MOURANT: Boll. Ist. sieroter. milan. **29**, 123 (1950). Zit. nach KRAH. — CHOWNE, OKAMURA and PETTERSON: Canad. J. Res. **24**, 144 (1946).

DAHR: Med. Welt **1942**, 651. — Z. Immun.forsch. **102**, 165 (1942). — Z. Immun.forsch. **102**, 165 (1943).

GRUBB and MORGAN: Brit. J. Exper. Path. **30**, 198 (1949).

HABERMANN, HILL u. a.: Blood **3**, 682 (1948). — HILL, HABERMANN u. a.: Blood **5**, 1049 (1950).

KIKUTH u. BOCK: Dtsch. Gesundheitswesen **1948**, 523. — In PONSOLDS Lehrbuch der gerichtlichen Medizin, S. 375. Stuttgart 1950. — KRAH: Z. Hyg. **133**, 193 (1951).

LANDSTEINER and WIENER: J. of Exper. Med. **74**, 309 (1941). — LAWLER, BERTINSCHAW, SANGER and RACE: Ann. of Eugen. **15**, 258 (1950). Zit. nach KRAH. — LAWLER u. VAN LOGHEM: Lancet **1947** I, 545. Ref. Zbl. inn. Med. **118**, 468. — LEVINE, WIGOD, BACKER and PONDER: Blood **4**, 869 (1949). Ref. Zbl. inn. Med. **124**, 341 (1950). — LEWIS u. Mitarb.: Nature (Lond.) **163**, 580 (1949). Ref. Zbl. inn. Med. **126**, 415 (1950).

MANZ: Dtsch. Z. gerichtl. Med. **41**, 57 (1952). — McFARLANE: Ann. Eugen. **13**, 15 (1946). — MOUREAU: C. r. Soc. Biol. Paris **139**, 55 (1945).

RACE, MOURANT, LAWLER and SANGER: Blood 3, 689 (1948). — RACE, SANGER and LAWLER: Nature (Lond.) 161, 316 (1948). — RACE, SANGER, LAWLER and BERTINSLAW: Brit. J. Exper. Path. 30, 73 (1949). Ref. Zbl. inn. Med. 123, 89 (1949). — RACE, TAYLOR, IKIN and DOBSON: Ann. of Eugen. 12, 261 (1945). — RACE, TAYLOR, IKIN and PRIOR: Ann. of Eugen. 12, 206 (1944). — RACE, TAYLOR u. a.: Brit. Med. J. 2, 289 (1943). Zit. nach KRAH.

SANGER, RACE, WELSH and MONTGOMERY: Heredity (Lond.) 2, 131 (1948). — SCHMIDT, O., MANZ u. TRAENCKNER: Dtsch. Z. gerichtl. Med. 40, 197 (1951). — SOON and WIENER: J. of Hered. 36, 301 (1945). — STRATTON: Ann. of Eugen. 12, 250 (1945). — Nature (Lond.) 158, 25 (1946).

TORTORA: Arch. Ostetr. 52, 110, 118 (1947). — Mschr. Geburtsh. 124, 380 (1947).

WIENER: Hereditas (Lund) 1949, 500. — WIENER and GORDON: Amer. J. Chir. Path. 19, 621 (1949). Ref. Zbl. inn. Med. 123, 364 (1949). — WIENER, GORDON and HANDMANN: J. of Human. Genetic 1, 127 (1949). — WIENER and LANDSTEINER: Proc. Soc. Exper. Biol. a. Med. 53, 167 (1943). — WIENER and SONN: Genetics 28, 157 (1943). — J. Labor a. Clin. Med. 30, 395 (1945). — WIENER, SONN, GORDON and HANDMANN: J. of Immun. 57, 203 (1947). — WIENER, SONN and POLIVKA: Proc. Soc. Exper. Biol. a. Med. 61, 382 (1946). — WIENER, UNGER and MAZZARINO: Amer. J. Clin. Path. 19, 779 (1949). Ref. Zbl. inn. Med. 124, 341 (1950).

ZOUTENDYK: S. Afric. Med. J. 1950, 1002.

Weitere Allelomorphe der Eigenschaften C, c, D und E.

CALLENDER and RACE: Ann. of Eugen. 13, 102 (1946). — CALLENDER, RACE and PAYKOC: Brit. Med. J. 1945, 83. — CEPPELINI, IKIN e MOURANT: Boll. Ist. sieroter. milan. 39, 1 (1950). — Rev. d'Hématol. 5, 285 (1950) [Merkmal E^n].

ELBEL u. PROKOP: Z. Hyg. 132, 120 (1951).

KRAH: Z. Hyg. 133, 193 (1951).

LAWLER and VAN LOGHEM: Lancet 1947, 545.

PROKOP u. SCHLEYER: Med. Mschr. 1951, 741.

RACE, MOURANT and CALLENDER: Nature (Lond.) 157, 410 (1946). — RACE, SANGER and LAWLER: Nature (Lond.) 161, 316 (1948); 162, 292 (1948). — Ann. of Eugen. 14, 171 (1948). — STRATTON: Nature (Lond.) 158, 25 (1946). — STRATTON and RENTON: Nature (Lond.) 162, 293 (1948). — Brit. Med. J. 1949, 682.

WIENER and GORDON: Amer. J. Clin. Path. 19, 621 (1949).

System Lewis.

ANDRESEN: Acta path. scand. (Københ.) 1947, 616, 728. — ANDRESEN u. JORDAL: Acta path. scand. (Københ.) 1949, 636. — ANDRESEN u. a.: Nature (Lond.) 163, 580 (1949).

BRENDEMOEN: J. Labor. Clin. a. Med. 36, 335 (1950).

DAHR u. REGENBOGEN: Blutgruppenbestimmung und Bluttransfusion, S. 54. Stuttgart 1952. (Hier weiteres Schrifttum.)

ELBEL, PROKOP u. SCHLEYER: Geburtsh. u. Frauenheilk. 1952, 204.

GRUBB: Nature (Lond.) 162, 933 (1948). — GRUBB and MORGAN: Brit. J. Exper. Path. 30, 198 (1949).

PROKOP u. KÜHNEL: Z. Immun.forsch. 104, 429 (1952). — PROKOP u. SCHLEYER: Med. Mschr. 1951, 741.

MOURANT: Nature (Lond.) 155, 542 (1945); 156, 237 (1946).

RASCH: Z. Immun.forsch. 107, 434 (1950). (Hier weiteres Schrifttum.)

System *Lutheran.*

CALLENDER and RACE: Ann. of Eugen. 1946, 102.

DAHR u. REGENBOGEN: Blutgruppenbestimmung und Bluttransfusion. Stuttgart 1952. (Hier weiteres Schrifttum.)

LOGHEM, VAN: N.T.V.G. 1950, 15. Zit. nach DAHR u. REGENBOGEN.

SANGER and RACE: Ann. of Eugen. 1949, 77.

System *Kell-Cellano.*

COOMBS, MOURANT and RACE: Lancet 1946 I, 264.

DAHR u. REGENBOGEN: Blutgruppenbestimmung und Bluttransfusion. Stuttgart 1952. (Hier weiteres Schrifttum.)

LEVINE u. Mitarb.: Blood 4, 869 (1949); 7, 251 (1952).

KRAH u. Mitarb.: Geburtsh. u. Frauenheilk. 1952, 917.

PROKOP u. SCHLEYER: Dtsch. med. Wschr. 1951, 665. — Med. Mschr. 1951, 741.

Eigenschaften *Jobbins, Levay, Duffy* und *Becker.*

BLUMENTHAL u. PETTENKOFER: Z. Immun.forsch. 109, 267 (1952).

CALLENDER and RACE: Ann. of Eugen. 1946, 102.

ELBEL u. PROKOP: Z. Hyg. **132**, 120 (1951). (Hier ausführliches Schrifttum über das Gesamtproblem.)

GILBEY: Nature (Lond.) **1947**, 362.

LOGHEM, VAN, u. VAN DER NART: Nederl. Tijschr. Geneesk. **94**, 748 (1950). Zit. nach PROKOP und SCHLEYER.

PROKOP u. SCHLEYER: Med. Mschr. **1951**, 741.

Ausschlußwahrscheinlichkeit.

JANCIK u. SPEISER: Zahlenwerte über die Wahrscheinlichkeit von Vaterschaftsausschlüssen. Wien: Springer 1952.

Klinische Bedeutung des Rh-Faktors.

ALLOT, E. N., and HOLMAN: Lancet **1949 I**, 209.

BERNDT: Dtsch. med. Wschr. **1950**, 318. — BLUMENTHAL: Arch. Kinderheilk. **134**, 111 (1947). — BOCK u. v. FINCK: Ärztl. Wschr. **1948**, 513. — BOCK u. a.: Klin. Wschr. **1949**, 240.

DAHR: Zbl. Gynäk. **1947 II**, 743; **69**, 623 (1947). — Ärztl. Wschr. **1947**, 387; **4**, 719 (1949). — DAHR u. MANZ: Dtsch. Gesundheitswesen **1947**, 379, 405. — DAHR u. REGENBOGEN: Blutgruppenbestimmung u. Bluttransfusion. Stuttgart 1952.

ELBEL, PROKOP u. SCHLEYER: Geburtsh. u. Frauenheilk. **12**, 204 (1952).

FISCHER u. KAUFMANN: Schweiz. med. Wschr. **1952**, 14. — FOSSEL: Wien. med. Wschr. **1952**, 47.

GENSCHER: Med. Wschr. **11**, 481 (1948).

HATTERSLEY: J. Labor. a. Clin. Med. **32**, 423 (1947). Ref. Zbl. inn. Med. **118**, 468 (1948). — HEILE: Münch. med. Wschr. **1950**, 853. — HEILMEYER: Dtsch. med. Wschr. **1946**, 294. — HERZOG: Dtsch. med. Wschr. **1950**, Nr. 40, 1341. — HICKEY, M. D., and E. DE VALERA: Brit. Med. J. **1947**. No 4497, 335. — HINTON: Amer. J. Clin. Path. **17**, 298 (1947). Ref. Ber. allg. u. spez. Path. **2**, 75 (1949).

JUNGWIRTH: Münch. med. Wschr. **1952**, 395.

KIKUTH u. BOCK: Siehe Rh-Vererbung. — KRAH u. DICKGIESSER: Klin. Wschr. **1950**, 136.

LEMBACH: Med. Wschr. **1947**, 297.

MAYR: Geburtsh. u. Frauenheilk. **12**, 461 (1952). — MOELLER u. RUNGE: Z. Kinderheilk. **66**, 1 (1948). — MOLLISON, MOURANT u. RACE: London 1948. Ref. Zbl. inn. Med. **122**, 272 (1949). — MOUREAU u. Mitarb.: Ann. Méd. lég. etc. **29**, 128 (1949).

OSBOM: Brit. Med. J. **1949**, No 4618, 33. — Zbl. inn. Med. **124**, 49 (1950).

PETTENKOFER: Z. Immun.forsch. **109**, 144 (1952). — PFAU: Dtsch. med. Wschr. **1949**, 389. — Med. Rdsch. **1**, 257 (1947). — PROKOP: Med. Klin. **1951**, 500. — Z. Hyg. **134**, 323 (1952). — PROKOP, ROTH u. LANGENDÖRFER: Z. Immunforsch. **108**, 520 (1951).

SACKS, KUHNS and JAHN: Amer. J. Obstetr. **54**, 400 (1947). — SADOWSKI and BRZEZINSKI: Lancet **1949 II**, No 6547. — SALCHOR: Neue med. Welt **45**, 1488 (1950). — SCHWARZ u. RICKLIN: Schweiz. med. Wschr. **1953**, 16. — SCHWENZER: Geburtsh. u. Frauenheilk. **10**, 131 (1950). — SPEISER: Wien. klin. Wschr. **1950**, 62. — SPEISER u. KÖLBL: Wien. klin. Wschr. **1952**, 133.

WIENER: Brit. Med. J. **1951**, 225. — WIENER: Pediatrics 8, Nr 1 (1951). — WIENER u. WEXLER: Erythroblastosis fetalis Zürich. 1950. — WOLFF: Arch. Kinderheilk. **135**, 28 (1948).

Zur Technik der Rh-Bestimmung und der Gewinnung von Antiseren.

CANN u. Mitarb.: J. of Immun. **68**, 243 (1952). — CARTER: Amer. J. Path. **17**, 646 (1947). Ref. Zbl. inn. Med. **118**, 467 (1948). — CHOWN: Amer. J. Clin. Path. Techn. Suppl. **11**, 14 (1944). Zit. nach PROKOP. — COOMBS, MOURANT and RACE: Brit. J. Exper. Path. **26**, 255 (1945). Zit. nach GRUMBACH.

DAHR: Die Technik der Blutgruppen- und Blutfaktorenbestimmung. Stuttgart 1948. — DAHR u. KNÜPPEL: Schweiz. med. Wschr. **1949**, 171. — DAUSSET u. VIDAL: C. r. Soc. Biol. Paris **144**, 679 (1950).

FISK and McGEE: Amer. J. Clin. Path. **17**, 737 (1947). — FLICK u. Mitarb.: J. of Immun. **68**, 41 (1952). — FORMAGGIO: Dtsch. Z. gerichtl. Med. **41**, 458 (1952). — FRISCH and JACKETS: Amer. J. chir. Path. **19**, 435 (1949). Ref. Zbl. inn. Med. **127**, 75 (1950).

GREINER u. TEUTRINE: Z. exper. Med. **118**, 230 (1952). — GRUBB: Sv. Läkartidn. **1947**, 2074. Ref. Zbl. inn. Med. **120**, 333 (1949). — GRUMBACH: Schweiz. med. Wschr. **1947**, 815.

HATTERSLEY and VAWCETTE: Amer. J. Clin. Path. **17**, 695 (1947). Ref. Zbl. inn. Med. **118**, 468 (1948). — HUMMEL: Wien. med. Wschr. **1950**, 675.

KIKUTH u. BOCK: Rh-Faktor. In PONSOLD, Lehrbuch der gerichtlichen Medizin. Stuttgart 1950. (Hier Schrifttum bis in die neuere Zeit.) — KRAH u. DICKGIESSER: Klin. Wschr. **1950**, 136.

LANDSTEINER u. WIENER: Siehe Literaturverzeichnis bei KIKUTH u. BOCK. — LOGHEM, VAN, and HART: Brit. Med. J. 1947, 958. Ref. Zbl. inn. Med. 121, 140 (1949). — LUBINSKI and PORTNUFF: J. Labor a. Chir. Med. 32, 178 (1947). Ref. Zbl. inn. Med. 119, 97 (1948). MATTHES: Klin. Wschr. 1949, 755.
NORDMEYER: Dtsch. Gesundheitswesen 6, 610 (1951).
PONSOLD: Lehrbuch der gerichtlichen Medizin, S. 523. Stuttgart 1950. — PROKOP: Dtsch. Z. gerichtl. Med. 40, 192 (1951); 41, 171, 454 (1952). — Z. Hyg. 134, 323 (1952). — PROKOP u. SCHLEYER: Z. Immun.forsch. 109, 184 (1952). — Klin. Wschr. 1952, 179. —
SALCHOW: Z. Hyg. 128, 636 (1948). — SCHERER: Med. Welt 20, 552 (1951). — SCHMIDT-MANN: Dtsch. med. Wschr. 1943, 1003. — Neue med. Welt 1950, 449. — SPEISER: Mikro-skopie 6, 23 (1951). — Wien. med. Wschr. 1951, 968. — Wien. klin. Wschr. 1951, 267. — SURGEN and STETTNER: J. of Immun. 68, 277, 287 (1952).
WALLER, R. K., and M. WALLER: J. Labor. a. Chir. Med. 34, 270 (1949). Ref. Zbl. inn. Med. 123, 89 (1949). — WIENER: Rh-Syllabus. Stuttgart 1949.

Vaterschaftsnachweis nach LÖNS.
DAHR: Zbl. Bakter. 158, 238 (1952).
HEINE: Zbl. Bakter. 158, 227 (1952). — HOMPESCH: Öff. Gesdh.dienst 12, 404 (1950). LÖNS: Z. Hyg. 131, 371 (1950). — Zbl. Bakter. 158, 233, 241 (1952).
MANZ u. O. SCHMIDT: Dtsch. Z. gerichtl. Med. 41, 61 (1952). — MARWYCK, VAN: Zbl. Bakter. 158, 230 (1952).
PONSOLD: Zbl. Bakter. 158, 239 (1952). — POLANSKI: Erfahrungen mit der Lönsschen Methode zur positiven Bestimmung der Vaterschaft. Med. Diss. Heidelberg 1951.
SACHS: Z. Hyg. 133, 58 (1951). — Verh. dtsch. Ges. gerichtl. u. soz. Med. München 1952. — SCHMIDT, O.: Z. Bakter. 158, 236 (1952). — SCHMIDT, O., u. DAHR: Verh. dtsch. Ges. gerichtl. u. soz. Med. München 1952. Erscheint in Dtsch. Z. gerichtl. Med.

g) Erbbiologische Vaterschaftsuntersuchungen.

1. Allgemeine Bemerkungen.

Als man im Zuge des Fortschreitens der Erkenntnisse der Serologie und der Erbbiologie den engen Begriff „den Umständen nach offenbar unmöglich" etwas ausweitete, und als man auch daran ging, zum Nachweis des „offenbar unmöglich" Additionen von mehreren für oder gegen die Vaterschaft sprechenden Indizien zuzulassen, waren die Grundlagen für die Einführung der erbbiologi-schen Untersuchungen im Vaterschaftsprozeß auch im Gebiete des ehemaligen Deutschen Reiches gegeben.

In anderen Ländern, auch in Österreich, die durch die gesetzlichen Bestim-mungen nicht im gleichen Maße eingeengt waren, waren Ähnlichkeitsunter-suchungen auch früher üblich gewesen. Sie wurden häufig auch vom Gerichts-mediziner durchgeführt (MEIXNER, SAND). Auch sonst nahmen sich Gynä-kologen und Gerichtsmediziner durch analytische Untersuchungen dieser Ver-hältnisse an und überprüften von Anatomen und Biologen gewonnene Einzel-ergebnisse auf ihre Brauchbarkeit für forensische Zwecke unter Erweiterung des Materials (NÜRNBERGER, POLJAKOFF, B. MUELLER, BÖHMER u. a.). Als dann mit dem Fortschreiten der Spezialisierung und mit der Erkenntnis der Wichtigkeit der Erbbiologie aus kleineren Anfängen heraus ein selbständiges Fach entstand, das an fast allen Universitäten gelehrt und vertreten wurde, wurde von dieser Seite die Praxis des erbbiologischen Vaterschaftsnachweises ausgebaut und weiter ergänzt.

Die Deutsche Gesellschaft für Anthropologie stellte Richtlinien für die Begutachtung auf und drang auch darauf, daß die Gutachter entsprechend ausgebildet waren.

Die Beziehungen zwischen der gerichtlichen Medizin und der forensischen Erbbiologie sind flüssig. Auch derjenige Gerichtsmediziner, der keine spezielle erbbiologische Vorbildung hat, kann nicht umhin, sich mit diesen Fragen hin und wieder zu beschäftigen, weil er im Verkehr mit den Justizbehörden dazu genötigt ist. Es ist auch praktisch nicht immer mög-lich, das erbbiologische Gutachten als völlig selbständige Methode aus dem Rahmen der

Vaterschaftsuntersuchung herauszunehmen. In einer Reihe von Fällen wird der Nachweis des „offenbar unmöglich" erbracht nicht nur durch die erbbiologische Untersuchung allein, sondern durch Hinzuaddieren weiterer Indizien auf rein medizinischem Gebiet, z. B. durch Hinzuziehung von Wahrscheinlichkeitsergebnissen aus der Beurteilung der Tragzeit, aus Schlüssen, die man aus den Zeitpunkten des fraglichen Geschlechtsverkehrs im Rahmen des Cyclus der Frau mit einer gewissen Vorsicht ziehen kann, aus Ergebnissen der Blutgruppenuntersuchung, die beim Ausschluß der Vaterschaft durch noch nicht genügend erforschte serologische Merkmale nur zu Wahrscheinlichkeitsergebnissen führen, mitunter auch durch die Feststellung des Vorhandenseins oder Fehlens einer Infektion mit einer Geschlechtskrankheit usw. Aus diesen Gründen ist es einleuchtend, daß der Gerichtsmediziner, auch wenn er persönlich nicht auf diesem Gebiet tätig ist, in der Lage sein muß, sich ein Urteil über das Ergebnis einer erbbiologischen Untersuchung zu bilden und unter Umständen durch Addition aller irgendwie verwertbaren Ergebnisse über das Resultat des erbbiologischen Gutachtens hinaus zu einem für den Juristen noch brauchbarem Resultat zu kommen.

Wenn wir in diesem Buche nunmehr auf die Technik und die sonstigen Einzelheiten der erbbiologischen Vaterschaftsuntersuchungen eingehen, so ist nicht beabsichtigt, die Darstellung so ausführlich zu gestalten, daß die angegebenen Technizismen nachgearbeitet werden können. Ein Gerichtsmediziner, der erbbiologische Gutachten persönlich übernimmt, muß sich die notwendigen Kenntnisse durch praktische Arbeit und Einsicht in das Spezialschrifttum oder durch Zusammenarbeit mit Anthropologen selbst erarbeiten. Die nachfolgenden Ausführungen sollen lediglich bezwecken, dem Leser eine Übersicht und ein Verständnis für das Vorgehen bei erbbiologischen Untersuchungen zu vermitteln, damit er in der Lage ist, sich ein Urteil über das Zustandekommen des Endergebnisses zu bilden.

Wenn man von den serologischen Merkmalen absieht, erstreckt sich die erbbiologische Untersuchung auf eine Erfassung der Merkmale der zugänglichen Teile des menschlichen Körpers nach anthropologischen Gesichtspunkten. Ähnlich, wie man in der Kriminalistik früherer Zeit (BERTILLON) versuchte, durch Beschreiben, Messen, Photographieren usw. ein sog. Portrait parlé des Menschen herzustellen, führt man die erbbiologische Untersuchung in ähnlicher Art aus, wobei natürlich auf diejenigen Merkmale besonders Bedacht genommen wird, deren Erbgang genauer bekannt ist. Aber auch wenn man im einzelnen nicht sehr viel darüber weiß, geht im großen und ganzen das Bestreben dahin, die ähnlichen Merkmale zwischen Mutter und Kind festzustellen, und dann zu untersuchen, ob die übrigen Merkmale des Kindes, die denen der Mutter *nicht* gleichen, mit den entsprechenden Eigenheiten des als Vater in Betracht kommenden Mannes oder mehrerer Männer im einzelnen übereinstimmen oder nicht.

2. Einzelmerkmale.

α) Merkmale des Kopfes.

Antlitz.

Von allen Körperteilen des Menschen hat wohl das Antlitz die meisten Eigenheiten. An den zahlreichen Einzelheiten, die man hier feststellen kann, erkennt man einen Menschen wieder, ohne daß man sich im einzelnen Rechenschaft gibt, auf Grund welcher Merkmale man ihn wiedererkannt hat. Die Eigenheiten des Gesichts waren demnach auch das Ziel anthropologischer und erbbiologischer Forschung.

Man pflegt auf die *Kopf- und Gesichtsform* zu achten. Man kann (und dies geschieht meistens) die Formen von vorne her und im Profil und Halbprofil photographisch darstellen. Für die Beurteilung der Kopfform bei Frauen ergeben sich mitunter daraus Schwierigkeiten, daß die Frisur die Form nicht deutlich zum Ausdruck kommen läßt. Man wird auch berücksichtigen müssen, daß kindliche Kopfformen sich noch etwas ändern können. Bei der *Stirn* wird die sagittale und die horizontale Krümmung, ein etwaiges Vorhandensein von Stirnhöckern, die sog. kleinste Stirnbreite, die Höhe der Stirn und der untere Abschluß gegenüber der Glabella und der Augenhöhle berücksichtigt. Wichtig kann die Begutachtung des *Haaransatzes* an der Stirn und am Nacken sein, wobei allerdings bei älteren Männern gelegentlich Schwierigkeiten durch den Haarverlust eintreten. Bei den *Augenbrauen* wird auf die Dichte und die Wuchsrichtung Bezug genommen. Man pflegt die Mitte und den Außenteil getrennt zu betrachten und auch auf das Vorhandensein der sog. konfluierenden Augenbrauen zu achten. Bei den Weichteilen der Augengegend richtet sich das Interesse insbesondere auf die *Lidspalte*. Die beiden inneren *Augenwinkel* werden nach Möglichkeit in ihren Eigenheiten erfaßt (spitze Augenwinkel, stumpfe Augenwinkel). Beachtet wird der Abstand der Augenbrauen vom Oberlid und insbesondere die Gestaltung des *Oberlides* nach der Art der Deckfalte, die mehr oder minder weit das Oberlid überragen kann. Man spricht von schweren und leichten Deckfalten. Überragt die Deckfalte das Oberlid, wie dies bei den asiatischen Völkern häufig ist, so spricht man von der *Mongolenfalte*; von der Mongolenfalte streng zu unterscheiden ist der bei mongoloiden Individuen bestehende *Epicanthus*, ein durch Mißbildung zustande kommendes Deckfältchen *nur* am inneren Augenwinkel. Die *Mundbildung* wird im ganzen, sowie die Länge und die Breite der Mundspalte, die Stellung der Mundwinkel beobachtet und registriert. Bei den *Lippen* wird die Höhe und die Form und die Dicke der Hautoberlippe, die Ausbildung des *Philtrums*, sowie die Höhe, Form und Dicke der Schleimhautoberlippe festgestellt. Die gleichen Merkmale (bis auf das Philtrum) werden auch für die Unterlippe registriert. Am *Kinn* beachtet man die Höhe, Breite und Rundung, sowie die Stärke seiner Ausbildung. Zu beachten sind auch etwaige Quer- und Längsfurchen am Kinn. Dies ist vielfach auch bei Kleinkindern möglich (LOEFFLER).

Der Haaransatz an der Stirn und am Nacken hat sich bei Zwillingsuntersuchungen als erblich erwiesen. Familienuntersuchungen liegen nicht vor. Bezüglich der Augenbrauen gilt eine dichte und breite Ausbildung als erblich. Auch ein Gegenstrich innerhalb der Augenbraue ist übereinstimmend bei Familien beobachtet worden. Dies gilt auch für das Zusammenwachsen der Augenbrauen. Es ist aber zu berücksichtigen, daß das Verhalten der Augenbrauen zum Teil auch altersvariabel ist (Buschigwerden der Augenbrauen bei alternden Männern).

Bezüglich der Erblichkeit der Einzelheiten, die man in der Umgebung der Augen beobachten kann, schwanken die Ansichten noch. Die Einzelheiten müssen dem Spezialschrifttum entnommen werden.

Bedeutungsvoll scheint die Länge der *Lidspalte* zu sein, und zwar soll eine große Lidspaltenlänge gegenüber einer kleinen sich recessiv verhalten. Geringe Zwischenaugenbreite scheint dominant zu sein. Über die Erblichkeit der Deckfalten des Auges herrschen noch keine klaren Anschauungen. Außerdem unterliegt dieses Merkmal erheblich der Altersveränderung.

Die Erblichkeit der großen *Unterlippe* der Habsburger ist bekannt und untersucht worden. Schmale Schleimhautlippen sollen sich breiten gegenüber rezessiv verhalten. Bei der Hautoberlippe soll die kleine Lippe gegenüber der großen dominant sein. Die Gestalt des Philtrums (breit oder schmal, stark oder schwach profiliert) zeigt bei eineiigen Zwillingen vermehrte Konkordanz. Über die Einzelheiten der Vererbung ist kaum etwas Sicheres bekannt. Bezüglich der Profilierung gibt es nicht unwesentliche Altersunterschiede, und zwar werden die Ränder im Alter flacher. Mitunter verhindert auch der Bartwuchs des Mannes eine genaue Beobachtung.

Bei der Betrachtung der Gestalt des *Kinnes* wird es darauf ankommen, ob bei Fehlen der Ähnlichkeit zwischen Mutter und Kind Übereinstimmungen mit der Gestalt des Kinnes beim Vater vorliegen.

Im Bereiche der *Wange* werden etwaige Falten, insbesondere auch die Nasolabialfalte, die größere und geringere Rundung in Betracht gezogen werden. Man pflegt auch auf die Mimik zu achten. Doch ist bei diesen Eigenheiten zu berücksichtigen, daß sie recht erheblich von äußeren Faktoren abhängig sind. Erhebliche Kritik wird bei der Bewertung dieser Merkmale am Platze sein.

Nase.

Bei der Nase beachtet man die Nasenhöhe und Nasenbreite, die Höhe, Breite und Einziehung der Nasenwurzel, die Gestalt des Nasenrückens in der Vorderansicht und im Profil. Das gleiche wird bezüglich der Nasenspitze registriert. Eine Anzahl von Merkmalen läßt sich auch am Septum der Nase feststellen, und zwar nach der Richtung der Stellung zur Hautoberlippe und nach der seitlichen Bedeckung. Auch bei den Nasenflügeln haben die Anthropologen eine Anzahl von Merkmalen beobachtet, die registriert werden müssen. Der Nasenboden wird genau beobachtet, beschrieben und auch von unten her photographiert. Die Form der Nasenlöcher wird registriert und photographisch dargestellt. Sie können groß, klein, schmal, mandelförmig, bogenförmig, spindelförmig und rautenförmig sein. Festgestellt wird auch die Stellung des Nasenbodens zum stehenden Menschen, ob er eben, kielartig ist oder sonst eine auffällige Gestalt hat.

Die Merkmale der Nase haben die Forscher schon seit langer Zeit zu erbbiologischen Studien angeregt (LEICHER, ABEL, SCHEIDT, RODENWALD u. v. a.). Bei eineiigen Zwillingen besteht eine deutliche Teilkonkordanz, doch ist die Gestalt der Nase zu einem Teil auch von Umwelteinflüssen abhängig. Große Nasenlängen scheinen gegenüber der mittleren und kleineren eher dominant zu sein. Bezüglich der Nasenbreite gibt es gewisse Geschlechts- und Wachstumsunterschiede. Schmale Nasen scheinen über die breiten dominant zu sein. Hohe Europäernasen scheinen sich gegenüber konkaven Nasen gleichfalls dominant zu verhalten. Die hohe europäische Nasenwurzel scheint dominant zu sein gegenüber der flachen anderer Völker. Die Form des Nasenbodens ist nur wenig durch die Umwelt beeinflußbar. Wenn die Merkmale auch im einzelnen variieren können, so bleibt doch der Gesamteindruck ungefähr gleich. Fleischige Nasenflügel sind bei einzelnen Familien gehäuft. Die Gestalt des Nasenseptums ist gleichfalls bei einzelnen Familien auffällig übereinstimmend. Das schmale Septum scheint sich gegenüber dem breiten eher dominant auszuwirken. Bezüglich der Vererbung der Form der Nasenlöcher haben sich klare Gesetzmäßigkeiten noch nicht ergeben (ABEL).

Das äußere Ohr.

Die anatomischen Beziehungen der einzelnen Teile des äußeren Ohres gibt Abb. 174 wieder. Bezüglich der Insertion des Ohres wird die Höhe der Insertionsstelle, das Anliegen oder Abstehen des Ohres, seine Stellung zur Längsachse des Körpers registriert; weiterhin die Maße der Ohrmuschel und schließlich die anatomischen Einzelheiten, insbesondere irgendwie auffällige Besonderheiten, z. B. die Ausbildung einer Spitze nach oben, das Vorhandensein oder Fehlen des DARWINschen Höckers; bei manchen Ohren bestehen an der Hinterseite der Muschel auffällige kleine Knorpelhöcker. Fernerhin fällt bei manchen Ohren die Ausbildung eines Längswulstes im oberen Conchateil auf, die sog. Crus cymbae.

Das erbbiologische Verhalten der einzelnen Merkmale ist besonders von LEICHER und QUELPRUD studiert worden. Als weitgehend erblich bedingt hat man erkannt die Länge, Breite und Stellung des Ohres, das DARWINsche Höckerchen, den Helixrand, die Scapha und die Faltung der Concha. Zu berücksichtigen ist, daß beim DARWINschen Höckerchen auch Umwelteinflüsse eine Bedeutung haben können. Es ist weiter zu berücksichtigen, daß die Maße des Ohres beim Manne durchschnittlich größer sind als bei der Frau. Das Wachstum der Breitenmaße ist stärker als das der Längenmaße, am stärksten beim Lobulus. Das Verhalten des Lobulus bezüglich des Anwachsens an die Haut der Wange ist zum Teil auch während des Lebens variabel. Mit zunehmendem Alter macht er den Eindruck eines mehr angewachsenen Ohrläppchens. Trotzdem besteht bezüglich der Vererbung gesetzmäßiges Verhalten. Das freie Ohrläppchen scheint gegenüber dem angewachsenen dominant zu sein. Bezüglich der DARWINschen Höckerchen spielen Manifestationsschwankungen eine gewisse Rolle; wenn beide Eltern keinen Höcker besitzen, sind dennoch bei $^2/_5$ der Kinder Höcker vorhanden. Das schon erwähnte Crus cymbae verhält sich bezüglich der Vererbung mehr oder weniger dominant. Weiterhin sind nach den Richt-linien der Anthropologischen Gesellschaft von Belang die Gestalt des Tragus und Antitragus, der Sulcus helicotragicus, die Incisura intertragica. Spezielle Erbvarianten sind eine Helix taeniata, eine Fistula auris congenita, ein Tuber-culum anthelicis.

Die Anthropologen weisen darauf hin, daß es wichtig ist, jedes Ohr einzeln zu betrachten. Die Ohren des einzelnen Menschen sind in ihren Variationen

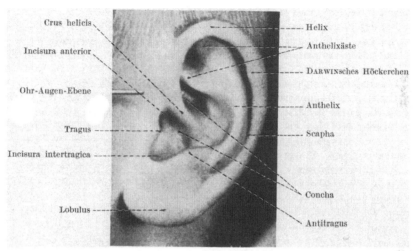

Abb. 174. Bezeichnung verschiedener Merkmale an der Ohrmuschel. (Nach ABEL: In Handbuch der Erbbiologie, Bd. 2, S. 447. 1940.)

nicht immer gleich. Eine photographische Aufnahme allein genügt nicht. Sie muß mit einer gründlichen Beschreibung verbunden sein. Als photographische Technik empfiehlt LOEFFLER Raumaufnahmen.

Die Iris des Auges.

Am Auge kann man, wenn man die Technik beherrscht, die Einzelheiten der Iris nach dem Vorgehen von WEININGER genau studieren. Es handelt sich um das Relief der Iris, um die Art der Radiarfalten, um die Grenzschicht, um die Anordnung der Pigmentierung und viele andere Variationen. Die Untersuchung geschieht mit Hilfe der Zeißschen Hammer-lampe und Lupe, sowie mit der Zeißschen Raumbildkamera. Zur Durchführung der Unter-suchungen gehört jedoch spezialistische Übung und Erfahrung (LOEFFLER, ESKELUND).

Im allgemeinen stellen die als Gutachter tätigen Anthropologen die *Augen-farbe* mit der Augenfarbetafel nach MARTIN-SCHULTZ fest. Die braune Augen-farbe ist gegenüber der blauen dominant. Doch ist der Erbgang nicht in dem Sinne einfach, daß eine sog. einfache Dominanz im Sinne einer dihybriden Kreuzung besteht; es dürfte sich eher um eine Polymerie handeln. Doch soll im Rahmen dieser Darstellung auf die Einzelheiten, die sich bis zu einem ge-wissen Grade noch im Fluß befinden, nicht eingegangen werden (s. VOGT, WAGNER und SCHLÄPFER). Nach den zur Zeit vorliegenden Ergebnissen (DE CAN-DOLLE, KOLLMANN, GUILLEAUME u. a., zit. nach VOGT und Mitarbeitern) weisen Kinder von 2 braunäugigen Eltern in 80% braune und in 20% hellere Augen auf. Bei 2 blauäugigen Eltern haben 4—12% der Kinder dunklere Augen (zit. nach VOGT und Mitarbeitern). Unter 1220 Kindern, die gelegentlich der Wieder-impfung in Halle untersucht wurden, waren 279 braunäugig. Immer hatte mindestens einer der Eltern braunes Pigment in den Augen. Rechnet man zu

diesen Feststellungen das bis zum Jahre 1932 gesammelte Beobachtungsgut
aus dem Schrifttum hinzu, so kommt man zu dem Gesamtresultat, daß bei
1139 braunäugigen Kindern immer mindestens einer der Eltern braunes Pigment in den Augen hatte (B. MUELLER). Doch ist von BAUR, FISCHER und
LENZ berichtet worden, daß vereinzelt auch Durchbrechungen vorkommen in
dem Sinne, daß braunäugige Kinder in sehr seltenen Fällen auch Eltern mit
hellen Augen haben können, in denen sich kein braunes Pigment nachweisen
läßt. Das gleiche berichten HOLMS und LOOVIS, zit. nach B. MUELLER, allerdings auf Grund eines nicht sehr verläßlichen Materials.

Bei der Feststellung der Augenfarbe ist zu berücksichtigen, daß sie im Laufe
des Lebens Änderungen unterliegt. Neugeborene haben fast alle blaue Augen,
die endgültige Augenfarbe, in der man auch das braune Pigment erkennen kann,
bildet sich oft erst im Laufe des 2. Lebensjahres, manchmal sogar erst im 8. bis
10. Lebensjahr (VOGT und Mitarbeiter). Pathologische Zustände, wie Kurz-
sichtigkeit, Anastigmatismus und Strabismus, scheinen bis zu einem gewissen
Grade die Farbe der Iris beeinflussen zu können (WINGE, zit. nach B. MUELLER).
Auch verändert das Alter Farbe und Gestalt der Iris. Allerdings scheinen hier
erbliche Übereinstimmungen zu bestehen, wie Zwillingsuntersuchungen zeigten
(näheres s. VOGT, WAGNER und SCHLÄPFER).

Wenn Ausschlüsse der Vaterschaft auf Grund der Augenfarbe als Einzelergebnis den Anforderungen der deutschen Gesetzgebung auch nicht entsprechen,
so stellt im Rahmen einer erbbiologischen Begutachtung ein derartiger Ausschluß doch ein ziemlich wertstarkes Indiz gegen die Vaterschaft dar.

Auffällige Übereinstimmung in Einzelheiten der Iris zwischen dem Kinde
und dem als Vater in Betracht kommenden Mann würden bei fehlender Übereinstimmung bei Mutter und Kind bis zu einem gewissen Grade positiv auf die
Vaterschaft hinweisen, natürlich nur, wenn die Auffälligkeit selten ist.

Die Farbe und Form des Kopfhaares.

Nach den Zwillingsuntersuchungen von v. VERSCHUER (zit. nach LOEFFLER)
haben eineiige Zwillingspaare zu 75,8% gleiche Haarfärbung, in 13,5% zeigten
sich doch geringe Unterschiede in der Gesamttönung, doch waren diese Differenzen nur gering (eine halbe Nummerdifferenz der Haarfarbentafel von FISCHER-
SALLER); nur bei einem weit kleineren Material war die Differenz größer. Wenn
es auch sicher ist, daß die Haarfarbe zu einem sehr erheblichen Teil von erblichen Einflüssen abhängig ist, so ist man sich über den Erbgang im einzelnen
noch nicht völlig klar (Schrifttum hierüber s. LOEFFLER). Im großen und ganzen
nimmt man an, daß die dunkle Haarfarbe sich gegenüber der hellen dominant
verhält. Man kann im allgemeinen damit rechnen, daß bei dunkelhaarigen Kindern mindestens einer der Eltern gleichfalls dunkle Haare besitzt. Nach Zusammenstellungen aus dem Schrifttum und eigenen Untersuchungen traf dies
bei 858 dunkelhaarigen Kindern, die zum Teil in Halle und Umgebung untersucht wurden, immer zu (B. MUELLER). Bei diesen Untersuchungen wurden
die Nummern 27 und 4—7 der Haarfarbentafel von FISCHER als dunkel angesehen (alte Tafel). Nach allem was bekannt ist, spricht es in sehr erheblichem Maß
gegen die Vaterschaft, wenn ein Kind von hellhaarigen Eltern dunkle Haare hat.

Die Verwertbarkeit der Haaruntersuchung beim erbbiologischen Gutachten
wird allerdings dadurch eingeschränkt, daß die Haarfarbe nicht unerheblich
Umwelteinflüssen unterliegt. Bekanntlich dunkeln Haare von hellhaarigen
Kindern häufig spätestens zur Zeit der Pubertät erheblich nach, was man mit
den Hormonen, speziell auch mit den Sexualhormonen in Zusammenhang bringt
(LENZ, zit. nach LOEFFLER). Starke Belichtung kann auf die Haarfarbe Ein-

fluß haben, und schließlich darf man in der heutigen Zeit auch die Veränderung der Haarfarbe durch kosmetische Prozeduren nicht außer acht lassen (s. S. 113).

Vom dunklen Haar kann die *rote* Haarfarbe überdeckt sein. Es liegt nahe, daß gerade über die Vererbung der roten Haarfarbe viel gearbeitet worden ist (Schrifttum s. LOEFFLER). Es herrscht die Ansicht vor, daß sie sich eher recessiv verhält. Doch sind die Ergebnisse wohl noch nicht völlig eindeutig.

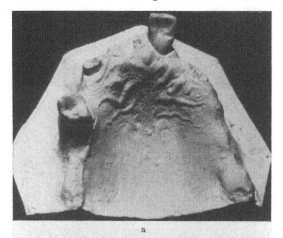

Bezüglich der *Haarform* nimmt man im großen und ganzen an, daß sich die verschiedenen Arten von Wellhaar (kraus, gedreht, wellig) schlichtem Haar gegenüber dominant verhalten. Dies stimmt wohl auch im allgemeinen. Unter 1220 Wiederimpflingen in Halle fanden sich 42 wellhaarige Kinder, bei denen *mindestens* einer der Eltern ebenfalls wellhaarig war. In 11 Fällen waren dagegen die Eltern eines wellhaarigen Kindes beide schlichthaarig (B. MUELLER). Auch sonst wurden zahlreiche Durchbrechungen festgestellt. Wenn man berücksichtigt, daß gerade die Haarform auch ohne Anwendung besonderer kosmetischer Einflüsse mitunter schon durch die Art des Kämmens erheblichen Umwelteinflüssen unterliegt, wird man praktisch bei der erbbiologischen Begutachtung mit der Feststellung der Haarform nicht allzu viel anfangen können, was natürlich nicht hindert, daß sie exakt bestimmt wird (genaues Schrifttum s. LOEFFLER).

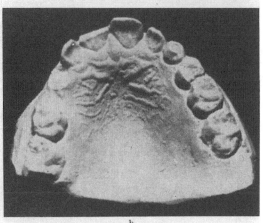

Abb. 175a u. b. Auffallende Ähnlichkeit in der Gestalt und Anordnung der Gaumenfalten zwischen Mutter (a) und Kind (b). (Nach NILLES: Med.-Diss. Heidelberg 1950.)

Bei der Betrachtung des Kopfhaares pflegt man auch die Lokalisation, die Zahl und den Drehungssinn des oder der Haarwirbel zu registrieren. Die Frage der Vererbung im einzelnen ist noch nicht eindeutig klargestellt (Schrifttum s. LOEFFLER).

Mundhöhle.

Die am harten Gaumen auftretenden sog. *queren Gaumenfalten* weisen sehr zahlreiche, ins einzelne gehende Merkmale auf, die anatomisch-anthropologisch und vererbungsbiologisch studiert wurden. Dies geschah vielfach im Zusammenhang mit Merkmalen des Gebisses von *zahnmedizinischer* Seite. Zwillingsuntersuchungen von KORKHAUS und RITTER wiesen auf eine genotypische Gebundenheit der Gaumenmuster hin. Dies bestätigte sich auch an einem allerdings kleinen Familienmaterial, das NILLE gesammelt hat (Abb. 175).

Von *äußeren Faktoren* kann das Gaumenbild beeinflußt werden, durch Alters-atrophien, aber auch durch das Tragen von Zahnprothesen. Die Technik des Abdruckes ist von der Zahnmedizin erarbeitet worden (RITTER, NILLES). Wir haben im Heidelberger Institut gelegentlich Übereinstimmungen in den Einzel-heiten des Gaumenbildes zwischen dem Kinde und dem als Vater in Frage kommenden Mann bei Fehlen der einschlägigen Mutter-Kind-Ähnlichkeit in sehr vorsichtiger Form unter Hinzuziehung der Heidelberger Zahnklinik mit-verwertet. Bemerkenswert ist, daß in diesen Fällen auch erhebliche andere Eigenheiten auf die Vaterschaft des Betreffenden hinwiesen; im ganzen befindet sich die Forschung hier noch im Fluß (Einzelheiten über Schrifttum und Technik s. NILLES). Weiterhin registriert man die Gestalt des Gaumens, insbesondere die Art seiner Wölbung.

Bei den Merkmalen des Gebisses bestehen an sich gleichfalls erbliche Ein-flüsse, die besonders von Vertretern der Zahnheilkunde studiert worden sind, so überzählige Schneidezähne, Stellungsanomalien. Doch leidet die Verwert-barkeit dieser Merkmale darunter, daß bei den zu untersuchenden Kindern noch das Milchgebiß besteht, und daß das Gebiß der Erwachsenen stark den Umwelts-einflüssen ausgesetzt ist (Schrifttum bei LOEFFLER, weiterhin RITTER, KORKHAUS).

Auffälligkeiten an der *Zunge* wird man gleichfalls registrieren.

Der Geschmackstest (PTC).

Im Jahre 1931 machte FOX zufällig die Beobachtung, daß der chemische Stoff *Phenylthiocarbamid* (PTC) von einzelnen Personen als bitter geschmeckt, von anderen als geschmacklos bezeichnet wurde. Weitere Untersuchungen von BLACKESLEE und SALMON, sowie von SNYDER ergaben, daß die sog. Schmecker-eigenschaft gegenüber PTC sich gesetzmäßig vererbt. Dies zeigte sich sowohl bei Zwillingsuntersuchungen (nach den Ausführungen von H. KLEIN hat es sich um 137 eineiige Zwillingspaare gehandelt) als auch Untersuchungen an ge-schlossenen Familien. Wenn sich die Schmeckereigenschaft gegenüber der Nichtschmeckereigenschaft dominant verhält, dürfen aus Elternkombinationen Nichtschmecker × Nichtschmecker keine Schmecker hervorgehen. Das vor-liegende Material bezieht sich auf 800 Familien mit insgesamt 1417 Kindern. Bei diesen Familien bestand 86mal die Kombination Nichtschmecker × Nicht-schmecker, von den Kindern waren 218 Nichtschmecker; bei 5 Kindern be-standen jedoch sog. Ausnahmen; sie werden von den Autoren auf Irrtum in der Diagnose oder auf illegitime Abstammung zurückgeführt (SNYDER). Bei weiteren Familienuntersuchungen, bei denen aber in erster Linie nach erblichen Hautkrankheiten geforscht wurde, wurden 780 Kinder hinsichtlich des Ge-schmackstestes überprüft; das Ergebnis entsprach hier der Erwartung; bemerkens-werterweise traf aber die BERNSTEINsche Regel (Blutgruppen des AB0-Systems) in 3 Fällen nicht zu, ein Zeichen dafür, daß man bei solchen Untersuchungen eben immer mit gewissen Fehlerquellen rechnen muß (KLEIN). Wenigstens wird man nach dem vorliegenden Material die Prüfung des Geschmackstestes bei geeigneten Voraussetzungen im erbbiologischen Gutachten empfehlen können, worauf bereits v. SKRAMLIK hingewiesen hat.

Hinsichtlich der Technik pflegt man so vorzugehen, daß man 5 verschiedene Lösungen herstellt, die man mit A—E bezeichnet (WEBER, zit. nach KLEIN). Die Lösung A enthält das PTC in einer Konzentration von 0,25%, die Lösung B in 0,0625%, die Lösung C in 0,0156%, Lösung D in 0,00391% und Lösung E in 0,000975%. Wenn eine Versuchsperson die Konzentrationen E, D, C nicht schmeckt, so gilt sie als Nichtschmecker, meist schmeckt sie dann auch nicht die Konzentration A und B. Eine Person, die die Lösung E schmeckt, gilt als Schmecker. Bei forensischen Untersuchungen wird man die Prüfung jedoch in einer Form vornehmen müssen, die nach menschlichem Ermessen *wahrheitswidrige Angaben* ver-meidet. Man wird durcheinander nicht nur die einzelnen Lösungen des PTC, sondern auch salzige, bittere und süße Stoffe geben, um sich zu überzeugen, ob die Angaben bei diesen Lösungen richtig sind. Der bittere Geschmack des PTC ist recht eindringlich. Es ist daher notwendig, daß man auf die Gesichtszüge des zu Untersuchenden achtet. Durch Untersuchungen, die FRANZ KLEIN im Heidelberger Institut durchgeführt hat, hat sich herausgestellt, daß die Geschmacksqualitäten der Zunge rechts und links auch gegenüber PTC verschiedenartig sein können. Man darf daher nicht versäumen, gegebenenfalls durch Betupfen mit der Flüssigkeit die verschiedenen Partien der Zunge einzeln zu überprüfen. Weiter ist zu berücksichtigen, daß die Geschmacksempfindung, wahrscheinlich infolge Verschwindens einzelner Papillen, jenseits des 40. Lebensjahres nachläßt. Untersuchungen von v. MOERS-MESSMER am Heidelberger Institut zeigten fernerhin, daß die Geschmacksempfindung auch bei PTC bei Kindern um das 3. Lebensjahr herum so gut ausgebildet ist, daß eine Untersuchung möglich ist, sofern es sich um normale, nicht etwa schwachsinnige Kinder handelt. Besonders betont werden muß, daß Durchführung der Untersuchung und Verwertung der Ergebnisse im Gutachten *Vorsicht und Kritik* erfordern.

In ähnlicher Weise wie das PTC scheint sich auch hinsichtlich der Schmeckbarkeit das p-Acetamino-benzaldehydthiosemicarbazon zu verhalten; nach den bisherigen Feststellungen schmeckten diesen Stoff auch diejenigen Personen nicht, die Nichtschmecker für PTC waren (KUHN und ZILLEKEN).

β) Rumpf, insbesondere genetischer Wirbelsäulenvergleich.

Bei der Untersuchung des Rumpfes wird man auf den Konstitutionstypus und das Fettpolster achten, soweit dies unter Berücksichtigung der Entwicklung des Kindes möglich ist.

In den letzten Jahren haben sich gewisse Kontroversen bezüglich der Bewertung des sog. genetischen *Wirbelsäulenvergleichs* ergeben.

Es ist ein Verdienst des Anthropologen KONRAD KÜHNE, der eine Zeitlang auch klinisch arbeitete, daß er auf Grund von Röntgenuntersuchungen die anatomischen Variationen der Wirbelsäule beschrieben und anschließend seine Befunde unter genetischen Gesichtspunkten studiert hat. Auf Grund von etwa 10000 Röntgenaufnahmen stellte KÜHNE fest, daß die Abgrenzung zwischen der Hals- und Brustwirbelsäule, zwischen der Brustwirbelsäule und Lendenwirbelsäule, zwischen der Lendenwirbelsäule und dem Kreuzbein und zwischen Kreuzbein und dem Steißbein nicht konstant ist. Bei einer Anzahl von Menschen sind die Grenzen dieser Wirbelsäulenabschnitte nach oben zu, bei anderen nach unten zu verschoben. Bei einer Verschiebung nach unten zu würde z. B. der 1. Brustwirbel noch mehr oder weniger Eigenheiten der Halswirbelsäule aufweisen, der 1. Lendenwirbel Eigenheiten der Brustwirbelsäule usw.

Eine Verschiebung dieser Grenzen nach oben zu wird von KÜHNE als *kranialer Typ*, eine Verschiebung nach unten zu als *caudaler Typ* bezeichnet. Zur kranialen Variation gehören etwa 59% der Menschen, zur caudalen 34%, nur in 7% ist nach den Untersuchungen von KÜHNE eine Unterscheidung nicht möglich.

Die Feststellung erfolgt durch Röntgenaufnahmen der gesamten Wirbelsäule und durch Teilaufnahmen, wozu man für einen Erwachsenen 3—4 Röntgenaufnahmen benötigt. Die 1. Aufnahme soll vom 1. Halswirbel bis zum 3. Brustwirbel reichen, die 2. Aufnahme mindestens vom 6. Halswirbel bis zum 1. Lendenwirbel, die 3. Aufnahme soll den unteren Teil der Wirbelsäule darstellen. Hierzu ist ein großer Film im Format 30 × 40 cm notwendig, da die Rippen des 12. Brustwirbels in ihrer ganzen Ausdehnung sichtbar sein müssen. Die Auswertung der Röntgenaufnahmen muß erfolgen durch einen Röntgenologen, der sich in die Einzelheiten dieser Variationen gut eingearbeitet hat. Nicht jeder Röntgenologe ist dazu imstande.

Bezüglich der *Vererbung* hat KÜHNE eine Dominanz der kranialen Variation gegenüber der caudalen festgestellt. Das Vorhandensein der kranialen Variation wird mit Cr, das Fehlen mit cr bezeichnet. Die Möglichkeit eines Ausschlusses der Vaterschaft ergibt sich insofern, als aus Elternpaaren, bei denen die kraniale Variation nicht festzustellen ist (cr cr × cr cr) nicht Kinder der Variation Cr cr, also Kinder vom kranialen Typ hervorgehen können.

Die Gültigkeit dieser Gesetzmäßigkeit wurde überprüft an 53 eineiigen und 35 zweieiigen Zwillingen; bei eineiigen Zwillingen bestand Konkordanz; außerdem erfolgte eine Überprüfung an einem Familienmaterial von 23, miteinander vielfach verwandten Familien, bestehend aus insgesamt 126 Personen, doch waren die Familien nicht immer vollständig.

Durch Mißverständnisse, vor allen Dingen durch ein Vorbeireden zwischen Jurist und Mediziner, ist der Eindruck entstanden, daß Vaterschaftsausschlüsse auf Grund des Wirbelsäulenvergleichs ebenso sicher seien, wie ein Ausschluß auf Grund der Blutgruppen, und daß die Ausschlußhäufigkeit besonders groß sei. In schneller Zunahme verlangten die Parteien in Alimentationsprozessen die Durchführung des Vergleichs und die Gerichte faßten sehr häufig entsprechende Beweisbeschlüsse.

Es kann aber keine Rede davon sein, daß ein Ausschluß der Vaterschaft auf Grund des Wirbelsäulenvergleichs in seiner Sicherheit an die Ergebnisse der Blutgruppenuntersuchung herankommt. Dazu sind die Grundlagen für die Forschung zahlenmäßig noch viel zu klein. Auch ist mit keiner hohen Ausschlußmöglichkeit zu rechnen (etwa um 10%). Die Ergebnisse des Wirbelsäulenvergleichs können daher nur als *Teilergebnis* im Rahmen einer erbbiologischen Gesamtuntersuchung gewertet werden. Es handelt sich hier keineswegs um eine selbständige Untersuchungsmethode, die für sich allein zu einem verwertbaren Ergebnis führen kann. LENZ lehnt sie völlig ab (zit. nach LEHMANN).

Da die Kosten durch die Notwendigkeit der Röntgenaufnahmen verhältnismäßig hoch sind (KÜHNE rechnet mit einem Kostenaufwand von etwa DM 80.—), pflegt man diese Untersuchung im Rahmen der erbbiologischen Untersuchung nur dann durchzuführen, wenn sie im Gerichtsbeschluß besonders angeordnet wird oder wenn das Gericht nachträglich die Zustimmung gibt. Es wird auch die Pflicht des Gutachters sein, das Gericht in geeigneten Fällen vor überspannten Erwartungen zu warnen.

γ) Gliedmaßen.

Allgemeines.

Bei der Untersuchung der Gliedmaßen gilt die Aufmerksamkeit hauptsächlich den Händen und Füßen. Man beachtet die Verhältnismaße und die Finger- und Zehenformen. Bei der Form der Nägel werden registriert Längs- und Querkrümmung, Form des Nagelwalles, die Art der Rundung. Man beachtet die Form der Beugefurchen der Hand und achtet auf die Art der Behaarung der Rücken der mittleren Finger und der Zehenglieder. Auch eine *Überstreckbarkeit* in den Grundgelenken der Finger, insbesondere des Daumens gilt als beachtlich (Richtlinien für Abstammungsgutachten).

Das Hauptaugenmerk pflegt auf das Verhalten des Reliefs der Fingerbeeren und der Hohlhand gerichtet zu werden.

Das Relief der Fingerbeeren und der Hohlhand.

Unsere Kenntnisse über das Verhalten der Fingerbeeren in anthropologischer, embryologischer und erbbiologischer Beziehung verdanken wir, wenigstens in neuerer Zeit, den Forschungen von POLL und KRISTINE BONNEVIE. Vielleicht mit deshalb, weil der Gerichtsmediziner sich aus kriminalistischen Gründen (Daktyloskopie) hier und da mit Einzelheiten der Fingerbeerenmuster beschäftigen mußte, sind die Ergebnisse der Forschung über die Vererbung der Muster auch von dieser Seite hinsichtlich ihrer forensischen Verwertbarkeit diskutiert worden (MEIXNER, B. MUELLER, BÖHMER u. a.).

Nach dem Stande unserer gegenwärtigen Erkenntnisse erstrecken sich die Untersuchungen beim erbbiologischen Gutachten auf die eigentlichen Fingerbeerenmuster, auf die Papillarlinien der Hohlhand, auf die Furchen der Hohlhand, und — soweit erforderlich — auch auf die entsprechenden Gebilde der Fußhohle.

Im Rahmen der Untersuchungen der Fingerbeerenmuster wird Bezug genommen auf den sog. *quantitativen Wert*, auf die *Lage des Zentrums* der Muster, mehr nach der ulnaren oder radialen Seite hin, auf den sog. Formindex, sowie auf den *Typus der Muster* und etwaige in ihnen kenntliche *Einzelheiten.*

Der *quantitative Wert* resultiert aus der Anzahl der Leisten zwischen dem Delta und dem Zentrum der Muster. Für die Auszählung der Leistenzahl sind zunächst von kriminalistischer Seite (S. 135), späterhin auch von anthropologischer Seite, ins einzelne gehende Richtlinien, die im großen und ganzen empirisch gefunden wurden, ausgearbeitet worden. Sie werden von GEIPEL so eingehend dargestellt, daß es ohne weiteres möglich ist, die Technik nachzuarbeiten. Nach dem Stande der gegenwärtigen Erkenntnisse ist bei Zweideltamustern für die Feststellung des individuellen quantitativen Wertes die höhere Leistenzahl maßgebend; der Wert errechnet sich für die Gesamtperson durch Division der Summe der einzelnen Finger durch 10.

Der quantitative Wert ist nach BONNEVIE von der bei der Entstehung der Fingerbeerenmuster vorhandenen Hautspannung abhängig. War sie niedrig, die Epidermis dick und demzufolge die Leistenzahl der Muster gering, so nimmt man homozygotes Vorhandensein des Erbfaktors V für die Epidermisdicke, entsprechend der Erbformel VV an. Hohe Hautspannung bzw. dünne Epidermis verursacht hohe Leistenzahlen, die auf homozygotes Verhalten des Epidermisdickenfaktors im Sinne der Erbformel vv schließen lassen. Die mittleren Werte entsprechen der Heterozygotie, ausgedrückt durch die Formel Vv.

Maßgebend ist der Höchstwert der Leistenzahlen an irgendeinem der Finger, sei es auf der radialen Seite, oder auf der ulnaren Seite. Überschreitet der Höchstwert nicht die Leistenzahl 15, so wird die Formel VV eingesetzt. Liegt die Leistenzahl zwischen 16 und 22, so nimmt man die Formel Vv an. Überschreitet sie die Zahl 22, hat also eine hohe Spannung bestanden, so wird die Formel vv eingesetzt.

Die *Verschiebung der Zentren der Muster* nach der radialen oder ulnaren Seite hin ist nach BONNEVIE durch den radialen Polsterungsfaktor R und durch den ulnaren Polsterungsfaktor U bedingt. Je nach der Differenz zwischen der höchsten Leistenzahl und der geringsten auf der radialen und ulnaren Handseite nimmt BONNEVIE (technische Vorschriften im einzelnen s. GEIPEL) homozygotes Vorhandensein der Polsterungsfaktoren (RR, UU) bzw. Fehlen (rr, uu) oder Heterozygotie (Rr, Uu) an. Überschreitet diese Differenz nicht die Zahl 4, so pflegt man die Formel rr bzw. uu einzusetzen. Liegt die Differenz der Leistenzahl zwischen 5 und 10, so setzt man die Formel Rr bzw. Uu ein. Überschreitet die Differenz die Zahl 10, so kommt man zu der Formel RR bzw. UU.

Die *Vererbung* der auf diese Weise ermittelten Merkmale V, R und U wird als kombinant angenommen. Es bestehen also dieselben Regelmäßigkeiten, wie bei der Vererbung der Eigenschaften MM und NN. Aus einer Ehe VV × VV könnten demnach nur Kinder VV hervorgehen (bzw. R- oder U-Kinder), aus einer Elternkombination vv × vv nur Kinder vv. Einer Mutter-Kind-Kombination VV und vv sollte eigentlich unmöglich sein. Zusätzlich müßte man auch noch sagen, daß aus Elternkombinationen VV × vv keine Kinder mit dem Wert vv hervorgehen könnten. Das gleiche würde auch für die Merkmale R und U gelten. CHR. STEFFENS zieht allerdings auf Grund ihrer Untersuchungen die Erbbedingtheit der Merkmale R und U in Zweifel. — Tatsächlich kommen Durchbrechungen vor, wie aus noch nicht veröffentlichtem Material von FRITZ (MEIXNER), weiterhin aus den Untersuchungen von BÖHMER und HARREN auf Grund einer Durchmusterung eines Materials von 100 Familien mit 436 Kindern hervorgeht. Auch haben erfahrene Gutachter hier und da feststellen müssen, daß man eigentlich die Mutter als „unmöglich" ausschließen müßte. Man muß daher bei Schlußfolgerungen aus den Ergebnissen der Untersuchungen der Papillarmuster in erbbiologischer Beziehung zurückhaltend sein. Die Ergebnisse können insoweit nur als *vorsichtig zu wertendes* Einzelergebnis bewertet werden.

Der *Formindex* resultiert aus der Höhe und der Breite der Muster. Die Technik wird von BONNEVIE, B. MUELLER und GEIPEL genau geschildert. Es läßt sich aber nicht leugnen, daß sie bis zu einem gewissen Grade labil ist und daß bei Grenzfällen auch von erfahrenen Untersuchern verschiedene Differenzierungen möglich sind.

Die Messung des Index erfolgt mit der Zeißschen Meßlupe. Die Technik ist nicht nur für die Wirbelmuster, sondern auch für Schleifen- und Bogenmuster erarbeitet worden. Hat man die Breite und die Höhe festgestellt, so ergibt sich der Formindex nach der Formel

$$\frac{\text{Breite} \times 100}{\text{Höhe}} = \frac{B \times 100}{H}$$

Beträgt der Index nicht mehr als 60 (dies wären langgezogene Muster), so wird es nach der Einteilung von BONNEVIE als elliptisch bezeichnet (E), beträgt der Indexwert mehr als 80, so gilt es als zirkulär (C). Muster, die in der Mitte liegen, werden als intermediär (M) bezeichnet.

Es besteht kein Zweifel, daß die Musterformen zum mindesten bis zu einem erheblichen Grade erblich sind. Über die Vererbungsgesetze im einzelnen hat man eine eindeutige Vorstellung nicht erarbeiten können. Aus Elternkombinationen, bei denen bei beiden Eltern E-Muster vorherrschen, gehen meist Kinder hervor, bei denen gleichfalls E-Muster, zum mindesten M-Muster vorherrschen, jedoch nicht Kinder, bei denen nur C-Muster vorhanden sind. Entsprechendes gilt für die Elternkombinationen C × C.

Bei einem Familienmaterial von 235 Familien mit 434 Kindern bestätigte sich nach den Untersuchungen von B. MUELLER diese Regel, wenn man den individuellen Begriff C so definierte, daß alle Muster dieser Gruppe zirkulär sind. Der individuelle Begriff E bedeutete bei diesen Untersuchungen: rechts und links mindestens ein Muster elliptisch, alle übrigen Individuen wurden in die Gruppe M eingereiht. Doch ist bei dieser Definition die theoretische Ausschlußmöglichkeit nur eine geringe. Bestimmte Regeln werden sich auch nicht aufstellen lassen. Man kann nur allgemein sagen, daß ein auffälliges Vorherrschen von zirkulären Mustertypen bei der Mutter und bei dem als Vater in Frage kommenden Mann und eine auffällige Häufung von E-Mustern beim Kinde gegen die Vaterschaft dieses Mannes spricht. Doch genügt dies allein nicht, um ihn als Vater auszuschließen.

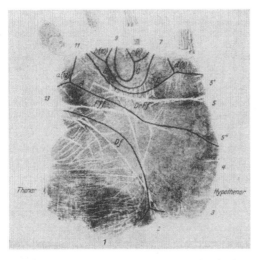

Abb. 176. Die gebräuchlichen Bezeichnungen der einzelnen Gebiete an der Handfläche. *1—13* dient zur Bestimmung der Endigungsform der Linien *A B C D*, die von den Triradien *a, b, c, d* an den Handrand ziehen. *DrFf* Dreifingerfurche, *Fff* Fünffingerfurche, *Df* Daumenfurche. (Nach ABEL: Handbuch der Erbbiologie, Bd. 3, S. 427. 1940.) Siehe auch Abb. 177.

In späterer Zeit hat GEIPEL auf Grund der Durcharbeitung von größerem Material gemeinsam mit v. VERSCHUER die Grenzen für die Feststellung der Indextypen geändert. Indices unterhalb der Zahl 93 werden als klein, Indices von 90—113 als mittel und Indices von mehr als 110 als groß bezeichnet. Durch diese Überschneidung soll gezeigt werden, daß die Grenzen unsicher sind. Aus den Einzelindices wird ein Durchschnittsindex gebildet. Haben Mutter und Kind einen kleinen Zehnfingerformindex, so ist es unwahrscheinlich, daß das Kind von einem Vater mit hohem Zehnfingerindex stammt und umgekehrt. Haben Mutter und Kind mittleren Zehnfingerformindex, so ist ein Wahrscheinlichkeitsschluß hinsichtlich der Vaterschaft im allgemeinen nicht vertretbar. Doch handelt es sich auch hier um eine *Regel*, nicht etwa um ein völlig feststehendes Vererbungsgesetz.

Bezüglich der *Mustertypen* und etwaiger Einzelheiten der Finger bestehen keine besonderen Gesetzmäßigkeiten, obwohl erbliche Verhältnisse sicherlich eine Rolle spielen. Die Neigung zur Verschlingung (also zur Bildung von Doppelschlingen) scheint eine gewisse Neigung zur Vererbung zu haben, doch wurden auch zahlreiche Durchbrechungen festgestellt (B. MUELLER, BÖHMER und HARREN). Auch sonst kommt es auf das Vorherrschen einzelner Mustertypen an. Als ich in früherer Zeit Familienmaterial in einem Fischerdorf an der pommerschen Küste sammelte, in dem fast alle Familien miteinander verwandt waren, fiel eine besondere starke Häufung der Bogenmuster auf, die sonst ziemlich selten sind. Herrschen bei der Mutter und bei dem in Frage kommenden Mann Bogenmuster vor und bestehen bei dem Kinde ausgesprochen reichlich Schleifen-

oder gar Wirbelmuster, so spricht dies bis zu einem gewissen Grade gegen die Vaterschaft, wie auch MEIXNER in etwas anders gelagerten Beispielen anführt.

Man wird weiterhin auf Einzelheiten achten, etwa unregelmäßige, auffällige Verzweigungen an bestimmten Stellen; fehlen diese Eigenheiten bei der Mutter, sind sie aber bei dem Kinde und dem als Vater in Anspruch genommenen Mann vorhanden, so würde dies wieder positiv im Sinne der Vaterschaft in mehr oder minder hohem Maße zu werten sein (BÖHMER und HARREN). Die Wertstärke dieser Befunde richtet sich nach der Häufigkeit des Vorkommens dieser Eigenheiten in der jeweiligen Population. Exakte statistische Unterlagen hierfür fehlen allerdings noch.

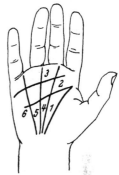

Abb. 177. System der Handlinien (nach PÖCH). *1* Oppositionsfurche des Daumens, *2* Fünffingerfurche, *3* Dreifingerfurche, *4* Mittelfingerfurche, *5* Ringfingerfurche (selten), *6* Kleinfingerfurche (selten).

Bei dem Relief der *Handleisten* unterscheidet man das Relief des Daumenballens und des Kleinfingerballens, sowie die Reliefe an dem Ballen des 2.—4. Fingers. Nach den Vorschlägen von WILDER und CUMMINS werden diese Muster zweckmäßigerweise am Abdruck nach besonderen Regeln abgegrenzt; der Verlauf einzelner besonders hervorgehobener Linien wird verfolgt. Die Muster bekommen die Bezeichnung a—d. Die entsprechende Linien werden mit den Buchstaben A—D bezeichnet. Auf diese Weise läßt sich unter Umständen unter Anwendung von Zahlen das Relief der Hohlhand formelmäßig erfassen (WILDER und CUMMINS, zit. nach

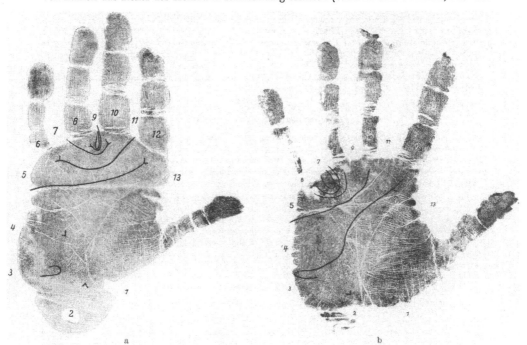

Abb. 178 a u. b. Ausbildung einer Vierfingerfurche (Affenfurche) beim Kinde (a) und bei dem als Vater in Frage kommenden Mann (b) als vorsichtig zu wertender positiver Hinweis auf die Vaterschaft, wenn die Furche bei der Mutter und ihrer Aszendenz fehlt.

ABEL; Abb. 176). Bestimmte Gesetze für die Vererbung lassen sich nicht aufstellen. Man wird auch hier Eigenheiten heraussuchen müssen und sehen, wieweit beim Kinde vorhandene Eigenheiten auch bei der Mutter bzw. beim angeblichen Vater vorhanden sind. Besteht keine Ähnlichkeit zwischen dem Hohlhandrelief von Mutter und Kind, so spricht jegliches Fehlen von Übereinstimmungen bis zu einem gewissen Grade gegen und eine Übereinstimmung bis zu einem gewissen Grade für die Vaterschaft des betreffenden Mannes.

Neben dem Leistenrelief der Fingerbeeren und der Hohlhand kann zur Ergänzung auch auf das entsprechende Relief der *Zehen und Fußsohlen* zurückgegriffen werden, das von CH. STEFFENS untersucht und mit dem Papillarliniennetz der Fingerbeeren und der Hohlhand verglichen wurde.

Zusätzlich pflegt man auch den Verlauf und die Anordnung der in der sog. Chiromantie beachteten *Handlinien* Aufmerksamkeit zu schenken. Sie werden nach einem bestimmten von PÖCH hergestellten Schema numeriert (s. Abb. 177); man wird auch hier Übereinstimmungen bzw. Nichtübereinstimmungen bei den zu untersuchenden Personen registrieren.

Ein verhältnismäßig seltenes Merkmal ist die sog. *Vierfingerfurche*, wie sie bei den Affen vorhanden ist, daher im Volksmunde auch *Affenfurche* genannt; sie durchschneidet die ganze Hohlhand quer. Ihr Vorhandensein ist, wie auch die Untersuchung von Zwillingspaaren ergab, ziemlich weitgehend erbbedingt. Doch ist mit Manifestationsschwankungen zu rechnen (Literatur s. ABEL und LOEFFLER).

Untersuchungen aus jüngster Zeit haben gezeigt, daß man die Bedeutung der Vierfingerfurche im erbbiologischen Gutachten früher vielleicht etwas überschätzt hat. Sie kommt in Deutschland in 1—3% der Bevölkerung vor. Sie tritt etwa ebenso häufig an einer Hand wie an beiden Händen auf. Einwandfreie Geschlechtsunterschiede ließen sich nicht nachweisen. Ein häufigeres Vorkommen bei abnormen Individuen, wie Epileptikern und mongoloiden Idioten, wird behauptet, ist aber noch nicht ganz eindeutig bewiesen. Eine streng dominante Vererbung liegt nach dem Ergebnis neuer Forschungen, die zum Teil im Heidelberger Institut stattfanden (STEFFENS), nicht vor. War die Vierfingerfurche bei einem Kinde einhändig oder zweihändig vorhanden, so kam sie nur in der Hälfte der untersuchten Familien bei einem der Eltern vor, in anderen Fällen nur bei einem der Großeltern (Untersuchung an Familien mit insgesamt 58 Kindern, bei denen die Vierfingerfurche vorhanden war). Findet man bei den erbbiologischen Untersuchungen die Vierfingerfurche bei dem Kinde und bei einem von den beiden in Frage kommenden Männern (Abb. 178), so ist dies ein gewisses Indiz für die Vaterschaft dieses Mannes, das aber zur erbbiologischen Feststellung der Vaterschaft für sich allein keineswegs ausreicht, sondern nur in Zusammenhang mit anderen Merkmalen verwertet werden kann (BECKER, STEFFENS).

δ) Pathologische Merkmale.

Es ist unerläßlich, im erbbiologischen Gutachten auch etwaige pathologische Merkmale zu berücksichtigen, insbesondere Mißbildungen, erblich bedingte Hautkrankheiten usw. Eine ausführliche Darstellung der hier bestehenden Möglichkeit wird im Rahmen dieses Buches nicht möglich sein. Auf einschlägiges Schrifttum, insbesondere auf das von JUST herausgegebene Handbuch der menschlichen Erbbiologie muß verwiesen werden.

An der Grenze zwischen pathologischen und physiologischen Merkmalen steht die sog. *Pelgeranomalie* der Leukocyten. Es handelt sich hier um eine familiär auftretende, sich nach unseren bisherigen Erkenntnissen dominant vererbende Anomalie insofern, als bei neutrophilen Leukocyten der Kern nur in 2 Segmenten vorhanden ist. Dieses Merkmal kann unter Umständen bei der erbbiologischen Untersuchung hilfsweise mit herangezogen werden (Einzelheiten s. Schrifttumsverzeichnis).

3. Auswertung der Einzelergebnisse.

Man wird grundsätzlich geneigt sein, bei der Auswertung der Einzelmerkmale und Gewinnung eines Gesamtmaterials nach Möglichkeit *mathematische* Grundsätze aufzustellen. Ist beim Fehlen der Mutter-Kind-Ähnlichkeit ein Merkmal sowohl beim Kinde als auch bei dem in Anspruch genommenen Mann vorhanden, so hängt seine Wertstärke wesentlich von der *Häufigkeit dieses Merkmals* in der entsprechenden Population ab. So wird das Vorhandensein einer dinarischen Nase bei dem Kinde und dem als Vater in Anspruch genommenen Mann in Oberbayern und Tirol keine besondere Bedeutung haben, wohl aber in Norddeutschland (MEIXNER). Es ist ein Verdienst von ESSEN-MÖLLER durch Aufstellung von Formeln die Möglichkeit eröffnet zu haben, das Ergebnis der Untersuchung zahlenmäßig exakt auszudrücken. KERNBACH und HURGHISIU haben dies unter Berücksichtigung der Verhältnisse in Rumänien ergänzt. LUDWIG macht unter vorsichtiger Kritik der gegenwärtigen Berechnungsarten weitere Vorschläge unter Berücksichtigung amerikanischer Ergebnisse (Einführung des Begriffs der „plausibility"). Doch ist von anderer Seite auf Tagungen dringend vor einer Überschätzung der mathematischen Methoden gewarnt worden, weil sie leicht zu Fehlresultaten führt; sie haben sich im großen und ganzen nicht eingebürgert; auf das einschlägige Schrifttum muß verwiesen werden (zit. nach LOEFFLER). Der Anwendung mathematischer Berechnungen würde aber vorläufig der schon erwähnte Umstand entgegenstehen, daß unsere Kenntnisse über die Frequenz des Vorkommens einzelner Merkmale in den in Frage kommenden Bevölkerungsgebieten noch recht lückenhaft sind. Man sollte zunächst sehen, diese Lücken auszufüllen.

In der Praxis pflegt das Gesamtergebnis aus den Einzelbefunden außer nach dem Schrifttum auch nach *persönlichen* Erfahrungen des Untersuchers gewonnen zu werden. Es ist daher bis zu einem gewissen Grade durch das Kalkül bedingt. Und es ist keine Seltenheit, daß die Auffassungen der einzelnen Untersucher sich mehr oder minder widersprechen. Stimmen sie überein, vielleicht unter Abweichung in Nuancen, so erleichtert dies wieder dem Gericht, das Urteil wesentlich auf das Ergebnis der erbbiologischen Untersuchung aufzubauen.

Im Heidelberger Institut, in denen die Untersuchung durch eine Anthropologin durchgeführt werden, kommt die Untersuchung in ihrem Ergebnis zu folgender Wahrscheinlichkeitsskala:

1. Vaterschaft praktisch („mit an Sicherheit grenzender Wahrscheinlichkeit") erwiesen.

2. Vaterschaft sehr wahrscheinlich.

3. Vaterschaft wahrscheinlich.

4. Über die Vaterschaft ist weder im positiven noch im negativen Sinne etwas auszusagen.

5. Vaterschaft unwahrscheinlich.

6. Vaterschaft sehr unwahrscheinlich.

7. Vaterschaft praktisch ausgeschlossen („offenbar unmöglich").

Kommt man zu dem Ergebnis der Wahrscheinlichkeitsstufen 1 oder 7, was aber nur selten möglich ist, so dürfte das Resultat für das Gericht leicht zu verwerten sein. Ziemlich häufig liegen die Verhältnisse so, daß wir bei dem Beklagten zu dem Resultat der Ziffer 2 (Vaterschaft sehr wahrscheinlich) und beim Zeugen zum Resultat der Ziffer 6 (Vaterschaft sehr unwahrscheinlich) oder umgekehrt kommen. Wir vertreten die Auffassung, daß sich diese beiden Ergebnisse miteinander addieren, so daß sie einem „offenbar unmöglich" im Sinne des §§ 1592, 1717 BGB. gleichkommen, allerdings *nur in der Voraussetzung*, daß außer diesen beiden Männern weitere als Vater *nicht* in Frage kommen. Die Gerichte pflegen dies auch im allgemeinen anzuerkennen. An die Feststellung der Wahrscheinlichkeit 2 und 6 müssen demnach *strenge* Anforderungen gestellt werden. So kommt es, daß bei sog. Zwei-Mann-Sachen die Resultate im Sinne der Rechtsprechung gut zu verwerten sind.

Schwieriger liegen die Verhältnisse bei sog. *Ein-Mann-Sachen*, bei denen also nur der Beklagte und nicht ein Zeuge untersucht wird. Hier bedeutet das Resultat „Vaterschaft sehr unwahrscheinlich" kein „offenbar unmöglich", und gerade in solchen Fällen ist es erforderlich, daß vom allgemein-gerichtsmedizinischen Standpunkt aus das gesamte vorliegende Material, insbesondere auch durch gründliches Studium der Akten, daraufhin durchgesehen wird, ob sich nicht aus der Tragzeit oder aus der Feststellung des Konzeptionsoptimums, aus dem Fehlen oder Vorhandensein etwaiger venerischer Infektionen, aus der serologischen Untersuchung weitere Unwahrscheinlichkeiten ergeben, die zusammen mit dem Ergebnis der eigentlichen erbbiologischen Untersuchung doch noch das Endresultat „offenbar unmöglich" gewährleisten.

Im *Strafrecht*, insbesondere bei Meineidsprozessen, unterliegt das Ergebnis der freien Beweiswürdigung durch das Gericht (s. auch S. 997).

Es kommt gelegentlich vor, insbesondere dann, wenn versäumt worden ist, die Blutgruppenuntersuchung *vor* Anordnung der erbbiologischen Begutachtung durchzuführen, daß das Ergebnis der Blutgruppenuntersuchung zu einem Ausschluß der Vaterschaft führt, während sie nach dem Ergebnis der erbbiologischen Untersuchung wahrscheinlich oder gar sehr wahrscheinlich ist. In solchen Fällen hat nach herrschender Auffassung die Blutgruppenuntersuchung (AB0-System und Faktoren M und N) den Vorrang, was nach Art des Sicherheitsgrades selbstverständlich sein sollte. Voraussetzung ist natürlich, daß in der Technik der Untersuchung keine Fehler, oder bei der Blutentnahme oder bei der Verarbeitung des Materials im Laboratorium keine Verwechslungen vorgekommen sind. Eine Wiederholung der Blutgruppenuntersuchung durch einen anderen Gutachter wird hier notwendig sein.

Bemerkenswerterweise hat die erbbiologische Untersuchung auch bei der Klärung der Abstammung von *Findlingskindern* in unruhigen Zeiten brauchbare Ergebnisse erzielt (EHRHARDT, CHR. STEFFENS).

4. Praktische Durchführung der Untersuchung.

In den meisten Fällen erläßt das Gericht einen entsprechenden Beweisbeschluß. Begreiflicherweise sind die Gerichte in Deutschland bei Armensachen hierin zurückhaltend, weil die Kosten der Untersuchung erhebliche sind. Übernimmt einer der Parteien von sich aus die Kosten, so wird ein einschlägiger Beschluß des Gerichtes leichter durchgesetzt. Es kommt auch vor, daß die Parteien von sich aus unmittelbar an den Gutachter herantreten und eine einschlägige Untersuchung wünschen. Zur Untersuchung müssen die beteiligten Personen zu gleicher Zeit erscheinen. Sie dauert etwa einen Vormittag. Manchmal sind verhältnismäßig weite Reisen erforderlich. Wir gehen so vor, daß wir die Gerichte bitten, die betreffenden Personen zum bestimmten Tage vorzuladen. Dieser Ladung wird vom Gericht meist ein Hinweis angeschlossen, daß sie laut § 372a ZPO. zum Erscheinen verpflichtet sind. Recht ärgerlich ist es manchmal in der Praxis, wenn trotzdem eine der Personen nicht erscheint. Es muß dann im Einzelfalle entschieden werden, ob es ausnahmsweise verantwortet werden kann, diese Person später zu untersuchen, oder ob es notwendig ist, alle nebeneinander zu sehen. Soweit es sich bei diesen Untersuchungen um rein *ärztliche* Angelegenheiten handelt, wie Blutentnahme, serologische Bestimmungen, Untersuchung des entblößten Körpers, Feststellung von pathologischen Merkmalen, erscheint es uns erforderlich, daß die Untersuchung bzw. der Eingriff von einem *Arzt* im Einvernehmen mit dem Anthropologen vorgenommen wird, sofern der Anthropologe nicht selbst Arzt ist.

Erbbiologische Untersuchungen können nach geläufiger Auffassung vom *3. Lebensjahr* des Kindes an vorgenommen werden. Nur ganz selten können Ausnahmen zugelassen werden. Diese Einschränkung ist vom Standpunkt der Jugendämter und der Gerichte deswegen besonders ärgerlich, weil in der Zwischenzeit der Kindesmutter die ihr an sich wahrscheinlich zustehende Alimentationsrente für das Kind entzogen wird und meist aus öffentlichen Mitteln aufgebracht werden muß. Doch wird sich dies nicht ändern lassen.

Ist einer der zu untersuchenden Personen *verstorben*, so muß es dem Ermessen des einzelnen Untersuchers überlassen werden, ob er es verantworten kann, durch Auswertung von Lichtbildern und durch die Untersuchung der Eltern des Verstorbenen noch verwertbare Ergebnisse zu erzielen.

Literatur.

Allgemeines.

Böhmer u. Harren: Dtsch. Z. gerichtl. Med. **32**, 73 (1939/40).

Förster: Dtsch. Recht, A H **39**, 1297 (1942).

Kramp: Grenzgeb. Med. **1948**, 221.

Lehmann, W.: Dtsch. Z. gerichtl. Med. **41**, 173 (1952). — Loeffler: Handbuch der Erbbiologie des Menschen, herausgeg. von Just, Bd. 2, S. 310. Berlin 1940.

Martin: Lehrbuch der Anthropologie. Jena 1928. — Meixner: Dtsch. Z. gerichtl. Med. **37**, 161 (1943). (Hier Schrifttum.) — Ärztl. Sachverst.ztg **1930**, 97. — Wien. klin. Wschr. **1930**, 1222. — Mueller, B.: Dtsch. Z. gerichtl. Med. **17**, 407 (1931); **18**, 587 (1932); **20**, 544 (1933). — Z. Abstammgslehre **56**, 302 (1930). — Mueller, B., u. Ting: Dtsch. Z. gerichtl. Med. **11**, 347 (1928).

Nicola: Handbuch der gerichtlichen Medizin. Berlin 1841. — Nuernberger: Zbl. Gynäk. **51**, 385 (1927).

Poljakoff: Dtsch. Z. gerichtl. Med. **13**, 407 (1929).

Sand: Verh.ber. 1. Internat. Kongr. gerichtl. u. soz. Med., Bonn 1938, S. 553. — Schrader: In Abderhaldens Handbuch der biologischen Arbeitsmethoden, Abt. IV, Teil 12/II, S. 1. 1931. — Schütt: Vaterschaftsnachweis. Handwörterbuch der gerichtlichen Medizin, S. 874. Berlin 1940. — Strassmann, F.: Vjschr. gerichtl. Med. **41**, Suppl., 26 (1911). (Hier älteres Schrifttum.)

Merkmale des Gesichtes bis auf Nase und äußeres Ohr.

Abel: In Justs Handbuch der Erbbiologie des Menschen, Bd. II, S. 425. 1940.

Loeffler: In Justs Handbuch der Erbbiologie des Menschen, Bd. 2, S. 310. Berlin 1940.

Nase.

Abel: Z. Morph. u. Anthrop. **31** (1933); **32** (1934). — In Justs Handbuch der Erbbiologie des Menschen, Bd. 2, S. 427. Berlin 1940.

Leicher: Vererbung der Variationen der Nase usw. München 1928.

Rodenwald: Zit. nach Abel.

Scheidt: Dtsch. Rassenkde **5** (1931).

Äußeres Ohr.

Abel: In Justs Handbuch der Erbbiologie des Menschen, Bd. 2, S. 447. Berlin 1940.

Leicher: Vererbung der Variationen der Nase, des Ohres usw. München 1928. — Lundman: Homo (Stuttgart) **3**, 85 (1952).

Quelprud: Z. Abstammgslehre **62** (1932). — Z. Ethnol. **64** (1932). — Eugenik **2** (1932). — Z. Morph. u. Anthrop. **34** (1934). — Erbarzt **1935**. Zit. nach Abel).

Iris.

Baur, Fischer u. Lenz: Menschliche Erblehre usw. München u. Berlin 1940.

Eskelund: Structural variations of the human iris and their heredety. Kopenhagen u. London 1938.

Loeffler: In Justs Handbuch der Erbbiologie des Menschen, Bd. 2, 329. Berlin 1940.

Mueller, B.: Dtsch. Z. gerichtl. Med. **20**, 544 (1933).

Weininger: Z. Morph. u. Anthrop. **34**, 469 (1934).

Vogt, Wagner u. Schläpfer: In Justs Handbuch der Erbbiologie des Menschen, Bd. 3, S. 586. Berlin 1940.

Haarfarbe und Haarform.

Kramp: Biologe **8**, 381 (1939); **9**, 281 (1940); **10**, 87 (1942). — Dtsch. Z. gerichtl. Med. **37**, 165 (1943).

Lenz: Arch. Rassenbiol. **16** (1925). — Loeffler: In Justs Handbuch der Erbbiologie des Menschen, Bd. 3, S. 397. Berlin 1940. (Hier eingehendes Schrifttum.)

Mueller, B.: Dtsch. Z. gerichtl. Med. **20**, 544 (1933).

Mundhöhle.

KORKHAUS: Dtsch. Mschr. Zahnheilk. **1930**, 593. — Z. Stomat. **1930**. Zit. nach LOEFF-LER. — Zahnärztl. Mitt. **1939**, 27. — Fortschr. Erbpath. 4, 189 (1940).
NILLES: Morphologische und erbbiologische Studien über das Gaumenmuster. Med. Diss. Heidelberg 1950. — Stoma **1952**, 121 (Konstanz).
RITTER: Über die Frage der Vererbung von Anomalien der Kiefer und Zähne. Leipzig 1937. — Z. Morph. u. Anthrop. 40 (1943).

Geschmackstest (PTC).

KLEIN, F.: Die Rechts-Linksdifferenz in der Geschmacksempfindung der Zunge. Med. Diss. Heidelberg 1951. — KLEIN, H.: Dtsch. Z. gerichtl. Med. 41, 83 (1952). (Hier eingehendes Schrifttum.) — KUHN u. ZILLEKEN: Naturwiss. **1950**, 167.
MÖRSS-MESSMER, v.: Untersuchungen über die Reaktion von Säuglingen und Kleinkindern auf PTC. Med. Diss. Heidelberg 1951.
SALMON and BLAKESLEE: Prov. Nat. Acad. Sci. USA. 21, 78 (1935). — SKRAMLIK, v.: Z. inn. Med. **1948**, 629. — SNYDER: Sciences (Lancaster, Pa.) 74, 151 (1931).

Rumpf einschließlich des Wirbelsäulenvergleichs.

KÜHNE, K.: In PONSOLD, Lehrbuch der gerichtlichen Medizin, S. 392. Stuttgart 1950. — Z. Morph. u. Anthrop. 30, 1 (1932); 34, 196 (1933); 35, 1 (1936).
LEHMANN, W.: Dtsch. Z. gerichtl. Med. 41, 173 (1952). — LENZ: Mschr. dtsch. Recht **1949**, Nr 6. — Z. Morph. u. Anthrop. **1951**, 9. — SCHULZ: Münch. med. Wschr. **1951**, Sp. 763.

Relief der Fingerbeeren und Hohlhand.

ABEL: In JUSTS Handbuch der Erbbiologie des Menschen, Bd. 1, S. 407. Berlin 1940. (Hier eingehendes Schrifttum.)
BAITSCH: Acta genet et statist. med. (Basel) 3, 177 (1952). — BÖHMER u. HARREN: Dtsch. Z. gerichtl. Med. 32, 73 (1939/40). — BONNEVIE: J. Genet. 15 (1924). — Zbl. Gynäk. 5 (1927). — Z. Abstammgslehre 50 (1929); 59 (1931).
GEIPEL: Anleitung zur erbbiologischen Beurteilung der Finger-Handleisten. München 1935. — Z. Morph. u. Anthrop. 36, 330 (1937). — GEIPEL u. v. VERSCHUER: Z. Abstammgslehre 70, 460 (1935).
HALE: Amer. J. Anat. 91, 147 (1952).
KRAMASCHKE: Dtsch. Z. gerichtl. Med. 38, 30 (1944).
LOEFFLER: In JUSTS Handbuch der Erbbiologie des Menschen, Bd. 2, S. 331. Berlin 1940.
MEIXNER: Dtsch. Z. gerichtl. Med. 37, 161 (1943). — MUELLER, B.: Z. Abstammgslehre 56, 302 (1930). — Dtsch. Z. gerichtl. Med. 17, 407 (1931). — MUELLER, B., u. TING: Dtsch. Z. gerichtl. Med. 11, 347 (1928).
PÖCH: Mitt. anthropol. Ges. Wien 55, 133 (1925).
STEFFENS, CHR.: Z. Morph. u. Anthrop. 37, 218 (1938).
TOLL: Z. Ethnol. 16 (1914). — Zbl. Neur. 27 (1911); 29 (1922). — TOLL u. LAUER: Kriminal. Mh. 10 (1929).
WEHREN, v.: Untersuchungen über die Vererblichkeit des quantitativen Wertes der Fingerbeerenmuster und ihre Verwertbarkeit in gerichtsmedizinischer Hinsicht. Med. Diss. Göttingen 1937. Ref. Dtsch. Z. gerichtl. Med. 30, 145 (1938). — WENINGER: Z. menschl. Vererbgs- u. Konstit.lehre 21, 206 (1937).

Vierfingerfurche.

ABEL: In JUSTS Handbuch der Erbbiologie des Menschen, Bd. 1, S. 407. Berlin 1940.
BECKER, E.: Homo (Stuttgart) 3, 82 (1952).
LOEFFLER: In JUSTS Handbuch der Erbbiologie des Menschen, Bd. 2, S. 331. Berlin 1940.
SCHILLER: Z. menschl. Vererbgs- u. Konstit.lehre 25, 129 (1941). — SCHOLL: Zur Genetik der Vierfingerfurche. Med. Diss. Heidelberg 1952. — STEFFENS: Zur Erbbiologie der Vierfingerfurche. Verh. Dtsch. Ges. für gerichtl. u. soz. Med., München 1952. Erscheint in Homo.
TEGTMEYER: Statistik zur Häufigkeit der Vierfingerfurche. Med. Diss. Heidelberg 1952.

Hinweise auf Schrifttum über Erbpathologie.

BAUER-FISCHER-LENZ: Erbpathologie. München u. Berlin 1944.
JUST: Handwörterbuch der menschlichen Erbbiologie, 5 Bde. Berlin 1949/40.
KREBS: Untersuchungen zur Vererbung der Lippen-Kiefer-Gaumenspalte. Berlin 1940.

NIEVERGELT: Positiver Vaterschaftsnachweis auf Grund erblicher Mißbildungen der Extremitäten. Med. Diss. Zürich 1944.

RAESTRUP: Dtsch. Z. gerichtl. Med. **16**, 292 (1931).

SCHRADER: Handbuch der biologischen Erbmethoden, Abt. IV, Teil 12/II, S. 1. 1931.

Pelgeranomalie.

HARM: Z. menschl. Vererbgs- u. Konstit.lehre **30**, 501 (1952).

KLEIN, H.: Z. menschl. Vererbgs- u. Konstit.lehre **29**, 551 (1949).

SCHILLING: Med. Klin. **1952**, 861.

Auswertung von Einzelergebnissen.

EHRHARDT, S.: Identifizierung eines Findelkindes. Naturwiss. Mschr. „Aus der Heimat", Bd. 58, H. 12, S. 294. 1950. — ESSEN-MÖLLER: Verh. Dtsch. Ges. Physiol. u. Anthrop. Tübingen 1937. — Mitt. anthrop. Ges. Wien **68**, 9 (1938). — ESSEN-MÖLLER u. QUENSEL: Dtsch. Z. gerichtl. Med. **31**, 70 (1939).

GEYER: Mitt. anthrop. Ges. Wien. **68**, 54 (1938).

KERNBACH u. MURGKISIU: Verh. 1. Internat. Kongr. für gerichtl. u. soz. Med., Bonn 1938, S. 318. — KERNBACH u. PREDA: Z. Rassenkde **13**, 68 (1942).

LOEFFLER: In JUSTS Handbuch der Erbbiologie des Menschen, Bd. 2, S. 352. Berlin 1940. — LUDWIG: Homo (Stuttgart) **2**, 42. — LUDWIG u. HARTMANN: Dtsch. Z. gerichtl. Med. **41**, 289 (1952).

STEFFENS, CHR.: Moderne Biologie, S. 230. 1950. (Festschrift für NACHTSHEIM.)

Sachverzeichnis.

Abarten des Geschlechtsverkehrs und Vaterschaftsausschluß 998.
Abformverfahren 132.
Abhacken von Fingern 287.
Abkühlung der Leiche 30.
Ablederung 301.
Abort und Trauma 900.
—, vorangegangener, Nachweis 898.
Aborte, Meldepflicht 917.
Abortiva 919ff.
Abortiveier 900.
Absolute Nahschüsse 547.
Absorptionsversuche bei der Blutgruppenuntersuchung 95, 97.
Absturz im Gebirge 369f.
Absturzkrankheit der Taucher 457.
Abtreibung durch Ärzte 943, 946.
— durch äußere mechanische Einwirkung 927ff.
— durch Einbohren des Fingers in die Portio 930.
— durch Elektrizität 928.
— durch intrauterine Eingriffe 930.
— durch Ultraschall 928.
—, Folgen der 933.
—, gesetzliche Bestimmungen im Ausland 918.
—, gesetzliche Bestimmungen in Deutschland 913.
—, Infektionen nach 937, 949, 951.
—, Kriminologie der 939.
—, Methoden der 919ff.
Abtreibungsfälle, Begutachtung von 945.
Abtreibungsmittel 919ff.
Abtreibungsverletzungen 938.
Abtreibungsversuch 914.
Abwehrverletzungen 282.
Acedicon 797.
Acetonhäminkristalle 84.
Aconitin 826.
Acrolein 842.
Adalin 793.
Adäquanz bei Beurteilung des Kausalzusammenhanges 171.
Adipocire 59.
Adipositas cordis 205.

Adrenalin und verwandte Mittel 808.
Afertilität 852.
Affenfurche 1061.
Algen an der Leiche 69, 137, 425.
Alimentationsprozeß 993.
Allergie und Badetod 433.
Allional 795.
Allipropan 794.
Alkohol, Resorption und Elimination des 754ff.
— und Straßenverkehr 747.
Alkoholbeeinflussung, ärztliche Untersuchung hierbei 750.
—, Ermittlungen hierbei 750.
Alkoholexperiment 772.
Alkoholgehalt der Atemluft 754.
— des Liquor 775.
— des Speichels 775.
— des Urins 775.
— von Getränken 756.
Alkoholgewöhnung 767.
Alkoholintoleranz 770.
Alkoholismus, chronischer, Leichenbefunde 774.
Alkoholkonzentration und psychische Wirkung 757.
Alkoholvergiftung, tödliche 773.
Alpha-Naphthylthioharnstoffvergiftung 845.
Altersschätzung 141ff.
Altsitzerpulver 644.
Aluminium 627.
Aluminiumlunge 628.
Ameisen an der Leiche 67.
Ameisensäure 590.
Aminothiazol 842.
Amnionflüssigkeit, Embolie der — bei der Geburt 216.
Ammoniak und seine Salze, Vergiftung durch 600.
Amnesie nach Hirntrauma 335.
Amosil 590.
Amtsärzte als Gerichtsärzte 1, 2.
Amylacetat 591.
Anästhesin 808.
Aneurysma an der Schädelbasis 193, 325.
Aneurysmabildung durch Trauma 309.

Angina pectoris und plötzlicher Tod 201.
Anhaltestrecke, totale — bei Kraftfahrzeugen 374.
Anilin 715.
Anilintumoren 715.
Anlässe zum plötzlichen Tod aus natürlicher Ursache 189ff.
Annahme an Kindes statt 844.
ANTH-Vergiftung 841.
Antifebrin 716.
Antimon 628.
Antipyrin 717.
Aorta angusta 207.
Aortenrupturen, traumatische 344.
Apiol 922.
Aqua Tophana 644.
Äquatorialbrüche 316.
Arachnoidale Blutungen 328.
Arsenesser 633.
Arsenhyperkeratose 635.
Arsenmelanose 635.
Arsenneuritis 635.
Arsenverbindungen 633.
Arsenwasserstoff, Vergiftungen durch 646.
Arteriotomie am Toten 25.
Arzt als Gutachter und Sachverständiger 5.
Ärztekommission 169.
Asbestose 588.
Ascaridol 829.
Aspiration als vitale Reaktion 252.
— bei Säuglingen 417.
— von Blut 356.
— von Gehirnpartikelchen 356.
— von Mageninhalt 222.
Aspirationstod 392, 394.
Aspirin 596.
Äther 775.
Ätherprobe 24.
Äthylacetat 591.
Äthylenchlorid 738.
Äthylendichlorid 738.
Atmosphärendruck 453.
Atophan 795.
Atropin 822.
Aufgaben des Arztes am Tatort 13ff.
Aufhängen, postmortales 413.
Aufhebung der Ehe 844.

Aufklärungspflicht vor Operationen 161.
Augenfarbe, Vererbung der 1053.
Augen, Schädigung durch Elektrizität 507.
Ausgrabung der Leiche s. Exhumierung.
Auskühlung 470.
Ausschuß s. Einschuß.
Autofallen 279, 375.
Autolyse 47.
— und Wirkstoffe 49.
Avertin 796.
Avitaminosen 464.

Badetod 433 ff., 445, 448.
BalneologischeUntersuchungen und Badetod 434.
Ballonement 438.
Ballooning 438.
Barium, Vergiftung durch 625.
Basophilie bei Schußverletzungen 534.
Bauchaortarupturen 350.
Bauchdeckenhämatom 347.
Bauchdeckenzerreißung 347.
Bauchmuskulatur, spontane Zerreißung 347.
Bauchschüsse 528.
Bauxit 627.
Bayer E 605, 840.
BechterewscheKrankheit und Trauma 311.
— —, Verletzungen dabei 343.
Bedingungstheorie 171.
Befruchtung, künstliche 853.
Begattungsfähigkeit 844.
Beginn des Lebens 907.
Beischlafsfähigkeit der Frau 852.
Benzedrin 803.
Benzin 734.
Benzidinprobe 82.
Benzol 733.
Beobachtung in der Anstalt 177.
Bertillonage 129.
Berufsknoten 416.
Berufskrankheiten 571 ff.
—, Liste der 572 ff.
Berufsmerkmale 151.
Berufsunfähigkeit 166.
Beryllium 626.
Besatzungsmächte in Deutschland 9.
Beschreien der Wände 908.
Beschuß, Nachweis des vorangegangenen — einer Waffe 525.
Beseitigung einer Kindesleiche 961.
Bestialität 880.
Betäubungsmittelgesetz 788.
Betäubungsmittelsuchten 787.

Betriebsunfall 167.
— infolge Trunkenheit 749.
Bewußtlosigkeit nach Hirntrauma 335.
Bezirksleichenschau 26.
Biegungsbrüche 316.
Bienenstich, Tod nach 837.
Bilanzselbstmord 232.
Bißverletzungen 302 f.
— an der Kleidung 305 f.
Blasenbildung als vitale Reaktion 250.
Blasenmole 900.
Blasenrupturen 351.
Blasige Degeneration s. vacuolige Degeneration.
Blaue Flecke s. Suffusionen.
Blaukommen der Taucher 457.
Blausäure, Vergiftung durch 701.
Blindschüsse 524.
Blitzfiguren 516 f.
Blitzschlagverletzungen 515 ff.
—, Spätschäden 518.
Bleibenzin 613.
Bleigicht 610.
Bleilähmungen 610.
Bleikolik 609.
Bleikolorit 609.
Bleinachweis im Pulverschmauch 544 f.
Bleiniere 609.
Bleirheuma 610.
Bleisaum 609.
Bleitetraäthyl 613.
Bleivergiftung 607 ff.
Bleivergiftungen, epidemieartige 611.
Blockierende Antikörper 1040.
Blut, Alter des 101 ff.
— am Stichinstrument 278 f.
— am Tatort 75 ff.
—, Herkunft des 99.
— im Fingernagelschmutz 279.
—, Nachweis von 81 ff.
—, Verhalten des — beim Erstickungstod 388.
—, Verhalten des — nach dem Tode 32.
—, Vorproben auf 82 f.
Blutalkoholbefunde, Auswertung der 761.
Blutalkoholbestimmung an der Leiche 753 f.
— auf fermentativem Wege 752.
— bei Untersuchung des Tatortes 16.
— durch pyrogene Zersetzung 752.
—, interferrometrische 752.
— nach Friedemann und Kaas 753.
— nach Nicloux 752.
— nach Weinig 753.

Blutalkoholbestimmung nach Widmark 752.
Blutalkoholgehalt und Medikamente 765.
Blutalkoholuntersuchung im praktischen Leben 759 ff.
Blutart, Nachweis der 85.
Blutaspiration als Todesursache 355.
Blutbildungsherde 903.
Bluteigenschaft S, Vererbung der 1031.
Bluteigenschaften, Blutgruppen, Faktoren usw., allgemeines hierüber 88 ff.
Blutentnahme zur Blutalkoholbestimmung 760.
—, zur Blutgruppenbestimmung 1042.
Blutfaktor P 95, Vererbung 1030.
Blutfaktoren M und N 94, Vererbung 1028.
— M_S und N_S 1029.
Blutfleck, Bestimmung der Blutgruppe im 96 ff.
—, — der Untergruppe im 98.
—, Faktorenbestimmung im 99.
Blutgerinnung als vitale Reaktion 248.
Blutgruppen, klassische, Technik des Nachweises am frischen Blut 91.
—, —, Vererbung der 1020.
Blutgruppenbestimmung im Rahmen der Tatortuntersuchung 16.
—, indirekte 1025, 1026, 1030.
Blutgruppenuntersuchung, erweiterte 1026.
Blutmenge am Tatort 81.
—, Feststellung der 81.
Blutmerkmal Duffy 1038.
Blutmerkmale C^w, C^u, C^v, D^u, E^u, Le, Lu, Merkmal Kell 1038.
Blutresorption im Zwerchfell 250.
Blutschande 866.
Blutspuren, alte, Farbe von 80.
—, Asservierung von 16.
— im Schnee 75.
—, photographische Darstellung 80.
Blutstatus bei Fäulnis 58.
Blutstraßen 79.
—, Kreuzung von 79.
Bluttropfen 76.
Blutungen als vitale Reaktion 248.
—, postmortale 36.
—, —, in der Kopfschwarte 315.
—, vitale, in der Kopfschwarte 315.

Blutverteilung, postmortale 33.
Blutwischer 79.
Blutzucker an der Leiche 212.
Bogenmuster 133.
Bolustod 392.
Bolzenschußapparate 525, 560.
Bombensplitterverletzungen 536.
Borsäure 586.
Boxsportverletzungen bei 379.
Brandhämatom 486.
Bremsweg 374.
Brennspiritus 775.
Brillenhämatom 315.
Brom 657.
Bromäthyl 657.
Bromessigsäure-äthylester 591.
Bromural 793.
Bronchitis als Ursache plötzlichen Todes 201.
Brückenarterien 324.
Brückenvenen 325, 329.
Brunstreaktion 846.
Brustbein, Fraktur des 343.
BUHLsche und WINCKELsche Krankheit 903.
Bulbus Scillae 826.

Cadmium 625.
Calciumverbindungen, Vergiftung durch 654.
Caissonkrankheit 456.
Carbolmarasmus 594.
Carbolochronose 594.
Carbolsäure 593.
Carotistod 407, 408.
CASPERsche Regel 424.
Castrix 841.
Celiopräparate 629.
Chemiker, Zusammenarbeit mit Gerichtsarzt 567.
Chinin 827.
— als Abortivum 923.
Chlor 655.
Chloralose 791.
Chlorbenzol 734.
Chloroform 739.
Chlorophyll, Einfluß von — auf Blut 85.
Chlorsulfonsäure, Vergiftung durch 582.
Cholera nostra 222.
Christrosen, Giftwirkung durch 826.
Chrom 624.
Cibalgin 795.
CO-Bestimmung am eingetrockneten Blut 686.
CO-Blut, spektroskopische Untersuchungen 684.
CO-Vergiftung als Berufskrankheit 694.
— als Mord 699.
— als Selbstmord 698.
— als Unfall 694.

CO-Vergiftung, chronische 693.
—, Leichenbefunde 691.
—, Klinik 689.
—, Physiologie der 687.
—, Spätfolgen 690.
—, Zellschädigung dabei 688.
Cocain 800.
Cocainismus 801.
Codein 797.
Coffein 826.
Coitus, Tod bei 224.
Coitusverletzungen 352.
Colchicin 824.
Colostrum 895.
Coltrevolver 523.
Coma diabeticum, Diagnose an der Leiche 212.
Commotio cerebri 335, 336.
Commotio cordis 344.
Conditio sine qua non 171.
Conein 829.
Conjunctivale Blutungen bei Erstickung 386.
— — beim Erstickungstod 386.
Contusio cordis 344.
Contusionsblutung bei Schußverletzungen 533.
Coombstest 1040.
Coronarsklerose, Statistik 201.
— und plötzlicher Tod 201 ff.
Coronarverschluß, plötzlicher 204.
Corpus luteum graviditatis 897.
CRUSH-Syndrom 306.
Curare 829. .
Curral 792.
Cyanide, Unfälle durch 705.
—, Vergiftung durch 701.
Cyankali, Nachweis an der Leiche 703.
Cyankalium, Vergiftung durch 701.
Cyren B 926, 944, 947.

Daktyloskopie 133.
— an der Leiche 141.
—, Personenregistrierung durch 139.
Darmblutungen, spontane 214.
Darmbrand als Ursache des plötzlichen Todes 214.
Dauerwellen, Tod bei der Herstellung 223.
Dècollement s. Ablederung.
DDT 839.
Dehnbarkeit der Haut 296.
Dehnungssaum 531.
Dehnungsstreifen 296.
Delta im Papillarlinienmuster 134.
Dendriten s. Blitzfiguren.
Dermatogramme 72, 131, 141.
— und Todeszeit 72.
Diabetes und Trauma 349.

Diagnostische Eingriffe in rechtlicher Beziehung 178.
Dial 792.
Diaphanographie 320.
Diäthylparanitrophenylthiophosphat 714.
Diazomethan 842.
Dichloräthan 738.
Dichlorbenzol 734.
Dichlormethan 737.
Dickdarmrupturen 350.
Dicodid 797.
Dicumanpräparate als Abortiva 927.
Digitalis 825.
Dilaudid 797.
Dimethylsulfat 581.
Dinitrobenzol 713.
Dinitrokresol 714.
Dinitrophenol 713.
Dionin 797.
Diphenylarsinsäure 648.
Diphtherieherz 204.
Dissimulierter Selbstmord durch Schuß 559.
Dithizon 544 ff.
Ditonal 717.
Dolantin 797.
Doppelschlinge 134.
Docimasie hépatique 22.
Druckluftkrankheiten als Berufskrankheit 456.
Druckstauungsblutungen 394.
Drunkometer 754.
D.S.-Reaktion 543.
Dulcin 716.
Duldungspflicht von Eingriffen 178 f.
Dumdumgeschosse 552.
Dünndarm, Ulceration des — als plötzliche Todesursache 214.
Dünndarmrupturen 350.
Duodenalrupturen 349.
Duraluminium, Schäden durch 628.
Durchschlagskraft der Geschoße 536.
Durchfrierung von Leichen 468.
DURET-BERNERsche Blutungen im Gehirn 332.

Ehelichkeit eines Kindes, Anfechtung der 993.
Eihautstich 930.
Ein- und Ausschuß bei Knochenschüssen 534.
Einschuß, Aussehen in den Kleidern 531.
—, Textilfasern im 530.
—, Unterscheidung vom Ausschuß 530.
Eisenbahnunfälle 371.
Eiseneinsprengungen bei Nahschüssen 546.

Eisenstaublunge 620.
Eisenverbindungen als Gift 620.
Eiterflecke, Nachweis 124.
Eiweißmangelödem 464.
Eklampsie als plötzliche Todesursache 216.
Ekzemkinder 223.
Elastische Fasern, Verhalten in vitalen Blutungen 249.
Elektrische Unfälle 510f.
— — aus Schabernack 513.
— — bei sexuellen Handlungen 513.
Elektrischer Scheintod 510.
— Strom, Mord durch 514.
— —, Selbstmord durch 514.
— Tod, anatomische Veränderungen 508f.
Elektrizität, Schäden und Tod durch 496.
Elektrokardiogramm beim Erstickungstod 383.
—, Tod bei der Aufnahme eines 223.
Elektrokution 515.
Elektroschock 515.
Elektrotechnische Bemerkungen 496.
Embolische Vorgänge als vitale Reaktion 252.
Empfängnisfähigkeit der Frau 852.
Empfängniszeit, gesetzliche 993, 996, 997, 998, 1005, 1006.
Emphysema aquosum 438.
Emulgierung des Fettgewebes an der Strangmarke 402.
Eintrocknung an der Leiche 27.
Encephalitis 197.
Encephalopathia saturnina 610.
Encephalosen nach Hungerzuständen 462.
Endokarditis und plötzlicher Tod 206.
Enterdung s. Exhumierung.
Enthirnungsstarre 46.
Entzündung als vitale Reaktion 249.
Ependymitis granularis 195.
Ependymverletzungen 334.
Epilepsie, Veränderungen im Gehirn 198.
Epileptischer Anfall, Aspirationstod im 394.
Erbrochenes, Untersuchung von 124.
Erdrosseln 406.
— als Selbstmord 410.
— als Tötung 410.
— als Unfall 411.
Erektionen beim Erstickungstod 386.

Erfrierung als Selbstmord 472.
— als Tötung 472.
— als Unglücksfall 472.
—, lokale 468.
—, anatomische Befunde 469.
—, Stadien der 469.
Ergotismus 827.
Erhängen 395.
— als Mord 412.
— als Selbstmord 411.
— als Unfall 411f.
—, Besichtigen des Tatortes 414.
— in auffälligen Stellungen 404ff.
—, Untersuchung der Suspensionsstelle 414f.
Erhängungstod, gerichtsmedizinische Untersuchung des 397.
—, Ohrenblutung dabei 399.
—, Verletzungen dabei 402.
Erkennungsdienst 11.
Ernährung, künstliche 466.
Erschöpfungsmethode (Untergruppenbestimmung) 93.
Ersticken 381ff.
— in Kissen 417f.
Erstickung, anatomische Befunde 385ff.
—, Definition 385.
— durch Gase 391.
— in engen Räumen 391.
Erstickungsblutungen 387.
Erstickungsmilz 390.
Erstickungsvorgang, Ablauf des 385.
Erstickungstod, gerichtsmedizinische Diagnose des 390.
Ertränken als Tötung 449.
Ertrinken als Selbstmord 445.
— als Unfall 447.
— in der Badewanne 394, 447, 449.
Ertrinkungslunge 438.
Ertrinkungstod, Anatomie des 437.
—, Magenbefunde dabei 440.
—, Physiologie 429.
—, Stadien 430.
Erweichungsherde, symmetrische im Putamen bei Methylalkoholvergiftung 745.
Erwürgen 406.
— als Selbstmord 409.
Erythroblastose 900, 903.
Etappenläsionen 500.
Etoilieren der Gräser 69, 73.
Eucodal 797.
Eunarcon 796.
Evipan 796.
Exceptio plurium 993.
Excoreationen 294.
—, Heilung der 294.
Exhibitionismus 879.

Exhumierung 186ff.
Explosionen, Folge der Lichterscheinung dabei 491.
Explosionswirkung 457.
— bei Nahschüssen 549.
Explosivgeschosse 542.
Extradurales Hämatom 322f.
Extrauteringravidität als plötzliche Todesursache 216.

Facetten am Blutstropfen 76.
Fahrlässige Tötung bei Abtreibung 952.
— — des Kindes bei der Geburt 987.
Fahrlässigkeit bei Herbeiführung eines Vollrausches 771.
—, Beurteilung der 169f.
Fahrunfähigkeit des Kraftfahrers 758.
— des Motorradfahrers 759, 763f.
— anderer Verkehrsteilnehmer 759.
Fakire, Stichverletzungen von 268.
Faktor E 96.
— N_s 95.
— P 95.
— Q 96.
— Rh 96.
— S 96.
Faktoren M und N, Bestimmung der 94.
Falltod der Taucher 457.
Familienmord 239.
Familienselbstmord 239.
— durch CO-Vergiftung 699.
Fäulnis, Bakteriologie der 51.
—, Chemie der 50.
— der Leiche 50.
—, histologische Veränderungen 55.
— und pathogene Bakterien 51.
Fauna der Leiche 63.
Fensturz 370.
Fehlleistungsknochenbrüche 308.
Fernkontusion des Rückenmarkes 311.
Fetales Blut, Nachweis von 101.
Fetischismus 885.
Fettembolie 358ff.
— als vitale Reaktion 361.
Fettemulgierung als vitale Reaktion 251.
Fettstarre 31, 44.
Fettwanderung 54.
Fettwachs 59.
Fettwachsbildung an Wasserleichen 426.
Fetus, Abtreibungsverletzungen 933.

Fetus sanguinolentus 894.
Feuerbestattung 26, 181, 488.
Feuersteinleber 903.
Feuerstrahl 537.
Fingerabdrücke, Abnehmen
  von 137.
— auf Papier 137.
—, Herstellen von — bei Säug-
  lingen 138.
Fingerhutpräparate 825.
Fingernagelschmutz 124.
—, Entnahme des 15.
Fingernagelspuren 295, 297.
Fisch- und Fleischvergif-
  tungen 838.
Fissuren an der Schädelbasis,
  Nachweis 320.
Flammenwirkung 537.
Fliege, Metamorphose der —
  an der Leiche 65 f.
Fliegen an der Leiche 75 ff.
Fliegenmaden, Verhalten der
  — an der Leiche 64.
Fliegenschmutz und Benzidin-
  probe 82.
Flobertwaffen 522.
Flora der Leiche 69.
FLORENCEsche Probe 117.
Fluchtselbstmord 233.
Flugzeugabstürze 207, 371.
Fluor 657.
Fluorescinprobe 23.
Fluorosen 658.
Flußsäure 589.
Follikelhormone als Abortiva
  926, 947.
Foramen ovale, offenes 206.
Forensische Psychiatrie 3.
Formalin, Vergiftung durch
  589.
Formalinprobe 684.
Formindex 1059.
Fotografie von Leichen 17.
Freies Intervall 323.
Fremdkörperschlucker 245,
  287.
FRENZELsche Leuchtbrille 750.
Fruchttod 894.
Fruchtwasseraspiration 904,
  980.
Führerschein, Entziehung des
  748, 768.
Fürsorgestellen für Süchtige
  788.
Fußabdrücke am Tatort 12 f.
Fußballspielen, Verletzungen
  beim 380.

Galaktocele 346.
Gangbilder, Untersuchung von
  125.
Gasbrand als Folge von stumpfer Gewalt 361.
Gasbrandinfektion nach Abort
  937, 950.

Gasdruck, Wirkung des — bei
  Schußverletzungen 547.
Gase, Erstickung durch 391.
Gasembolien 456.
Gallenblasenrupturen 348.
Gänsehautbildung bei Wasser-
  leichen 423.
Garagentod 696.
Gaumenfalten, Vererbung der
  1055.
Gebiß als Identifikationsmittel
  132.
— als Mittel zur Altersschät-
  zung 144.
Geburt, vorangegangene —
  Diagnose der 895.
Geburtstraumen am Halse
  985.
Geburtsverheimlichung 959.
Geburtsverletzungen 905.
Gefäßzerreißungen 309.
Gelenkschädigungen bei Cais-
  sonarbeitern 456.
Gellerschüsse 535.
Gerbsäure 597.
Gerichtsärzte 1, 2.
Gerichtsverhandlung, Hergang
  der 7 f.
Geruchsproben bei Vergiftungs-
  sektion 570.
Geschlecht, zweifelhaftes 861.
Geschlechtsbestimmung an
  Leichenteilen 149.
Geschmacktest 1056.
Geschoß, Auffinden des — in
  der Leiche 551.
—, Zersplitterung des 552.
Geschosse, Untersuchung von
  551 ff.
Geschoßwanderung 551.
Gesichtszüge, Rekonstruktion
  132.
Geständnisse 18.
— nach Kindestötung 986.
Gesundheitsämter 2.
Gewebsbrücken 300.
Gewehre, Selbstmord durch
  557.
Gießfieber 622.
Gifterlaubnisschein 570.
Gifthandel, Überwachung des
  570.
Giftschein 570.
Giftsektion 568.
Glastafelversuch 319.
Glaubwürdigkeitsunter-
  suchungen 886.
Globol 734.
Glottisödem 210, 394.
Glykole 777.
Goldvergiftung 620.
Granatsplitterverletzungen
  536.
Grobe Fahrlässigkeit 749.
Gruftleichen 60.

Gutachten, äußere Form des
  176.
Gutachterstellen 916.
Gynäkomastie 864.

H-Substanz im Blut 89.
Haare als mechanisches Gift
  843.
—, Anatomie 108.
—, ausgefallene und ausgeris-
  sene 110.
—, Asservierung von 15.
—, Dicke der 108.
—, Ergrauen der 111.
—, Farbe der 109.
—, gequetschte 112.
—, Geschlechtsreaktion 115.
—, Identitätsbestimmung
  durch 109.
—, kosmetische Prozeduren an
  113.
— nach Hitzeeinwirkung 112.
—, plötzliches Ergrauen 220.
—, Technik der Untersuchung
  von 109.
—, Unterscheidung von Men-
  schen- und Tierhaaren
  115.
—, Variationen der Farbe bei
  der gleichen Person 110.
—, Wachsen nach dem Tode
  21.
—, Wachstumsgeschwindigkeit
  108.
Haarfarbe, Vererbung der 1054.
Haarform, Vererbung der 1054.
Haarspitzen 111.
Hämatom, extradurales 322 f.
Haematoma durae matris 326.
Hämatoporphyrin, Darstellung
  zum Blutnachweis 84.
Häminkristalle 84.
Hämochromogenkristalle 84.
Hämolyse an der Leiche 32.
Hämolytisches Blut, Gruppen-
  bestimmung von 94.
Hämosiderinbildung als vitale
  Reaktion 250.
Hämorrhagisches Lungenödem
  bei Erstickungen 387.
Haftfähigkeit 162 f.
Haftpflicht des Arztes 164, 166.
Haftpflichtversicherung und
  Alkohol 749.
Halsgefäße, Rupturen 342.
Halsschnitte 280.
Halsstichverletzungen, Hand-
  lungsfähigkeit danach 270.
Halswirbelsäule, Verletzungen
  der 342.
Harmonikaschrumpfung der
  Muskulatur unter dem Ein-
  fluß der Elektrizität 501.
Hammelstich 281.
Handleisten 1060.

Handlinien 1061.
Handlungsfähigkeit bei Bauch-
    schüssen 529.
— bei Halsschnittverletzungen
    270.
— bei Herzschüssen 529.
— bei Kopfschüssen 528f.
— bei Lungenschüssen 529.
— bei Schußverletzung der
    großen Gefäße 529.
— bei Stichverletzungen
    269ff.
— nach Erhängen 397.
— nach Herzstichverletzungen
    270.
— nach Herzverletzungen
    durch stumpfe Gewalt
    367.
— nach perforierenden Ver-
    letzungen der Bauchhöh-
    le 271.
— nach Rippenbrüchen 367.
— nach Rupturen von Leber,
    Milz und Nieren 367.
— nach Schädelbrüchen und
    Gehirnverletzungen 366.
— nach Schenkelhalsbruch
    367.
— nach Verletzungen großer
    Gefäße 271.
— und Zwischenhirn 366.
Harnröhre, Fremdkörper in ihr
    351.
Hartspiritus 791.
Haschisch 802.
Haustiere, Verletzungen durch
    378.
Hautabschürfungen s. Excorea-
    tionen.
Hautblutungen s. Suffusionen.
Henkelkorbmethode 905.
Herbstzeitlose 824.
Hermaphroditismus 861.
Heroin 797, 800, 802.
Herz, Verhalten bei elektrischer
    Durchströmung 503f.
Herzaneurysma 203.
Herzbeutel, Zerreißung des 343.
Herzhypertrophie 205.
Herzinfarkt 203.
Herzmißbildungen als Todes-
    ursache 903.
Herzschüsse 527.
Herzstiche bei Selbstmördern
    285.
Herzstichverletzungen 268,
    270.
Herzrupturen 343.
Hiebverletzungen am Schädel
    321.
Hineinlaufen in ein Stich-
    instrument 277.
Hirnabscesse 195.
Hirnblutung, spontane 196f.
Hirnerschütterung 335, 336.

Hirnhämorrhagie 329f.
Hirnhäute, Krankheiten der —
    als Ursache des plötzlichen
    Todes 192f.
Hirnödem 198f.
Hirnschwellung 198f.
Hirntumoren als Ursache des
    plötzlichen Todes 195.
Hirnverletzungen, Früh- und
    Spätfolgen 336f.
—, gedeckte 333.
Hirnwunden 333.
Hitzeerschöpfung 474.
Hitzekrämpfe 474.
Hitzschlag 474.
—, Spätfolgen 475.
Höhenkrankheit 453.
Homosexualität 873.
— und Hirnverletzungen 877.
—, weibliche 878.
HOPPE-SEYLERsche Probe 683.
Hufschlagverletzungen 378.
Hungerkachexie 462.
Hungerstreik 466.
Hungerzustand, psychische Ver-
    änderungen 461.
—, trockener 461.
Hungerzustände 460.
—, gerichtsmedizinische Be-
    deutung 465.
Hutkrempe, Gegend der — bei
    Beurteilung der Entste-
    hungsweise von Kopfver-
    letzungen 368.
Hyaluronidase 437, 851.
Hydrochinon 718.
Hydrops congenitus 903.
Hymenformen 858.
Hyoscinamin 823.
Hyperaërie 438.
Hypnose, Rolle bei der Not-
    zucht 872.
Hypophysenpräparate als
    Abortiva 927.
Hypophysenveränderungen als
    Ursache eines plötzlichen
    Todes 195.
Hypoglykämischer Schock,
    Nachweis an der Leiche 213.
Hypostase 31.
Hypoxie s. Sauerstoff-
    mangel.
Hypoxämische Herde im Ge-
    hirn 382.
— — in der Herzmuskulatur
    383.

Identifikation 128.
— bei Blutentnahme 1043.
—, daktyloskopische 133.
— verkohlter Leichen 487.
— von Hiebinstrumenten 321.
— von Leichen 129.
Igelith 595.
Ikterus, artifizieller 245.

Imbibition 31.
Impotentia coeundi 844.
— generandi 848.
Impotenz, psychische 847.
Impressionsfrakturen 316.
Index der Papillarlinienmuster
    135.
Infektion als Folge stumpfer
    Gewalt 361.
Infektionsklausel 169.
Injektion durch Schwestern
    und Hilfspersonal 289.
Injektion intracardiale 268.
Injektionsnadeln, Abbrechen
    von 289.
Injektionsstellen 288.
—, Infektion von 288.
Insektenstiche 837.
Institute für gerichtliche Medi-
    zin 1, 2.
Intrauterine Injektion 932.
Intrauterinpessare als Abortiva
    929.
Invalidität 166.
Ischias, traumatische 310.
Isthmusstenose der Aorta 207.

Jagdgewehre 524.
JARISCH-HERXHEIMERsche
    Reaktion 646.
Jod 656.
Jodoform 657.
JOULEsche Wärme 497f, 501.
Jugendamt als Berufsvormund
    991.
Juvenile Sklerose 202.

Käfer an der Leiche 67.
Kalilauge 597.
Kalium 653.
— chloricum 653.
— permanganicum 620.
Kaliumgehalt beim Erstik-
    kungstod 383.
Kaliumnitrit 711.
Kalkarsen 633.
Kalkstickstoffdüngerkrank-
    heit 654.
Kalomelkrankheit 617.
Kälte, Einfluß der — auf
    Leichen 62.
Kälteagglutination 94.
Kälteallergie 433, 434.
Kältestarre 44.
Kapaunenkammtest 846.
Kapillarmethode bei der Blut-
    gruppenbestimmung 93.
Karbolineum 595.
Katzen, Verletzungen durch —
    an der Leiche 69.
Kausalzusammenhänge, Beur-
    teilung von 171.
KEHRERsches Zeichen 894.
Kehldeckel beim Erstickungs-
    tod 389.

Kehlkopf bei Erstickung 389.
Kehlkopfödem 342.
Kichererbsen 830.
Kieselfluorwasserstoffsäure 589.
Kieselgurlunge 588.
Kieselsäure 587.
Kindermißhandlungen 304.
Kindesmörderin, Psyche der 962, 982 ff.
Kindestötung 958.
—, gesetzliche Bestimmungen 958.
—, Kriminologie und Psychologie der 959.
—, Sektion bei Verdacht auf 964.
—, Todesarten 962, 963.
Kleesalz, Vergiftung durch 592.
Kleidung, Einwirkung einer stumpfen Gewalt auf die 305.
Klettersport, Verletzungen beim 379.
Klistierspritze als Abtreibungsinstrument 932.
Klysopompapparate 932.
Knallquecksilber 523.
KNAUSsche Lehre 1002.
Knebelung 393.
Knochen und Todeszeit 73.
—, vitale Reaktion 307.
—, Unterscheidung von Menschen- und Tierknochen 155.
Knochenbrüche bei Geburten 906.
—, spontane 308.
Knochenmark bei Fäulnis 58.
Knochenkerne 967 ff.
Knochenperlen 502.
Knoten, Art des — beim Erhängen 415.
K.o.-Schläge 379.
Kobalt 623.
Köcherfliege 67.
Kochsalzgehalt des Blutes bei Ertrunkenen 442.
Kohlendioxyd, Vergiftung durch 707.
Kohlenoxyd in Umgebung von Schußverletzungen 538.
—, Nachweismethoden 683.
—, quantitativer Nachweis im Blut 685.
—, Vergiftung durch 682 ff.
Kokkelskörner 830.
Kollaps als Folge stumpfer Gewalt 357.
Konfabulationen infolge Amnesie 335.
Konglutinine 1040.
Kontaktgifte 839.
Kontusionsherde im Gehirn 333 f.

Konservierung von Leichen, künstliche 62.
Konzeptionswahrscheinlichkeit innerhalb des Cyclus 1002.
Kopfschüsse 527.
Körperverletzung, fahrlässige 161.
Körperverletzungen in rechtlicher Beziehung 159.
Körperliche Untersuchung im Strafrecht 177.
Korundbetriebe 627.
Kosmetische Prozeduren, Tod dabei 223.
Kosmische Elektrizität, Schädigung durch 515.
Kot und Kotflecken 123.
Krankenversicherung 166.
Kratzer an der Haut 294 ff.
Kremation von Leichen 488.
Krematorien 488.
Kreolin 595.
Kreosotphosphat 596.
Kresol 594.
Kreuzverhör 8.
Kronenform des Bluttropfens 76.
KRÖNLEINscher Schuß 549.
Kristallproben 84.
Künstliche Atmung, Verletzung dabei 343.
Kupfer 619.
Kupfereinsprengungen bei Nahschüssen 546.
Kurznarkotika 796.
Kurzschlußselbstmord 233.
Kyphose und plötzlicher Tod 209.

Lachgas 839.
Lactophenin 716.
Lagenystagmus 750.
Länge des Lebens beim Neugeborenen 978.
Laevosan als Mittel gegen Alkoholvergiftung 766.
Landgerichtsarzt 2.
LANDRYsche Paralyse 200.
Larynxödem, postmortales 426.
Larynxstenose 210.
LATTESscher Versuch bei der Blutfleckuntersuchung 97.
Latyrus sativus 830.
Laudanon 797.
Leber, Spontanblutungen aus der 212.
Leberrupturen 348.
Lebensfähigkeit 964 ff.
Lebensproben 23.
Lebensprobe durch Untersuchung der Paukenhöhle 977.
— durch Untersuchung des Nabels 977.
—, röntgenologische 977.

Lebensschwäche 904.
Lehrstühle für gerichtliche Medizin 1, 2.
Leichenflecke 31, 35.
Leichenstarre 39.
—, kataleptische 44 f.
Leichenschau 26.
Leichenveränderungen 27 ff.
Leichenöffnung s. Sektion.
Leichenvernichtung 155.
— durch Feuer 488.
Leichenzerstückelung 153.
— nach Kindesmord 961.
Leidlust 884.
Lesbische Liebe 878.
Leistenbrüche, artifizielle 245.
Leuchtgasentgiftungen 700.
Leuchtgasvergiftung 696.
Leuchtspurgeschosse 542.
Leukomalachitgrünprobe 82.
Leukonychia striata 630.
Lichtbild, Wert bei der Identifikation 129.
Lichtbildaufnahmen am Tatort 12.
Linsenkern, symmetrische Erweichung des — bei CO-Vergiftung 690.
Liquor und Todeszeit 72.
—, Verhalten nach dem Tode 48.
Lipoidpneumonie 210.
Lithopädion 894.
Lochbrüche 316.
Lokalanästhetica, Zwischenfälle bei der Anwendung von 803.
Luftembolie 257.
— bei Abtreibung 934.
—, arterielle bei Pneumothoraxfüllung 265.
— bei der Geburt 216, 900.
— bei Operationen 264.
— bei Verletzung peripherischer Gefäße 264, 267.
— in der Geburtshilfe 264.
—, histologische Befunde 259.
—, klinische Erscheinungen 258.
—, Nachweis durch Untersuchung des Herzens 262.
—, Physiologie der 259.
— und Fäulnis 263.
Luftgewehre 524.
Luminal 792.
Lumineszenzmethode 81.
Lunge, Rupturen der 345.
Lungenblutungen 211.
Lungenembolie 209.
Lungenprobe, histologische 974.
Lungenschwimmprobe 971.
Lungentuberkulose und Trauma 345.
Lustmord 286, 882.
Lysol 594.

Magenblähung, akute als Todes-ursache 214.
Magen-Darmblutungen nach Hirnläsion 336.
Magen-Darmschwimmprobe 976.
Magenrupturen 349.
Magentod 431.
Magenulcus, Blutungen aus 214.
—, Perforation 213.
— und Trauma 349.
Magersucht 462.
Magnesium, Vergiftung durch 626.
Maiblumen, Giftwirkung durch 826.
Mangan, Vergiftung durch 620.
Manganencephalitis 621.
Manganismus 621.
Manganpneumonie 621.
Mantelgeschosse 524.
Mantelreißer 535.
Mariuhana 802.
Marmorkälte 31.
Masochismus 883.
Massenblutungen im Gehirn und Trauma 329ff.
Mastdarmprolaps, artifizieller 245.
Mastdarmverletzungen 352.
Mechanische Gifte 843.
Medinal 791.
Medionecrosis aortae 208.
Medizinale Vergiftungen 571.
Medizinische Indikation zur Schwangerschaftsunterbre-chung 915.
Meerzwiebel 826.
MEESsches Nagelband 635.
Meineidsprozesse gegen Kindes-mütter 997.
Meningitis, traumatische 329.
— serosa 329.
— cystica 329.
Meningopathie 329.
Meningitiden, traumatisch entstandene 328f.
Menolysin als Abortivum 926.
Menstruationsblut, Nachweis von 100.
Meridionalbrüche 316.
Mesaortitis syphylitica 204, 207.
Mescalin 802.
Metachromasie als vitale Reak-tion 251.
Metaldehyd 791.
Methedrine 796.
Methylalkohol 744.
Methylchlorid 655.
Methylsulfat, Vergiftung durch 581.
Metzgerstich 281.
Mikromethode nach KOFLER 787.

Milchsäure 593.
MILKMAN-Syndrom 625.
Milz, Spontanruptur 212.
—, Verhalten der — beim Er-stickungstod 320, 384.
Milzarterie, Spontanruptur 212.
Milzrupturen 347.
Minderjährige, unzüchtige Handlungen 866.
Minenexplosionen, Verbren-nungen dabei 479.
Minutien 135.
Mirbanöl 712.
Mißbildungen des Herzens 206, 221.
Mißhandlungen in rechtlicher Beziehung 161.
Monochlormethan 655.
Monokelhämatom s. Brillen-hämatom.
Montamin 589.
Moorleichen 61.
Morbus caeruleus der Taucher 458.
Mord 162.
Mordbrand 489, 492.
Morde durch Schlaf- und Be-täubungsmittel 789.
Mordkommission 11.
Morphin 797.
Motalin 620.
Moulage 132.
Movellan 821.
Mühlengeräusch 258.
Mumifikation 60.
Mundschüsse 557.
Mutterkorn 827.
Muttermund nach stattgehab-ter Geburt 896.
Myelographie, Schädigung durch 290.
Myoglobin 306.
Myokarditis, schwielige 203.

Nabelschnur, Verblutung aus der 907, 984.
—, Zerreißungen der 907.
Nabelschnurstumpf 981.
Nabelschnurumschlingung 984.
Nachempfängnis 1000.
Nackenschüsse 557.
Nadelstichverletzungen 269.
Nahschüsse, absolute 547.
Nahschußzeichen 536ff.
Nahtdiastasen 320.
Nahtsynostose 221.
Naphthol- und Naphthylamin-tumoren 715.
Narben bei Identifikation 131.
Narkoanalyse 796.
Nasenschleim im Blut 100.
Natrium 653.
Natriumnitrit 711.
Natronlauge 597.

Natürlicher Tod von Kindern gleich nach der Geburt 902.
Naturwissenschaftliche Krimi-nalistik 4.
Nebelsäure 582.
Nebennieren, Beziehungen zur Thymusdrüse 218.
—, Veränderungen der — als plötzliche Todesursache 215.
Nebennierenrupturen 351.
Nekrophilie 881.
Nekrospermie 849.
Neostigmin 824.
Nephritis und Nephrose s. Nie-renerkrankungen.
Nervensystem, Schädigung durch Elektrizität 505.
Nervophyll 796.
Neugeborensein, Diagnose des 978.
Nickel 618.
Nieren 384.
Nierenerkrankungen als plötz-liche Todesursache 215.
Nierenrupturen und Quet-schungen 350.
Nicotin 818.
— als Abortivum 925.
Nirvanol 794.
Nitrite, Vergiftung durch 711.
Nitrobenzol 712.
Nitrochlorbenzol 714.
Nitrodekalin 714.
Nitroglycerin 713.
Nitroglykol 714.
Nitrosegase, Vergiftung durch 710.
Nitrotoluol 714.
Nitroverbindungen, Vergiftung durch 712.
Noctal 793.
Novocain 207.
Notstand 158.
Notzucht 870.
Novalgin 717.
Notwehr 158.
NYSTENsches Gesetz 42.

Obduktion s. Sektion.
Oberversicherungsämter 8.
Ockerstaublunge 588.
Ödem, traumatisches 307.
Oedema aerosum 438.
Oesophagus s. Speiseröhre.
,,Offenbar unmöglich'' 993, 994.
Ohnmacht in der Geburt 982.
Ohr, Schädigung durch Elek-trizität 507.
Ohrmuschel, Anatomie der 1053.
Oleum Chenopodii 829.
Oligospermie 850.
Operation, ärztliche — in rechtlicher Beziehung 160.

Opium 796.
Opiumgesetz, allgemeines 571.
— s. Betäubungsmittelgesetz.
Optalidon 796.
Orthokresol 595.
Ortho-tri-kresylphosphat 595.
Osmiumsäure 586.
Oesophagomalacie 49.
Osteomyelitis und Trauma 308.
Oxalsäure 592.

Pachymeningitis haemorrhagica interna 326f.
Pädophilie 876.
Palladiumchlorürmethode 683.
Panagglutination 94.
Pankreas, Fettgewebsnekrose 212.
Pankreasrupturen 349.
Pantocain 807.
Pantopon 797.
Papillarlinienmuster 133.
—, Konstanz der 136.
—, Vererbung der 1058·
Paracodin 797.
Paraldehyd 790.
Parathion 841.
Pathologische Rauschzustände 771.
Patronenhülsen, Untersuchung von 554.
Penicillin 842.
Pentothal 796.
Percain 807.
Perikard s. Herzbeutel.
Perikarditis und plötzlicher Tod 206.
Personenbeschreibung 129.
Pervitin 803.
Petroleum 732.
Peyotl 803.
Pikrotoxin 830.
— als Abortivum 922.
Pilocarpin 823.
Pilzvergiftungen 830.
Pfählungsverletzungen 352.
Pflanzengifte 818ff.
Pfortaderthrombose, traumatische 348.
Phagozytose als vitale Reaktion 250.
Phanodorm 792.
Phenol 593.
Phenacetin 716.
Phloroglucin 718.
Phosgen 655.
Phosphatidspiegel beim Erstickungstod 383, 402.
Phosphor 649.
Phosphornekrose 650.
Phosphorsäure 586.
Phosphorwasserstoff 651.
— als Beimengung zu Acetylen 651.

Physikalische Therapie, Tod bei der Durchführung 223.
Physiognomie des Toten 20.
Physostigmin 823.
Placenta, Durchgängigkeit für CO 693.
Plankton, postmortales Eindringen in die Lungen 443.
— im großen Kreislauf 444.
Plantonuntersuchung an Ertrunkenen 442.
Plaques jaunes 334.
Plasmagehalt des Blutes und Todeszeit 70.
Platterbsen 830.
Platzpatronen 525.
Platzwunden 299.
Pneumonia alba 903.
Pneumonie, interstitielle 222.
— und plötzlicher Tod 210.
—, traumatische 345.
Pneumothorax und plötzlicher Tod 210.
Plötzlicher Tod aus natürlicher Ursache 189ff.
— — aus natürlicher Ursache, Statistik 192, 201.
— — in Schwangerschaft und Geburt 900.
Polamidon 794.
Positio asphyctica epiglottidis 389.
Poudre de succession 644.
Präcipitinreaktion 85.
—, Fehlerquellen bei 86f.
—, Technik der 87.
Preßatmung 434.
Priorität der Schädelbrüche 318f.
Probierschnitte 280, 282f.
Probierstiche 281. 285,
Propan 839.
Prostigmin 824.
— als Abortivum 925.
Pseudoagglutination 93.
Pseudoselbstmord 232.
Pseudostrangfurche 425.
PTC s. Geschmackstest.
Pulmonalstenose 206.
Pulmonalsklerose 208.
Pulsader, Durchschneidung der 284.
Pulvereinsprengungen 538ff.
—, chemischer Nachweis 543ff.
—, mikroskopischer Nachweis 546.
—, Vortäuschung von 542.
Pulverschmauch 538ff.
—, chemischer Nachweis 542ff.
—, Vortäuschung von 542.
Pupille, Verhalten nach dem Tode 21.
PURANENsche Probe 117.
Pyramidon 717.
Pyrazolonderivate 717.

Pyridin 718.
Pyrogallol 718.
Pyrogallolprobe 684.

Quadronal 717.
Quantitative Absorption 93.
Quantitativer Wert 1059.
Quecksilbervergiftung 613.
Querschläger 535.

Rachitis als mitwirkende Todesursache 223.
Radium 652.
Rassenmäßige Abweichung des Kindes von den Eltern 1001.
Ratten, Verletzungen durch — an der Leiche 68.
Reaktionszeit 374, 757.
Reduzierende Substanzen und Todeszeit 73.
Reflextod durch Bolus 392.
Reifezeichen 965.
Repetierpistole, automatische 523.
Resorcin 715.
Respiration de surprise 438.
Retraktion des Gewebes 250.
Rh-Faktor, Technik des Nachweises 1039.
—, Vererbung des 1032.
— und Schwangerschaft 1039.
— und Transfusion 1038.
Riesenzellenmyokarditis 205.
Rindenprellungsherde 331, 333.
Ringbruch der Schädelbasis 317.
Ringelschuß 528.
Ringkämpfe, Verletzungen bei 379.
Rippenfrakturen 343.
Rodax 642.
Roßkastanien, Vergiftung durch 842.
Rost, Einfluß von — auf Blut 85.
Rückenmark, Kontusion des 311.
—, traumatische Schäden des 311.
Rutenschläge auf die Haut 298.

Sachverständiger, Rechte und Pflichten des 6ff.
Sadismus 882.
Säbelscheidentrachea 211.
Sagrotan 595.
Salbenembolien 935.
Salpetersäure 583.
Salpetrige Säure 583.
Salvarsanallergie 646.
Salvarsanencephalitis 646.
Salvarsanschäden 645.
Salypyrin 717.
Salzsäure 584.

Salycylsäure 596.
Sandoptal 793.
Sarggeburt 52.
Saridon 716.
Sauerstoffmangel, Folgen des
— in der Herzmuskula-
tur 383.
—, Folgen des — im Gehirn 382.
—, Physiologie des 381 ff.
Säuglingsblut, Nachweis von
101.
Saure Erweichung des Magens
48.
Schädelbrüche 316 f.
—, artifizielle beim Aufmeißeln
320.
Schädelverletzungen bei frag-
licher Kindestötung 980,
986.
Schädlingsbekämpfungsmittel.
nicotinhaltige 820.
Schalldämpfer 541.
Scharnierbrüche 318.
Schartenspuren im Knochen
369.
Schaumorgane 54.
Schaumpilz 437.
Scheide s. Vagina.
Scheidendusche 932.
Scheidenspülungen als Abtrei-
bungsmethode 929.
Scheintod 22.
—, blasser — bei Ertrunkenen
432.
—, blauer — bei Ertrunkenen
432.
Scheintodpistolen 525.
Schienenräumer der Lokomo-
tive 372.
Schierling 829.
Schiffsschraubenverletzungen
428.
Schipperkrankheit 308, 310.
Schlaf- und Betäubungsmittel,
allgemeines 784.
— —, chemischer Nachweis in
der Leiche 787.
— —, Leichenbefunde bei
Vergiftung 786.
— —, Spätfolgen nach Ver-
giftung 786.
Schlangenbißvergiftungen 837.
Schleifspuren 295.
Schlingenmuster 134.
Schleuderspuren 78.
Schmerzensgeld 164.
Schmutzring 533.
Schnappatmung 19, 385.
Schnittverletzungen 266 ff.
Schock als Folge stumpfer Ge-
walt 357.
— bei Eihautstich 931, 935.
Schocktod 219.
Schrägschüsse 534, 541.
Schrittspannung 498, 511.

Schrotgeschosse, Flugbahn der
561.
Schrotschüsse, Entfernungs-
bestimmung bei 547.
Schürfsaum 531.
Schußbrüche 528.
Schußhand, Verhalten der —
bei Selbstmord 556.
Schußkanal 550.
Schußverletzungen, Erkennen
von 526.
Schwangerschaft, Diagnose der
894.
—, eingebildete 895.
— und Elektrizität 508.
Schwangerschaftshypophyse
898.
Schwangerschaftsnarben 296,
894.
Schwangerschaftsreaktion an
Urin- und Blutflecken 898.
Schwangerschaftstest 894.
Schwangerschaftsunter-
brechungen, erlaubte 915.
Schwangerschaftsunter-
brechung nach Boero 944,
948.
Schwarzpulver 524.
—, Nachweis von 554.
Schweigepflicht beim ärzt-
lichen Gutachter 5.
Schweine, Verletzungen durch
— an der Leiche 69.
Schwefeldioxyd 582.
Schwefelkohlenstoff, Vergif-
tung durch 709.
Schwefelpenthafluorid 658.
Schwefelsäure, Vergiftung
durch 578.
Schwefelwasserstoff, Vergif-
tung durch 708.
Schweflige Säure 582.
Secale cornutum 827.
Seconal 793.
Sedormid 793.
Seifenaborte 933.
Seifenlauge, Vergiftung durch
600.
Seitentasche als Papillarlinien-
muster 134.
Sektion für Berufsgenossen-
schaften 180.
—, gerichtliche 182 ff.
— ohne Einwilligung 180.
—, private 179.
Sektionstechnik, Sonderheiten
der 184.
Sektionsvorschriften 183.
Selbstabtreibung, instrumen-
telle 951.
Selbstamputation bei Verkoh-
lungen 486.
Selbstbeschädigungen 242.
Selbstbeschädigung und Mili-
tärdienst 243.

Selbsthilfe 985.
Selbstmord 230 ff.
— als Betriebsunfall 241.
— als WDB 242.
—, dissimulierter 239.
— durch Schußverletzungen
555 f.
—, erweiterter 238.
—, Historisches über 230.
—, indirekter 238.
—, kombinierter 239.
— und Alkohol 231.
— und Geisteskrankheit 231.
— und Geschlecht 236.
— und Jahreszeit 234.
— und Körperbautypen 233.
— und Lebensversicherung
241.
— und Menstruation 233.
— und Religion 234.
— und Wetter 233.
Selbstmordarten, Statistik
237 f.
Selbstmordziffern 234.
Selbstverletzung durch Stich
286.
Selbstverletzungen 242.
Selen 648.
Selenwasserstoff 648.
Sepsis acutissima nach Abort
937, 951.
— latens 216.
— post abortum 937, 949.
Seuchensektion 181.
Sevenal 793.
Sexuelle Motive bei der Stran-
gulation 412.
Sickergas 694, 697.
Sidol 593.
Siegellackprobe 23.
Silber, Vergiftung durch 618.
Silikatosen 588.
Silikosen 587.
SIMMONDsche Kachexie 462.
Sinoxid 523.
Skelet, Schätzung des Lebens-
alters am 145.
Skeletteile und Fetalmonat
965 ff.
Skoliose und plötzlicher Tod
209.
Skopolamin 823.
Sodomie 880.
Solanin 823.
Somben 793.
Sommerkatarrh der Säuglinge
222.
Somnifen 792.
Somnin 795.
Sonnenstich 476.
Soziale Indikation der Schwan-
gerschaftsunterbrechung
918.
— Medizin 4.
SPALDINGsches Zeichen 894.

Spätapoplexie, traumatische 330.
Speckhautgerinnsel 32.
Speichel, Bestimmung der Ausscheidereigenschaft 122.
—, Blutgruppenbestimmung in 121 ff.
—, Nachweis von — in Flecken 121.
—, Nachweis von Menschenspeichel 121.
Speiseröhre, Ruptur der 342.
Sperma, Bestimmung der Blutgruppe aus 120.
— in den weiblichen Genitalien 17.
—, Nachweis in der Scheide 117.
—, quantitativer Nachweis am Fleck 120.
—, Quarzlampe bei der Untersuchung von 117.
—, Vorproben auf 117.
— im Cervicalkanal 117.
Spermafleck, Alter des 120, 121.
Spermaflecke 117.
Spermanachweis nach BAECCHI 119.
— mit Erythrosin 119.
Spermien, abartige Formen von 852.
—, Schicksal in den weiblichen Genitalien 870.
Spirale als Papillarlinienmuster 134.
Spondylitis, tuberkulöse und Trauma 310.
Spontanaborte 900.
Spontanruptur der Aorta 208.
— des Herzens 204.
— einer Kranzarterie 204.
— eines Papillarmuskels 204.
Sportkämpfe, Verletzungen bei 161.
Sportverletzungen 379.
Sportwaffen 524.
Sprengpatronen, Selbstmord durch 560.
Standort des Schützen 550.
Stanzverletzungen 548.
Status thymicolymphaticus 217.
Staublungenerkrankungen 587.
Stechapfel 823.
Steinschlag, Verletzungen durch 371.
Steinwürfe, Wirkung auf die Haut 304.
Sterilisierungsoperation und Zeugungsfähigkeit 848.
Sternalpunktion 290.
Sternum s. Brustbein.
Stichverletzungen 266.

Stichverletzungen, Rückschlüsse auf die Art des Instrumentes 272 f.
—, sexuelle Motive dabei 286.
—, Todesursachen dabei 267.
—, Wucht der 276.
— des Gehirnes, Handlungsfähigkeit danach 270.
— im Textilgewebe 277.
Stickoxydul 839.
Stockschläge auf die Haut 298.
Strahlen, Schädigungen durch 476.
Strangmarke 400.
Strangulation 395.
Strangwerkzeug, Untersuchung des 398.
Straßenverkehrsordnung 747.
Straßenverkehrsunfälle 373.
—, Fragen des Kausalzusammenhanges 375.
—, getarnte 377.
—, Rekonstruktion des Unfallherganges durch den Leichenbefund 376 f.
—, Statistik 374.
Streptomycin 842.
Strichkürette 943.
Strommarke 498.
Stromerwartung 498.
Stromperlen 501.
Strophanthin 825.
Strychnin 820.
— als Abortivum 922.
Stumpfe Gewalt, Todesursachen 355.
Sturz aus der Höhe 369.
Sturzgeburt 983.
Subdurale Blutung 324.
Sublimat, Vergiftung 613.
Suboccipitalstich 290.
Suffusionen 297.
—, Farbveränderungen der 298.
— und individuelle Empfänglichkeit 299.
Suggestivfragen 17.
Sulfonal 794.
Sulfonamide, Nachweis von 718.
—, Vergiftung durch 718.
Superfecundatio 1000.
Superfetatio 1000.
Syndrome secondaire malade 217.
Symmetrie der Papillarlinienmuster 135.
Syphilis congenita 903.
Systemerkrankungen des Rückenmarkes, traumatische Genese der 312.

Tätowierungen 130.
—, Entfernung von 131.
Talklunge 588.

Tannenmuster 133.
Tannin 597.
Tanninprobe 684.
TARDIEUsche Flecke 387.
Taschenschüsse 560.
Tatortfingerschau 137.
Tatortskizze 12.
Tatort 10 ff.
Taucherkrankheit 457 f.
Thein 826.
Tentoriumriß 905.
Terassenbrüche 317.
Terminale Atembewegungen 19, 385.
— —, bei Ertrinkungstod 430.
Terzerole 522.
Teschings 524.
Tetanus als Folge stumpfer Gewalt 361.
— als Verletzungsfolge 361.
— post abortum 937, 950.
Tetanusfälle nach Verletzungen
— Begutachtung von 362.
Tetanusschutzserum, Versager nach Gabe von 363.
Tetrachloräthan 736.
Tetrachlorkohlenstoff 736.
Tetramethylendisulfotetramin 842.
Textilfasern 116.
Textilgewebe, Einwirkung einer stumpfen Gewalt auf 305.
Thallium 629.
Theatralischer Selbstmord 233.
Thomasschlackenmehl 652.
Thoraxkompression 394.
Thorax, Kompression des 343.
Thorium X 652.
Thorotrast 652.
Thrombose als vitale Reaktion 252.
Thrombosen und Trauma 309.
Thymusdrüse als Ursache des plötzlichen Todes 217.
Thymusgewichte 218.
Thymushyperplasie als Todesursache bei Neugeborenen 904.
Tierische Gifte 837.
Tiertötungsapparate 525.
Tintenstiftverletzungen 715.
Todeszeitbestimmung 70.
— bei Wasserleichen 427.
Tod, Physiologie des 19.
Tötung, fahrlässige 162.
— auf ausdrückliches Verlangen 239.
Tötungen in rechtlicher Beziehung 162.
Tollkirschen 822.
Toluol 736.
Totenflecke s. Leichenflecke.
Totenlaut 41.
Totenstarre s. Leichenstarre.
Totschlag 162.

Toxikologie, forensische 567 ff.
Tränengaspistolen 525.
Tragzeit 1003 ff.
— von Frühgeburten 1007 ff.
Transmikroskopie 83.
Transsudation bei Erstickungstod 383.
Transvestitismus 885.
Traumatisches Ödem 307.
Treiben von Wasserleichen 427 f.
Tremor mercurialis 615.
Treppensturz 368.
Trichloräthylen 737.
Trinitrotoluol 714.
Trional 794.
Trockenes Ödem 438.
Trommelperforation als Ursache des Badetodes 433.
Trommelfellrupturen, traumatische 318.
— bei Schußverletzungen 527.
Trommelfellverletzungen bei Überdruck 455.
Trommelrevolver 523.
Trotyl 714.
Tuberkulose und Elektrizität 507.
— und plötzlicher Tod 210.
Tumoren als Folge von stumpfer Gewalt 363.

Überdruck, Wirkung des — auf den Körper 455.
Überleben von Geweben 20.
Überschußhemmung 94.
Übertragene Kinder 902.
UHLENHUTHsche Reaktion 85.
Uhrzeigerfiguren 77.
Ultraschall, Schäden durch 476.
— als Abtreibungsmethode 928.
— und Phosphatidspiegel im Blutserum 33.
Unerlaubte Handlung 164.
Unfall 167.
Unfälle durch Schnittverletzungen 279.
— durch Stichverletzungen 279.
Unfallversicherung, private 168.
— und Alkohol 749.
Untergruppen 1025.
—, Bestimmung der 92.
Unterkühlung 470.
Urämie, Nachweis der — an der Leiche 215.
Ureide 793.
Ureterrupturen 350.
Urethan 794.
Urinflecke, Untersuchung von 124.
Ursächlicher Zusammenhang s. Kausalzusammenhang.

Uterus, Verhalten nach der Geburt 896.
Uterusperforation 938.

Vacuolige Degeneration 384, 390.
Vaginalverletzungen 352.
Vanadium 623.
Vasoklintabletten, Vergiftung durch 712.
Vaterschaft, ausländisches Recht 997.
—, rechtliche Bestimmungen 991.
Vaterschaftsuntersuchung, erbbiologische 1049 ff.
Vaterschaftsnachweis nach LÖNS 1040.
Vegetatives Nervensystem und seine Beziehungen zum plötzlichen Tod 218.
Ventrikelblutung 197.
Veramon 795.
Verbrennung, lokale 480.
—, Stadien der 480.
— als Selbstmord 492.
— als Unglücksfall 491.
— bei physikalischer Therapie 492.
— von Haaren 481.
Verbrennungen, Ausdehnung der — und Lebensgefahr 481.
—, Feststellung der Todesursache 484.
—, histologische Befunde 483 f.
—, lokale Morphologie 480.
—, Physiologie 481 ff.
—, Spätfolgen 485.
—, vitale Reaktion dabei 489, 491.
— bei Diathermiebehandlung 479.
— bei elektrischen Schädigungen 499 f.
Verblutung 254.
—, anatomische Befunde 255.
—, Höhe des Blutverlustes 256.
—, klinische Symptome 254.
Verblutungsblutungen 255.
Verbrühung 478, 480.
Verdauung und Todeszeit 72.
Verführung 866.
Vergiftung, Diagnose einer 569 ff.
—. Selbstmord oder Mord 570.
Vergiftungsverdacht, Sektionsvorschriften 568.
Vergütung des Gutachters 10.
Verhandlungsfähigkeit 163.
Verjährung 159.
Verkehrsunfähigkeit des Fußgängers 759.
Verkehrsunfälle, alkoholisch bedingte 747.

Verkehrsunfälle s. Straßenverkehrsunfälle.
Verkohlte Leichen, histologische Befunde 487.
— —, Nachweis eines natürlichen Todes an ihnen 493.
Verkohlung des Körpers, postmortale Veränderungen dabei 485.
Vernehmungsfähigkeit 17.
Veronal 791.
Verschüttungen, Blasenbildungen danach 297.
Verschüttungssyndrom s. CRUSH-Syndrom.
Versicherungsbetrug 241.
Versicherungsmedizin 4.
Versorgung der Kriegsbeschädigten 168.
Vertrocknungssaum an Durchspießungsstellen 302.
— bei Schußverletzungen 531.
Verwaltungssektion 181 f.
Verwesung, Chemie der 50.
— der Leiche 50.
Vierfingerfurche 1061.
Virginität 858.
Vitale Reaktion am Knochen 307.
— — am Schädelknochen 320.
— — bei Erhängungstod 400.
— Reaktionen 247.
Vitriolattentate 581.
Vögel, Verletzungen durch 67.
— an der Leiche 67.
Vollrausch 769.
Volltrunkenheit 749.
Vorangegangenes Leben, Feststellung des 971.
Vorläufiges Gutachten nach der Sektion 184.
Vulvaverletzungen 352.

WACHHOLZ-SIERADSKYsche Probe 684.
Waffenreinigung, Unfälle bei 561.
Wandern von Fremdkörpern 269.
Wanderzellen, choriale 897.
Wärmestarre 486.
Waschhautbildung 423.
Wasserglas 587.
Wasserleichen, Fäulniserscheinungen 424.
— (Hochkommen) 428.
—, Fettwachsbildung an ihnen 426.
—, Identifikation von 429.
—, Veränderungen durch Wassertiere 425.
—, — im Wasser 422 ff.

Wasserleichen, Verhalten des Trommelfells 433.
Wasserstoffsuperoxydmethode 81.
Wasservergiftung 843.
Weinsäure 593.
Werkärzte 571.
Wespenstiche 837.
Weidezäune, elektrische Unfälle durch 513.
WIDMARKsche Formel 755.
WIDMARK-Wert, Verhalten des — an der Leiche 753f.
— und Diabetes 764.
— und Narkose 764.
Wiederbelebung nach Badetod 437.
— von Ertrunkenen 436, 438, 439.
Wiederbelebungsversuche als Fehlerquelle bei Lebensproben 973, 977.

Wiederbelebungsversuche am Tatort 14.
Wimperhaare 109.
Wintergrünöl 597.
Wintersportverletzungen 380.
Winzerkrankheit 638, 640, 641 f.
Wirbelsäule, Frakturen, Luxationen und Distorsionen 310.
Wirbelsäulenvergleich, genetischer 1057.
Wismuth 623.
Würgebohrung 524.
Würgemale 407.

Xylol 736.

Zaponlack 591.
Zauderschüsse 558.
Zementkrätze 654.

Zentraltasche 134.
Zephirol 602.
Zeugenvernehmung auf Alkoholbeeinflussung 750.
Zeugungsfähigkeit 849.
— und Epydidymitis 849.
— und Spermabefund 849.
Zink 622.
Zinkphosphid 841.
Zinn 623.
Zitronensäure 593.
Zonenphänomen 94.
Zoophilie 880.
Zungenbißverletzungen bei Erstickungstod 386.
Zurechnungsfähigkeit 158.
Zwerchfell, Blutresorption im 250.
—, Erstickungsbefunde am 384, 389.
Zwerchfellruptur 346.
Zwillingsschlinge 134.